John K. Chen
Tina T. Chen

Chinesische Pharmakologie I

John K. Chen
Tina T. Chen

Chinesische Pharmakologie I

523 Arzneimonographien

Autoren
John K. Chen, PhD, PharmD, OMD, LAc
Tina T. Chen, MS, LAc

in Zusammenarbeit mit
Laraine Crampton, MPW, MATCM, LAc

Beitragsautoren
Christian DellaCorte, PhD
Joerg Fritschi, MD
Steve Given, LAc, Dipl Ac
Glenn Grossman, MS, LAc, Dipl Ac & CH
Steve Jarsky, LAc
Jing-Lih Lily Ko, LAc
Anita Chen Marshall, PharmD, MS, Dipl Ac, LAc
Cathy McNease, Dipl CH
Larry Miller, LAc
William R. Morris, DOM, LAc
Daoshing Ni, LAc, DOM, PhD
Ray Rubio, LAc

verlag
systemische
medizin

Peer Review
Subhuti Dharmananda, PhD
Susan Diva, RN
Jake Paul Fratkin, OMD, LAc
Jing-Lih Lily Ko, LAc
David Karaba, LAc
Richard Ko, PharmD, PhD
Cheri Levine, LAc, RN, CEN
Frederick Obey, LAc
Kevin Park, PharmD
Eric Rhim, PharmD
Marc Ryan, LAc
Tierney Tully, MSOM, Dipl Ac
Roy Upton, Herbalist
Ronda Wimmer, LAc

Wissenschaftliche Mitarbeit
Meng-Chau (Victor) Jang, LAc
Delicia Liu, LAc

Zuschriften, Verbesserungsvorschläge und Kritik
Verlag Systemische Medizin AG
Müllerstraße 7 – 93444 Bad Kötzting
info@verlag-systemische-medizin.de

Titel der Originalausgabe:
Chinese Medical Herbology and Pharmacology

Wichtiger Hinweis für den Leser
Durch Forschung und klinische Erfahrungen unterliegen die Erkenntnisse in Medizin und Naturwissenschaften einem beständigen Wandel. Die Autoren haben sorgfältig geprüft, dass die in diesem Werk getroffenen therapierelevanten Aussagen und Angaben dem derzeitigen Wissensstand entsprechen. Hierdurch wird der Leser dieses Werkes jedoch nicht von der Verpflichtung entbunden, ggf. auch anhand anderer Werke zu diesem Thema zu prüfen, ob die dort getroffenen Aussagen und Angaben von denen in diesem Werk abweichen. Der Leser trifft seine Therapieentscheidung in eigener Verantwortung. Ggf. erwähnte Produktnamen sind geschützte Marken oder eingetragene Markenzeichen der jeweiligen Eigentümer, Unternehmen oder Organisationen, auch wenn sie im Einzelnen nicht ausdrücklich als solche gekennzeichnet wurden.

Bibliografische Information der Deutschen Nationalbibliothek
Die Deutsche Bibliothek verzeichnet diese Publikation in der Deutschen Nationalbibliografie; detaillierte bibliografische Daten sind im Internet über <http://dnb.ddb.de> abrufbar.

1. Auflage 2012

Deutsche Übersetzung: Barbara Kirschbaum, Hamburg; Dr. Hartwig Lahrmann, Münster; Regine MacKenzie, Mountlake Terrace; Bärbel Panholzer, Freiburg/Br.; Elisabeth Pitzenbauer, Regensburg; Dr. Birgitta Rathke, St. Gallen

Lektorat und Projektmanagement: Renate Gütersloh, Bad Kötzting; Lisa Lorz, Bayreuth

Redaktion: Hildegard Gröger, Ravensburg; Mona Hager, Bad Kötzting; Dr. Gabi Schmid, München; Doris Schultze-Naumburg, Übersee; Isolde Seidel, Nürnberg; Christian Yehoash, Jerusalem

Fotos: John Chen, City of Industry, CA

Grafiken: Stefan Dangl, München

Satz und Herstellung: Mitterweger & Partner, Plankstadt; SZ Publishing Support, München

Druck und Bindung: Appl Druck GmbH, Wemding

Umschlaggestaltung: Mogwitz Schwarz Rusitschka, München, Leipzig

ISBN 978-3-86401-002-6
Aktuelle Informationen finden Sie im Internet unter www.verlag-systemische-medizin.de

Vorwort

Als Therapeut der chinesischen Arzneimedizin und Pharmazeut war es immer mein Ziel, ein Lehrbuch über Arzneitherapie zu schreiben, das die Konzepte der Traditionellen Chinesischen Medizin mit den Konzepten der westlichen Medizin vereint. In meiner langjährigen Praxistätigkeit wurde ich immer wieder gefragt, wie diese beiden Medizinsysteme integriert und interpretiert werden können. Therapeuten der Chinesischen Arzneimedizin fragen häufig, ob angesichts möglicher Wechselwirkungen mit konventionellen Medikamenten bestimmte Arzneidrogen für spezielle Patienten verschrieben werden können. Auf der anderen Seite sind westliche Therapeuten der pharmazeutischen Medizin häufig skeptisch, ob die Behandlung mit chinesischen Arzneidrogen eine zuverlässige Therapie ist, da sie keine Kenntnisse darüber besitzen, „ob und wie die Arzneidrogen tatsächlich wirken". Weil hilfreiche Ant worten nicht immer sofort zur Verfügung stehen, liegt die Aufgabe klar und deutlich auf der Hand: Es fehlt dringend ein Werk, das die beiden Medizinsysteme vereint.
Es war unser Hauptanliegen, mit der *Chinesischen Pharmakologie* einen informativen und nützlichen Text über Chinesische Arzneimedizin vorzulegen, zu dem alle, die im Gesundheitswesen tätig sind, einen Zugang finden. Für Therapeuten der Chinesischen Arzneimedizin stellt er umfassende Informationen über den traditionellen Gebrauch und die Anwendung der Arzneidrogen zur Verfügung. Für Angehörige anderer Gesundheitsberufe bietet das Buch eine detaillierte Erörterung der Pharmakologie und klinischen Anwendung von Arzneidrogen. Wer in einer integrativ orientierten Einrichtung arbeitet, wird von den aktuellen Erkenntnissen zu möglichen Wechselwirkungen zwischen Arzneidrogen und pharmazeutischen Medikamenten und von den toxikologischen Informationen profitieren. Dieses Buch ist für Therapeuten und Studierende geschrieben. Die ideale Voraussetzung für das Textverständnis sind Basiskenntnisse in Traditioneller Chinesischer Medizin und in westlicher Medizin.
Die *Chinesische Pharmakologie* ist allen gewidmet, die an die heilende Kraft der Arzneidrogen glauben und fest davon überzeugt sind, dass das naheliegendste Heilmittel in der Natur gefunden werden kann.

John K. Chen, Ph.D., Pharm.D., O.M.D, L.Ac.
Tina T. Chen, M.S., L.Ac.

June 2003

Das Schreiben eines Lehrbuchs erfordert Engagement und Selbstaufopferung. Das Schreiben, Übersetzen und Zusammenstellen eines fachspezifischen und detaillierten Werks kann nur von sorgfältig ausgewählten Personen übernommen werden, die viel Energie und ein breites Wissen haben, und die gewillt sind, viele Stunden disziplinierter Arbeit und Geduld zu investieren, um unzählige Details zusammenzutragen und über viele hundert Seiten hinweg Übereinstimmung zu schaffen und Dutzende von Vorabdrucken zu verfassen. Um sicherzustellen, dass das gesamte Material für ein breites Fachpublikum unterschiedlicher Disziplinen zugänglich und verständlich ist, wird ein beharrlicher Perfektionismus benötigt, der sogar noch mehr Geduld erfordert.
Ich war über die Maßen glücklich, als ich eingeladen wurde, an dem Vollendungsprozess der *Chinesischen Pharmakologie* von John Chen und Tina Chen teilzuhaben. Sie verfügten nicht nur über die oben erwähnten Qualitäten, sondern zeigten große Toleranz gegenüber meinem strengen Vorgehen bei der Bearbeitung des Manuskripts und stets wohlwollende Offenheit gegenüber meinen Ideen. Besonders John war überaus nachsichtig, wenn ich beharrlich Tausende Details besprechen wollte. Ich schließe mich John und Tina an in der Hoffnung, dass die Veröffentlichung dieses Buchs, die Jahre, die wir in dieses Werk investiert haben, ein echter Gewinn für unseren Beruf sein wird, und dass es dazu beitragen wird, das Gesundheitswesen ständig zu verbessern, zum Wohl aller Menschen, die Vitalität und Wohlbefinden zurückerlangen wollen.

Laraine Crampton, MPW, MATCM, L.Ac.

Juni 2003

Danksagung

Wir möchten unseren Lehrern danken, die uns all das beigebracht haben, was wir wissen, besonders Drs. Jimmy Wei-Yen Chang, Jiao Shu-De, Sam Liang, Richard Teh-Fu Tan, Liu Zhi-Tong, Tsai Wen-Qi und Zhang Xiao-Ping.

Wir möchten Laraine für ihr unnachgiebiges Streben nach Perfektion danken. Wir wissen wirklich alles zu schätzen, was Du getan hast und auch die Opfer, die Du gebracht hast. Es ist Dir gelungen, unsere Stärken hervorzuheben und zugleich unsere Schwächen zu mindern.

Unser Dank gilt außerdem Dan Bensky, Randall Barolet, Andrew Gamble, Giovanni Maciocia, Subhuti Dharmananda, Him-che Yeung, Nigel Wiseman und Feng Ye für ihre Beiträge zur Chinesischen Arzneimedizin.

Die Mitwirkenden bei Redaktion und Peer Review haben durch ihre Reviews, Vorschläge und Beiträge zu unschätzbaren Verbesserungen der Inhalte beigetragen.

Jake Paul Fratkin, Felice Dunas, Giovanni Maciocia und Bob Felt, vielen Dank für Euren Sachverstand beim Schreiben und Publizieren.

Aufrichtigen Dank unseren lieben Freunden und Kollegen, die unerwähnt bleiben wollten, für ihre Weisheit und Unterstützung.

Am meisten liegt uns am Herzen, unserer Familie zu danken: unserem Vater für seine Vision und Inspiration; unserer Mutter für ihre unendliche Liebe und Unterstützung; und unserer ganzen Familie dafür, dass sie uns über diese acht Jahre hinweg immer wieder daran erinnert hat, innezuhalten und die Arzneidrogen zu verstehen.

Die Veröffentlichung der *Chinesischen Pharmakologie* wäre nicht möglich gewesen ohne die Hilfe all jener, die etwas dazu beigetragen haben. Dieses Buch gehört uns allen.

John K. Chen
Tina T. Chen

Ich hätte nie an diesem Buch mitgearbeitet, wenn mir nicht Dr. Maoshing Ni eine Einführung in die Chinesische Medizin gegeben hätte, die mein Leben verändert hat.

Es war ein großes Privileg und oftmals auch ein großes Vergnügen, mit John und Tina zu arbeiten und von ihnen zu lernen: Ihr habt mein Verständnis für unser Fachgebiet und seine Möglichkeiten enorm erweitert. Eure Geduld war ungeheuer groß, umfassend und noch viel mehr.

Mein Dank gilt Cathy McNease und Denise Neumark-Reimer für ihre Inspiration, Geduld und Freundlichkeit, während ich die Arzneitherapie erlernte. Ebenfalls danke ich meinen übrigen Lehrern, nicht zuletzt Steve Given und Daoshing Ni dafür, dass sie stets mit Nachdruck auf die Bedeutung dieser wirkungsvollen Arzneien hingewiesen haben. Mein Dank gilt auch meinen Patienten, die mich dazu inspirieren, immer weiterzulernen.

Colleen und Richard, ohne Eure großmütige harte Arbeit wäre ich verloren gewesen. Vanessa, Lily, Delicia, Nina und seit Kurzem Minh, Larry und David: der Wert Eurer Anstrengung ist nicht zu ermessen. Rick und Charles, Eurer Kreativität, Brillianz und Ausdauer verdankt die englische Ausgabe seine schöne Aufmachung.

Jeffrey Clark, Sollace Mitchell und Brad Schreiber gilt mein wärmster Dank für die liebenswürdigen Antworten auf meine Telefonate und E-Mails mit Fragen zu obskuren sprachlichen Details. David G. danke ich für die großzügige Unterstützung. Kathy und Mark, Eure Kochkünste und eure Ermutigungen ließen mich weitermachen, wann immer sich die Aufgabe in die Länge zog. Mutter, Du hast Dich niemals beklagt, wenn ich wegen des Buchs meine Besuche aufschieben musste. Ich danke Dir für Deine stete Liebe und Motivation.

Laraine Crampton

Zum Gebrauch des Buchs

Die *Chinesische Pharmakologie* wurde für den Gebrauch in Klinik und Praxis, im Seminarraum und in der Forschung konzipiert – und dafür, wertvolle historische Informationen zu erhalten und vermitteln, die möglicherweise auch künftig von Bedeutung sein werden. Dieses Buch wurde geschrieben, damit Therapeuten bessere Kliniker werden können. Es bietet detaillierte Erörterungen zu folgenden Themen: traditionelle Anwendung, Dosierung und Zubereitung von Arzneidrogen, Sicherheitshinweise und/oder Kontraindikationen, Überdosierung und ihre Behandlung sowie als zeitgemäße Erweiterung der klinischen Lehre mögliche Wechselwirkungen von Arzneidrogen und pharmazeutischen Medikamenten. Diese Informationen sind auch für Studierende und akademische Fakultäten nützlich. Wissenschaftler werden chemische Strukturen und Komponenten finden, In-vitro-Informationen über pharmakologische Wirkungen und Toxikologie sowie In-vivo-Informationen aus klinischen Studien. Einige seltene Substanzen oder Substanzen mit potentiell tödlicher Wirkung, die heute *nicht mehr* verwendet werden, sind mit aufgeführt und werden genau besprochen, um wichtige Konzepte oder ihren historischen Nutzen in der Traditionellen Chinesischen Medizin darzustellen. Zu ihnen gehören gefährdete Arten [z.B. *Hu Gu* (Tigris Os) und *Xi Jiao* (Rhinocerotis Cornu)] und gefährliche Schwermetalle [z.B. *Shui Yin* (Hydrargyrum) und *Qian Dan* (Minium)]. Ihre Erwähnung bedeutet keinesfalls die Befürwortung einer erneuten Verwendung oder einer weiteren Vernichtung der Arten oder Ressourcen.

Obwohl die besprochenen Arzneidrogen in Geschichte, Praxis und Forschung der Chinesischen Arzneimedizin relevant sind, sind nicht alle Arzneidrogen käuflich, die in diesem Buch besprochen werden. Einige sind als illegale Substanzen [z.B. *Ying Su Ke* (Papaveris Pericarpium)] verboten, einige haben – wie bereits erwähnt – ein hohes Toxizitätspotential [z.B. *Zhu Sha* (Cinnabaris)] oder sind aufgrund ihres gefährdeten Status nur begrenzt verfügbar [z.B. *Xi Jiao* (Rhinocerotis Cornu)]. Diese Substanzen werden in diesem Buch besprochen, um die bedeutende Geschichte ihres Gebrauchs in der traditionellen Arzneimedizin genau aufzuzeigen und um ein Modell für den Gebrauch von wirkungsvollen *Ersatzsubstanzen* vorzustellen. Wir ermutigen die Leser dazu, sich über die Bestimmungen und Vorschriften zu diesen Substanzen in ihren eigenen Ländern und/oder Bundesländern zu informieren.

Abbildungen

Da die meisten Leser die Arzeindrogen nicht direkt in der Natur sammeln werden, haben wir uns entschlossen, Abbildungen der geernteten und verarbeiteten Substanzen zu zeigen, so wie die Leser sie beim Kauf und in der Praxis antreffen.

Nomenklatur

Traditionelle und vereinfachte **chinesische Schriftzeichen** tragen dazu bei, dass jede Arzneimonographie den genauesten chinesischen Namen verwendet und das Verständnis für die erörterte Arznei erleichtert wird. Vereinfachte Schriftzeichen dienen als Standard, falls die traditionellen und die vereinfachten Schriftzeichen identisch sind.

Arzneidrogen und Rezepturen: Unser Ziel ist es, so umfassend und präzise wie möglich zu sein. Die traditionelle Nomenklatur der Arzneidrogen ist oft ungenau: Eine Arzneidroge kann mehrere unterschiedliche Namen haben und gegen Ersatzpflanzen unterschiedlichen Ursprungs, unterschiedlicher Arten oder Gattungen ausgetauscht werden. Daher haben wir im Steckbrief jeder Arzneimonographie folgende Informationen gebündelt: chinesische Schriftzeichen, *Pinyin*-Name, alternative *Pinyin*-Namen, wörtliche Übersetzung, gängiger deutscher Name, botanischer bzw. zoologischer Name und pharmazeutischer Name. Stammt eine Arzneidroge von mehr als einer natürlichen Quelle ab, wird sie über den *Pinyin*-, den pharmazeutischen und den botanischen Namen identifiziert. Da Unterschiede in den therapeutischen Wirkungen oft über die Namen zum Ausdruck kommen, sind diese Unterschiede besonders verdeutlicht. Beispielsweise wird im Fall von *Sha Shen* (Glehniae seu Adenophorae Radix) möglichst spezifiziert, ob es sich um *Nan Sha Shen* (Adenophorae Radix) oder *Bei Sha Shen* (Glehniae Radix) handelt. Diese Unterscheidung ist erforderlich aufgrund der einzigartigen klinischen Anwendung jeder einzelnen Arzneidroge. Entsprechend wird *Mu Tong* in *Mu Tong* (Akebiae Caulis), *Guan Mu Tong* (Aristolochiae Manshuriensis Caulis), *San Ye Mu Tong* (Akebia Trifoliata Caulis), *Wu Ye Mu Tong* (Akebia Quinata Caulis) und *Bai Mu Tong* (Akebia Trifoliata Australis Caulis) differenziert, weil diese Pflanzen nicht nur von unterschiedlichen Gattungen und Arten stammen, sondern auch unterschiedliche therapeutische Wirkungen und Sicherheitsaspekte aufweisen.

Im Folgenden sind die Primärquellen aufgführt, auf die sich die Autoren bei der Nomenklatur der Arzneidrogen und der Rezepturen bezogen haben:

- *Zhong Hua Ren Min Gong He Guo Yao Dian* (Pharmacopoeia of People's Republic of China), 2005. Unser Standard-Referenzwerk für die Nomenklatur der *Pinyin*- und pharmazeutischen Namen. Es bietet die präziseste, genaueste und aktuellste Information zur Identifikation chinesischer Arzneidrogen und anderer medizinischer Substanzen.
- *Xian Dai Zhong Yao Yao Li Xue* (Contemporary Pharmacology of Chinese Herbs) von Wang Ben-Yang, Tianjing Science and Technology Press, 1999.
- *Chinese Herbal Medicine Materia Medica*, von Dan Bensky und Andrew Gamble, Eastland Press, 1993.

- *Chinese Herbal Medicine Formulas & Strategies*, von Dan Bensky und Randall Barolet, Eastland Press, 1990 (deutsche Ausgabe: *Chinesische Arzneimittelrezepte und Behandlungsstrategien*, Verlag für Ganzheitliche Medizin Dr. Erich Wühr GmbH, 1996).
- *A Practical Dictionary of Chinese Medicine*, 2nd Edition, von Nigel Wiseman und Feng Ye, Paradigm Publications, 1998.

Chinesische therapeutische Wirkungen

- **Terminologie der Traditionellen Chinesischen Medizin (TCM)**: Da die Traditionelle Chinesische Medizin und die westliche Medizin auf unterschiedliche kulturelle und philosophische Traditionen zurückgehen, bedeutet es eine Herausforderung, bestimmte TCM-Begriffe und -Konzepte genau in die deutsche oder allopathische klinische Sprache zu übertragen. Wir haben ernsthafte Anstrengungen unternommen, um für die Begriffe und Konzepte übereinstimmende Standards zu schaffen, um diese Kluft zu überbrücken. Dabei sind wir folgendermaßen vorgegangen:
  - Fachbegriffe, die primär von TCM-Therapeuten verstanden werden, sind kursiv gesetzt in *Pinyin* geschrieben, und wurden übersetzt, z.B. *Bi Zheng* (schmerzhaftes Blockade-Syndrom), *Xiao Ke* (Auszehrung und Dürsten) oder *Lin Zheng* (Dysurie-Syndrom).
  - Begriffe, die klar erkennbar zur Arzneimedizin gehören, sind in Groß- und Kleinschreibung und kursiv gesetzt und ebenfalls übersetzt wie z.B. *Ren Shen* (Ginseng Radix et Rhizoma) und *Bu Zhong Yi Qi Tang* (Dekokt, das die Mitte tonisiert und das *Qi* vermehrt).
  - Die Übersetzungen der Arzneinamen werden nach dem ersten vollständigen Gebrauch eines Begriffes in einer Monographie oder in einem Segment der Monographie weggelassen, es sei denn, die Wiederholung ist notwendig für die Klarheit und für die Unterscheidung von Substanzen.
  - Um Verwechslungen zu vermeiden, werden Arzneidrogen, die zusätzlich zur Titelarznei einer Monographie erwähnt werden, jedes Mal mit ihren vollständigen *Pinyin*- sowie mit ihrem pharmazeutischen Namen aufgelistet, es sei denn, sie werden innerhalb eines Absatzes mehrfach erwähnt.
  - In einigen Fällen kamen die Autoren zu dem Schluss, dass eine detailgenaue Übersetzung eines chinesischen Begriffs der allgemein gültigen Bedeutung im Praxisalltag nicht entspricht. In diesen Fällen wurde im Text der gängige Begriff gewählt, die genaue Übersetzung des Begriffs ist im Glossar zu finden (► III/Kap. 13).
  - Das Glossar bietet zusätzliche Informationen zu bestimmten Begriffen und Definitionen. Querverweise auf die englische Terminologie, die **Wiseman** und **Ye** gewählt haben, sind dort ebenfalls aufgelistet.
- **Rezepturen und Zusammensetzungen**: Beispiele für chinesische Arzneirezepturen werden durchgängig im ganzen Text aufgeführt, um das Verständnis für die Qualitäten der jeweiligen Arzneidrogen und ihre Anwendungen zu schärfen. Eine Liste mit allen erwähnten Rezepturnamen ist im Anhang zu finden (► III/Kap. 5).

Dem aufmerksamen Leser wird auffallen, dass die Bestandteile, die in einigen Beispiel-Rezepturen aufgelistet sind, unter Umständen leicht von denen der klassischen Standardrezepturen abweichen. Wir erwähnen die klassischen Rezepturen, um die beabsichtigte und zugrunde liegende Strategie der Rezeptur für die klinische Anwendung aufzuzeigen, *nicht* aber um die exakte Zusammensetzung der Bestandteile aufzuzählen. Daher können in einigen Beispiel-Rezepturen zusätzliche Arzneidrogen (als Modifikation) genannt sein, um die Behandlung situationsabhängig zu optimieren.

Dosierung

- **Standarddosierung**: Soweit nicht anders vermerkt, wird in diesem Buch die Standarddosierung einer **getrockneten** Arzneidroge verwendet, die für die Zubereitung als **Dekokt** für einen **durchschnittlichen Erwachsenen** bestimmt ist. Änderungen werden erforderlich, wenn die Arzneidroge in einer anderen Form verwendet wird: eine höhere Dosierung (gewöhnlich das Doppelte), wenn die frische Arzneidroge verwendet wird, eine niedrigere Dosierung bei Einnahme in Pulver- oder Pillenform. Der durchschnittliche Erwachsene ist zwischen 18 und 60 Jahre alt und wiegt ungefähr 75 kg. Daher muss die Dosierung den individuellen Merkmalen präzise angepasst werden. Zusätzliche Informationen und Richtlinien können im Anhang nachgelesen werden (► III/Kap. 8).
- **Maße und Gewichte**: Die Maßeinheiten wurden vom traditionellen chinesischen System in das metrische Maßsystem übertragen. Zusätzliche Informationen darüber sowie Umrechnungstabellen sind im Anhang zu finden (► III/Kap. 9).
- **Zustand der Arzneidrogen**: Die Arzneidrogen werden in unterschiedlichen Zustandsformen besprochen, entsprechend ihrem Vorkommen in Handel und Praxisalltag.
  - **Frische Arzneidrogen** zeichnen sich dadurch aus, dass sie erst vor Kurzem geerntet wurden. Sie sind die wirkungsvollsten Substanzen, da die aktiven Bestandteile vollständig oder zum größten Teil intakt

und verfügbar sind. Paradoxerweise ist die Dosierung für frische Arzneidrogen gewöhnlich höher, da sie eine große Menge Wasser enthalten.

- **Getrocknete Arzneidrogen** werden normalerweise in der Sonne getrocknet und sind somit von Wasser befreit. Das Trocknen ist ein wesentlicher Prozess, der es ermöglicht, die Arzneidrogen über einen längeren Zeitraum zu lagern, ohne dass sie verderben. Getrocknete Arzneidrogen werden trotzdem häufig als „rohe" Arzneidrogen bezeichnet, damit sie nicht mit frischen Arzneidrogen verwechselt werden.
- **Unverarbeitete Arzneidrogen** wurden nicht behandelt, um ihre Eigenschaften zu verändern. Wenn nicht anders vermerkt, wird davon ausgegangen, dass die Arzneidrogen unverarbeitet sind. Der Begriff „unverarbeitet" wird in diesem Buch verwendet, um Funktion und Eigenschaft von „unverarbeiteten" und „verarbeiteten" Arzneidrogen zu unterscheiden.
- **Verarbeitete Arzneidrogen** wurden behandelt, um bestimmte Eigenschaften und Funktionen zu verändern oder zu verstärken. Es gibt viele Möglichkeiten, eine Arzneidroge zu „verarbeiten", z.B. Trocken-Braten, zu Asche Verkohlen, Kalzifizieren, Rösten, Kochen, Dämpfen, Löschen und Sieden.
- Arzneidrogen werden in der Regel *getrocknet* und *unverarbeitet* gelagert und verkauft. Daher handelt es sich bei den Arzneidrogen, die in diesem Buch besprochen werden, um getrocknete und unverarbeitete Arzneidrogen, sofern es nicht anders angegeben ist. Handelt es sich um frische Arzneidrogen, ist dies im Gegensatz zu getrockneten Arzneidrogen ausdrücklich angegeben. Ist die Rede von verarbeiteten Arzneidrogen, wird die genaue Art der Verarbeitung angegeben, um das Produkt von unverarbeiteten Substanzen zu unterscheiden.

Zubereitung und Verarbeitung von Arzneidrogen: Die Verarbeitung verstärkt oder verändert die therapeutische Wirkung der Substanzen und reduziert Nebenwirkungen und/oder Toxizität. Strategien und Modalitäten für die Zubereitung und Verarbeitung werden in Teil I (► I/Kap. 5) beschrieben. Die Wirkrichtung und endgültigen Wirkungen der Zubereitung und Verarbeitung der Arzneidrogen ist in jeder Monographie im Abschnitt über die Dosierung aufgeführt.

Sicherheitshinweise, Kontraindikationen

Während es für erfahrene Therapeuten der Traditionellen Chinesischen Medizin offensichtlich sein mag, werden Studienanfänger und Forscher oder Beschäftigte, die in anderen Bereichen des Gesundheitswesens arbeiten, besonders daran interessiert sein zu erfahren, welche Sicherheitshinweise oder Kontraindikationen bei jeder besprochenen Arzneidroge zu beachten sind (sind keine bekannt, sind auch keine aufgeführt). In einigen Fällen ist dies auf die Beobachtungen zurückzuführen, die TCM-Therapeuten in den vergangenen Jahrhunderten oder sogar Jahrtausenden gemacht haben. Die sorgfältige und genaue Weitergabe dieser Informationen von einer Generation von Arzneiexperten zur nächsten ist einer der Faktoren, der zu der langen Tradition sicherer und effektiver Praxis Chinesischer Arzneimedizin mit einem Minimum an ungewollten Nebenwirkungen beigetragen hat.

Überdosierung und Behandlung

Wird die Arzneimedizin von erfahrenen Therapeuten korrekt angewendet, gilt sie allgemein als sicher und wirkungsvoll. Zahlreiche Beispiele für Überdosierungen, die im Buch aufgeführt sind, gehen auf die versehentliche Einnahme und **nicht** auf die beabsichtigte Verwendung der Arzneidrogen durch Therapeuten zurück. Dennoch ist die Dosierung oft die kritische Trennlinie zwischen „Medizin" und „Gift". Die Informationen zur Überdosierung und zur Behandlung einer eventuellen Überdosierung stammen aus einer Vielzahl zitierter Referenzen. Obwohl die meisten Fälle von Überdosierungen mit den aufgelisteten traditionellen Methoden behandelt werden können, ist es wichtig, daran zu denken, dass in akuten und lebensbedrohlichen Fällen die Notfallmedizin eingreifen muss, da die traditionellen Methoden in einigen modernen Kliniken wegen des Zeitaufwands und/oder der speziellen Methoden, die für die Zubereitung und Verarbeitung der Mittel benötigt werden, unzureichend sein können.

Chemische Zusammensetzung

Die chemische Zusammensetzung der Arzneidrogen ist extrem komplex. Die Autoren haben für die Zusammenstellung dieses Abschnitts der Monographien auf viele Quellen zurückgegriffen. Für die gängigen Arzneidrogen wurden die aktiven Hauptkomponenten ausführlich studiert und gründlich nachvollzogen. Dennoch ist für das vollständige „Verstehen" von Arzneidrogen, die nicht so häufig verwendet werden, noch viel Forschungsarbeit erforderlich.

Die chemischen Strukturen der Hauptbestandteile sind, sofern sie relevant und verfügbar sind, in den Arzneimonographien graphisch dargestellt.

Westliche Forschung

- **Referenzen**: Unsere Absicht war es, möglichst aus Originaltexten und glaubwürdigen Publikationen zu zitieren. Die Auswahl der Referenzen wurde auf der Basis folgender Kriterien getroffen: Relevanz, aussagekräftiger Studienentwurf, englische Sprache, möglichst Menschen als Probanden, Vorrang von kontrollierten, randomisierten Blindstudien gegenüber Beobachtungsberichten. Dennoch entsprechen nicht alle Referenzen unseren Selektionskriterien, da die meisten Studien über chinesische Arzneidrogen vorwiegend in China durchgeführt und auf Chinesisch abgefasst wurden. Anstatt uns und die Leser auf eine begrenzte Informationsmenge zu beschränken, was durch die Einhaltung dieser strengen Kriterien gegeben wäre, haben wir uns dazu entschlossen, nach eingehender Prüfung relevante Informationen aus glaubwürdigen Quellen in den Text mit aufzunehmen. Eine weitere Einschränkung, auf die wir während der Abfassung des Buchs gestoßen sind, ist die Nichtverfügbarkeit einiger Originalartikel, Texte und Referenzen: Einige werden nicht mehr gedruckt, andere sind nicht ausfindig zu machen. Obwohl die Quellen nicht immer so vollständig, detailliert und aktuell sind, wie die Autoren es sich wünschen, haben wir unser Bestes gegeben, um möglichst viele Informationen aus Originalquellen zu übermitteln. Wir sind zu dem Schluss gekommen, dass auch eingeschränkte Informationen wertvoll sind.

- **Wissenschaftliche und medizinische Terminologie**: Zum Verständnis für die gelegentlich auftauchenden allopathischen Begriffe im Text empfehlen wir ein allopathisches medizinisches Standardwerk (s. nächster Punkt). Da es nicht notwendig ist, diese Begriffe zu übersetzen oder zu interpretieren, sind wir zu dem Schluss gekommen, dass es unnötig und hinderlich ist, diese Begriffe ins Glossar mit aufzunehmen.
- **Medizinische Abkürzungen und Symbole** werden in Übereinstimmung mit *Pschyrembel Klinisches Wörterbuch* (261. Auflage, Walter de Gruyter, 2007) verwendet.
- **Medikamentennamen**: In diesem Buch werden die Namen von Wirkstoffen genannt.
- **Pharmakologische Wirkungen**: Die meisten pharmakologischen Studien haben ihren Fokus auf die anatomischen und physiologischen Wirkungen von Arzneidrogen gerichtet: 1. auf den Körper oder 2. gegen Pathogene. Beispielsweise werden bei vielen Arzneidrogen die antihypertensiven Wirkungen beschrieben, da die Einnahme der Arzneidrogen unmittelbar zu einer Senkung des Blutdrucks führt. Bei anderen wird von antibakteriellen Wirkungen gesprochen, da die Einnahme der Arzneidroge Bakterien abtötet oder ihre Vermehrung hemmt. Dennoch sind die exakten Wirkmechanismen vieler Arzneidrogen bislang noch nicht genau bekannt.
- **Klinische Studien und Forschung**. Chinesische Arzneidrogen werden in **Viel-Arzneien-Rezepturen** verwendet. Daher beinhalten die meisten zitierten klinischen Studien und die Forschung die Anwendung vieler Arzneidrogen und nicht nur die einer einzelnen Substanz. Obwohl dies die Anzahl der Variablen erhöht, die das Ergebnis beeinflussen, entspricht es der aktuellen Praxis der Chinesischen Arzneimedizin sowie der Basis, auf der diese Medizin über Jahrhunderte verfeinert wurde.

Wechselwirkungen mit anderen Medikamenten

Die **Interaktion von chinesischen Arzneidrogen und pharmazeutischen Medikamenten** ist ein kritisches, wichtiges Thema, zu dem es bislang kaum umfangreiche und maßgebliche Information gibt. Grundkenntnisse zu diesem Thema werden in Teil 1 (► I/Kap. 8) vermittelt. Dokumentierte und potentielle Wechselwirkungen (basierend auf unseren Kenntnissen über Arzneidrogen und pharmazeutische Medikamente) werden je nach Relevanz in jeder Arzneimonographie erörtert. Arzneimonographien, die keine Informationen über Wechselwirkungen enthalten, lassen darauf schließen, dass zur Zeit der Veröffentlichung keine Informationen über bekannte oder dokumentierte Wechselwirkungen zur Verfügung standen. Dennoch werden die Leser dazu ermutigt, auf dem neuesten Stand zu bleiben, da regelmäßig neue Informationen über Widersprüche und Ergänzungen zu den Wechselwirkungen zwischen Arzneidrogen und pharmazeutischen Medikamenten veröffentlicht werden.

Toxikologie

Berichte über die Toxikologie einzelner Arzneidrogen oder ihrer Bestandteile basieren auf In-vitro-Studien. Die Leser werden dazu aufgefordert, Kontext, Ausmaß und klinische Anwendung mit derselbe Aufmerksamkeit zu prüfen und nachzuvollziehen wie bei anderen Toxikologie- und In-vitro-Studien, die mit irgendeinem Medikament oder Zusatzstoff durchgeführt wurden.

Ergänzung

Häufig haben ergänzende Arzneidrogen Namen und/oder Funktionen, die der Primärsubstanz, die in einer Monographie besprochen wird, ähnlich sind. Dies wird in dem Abschnitt über Ergänzungen besprochen, besonders wenn sie als Ersatzmittel eingesetzt werden können oder ungeeignete Ersatzmittel sind. Viele Arzneidrogen, die in diesem Abschnitt besprochen werden, haben denselben botanischen Ursprung wie die Hauptarznei der Monographie und werden besprochen, um sie auf einen Blick vergleichen zu können.

Kommentar der Autoren

Im Kommentar der Autoren werden weiterführende Informationen besprochen, die für die Praxis relevant sind, jedoch nicht in eine andere Kategorie fallen. Außerdem erwähnen die Autoren an dieser Stelle vertiefende Erkenntnisse über eine spezielle Arznei, deren Anwendung oder ein verwandtes Thema. Oder sie geben abschließend klinische Erfahrungen weiter, die ihre Lehrer von sich aus zur Verfügung gestellt haben.

Referenzen

Die Referenzen sind im Text als Fußnoten in jeder Monographie vermerkt, sodass ein leichter Zugang möglich ist. Die Schlüsselinformationen aller Fußnoten wurden sorgfältig in zwei umfassenden bibliographischen Kapiteln in Teil III zusammengefasst (► III/Kap. 11, III/Kap. 12). Die vollständigen Namen der Klassiker (*Pinyin*-Namen, deutsche Übersetzung und chinesische Schriftzeichen) sind in Kapitel 11 zu finden. Die vollständigen Namen der zeitgenössischen Zeitschriften, Artikel und Bücher (*Pinyin*-Namen, englische Übersetzung) sind in Kapitel 12 aufgelistet.

Anhang

Im Falle eines Werks wie der *Chinesischen Pharmakologie*, für das unzählige Informationen zusammengetragen wurden, ist es unvermeidbar, dass der Leser auf irgendeiner Seite Informationen findet, die seine Neugier für spezielle Details wecken, die in dieser bestimmten Monographie nicht aufgeführt sind. Die Autoren möchten so viele Informationen wie möglich zur Verfügung stellen, aber auch vermeiden, dass Studierende und Therapeuten von häufigen Wiederholungen oder zu starker Komplexität erdrückt werden. Dies lässt die Schlüsselkonzepte undeutlich werden und beeinträchtigt das Vorankommen im Haupttext. Aus diesem Grund findet der Leser in Teil III einen Anhang mit 13 Abschnitten zu speziellen Themen, die ihm dort kompakt zur Verfügung gestellt werden. Abgerundet wird das Buch durch die beiden bereits erwähnten Bibliographien (► III/Kap. 11, III/Kap. 12) und ein umfassendes Glossar (► Teil III, Kap. 13). Jeder Teil ist auch für sich genommen unmittelbar verständlich.

Die Autoren sind stolz und dankbar, dass sie ein derart exzellentes Team von kompetenten und erfahrenen Fachleuten zur Seite hatten, die Beiträge zu diesem Buch geliefert und den Inhalt weiterentwickelt haben. Wir laden die Leser dazu ein, den Reichtum an Wissen und Erfahrung zu schätzen, den dieses Team bei der Arbeit an der *Chinesischen Pharmakologie* eingebracht hat (► Teil III/„Über die Autoren").

Den Schlusspunkt des Buchs setzt am Ende von Teil III ein umfangreicher Index, der unterteilt ist in ein Stichwortverzeichnis, ein Arzneidrogenverzeichnis nach *Pinyin*-Namen, ein Arzneidrogenverzeichnis nach pharmazeutischen Namen und ein Rezepturverzeichnis.

Wir hoffen, dass die beschriebene Struktur des Anhangs dieses Werk bestmöglich zugänglich macht und zur optimalen Zweckmäßigkeit beiträgt.

Es ist unsere Absicht, den Text kontinuierlich zu aktualisieren und zu verbessern, um seine Nützlickeit zu bewahren und zu steigern. Wir freuen uns über Ihre Kommentare und Vorschläge und möchten Sie ausdrücklich dazu ermutigen, uns Ihre Anregungen zukommen zu lassen.

Zusammenfassungen

Die allgemeinen Eigenschaften der in den einzelnen Kapiteln und Abschnitten vorgestellten Arzneidrogen, ihre Wirkungskategorien, Gemeinsamkeiten und Unterscheidungsmerkmale wurden jeweils am Ende jedes Kapitels zusammengefasst.

I Überblick

1 Geschichte der Chinesischen Arzneimedizin

Die Chinesische Arzneimedizin ist ein medizinisches System, das auf einer langen Tradition empirischer Beobachtung und jahrhundertelanger klinischer Erprobung beruht. Heiler und einfache Leute, die sich mit Krankheiten oder mit der Verbesserung von Gesundheit beschäftigten, setzten im Laufe der Zeit eine Vielzahl von Arzneidrogen ein und beobachteten dabei ihre Wirkung auf den menschlichen Körper. Die Erfahrung und das Wissen um die Arzneien in unzähligen Jahren erworben durch beabsichtigte und unbeabsichtigte Anwendungen, wurden aufgezeichnet und weitergegeben. Das hat zu der Chinesischen Arzneimedizin geführt, wie sie heute praktiziert wird.

Schriftliche Aufzeichnungen, die die Chinesische Arzneimedizin dokumentieren, erstrecken sich über einen Zeitraum von mehr als 3000 Jahren (► Tab. 1.1). Artefakte aus der Zeit zwischen 1066 und 221 v. Chr. erfassten botanische und tierische medizinische Substanzen und Fallstudien, die sich auf Themen wie Toxizität konzentrierten. Die meisten dieser Dokumente waren bei ihrer Entdeckung beschädigt und sind deshalb nicht vollständig erhalten. Einige sind sogar ganz zerstört. Die erste verbindliche Dokumentation der Chinesischen Arzneimedizin, die vollständig erhalten ist, stellt die *Shen Nong Ben Cao Jing* (Die Materia Medica des göttlichen Landmannes) dar. Sie wurde von zahlreichen Autoren im 2. Jahrhundert v. Chr. zusammengestellt. Sie enthält Informationen über 365 Arzneidrogen, einschließlich detaillierter Angaben zu ihren thermischen und geschmacklichen Eigenschaften sowie zu ihrer Toxizität. Außerdem wurden die Dosierung, die Art und Weise der Dosierung sowie ähnliche Fakten angegeben. Viele Behandlungsprotokolle, die in diesem Text aufgezeichnet sind, werden heute noch angewendet, beispiels-

Tab. 1.1 Zusammenfassung wichtiger historischer Texte über chinesische Kräuter

Name	Autor	Datum	Beschreibung
Unbekannt	Unbekannt	1066–221 v. Chr.	Versprengte Aufzeichnungen über medizinische Substanzen, Fallstudien und Informationen über Toxizität
Shen Nong Ben Cao Jing (Die Materia Medica des göttlichen Landmannes)	Viele Autoren	2. Jh.	Detaillierte Beschreibung von 365 Arzneidrogen
Ben Cao Jing Ji Zhu (Sammlung der Kommentare zur Klassischen Materia Medica)	Tao Hong-Jing	480–498	Detaillierte Beschreibung von 730 Arzneidrogen, mit zusätzlichen Informationen wie Zubereitungsarten und korrekte Identifikation der Kräuter
Tang Ben Cao (Tang-Materia-Medica)	Su Jing und 23 weitere Autoren	657–659	Detaillierte Beschreibung und Illustration von 850 medizinischen Substanzen
Yao Xing Ben Cao (Materia Medica der medizinischen Eigenschaften)	Zhen Quan	600	Fokus auf Theorie und Funktionen der Kräuter
Ben Cao Shi Yi (Auslassungen der [klassischen] Materia Medica)	Chen Cang-*Qi*	741	Diskutiert einzelne Arzneidrogen und Rezepturen
Shi Liao Ben Cao (Materia Medica der Therapie mit Nahrungsmitteln)	Meng Shan	7. Jh.	Betont die Wichtigkeit von Ernährung und die Verwendung von 227 Arzneidrogen als therapeutische Wirkstoffe
Hai Yao Ben Cao (Materia Medica der Kräuter von [über] den Meeren)	Li Xun	10. Jh.	Diskutiert aromatische Arzneidrogen und Arzneidrogen aus dem Ausland
Kai Bao Ben Cao (Materia Medica der Kai-Bao-Ära)	Ma Zhi	973–974	Enthält Beschreibungen von 983 Arzneidrogen
Jia You Ben Cao (Materia Medica der Jia-You-Ära)	Zhang Yu-Xi und Su Song	1057–1060	Verzeichnet Monographien von 1082 Arzneidrogen
Jing Shi Zheng Lei Bei Ji Ben Cao (Differenzierung und Anwendung der Materia Medica)	Tang Shen-Wei	1082	Umfasst die Kompilation einer Schrift über 1558 Arzneidrogen
Ben Cao Gang Mu (Die Große Materia Medica)	Li Shi-Zhen	1578	Detaillierte Beschreibung und Illustration von 1892 Einzelarzneien (davon 374 bis dahin nicht dokumentierte Arzneidrogen) und 11000 Rezepturen
Ben Cao Gang Mu Shi Yi (Auslassungen aus der Großen Materia Medica)	Zhao Xue-Min	1765	Enthält 716 Substanzen, die zum ersten Mal beschrieben werden

weise die Verwendung von *Ma Huang* (Ephedrae Herba) zur Linderung von Asthma, von *Dang Gui* (Angelicae Sinensis Radix) zur Regulation der Menstruation und von *Huang Lian* (Coptidis Rhizoma) zur Behandlung von Diarrhö.

Als der Handel zwischen den Ländern immer alltäglicher wurde, erreichten viele Arzneidrogen aus den Nachbarländern China. Die medizinische Verwendung dieser Substanzen wurde nach und nach akzeptiert, und ihre Anwendung wurde wiederum aufgezeichnet. *Ben Cao Jing Ji Zhu* (Sammlung der Kommentare zur Klassischen Materia Medica), zusammengestellt von Tao Hong-Jing in den Jahren zwischen 480 und 498, ist der zweitälteste, große Text der Chinesischen Arzneimedizin, der bis heute bekannt wurde. Er beschreibt 730 Arzneidrogen und bietet zusätzliche Informationen zu den Zubereitungsarten und zur korrekten Identifikation der Arzneidrogen.

Die Tang-Dynastie (618–907) war eine der bedeutsamsten Perioden in der Geschichte Chinas, in der es enorme Fortschritte in Medizin und Kultur gab. Viele wichtige Klassiker wurden zu dieser Zeit verfasst. Die *Tang Ben Cao* (Tang-Materia-Medica), auch bekannt als *Xin Xiu Ben Cao* (Neu überarbeitete Materia Medica), wurde zwischen 657 und 659 von Su Jing und 23 weiteren Autoren zusammengestellt. Dieses Buch enthält detaillierte Beschreibungen und Illustrationen von 850 medizinischen Substanzen. Es enthält sogar Angaben über die Verwendung von Ziegenleber zur Verbesserung der Sehkraft und zur Behandlung von Nachtblindheit.

Im Jahr 600 richtete Zhen Quan in der *Yao Xing Ben Cao* (Materia Medica der medizinischen Eigenschaften), ein weiterer Text aus der Tang-Dynastie, sein Augenmerk auf die Theorie und Funktionen der Arzneidrogen. In diesem Text finden sich Angaben zur Verwendung sowie akkurate Beschreibungen von fermentierten Arzneidrogen wie z.B. *Shen Qu* (Massa Medicata Fermentata).

Ben Cao Shi Yi (Auslassungen der [klassischen] Materia Medica), ebenfalls während der Tang-Dynastie von Chen Cang-*Qi* im Jahr 741 zusammengestellt, beschreibt die volkstümliche Verwendung von Arzneimedizin und Rezepturen. In diesem Buch wurde z.B. der Gebrauch von *Zi He Che* (Placenta Hominis) erwähnt, um das Immunsystem zu stärken.

Ebenfalls im 7. Jahrhundert schrieb Meng Shan die *Shi Liao Ben Cao* (Materia Medica der Therapie mit Nahrungsmitteln), in der er die Bedeutung der Ernährung für die Gesundheit betonte und über den Gebrauch von 227 Arzneidrogen als medizinische Wirkstoffe informierte. In der *Hai Yao Ben Cao* (Materia Medica der Kräuter von [über] den Meeren) erweiterte Li Xun den Rahmen der Arzneimedizin, indem er sich auf 124 Arzneidrogen konzentrierte, die entweder aromatisch oder im Ausland gewachsen sind.

Während der Song-Dynastie schrieb Ma Zhi zwischen 973 und 974 die *Kai Bao Ben Cao* (Materia Medica der Kai-Bao-Ära). Sie war die umfassendste und informativste Quelle ihrer Zeit über die Arzneimedizin und lieferte Beschreibungen von 983 Arzneidrogen.

Zwischen 1057 und 1060 lieferte die *Jia You Ben Cao* (Materia Medica der Jia-You-Ära), zusammengestellt von Zhang Yu-Xi und Su Song, detaillierte Monographien von 1082 Arzneidrogen. Die *Jing Shi Zheng Lei Bei Ji Ben Cao* (Differenzierung und Anwendung der Materia Medica) aus dem Jahr 1082 von Tang Shen-Wei kombinierte Referenzen aus unterschiedlichen Texten und erhöhte somit die bestehende Zusammenstellung von Arzneidrogen auf 1558.

Im Jahr 1578 (Ming-Dynastie) schrieb Li Shi-Zhen einen der wichtigsten Texte der Chinesischen Arzneimedizin, die *Ben Cao Gang Mu* (Die Große Materia Medica). Li Shi-Zhen widmete sein ganzes Leben dem Studium der Arzneimedizin, davon allein 27 Jahre der Zusammenstellung dieser Schrift. Viele Arzneimittelspezialisten und Gelehrte betrachten dieses Werk als eines der vollständigsten und geschichtlich wichtigsten auf dem Gebiet der Arzneimedizin. Es enthält detaillierte Beschreibungen und Illustrationen von 1892 Einzelarzneien (davon waren 374 zuvor noch nicht dokumentiert) und 11000 Rezepturen. „Die Große Materia Medica" *Ben Cao Gang Mu* korrigierte viele Fehler aus früheren Texten. Diese Materia Medica beinhaltet eine weitgefasste Vielfalt medizinischer Substanzen, die von Pflanzen über Tiere und Insekten bis zu Mineralien reicht.

Im Jahr 1765 brachte Zhao Xue-Min in den *Ben Cao Gang Mu Shi Yi* (Auslassungen aus der Großen Materia Medica) viele Arzneidrogen in Erinnerung, die in der Volksmedizin verwendet wurden und bis dahin noch nicht in den Texten aufgezeichnet worden waren. Obwohl dieses Werk nur 920 Kräuter enthielt, wurden mehr als drei Viertel davon (716) dort erstmals erwähnt.

Die oben erwähnten Texte beleuchten nur einige Meilensteine der Geschichte der Chinesischen Arzneitherapie. Bei Drucklegung des vorliegenden Buchs beträgt die Gesamtzahl der dokumentierten Kräuter 11146.

2 Nomenklatur der chinesischen Arzneien

Die Chinesische Arzneimedizin verfügt über eine große Vielfalt von Quellen für ihre medizinischen Substanzen, dazu gehören Pflanzen, Tiere, Insekten und Mineralien. Aufgrund der weitgefassten Verschiedenartigkeit der Quellen und der einzigartigen, individuellen Charakteristika unterscheiden sich ihre Funktionen und die Indikationen für ihre Anwendung erheblich.

Der Ursprungsname einer medizinischen Substanz und die botanische oder wissenschaftliche Kategorie, zu der sie gehört, geben häufig Hinweise auf die Charakteristika der Arzneien. Daher ist das Verständnis sowohl für die Benennungstradition und -strategien (Nomenklatur) als auch die Kenntnis der Kriterien für ihre Klassifizierung (► III/Kap. 3) für alle von Nutzen, die sich dem Studium der Chinesischen Arzneimedizin widmen möchten.

Für den Leser, dem die *Pinyin*-Umschrift der chinesischen Wörter unbekannt ist: Die unterschiedlichen Aussprachemodalitäten, die durch das tonale chinesische System möglich sind, sind nicht unmittelbar offenkundig, wenn die Wörter in *Pinyin* gedruckt sind (besonders bei Abwesenheit von diakritischen Zeichen). Daher kommt es vor, dass ein Wort mehrere Bedeutungen haben kann. Außerdem wird ein chinesisches Wort durch den Kontext definiert, in dem es vorkommt. Beispielsweise kann das chinesische Wort *Jiao* in einer Bezeichnung „Horn“ 角 bedeuten, in einer anderen aber auch „Gelatine“ 胶 – je nach verbalem Kontext des Begriffs *Jiao*. Die Referenz zu den chinesischen Schriftzeichen, die im Steckbrief bei jeder Arzneimonographie zu finden ist, gibt jeweils den genauen Ursprungsnamen an.

Nomenklatur nach Form

Viele Arzneidrogen erhalten ihren Namen aufgrund ihrer einzigartigen physischen Erscheinung. Beispiele für diese Art der Namensgebung sind:

- *Ru Xiang* (Olibanum), wörtlich „duftende Brust“, hat seinen Namen sowohl aufgrund seiner brustähnlichen Form erhalten, die das Gel beim Heraussickern aus dem Weihrauch annimmt, als auch aufgrund seines Wohlgeruchs.
- *Bai Mu Er* (Tremella), „weißes Holzohr“, ist weiß und ähnelt einem Ohr.
- *Niu Xi* (Achyranthis Radix), „Kuhknie“, hat große Gelenke, die im Aussehen den Knien einer Kuh ähneln.
- *Gou Teng* (Uncariae Ramulus cum Uncis), „Hakenrebe“, kennzeichnet Reben, die hakenähnliche Ranken haben.
- *Long Yan Rou* (Longan Arillus), „Drachenaugenfleisch“, bezieht sich auf den fleischigen Anteil der Longanfrucht, der an Drachenaugen denken lässt.
- *Gou Ji* (Cibotii Rhizoma), „Hunderücken“, hat Ähnlichkeit mit dem Rücken eines Hundes.

Zusätzliche Beispiele sind bei den Arzneimonographien unter der Rubrik „Wörtliche Übersetzung“ zu finden.

Nomenklatur nach Farbe

Die Farbe ist nicht nur ein wichtiges Hilfsmittel zur Identifikation von Substanzen beim Einkauf und bei der Verwendung in der Apotheke. Sie liefert auch in vielen Fällen Informationen über die therapeutischen Eigenschaften eines chinesischen Arzneimittels (► Tab. 2.1). Daher stellt die Farbe ein wesentliches Element für die Nomenklatur innerhalb der herbalistischen Tradition dar.

Tab. 2.1 Nomenklatur nach Farbe

Pinyin	Bedeutung	Pinyin-Name	Wörtliche Übersetzung	Pharmazeutischer Name
Hong	Rot	*Hong Hua*	Rote Blüte	Carthami Flos
Chi	Leuchtend rot	*Chi Shao*	Leuchtend rote Päonie	Paeoniae Radix Rubra
Zhu	Mattrot	*Zhu Sha*	Mattroter Sand	Cinnabaris
Huang	Gelb	*Da Huang*	Großes Gelbes	Rhei Radix et Rhizoma
Jin	Golden	*Jin Yin Hua*	Goldene silberne Blüte	Lonicerae Flos
Bai	Weiß	*Bai Shao*	Weiße Päonie	Paeoniae Radix Alba
Yin	Silber	*Yin Guo Ye*	Silbernes Fruchtblatt	Ginkgo Folium
Qing	Blaugrün	*Qing Pi*	Blaugrüne Schale	Citri Reticulatae Viride Pericarpium
Lu	Grün	*Lu Dou*	Grüne Bohnen	Phaseoli Radiati Semen
Hei	Schwarz	*Hei Dou*	Schwarze Bohnen	Sojae Semen
Zi	Violett	*Zi Cao*	Violettes Kraut	Arnebiae seu Lithospermi Radix

Rote Arzneidrogen werden *Hong* (rot), *Chi* (leuchtend rot) oder *Zhu* (mattrot) genannt. *Hong Hua* (Carthami Flos) bedeutet beispielsweise „rote Blüte", *Chi Shao* (Paeoniae Radix Rubra) „leuchtend rote Päonie" und *Zhu Sha* (Cinnabaris) „mattroter Sand".

Gelbe Arzneidrogen werden als *Huang* (gelb) oder *Jin* (golden) bezeichnet. *Huang Bo* (Phellodendri Cortex) bedeutet „gelbe Tanne", *Da Huang* (Rhei Radix et Rhizoma) ist bekannt als „großes Gelbes", und *Jin Yin Hua* (Lonicerae Flos) trägt den Namen „goldene Silberblüte".

Arzneidrogen, die weiß sind, werden als *Bai* (weiß) oder *Yin* (silberfarben) bezeichnet. *Bai Shao* (Paeoniae Radix Alba) wird übersetzt als „weiße Päonie" und *Yin Guo Ye* (Ginkgo Folium) ist das „silberne Fruchtblatt".

Qing kennzeichnet blaugrüne Arzneidrogen. *Qing Pi* (Citri Reticulatae Viride Pericarpium) ist die „blaugrüne Schale" und *Da Qing Ye* (Isatidis Folium) bedeutet „großes blaugrünes Blatt".

Arzneidrogen, die einfach nur grün sind, werden mit *Lu* bezeichnet. Zu den grünen Arzneidrogen gehören u.a. *Lu Dou* (Phaseoli Radiati Semen), „grüne Bohne", und *Lu Cha* (Camelliae Viride Folium), „grüner Tee".

Schwarzgefärbte Arzneidrogen schließen in ihren Namen *Hei* oder *Wu* ein wie z.B. *Hei Dou* (Sojae Semen), „schwarze Bohne", *Hei Zao* (Jujubae Fructus), „schwarze Dattel", und *Wu Yao* (Linderae Radix), „schwarze Medizin".

Violette Arzneidrogen werden durch *Zi* gekennzeichnet: *Zi Cao* (Arnebiae seu Lithospermi Radix) bedeutet „violette Wurzel" und *Zi Hua Di Ding* (Violae Herba) „violette Blüte, Erdkraut".

Weitere Beispiele werden im Text bei den Monographien unter der Rubrik „Wörtliche Übersetzung" aufgeführt.

Nomenklatur nach Geruch und Geschmack

Auch ein individueller Wohlgeruch oder ein Duft spielt eine Rolle, wenn es darum geht, den Namen von medizinischen Substanzen zu identifzieren (▸ Tab. 2.2). *Xiang* („riechend") beschreibt Kräuter, die duften. So bedeutet *Mu Xiang* (Aucklandiae Radix) beispielsweise „wohlriechendes Holz" und *Jiang Xiang* (Dalbergiae Odoriferae Lignum) „absteigender Duft". *Yu Xing Cao* (Houttuyniae Herba), ein „nach Fisch riechendes Kraut", besitzt einen einzigartigen, fischigen Geruch. *Bai Jiang Cao* (Patriniae Herba), das „verfaulte Paste Kraut", riecht ähnlich wie eine vergammelte Paste.

Einzigartige Gerüche definieren die Bezeichnung für einige Substanzen. *Gan* bedeutet „süß", also ist *Gan Cao* (Glycyrrhizae Radix et Rhizoma) eine „süße Arzneidrogen". *Ku* ist „bitter", daher wird *Ku Shen* (Sophorae Flavescentis Radix) als „bittere Wurzel" übersetzt. *Suan* bedeutet „sauer", daher wird *Suan Zao Ren* (Ziziphi Spinosae Semen) „saurer Dattelsamen" genannt. *Xin* bedeutet „scharf", beispielsweise in *Xi Xin* (Asari Radix et Rhizoma) „dünnes Scharfes". *Dan* heißt „fade", daher bedeutet *Dan Zhu Ye* (Lophatheri Herba) „fade Bambusblätter". *Wu Wei Zi* (Schisandrae Fructus) wird mit „Samen mit fünf Geschmäckern" übersetzt und bezieht sich auf die fünf (*Wu*) unterschiedlichen Geschmacksrichtungen: sauer, süß, bitter, scharf und salzig. Weitere Beispiele sind an vielen Stellen in diesem Buch zu finden.

Nomenklatur nach geografischer Herkunft

Die geografische Herkunft oder die Provinzen, in denen die Kräuter wachsen, treten ebenfalls häufig in der Namensgebung auf.

Kompassreferenzen: *Bei* bezieht sich auf den Norden, *Nan* auf den Süden, *Dong* auf den Osten und *Xi* auf den Westen. *Bei Sha Shen* (Glehniae Radix) wächst im nördlichen China und wird auch dort geerntet. *Nan Sha Shen* (Adenophorae Radix) stammt aus Südchina. *Dong Yang Shen* (Ginseng Japonica Radix) beschreibt den „östlichen" Ginseng aus Japan. *Xi Yang Shen* (Panacis Quinquefolii Radix) weist auf den „westlichen" Ginseng hin, der vom amerikanischen Kontinent stammt.

Provinzreferenzen: *Chuan* bezieht sich auf die Provinz Szechuan, beispielsweise *Chuan Bei Mu* (Fritillariae Cirrhosae Bulbus) und *Chuan Niu Xi* (Cyathulae Radix). *Zhe* weist auf die Zhejiang-Provinz hin wie in *Zhe Bei Mu* (Fritillariae Thunbergii Bulbus). *Huai* bezieht sich auf einen

Tab. 2.2 Nomenklatur nach Geruch und Geschmack

Pinyin	Bedeutung	Pinyin-Name	Wörtliche Übersetzung	Pharmazeutischer Name
Xiang	Duftend	*Mu Xiang*	Wohlriechendes Holz	Aucklandiae Radix
Gan	Süß	*Gan Cao*	Süßes Kraut	Glycyrrhizae Radix et Rhizoma
Ku	Bitter	*Ku Shen*	Bitteres Kraut	Sophorae Flavescentis Radix
Suan	Sauer	*Suan Zao Ren*	Saurer „Dattelsamen"	Ziziphi Spinosae Semen
Xin	Scharf	*Xi Xin*	Dünn scharf	Asari Radix et Rhizoma
Dan	Fade	*Dan Zhu Ye*	Fades Bambusblatt	Lophatheri Herba

Ort in der Henan-Provinz, der Huaiqingfu genannt wird, und hebt damit die geografische Herkunft von *Huai Niu Xi* (Achyranthis Radix) hervor.

Zang bezieht sich auf Tibet, sodass durch die Bezeichnung *Zang Hong Hua* (Croci Stigma) angezeigt wird, dass es sich um eine Variante von *Hong Hua* (Carthami Flos) handelt, die aus Tibet kommt. *Fan* („Barbar") identifiziert Arzneidrogen, die nach China importiert werden wie z.B. *Fan Xie Ye* (Sennae Folium).

Nomenklatur nach den pflanzlichen Lebenszyklen

Der Lebens- und Wachstumszyklus von Arzneidrogen liefert ebenfalls nützliche Informationen über ihre Bezeichnung. *Xia Ku Cao* (Prunellae Spica), „Sommer-trockenes Kraut", verwelkt und vertrocknet im Sommer. *Ren Dong Teng* (Lonicerae Caulis), „erduldende Winterrebe", wächst auch während des Winters. *Dong Chong Xia Cao* (Cordyceps), „Winterkäfersommerkraut", ist eine Arzneidroge, die fungizide Eigenschaften besitzt, im Winter wächst und im Sommer ruht.

Nomenklatur nach den spezifischen Bestandteilen

Spezifische pflanzliche und tierische Bestandteile nehmen eine wichtige Stellung bei den Bezeichnungen der Arzneien ein. Die gebräuchlichsten Beispiele werden im Folgenden beschrieben und im Anschluss tabellarisch zusammengestellt (► Tab. 2.3); zusätzliche Beispiele finden sich bei den Arzneimonographien in der Rubrik „Wörtliche Übersetzung".

Gen („Wurzel") bezeichnet die Wurzel als den medizinisch wirksamen Teil einer spezifischen Arzneidroge. *Lu Gen* (Phragmitis Rhizoma) spezifiziert die Phragmiteswurzel und *Ma Huang Gen* (Ephedrae Radix et Rhizoma) die Ephedrawurzel.

Geng bedeutet „Äste" und *Zhi* „Zweige", beides zeigt den Bezug auf Äste und Zweige als medizinisch wirksame Bestandteile an. *Zi Su Geng* (Perillae Caulis) weist auf Perillaäste und *Gui Zhi* (Cinnamomi Ramulus) auf Zimtzweige hin.

Ye („Blätter") zeigt die Blätter als den gewünschten Pflanzenteil an. *Sang Ye* (Mori Folium), „Maulbeerbaumblätter", und *Zhu Ye* (Phyllostachys Herba), „Bambusblätter", sind zwei geläufige Beispiele.

Hua („Blüte") veranlasst den Spezialisten für Arzneidrogen dazu, die Blüte als den medizinisch wirksamen Pflanzenteil zu verwenden. *Hong Hua* (Carthami Flos) kennzeichnet die rote Blüte und *Ju Hua* (Chrysanthemi Flos) weist auf die Chrysanthemenblüte hin.

Guo, wörtlich übersetzt mit „Frucht", weist auf die Frucht hin. *Cao Guo* (Tsaoko Fructus) bedeutet „Krautfrucht".

Pi („Schale") identifiziert die Schalen oder Häute als den medizinisch wirksamen Bestandteil. *Qing Pi* (Citri Reticulatae Viride Pericarpium) bedeutet „blaugrüne Schale", und *Chen Pi* (Citri Reticulatae Pericarpium) sind „gealterte Schalen".

Zi oder *Ren* weisen auf „Samen" hin, die medizinisch wirksam sind. *Dong Gua Zi* (Benincasae Semen) ist der „Wintermelonensamen" und *Tao Ren* (Persicae Semen) der „Pfirsichkern".

Jiao („Horn") bezeichnet das tierische Horn. *Lu Jiao* (Cervi Cornu) bezieht sich auf das Hirschgeweih, während *Shui Niu Jiao* (Bubali Cornu) das „Wasserbüffelhorn" meint.

Dan („Gallenblase") spezifiziert die tierische Gallenblase für die therapeutische Verwendung. Beispielsweise bedeutet *Zhu Dan* (Porci Fel) „Gallenblase des Schweins".

Nomenklatur nach Funktion

Die Bezeichnungen der Arzneidrogen entwickelten sich darüber hinaus aufgrund ihrer einzigartigen, individuellen Funktionen. *Fang Feng* (Saposhnikoviae Radix) bedeutet beispielsweise wörtlich „vor Wind schützen". Diese Arznei schützt vor bzw. behandelt durch Wind verursachte Erkrankungen. *Yi Mu Cao* (Leonuri Herba), wörtlich „Kraut, das der Mutter wohltut", findet häufige Verwendung in der Gynäkologie. *Xu Duan* (Dipsaci Radix) bedeutet „stelle wieder her, was gebrochen ist" und behandelt sehr effektiv gerissenes Weichteilgewebe und Knochenbrüche. *Yin Yang Huo* (Epimedii Herba), wörtlich „gehörntes Ziegenwurz (oder Gras)", erhöht die Libido und die sexuelle Leistung. *Yang Qi Shi* (Actinolitum) bedeutet „*Yang* hebt den Fels", und stärkt das *Yang*. Diese Arznei soll so wirksam sein, dass der männliche Penis genügend Kraft hat, Gestein anzuheben.

Nomenklatur nach den Menschen bzw. nach dem menschlichen Handeln

Einige Arzneidrogen sind nach ihren Entdeckern benannt. *Liu Ji Nu* (Artemisiae Anomalae Herba), „im Hause lebender Sklave Liu", wurde nach dem ersten Menschen benannt, der dieses Kraut gefunden oder verwendet hat. Die Bezeichnung der Arznei *He Shou Wu* (Polygoni Multiflori Radix) stammt von dem „dunkelhaarigen Herrn He" ab. Die dauerhafte Einnahme der Arznei sollte dazu führen, dunkles Haar länger zu erhalten. *Qian Niu Zi* (Pharbitidis Semen), „Kuhspaziergang-Samen" bezieht sich darauf, dass ein alter Mann dieses Kraut entdeckte, während er mit seinen Kühen spazieren ging.

Nomenklatur nach Ursprungsland

Der internationale Handel führte dazu, dass viele Arzneidrogen, die in anderen Ländern einheimisch waren, in die chinesische Materia Medica aufgenommen wurden. *Xi Yang Shen* (Panacis Quinquefolii Radix) wird aus nordamerikanischen Anbaugebieten importiert und mit „westlicher Ginseng" übersetzt, während *Dong Yang Shen* (Ginseng Japonica Radix), der in nordasiatischen Ländern wächst und von dort importiert wird, als „östlicher Ginseng" bezeichnet wird. Weitere Beispiele werden in diesem Buch immer dann genannt, wenn der geografische Ursprung von Bedeutung ist.

Weitere Differenzierungen der Namen

Es stehen zusätzlich zu den oben erwähnten Methoden der Namensgebung weitere Ansätze der Nomenklatur zur Verfügung. Es gibt beispielsweise drei Sorten von *Di Huang* (Rehmannia): *Xian Di Huang* (Rehmanniae Radix Recens) ist die frische Wurzel, *Di Huang* (Rehmanniae Radix) ist getrocknet und *Shu Di Huang* (Rehmanniae Radix Praeparata) ist bearbeitet.

Tab. 2.3 Nomenklatur nach den spezifischen Bestandteilen

Chinesisch	Deutsch	Latein	Beispiele	Geläufiger Name
Cao	Kraut	Herba	*Che Qian Cao* (Plantaginis Herba)	Wegerich
Dan	Gallenblase	Fel	*Zhu Dan* (Porci Fel)	Schweinegallenblase
Dou	Samen	Semen	*Lu Dou* (Phaseoli Radiati Semen)	Mungbohne
Gen	Wurzel	Radix	*Ban Lan Gen* (Isatidis Radix)	Isatiswurzel, Färberwaidwurzel
Gen	Rhizom	Rhizoma	*Bai Mao Gen* (Imperatae Rhizoma)	Imperata-Wurzel, Alang-Alang-Gras-Wurzelstock
Geng	Ast, Zweig, Stamm	Caulis	*Zi Su Geng* (Perillae Caulis)	Perilla-/Schwarznesselstängel
Gua	Frucht	Fructus	*Mu Gua* (Chaenomelis Fructus)	Papayafrucht, chinesische Quittenfrucht
Hua	Blüte	Flos	*Hong Hua* (Carthami Flos)	Saflorblüten, wilder Safran, Färberdistel
Jiao	Horn	Cornu	*Lu Jiao* (Cervi Cornu)	Hirschgeweih
Jiao	Gelatine	Gelatinum	*Gui Ban Jiao* (Testudinis Plastri Colla)	Schildkrötenpanzergelatine
Ke	Muschel	Concha	*Shi Jue Ming* (Haliotidis Concha)	Abalonemuschel, Abalonenschalen
Mu	Holz	Lignum	*Su Mu* (Sappan Lignum)	Sappanholz
Pi	Rinde	Cortex	*He Huan Pi* (Albiziae Cortex)	Albizzia-Rinde, Seidenakazienrinde
Pi	Äußere Schale	Exocarpium	*Dong Gua Pi* (Benincasae Exocarpium)	Wintermelonenschale, Wachskürbisschale
Pi	Schale, Haut	Pericarpium	*Chen Pi* (Citri Reticulatae Pericarpium)	Orangenschale, Mandarinenschale
Ren	Frucht	Fructus	*Huo Ma Ren* (Cannabis Fructus)	Cannabissamen, Hanfsamen
Ren	Samen, Kern	Semen	*Ku Xing Ren* (Armeniacae Semen)	Bittere Mandelkerne
Shi	Steine	Calculus	*Niu Huang* (Bovis Calculus)	Kuhgallenblase
Teng	Rebe	Caulis	*Ren Dong Teng* (Lonicerae Caulis)	Geißblattrebe
Ye	Blatt	Folium	*Yin Guo Ye* (Ginkgo Folium)	Ginkgoblatt
Zhi	Ast, Zweig	Ramulus	*Gui Zhi* (Cinnamomi Ramulus)	Zimtbaumzweig
Zi	Samen	Semen	*Lian Zi* (Nelumbinis Semen)	Lotossamen

3 Klassifikation chinesischer Arzneidrogen

Die Einordnung der chinesischen Arzneidrogen in spezifische Klassen (nach Wirkung, Quellen, therapeutischen Funktionen oder anderen Kriterien) stellt seit Langem eine Herausforderung dar. Während die *Shen Nong Ben Cao Jing* (Die Materia Medica des göttlichen Landmannes), einer der frühesten Texte, lediglich 365 Arzneidrogen auflistete, beschreibt die zeitgenössische Referenz *Zhong Yao Da Ci Dian* (Verzeichnis chinesischer Arzneidrogen) 9000 Arzneidrogen. Verständlicherweise benötigen Spezialisten einen systematischen Ansatz, um sich in dieser riesigen Pharmakopöe zurechtzufinden. Aufgrund der großen Anzahl der Arzneien, die zu beurteilen sind, wurden im Laufe der Zeit verschiedene Ansätze zur Klassifizierung miteinbezogen.

Klassifikation nach therapeutischen Wirkungen und Nebenwirkungen

Einige Texte klassifizieren die Substanzen nach dem Grad ihrer therapeutischen Wirksamkeit und nach möglichen Nebenwirkungen als überragend, mittelmäßig und schwächer bzw. niedrig.

Arzneien mit einem **überragenden Status** haben eine exzellente therapeutische Wirksamkeit und wenige oder gar keine Nebenwirkungen. Sie können gefahrlos über einen langen Zeitraum eingenommen werden. Zu den überragenden Kräutern gehören u.a. *Ren Shen* (Ginseng Radix et Rhizoma), *Gan Cao* (Glycyrrhizae Radix et Rhizoma), *Di Huang* (Rehmanniae Radix), *Shi Hu* (Dendrobii Caulis), *Ba Ji Tian* (Morindae Officinalis Radix), *Huang Qi* (Astragali Radix), *Gou Qi Zi* (Lycii Fructus). Diese Arzneidrogen sind nicht nur medizinisch, sondern auch als Nahrungmittel ungefährlich.

Substanzen mit einem **mittelmäßigen Status** haben sowohl eine therapeutische Wirksamkeit als auch Nebenwirkungen. Ihre Einnahme zu medizinischen Zwecken muss durch professionelle Supervision abgedeckt werden. Zu dieser Gruppe gehören beispielsweise *Gan Jiang* (Zingiberis Rhizoma), *Ma Huang* (Ephedrae Herba), *Dang Gui* (Angelicae Sinensis Radix), *Bai Shao* (Paeoniae Radix Alba), *Wu Zhu Yu* (Evodiae Fructus) und *Hou Po* (Magnoliae Officinalis Cortex).

Arzneien mit einem **niedrigen Status** haben mehr Nebenwirkungen als therapeutische Vorteile (besonders wenn sie nicht adäquat zubereitet und verabreicht werden). Derartige Substanzen werden nur eingesetzt, wenn die Schlüsselwirkung die Risiken überwiegt. Sie sollten nur unter professioneller Beobachtung eingenommen werden. Beispiele sind *Fu Zi* (Aconiti Radix Lateralis Praeparata), *Ban Xia* (Pinelliae Rhizoma), *Da Huang* (Rhei Radix et Rhizoma), *Gan Sui* (Kansui Radix), *Ba Dou* (Crotonis Semen) und *Wu Gong* (Scolopendra). Eine Kennzeichnung mit einem niedrigen Status bedeutet jedoch nicht, dass diese Arzneien einen geringeren Wert im Praxisalltag haben.

Klassifikation nach der Quelle der Arzneidrogen

Einige Texte klassifizieren die Substanzen nach ihrem Ursprung. Die Mehrheit der medizinischen Substanzen sind Kräuter, viele stammen jedoch aus anderen Quellen. Entsprechend werden die Substanzen wie folgt kategorisiert:

- Pflanzen:
  - Blätter
  - Äste
  - Stämme
  - Früchte
  - Samen
  - Wurzeln
  - Rinden
  - Zweige
- Tiere
- Fische
- Schalentiere
- Insekten
- Mineralien.

Klassifikation nach der therapeutischen Funktion

Die meisten Texte klassifizieren die Arzneidrogen nach ihrer therapeutischen Funktion. Die folgenden Begriffe werden verwendet, um die Wirkungen der verschiedenen Arzneidrogen auf *Qi*, Blut, *Shen* (Geist), *Yin*, *Yang*, Körpersäfte oder pathogene Faktoren zu beschreiben:

- Zerstreuen
- Adstringieren
- Tonisieren
- Sedieren
- Wärmen
- Kühlen
- Befeuchten
- Trocknen
- Eliminieren von Toxinen
- Bewegen.

Klassifikation nach den inneren Organen

Einige Texte klassifizieren die Substanzen in Relation zu den betroffenen *Zang* (Speicherorgane) und *Fu* (Hohlorgane). *Zang*-Organe schließen Nieren, Leber, Herz, Perikard, Milz und Lunge ein. Zu den *Fu*-Organen gehören Blase, Gallenblase, Dünndarm, *San Jiao*, Magen und Dickdarm. Dabei werden detaillierte Informationen zu der Art und Weise gegeben, wie die Arzneidrogen auf die Organe wirken: Tonisieren, Harmonisieren, Angreifen, Zerstreuen,

Kühlen oder Wärmen. So kann beispielsweise eine spezifische Arznei Leber-*Yin* nähren und die *Yin*-Energie der Leber verstärken und ernähren.

Andere Strategien

Chinesische medizinische Texte werden in vielen Sprachen für Leser veröffentlicht, die ganz unterschiedlichen Berufsgruppen angehören. Zusätzlich zu den oben erwähnten Ansätzen gibt es spezielle Texte, die die Arzneien auf der Grundlage folgender Details klassifizieren:

- Die Anzahl der Striche, die für das Schriftzeichen einer Arznei benötigt wird.
- Präsentation der Arzneien in alphabetischer Reihenfolge ihrer *Pinyin*-Namen.
- Nach den allgemeinen Krankheitssyndromen, die in Betracht gezogen werden, oder ähnliche Auswahlkriterien.

4 Anbau und Ernte chinesischer Arzneipflanzen

Arzneipflanzen sind Naturprodukte: Sie haben sich über Millionen von Jahren durch einen Prozess der natürlichen Selektion einer Umgebung angepasst, die ihr Wachstum und Überleben begünstigt. Klima, Geografie und der richtige Zeitpunkt der Ernte sind wichtige Faktoren, die die Qualität der Pflanzen beeinflussen und dazu beitragen, ihre individuelle Nützlichkeit bei der Behandlung spezifischer Beschwerden zu erhalten. Über Jahrhunderte hinweg haben Arzneispezialisten das Wissen um diese Details aufgezeichnet und weitergegeben (▸ I/Kap. 1). Heute ergänzen Wissenschaftler das Studium der Kräuter um hochspezialisierte Laboranalysen.

Einige Arzneipflanzen erreichen ihre optimale Qualität, wenn sie an der Ostküste Chinas in einem feuchten Ozeanklima wachsen. Bei anderen ist es am besten, wenn sie an der trockenen Westküste gesammelt werden, wiederum andere gedeihen nur im Norden mit seinen langen, kalten Wintern. Einigen Pflanzen geht es besonders gut während eines langen Sommers und im heißen Klima des Südens.

Geografisches Klima

Obwohl eine individuelle Arzneipflanze durchaus in unterschiedlichen Regionen Chinas kultiviert werden kann, werden einige Arzneien nach einer bestimmten Provinz benannt, um den Einfluss des geografischen Klimas auf die Qualität zu betonen. Diese traditionelle Betonung der geografischen Lage ist in vielen Fällen durch die Naturwissenschaft bestätigt worden. Ein Laborversuch zeigte, dass in Mustern von *Dan Shen* (Salviae Miltiorrhizae Radix et Rhizoma), die aus verschiedenen Provinzen stammen, ein signifikant unterschiedlicher Gehalt der Substanz Tanshinon II A gefunden wurde. Außerdem wurden Variationen davon mit unterschiedlichsten Konzentrationen festgestellt.[1] Ähnlich verhält es sich mit dem Gehalt ätherischer Öle von *Bo He* (Menthae Haplocalycis Herba) aus unterschiedlichen Regionen, der in der Konzentration bis zum Faktor 10 schwanken kann.[2]

Besondere Beispiele für Arzneien und ihre Assoziation mit dem geografischen Klima sind Modifikatoren von Namen, die sich auf Provinzen wie Szechuan, Zhejiang, Henan und Guangdong beziehen.

Arzneidrogen aus der Szechuan-Provinz werden normalerweise mit *Chuan* abgekürzt. *Chuan Xiong* (Chuanxiong Rhizoma), *Zhi Chuan Wu* (Aconiti Radix Praeparata), *Chuan Niu Xi* (Cyathulae Radix), *Chuan Lian Zi* (Toosendan Fructus) und *Chuan Bei Mu* (Fritillariae Cirrhosae Bulbus) sind am wirksamsten, wenn sie in Szechuan angebaut und geerntet werden.

Arzneidrogen aus der Zhejiang-Provinz werden normalerweise mit *Zhe* oder *Hang* abgekürzt wie z.B. *Zhe Bei Mu* (Fritillariae Thunbergii Bulbus) und *Hang Ju Hua* (Chrysanthemi Flos).

Die übliche Ableitung für die Henan-Provinz ist *Huai*, Beispiele dafür sind *Huai Niu Xi* (Achyranthis Radix), *Huai Shan Yao* (Dioscoreae Rhizoma) und *Huai Ju Hua* (Chrysanthemi Flos).

Die Guangdong-Provinz wird normalerweise mit *Guang* wie in *Guang Chen Pi* (Citri Reticulatae Pericarpium) gekennzeichnet.

Aufgrund der weltweit zunehmenden Anwendung chinesischer Arzneien entspricht der Ernteertrag nicht-kultivierter Arzneipflanzen aus den idealen Provinzen, die durch die spezifischen Namen angezeigt werden, jedoch nicht immer der Nachfrage. Das Resultat sind zum einen eine Übererntung der lokalen Ressourcen, zum anderen eine Gefährdung des ursprünglichen Vorrats der einheimischen Pflanzen. Deshalb werden viele Pflanzen mittlerweile angebaut und nicht mehr in der freien Natur abgeerntet. Sie werden in einem ähnlichen Klima, wenn auch nicht in der idealen Provinz angebaut, um die maximale Wirksamkeit zu garantieren.

Die Anwendung chinesischer Arzneien nimmt weltweit zu, sodass eine Übererntung in China droht und der Vorrat der einheimischen Arzneipflanzen gefährdet ist, wenn keine internationalen Anstrengungen unternommen werden, um sie zu schützen und anderswo anzubauen.

Erntezeit

Da die Pflanzen saisonalen Veränderungen wie Wachstum, Reifung, Blüte sowie dem Früchtetragen, dem Verwelken und einem Ruhezustand unterworfen sind, hat die Erntezeit starken Einfluss auf die Wirksamkeit der Arzneien. Unterschiedliche Pflanzenbestandteile werden zu speziellen Jahreszeiten oder in unterschiedlichen Stadien geerntet, um ihre maximale Wirksamkeit für die gewünschten Effekte zu garantieren.

Will man beim Sammeln chinesischer Arzneipflanzen von der gesamten Pflanze Gebrauch machen wie bei *Yi Mu Cao* (Leonuri Herba) und *Xian He Cao* (Agrimoniae Herba), sollte sie am besten unmittelbar vor dem Erblühen der Blüten geerntet werden. Bei *Da Qing Ye* (Isatidis Folium), *He Ye* (Nelumbinis Folium) und *Ai Ye* (Artemisiae Argyi Folium) sollten die Blätter idealerweise unverzüglich vor oder während des Erblühens der Blüten geerntet werden, weil sie dann den höchsten Gehalt an aktiven Bestandteilen und Aromen enthalten.

Sind die Blüten der gewünschte Hauptbestandteil wie z.B. bei *Ju Hua* (Chrysanthemi Flos), *Xuan Fu Hua* (Inulae Flos) und *Huai Hua* (Sophorae Flos) erntet man sie, während sie blühen. Einige Pflanzen wie *Ju Hua* (Chrysanthemi Flos) müssen häufig geerntet werden, da die Blüten mehrmals blühen oder weil die Pflanzen aufgrund unterschiedlicher Lichtverhältnisse, Wasserverhältnisse oder anderer Faktoren zu unterschiedlichen Zeiten reifen. Andere Arzneipflanzen wie *Jin Yin Hua* (Lonicerae Flos) und *Xin Yi Hua* (Magnoliae Flos) sollten gesammelt werden, während sich die Blüte noch in der Knospe befindet, also unmittelbar vor ihrem Erblühen. Andere wie *Hong Hua* (Carthami Flos) werden wiederum am besten geerntet, bevor die Blüten beginnen, ihre Farbe zu verändern (in diesem Fall von Gelb zu Rot). Dann sind ihr Geruch und ihre Wirksamkeit maximal ausgeprägt.

Samen und Früchte wie *Gua Lou* (Trichosanthis Fructus), *Ku Xing Ren* (Armeniacae Semen) und *Wu Wei Zi* (Schisandrae Fructus) sollten im frühen oder mittleren Stadium der Fruchtbildung geerntet werden, da die ausgereifte Frucht während der Tocknungsphase und des Transports Druckstellen erhalten oder platzen kann, was Schwierigkeiten bei der Auslieferung mit sich bringt. Bei einigen Pflanzen muss sich die Frucht in einem unreifen Zustand befinden. Das gilt für *Qing Pi* (Citri Reticulatae Viride Pericarpium), *Zhi Shi* (Aurantii Fructus Immaturus) und *Wu Mei* (Mume Fructus). Deshalb müssen sie geerntet werden, bevor sie ausgereift sind.

Chinesische Arzneien, deren Wirkstoffe in der Rinde sitzen wie *Huang Bo* (Phellodendri Cortex), *Hou Po* (Magnoliae Officinalis Cortex), *Du Zhong* (Eucommiae Cortex) und *Qin Pi* (Fraxini Cortex), sollten im Frühling und Sommer gesammelt werden. Zu dieser Zeit garantiert das Pflanzenwachstum die maximale Menge an zirkulierenden Nährstoffen. Um kurz- und langfristig einen anhaltenden Vorrat dieser Arzneien zu sichern, sollten die Pflanzen *nicht* abgeschnitten werden, um das Abernten leichter zu machen. Vielmehr sollte die Rinde schrittweise entfernt werden, ohne dass man den gesamten Umfang des Baumes oder des Strauches abzieht. Wird das nicht beachtet, wird man die Pflanze schädigen oder abtöten.

Stellen die Wurzeln die medizinisch wirksamen Substanzen dar wie bei *Tian Ma* (Gastrodiae Rhizoma), *Cang Zhu* (Atractylodis Rhizoma), *Ge Gen* (Puerariae Radix Lobatae), *Jie Geng* (Platycodis Radix), *Da Huang* (Rhei Radix et Rhizoma), *Dan Shen* (Salviae Miltiorrhizae Radix et Rhizoma) und *Tian Nan Xing* (Arisaematis Rhizoma), sollten die Wurzeln in der Ruhephase geerntet werden, d.h. im späten Winter oder zu Frühjahrsbeginn, wenn noch alle Nährstoffe in den Wurzeln gespeichert sind.

Organische medizinische Substanzen, die nicht aus der Flora stammen, sollten nach einem ähnlichen Grundprinzip eingesammelt werden. Insekten sollten im Frühjahr oder im Sommer gesammelt werden, um eine möglichst hohe Wirksamkheit zu gewährleisten. Tiere werden in der Regel auf Bauernhöfen gehalten, und tierische Produkte werden zu einer angemessenen Jahreszeit für medizinische Zwecke gewonnen. Im Idealfall stellt die Aufzucht von Tieren sicher, dass sie artgerecht behandelt werden. Hinzu kommt, dass die wilde Tierpopulation nicht dezimiert wird. Im Gegensatz dazu können Mineralien ganzjährig gesammelt werden, da sie keiner saisonalen Veränderung unterliegen.

Die Erntezeit hat einen signifikanten Einfluss auf die Wirksamkeit einer Arznei, was durch viele Studien dokumentiert wurde. Eine Laborstudie analysierte Muster von *Qing Hao* (Artemisiae Annuae Herba), die während unterschiedlicher Wachstumsphasen geerntet wurden, auf den Gehalt von Arteannuin, einen aktiven Bestandteil von *Qing Hao*, der eine Schlüsselrolle bei der Behandlung von Malaria spielt. Es stellte sich heraus, dass die Muster, die kurz vor dem Erblühen der Blüten gesammelt wurden, die höchste Konzentration von Arteannuin enthielten.[3]

Eine andere Studie hat deutlich gemacht, dass im Winter geerntetes *Dan Shen* (Salviae Miltiorrhizae Radix et Rhizoma) eine zwei- bis dreifach höhere Menge des Bestandteils Tanshinon enthält als Pflanzenmuster, die zu einer anderen Jahreszeit geerntet wurden.[4]

Eine weitere Recherche belegt, dass Muster von *Shi Chang Pu* (Acori Tatarinowii Rhizoma), die im Winter gesammelt wurden, einen höheren Gehalt an ätherischen Ölen aufweisen als die, die im Frühjahr und Sommer geerntet wurden.[5]

5 Vorbereitung und Verarbeitung chinesischer Arzneidrogen

Die Vorbereitung und Verarbeitung der Substanzen gehören zu den wesentlichen Tätigkeiten in der Chinesischen Arzneimedizin. Einige werden in ihrer frischen oder ursprünglichen Form verwendet. Die meisten müssen jedoch vor dem Gebrauch vorbereitet und verarbeitet werden, damit die maximale Verfügbarkeit der Inhaltsstoffe erhalten bleibt. Jede Vorbereitungs- oder Verarbeitungsmethode hat einen speziellen Zweck oder eine bestimmte Funktion, die das Endprodukt und seine therapeutische Wirksamkeit beeinflusst.

Zweck der Vorbereitung und Verarbeitung

Es gibt sieben wichtige Gründe für die Vorbereitung und die anschließende Verarbeitung von Substanzen:

- Verbesserung oder Veränderung der therapeutischen Effekte
- Verlustminimierung der aktiven Komponenten
- Maximierung der Extraktion der Inhaltsstoffe
- Reduktion von Nebenwirkungen und Toxizität
- Vergrößerung des Oberflächenbereichs und dadurch Erleichterung der Extraktion
- Vorbeugung vor Verderb und Verlängerung der Haltbarkeit
- Säuberung der Kräuter vor der Einnahme

5

Um die therapeutischen Effekte zu verbessern oder zu verändern, werden die Substanzen (mit Honig, Essig oder Getreideschnaps) verarbeitet, gedämpft, gebacken, geröstet oder zu Asche verkohlt sowie für eine längere oder kürzere Zeit gekocht. Die Verarbeitung von *Kuan Dong Hua* (Farfarae Flos) mit Honig verbessert seine Lungen befeuchtende Wirkung und lindert Husten. Die Verarbeitung von *Huang Qin* (Scutellariae Radix) mit Getreideschnaps stärkt seine Fähigkeit, Hitze aus dem Oberen *Jiao* zu klären. Werden *Chai Hu* (Bupleuri Radix) oder *Xiang Fu* (Cyperi Rhizoma) mit Essig verarbeitet, wird bei der Behandlung von leberbezogenen Erkrankungen das Eintreten der Substanzen in die Leber erleichtert.

Um den therapeutischen Effekt zu verändern, wird *Di Huang* (Rehmanniae Radix) – eine kalte Substanz, die Hitze im Blut kühlt – gedämpft, um *Shu Di Huang* (Rehmanniae Radix Praeparata) – eine warme Arznei zum Nähren des Blutes – zu gewinnen. Wird *Sheng Jiang* (Zingiberis Rhizoma Recens), das das Äußere zerstreut, geröstet, wird es zu *Pao Jiang* (Zingiberis Rhizoma Praeparatum), einer Arznei, die das Innere wärmt. Das Verkohlen von *Ai Ye* (Artemisiae Argyi Folium) zu Asche erhöht seine Fähigkeit, Blutungen zu stoppen.

Um möglichst keine aktiven Komponenten zu verlieren, werden einige Arzneidrogen nur für kurze Zeit gekocht, beispielsweise die Pfefferminzblätter *Bo He* (Menthae Haplocalycis Herba) mit flüchtigen ätherischen Ölen sowie Agastache, *Huo Xiang* (Agastaches Herba). Diese Methode wird „Hinzufügen zum Dekokt“ genannt.

Um möglichst viele Inhaltsstoffe zu extrahieren, werden Substanzen längere Zeit gekocht. *Ren Shen* (Ginseng Radix et Rhizoma) wird für den einmaligen Gebrauch oft längere Zeit einzeln gekocht. Oder *Ren Shen* wird separat gekocht, bevor es zu den anderen Bestandteilen einer Rezeptur für das weitere Abkochen hinzugefügt wird. Gründe für die verlängerte Kochzeit sind zum einen die hohen Kosten für Ginseng und zum anderen die realtiv hohe Wirksamkeit. Dieser Vorgang wird „Vorkochen“ genannt.

Um Nebenwirkungen und/oder die Toxizität gering zu halten, werden bestimmte rohe Substanzen vorverarbeitet. *Zhi Chuan Wu* (Aconiti Radix Praeparata) und *Zhi Cao Wu* (Aconiti Kusnezoffii Radix Praeparata) sind Beispiele für Arzneidrogen, die in roher Form toxisch sind. Sie sollten mit *Gan Cao* (Glycyrrhizae Radix et Rhizoma) und *Hei Dou* (Sojae Semen) verarbeitet werden, um die Toxizität abzuschwächen und Nebenwirkungen zu minimieren. Die Verarbeitung von *Chang Shan* (Dichroae Radix) mit Getreideschnaps reduziert seine Tendenz, Übelkeit und Erbrechen zu erzeugen. *Ban Xia* (Pinelliae Rhizoma) und *Tian Nan Xing* (Arisaematis Rhizoma) bedürfen einer zusätzlichen Präparation und Verarbeitung, um die Giftigkeit zu reduzieren.

Um die Oberfläche zu vergrößern und die Extraktion zu erleichtern, müssen Mineralien, Samen und Muscheln im Vorfeld gemahlen oder zerstoßen werden. Dieses Vorgehen führt zur Vergrößerung des Oberflächenbereichs, sodass eine Wechselwirkung mit der sie umgebenden Lösung stattfinden und eine maximale Extraktion der aktiven Komponenten sichergestellt wird. Beispiele sind *Zi Ran Tong* (Pyritum), *Ci Shi* (Magnetitum), *Chuan Shan Jia* (Manitis Squama), *Zhen Zhu Mu* (Margaritiferae Concha Usta), *Gui Ban* (Testudinis Plastrum) und *Bie Jia* (Trionycis Carapax).

Um Verderb vorzubeugen und die Lagerfähigkeit zu verlängern, müssen die meisten Substanzen, die auf Pflanzenbasis beruhen oder feuchtigkeitsempfindlich sind, vor der Einlagerung vollständig getrocknet werden. Außerdem werden viele tonisierende Arzneidrogen in Getreideschnaps eingeweicht, um sie zu einer Tinktur zu verarbeiten. Alkohol agiert als wirksames Lösungsmittel, um die aktiven Inhaltsstoffe zu extrahieren, und als Konservierungsmittel gegen Zersetzung und Verderb der Arzneien.

Die Säuberung der Substanzen vor der Einnahme ist ein wichtiger Aspekt der Vorbereitung. Die Reinigung umfasst das Entfernen von Schmutz, Kontaminationen, Gerüchen und inaktiven Bestandteilen. Substanzen botanischen Ursprungs müssen gründlich gewaschen werden, um Schmutz und Ablagerungen zu entfernen. Andere Pflanzen oder Unkraut müssen beseitigt werden. Stark riechende Substanzen werden gewaschen und mit Getreideschnaps oder Essig verarbeitet, oder sie werden trocken-gebraten, bis sie eine gelbliche Farbe annehmen. Auf diese Weise verflüchtigen sich die unangenehmen Gerüche. Inaktive oder unwichtige Teile einer medizinischen Substanz wie z.B. der Kopf und die Beine der Zikade *Chan Tui* (Cicadae Periostracum) sollten entfernt werden, bevor sie endgültig verarbeitet und eingenommen wird.

Techniken der Vorbereitung und Verarbeitung

Die vielen Substanzen, die in der Chinesische Arzneimedizin verwendet werden, benötigen ganz unterschiedliche Vorbereitungsmethoden, um sie für den menschlichen Gebrauch einsatzfähig zu machen: mechanische Verarbeitung, Techniken unter Einsatz von Wasser, Verwendung von Hitze, kombinierte Wasser- und Hitze-Applikationen etc.

Mechanische Verarbeitungstechniken werden unterteilt in Säubern, Pulverisieren und In-Scheiben-Schneiden.

- Beim Säubern wird der Bestandteil eines Materials, der nicht medizinisch wirksam ist, durch Aussortieren, Sieben und Abschälen entfernt. Beispiele für diese Säuberungstechnik sind das Entfernen von Blättern und Zweigen, z.B. bei *He Huan Hua* (Albiziae Flos), oder die Entfernung von Haaren bei *Pi Pa Ye* (Eriobotryae Folium).
- Das Pulverisieren bewirkt eine Vergrößerung der Oberflächen der Substanzen und erleichtert durch Aufrauen, Zerstoßen und Zerkleinern ihre Verdauung. *Long Gu* (Fossilia Ossis Mastodi) und *Mu Li* (Ostreae Concha) werden beispielsweise vor der Abkochung in kleine Stücke zerbrochen. *Ling Yang Jiao* (Saigae Tataricae Cornu) wird durch Mahlen zu einem feinen Pulver verarbeitet, um eine gute Aufnahme zu garantieren.
- Die Technik des In-Scheiben-Schneidens dient ebenfalls dazu, eine Vergrößerung des Oberflächenbereichs der Substanzen zu erreichen. Außerdem kann der Fachmann auf diese Weise Portionen herstellen, deren Gewicht und Größe standardisiert sind, was sowohl die Trocknung vereinfacht als auch die Haltbarkeit verlängert.

Verarbeitungstechniken mit Wasser werden unterteilt in Befeuchten, Waschen und *Shui Fei* (Verfeinern mit Wasser):

- Beim Befeuchten müssen die Substanzen in Wasser eingeweicht werden, um sie vor dem Schneiden weicher zu machen bzw. um die vollständige Extraktion der Inhaltsstoffe vor der Abkochung des Dekokts sicherzustellen.
- Waschen bedeutet, dass die Substanzen wiederholt in Wasser eingeweicht werden. Das Einweichwasser muss weggegossen werden, damit unerwünschte Gerüche und Bestandteile eliminiert werden. *Zi He Che* (Placenta Hominis) wird beispielsweise gewaschen, um den Geruch zu entfernen. *Hai Zao* (Sargassum) und *Kun Bu* (Eckloniae Thallus) werden gewaschen, um überschüssiges Salz zu entfernen.
- Die *Shui-Fei*-Technik (Verfeinern mit Wasser) bedeutet wörtlich „im Wasser fliegen." Zunächst werden die Substanzen in einem großen Behälter mit Wasser platziert. Dann werden sie zerstoßen und gemahlen, sodass sich die großen und schweren Bestandteile am Boden absetzen, während die leichten und kleinen Teile schweben („im Wasser fliegen"). Die leichten und kleinen Teile werden mit dem Wasser in einen anderen Behälter gegossen. Die schweren, sedimenthaltigen Partikel sinken danach wieder zum Grund. Der Prozess des Mahlens und Abgießens wird so oft wiederholt, bis nur die kleinsten und leichtesten Teile übrig bleiben. Dies ist eine langwierige, komplexe Prozedur, die in der Regel nur bei Mineralien, Muscheln und anderen medizinischen Substanzen durchgeführt wird, die nicht wasserlöslich sind. Der Zweck dieser Technik besteht darin, nur die kleinsten und leichtesten Partikel zu extrahieren, die schwebend im Wasser verbleiben. Substanzen, die für ophthalmische Präparationen verwendet werden, unterzieht man häufig der *Shui-Fei*-Technik.

5

Methoden, die Hitze verwenden, werden unterteilt in *Chao* (Trocken-Braten), *Tan* (Verkohlen zu Asche), *Zhi* (Braten mit Flüssigkeit), *Duan* (Kalzifizieren) und *Wei* (Rösten):

- *Chao* (Trocken-Braten) bedeutet, die Substanzen unter Rühren ohne Zuführung von Flüssigkeit kurz anzubraten, bis sie gelb oder schwarz werden bzw. zu Asche verkohlen. Dadurch wird die Wärmeeigenschaft einer Substanz verstärkt, die therapeutische Wirkung harmonisiert und moderiert sowie die Extraktion der aktiven Bestandteile erleichtert.
- *Tan* (Verkohlen zu Asche): Das Verbrennen der Substanzen zu Asche harmonisiert und moderiert die therapeutische Wirkung, reduziert Nebenwirkungen und verbessert die blutstillenden Eigenschaften bestimmter Substanzen.
- *Zhi* (Braten mit Flüssigkeit) verändert die Eigenschaften der Substanzen, indem während der Erwärmung ein neuer Bestandteil hinzugegeben wird, um die therapeutische Wirksamkeit zu erhöhen und Nebenwirkungen zu reduzieren. Als Flüssigkeiten werden beim Braten Honig, Getreideschnaps, Essig, Ingwersaft und Salzwasser verwendet.
  - Honig verstärkt die befeuchtende Wirkung.
  - Getreideschnaps verstärkt die belebende Funktion, *Qi* und Blut zu bewegen.
  - Essig erleichtert den Eintritt in die Leber bei der Behandlung von Lebererkrankungen.
  - Ingwersaft verstärkt die Wärmeeigenschaften und lindert Übelkeit und Erbrechen.
  - Salz erleichtert den Eintritt in die Nieren und die Behandlung von Nierenerkrankungen.

- *Duan* (Kalzifizieren): Eine Substanz wird direkt oder indirekt so lange in Flammen gelegt, bis sie rot und spröde wird. Diese Technik ist häufig Mineralien und muschelähnlichen Substanzen vorbehalten, um ihre Pulverisierung zu erleichtern.
- *Wei* (Rösten) dient dazu, Toxizität zu reduzieren oder die radikalen Effekte einiger Substanzen zu moderieren. Beim Rösten werden sie in ein feuchtes Tuch, in Papier oder in Lehm gewickelt. Dann wird das Bündel in heißer Asche erhitzt, bis die Beschichtung schwarz geworden oder weggebrannt ist.

Methoden, die Wasser und Hitze verwenden, werden unterteilt in *Zhu* (Kochen), *Zheng* (Dämpfen), *Cui* (Löschen) und *Ao* (Sieden, Köcheln):

- *Zhu* (Kochen): Kocht man bestimmte Substanzen in siedendem Wasser oder in einem anderen Medium, erhöht man die therapeutische Wirksamkeit bzw. reduziert die Toxizität. *Da Ji* (Knoxiae Radix seu Euphorbiae Pekinensis Radix) verliert beispielsweise seine Giftigkeit, wenn es in Essig gekocht wird.
- *Zheng* (Dämpfen): Diese Methode bringt Hitze und Wasser indirekt in Kontakt mit den Arzneidrogen, wodurch der therapeutische Effekt verändert und die Toxizität reduziert wird. Das Dämpfen von *Da Huang* (Rhei Radix et Rhizoma) mit Getreideschnaps moderiert seine purgativen und abführenden Eigenschaften. Wiederholtes Dämpfen und Trocknen von *He Shou Wu* (Polygoni Multiflori Radix) erhöht seine tonisierende Kraft und reduziert seine abführende Wirkung.
- *Cui* (Löschen): Bei dieser Prozedur werden die Substanzen kalzifiziert, bis sie eine rote Farbe annehmen. Anschließend wird die kalzifizierte Substanz in kaltes Wasser getaucht, sodass sie spröde wird und leicht pulverisiert werden kann.
- *Ao* (Sieden, Köcheln): Die Substanzen werden langsam gekocht. Dadurch werden die aktiven Bestandteile extrahiert und überschüssiges Wasser entfernt.

6 Charakteristika der Chinesischen Arzneimedizin

Eine große Stärke der Chinesischen Arzneimedizin ist ihre hohe Effektivität, die dadurch erreicht wird, dass das Symptommuster ebenso wie die Natur und die Eigenschaften der einzelnen Substanzen präzise differenziert werden. Die genaue Differenzierung erlaubt eine einzigartige Rezepturzusammenstellung, die spezifische Arzneien einbezieht. Sie werden nach ihren besonderen Eigenschaften und Funktionen ausgewählt, um das jeweilige Symptommuster anzusprechen.

Die Charakteristika der Arzneien sind stark von ihrer Funktion abhängig und umgekehrt. Der Begriff „Charakteristika" bezieht sich auf einen Kodex, der die thermischen Eigenschaften, den Geschmack, die Wirkrichtung, den Leitbahnbezug und die Toxizität (falls vorhanden) jeder Substanz beschreibt. Die „Funktionen" der Substanzen weisen auf die therapeutische Wirksamkeit (und mögliche Nebenwirkungen) hin. Die Geschichte der Traditionellen Chinesischen Medizin ist gekennzeichnet durch kontinuierliche Beobachtung und Bewertung der therapeutischen Leistung von Arzneien.

Im Lauf der Zeit wurden unzählige Erfahrungsberichte verfasst, sodass die übergreifende Wirksamkeit der Arzneien mittlerweile gut erfasst und ihre Charakteristika etabliert sind. Der Fachmann, der die Kennzeichen jeder Substanz kennt, ist in der Lage, ihre Funktionen zu interpretieren. Ein derartig tiefes Verständnis für die Arzneifunktionen führt wiederum dazu, dass ihre Charakteristika bestimmt werden können.

Die meisten Experten auf diesem Feld sind sich über die grundsätzlichen Charakteristika und Funktionen der Mehrzahl der Arzneien einig. Es gibt jedoch in den unterschiedlichen Texten gelegentlich Meinungsverschiedenheiten, da die Interpretation von Geschmack, thermischer Eigenschaft, Leitbahnbezug und therapeutischer Wirksamkeit einer gewissen Subjektivität unterliegen.

Geschmack

Jedes Kraut hat einen spezifischen Geschmack in der Abfolge von scharf, süß, sauer, bitter, salzig, fade und adstringierend. Die ersten fünf Unterscheidungsmerkmale setzen sich aus den fünf Geschmäckern zusammen, die in der klassischen Arzneimedizin verwendet werden. Im Folgenden werden detaillierte Funktionen jedes Geschmacks und spezielle Beispiele dazu besprochen (► Tab. 6.1).

Scharf

Scharf schmeckende Arzneien haben häufig zerstreuende und bewegende Eigenschaften. Scharfe Arzneien, die das Äußere befreien sind beispielsweise *Ma Huang* (Ephedrae Herba), *Gui Zhi* (Cinnamomi Ramulus), *Jing Jie* (Schizonepetae Herba) und *Bo He* (Menthae Haplocalycis Herba). Diese Arzneien haben die Aufgabe, nach außen zu zerstreuen, Schwitzen einzuleiten und äußere pathogene Faktoren zu vertreiben. Arzneien, die Zirkulation von *Qi* und Blut beleben wie *Chen Pi* (Citri Reticulatae Pericarpium), *Mu Xiang* (Aucklandiae Radix), *Chuang Xiong* (Chuanxiong Rhizoma) und *Hong Hua* (Carthami Flos), sind ebenfalls scharf: Sie zerstreuen und bewegen *Qi* und Blut. Da scharfe Arzneien sowohl zerstreuend als auch trocknend wirken, sollten sie mit Vorsicht bei Patienten eingesetzt werden, die an einem Mangel an *Qi*, *Yin* oder Körperflüssigkeiten leiden. Vorsicht ist auch bei spontanem Schwitzen geboten.

Süß

Süße Arzneien haben häufig tonisierende und harmonisierende Eigenschaften. *Ren Shen* (Ginseng Radix et Rhizoma) und *Huang Qi* (Astragali Radix) sind beide süß und Schlüsselarzneien für die Stärkung des *Qi*. Außerdem sind viele Arzneien mit harmonisierenden und moderierenden Eigenschaften süß im Geschmack. Die süßen Arzneien *Gan Cao* (Glycyrrhizae Radix et Rhizoma) und *Da Zao* (Jujubae Fructus) sind exzellente Katalysatoren, um eine Rezeptur zu harmonisieren. Sie moderieren die drastischen Wirkungen bestimmter Arzneien und lindern

Tab. 6.1 Beziehung von Geschmack und Funktion

Geschmack	Funktion
Scharf	Befreit das Äußere, zerstreut nach außen, bewegt *Qi* und Blut
Süß	Kräftigt Mangelzustände, harmonisiert die Bestandteile einer Rezeptur
Sauer	Stabilisiert und bindet, reduziert und verhindert den Verlust von Körpersäften
Bitter	Leitet Hitze aus, purgiert Feuer, leitet nach unten aus, trocknet Feuchtigkeit
Salzig	Beseitigt Fülle, erweicht Verhärtungen, erleichtert den Eintritt in die Nieren bzw. in die Nieren-Leitbahn
Fade	Fördert die Harnausscheidung
Adstringierend	Stabilisiert und bindet, reduziert und verhindert den Verlust von Körpersäften

Schmerzen. Da süße Arzneien oft reichhaltig und klebrig und dadurch schwer verdaulich sind, können sie eine Stagnation im Magen verursachen. Deshalb sollten sie Patienten mit einer zugrunde liegenden Schwäche des Milz-*Qi* bei gleichzeitiger Akkumulation von Feuchtigkeit mit Vorsicht verschrieben werden.

Sauer

Arzneien mit saurem Geschmack haben die Funktion zu stabilisieren und zu binden. Sie können demnach den Verlust von Körperflüssigkeiten durch Schwitzen, Durchfall, Blutungen, vaginalen Ausfluss, Harninkontinenz, Enuresis, Spermatorrhö und nächtlichen Samenerguss verhindern. *Wu Wei Zi* (Schisandrae Fructus) und *Wu Bei Zi* (Galla Chinensis) haben beispielsweise eine schweißstoppende Wirkung. *Xian He Cao* (Agrimoniae Herba) und *Bai Ji* (Bletillae Rhizoma) stillen Blutungen. *Chi Shi Zhi* (Halloysitum Rubrum) und *Shi Liu Pi* (Granati Pericarpium) stoppen Durchfall. *Jin Ying Zi* (Rosae Laevigatae Fructus) und *Sang Piao Xiao* (Mantidis Ootheca) kontrollieren Spermatorrhö und nächtlichen Samenerguss. Einige saure Kräuter nähren außerdem das Magen-*Yin* und verbessern den Appetit, z.B. *Wu Mei* (Mume Fructus) und *Wu Wei Zi* (Schisandrae Fructus). Andere Arzneidrogen mit saurem Geschmack wie *Mu Gua* (Chaenomelis Fructus) und *Bai Shao* (Paeoniae Radix Alba) behandeln Muskelspasmen und Krämpfe, die durch eine Schädigung der Körpersäfte verursacht werden. *Wu Mei* (Mume Fructus) steht beispielhaft für einige saure Arzneidrogen, die Darmparasiten abtöten und Schmerzen lindern.

Bitter

Bitter schmeckende Arzneidrogen haben die Funktion, zu sedieren, purgieren und/oder Feuchtigkeit zu trocknen. Ihre sedierenden und purgierenden Fähigkeiten rühren von ihrer absteigenden Wirkung her und beziehen sich auf das Ausleiten von Hitze und anderen Faktoren der Fülle. *Da Huang* (Rhei Radix et Rhizoma) ist eine bittere Arznei und leitet Hitze und Feuer nach unten aus, um Stuhlverstopfung abzuhelfen. Die bittere Arznei *Ku Xing Ren* (Armeniacae Semen) lässt unangemessen aufsteigendes Lungen-*Qi* absteigen und lindert dadurch Keuchatmung und Dyspnoe. *Zhi Zi* (Gardeniae Fructus) löscht Feuer, um Infektionen mit erhöhter Körpertemperatur zu behandeln.

Des Weiteren besitzen bitter schmeckende Arzneien die Fähigkeit, Feuchtigkeit zu trocknen. Bittere und kalte Arzneien wie *Huang Lian* (Coptidis Rhizoma) behandeln Syndrome, die durch Feuchtigkeit und Hitze charakterisiert sind. Bittere und warme Arzneien wie *Cang Zhu* (Atractylodis Rhizoma) behandeln Syndrome, die durch Feuchtigkeit und Kälte gekennzeichnet sind.

Man hat herausgefunden, dass Arzneien mit bitterem Geschmack das Nervensystem stimulieren und die Produktion von Magensäure ankurbeln. Deshalb kann eine kleine Menge bitterer Arzneien, die vor einer Mahlzeit eingenommen wird, den Appetit steigern und die Verdauung verbessern. Eine große Menge kann jedoch den gegenteiligen Effekt haben und Übelkeit und Erbrechen auslösen. Da bittere Arzneien eine trocknende Natur haben, sollten sie mit Vorsicht in Fällen von *Yin*-Mangel und einer Schädigung der Körpersäfte verschrieben werden.

Salzig

Salzig schmeckende Arzneien eliminieren Fülle, erweichen Verhärtungen und erleichtern den Eintritt der Wirkstoffe in die Nieren bzw. in die Nieren-Leitbahn. *Mang Xiao* (Natrii Sulfas) hat beispielsweise eine purgierende Wirkung, die für die Behandlung von Stuhlverstopfung geeignet ist. *Mu Li* (Ostreae Concha) erweicht Verhärtungen und behandelt Skrofulose, eine vergrößerte Schilddrüse und Knoten. Arzneien, die salzig sind oder mit Salz verarbeitet werden wie *Lu Rong* (Cervi Pantotrichum Cornu) und *Ge Jie* (Gecko) treten außerdem in die Nieren bzw. in die Nieren-Leitbahn ein.

Fade

Fade schmeckende Arzneien haben wenig oder keinen Eigengeschmack. Sie besitzen eine diuretische Wirkung und werden in der Regel bei der Behandlung von Ödemen und Dysurie eingesetzt. Häufige Beispiele sind *Fu Ling* (Poria) und *Zhu Ling* (Polyporus).

Adstringierend

Arzneien mit adstringierenden Eigenschaften sind im Wesentlichen den sauer schmeckenden Arzneien gleichzusetzen (s.o.). Sie halten und binden, d.h., sie ziehen oder binden etwas zusammen und erhalten oder verhindern das Auslaufen von Flüssigkeiten. Beispiele: *Wu Wei Zi* (Schisandrae Fructus) verhindert den Verlust des Lungen-*Qi* und behandelt Husten, *Chi Shi Zhi* (Halloysitum Rubrum) zieht die Därme zusammen und stoppt Diarrhö, *Fu Xiao Mai* (Tritici Fructus Levis) stoppt spontanes Schwitzen.

Es gilt zu beachten, dass Geschmäcker und Funktionen nicht immer übereinstimmen. Nahrungsmittel mit den oben beschriebenen Geschmäckern müssen nicht unbedingt identifizierbare medizinische Eigenschaften haben. Umgekehrt haben Kräuter mit einer spezifischen therapeutischen Wirksamkeit nicht immer den korrespondierenden Geschmack. *Ge Gen* (Puerariae Radix Lobatae) kann beispielsweise Hitze vertreiben und das Äußere befreien, es schmeckt jedoch nicht scharf. Ein anderes Beispiel ist *Ying Su Ke* (Papaveris Pericarpium), das bei der Behandlung von Diarrhö die Därme stabilisiert und bindet, es weist jedoch keinen sauren Geschmack auf.

Thermische Eigenschaften

Die „thermische Eigenschaft“ einer Subszanz beschreibt seine „Temperatur“ in folgender Abstufung: kalt, kühl, neutral, warm und heiß. In vielen klassischen Texten als den Vertretern des traditionellen Ansatzes ist davon die Rede, dass „Kälte-Krankheiten gewärmt und Hitze-Krankheiten gekühlt werden“ müssen. Deshalb werden kalte oder kühle Arzneien wie *Huang Qin* (Scutellariae Radix) und *Ban Lan Gen* (Isatidis Radix) häufig bei der Behandlung von Krankheiten eingesetzt, die sich durch Hitze-Zeichen wie Fieber und Halsschmerzen auszeichnen. Warme und heiße Kräuter wie *Gan Jiang* (Zingiberis Rhizoma) und *Fu Zi* (Aconiti Radix Lateralis Praeparata) behandeln Erkrankungen, die durch Kälte charakterisiert sind, und mit Kälte und Schmerz im Abdomen sowie kalten Extremitäten einhergehen. Arzneien mit neutraler thermischer Eigenschaft wie *Fu Ling* (Poria) werden bei Erkrankungen verwendet, die sich am jeweiligen Ende der Temperaturskala befinden. Eine genaue Diagnose der Temperaturqualität einer gesundheitlichen Störung, aus der eine korrekte Verschreibung resultiert, unterstützt den Behandlungserfolg.

6

Wirkrichtung

Das Konzept der Wirkrichtung bezieht sich sowohl auf die dynamische bzw. die sich entwickelnde Bewegung einer Erkrankung als auch auf die Richtungsaffinität der Arzneien. Bestimmte Erkrankungen bewegen sich **nach oben** (z.B. Husten und Erbrechen), **nach unten** (z.B. Durchfall, Dysenterie, Rektumprolaps), **nach innen** (Übergang einer normalen Erkältung in eine Lungenentzündung) oder **nach außen** (spontanes oder nächtliches Schwitzen). Jede Arznei hat dementsprechend eine eigene Wirkrichtung, die bei einigen Arzneien stärker ausgeprägt ist als bei anderen. Blüten und schnell wachsende Pflanzen haben in der Regel ein leichteres *Qi*, das sich nach oben bewegt, während Substanzen, die sich tiefer in der Erde befinden wie Wurzeln und Mineralien, eine schwerere und sich nach unten bewegende Energie besitzen.

Daher kann man Erkrankungen, die durch eine ausgeprägte Richtung gekennzeichnet sind, entgegentreten, indem man Arzneien verwendet, deren Bewegung in die gegenteilige Richtung weist. Husten (Lungen-*Qi* steigt auf) kann z.B. durch Arzneien gelindert werden, die eine absteigende Wirkung haben. Rektumprolaps kann mit Arzneien behandelt werden, die das *Qi* heben (aufsteigen lassen oder anheben). Dringt eine normale Erkältung nach innen vor, kommen Arzneien zum Einsatz, die den äußeren pathogenen Faktor zerstreuen und vertreiben. Spontanes Schwitzen kann mit Arzneien behandelt werden, die Flüssigkeiten zurückhalten und/oder Substanzen binden, um deren Verlust zu verhindern.

Arzneien mit einer besonderen Wirkrichtung sind als „Gesandte“ nützlich, indem sie die therapeutische Wirkung zu der beeinträchtigten Region bringen. *Qiang Huo* (Notopterygii Rhizoma seu Radix) bewegt sich beispielsweise nach oben und behandelt daher Muskel-Skelett-Erkrankungen der oberen Körperregion (und führt andere Arzneien in die obere Körperregion). Im Gegensatz dazu steigt *Du Huo* (Angelicae Pubescentis Radix) ab und behandelt Muskel-Skelett-Erkrankungen der unteren Körperregion (und/oder führt andere Arzneien in die betroffene Region).

Leitbahnbezug

Die Zuweisung jeder Arznei zu einer oder zu mehreren der 14 klassischen energetischen Leitbahnen erfolgte mit der Zeit durch die Anhäufung von Wissen über die Funktionen und Indikationen jeder Arznei. Die Kriterien für dieses Aufgabengebiet schließen die direkte Wirkung, die indirekte Wirkung und die spezifische Wirkung ein.

Direkte Wirkung

Die systematische Zuordnung zu den Leitbahnen unter dem Aspekt der direkten Wirkung bezieht sich auf spezielle Funktionen und Indikationen einer Arznei. *Ku Xing Ren* (Armeniacae Semen) wird beispielsweise nachgesagt, dass es in die Lungen-Leitbahn eintritt, weil es Husten und Keuchatmung behandelt. Ein klassischer Text listet *Ban Xia* (Pinelliae Rhizoma) mit einem Magen-Leitbahn-Bezug auf, weil es Übelkeit und Erbrechen lindert. Traditionell gilt, dass *Zhu Ling* (Polyporus) in die Blasen-Leitbahn eindringt und die Harnausscheidung fördert.

Indirekte Wirkung

Die Leitbahnen werden einer Arznei auch indirekt durch die Interpretation seiner Funktion zugeordnet. *Bu Gu Zhi* (Psoraleae Fructus) wärmt Milz und Nieren, um (indirekt) chronische Diarrhö zu beheben, deshalb sagt man ihm nach, dass es in die Milz- und Nieren-Leitbahn eindringt. *Fu Pen Zi* (Rubi Fructus) behandelt häufiges Wasserlassen, indem es das Nieren-*Qi* kräftigt, also wird es als ein Kraut angesehen, das die Nieren beeinflusst. *Xu Duan* (Dipsaci Radix) nährt die Knochen und Sehnen und ist sehr effektiv bei der Behandlung von Knochenfrakturen und Weichteilverletzungen. Da die Sehnen von der Leber und die Knochen von den Nieren kontrolliert werden, schreibt man *Xu Duan* zu, dass es in die Leber- und in die Nieren-Leitbahn eintritt.

Spezifische Wirkung

Außerdem gibt es Arzneien, die eine spezifische Wirkung bei der Behandlung von bestimmten Organen sowie von besonderen Kopfschmerzarten haben. Ihr Leitbahnbezug erklärt sich durch die Beobachtung solcher Affinitäten. *Yin*

Chen (Artemisiae Scopariae Herba) ist beispielsweise eine der effektivsten Arzneien bei der Behandlung von Gelbsucht und wird daher der Leber- und der Gallenblasen-Leitbahn zugeordnet.

Ein klassisches Beispiel für diese angewandte Differenzierung in der klinischen Praxis ist die Verwendung von Arzneien für Kopfschmerzen: *Qiang Huo* (Notopterygii Rhizoma seu Radix) ist sehr wirksam bei der Behandlung von *Taiyang*-Kopfschmerzen, *Chai Hu* (Bupleuri Radix) richtet sich auf direktestem Weg gegen *Shaoyang*-Kopfschmerzen und *Bai Zhi* (Angelicae Dahuricae Radix) ist hervorragend geeignet für die Behandlung von *Yangming*-Kopfschmerzen. *Taiyin*-Kopfschmerzen sollten mit *Cang Zhu* (Atractylodis Rhizoma), *Shaoyin*-Kopfschmerzen mit *Xi Xin* (Asari Radix et Rhizoma) und *Jueyin*-Kopfschmerzen mit *Wu Zhu Yu* (Evodiae Fructus) behandelt werden.

Zusammenfassung

Obwohl thermische Eigenschaft, Geschmack, Wirkrichtung und Leitbahnbezug vier separate Bewertungskriterien sind, sollte man unbedingt bedenken, dass bei der Behandlung von Patienten jedes einzelne Kriterium in Betracht gezogen werden muss. Wählt man den richtigen Geschmack, aber das falsche Temperaturverhalten aus, oder aber die richtige Temperatur, aber die falsche Leitbahn, wird dies zu einer unpassenden Behandlung führen. Beispiele: *Huang Lian* (Coptidis Rhizoma), *Huang Qin* (Scutellariae Radix) und *Long Dan* (Gentianae Radix et Rhizoma) weisen alle ein kaltes Temperaturverhalten auf. Das bedeutet jedoch nicht, dass sie dieselben Funktionen und Indikationen haben. *Huang Lian* klärt Herz-Feuer, *Huang Qin* Lungen-Feuer und *Long Dan* Leber-Feuer. Auch die Tatsache, dass *Huang Qin* (Scutellariae Radix), *Gan Jiang* (Zingiberis Rhizoma), *Bai He* (Lilii Bulbus) und *Ting Li Zi* (Lepidii seu Descurainiae Semen) alle in die Lungen-Leitbahn eintreten, sollte nicht dazu verleiten, diese Arzneien wahllos bei der Behandlung von Lungenkrankheiten einzusetzen. *Huang Qin* klärt Lungen-Feuer, *Gan Jiang* wärmt die Lunge, während *Ting Li Zi* einen Fülle-Zustand der Lunge reduziert.

Die korrekte Diagnosestellung ist außerordentlich wichtig, damit die Bemühungen um die Einordnung von Temperaturverhalten, Geschmack, Wirkungsrichtung und Leitbahnbezug zu einem maximalen Effekt führen. Behandelt man beispielsweise Patienten mit Keuchatmung und Dyspnoe, sollte bekannt sein, ob diese Störung durch die Lunge oder die Nieren verursacht wurde. Keuchatmung und Dyspnoe, die durch eine Störung der Lunge verursacht werden, sollten mit *Ma Huang* (Ephedrae Herba) und *Ku Xing Ren* (Armeniacae Semen) behandelt werden, um zu zerstreuen und absteigen zu lassen. Keuchatmung und Dyspnoe aufgrund einer Nierenschwäche sollten dagegen mit *Ge Jie* (Gecko) und *Bu Gu Zhi* (Psoraleae Fructus) behandelt werden, um die Lunge zu kräftigen und den Nieren zu helfen, das *Qi* aufzunehmen und nach unten zu ziehen.

Werden präzise diagnostische Protokolle befolgt, kann dies dem Therapeuten dabei helfen, die richtigen Arzneien für die betroffene regionale Zone auszuwählen wie z.B. bei Kopfschmerzen (s.o.) und bei *Bi Zheng* (schmerzhaftes Blockade-Syndrom), die einzigartige Ursachen und Lokalisationen haben.

Toxizität

Unter Toxizität ist das Potential einer Arznei zu verstehen, Nebenwirkungen und negative Reaktionen zu verursachen. Obwohl die Mehrheit der Arzneien bei korrekter Anwendung und bei Einhaltung der empfohlenen Dosierung sehr sicher ist, gibt es doch einige Arzneien, die selbst bei korrekter Dosierung unerwünschte Nebenwirkungen hervorrufen können. Bei diesen Arzneien wird ausgewiesen, dass sie „toxische Eigenschaften" haben. Sie haben eine sehr kleine Sicherheitsbandbreite und sollten nur verwendet werden, wenn der Nutzen die Risiken deutlich überwiegt.

Die Toxizität ist häufig auf die Dosis bezogen. Eine niedrige Dosis wird mit weniger toxischen Reaktionen assoziiert, während höhere Dosen eine größere toxische Wirkung haben. Von den mehr als 7000 Arten medizinischer Pflanzen in China gelten jedoch nur zehn Arten als giftig. Zu den giftigen Arten gehören z.B. verschiedene Akonitwurzeln und Datura-(Stechapfel-)Spezies. Es handelt sich also um eine sehr kleine Gruppe von Substanzen, die für bis zu 76 Prozent aller ernsten Reaktionen verantwortlich sind, die einer medizinischen Notfallbehandlung bedürfen.[6]

Einige dieser Arzneien sind von Natur aus toxisch. Ihre Anwendung muss sehr sorgfältig kontrolliert werden. *Huang Yao Zi* (Dioscoreae Bulbiferae Herba) ist sehr effektiv bei der Behandlung von Hyperthyreose. In seltenen Fällen wurde nach der Einnahme eine Leberschädigung festgestellt. Daher sollte *Huang Yao Zi* nur in geringer Dosierung verordnet und die Einnahme sofort beendet werden, wenn Zeichen und Symptome auftreten, die für eine Leberschädigung sprechen.

Die korrekte Kombination mit anderen Arzneien gilt als wirksame Maßnahme gegen die Entwicklung schädigender Reaktionen. Die gleichzeitige Anwendung beispielsweise von *Gan Cao* (Glycyrrhizae Radix et Rhizoma) reduziert die Toxizität von *Fu Zi* (Aconiti Radix Lateralis Praeparata). *Sheng Jiang* (Zingiberis Rhizoma Recens) vermindert die Toxizität von *Ban Xia* (Pinelliae Rhizoma). Die Verwendung von *Bing Lang* (Arecae Semen) lindert Übelkeit, die durch *Chang Shan* (Dichroae Radix) verursacht wird.

Ein anderer Ansatz zur Reduktion unerwünschter Wirkungen eines toxischen Krauts besteht darin, die Dosierung zu reduzieren, während die Frequenz der Einnahme erhöht wird. Dadurch wird der Höchstwert der Konzentration im Blut, der mit einer hohen Dosierung assoziiert wird, reduziert. Gleichzeitig stabilisiert sich die Konzentration im Blut durch eine häufigere Einnahme. Diese Methode ist besonders bei Patienten empfehlenswert, die gleich nach der Einnahme Nebenwirkungen oder unerwünschte Reaktionen erleiden.

Gelegentlich wird Toxizität durch Verfälschung und Kontamination der Arzneien verursacht. Obwohl die meisten Arzneiprodukte sicher sind, enthalten einige pharmazeutische Substanzen, Herbizide, Pestizide, Schwefel, Schwermetalle, Bakterien oder Pilze. Unerwünschte Reaktionen aufgrund von Verfälschung und Kontamination der Arzneien sind ein Problem, das auf mangelnder Kontrolle beim Herstellungsprozess beruht. Solche Beispiele sollten als Herstellungsfehler bewertet werden und sind kein Hinweis auf eine inhärente Toxizität der Kräuter.

Es sollte unbedingt beachtet werden, dass allergische Reaktionen *keine* toxischen Reaktionen sind. Eine Allergie ist eine spezifische Überempfindlichkeitsreaktion, die von Mensch zu Mensch unterschiedlich ausgeprägt sein kann. Allergische Reaktionen treten bei Kontakt mit einem auslösenden Agens auf. Eine milde Allergie zeichnet sich durch Hautausschlag und Juckreiz aus, während eine schwere allergische Reaktion Dyspnoe und Kurzatmigkeit verursachen kann. Leider ist es schwierig, wenn nicht gar unmöglich vorherzusagen, welches Kraut eine derartige Reaktion auslöst und wie stark das Ausmaß der Reaktion bei einem Menschen ist.

6

Unsachgemäße Anwendung

Die korrekte Diagnose und die passende Verwendung der Arzneien sind ein wichtiger Beitrag, um unerwünschte Behandlungsresultate zu vermeiden. Leidet ein Patient beispielsweise an einem Mangel-Zustand, benötigt er Kräftigung. Werden fälschlicherweise *Yang*-Tonika zur Behandlung eines *Yin*-Mangels verschrieben, ist die Behandlung nicht nur ineffektiv, sondern wird auch zu einer Verschlechterung des Grundzustands führen, da warme, *Yang* tonisierende Kräuter zu einer weiteren Abnahme des *Yin*-Speichers führen.

Gan Cao (Glycyrrhizae Radix et Rhizoma) ist das Beispiel für eine Arznei, die im Allgemeinen bei vielen unterschiedlichen Anwendungen und Kombinationen sicher und effektiv ist. Wird es jedoch über einen langen Zeitraum in zu hoher Dosierung gegeben, kann es Ödeme und einen unerwünschten Anstieg des Blutdrucks hervorrufen.

Die Giftigkeit einiger weniger verdächtiger Arzneien kann durch entsprechende Verarbeitung reduziert und/oder minimiert werden. Unverarbeitete Akonitwurzeln sind toxisch. Kocht man diese Wurzen 30 bis 60 Minuten in siedendem Wasser, kann die Toxizität auf ein Zweitausendstel bis Viertausendstel im Vergleich zu der Giftigkeit der unverarbeiteten Arzneidroge reduziert werden. Die daraus resultierende Substanz kann gefahrlos in einer Rezeptur verwendet werden.

Unverarbeitetes *Ba Dou* (Crotonis Semen) ist extrem toxisch. Das Entfernen aller ätherischen Öle führt jedoch zu einer fast vollständigen Eliminierung seiner toxischen Bestandteile, sodass nur noch seine abführende Wirkung übrig bleibt.

7 Klinische Anwendung Chinesischer Arzneimedizin

Chinesische Arzneimedizin ist eine Kombination aus medizinischer Kunst und Wissenschaft der Medizin. Es gibt klare Richtlinien, denen der Therapeut folgen muss, obwohl die Traditionelle Chinesische Medizin anonsten mannigfaltige Ansätze zur Behandlung einer spezifischen Erkrankung bietet. Eine optimale therapeutische Wirkung kann nur erzielt werden, wenn über die jeweilige Erkrankung genaue Kenntnisse vorliegen und wenn eine korrekte Differentialdiagnose sowie eine präzise Zusammenstellung der Arzneien erfolgt. Beim Zusammenstellen einer Rezeptur ist es wichtig, die ausgewählten Arzneien auf begleitende Vorsichtsmaßnahmen oder Kontraindikationen, die passende Dosierung und die vorteilhafteste Zubereitungsmethoden zu überprüfen.

Rezepturzubereitung

Chinesische Arzneien werden entweder als Einzelarzneien oder, was am häufigsten vorkommt, in einer aus Arzneien kombinierten Rezeptur verschrieben. Einzelarznei werden verwendet, wenn die Krankheit eine eindeutige, unkomplizierte Diagnose aufweist. *Ren Shen* (Ginseng Radix et Rhizoma) wird z.B. manchmal als Einzelarznei verwendet, um kollabiertes *Qi* wiederherzustellen. In der Regel ist es jedoch nicht ausreichend, bei der Behandlung nur eine einzige Arznei zu verwenden. Die meisten Erkrankungen sind komplex, sodass mehrere Arzneien verabreicht werden müssen. Außerdem setzt die Gabe einer hochdosierten Einzelarznei den Patienten einem höheren Risiko aus, Nebenwirkungen und unerwünschte Reaktion zu entwickeln. Deshalb werden in der Regel mehrere Arzneien in Form einer Rezeptur miteinander kombiniert, um eine maximale Wirksamkeit und minimale Nebenwirkungen zu erzielen.

Da die Verschreibung von Rezepturen komplizierter ist als die Anwendung von Einzelarzneien, sollten die Regeln und Richtlinien für das korrekte Erstellen einer Rezeptur strikt befolgt werden. Einige Kombinationen verstärken den allgemeinen Effekt der Rezeptur, während andere Kombinationen die Wirksamkeit reduzieren oder sogar unerwünschte Wirkungen erzeugen. Es gibt sechs Hauptkategorien, die die Wechselwirkungen von Arzneien beschreiben. Sie dienen dem Therapeut als verlässliche Richtlinien auf der Suche nach maximaler Wirksamkeit. Die folgenden klassischen Beispiele stammen aus dem Standardlehrbuch *Zhong Yao Xue* (Chinesische Arzneimittelkunde).

- *Xiang Xu* (gegenseitige Akzentuierung): Arzneien mit ähnlichen Funktionen werden kombiniert, um die übergreifende therapeutische Wirksamkeit zu verstärken. *Shi Gao* (Gypsum Fibrosum) und *Zhi Mu* (Anemarrhenae Rhizoma) werden miteinander kombiniert, um ihre Fähigkeit zu betonen, Hitze zu klären und Feuer abzuleiten. *Da Huang* (Rhei Radix et Rhizoma) und *Mang Xiao* (Natrii Sulfas) potenzieren ihre purgativen und abführenden Eigenschaften.
- *Xiang Shi* (gegenseitige Verstärkung): Arzneien mit unterschiedlichen Funktionen werden kombiniert, sodass eine Arznei die Wirksamkeit einer anderen erhöht. *Fu Ling* (Poria) verstärkt z.B. die Natur von *Huang Qi* (Astragali Radix), *Qi* zu stärken und die Zirkulation von Wasser zu regulieren. *Da Huang* (Rhei Radix et Rhizoma) dient als Katalysator für die Fähigkeit von *Huang Qin* (Scutellariae Radix), Hitze zu klären und Feuer abzuleiten.
- *Xiang Wei* (gegenseitige Gegenwirkung): Eine Arznei minimiert oder neutralisiert den toxischen Aspekt einer anderen. Die Giftigkeit von *Ban Xia* (Pinelliae Rhizoma) kann beispielsweise durch die Zugabe von *Sheng Jiang* (Zingiberis Rhizoma Recens) reduziert werden. (Anmerkung: Das Konzept des „Gegenseitigen" mag auf den ersten Blick nicht für *Xiang Wei* und *Xiang Sha* [s.u.] zutreffen und kann daher den Leser verwirren. Hilfreich ist hierbei die Vorstellung, dass Gegenwirkung und Unterdrückung bei toxischen oder bei Nebenwirkungen-produzierenden Arzneien nötig sind, sodass die Partnerarzneien zusammenarbeiten können, um eine sichere und erwünschte Wirksamkeit zu erzeugen.)
- *Xiang Sha* (gegenseitige Unterdrückung): Hinzufügen einer Arznei, um unerwünschte Nebenwirkungen einer anderen zu unterdrücken oder zu reduzieren. Beispiel: Die Zugabe von *Sheng Jiang* (Zingiberis Rhizoma Recens) verringert die Nebenwirkungen von *Tian Nan Xing* (Arisaematis Rhizoma). *Xiang Wei* (gegenseitige Gegenwirkung [s.o.]) und *Xiang Sha* (gegenseitige Unterdrückung) sind im Wesentlichen das Gleiche: Beide erreichen das gleiche Ziel. Der Unterschied liegt in der Betonung. *Xiang Wei* (gegenseitige Gegenwirkung) betont, dass die toxische Wirkung auf jeden Fall reduziert werden muss, indem andere Arzneien hinzugefügt werden, während *Xiang Sha* (gegenseitige Unterdrückung) darauf hinweist, dass das Hinzufügen bestimmter Arzneien unerwünschte Reaktionen anderer Arzneien unterdrückt.
- *Xiang Wu* (gegenseitiger Antagonismus): Eine Kombination, bei der die erwünschte therapeutische Wirkung einer Arznei durch Hinzufügen einer anderen reduziert wird. Die *Qi* tonisierenden Eigenschaften von *Ren Shen* (Ginseng Radix et Rhizoma) werden beispielsweise durch die Zugabe von *Lai Fu Zi* (Raphani Semen) verringert.
- *Xiang Fan* (gegenseitige Inkompatibilität): Die Kombination von zwei spezifischen Arzneien führt zu unerwünschten Nebenwirkungen und/oder negativen Reaktionen. Diese negative Arzneidrogen-Interaktion wird ausführlicher im nächsten Abschnitt diskutiert (► I/Kap. 8). Beispiele für *Xiang Fan* (gegenseitige In-

7

kompatibilität) sind *Shi Ba Fan* (18 Inkompatibilitäten) und *Shi Jiu Wei* (19 Gegenwirkungen). Weitere Details sind im folgenden Abschnitt aufgelistet.

Vorsichtsmaßnahmen und Kontraindikationen in der klinischen Praxis

Es gibt zwei weitere Ebenen mit zusätzlichen Anweisungen, die Spezialisten für Arzneimittelkunde über die Jahrhunderte hinweg ausgetauscht haben, um eine sichere und effektive Behandlung zu garantieren: Vorsichtsmaßnahmen und Kontraindikationen:

1. Vorsichtsmaßnahmen und Kontraindikationen in Bezug auf die Wechselwirkung zwischen der Natur der Arzneien und den spezifischen Symptomen eines Patienten.
2. Ähnliche Richtlinien bezogen auf die Wechselwirkung zwischen den Arzneien.

In der ersten Kategorie kann die Anwendung einer diuretisch wirksamen Arznei mit dem Vermerk „Vorsicht" versehen sein, wenn die Patienten an einem *Yin*-Mangel oder einer Erschöpfung der Körpersäfte leiden. Eine Arznei mit einer stark aufsteigenden Wirkung kann wiederum bei Patienten mit Schlaganfallrisiko als „kontraindiziert" gekennzeichnet sein.

Die zweite Kategorie bezieht sich auf Beispiele von Arzneidrogen-Wechselwirkungen. Obwohl davon ausgegangen wird, dass die meisten Arzneien sicher im Gebrauch sind, wenn sie einzeln oder zusammen mit anderen eingenommen werden, gibt es bestimmte Kombinationen, die unerwünschte Nebenwirkungen und negative Reaktionen verursacht haben. Im Lauf der Jahrhunderte wurde exakt erfasst, welche Arzneien nicht miteinander kombiniert werden sollten. Die *Shi Ba Fan* (18 Inkompatibilitäten) ist eine klassische Liste mit 18 Arzneidrogen-Wechselwirkungen. Die *Shi Jiu Wei* (19 Gegenwirkungen) ist eine klassische Liste mit 19 Arzneien, die einander entgegenwirken. Die Kombination solcher Arzneien führt höchstwahrscheinlich zu unerwünschten Nebenwirkungen und/oder toxischen Reaktionen. Es gilt jedoch zu berücksichtigen, dass es sich nicht um vollständige Listen handelt. Der aufmerksame Leser wird weitere Beispiele für Inkompatibilitäten finden, die in den individuellen Arzneimonographien verzeichnet sind.

Shi Ba Fan (18 Inkompatibilitäten) ist eine Liste von Arzneien, die in der Kombination inkompatibel sind. Die ursprüngliche Liste enthielt lediglich 18 Kräuter, seither wurde die Liste jedoch ständig erweitert.

- *Gan Cao* (Glycyrrhizae Radix et Rhizoma) ist nicht kompatibel mit:
  - *Gan Sui* (Kansui Radix)
  - *Jing Da Ji* (Euphorbiae Pekinensis Radix)
  - *Hong Da Ji* (Knoxiae Radix)
  - *Yuan Hua* (Genkwa Flos)
  - *Hai Zao* (Sargassum)
- *Fu Zi* (Aconiti Radix Lateralis Praeparata), *Zhi Chuan Wu* (Aconiti Radix Praeparata) und *Zhi Cao Wu* (Aconiti Kusnezoffii Radix Praeparata) sind nicht kompatibel mit:
  - *Ban Xia* (Pinelliae Rhizoma)
  - *Chuan Bei Mu* (Fritillariae Cirrhosae Bulbus)
  - *Zhe Bei Mu* (Fritillariae Thunbergii Bulbus)
  - *Gua Lou* (Trichosanthis Fructus)
  - *Gua Lou Zi* (Trichosanthis Semen)
  - *Gua Lou Pi* (Trichosanthis Pericarpium)
  - *Tian Hua Fen* (Trichosanthis Radix)
  - *Bai Ji* (Bletillae Rhizoma)
  - *Bai Lian* (Ampelopsis Radix)
- *Li Lu* (Veratri Radix et Rhizoma) ist nicht kompatibel mit:
  - *Ren Shen* (Ginseng Radix et Rhizoma)
  - *Dang Shen* (Codonopsis Radix)
  - *Nan Sha Shen* (Adenophorae Radix)
  - *Bei Sha Shen* (Glehniae Radix)
  - *Dan Shen* (Salviae Miltiorrhizae Radix et Rhizoma)
  - *Xuan Shen* (Scrophulariae Radix)
  - *Ku Shen* (Sophorae Flavescentis Radix)
  - *Chi Shao* (Paeoniae Radix Rubra)
  - *Bai Shao* (Paeoniae Radix Alba)
  - *Xi Xin* (Asari Radix et Rhizoma)

Shi Jiu Wei (19 Gegenwirkungen) ist eine Liste mit 19 Kräutern, die zu zehn Paaren zusammengefasst sind, die antagonistisch aufeinander wirken:

- *Liu Huang* (Sulfur) und *Po Xiao* (Sal Glauberis)
- *Shui Yin* (Hydrargyrum) und *Pi Shuang* (Arsenolit)
- *Lang Du* (Euphorbiae Fischerianae Radix) und *Mi Tuo Seng* (Lithargyrum)
- *Ba Dou* (Crotonis Semen) und *Qian Niu Zi* (Pharbitidis Semen)
- *Ding Xiang* (Caryophylli Flos) und *Yu Jin* (Curcumae Radix)
- *Ya Xiao* (Nitrum) und *San Leng* (Sparganii Rhizoma)
- *Xi Jiao* (Rhinocerotis Cornu) und *Zhi Cao Wu* (Aconiti Kusnezoffii Radix Praeparata)
- *Xi Jiao* (Rhinocerotis Cornu) und *Zhi Chuan Wu* (Aconiti Radix Praeparata)
- *Ren Shen* (Ginseng Radix et Rhizoma) und *Wu Ling Zhi* (Trogopterori Faeces)
- *Rou Gui* (Cinnamomi Cortex) und *Chi Shi Zhi* (Halloysitum Rubrum).

Ernährungsratschläge

Es gibt historisch dokumentierte Wechselwirkungen zwischen bestimmten Nahrungsmitteln und gewissen Arzneien. Ein umsichtiger Therapeut informiert seine Patienten über die Faktoren, die die Verdauung beeinträchtigen oder die mit der Verdauung der Arzneien konkurrieren. In der Regel sollten Nahrungsmittel, die schwer verdaulich sind wie z.B. kalte, rohe, ölige oder verdorbene Nahrungsmittel während der Einnahme von chinesischer Arzneimedizin vermieden werden.

Meidet der Patient während der Arzneitherapie bestimmte Nahrungsmittel, kann dies unerwünschte Reaktionen verhindern. Er sollte beispielsweise keine Zwiebeln essen, wenn die Rezeptur *Chang Shan* (Dichroae Radix) enthält. Zwiebeln und Knoblauch sollten vermieden werden, wenn *Sheng Di Huang* (Rehmanniae Radix), *Shu Di Huang* (Rehmanniae Radix Praeparata) und *He Shou Wu* (Polygoni Multiflori Radix) verabreicht werden. Essig sollte nicht verwendet werden, wenn der Patient mit *Fu Ling* (Poria) behandelt wird. Rohe Zwiebeln sollten nicht zusammen mit *Feng Mi* (Mel) verzehrt werden.

Anwendung von Arzneien während der Schwangerschaft

Bestimmte Arzneien besitzen das Potential, den Fötus während der Schwangerschaft zu schädigen oder zu gefährden. Dies kann möglicherweise eine Fehlgeburt auslösen oder einen Geburtsschaden verursachen. Eine Regel besagt, dass Arzneien mit der stark ausgeprägten Fähigkeit, *Qi* zu regulieren, Blut zu bewegen oder nach unten abfließen zu lassen, während der Schwangerschaft vermieden werden sollten. Diese Arzneien sind bei der Behandlung schwangerer Frauen kontraindiziert oder dürfen nur mit Vorsicht verwendet werden. Der Leser sollte im Folgenden beachten, dass es sich nicht um eine vollständige Aufzählung handelt. Zusätzliche Informationen werden bei den Arzneimonographien aufgeführt. Andererseits gibt es viele Arzneien, die während der Schwangerschaft eingesetzt werden, um die Schwangerschaft zu stabilisieren und eine Fehlgeburt zu verhindern.

Arzneien, die während der Schwangerschaft kontraindiziert sind, haben in der Regel eine toxische Wirkung oder sie besitzen die stark ausgeprägte Eigenschaft, Blut-Stagnation aufzubrechen oder nach unten abfließen zu lassen.

- *Ba Dou* (Crotonis Semen)
- *Ban Mao* (Mylabris)
- *Da Huang* (Rhei Radix et Rhizoma)
- *Da Ji* (Knoxiae Radix seu Euphorbiae Pekinensis Radix)
- *E Zhu* (Curcumae Rhizoma)
- *Mang Xiao* (Natrii Sulfas)
- *Meng Chong* (Tabanus)
- *Qian Niu Zi* (Pharbitidis Semen)
- *San Leng* (Sparganii Rhizoma)
- *Shang Lu* (Phytolaccae Radix)
- *She Xiang* (Moschus)
- *Shui Zhi* (Hirudo)

Arzneien, die während der Schwangerschaft nur mit Vorsicht gebraucht werden dürfen, sind in der Regel scharf und weisen ein warmes Temperaturverhalten auf. Diese Substanzen aktivieren *Qi* und die Blutzirkulation und beseitigen Blut-Stase. Sie haben eine sehr kräftige Wirkung und sollten vermieden bzw. nur im Spätstadium der Schwangerschaft verwendet werden – und auch dann nur, wenn der Nutzen die Risiken deutlich überwiegt.

- *Fu Zi* (Aconiti Radix Lateralis Praeparata)
- *Gan Jiang* (Zingiberis Rhizoma)
- *Hong Hua* (Carthami Flos)
- *Rou Gui* (Cinnamomi Cortex)
- *Tao Ren* (Persicae Semen)
- *Zhi Shi* (Aurantii Fructus Immaturus)

Arzneien, die die Schwangerschaft stabilisieren, werden eingesetzt, um eine Fehlgeburt zu verhindern.

- *Bai Zhu* (Atractylodis Macrocephalae Rhizoma)
- *Du Zhong* (Eucommiae Cortex)
- *Huang Qin* (Scutellariae Radix)
- *Sha Ren* (Amomi Fructus)
- *Zi Su Ye* (Perillae Folium)

Anwendung von Arzneien während der Stillzeit

Es gibt kaum historische Aufzeichnungen mit Informationen über Sicherheitsaspekte bei der Einnahme von Arzneien während der Stillzeit. Man sollte generell davon ausgehen, dass Arzneien, die die Mutter eingenommen hat, auch in der Muttermilch nachweisbar sein könnten. Sicherheitshalber sollte man deshalb stillenden Müttern empfehlen, während dieser Zeit von der Einnahme von Arzneidrogen abzusehen.

Sollte es jedoch erforderlich sein, eine Arzneimitteltherapie für eine stillende Frau zu verschreiben, muss der Therapeut hinsichtlich der natürlichen Eigenschaften und der möglichen Wirkungen der Substanzen den etablierten Richtlinien folgen.

Besonders bei lipophilen Materialien wie tierischen Substanzen und Insekten sowie Samen besteht eine größere Wahrscheinlichkeit, dass sie auf die Muttermilch übertragen werden, während Arzneien, die größere hydrophile Anteile aufweisen wie z.B. bestimmte Mineralien, Blätter und Wurzeln, sich in der Muttermilch eher selten zeigen.

Der Therapeut kann die gewünschte Wirkung der Arzneien für die Mutter abschätzen und damit vorhersehen, welche Auswirkungen die Arzneien auf den Säugling haben könnten. Auf diese Weise kann er die erforderlichen Vorsichtsmaßnahmen treffen.

Es gibt Arzneien, die ganz gezielt eingesetzt werden, um den Milchfluss zu fördern. Dazu gehören u.a.:

- *Mu Tong* (Akebiae Caulis)
- *Chuan Shan Jia* (Manitis Squama)
- *Dong Kui Zi* (Malvae Semen)
- *Lou Lu* (Rhapontici Radix)
- *Nan Gua Zi* (Cucurbitae Moschatae Semen)
- *Si Gua Luo* (Luffae Fructus Retinervus)
- *Tong Cao* (Tetrapanacis Medulla)
- *Wang Bu Liu Xing* (Vaccariae Semen)
- *Zi He Che* (Placenta Hominis).

Die folgenden Arzneien bremsen bei Bedarf den Milchfluss:

- *Mang Xiao* (Natrii Sulfas)
- *Shen Qu* (Massa Medicata Fermentata)
- *Mai Ya* (Hordei Fructus Germinatus)
- *Hua Jiao* (Zanthoxyli Pericarpium).

Gewichte und Maßeinheiten

Das traditionelle Messsystem in China unterscheidet sich grundlegend von den britischen und metrischen Systemen. Die Umrechnungen für das traditionelle Messsystem und das metrische System lauten wie folgt:

- 1 *Liang* = 31,25 g
- 1 *Qian* = 3,125 g
- 1 *Fen* = 0,3125 g
- 1 *Li* = 0,03125 g.

Dosierung

Die in diesem Buch genannten Dosierungen beziehen sich auf die Tagesdosis von getrockneten Kräutern für einen Erwachsenen mit Durchschnittsgröße und -gewicht. Die jeweilige Dosierung kann jedoch signifikant variieren, was nicht nur von den Eigenschaften der Erkrankung und dem Allgemeinzustand des Patienten abhängt, sondern auch von der jeweiligen Körpergröße und vom Alter.

In der Regel werden Einzelarzneien höher dosiert, während Arzneien, die als Teil einer Rezeptur wirken, eher in kleineren Mengen verschrieben werden.

Bei der Behandlung von akuten Krankheiten sind höhere Dosierungen erforderlich, bei milderen Zuständen reichen niedrigere Dosierungen aus. Bei der Dosierung muss stets die Konstitution eines Patienten beachtet werden. Patienten, die im Wesentlichen gesund und kräftig sind, vertragen höhere Dosierungen gut, während schwache Patienten oder solche, die an Mangel-Zuständen leiden, in der Regel eine niedrige Dosierung benötigen.

Die prinzipielle Regel, dass die Dosierung im richtigen Verhältnis zum Gewicht stehen soll, basiert auf der effektiven Konzentration der Arzneien, sobald sie in die verschiedenen Regionen des Körpers verteilt sind. Diese Dosierungsstrategie ist besonders für Patienten von Vorteil, die aus dem normalen Gewichtsbereich herausfallen. Die Berechnungen in Tabelle 7.2 beruhen auf Clarks Regeln in den „Pharmaceutical Calculations", die von Mitchell Stoklosa und Howard Ansel verfasst wurden.

Die Tabellen 7.1 und 7.2 sind als praktische Empfehlung für den Therapeuten bei Dosierungen für Patienten gedacht, die sich außerhalb der Definitionen eines „Durchschnittserwachsenen" befinden. Dabei gilt es jedoch zu bedenken, dass diese Tabellen nur als Richtlinie und nicht als absolut gültig anzusehen sind. Man sollte nie vergessen, je-

Tab. 7.1 Dosierungsrichtline: Alter im Verhältnis zur Dosis

Alter	Empfohlene Tagesdosis
0–1 Monat	$^1/_{18}$–$^1/_{14}$ der Dosis für einen Erwachsenen
1–6 Monate	$^1/_{14}$–$^1/_7$ der Dosis für einen Erwachsenen
6–12 Monate	$^1/_7$–$^1/_5$ der Dosis für einen Erwachsenen
1–2 Jahre	$^1/_5$–$^1/_4$ der Dosis für einen Erwachsenen
2–4 Jahre	$^1/_4$–$^1/_3$ der Dosis für einen Erwachsenen
4–6 Jahre	$^1/_3$–$^2/_5$ der Dosis für einen Erwachsenen
6–9 Jahre	$^2/_5$–$^1/_2$ der Dosis für einen Erwachsenen
9–14 Jahre	$^1/_2$–$^2/_3$ der Dosis für einen Erwachsenen
14–18 Jahre	$^2/_3$ oder Dosis für einen Erwachsenen
18–60 Jahre	Dosis für einen Erwachsenen
60 Jahre und älter	$^3/_4$ oder weniger als die Dosis für einen Erwachsenen

den Patienten wie ein einzigartiges Individuum und nicht wie den Teil einer Statistik zu behandeln!

Zubereitung der Arzneidrogen

In China ist das Dekokt die am häufigsten verwendete Zubereitungsart von Arzneidrogen. Zwar kann die genaue Zubereitung eines Dekokts variieren je nachdem, welche Substanzen verschrieben wurden. Die allgemeinen Regeln bleiben jedoch bestehen. Die Substanzen müssen für eine bestimmte Zeit (abhängig von den natürlichen Eigenschaften und dem Zweck der Verschreibung) in einer ausreichenden Menge Wasser eingeweicht werden. Sie sollten dabei vollständig bedeckt sein. Dann werden die Substanzen zum Kochen gebracht und das Dekokt für einige Zeit geköchelt (abhängig von der spezifischen Mischung der Substanzen im Dekokt), bevor der daraus resultierende „Tee" (oder das Dekokt) für die Einnahme in ein anderes Gefäß abgegossen wird. Die ausgekochten Substanzen werden ein zweites Mal gekocht oder verworfen. In einigen Fällen werden sie sogar zu den Speisen hinzugefügt, die ein Patienten zu sich nimmt.

Zubereitungsmethoden

Die unterschiedlichen Abkochungsarten hängen von den verwendeten Arzneidrogen ab. Die Art und Weise der Abkochung kann sowohl die therapeutische Wirksamkeit erhöhen als auch die Nebenwirkungen verringern.

Vorkochen

Unter Vorkochen versteht man einen Prozess, bei dem die Substanzen für längere Zeit gekocht werden. Tonisierende oder reichhaltige Arzneien müssen längere Zeit vorgekocht werden, um die Extraktion der aktiven Inhaltsstoffe sicherzustellen. Mineralische Substanzen werden noch länger gekocht, weil viele Bestandteile nur eine geringe Wasserlöslichkeit besitzen und diese daher schwierig zu entziehen sind. Arzneien wie *Fu Zi* (Aconiti Radix Lateralis Praeparata) dagegen werden lange gekocht, um ihre Toxizität zu reduzieren.

Hinzufügen zum Dekokt

Das Hinzufügen zum Dekokt folgt der genauen Anweisung, wie bestimmte Arzneidrogen erst am Ende des Kochvorgangs des Dekoktierens hinzugefügt werden, sodass sie nur für kurze Zeit gekocht werden (ca. fünf bis zehn Minuten). Scharfe, aromatische Kräuter wie *Bo He* (Menthae Haplocalycis Herba) und *Huo Xiang* (Agastaches Herba) enthalten ätherische Öle, die sehr flüchtig sind, wenn sie zu lange mit einer zu hohen Temperatur gekocht werden. Arzneien mit Bestandteilen, die durch Abkochung leicht deaktiviert werden wie *Da Huang* (Rhei Radix et Rhizoma) und *Fan Xie Ye* (Sennae Folium), werden ebenfalls erst am Ende der Abkochung hinzugefügt, um die Integrität der aktiven Komponenten zu erhalten.

Weitere Besonderheiten

Einige Arzneien wie z.B. *Xin Yi Hua* (Magnoliae Flos) sollten während des Kochvorgangs in ein Seihtuch gewickelt werden, da die Fasern der Arzneidroge beim Trinken den Rachen irritieren.

Tab. 7.2 Dosierungsrichtlinie: Dosierung im Verhältnis zum Gewicht

Gewicht	Empfohlene Tagesdosis
14–18 kg	20%–27% der Dosis für einen Erwachsenen
18–23 kg	27%–33% der Dosis für einen Erwachsenen
23–27 kg	33%–40% der Dosis für einen Erwachsenen
27–32 kg	40%–47% der Dosis für einen Erwachsenen
32–36 kg	47%–53% der Dosis für einen Erwachsenen
36–45 kg	53%–67% der Dosis für einen Erwachsenen
45–55 kg	67%–80% der Dosis für einen Erwachsenen
55–68 kg	80%–100% der Dosis für einen Erwachsenen
68 kg	Dosis für einen Erwachsenen
68–90 kg	100%–133% der Dosis für einen Erwachsenen
90–115 kg	133%–167% der Dosis für einen Erwachsenen
115–135 kg	167%–200% der Dosis für einen Erwachsenen

Andere Arzneien wie *Mang Xiao* (Natrii Sulfas) werden nach der Abkochung zugesetzt, d.h. direkt vor der Einnahme. Säfte von frischen Arzneidrogen wie *Zhu Li* (Bambusae Succus) und *Sheng Jiang* (Zingiberis Rhizoma Recens) werden ebenfalls gegen Ende des Kochvorgangs bzw. kurz vor der Einnahme hinzugefügt.

Teure Arzneien wie *Ren Shen* (Ginseng Radix et Rhizoma) und *San Qi* (Notoginseng Radix et Rhizoma) werden gewöhnlich ungekocht als Pulver eingenommen oder sie werden separat gekocht, um die maximale Ausnutzung der Substanz und die bestmögliche therapeutische Wirksamkeit sicherzustellen.

Einnahmemodalitäten

In der Regel sollten die Dekokte warm eingenommen werden. Insbesondere äußere Wind-Kälte-Erkrankungen sollten mit warmen Dekokten behandelt werden. Der Körper des Patienten sollte mit warmen Decken bedeckt werden, um Schwitzen zu verursachen. Bei Erbrechen sollte das Dekokt in niedriger Dosierung angewendet und häufiger eingenommen werden, um Irritationen zu vermeiden. Arzneien, die in fester Form verabreicht werden (Kapseln, Tabletten, Pillen), sollten mit warmem Wasser eingenommen werden, um die Aufnahme zu erleichtern. Die Einnahme der Arzneien mit Tee oder Mineralwasser kann dazu führen, dass die Resorption der Arzneien verringert oder unerwünschte gastrointestinale Symptome hervorgerufen werden.

Einnahmezeitpunkt

Werden tonisierende Arzneien nach den Mahlzeiten eingenommen, verbessert das ihre kräftigende Wirkung. Antiparasitär wirkende und abführende Arzneien sollten auf leeren Magen, eine Stunde vor oder zwei Stunden nach den Mahlzeiten, eingenommen werden. Arzneien, die Milz und Magen stärken, und Arzneien, die den Magen-Darm-Trakt reizen, werden nach den Mahlzeiten verabreicht, damit die eingenommene Nahrung die Wirkung der Substanzen abpuffern kann. Arzneien, die den Schlaf fördern, wirken am besten vor dem Schlafengehen.

Einnahmehäufigkeit

In der Regel werden die Arzneien dreimal täglich eingenommen. Bei akuten oder ernsten Zuständen kann eine Einnahme alle vier Stunden notwendig sein. Bei chronischen oder leichten Erkrankungen ist eine zweimal tägliche Einnahme ausreichend. Des Weiteren sollten aggressive Behandlungen wie das Äußere Befreien oder die Därme Öffnen, nur eingesetzt werden, wenn sie unbedingt erforderlich sind. Sie sollten sofort abgesetzt werden, wenn die gewünschte Wirkung erzielt wurde, um unerwünschte Nebenwirkungen zu vermeiden.

8 Zeitgenössische Verwendung von Arzneimedizin und Pharmazeutika

Die Praxis der Chinesischen Arzneimedizin steht heute am Scheideweg: Unzählige Patienten werden gleichzeitig mit Chinesischer Medizin und Schulmedizin behandelt. Es kommt häufig vor, dass ein Patient eine Behandlung mit chinesischen Arzneien in Anspruch nimmt, während er gleichzeitig unterschiedlichste schulmedizinisch verordnete Präparate einnimmt. Dem Journal of the American Medical Association (JAMA) zufolge nahmen im Jahr 1997 ca. 15 Millionen Erwachsene in den USA (repräsentativ für 18,4% aller Anwender pharmazeutischer Produkte) verschreibungspflichtige Medikamente gleichzeitig mit Arzneidrogen und/oder Vitaminpräparaten ein.[7]

Die Öffentlichkeit steht der Verwendung von Arzneidrogen und Nahrungsergänzungsmitteln immer offener gegenüber. Deshalb sind sowohl die Patienten als auch die im Gesundheitswesen Beschäftigten, die sich um Kranke kümmern, zunehmend auf der Hut vor möglichen negativen Wechselwirkungen zwischen Arzneidrogen und Medikamenten. Die Diskussion um Sicherheitsaspekte ist zu einem wichtigen Thema geworden. Obwohl viele auf Arzneidrogen basierende Heilmittel als Nahrungsergänzungsmittel deklariert wurden, muss doch erwähnt werden, dass sie bei nicht-korrekter Anwendung den Patienten negativ beeinflussen können. Den sichersten Weg zur Chinesischen Arzneimedizin schlägt man ein, wenn man sich in die Hände eines gut ausgebildeten Spezialisten begibt.

Obwohl die Chinesische Arzneimedizin seit vielen Jahren im Westen von Fachleuten verschrieben wird und in China umfangreiche Untersuchungen vorliegen, gibt es nur wenige offizielle Studien in englischer Sprache, die die Sicherheit und Wirksamkeit der Kombinationen von Arzneidrogen und allopathischen Medikamenten beleuchten. Trotz vorhandener Daten ist es deshalb schwierig, bestimmte Fragen von westlichen Fachleuten und Patienten schnell zu beantworten. Dennoch lassen sich mit etwas pharmakologischem Sachverstand mögliche Wechselwirkungen vorhersagen, sodass man entsprechende Vorsichtsmaßnahmen treffen und inkompatible Kombinationen vermeiden kann.

Das Konzept der „Wechselwirkung" verweist auf die Möglichkeit, dass bei gleichzeitiger Gabe von zwei (oder mehreren) Substanzen eine dieser Substanzen mit einer anderen interagiert oder ihre Bioverfügbarkeit bzw. ihre klinische Wirkung verändert. Das Endresultat kann eine Steigerung oder Verringerung in der Effektivität einer oder beider Substanzen zur Folge haben. Deshalb ist unbedingt zu beachten, dass Wechselwirkungen sowohl positive Effekte (bessere therapeutische Wirksamkeit bei niedriger Dosierung) als auch negative Resultate (unerwünschte Nebenwirkungen und negative Reaktionen) hervorrufen können. Die meisten der potentiellen Wechselwirkungen werden in zwei Gruppen unterteilt, in pharmakokinetische und pharmakodynamische.[8, 9]

Pharmakokinetische Wechselwirkungen

Der Begriff „pharmakokinetische Wechselwirkung" meint die Fluktuation der Bioverfügbarkeit der Arzneidrogen- bzw. Medikamentenmoleküle im Körper als Resultat von Veränderungen in Resorption, Verteilung, Metabolismus und Eliminierung.[8, 9]

Resorption

Die Resorption ist der Prozess der materiellen Passage der Arzneidrogen oder Medikamente vom Äußeren zum Inneren des Körpers. Der größte Teil der Resorption findet im Darmtrakt statt. Die Arzneidrogen oder Medikamente müssen die Darmwand passieren, um in die Blutbahn zu gelangen. Aufgrund unterschiedlicher Mechanismen kann es zu einer Resorptionsstörung der Arzneimittel über den Darm kommen.[10, 11]

Die Resorption der Arzneidrogen kann z.B. negativ beeinflusst werden, wenn sie zusammen mit Medikamenten verabreicht werden, die zu einer Bindung im Magen-Darm-Trakt führen. Dazu gehören Cholestyramin, Colestipol und Sucralfat. Sie können bestimmte Arzneidrogen binden, wodurch sich ein unauflösbarer Komplex bildet, der die Resorption beider Substanzen verringert. Da dieser Komplex sehr groß ist, können nur wenige oder gar keine Moleküle dieser Substanzen durch die Darmwand diffundieren.[10, 11, 12]

Die Resorption der Arzneidrogen kann außerdem durch die Präsenz von Medikamenten beeinträchtigt werden, die den pH-Wert des Magens verändern. Antazida wie Cimetidin, Famotidin, Nizatidin, Ranitidin und Omeprazol können die Magensäuresekretion neutralisieren, verringern oder hemmen.[10, 11] Die Reduktion der Magensäure führt dazu, dass die Arzneidrogen im Magen nicht mehr angemessen aufgebrochen werden können und in den Därmen nur eingeschränkt resorbiert werden. Die Arzneidrogen sollten deshalb unbedingt getrennt von den allopathischen Medikamenten mit einer Zeitdifferenz von zwei Stunden eingenommen werden, um Wechselwirkungen zu minimieren.

Medikamente mit Einfluss auf die gastrointestinale Motilität beeinträchtigen die Resorption der Arzneidrogen. Die gastrointestinale Motilität wird definiert als die Rate, mit der die Därme sich zusammenziehen, um die Nahrungsprodukte vom Magen zum Rektum zu bewegen. Eine langsame gastrointestinale Motilität bedeutet, dass die Arzneidrogen für längere Zeit im Darmtrakt verweilen, sodass die potentielle Resorption erhöht wird. Andersherum ist die Verweildauer der Arzneidrogen im Darmtrakt umso kürzer und die Resorption umso geringer, je schneller die gastrointestinale Motilität ist. Wirkstoffe wie Haloperidol verlangsamen die gastrointestinale Motilität und erhöhen dadurch die potentielle Resorption, während Medikamente wie Metoclopramid die gastrointestinale Motilität beschleunigen und damit die potentielle Resorption verringern.

Deshalb ist es notwendig, die Dosierung der Arzneien zu verringern, wenn der Patient Medikamente einnimmt, die die gastrointestinale Motilität senken, da sie ja die generelle Resorption erhöhen. Gleichermaßen sollte die Dosierung der Arzneien erhöht werden, wenn Medikamente eingenommen werden, die die gastrointestinale Motilität beschleunigen und die generelle Resorption verringern.

Distribution (Verteilung)

Die resorbierten Arzneidrogen und Medikamente müssen zur Zielregion gelangen, um ihren Einfluss auszuüben. Die Distribution ist der Prozess, in dessen Verlauf die Arzneidrogen und Medikamente (nach der Resorption) zu verschiedenen Teilen des Körpers gebracht und abgegeben werden. Derzeit geht man davon aus, dass die Mehrheit der Arzneidrogen und Medikamente keine klinisch signifikanten Wechselwirkungen aufweisen, die die Verteilung beeinflussen. Daher können sie gefahrlos gleichzeitig verschrieben werden. Hat ein allopathisches Medikament jedoch einen engen Sicherheitsrahmen-Index, insbesondere wenn es proteingebunden ist, können während der Verteilungsphase ausnahmsweise Wechselwirkungen mit den anderen Substanzen entstehen. Beispiele für Medikamente mit einem engen Sicherheitsrahmen-Index und einer stark proteingebundenen Rate sind die Wirkstoffe Warfarin und Phenytoin. Leider ist kaum vorherzusagen, ob eine einzelne Arzneidroge mit einem dieser Medikamente interagiert, weil es keine bekannten Tests oder Dokumentationen über solche Wechselwirkungen gibt.[10, 11]

Metabolismus

Die Metabolisierungsrate einer Substanz in der Leber bestimmt die Zeit, die sie aktiv im Körper bleibt. Die Metabolisierungsrate eines Stoffs durch die Leber wird durch die Länge der Verweildauer im Körper während seiner Aktivität bestimmt. Regt man die Leber an, die Metabolisierungsrate zu beschleunigen, werden Arzneidrogen und Medikamente deutlich schneller deaktiviert, sodass die übergreifende Wirksamkeit der eingenommenen Substanzen verringert wird. Wird die Metabolisierungsrate der Leber jedoch verlangsamt, erhöht sich der Gesamteffekt der eingenommenen Substanzen.

In der Regel gilt, dass Medikamente, die einen beschleunigten Leberstoffwechsel hervorrufen, keine sofortige Wirkung haben. Die metabolische Rate der Leber ändert sich nur langsam über Wochen. Deshalb wird die Wirkung eines beschleunigten Leberstoffwechsels erst Wochen nach Beginn einer Medikamententherapie wahrgenommen. Zu den Wirkstoffen, die für einen beschleunigten Leberstoffwechsel verantwortlich sind, gehören Phenytoin, Carbamazepin, Phenobarbital und Rifampin.[10, 11] Verabreicht man chinesische Arzneien bei gleichzeitiger Einnahme einer dieser Medikamente, können sie schneller deaktiviert und ihre allgemeine Wirksamkeit reduziert werden. Unter diesen Umständen ist eine höhere Dosierung der Arzneidrogen erforderlich, um die gewünschte Wirkung zu erzielen.

Im Gegensatz dazu stehen Medikamente, die den Leberstoffwechsel hemmen. Sie haben eine sofortige Wirkung. Die Metabolisierungsrate der Leber wird innerhalb weniger Tage stark beeinträchtigt. Pharmazeutika, die den Leberstoffwechsel verlangsamen oder hemmen, sind u.a. Cimetidin, Erythromycin, Äthanol, Fluconazol, Itraconazol und Ketoconazol.[10, 11] Nimmt ein Patient diese Medikamente gleichzeitig mit chinesischen Arzneien ein, erhöht sich das Risiko einer Akkumulation der Inhaltsstoffe der Arzneidrogen im Körper, da die Fähigkeit der Leber, sie zu neutralisieren, eingeschränkt ist. Bei einer langsameren Verstoffwechselung der Arzneidrogen kann ihre übergreifende Wirksamkeit verlängert werden. Gegebenenfalls kann es deshalb notwendig sein, die Dosierung der Arzneidrogen zu verringern, um unerwünschte Nebenwirkungen zu vermeiden.

Abhängig von der Halbwertzeit der Medikamente im Körper, die den Leberstoffwechsel beeinflussen, kann es erforderlich sein, die Dosierungen der Arzneidrogen über Wochen oder sogar Monate nach Beendigung der Einnahme der pharmazeutischen Substanz zu steigern oder zu senken. Gleichzeitig sollte eine regelmäßige Überwachung der Leberfunktionen erfolgen.

Medikamente, die einen beschleunigten Leberstoffwechsel hervorrufen, haben keine sofortige Wirkung. Medikamente, die den Leberstoffwechsel hemmen, wirken dagegen sofort.

Eliminierung

Während die Leber die eingenommenen Arzneidrogen und Medikamente neutralisiert, sind die Nieren für die Eliminierung von Substanzen und deren Metaboliten zuständig. Bei einer Schädigung der Nieren ist die Eliminierungsrate verlangsamt, was zu einer Akkumulation aktiver Substanzen im Körper führt. Wichtige Medikamente, die zu einer Nierenschädigung führen, sind Amphotericin B, Methotrexat, Tobramycin und Gentamicin.[10, 11] Nimmt ein Patient diese Medikamente gerade ein oder hat er sie bis vor Kurzem eingenommen, kann als Sicherheitsmaßnahme die Dosierung der Arzneidrogen reduziert werden, um unnötige und unerwünschte Nebenwirkungen zu vermeiden.

Zusammenfassung der pharmakokinetischen Wechselwirkungen

Die genannten pharmakokinetischen Wechselwirkungen schließen sowohl die theoretischen als auch die faktischen Wechselwirkungen mit ein. Obwohl derartige Wechselwirkungen möglich sind, hängen Ausmaß und Schwere jeder Wechselwirkung von den spezifischen Gegebenheiten ab wie z.B. von den Dosierungen aller Substanzen, der Empfindlichkeit jedes Patienten, dem individuellen Körpergewicht und der Metabolisierungsrate.

Pharmakodynamische Wechselwirkungen

Das Studium der Pharmakodynamik lehrt das dynamische Verhalten von Medikamenten im (menschlichen) Körper. Der Begriff „pharmakodynamische Wechselwirkung" bezeichnet in diesem Zusammenhang die Schwankungen in der Bioverfügbarkeit der aufgenommenen Substanzen, die aus den synergistischen oder antagonistischen Wechselwirkungen zwischen den Arzneidrogen- und Medikamentenmolekülen resultieren. Pharmakodynamische Wechselwirkungen können – im Gegensatz zu den pharmakokinetischen (s.o.) – generell nur sehr schwer vorhergesagt und verhindert werden. Die meisten der heute bekannten pharmakodynamischen Wechselwirkungen sind durch faktische Fallgeschichten und nicht durch Laborstudien belegt. Der beste Weg, um pharmakodynamische Wechselwirkungen zu vermeiden, besteht darin, den Patienten engmaschig auf klinische Zeichen und Symptome zu kontrollieren und insbesondere auf anormale Reaktionen zu achten.

Eine synergistische Wechselwirkung tritt ein, wenn zwei Medikamente mit ähnlichen Eigenschaften die klinische Wirksamkeit erhöhen oder bei gleichzeitiger Gabe sogar eine exponentielle Steigerung erzeugen. Eine antagonistische Wechselwirkung tritt ein, wenn zwei Medikamente mit ähnlichen Eigenschaften gleichzeitig eingenommen werden und nur einen geringen oder keinen klinischen Wirkungsgrad aufweisen.[13] Synergistische oder antagonistische Wechselwirkungen können bei gleichzeitiger Gabe sowohl von Medikamenten als auch von Arzneidrogen auftreten.

Wechselwirkungen zwischen Arzneidrogen

Die Chinesische Medizin hat jahrhundertelang Fälle von pharmakodynamischen Wechselwirkungen zwischen Arzneidrogen verfolgt (▶ I/Kap. 7). Die gegenseitige Akzentuierung wird als *Xiang Xu* oder *Xiang Shi* (gegenseitige Verstärkung) bezeichnet. Sie tritt z.B. bei der Kombination von *Shi Gao* (Gypsum Fibrosum) und *Zhi Mu* (Anemarrhenae Rhizoma) ein, um Hitze zu klären und Feuer abzuleiten.

Der antagonistische Effekt wird in der Regel *Xiang Wei* (gegenseitige Gegenwirkung), *Xiang Sha* (gegenseitige Unterdrückung) oder *Xiang Wu* (gegenseitiger Antagonismus) genannt. Er tritt beispielsweise auf, wenn *Lai Fu Zi* (Raphani Semen) und *Ren Shen* (Ginseng Radix et Rhizoma) kombiniert werden, wobei die Wirksamkeit von *Ren Shen* durch *Lai Fu Zi* verringert wird.

Klassische chinesische Texte beschreiben zahlreiche andere Wechselwirkungen zwischen Arzneidrogen wie *Shi Ba Fan* (18 Inkompatibilitäten) und *Shi Jiu Wei* (19 Gegenwirkungen) (▶ I/Kap. 7). Der unüberlegte Gebrauch solcher Kombinationen kann leicht zu unerwünschten Nebenwirkungen und/oder toxischen Reaktionen führen.

Wechselwirkungen zwischen chinesischen Arzneien und schulmedizinischer Medikation

Pharmakodynamische Wechselwirkungen zwischen chinesischen Arzneien und schulmedizinischen Medikamenten werden am besten durch die Analyse des therapeutischen Profils der Arzneidrogen und der Medikamente bestimmt. Die gleichzeitige Einnahme von Arzneidrogen und Medikamenten mit einer ähnlichen therapeutischen Wirksamkeit birgt ein hohes Potential für Wechselwirkungen zwischen Arzneidrogen und Medikamenten. In diesem Fall kann die erhöhte Wirksamkeit der Behandlung das optimale Ergebnis hemmen. Der Effekt ist weniger vorhersagbar, und es ist schwieriger, genau die gewünschte Wirkung zu erzielen. Die gößte Gefahr klinisch signifikanter Wechselwirkungen besteht zwischen Arzneidrogen und Medikamenten, die eine sympathomimetische, antikoagulierende, thrombozytenaggregationshemmende, diuretische und antidiabetische Wirkung aufweisen.[14]

Arzneidrogen, die eine **sympathomimetische Wirkung** haben, können blutdrucksenkende und anfallshemmende Medikamente beeinträchtigen. Ein typisches Beispiel ist das Kraut *Ma Huang* (Ephedrae Herba), das Ephedrin, Pseudoephedrin, Norephedrin und andere ephedrine Alkaloide enthält. *Ma Huang* kann mit schulmedizinischen Medikamenten und Krankheitszuständen interagieren. Deshalb sollte es mit Vorsicht Patienten verabreicht werden, die an Hypertonie, Anfallsleiden, Diabetes, Schilddrüsenerkrankungen und anderen regulatorischen Störungen leiden.[14]

Zu den chinesischen Arzneien mit einer **antikoagulierenden Wirkung** gehören Substanzen, die Blut regulierende und Blut-Stase eliminierende Funktionen haben, z.B. *Dan Shen* (Salviae Miltiorrhizae Radix et Rhizoma), *Dang Gui* (Angelicae Sinensis Radix), *Chuan Xiong* (Chuanxiong Rhizoma), *Tao Ren* (Persicae Semen), *Hong Hua* (Carthami Flos) und *Shui Zhi* (Hirudo). Diese Arzneien können negative Wechselwirkungen mit gerinnungs- und thrombozytenaggregationshemmenden Wirkstoffen hervorrufen wie z.B. mit Warfarin, Enoxaparin, Aspirin®, Dipyridamol und Clopidogrel. Ohne angemessene Überwachung kann

8

die gleichzeitige Verwendung dieser Arzneidrogen und schulmedizinischen Medikamente zu prolongierten und exzessiven Blutungen führen. Deshalb sollten Menschen, die gerinnungs- und thrombozytenaggregationshemmende Medikamente einnehmen, besonders vorsichtig mit der gleichzeitigen Einnahme von Arzneidrogen sein. Es wird geraten, dies nur unter Aufsicht von Fachleuten zu tun.[14]

Die gleichzeitige Verwendung von **diuretisch wirksamen Arzneidrogen** und schulmedizinischen Medikamenten kann steigernde oder synergistische Wirkungen hervorrufen. Dies hat den Effekt, dass ein bestehender Bluthochdruck schwieriger zu kontrollieren ist und Episoden von Blutdruckabfall wahrscheinlicher sind.[14] Die Dosierung der Arzneidrogen und/oder Medikamente muss dann neu eingestellt werden, damit das beste Behandlungsergebnis erzielt wird. Häufig verwendete Arzneidrogen, die diuretisch wirken, sind z. B. *Fu Ling* (Poria), *Zhu Ling* (Polyporus), *Che Qian Zi* (Plantaginis Semen) und *Ze Xie* (Alismatis Rhizoma).

Antidiabetisch wirkende chinesische Arzneien können auf die antidiabetische Medikation einwirken und zu einem Abfall der Plasma-Glukosekonzentration führen. Die Dosierung der Arzneidrogen und Medikamente muss sehr genau ausbalanciert werden, um den Blutzuckerwert wirksam zu kontrollieren, ohne eine Hyperglykämie oder Hypoglykämie zu verursachen.[14] Zu den Arzneidrogen, die eine eindeutig antidiabetische Wirkung haben, gehören die folgenden Paare: *Zhi Mu* (Anemarrhenae Rhizoma) und *Shi Gao* (Gypsum Fibrosum); *Xuan Shen* (Scrophulariae Radix) und *Cang Zhu* (Atractylodis Rhizoma) sowie *Shan Yao* (Dioscoreae Rhizoma) und *Huang Qi* (Astragali Radix).

Zusammenfassung der pharmakodynamischen Wechselwirkungen

Das Verständnis für die synergistischen und antagonistischen Wechselwirkungen aus der Perspektive sowohl der östlichen als auch der pharmazeutischen Medizin hilft dem Therapeuten, unerwünschte Reaktionen bei Patienten vorherzusehen, zu verhindern und/oder zu überwachen, die mehrere therapeutische Substanzen einnehmen müssen oder wollen.

Zusammenfassung: gleichzeitige Anwendung von chinesischer Arzneimedizin und Pharmazeutika

Aus historischer Sicht gehören Arzneidrogen und schulmedizinische Medikamente zu sehr unterschiedlichen Behandlungsmethoden, die nur ganz selten gemeinsam angewendet wurden. Die Linie, die chinesische Arzneien und schulmedizinische Medikamente voneinander trennt, ist jedoch in den vergangenen Jahrzehnten immer mehr verwischt, da die Bevölkerung mittlerweile leichteren Zugang zu den unterschiedlichen Behandlungsformen hat. Heutzutage ist es nicht mehr ungewöhnlich, dass sich ein Patient an mehrere medizinische Fachleute für die Behandlung einer Erkrankung wendet. Daher kommt es häufig vor, dass ein Patient mehrere Medikamente, Arzneidrogen, Nahrungsergänzungsmittel und Vitaminpräparate einnimmt. Folglich ist es immer schwieriger vorherzusagen, ob die Kombination dieser Substanzen zu unerwünschten Nebenwirkungen und/oder Wechselwirkungen führt. Es wäre leichtsinnig zu glauben, es gäbe keine Wechselwirkungen. Andererseits wäre es aber auch unklug, die Behandlung aus Angst vor möglichen Wechselwirkungen zu beenden. Die Lösung des Problems besteht darin, die pharmakokinetischen und pharmakodynamischen Wechselwirkungen zwischen chinesischen Arzneien und schulmedizinischen Medikamenten genau zu kennen. Sind diese Mechanismen bekannt, kann man die potentiellen Wechselwirkungen erkennen und durch geeignete Maßnahmen verhindern.

Referenzen

1. *Zhong Cao Yao* (Chinese Herbal Medicine), 1980; 11(6):276
2. *Zhong Cheng Yao Yan Jiu* (Research of Chinese Patent Medicine), 1983; 1:12
3. *Zhong Cao Yao Tong Xun* (Journal of Chinese Herbal Medicine), 1979; 1:6
4. *Zhong Cao Yao* (Chinese Herbal Medicine), 1980; 6:276
5. *Yao Xue Tong Bao* (Report of Herbology), 1981; 4:15
6. Chan T. Anticholinergic poisoning due to Chinese Herbal Medicine, Vet Human Toxicol. 37(2); April 1995
7. Eisenberg D. M. et al. Trends in Alternative Medicine Use in the United States, 1990–1997. JAMA. November 11, 1998
8. Berkow R., Fletcher A. J.: The Merck Manual of Diagnosis and Therapy 16th Edition. Merck Research Laboratories, 1992
9. Fauci A. S. et al: Harrison's Principles of Internal Medicine 14th Edition. McGraw-Hill Health Professions Division, 1998
10. Hansten P. D.: Understanding Drug-Drug Interactions. Science and Medicine. January–February 1998:16–25
11. Hansten P. D.: Chapter Three Drug Interactions. Applied Therapeutics. Applied Therapeutics, Inc. 1993
12. Segal S., Kaminski S.: Drug-Nutrient Interactions. American Druggist. July 1996:42–49
13. Kalant H., Roschlau W. H. E.: Principles of Medical Pharmacology 6th Edition. Oxford University Press, 1998
14. D'Arcy P.F.: Adverse Reactions and Interactions With Herbal Medicine. Part 2 – Drug Interactions. Adverse Drug React. Toxicol. Rev.; 1993, 12(3):147–162, Oxford University Press

I Arzneimonographien

1 Arzneien zur Entlastung des Äußeren

解表药

Definition

Arzneien, die „das Äußere entlasten" haben die Funktion, äußere pathogene Faktoren vom Äußeren und den oberflächlichen Regionen des Körpers zu vertreiben.

Der Begriff „pathogene Faktoren" beschreibt normalerweise harmlose, umweltbedingte Faktoren wie Wind, Kälte oder Hitze, die sich miteinander verbunden haben und normale physiologische Funktionen beeinträchtigen. Diese Faktoren treten in Form von Wind-Kälte oder Wind-Hitze auf. Sie greifen in der Regel das Äußere oder die oberflächlichen Teile des Körpers an (die Haut und die Muskelschichten), insbesondere wenn es zu plötzlichen oder drastischen Veränderungen der Wetterlage kommt oder wenn sich eine Verschlechterung der Gesundheit oder des Immunsystems entwickelt. Der Begriff „Syndrom des Äußeren" beschreibt demnach einen Zustand, der durch einen Angriff oder (das Eindringen) von Wind-Kälte oder Wind-Hitze auf Haut und Muskelschichten gekennzeichnet ist. Dies verursacht Symptome wie Abneigung gegen Kälte, Schüttelfrost, Fieber, Kopfschmerzen, Muskelschmerzen und -schmerzhaftigkeit, eine unangemessene An- oder Abwesenheit von Schwitzen sowie einen oberflächlichen Puls.
Die Arzneidrogen in dieser Kategorie stimulieren die Immunreaktion, lindern Schmerzen, regulieren die Körpertemperatur und leiten Schwitzen ein. Sie werden am häufigsten bei der Behandlung von Erkältungen, Influenza sowie bei Komplikationen komplexer innerer Störungen eingesetzt.

Untergeordnete Wirkungskategorien

Aus klinischer Sicht werden Arzneidrogen, die das Äußere entlasten, in zwei Kategorien eingeteilt: Störungen aufgrund von äußerer Wind-Kälte oder aufgrund von Wind-Hitze.

1. **Zerstreuen von Wind-Kälte**: Diese Arzneidrogen sind im Allgemeinen scharf und besitzen ein warmes Temperaturverhalten. Sie leiten Schwitzen ein, zerstreuen Wind-Kälte vom Äußeren und fördern die Erwärmung und Entspannung der Haut und Muskelschichten.
2. **Zerstreuen von Wind-Hitze**: Diese Arzneidrogen sind gewöhnlich scharf und weisen ein kaltes Temperaturverhalten auf. Sie zerstreuen Wind-Hitze, um Fieber, Schmerzen oder Entzündungen des Rachens, der Augen und der Haut zu lindern.

Die Arzneidrogen aus beiden Kategorien werden in der Regel zur Behandlung von Erkältungen, Influenza, bakteriellen Infektionen, Asthma, Husten, Keuchatmung, Masern, Engegefühl in der Brust, Übelkeit, Erbrechen, Arthritis und Augenerkrankungen verwendet. Arzneidrogen, die das Äußere entlasten, haben ganz unterschiedliche Verwendungszwecke: Sie regulieren die Zirkulation von *Qi*, lindern Schmerzen, erleichtern Keuchatmung und Asthma, lösen Schleim, fördern den Ausbruch von Masern, lindern Übelkeit und Erbrechen, regulieren die Wasserwege, leiten Feuchtigkeit aus und erhellen die Augen.

Differentialdiagnose und Behandlung

Die Behandlung von Wind-Kälte oder Wind-Hitze kann sehr unterschiedlich ausfallen. Deshalb sind eine akkurate Differentialdiagnose des äußeren Pathogens (► Tab. 1.1) und das Ausmaß seines Eindringens von größter Wichtigkeit. Außerdem ist ist es notwendig, den zugrunde liegenden Zustand des Patienten vor der Verschreibung einer Arzneirezeptur zu bestimmen.
Eine bestehende konstitutionelle Schwäche oder eine chronische Erkrankung kann bedeuten, dass tonisierende Arzneidrogen zur Verstärkung des Behandlungseffekts hinzugefügt werden müssen. Stärkende Arzneidrogen sollten jedoch bei der Anwesenheit eines äußeren Zustands nicht *allein* oder aufs Geratewohl gegeben werden. Dies würde dazu führen, dass die pathogenen Faktoren sowohl tiefer in das Innere des Körpers eindringen als auch eine Verschlechterung der Erkrankung verursachen.

Sicherheitshinweise, Kontraindikationen

- Viele dieser Arzneidrogen entlastsen das Äußere, indem sie Schwitzen einleiten. Eine Überdosis, eine übermäßig lange Anwendungsdauer oder der unangemessene Einsatz dieser Arzneidrogen führt zu einem Verbrauch von *Qi* und Körperflüssigkeiten und verursacht einen *Qi*-Mangel, Trockenheit und/oder einen *Yin*-Mangel. Daher sollten diese Arzneidrogen nur ver-

Tab. 1.1 Differentialdiagnose von Wind-Kälte und Wind-Hitze

Diagnose	Symptome	Zunge	Puls
Wind-Kälte	Abneigung gegen Kälte, Fieber, Abwesenheit von Schwitzen, Kopfschmerzen, Schmerzhaftigkeit und Schmerzen des Körpers	Dünner und weißer Zungenbelag	Oberflächlicher, gespannter Puls
Wind-Hitze	Fieber, leichte Abneigung gegen Wind und Kälte, trockener Rachen oder Halsschmerzen, Durst	Dünner und gelber Zungenbelag	Oberflächlicher, dünner Puls

wendet werden, wenn es unbedingt nötig ist. Außerdem sollten sie sofort abgesetzt werden, wenn der gewünschte therapeutische Erfolg erzielt wurde.

- Arzneidrogen, die das Äußere entlasten, sollten bei *Qi-*, *Yin-*, Blut-Mangel oder bei einem Mangel an Körpersäften vorsichtig eingesetzt werden.
- Arzneidrogen, die das Äußere entlasten, sollten mit Vorsicht verwendet werden, wenn die äußere Erkrankung von Wunden und Abszessen, *Lin Zheng* (Dysurie-Syndrom) oder Blutungen begleitet wird.

Verarbeitung

Viele Arzneidrogen, die das Äußere entlasten, sind aromatisch und enthalten flüchtige ätherische Öle. Kocht man diese Arzneidrogen zu lang, führt dies zur Verflüchtigung und Zerstörung vieler aktiver Bestandteile. Je flüchtiger die Bestandteile (oft handelt es sich um Blätter und Blüten), desto kürzer sollte die Kochzeit sein. Sie sollten nicht länger als fünf Minuten geköchelt werden – lang genug, um ihre Wirksamkeit freizusetzen, ohne ihre Funktionen zu beeinträchtigen. Sie sollten am Schluss des Kochvorgangs zu den Hauptarzneien hinzugefügt werden. Diese Methode wird im gesamten Buch „Hinzufügen zum Dekokt" genannt.

Pharmakologische Wirkungen

- **Diaphoretisch**: Viele Arzneidrogen in dieser Kategorie leiten Schwitzen ein. Das Kraut *Ma Huang* (Ephedrae Herba) übt die stärkste diaphoretische Wirkung aus, indem es die Schweißdrüsen direkt stimuliert. Das haben sowohl In-vivo- als auch In-vitro-Studien nachgewiesen. Die Wirkung von *Ma Huang* wird durch das Hinzufügen von *Gui Zhi* (Cinnamomi Ramulus) verstärkt, was zu einer Dilatation der peripheren Blutgefäße und einer Zunahme der Blutzirkulation zu den oberflächlichen Körperregionen führt. *Sheng Jiang* (Zingiberis Rhizoma Recens) und *Bo He* (Menthae Haplocalycis Herba) gehören ebenfalls zu den Arzneidrogen, die einen diaphoretischen und fiebersenkenden Einfluss haben.
- **Fiebersenkend**: Viele das Äußere entlastende Arzneidrogen reduzieren die Körpertemperatur in Fällen von erhöhter oder normaler Körpertemperatur (bei normaler Temperatur können die Arzneidrogen die Temperatur unter normale Werte absenken). Die fiebersenkenden Wirkungsmechanismen sind von Arznei zu Arznei unterschiedlich. *Ma Huang* (Ephedrae Herba), *Gui Zhi* (Cinnamomi Ramulus) und *Bo He* (Menthae Haplocalycis Herba) haben Einfluss auf das Zentralnervensystem und zerstreuen Hitze mittels Diaphorese. *Gui Zhi* (Cinnamomi Ramulus), *Sheng Jiang* (Zingiberis Rhizoma Recens) und *Bo He* (Menthae Haplocalycis Herba) senken die Körpertemperatur, indem sie die Blutzirkulation zu den oberflächlichen Körperregionen fördern, die Blutgefäße erweitern und die Hautporen öffnen, um Hitze freizusetzen. Außerdem besitzen diese drei Arzneidrogen eine entzündungshemmende, antibakterielle und antivirale Wirkung, die zu einer Reduktion der Körpertemperatur beiträgt. Andere Arzneidrogen mit fiebersenkenden Eigenschaften sind *Zi Su Ye* (Perillae Folium), *Jing Jie* (Schizonepetae Herba), *Fang Feng* (Saposhnikoviae Radix) und *Bai Zhi* (Angelicae Dahuricae Radix).
- **Sedierend**: Einige Arzneidrogen, die das Äußere entlasten, haben zusätzlich eine sedierende Wirkung wie *Gui Zhi* (Cinnamomi Ramulus), *Sheng Jiang* (Zingiberis Rhizoma Recens), *Chai Hu* (Bupleuri Radix), *Jing Jie* (Schizonepetae Herba) und *Fang Feng* (Saposhnikoviae Radix). Die Gabe dieser Arzneidrogen kann spontane körperliche Aktivitäten (wie Ruhelosigkeit, Spasmen und Zuckungen) reduzieren oder die Wirkung von Barbituraten verstärken.
- **Antibiotisch**: Die Kombination von antibakteriellen und antiviralen Eigenschaften ist ein integraler Bestandteil einiger Arzneidrogen, die das Äußere entlasten, wie beispielsweise von *Ma Huang* (Ephedrae Herba), *Gui Zhi* (Cinnamomi Ramulus), *Zi Su Ye* (Perillae Folium), *Chai Hu* (Bupleuri Radix), *Fang Feng* (Saposhnikoviae Radix), *Bo He* (Menthae Haplocalycis Herba), *Gao Ben* (Ligustici Rhizoma), *Xiang Ru* (Moslae Herba), *Xin Yi Hua* (Magnoliae Flos) und *Man Jing Zi* (Viticis Fructus). Andere haben nur eine antibakterielle oder nur eine antivirale Wirksamkeit.
- **Metabolisch**: Viele Arzneidrogen, die das Äußere entlasten, können den Blutzuckerwert senken, dazu gehören *Sang Ye* (Mori Folium) und *Ge Gen* (Puerariae Radix Lobatae). Andere wie *Ma Huang* (Ephedrae Herba) stimulieren die Stoffwechselaktivität.
- **Diuretisch**: Einige Arzneidrogen in dieser Kategorie fördern die Harnausscheidung, um Wasser-Akkumulationen zu eliminieren, z.B. *Ma Huang* (Ephedrae Herba), *Fu Ping* (Spirodelae Herba), *Niu Bang Zi* (Arctii Fructus), *Mu Zei* (Equiseti Hiemalis Herba) und *Xiang Ru* (Moslae Herba).
- **Kardiovaskulär**: Arzneidrogen wie *Ge Gen* (Puerariae Radix Lobatae) und *Ju Hua* (Chrysanthemi Flos) erhöhen die Blutperfusion zu den Koronararterien.
- **Spasmolytisch**: *Jing Jie* (Schizonepetae Herba), *Ma Huang* (Ephedrae Herba), *Ge Gen* (Puerariae Radix Lobatae) und andere entspannen die glatte Muskulatur, um Spasmen und Krämpfen vorzubeugen.
- **Schmerzlindernd**: In-vitro- und In-vivo-Studien haben bestätigt, dass viele dieser Arzneien gleichzeitig Schmerzen lindern und pathogene Faktoren im Äußeren entlasten. *Fang Feng* (Saposhnikoviae Radix) lindert Schmerzen durch seine Wirkung auf das Zentralnervensystem. *Sheng Jiang* (Zingiberis Rhizoma Recens) reduziert Entzündungen und Schmerzen, weil es eine Wirkung auf das periphere Nervensystem hat.

Andere schmerzlindernde Arzneidrogen sind *Jing Jie* (Schizonepetae Herba), *Qiang Huo* (Notopterygii Rhizoma seu Radix), *Man Jing Zi* (Viticis Fructus), *Gao Ben* (Ligustici Rhizoma) und *Xin Yi Hua* (Magnoliae Flos). Allerdings sind ihre Wirkmechanismen bis heute noch nicht geklärt.

- **Entzündungshemmend**: *Chai Hu* (Bupleuri Radix) lindert Entzündungen, indem es die Ausschüttung von Hormonen aus der Nebennierenrinde stimuliert. *Qiang Huo* (Notopterygii Rhizoma seu Radix) verringert Entzündungen durch die Stimulation des endokrinen Systems, insbesonders der Hypophyse und der Nebennierenrinde. *Sheng Jiang* (Zingiberis Rhizoma Recens) und *Ma Huang* (Ephedrae Herba) üben ihre entzündungshemmende Wirkung über die Hemmung der Prostaglandinsynthese in der Peripherie aus.
- **Antivenin**: Einige Arzneidrogen, die das Äußere entlasten wie *Bai Zhi* (Angelicae Dahuricae Radix) gelten als hilfreiches Antidot gegen Schlangenbisse.

Mögliche Wechselwirkungen mit anderen Medikamenten

Arzneidrogen, die das Äußere entlasten, sind dadurch gekennzeichnet, dass sie Schwitzen einleiten. Einige dieser Arzneidrogen stimulieren die Schweißdrüsen, andere erweitern die peripheren Blutgefäße. Diese durch die Arzneien eingeleitete diaphoretische Wirkung wird in der Regel nicht mit potentiellen Wechselwirkungen mit anderen Medikamenten assoziiert.

- **Beruhigungsmittel**: Arzneidrogen, die das Äußere entlasten, besitzen ganz unterschiedliche pharmakologische Wirkungen (s. o.). Daher besteht die Möglichkeit der Wechselwirkung mit anderen medizinalen Substanzen. So kann beispielsweise die beruhigende Wirkung verstärkt werden, wenn sowohl die eingenommenen Arzneidrogen als auch die Medikamente sedierende Eigenschaften haben. Die sedierende Wirkung von Arzneidrogen kann durch Alkoholkonsum erhöht werden. Eine extreme Sedierung beeinträchtigt die Aufmerksamkeit und erhöht das Risiko für Verletzungen beim Autofahren und beim Bedienen schwerer Maschinen.
- **Antibiotika**: Die antibiotische Wirkung kann durch die gleichzeitige Verwendung von Arzneidrogen und Medikamenten verstärkt werden.
- **Diuretika**: Einige Arzneidrogen, die das Äußere entlasten, fördern die Harnausscheidung. Deshalb ist es sinnvoll, die Kombination dieser Arzneidrogen mit diuretisch wirkenden Medikamenten zu vermeiden, weil dies zu einer zusätzlichen oder synergistischen Wirkungssteigerung führen kann. Eine unangemessene Kombination kann außerdem zum Verlust von Flüssigkeit und Elektrolyten führen.

Bái Zhǐ

Angelicae Dahuricae Radix

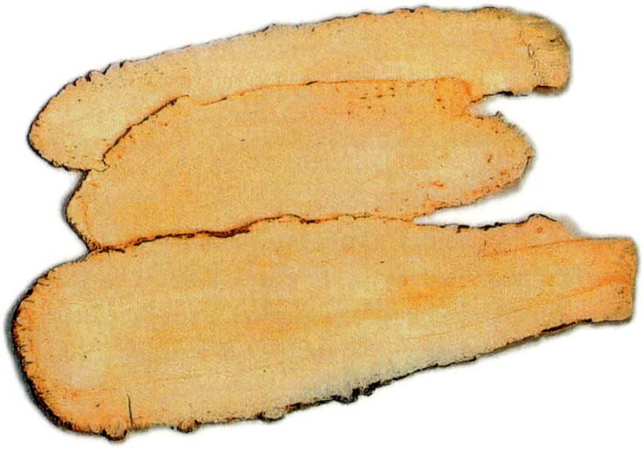

白芷 白芷

Pinyin-Name *Bái Zhǐ*
Wörtliche Übersetzung „Weißes Würzelchen"
Andere chinesische Namen *Xiang Bai Zhi*
Originalquelle *Shen Nong Ben Cao Jing* (Die Materia Medica des göttlichen Landmannes), vermutlich Östliche Han-Dynastie
Deutscher Name Engelwurzwurzel
Botanischer Name *Angelica dahurica* (Fisch ex Hoffm.) Benth. et Hook. f. (*Bai Zhi*); *Angelica dahurica* (Fisch. ex Hoffm.) Benth. et Hook. var. *formosana* (Boiss.) Shan et Yuan (*Hang Bai Zhi*)
Pharmazeutischer Name Angelicae Sinensis Radix
Eigenschaften Scharf, warm
Leitbahnen Lunge, Magen, Milz

Chinesische therapeutische Wirkungen

Entlastet das Äußere, zerstreut Wind und macht die Sinne frei

Wind-Kälte: Das scharfe und warme *Bai Zhi* (Angelicae Dahuricae Radix) entlastet das Äußere und zerstreut Wind. Es öffnet die Sinnesorgane zur Erleichterung einer verstopften Nase.

- Wind-Kälte mit Kopfschmerzen, Muskelschmerzen, verstopfter Nase und klarem Nasenfluss: *Bai Zhi* zusammen mit *Sheng Jiang* (Zingiberis Rhizoma Recens) und *Dan Dou Chi* (Sojae Semen Praeparatum) verwenden.
- Sinusitis und Schnupfen mit trübem, weißem Nasensekret oder verstopfter Nase aufgrund von Kälte: in Kombination mit *Cang Er Zi* (Xanthii Fructus) und *Xin Yi Hua* (Magnoliae Flos), um Wind zu zerstreuen und die Nase zu öffnen. **Beispiel-Rezeptur**: *Cang Er Zi San* (Xanthii Fructus Pulver).
- Sinusitis und Schnupfen mit trübem, gelbem Nasensekret oder verstopfter Nase: mit *Shi Gao* (Gypsum Fibrosum), *Huang Qin* (Scutellariae Radix) und *Pu Gong Ying* (Taraxaci Herba) kombinieren.

Vertreibt Kälte und lindert Schmerzen

Schmerzen entlang der Magen-Leitbahn: Das scharfe und warme *Bai Zhi* entlastet das Äußere und vertreibt Wind und Feuchtigkeit aus den Leitbahnen der Lunge, des Magens und des Dickdarms. Es behandelt sehr wirksam Schmerzen entlang der Magen-Leitbahn und wird häufig verwendet, um Stirnkopfschmerzen, Schmerzen in der Augenhöhle, Zahnschmerzen, verstopfte Nase und Nasenfluss zu behandeln.

- Kopfschmerzen und verstopfte Nase aufgrund von Wind-Kälte: *Bai Zhi* in Kombination mit *Qiang Huo* (Notopterygii Rhizoma seu Radix) und *Fang Feng* (Saposhnikoviae Radix) einsetzen, um Wind-Kälte zu vertreiben. **Beispiel-Rezeptur**: *Jiu Wei Qiang Huo Tang* (Neun Arzneien Dekokt mit Notopterygii Rhizoma seu Radix).
- Kopfschmerzen entlang der *Yangming*-Leitbahn mit Schmerzen um die Augen herum, Stirnkopfschmerzen oder Zahnschmerzen: *Bai Zhi* als Einzelarznei oder zusammen mit *Fang Feng* (Saposhnikoviae Radix) und *Chuan Xiong* (Chuanxiong Rhizoma) anwenden. **Beispiel-Rezeptur**: *Chuan Xiong Cha Tiao San* (Chuanxiong Rhizoma Pulver, das man mit grünem Tee einnimmt).
- Kopfschmerzen mit Fülle-Kälte: in Kombination mit *Xi Xin* (Asari Radix et Rhizoma) und *Zhi Chuan Wu* (Aconiti Radix Praeparata), um Kälte zu vertreiben und Schmerzen zu lindern.
- Kopfschmerzen mit Fülle-Hitze: in Kombination mit *Chuan Xiong* (Chuanxiong Rhizoma), *Shi Gao* (Gypsum Fibrosum), *Jing Jie* (Schizonepetae Herba) und *Fang Feng* (Saposhnikoviae Radix).
- Zahnschmerzen: *Bai Zhi* zur Schmerzlinderung innerlich oder lokal anwenden.
- Starke Muskelschmerzen aufgrund von Wind und Feuchtigkeit: *Bai Zhi* zusammen mit *Qiang Huo* (Notopterygii Rhizoma seu Radix), *Gui Zhi* (Cinnamomi Ramulus) und *Chuan Xiong* (Chuanxiong Rhizoma) verwenden. **Beispiel-Rezeptur**: *Shang Zhong Xia Tong Yong Tong Feng Wan* (Allgemeine Pillen für Wind-Schmerzen im Oberen, Mittleren und Unteren [Erwärmer]).

Reduziert Schwellungen, leitet Eiter ab und eliminiert Toxine

Geschwüre, Karbunkel oder Furunkel mit Eiter und Schwellungen: *Bai Zhi* eliminiert Ansammlung von Wind und Feuchtigkeit, die häufig zu Muskelschmerzen und Juckreiz führt. Eine Akkumulation von Feuchtigkeit in der Haut kann aber auch Geschwüre und Karbunkel verursachen. Diese Arznei hilft dem Organismus dabei, Schwellungen zu reduzieren, Eiter abzuleiten und Gewebe neu zu bilden.

- Hautausschläge und Juckreiz aufgrund von Wind und Juckreiz: *Bai Zhi* zusammen mit *Qin Jiao* (Gentianae Macrophyllae Radix), *Jing Jie* (Schizonepetae Herba) und *Xi Xian Cao* (Siegesbeckiae Herba) anwenden.
- Hauterkrankungen in Verbindung mit Abszessen und Schwellungen: in Kombination mit *Jin Yin Hua* (Lonicerae Flos), *Chuan Shan Jia* (Manitis Squama) und *Tian Hua Fen* (Trichosanthis Radix).
- Eiterbildung ohne Ulzeration: mit *Niu Bang Zi* (Arctii Fructus), *Jin Yin Hua* (Lonicerae Flos), *Chuan Shan Jia* (Manitis Squama) und *Zao Jiao Ci* (Gleditsiae Spina) kombinieren.
- Eiterbildung mit Ulzeration oder verzögerte Wundheilung: *Bai Zhi* mit *Dang Shen* (Codonopsis Radix), *Huang Qi* (Astragali Radix), *Jin Yin Hua* (Lonicerae Flos) und *Gan Cao* (Glycyrrhizae Radix et Rhizoma) kombinieren.
- Akute Appendizitis oder Darmabszesse: zusammen mit *Mu Dan Pi* (Moutan Cortex), *Dong Gua Zi* (Benincasae Semen), *Bai Jiang Cao* (Patriniae Herba), *Da Xue Teng* (Sargentodoxae Caulis) und *Da Huang* (Rhei Radix et Rhizoma) verwenden.
- Brustabszesse: in Kombination mit *Chi Shao* (Paeoniae Radix Rubra), *Hong Hua* (Carthami Flos), *Pu Gong Ying* (Taraxaci Herba), *Zi Hua Di Ding* (Violae Herba), *Ye Ju Hua* (Chrysanthemi Indici Flos) und *Jin Yin Hua* (Lonicerae Flos).

Vertreibt Feuchtigkeit und behandelt Leukorrhö und Diarrhö

Leukorrhö: *Bai Zhi* vertreibt angesammelte Feuchtigkeit im Unteren *Jiao* (Unterer Erwärmer), die zu Leukorrhö führt.

- Weißer, trüber Vaginalausfluss aufgrund von Kälte und Feuchtigkeit: *Bai Zhi* zusammen mit *Hai Piao Xiao* (Sepiae Endoconcha), *Bai Zhu* (Atractylodis Macrocephalae Rhizoma), *Fu Ling* (Poria) und *Ji Guan Hua* (Celosiae Cristatae Flos) anwenden.
- Gelber, trüber Vaginalausfluss aufgrund von Hitze und Feuchtigkeit: mit *Huang Bo* (Phellodendri Cortex) und *Che Qian Zi* (Plantaginis Semen) kombinieren.

Diarrhö: *Bai Zhi* vertreibt angesammelte Feuchtigkeit im Unteren *Jiao* (Unterer Erwärmer), die zu Durchfall führt.

- Chronische Diarrhö aufgrund eines Milz-Mangels und einer Akkumulation von Feuchtigkeit: *Bai Zhi* mit *Rou Dou Kou* (Myristicae Semen), *He Zi* (Chebulae Fructus), *Fu Ling* (Poria) und *Qian Shi* (Euryales Semen) kombinieren.

Dosierung

3–10 g. Die Höchstdosis von *Bai Zhi* beträgt 30 g. Es wird innerlich oder lokal in Form eines Pulvers angewendet. Wird es zur Behandlung von dermatologischen Störungen eingesetzt, sollte die Dosis von *Bai Zhi* proportional zum Heilungsverlauf reduziert werden.

Sicherheitshinweise, Kontraindikationen

- Das scharfe und warme *Bai Zhi* kann das *Yin* schädigen und sollte mit Vorsicht bei Patienten angewendet werden, die an einem *Yin*-Mangel-Feuer, aufsteigendem Leber-*Yang* oder einem Leber- oder Nieren-*Yin*-Mangel leiden.
- *Bai Zhi* ist kontraindiziert bei Patienten mit fiebrigen Erkrankungen.
- Eine Überdosis von *Bai Zhi* kann Übelkeit, Erbrechen, Taubheit der Extremitäten, Epilepsie und Konvulsionen verursachen.

Chemische Zusammensetzung

Cumarin (Oxypeucedanin, Imperatorin, Isoimperatorin), Byakangelicin, Byakangelicol, Anhydrobyakangelicin, Neobyakangelicol, Oxypeucedaninhydrat, Phellopterin, Xanthotoxin, Scopoletin, Byakangelicinhydrat, Xanthotoxol, Isooxypeucedanin, Cnidilin, Pabulenol, ätherische Öle 0,24% (Methylcyclodecan, L-Tetradecen).[1, 2]

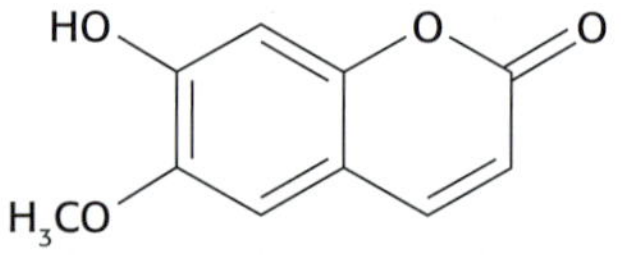

Abb. 1.1 Scopoletin

Pharmakologische Wirkungen

- **Antibiotisch**: Das Dekokt aus *Bai Zhi* wirkt hemmend auf *E. coli, Bacillus dysenteriae, Bacillus proteus, Salmonella typhi, Pseudomonas aeruginosa, Vibrio chole-*

rae, Mycobacterium tuberculosis hominis und *Shigella* spp.[3]

- **Entzündungshemmend**: Dekokte aus *Bai Zhi* zeigten bei Mäusen eine deutlich entzündungshemmende Wirkung. Die Verabreichung von 4 g/kg *Bai Zhi* war bei der Behandlung von Otitis media bei Mäusen wirksam.[4]
- **Schmerzlindernd und fiebersenkend**: Dekokte aus *Bai Zhi* (15 g/kg) haben bei Mäusen eine signifikante schmerzlindernde und fiebersenkende Wirksamkeit gezeigt. Bei einer Dosierung von 8 g/kg war die Wirkung etwas geringer ausgeprägt als bei einer Dosis von 15 g/kg.[5]
- **Krampflösend**: Unterschiedliche Bestandteile von *Bai Zhi* zeigten eine deutliche muskelentspannende Wirkung bei der Behandlung von Muskelspasmen und -krämpfen. Scopoletin hat nachweislich eine krampflösende Wirkung auf den Uterus von Mäusen mit einer ED_{50} (0,09 mg/kg).[6, 7]
- **Weitere Wirkungen**: In Tierversuchen konnte nachgewiesen werden, dass *Bai Zhi* das Herz-Kreislauf-System beeinflusst. Es reduziert den Herzschlag und den Blutdruck, regt das Atmungssystem an und verbessert die Tiefenatmung. Es stimuliert außerdem das Nervensystem und hat darüber hinaus einen milden blutstillenden Effekt.[8]

Klinische und wissenschaftliche Studien

- **Kopfschmerzen**: Einem Bericht zufolge wurden Patienten mit okzipitalen Kopfschmerzen zweimal täglich mit einem Dekokt aus 30 g *Bai Zhi* behandelt. Von 73 Patienten zeigten 69 eine deutliche Besserung, bei drei Patienten trat eine leichte Besserung, bei einem Patienten gab es keine Reaktion.[9] In einer anderen Studie wurde eine 5-prozentige Lösung von *Bai Zhi* eingesetzt, um 63 Patienten mit Kopfschmerzen zu behandeln. Ein Behandlungszyklus dauerte 10 bis 15 Tage, die Patienten wurden über einen oder zwei Behandlungszyklen behandelt. Von den 63 Patienten zeigten 54 eine deutliche Besserung der Symptome.[10]
- **Vitiligo**: 321 Patienten mit Vitiligo wurden mit *Bai-Zhi*-Präparaten zur lokalen Anwendung behandelt. Nach der lokalen Applikation wurde die betroffene Region für 5, 10 bzw. 30 Minuten dem Sonnenlicht ausgesetzt. In 61,5% der Fälle trat eine deutliche Besserung ein.[11]
- **Psoriasis**: In einer Studie wurden 159 Psoriasis-Patienten mit unterschiedlichen *Bai-Zhi*-Zubereitungen behandelt. Für die orale Anwendung wurden Kapseln und Dekokte eingesetzt. Die Behandlung wurde täglich oder jeden zweiten Tag durchgeführt. Die Gesamtwirksamkeitsrate lag bei 94,4%.[12]

Wechselwirkung mit anderen Medikamenten

Lebermetabolismus: Die Verabreichung eines *Bai-Zhi*-Extrakts an Ratten wird mit einer Hemmung von Zytochrom-P-450-Enzymen in der Leber in Verbindung gebracht. Aufgrund des eingeschränkten Stoffwechsels kann die gleichzeitige Gabe der Arzneidroge mit bestimmten konventionellen Medikamenten zu einer erhöhten Plasmakonzentration von Medikamenten wie Testosteron, Tolbutamid, Nifedipin, Bufuralol oder Diazepam führen.[13]

Toxikologie

Die LD_{50} bei Mäusen für das Dekokt aus *Bai Zhi* beträgt bei oraler Einnahme 53,82 g/kg. Zu den Nebenwirkungen von *Bai Zhi* gehören erhöhter Blutdruck, verlangsamter Herzschlag, verstärkte Tiefenatmung und Erbrechen. In schweren Fällen einer Überdosierung können Krampfanfälle und Konvulsionen auftreten.[14, 15, 16, 17, 18]

Kommentar der Autoren

Die bestmögliche Behandlung von Kopfschmerzen erfordert den Einsatz von Meldearzneien, die die therapeutische Arzneiwirkung zur betroffenen Region hinleiten. Die folgende Liste gibt einen Überblick über die Arzneidrogen, die am häufigsten zu diesem Zweck eingesetzt werden:

Taiyang-Leitbahnen	*Qiang Huo* (Notopterygii Rhizoma seu Radix)
Shaoyang-Leitbahnen	*Chai Hu* (Bupleuri Radix)
Yangming-Leitbahnen	*Bai Zhi* (Angelicae Dahuricae Radix)
Taiyin-Leitbahnen	*Cang Zhu* (Atractylodis Rhizoma)
Shaoyin-Leitbahnen	*Xi Xin* (Asari Radix et Rhizoma)
Jueyin-Leitbahnen	*Wu Zhu Yu* (Evodiae Fructus)

Bai Zhi (Angelicae Dahuricae Radix), *Qiang Huo* (Notopterygii Rhizoma seu Radix), *Chuan Xiong* (Chuanxiong Rhizoma), *Chai Hu* (Bupleuri Radix) und *Gao Ben* (Ligustici Rhizoma) behandeln alle Kopfschmerzen.

Dr. Li Shou-Shan zufolge gibt es folgende Unterschiede zwischen den Arzneidrogen:

- *Qiang Huo*: spezifische Wirkung bei okzipitalen Kopfschmerzen.
- *Chuan Xiong*: äußerst wirksam bei Kopfschmerzen im Zusammenhang mit der Menstruation.
- *Bai Zhi*: speziell für Stirnkopfschmerz geeignet.
- *Chai Hu*: behandelt Schläfenkopfschmerz.
- *Gao Ben*: sehr wirksam bei Scheitelkopfschmerz.

Bai Zhi wird traditionell für die Herstellung kosmetischer Produkte verwendet. Es macht die Haut heller und weicher. *Bai Zhi* belebt außerdem die Blutzirkulation.

Referenzen

1. *Xian Dai Zhong Yao Yao Li Xue* (Contemporary Pharmacology of Chinese Herbs), 1997; 77
2. The Merck Index 12th edition, Chapman and Hall/CRCnetBASE/ Merck, 2000
3. *Zhong Yao Yao Li Yu Ying Yong* (Pharmacology and Applications of Chinese Herbs), 1983:796
4. *Zhong Guo Zhong Yao Za Zhi* (People's Republic of China Journal of Chinese Herbology), 1991; 16(9):560
5. Ibid.
6. *Zhong Yao Yao Li Yu Ying Yong* (Pharmacology and Applications of Chinese Herbs), 1983:796
7. *Zhi Wu Yao You Xiao Cheng Fen Shou Ce* (Manual of Plant Medicinals and Their Active Constituents), 1986: 624,603,197
8. *Zhong Yao Xue* (Chinese Herbology), 1998; 78:80
9. *Xin Yi Xue* (New Medicine), 1976; 1:8
10. *Xin Yi Yao Xue Za Zhi* (New Journal of Medicine and Herbology), 1976; 8:35
11. *Pi Fu Bing Fang Zhi Yan Jiu Tong Xun* (Research Journal on Prevention and Treatment of Dermatological Disorders), 1980; 1:8
12. *Zhong Hua Pi Fu Ke Xue Za Zhi* (Chinese Journal of Dermatology), 1981; 3:129
13. Ishihara, K. et al. Interaction of drugs and Chinese herbs: pharmacokinetic changes of tolbutamide and diazepam caused by extract of Angelica dahurica. Journal of Pharmacy and Pharmacology, 2000 52(8):1023–9
14. *Hua Xi Yao Xue Za Zhi* (Huaxi Herbal Journal), 1990; 5(1):22
15. *Zhong Yao Yao Li Yu Ying Yong* (Pharmacology and Applications of Chinese Herbs), 1983:796
16. *Hua Xi Yao Xue Za Zhi* (Huaxi Herbal Journal), 1991; 6(1):16
17. *Zhong Cao Yao* (Chinese Herbal Medicine), 1988; 19(11):23
18. Ibid., 19(10):22

Cāng Ěr Zǐ

Xanthii Fructus

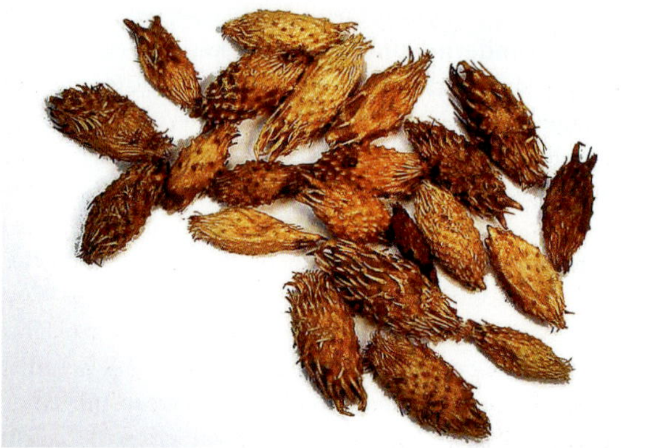

蒼耳子 苍耳子

Pinyin-Name *Cāng Ěr Zǐ*
Wörtliche Übersetzung „Tiefgrüne Ohrensamen“
Andere chinesische Namen *Cang Zi*, *Cang Er Ji Li*
Originalquelle *Shen Nong Ben Cao Jing* (Die Materia Medica des göttlichen Landmannes), vermutlich Östliche Han-Dynastie
Deutscher Name Sibirische Spitzklettenfrucht
Botanischer Name *Xanthium sibiricum* Patr. et Widd.; *Xanthium strumarium* L.
Pharmazeutischer Name Xanthii Fructus
Eigenschaften Bitter, scharf, warm
Leitbahnen Lunge, Leber
Sicherheitshinweis Toxisch

Chinesische therapeutische Wirkungen

Öffnet die Nase und lindert Schmerzen

Erkrankungen der Nasennebenhöhlen mit Kopfschmerzen: Das scharfe *Cang Er Zi* (Xanthii Fructus) wird häufig für die Behandlung von Sinusitis, Rhinitis, Nasennebenhöhlenschmerzen, verstopfter Nase, trübem Nasensekret oder beim Verlust des Geruchssinns verwendet.

- Sinusitis oder Schnupfen mit verstopfter Nase, Verlust des Geruchssinns und Nasenausfluss: *Cang Er Zi* zusammen mit *Bai Zhi* (Angelicae Dahuricae Radix) und *Xin Yi Hua* (Magnoliae Flos) einsetzen. **Beispiel-Rezeptur**: *Cang Er Zi San* (Xanthii Fructus Pulver).

- Nasennebenhöhlenschmerzen aufgrund von Wind-Kälte: in Kombination mit *Fang Feng* (Saposhnikoviae Radix), *Bai Zhi* (Angelicae Dahuricae Radix) und *Gao Ben* (Ligustici Rhizoma).

Vertreibt Wind und Feuchtigkeit

Bi Zheng (schmerzhaftes Blockade-Syndrom): *Cang Er Zi* vertreibt Wind und Feuchtigkeit aus den Muskeln und lindert auf diese Weise Schmerzen. Zu den klinischen Anwendungen gehören *Bi Zheng*, das durch Wind und Feuchtigkeit verursacht wird, sowie Muskelspasmen und -krämpfe.

- *Bi Zheng*: *Cang Er Zi* als Einzelarznei oder zusammen mit *Wei Ling Xian* (Clematidis Radix et Rhizoma), *Chuan Xiong* (Chuanxiong Rhizoma) und *Cang Zhu* (Atractylodis Rhizoma) verwenden.

Hauterkrankungen: *Cang Er Zi* vertreibt Wind und Feuchtigkeit aus der Haut und lindert dadurch Juckreiz und Hautausschläge.

- Juckreiz und Hautausschläge: *Cang Er Zi* in Kombination mit *Ji Li* (Tribuli Fructus), *Di Fu Zi* (Kochiae Fructus), *Chan Tui* (Cicadae Periostracum), *Bai Xian Pi* (Dictamni Cortex) und *Jing Jie* (Schizonepetae Herba).

Dosierung

3–10 g. *Cang Er Zi* sollte trocken-gebraten werden, um seine Toxizität zu reduzieren und die Extraktion seiner aktiven Bestandteile zu verstärken. Die allgemeinen Richtlinien schreiben vor, dass die Samen trocken-gebraten werden müssen, bis die Stacheln stumpf geworden sind und ihre Schärfe verloren haben. Die frische, unverarbeitete Arzneidroge wird in der Regel wegen ihres deutlich höheren Toxizitätsrisikos nicht verwendet.

Sicherheitshinweise, Kontraindikationen

Cang Er Zi verbraucht aufgrund seiner trocknenden Eigenschaften *Qi* und Blut. Daher sollte es mit Vorsicht bei Patienten mit Mangel-Zuständen verwendet werden. Außerdem sollte es während der Schwangerschaft vorsichtig eingesetzt werden.

Überdosierung

Eine Überdosis von *Cang Er Zi* kann zu Übelkeit, Erbrechen, Bauchschmerzen, Diarrhö bzw. Stuhlverstopfung, Kopfschmerzen, Schwindel, Lethargie und Appetitmangel führen. Eine Reaktion auf eine hohe Überdosis von *Cang Er Zi* wird in Früh- und Spätstadien eingeteilt. Eine Überdosierung im Frühstadium zeigt sich durch Gelbsucht und Schmerzen unter den Rippen. Das Spätstadium ist durch Gelbsucht, starke Schmerzen unter den Rippen und tonisch-klonische Krämpfe charakterisiert, unter Umständen kann auch der Tod eintreten. Bei Erwachsenen treten Nebenwirkungen nach der Einnahme von etwa 30 frischen, unverarbeiteten Samen auf. Hepatitis und Nephritis treten nach der Einnahme von ca. 50 Samen auf, eine Überdosierung mit ca. 100 Samen kann zum Tod führen.[1] (Hinweis: Die frischen, unverarbeiteten Samen weisen eine deutlich höhere Toxizität auf als die trocken-gebratenen Samen.)
Die gesamte Xanthium-Pflanze ist toxisch. Dabei ist die Frucht toxischer als die Blätter, die frischen Blätter sind giftiger als die getrockneten. Die giftigen Bestandteile der Arzneidroge sind wasserlöslich. Vergiftungssymptome sind Leberschädigung, Bewusstlosigkeit, Schock, Atemdepression und Niereninsuffizienz.

Im Falle einer Überdosierung

Eine Überdosierung mit *Cang Er Zi* wird üblicherweise mit den folgenden Methoden behandelt:

- Dekokt aus *Gan Cao* (Glycyrrhizae Radix et Rhizoma) 30 g und *Lu Dou* (Phaseoli Radiati Semen) 120 g.
- Dekokt aus *Ban Lan Gen* (Isatidis Radix) 120 g.
- Dekokt aus *Lu Gen* (Phragmitis Rhizoma) 60 g, *Lu Dou* (Phaseoli Radiati Semen) 30 g, *Jin Yin Hua* (Lonicerae Flos) 15 g, *Ge Gen* (Puerariae Radix Lobatae) 9 g und *Gan Cao* (Glycyrrhizae Radix et Rhizoma) 9 g.

Gastrointestinale Blutungen nach einer Überdosis von *Cang Er Zi* sollten mit einem Dekokt behandelt werden, das *Gan Cao* (Glycyrrhizae Radix et Rhizoma) 30 g, *Yuan Zhi* (Polygalae Radix) 9 g, *Sha Shen* (Glehniae seu Adenophorae Radix) 9 g, *Xue Yu Tan* (Crinis Carbonisatus) 9 g und *San Qi* (Notoginseng Radix et Rhizoma) 1,5 g enthält. Alle vier Stunden werden davon zwei bis sechs Dosen verabreicht.[2]

Chemische Zusammensetzung

Xanthostrumarin 1,27%, Harz 3,3%, Öl 39%, ätherisches Öl, Alkaloid, Vitamin C, Kohlenhydrate.[3]

Pharmakologische Wirkungen

- **Antidiabetisch**: Die intraperitoneale Injektion von Xanthostrumarin (10 mg/kg) kann den Blutzuckerspiegel im Plasma bei Ratten für bis zu zwei Stunden senken.[4]
- **Hustenlindernd**: Ein Dekokt aus *Cang Er Zi* hat nachweislich Husten unterdrückt.[5]

Klinische und wissenschaftliche Studien

- **Chronische Sinusitis**: 207 Patienten mit chronischer Sinusitis wurden mit einer topischen *Cang-Er-Zi*-Anwendung behandelt. Die Behandlungsergebnisse waren befriedigend. Die Arzneilösung wurde aus 30 bis 40 zerstoßenen Arzneisstücken hergestellt, die in 30 ml Sesamöl gekocht wurden. Danach wurden die Rückstände der Arzneidroge herausgefiltert. Die Lösung wurden auf ein Wattestäbchen aufgetragen und zwei- bis dreimal täglich über einen Zeitraum von zwei Wochen in die Nasenhöhle eingeführt.[6] In einer anderen Studie wurden 1576 Patienten mit chronischer Sinusitis mit der lokalen Anwendung einer Arzneirezeptur behandelt. Die Wirksamkeitsrate betrug 86,9%. Die Arzneilösung wurde drei- bis viermal täglich in die Nase geträufelt. Ein Behandlungszyklus dauerte 7 bis 30 Tage, insgesamt wurde die Behandlung über zwei bis drei Behandlungszyklen durchgeführt. Zubereitung der Lösung: 160 g *Cang Er Zi* und 16 g *Xin Yi Hua* (Magnoliae Flos) wurden 24 Stunden lang in 1000 ml Sesamöl eingeweicht, dann gekocht und gefiltert, um 800 ml Lösung zu gewinnen.[7]
- **Chronische Tracheitis**: Einem Bericht zufolge wurden 275 Patienten mit chronischer Tracheitis mit einem Präparat aus *Cang Er Zi* behandelt. Die Wirksamkeitsrate betrug 97,5%. Ein Behandlungszyklus erstreckte sich über zehn Tage. Die Patienten erhielten die Arznei dreimal täglich.[8]
- **Schmerzen im unteren Rücken und in den Beinen**: *Cang-Er-Zi*-Injektionen alle zwei Tage in die Triggerpunkte über einen Zeitraum von zehn Tagen linderten bei 163 Patienten die Schmerzen im unteren Rücken und in den Beinen.[9]
- **Akute bakterielle Dysenterie**: Bei 109 von 110 Patienten mit bakterieller Dysenterie erwies sich ein Dekokt aus 120–150 g *Cang Er Zi*, das drei- bis viermal täglich verabreicht wurde, als wirksam. Der Zustand der meisten Patienten verbesserte sich innerhalb von zwei bis acht Tagen.[10]
- **Akute, lokale Entzündung**: 152 Patienten mit akuten, lokalen Entzüdungen wurden mit einer Arzneisalbe behandelt, die aus dem Wasserextrakt von *Cang Er Zi* und Essig bestand. Die Salbe wurde auf die betroffene Region aufgetragen. Nach ein bis zwei Tagen wurde sie entfernt und neue Salbe aufgetragen. Der Studie zufolge waren die Behandlungsergebnisse zufriedenstellend.[11]

Wechselwirkung mit anderen Medikamenten

Antidiabetika: Arzneidrogen, die Blutzuckerwerte senken wie z. B. *Cang Er Zi*, sollten bei gleichzeitiger Einnahme von Insulin, Sulfonylharnstoffen oder anderen Antidiabetika mit Vorsicht eingesetzt werden. Die Kombination von antidiabetisch wirkenden Arzneidrogen und konventionellen Antidiabetika kann eine synergistische Wirkung haben, die unter Umständen zu Hypoglykämie führt.[11] (Hinweis: Beispiele für Antidiabetika sind Insulin, Tolbutamid, Glipizid und Glyburid.)

Toxikologie

Die LD_{50} von *Cang Er Zi* bei intraperitonealer Injektion beträgt bei Mäusen 0,93 g/kg.[13]

Ergänzung

- 蒼耳根/苍耳根 *Cāng Ěr Gēn* (Xanthii Radix) ist die Wurzel. Die Arznei ist bitter, kühl und leicht toxisch. Es dringt in die Lunge ein, klärt Hitze, eliminiert Toxine und behandelt durch Wind-Hitze verursachte Erkältungen. Außerdem reduziert es Skrofulose und andere toxische Schwellungen wie z.B. Tonsillitis. Da *Cang Er Gen* leicht giftig ist, sollte es mit Vorsicht während der Schwangerschaft und bei Patienten mit Mangel-Zuständen angewendet werden. Die Dosis von *Cang Er Gen* beträgt 3–12 g.
- 蒼耳草/苍耳草 *Cāng Ěr Cǎo* (Xanthii Herba) ist die gesamte Pflanze scharf. Die Arznei ist bitter, kühl und leicht toxisch. Sie vertreibt hauptsächlich Wind und klärt Hitze und Toxine. Zu den Hauptanwendungsgebieten gehören *Bi Zheng* (schmerzhaftes Blockade-Syndrom), Krämpfe und Spasmen. Sie kommt außerdem bei Hauterkrankungen, *Yin*-Geschwüren, Hautausschlägen und Juckreiz zum Einsatz. Aufgrund ihrer Toxizität sollte diese Arznei bei oraler Verabreichung weder hoch dosiert noch bei Mangel-Zuständen oder über einen längeren Zeitraum verschrieben werden, da sie *Qi* und Blut schädigen kann. Die empfohlene Dosis beträgt 6–15 g.

Kommentar der Autoren

Cang Er Zi hat zwei Funktionen, die gleichermaßen wichtig sind: Es vertreibt Wind und Feuchtigkeit und es öffnet die Nase. Deshalb wird *Cang Er Zi* entweder als Arzneidroge klassifiziert, die das Äußere entlastet, oder als Arznei, die Wind-Feuchtigkeit vertreibt.

Cang Er Zi und *Tian Ma* (Gastrodiae Rhizoma) behandeln beide Wind. *Cang Er Zi* vertreibt äußeren Wind, behandelt Kopfschmerzen und Schwindel. *Tian Ma* löscht inneren Wind aus und lindert Kopfschmerzen, Schwindel und Vertigo.

Dr. Gan Zhu-Wang zufolge behandeln *Cang Er Zi, Bo He* (Menthae Haplocalycis Herba), *Bai Zhi* (Angelicae Dahuricae Radix) und *Xin Yi Hua* (Magnoliae Flos) akute allergische Rhinitis, während *He Zi* (Chebulae Fructus) und *Shi Liu Pi* (Granati Pericarpium) klares, weißes Nasensekret beseitigen.

Referenzen

1. *Zhong Yao Bu Liang Fan Ying Yu Zhi Liao* (Adverse Reactions and Treatment of Chinese Herbal Medicine), 1996; 195:197
2. Ibid.
3. *Xian Dai Zhong Yao Yao Li Xue* (Contemporary Pharmacology of Chinese Herbs), 1997; 98-99
4. *Zhong Yao Xue* (Chinese Herbology), 1998; 81:83
5. Ibid.
6. *Xin Yi Xue* (New Medicine), 1972; 10:51
7. *Zhong Xi Yi Jie He Za Zhi* (Journal of Integrated Chinese and Western Medicine), 1984; 4:211
8. *He Bei Xin Yi Yao* (Hebei New Medicine and Herbology), 1974; 5:12
9. *Zhong Cao Yao Tong Xun* (Journal of Chinese Herbal Medicine), 1972; 2:50
10. *Xin Zhong Yi* (New Chinese Medicine), 1984; 9:18
11. *Jiang Su Yi Yao* (Jiangsu Journal of Medicine and Herbology), 1977; 5:36
12. Chen, J. Recognition and prevention of herb-drug interactions, Medical Acupuncture, Fall/Winter 1998/1999; 10 (2); 9–13
13. *Zhong Yao Xue* (Chinese Herbology), 1998; 81:83

Cōng Bái

Allii Fistulosi Bulbus

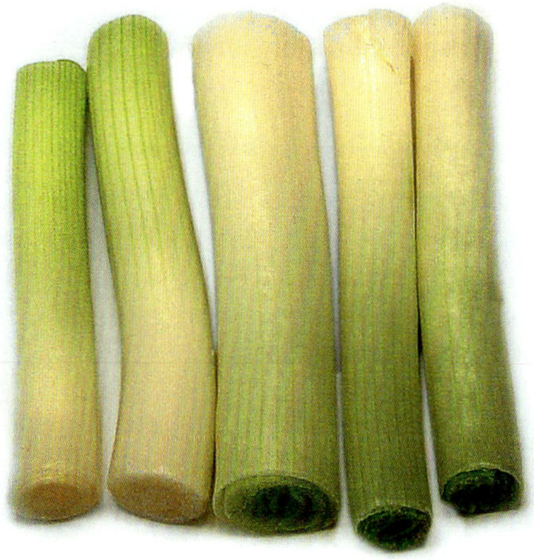

蔥白 葱白

Pinyin-Name *Cōng Bái*
Wörtliche Übersetzung „Weiße Zwiebel"
Andere chinesische Namen *Cong Jing Bai, Cong Bai Tou*
Originalquelle *Shen Nong Ben Cao Jing* (Die Materia Medica des göttlichen Landmannes), vermutlich Östliche Han-Dynastie
Deutscher Name Frühlingszwiebel, chinesischer Porree
Botanischer Name *Allium fistulosum* L.
Pharmazeutischer Name Allii Fistulosi Bulbus
Eigenschaften Scharf, warm
Leitbahnen Lunge, Magen

Chinesische therapeutische Wirkungen

Entlastet das Äußere und leitet Schwitzen ein

Leichte Fälle von Wind-Kälte: Das scharfe und warme *Cong Bai* (Allii Fistulosi Bulbus) entlastet das Äußere und leitet Schwitzen ein. Da seine diaphoretische Wirkung jedoch recht schwach ist, sollte *Cong Bai* nur zur Behandlung von leichten Fällen oder im Frühstadium einer Wind-Kälte-Erkrankung verwendet werden.

- Äußere Wind-Kälte: *Cong Bai* zusammen mit *Dan Dou Chi* (Sojae Semen Praeparatum), um Wind-Kälte zu vertreiben.

- Äußere Wind-Kälte ohne Schwitzen: in Kombination mit *Ma Huang* (Ephedrae Herba) und *Ge Gen* (Puerariae Radix Lobatae).
- Äußere Wind-Kälte mit innerer Hitze: mit *Zhi Zi* (Gardeniae Fructus), *Lian Qiao* (Forsythiae Fructus), *Bo He* (Menthae Haplocalycis Herba) und *Dan Dou Chi* (Sojae Semen Praeparatum) kombinieren.

Vertreibt Kälte und befreit Yang

Bauchschmerzen: *Cong Bai* behandelt Bauchschmerzen, die durch Kälte-Stagnation im Inneren gekennzeichnet sind. Dies führt sowohl zu einer Einschränkung des *Yang*-Flusses als auch zu einer Erwärmung des Körperinneren. Die Unfähigkeit des *Yang*, ins Innere einzudringen und es zu erwärmen, führt in der Folge zu Bauchschmerzen, wässrigem Durchfall, extremer Kälte des Körpers und der Extremitäten sowie zu einem kraftlosen und schwachen Puls. Das warme *Cong Bai* zerstreut Kälte und wärmt das *Yang*.

- Kälte-Stagnation im Inneren, die das *Yang* blockiert: *Cong Bai* in Kombination mit *Fu Zi* (Aconiti Radix Lateralis Praeparata) und *Gan Jiang* (Zingiberis Rhizoma) einsetzen.
- Kälte-Stagnation im Inneren mit abdominaler Kälte, Schmerzen und Dysurie: *Cong Bai* direkt auf den Bauchnabel platzieren, um auf diese Weise Kälte zu vertreiben und das *Yang* zu wärmen.

Dysurie und Stuhlverstopfung: *Cong Bai* behandelt diese Zustände, indem es das *Yang* befreit.

- Dysurie: *Cong Bai* sollte gebraten und lokal auf den Unterbauch gelegt werden, solange es noch warm ist.
- Stuhlverstopfung: *Cong Bai* in Kombination mit *E Jiao* (Asini Corii Colla) verwenden.

Eliminiert Toxine und zerstreut Verklumpungen

Geschwüre und Abszesse: Die lokale Anwendung von *Cong Bai* lindert Toxizität und zerstreut Verklumpungen. Die Einzelarznei wird als Wickel verwendet.

Tötet Parasiten ab

Bauchschmerzen aufgrund von Darmparasiten: Der Saft von *Cong Bai* tötet Darmparasiten ab und lindert Schmerzen.

Dosierung

3–10 g der frischen Arzneidroge (oder zwei bis fünf Frühlingszwiebeln, Verwendung des weißen Teils und der Wurzel). Die Höchstdosis des frischen *Cong Bai* beträgt 100 g. Für die lokale Anwendung sollte *Cong Bai* zu einer Paste zerstoßen und dann entweder gebraten oder als Wickel verwendet werden.

Sicherheitshinweise, Kontraindikationen

- *Cong Bai* sollte sowohl bei zugrunde liegendem *Yin*-Mangel oder bei Fülle-*Yang* sowie bei spontanem Schwitzen aufgrund eines *Qi*-Mangels mit Vorsicht angewendet werden.
- *Cong Bai* ist inkompatibel mit Honig (innere Anwendung) und mit *Chang Shan* (Dichroae Radix).

Chemische Zusammensetzung

Ätherische Öle (Allicin, Disulfide, Polysulfide, Dipropyldisulfid, Dipropyltrisulfid, Allylpropyldisulfid, S-Methylpropan-Trisulfonat), Thiaheterocyclen, S-Allylmercaptocystein, S-Methylmercaptocystein, S-Propenyl-L-cysteinsulfoxid, Cycloalliin.[1]

Pharmakologische Wirkungen

- **Antibiotisch**: *Cong Bai* hat in vitro hemmende Eigenschaften bei *Corynebacterium diphtheriae, Staphylococcus* spp., *Streptococcus* spp. und *Shigella* spp. sowie bei Erregern von Dermatomykosen gezeigt.[2]
- **Weitere Wirkungen**: *Cong Bai* hat fiebersenkende, diuretische und schleimlösende Eigenschaften.[3]

Klinische und wissenschaftliche Studien

- **Erkältung**: Eine Arzneisalbe (bestehend aus *Cong Bai*, *Sheng Jiang* [Zingiberis Rhizoma Recens] und Salz) wurde auf die Mitte der Brust, auf den Rücken, die Fußsohlen, die Handflächen, die Kniekehlen und die Ellenbeugen aufgebracht und für ein bis zwei Tage dort belassen. Bei 107 Patienten kam es zu einer deutlichen Besserung.[4]
- **Akute Bauchschmerzen aufgrund von Darmparasitenbefall**: Einem Bericht zufolge wurden 25 Kinder mit akuten Bauchschmerzen aufgrund von Darmparasitenbefall mit einer Arzneilösung (bestehend aus je 30 g *Cong-Bai*-Saft und Sesamöl) behandelt. Die Lösung

wurde auf nüchternen Magen eingenommen. Die meisten Patienten gaben eine schmerzlindernde Wirkung nach der Einnahme von ein bis zwei Dosen an.[5]

- **Darmverschluss durch Parasitenbefall**: 24 Patienten mit parasitär bedingtem Darmverschluss wurden mit einer Arzneilösung (gleiche Anteile von *Cong Bai* und Nussöl) mit guten Resultaten behandelt.[6]
- **Abszesse und Hautentzündungen**: Eine Arzneisalbe (bestehend aus zwei Teilen *Cong Bai* und einem Teil Honig) wurde äußerlich appliziert. 100 Patienten mit Abszessen und Entzündungen der Haut wurden mit befriedigenden Resultaten behandelt. Die Salbe wurde einmal täglich bzw. jeden zweiten Tag erneut aufgetragen.[7]
- **Urtikaria**: 100 Urtikaria-Patienten wurden einem Bericht zufolge mit chinesischen Arzneien behandelt. Urtikaria aufgrund von Wind-Kälte wurde mit 15 Knollen *Cong Bai*, 10 g *Jing Jie* (Schizonepetae Herba) und 3 g *Gan Cao* (Glycyrrhizae Radix et Rhizoma) behandelt. Urtikaria aufgrund von Wind-Hitze wurde mit 15 Knollen *Cong Bai*, 15 g *Da Qing Ye* (Isatidis Folium) und 15 g *Lian Qiao* (Forsythiae Fructus) behandelt. Das jeweilige Dekokt wurde einmal täglich verabreicht. Außerdem wurden 20 Knollen *Cong Bai* ausgekocht, um eine Lösung für die äußere Anwendung zu gewinnen, die einmal täglich auf die betroffene Region aufgetragen wurde. Innerhalb eines Zeitraums von einem bis acht Tagen zeigten alle 100 Patienten eine deutliche Besserung.[8]

Referenzen

1. *Xian Dai Zhong Yao Yao Li Xue* (Contemporary Pharmacology of Chinese Herbs), 1997; 108
2. *Zhong Yao Xue* (Chinese Herbology), 1998; 85:88
3. Ibid.
4. *Zhong Ji Yi Kan* (Medium Medical Journal), 19635; 9:580
5. *Zhe Jiang Zhong Yi Za Zhi* (Zhejiang Journal of Chinese Medicine), 1966, 4:13
6. *Xin Yi Xue* (New Medicine), 1972; 8:37
7. *Ji Lin Wei Shen* (Jilin Public Health), 1960; 1:40
8. *Zhe Jiang Zhong Yi Za Zhi* (Zhejiang Journal of Chinese Medicine), 1987; 1:16

Ě Bù Shí Cǎo

Centipedae Herba

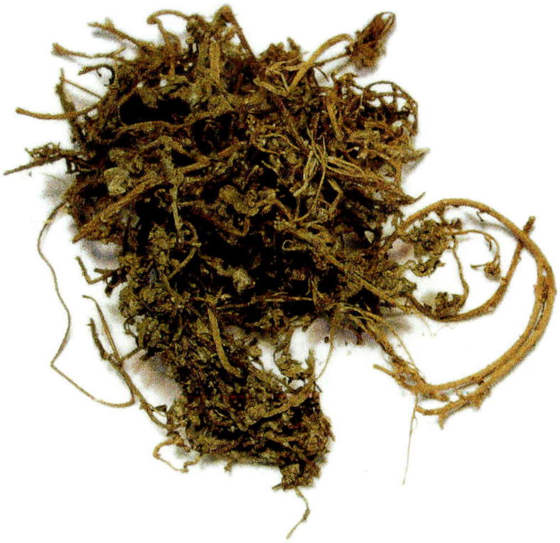

鵝不食草 鹅不食草

Pinyin-Name *Ě Bù Shí Cǎo*
Andere chinesische Namen *Shi Hu Wei, Die Zai Cao, Man Tian Xing*
Deutscher Name Centipedenkraut
Botanischer Name *Centipeda minima* (L.) A.
Pharmazeutischer Name Centipedae Herba
Eigenschaften Scharf, warm
Leitbahnen Lunge, Leber

Chinesische therapeutische Wirkungen

Öffnet Nase und Nasennebenhöhlen, beseitigt oberflächliche Sehbehinderungen

Rhinitis hypertrophicans, Nasenpolypen, verstopfte Nase: *E Bu Shi Cao* (Centipedae Herba) öffnet die Nase und behandelt nasale Beschwerden.

- Nasale Beschwerden: *E Bu Shi Cao* zusammen mit *Fu Rong* (Hibisci Radix) und *Xin Yi Hua* (Magnoliae Flos) als Dekokt einsetzen. Der frische Saft aus *E Bu Shi Cao* kann auch äußerlich in die Nase eingeträufelt werden.

Katarakt: *E Bu Shi Cao* beseitigt oberflächliche Sehbehinderungen und behandelt Katarakt.

- Katarakt: in Kombination mit *Qian Li Guang* (Senecionis Scandentis Herba).

Vertreibt Wind und Feuchtigkeit und unterstützt die Gelenke

Verletzungen, Arthritis: *E Bu Shi Cao* behandelt arthritische Schmerzen, die durch Wind und Feuchtigkeit verursacht werden und nach einer Verletzung in den Gelenken verbleiben.

- Schmerzen: *E Bu Shi Cao* mit *Yi Tiao Gen* (Moghaniae Radix), *Jin Bu Huan* (Lycopodii Serrati Herba), *Mo Gu Xiao* (Hyptis Capitatae Caulis), *Huang Jin Gui* (Vanieriae Caulis) und *Liu Zhi Huang* (Solidaginis Herba) kombinieren.

Dosierung

3–9 g im Dekokt.

Sicherheitshinweise, Kontraindikationen

- *E Bu Shi Cao* sollte mit Vorsicht bei Patienten mit Verdauungsschwäche verwendet werden.
- *E Bu Shi Cao* ist bei Patienten mit Magen- oder Zwölffingerdarmgeschwüren kontraindiziert.

Kommentar der Autoren
Die Verwendung von *E Bu Shi Cao* wird gelegentlich mit einer Reizung der Magenschleimhaut assoziiert. Deshalb sollte es Patienten mit einem empfindlichen Magen nur mit Vorbehalt verschrieben werden. Diese unerwünschte Nebenwirkung kann durch die Zugabe von magensschützenden Arzneidrogen wie *Bai Ji* (Bletillae Rhizoma), *Wu Bei Zi* (Galla Chinensis), *Hai Piao Xiao* (Sepiae Endoconcha) und *Chuan Bei Mu* (Fritillariae Cirrhosae Bulbus) minimiert werden.

Fáng Fēng

Saposhnikoviae Radix

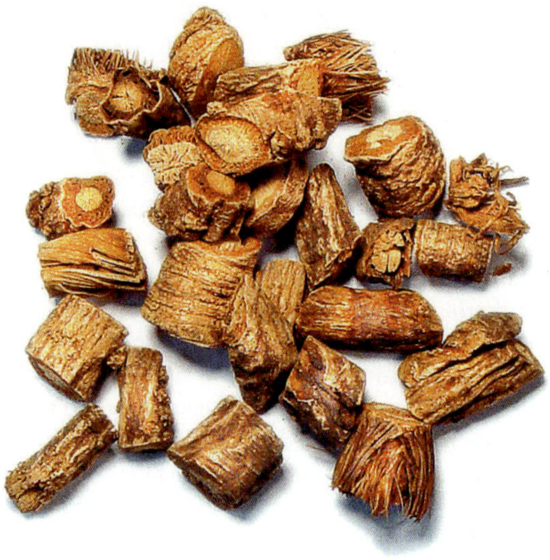

防風 防风

Pinyin-Name *Fáng Fēng*
Wörtliche Übersetzung „Schutz gegen Wind," „Wind vorbeugendes Kraut"
Andere chinesische Namen *Qing Fang Feng, Cao Fang Feng*
Originalquelle *Shen Nong Ben Cao Jing* (Die Materia Medica des göttlichen Landmannes), vermutlich Östliche Han-Dynastie
Deutscher Name Ledebouriella-Wurzel
Botanischer Name *Saposhnikovia divaricata* (Turcz.) Schischk; *Ledebouriella divaricata* (Turcz.) Hiroe
Pharmazeutischer Name Saposhnikoviae Radix
Eigenschaften Scharf, süß, leicht warm
Leitbahnen Blase, Leber, Milz

Chinesische therapeutische Wirkungen

Vertreibt Wind und entlastet das Äußere

Äußere Wind-Hitze oder Wind-Kälte: Aufgrund seiner scharfen und süßen Eigenschaften gehört *Fang Feng* (Saposhnikoviae Radix) zu den Arzneidrogen, die am effektivsten Wind vertreiben, ohne dabei Trockenheit zu verursachen. Seine Wind vertreibende Funktion ist stärker als seine wärmende Eigenschaft. Deshalb behandelt *Fang Feng* sowohl durch Wind-Kälte als auch durch Wind-Hitze ausgelöste Erkrankungen. Es ist die Arznei der Wahl, wenn starke Körperschmerzen die Hauptbeschwerden eines äußeren Musters sind.

- Äußere Wind-Kälte mit Abneigung gegen Kälte, Fieber und Kopfschmerzen: *Fang Feng* zusammen mit *Zi Su Ye* (Perillae Folium), *Jing Jie* (Schizonepetae Herba) und *Bai Zhi* (Angelicae Dahuricae Radix) verwenden.
- Äußere Wind-Kälte mit Abneigung gegen Kälte, Kopfschmerzen und starken Muskelschmerzen: in Kombination mit *Jing Jie* (Schizonepetae Herba), *Qiang Huo* (Notopterygii Rhizoma seu Radix) und *Qian Hu* (Peucedani Radix).
- Äußere Wind-Hitze mit geröteten Augen und Halsschmerzen: in Kombination mit *Jing Jie* (Schizonepetae Herba), *Lian Qiao* (Forsythiae Fructus) und *Bo He* (Menthae Haplocalycis Herba).
- Zur Stärkung des Abwehr-(*Wei*-)*Qi*: zusammen mit *Huang Qi* (Astragali Radix) verwenden.
- Äußere Wind-Hitze mit Akkumulation von innerer Hitze: mit *Ma Huang* (Ephedrae Herba) und *Jing Jie* (Schizonepetae Herba) kombinieren, um Wind-Hitze vom Äußeren zu vertreiben, und mit *Huang Qin* (Scutellariae Radix) und *Zhi Zi* (Gardeniae Fructus), um Hitze vom Inneren zu klären. **Beispiel-Rezeptur**: *Jing Fang Bai Du San* (Schizonepetae Herba und Saposhnikoviae Radix Pulver zur Überwindung pathogener Einflüsse).

Hauterkrankungen mit Juckreiz: Wind ist der vorherrschende Faktor bei Hauterkrankungen wie z. B. Hautausschläge, Ekzeme, Beulen, Röteln und Urtikaria. *Fang Feng* vertreibt Wind und lindert Juckreiz.

- Hauterkrankungen mit Juckreiz, Hautausschlägen und Reizung: *Fang Feng* zusammen mit *Jing Jie* (Schizonepetae Herba) und *Chan Tui* (Cicadae Periostracum) einsetzen. **Beispiel-Rezeptur**: *Xiao Feng San* (Pulver, das Wind eliminiert).
- Akne aufgrund von Wind-Hitze, die den Oberkörper angreift: in Kombination mit *Bo He* (Menthae Haplocalycis Herba), *Lian Qiao* (Forsythiae Fructus), *Huang Qin* (Scutellariae Radix) und *Huang Lian* (Coptidis Rhizoma). **Beispiel-Rezeptur**: *Qing Shang Fang Feng Tang* (Befreie das Obere und bewache den Wind Dekokt).

Vertreibt Wind, Kälte und Feuchtigkeit und lindert Schmerzen

Bi Zheng (schmerzhaftes Blockade-Syndrom): Wind, Kälte und Feuchtigkeit sind pathogene Faktoren, die in der Regel Muskeln und Gelenke angreifen und Arthritis hervorrufen, auch bekannt als *Bi Zheng*. Die Pathogene blockieren die normale Zirkulation von *Qi* und Blut und verursachen Gelenkschmerzen und Muskelkrämpfe. Diese Art der Schmerzen verschlimmert sich in der Regel bei Kälte und in den regenreichen Jahreszeiten.

- *Bi Zheng* aufgrund von Wind, Kälte und Feuchtigkeit: *Fang Feng* zusammen mit *Qiang Huo* (Notopterygii Rhizoma seu Radix), *Dang Gui* (Angelicae Sinensis Radix), *Jiang Huang* (Curcumae Longae Rhizoma), *Chi Shao* (Paeoniae Radix Rubra), *Huang Qi* (Astragali Radix) und *Gan Cao* (Glycyrrhizae Radix et Rhizoma) anwenden, um pathogene Faktoren zu eliminieren und Schmerzen zu lindern. **Beispiel-Rezeptur**: *Juan Bi Tang* (Dekokt, das schmerzhafte Blockaden beseitigt).

Vertreibt inneren Wind und lindert Muskelspasmen und -krämpfe

Muskelspasmen und -krämpfe sind häufige Manifestationen von Leber-Wind. *Fang Feng* tritt in die Leber-Leitbahn ein, vertreibt Wind und lindert Muskelspasmen und -krämpfe. Es wird gewöhnlich bei der Behandlung von Tetanie eingesetzt. Dieser Zustand ist gekennzeichnet durch Hyperreflexie, Trismus, Stimmritzenkrämpfe, generalisierte Muskelkrämpfe, Tremor der Hände und der Füße und Krampfanfälle.

- Leber-Wind mit Krämpfen: in Kombination mit *Tian Nan Xing* (Arisaematis Rhizoma), *Bai Fu Zi* (Typhonii Rhizoma), *Wu Gong* (Scolopendra), *Jiang Can* (Bombyx Batryticatus) und *Tian Ma* (Gastrodiae Rhizoma), um Wind zu vertreiben, Leber-Wind zu besänftigen und Muskelspasmen und -krämpfe zu lindern.

Lindert Durchfall und stillt Blutungen

Disharmonie von Leber und Milz: Zu den klinischen Manifestationen dieses Zustands gehören rezidivierende, schmerzhafte Diarrhö mit Borborygmus und Bauchschmerzen, die evtl. durch Stuhlgang gebessert werden. Im Stuhl kann leuchtend rotes Blut vorkommen. *Fang Feng* wird außerdem in Kombination mit anderen Arzneidrogen verwendet, um Diarrhö aufgrund der Disharmonie von Leber und Milz zu behandeln.

- Diarrhö mit Bauchschmerzen: *Fang Feng* zusammen mit *Chen Pi* (Citri Reticulatae Pericarpium), *Bai Zhu* (Atractylodis Macrocephalae Rhizoma) und *Bai Shao* (Paeoniae Radix Alba) einsetzen, um Durchfall zu stoppen und Bauchschmerzen zu lindern. **Beispiel-Rezeptur**: *Tong Xie Yao Fang* (Rezeptur bei schmerzhaftem Durchfall).
- Chronisch-rezidivierende Diarrhö mit Blut aufgrund von *Chang Feng* (Wind im Darm): in Kombination mit verkohltem *Di Yu* (Sanguisorbae Radix), verkohltem *Huai Jiao* (Sophorae Fructus) und *Huai Hua* (Sophorae Flos).

Beendet Blutungen

Fang Feng stoppt Blutungen, wenn es zu Asche verkohlt wird.

- Übermäßige Menstruationsblutungen: *Fang Feng* so lange anbraten, bis es zu Asche wird. Davon 6 g oral mit Wasser einnehmen.

Dosierung

3–10 g. Die Höchstdosis von *Fang Feng* beträgt 30 g. Um das Äußere effektiv zu entlasten, wird die Verwendung der unbearbeiteten Arzneidroge empfohlen, die maximal blutsstillende Wirkung wird mit der verkohlten Form erzielt.

Sicherheitshinweise, Kontraindikationen

- Das scharfe und leicht warme *Fang Feng* kann *Qi*, *Yin* und Körpersäfte verbrauchen. Deshalb ist es bei Patienten kontraindiziert, die an einem *Yin*-Mangel-Feuer, Muskelspasmen und -krämpfen aufgrund eines Blut-Mangels oder an Zuständen leiden, bei denen Wind, Kälte und Feuchtigkeit fehlen.
- Auch bei Patienten mit Kopfschmerzen oder Schwindel aufgrund von aufsteigendem Leber-*Yang* oder Leber-Wind sollte *Fang Feng* wegen seiner aufsteigenden Natur nicht verwendet werden.

Chemische Zusammensetzung

Ätherische Öle 0,3–0,6%, Saccharide (Saposhnikovan A, B, C), Imperatorin, Phellopterin, Hamaudol, 3-O-Angeloylhamaudol, Ledebouriellol, sec-o-Glycosylhamaudol, 5-O-Methylvisamminol, Cimifugin, prim-o-Glycosylcimifugin, Anomalin, Xanthotoxin, Scopoletin, Falcarindiol.[1]

Pharmakologische Wirkungen

- **Fiebersenkend**: Das Dekokt aus *Fang Feng* hat bei einer Dosierung von 2 g/kg bei Versuchstieren mit künstlich induziertem Fieber einen milden fiebersenkenden Effekt. Die maximale Wirkung trat innerhalb von ein bis zwei Stunden nach der Einnahme ein.[2]
- **Antibiotisch**: *Fang Feng* wirkt antibakteriell gegen *Shigella* spp., *Pseudomonas aeruginosa* und *Staphylococcus aureus*. Außerdem konnte eine antivirale Wirkung gegen Influenzaviren nachgewiesen werden.[3]

Klinische und wissenschaftliche Studien

- **Antidot bei Arsenvergiftung**: 278 Patienten mit Arsenvergiftung wurden in einer Studie mit einem Dekokt behandelt, das *Fang Feng* 12 g, *Lu Dou* (Phaseoli Radiati Semen) 9 g, *Gan Cao* (Glycyrrhizae Radix et Rhizoma) 3 g und Zucker 9 g enthielt. Das Dekokt wurde über einen Zeitraum von 14 Tagen zweimal täglich verabreicht (= ein Behandlungszyklus). Insgesamt wurden zwei Behandlungszyklen durchgeführt. 155 Patienten (55,76%) berichteten bei Behandlungsende über deutliche Besserungen der subjektiven Symptome. Die Urinuntersuchung ergab eine normalisierte Arsenkonzetration.[4]
- **Chronische Schmerzen im unteren Rücken**: Einem Bericht zufolge wurden 336 Patienten, die an chronischen Schmerzen im unteren Rücken litten, mit Injektionen eines Präparats behandelt, das aus *Fang Feng*, *Niu Xi* (Achyranthis Radix) und *Gui Zhi* (Cinnamomi Ramulus) bestand. Das Behandlungsprotokoll sah vor, 0,5–1,0 ml der Lösung einmal täglich über einen Zeitraum von fünf bis sieben Tagen in die schmerzhaften Punkte des unteren Rückens zu injizieren. Die Gesamtwirksamkeitsrate dieser Studie lag bei 96%, 40% der Fälle zeigten eine deutliche Besserung.[5]

Toxikologie

Der LD_{50}-Wert beträgt bei Mäusen bei oraler Einnahme von *Fang Feng* 213,8 g/kg.[6]

Kommentar der Autoren

Saposhnikovia divaricata ist die standardisierte Quelle von *Fang Feng*.[7] *Ledebouriella divaricata* gilt als Ersatz.

Fang Feng wird eingesetzt, um den Körper von ganz unterschiedlichen Substanzen (z. B. Schwermetalle [Arsen]) oder von einer Überdosierung mit Arzneidrogen wie *Fu Zi* (Aconiti Radix Lateralis Praeparata) zu entgiften.

Referenzen

1. *Xian Dai Zhong Yao Yao Li Xue* (Contemporary Pharmacology of Chinese Herbs), 1997; 58
2. *Zhong Yi Yao Xin Xi* (Information on Chinese Medicine and Herbology), 1990; (4):39
3. *Zhong Yao Tong Bao* (Journal of Chinese Herbology), 1988; 13(6):364
4. *Xin Yi Xue* (New Medicine), 1973; 7:6
5. Shanxi Traditional Chinese Medicine, 1988; 10:461
6. *Zhong Yao Tong Bao* (Journal of Chinese Herbology), 1988; 13(6):364
7. *Zhong Hua Ren Min Gong He Guo Yao Dian* (Chinese Herbal Pharmacopoeia by People's Republic of China), 2000

Gáo Běn

Ligustici Rhizoma

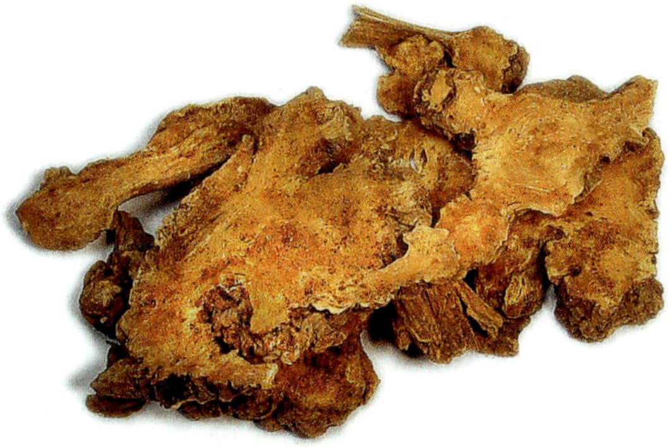

藁本 藁本

Pinyin-Name *Gáo Běn*
Andere chinesische Namen *Gao Ban*
Originalquelle *Shen Nong Ben Cao Jing* (Die Materia Medica des göttlichen Landmannes), vermutlich Östliche Han-Dynastie
Deutscher Name Chinesischer Liebstöckelwurzelstock
Botanischer Name *Ligusticum sinense* Oliv. (*Gao Ben*); *Ligusticum jeholense* Nakai et Kitag. (*Liaoning Gao Ben*)
Pharmazeutischer Name Ligustici Rhizoma
Eigenschaften Scharf, warm
Leitbahnen Blase

Chinesische therapeutische Wirkungen

Entlastet das Äußere und vertreibt Kälte

Kopfschmerzen aufgrund von Wind-Kälte: *Gao Ben* (Ligustici Rhizoma) entlastet wegen seiner scharfen und warmen Eigenschaften das Äußere und vertreibt Wind-Kälte. Es ist eine sehr wichtige Arznei bei der Behandlung von Schmerzen, die durch Wind oder Kälte verursacht werden. Es wird häufig als Meldearznei eingesetzt, um die Wirkung der anderen Arzneien zum Kopf zu leiten.

- Äußere Wind-Kälte mit Abneigung gegen Kälte, Fieber, Kopfschmerzen und starken Muskelschmerzen: *Gao Ben* zusammen mit *Jing Jie* (Schizonepetae Herba), *Fang Feng* (Saposhnikoviae Radix), *Cang Zhu* (Atractylodis Rhizoma) und *Chen Pi* (Citri Reticulatae Pericarpium) verwenden.
- Äußere Wind-Kälte mit Feuchtigkeit: in Kombination mit *Qiang Huo* (Notopterygii Rhizoma seu Radix) und *Fang Feng* (Saposhnikoviae Radix).

Scheitelkopfschmerz oder Schmerzen im unteren Rücken: *Gao Ben* tritt in den *Du Mai* (Lenkergefäß) ein. Daher kann es Schmerzen, die durch das Eindringen von Wind-Kälte verursacht werden, an beiden Enden des Lenkergefäßes behandeln.

Vertreibt Wind, Kälte und Feuchtigkeit und lindert Schmerzen

Bi Zheng (schmerzhaftes Blockade-Syndrom): Wind, Kälte und Feuchtigkeit sind die drei pathogenen Faktoren, die in der Regel die Muskeln und Gelenke angreifen und Arthritis (*Bi Zheng*) hervorrufen. Diese äußeren pathogenen Faktoren blockieren die normale Zirkulation von *Qi* und Blut und verursachen Schmerzen in den betroffenen Regionen. Das scharfe und warme *Gao Ben* macht die Leitbahnen frei und zerstreut Stagnation. Die größte Wirksamkeit entfaltet die Arznei bei der Behandlung von Kopfschmerzen aufgrund von Wind-Kälte.

- *Bi Zheng* aufgrund von Wind, Kälte und Feuchtigkeit: *Gao Ben* in Kombination mit *Qiang Huo* (Notopterygii Rhizoma seu Radix), *Fang Feng* (Saposhnikoviae Radix) und *Wei Ling Xian* (Clematidis Radix et Rhizoma) verwenden.
- Kopfschmerzen aufgrund von Kälte und Feuchtigkeit: in Kombination mit *Chuan Xiong* (Chuanxiong Rhizoma) und *Xi Xin* (Asari Radix et Rhizoma).
- Stirn- und migräneartige Kopfschmerzen: mit *Xi Xin* (Asari Radix et Rhizoma), *Shi Gao* (Gypsum Fibrosum) und *Bai Zhi* (Angelicae Dahuricae Radix) kombinieren.
- Bauchschmerzen aufgrund von Kälte und Feuchtigkeit: zusammen mit *Cang Zhu* (Atractylodis Rhizoma) verwenden.

Dosierung

3–10 g. Die Höchstdosis von *Gao Ben* beträgt 20 g.

Sicherheitshinweise, Kontraindikationen

- Die Verwendung von *Gao Ben* ist bei Patienten mit Hitze-Symptomen, mit Kopfschmerzen aufgrund eines Blut-Mangels oder mit aufsteigendem Leber-*Yang* kontraindiziert.
- *Gao Ben* ist scharf und warm und kann daher das *Yin* schädigen. Bei Patienten mit einem zugrunde liegenden *Yin*-Mangel sollte diese Arznei mit Vorsicht angewendet werden.

- Die Langzeiteinnahme von *Gao Ben* wird nicht empfohlen.

Chemische Zusammensetzung

Ätherische Öle 0,38–0,65% (Neocnidilid, β-Phellandren, trans-Ocimen, 3-Butylphalid), Bergapten, Scopoletin, Vanillin.[1]

Pharmakologische Wirkungen

- **Antibiotisch**: Das ätherische Öl von *Gao Ben* hemmt Influenzaviren und zahlreiche Hautpilze.[2, 3]
- **Fiebersenkend und entzündungshemmend**: Das ätherische Öl von *Gao Ben* führt bei Mäusen zu einer Senkung der Körpertemperatur und zur Linderung von Entzündungen.[4]
- **Wirkung auf die glatte Muskulatur**: Das ätherische Öl von *Gao Ben* besitzt eine hemmende Wirkung auf die glatte Muskulatur des Uterus und des Darmtrakts.[5]

Klinische und wissenschaftliche Studien

Kopfschmerzen: In einer Studie wurden 97 Patienten, die an Kopfschmerzen unterschiedlicher Genese litten, mit einer Arzneirezeptur behandelt. Die Wirksamkeitsrate betrug 93,8%. Die Rezeptur wurde als Dekokt verabreicht und enthielt folgende Zutaten: *Gao Ben* 15 g, *Dang Gui* (Angelicae Sinensis Radix) 15 g, *Tao Ren* (Persicae Semen) 15 g, *Hong Hua* (Carthami Flos) 15 g, *Chuan Xiong* (Chuanxiong Rhizoma) 15 g, *Huang Qi* (Astragali Radix) 15 g, *Di Huang* (Rehmanniae Radix) 15 g, *Dan Shen* (Salviae Miltiorrhizae Radix et Rhizoma) 25 g, *Long Gu* (Fossilia Ossis Mastodi) 25 g, *Mu Li* (Ostreae Concha) 25 g, *Xi Xin* (Asari Radix et Rhizoma) 5 g, *Gan Cao* (Glycyrrhizae Radix et Rhizoma) 10 g und *Wu Gong* (Scolopendra) 3 Stück.[6]

Toxikologie

Die LD_{50} bei Mäusen für das oral verabreichte ätherische Öl von *Gao Ben* beträgt 70,17 g/kg (auf Grundlage der getrockneten Arzneidroge).[7]

Kommentar der Autoren

Gao Ben (Ligustici Rhizoma), *Chuan Xiong* (Chuanxiong Rhizoma), *Qiang Huo* (Notopterygii Rhizoma seu Radix), *Bai Zhi* (Angelicae Dahuricae Radix) und *Chai Hu* (Bupleuri Radix) behandeln alle Kopfschmerzen. Dr. Li Shou-Shan zufolge gibt es folgende Unterschiede zwischen den Arzneidrogen:

- *Gao Ben*: sehr wirksam bei Scheitelkopfschmerz.
- *Chuan Xiong*: äußerst wirksam bei Kopfschmerzen im Zusammenhang mit der Menstruation.
- *Qiang Huo*: spezifische Wirkung bei okzipitalen Kopfschmerzen.
- *Bai Zhi*: speziell für Stirnkopfschmerz geeignet.
- *Chai Hu*: behandelt Schläfenkopfschmerz.

Referenzen

1. *Xian Dai Zhong Yao Yao Li Xue* (Contemporary Pharmacology of Chinese Herbs), 1997; 84
2. *Zhong Cao Yao Xue* (Study of Chinese Herbal Medicine), 1976:779
3. *Zhong Yao Xue* (Chinese Herbology), 1998; 80:81
4. *Zhong Xi Yi Jie He Za Zhi* (Journal of Integrated Chinese and Western Medicine), 1987; 7(12):738
5. *Zhong Yao Tong Bao* (Journal of Chinese Herbology), 1987; 12(4):48
6. *Ji Lin Zhong Yi Yao* (Jilin Chinese Medicine and Herbology), 1991; (5):14
7. *Chang Yong Zhong Yao Cheng Fen Yu Yao Li Shou Ce* (A Handbook of the Composition and Pharmacology of Common Chinese Drugs), 1994; 1834:1841

Guì Zhī

Cinnamomi Ramulus

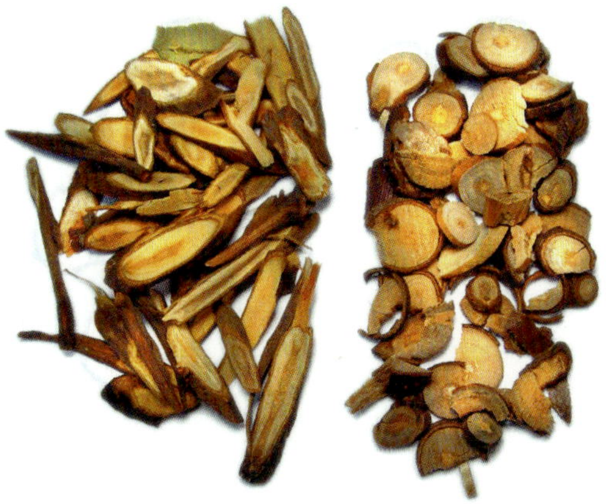

桂枝 桂枝

Pinyin-Name *Guì Zhī*
Wörtliche Übersetzung „Zimtzweige"
Andere chinesische Namen *Liu Gui*
Originalquelle *Shen Nong Ben Cao Jing* (Die Materia Medica des göttlichen Landmannes), vermutlich Östliche Han-Dynastie
Deutscher Name Cassia-Zimtzweige
Botanischer Name *Cinnamomum cassia* Presl.
Pharmazeutischer Name Cinnamomi Ramulus
Eigenschaften Scharf, süß, warm
Leitbahnen Herz, Lunge, Blase

Chinesische therapeutische Wirkungen

Entlastet das Äußere durch Diaphorese

Äußere Fülle und Wind-Kälte: Das scharfe, süße und warme *Gui Zhi* (Cinnamomi Ramulus) hat eine diaphoretische Funktion und entlastet das Äußere. Es leitet Schwitzen ein, entlastet das Äußere und wärmt das *Yang*. *Gui Zhi* wird bei Beschwerden durch äußere Fülle eingesetzt. Sie manifestieren sich durch Abwesenheit von Schwitzen, weil Wind-Kälte die Poren der Haut schließt und kein Schwitzen zulässt. Diese Arznei kann auch bei äußeren Mangel-Zuständen verwendet werden, bei denen es zu Schwitzen kommt, wenn aufgrund einer Schwäche des *Wei*-(Abwehr-)*Qi* das Öffnen und Schließen der Poren nicht mehr kontrolliert werden kann.

- Äußere Fülle sowie Wind-Kälte-Erkrankungen bei Abwesenheit von Schwitzen: in Kombination mit *Ma Huang* (Ephedrae Herba). **Beispiel-Rezeptur**: *Ma Huang Tang* (Ephedrae Herba Dekokt).
- Wind-Kälte, äußere Mangel-Zustände mit Schwitzen und Abneigung gegen Wind: Kombination mit *Bai Shao* (Paeoniae Radix Alba). **Beispiel-Rezeptur**: *Gui Zhi Tang* (Cinnamomi Ramulus Dekokt).

Wärmt und macht die Leitbahnen und Kollateralen frei

Bi Zheng (schmerzhaftes Blockade-Syndrom): *Gui Zhi* ist scharf und warm. Es wird häufig zur Behandlung von *Bi Zheng* angewendet, das durch Wind, Kälte und Feuchtigkeit verursacht wird. *Gui Zhi* wirkt auf die oberflächlichen Schichten des Körpers, wärmt die Muskeln und öffnet die Leitbahnen und Kollateralen und hat dadurch eine schmerzlindernde Wirkung.

- *Bi Zheng*: *Gui Zhi* in Kombination mit *Zhi Chuan Wu* (Aconiti Radix Praeparata) und *Zhi Cao Wu* (Aconiti Kusnezoffii Radix Praeparata), um Kälte und Feuchtigkeit zu vertreiben, die Kanäle und Kollaterale zu öffnen und Schmerzen zu lindern.
- *Bi Zheng* im Oberkörper, besonders in den Schultern: mit *Jiang Huang* (Curcumae Longae Rhizoma) und *Fang Feng* (Saposhnikoviae Radix).
- Rheumatoide Arthritis: mit *Qiang Huo* (Notopterygii Rhizoma seu Radix), *Du Huo* (Angelicae Pubescentis Radix), *Fang Feng* (Saposhnikoviae Radix) und *Wei Ling Xian* (Clematidis Radix et Rhizoma) kombinieren.

Wärmt Yang, um Stagnation durch Wasser oder Schleim zu beseitigen

Ödeme und Dysurie: *Yang*-Mangel beeinträchtigt den normalen Transport und die Transformation von Körperflüssigkeiten. Diese Störung führt zu einer anormalen Zirkulation von Wasser und zu einer Akkumulation von Wasser, was durch Ödeme und Dysurie gekennzeichnet ist.

- Ödeme und Dysurie durch *Yang*-Mangel: Kombination mit *Fu Ling* (Poria), *Zhu Ling* (Polyporus), *Ze Xie* (Alismatis Rhizoma) und *Bai Zhu* (Atractylodis Macrocephalae Rhizoma). **Beispiel-Rezeptur**: *Wu Ling San* (Fünf Bestandteile Pulver mit Poria).

Tan Yin (Schleimretention): *Gui Zhi* behandelt Akkumulation von Schleim aufgrund eines *Yang*-Mangels mit folgenden Symptomen: Völlegefühl in der Brust und im Hypochondrium, Schwindel, Gleichgewichtsstörungen und Herzklopfen. Eine übermäßige Akkumulation im Oberen *Jiao* (Erwärmer) beeinträchtigt die normalen Funktionen des Transports und der Transformation.

- Akkumulation von Schleim mit Völlegefühl in der Brust und im Hypochondrium, Schwindel, Gleichgewichtsstörungen und Herzklopfen: Kombination mit *Fu Ling* (Poria), *Bai Zhu* (Atractylodis Macrocephalae Rhizoma) und *Gan Cao* (Glycyrrhizae Radix et Rhizoma), um *Yang* zu kräftigen und eine Stagnation von Schleim aufzulösen. **Beispiel-Rezeptur**: *Ling Gui Zhu Gan Tang* (Poria, Cinnamomi Ramulus, Atractylodis Macrocephalae Rhizoma und Glycyrrhizeae Radix Dekokt).

Wärmt Yang in der Brust

Xiong Bi (schmerzhafte Blockade in der Brust): *Gui Zhi* wärmt *Yang-Qi* in der Brust und eliminiert Stagnation von Kälte oder Schleim. Kälte und Schleim können bei *Yang*-Mangel in die Brust eindringen und folgende Symptome verursachen: *Xiong Bi,* Husten, Brustschmerzen, die bis zur Schulter ausstrahlen können, Kurzatmigkeit und ähnliche Beschwerden. *Gui Zhi* wird heutzutage oft eingesetzt, um einen Herzinfarkt, eine Angina pectoris und Herzschwäche aufgrund eines *Yang*-Mangels ohne gleichzeitige Hitze-Zeichen zu behandeln.

- *Xiong Bi* aufgrund eines *Yang*-Mangels: Kombination mit *Gua Lou* (Trichosanthis Fructus) und *Xie Bai* (Allii Macrostemi Bulbus), um das *Yang* in der Brust zu wärmen, die Zirkulation von *Qi* zu aktivieren und Stagnation zu beseitigen.
- Herzklopfen und intermittierender Puls aufgrund eines Herz-*Yin*- und *Yang*-Mangels: mit *Zhi Gan Cao* (Glycyrrhizae Radix et Rhizoma Praeparata cum Melle), *Ren Shen* (Ginseng Radix et Rhizoma) und *E Jiao* (Asini Corii Colla) kombinieren, um Herz-*Yin* und -*Yang* zu stärken und einen normalen Puls wiederherzustellen. **Beispiel-Rezeptur**: *Zhi Gan Cao Tang* (In Honig gebratene Glycyrrhizae Radix Dekokt).

Wärmt Yang im Chong Mai (Durchdringungsgefäß) und Ren Mai (Konzeptionsgefäß) zur Wiederherstellung einer normalen Menstruation

In der Traditionellen Chinesischen Medizin wird der *Chong Mai* (Durchdringungsgefäß) als See des Blutes bezeichnet, der *Ren Mai* (Konzeptionsgefäß) herrscht über den Uterus. Ein *Yang*-Mangel der *Chong*- und *Ren*-Gefäße in Kombination mit einer *Qi*-Stagnation verursacht einen anormalen Blutfluss mit folgenden Manifestationen: unregelmäßige Menstruation, Dysmenorrhö, Amenorrhö und andere gynäkologische Störungen. *Gui Zhi* wärmt den *Chong Mai* (Durchdringungsgefäß) und *Ren Mai* (Konzeptionsgefäß) und zerstreut Stagnation, indem es die Blutzirkulation in den Gefäßen ermöglicht.

- Unregelmäßige Menstruation aufgrund eines *Yang*-Mangels und Stagnation von Kälte: mit *Dang Gui* (Angelicae Sinensis Radix) und *Chuan Xiong* (Chuanxiong Rhizoma) kombinieren, um die Kanäle zu wärmen, Stagnation durch Kälte zu eliminieren und das Blut zu nähren. **Beispiel-Rezeptur**: *Wen Jing Tang* (Wärme die Menses Dekokt).
- Blut-Stase und Schwellung im unteren Abdomen: zusammen mit *Mu Dan Pi* (Moutan Cortex) und *Tao Ren* (Persicae Semen), um Blut-Stase zu zerstreuen. **Beispiel-Rezeptur**: *Gui Zhi Fu Ling Wan* (Cinnamomi Ramulus und Poria Pille).

Dosierung

5–10 g. Die Höchstdosis für *Gui Zhi* beträgt 30 g. Es kann in Dekokten sowie in Pillen- oder Tablettenform verwendet werden.

Sicherheitshinweise, Kontraindikationen

- *Gui Zhi* sollte bei Patienten mit hohem Blutungsrisiko, bei Schwangeren oder bei Frauen, die an einer Hypermenorrhö leiden, mit Vorsicht angewendet werden, weil es die Blutzirkulation anregt.
- *Gui Zhi* ist scharf und warm und kann daher bei unsachgemäßer Anwendung das *Yin* schädigen. Deshalb ist diese Arznei bei Patienten mit fieberhaften Erkrankungen, *Yang*-Fülle in Verbindung mit einem *Yin*-Mangel, Hitze im Blut oder anderen, durch Hitze dominierten Störungen kontraindiziert.

Chemische Zusammensetzung

Ätherische Öle 0,43-1,35% (Cinnamaldehyd, Benzylbenzoat, Cinnamylacetat, Calamenen, β-Cadinen, Terpinon-4-ol), trans-Zimtsäure, Cumarin, Protocatechusäure.[1]

Pharmakologische Wirkungen

- **Antibiotisch**: *Gui Zhi* wirkt sowohl antibakteriell als auch antiviral. Es hemmt *Staphylococcus aureus, Salmonella typhi*, einigen Dermatophyten sowie Influenzaviren.[2]
- **Diuretisch**: Das ätherische Öl von *Gui Zhi* hat eine milde diuretische Wirkung und reduziert Ödeme.[3]
- **Diaphoretisch und fiebersenkend**: Das ätherische Öl von *Gui Zhi* leitet Schwitzen ein und senkt die Körpertemperatur durch die Erweiterung der Blutgefäße in den peripheren Körperregionen.[4]
- **Schmerzlindernd**: Es übt eine schmerzlindernde Funktion aus.[5]

- **Zirkulatorisch**: *Gui Zhi* erweitert die Blutgefäße und fördert die Blutzirkulation in Richtung Uterus.[6]
- **Weitere Wirkungen**: *Gui Zhi* hat eine herzstärkende, beruhigende und hypnotische sowie eine hustenlindernde Wirkung.[7]

Klinische und wissenschaftliche Studien

- **Frostbeulen**: Einem Bericht zufolge wurden sechs Patienten mit Frostbeulen mit einem Dekokt behandelt. Es wurde zweimal täglich über einen Zeitraum von fünf bis zehn Tagen mit zufriedenstellenden Resultaten verabreicht. Die Rezeptur enthielt *Gui Zhi*, *Chi Shao* (Paeoniae Radix Rubra), *Dang Gui* (Angelicae Sinensis Radix), *Gan Cao* (Glycyrrhizae Radix et Rhizoma), *Sheng Jiang* (Zingiberis Rhizoma Recens) und *Da Zao* (Jujubae Fructus).[8] Im Rahmen einer anderen Studie wurde *Gui Zhi* äußerlich auf die Frostbeule mit sehr guten Erfolgen aufgetragen. Das Dekokt wurde wie folgt zubereitet: 60 g *Gui Zhi* wurden für zehn Minuten in 1000 ml Wasser gekocht. Das Dekokt wurde zweimal täglich für 10 bis 15 Minuten auf die betroffene Region aufgebracht. Die Behandlungsdauer variierte zwischen einer einmaligen und sechs lokalen Anwendungen.[9]
- **Taubheitsgefühl des Gesichts**: 30 Patienten, die an einem Taubheitsgefühl des Gesichts litten, wurden mit einer lokalen Arzneianwendung behandelt. Die Studie berichtet von der vollständigen Genesung von 26 Patienten und einer moderaten Besserung bei drei Patienten. Ein Patient reagierte nicht auf die Behandlung. Die Behandlungsdauer lag zwischen 6 und 15 Tagen. Die Rezeptur enthielt *Gui Zhi* 30 g, *Fang Feng* (Saposhnikoviae Radix) 20 g und *Chi Shao* (Paeoniae Radix Rubra) 15 g. Das Behandlungsprotokoll sah vor, die Arzneidrogen zu dekoktieren und das Dekokt zweimal täglich für ca. 20 Minuten in die betroffene Region einzumassieren. Nach jeder Behandlung sollte sich ein Gefühl von milder Wärme und Rötung in der behandelten Region einstellen.[10]
- **Hypotonie**: Eine Studie berichtet von 117 Patienten mit niedrigem Blutdruck, die mit einem Dekokt behandelt wurden. Bei allen Patienten stellte sich innerhalb von zwei bis drei Tagen eine spürbare Wirkung ein. Die Rezeptur bestand aus *Gui Zhi* 40 g, *Rou Gui* (Cinnamomi Cortex) 40 g und *Gan Cao* (Glycyrrhizae Radix et Rhizoma) 20 g. Die Arzneidrogen wurden als Dekokt zubereitet und zu drei gleichen Teilen täglich verabreicht.[11]
- **Arthritis**: Eine Studie berichtet von der Verwendung von Arzneirezepturen bei der Behandlung von 30 Patienten mit Arthritis. 15 Patienten wurden vollständig gesund, bei sechs Patienten stellte sich eine deutliche Besserung ein, bei fünf Probanden konnte eine moderate Wirkung und bei vier Patienten keine Besserung festgestellt werden. Den Patienten wurde das Dekokt einmal täglich verabreicht. Die Behandlungsdauer wurde nicht angegeben. Die Rezeptur enthielt *Gui Zhi* 15 g, *Bai Shao* (Paeoniae Radix Alba) 15 g, *Gan Cao* (Glycyrrhizae Radix et Rhizoma) 6 g, *Ma Huang* (Ephedrae Herba) 6 g, *Bai Zhu* (Atractylodis Macrocephalae Rhizoma) 12 g, *Zhi Mu* (Anemarrhenae Rhizoma) 10 g, *Fang Feng* (Saposhnikoviae Radix) 10 g, *Fu Zi* (Aconiti Radix Lateralis Praeparata) 30 bis 60 g und *Sheng Jiang* (Zingiberis Rhizoma Recens) 5 g. Patienten, die an chronischer und hartnäckiger Arthritis litten, wurde zusätzlich *Quan Xie* (Scorpio) 10 g, *Wu Gong* (Scolopendra) 10 g, *Wu Shao She* (Zaocys) 10 g und *Chuan Shan Jia* (Manitis Squama) 10 g verschrieben.[12]

Wechselwirkung mit anderen Medikamenten

Diuretika: *Gui Zhi* hat eine milde diuretische Wirkung. Obwohl von potentiellen Wechselwirkungen noch nicht berichtet wurde, kann die gleichzeitige Anwendung von Diuretika zu einer erhöhten Ausscheidung von Wasser und/oder Elektrolyten führen.[13] (Hinweis: Beispiele für Diuretika sind Chlorothiazid, Hydrochlorothiazid, Furosemid, Bumetanid und Torasemid.)

Toxikologie

Die LD_{50} für Zimtaldehyd betrug bei Mäusen bei intravenöser Injektion 132 mg/kg, 610 mg/kg bei intraperitonealer Injektion und 2,225 mg/kg bei oraler Einnahme. Interessanterweise kam es tagsüber häufiger zu toxischen Reaktionen und Todesfällen als nachts.[14]

Referenzen

1. *Xian Dai Zhong Yao Yao Li Xue* (Contemporary Pharmacology of Chinese Herbs), 1997; 46
2. *Zhong Yao Xue* (Chinese Herbology), 1998; 65:67
3. Ibid.
4. Ibid.
5. Ibid.
6. Ibid.
7. Ibid.
8. *Zhong Hua Yi Xue Za Zhi* (Chinese Journal of Medicine), 1956; 10:978
9. *Xin Zhong Yi* (New Chinese Medicine), 1980; 16
10. *Hu Nan Zhong Yi Za Zhi* (Hunan Journal of Chinese Medicine), 1987; 8(2):4
11. *Zhong Guo Nong Cun Yi Xue* (Chinese Agricultural Medicine), 1985; (5):11
12. *Shi Zhen Guo Yao Yan Jiu* (Research of Shizhen Herbs), 1991; 5(4):36
13. Chen, J. Recognition and prevention of herb-drug interactions, Medical Acupuncture, Fall/Winter 1998/1999; 10(2); 9–13
14. *Chang Yong Zhong Yao Xian Dai Yan Jiu Yu Lin Chuang* (Recent Study and Clinical Application of Common Traditional Chinese Medicine), 1995; 6:8

Jī Xiāng Téng

Paederiae Caulis

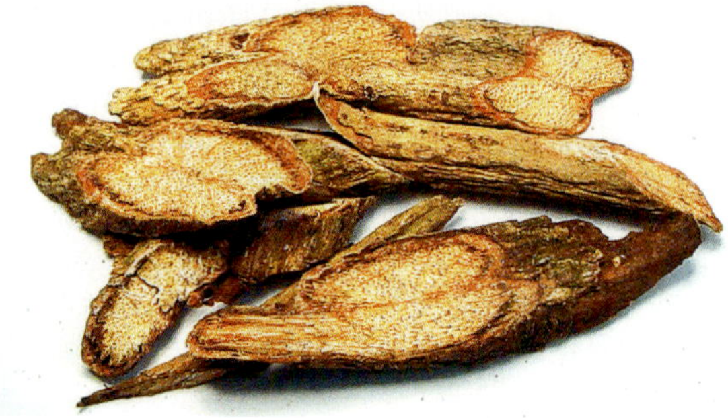

雞香藤 鸡香藤

Pinyin-Name *Jī Xiāng Téng*
Andere chinesische Namen *Ji Shi Teng, Wu De Teng, Chou Xing Teng, Niu Pi Dong*
Deutscher Name Stinkweinstängel
Botanischer Name *Paederia scandens* (Lour.) Merr.
Pharmazeutischer Name Paederiae Caulis
Eigenschaften Süß, neutral bis leicht warm
Leitbahnen Lunge, Leber

Chinesische therapeutische Wirkungen

Vertreibt Wind-Kälte

Körperschmerzen in Verbindung mit einer Störung, die durch einen äußeren pathogenen Faktor verursacht wird: Charakteristischerweise lindert *Ji Xiang Teng* (Paederiae Caulis) Körper- und Gelenkschmerzen, die durch das Eindringen von Wind-Kälte verursacht werden. Es ist die Arzneidroge der Wahl, wenn Schmerzen in Verbindung mit einer Erkältung auftreten. Es wird als Einzelarznei zur Linderung von Schmerzen oder in Kombination mit anderen warmen, diaphoretischen Arzneidrogen verwendet. Weitere klinische Manifestationen sind Nasenfluss, Schleim und Abneigung gegen Kälte.

- Gelenk- und Schmerzen im gesamten Körper aufgrund von Wind-Kälte: *Ji Xiang Teng* in Kombination mit *Fang Feng* (Saposhnikoviae Radix), *Hong Gu She* (Kadsura Japonicae Radix) und *Dao Di Wu Gong* (Heliminthostachytis Rhizoma) verwenden.
- Husten mit viel Schleim: zusammen mit *Wu Tian* (Viticis Quinatae Radix et Folium) und *Fu Rong* (Hibisci Radix) verwenden.

Vertreibt Kälte und Feuchtigkeit

Bi Zheng (schmerzhaftes Blockade-Syndrom) aufgrund von Kälte und Feuchtigkeit: Aufgrund seiner Wind, Kälte und Feuchtigkeit zerstreuenden Wirkung lindert *Ji Xiang Teng* Schmerzen. Es behandelt *Bi Zheng*, das durch Kälte und Feuchtigkeit verursacht wird, mit fest umschriebenen Schmerzen, die sich bei Kälte verschlimmern.

- *Bi Zheng*: *Ji Xiang Teng* zusammen mit *Yi Tiao Gen* (Moghaniae Radix), *Chuan Shan Long* (Dioscoreae Nipponicae Rhizoma) und *Du Huo* (Angelicae Pubescentis Radix) verwenden.

Eliminiert Toxine

- Neurodermitis: *Ji Xiang Teng* äußerlich anwenden.
- Organophosphor-Pestizidvergiftung: mit *Lu Dou* (Phaseoli Radiati Semen) kombinieren. Treten nach Einnahme der Arzneidrogen Übelkeit und Erbrechen auf, ist dies als Entgiftungsprozess zu bewerten.

Dosierung

5–30 g im Dekokt.

Jīng Jiè
Schizonepetae Herba

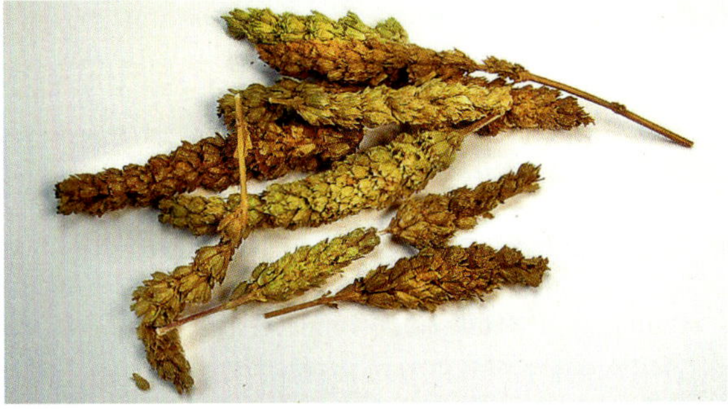

荊芥 荆芥

Pinyin-Name *Jīng Jiè*
Andere chinesische Namen *Jing Jie Sui*
Originalquelle *Shen Nong Ben Cao Jing* (Die Materia Medica des göttlichen Landmannes), vermutlich Östliche Han-Dynastie
Deutscher Name Schizonepeta-Kraut, Katzenminzekraut
Botanischer Name *Schizonepeta tenuifolia* Briq.
Pharmazeutischer Name Schizonepetae Herba
Eigenschaften Scharf, leicht warm
Leitbahnen Lunge, Leber

Chinesische therapeutische Wirkungen

Entlastet das Äußere und vertreibt Wind

Wind-Hitze oder Wind-Kälte: *Jing Jie* (Schizonepetae Herba) hat eine relativ milde Wirkung. Es ist scharf, schädigt jedoch das *Yin* nicht. Es ist warm, trocknet jedoch nicht. Es wird häufig verwendet, um Wind-Kälte oder Wind-Hitze aus dem Äußeren zu vertreiben.

- Äußere Wind-Kälte mit Abneigung gegen Kälte, Fieber, Kopfschmerzen und Abwesenheit von Schwitzen: *Jing Jie* in Kombination mit *Fang Feng* (Saposhnikoviae Radix) und *Qiang Huo* (Notopterygii Rhizoma seu Radix) einsetzen, um Wind-Kälte zu vertreiben und das Äußere zu entlasten. **Beispiel-Rezeptur**: *Jing Fang Bai Du San* (Schizonepetae Herba und Saposhnikoviae Radix Pulver zur Überwindung pathogener Einflüsse).
- Äußere Wind-Hitze mit Fieber, Kopfschmerzen, Halsschmerzen und geröteten Augen: in Kombination mit *Bo He* (Menthae Haplocalycis Herba), *Lian Qiao* (Forsythiae Fructus) und *Jin Yin Hua* (Lonicerae Flos), um Wind-Hitze zu vertreiben. **Beispiel-Rezeptur**: *Yin Qiao San* (Lonicerae Flos und Forsythiae Fructus Pulver).

Vertreibt Wind und lindert Muskelkrämpfe

- Postpartale Krämpfe und Trismus: *Jing Jie* ist hilfreich bei der Erleichterung dieser Störungen, die durch Wind-Exposition hervorgerufen wurden.
- Muskelkrämpfe und -spasmen durch Kontakt mit Wind: *Jing Jie* als Einzelarznei in Pulverform oder zusammen mit anderen Arzneien verwenden, die die Fähigkeit haben, Wind zu eliminieren und Tremor zu stoppen.

Vertreibt Wind, beseitigt Hautausschläge und lindert Juckreiz

Hauterkrankungen sind oft unmittelbare Manifestationen von Wind, der das Äußere des Körpers angreift. *Jing Jie* vertreibt den Wind und wird häufig bei der Behandlung von Masern, Hautausschlägen, pruritusartigem Jucken, Ekzemen, Furunkeln, Karbunkeln, Abszessen und ähnlichen Ausschlägen oder Geschwüren eingesetzt.

- Masern: *Jing Jie* zusammen mit *Chan Tui* (Cicadae Periostracum), *Niu Bang Zi* (Arctii Fructus), *Bo He* (Menthae Haplocalycis Herba) und *Jin Yin Hua* (Lonicerae Flos) verwenden, um Wind zu vertreiben und den Ausbruch von Masern zu fördern.
- Pruritusartiges Jucken: zusammen mit *Fang Feng* (Saposhnikoviae Radix) verwenden, um Wind zu vertreiben und Juckreiz zu lindern.
- Frühstadium von Karbunkeln, Furunkeln und Abszessen mit Hitze: in Kombination mit *Lian Qiao* (Forsythiae Fructus), *Bo He* (Menthae Haplocalycis Herba), *Niu Bang Zi* (Arctii Fructus), *Mu Dan Pi* (Moutan Cortex) und *Zhi Zi* (Gardeniae Fructus).
- Frühstadium von Karbunkeln, Furunkeln und Abszessen mit äußeren Zeichen und Symptomen: zusammen mit *Fang Feng* (Saposhnikoviae Radix), *Jin Yin Hua* (Lonicerae Flos) und *Lian Qiao* (Forsythiae Fructus) einsetzen.

Stoppt Blutungen

Blutungen unterschiedlicher Genese: In der verkohlten Form hat *Jing Jie* die ausgeprägte Eigenschaft, Blutungen zu stillen.

- Nasenbluten, Bluthusten und Bluterbrechen: den frischen Saft von *Di Huang* (Rehmanniae Radix) verwenden.
- Hämatochezie oder blutende Hämorrhoiden: in Kombination mit *Huai Hua* (Sophorae Flos), *Ce Bai Ye* (Platycladi Cacumen) und *Zhi Qiao* (Aurantii Fructus). **Beispiel-Rezeptur**: *Huai Hua San* (Sophorae Flos Pulver).
- Hämaturie: zusammen mit *Xiao Ji* (Cirsii Herba), *Di Huang* (Rehmanniae Radix), *Ou Jie* (Nelumbinis Nodus Rhizomatis), *Hua Shi* (Talcum), *Tong Cao* (Tetrapanacis Medulla) und *Pu Huang* (Typhae Pollen) verwenden.
- Hypermenorrhö, abnorme Uterusblutungen oder Blutungen nach der Entbindung: in Kombination mit *E Jiao* (Asini Corii Colla), *Ai Ye* (Artemisiae Argyi Folium) und *Gan Cao* (Glycyrrhizae Radix et Rhizoma).

Dosierung

5–10 g. Die Höchstdosis von *Jing Jie* beträgt 30 g. Die Pflanzenspitze und die Pflanzenblüte haben die stärkste diaphoretische Wirkung. Die unverarbeitete Pflanze kommt bei Patienten zur Anwendung, die an äußeren Zuständen mit Abwesenheit von Schwitzen erkrankt sind, die gebratene Form bei Patienten, die schwitzen. *Jing Jie* sollte im letzten Schritt dem Dekokt hinzugefügt und nur für kurze Zeit gekocht werden. Zur Verstärkung seiner blutstillenden Wirkung wird diese Arzneidroge so lange gebraten, bis sie Asche geworden ist.

Sicherheitshinweise, Kontraindikationen

- *Jing Jie* wird nicht empfohlen, wenn das Schwitzen nicht durch Wind verursacht wird wie z. B. bei Patienten, die an einer Schwäche des Abwehr-(*Wei-*)*Qi* oder einer *Yin*-Mangel-Hitze leiden.
- Die Verwendung von *Jing Jie* ist bei Patienten kontraindiziert, die Krämpfe aufgrund von Leber-Wind haben.
- *Jing Jie* ist kontraindiziert bei vollständig ausgebrochenen Masern oder offenen Geschwüren.
- Unter der Einnahme von *Jing Jie* sollten Patienten den Verzehr von folgenden Nahrungsmitteln vermeiden: Fisch, Krabben, Gans und Ente. Ihr Verzehr kann Hautjucken verstärken.

Chemische Zusammensetzung

Ätherische Öle 0,43–2,05% (Menthon, Pulegon, Isomenthon, Isopulegon, Limonen), Schizomodiol, Schizonepetosid A–E. Verkohltes *Jing Jie* hat einen signifikant niedrigeren Anteil an ätherischen Ölen (0,06%).[1]

Pharmakologische Wirkungen

- **Fiebersenkend und diaphoretisch**: Die orale Verabreichung von Wasser- und Alkoholextrakten von *Jing Jie* (2 g/kg) an Ratten mit künstlich induziertem Fieber hat einen milden, fiebersenkenden Effekt.[2]
- **Antibiotisch**: Ein *Jing-Jie*-Dekokt wirkte antimikrobiell gegen *Staphylococcus aureus, Corynebacterium diphtheriae, Bacillus anthracis, β-Streptococcus, Salmonella typhi, Bacillus dysenteriae, Pseudomonas aeruginosa* und *Bacillus tuberculi*.[3]
- **Hämostatisch**: Die hämostatische Wirksamkeit von unverarbeitetem und von verkohltem *Jing Jie* wurde bei Ratten und Mäusen im Laborversuch evaluiert. Die Studie zeigte, dass unverarbeitetes *Jing Jie* die Koagulationszeit um 30%, verkohltes *Jing Jie* um 77,7% verkürzt. Daraus ergab sich die Schlussfolgerung, dass der hämostatische Effekt von verkohltem *Jing Jie* deutlich wirksamer ist als der von unverarbeitetem *Jing Jie*.[4]
- **Schmerzlindernd**: Ein *Jing-Jie*-Dekokt wies eine schmerzlindernde Wirkung auf.[5]
- **Respiratorisch**: Das ätherische Öl von *Jing Jie* erweitert die Bronchien und lindert auf diese Weise Bronchospasmen und behandelt Keuchatmung und Dyspnoe.[6]

Klinische und wissenschaftliche Studien

Hauterkrankungen: *Jing-Jie*-Pulver kann äußerlich bei verschiedenen Hauterkrankungen wie Masern, juckender Ausschlag und Juckreiz angewendet werden. Das Pulver wird auf die betroffene Hautregion aufgebracht und so lange sanft in die Haut eingerieben, bis ein leichtes Wärmegefühl auftritt. Bei leichten Störungen der Haut wird die Anwendung ein- bis zweimal wiederholt, bei schweren Erkrankungen zwei- bis viermal.[7]

Toxikologie

Die LD_{50} für das Dekokt aus *Jing Jie* beträgt bei Mäusen bei intraperitonealer Injektion 30,046 mg/kg.[8]

Ergänzung

- 荊芥穗/荆芥穗 *Jīng Jiè Suì* (Schizonepetae Spica) ist auch als 荊穗/荆穗 *Jīng Suì* bekannt. Es stammt von der Blüte derselben Pflanze wie *Jing Jie* ab. *Jing Jie Sui* (Schizonepetae Spica) ist wirksamer, wenn eingedrungener Wind die Kopfregion beeinträchtigt, *Jing Jie* (Schizonepetae Herba) ist dagegen effektiver, wenn Wind in den gesamten Körper eingedrungen ist.

Referenzen

1. *Xian Dai Zhong Yao Yao Li Xue* (Contemporary Pharmacology of Chinese Herbs), 1997; 53
2. *Zhong Yao Yao Li Yu Ying Yong* (Pharmacology and Applications of Chinese Herbs), 1983; 744
3. Ibid.
4. *Zhong Yao Cai* (Study of Chinese Herbal Material), 1989; 12(6):37
5. Ibid.
6. *Zhong Yao Xue* (Chinese Herbology), 1998; 73:75
7. *Zhong Yi Za Zhi* (Journal of Chinese Medicine), 12:18
8. *Zhong Yao Cai* (Study of Chinese Herbal Material), 1989; 12(6):37

Má Huáng

Ephedrae Herba

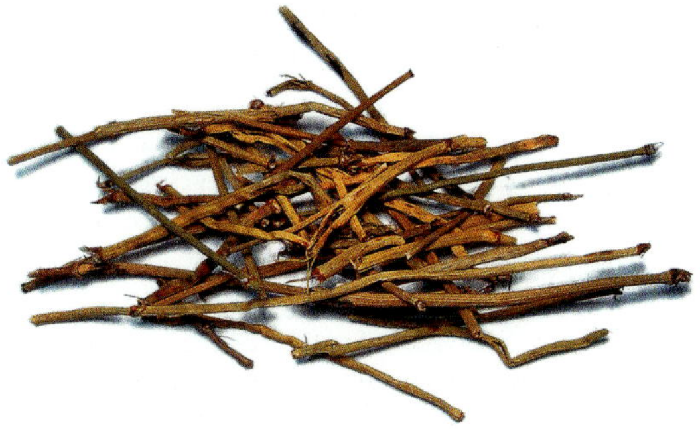

麻黃 麻黄

Pinyin-Name *Má Huáng*
Wörtliche Übersetzung „Gelber Hanf"
Andere chinesische Namen *Jing Ma Huang, Ma Huang Rong*
Originalquelle *Shen Nong Ben Cao Jing* (Die Materia Medica des göttlichen Landmannes), vermutlich Östliche Han-Dynastie
Deutscher Name Meerträubelkraut
Botanischer Name *Ephedra sinica* Stapf. (*Mu Cao Ma Huang*); *Ephedra equisetina* Bunge. (*Mu Zei Ma Huang*)
Pharmazeutischer Name Ephedrae Herba
Eigenschaften Scharf, bitter, warm
Leitbahnen Lunge, Blase

Chinesische therapeutische Wirkungen

Entlastet das Äußere durch Diaphorese

Äußere Fülle, Wind-Kälte-Erkrankungen: Das scharfe und warme *Ma Huang* (Ephedrae Herba) belüftet die Lunge und wird in der Regel zur Behandlung von äußerer Fülle und Wind-Kälte angewendet, die durch folgende Symptome charakterisiert sind: Schüttelfrost, Abneigung gegen Kälte, Fieber, Abwesenheit von Schwitzen, Kopfschmerzen, Schmerzhaftigkeit und Schmerzen des Körpers, blockierte Nase sowie ein oberflächlicher und gespannter Puls. *Ma Huang* hat eine zerstreuende Funktion und öffnet die peripheren Kanäle und Kollateralen.

- Äußere Fülle und Wind-Kälte: *Ma Huang* mit *Gui Zhi* (Cinnamomi Ramulus) kombinieren zur Steigerung der diaphoretischen Wirkung. **Beispiel-Rezeptur**: *Ma Huang Tang* (Ephedrae Herba Dekokt).

Lindert Keuchatmung und Dyspnoe, stoppt Husten

Einschnürung der Lunge durch Wind-Kälte führt zu gegenläufigem Lungen-Qi: *Ma Huang* belüftet das Lungen-*Qi* und ist sehr nützlich bei der Behandlung von Keuchatmung, Dyspnoe und Husten aufgrund von Wind-Kälte, die das Äußere angreift und zu einem abnormen Aufsteigen des Lungen-*Qi* führt.

- Husten aufgrund von Wind-Kälte, die das Äußere angreift und das Lungen-*Qi* einschnürt: mit *Ku Xing Ren* (Armeniacae Semen). *Ma Huang* und *Ku Xing Ren* wirken synergistisch bei der Behandlung von Husten. *Ma Huang* zerstreut das Lungen-*Qi*, *Ku Xing Ren* lässt es absteigen.
- Keuchatmung oder Husten aufgrund von Hitze in der Lunge: in der Kombination mit *Shi Gao* (Gypsum Fibrosum) und *Ku Xing Ren* (Armeniacae Semen). *Ma Huang* und *Ku Xing Ren* wirken synergistisch bei der Behandlung von Keuchatmung und Kurzatmigkeit. *Shi Gao* klärt Hitze in der Lunge und neutralisiert die warmen Eigenschaften von *Ma Huang*, wodurch der möglichen Nebenwirkung von übermäßigem Schwitzen vorgebeugt wird. **Beispiel-Rezeptur**: *Ma Xing Gan Shi Tang* (Ephedrae Herba, Armeniacae Semen, Gypsum Fibrosum und in Honig gebratene Glycyrrhizae Radix Dekokt).
- Keuchatmung oder Husten aufgrund eines Angriffs auf das Äußere durch Wind-Kälte und Kälte-Stagnation im Inneren: in Kombination mit *Gan Jiang* (Zingiberis Rhizoma), *Xi Xin* (Asari Radix et Rhizoma) und *Ban Xia* (Pinelliae Rhizoma). **Beispiel-Rezeptur**: *Xiao Qing Long Tang* (Kleines Blaugrüner Drachen Dekokt).
- Keuchatmung oder Dyspnoe aufgrund einer Stagnation von *Qi* und Schleim: in Kombination mit *Ku Xing Ren* (Armeniacae Semen), *Chen Pi* (Citri Reticulatae Pericarpium) und *Hou Po* (Magnoliae Officinalis Cortex). **Beispiel-Rezeptur**: *Shen Mi Tang* (Mysteriöses Dekokt).

Reguliert die Wasserzirkulation und lindert Ödeme

Ödeme mit einem äußeren Syndrom: *Ma Huang* dringt in die Lunge und Blase ein und reguliert die Zirkulation von Wasser und vermindert Ödeme. Übermäßiges Wasser wird in der Regel entweder durch Schwitzen oder durch gesteigerte Harnausscheidung oder beides ausgeleitet.

- Ödeme mit Zeichen und Symptomen einer äußeren Wind-Kälte-Erkrankung: mit *Sheng Jiang* (Zingiberis Rhizoma Recens), *Bai Zhu* (Atractylodis Macrocephalae Rhizoma) und *Gan Cao* (Glycyrrhizae Radix et Rhizoma) einsetzen, um den äußeren Zustand zu zerstreuen und Wasser-Akkumulationen zu reduzieren. **Beispiel-Rezeptur**: *Yue Bi Jia Zhu Tang* (Magd aus Yue Dekokt mit Atractylodis Macrocephalae Rhizoma).

Zerstreut Kälte

Bi Zheng (schmerzhaftes Blockade-Syndrom): Aufgrund seiner warmen und zerstreuenden Eigenschaften vertreibt und eliminiert *Ma Huang* Kälte und Feuchtigkeit aus den äußeren Regionen des Körpers.

- *Bi Zheng*, verursacht durch Wind-Feuchtigkeit: in Kombination mit *Yi Yi Ren* (Semen Coicis), *Ku Xing Ren* (Armeniacae Semen) und *Gan Cao* (Glycyrrhizae Radix et Rhizoma), um durch Wind-Feuchtigkeit verursachte Muskelschmerzen und Schmerzhaftigkeit der Extremitäten zu behandeln

Yin-Geschwüre: Diese Geschwüre sind durch lokalisierte, schmerzhafte Schwellungen ohne Eiterköpfe gekennzeichnet, die sich in die umgebenden Regionen einblenden. Die Schwellungen haben die gleiche Farbe wie die Haut und sind bei Berührung nicht warm. Die zugrunde liegende Ursache besteht in einem Blut-Mangel bei gleichzeitiger Stagnation von Kälte und Schleim.

- *Yin*-Geschwüre: in Kombination mit *Shu Di Huang* (Rehmanniae Radix Praeparata), *Bai Jie Zi* (Sinapis Semen) oder *Lu Jiao Jiao* (Cervi Cornus Colla).
- Arteriitis obliterans, Phlebitis obliterans oder Raynaud-Syndrom: in Kombination mit *Shu Di Huang* (Rehmanniae Radix Praeparata), *Bai Jie Zi* (Sinapis Semen), *Lu Jiao Jiao* (Cervi Cornus Colla), *Rou Gui* (Cinnamomi Cortex) und *Gan Cao* (Glycyrrhizae Radix et Rhizoma).

Dosierung

1,5–10 g im Dekokt. Die Höchstdosis von *Ma Huang* beträgt 20–25 g. Wird *Ma Huang* für die Behandlung von Ödemen verwendet, beträgt die Dosierung 10–15 g.
Korrekte Zubereitung von *Ma Huang*: Vorkochen, dann den daraus resultierenden Schaum von der Lösung abschöpfen, bevor die anderen Arzneien hinzugefügt werden. In klassischen Texten ist zu lesen, dass der Schaum wahrscheinlich der Bestandteil ist, der für eine auftretende Reizbarkeit verantwortlich ist. Um die Diaphorese zu minimieren und die warme Natur von *Ma Huang* zu neutralisieren, wird es häufig mit *Shi Gao* (Gypsum Fibrosum) in einem Verhältnis von 3:1 (*Shi Gao* 3 : *Ma Huang* 1) verschrieben.
Die verschiedenen Arten von *Ma Huang* haben therapeutisch leicht abweichende Funktionen: Die Wirkung des un-

verarbeiteten *Ma Huang* ist stärker beim Einleiten von Schwitzen und wird häufig bei der Behandlung von Wind-Kälte-Erkrankungen eingesetzt. Das in Honig gebratene *Ma Huang* hat eine schwächere diaphoretische Wirkung. Es befeuchtet die Lunge aber stärker und lindert Keuchatmung, Kurzatmigkeit und Husten. Das zerstoßene *Ma Huang Rong* hat eine sehr milde diaphoretische Wirkung, es wird im Allgemeinen in der Kinderheilkunde zur Linderung äußerer Syndrome angewendet.

Sicherheitshinweise, Kontraindikationen

- Die unangemessene Anwendung von *Ma Huang* kann *Qi*, *Yin* und Körpersäfte schädigen, weil es sehr stark diaphoretisch wirkt und sehr effektiv das Lungen-*Qi* belüftet. Bei Patienten mit einer schwachen Konstitution oder bei Patienten, die aufgrund eines *Qi*-Mangels spontan schwitzen, die an Nachtschweiß aufgrund eines *Yin*-Mangels, an Keuchatmung und Kurzatmigkeit durch einen Nieren-Mangel (was sich durch eine verlängerte Ausatmung und ein verkürzte Einatmung zeigt) oder an Ödemen aufgrund eines Milz-*Qi*-Mangels leiden, sollte es mit Vorsicht angewandt werden.
- Eine lang anhaltende oder wiederholte Anwendung von *Ma Huang* zur Behandlung von Keuchatmung bzw. Kurzatmigkeit wird nicht empfohlen, weil dadurch das Lungen-*Qi* geschädigt werden kann und weitere Komplikationen entstehen können. Das Hinzufügen anderer Arzneien ist wichtig, um die starke Wirkung von *Ma Huang* zu harmonisieren.
- Patienten mit aufsteigendem Leber-*Yang* oder *Yin*-Mangel-Feuer sollten *Ma Huang* nicht einnehmen, da Schwindel, Nasenbluten oder Bluterbrechen auftreten können.
- *Ma Huang* hat eine stimulierende Wirkung auf den Sympathikus. Deshalb sollte es bei Patienten, die an den folgenden Symptomen oder Erkrankungen leiden, mit Vorsicht angewandt werden: Konvulsionen, Epilepsie, Anfallsleiden, Diabetes mellitus, Hypertonie, Hyperthyreose und Prostatavergrößerung.
- *Ma Huang* muss während der Schwangerschaft aufgrund seiner stimulierenden Wirkung auf den Uterus mit Vorsicht angewandt werden.[1]

Überdosierung

Eine Reaktion auf eine Überdosis von *Ma Huang* ist durch die Stimulation des Sympathikus aufgrund der zahlreichen in der Arzneidroge enthaltenen Ephedrinalkaloide gekennzeichnet. Folgende Symptome können auftreten: Erregung, Reizbarkeit, Ruhelosigkeit, Überempfindlichkeit, Tinnitus, Schlaflosigkeit, Übelkeit, Erbrechen, rotes Gesicht, Oberbauchbeschwerden, Appetitlosigkeit, Durst, Schwitzen, erhöhter Blutdruck, Schwindel, erhöhte Blutzuckerwerte, Brustschmerzen und Tremor. In schweren Fällen kann es zu Herzrhythmusstörungen, erhöhtem Blutdruck sowie evtl. epileptischen Anfällen und Konvulsionen kommen. Nebenwirkungen treten in der Regel 30 bis 120 Min. nach der Einnahme einer übergroßen Menge des Krauts auf.[2]

Im Falle einer Überdosierung

Eine Überdosis von *Ma Huang* kann mit jeder der beiden folgenden Arzneirezepturen behandelt werden:

- Rezeptur 1: *Da Huang* (Rhei Radix et Rhizoma) 9 g, *Hou Po* (Magnoliae Officinalis Cortex) 9 g, *Mu Xiang* (Aucklandiae Radix) 9 g, *Mang Xiao* (Natrii Sulfas) 15 g und *Gan Cao* (Glycyrrhizae Radix et Rhizoma) 6 g. Das Dekokt sollte alle vier Stunden eingenommen werden, bis alle Vergiftungserscheinungen abgeklungen sind.
- Rezeptur 2: *Lu Dou* (Phaseoli Radiati Semen) 15 g und *Gan Cao* (Glycyrrhizae Radix et Rhizoma) 30 g. Die beiden Arzneidrogen werden in Wasser gekocht, um 300 ml des Dekokts zu gewinnen. Den Patienten wird alle zwei Stunden eine Dosis von 150 ml verabreicht, insgesamt drei- bis fünfmal.[2, 3]

Chemische Zusammensetzung

Ephedrinalkaloide 0,481–2,47% (L-Ephedrin, D-Pseudoephedrin, L-Norephedrin, D-Norpseudoephedrin, L-Methylephedrin, D-Methylpseudoephedrin), Ephedroxan, 2,3,4-Trimethyl-5-phenyloxazolidin-Benzylmethylamin, 2,3,5,6-Tetramethylpyrazin, ätherisches Öl 0,25% (L-α-Terpineol).[4, 5]

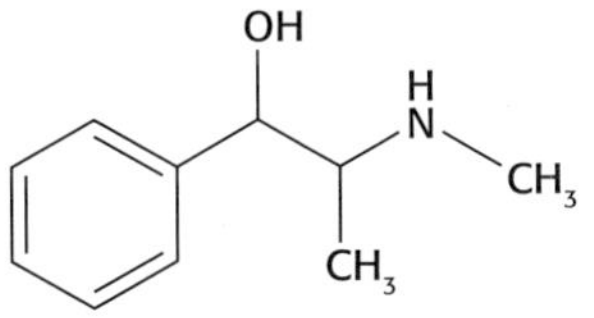

Abb. 1.2 Ephedrin

Pharmakologische Wirkungen

- **Diaphoretisch**: Die Gabe von Ephedrin-Alkaloiden wird beim Menschen mit gesteigertem Schwitzen assoziiert, allerdings nur bei erhöhter Körpertemperatur.[6]
- **Fiebersenkend**: Eine fiebersenkende Wirkung hat das ätherische Öl von *Ma Huang* bei Kaninchen mit künstlich induziertem Fieber gezeigt. Es verringerte außerdem die Temperatur bei Mäusen, die eine normale Körpertemperatur aufwiesen. Es zeigte sich jedoch keine

Wirksamkeit bei Katzen mit normaler Körpertemperatur.[7]

- **Respiratorisch**: Sowohl Ephedrin als auch Pseudoephedrin haben eine milde atemwegerweiternde Wirkung. Die Wirkung von Ephedrin setzt schnell ein, jedoch wird seine Wirksamkeit durch eine wiederholte, in kurzen Abständen verabreichte Anwendung verringert.[8] Wird ein Wasserextrakt aus *Ma Huang* oral verabreicht oder intraperitoneal injiziert, stellt sich eine hustenlindernde Wirkung ein.[9]
- **Diuretisch**: Pseudoephedrin hat eine diuretische Funktion.[10]
- **Kardiovaskulär**: Die Verwendung von *Ma Huang* wird sowohl mit einer Erhöhung des systolischen als auch des diastolischen Blutdrucks in Verbindung gebracht. Ephedrin führt zu einer milden, aber lang anhaltenden Verengung der Blutgefäße und Erhöhung des Blutdrucks.[11]
- **ZNS stimulierend**: Ephedrin hat einen deutlichen stimulierenden Einfluss auf das Zentralnervensystem (ZNS), das Herz-Kreislauf-System und die Atemwege. Es kann Nebenwirkungen wie Reizbarkeit, Schlaflosigkeit, Ruhelosigkeit und Tremor verursachen.[12, 13]
- **Antibiotisch**: Ein Dekokt aus *Ma Huang* hat in vitro eine unterschiedlich stark ausgeprägte, hemmende Wirkung auf *Staphylococcus aureus*, α- und *β-Streptococcus, Bacillus anthracis, Corynebacterium diphtheriae, Pseudomonas aeruginosa, Bacillus dysenteriae und Salmonella typhi*.[14] Das ätherische Öl von *Ma Huang* hat eine hemmende Wirkung auf *E. coli, Candida albicans* und verschiedene Arten des Influenzavirus.[15]

Klinische und wissenschaftliche Studien

- **Diarrhö bei Kindern**: Einem Bericht zufolge wurden 138 Kinder, die an Diarrhö erkrankt waren, mit *Ma Huang* (2–4 g) und *Qian Hu* (Peucedani Radix) (4–8 g) behandelt. Die Arzneien wurden einmal täglich als Dekokt mit etwas Zucker verabreicht. Von den 138 Patienten zeigten 126 (91,3%) eine signifikante Verbesserung, 124 (90%) Patienten reagierten auf die Behandlung nach ein oder zwei Gaben. Die Studie macht darüber hinaus die Beziehung der *Zang Fu* (zwischen Lunge und Dickdarm) deutlich: Die Belüftung der Lunge hilft dabei, die Wasserretention aus dem Dickdarm zu bewegen.[16]
- **Husten und Keuchatmung**: 260 Patienten wurden in einer klinischen Studie mit verschiedenen chinesischen Arzneirezepturen behandelt. Die Teilnehmer litten an Husten, Keuchatmung und Asthma aufgrund unterschiedlichster Ursachen. 148 von ihnen gaben eine vollständige Genesung an, 107 wiesen eine deutliche Verbesserung auf, und bei fünf Patienten gab es keine Reaktion auf die Behandlung. Die Rezepturen wurden in Form von Dekokten verabreicht, Kinder erhielten sie sechs- bis achtmal täglich, Erwachsene dreimal täglich. Die Hauptrezeptur setzt sich wie folgt zusammen: *Ma Huang* 10 g, *Pi Pa Ye* (Eriobotryae Folium) 10 g, *Zi Wan* (Asteris Radix et Rhizoma) 15 g, *Kuan Dong Hua* (Farfarae Flos) 15 g, *Bai Qian* (Cynanchi Stauntonii Rhizoma) 15 g, *Sang Bai Pi* (Mori Cortex) 15 g, *Ting Li Zi* (Lepidii seu Descurainiae Semen) 10 g, *Bai Jie Zi* (Sinapis Semen) 10 g, *Zi Su Zi* (Perillae Fructus) 10 g, *Lai Fu Zi* (Raphani Semen) 10 g, *Wu Wei Zi* (Schisandrae Fructus) 10 g, *Tu Si Zi* (Cuscutae Semen) 10 g, *Bei Mu* (Fritillariae Bulbus) 10 g, *Ban Xia* (Pinelliae Rhizoma) 10 g, *Chen Pi* (Citri Reticulatae Pericarpium) 10 g, *Ku Xing Ren* (Armeniacae Semen) 15 g und *Jie Geng* (Platycodi Radix) 15 g. Abwandlungen der Hauptrezeptur enthielten: *Gan Jiang* (Zingiberis Rhizoma) bei Kälte; *Huang Qin* (Scutellariae Radix) und *Huang Lian* (Coptidis Rhizoma) bei Hitze; *Dang Shen* (Codonopsis Radix) und *Huang Qi* (Astragali Radix) bei Mangel-Zuständen; *Da Huang* (Rhei Radix et Rhizoma) und *Mang Xiao* (Natrii Sulfas) bei Fülle.[17]
- **Asthma**: Die Arzneirezeptur zur Behandlung von Patienten mit Asthma enthält: *Ma Huang, Di Long* (Pheretima), *Chuan Bei Mu* (Fritillariae Cirrhosae Bulbus), *Chan Tui* (Cicadae Periostracum) und *Gan Cao* (Glycyrrhizae Radix et Rhizoma). Geringfügige Abwandlungen der Rezeptur wurden unter Berücksichtigung des Zustands der einzelnen Patienten vorgenommen. Von 55 Patienten zeigten 28 eine deutliche Besserung, 15 eine moderate und zwei Patienten keine Reaktion auf die Behandlung.[18]

Wechselwirkung mit anderen Medikamenten

- **Allgemeine Wirkung**: *Ma Huang* enthält Ephedrin-Alkaloide, die das Zentralnervensystem (ZNS) und das Herz-Kreislauf-System stimulieren. Wird *Ma Huang* mit Herzglykosiden kombiniert, können Herzrhythmusstörungen auftreten. *Ma Huang* sollte nicht mit anderen Sympathomimetika wie Ephedrin, Pseudoephedrin, Theophyllin, Coffein, Monoaminoxidasehemmern (MAOH) oder Substanzen mit ähnlichen Wirkstoffen kombiniert werden.[19]
- **Betablocker**: Die Wirksamkeit von Betablockern kann durch die Kombination mit *Ma Huang* reduziert werden, weil dieses Kraut den Norepinephrin-Pegel erhöht.[20] (Hinweis: Beispiele für Betablocker sind Atenolol, Metoprolol, Sotalol, Propranolol und Labetalol.)
- **Diuretika**: *Ma Huang* hat eine diuretische Wirkung. Obwohl von potentiellen Wechselwirkungen noch nicht berichtet wurde, kann die gleichzeitige Anwendung von Diuretika zu einer erhöhten Ausscheidung

von Wasser und/oder Elektrolyten führen.[21] (Hinweis: Beispiele für Diuretika sind Chlorothiazid, Hydrochlorothiazid, Furosemid, Bumetanid und Torasemid.)

Toxikologie

Ephedrin und Pseudoephedrin werden gut resorbiert. Die Spitzenplasmakonzentration wird ein bis zwei Stunden nach der Einnahme der Arznei erreicht. Ephedrin und Pseudoephedrin verteilen sich im gesamten Körper, wobei höhere Konzentrationen in der Leber und in den Nieren auftreten, gefolgt vom Gehirn, der Milz, dem Fettgewebe und dem Speichel. Die Halbwertzeiten dieser Bestandteile schwanken zwischen 4,73 und 7,1 oder 13,4 Stunden (wenn der pH-Wert des Urins 5,2 bzw. 6,0 und 7,0 beträgt). Bis zu 75% der Bestandteile können unverwandelt im Urin nachgewiesen werden.[4]

Die LD_{50} für die Wasserextraktion von *Ma Huang* beträgt bei intraperitonealer Injektion bei Mäusen 650 mg/kg. Die LD_{50} des ätherischen Öls von *Ma Huang* beträgt bei intraperitonealer Injektion bei Mäusen 1,35 ml/kg und bei oraler Einnahme 2,79 ml/kg.[22]

Kommentar der Autoren

Ma Huang ist eine der am meisten untersuchten chinesischen Arzneidrogen. Einige der Ephedrin-Alkaloide wie Ephedrin und Pseudoephedrin wurden isoliert und werden als pharmazeutische Drogen verwendet. Obwohl *Ma Huang* nicht so wirkungsstark wie sein pharmazeutisch erstelltes Pendant ist, besitzt es doch kräftige medizinisch wirksame Eigenschaften.

Ma Huang muss mit Vorsicht verschrieben und seine Verwendung sollte beaufsichtigt werden. Eine sichere Anwendung ist gewährleistet, solange die angegebenen Dosierungen strikt eingehalten und die klaren Richtlinien befolgt werden. Der unangemessene oder prolongierte Gebrauch sowie eine hohe Dosierung der Arznei können zu nachteiligen Reaktionen und unerwünschten Nebenwirkungen führen. Die Symptome und die Entwicklung des Patienten müssen unter der Einnahme von *Ma Huang* genau beobachtet werden, weil bei vorbestehenden Erkrankungen unerwünschte Reaktionen und Nebenwirkungen auftreten können.

Traditionellerweise wird *Ma Huang* vorgekocht. Der Schaum der Abkochung wird abgeschöpft, bevor die anderen Arzneidrogen hinzugefügt werden. Die Quellen bringen für dieses Vorgehen die unterschiedlichsten Argumente vor. Einige behaupten, dass der Schaum Reizbarkeit verursachen kann. Andere meinen, dass der Schaum für die diaphoretische Wirkung von *Ma Huang ist* und somit die stärkste diaphoretische Wirkung aufweist. Um Reizbarkeit und übermäßigem Schwitzen vorzubeugen, wird deshalb empfohlen, den Schaum zu entfernen.

Die Verwendung von unverarbeitetem *Ma Huang* kommt bei Patienten infrage, die sich im Frühstadium einer Wind-Kälte-Erkrankung befinden, weil es in dieser Form die stärkste diaphoretische Wirksamkeit aufweist und den äußeren pathogenen Faktor beseitigt, der in der *Wei*-(Abwehr-)Schicht verweilt. Hat der Patient jedoch die äußere Erkrankung überwunden und leidet er immer noch an Husten, Kurzatmigkeit oder Keuchatmung, sollte das in Honig gebratene *Ma Huang* verschrieben werden. In dieser Form hat es eine nur milde diaphoretische Wirkung, führt aber zu einer kräftigeren Regulation des gegenläufigen Lungen-*Qi*. Das in Honig gebratene *Ma Huang* sollte dem unverarbeiteten *Ma Huang* vorgezogen werden, wenn Atemwegserkrankungen *nicht* durch das Eindringen von äußerer Wind-Kälte verursacht wurden, die sich in Husten, Kurzatmigkeit oder Keuchatmung manifestiert.

Der klinischen Erfahrung von Dr. Chen Shu-Sheng zufolge führt die Verwendung von *Ma Huang* zu einer Verengung der Blutgefäße und sollte deshalb mit Vorsicht bei Patienten eingesetzt werden, die an Bluthochdruck leiden. Aufgrund der starken diaphoretischen Wirkung ist diese Arznei sowohl bei schwachen Patienten als auch bei stark schwitzenden Patienten kontraindiziert. *Ma Huang Gen* (Ephedrae Radix et Rhizoma) hat jedoch genau den gegenteiligen Zweck. Es erweitert die Blutgefäße und senkt den Blutdruck. Es konsolidiert die *Wei*-(Abwehr-)Schicht und stoppt Schwitzen. Das Kraut und die Wurzel regulieren bei gleichzeitiger Anwendung die Atmung und verstärken die physiologische Effizienz der Lunge, ohne die Nebenwirkungen von Überaktivität oder erhöhtem Blutdruck auszulösen.

Referenzen

1. Brinker, F. The Toxicology of Botanical Medicines, rev. 2nd ed., 1996
2. *Zhong Yao Bu Liang Fan Ying Yu Zhi Liao* (Adverse Reactions and Treatment of Chinese Herbal Medicine), 1996; 158:159
3. Ibid.
4. *Xian Dai Zhong Yao Yao Li Xue* (Contemporary Pharmacology of Chinese Herbs), 1997; 32–33
5. The Merck Index, 12th edition, Chapman and Hall/CRCnetBASE/Merck, 2000
6. *Zhong Xi Yi Jie He Za Zhi* (Journal of Integrated Chinese and Western Medicine), 1989; 9(4):255
7. *Zhong Yao Yao Li Yu Ying Yong* (Pharmacology and Applications of Chinese Herbs), 1983; 1082
8. *Zhong Yao Xue* (Chinese Herbology), 1998; 63:65
9. *Yao Xue Tong Bao* (Report of Herbology), 1986; 21(4):235
10. *Zhong Yao Xue* (Chinese Herbology), 1998; 63:65
11. *Zhong Yao Yao Li Yu Ying Yong* (Pharmacology and Applications of Chinese Herbs), 1983: 1082
12. Ibid.
13. Neuropharmacology, 1984; 23:1241
14. *Zhong Yao Yao Li Yu Ying Yong* (Pharmacology and Applications of Chinese Herbs), 1983; 1082
15. *Zhong Xi Yi Jie He Za Zhi* (Journal of Integrated Chinese and Western Medicine), 1989; 9(4):255
16. Ibid., 1988; 6:351
17. *Shan Xi Zhong Yi* (Shanxi Chinese Medicine), 1991; 12(7):320

18. *Hu Bei Zhong Yi Za Zhi* (Hubei Journal of Chinese Medicine), 1990; (4):43
19. Brinker, F. Herb Contraindications and Drug Interactions, 1997; 63
20. The IBIS Guide to Drug-Herb and Drug-Nutrient Interactions, 1999
21. Chen, J. Recognition and prevention of herb-drug interactions, Medical Acupuncture, Fall/Winter 1998/1999; 10(2); 9–13
22. *Zhong Yao Yao Li Yu Ying Yong* (Pharmacology and Applications of Chinese Herbs), 1983; 1082

Qiāng Huó

Notopterygii Rhizoma seu Radix

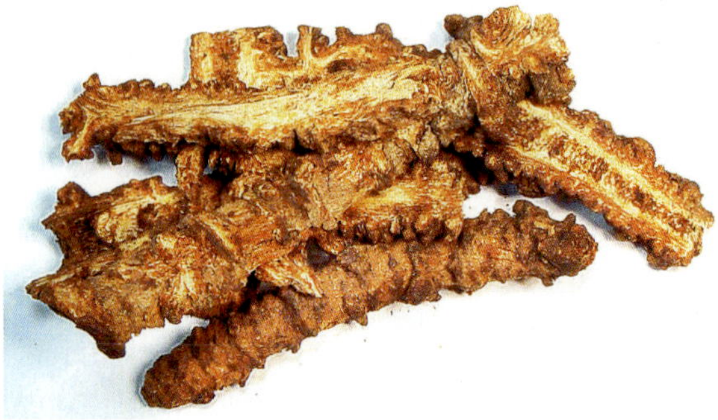

羌活 羌活

Pinyin-Name *Qiāng Huó*
Andere chinesische Namen *Chuan Qiang Huo, Xi Qiang Huo*
Originalquelle *Shen Nong Ben Cao Jing* (Die Materia Medica des göttlichen Landmannes), vermutlich Östliche Han-Dynastie
Deutscher Name Gebirgsangelikawurzel
Botanischer Name *Notopterygium incisum* Ting. (*Qiang Huo*); *Notopterygium forbesii* Boiss. (*Quan Ye Qiang Huo*); *Notopterygium franchetii* Boiss. (*Chuan Qiang Huo*)
Pharmazeutischer Name Notopterygii Rhizoma seu Radix
Eigenschaften Scharf, bitter, warm
Leitbahnen Blase, Niere

Chinesische therapeutische Wirkungen

Entlastet das Äußere und vertreibt Kälte

Schmerzen aufgrund von Wind-Kälte: Aufgrund seiner aufsteigenden und zerstreuenden Eigenschaften hat *Qiang Huo* (Notopterygii Rhizoma seu Radix) starke therapeutische Eigenschaften: Es vertreibt Kälte und Feuchtigkeit in den Leitbahnen und trägt auf diese Weise zur Entlastung des Äußeren und der Oberfläche bei. Es ist sehr gut geeignet für die Behandlung von okzipitalem Kopfschmerz oder für Schmerzen, die mit einem Schweregefühl, mit Schläfrigkeit oder Bewegungsunlust einhergehen (alle durch Feuchtigkeit verursacht). Es wird oft als Meldearznei für die Leitbahnen des *Taiyang* und des *Du Mai* (Lenkergefäß) verwendet, wo es seine schmerzlindernde Funktion am besten ausübt.

- Äußere Wind-Kälte mit Abneigung gegen Kälte, Fieber, Kopf- und Muskelschmerzen: *Qiang Huo* in Kombination mit *Bai Zhi* (Angelicae Dahuricae Radix), *Fang Feng* (Saposhnikoviae Radix), *Xi Xin* (Asari Radix et Rhizoma) und *Chuan Xiong* (Chuanxiong Rhizoma) verwenden. **Beispiel-Rezeptur**: *Jiu Wei Qiang Huo Tang* (Neun Arzneien Dekokt mit Notopterygii Rhizoma seu Radix).
- Okzipitaler Kopfschmerz durch Wind-Kälte ohne Schwitzen: mit *Jing Jie* (Schizonepetae Herba) und *Fang Feng* (Saposhnikoviae Radix) kombinieren.
- Schweregefühl im Kopfbereich: zusammen mit *Cang Zhu* (Atractylodis Rhizoma) anwenden.
- Gerötete Augen aufgrund von Wind-Hitze, die den Kopf angreift: in Kombination mit *Long Dan* (Gentianae Radix et Rhizoma), *Huang Lian* (Coptidis Rhizoma), *Chan Tui* (Cicadae Periostracum) und *Ji Li* (Tribuli Fructus).

Vertreibt Wind, Kälte und Feuchtigkeit, um Schmerzen zu lindern

Bi Zheng (schmerzhaftes Blockade-Syndrom) aufgrund von Wind, Kälte und Feuchtigkeit: Wind, Kälte und Feuchtigkeit sind die drei pathogenen Faktoren, die in der Regel die Muskeln und Gelenke angreifen und Arthritis (*Bi Zheng*) verursachen. Diese äußeren pathogenen Faktoren blockieren die normale Zirkulation von *Qi* und Blut und lösen Schmerzen und Krämpfe in den betroffenen Regionen aus. *Qiang Huo* vertreibt am wirksamsten Wind, Kälte und Feuchtigkeit vom Oberkörper. Es wird in der Regel bei der Behandlung von okzipitalem Kopfschmerz, starken Schmerzen der Nacken- und Schultermuskulatur sowie Gelenkschmerzen im oberen Körper eingesetzt.

- Muskel- und Gelenkschmerzen aufgrund von Wind, Kälte und Feuchtigkeit: *Qiang Huo* zusammen mit *Fang Feng* (Saposhnikoviae Radix), *Jiang Huang* (Curcumae Longae Rhizoma), *Dang Gui* (Angelicae Sinensis Radix), *Chi Shao* (Paeoniae Radix Rubra) und *Gan Cao* (Glycyrrhizae Radix et Rhizoma) einsetzen. **Beispiel-Rezeptur**: *Juan Bi Tang* (Dekokt, das schmerzhafte Blockaden beseitigt).

- Arthritis im Oberkörper oder in den oberen Extremitäten: in Kombination mit *Jiang Huang* (Curcumae Longae Rhizoma) und *Gui Zhi* (Cinnamomi Ramulus).
- Kopfschmerzen aufgrund von Wind-Feuchtigkeit: mit *Fang Feng* (Saposhnikoviae Radix), *Gao Ben* (Ligustici Rhizoma) und *Chuan Xiong* (Chuanxiong Rhizoma) kombinieren, um Wind zu vertreiben und Schmerzen zu lindern. **Beispiel-Rezeptur**: *Qiang Huo Sheng Shi Tang* (Notopterygii Rhizoma seu Radix Dekokt, das Nässe überwindet).
- Generalisierte Arthritis: in Kombination mit *Du Huo* (Angelicae Pubescentis Radix), *Gui Zhi* (Cinnamomi Ramulus), *Chi Shao* (Paeoniae Radix Rubra), *Hong Hua* (Carthami Flos) und *Wei Ling Xian* (Clematidis Radix et Rhizoma).

Dosierung

3–10 g. Die Höchstdosis von *Qiang Huo* beträgt 30 g.

Sicherheitshinweise, Kontraindikationen

- Die Verwendung von *Qiang Huo* ist bei Patienten kontraindiziert, die an fiebrigen Erkrankungen, an *Yin*-Mangel oder starken Muskelschmerzen aufgrund eines Blut-Mangels leiden.
- *Qiang Huo* ist außerdem kontraindiziert bei Patienten mit *Bi Zheng* (schmerzhaftes Blockade-Syndrom) mit einem roten Zungenkörper mit wenig oder spärlichem Belag.

Überdosierung

Eine Überdosis von *Qiang Huo* kann den Magen schädigen und Übelkeit und Erbrechen verursachen. Dies kann durch eine Reduzierung der Dosierung gelindert werden oder durch die Einnahme von Arzneidrogen, die den Magen harmonisieren wie z.B. *Da Zao* (Jujubae Fructus) und *Sheng Jiang* (Zingiberis Rhizoma Recens).

Chemische Zusammensetzung

Ätherische Öle 0,16–2,70% (α-Pinen, β-Pinen, Limonen, α-Phellandren), Cumarine (Nodakenin, Notopterol, 6-O-Transferuloynodakenin, Isoimperatorin, Cnidilin, Nodakenetin, Bergaptin, Bergapten, Bergaptol, Demethylfuropinnarin, Phellopterin, Osthenol, Notoptol, Anhydronotoptol, Karatavicin, Marmesin, Imperatorin, Columbianetin), P-Hydroxyphenethylanisat, Ferulasäure, Phenethylferulat.[1, 2]

Pharmakologische Wirkungen

- **Fiebersenkend**: Das intraperitoneal oder oral verabreichte ätherische Öl von *Qiang Huo* führte bei Ratten zu einem Absinken der Körpertemperatur.[3]
- **Schmerzlindernd**: Das ätherische Öl von *Qiang Huo*, das über einen Zeitraum von drei Tagen intraperitoneal injiziert wurde, linderte bei Mäusen effektiv Muskelschmerzen.[4]
- **Kardiovaskulär**: Das ätherische Öl von *Qiang Huo* bewirkte bei Mäusen nachweislich eine Verbesserung der Durchblutung der Koronararterien. *Qiang Huo* behandelte außerdem bei Mäsuen wirksam Herzrhythmusstörungen, insbesondere nach einer Akonit-Überdosis.[5, 6]

Klinische und wissenschaftliche Studien

Erkältung oder Influenza aufgrund von Wind-Kälte: 149 Patienten, die an äußerer Wind-Kälte erkrankt waren, wurden einem Bericht zufolge mit *Jiu Wei Qiang Huo Tang* (Neun Arzneien Dekokt mit Notopterygii Rhizoma seu Radix) behandelt. Die Wirksamkeitsrate betrug 93,33%.[7]

Toxikologie

Weder der oral verabreichte Wasserextrakt von *Qiang Huo* (12 g/kg über 72 Stunden) noch das ätherische Öl von *Qiang Huo* (0,75 g/kg) führte bei Mäusen zu Todesfällen.[8] Die LD_{50} für das oral verabreichte ätherische Öl von *Qiang Huo* beträgt bei Mäusen 2,83 g/kg.[9]

Kommentar der Autoren

Die optimale Behandlung von Kopfschmerzen erfordert den Einsatz von Meldearzneien, die die therapeutische Arzneiwirkung zur betroffenen Region hinleiten. Die folgende Liste gibt einen Überblick über die Arzneidrogen, die am häufigsten zu diesem Zweck eingesetzt werden:

Taiyang-Leitbahnen	*Qiang Huo* (Notopterygii Rhizoma seu Radix)
Shaoyang-Leitbahnen	*Chai Hu* (Bupleuri Radix)
Yangming-Leitbahnen	*Bai Zhi* (Angelicae Dahuricae Radix)
Taiyin-Leitbahnen	*Cang Zhu* (Atractylodis Rhizoma)
Shaoyin-Leitbahnen	*Xi Xin* (Asari Radix et Rhizoma)
Jueyin-Leitbahnen	*Wu Zhu Yu* (Evodiae Fructus)

Qiang Huo (Notopterygii Rhizoma seu Radix), *Chuan Xiong* (Chuanxiong Rhizoma), *Bai Zhi* (Angelicae Dahuri-

cae Radix), *Chai Hu* (Bupleuri Radix) und *Gao Ben* (Ligustici Rhizoma) behandeln alle Kopfschmerzen.
Dr. Li Shou-Shan zufolge gibt es folgende Unterschiede zwischen den genannten Arzneidrogen:

- *Qiang Huo*: spezifische Wirkung bei okzipitalen Kopfschmerzen.
- *Chuan Xiong*: äußerst wirksam bei Kopfschmerzen im Zusammenhang mit der Menstruation.
- *Bai Zhi*: speziell für Stirnkopfschmerz geeignet.
- *Chai Hu*: behandelt Schläfenkopfschmerz.
- *Gao Ben*: sehr wirksam bei Scheitelkopfschmerz.

Referenzen

1. *Xian Dai Zhong Yao Yao Li Xue* (Contemporary Pharmacology of Chinese Herbs), 1997; 86
2. The Merck Index 12th edition, Chapman and Hall/CRCnetBASE/Merck, 2000
3. *Zhong Cao Yao* (Chinese Herbal Medicine), 1991; 22(1):28
4. Ibid.
5. *Zhong Yao Tong Bao* (Journal of Chinese Herbology), 1982; (1):31
6. Ibid., 12(12):45
7. *Fu Jian Zhong Yi Yao* (Fujian Chinese Medicine and Herbology), 1964; 5:13
8. *Zhong Yao Tong Bao* (Journal of Chinese Herbology), 1982; (1):31
9. *Zhong Cheng Yao Yan Jiu* (Research of Chinese Patent Medicine), 1981; (12):41

Shēng Jiāng

Zingiberis Rhizoma Recens

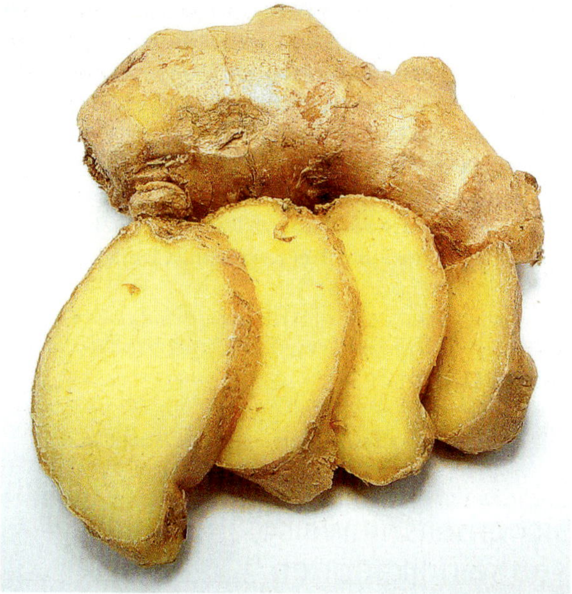

生薑 生姜

Pinyin-Name *Shēng Jiāng*
Wörtliche Übersetzung „Frischer Ingwer"
Originalquelle *Ming Yi Za Zhu* (Verschiedene Aufzeichnungen berühmter Ärzte) aus dem Jahr 500 von Tao Hong-Jing
Deutscher Name Frische Ingwerwurzel
Botanischer Name *Zingiber officinale* Rosc.
Pharmazeutischer Name Zingiberis Rhizoma Recens
Eigenschaften Scharf, leicht warm
Leitbahnen Lunge, Milz, Magen

Chinesische therapeutische Wirkungen

Entlastet das Äußere und leitet Schwitzen ein

Äußere Wind-Kälte: *Sheng Jiang* (Zingiberis Rhizoma Recens) wird der Nahrung bei vielen Gelegenheiten zugesetzt. Es hat eine milde Wirkung, entlastet das Äußere und leitet Schwitzen ein. Es wird häufig zur Behandlung von milden und Wind-Kälte-Erkrankungen im Frühstadium verwendet. Aufgrund seiner milden Wirkung sollte es mit stärker wirkenden Arzneien, die das Schwitzen einleiten, kombiniert werden, um eine diaphoretische Wirkung zur Entlastung des Äußeren hervorzurufen.

- Gewöhnliche Erkältungen und Influenza im Frühstadium: *Sheng Jiang* als Einzelarznei oder mit *Gui Zhi* (Cinnamomi Ramulus) verwenden, um Wind-Kälte zu zerstreuen oder Schwitzen einzuleiten. **Beispiel-Rezeptur**: *Gui Zhi Tang* (Cinnamomi Ramulus Dekokt).
- Zur Vorbeugung von Erkältungen bei kaltem oder regnerischem Wetter: 15 bis 20 Scheiben *Sheng Jiang* für zehn Minuten als Dekokt (Wassermenge: ca. zwei Schalen) kochen. Am Ende der Abkochung braunen Zucker zusetzen. Das Dekokt sollte verabreicht werden, solange es noch warm ist, um milde Zeichen und Symptome von Wind-Kälte zu lindern.

Wärmt den Mittleren Jiao (Mittlerer Erwärmer) und lindert Erbrechen

Erbrechen aufgrund von Magen-Kälte: *Sheng Jiang* wärmt den Magen, harmonisiert den Mittleren *Jiao* (Mittlerer Erwärmer) und wird häufig zur Linderung von Übelkeit und Erbrechen verwendet.

- Übelkeit und Erbrechen: als Einzelarznei oder mit *Da Zao* (Jujubae Fructus) anwenden.
- Übelkeit und Erbrechen aufgrund von Magen-Kälte: in Kombination mit *Ban Xia* (Pinelliae Rhizoma).
- Übelkeit und Erbrechen aufgrund von Magen-Hitze: zusammen mit *Zhu Ru* (Bambusae Caulis in Taeniam), *Pi Pa Ye* (Eriobotryae Folium) und *Huang Lian* (Coptidis Rhizoma) verwenden. **Beispiel-Rezeptur**: *Ju Pi Zhu Ru Tang* (Citri Reticulatae Pericarpium und Bambusae Caulis in Taeniam Dekokt).

Wärmt die Lunge und stoppt Husten

Husten mit profusem Schleim aufgrund von Wind-Kälte: Wind-Kälte schnürt das Lungen-*Qi* ein, was zu Husten und der Bildung von Schleim führen kann. *Sheng Jiang* wärmt die Lunge, vertreibt Kälte und stoppt Husten.

- Husten: *Sheng Jiang* in Kombination mit *Zi Su Ye* (Perillae Folium), *Ku Xing Ren* (Armeniacae Semen), *Zi Wan* (Asteris Radix et Rhizoma) und *Chen Pi* (Citri Reticulatae Pericarpium). **Beispiel-Rezeptur**: *Xing Su San* (Armeniacae Semen und Perillae Folium Pulver).

Eliminiert Toxine

Lebensmittelvergiftung durch Meeresfrüchte: *Sheng Jiang* beseitigt Toxine und behandelt Vergiftungen durch Meeresfrüchte, die durch Erbrechen und Durchfall gekennzeichnet sind. Es ist sehr effektiv bei Lebensmittelvergiftungen durch Meeresfrüchte wie Shrimps und Krabben.

- Lebensmittelvergiftung durch Meeresfrüchte: *Sheng Jiang* als Einzelarznei oder mit *Zi Su Ye* (Perillae Folium).

Toxizität von Arzneidrogen: *Sheng Jiang* wird häufig verwendet, um die Giftigkeit anderer Arzneidrogen zu neutralisieren oder zu eliminieren. Dies wird in der Regel entweder durch die gleichzeitige Verwendung oder durch eine Vorbehandlung bzw. Verarbeitung solcher Arzneidrogen mit *Sheng Jiang* erreicht.

- Entgiftung: *Tian Nan Xing* (Arisaematis Rhizoma) und *Ban Xia* (Pinelliae Rhizoma) sollten zur Reduktion von unerwünschten Nebenwirkungen mit *Sheng Jiang* vorbehandelt werden. Treten nach ihrer Einnahme Taubheit oder eine Schwellung der Zunge auf, sollte sofort das *Sheng-Jiang*-Dekokt zur Neutralisierung der Toxine getrunken werden.

Dosierung

3–10 g der frischen Arzneidroge im Dekokt. Die Höchstdosis von *Sheng Jiang* beträgt 30 g. Frisches *Sheng Jiang* kann für die äußere Anwendung zu einer Paste gemahlen werden.

Sicherheitshinweise, Kontraindikationen

- *Sheng Jiang* ist scharf und warm und kann *Qi* und *Yin* schädigen. Daher sollte es nicht bei Patienten zur Anwendung kommen, die an einem zugrunde liegenden *Yin*-Mangel, an Fülle-Hitze oder an spontanem Schwitzen leiden, das durch einen *Qi*-Mangel ausgelöst.
- Aufgrund seines warmen Temperaturverhaltens kann *Sheng Jiang* Hitze im Körper verursachen. Deshalb sollte es nicht über einen langen Zeitraum verordnet werden, um eine Ansammlung von Hitze zu vermeiden.

Chemische Zusammensetzung

Ätherische Öle 0,25–3,0% (Zingiberol, Zingiberen, Phellandren, Camphen, Citral, Linalool, Methyheptenon, Nonyladehyd, D-Borneol), Geraniol, Geranial, β-Bisabolen, α-Terpineol, β-Sesquiphellandren, ar-Curcumen, Nerolidol, Sesquiphellandrol, Gingerol, Methylgingerol, Gingerdione.[1]

Pharmakologische Wirkungen

- **Gastrointestinal**: Die orale Gabe von *Sheng Jiang* hat erwiesenermaßen bei Ratten einen deutlichen Einfluss auf das Verdauungssystem. Es schützt das gastrointestinale System, indem es die Bildung der Schleimhäute im Magen fördert. Es führt zu einer vermehrten Sekretion von Magensäure und erhöht die intestinale Motilität.[2]

- **Kardiovaskulär**: Die Verwendung von *Sheng Jiang* wird mit einer Steigerung des Herzschlags, der Respirationsrate und des Blutdrucks in Verbindung gebracht.[3]
- **Antibiotisch**: Sheng Jiang hat eine hemmende Wirkung auf *Salmonella typhi, Vibrio cholerae* und *Trichomonas vaginalis*.[4]

Klinische und wissenschaftliche Studien

- **Arthritis und Schmerzen im unteren Rücken**: 113 Patienten wurden Injektionen eines *Sheng-Jiang*-Präparats gegeben, um die Wirkung auf Arthritis und Schmerzen im unteren Rücken zu überprüfen. Die Injektionen wurden täglich bzw. jeden zweiten Tag in die Druckpunkte gegeben. Ein Behandlungszyklus beinhaltete drei bis fünf Behandlungen. Die Wirksamkeitsrate betrug 83%.[5]
- **Arthritis**: 125 Patienten wurden Injektionen eines *Sheng-Jiang*-Präparats verabreicht um zu untersuchen, ob es einen positiven Effekt bei der Behandlung von Arthritis hat. Die Injektionen wurden täglich bzw. jeden zweiten Tag in unterschiedliche Druckpunkte appliziert, die an den oberen und unteren Extremitäten lokalisiert waren. Ein Behandlungszyklus umfasste sieben Injektionen mit Behandlungspausen von vier bis sieben Tagen. Von 125 Patienten gaben 113 eine Besserung ihrer Beschwerden an.[6]
- **Darmverschluss durch Parasiten**: Einem Bericht zufolge wurden 541 Patienten, die an einer intestinalen Blockade aufgrund von Parasiten litten, mit einem Präparat (30 g *Sheng Jiang* und 60 g Honig) behandelt. Es wurde dreimal täglich verabreicht, die Dosierung orientierte sich am Alter der Patienten (zwischen 1 und 15 Jahren). Bei Bedarf erhielten die Patienten zusätzlich eine unterstützende schulmedizinische Behandlung. Von 541 Patienten gaben 87,6% eine Besserung ihrer Beschwerden an.[7]
- **Übelkeit und Erbrechen**: Eine Scheibe *Sheng Jiang* wurde auf den Punkt *Neiguan* (PC 6) platziert. Diese Anwendungsmodalität brachte bei zehn Patienten eine Linderung von Übelkeit und Erbrechen.[8]
- **Schwere Übelkeit und Erbrechen**: Wird *Sheng Jiang* als einfacher Tee oder als Dekokt verabreicht, können schwere Fälle von Übelkeit und Erbrechen als Begleiterscheinung von Chemotherapie oder Bestrahlung wirkungsvoll gelindert werden.[9]
- **Reisekrankheit**: Patienten mit regelmäßig auftretender Reisekrankheit in der Vorgeschichte wurden mit einer Scheibe *Sheng Jiang* behandelt, die auf den Punkt *Neiguan* (PC 6) gelegt wurde (rechts bei Frauen, links bei Männern). Daraufhin klagte von den 39 behandelten Patienten nach einer Motorradfahrt nur einer über Reiseübelkeit.[10]
- **Vitiligo**: Berichten zufolge ist *Sheng Jiang* wirksam bei der Behandlung von Vitiligo. Dabei wird es drei- bis viermal täglich über einen Zeitraum von zwei bis drei Monaten in die betroffene Hautregion eingerieben.[11]
- **Verbrennungen**: Die äußerliche Anwendung des frischen Safts aus *Sheng Jiang* mit einem Wattenbausch zeigte bei 400 bis 500 Patienten eine deutliche Wirkung bei der Behandlung von Verbrennungen. Dabei spielte es keine Rolle, ob Blasen vorhanden waren oder nicht. Es gab keine unerwünschten Nebenwirkungen.[12]

Toxikologie

Intramuskuläre Injektionen eines *Sheng-Jiang*-Präparats, das Mäusen in einer Dosierung verabreicht wurde, die 625-mal höher war als die normale Dosis für einen Erwachsenen, verursachten keine Todesfälle.[13]

Ergänzung

生薑皮/生姜皮 *Shēng Jiāng Pí* (Zingiberis Pericarpium Recens) wurde erstmals im Jahr 1061 in *Tu Jing Ben Cao* (Illustrierter Klassiker der Materia Medica) von Su Song erwähnt. Es wird aus der Haut der Ingwerwurzel gewonnen. Es ist scharf und kühl und hat die Aufgabe, den Mittleren *Jiao* (Mittlerer Erwärmer) zu harmonisieren, Wasser zu vertreiben und Ödeme zu reduzieren. Es wird häufig zur Behandlung von Ödemen und Harnwegsbeschwerden verwendet. *Sheng Jiang Pi, Da Fu Pi* (Arecae Pericarpium), *Sang Bai Pi* (Mori Cortex), *Fu Ling Pi* (Poriae Cutis) und *Chen Pi* (Citri Reticulatae Pericarpium) sind fünf Arzneien, die häufig miteinander kombiniert werden, um Ödeme zu lindern, beispielsweise in *Wu Pi Yin* (Fünf Schalen Dekokt). Die Dosierung von *Sheng Jiang Pi* beträgt 3–10 g.

Kommentar der Autoren

Sheng Jiang (Zingiberis Rhizoma Recens) und *Gan Jiang* (Zingiberis Rhizoma) sind zwei Arzneien mit ähnlichen und doch unterschiedlichen Funktionen. *Sheng Jiang* ist scharf und warm, seine Stärke besteht darin, äußere Wind-Kälte zu vertreiben. *Gan Jiang* ist scharf und heiß und es ist am wirksamsten bei der Erwärmung des Inneren.

Referenzen

1. *Xian Dai Zhong Yao Yao Li Xue* (Contemporary Pharmacology of Chinese Herbs), 1997; 64
2. Ibid., 66
3. *Zhong Yao Xue* (Chinese Herbology), 1998; 69:72
4. Ibid.
5. *He Bei Xin Yi Yao* (Hebei New Medicine and Herbology), 1972; 3:31
6. *Chi Jiao Yi Sheng Za Zhi* (Journal of Barefoot Doctors), 1077; 11:13
7. *Zhong Xi Yi Jie He Za Zhi* (Journal of Integrated Chinese and Western Medicine), 1986; 2:114

8. *Xin Zhong Yi* (New Chinese Medicine), 1986; 12:24
9. Dissertation Abstr Interant, 1987, 8:3297
10. *Da Zhong Yi Xue* (Public Medicine), 1980; 9:7
11. *Zhe Jiang Zhong Yi Za Zhi* (Zhejiang Journal of Chinese Medicine)1966; 3:97
12. *Xin Zhong Yi* (New Chinese Medicine), 1984; 2:22
13. *Chang Yong Zhong Yao Xian Dai Yan Jiu Yu Lin Chuang* (Recent Study and Clinical Application of Common Traditional Chinese Medicine), 1995; 10:13

Xiāng Rú
Moslae Herba

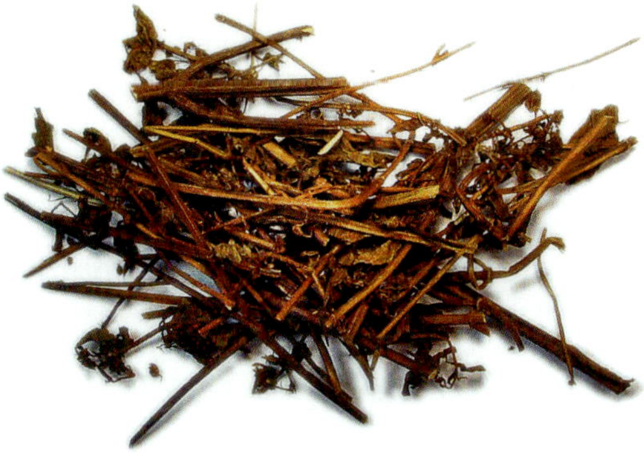

香薷 香薷

Pinyin-Name *Xiāng Rú*
Andere chinesische Namen *Xi Xiang Ru*
Originalquelle *Ming Yi Za Zhu* (Verschiedene Aufzeichnungen berühmter Ärzte) aus dem Jahr 500 von Tao Hong-Jing
Deutscher Name Mosla-Kraut
Botanischer Name *Mosla chinensis* Maxim. (*Shi Xiang Ru*); *Elsholtzia splendens* Nakai ex F. Maekawa (*Xiang Ru*)
Pharmazeutischer Name Moslae Herba
Eigenschaften Scharf, leicht warm
Leitbahnen Lunge, Magen

Chinesische therapeutische Wirkungen

Entlastet das Äußere und leitet Schwitzen ein

Wind-Kälte mit Feuchtigkeit: *Xiang Ru* (Moslae Herba) ist besonders für Patienten geeignet, die sich erkälten, wenn sie sich in warmen Sommernächten draußen Abkühlung verschaffen. Da das Klima in Asien häufig feucht ist, wird dieses scharfe, leicht warme Kraut eingesetzt, um Wind-Kälte und Feuchtigkeit, die besonderes während der Sommerzeit vorhanden ist, zu vertreiben. Es wird seltener in Regionen mit trockenem Klima verwendet.

- Äußere Wind-Kälte im Sommer mit Fieber, Abneigung gegen Kälte, Kopfschmerzen, Völlegefühl sowie Engegefühl in der Brust, aber ohne Schwitzen: *Xiang Ru* mit *Hou Po* (Magnoliae Officinalis Cortex) und *Bai Bian Dou* (Lablab Semen Album) kombinieren, um Wind-Kälte zu vertreiben. **Beispiel-Rezeptur**: *Xiang Ru Yin* (Moslae Herba Pulver).
- Äußere Wind-Kälte im Sommer mit Fieber, Schüttelfrost, Durst, Abwesenheit von Schwitzen: in Kombination mit *Jin Yin Hua* (Lonicerae Flos), *Lian Qiao* (Forsythiae Fructus) und *Bo He* (Menthae Haplocalycis Herba).

Beseitigt Feuchtigkeit und harmonisiert den Mittleren Jiao (Mittlerer Erwärmer)

Magen-Darm-Erkrankungen im Sommer: *Xiang Ru* wird häufig bei der Behandlung von gastrointestinalen Beschwerden eingesetzt: Übelkeit, Erbrechen und Durchfall aufgrund von übermäßigem Konsum kalter oder verdorbener Getränke oder Speisen im Sommer. Diese Zustände sind durch Feuchtigkeit charakterisiert, die den Mittleren *Jiao* (Mittlerer Erwärmer) angreift, wodurch die normalen Transformations- und Transportfunktionen der Milz beeinträchtigt werden. *Xiang Ru* wird daher selten in Ländern verwendet, in denen die Kanalisation kein Problem darstellt. Auch in Ländern, in denen vorwiegend ein trockenes Klima herrscht, wird diese Arznei nur selten benutzt.

- Übelkeit und Erbrechen: zusammen mit *Hou Po* (Magnoliae Officinalis Cortex) und *Sheng Jiang* (Zingiberis Rhizoma Recens) anwenden.
- Diarrhö: in Kombination mit *Bai Bian Dou* (Lablab Semen Album), *Huang Qin* (Scutellariae Radix), *Hou Po* (Magnoliae Officinalis Cortex) und *Fu Ling* (Poria).

Fördert die Harnausscheidung und lindert Ödeme

Ödeme und Dysurie: *Xiang Ru* hebt das *Yang-Qi*, stärkt die Milz, vertreibt Feuchtigkeit und fördert die Zirkulation von Wasser. Es behandelt Ödeme und Dysurie z.B. bei akuter Nephritis.

- Ödeme und Dysurie: in Kombination mit *Bai Zhu* (Atractylodis Macrocephalae Rhizoma).

Dosierung

3–10 g. Die Höchstdosis beträgt 30 g. Wenn das Dekokt zur Entlastung des Äußeren und zur Diaphorese während des Sommers verschrieben wird, sollte es vor der Einnahme auf Zimmertemperatur heruntergekühlt werden. Als Pille verbessert *Xiang Ru* die Wasserzirkulation und lindert Ödeme.

Sicherheitshinweise, Kontraindikationen

- *Xiang Ru* kann aufgrund seines scharfen Geschmacks und seines leicht warmen Temperaturverhaltens *Qi* und *Yin* schädigen. Deshalb sollten Patienten mit zugrunde liegendem *Qi*- und *Yin*-Mangel diese Arznei nicht einnehmen.
- *Xiang Ru* sollte nicht als Tee für den täglichen Gebrauch oder über einen langen Zeitraum eingenommen werden.
- Wird *Xiang Ru* als warmes Dekokt eingenommen, kann es zu Erbrechen kommen. Dies kann durch das Hinzufügen von *Ku Xing Ren* (Armeniacae Semen), *Huang Lian* (Coptidis Rhizoma), *Huang Qin* (Scutellariae Radix) und anderen bitteren Arzneien oder solchen, die eine absteigende Wirkung besitzen, gelindert werden.

Chemische Zusammensetzung

Ätherische Öle 0,1–0,9% (Carvacrol, M-Cymol, P-Cymol, O-Cymol, R-Terpinen, Humulen, α-Phellandren, β-Jonon, α-Terpineol, Eugenol, Cedrol), Quercetin, Apigenin, 2-Methylbaicalein, Ursolsäure, Syringsäure, Kaffeesäure.[1]

Pharmakologische Wirkungen

- **Fiebersenkend**: Das ätherische Öl von *Xiang Ru* hat diaphoretische und fiebersenkende Wirkungen.[2]
- **Gastrointestinal**: *Xiang Ru* stimuliert die Sekretion von Magensäure, hemmt jedoch die Darmperistaltik bei Mäusen, Ratten und Meerschweinchen.[3]
- **Antibiotisch**: Es wirkt hemmend auf *E. coli*, *Staphylococcus aureus*, betahämolysierende Streptokokken und einige Dermatomyzeten.[4]
- **Weitere Wirkungen**: Einige Studien berichten von einer schleimlösenden und diuretischen Wirkung.[5]

Klinische und wissenschaftliche Studien

- **Erkältung**: Einem Bericht zufolge wurden 200 Patienten, die an einer banalen Erkältung litten, äußerlich mit einer Arzneirezeptur behandelt. 196 Probanden erholten sich vollständig, in vier Fällen konnte keine Wirksamkeit festgestellt werden. Von den 196 Respondern gaben 164 eine Verbesserung nach einer Gabe an, 32 berichteten über eine positive Wirkung nach zwei Gaben. Die Rezeptur wurde zu einem Pulver verarbeitet und enthielt *Xiang Ru* 15 g, *Ma Huang* (Ephedrae Herba) 15 g, *Ban Lan Gen* (Isatidis Radix) 10 g, *Pu Gong Ying* (Taraxaci Herba) 10 g und *Jie Geng* (Platycodi Radix) 12 g. Das Pulver wurde auf dem Bauchnabel platziert und dort mit Gaze fixiert. Die Dosierung für Erwachsene betrug 3,5 g, für Kinder 1 g.[6]
- **Sommerdiarrhö**: Ein dreimal täglich verabreichtes Dekokt zeigte bei 89 von 90 Patienten, die an Durchfall litten, einen positiven Effekt. Es enthielt *Xiang Ru* 10 g, *Qin Pi* (Fraxini Cortex) 10 g, *Bai Bian Dou* (Lablab Semen Album) 10 g, *Liu Yi San* (Sechs zu Eins Pulver) 10 g, *Hou Po* (Magnoliae Officinalis Cortex) 10 g, *Huo Xiang* (Agastaches Herba) 10 g, *Bai Zhu* (Atractylodis Macrocephalae Rhizoma) 10 g, *Ban Xia* (Pinelliae Rhizoma) 10 g, *Mu Xiang* (Aucklandiae Radix) 10 g, *Huang Lian* (Coptidis Rhizoma) 5 g und *Fu Ling* (Poria) 15 g. Bei Symptomen durch Nahrungsmittel-Stagnation wurden *Shan Zha* (Crataegi Fructus) 10 g, *Shen Qu* (Massa Medicata Fermentata) 10 g und *Mai Ya* (Hordei Fructus Germinatus) 10 g hinzugefügt.[7]

Kommentar der Autoren

Ma Huang (Ephedrae Herba) ist die Arznei der Wahl, wenn im Winter äußere Wind-Kälte vertrieben werden soll. Im Sommer wird dafür *Xiang Ru* verwendet. Die Verwendung von *Ma Huang* ist im Sommer nicht angezeigt, weil es zu stark ist und eine Schädigung der Körperflüssigkeiten verursachen kann. Ähnliches gilt für *Xiang Ru*, das im Winter nicht kräftig genug ist, um Wind-Kälte zu vertreiben.

Referenzen

1. *Xian Dai Zhong Yao Yao Li Xue* (Contemporary Pharmacology of Chinese Herbs), 1997; 90
2. *Zhong Yao Xue* (Chinese Herbology), 1998; 72:73
3. *Zhong Yao Yao Li Yu Ying Yong* (Pharmacology and Applications of Chinese Herbs), 1988; 4(2):30
4. *Zhong Cao Yao Tong Xun* (Journal of Chinese Herbal Medicine), 1973; (1):44
5. *Zhong Yao Xue* (Chinese Herbology), 1998; 72:73
6. *An Hui Zhong Yi Xue Yuan Xue Bao* (Journal of Anhui University School of Medicine), 1989; (2):28
7. *He Bei Zhong Yi* (Hebei Chinese Medicine), 1991; 13(1):5

Xīn Yí Huā
Magnoliae Flos

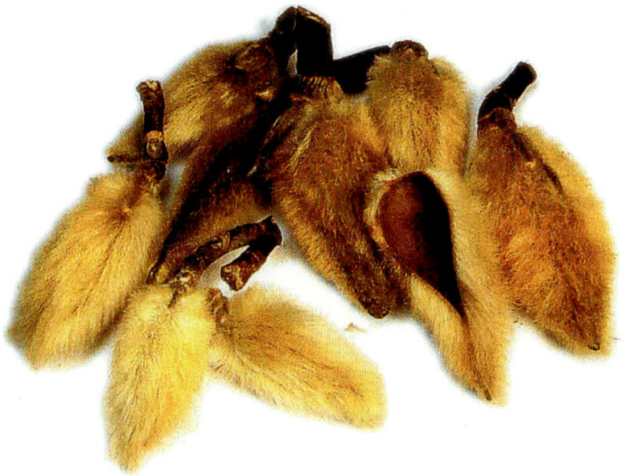

辛夷花 辛夷花

Pinyin-Name *Xīn Yí Huā*
Wörtliche Übersetzung „Scharfe Magnolienblüte"
Andere chinesische Namen *Xin Yi*
Originalquelle *Shen Nong Ben Cao Jing* (Die Materia Medica des göttlichen Landmannes), vermutlich Östliche Han-Dynastie
Deutscher Name Magnolienblüten
Botanischer Name *Magnolia biondii* Pamp. (*Qiao Mu Wang Chun Hua*); *Magnolia sprengeri* Pamp. (*Wu Dang Yu Lan*); *Magnolia denudata* Desr. (*Yu Lan*)
Pharmazeutischer Name Magnoliae Flos
Eigenschaften Scharf, warm
Leitbahnen Lunge, Magen

Chinesische therapeutische Wirkungen

Vertreibt Wind-Kälte

Verstopfte Nase aufgrund von Wind-Kälte: *Xin Yi Hua* (Magnoliae Flos) besitzt die nur mild ausgeprägte Eigenschaft, äußere Wind-Kälte zu vertreiben. Seine größte Wirksamkeit besteht darin, die Nase zu öffnen und Nasensekret aufgrund von Wind-Kälte abfließen zu lassen.

- Verstopfte Nase und klares Nasensekret aufgrund von Wind-Kälte: *Xin Yi Hua* zusammen mit *Bai Zhi* (Angelicae Dahuricae Radix) und *Fang Feng* (Saposhnikoviae Radix) anwenden. **Beispiel-Rezeptur**: *Xin Yi San* (Magnoliae Flos Pulver).
- Wind-Kälte greift Lunge und Magen an, begleitet von ständigem, klarem, wässrigem Nasensekret: in Kombination mit *Xi Xin* (Asari Radix et Rhizoma), *Gan Jiang* (Zingiberis Rhizoma) und *Fu Zi* (Aconiti Radix Lateralis Praeparata), um Kälte zu vertreiben.

Öffnet die Nase

Xin Yi Hua hat hervorragende zerstreuende Eigenschaften. Es macht die Sinnesorgane frei und befreit die Nase von Blockaden.

- Sinusitis und Rhinitis mit Verlust des Geruchssinns: *Xin Yi Hua* zusammen mit *Cang Er Zi* (Xanthii Fructus) verwenden. **Beispiel-Rezeptur**: *Cang Er Zi San* (Xanthii Fructus Pulver).
- Sinusitis oder Rhinitis aufgrund von Kälte: in Kombination mit *Qiang Huo* (Notopterygii Rhizoma seu Radix), *Fang Feng* (Saposhnikoviae Radix) und *Xi Xin* (Asari Radix et Rhizoma). **Beispiel-Rezeptur**: *Xin Yi San* (Magnoliae Flos Pulver).
- Chronische Sinusitis oder Rhinitis durch Feuchte-Hitze: mit *Shi Gao* (Gypsum Fibrosum) und *Da Huang* (Rhei Radix et Rhizoma) kombinieren. **Beispiel-Rezeptur**: *Qing Bi Tang* (Dekokt, das die Nase klärt).
- Sinusitis oder Rhinitis aufgrund von Hitze: Kombination mit *Zhi Zi* (Gardeniae Fructus), *Xuan Shen* (Scrophulariae Radix), *Chuan Bei Mu* (Fritillariae Cirrhosae Bulbus) und *Chai Hu* (Bupleuri Radix).
- Sinusitis oder Rhinitis mit Hitze in der Lunge: zusammen mit *Zhi Zi* (Gardeniae Fructus), *Huang Qin* (Scutellariae Radix), *Shi Gao* (Gypsum Fibrosum) und *Sheng Ma* (Cimicifugae Rhizoma) verwenden. **Beispiel-Rezeptur**: *Xin Yi Qing Fei Yin* (Dekokt mit Magnoliae Flos zum Klären der Lunge).

Dosierung

3–10 g. Die Dosierung von *Xin Yi Hua* beträgt maximal 20 g. *Xin Yi Hua* wird sowohl innerlich als auch äußerlich angewendet. Bei oraler Verabreichung sollte *Xin Yi Hua* während des Kochens in ein Seihtuch eingewickelt werden, um zu verhindern, dass Blütenfasern den Rachen reizen. Für lokale Anwendungen wird entweder das Pulver oder das ätherische Öl der Arzneidroge verwendet.

Sicherheitshinweise, Kontraindikationen

- *Xin Yi Hua* sollte mit Vorsicht bei Patienten angewendet werden, die an einem *Yin*-Mangel-Feuer oder an aufsteigendem Leber-*Yang* leiden.

- *Xin Yi Hua* sollte während der Schwangerschaft vorsichtig verwendet werden, da es Uteruskontraktionen verursachen kann.

Chemische Zusammensetzung

Ätherische Öle 2,68–5,0% (Campher, 1,8-Cineol, β-Pinen, Sabinen, Myrcen), Lignane, Pinoresinolbimethylether, Lirioresinolbimethylether, Magnolin, Fargesin, Sesamin, Eudesmin, D-Coclaurin, D-Reticulin, Yuzirin, Rutin.[1]

Pharmakologische Wirkungen

- **Wirkung auf die Nasenschleimhäute**: Die lokale Anwendung des ätherischen Öls von *Xin Yi Hua* lässt die Schleimbildung zurückgehen, mildert die Entzündung und lindert die Nasenverstopfung.[2]
- **Antihypertensiv**: Intramuskuläre bzw. intraperitoneale Injektionen mit Wasser- und Alkoholextrakten aus *Xin Yi Hua* führten zu einer Blutdrucksenkung bei betäubten Hunden, Katzen, Kaninchen und Ratten. Die intravenöse Injektion wird gelegentlich mit der Stimulation des Atmungssystems assoziiert. In anderen Experimenten hatte *Xin Yi Hua* einen günstigen Einfluss auf essentielle Hypertonie. Bei sekundärer Hypertonie z. B. aufgrund eines renalen Hochdrucks war dies nicht notwendigerweise der Fall.[3]
- **Analgetisch**: Laborstudien haben gezeigt, dass die Gabe von 6,5 g/kg eines Alkoholextrakts und 15 g/kg eines Wasserextrakts von *Xin Yi Hua* bei Mäusen eine vergleichbare analgetische Wirkung haben.[4]
- **Uterusstimulierend**: *Xin Yi Hua* hat bei Hunden und Katzen eine stimulierende Wirkung auf den Uterus. Die Wirkung setzt ca. 20 bis 60 Minuten nach der Einnahme ein und hält 8 bis 24 Stunden an.[5]
- **Antibiotisch**: Ein *Xin-Yi-Hua*-Dekokt hat eine hemmende Wirkung auf Dermatomykosen sowie auf einige Arten von *Streptococcus* und *Staphylococcus*.[6]

Klinische und wissenschaftliche Studien

- **Sinusitis**: 46 Patienten mit chronischer Sinusitis wurden in einer Studie mit einer Arzneirezeptur behandelt. 35 Patienten berichteten von einer deutlichen, acht von einer moderaten Besserung, drei Patienten reagierten nicht auf die Behandlung. Die Rezeptur wurde einmal täglich als Dekokt über einen Zeitraum von sieben Tagen verabreicht. Sie bestand aus *Xin Yi Hua* 12 g, *Cang Er Zi* (Xanthii Fructus) 12 g, *Gao Ben* (Ligustici Rhizoma) 9 g, *Sheng Ma* (Cimicifugae Rhizoma) 9 g, *Huang Qin* (Scutellariae Radix) 9 g, *Fang Feng* (Saposhnikoviae Radix) 9 g, *Jing Jie* (Schizonepetae Herba) 9 g, *Niu Bang Zi* (Arctii Fructus) 9 g, *Chan Tui* (Cicadae Periostracum) 9 g, *Lian Qiao* (Forsythiae Fructus) 10 g, *Chuan Xiong* (Chuanxiong Rhizoma) 10 g und *Bai Zhi* (Angelicae Dahuricae Radix) 15 g. Bei Bedarf wurde die Rezeptur modifiziert.[7]
- **Sinusitis und Rhinitis**: Eine weitere Studie berichtet von Patienten mit Sinusitis oder Rhinitis, die ein- oder zweimal täglich mit chinesischen Arzneidrogen behandelt wurden. Alle Patienten erhielten 3 g *Xin Yi Hua*. Patienten mit einer Wind-Kälte-Erkrankung erhielten außerdem 10 g *Huo Xiang* (Agastaches Herba). Patienten mit einer Wind-Hitze-Erkrankung erhielten zusätzlich 10 g *Huai Hua* (Sophorae Flos). An der Studie nahmen 120 Patienten teil. Die Wirksamkeitsrate lag bei 95%.[8]
- **Sinusitis und Rhinitis**: 2450 Patienten mit Sinusitis oder Rhinitis wurden mit *Xin-Yi-Hua*-Zubereitungen behandelt, die ihnen intranasal eingetröpfelt oder intramuskulär injiziert wurden. Die Studienteilnehmer erhielten entsprechend ihrem Alter unterschiedliche Dosierungen. In 37% der Fälle führte die Behandlung zu einer deutlichen Besserung, in 28,5% der Fälle zu einer moderaten und in 46,7% der Fälle zu einer leichten Besserung. Bei 7,5% trat keine Besserung ein.[9]

Toxikologie

Xin Yi Hua hat nur eine sehr geringe Toxizität. Intravenöse Injektionen hatten weder bei Kaninchen (4,75 g/kg) noch bei Hunden (1 g/kg) Todesfolgen. Es gab außerdem keine Auffälligkeiten bei Ratten, denen ein Alkoholextrakt (18 g/kg) bzw. ein Wasserextrakt (30 g/kg) über einen Zeitraum von einem Monat oral verabreicht wurde.[10]

Referenzen

1. *Xian Dai Zhong Yao Yao Li Xue* (Contemporary Pharmacology of Chinese Herbs), 1997; 93-94
2. *Zhong Yao Cai* (Study of Chinese Herbal Material), 1990; 13(9):33
3. *Zhong Yao Yao Li Yu Ying Yong* (Pharmacology and Applications of Chinese Herbs), 1983:541
4. *Zhong Yao Cai* (Study of Chinese Herbal Material), 1990; 13(9):33
5. *Zhong Yao Yao Li Yu Ying Yong* (Pharmacology and Applications of Chinese Herbs), 1983:541
6. *Zhong Yao Xue* (Chinese Herbology), 1998; 84:85
7. *Shan Xi Zhong Yi* (Shanxi Chinese Medicine), 1991; 12(4):177
8. *Zhong Yao Tong Bao* (Journal of Chinese Herbology), 1985; 5:45
9. *Xin Yi Xue* (New Medicine), 1981; 1:12
10. *Zhong Yao Cai* (Study of Chinese Herbal Material), 1990; 13(9):33

Zǐ Sū Yè
Perillae Folium

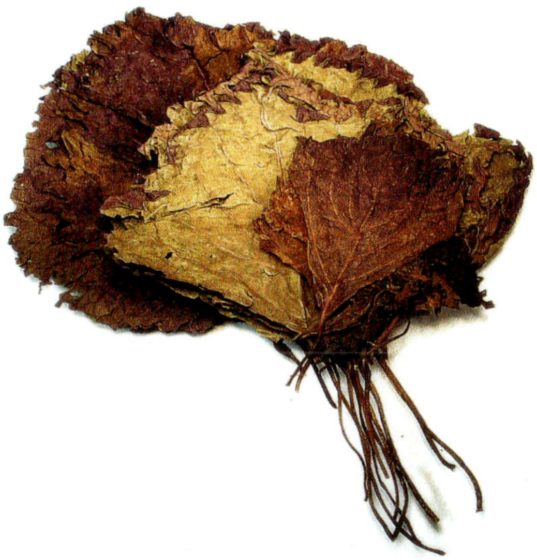

紫蘇葉 紫苏叶

Pinyin-Name *Zǐ Sū Yè*
Wörtliche Übersetzung „Purpurnes Schwarznesselblatt"
Andere chinesische Namen *Su Ye, Zi Su*
Originalquelle *Ben Cao Jing Ji Zhu* (Sammlung von Kommentaren über die Klassiker der Materia Medica) von Tao Hong-Jing, verfasst zwischen 480 und 498
Deutscher Name Schwarznesselblatt
Botanischer Name *Perilla frutescens* (L.) Britt. var. *crispa* (Thunb.) Hand. – Mazz.
Pharmazeutischer Name Perillae Folium
Eigenschaften Scharf, warm
Leitbahnen Lunge, Milz

Chinesische therapeutische Wirkungen

Entlastet das Äußere und vertreibt Kälte

Äußere Wind-Kälte: Das scharfe und warme *Zi Su Ye* (Perillae Folium) entlastet das Äußere, beseitigt Wind und Kälte und belüftet das Lungen-*Qi*. Es wird häufig bei der Behandlung von äußerer Wind-Kälte eingesetzt.

- Äußere Wind-Kälte mit Abneigung gegen Kälte, Fieber, Kopfschmerzen, verstopfter Nase, Abwesenheit von Schwitzen sowie Husten: zusammen mit *Qian Hu* (Peucedani Radix), *Ku Xing Ren* (Armeniacae Semen) und *Jie Geng* (Platycodi Radix) anwenden. **Beispiel-Rezeptur**: *Xing Su San* (Armeniacae Semen und Perillae Folium Pulver).
- Äußere Wind-Kälte mit *Qi*-Stagnation und Brustenge: in Kombination mit *Chen Pi* (Citri Reticulatae Pericarpium) und *Xiang Fu* (Cyperi Rhizoma), um die Zirkulation von *Qi* zu aktivieren und zu regulieren.

Reguliert Qi und erweitert die Brust, harmonisiert den Mittleren Jiao (Mittlerer Erwärmer), lindert Übelkeit und Erbrechen

Übelkeit und Erbrechen: *Zi Su Ye* wird häufig bei Völlegefühl und Engegefühl in der Brust verwendet, außerdem bei Übelkeit und Erbrechen, das sekundär zu einer Stagnation von Milz- und Magen-*Qi* auftritt.

- Magen-Darm-Grippe, akute Enteritis aufgrund einer Stagnation des Milz- und Magen-*Qi*, die Bauchschmerzen, Erbrechen und Durchfall verursacht: mit *Chen Pi* (Citri Reticulatae Pericarpium), *Ban Xia* (Pinelliae Rhizoma) und *Huo Xiang* (Agastaches Herba). **Beispiel-Rezeptur**: *Huo Xiang Zheng Qi San* (Agastaches Herba Pulver, das das *Qi* korrigiert).
- Stagnation des Milz- und Magen-*Qi* mit Hitze: mit *Huang Lian* (Coptidis Rhizoma).
- Stagnation des Milz- und Magen-*Qi* mit einer Stagnation von Schleim: Kombination mit *Ban Xia* (Pinelliae Rhizoma) und *Hou Po* (Magnoliae Officinalis Cortex).

Beruhigt den Fötus

Schwangerschaftsübelkeit oder unruhiger Fötus: Das nach oben gegenläufige fetale *Qi* kann bei schwangeren Frauen Erbrechen und Schwangerschaftsübelkeit auslösen. Fetales *Qi*, das abnorm nach unten sinkt, kann für einen unruhigen Fötus oder eine drohende Fehlgeburt verantwortlich sein. *Zi Su Ye* wird während der Schwangerschaft verwendet, um die *Qi*-Zirkulation zu regulieren und dadurch Schwangerschaftsübelkeit und Erbrechen zu lindern sowie den Fötus zu stabilisieren.

- Schwangerschaftsübelkeit, unruhiger Fötus oder drohende Fehlgeburt: in Kombination mit *Chen Pi* (Citri Reticulatae Pericarpium), *Mu Xiang* (Aucklandiae Radix) und *Sha Ren* (Amomi Fructus) zur Regulation des *Qi* und Stabilisierung der Schwangerschaft.

Vermindert Lebensmittelvergiftung durch Meeresfrüchte

Vergiftung durch Meeresfrüchte: *Zi Su Ye* wird häufig verwendet, um eine Lebensmittelvergiftung durch Meeresfrüchte zu behandeln, die durch Übelkeit, Erbrechen, Durchfall und Bauchschmerzen charakterisiert ist. Es ist äußerst wirksam bei Vergiftungen, die durch den Verzehr von Fischen und Krabben verursacht werden.

- Lebensmittelvergiftung durch Meeresfrüchte: Dekoktieren von *Zi Su Ye* allein oder in Kombination mit *Sheng Jiang* (Zingiberis Rhizoma Recens).
- Hautausschlag oder Juckreiz aufgrund einer allergischen Reaktion: mit *Chan Tui* (Cicadae Periostracum) und *Fang Feng* (Saposhnikoviae Radix).

Dosierung

5–10 g. Das Dekokt sollte oral eingenommen oder äußerlich angewendet werden. *Zi Su Ye* sollte als letztes dazugegeben und nur für wenige Minuten gekocht werden.

Sicherheitshinweise, Kontraindikationen

- Aufgrund seiner scharfen und warmen Natur kann *Zi Su Ye* sehr leicht *Yin* und *Qi* schädigen. Deshalb sollte es mit Vorsicht Patienten verschrieben werden, die an fieberhaften Erkrankungen, *Yin*-Mangel, *Qi*-Mangel oder an einem äußeren Mangel-Syndrom ohne Schwitzen leiden.
- Auch bei Patienten, die an Übelkeit leiden, die durch Hitze verursacht wurde, sollte es vorsichtig angewendet werden.
- *Zi Su Ye* sollte nur kurze Zeit verwendet werden. Eine Langzeiteinnahme kann zu einem *Qi*-Mangel führen.

Chemische Zusammensetzung

Ätherische Öle 0,2-0,9% (Perillaldehyd, Perillaketon, Naginataketon, Isoegomaketon, Dillapiol, Elemicin, Wyristicin, Citral, Caryophellen, Farnesen, Linalool, Methen, Menthol, trans-Shisool, Perillaalkohol, Dihydroperillalkohol, Perillen), Apigenin, Scutellarin, Vicenin, Shisonin, Anthocyane, cyanogene Glycoside.[1, 2]

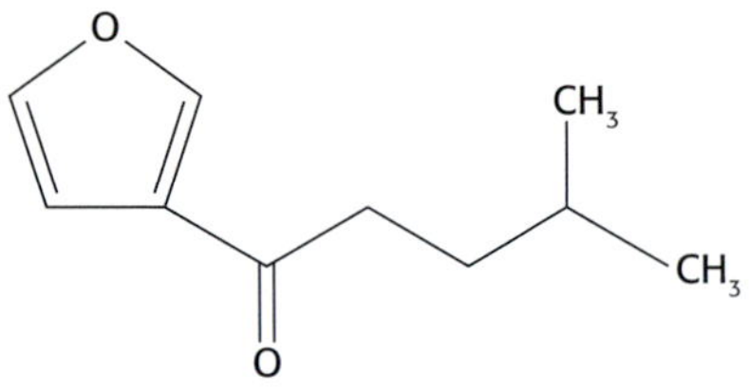

Abb. 1.3 Perillaketon

Pharmakologische Wirkungen

- **Fiebersenkend und Schwitzen einleitend**: Ein Dekokt aus *Zi Su Ye* erweitert die peripheren Blutgefäße und stimuliert Schwitzen. Bei Kaninchen konnte nach oraler Verabreichung bei 2 g/kg eine milde fiebersenkende Wirkung festgestellt werden.[3]
- **Respiratorisch**: *Zi Su Ye* fördert nachweislich die Erweiterung der Bronchien und lindert Bronchospasmen. Es reduziert außerdem die Sekretion der Bronchiolen.[4]
- **Antibiotisch**: *Zi Su Ye* hat nachweislich eine hemmende Aktivität auf *Staphylococcus aureus*. Die minimale Hemmkonzentration (MHK) des Extrakts aus *Zi Su Ye* beträgt 200–1600 mg/ml.[5]
- **Gastrointestinal**: Das Perillaketon von *Zi Su Ye* stimuliert den Magen-Darm-Trakt, indem es die Sekretion von Magensäure und die Darmperistaltik bei Ratten erhöht.[6]
- **Hyperglykämisch**: Die ätherischen Öle von *Zi Su Ye* erhöhen nach oraler Verabreichung von 0,35 ml/kg bei Ratten den Blutzuckerspiegel.[7]

Klinische und wissenschaftliche Studien

- **Gewöhnliche Warzen**: Patienten mit gewöhnlichen Warzen wurden einer Studie zufolge durch die äußere Anwendung von *Zi Su Ye* mit zufriedenstellenden Ergebnissen behandelt. Die Arznei wurde zu einer Paste gemahlen, einmal täglich auf die Warze aufgetragen und für 10 bis 15 Minuten belassen. Die Behandlungsergebnisse der 20 Patienten, die auf diese Weise behandelt wurden, waren befriedigend. Die Behandlungsdauer betrug zwischen zwei und sechs Behandlungen.[8]
- **Zervikale Blutungen**: Ein Lösungsextrakt aus *Zi Su Ye* in einer Konzentration von 2 g der Arzneidroge auf 1 ml Lösung wurde sterilisiert und auf die betroffene Region aufgetragen, um die Blutungen zu stoppen. 86 von 108 Patientinnen (79,63%) berichteten von zufriedenstellenden Ergebnissen.[9]

Toxikologie

Die Verabreichung von *Zi Su Ye* wird gelegentlich mit unerwünschten Reaktionen, einer Überstimulation und allergischen Reaktionen in Verbindung gebracht.[10]

Ergänzung

紫蘇梗/紫苏梗 *Zǐ Sū Gěng* (Perillae Caulis) wird zum ersten Mal im *Ming Yi Za Zhu* (Verschiedene Aufzeichnungen berühmter Ärzte) aus dem Jahr 500 von Tao Hong-Jin erwähnt. Es wird aus den Zweigen derselben Pflanze wie *Zi*

Su Ye gewonnen. Es ist scharf, süß und etwas warm. Es dringt in Lunge, Milz und Magen ein. Zu seinen Hauptfunktionen gehören die Erweiterung der Brust, *Qi*-Regulation und Besänftigung des Fötus. *Zi Su Geng* ist aufgrund seiner milden Natur außergewöhnlich gut für die Behandlung schwacher Patienten geeignet, die an einer *Qi*-Stagnation im Mittleren *Jiao* (Mittlerer Erwärmer) leiden. Seine diaphoretische Wirkung ist weniger ausgeprägt als die von *Zi Su Ye*. Für gewöhnlich beträgt die Dosis von *Zi Su Geng* 5–10 g. Es sollte erst am Ende des Kochvorgangs hinzugefügt und nur für kurze Zeit gekocht werden.

Kommentar der Autoren

Bei Vergleichen und Gegenüberstellungen von *Zi Su Ye* (Perillae Folium), *Zi Su Zi* (Perillae Fructus) und *Zi Su Geng* (Caulis Perillae) sollte *Zi Su Zi* (Perillae Fructus) als Referenz herangezogen werden.

Als Teezubereitung, die einmal täglich angewedet wird, tragen *Zi Su Ye*, *Shi Chang Pu* (Acori Tatarinowii Rhizoma), *Ze Xie* (Alismatis Rhizoma) und *Shan Zha* (Crataegi Fructus) zu einer Gewichtsabnahme und zu einer Senkung der Cholesterinwerte bei.

Referenzen

1. *Xian Dai Zhong Yao Yao Li Xue* (Contemporary Pharmacology of Chinese Herbs), 1997; 72–73
2. The Merck Index 12th edition, Chapman and Hall/CRCnetBASE/Merck, 2000
3. Planata Med, 1985; (6):4
4. *Zhong Yao Xue* (Chinese Herbology), 1998; 67:68
5. *Zhong Guo Zhong Yao Za Zhi* (People's Republic of China Journal of Chinese Herbology), 1990; 25(2):31
6. Planata Med, 1985; (6):4
7. *Zhong Yao Xue* (Chinese Herbology), 1988: 665
8. *Zhong Hua Pi Fu Ke Xue Za Zhi* (Chinese Journal of Dermatology), 1965; 6:391
9. *Zhong Yi Za Zhi* (Journal of Chinese Medicine), 1988; 8:49
10. Food Toxicol, 1981; 19(2):253

Bò Hé

Menthae Haplocalycis Herba

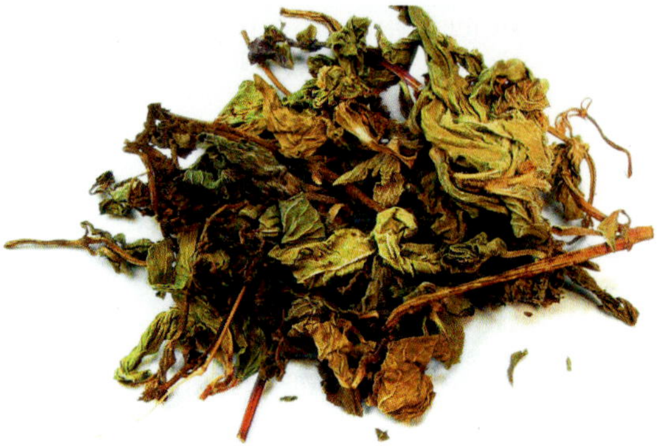

薄荷

Pinyin-Name *Bò Hé*
Andere chinesische Namen *Bo He Ye, Bo He Geng, Su Bo He*
Originalquelle *Yao Xing Ben Cao* (Materia Medica der medizinischen Eigenschaften) aus dem Jahr 600 von Zhen Quan
Deutscher Name Chinesisches Ackerminzekraut
Botanischer Name *Mentha haplocalyx* Briq.
Pharmazeutischer Name Menthae Haplocalycis Herba
Eigenschaften Scharf, kühl
Leitbahnen Lunge, Leber

Chinesische therapeutische Wirkungen

Entlastet das Äußere und vertreibt Wind-Hitze

Wind-Hitze: *Bo He* (Menthae Haplocalycis Herba) wird häufig bei der Behandlung von fiebrigen Erkrankungen im Frühstadium oder von Wind-Hitze-Erkrankungen eingesetzt, die von folgenden Symptomen begleitet werden: Kopfschmerzen, Fieber, Abwesenheit von Schwitzen, Mundtrockenheit und/oder Halsschmerzen, gelber Zungenbelag und ein oberflächlicher, schneller Puls. Da der scharfe Geschmack von *Bo He* seinem kalten Temperaturverhalten entgegenwirkt, kann es auch zur Behandlung von Wind-Kälte verwendet werden, insbesondere in der Kombination mit scharfen und warmen Arzneidrogen.

- Wind-Hitze: *Bo He* zusammen mit *Jing Jie* (Schizonepetae Herba), *Jie Geng* (Platycodi Radix), *Sang Ye* (Mori Folium), *Ju Hua* (Chrysanthemi Flos) und *Niu Bang Zi* (Arctii Fructus) verwenden, um Wind-Hitze zu vertreiben und Toxine zu beseitigen. **Beispiel-Rezeptur**: *Sang Ju Yin* (Dekokt mit Mori Folium und Chrysanthemi Flos) und *Yin Qiao San* (Lonicerae Flos und Forsythiae Fructus Pulver).
- Fiebererkrankungen im Frühstadium: in Kombination mit *Chan Tui* (Cicadae Periostracum), *Shi Gao* (Gypsum Fibrosum) und *Gan Cao* (Glycyrrhizae Radix et Rhizoma).
- Wind-Kälte: in Kombination mit *Zi Su Ye* (Perillae Folium), *Fang Feng* (Saposhnikoviae Radix) und *Qiang Huo* (Notopterygii Rhizoma seu Radix).

Klärt den Kopf, erhellt die Augen und unterstützt den Rachen

Kopfschmerzen, Halsschmerzen und gerötete Augen: Es wird häufig erwähnt, dass *Bo He* leichte, nach oben schwebende und aufsteigende Eigenschaften hat. Deshalb ist es besonders für die Behandlung von Wind-Hitze im oberen Teil des Körpers geeignet, z.B. bei Erkrankungen des Rachens und des Kopfes. Zu den häufigsten klinischen Anwendungsgebieten von *Bo He* gehören Kopfschmerzen, Halsschmerzen und gerötete Augen.

- Halsschmerzen aufgrund von Wind-Hitze: *Bo He* in Kombination mit *Niu Bang Zi* (Arctii Fructus), *Ban Lan Gen* (Isatidis Radix) und *She Gan* (Belamcandae Rhizoma).
- Halsschmerzen mit Stimmverlust: mit *Lian Qiao* (Forsythiae Fructus), *Jie Geng* (Platycodi Radix) und *Mu Hu Die* (Oroxyli Semen) kombinieren.
- Gerötete Augen aufgrund von Wind-Hitze: in Kombination mit *Ju Hua* (Chrysanthemi Flos), *Niu Bang Zi* (Arctii Fructus) und *Gan Cao* (Glycyrrhizae Radix et Rhizoma).

Beseitigt Hautausschläge

Hauterkrankungen: Aufgrund seiner zerstreuenden Eigenschaften kommt *Bo He* häufig bei der Behandlung von Wind-Hitze, die die Haut angreift, zum Einsatz. Dieser Zustand ist gekennzeichnet durch Hautausschläge, Masern und andere Hauterkrankungen. *Bo He* verkürzt die Krankheitsdauer und sorgt dadurch für eine schnelle Genesung.

- Masern: *Bo He* zusammen mit *Jing Jie* (Schizonepetae Herba), *Niu Bang Zi* (Arctii Fructus) und *Lian Qiao* (Forsythiae Fructus) verwenden, um den vollständigen Masernausbruch zu fördern.
- Hautausschläge, Ekzeme und allgemeiner Juckreiz: in Kombination mit *Chan Tui* (Cicadae Periostracum), *Jing Jie* (Schizonepetae Herba), *Di Fu Zi* (Kochiae Fructus) und *Niu Bang Zi* (Arctii Fructus).

Lindert und erleichtert eine Einschnürung des Leber-Qi

Einschnürung des Leber-Qi: *Bo He* dringt in die Leber-Leitbahn ein und wird häufig eingesetzt, um eine Einschnürung des Leber-*Qi* zu behandeln, die durch Unwohlsein, Auftreibung sowie durch Schmerzen in Brust und Hypochondrium charakterisiert ist.

- Einschnürung des Leber-*Qi*: *Bo He* mit *Chai Hu* (Bupleuri Radix), *Bai Shao* (Paeoniae Radix Alba) und *Dang Gui* (Angelicae Sinensis Radix) kombinieren. **Beispiel-Rezeptur**: *Xiao Yao San* (Umherstreifen Pulver).
- Gerötete Augen, verschwommenes Sehen und Kopfschmerzen aufgrund von Bluthochdruck durch aufsteigendes Leber-*Yang*: in Kombination mit *Ju Hua* (Chrysanthemi Flos) und *Sang Ye* (Mori Folium).

Zertreut trübes Qi vom Abdomen

Akkumulation von Feuchte-Hitze im Abdomen: Im Sommer kann eine unpassende Ernährungsweise (Verzehr ungekochter oder unsauberer Nahrung) zu Hitze und Feuchtigkeit im Abdomen führen. Aufgrund einer Akkumulation von Hitze und Feuchtigkeit kann es zu folgenden Symptomen kommen: Bauchschmerzen, Erbrechen, Diarrhö und andere Magen-Darm-Beschwerden. In Kombination mit anderen Arzneien behandelt *Bo He* effektiv diese Formen von Magen-Darm-Beschwerden.

- Erbrechen und Diarrhö aufgrund von Sommer-Hitze und Feuchtigkeit: in Kombination mit *Huo Xiang* (Agastaches Herba), *Lian Qiao* (Forsythiae Fructus) und *Dou Kou* (Amomi Fructus Rotundus). **Beispiel-Rezeptur**: *Gan Lu Xiao Du Dan* (Besondere Süße Tau Pille zur Eliminierung von Toxin).

Dosierung

2–10 g. Die Dosierung von *Bo He* beträgt maximal 20 g. *Bo He* sollte am Ende des Dekoktierens hinzugegeben und nur kurz (nicht länger als fünf bis zehn Minuten) gekocht werden. Die Blätter wirken stärker diaphoretisch als die Stiele, die eine ausgeprägte *Qi* regulierende Wirkung haben.

Sicherheitshinweise, Kontraindikationen

- Das aromatische und scharfe *Bo He* hat zerstreuende Eigenschaften und kann *Qi* und *Yin* schädigen. Deshalb sollte es bei Patienten, die an *Yin*-Mangel, *Yin*-Mangel-Hitze, *Xiao Ke* (Auszehrung und Dürsten), Schwitzen aufgrund eines *Qi*-Mangels und an aufsteigendem Leber-*Yang* leiden, mit Vorsicht verschrieben werden. Dasselbe gilt für Patienten, die sich gerade von einer chronischen Erkrankung erholen oder Mangel-Symptome aufweisen.
- Die Langzeitanwendung von *Bo He* kann zu einer Erschöpfung der *Qi*- und *Yang*-Reserven führen.

Chemische Zusammensetzung

Ätherische Öle 1–3% (Menthol, Menthon, Isomenthol, Pulegon, Menthenon, Neomenthol), lipophile Flavone, Cumarine.[1,2]

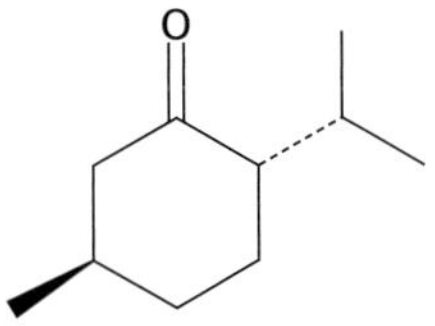

Abb. 1.4 Menthon

Pharmakologische Wirkungen

- **Dermatologisch**: Die äußerliche Anwendung von *Bo He* verbessert die lokale Blutzirkulation. Zu Beginn erzeugt sie eine kühle Empfindung, gefolgt von einem Gefühl der Wärme. Es wird häufig verwendet, um Juckreiz und Schmerzen zu lindern.[3]
- **Weitere Wirkungen**: *Bo He* hat fiebersenkende, diaphoretische und entzündungshemmende Eigenschaften.[4]

Klinische und wissenschaftliche Studien

- **Fieber**: Einem Bericht zufolge wurden 73 Patienten mit hohem Fieber aufgrund einer Infektion erfolgreich mit einer Arzneirezeptur behandelt. Die Gesamtwirksamkeitsrate betrug 92,76%. 13 Patienten erholten sich innerhalb von 24 Stunden vollständig. Die Rezeptur enthielt jeweils 10 g *Bo He*, *Jing Jie* (Schizonepetae Herba), *Jin Yin Hua* (Lonicerae Flos), *Ku Xing Ren* (Armeniacae Semen), *Shi Gao* (Gypsum Fibrosum), *Qian Hu* (Peucedani Radix), *Huang Qin* (Scutellariae Radix), *Zhu Ye* (Phyllostachys Herba), *Chai Hu* (Bupleuri Radix), *Gan Cao* (Glycyrrhizae Radix et Rhizoma) und *Ban Lan Gen* (Isatidis Radix) sowie 15 g *Lian Qiao* (Forsythiae Fructus). Das Dekokt wurde vier- bis achtmal täglich verabreicht, um das Fieber zu kontrollieren.[5]
- **Akute Mastitis**: Bei 40 Frauen mit akuter Mastitis wurde zweimal täglich eine Arzneilösung lokal auf die betroffene Region aufgebracht. Die Behandlung führte nachweislich zu zufriedenstellenden Ergebnissen. Die Lösung für die lokale Anwendung wurde folgendermaßen hergestellt: je 60 g *Bo He* und *Jie Geng* (Platycodi

Radix) wurden ausgekocht, anschließend wurden die Rückstände der Arzneidrogen herausgefiltert, um die Lösung zu gewinnen.[6]

Toxikologie

Die LD_{50} für Menthon beträgt bei Ratten 2,0 g/kg bei subkutaner Injektion.[7]

Referenzen

1. *Xian Dai Zhong Yao Yao Li Xue* (Contemporary Pharmacology of Chinese Herbs), 1997; 165
2. Yan, X., Zhou, J., Xie, G. Traditional Chinese Medicines Molecular Structures, Natural Sources and Applications; Ashgate, 1999; 4168
3. *Zhong Cao Yao Xue* (Study of Chinese Herbal Medicine), 1980; 932
4. *Zhong Yao Xue* (Chinese Herbology), 1998; 89:91
5. *Zhong Yi Za Zhi* (Journal of Chinese Medicine), 1991; 32(3):52
6. *Guang Xi Chi Jiao Yi Sheng* (Guangxi Barefoot Doctor), 1977; (1):43
7. *Zhong Cao Yao Xue* (Study of Chinese Herbal Medicine), 1980; 932

Chái Hú

Bupleuri Radix

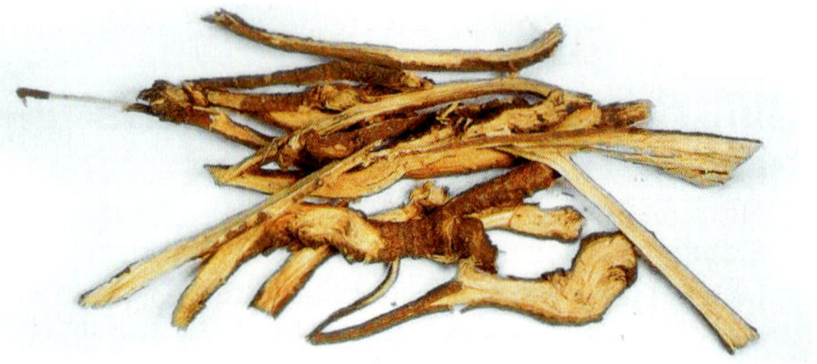

柴胡

Pinyin-Name *Chái Hú*
Wörtliche Übersetzung „Kleinholz der Barbaren"
Originalquelle *Shen Nong Ben Cao Jing* (Die Materia Medica des göttlichen Landmannes), vermutlich Östliche Han-Dynastie
Deutscher Name Chinesische Hasenohrwurzel
Botanischer Name *Bupleurum chinense* DC. (*Bei Chai Hu*); *Bupleurum scorzoneraefolium* Willd. (*Nan Chai Hu*)
Pharmazeutischer Name Bupleuri Radix
Eigenschaften Bitter, scharf, kühl
Leitbahnen Leber, Gallenblase

Chinesische therapeutische Wirkungen

Harmonisiert das Äußere und das Innere

Shaoyang-Muster: *Chai Hu* (Bupleuri Radix) hat aufsteigende und zerstreuende Eigenschaften und ist eine Schlüsselarznei für die Behandlung von *Shaoyang*-Mustern. Dabei handelt es sich um eine Störung, bei der der pathogene Faktor zur Hälfte im Äußeren und zur Hälfte im Inneren eingeschlossen ist. Die Komplexität dieses Zustands führt dazu, dass der Patient sowohl äußere als auch innere Symptome und Zeichen aufweist wie wechselnde Schübe von Schüttelfrost und Fieber, Völlegefühl und Spannungsgefühl in Brust und Hypochondrium, bitterer Mundgeschmack, trockene Kehle, Appetitmangel, Übelkeit und Schwindel, Reizbarkeit und einen drahtigen Puls. *Chai Hu* harmonisiert *Shaoyang*-Muster, indem es eingeschlossene pathogene Faktoren nach außen leitet.

- *Shaoyang*-Muster: *Chai Hu* zusammen mit *Huang Qin* (Scutellariae Radix) verwenden. *Chai Hu* eliminiert die pathogenen Faktoren vom Äußeren, *Huang Qin* klärt Hitze vom Inneren. Die Kombination dieser beiden Arzneien eliminiert die pathogenen Faktoren sowohl vom Äußeren als auch Inneren und harmonisiert Zustände, die dadurch charakterisiert sind, dass sie halb außen und halb innen lokalsiert sind. **Beispiel-Rezeptur**: *Xiao Chai Hu Tang* (Kleines Bupleuri Radix Dekokt).
- *Shaoyang*- und *Yangming*-Muster treten zusammen auf: *Chai Hu* mit *Huang Qin* (Scutellariae Radix), *Bai Shao* (Paeoniae Radix Alba), *Zhi Zi* (Gardeniae Fructus) und *Da Huang* (Rhei Radix et Rhizoma) kombinieren. **Beispiel-Rezeptur**: *Da Chai Hu Tang* (Größeres Bupleuri Radix Dekokt).
- Anhaltende Erkrankung im Äußeren, wobei der pathogene Faktor in die *Shaoyang*-Schicht vordringt, begleitet von Fieber: *Chai Hu* zusammen mit *Ge Gen* (Puerariae Radix Lobatae) und *Huang Qin* (Scutellariae Radix) einsetzen. **Beispiel-Rezeptur**: *Chai Ge Jie Ji Tang* (Bupleuri Radix und Puerariae Radix Dekokt zur Entlastung der Muskulatur).

Malaria gilt als Störung des *Shaoyang*, da Malaria-Patienten häufig unter wechselnden Schüben von Schüttelfrost und Fieber leiden. *Chai Hu* wird in diesem Fall wegen seiner Fähigkeit verwendet, den pathogenen Faktor zu vertreiben und das Innere und das Äußere zu harmonisieren.

- Malaria: *Chai Hu* in Kombination mit *Qing Hao* (Artemisiae Annuae Herba), *Bing Lang* (Arecae Semen), *Chang Shan* (Dichroae Radix) und *Cao Guo* (Tsaoko Fructus).

Verteilt das Leber-Qi und lindert eine Einschnürung des Leber-Qi

Einschnürung des Leber-Qi: Das scharfe und aromatische *Chai Hu* hat aufsteigende und zerstreuende Eigenschaften. Es wird häufig verwendet, um eine Einschnürung des Leber-*Qi* aufzulösen und das Leber-*Qi* zu verteilen. Klinische Manifestationen einer Einschnürung des Leber-*Qi* sind emotionale Probleme, Völlegefühl und Spannungsgefühl in Brust und Hypochondrium, Reizbarkeit, Kopfschmerzen, Augenerkrankungen, Schmerzen und Schwellungen der Brust, unregelmäßige Menstruation, Amenorrhö oder Dysmenorrhö sowie Gelbsucht.

- Einschnürung des Leber-*Qi* mit Stress und emotionalen Problemen: *Chai Hu* zusammen mit *Bai Shao* (Paeoniae Radix Alba), *Dang Gui* (Angelicae Sinensis Radix) und *Bo He* (Menthae Haplocalycis Herba) anwenden. **Beispiel-Rezeptur**: *Xiao Yao San* (Umherstreifen Pulver).
- Einschnürung des Leber-*Qi*, die zu Völlegefühl und Schmerzen unter den Rippen führt: in Kombination mit *Bai Shao* (Paeoniae Radix Alba), *Chuan Xiong* (Chuanxiong Rhizoma) und *Zhi Qiao* (Aurantii Fructus). **Beispiel-Rezeptur**: *Chai Hu Shu Gan Tang* (Bupleuri Radix Dekokt, das die Leber verteilt).
- Einschnürung des Leber-*Qi* mit kalten Extremitäten: mit *Xiang Fu* (Cyperi Rhizoma), *Zhi Shi* (Aurantii Fructus Immaturus) und *Bai Shao* (Paeoniae Radix Alba) kombinieren. **Beispiel-Rezeptur**: *Si Ni San* (Kalte Extremitäten Pulver).
- Migräne: *Chai Hu* zusammen mit *Chuan Xiong* (Chuanxiong Rhizoma), *Xiang Fu* (Cyperi Rhizoma) und *Bai Shao* (Paeoniae Radix Alba) verwenden, um Migräne aufgrund von *Shaoyang*-Feuer zu behandeln, das den Kopf angreift.
- Augenerkrankungen: in Kombination mit *Huang Qin* (Scutellariae Radix), *Zhi Zi* (Gardeniae Fructus), *Fang Feng* (Saposhnikoviae Radix) und *Jue Ming Zi* (Cassiae Semen), um Leber-Feuer zu behandeln, das durch Rötung, Schwellung und Schmerzen der Augen gekennzeichnet ist.
- Unregelmäßige Menstruation mit Schmerzen und Krämpfen: mit *Dang Gui* (Angelicae Sinensis Radix), *Bai Shao* (Paeoniae Radix Alba), *Xiang Fu* (Cyperi Rhizoma) und *Mu Dan Pi* (Moutan Cortex) kombinieren, um Blut zu nähren und die Menstruation zu regulieren.
- Gelbsucht: in Kombination mit *Yin Chen* (Artemisiae Scopariae Herba), *Da Huang* (Rhei Radix et Rhizoma) und *Zhi Zi* (Gardeniae Fructus), um Feuchte-Hitze zu klären, die sowohl Leber als auch Gallenblase angreift (was zu einer Gallestauung führt).

Hebt Yang-Qi

Prolabierte Organe: Wegen seiner aufsteigenden Eigenschaft wird *Chai Hu* häufig verwendet, um einen Prolaps der inneren Organe zu behandeln, der durch *Yang*- oder *Qi*-Mangel verursacht wurde. Zu seinen klinischen Anwendungsgebieten gehören analer und uteriner Prolaps mit Kurzatmigkeit, Erschöpfung, Hypermenorrhö, Polyurie und weiteren Symptomen eines *Yang*- oder *Qi*-Mangels.

- Prolaps innerer Organe: *Chai Hu* mit *Sheng Ma* (Cimicifugae Rhizoma) und *Huang Qi* (Astragali Radix) kombinieren, um das *Yang* zu heben und *Qi* zu tonisieren. **Beispiel-Rezeptur**: *Bu Zhong Yi Qi Tang* (Dekokt, das die Mitte tonisiert und das *Qi* vermehrt).

Dosierung

3–10 g. Die Höchstdosis von *Chai Hu* beträgt 60 g. Bei der Behandlung eines Organprolapses ist nur eine kleine Dosis (3 g) erforderlich, um das *Yang-Qi* zu heben. Für die Malariabehandlung wird jedoch eine höhere Dosis (10–15 g) gebraucht. Das unverarbeitete *Chai Hu* hat einen stärkeren aufsteigenden und zerstreuenden Effekt und wird in der Regel eingesetzt, um das Äußere zu entlasten und Fieber zu senken. Wird die Arzneidroge in Essig gebraten, reguliert sie stärker das Leber-*Qi* und wird häufig verwendet, um Schmerzen in Hypochondrium und Abdomen und Menstruationskrämpfe zu lindern.

Sicherheitshinweise, Kontraindikationen

- *Chai Hu* hat aufsteigende und zerstreuende Eigenschaften, deshalb kann eine Langzeitanwendung oder eine Überdosis zu einem Verbrauch von *Yin* führen. Aus diesem Grund sollte *Chai Hu* mit Vorsicht bei Patienten angewendet werden, die an einem *Yin*-Mangel, *Yin*-Mangel-Feuer, aufsteigendem Leber-*Yang* oder an innerem Leber-Wind leiden.
- *Chai Hu* sollte nicht eingesetzt werden, wenn nur eine äußere Erkrankung vorliegt, die keine Symptome zeigt, die auf ein inneres Geschehen hinweisen. Die Verwendung von *Chai Hu* kann sonst dazu führen, dass der pathogene Faktor nach innen geleitet wird, was die Behandlung der eigentlichen Erkrankung erschwert.

Chemische Zusammensetzung

Triterpenoide (Saikosaponin A, B, C, D, E; Saikogenin F, G, E; Saikosid), ätherische Öle 0,06–0,16% (R-Heptalacton, R-Decalacton), Kohlenhydrate, Flavon, Cumarin, organische Säure.[1,2]

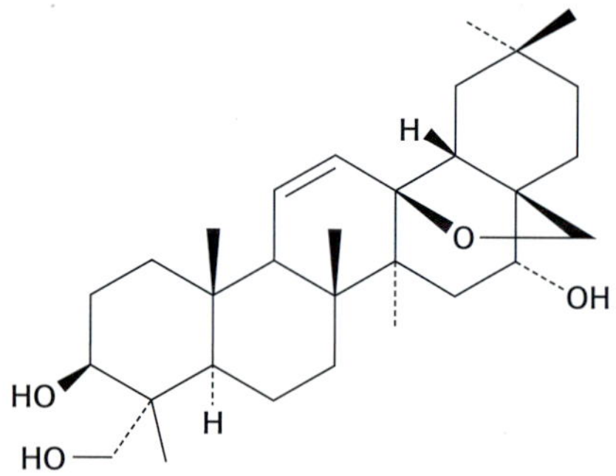

Abb. 1.5 Saikosaponin

Pharmakologische Wirkungen

- **Schmerzlindernd und fiebersenkend**: Laborstudien haben gezeigt, dass das ätherische Öl, Saikosaponin und ein Dekokt aus *Chai Hu* alle eine deutlich schmerzlindernde und fiebersenkende Wirkung haben. Der analgetische Effekt wurde teilweise durch die orale Gabe von Atropin (25 mg/kg) oder durch subkutane Injektion von Naloxon (0,26 mg/kg) blockiert.[3]
- **Sedierend**: *Chai Hu* und Saikosaponin haben nachweislich eine sedierende Wirkung. Die orale Verabreichung von Saikosaponin an Mäuse (200–800 mg/kg) hatte einen stark sedierenden Effekt. Bei einer Dosis von 500 mg/kg Saikosaponin wurde die Barbiturat-induzierte Schlafdauer verlängert.[4]
- **Entzündungshemmend**: *Chai Hu* verringert Entzündungen, indem es die Durchlässigkeit der Blutkapillaren herabsetzt, die durch Histamin und 5-Hydroxytryptamin ausgelöst wurde.[5]
- **Hepatoprotektiv**: *Chai Hu* hat in Tierversuchen nachweislich die Leber insbesondere vor einer Schädigung durch Tetrachlorkohlenstoff geschützt.[6]
- **Cholagog**: *Chai Hu* hat eine starke cholagoge Wirkung, die durch eine gesteigerte Galleproduktion und -ausschüttung erreicht wird.[7]
- **Antihyperlipidämisch**: Saikosaponin A und D führen zu einer deutlichen Senkung der Triglyceridwerte und zu einer moderaten Senkung der Cholesterinwerte.[8]
- **Immunstimulierend**: *Chai Hu* stimuliert bei Mäusen sowohl die humorale als auch die zelluläre Abwehr.[9]
- **Antibiotisch**: *Chai Hu* hemmt nachweislich betahämolysierenden *Streptococcus*, *Vibrio cholerae*, *Mycobacterium tuberculosis*, *Leptospirae*, einige Influenzaviren, Poliomyelitisviren und Hepatitisviren.[10]

Klinische und wissenschaftliche Studien

- **Erkältung**: In einer Studie wurden 666 Patienten mit einer Erkältung mit einer Arzneirezeptur behandelt, die aus *Chai Hu*, *Fang Feng* (Saposhnikoviae Radix), *Chen Pi* (Citri Reticulatae Pericarpium), *Bai Shao* (Paeoniae Radix Alba), *Gan Cao* (Glycyrrhizae Radix et Rhizoma) und *Sheng Jiang* (Zingiberis Rhizoma Recens) bestand. Die Patienten erhielten davon dreimal täglich 12 g. Die Wirksamkeitsrate betrug 79%.[11]
- **Husten**: In einer anderen Studie wurden 1005 Patienten mit einem *Chai-Hu*-Präparat behandelt. Zu den Ursachen für den Husten gehörten Erkältungen, Influenza, chronische Bronchitis, Pneumonie und Lungenkrebs. Die Wirksamkeitsrate für die Behandlung des Hustens betrug 85,5%.[12]
- **Infektiöse Hepatitis**: Elf Patienten mit infektiöser Hepatitis wurden dreimal täglich mit *Chai Hu* und *Gan Cao* (Glycyrrhizae Radix et Rhizoma) behandelt. Die Dosis betrug 10 ml (entsprechend der täglichen Gabe beider Arzneidrogen von 15 g). Die Dosierung für Kinder wurde entsprechend angepasst. Das Gesamtergebnis war zufriedenstellend.[13]
- **Leberzirrhose**: Ein Kombinationspräparat mit *Chai Hu* und *Gan Cao* (Glycyrrhizae Radix et Rhizoma) hatte bei Labormäusen nachweislich eine präventive Wirkung gegen Leberzirrhose.[14]
- **Hyperlipidämie**: In einer Untersuchung wurden 86 Patienten mit Hyperlipidämie dreimal täglich über einen Zeitraum von drei Wochen mit einer Arzneirezeptur behandelt [3 g *Chai Hu* zusammen mit *Luo Han Guo* (Momordicae Fructus), das zur Geschmacksverbesserung hinzugefügt wurde]. Die Behandlung führte zu einer deutlichen Senkung des Triglyceridspiegels.[15]
- **Erythem**: 13 Erythem-Patienten wurden zweimal täglich für zehn Tage mit *Chai-Hu*-Injektionen (2 ml, entsprechend 4 g der Arzneidroge) behandelt. Die Nachuntersuchung ergab für alle Patienten gute Ergebnisse.[16]
- **Globus hystericus**: 25 Patienten mit Globus hystericus wurden täglich bzw. jeden zweiten Tag mit einem *Chai-Hu*-Präparat (2 ml) behandelt, das in *Tiantu* (Ren 22) injiziert wurde. 15 Patienten berichteten nach vier Behandlungen über eine deutliche, sechs Patienten über eine moderate Besserung, bei vier Patienten stellte sich keine Verbesserung ein.[17]

Wechselwirkung mit anderen Medikamenten

Die Darstellung der folgenden Fälle von Wechselwirkungen mit anderen Medikamenten basiert auf Erfahrungen mit *Xiao Chai Hu Tang* (Kleines Bupleuri Radix Dekokt), einer Rezeptur, die als Hauptbestandteil *Chai Hu* enthält. Weitere Informationen, ob die Verwendung von *Chai Hu* als Einzelarznei mit den gleichen Risiken verbunden ist, sind derzeit nicht verfügbar.

- **Tolbutamid**: Eine Studie konnte zeigen, dass die Rezeptur *Xiao Chai Hu Tang* (Kleines Bupleuri Radix Dekokt) die Bioverfügbarkeit von Tolbutamid nach oraler Verabreichung an Ratten reduzierte. *Xiao Chai Hu Tang* bewirkte eine Beschleunigung der initialen Resorptionsrate, verkleinerte die Fläche unter der Plasmakonzentrationszeitkurve und verringerte insgesamt die Bioverfügbarkeit von Tolbutamid. Der Mechanismus dieser Interaktion bezieht sich nicht auf den Leberzellstoffwechsel.[18]
- **Ofloxacin**: Sieben freiweilligen Probanden wurden in einer randomisierten Crossover-Studie gleichzeitig eine Einzeldosis Ofloxacin und eine wöchentliche Dosis von *Xiao Chai Hu Tang* (Kleines Bupleuri Radix Dekokt) verabreicht. Mittels Hochleistungflüssigkeitschromatographie wurde die Bioverfügbarkeit von Ofloxacin überprüft. Es konnte gezeigt werden, dass es keine signifikante Wirkung auf die Rate oder das Ausmaß der Bioverfügbarkeit von Ofloxacin bei gleichzeitiger Gabe von *Xiao Chai Hu Tang* (Kleines Bupleuri Radix Dekokt) gab.[19]
- **Interferon**: Einem Bericht zufolge führt die Einnahme von Interferon oder Sho-saiko-to (*Xiao Chai Hu Tang* [Kleineres Dekokt mit Bupleuri Radix]) oder beider in Kombination möglicherweise zu einem erhöhten Risiko, an akuter Pneumonie zu erkranken. Bei Patienten mit chronischer Hepatitis oder Leberzirrhose, die ausschließlich Interferon alfa bekamen, betrug die Häufigkeit einer medikamenteninduzierten Pneumonie 0,5%, bei denjenigen, die nur Sho-saiko-to eingenommen hatten, lag die Häufigkeit bei 0,7%. Bei Patienten, denen sowohl Interferon alfa als auch Sho-saiko-to verabreicht worden waren, betrug die Häufigkeit 4%. Es ist nicht erwiesen, dass die Arzneidrogen das Lungengewebe schädigen, es kommt jedoch möglicherweise zu einer Überstimulation der Neutrophilen, was zur Ausschüttung von Granulozytenelastase und Sauerstoffradikalen führt, wodurch es zu einer Schädigung von Lungengewebe kommen kann. Die Fibroblasten, die geschädigtes Gewebe reparieren können, werden mit einem erhöhten Risiko einer Lungenfibrose assoziiert.[20,21]

Toxikologie

Chai Hu weist eine sehr geringe Toxizität auf. Die LD_{50} beträgt bei Mäusen bei intraperitonealer Injektion 1,19 g/kg für das ätherische Öl von *Chai Hu* und 1,906 g/kg für Saikosaponin.[22]

Ergänzung

Es gibt zwei Arten von *Chai Hu*:

- 北柴胡 *Běi Chái Hú* (Bupleurum Chinensis Radix) wird im nördlichen China geerntet und ist die gebräuchlichste Form von *Chai Hu*. Es hat die hervorragende Fähigkeit, Stagnation zu zerstreuen und eine Einschnürung des Leber-*Qi* zu behandeln, die von Hitze begleitet wird.
- 南柴胡 *Nán Chái Hú* (Bupleurum Scorzoneraefolium Radix) wird im südlichen China geerntet. Es hat generell eine mildere Wirkung.

Kommentar der Autoren

Die optimale Behandlung von Kopfschmerzen erfordert den Einsatz von Meldearzneien, die die therapeutische Wirkung der Arzneien zu der betroffenen Region hinleiten. Die folgende Liste gibt einen Überblick über die Arzneidrogen, die am häufigsten zu diesem Zweck eingesetzt werden:

Taiyang-Leitbahnen	*Qiang Huo* (Notopterygii Rhizoma seu Radix)
Shaoyang-Leitbahnen	*Chai Hu* (Bupleuri Radix)
Yangming-Leitbahnen	*Bai Zhi* (Angelicae Dahuricae Radix)
Taiyin-Leitbahnen	*Cang Zhu* (Atractylodis Rhizoma)
Shaoyin-Leitbahnen	*Xi Xin* (Asari Radix et Rhizoma)
Jueyin-Leitbahnen	*Wu Zhu Yu* (Evodiae Fructus)

Chai Hu (Bupleuri Radix), *Qiang Huo* (Notopterygii Rhizoma seu Radix), *Chuan Xiong* (Chuanxiong Rhizoma), *Bai Zhi* (Angelicae Dahuricae Radix) und *Gao Ben* (Ligustici Rhizoma) behandeln alle Kopfschmerzen.
Dr. Li Shou-Shan zufolge gibt es folgende Unterschiede zwischen den genannten Arzneidrogen:

- *Chai Hu*: behandelt Schläfenkopfschmerz.
- *Qiang Huo*: spezifische Wirkung bei okzipitalen Kopfschmerzen.
- *Chuan Xiong*: äußerst wirksam bei Kopfschmerzen im Zusammenhang mit der Menstruation.
- *Bai Zhi*: speziell für Stirnkopfschmerz geeignet.
- *Gao Ben*: sehr wirksam bei Scheitelkopfschmerz.

Referenzen

1. *Xian Dai Zhong Yao Yao Li Xue* (Contemporary Pharmacology of Chinese Herbs), 1997; 126–127
2. Yan, X., Zhou, J., Xie, G. Traditional Chinese Medicines Molecular Structures, Natural Sources and Applications; Ashgate, 1999; 5660
3. *Shen Yang Yi Xue Yuan Xue Bao* (Journal of Shenyang University of Medicine), 1984; 1(3):214
4. *Zhong Yao Yao Li Yu Ying Yong* (Pharmacology and Applications of Chinese Herbs), 1983; 888

5. Ibid.
6. Ibid.
7. *Zhong Yi Yao Xue Bao* (Report of Chinese Medicine and Herbology), 1988; (1):45
8. *Zhong Yao Xue* (Chinese Herbology), 1998; 103:106
9. *Shang Hai Yi Ke Da Xue Xue Bao* (Journal of Shanghai University of Medicine), 1986; 13(1):20
10. *Zhong Yao Xue* (Chinese Herbology), 1998; 103:106
11. *Zhong Yi Za Zhi* (Journal of Chinese Medicine), 1985; 12:13
12. *Zhong Yao Xue* (Chinese Herbology), 1998; 105
13. *Xin Yi Yao Xue Za Zhi* (New Journal of Medicine and Herbology), 1974; 2:18
14. Ibid., 2:28
15. *Zhong Yi Za Zhi* (Journal of Chinese Medicine), 1988; 2:62
16. *Pi Fu Bing Fang Zhi Yan Jiu Tong Xun* (Research Journal on Prevention and Treatment of Dermatological Disorders), 1979; 2:110
17. *Zhe Jiang Zhong Yi Xue Yuan Xue Bao* (Journal of Zhejiang University of Chinese Medicine), 1987; 6:52
18. American Journal of Chinese Medicine, 1999; 27(3-4):355–63
19. International Journal of Clinical Pharmacology and Therapeutics, 1994 Feb.; 32(2):57–61
20. Nakagawa, A. et al. Five cases of drug-induced pneumonitis due to Sho-saiko-to or interferon-alpha or both. Nihon Kyobu Shikkan Gakkai Zasshi. 1995 Dec; 33(12):1361–1366
21. Murakami, K. et al. A possible mechanism of interstitial pneumonia during interferon therapy with sho-saiko-to. Nihon Kyobu Shikkan Gakkai Zasshi. 1995 Apr; 33(4):389–94
22. *Yao Xue Tong Bao* (Report of Herbology), 1979; 14(6):252

Chán Tuì

Cicadae Periostracum

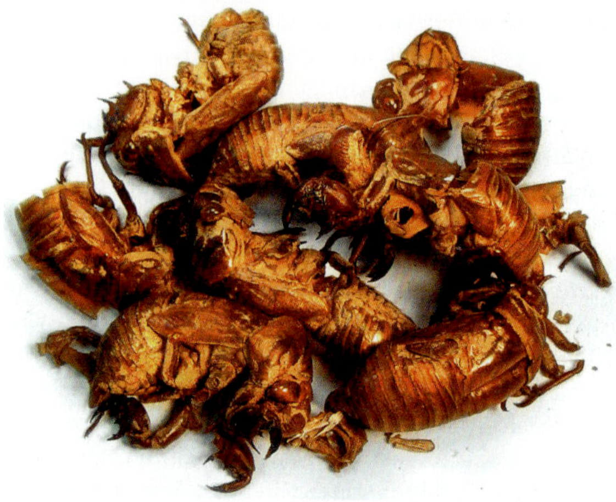

蟬蛻 蝉蜕

Pinyin-Name *Chán Tuì*
Wörtliche Übersetzung „Abgestoßener Panzer der Zikade"
Andere chinesische Namen *Chan Yi*, *Chan Ke*
Originalquelle *Ming Yi Za Zhu* (Verschiedene Aufzeichnungen berühmter Ärzte) aus dem Jahr 500 von Tao Hong-Jing
Deutscher Name Zikadenpanzer
Zoologischer Name *Cryptotympana atrata* Fabr.; *Cryptotympana pustulata* Fabr.
Pharmazeutischer Name Cicadae Periostracum
Eigenschaften Süß, kalt
Leitbahnen Leber, Lunge

Chinesische therapeutische Wirkungen

Vertreibt Wind-Hitze

Wind-Hitze: *Chan Tui* (Cicadae Periostracum) vertreibt Wind-Hitze, besonders vom Kopf oder von den Augen. Es wird häufig verwendet, um das Frühstadium von fiebrigen Erkrankungen zu behandeln oder Wind-Hitze, die den Rachen beeinträchtigt. Typische Symptome sind Stimmverlust oder Heiserkeit, Halsschmerzen, Kopfschmerzen und Fieber.

- Fiebererkrankungen im Frühstadium oder Wind-Hitze: *Chan Tui* in Kombination mit *Ju Hua* (Chrysanthemi

Flos), *Bo He* (Menthae Haplocalycis Herba) und *Lian Qiao* (Forsythiae Fructus). **Beispiel-Rezeptur**: *Sang Ju Yin* (Dekokt mit Mori Folium und Chrysanthemi Flos).

- Stimmverlust: zusammen mit *Pang Da Hai* (Sterculiae Lychnophorae Semen), *Niu Bang Zi* (Arctii Fructus) und *Jie Geng* (Platycodi Radix) einsetzen.

Beseitigt Hautausschläge und lindert Juckreiz

Unvollständiger Ausbruch von Hautausschlägen und Juckreiz: *Chan Tui* vertreibt Hitze von der Haut. Es kommt häufig bei unterschiedlichen Hauterkrankungen zum Einsatz, einschließlich (aber nicht nur) Urtikaria, Ekzeme, Masern, Windpocken und Juckreiz. *Chan Tui* verkürzt die Krankheitsdauer und sorgt dadurch für eine schnelle Genesung.

- Fördert den kompletten Ausbruch von Hauterkrankungen: *Chan Tui* mit *Niu Bang Zi* (Arctii Fructus), *Ge Gen* (Puerariae Radix Lobatae) und *Bo He* (Menthae Haplocalycis Herba) kombinieren.
- Juckreiz: zusammen mit *Jing Jie* (Schizonepetae Herba), *Ji Li* (Tribuli Fructus) und *Fang Feng* (Saposhnikoviae Radix) anwenden.

Erhellt die Augen

Oberflächliche Sehbehinderung: Die Leber öffnet sich in den Augen, sodass Wind oder Wind-Hitze die Leber beeinträchtigen kann. Dies führt zu oberflächlichen Sehbehinderungen, geröteten Augen oder übermäßigem Tränenfluss.

- Gerötete Augen: *Chan Tui* zusammen mit *Ju Hua* (Chrysanthemi Flos) und *Mu Zei* (Equiseti Hiemalis Herba) verwenden.

Löscht Leber-Wind aus und lindert Krämpfe

Tetanus: *Chan Tui* dringt in die Leber-Leitbahn ein und löscht inneren Leber-Wind aus. Es behandelt Muskelkrämpfe, Zuckungen, Konvulsionen mit hohem Fieber, Gesichtslähmung, Sprachstörungen nach Schlaganfall, Tetanus sowie anhaltendes Weinen bei Kindern und Krampfanfälle bei Kindern.

- Muskelkrämpfe und Zuckungen: *Chan Tui* in Kombination mit *Quan Xie* (Scorpio), *Jiang Can* (Bombyx Batryticatus) und *Gou Teng* (Uncariae Ramulus cum Uncis).
- Milder Tetanusverlauf: *Chan Tui* allein als Pulver verwenden und mit Getreideschnaps verabreichen.
- Schwerer Tetanusverlauf: *Chan Tui* ist sehr wirksam in der Kombination mit *Tian Nan Xing* (Arisaematis Rhizoma), *Tian Ma* (Gastrodiae Rhizoma), *Jiang Can* (Bombyx Batryticatus) und *Quan Xie* (Scorpio).
- Anhaltendes Weinen bei Kindern aufgrund von Angst oder Schreck: *Chan Tui* mit *Gou Teng* (Uncariae Ramulus cum Uncis) und *Bo He* (Menthae Haplocalycis Herba) kombinieren.

Dosierung

3–10 g. Die Höchstdosis von *Chan Tui* beträgt 30 g. Es kann auch als Einzelarznei in Form von Pillen oder als Pulver verwendet werden.

Sicherheitshinweise, Kontraindikationen

- *Chan Tui* sollte mit Vorsicht bei Schwangeren verwendet werden, da es die Wehen negativ beeinflussen und zu einer schwierigen Geburt führen kann.
- Die Langzeitanwendung von *Chan Tui* kann *Qi* und *Yin* verbrauchen. Deshalb sollte es mit Vorsicht bei Patienten angewendet werden, die an diesen Mangel-Zuständen leiden.
- Die Verwendung von *Chan Tui* kann Benommenheit und Schläfrigkeit verursachen. Deshalb sollten Menschen, die diese Arznei einnehmen, vorsichtig beim Autofahren und beim Bedienen schwerer Maschinen sein.

Chemische Zusammensetzung

Protein, Aminosäure, organische Säure, Kohlenhydrate, Lipide, ätherische Öle.[1]

Pharmakologische Wirkungen

- **ZNS beruhigend**: *Chan Tui* hat nachgewiesenermaßen einen hemmenden Einfluss auf das Zentralnervensystem. Laborstudien haben gezeigt, dass es bei der Vorbeugung und Behandlung von Krampfanfällen wirksam ist. *Chan Tui* behandelt Tetanus, verlängert die Schlafdauer nach der Einnahme von Barbituraten, reduziert die Spontanaktivität und wirkt coffeinbedingten Erregungszuständen bei Mäusen entgegen.[2, 3]

Klinische und wissenschaftliche Studien

- **Tetanus**: Einem Bericht zufolge wurden acht Tetanus-Patienten mit *Chan Tui* behandelt. Erwachsene Patienten erhielten zweimal täglich zwischen 45 und 60 g pulverisiertes *Chan Tui*, das mit 90–120 ml Getreideschnaps verabreicht wurde. Bei den erkrankten Kindern wurde die Dosis in Relation zu Alter und Gewicht angepasst. Alle Patienten erhielten gleichzeitig unterstützende Behandlungen sowie Antibiotika. Alle Patienten erholten sich innerhalb von 7 bis17 Tagen.[4]

- **Chronische Urtikaria**: In einer Untersuchung wurden 30 Patienten mit chronischer Urtikaria zwei- bis dreimal täglich mit 9 g einer Arzneirezeptur in Pillenform behandelt. Die Pillen bestanden aus zwei Teilen *Chan Tui*, einem Teil *Ji Li* (Tribuli Fructus) und Honig. Von den 30 behandelten Patienten gaben sieben eine signifikante, 15 eine moderate und fünf eine leichte Verbesserung an.[5]
- **Rektumprolaps**: Pulverisiertes *Chan Tui* wurde äußerlich für die Behandlung von Patienten mit Rektumprolaps verwendet. 15 Patienten, die das Pulver aufgetragen hatten, gaben nach ein bis fünf Anwendungen zufriedenstellende Resultate an.[6]

Wechselwirkung mit anderen Medikamenten

Sedierend: *Chan Tui* hat einen hemmenden Einfluss auf das Zentralnervensystem. Es verstärkt die sedierende Wirkung von Barbituraten und reduziert die stimulierende Wirkung von Coffein. (Hinweis: Viele Medikamentengruppen erzeugen eine Sedierung wie z.B. Antihistaminika, Narkoanalgetika, Barbiturate, Benzodiazepine.)[7]

Toxikologie

Nach der oralen Verabreichung eines Alkoholextrakts aus *Chan Tui* an Mäuse (8000 mg/kg) gab es keine Todesfälle.[8, 9]

Kommentar der Autoren

Li Shi-Zhen erwähnt 1578 in der *Ben Cao Gang Mu* (Die Große Materia Medica), dass die Zikade alle Symptome aufgrund von Wind-Hitze behandelt. Das ganze Insekt ist effektiver bei der Behandlung von Krankheiten der inneren Organe, beispielsweise um Leber-Wind zu besänftigen oder Muskelkrämpfe zu lindern. Der abgestoßene Panzer ist besser geeignet für die Behandlung von Krankheiten im Äußeren wie z.B. durch Wind-Hitze verursachte Hauterkrankungen.

Referenzen

1. *Xian Dai Zhong Yao Yao Li Xue* (Contemporary Pharmacology of Chinese Herbs), 1997; 175
2. *Zhong Yao Cai* (Study of Chinese Herbal Material), 1985; 3:39
3. *Zhong Cao Yao* (Chinese Herbal Medicine), 1986; 17(11):21
4. *Shan Xi Zhong Yi* (Shanxi Chinese Medicine), 1985; 7:322
5. *Pi Fu Bing Fang Zhi Yan Jiu Tong Xun* (Research Journal on Prevention and Treatment of Dermatological Disorders), 1972; 3:215
6. *Xin Zhong Yi* (New Chinese Medicine), 1980; 2:49
7. *Zhong Yao Cai* (Study of Chinese Herbal Material), 1985; 3:39
8. *Zhong Cao Yao* (Chinese Herbal Medicine), 1986; 17(11):21
9. *Zhong Guo Yi Yuan Yao Xue Za Zhi* (Chinese Hospital Journal of Herbology), 1988; 8(3):8

Dàn Dòu Chǐ

Sojae Semen Praeparatum

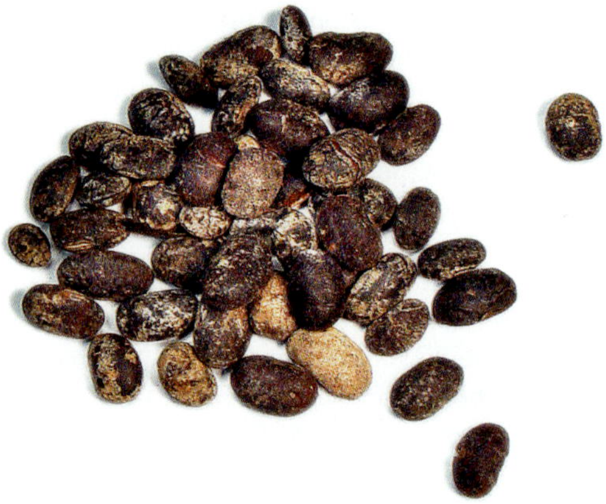

淡豆豉

Pinyin-Name *Dàn Dòu Chǐ*
Andere chinesische Namen *Xiang Dou Chi*
Originalquelle *Ming Yi Za Zhu* (Verschiedene Aufzeichnungen berühmter Ärzte) aus dem Jahr 500 von Tao Hong-Jing
Deutscher Name Soja, Sojabohne, fermentierte Sojabohne
Botanischer Name *Glycine max* (L.) Merr.
Pharmazeutischer Name Sojae Semen Praeparatum
Eigenschaften Scharf, süß, etwas bitter, kalt
Leitbahnen Lunge, Magen

Chinesische therapeutische Wirkungen

Entlastet das Äußere

Äußere Muster: *Dan Dou Chi* (Sojae Semen Praeparatum) ist relativ mild und wird oft als Gewürz oder Nahrungsmittel verwendet. Aufgrund seiner sanften Wirkung, äußere pathogene Faktoren zu vertreiben, ist es für die Behandlung von Reizbarkeit oder bei äußeren Erkrankungen von chronisch kranken, schwachen oder älteren Patienten geeignet. Es wird sowohl für Wind-Kälte- als auch für Wind-Hitze-Muster verwendet.

- Wind-Kälte im Frühstadium: *Dan Dou Chi* in Kombination mit *Cong Bai* (Allii Fistulosi Bulbus) und *Sheng Jiang* (Zingiberis Rhizoma Recens).
- Wind-Kälte mit einem gespannten Puls und Abwesenheit von Schwitzen: zusammen mit *Ma Huang* (Ephedrae Herba) und *Ge Gen* (Puerariae Radix Lobatae) verwenden.
- Wind-Hitze: in Kombination mit *Bo He* (Menthae Haplocalycis Herba), *Jin Yin Hua* (Lonicerae Flos) und *Lian Qiao* (Forsythiae Fructus). **Beispiel-Rezeptur**: *Yin Qiao San* (Lonicerae Flos und Forsythiae Fructus Pulver).

Eliminiert Reizbarkeit und harmonisiert den Mittleren Jiao (Mittlerer Erwärmer)

Reizbarkeit und Druckgefühl in der Brust: Aufgrund seiner zerstreuenden Eigenschaften klärt *Dan Dou Chi* Hitze und lindert Reizbarkeit und Druckgefühl in der Brust. Es klärt außerdem Hitze im Magen und beseitigt auf diese Weise Nahrungsmittelstagnation aus dem Magen-Darm-Trakt.

- Hitze in der Brust mit Reizbarkeit und Schlaflosigkeit: *Dan Dou Chi* zusammen mit *Zhi Zi* (Gardeniae Fructus) einsetzen. **Beispiel-Rezeptur**: *Zhi Zi Chi Tang* (Gardeniae Fructus und Sojae Semen Praeparatum Dekokt).
- Diarrhö aufgrund von Feuchte-Hitze im Mittleren *Jiao* (Mittlerer Erwärmer): in Kombination mit *Huang Lian* (Coptidis Rhizoma) und *Xie Bai* (Allii Macrostemi Bulbus).
- Appetitlosigkeit aufgrund von Milz-Mangel oder Nahrungsmittel-Stagnation: *Dan Dou Chi* als Einzelarznei im Dekokt verwenden.

Dosierung

10–15 g, maximal 50 g. *Dan Dou Chi* hat unterschiedliche Eigenschaften und Funktionen, die von der gewählten Verarbeitungsmethode abhängen. Um seine Hitze klärende Fähigkeit zu maximieren, sollte *Dan Dou Chi* vorgekocht werden, bevor weitere Arzneidrogen hinzugefügt werden. Zur Steigerung seiner Funktion, das Äußere zu entlasten, sollte *Dan Dou Chi* zum Schluss zum Dekokt hinzugefügt nur kurz gekocht werden.

- Trocken-Braten erhöht seine Fähigkeit, Schwitzen zu stoppen.
- Trocken-Braten mit schwarzen Bohnen verändert sein Temperaturverhalten von neutral zu warm.
- Trocken-Braten mit Salz erhöht seine emetische Wirkung.
- Trocken-Braten mit Knoblauch hilft, Blutungen zu stillen.
- Trocken-Braten mit Getreideschnaps verstärkt seine Wirkung, Wind zu vertreiben.
- Trocken-Braten mit *Cong Bai* (Allii Fistulosi Bulbus) steigert seine diaphoretische Wirkung.
- Trocken-Braten mit *Xie Bai* (Allii Macrostemi Bulbus) verbessert seine Wirksamkeit bei der Behandlung von Diarrhö.

Chemische Zusammensetzung

Lipide, Protein, Kohlenhydrate, Vitamin B_1, B_2.

Pharmakologische Wirkungen

Diaphoretisch: *Dan Dou Chi* hat die sehr mild ausgeprägte Eigenschaft, Schwitzen einzuleiten.[1]

Ergänzung

大豆黄卷/大豆黃卷 *Dà Dòu Huáng Juǎn* (Sojae Semen Germinatum) wird erstmals im *Shen Nong Ben Cao Jing* (Die Materia Medica des göttlichen Landmannes) aus dem 2. Jahrhundert erwähnt. Es handelt sich um die gekeimte Form des unverarbeiteten *Dan Dou Chi. Da Dou Huang Juan* wird in der Regel mit *Ma Huang* (Ephedrae Herba) verarbeitet, um seine diaphoretische Wirkung zu verstärken. *Da Dou Huang Juan* ist neutral, süß und dringt in die Magen-Leitbahn ein. Zu seinen Eigenschaften gehören folgende Funktionen: das Äußere durch Schwitzen entlasten, Feuchte-Hitze klären, *Yang-Qi* heben und die Leitbahnen und Kollateralen freimachen. Es wird außerdem für die Behandlung von Sommer-Hitze oder Feuchte-Hitze in Kombination mit äußeren Mustern verwendet. Es eignet sich darüber hinaus für die Behandlung von Spasmen, die durch *Bi Zheng* (schmerzhaftes Blockade-Syndrom) verursacht werden. Die übliche Dosierung von *Da Dou Huang Juan* beträgt 10–15 g.

Kommentar der Autoren

Abhängig von der Arznei, mit der es verarbeitet wird, nimmt *Dan Dou Chi* entweder ein warmes oder ein kaltes Temperaturverhalten an. Wird es mit *Sang Ye* (Mori Folium) und *Qing Hao* (Artemisiae Annuae Herba) verarbeitet, hat es eine kalte Natur. Eine Verarbeitung mit *Zi Su Ye* (Perillae Folium) und *Ma Huang* (Ephedrae Herba) dagegen führt zu einem warmen Temperaturverhalten. Deshalb ist es bei der Verwendung von *Dan Dou Chi* wichtig zu bestimmen, wie es verarbeitet wurde, um es entsprechend einzusetzen.

Referenzen

1. *Zhong Yao Xue* (Chinese Herbology), 1998; 94:95

Fú Píng

Spirodelae Herba

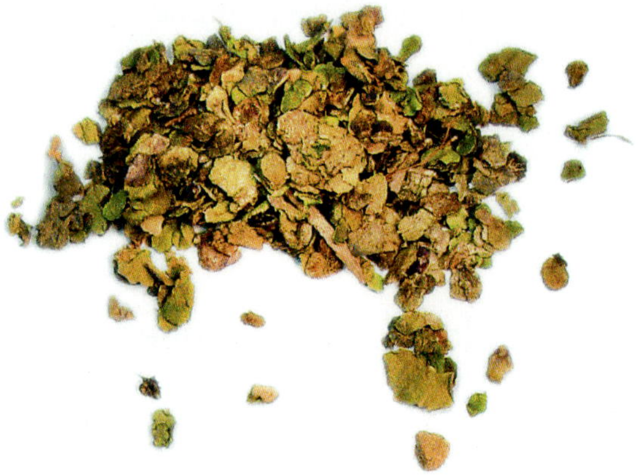

浮萍

Pinyin-Name *Fú Píng*
Wörtliche Übersetzung „Schwimmende Spirodela"
Andere chinesische Namen *Sui Ping, Tian Ping*
Originalquelle *Shen Nong Ben Cao Jing* (Die Materia Medica des göttlichen Landmannes), vermutlich Östliche Han-Dynastie
Deutscher Name Teichlinsenkraut
Botanischer Name *Spirodela polyrrhiza* (L.) Schleid.
Pharmazeutischer Name Spirodelae Herba
Eigenschaften Scharf, kalt
Leitbahnen Lunge, Blase

Chinesische therapeutische Wirkungen

Entlastet das Äußere und leitet Schwitzen ein

Wind-Hitze: Das scharfe und kalte *Fu Ping* (Spirodelae Herba) hat aufsteigende und zerstreuende Eigenschaften. Es wird häufig verwendet, um durch Schwitzen Wind-Hitze auszuleiten. Häufige Symptome sind Fieber, Kopfschmerzen, Abwesenheit von Schwitzen, Durst, Halsschmerzen und ein oberflächlicher, schneller Puls.

- Wind-Hitze: *Fu Ping* zusammen mit *Jing Jie* (Schizonepetae Herba), *Bo He* (Menthae Haplocalycis Herba) und *Lian Qiao* (Forsythiae Fructus) anwenden.
- Wind-Hitze mit Durst: in Kombination mit *Tian Hua Fen* (Trichosanthis Radix).

Beseitigt Hautausschläge und stoppt Juckreiz

Unvollständiges Masernexanthem oder Hautausschläge mit Juckreiz: *Fu Ping* wird häufig bei Beschwerden eingesetzt, die durch Wind verursacht werden, der die Haut angreift, mit Symptomen wie Masern, Urtikaria, Hautausschlägen und Juckreiz.

- Unvollständiges Masernexanthem: *Fu Ping* mit *Bo He* (Menthae Haplocalycis Herba), *Niu Bang Zi* (Arctii Fructus) und *Chan Tui* (Cicadae Periostracum) kombinieren.
- Juckreiz: zusammen mit *Niu Bang Zi* (Arctii Fructus) und *Bo He* (Menthae Haplocalycis Herba) verwenden.

Eliminiert Wasser und reduziert Schwellungen und Ödeme

Äußeres Muster mit Ödemen und Fieber: *Fu Ping* reguliert die Wasserzirkulation und eliminiert Wasser-Akkumulation. Es wird häufig bei Patienten eingesetzt, die an äußeren Erkrankungen mit Ödemen leiden.

Dosierung

3–10 g, maximal 30 g. In der Regel wird die Arzneidroge in den letzten fünf bis zehn Minuten des Kochvorgangs zum Dekokt dazugegeben, damit seine Wirksamkeit erhalten bleibt. *Fu Ping* wird als Einzelarznei oder in Kombination mit anderen Arzneien als Dekokt oder als lokale Anwendung verwendet.

Sicherheitshinweise, Kontraindikationen

- *Fu Ping* sollte mit Vorsicht bei Patienten angewendet werden, die an Spontanschweißen durch *Qi*-Mangel leiden und die aufgrund eines *Yin*-Mangels Nachtschweiße und/oder Durst sowie Mundtrockenheit haben.
- *Fu Ping* sollte außerdem bei Ödemen aufgrund von *Yang*-Mangel vorsichtig eingesetzt werden.

Chemische Zusammensetzung

Flavone (Orientin, Vitexin, Isoorientin, Isovitexin, Rutin, Luteolin-7-O-glucosid), Stigmasterol, Campesterol, β-Sitosterol, Protein 18–25% (Albumine, Gluteline), Lycopersen.[1]

Pharmakologische Wirkungen

Fu Ping hat milde herzstärkende, diuretische und fiebersenkende Eigenschaften.[2]

Referenzen

1. *Xian Dai Zhong Yao Yao Li Xue* (Contemporary Pharmacology of Chinese Herbs), 1997; 178–179
2. *Zhong Yao Xue* (Chinese Herbology), 1998; 108:109

Gĕ Gēn

Puerariae Radix Lobatae

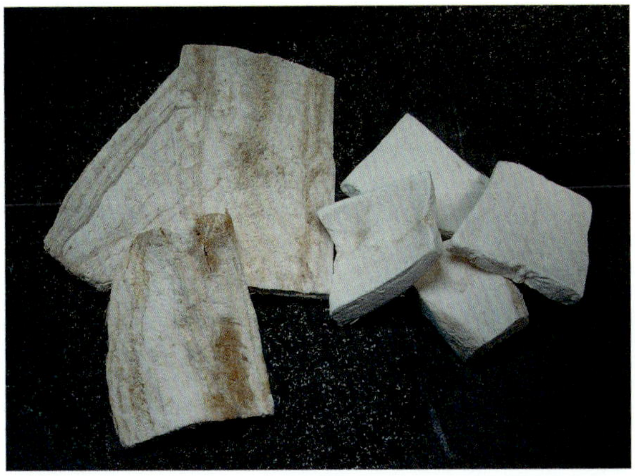

葛根

Pinyin-Name *Gĕ Gēn*
Wörtliche Übersetzung „Ges Wurzel"
Andere chinesische Namen *Gan Ge, Fen Ge*
Originalquelle *Shen Nong Ben Cao Jing* (Die Materia Medica des göttlichen Landmannes), vermutlich Östliche Han-Dynastie
Deutscher Name Kopoubohnenwurzel
Botanischer Name *Pueraria lobata* (*Wild.*) Ohwi. (*Ye Ge*); *Pueraria thomsonii* Benth. (*Gan Ge*)
Pharmazeutischer Name Puerariae Radix Lobatae
Eigenschaften Süß, scharf, kühl
Leitbahnen Milz, Magen

Chinesische therapeutische Wirkungen

Vertreibt Wind vom Äußeren und entlastet die Muskeln

Wind-Hitze: *Ge Gen* (Puerariae Radix Lobatae) ist hervorragend dafür geeignet, Wind-Hitze zu lindern, die sich in Kopfschmerzen, Fieber, Schmerzen und Steifigkeit des Nackens und der Schultern manifestiert. Die Arznei dringt in die Milz ein, die die Muskeln kontrolliert. *Ge Gen* ist scharf und kühl und kann daher pathogene Faktoren aus der Muskelschicht vertreiben und Schmerzen lindern. In der Kombination mit anderen Arzneien behandelt *Ge Gen* sowohl Wind-Kälte als auch Wind-Hitze, wobei die unverarbeitete Form stärker wirkt.

- Wind-Kälte ohne Schwitzen: *Ge Gen* in Kombination mit *Gui Zhi* (Cinnamomi Ramulus) und *Ma Huang* (Ephedrae Herba), um Schwitzen zu fördern und Wind-Kälte zu vertreiben. **Beispiel-Rezeptur**: *Ge Gen Tang* (Puerariae Radix Dekokt).
- Wind-Hitze: zusammen mit *Chai Hu* (Bupleuri Radix), *Huang Qin* (Scutellariae Radix) und *Shi Gao* (Gypsum Fibrosum) verwenden. **Beispiel-Rezeptur**: *Chai Ge Jie Ji Tang* (Bupleuri Radix und Puerariae Radix Dekokt zur Entlastung der Muskulatur).
- Wind-Kälte mit Schwitzen: in Kombination mit *Gui Zhi* (Cinnamomi Ramulus) und *Bai Shao* (Paeoniae Radix Alba), um Wind-Kälte zu vertreiben und die Abwehr-(*Wei-*) und Nähr-(*Ying-*)Schicht zu harmonisieren. **Beispiel-Rezeptur**: *Gui Zhi Jia Ge Gen Tang* (Cinnamomi Ramulus Dekokt mit Puerariae Radix).
- Halb-innen- und Halb-außen-Muster: in Kombination mit *Qiang Huo* (Notopterygii Rhizoma seu Radix), *Chai Hu* (Bupleuri Radix), *Huang Qin* (Scutellariae Radix) und *Shi Gao* (Gypsum Fibrosum), um das Äußere und das Innere zu harmonisieren sowie die folgenden Symptome zu lindern: Fieber, Abneigung gegen Hitze, Durst und anormale Abwesenheit von Schwitzen.

Fördert den Ausbruch von Masern

Unvollständiger Ausbruch von Masern: *Ge Gen* vertreibt pathogene Faktoren von Haut und Muskeln. Es wird häufig verwendet, um den Ausbruch von Masern zu fördern.

- Masern: *Ge Gen* in Kombination mit *Sheng Ma* (Cimicifugae Rhizoma), *Bai Shao* (Paeoniae Radix Alba) und *Gan Cao* (Glycyrrhizae Radix et Rhizoma) einsetzen.

Klärt Hitze und erzeugt Flüssigkeiten

Fiebererkrankungen: *Ge Gen* klärt gleichzeitig Hitze und erzeugt Körpersäfte. Es wird häufig eingesetzt, wenn innere Hitze die Körpersäfte (insbesondere die Flüssigkeiten im Magen) trocknet. Dies führt zu Durst, Mundtrockenheit, gesteigertem Wassertrinken sowie möglicherweise zu Zappeligkeit und Reizbarkeit. Es ist eine der Schlüsselarzneien, um Hitze aus der *Yangming*-Schicht zu klären, in der Hitze eines der Hauptzeichen ist. Patienten, die diese Symptome aufweisen, leiden möglicherweise an fiebrigen Erkrankungen oder an *Xiao Ke* (Auszehrung und Dürsten).

- Innere Hitze mit Mangel an Flüssigkeiten: *Ge Gen* zusammen mit *Tian Hua Fen* (Trichosanthis Radix), *Huang Qi* (Astragali Radix) und *Mai Dong* (Ophiopogonis Radix) anwenden. **Beispiel-Rezeptur**: *Yu Quan Wan* (Jadequelle Pillen).
- *Xiao Ke* (Auszehrung und Dürsten): in Kombination mit *Tian Hua Fen* (Trichosanthis Radix), *Di Huang* (Rehmanniae Radix), *Mai Dong* (Ophiopogonis Radix), *Shi Gao* (Gypsum Fibrosum) und *Zhi Mu* (Anemarrhenae Rhizoma), um Hitze abzuleiten, Trockenheit zu befeuchten und die Sekretion von Körperflüssigkeiten zu fördern.
- Reizbarkeit: *Ge Gen* mit *Zhi Zi* (Gardeniae Fructus) kombinieren.

Hebt Yang-Qi und stoppt Diarrhö

Diarrhö aufgrund von Feuchte-Hitze: *Ge Gen* trennt das Klare vom Trüben. Seine aufsteigende Funktion hilft, Diarrhö zu stoppen. Zu den klinischen Anwendungsgebieten bei Störungen im Unteren *Jiao* (Unterer Erwärmer) gehören Diarrhö mit Brennen am Anus, übel riechender Stuhl und Fieber. Um die aufsteigende Wirkung von *Ge Gen* zu fördern, sollte die Arzneidroge geröstet werden.

- Diarrhö aufgrund von Feuchte-Hitze: *Ge Gen* zusammen mit *Huang Qin* (Scutellariae Radix) und *Huang Lian* (Coptidis Rhizoma) verwenden. **Beispiel-Rezeptur**: *Ge Gen Huang Qin Huang Lian Tang* (Puerariae Radix, Coptidis Rhizoma und Scutellariae Radix Dekokt).

Chronische Diarrhö aufgrund eines Absinkens des Milz- und Magen-Qi: Wegen seiner aufsteigenden Eigenschaft wird *Ge Gen* häufig eingesetzt, um das *Yang-Qi* der Milz und des Magens zu heben. Patienten mit diesem Mangel-Zustand leiden an Erschöpfung, Appetitmangel und chronischem Durchfall. Hier sollte das geröstete *Ge Gen* verwendet werden, um den Mittleren *Jiao* (Mittlerer Erwärmer) zu schützen.

- Chronische Diarrhö aufgrund eines Milz-*Qi*-Mangels: *Ge Gen* in Kombination mit *Ren Shen* (Ginseng Radix et Rhizoma), *Bai Zhu* (Atractylodis Macrocephalae Rhizoma), *Fu Ling* (Poria) und *Mu Xiang* (Aucklandiae Radix).

Behandelt Hypertonie

Hypertonie: *Ge Gen* wird seit Kurzem erfolgreich bei der Behandlung von Bluthochdruck, Kopfschmerzen, Nackensteifigkeit, Tinnitus und Schwindel eingesetzt. *Ge Gen* ist darüber hinaus nützlich bei koronarer Herzkrankheit, Angina pectoris und Hörsturz.

Dosierung

10–20 g, maximal 60 g. Die unverarbeitete Arzneidroge vertreibt pathogene Faktoren aus der Muskelschicht und senkt Fieber und entfaltet dabei seine stärkste Wirkung. Das Temperaturverhalten jeder Arzneidroge wird durch Rösten wärmer. Deshalb wirkt das geröstete *Ge Gen* stärker bei der Behandlung von Durchfall, ist aber im Vergleich zur unverarbeiteten Form schwächer beim Entlasten des Äußeren.

Sicherheitshinweise, Kontraindikationen

- Die Verwendung von *Ge Gen* kann wegen seines kühlen Temperaturverhaltens Übelkeit und Erbrechen hervorrufen. Deshalb sollte es mit Vorsicht bei Patienten verwendet werden, die an Kälte im Magen oder an *Yang*-Mangel leiden.
- *Ge Gen* sollte im Sommer mit Vorsicht angewendet werden, wenn übermäßiges Schwitzen das Eindringen von Wind-Hitze begleitet.

Chemische Zusammensetzung

Isoflavonoide 1,43–12,30% (Puerarin, Daidzin, Daidzein, Daidzin-4,7-diglucosid, Formononetin, Genistein), Triterpenoidsapogenole.[1, 2]

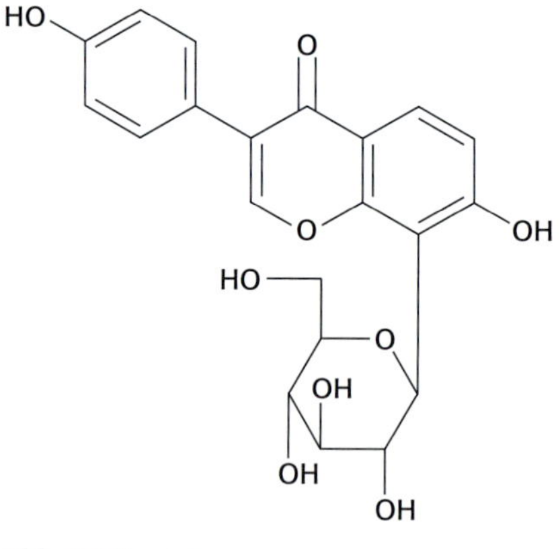

Abb. 1.6 Puerarin

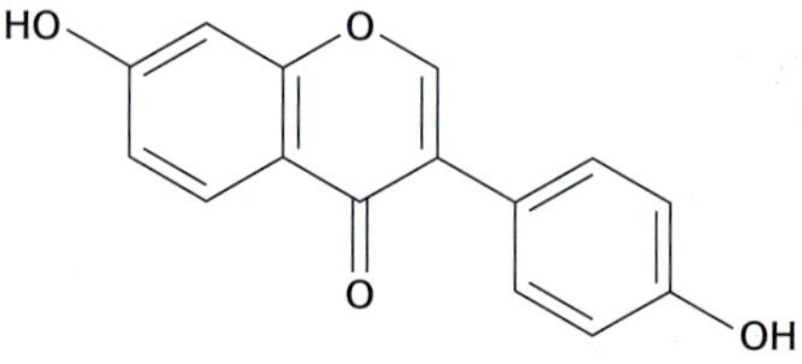

Abb. 1.7 Daidzein

Pharmakologische Wirkungen

- **Kardiovaskulär**: *Ge Gen* führt nachweislich zu einer Erweiterung der koronaren Blutgefäße, lindert Gefäßspasmen und verringert den Sauerstoffverbrauch der Herzmuskulatur. In einem Laborversuch wurde die Effektivität von intraperitoneal bzw. subkutan injizierten Wasser- bzw. Alkoholextrakten aus *Ge Gen* bei der Behandlung von Ratten mit akuter Mangeldurchblutung des Myokards nachgewiesen. *Ge Gen* erweitert außerdem die Blutgefäße im Gehirn und steigert die lokale Durchblutung.[3, 4]
- **Thrombozytenaggregationshemmend**: Puerarin hemmt bei Mäusen nachweislich die Thrombozytenaggregation.[5]
- **Antihypertensiv**: Sowohl Wasser- als auch Alkoholextrakte aus *Ge Gen* zeigten eine deutlich blutdrucksenkende Wirkung.[6]
- **Fiebersenkend**: *Ge Gen* hat gefäßerweiternde Eigenschaften und wirkt deshalb leicht fiebersenkend.[7]
- **Antidiabetisch**: Die orale Gabe von *Ge Gen* im Dekokt hat die mild ausgeprägte Eigenschaft, den Blutzuckerwert zu senken.[8]
- **Krampflösend**: *Ge Gen* lindert nachweislich Spasmen und Krämpfe im Darm.[9]
- **Alkoholspiegel senkend**: Die Gabe von Isoflavonen aus *Ge Gen* (Daidzin und Daidzein) führte bei Hamstern zu einer deutlichen Senkung des Alkoholspiegels. Die Hamster waren darauf trainiert bzw. genetisch so gezüchtet, dass sie große Mengen Ethanol vertragen und konsumieren.[10]

Klinische und wissenschaftliche Studien

- **Koronare Herzkrankheit**: Die Behandlungseffektivität von Puerarin bei koronarer Herzkrankheit wurde durch intravenöse Injektionen evaluiert. 30 Patienten wurden in einer Untersuchung über einen Zeitraum von sechs Tagen behandelt. Die Autoren berichten von einer Senkung des Sauerstoffverbrauchs und -bedarfs der Herzmuskulatur. Daraus ergab sich die Schlussfolgerung, dass Puerarin-Injektionen hilfreich bei der Behandlung von koronarer Herzkrankheit sind.[11]
- **Hypertonie**: In einer Studie wurden 222 Patienten mit Bluthochdruck, der von Schmerzen und Nackensteifheit begleitet war, mit *Ge Gen* behandelt. Die Wirksamkeitsrate lag bei 78 und 90%.[12]
- **Hörsturz**: Einem Bericht zufolge wurden 100 Hörsturz-Patienten mit *Ge-Gen*-Pillen und -Injektionen behandelt. Die Pillen (eine Dosis enthielt 1,5–4,5 g der getrockneten Arzneidroge) wurden dreimal täglich, die Injektionen (100 mg Daidzein) zweimal täglich verabreicht. Die Behandlungsdauer lag zwischen einem und zwei Monaten, insgesamt betrug die Wirksamkeitsrate 76%.[13]
- **Migräne**: In einer Untersuchung wurden 53 Patienten dreimal täglich über einen Zeitraum von 2 bis 22 Tagen mit *Ge-Gen*-Pillen behandelt, die 100 mg Puerarin enthielten. Die Gesamtwirksamkeit lag bei 83%.[14]

Wechselwirkung mit anderen Medikamenten

- **Antidiabetika**: *Ge Gen* sollte mit Vorbehalt bei gleichzeitiger Medikation mit Insulin, Sulfonylharnstoffen und anderen Antidiabetika verschrieben werden, da die Kombination unter Umständen einen Synergieeffekt haben kann, der zu Hypoglykämie führt.[7] (Hinweis: Beispiele für Antidiabetika sind Insulin, Tolbutamid, Glipizid und Glyburid.)
- **Gerinnungshemmende und thrombozytenaggregationshemmende Medikamente**: *Ge Gen* hat thrombozytenaggregationshemmende Eigenschaften. Es sollte deshalb mit Vorsicht bei Patienten angewendet werden, die gerinnungs- oder thrombozytenaggregationshemmende Medikamente einnehmen. Obwohl diese potentielle Wechselwirkung bislang nicht dokumentiert ist, kann die gleichzeitige Anwendung die Wirksamkeit von Medikamenten wie Warfarin erhöhen.[16] (Beispiele für Gerinnungshemmer sind Heparin, Warfarin und Enoxaparin; Beispiele für thrombozytenaggregationshemmende Medikamente sind Acetylsalicylsäure, Dipyridamol und Clopidogrel.)

Toxikologie

Die orale Gabe von pulverisiertem *Ge Gen* (10–20 g/kg) über drei Tage löste keine toxischen Reaktionen aus. Die LD_{50} bei intravenöser Injektion eines *Ge-Gen*-Alkoholextrakts beträgt bei Mäusen 2,1 ± 0,12 g/kg.[17]

Ergänzung

葛花 *Gě Huā* (Puerariae Flos) ist die Blüte derselben Pflanze, aus der *Ge Gen* gewonnen wird. *Ge Hua* wird in der Regel im Knospenstadium oder vor dem vollständigen Erblühen geerntet. Es wird erstmals im zweiten Jahrhundert im *Shen Nong Ben Cao Jing* (Materia Medica des göttlichen Landmannes) erwähnt. Es ist süß, neutral und dringt in die Magen-Leitbahn ein. *Ge Hua* beschleunigt die Verstoffwechselung von Alkohol, lindert eine Alkoholvergiftung und fördert den Prozess des Nüchternwerdens. Häufige klinische Anwendungsgebiete sind Alkoholabusus, Kopfschmerzen, Fieber, Reizbarkeit, Durst, Völlegefühl und Spannungsgefühl in Brust und Abdomen, Appetitlosigkeit, saures Erbrechen. Sowohl die Wurzel als auch die

Blüte behandeln Alkoholsucht, Kater und Lebererkrankungen aufgrund von Alkoholmissbrauch. *Ge Hua* wird oft mit *Ren Shen* (Ginseng Radix et Rhizoma), *Dou Kou* (Amomi Fructus Rotundus) und *Chen Pi* (Citri Reticulatae Pericarpium) kombiniert, um die Folgen einer Alkoholvergiftung zu lindern, z.B. in der Rezeptur *Ge Hua Jie Cheng San* (Puerariae Radix Pulver zur Entgiftung und zum Aufwachen). Die übliche Dosis von *Ge Hua* beträgt 3–12 g im Dekokt bzw. in Pillenform. *Ge Hua* ist kontraindiziert, wenn keine Alkoholvergiftung vorliegt, da es aufgrund seiner stark zerstreuenden Eigenschaften das *Yin* schädigen kann.

Kommentar der Autoren

Dr. Chen Yuan-Da zufolge ist *Ge Gen* eine der besten und effektivsten Arzneien für die Behandlung von akuten Nacken- und Schulterverletzungen. Eine sofortige Schmerzlinderung und eine Steigerung der Beweglichkeit können erreicht werden, wenn eine hohe Dosis von *Ge Gen* zusammen mit *Bai Shao* (Paeoniae Radix Alba) und *Gan Cao* (Glycyrrhizae Radix et Rhizoma) verabreicht wird.

Referenzen

1. *Xian Dai Zhong Yao Yao Li Xue* (Contemporary Pharmacology of Chinese Herbs), 1997; 145–146
2. Yan, X., Zhou, J., Xie, G. Traditional Chinese Medicines Molecular Structures, Natural Sources and Applications; Ashgate, 1999; 5397
3. *Yi Xue Yan Jiu Tong Xun* (Report of Medical Studies), 1972; (2):14
4. *Zhong Hua Yi Xue Za Zhi* (Chinese Journal of Medicine), 1979; 59(8):479
5. *Xin Zhang Xue Guan Ji Bing* (Cardiovascular Diseases), 1979; (12):1
6. *Zhong Yao Xue* (Chinese Herbology), 1998; 101:103
7. Ibid.
8. Ibid.
9. Ibid.
10. Phytochemistry. 47(4):499-506, 1998 Feb.
11. *Zhong Hua Xin Xue Guan Bing Za Zhi* (Chinese Journal of Cardiology), 1985; 3:175
12. *Zhong Cao Yao Tong Xun* (Journal of Chinese herbal Medicine), 1975; 2:34
13. *Zhong Hua Yi Xue Za Zhi* (Chinese Journal of Medicine), 1973, 10:591
14. *Zhong Hua Nei Ke Za Zhi* (Chinese Journal of Internal Medicine), 1977; 6:326
15. Chen, J. Recognition and prevention of herb-drug interactions, Medical Acupuncture, Fall/Winter 1998/1999; 10(2); 9–13
16. Ibid.
17. *Zhong Guo Yao Li Xue Yu Du Li Xue Za Zhi* (Journal of Herbology and Toxicology), 1992; 8(3):233

Jú Huā

Chrysanthemi Flos

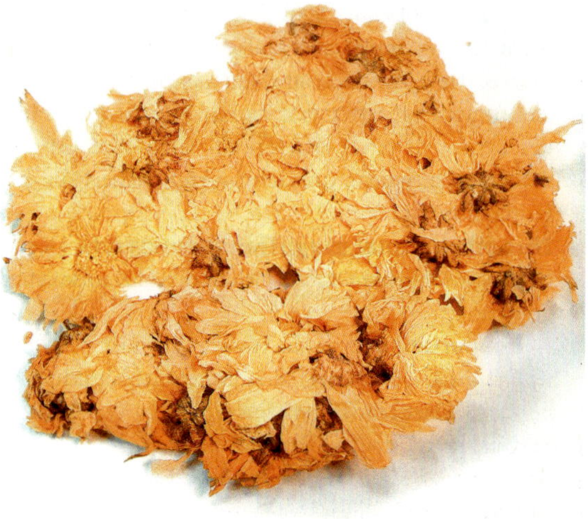

菊花

Pinyin-Name *Jú Huā*
Wörtliche Übersetzung „Chrysanthemenblüten“
Andere chinesische Namen *Hang Ju, Bai Ju Hua, Huang Ju Hua, Hang Ju Hua*
Originalquelle *Shen Nong Ben Cao Jing* (Die Materia Medica des göttlichen Landmannes), vermutlich Östliche Han-Dynastie
Deutscher Name Chrysanthemenblüte
Botanischer Name *Chrysanthemum morifolium* Ramat.
Pharmazeutischer Name Chrysanthemi Flos
Eigenschaften Scharf, süß, bitter, kühl
Leitbahnen Lunge, Leber

Chinesische therapeutische Wirkungen

Vertreibt Wind-Hitze

Wind-Hitze: *Ju Hua* (Chrysanthemi Flos) wird häufig verwendet, um Wind-Hitze zu vertreiben und das Frühstadium von fiebrigen Erkrankungen und Erkrankungen aufgrund von Wind-Hitze zu behandeln, die durch Kopfschmerzen, Fieber, gerötete und schmerzhafte Augen, Schwindel, trockenen Mund und Rachen sowie einen gelben Zungenbelag charakterisiert sind.

- Fiebrige Erkrankungen und Erkrankungen aufgrund von Wind-Hitze: *Ju Hua* zusammen mit *Sang Ye* (Mori Folium), *Bo He* (Menthae Haplocalycis Herba), *Lu Gen* (Phragmitis Rhizoma) und *Lian Qiao* (Forsythiae Fructus) verwenden. **Beispiel-Rezeptur**: *Sang Ju Yin* (Dekokt mit Mori Folium und Chrysanthemi Flos).
- Kopfschmerzen: in Kombination mit *Qiang Huo* (Notopterygii Rhizoma seu Radix), *Fang Feng* (Saposhnikoviae Radix), *Bai Zhi* (Angelicae Dahuricae Radix) und *Xi Xin* (Asari Radix et Rhizoma), um okzipitale und frontale Kopfschmerzen zu lindern, die entweder durch Wind-Hitze oder Wind-Kälte verursacht werden.
- Kopfschmerzen aufgrund von Wind-Hitze: in Kombination mit *Chuan Xiong* (Chuanxiong Rhizoma) und *Shi Gao* (Gypsum Fibrosum).
- Kopfschmerzen aufgrund von Leber-Wind und *Yin*-Mangel-Feuer: mit *Gou Teng* (Uncariae Ramulus cum Uncis), *Di Huang* (Rehmanniae Radix) und *Bai Shao* (Paeoniae Radix Alba) kombinieren.
- Wind-Hitze mit Halsschmerzen: *Ju Hua* zusammen mit *Ban Lan Gen* (Isatidis Radix) oder *Shan Dou Gen* (Sophorae Tonkinensis Radix et Rhizoma) einsetzen.

Klärt die Leber und unterstützt die Augen

Augenerkrankungen: *Ju Hua* ist eine der am häufigsten verwendeten Arzneien zur Behandlung von Augenerkrankungen, die durch Wind-Hitze, die die Leber-Leitbahn angreift, oder durch Leber-Feuer verursacht werden. Folgende Symptome sind charakteristisch: Rötung, Schwellung und Schmerzen der Augen, oberflächliche Sehbehinderung, übermäßiges Tränen der Augen bei Berührung mit Wind. *Ju Hua* behandelt verschwommenes Sehen und Schwindel aufgrund von Leber- und Nieren-*Yin*-Mangel. Seine Verwendung ist kontraindiziert bei *Yang*-Mangel und Kälte.

- Rötung, Schwellung und Schmerzen der Augen: *Ju Hua* zusammen mit *Sang Ye* (Mori Folium), *Xia Ku Cao* (Prunellae Spica), *Chan Tui* (Cicadae Periostracum), *Mu Zei* (Equiseti Hiemalis Herba) und *Ji Li* (Tribuli Fructus) verwenden.
- Verschwommenes Sehen und Schwindel aufgrund von Leber- und Nieren-*Yin*-Mangel: in Kombination mit *Gou Qi Zi* (Lycii Fructus), *Shu Di Huang* (Rehmanniae Radix Praeparata), *Shan Zhu Yu* (Corni Fructus), *Shan Yao* (Dioscoreae Rhizoma) und *Mu Dan Pi* (Moutan Cortex).
- Kurzsichtigkeit: in Kombination mit *Di Huang* (Rehmanniae Radix), *Tian Dong* (Asparagi Radix) und *Zhi Qiao* (Aurantii Fructus).
- Oberflächliche Sehbehinderung: mit *Mi Meng Hua* (Buddlejae Flos), *Qing Xiang Zi* (Celosiae Semen), *Mu Zei* (Equiseti Hiemalis Herba), *Sang Ye* (Mori Folium) und *Chan Tui* (Cicadae Periostracum) kombinieren.
- Sehstörungen mit Schwindel und Kopfschmerzen aufgrund von aufsteigendem Leber-*Yang*: *Ju Hua* in Kombination mit *Ji Li* (Tribuli Fructus), *Jue Ming Zi* (Cassiae Semen), *Bai Shao* (Paeoniae Radix Alba) und *Man Jing Zi* (Viticis Fructus).

Besänftigt Leber-Yang

Hypertonie: *Ju Hua* dringt in die Leber-Leitbahn ein und besänftigt aufsteigendes Leber-*Yang*. Es wird häufig eingesetzt, um Bluthochdruck, Schwindel, Vertigo und Kopfschmerzen aufgrund von aufsteigendem Leber-*Yang* zu behandeln.

- Aufsteigendes Leber-*Yang*: *Ju Hua* in Kombination mit *Shi Jue Ming* (Haliotidis Concha), *Bai Shao* (Paeoniae Radix Alba) und *Gou Teng* (Uncariae Ramulus cum Uncis).

Klärt Hitze und eliminiert Toxine

Hauterkrankungen: *Ju Hua* klärt Hitze und eliminiert Toxine vom Äußeren des Körpers und behandelt unterschiedliche Hauterkrankungen, die von Abzessen und Geschwüren begleitet werden.

- Geschwüre, Karbunkel und Hautabszesse: *Ju Hua* zusammen mit *Gan Cao* (Glycyrrhizae Radix et Rhizoma), *Jin Yin Hua* (Lonicerae Flos) und *Pu Gong Ying* (Taraxaci Herba) äußerlich anwenden.

Dosierung

10–15 g. Die Höchstdosis von *Ju Hua* beträgt 100 g. *Ju Hua* kann sowohl innerlich als auch äußerlich angewendet werden. Oral wird es im Dekokt verabreicht, für die lokale Anwendung sollte die Arzneidroge zu einer Paste zerstoßen werden, bevor sie aufgetragen wird. *Ju Hua* kann auch täglich als Arzneitee getrunken werden, um einer Ansammlung von Hitze vorzubeugen.

Sicherheitshinweise, Kontraindikationen

- Aufgrund seines kühlen Temperaturverhaltens sollte *Ju Hua* bei *Qi*-Mangel oder Kälte im Magen mit Diarrhö, Appetitlosigkeit oder Appetitmangel mit Vorsicht verschrieben werden.
- Die Verwendung von *Ju Hua* ist bei *Yang*-Mangel oder bei Mangel-Zuständen und Kälte kontraindiziert.

Chemische Zusammensetzung

Ätherische Öle 0,2–0,85% (Borneol, Bornylacetat, Chrysanthenon, Campher), Flavon (Luteolin, Apigenin, Acacetin), Chrysanthemin A, B; Chlorochrymorin, Chrysandiol.[1]

Pharmakologische Wirkungen

- **Gefäßerweiternd**: *Ju Hua* erweitert nachweislich die Blutgefäße. Es erhöht die Blutzirkulation zu den Koronararterien, senkt den Blutdruck und reduziert die Körpertemperatur.[2]
- **Antibiotisch**: *Ju Hua* hat eine hemmende Wirkung auf *Staphylococcus aureus*, betahämolysierenden *Streptococcus* und *Shigella sonnei*. In hohen Dosen hat *Ju Hua* außerdem einen hemmenden Einfluss auf *Leptospirae*.[3]

Klinische und wissenschaftliche Studien

- **Koronare Herzkrankheit**: 164 Patienten mit koronarer Herzkrankheit wurden in einer Studie mit einer Zubereitung aus *Ju Hua* (entsprechend 50 g getrocknetem *Ju Hua)* behandelt. Ein Behandlungszyklus erstreckte sich über zwei Monate, die gesamte Behandlungsdauer betrug zwischen einem und zwei Zyklen. Die Bewertung der Symptome ergab in 86,5% der Fälle eine Besserung, die EKG-Auswertung in 45,3% der Fälle.[4]
- **Hypertonie**: 46 Bluthochdruck-Patienten wurden mit nachweislich gutem Erfolg mit Arzneidrogen behandelt. Die Basisrezeptur bestand aus je 24–30 g *Ju Hua* und *Jin Yin Hua* (Lonicerae Flos). Außerdem wurden 12 g *Sang Ye* (Mori Folium) zur Behandlung von Schwindel zugegeben und 12–24 g *Shan Zha* (Crataegi Fructus) zur Behandlung von erhöhten Chlosterinwerten. Bei 35 von 46 Patienten sank nach einem Behandlungszeitraum von drei bis sieben Tagen der Blutdruck und ließen Schwindel und Schlaflosigkeit nach.[5]

Kommentar der Autoren

Es gibt drei verschiedene Formen von „*Ju Hua*“, die medizinisch verwendet werden:

- *Ye Ju Hua* (wilde Chrysanthemenblüte) wirkt am stärksten Hitze klärend, eliminiert am wirkungsvollsten Toxine und behandelt am besten Halsschmerzen, Geschwüre und Karbunkel sowie gerötete, schmerzhafte Augen.
- *Huang Ju Hua* (gelbe Chrysanthemenblüte) vertreibt am effektivsten Wind-Hitze.
- *Bai Ju Hua* (weiße Chrysanthemenblüte) leitet am effektivsten Leber-Feuer ab, erhellt am wirkungsvollsten die Augen und behandelt am besten Rötung und Schmerzen der Augen.

Referenzen

1. *Xian Dai Zhong Yao Yao Li Xue* (Contemporary Pharmacology of Chinese Herbs), 1997; 160–161
2. *Zhong Yao Xue* (Chinese Herbology), 1998; 97:99
3. *Yi Xue Ji Shu Zi Liao* (Resource of Medical Techniques), 1974; (1:2):113
4. *Zhe Jiang Yi Ke Da Xue Xue Bao* (Journal of Zhejiang Province School of Medicine), 1978; 4:9
5. *Xin Yi Yao Xue Za Zhi* (New Journal of Medicine and Herbology), 1972; 2:32

Màn Jīng Zǐ

Viticis Fructus

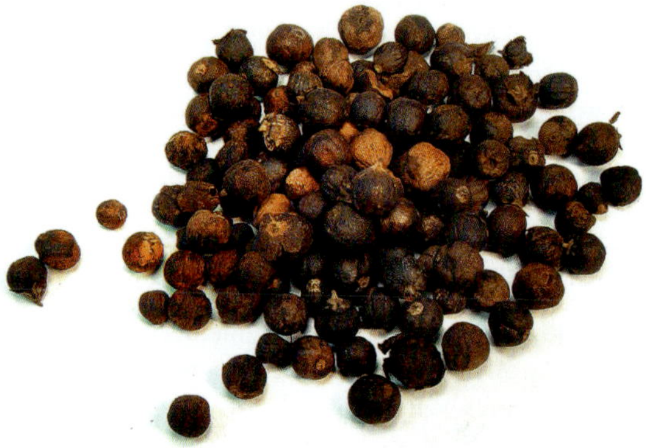

蔓荊子 蔓荆子

Pinyin-Name *Màn Jīng Zǐ*
Andere chinesische Namen *Man Jing Shi, Jing Zi*
Originalquelle *Shen Nong Ben Cao Jing* (Die Materia Medica des göttlichen Landmannes), vermutlich Östliche Han-Dynastie
Deutscher Name Vitex-Frucht
Botanischer Name *Vitex rotundifolia* L. (*Dan Ye Mang Jing*); *Vitex trifolia* L. (*Mang Jing*)
Pharmazeutischer Name Viticis Fructus
Eigenschaften Scharf, bitter, kühl
Leitbahnen Leber, Magen, Blase

Chinesische therapeutische Wirkungen

Vertreibt Wind-Hitze

Wind-Hitze: Aufgrund seiner aufsteigenden und zerstreuenden Eigenschaften ist *Man Jing Zi* (Viticis Fructus) die Arznei der Wahl, wenn es darum geht, Wind-Hitze von

Kopf und Gesicht zu vertreiben. Zu den Anwendungsgebieten gehören Schwindel, Kopfschmerzen sowie schmerzendes, geschwollenes Zahnfleisch. Es ist besonders effektiv bei der Behandlung von Schläfenkopfschmerz.

- Kopfschmerzen aufgrund von Wind-Hitze: *Man Jing Zi* mit *Fang Feng* (Saposhnikoviae Radix), *Ju Hua* (Chrysanthemi Flos), *Chuan Xiong* (Chuanxiong Rhizoma) und *Shi Gao* (Gypsum Fibrosum) kombinieren.
- Kopfschmerzen, schmerzendes, geschwollenes Gesicht aufgrund von Wind-Hitze: in Kombination mit *Bo He* (Menthae Haplocalycis Herba), *Jing Jie* (Schizonepetae Herba) und *Ju Hua* (Chrysanthemi Flos).
- Stirnkopfschmerz oder Migräne: *Man Jing Zi* als Einzelarznei oder in Kombination mit *Ju Hua* (Chrysanthemi Flos), *Jing Jie* (Schizonepetae Herba) und *Tian Ma* (Gastrodiae Rhizoma) anwenden.
- Scheitelkopfschmerz aufgrund von Wind-Hitze: in Kombination mit *Jing Jie* (Schizonepetae Herba), *Fang Feng* (Saposhnikoviae Radix), *Ju Hua* (Chrysanthemi Flos) und *Ji Li* (Tribuli Fructus).
- Kopfschmerzen durch inneren Wind aufgrund von Blut-Mangel: *Man Jing Zi* mit *Qiang Huo* (Notopterygii Rhizoma seu Radix), *Fang Feng* (Saposhnikoviae Radix) und *Si Wu Tang* (Vier Arzneien Dekokt) kombinieren.

Vertreibt Wind-Hitze in der Leber-Leitbahn, erhellt die Augen

Augenerkrankungen: *Man Jing Zi* vertreibt Wind-Hitze, die die Leber-Leitbahn angreift. Wenn Wind-Hitze entlang der Leber-Leitbahn aufsteigt, verursacht dies Schwindel, Rötung und Schwellung der Augen sowie übermäßiges Tränen der Augen. In Kombination mit anderen geeigneten Arzneidrogen kommt *Man Jing Zi* bei weiteren Augenerkrankungen zum Einsatz.

- Augenerkrankungen aufgrund von Wind-Hitze, die die Leber-Leitbahn angreift: *Man Jing Zi* in Kombination mit *Ju Hua* (Chrysanthemi Flos), *Chan Tui* (Cicadae Periostracum) und *Ji Li* (Tribuli Fructus).
- Augenerkrankungen aufgrund von Wind-Kälte: zusammen mit *Jing Jie* (Schizonepetae Herba), *Fang Feng* (Saposhnikoviae Radix), *Ji Li* (Tribuli Fructus) und *Gan Cao* (Glycyrrhizae Radix et Rhizoma) verwenden.

Vertreibt Wind und lindert Schmerzen

Bi Zheng (schmerzhaftes Blockade-Syndrom): *Man Jing Zi* vertreibt Wind und Feuchtigkeit, die die Muskeln angreifen. Es lindert unterschiedliche Zustände mit starken Schmerzen. Häufig wird es für die Behandlung von Arthritis und schmerzhaften Gelenken mit Spasmen und Krämpfen verwendet, die durch Wind-Feuchtigkeit verursacht werden.

- *Bi Zheng*: *Man Jing Zi* zusammen mit *Fang Feng* (Saposhnikoviae Radix), *Qin Jiao* (Gentianae Macrophyllae Radix) und *Mu Gua* (Chaenomelis Fructus) anwenden.

Dosierung

6–12 g, maximal 30 g. Diese Arzneidroge sollte trockengebraten und zerstoßen werden, um die Extraktion der aktiven Bestandteile zu erleichtern.

Sicherheitshinweise, Kontraindikationen

- *Man Jing Zi* sollte mit Vorsicht bei Patienten angewendet werden, die an einem Milz- und Magen-Mangel oder *Yin*-Mangel-Feuer leiden.
- *Man Jing Zi* sollte mit Vorsicht bei Schwindel oder Kopfschmerzen aufgrund eines Blut-Mangels verwendet werden. In diesen Fällen sollten Blut nährende Arzneidrogen verwendet werden.

Chemische Zusammensetzung

Vitexicarpin, Vitexilacton, Previtexilacton, Luteolin, P-Hydroxybenzoesäure, Vanillinsäure, Camphen, Pinen, Vitamin A.[1,2]

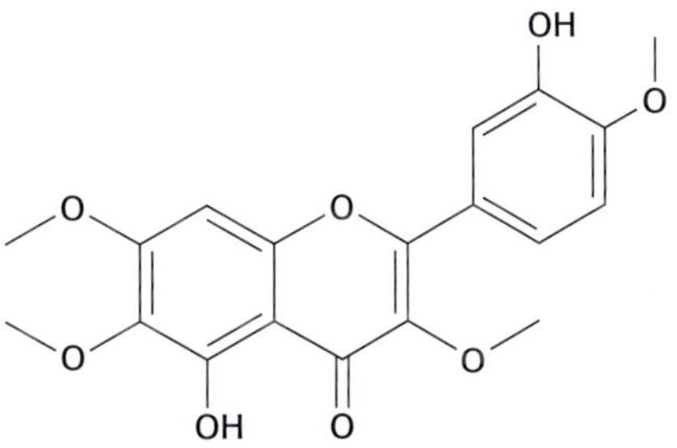

Abb. 1.8 Vitexicarpin

Pharmakologische Wirkungen

- **Antibiotisch**: Vitexicarpin hemmt *Staphylococcus aureus*, *Bacillus cereus* und *Bacillus megaterium*.[3]
- **Weitere Wirkungen**: Es hat fiebersenkende, schmerzlindernde und sedierende Eigenschaften.[4]

Klinische und wissenschaftliche Studien

Allergische Sinusitis: Einem Bericht zufolge wurden 35 Patienten mit allergischer Sinusitis mit einer Lösung zur lokalen Anwendung behandelt. Die Lösung bestand zu

20% aus *Man Jing Ye* (Viticis Folium). Über einen Zeitraum von zwei Tagen wurden drei- bis fünfmal täglich drei bis fünf Tropfen direkt in die Nasenöffnungen geträufelt. Für die meisten Patienten brachte die Kurzzeitbehandlung eine gute Wirkung.[5]

Kommentar der Autoren

Man Jing Zi und *Tian Ma* (Gastrodiae Rhizoma) behandeln beide durch Wind verursachte Kopfschmerzen. *Man Jing Zi* kommt bei Kopfschmerzen aufgrund von Wind-Hitze zum Einsatz, *Tian Ma* bei Kopfschmerzen und Vertigo aufgrund von innerem Wind.

Referenzen

1. *Xian Dai Zhong Yao Yao Li Xue* (Contemporary Pharmacology of Chinese Herbs), 1997; 183
2. Yan, X., Zhou, J., Xie, G. Traditional Chinese Medicines Molecular Structures, Natural Sources and Applications; Ashgate, 1999; 6672
3. *Zhong Cao Yao Xue* (Study of Chinese Herbal Medicine), 1980; 915
4. *Zhong Yao Xue* (Chinese Herbology), 1998; 99:100
5. *Guang Xi Wei Sheng* (Guangxi Province Public Health), 1976; 1:32

Mào Zǐ Dùn Tóu

Abutilon Indicum Herba

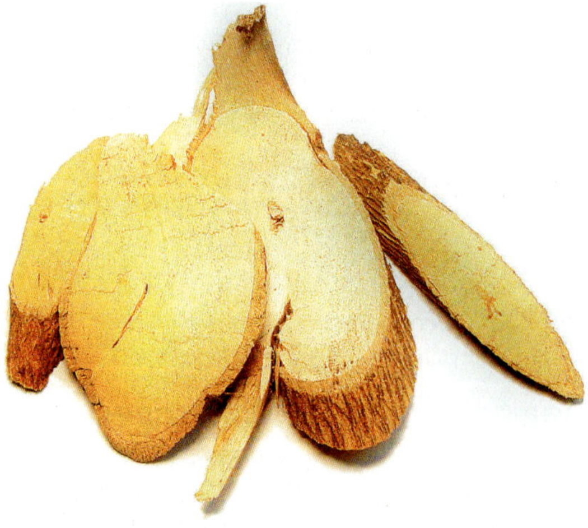

帽仔盾頭 帽仔盾头

Pinyin-Name *Mào Zǐ Dùn Tóu*
Andere chinesische Namen *Mo Pan Cao, Mi Lan Cao, Si Mu Cao, Er Xiang Cao, Jin Hua Cao*
Deutscher Name Indische Schönmalve
Botanischer Name *Abutilon indicum* (L.) Sweet.
Pharmazeutischer Name Abutilon Indicum Herba
Eigenschaften Süß, neutral
Leitbahnen Lunge, Leber, Gallenblase, Milz
Sicherheitshinweis Etwas toxisch

Chinesische therapeutische Wirkungen

Vertreibt Wind-Hitze

Wind-Hitze: *Mao Zi Dun Tou* (Abutilon Indicum Herba) wird eingesetzt, um Wind-Hitze vom Äußeren zu vertreiben, mit Symptomen wie Halsschmerzen, Fieber, Husten mit gelbem Auswurf oder gelbem Nasensekret.

- Wind-Hitze: *Mao Zi Dun Tou* zusammen mit *Jin Yin Hua* (Lonicerae Flos), *Huang Qin* (Scutellariae Radix), *Pu Gong Ying* (Taraxaci Herba), *Feng Wei Cao* (Pteris Herba) und *Ban Lan Gen* (Isatidis Radix) verwenden.

Filtert Trübes, macht die Sinnesorgane frei, belebt das Blut und reduziert Schwellungen und Abszesse

Mao Zi Dun Tou wird häufig für die Behandlung von Taubheit, Tinnitus und Ohrenschmerzen verwendet. Es kommt außerdem bei Abszessen, Schwellungen und Splenomegalie zum Einsatz.

- Taubheit, Tinnitus und Ohrenschmerzen aufgrund von Leber- und Gallenblasen-Feuer: *Mao Zi Dun Tou* in Kombination mit *Long Dan* (Gentianae Radix et Rhizoma), *Hu Zhang* (Polygoni Cuspidati Rhizoma), *Hu Yao Huang* (Leucas Mollissimae Herba), *Ma Bian Cao* (Verbenae Herba) und *Qian Li Guang* (Senecionis Scandentis Herba) verwenden.
- Abszesse und Schwellungen: zusammen mit *San Leng* (Sparganii Rhizoma), *E Zhu* (Curcumae Rhizoma), *Hong Hua* (Carthami Flos), *Tao Ren* (Persicae Semen), *Tian Hua Fen* (Trichosanthis Radix), *Xia Ku Cao* (Prunellae Spica), *Mu Li* (Ostreae Concha) und *Zao Jiao Ci* (Gleditsiae Spina) anwenden.
- Splenomegalie: in Kombination mit *Hu Zhang* (Polygoni Cuspidati Rhizoma), *Mu Li* (Ostreae Concha), *Bie Jia* (Trionycis Carapax), *San Leng* (Sparganii Rhizoma), *E Zhu* (Curcumae Rhizoma) und *Tian Hua Fen* (Trichosanthis Radix).

Stärkt die Milz und fördert die Verdauung

Mao Zi Dun Tou behandelt chronische Verdauungsbeschwerden und eine schwache Verdauung bei Kindern.

- Verdauungsstörungen: *Mao Zi Dun Tou* zusammen mit *Dang Shen* (Codonopsis Radix), *Bai Zhu* (Atractylodis

Macrocephalae Rhizoma), *Fu Ling* (Poria), *Gan Cao* (Glycyrrhizae Radix et Rhizoma), *Shan Zha* (Crataegi Fructus), *Mai Ya* (Hordei Fructus Germinatus) und *Shen Qu* (Massa Medicata Fermentata) anwenden.

Dosierung

1–3 g.

Sicherheitshinweise, Kontraindikationen

Mao Zi Dun Tou ist leicht toxisch und sollte deshalb nicht höher als mit 5 g dosiert werden.

Kommentar der Autoren
Mao Zi Dun Tou wird seit Langem in vielen Ländern als Arzneidroge verwendet. Auf den Philippinen wurde es verwendet, um durch Befeuchtung der Därme Stuhlverstopfung zu behandeln, in Indien, um durch vermehrte Harnausscheidung Zystitis zu lindern. In Malaysia wurde es lokal angewendet, um Zahn- und Ohrenschmerzen zu lindern. Weitere, geschichtlich dokumentierte Anwendungen weisen auf eine sedierende, aphrodisierende, hustenlindernde und entzündungshemmende Verwendung hin.

Mù Zéi

Equiseti Hiemalis Herba

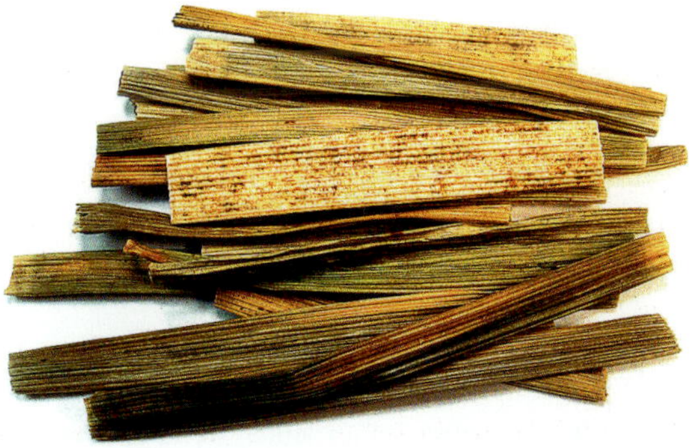

木賊 木贼

Pinyin-Name *Mù Zéi*
Wörtliche Übersetzung „Holzdieb"
Andere chinesische Namen *Mu Zei Cao, Jie Jie Cao*
Originalquelle *Jia You Ben Cao* (Materia Medica der Jia-You-Ära), verfasst zwischen 1057 und 1060 von Zhang Yu-Xi und Su Song
Deutscher Name Winterschachtelhalmkraut
Botanischer Name *Equisetum hiemale* L.
Pharmazeutischer Name Equiseti Hiemalis Herba
Eigenschaften Süß, bitter, neutral
Leitbahnen Lunge, Leber, Gallenblase

Chinesische therapeutische Wirkungen

Vertreibt Wind-Hitze, erhellt die Augen und beseitigt oberflächliche Sehbehinderungen

Augenerkrankungen im Zusammenhang mit dem Eindringen von Wind-Hitze: *Mu Zei* (Equiseti Hiemalis Herba) vertreibt Wind-Hitze, die die Leitbahnen der Lunge, Leber und Gallenblase beeinflusst. Es wird häufig verwendet, um gerötete Augen, übermäßiges Augentränen, verschwommenes Sehen und Pterygium aufgrund von Wind-Hitze zu behandeln.

- Verschwommenes Sehen, übermäßiges Augentränen: *Mu Zei* zusammen mit *Cang Zhu* (Atractylodis Rhizoma) verwenden.
- Rötung, geschwollene und gerötete Augen, Pterygium: in Kombination mit *Ju Hua* (Chrysanthemi Flos).
- Gerötete Augen: zusammen mit *Shi Jue Ming* (Haliotidis Concha) verwenden.
- Nachtblindheit aufgrund eines Leber-Blut-Mangels: in Kombination mit *Ye Ming Sha* (Vespertilionis Faeces), *Dang Gui* (Angelicae Sinensis Radix), *Chan Tui* (Cicadae Periostracum) und Gänseleber, um die Leber zu kräftigen und das Blut zu nähren.

Stillt Blutungen

Hämatochezie oder Hämorrhoiden: *Mu Zei* hat hämostatische Eigenschaften. Es wird häufig eingesetzt, um gastrointestinale Blutungen und Hämorrhoiden zu behandeln.

- Hämatochezie oder Hämorrhoiden: *Mu Zei* zusammen mit *Di Yu* (Sanguisorbae Radix) und *Huai Jiao* (Sophorae Fructus) anwenden, um Hitze zu klären und Blutungen zu stillen.
- Blutige Dysenterie: *Mu Zei* als Einzelarznei verwenden (15 oder 30 g).

Dosierung

3–10 g. Die Höchstdosis von *Mu Zei* beträgt 30 g.

Sicherheitshinweise, Kontraindikationen

- *Mu Zei* sollte mit Vorsicht bei Patienten verwendet werden, die an einem *Qi*-, Blut-, *Yin*- oder *Yang*-Mangel leiden.
- *Mu Zei* sollte während der Schwangerschaft vorsichtig verwendet werden.
- Die Verwendung von *Mu Zei* wird nicht empfohlen bei geröteten Augen aufgrund eines aufsteigenden Leber-*Yang*.
- Die Langzeiteinnahme der Arznei ist nicht zu empfehlen.

Chemische Zusammensetzung

Flavone 0,10% (Kaempferol, Kaempferol-3,7-diglucosid, Kaempferol-3-diglucosid, Hippochaet, Herbacetrin, Gossypitrin), Bernsteinsäure, Ferulasäure, Kaffeesäure, Vanillin, Palustrin, Dimethylsulfon, Thymin.[1]

Pharmakologische Wirkungen

- **Antihypertensiv**: Bei betäubten Katzen bewirkte die intraperitoneale Injektion eines Alkoholextrakts von *Mu Zei* eine lang anhaltende Blutdrucksenkung. Diese antihypertensive Wirkung weist eine positive Dosis-Wirkungs-Beziehung auf.[2]
- **Weitere Wirkungen**: *Mu* Zei hat milde entzündungshemmende, diuretische, sedierende und thrombozytenaggregationshemmende Eigenschaften.[3, 4]

Referenzen

1. *Xian Dai Zhong Yao Yao Li Xue* (Contemporary Pharmacology of Chinese Herbs), 1997; 180
2. *Hu Bei Zhong Yi Za Zhi* (Hubei Journal of Chinese Medicine), 1980; (5):52
3. *Zhong Yao Xue* (Chinese Herbology), 1998; 109:110
4. *Yi Xue Xue Bao* (Report of Medicine), 1980; 15(6):321

Niú Bàng Zǐ

Arctii Fructus

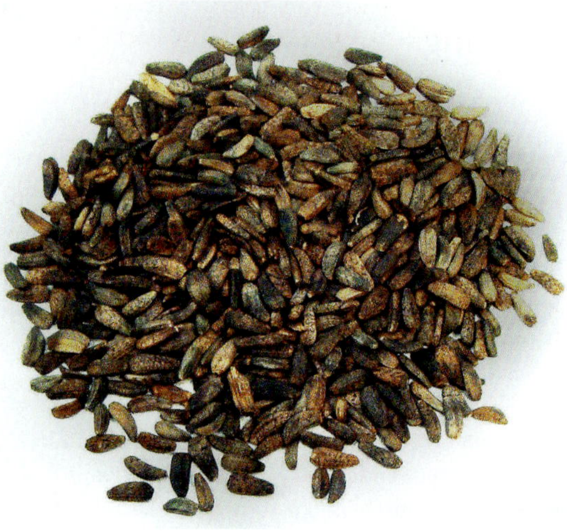

牛蒡子

Pinyin-Name *Niú Bàng Zǐ*
Andere chinesische Namen *Su Nien Zi, Da Li Zi, E Shi*
Originalquelle *Ming Yi Za Zhu* (Verschiedene Aufzeichnungen berühmter Ärzte) aus dem Jahr 500 von Tao Hong-Jing
Deutscher Name Klettenfrucht
Botanischer Name *Arctium lappa* L.
Pharmazeutischer Name Arctii Fructus
Eigenschaften Scharf, bitter, kalt
Leitbahnen Lunge, Magen

Chinesische therapeutische Wirkungen

Vertreibt Wind und klärt Hitze

Wind-Hitze: Aufgrund seines kalten Temperaturverhaltens vertreibt *Niu Bang Zi* (Arctii Fructus) wirkungsvoll Wind-Hitze und Toxine und behandelt Wind-Hitze im Frühstadium von fiebrigen Erkrankungen. Es wird häufig eingesetzt, um Wind-Hitze zu behandeln, die die Lunge beeinträchtigt, mit Symptomen wie Kopfschmerzen, Fieber, wunder Hals mit Schwellung und Schmerzen, Husten sowie gelber Auswurf.

- Halsschmerzen aufgrund von Fiebererkrankungen oder Wind-Hitze: *Niu Bang Zi* zusammen mit *Jin Yin*

Hua (Lonicerae Flos), *Bo He* (Menthae Haplocalycis Herba), *Jie Geng* (Platycodi Radix) und *Lian Qiao* (Forsythiae Fructus) verwenden. **Beispiel-Rezeptur**: *Yin Qiao San* (Lonicerae Flos und Forsythiae Fructus Pulver).
- Starke Halsschmerzen oder geschwollene Mandeln aufgrund von Wind-Hitze mit Fülle-Hitze und Toxinen: in Kombination mit *Ma Bo* (Lasiosphaera seu Calvatia), *Huang Qin* (Scutellariae Radix), *Shan Dou Gen* (Sophorae Tonkinensis Radix et Rhizoma) oder *Da Huang* (Rhei Radix et Rhizoma).
- Husten und Schleim aufgrund von Wind-Hitze, die in die Lunge eindringt: *Niu Bang Zi* mit *Jie Geng* (Platycodi Radix), *Sang Ye* (Mori Folium), *Bei Mu* (Fritillariae Bulbus) und *Gan Cao* (Glycyrrhizae Radix et Rhizoma) kombinieren, um Wind-Hitze zu vertreiben und die Lunge zu klären.

Eliminiert Toxine und beseitigt Hautausschläge

Hauterkrankungen: *Niu Bang Zi* vertreibt Wind-Hitze und eliminiert toxische Hitze von der Haut. Es wird häufig bei unterschiedlichen Hauterkrankungen wie z.B. geröteten Schwellungen, Hautausschlägen, Ekzemen, Karbunkeln, Erythemen, Mumps oder akuten fiebrigen makulopapulösen Ausschlägen eingesetzt. Außerdem bei Masern, die noch nicht vollständig ausgebrochen sind, oder wenn das Masern-Exanthem noch vollständig ausgebildet ist. *Niu Bang Zi* beseitigt Hautausschläge, fördert die Ausbildung eines Exanthems und eliminiert Toxine aus dem Körper.

- Hauterkrankungen aufgrund von Wind-Hitze (mit Juckreiz im Vordergrund, der die Grunderkrankung überwiegt): *Niu Bang Zi* zusammen mit *Chan Tui* (Cicadae Periostracum), *Bo He* (Menthae Haplocalycis Herba), *Jing Jie* (Schizonepetae Herba) und *Ge Gen* (Puerariae Radix Lobatae) verwenden.
- Hauterkrankungen aufgrund der Akkumulation von Hitze und Toxinen (mit Rötung oder Schmerzen im Vordergrund, der Zustand ist ernster): in Kombination mit *Da Qing Ye* (Isatidis Folium), *Zi Cao* (Arnebiae seu Lithospermi Radix) und *Sheng Ma* (Cimicifugae Rhizoma).
- Geschwüre, Karbunkel und lokal begrenzte Schwellungen mit Rötung und Schmerzen: mit *Jin Yin Hua* (Lonicerae Flos), *Lian Qiao* (Forsythiae Fructus), *Ku Shen* (Sophorae Flavescentis Radix), *Dang Gui Wei* (Angelicae Sinensis Extremitas Radicis) und *Chi Shao* (Paeoniae Radix Rubra) kombinieren.

Klärt Hitze und eliminiert Toxine vom Rachen

Halsschmerzen: *Niu Bang Zi* vertreibt Wind-Hitze und eliminiert Toxine. Es behandelt wirkungsvoll einen wunden Hals mit starken Schmerzen und Schwellung wie z.B. bei akuter Tonsillitis, Pharyngitis und Laryngitis.

- Halsschmerzen: *Niu Bang Zi* zusammen mit *Ma Bo* (Lasiosphaera seu Calvatia), *Ban Lan Gen* (Isatidis Radix), *Xuan Shen* (Scrophulariae Radix), *Jie Geng* (Platycodi Radix) und *Lian Qiao* (Forsythiae Fructus) einsetzen, um Hitze zu klären und Toxine zu eliminieren. **Beispiel-Rezeptur**: *Pu Ji Xiao Du Yin* (Universell nützliches Dekokt zur Eliminierung von Toxinen).

Dosierung

3–10 g. Die Höchstdosis von *Niu Bang Zi* beträgt 30 g. Vor dem Kochen sollten die Samen zerstoßen werden. Dadurch wird die Oberfläche vergrößert und sichergestellt, dass die Extraktion der aktiven Bestandteile vollständig gelingt. Aufgrund seines kalten Temperaturverhaltens führt die Einnahme der unverarbeiteten Arzneidroge gelegentlich zu Diarrhö. Trocken-Braten fördert das warme Temperaturverhalten und verhindert das Auftreten von Diarrhö.

Sicherheitshinweise, Kontraindikationen

- Aufgrund seines kalten Temperaturverhaltens sollte *Niu Bang Zi* nur bei Patienten mit Fülle-Hitze oder Fülle-Syndromen eingesetzt werden.
- Die Verwendung von *Niu Bang Zi* ist bei Patienten mit einem Milz-*Qi*-Mangel und weichen Stühlen kontraindiziert.

Chemische Zusammensetzung

Arctiin, Arctigenin, Isoarctigenin, ätherisches Öl 25-30%, Gobosterin, Lappaol A, B, C, D, E, F, H.[1]

Pharmakologische Wirkungen

- **Antibiotisch**: *Niu Bang Zi* hemmt *Streptococcus pneumoniae* und einige pathogene Pilze.[2]
- **Antidiabetisch**: Der Extrakt aus *Niu Bang Zi* führte bei Ratten nachweislich zur anhaltenden Senkung des Blutzuckerspiegels.[3]
- **Wirkung auf die Nieren**: Die tägliche intraperitoneale Injektion von Arctiin (10 mg/kg) über einen Zeitraum von zehn Tagen zeigte vielversprechende Ergebnisse bei der Behandlung von Nierenerkrankungen. Der Eiweißgehalt im Urin konnte reduziert werden.[4]
- **Weitere Wirkungen**: *Niu Bang Zi* hat entzündungshemmende, fiebersenkende und diuretische Eigenschaften.[5]

Klinische und wissenschaftliche Studien

- **Migräne**: *Niu Bang Zi* wurde bei der Behandlung von 40 Patienten mit Migräne eingesetzt. Jeder Patient erhielt einmal täglich 9 g pulverisiertes *Niu Bang Zi*, das mit Getreideschnaps eingenommen wurde. Um Schwitzen einzuleiten und zu fördern, wurden die Patienten nach der Einnahme mit Decken zugedeckt. 34 von 40 Patienten berichteten über eine signifikante Besserung.[6]
- **Fazialisparese**: Einem Bericht zufolge wurden 47 Patienten, die an einer Gesichtslähmung litten, zweimal täglich mit einem Arzneidekokt behandelt. Alle Patienten gaben eine zumindest leichte Zustandsbesserung an. Die Rezeptur enthielt *Niu Bang Zi* 30 g, *Bai Zhi* (Angelicae Dahuricae Radix) 10 g, *Nu Zhen Zi* (Ligustri Lucidi Fructus) 12 g und *Mo Han Lian* (Herba Ecliptae) 12 g.[7]

Wechselwirkung mit anderen Medikamenten

- **Antidiabetisch**: Arzneidrogen, die die Plasma-Glukosewerte senken wie *Niu Bang Zi*, sollten mit Vorsicht bei gleichzeitiger Medikation mit Insulin, Sulfonylharnstoffen oder anderen Antidiabetika eingesetzt werden. Die Kombination von antidiabetisch wirkenden Arzneidrogen und konventionellen Medikamenten kann synergistische Effekte bewirken und zu Hypoglykämie führen.[11] (Hinweis: Beispiele für Antidiabetika sind Insulin, Tolbutamid, Glipizid und Glyburid.)
- **Paracetamol**: Es konnte nachgewiesen werden, dass *Niu Bang Gen* (Arctii Radix) eine signifikante hepatoprotektive Wirkung hat. *Niu Bang Gen* senkt erhöhte SGOT- und SGPT-Werte, die durch Tetrachlorkohlenstoff oder dosisabhängig durch Paracetamol verursacht wurden. Aufgrund histopathologischer Untersuchungen wurde festgestellt, dass *Niu Bang Gen* Leberschädigungen eindämmen kann. Der Mechanismus der hepatoprotektiven Wirkung beruht auf der antioxidativen Wirkung von *Niu Bang Gen* auf die Hepatozyten, wodurch die schädlichen Auswirkungen der toxischen Metaboliten aus Tetrachlorkohlenstoff und Paracetamol beseitigt werden können.[9]

Ergänzung

牛蒡根 *Niú Bàng Gēn* (Arctii Radix) ist die Wurzel derselben Pflanze, aus der auch *Niu Bang Zi* gewonnen wird. *Niu Bang Gen* wurde früher selten verwendet. Aufgrund seiner hilfreichen Eigenschaft, die Leber vor chemisch induzierter Schädigung zu schützen (z.B. Paracetamol, Tetrachlorkohlenstoff) kommt es heutzutage jedoch häufiger zum Einsatz.

Referenzen

1. *Xian Dai Zhong Yao Yao Li Xue* (Contemporary Pharmacology of Chinese Herbs), 1997; 172
2. *Zhong Yao Zhi* (Chinese Herbology Journal), 1984; 250
3. Ibid.
4. *Guo Wai Yi Xue Zhong Yi Zhong Yao Fen Ce* (Monograph of Chinese Herbology from Foreign Medicine), 1990; 12(6):47
5. *Zhong Yao Xue* (Chinese Herbology), 1998; 91:92
6. *Liao Ning Zhong Yi Za Zhi* (Liaoning Journal of Chinese Medicine), 1959; 2:5
7. *Shi Yong Zhong Yi Nei Ke Za Zhi* (Journal of Practical Chinese Internal Medicine), 1988; 3:128
8. Chen, J. Recognition and prevention of herb-drug interactions, Medical Acupuncture, Fall/Winter 1998/1999; 10(2); 9–13
9. Lin, S.C., Chung, T.C., Lin, C.C., Ueng, T.H., Lin, Y.H., Lin, S.Y., Wang, L.Y. Hepatoprotective effects of Arctium lappa on carbon tetrachloride- and acetaminophen-induced liver damage. American Journal of Chinese Medicine, 2000; 28(2):163–73,

Sāng Yè

Mori Folium

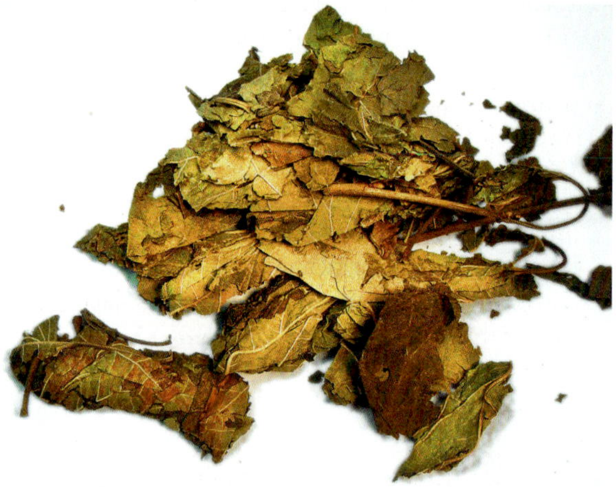

桑葉 桑叶

Pinyin-Name *Sāng Yè*
Wörtliche Übersetzung „Maulbeerblätter"
Andere chinesische Namen *Dong Sang Ye, Shuang Sang Ye*
Originalquelle *Shen Nong Ben Cao Jing* (Die Materia Medica des göttlichen Landmannes), vermutlich Östliche Han-Dynastie
Deutscher Name Maulbeerblätter
Botanischer Name *Morus alba* L.

Pharmazeutischer Name Mori Folium
Eigenschaften Bitter, süß, kalt
Leitbahnen Lunge, Leber

Chinesische therapeutische Wirkungen

Vertreibt Wind-Hitze

Wind-Hitze: *Sang Ye* (Mori Folium) ist eine der am häufigsten eingesetzten Arzneien bei Wind-Hitze, die durch Husten, Fieber, Kopfschmerzen und Halsschmerzen gekennzeichnet ist.

- Wind-Hitze mit Husten: *Sang Ye* in Kombination mit *Ju Hua* (Chrysanthemi Flos), *Bo He* (Menthae Haplocalycis Herba), *Lian Qiao* (Forsythiae Fructus) und *Jie Geng* (Platycodi Radix).

Klärt Hitze in der Lunge und befeuchtet Trockenheit

Hitze und Trockenheit verletzt die Lunge: Schlüsselsymptome dieses Zustands sind Husten, wenig oder kein Auswurf, schwierig abzuhustender Auswurf, Mund- und Rachentrockenheit. Alle Symptome werden durch Hitze und Trockenheit verursacht, die die Lunge schädigen.

- Hitze in der Lunge und Trockenheit: *Sang Ye* zusammen mit *Ku Xing Ren* (Armeniacae Semen), *Chuan Bei Mu* (Fritillariae Cirrhosae Bulbus), *Mai Dong* (Ophiopogonis Radix) und *Sha Shen* (Glehniae seu Adenophorae Radix) verwenden. **Beispiel-Rezeptur**: *Sang Xing Tang* (Mori Folium und Armeniacae Semen Dekokt).
- Husten mit Blut: in Kombination mit *Di Huang* (Rehmanniae Radix), *E Jiao* (Asini Corii Colla), *Shi Gao* (Gypsum Fibrosum) und *Pi Pa Ye* (Eriobotryae Folium).

Besänftigt die Leber und erhellt die Augen

Aufsteigendes Leber-Yang: *Sang Ye* dringt in die Leber-Leitbahn ein und behandelt aufsteigendes Leber-*Yang*, Leber-Feuer und Leber-*Yin*-Mangel. Aufsteigendes Leber-*Yang* ist charakterisiert durch Benommenheit, Schwindel und Kopfschmerzen; Leber-Feuer durch gerötete, geschwollene und schmerzhafte Augen; Leber-*Yin*-Mangel durch Schwindel und verschwommenes Sehen.

- Aufsteigendes Leber-*Yang*: *Sang Ye* mit *Ju Hua* (Chrysanthemi Flos), *Shi Jue Ming* (Haliotidis Concha) und *Bai Shao* (Paeoniae Radix Alba) kombinieren.
- Leber-Feuer: in Kombination mit *Ju Hua* (Chrysanthemi Flos), *Jue Ming Zi* (Cassiae Semen) und *Che Qian Zi* (Plantaginis Semen). *Sang Ye* wird manchmal äußerlich als Lösung verwendet, um Augenerkrankungen aufgrund von Leber-Feuer zu lindern.
- Leber-*Yin*-Mangel: in Kombination mit *Hei Zhi Ma* (Sesami Semen Nigrum) und *Gou Qi Zi* (Lycii Fructus).

Augenerkrankungen aufgrund von Wind-Hitze: Schlüsselsymptome sind Juckreiz und Rötung der Augen.

- Juckreiz und Rötung der Augen: *Sang Ye* zusammen mit *Chan Tui* (Cicadae Periostracum) anwenden.

Kühlt Blut und stillt Blutungen

Bluterbrechen aufgrund von Hitze: Fülle-Hitze im Magen drängt das Blut aus den Gefäßen und verursacht dadurch Bluterbrechen. *Sang Ye* kühlt zum einen das Blut und stillt zum anderen Blutungen.

- Bluterbrechen: *Sang Ye* zusammen mit Blut kühlenden Arzneien verwenden wie z. B. *Xiao Ji* (Cirsii Herba).

Dosierung

5–10 g des getrockneten *Sang Ye*, mit einer Höchstdosis von 50 g. Die Dosierung wird verdoppelt (bis zu 100 g), wenn frisches *Sang Ye* verwendet wird. *Sang Ye* kann innerlich als Dekokt verabreicht oder lokal als Salbe angewendet werden. Mit Honig verarbeitetes *Sang Ye* hat in Dekokten die stärker ausgeprägte Eigenschaft, die Lunge zu befeuchten und Husten zu lindern. Für die lokale Anwendung gilt, dass *Sang Ye* vor der Anwendung zu einer Paste zerstoßen werden sollte.

Sicherheitshinweise, Kontraindikationen

Aufgrund seiner kalten Temperatureigenschaft sollte *Sang Ye* mit Vorsicht bei Patienten mit zugrunde liegenden Mangel-Zuständen oder Kälte verwendet werden.

Chemische Zusammensetzung

Flavonoide (Rutin 1,38–3,06%, Quercetin, Isoquercitrin), Moracetin, Campesterol, Lupeol, Myo-Insitol, Inokosteron, Ecdysteron, Hämolysin, Moracelin, Scopoletin, Scoplin, Phenole, Hydroxyzimtsäure, 8-Cyclohexenyflavone, Cyclomorusin, Oxydihydromorusin, Astragalin, Morusenin A, B; Hydroxycumarin, ätherische Öle (Linalool, Eugenol).[1]

Pharmakologische Wirkungen

- **Antibiotisch**: *Sang Ye* wirkt bakterizid auf *Staphylococcus aureus*, betahämolysierenden *Streptococcus*, *Bacillus diphtheriae*, *E. coli*, *Pseudomonas aeruginosa* und *Leptospirae*.[2]
- **Metabolisch**: Die Verwendung von *Sang Ye* wird bei Ratten in Verbindung mit einer Reduktion des Blutzuckerwerts und des Serumcholsterinspiegels gebracht.[3]

Klinische und wissenschaftliche Studien

- **Elephantiasis**: In einer Studie wurden 1638 Elephantiasis-Patienten ein- bis zweimal täglich 4 ml einer 25- bis 50-prozentigen *Sang-Ye*-Lösung injiziert. Die Patienten erhielten außerdem Arzneidrogen, um die Schwellungen zu reduzieren und die Diurese zu fördern. Die Unterschenkel der Patienten wurden eingewickelt. Ein Behandlungszyklus dauerte zwischen 15 und 20 Tagen. Jeder Patient durchlief insgesamt drei Behandlungszyklen. Die Gesamtwirksamkeit betrug ca. 99%.[4]
- **Psoriasis**: Eine andere Untersuchung mit 31 Patienten setzte sich mit der Wirksamkeit von intramuskulären *Sang-Ye*-Injektionen bei der Behandlung von Psoriasis auseinander. Das Behandlungsprotokoll sah vor, 4 ml *Sang Ye* zweimal täglich zu injizieren. Ein Behandlungszyklus dauerte sieben Tage. In 81% der Fälle trat eine signifikante Besserung ein.[5]

Toxikologie

Eine intraperitoneal verabreichte 10-prozentige *Sang-Ye*-Bolusinjektion führte bei Mäusen zu keinen Todesfällen. Die Dosis war 250-mal so hoch wie die normale Dosis für einen Erwachsenen. Die Verabreichung von *Sang Ye* über einen Zeitraum von 21 Tagen verursachte keine Schädigung der inneren Organe wie z.B. der Leber, der Nieren und der Lungen.[6]

Kommentar der Autoren
Li Shi-Zhen erwähnt 1578 in der *Ben Cao Gang Mu* (Die Große Materia Medica), dass *Sang Ye* auch das Haarwachstum stimuliert.

Referenzen
1. *Xian Dai Zhong Yao Yao Li Xue* (Contemporary Pharmacology of Chinese Herbs), 1997; 168–169
2. *Zhong Yao Yao Li Yu Ying Yong* (Pharmacology and Applications of Chinese Herbs), 1983
3. Ibid.
4. *Zhe Jiang Zhong Yi Yao* (Zhejiang Chinese Medicine and Herbology), 1979; 8:278
5. *Zhong Guo Nong Cun Yi Xue* (Chinese Agricultural Medicine), 1983; 3:24
6. *Zhong Yao Yao Li Yu Ying Yong* (Pharmacology and Applications of Chinese Herbs), 1983

Shēng Má
Cimicifugae Rhizoma

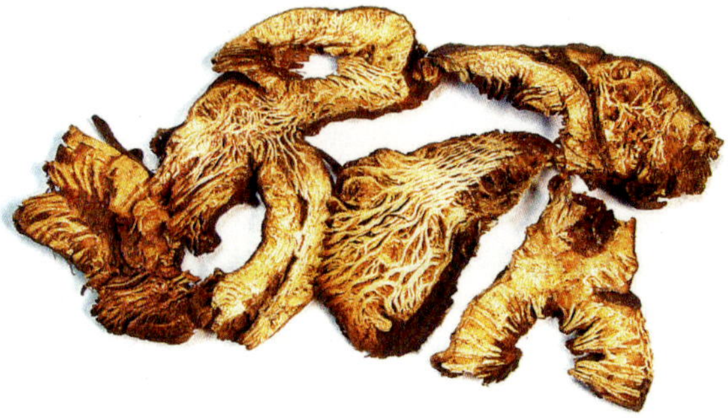

升麻

Pinyin-Name *Shēng Má*
Wörtliche Übersetzung „Aufsteigender Hanf"
Originalquelle *Shen Nong Ben Cao Jing* (Die Materia Medica des göttlichen Landmannes), vermutlich Östliche Han-Dynastie
Deutscher Name Silberkerzenwurzelstock, Schlangenwurzel
Botanischer Name *Cimicifuga heracleifolia* Kom. (*Da San Ye Sheng Ma*); *Cimicifuga dahurica* (Turcz.) Maxim. (*Xing An Sheng Ma*); *Cimicifuga foetida* L. (*Sheng Ma*)
Pharmazeutischer Name Cimicifugae Rhizoma
Eigenschaften Scharf, süß, kühl
Leitbahnen Lunge, Milz, Dickdarm, Magen

Chinesische therapeutische Wirkungen

Entlastet das Äußere und beseitigt Masern

Hauterkrankungen: Die aufsteigenden und zerstreuenden Eigenschaften von *Sheng Ma* (Cimicifugae Rhizoma) werden häufig eingesetzt, um Wind-Hitze zu vertreiben. Zu den klinischen Anwendungsgebieten gehören Kopfschmerzen, Fieber, Hautausschläge, Juckreiz, Masern im Frühstadium oder Masern mit unvollständigem Exanthem.

- Masern: *Sheng Ma* in Kombination mit *Ge Gen* (Puerariae Radix Lobatae), *Niu Bang Zi* (Arctii Fructus),

Huang Qin (Scutellariae Radix) und *Bo He* (Menthae Haplocalycis Herba) einsetzen.

- Unvollständiges Masernexanthem: *Sheng Ma* zusammen mit *Ge Gen* (Puerariae Radix Lobatae), *Bai Shao* (Paeoniae Radix Alba) und *Gan Cao* (Glycyrrhizae Radix et Rhizoma) verwenden. **Beispiel-Rezeptur**: *Sheng Ma Ge Gen Tang* (Cimicifugae Rhizoma und Puerariae Radix Dekokt).
- Hauterkrankungen im Gesicht: in Kombination mit *He Ye* (Nelumbinis Folium), *Cang Zhu* (Atractylodis Rhizoma) und *Gan Cao* (Glycyrrhizae Radix et Rhizoma).

Klärt Hitze und eliminiert Toxine

Unterschiedliche Störungen aufgrund von toxischer Hitze: Krankheiten, die aufgrund eines Angriffs von toxischer Hitze auf die *Yangming*-Leitbahn entstehen, sind gekennzeichnet durch Kopfschmerzen, geschwollenes, schmerzhaftes Zahnfleisch sowie Mund- und Zungengeschwüre. Der Angriff von toxischer Hitze auf den Rachen ist charakterisiert durch Schmerzen und einen wunden Rachens.

- Geschwollenes, schmerzhaftes Zahnfleisch oder Mundulzera: *Sheng Ma* zusammen mit *Huang Lian* (Coptidis Rhizoma), *Di Huang* (Rehmanniae Radix) und *Mu Dan Pi* (Moutan Cortex) einsetzen. **Beispiel-Rezeptur**: *Qing Wei San* (Pulver, das den Magen klärt).
- Schmerzen und Wundsein des Rachens: in Kombination mit *Jie Geng* (Platycodi Radix) und *Xuan Shen* (Scrophulariae Radix).
- Fiebrige Erkrankung mit Maculae: zusammen mit *Shi Gao* (Gypsum Fibrosum) und *Da Qing Ye* (Isatidis Folium) verwenden.
- Zahnschmerzen: *Sheng Ma* in Kombination mit *Huang Lian* (Coptidis Rhizoma), *Shi Gao* (Gypsum Fibrosum) und *Di Huang* (Rehmanniae Radix).
- Karbunkel ohne Abszess: mit *Lian Qiao* (Forsythiae Fructus), *Da Huang* (Rhei Radix et Rhizoma) und *Bai Lian* (Ampelopsis Radix) kombinieren.
- Karbunkel mit Abszess und Geschwürbildung: in Kombination mit *Jin Yin Hua* (Lonicerae Flos), *Lian Qiao* (Forsythiae Fructus) und *Pu Gong Ying* (Taraxaci Herba).

Hebt Yang-Qi

Prolaps: Wegen seiner aufsteigenden Eigenschaft wird *Sheng Ma* häufig verwendet, um einen Prolaps innerer Organe zu behandeln, der durch einen *Yang*- oder *Qi*-Mangel verursacht wird. Zu den klinischen Anwendungsgebieten gehören analer und uteriner Prolaps mit Kurzatmigkeit, Erschöpfung, Hypermenorrhö, Polyurie und weitere Symptome eines *Yang*- oder *Qi*-Mangels. *Sheng Ma* behandelt außerdem übermäßige Blutungen, die von einem *Qi*-Mangel herrrühren. Das Braten mit Honig verstärkt seine hebende Funktion.

- Prolaps innerer Organe: *Sheng Ma* zusammen mit *Chai Hu* (Bupleuri Radix) und *Huang Qi* (Astragali Radix) einsetzen, um das *Yang* zu heben und *Qi* zu tonisieren. **Beispiel-Rezeptur**: *Bu Zhong Yi Qi Tang* (Dekokt, das die Mitte tonisiert und das *Qi* vermehrt).

Dosierung

3–10 g. Die Höchstdosis von *Sheng Ma* beträgt 15 g. Es sind nur niedrige Dosierungen erforderlich, um das *Yang-Qi* zu heben. Größere Dosen klären Hitze und eliminieren Toxine. Mit Honig verarbeitetes *Sheng Ma* hebt effektiver *Yang-Qi*.

Sicherheitshinweise, Kontraindikationen

Aufgrund seiner aufsteigenden und nach oben schwebenden Eigenschaften sollte *Sheng Ma* mit Vorsicht bei Patienten angewendet werden, die an *Yin*-Mangel, Blutungen im oberen Teil des Körpers, aufsteigendem Leber-*Yang*, Hitze-Zeichen, unvollständigem Masernexanthem, Übelkeit wegen gegenläufigem Magen-*Qi* sowie an Kurzatmigkeit wegen gegenläufigem Lungen-*Qi* leiden.

Überdosierung

Eine Überdosis von *Sheng Ma* wird mit unerwünschten Nebenwirkungen wie Übelkeit, Erbrechen, Kopfschmerzen, Muskelsteifigkeit, Konvulsionen und Delirium in Verbindung gebracht.[1]

Chemische Zusammensetzung

Triterpenoide 4,17% (Cimigenol, Cimigenolxylosid, Dahurinol, 12-Hydroxycimigenolarabinosid), Visnagin, Visamminol, Norvisnagin, Cimifugin, Isoferulasäure, Ferulasäure, Kaffeesäure, Cimicifugosid, Cimicifogin.[2]

Pharmakologische Wirkungen

- **Kardiovaskulär**: *Sheng Ma* hat einen hemmenden Einfluss auf das Herz-Kreislauf-System. Es senkt den Blutdruck und die Herzfrequenz.[3]
- **Antibiotisch**: *Sheng Ma* hemmt *Mycobacterium tuberculosis*, Dermatophyten und zahlreiche andere pathogene Fungi.[4]
- **Fiebersenkend**: Die orale Einnahme eines *Sheng-Ma*-Extrakts (1–2 g/kg) reduzierte bei Ratten mit künstlich induziertem Fieber die Körpertemperatur.[5]

- **Weitere Wirkungen**: *Sheng Ma* hat leicht entzündungshemmende und schmerzlindernde Eigenschaften.[6]

Klinische und wissenschaftliche Studien

- **Magenprolaps**: Die intramuskuläre Injektion einer Arzneizubereitung wurde auf seine Wirksamkeit bei der Behandlung von Magenprolaps überprüft. Die Injektionen enthielten *Sheng Ma* und *Huang Qi* (Astragali Radix). Für die Injektionsbehandlung wurden im Wechsel Akupunkturpunkte wie *Zusanli* (Ma 36), *Weishu* (Bl 21) und *Pishu* (Bl 20) gewählt. Das Behandlungsprotokoll schrieb vor, 3 ml des Präparats einmal täglich über einen Zeitraum von sechs Tagen in jeden Punkt zu injizieren. Danach war ein Ruhetag vorgesehen. Die Patienten wurden dazu aufgefordert, sich sportlich zu betätigen. Die Behandlungsdauer betrug zwischen einem und drei Monaten. An der Untersuchung nahmen 146 Patienten teil, die Wirksamkeitsrate betrug 96,7%.[7]
- **Schwerer Rektumprolaps**: Einem Bericht zufolge wurden 32 Patienten mit schwerem Rektumprolaps einer intensiven Behandlung mit Arzneidrogen unterzogen. Verordnet wurden Arzneien sowohl für die lokale als auch für die innerliche Anwendung. Die topische Lösung wurde folgendermaßen zubereitet: 30 g *Mang Xiao* (Natrii Sulfas) und 9 g *Gan Cao* (Glycyrrhizae Radix et Rhizoma) wurden für fünf Minuten in 2500–3000 ml kochendes Wasser gegeben. Das Dekokt für die orale Anwendung bestand aus 30 g *Dang Shen* (Codonopsis Radix), 9 g *Sheng Ma* und 6 g *Gan Cao* (Glycyrrhizae Radix et Rhizoma). Den Patienten wurde geraten, zweimal täglich ein Sitzbad in der Lösung zu nehmen und zwei- bis viermal täglich das Dekokt einzunehmen. 28 von 32 Patienten berichteten über eine deutliche Besserung, bei vier Paitenten fiel die Besserung moderat aus.[8]

Kommentar der Autoren

Sheng Ma, *Chai Hu* (Bupleuri Radix) und *Ge Gen* (Puerariae Radix Lobatae) sind drei Arzneien mit exzellenten aufsteigenden Eigenschaften. Sie werden häufig verwendet, um einen Prolaps innerer Organe (z.B. Magen, Uterus, Rektum) zu behandeln.

Referenzen

1. *Zhong Yao Da Ci Dian* (Dictionary of Chinese Herbs), 1975; 451
2. *Xian Dai Zhong Yao Yao Li Xue* (Contemporary Pharmacology of Chinese Herbs), 1997; 155–156
3. *Zhong Yao Da Ci Dian* (Dictionary of Chinese Herbs), 1975; 451
4. *Zhong Yao Xue* (Chinese Herbology), 1998; 106:108
5. *Yao Xue Za Zhi* (Journal of Medicinals), 1975; 95:539
6. *Zhong Yao Xue* (Chinese Herbology), 1998; 106:108
7. *Hu Bei Zhong Yi Za Zhi* (Hubei Journal of Chinese Medicine), 1985; 2:44
8. *Zhong Yi Za Zhi* (Journal of Chinese Medicine), 1963; 6:16

Shuāng Liŭ Huáng

Vernoniae Patulae Herba

雙柳黃 双柳黄

Pinyin-Name *Shuāng Liŭ Huáng*
Wörtliche Übersetzung „Gelbe Doppelweide"
Andere chinesische Namen *Xian Xia Hua*, *Gou Zi Hua*, *Gou Zi Cai*
Deutscher Name Vernonia-patula-Kraut
Botanischer Name *Vernonia patula* (Ait.) Merr.
Pharmazeutischer Name Vernoniae Patulae Herba
Eigenschaften Bitter, neutral
Leitbahnen Lunge, Dickdarm

Chinesische therapeutische Wirkungen

Vertreibt Wind-Hitze

Shuang Liu Huang (Vernoniae Patulae Herba) kommt als Einzelarznei bei Erkältungen oder Influenza aufgrund von Wind-Hitze zum Einsatz.

- Äußere Wind-Hitze: 3 g *Shuang Liu Huang* verwenden.
- Kopfschmerzen: 10 g *Shuang Liu Huang* einsetzen.

Klärt Hitze, stoppt Diarrhö

Shuang Liu Huang klärt Hitze und stoppt Diarrhö. Es ist häufig Bestandteil von Rezepturen, die Reisekrankheit (Diarrhö) oder Dysenterie behandeln.

Dosierung

3–10 g im Dekokt.

Chemische Zusammensetzung

Flavonoide, Terpenoide, ätherische Öle, Aminosäuren, organische Säuren.[1]

Referenzen

1. *Zhong Yao Da Ci Dian* (Dictionary of Chinese Herbs), 2799

Wū Tián
Viticis Quinatae Radix et Folium

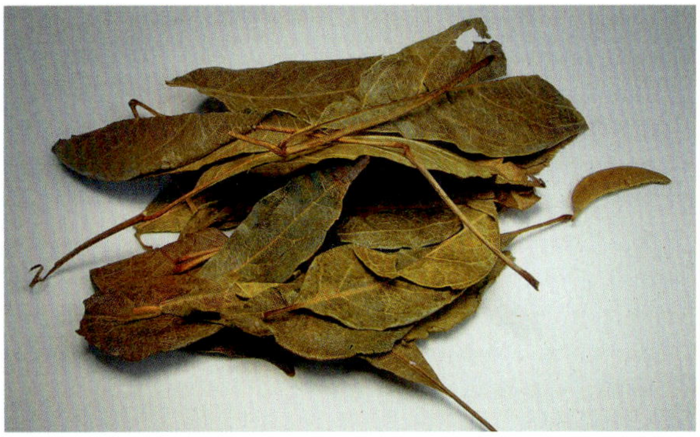

烏甜 乌甜

Pinyin-Name *Wū Tián*
Wörtliche Übersetzung „Schwarzes Süßes"
Andere chinesische Namen *Wu Tian Ye, Pu Jiang Mu, Shan Pu Jiang, Mu Jing, Shan Mu Jing*
Deutscher Name Lebensbaumwurzel und -blätter
Botanischer Name *Vitex quinata*
Pharmazeutischer Name Viticis Quinatae Radix et Folium
Eigenschaften Süß, scharf, fade, kalt
Leitbahnen Lunge

Chinesische therapeutische Wirkungen

Klärt Lungen-Hitze, kühlt Blut und stoppt Husten

Lungen-Hitze: *Wu Tian* (Viticis Quinatae Radix et Folium) behandelt unterschiedliche Symptome, die durch Hitze in der Lunge verursacht werden wie z. B. Husten und Bluthusten.

- Husten mit *Yin*-Mangel-Hitze: *Wu Tian* in Kombination mit *Bai He* (Lilii Bulbus), *Shi Hu* (Dendrobii Caulis) und *Sang Bai Pi* (Mori Cortex) einsetzen.
- Trockener Husten: mit *Chuan Bei Mu* (Fritillariae Cirrhosae Bulbus), *E Jiao* (Asini Corii Colla) und *Pi Pa Ye* (Eriobotryae Folium) kombinieren.
- Nasenbluten oder Bluterbrechen: in Kombination mit *Bai He* (Lilii Bulbus), *Mai Dong* (Ophiopogonis Radix), verkohltem *Ai Ye* (Artemisiae Argyi Folium) und verkohltem *Ce Bai Ye* (Platycladi Cacumen).
- Bluthusten: zusammen mit *Sang Ye* (Mori Folium), *Ce Bai Ye* (Platycladi Cacumen), *Zhu Ye* (Phyllostachys Herba) und *Ji Xue Teng* (Spatholobi Caulis) verwenden.
- Brustenge: *Wu Tian* in Kombination mit *Chai Hu* (Bupleuri Radix), *Pi Pa Ye* (Eriobotryae Folium), *Ze Lan* (Lycopi Herba), *Ou Jie* (Nelumbinis Nodus Rhizomatis), *Zhi Qiao* (Aurantii Fructus) und *Jie Geng* (Platycodi Radix).
- Husten mit reichlich Auswurf: mit *Jie Geng* (Platycodi Radix) und *Gua Lou* (Trichosanthis Fructus) kombinieren.

Dosierung

3–12 g im Dekokt.

Kommentar der Autoren
Sowohl *Wu Tian* als auch *Fu Rong* (Hibisci Radix) dringen in die Lunge ein und behandeln Hitze in der Lunge. *Wu Tian* behandelt jedoch Hitze in der Lunge, die sich in Husten oder Bluthusten manifestiert, während *Fu Rong* Erkrankungen der Nase wie z. B. Sinusitis behandelt.

Yì Zhī Xiāng
Vernoniae Cinereae Herba

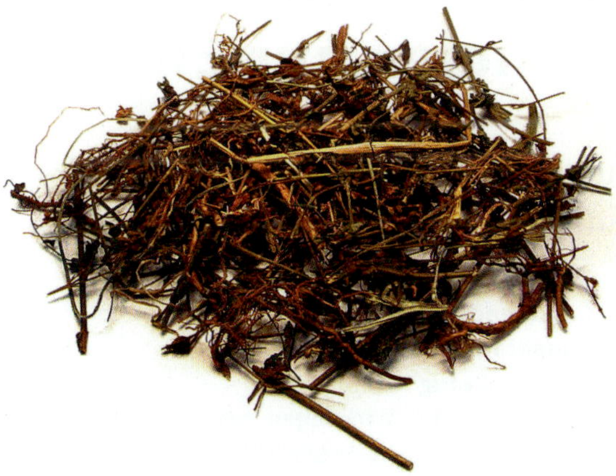

一枝香

Pinyin-Name *Yì Zhī Xiāng*
Wörtliche Übersetzung „Eigenwilliger Duft"

Andere chinesische Namen *Shang Han Cao, Ye Zai Cao, Sheng Zhi Xiang*
Deutscher Name Vernoniakraut
Botanischer Name *Vernonia cinerea* Less
Pharmazeutischer Name Vernoniae Cinereae Herba
Eigenschaften Scharf, bitter, kühl
Leitbahnen Lunge, Leber

Chinesische therapeutische Wirkungen

Vertreibt Wind-Hitze und klärt Hitze in der Lunge

Hitze in der Lunge oder Wind-Hitze: *Yi Zhi Xiang* (Vernoniae Cinereae Herba) ist besonders dafür geeignet, um das Eindringen von Wind-Hitze zu behandeln, die sich in Hitze in der Lunge mit folgenden Symptomen umwandelt: Halsschmerzen, Husten, gelber Schleim und evtl. Fieber.

- Halsschmerzen aufgrund von Wind-Hitze: *Yi Zhi Xiang* zusammen mit *Ban Lan Gen* (Isatidis Radix), *Zao Xiu* (Paridis Rhizoma) und *Da Qing Ye* (Isatidis Folium) verwenden.
- Entzündung des Rachens, Bronchitis: mit *Zhu Zi Cao* (Euphorbiae Thymifoliae Herba), *Ya She Huang* (Lippiae Herba), *Pao Zai Cao* (Physalis Angulatae Herba) und *Ban Bian Lian* (Lobeliae Chinensis Herba).

Leitet Leber-Feuer ab

Yi Zhi Xiang zerstreut im Fall von Leber-Feuer eine Stagnation des *Qi*, reduziert Entzündungen und eliminiert Toxine.

- Konjunktivitis: *Yi Zhi Xiang* mit *Shan Pu Tao* (Vitis Amurensis Radix), *Qian Li Guang* (Senecionis Scandentis Herba) und *Long Dan Xie Gan Tang* (Gentianae Radix Dekokt, das die Leber entlastet) kombinieren.
- Blutige Dysenterie, Blähbauch: zusammen mit *Feng Wei Cao* (Pteris Herba), *Bai Tou Weng* (Pulsatillae Radix), *Qin Pi* (Fraxini Cortex), *Huang Lian* (Coptidis Rhizoma), *Huang Bo* (Phellodendri Cortex), *Huai Hua* (Sophorae Flos) und verkohltem *Di Yu* (Sanguisorbae Radix) verwenden.

Dosierung

6–30 g im Dekokt.

Sicherheitshinweise, Kontraindikationen

Yi Zhi Xiang sollte mit Vorsicht bei Patienten angewendet werden, die an Kälte-Zuständen sowie Milz- und Magen-Mangel leiden.

Zusammenfassung: Arzneien zur Entlastung des Äußeren

Allgemeine Eigenschaften Wind-Kälte vertreibender Arzneien

- **Geschmack**: scharf
- **Temperaturverhalten**: warm
- **Leitbahnbezug**: Lunge
- **Therapeutische Wirkungen**: vertreiben Wind-Kälte, entlasten das Äußere, leiten Schwitzen ein

Die in Tabelle 1.2 genannten Arzneidrogen behandeln Wind-Kälte. Dieser Zustand ist folgendermaßen charakterisiert: Abneigung gegen Wind und Kälte, Schüttelfrost dominanter als Fieber, Körperschmerzen, Abwesenheit von Schwitzen, ein dünner, weißer Zungenbelag sowie ein oberflächlicher, gespannter Puls. Weitere Anwendungsgebiete sind Dyspnoe, Husten, Keuchatmung, Ödeme, *Bi Zheng* (schmerzhaftes Blockade-Syndrom), Arthritis sowie Hauterkrankungen, insbesondere (aber nicht ausschließlich) Geschwüre und Abszesse.

Ma Huang (Ephedrae Herba) und **Gui Zhi** (Cinnamomi Ramulus) zerstreuen Wind-Kälte in den *Taiyang*-Leitbahnen.

- *Ma Huang* hat von beiden die stärker ausgeprägte Fähigkeit, zum Schwitzen zu bringen und das Äußere zu entlasten. Deshalb ist seine Verwendung eher geeignet bei äußeren *Fülle*-Zuständen. Außerdem belüftet *Ma Huang* die Lunge und lindert auf diese Weise Dyspnoe und Keuchatmung. Es steigert die Harnausscheidung, um Ödeme zu reduzieren
- Die Wirkung von *Gui Zhi* ist moderat ausgeprägt. Es behandelt bei einem Eindringen von Wind-Kälte *sowohl Fülle- als auch Mangel-Zustände. Gui Zhi* wärmt Leitbahnen, Brust und *Chong Mai* (Durchdringungsgefäß), um auf diese Weise *Bi Zheng* (schmerzhaftes

Tab. 1.2 Wind-Kälte vertreibende Arzneien (Abschnitt 1)

Name	Gemeinsamkeiten	Unterschiede
Gui Zhi (Cinnamomi Ramulus)	Leiten Schwitzen ein, vertreiben Kälte	Wärmt die Leitbahnen, befreit das *Yang*, lindert Schmerzen in den oberen Extremitäten
Ma Huang (Ephedrae Herba)		Weitet die Lunge, lindert Keuchatmung, reguliert Wasser, lindert Ödeme
Sheng Jiang (Zingiberis Rhizoma Recens)	Vertreiben Wind-Kälte, harmonisieren Milz und Magen	Wärmt den Magen, lindert Erbrechen, entgiftet
Xiang Ru (Moslae Herba)		Lindert Sommer-Feuchtigkeit, reguliert Wasser, lindert Ödeme
Zi Su Ye (Perillae Folium)		Reguliert Milz- und Magen-*Qi*, besänftigt den Fötus, entgiftet
Cong Bai (Allii Fistulosi Bulbus)	Vertreiben Wind, entlasten das Äußere	Zerstreut Kälte, eliminiert Toxine und behandelt Geschwüre äußerlich
Fang Feng (Saposhnikoviae Radix)		Beseitigt sowohl äußeren als auch inneren Wind
Gao Ben (Ligustici Rhizoma)		Behandelt Scheitelkopfschmerz
Ji Xiang Teng (Paederiae Caulis)		Lindert Schmerzen, eliminiert Toxine
Jing Jie (Schizonepetae Herba)		Beseitigt Hautausschläge, stillt Blutungen (die zu Asche verkohlte Form)
Qiang Huo (Notopterygii Rhizoma seu Radix)		Vertreibt Kälte, trocknet Feuchtigkeit, lindert Schmerzen im Oberkörper, behandelt okzipitalen Kopfschmerz
Bai Zhi (Angelicae Dahuricae Radix)	Zerstreuen Wind-Kälte und öffnen die Nasengänge	Behandelt Strinkopfschmerz, klärt trübes Nasensekret
Cang Er Zi (Xanthii Fructus)		Lindert anhaltenden Fließschnupfen, behandelt Kopfschmerzen
E Bu Shi Cao (Centipedae Herba)		Klärt die Nase und beseitigt oberflächliche Sehbehinderungen
Xin Yi Hua (Magnoliae Flos)		Stellt den Geruchssinn wieder her, behandelt klares, wässriges Nasensekret

Blockade-Syndrom), Arthritis, Brustschmerzen und Herzklopfen aufgrund von Kälte und Schleim-Akkumulation sowie unregelmäßige Menstruation oder Schmerzen und Kälte im Abdomen zu behandeln.

Zi Su Ye (Perillae Folium) zerstreut Wind-Kälte und reguliert Milz- und Magen-*Qi*. Es erweitert die Brust und lindert dadurch Brustenge, lindert Übelkeit und Erbrechen, stabilisiert während der Schwangerschaft den Fötus und lindert abdominale Schmerzen und Diarrhö nach einer Meeresfrüchtevergiftung. Die genannten Beschwerden werden durch eine Stagnation des *Qi* im Mittleren *Jiao* (Mittlerer Erwärmer) hervorgerufen. Die diaphoretische Eigenschaft von *Zi Su Ye* ist nicht so stark wie von *Ma Huang* oder *Gui Zhi*. Deshalb ist diese Arznei eher für die Behandlung von milden Wind-Kälte-Mustern geeignet.

Sheng Jiang (Zingiberis Rhizoma Recens) hat eine sanfte Natur. Es wird häufig für die Behandlung einer leichten Wind-Kälte-Invasion verwendet. Aufgrund seiner exzellenten Eigenschaft, den Mittleren *Jiao* (Mittlerer Erwärmer) zu harmonisieren, fördert *Sheng Jiang* den Appetit, lindert Bauchschmerzen, Diarrhö, Übelkeit und Erbrechen. Es wirkt wie ein Antidot bei Vergiftungen mit *Ban Xia* (Pinelliae Rhizoma) und *Tian Nan Xing* (Arisaematis Rhizoma).

Xiang Ru (Moslae Herba) ist eine Schlüsselarznei, um Wind-Kälte-Feuchtigkeit zu behandeln, die in Sommernächten eindringt und sich in folgenden Symptomen manifestiert: Abneigung gegen Kälte, Fieber, Kopfschmerzen, Bauchschmerzen, Erbrechen, Diarrhö und Abwesenheit von Schwitzen. Es harmonisiert den Mittleren *Jiao* (Mittlerer Erwärmer), transformiert Feuchtigkeit und behandelt Ödeme, die von Dysurie begleitet werden.

Jing Jie (Schizonepetae Herba) und **Fang Feng** (Saposhnikoviae Radix) sind exzellente Arzneien, um Wind zu zerstreuen.

– *Jing Jie* hat die stärker ausgeprägte Eigenschaft, Schwitzen einzuleiten. *Jing Jie* ist scharf, aber mild, leicht warm, aber nicht trocknend. Je nachdem, mit welchen Arzneidrogen es kombiniert wird, zerstreut es entweder Wind-Kälte oder Wind-Hitze. Die Stärke von *Jing Jie* liegt darin, Wind zu zerstreuen, daher behandelt es Juckreiz und Hauterkrankungen, bei denen als Ursache *Wind* zugrunde liegt. Verkohltes *Jing Jie* stillt Blutungen.

– *Fang Feng* vertreibt Wind, Kälte und Feuchtigkeit. Es lindert Schmerzen in folgenden Bereichen: Kopf, Augen, Rachen, am Körper und in den Gelenken. Es hilft bei Arthritis, die durch *Bi Zheng* (schmerzhaftes Blockade-Syndrom) verursacht wurde, lindert Spasmen, Krämpfe und Tetanie aufgrund von innerem Leber-Wind.

Qiang Huo (Notopterygii Rhizoma seu Radix) und **Gao Ben** (Ligustici Rhizoma) lindern arthritische Schmerzen, besonders im oberen Teil des Körpers.

– *Qiang Huo* lindert Schmerzen in der *Taiyang*-Blasen-Leitbahn bei Schmerzen und Steifigkeit im Nacken und am Hinterhaupt.
– *Gao Ben* ist besonders für die Behandlung von Scheitelkopfschmerz geeignet.

Ji Xiang Teng (Paederiae Caulis) vertreibt Wind, lindert Schmerzen und eliminiert Toxine.

Cong Bai (Allii Fistulosi Bulbus) ist relativ schwach und lindert milde Fälle von äußerer Wind-Kälte. Außerdem wärmt es den Körper und behandelt auf diese Weise *Yang*-Mangel. Die lokale Anwendung von *Cong Bai* hilft bei der Behandlung von Karbunkeln.

Bai Zhi (Angelicae Dahuricae Radix) ist scharf und aromatisch und behandelt Wind-Kälte, die durch Stirnkopfschmerz, supraorbitale Schmerzen, Zahnschmerzen und verstopfte Nase charakterisiert ist. Da es außerdem Feuchtigkeit trocknet, behandelt *Bai Zhi* auch *Bi Zheng* (schmerzhaftes Blockade-Syndrom), Hauterkrankungen mit Schwellungen und Eiterbildung sowie Kälte und Schmerzen im Abdomen mit Leukorrhö.

Cang Er Zi (Xanthii Fructus) zerstreut Wind, vertreibt Feuchtigkeit und leitet Schwitzen ein. Es wird hauptsächlich bei der Behandlung von Kopfschmerzen, gelbem Nasensekret, juckenden Hautausschlägen, *Bi Zheng* (schmerzhaftes Blockade-Syndrom) sowie bei Spasmen und Krämpfen eingesetzt. Es ist jedoch leicht toxisch und sollte deshalb vorsichtig angewendet werden.

Xin Yi Hua (Magnoliae Flos) zerstreut Wind, öffnet die Nase und lindert Kopfschmerzen. Es ist sehr gut für die Behandlung von Sinusitis geeignet. Außerdem hilft es bei Wind-Kälte-Erkrankungen, wenn eine verstopfte Nase dazu führt, dass der Geruchssinn verloren geht.

E Bu Shi Cao (Centipedae Herba) beseitigt Wind-Kälte, um auf diese Weise die Nasengänge zu öffnen, und klärt Sehbehinderungen. Es vertreibt darüber hinaus Wind-Feuchtigkeit und unterstützt auf diese Weise die Gelenke.

Allgemeine Eigenschaften Wind-Hitze vertreibender Arzneien

- **Geschmack**: scharf
- **Temperaturverhalten**: kühl, kalt
- **Leitbahnbezug**: Lunge, Leber
- **Therapeutische Wirkungen**: vertreiben Wind-Hitze, entlasten das Äußere, reduzieren Schwellungen und Entzündungen

Die Arzneidrogen in Tabelle 1.3 behandeln Wind-Hitze. Dieser Zustand manifestiert sich in folgenden Symptomen: Halsschmerzen, Abneigung gegen Wind und Kälte, Fieber, trockener Rachen, Durst, als dünner weißer oder dünner gelber Zungenbelag sowie ein oberflächlicher, schneller Puls. Weitere Anwendungsgebiete sind Kopfschmerzen, gerötete Augen, Husten, Hautausschläge und eine Einschnürung des Leber-*Qi*.

Bo He (Menthae Haplocalycis Herba) ist kühl und scharf und leitet Schwitzen ein. Es klärt Wind-Hitze vom Kopf, beseitigt Hautausschläge und behandelt fiebrige Wärmeerkrankungen im Frühstadium mit Abwesenheit von Schwitzen. Es lindert Kopfschmerzen, gerötete Augen und Halsschmerzen sowie Mundgeschwüre. Außderdem behandelt es Hautjucken, wenn Hautausschläge noch nicht an die Oberfläche gekommen sind. Es hat eine leicht aromatische Natur und lindert Völlegefühl in Brust und Hypochondrium sowie Spannungsgefühl, die durch eine Einschnürung des Leber-*Qi* entstanden sind. Die Arzneidroge sollte am Ende des Kochvorgangs zum Dekokt hinzugegeben und kurz gekocht werden. Andernfalls verdunsten bei längerem Kontakt mit Hitze ihre aktiven Bestandteile oder werden inaktiv.

Niu Bang Zi (Arctii Fructus) ist scharf, bitter und kalt. Es zerstreut Wind-Hitze, klärt die Lunge, beseitigt Schleim, beseitigt Hautausschläge, eliminiert Toxine und reduziert Schwellungen. Es wird eingesetzt, wenn Wind-Hitze beginnt, sich in Lungen-Hitze umzuwandeln mit gelbem Sputum, unvollständigem Masernexanthem, Halsschmerzen, Karbunkeln und anderen toxischen Geschwüren.

Chan Tui (Cicadae Periostracum) ist süß und kalt. Außer seiner Funktion, Wind-Hitze zu zerstreuen und den vollständigen Ausbruch von Masern zu fördern, lindert es Juckreiz. *Chan Tui* unterstützt den Rachen und stellt die Stimme wieder her. Es hilft den Augen und beseitigt oberflächliche Sehbehinderungen.

Sang Ye (Mori Folium) und **Ju Hua** (Chrysanthemi Flos) klären den Kopf, zerstreuen Wind-Hitze, sedieren die Leber und erhellen die Augen. Sie behandeln Wind-Hitze-Muster, die mit Schwindel oder aufsteigendem Leber-*Yang* einhergehen, was zu geröteten Augen, Benommenheit und Schwindel führt.

– *Sang Ye* ist kühler und hat die stark ausgeprägte Fähigkeit, Wind-Hitze zu zerstreuen. Daher wird es

Tab. 1.3 Wind-Hitze vertreibende Arzneien (Abschnitt 2)

Name	Gemeinsamkeiten	Unterschiede
Bo He (Menthae Haplocalycis Herba)	Zerstreuen Wind-Hitze, unterstützen den Rachen, beseitigen Hautausschläge	Klärt den Kopf, schwächer ausgeprägte Eigenschaft, Wind-Hitze zu zerstreuen
Chan Tui (Cicadae Periostracum)		Unterstützt die Stimme, lindert Spasmen, Juckreiz, oberflächliche Sehbehinderungen
Niu Bang Zi (Arctii Fructus)		Lindert Halsschmerzen, klärt Hitze und eliminiert Toxine
Ju Hua (Chrysanthemi Flos)	Zerstreuen Wind-Hitze, klären Hitze in der Leber, erhellen die Augen	Stärker ausgeprägte Eigenschaft, Hitze in der Leber zu klären; eliminiert Toxine
Man Jing Zi (Viticis Fructus)		Lindert Kopfschmerzen
Mu Zei (Equiseti Hiemalis Herba)		Stillt Blutungen
Sang Ye (Mori Folium)		Klärt die Lunge, stoppt Husten, stillt Blutungen
Yi Zhi Xiang (Vernoniae Cinereae Herba)		Klärt Hitze in Lunge und Leber, eliminiert Toxine
Chai Hu (Bupleuri Radix)	Lindern Wind-Hitze, heben das *Yang*	Harmonisiert *Shaoyang*-Leitbahnen, zerstreut eine Einschnürung des Leber-*Qi*
Ge Gen (Puerariae Radix Lobatae)		Lindert Nackensteifigkeit, erzeugt Körperflüssigkeiten, beseitigt Hautausschläge
Sheng Ma (Cimicifugae Rhizoma)		Beseitigt Hautausschläge, klärt Hitze und eliminiert Toxine
Dan Dou Chi (Sojae Semen Praeparatum)	Zerstreuen Wind-Hitze	Lindert Reizbarkeit
Fu Ping (Spirodelae Herba)		Vertreibt Feuchtigkeit
Mao Zi Dun Tou (Abutilon Indicum Herba)		Öffnet die Sinnesorgane, reduziert Schwellungen und Abszesse
Shuang Liu Huang (Vernoniae Patulae Herba)		Klärt Hitze und lindert Durchfall
Wu Tian (Viticis Quinatae Radix et Folium)		Kühlt Blut, lindert Husten

häufig eingesetzt, um Husten zu lindern, die Lunge zu befeuchten, Blut zu kühlen und Blutungen zu stillen.

- *Ju Hua* sediert stärker aufsteigendes Leber-*Yang*. Es eliminiert außerdem Toxine und behandelt Geschwüre und Karbunkel.

Man Jing Zi (Viticis Fructus) zerstreut Wind-Hitze im Kopf, lindert Kopfschmerzen, klärt gerötete Augen und mildert schmerzhaftes, geschwollenes Zahnfleisch. *Man Jing Zi* ist darüber hinaus hilfreich bei der Behandlung von *Bi Zheng* (schmerzhaftes Blockade-Syndrom).

Mu Zei (Equiseti Hiemalis Herba) klärt Wind-Hitze, beseitigt oberflächliche Sehbehinderungen und behandelt Wind und Hitze in der Leber-Leitbahn mit geröteten Augen, übermäßigem Augentränen und Sehstörungen. *Mu Zei* stoppt rektale und hämorrhoidale Blutungen.

Yi Zhi Xiang (Vernoniae Cinereae Herba) zerstreut Wind-Hitze, klärt Hitze in der Lunge und leitet Leber-Feuer ab. Deshalb eignet es sich für die Behandlung von Halsschmerzen, Bronchitis, Konjunktivitis und Dysenterie.

Ge Gen (Puerariae Radix Lobatae) hat leichte und aufsteigende Eigenschaften und lindert Muskelspannung und Schmerzen im Oberkörper. Es lindert außerdem Fieber, fördert den Ausbruch von Hautausschlägen, erzeugt Körperflüssigkeiten und stillt Durst.

Chai Hu (Bupleuri Radix) hebt *Yang-Qi*, behandelt Störungen des *Shaoyang* und verteilt Leber-*Qi*. Es behandelt pathogene Faktoren, die zwischen der *Taiyang*- und *Yangming*-Schicht eingeschlossen sind, was sich in wechselnden Schüben von Schüttelfrost und Fieber zeigt. Andere Indikationen für die Verwendung von *Chai Hu* sind Organprolaps (z. B. rektaler oder uteriner Prolaps), Einschnürung des Leber-*Qi* mit Spannungsgefühl, Völlegefühl und Schmerzen in Brust und Hypochondrium, unregelmäßige Menstruation und prämenstruelles Syndrom.

Sheng Ma (Cimicifugae Rhizoma) hebt *Yang-Qi* und entlastet äußere Zustände. Es klärt Hitze, eliminiert Toxine und fördert den Ausbruch von Hautausschlägen, behandelt Halsschmerzen, Mundgeschwüre, toxische Geschwüre und Karbunkel. *Sheng Ma* hat ähnliche Qualitäten wie *Chai Hu*. Es hat jedoch die stärker ausgebildete Fähigkeit, das *Yang* zu heben, und wird meistens für die Behandlung von Rektum- oder Uterusprolaps verwendet wie in *Bu Zhong Yi Qi Tang* (Dekokt, das die Mitte tonisiert und das *Qi* vermehrt).

Dan Dou Chi (Sojae Semen Praeparatum) entlastet das Äußere und wirkt sowohl Wind-Kälte als auch Wind-Hitze entgegen. Es zerstreut darüber hinaus Hitze im Körper, die durch Stagnation entstanden ist, und lindert auf diese Weise Reizbarkeit, Schlaflosigkeit oder Unwohlsein in der Brust.

Wu Tian (Viticis Quinatae Radix et Folium) klärt Hitze in der Lunge, kühlt Blut und lindert Husten.

Fu Ping (Spirodelae Herba) hat scharfe und kalte Eigenschaften. Es leitet Schwitzen ein, entlastet das Äußere und fördert die Wasserzirkulation. Zu seinen klinischen Anwendungsgebieten gehören Ödeme, Dysurie, unvollständiges Masernexanthem, Hautjucken sowie Wind-Hitze, die von Fieber und Abwesenheit von Schwitzen begleitet ist.

Shuang Liu Huang (Vernoniae Patulae Herba) beseitigt Wind-Hitze vom Äußeren, um Erkältungen und Influenza zu behandeln. Es beseitigt Hitze aus dem Dickdarm und behandelt auf diese Weise Diarrhö.

Mao Zi Dun Tou (Abutilon Indicum Herba) vertreibt Wind-Hitze vom Äußeren. Es macht die Sinnesöffnungen frei, indem es Schwellungen und Abszesse reduziert. Es behandelt Erkältungen, Taubheit und Tinnitus.

Tab. 1.4 Arzneien aus anderen Wirkungskategorien mit Funktionen, die das Äußere entlasten

Name	Wirkungskategorie
Du Huo (Angelicae Pubescentis Radix)	Wind-Feuchtigkeit vertreibende Arzneien (► II/Kap. 4)
Jin Yin Hua (Lonicerae Flos)	Hitze klärende Arzneien (► II/Kap. 2)
Ren Dong Teng (Lonicerae Caulis)	Hitze klärende Arzneien (► II/Kap. 2)
Xi Xin (Asari Radix et Rhizoma)	Arzneien zur Erwärmung des Inneren (► II/Kap. 7)

2 Hitze klärende Arzneien

清热药

Definition

Hitze klärende Arzneien behandeln Störungen, die durch übermäßige Hitze verursacht werden. Die Hitze dringt in die verschiedenen Schichten des Körpers ein, dabei ist es gleichgültig, ob die Hitze schwach oder stark ist. Die Funktion dieser Arzneidrogen besteht darin, Hitze zu klären, Feuer nach unten abzuleiten und Organe oder Substanzen zu kühlen, die durch Hitze geschädigt wurden.

Hitze ist ein pathogener Faktor, der bei vielen Erkrankungen eine Rolle spielt. Wärme, Hitze und Feuer beziehen sich auf das Ausmaß eines Pathogens, wobei *Wärme* die mildeste, *Hitze* die mittlere und *Feuer* die extreme Stufe bezeichnet. Hitze klärende Arzneidrogen befassen sich mit einer Bandbreite von Störungen, die durch Hitze bedingt sind:

- Eindringen von Hitze von außen nach innen.
- Extreme Hitze und Feuer greifen die inneren Organe an.
- Übermäßige Hitze in der *Ying*-(Nähr-)Schicht und *Xue*-(Blut-)Schicht.
- Akkumulation von Feuchte-Hitze in verschiedenen Körperregionen.
- Fieberhafte Erkrankungen.
- Bildung von Eiter und Abszessen im Inneren oder Äußeren des Körpers.
- Zustände, die als Mangel-Hitze gekennzeichnet sind.

Kühle Arzneien klären in der Regel Hitze, während kalte Arzneimittel Feuer aus dem Körper beseitigen.

Untergeordnete Wirkungskategorien

1. **Hitze klärende und Feuer ableitende Arzneidrogen**: Diese Arzneien sind normalerweise süß und kalt oder bitter und kalt. Sie haben eine ausgeprägte therapeutische Funktion bei der Behandlung von mittleren bis schweren Krankheiten, die durch Hitze und Feuer verursacht werden und Lunge, Magen, Herz und Leber befallen. Ihre Zeichen und Symptome sind hohes Fieber, Abneigung gegen Hitze, Durst, Ruhelosigkeit, Reizbarkeit, Delirium, Manie, rote Augen, ein gelber, trockener Zungenbelag und ein großer, kräftiger Puls.
2. **Hitze klärende und Feuchtigkeit trocknende Arzneidrogen**: Diese bitteren, kalten und trocknenden Arzneien dienen dazu, Hitze zu klären, Feuchtigkeit zu trocknen, Feuer abzuleiten und Toxine zu eliminieren. Daher sind sie ideal für die Behandlung von Akkumulationen von Feuchte-Hitze. Feuchte-Hitze im Darmtrakt ist durch Symptome wie brennender Durchfall, Dysenterie und Hämorrhoiden charakterisiert. Feuchte-Hitze in Leber und Gallenblase verursacht Gelbsucht, Völlegefühl und Schmerzen im Hypochondrium sowie einen bitteren Mundgeschmack. Feuchte-Hitze im Unteren *Jiao* (Unterer Erwärmer) ruft Brennen und Schmerzen beim Wasserlassen hervor, Juckreiz der Genitalien sowie einen gelben, trüben vaginalen Ausfluss bei Frauen. Andere Manifestationen sind Ekzeme, Abszesse, Schwellungen, Ohrinfektionen und eitrige Krankheiten.
3. **Hitze klärende und Blut kühlende Arzneidrogen**: Arzneien mit diesen Funktionen sind oft kalt mit bitterem, süßem oder salzigem Geschmack. Sie dringen in der Regel in die Herz- und Leber-Leitbahn ein. Diese Arzneidrogen klären Hitze und kühlen das Blut in der *Ying*-(Nähr-)Schicht und in der *Xue*-(Blut-)Schicht. Hitze in diesen Schichten äußert sich als Ruhelosigkeit, Reizbarkeit, Delirium, halbwacher Bewusstseinszustand, Purpura und Blutungen aus verschiedenen Körperöffnungen. Viele Arzneidrogen, die Hitze klären und das Blut kühlen, nähren auch das *Yin* und regen die Bildung von Körperflüssigkeiten an.
4. **Hitze klärende und Toxine eliminierende Arzneidrogen**: Hitze und Toxine rufen Infektionen und das Auftreten von Eiter, Abszessen, Wunden und Geschwüren hervor, die sowohl innerlich als auch äußerlich auftreten können. Diese Arzneidrogen wirken sehr vielseitig und behandeln in der Regel fieberhafte Erkrankungen, Durchfall, Dysenterie, Abszesse der inneren Organe, oberflächliche Vereiterungen, Verbrennungen, Wunden, Schmerzen und Schwellung des Rachens und ähnliche Störungen.
5. **Mangel-Hitze klärende Arzneidrogen**: Mangel-Hitze ist durch einen zugrunde liegenden *Yin*-Mangel gekennzeichnet, begleitet von einer oberflächlichen Manifestation von Hitze. Arzneidrogen, die Mangel-Hitze behandeln, sind in der Regel süß und kalt und dringen in die Leber- und Nieren-Leitbahn ein. Symptome von Mangel-Hitze können vorhandene Hitze anzeigen, die eigentliche Krankheitsursache besteht jedoch in einem *Yin*-Mangel. Klinische Manifestationen sind das Gefühl von Knochendampfen, Wärme in den Handflächen und Fußsohlen, Nachtschweiß, trockener Rachen und Mund, Reizbarkeit, Schlaflosigkeit, rote Zunge mit dünnem Belag oder ohne Belag sowie ein dünner Puls. Mangel-Hitze klärende Arzneidrogen behandeln darüber hinaus Spätstadien fieberhafter Erkrankungen, bei denen Hitze im Körper fortbesteht und niedriges Fieber, Wechselfieber und/oder Schwitzen verursacht.

Differentialdiagnose und Behandlung

Eine sorgfältige Differentialdiagnose ist die Voraussetzung dafür, Mangel-Hitze klärende Arzneidrogen optimal einzusetzen. Vor der Verschreibung dieser Arzneien müssen Grad, Lokalisation und Eigenschaften der Hitze festgestellt werden.

- Der **Grad** des Pathogens kann als Wärme, Hitze oder Feuer klassifiziert werden.
- Die **Lokalisation** muss äußerst genau bestimmt werden: Hitze kann das Äußere oder das Innere sowie die *Wei*-(Abwehr-), *Qi*-(Energie-), *Ying*-(Nähr-) und *Xue*-(Blut-)Schicht angreifen.
- Von den **Eigenschaften** von Hitze wird nicht nur wie bei Feuer ihr Temperaturverhalten wahrgenommen, sondern auch, ob sich die Hitze mit anderen Pathogenen verbindet: Feuchte-Hitze, toxische Hitze oder Mangel-Hitze.

Die diagnostischen Kriterien sind wichtig bei der passenden Auswahl von Eigenschaften und Wirksamkeit der Arzneidrogen, damit sie das Ungleichgewicht angemessen korrigieren können.

Sicherheitshinweise, Kontraindikationen

- Hitze klärende Arzneidrogen sollten nur eingesetzt werden, wenn es erforderlich ist. Überdosierung, Dauereinsatz oder unangemessene Verwendung können Milz und Magen schädigen sowie das *Yin* und die Körperflüssigkeiten verbrauchen. Deshalb sollten sie mit Vorsicht verschrieben und abgesetzt werden, sobald das Therapieziel erreicht ist.
- Arzneidrogen, die Hitze klären und Feuchtigkeit trocknen, haben eine trocknende Natur. Sie verbrauchen das *Yin* und die Körperflüssigkeiten. Liegt ein Milz-, Magen-, *Yin*- und Körpersäfte-Mangel vor, dürfen diese Arzneien nur mit Vorsicht eingesetzt werden. Es wird daher empfohlen, für eine Harmonisierung des Mittleren *Jiao* (Mittlerer Erwärmer), *Yin* und Körperflüssigkeiten nährende Arzneidrogen zur Rezeptur hinzuzufügen. Bei Kälte und *Yang*-Mangel sind bittere und kalte Hitze klärende Arzneidrogen kontraindiziert.
- Hitze klärende Arzneidrogen, die süß und nährend sind, wie *Di Huang* (Rehmanniae Radix), *Xuan Shen* (Scrophulariae Radix) und *Zhi Mu* (Anemarrhenae Rhizoma), können Feuchtigkeit erzeugen und sollten deshalb bei Feuchte-Hitze vorsichtig eingesetzt werden.
- Die bitteren, kalten Eigenschaften der Hitze klärenden und Feuchtigkeit trocknenden Arzneidrogen können Milz und Magen schädigen, während ihre trocknenden Anteile das *Yin* verbrauchen können. Deshalb sollten diese Arzneien mit Vorsicht bei Milz-, Magen- und Körpersäfte-Mangel verwendet werden. Zum Schutz sollten daher Arzneien zur Harmonisierung des Mittleren *Jiao* (Mittlerer Erwärmer) zur Rezeptur hinzugefügt werden.
- Fülle-Hitze und Mangel-Hitze sind entgegengesetzte Zustände und müssen ganz unterschiedlich behandelt werden. Die Verwendung von kalten und bitteren Arzneien bei leerer Hitze führt dazu, dass das *Yin* noch weiter geschwächt wird und dass sich der Zustand dadurch weiter verschlechtert. Die Verabreichung von süßen und kalten Arzneien bei Fülle-Hitze erzeugt mehr Feuchtigkeit und Hitze, wodurch sich der Zustand verkompliziert.
- Es ist äußerst wichtig, die Lokalisation der Hitze-Störung korrekt zu identifizieren. Die Verwendung von Arzneidrogen, die Hitze aus der *Xue*-(Blut-)Schicht klären, um Hitze in der *Qi*-Schicht zu behandeln, können die Hitze weiter nach innen treiben und dadurch den Zustand verschlechtern. Andererseits ist die Anwendung von Arzneidrogen, die Hitze aus der *Qi*-Schicht ableiten, um Hitze in der *Xue*-(Blut-)Schicht zu klären, nicht besonders wirksam, wodurch sich die Heilung einer ernsten Erkrankung verzögert.

Verarbeitung

Hitze klärende Arzneidrogen benötigen in der Regel nur ein geringes Maß an spezieller Verarbeitung oder Zubereitung.

Pharmakologische Wirkungen

- **Antibiotisch**: Diese Gruppe enthält Arzneien mit antibakterieller, antiviraler und antimykotischer Wirkung. Mehr als 150 häufig verschriebene Arzneien wurden auf ihre antibiotische Wirksamkeit getestet. Die Empfindlichkeit der Mikroorganismen den Arzneien gegenüber ist mittlerweile anerkannt. Forscher haben festgestellt, dass Arzneidrogen aus der Hitze klärenden und Toxine eliminierenden Kategorie am stärksten antibiotisch wirken. Die Vorteile einer Arzneibehandlung bestehen darin, dass sie ein breit gefächertes therapeutisches Spektrum haben und das Risiko einer Resistenzbildung gering ist. Diese Effekte sind zum einen auf die zahlreichen bioaktiven Komponenten in jeder Arznei, zum anderen auf die Anzahl der in einer Rezeptur enthaltenen Arzneidrogen zurückzuführen.
  - **Antibakteriell**: Zu den Arzneien mit antibakterieller Wirkung gehören *Jin Yin Hua* (Lonicerae Flos), *Lian Qiao* (Forsythiae Fructus), *Da Qing Ye* (Isatidis Folium), *Ban Lan Gen* (Isatidis Radix), *Pu Gong Ying* (Taraxaci Herba), *Zhi Mu* (Anemarrhenae Rhizoma), *Zhi Zi* (Gardeniae Fructus), *Xia Ku Cao* (Prunellae Spica), *Huang Qin* (Scutellariae Radix), *Huang Lian* (Coptidis Rhizoma), *Huang Bo* (Phellodendri Cortex), *Mu Dan Pi* (Moutan Cortex), *Chi Shao* (Paeoniae Radix Rubra) und *Qing Hao* (Artemisiae Annuae Herba).
  - **Antiviral**: Arzneidrogen mit antiviraler Wirkung sind *Jin Yin Hua* (Lonicerae Flos), *Lian Qiao* (Forsythiae Fructus), *Da Qing Ye* (Isatidis Folium), *Ban Lan Gen* (Isatidis Radix), *Pu Gong Ying* (Taraxaci Herba),

She Gan (Belamcandae Rhizoma), *Chuan Xin Lian* (Andrographitis Herba), *Huang Qin* (Scutellariae Radix) und *Huang Bo* (Phellodendri Cortex).

- **Antimykotisch**: Zu den antimykotischen Arzneien gehören *Ren Dong Teng* (Lonicerae Caulis), *Bai Tou Weng* (Pulsatillae Radix), *Yu Xing Cao* (Houttuyniae Herba), *Huang Bo* (Phellodendri Cortex), *Xuan Shen* (Scrophulariae Radix), *Mu Dan Pi* (Moutan Cortex), *Zi Cao* (Arnebiae seu Lithospermi Radix) und *Qing Hao* (Artemisiae Annuae Herba).

- **Antineoplastisch**: Viele Hitze klärende Arzneidrogen haben antineoplastische Eigenschaften. Obwohl der genaue Mechanismus dieser Eigenschaft von Arznei zu Arznei variiert, zeigen die Resultate insgesamt ein unterdrücktes Wachstum von Tumorzellen und eine erhöhte Immunität der Wirtszellen. Arzneien mit antineoplastischer Wirkung sind *Qing Dai* (Indigo Naturalis), *Ya Dan Zi* (Bruceae Fructus), *Bai Hua She She Cao* (Hedyotidis Diffusae Herba), *Ku Shen* (Sophorae Flavescentis Radix), *Huang Lian* (Coptidis Rhizoma), *Xia Ku Cao* (Prunellae Spica), *Yu Xing Cao* (Houttuyniae Herba), *Ban Zhi Lian* (Scutellariae Barbatae Herba) und *Long Kui* (Solani Nigri Herba).
- **Fiebersenkend**: Fieber gehört zu den Hauptsymptomen bei Infektionen. Die Erhöhung der Körpertemperatur ist als eine Abwehrreaktion anzusehen. Persistierendes Fieber kann jedoch zu einer Vielzahl von Komplikationen führen. Die fiebersenkende Wirkung von Hitze klärenden Arzneidrogen wird der direkten Wirkung auf das Zentralnervensystem zugeschrieben, das für die Regulation der Körpertemperatur zuständig ist, aber auch der indirekten Wirkung über die Behandlung der Infektion. Arzneidrogen mit deutlich fiebersenkender Wirkung sind *Shi Gao* (Gypsum Fibrosum), *Zhi Mu* (Anemarrhenae Rhizoma), *Huang Qin* (Scutellariae Radix), *Huang Lian* (Coptidis Rhizoma), *Zhi Zi* (Gardeniae Fructus), *Da Qing Ye* (Isatidis Folium), *Jin Yin Hua* (Lonicerae Flos), *Lian Qiao* (Forsythiae Fructus), *Di Gu Pi* (Lycii Cortex) und andere.
- **Entzündungshemmend**: Arzneidrogen, die Hitze klären, behandeln akute ebenso wie chronische Entzündungen. Diese Arzneidrogen sind im Allgemeinen besonders effektiv bei der Behandlung von akuten Entzündungen, die durch Schwellungen und eine erhöhte kapillare Durchlässigkeit charakterisiert sind. Beispiele für diese Arzneien sind *Jin Yin Hua* (Lonicerae Flos), *Lian Qiao* (Forsythiae Fructus), *She Gan* (Belamcandae Rhizoma), *Da Qing Ye* (Isatidis Folium), *Chuan Xin Lian* (Andrographitis Herba), *Huang Lian* (Coptidis Rhizoma), *Huang Bo* (Phellodendri Cortex) und *Huang Qin* (Scutellariae Radix). Einige behandeln chronische Entzündungen, indem sie das Hormonsystem dazu anregen, mehr Kortikosteroide zu produzieren. Im Vergleich zu oral verabreichten Steroiden sind die Arzneidrogen sanfter und verursachen in der Regel weniger Nebenwirkungen. Einige Beispiele sind *Chuan Xin Lian* (Andrographitis Herba), *Shan Dou Gen* (Sophorae Tonkinensis Radix et Rhizoma) und *Bai Hua She She Cao* (Hedyotidis Diffusae Herba).
- **Immunologisch**: Hitze klärende Arzneidrogen wirken unterschiedlich auf das Immunsystem: Einige Arzneidrogen verbessern die spezifische und nicht-spezifische Immunantwort, andere unterdrücken das Immunsystem.
  - Zu den Arzneidrogenn, die das Immunsystem durch Steigerung der Phagozytoseaktivität stimulieren, gehören *Huang Lian* (Coptidis Rhizoma), *Huang Qin* (Scutellariae Radix), *Zhi Zi* (Gardeniae Fructus), *Jin Yin Hua* (Lonicerae Flos), *Da Qing Ye* (Isatidis Folium), *Chuan Xin Lian* (Andrographitis Herba), *Ye Ju Hua* (Chrysanthemi Indici Flos) und *Yu Xing Cao* (Houttuyniae Herba).
  - Arzneidrogen, die die zelluläre Immunität erhöhen, sind *Bai Jiang Cao* (Patriniae Herba), *Shan Dou Gen* (Sophorae Tonkinensis Radix et Rhizoma), *Bai Hua She She Cao* (Hedyotidis Diffusae Herba), *Huang Bo* (Phellodendri Cortex) und *Jin Yin Hua* (Lonicerae Flos).
  - Arzneidrogen, die das Immunsystem unterdrücken und beispielsweise Allergien oder Autoimmunerkrankungen behandeln, sind *Huang Qin* (Scutellariae Radix), *Huang Lian* (Coptidis Rhizoma), *Mu Dan Pi* (Moutan Cortex) und *Chuan Xin Lian* (Andrographitis Herba).
- **Hämatologisch**: Fieberhafte Erkrankungen, die nicht eingedämmt wurden, schreiten häufig fort und attackieren dann die *Ying*-(Nähr-) und *Xue*-(Blut-)Schicht. Diese Zustände gehen oft einher mit einer erhöhten Aktivität der Blutplättchen und der Blutgerinnung. Deshalb hemmen viele Hitze klärende Arzneidrogen die Thrombozytenaggregation und verlangsamen den Gerinnungsprozess.
  - Arzneidrogen mit thrombozytenaggregationshemmender Wirkung sind *Chi Shao* (Paeoniae Radix Rubra), *Ban Lan Gen* (Isatidis Radix), *Ye Ju Hua* (Chrysanthemi Indici Flos), *Niu Huang* (Bovis Calculus) und *Chuan Xin Lian* (Andrographitis Herba).
  - *Chi Shao* (Paeoniae Radix Rubra) ist eine Arznei mit gerinnungshemmender Wirkung.
  - Ein Beispiel für eine Substanz mit thrombolytischer Wirkung ist *Niu Huang* (Bovis Calculus).
- **Antihypertensiv**: Viele Hitze klärende Arzneidrogen haben außerdem die Fähigkeit, den Blutdruck zu senken. Der Wirkmechanismus besteht darin, die Sympathikus-Stimulation zu unterdrücken, die Blutgefäße zu erweitern und die Diurese zu fördern. Es gilt jedoch zu beachten, dass die blutdrucksenkende Wirkung einiger Arzneien nur durch In-vitro-Studien bei intravenöser Injektionen belegt ist und dass diese in der klinischen Situation in vivo nicht unbedingt reproduzierbar ist. Zusätzliche Informationen sind im Folgenden in den einzelnen Arzneimonographien zu finden. Arzneien

mit blutdrucksenkender Wirkung sind *Huang Lian* (Coptidis Rhizoma), *Huang Qin* (Scutellariae Radix), *Zhi Zi* (Gardeniae Fructus), *Zhi Mu* (Anemarrhenae Rhizoma), *Di Gu Pi* (Lycii Cortex), *Mu Dan Pi* (Moutan Cortex), *Niu Huang* (Bovis Calculus), *Xuan Shen* (Scrophulariae Radix), *Lian Qiao* (Forsythiae Fructus), *Shan Dou Gen* (Sophorae Tonkinensis Radix et Rhizoma), *Xia Ku Cao* (Prunellae Spica), *Long Dan* (Gentianae Radix et Rhizoma), *Ye Ju Hua* (Chrysanthemi Indici Flos) und *Ban Bian Lian* (Lobeliae Chinensis Herba).

- **Hepatoprotektiv**: Neben der Funktion, Hitze zu klären, senken viele Arzneien auch die Leberenzyme und schützen dadurch die Leber. Die folgenden hepatoprotektiven Arzneien senken erhöhte Leberenzyme und behandeln Hepatitis sowie medikamenten- bzw. chemikalieninduzierte Leberschädigungen: *Huang Qin* (Scutellariae Radix), *Lian Qiao* (Forsythiae Fructus), *Zhi Zi* (Gardeniae Fructus), *Bai Jiang Cao* (Patriniae Herba), *Pu Gong Ying* (Taraxaci Herba) und *Long Dan* (Gentianae Radix et Rhizoma).
- **Cholagog**: Galletreibende Arzneien fördern und regulieren die normale Produktion und Ausschüttung von Gallensäuren, wodurch Leber- und Gallenblasenerkrankungen deutlich reduziert werden. Diese Arzneien werden eingesetzt, um Gelbsucht, Cholezystitis und Cholelithiasis zu behandeln. Arzneidrogen mit galletreibender Wirkung sind *Jin Yin Hua* (Lonicerae Flos), *Yin Chen* (Artemisiae Scopariae Herba) und *Chuan Xin Lian* (Andrographitis Herba).
- **Herzstärkend**: Arzneidrogen mit kardiotonischer Wirkung stimulieren das Herzgewebe und behandeln auf diese Weise kardiovaskuläre Erkrankungen. Zu ihnen gehören *Lian Qiao* (Forsythiae Fructus), *Di Huang* (Rehmanniae Radix), *Xuan Shen* (Scrophulariae Radix) und *Zi Cao* (Arnebiae seu Lithospermi Radix).

Mögliche Wechselwirkungen mit anderen Medikamenten

Antibiotische, fiebersenkende und entzündungshemmende Eigenschaften sind die primären pharmakologischen Charakteristika der Hitze klärenden Arzneidrogen. Sie werden häufig bei der Behandlung von Infektionen, Fieber und Entzündungen eingesetzt, die durch eine erhöhte Körpertemperatur gekennzeichnet sind. Bislang sind keine negativen Wechselwirkungen von Medikamenten mit Hitze klärenden Arzneidrogen mit diesen therapeutischen Wirkungen bekannt.

- **Antibiotika**: Die gleichzeitige Verwendung von Arzneidrogen und Antibiotika kann zu synergistischen Wirkungen führen, d.h., ihre Wirksamkeit gegenseitig verstärken. Die verstärkte antibiotische Wirkung hat den unschätzbaren Vorteil, dass sie auf Mikroorganismen mit hoher Resistenz oder Toleranz gegen standardmäßige pharmakologische Behandlungen einwirkt. Die Zugabe beispielsweise von Baicalin, einem Bestandteil von *Huang Qin* (Scutellariae Radix), hatte den Effekt, die antibiotische Wirkung von Betalaktam-Antibiotika (z.B. Ampicillin, Amoxicillin, Methicillin und Cefotaxim) gegenüber Betalaktam-resistenentem *Staphylococcus aureus* und Methicillin-resistentem *Staphylococcus aureus* (MRSA) wiederherzustellen.[1]
- **Ciprofloxacin**: Bestimmte Hitze klärende Arzneidrogen sollten nicht mit Antibiotika kombiniert werden. Es wurde nachgewiesen, dass die Resorption von Ciprofloxacin, einem Antibiotikum aus der Gruppe der Chinolone, bei gleichzeitiger Einnahme von *Pu Gong Ying* (Taraxaci Herba) wegen des hohen Mineralgehalts der Arzneidroge beeinträchtigt werden kann. Zwar veränderte sich die Bioverfügbarkeit von Ciprofloxacin nicht signifikant, jedoch kam es zu Veränderungen bei anderen pharmakokinetischen Parametern.[2]
- **Antihypertensiva**: Einige Hitze klärende Arzneidrogen senken den Blutdruck. Daher sollten bestimmte Arzneidrogen und Medikamente, die den Blutdruck beeinflussen, mit Vorsicht gleichzeitig verschrieben und dann engmaschig überwacht werden, um potentielle Blutdruckschwankungen zu vermeiden.

Referenzen

1. *J Pharm Pharmacol* 2000 Mar; 52(3):361–6
2. Journal of Pharmaceutical Sciences, 1999; June, 88(6):632–4

Dà Dīng Huáng

Euonymi Caulis

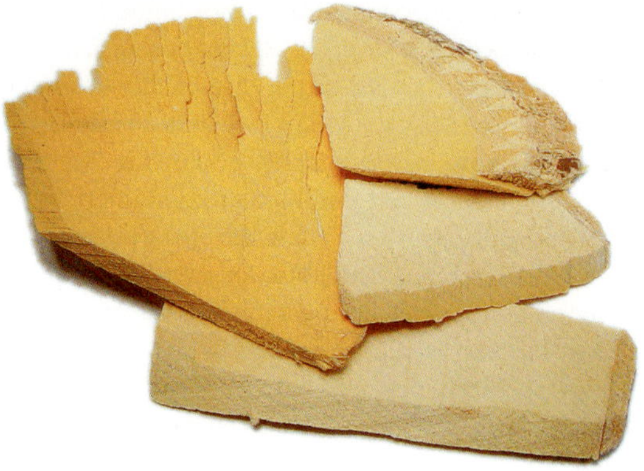

大疔癀

Pinyin-Name *Dà Dīng Huáng*
Deutscher Name Euonymus (Spindelstrauch)
Botanischer Name *Euonymus echinata* Wall.
Pharmazeutischer Name Euonymi Caulis
Eigenschaften Bitter, kalt
Leitbahnen Leber, Lunge

Chinesische therapeutische Wirkungen

Lindert Entzündungen und eliminiert Toxine

Da Ding Huang (Euonymi Caulis) ist eine Arznei mit kaltem Temperaturverhalten, die unterschiedliche, durch Hitze, Entzündung und Toxine gekennzeichnete Zustände behandelt.

- Toxische Schwellungen, Karbunkel und Furunkel: *Da Ding Huang* mit *Zhen Ren Huo Ming Yin* (Dekokt des Wahren Menschen zur Wiederbelebung) kombinieren.
- Arthritis: Kombination mit *Huang Jin Gui* (Vanieriae Caulis), *Mo Gu Xiao* (Hyptis Capitatae Caulis) und *Liu Zhi Huang* (Solidaginis Herba).

Dosierung

6–15 g im Dekokt.

Sicherheitshinweise, Kontraindikationen

Da Ding Huang sollte mit Vorsicht bei Patienten eingesetzt werden, die an Kälte und einem Mangel-Zustand von Milz und Magen leiden.

Dàn Zhú Yè

Lophatheri Herba

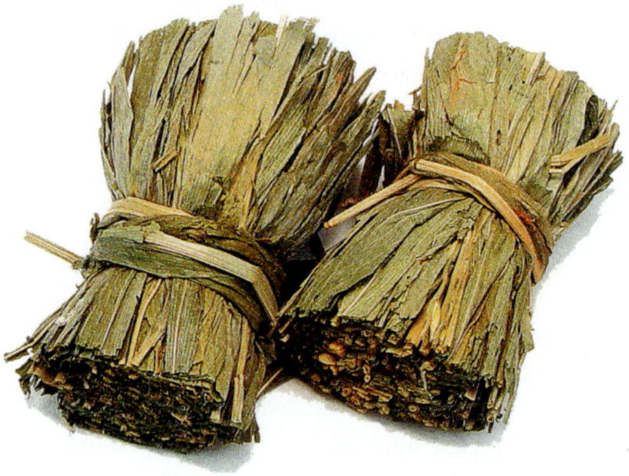

淡竹葉 淡竹叶

Pinyin-Name *Dàn Zhú Yè*
Wörtliche Übersetzung „Fade Bambusblätter“
Andere chinesische Namen *Zhu Ye Mai Dong*
Originalquelle *Ben Cao Gang Mu* (Die Große Materia Medica) aus dem Jahr 1578 von Li Shi-Zhen
Deutscher Name Bambusblätter
Botanischer Name *Lophatherum gracile* Brongn.
Pharmazeutischer Name Lophatheri Herba
Eigenschaften Süß, fade, kalt
Leitbahnen Herz, Magen, Dünndarm

Chinesische therapeutische Wirkungen

Klärt Hitze, lindert Reizbarkeit

Hitze in Herz und Magen: Hitze in diesen beiden Organen manifestiert sich als Reizbarkeit und Durst. *Dan Zhu Ye* (Lophatheri Herba) ist von aufsteigender und leichter Natur. Es dringt in die *Qi*-(Energie-)Schicht ein und behandelt fieberhafte Erkrankungen.

- Hitze, die den Magen angreift, mit Durst und Stomatitis: *Dan Zhu Ye* mit *Shi Gao* (Gypsum Fibrosum) und *Zhi Mu* (Anemarrhenae Rhizoma) kombinieren.
- Hitze, die Magen und Lunge angreift: Kombination mit *Mai Dong* (Ophiopogonis Radix), *Lu Gen* (Phragmitis Rhizoma) und *Tian Hua Fen* (Trichosanthis Radix).
- Zungengeschwüre: *Dan Zhu Ye* mit *Lian Zi Xin* (Nelumbinis Plumula) verwenden.

Fördert die Diurese

Lin Zheng (Dysurie-Syndrom): *Dan Zhu Ye* klärt Hitze aus Herz und Dünndarm. Herz und Dünndarm sind über ihre *Zang-Fu*-Organbeziehung miteinander verbunden. Störungen eines der beiden Organe beeinträchtigen häufig die Funktion des anderen Organs. Hitze im Herzen kann Mund- und Zungengeschwüre verursachen, während Hitze im Dünndarm zu Dysurie und zu Brennen und Schmerzen beim Wasserlassen führt.

- Dysurie aufgrund von Hitze im Dünndarm: *Dan Zhu Ye* mit *Mu Tong* (Akebiae Caulis), *Che Qian Zi* (Plantaginis Semen) und *Di Huang* (Rehmanniae Radix) verwenden.

Dosierung

6–15 g.

Sicherheitshinweise, Kontraindikationen

Dan Zhu Ye sollte während der Schwangerschaft mit Vorsicht verwendet werden.

Chemische Zusammensetzung

Arundoin, Cylindrin, Taraxerol, Friedelin, β-Sitosterol, organische Säuren, Aminosäuren und Zucker.[1]

Pharmakologische Wirkungen

- **Fiebersenkend**: Tierversuche haben gezeigt, dass *Dan Zhu Ye* eine ähnliche fiebersenkende Wirkung hat wie Phenacetin. Die aktiven Bestandteile, die die Temperatur senken, können durch Wasser, aber nicht durch Alkohol herausgelöst werden.[2]
- **Diuretisch**: Untersuchungen am Menschen haben nachgewiesen, dass 10 g *Dan Zhu Ye* die Ausscheidung von Wasser und Chloriden steigert. Im Vergleich zu anderen diuretisch wirksamen Arzneidrogen wie *Fu Ling* (Poria), *Zhu Ling* (Polyporus) oder *Mu Tong* (Akebiae Caulis) erwies sich *Dan Zhu Ye* als schwächeres Diuretikum, bewirkt aber eine stärkere Ausscheidung von Chloriden.[3,4]

Wechselwirkung mit anderen Medikamenten

Diuretika: *Dan Zhu Ye* hat eine diuretische Wirkung. Obwohl diese potentielle Wechselwirkung bislang nicht dokumentiert ist, kann die gleichzeitige Anwendung von Diuretika zu einer erhöhten Ausscheidung von Wasser und/oder Elektrolyten führen.[5] (Hinweis: Beispiele für Diuretika sind Chlorothiazid, Hydrochlorothiazid, Furosemid, Bumetanid und Torasemid.)

Toxikologie

Die LD_{50} von *Dan Zhu Ye* beträgt bei Mäusen 64,5 g/kg.[6]

Referenzen

1. *Chang Yong Zhong Yao Cheng Fen Yu Yao Li Shou Ce* (A Handbook of the Composition and Pharmacology of Common Chinese Drugs), 1994; 1639–1641
2. *Zhong Yao Yao Li Yu Ying Yong* (Pharmacology and Applications of Chinese Herbs), 1977:2253
3. Ibid.
4. *Zhong Yao Da Ci Dian* (Dictionary of Chinese Herbs), 1977:2253
5. Chen, J. Recognition and prevention of herb-drug interactions, Medical Acupuncture, Fall/Winter 1998/1999; 10 (2); 9–13
6. *Zhong Yao Yao Li Yu Ying Yong* (Pharmacology and Applications of Chinese Herbs), 1977:2253

Gŭ Jīng Căo
Eriocauli Flos

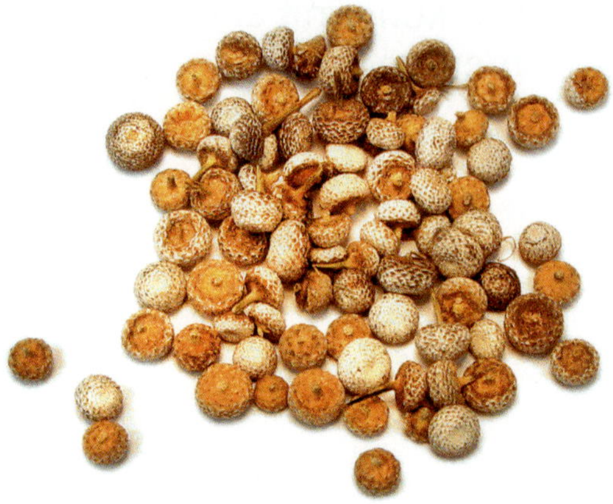

穀精草 谷精草

Pinyin-Name Gŭ Jīng Căo
Wörtliche Übersetzung „Getreideessenzkraut"
Andere chinesische Namen *Gu Jing Zhu, Dai Xing Cao*
Originalquelle *Kai Bao Ben Cao* (Materia Medica der Kai-Bao-Ära), verfasst in den Jahren 973 bis 974 von Ma Zhi
Deutscher Name Bürgers Wollstängel
Botanischer Name *Eriocaulon buergerianum* Koern. (*Gu Jing Cao*); *Eriocaulon sieboldtianum* Seib. Et Zucc. (*Sai Gu Jing Cao*)
Pharmazeutischer Name Eriocauli Flos
Eigenschaften Süß, neutral
Leitbahnen Leber, Magen

Chinesische therapeutische Wirkungen

Zerstreut Wind und Hitze in der Leber-Leitbahn, erhellt die Augen und beseitigt oberflächliche Sehbehinderung

Augenerkrankungen aufgrund von Wind und Hitze in der Leber-Leitbahn: Klinische Zeichen umfassen Rötung, Schwellung und Schmerzen der Augen, Photophobie, übermäßigen Tränenfluss, oberflächliche Sehbehinderung, Pterygium oder Flecken vor den Augen. Für diese Symptomatik können sowohl äußere Wind-Hitze als auch Wind-Hitze, die die Leber-Leitbahn angreift, verantwortlich sein. *Gu Jing Cao* (Eriocauli Flos) wird darüber hinaus bei Kopfschmerzen eingesetzt sowie bei Zahn- und Halsschmerzen, die durch das Eindringen von Wind-Hitze verursacht werden.

- Gerötete Augen: Kombination mit *Ju Hua* (Chrysanthemi Flos), *Xia Ku Cao* (Prunellae Spica) und *Long Dan* (Gentianae Radix et Rhizoma).
- Augenjucken: *Jing Jie* (Schizonepetae Herba) zu *Gu Jing Cao* hinzufügen.
- Oberflächliche Sehbehinderung: mit *Chan Tui* (Cicadae Periostracum) kombinieren.

Dosierung

6–10 g im Dekokt.

Chemische Zusammensetzung

Phenolverbindungen.[1]

Pharmakologische Wirkungen

Antibiotisch: Ein Dekokt aus *Gu Jing Cao* wirkte in vitro hemmend auf *Pseudomonas aeruginosa*, einige Dermatophyten und pathogene Fungi.[2, 3]

Referenzen

1. *CA*, 1991; 115:110604a
2. *Zhong Yao Xue* (Chinese Herbology), 1998; 133:134
3. *Xin Hua Ben Cao Gang Mu* (New Chinese Materia Medica), 1991; 579

Hán Shuǐ Shí
Mirabilite

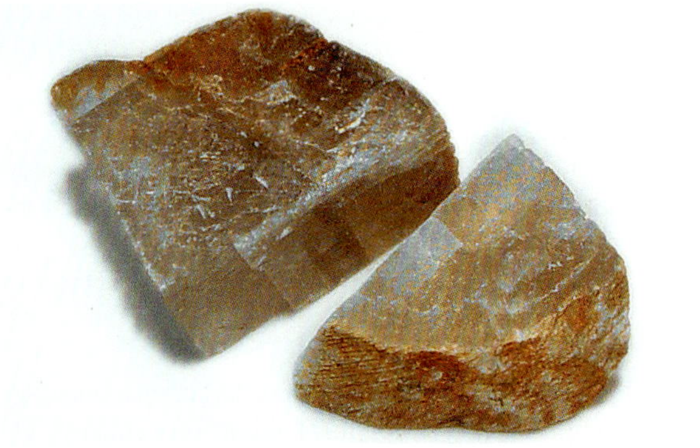

寒水石

Pinyin-Name *Hán Shuǐ Shí*
Wörtliche Übersetzung „Kaltwasser-Stein"
Andere chinesische Namen *Ling Shui Shi, Yan Jing Shi*
Originalquelle *Shen Nong Ben Cao Jing* (Die Materia Medica des göttlichen Landmannes), vermutlich Östliche Han-Dynastie
Deutscher Name Mirabilitkristall
Pharmazeutischer Name Mirabilite
Eigenschaften Salzig, sehr kalt
Leitbahnen Magen, Niere

Chinesische therapeutische Wirkungen

Klärt Hitze und beseitigt Feuer

Han Shui Shi (Mirabilite) klärt Hitze aus der *Qi*-(Energie-) Ebene. Dieser Zustand ist durch starkes Schwitzen, hohes Fieber, extremen Durst und einen kräftigen Puls charakterisiert. Es ist sehr wirksam, wenn Hitze das Perikard angreift und vernebelt und zu Delirium und Dämmerzustand führt.

- Fülle-Hitze in der *Qi*-(Energie-)Schicht: *Han Shui Shi* zusammen mit *Shi Gao* (Gypsum Fibrosum) verwenden.
- Hitze attackiert und vernebelt das Perikard: in Kombination mit Arzneien, die die Sinnesorgane frei machen.

Lokale Anwendung zum Ableiten von Feuer und zur Beseitigung von Toxinen

Han Shui Shi wird lokal angewendet, um Feuer abzuleiten und Hitze zu klären. Klinisch wird es eingesetzt bei Halsschmerzen, Stomatitis, Verbrennungen, Wunden, Infektionen und Augenentzündungen oder bei Geschwüren, die Feuer- oder Hitzezeichen aufweisen. *Han Shui Shi* wird auch alleine in Form eines fein gemahlenen Pulvers verwendet.

Dosierung

10–15 g. *Han Shui Shi* sollte vor der oralen Verabreichung oder lokalen Anwendung zu einem feinen Pulver zerstoßen werden.

Sicherheitshinweise, Kontraindikationen

Han Shui Shi ist kontraindiziert bei Patienten, die an Kälte und einem Mangel-Zustand von Milz und Magen leiden.

Chemische Zusammensetzung

Natriumsulfat.[1]

Ergänzung

Es gibt zwei andere Substanzen, die *Han Shui Shi* gelegentlich ersetzen. Bei der Anwendung ist darauf zu achten, ihre Unterschiede zu beachten.

- 寒水石 *Hán Shuǐ Shí* (Mirabilite), Natriumsulfat, ist die korrekte und übliche Substanz. Es ist die wirksamste Form. Ihre maximale Wasserlöslichkeit tritt bei 34 °C ein. Die gesättigte Lösung ergibt kristalline Ablagerungen, sobald sie in kaltes Wasser gestellt wird.
- 紅石膏/红石膏 *Hóng Shí Gāo* (Rubrae Gypsum), Calciumsulfat, wird gelegentlich als Ersatz verwendet. Es besitzt nur eine geringe Wasserlöslichkeit und produziert keine kristallinen Ablagerungen.
- 方解石 *Fāng Jiě Shí* (Calcitum), Calciumkarbonat, stellt ein weiteres Substitut dar. Es ist nicht wasserlöslich und produziert keine kristallinen Ablagerungen.

Kommentar der Autoren
Wird *Mang Xiao* (Natrii Sulfas) in gesättigter Lösung auf einen Wert abgekühlt, der unter der Zimmertemperatur liegt, entsteht *Han Shui Shi* (Mirabilite) in Form von kristallinen Ablagerungen. *Han Shui Shi* (Mirabilite) und *Mang Xiao* (Natrii Sulfas) besitzen ähnliche Funktionen,

sind aber nicht austauschbar. *Han Shui Shi* klärt Hitze aus dem Magen, während *Mang Xiao* umfassender wirkt: Es klärt Hitze sowohl aus der Lunge und dem Magen als auch aus dem Dickdarm.

Referenzen

1. *Zhong Yao Xue* (Chinese Herbology), 1998; 131:132

Lù Chá

Camelliae Viride Folium

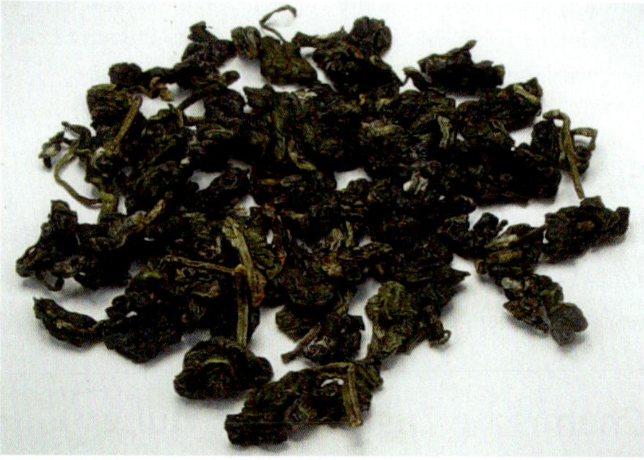

綠茶

Pinyin-Name *Lù Chá*
Wörtliche Übersetzung „Grüner Tee"
Deutscher Name Teeblätter
Botanischer Name *Camellia Sinensis* L. Kuntze (*Cha*)
Pharmazeutischer Name Camelliae Viride Folium
Eigenschaften Bitter, kalt
Leitbahnen Magen

Chinesische therapeutische Wirkungen

Harmonisiert den Magen, senkt gegenläufiges Magen-Qi nach unten ab und lindert Diarrhö

Übelkeit, Erbrechen und Diarrhö: *Lu Cha* (Camelliae Viride Folium) behandelt allgemeine Beschwerden im Verdauungstrakt, die durch gegenläufiges Magen-*Qi* verursacht werden.

- Allgemeine Beschwerden im Verdauungstrakt: *Lu Cha* zusammen mit *Gan Cao* (Glycyrrhizae Radix et Rhizoma) und *Da Zao* (Jujubae Fructus) verwenden.
- Übelkeit und Erbrechen: mit *Sheng Jiang* (Zingiberis Rhizoma Recens) und *Ban Xia* (Pinelliae Rhizoma) kombinieren.
- Diarrhö: in Kombination mit *Ge Gen* (Puerariae Radix Lobatae), *Huang Qin* (Scutellariae Radix) und *Lian Qiao* (Forsythiae Fructus).

Beseitigt Feuchtigkeit

Adipositas: *Lu Cha* kann als Getränk oder mit dem Essen eingenommen werden, um überschüssiges Fett oder Öl abzubauen und auf diese Weise zur Gewichtsreduktion beizutragen. Es hilft, Feuchtigkeit-Akkumulation im Darm zu eliminieren.

- Adipositas: *Lu Cha* zusammen mit *Yi Yi Ren* (Coicis Semen) und *He Ye* (Nelumbinis Folium) verwenden.

Klärt den Kopf

Kopfschmerzen: *Lu Cha* klärt den Kopf und lindert Kopfschmerzen. Es wird als unterstützende Arznei eingesetzt, um den Körper vor den trocknenden, aufsteigenden und zerstreuenden Eigenschaften der Arzneien zu schützen, die Schwitzen induzieren.

- Kopfschmerzen: mit *Bai Zhi* (Angelicae Dahuricae Radix), *Chuan Xiong* (Chuanxiong Rhizoma) und *Qiang Huo* (Notopterygii Rhizoma seu Radix) kombinieren. **Beispiel-Rezeptur**: *Chuan Xiong Cha Tiao San* (*Chuanxiong Rhizoma* Pulver, das man mit grünem Tee einnimmt).

Dosierung

3–12 g im Dekokt. Von *Lu Cha* als Getränk können bis zu fünf Tassen täglich eingenommen werden.

Sicherheitshinweise, Kontraindikationen

Lu Cha sollte mit Vorsicht bei Patienten mit Magen-*Qi*-Mangel verwendet werden, da übermäßiges Trinken von grünem Tee den Magen reizen kann. Fermentierte oder verarbeitete Tees wie z.B. schwarzer Tee oder Oolong-Tee sind sanfter für den Magen als unverarbeiteter grüner Tee.

Chemische Zusammensetzung

Coffein, Theobromin, Theophyllin, Xanthin, Theafolia, Theaflavin, Theaflavinsäure, Thearubigen, Quercetin, Kaempferol, Myrecetin, Chlorogensäure, Theogallin.[1,2]

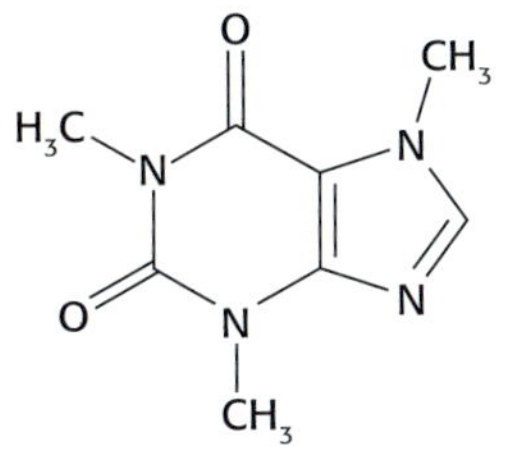

Abb. 2.1 Coffein

Pharmakologische Wirkungen

- **ZNS stimulierend**: Coffein, ein Bestandteil von *Lu Cha,* stimuliert das Zentralnervensystems (ZNS). Dies kann zu Nervosität, Schlaflosigkeit, Tachykardie, erhöhten Blutzucker- und Cholesterinwerten sowie zu vermehrter Magensäureproduktion und Sodbrennen führen.[3]
- **Antineoplastisch**: Die Verabreichung von *Lu Cha* führt zu günstigen Ergebnissen bei Krebspatienten, die sich einer Chemotherapie unterziehen. Der Polyphenolgehalt der Arzneidroge hemmt möglicherweise die Bildung der als karzinogen bekannten N-Nitroso-Nebenprodukte.[4]
- **Wirkung auf Dickdarmpolypen**: Die Verwendung von *Lu Cha* wurde in einer Studie mit einer Risikominderung in Verbindung gebracht, adenomatöse Polypen in der Sigmaschlinge zu entwickeln.[5]
- **Chemoprotektiv**: *Lu Cha* hat eine chemoprotektive Wirkung. Bei Tieren, die mit dieser Arznei vorbehandelt wurden, wurde die Bildung von künstlich induzierten Chromosomenveränderungen in Knochenmarkzellen unterdrückt.[6]
- **Antimutagen**: Verschiedene Teeextrakte (grüner Tee, Pauchong-Tee, Oolong-Tee und schwarzer Tee) und ihre Bestandteile wirken deutlich antimutagen gegen N-Methyl-N-nitro-N-nitrosoguanidin (MNNG), Folpet, Monocrotophos und 2-Acetylaminofluoren (AAF). Die verschiedenen Teearten sind gegen diverse chemische Mutagene unterschiedlich wirksam. Diese Unterschiede in der Wirkung werden darauf zurückgeführt, dass die Tees während der verschiedenen Fermentationsstadien verschiedenartige Metaboliten bilden.[7]
- **Zellschützend**: Das *Lu-Cha*-Extrakt und seine Phenole wirken stark zellschützend. Insbesondere schützen die Teephenole die Leberzellen von Ratten vor 1,4-Naphthoquinon-induzierter Lebertoxizität.[8]

Klinische und wissenschaftliche Studien

Hypercholesterinämie: Eine klinische Studie hat ergeben, dass der tägliche Konsum von neun oder mehr Tassen *Lu Cha* den Gesamtcholesterinspiegel senkt. Die Triglycerid- und die HDL-Cholesterinwerte sinken dabei jedoch nicht.[9]

Wechselwirkung mit anderen Medikamenten

- **Orale Verhütungsmittel und Cimetidin**: Die Wirkung von Coffein in *Lu Cha* wird bei gleichzeitiger Einnahme von oralen Verhütungsmitteln und Cimetidin potenziert.[10]
- **Theophyllin und Ephedrin**: Die Kombination von Coffein mit Theophyllin und Ephedrin kann zu einer gesteigerten Wärmebildung, zu Gewichtsverlust, Zittern und Schlaflosigkeit führen.[11]
- **Monoaminoxidasehemmer (MAOH)**: Die Kombination von MAOH und übermäßigen Mengen Coffein kann eine hypertensive Krise auslösen.[12] (Hinweis: Beispiele für MAOH sind Phenelzin, Tranylcypromin und Isocarboxazid.)
- **Antibiotika**: Berichten zufolge kann die Verwendung von *Lu Cha* zu einer Rückläufigkeit von MRSA und PRSA führen. Außerdem konnte dadurch die minimale Hemmkonzentration (MHK) von Oxacillin und anderen Betalaktam-Antibiotika gesenkt werden.[13]

Toxikologie

Eine erhöhte Coffeinaufnahme wirkt bei Tieren teratogen. Die Studienlage liefert jedoch keine eindeutigen Ergebnisse, wie sich eine moderate Einnahme dieser Arzneidroge auf den Fötus auswirkt.[14, 15]

Ergänzung

茶葉/茶叶 *Chá Yè* (Camelliae Sinensis Folium) ist der Sammelbegriff, der sich auf die drei folgenden Arzneien beziehen kann, die alle von der Pflanze *Camellia Sinensis* abstammen. Sie ähneln sich in ihrer chemischen Zusammensetzung und pharmakologischen Wirkung, in den Ergebnissen bei klinischen Studien und in der Forschung sowie bei den toxikologischen Daten.

- 綠茶 *Lù Chá* (Camelliae Folium Viride): unfermentierte (grüne) Teeblätter.
- 烏龍茶 *Wū Lóng Chá* (Camelliae Folium Fermentatum): halbfermentierte (Oolong-)Teeblätter.
- 黑茶 *Hēi Chá* (Camelliae Folium Nigrum): vollständig fermentierte (schwarze) Teeblätter.

Referenzen

1. *Xian Dai Zhong Yao Yao Li Xue* (Contemporary Pharmacology of Chinese Herbs), 1997; 691
2. The Merck Index 12th edition, Chapman and Hall/CRCnetBASE/Merck, 2000
3. Tyler, V. The New Honest Herbal. Philadelphia, PA: G.F. Stickley Co., 1987
4. Wang, H et al. Inhibitory effect of Chinese tea on N-nitrosation in vitro and in vivo. IARC Sci Publ, 1991; 105:546

5. Kono, S. et al. Physical activity, dietary habits and adenomatous polyps of the sigmoid colon: a study of self-defense officials in Japan, J Clin Epidemiol, 1991; 44(11):1255
6. Imanishi, H. et al., Tea tannin components modify the induction of sister-chromatid exchanges and chromosome aberrations in mutagen-treated cultured mammalian cells and mice. Mutat Res, 1991; 259(1)79
7. Food and Chemical Toxicology. 37(6):569–79, 1999 Jun.
8. Bioscience, Biotechnology and Biochemistry. 61(11):1901–5, 1997 Nov.
9. Kono, S. et al. Green tea consumption and serum lipid profiles: a cross-sectional study in northern Kyushu, Japan. Prev Med, 1992; 21(4):526
10. Boyd, JR. Facts and Comparison. 1985
11. Internat. J. Obesity, 5:183–7, 1981
12. Brinker, F. Herb Contraindications and Drug Interactions, 1997; 84–85
13. Abascal K and Yarnell E. Herb and Drug Resistance – Clinical Implications of Research on Microbial Resistance to Antibiotics, Alternative and Complementary Therapies; vol 8, no 5, October 2002
14. Tyler, V. The New Honest Herbal. Philadelphia, PA: G.F. Stickley Co., 1987
15. Briggs G. et al. Drugs in Pregnancy and Lactation, 3rd ed. Baltimore, MD: Williams and Wilkens, 1990

Lú Gēn

Phragmitis Rhizoma

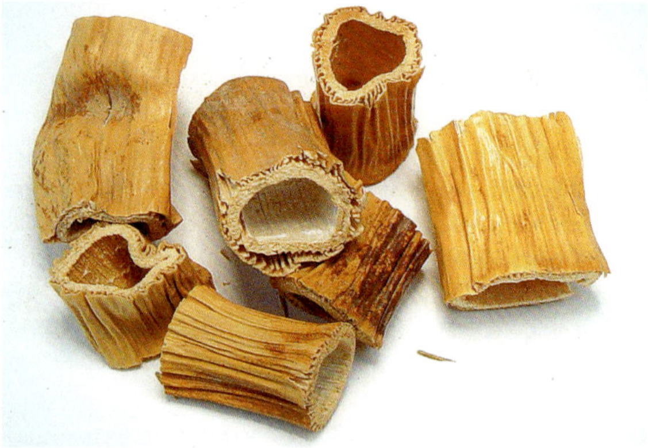

蘆根 芦根

Pinyin-Name *Lú Gēn*
Wörtliche Übersetzung „Schilfrohrwurzelstock“
Andere chinesische Namen *Wei Gen, Lu Zhu Gen*
Originalquelle *Ming Yi Za Zhu* (Verschiedene Aufzeichnungen berühmter Ärzte) aus dem Jahr 500 von Tao Hong-Jing
Deutscher Name Schilfrohrwurzelstock
Botanischer Name *Phragmites communis* Trin.
Pharmazeutischer Name Phragmitis Rhizoma
Eigenschaften Süß, kalt
Leitbahnen Lunge, Magen

Chinesische therapeutische Wirkungen

Klärt Hitze und erzeugt Körpersäfte

Fieberhafte Erkrankung verletzt die Körpersäfte: Kaltes und süßes *Lu Gen* (Phragmitis Rhizoma) klärt Hitze und ergänzt Körperflüssigkeiten. Es ist sehr nützlich bei der Behandlung von Hitze mit Schädigung der Körpersäfte, die durch Fieber, Reizbarkeit und Durst charakterisiert ist.

- Innere Hitze mit Durst und Trockenheit: *Lu Gen* zusammen mit *Tian Hua Fen* (Trichosanthis Radix) und *Mai Dong* (Ophiopogonis Radix) verwenden.
- Innere Hitze mit hohem Fieber: Kombination mit *Shi Gao* (Gypsum Fibrosum) und *Zhi Mu* (Anemarrhenae Rhizoma).
- Wind-Hitze mit Durst: *Ju Hua* (Chrysanthemi Flos), *Jin Yin Hua* (Lonicerae Flos) und *Bo He* (Menthae Haplocalycis Herba) hinzufügen. **Beispiel-Rezeptur**: *Sang Ju Yin* (Mori Folium und Chrysanthemi Flos Dekokt) und *Yin Qiao San* (Lonicerae Flos und Forsythiae Fructus Pulver).
- Reizbarkeit: *Lu Gen* zusammen mit *Zhi Zi* (Gardeniae Fructus) verwenden.

Klärt Magen-Hitze, reguliert Magen-Qi

Übelkeit und Erbrechen: Greift Hitze den Magen an, kann das *Yin* geschädigt werden und Durst verursachen. Magen-Hitze kann außerdem die normale Zirkulation des Magen-*Qi* beeinträchtigen und gegenläufiges *Qi* auslösen, was sich in Übelkeit und Erbrechen äußert.

- Übelkeit, Erbrechen und Durst aufgrund von Magen-Hitze: *Lu Gen* mit *Zhu Ru* (Bambusae Caulis in Taeniam) und *Pi Pa Ye* (Eriobotryae Folium) kombinieren.
- Durst und Schwitzen: in Kombination mit *Shi Gao* (Gypsum Fibrosum) und *Zhi Mu* (Anemarrhenae Rhizoma).

Klärt Lungen-Hitze, reguliert Lungen-Qi

Lungen-Hitze mit Trockenheit: Greift Hitze die Lungen an, kann das *Yin* geschädigt werden und Durst, einen trockenen Mund, spärliches, gelbes und schwer abzuhustendes Sputum, Brustenge, Kitzeln im Rachen und in schweren Fällen blutig tingiertes Sputum verursachen. Lungen-Hitze kann außerdem die normale Zirkulation des Lungen-*Qi* beeinträchtigen, was zu gegenläufigem *Qi* und dadurch zu Husten führt.

- Husten und Durst durch Lungen-Hitze: *Lu Gen* zusammen mit *Jie Geng* (Platycodi Radix), *Ku Xing Ren* (Armeniacae Semen) und *Sang Ye* (Mori Folium) einsetzen.
- Husten mit dickem und klebrigem Auswurf: mit *Yi Yi Ren* (Coicis Semen), *Jin Yin Hua* (Lonicerae Flos), *Yu Xing Cao* (Houttuyniae Herba) und *Dong Gua Zi* (Benincasae Semen) kombinieren.
- Bronchitis mit Brustschmerzen, Brustenge, Abwesenheit von Schwitzen, Abneigung gegen Kälte sowie Fieber: Kombination mit *Jing Jie* (Schizonepetae Herba), *Bo He* (Menthae Haplocalycis Herba) und *Zi Su Ye* (Perillae Folium).
- Frösteln und Fieber im Wechsel, Brustenge und Schmerzen: *Lu Gen* zusammen mit *Chai Hu* (Bupleuri Radix) und *Qing Hao* (Artemisiae Annuae Herba) verwenden.
- Blutig tingierter Auswurf: zusammen mit *Ou Jie* (Nelumbinis Nodus Rhizomatis), *Bai Mao Gen* (Imperatae Rhizoma) und *Bai Ji* (Bletillae Rhizoma).
- Lungenabszess im Stadium der Eiterbildung mit Brustenge, Schmerzen, Husten, Fieber und reichlich blutigem und übel riechendem Auswurf: *Lu Gen* zusammen mit *Yi Yi Ren* (Coicis Semen), *Gua Lou Zi* (Trichosanthis Pericarpium) und *Jie Geng* (Platycodi Radix) einsetzen.
- Lungenabszess während des Vereiterungsstadiums: *Lu Gen* mit *Sha Shen* (Glehniae seu Adenophorae Radix), *Tian Hua Fen* (Trichosanthis Radix) und *Huang Qi* (Astragali Radix) kombinieren.

Klärt Hitze und fördert die Diurese

Lu Gen klärt Hitze und fördert die Harnausscheidung. Es behandelt *Re Lin* (Hitze-Dysurie) mit spärlichem Urin.

Beseitigt Hautauschläge

Bei Kindern wird das Frühstadium von Masern mit 30–60 g *Lu Gen* behandelt, um Hitze zu klären, Juckreiz zu lindern und den Masernausbruch zu fördern.

Lindert Lebensmittelvergiftung

Lu Gen wirkt mild bei der Behandlung von Lebensmittelvergiftungen nach dem Verzehr von Fisch und Krabben. Es lindert darüber hinaus die Nachwirkungen von übermäßigem Alkoholkonsum. Da die Wirksamkeit *von Lu Gen* sehr mild ist, sollte es bei der Behandlung von akuten Zuständen mit anderen Arzneien kombiniert werden.

Dosierung

10–30 g der getrockneten Arzneidroge. 15–60 g der frischen Form, die Höchstdosis beträgt 100 g. Frisches *Lu Gen* klärt stärker Hitze und fördert besser die Bildung von Körperflüssigkeiten.

Sicherheitshinweise, Kontraindikationen

Wegen seines kalten Temperaturverhaltens sollte *Lu Gen* vorsichtig bei Patienten eingesetzt werden, die an Kälte und einem Mangel-Zustand von Milz und Magen leiden.

Chemische Zusammensetzung

Aminosäuren, Fettsäuren, Sterole, Tocopherole, Polyphenole, Kaffeesäure, Gentisinsäure, Dioxanlignin, Guaiacyl, Syringyl, 4-Hydroxyphenyl, 2,5-Dimethoxy-P-benzoquinon, P-Hydroxybenzaldehyd, Syringaldehyd, Coniferaldehyd, Vanillinsäure, Ferulasäure, P-Cumarinsäure, Coixol, Asparagin, Arabinose, Xylose, Glucose.[1]

Pharmakologische Wirkungen

- **Gastrointestinal**: Zubereitungen aus *Lu Gen* haben einen milden hemmenden Effekt auf die glatte Muskulatur des Darms und verlangsamen die Darmperistaltik.[2]
- **ZNS beruhigend**: Bei Ratten und Mäusen wirkt *Lu Gen* sedierend auf das Zentralnervensystem (ZNS). Es wirkt außerdem einer durch Coffein induzierten Erregung entgegen.[3]

Kommentar der Autoren

Lu Gen ist eine vielfältig einsetzbare Arznei, die Hitze sowohl aus der Lunge im Oberen Erwärmer, aus dem Magen im Mittleren Erwärmer und aus der Blase im Unteren Erwärmer klärt.

Referenzen

1. *Chang Yong Zhong Yao Cheng Fen Yu Yao Li Shou Ce* (A Handbook of the Composition and Pharmacology of Common Chinese Drugs), 1994; 993–994
2. *Zhi Wu Yao You Xiao Cheng Fen Shou Ce* (Manual of Plant Medicinals and Their Active Constituents), 1986: 232, 1073
3. Ibid.

Mì Méng Huā
Buddlejae Flos

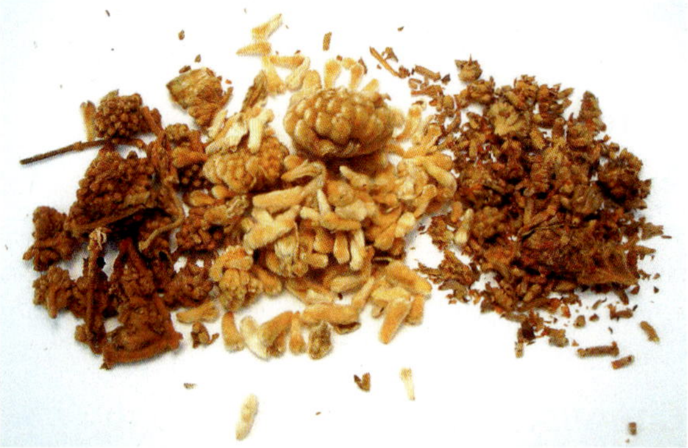

密蒙花

Pinyin-Name *Mì Méng Huā*
Wörtliche Übersetzung „Dicht-bedeckte Blüte"
Andere chinesische Namen *Meng Hua*
Originalquelle *Kai Bao Ben Cao* (Materia Medica der Kai-Bao-Ära), verfasst in den Jahren 973 bis 974 von Ma Zhi
Deutscher Name Sommerfliederblüten
Botanischer Name *Buddleja officinalis* Maxim.
Pharmazeutischer Name Buddlejae Flos
Eigenschaften Süß, kühl
Leitbahnen Leber

Chinesische therapeutische Wirkungen

Klärt Leber-Hitze, erhellt die Augen und beseitigt oberflächliche Sehbehinderungen

Augenerkrankungen: *Mi Meng Hua* (Buddlejae Flos) weist gute Resultate bei der Behandlung von Augenerkrankungen auf, die entweder durch Fülle- oder durch Mangel-Zustände verursacht werden. Augenerkrankungen werden sowohl durch Leber-Hitze als auch durch Wind-Hitze, die die Augen angreift, hervorgerufen. Dies führt zu Rötung, Schwellung und Schmerzen, Photophobie sowie übermäßigem Tränenfluss. Augenerkrankungen können jedoch auch durch Mangel-Hitze verursacht werden, was zu trockenen Augen und Schwindel führt. *Mi Meng Hua* kann Zustände behandeln, sofern es mit anderen geeigneten Arzneidrogen kombiniert wird.

- Augenerkrankungen durch Wind-Hitze: *Mi Meng Hua* zusammen mit *Ju Hua* (Chrysanthemi Flos) und *Mu Zei* (Equiseti Hiemalis Herba) verwenden.
- Augenerkrankungen aufgrund von Leber-Hitze: Kombination mit *Ji Li* (Tribuli Fructus), *Shi Jue Ming* (Haliotidis Concha), *Jue Ming Zi* (Cassiae Semen) und *Gu Jing Cao* (Eriocauli Flos).
- Augenerkrankungen aufgrund von Mangel-Hitze: Kombination mit *Gou Qi Zi* (Lycii Fructus), *Sha Yuan Zi* (Astragali Complanati Semen) und *Tu Si Zi* (Cuscutae Semen).
- Verschwommenes Sehen durch Leber-Mangel: *Shi Jue Ming* (Haliotidis Concha) und *Gou Qi Zi* (Lycii Fructus) hinzufügen.
- Oberflächliche Sehbehinderung: *Mi Meng Hua* zusammen mit *Mu Zei* (Equiseti Hiemalis Herba), *Ye Ming Sha* (Vespertilionis Faeces) und *Chan Tui* (Cicadae Periostracum) verwenden.
- Juckende Augen: kombiniert mit *Man Jing Zi* (Viticis Fructus), *Fang Feng* (Saposhnikoviae Radix), *Jing Jie* (Schizonepetae Herba) und *Ju Hua* (Chrysanthemi Flos).

Dosierung

6–10 g im Dekokt. Die Höchstdosis von *Mi Meng Hua* beträgt 20 g.

Chemische Zusammensetzung

Buddleoglucosid, Linarin, Acaciin, Acacetin, P-Methoxycinnamoylaucubin, P-Methoxycinnamoylcatapol, Catalposid, Catalpol, Aucubin, Echinacosid, Acteosid.[1,2]

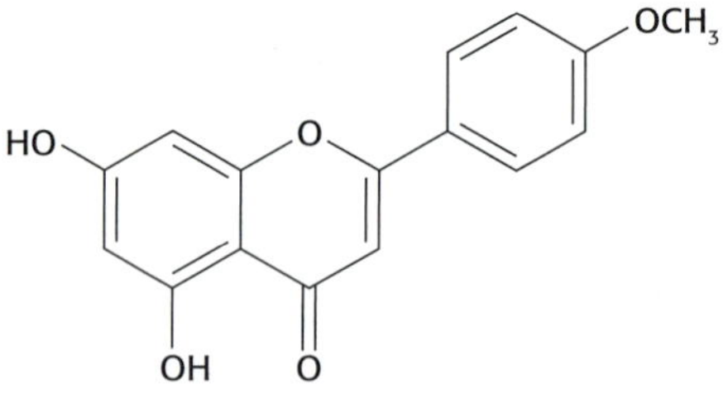

Abb. 2.2 Acacetin

Pharmakologische Wirkungen

- **Krampflösend**: Acacetin lindert schonend Muskelkrämpfe bei Ratten. Die intravenöse Injektion (40 mg/kg) entspannt die glatte Muskulatur der Gallenwege.[3]
- **Diuretisch**: Die intravenöse Injektion eines *Mi-Meng-Hua*-Präparats erhöhte die Urinausscheidung bei Kaninchen innerhalb von 25 bis 30 Minuten um bis zu 75%.[4]

Klinische und wissenschaftliche Studien

- **Konjunktivitis**: Einem Bericht zufolge wurden zehn Patienten mit infektiöser hämorrhagischer Konjunktivitis mit einer Arzneirezeptur behandelt, die bei neun Patienten nach zwei bis sechs Gaben eine vollständige Heilung bewirkte. Die Rezeptur enthielt *Mi Meng Hua* 9 g, *Qing Xiang Zi* (Celosiae Semen) 9 g, *Dang Gui* (Angelicae Sinensis Radix) 9 g, *Chi Shao* (Paeoniae Radix Rubra) 9 g, *Chai Hu* (Bupleuri Radix) 9 g, *Niu Xi* (Achyranthis Radix) 9 g, *Jie Geng* (Platycodi Radix) 9 g, *Jue Ming Zi* (Cassiae Semen) 9 g, *Hong Hua* (Carthami Flos) 6 g, *Chuan Xiong* (Chuanxiong Rhizoma) 6 g, *Tao Ren* (Persicae Semen) 12 g und *Di Huang* (Rehmanniae Radix) 12 g. Modifikationen: eine höhere Dosis *Chai Hu* (Bupleuri Radix) bei Leber-*Qi*-Stagnation; Hinzufügen von *Mu Dan Pi* (Moutan Cortex) und *Di Gu Pi* (Lycii Cortex), um Hitze zu behandeln; Entfernen von *Tao Ren* (Persicae Semen) aus der Rezeptur während der Menstruation. Die Arzneirezeptur wurde zweimal täglich als Dekokt verabreicht.[5]
- **Corneageschwür**: 121 Patienten wurden in einer klinischen Studie erfolgreich mit Chinesischer Arzneimedizin behandelt. Von den 129 erkrankten Augen (bei einigen Patienten waren beide Augen betroffen) konnte bei 98 eine vollständige Heilung erreicht werden, bei 22 Augen gab es nur eine leichte Verbesserung, bei 9 keinen Effekt. Die Rezeptur bestand aus *Mi Meng Hua* 15 g, *Huang Lian* (Coptidis Rhizoma) 15 g, *Zi Cao* (Arnebiae seu Lithospermi Radix) 15 g, *Mu Zei* (Equiseti Hiemalis Herba) 20 g, *Gu Jing Cao* (Eriocauli Flos) 20 g und *Qin Pi* (Fraxini Cortex) 20 g. Veränderungen wurden bei Bedarf vorgenommen. Die Arzneidrogen wurden zweimal in 1500 ml Wasser jeweils 20 Minuten lang gekocht. Die beiden Portionen wurden vermischt und lokal angewendet. Die Patienten wurden angewiesen, ein Tuch in der Lösung einzuweichen und auf das bzw. die betroffenen Augen zu legen.[6]

Wechselwirkung mit anderen Medikamenten

Diuretika: *Mi Meng Hua* hat diuretische Wirkung. Obwohl von möglichen Wechselwirkungen bislang nichts bekannt ist, kann die gleichzeitige Anwendung von Diuretika zu einer erhöhten Ausscheidung von Wasser und/oder Elektrolyten führen.[7] (Hinweis: Beispiele für Diuretika sind Chlorothiazid, Hydrochlorothiazid, Furosemid, Bumetanid und Torasemid.)

Toxikologie

Die LD_{50} von Acacetin beträgt bei Mäusen 933 mg/kg.[8]

Referenzen

1. *Chang Yong Zhong Yao Cheng Fen Yu Yao Li Shou Ce* (A Handbook of the Composition and Pharmacology of Common Chinese Drugs), 1994; 1646–1647
2. The Merck Index 12th edition, Chapman and Hall/CRCnetBASE/Merck, 2000
3. *Zhong Yao Da Ci Dian* (Dictionary of Chinese Herbs), 1977: 2264
4. Ibid.
5. *Hu Bei Yi Sheng* (Hubei Doctor), 1976; (5:42)
6. *Zhong Ji Yi Kan* (Medium Medical Journal), 1991; 26(11):63
7. Chen, J. Recognition and prevention of herb-drug interactions, Medical Acupuncture, Fall/Winter 1998/1999; 10 (2); 9–13
8. *Zhong Yao Da Ci Dian* (Dictionary of Chinese Herbs), 1977: 2264

Qīng Guŏ Gēn

Canarii Albi Radix

青果根

Pinyin-Name *Qīng Guŏ Gēn*
Wörtliche Übersetzung „Wurzel der blaugrünen Frucht"
Andere chinesische Namen *Gan Lan Gen, Jian Gan E Gen*
Deutscher Name Weiße Olivenwurzel
Botanischer Name *Canarium album* (Lour.) Raeusch.
Pharmazeutischer Name Canarii Albi Radix
Eigenschaften Süß, sauer, adstringierend, kühl
Leitbahnen Lunge, Magen

Chinesische therapeutische Wirkungen

Klärt die Lungen, unterstützt die Kehle, erzeugt Körpersäfte und beseitigt Toxine

Husten mit reichlich Sputum, Pharyngitis: *Qing Guo Gen* (Canarii Albi Radix) bessert leichte Entzündungen der Atemwege, die mit Halsschmerzen, Husten und viel Schleim einhergehen.

- Husten mit reichlich Sputum, Pharyngitis: *Qing Guo Gen* mit *Fu Rong* (Hibisci Radix) und *Zao Xiu* (Paridis Rhizoma) verwenden.

- Laryngitis: Kombination mit *Mu Hu Die* (Oroxyli Semen), *Pang Da Hai* (Sterculiae Lychnophorae Semen) und *Luo Han Guo* (Momordicae Fructus).

Kräftigt die Milz

Leukorrhö aufgrund eines Milz-Mangels: *Qing Guo Gen* behandelt Leukorrhö aufgrund eines Milz-Mangels, die durch weißen, klaren Ausfluss gekennzeichnet ist.

- Leukorrhö: *Qing Guo Gen* zusammen mit *Long Yan Hua* (Longan Flos) und *Bai Long Chuan Hua Tou* (Clerodendron Paniculatum Radix) verwenden. Es kann auch in Kombination mit *Wan Dai Tang* (Dekokt, das Ausfluss beendet) gegeben werden.

Magenschmerzen aufgrund eines Magen-Qi-Mangels: Diese Form von Schmerzen, die durch Leere verursacht wird, ist typischerweise dumpf und lässt sich vorübergehend durch Druck auf die betroffene Region lindern.

- Magenschmerzen: *Qing Guo Gen* zusammen mit *Ren Shen* (Ginseng Radix et Rhizoma), *Fu Ling* (Poria), *Bai Zhu* (Atractylodis Macrocephalae Rhizoma) und *Gan Cao* (Glycyrrhizae Radix et Rhizoma) verwenden.
- Dysenterie aufgrund von Leere: Kombination mit *Feng Wei Cao* (Pteris Herba), *Huo Xiang* (Agastaches Herba), *Hou Po* (Magnoliae Officinalis Cortex) und *Bai Zhu* (Atractylodis Macrocephalae Rhizoma).

Dosierung

4,5–9 g im Dekokt.

Qīng Xiāng Zǐ

Celosiae Semen

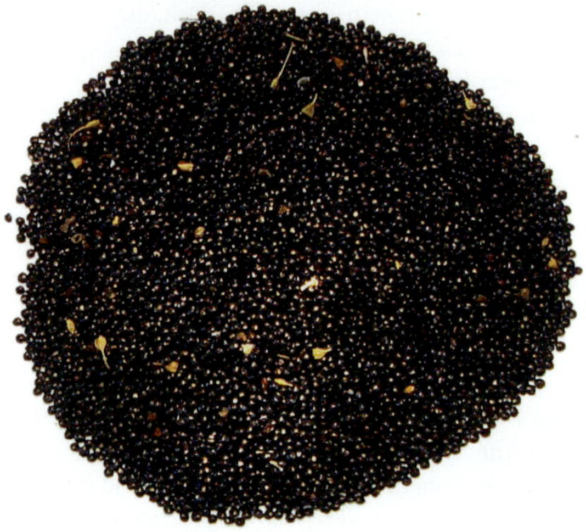

青葙子

Pinyin-Name *Qīng Xiāng Zǐ*
Andere chinesische Namen *Ji Guan Qian*
Originalquelle *Shen Nong Ben Cao Jing* (Die Materia Medica des göttlichen Landmannes), vermutlich Östliche Han-Dynastie
Deutscher Name Brandschopfsamen
Botanischer Name *Celosia argentea* L.
Pharmazeutischer Name Celosiae Semen
Eigenschaften Bitter, kühl
Leitbahnen Leber

Chinesische therapeutische Wirkungen

Klärt Leber-Feuer und unterstützt die Augen

Augenerkrankungen: *Qing Xiang Zi* (Celosiae Semen) behandelt Augenerkrankungen, die durch nach oben ausschlagendes Leber-Feuer verursacht werden und durch folgende Symptome gekennzeichnet sind: Rötung, Schwellung und Schmerzen, Photophobie sowie übermäßiger Tränenfluss.

- Rötung, Schwellung und Augenschmerzen aufgrund von Leber-Feuer: *Qing Xiang Zi* kombiniert mit *Jue Ming Zi* (Cassiae Semen) und *Xia Ku Cao* (Prunellae Spica).

- Rötung, Schwellung und Augenschmerzen aufgrund von Wind-Hitze: *Mi Meng Hua* (Buddlejae Flos) und *Mu Zei* (Equiseti Hiemalis Herba) hinzufügen.
- Nachtblindheit: *Qing Xiang Zi* mit *Da Zao* (Jujubae Fructus) verwenden.

Klärt Leber-Feuer und senkt den Blutdruck

Bluthochdruck: Klinische Anwendung bei Kopfschmerzen, Ungeduld und geröteten Augen aufgrund von aufsteigendem Leber-*Yang* oder Leber-Feuer.

- Bluthochdruck aufgrund von Leber-Feuer: *Qing Xiang Zi* zusammen mit *Xia Ku Cao* (Prunellae Spica), *Gou Teng* (Uncariae Ramulus cum Uncis) und *Shi Jue Ming* (Haliotidis Concha) verwenden, um Leber-Feuer abzuleiten.
- Kopfschmerzen aufgrund von Leber-Feuer: Kombination mit *Jue Ming Zi* (Cassiae Semen), *Huang Qin* (Scutellariae Radix) und *Xia Ku Cao* (Prunellae Spica).
- Nasenbluten: Ein Dekokt aus *Qing Xiang Zi* von außen in die Nasenlöcher einführen.
- Augenerkrankungen aufgrund von Wind-Hitze: Kombination mit *Mi Meng Hua* (Buddlejae Flos) und *Mu Zei* (Equiseti Hiemalis Herba).

Dosierung

6–15 g im Dekokt. Die Höchstdosis von *Qing Xiang Zi* beträgt 20 g.

Sicherheitshinweise, Kontraindikationen

- Wegen seines kalten Temperaturverhaltens sollte *Qing Xiang Zi* mit Vorsicht bei Patienten eingesetzt werden, die entweder an Kälte und einem Mangel-Zustand von Milz und Magen, einem *Qi*- und/oder *Yang*-Mangel oder einem Nieren- und Leber-Mangel leiden.
- *Qing Xiang Zi* erweitert die Pupillen. Deshalb sollte es bei Patienten mit Pupillenerweiterung z.B. aufgrund eines Glaukoms mit Vorsicht eingesetzt werden.

Chemische Zusammensetzung

β-Sitosterol, Cholesterylpalmitat, 3,4-Dihydroxylbenzaldehyd, P-Hydroxylbenzoesäure, 3,4-Dihydroxylbenzoesäure, Nicotinsäure.[1]

Pharmakologische Wirkungen

- **Antihypertensiv**: *Qing Xiang Zi* hat eine moderate blutdrucksenkende Wirkung.[2]
- **Ophthalmologisch**: Ein Dekokt aus *Qing Xiang Zi* senkte den Augeninnendruck bei Kaninchen. Das Dekokt wurde sechs Tage lang einmal täglich verabreicht.[3]
- **Antibiotisch**: Ein Dekokt aus *Qing Xiang Zi* wirkte stark hemmend auf *Pseudomonas aeruginosa*.[4]

Referenzen

1. *Chang Yong Zhong Yao Cheng Fen Yu Yao Li Shou Ce* (A Handbook of the Composition and Pharmacology of Common Chinese Drugs), 1994; 1166
2. *Zhong Yao Xue* (Chinese Herbology), 1998; 135:136
3. *Yun Nan Zhong Yi Za Zhi* (Yunan Journal of Chinese Medicine), 1990; 11(1):30
4. *Zhong Yao Zhi* (Chinese Herbology Journal), 1984; 443

Rén Zhōng Bái

Urinae Hominis Sedimen

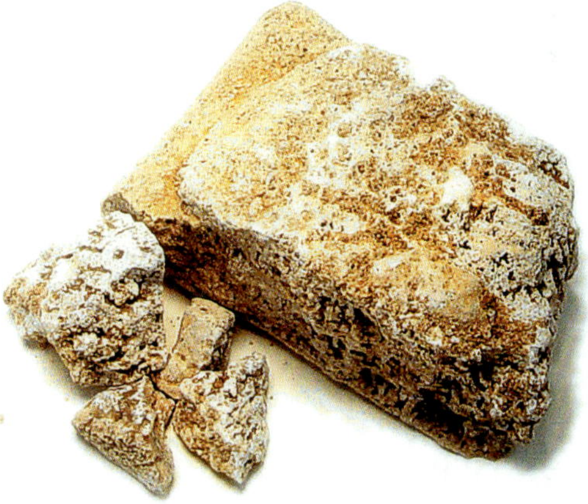

人中白

Pinyin-Name *Rén Zhōng Bái*
Wörtliche Übersetzung „Weißes im Inneren des Menschen“
Originalquelle *Shen Nong Ben Cao Jing* (Die Materia Medica des göttlichen Landmannes), vermutlich Östliche Han-Dynastie
Deutscher Name Menschliches Harnsediment
Zoologischer Name *Homo sapiens* L. (*Ren Niao*)
Pharmazeutischer Name Urinae Hominis Sedimen
Eigenschaften Salzig, neutral
Leitbahnen Leber, Niere, *San Jiao*, Blase

Chinesische therapeutische Wirkungen

Leitet Hitze und Feuer ab, reduziert Schwellungen, stoppt Blutungen

Ren Zhong Bai (Urinae Hominis Sedimen) wird bei verschiedenen Zuständen eingesetzt, die durch Hitze im Oberen, Mittleren und Unteren Erwärmer *(Jiao)* charakterisiert sind, beispielsweise für Blutungen, Wundheitsgefühl und Schmerzen im Rachen, Mund- und Zahnfleischgeschwüre, Ekzeme und Kopfschmerzen.

- Ödeme: *Ren Zhong Bai* als Einzelsubstanz anwenden.
- Nasenbluten: Kombination mit *She Xiang* (Moschus).
- Stirnkopfschmerz und Migräne: Kombination mit *Di Long* (Pheretima).

Dosierung

3–6 g.

Sicherheitshinweise, Kontraindikationen

Die Verwendung von *Ren Zhong Bai* ist kontraindiziert bei Patienten, die an Kälte und einem Mangel-Zustand von Milz und Magen leiden.

Chemische Zusammensetzung

Urea, Natriumchlorid, Phosphorsäure, Schwefelsäure, Harnsäure, Hippursäure, Urobilin und organische Salze.[1]

Referenzen

1. Dorland's Illustrated Medical Dictionary, 1994; 1781

Ruí Rén

Prinsepiae Nux

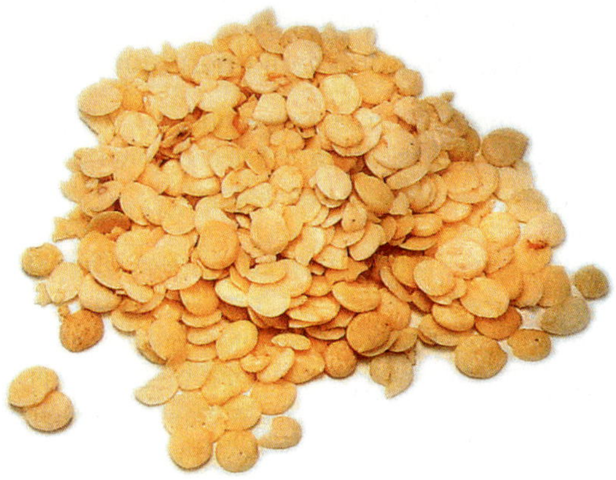

蕤仁

Pinyin-Name *Ruí Rén*
Andere chinesische Namen *Rui He, Rui Ren Rou, Rui Zi*
Deutscher Name Chinesische Dornkirschennüsschen
Botanischer Name *Prinsepia uniflora* Batal
Pharmazeutischer Name Prinsepiae Nux
Eigenschaften Süß, kühl
Leitbahnen Leber

Chinesische therapeutische Wirkungen

Zerstreut Wind, klärt Hitze, klärt die Leber und erhellt die Augen

Akute Konjunktivitis oder akute Keratitis: Akute Augenerkrankungen werden in der Regel durch Wind oder Hitze in der Leber-Leitbahn verursacht. *Rui Ren* (Prinsepiae Nux) behandelt sowohl akute als auch chronische Entzündungen. Es eignet sich jedoch nicht für die Behandlung von Augenerkrankungen, die aufgrund eines Leber- und Nieren-Mangels entstanden sind und sich in Sehschwäche oder verschwommenem Sehen äußern.

- Akute Konjunktivitis oder Keratitis: *Rui Ren* zusammen mit *Qian Li Guang* (Senecionis Scandentis Herba) und *Ma Bian Cao* (Verbenae Herba) verwenden und diese der Rezeptur *Long Dan Xie Gan Tang* (Gentianae Radix Dekokt, das die Leber entlastet) hinzufügen.

Dosierung

4,5–9 g im Dekokt.

Sicherheitshinweise, Kontraindikationen

Die Verwendung von *Rui Ren* ist kontraindiziert bei Patienten mit Augenerkrankungen, die durch einen Leber- und Nieren-Mangel entstanden sind.

Shí Gāo
Gypsum Fibrosum

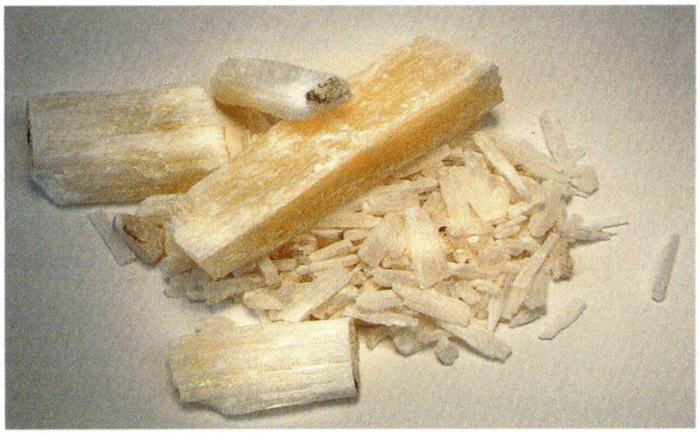

石膏

Pinyin-Name *Shí Gāo*
Wörtliche Übersetzung „Steinpaste"
Andere chinesische Namen *Ruan Shi Gao, Bai Hu*
Originalquelle *Shen Nong Ben Cao Jing* (Die Materia Medica des göttlichen Landmannes), vermutlich Östliche Han-Dynastie
Deutscher Name Mineralischer Gips
Pharmazeutischer Name Gypsum Fibrosum
Eigenschaften Scharf, süß, sehr kalt
Leitbahnen Lunge, Magen

Chinesische therapeutische Wirkungen

Klärt Hitze, leitet Feuer nach unten ab, lindert Reizbarkeit und löscht Durst

Fülle-Hitze in der Qi-(Energie-)Schicht: Im Gegensatz zu anderen Hitze klärenden Arzneidrogen, die eine trocknende Wirkung haben, leitet *Shi Gao* (Gypsum Fibrosum) Feuer ab, lindert Reizbarkeit und löscht Durst, ohne dabei die Körperflüssigkeiten zu trocknen. Es hilft effektiv bei Feuer in Lunge und Magen, das durch hohes Fieber, extremen Durst mit Verlangen nach kalten Getränken, starkes Schwitzen und einen kräftigen Puls gekennzeichnet ist. Dieser Zustand wird dem *Wei Qi Ying Xue Bian Zheng* (Differenzierung nach Abwehr-, *Qi*-, Nähr- und Blut-Schicht) zufolge auch als „Hitze in der *Qi*-(Energie-) Schicht" bezeichnet.

- Feuer in Lunge und Magen in der *Qi*-Schicht: *Shi Gao* zusammen mit *Zhi Mu* (Anemarrhenae Rhizoma) anwenden, um Hitze zu klären, Feuer abzuleiten und Trockenheit zu befeuchten. **Beispiel-Rezeptur**: *Bai Hu Tang* (Weißer Tiger Dekokt).
- Äußere Wind-Kälte und innere Hitze: *Ma Huang* (Ephedrae Herba) und *Gui Zhi* (Cinnamomi Ramulus) hinzufügen. **Beispiel-Rezeptur**: *Da Qing Long Tang* (Größeres Blaugrüner Drachen Dekokt).
- Fülle-Hitze in der *Qi*-(Energie-) und *Xue*-(Blut-) Schicht mit anhaltend hohem Fieber und Hautflecken: Kombination mit *Mu Dan Pi* (Moutan Cortex), *Di Huang* (Rehmanniae Radix) und *Xuan Shen* (Scrophulariae Radix).
- Exzessive Hitze mit *Qi*-Mangel: in Kombination mit *Ren Shen* (Ginseng Radix et Rhizoma). **Beispiel-Rezeptur**: *Bai Hu Jia Ren Shen Tang* (Weißer Tiger Dekokt mit Ginseng Radix et Rhizoma).
- Exzessive Hitze mit *Qi*- und *Yin*-Mangel: zusammen mit *Ren Shen* (Ginseng Radix et Rhizoma) und *Mai Dong* (Radix Ophiopogonis) verwenden. **Beispiel-Rezeptur**: *Zhu Ye Shi Gao Tang* (Lophatheri Herba, Tamaricis Cacumen und Arctii Fructus Dekokt).
- Toxische Hitze mit Infektion: Kombination mit *Huang Lian* (Coptidis Rhizoma), *Huang Qin* (Scutellariae Radix) und *Huang Bo* (Phellodendri Cortex). **Beispiel-Rezeptur**: *San Huang Shi Gao Tang* (Dreimal Gelb und Gypsum Fibrosum Dekokt).
- Influenza, epidemische Poliomyelitis, epidemische B-Enzephalitis mit Schüttelfrost und Fieber, Kopfschmerzen, Reizbarkeit, Mundtrockenheit, Schlaflosigkeit und in schweren Fällen Blutungen: *Huang Lian* (Coptidis Rhizoma), *Zhi Zi* (Gardeniae Fructus), *Mu Dan Pi* (Moutan Cortex), *Chi Shao* (Paeoniae Radix Rubra) und *Zhi Mu* (Anemarrhenae Rhizoma) hinzufügen. **Beispiel-Rezeptur**: *Qing Wen Bai Du Yin* (Dekokt, das Epidemien beseitigt und Toxine überwältigt).

Klärt Hitze in der Lunge

Fülle-Hitze in der Lunge: Obwohl *Shi Gao* weder Kurzatmigkeit noch Husten lindert, ist es unverzichtbar bei der Behandlung von Atemwegserkrankungen, wenn diese durch einen Hitzeangriff auf die Lunge ausgelöst werden. Es reduziert Hitze in der Lunge und stellt die aufsteigende und absteigende Funktion der Lunge wieder her, die durch die Hitze beeinträchtigt wurde. Klinische Manifestationen sind Husten, Kurzatmigkeit, Keuchatmung, Durst, gelber Schleim, rotes Gesicht, ein schneller, kräftiger Puls und eine rote Zunge. Hitze und Toxine in der Lunge ähneln aus schulmedizinischer Sicht Symptomen, die bei akuter Bronchitis, Pneumonie und pulmonalen Abszessen auftreten.

- Keuchatmung und Dyspnoe durch Hitze in der Lunge: *Ma Huang* (Ephedrae Herba) und *Ku Xing Ren* (Armeniacae Semen) hinzufügen. **Beispiel-Rezeptur**: *Ma Xing Gan Shi Tang* (Ephedrae Herba, Armeniacae Semen, Gypsum Fibrosum und in Honig gebratene Glycyrrhizae Radix Dekokt).
- Hitze und Toxine in der Lunge: Kombination mit *Jin Yin Hua* (Lonicerae Flos), *Huang Qin* (Scutellariae Radix) und *Yu Xing Cao* (Houttuyniae Herba).

Klärt Hitze im Magen und in der Magen-Leitbahn

Magen-Hitze: Wenn Hitze den Magen angreift, kommt es zu rebellierendem oder gegenläufigem Magen-*Qi*, was zu Übelkeit und Erbrechen führt. Hitze kann auch die Magen-Leitbahn angreifen und unterschiedliche Störungen entlang des Leitbahnverlaufs verursachen wie z.B. Kopfschmerzen, Schmerzen in der Augenhöhle, Zahnschmerzen, Mundgeschwüre, Zahnfleischschwellungen und -schmerzen, Stomatitis, Geschwüre und ähnliche, durch Hitze verursachte Erkrankungen.

- Übelkeit und Erbrechen: zusammen *Ban Xia* (Pinelliae Rhizoma) und *Zhu Ru* (Bambusae Caulis in Taeniam) verwenden.
- Hitze greift die Magen-Leitbahn an: zusammen mit *Di Huang* (Rehmanniae Radix), *Zhi Mu* (Anemarrhenae Rhizoma) und *Niu Xi* (Achyranthis Radix). **Beispiel-Rezeptur**: *Yu Nu Jian* (Jade-Frau Dekokt).

Klärt Hitze und fördert die Heilung von Wunden, Verbrennungen und Ekzemen

Die kalzinierte Form von *Shi Gao* ist hervorragend geeignet, um Hitze zu klären, Nekrosen zu behandeln und die Neubildung von Gewebe zu fördern. Als lokale Anwendung fördert es die Wundheilung, indem es Schwellungen und Blutungen reduziert. Es kann sowohl äußerlich als auch innerlich eingesetzt werden.

- Wunden, Verbrennungen und Ekzeme: Einzelverwendung von kalziniertem *Shi Gao* oder zusammen mit *Qing Dai* (Indigo Naturalis) und *Huang Bo* (Phellodendri Cortex).

Dosierung

15–60 g. Die maximale Dosis beträgt 100 g. Bei oraler Verabreichung wird unverarbeitetes *Shi Gao* verwendet. Es sollte zu feinem Pulver zerstoßen werden, wenn es im Dekokt verwendet wird. Außerdem sollte es 20 bis 30 Minuten vor Zugabe der anderen Arzneidrogen gekocht werden, da es sich um eine mineralische Substanz mit geringer Löslichkeit handelt. *Shi Gao* wird in der Regel höher dosiert als die anderen Arzneien. Die Dosierung muss jedoch bei oraler Einnahme reduziert werden, wenn es in Pulverform eingenommen wird, da die Löslichkeit im Dekokt kein Problem darstellt. Als lokale Anwendung sollte für eine bessere Wundheilung kalziniertes *Shi Gao* eingesetzt werden.

Sicherheitshinweise, Kontraindikationen

- *Shi Gao* ist bei Patienten mit einem *Qi*-, *Yin*- sowie einem Milz-*Yang*-Mangel, Mangel-Kälte im Magen oder Fieber aufgrund eines *Yin*-Mangels kontraindiziert.
- Aufgrund seines kalten Temperaturverhaltens sollte *Shi Gao* nicht über längere Zeit verwendet werden. Sobald die gewünschte Wirkung erzielt ist, sollte es abgesetzt werden.

Chemische Zusammensetzung

($CaSO_4 + 2\ H_2O$), CaO, SO_3, Al, Mg, Fe, Mn, Zn, Cu.[1]

Pharmakologische Wirkungen

- **Fiebersenkend**: *Shi Gao* besitzt eine milde fiebersenkende, jedoch keine schweißtreibende Wirkung. Die fiebersenkende Funktion von *Shi Gao* zeichnet sich dadurch aus, dass die Wirkung schnell einsetzt, jedoch nur von kurzer Dauer ist. Im Vergleich dazu setzt die Wirkung von *Zhi Mu* (Anemarrhenae Rhizoma) viel langsamer ein, hält aber wesentlich länger an. Daher wirken diese beiden Substanzen synergistisch und werden häufig miteinander kombiniert. **Beispiel-Rezeptur**: *Bai Hu Tang* (Weißer Tiger Dekokt).[2]
- **Immunstimulierend**: *Shi Gao* stimuliert das Immunsystem und steigert die Phagozytoseaktivität der Makrophagen. Es wirkt jedoch nicht direkt hemmend auf Viren und Bakterien.[3]
- **Heilende Wirkung auf Gewebe**: Die lokale Anwendung von *Shi Gao* verkürzt bei Kaninchen die Genesungsdauer bei Knochenfrakturen.[4]
- **Weitere Wirkungen**: Es konnte nachgewiesen werden, dass *Shi Gao* bei Labormäusen die Passage von Gallensaft fördert, die Gerinnungszeit verkürzt, das Wasser-

lassen fördert und die spontane Aufnahme von Wasser (Durst) reduziert.[5]

Klinische und wissenschaftliche Studien

- **Osteoarthrosis deformans endemica**: Über 600 Patienten mit Osteoarthrosis deformans endemica in der chinesischen Shanxi-Provinz wurden zweimal täglich mit 1–3 g *Shi Gao* (zu feinem Pulver vermahlen) pro oraler Gabe behandelt. Die Studie zeigte eine Wirksamkeitsrate von ca. 80%.[6]
- **Akute Entzündung**: 126 Patienten mit akuter Lymphadenitis, Zellulitis oder Erysipel wurden mit einer Arzneirezeptur für die äußere Anwendung behandelt (bestehend aus drei Teilen *Shi Gao* und einem Teil chinesischem Holzöl). Die Studie schloss Patienten mit Abszessen und Geschwüren aus. Die Resultate waren zufriedenstellend.[7]
- **Verbrennungen**: 53 Patienten mit Verbrennungen wurden mit einem Pulver aus *Shi Gao* behandelt, das auf die betroffene Hautregion gestreut wurde. Die Studie berichtet über eine geringere Sekretion, weniger Infektionen sowie eine kürzere Heilungsdauer.[8]
- **Akute Verstauchung**: 15 Patienten mit akuten Verstauchungen wurden mit guten Resultaten mit einer äußerlich aufgetragenen Paste (frische Radieschen gemischt mit einem Pulver aus *Shi Gao)* behandelt.[9]
- **Fieber**: 200 Patienten mit hohem Fieber wurden mit einem Dekokt [120 g *Shi Gao*, 3 g *Ma Huang* (Ephedrae Herba) und 3 g *Gui Zhi* (Cinnamomi Ramulus)] behandelt. Die Studie zeigte, dass bei 181 von 200 Patienten das Fieber zurückging.[10]
- **Fieber aufgrund von Erkältung oder Influenza**: 15 Patienten wurden mit einem Dekokt [je 30 g *Shi Gao* und *Ban LanGen* (Isatidis Radix)] mit gutem Ergebnis behandelt.[11]
- **Lobärpneumonie**: Einem Bericht zufolge wurden neun Patienten mit Lobärpneumonie mit *Bai Hu Tang* (Weißer Tiger Dekokt) behandelt. Die Ergebnisse waren exzellent.[12]

Toxikologie

Shi Gao weist eine sehr geringe Toxizität auf. Bei Dosierungen bis zu 250 g wurden bei Menschen keine signifikanten Nebenwirkungen festgestellt.[13]

Ergänzung

煅石膏/煅石膏 *Duàn Shí Gāo* (Gypsum Fibrosum Praeparatum) ist die kalzinierte Form und eignet sich hervorragend, um Hitze zu klären, Nekrosen zu behandeln und die Bildung von neuem Gewebe zu fördern. Es wird normalerweise äußerlich angewendet, um Schwellungen und Blutungen zu reduzieren. *Duan Shi Gao* wird in der Regel nicht für die orale Einnahme verschrieben, weil es in dieser Form seine Eigenschaften, Hitze zu klären und Feuer abzuleiten, großenteils einbüßt. Außerdem wirkt *Duan Shi Gao* adstringierend, kann daher Stagnation und Stase im Mittleren *Jiao* (Mittlerer Erwärmer) verursachen und auf diese Weise Milz und Magen verletzen. Unverarbeitetes *Shi Gao* wird demnach für die orale Einnahme im Dekokt verwendet, kalziniertes *Shi Gao* in Pulverform für die lokale Anwendung.

Kommentar der Autoren

Shi Gao und *Han Shui Shi* (Mirabilite) treten beide in die Lunge und den Magen ein, klären Hitze und leiten Feuer ab. *Shi Gao* klärt wirkungsvoller Hitze aus der *Wei*-(Abwehr-) und *Qi*-(Energie-)Schicht. *Han Shui Shi* leitet wirksamer Fülle-Hitze aus der *Xue*-(Blut-)Schicht ab.

Frauen leiden nach der Geburt im Allgemeinen an Mangel-Zuständen und Kälte. Trotzdem kann *Shi Gao* verwendet werden, solange die Diagnose „Hitze in der *Qi*-(Energie-) Schicht" oder „Hitze in der Lunge und im Magen" vorliegt. Das gleiche Prinzip gilt für Patienten, die sich von einer fiebrigen Erkrankung erholen. Der Schlüssel zum Therapieerfolg ist die Kombination von *Shi Gao* mit stärkenden Arzneien wie *Ren Shen* (Ginseng Radix et Rhizoma) oder *Mai Dong* (Ophiopogonis Radix), wodurch gleichzeitig Hitze geklärt und der Körper gekräftigt werden.

Nach Dr. Zhang Xiao-Ping reduziert die Kombination von *Shi Gao* und *Zhi Mu* (Anemarrhenae Rhizoma) ausgezeichnet die Blutzuckerwerte bei der Behandlung von Diabetes mellitus. Diese beiden Substanzen sind besonders bei Diabetes-Patienten wirksam, bei denen ein *Qi*- oder *Yin*-Mangel zugrunde liegt. Es ist jedoch zu berücksichtigen, dass eine hohe Dosierung manchmal zu einer Hypoglykämie führt.

Dr. Zhang Xiao-Ping führt weiter an, dass bei Patienten mit Hyperthyreose die Kombination von *Shi Gao* und *Zhi Zi* (Gardeniae Fructus) sehr gut Leber- und Herz-Feuer ableitet.

Laut Dr. Shen Yen-Nan lässt sich Feuer in spezifischen Organen wirkungsvoll mit bestimmten Schlüsselarzneien ableiten:

Lungen-Feuer	*Huang Qin* (Scutellariae Radix) und *Sang Bai Pi* (Mori Cortex)
Herz-Feuer	*Huang Lian* (Coptidis Rhizoma)
Magen-Feuer	*Shi Gao* (Gypsum Fibrosum)
Leber-Feuer	*Zhi Zi* (Gardeniae Fructus)
Nieren-Feuer	*Zhi Mu* (Anemarrhenae Rhizoma)

Referenzen

1. *Xian Dai Zhong Yao Yao Li Xue* (Contemporary Pharmacology of Chinese Herbs), 1997; 284–285
2. *Zhong Yao Xue* (Chinese Herbology), 1998, 115:119
3. Ibid.
4. Ibid.
5. Ibid.
6. *Shan Xi Yi Yao* (Shanxi Medicine and Herbology), 1973; 4:17
7. *Zhong Hua Wai Ke Za Zhi* (Chinese Journal of External Medicine), 1960; 4:366
8. *Fu Jian Zhong Yi Yao* (Fujian Chinese Medicine and Herbology), 1960; 6:21
9. Ibid., 1981; 4:5
10. *Xin Zhong Yi* (New Chinese Medicine), 1980; 6:28
11. Ibid., 3:26
12. *Shang Hai Zhong Yi Yao Za Zhi* (Shanghai Journal of Chinese Medicine and Herbology), 1957; 4:23
13. *Chang Yong Zhong Yao Xian Dai Yan Jiu Yu Lin Chuang* (Recent Study and Clinical Application of Common Traditional Chinese Medicine), 1995; 57:60

Shí Lián Zǐ

Sinocrassulae Indicae Herba

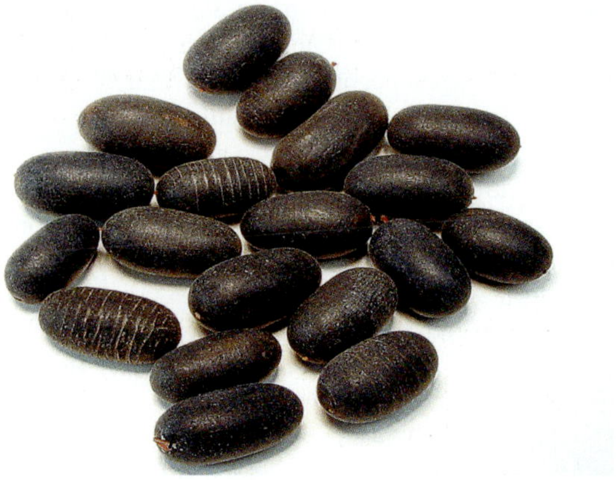

石蓮子 石莲子

Pinyin-Name *Shí Lián Zǐ*
Wörtliche Übersetzung „Steinlotussamen"
Botanischer Name *Sinocrassula indica*
Pharmazeutischer Name Sinocrassulae Indicae Herba
Eigenschaften Bitter, kalt
Leitbahnen Dickdarm, Blase, Magen

Chinesische therapeutische Wirkungen

Klärt Hitze

Shi Lian Zi (Sinocrassulae Indicae Herba) ist ein Arzneimittel mit kaltem Temperaturverhalten, das Hitze aus Dickdarm, Blase und Magen klärt.

- Chronische Dysenterie: *Shi Lian Zi* zusammen mit *Feng Wei Cao* (Pteris Herba), *Huang Lian* (Coptidis Rhizoma), *Bai Tou Weng* (Pulsatillae Radix), *Huang Bo* (Phellodendri Cortex) und *Bai Shao* (Paeoniae Radix Alba) verwenden.
- Chronisch trüber Urin: Kombination mit *Shui Ding Xiang* (Ludwigiae Prostratae Herba) und *Ya She Huang* (Lippiae Herba).
- Übelkeit, Schluckauf und Erbrechen aufgrund von gegenläufigem Magen-*Qi*: mit *Xuan Fu Hua* (Inulae Flos), *Ban Xia* (Pinelliae Rhizoma), *Sheng Jiang* (Zingiberis Rhizoma Recens) und *Zhe Shi* (Haematitum) kombinieren.

Dosierung

3–12 g im Dekokt.

Tiān Huā Fěn

Trichosanthis Radix

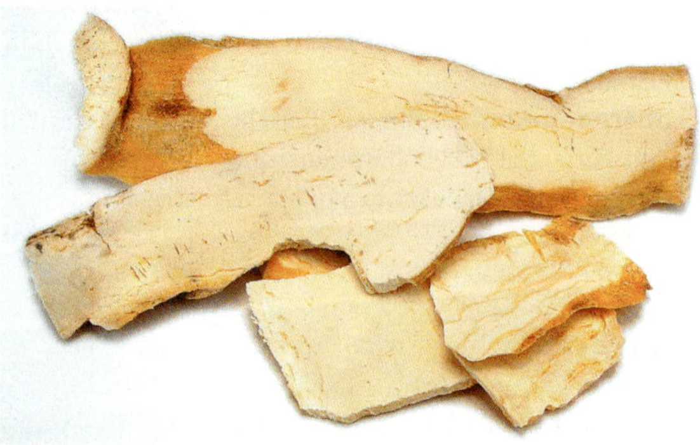

天花粉

Pinyin-Name *Tiān Huā Fěn*
Wörtliche Übersetzung „Himmlisches Blumenpulver"
Andere chinesische Namen *Hua Fen, Gua Lou Gen*

Originalquelle *Shen Nong Ben Cao Jing* (Die Materia Medica des göttlichen Landmannes), vermutlich Östliche Han-Dynastie
Deutscher Name Schlangenkürbiswurzel
Botanischer Name *Trichosanthes kirilowii* Maxim. (*Gua Lou*); *Trichosanthes japonica* Regel (*Ri Ben Gua Lou*)
Pharmazeutischer Name Trichosanthis Radix
Eigenschaften Bitter, etwas süß, kalt
Leitbahnen Lunge, Magen

Chinesische therapeutische Wirkungen

Klärt Hitze und erzeugt Körpersäfte

Hitze verletzt Yin bzw. Körpersäfte: *Tian Hua Fen* (Trichosanthis Radix) befeuchtet effektiv die Lunge und leitet wirkungsvoll Magen-Feuer aus. Bleibt innere Hitze unbehandelt, kann dies zu Trockenheit führen oder das *Yin* schädigen. Schlüsselzeichen für diesen Zustand sind Reizbarkeit, Trockenheit der Lippen, des Mundes und der Zunge sowie Durst mit Verlangen nach kalten Getränken. Diese Arznei ist unverzichtbar bei der Behandlung von Patienten, die an *Xiao Ke* (Auszehrung und Dürsten) leiden.

- Hitze und Trockenheit in Lunge und Magen: *Tian Hua Fen* mit *Mai Dong* (Ophiopogonis Radix), *Zhi Mu* (Anemarrhenae Rhizoma) und *Wu Wei Zi* (Schisandrae Fructus) kombinieren. Diese Arzneien werden häufig eingesetzt, um exzessiven Durst und gesteigerte Wasseraufnahme aufgrund eines oberen *Xiao-Ke*-Syndroms (Auszehrung und Dürsten) zu behandeln. **Beispiel-Rezeptur**: *Sha Shen Mai Dong Tang* (Adenophorae seu Glehniae Radix und Ophiopogonis Tuber Dekokt).
- Hitze und Trockenheit greifen die Lunge an mit Husten und dickem, klebrigem Sputum, das schwierig abzuhusten ist: *Tian Hua Fen* zusammen mit *Chuan Bei Mu* (Fritillariae Cirrhosae Bulbus) und *Sang Bai Pi* (Mori Cortex) verwenden.
- Trockenheit mit Reizbarkeit: Kombination mit *Shi Hu* (Dendrobii Caulis), *Yu Zhu* (Polygonati Odorati Rhizoma) und *Mai Dong* (Ophiopogonis Radix).
- *Xiao Ke* (Auszehrung und Dürsten), Diabetes mellitus, Diabetes insipidus, Hyperthyreose: *Tian Hua Fen* zusammen mit *Di Huang* (Rehmanniae Radix), *Shi Gao* (Gypsum Fibrosum) *Zhi Mu* (Anemarrhenae Rhizoma), *Shan Yao* (Dioscoreae Rhizoma) und *Wu Wei Zi* (Schisandrae Fructus) verwenden.

Klärt Hitze, leitet Eiter ab

Karbunkel, Abszesse und Geschwüre: Rötung, Schwellung und Schmerzen mit Eiterbildung sind Zeichen einer Akkumulation von toxischer Hitze. *Tian Hua Fen* behandelt sehr wirksam Brustabszesse. Es wird sowohl äußerlich als auch innerlich bei Krankheiten verwendet, die durch toxische Hitze charakterisiert sind.

- Hautabszesse und Geschwüre: *Tian Hua Fen* zusammen mit *Jin Yin Hua* (Lonicerae Flos), *Chuan Bei Mu* (Fritillariae Cirrhosae Bulbus) und *Zao Jiao Ci* (Gleditsiae Spina) verwenden. **Beispiel-Rezeptur**: *Zhen Ren Huo Ming Yin* (Dekokt des Wahren Menschen zur Wiederbelebung).
- Abszesse ohne Geschwüre oder Nekrose: Für die lokale Anwendung *Tian Hua Fen* in Kombination mit *Chi Xiao Dou* (Phaseoli Semen) und Essig verwenden.
- Brustabszesse: *Ru Xiang* (Olibanum), *Gua Lou* (Trichosanthis Fructus), *Bai Zhi* (Angelicae Dahuricae Radix), *Zhe Bei Mu* (Fritillariae Thunbergii Bulbus) und *Pu Gong Ying* (Taraxaci Herba) hinzufügen.
- Schwellung und Schmerzen bei äußeren Verletzungen: *Tian Hua Fen* mit Blut bewegenden Arzneidrogen wie *Ru Xiang* (Olibanum) einsetzen. **Beispiel-Rezeptur**: *Fu Yuan Huo Xue Tang* (Dekokt, das die Gesundheit wiederherstellt, indem es das Blut belebt).

Dosierung

10–15 g. Die Höchstdosis von *Tian Hua Fen* beträgt 30 g. Es kann sowohl in Dekokten als auch lokal als Pulver verwendet werden.

Sicherheitshinweise, Kontraindikationen

- Wegen seines kalten Temperaturverhaltens sollte *Tian Hua Fen* mit Vorsicht bei Patienten eingesetzt werden, die an Kälte und einem Mangel-Zustand von Milz und Magen leiden.
- Die Verwendung von *Tian Hua Fen* ist während der Schwangerschaft kontraindiziert, weil es die Gefahr einer Fehlgeburt erhöht.
- Die gleichzeitige Verwendung von *Tian Hua Fen* und *Zhi Chuan Wu* (Aconiti Radix Praeparata), *Zhi Cao Wu* (Aconiti Kusnezoffii Radix Praeparata) oder *Fu Zi* (Aconiti Radix Lateralis Praeparata) ist kontraindiziert.
- Häufige Nebenwirkungen von *Tian Hua Fen* können Fieber, Kopfschmerzen, Dermatitis, Halsschmerzen und Muskelsteifigkeit sein. Seltene Nebenwirkungen sind Schwellungen, niedriger Blutdruck, Arrhythmien sowie Leber- oder Milzblutungen.[1, 2, 3]

Chemische Zusammensetzung

Trichosanthin, Stigmasterol, α-Spinasterol, Stärke, Aminosäuren.[4]

Pharmakologische Wirkungen

- **Abort auslösend**: Mit *Tian Hua Fen* wird in China ein Schwangerschaftsabbruch assoziiert. Vermutlich wirkt *Tian Hua Fen* direkt auf die plazentalen Villi und Trophozyten, was zu Nekrose und Zelltod führt. *Tian Hua Fen* stimuliert außerdem die glatte Muskulatur des Uterus und löst dadurch Kontraktionen aus.[5, 6]
- **Antineoplastisch**: Die Verwendung von *Tian Hua Fen* zeigte gute Resultate bei der Behandlung von Trophoblastentumoren und wirkte außerdem bei Mäusen mit Leberkarzinom und Aszites. Bei der Behandlung anderer Tumorarten wirkte es nicht.[7]
- **Hyperglykämisch**: Die Verabreichung von *Tian Hua Fen* erhöhte den Blutzuckerspiegel bei Kaninchen, besonders bei Versuchstieren, die nicht gefüttert wurden.[8]
- **Antibiotisch**: *Tian Hua Fen* hemmt die Aktivität von betahämolysierenden Streptokokken, *Diplococcus pneumoniae* und *Bacillus diphtheriae*. In vitro hemmt es darüber hinaus die Replikation des HI-Virus.[9, 10, 11]

Klinische und wissenschaftliche Studien

- **Schwangerschaftsabbruch**: Ein Präparat aus *Tian Hua Fen* wurde in Shanghai bei circa 10000 Frauen, die einen Schwangerschaftsabbruch vornehmen lassen wollten, intramuskulär bzw. in das Amnion injiziert. 97% der Schwangerschaften wurden auf diese Weise beendet. In einigen Fällen dauerte es bis zu 150 Stunden nach der Injektion mit *Tian Hua Fen*, bis der Abort eintrat. Einige Patientinnen litten an Blutungen und allergischen Reaktionen. Die Injektion mit *Tian Hua Fen* in das Amnion war wirksamer und rief weniger Nebenwirkungen hervor als die intramuskuläre Injektion. Die behandelten Frauen hatten später keine Schwierigkeiten, wieder schwanger zu werden. Es zeigte sich jedoch, dass eine überdurchschnittlich hohe Anzahl von Frühgeburten auftrat. Blutuntersuchungen zeigten, dass bei den Patientinnen noch bis zu sechs Jahre nach der Behandlung Spuren von *Tian Hua Fen* nachzuweisen waren.[12]
- **Schwangerschaftsabbruch**: *Tian Hua Fen* wurde bei Molenschwangerschaften, Chorionepitheliom und ektopischer Schwangerschaft erfolgreich intramuskulär injiziert.[13]

Toxikologie

Eine mäßige Überdosierung von *Tian Hua Fen* (drei- bis sechsfache Dosis für einen Erwachsenen) kann bei Hunden zu Lethargie, Energiemangel, Appetitlosigkeit und einer Beeinträchtigung der Herz-, Leber,- und Nierenfunktion führen. Eine massive Überdosierung (neun- bis zwölffache Dosis für einen Erwachsenen) führte bei einer Einnahme über einen Zeitraum von zwei bis drei Wochen zu Arrhythmien, Nekrose von Leber- und Nierengewebe und zum Tod.[14]

Kommentar der Autoren

Tian Hua Fen wird häufig in Rezepturen zur Behandlung von Diabetes mellitus verwendet. Moderne pharmakologische Untersuchungen haben ergeben, dass *Tian Hua Fen* nicht antidiabetisch wirkt, sondern zu einer Hyperglykämie beitragen kann. Für dieses Paradoxon gibt es zwei Erklärungen:

Diabetes wird häufig als *Xiao Ke* (Auszehrung und Dürsten) diagnostiziert und behandelt, trotzdem gibt es unterschiedliche Aspekte. Die Diagnose „Diabetes mellitus“ wird durch den hohen Blutzuckerspiegel bestätigt. Die Diagnose eines *Xiao-Ke*-Syndroms (Auszehrung und Dürsten) setzt sich jedoch aus Polyurie, Polydipsie und Polyphagie zusammen. Es sind also zwei unterschiedliche Diagnosen. *Tian Hua Fen* behandelt Diabetes nicht direkt, sondern behandelt den *Yin*-Mangel, der sowohl bei Diabetes als auch bei *Xiao Ke* (Auszehrung und Dürsten) vorhanden ist.

Die Wirkung einer Einzelarznei unterscheidet sich von der einer Arzneirezeptur. *Tian Hua Fen* senkt den Blutzuckerspiegel zwar nicht direkt, leistet aber einen Beitrag zu der übergreifenden Behandlung von Diabetes mellitus, indem es Symptome und Komplikationen lindert.

Tian Hua Fen, *Tian Dong* (Asparagi Radix) und *Mai Dong* (Ophiopogonis Radix) haben zahlreiche, einander ähnelnde Funktionen, um das *Yin* anzureichern und die Bildung von Flüssigkeiten zu fördern. *Tian Hua Fen* behandelt durch Hitze verursachte Trockenheit. *Tian Dong* behandelt Mangel-Feuer aufgrund eines Nieren-*Yin*-Mangels mit mäßigem Fieber, Nachtschweiß und nächtlichen Emissionen. *Mai Dong* behandelt Mangel-Feuer aufgrund eines Herz-*Yin*-Mangels, das durch Hitze in der *Ying*-(Nähr-) Schicht entstanden ist.

Dr. Hu Qing-Shan hat chronische myeloische Leukämie (CML) erfolgreich mit folgender Rezeptur behandelt: *Tian Hua Fen* 40%, *Qing Dai* (Indigo Naturalis) 40%, *Niu Huang* (Bovis Calculus) 10% und *Lu Hui* (Aloe) 10%. Davon werden zweimal täglich 1,5 g eingenommen.

Referenzen

1. *Zhong Hua Yi Xue Za Zhi* (Chinese Journal of Medicine), 1976; (4):215
2. *Zhong Yao Yao Li Yu Ying Yong* (Pharmacology and Applications of Chinese Herbs), 1983: 149
3. *Zhong Xi Yi Jie He Za Zhi* (Journal of Integrated Chinese and Western Medicine), 1988; 8(8):461
4. *Xian Dai Zhong Yao Yao Li Xue* (Contemporary Pharmacology of Chinese Herbs), 1997; 289
5. *Wu Han Yi Xue Yuan Xue Bao* (Journal of Wuhan University School of Medicine), 1978; 19
6. Ibid., 1975(1):79

7. *Di Er Jun Yi Da Xue Xue Bao* (Journal of Second Military University of Medicine), 1980; (2):9
8. *Zhong Yao Xue* (Chinese Herbology), 1998; 123:125
9. *Zhong Yao Yao Li Yu Ying Yong* (Pharmacology and Applications of Chinese Herbs), 1983:149
10. AIDS, 1991; 5:865
11. Proc Natl Acad Sci, 1991; 88(15):6570
12. *Zhong Yao Yao Li Yu Ying Yong* (Pharmacology and Applications of Chinese Herbs), 1983
13. *Xin Yi Yao Xue Za Zhi* (New Journal of Medicine and Herbology), 1977; 10:45
14. *Chang Yong Zhong Yao Cheng Fen Yu Yao Li Shou Ce* (A Handbook of the Composition and Pharmacology of Common Chinese Drugs), 1994; 471:482

Wū Lóng Chá

Camelliae Fermentata Folium

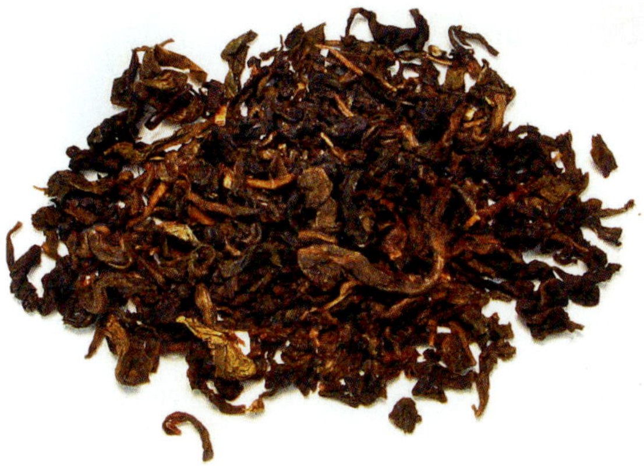

烏龍茶 乌龙茶

Pinyin-Name *Wū Lóng Chá*
Deutscher Name Oolong-Tee
Botanischer Name *Camellia Sinensis* L. Kuntze (*Cha*)
Pharmazeutischer Name Camelliae Fermentata Folium
Eigenschaften Bitter, süß, kühl
Leitbahnen Herz, Lunge, Magen, Dünndarm

Chinesische therapeutische Wirkungen

Klärt Hitze und entgiftet

Leichte Lebensmittelvergiftung: *Wu Long Cha* (Camelliae Fermentata Folium) enthält Gerbsäure, die die Verbreitung von Bakterien hemmt und dadurch geringfügig schädliche, in Nahrungsmitteln häufig vorhandene Toxine neutralisiert. Daher kann der Konsum von Tee dazu beitragen, Bakterien und Toxine zu eliminieren, die sonst unterschiedliche Erkrankungen (in der Regel Lebensmittelvergiftungen) verursachen.

- Diarrhö mit Bauchschmerzen: *Wu Long Cha* mit *Huo Xiang* (Agastaches Herba), *Huang Lian* (Coptidis Rhizoma), *Huang Qin* (Scutellariae Radix), *Ge Gen* (Puerariae Radix Lobatae), *Pei Lan* (Eupatorii Herba) und *Da Suan* (Alli Sativi Bulbus) kombinieren.
- Erbrechen: Kombination mit *Feng Wei Cao* (Pteris Herba), *Ban Xia* (Pinelliae Rhizoma), *Huang Qin* (Scutellariae Radix) und *Huang Lian* (Coptidis Rhizoma).

Fördert die Diurese

Ödeme: *Wu Long Cha* fördert die Harnausscheidung und behandelt auf diese Weise Ödeme.

- Ödeme: *Wu Long Cha* zusammen mit *Fang Ji* (Stephaniae Tetrandrae Radix), *Huang Qi* (Astragali Radix), *Bai Zhu* (Atractylodis Macrocephalae Rhizoma) und *Fu Ling* (Poria) verwenden.

Belebt Shen (Geist), klärt den Kopf und erhellt die Augen

Abgeschlagenheit: *Wu Long Cha* verbessert die Aufmerksamkeit und lindert Erschöpfung und Schwäche. Darüber hinaus hilft es einem verkümmerten *Shen* (Geist) sowie bei Schwindel, Hypersomnie, Schweregefühl des Körpers sowie Konzentrationsstörungen.

- Abgeschlagenheit: Kombination mit *Xi Yang Shen* (Panacis Quinquefolii Radix), *Ci Wu Jia* (Acanthopanacis Senticosi Radix), *Huang Qi* (Astragali Radix) und *Wu Wei Zi* (Schisandrae Fructus).

Kater: *Wu Long Cha* behandelt Kater und Alkoholvergiftung.

- Kater: *Wu Long Cha* zusammen mit *Ge Hua* (Puerariae Flos) verwenden.

Fördert den Abbau von Fetten

Verzehr von fetten Speisen: *Wu Long Cha* fördert die Verdauung und vermindert die Resorption von Ölen und Fetten im Körper. Deshalb ist es in vielen Kulturen üblich, nach den Mahlzeiten eine Tasse Tee zu trinken. Aufgrund des Fermentierungsprozesses sind die verarbeiteten Tees wie Oolong-, Pu-er- und schwarzer Tee insgesamt effektiver als grüner Tee.

- Nahrungsmittel-Stagnation: Kombination mit *Shen Qu* (Massa Medicata Fermentata), *Shan Zha* (Crataegi Fructus) und *Mai Ya* (Hordei Fructus Germinatus).

- Übermäßiger Verzehr von fetten Speisen: Kombination mit *Chai Hu* (Bupleuri Radix), *Da Huang* (Rhei Radix et Rhizoma), *Zhi Shi* (Aurantii Fructus Immaturus), *Yin Chen* (Artemisiae Scopariae Herba), *Bai Shao* (Paeoniae Radix Alba), *Ban Xia* (Pinelliae Rhizoma) und *Huang Qin* (Scutellariae Radix).

Dosierung

3–12 g im Dekokt.

Sicherheitshinweise, Kontraindikationen

- *Wu Long Cha* sollte mit Vorsicht bei Patienten mit einem Mangel-Zustand von Milz und Magen angewendet werden. Es sollte nicht auf nüchternen Magen getrunken werden.
- Patienten mit einer schwachen Verdauung sollten sich eher für einen fermentierten oder verarbeiteten Tee wie Oolong- oder schwarzen Tee als für unverarbeiteten grünen Tee entscheiden.

Xī Guā

Citrulli Fructus

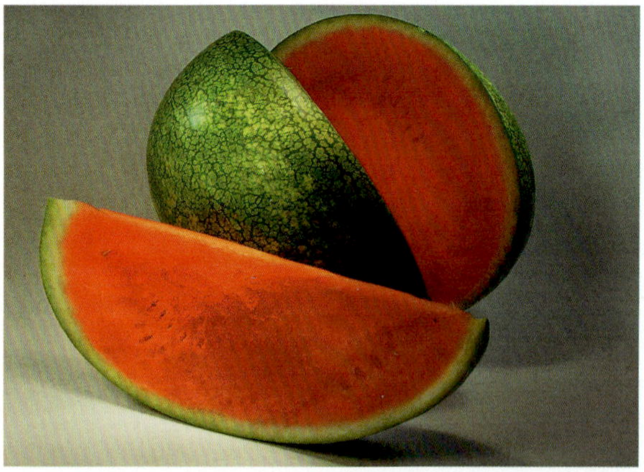

西瓜

Pinyin-Name *Xī Guā*
Wörtliche Übersetzung „Westliche Frucht"
Andere chinesische Namen *Han Gua*
Originalquelle *Ri Yong Ben Cao* (Materia Medica für den Hausgebrauch) aus dem Jahr 1330 von Wu Rui
Deutscher Name Wassermelone
Botanischer Name *Citrullus vulgaris* Schrad.
Pharmazeutischer Name Citrulli Fructus
Eigenschaften Süß, kalt
Leitbahnen Herz, Magen, Blase

Chinesische therapeutische Wirkungen

Klärt Sommer-Hitze, löscht Durst, fördert die Harnausscheidung

Xi Gua (Citrulli Fructus) ist hervorragend geeignet, im Sommer Hitze und Feuchtigkeit zu klären. Es wird häufig zur Behandlung von Sommer-Hitze benutzt, die die Körpersäfte schädigt, wodurch es zu Reizbarkeit, Durst und Dysurie kommt. Die Arznei kann einzeln oder in der Kombination mit anderen Arzneien verwendet werden.

Dosierung

15–30 g.

Sicherheitshinweise, Kontraindikationen

Xi Gua hat ein kaltes Temperaturverhalten und eine süße Natur und sollte deshalb mit Vorsicht bei Patienten eingesetzt werden, die an Kälte und einem Mangel-Zustand von Milz und Magen leiden.

Chemische Zusammensetzung

Citrullin, Arginin, Betain, Lycopen, Phytofluen, Alanin, Glutaminsäure, Carotin, Zucker, Vitamin C.[1]

Pharmakologische Wirkungen

Diuretisch: *Xi Gua* wirkt leicht diuretisch.[2]

Kommentar der Autoren
Xi Gua wird üblicherweise auch als das „natürliche *Bai Hu Tang* (Weißer Tiger Dekokt)" bezeichnet, da *Xi Gua* überaus wirksam Hitze klärt und die Bildung von Körperflüssigkeiten fördert.

Referenzen

1. *Zhong Yao Xue* (Chinese Herbology), 1998; 136
2. Ibid., 136:137

Xī Guā Pí
Citrulli Pericarpium

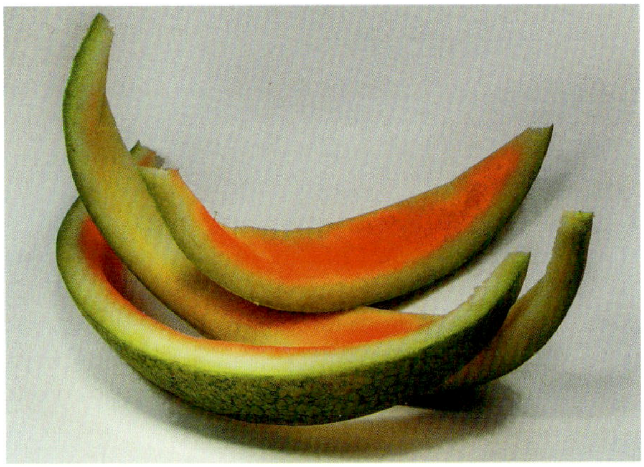

西瓜皮

Pinyin-Name *Xī Guā Pí*
Wörtliche Übersetzung „Schale der westlichen Frucht“
Originalquelle *Dan Xi Xin Fa* (Die Lehren des [Zhu] Dan-Xi) aus dem Jahr 1481 von Zhu Zhen-Heng
Deutscher Name Wassermelonenrinde
Botanischer Name *Citrullus vulgaris* Schrad.
Pharmazeutischer Name Citrulli Pericarpium
Eigenschaften Süß, kalt
Leitbahnen Herz, Magen, Blase

Chinesische therapeutische Wirkungen

Fördert die Harnausscheidung, klärt Sommer-Hitze, löscht Durst

Xi Gua Pi (Citrulli Pericarpium) wird häufig zur Behandlung von Dysurie eingesetzt, wenn Sommer-Hitze die Körpersäfte geschädigt hat. Es kann außerdem örtlich zur Behandlung von Geschwüren in der Mundhöhle angewendet werden.

- Sommer-Hitze: *Xi Gua Pi* zusammen mit *He Ye* (Nelumbinis Folium) und *Jin Yin Hua* (Lonicerae Flos) verwenden.

Dosierung

15–30 g.

Chemische Zusammensetzung

▸ *Xi Gua* (Citrulli Fructus).

Ergänzung

西瓜翠皮/西瓜翠皮 *Xī Guā Cuì Pí* (Citrulli Exocarpium) ist die äußerste Schicht der Wassermelonenrinde. Sie wird als medizinisch wirksame Substanz verwendet, um Hitze zu klären und Sommer-Feuchtigkeit zu beseitigen. Sie wird mit *He Ye* (Nelumbinis Folium), *Jin Yin Hua* (Lonicerae Flos) und *Bian Dou Hua* (Lablab Album Flos) kombiniert, um Erkrankungen des Äußeren im Sommer zu behandeln. Die Dosierung beträgt 5–10 g.

Kommentar der Autoren
Xi Gua (Citrulli Fructus) und *Xi Gua Pi* (Citrulli Pericarpium) klären Sommer-Hitze, löschen Durst und fördern die Harnausscheidung in unterschiedlichem Maß:

- *Xi Gua* klärt Sommer-Hitze und Feuchtigkeit wirksamer, während
- *Xi Gua Pi* Wasserlassen stärker fördert.

Xià Kū Cǎo
Prunellae Spica

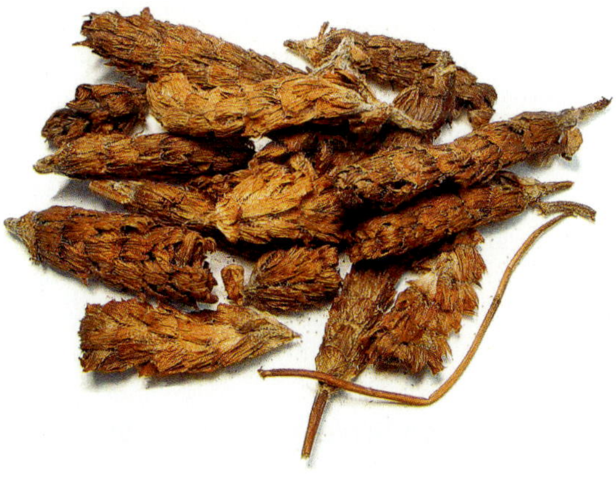

夏枯草

Pinyin-Name *Xià Kū Cǎo*
Wörtliche Übersetzung „Kleine Braunelle“
Andere chinesische Namen *Xia Ku Hua, Da Tou Hua*
Originalquelle *Shen Nong Ben Cao Jing* (Die Materia Medica des göttlichen Landmannes), vermutlich Östliche Han-Dynastie

Deutscher Name Braunellenähren
Botanischer Name *Prunella vulgaris* L. (*Xia Ku Cao*)
Pharmazeutischer Name Prunellae Spica
Eigenschaften Bitter, scharf, kalt
Leitbahnen Leber, Gallenblase

Chinesische therapeutische Wirkungen

Klärt Leber-Feuer

Leber-Feuer: Das scharfe und kalte *Xia Ku Cao* (Prunellae Spica) wirkt zerstreuend und Hitze klärend. Es wird häufig eingesetzt, um Hitze zu klären und Feuer aus Leber und Gallenblase auszuleiten. Aufflammendes Leber-Feuer ist durch Augensymptome charakterisiert wie Rötung, Schwellung und Augenschmerzen, die sich nachts verschlimmern. Eine Leber-*Qi*-Stagnation ist gekennzeichnet durch Völlegefühl und Schmerzen unter den Rippen, Zappeln, Reizbarkeit und emotionale Instabilität.

- Leber-Feuer mit Augenerkrankungen: *Xia Ku Cao* zusammen mit *Shi Jue Ming* (Haliotidis Concha), *Jue Ming Zi* (Cassiae Semen) und *Ju Hua* (Chrysanthemi Flos) verwenden.
- Leber-Feuer mit Blut-Mangel: Kombination mit *Dang Gui* (Angelicae Sinensis Radix), *Bai Shao* (Paeoniae Radix Alba) und *Xuan Shen* (Scrophulariae Radix).
- Leber-*Qi*-Stagnation: *Xiang Fu* (Cyperi Rhizoma) und *Chai Hu* (Bupleuri Radix) hinzufügen.

Xia Ku Cao kann außerdem zur Behandlung von schweren Lebererkrankungen verwendet werden, bei denen die Leber vergrößert und entzündet ist wie bei Hepatitis und Hepatomegalie, die von exzessiver Hitze und Feuer geprägt sind.

- Bei Vergrößerung und Entzündung der Leber: *Xia Ku Cao* zusammen mit *Yin Chen* (Artemisiae Scopariae Herba), *Huang Bo* (Phellodendri Cortex) und *Dan Shen* (Salviae Miltiorrhizae Radix et Rhizoma) verwenden.

Beseitigt heißen Schleim, zerstreut Stagnation und löst Knoten auf

Skrofulose, Lipome, geschwollene Drüsen, Kropf, Knoten oder Knötchen: Aus Sicht der Chinesischen Medizin sind Knoten das Resultat einer abnormen Akkumulation von Hitze, Toxinen und Schleim. Bleibt Hitze für eine längere Zeit im Körper, trocknen die Körperflüssigkeiten zu Schleimmassen oder Knoten ein. Geht dieser Prozess mit einer *Qi*-Stagnation einher, verhärten sich die Schwellungen bzw. Knoten. *Xia Ku Cao* löst wirksam Knoten auf, indem es Hitze klärt, weich macht und die *Qi*-und Schleim-Stagnation zerstreut.

- Stagnation von Schleim aufgrund von Hitze und Feuer: *Xia Ku Cao* zusammen mit *Xuan Shen* (Scrophulariae Radix), *Mu Li* (Ostreae Concha) und *Kun Bu* (Eckloniae Thallus) verwenden.

Senkt den Blutdruck

Hypertonie: *Xia Ku Cao* wird häufig zur Behandlung von Bluthochdruck in Verbindung mit Leber-Feuer oder aufsteigendem Leber-*Yang* verwendet.

- Hypertonie: *Xia Ku Cao* zusammen mit *Gou Teng* (Uncariae Ramulus cum Uncis), *Di Long* (Pheretima) und *Du Zhong* (Eucommiae Cortex) einsetzen.
- Rötung, Schwellung und Augenschmerzen aufgrund von Bluthochdruck: Kombination mit *Ju Hua* (Chrysanthemi Flos), *Shi Jue Ming* (Haliotidis Concha) und *Chan Tui* (Cicadae Periostracum).

Dosierung

10–15 g. Die Höchstdosis von *Xia Ku Cao* liegt bei 100 g. *Xia Ku Cao* kann als Einzelarznei oder in einer Arzneirezeptur verwendet werden. Die Blüte wird gewöhnlich als medizinischer Teil der Pflanze genutzt. Die ganze Pflanze hat jedoch eine stärkere blutdrucksenkende Wirkung als die Blüte.

Sicherheitshinweise, Kontraindikationen

Wegen seines kalten Temperaturverhaltens sollte *Xia Ku Cao* mit Vorsicht bei Patienten eingesetzt werden, die an Kälte und einem Mangel-Zustand von Milz und Magen leiden.

Chemische Zusammensetzung

Prunellin, Oleanolsäure, Ursolsäure, Carotin, Campher, Fenchon, Rutin, Hyperin, Hypersid, Delphinidin, Cyanidin, Kaffeesäure, Rosmarinsäure, Deucosterol, β-Amyrin.[1]

Pharmakologische Wirkungen

- **Antihypertensiv**: Die blutdrucksenkende Wirkung sowohl des Wasser- als auch des Alkoholextrakts von *Xia Ku Cao* setzt rasch ein. Diese Wirkung wird generell der Vasodilatation zugeschrieben, obwohl einige Studien zu anderen Ergebnissen kommen. Die tägliche Gabe von *Xia Ku Cao* zur Butdrucksenkung war bei Hunden mit renalem Bluthochdruck erfolgreich. Der Blutdruck stieg allerdings wieder auf die ursprünglichen Werte, sobald die Arzneitherapie abgesetzt wurde. Sowohl die Stängel, Blätter und Blüten als auch die gesamte Pflanze wirken blutdrucksenkend.[2, 3]

- **Entzündungshemmend**: *Xia Ku Cao* wirkte bei Kaninchen stark entzündungshemmend. Der genaue Mechanismus ist nicht geklärt, es wird jedoch angenommen, dass die Wirkung zum Teil auf die vermehrte Ausschüttung von ACTH und/oder Glukokortikoiden zurückzuführen ist.[4]
- **Antibiotisch**: Xia Ku Cao wirkt hemmend auf *Shigella spp., Salmonella typhi, E. coli, Pseudomonas aeruginosa, Mycobacterium tuberculosis, Streptococcus* spp. sowie auf Dermatophyten.[5]
- **Wirkung auf Lipome**: *Xia Ku Cao* behandelt wirksam Lipome bei Tieren. Diese Wirkung konnte jedoch nur mit einer hohen Dosis der Arznei erreicht werden, die mit toxischen Reaktionen einhergeht.[6]
- **Glatte Muskulatur stimulierend**: *Xia Ku Cao* stimuliert die Kontraktionsfähigkeit der Uterus- und Darmmuskulatur.[7]

Klinische und wissenschaftliche Studien

- **Hypertonie**: Die Verabreichung von *Xia Ku Cao* als Einzelarznei führte zu guten Resultaten bei der Behandlung von 42 Patienten mit Bluthochdruck.[8]
- **Pulmonale Tuberkulose**: 18 Patienten wurden in einer Studie mit 60 g *Xia Ku Cao* behandelt, das als Dekokt verordnet wurde. Die Wirksamkeitsrate lag bei 78,5%.[9]

Toxikologie

Die orale Bolusgabe eines *Xia-Ku-Cao*-Präparats bei Mäusen (10 g/kg) verursachte keine Störungen der inneren Organe und hatte keine Todesfolge.[10]

Ergänzung

夏枯花/夏枯花 *Xià Kū Huā* (Prunellae Flos) wird erstmals im *Shen Nong Ben Cao Jing* (Die Materia Medica des göttlichen Landmannes) aus dem zweiten Jahrhundert zitiert. Es ist scharf, kalt und tritt in die Lunge ein. Seine Hauptfunktion besteht darin, Schleim aus den Lungen zu beseitigen und auf diese Weise Lungenabszesse zu behandeln. Aus pharmakologischer Sicht wirkt es sowohl antibiotisch als auch blutdrucksenkend. *Xia Ku Cao* (Prunellae Spica) und *Xia Ku Hua* (Prunellae Flos) haben im Wesentlichen dieselben Bestandteile und werden oft gegeneinander ausgetauscht. *Xia Ku Cao* wird jedoch bevorzugt und ist wirksamer als *Xia Ku Hua*. Die Dosis von *Xia Ku Hua* beträgt 10–15 g.

Referenzen

1. *Xian Dai Zhong Yao Yao Li Xue* (Contemporary Pharmacology of Chinese Herbs), 1997; 295
2. *Zhong Yao Yao Li Yu Ying Yong* (Pharmacology and Applications of Chinese Herbs), 1983:883
3. *Zhong Yao Xue* (Chinese Herbology), 1998; 128:130
4. Ibid.
5. *Zhong Cao Yao* (Chinese Herbal Medicine), 1989; 20(6):22
6. Ibid.
7. Ibid.
8. *Fu Jian Zhong Yi Yao* (Fujian Chinese Medicine and Herbology), 1959; 4:41
9. *Zhong Yi Za Zhi* (Journal of Chinese Medicine), 1961; 11:147
10. *Zhong Cao Yao* (Chinese Herbal Medicine), 1989; 20(6):22

Zhī Mŭ

Anemarrhenae Rhizoma

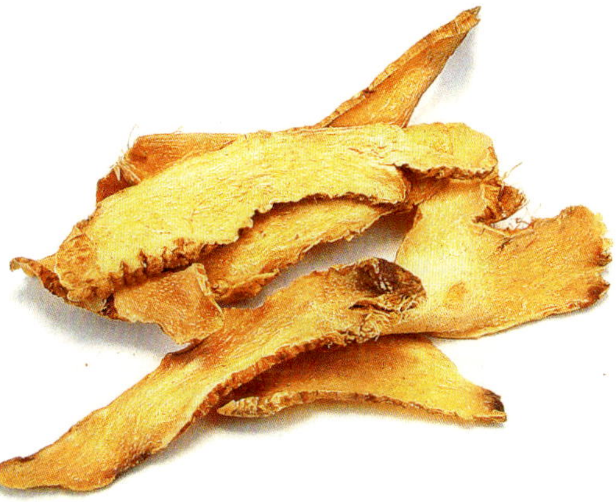

知母

Pinyin-Name *Zhī Mŭ*
Wörtliche Übersetzung „Wisssen über die Mutter"
Andere chinesische Namen *Mao Zhi Mu, Guang Zhi Mu, Zhi Mu Rou, Yan Zhi Mu*
Originalquelle *Shen Nong Ben Cao Jing* (Die Materia Medica des göttlichen Landmannes), vermutlich Östliche Han-Dynastie
Deutscher Name Muttergedenkenwurzelstock
Botanischer Name *Anemarrhena asphodeloides* Bge.
Pharmazeutischer Name Anemarrhenae Rhizoma
Eigenschaften Bitter, süß, kalt
Leitbahnen Lunge, Magen, Niere

Chinesische therapeutische Wirkungen

Klärt Hitze und lässt Feuer abfließen

Lungen- und Magen-Feuer: Fülle-Hitze in der *Qi*-(Energie-)Schicht oder in der Lungen- und Magen-Leitbahn manifestiert sich in folgenden Symptomen: hohes Fieber, Reizbarkeit, Schwitzen, Durst mit Verlangen nach kalten Getränken und einem kräftigen, schnellen Puls. Im Gegensatz zu anderen Hitze klärenden Arzneien wie *Huang Lian* (Coptidis Rhizoma) und *Huang Bo* (Phellodendri Cortex), die sich durch ihre trocknende Natur auszeichen, kann *Zhi Mu* (Anemarrhenae Rhizoma) gleichzeitig sowohl Feuer ableiten als auch Trockenheit befeuchten. Es ist die Arznei der Wahl, wenn Körperflüssigkeiten durch Fülle-Hitze verletzt wurden, was sich in Symptomen wie Durst und übermäßigem Schwitzen äußert.

- Hitze in der *Qi*-(Energie-)Schicht: *Zhi Mu* zusammen mit *Shi Gao* (Gypsum Fibrosum) verwenden, um Hitze zu klären. **Beispiel-Rezeptur**: *Bai Hu Tang* (Weißer Tiger Dekokt).

Nährt Yin und befeuchtet Trockenheit

Husten aufgrund von Lungen-Hitze, Yin-Mangel oder Trockenheit der Lunge: Neben seiner Hitze klärenden Wirkung nährt *Zhi Mu* das *Yin*, lindert Reizbarkeit und stillt Durst. Es ist sehr nützlich bei der Behandlung einer Kombination aus Fülle-Hitze im Inneren und Hitze, die die Körpersäfte schädigt.

- Husten mit gelbem, klebrigem Auswurf aufgrund von Lungen-Hitze und *Yin*-Mangel: mit *Chuan Bei Mu* (Fritillariae Cirrhosae Bulbus) kombinieren.
- Husten mit Fülle-Hitze in der Lunge: Kombination mit *Huang Qin* (Scutellariae Radix) zum Klären der Hitze.

Ernährt Yin und klärt Mangel-Feuer

Leber- und Nieren-Mangel: *Zhi Mu* ist die ideale Arznei für Patienten, die an Mangel-Feuer aufgrund eines *Yin*-Mangels leiden, da es die Fähigkeit besitzt, sowohl Hitze zu klären als auch *Yin* zu nähren. Zu den klinischen Anwendungsgebieten gehören Wechselfieber, Gefühl von Knochendampfen, Reizbarkeit, *Wu Xin Re* (Hitze in den fünf Zentren) und Nachtschweiß. Es ist unerlässlich bei der Behandlung von klimakterischen Beschwerden.

- Mangel-Feuer aufgrund eines *Yin*-Mangels: *Huang Bo* (Phellodendri Cortex) hinzufügen. **Beispiel-Rezeptur**: *Zhi Bai Di Huang Wan* (Anemarrhenae Radix, Phellodendri Cortex und Rehmanniae Radix Pille) und *Da Bu Yin Wan* (Pille, die das *Yin* großartig tonisiert).

Erzeugt Flüssigkeiten und stillt Durst

Xiao Ke (Auszehrung und Dürsten): Durst und Trockenheit werden leicht durch Mangel-Feuer verursacht, das die Körpersäfte schädigt. *Zhi Mu* wird häufig bei Patienten mit *Xiao Ke* (Auszehren und Dürsten) verwendet, das durch Durst und gesteigerte Wasseraufnahme charakterisiert ist.

- Durst aufgrund von Hitze in Lunge und Magen, die die Körpersäfte schädigt: *Zhi Mu* kombiniert mit *Shi Gao* (Gypsum Fibrosum), *Tian Hua Fen* (Trichosanthis Radix), *Wu Wei Zi* (Schisandrae Fructus) und *Huang Qi* (Astragali Radix).

Neutralisiert unerwünschte Wirkungen von warmen Arzneidrogen

Warme und heiße Arzneidrogen haben eine trocknende Natur und können daher bei zu hoher Dosierung oder bei Langzeiteinnahme *Yin* und Körperflüssigkeiten schädigen. *Zhi Mu* wird häufig in der Kombination mit warmen oder heißen Arzneien verwendet, um unerwünschte Nebenwirkungen zu neutralisieren, ohne die Gesamtwirkung zu beeinträchtigen.

- Wenn *Huang Qi* (Astragali Radix) oder andere *Qi* tonisierende Arzneidrogen eingesetzt werden müssen, kann es zu aufsteigendem *Yang* kommen, was zu Trockenheit und Hitze führt. In diesem Fällen neutralisiert *Zhi Mu* Hitze und befeuchtet Trockenheit.
- Werden *Fu Zi* (Aconiti Radix Lateralis Praeparata) und *Qiang Huo* (Notopterygii Rhizoma seu Radix) bei der Behandlung von *Bi Zheng* (schmerzhaftes Blockade-Syndrom) benötigt, verhindert hinzugefügtes *Zhi Mu*, dass die beiden heißen Arzneien *Yin* und Flüssigkeiten schädigen. **Beispiel-Rezeptur**: *Gui Zhi Shao Yao Zhi Mu Tang* (Cinnamomi Ramulus, Paeoniae Radix und Anemarrhenae Radix Dekokt).

Dosierung

6–12 g. Die Höchstdosis von *Zhi Mu* liegt bei 30 g. Die unverarbeitete Form wird zum Klären von Hitze und zum Ableiten von Feuer verwendet. Unverarbeitetes *Zhi Mu* ist bitter und kalt und wird eingesetzt, um Hitze aus Lunge, Magen und Niere auszuleiten. In Salz gebratenes *Zhi Mu* tritt leichter in die Niere ein und beseitigt damit effektiver Mangel-Hitze aus dem Unteren *Jiao* (Unterer Erwärmer). Wird *Zhi Mu* in Getreideschnaps gebraten, verstärkt dies die Wirkung, Hitze aus der Lunge zu beseitigen.

Sicherheitshinweise, Kontraindikationen

Aufgrund seiner kalten Natur ist *Zhi Mu* bei Patienten mit Durchfall, Milz-oder Magen-*Qi*-Mangel oder mit Nieren-Mangel kontraindiziert.

Chemische Zusammensetzung

Timosaponin, Mangiferin, Sarsasapogenin, Markogenin, Neogitogenin, Anemarn A, B, C, D.[1]

Pharmakologische Wirkungen

- **Antidiabetisch**: Die orale Aufnahme von *Zhi Mu* in einer Dosierung von 200 mg/kg senkte bei gesunden Kaninchen den Blutzuckerspiegel in einem Zeitraum von bis zu sechs Stunden um 18 bis 30%. Nach der oralen Verabreichung von *Zhi Mu* (500 mg/kg über vier Tage) konnte ein erniedrigter Blutzuckerspiegel und eine Verringerung der Pankreasatrophie festgestellt werden. Anemarn A, B, C und D wirken antidiabetisch, wobei Typ B am stärksten wirkt.[2, 3]
- **Fiebersenkend**: Die fiebersenkende Wirkung von *Zhi Mu* setzt langsam ein, hält aber dafür lang an. *Shi Gao* (Gypsum Fibrosum) hat die gleiche Wirkung; es wirkt schnell, aber kurz. In der Kombination ergänzen sich diese beiden Substanzen zu einer synergistischen Wirkung, d.h., sie wirkenen sofort und dauerhaft fiebersenkend. Sie werden häufig miteinander kombiniert wie z.B. in *Bai Hu Tang* (Weißer Tiger Dekokt).[4]
- **Antibiotisch**: *Zhi Mu* wirkt erwiesenermaßen hemmend auf *Staphylococcus aureus,* alpha- und betahämolysierende Streptokokken, *Salmonella typhi, E. coli, Bacillus subtilis, Vibrio cholerae* und *Pseudomonas* spp., *Mycobacterium* spp. sowie Dermatophyten.[5, 6]
- **Weitere Wirkungen**: *Zhi Mu* wirkt außerdem antineoplastisch und cholagog.[7, 8]

Klinische und wissenschaftliche Studien

- **Prostatahypertrophie**: In einer Studie wurden 80 Patienten mit Prostatahypertrophie mit einer Arzneirezeptur behandelt. 86,3% der Teilnehmer gaben eine signifikante Besserung an. Die Rezeptur enthielt 20 g *Zhi Mu*, 20 g *Huang Bo* (Phellodendri Cortex), 20 g *Niu Xi* (Achyranthis Radix), 30–50 g *Dan Shen* (Salviae Miltiorrhizae Radix et Rhizoma), 10–15g *Da Huang* (Rhei Radix et Rhizoma) und 50 g *Yi Mu Cao* (Leonuri Herba).[9]
- **Akutes Rheuma**: Einem Bericht zufolge wurden 56 Patienten mit akutem Rheuma mit einer Arzneirezeptur behandelt, die in 71,4% der Fälle wirksam war. Die Rezeptur enthielt 30 g *Zhi Mu*, 15 g *Zhi Gan Cao* (Glycyrrhizae Radix et Rhizoma Praeparata cum Melle), 15 g *Gui Zhi* (Cinnamomi Ramulus), 50 g *Shi Gao* (Gypsum Fibrosum) und 50 g *Geng Mi* (Oryzae Semen). Gegebenenfalls wurde die Rezeptur nach Vorgabe des Therapeuten abgewandelt.[10]

Wechselwirkung mit anderen Medikamenten

Antidiabetisch: *Zhi Mu* darf bei gleichzeitiger Medikation mit Insulin, Sulfonylharnstoffen und anderen Antidiabetika nur vorsichtig verschrieben werden. Obwohl bislang keine Wechselwirkungen dokumentiert sind, kann die Kombination von antidiabetisch wirkenden Arzneidrogen und konventionellen Medikamenten eine synergistische Wirkung haben und zu Hypoglykämie führen.[11] (Hinweis: Beispiele für Antidiabetika sind Insulin, Tolbutamid, Glipizid und Glyburid.)

Toxikologie

Intravenöse Injektionen von 0,5 ml eines *Zhi-Mu*-Präparats haben sich bei Kaninchen als nicht-giftig erwiesen. In einer Konzentration von 1–3 ml verursachten sie Kurzatmigkeit und einen leichten Blutdruckabfall, eine Konzentration von 7 ml führte zu respiratorischer Depression und zum Tod.[12]

Kommentar der Autoren

Je nach Kombination mit anderen Arzneidrogen hat *Zhi Mu* eine doppelte Funktion: Fülle-Hitze und Mangel-Hitze beseitigen. Da es gleichzeitig sowohl Flüssigkeiten nährt als auch Hitze klärt, wird es häufig eingesetzt. Außerdem erhält *Zhi Mu* oft den Vorzug vor *Yin*-Tonika, die schwer verdaulich sind und bei unvorsichtiger Verschreibung Feuchtigkeit verursachen.

Zhi Mu und *Shi Gao* (Gypsum Fibrosum) werden aufgrund ihrer synergistischen Wirkung häufig verwendet, um Feuer abzuleiten und dem Verlust von *Yin* vorzubeugen.

Aufgrund seiner süßen und kalten Eigenschaften klärt *Zhi Mu* Hitze, erzeugt Flüssigkeiten und befeuchtet Trockenheit. Es klärt Hitze in allen drei Erwärmern: Es klärt Lungen-Hitze im Oberen *Jiao* (Oberer Erwärmer), leitet Feuer aus dem Magen im Mittleren *Jiao* (Mittlerer Erwärmer) ab und klärt Mangel-Feuer in der Niere im Unteren *Jiao* (Unterer Erwärmer). Das sehr kalte *Shi Gao* tritt in die *Qi*-(Energie-)Ebene ein. Es klärt sehr gut Fülle-Hitze aus der Lunge und dem Magen. Treten Symptome aufgrund von Hitze in der *Qi*-(Energie-)Ebene auf, ist es die Substanz der Wahl. Zu diesen Symptomen zählen hohes Fieber, extremer Durst mit einer Vorliebe für kalte Getränke, starkes

Schwitzen und ein kräftiger, beschleunigter Puls. Gemeinsam leiten *Zhi Mu* und *Shi Gao* Feuer ab, ohne das *Yin* zu trocknen.

Laut Dr. Shen Yen-Nan lässt sich Feuer in spezifischen Organen sehr wirkungsvoll mit bestimmten Schlüsselarzneien ableiten:

Lungen-Feuer	*Huang Qin* (Scutellariae Radix) und *Sang Bai Pi* (Mori Cortex)
Herz-Feuer	*Huang Lian* (Coptidis Rhizoma)
Magen-Feuer	*Shi Gao* (Gypsum Fibrosum)
Leber-Feuer	*Zhi Zi* (Gardeniae Fructus)
Nieren-Feuer	*Zhi Mu* (Anemarrhenae Rhizoma)

Referenzen

1. *Xian Dai Zhong Yao Yao Li Xue* (Contemporary Pharmacology of Chinese Herbs), 1997; 286
2. *Ri Ben Yao Wu Xue Za Zhi* (Japan Journal of Pharmacology), 1971; 67(6):223p
3. Planta med, 1985; 51(2):100
4. *Zhong Yao Xue* (Chinese Herbology), 1998; 115:119
5. *Yao Xue Qing Bao Tong Xun* (Journal of Herbal Information), 1987; 5(4):62
6. *Zhong Hua Xin Yi Xue Bao* (Chinese Journal of New Medicine), 1950; 1(5):95
7. *Yao Xue Qing Bao Tong Xun* (Journal of Herbal Information), 1987; 5(4):62
8. *Chang Yong Zhong Yao Cheng Fen Yu Yao Li Shou Ce* (A Handbook of the Composition and Pharmacology of Common Chinese Drugs), 1994; 1240:1244
9. *Zhong Xi Yi Jie He Za Zhi* (Journal of Integrated Chinese and Western Medicine), 1988; 3:155
10. *Ji Lin Zhong Yi Yao* (Jilin Chinese Medicine and Herbology), 1992; (1):16
11. Chen, J. Recognition and prevention of herb-drug interactions, Medical Acupuncture, Fall/Winter 1998/1999; 10 (2); 9–13
12. *Chang Yong Zhong Yao Xian Dai Yan Jiu Yu Lin Chuang* (Recent Study and Clinical Application of Common Traditional Chinese Medicine), 1995; 61:63

Zhī Zǐ

Gardeniae Fructus

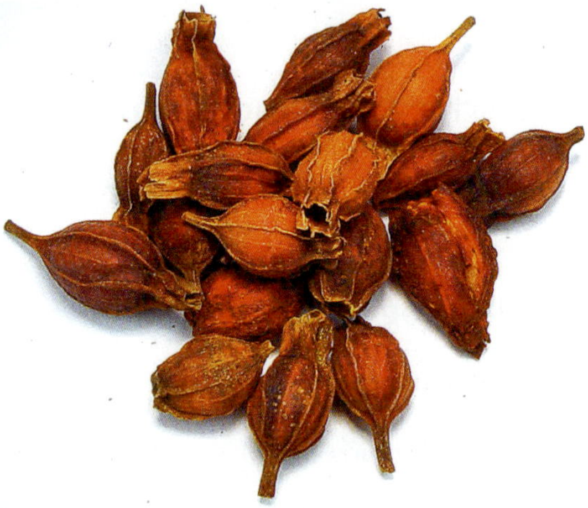

梔子 栀子

Pinyin-Name *Zhī Zǐ*
Andere chinesische Namen *Shan Zhi Zi*
Originalquelle *Shen Nong Ben Cao Jing* (Die Materia Medica des göttlichen Landmannes), vermutlich Östliche Han-Dynastie
Deutscher Name Gelbbeere, Jasminglanz
Botanischer Name *Gardenia jasminoides* Ellis.
Pharmazeutischer Name Gardeniae Fructus
Eigenschaften Bitter, kalt
Leitbahnen Herz, Lunge, Magen, *San Jiao*

Chinesische therapeutische Wirkungen

Leitet Feuer ab und lindert Reizbarkeit

Fieberhafte Erkrankungen: *Zhi Zi* (Gardeniae Fructus) gehört zu den Arzneien, die am häufigsten eingesetzt werden, um Hitze zu klären und Feuer aus allen drei Erwärmern (*Jiao*) auszuleiten. Es wirkt am stärksten, wenn Hitze und Feuer in Herz, Lunge und Magen vorherrschen, und hat die folgenden klinischen Anwendungsgebiete: Hitze greift das Herz an und verursacht Reizbarkeit, Gefühle von Frustration und Rastlosigkeit; Hitze greift den Magen an und führt zu Sodbrennen; Hitze greift die Leber an, was zu Reizbarkeit und Leber-*Qi*-Stagnation führt; starke Hitze und Toxine greifen das Innere an und verursachen hohes Fieber, Reizbarkeit, Ungeduld, Delirium oder einen Dämmerzustand; Hitze, die die Haut angreift, führt zu Karbunkeln, Furunkeln mit oder ohne Abszesse und Geschwüre. Weitere Symptome sind Kopfschmerzen, gerötete Augen, Zahnschmerzen, Halsschmerzen, Zungengeschwüre, Stuhlverstopfung und gelber Urin.

- Reizbarkeit und Sodbrennen: *Zhi Zi* zusammen mit *Dan Dou Chi* (Sojae Semen Praeparatum) verwenden. **Beispiel-Rezeptur**: *Zhi Zi Chi Tang* (Gardeniae Fructus und Sojae Semen Praeparatum Dekokt).
- Reizbarkeit, Ungeduld: Kombination mit *Chai Hu* (Bupleuri Radix), *Bai Shao* (Paeoniae Radix Alba) und *Mu Dan Pi* (Moutan Cortex). **Beispiel-Rezeptur**: *Jia Wei Xiao Yao San* (Erweitertes Umherstreifen Pulver).
- Depression mit Reizbarkeit: *Zhi Zi* mit *Xiang Fu* (Cyperi Rhizoma), *Chuan Xiong* (Chuanxiong Rhizoma) und *Shen Qu* (Massa Medicata Fermentata) kombinieren. **Beispiel-Rezeptur**: *Yue Ju Wan* (Flucht aus der Einschnürung Pille).
- Hohes Fieber, Reizbarkeit, Delirium oder Dämmerzustand: Kombination mit *Huang Lian* (Coptidis Rhizoma), *Da Huang* (Rhei Radix et Rhizoma) und *Lian Qiao* (Forsythiae Fructus).
- Karbunkel und Furunkel mit oder ohne Abszesse und Geschwüre: Lokale Anwendung von *Zhi Zi* oder in Kombination mit *Huang Lian* (Coptidis Rhizoma), *Da Huang* (Rhei Radix et Rhizoma) und *Lian Qiao* (Forsythiae Fructus). **Beispiel-Rezeptur**: *Qing Wen Bai Du Yin* (Dekokt, das Epidemien beseitigt und Toxine überwältigt).
- Stuhlverstopfung: *Da Huang* (Rhei Radix et Rhizoma) hinzufügen.

Leitet Feuchte-Hitze nach unten ab

Feuchte-Hitze in Leber und Gallenblase: *Zhi Zi* dringt in die Leber ein und wird häufig bei der Behandlung von Feuchte-Hitze im Mittleren Erwärmer (*Jiao*) verwendet. Zu den klinischen Manifestationen gehören Gelbsucht, infektiöse Hepatitis, Cholezystitis und Cholelithiasis: *Zhi Zi* mit *Yin Chen* (Artemisiae Scopariae Herba) und *Da Huang* (Rhei Radix et Rhizoma) kombinieren. **Beispiel-Rezeptur**: *Yin Chen Hao Tang* (Artemisia Scoparia Dekokt)
Re Lin (Hitze-Dysurie): Symptome von Feuchte-Hitze im Unteren *Jiao* (Unterer Erwärmer) sind Harnweginfekte und Dysurie.

- Harnweginfektion: *Zhi Zi* zusammen mit *Hua Shi* (Talcum), *Bian Xu* (Polygoni Avicularis Herba) und *Che Qian Zi* (Plantaginis Semen) verwenden, um Feuchte-Hitze zu klären und das Wasserlassen zu normalisieren. **Beispiel-Rezeptur**: *Ba Zheng San* (Acht Arzneien Pulver zur Korrektur).

Klärt Hitze, kühlt das Blut und stoppt Blutungen

Blutungen: *Zhi Zi* wird häufig zur Behandlung von Blutungen ganz unterschiedlicher Art eingesetzt, die durch Hitze charakterisiert sind: Hämaturie, Bluthusten, Bluterbrechen und Nasenbluten. Hervorstechendes Merkmal ist die leuchtend rote Farbe des Bluts, wenn Hitze das Blut aus den Gefäßen treibt. Im Gegensatz dazu steht die helle Farbe des Bluts, die bei Mangel-Zuständen auftritt.

- Hämaturie und *Xue Lin* (blutige Dysurie): *Zhi Zi* zusammen mit *Xiao Ji* (Cirsii Herba), *Bai Mao Gen* (Imperatae Rhizoma) und *Huang Qin* (Scutellariae Radix) einsetzen. **Beispiel-Rezeptur**: *Xiao Ji Yin Zi* (Cirsii Herba Dekokt).
- Bluterbrechen und Nasenbluten: in Kombination mit *Da Ji* (Cirsii Japonici Herba), *Xiao Ji* (Cirsii Herba) und *Ce Bai Ye* (Platycladi Cacumen). **Beispiel-Rezeptur**: *Shi Hui San* (Pulver aus zehn teilweise verkohlten Substanzen).
- Bluthusten: mit *Ou Jie* (Nelumbinis Nodus Rhizomatis), *Bai Mao Gen* (Imperatae Rhizoma), *Bai Ji* (Bletillae Rhizoma) und *Ce Bai Ye* (Platycladi Cacumen) kombinieren.

Reduziert Schwellungen und lindert Schmerzen

Traumata mit Schwellungen und Blutergüssen: *Zhi Zi* reduziert Schwellungen, zerstreut Stagnation und lindert Schmerzen. Klinische Anwendungsgebiete sind Verstauchungen, Zerrungen, Verletzung von Weichteilgewebe und andere Muskel-Skelett-Verletzungen.

- Traumata oder Sportverletzungen: *Zhi-Zi*-Pulver mit Wasser, Reisweinessig und Eiweiß vermischen und auf die betroffene Stelle auftragen. In den ländlichen Regionen Chinas wird diese Methode bei Verstauchungen, Schwellungen und Schmerzen häufig angewendet.

Dosierung

3–10 g im Dekokt. Die Höchstdosis von *Zhi Zi* für die innere Anwendung beträgt 20 g. Die Dosierung für die lokale Anwendung variiert je nach Größe der betroffenen Region und Schwere der Verletzung. Frisches, oral verbreichtes *Zhi Zi* wirkt besser, wenn es darum geht, Hitze zu klären und Feuer abzuleiten. Wird es mit Ingwer verarbeitet, lindert es effektiver Übelkeit und Erbrechen. Trocken-gebratenes *Zhi Zi* besitzt ein wärmeres Temperaturverhalten und schädigt dadurch Milz und Magen weniger. Verkohltes *Zhi Zi* stoppt Blutungen äußerst wirksam.

Sicherheitshinweise, Kontraindikationen

- Wegen seiner bitteren und kalten Natur sollte *Zhi Zi* vorsichtig bei Patienten eingesetzt werden, die an Kälte und Milz- und Magen-Mangel leiden, weiche Stühle und wenig Appetit haben.
- Die Einnahme dieser Arznei kann schläfrig machen und den Patienten sedieren. Deshalb sollte er darauf hingewiesen werden, vorsichtig Auto zu fahren und bei der Bedienung schwerer Maschinen Vorsicht walten zu lassen.

Chemische Zusammensetzung

Gardenosid, Geniposid, Jeminoidin, Genipin-1-β-D-gentiobiosid, Shanzhisid, Genipin, Geniposidsäure.[1, 2]

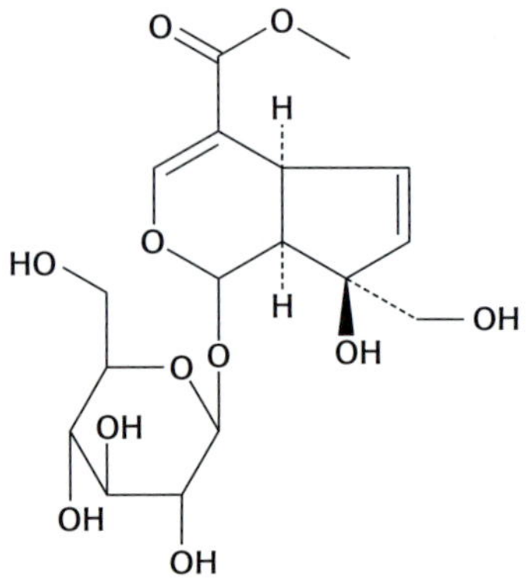

Abb. 2.3 Gardenosid

Pharmakologische Wirkungen

- **Schmerzlindernd und sedierend**: Bei Mäusen wurde nach intravenösen Injektionen von Geniposid eine leicht schmerzlindernde Wirkung nachgewiesen.[3]
- **Antihypertensiv**: In Studien konnte gezeigt werden, dass *Zhi Zi* den Blutdruck deutlich senkt. Es wirkt sowohl in oraler Verabreichung als auch als intravenöse und intraperitoneale Injektion. Es wirkt bei Mäusen, Katzen, Kaninchen sowie Testpersonen im Wachzustand oder in Narkose. Es wird vermutet, dass die blutdrucksenkende Wirkung von *Zhi Zi* darauf zurückzuführen ist, dass es den Parasympathikus stimuliert. Andere führen diese Wirkung von *Zhi Zi* auf die schwächere Herzkontraktion und das geringere Herzminutenvolumen zurück. Andere Möglichkeiten wie eine Hemmung der Nebennierensekretion und des Barosensorreflexes wurden ausgeschlossen. Darüber hinaus wird die blutdrucksenkende Wirkung auch durch intravenös injiziertes Procain nicht beeinträchtigt.[4]
- **Hepatoprotektiv**: Die Verabreichung von *Zhi Zi* wirkt stark leberschützend, da es den Wert von Bilirubin und Leber-Transaminasen senkt und das Absterben der Hepatozyten verhindert. In einer Studie konnte nachgewiesen werden, dass die Anwendung von *Zhi Zi* eine durch Tetrachlorkohlenstoff verursachte Schädigung der Leber signifikant reduziert. Es verringert außerdem bei Mäusen Ausmaß und Schwere einer Leberschädigung, die mit akuter Gelbsucht einhergeht. Eine andere Studie hat gezeigt, dass die prophylaktische Gabe eines Extrakts aus *Zhi Zi* 24 bis 48 Stunden vor dem Kontakt mit einem Aminogalaktoseextrakt das Risiko, an einer akuten Hepatitits zu erkranken, signifikant senkt.[5, 6]
- **Cholagog**: Geniposid regte bei Ratten und Kaninchen die Produktion von Gallensaft merklich an, ebenso die Kontraktion der Gallenblase. Außerdem erhöhte es die Ausschüttung von Gallensaft in den Darm. Die wirksame Dosis von Geniposid beträgt 25 mg/kg und wird entweder oral verabreicht oder intravenös injiziert.[7]
- **Gastrointestinal**: Bei einer oralen Gabe von 25 mg/kg Geniposid kam es einem Bericht zufolge bei Ratten zu einer verringerten Ausschüttung von Magensäure und zu einem Anstieg des pH-Werts im Magen. Intravenöse Injektionen von 100 mg/kg Geniposid setzten die Peristaltik des Magen-Darm-Trakts herab.[8]
- **ZNS beruhigend**: Die intraperitoneale Injektion eines *Zhi-Zi*-Extrakts wirkte bei Ratten hemmend auf das Zentralnervensystem. Sie verringerte die Spontanaktivität, erhöhte die durch Barbiturate induzierte Schlafdauer um das bis zu Zwölffache und senkte die Körpertemperatur bis zu sieben Stunden lang um 3°C.[9]
- **Antibiotisch:** *Zhi Zi* wirkt hemmend auf *Staphylococcus aureus*, *Neisseria meningitidis* und Dermatophyten. Das Dekokt wirkt bakterizid gegen *Leptospirae* und bei Schistosomiasis.[10]

Klinische und wissenschaftliche Studien

- **Verstauchungen und Zerrungen des Bewegungsapparats**: In einer Studie wurden 407 Patienten mit Verletzungen des Bewegungsapparats lokal mit einer Paste (*Zhi Zi* vermischt mit etwas Wasser und medizinischem Alkohol) behandelt. Die Paste wurde auf die betroffene Region aufgetragen und alle zwei bis fünf Tage erneuert. Patienten mit Knochenfrakturen wurden von der Studie ausgeschlossen, bei Patienten mit Verrenkungen wurden die Gelenke vor Behandlungsbeginn wieder eingerenkt. Durchschnittlich trat bei allen 407 Patienten nach 30 Stunden eine Schmerzlinderung ein, nach 2,5 Tagen gingen Schwellungen und Entzündungen zurück, nach 7,8 Tagen heilten Blutergüsse ab. Nach 5,1 Tagen konnten sich die Patienten wieder normal körperlich betätigen.[11]
- **Koronare Herzkrankheit**: Patienten mit Erkrankungen der Koronargefäße wurden mit einer Paste behan-

delt, die äußerlich auf die Brust nahe dem Herz aufgetragen wurde. In der ersten Woche wurde die Paste jeden dritten Tag entfernt und neu aufgetragen, danach alle sieben Tage. Von 50 Patienen gaben 22 eine signifikante und 22 eine moderate Verbesserung an. Die Paste bestand aus einer Mischung aus je 12 g *Zhi Zi* und *Tao Ren* (Persicae Semen) und 30 g Honig.[12]

- **Schmerzlindernd**: Einem Bericht zufolge wurden 110 Patienten mit starken Schmerzen mit einer Paste erfolgreich behandelt. Die Paste wurde aus einer Mischung aus je 10 g *Zhi Zi* und *Da Huang* (Rhei Radix et Rhizoma) mit Paraffinöl und medizinischem Alkohol hergestellt.[13]

Wechselwirkung mit anderen Medikamenten

Beruhigungsmittel: Da *Zhi Zi* sedierend wirkt, kann die gleichzeitige Einnahme von Barbituraten die durch Medikamente induzierte Schlafdauer erhöhen.[14] (Hinweis: Viele Medikamentengruppen wie z.B. Antihistaminika, narkotische Analgetika, Barbiturate und Benzodiazepine führen einen Betäubungszustand herbei.)

Toxikologie

Bei oraler Verabreichung beträgt die LD_{50} des Alkoholextrakts aus *Zhi Zi* bei Mäusen 107,4 g/kg. Bei den isolierten Bestandteilen beträgt die LD_{50} von Geniposid bei Mäusen bei oraler, intraperitonealer oder intravenöser Verabreichung 3 g/kg. Die LD_{50} von Genipin beträgt 237 mg/kg bei oraler Einnahme, 190 mg/kg bei intraperitonealer und 153 mg/kg bei intravenöser Injektion.[15, 16]

Ergänzung

Außer der Frucht werden auch andere Teile von *Zhi Zi* für medizinische Zwecke genutzt wie:

- 梔子仁/栀子仁 *Zhī Zǐ Rén* (Gardeniae Semen) sind die Samen. Sie klären Herz-Feuer und lindern Reizbarkeit.
- 梔子皮/栀子皮 *Zhī Zǐ Pí* (Gardeniae Pericarpium) ist die Haut. Sie klärt äußere Hitze.

Kommentar der Autoren

Verkohltes *Zhi Zi* stillt Blutungen deutlich wirksamer als unverarbeites *Zhi Zi*. Treten die Blutungen jedoch aufgrund von Hitze auf, die das Blut aus den Gefäßen treibt, sollte besser unverarbeites *Zhi Zi* verwendet werden, weil verkohltes *Zhi Zi* einen großen Teil seiner Hitze klärenden Funktion durch den Prozess des Verkohlens einbüßt.

Zhi Zi wird nicht nur häufig in der Praxis eingesetzt, auch ihre Blüte ist wunderschön. Klassischen Schriften zufolge besitzt diese Pflanze die Fähigkeit, die Luft zu reinigen und Toxine zu absorbieren, die dem menschlichen Körper schaden.

Laut Dr. Shen Yen-Nan lässt sich Feuer in spezifischen Organen sehr wirkungsvoll mit bestimmten Schlüsselarzneien ableiten:

Lungen-Feuer	*Huang Qin* (Scutellariae Radix) und *Sang Bai Pi* (Mori Cortex)
Herz-Feuer	*Huang Lian* (Coptidis Rhizoma)
Magen-Feuer	*Shi Gao* (Gypsum Fibrosum)
Leber-Feuer	*Zhi Zi* (Gardeniae Fructus)
Nieren-Feuer	*Zhi Mu* (Anemarrhenae Rhizoma)

Referenzen

1. *Xian Dai Zhong Yao Yao Li Xue* (Contemporary Pharmacology of Chinese Herbs), 1997; 292
2. Yan X, Zhou J, Xie G, Traditional Chinese Medicines Molecular Structures, Natural Sources and Applications; Ashgate, 1999; 2509
3. *Zhong Yao Zhi* (Chinese Herbology Journal), 1984; 578
4. *Zhong Yao Yao Li Yu Ying Yong* (Pharmacology and Applications of Chinese Herbs), 1983; 934
5. *Zhong Yao Xue* (Chinese Herbology), 1998; 126:128
6. CA, 1982; 97:16912n
7. *Zhong Yao Yao Li Yu Ying Yong* (Pharmacology and Applications of Chinese Herbs), 1983; 934
8. Ibid.
9. *Jiang Su Yi Yao* (Jiangsu Journal of Medicine and Herbology), 1976; (1):28
10. *Zhong Yao Zhi* (Chinese Herbology Journal), 1984; 578
11. *Zhong Yi Za Zhi* (Journal of Chinese Medicine), 1964; 12:450
12. *Zhong Ji Yi Kan* (Medium Medical Journal); 4:19
13. *Si Chuan Zhong Yi* (Sichuan Chinese Medicine), 1988; 9:11
14. *Jiang Su Yi Yao* (Jiangsu Journal of Medicine and Herbology), 1976; (1):28
15. *Zhong Cao Yao Xue* (Study of Chinese Herbal Medicine), 1980:1053
16. *Yao Xue Za Zhi* (Journal of Medicinals), 1974; 94(2):157

Zhú Yè
Phyllostachys Herba

竹葉 竹叶

Pinyin-Name *Zhú Yè*
Wörtliche Übersetzung „Bambusblätter"
Andere chinesische Namen *Xian Zhu Ye, Zhu Ye Juan Xin*
Originalquelle *Ming Yi Za Zhu* (Verschiedene Aufzeichnungen berühmter Ärzte) aus dem Jahr 500 von Tao Hong-Jing
Deutscher Name Bambusblätter
Botanischer Name *Phyllostachys nigra* (Lodd.) Munro (Mitf.) Stapf. Ex Rendle
Pharmazeutischer Name Phyllostachys Herba
Eigenschaften Süß, fade, kalt
Leitbahnen Herz, Magen, Lunge

Chinesische therapeutische Wirkungen

Klärt Hitze, lindert Reizbarkeit und erzeugt Körpersäfte

Fieberhafte Erkrankungen: *Zhu Ye* (Phyllostachys Herba) behandelt Hitze in Herz und Magen, die sich als Reizbarkeit und Durst manifestiert. Das Herz öffnet sich in die Zunge. Daher kann eine Akkumulation von übermäßiger Hitze im Herzen zu Zungengeschwüren, Schlaflosigkeit und ununterbrochenem Weinen bei Kindern führen. Aus klinischer Sicht zeigt sich Hitze, die das Herz angreift, in Form von Reizbarkeit, während Hitze, die den Magen angreift, sich als Durst manifestiert.

- Hitze, die das Herz angreift, mit Reizbarkeit: *Zhu Ye* zusammen mit *Zhi Mu* (Anemarrhenae Rhizoma) und *Mai Dong* (Ophiopogonis Radix) verwenden.
- Hitze, die den Magen angreift, mit Durst und Stomatitis: Kombination mit *Shi Gao* (Gypsum Fibrosum) und *Zhi Mu* (Anemarrhenae Rhizoma).
- Hitze, die Lunge und Magen angreift: *Mai Dong* (Ophiopogonis Radix), *Lu Gen* (Phragmitis Rhizoma) und *Tian Hua Fen* (Trichosanthis Radix) hinzufügen.
- Wind-Hitze mit Durst: *Lian Qiao* (Forsythiae Fructus) hinzufügen.
- Zungengeschwüre: *Zhu Ye* mit *Lian Zi Xin* (Nelumbinis Plumula) kombinieren.
- Ununterbrochenes Weinen bei Kindern: Kombination mit *Gou Teng* (Uncariae Ramulus cum Uncis) und *Chan Tui* (Cicadae Periostracum).
- Delirium: *Tian Zhu Huang* (Bambusae Concretio Silicea) und *Shi Chang Pu* (Acori Tatarinowii Rhizoma) hinzufügen.

Klärt Hitze und fördert Wasserlassen

Re Lin (Hitze-Dysurie): *Zhu Ye* klärt Hitze sowohl aus dem Herzen als auch aus dem Dünndarm. Herz und Dünndarm sind über ihre *Zang-Fu*-Organbeziehung miteinander verbunden. Störungen eines der beiden Organe beeinträchtigen häufig die Funktion des anderen Organs. Hitze im Herzen ist durch Reizbarkeit charakterisiert, während Hitze im Dünndarm zu Dysurie, Brennen und Schmerzen beim Wasserlassen führt.

- Dysurie aufgrund von Hitze im Dünndarm: *Zhu Ye* zu *Mu Tong* (Akebiae Caulis) und *Gan Cao* (Glycyrrhizae Radix et Rhizoma) hinzufügen. **Beispiel-Rezeptur**: *Dao Chi San* (Pulver, das das Rote hinausleitet).

Dosierung

6–15 g. Die Höchstdosis von *Zhu Ye* liegt bei 30 g. Die frische Arzneidroge klärt stärker Hitze als die getrocknete Form.

Sicherheitshinweise, Kontraindikationen

Zhu Ye sollte während der Schwangerschaft vorsichtig eingesetzt werden.

Kommentar der Autoren
Zhu Ye und *Dan Zhu Ye* (Lophatheri Herba) sind zwei unterschiedliche Arzneien, obwohl sie ähnliche Namen und Funktionen haben. *Zhu Ye* klärt Hitze aus Magen und Herz, während *Dan Zhu Ye* wirksamer Hitze aus dem Herz klärt und die Diurese besser fördert.

Abschnitt 2: Hitze klärende und Feuchtigkeit trocknende Arzneien

Huáng Bō

Phellodendri Cortex

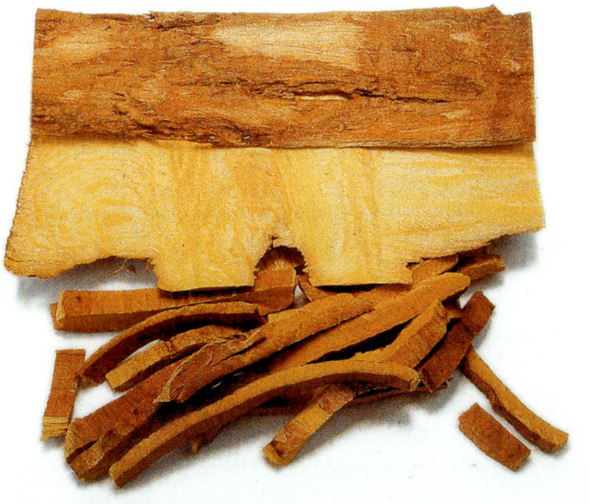

黃蘗 黃柏

Pinyin-Name *Huáng Bō*
Wörtliche Übersetzung „Gelbe Rinde der Korkeiche“
Andere chinesische Namen *Huang Bai, Bo Pi, Bai Pi*
Originalquelle *Shen Nong Ben Cao Jing* (Die Materia Medica des göttlichen Landmannes), vermutlich Östliche Han-Dynastie.
Deutscher Name Gelbbaumrinde, Korkbaumrinde
Botanischer Name *Phellodendron amurense* Rupr. (*Guan Huang Bai*); *Phellodendron chinensis* Schneid. (*Chuan Huang Bai*)
Pharmazeutischer Name Phellodendri Cortex
Eigenschaften Bitter, kalt
Leitbahnen Niere, Blase, Dickdarm

Huáng Bǎi ist der Name, der traditionell am häufigsten in den Lehrbüchern und von den Therapeuten der Chinesischen Arzneimedizin verwendet wird. Heutzutage ist jedoch *Huáng Bō* der offizielle Name, der von der Pharmakopöe der Volksrepublik China im Jahr 2005 übernommen wurde. Dieser wird daher auch durchgängig als Standardname in diesem Buch verwendet.

Chinesische therapeutische Wirkungen

Klärt Hitze und trocknet Feuchtigkeit

Akkumulation von Feuchte-Hitze: Klinische Manifestationen von Feuchte-Hitze sind Gelbsucht, Dysenterie, Diarrhö mit einem brennenden Gefühl, Gefühl der unvollständigen Stuhlentleerung, blutende Hämorrhoiden, gelber Vaginalausfluss, Dysurie und *Bi Zheng* (schmerzhaftes Blockade-Syndrom) mit Schwellung und brennenden Schmerzen. *Huang Bo* (Phellodendri Cortex) klärt hervorragend Hitze und trocknet Feuchtigkeit, besonders im Unteren *Jiao* (Unterer Erwärmer).

- Gelbsucht: *Huang Bo* zusammen mit *Zhi Zi* (Gardeniae Fructus), *Da Huang* (Rhei Radix et Rhizoma) und *Yin Chen* (Artemisiae Scopariae Herba) verwenden. **Beispiel-Rezeptur**: *Yin Chen Hao Tang* (Artemisia Scoparia Dekokt).
- Diarrhö: in Kombination mit *Huang Lian* (Coptidis Rhizoma), *Qin Pi* (Fraxini Cortex) und *Bai Tou Weng* (Pulsatillae Radix). **Beispiel-Rezeptur**: *Bai Tou Weng Tang* (Pulsatillae Radix Dekokt).
- Dysenterie: Kombination mit *Huang Lian* (Coptidis Rhizoma), *Mu Xiang* (Aucklandiae Radix), *Ma Chi Xian* (Portulacae Herba) und *Bai Shao* (Paeoniae Radix Alba).
- *Bi Zheng* (schmerzhaftes Blockade-Syndrom) mit Schwellung und brennenden Schmerzen: *Huang Bo* mit *Cang Zhu* (Atractylodis Rhizoma), *Niu Xi* (Achyranthis Radix) und *Yi Yi Ren* (Coicis Semen) kombinieren.
- *Bi Zheng* (schmerzhaftes Blockade-Syndrom) mit Schmerzen und Schwäche im unteren Rücken und in den Knien: zusammen mit *Du Zhong* (Eucommiae Cortex), *Dang Gui* (Angelicae Sinensis Radix) und *Niu Xi* (Achyranthis Radix) anwenden.
- *Lin Zheng* (Dysurie-Syndrom) oder Harnweginfektion: Kombination mit *Bian Xu* (Polygoni Avicularis Herba) und *Mu Tong* (Akebiae Caulis).
- Hämaturie: verkohltes *Huang Bo*, verkohltes *Bai Mao Gen* (Imperatae Rhizoma), *Da Ji* (Cirsii Japonici Herba), *Xiao Ji* (Cirsii Herba) und *Mu Tong* (Akebiae Caulis) verwenden.
- Gelber Vaginalausfluss: in Kombination mit *Zhi Zi* (Gardeniae Fructus), *Ze Xie* (Alismatis Rhizoma) und *Che Qian Zi* (Plantaginis Semen).
- Dysurie: Kombination mit *Bian Xu* (Polygoni Avicularis Herba), *Hua Shi* (Talcum) und *Mu Tong* (Akebiae Caulis).
- Blutende Hämorrhoiden: mit verkohlter *Huai Hua* (Sophorae Flos), *Di Yu* (Sanguisorbae Radix) und *Fang Feng* (Saposhnikoviae Radix) kombinieren.

Leitet Feuer ab und eliminiert Toxine

Akkumulation von toxischer Hitze: Neben seiner Funktion, Hitze zu klären und Feuchtigkeit zu trocknen, wird *Huang Bo* sowohl innerlich als auch äußerlich angewendet, um Feuer abzuleiten und Toxine zu eliminieren. In der klinischen Praxis wird es häufig für die Behandlung von Abszessen, Wunden, Karbunkeln, Geschwüren, Verbrennungen, Rötungen sowie Schwellungen und Schmerzen der Augen eingesetzt.

- Hautabszesse und Läsionen: Kombination mit *Huang Lian* (Coptidis Rhizoma) und *Lian Qiao* (Forsythiae Fructus). **Beispiel-Rezeptur**: *Huang Lian Jie Du Tang* (Coptidis Rhizoma Dekokt, das toxische Wirkungen lindert).
- Hautausschläge und Ekzeme: zusammen mit *Ku Shen* (Sophorae Flavescentis Radix), *Chan Tui* (Cicadae Periostracum) und *Lian Qiao* (Forsythiae Fructus) verwenden.
- Karbunkel oder Furunkel mit Abzessen und Geschwüren: *Huang Bo* für die äußere Anwendung mit *Zhu Dan* (Porci Fel) vermischen.
- Brustabszess: *Huang-Bo*-Pulver für die lokale Anwendung mit Eiweiß mischen.
- Augenschmerzen, -rötung und -schwellung: *Huang Bo* allein kochen, den entstehenden Dampf in Richtung Augen lenken, um so die maximale Wirkung zu erzielen.

Klärt Mangel-Hitze

Mangel-Hitze: *Huang Bo* stärkt Nieren-*Yin* und behandelt Mangel-Hitze. Es wird häufig bei Mangel-Hitze mit folgenden Symptomen eingesetzt: Gefühl von Knochendampfen, Wechselfieber, nächtlicher Samenerguss, Nachtschweiß, Schmerzen und Schwäche des unteren Rückens und der Knie, Auszehrung, trockener Rachen, gerötete Wangen, Tinnitus, Schwindel und Schlaflosigkeit. Männer mit einem Nieren-*Yin*-Mangel sind sexuell schnell erregt. Frauen, die Zeichen eines Nieren-Mangels aufweisen, zeigen oft menopausale Symptome und haben häufig eine schwache Menstrustationsblutung oder anormale Uterusblutungen. Der Puls ist typischerweise fadenförmig und schnell. Die Zunge ist in der Regel trocken und weist einen Mittelriss auf.

- Nieren-*Yin*-Mangel mit Mangel-Hitze: *Huang Bo* zusammen mit *Zhi Mu* (Anemarrhenae Rhizoma) anwenden, um Mangel-Hitze zu klären, ohne das *Yin* weiter zu schädigen. **Beispiel-Rezeptur**: *Zhi Bai Di Huang Wan* (Anemarrhenae Radix, Phellodendri Cortex und Rehmanniae Radix Pille).
- Schwerwiegende Zeichen eines *Yin*-Mangels mit Mangel-Hitze: *Qing Hao* (Artemisiae Annuae Herba) und *Bie Jia* (Trionycis Carapax) hinzufügen. **Beispiel-Rezeptur**: *Qing Hao Bie Jia Tang* (Artemisiae Annuae Herba und Trionycis Carapax Dekokt).
- Nieren-*Yin*- und -*Yang*-Mangel mit Mangel-Hitze: in Kombination mit *Zhi Mu* (Anemarrhenae Rhizoma), *Xian Mao* (Curculiginis Rhizoma), *Yin Yang Huo* (Epimedii Herba) und *Ba Ji Tian* (Morindae Officinalis Radix) verwenden. **Beispiel-Rezeptur**: *Er Xian Tang* (Zwei Unsterbliche Dekokt).
- Nachtschweiß: Kombination mit *Fu Xiao Mai* (Tritici Fructus Levis).
- Reizbarkeit: mit *Long Gu* (Fossilia Ossis Mastodi) und *Mu Li* (Ostreae Concha) verwenden.

Dosierung

3–10 g im Dekokt. Die Höchstdosis von *Huang Bo* beträgt 30 g. Die unverarbeitete Arzneidroge klärt Hitze und eliminiert Toxine wirkungsvoller. Die in Salz gebratene Arzneidroge klärt besser Mangel-Hitze aus der Niere. Wird *Huang Bo* in Getreideschnaps gebraten, verstärkt dies seine Wirkung, Herz-Feuer zu klären. Die verkohlte Arzneidroge stillt äußerst wirksam Blutungen.

Sicherheitshinweise, Kontraindikationen

- *Huang Bo* ist bitter und kalt. Es kann *Yin* und Flüssigkeiten verbrauchen und sollte nicht über einen längeren Zeitraum angewendet werden, insbesondere bei Patienten, die an Kälte und einem Mangel-Zustand von Milz und Magen leiden.
- *Huang Bo* ist bei Patienten mit allgemeinem *Yang*-Mangel, Milz- oder Nieren-*Yang*-Mangel kontraindiziert.

Chemische Zusammensetzung

Berberin, Palmatin, Jatrorrhizin, α-Phellodendrin, β-Phellodendrin, Menisperin, Candicin, Magnoflorin, Limonin, Obacunon.[1, 2]

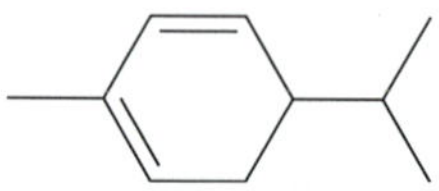

Abb. 2.4 α-Phellodendrin

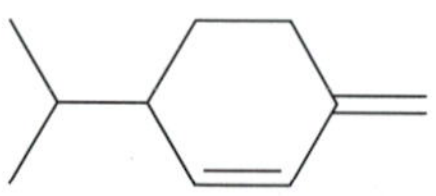

Abb. 2.5 β-Phellodendrin

Pharmakologische Wirkungen

- **Antibiotisch**: *Huang Bo* wirkt mäßig antibiotisch gegen *Staphylococcus aureus, Diplococcus pneumoniae, Corynebacterium diphtheriae, Bacillus dysenteriae,* betahämolysierende Streptokokken, *Diplococcus meningitidis, Vibrio cholerae, Bacillus anthracis,* Dermatophyten und *Leptospirae.* Die Blätter, *Huang Bo Ye* (Phellodendri Folium), wirken nachweislich antiviral gegen Herpesviren.[3, 4, 5]

- **Antihypertensiv**: Xylopinin, das aus Phellodendrin gewonnen wird, beeinflusst das Zentralnervensystem und senkt deutlich den Blutdruck.[6]
- **Hustenlindernd und schleimlösend**: Das ätherische Öl von *Huang Bo* lindert nachweislich Husten und löst Schleim.[7]

Klinische und wissenschaftliche Studien

- **Chronische bakterielle Dysenterie**: 40 Patienten mit chronischer bakterieller Dysenterie wurden zweimal täglich sieben Tage lang mit 4 g *Huang-Bo*-Tabletten behandelt (Mischung aus *Huang-Bo*-Pulver mit 10-prozentigem Äthanol). Laut Studie sprachen alle Patienten sehr gut auf die Behandlung an.[8]
- **Chronische Bronchitis**: Die Kombination aus *Huang Bo* und *Ku Shen* (Sophorae Flavescentis Radix) zeigte bei 300 Patienten mit chronischer Bronchitis folgende zufriedenstellende Effekte: antitussiv, schleimlösend und antiasthmatisch.[9]

Toxikologie

Die LD_{50} eines *Huang-Bo*-Extrakts beträgt bei Mäusen bei intraperitonealer Injektion 2,7 g/kg.[10]

Kommentar der Autoren

Huang Bo besitzt weder eine befeuchtende noch eine *Yin* anreichernde Wirkung. Es wird in der Regel bei Mangel-Hitze aufgrund eines Nieren-*Yin*-Mangels eingesetzt. Dies führte dazu, dass dieser Arznei gelegentlich fälschlicherweise *Yin* nährende Eigenschaften unterstellt wurden. Die verbesserte Funktion des Nieren-*Yin* nach der Gabe von *Huang Bo* ist damit zu begründen, dass diese Arznei Mangel-Hitze klärt. Dadurch haben die Nieren die Möglichkeit, Wasser wiederherzustellen, das sonst „verbrannt" würde. *Huang Bo* besitzt eine trocknende Natur und schädigt daher das *Yin*, insbesondere wenn es nicht korrekt eingesetzt oder über einen zu langen Zeitraum verschrieben wird. Deshalb wird es oft mit anderen Hitze klärenden Arzneien kombiniert [z.B. *Zhi Mu* (Anemarrhenae Rhizoma)], die befeuchtende Eigenschaften besitzen. Auf diese Weise wird das *Yin* nicht geschädigt, während die Mangel-Hitze geklärt wird. Liegt ein schwerer *Yin*-Mangel vor, kann *Huang Bo* mit *Yin* anreichernden Arzneien kombiniert werden, um die Gesamtfunktion zu verstärken.

Referenzen

1. *Xian Dai Zhong Yao Yao Li Xue* (Contemporary Pharmacology of Chinese Herbs), 1997; 310
2. Yan X, Zhou J, Xie G. Traditional Chinese Medicines Molecular Structures, Natural Sources and Applications; Ashgate, 1999; 5094
3. *Zhong Yao Da Ci Dian* (Dictionary of Chinese Herbs), 1977: 2032
4. *Zhong Cao Yao* (Chinese Herbal Medicine), 1985; 16(1):34
5. *Zhong Yao Xue* (Chinese Herbology), 1998; 144:146
6. *Zhong Guo Yao Li Xue Tong Bao* (Journal of Chinese Herbal Pharmacology), 1989; 10(5):385
7. *Zhong Cao Yao* (Chinese Herbal Medicine), 1981; 12(1):16
8. *Zhong Yi Za Zhi* (Journal of Chinese Medicine), 1959; 8:23
9. *Zhong Guo Zhong Xi Yi Jie He Za Zhi* (Chinese Journal of Integrative Chinese and Western Medicine), 1984; 4:222
10. *Yao Xue Xue Bao* (Journal of Herbology), 1962; 9(5):281

Huáng Lián

Coptidis Rhizoma

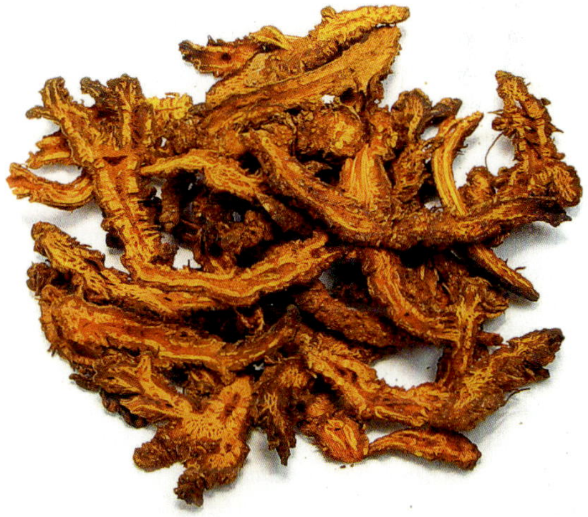

黃連 黄连

Pinyin-Name *Huáng Lián*
Wörtliche Übersetzung „Gelbe Verbindung"
Andere chinesische Namen *Chuan Lian, Ya Lian, Wei Lian, Ji Zhua Lian*
Originalquelle *Shen Nong Ben Cao Jing* (Die Materia Medica des göttlichen Landmannes), vermutlich Östliche Han-Dynastie
Deutscher Name Goldfadenwurzelstock
Botanischer Name *Coptis chinensis* Franch. (*Huang Lian*); *Coptis deltoidea* C. Y. Cheng et Hsiao (*San Jiao Ye Huang Lian*); *Coptis teetoides* C. Y. Cheng. (*Yun Lian*); *Coptis omeiensis* (*Chen*) C. Y. Cheng (*E Mei Ye Lian*)

Pharmazeutischer Name Coptidis Rhizoma
Eigenschaften Bitter, kalt
Leitbahnen Herz, Leber, Magen, Dickdarm

Chinesische therapeutische Wirkungen

Klärt Hitze und trocknet Feuchtigkeit

Feuchte-Hitze im Darmtrakt: *Huang Lian* (Coptidis Rhizoma) ist sehr bitter, sehr kalt und sehr trocknend. Es ist eine der stärksten Arzneien, um Hitze zu klären, Feuchtigkeit zu trocknen und Toxine zu eliminieren. Es behandelt Durchfälle und Dysenterie mit oder ohne Eiter und Schleim, mit einem brennenden Gefühl am Anus nach dem Stuhlgang, übel riechendem Kot, rektalen Tenesmen, dem Gefühl einer unvollständigen Stuhlentleerung, Schmerzen im Abdomen, Auftreibung und Völlegefühl im Oberbauch, Durst ohne Verlangen zu trinken, Übelkeit oder Erbrechen, einem schlüpfrigen, beschleunigten Puls sowie roter Zunge mit öligem, gelbem Belag.

- Diarrhö oder Dysenterie mit Brennen am Anus: Kombination mit *Huang Bo* (Phellodendri Cortex), *Qin Pi* (Fraxini Cortex) und *Bai Tou Weng* (Pulsatillae Radix). **Beispiel-Rezeptur**: *Bai Tou Weng Tang* (Pulsatillae Radix Dekokt).
- Diarrhö mit schmerzhaftem Stuhldrang: mit *Mu Xiang* (Aucklandiae Radix) und *Bing Lang* (Arecae Semen) verwenden. **Beispiel-Rezeptur**: *Shao Yao Tang* (Paeoniae Radix Dekokt).
- Durchfälle bei äußeren Syndromen: Kombination mit *Ge Gen* (Puerariae Radix Lobatae). **Beispiel-Rezeptur**: *Ge Gen Huang Qin Huang Lian Tang* (Puerariae Radix, Coptidis Rhizoma und Scutellariae Radix Dekokt).
- Diarrhö mit Blutungen: *Huang Lian* zusammen mit Knoblauch verwenden.

Magen-Hitze: Dieser Zustand wird in der Regel durch den häufigen Verzehr gewürzter Speisen verursacht oder von einer chronischen Disharmonie der Leber, die Milz und Magen angreift. Häufige Symptome von Magen-Hitze sind Übelkeit, Erbrechen, Magenschmerzen oder die Empfindung von Brennen, saurer Reflux, Mundgeruch, eine Vorliebe für kalte Getränke, Verstopfung, Hunger, geschwollenes oder schmerzhaftes Zahnfleisch, Zahnschmerzen, gelber und spärlicher Urin, eine rote Zunge mit gelbem Belag. Hitze im Magen verhindert den normalen, absteigenden Fluss des Magen-*Qi* und verursacht Übelkeit und Erbrechen. Hitze verstärkt die Verdauungsfunktionen des Magens, daher hat der Patient dauernd Hunger. Nach oben steigendes Magen-Feuer führt zu brennenden Schmerzen im Oberbauch, saurem Reflux, Mundgeruch sowie geschwollenem oder schmerzhaftem Zahnfleisch.

- Übelkeit, Erbrechen und Druckgefühl in der Brust: *Huang Lian* zusammen mit *Gan Jiang* (Zingiberis Rhizoma) und *Ban Xia* (Pinelliae Rhizoma) einsetzen. **Beispiel-Rezeptur**: *Ban Xia Xie Xin Tang* (Pinelliae Rhizoma Dekokt, das das Epigastrium abfließen lässt).
- Übelkeit, Erbrechen durch Hitze im Magen: Kombination mit *Ban Xia* (Pinelliae Rhizoma) und *Zhu Ru* (Bambusae Caulis in Taeniam).
- Magenschmerzen und Magengeschwüre aufgrund von Leber-Feuer, das den Magen angreift: in Kombination mit *Wu Zhu Yu* (Evodiae Fructus), *Xiang Fu* (Cyperi Rhizoma) und *Yan Hu Suo* (Corydalis Rhizoma).
- Säurereflux: *Hai Piao Xiao* (Sepiae Endoconcha) und *Zhe Bei Mu* (Fritillariae Thunbergii Bulbus) hinzufügen.
- Blutendes Magengeschwür: *Huang Lian* mit *Bai Ji* (Bletillae Rhizoma) und *Wu Bei Zi* (Galla Chinensis) kombinieren.
- Völlegefühl und Beklemmung unterhalb des Herzens mit Schmerzen während der Palpation: Kombination mit *Ban Xia* (Pinelliae Rhizoma) und *Gua Lou* (Trichosanthis Fructus). **Beispiel-Rezeptur**: *Xiao Xian Xiong Tang* (Kleineres Dekokt, das in den Thorax sinkt).
- Zungengeschwüre: *Xi Xin* (Asari Radix et Rhizoma) und *Zhi Zi* (Gardeniae Fructus) hinzufügen.
- Zahnschmerzen durch Magen-Feuer: in Kombination mit *Di Huang* (Rehmanniae Radix), *Sheng Ma* (Cimicifugae Rhizoma) und *Bai Zhi* (Angelicae Dahuricae Radix). **Beispiel-Rezeptur**: *Qing Wei San* (Pulver, das den Magen klärt).
- Übermäßiger Hunger und Durst aufgrund von Magen-Feuer: Kombination mit *Tian Hua Fen* (Trichosanthis Radix) und *Di Huang* (Rehmanniae Radix).
- *Xiao Ke* (Auszehrung und Dürsten): *Huang Lian* zusammen mit *Shi Gao* (Gypsum Fibrosum), *Tian Hua Fen* (Trichosanthis Radix) und *Zhi Mu* (Anemarrhenae Rhizoma) verwenden.

Leitet Feuer ab

Leber-Feuer: Leber-Feuer äußert sich klinisch in Schwindel, Kopfschmerzen, Rötung der Augen und des Gesichts, bitterem Mundgeschmack, trockenem Rachen, in einer Tendenz zu Wutanfällen, Reizbarkeit, Schlaflosigkeit oder Albträumen, außerdem in brennenden Schmerzen unter dem Rippenbogen, Tinnitus, Verstopfung, Bluterbrechen oder Nasenbluten, roter Zunge mit gelbem Belag sowie einem drahtigen, schlüpfrigen und beschleunigten Puls.

- Leber-Feuer: *Huang Lian* zusammen mit *Wu Zhu Yu* (Evodiae Fructus), *Chai Hu* (Bupleuri Radix) und *Bai Shao* (Paeoniae Radix Alba) verwenden.
- Rote Augen durch aufsteigendes Leber-*Yang*: Kombination mit *Shi Jue Ming* (Haliotidis Concha), *Jue Ming Zi* (Cassiae Semen), *Long Dan* (Gentianae Radix et Rhizo-

ma), *Mu Zei* (Equiseti Hiemalis Herba) und *Ye Ming Sha* (Vespertilionis Faeces).

- Photophobie, verschwommenes Sehen, Flecken vor den Augen, Nachtblindheit und akute Konjunktivitis aufgrund von Leber-Blut-Mangel und aufsteigendem Leber-*Yang*: *Huang Lian* als Einzelarznei im Dekokt verwenden. Es kann auch als äußere Waschung für die Augen eingesetzt werden.

Herz-Feuer: Schlaflosigkeit, Zungengeschwüre, Reizbarkeit, Manien, zerfahrenes Reden, Bluterbrechen, Nasenbluten, brennendes Gefühl in der Brust, Durst, rotes Gesicht, trockener Kot, spärlicher, gelber Urin, eine rote Zungenspitze, ein tiefroter Zungenkörper sowie ein schneller Puls sind Zeichen und Symptome von Herz-Feuer.

- Schlaflosigkeit und Reizbarkeit: *Huang Lian* zusammen mit *Zhu Sha* (Cinnabaris) und *Di Huang* (Rehmanniae Radix) verwenden.
- Schlaflosigkeit und Reizbarkeit in Verbindung mit Herz-Feuer, *Yin*- und Blut-Mangel: Kombination mit *E Jiao* (Asini Corii Colla) und *Bai Shao* (Paeoniae Radix Alba).
- Bluterbrechen und rektale Blutungen aufgrund von Hitze im Blut: *Huang Lian* mit *Huang Qin* (Scutellariae Radix) und *Da Huang* (Rhei Radix et Rhizoma) kombinieren.
- Abneigung gegen Hitze und Reizbarkeit aufgrund von Fülle-Feuer und Fülle-Hitze: mit *Zhi Zi* (Gardeniae Fructus) und *Huang Qin* (Scutellariae Radix) kombinieren. **Beispiel-Rezeptur**: *Huang Lian Jie Du Tang* (Coptidis Rhizoma Dekokt, das toxische Wirkungen lindert).
- Delirium: in Kombination mit *Shi Chang Pu* (Acori Tatarinowii Rhizoma), *Tian Zhu Huang* (Bambusae Concretio Silicea), *Lian Qiao* (Forsythiae Fructus) und *Di Huang* (Rehmanniae Radix).

Klärt Feuer-Toxine

Hauterkrankungen durch toxisches Feuer: *Huang Lian* wird häufig verwendet, um Hitze und Toxine zu eliminieren, die sich auf der Haut befinden und durch Abzesse und Läsionen charakterisiert sind. Die zu Pulver gemahlene Arzneidroge wird lokal auf die Haut aufgebracht.

- Abszesse, Läsionen, Karbunkel, Verbrennungen, Schwellungen und Entzündungen aufgrund von toxischer Hitze: in Kombination mit *Huang Qin* (Scutellariae Radix), *Da Huang* (Rhei Radix et Rhizoma) und *Lian Qiao* (Forsythiae Fructus), um Hitze zu klären und Toxine zu eliminieren. **Beispiel-Rezeptur**: *Huang Lian Jie Du Tang* (Coptidis Rhizoma Dekokt, das toxische Wirkungen lindert).

Dosierung

2–10 g im Dekokt. Die Höchstdosis von *Huang Lian* beträgt 15 g. *Huang Lian* besitzt je nach Verarbeitung unterschiedliche Funktionen:

- Die unverabeitete Arzneidroge klärt stärker Hitze und trocknet effektiver Feuchtigkeit.
- Wird *Huang Lian* in Getreideschnaps gebraten, bekommt es eine aufsteigende Wirkung, sodass seine bitteren und kalten Eigenschaften abnehmen.
- Wird *Huang Lian* mit *Sheng Jiang* (Zingiberis Rhizoma Recens) und *Wu Zhu Yu* (Evodiae Fructus) gebraten, verstärken sich seine zerstreuenden und lüftenden Eigenschaften, seine bittere und kalten Eigenschaften lassen nach und es kann besser Übelkeit lindern.
- Wird *Huang Lian* in Schweinegalle gebraten, leitet es besser Feuer aus Leber und Gallenblase ab.

Sicherheitshinweise, Kontraindikationen

- *Huang Lian* ist bitter, kalt und trocknend. Es sollte mit Vorsicht bei Patienten angewendet werden, die an Kälte, *Yang*-Mangel, *Yin*-Mangel oder einem Mangel-Zustand von Milz und Magen leiden.
- Der Gebrauch von *Huang Lian* ist relativ sicher. Die Arznei kann jedoch folgende unerwünschte Nebenwirkungen hervorrufen: allergische Reaktionen, allergische Hautausschläge, Schwindel, Kopfschmerzen, Tinnitus, Übelkeit, Erbrechen, Herzklopfen, Kurzatmigkeit, abdominales Völlegefühl, Durchfall und eine Reduzierung der roten Blutkörperchen.

Chemische Zusammensetzung

Berberin, Coptisin, Palmatin, Jatrorrhizin, Epiberberin, Worenin, Columbamin, Magnoflorin.[1, 2]

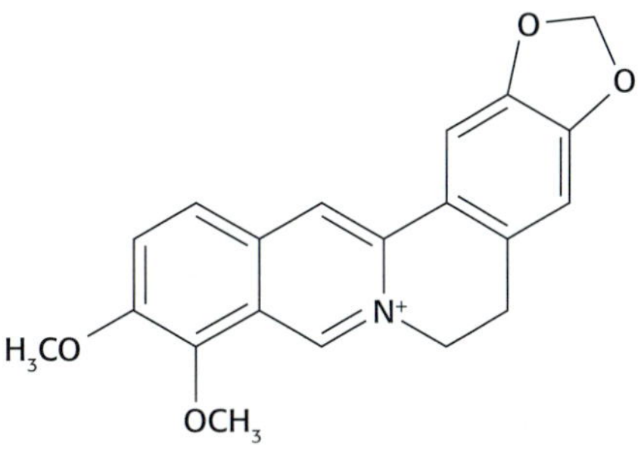

Abb. 2.6 Berberin

Pharmakologische Wirkungen

- **Antibiotisch**: *Huang Lian* wirkt vielfältig antibiotisch, und zwar gegen *Bacillus dysenteriae, Mycobacterium tuberculosis, Salmonella typhi, E. coli, Vibrio cholerae, Bacillus proteus, Pseudomonas aeruginosa, Diplococcus meningitidis, Staphylococcus aureus*, betahämolysierende Streptokokken, *Diplococcus pneumoniae, Corynebacterium diphtheriae, Bordetella pertussis, Bacillus anthracis* und *Leptospirae*. Am wirkungsvollsten hemmt es E. *coli, Mycobacterium tuberculosis* und *Staphylococcus aureus*. Gegen *Huang Lian* oder seine einzelnen Bestandteile treten häufig Resistenzen auf. Andererseits verstärkt die Verwendung von *Huang Lian* in einer Arzneirezeptur seine antibiotische Wirksamkeit um das Zehnfache, ohne dass es zu Resistenzen kommt. Berberin, ein Bestandteil von *Huang Lian*, behandelt sehr effektiv Magen-Darm-Infektionen, nicht jedoch systemische Infekte, da seine intestinale Resorption gering ist und seine Wirkung eine nur kurze Halbwertzeit hat. *Huang Lian* wirkt nicht nur antibakteriell, sondern auch antimykotisch und antiviral. Einem Bericht zufolge war ein 15-prozentiges Dekokt aus *Huang Lian* wirksam gegen zahlreiche pathogene Fungi und Dermatophyten. Darüber hinaus wirkt *Huang Lian* hemmend auf Influenza- und Hepatitisviren.[3, 4, 5]
- **Entzündungshemmend**: Bei Ratten wirkte die orale Gabe von 50 mg/kg Berberin ausgeprägt entzündungshemmend.[6]
- **Kardiovaskulär**: Intravenöse Injektionen von Berberin (0,1–6,0 mg/kg) senkten bei betäubten Hunden, Katzen und Ratten den Blutdruck. Die Injektionen führten zu einer Erweiterung der Blutgefäße und einer Hemmung der Adrenalinausschüttung. Berberin wirkt außerdem antiarrhythmisch.[7, 8]
- **Fiebersenkend**: Bei Kaninchen hatte die intravenöse Injektion von *Huang Lian* eine deutlich fiebersenkende Wirkung. Obwohl der genaue Wirkmechanismus nicht geklärt ist, scheint er mit dem Botenstoff cAMP im Zentralnervensystem zusammenzuhängen.[9]
- **Cholagog**: *Huang Lian* und Berberin steigern die Produktion von Gallensäure und machen diese weniger dicht. Außerdem reduzieren sie den Cholesterinspiegel.[10]
- **Geschwürbildung hemmend**: *Huang Lian* hemmt die Ausschüttung von Magensäure und wird häufig zusammen mit anderen Arzneien für die Behandlung von Magengeschwüren verwendet.[11]
- **Weitere Wirkungen**: *Huang Lian* wirkt örtlich betäubend und stoppt Durchfall.[12]

Klinische und wissenschaftliche Studien

- **Bakterielle Dysenterie**: Die Anwendung von *Huang Lian* (als Einzelarznei bzw. in einer Arzneirezeptur) führte zu ausgezeichneten Ergebnissen bei der Behandlung von 1000 Patienten mit bakterieller Dysenterie. Die Kurzzeitbehandlung war sehr effektiv und hatte keine nennenswerten Nebenwirkungen.[13]
- **Akute Gastroenteritis bwz. Enteritis**: 100 an Gastroenteritis erkrankte Patienten wurden mit einer Rezeptur aus 80% *Huang Lian* und 20% *Dou Kou* (Amomi Fructus Rotundus) behandelt, die vier- bis sechsmal täglich in einer Dosis von 2–3 g verabreicht wurde. Alle Patienten gaben eine deutliche Verbesserung an.[14]
- **Lungentuberkulose**: Eine Studie berichtet von 100 Patienten, die drei Monate lang dreimal täglich 0,3 g Berberin bekamen, was zu guten Ergebnissen führte.[15]
- **Eitrige Otitis media**: Eine Arzneilösung (bestehend aus 10% *Huang Lian* und 3% Borsäure) wurde zweimal dekoktiert und dann gefiltert. Nach der Säuberung der Ohren wurde die Lösung drei- bis viermal täglich in das betroffene Ohr geträufelt. Die Wirksamkeitsrate betrug 50,8%.[16]
- **Herzrhythmusstörungen**: Ein Bericht meldet eine merkbare Wirkung bei 40% der Patienten, die an schwer zu behandelnder Arrhythmie leiden. Ihnen wurde drei- bis viermal täglich 0,3–0,5 g Berberin verabreicht.[17]
- **Hypertonie**: Einer Studie zufolge wurden 88 Patienten mit Bluthochdruck dreimal täglich 0,6–1,8 g Berberin verabreicht. Die Wirksamkeitsrate lag zwischen 70 und 93,3%.[18]
- **Osteomyelitis**: Eine weitere Studie berichtet von 87 an Osteomyelitis erkrankten Patienten, die dreimal täglich mit einem Dekokt aus *Huang Lian* behandelt wurden. Die Erfolgsrate betrug 100%, die Erholung dauerte durchschnittlich 22,32 Tage. Für das Dekokt wurden 65 g *Huang-Lian*-Pulver 15 Minuten lang in 2000 ml kochendem Wasser gesiedet. Das Pulver wurde nicht ausgesiebt, und es wurden keine Konservervierungsstoffe zugesetzt.[19]

Wechselwirkung mit anderen Medikamenten

Cyclophosphamid: Eine In-vitro-Studie hat gezeigt, dass Berberin bei Ratten eine durch Cyclophosphamid induzierte Zystitis verhindern konnte. Abhängig von der Dosis stoppte Berberin zum einen ein Cyclophosphamid-induziertes Blasenödem und Cyclophosphamid-induzierte Blutungen. Zum anderen brachte Berberin den Anstieg von Stickoxid-Stoffwechselprodukten in Urin und Plasma zum Stillstand. Die Ergebnisse legen nahe, dass Berberin ein potentiell wirksames Medikament bei Cyclophosphamid-induzierter Zystitis sein könnte, und lassen hoffen, Cyclophosphamid-induzierte Nephrotoxizität vorbeugen und behandeln zu können.[20]

Toxikologie

Die LD_{50} von Berberin bei Mäusen beträgt bei intraperitonealer Injektion 24,3 mg/kg, wobei Atemdepression die häufigste Todesursache ist. Bei Menschen wurde von seltenen Todesfällen aufgrund einer anaphylaktischen Reaktion nach intravenöser Injektion von Berberin berichtet.[21] (Hinweis: Ein anaphylaktischer Schock ist die schwerwiegendste Form einer allergischen Reaktion. Bedauerlicherweise ist es sehr schwierig bzw. unmöglich vorherzusagen, ob und wann bei Patienten eine solche Reaktion ausgelöst wird. Obwohl vom Fall eines anaphylaktischen Schocks nach einer Berberin-Injektion berichtet wurde, birgt die orale Gabe von *Huang Lian* nicht notwendigerweise ein höheres Allergierisiko als andere Arzneien.)

Kommentar der Autoren

Huang Lian und *Suan Zao Ren* (Ziziphi Spinosae Semen) behandeln beide Schlaflosigkeit. *Huang Lian* wird eingesetzt bei Herz-Feuer, das den *Shen* (Geist) beunruhigt und *Suan Zao Ren* bei Herz- und Leber-Mangel, wodurch Herz und *Shen* (Geist) nicht angemessen ernährt werden.

Huang Lian (Coptidis Rhizoma) und *Hu Huang Lian* (Picrorhizae Rhizoma) haben ähnliche Namen und Funktionen. *Huang Lian* klärt Fülle-Hitze mit Feuchtigkeit und eliminiert Toxine und heilt auf diese Weise Geschwüre und Karbunkel. *Hu Huang Lian* wird eingesetzt, um das Gefühl von Knochendampfen, *Wu Xin Re* (Hitze in den fünf Zentren) und andere Mangel-Hitze-Symptome zu behandeln.

Huang Lian, *Mu Tong* (Akebiae Caulis), *Mai Dong* (Ophiopogonis Radix) und *Tian Zhu Huang* (Bambusae Concretio Silicea) klären das Herz und beseitigen Reizbarkeit.

- *Huang Lian* behandelt fieberhafte Erkrankungen mit Herz-Feuer, das den *Shen* (Geist) beunruhigt und sich als Reizbarkeit und Schlaflosigkeit manifestiert.
- *Mu Tong* ist eine diuretisch wirkende Arznei, die Feuchte-Hitze und Reizbarkeit beseitigt, die mit Mundulzera und gelbem Urin einhergehen.
- *Mai Dong* ist eine nährende Arznei, die bei Herz-*Yin*-Mangel mit Hitze verwendet wird, der sich als Reizbarkeit und Schlaflosigkeit zeigt.
- *Tian Zhu Huang* löst heißen Schleim auf. Es wirkt gegen Reizbarkeit mit Krämpfen und Konvulsionen.

Laut Dr. Shen Yen-Nan lässt sich Feuer in spezifischen Organen sehr wirkungsvoll mit bestimmten Schlüsselarzneien ableiten:

Lungen-Feuer	*Huang Qin* (Scutellariae Radix) und *Sang Bai Pi* (Mori Cortex)
Herz-Feuer	*Huang Lian* (Coptidis Rhizoma)
Magen-Feuer	*Shi Gao* (Gypsum Fibrosum)
Leber-Feuer	*Zhi Zi* (Gardeniae Fructus)
Nieren-Feuer	*Zhi Mu* (Anemarrhenae Rhizoma)

Referenzen

1. *Xian Dai Zhong Yao Yao Li Xue* (Contemporary Pharmacology of Chinese Herbs), 1997; 299
2. The Merck Index 12th edition, Chapman and Hall/CRCnetBASE/Merck, 2000
3. *Zhong Yao Xue* (Chinese Herbology), 1988, 140:144
4. *Zhong Hua Yi Xue Za Zhi* (Chinese Journal of Medicine), 1958; 44(9):888
5. *Zhong Xi Yi Jie He Za Zhi* (Journal of Integrated Chinese and Western Medicine), 1989; 9(8):494
6. *Yao Xue Za Zhi* (Journal of Medicinals), 1981, 101(10):883
7. IRCS Med. Sci, 1983; 11(7):570
8. *Zhong Yao Xue* (Chinese Herbology), 1988, 140:144
9. *Zhong Guo Bing Li Sheng Li Za Zhi* (Chinese Journal of Pathology and Biology), 1991; 7(3):264
10. *Zhong Yao Xue* (Chinese Herbology), 1988, 140:144
11. Ibid.
12. Ibid.
13. *Zhong Hua Nei Ke Za Zhi* (Chinese Journal of Internal Medicine), 1976; 4:219
14. *Si Chuan Yi Xue Yuan Xue Bao* (Journal of Sichuan School of Medicine), 1959; 1:102
15. *Zhe Jiang Zhong Yi Za Zhi* (Zhejiang Journal of Chinese Medicine), 1964; 10:51
16. *Zhong Hua Er Ke Za Zhi* (Chinese Journal of Pediatrics), 1954; 4:272
17. *Shi Yong Nei Ke Za Zhi* (Practical Journal of Internal Medicine), 1985; 11:587
18. *Zhong Hua Nei Ke Za Zhi* (Chinese Journal of Internal Medicine), 1960:2:117
19. *Zhong Xi Yi Jie He Za Zhi* (Journal of Integrated Chinese and Western Medicine), 1985; 10:604
20. Xu X, Malave A. Protective effect of berberine on cyclophosphamide-induced haemorrhagic cystitis in rats., Department of Pharmaceutical Sciences, College of Pharmacy, Nova Southeastern University, Fort Lauderdale, Florida 33328, USA.
21. *Zhong Yao Xue* (Chinese Herbology), 1988, 143

Huáng Qín
Scutellariae Radix

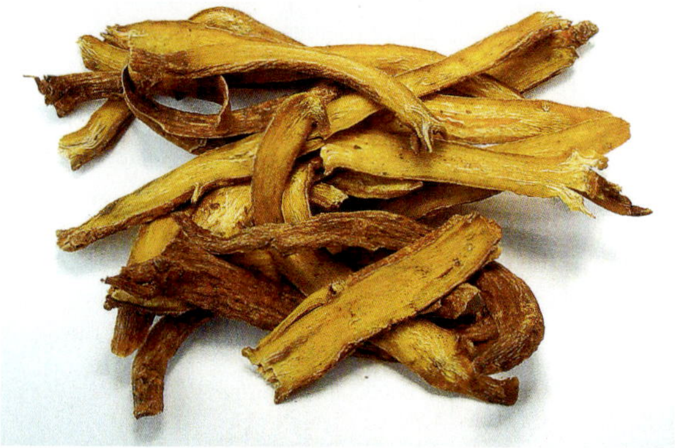

黃芩 黄芩

Pinyin-Name *Huáng Qín*
Andere chinesische Namen *Lao Gen Zi Qin, Tiao Qin, Bei Qin, Pian Qin, Ku Qin*
Originalquelle *Shen Nong Ben Cao Jing* (Die Materia Medica des göttlichen Landmannes), vermutlich Östliche Han-Dynastie
Deutscher Name Baikal-Helmkraut
Botanischer Name *Scutellaria baicalensis* Georgi (*Huang Qin*); *Scutellaria amoena* C.H. Wright (*Xi Nan Huang Qin*); *Scutellaria rehderiana* Diels (*Gan Su Huang Qin*); *Scutellaria viscidula* Bge. (*Nian Mao Huang Qin*)
Pharmazeutischer Name Scutellariae Radix
Eigenschaften Bitter, kalt
Leitbahnen Lunge, Gallenblase, Magen, Dickdarm

Chinesische therapeutische Wirkungen

Klärt Hitze und trocknet Feuchtigkeit

Feuchte-Hitze-Erkrankungen: *Huang Qin* (Scutellariae Radix) behandelt ein breites Spektrum von Krankheiten, die im Zusammenhang mit Hitze stehen und durch Fieber, abdominales Völlegefühl, Appetitmangel, Übelkeit, Schweregefühl, Durst ohne Verlangen zu trinken, eine rote Zunge mit öligem, gelbem Belag sowie einen schnellen, schlüpfrigen Puls charakterisiert sind.

- Allgemeine Akkumulation von Feuchte-Hitze: *Huang Qin* zusammen mit *Hua Shi* (Talcum), *Tong Cao* (Tetrapanacis Medulla) und *Dou Kou* (Amomi Fructus Rotundus) verwenden.

Gelbsucht und Hepatitis: *Huang Qin* wird eingesetzt bei Gelbsucht mit leuchtend gelber Haut, abdominalem Völlegefühl, Durst, Dysurie, roter Zunge mit öligem, gelbem Belag sowie einem schnellen, schlüpfrigen Puls.

- Gelbsucht: *Huang Qin* mit *Yin Chen* (Artemisiae Scopariae Herba), *Zhi Zi* (Gardeniae Fructus) und *Da Huang* (Rhei Radix et Rhizoma) einsetzen.
- Infektiöse Hepatitis mit Gelbsucht: in Kombination mit *Yin Chen* (Artemisiae Scopariae Herba), *Huang Bo* (Phellodendri Cortex), *Zhi Zi* (Gardeniae Fructus), *Da Huang* (Rhei Radix et Rhizoma), *Che Qian Zi* (Plantaginis Semen), *Bing Lang* (Arecae Semen), verkohltem *Shen Qu* (Massa Medicata Fermentata), verkohlter *Shan Zha* (Crataegi Fructus) und verkohlter *Mai Ya* (Hordei Fructus Germinatus).
- Infektiöse Hepatitis ohne Gelbsucht: Kombination von *Huang Qin* mit *Chuan Lian Zi* (Toosendan Fructus), *Cao Dou Kou* (Alpiniae Katsumadai Semen), *Lai Fu Zi* (Raphani Semen), *Hong Hua* (Carthami Flos), *Qian Cao* (Rubiae Radix et Rhizoma), *Ji Li* (Tribuli Fructus), *Zao Jiao Ci* (Gleditsiae Spina), *Bing Lang* (Arecae Semen), verkohltem *Shen Qu* (Massa Medicata Fermentata), verkohlter *Shan Zha* (Crataegi Fructus) und verkohlter *Mai Ya* (Hordei Fructus Germinatus).

Dysenterie aufgrund von Feuchte-Hitze im Magen und im Darmtrakt: Akkumulation von Feuchte-Hitze im Magen-Darm-Trakt zeigt sich in folgenden Symptomen: brennendes Gefühl am Anus nach der Stuhlentleerung, übel riechender Durchfall, Fieber, Hitzeempfindungen in Brust und Abdomen, Reizbarkeit, Durst mit trockenem Mund sowie in einem gelben Zungenbelag und in einem schnellen Puls.

- Dysenterie oder Diarrhö mit Brennen am Anus: *Huang Qin* mit *Huang Lian* (Coptidis Rhizoma) und *Bai Shao* (Paeoniae Radix Alba) verwenden. **Beispiel-Rezeptur**: *Ge Gen Huang Qin Huang Lian Tang* (Puerariae Radix, Coptidis Rhizoma und Scutellariae Radix Dekokt).

Hitze im Mittleren Jiao (Mittlerer Erwärmer): Hitze im Mittleren Erwärmer äußert sich in Symptomen wie Halsschmerzen, Zahnschmerzen, Mundgeschwüren, Tonsillitis, Brennen und Unwohlsein im Oberbauch sowie Stuhlverstopfung.

- Halsschmerzen mit anhaltenden äußeren Symptomen: *Huang Qin* zusammen mit *Ban Lan Gen* (Isatidis Radix), *Bo He* (Menthae Haplocalycis Herba) und *Xuan Shen* (Scrophulariae Radix) einsetzen.
- Zahnschmerzen, Mundulzera: *Deng Xin Cao* (Junci Medulla) hinzufügen.

- Unwohlsein im Epigastrium: *Huang Lian* (Coptidis Rhizoma) hinzufügen.
- Stuhlverstopfung: *Huang Qin* mit *Da Huang* (Rhei Radix et Rhizoma) kombinieren.

Re Lin (Hitze-Dysurie): Akkumulation von Feuchte-Hitze in der Blase manifestiert sich als brennendes, schmerzhaftes Wasserlassen mit wenig dunkelgelbem Urin. Bei ausgepräger Feuchtigkeit kann der Urin auch sehr trüb sein. Bei starker Hitze kann es zu Blutungen kommen.

- Brennende Dysurie: *Huang Qin* zusammen mit *Mu Tong* (Akebiae Caulis) und *Che Qian Zi* (Plantaginis Semen) anwenden.
- *Shi-Re Lin* (Feuchte-Hitze-Dysurie) mit *Qi*-Mangel: Kombination mit *Shi Lian Zi* (Sinocrassulae Indicae Herba), *Che Qian Zi* (Plantaginis Semen) und *Huang Qi* (Astragali Radix), um das *Qi* zu kräftigen und Feuchte-Hitze zu klären. **Beispiel-Rezeptur**: *Qing Xin Lian Zi Yin* (Dekokt aus Lotussamen, um das Herz zu klären).

Klärt Hitze und leitet Feuer ab

Hitze in der Lunge: Das bittere und kalte *Huang Qin* eignet sich hervorragend, um Hitze zu klären und Feuer in der Lunge abzuleiten. Klinische Manifestationen sind Husten mit gelbem Auswurf, gelbes Nasensekret, Fieber, Dyspnoe, Mundtrockenheit, Halsschmerzen, Durst, eine rote Zunge mit gelbem Belag sowie ein schneller Puls.

- Husten mit Keuchatmung oder Dyspnoe: Kombination mit *Ma Huang* (Ephedrae Herba), *Ku Xing Ren* (Armeniacae Semen) und *Shi Gao* (Gypsum Fibrosum). **Beispiel-Rezeptur**: *Ma Xing Gan Shi Tang* (Ephedrae Herba, Armeniacae Semen, Gypsum Fibrosum und in Honig gebratene Glycyrrhizae Radix Dekokt).
- Brustenge mit reichlich gelbem Auswurf: Kombination mit *Gua Lou* (Trichosanthis Fructus), *Sang Bai Pi* (Mori Cortex) und *Ku Xing Ren* (Armeniacae Semen), um Hitze in der Lunge zu klären und den *Qi*-Fluss zu regulieren. **Beispiel-Rezeptur**: *Qing Qi Hua Tan Wan* (Pille, die das *Qi* klärt und Schleim transformiert).
- Husten aufgrund von Hitze: Kombination mit *Shi Gao* (Gypsum Fibrosum), *Zhi Zi* (Gardeniae Fructus) und *Sang Bai Pi* (Mori Cortex). **Beispiel-Rezeptur**: *Dun Sou San* (Hustenanfall Pulver).
- Augenerkrankungen mit Rötung und Schmerzen: *Dan Dou Chi* (Sojae Semen Praeparatum) und Schweineleber hinzufügen.

Fülle-Hitze in der Qi-(Energie-)Schicht: Anhaltendes Fieber oder hohes Fieber in der *Shaoyang*-Ebene oder Übergang in die *Yangming*-Ebene. *Huang Qin* klärt außerordentlich wirksam sowohl Hitze aus dem Oberen *Jiao* (Oberer Erwärmer) als auch Hitze aus den verschiedenen Ebenen, da es von der *Taiyang*-Ebene ausgehend nach innen zieht.

- Fülle-Hitze mit anhaltendem Fieber und Reizbarkeit: Kombination mit *Shi Gao* (Gypsum Fibrosum), *Zhi Mu* (Anemarrhenae Rhizoma) und *Mu Dan Pi* (Moutan Cortex).
- *Shaoyang*-Muster mit Wechsel zwischen Fieber und Schüttelfrost: in Kombination mit *Chai Hu* (Bupleuri Radix) verwenden, um Hitze sowohl aus dem Inneren als auch dem Äußeren zu klären. **Beispiel-Rezeptur**: *Xiao Chai Hu Tang* (Kleineres Bupleuri Radix Dekokt).
- Kälte und Feuchtigkeit im Äußeren mit Hitze im Inneren: *Qiang Huo* (Notopterygii Rhizoma seu Radix) und andere, das Äußere entlastende Arzneien hinzufügen. **Beispiel-Rezeptur**: *Jiu Wei Qiang Huo Tang* (Neun Arzneien Dekokt mit Notopterygii Rhizoma seu Radix).

Klärt Hitze und eliminiert Toxine

Läsionen, Geschwüre, Ulzerationen durch toxische Hitze: *Huang Qin* wird häufig für die Behandlung von Erkrankungen von Haut, Augen, Rachen, Ohren und Nase verwendet.

- Läsionen und Geschwüre mit Rötung, Schwellung und Schmerzen: *Huang Qin* zusammen mit *Huang Lian* (Coptidis Rhizoma), *Huang Bo* (Phellodendri Cortex) und *Zhi Zi* (Gardeniae Fructus) verwenden. **Beispiel-Rezeptur**: *Huang Lian Jie Du Tang* (Coptidis Rhizoma Dekokt, das toxische Wirkungen lindert).
- Hitze und Toxine im Allgemeinen: in Kombination mit *Huang Lian* (Coptidis Rhizoma), *Lian Qiao* (Forsythiae Fructus) und *Pu Gong Ying* (Taraxaci Herba).

Kühlt Blut und stoppt Blutungen

Blutungen: Klinisch wird die Arznei bei Bluterbrechen, Husten mit Blut tingiertem Sputum, Hämaturie, gastrointestinalen Blutungen und Hypermenorrhö aufgrund von Hitze, die das Blut aus den Gefäßen treibt, eingesetzt. Die verkohlte Form von *Huang Qin* wirkt am stärksten blutstillend.

- Bluterbrechen und Nasenbluten: *Huang Qin* zusammen mit *San Qi* (Notoginseng Radix et Rhizoma), *Huai Hua* (Sophorae Flos) und *Bai Mao Gen* (Imperatae Rhizoma) verwenden.
- Gastrointestinale Blutungen: Kombination mit *Huang Lian* (Coptidis Rhizoma) und *Fang Feng* (Saposhnikoviae Radix).

Besänftigt und stabilisiert den Fötus

Unruhiger Fötus: *Huang Qin* stabilisiert die Schwangerschaft, indem es Unruhe und andauerndes Treten des Fötus lindert. Dieser Zustand wird üblicherweise als Hitze in der Gebärmutter beschrieben.

- Zur Besänftigung des Fötus: *Huang Qin* mit *Bai Zhu* (Atractylodis Macrocephalae Rhizoma) und *Dang Gui* (Angelicae Sinensis Radix) kombinieren.

Dosierung

3–10 g im Dekokt. Die Höchstdosis von *Huang Qin* beträgt 30 g. Die frische Arzneidroge sollte zum Klären von Feuchte-Hitze im Darmtrakt eingesetzt werden; die getrocknete, unverarbeitete Form zum Klären von Hitze und Toxinen; die trocken-gebratene Form, um den Fötus zu besänftigen; die in Getreideschnaps gedünstete Form, um Hitze in der Lunge zu klären, und die verkohlte, um Blutungen zu stillen.

Sicherheitshinweise, Kontraindikationen

- Wegen seines kalten Temperaturverhaltens und seines bitteren Geschmacks sollte *Huang Qin* vorsichtig eingesetzt werden, weil es das Magen-*Qi* und das Milz-*Yin* verletzen kann.
- Bei Patienten mit folgenden Beschwerden sollte *Huang Qin* nur äußerst vorsichtig eingesetzt werden: Blut-Mangel mit Bauchschmerzen, Ödeme aufgrund von Milz-*Qi*-Mangel, weiche Stühle aufgrund von Nieren-Mangel, Amenorrhö aufgrund von Blut-Mangel und instabile Schwangerschaft aufgrund von Fülle-Kälte.

Chemische Zusammensetzung

Baicalin, Baicalein, Wogonin, Wogonosid, Chrysin, Oroxylin A, Oroxylin-A-glucuronid, Skullcapflavon I, II; Tenaxin II, Koganebanacin, 7-Methoxy-Baicalein, 2,5,8-Trihydroxy-7-Dimethoxyflavon.[1,2]

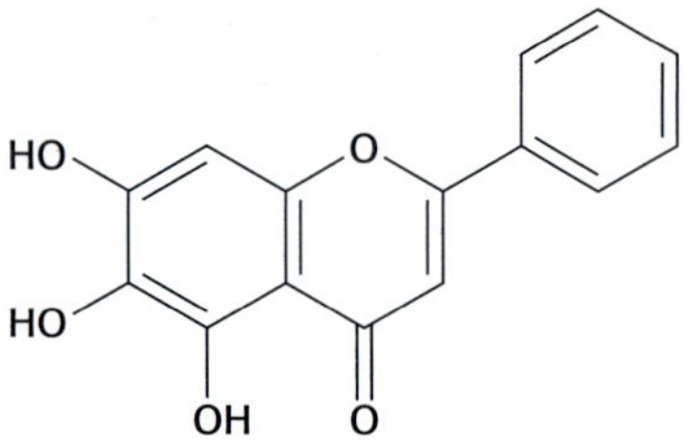

Abb. 2.7 Baicalein

Pharmakologische Wirkungen

- **Antibiotisch**: Baicalin wirkt hemmend auf eine Vielzahl von Erregern, z.B. *Staphylococcus aureus*, betahämolysierende Streptokokken, *Diplococcus pneumoniae, Pseudomonas aeruginosa, Bacillus dysenteriae, E. coli, Bordetella pertussis, Vibrio cholerae, Diplococcus meningitidis, Leptospirae* sowie verschiedene Spezies von Dermatophyten und Influenzaviren. *Huang* Qin wirkt sehr gut gegen *Staphylococcus aureus* und *Pseudomonas aeruginosa*. Die Wirksamkeit von Standardantibiotika wie Ampicillin, Amoxicillin, Methicillin und Cefotaxim kann durch die Gabe von Baicalin, ein aus der Arzneidroge isoliertes Flavon, potenziert werden. Durch die Zugabe von Baicalin wurden Betalaktam-Antibiotika wieder wirksam gegen den Betalaktam-resistenten *Staphylococcus aureus* (MRSA).[3,4]
- **Entzündungshemmend**: Baicalin, Baicalein und ein Extrakt aus *Huang Qin* konnten im Laborversuch bei Mäusen Entzündungen und Schwellungen unterdrücken, die mit allergischen Reaktionen einhergingen.[5]
- **Fiebersenkend**: Die orale Anwendung von *Huang Qin* in einer Dosierung von 2 g/kg senkte merklich die Körpertemperatur bei Ratten mit künstlich induziertem Fieber.[6]
- **Cholagog und hepatoprotektiv**: Baicalin und Baicalein regen bei Ratten die Produktion und Ausscheidung von Gallensäuren an und wirken dadurch stark cholagog. Außerdem schützt Baicalein die Leber.[7]
- **Antihypertensiv**: *Huang Qin* senkt den Blutdruck, indem es die Gefäße erweitert und den Sympathikus hemmt.[8]
- **Weitere Wirkungen**: *Huang Qin* wirkt leicht sedierend und diuretisch.[9]

Klinische und wissenschaftliche Studien

- **Hepatitis**: 268 Patienten mit infektiöser bzw. chronischer Hepatitis wurden in einer Studie per oraler Gabe oder intramuskulärer Injektion mit *Huang Qin* behandelt. Die Behandlung dauerte bei beiden Therapieformen einen Monat. Oral wurden 0,5 g Baicalin dreimal täglich verabreicht, intramuskulär oder intravenös 60–120 mg. Die Wirksamkeitsrate bei den Patienten mit infektiöser Hepatitits betrug 63,6%, bei den Patienten mit mit chronischer Hepatitis 73,3%.[10]
- **Epidemische Enzephalitis**: Einem Bericht zufolge wurden 209 Krankheitsträger mit epidemischer Enzephalitis mit einem oralen Spray (2 ml 20-prozentiges *Huang Qin*; entspricht 0,4 g der Arzneidroge) behandelt, was bei allen Probanden gut wirkte.[11]
- **Scharlach**: Laut einem Bericht wurden auf dem Höhepunkt einer Ansteckungsperiode 1577 gesunden Men-

schen drei Tage lang zwei- bis dreimal täglich je 9 g *Huang Qin* gegeben, was sich als gute Prophylaxe erwies.[12]

- **Hypertonie**: Die Einnahme eines *Huang-Qin*-Präparats (dreimal täglich 5–10 ml) senkte bei 51 Hochdruck-Patienten wirkungsvoll den Blutdruck.[13]
- **Trachom**: 128 Patienten mit einem Trachom wurden mit einer 2- bzw. 3-prozentigen Augenlösung aus Baicalin behandelt. Die Wirksamkeitsrate betrug 97,1%.[14]

Wechselwirkung mit anderen Medikamenten

Antibiotika: Bei gleichzeitiger Anwendung wirkte Baicalin, ein aus *Huang Qin* isoliertes Flavon, synergistisch mit Betalaktam-Antibiotika wie Ampicillin, Amoxicillin, Methicillin und Cefotaxim. Die Zugabe von Baicalin führte dazu, dass diese Medikamente wieder gegen den Betalaktam-resistenten *Staphylococcus aureus* und den Methicillin-resistenten *Staphylococcus aureus* (MRSA) wirksam waren.[15]

Toxikologie

Die orale Gabe von *Huang Qin* ruft nur wenige unerwünschte Nebenwirkungen hervor, die intravenöse Injektion eines *Huang-Qin*-Präparats kann toxisch wirken. Die LD_{50} von Baicalein bei intraperitonaler Injektion beträgt bei Mäusen 3,081 mg/kg. Die orale Gabe eines Extrakts aus *Huang Qin* von 15 g/kg verursachte bei Hunden weder Übelkeit noch Erbrechen. Nach achtwöchiger oraler Einnahme von 5 g/kg traten weiche Stühle auf.[16, 17]

Kommentar der Autoren

Huang Qin, *Huang Lian* (Coptidis Rhizoma) und *Huang Bo* (Phellodendri Cortex) werden häufig eingesetzt, um Hitze zu klären, Feuer abzuleiten und Feuchtigkeit zu trocknen. Klassischen Texten zufolge leitet *Huang Qin* am wirkungsvollsten Hitze aus der Lunge im Oberen *Jiao* (Oberer Erwärmer) ab, *Huang Lian* Magen-Feuer aus dem Mittleren *Jiao* (Mittlerer Erwärmer) und *Huang Bo* leeres Nieren-Feuer aus dem Unteren *Jiao* (Unterer Erwärmer). Diese Aussage ist stark verallgemeinernd, da alle drei Arzneien ein viel breiteres Funktionsspektrum haben.

Dr. Sam Liang zufolge behandelt die folgende Kombination sehr wirksam Halsschmerzen und Stomatitis bei HIV-Patienten: *Huang Qin*, *Huang Lian* (Coptidis Rhizoma) und *Da Huang* (Rhei Radix et Rhizoma), wie in der Rezeptur *San Huang Xie Xin Tang* (Dekokt der drei Gelben, welches das Epigastrium entlastet).

Laut Dr. Shen Yen-Nan lässt sich Feuer in spezifischen Organen sehr wirkungsvoll mit bestimmten Schlüsselarzneien ableiten:

Lungen-Feuer	*Huang Qin* (Scutellariae Radix) und *Sang Bai Pi* (Mori Cortex)
Herz-Feuer	*Huang Lian* (Coptidis Rhizoma)
Magen-Feuer	*Shi Gao* (Gypsum Fibrosum)
Leber-Feuer	*Zhi Zi* (Gardeniae Fructus)
Nieren-Feuer	*Zhi Mu* (Anemarrhenae Rhizoma)

Es gibt vier Arzneien, die häufig zur Stabilisierung einer Schwangerschaft angewendet werden:

- *Huang Qin* beruhigt den unruhigen Fötus, wenn die Unruhe durch Hitze ausgelöst wurde.
- *Sha Ren* (Amomi Fructus) reguliert das *Qi* und beruhigt den unruhigen Fötus, wenn das *Qi* eingeschnürt ist und eine Leere im Mittleren *Jiao* (Mittleren Erwärmer) vorliegt.
- *Du Zhong* (Eucommiae Cortex) eignet sich hervorragend zur Behandlung eines unruhigen Fötus bei Unruhe aufgrund eines Leber- und Nieren-Mangels.
- *Bai Zhu* (Atractylodis Macrocephalae Rhizoma) behandelt einen unruhigen Fötus bei Unruhe aufgrund eines Milz-*Qi*-Mangels.

Referenzen

1. *Xian Dai Zhong Yao Yao Li Xue* (Contemporary Pharmacology of Chinese Herbs), 1997; 299
2. The Merck Index 12th edition, Chapman and Hall/CRCnetBASE/Merck, 2000
3. *Zhong Yao Xue* (Chinese Herbology), 1988; 137:140
4. *J Pharm Pharmacol* 2000 Mar;52(3):361–6
5. Chem Pharm Bull, 1984; 32(7):2724
6. *Zhong Hua Yi Xue Za Zhi* (Chinese Journal of Medicine), 1956; 42(10):964
7. *Ri Ben Yao Wu Xue Za Zhi* (Japan Journal of Pharmacology), 1957; 53(6):215
8. *Zhong Yao Xue* (Chinese Herbology), 1988; 137:140
9. Ibid.
10. *Zhong Hua Nei Ke Za Zhi* (Chinese Journal of Internal Medicine), 1978; 2:127
11. *Zhong Yi Za Zhi* (Journal of Chinese Medicine), 1960; 6:20
12. *Zhong Cao Yao Tong Xun* (Journal of Chinese Herbal Medicine), 1972; 3:35
13. *Shang Hai Zhong Yi Yao Za Zhi* (Shanghai Journal of Chinese Medicine and Herbology), 1956; 1:24
14. *Zhong Cao Yao Tong Xun* (Journal of Chinese Herbal Medicine), 1978; 3:33
15. *J Pharm Pharmacol* 2000 Mar;52(3):361–6
16. *Xi An Yi Ke Da Xue Xue Bao* (Journal of Xian University School of Medicine), 1958; (5):30
17. *Sheng Li Xue Bao* (Physiology News), 1958; 22(3):249

Jī Xuĕ Căo

Centellae Herba

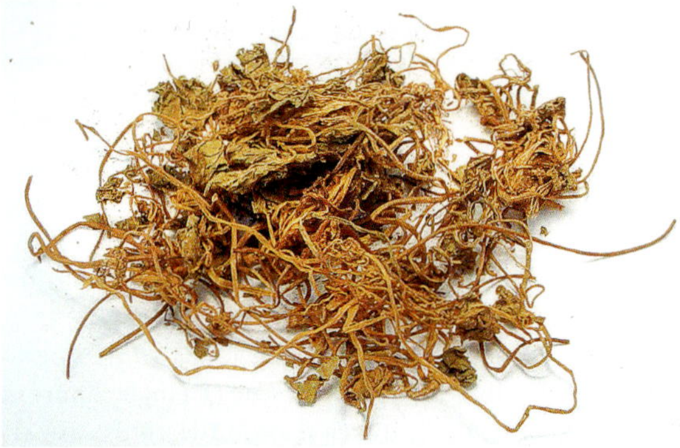

積雪草 积雪草

Pinyin-Name *Jī Xuĕ Căo*
Andere chinesische Namen *Di Qian Cao, Ma Ti Cao, Han Ke Cao*
Deutscher Name Indischer Wassernabel, asiatischer Wassernabel, Tigergras, Gotu Kola
Botanischer Name *Centella asiatica* (Linn.) Urban.
Pharmazeutischer Name Centellae Herba
Eigenschaften Scharf, bitter, kalt
Leitbahnen Leber, Milz, Niere, Dünndarm, Dickdarm

Chinesische therapeutische Wirkungen

Beseitgt Feuchte-Hitze

Enteritis, Dysenterie, Bauchschmerzen: *Ji Xue Cao* (Centellae Herba) behandelt Erkrankung das Magen-Darm-Trakts, die durch eine Akkumulation von Feuchte-Hitze verursacht werden.

- Enteritis, Bauchschmerzen: *Ji Xue Cao* zusammen mit *Feng Wei Cao* (Pteris Herba), *Chuan Xin Lian* (Andrographitis Herba), *Huang Lian* (Coptidis Rhizoma) und *Xian Feng Cao* (Bidentis Herba) verwenden.
- Dysenterie: mit *Feng Wei Cao* (Pteris Herba), *Ge Gen* (Puerariae Radix Lobatae), *Huang Qin* (Scutellariae Radix) und *Huang Lian* (Coptidis Rhizoma) kombinieren.
- Hitzschlag im Sommer: in Kombination mit *Feng Wei Cao* (Pteris Herba), *He Ye* (Nelumbinis Folium), *Shi Gao* (Gypsum Fibrosum) und *Zhi Mu* (Anemarrhenae Rhizoma).

Kühlt Blut und stillt Blutungen

Blutungen aufgrund von Hitze in der Xue-(Blut-) Schicht: *Ji Xue Cao* behandelt Erbrechen und uterine Blutungen aufgrund von Hitze im Blut.

Klärt die Leber und erhellt die Augen

Augenerkrankungen: *Ji Xue Cao* behandelt Augenerkrankungen, indem es Leber-Hitze klärt. Klinische Manifestationen sind Nachtblindheit bei Kindern, Entzündung, Katarakt und Glaukom.

Dosierung

9–15 g des getrockneten *Ji Xue Cao*, 15–30 g der frischen Arzneidroge im Dekokt. Es kann auch zu einer Paste zerstoßen und lokal angewendet werden.

Sicherheitshinweise, Kontraindikationen

Ji Xue Cao sollte während der Schwangerschaft vorsichtig eingesetzt werden, weil die Arznei die Menstruation fördert und eine Fehlgeburt auslösen kann.[1]

Chemische Zusammensetzung

Asiatsäure, 3-Glucosylquercetin, 3-Glucosylkaempferol, Asiaticosid, Thankunisid, Isothankunisid, Madecassasid, Brahmosid, Brahminasid, Brahminsäure, Madasiatsäure, Mesoinositol, Centeilose.[2]

Referenzen

1. Journal of Pharm. Sci. 64:535–98, 1975
2. Pharmazie 1983;38(6):423) (CA 1969;71:1031d)

Kŭ Shēn
Sophorae Flavescentis Radix

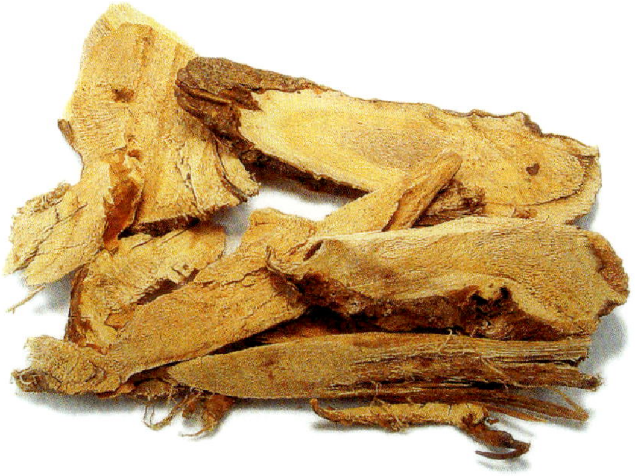

苦參 苦参

Pinyin-Name *Kŭ Shēn*
Wörtliche Übersetzung „Bittere Wurzel", „bitterer Ginseng"
Andere chinesische Namen *Ku Shen Gen*
Originalquelle *Shen Nong Ben Cao Jing* (Die Materia Medica des göttlichen Landmannes), vermutlich Östliche Han-Dynastie
Deutscher Name Schnurbaumwurzel
Botanischer Name *Sophora flavescens* Ait.
Pharmazeutischer Name Sophorae Flavescentis Radix
Eigenschaften Bitter, kalt
Leitbahnen Herz, Leber, Magen, Dickdarm, Blase

Traditionell ist 苦參根 *Kŭ Shēn Gēn* der in Lehrbüchern und unter Therapeuten der Chinesischen Arzneimedizin häufiger verwendete Name. Heutzutag ist jedoch 苦參 *Kŭ Shēn* der offizielle Name, der von der Pharmakopöe der Volksrepublik China im Jahr 2005 übernommen wurde. Dieser wird daher auch als Standardname durchgängig in diesem Buch verwendet.

Chinesische therapeutische Wirkungen

Klärt Hitze und trocknet Feuchtigkeit

Feuchte-Hitze im Unteren Jiao (Unterer Erwärmer): *Ku Shen* (Sophorae Flavescentis Radix) behandelt Akkumulation von Feuchte-Hitze im Unteren *Jiao* (Unterer Erwärmer), die durch übel riechenden Durchfall, Dysenterie, übel riechenden gelben Vaginalausfluss, genitalen Juckreiz, blutende Hämorrhoiden, Gelbsucht und verschiedene Formen von Blutungen aufgrund von Hitze, die das Blut aus den Gefäßen treibt, charakterisiert ist.

- Gelbsucht: zusammen mit *Zhi Zi* (Gardeniae Fructus), *Huang Bo* (Phellodendri Cortex) und *Long Dan* (Gentianae Radix et Rhizoma) einsetzen.
- Diarrhö: *Ku Shen* als Einzelarznei oder in Kombination mit *Mu Xiang* (Aucklandiae Radix) und *Gan Cao* (Glycyrrhizae Radix et Rhizoma) verwenden.
- Gelber Vaginalausfluss: Kombination mit *Huang Bo* (Phellodendri Cortex) und *She Chuang Zi* (Cnidii Fructus).
- Genitaler Juckreiz oder Vaginitis: Juckreiz oder Vaginitis in Verbindung mit einer Trichomonas-Infektion: mit *Huang Bo* (Phellodendri Cortex) und *She Chuang Zi* (Cnidii Fructus) als Bad bzw. Waschung verwenden. Die betroffene Region mindestens fünf- bis zehnmal täglich für jeweils 10 Minuten baden bzw. waschen.
- Rektale Blutungen durch Hitze im Darmtrakt oder Bluterbrechen aufgrund von Magen-Hitze: Kombination mit *Huai Hua* (Sophorae Flos) und *Di Yu* (Sanguisorbae Radix).
- Schmerzende Hämorrhoiden: *Ku Lian Pi* (Meliae Cortex) hinzufügen.

Vertreibt Wind, tötet Parasiten ab und lindert Juckreiz

Dermatologische Erkrankungen: *Ku Shen* wird häufig sowohl innerlich als auch äußerlich bei Hauterkrankungen aufgrund von Feuchte-Hitze eingesetzt. Es findet u.a. Verwendung bei Juckreiz, Exsudat, Abszessen, Urtikaria, Krätze, Lepra und genitalem Juckreiz.

- Hautjucken mit Läsionen und Abszessen: *Ku Shen* zusammen mit *Huang Bo* (Phellodendri Cortex), *She Chuang Zi* (Cnidii Fructus) und *Bai Fan* (Alumen) lokal als Tinktur anwenden.
- Hautjucken ohne Läsionen und Abszesse: Kombination mit *Chan Tui* (Cicadae Periostracum) und *Jing Jie* (Schizonepetae Herba).
- Genitaler Juckreiz: in Kombination mit *She Chuang Zi* (Cnidii Fructus) als Waschung.

- Urtikaria: *Bai Xian Pi* (Dictamni Cortex), *Chi Shao* (Paeoniae Radix Rubra), *Hong Hua* (Carthami Flos), *Sang Zhi* (Mori Ramulus), *Fang Feng* (Saposhnikoviae Radix), *Lian Qiao* (Forsythiae Fructus), *Chuan Shan Jia* (Manitis Squama), *Zao Jiao Ci* (Gleditsiae Spina), *Chan Tui* (Cicadae Periostracum) und *She Tui* (Serpentis Periostracum) hinzufügen.
- Genitale Geschwüre: *Ku Shen* als Einzelarznei für äußerliche Waschungen.
- Lepra: in Kombination mit *Da Feng Zi* (Hydnocarpi Semen) und *Cang Er Zi* (Xanthii Fructus).

Fördert die Harnausscheidung

Feuchte-Hitze in der Harnblase: *Ku Shen* klärt Hitze und eliminiert Wasser. Es klärt Feuchte-Hitze im Unteren *Jiao* (Unterer Erwärmer) und behandelt auf diese Weise Dysurie mit Brennen und Schmerzen beim Wasserlassen.

- Dysurie: *Ku Shen* als Einzelarznei oder in Kombination mit *Shi Wei* (Pyrrosiae Folium), *Che Qian Zi* (Plantaginis Semen) und *Pu Gong Ying* (Taraxaci Herba) verwenden.
- Dysurie während der Schwangerschaft: mit *Dang Gui* (Angelicae Sinensis Radix) und *Bei Mu* (Fritillariae Bulbus) kombinieren.

Dosierung

3–10 g im Dekokt. Die Höchstdosis von *Ku Shen* beträgt 30 g. Für das Dekokt wird eine niedrigere Dosis empfohlen, für die lokale Anwendungen in Form von Waschungen eine höhere (15–30 g). *Ku Shen* ist extrem bitter und löst deswegen häufig Übelkeit und Erbrechen aus. Um die Compliance der Patienten zu verbessern, wird *Ku Shen* normalerweise in Form von Kapseln und Tabletten verabreicht.

Sicherheitshinweise, Kontraindikationen

- *Ku Shen* ist kontraindiziert bei Patienten, die an Kälte und einem Mangel-Zustand von Milz und Magen leiden.
- *Ku Shen* ist inkompatibel mit *Li Lu* (Veratri Radix et Rhizoma) und sollte nicht gleichzeitg verschrieben werden.
- *Ku Shen* wirkt den Klassikern zufolge antagonistisch auf *Tu Si Zi* (Cuscutae Semen), *Lou Lu* (Rhapontici Radix) und *Bei Mu* (Fritillariae Bulbus). Die Gültigkeit dieser Aussage wurde jedoch immer wieder infrage gestellt.

Überdosierung

Eine Überdosis von *Ku Shen* kann folgende unerwünschte Reaktionen auslösen: Reizbarkeit, Muskelspasmen und -krämpfe, Erregung, Kurzatmigkeit und in schweren Fällen von Überdosierung respiratorische Insuffizienz.

Im Falle einer Überdosierung

Im Frühstadium einer Überdosierung (weniger als vier Stunden) kann der Betroffene mit emetischen Methoden behandelt werden, um das verantwortliche Agens von sich zu geben. Es kann auch Aktivkohle gegeben werden, um die Resorption zu verringern. Ein Dekokt aus je 30 g *Lu Dou* (Phaseoli Radiati Semen) und *Gan Cao* (Glycyrrhizae Radix et Rhizoma) kann als generelle Entgiftungsmaßnahme verabreicht werden.[1]

Chemische Zusammensetzung

Alkaloide (Matrin, Oxymatrin, Sophocarpin, Sophoramin, Sophoridin, Sophoranol, Anagyrin, N-Methylcystisin, Baptifolin), Flavonoide (Kushenole, Kurarinol, Formononetin), Triterpenoide (Soyasaponin).[2, 3]

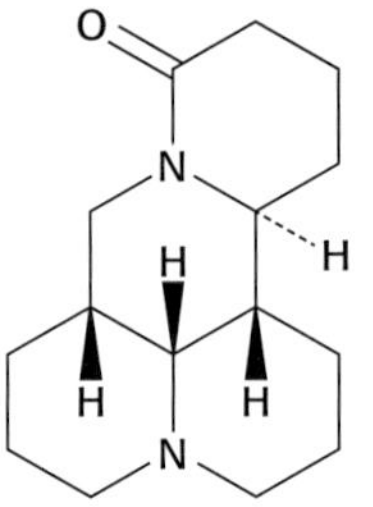

Abb. 2.8 Matrin

Pharmakologische Wirkungen

- **Antiarrhythmisch**: *Ku Shen* hat sich als vielversprechend bei der Behandlung von Arrhythmien erwiesen, besonders wenn sie durch übermäßig viel Adrenalin oder durch eine Akonitvergiftung verursacht wurden.[4]
- **Kardiovaskulär**: Die Alkaloide von *Ku She* erweitern erwiesenermaßen die Blutgefäße und fördern die Durchblutung der Herzmuskulatur. Die Gabe von *Ku-Shen*-Präparaten senkte bei betäubten Ratten den Blutdruck, erweiterte die peripheren Blutgefäße und schützte das Herz vor Mangeldurchblutung. Außerdem verringerte sie die Cholesterinwerte.[5, 6]
- **Immunstimulierend**: Intravenöse oder intramuskuläre Injektionen von D-Oxymatrin vermehren bei Mäusen die weißen Blutkörperchen.[7]
- **Respiratorisch**: *Ku Shen* stimuliert die Beta-Rezeptoren des Sympathikus, wodurch sich die Bronchiolen entspannen und Asthma gelindert wird. Alkaloidhalti-

ges *Ku Shen* lindert Asthma innerhalb von einer Stunde zu 90%. *Ku Shen* wirkt stark schleimlösend.[8, 9]

- **Antibiotisch**: *Ku Shen* hat nachweislich eine hemmende Wirkung auf *Bacillus dysenteriae, E. coli, Bacillus proteus,* betahämolysierende Streptokokken und *Staphylococcus aureus*.[10]
- **Antiparasitär**: *Ku Shen* ist bei einer Trichomonas-Infektion ähnlich wirksam wie *She Chuang Zi* (Cnidii Fructus).[11]
- **Antineoplastisch**: Matrin, Sophocarpin und ein Dekokt aus *Ku Shen* wirkte bei Labormäusen erwiesenermaßen vorübergehend antineoplastisch.[12, 13, 14, 15]

Klinische und wissenschaftliche Studien

- **Bakterielle Dysenterie**: In einer Studie wurden 258 Patienten mit bakterieller Dysenterie erfolgreich mit Tabletten, einem Dekokt oder mit einer Injektion mit *Ku Shen* behandelt.[16]
- **Chronische Bronchitis bzw. Asthma bronchiale**: In einer Studie, an der 517 Patienten mit chronischer Bronchitis, Keuchatmung und Kurzatmigkeit teilnahmen, war eine Behandlung mit *Ku-Shen*-Präparaten in 86,5% der Fälle wirksam.[17]
- **Herzrhythmusstörungen**: 100 Patienten mit ventrikulären Extrasystolen wurden mit *Ku-Shen*-Injektionen erfolgreich behandelt. Eine weitere Studie mit 167 Patienten mit Vorhofflimmern verzeichnete eine Wirksamkeitsrate von 62% nach der Behandlung mit *Ku Shen*.[18]
- **Dermatologische Anwendung**: 148 Patienten, die an Hautkrankheiten wie Hautausschlägen, Juckreiz und Ekzemen litten, wurden mit *Ku Shen* (intramuskuläre Injektion oder orale Einnahme eines Dekokts) behandelt. Die Therapie war in 79% der Fälle erfolgreich.[19]
- **Schlaflosigkeit**: Einem Bericht zufolge wurden 101 an Schlaflosigkeit leidenden Patienten 20 ml eines Sirups aus *Ku Shen* (entspricht 10 g der Arzneidroge) verabreicht, was eine befriedigende sedierende bzw. schlafauslösende Wirkung hatte. Es traten keine nennenswerten Nebenwirkungen auf.[20]

Toxikologie

Die LD_{50} beträgt bei Mäusen bei muskulärer Injektion eines *Ku-Shen*-Extrakts 14,4 g/kg, bei der oralen Einnahme 14,5 g/kg.[21]

Referenzen

1. *Lin Chuang Shou Ce You Du Zhong Yao Shi Yong* (Clinical Handbook on Applications of Toxic Chinese Herbs), 1992; 45–46
2. *Xian Dai Zhong Yao Yao Li Xue* (Contemporary Pharmacology of Chinese Herbs), 1997; 312
3. The Merck Index 12th edition, Chapman and Hall/CRCnetBASE/Merck, 2000
4. *Shan Xi Xin Yi Yao* (New Medicine and Herbology of Shanxi), 1981; 10(4):58
5. *Zhong Guo Yao Li Xue Tong Bao* (Journal of Chinese Herbal Pharmacology), 1987; 8(6):501
6. *Zhong Yao Xue* (Chinese Herbology), 1998; 148:151
7. *Fang She Yi Xue* (Journal of Radiology), 1977; (1):8
8. *Zhong Yao Yao Li Yu Ying Yong* (Pharmacology and Applications of Chinese Herbs), 1983:101,639,642
9. *Zhong Guo Yao Li Tong Xun* (Journal of Chinese Herbal Studies), 1984; 1(3,4):304
10. *Zhong Yao Xue* (Chinese Herbology), 1998; 148:151
11. Ibid.
12. *Yao Xue Za Zhi* (Journal of Medicinals), 1961; 81:1635
13. *Bei Jing Yi Ke Da Xue Xue Bao* (Journal of Beijing University of Medicine), 1986; 18(2):127
14. *Zhong Hua Xue Yi Xue Za Zhi* (Chinese Journal on Study of Hematology), 1991; 12(2):89
15. *Zhong Guo Zhong Yao Za Zhi* (People's Republic of China Journal of Chinese Herbology), 1990; 15(10):49
16. *Zhong Cao Yao Tong Xun* (Journal of Chinese Herbal Medicine), 1972; 1:44
17. *Zhong Cheng Yao Yan Jiu* (Research of Chinese Patent Medicine), 1978; 4:46
18. *Xin Yi Yao Tong Xun* (Journal of New Medicine and Herbology), 1977; 7:24
19. *Zhong Cao Yao Tong Xun* (Journal of Chinese Herbal Medicine), 1976; 1:35
20. Ibid., 1979; 2:38
21. *Zhong Yao Yao Li Yu Ying Yong* (Pharmacology and Applications of Chinese Herbs), 1983; 101:639,642

Lóng Dăn

Gentianae Radix et Rhizoma

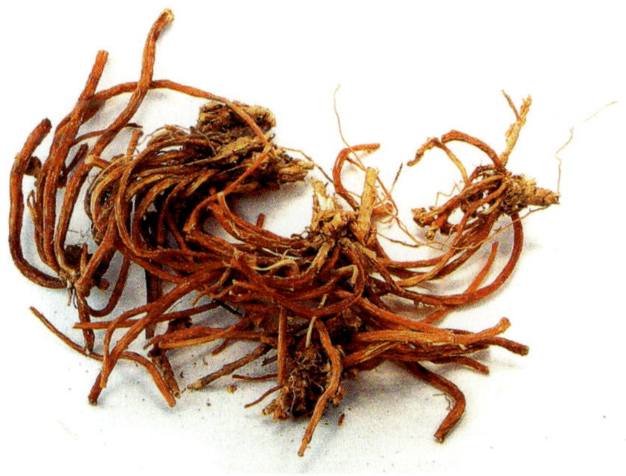

龍膽 龙胆

Pinyin-Name *Lóng Dăn*
Wörtliche Übersetzung „Drachengallenkraut"
Andere chinesische Namen *Long Dan Cao, Dan Cao*

Originalquelle *Shen Nong Ben Cao Jing* (Die Materia Medica des göttlichen Landmannes), vermutlich Östliche Han-Dynastie
Deutscher Name Kahle Enzianwurzel
Botanischer Name *Gentiana scabra* Bunge. (*Long Dan Cao*); *Gentiana triflora* Pall. (*San Hua Long Dan*); *Gentiana manshurica* Kitag. (*Dong Bei Long Dan*) oder *Gentiana rigescens* Franch. (*Jian Long Dan*)
Pharmazeutischer Name Gentianae Radix et Rhizoma
Eigenschaften Bitter, kalt
Leitbahnen Leber, Gallenblase, Magen

Traditionell ist 龍膽草*Lóng Dǎn Cǎo* der in Lehrbüchern und unter Therapeuten der Chinesischen Arzneimedizin häufiger verwendete Name. Heutzutage ist jedoch 龍膽 *Lóng Dǎn* der offizielle Name, der im Jahr 2005 von der Pharmakopöe der Volksrepublik China übernommen wurde. Daher wird dieser auch als Standardname in diesem Buch verwendet.

Chinesische therapeutische Wirkungen

Klärt Hitze und trocknet Feuchtigkeit

Feuchte-Hitze in Leber und Gallenblase: Feuchte-Hitze beeinträchtigt nicht nur Leber und Gallenblase, sondern auch die korrespondierenden Leitbahnen. Klinische Manifestationen sind Gelbsucht, Ekzeme, Durst, Appetitlosigkeit, abdominales Völlegefühl, genitaler Juckreiz und Schwellung der Genitalien, übel riechender gelber Vaginalausfluss sowie gelber, spärlicher Urin. Feuchte-Hitze, die die Leber- und Gallenblasen-Leitbahn beeinträchtigt, verursacht Schmerzen unter den Rippen, Kopfschmerzen, Taubheit und gerötete Augen. Ein bitterer Mundgeschmack tritt sowohl bei einer Störung der Organe als auch der Leitbahnen auf. *Long Dan* (Gentianae Radix et Rhizoma) beseitigt wirksam Feuchte-Hitze aus dem Unteren *Jiao* (Unterer Erwärmer) und der Leber-Leitbahn, die durch die Genitalien zieht. Es ist hervorragend geeignet für die Behandlung von sexuell übertragbaren Krankheiten, infektiöser Hepatitis sowie von Gelbsucht mit den oben genannten Symptomen.

- Feuchte-Hitze in der Leber- und Gallenblasen-Leitbahn: *Long Dan* zusammen mit *Chai Hu* (Bupleuri Radix), *Huang Qin* (Scutellariae Radix) und *Mu Tong* (Akebiae Caulis) verwenden. **Beispiel-Rezeptur**: *Long Dan Xie Gan Tang* (Gentianae Radix Dekokt, das die Leber entlastet).
- Gelbsucht: in Kombination mit *Yin Chen* (Artemisiae Scopariae Herba), *Da Huang* (Rhei Radix et Rhizoma) und *Zhi Zi* (Gardeniae Fructus).

Leitet Leber-Hitze ab

Leber-Feuer: Klinische Manifestationen sind hohes Fieber, brennende Schmerzen unter den Rippenbögen, bitterer Mundgeschmack, trockener Rachen, Rötung des Gesichts und der Augen, Taubheit oder lauter Tinnitus, Ohrenschmerzen oder Absonderungen aus den Ohren, Kopfschmerzen, Reizbarkeit, Neigung zu Wutausbrüchen, Schlaflosigkeit oder Albträume sowie Stuhlverstopfung mit gelbem Urin. In schweren Fällen kann sich aufsteigendes Leber-*Yang* zu Leber-Wind entwickeln, was sich in Konvulsionen und Krampfanfällen sowie in Bluterbrechen oder in Nasenbluten äußert.

- Krampfanfälle und Konvulsionen: in Kombination mit *Niu Huang* (Bovis Calculus), *Gou Teng* (Uncariae Ramulus cum Uncis) und *Huang Lian* (Coptidis Rhizoma).
- Rötung, Schwellung und Schmerzen der Augen: *Ju Hua* (Chrysanthemi Flos) und *Jue Ming Zi* (Cassiae Semen) hinzufügen.

Dosierung

3–8 g im Dekokt. Die Höchstdosis von *Long Dan* beträgt 15 g. *Long Dan* ist in der Regel für die innere Anwendung bestimmt (als Dekokt, Pille oder Pulver), kann jdeoch auch lokal (als Pulver) angewandt werden.

Sicherheitshinweise, Kontraindikationen

- Die Verwendung von *Long Dan* ist kontraindiziert bei Patienten, die an Kälte und einem Mangel-Zustand von Milz und Magen, *Qi*- oder Blut-Mangel leiden.
- *Long Dan* kann vor den Mahlzeiten eingenommen werden. Eine kleine Dosis dieser Arznei vor dem Essen stimuliert die Sekretion von Magensäure und verbessert die Verdauung und Resorption. Patienten mit empfindlichem Verdauungstrakt können *Long Dan* während der Mahlzeiten einnehmen.
- Bei hohen Dosen *Long Dan* kommt es gelegentlich zu Nebenwirkungen wie Kopfschmerzen, plötzlicher Gesichtsröte und Schwindel.[1]
- Diese Arznei kann Benommenheit und einen Betäubungszustsnd hervorrufen. Daher sollten Patienten, die *Long Dan* einnehmen, Vorsicht beim Autofahren und beim Bedienen von schweren Maschinen walten lassen.

Chemische Zusammensetzung

Gentiopicrin, Gentiopicrosid, Swerosid, Swertiamarin, Amarogentin, Amaroswerin, Gentianin, Gentianose, Sucrose.[2, 3]

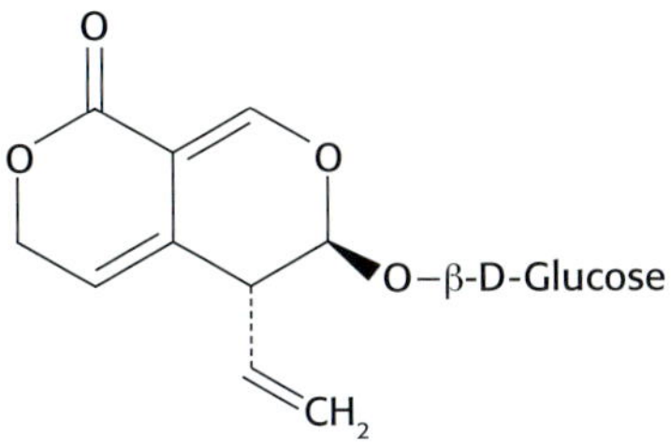

Abb. 2.9 Gentiopicrosid

Pharmakologische Wirkungen

- **Cholagog**: Die orale Gabe oder intravenöse Injektion von *Long Dan* steigerte bei Hunden die Produktion und Ausschüttung von Galle.[4]
- **Hepatoprotektiv**: Gentiopicrosid wirkt bei Mäusen leberschützend, besonders bei einer Leberschädigung, die durch Tetrachlorkohlenstoff hervorgerufen wurde.[5]
- **Diuretisch**: Die intravenöse Injektion von *Long Dan* (10 g/kg) erhöhte bei Kaninchen die durchschnittliche Miktion von 0,76 ml auf 2,64 ml in 30 Minuten.[6]
- **Wirkung auf das ZNS**: In kleinen Dosen hat eine *Long-Dan*-Zubereitung eine anregende Wirkung auf das Zentralnervensystem; in hohen Dosierungen wirkt es jedoch sedierend und beruhigend auf das ZNS. Außerdem wird berichtet, dass ein Präparat aus *Long Dan* bei Mäusen die Spontanaktivität reduzierte und die sedierende Wirkung von Barbituraten erhöhte.[7]
- **Antibiotisch**: *Long Dan* wirkt nachweislich hemmend auf *Pseudomonas aeruginosa, Bacillus proteus, Salmonella typhi, Diplococcus meningitidis, Staphylococcus aureus* und einige Dermatophyten.[8]
- **Gastrointestinal**: Die Verabreichung von Gentiopicrosid über eine Magensonde führte bei Hunden zu einer vermehrten Ausschüttung von Magensäure.[9]

Klinische und wissenschaftliche Studien

- **Hepatitis**: Einem Bericht zufolge wurden 26 Patienten mit chonisch-infektiöser Hepatitis, die anhaltend hohe Lebertransaminasen aufwiesen, mit guten Ergebnissen mit einer Arzneirezeptur behandelt, in der *Long Dan* als Hauptarznei enthalten war.[10]
- **Japanische B-Enzephalitis**: 23 Patienten mit Fieber im Zusammenhang mit einer B-Enzephalitis wurden mit *Long Dan* und standardisierter Schulmedizin behandelt. Patienten, die bei Bewusstsein waren, erhielten dreimal täglich 10–15 ml eines 20-prozentigen *Long-Dan*-Sirups. Bewusstlose Patienten oder solche, die die Arzneien nicht oral einnehmen konnten, erhielten drei- bis viermal täglich intramuskuläre Injektionen. Von den 23 Patienten gaben sieben Verbesserungen an, bei 15 normalisierte sich die Körpertemperatur innerhalb von drei Tagen, ein Patient sprach nicht auf die Behandlung an.[11]

Wechselwirkung mit anderen Medikamenten

- **Diuretika**: *Long Dan* hat eine diuretische Wirkung. Obwohl von möglichen Wechselwirkungen nichts bekannt ist, kann die gleichzeitige Anwendung von Diuretika zu einer erhöhten Ausscheidung von Wasser und/oder Elektrolyten führen.[12] (Hinweis: Beispiele für Diuretika sind Chlorothiazid, Hydrochlorothiazid, Furosemid, Bumetanid und Torasemid.)
- **Beruhigungsmittel**: *Long Dan* wirkt sedierend und erhöht die Wirksamkeit von Barbituraten.[13] (Hinweis: Einige Medikamentengruppen verursachen einen Betäubungszustand, z.B. Antihistaminika, narkotisierende Analgetika, Barbiturate oder Benzodiazepine.)

Toxikologie

Die LD_{50} von Gentianin ist 460 mg/kg bei Mäusen bei oraler Einnahme, 500 mg/kg bei subkutaner Injektion und 250–300 mg/kg bei intravenöser Injektion.[14]

Kommentar der Autoren

Dr. Jiao Shu-De zufolge beeinflusst die Dosierung von *Long Dan* auf entscheidende Weise die möglichen Wirkungen und Nebenwirkungen von *Long Dan*. Eine geringe Dosierung (< 1 g) stimuliert die Magensäureproduktion und fördert die Verdauung. Eine hohe Dosierung hingegen reizt den Magen und verursacht Nebenwirkungen wie Übelkeit, Erbrechen und Appetitlosigkeit.

Referenzen

1. *Zhong Yao Xue* (Chinese Herbology), 1998; 146:148
2. *Xian Dai Zhong Yao Yao Li Xue* (Contemporary Pharmacology of Chinese Herbs), 1997; 312
3. The Merck Index 12th edition, Chapman and Hall/CRCnetBASE/Merck, 2000
4. *Yun Nan Yi Yao* (Yunan Medicine and Herbology), 1991; 12(5):304
5. Ibid.
6. *Zhong Yao Yao Li Yu Ying Yong* (Pharmacology and Applications of Chinese Herbs), 1983; 295
7. Ibid.
8. Ibid.
9. *Zhong Yao Da Ci Dian* (Dictionary of Chinese Herbs), 1977: 624
10. *Shang Hai Zhong Yi Yao Za Zhi* (Shanghai Journal of Chinese Medicine and Herbology), 1965; 4:4
11. *Xin Yi Xue* (New Medicine), 1972; 8:11
12. Chen, J. Recognition and prevention of herb-drug interactions, Medical Acupuncture, Fall/Winter 1998/1999; 10 (2); 9–13
13. *Zhong Yao Yao Li Yu Ying Yong* (Pharmacology and Applications of Chinese Herbs), 1983; 295
14. Ibid.

Chì Sháo

Paeoniae Radix Rubra

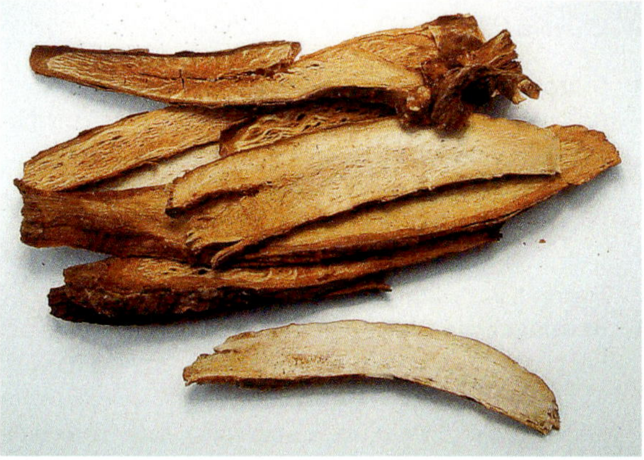

赤芍

Pinyin-Name *Chì Sháo*
Wörtliche Übersetzung „Leuchtend rote Päonie"
Andere chinesische Namen *Chi Shao Yao*
Originalquelle *Shen Nong Ben Cao Jing* (Die Materia Medica des göttlichen Landmannes), vermutlich Östliche Han-Dynastie
Deutscher Name Rote Pfingstrosenwurzel
Botanischer Name *Paeonia veitchii* Lynch. (*Chuan Chi Shao*); *Paeonia abovata* Maxim. (*Cao Shao Yao*); *Paeonia lactiflora* Pall. (*Shao Yao*)
Pharmazeutischer Name Paeoniae Radix Rubra
Eigenschaften Bitter, kühl
Leitbahnen Leber

Chinesische therapeutische Wirkungen

Klärt Hitze und kühlt Blut

Chi Shao (Paeoniae Radix Rubra) behandelt unterschiedliche Formen von Blutungen, die entweder durch fieberhafte Erkrankungen verursacht werden oder durch Hitze, die die *Xue*-(Blut)-Schicht angreift. Klinische Manifestationen sind Fieber, Maculae, Hautflecken, Purpura, Bluterbrechen, Bluthusten, Hämaturie und Nasenbluten.

- Bluterbrechen oder Nasenbluten: zusammen mit *Mu Dan Pi* (Moutan Cortex) und *Di Huang* (Rehmanniae Radix) verwenden.
- Hämaturie: in Kombination mit *Xiao Ji* (Cirsii Herba), *Bai Mao Gen* (Imperatae Rhizoma) und *Qian Cao* (Rubiae Radix et Rhizoma).
- Maculae, Einblutungen in der Haut, Purpura: zusammen mit *Zi Cao* (Arnebiae seu Lithospermi Radix), *Chan Tui* (Cicadae Periostracum) und *Hong Hua* (Carthami Flos) anwenden.

Beseitigt Blut-Stase, lindert Schmerzen

Amenorrhö und Dysmenorrhö: Blut-Stagnation im Uterus führt zu Amenorrhö und Dysmenorrhö mit Blutklümpchen. Das Blut hat häufig eine dunkle Farbe. Der Schmerz lässt nach, nachdem die Blutklümpchen ausgeschieden wurden.

- Amenorrhö oder Dysmenorrhö: zusammen mit *Dang Gui* (Angelicae Sinensis Radix) und *Chuan Xiong* (Chuanxiong Rhizoma) verwenden.

Traumabedingte Blutergüsse: Innere Verletzungen in Brust und Abdomen gehen mit Blut-Stagnation einher. Diese kann sich durch tastbare Schwellungen im Abdomen bemerkbar machen. *Chi Shao* ist hervorragend dazu geeignet, Blut-Stagnation zu zerstreuen, Schmerzen zu lindern und Schwellungen zu reduzieren.

- Blut-Stagnation in der Brust: mit *Tao Ren* (Persicae Semen), *Hong Hua* (Carthami Flos) und *Chuan Xiong* (Chuanxiong Rhizoma) kombinieren. **Beispiel-Rezeptur**: *Xue Fu Zhu Yu Tang* (Dekokt, das Stasen aus dem Haus des Blutes treibt).
- Blut-Stagnation im Hypochondrium: zusammen mit *Yan Hu Suo* (Corydalis Rhizoma), *Hong Hua* (Carthami Flos), *Wu Ling Zhi* (Trogopterori Faeces) und *Xiang Fu* (Cyperi Rhizoma) verwenden. **Beispiel-Rezeptur**: *Ge Xia Zhu Yu Tang* (Dekokt, das Blut-Stasen unterhalb des Diaphragmas eliminiert).
- Blut-Stagnation im unteren Abdomen: in Kombination mit *Dang Gui* (Angelicae Sinensis Radix), *Chuan Xiong* (Chuanxiong Rhizoma) und *Pu Huang* (Typhae Pollen) verwenden. **Beispiel-Rezeptur**: *Shao Fu Zhu Yu Tang* (Dekokt, das Stasen im unteren Abdomen eliminiert).
- Tastbare Schwellungen im unteren Abdomen: mit *Ru Xiang* (Olibanum), *Mo Yao* (Myrrha), *San Leng* (Sparganii Rhizoma) und *E Zhu* (Curcumae Rhizoma) kombinieren.

Hemiplegie nach Schlaganfall: Dieser Zustand wird durch eine schwere *Qi*- und Blut-Stagnation in den Leitbahnen und Kollateralen verursacht.

- Hemiplegie mit Mangel-Zustand: mit *Huang Qi* (Astragali Radix) und *Di Long* (Pheretima) verwenden.

Reduziert Schwellungen von Geschwüren und Abszessen

Bei Geschwüren, Schwellungen und Abszessen durch Hitze und Toxine sind die Hautläsionen rot und bei Berührung schmerzhaft.

- Geschwüre und Abszesse: *Jin Yin Hua* (Lonicerae Flos), *Ru Xiang* (Olibanum) und *Zao Jiao Ci* (Gleditsiae Spina) hinzufügen. **Beispiel-Rezeptur**: *Zhen Ren Huo Ming Yin* (Dekokt des Wahren Menschen zur Wiederbelebung).

Klärt Hitze und lindert Augenschmerzen

Aufsteigendes Leber-Yang: mit Symptomen wie Rötung, Schwellung und Schmerzen in den Augen.

- Rötung, Schwellung und Schmerzen in den Augen: mit *Ju Hua* (Chrysanthemi Flos), *Mu Zei* (Equiseti Hiemalis Herba) und *Xia Ku Cao* (Prunellae Spica) kombinieren.

Hitze in der Harnblase: *Chi Shao* behandelt brennende Dysurie und Hämaturie.

- Brennende Dysurie: in Kombination mit *Che Qian Zi* (Plantaginis Semen) und *Hua Shi* (Talcum).
- Hämaturie: zusammen mit *Bai Mao Gen* (Imperatae Rhizoma) und *Ou Jie* (Nelumbinis Nodus Rhizomatis) verwenden.

Dosierung

6–15 g im Dekokt.

Sicherheitshinweise, Kontraindikationen

- *Chi Shao* ist bei Patienten mit Mangel-Zustand und Kälte kontraindiziert.
- *Chi Shao* ist inkompatibel mit *Li Lu* (Veratri Radix et Rhizoma).

Chemische Zusammensetzung

Paeoniflorin, Benzoylpaeoniflorin, Oxypaeoniflorin, Lactiflorin, Daucosterol, D-Catechin.[1,2]

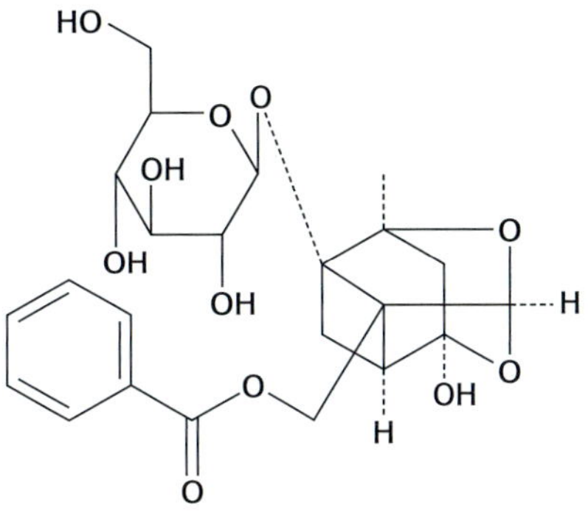

Abb. 2.10 Paeoniflorin

Pharmakologische Wirkungen

- **Thrombozytenaggregationshemmend**: Die Verabreichung von *Chi Shao* hemmte bei Kaninchen wirkungsvoll die Thrombozytenaggregation.[3]
- **Hämatologisch**: Die Verabreichung von *Chi Shao* hemmte bei Ratten die Bildung von Blutgerinnseln.[4]
- **Kardiovaskulär**: Die Gabe von *Chi Shao* senkt den Blutdruck und erweitert die Koronararterien. Bei Tieren, die mit *Chi Shao* behandelt wurden, wurde darüber hinaus eine höhere Widerstandsfähigkeit gegen Sauerstoffmangel beobachtet.[5]
- **Entkrampfend**: An Ratten und Meerschweinchen konnte nachgewiesen werden, dass *Chi Shao* hemmend auf die glatte Darm- und Uterusmuskulatur wirkt.[6]
- **Wirkungen auf das ZNS**: Paeoniflorin wirkt bei Tieren leicht beruhigend, lindert Anfallsleiden und senkt Fieber.[7]
- **Antibiotisch**: *Chi Shao* wirkt hemmend auf *Salmonella typhi*, *Pseudomonas aeruginosa*, *E. coli*, *Staphylococcus aureus*, betahämolysierende Streptokokken, *Diplococcus pneumoniae*, *Vibrio cholerae* und einige Dermatophyten und Viren.[8]

Klinische und wissenschaftliche Studien

- **Erkrankung der Herzkranzgefäße**: 125 Patienten, die an einer Erkrankung der Koronargefäße litten, wurden mit 40 g *Chi Shao* als Dekokt behandelt, das dreimal täglich verabreicht wurde. Die Resultate waren zufriedenstellend.[9]
- **Zerebralthrombose**: Die einmal täglich durchgeführte intravenöse Infusion von *Chi Shao* beugte bei 263 Patienten einer Thrombusbildung vor. Die Wirksamkeitsrate lag bei 92,01 %.[10]
- **Cor pulmonale**: In einer Studie wurden 30 Patienten mit Cor pulmonale erfolgreich mit *Chi Shao* behandelt, das dreimal täglich in einer Dosierung von 10 g verabreicht wurde.[11]

Wechselwirkung mit anderen Medikamenten

Gerinnungshemmende und thrombozytenaggregationshemmende Medikamente: *Chi Shao* wirkt thrombozytenaggregationshemmend. Es sollte mit Vorsicht bei Patienten eingesetzt werden, die gerinnungshemmende oder thrombozytenaggregationshemmende Medikamente einnehmen. Obwohl bislang keine potentiellen Wechselwirkungen bekannt sind, kann die gleichzeitige Anwendung die Wirksamkeit von Wirkstoffen wie Warfarin erhöhen.[12] (Hinweis: Beispiele für Gerinnungshemmer sind Heparin, Warfarin und Enoxaparin; Beispiele für thrombozytenaggregationshemmende Medikamente sind Acetylsalicylsäure, Dipyridamol und Clopidogrel.)

Toxikologie

Chi Shao wird gut vertragen. Die Höchstdosis beträgt bei Mäusen 50 g/kg bei intravenöser Injektion. Diese Dosis entspricht dem 1,163–2,325-Fachen der oral verabreichten therapeutischen Dosis.[13]

Kommentar der Autoren

Chi Shao (Paeoniae Radix Rubra) und *Bai Shao* (Paeoniae Radix Alba) haben ähnliche Namen, aber unterschiedliche Funktionen. Trotz ihrer Unterschiede werden sie gelegentlich zusammen bei Zuständen eingesetzt, die gleichzeitig durch einen Fülle- und Mangel-Zustand charakterisiert sind:

- *Chi Shao* bewegt das Blut und reduziert Stagnation. Es leitet Leber-Feuer ab und wirkt zerstreuend.
- *Bai Shao* ernährt Blut und *Yin*, entspannt die Leber und wirkt tonisierend und festigend.

Referenzen

1. *Xian Dai Zhong Yao Yao Li Xue* (Contemporary Pharmacology of Chinese Herbs), 1997; 345
2. Yan X, Zhou J, Xie G. Traditional Chinese Medicines Molecular Structures, Natural Sources and Applications; Ashgate, 1999; 4939
3. *Zhong Xi Yi Jie He Za Zhi* (Journal of Integrated Chinese and Western Medicine), 1984; 4(12):745
4. Ibid., 1983; 2:109
5. *Zhong Cheng Yao Yan Jiu* (Research of Chinese Patent Medicine), 1980; 1:32
6. Ibid.
7. *Zhong Yao Xue* (Chinese Herbology), 1998; 162:164
8. Ibid.
9. *Zhong Ji Yi Kan* (Medium Medical Journal), 1984; 9:49
10. *Zhong Xi Yi Jie He Za Zhi* (Journal of Integrated Chinese and Western Medicine), 1986; 9:561
11. *He Nan Yi Ke Da Xue Xue Bao* (Journal of Henan University School of Medicine), 1987; 2:127
12. Chen, J. Recognition and prevention of herb-drug interactions, Medical Acupuncture, Fall/Winter 1998/1999; 10 (2); 9–13
13. *Chang Yong Zhong Yao Cheng Fen Yu Yao Li Shou Ce* (A Handbook of the Composition and Pharmacology of Common Chinese Drugs), 1994; 1002–1015

Dì Huáng

Rehmanniae Radix

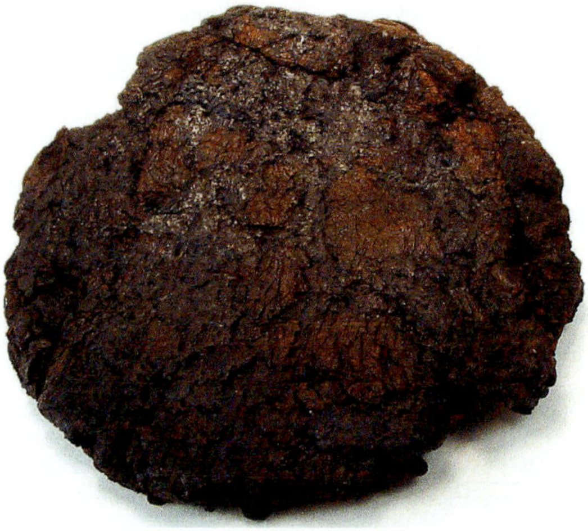

地黃

Pinyin-Name *Dì Huáng*
Wörtliche Übersetzung „Das Gelbe der Erde"
Andere chinesische Namen *Sheng Di Huang, Sheng Di, Huai Sheng Di, Huai Di Huang, Gan Di Huang*
Originalquelle *Shen Nong Ben Cao Jing* (Die Materia Medica des göttlichen Landmannes), vermutlich Östliche Han-Dynastie
Deutscher Name Rehmanniawurzel, Braunwurzgewächs
Botanischer Name *Rehmannia glutinosa* Libosch. F. *hueichingensis* (*Chao et Schih*) Hsiao. (*Huai Ching Di Huang*); *Rehmannia glutinosa* Libosch. (*Di Huang*)
Pharmazeutischer Name Rehmanniae Radix
Eigenschaften Süß, bitter, kalt
Leitbahnen Herz, Leber, Niere

Traditionell sind 生地黃 *Shēng Dì Huáng* und 生地 *Shēng Dì* die Namen, die am häufigsten in den Lehrbüchern und unter Therapeuten der Chinesischen Arzneimedizin verwendet werden. Der offizielle Name, der im Jahr 2005 von der Pharmakopöe der Volksrepublik China übernommen wurde, lautet jedoch heute 地黃 *Dì Huáng*. Dieser wird daher auch als Standardname in diesem Buch verwendet.

Chinesische therapeutische Wirkungen

Klärt Hitze und kühlt Blut

Di Huang (Rehmanniae Radix) behandelt Hitze, die in die *Ying*-(Nähr-) und die *Xue*-(Blut-)Schicht eingedrungen ist. Dieser Zustand ist durch hohes Fieber, trockenen Mund und trockene Zunge, Durstlosigkeit, Ruhelosigkeit und nächtliches Fiebergefühl, Delirium und Manie charakterisiert. Die Zunge ist tiefrot.

- Hitze in der *Ying*-(Nähr-) und *Xue*-(Blut-)Schicht: *Di Huang* in Kombination mit *Xuan Shen* (Scrophulariae Radix) und *Mai Dong* (Ophiopogonis Radix). **Beispiel-Rezeptur**: *Qing Ying Tang* (Dekokt, das die Nähr-Schicht klärt).

Blutungen: Hitze in der *Xue*-(Blut)-Schicht drängt das Blut aus den Gefäßen und verursacht Bluterbrechen, Nasenbluten, Blutungen im Magen-Darm-Trakt, Purpura und starke Menstruationsblutungen.

- Bluterbrechen und Nasenbluten: zusammen mit *He Ye* (Nelumbinis Folium), *Ce Bai Ye* (Platycladi Cacumen) und *Ai Ye* (Artemisiae Argyi Folium) einsetzen. **Beispiel-Rezeptur**: *Si Sheng Wan* (Vier frische Arzneien Pille).
- Blutungen im Magen-Darm-Trakt: Kombination mit *Huang Qin* (Scutellariae Radix), *Huai Hua* (Sophorae Flos), *Di Yu* (Sanguisorbae Radix) und *Wu Mei* (Mume Fructus).
- Sehr starke Menstruationsblutungen: Kombination mit *Huang Qin* (Scutellariae Radix), *Dang Gui* (Angelicae Sinensis Radix), *Ai Ye* (Artemisiae Argyi Folium) und *Ce Bai Ye* (Platycladi Cacumen).
- Purpura oder Blutungen mit Maculae und Flecken auf der Haut: *Mu Dan Pi* (Moutan Cortex) und *Chi Shao* (Paeoniae Radix Rubra).

Dermatologische Erkrankungen: Hitze in der *Xue*-(Blut)-Schicht kann sich auch in Form von Hauterkrankungen manifestieren wie z.B. Urtikaria, Hautausschläge und Juckreiz.

- Urtikaria, Hautausschläge und Juckreiz: mit *Dang Gui* (Angelicae Sinensis Radix), *Chan Tui* (Cicadae Periostracum) und *Fang Feng* (Saposhnikoviae Radix) kombinieren. **Beispiel-Rezeptur**: *Xiao Feng San* (Pulver, das Wind eliminiert).

Ernährt Yin und fördert die Bildung von Körpersäften

Fieberhafte Erkrankungen verletzen das Yin, Xiao Ke (Auszehrung und Dürsten): *Di Huang* besitzt süße und befeuchtende Eigenschaften. Es klärt Hitze, reichert *Yin* an und fördert die Bildung von Körperflüssigkeiten. Es wird häufig bei der Behandlung von Komplikationen aufgrund von Fülle-Hitze eingesetzt, die die Körpersäfte austrocknet. Hitze ist oft durch Fieber und Reizbarkeit gekennzeichnet, während sich ein Mangel an *Yin* oder Körperflüssigkeiten als Durst, Hitzewallungen, als trockene, rissige Zunge, Mundtrockenheit, Gefühl von Knochendampfen, trockener Husten, schmerzender und wunder Rachen sowie Nachtschweiß manifestiert. Diese Arznei behandelt besonders effektiv das *Xiao Ke* (Auszehrung und Dürsten), das mit Durst und Reizbarkeit einhergeht.

- Durst aufgrund von Hitze bei zugrunde liegendem Magen-*Yin*-Mangel: Kombination mit *Sha Shen* (Glehniae seu Adenophorae Radix), *Mai Dong* (Ophiopogonis Radix) und *Yu Zhu* (Polygonati Odorati Rhizoma).
- Durst und Reizbarkeit aufgrund von Hitze in der Lunge: in Kombination mit *Tian Hua Fen* (Trichosanthis Radix), *Huang Lian* (Coptidis Rhizoma) und *Ou Jie* (Nelumbinis Nodus Rhizomatis).
- *Xiao Ke* (Auszehrung und Dürsten): zusammen mit *Huang Qi* (Astragali Radix), *Ge Gen* (Puerariae Radix Lobatae) und *Tian Hua Fen* (Trichosanthis Radix) verwenden.

Fieberhafte Erkrankungen im Spätstadium: Dieser Zustand ist häufig durch Hitze mit schwerer Schädigung des *Yin* und der Körpersäfte charakterisiert. Klinische Zeichen sind Wechselfieber mit Fiebergefühl nachts, aber Kältegefühl am Morgen. *Di Huang* behandelt sehr wirksam chronische Störungen mit Mangel-Hitze wie Wechselfieber, gerötete Wangen, Reizbarkeit, Durst, wenig Appetit und *Wu Xin Re* (Hitze in den fünf Zentren).

- Wechselfieber mit Hitze und *Yin*-Mangel: zusammen mit *Zhi Mu* (Anemarrhenae Rhizoma), *Qing Hao* (Artemisiae Annuae Herba) und *Bie Jia* (Trionycis Carapax) verwenden, um Mangel-Hitze aufgrund eines *Yin*-Mangels zu klären. **Beispiel-Rezeptur**: *Qing Hao Bie Jia Tang* (Artemisiae Annuae Herba und Trionycis Carapax Dekokt).

Stuhlverstopfung: *Di Huang* behandelt Verstopfung, die durch Hitze verursacht wird, die in den Dickdarm eingedrungen ist und dort die Flüssigkeiten austrocknet.

- Stuhlverstopfung durch Hitze, die die Flüssigkeiten im Dickdarm austrocknet: in Kombination mit *Xuan Shen* (Scrophulariae Radix) und *Mai Dong* (Ophiopogonis Radix) verwenden.

Lin Zheng (Dysurie-Syndrom): *Di Huang* wird auch eingesetzt, um *Lin Zheng* zu behandeln, das durch Hitze verursacht wird, die Dünndarm und Blase angreift.

- *Lin Zheng* (Dysurie-Syndrom) aufgrund von Hitze, die Dünndarm und Blase angreift: mit *Zhu Ye* (Phyllostachys Herba), *Mu Tong* (Akebiae Caulis) und *Gan Cao* (Glycyrrhizae Radix et Rhizoma) kombinieren.

Dosierung

10–30 g im Dekokt. Die Höchstdosis von *Di Huang* beträgt 100 g. Aufgrund seiner nährenden Natur kann es Stagnation verursachen. Deshalb wird *Di Huang* häufig mit Saft aus *Sheng Jiang* (Zingiberis Rhizoma Recens) verarbeitet oder zusammen mit einer kleinen Menge *Sha Ren* (Amomi Fructus) verschrieben, um einer Ansammlung von Feuchtigkeit vorzubeugen. Wird *Di Huang* in Getreideschnaps gebraten, reduziert das seine kalte und ölige Natur, die Stagnation fördert. In verkohlter Form wirkt *Di Huang* blutstillend. Das verkohlte *Di Huang* verliert jedoch zum Teil seine Hitze klärende und Blut kühlende Wirkung.

Sicherheitshinweise, Kontraindikationen

Aufgrund seiner süßen und Stagnation fördernden Eigenschaften kann *Di Huang* Feuchtigkeit im Mittleren *Jiao* (Mittlerer Erwärmer) erzeugen. Daher ist seine Verwendung kontraindiziert bei Patienten, die an einem *Qi*- oder *Yang*-Mangel von Milz und Magen oder an abdominalem Völlegefühl und Durchfall leiden.

Chemische Zusammensetzung

Catalpol, 6-O-Acetylcatalpol, Aucubin, Melittosid, Rehmannioside A, B, C, D, Rehmaglutine A, B, C, D, Glutinosid, Rehmannan A, B, C; Stachyose, D-Mannitol.[1]

Pharmakologische Wirkungen

- **Entzündungshemmend**: *Di-Huang*-Extrakte aus Wasser und Alkohol (10 g/kg) wurden über einen Zeitraum von fünf Tagen täglich verabreicht. Bei den Laborstudien mit Mäusen gingen Entzündungen und Schwellungen deutlich zurück.[2]
- **Endokrinologisch**: *Di Huang* hat eine deutliche Wirkung auf das Hormonsystem. Es wurde nachgewiesen, dass die Einnahme von *Di Huang* die Plasma-Kortikoidwerte sogar unter Dexamthason erhöht. Als Wirkmechanismus wird diskutiert, dass *Di Huang* die negative Rückkopplung von Dexamethason zur Hypophyse hemmt. Andere Arzneien zeigten eine ähnliche Wirkung, z.B. *Zhi Mu* (Anemarrhenae Rhizoma) und *Gan Cao* (Glycyrrhizae Radix et Rhizoma).[3]
- **Weitere Wirkungen**: *Di Huang* stärkt das Herz, senkt den Blutdruck, stillt Blutungen, schützt die Leber und wirkt diuretisch und antibiotisch.[4]

Klinische und wissenschaftliche Studien

- **Arthritis**: 23 Patienten mit chronischer Polyarthritis wurden in einer Studie erfolgreich mit 90 g *Di Huang* behandelt, das täglich als Dekokt verabreicht wurde.[5]
- **Urtikaria**: Hautausschläge und Urtikaria wurden bei 37 Patienten erfolgreich mit 90 g *Di Huang* behandelt, das täglich als Dekokt verabreicht wurde.[6]
- **Vertebrale Hyperostose**: Einer Studie zufolge wurden 183 Patienten mit einer Hypertrophie des Rückenmarks mit Injektionen aus *Di Huang* bzw. *Wei Ling Xian* (Clematidis Radix et Rhizoma) behandelt. Die Studie berichtet von guten Resultaten. Insbesondere wirkte *Di Huang* besser als *Wei Ling Xian*.[7]

Toxikologie

Nach der oralen Verabreichung von Wasser- oder Alkoholextrakten aus *Di Huang* (60 g/kg, täglich drei Tage lang) an Mäuse traten keine Todesfälle ein. Es starben auch keine Ratten, die über einen Zeitraum von 15 Tagen ein Wasser- bzw. Alkoholextrakt aus *Di Huang* (18 g/kg) oral verabreicht bekamen. Es gab darüber hinaus keine Hinweise auf eine Schädigung innerer Organe.[8]

Ergänzung

鮮地黃/鲜地黄 *Xiān Dì Huáng* (Rehmanniae Radix Recens) wird erstmals im 2. Jahrhundert im *Shen Nong Ben Cao Jing* (Die Materia Medica des göttlichen Landmannes) erwähnt. Es handelt sich um die frisch aus dem Boden geerntete, hydratisierte Rehmannia-Wurzel. In feuchtem Sand lässt sie sich zwei bis vier Monate aufbewahren. Die Funktionen von *Xian Di Huang* und *Di Huang* ähneln sich, allerdings weist *Xian Di Huang* ein kälteres Temperaturverhalten auf, kühlt das Blut stärker, erzeugt wirkungsvoller Körpersäfte und löscht dadurch besser Durst. Seine nährenden Eigenschaften sind schwächer, die Anwendung wird bei hohem Fieber und Blutungen empfohlen. Die Dosierung von *Xian Di Huang* beträgt in der Regel 20–60 g. Es kann auch als Saft eingenommen werden.

Kommentar der Autoren

Weitere Informationen, insbesondere zum Vergleich von *Shu Di Huang* (Rehmanniae Radix Praeparata), *Di Huang* und *Xian Di Huang* (Rehmanniae Radix Recens), sind in der Monographie von *Shu Di Huang* (Rehmanniae Radix Praeparata) zu finden (▸ II/Kap. 17).

Referenzen

1. *Chang Yong Zhong Yao Cheng Fen Yu Yao Li Shou Ce* (A Handbook of the Composition and Pharmacology of Common Chinese Drugs), 1994; 792–793
2. *Zhong Yao Yao Li Yu Ying Yong* (Pharmacology and Applications of Chinese Herbs), 1983: 400
3. *Zhong Yao Xue* (Chinese Herbology), 1998; 156:158
4. Ibid.
5. *Tian Jing Yi Xue Za Zhi* (Journal of Tianjing Medicine and Herbology), 1966; 3:209
6. Ibid.
7. *Xin Yi Yao Xue Za Zhi* (New Journal of Medicine and Herbology), 1975; 9:14
8. *Zhong Yao Yao Li Yu Ying Yong* (Pharmacology and Applications of Chinese Herbs), 1983; 400

Dōng Qīng Yè

Ilexis Folium

冬青葉 冬青叶

Pinyin-Name *Dōng Qīng Yè*
Wörtliche Übersetzung „Blaugrüne Winterblätter"
Andere chinesische Namen *Gong Lau Ye, Si Ji Qing*
Deutscher Name Blätter der chinesischen Stechpalme
Botanischer Name *Ilex chinensis* Sims
Pharmazeutischer Name Ilexis Folium
Eigenschaften Bitter, adstringierend, kalt
Leitbahnen Lunge, Herz

Chinesische therapeutische Wirkungen

Zerstreut Hitze und Toxine

Das bittere und kalte *Dong Qing Ye* (Ilexis Folium) eliminiert Hitze und Toxine aus der Lunge und behandelt Bronchitis, Lungenentzündung und andere Atemwegserkrankungen. Es beseitigt außerdem Hitze und Toxine von der Haut und behandelt auf diese Weise chronische, nicht-heilende Wunden, Läsionen und Geschwüre.

Kühlt Blut und stillt Blutungen

Dong Qing Ye wird äußerlich angewendet, um Blutungen zu stillen.

Dosierung

10–30 g.

Chemische Zusammensetzung

Protocatechusäure.[1]

Pharmakologische Wirkungen

Antibiotisch: *Dong Qing Ye* wirkt in vitro hemmend auf *Pseudomonas aeruginosa, E. coli, Salmonella typhi, Bacillus subtilis* und *Staphylococcus aureus*. Die minimale Hemmkonzentration der Arznei beträgt 12,5 mg/ml.[2]

Klinische und wissenschaftliche Studien

Verbrennungen: Die lokale Anwendung von *Dong Qing Ye* erzielte gute Ergebnisse bei der Behandlung von Verbrennungen, die schneller abheilten und weniger Eiter aus den Abszessen absonderten. Außerdem traten weniger Infektionen auf.[3]

Toxikologie

Bei oraler Einnahme (10 g/kg über 14 Tage) wurden keine Anomalien beobachtet. Einer neuen toxikologischen Studie zufolge liegt die LD_{50} bei Mäusen bei oraler Einnahme bei 233 g/kg.[4]

Referenzen

1. *Zhong Yao Da Ci Dian* (Dictionary of Chinese Herbs); 492–493
2. Ibid.
3. Ibid.
4. Ibid.

Fú Róng
Hibisci Radix

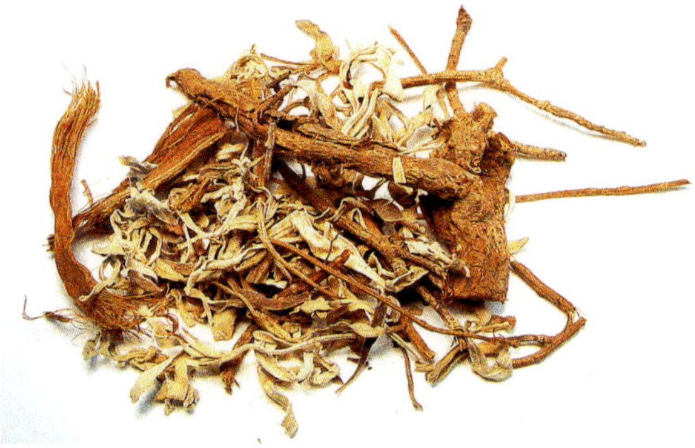

芙蓉

Pinyin-Name *Fú Róng*
Andere chinesische Namen *Shan Fu Rong, Gou Tou Fu Rong*
Deutscher Name Hibiskuswurzel
Botanischer Name *Hibiscus taiwanensis*
Pharmazeutischer Name Hibisci Radix
Eigenschaften Scharf, kühl
Leitbahnen Lunge

Chinesische therapeutische Wirkungen

Klärt die Lunge

Lungen-Hitze: Das scharfe und kühle *Fu Rong* (Hibisci Radix) klärt Lungen-Hitze und lindert Husten, Kurzatmigkeit und gelbes Nasensekret.

- Husten und Kurzatmigkeit: zusammen mit *Da Qing Ye* (Isatidis Folium), *Pu Gong Ying* (Taraxaci Herba), *Huang Qin* (Scutellariae Radix), *Shi Gao* (Gypsum Fibrosum) und *Kuan Dong Hua* (Farfarae Flos) verwenden.
- Sinusitis: in Kombination mit *Xin Yi Hua* (Magnoliae Flos) und *E Bu Shi Cao* (Centipedae Herba).

Reduziert Entzündungen und lindert Schmerzen

- Arthritis: Kombination mit *Chuan Shan Long* (Dioscoreae Nipponicae Rhizoma) und *Yi Tiao Gen* (Moghaniae Radix).
- Hypermenorrhö und Leukorrhö: mit *Bai Long Chuan Hua Tou* (Clerodendron Paniculatum Radix) und *Ji Guan Hua* (Celosiae Cristatae Flos) kombinieren.
- Toxische Schwellung: *Fu Rong* lokal auftragen.

Dosierung

3–12 g im Dekokt.

ERGÄNZUNG

芙蓉葉/芙蓉叶 *Fú Róng Yè* (Hibisci Folium) behandelt dermatologische Störungen, die durch Feuchtigkeit, Hitze und Toxine charakterisiert sind wie z.B. Karbunkel, Furunkel und Geschwüre.

Kommentar der Autoren
Die meisten Arzneidrogen, die in die Lungen-Leitbahn eindringen, behandeln Erkrankungen der Atemwege, dringen aber nicht in die Nasennebenhöhlen ein. *Fu Rong* besitzt die spezielle Fähigkeit, sowohl Erkrankungen zu behandeln, die die Nase betreffen, wie z.B. Allergien, Rhinitis und Sinusitis, als auch Lungen-Hitze zu klären.

Huáng Téng
Fibraureae Caulis

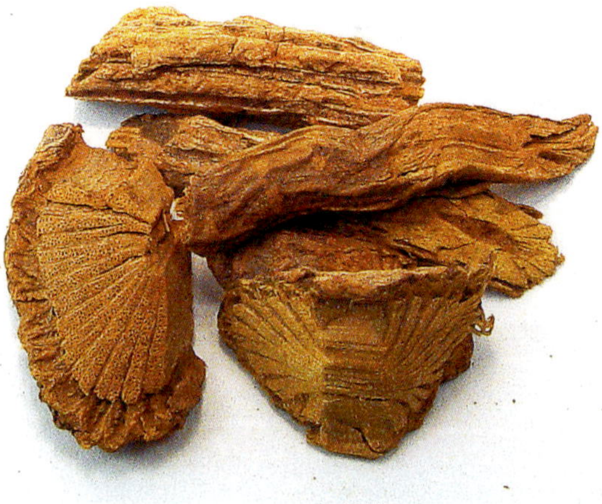

黃藤 黄藤

Pinyin-Name *Huáng Téng*
Wörtliche Übersetzung „Gelbe Rebe"

Andere chinesische Namen *Huang Teng Gen, Teng Gen*
Deutscher Name Fibraurea-Stängel
Botanischer Name *Fibraurea recisa* Pierre
Pharmazeutischer Name Fibraureae Caulis
Eigenschaften Bitter, kalt
Leitbahnen Leber

Chinesische therapeutische Wirkungen

Klärt Hitze

Huang Teng (Fibraureae Caulis) behandelt nach oben steigende Hitze, die den Blutdruck erhöht. Es beseitigt auch Wind aus dem Äußeren und lindert auf diese Weise Juckreiz der Haut.

- Hypertonie aufgrund von Leber-Hitze: in Kombination mit *Di Huang* (Rehmanniae Radix), *Tu Fu Ling* (Smilacis Glabrae Rhizoma) und *Gou Ji* (Cibotii Rhizoma) verwenden.
- Juckreiz der Haut: mit *Ban Zhi Lian* (Scutellariae Barbatae Herba) und *Bai Hua She She Cao* (Hedyotidis Diffusae Herba) kombinieren.

Dosierung

3–15 g im Dekokt.

Chemische Zusammensetzung

Palmatin, Jatrorrhizin, Pseudocolumbamin, Fibrauin, Fibralacton, Fibranin, Fibramin, Columbamin, Fiblecin, Fibleucinosid, Tinophyllolosid.[1]

Referenzen

1. Phytochemistry, 1986; 25(4):905

Jī Guàn Huā

Celosiae Cristatae Flos

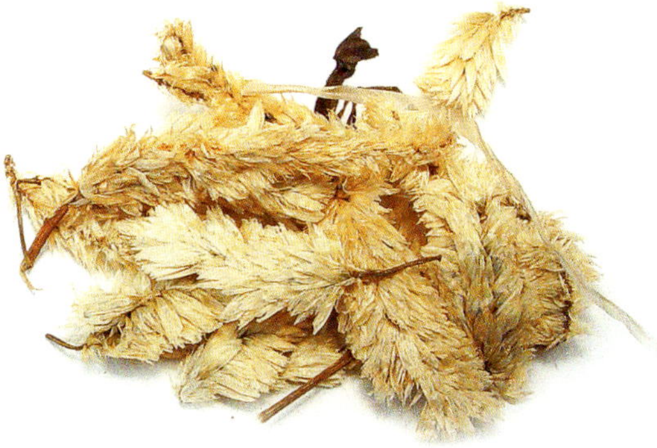

雞冠花 鸡冠花

Pinyin-Name *Jī Guàn Huā*
Wörtliche Übersetzung „Hühnerkronenblüten"
Andere chinesische Namen *Bai Ji Guan Hua, Ji Guan*
Originalquelle *Ben Cao Gang Mu* (Die Große Materia Medica) aus dem Jahr 1578 von Li Shi-Zhen
Deutscher Name Brandschopf- bzw. Hahnenkammblüten
Botanischer Name *Celosia cristata* L. (*Ji Guan*)
Pharmazeutischer Name Celosiae Cristatae Flos
Eigenschaften Süß, kühl
Leitbahnen Dickdarm, Leber

Chinesische therapeutische Wirkungen

Klärt Hitze, kühlt Blut und stillt Blutungen

Ji Guan Hua (Celosiae Cristatae Flos) klärt Hitze und stillt Blutungen aus verschiedenen Teilen des Körpers.

- Bluterbrechen oder Nasenbluten: *Ji Guan Hua* zusammen mit *Hua Rui Shi* (Ophicalcitum), *Ce Bai Ye* (Platycladi Cacumen) und verkohltem *Pu Huang* (Typhae Pollen) verwenden.
- Darmblutungen, hämorrhoidale Blutungen aufgrund von Hitze: Kombination mit *Huai Hua* (Sophorae Flos), verkohltem *Di Yu* (Sanguisorbae Radix), *Huang Lian* (Coptidis Rhizoma), *Mu Xiang* (Aucklandiae Radix), *Bai Shao* (Paeoniae Radix Alba) und *Da Huang* (Rhei Radix et Rhizoma).

- Uterine Blutungen: zusammen mit *Hua Rui Shi* (Ophicalcitum), *Bai Ji* (Bletillae Rhizoma) und *Wu Bei Zi* (Galla Chinensis) einsetzen.

Konsolidiert die Essenz (Jing) und stoppt Diarrhö

Ji Guan Hua stärkt und hält die Körpersäfte und stoppt Durchfall, Dysenterie und Vaginalausfluss.

- Diarrhö oder Dysenterie: zusammen mit *Ge Gen* (Puerariae Radix Lobatae), *Huang Lian* (Coptidis Rhizoma) und *Huang Qin* (Scutellariae Radix) verwenden.
- Leukorrhö: Kombination mit *Long Yan Hua* (Longan Flos).

Dosierung

6–12 g. Die verkohlte Form erhöht das warme Temperaturverhalten und die adstringierende Wirkung der Arznei. Sie wird häufig eingesetzt, um Blutungen, Durchfall und Leukorrhö zu stoppen.

Sicherheitshinweise, Kontraindikationen

Ji Guan Hua konsolidiert die Essenz, wodurch pathogene Faktoren im Körper verbleiben können. Daher ist es nicht geeignet für Patienten, die an einer Akkumulation von Feuchtigkeit und Hitze leiden.

Mŭ Dān Pí

Moutan Cortex

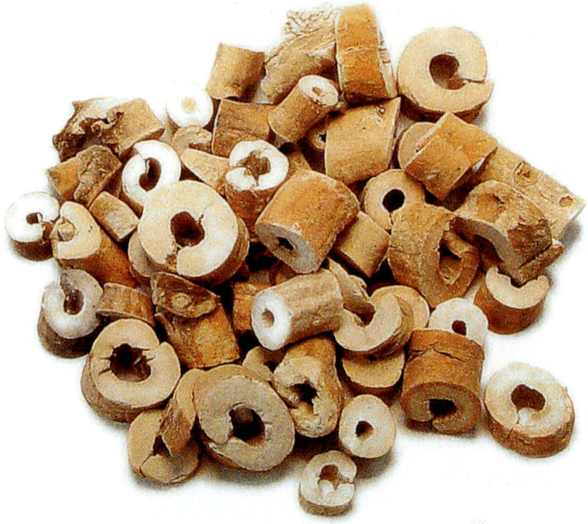

牡丹皮

Pinyin-Name *Mŭ Dān Pí*
Andere chinesische Namen *Dan Pi, Fen Dan Pi, Mu Dan Gen Pi*
Originalquelle *Shen Nong Ben Cao Jing* (Die Materia Medica des göttlichen Landmannes), vermutlich Östliche Han-Dynastie
Deutscher Name Strauchpäonienwurzelrinde
Botanischer Name *Paeonia suffruticosa* Andr.
Pharmazeutischer Name Moutan Cortex
Eigenschaften Bitter, scharf, kühl
Leitbahnen Herz, Leber, Niere

Chinesische therapeutische Wirkungen

Klärt Hitze und kühlt das Blut

Yin-Mangel-Hitze: *Mu Dan Pi* (Moutan Cortex) ist gegen dieses Ungleichgewicht gerichtet und behandelt das Gefühl von Knochendampfen, nächtliches Fieber sowie das Fehlen von Schweiß und Durst. Frauen mit menopausalen Beschwerden sind typische Beispiele für dieses Muster.

- Gefühl von Knochendampfen: zusammen mit *Di Gu Pi* (Lycii Cortex), *Qing Hao* (Artemisiae Annuae Herba) und *Bie Jia* (Trionycis Carapax) verwenden. **Beispiel-**

Rezeptur: *Qing Hao Bie Jia Tang* (Artemisiae Annuae Herba und Trionycis Carapax Dekokt).

- Menopausebeschwerden mit *Yin*-Mangel und Hitze: mit *Zhi Mu* (Anemarrhenae Rhizoma) und *Di Huang* (Rehmanniae Radix) kombinieren.
- Spermatorrhö durch Nieren-*Yin*-Mangel und Hitze: Kombination mit *Ze Xie* (Alismatis Rhizoma), *Fu Ling* (Poria) und *Shan Zhu Yu* (Corni Fructus). **Beispiel-Rezeptur**: *Liu Wei Di Huang Wan* (Sechs Bestandteile Pille mit Rehmanniae Radix Praeparata).

Hitze in der Xue-(Blut-)Schicht: Maculae, Einblutungen in der Haut, Purpura, Bluterbrechen, Bluthusten, Hämaturie und Nasenbluten werden häufig durch Hitze verursacht, die das Blut aus den Gefäßen treibt.

- Bluterbrechen und Nasenbluten aufgrund von Hitze in der *Xue*-(Blut-)Schicht: *Mu Dan Pi* zusammen mit *Chi Shao* (Paeoniae Radix Rubra) und *Di Huang* (Rehmanniae Radix) verwenden.

Menstruationsstörungen: Klinische Zeichen von Hitze, die *Chong Mai* (Durchdringungsgefäß) und *Ren Mai* (Konzeptionsgefäß) stört, sind Hypermenorrhö, zu früh auftretende Menstruation und Nasenbluten während der Regelblutung. Es gibt außerdem anormale Blutungen, bei denen Hitze das Blut aus den Gefäßen treibt und dadurch verkürzte Menstruationszyklen, zu früh auftretende Menstruation oder Hypermenorrhö verursacht. Nächtliches Fieber und morgendlicher oder tagsüber auftretender Schüttelfrost sind ebenfalls häufige Symptome. Es kann auch zu prämenstruellen oder postmenstruellen Fieberempfindungen kommen.

- Fieberempfindungen: *Mu Dan Pi* in Kombination mit *Bai Shao* (Paeoniae Radix Alba), *Huang Qin* (Scutellariae Radix) und *Chai Hu* (Bupleuri Radix) verwenden.

Aufsteigendes Leber-Yang oder Leber-Feuer: *Mu Dan Pi* behandelt Hypertonie, Reizbarkeit, Gesichtsrötung und Rötung der Augen sowie die Neigung zu Wutausbrüchen.

- Aufsteigendes Leber-*Yang* oder Leber-Feuer: zusammen mit *Zhi Zi* (Gardeniae Fructus), *Chai Hu* (Bupleuri Radix) und *Bai Shao* (Paeoniae Radix Alba) verwenden. **Beispiel-Rezeptur**: *Jia Wei Xiao Yao San* (Erweitertes Umherstreifen Pulver).

Belebt die Blutzirkulation und löst Blut-Stase auf

Amenorrhö oder Geschwulst im Abdomen: Blut-Stase kann bei Patientinnen zu Amenorrhö und Geschwülsten im Abdomen führen wie z.B. Uterusmyomen, Tumoren oder anderen Raumforderungen. *Mu Dan Pi* belebt mit seinem kühlen Temperaturverhalten die Blutzirkulation und löst Blut-Stase auf, ohne dabei den Körper auszutrocknen. Dies ist in der Regel kein übliches Kennzeichen Blut bewegender Arzneidrogen.

- Amenorrhö oder Dysmenorrhö mit starken Schmerzen, Stagnation und Hitze: Kombination mit *Tao Ren* (Persicae Semen), *Chi Shao* (Paeoniae Radix Rubra) und *Fu Ling* (Poria), um die Blutzirkulation zu aktivieren, Blut-Stagnation zu beseitigen und Schmerzen zu lindern. **Beispiel-Rezeptur**: *Gui Zhi Fu Ling Wan* (Cinnamomi Ramulus und Poria Pille).

Traumabedingte Blutergüsse: *Mu Dan Pi* kann bei Blutergüssen, Frakturen, Entzündungen, Schwellungen und Schmerzen nach traumatischen Verletzungen eingesetzt werden.

- Verletzungen des Bewegungsapparats mit Entzündung, Schwellung, Blutergüssen und Schmerzen: in Kombination mit *Ru Xiang* (Olibanum), *Mo Yao* (Myrrha) und *Su Mu* (Sappan Lignum).

Abszesse: *Mu Dan Pi* ist eine Schlüsselarznei bei der Behandlung von Abszessen, insbesondere von Darmabszessen und Appendizitis.

- Eitrige Entzündung: in Kombination mit *Jin Yin Hua* (Lonicerae Flos), *Lian Qiao* (Forsythiae Fructus) und *Bai Zhi* (Angelicae Dahuricae Radix) verwenden.
- Darmabszesse mit Bauchschmerzen und Schleim im Stuhl: *Mu Dan Pi* zusammen mit *Da Huang* (Rhei Radix et Rhizoma), *Tao Ren* (Persicae Semen) und *Dong Gua Zi* (Benincasae Semen) verwenden. **Beispiel-Rezeptur**: *Da Huang Mu Dan Tang* (Rhei Radix et Rhizoma und Moutan Cortex Dekokt).
- Akute Appendizitis ohne Vereiterung, mit Fieber, Erbrechen und Schmerzen im rechten unteren Quadranten: mit *Da Huang* (Rhei Radix et Rhizoma), *Mang Xiao* (Natrii Sulfas), *Tao Ren* (Persicae Semen), *Dong Gua Zi* (Benincasae Semen) und *Chi Shao* (Paeoniae Radix Rubra) kombinieren.

Dosierung

6–12 g im Dekokt. Die Höchstdosis von *Mu Dan Pi* beträgt 30 g. Die unverarbeitete Arzneidroge klärt stärker Hitze und kühlt effektiver Blut. Wird es in Getreideschnaps gebraten, bewegt es stärker das Blut und löst besser Blut-Stase auf, die verkohlte Variante wirkt besonders blutstillend.

Sicherheitshinweise, Kontraindikationen

- *Mu Dan Pi* ist aufgrund seines kalten Temperaturverhaltens bei Patienten, die an Kälte und einem Mangel-Zustand leiden, mit Vorsicht anzuwenden.
- Da *Mu Dan Pi* das Blut bewegt und Stase beseitigt, ist es während der Schwangerschaft oder bei schweren Menstruationsblutungen kontraindiziert.

Chemische Zusammensetzung

Paeonol, Paeonosid, Paeonolid, Paeoniflorin, Benzoylpaeoniflorin, Oxypaeoniflorin, Benzoyloxypaeoniflorin, Apiopaeonosid.[1,2]

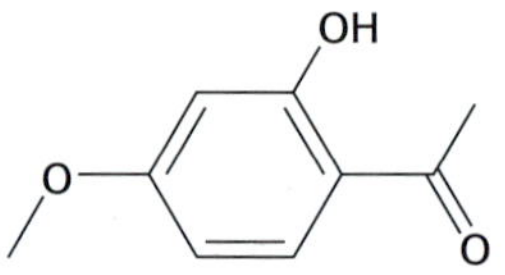

Abb. 2.11 Paeonol

Pharmakologische Wirkungen

- **Entzündungshemmend**: *Mu Dan Pi* wirkt Laborstudien zufolge stark entzündungshemmend. Der Wirkmechanismus wird auf die Hemmung der Prostaglandinsynthese und auf die verringerte Durchlässigkeit der Blutgefäße zurückgeführt.[3,4]
- **Kardiovaskulär**: Bei betäubten Hunden steigert *Mu Dan Pi* die Durchblutung der Koronargefäße. Es führt zu einer Verringerung des Herzminutenvolumens und zu einer verminderten Belastung der linken Herzkammer. Die Arznei wirkt erwiesenermaßen vorbeugend gegen koronare Herzkrankheit.[5,6]
- **Antihypertensiv**: Ein Dekokt aus *Mu Dan Pi* senkte den Blutdruck bei betäubten Hunden und Ratten anhaltend. Die orale Gabe eines Dekokts aus *Mu Dan Pi* (5–10 g/kg, täglich über sieben Tage), senkte bei Hunden mit essentiellem und renalem Bluthochdruck den Blutdruck wirkungsvoll.[7]
- **Antibiotisch**: *Mu Dan Pi* hemmt *Staphylococcus aureus*, betahämolysierende Streptokokken, *Bacillus subtilis, E. coli, Shigella dysenteriae, Pseudomonas aeruginosa, Bacillus proteus, Diplococcus pneumoniae* und *Vibrio cholerae*.[8]
- **Weitere Wirkungen**: *Mu Dan Pi* hat analgetische, sedative, entkrampfende, fiebersenkende und immunstimulierende Eigenschaften.[9]

Klinische und wissenschaftliche Studien

- **Allergische Rhinitis**: In einer Studie wurden 31 Patienten zehn Tage lang jede Nacht mit 50 ml einer 10-prozentigen Lösung aus *Mu Dan Pi* behandelt. Die Behandlung führte zu einer deutlichen Besserung. In einer weiteren Studie wurde ein *Mu-Dan-Pi*-Präparat dreimal täglich bei 140 Patienten mit allergischer Rhinitis lokal angewendet. Die Wirksamkeitsrate lag bei 87,1%.[10,11]
- **Purpura**: 32 Patienten mit anämischer Purpura wurden mit einer Arzneirezeptur mit *Mu Dan Pi* behandelt, was zu guten Ergebnissen führte.[12]
- **Hypertonie**: Einem Bericht zufolge wurden 30–45 g *Mu Dan Pi* als Dekokt gekocht und 20 Hypertonie-Patienten in drei gleichen Teilen verabreicht, was nach fünf Tagen zu einer deutlichen Blutdrucksenkung führte.[13]

Toxikologie

Bei Hunden wurden nach einer Bluthochdruckbehandlung mit *Mu Dan Pi* keine Störungen der Leber, Niere oder der Blutwerte festgestellt. Die LD_{50} von Paeonol beträgt bei Mäusen bei oraler Einnahme 3,430 mg/kg, 781 mg/kg bei intraperitonealer Injektion und 196 mg/kg bei intravenöser Injektion.[14]

Ergänzung

牡丹葉/牡丹叶 *Mŭ Dān Yè* (Moutan Folium), das Blatt derselben Pflanze wie *Mu Dan Pi*, kann ebenfalls zum Klären von Feuchte-Hitze aus dem Darmtrakt eingesetzt werden. Zu den Indikationen gehört bakterielle Dysenterie. 29 Patienten mit bakterieller Dysenterie wurden in einer Studie mit *Mu Dan Ye* mit einerWirksamkeitsrate von 96% behandelt. *Mu Dan Ye* wirkt hemmend auf *Shigella dysenteriae, Staphylococcus aureus* und *Pseudomonas aeruginosa*.[15]

Kommentar der Autoren

Nach Dr. Xu Fu-He können *Mu Dan Pi* und *Zhi Zi* (Gardeniae Fructus) sowohl innerlich als äußerlich für die Behandlung von Juckreiz oder von einem Hitzegefühl der Brustwarzen verwendet werden.

Referenzen

1. *Xian Dai Zhong Yao Yao Li Xue* (Contemporary Pharmacology of Chinese Herbs), 1997; 342
2. Yan X, Zhou J, Xie G. Traditional Chinese Medicines Molecular Structures, Natural Sources and Applications; Ashgate, 1999; 4941
3. *Sheng Yao Xue Za Zhi* (Journal of Raw Herbology), 1979; 33(3):178
4. *Zhong Guo Yao Ke Da Xue Xue Bao* (Journal of University of Chinese Herbology), 1990; 21(4):222

5. *Guo Wai Yi Xue Zhong Yi Zhong Yao Fen Ce* (Monograph of Chinese Herbology from Foreign Medicine), 1983; (3):5,1984;(5):54
6. *Shan Xi Yi Yao Za Zhi* (Shanxi Journal of Medicine and Herbology), 1984, 13(4):359
7. *Yao Xue Xue Bao* (Journal of Herbology), 8(6):250
8. *Zhong Yao Cai* (Study of Chinese Herbal Material), 1991; 14(2):41
9. *Zhong Yao Xue* (Chinese Herbology), 1998; 160:162
10. *Zhong Hua Er Bi Hou Ke Za Zhi* (Chinese Journal of ENT), 1957, 2:99
11. *Hu Nan Yi Yao Za Zhi* (Hunan Journal of Medicine and Herbology), 1983; (4):24
12. *Zhong Xi Yi Jie He Za Zhi* (Journal of Integrated Chinese and Western Medicine), 1985; 4:245
13. *Liao Ning Yi Xue Za Zhi* (Liaoning Journal of Medicine), 1960; (7):48
14. *He Han Yi Yao Xue Hui Zhi* (Hehan Journal of Medicine and Herbology), 1988; 5:214
15. *Zhong Cao Yao Tong Xun* (Journal of Chinese Herbal Medicine), 1976; 4:8

Xī Jiǎo

Rhinocerotis Cornu

犀角

Pinyin-Name *Xī Jiǎo*
Andere chinesische Namen *Xi Niu Jiao, Wu Xi Jiao*
Originalquelle *Shen Nong Ben Cao Jing* (Die Materia Medica des göttlichen Landmannes), vermutlich Östliche Han-Dynastie
Deutscher Name Rhinozeroshorn
Zoologischer Name *Rhinoceros unicornis* L. (*Yin Du Xi*); *Rhinoceros sondaicus* Desmarest. (*Zhao Wa Xi*); *Rhinoceros sumatrensis* (Fischer) (*Su Men Da La Xi*); *Rhinoceros bicornis* L. (*Hei Xi*); *Rhinoceros simus* Burchell (*Bai Xi*)
Pharmazeutischer Name Rhinocerotis Cornu
Eigenschaften Bitter, salzig, kalt
Leitbahnen Herz, Leber, Magen
Internationaler Status CITES I („Washingtoner Artenschutzübereinkommen")

Chinesische therapeutische Wirkungen

Kühlt Blut und stoppt Blutungen

Hitze in der Xue-(Blut-)Schicht: Fülle-Hitze kann Blut aus den Gefäßen treiben und Blutungen verursachen wie z.B. Nasenbluten, Bluterbrechen, Bluthusten, Hämaturie oder Hämatochezie. *Xi Jiao* (Rhinocerotis Cornu) tritt in die *Xue*-(Blut-)Schicht ein. Es wurde früher verwendet, um durch das Kühlen des Blutes mit hoher Wirksamkeit die zugrunde liegende Ursache der Blutungen zu behandeln.

- Blutungen: Ein angemessener Ersatz für *Xi Jiao* ist die Kombination aus *Di Huang* (Rehmanniae Radix), *Chi Shao* (Paeoniae Radix Rubra) und *Mu Dan Pi* (Moutan Cortex).
- Starke Blutungen: Traditionell wurde *Xi Jiao* mit *Chi Shao* (Paeoniae Radix Rubra), *Shi Gao* (Gypsum Fibrosum), *Bai Mao Gen* (Imperatae Rhizoma), *Da Ji* (Cirsii Japonici Herba) und *Xiao Ji* (Cirsii Herba) kombiniert.

Eliminiert Toxine und beseitigt Hautflecken

Hitze in der Ying-(Nähr-)Schicht: Außer seiner Funktion, Blut zu kühlen, leitet *Xi Jiao* Feuer ab und eliminiert Toxine. Es wurde häufig bei fieberhaften Erkrankungen eingesetzt, die durch fiebriges Körperempfinden, dunkelviolette Maculae und Flecken auf der Haut, Purpura und vielfältige Blutungen charakterisiert sind. Hitze und Toxine greifen den Rachen an, was sich in Wundheit, Schwellung und Schmerzen äußert. Weitere Zeichen sind Fieber, das sich nachts verschlechtert, Durst ohne Verlangen zu trinken, Reizbarkeit, Schlaflosigkeit, eine tiefrote Zunge und in schweren Fällen Delirium.

- Fieberhafte Erkrankungen: Diese Substanz wurde früher zusammen mit *Xuan Shen* (Scrophulariae Radix), *Shi Gao* (Gypsum Fibrosum) und *Da Qing Ye* (Isatidis Folium) verwendet.
- Wunder, schmerzhafter und geschwollener Rachen: Kombination aus einer ähnlichen Substanz und *Sheng Ma* (Cimicifugae Rhizoma), *Xuan Shen* (Scrophulariae Radix) und *Da Huang* (Rhei Radix et Rhizoma).

Besänftigt den Shen (Geist) und eliminiert Leber-Wind

Fieberhafte Erkrankungen: Während die fieberhafte Krankheit fortschreitet, zieht die Hitze ins Innere. Dringt die Hitze in die *Ying*-(Nähr-) und die *Xue*-(Blut-)Schicht ein, beeinträchtigt sie Herz und Leber. Dieser Zustand äußert sich in folgenden Zeichen und Symptomen: anhaltendes Fieber, Reizbarkeit, Schlaflosigkeit, dunkelviolette Maculae und Flecken auf der Haut, Bluterbrechen, Nasenbluten, Muskelkrämpfe und -spasmen, Konvulsionen, Delirium und Manie. Das Herz beherbergt den *Shen* (Geist). Dringt Hitze ein, kommt es zu Symtomen wie Schlaflosigkeit, Reizbarkeit und Delirium. Die Leber kontrolliert die Sehnen. Verwandelt sich Leber-*Yang* in Leber-Wind, können Konvulsionen auftreten.

- Delirium und Manie bei fiebrigen Erkrankungen: *Xi Jiao* würde mit *Xuan Shen* (Scrophulariae Radix), *Dan*

Shen (Salviae Miltiorrhizae Radix et Rhizoma) und *Lian Qiao* (Forsythiae Fructus) verschrieben werden. **Beispiel-Rezeptur**: *Qing Ying Tang* (Dekokt, das die Nähr-Schicht klärt).

- Konvulsionen bei fiebrigen Erkrankungen: Einen *Xi-Jiao*-Ersatz mit *Ling Yang Jiao* (Saigae Tataricae Cornu), *Niu Huang* (Bovis Calculus) und *Bing Pian* (Borneolum) kombinieren.

Historische Dosierung

0,5–1,5 g als Pulver oder in Pillenform, 2–6 g im Dekokt. In Pulverform gegeben, wird es häufig mit dem Dekokt eingenommen.

Sicherheitshinweise, Kontraindikationen

- *Xi Jiao* wurde während der Schwangerschaft nur vorsichtig eingesetzt, weil es eine kalte Natur hat, die den Fötus verletzen kann.
- *Zhi Chuan Wu* (Aconiti Radix Praeparata) und *Zhi Cao Wu* (Aconiti Kusnezoffii Radix Praeparata) wirken *Xi Jiao* entgegen (▸ I/Kap. 7).

Chemische Zusammensetzung

Keratin, Cholesterin, Calcium, Guanidinderivate.[1]

Pharmakologische Wirkungen

- **Antikonvulsiv und antiepileptisch**: *Xi Jiao* ist sehr wirksam bei der Vorbeugung und Behandlung von Krampfanfällen und Epilepsie. Laborstudien haben einen Rückgang der Todesfälle nach Strychnin-induzierten Krampfanfällen belegt. Bei Mäusen verlängerte das Mittel die durch Barbiturate induzierte Schlafdauer. Die Wirkung von Pentylenetetrazol und Coffein kann es allerdings nicht abschwächen.[2]
- **Kardiovaskulär**: Die Gabe eines 10-prozentigen Wasserextrakts aus *Xi Jiao* wirkte bei Fröschen deutlich herzstärkend durch die direkte Stimulation des Herzmuskels. Es wirkt eindeutig inotrop und chronotrop und erhöht das Herzminutenvolumen. Eine Überdosis kann jedoch zu einer Herzmuskellähmung führen. In einer weiteren Studie mit betäubten Hunden und Kaninchen erhöhte die intravenöse Injektion eines Dekokts aus *Xi Jiao* den Blutdruck zunächst, dann sank er und stieg dann allmählich wieder an.[3]
- **Fieberssenkend**: *Xi Jiao* wirkt uneinheitlich auf die Temperaturregulation. Fieber bei Kaninchen, das künstlich durch *E. coli* induziert wurde, konnte durch die Gabe von *Xi Jiao* gesenkt und die Körpertemperatur normalisiert werden. Es zeigte jedoch keine Wirkung, wenn Fieber künstlich durch eine Adrenalininjektion hervorgerufen wurde.[4]
- **Immunologisch**: Nach der Einnahme von *Xi Jiao* geht die Anzahl der weißen Blutkörperchen anfangs zurück, steigt dann aber wieder deutlich an.[5]
- **Die glatte Muskulatur stimulierend**: *Xi Jiao* stimuliert die Kontraktionsfähigkeit des Uterus und der Darmmuskulatur.[6]

Klinische und wissenschaftliche Studien

Hämorrhagisches Fieber: In einer Studie wurden 450 Patienten mit hämorrhagischem Fieber mit zufriedenstellendem Resultat behandelt. Verordnet wurde eine Abwandlung von *Xi Jiao Di Huang Tang* (Rhinocerotis Cornu und Rehmanniae Radix Dekokt). Die Rezeptur hat folgende Bestandteile: *Xi Jiao* 9 g, *Xian Di Huang* (Rehmanniae Radix Recens) 60–120 g, *Chi Shao* (Paeoniae Radix Rubra) 12 g, *Mu Dan Pi* (Moutan Cortex) 12 g und *Da Huang* (Rhei Radix et Rhizoma) 15 g. Die Rezeptur wurde einmal täglich als Dekokt verabreicht. *Xi Jiao* wurde in Pulverform gegeben und kurz vor der Einnahme in das Dekokt gemischt.[7]

Wechselwirkung mit anderen Medikamenten

Beruhigungsmittel: *Xi Jiao* wirkt sedierend und verstärkt die Wirkung von Barbituraten. Pentylenetetrazol und Coffein kann es nicht entgegenwirken.[8]

Ergänzung

- 水牛角/水牛角 *Shuǐ Niú Jiǎo* (Bubali Cornu), das Horn des Wasserbüffels, wurde erstmals im Jahr 500 in *Ming Yi Za Zhu* (Verschiedene Aufzeichnungen berühmter Ärzte) von Tao Hong-Jing erwähnt. Heutzutage wird *Shui Niu Jiao* in der Regel als Ersatz für *Xi Jiao* benutzt, da das Rhinzeros zu den gefährdeten Tierarten zählt. Der Handel mit *Xi Jiao* ist illegal. *Shui Niu Jiao* wirkt jedoch deutlich schwächer und muss acht- bis zehnmal so hoch dosiert werden, um eine ähnliche therapeutische Wirkung wie *Xi Jiao* zu erzielen. Es ist effektiv bei der Behandlung von Patienten mit B-Enzephalitis, bei hohem Fieber bei Säuglingen und Kindern sowie bei thrombozytopenischer Purpura. Normalerweise wird diese Substanz im Dekokt verwendet. Die angemessene Dosierung von *Shui Niu Jiao* beträgt 20–40 g.

- 黃牛角/黄牛角 *Huáng Niú Jiǎo* (Bovis Cornu) ist das Horn der „gelben" Kuh, das gelegentlich als Ersatz für *Xi Jiao* verwendet wird. Eine klinische Studie mit 414 Fällen konnte die wirksame Behandlung von Infekten der oberen Atemwege, Pharyngitis, akuter Tonsillitis, akuter Hepatitis mit Ikterus und hohem Fieber zeigen.[9]
- 青牛角粉/青牛角粉 *Qīng Niú Jiǎo Fěn* (Bovis Cornu) ist das pulverisierte Horn von schwarzen Kühen. Es wird ebenfalls als Ersatz für *Xi Jiao* verwendet. Eine Studie belegt, dass 95% der Patienten mit Schizophrenie wirksam damit behandelt wurden. Das Behandlungsprotokoll schrieb zu Beginn eine Einnahme von dreimal täglich 2–3 g *Qing-Niu-Jiao-Fen*-Pulver auf Zucker vor. Die Dosis wurde langsam jeden Tag erhöht. Am Ende der 30-tägigen Behandlung war die Dosis in einigen Fällen bis auf 50 g pro Tag erhöht worden.[10]

Kommentar der Autoren

Xi Jiao (Rhinocerotis Cornu) wird im Anhang des „Washingtoner Artenschutzübereinkommens" (CITES: Convention on International Trade in Endangered Species of Wild Fauna and Flora) aufgeführt (► III/Kap. 10). Der Handel mit *Xi Jiao* ist streng verboten. *Xi Jiao* wird in diesem Buch nur deshalb besprochen, um die genaue geschichtliche Entwicklung seiner höchst bedeutsamen Verwendung in der traditionellen Arzneimedizin aufzuführen und um Alternativen für den angemessenen Gebrauch von wirksamen Ersatzsubstanzen zu liefern (s.o. Rubrik „Ergänzung"). Diese Information darf nicht als Zustimmung zum illegalen Handel mit bedrohten Arten interpretiert werden. Weitere Informationen sind im Anhang zu finden (► III/Kap. 10).

Referenzen

1. *Zhong Yao Xue* (Chinese Herbology), 1998; 154
2. Ibid., 154:156
3. *Chang Yong Zhong Yao Xian Dai Yan Jiu Yu Lin Chuang* (Recent Study and Clinical Application of Common Traditional Chinese Medicine), 1995; 100:102
4. Ibid.
5. *Zhong Yao Xue* (Chinese Herbology), 1998; 154:156
6. Ibid.
7. *Zhong Yi Za Zhi* (Journal of Chinese Medicine), 1985; 8:33
8. *Zhong Yao Xue* (Chinese Herbology), 1998; 154:156
9. *Shan Dong Zhong Yi Za Zhi* (Shandong Journal of Chinese Medicine), 1981; 39
10. *Tie Dao Yi Xue* (Tiedao Medicine), 1987; 5:264

Xuán Shēn

Scrophulariae Radix

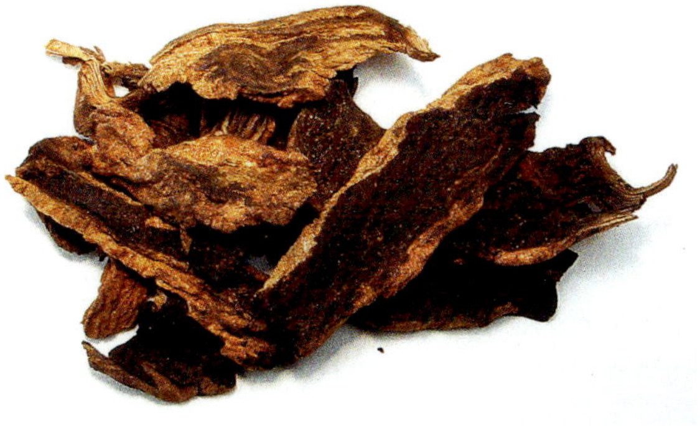

玄參 玄参

Pinyin-Name *Xuán Shēn*
Wörtliche Übersetzung „Dunkle Wurzel", „dunkler Ginseng"
Andere chinesische Namen *Yuan Shen, Hei Shen*
Originalquelle *Shen Nong Ben Cao Jing* (Die Materia Medica des göttlichen Landmannes), vermutlich Östliche Han-Dynastie
Deutscher Name Braunwurzwurzel
Botanischer Name *Scrophularia ningpoensis* Hemsl.
Pharmazeutischer Name Scrophulariae Radix
Eigenschaften Bitter, süß, salzig, kalt
Leitbahnen Lunge, Magen, Niere

Chinesische therapeutische Wirkungen

Klärt Hitze und reichert Yin an

Hitze in der Ying-(Nähr-)Schicht: Das süße, kalte und feuchte *Xuan Shen* (Scrophulariae Radix) klärt Hitze und reichert *Yin* an. Es wird häufig bei Fülle-Hitze eingesetzt, die zu einer Schädigung des *Yin* und der Körperflüssigkeiten führt. Dringt Hitze in die Lunge ein und schädigt die Flüssigkeiten, kommt es zu folgenden Symptomen: trockener Husten ohne Auswurf, Engegefühl in der Brust, Durst sowie trockener Mund und Rachen. Dringt Hitze bei fiebrigen Erkrankungen in die *Ying*-(Nähr-)Schicht ein, greift das Perikard an und schädigt das *Yin*, treten folgende Symptome auf: Mundtrockenheit, rote Zunge, Delirium und Dämmerzustand.

- Lungen-Hitze mit Trockenheit: Kombination mit *Bai He* (Lilii Bulbus), *Zhe Bei Mu* (Fritillariae Thunbergii

Bulbus) und *Gan Cao* (Glycyrrhizae Radix et Rhizoma). **Beispiel-Rezeptur**: *Bai He Gu Jin Tang* (Lilii Bulbus Dekokt zur Erhaltung des Metalls).

- Hitze dringt in die *Ying*-(Nähr-)Schicht ein und schädigt das *Yin*: zusammen mit *Di Huang* (Rehmanniae Radix) und *Lian Qiao* (Forsythiae Fructus) verwenden.

Hitze in der Xue-(Blut-)Schicht: Dieser Zustand ist charakterisiert durch Purpura, dunkelviolette Hautflecken aufgrund von Hitze, die das Blut aus den Gefäßen treibt.

- Purpura oder Flecken: mit *Sheng Ma* (Cimicifugae Rhizoma) und *Shui Niu Jiao* (Bubali Cornu) kombinieren.

Eliminiert Toxine und zerstreut Knötchen

Toxische Knötchen und tastbare Schwellungen: Toxische Hitze ist gekennzeichnet durch Schwellungen, Schmerzen, Abszesse und Geschwürbildung. *Xuan Shen* wird in der Praxis häufig für die Behandlung von Halsschmerzen, Skrofulose, Kropf, Knoten aufgrund von Stagnation durch Schleim sowie für Hautläsionen mit Abszessen und Geschwüren verwendet. Es ist besonders effektiv bei trockenem, geschwollenem, schmerzhaftem Rachen, der durch aufsteigende Hitze aufgrund eines *Yin*-Mangels und durch Toxine verursacht wird. *Xuan Shen* ist jedoch nicht wirksam bei Halsschmerzen, die durch äußere Wind-Hitze ausgelöst werden.

- Halsschmerzen mit Trockenheit und Schmerzen: zusammen mit *Jie Geng* (Platycodi Radix) und *Gan Cao* (Glycyrrhizae Radix et Rhizoma) einsetzen.
- Diphtherie: Kombination mit *Mai Dong* (Ophiopogonis Radix) und *Mu Dan Pi* (Moutan Cortex). **Beispiel-Rezeptur**: *Yang Yin Qing Fei Tang* (Dekokt, das das *Yin* nährt und die Lunge klärt).
- Kropf, Skrofulose: zusammen mit *Zhe Bei Mu* (Fritillariae Thunbergii Bulbus) und *Mu Li* (Ostreae Concha) verwenden. **Beispiel-Rezeptur**: *Xiao Luo Wan* (Pille, die Skrofulose vermindert).
- Eitrige Entzündung: zusammen mit *Jin Yin Hua* (Lonicerae Flos), *Dang Gui* (Angelicae Sinensis Radix) und *Gan Cao* (Glycyrrhizae Radix et Rhizoma) verwenden.
- Hautläsionen mit Abszessen oder Geschwüren: mit *Jin Yin Hua* (Lonicerae Flos), *Lian Qiao* (Forsythiae Fructus) und *Zi Hua Di Ding* (Violae Herba) kombinieren.

Dosierung

10–15 g im Dekokt. Die Höchstdosis von *Xuan Shen* beträgt 50 g. Diese Arznei ist sowohl für die innerliche als auch für die lokale Anwendung geeignet.

Sicherheitshinweise, Kontraindikationen

- Aufgrund seines kalten Temperaturverhaltens ist *Xuan Shen* kontraindiziert bei Patienten, die an Feuchtigkeit, Kälte und einem Mangel-Zustand von Milz und Magen leiden.
- *Xuan Shen* ist inkompatibel mit *Li Lu* (Veratri Radix et Rhizoma).

Chemische Zusammensetzung

Scrophularin, Iridioid, Harpagosid, Ölsäure, Linolsäure und Stearinsäure.[1]

Pharmakologische Wirkungen

- **Antihypertensiv**: *Xuan-Shen*-Extrakte aus Wasser und Alkohol wirkten bei Hunden, Katzen und anderen Tieren durch Erweiterung der Blutgefäße blutdrucksenkend. Durch die zweimal tägliche orale Gabe eines Dekokts aus *Xuan Shen* (2 g/kg) konnte der Blutdruck bei Hunden mit renalem Bluthochdruck gesenkt werden. Die intravenöse Injektion eines *Xuan-Shen*-Präparats bei Mäusen erweiterte die Blutgefäße, verringerte den Herzschlag und erhöhte das Harnvolumen. Der Alkoholextrakt aus *Xuan Shen* steigerte den Blutfluss zu den Herzkranzgefäßen und verringerte den Sauerstoffverbrauch der Herzmuskulatur.[2]
- **Antidiabetisch**: Die subkutane Injektion von *Xuan Shen* senkte den Blutzuckerspiegel bei Kaninchen.[3]
- **Antibiotisch**: Ein Dekokt, das zu 50% aus *Xuan Shen* besteht, wirkt in vitro hemmend auf *Staphylococcus aureus, Pseudomonas aeruginosa* und einige pathogene Fungi.[4]
- **Weitere Wirkungen**: *Xuan Shen* wirkt sedativ und fiebersenkend.[5]

Klinische und wissenschaftliche Studien

Peeling-Skin-Syndrom: Einem Bericht zufolge wurden 50 Patienten, deren Haut sich permanent schälte, täglich mit einem Arzneitee behandelt. Die Therapie führte zu guten Ergebnissen. Der Tee enthielt je 30 Gramm *Xuan Shen* und *Di Huang* (Rehmanniae Radix).[6]

Wechselwirkung mit anderen Medikamenten

Antidiabetika: *Xuan Shen* sollte bei gleichzeitiger Verwendung von Insulin, Sulfonylharnstoff und anderen Antidiabetika vorsichtig verwendet werden. Obwohl bislang keine Wechselwirkungen bekannt sind, kann die Kombination von antidiabetisch wirkenden Arzneidrogen und konventionellen Medikamenten unter Umständen eine synergistische Wirkung haben, die zu Hypoglykämie führt.[7] (Hinweis: Beispiele für Antidiabetika sind Insulin, Tolbutamid, Glipizid und Glyburid.)

Kommentar der Autoren

In geeigneter Kombination mit anderen Arzneien behandelt *Xuan Shen* sehr effektiv Halsschmerzen unterschiedlicher Genese. Da *Xuan Shen* Toxine eliminiert, kann es mit *Bo He* (Menthae Haplocalycis Herba) und *Niu Bang Zi* (Arctii Fructus) kombiniert werden, auch wenn nur geringfügige Zeichen einer toxischen Hitze vorhanden sind, um das Frühstadium einer Wind-Hitze-Erkrankung zu behandeln. Es kann mit *Mai Dong* (Ophiopogonis Radix) und *Lian Qiao* (Forsythiae Fructus) bei schmerzhaftem und geschwollenem Rachen aufgrund von Toxinen und Hitze verwendet werden. Wird es zusammen mit *Di Huang* (Rehmanniae Radix) und *Mai Dong* (Ophiopogonis Radix) eingesetzt, kann *Xuan Shen* außerdem einen wunden und trockenen Rachen aufgrund eines aufsteigenden Mangel-Feuers behandeln.

Dr. Zhang Xiao-Ping beschreibt die Kombination von *Xuan Shen* und *Cang Zhu* (Atractylodis Rhizoma) als hervorragend dazu geeignet, den Blutzuckerspiegel zu senken und Diabetiker zu behandeln. Diese beiden Arzneien wirken besonders effektiv bei Patienten mit Diabetes, der durch einen *Qi*- und *Yin*-Mangel charakterisiert ist.

Referenzen

1. *Xian Dai Zhong Yao Yao Li Xue* (Contemporary Pharmacology of Chinese Herbs), 1997; 340
2. *Zhong Yao Yao Li Yu Ying Yong* (Pharmacology and Applications of Chinese Herbs), 1983: 370
3. *Zhong Yao Yao Li Du Li Yu Lin Chuang* (Pharmacology, Toxicology and Clinical Applications of Chinese Herbs), 1992; 50
4. *Zhong Yao Yao Li Yu Ying Yong* (Pharmacology and Applications of Chinese Herbs), 1983: 370
5. Ibid.
6. *Zhong Yuan Yi Kan* (Resource Journal of Chinese Medicine), 1984, 3:24
7. Chen, J. Recognition and prevention of herb-drug interactions, Medical Acupuncture, Fall/Winter 1998/1999; 10 (2); 9–13

Zĭ Căo

Arnebiae seu Lithospermi Radix

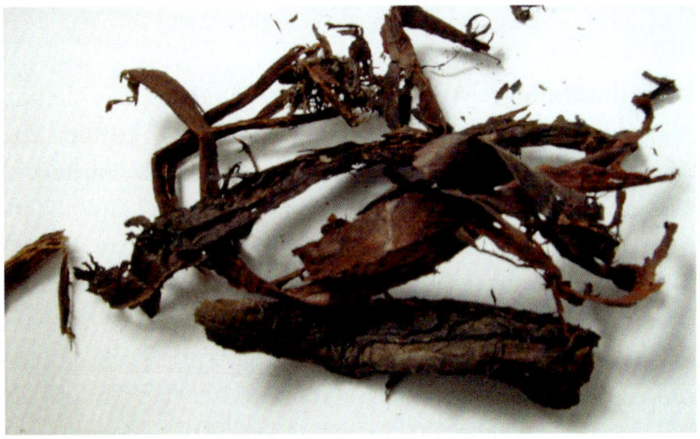

紫草 紫草

Pinyin-Name *Zĭ Căo*
Wörtliche Übersetzung „Violettes Kraut"
Andere chinesische Namen *Zi Cao Gen*
Originalquelle *Shen Nong Ben Cao Jing* (Die Materia Medica des göttlichen Landmannes), vermutlich Östliche Han-Dynastie
Deutscher Name Purpurkrautwurzel
Botanischer Name *Arnebia euchroma* (*Xin Jiang Zi Cao*); *Arnebia guttata* (*Nei Meng Zi Cao*); *Lithospermum erythrorhizon* Sieb et Zucc. (*Zi Cao*)
Pharmazeutischer Name Arnebiae seu Lithospermi Radix
Eigenschaften Süß, kalt
Leitbahnen Herz, Leber

Traditionell ist 紫草根 *Zĭ Căo Gēn* der in Lehrbüchern und unter Therapeuten der Chinesischen Arzneimedizin häufiger verwendete Name. Heutzutage ist jedoch 紫草 *Zĭ Căo* der offizielle Name, der im Jahr 2005 von der Pharmakopöe der Volksrepublik China übernommen wurde. Daher wird dieser auch als Standardname durchgängig in diesem Buch verwendet.

Chinesische therapeutische Wirkungen

Kühlt Blut, belebt die Blutzirkulation und lindert toxische Wirkungen

Unvollständiger Ausbruch von Masern: Verbleiben Hitze und Toxine in der *Xue*-(Blut)-Schicht, können die Masern nicht vollständig ausbrechen oder die Farbe des Masern-Exanthems kann sich dunkelrot bzw. violett färben. Das kalte *Zi Cao* (Arnebia seu Lithospermi Radix) kühlt das Blut und eliminiert Hitze und Toxine aus dem Blut. Es behandelt Hitze und Toxine, die sich im Blut befinden, aber auf der Haut manifestieren. Zeichen und Symptome sind Hautausschläge, Maculae oder Flecken und eine dunkle, violette Verfärbung der Haut. Begleitende Symptome können trockener Stuhl, Fieber und Durst sein.

- Maculae oder dunkelviolette Flecken bei unvollständigem Exanthemausbruch: Kombination mit *Chan Tui* (Cicadae Periostracum), *Chi Shao* (Paeoniae Radix Rubra) und *Lian Qiao* (Forsythiae Fructus).
- Zur Vorbeugung von Masern oder zur Linderung der Symptomatik: Kombination aus 3–6 g *Zi Cao* mit 1,3–3 g *Gan Cao* (Glycyrrhizae Radix et Rhizoma), einmal täglich über drei bis sieben Tage als Dekokt verabreicht. Es empfiehlt sich, mit der Behandlung innerhalb von fünf Tagen nach Kontakt mit Masernkranken zu beginnen.
- Halsschmerzen mit Schwellung und Schmerzen: zusammen mit *Lian Qiao* (Forsythiae Fructus) und *Shan Dou Gen* (Sophorae Tonkinensis Radix et Rhizoma) verwenden.

Blutungen: Hitze im Blut kann unterschiedliche Blutungsarten verursachen wie z.B. Nasenbluten und Hämaturie.

- Bluterbrechen oder Nasenbluten: Kombination mit *Di Huang* (Rehmanniae Radix), *Bai Guo* (Ginkgo Semen), *Fu Ling* (Poria) und *Mai Dong* (Ophiopogonis Radix).
- Hämaturie: in Kombination mit *Che Qian Zi* (Plantaginis Semen) und *Lian Qiao* (Forsythiae Fructus).
- Blutungen allgemeinen: mit *Di Huang* (Rehmanniae Radix), *Xiao Ji* (Cirsii Herba) und *Bai Mao Gen* (Imperatae Rhizoma) kombinieren.

Eliminiert Hitze und Toxine von der Haut

Zi Cao kann sowohl äußerlich als auch innerlich angewendet werden, um Hitze und Toxine von der Haut zu eliminieren. In der Praxis wird es bei Karbunkeln, Furunkeln, Abszessen, Läsionen, Ekzemen, Portioerosion, vaginalem Juckreiz und Verbrennungen eingesetzt.

- Abszesse, Läsionen, Geschwürbildung: Lokal oder innerlich zusammen mit *Dang Gui* (Angelicae Sinensis Radix), *Xue Jie* (Daemonoropis Resina) und *Bai Zhi* (Angelicae Dahuricae Radix) anwenden.
- Verbrennungen mit Rötung, Schwellung und Schmerzen: *Zi Cao* mit *Dang Gui* (Angelicae Sinensis Radix), Essig und Sesamöl vermischen und dann äußerlich auftragen.
- Juckreiz und Reizung durch Insektenstiche: *Zi Cao* mit *Bai Zhi* (Angelicae Dahuricae Radix), *Dang Gui* (Angelicae Sinensis Radix), *Gan Cao* (Glycyrrhizae Radix et Rhizoma) und Sesamöl vermischen und dann äußerlich auftragen.

Befeuchtet den Darmtrakt und regt die Darmentleerung an

Stuhlverstopfung: *Zi Cao* kann bei Verstopfung oder trockenem Kot eingesetzt werden, die durch Hitze im Blut verursacht werden.

- Stuhlverstopfung: zusammen mit *Da Huang* (Rhei Radix et Rhizoma) verwenden.

Dosierung

3-10 g im Dekokt. Die Höchstdosis von *Zi Cao* beträgt 20 g. *Zi Cao* kann innerlich als Dekokt verwendet werden oder lokal als Creme oder Salbe. Wird *Zi Cao* in Wasser gekocht, dann lässt seine antibiotische Wirkung nach.

Sicherheitshinweise, Kontraindikationen

Wegen seines kalten Temperaturverhaltens sollte *Zi Cao* mit Vorsicht bei Patienten eingesetzt werden, die an Kälte und einem Mangel-Zustand von Milz und Magen leiden.

Chemische Zusammensetzung

Deoxyshikonin, Dimethylacrylalkannin, Acetylshikonin, DL-Acetylalkannin, β-Acetoxyisovalerylalkannin, DL-Shikonin, β-Hydroxyisovalerylalkannin, L-Methoxy-Acetylshikonin.[1]

Pharmakologische Wirkungen

- **Antibiotisch**: *Zi Cao* wirkt hemmend auf *Staphylococcus aureus, E. coli, Bacillus dysenteria* und einige Dermatophyten sowie Influenzaviren. Es hat außerdem einen hemmenden Effekt auf Herpesviren. Darüber hinaus wurde nachgewiesen, dass es das Hepatitis-Bsurface-Antigen (HBsAg) bei Patienten mit Hepatitis B beeinflusst.[2]

- **Entzündungshemmend**: *Zi Cao* wirkt deutlich entzündungshemmend und fördert Heilungsprozesse bei Tieren.[3]
- **Empfängnisverhütend**: *Zi Cao* wirkt erwiesenermaßen als Kontrazeptivum. Die Verabreichung eines *Zi-Cao*-Extrakts hemmte bei Ratten den Östruszyklus. Dieser Effekt bildete sich nach Behandlungsende vollständig zurück. In Folgestudien konnte gezeigt werden, dass die orale Gabe von *Zi Cao* zur Hemmung des gonadenstimulierenden Hormons und von Choriongonadotropin führte. Das Ergebnis dieser hormonellen Beeinflussung war eine Gewichtsreduktion der Eierstöcke und des Uterus.[4]
- **Herzstärkend**: Eine niedrig dosierte Gabe von *Zi Cao* aus der Xinjiang-Provinz (*Arnebia euchroma*) hatte bei betäubten Kaninchen und Kröten eine stimulierende Wirkung auf das Herz, hohe Dosen wirkten hemmend. Außerdem ging die Verabreichung von *Zi Cao* bei betäubten Tieren mit einem deutlichen Blutdruckabfall einher. Bei wachen Tieren trat jedoch keine deutliche Wirkung auf.[5]
- **Gastrointestinal**: Die orale Verabreichung eines *Zi-Cao*-Dekokts stimuliert die glatte Darmmuskulatur, was zu Kontraktionen führt.[6]
- **Antineoplastisch**: *Zi-Cao*-Präparate wirken antineoplatisch, indem sie in die DNA-Synthese von Krebszellen in der G_2-Phase des Zellzyklus eingreifen. Erste Experimente zeigten eine Wirkung in Fällen mit Chorionepitheliom, Chorionadenom und akuter lymphatischer Leukämie (ALL). Bei Mäusen verringerten sie außerdem das Auftreten von Brustkrebs.[7,8,9]

Klinische und wissenschaftliche Studien

- **Masern**: *Zi Cao* kann als Präventivtherapie gegen Masern eingesetzt werden. Ergebnisse aus verschiedenen Studien zeigten jedoch uneinheitliche Ergebnisse.[10]
- **Empfängnisverhütung**: 102 Frauen bekamen über einen Zeitraum von neun Tagen dreimal täglich 1,8 g eines *Zi-Cao*-Präparats, beginnend nach dem letzten Blutungstag. Die Wirksamkeitsrate lag bei 82,4%.[11]
- **Hepatitis**: Gute Ergebnisse wurden bei 270 Patienten mit nicht-ikterischer bzw. chronischer Hepatitis erzielt. Sie wurden mit intramuskulären Injektionen behandelt, die aus 2 ml eines 0,1-prozentigen *Zi-Cao*-Präparats bestanden.[12]
- **Purpura**: In einer Untersuchung wurden 28 Patienten mit Purpura mit gutem Resultat mit *Zi Cao* behandelt.[13]
- **Phlebitis**: Bei 25 Phlebitis-Patienten, die dreimal täglich mit einem *Zi-Cao*-Präparat (Dosierung: jeweils 1,5 g der getrockneten Arznei) behandelt wurden, lag die Wirksamkeitsrate bei fast 100%.[14]
- **Verbrennungen**: Laut einem Bericht wurden 285 Patienten mit Verbrennungen mit *Zi-Cao*-Öl behandelt. Alle Patienten gaben eine Besserung der Beschwerden an. In einer weiteren Studie wurden 1153 Patienten ebenfalls mit *Zi-Cao*-Öl behandelt. Bis auf einen zeigten alle Patienten eine signifikante Besserung.[15,16]
- **Portioerosion**: In einem Behandlungszyklus von zehn Tagen wurde bei 100 Frauen mit Portioerosion jeden zweiten Tag einmal täglich lokal ein *Zi-Cao*-Öl aufgebracht. Die Behandlung war in 96% der Fälle erfolgreich.[17]
- **Psoriasis**: Die intramuskuläre Injektion von *Zi Cao* erzielte eine deutliche Wirkung bei der Behandlung von 50 Psoriasis-Patienten.[18]

Toxikologie

Die orale Verabreichung eines Sirups aus *Zi Cao* (5–15 mg/kg über zwei Monate) hatte keine Störungen der inneren Organe zur Folge. Eine Überdosis von *Zi Cao* führte bei Versuchstieren zu Nebenwirkungen wie Pyurie, Hämaturie, Proteinurie und Durchfall. Diese Reaktionen verschwanden zwei Tage nach Ende der Arzneieinnahme.[19]

Referenzen

1. *Xian Dai Zhong Yao Yao Li Xue* (Contemporary Pharmacology of Chinese Herbs), 1997; 349
2. *Zhong Cao Yao* (Chinese Herbal Medicine), 1986; 17(6):28
3. *Zhong Yao Xue* (Chinese Herbology), 1998; 164:167
4. *Chang Yong Zhong Yao Cheng Fen Yu Yao Li Shou Ce* (A Handbook of the Composition and Pharmacology of Common Chinese Drugs), 1994; 1673:1678
5. Ibid.
6. Ibid.
7. *Zhong Xi Yi Jie He Za Zhi* (Journal of Integrated Chinese and Western Medicine), 1990; 10(7):422
8. *Zhong Guo Mian Yi Xue Za Zhi* (Chinese Journal of Immunology), 1990; 6(3):154
9. *Zhong Liu Yu Fang Yan Jiu* (Tumor Prevention and Research), 1991; 18(2):71
10. *Zhong Yao Xue* (Chinese Herbology), 1998; 164:167
11. *Ha Er Bing Zhong Yi* (Haerbing Chinese Medicine), 1964; 2:30
12. *Zhong Cao Yao Tong Xun* (Journal of Chinese Herbal Medicine), 1972, 5:42
13. *Zhong Hua Nei Ke Za Zhi* (Chinese Journal of Internal Medicine), 1976; 6:339
14. *Bei Jing Yi Xue Yuan Xue Bao* (Journal of Beijing School of Medicine), 1978; 1:23
15. *Zhong Xi Yi Jie He Za Zhi* (Journal of Integrated Chinese and Western Medicine), 1986; 11:695
16. *Zhong Yi Za Zhi* (Journal of Chinese Medicine), 1988; 4:41
17. *Zhong Xi Yi Jie He Za Zhi* (Journal of Integrated Chinese and Western Medicine), 1986; 4:237
18. *Zhong Hua Pi Fu Ke Xue Za Zhi* (Chinese Journal of Dermatology), 1981; 1:40
19. *Chang Yong Zhong Yao Cheng Fen Yu Yao Li Shou Ce* (A Handbook of the Composition and Pharmacology of Common Chinese Drugs), 1994; 1673:1678

Bái Huā Shé Shé Cǎo

Hedyotidis Diffusae Herba

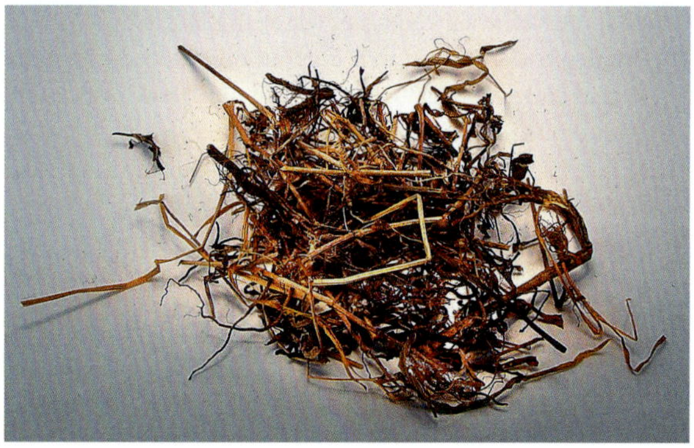

白花蛇舌草

白花蛇舌草

Pinyin-Name *Bái Huā Shé Shé Cǎo*
Wörtliche Übersetzung „Weißblütiges Schlangenzungenkraut"
Andere chinesische Namen *She She Cao, Er Ye Lu*
Originalquelle *Guangxi Zhong Yao Zhi* (Guangxi-Journal der Chinesischen Kräuter-Arzneimittel)
Deutscher Name Hedyotis-Kraut
Botanischer Name *Hedyotis diffusa* (Willd.) Roxb. [auch bekannt als *Oldenlandia diffusa* (Willd.) Roxb.]
Pharmazeutischer Name Hedyotidis Diffusae Herba, Oldenlandiae Herba
Eigenschaften Etwas bitter, süß, kalt
Leitbahnen Magen, Dickdarm, Dünndarm

Chinesische therapeutische Wirkungen

Klärt Hitze, eliminiert Toxine, reduziert Abzsesse

Toxische Hitze: *Bai Hua She She Cao* (Hedyotidis Diffusae Herba) klärt Hitze und eliminiert Toxine. Es wird in der Regel sowohl innerlich als auch äußerlich eingesetzt. Zu seinen klinischen Anwendungsgebieten gehören Darmabzsesse, wunde Stellen auf der Haut und Karbunkel, Halsschmerzen, Schlangenbisse, Tumoren, Karzinomerkrankungen und Hepatitis.

- Darmabszess: *Bai Hua She She Cao* zusammen mit *Da Xue Teng* (Sargentodoxae Caulis) und *Bai Jiang Cao* (Patriniae Herba) verwenden.
- Wunde Hautstellen und Karbunkel: mit *Jin Yin Hua* (Lonicerae Flos), *Lian Qiao* (Forsythiae Fructus) und *Ye Ju Hua* (Chrysanthemi Indici Flos) kombinieren.
- Halsschmerzen: in Kombination mit *Xuan Shen* (Scrophulariae Radix), *Jie Geng* (Platycodi Radix) und *Gan Cao* (Glycyrrhizae Radix et Rhizoma).
- Schlangenbisse: mit *Ban Bian Lian* (Lobeliae Chinensis Herba) und *Zi Hua Di Ding* (Violae Herba) für die lokale Anwendung kombinieren.

Tumorerkrankungen: *Bai Hua She She Cao* wurde in den vergangenen Jahren bei der Behandlung unterschiedlicher Karzinomarten eingesetzt. Es wird in der Regel mit anderen Hitze klärenden und Toxine eliminierenden Arzneien kombiniert, um die besten Ergebnisse zu erzielen.

- Tumorerkrankungen: *Bai Hua She She Cao* in Kombination mit *Ban Zhi Lian* (Scutellariae Barbatae Herba), *Shan Ci Gu* (Cremastrae seu Pleiones Pseudobulbus), *E Zhu* (Curcumae Rhizoma), *Shan Dou Gen* (Sophorae Tonkinensis Radix et Rhizoma) und anderen zytostatisch wirkenden Arzneien einsetzen.
- Lungenkarzinom: *Bai Hua She She Cao* 60g, *Zi Cao* (Arnebiae seu Lithospermi Radix) 60 g, *Qian Hu* (Peucedani Radix) 30 g und *Niu Huang* (Bovis Calculus) 10 g. Die ersten drei der genannten Substanzen sollten als pulverisierter Extrakt benutzt und dann mit pulverisiertem *Niu Huang* (Bovis Calculus) vermischt werden. Die Dosis beträgt 1,5 g und wird dreimal täglich verabreicht.
- Ösophagus-, Magen- und Dickdarmkarzinom: *Bai Hua She She Cao* 60 g, *Huang Yao Zi* (Herba Dioscoreae Bulbiferae) 60 g, *Shan Dou Gen* (Sophorae Tonkinensis Radix et Rhizoma) 120 g, *Bai Jiang Cao* (Patriniae Herba) 120 g, *Bai Xian Pi* (Dictamni Cortex) 120 g und *Xia Ku Cao* (Prunellae Spica) 120 g. Die Zutaten werden pulverisiert, mit Honig vermischt und dann zu Pillen verarbeitet. Dosierung: vier bis sechs Pillen täglich.

Leitet Feuchtigkeit aus

Lin Zheng (Dysurie-Syndrom): *Bai Hua She She Cao* leitet Feuchtigkeit aus und lindert dadurch Schmerzen und Brennen beim Wasserlassen. Es eignet sich außerdem für die Behandlung von Feuchte-Hitze-Gelbsucht.

- *Shi-Re Lin* (Feuchte-Hitze-Dysurie): *Bai Hua She She Cao* zusammen mit *Bai Mao Gen* (Imperatae Rhizoma), *Che Qian Cao* (Plantaginis Herba) und *Shi Wei* (Pyrrosiae Folium) verwenden.
- Feuchte-Hitze-Gelbsucht: in Kombination mit *Yin Chen* (Artemisiae Scopariae Herba), *Huang Bo* (Phellodendri Cortex) und *Zhi Zi* (Gardeniae Fructus).

Dosierung

15–60 g im Dekokt.

Chemische Zusammensetzung

Hentriacontan, Stigmasterol, Ursolsäure, Oleanolsäure, β-Sitosterol, β-Sitosterol-D-glucosid, Flavonoide.[1]

Pharmakologische Wirkungen

- **Antibiotisch**: *Bai Hua She She Cao* wirkt schwach hemmend auf *Staphylococcus aureus* und *Bacillus dysenteriae*.[2]
- **Antineoplastisch**: Die Berichte über die Wirksamkeit von *Bai Hua She She Cao* gegen Tumorzellen sind nicht widerspruchsfrei. Vorläufige Studien geben Hinweise darauf, dass die Arzneidroge die Vermehrung von Tumorzellen hemmt, die klinische Wirksamkeit muss jedoch noch bestätigt werden.[3]
- **Antivenin**: Die Injektion von *Bai Hua She She Cao* reduziert die Sterblichkeit bei Mäusen, die von Giftschlangen gebissen wurden.[4]

Klinische und wissenschaftliche Studien

- **Appendizitis**: Eine Zeitschrift bewertete die Wirksamkeit chinesischer Arzneien als zufriedenstellend bei der Behandlung von 1000 Patienten mit Appendizitis. Unkomplizierte Fälle von Appendizitis wurden mit 60 g *Bai Hua She She Cao* im Dekokt behandelt, das zwei- bis dreimal täglich in gleich großen Dosen verabreicht wurde. In schweren Fällen wurde die Arzneibehandlung modifiziert: Entweder wurden *Hai Jin Sha* (Lygodii Spora) und *Ye Ju Hua* (Chrysanthemi Indici Flos) hinzugefügt oder *Bai Hua She She Cao* wurde mit *Da Huang Mu Dan Tang* (Rhei Radix et Rhizoma und Moutan Cortex Dekokt), *Long Dan Xie Gan Tang* (Gentianae Radix Dekokt, das die Leber entlastet) oder *Xian Fang Huo Ming Yin* (Erhabenes Rezept zur Erhaltung des Lebens) kombiniert.[5]
- **Schlangenbisse**: Einem Bericht zufolge wurden 19 Patienten mit Schlangenbissen sowohl innerlich als auch lokal mit *Bai Hua She She Cao* behandelt. Alle Patienten wurden vollständig gesund. Das Behandlungsprotokoll schrieb vor, 15 g Arzneidrogen in Getreideschnaps zu kochen. Zwei Drittel der daraus gewonnenen Lösung wurde zwei- bis dreimal täglich in gleich großen Dosen oral verabreicht, das letzte Drittel der Lösung wurde lokal aufgetragen.[6]
- **Hepatitis**: In einer Untersuchung wurden 72 Patienten mit akuter ikterischer Gelbsucht mit einer Arzneirezeptur behandelt. Die Erfolgsquote betrug 100%. Die durchschnittliche Krankenhausaufenthaltsdauer lag bei 25,3 Tagen. Die Rezeptur wurde als Sirup verabreicht und bestand aus 31,25 g *Bai Hua She She Cao*, 31,25 g *Xia Ku Cao* (Prunellae Spica) und 15,625 g *Gan Cao* (Glycyrrhizae Radix et Rhizoma).[7]
- **Reduzierung der Samenproduktion**: In einer klinischen Studie wurden 102 Patienten drei Wochen lang mit *Bai Hua She She Cao* behandelt, um die Auswirkung auf die Spermaproduktion zu evaluieren. Demzufolge ging bei 77% der Patienten die Gesamtspermienzahl um 10 bis 33% zurück.[8]
- **Tumorerkrankungen**: Einem Bericht zufolge erhöht die orale Einnahme von *Bai Hua She She Cao* dosisabhängig in vitro die Makrophagenfunktion und hemmt in vivo das Tumorwachstum.[9]

Kommentar der Autoren

Mit der Kombination aus *Bai Hua She She Cao* und *Tian Dong* (Asparagi Radix) wurden fibrozystische Brusterkrankungen, Brustkrebs sowie Krebsarten des lymphatischen Systems behandelt.

Ein Rückgang der Libido wurde beobachtet, wenn mehr als 45 g *Bai Hua She She Cao* verschrieben wurden.

Referenzen

20. *Zhong Yao Xue* (Chinese Herbology), 1998; 204
21. Ibid., 204:205
22. Ibid.
23. Ibid.
24. *Zhong Yao Yao Li Yu Ying Yong* (Pharmacology and Applications of Chinese Herbs), 1983
25. *Guang Dong Yi Xue* (Guangdong Medicine); 1965; 2:11
26. *Zhong Cao Yao Tong Xun* (Journal of Chinese Herbal Medicine), 1978; 7:28
27. *Zhong Yao Xue* (Chinese Herbology), 1998; 204:205
28. Wong BY, Lau BH, Jia TY, Wan CP. Oldenlandia diffusa and Scutellaria barbata augment macrophage oxidative burst and inhibit tumor growth. *Cancer Biother Radiopharm* 1996 Feb;11(1):51–6

Bài Jiàng Cǎo

Patriniae Herba

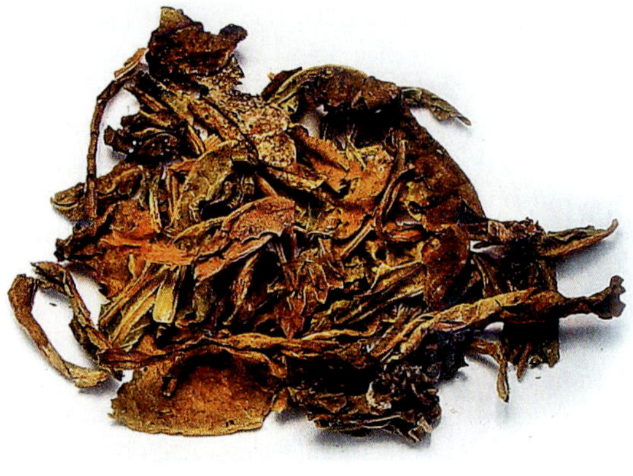

敗醬草 败酱草

Pinyin-Name *Bài Jiàng Cǎo*
Wörtliche Übersetzung „Würzpasten- bzw. Soßenkraut für Verdorbenes"
Andere chinesische Namen *Bai Jiang, Ku Cai*
Originalquelle *Shen Nong Ben Cao Jing* (Die Materia Medica des göttlichen Landmannes), vermutlich Östliche Han-Dynastie
Deutscher Name Täschelkraut
Botanischer Name *Patrinia scabiosaefolia* Fisch. Ex Link. (*Huang Hua Bai Jiang*); *Patrinia villosa* Juss. (*Bai Hua Bai Jiang*)
Pharmazeutischer Name Patriniae Herba
Eigenschaften Scharf, bitter, kühl
Leitbahnen Magen, Dickdarm, Leber

Chinesische therapeutische Wirkungen

Klärt Hitze, eliminiert Toxine, leitet Eiter ab und drainiert Abzsesse

Abzsess: Das scharfe, bittere und kalte *Bai Jiang Cao* (Patriniae Herba) wird häufig verwendet, um Hitze und Toxine zu eliminieren, mit oder ohne begleitende Abszessbildung. Zu den klinischen Anwendungsgebieten gehören Darm- und Lungenabszesse sowie unterschiedliche Arten von Schwellungen, wunde Stellen, Läsionen und Schmerzen. Diese Arznei behandelt besonders wirksam Darmabszesse.

- Darmabszesse mit Eiter: *Bai Jiang Cao* zusammen mit *Fu Zi* (Aconiti Radix Lateralis Praeparata) und *Yi Yi Ren* (Coicis Semen) verwenden.
- Darmabszesse ohne Eiter: zusammen mit *Jin Yin Hua* (Lonicerae Flos), *Da Huang* (Rhei Radix et Rhizoma) und *Mu Dan Pi* (Moutan Cortex) einsetzen.
- Lungenabszess mit Fieber sowie Husten mit Schleim- und Blutbeimengungen: in Kombination mit *Yu Xing Cao* (Houttuyniae Herba), *Huang Qin* (Scutellariae Radix) und *Jie Geng* (Platycodi Radix).

Löst Blutergüsse auf und lindert Schmerzen

Brust- und Bauchschmerzen: *Bai Jiang Cao* tritt in das Blut ein und eliminiert auf diese Weise Blut-Stase und lindert Schmerzen. Es wird häufig für die Behandlung von Brust- und Bauchschmerzen, abdominalem Völlegefühl und Schwellungen aufgrund von Blut-Stase oder bei postpartalen Schmerzen aufgrund von Blut-Stase verwendet.

- Blut-Stase: in Kombination mit *Wu Ling Zhi* (Trogopterori Faeces) und *Xiang Fu* (Cyperi Rhizoma).

Dosierung

6–15 g im Dekokt.

Sicherheitshinweise, Kontraindikationen

- *Bai Jiang Cao* ist kontraindiziert bei Patienten, die an Bauchschmerzen aufgrund von Kälte und Mangel-Zuständen leiden.
- Die Verwendung von *Bai Jiang Cao* kann Benommenheit und Sedierung hervorrufen. Daher sollten Patienten, die diese Arzneidroge einnehmen, vorsichtig beim Autofahren und beim Bedienen von schweren Maschinen sein.

Chemische Zusammensetzung

Villosid, Loganin, Morronisid, Patrinosid, Scabiosid, Oleanolsäure, Hederagenin, Daucosterol.[1]

Pharmakologische Wirkungen

- **Sedierend und schlaffördernd**: Sowohl der Alkoholextrakt als auch das ätherische Öl von *Bai Jiang Cao*, wirken nachweislich stark sedierend und schlafauslösend und verstärken die Wirkung von Barbituraten. Die sedierende und schlafauslösende Wirkung von *Bai Ji-*

ang Cao ist ungefähr doppelt so stark wie die von *Xie Cao* (Valerianae Radix et Rhizoma).[2]

- **Hepatoprotektiv**: *Bai Jiang Cao* fördert die Bildung von Hepatozyten und beugt Leberveränderungen vor.[3]
- **Antibiotisch**: *Bai Jiang Cao* wirkt hemmend auf *Staphylococcus aureus*, *Staphylococcus albus*, *Corynebacterium diphtheriae* und Influenzaviren.[4]

Klinische und wissenschaftliche Studien

- **Schlaflosigkeit**: In einer Studie wurden 406 Patienten, die an neurasthenischer Schlaflosigkeit litten, mit einer Alkoholtinktur, einem Alkoholextrakt sowie dem ätherischen Öl von *Bai Jiang Cao* behandelt. Das ätherische Öl war mit einer Erfolgsrate von über 50% am wirksamsten. Die Behandlungsergebnisse mit der Alkoholtinktur und dem Alkoholextrakt waren weniger zufriedenstellend.[5]
- **Erkältungen und Influenza**: 2233 Patienten mit einer Erkältung und 401 Patienten mit Influenza wurden in einer Studie mit *Bai-Jiang-Cao*-Zubereitungen behandelt, die in 82,2% bzw. 86,5% der Fälle wirksam waren. Verabreicht wurde *Bai Jiang Cao* als Dekokt und in Pillenform. Die Behandlung erwies sich als besonders wirksam zur Fiebersenkung, bei Abneigung gegen Kälte, blockierter Nasenatmung, Fließschnupfen und Körperschmerzen. Es gab keine nennenswerten Nebenwirkungen.[6]

Wechselwirkung mit anderen Medikamenten

Sedativa: *Bai Jiang Cao* wirkt deutlich sedierend und schlafauslösend. Die gleichzeitige Gabe dieser Arzneidroge mit Barbituraten führt zu einer anhaltenden Sedierung.[7] (Hinweis: Viele Medikamentengruppen können eine Sedierung hervorrufen, z.B. Antihistaminika, Narkoanalgetika, Barbiturate, Benzodiazepine.)

Referenzen

1. *Chang Yong Zhong Yao Xian Dai Yan Jiu Yu Lin Chuang* (Recent Study and Clinical Application of Common Traditional Chinese Medicine), 1995; 159
2. *Zhong Yao Xue* (Chinese Herbology), 1998; 202:203
3. Ibid.
4. Ibid.
5. *Bei Jing Zhong Yi* (Beijing Chinese Medicine), 1982; 3:30
6. *Zhong Cao Yao* (Chinese Herbal Medicine); 1981; 3:143
7. *Zhong Yao Xue* (Chinese Herbology), 1998; 202:203

Bái Liǎn

Ampelopsis Radix

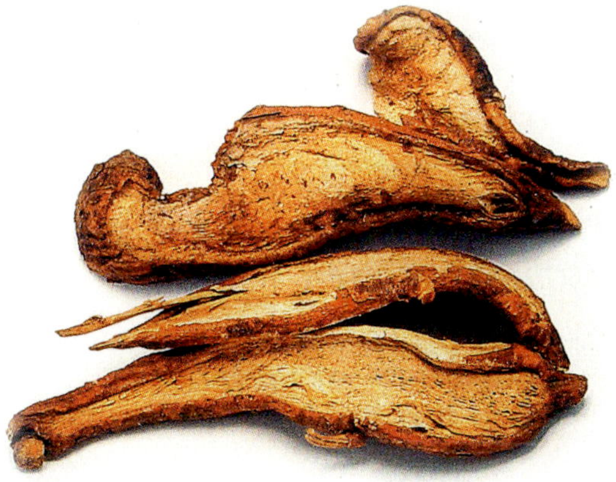

白蘞 白蔹

Pinyin-Name *Bái Liǎn*
Originalquelle *Shen Nong Ben Cao Jing* (Die Materia Medica des göttlichen Landmannes), vermutlich Östliche Han-Dynastie
Deutscher Name Ampelopsis-Wurzel
Botanischer Name *Ampelopsis japonica* (Thunb.) Makino (*Bai Lian*)
Pharmazeutischer Name Ampelopsis Radix
Eigenschaften Bitter, scharf, kühl
Leitbahnen Herz, Magen, Leber

Chinesische therapeutische Wirkungen

Klärt Hitze und eliminiert Toxine, erzeugt Gewebe und heilt Wunden

Hautläsionen: Die bitteren und kühlen Eigenschaften von *Bai Lian* (Ampelopsis Radix) unterstützen das Abschwellen, während der scharfe Geschmack dazu beiträgt, Stagnation zu zerstreuen. Bei lokaler Anwendung unterstützt *Bai Lian* die Heilung von Geschwüren und fördert die Neubildung von Gewebe. Andere klinische Anwendungsgebiete sind Karbunkel, wunde Stellen, Rötung und Schwellungen, die durch Feuchte-Hitze und Toxizität verursacht werden.

- Wunde Stellen, Karbunkel und andere Hautläsionen: *Bai Lian* zusammen mit *Chi Xiao Dou* (Phaseoli Semen)und Eiweiß für die lokale Anwendung. *Lian Qiao*

(Forsythiae Fructus) für die orale Einnahme hinzufügen.

- Verbrennungen: pulverisiertes *Bai Lian* lokal als Einzelarznei anwenden.

Dosierung

5–10 g im Dekokt.

Sicherheitshinweise, Kontraindikationen

Bai Lian ist inkompatibel mit *Zhi Chuan Wu* (Aconiti Radix Praeparata), *Zhi Cao Wu* (Aconiti Kusnezoffii Radix Praeparata) und *Fu Zi* (Aconiti Radix Lateralis Praeparata).

Bái Tóu Wēng

Pulsatillae Radix

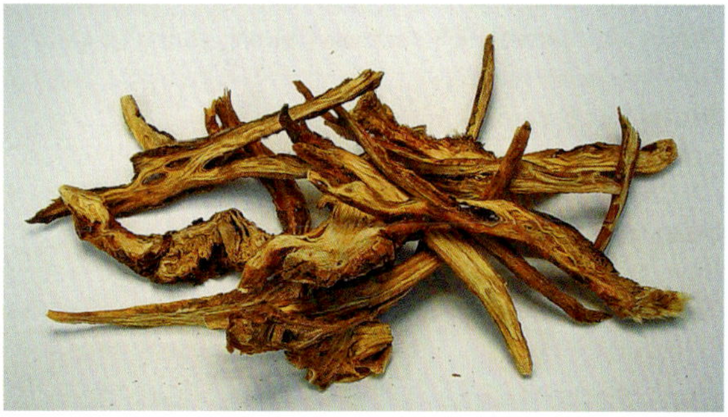

白頭翁 白头翁

Pinyin-Name *Bái Tóu Wēng*
Wörtliche Übersetzung „Weißhaariger Alter"
Originalquelle *Shen Nong Ben Cao Jing* (Die Materia Medica des göttlichen Landmannes), vermutlich Östliche Han-Dynastie
Deutscher Name Chinesische Anemonenwurzel
Botanischer Name *Pulsatilla chinensis* (Bge.) Regel (*Bai Tou Weng*)
Pharmazeutischer Name Pulsatillae Radix
Eigenschaften Bitter, kalt
Leitbahnen Dickdarm

Chinesische therapeutische Wirkungen

Klärt Hitze, eliminiert Toxine und kühlt Blut

Diarrhö, Dysenterie: Diese Erkrankungen sind durch Feuchte-Hitze im Dickdarm charakterisiert, die blutigen Durchfall oder Dysenterie auslöst. *Bai Tou Weng* (Pulsatillae Radix) ist eine wichtige Arzneidroge bei der Behandlung von Amöbenruhr. Weitere Symptome können schmerzhafter Stuhldrang, Bauchschmerzen und häufiger Stuhldrang sein.

- Diarrhö und Dysenterie mit Schleim und Blut aufgrund von Feuchte-Hitze: *Bai Tou Weng* zusammen mit *Huang Lian* (Coptidis Rhizoma), *Huang Bo* (Phellodendri Cortex) und *Qin Pi* (Fraxini Cortex) verwenden. **Beispiel-Rezeptur**: *Bai Tou Weng Tang* (Pulsatillae Radix Dekokt).

Hämorrhoiden aufgrund von Feuchte-Hitze und Toxizität

- Hämorrhoiden: *Bai Tou Weng* sowohl innerlich als auch lokal anwenden.
- Blutende Hämorrhoiden: *Di Yu* (Sanguisorbae Radix), verkohlte *Huai Hua* (Sophorae Flos) und verkohlte *Huang Qin* (Scutellariae Radix) hinzufügen.

Skrofulose

- Skrofulose: *Bai Tou Weng* innerlich und lokal als Einzelarznei oder in einer Arzneirezeptur anwenden.

Fieberhafte Malariaerkrankungen

- Fieberhafte Malariaerkrankungen: in Kombination mit *Chai Hu* (Bupleuri Radix), *Huang Qin* (Scutellariae Radix) und *Bing Lang* (Arecae Semen).

Dosierung

6–15 g im Dekokt.

Sicherheitshinweise, Kontraindikationen

Bai Tou Weng ist kontraindiziert bei Patienten mit Durchfall und Dysenterie, die durch Kälte und Mangel-Zustände verursacht werden.

Chemische Zusammensetzung

Protoanemonin, Anemonin, Ranunculin.[1,2]

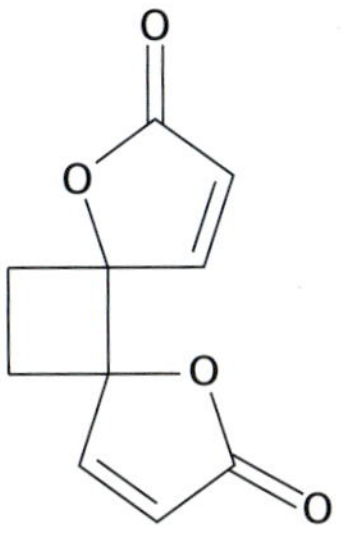

Abb. 2.12 Anemonin

Pharmakologische Wirkungen

- **Amöbizid**: *Bai Tou Weng* wirkt in vitro und in vivo hemmend auf Amöben, jedoch nur in hohen Dosierungen. In einer Studie wurde Amöbenruhr bei Mäusen wirksam mit einem Dekokt aus *Bai Tou Weng* (1 g/kg, Behandlungsdauer sechs Tage) behandelt. Bei einer herabgesetzten Dosierung (0,3 g/kg) trat keine Wirkung ein.[3]
- **Antibiotisch**: Der frische Saft, das Dekokt und der Alkoholextrakt aus *Bai Tou Weng* wirken hemmend auf *Staphylococcus aureus, Pseudomonas aeruginosa, Bacillus dysenteriae, Salmonella typhi, Bacillus subtilis, Corynebacterium diphtheriae, Mycobacterium tuberculosis, Candida albicans* und andere Erreger.[4]
- **Weitere Wirkungen**: *Bai Tou Weng* stärkt das Herz, sediert und lindert Schmerzen.[5]

Klinische und wissenschaftliche Studien

- **Amöbenruhr**: Einem Bericht zufolge wurden 26 Patienten mit Amöbenruhr mit einer Erfolgsrate von 100% mit einem Dekokt behandelt, das zur Hälfte aus *Bai Tou Weng* bestand. Die Dosis betrug dreimal täglich 5–10 ml (Gesamtmenge: 60–300 ml).[6]
- **Skrofulose**: Ein Dekokt aus *Bai Tou Weng* erzielte bei 30 Patienten mit Skrofulose gute Ergebnisse. Das Behandlungsprotokoll schrieb vor, 30 g *Bai Tou Weng* in Wasser abzukochen und das daraus entstandene Dekokt in vier gleichen Dosen einzunehmen.[7]
- **Uterusblutungen**: 106 Patientinnen mit uterinen Blutungen wurden einer Studie zufolge mit einem Arzneidekokt behandelt, das in 93,4% der Fälle wirksam war. Die Rezeptur enthielt 90 g *Bai Tou Weng* und je 60 g *Di Yu* (Sanguisorbae Radix) und weißen Zucker. Andere Arzneien wurden bei Bedarf hinzugefügt.[8]
- **Zahnschmerzen**: Einem Bericht zufolge wurden 25 Patienten mit Zahnschmerzen mit einem Dekokt aus *Bai Tou Weng* behandelt, das sie ein- bis dreimal täglich einnahmen. Die Ergebnisse waren gut.[9]
- **Dermatitis**: *Bai Tou Weng* wurde einer Studie zufolge bei 107 Patienten mit Dermatitis als lokale Anwendung eingesetzt. In 66 Fällen trat eine vollständige Genesung ein, in 23 Fällen kam es zu einer signifikanten Besserung, bei zwölf Patienten trat eine moderate und in sechs Fällen keine Besserung ein. Laut Behandlungsprotokoll wurden frische *Bai-Tou-Weng*-Blätter in Wasser eingeweicht und anschließend sanft in die Haut eingerieben. Danach wurde die betroffene Region mit Gaze bedeckt. Die Gaze wurde mit sanftem Druck 20 Minuten lang auf die Haut gedrückt. Die Patienten berichten in der Regel von einem warmen, brennenden Gefühl, das ungefähr 20 Minuten anhält.[10]

Toxikologie

Ein Dekokt aus *Bai Tou Weng* weist eine sehr geringe Toxizität auf.[11]

Ergänzung

白頭翁莖/白头翁茎 *Bái Tóu Wēng Jīng* (Pulsatillae Caulis) und 白頭翁葉/白头翁叶 *Bái Tóu Wēng Yè* (Pulsatillae Folium) wirken beide antirheumatisch, herzstärkend und sind leicht toxisch. Die Wurzel *Bai Tou Weng* (Pulsatillae Radix) wirkt antibiotisch und wird daher häufig bei der Behandlung von Bakterien- oder Amöbenruhr eingesetzt. Die Stiele und Blätter dieser Pflanze sind nicht austauschbar mit der Wurzel, da sich Funktionen und Eigenschaften deutlich voneinander unterscheiden.

Kommentar der Autoren

Bai Tou Weng, *Huang Lian* (Coptidis Rhizoma) und *Qin Pi* (Fraxini Cortex) werden häufig zur Behandlung von Diarrhö und Dysenterie verwendet.

- *Bai Tou Weng* klärt Hitze und Toxine aus dem Blut. Es wirkt antibiotisch gegen Amöben.
- *Huang Lian* klärt Hitze und trocknet Feuchtigkeit. Es wirkt antibiotisch gegen Bakterien.
- *Qin Pi* beseitigt Feuchte-Hitze und hält die Körperflüssigkeiten im Darmtrakt. Es wirkt antibiotisch gegen Bakterien.

Referenzen

1. *Xian Dai Zhong Yao Yao Li Xue* (Contemporary Pharmacology of Chinese Herbs), 1997; 752
2. The Merck Index 12th edition, Chapman and Hall/CRCnetBASE/Merck, 2000
3. *Wu Han Yi Xue Yuan Xue Bao* (Journal of Wuhan University School of Medicine), 1958; (1):1
4. CA, 1948; 42:4228a
5. *Zhong Yao Xue* (Chinese Herbology), 1998; 195:197
6. *Xin Zhong Yao Xue* (New Chinese Herbal Medicine), 1956; 10:11
7. *Si Chuan Zhong Yi* (Sichuan Chinese Medicine), 1987; 5:33

8. *Hu Bei Zhong Yi Za Zhi* (Hubei Journal of Chinese Medicine), 1987; 4:22
9. *Zhong Guo Yi Yuan Yao Xue Za Zhi* (Chinese Hospital Journal of Herbology), 1987; 9:391
10. *Xin Yi Xue* (New Medicine), 1975; 12:57
11. *Wu Han Yi Xue Yuan Xue Bao* (Journal of Wuhan University School of Medicine), 1958; (1):1

Bái Xiān Pí

Dictamni Cortex

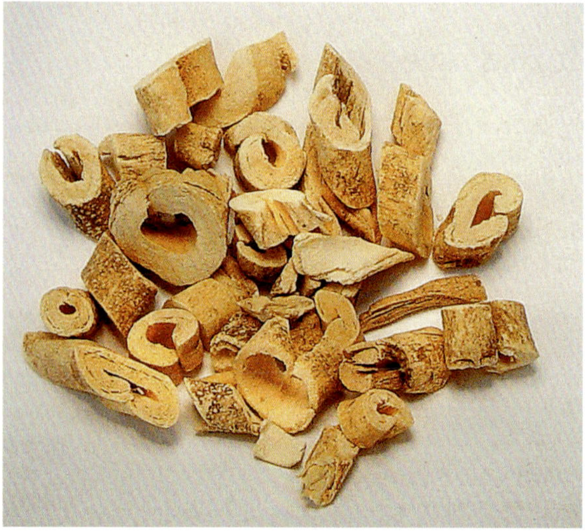

白鮮皮 白鲜皮

Pinyin-Name *Bái Xiān Pí*
Wörtliche Übersetzung „Weiße frische Borke"
Andere chinesische Namen *Bai Tan*
Originalquelle *Shen Nong Ben Cao Jing* (Die Materia Medica des göttlichen Landmannes), vermutlich Östliche Han-Dynastie
Deutscher Name Escherwurzelrinde, Diptamwurzelrinde
Botanischer Name *Dictamnus dasycarpus* Turcz. (*Bai Xian*)
Pharmazeutischer Name Dictamni Cortex
Eigenschaften Bitter, kalt
Leitbahnen Milz, Magen

Chinesische therapeutische Wirkungen

Klärt Hitze, eliminiert Toxine und lindert Juckreiz

Hauterkrankungen aufgrund von Feuchte-Hitze: *Bai Xian Pi* (Dictamni Cortex) wird aus klinischer Sicht am häufigsten für die Behandlung von wunden Stellen, Karbunkeln, Hautausschlägen, Ekzemen, Geschwüren, Schwellungen und Schmerzen i m Genitalbereich und bei ähnlichen Beschwerden eingesetzt. In diesen Fällen kommt es normalerweise zu reichlichem Aussickern von Flüssigkeiten und zu Ulzerationen der Läsionen.

- Hauterkrankungen, die durch Feuchtigkeit, Hitze und Toxine charakterisiert sind: *Bai Xian Pi* zusammen mit *Ku Shen* (Sophorae Flavescentis Radix), *Cang Zhu* (Atractylodis Rhizoma) und *Di Fu Zi* (Kochiae Fructus) innerlich als Dekokt oder lokal als Waschung einsetzen.

Klärt Feuchte-Hitze

Feuchte-Hitze-Gelbsucht: *Bai Xian Pi* beseitigt Feuchte-Hitze und behandelt auf diese Weise Gelbsucht.

- Feuchte-Hitze-Gelbsucht: Kombination mit *Yin Chen* (Artemisiae Scopariae Herba), *Da Huang* (Rhei Radix et Rhizoma) und *Zhi Zi* (Gardeniae Fructus). **Beispiel-Rezeptur**: *Yin Chen Hao Tang* (Artemisia Scoparia Dekokt).

Bi Zheng (schmerzhaftes Blockade-Syndrom): *Bai Xian Pi* behandelt *Bi Zheng*, das durch eine Akkumulation von Hitze und Feuchtigkeit verursacht wird. Dieser Zustand manifestiert sich in Symptomen wie Schwere, Rötung und brennende Schmerzen.

- *Bi Zheng*: *Ren Dong Teng* (Lonicerae Caulis) und *Wei Ling Xian* (Clematidis Radix et Rhizoma) hinzufügen.

Dosierung

5–10 g im Dekokt. *Bai Xian Pi* wird sowohl innerlich als auch äußerlich angewendet.

Chemische Zusammensetzung

Alkaloide (Dictamnin, Skimmianin), Triterpenoide (Dictamnolacton, Obacunon), Dictamnolid, Campesterol, Sitosterol, Limonoide, Fraxinellore, Limonin, Rutaevin.[1,2]

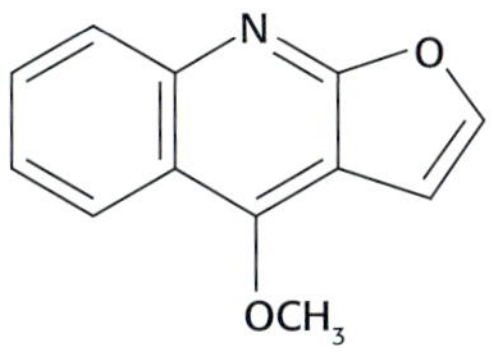

Abb. 2.13 Dictamnin

Pharmakologische Wirkungen

- **Antimykotisch**: In Wasser dekoktiertes *Bai Xian Pi* wirkt hemmend auf verschiedene pathogene Fungi.[3]
- **Kardiovaskulär**: Eine kleine Dosis Dictamnin stimuliert isolierte Froschherzen. Es führt zu einer Erhöhung der Kontraktilität des Herzens und des Herzminutenvolumens. Bei Kaninchen verursacht es eine Vasokonstriktion.[4]

Klinische und wissenschaftliche Studien

Eitrige Hauterkrankungen: Bei 33 Patienten mit eitrigen Hauterkrankungen wurde lokal feines *Bai-Xian-Pi*-Pulver mit einer Erfolgsquote von 100% angewendet.[5]

Wechselwirkung mit anderen Medikamenten

Zytostatika: Es wird diskutiert, ob Obacunon, ein Bestandteil von *Bai Xian Pi*, die Wirkung von Microtubuli-Inhibitoren potenzieren kann. Die Zytotoxizität von Vincristin, Vinblastin und Paclitaxel konnte durch Obacunon gesteigert werden. Zwischen Obacunon und anderen Zytostatika wie Adriamycin, Cisplatin oder 5-Florouracil gibt es jedoch keine Potenzierung der zytotoxischen Wirkung.[6]

Toxikologie

Die LD_{50} für Dictamnin bei intraperitonealer Injektion beträgt bei Mäusen 150–250 mg/kg.[7]

Referenzen

1. *Xian Dai Zhong Yao Yao Li Xue* (Contemporary Pharmacology of Chinese Herbs), 1997; 270
2. The Merck Index 12th edition, Chapman and Hall/CRCnetBASE/Merck, 2000
3. *Zhong Cao Yao Xue* (Study of Chinese Herbal Medicine), 1976: 527
4. Ibid.
5. *Chi Jiao Yi Sheng Za Zhi* (Journal of Barefoot Doctors), 1975; 6:21
6. Planta Med, 2000 Feb; 66(1):74-6
7. CA, 1986; 104:62034p

Bàn Biān Lián

Lobeliae Chinensis Herba

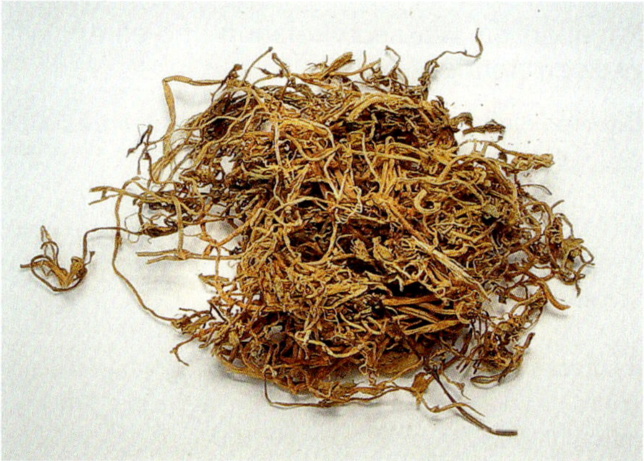

半邊蓮 半边莲

Pinyin-Name *Bàn Biān Lián*
Wörtliche Übersetzung „Halbseitiger Lotus"
Andere chinesische Namen *Ji Jie Suo, Ban Bian Ju*
Originalquelle *Ben Cao Gang Mu* (Die Große Materia Medica) von Li Shi-Zhen aus dem Jahr 1578
Deutscher Name Chinesisches Lobelienkraut, Indianertabak (*Lobelia inflata*)
Botanischer Name *Lobelia chinensis* Lour. (*Ban Bian Lian*)
Pharmazeutischer Name Lobeliae Chinensis Herba
Eigenschaften Scharf, kalt
Leitbahnen Herz, Lunge, Dünndarm

Chinesische therapeutische Wirkungen

Klärt Hitze und eliminiert Toxine

Toxische Hitze: *Ban Bian Lian* (Lobeliae Chinensis Herba) behandelt unterschiedliche Hauterkrankungen, die durch Hitze und Toxine charakterisiert sind. Zu den klinischen Anwendungsgebieten gehören Stiche und Bisse von Bienen, Schlangen, Skorpionen und Tausendfüßlern. Die Arznei ist außerdem wirksam bei wunden Stellen, Schwellungen, Läsionen und Ulzerationen.

- Insektenstiche oder Schlangenbisse: *Ban Bian Lian* gleichzeitig innerlich und äußerlich anwenden. *Ban Bian Lian* ist außerdem wirksam in Kombination mit *Huang Qin* (Scutellariae Radix), *Huang Lian* (Coptidis

Rhizoma), *Jin Yin Hua* (Lonicerae Flos) und *Ye Ju Hua* (Chrysanthemi Indici Flos).

- Wunde Stellen und Läsionen: *Ban Bian Lian* mit anderen Arzneien innerlich oder äußerlich anwenden.

Reguliert die Wasserzirkulation und eliminiert Wasserretention

Ödeme: *Ban Bian Lian* reguliert die Wasserzirkulation und reduziert Ödeme.

- Ödeme: *Ban Bian Lian* zusammen mit *Fu Ling* (Poria), *Zhu Ling* (Polyporus) und *Ze Xie* (Alismatis Rhizoma) verwenden.

Aszites: *Ban Bian Lian* behandelt Aszites entweder aufgrund von Parasitenbefall oder als Folge einer Leberzirrhose im Spätstadium mit Dysurie.

- Aszites: *Ban Bian Lian* mit *Hu Lu Ba* (Trigonellae Semen) kombinieren.

Dosierung

10–20 g getrocknetes *Ban Bian Lian*, 30–60 g des frischen Krauts im Dekokt.

Sicherheitshinweise, Kontraindikationen

Ban Bian Lian ist bei Patienten mit Ödemen kontraindiziert, die durch einen Mangel-Zustand verursacht werden.

Chemische Zusammensetzung

Lobelin, Lobelanin, Lobelanidin, Isolobelanin, Lobelinin.[1]

Pharmakologische Wirkungen

- **Respiratorisch**: *Ban Bian Lian* stimuliert die Atemwege. Bei Hunden hat es eine durch Morphium herbeigeführte Atemdepression aufgehoben. Auch bei einer durch Insekten- oder Schlangengift verursachten Atemdepression war es wirksam.[2]
- **Diuretisch**: Die intravenöse Injektion von *Ban Bian Lian* wirkt bei betäubten Hunden deutlich und anhaltend diuretisch.[3]
- **Antihypertensiv**: Die intravenöse Injektion eines *Ban-Bian-Lian*-Präparats senkt bei betäubten Hunden deutlich und anhaltend den Blutdruck. Eine ähnliche Wirkung lässt sich mit der oralen Gabe von *Ban Bian Lian* erzielen, dafür ist jedoch eine 10- bis 20-mal höhere Dosis als normal nötig.[4]
- **Weitere Wirkungen**: *Ban Bian Lian* wirkt diuretisch, cholagog, hämostatisch und antibiotisch.

Klinische und wissenschaftliche Studien

- **Aszites bei Schistosomiasis**: In einer Studie wurden 120 Patienten mit Aszites infolge einer Schistosoma-Infektion im Spätstadium mit einem Dekokt behandelt, das in 83,3% der Fälle Wirkung zeigte. Das Dekokt wurde 30 Tage lang einmal täglich eingenommen. Die Rezeptur enthielt *Ban Bian Lian* 30 g, *Dan Shen* (Salviae Miltiorrhizae Radix et Rhizoma) 9 g, *Dang Gui* (Angelicae Sinensis Radix) 6 g, *Fu Ling* (Poria) 12 g und *Bing Lang* (Arecae Semen) 6 g.[5]
- **Schlangenbisse**: 14 Patienten mit Schlangenbissen erholten sich vollständig durch eine Arzneitherapie. Die Behandlung mit *Ban Bian Lian* erfolgte sowohl oral als auch lokal. 30–120 g der Arzneidroge wurden für das Dekokt zubereitet und dreimal täglich zu gleichen Teilen oral eingenommen. Für die lokale Anwendung wurde die frische Arzneidroge zu einer Paste zerstoßen und auf die betroffene Region aufgetragen.[6]

Wechselwirkung mit anderen Medikamenten

Diuretika: *Ban Bian Lian* wirkt diuretisch. Obwohl bislang keine potentiellen Wechselwirkungen bekannt sind, kann die gleichzeitige Anwendung von Diuretika zu einer erhöhten Ausscheidung von Wasser und/oder Elektrolyten führen.[7] (Hinweis: Beispiele für Diuretika sind Chlorothiazid, Hydrochlorothiazid, Furosemid, Bumetanid und Torasemid.)

Toxikologie

Die LD_{50} von *Ban Bian Lian* bei intravenöser Injektion beträgt bei Mäusen 6,10 g/kg. Symptome einer Überdosierung sind Erregung, Manie und Muskelkontraktionen.[8]

Referenzen

1. *Xian Dai Zhong Yao Yao Li Xue* (Contemporary Pharmacology of Chinese Herbs), 1997; 775–776
2. *Zhong Yao Yao Li Yu Ying Yong* (Pharmacology and Applications of Chinese Herbs), 1983; 389
3. Ibid.
4. Ibid.
5. *Zhong Hua Nei Ke Za Zhi* (Chinese Journal of Internal Medicine), 1959; 5:406
6. *Zhong Hua Wai Ke Za Zhi* (Chinese Journal of External Medicine), 1960; 4:369

7. Chen, J. Recognition and prevention of herb-drug interactions, Medical Acupuncture, Fall/Winter 1998/1999; 10 (2); 9–13
8. *Chang Yong Zhong Yao Cheng Fen Yu Yao Li Shou Ce* (A Handbook of the Composition and Pharmacology of Common Chinese Drugs), 1994

Băn Lán Gēn

Isatidis Radix

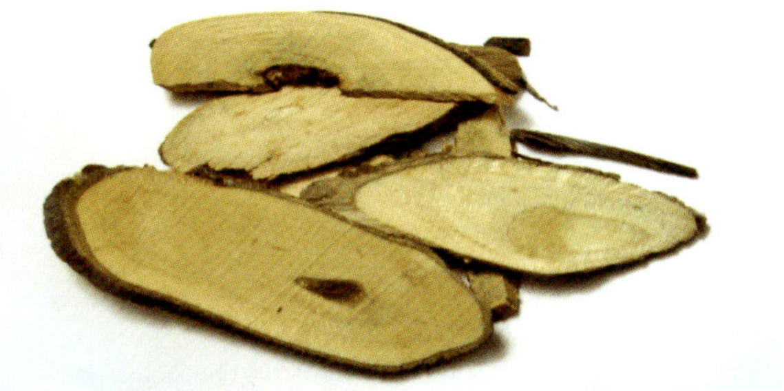

板藍根 板蓝根

Pinyin-Name *Băn Lán Gēn*
Originalquelle *Ben Cao Gang Mu* (Die Große Materia Medica) aus dem Jahr 1578 von Li Shi-Zhen
Deutscher Name Färberwaidwurzel
Botanischer Name *Isatis tinctoria* L. (*Song Lan*); *Isatis indigotica* Fort. (*Cao Da Qing*); *Baphicacanthus cusia* Bremek. (*Ma Lan*)
Pharmazeutischer Name Isatidis Radix
Eigenschaften Bitter, kalt
Leitbahnen Herz, Magen

Chinesische therapeutische Wirkungen

Klärt Hitze, eliminiert Toxine, kühlt Blut und tut dem Rachen gut

Toxische Hitze: Das bittere und kalte *Ban Lan Gen* (Isatidis Radix) ist besonders gut dafür geeignet, Hitze zu klären und Toxine zu eliminieren. Es wird häufig angewendet, um Hitze und Toxine aus dem Äußeren und aus dem Inneren sowie von der *Qi*-(Energie-) bis zur *Xue*-(Blut-)Schicht zu klären. Häufige Symptome sind Fieber, Halsschmerzen, Tonsillitis, Hautflecken sowie ein gerötetes und geschwollenes Gesicht, begleitet von Fiebergefühl. Diese Arznei wird eingesetzt gegen B-Enzephalitis, Hepatitis, Windpocken, Parotitis und virusbedingte Dermatitis, die sich in Herpes simplex, Herpes zoster, Pityriasis rosea und Flachwarzen äußert. Am häufigsten wird es für die Behandlung von Halsschmerzen bei Fiebererkrankungen genutzt.

- Fiebererkrankungen: *Ban Lan Gen* zusammen mit *Lian Qiao* (Forsythiae Fructus), *Xuan Shen* (Scrophulariae Radix) und *Niu Bang Zi* (Arctii Fructus) verwenden. **Beispiel-Rezeptur**: *Pu Ji Xiao Du Yin* (Universell nützliches Dekokt zur Eliminierung von Toxinen).
- Äußere Wind-Hitze oder Frühstadium von Fiebererkrankungen: mit *Jin Yin Hua* (Lonicerae Flos), *Lian Qiao* (Forsythiae Fructus) und *Jing Jie* (Schizonepetae Herba) kombinieren.
- Halsschmerzen: in Kombination mit *Niu Bang Zi* (Arctii Fructus), *Xuan Shen* (Scrophulariae Radix), *Shan Dou Gen* (Sophorae Tonkinensis Radix et Rhizoma) und *Ma Bo* (Lasiosphaera seu Calvatia).

Dosierung

10–15 g im Dekokt.

Sicherheitshinweise, Kontraindikationen

- Die orale Einnahme von *Ban Lan Gen* ist relativ sicher. Nur wenige Berichte weisen auf gelegentliche Magen-Darm-Beschwerden hin.
- Allergische Reaktionen sind sowohl für die orale als auch für die intravenöse Anwendung dieser Arznei dokumentiert.

Chemische Zusammensetzung

Indican, Indigo, Indirubin, Isatan B, Uridin, Hypoxanthin, Uracil, Salicylsäure, Qingdainon, Daucosterol, Adenosin, Kinetin.[1]

Pharmakologische Wirkungen

- **Antibiotisch**: *Ban Lan Gen* wirkt in vitro deutlich antibakteriell gegen *Staphylococcus aureus*, *Diplococcus pneumoniae*, *E. coli*, *Salmonella typhi* und Leptospirae. Es wirkt außerdem gegen bestimmte Influenzaviren.[2]
- **Immunstimulierend**: Die intraperitoneale Injektion eines *Ban-Lan-Gen*-Präparats erhöhte bei Mäusen die Aktivität der natürlichen Killerzellen (NK-Zellen). Es wurde jedoch keine vermehrte NK-Zellen-Produktion beobachtet.[3]
- **Thrombozytenaggregationshemmend**: Die Verabreichung eines *Ban-Lan-Gen*-Präparats hemmte bei Kaninchen signifikant die Thrombozytenaggregation.[4]

Klinische und wissenschaftliche Studien

- **Infektion der oberen Atemwege**: *Ban Lan Gen* wird häufig zu Arzneirezepturen für die Behandlung von Infektionen der oberen Atemwege hinzugefügt. In einer klinischen Untersuchung, an der 46 Patienten mit akuter Tonsillitis teilnahmen, führte die Behandlung mit einer Arzneirezeptur bei 40 Patienten zur vollständigen Genesung und bei sechs Patienten zu einer moderaten Besserung. Die Rezeptur enthielt Arzneien wie *Ban Lan Gen*, *Ge Gen* (Puerariae Radix Lobatae), *Bai Hua She She Cao* (Hedyotidis Diffusae Herba), *Chai Hu* (Bupleuri Radix), *Lian Qiao* (Forsythiae Fructus), *Zhe Bei Mu* (Fritillariae Thunbergii Bulbus), *She Gan* (Belamcandae Rhizoma) und *Jing Jie* (Schizonepetae Herba).[5]
- **B-Enzephalitis**: Die orale Verabreichung von *Ban Lan Gen* war bei Patienten mit B-Enzephalitis in ca. 82% der Fälle wirksam. Die Körpertemperatur ging sofort zurück.[6]
- **Hepatitis**: *Ban Lan Gen* wurde verschiedenen Rezepturen zur Behandlung von Hepatitis zugesetzt. In einer klinischen Untersuchung mit 53 Patienten wurde nachgewiesen, dass die Kombination aus *Ban Lan Gen* und *Zhi Zi* (Gardeniae Fructus) wirksam bei der Behandlung ikterischer Gelbsucht ist.[7]
- **Virusinfektion der Haut**: Ein klinische Untersuchung mit 30 Patienten hat nachgewiesen, dass ein Präparat aus *Ban Lan Gen* bei der Behandlung von Herpes-simplex-Infektionen der Haut wirksam war. Das Präparat wurde auf die betroffene Stelle aufgetragen.[8]

Wechselwirkung mit anderen Medikamenten

- **Sulfonylharnstoff-Antidiabetika und Sulfonamid-Antibiotika**: Dr. Zhang Xiao-Ping weist darauf hin, dass Patienten, die allergisch gegen Sulfonylharnstoffe und Sulfonamide sind, unter Umständen auch allergisch auf *Qing Dai* (Indigo Naturalis), *Da Qing Ye* (Isatidis Folium) und *Ban Lan Gen* (Isatidis Radix) reagieren. (Hinweis: Beispiele für Sulfonylharnstoffe sind Tolbutamid, Glipizid und Glyburid; Beispiele für Sulfonamide sind Sulfadiazin, Sulfisoxazol, Sulfamethoxazol, Trimethoprim bzw. Sulfamethoxazol und Erythromycin bzw. Sulfisoxazol.)
- **Gerinnungshemmende oder thrombozytenaggregationshemmende Medikamente**: *Ban Lan Gen* wirkt thrombozytenaggregationshemmend und sollte vorsichtig bei Patienten angewendet werden, die gerinnungshemmende und thrombozytenaggregationshemmende Medikamente einnehmen. Obwohl potentielle Wechselwirkungen bislang nicht dokumentiert sind, kann die gleichzeitige Anwendung die Wirksamkeit von Medikamenten wie Warfarin erhöhen.[9] (Hinweis: Beispiele für Gerinnungshemmer sind Heparin, Warfarin und Enoxaparin; Beispiele für thrombozytenaggregationshemmende Medikamente sind: Aspirin, Dipyridamol und Clopidogrel.)

Kommentar der Autoren

Ban Lan Gen (Isatidis Radix) und *Da Qing Ye* (Isatidis Folium) werden aus derselben Pflanze gewonnen und haben eine Reihe ähnlicher Funktionen. *Ban Lan Gen* eliminiert besser Hitze und Toxine und lindert effektiver Halsschmerzen. *Da Qing Ye* klärt Hitze und kühlt das Blut stärker.

Referenzen

1. *Xian Dai Shi Yong Yao Xue* (Practical Applications of Modern Herbal Medicine), 1997; 219–220
2. *Zhong Cheng Yao Yan Jiu* (Research of Chinese Patent Medicine), 1987; 12:9
3. *Zhong Yao Yao Li Yu Ying Yong* (Pharmacology and Applications of Chinese Herbs), 1991; 7(2):22
4. *Zhong Yao Tong Bao* (Journal of Chinese Herbology), 1988; 13(2):31
5. *Zhong Yi Za Zhi* (Journal of Chinese Medicine), 1983; 24(11):19
6. *Xian Dai Shi Yong Yao Xue* (Practical Applications of Modern Herbal Medicine), 221
7. *Guang Xi Zhong Yi Yao* (Guangxi Chinese Medicine and Herbology), 1980; (3):13
8. *Jiang Xi Yi Yao* (Jiangxi Medicine and Herbology), 1989; 24(5):315
9. Chen, J. Recognition and prevention of herb-drug interactions, Medical Acupuncture, Fall/Winter 1998/1999; 10 (2); 9–13

Bàn Zhī Lián

Scutellariae Barbatae Herba

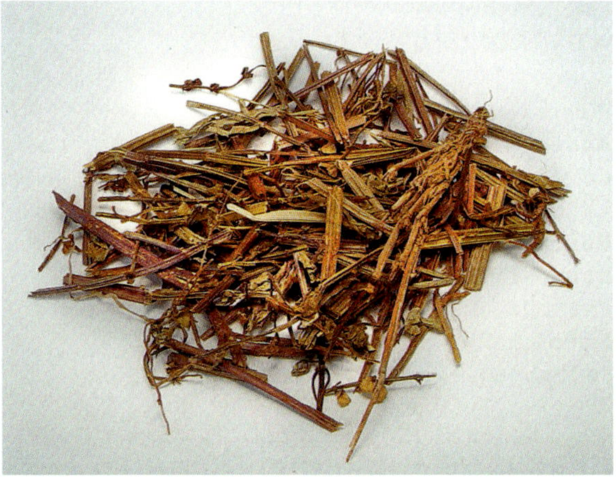

半枝蓮 半枝莲

Pinyin-Name *Bàn Zhī Lián*
Wörtliche Übersetzung „Halbverzweigter Lotus“
Andere chinesische Namen *Bing Tou Cao, Han Xin Cao, Ya Shua Cao*
Originalquelle *Jiang Su Zhi Wu Zhi* (Jiangsu Journal der Botanik)
Deutscher Name Bärtiges Helmkraut
Botanischer Name *Scutellaria barbata* D. Don. (*Ban Zhi Lian*)
Pharmazeutischer Name Scutellariae Barbatae Herba
Eigenschaften Scharf, etwas bitter, kühl
Leitbahnen Leber, Lunge, Magen

Chinesische therapeutische Wirkungen

Klärt Hitze und eliminiert Toxine

Tumoren, die durch Hitze und Toxine charakterisiert sind: *Ban Zhi Lian* (Scutellariae Barbatae Herba) behandelt besonders effektiv Lungenkrebs und Tumoren des Magen-Darm-Trakts.

- Tumorerkrankungen: *Ban Zhi Lian* zusammen mit anderen zytostatisch wirkenden Arzneien wie *Bai Hua She She Cao* (Hedyotidis Diffusae Herba) verwenden.

Lungenabszess: Akkumulation von toxischer Hitze mit Schleim führt zu einem Lungenabszess.

- Lungenabszess: *Ban Zhi Lian* zusammen mit *Yu Xing Cao* (Houttuyniae Herba) einsetzen.

Fördert die Harnausscheidung und reduziert Schwellungen

Wasserretention: *Ban Zhi Lian* behandelt *Re Lin* (Hitze-Dysurie), die sich durch schmerzhaftes Wasserlassen mit spärlichem, gelbem Urin auszeichnet. Außerdem behandelt diese Arznei Ödeme und Aszites als Begleiterscheinung einer Leberzirrhose. Sie normalisiert die Harnausscheidung und reduziert die Ansammlung von Wasser im Körper.

- Leberzirrhose mit Ödemen und Aszites: *Ban Zhi Lian* zusammen mit *Ze Xie* (Alismatis Rhizoma), *Ban Bian Lian* (Lobeliae Chinensis Herba) und *Yu Mi Xu* (Maydis Stigma) verwenden.
- Leberkarzinom: in Kombination mit *Bie Jia* (Trionycis Carapax), *Dan Shen* (Salviae Miltiorrhizae Radix et Rhizoma) und *Bai Shao* (Paeoniae Radix Alba).

Stoppt Blutungen

Blutungen: *Ban Zhi Lian* hat die mild ausgeprägte Fähigkeit, Traumata, Bluterbrechen, Nasenbluten und Hämaturie, die mit Blut-Stase einhergehen, zu behandeln.

Dosierung

10–30 g im Dekokt. Die Dosis von frischem *Ban Zhi Lian* sollte verdoppelt werden.

Chemische Zusammensetzung

Carthamidin, Isocarthamidin, Scutellarein, Apigenin, Luteolin, β-Sitosterol, organische Alkaloide.[1, 2]

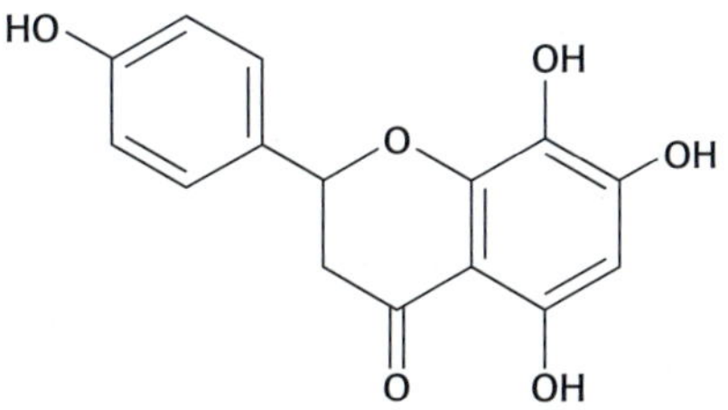

Abb. 2.14 Carthamidin

Pharmakologische Wirkungen

- **Antibiotisch**: *Ban Zhi Lian* wirkt hemmend auf *Staphylococcus aureus, Salmonella typhi, Pseudomonas aeruginosa* und *E. coli*.[3] Das aus der Arzneidroge isolierte Apigenin und Luteolin wirkt selektiv toxisch auf *S. aureus*, einschließlich MRSA und Methicillin-sensitive *S.-aureus*-Stämme.[4]

- **Spasmolytisch**: Carthamidin hemmt die Kontraktion der glatten Muskulatur.[5]
- **Antineoplastisch**: *Ban Zhi Lian* ist leicht bis mäßig wirksam bei der Behandlung von akuter Leukämie.[6]

Klinische und wissenschaftliche Studien

Tumorerkrankungen: Einem Bericht zufolge erhöht die orale Einnahme von *Ban Zhi Lian* dosisabhängig in vitro die Makrophagenfunktion und hemmt in vivo das Tumorwachstum.[7]

Toxikologie

Die LD_{50} beträgt bei intravenöser Injektion eines Dekokts aus *Ban Zhi Lian* bei Mäusen 6,10 g/kg (Dosierung des getrockneten Krauts). Die LD_{50} beträgt bei Ratten bei oraler Verabreichung eines *Ban-Zhi-Lian*-Extrakts 75,1 g/kg (Dosierung des getrockneten Krauts). Bei intraperitonealer Injektion von 1 g/kg des getrockneten Krauts pro Tag über einen Zeitraum von drei Monaten wurden keine Auffälligkeiten festgestellt.[8]

Referenzen

1. *Chang Yong Zhong Yao Cheng Fen Yu Yao Li Shou Ce* (A Handbook of the Composition and Pharmacology of Common Chinese Drugs), 1994; 777–778
2. Yan X, Zhou J, Xie G. Traditional Chinese Medicines Molecular Structures, Natural Sources and Applications; Ashgate, 1999; 5983
3. *Ren Min Wei Sheng Chu Ban She* (Journal of People's Public Health), 1988:302
4. Sato Y, Suzaki S, et al. Phytochemical flavones isolated from Scutellaria barbata and antibacterial activity against methicillin-resistant Staphylococcus aureus. J Ethnopharmacol 2000 Oct;72(3):483–8
5. *Zhong Cao Yao* (Chinese Herbal Medicine), 1981; 12(2):19
6. *Ren Min Wei Sheng Chu Ban She* (Journal of People's Public Health), 1988:302
7. Wong BY, Lau BH, Jia TY, Wan CP. Oldenlandia diffusa and Scutellaria barbata augment macrophage oxidative burst and inhibit tumor growth. Cancer Biother Radiopharm 1996 Feb;11(1):51–6
8. *Zhong Yao Yao Li Yu Ying Yong* (Pharmacology and Applications of Chinese Herbs), 1983: 392

Chá Chí Huáng

Stellariae Aquaticae Herba

茶匙癀 茶匙癀

Pinyin-Name *Chá Chí Huáng*
Andere chinesische Namen *Ji Chang Cao, E Chang Cai, Chou Jin Cao, Ji Ran Cai, Ya Chang Cao, Niu Fan Lu, Ya Ran Cai*
Deutscher Name Wasserdarm
Botanischer Name *Stellaria aquatica* Scop.
Pharmazeutischer Name Stellariae Aquaticae Herba
Eigenschaften Scharf, etwas bitter, neutral
Leitbahnen Leber, Dickdarm, *San Jiao*

Chinesische therapeutische Wirkungen

Klärt Hitze und eliminiert Toxine

Cha Chi Huang (Stellariae Aquaticae Herba) hat ein breites und stark ausgeprägtes Wirkungsspektrum. Es klärt Hitze und eliminiert Toxine und wird häufig eingesetzt, um Infektionen, Entzündungen und andere Erscheinungsformen von Hitze und Toxinen zu behandeln.

- Dysenterie: *Cha Chi Huang* zusammen mit *Feng Wei Cao* (Pteris Herba), *Huang Lian* (Coptidis Rhizoma), *Bai Tou Weng* (Pulsatillae Radix), *Ge Gen* (Puerariae Radix Lobatae) und *Huang Qin* (Scutellariae Radix) verwenden.
- Chronische Appendizitis: Kombination mit *Zao Jiao Ci* (Gleditsiae Spina), *Chuan Shan Jia* (Manitis Squama), *Dong Gua Zi* (Benincasae Semen), *Mu Dan Pi* (Moutan Cortex) und *Da Huang* (Rhei Radix et Rhizoma). Außerdem können die Rezepturen *Zhen Ren Huo Ming Yin* (Dekokt des Wahren Mannes zur Nährung der Organe) oder *Da Huang Mu Dan Tang* (Rhei Radix et Rhizoma und Mouton Cortex Dekokt) verwendet werden.
- Hypertonie aufgrund von Leber-Feuer: mit *Gou Teng* (Uncariae Ramulus cum Uncis), *Ge Gen* (Puerariae Radix Lobatae), *Che Qian Zi* (Plantaginis Semen) und *Xia Ku Cao* (Prunellae Spica) kombinieren.
- Wunde Stellen, Karbunkel und toxische Schwellungen: in Kombination mit *Jin Yin Hua* (Lonicerae Flos), *Zi Cao* (Arnebiae seu Lithospermi Radix), *Huang Qin* (Scutellariae Radix) und *Huang Lian* (Coptidis Rhizoma).
- Kopfschmerzen und Augenkrankheiten durch aufsteigendes Leber-*Yang*: zusammen mit *Gou Teng* (Uncariae Ramulus cum Uncis), *Ge Gen* (Puerariae Radix Lobatae), *Qing Xiang Zi* (Celosiae Semen) und *Xia Ku Cao* (Prunellae Spica) verwenden.

- Tastbare abdominale Schwellungen bei Frauen nach der Geburt: in Kombination mit *Dang Gui* (Angelicae Sinensis Radix), *Chuan Xiong* (Chuanxiong Rhizoma), *Tao Ren* (Persicae Semen), *Pao Jiang* (Zingiberis Rhizoma Praeparatum) und *Zhi Gan Cao* (Glycyrrhizae Radix et Rhizoma Praeparata cum Melle).
- Unregelmäßige Menstruation: zu *Tao Hong Si Wu Tang* (Vier Arzneien Dekokt mit Carthami Flos und Persicae Semen) oder *Jia Wei Xiao Yao San* (Erweitertes Umherstreifen Pulver) hinzufügen.
- Allgemeine Entzündungszustände: *Cha Chi Huang* in Kombination mit *Hu Yao Huang* (Leucas Mollissimae Herba), *Hu Zhang* (Polygoni Cuspidati Rhizoma) und *Liu Zhi Huang* (Solidaginis Herba) einsetzen.

Belebt das Blut, bricht Blut-Stase auf und reduziert Schwellungen

Cha Chi Huang behandelt Störungen, die durch Blut-Stagnation und lokale Schwellungen charakterisiert sind.

- Endometriose oder Zervizitis: *Cha Chi Huang* in Kombination mit *Tao Ren* (Persicae Semen), *San Leng* (Sparganii Rhizoma), *E Zhu* (Curcumae Rhizoma), *Xiang Fu* (Cyperi Rhizoma), *Ya She Huang* (Lippiae Herba), *Pao Zai Cao* (Physalis Angulatae Herba), *Chuan Shan Jia* (Manitis Squama), *Zao Jiao Ci* (Gleditsiae Spina) und *Mu Dan Pi* (Moutan Cortex) anwenden.
- Hämorrhoiden: *Cha Chi Huang* einzeln äußerlich als Waschung verwenden. Es kann auch mit *Zao Jiao Ci* (Gleditsiae Spina) kombiniert werden. Die besten Resultate werden in Kombination mit *Zhen Ren Huo Ming Yin* (Dekokt des Wahren Mannes zur Nährung der Organe) und *Shao Yao Tang* (Paeoniae Radix Dekokt) erzielt.
- Schwellungen und Abszesse: mit *Jin Yin Hua* (Lonicerae Flos), *Zi Cao* (Arnebiae seu Lithospermi Radix), *Da Huang* (Rhei Radix et Rhizoma), *Huang Lian* (Coptidis Rhizoma), *Huang Qin* (Scutellariae Radix) und *Gan Cao* (Glycyrrhizae Radix et Rhizoma) kombinieren.

Fördert die Harnausscheidung

- Dysurie: *Cha Chi Huang* zusammen mit *Bian Xu* (Polygoni Avicularis Herba), *Qu Mai* (Dianthi Herba), *Che Qian Zi* (Plantaginis Semen) und *Shui Ding Xiang* (Ludwigiae Prostratae Herba) einsetzen, um das Wasserlassen zu fördern.

Fördert die Laktation

- Milchstau durch Entzündung und Verlegung: Kombination mit *Chuan Shan Jia* (Manitis Squama), *Wang Bu Liu Xing* (Vaccariae Semen), *Pu Gong Ying* (Taraxaci Herba) und *Mu Tong* (Akebiae Caulis).

Dosierung

6–15 g im Dekokt.

Sicherheitshinweise, Kontraindikationen

- *Cha Chi Huang* sollte während der Schwangerschaft vorsichtig verwendet werden.
- *Cha Chi Huang* ist bei Patienten mit schwacher Konstitution kontraindiziert.

Chuān Xīn Lián

Andrographitis Herba

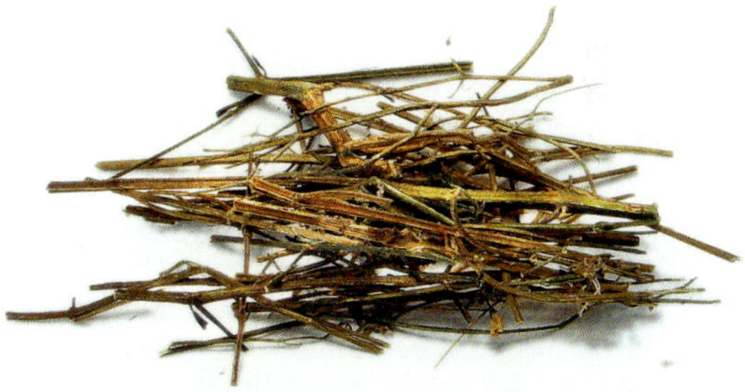

穿心蓮 穿心莲

Pinyin-Name *Chuān Xīn Lián*
Wörtliche Übersetzung „Das Herz durchdringender Lotus", „Das Herz auffädelnder Lotus"
Andere chinesische Namen *Yi Jian Xi*, *Lan He Lian*, *Ku Dan Cao*
Originalquelle *Ling Nan Cai Yao Lu* (Berichte über das Sammeln von Kräutern in Guangdong)
Deutscher Name Andrographis-Kraut
Botanischer Name *Andrographis paniculata* (Burm.f.) Nees. (*Chuan Xin Lian*)
Pharmazeutischer Name Andrographitis Herba
Eigenschaften Bitter, kalt
Leitbahnen Lunge, Magen, Dickdarm, Dünndarm

Chinesische therapeutische Wirkungen

Klärt Hitze, eliminiert Toxine

Akkumulation von Hitze und Toxinen: *Chuan Xin Lian* (Andrographitis Herba) wird neuerdings immer häufiger eingesetzt, um Hitze zu klären und Toxine zu eliminieren. Klinische Manifestationen sind Halsschmerzen, Fieber, Kopfschmerzen und Husten. Die Arzneidroge wird außerdem verwendet, um Schlangenbisse, Ekzeme, wunde Stellen und Karbunkel, die mit toxischer Hitze einhergehen, zu behandeln.

- Frühstadium von Fiebererkrankungen: *Chuan Xin Lian* in Kombination mit *Jin Yin Hua* (Lonicerae Flos), *Ju Hua* (Chrysanthemi Flos) und *Niu Bang Zi* (Arctii Fructus).
- Husten aufgrund von Lungen-Hitze (einschließlich Infektionen der oberen Atemwege, Bronchitis oder Pneumonie), Lungenabszess oder Halsschmerzen: Kombination mit *Yu Xing Cao* (Houttuyniae Herba) und *Jie Geng* (Platycodi Radix).
- Ekzeme: lokale Anwendung von pulverisiertem *Chuan Xin Lian*.
- Wunde Stellen auf der Haut und Karbunkel oder Schlangenbisse: zusammen mit *Jin Yin Hua* (Lonicerae Flos) und *Ye Ju Hua* (Chrysanthemi Indici Flos) verwenden. Oder das frische Kraut zu einer Paste verreiben und lokal auftragen.

Trocknet Feuchtigkeit und stoppt Diarrhö

Diarrhö oder Dysenterie aufgrund von Feuchte-Hitze: Zu den Symptomen dieses Zustands gehören schmerzhafter Stuhldrang, das Gefühl unvollständiger Stuhlentleerung, Brennen am Anus nach dem Stuhlgang, Durchfall mit Schleim sowie Appetitmangel.

- Diarrhö oder Dysenterie aufgrund von Feuchte-Hitze: *Chuan Xin Lian* zusammen mit *Ma Chi Xian* (Portulacae Herba) und *Jin Yin Hua* (Lonicerae Flos) verwenden.

Lin Zheng (Dysurie-Syndrom): Zu den klinischen Manifestationen von *Lin Zheng* gehören folgende Symptome: häufiger Harndrang, schmerzhaftes Wasserlassen und spärlicher, gelber Urin.

- *Re Lin* (Hitze-Dysurie) mit Brennen und Schmerzen: *Chuan Xin Lian* in Kombination mit *Hu Zhang* (Polygoni Cuspidati Rhizoma), *Che Qian Zi* (Plantaginis Semen) und *Bai Mao Gen* (Imperatae Rhizoma).

Dosierung

6–15 g im Dekokt. *Chuan Xin Lian* wird in Pulver- oder Kapselform in niedriger Dosierung verschrieben.

Sicherheitshinweise, Kontraindikationen

- *Chuan Xin Lian* ist bitter und kalt. Hohe Dosierungen oder Langzeiteinnahme können das Magen-*Qi* verletzen.
- *Chuan Xin Lian* muss während der Schwangerschaft vorsichtig eingesetzt werden, da es einen Abort auslösen kann.[1]

Chemische Zusammensetzung

Andrographolid, Neoandrographolid, Deoxyandrographolid, Ninandrographolid, Deoxyandrographisid, Andrographisid, Andrographosid, Homoandrograholid.[2, 3]

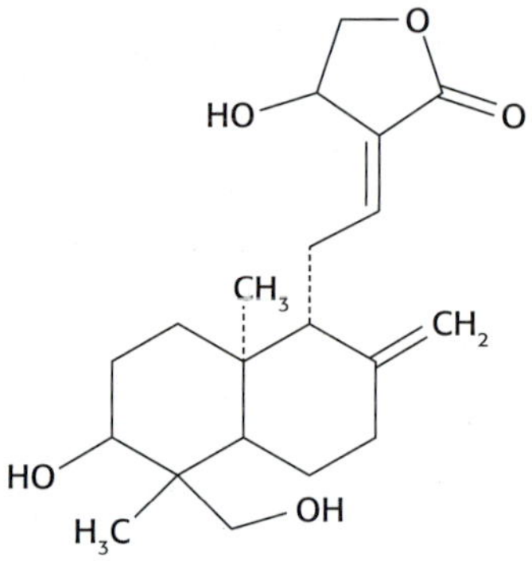

Abb. 2.15 Andrographolid

Pharmakologische Wirkungen

- **Antibiotisch**: *Chuan Xin Lian* wirkt in vitro leicht hemmend auf *Diplococcus pneumoniae* und betahämolysierende Streptokokken. Wirksamer ist es bei der In-vivo-Behandlung von Infektionen. Seine Wirksamkeit bei der Infektionsbekämpfung wird im Allgemeinen seiner immunstimulierenden Wirkung zugeschrieben.[4]
- **Fiebersenkend**: Andrographolid und Neoandrographolid wirken antibiotisch und können Fieber im Zusammenhang mit Infektionen senken.[5]
- **Entzündungshemmend**: In Laborstudien stimulierten *Chuan-Xin-Lian*-Präparate die Nebennierenrinde und die Ausschüttung von Kortikosteroiden mit entzündungshemmenden Effekten.[6]
- **Immunstimulierend**: Ein Dekokt aus *Chuan Xin Lian* stärkt das Immunsystem und erhöht die Phagozytoseaktivität der weißen Blutkörperchen.[7]
- **Antivenin**: Ein Extrakt aus *Chuan Xin Lian* ist unter Umständen als Gegengift bei Schlangenbissen geeignet.

Mäuse starben nach Schlangenbissen deutlich später, wenn sie mit dem Extrakt behandelt wurden. Der genaue Wirkmechanismus ist unklar.[8]

- **Abortauslösend**: Intraperitoneale Injektionen von *Chuan Xin Lian* beendeten bei Mäusen Schwangerschaften im ersten, zweiten oder dritten Trimenon.[9]
- **Hepatoprotektiv und cholagog**: *Chuan Xin Lian* erhöht das Gewicht der Leber sowie die Produktion und Ausschüttung von Gallensäure. In Laborstudien konnte gezeigt werden, dass Andrographolid sowohl die Leber vor fremden Substanzen wie Tetrachlorkohlenstoff schützt als auch die SGOT- und SGPT-Werte senkt.[10]
- **Kardiovaskulär**: Es wurde nachgewiesen, dass ein Wasserextrakt aus *Chuan Xin Lian* das Herz-Kreislauf-System beeinflusst. Er senkte dosisabhängig den mittleren Blutdruck ohne die Herzfrequenz nennenswert herabzusetzen. Der genaue Wirkmechanismus ist noch nicht geklärt, es wird jedoch vermutet, dass der blutdrucksenkende Effekt auf die Alpha-Adrenozeptoren (nicht auf die Beta-Adrenozeptoren) zurückzuführen ist.[11]

Klinische und wissenschaftliche Studien

- **Sinusitis und Rhinitis**: In einer Studie wurden 242 Patienten mit Nasennebenhöhlenentzündung und Schnupfen dreimal täglich mit 1,8 g eines *Chuan-Xin-Lian*-Extrakts behandelt (6 Pillen pro Gabe, 0,3 g Arzneidroge pro Gabe). Die Wirksamkeitsrate lag bei 81%.[12]
- **Infektion der oberen Atemwege**: 454 Kindern mit einer Infektion der oberen Atemwege wurde ein *Chuan-Xin-Lian*-Präparat injiziert. Die Wirksamkeitsrate betrug 89,4%.[13]
- **Leptospirose**: 46 an Leptospirose erkrankte Patienten wurden mit Andrographolid und Deoxyandrographolid behandelt. Die Wirksamkeitsrate betrug 87%.[14]

Toxikologie

Die intramuskuläre Injektion von *Chuan Xin Lian* führte in einem Fall zu einer anaphylaktischen Reaktion.[15] (Hinweis: Der anaphylaktische Schock ist die schwerste Form einer allergischen Reaktion. Leider ist es sehr schwierig oder sogar unmöglich vorherzusagen, ob und wann Patienten derart massiv reagieren. Obwohl ein Fall mit einem anaphylaktischen Schock nach einer Injektion bekannt ist, birgt die orale Gabe von *Chuan Xin Lian* nicht notwendigerweise ein höheres Allergierisiko als andere Arzneien.)

Referenzen

1. *Bei Jing Yi Xue Yuan Xue Bao* (Journal of Beijing School of Medicine), 1979; (2):79
2. *Xian Dai Zhong Yao Yao Li Xue* (Contemporary Pharmacology of Chinese Herbs), 1997; 240–241
3. The Merck Index 12th edition, Chapman and Hall/CRCnetBASE/Merck, 2000
4. *Zhong Yao Xue* (Chinese Herbology), 1998, 178:179
5. *Zhong Yao Zhi* (Chinese Herbology Journal), 1988; 560
6. *Yao Xue Tong Bao* (Report of Herbology), 1982; 17(4):3
7. *Zhong Yao Yao Li Yu Ying Yong* (Pharmacology and Applications of Chinese Herbs), 1983:824
8. Indian J Pharm Sci, 1978; 40(4):132
9. *Bei Jing Yi Xue Yuan Xue Bao* (Journal of Beijing School of Medicine), 1979; (2):79
10. Res Der Indigenous Drugs, 1989:147
11. Journal of Ethnopharmacology. 56(2):97–101, 1997 Apr.
12. *Xin Yi Xue* (New Medicine), 1984; 9:481
13. *Zhong Cao Yao Tong Xun* (Journal of Chinese Herbal Medicine), 1978; 10:27
14. *Xin Yi Yao Xue Za Zhi* (New Journal of Medicine and Herbology), 1973; 7:7
15. *Xin Yi Xue* (New Medicine), 1972; 11:53

Chuí Pén Cǎo

Sedi Herba

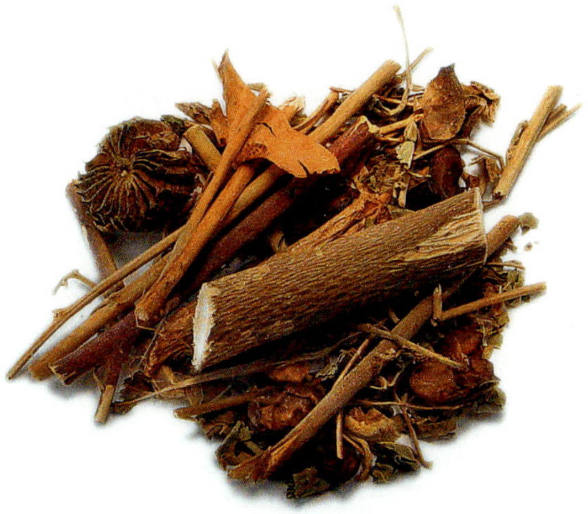

垂盆草

Pinyin-Name *Chuí Pén Cǎo*
Andere chinesische Namen *Fo Jia Cao, Gou Ya Cao, Shi Zi Jia*
Deutscher Name Fetthennekraut
Botanischer Name *Sedum sarmentosum* Bunge.
Pharmazeutischer Name Sedi Herba
Eigenschaften Süß, fade, etwas sauer, kühl
Leitbahnen Leber, Gallenblase, Dünndarm

Chinesische therapeutische Wirkungen

Klärt Hitze und eliminiert Toxine

Karbunkel, Zellulitis, toxische Schlangenbisse, Verbrennungen, geschwollener Rachen: *Chui Pen Cao* (Sedi Herba) klärt Hitze und Toxine und behandelt auf diese Weise die genannten Beschwerden. Es wird innerlich als Einzelarznei oder lokal eingesetzt.

- Karbunkel, Zellulitis, Schlangenbisse, Verbrennungen: *Chui Pen Cao* zusammen mit *Ye Ju Hua* (Chrysanthemi Indici Flos), *Zi Hua Di Ding* (Violae Herba) und *Ban Bian Lian* (Lobeliae Chinensis Herba) auf die betroffene Region aufbringen.

Leitet Feuchtigkeit aus und lindert Gelbsucht

Feuchte-Hitze-Gelbsucht: *Chui Pen Cao* klärt Feuchte-Hitze und lindert Gelbsucht. Es wird neuerdings für die Behandlung akuter oder chonischer Gelbsucht mit oder ohne infektiöse Hepatitits eingesetzt. Es senkt außerdem wirksam die Leberenzyme.

- Feuchte-Hitze-Gelbsucht: *Chui Pen Cao* zusammen mit *Yin Chen* (Artemisiae Scopariae Herba), *Zhi Zi* (Gardeniae Fructus) und *Da Huang* (Rhei Radix et Rhizoma) anwenden.

Dosierung

10–30 g des getrockneten *Chui Pen Cao*, 50–100 g des frischen Krauts.

Chemische Zusammensetzung

Sarmentosin, L-Aspargin, L-Asparaginsäure, L-α-Alanin, L-Leucin, L-Tyrosin, L-Valin.[1]

Pharmakologische Wirkungen

Chui Pen Cao schützt die Leber und wirkt antibiotisch.

Toxikologie

Bei Hunden wurden nach achtwöchiger oraler Verabreichung von 30 g/kg *Chui Pen Cao* keine Auffälligkeiten der Blut-, Leber- und Nierenwerte oder anderer innerer Organe festgestellt. Die LD_{50} des Krauts beträgt bei Mäusen 54,2 g/kg bei intraperitonealer Injektion.[2]

Referenzen

1. *Xian Dai Zhong Yao Yao Li Xue* (Contemporary Pharmacology of Chinese Herbs), 1997; 282–283
2. Ibid.

Dà Qīng Yè
Isatidis Folium

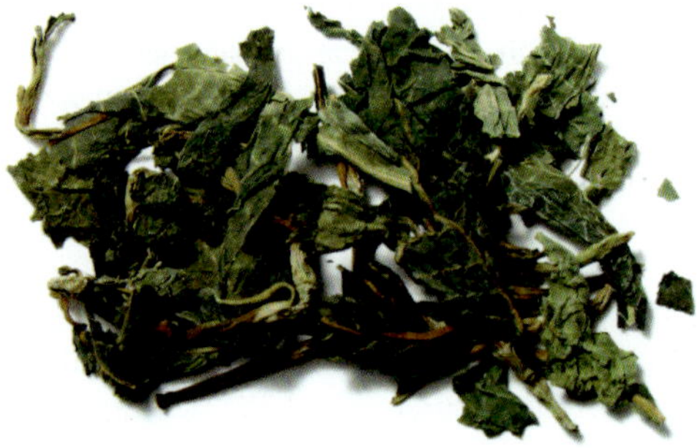

大青葉 大青叶

Pinyin-Name *Dà Qīng Yè*
Wörtliche Übersetzung „Große grünblaue Blätter", „große grüne Blätter"
Andere chinesische Namen *Lan Ye*
Originalquelle *Ming Yi Za Zhu* (Verschiedene Aufzeichnungen berühmter Ärzte) aus dem Jahr 500 von Tao Hong-Jing
Deutscher Name Färberwaidblätter
Botanischer Name *Isatis tinctoria* L. (*Song Lan*); *Isatis indigotica* Fort. (*Cao Da Qing*); *Baphicacanthus cusia* Bremek. (*Ma Lan*); *Polygonum tinctorium* Ait. (*Liao Lan*); *Clerodendron cyrtophyllum* Turcz. (*Lu Bian Qing*).
Pharmazeutischer Name Isatidis Folium
Eigenschaften Bitter, sehr kalt
Leitbahnen Herz, Lunge, Magen

Chinesische therapeutische Wirkungen

Klärt Hitze und eliminiert Toxine

Da Qing Ye (Isatidis Folium) wird häufig eingesetzt, um Hitze und Toxine aus dem Äußeren und aus dem Inneren sowie von der *Qi*-(Energie-) bis zur *Xue*-(Blut-)Schicht zu klären. Des Weiteren kommt es beim Ausbruch von ansteckenden epidemischen Fiebererkrankungen zum Einsatz. *Da Qing Ye* ist bitter und kalt, aber nicht trocknend, und eignet sich ausgezeichnet, um Hitze zu klären und Toxine zu elimieren, ohne *Yin* zu verbrauchen.

Äußere Wind-Hitze oder Fiebererkrankungen im Frühstadium: Klinische Manifestationen sind hohes Fieber, Halsentzündung und Schwitzen.

- Äußere Wind-Hitze oder Fiebererkrankungen im Frühstadium: *Da Qing Ye* zusammen mit *Jin Yin Hua* (Lonicerae Flos), *Jing Jie* (Schizonepetae Herba) und *Niu Bang Zi* (Arctii Fructus) verwenden.
- Halsschmerzen und wunder Rachen: in Kombination mit *Sheng Ma* (Cimicifugae Rhizoma), *Xuan Shen* (Scrophulariae Radix) und *Jin Yin Hua* (Lonicerae Flos).

Toxische Hitze: Zu den klinischen Manifestationen von toxischer Hitze gehören Masern, Gelbsucht, B-Enzephalitis, Mumps, Parotitis, Scharlach, Meningitis, Erysipel sowie alle ansteckenden, epidemischen Fiebererkrankungen mit hohem Fieber, Purpura und in schweren Fällen Bewusstlosigkeit.

- Fiebererkrankungen mit Fülle-Hitze und Toxinen in der *Qi*-(Energie-), *Ying*-(Nähr-) oder *Xue*-(Blut-)Schicht: in Kombination mit *Shi Gao* (Gypsum Fibrosum), *Xuan Shen* (Scrophulariae Radix) und *Di Huang* (Rehmanniae Radix).
- Gelbsucht: mit *Yin Chen* (Artemisiae Scopariae Herba) und *Da Huang* (Rhei Radix et Rhizoma) kombinieren.
- Parotitis: in Kombination mit *Huang Qin* (Scutellariae Radix) und *Ban Lan Gen* (Isatidis Radix).

Kühlt Blut und eliminiert Maculae

Blutungen: Hitze in der *Xue*-(Blut-)Schicht drängt Blut aus den Gefäßen und verursacht Maculae, Hautflecken, Purpura, Bluterbrechen und Nasenbluten.

- Hitze im Blut: *Da Qing Ye* zusammen mit *Zhi Mu* (Anemarrhenae Rhizoma), *Shi Gao* (Gypsum Fibrosum), *Xuan Shen* (Scrophulariae Radix) und *Zhi Zi* (Gardeniae Fructus) anwenden.

Dosierung

10–20 g im Dekokt. *Da Qing Ye* wird äußerlich oder innerlich eingesetzt.

Sicherheitshinweise, Kontraindikationen

Da Qing Ye ist bei Kälte und Mangel in Milz- und Magen kontraindiziert.

Chemische Zusammensetzung

Indigo, Indican, Indirubin, Fryptanthrin, Glucobrassicin, Neoglucobrassicin, Glycobrassicin-1-sulfonat.[1, 2]

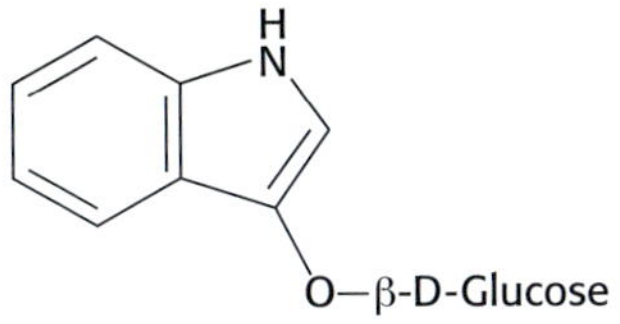

Abb. 2.16 Indican

Pharmakologische Wirkungen

- **Antibiotisch**: *Da Qing Ye* hat ein breites antibakterielles, antivirales und antimykotisches Wirkprofil. Ein Dekokt aus *Da Qing Ye* wirkt gegen *Staphylococcus aureus,* alphahämolysierende Streptokokken, *Diplococcus meningitidis, Salmonella typhi, E. coli, Corynebacterium diphtheriae, Bacillus dysenteriae,* Leptospirae, B-Enzephalitis-Virus und HbsAg. Außerdem wirkt Fryptanthrin stark gegen verschiedene pathogene Fungi, insbesondere bei Haut- und Fußbefall.[3, 4]
- **Antineoplastisch**: Bei Mäusen wirkt Indirubin erwiesenermaßen hemmend auf Tumorzellen bei der Behandlung von Leukämie, Sarkomen und Lungenkrebs.[5]
- **Antiinflammatorisch**: *Da Qing Ye* wirkt leicht entzündungshemmend und fiebersenkend.[6]

Klinische und wissenschaftliche Studien

- **Infektion der oberen Atemwege**: 168 Kinder mit Infektionen der oberen Atemwege wurden einem Bericht zufolge erfolgreich mit *Da Qing Ye* behandelt. 95 Kinder waren erkältet oder hatten eine Grippe, 29 litten an akuter Laryngitis, 25 hatten Bronchitis und 19 Tonsillitis. Die Dosis der *Da-Qing-Ye*-Lösung betrug pro Gabe 6 ml (jeweils 2 ml der Lösung enthielten 3,125 g der getrockneten Arzneidroge) bei Kindern über drei Jahren. Die Arznei wurde drei- bis sechsmal täglich verabreicht.[7]
- **Masern und Lungenentzündung**: In einer Studie mit 150 Patienten, die an Masern und Pneumonie erkrankt waren, führte die Behandlung mit einem Arzneisirup zu zufriedenstellenden Ergebnissen. Der Sirup bestand zu gleichen Teilen aus *Da Qing Ye* und *Pu Gong Ying* (Taraxaci Herba). Den Patienten wurde empfolen, den Sirup dreimal täglich einzunehmen.[8]
- **B-Enzephalitis**: Ein Dekokt aus *Da Qing Ye* behandelte wirkungsvoll 51 Patienten mit B-Enzephalitis. 30 g *Da Qing Ye* wurden in Wasser auf 100 ml Dekokt eingekocht. Das Dekokt wurde alle vier Stunden verabreicht, die Dosierung für Kinder unter einem Jahr betrug 10–20 ml, für Kinder zwischen einem und fünf Jahren 30 ml, für Kinder zwischen sechs und zehn Jahren

50 ml, für Kinder zwischen 11 und 13 Jahren 80 ml. Den Patienten wurde empfohlen, nach Abklingen des Fiebers die Arznei noch weitere zwei bis drei Tage einzunehmen.[9]

Wechselwirkung mit anderen Medikamenten

Sulfonylharnstoff-Antidiabetika und Sulfonamid-Antibiotika: Dr. Zhang Xiao-Ping weist darauf hin, dass Patienten, die allergisch gegen Sulfonylharnstoffe und Sulfonamide sind, unter Umständen auch allergisch auf *Qing Dai* (Indigo Naturalis), *Da Qing Ye* (Isatidis Folium) und *Ban Lan Gen* (Isatidis Radix) reagieren. (Hinweis: Beispiele für Sulfonylharnstoffe sind: Tolbutamid, Glipizid und Glyburid; Beispiele für Sulfonamide sind Sulfadiazin, Sulfisoxazol, Sulfamethoxazol, Trimethoprim bzw. Sulfamethoxazol und Erythromycin bwz. Sulfisoxazol.)

Toxikologie

Die orale Einnahme von Indirubin (5 g/kg pro Tag) führte bei Mäusen weder zu Nebenwirkungen noch zu Todesfällen.[10]

Referenzen

1. *Xian Dai Zhong Yao Yao Li Xue* (Contemporary Pharmacology of Chinese Herbs), 1997; 217
2. The Merck Index 12th edition, Chapman and Hall/CRCnetBASE/Merck, 2000
3. *Zhong Yao Xue* (Chinese Herbology), 1998; 174:175
4. *Zhi Wu Yao You Xiao Cheng Fen Shou Ce* (Manual of Plant Medicinals and Their Active Constituents), 1986: 608,1084
5. Ibid.
6. *Zhong Yao Xue* (Chinese Herbology), 1998; 174:175
7. *Fu Jian Zhong Yi Yao* (Fujian Chinese Medicine and Herbology), 1965; 4:14
8. *Shang Hai Zhong Yi Yao Za Zhi* (Shanghai Journal of Chinese Medicine and Herbology), 1963; 2:23
9. *Fu Jian Zhong Yi Yao* (Fujian Chinese Medicine and Herbology), 1965; 4:11
10. *Xian Dai Zhong Yao Yao Li Xue* (Contemporary Pharmacology of Chinese Herbs), 1997; 217

Dà Xuè Téng

Sargentodoxae Caulis

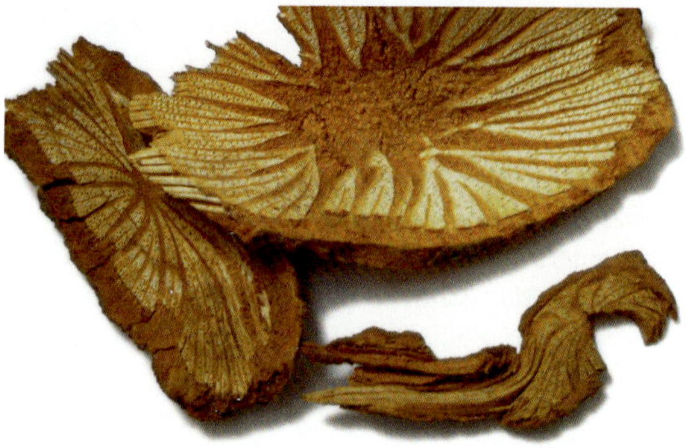

大血藤 大血藤

Pinyin-Name *Dà Xuè Téng*
Wörtliche Übersetzung „Große rote Rebe"
Andere chinesische Namen *Hong Teng, Xue Teng, Huo Xue Teng*
Originalquelle *Shen Nong Ben Cao Jing* (Die Materia Medica des göttlichen Landmannes), vermutlich Östliche Han-Dynastie
Deutscher Name Sargentodoxa-Stängel
Botanischer Name *Sargentodoxa cuneata* Rehd. et Wils. (*Da Xue Teng*)
Pharmazeutischer Name Sargentodoxae Caulis
Eigenschaften Bitter, neutral
Leitbahnen Dickdarm

Traditionell ist 紅藤 *Hóng Téng* der in Lehrbüchern und unter Therapeuten der Chinesischen Arzneimedizin häufiger verwendete Name. Heutzutage ist jedoch 大血藤 *Dà Xuè Téng* der offizielle Name, der von der Pharmakopöe der Volksrepublik China 2005 übernommen wurde. Dieser wird daher auch in diesem Buch durchgängig als Standardname verwendet.

Chinesische therapeutische Wirkungen

Klärt Hitze und eliminiert Toxine

Darmabszess: *Da Xue Teng* (Sargentodoxae Caulis) klärt Hitze, eliminiert Toxine, aktiviert die Blutzirkulation und lindert Schmerzen. Es ist eine der am häufigsten eingesetzten Arzneien bei Darmabszessen, die durch Akkumulation von Hitze und Toxinen sowie durch Stagnation von *Qi* und Blut gekennzeichnet sind. *Da Xue Teng* behandelt außerdem wirksam Appendizitis.

- Darmabszess: *Da Xue Teng* zusammen mit *Da Huang* (Rhei Radix et Rhizoma), *Lian Qiao* (Forsythiae Fructus), *Pu Gong Ying* (Taraxaci Herba) und *Mu Dan Pi* (Moutan Cortex) verwenden. **Beispiel-Rezeptur**: *Da Huang Mu Dan Tang* (Rhei Radix et Rhizoma und Moutan Cortex Dekokt).
- Appendizitis: kombiniert mit *Jin Yin Hua* (Lonicerae Flos), *Zi Hua Di Ding* (Violae Herba) und *Pu Gong Ying* (Taraxaci Herba).

Vertreibt Stase und lindert Schmerzen

Blut-Stase: *Da Xue Teng* behandelt scharfe Schmerzen, die durch Blut-Stase verursacht werden. Zu den klinischen Anwendungsgebieten gehören *Bi Zheng* (schmerzhaftes Blockade-Syndrom), traumatische und Sportverletzungen sowie Menstruationsschmerzen.

- Schmerzen: in Kombination mit *Dang Gui* (Angelicae Sinensis Radix), *Chi Shao* (Paeoniae Radix Rubra), *Wu Ling Zhi* (Trogopterori Faeces) und *Pu Huang* (Typhae Pollen).

Dosierung

10–15 g im Dekokt. Die Höchstdosis von *Da Xue Teng* beträgt 30 g. Es kommt in der Regel als Dekokt oder Tinktur zum Einsatz.

Chemische Zusammensetzung

Tannin, Emodin, Physcion, Daucosterol, β-Sitosterol, Salidrosid, Liriodendrin.[1,2]

Pharmakologische Wirkungen

- **Antibiotisch**: *Da Xue Teng* wirkt hemmend auf *Staphylococcus aureus*, betahämolysierende Streptokokken, *E. coli*, *Pseudomonas aeruginosa* und *Neisseria catarrhalis* .[3]
- **Kardiovaskulär**: Die Gabe von *Da Xue Teng* wird in zahlreichen In-vitro- und In-vivo-Studien mit einer Hemmung der Thrombozytenaggregation, einer erhöhten Blutperfusion der Koronararterien, einer verminderten Thrombinbildung und einem erhöhten cAMP-Plasmaspiegel in Verbindung gebracht.[4]

Klinische und wissenschaftliche Studien

- **Appendizitis**: 1213 Patienten mit akuter, aber unkomplizierter Appendizitis wurden in einer Studie mit einer Arzneizubereitung behandelt, die in mehr als 90% der Fälle erfolgreich war. Die Zubereitung enthielt Extrakte aus *Da Xue Teng*, *Pu Gong Ying* (Taraxaci Herba), *Da Huang* (Rhei Radix et Rhizoma) und *Hou Po* (Magnoliae Officinalis Cortex). Trägerstoffe waren Stärke und Magnesiumstearat.[5]
- **Akute Mastitis**: In einer klinischen Studie hat sich bei akuter Mastitis ein Dekokt aus 60–90 g *Da Xue Teng* als wirksam erwiesen. Das Dekokt wurde von den Patientinnen in zwei gleichen Dosen eingenommen. Insgesamt wurden 24 Frauen behandelt, 21 wurden vollständig gesund, zwei zeigten eine moderate Besserung, bei einer Patientin trat keine Besserung ein.[6]

Kommentar der Autoren

Da Xue Teng (Sargentodoxae Caulis) und *Ji Xue Teng* (Spatholobi Caulis) werden in bestimmten Regionen Chinas gegeneinander ausgetauscht. Beide Arzneien beleben die Blutzirkulation, öffnen die Leitbahnen und Kollateralen und lindern Schmerzen. Sie unterscheiden sich jedoch darin, dass *Da Xue Teng* Darmabszesse behandelt, während *Ji Xue Teng* das Blut belebt und nährt. Diese beiden Arzneien weisen also Ähnlichkeiten auf, haben aber deutlich unterschiedene Funktionen. Daher sollten sie weder verwechselt noch gedankenlos gegeneinander ausgetauscht werden.

Dr. Zhang Liang-Lin zufolge wirken *Da Xue Teng*, *Bai Jiang Cao* (Patriniae Herba), *Yi Yi Ren* (Coicis Semen) und *Gan Cao* (Glycyrrhizae Radix et Rhizoma) synergistisch beim Ableiten von Feuchtigkeit und beim Beenden von starkem Vaginalausfluss.

Referenzen

1. *Chang Yong Zhong Yao Cheng Fen Yu Yao Li Shou Ce* (A Handbook of the Composition and Pharmacology of Common Chinese Drugs), 1994; 213–214
2. *Zhong Yao Xue* (Chinese Herbology), 1998; 201–202
3. Ibid.
4. Ibid.
5. *Zhong Hua Yi Xue Za Zhi* (Chinese Journal of Medicine), 1972; 1:34
6. *Zhong Yi Za Zhi* (Journal of Chinese Medicine), 1984; 8:27

Dǎo Dì Wú Gōng
Heliminthostachytis Rhizoma

倒地蜈蚣 倒地蜈蚣

Pinyin-Name *Dǎo Dì Wú Gōng*
Wörtliche Übersetzung „Kopfstehender Hundertfüßler“
Andere chinesische Namen *Di Wu Gong, Ru Di Wu Gong, Guo Lu Wu Gong, Di Ding Wu Gong*
Deutscher Name Helminthostachys-zeylanica-Rhizom
Botanischer Name *Helminthostachys zeylanica* (L.) Hook
Pharmazeutischer Name Heliminthostachytis Rhizoma
Eigenschaften Bitter, kalt
Leitbahnen Lunge

Chinesische therapeutische Wirkungen

Reduziert Entzündungen, klärt Hitze, eliminiert Toxine, reduziert Schwellungen

- *Dao Di Wu Gong* (Heliminthostachytis Rhizoma) klärt Hitze, eliminiert Toxine und reduziert Schwellungen und Entzündungen. Es wird in der Regel mit anderen Arzneidrogen kombiniert, um die Hitze klärende Wirkung zu steigern.
- Stomatitis: *Dao Di Wu Gong* zerstoßen und lokal auftragen. Für die innere Anwendung in Kombination mit *Huang Lian* (Coptidis Rhizoma), *Huang Qin* (Scutellariae Radix), *Zhi Zi* (Gardeniae Fructus), *Bo He* (Menthae Haplocalycis Herba), *Lian Qiao* (Forsythiae Fructus), *Xuan Shen* (Scrophulariae Radix) und *Niu Bang Zi* (Arctii Fructus) anwenden.
- Herpes zoster: Die Arzneidroge zerstoßen, zu einer Paste verarbeiten und auf die betroffene Region auftragen. Die besten Resultate werden in Kombination mit *Zhen Ren Huo Ming Yin* (Dekokt des Wahren Mannes zur Nährung der Organe) und *Zheng Gu Zi Jin Dan* (Purpurne und goldene Pille, um die Knochen wiederherzustellen) erzielt.
- Dysenterie: Die Arzneidroge zerstoßen und mit Honig für die lokale Anwendung vermischen. Innerlich in Kombination mit *Chuan Xin Lian* (Andrographitis Herba), *Ji Xue Cao* (Centellae Herba), *Feng Wei Cao* (Pteris Herba) und *Bai Tou Weng* (Pulsatillae Radix).
- Gelenkschmerzen im ganzen Körper aufgrund eingedrungener Wind-Hitze: *Hong Gu She* (Kadsura Japonicae Radix) hinzufügen.
- Fieber mit Entzündung: zusammen mit *Da Ding Huang* (Euonymi Caulis) verwenden.

Dosierung

6–15 g im Dekokt.

Sicherheitshinweise, Kontraindikationen

Dao Di Wu Gong sollte wegen seiner bitteren und kalten Natur bei Patienten mit Mangel-Zuständen und Kälte vorsichtig eingesetzt werden.

Chemische Zusammensetzung

Phosphor, Eisen, Calcium.

Dào Diào Jīn Zhōng
Melothria Maderospatana

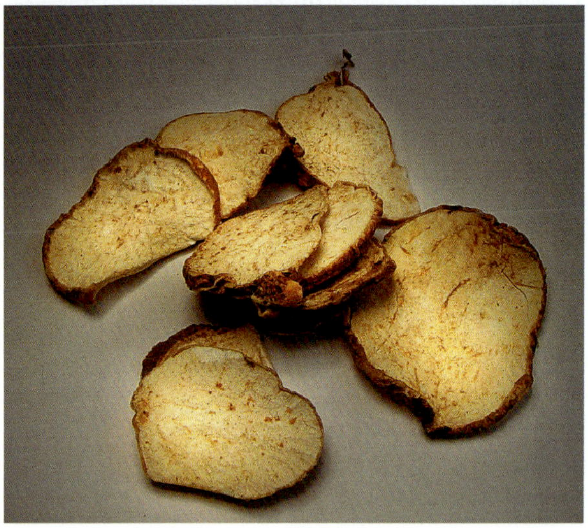

倒吊金鐘 倒吊金钟

Pinyin-Name *Dào Diào Jīn Zhōng*
Andere chinesische Namen *Feng Fang Ran*
Deutscher Name Melothria
Botanischer Name *Melothria maderaspatana* M.J. Roem.
Pharmazeutischer Name Melothria Maderospatana
Eigenschaften Süß, bitter, kühl
Leitbahnen Lunge, Leber, Blase

Chinesische therapeutische Wirkungen

Klärt Hitze, eliminiert Toxine und lindert Schmerzen

Fiebererkrankungen, Gelbsucht, Dysurie, Schwangerschaftstoxikose, unterschiedliche toxische Schwellungen, Lungenabszesse: *Dao Diao Jin Zhong* (Melothria Maderospatana) behandelt vielfältige Erkrankungen, die durch Hitze und Toxizität verursacht werden.

- Lungenabszess: *Dao Diao Jin Zhong* zusammen mit *Pu Gong Ying* (Taraxaci Herba), *Bai Jiang Cao* (Patriniae Herba) und *Da Qing Ye* (Isatidis Folium) verwenden.
- Fiebererkrankungen mit Reizbarkeit und einem erdrückenden Gefühl in der Brust: mit *Xian Feng Cao* (Bidentis Herba) und *Ji Xue Cao* (Centellae Herba) kombinieren.
- Gelbsucht: *Yin Chen* (Artemisiae Scopariae Herba) hinzufügen.
- Dysurie oder häufiger Harndrang: in Kombination mit *Shui Ding Xiang* (Ludwigiae Prostratae Herba) und *Shan Pu Tao* (Vitis Amurensis Radix).
- Toxische Schwellungen: zusammen mit *Hu Yao Huang* (Leucas Mollissimae Herba), *Shu Wei Huang* (Rostellulariae Herba) und *Cha Chi Huang* (Stellariae Aquaticae Herba) einsetzen.

Dosierung

3–12 g im Dekokt.

Sicherheitshinweise, Kontraindikationen

Dao Diao Jin Zhong sollte bei Patienten mit Milz-Mangel vorsichtig eingesetzt werden.

Dōng Líng Cǎo

Rabdosiae Herba

冬凌草

Pinyin-Name *Dōng Líng Cǎo*
Andere chinesische Namen *Shan Xiang Cao, Bing Ling Cao*
Originalquelle *Zhong Guo Yao Dian* (Wörterbuch der chinesischen Medizin) aus dem Jahr 1977
Deutscher Name Rabdosia-Kraut
Botanischer Name *Rabdosia rubescens* (Hemsl.) Hara; *Rabdosia japonica* (Burm. f) Hara var. *glaucocalyx* (Maxim) Hara; *Rabdosia japonica* Maxim
Pharmazeutischer Name Rabdosiae Herba
Eigenschaften Bitter, süß, kühl
Leitbahnen Leber, Milz, Magen

Chinesische therapeutische Wirkungen

Klärt Hitze und eliminiert Toxine

Dong Ling Cao (Rabdosiae Herba) wird häufig bei der Behandlung unterschiedlicher Erkrankungen eingesetzt, die durch Hitze und Toxine charakterisiert sind wie Halsschmerzen, Tonsillitis, Insektenstiche und Schlangenbisse.

- Kopfschmerzen aufgrund einer Erkältung: 30 g *Dong Ling Cao* im Dekokt als Einzelarznei.

Regt die Blutzirkulation an und lindert Scmerzen

Dong Ling Cao aktiviert die Blutzirkulation und wird sowohl innerlich als auch äußerlich bei der Behandlung von muskuloskelettalen Schmerzen eingesetzt.

- Gelenkschmerzen aufgrund von Wind und Feuchtigkeit: 90 g *Dong Ling Cao* in 500 ml Getreideschnaps einweichen. 30 ml der Tinktur zweimal täglich morgens und abends einnehmen.
- Gelenkschmerzen: Die betroffene Körperstelle in einer Lösung (250 g Arzneidrogen in Wasser gekocht) baden.

Dosierung

30–60 g im Dekokt.

Sicherheitshinweise, Kontraindikationen

Dong Ling Cao kann Nebenwirkungen auf den Magen-Darm-Trakt haben wie Übelkeit, Erbrechen und Spannungsgefühl im Bauch.

Chemische Zusammensetzung

Rubescensin A, B, C, D; Ludongnin, Lushanrubescensin, Quidongnin, Xindongnin A, B; α-Amyrin, Circiliol.[1, 2]

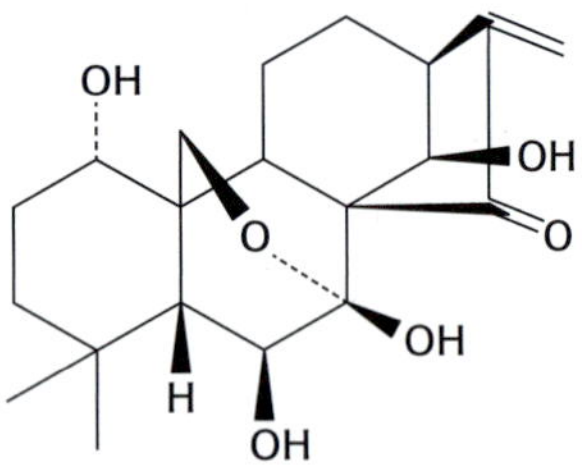

Abb. 2.17 Rubescensin

Pharmakologische Wirkungen

- **Antineoplastisch**: Die Anwendung von Rubescensin A wirkte antineoplastisch bei Ratten mit Ösophagus- und Leberkarzinom. Die Arznei wurde als Injektion verabreicht. Eine signifikante Unterdrückung der Knochenmarkfunktion wurde nicht beobachtet. Einem anderen Bericht zufolge wirkte Rubescensin A dosisabhängig hemend auf Magenkarzinomzellen (MGc80-3).[3, 4]
- **Antibiotisch**: *Dong Ling Cao* wirkt mäßig hemmend auf 19 verschiedene Mikroorganismen und ist besonders wirksam gegen grampostive Stämme. Die minimale Hemmkonzentration betrug bei *Staphylococcus aureus* 31 ug/ml.[5]

Klinische und wissenschaftliche Studien

- **Ösophagus- und Magenmundkarzinom**: In einer Untersuchung wurden 95 Patienten im fortgeschrittenen bzw. im Spätstadium von Ösophagus- und Magenmundkarzinomen mit *Dong-Ling-Cao*-Präparaten behandelt. Präparat I wurde aus einer Mischung der Arzneidroge mit Sirup (Verhältnis 1:1) hergestellt. Das Behandlungsprotokoll sah pro Behandlungszyklus die dreimal tägliche Einnahme von 20–30 ml über einen Zeitraum von zwei bis drei Monaten vor. Für Präparat II wurden 4,5–5 g Arzneidroge zu einer Pille verarbeitet. Pro Behandlungszyklus wurden über einen Zeitraum von zwei bis drei Monaten fünf bis acht Pillen täglich verordnet. Präparat III wurde aus 75–100 mg Rubescensin A und 500 ml 5-prozentiger Glukoselösung hergestellt. Die Lösung wurde jeden zweiten Tag als Infusion gegeben, bis zu einer Gesamtdosis von 3000–3500 mg. Die Studie stellte für Präparat I eine Wirksamkeitsrate von 26,7% fest, 27,6% für Präparat II und 31,8% für Präparat III.[6]
- **Leberkarzinom**: 31 Patienten mit einem primären Leberkarzinom wurden in einer Studie erfoglreich mit *Dong-Ling-Cao*-Präparaten behandelt. 80% der Patienten gaben eine Steigerung des Appetits und Schmerzlinderung an. Die Überlebensrate nach der Behandlung lag nach sechs Monaten bei 29,6%, nach einem Jahr bei 12% und nach zwei Jahren bei 10%.[7]

Toxikologie

In einer Studie zur akuten Toxikologie betrug die LD_{50} für Rubescensin A bei Mäusen bei intraperitonealer Injektion 5,8 mg/kg. Bei Ratten gab es keine signifikanten Veränderungen des Körpergewichts, der roten und weißen Blutkörperchen, der Thrombozyten sowie der Leber- und Nierenfunktion nach einer zehntägigen Verabreichung von täglich 5–10 mg/kg Rubescensin A über intraperitoneale Injektion.[8]

Kommentar der Autoren

Dong Ling Cao wird in einer Rezeptur auch zur Behandlung von Prostatakarzinom eingesetzt. Die Rezeptur besteht aus folgenden Zutaten: *Dong Ling Cao*, *Huang Qin* (Scutellariae Radix), *Da Qing Ye* (Isatidis Folium), *San Qi* (Notoginseng Radix et Rhizoma), *Ju Hua* (Chrysanthemi Flos), *Ling Zhi* (Ganoderma), *Gan Cao* (Glycyrrhizae Radix et Rhizoma) und Beeren der Sägepalme (Semen Serenoae Repentis).

Referenzen

1. *Xian Dai Ben Cao Gang Mu* (Contemporary Materia Medica); 885, 2000
2. Yan X, Zhou J, Xie G, *Traditional Chinese Medicines Molecular Structures, Natural Sources and Applications*; Ashgate, 1999; 4870
3. *Xian Dai Ben Cao Gang Mu* (Contemporary Materia Medica); 885, 2000
4. *Zhong Guo Yao Li Xue Bao* (Chinese Herbal Pharmacology Journal), 1986; (4):361
5. *Xian Dai Ben Cao Gang Mu* (Contemporary Materia Medica); 885, 2000
6. *Xian Dai Zhong Yao Yao Li Xue* (Contemporary Pharmacology of Chinese Herbs), 1997; 1468–1469
7. *He Nan Yi Xue Yuan Xue Bao* (Journal of Henan University of Medicine), 1976; (5):22
8. *Zhong Cao Yao Tong Xun* (Journal of Chinese Herbal Medicine), 1977; (10):5

Fèng Wěi Cǎo
Pteris Herba

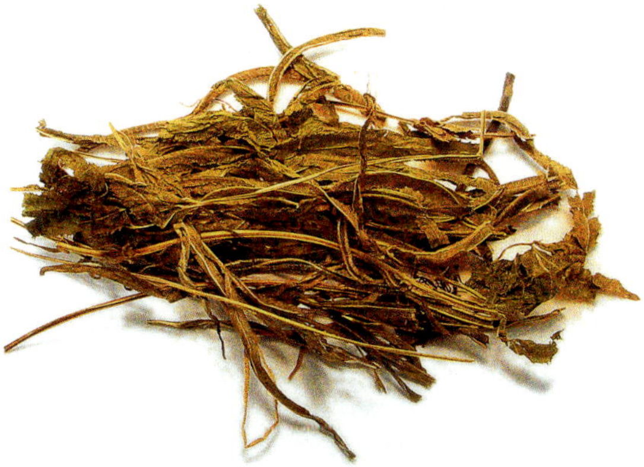

鳳尾草 凤尾草

Pinyin-Name *Fèng Wěi Cǎo*
Wörtliche Übersetzung „Phoenixschwanzkraut"
Andere chinesische Namen *Feng Huang Cao, Feng Wei Jue*
Originalquelle *Zhi Wu Ming Shi Tu Kao* (Illustrierter Führer für die Benennung und Identifizierung botanischer Produkte)
Deutscher Name Saumfarnkraut
Botanischer Name *Pteris multifida* Poir. (*Feng Wei Cao*)
Pharmazeutischer Name Pteris Herba
Eigenschaften Bitter, kalt
Leitbahnen Dickdarm, Blase

Chinesische therapeutische Wirkungen

Klärt Hitze, leitet Feuchtigkeit aus und lindert Entzündungen

Feng Wei Cao (Pteris Herba) behandelt Akkumulation von Feuchte-Hitze im Dickdarm und in der Harnblase.

- Wunder und geschwollener Rachen: *Feng Wei Cao* zusammen mit *Da Qing Ye* (Isatidis Folium) und *Ban Lan Gen* (Isatidis Radix) verwenden.
- Dysenterie, Diarrhö: *Ma Chi Xian* (Portulacae Herba) hinzufügen.
- Chronische Appendizitis: in Kombination mit *Bai Jiang Cao* (Patriniae Herba) und *Yi Yi Ren* (Coicis Semen).
- *Lin Zheng* (Dysurie-Syndrom) und Gelbsucht: zusammen mit *Che Qian Cao* (Plantaginis Herba), *Hai Jin Sha* (Lygodii Spora) und *Huang Bo* (Phellodendri Cortex) anwenden.

Kühlt das Blut und eliminiert Toxine

Feng Wei Cao behandelt Hitze und Toxine im Blut, die Blutungen und Tumorerkrankungen verursachen.

- Hämaturie, Blut im Stuhl, Nasenbluten: *Feng Wei Cao* zusammen mit *Xiao Ji* (Cirsii Herba), *Pu Huang* (Typhae Pollen) und *Di Yu* (Sanguisorbae Radix) einsetzen.
- Tumorerkrankungen: in Kombination mit *Bai Hua She She Cao* (Hedyotidis Diffusae Herba), *Ban Zhi Lian* (Scutellariae Barbatae Herba) und anderen Arzneien mit antineoplastischen Eigenschaften.

Dosierung

10–20 g im Dekokt.

Guàn Yè Jīn Sī Táo
Hyperici Perforati Herba

貫葉金絲桃

贯叶金丝桃

Pinyin-Name *Guàn Yè Jīn Sī Táo*
Andere chinesische Namen *Guan Ye Lian Qiao, Jin Si Tao, Tu Lian Qiao*
Originalquelle *Ben Cao Gang Mu Shi Yi* (Auslassungen aus der Großen Materia Medica) aus dem Jahr 1765 von Zhao Xue-Min
Deutscher Name Johanniskraut
Botanischer Name *Hypericum perforatum* L. (*Guan Ye Lian Qiao*)
Pharmazeutischer Name Hyperici Perforati Herba
Eigenschaften Bitter, scharf, adstringierend, neutral
Leitbahnen Leber

Traditionell ist 貫葉連翹 *Guàn Yè Lián Qiào* der in Lehrbüchern und unter Therapeuten der Chinesischen Arzneimedizin häufiger verwendete Name. Heutzutage ist jedoch 贯叶金丝桃 *Guàn Yè Jīn Sī Táo* der offizielle Name, der von der Pharmakopöe der Volksrepublik China 2005 übernommen wurde. Dieser wird daher auch in diesem Buch durchgängig als Standardname verwendet.

Chinesische therapeutische Wirkungen

Klärt Hitze und eliminiert Toxine

Toxische Hitze: *Guan Ye Jin Si Tao* (Hyperici Perforati Herba) reduziert Schwellungen und Entzündungen und behandelt Karbunkel, wunde Stellen, Schlangenbisse und Insektenstiche sowie andere, durch toxische Hitze charakterisierte Störungen.

- *Chang Feng* (Wind im Darm) mit Blut im Stuhl: *Guan Ye Jin Si Tao* in Kombination mit trocken-gebratenem *Huai Hua* (Sophorae Flos) und *Zong Lu* (Trachycarpi Petiolus).
- Harnweginfektion: *Guan Ye Jin Si Tao* als Einzelarznei verwenden.
- Rötung und Schwellung der Augen: *Guan Ye Jin Si Tao* den ganzen Tag über als Tee trinken.
- Schlangenbisse und Insektenstiche: *Guan Ye Jin Si Tao* zu einer Paste zermahlen und örtlich auftragen.
- Tonsillitis: Verwendung des Dekokts als Gurgelwasser.

Stoppt Blutungen

Blutungen: *Guan Ye Jin Si Tao* hat adstringierende Eigenschaften und behandelt daher effektiv Bluthusten, Bluterbrechen und Blutungen aufgrund von Verletzungen.

- Bluterbrechen: *Guan Ye Jin Si Tao* in Kombination mit *Xian He Cao* (Agrimoniae Herba).
- Starke Uterusblutungen: mit *Xian He Cao* (Agrimoniae Herba), *Mo Han Lian* (Ecliptae Herba) und verkohlten *Pu Gong Ying* (Taraxaci Herba) kombinieren.

Vertreibt Wind-Feuchtigkeit

Bi Zheng (schmerzhaftes Blockade-Syndrom): *Guan Ye Jin Si Tao* vertreibt äußere Wind-Feuchtigkeit und lindert auf diese Weise Muskelschmerzen.

- *Bi Zheng*: *Guan Ye Jin Si Tao* zusammen mit *Xun Gu Feng* (Aristolochiae Mollissimae Herba), *Shen Jin Cao* (Lycopodii Herba), *Mu Gua* (Chaenomelis Fructus) und *Ji Xue Teng* (Spatholobi Caulis) verwenden.

Lindert Depression

Depression: *Guan Ye Jin Si Tao* reguliert das Leber-*Qi* und behandelt Depression. Es kann als Einzelarznei verwendet werden oder in Kombination mit *Yue Ju Wan* (Flucht aus der Einschnürung Pille).

Dosierung

6–9 g im Dekokt. *Guan Ye Jin Si Tao* wird sowohl innerlich als auch äußerlich eingesetzt.

Sicherheitshinweise, Kontraindikationen

Die Verwendung von *Guan Ye Jin Si Tao* kann zu erhöhter Lichtempfindlichkeit führen.

Chemische Zusammensetzung

Hypericin, Hyperforin, Hyperin, Pseudohypericin, Protohypericin, Cyclopseudohypericin, Desmethylcyclopseudohypericin, Emodinanthranol.[1,2]

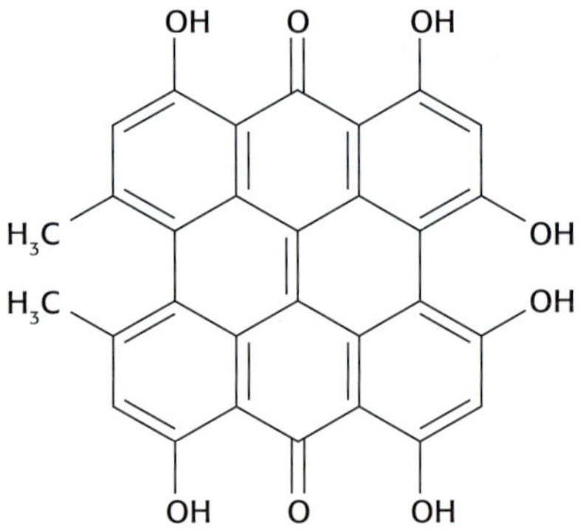

Abb. 2.18 Hypericin

Pharmakologische Wirkungen

- **Hustenlindernd**: Die intraperitoneale Injektion von Hyperin (100 mg/kg) linderte Husten bei Katzen.[3]
- **Schmerzstillend**: Die Verabreichung von Hyperin wirkte bei Mäusen schmerzstillend.[4]
- **Antibiotisch**: *Guan Ye Jin Si Tao* wirkt antibakteriell gegen *Staphylococcus aureus*, *Streptococcus pyogenes* und *Streptococcus agalactiae*. Außerdem wirkt Hyperforin hemmend auf Penicillin-resistenten *Staphylococcus aureus* (PRSA) und Methicillin-resistenten *Staphylococcus aureus* (MRSA). Des Weiteren wirkt Hyperforin antiviral gegen folgende Viren: Herpes-simplex-Virus, Parainfluenzavirus, vesikuläres Stomatitisvirus und humanes Zytomegalievirus.[5]
- **Antidepressivum**: Der Extrakt aus *Guan Ye Jin Si Tao* wirkt nachweislich antidepressiv, da er die Wiederaufnahme von Serotonin und anderen Neurotransmittern wie z.B. Norepinephrin und Dopamin hemmt. Man geht davon aus, dass Hyperforin der Hauptbestandteil ist, auf den sich die antidepressive Wirkung zurückführen lässt.[6]

Klinische und wissenschaftliche Studien

Depression: *Guan Ye Jin Si Tao* und Fluoxetin erzielen bei der Behandlung von Depressionen den gleichen therapeutischen Effekt. Dies ergab eine randomisierte, vergleichende Doppelblindstudie, die 149 Probanden mit leichter bzw. mittelschwerer Depression untersuchte. Die Behandlung dauerte sechs Wochen. Die Patienten in der „Kräutergruppe" erhielten täglich 800 mg eines Extrakts aus *Guan Ye Jin Si Tao* (5–7:1 Extrakt, Ethanol 60% Lösungsmittel). Patienten in der „Medikamentengruppe" erhielten 20 mg Fluoxetin.[7]

Wechselwirkung mit anderen Medikamenten

- **Serotoninwiederaufnahme-Hemmer**: Sowohl Serotoninwiederaufnahme-Hemmer als auch Johanniskraut hemmen die Wiederaufnahme von Serotonin. Deshalb kann die gleichzeitige Verwendung des Krauts und des Medikaments das „Serotonin-Syndrom" mit folgenden Symptomen auslösen: Schwitzen, Tremor, Hitzewallungen, Verwirrtheit und Agitiertheit.[8] (Hinweis: Beispiele für Serotoninwiederaufnahme-Hemmer sind Fluoxetin, Paroxetin, Sertralin, Citalopram sowie Fluvoxamin.)
- **Virostatika**: Es hat sich herausgestellt, dass die gleichzeitige Verwendung von Johanniskraut und Indinavir zu einer 57-prozentigen Reduzierung unterhalb der Kurve und zu einer 81-prozentigen Verminderung des extrapolierten Acht-Stunden-Werts von Indinavir führt. Dabei wurde Johanniskraut dreimal täglich in einer Dosierung von 300 g (standardisiert zu 0,3% Hypericin) verabreicht, die Dosis von Indinavir betrug 800 mg, die alle acht Stunden gegeben wurde.[9]
- **Digoxin**: Die Komedikation von Johanniskraut und Digoxin führte zu einer signifikanten Reduktion von Digoxin C_{max}, C_{trough}, und AUC.[10]
- **Metabolische Wirkung**: Johanniskraut senkt den Plasmawert vieler Medikamente, z.B. von Cyclosporin, Ethinyloestradiol und Desogestrel (kombiniertes Verhütungsmittel), Theophyllin, Digoxin und Indinavir. Der Grund für diese Wechselwirkung ist vermutlich die Induktion des Cytochrom-P-450 Systems der Leber durch Johanniskraut, was zu einem erhöhten Stoffwechsel und einer geringeren Plasmakonzentration der Medikamente führt.[11]

Toxikologie

Die LD_{50} von Hyperin beträgt bei Mäusen bei intraperitonealer Injektion 0,5 g/kg.[12]

Kommentar der Autoren

Guan Ye Jin Si Tao (Hyperici Perforati Herba) ist unter der Bezeichnung „Johanniskraut" bekannt. Früher wurde dieses Kraut in China verwendet, um Hitze zu klären und auf diese Weise unterschiedliche Formen von Infekten und Entzündungen zu behandeln. In Europa wurde es mehr als nervenstärkendes Mittel eingesetzt, das Ängstlichkeit, Depression und Ruhelosigkeit behandelt.

Referenzen

1. *Xian Dai Ben Cao Gang Mu* (Contemporary Materia Medica), 2000; 1759–1760
2. The Merck Index 12th edition, Chapman and Hall/CRCnetBASE/Merck, 2000
3. *Xian Dai Ben Cao Gang Mu* (Contemporary Materia Medica), 2000; 1759–1760
4. *Zhong Guo Yao Li Xue Tong Bao* (Journal of Chinese Herbal Pharmacology), 1986; 2(2):14
5. CA, 1972; 76:30830g) (*Planta Med*, 1990;56(6):651
6. Muller, WE et al. Hyperforin represents the neurotransmitter reuptake inhibiting constituent of Hypericum extract. Pharmacopsychiatry 1998 Jun;31 Suppl 1:16–21
7. Harrer, G et al. Comparison of equivalence between the St. John's Wort extract LoHyp-57 and fluoxetine. Arzneimittelforschung 1999 Apr;(4):289–96
8. Muller WE, Schafer C et al. In-vitro-Studie über Hypericum-Extrakt, Hypericin und Kampferol. DAZ 1996; 136(13):1015–1022
9. Piscitelli, S et al. Indinavir concentration and St. John's Wort. Lancet 2000; 355:547–548
10. Andreas, J et al. Pharmacokinetic interaction of digoxin with an herbal extract from St. John's Wort. Clinical Pharmacology and Therapeutics. 1999; 66:3380345
11. PDR for Nutritional Supplements 1st Edition, Medical Economics, 2001
12. *Xian Dai Ben Cao Gang Mu* (Contemporary Materia Medica), 2000; 1759–1760

Hé Yè
Nelumbinis Folium

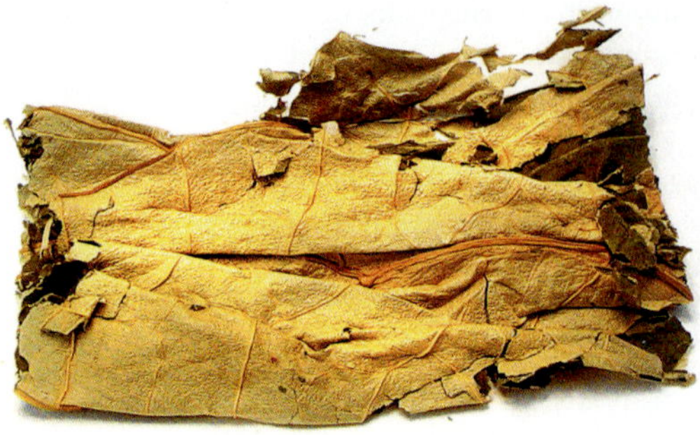

荷葉 荷叶

Pinyin-Name *Hé Yè*
Wörtliche Übersetzung „Lotusblätter"
Andere Chinesische Name *Ou Ye*
Originalquelle *Shi Liao Ben Cao* (Materia Medica der Therapie mit Nahrungsmitteln) aus dem 7. Jahrhundert von Meng Shan
Deutscher Name Lotusblatt
Botanischer Name *Nelumbo nucifera* Gaertn. (*Lian*)
Pharmazeutischer Name Nelumbinis Folium
Eigenschaften Bitter, adstringierend, neutral
Leitbahnen Herz, Leber, Milz

Chinesische therapeutische Wirkungen

Klärt Sommer-Hitze und löst Feuchtigkeit auf

Sommer-Hitze: *He Ye* (Nelumbinis Folium) klärt Sommer-Hitze und Feuchtigkeit. Dieser Zustand ist charakterisiert durch Fieber, Reizbarkeit, Schwitzen und spärlichen Urin.

- Sommer-Hitze und Feuchtigkeit: *He Ye* in Kombination mit *Jin Yin Hua* (Lonicerae Flos), *Bian Dou Hua* (Lablab Flos Album), *Xi Gua* (Citrulli Fructus) und *Hou Po* (Magnoliae Officinalis Cortex).
- Adipositas: *He Ye* und *Yi Yi Ren* (Coicis Semen) werden zusammen gekocht und täglich als Tee getrunken.

Stillt Blutungen

Blutungen: *He Ye* behandelt Blutungsstörungen. Es wird häufig mit anderen blutstillenden Arzneien kombiniert.

Dosierung

3–10 g. Unverarbeitetes *He Ye* klärt wirksamer Hitze. Die verkohlte Arzneidroge wirkt stärker blutstillend.

Sicherheitshinweise, Kontraindikationen

He Ye sollte vorsichtig angewendet werden, wenn Kälte die Blutungen verursacht.

Kommentar der Autoren
Es gibt insgesamt acht Bestandteile der Lotuspflanze, die für medizinische Zwecke eingesetzt werden. Eine vollständige Beschreibung ist in der Monographie von *Lian Zi* (Nelumbinis Semen) nachzulesen (► II/Kap. 18).

Hŭ Yăo Huáng
Leucas Mollissimae Herba

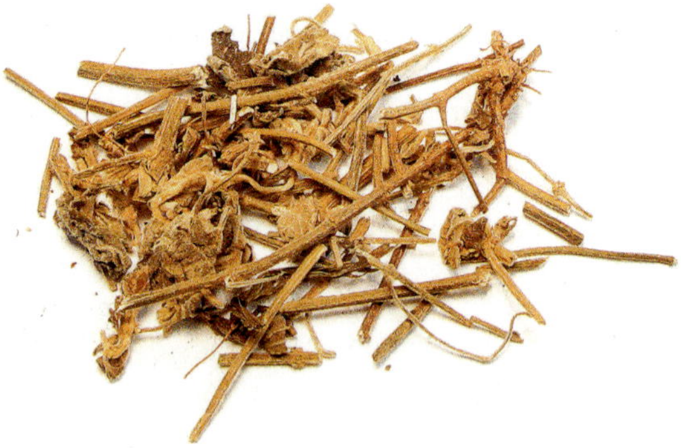

虎咬癀

Pinyin-Name *Hŭ Yăo Huáng*
Andere chinesische Namen *Bai Hua Cao*
Deutscher Name Leucas-mollissima-Kraut
Botanischer Name *Leucas mollissima* Wall. var. *chinensis* Benth
Pharmazeutischer Name Leucas Mollissimae Herba
Eigenschaften Bitter, kühl
Leitbahnen Dickdarm, Dünndarm, Lunge

Chinesische therapeutische Wirkungen

Klärt Hitze und eliminiert Toxine

Hu Yao Huang (Leucas Mollissimae Herba) klärt allgemein und umfassend Hitze. Es behandelt Infektionen und Entzündungen in unterschiedlichen Körperteilen.

- Enteritis: *Hu Yao Huang* zusammen mit *Ma Bian Cao* (Verbenae Herba), *Pao Zai Cao* (Physalis Angulatae Herba) und *Xian Feng Cao* (Bidentis Herba) verwenden. Die besten Behandlungsergebnisse werden in Kombination mit *Ge Gen Huang Qin Huang Lian Tang* (Puerariae Radix, Coptidis Rhizoma und Scutellariae Radix Dekokt) erzielt.
- Appendizitis: mit *Ma Bian Cao* (Verbenae Herba), *Da Huang* (Rhei Radix et Rhizoma), *Mu Dan Pi* (Moutan Cortex) und *Dong Gua Zi* (Benincasae Semen) kombinieren.
- Dysenterie: in Kombination mit *Feng Wei Cao* (Pteris Herba) und *Chuan Xin Lian* (Andrographitis Herba) oder mit *Ge Gen Huang Qin Huang Lian Tang* (Puerariae Radix, Coptidis Rhizoma und Scutellariae Radix Dekokt).
- Lungen-Hitze mit Husten: *Fu Rong* (Hibisci Radix) und *Da Qing Ye* (Isatidis Folium) hinzufügen.
- Leukorrhö: kombiniert mit *Yi Mu Cao* (Leonuri Herba), *Long Yan Hua* (Longan Flos) und *Bai Guo* (Ginkgo Semen).
- Sommer-Hitze-Hitzschlag: mit *Feng Wei Cao* (Pteris Herba), *He Ye* (Nelumbinis Folium), *Ji Xue Cao* (Centellae Herba), *Shi Gao* (Gypsum Fibrosum) und *Zhi Mu* (Anemarrhenae Rhizoma) kombinieren.
- Gelbsucht: *Hu Yao Huang* zusammen mit *Yin Chen* (Artemisiae Scopariae Herba), *Da Huang* (Rhei Radix et Rhizoma) und *Zhi Zi* (Gardeniae Fructus) verwenden.

Belebt die Blutzirkulation, fördert die Harnausscheidung

- Infektionen des Uterus: *Hu Yao Huang* zusammen mit *Ma Bian Cao* (Verbenae Herba), *Feng Wei Cao* (Pteris Herba) und *Xian Feng Cao* (Bidentis Herba) verwenden.
- Nephritis, Dysurie: in Kombination mit *Hai Jin Sha* (Lygodii Spora), *Jin Qian Cao* (Lysimachiae Herba) und *Bai Mao Gen* (Imperatae Rhizoma).

Dosierung

6–15 g im Dekokt.

Sicherheitshinweise, Kontraindikationen

Hu Yao Huang ist während der Schwangerschaft kontraindiziert.

Huáng Shuǐ Qiē

Solani Herba

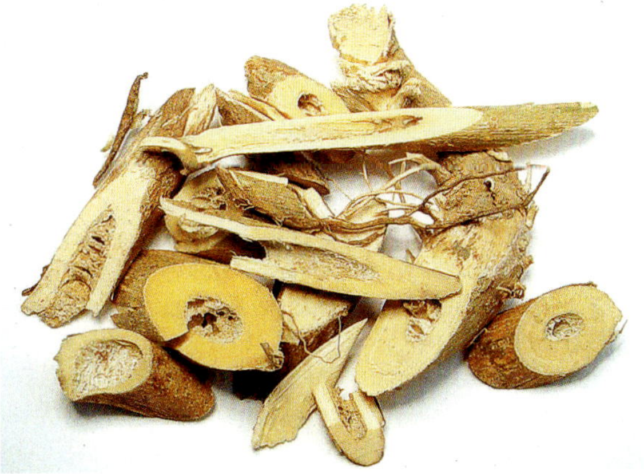

黃水茄

Pinyin-Name *Huáng Shuǐ Qiē*
Andere chinesische Namen *Huang Guo Qie*
Deutscher Name Solanum-xanthocarpum-Kraut, Kantakari
Botanischer Name Schrad. et Wendl. (*Huang Guo Qie*)
Pharmazeutischer Name Solani Herba
Eigenschaften Scharf, bitter, kalt
Leitbahnen Leber

Chinesische therapeutische Wirkungen

Verankert Leber-Yang, eliminiert Toxine, reduziert Entzündungen und lindert Schmerzen

Leber-Feuer: *Huang Shui Qie* (Solani Herba) behandelt unterschiedliche, durch Leber-Feuer verursachte Störungen. Es eliminiert äußerst wirksam Toxine und wird immer häufiger bei Hepatitis A, B und C eingesetzt.

- Hepatitis: *Huang Shui Qie* zusammen mit *Hua Shi Cao* (Orthosiphon Aristatus Herba), *Bai Jiang Cao* (Patriniae Herba), *Hu Zhang* (Polygoni Cuspidati Rhizoma) und *Hu Yao Huang* (Leucas Mollissimae Herba) anwenden.
- Leberzirrhose: *Zhi Zi* (Gardeniae Fructus), *Wu Tian* (Viticis Quinatae Radix et Folium) und *Hu Zhang* (Polygoni Cuspidati Rhizoma) hinzufügen. Für optimale Behandlungsergebnisse mit *Xue Fu Zhu Yu Tang* (Dekokt, das Stasen aus dem Haus des Blutes treibt) kombinieren.
- Augenerkrankungen aufgrund von Fülle-Zuständen: mit *Qian Li Guang* (Senecionis Scandentis Herba), *Xia Ku Cao* (Prunellae Spica) und *Jue Ming Zi* (Cassiae Semen) kombinieren.
- Sinusitis: mit *Fu Rong* (Hibisci Radix) und *Wu Tian* (Viticis Quinatae Radix et Folium) anwenden.
- Juckreiz und andere Hauterkrankungen: zusammen mit *Fang Feng* (Saposhnikoviae Radix), *Jing Jie* (Schizonepetae Herba), *Ku Shen* (Sophorae Flavescentis Radix), *Bai Hua She She Cao* (Hedyotidis Diffusae Herba) und *Ban Zhi Lian* (Scutellariae Barbatae Herba) verwenden.
- Pleuritis und Ödeme: Kombination mit *Ding Shu Xiu* (Elephantopus Scaber Herba) und *Shan Pu Tao* (Vitis Amurensis Radix).

Dosierung

3–9 g im Dekokt.

Chemische Zusammensetzung

Solasonin, Solamargin, Solasurin, Solasodin, Methylcaffeat, Kaffeesäure.[1]

Referenzen

1. J Chem Soc Pak 1983; 5(2):99

Jī Gŭ Căo

Abri Herba

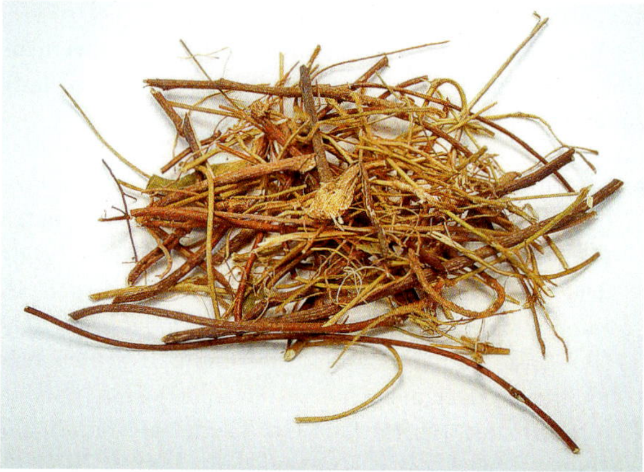

雞骨草 鸡骨草

Pinyin-Name *Jī Gŭ Căo*
Wörtliche Übersetzung „Hühnerknochenkraut"
Originalquelle *Ling Nan Cai Yao Lu* (Berichte über das Sammeln von Kräutern in Guangdong)
Deutscher Name Paternosterbohnenkraut
Botanischer Name *Abrus fruticulosus* Wall. Ex Wight et Arn. (*Guan Dong Xiang Si Zi*)
Pharmazeutischer Name Abri Herba
Eigenschaften Süß, kühl
Leitbahnen Leber, Gallenblase

Chinesische therapeutische Wirkungen

Klärt Hitze und eliminiert Toxine

Gelbsucht und infektiöse Hepatitis durch Feuchte-Hitze: Aufgrund seiner süßen und kühlen Natur und wegen seiner Affinität zu Leber und Gallenblase ist *Ji Gu Cao* (Abri Herba) nützlich bei der Behandlung von Feuchte-Hitze-Gelbsucht und Hepatitis.

- Gelbsucht und Hepatitis: *Ji Gu Cao* zusammen mit *Yin Chen* (Artemisiae Scopariae Herba), *Da Huang* (Rhei Radix et Rhizoma) und *Bai Hua She She Cao* (Hedyotidis Diffusae Herba) verwenden.

Leitet Feuchtigkeit aus und zerstreut Stagnation

Traumata: *Ji Gu Cao* lindert Entzündungen und Schmerzen, die in Verbindung mit posttraumatischen Verletzungen mit Blut-Stagnation auftreten.

Dosierung

6–15 g.

Chemische Zusammensetzung

Abrin, Cholin, Saponine, Tannine, Anthrachinonglycoside, β-Sitosterol, Stigmasterol, Chrysophanol, Physcion.[1]

Pharmakologische Wirkungen

Hepatoprotektiv: Die Saponine in *Ji Gu Cao* schützen bei Tieren erwiesenermaßen die Leber, besonders bei einer durch Tetrachlorkohlenstoff induzierten Leberschädigung.[2]

Klinische und wissenschaftliche Studien

Hepatitis: In einer Untersuchung wurden 70 Patienten mit unterschiedlichen Formen von Hepatitis mit einem Dekokt aus *Ji Gu Cao* (120 g der frischen bzw. 60 g der getrockneten Arzneidroge) und 60 g Zucker behandelt, das zweimal täglich in gleichen Dosen eingenommen wurde. Kinder nahmen die halbe Dosis. Die Patienten wurden angewiesen, die Arznei bis zum Verschwinden der Symptome einzunehmen. Die Studie berichtet von zufriedenstellenden Ergebnissen, gute Resultate wurden im Frühstadium der Krankheit und bei Kindern erzielt. Je früher die Arzneitherapie begonnen wurde, desto effektiver war sie. Sie war jedoch nicht wirksam bei chronischer Hepatitis.[3]

Referenzen

1. *Chang Yong Zhong Yao Cheng Fen Yu Yao Li Shou Ce* (A Handbook of the Composition and Pharmacology of Common Chinese Drugs), 1994; 1151
2. Chem Pharm Bull, 1990; 38(3)824
3. *Zhe Jiang Zhong Yi Za Zhi* (Zhejiang Journal of Chinese Medicine), 1960; 4:166

Jīn Guŏ Lăn

Tinosporae Radix

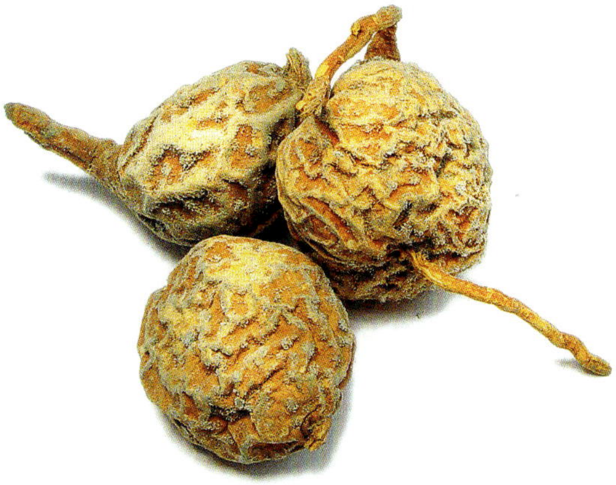

金果欖 金果榄

Pinyin-Name *Jīn Guŏ Lăn*
Wörtliche Übersetzung „Goldene Frucht"
Andere chinesische Namen *Di Ku Dan*, *Jiu Niu Dan*, *Jin Niu Dan*
Deutscher Name Tinospora-Wurzel
Botanischer Name *Tinospora capillipes* Gagn. (*Jin Guo Lan*); *Tinospora sagittata* Gagn. (*Qin Niu Dan*)
Pharmazeutischer Name Tinosporae Radix
Eigenschaften Bitter, kalt
Leitbahnen Lunge, Dickdarm

Chinesische therapeutische Wirkungen

Klärt Hitze und eliminiert Toxine

Aufgrund seiner bitteren und kalten Eigenschaften klärt *Jin Guo Lan* (Tinosporae Radix) Hitze aus der Lunge und Toxine aus dem Rachen. Das klinische Anwendungsgebiet sind vor allem Erkrankungen des Rachenraums wie Wundheit, Schwellungen und Abzsesse. *Jin Guo Lan* behandelt außerdem Magen-Darm-Erkrankungen aufgrund von Magen-Hitze wie z.B. Bauchschmerzen und Diarrhö. Die lokale Anwendung eignet sich für die Behandlung unterschiedlicher dermatologischer Störungen wie Karbunkel, Furunkel, wunde Stellen und Geschwüre.

- Halsschmerzen: *Jin Guo Lan* als Einzelarznei oder zusammen mit *Ban Lan Gen* (Isatidis Radix) und *Da Qing Ye* (Isatidis Folium) anwenden.

- Karbunkel und Furunkel: gemischt mit Essig als lokale Anwendung.

Dosierung

3–9 g.

Chemische Zusammensetzung

Flavonoide.[1]

Klinische und wissenschaftliche Studien

Phlebitis: In einer Untersuchung wurden bei sieben von acht Phlebitis-Patienten gute Therapieerfolge mit der lokalen Arzneianwendung erzielt. Das topische Mittel wurde aus einer Mischung aus *Jin Guo Lan* und 75-prozentigem Franzbranntwein hergestellt.[2]

Referenzen

1. *Zhong Yao Xue* (Chinese Herbology), 1998; 237
2. *Xin Yi Xue* (New Medicine), 1973; 1:25

Jīn Yín Huā

Lonicerae Flos

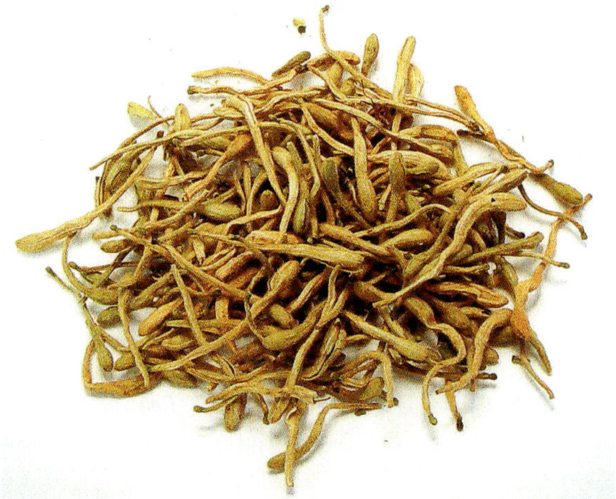

金銀花 金银花

Pinyin-Name *Jīn Yín Huā*
Wörtliche Übersetzung „Goldene Silberblüte"
Andere chinesische Namen *Ren Dong Hua, Jin Hua, Er Hua, Shuang Hua*
Originalquelle *Ming Yi Za Zhu* (Verschiedene Aufzeichnungen berühmter Ärzte) aus dem Jahr 500 von Tao Hong-Jing
Deutscher Name Japanische Geißblattblüten
Botanischer Name *Lonicera japonica* Thunb. (*Ren Dong*); *Lonicera hypoglauca* Miq. (*Hong Xian Ren Dong*); *Lonicera confuse* DC. (*Shan Yin Hua*); *Lonicera dasystyla* Rehd. (*Mao Hua Zhu Ren Dong*)
Pharmazeutischer Name Lonicerae Flos
Eigenschaften Süß, kalt
Leitbahnen Lunge, Magen, Dickdarm

Chinesische therapeutische Wirkungen

Klärt Hitze

Hitze in verschiedenen Stadien fiebriger Erkrankungen: In Kombination mit anderen geeigneten Arzneien kann *Jin Yin Hua* (Lonicerae Flos) bei vielen Hitze-Erkrankungen eingesetzt werden. Zu den klinischen Zeichen und Symptomen von Hitze gehören Wind-Hitze und fieberhafte Erkrankungen im Frühstadium mit Halsschmerzen, Fieber, Schwitzen und Durst, Hitze in der *Qi*-(Energie-)Schicht, die sich in hohem Fieber, Durst, Schwitzen und einem kräftigen Puls äußert; Sommer-Hitze mit Fieber, Schweregefühl und Hitzschlag; sowie Hitze in der *Ying*-(Nähr-) und *Xue*-(Blut-)Schicht mit Reizbarkeit, Schlaflosigkeit, Blutungen, Purpura oder Maculae auf der Haut und einer tiefroten Zunge. Obwohl *Jin Yin Hua* für die Behandlung aller Formen von Hitze geeignet ist, wird es in der Regel und am wirkungsvollsten im Frühstadium fiebriger Erkrankungen eingesetzt, wenn sich die Hitze im Oberen *Jiao* (Oberer Erwärmer) in der *Wei*-(Abwehr-) und *Qi*-(Energie-)Schicht befindet.

- Wind-Hitze und Frühstadium fiebriger Erkrankungen: *Jin Yin Hua* zusammen mit *Jing Jie* (Schizonepetae Herba), *Bo He* (Menthae Haplocalycis Herba) und *Lian Qiao* (Forsythiae Fructus) verwenden. **Beispiel-Rezeptur**: *Yin Qiao San* (Lonicerae Flos und Forsythiae Fructus Pulver).
- Lungenentzündung mit Hitze-Zeichen: mit *Ku Xing Ren* (Armeniacae Semen), *Lian Qiao* (Forsythiae Fructus) und *Niu Bang Zi* (Arctii Fructus) kombinieren.
- Bronchitis mit Hitze-Zeichen: in Kombination mit *Shi Gao* (Gypsum Fibrosum), *Ma Huang* (Ephedrae Herba), *Ku Xing Ren* (Armeniacae Semen) und *Gan Cao* (Glycyrrhizae Radix et Rhizoma). **Beispiel-Rezeptur**: *Ma Xing Gan Shi Tang* (Ephedrae Herba, Armeniacae Semen, Gypsum Fibrosum und in Honig gebratene Glycyrrhizae Radix Dekokt).

- Sommer-Hitze: *He Ye* (Nelumbinis Folium) und *Ju Hua* (Chrysanthemi Flos) hinzufügen.
- Hitze in der *Qi*-(Energie-)Schicht mit Fieber, Reizbarkeit, Durst und einem kräftigen Puls: Kombination mit *Shi Gao* (Gypsum Fibrosum) und *Zhi Mu* (Anemarrhenae Rhizoma).
- Hitze in der *Ying*-(Nähr-)Schicht mit Schlaflosigkeit, Reizbarkeit, Hautflecken, Mundtrockenheit mit einer dunkelvioletten Zunge: *Jin Yin Hua* mit *Di Huang* (Rehmanniae Radix), *Xuan Shen* (Scrophulariae Radix) und *Dan Shen* (Salviae Miltiorrhizae Radix et Rhizoma) kombinieren. **Beispiel-Rezeptur**: *Qing Ying Tang* (Dekokt, das die Nähr-Schicht klärt).

Klärt Hitze und eliminiert Toxine

Wundsein und Abszesse aufgrund von Hitze-Toxinen: *Jin Yin Hua* wird häufig eingesetzt, um Hitze zu klären und Toxine aus dem Inneren und aus dem Äußeren zu eliminieren. Die Kombination aus Hitze und Toxinen im Inneren ist charakterisiert durch Halsschmerzen, Schwellungen sowie Darm- und Lungenabszesse in verschiedenen Entwicklungsstadien. Toxische Hitze im Äußeren ist gekennzeichnet durch alle Arten von wunden Stellen auf der Haut, Läsionen, Ulzerationen, Warzen und Furunkel. *Jin Yin Hua* wird außerdem für die Behandlung von Syphilis angewendet.

- Schmerzen und Schwellung des Rachens: *Jin Yin Hua* zusammen mit *Lian Qiao* (Forsythiae Fructus) und *Ban Lan Gen* (Isatidis Radix) verwenden.
- Darmabszess: mit *Huang Qin* (Scutellariae Radix) und *Yi Yi Ren* (Coicis Semen) kombinieren, um Feuchte-Hitze und Toxine im Darmtrakt zu klären.
- Wunde Stellen, Läsionen, Karbunkel und Hautgeschwüre: zusammen mit *Ju Hua* (Chrysanthemi Flos), *Pu Gong Ying* (Taraxaci Herba) und *Zi Hua Di Ding* (Violae Herba) verwenden. **Beispiel-Rezepturen**: *Wu Wei Xiao Du Yin* (Fünf Bestandteile Dekokt zur Eliminierung von Toxinen) und *Zhen Ren Huo Ming Yin* (Dekokt des Wahren Mannes zur Nährung der Organe).
- Eitrige Entzündung der Beine: *Jin Yin Hua*, *Xuan Shen* (Scrophulariae Radix), *Dang Gui* (Angelicae Sinensis Radix) und *Gan Cao* (Glycyrrhizae Radix et Rhizoma) in hoher Dosierung einsetzen.

Behandelt Durchfall und Dysenterie aufgrund von toxischer Hitze

Diarrhö oder Dysenterie: Hitze und Toxine greifen den Darm an, was häufig zu Durchfall oder Dysenterie führt mit Symptomen wie schmerzhafter Stuhldrang mit oder ohne Schleim und Blut (im Stuhl).

- Diarrhö mit Schleim, aber ohne Blut: *Jin Yin Hua* mit Zucker verwenden.
- Diarrhö mit Blut: Verwendung von *Jin Yin Hua* mit braunem Zucker.
- Diarrhö oder Dysenterie mit Schleim aufgrund von Feuchte-Hitze und Toxinen: in Kombination mit *Huang Lian* (Coptidis Rhizoma), *Huang Qin* (Scutellariae Radix), *Ge Gen* (Puerariae Radix Lobatae), *Mu Xiang* (Aucklandiae Radix), *Ma Chi Xian* (Portulacae Herba) und *Bai Tou Weng* (Pulsatillae Radix).

Dosierung

10–20 g im Dekokt. In schweren Fällen kann die Dosierung von *Jin Yin Hua* auf bis zu 60 g erhöht werden. Für die Behandlung von Erkrankungen des Äußeren kann *Jin Yin Hua* niedriger dosiert werden, während es für die Behandlung von Hitze und Toxinen höher dosiert werden muss. Die verkohlte Form der Arzneidroge verstärkt bei der Behandlung von blutiger Diarrhö oder blutiger Dysenterie die blutstillende Wirkung. Das frische *Jin Yin Hua* ist effektiver als die getrockneten Formen.

Chemische Zusammensetzung

Lonicein, Loniceraflavon, Loganin, Tannin, Chlorogensäure, Isochlorogensäure, Aromadendren, Linalool, Geraniol, Octanal, α-Pinen, β-Pinen, Myrcen, 1,8-Cineol, β-Terpinen, Hexenol, α-Terpineol, Neral, Linalylacetat, Geranial, Citronellol, Terpinylacetat, Eugenol, β-Eudesmol, Geranylacetat, α-Copen, Patchoulen, α-Caryophyllen, β-Caryophyllen, Isobornylacetat, Farnesol, Nerolidol.[1, 2]

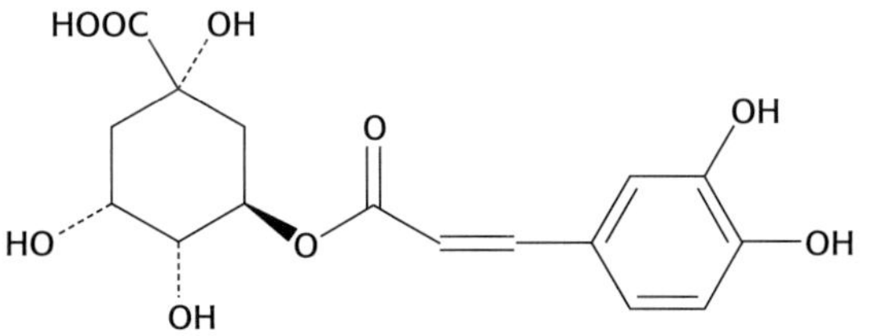

Abb. 2.19 Chlorogensäure

Pharmakologische Wirkungen

- **Antibiotisch**: *Jin Yin Hua* wirkt mit breitem Spektrum hemmend auf *Staphylococcus aureus*, betahämolysierende Streptokokken, *E. coli, Bacillus dysenteriae, Vibrio cholerae, Salmonella typhi, Diplococcus pneumoniae, Diplococcus meningitidis, Pseudomonas aeruginosa* und *Mycobacterium tuberculosis*. Chlorogensäure und Isochlorogensäure haben die stärkste antibiotische Wirkung. Die frische Arzneidroge (nur in Wasser eingeweicht) wirkt stärker antibiotisch als die dekoktierte. Die Blätter wirken stärker antibiotisch als die Blüten.[3, 4]

- **Entzündungshemmend und fiebersenkend**: *Jin Yin Hua* wirkt bei Mäusen und Ratten nachweislich entzündungshemmend und fiebersenkend.[5]
- **ZNS stimulierend**: *Jin Yin Hua* hat einen milden stimulierenden Effekt auf das Zentralnervensystem (etwa ein Sechstel der Wirkung von Coffein). Die Kombination von *Jin Yin Hua* und Coffein wirkt nicht synergistisch.[6]
- **Antihyperlipidämisch**: Die Verabreichung von 2,5 g/kg *Jin Yin Hua* reduzierte bei Ratten die Resorption von Cholesterol im Magen-Darm-Trakt.[7]
- **Gastrointestinal**: Eine hohe Dosis *Jin Yin Hua* erhöhte die Motilität des Magens und des Darmtrakts sowie die Ausschüttung von Gallen- und Magensäure.[8]

Klinische und wissenschaftliche Studien

- **Appendizitis**: *Jin Yin Hua*, das über einen Zeitraum von 10 bis 20 Tagen täglich 30 Minuten lang mittels ionischer Penetration verabreicht wurde, führte bei 159 Patienten mit Appendizitis zu zufriedenstellenden Resultaten.[9]
- **Mastitis**: Die Verabreichung einer Arzneirezeptur erwies sich bei zehn Patientinnen mit Mastitis als effektiv. Die Rezeptur enthielt 45 g *Jin Yin Hua*, 15 g *Lu Jiao Shuang* (Cervi Cornu Degelatinatum), 12 g *Wang Bu Liu Xing* (Vaccariae Semen) und eine Tasse Getreideschnaps.[10]
- **Erkältung und Influenza**: In einer Studie wurden 1150 Patienten mit Erkältung und Influenza mit exzellenten Ergebnissen mit *Yin Qiao San* (Lonicerae Flos und Forsythiae Fructus Pulver) behandelt.[11]
- **Vorbeugung gegen Infektionen der oberen Atemwege**: Die Gabe von 1,2 ml einer Arzneirezeptur während der Grippezeit erwies sich bei 393 Kindern als wirksame Prävention. Zu diesem Zweck wurde entweder der Dampf der Arzneidrogen inhaliert oder es wurden aus den Arzneidrogen Tropfen hergestellt und in den Rachenraum geträufelt. Die Rezeptur bestand aus 60 g *Jin Yin Hua*, 60 g *Mian Ma Guan Zhong* (Dryopteridis Crassirhizomatis Rhizoma) und 20 g *Gan Cao* (Glycyrrhizae Radix et Rhizoma). Diese Mischung wurde auf 120 ml Extrakt eingekocht.[12]

Toxikologie

Die orale Einnahme eines Dekokts aus *Jin Yin Hua* führt bei Kaninchen, Hunden und anderen Tieren selten zu Nebenwirkungen. Die LD_{50} des Extrakts aus *Jin Yin Hua* beträgt bei Mäusen 53 g/kg.[13]

Referenzen

1. *Chang Yong Zhong Yao Cheng Fen Yu Yao Li Shou Ce* (A Handbook of the Composition and Pharmacology of Common Chinese Drugs), 1994; 1264-1266
2. The Merck Index 12th edition, Chapman and Hall/CRCnetBASE/Merck, 2000
3. *Xin Yi Xue* (New Medicine), 1975; 6(3):155
4. *Jiang Xi Xin Yi Yao* (Jiangxi New Medicine and Herbology); 1960;(1):34
5. *Shan Xi Yi Kan* (Shanxi Journal of Medicine), 1960;(10):22
6. CA, 1961; 55:20218
7. *Ke Xue Chu Ban She* (Scientific Press), 1963:387
8. *Jiang Xi Xin Yi Yao* (Jiangxi New Medicine and Herbology); 1960;(1):34
9. *He Bei Yi Yao* (Hebei Medicine and Herbology), 1984; 3:168
10. *Zhong Yi Za Zhi* (Journal of Chinese Medicine), 1965; 10:47
11. *Guang Dong Zhong Yi* (Guangdong Chinese Medicine), 1962; 5:25
12. *Shang Hai Zhong Yi Yao Za Zhi* (Shanghai Journal of Chinese Medicine and Herbology), 1983; 9:27
13. CA, 1965; 63:18775e

Lián Qiào

Forsythiae Fructus

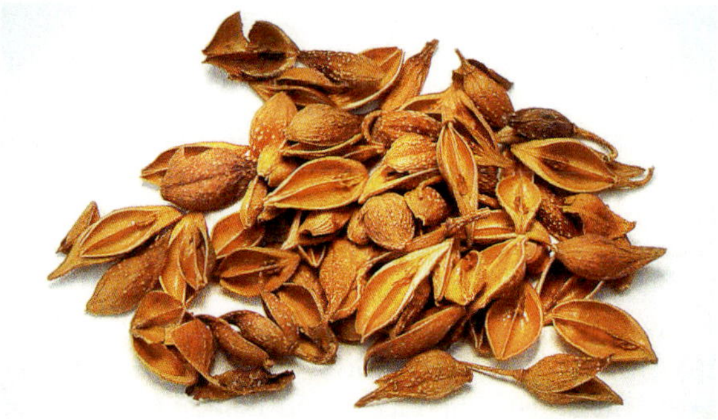

連翹 连翘

Pinyin-Name *Lián Qiào*
Andere chinesische Namen *Lian Ke, Huang Hua Ban*
Originalquelle *Shen Nong Ben Cao Jing* (Die Materia Medica des göttlichen Landmannes), vermutlich Östliche Han-Dynastie
Deutscher Name Forsythienfrucht, Goldglöckchenfrucht
Botanischer Name *Forsythia suspensa* (Thunb.) Vahl.
Pharmazeutischer Name Forsythiae Fructus
Eigenschaften Bitter, kühl
Leitbahnen Lunge, Herz, Gallenblase

Chinesische therapeutische Wirkungen

Klärt Hitze

Äußere Wind-Hitze oder Fiebererkrankungen im Frühstadium: Das bittere und kalte *Lian Qiao* (Forsythiae Fructus) besitzt aufsteigende, an die Oberfläche treibende und zerstreuende Eigenschaften, die dazu dienen, Hitze zu klären und Toxine zu eliminieren.

- Äußere Wind-Hitze mit Halsschmerzen: *Lian Qiao* in Kombination mit *Jin Yin Hua* (Lonicerae Flos) verwenden. **Beispiel-Rezeptur**: *Yin Qiao San* (Lonicerae Flos und Forsythiae Fructus Pulver).
- Fieberhafte Erkrankungen im Frühstadium mit Husten: mit *Ju Hua* (Chrysanthemi Flos) und *Bo He* (Menthae Haplocalycis Herba) kombinieren. **Beispiel-Rezeptur**: *Sang Ju Yin* (Mori Folium und Chrysanthemi Flos Dekokt).
-

Innere Hitze greift Herz und Perikard an: *Lian Qiao* behandelt außerdem Hitze, die auf Herz und Perikard übergreift und hohes Fieber, Reizbarkeit und Delirium verursacht. In schweren Fällen manifestiert sich Herz-Feuer mit roten, geschwollenen Augen, Halsschmerzen und Zungengeschwüren.

- Hitze greift Herz und Perikard an: Kombination mit *Lian Zi Xin* (Nelumbinis Plumula).
- Aufsteigendes Herz-Feuer: *Di Huang* (Rehmanniae Radix), *Shi Gao* (Gypsum Fibrosum) und *Xuan Shen* (Scrophulariae Radix) hinzufügen.

Hitze in der Ying-(Nähr-)Schicht: Hitze treibt das Blut aus den Gefäßen, was zu subkutanen Blutungen, Maculae und Purpura führt.

- Maculae durch Hitze in der *Ying*-(Nähr-)Schicht: *Lian Qiao* zusammen mit *Chi Shao* (Paeoniae Radix Rubra), *Zi Cao* (Arnebiae seu Lithospermi Radix) und *Da Zao* (Jujubae Fructus) verwenden.

Klärt Hitze und eliminiert Toxine

Abszesse: *Lian Qiao* ist eine der wirksamsten und gebräuchlichsten Arzneidrogen, um sowohl aus dem Inneren als auch dem Äußeren Hitze zu klären und Toxine zu eliminieren. Hitze und Toxine im Inneren sind charakterisiert durch Halsschmerzen, Schwellungen sowie Darm- und Lungenabszesse in unterschiedlichen Entwicklungsstadien. Hitze und Toxine im Äußeren zeigen sich in wunden Stellen, Läsionen, Geschwüren, Knoten und Knötchen sowie Furunkeln.

- Darm- oder Lungenabszesse: *Lian Qiao* in Kombination mit *Jin Yin Hua* (Lonicerae Flos), *Ye Ju Hua* (Chrysanthemi Indici Flos) und *Pu Gong Ying* (Taraxaci Herba) einsetzen.
- Wundheit und Schmerzen des Rachens: mit *Shan Dou Gen* (Sophorae Tonkinensis Radix et Rhizoma), *Jie Geng* (Platycodi Radix) und *Gan Cao* (Glycyrrhizae Radix et Rhizoma) kombinieren.
- Knoten und Knötchen: zusammen mit *Xia Ku Cao* (Prunellae Spica) verwenden. **Beispiel-Rezeptur**: *Xiao Luo Wan* (Pille, die Skrofulose vermindert).

Fördert die Harnausscheidung

Lin Zheng (Dysurie-Syndrom): *Lian Qiao* behandelt *Lin Zheng*, wenn Hitze in die Blase eingedrungen ist und schmerzhaftes Wasserlassen oder Hämaturie verursacht.

- Dysurie: *Lian Qiao* zusammen mit *Dan Zhu Ye* (Lophatheri Herba), *Mu Tong* (Akebiae Caulis) und *Che Qian Zi* (Plantaginis Semen) anwenden.

Dosierung

6–15 g im Dekokt.

Sicherheitshinweise, Kontraindikationen

Lian Qiao sollte bei Durchfall oder bei wunden Stellen, die weder gerötet noch schmerzhaft sind, mit Vorsicht angewendet werden.

Chemische Zusammensetzung

Lignoide: (Phillyrin, Phillygenin, (+)-Pinorseinol, (+)-Pinoresinol-β-D-glucosid), Oleanolsäure, Betulinsäure, Ursolsäure, Rutin, Forsythosid A, C, D; ätherische Öle (α-Pinen, β-Pinen; Terpinen-40ol; β-Cymol).[1]

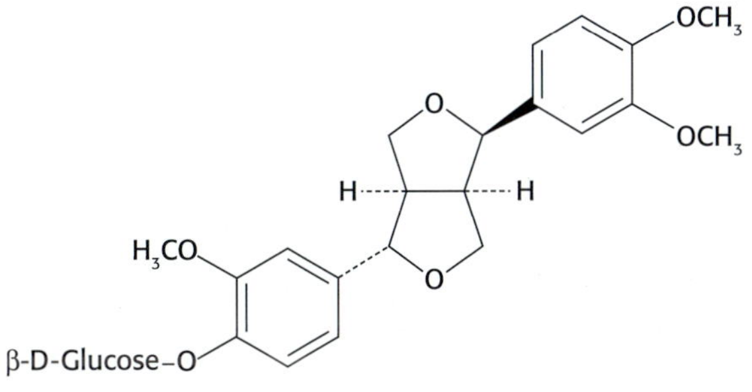

Abb. 2.20 Phillyrin

Pharmakologische Wirkungen

- **Antibiotisch**: Das ätherische Öl von *Lian Qiao* wirkt hemmend auf *Staphylococcus aureus, Diplococcus pneumoniae, Bacillus dysenteriae*, alphahämolysierende Streptokokken, betahämolysierende Streptokokken, *Neisseria catarrhalis, Salmonella typhi, E. coli, Mycobacterium tuberculosis, Bacillus proteus, Bordetella pertussis, Corynebacterium diphtheriae, Leptospirae* sowie Dermatophyten und Influenzaviren.[2]
- **Entzündungshemmend**: Eine *Lian-Qiao*-Injektion verringerte bei Meerschweinchen die Durchlässigkeit der Blutgefäße und führte auf diese Weise zur Linderung von Entzündungen.[3]
- **Kardiovaskulär**: *Lian Qiao* wirkt uneinheitlich auf den Blutdruck. Bei betäubten Katzen, die sich in einem Schockzustand befanden, erhöhte die intravenöse Injektion von *Lian Qiao* den Blutdruck und die Herzkontraktion. Die Dosis betrug 8 g/kg der getrockneten Arzneidroge.[4, 5]
- **Weitere Wirkungen**: *Lian Qiao* schützt die Leber, senkt Fieber und wirkt antiemetisch und diuretisch.[6]

Klinische und wissenschaftliche Studien

- **Nephropathie**: In einer Studie wurden acht Patienten mit akuter Nephritis und ein Patient mit Nierentuberkulose erfolgreich mit chinesischen Arzneien behandelt. Das Behandlungsprotokoll schrieb vor, 30 g *Lian Qiao* in Wasser auf 150 ml Dekokt einzukochen. Das Dekokt wurde in gleiche Teile aufgeteilt und dreimal täglich vor den Mahlzeiten verabreicht. Bei Kindern wurde entsprechend niedriger dosiert. Die Behandlung dauerte zwischen fünf und zehn Tagen. Den Patienten wurde empfohlen, auf gewürzte und salzige Speisen zu verzichten.[7]
- **Purpura**: Einem Bericht zufolge wurden ein Patient mit thrombozytopenischer Purpura und zwei Patienten mit allergischer Purpura mit chinesischen Arzneien behandelt. Die Ergebnisse waren zufriedenstellend. Das Behandlungsprotokoll sah vor, 30 g *Lian Qiao* in Wasser auf 150 ml Dekokt einzukochen. Das Dekokt wurde in gleiche Teile aufgeteilt und dreimal täglich vor den Mahlzeiten verabreicht.[8]

Toxikologie

Die LD_{50} von *Lian Qiao* beträgt bei Mäusen 172,21 g/kg bei oraler Einnahme und 20,96 g/kg bei intraperitonealer Injektion.[9]

Referenzen

1. *Xian Dai Zhong Yao Yao Li Xue* (Contemporary Pharmacology of Chinese Herbs), 1997; 214
2. *Shan Xi Xin Yi Yao* (New Medicine and Herbology of Shanxi), 1980; 9(11):51
3. *Ke Yan Tong Xun* (Journal of Science and Research), 1982; (3):35
4. Ibid.
5. *Zhong Yao Xue* (Chinese Herbology), 1998; 169:171
6. Ibid.
7. *Jiang Xi Yi Yao* (Jiangxi Medicine and Herbology), 1961; 7:18
8. *Guang Dong Zhong Yi* (Guangdong Chinese Medicine), 1960; 10:469
9. *Chang Yong Zhong Yao Cheng Fen Yu Yao Li Shou Ce* (A Handbook of the Composition and Pharmacology of Common Chinese Drugs), 1994; 1021:1027

Liŭ Yè

Salicis Babylonicae Folium

柳葉 柳叶

Pinyin-Name *Liŭ Yè*
Wörtliche Übersetzung „Weidenblätter"
Andere chinesische Namen *Liu Shu Ye*
Deutscher Name Trauerweide, Blätter der babylonischen Trauerweide
Botanischer Name *Salix babylonica*
Pharmazeutischer Name Salicis Babylonicae Folium
Eigenschaften Bitter, kalt
Leitbahnen Leber

Chinesische therapeutische Wirkungen

Klärt Hitze und eliminiert Toxine

Liu Ye (Salicis Babylonicae Folium) klärt Hitze und eliminiert Toxine, besonders aus dem Äußeren des Körpers. Es wird sowohl innerlich als auch äußerlich angewendet, um wunde Hautstellen, Läsionen, Karbunkel und Masern zu behandeln. Außerdem wird es bei der Behandlung von Dysurie eingesetzt.

- Wunde Stellen und Läsionen: *Liu Ye* mit *Jin Yin Hua* (Lonicerae Flos) und *Lian Qiao* (Forsythiae Fructus) kombinieren.

Dosierung

15–30 g des getrockneten *Liu Ye*, 30–60 g der frischen Arzneidroge.

Kommentar der Autoren
Weidenrinde, die Rinde der Salixgattung, wird in vielen Kulturen gegen Fieber und Schmerzen eingesetzt. Weidenrinde enthält Salicylsäure (1,5–12%) und Salicin (0,1–2%). Die Weidenrinde ist der phytotherapeutische Vorläufer der Acetylsalicylsäure (Aspirin®), eines der weltweit am häufigsten verwendeten Medikamente.

Lóng Kuí

Solani Nigri Herba

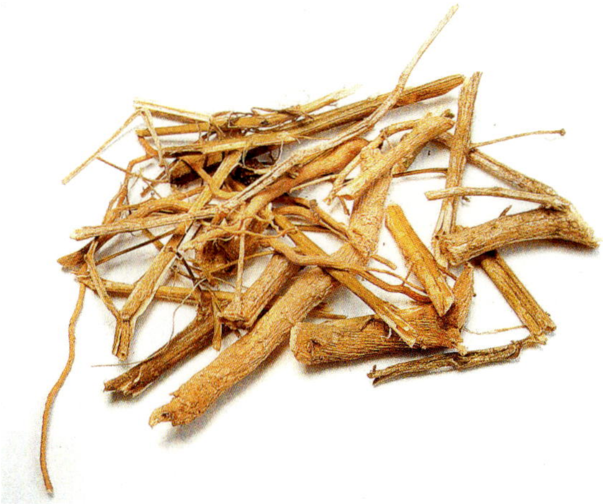

龍葵 龙葵

Pinyin-Name *Lóng Kuí*
Deutscher Name Schwarzer Nachtschatten, Giftbeere, Mondscheinkraut
Botanischer Name *Solanum nigrum*
Pharmazeutischer Name Solani Nigri Herba
Eigenschaften Etwas bitter, kalt
Leitbahnen Lunge, Blase
Sicherheitshinweis Etwas toxisch

Chinesische therapeutische Wirkungen

Klärt Hitze und eliminiert Toxine, belebt die Blutzirkulation und reduziert Schwellungen

Long Kui (Solani Nigri Herba) ist eine kalte, stark wirkende Arzneidroge, die ausgeprägte Hitze und Toxine behandelt. Klinische Anwendungsgebiete sind Tumorerkrankungen, wunder und geschwollener Rachen, toxische Schwellungen, Karbunkel und Juckreiz aufgrund von Ekzemen und wunden Stellen.

- Tumorerkrankungen: *Long Kui* zusammen mit *Ban Zhi Lian* (Scutellariae Barbatae Herba) verwenden.
- Wunder und geschwollener Rachen: *Long Kui* in Kombination mit *Da Qing Ye* (Isatidis Folium), *Ma Bo* (Lasiosphaera seu Calvatia) und *She Gan* (Belamcandae Rhizoma) einsetzen.
- Wunde Stellen, Karbunkel und toxische Schwellungen: mit *Pu Gong Ying* (Taraxaci Herba), *Ye Ju Hua* (Chrysanthemi Indici Flos) und *Zi Hua Di Ding* (Violae Herba) für die äußere und innere Anwendung kombinieren.
- Juckreiz aufgrund von Ekzemen oder wunden Stellen: *Chan Tui* (Cicadae Periostracum) und *Jing Jie* (Schizonepetae Herba) hinzufügen.

Fördert Wasserlassen

Lin Zheng (Dysurie-Syndrom): *Long Kui* klärt Hitze und behandelt Dysurie.

- *Re Lin* (Hitze-Dysurie), Ödeme oder Dysurie: *Long Kui* zusammen mit *Ze Xie* (Alismatis Rhizoma), *Shi Wei* (Pyrrosiae Folium) und *Che Qian Cao* (Plantaginis Herba) verwenden.

Dosierung

15–30 g.

Chemische Zusammensetzung

Solanigrin, Solasnin, Chaconin, Solanin, Solamargin, Solasodamin, Solavillin.[1]

Toxikologie

Das Dekokt aus *Long Kui* ist leicht toxisch. Die LD_{50} bei Ratten beträgt bei oraler Einnahme 144 g/kg und 56,8 g/kg bei intraperitonealer Injektion.

Referenzen

1. *Xian Dai Ben Cao Gang Mu* (Contemporary Materia Medica), 2000; 738

Lòu Lú

Rhapontici Radix

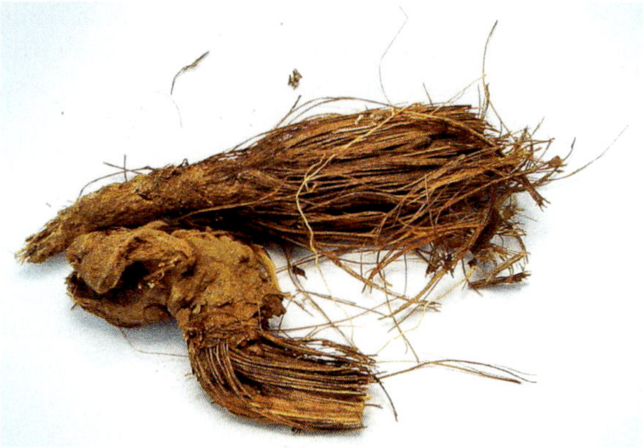

漏蘆 漏芦

Pinyin-Name *Lòu Lú*
Wörtliche Übersetzung „Auslaufendes Rohr"
Originalquelle *Shen Nong Ben Cao Jing* (Die Materia Medica des göttlichen Landmannes), vermutlich Östliche Han-Dynastie
Deutscher Name Alpenscharte
Botanischer Name *Rhaponticum uniflorum* (L.) DC. (*Chi Zhou Lou Lu*); *Echinops latifolius* Tausch (*Yu Zhou Lou Lu*)
Pharmazeutischer Name Rhapontici Radix
Eigenschaften Bitter, kalt
Leitbahnen Magen

Chinesische therapeutische Wirkungen

Klärt Hitze, eliminiert Toxine, entleert Abszesse, fördert die Laktation

Brustabszesse: *Lou Lu* (Rhapontici Radix) dringt in die *Yangming*-Magen-Leitbahn ein und behandelt Brustabszesse, die durch eine Akkumulation von Toxinen und Hitze entstanden sind.

- Schwellung, Schmerzen und Brustabszess: *Lou Lu* zusammen mit *Pu Gong Ying* (Taraxaci Herba), *Lian Qiao* (Forsythiae Fructus) und *Da Huang* (Rhei Radix et Rhizoma) verwenden.
- Ruptierter Brustabszess mit Eiter: in Kombination mit *Tian Hua Fen* (Trichosanthis Radix) und *Dang Gui* (Angelicae Sinensis Radix).
- Brustabszess ohne Eiter und ohne Ruptur: kombiniert mit *Gua Lou* (Trichosanthis Fructus), *Bai Zhi* (Angelicae Dahuricae Radix), *Pu Gong Ying* (Taraxaci Herba) und *Zao Jiao Ci* (Gleditsiae Spina).

Blockade des Milchflusses: *Lou Lu* fördert den Milchfluss bei Frauen, deren Kanäle durch Hitze und Toxine blockiert sind. Die betroffene Brust ist für gewöhnlich rot und geschwollen. *Lou Lu* klärt Hitze, eliminiert Toxine, zerstreut Stagnation und lindert Abszesse und Schwellungen. Diese Arznei sollte nicht eingesetzt werden, wenn der Milchfluss aufgrund von Mangel und Kälte blockiert ist.

- Eingeschränkte Milchbildung oder Blockade des Milchflusses aufgrund von Hitze: *Lou Lu* zusammen mit *Wang Bu Liu Xing* (Vaccariae Semen) und *Chuan Shan Jia* (Manitis Squama) anwenden.

Dermatologische Störungen: *Lou Lu* behandelt wunde Stellen, Karbunkel, Erysipel, Halsschmerzen sowie rote, geschwollene und schmerzhafte Läsionen aufgrund von toxischer Hitze.

- Hauterkrankungen: *Lou Lu* als Einzelarznei oder mit geeigneten, Hitze klärenden und Toxine eliminierenden Arzneien.
- Halsschmerzen: in Kombination mit *Xuan Shen* (Scrophulariae Radix) und *Ban Lan Gen* (Isatidis Radix) anwenden.

Dosierung

5–12 g im Dekokt.

Sicherheitshinweise, Kontraindikationen

Lou Lu wird nicht empfohlen bei ungenügendem Milchfluss bzw. eingeschränkter Milchbildung aufgrund von *Qi*- und Blut-Mangel.

Pharmakologische Wirkungen

- **Antioxidativ**: *Lou Lu* wirkt stark antioxidativ und schützt und erhält dadurch die zelluläre Integrität. Antioxidativ wirken sowohl Wasser- als auch Alkoholextrakte der Arzneidroge.[2]
- **Auswirkungen auf das Zentralnervensystem**: An Mäusen durchgeführte Untersuchungen haben gezeigt, dass der Alkoholextrakt von *Lou Lu* die MAO-B-Aktivität im Gehirn hemmt.[3]

Kommentar der Autoren

Es gibt bis zu zehn verschiedene Arzneien, die mit „*Lou Lu*“ als Alternativnamen bezeichnet werden. Beispielsweise wird *Bai Tou Weng* (Pulsatillae Radix) fälschlicherweise in einigen Regionen Chinas als *Lou Lu* (Rhapontici Radix) bezeichnet. Wann immer *Lou Lu* verschrieben wird, muss die gewünschte Arzneidroge korrekt angegeben werden.

Referenzen

1. *Chang Yong Zhong Yao Cheng Fen Yu Yao Li Shou Ce* (A Handbook of the Composition and Pharmacology of Common Chinese Drugs), 1994; 1780
2. *Zhong Xi Yi Jie He Za Zhi* (Journal of Integrated Chinese and Western Medicine), 1984; 4(11):686
3. *Zhong Yao Yao Li Yu Lin Chuang* (Pharmacology and Clinical Applications of Chinese Herbs), 1991; 7(6):24

Lù Dòu

Phaseoli Radiati Semen

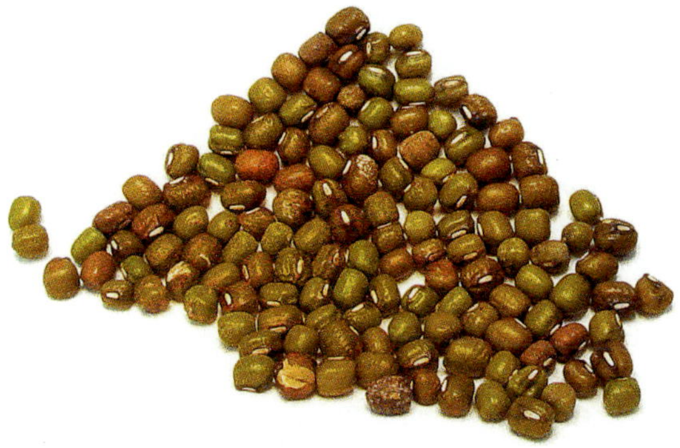

綠豆 绿豆

Pinyin-Name *Lù Dòu*
Wörtliche Übersetzung „Grüne Bohnen“
Originalquelle *Kai Bao Ben Cao* (Materia Medica der Kai-Bao-Ära) von Ma Zhi in den Jahren 973 bis 974 verfasst
Deutscher Name Mungbohne
Botanischer Name *Phaseolus radiatus* L. (*Lu Dou*)
Pharmazeutischer Name Phaseoli Radiati Semen
Eigenschaften Süß, kalt
Leitbahnen Herz, Magen

Chinesische therapeutische Wirkungen

Klärt Hitze und lindert Toxizität

Lu Dou (Phaseoli Radiati Semen) wird häufig verwendet, um Hitze und Toxine aus dem Äußeren des Körpers zu vertreiben. Es behandelt folgende Hauterkrankungen: Karbunkel, Furunkel, wunde Stellen und Geschwüre. *Lu Dou* antidotiert außerdem wirksam eine Überdosierung mit zahlreichen toxischen Substanzen.

- Hitze und Toxine im Äußeren: *Lu Dou* als Einzelarznei für die innere Einnahme verwenden. Es kann jedoch auch lokal in Kombination mit *Da Huang* (Rhei Radix et Rhizoma), *Bo He* (Menthae Haplocalycis Herba) und Honig aufgetragen werden.
- Bei einer Überdosierung mit *Ba Dou* (Crotonis Semen) und *Fu Zi* (Aconiti Radix Lateralis Praeparata), die Reizbarkeit und Durst hervorruft: *Lu Dou* als Einzelarznei einsetzen. Stärker wirkt es in Kombination mit *Huang Lian* (Coptidis Rhizoma) und *Gan Cao* (Glycyrrhizae Radix et Rhizoma).

Vertreibt Sommer-Hitze und lindert Durst

Lu Dou wird im Sommer häufig als Nahrungsmittel oder Dessert verwendet, um Hitze zu klären, Durst zu stillen, Rastlosigkeit zu lindern und die Körpertemperatur zu senken. Die Arznei wird darüber hinaus erfolgreich eingesetzt, um Hitzschlag aufgrund von Sommer-Hitze vorzubeugen.

Dosierung

15–30 g. Eine Dosis von bis zu 120 g *Lu Dou* kann im Dekokt sicher verwendet werden.

Sicherheitshinweise, Kontraindikationen

Lu Dou sollte vorsichtig bei Patienten eingesetzt werden, die an Kälte und einem Mangel-Zustand von Milz und Magen leiden mit dem Kennzeichen eines ungeformten Stuhls.

Chemische Zusammensetzung

Phosphatidylcholin, Phosphatidylethanolamin, Phosphatidylinositol, Phosphatidylglycerol l, Phosphatidylserin, Phosphatidsäure, Protein, Kohlenhydrate, Calcium, Phosphor, Eisen, Vitamin A, B, C.[1]

Klinische und wissenschaftliche Studien

- **Pestizidvergiftung**: Drei Bauern mit Pestizidvergiftung, die mit einer Arzneilösung behandelt wurden, wurden nach drei Gaben vollständig gesund. Die Lösung wurde folgendermaßen hergestellt: 500 g fein pulverisiertes *Lu Dou* wurde einige Minuten in 60 g Salz und 2 l Wasser eingeweicht. Der Rückstand der Arzneidroge wurde vor der Einnahme aus der Lösung herausgefiltert.[2]
- **Hitzschlag**: Einem Bericht zufolge kann folgende Arzneirezeptur vorbeugend gegen Hitzschlag im Sommer angewendet werden: 500 g *Lu Dou* und 30 g *Gan Cao* (Glycyrrhizae Radix et Rhizoma) werden in 5 l Wasser dekoktiert. Das Dekokt kann warm oder kalt eingenommen werden.[3]

Ergänzung

綠豆衣/绿豆衣 *Lù Dòu Yī* (Phaseoli Radiati Pericarpium) wird erstmals in der *Kai Bao Ben Cao* (Materia Medica der Kai-Bao-Ära) erwähnt, die Ma Zhi zwischen 973 und 974 verfasst hat. Es handelt sich um die äußere Haut des Samens. *Lu Dou Yi* ist süß und kalt und dringt in Herz und Magen ein. Es wirkt ähnlich wie *Lu Dou*, ist aber schwächer darin, Sommer-Hitze und Feuchtigkeit zu klären und Toxine zu eliminieren. Die Dosierung beträgt 6–12 g.

黑豆/黑豆 *Hēi Dòu* (Sojae Semen) wird auch „schwarze Bohne" oder „schwarze Sojabohne" genannt. Diese Arzneidroge wird ebenfalls häufig angewendet. Hauptwirkung und -indikationen sind Kräftigung der Nieren, um Schwäche und Schmerzen im unteren Rücken und in den Knien zu lindern, sowie die Ernährung von Haut und Muskeln für ein besseres physisches Erscheinungsbild. Außerdem wird die Arznei eingesetzt, um bei einer Überdosierung und Vergiftung Hitze zu klären und die Toxizität zu reduzieren.

Kommentar der Autoren

Lu Dou, *Gan Cao* (Glycyrrhizae Radix et Rhizoma) und *Bai Mao Gen* (Imperatae Rhizoma) sind Zhang Xue-Wen zufolge eine wirksame Kombination, um eine Lebensmittelvergiftung zu behandeln. *Lu Dou* und *Gan Cao* klären Hitze und Toxine und werden häufig verwendet, um Toxizität aufgrund von Arzneidrogen, Medikamenten oder Nahrungsmitteln zu eliminieren. *Bai Mao Gen* klärt Hitze und fördert die Diurese, damit der Körper die Toxine schnell ausscheiden kann. Außerdem verhindert es innere Blutungen und schützt die Nieren.

Referenzen

1. *Chang Yong Zhong Yao Xian Dai Yan Jiu Yu Lin Chuang* (Recent Study and Clinical Application of Common Traditional Chinese Medicine), 1995; 168–169
2. *Zhe Jiang Zhong Yi Za Zhi* (Zhejiang Journal of Chinese Medicine), 1965; 7:7
3. *Zhong Yao Tong Bao* (Journal of Chinese Herbology), 1985; 5:9

Mă Bó

Lasiosphaera seu Calvatia

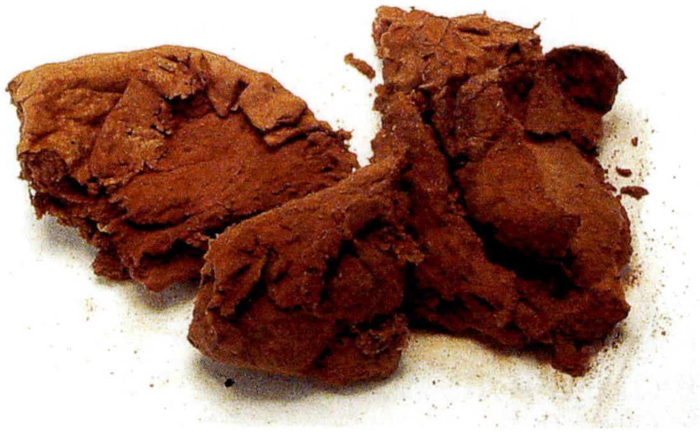

馬勃 马勃

Pinyin-Name *Mă Bó*
Originalquelle *Ming Yi Za Zhu* (Verschiedene Aufzeichnungen berühmter Ärzte) aus dem Jahr 500 von Tao Hong-Jing
Deutscher Name Lasiosphaera-Schwamm, Riesenbovist
Botanischer Name *Lasiosphaera fenzlii* Reich. (*Tuo Pi Ma Bo*); *Calvatia gigantea* (Batsch ex Pers.) Lloyd. (*Da Ma Bo*); *Calvatia lilacina* (Mont. et Ber.) Lloyd (*Zi She Ma Bo*)
Pharmazeutischer Name Lasiosphaera seu Calvatia
Eigenschaften Scharf, neutral bis kühl
Leitbahnen Lunge

Chinesische therapeutische Wirkungen

Klärt die Lunge, tut dem Rachen gut und eliminiert Toxine

Halsschmerzen: *Ma Bo* (Lasiosphaera seu Calvatia) tritt in die Lunge ein und wird häufig verwendet, um aus dem Oberkörper Hitze zu klären und Toxine zu eliminieren. Es behandelt Lungen-Hitze mit Husten, einen wunden, geschwollenen und geröteten Rachen sowie Stimmverlust. *Ma Bo* kühlt das Blut und eignet sich besonders für die Behandlung von Halsschmerzen, die mit Blutungen und Ulzerationen einhergehen. Es können auch andere Beschwerden wie Rötung und Schwellung des Gesichts sowie Fieber auftreten. Zu den Erkrankungen, bei denen diese Symptome auftreten, gehören infektiöse Parotitis und Tonsillitis.

- Schmerzender und geschwollener Rachen: *Ma Bo* in Kombination mit *Xuan Shen* (Scrophulariae Radix), *She Gan* (Belamcandae Rhizoma) und *Ban Lan Gen* (Isatidis Radix) verwenden.
- Halsschmerzen: *Ma Bo* auf die betroffene Region streuen.
- Verlust der Stimme: mit *Mu Hu Die* (Oroxyli Semen) und *Chan Tui* (Cicadae Periostracum) kombinieren.

Stillt Blutungen

Blutungen: *Ma Bo* wird sowohl innerlich als auch lokal angewendet und stillt Blutungen, die durch Hitze, die das Blut aus den Gefäßen treibt, verursacht werden. Zu den Anwendungsgebieten gehören Nasenbluten und Bluterbrechen. *Ma Bo* wird außerdem äußerlich für die Behandlung von Frostbeulen oder bei Blutungen aufgrund von Sportverletzungen verwendet.

- Nasenbluten und Bluterbrechen: *Ma Bo* in Kombination mit *Bai Mao Gen* (Imperatae Rhizoma), *Ou Jie* (Nelumbinis Nodus Rhizomatis) und *Ce Bai Ye* (Platycladi Cacumen).

Dosierung

3–6 g im Dekokt. *Ma Bo* sollte vor dem Kochen in ein Seihtuch eingewickelt werden. Es kann auch direkt als Pulver im Rachenraum aufgebracht werden, um Schwellung und Schmerzen zu lindern.

Chemische Zusammensetzung

Gemmatein, Urea.[1]

Pharmakologische Wirkungen

- **Hämostatisch**: Die Bestandteile von *Ma Bo* wirken leicht blutstillend.[2]
- **Antibiotisch**: *Ma Bo* wirkt hemmend auf *Staphylococcus aureus*, *Pseudomonas aeruginosa*, *Bacillus proteus* und *Diplococcus pneumoniae*.[3]

Klinische und wissenschaftliche Studien

- **Blutungen**: *Ma Bo* hat gute Behandlungsresultate bei Patienten mit Blutungen in der Mundhöhle erbracht.[4]
- **Postoperative Blutungen**: Die lokale Anwendung von 1–4 g *Ma-Bo*-Pulver wirkte sowohl während als auch nach Operationen stark blutstillend.[5]
- **Lokale Anwendung**: Äußerlich aufgetragenes, pulverisiertes *Ma Bo* behandelte wirksam äußere Verletzungen und Frostbeulen.[6]

Referenzen

1. *Zhong Yao Xue* (Chinese Herbology), 1998; 192–193
2. Ibid.
3. Ibid.
4. *Zhong Hua Kou Qiang Ke Za Zhi* (Chinese Journal of Stomatology), 1960; 3:143
5. *Zhong Xi Yi Jie He Za Zhi* (Journal of Integrated Chinese and Western Medicine), 1985; 10:601
6. *Jiang Su Zhong Yi* (Jiangsu Chinese Medicine), 1963; 2:19

Mă Chĭ Xiàn

Portulacae Herba

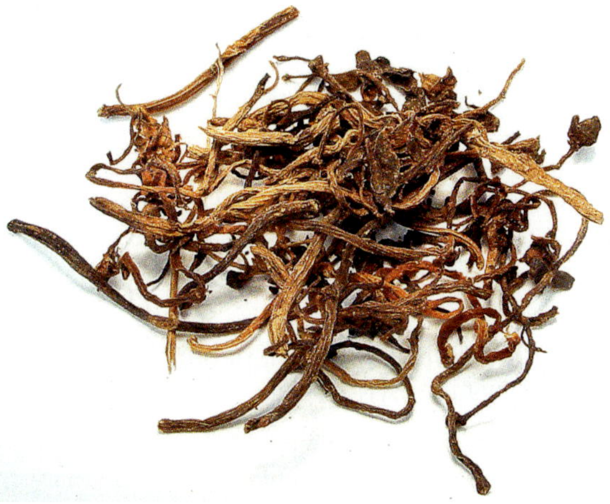

馬齒莧 马齿苋

Pinyin-Name *Mă Chĭ Xiàn*
Wörtliche Übersetzung „Pferdezahn-Amaranth"
Andere chinesische Namen *Ma Chi Cai*
Originalquelle *Xin Xiu Ben Cao* (Neu überarbeitete Materia Medica), verfasst zwischen 657 und 659 von Su Jing
Deutscher Name Portulak, Burzelkraut
Botanischer Name *Portulaca oleracea* L. (*Ma Chi Xian*)
Pharmazeutischer Name Portulacae Herba
Eigenschaften Sauer, kalt
Leitbahnen Dickdarm, Leber

Chinesische therapeutische Wirkungen

Klärt Hitze und eliminiert Toxine

Feuchte-Hitze-Diarrhö und Dysenterie: Das kalte *Ma Chi Xian* (Portulacae Herba) klärt Hitze und eliminiert Toxine. Mit seinem sauren Geschmack verhindert *Ma Chi Xian* übermäßigen Verlust von Körpersäften. Es behandelt Feuchte-Hitze-Diarrhö mit Schleim und Blut. Der Saft des frischen Krauts ist besonders wirksam bei bakterieller Dysenterie und dem Gefühl unvollständiger Stuhlentleerung.

- Bakterielle Diarrhö oder Dysenterie: Frisches *Ma Chi Xian* mahlen und den gewonnenen frischen Saft einnehmen. Ist das Kraut nicht frisch erhältlich, sollte *Ma Chi Xian* nach dem Dekoktieren mit Knoblauch serviert oder als Dekokt mit *Huang Lian* (Coptidis Rhizoma) und *Huang Qin* (Scutellariae Radix) kombiniert werden.
- Leukorrhö mit oder ohne Blutbeimengung: in Kombination mit *Hai Piao Xiao* (Sepiae Endoconcha) verwenden.
- Darmabszess: mit *Pu Gong Ying* (Taraxaci Herba) kombinieren.
- Hitze und Toxine in der Haut: *Ma Chi Xian* lokal anwenden.
- Wunde Stellen, Hämorrhoiden, Läsionen, Ulzerationen oder Ekzeme aufgrund von toxischer Hitze: lokale Anwendung der Salbe aus zerstoßenem frischem *Ma Chi Xian*.

Kühlt Blut, stillt Blutungen, behandelt Lin Zheng (Dysurie-Syndrom)

Blutungen: *Ma Chi Xian* kühlt das Blut und behandelt unterschiedliche Formen von Blutungen aus dem Unterkörper wie z.B. starke Menstruationsblutung, *Xue Lin* (blutige Dysurie) und *Re Lin* (Hitze-Dysurie). *Ma Chi Xian* wird als Einzelarznei verwendet oder mit anderen blutstillenden Arzneidrogen kombiniert.

Dosierung

9–15 g der getrockneten Arzneidroge, 30–60 g der frischen Arzneidroge im Dekokt. *Ma Chi Xian* wird in der Regel sowohl innerlich als auch äußerlich angewendet.

Sicherheitshinweise, Kontraindikationen

Ma Chi Xian sollte während der Schwangerschaft vorsichtig verwendet werden, da es Uteruskontraktionen stimuliert.

Chemische Zusammensetzung

Noradrenalin 0,25%, L-Noradrenalin, Dopamin, Äpfelsäure, Citronensäure, Glutaminsäure, Asparaginsäure, Alanin, Galacturonsäure, Arabinose, Galactose, Rhamnose, Betacyanin, Oleracin I, II; Ferulasäure, β-Amyrin, Lupeol, Nicotinsäure, Tocopherol, β-Carotin.[1]

Pharmakologische Wirkungen

- **Antibiotisch**: Der Wasserextrakt von *Ma Chi Xian* wirkt in vitro hemmend auf *Bacillus dysenteriae*; der Alkoholextrakt auf *E. coli*, *Salmonella typhi*, *Staphylococcus aureus* und einige Dermatophyten.[2]
- **Uterusstimulierend**: Der Extrakt aus *Ma Chi Xian* stimuliert bei Ratten, Kaninchen und Meerschweinchen die glatte Darm- und Uterusmuskulatur. Er führt zu einer verstärkten Darmperistaltik und zu Uteruskontraktionen. Eine andere Studie hat unterschiedliche Auswirkungen von *Ma Chi Xian* auf den Uterus festgestellt. Während der Stamm der Pflanze den Uterus stimuliert und zu Kontraktionen führt, hemmen die Blätter den Uterus und bewirken eine Entspannung.[3, 4, 5]

Klinische und wissenschaftliche Studien

- **Bakterielle Dysenterie**: Patienten mit akuter und chronischer Dysenterie wurden mit einem 50-prozentigen Dekokt aus *Ma Chi Xian* behandelt, das eine starke Wirkung zeigte. Die Studie gab bei 331 Patienten mit akuter bakterieller Dysenterie eine Wirksamkeit von 89,12% an. Die Wirksamkeitsrate betrug bei 403 Patienten mit chronischer bakterieller Dysenterie 83,62%. Das Behandlungsprotokoll schrieb vor, dreimal täglich 40 ml des Dekokts über einen Zeitraum von 14 Tagen (= ein Behandlungszyklus) zu verabreichen. Bei Patienten, die im ersten Durchgang keine Besserung zeigten, wurde die Dosierung erhöht und die Behandlungsdauer verlängert.[6]
- **Keuchhusten**: Die Arzneibehandlung bei 54 Keuchhusten-Patienten führte zu zufriedenstellenden Ergebnissen. Das Behandlungsprotokoll schrieb vor, drei Tage lang viermal täglich 100 ml eines 50-prozentigen *Ma-Chi-Xian*-Sirups einzunehmen.[7]
- **Parasiteninfektion**: Von 41 Patienten mit Hakenwurmbefall, die mit einem Arzneidekokt behandelt wurden, wurden 87,8% vollständig gesund. Das Behandlungsprotokoll sah vor, 90 g frisches *Ma Chi Xian* in zwei Schüsseln Wasser zu kochen, bis 20% des Wassers verdunstet waren. Danach wurde das Dekokt gefiltert und je 15 g klarer Essig und weißer Zucker hinzugefügt. Die Patienten nahmen das Dekokt einmal täglich vor dem Schlafengehen ein.[8]

- **Vitiligo**: Von 125 Vitiligo-Patienten berichteten nach einer lokalen Arzneianwendung 91,2% von einer moderaten Verbesserung, 45,6% wurden vollständig gesund. Das Behandlungsprotokoll sah vor, den Saft aus *Ma Chi Xian* mit Zucker und Essig zu mischen. Die Patienten wurden angewiesen, die Arzneirezeptur lokal aufzutragen und sich in der Sonne aufzuhalten. Die Dauer des Sonnenbades wurde nicht angegeben.[9]
- **Eitrige Hauterkrankungen**: Die gleichzeitige innere und lokale Anwendung von *Ma Chi Xian* behandelte erwiesenermaßen sehr effektiv unterschiedliche eitrige Hauterkrankungen.[10]
- **Portioerosion**: In einer klinischen Studie wurden 212 Patientinnen mit Portioerosion 20 Tage lang mit einer Arzneirezeptur behandelt. Die Gesamtwirksamkeitsrate betrug 97,2%. Die Rezeptur wurde folgendermaßen zubereitet: 3500 g *Ma Chi Xian* und 500 g *Gan Cao* (Glycyrrhizae Radix et Rhizoma) wurden in Wasser auf 300 ml Dekokt eingekocht. Zu den 300 ml Dekokt wurden 2000 g Stärke hinzugefügt und daraus Pillen hergestellt. Die Patienten wurden angewiesen, über einen Zeitraum von 20 Tagen (= zwei Behandlungszyklen) zweimal täglich je 2 g Pillen einzunehmen.[11]
- **Uterusblutungen**: Intramuskuläre Injektionen von *Ma Chi Xian* behandelten wirksam über 500 Patientinnen, die an uterinen Blutungen unterschiedlicher Ursache litten (z.B. postpartale Blutungen, Blutungen aufgrund von Kaiserschnitt, Fehlgeburt und Schwangerschaftsabbruch).[12]
- **Weitere Wirkungen**: Einem Bericht zufolge behandelte ein Dekokt aus 60 g *Ma Chi Xian* und 30 g braunem Zucker wirksam vier Patienten mit Hämaturie, 98 Patienten mit Harnweginfektionen, 32 Patienten mit bakteriellen Infektionen, 39 Patienten mit Enteritis und 112 Patienten mit eitrigen Hauterkrankungen.[13]

Referenzen

1. *Chang Yong Zhong Yao Cheng Fen Yu Yao Li Shou Ce* (A Handbook of the Composition and Pharmacology of Common Chinese Drugs), 1994; 446–447
2. *Ji Lin Zhong Yi Yao* (Jilin Chinese Medicine and Herbology), 1985; 3:28
3. Ibid.
4. *Zhong Cao Yao Tong Xun* (Journal of Chinese Herbal Medicine), 1972; 1:32
5. *Zhong Yao Xue* (Chinese Herbology), 1998; 194:196
6. *Fu Jian Zhong Yi Yao* (Fujian Chinese Medicine and Herbology), 1959; 6:1
7. *Shang Hai Zhong Yi Yao Za Zhi* (Shanghai Journal of Chinese Medicine and Herbology), 1959; 3:40
8. *Xin Yi Yao Xue Za Zhi* (New Journal of Medicine and Herbology); 1973; 8:30
9. *Guang Xi Zhong Yi Yao* (Guangxi Chinese Medicine and Herbology), 1978; 4:38
10. *Zhong Hua Wai Ke Za Zhi* (Chinese Journal of External Medicine), 1959; 7:645
11. *Tian Jing Yi Yao* (Tianjing Medicine and Herbology), 1973; 2:5
12. *Zhong Cao Yao Tong Xun* (Journal of Chinese Herbal Medicine), 1972; 1:32
13. *Si Chuan Yi Xue* (Sichuan Medicine), 1982; 2:97

Niú Huáng

Bovis Calculus

牛黃 牛黄

Pinyin-Name *Niú Huáng*
Wörtliche Übersetzung „Gelbes vom Rind“
Andere chinesische Namen *Dan Huang, Ren Gong Niu Huang*
Originalquelle *Shen Nong Ben Cao Jing* (Die Materia Medica des göttlichen Landmannes), vermutlich Östliche Han-Dynastie
Deutscher Name Gallensteine des Hausrinds
Zoologischer Name *Bos taurus* domesticus Gmelin (*Niu Huang*)
Pharmazeutischer Name Bovis Calculus
Eigenschaften Bitter, kühl
Leitbahnen Leber, Herz

Chinesische therapeutische Wirkungen

Klärt Hitze und eliminiert Toxine

Akkumulation von Hitze-Toxinen: *Niu Huang* (Bovis Calculus) behandelt die Akkumulation von Hitze und Toxinen. Dieser Zustand ist ein Hinweis auf schwere Infektionen und Entzündungen.

- Wunder, geschwollener Rachen, Geschwüre im Rachen oder auf der Zunge: *Niu Huang* mit *Bing Pian* (Borneolum) und *Zhen Zhu* (Margarita) äußerlich als Pulver verwenden.
- Beulen, Karbunkel, fibrozystische Brusterkrankungen und vielfältige heiße, schmerzhafte Schwellungen: in Kombination mit *She Xiang* (Moschus), *Ru Xiang* (Olibanum) und *Mo Yao* (Myrrha).

Wandelt Schleim um und macht die Sinnesorgane frei

Fiebererkrankung mit Feuer und Schleim im Perikard: Manische Patienten mit diesem Zustand sind in der Regel psychisch sehr erregt oder wütend. Hier hat Feuer die Körperflüssigkeiten in Schleim umgewandelt. Liegt eine Kombination von Schleim und Feuer vor, werden die Sinnesöffnungen blockiert. Dadurch kann der *Shen* (Geist) nicht mehr friedlich im Herzen beherbergt werden. Klinische Zeichen sind Bewusstlosigkeit, Sprechen im Delirium und hohes Fieber.

- Bewusstlosigkeit, Sprechen im Delirium, hohes Fieber und Konvulsionen: *Niu Huang* in Kombination mit *She Xiang* (Moschus) und *Bing Pian* (Borneolum) einsetzen.

Stoppt Tremor und löscht Wind aus

Aufsteigender Leber-Wind: Zu den Symptomen dieses Zustands gehören Konvulsionen, Schlaganfall, Zittern, Spasmen, hohes Fieber, Epilepsie, Kieferklemme oder Ohnmacht aufgrund von emotionalem Stress.

- Aufsteigender Leber-Wind: *Niu Huang* zusammen mit *She Xiang* (Moschus), *Gou Teng* (Uncariae Ramulus cum Uncis), *Quan Xie* (Scorpio) oder *Tian Zhu Huang* (Bambusae Concretio Silicea) einsetzen.

Dosierung

0,2–0,5 g. *Niu Huang* wird hauptsächlich in Form von Pillen oder Pulver eingesetzt, da diese Substanz sehr teuer und unter Umständen schwer erhältlich ist.

Sicherheitshinweise, Kontraindikationen

- *Niu Huang* sollte während der Schwangerschaft mit Vorsicht angewendet werden. Vorsicht ist auch bei Patienten ohne Fülle-Hitze geboten.
- *Niu Huang* weist zwar nur eine sehr geringe Toxizität auf, dennoch sind Nebenwirkungen und allergische Reaktionen dokumentiert. Zu den unerwünschten Reaktionen auf diese Arznei gehören u.a. Ekzeme, mentale Störungen, Blutungen des oberen Magen-Darm-Trakts, Hämatochezie, Hematemesis, Durchfall und Keuchatmung.[1]
- Die Einnahme von *Niu Huang* kann zu Schläfrigkeit und Sedierung führen. Personen, die diese Substanz einnehmen, sollte deshalb vorsichtig beim Autofahren und beim Bedienen schwerer Maschinen sein.

Chemische Zusammensetzung

Gallensäure, Bilirubin, Cholesterin, Aminosäure.

Pharmakologische Wirkungen

- **Auswirkungen auf das Zentralnervensystem**: Die Einnahme von *Niu Huang* wirkt sedierend, antikonvulsiv und fiebersenkend. Einer Studie zufolge verringerten sowohl *Niu Huang* als auch *Ren Gong Niu Huang* (Bovis Calculus Artifactus) bei Mäusen die Spontanbewegungen. *Niu Huang* wirkt außerdem einer Coffein-induzierten Erregung entgegen und verstärkt eine durch Morphine und Barbiturate induzierte Sedierung. Der genaue Wirkmechanismus noch nicht geklärt, *Niu Huang* wirkt jedoch eindeutig antikonvulsiv, besonders wenn die Konvulsionen durch Kampfer oder Coffein ausgelöst wurden. Sowohl *Niu Huang* als auch *Ren Gong Niu Huang* (Bovis Calculus Artifactus) senkten bei Ratten und Kaninchen merklich ein künstlich induziertes Fieber.[3, 4, 5, 6]
- **Kardiovaskulär**: *Niu Huang* wirkt hemmend auf das Herz-Kreislauf-System. Es senkt den Blutdruck und die Herzfrequenz. Die orale Verabreichung von 0,1 g/kg *Niu Huang* führte bei Mäusen mit essentiellem oder renalem Hochdruck zu einer deutlichen Blutdrucksenkung. Diese Wirkung wurde durch Atropin wieder aufgehoben.[7,8]
- **Relaxans der glatten Muskulatur**: *Niu Huang* und *Ren Gong Niu Huang* (Bovis Calculus Artifactus) beeinflussen die normale Kontraktion des Darmtrakts nur wenig. Sie lindern jedoch Darmkrämpfe und -spasmen, indem sie die Stimulation der glatten Muskulatur durch Substanzen wie z.B. Acetylcholin und Bariumchlorid hemmen.[9]
- **Cholagog**: Studien an Kaninchen haben gezeigt, dass die Gabe von *Niu Huang* die Produktion und Sekretion von Galle auf milde Weise anregt. Diese milde Wirkung wird der gemischten Funktion von *Niu Huang* zugeschrieben, gleichzeitig die Muskeln und den Sphinkter der Gallenwege zu entspannen und zu kontrahieren.[10]
- **Hämatologisch**: Die Verabreichung von *Niu Huang* führt bei Kaninchen zu einem Anstieg der roten Blutkörperchen, unabhängig davon, ob die Milz entfernt wurde oder nicht. Eine andere Studie ergab bei der Behandlung von Anämie bei Kaninchen eine positive Dosis-Wirkung-Beziehung.[11, 12]
- **Entzündungshemmend**: Die dreimal tägliche intraperitoneale Injektion von *Niu Huang* hatte einen positiven Effekt auf die Behandlung von Ohrentzündungen bei Mäusen.[13]
- **Antibiotisch**: *Niu Huang* hemmt *Mycobacterium tuberculosis* und *Staphylococcus aureus*.[14]

Klinische und wissenschaftliche Studien

Infektionskrankheiten: 476 Patienten mit Infektionen der oberen Atemwege, Influenza, Bronchitis oder Pneumonie wurden in einer klinischen Studie mit einer Zubereitung aus *Ren Gong Niu Huang* (Bovis Calculus Artifactus) behandelt. Die Erfolgsquote lag bei 75,2%.[15]

Wechselwirkung mit anderen Medikamenten

Beruhigungsmittel: *Niu Huang* wirkt leicht sedierend. Es schwächt eine Coffein-induzierte Erregung ab und verstärkt die durch Morphine und Barbiturate induzierte Sedierung.[16] (Hinweis: Zahlreiche Medikamentengruppen wirken sedierend, z.B. Antihistaminika, Narkoanalgetika, Barbiturate, Benzodiazepine.)

Toxikologie

Nach einer intraperitonealen Bolusinjektion von *Niu Huang* (2 g/kg) starben keine Mäuse. Es gab keine Auffälligkeiten bei Mäusen, die sechs Tage lang täglich 0,6 g/kg *Niu Huang* intraperitoneal injiziert bekamen. Auch bei Ratten, die 15 Wochen lang eine intraperitoneale Injektion von *Niu Huang* (0,1 g/kg) erhielten, traten keine Auffälligkeiten auf.[17]

Ergänzung

人工牛黄 *Rén Gōng Niú Huáng* (Bovis Calculus Artifactus) dient oft als Ersatz für *Niu Huang* wegen des mangelnden Angebots an der natürlichen Substanz. *Ren Gong Niu Huang* wird durch die künstlich angeregte Steinbildung bei Rindern oder Schweinen gewonnen. In der klinischen Forschung hat sich gezeigt, dass die pharmakologische und therapeutische Wirksamkeit von *Ren Gong Niu Huang* mit der der Originalsubstanz vergleichbar ist.

Referenzen

1. *Chang Yong Zhong Yao Cheng Fen Yu Yao Li Shou Ce* (A Handbook of the Composition and Pharmacology of Common Chinese Drugs), 1994; 557:566
2. *Xian Dai Zhong Yao Yao Li Xue* (Contemporary Pharmacology of Chinese Herbs), 1997; 277–278
3. *Zhong Cao Yao* (Chinese Herbal Medicine), 1988; 19(5):21
4. *Yao Xue Za Zhi* (Journal of Medicinals), 1967; 87:550
5. *Zhong Cheng Yao Yan Jiu* (Research of Chinese Patent Medicine), 1985; (10):26
6. *Zhong Guo Zhong Yao Za Zhi* (People's Republic of China Journal of Chinese Herbology), 199116(2):105
7. *Yao Xue Za Zhi* (Journal of Medicinals), 1965; 85(10):879
8. Ibid., 1966; 86(10):877
9. *Zhong Yao Cai Ke Ji* (Science and Technology of Chinese Herbal Material), 1984; (4):14
10. *Chang Yong Zhong Yao Cheng Fen Yu Yao Li Shou Ce* (A Handbook of the Composition and Pharmacology of Common Chinese Drugs), 1994; 13(3):676
11. *Dong Jing Yi Shi Xin Zhi* (Tokyo Journal of Medicine), 1931; (2749):2414
12. *Ri Ben Yao Wu Xue Za Zhi* (Japanese Journal of Herbs), 1935; 21(1):23
13. *Zhong Yao Cai Ke Ji* (Science and Technology of Chinese Herbal Material), 1984; (4):14
14. *Zhong Cheng Yao Yan Jiu* (Research of Chinese Patent Medicine), 1985; (10):26
15. *Zhong Cao Yao Tong Xun* (Journal of Chinese Herbal Medicine), 1972; 4:49
16. *Yao Xue Za Zhi* (Journal of Medicinals), 1967; 87:550
17. *Zhong Guo Zhong Yao Za Zhi* (People's Republic of China Journal of Chinese Herbology), 1991; 16(2):105

Pào Zăi Căo

Physalis Angulatae Herba

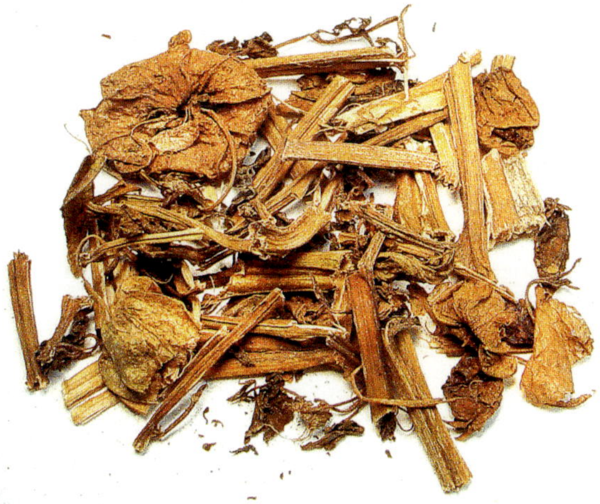

炮仔草

Pinyin-Name *Pào Zăi Căo*
Andere chinesische Namen *Deng Long Cao, Ding Ren Zai Cao, Gua Jin Deng, Gui Deng Long*
Deutscher Name Kantige Blasenkirsche
Botanischer Name *Physalis angulata* L.
Pharmazeutischer Name Physalis Angulatae Herba
Eigenschaften Bitter, kühl
Leitbahnen Lunge, Blase, Leber, Niere

Chinesische therapeutische Wirkungen

Klärt Hitze, stoppt Husten

Pao Zai Cao (Physalis Angulatae Herba) klärt Hitze aus der Lunge und behandelt auf diese Weise Husten und Halsschmerzen.

- Wind-Hitze mit Husten und Halsschmerzen: *Pao Zai Cao* in Kombination mit *Yi Zhi Xiang* (Vernoniae Cinereae Herba), *Da Qing Ye* (Isatidis Folium) und *Ya She Huang* (Lippiae Herba).

Reduziert Entzündungen und eliminiert Toxine

- Gynäkologische Erkrankungen durch Entzündungen wie z.B. entzündungsbedingte Dysmenorrhö, Entzündung des Uterus, der Eileiter und Eierstöcke: *Pao Zai Cao* in Kombination mit *Hu Yao Huang* (Leucas Mollissimae Herba), *Ma Bian Cao* (Verbenae Herba), *Yi Mu Cao* (Leonuri Herba) und *Ya She Huang* (Lippiae Herba).
- *Chang Feng* (Wind im Darm) mit leuchtend rotem Blut aus dem Rektum, das vor dem Stuhlgang austritt, sowie mit Bauchschmerzen: mit *Qing Mu Xiang* (Aristolochiae Radix) und *Ma Ti Jin* (Dichondrae Repentis Herba) kombinieren.
- Wunde Stellen im Mund, Stomatitis aufgrund von Magen-Hitze: in Kombination mit *Xian Feng Cao* (Bidentis Herba), *Huang Lian* (Coptidis Rhizoma) und *Lu Gen* (Phragmitis Rhizoma).
- Schlangenbisse oder toxische Schwellungen und Schmerzen: *Pao Zai Cao* lokal anwenden.

Dosierung

3–15 g im Dekokt.

Sicherheitshinweise, Kontraindikationen

Pao Zai Cao ist während der Schwangerschaft kontraindiziert.

Pú Gōng Yīng

Taraxaci Herba

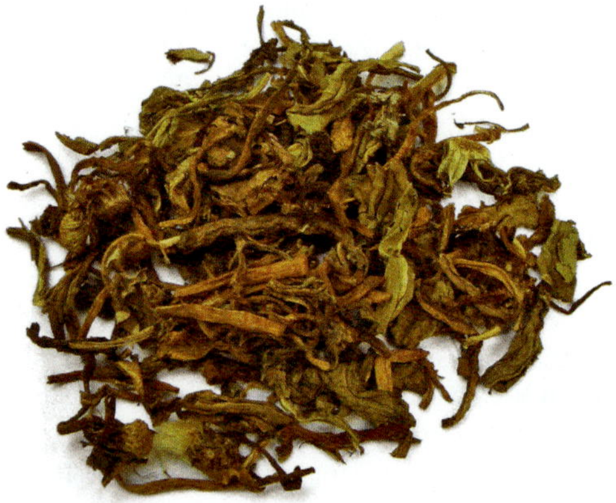

蒲公英

Pinyin-Name *Pú Gōng Yīng*
Andere chinesische Namen *Huang Hua Di Ding, Pu Gong Ding, Puo Puo Ding*
Originalquelle *Xin Xiu Ben Cao* (Neu überarbeitete Materia Medica), verfasst von Su Jing zwischen 657 und 659
Deutscher Name Mongolisches Löwenzahnkraut
Botanischer Name *Taraxacum mongolicum* Hand. – Mazz. (*Pu Gong Ying*)
Pharmazeutischer Name Taraxaci Herba
Eigenschaften Bitter, süß, kalt
Leitbahnen Leber, Magen

Chinesische therapeutische Wirkungen

Klärt Hitze und eliminiert Toxine

Toxische Hitze-Akkumulation: *Pu Gong Ying* (Taraxaci Herba) wird häufig verwendet, um Hitze zu klären und Toxine sowohl aus dem Äußeren als auch dem Inneren zu eliminieren. Äußere Hitze und Toxine sind charakterisiert durch wunde Stellen, Läsionen und Geschwüre. Innere Hitze und Toxine sind gekennzeichnet durch Abszesse, Knötchen, Darmabszesse, Brustknoten, Parotitis und Tonsillitis. *Pu Gong Ying* dringt in die Leber-Leitbahn ein und ist hervorragend geeignet, die Frühstadien eines Brustabszesses oder geröteter und schmerzhafter Knoten zu behandeln.

- Wunde Stellen, Läsionen und Hautgeschwüre: *Pu Gong Ying* mit *Zi Hua Di Ding* (Violae Herba), *Jin Yin Hua*

(Lonicerae Flos) und *Ye Ju Hua* (Chrysanthemi Indici Flos) kombinieren. **Beispiel-Rezeptur**: *Wu Wei Xiao Du Yin* (Fünf Bestandteile Dekokt zur Eliminierung von Toxinen).

- Brustknoten und -abszesse: in Kombination mit *Gua Lou* (Trichosanthis Fructus), *Qing Pi* (Citri Reticulatae Viride Pericarpium) und *Feng Fang* (Vespae Nidus).
- Darmabszesse: zusammen mit *Da Huang* (Rhei Radix et Rhizoma), *Bai Jiang Cao* (Patriniae Herba) und *Mu Dan Pi* (Moutan Cortex) verwenden.
- Lungenabszesse: zusammen mit *Yu Xing Cao* (Houttuyniae Herba) und *Jie Geng* (Platycodi Radix) verwenden.
- Knötchen in der Nackenregion, Kropf: in Kombination mit *Xia Ku Cao* (Prunellae Spica) und *Zhe Bei Mu* (Fritillariae Thunbergii Bulbus).
- Schmerzen und Schwellung des Rachens: *Xuan Shen* (Scrophulariae Radix) und *Ban Lan Gen* (Isatidis Radix) hinzufügen.
- Rötung, Schwellung und Schmerzen der Augen aufgrund von Leber-Hitze: mit *Ju Hua* (Chrysanthemi Flos), *Xia Ku Cao* (Prunellae Spica) und *Huang Qin* (Scutellariae Radix) einsetzen.

Eliminiert Feuchte-Hitze

- Feuchte-Hitze-Gelbsucht: *Pu Gong Ying* in Kombination mit *Yin Chen* (Artemisiae Scopariae Herba), *Zhi Zi* (Gardeniae Fructus) und *Da Huang* (Rhei Radix et Rhizoma) verwenden. **Beispiel-Rezeptur**: *Yin Chen Hao Tang* (Artemisia Scoparia Dekokt).

Fördert die Harnausscheidung

Re Lin (Hitze-Dysurie): Hitze dringt in die Blase ein und zeigt sich in brennenden Schmerzen beim Wasserlassen. Der Urin ist gelb und spärlich.

- *Re Lin* (Hitze-Dysurie): *Pu Gong Ying* in Kombination mit *Jin Qian Cao* (Lysimachiae Herba) und *Bai Mao Gen* (Imperatae Rhizoma) verwenden.

Dosierung

10–30 g im Dekokt. In der Regel wird eine hohe Dosis frisches *Pu Gong Ying* zerstoßen, zu einer Paste verarbeitet und örtlich aufgetragen.

Sicherheitshinweise, Kontraindikationen

- Hohe Dosierungen führen gelegentlich zu Durchfall.
- *Pu Gong Ying* ist kontraindiziert bei *Yin*-Geschwüren oder Karbunkeln ohne Rötung und Schmerzen.

Chemische Zusammensetzung

Taraxacerin, Taraxasterol, Taraxicin, Xanthoph.[1]

Pharmakologische Wirkungen

- **Antibiotisch**: *Pu Gong* Ying wirkt in vitro bakterizid auf *Staphylococcus aureus*, betahämolysierende Streptokokken, *Diplococcus pneumoniae, Diplococcus meningitidis, Corynebacterium diphtheriae, Pseudomonas aeruginosa, Bacillus dysenteriae* und *Salmonella typhi*.[2]
- **Weitere Wirkungen**: *Pu Gong Ying* stimuliert das Immunsystem, schützt die Leber und wirkt diuretisch und cholagog.[3]

Klinische und wissenschaftliche Studien

- **Akute Tonsillitis**: 82 von 88 Patienten mit akuter Tonsillitis wurden einem Bericht zufolge erfolgreich mit einem Dekokt aus 120–180 g *Pu Gong Ying* behandelt.[4]
- **Halsschmerzen**: Von 45 Patienten wurden 98% erfolgreich mit einem Arzneirezept aus *Pu Gong Ying* und *Ban Lan Gen* (Isatidis Radix) behandelt. Die Rezeptur wurde als Dekokt zubereitet und der dabei entstehende Dampf in Richtung Mund gelenkt. Auf diese Weise wurden die Halsschmerzen lokal behandelt.[5]
- **Gelbsucht**: Orale und intramuskuläre Injektionen von *Pu Gong Ying* senkten wirksam die Leberenzymwerte bei 77 Patienten mit ikterischer Gelbsucht.[6]
- **Verschwommenes Sehen**: *Pu Gong Ying* wirkte bei Patienten mit verschwommenem Sehen sowohl als Dekokt als auch in Form einer Lösung für die Augen. Beides wurde dreimal täglich verabreicht. Von den 32 betroffenen Augen trat bei acht eine deutliche, bei 18 eine mäßige und bei sechs keine Besserung ein.[7]
- **Verbrennungen**: Eine Salbe, die aus einer Mischung aus *Pu Gong Ying* und 75-prozentigem Franzbranntwein hergestellt wurde, behandelte bei 51 Patienten wirksam infizierte Verbrennungen.[8]
- **Parotitis**: Die jeden zweiten Tag durchgeführte lokale Anwendung von *Pu Gong Ying* war sehr effektiv bei Patienten mit Parotitis. Die Salbe wurde aus 30 g der gemahlenen, frischen Arzneidroge (bzw. 20 g der getrockneten) und einem Eiweiß hergestellt. Sie wurde auf die betroffene Region aufgetragen und mit Gaze bedeckt.[9]

Wechselwirkung mit anderen Medikamenten

Chinolone: Es wird diskutiert, ob die gleichzeitige Verwendung von *Pu Gong Ying* und Chinolonen die Bioverfügbarkeit und Disposition der Antibiotika beeinflusst.

Für eine Studie wurden Laborratten in zwei Gruppen eingeteilt. Eine Gruppe erhielt eine einzige Dosis Ciprofloxacin, die andere Gruppe sowohl *Pu Gong Ying* als auch Ciprofloxacin. Der Ciprofloxacingehalt in Plasma und Urin wurde über 6 und 24 Stunden gesammelt und mittels Flüssigkeitschromatographie ausgewertet. Obwohl sich bei der gleichzeitigen Verabreichung von *Pu Gong Ying* und Chinolonen die Bioverfügbarkeit von Ciprofloxacin nicht deutlich änderte, zeigte die Untersuchung, dass die maximale Plasmakonzentration (C_{max}) um 73% gesenkt werden konnte. Außerdem stieg das scheinbare Verteilungsvolumen um das Dreifache und die terminale Halbwertzeit stieg von 1,96 auf 5,71 Stunden. Der Rückgang der maximalen Plasmakonzentration von Ciprofloxacin wurde auf den hohen Mineralgehalt von *Pu Gong Ying* zurückgeführt.[10]

Toxikologie

Die LD_{50} von *Pu Gong Ying* beträgt bei intravenöser Injektion bei Mäusen 58,8 g/kg.[11]

Referenzen

1. *Xian Dai Shi Yong Yao Xue* (Practical Applications of Modern Herbal Medicine), 1997; 223
2. *Zhong Yi Yao Xue Bao* (Report of Chinese Medicine and Herbology), 1991; (1):41
3. *Zhong Yao Xue* (Chinese Herbology), 1988; 171:172
4. *Xin Yi Yao Xue Za Zhi* (New Journal of Medicine and Herbology), 1977; 8:8
5. *Liao Ning Zhong Yi Za Zhi* (Liaoning Journal of Chinese Medicine), 1988; 9:27
6. *Zhong Yi Za Zhi* (Journal of Chinese Medicine), 1979; 12:55
7. *Tian Jing Yi Yao* (Tianjing Medicine and Herbology), 1974; 7:362
8. *Zhong Xi Yi Jie He Za Zhi* (Journal of Integrated Chinese and Western Medicine), 1987; 5:301
9. New Medicine, 1972; 10:49
10. Journal of Pharmaceutical Sciences, 1999; June, 88(6):632–4
11. *Zhong Yao Zhi* (Chinese Herbology Journal), 1988; 697

Pŭ Yín

Wikstroemiae Indicae Radix

埔銀 埔银

Pinyin-Name *Pŭ Yín*
Andere chinesische Namen *Jiu Xin Yao, Liao Ge Wang, Jin Yao Dai, Shan Pu Run*
Deutscher Name Wikstroemia-indica-Wurzel
Botanischer Name *Wikstroemia indica* C.A. Mey.
Pharmazeutischer Name Wikstroemiae Indicae Radix
Eigenschaften Bitter, kalt
Leitbahnen Lunge, Leber
Sicherheitshinweis Toxisch

Chinesische therapeutische Wirkungen

Klärt Hitze, eliminiert Toxine, bricht Geschwülste auf und vertreibt Wasser

Pu Yin (Wikstroemiae Indicae Radix) klärt allgemein Hitze und eliminiert Toxine.

- Lungenentzündung, Tonsillitis, Skrofulose: *Pu Yin* zusammen mit *Da Qing Ye* (Isatidis Folium), *Ban Lan Gen* (Isatidis Radix) und *Zao Jiao* (Gleditsiae Fructus) verwenden.
- Leberzirrhose mit Aszites: zusammen mit *Bai Jiang Cao* (Patriniae Herba) zu *Xue Fu Zhu Yu Tang* (Dekokt, das Stasen aus dem Haus des Blutes treibt) hinzufügen.
- Gicht, Arthritis: *Pu Yin* zusammen mit *Yi Tiao Gen* (Moghaniae Radix) verwenden.
- Karbunkel und toxische Läsionen: *Pu Yin* lokal anwenden.

Dosierung

3–9 g.

Sicherheitshinweise, Kontraindikationen

Pu Yin ist kontraindiziert während der Schwangerschaft und bei Patienten, die an Kälte und Mangel-Zuständen leiden.

Überdosierung

Nach einer Überdosis *Pu Yin* können Erbrechen, Bauchschmerzen, Durchfall, Schwellung des Rachens, Atembeschwerden und Bewusstlosigkeit auftreten.

Im Falle Einer Überdosierung

Eine Überdosis *Pu Yin* wird mit Milch oder mehreren Eiweißen zuzammen mit einem Dekokt aus 30 g *Jie Geng* (Platycodi Radix) behandelt. Eine andere, ebenfalls hilfreiche Rezeptur enthält *Shi Chang Pu* (Acori Tatarinowii Rhizoma) 30 g, *Hei Dou* (Sojae Semen) 15 g, *Lu Gen* (Phragmitis Rhizoma) 120 g, *Bai Mao Gen* (Imperatae Rhizoma) 30 g und *Jin Yin Hua* (Lonicerae Flos) 15 g.

Kommentar der Autoren

Dr. Cheng Jian-Hua zufolge behandelt *Pu Yin* Lungen- und Leberkrebs, wenn es innerlich angewendet wird, und Hautkrebs, wenn es lokal verwendet wird.

Qiān Lǐ Guāng

Senecionis Scandentis Herba

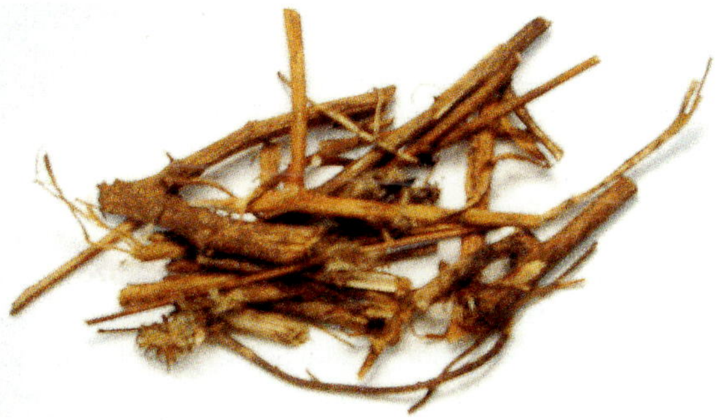

千里光

Pinyin-Name *Qiān Lǐ Guāng*
Wörtliche Übersetzung „Tausend Meilen Leuchtkraft"
Andere chinesische Namen *Qian Li Ji, Jiu Li Ming, Jiu Li Guang, Wu Teng Yi, Hu Die Yi, Ban Tian Lei, Tei Shao Chou*
Originalquelle *Ben Cao Gang Mu Shi Yi* (Auslassungen aus der Großen Materia Medica) von Zhao Xue-Min aus dem Jahr 1765
Deutscher Name Kreuzkraut
Botanischer Name *Senecio scandens* Buch.-Ham. (*Qian Li Guang*)
Pharmazeutischer Name Senecionis Scandentis Herba
Eigenschaften Bitter, kalt
Leitbahnen Lunge, Leber, Dickdarm

Chinesische therapeutische Wirkungen

Klärt Hitze, eliminiert Toxine

Hauterkrankungen: *Qian Li Guang* (Senecionis Scandentis Herba) wird sowohl innerlich als auch äußerlich eingesetzt, um Hitze, Toxizität und Feuchtigkeit bei Karbunkeln, Ekzemen, Diarrhö, Dysenterie und Darmabzsessen zu behandeln.

- Hauterkrankungen: *Qian Li Guang* mit *Ju Hua* (Chrysanthemi Indici Flos), *Jin Yin Hua* (Lonicerae Flos) und *Pu Gong Ying* (Taraxaci Herba) kombinieren.
- Diarrhö, Dysenterie oder Darmabszesse: in Kombination mit *Huang Lian* (Coptidis Rhizoma) und *Huang Qin* (Scutellariae Radix).

Klärt Leber-Yang und erhellt die Augen

Rötung und Schwellung der Augen: Aufsteigendes Leber-*Yang* kann Rötung, Schwellung und Schmerzen der Augen verursachen. Aus *Qian Li Guang* werden oft Augentropfen hergestellt, die akute oder chronische Konjunktivitis, Trachom, Keratitis und Ulcus corneae behandeln.

- Augenkrankheiten: *Qian Li Guang* einzeln als Augenwaschung anwenden.

Dosierung

10–30 g im Dekokt.

Chemische Zusammensetzung

Flavoxanthin, Chrysanthemaxanthin, Alkaloide, ätherische Öle, Flavonoide.[1]

Pharmakologische Wirkungen

Antibiotisch: *Qian Li Guang* wirkt hemmend auf *Bacillus dysenteriae, Staphylococcus aureus, Salmonella typhi, Bacillus paratyphosus, Pseudomonas aeruginosa* und *Diplococcus meningitidis*. Blätter und Blüten haben die stärkste antibiotische Wirkung, Stämme und Wurzeln eine geringere.[2]

Klinische und wissenschaftliche Studien

- **Entzündungen**: 1338 Patienten, die an Entzündungen litten, wurden viermal täglich mit drei Pillen aus *Qian Li Guang* (je 0,35 g) behandelt. Der Studie zufolge kam es bei 62% der Patienten zu einer vollständigen Heilung, bei 25% zu einer Besserung, bei 13% gab es keine Reaktion. Patienten mit akuter Tonsillitis, akuter Dysenterie, akuter Enteritis und akuter Appendizitis sprachen am besten auf die Behandlung an.[3]
- **Topisches Antibiotikum**: Zur Reinigung der Haut wurde statt Franzbranntwein das Destillat einer *Qian-Li-Guang*-Lösung verwendet. Es gab keine Berichte über Infektionen bei 1600 Patienten mit äußeren Verletzungen, ebenso wenig bei 24000 Patienten, die intramuskuläre oder subkutane Injektionen erhalten hatten.[4]

Referenzen

1. *Zhong Yao Xue* (Chinese Herbology), 1998; 217
2. Ibid.
3. *Zhong Cao Yao Tong Xun* (Journal of Chinese Herbal Medicine), 1971; 3:19
4. *Yi Yao Wei Sheng* (Medicine, Medicinals, and Sanitation), 1973; 2:19

Qín Pí

Fraxini Cortex

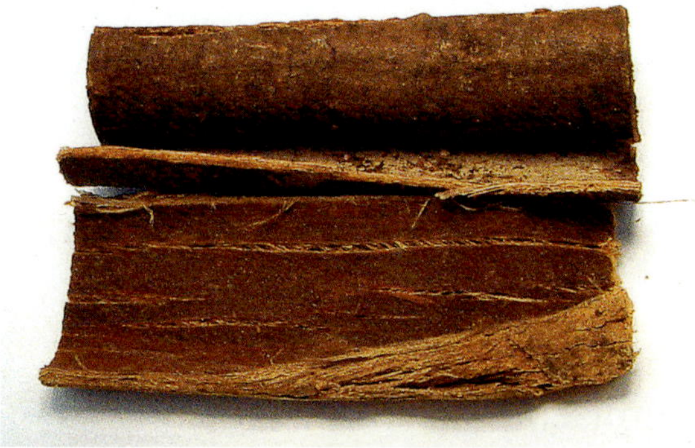

秦皮

Pinyin-Name *Qín Pí*
Andere chinesische Namen *La Shu Pi*
Originalquelle *Shen Nong Ben Cao Jing* (Die Materia Medica des göttlichen Landmannes), vermutlich Östliche Han-Dynastie
Deutscher Name Chinesische Eschenrinde
Botanischer Name *Fraxinus rhynchophylla* Hance. (*Ku Li Bai La Shu*); *Fraxinus chinensis* Roxb. (*Bai La Shu*); *Fraxinus bungeana* DC. (*Bai La Shu*); *Fraxinus chinensis* Roxb. var. *acuminata*. (*Jien Ye Bai La Shu*)
Pharmazeutischer Name Fraxini Cortex
Eigenschaften Bitter, kalt
Leitbahnen Gallenblase, Leber, Dickdarm

Chinesische therapeutische Wirkungen

Klärt Hitze, eliminiert Toxine und trocknet Feuchtigkeit

Diarrhö und Dysenterie aufgrund von Feuchte-Hitze: *Qin Pi* (Fraxini Cortex) besitzt die einzigartige Fähigkeit, Feuchte-Hitze abfließen zu lassen und gleichzeitig die Körpersäfte zu bewahren. Es wird häufig bei der Behandlung von Diarrhö und Dysenterie eingesetzt mit schmerzhaftem Stuhldrang, Bauchschmerzen, Hämatochezie, einem gelben, öligen Zungenbelag und Durst, ohne Verlangen zu trinken.

- Diarrhö und Dysenterie mit schmerzhaftem Stuhldrang aufgrund von Feuchte-Hitze: *Qin Pi* in Kombination mit *Bai Tou Weng* (Pulsatillae Radix) und *Huang Lian* (Coptidis Rhizoma). **Beispiel-Rezeptur**: *Bai Tou Weng Tang* (Pulsatillae Radix Dekokt).

Feuchte-Hitze-Leukorrhö: *Qin Pi* behandelt übel riechenden, gelben, trüben Vaginalausfluss.

- Feuchte-Hitze-Leukorrhöe: zusammen mit *Mu Dan Pi* (Moutan Cortex) verwenden.

Klärt Leber-Feuer und erhellt die Augen

Erkrankungen der Augen aufgrund von aufsteigendem Leber-Yang: Zu den klinischen Manifestationen gehören Rötung, Schwellung und Schmerzen der Augen, Lichtempfindlichkeit, tränende Augen bei Windkontakt sowie Sehbehinderung.

- Rötung und Schwellung der Augen aufgrund von Leber-Feuer: *Qin Pi* als Einzelarznei, als Waschung oder in Kombination mit *Jue Ming Zi* (Cassiae Semen), *Mu Zei* (Equiseti Hiemalis Herba) und *Ju Hua* (Chrysanthemi Flos) einsetzen.

Reguliert das Lungen-Qi und lindert auf diese Weise Husten und Keuchatmung

Husten oder Dyspnoe: *Qin Pi* klärt Lungen-Hitze und lässt das Lungen-*Qi* absteigen. Dadurch behandelt es Husten, Keuchatmung und Dyspnoe. Es kann als Einzelarznei oder in Kombination mit anderen Arzneien verwendet werden.

Dosierung

6–12 g im Dekokt.

Sicherheitshinweise, Kontraindikationen

Qin Pi sollte vorsichtig verwendet werden bei Patienten mit Kälte und Mangel-Zuständen in Milz und Magen.

Chemische Zusammensetzung

Cumarin (Aesculin, Aesculetin, Fraxin, Fraxetin, Fraximol, Fraxidin, Isofraxidin, Cichorin), Tannin.[1, 2]

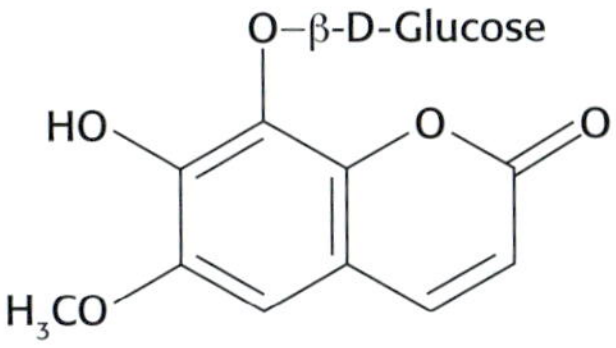

Abb. 2.21 Fraxin

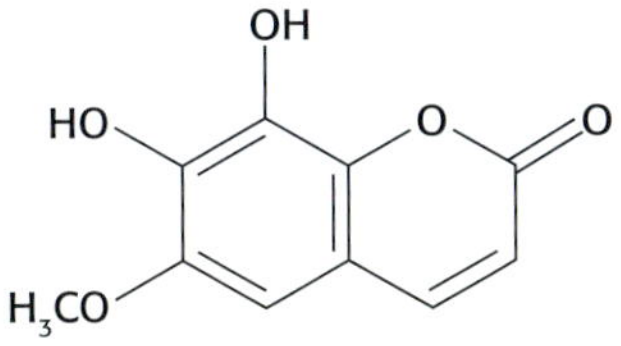

Abb. 2.22 Fraxetin

Pharmakologische Wirkungen

- **Antibiotisch**: *Qin Pi* wirkt hemmend auf *Staphylococcus aureus*, *Bacillus dysenteriae*, *E. coli*, *Neisseria catarrhalis* und alphahämolysierende Streptokokken.[3,4]
- **Respiratorisch**: Aesculetin und Fraxin sind Bestandteile von *Qin Pi* und wirken bei Tieren stark hustenlindernd, auswurffördernd und antiasthmatisch.[5]
- **Entzündungshemmend**: Aesculin wirkt nachweislich entzündungshemmend, möglicherweise aufgrund der vermehrten Ausschüttung von Kortikosteroiden aus der Nebenniere.[6]
- **Weitere Wirkungen**: *Qin Pi* wirkt sedierend und diuretisch, außerdem lindert es Schmerzen und Krämpfe.

Klinische und wissenschaftliche Studien

- **Bakterielle Dysenterie**: 50 an bakterieller Dysenterie erkrankte Patienten wurden mit einem *Qin-Pi*-Dekokt behandelt. Die Erfolgsrate lag bei 80%.[7]
- **Chronische Bronchitis**: Im Rahmen einer Studie inhalierten 530 Patienten mit chronischer Bronchitis den Dampf eines *Qin-Pi*-Dekokts. Die Behandlung wirkte in 92,9% der Fälle stark hustenlindernd, antiasthmatisch und schleimlösend.[8]

Toxikologie

Die intraperitoneale Injektion von Aesculetin (3 g/kg) bei Mäusen hatte keine Todesfälle zur Folge.[9]

Ergänzung

核桃楸皮/核桃楸皮 *Hé Táo Qiū Pí* (Juglandis Cortex), *Juglans mandshurica* Maxim., ist bitter und kalt. Es klärt Hitze, eliminiert Toxine, stoppt Diarrhö und Dysenterie, außerdem behandelt es Augenentzündungen. Die Dosierung für *He Tao Qiu Pi* beträgt 4,5–9 g im Dekokt. *Qin Pi* (Fraxini Cortex) wird manchmal fälschlicherweise durch *He Tao Qiu Pi* (Juglans Cortex) ersetzt. Diese beiden Arzneien sollten nicht gegeneinander ausgetauscht werden. Obwohl sich einige ihrer Eigenschaften überschneiden, unterscheiden sie sich doch erheblich.

Referenzen

1. *Xian Dai Zhong Yao Yao Li Xue* (Contemporary Pharmacology of Chinese Herbs), 1997; 258
2. The Merck Index 12th edition, Chapman and Hall/CRCnetBASE/Merck, 2000
3. *Zhi Wu Yao You Xiao Cheng Fen Shou Ce* (Manual of Plant Medicinals and Their Active Constituents), 1986; 419,467,942
4. *Zhong Yao Xue* (Chinese Herbology), 1998; 197:199
5. *Zhi Wu Yao You Xiao Cheng Fen Shou Ce* (Manual of Plant Medicinals and Their Active Constituents), 1986; 419,467,942
6. *Zhong Yao Xue* (Chinese Herbology), 1998; 197:199
7. Ibid.
8. *Zhong Cao Yao Tong Xun* (Journal of Chinese Herbal Medicine), 1973; 1:21
9. *Zhi Wu Yao You Xiao Cheng Fen Shou Ce* (Manual of Plant Medicinals and Their Active Constituents), 1986; 419,467,942

Qīng Dài
Indigo Naturalis

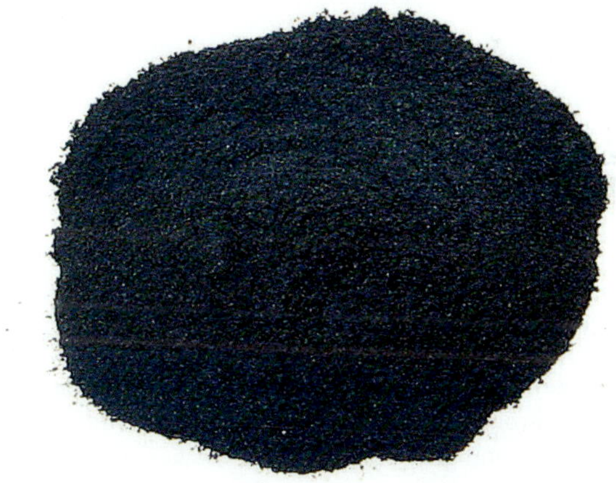

青黛

Pinyin-Name *Qīng Dài*
Originalquelle *Yao Xing Ben Cao* (Materia Medica der medizinischen Eigenschaften) aus dem Jahr 600 von Zhen Quan
Deutscher Name Indigo
Botanischer Name *Isatis tinctoria* L. (*Song Lan*); *Isatis indigotica* Fort. (*Cao Da Qing*); *Baphicacanthus cusia* Bremek. (*Ma Lan*); *Polygonum tinctorium* Ait. (*Liao Lan*); *Clerodendron cyrtophyllum* Turcz. (*Lu Bian Qing*).
Pharmazeutischer Name Indigo Naturalis

Eigenschaften Salzig, kalt
Leitbahnen Leber, Lunge, Magen

Chinesische therapeutische Wirkungen

Klärt Hitze und eliminiert Toxine

Konvulsionen aufgrund von Leber-Wind: *Qing Dai* (Indigo Naturalis) wird oft zur Behandlung von Konvulsionen bei Kindern verwendet, ebenso bei Konvulsionen im Erwachsenenalter, die von Verstopfung, Schwindel, Delirium, inkohärenter Sprache, spärlichem, gelbem Urin und Dysurie begleitet werden.

- Konvulsionen: *Qing Dai* zusammen mit *Niu Huang* (Bovis Calculus) und *Gou Teng* (Uncariae Ramulus cum Uncis) verwenden. **Beispiel-Rezeptur**: *Dang Gui Long Hui Wan* (Angelicae Sinensis Radix, Gentianae Radix und Aloe Pille).

Lungen-Hitze: Zu den klinischen Manifestationen dieses Zustands gehören Husten, Dyspnoe und reichlich dicker, gelber Auswurf.

- Lungen-Hitze: mit *Gua Lou Zi* (Trichosanthis Semen), *Zhe Bei Mu* (Fritillariae Thunbergii Bulbus) und *Fu Hai Shi* (Pumice) kombinieren.

Ekzeme und Mundulzera

- Ekzeme und Mundulzera: lokale Anwendung des pulverisierten *Qing Dai* mit *Bing Pian* (Borneolum) und *Huang Bo* (Phellodendri Cortex).

Kühlt Blut und zerstreut Stagnation

Blutungen: Hitze drängt das Blut aus den Gefäßen und verursacht Bluterbrechen, Bluthusten, Nasenbluten und subkutane Blutungen, was sich in Hautflecken oder Purpura zeigt.

- Blutungen: in Kombination mit *Ce Bai Ye* (Platycladi Cacumen) und *Bai Mao Gen* (Imperatae Rhizoma).
- Hautflecken: *Qing Dai* zusammen mit *Shi Gao* (Gypsum Fibrosum), *Di Huang* (Rehmanniae Radix) und *Sheng Ma* (Cimicifugae Rhizoma) einsetzen.

Mumps, Halsschmerzen: Die Akkumulation von toxischer Hitze resultiert in Mumps, Halsschmerzen und anderen schmerzhaften wunden Stellen.

- Halsschmerzen: äußerliche Anwendung von *Qing Dai* oder zusammen mit *Xuan Shen* (Scrophulariae Radix), *Jin Yin Hua* (Lonicerae Flos) und *Lian Qiao* (Forsythiae Fructus) verwenden.

Dosierung

1,5–3 g im Dekokt, 0,6–1 g als Pulver. *Qing Dai* kann als Einzelarznei oder lokal mit Öl angewendet werden.

Sicherheitshinweise, Kontraindikationen

- *Qing Dai* sollte bei Patienten, die an Kälte und einem Magen-Mangel leiden, mit Vorsicht verwendet werden.
- Eine Überdosis kann Übelkeit, Erbrechen, Bauchschmerzen, Durchfall oder Hämatochezie verursachen.
- In seltenen Fällen kann die Verwendung von *Qing Dai* die Leberfunktion beeinträchtigen, die Anzahl der Thrombozyten verringen und eine Knochemarksuppression verursachen.

Chemische Zusammensetzung

Indigotin, Indirubin, Qingdainon, Isatin, Tryptanthrin, Qingdaiin, Laccerol, Isoindigo.[1]

Pharmakologische Wirkungen

- **Antineoplastisch**: Die Verwendung von Indirubin wirkt bei Tieren moderat hemmend auf Tumorzellen. Subkutane und intraperitoneale Injektionen von Indirubin (200 mg/kg) über einen Zeitraum von sechs bis sieben Tagen führten zu einer Hemmung des Tumorzellwachstums bei Mäusen mit Lungen- und Brustkrebs.[2]
- **Antibiotisch**: Ein Dekokt aus *Qing Dai* wirkt hemmend auf *Staphylococcus aureus*, *Bacillus anthracis* und *Vibrio cholerae*.[3]

Klinische und wissenschaftliche Studien

- **Chronische myeloische Leukämie (CML)**: 314 Patienten mit chronischer myeloischer Leukämie wurden in einer klinischen Studie mit Indirubin behandelt. Das Behandlungsprotokoll schrieb 150–200 mg Indirubin pro Tag (Höchstdosis 300–400 mg) vor. Diese Menge wurde in drei gleiche Dosen aufgeteilt und über einen Zeitraum von 30–180 Tagen täglich gegeben. Die Gesamtwirksamkeitsrate lag bei 87,26%. In 59,87% der Fälle kam es zu einer signifikanten Besserung.[4]

- **Psoriasis**: 35 Psoriasis-Patienten wurde acht Wochen lang täglich 25–50 mg Indirubin verabreicht. Die Studie erbrachte den Nachweis, dass Indirubin das Fortschreiten der Psoriasis hemmt.[5]
- **Stomatitis**: In einer Studie wurde nach einer Lokalbehandlung mit einer Arzneirezeptur bei 297 von 319 Stomatitis-Patienten (92,92%) eine positive Wirkung verzeichnet. Das Behandlungsprotokoll schrieb vor, das Pulver aus *Qing Dai* und *Zhen Zhu* (Margarita) dreimal täglich lokal aufzutragen.[6]

Wechselwirkung mit anderen Medikamenten

Sulfonylharnstoff-Antidiabetika und Sulfonamid-Antibiotika: Dr. Zhang Xiao-Ping weist darauf hin, dass Patienten, die allergisch gegen Sulfonylharnstoffe und Sulfonamide sind, unter Umständen auch allergisch auf *Qing Dai* (Indigo Naturalis), *Da Qing Ye* (Isatidis Folium) und *Ban Lan Gen* (Isatidis Radix) reagieren. (Hinweis: Beispiele für Sulfonylharnstoffe sind Tolbutamid, Glipizid und Glyburid; Beispiele für Sulfonamide sind Sulfadiazin, Sulfisoxazol, Sulfamethoxazol, Trimethoprim bzw. Sulfamethoxazol und Erythromycin bzw. Sulfisoxazol.)

Toxikologie

Es liegen keine Berichte über toxikologische Effekte bei Mäusen nach einer fünftägigen oralen Behandlung mit Indirubin (5 g/kg) vor. Bei Mäusen beträgt die LD_{50} bei intraperitonealer Injektion von Indirubin 1,1–2,0 g/kg. In einer toxikologischen Langzeitstudie wurde Hunden Indirubin oral in einer Dosis von 20, 100 und 200 mg/kg über einen Zeitraum von sechs Monaten verabreicht. Laut Studie traten folgende Veränderungen auf: schlechter Appetit, Durchfall, Hämatochezie sowie ein Anstieg von SGPT. Es gab jedoch bei allen drei Dosierungen keine Auffälligkeiten der Blutwerte, des Knochenmarks sowie der Nieren- oder Herzfunktion.[7]

Kommentar der Autoren

Qing Dai ist das verarbeitete Pulver aus *Da Qing Ye* (Isatidis Folium). *Qing Dai* besitzt im Wesentlichen dieselben Funktionen wie *Da Qing Ye*. Es kühlt jedoch stärker das Blut und beseitigt außerdem Lungen-Hitze. Die folgende Rezeptur von Dr. Hu Qing-Shan wurde bei der Behandlung von chronischer myeloischer Leukämie (CML) eingesetzt: *Qing Dai* 40%, *Tian Hua Fen* (Trichosanthis Radix) 40%, *Niu Huang* (Bovis Calculus) 10% und *Lu Hui* (Aloe) 10%. Von der Rezeptur wurden zweimal täglich 1,5 g in Pulverform verabreicht.

Referenzen

1. *Chang Yong Zhong Yao Cheng Fen Yu Yao Li Shou Ce* (A Handbook of the Composition and Pharmacology of Common Chinese Drugs), 1994; 1174–1175
2. Ibid., 1174–1177
3. *Zhong Yao Xue* (Chinese Herbology), 1998; 176–177
4. *Zhong Hua Xue Yi Xue Za Zhi* (Chinese Journal on Study of Hematology), 1980; 3:132
5. *Zhong Hua Yi Xue Za Zhi* (Chinese Journal of Medicine), 1987; 1:7
6. *Guang Zhou Yi Yao* (Guangzhou Medicine and Medicinals), 1987; 4:48
7. *Yao Xue Tong Bao* (Report of Herbology), 1983; 18(12):27

Rĕn Dōng Téng

Lonicerae Caulis

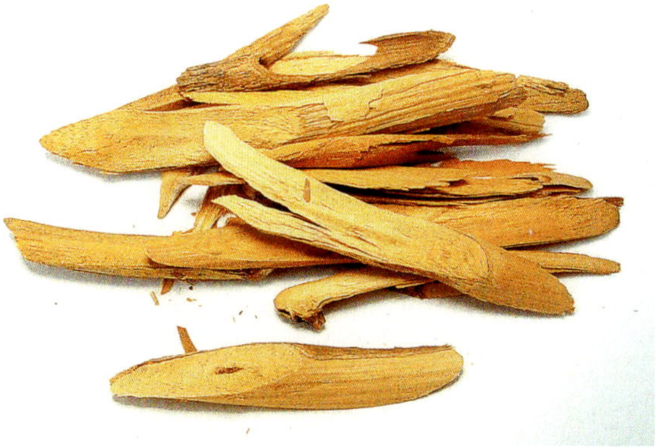

忍冬藤

Pinyin-Name *Rĕn Dōng Téng*
Wörtliche Übersetzung „Winterharte Ranke"
Andere chinesische Namen *Yin Hua Teng*
Originalquelle *Ming Yi Za Zhu* (Verschiedene Aufzeichnungen berühmter Ärzte) aus dem Jahr 500 von Tao Hong-Jing
Deutscher Name Geißblattstängel
Botanischer Name *Lonicera japonica* Thunb. (*Ren Dong*); *Lonicera hypoglauca* Miq. (*Hong Xian Ren Dong*); *Lonicera confuse* DC. (*Shan Yin Hua*); or *Lonicera dasystyla* Rehd. (*Mao Hua Zhu Ren Dong*)
Pharmazeutischer Name Lonicerae Caulis
Eigenschaften Süß, kalt
Leitbahnen Lunge, Magen

Chinesische therapeutische Wirkungen

Klärt Hitze und entlastet das Äußere

Ren Dong Teng (Lonicerae Caulis) besitzt die schwach ausgeprägte Fähigkeit, Hitze zu klären und das Äußere zu entlasten.

Klärt Hitze und eliminiert Toxine

Ren Dong Teng besitzt die mäßig ausgeprägte Eigenschaft, Hitze zu klären und Toxine zu eliminieren.

Zerstreut Wind und Feuchtigkeit aus dem Äußeren

Ren Dong Teng zerstreut Wind und Feuchtigkeit, die Haut und Muskeln angreifen. Es wird eingesetzt bei Juckreiz aufgrund von Wind oder bei *Bi Zheng* (schmerzhaftes Blockade-Syndrom) aufgrund von Wind, Feuchtigkeit oder Hitze.

- *Bi Zheng* (schmerzhaftes Blockade-Syndrom) mit Schwellung, Rötung und brennenden Schmerzen: *Ren Dong Teng* in Kombination mit *Wei Ling Xian* (Clematidis Radix et Rhizoma), *Qin Jiao* (Gentianae Macrophyllae Radix), *Qiang Huo* (Notopterygii Rhizoma seu Radix), *Du Huo* (Angelicae Pubescentis Radix) und *Tou Gu Cao* (Impatientis Caulis).

Dosierung

10–30 g im Dekokt.

Chemische Zusammensetzung

Lonicein, Luteolin-7-rhamnoglucosid, Luteolin, Loniceraflavon, Loganin, Tannine, Chlorogensäure, Isochlorogensäure.[1]

Pharmakologische Wirkungen

- **Antibiotisch**: *Ren Dong Teng* wirkt hemmend auf *Staphylococcus aureus, Bacillus subtilis, Candida albicans, Salmonella typhi, Bacillus proteus, Bacillus dysenteriae* und *H. suis*.[2]
- **Kardiovaskulär**: Luteolin erhöht bei Hunden den systolischen Blutdruck, senkt den diastolischen Blutdruck und verbessert den Blutfluss zur Koronararterie.[3]
- **Entkrampfend**: Luteolin lindert Spasmen und Krämpfe im Darmtrakt und in den Atemwegen.[4]

Kommentar der Autoren

Ren Dong Teng (Lonicerae Caulis) und *Jin Yin Hua* (Lonicerae Flos) klären beide Hitze und entlasten das Äußere. *Ren Dong Teng* wirkt in dieser Hinsicht milder.

Referenzen

1. *Xian Dai Zhong Yao Yao Li Xue* (Contemporary Pharmacology of Chinese Herbs), 1997; 210
2. *Ren Min Wei Sheng Chu Ban She* (Journal of People's Public Health), 1986:681
3. Ibid.
4. Ibid.

Shān Cí Gū

Cremastrae seu Pleiones Pseudobulbus

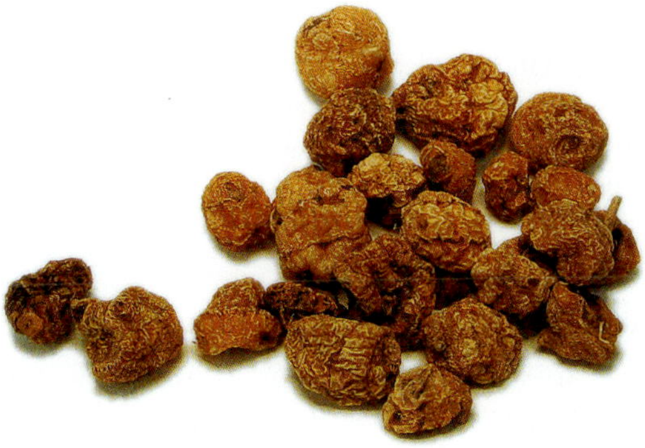

山慈姑

Pinyin-Name *Shān Cí Gū*
Wörtliche Übersetzung „Wohltätige Tante von den Bergen"
Andere chinesische Namen *Mao Ci Gu, Guang Ci Gu*
Originalquelle *Jia You Ben Cao* (Materia Medica der Jia-You-Ära), verfasst zwischen 1057 und 1060 von Zhang Yu-Xi und Su Song
Deutscher Name Shancigu-Wurzelknolle (Orchideenart)
Botanischer Name *Cremastra variabilis* (BL.) Nakai (*Du Juan Lan*); *Pleione bulbocodioides* (Franch.) Rolfe (*Du Suan Lan*)
Pharmazeutischer Name Cremastrae seu Pleiones Pseudobulbus
Eigenschaften Scharf, kalt
Leitbahnen Leber, Magen
Sicherheitshinweis Etwas toxisch

Chinesische therapeutische Wirkungen

Klärt Hitze, eliminiert Toxine, entleert Abszesse und zerstreut Knötchen

Toxische Schwellungen: *Shan Ci Gu* (Cremastrae seu Pleiones Pseudobulbus) wird lokal angewendet und oral verabreicht, um Geschwüre, Karbunkel, Knötchen sowie toxische Schwellungen und Skrofulose zu behandeln. Es wird außerdem bei unterschiedlichen benignen und malignen Tumorererkrankungen eingesetzt wie z.B. Brust-, Zervix-, Ösophagus-, Lungen-, Magen- und Hauttumoren.

- Toxische Geschwüre: *Shan Ci Gu* zusammen mit *She Xiang* (Moschus) und *Da Ji* (Knoxiae Radix seu Euphorbiae Pekinensis Radix) verwenden.

Dosierung

3–6 g im Dekokt.

Sicherheitshinweise, Kontraindikationen

Shan Ci Gu sollte bei Patienten mit schwacher Konstitution vorsichtig angewendet werden.

Überdosierung

Bei korrekter Verwendung ist *Shan Ci Gu* nur leicht toxisch. Eine Überdosis kann jedoch Übelkeit, Erbrechen, Durchfall, Dehydrierung, Bauchschmerzen, Lethargie, Haarausfall, Wundheit und Schmerzen im ganzen Körper sowie eine leichte Herabsetzung der Funktionen von Knochenmark und Zentralnervensystem auslösen. In schweren Fällen kann es im ganzen Körper zu schweren Muskelkrämpfen und -spasmen kommen, die zur Atemdepression führen können. Nebenwirkungen treten ungefähr zwei bis vier Stunden nach der Einnahme größerer Mengen der Arzneidroge auf. In einigen Fällen können die Symptome erst mit sechs bis zwölf Stunden Verzögerung auftreten. Die toxische Dosis von *Shan Ci Gu* liegt zwischen 15 und 45 g.[1]

Im Falle einer Überdosierung

Übelkeit und Erbrechen als Folge einer Überdosis von *Shan Ci Gu* sind als Abwehrstrategie zu verstehen, die die Ausscheidung der toxischen Wirkstoffe fördert. Starkes Erbrechen und ausgeprägter Durchfall können jedoch *Qi* und Körperflüssigkeiten erschöpfen. Deshalb sollte beides gestoppt werden, sobald alle Toxine aus dem Magen-Darm-Trakt ausgeschieden wurden.

Übermäßiges Erbrechen lässt sich durch die Einnahme von 10 ml frischem Ingwersaft lindern, der mit 250 ml Essig vermischt wird. Exzessiver Durchfall kann mit einem Arzneidekokt aus folgenden Zutaten behandelt werden: *Fang Feng* (Saposhnikoviae Radix) 15 g, *Sheng Jiang* (Zingiberis Rhizoma Recens) 30 g, *Rou Gui* (Cinnamomi Cortex) 6 g sowie etwas Essig, Zucker und Salz.[2]

Die Gabe von mehreren Eiweißen, Milch oder pulverisiertem *Ou Jie* (Nelumbinis Nodus Rhizomatis) schützt den Verdauungstrakt und reduziert die Resorption von *Shan Ci Gu.*

Auch purgative Methoden können bei der Ausscheidung der Toxine helfen, beispielsweise 9 g *Dang Gui* (Angelicae Sinensis Radix), 30 g *Da Huang* (Rhei Radix et Rhizoma) und 30 g *Xuan Ming Fen* (Natrii Sulfas Exsiccatus).[3]

Chemische Zusammensetzung

Glycomannan, Colchicin, Tulipin, Alkaloide, Stärke.[4]

Pharmakologische Wirkungen

Antineoplastisch: Die subkutane Injektion eines *Shan-Ci-Gu*-Präparats (2 mg/kg) hemmte bei Mäusen die Zellreplikation.[5]

Referenzen

1. *Zhong Yao Bu Liang Fan Ying Yu Zhi Liao* (Adverse Reactions and Treatment of Chinese Herbal Medicine), 1996; 137:140
2. *Zhong Yao Du Li Xue* (Toxicology of Chinese Herbs); 1989, 41–43
3. *Lin Chuang Shou Ce You Du Zhong Yao Shi Yong* (Clinical Handbook on Applications of Toxic Chinese Herbs), 1992; 37–38
4. *Zhong Yao Xue* (Chinese Herbology), 1998; 210
5. *Chang Yong Zhong Yao Xian Dai Yan Jiu Yu Lin Chuang* (Recent Study and Clinical Application of Common Traditional Chinese Medicine), 1995; 165:166

Shān Dòu Gēn

Sophorae Tonkinensis Radix et Rhizoma

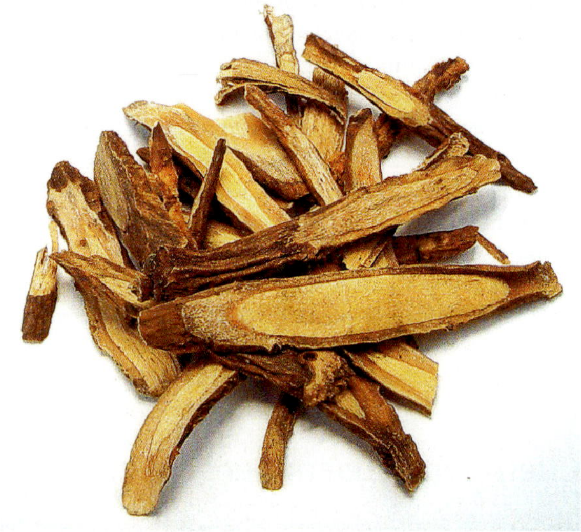

山豆根

Pinyin-Name *Shān Dòu Gēn*
Wörtliche Übersetzung „Bergbohnenwurzel"
Andere chinesische Namen *Guan Dou Gen*, *Nan Dou Gen*
Originalquelle *Kai Bao Ben Cao* (Materia Medica der Kai-Bao-Ära), verfasst in den Jahren 973 bis 975 von Ma Zhi
Deutscher Name Sophora-Wurzel, Tonkin-Schnurbaumwurzel
Botanischer Name *Sophora tonkinensis* Gagnep. (*Yue Nan Hui*); *Sophora subprostrata* Chun et. T. Chen (*Guan Dou Gen*)
Pharmazeutischer Name Sophorae Tonkinensis Radix et Rhizoma
Eigenschaften Bitter, kalt
Leitbahnen Lunge
Sicherheitshinweis Leicht toxisch

Chinesische therapeutische Wirkungen

Klärt Hitze und eliminiert Toxine

Halsschmerzen: *Shan Dou Gen* (Sophorae Tonkinensis Radix et Rhizoma) klärt sehr wirksam Hitze und eliminiert effektiv Toxine und behandelt auf diese Weise Halsschmerzen und lindert Schmerzen.

- Leichte Halsschmerzen: *Shan Dou Gen* als Einzelarznei im Dekokt oder zum Gurgeln verwenden.
- Schwere Halsschmerzen: in Kombination mit *Xuan Shen* (Scrophulariae Radix), *She Gan* (Belamcandae Rhizoma) und *Ban Lan Gen* (Isatidis Radix).

Behandelt Tumorerkrankungen, Abszesse und Karbunkel

Shan Dou Gen behandelt Tumorerkrankungen im Hals oder in der Lunge, wunde Stellen sowie Abzesse und Karbunkel, die durch Hitze und Toxine gekennzeichnet sind.

- Halsschmerzen: *Shan Dou Gen* in Kombination mit *Jin Yin Hua* (Lonicerae Flos), *Lian Qiao* (Forsythiae Fructus) und *Huang Lian* (Coptidis Rhizoma).
- Tumorerkrankungen im Rachenraum oder in der Lunge: mit *Ban Zhi Lian* (Scutellariae Barbatae Herba) und *Bai Hua She She Cao* (Hedyotidis Diffusae Herba) kombinieren.

Lindert Gelbsucht

Mit *Shan Dou Gen* wurde früher bei der Behandlung von Feuchte-Hitze-Gelbsucht eingesetzt. Zu diesem Zweck wird es heute jedoch nicht mehr verwendet, da es dafür wirkungsvollere Arzneien gibt.

Dosierung

6–10 g im Dekokt. *Shan Dou Gen* wird als Gurgelwasser benutzt oder als Pulver auf die betroffene Region aufgetragen.

Sicherheitshinweise, Kontraindikationen

Shan Dou Gen ist kontraindiziert bei Patienten, die an Kälte oder einem Mangel-Zustand von Milz und Magen leiden mit den charakteristischen Symptomen eines verminderten Appetits und weicher Stühle.

Überdosierung

Eine Überdosis von *Shan Dou Gen* ist gekennzeichnet durch unterschiedlich stark ausgeprägte Bauchschmerzen, Schwindel, Übelkeit, Erbrechen, Gesichtsblässe, erhöhte oder verlangsamte Herzfrequenz, Kopfschmerzen, Schwäche der Extremitäten, Zittern, starkes Schwitzen, erhöhten Blutdruck und Gleichgewichtsstörungen. Eine hohe Überdosis äußert sich durch Atembeschwerden, Spasmen und Krämpfe der Gliedmaßen, bläuliche Verfärbung der Lippen und des Gesichts sowie Delirium. In extremen Fällen kann eine Überdosierung zu Atemdepression und zum Tod führen. Da *Shan Dou Gen* ein starkes Stimulans ist und die normale Funktion des Nerven- und Atmungssystems beeinträchtigen kann, treten solche Nebenwirkungen tatsächlich auf. Unerwünschte Nebenwirkungen sind sogar schon bei der niedrigen Dosis von 12 g beobachtet worden. Als tödliche Dosis werden in der Regel 60 g oder mehr angegeben.

Im Falle einer Überdosierung

Eine Überdosis von *Shan Dou Gen* kann mit einem Dekokt behandelt werden, das 60 g *Lu Dou* (Phaseoli Radiati Semen), 30 g *Gan Cao* (Glycyrrhizae Radix et Rhizoma), 24 g *Jin Yin Hua* (Lonicerae Flos) und 9 g *Chuan Xin Lian* (Andrographitis Herba) enthält.[1]

Chemische Zusammensetzung

Alkaloide (Matrin [► Abb. 2.8], Oxymatrin, Methylcytisin, Anagyrin, Sophocarpin), Flavonoide (Sophoradochromen, Genistein, Pterocarpin, Trifolirhizin, Sophoraflavon A, B, Bayin), Sophoradin, Sophoranon.[2, 3]

Pharmakologische Wirkungen

- **Antiarrhythmisch**: Die intramuskuläre bzw. intraperitoneale Injektion von *Shan Dou Gen* hatte positive Effekte auf die Behandlung von Tieren mit einer medikamenteninduzierten Arrhythmie. *Shan Dou Gen* wirkt bei Meerschweinchen negativ chronotrop und positiv inotrop auf die rechte Herzkammer.[4]
- **Immunstimulierend**: Oral verabreichtes *Shan Dou Gen* erhöht bei Mäusen die Bildung von IgM und IgG.[5]
- **ZNS beruhigend**: Die Alkaloide von *Shan Dou Gen* wirken deutlich hemmend auf das Zentralnervensystem, was bei Mäusen zu Sedierung, Schmerzlinderung und zu einem Absinken der Körpertemperatur führt. *Shan Dou Gen* ist außerdem effektiv bei der Prophylaxe und Behandlung von medikamentös induzierten Krampfanfällen.[6]
- **Antiasthmatisch**: Die Alkaloide von *Shan Dou Gen* wie Matrin (► Abb. 2.8), Oxymatrin, Methylcytisin, Anagyrin und Sophocarpin wirken erwiesenermaßen antiasthmatisch. Oxymatrin hat eine vergleichbare antiasthmatische Wirkung wie Aminophyllin, die Wirkung hält jedoch länger an.[7, 8]
- **Fiebersenkend**: Matrin, Oxymatrin und Sophocarpin führen bei Mäusen zu einem merklichen Absinken der Körpertemperatur. Der genaue Wirkmechanismus ist unklar.[9]
- **Hepatoprotektiv**: Die hepatoprotektive Funktion von *Shan Dou Gen* ist mehrfach dokumentiert. Es senkt die Leberenzymwerte und minimiert Leberschäden durch Tetrachlorkohlenstoff.[10]
- **Hemmende Wirkung auf Magengeschwüre**: Der Alkoholextrakt von *Shan Dou Gen* hemmt bei Ratten die Sekretion von Magensäure. Die dafür verantwortlichen Bestandteile sind Sophoradin und Sophoranon.[11]
- **Antineoplastisch**: Sowohl die orale als auch die intraperitoneale Verabreichung von *Shan Dou Gen* wirkt bei Mäusen antineoplastisch, besonders bei Tumorerkrankungen des Uterus, im Bauchraum und in der Leber. Als antineoplastische Bestandteile wurden die Alkaloide der Arzneidroge identifiziert (Matrin, Oxymatrin und Sophocarpin).[12, 13]
- **Antibiotisch**: *Shan Dou Gen* wirkt hemmend auf *Bacillus dysenteriae, Bacillus proteus, E. coli, Staphylococcus aureus* und *Pseudomonas aeruginosa*.[14]

Klinische und wissenschaftliche Studien

- **Halsschmerzen**: Eine Arzneirezeptur mit *Shan Dou Gen*, *Lian Qiao* (Forsythiae Fructus), *She Gan* (Belamcandae Rhizoma) und *Tian Hua Fen* (Trichosanthis Radix) wurde auf ihre Wirksamkeit bei Halsschmerzen untersucht. Von 120 Patienten, die 15 Verordnungen der Rezeptur einnahmen, berichteten 84 von einer vollständigen Genesung, bei 30 kam es zu einer deutlichen Besserung, sechs Patienten sprachen nicht auf die Behandlung an. Die Gesamtwirksamkeitsrate lag bei 95%.[15]
- **Hepatitis**: Die Injektion eines *Shan-Dou-Gen*-Präparats, das hauptsächlich aus Alkaloiden bestand, erwies sich bei der Behandlung von 402 Hepatitits-Patienten in 91,8% der Fälle als wirksam. Der Studie zufolge gingen bei den meisten Patienten die Werte der Lebertransaminasen innerhalb von zwei bis vier Wochen signifikant zurück.[16]
- **Herzrhythmusstörungen**: Elf Patienten mit Herzrhythmusstörungen wurden mit 40 g *Shan Dou Gen* behandelt. Bei sieben Patienten führte die Behandlung zu einer deutlichen, bei drei Patienten zu einer moderaten Besserung. Ein Patient zeigte keine Reaktion auf die Behandlung.[17]

Toxikologie

Shan Dou Gen ist leicht toxisch. Eine Studie zur Toxikologie zeigte, dass die LD_{50} eines Dekokts aus *Shan Dou Gen* bei Mäusen bei intraperitonealer Injektion 15,6 g/kg beträgt.[18]

Ergänzung

北豆根/北豆根 *Běi Dòu Gēn* (Menispermi Rhizoma), *Menispermum dahuricum* DC., wird in Nordchina manchmal als Ersatz für *Shan Dou Gen* verwendet. Aufgrund seiner bitteren und kalten Eigenschaften klärt *Bei Dou Gen* Hitze und Toxine. Es wird häufig eingesetzt, um Halsschmerzen und einen wunden Rachen zu behandeln. Die empfohlene Dosis von *Bei Dou Gen* beträgt 3–10 g.

Referenzen

1. *Zhong Yao Bu Liang Fan Ying Yu Zhi Liao* (Adverse Reactions and Treatment of Chinese Herbal Medicine), 1996; 123:125
2. *Xian Dai Shi Yong Yao Xue* (Practical Applications of Modern Herbal Medicine), 1997; 226
3. Yan X, Zhou J, Xie G. Traditional Chinese Medicines Molecular Structures, Natural Sources and Applications; Ashgate, 1999; 4904
4. *Zhong Guo Yao Li Xue Bao* (Chinese Herbal Pharmacology Journal), 1990; 11(3):253
5. *Guo Wai Yi Xue Zhong Yi Zhong Yao Fen Ce* (Monograph of Chinese Herbology from Foreign Medicine), 1989; 11(2):59
6. *Zhong Yao Yao Li Yu Lin Chuang* (Pharmacology and Clinical Applications of Chinese Herbs), 1987; (9):645
7. *Xi Bei Yi Yao Za Zhi* (Northwest Journal of Herbal Medicine), 1989; 4(4):12
8. *Zhong Yao Yao Li Yu Ying Yong* (Pharmacology and Applications of Chinese Herbs), 1985; 195
9. *Zhong Xi Yi Jie He Za Zhi* (Journal of Integrated Chinese and Western Medicine), 1982; 5(2):108
10. *Xian Dai Shi Yong Yao Xue* (Practical Applications of Modern Herbal Medicine), 1988; 5(1):7
11. *Guo Wai Yi Yao Zhi Wu Yao Fen Ce* (Monograph of Foreign Botanical Medicine), 1980; (1):43
12. *Zhong Guo Yi Xue Ke Xue Xue Bao* (Journal of Chinese Medical Science University), 1988; 10(1):39
13. *Zhong Xi Yi Jie He Za Zhi* (Journal of Integrated Chinese and Western Medicine), 1982; 2(1):42
14. *Xian Dai Shi Yong Yao Xue* (Practical Applications of Modern Herbal Medicine), 1988; 5(1):7
15. *Zhong Yi Yao Yan Jiu* (Research of Chinese Medicine and Herbology), 1991; (4):54
16. *Yao Xue Tong Bao* (Report of Herbology), 1983; (10):37
17. *Hu Bei Zhong Yi Za Zhi* (Hubei Journal of Chinese Medicine), 1989; (4):16
18. *Guang Zhou Zhong Yi Xue Yuan Xue Bao* (Journal of Guangzhou University of Chinese Medicine), 1982; (4):27

Shān Mă Tí

Rauvolfiae Radix

山馬蹄 山马蹄

Pinyin-Name *Shān Mă Tí*
Andere chinesische Namen *Luo Fu Mu, Shan Hu Jiao, Bai Hua Lian, Du Gou Yao*
Deutscher Name Chinesische Schlangenwurzel
Botanischer Name *Rauvolfia verticillata* (Lour.) Baill (*Luo Fu Mu*)
Pharmazeutischer Name Rauvolfiae Radix
Eigenschaften Bitter, kalt
Leitbahnen Lunge, Leber, Herz
Sicherheitshinweis Leicht toxisch

Chinesische therapeutische Wirkungen

Belebt die Blutzirkulation, lindert Schmerzen, klärt Hitze und eliminiert Toxine

Shan Ma Ti (Rauvolfiae Radix) behandelt toxische Schlangenbisse, Halsschmerzen, Blutungen aufgrund von Stichwunden, Hautläsionen, Herpes zoster, Leukorrhö und Hitzschlag.

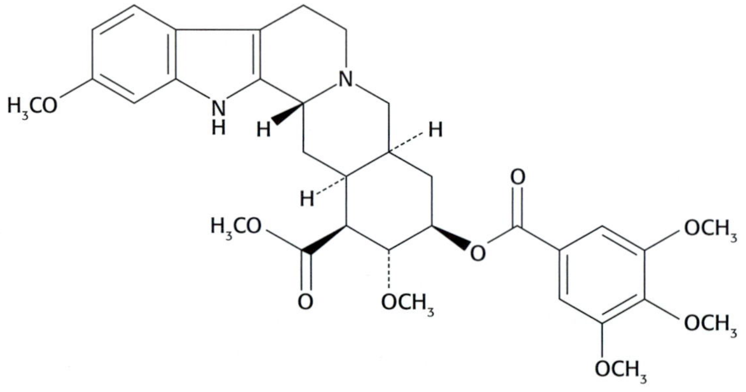

Abb. 2.23 Reserpin

- Toxische Schlangenbisse oder Blutungen aufgrund von Stichwunden: Die Blätter von *Shan Ma Ti* werden zerstoßen und lokal auftragen.
- Halsschmerzen: *Shan Ma Ti* zusammen mit *Da Qing Ye* (Isatidis Folium), *She Gan* (Belamcandae Rhizoma) und *Zao Xiu* (Paridis Rhizoma) verwenden.
- Hautläsionen: Kombination mit *Ku Shen* (Sophorae Flavescentis Radix), *Ren Dong Teng* (Lonicerae Caulis), *Wan Dian Jin* (Ilicis Asprellae Radix) und *Dao Di Wu Gong* (Heliminthostachytis Rhizoma). *Shan Ma Ti* als Einzelarznei kann auch Waschung angewendet werden.
- Herpes zoster: *Ma Bian Cao* (Verbenae Herba) und *Qi Li San* (Sieben Tausendstel eines Tael Pulver) hinzufügen.
- Leukorrhö: zusammen mit *Ji Guan Hua* (Celosiae Cristatae Flos) und *Bai Long Chuan Hua Tou* (Clerodendron Paniculatum Radix) einsetzen.
- Hitzschlag: in Kombination mit *Hu Yao Huang* (Leucas Mollissimae Herba) und *Feng Wei Cao* (Pteris Herba).

Verankert aufsteigendes Leber-Yang und senkt den Blutdruck

- Hypertonie: in Kombination mit *Cha Chi Huang* (Stellariae Aquaticae Herba), *Tian Ma* (Gastrodiae Rhizoma), *Gou Teng* (Uncariae Ramulus cum Uncis), *Xia Ku Cao* (Prunellae Spica) und *Xi Xian Cao* (Siegesbeckiae Herba).

Dosierung

3–15 g im Dekokt.

Sicherheitshinweise, Kontraindikationen

Shan Ma Ti ist kontraindiziert bei Patienten mit schwachem Verdauungssystem oder bei *Qi*- und Blut-Mangel.

Chemische Zusammensetzung

Serpin, Raujemidin, Aricin, Isoreserpilin, Yohimbin-Isomer, Reserpilin, Reserpin (► Abb. 2.23).[1, 2]

Referenzen

1. J Org Chem 1958; 21:923
2. Rev Cubana Farm 1982; 16(3):251:316

Shè Gān

Belamcandae Rhizoma

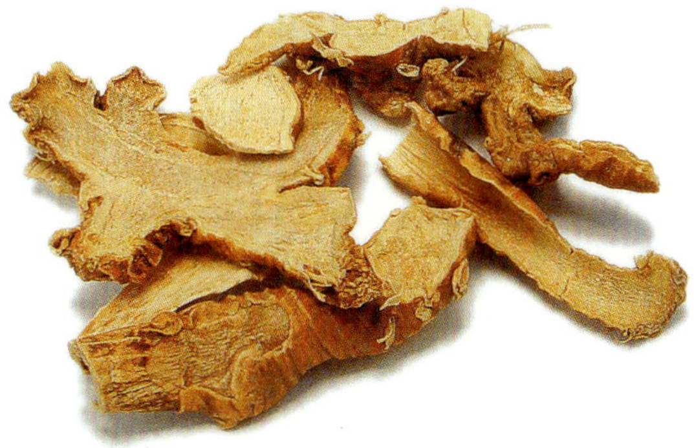

射干

Pinyin-Name *Shè Gān*
Wörtliche Übersetzung „Pfeilschaft", „ausschießende Trockenheit"
Andere chinesische Namen *Wu San, Bian Zhu*
Originalquelle *Shen Nong Ben Cao Jing* (Die Materia Medica des göttlichen Landmannes), vermutlich Östliche Han-Dynastie
Deutscher Name Brombeerlilienwurzelstock, Leopardenblumenwurzelstock
Botanischer Name *Belamcanda chinensis* (L.) DC. (*She Gan*)
Pharmazeutischer Name Belamcandae Rhizoma
Eigenschaften Bitter, kalt
Leitbahnen Lunge

Chinesische therapeutische Wirkungen

Klärt Hitze und eliminiert Toxine

Halsschmerzen: *She Gan* (Belamcandae Rhizoma) eliminiert Hitze, Toxine und Schleim und behandelt auf diese Weise Halsschmerzen. Schwere Fälle von Halsschmerzen aufgrund von Hitze und Toxinen sind durch scharfe Schmerzen, Rötung der betroffenen Region und quälende Schluckbeschwerden gekennzeichnet. Reichlicher Schleim und erschwerte Atmung mit Würgegeräuschen treten ebenfalls häufig auf, wenn Hitze und Toxine die Lunge befallen.

- Halsschmerzen mit reichlichem Schleim: *She Gan* in Kombination mit *Huang Qin* (Scutellariae Radix), *Jie*

Geng (Platycodi Radix) und *Gan Cao* (Glycyrrhizae Radix et Rhizoma) einsetzen.

- Halsschmerzen aufgrund von Hitze und Toxinen: mit *Sheng Ma* (Cimicifugae Rhizoma), *Ma Bo* (Lasiosphaera seu Calvatia) und *Xuan Shen* (Scrophulariae Radix) kombinieren.

Beseitigt Schleim und lindert Keuchatmung

Dyspnoe, Husten mit reichlich Schleim: Das bittere, kalte *She Gan* wirkt zerstreuend. Es löst Schleim auf und lindert Keuchatmung, die durch eine Akkumulation von Hitze und Schleim in der Lunge verursacht wird.

- Dyspnoe, Husten mit reichlich gelbem Schleim: *She Gan* zusammen mit *Sang Bai Pi* (Mori Cortex) und *Jie Geng* (Platycodi Radix) verwenden.
- Dyspnoe, Husten mit reichlich weißem oder klarem Auswurf: mit *Xi Xin* (Asari Radix et Rhizoma), *Ban Xia* (Pinelliae Rhizoma) und *Sheng Jiang* (Zingiberis Rhizoma Recens) kombinieren.

Dosierung

6–10 g im Dekokt.

Sicherheitshinweise, Kontraindikationen

- *She Gan* ist während der Schwangerschaft kontraindiziert.
- *She Gan* sollte bei Patienten, die an Kälte oder einem Mangel-Zustand von Milz und Magen leiden, mit Vorsicht eingesetzt werden.

Chemische Zusammensetzung

Tectoridin, Tectorigenin, Irigenin, Belamcadin, Iridin, Mangiferin, Iristectorin A, B; Tectorusid, Embinin.[1]

Pharmakologische Wirkungen

Antiviral: Der 100-prozentige Extrakt aus *She Gan* hemmt einem Bericht zufolge Dermatophyten und Influenzaviren.[2]

Klinische und wissenschaftliche Studien

Galakturie: In einer klinischen Untersuchung wurde 87 Patienten, die an Galakturie litten, dreimal täglich *She Gan* als Dekokt verabreicht. Die Wirksamkeitsrate lag bei 85,1%. Je nach Patient lag die Dosis zwischen 12 und 25 g. In einer anderen Studie wurden 104 Patienten mit einem *She-Gan*-Präparat behandelt, das in 90,4% der Fälle wirkte. Patienten mit einer unkomplizierten Form von Galakturie erhielten 15 g *She Gan*, chronisch Kranke erhielten *She Gan* 15 g, *Chuan Xiong* (Chuanxiong Rhizoma) 9 g und *Chi Shao* (Paeoniae Radix Rubra) 12 g; Patienten mit Galakturie und Hämaturie bekamen *She Gan* 15 g, *Di Huang* (Rehmanniae Radix) 15 g und *Xian He Cao* (Agrimoniae Herba) 15 g.[3,4]

Toxikologie

Die LD_{50} des Alkoholextrakts aus *She Gan* (1:1) beträgt bei Mäusen bei oraler Verabreichung 66,78 g/kg.[5]

Kommentar der Autoren

She Gan und *Shan Dou Gen* (Sophorae Tonkinensis Radix et Rhizoma) klären Hitze auf ähnliche Weise. *She Gan* beseitigt wirkungsvoller Schleim und zerstreut besser Stagnation. *Shan Dou Gen* leitet dagegen wirkungsvoller Feuer ab.

She Gan und *Ma Bo* (Lasiosphaera seu Calvatia) wirken ähnlich beim Klären von Lungen-Hitze. *She Gan* leitet Lungen-Hitze ab und zerstreut Schleim. Es eignet sich besonders für die Behandlung von Husten aufgrund von Hitze mit reichlich Schleim. *Ma Bo* klärt Lungen-Hitze und tut dem Rachen gut. Es wird bei Halsschmerzen, Stimmverlust und Husten aufgrund von Hitze und Toxizität eingesetzt, die die absteigende Funktion der Lunge beeinträchtigen.

Referenzen

1. *Xian Dai Zhong Yao Yao Li Xue* (Contemporary Pharmacology of Chinese Herbs), 1997; 239
2. *Zhong Yao Yao Li Yu Ying Yong* (Pharmacology and Applications of Chinese Herbs), 1990; 6(6):28
3. *Zhong Yi Za Zhi* (Journal of Chinese Medicine), 1986; 11:66
4. Ibid.
5. *Zhong Yao Yao Li Yu Lin Chuang* (Pharmacology and Clinical Applications of Chinese Herbs), 1990; 6(6):28

Shŭ Wĕi Huáng
Rostellulariae Herba

鼠尾癀

Pinyin-Name *Shŭ Wĕi Huáng*
Andere chinesische Namen *Jue Chuang, Ci Wei Huang, Su Wei Hong*
Deutscher Name Rostellularia-procumbens-Kraut
Botanischer Name *Rostellularia procumbens* (L.); *Justicia procumbens* (L.)
Pharmazeutischer Name Rostellulariae Herba
Eigenschaften Bitter, kalt
Leitbahnen Leber, Lunge

Chinesische therapeutische Wirkungen

Reguliert Qi, belebt das Blut und reduziert Entzündungen

Shu Wei Huang (Rostellulariae Herba) bewegt *Qi* und belebt die Blutzirkulation. Auf diese Weise klärt es Hitze und bessert Entzündungen.

- Halsschmerzen aufgrund eines Angriffs von Wind-Hitze: *Shu Wei Huang* mit *Da Qing Ye* (Isatidis Folium) und *Ban Lan Gen* (Isatidis Radix) kombinieren.
- Skrofulose: *Xia Ku Cao* (Prunellae Spica) hinzufügen.
- Sommer-Hitze-Hitzschlag: zusammen mit *Feng Wei Cao* (Pteris Herba), *Hu Yao Huang* (Leucas Mollissimae Herba), *Shi Gao* (Gypsum Fibrosum) und *Zhi Mu* (Anemarrhenae Rhizoma) verwenden.
- Wunde Stellen, Karbunkel, Zellulitis, toxische Schwellungen: für die innere Anwendung in Kombination mit *Pao Zai Cao* (Physalis Angulatae Herba), *Xian Feng Cao* (Bidentis Herba), *Zao Jiao Ci* (Gleditsiae Spina), *Chuan Shan Jia* (Manitis Squama), *Fang Feng* (Saposhnikoviae Radix), *Bai Zhi* (Angelicae Dahuricae Radix), *Tian Hua Fen* (Trichosanthis Radix), *Jin Yin Hua* (Lonicerae Flos) und *Lian Qiao* (Forsythiae Fructus) einsetzen. Für die äußere Anwendung mit *Pao Zai Cao* (Physalis Angulatae Herba) und *Xian Feng Cao* (Bidentis Herba) kombinieren.
- Gonorrhö oder sexuell übertragbare Krankheiten aufgrund von Feuchte-Hitze mit gelbem Ausfluss: *Shu Wei Huang* in Kombination mit *Long Dan* (Gentianae Radix et Rhizoma), *Huang Qin* (Scutellariae Radix), *Che Qian Zi* (Plantaginis Semen), *Mu Tong* (Akebiae Caulis), *Niu Xi* (Achyranthis Radix), *Bian Xu* (Polygoni Avicularis Herba) und *Qu Mai* (Dianthi Herba).

Dosierung

5–15 g

Sicherheitshinweise, Kontraindikationen

- *Shu Wei Huang* sollte vorsichtig eingesetzt werden bei Patienten, die an Kälte und einem Mangel-Zustand von Milz und Magen leiden.
- *Shu Wei Huang* ist während der Schwangerschaft kontraindiziert.

Tiān Kuí Zǐ
Semiaquilegiae Radix

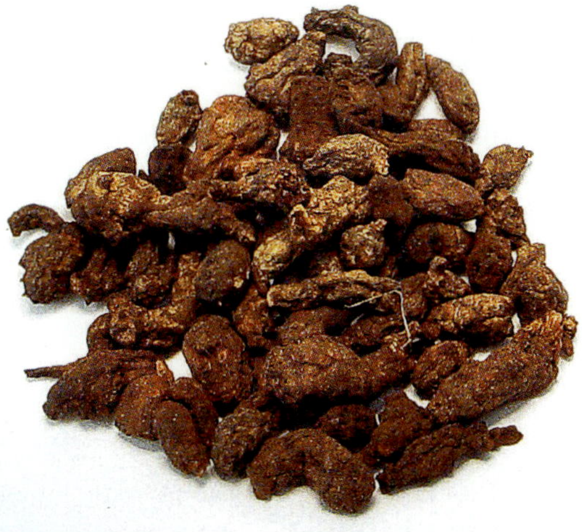

天葵子

Pinyin-Name *Tiān Kuí Zǐ*
Andere chinesische Namen *Tian Kui Gen, Zi Bei Tian Kui Zi, Qian Nian Lao Shu Shi*
Originalquelle *Lei Gong Pao Zhi Lun* (Großvater Leis Abhandlungen über die Arzneizubereitung) aus dem Jahr 470 von Lei Xiao
Deutscher Name Semiaquilegia-Wurzel
Botanischer Name *Semiaquilegia adoxoides* (DC.) Mak. (*Tian Kui*)
Pharmazeutischer Name Semiaquilegiae Radix
Eigenschaften Süß, bitter, kalt
Leitbahnen Leber, Milz, Blase

Chinesische therapeutische Wirkungen

Klärt Hitze und eliminiert Toxine, zerstreut Stagnation und reduziert Schwellungen

Tian Kui Zi (Semiaquilegiae Radix) reduziert und löst Geschwülste auf, die durch Hitze und Toxine charakterisiert sind.

- Abszesse, wunde Stellen und Knötchen: *Tian Kui Zi* zusammen mit *Jin Yin Hua* (Lonicerae Flos), *Ye Ju Hua* (Chrysanthemi Indici Flos) und *Zi Hua Di Ding* (Violae Herba) einsetzen. **Beispiel-Rezeptur**: *Wu Wei Xiao Du Yin* (Fünf Bestandteile Dekokt zur Eliminierung von Toxinen).
- Brustabszesse, fibrozystische Brusterkrankung mit roten, schmerzhaften und tastbaren Geschwülsten: zusammen mit *Pu Gong Ying* (Taraxaci Herba) und *Lou Lu* (Rhapontici Radix) verwenden.
- Skrofulose: in Kombination mit *Xia Ku Cao* (Prunellae Spica), *Xuan Shen* (Scrophulariae Radix) und *Mu Li* (Ostreae Concha).
- Leber-, Brust- und Lymphknotenkarzinom: zusammen mit *Ban Zhi Lian* (Scutellariae Barbatae Herba), *Bai Hua She She Cao* (Hedyotidis Diffusae Herba) und *Zao Xiu* (Paridis Rhizoma) verwenden.

Dosierung

3–10 g.

Sicherheitshinweise, Kontraindikationen

Tian Kui Zi ist bei Patienten, die an Kälte und an einem Mangel-Zustand leiden, mit Vorsicht anzuwenden.

Chemische Zusammensetzung

Alkaloide, Aminosäuren, Cumarin.[1]

Ergänzung

紫背天葵 *Zǐ Bèi Tiān Kuí* (Semiaquilegiae Herba) wird zum ersten Mal im Jahr 470 in *Lei Gong Pao Zhi Lun* (Großvater Leis Abhandlungen über die Arzneizubereitung) von Lei Xiao erwähnt. Es ist der oberirdische Teil derselben Pflanze wie *Tian Kui Zi* (Semiaquilegiae Radix). *Zi Bei Tian Kui* hat die mild ausgeprägte Eigenschaft, Schwellungen aufzulösen sowie Knötchen, Karbunkel und Abszesse zu behandeln. Die Dosierung von *Zi Bei Tian Kui* beträgt 3–10 g.

Referenzen

1. *Chang Yong Zhong Yao Cheng Fen Yu Yao Li Shou Ce* (A Handbook of the Composition and Pharmacology of Common Chinese Drugs), 1994; 503–504

Tǔ Fú Líng

Smilacis Glabrae Rhizoma

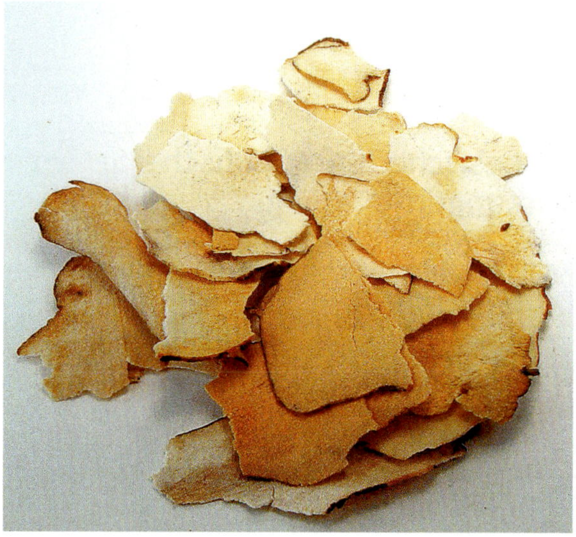

土茯苓

Pinyin-Name *Tǔ Fú Líng*
Originalquelle *Ben Cao Gang Mu* (Die Große Materia Medica) aus dem Jahr 1587 von Li Shi-Zhen
Deutscher Name Stechwindenwurzelstock
Botanischer Name *Smilax glabra* Roxb. (*Tu Fu Ling*)
Pharmazeutischer Name Smilacis Glabrae Rhizoma
Eigenschaften Süß, fade, neutral
Leitbahnen Leber, Magen

Chinesische therapeutische Wirkungen

Eliminiert toxische Hitze

Syphilis: *Tu Fu Ling* (Smilacis Glabrae Rhizoma) behandelt Syphilis, die durch toxische Hitze und Feuchtigkeit verursacht wird.

- Syphilis: *Tu Fu Ling* als Einzelarznei in hoher Dosierung (≥ 70 g) oder in Kombination mit *Jin Yin Hua* (Lonicerae Flos), *Bai Xian Pi* (Dictamni Cortex) und *Gan Cao* (Glycyrrhizae Radix et Rhizoma) anwenden.

Beseitigt toxische Hitze aus der Haut

Hauterkrankungen: *Tu Fu Ling* behandelt Ausschläge, Karbunkel, Psoriasis, Geschwüre und heiße Hautläsionen, die durch Hitze und Toxine gekennzeichnet sind, die die Haut angreifen.

- Hautausschläge, Karbunkel oder Psoriasis: in Kombination mit *Di Fu Zi* (Kochiae Fructus), *Ku Shen* (Sophorae Flavescentis Radix) und *Cang Zhu* (Atractylodis Rhizoma).

Fördert die normale Harnausscheidung

Lin Zheng (Dysurie-Syndrom): *Tu Fu Ling* beseitigt Hitze aus dem Unteren *Jiao* (Unterer Erwärmer) und behandelt *Re Lin* (Hitze-Dysurie) mit brennendem und schmerzhaftem Wasserlassen.

- *Re Lin* (Hitze-Dysurie): *Tu Fu Ling* in Kombination mit *Bai Mao Gen* (Imperatae Rhizoma), *Pu Gong Ying* (Taraxaci Herba) und *Mu Tong* (Akebiae Caulis).

Dosierung

15–60 g im Dekokt.

Sicherheitshinweise, Kontraindikationen

Einem Bericht zufolge soll die gleichzeitige Anwendung von *Tu Fu Ling* und Tee zu Haarausfall führen. (Hinweis: Der Bericht macht keine Angaben darüber, welcher Tee genau konsumiert wurde.)

Chemische Zusammensetzung

Saponin, Rutin, Harz, Octacosanal, 16-Hentriacontanon.[1,2]

Pharmakologische Wirkungen

Antineoplastisch: *Tu Fu Ling* zeigte vielversprechende Wirkeigenschaften in der Tumortherapie. In Tierversuchen wirkte es besonders gut bei Harnblasen- und Lebertumoren.[3,4]

Klinische und wissenschaftliche Studien

- **Syphilis**: 400 Patienten mit Syphilis wurden einem Bericht zufolge mit zufriedenstellenden Ergebnissen mit einer Arzneirezeptur behandelt. Folgende Arzneidrogen wurden in Wasser gekocht: *Tu Fu Ling* 60–120 g, *Cang Er Zi* (Xanthii Fructus) 15 g, *Bai Xian Pi* (Dictamni Cortex) 15 g und *Gan Cao* (Glycyrrhizae Radix et Rhizoma) 3–9 g. Die Patienten nahmen das Dekokt in drei gleichen Dosen täglich über einen Zeitraum von 30 Tagen ein.[5]
- **Leptospirose**: Einem Bericht zufolge wurden 80 an Leptospirose erkrankte Patienten mit guten Ergebnissen mit einer Arzneirezptur behandelt. Die Rezeptur enthielt *Tu Fu Ling* 60 g und *Gan Cao* (Glycyrrhizae Radix et Rhizoma) 9 g. Die Dosierung von *Tu Fu Ling* wurde bei den Patienten, die außer einer schweren Verlaufsform der Leptospirose keine weiteren Beschwerden hatten, auf 150 g erhöht. Bei Bedarf wurden Arzneien wie *Huang Qin* (Scutellariae Radix), *Yin Chen* (Artemisiae Scopariae Herba), *Fang Ji* (Stephaniae Tetrandrae Radix) und *Ze Xie* (Alismatis Rhizoma) hinzugefügt.[6]

Toxikologie

In einem Fall wurde nach der Einnachme von *Tu Fu Ling* von einer massiven allergischen Hautreaktion berichtet.[7]

Kommentar der Autoren

Dr. Zhang Liang-Lin zufolge können *Tu Fu Ling* und *Fen Bi Xie* (Dioscoreae Hypoglaucae Rhizoma) bei Brennen im Genitalbereich und bei dem Gefühl eines Harnblasenprolapses eingesetzt werden.

Referenzen

1. *Chang Yong Zhong Yao Cheng Fen Yu Yao Li Shou Ce* (A Handbook of the Composition and Pharmacology of Common Chinese Drugs), 1994; 206–207
2. *Chang Yong Zhong Yao Xian Dai Yan Jiu Yu Lin Chuang* (Recent Study and Clinical Application of Common Traditional Chinese Medicine), 1995; 142
3. *Zhong Hua Yi Xue Za Zhi* (Chinese Journal of Medicine), 1987; 67(11):622
4. Cancer, 1986; 5(2):141
5. *Fu Jian Yi Za Zhi* (Fujian Journal of Chinese Medicine), 1960; 3:19
6. *Shan Xi Xin Yi Yao* (New Medicine and Herbology of Shanxi), 1972; 4:53
7. *Zhong Guo Yi Yao Xue Bao* (Chinese Journal of Medicine and Herbology), 1989; (4):29

Arzneidroge in der traditionellen Arzneimedizin nachzuzeichnen und um Vorgaben für den angemessenen Gebrauch wirksamer Ersatzsubstanzen zu liefern (s.o. „Ergänzung“). Die genannten Informationen dürfen nicht als Zustimmung zum illegalen Handel mit bedrohten Arten interpretiert werden. Weitere Information sind im Anhang zu finden (► III/Kap. 10).

Referenzen

1. *Xian Dai Zhong Yao Yao Li Xue* (Contemporary Pharmacology of Chinese Herbs), 1997; 271–272
2. *Zhong Yao Xue* (Chinese Herbology), 1998; 205:207
3. Ibid.
4. *Ha Er Bing Zhong Yi* (Haerbing Chinese Medicine), 1959; 6:4
5. *Lin Chuang Gan Dan Bing Za Zhi* (Clinical Journal of Hepatic and Gallbladder Diseases), 1988; 1:41

Yā Dăn Zĭ

Bruceae Fructus

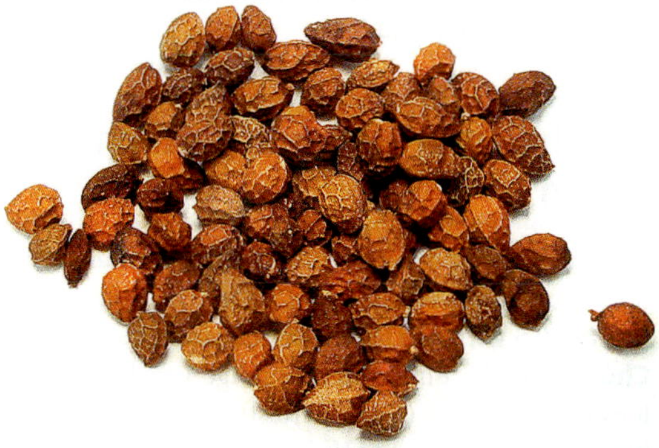

鴉膽子 鸦胆子

Pinyin-Name *Yā Dăn Zĭ*
Wörtliche Übersetzung „Krähengallensamen“
Andere chinesische Namen *Ku Shen Zi*
Originalquelle *Ben Cao Gang Mu Shi Yi* (Auslassungen aus der Großen Materia Medica) aus dem Jahr 1765 von Zhao Xue-Min
Deutscher Name Brucea-Frucht
Botanischer Name *Brucea javanica* (L.) Merr. (*Ya Dan Zi*)
Pharmazeutischer Name Bruceae Fructus
Eigenschaften Bitter, kalt
Leitbahnen Dickdarm, Leber
Sicherheitshinweis Leicht toxisch

Chinesische therapeutische Wirkungen

Klärt Hitze und eliminiert Toxine

Dysenterie: *Ya Dan Zi* (Bruceae Fructus) behandelt besonders wirksam chronisch-intermittierende Dysenterie. Bei dieser Form wechseln sich anscheinend über einen Zeitraum von ein bis zwei Jahren Latenzphasen und Rezidive ab. Die Arzneidroge sollte während der Anfälle auf nüchternen Magen genommen werden. In den Remissionsphasen sollten Milz stärkende Arzneidrogen verabreicht werden. *Ya Dan Zi* eignet sich für sowohl für die Behandlung von schmerzhaftem Stuhldrang bei Dysenterie mit Blut und Schleim als auch für die Behandlung von Dysenterie, die von Protozoen und Amöben verursacht wird.

- Blutige Dysenterie: Zur oralen Verabreichung wird *Ya Dan Zi* in *Long Yan Rou* (Longan Arillus) eingewickelt.

Behandelt Malaria

Ya Dan Zi behandelt Malaria, die durch einen Wechsel von Fieber und Schüttelfrost charakterisiert ist. Jeder Anfall kann zwei bis drei Tage dauern.

- Malaria: *Ya Dan Zi* in Kapselform über einen Zeitraum von drei bis fünf Tagen einsetzen.

Behandelt Tumorerkrankungen

Ya Dan Zi wird bei der Behandlung unterschiedlicher Tumorerkrankungen eingesetzt, die durch toxische Hitze verursacht werden wie z.B. Dickdarm-, Mamma-, Speiseröhren-, Magen-, Zervix- und Rektumkarzinom.

Erweicht Verhärtungen

Ya Dan Zi wird lokal angewendet, um Knötchen und Verhärtungen zu erweichen. Indikationen sind z.B. Warzen und Hühneraugen. Zu diesem Zweck sollte die Arzneidroge zerstoßen und mit Getreideschnaps vermischt werden. Die gewonnene Paste wird lokal aufgetragen.

Dosierung

Die Dosis von *Ya Dan Zi* sind 10 bis 15 Samen bei Malaria und 10 bis 30 Samen bei Dysenterie. Die Schalen der Früchte werden entfernt und nur die Samen verwendet. Diese extrem bittere Arzneidroge eignet sich nicht zur Dekoktierung. Stattdessen wird sie häufig in Form von Kapseln oder Tabletten verabreicht. *Ya Dan Zi* kann auch in *Long Yan Rou* (Longan Arillus) eingewickelt werden, um den bitteren Geschmack zu überdecken. Wird *Ya Dan Zi* als Pulver gegeben, beträgt die Dosis 1,5–2 g.

Sicherheitshinweise, Kontraindikationen

- Die Langzeiteinnahme oder hohe Dosierungen von *Ya Dan Zi* sind kontraindiziert. Die Arznei sollte sofort abgesetzt werden, sobald sich die gewünschte Wirkung einstellt.
- *Ya Dan Zi* ist während der Schwangerschaft kontraindiziert. Ebenso ist es bei Kindern, älteren Menschen und bei Patienten mit einem Mangel-Zustand von Milz und Magen kontraindiziert, da diese Arznei den Verdauungstrakt stark reizt.
- *Ya Dan Zi* ist kontraindiziert bei Patienten mit Vorerkrankungen der Leber und Nieren.

Überdosierung

Eine Überdosierung mit *Ya Dan Zi* ist gekennzeichnet durch Übelkeit, Erbrechen, schlechten Appetit, Bauchschmerzen, Durchfall, Schwindel, Lethargie, Blut im Stuhl sowie Blutungen im oberen Magen-Darm-Trakt. In schweren Fällen kann es zu Dyspnoe, Anurie, erhöhter Körpertemperatur, Konvulsionen, Taubheit oder Lähmungserscheinungen der Extremitäten, einer Schädigung der Nieren und der Leber sowie zu Bewusstlosigkeit kommen. Die Nebenwirkungen treten in der Regel innerhalb von 20 bis 60 Minuten nach Einnahme der Arznei auf. Zu einer Überdosierung kann es bei Erwachsenen nach der oralen Einnahme von 50 *Ya-Dan-Zi*-Samen kommen.

Im Falle einer Überdosierung

Eine Überdosis *Ya Dan Zi* wird mit einem allgemein gegen Überdosierung wirksamen Arzneidekokt oder mit einem speziellen Dekokt behandelt:

- Generell kann eine Überdosis mit einem Arzneidekokt behandelt werden, das dreimal täglich verabreicht wird und folgende Bestandteile enthält: *Gan Cao* (Glycyrrhizae Radix et Rhizoma) 12 g, *Lu Dou* (Phaseoli Radiati Semen) 15–30 g und *Lu Gen* (Phragmitis Rhizoma) 50–80 g.
- Eine Überdosis, die Blutungen im oberen Magen-Darm-Trakt verursacht, sollte mit folgendem Dekokt behandelt werden: *Gan Cao* (Glycyrrhizae Radix et Rhizoma) 50 g, *Yuan Zhi* (Polygalae Radix) 9 g, *Sha Shen* (Glehniae seu Adenophorae Radix) 15 g, verkohlte *Di Yu* (Sanguisorbae Radix) 9 g, *Xue Yu Tan* (Crinis Carbonisatus) 9 g und *San Qi* (Notoginseng Radix et Rhizoma) 2 g.[1]

Chemische Zusammensetzung

Glyceroltrioleat, Ölsäure, Linolsäure, Bruceantin, Bruceanlinol, Brucein A, B, C; Dehydrobrucein A, Brusatol, Brucein C, D; Yadanziosid A, F und I; Bruceosid A und B.[2,3,4]

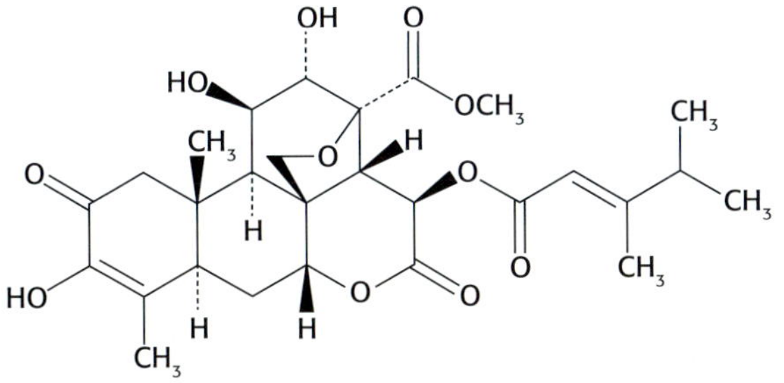

Abb. 2.24 Bruceantin

Pharmakologische Wirkungen

- **Amöbizid**: Bruceantin und Brucein C sind nachweislich gegen *Entamoeba histolitica* wirksam.[5]
- **Malaria hemmend**: Viele Bestandteile von *Ya Dan Zi* hemmen nachweislich Malaria, unter anderem Bruceantin, Bruceanlinol, Brucein A, B, C und D, Dehydrobrucein A, Brusatol, Yadanziosid A, F und I.[6]
- **Antineoplastisch**: Viele Bestandteile von *Ya Dan Zi* wirken nachweislich antineoplastisch, z.B. Bruceosid A und B.[7]

Klinische und wissenschaftliche Studien

- **Amöbenruhr**: 65 Patienten mit Amöbendysenterie wurden mit *Ya Dan Zi* behandelt. Die Behandlung führte in ca. 94% der Fälle zu guten Ergebnissen. Die Patienten erhielten die Arznei über einen Zeitraum von zehn Tagen (= ein Behandlungszyklus) sowohl in Kapselform (dreimal täglich) als auch in flüssiger Form (einmal täglich).[8]
- **Malaria**: Gute Behandlungsergebnisse wurden bei 27 Patienten mit Malaria erzielt, die mit *Ya Dan Zi* behandelt wurden. Das Behandlungsprotokoll schrieb vor, zwölf Samen zu einem feinen Pulver zu mahlen und in Kapseln zu füllen. Die Patienten wurden angewiesen, die Kapseln dreimal täglich auf nüchternen Magen einzunehmen. Die Behandlung erwies sich bei vielen Malariaformen als wirksam, insbesondere bei Malaria mit Fieberanfällen tagsüber.[9]
- **Warzen**: 3–5 g *Ya Dan Zi* wurden zu einem Pulver zerstoßen und über Nacht in 75-prozentigem Alkohol eingeweicht. Einem Bericht zufolge war die lokale Anwendung sehr effektiv bei der Behandlung von Warzen. Die Lösung wurde zwei- bis dreimal täglich auf die betroffene Region aufgebracht.[10]

- **Tumorerkrankungen**: In einer Multicenterstudie wurden 388 Patienten mit Speiseröhren-, Magen-, Rektum- oder Zervixkarzinom mit einem *Ya-Dan-Zi*-Präparat behandelt, das intravenös injiziert wurde. Die Behandlung führte in 71,6% der Fälle zu einer Verlängerung der Überlebensdauer.[11]

Toxikologie

Es gibt einen dokumentierten Fall einer anaphylaktischen Reaktion auf *Ya Dan Zi*, die sich in folgenden Symptomen äußerte: Taubheit der Extremitäten, Schwitzen, zyanotisches Gesicht, Harn- und Stuhlinkontinenz, Dyspnoe und Bewusstlosigkeit.[12] (Hinweis: Der anaphylaktische Schock ist die schwerwiegendste Form einer allergischen Reaktion. Leider ist es sehr schwierig bzw. unmöglich vorherzusagen, ob und wann bei Patienten eine anaphylaktische Reaktion auftritt. Obwohl von einem Fall von anaphylaktischem Schock nach der Verwendung von *Ya Dan Zi* berichtet wurde, birgt die orale Gabe von *Huang Lian* nicht notwendigerweise ein höheres Allergierisiko als andere Arzneidrogen.)

Referenzen

1. *Zhong Yao Bu Liang Fan Ying Yu Zhi Liao* (Adverse Reactions and Treatment of Chinese Herbal Medicine), 1996; 220:222
2. *Xian Dai Zhong Yao Yao Li Xue* (Contemporary Pharmacology of Chinese Herbs), 1997; 767
3. *Chang Yong Zhong Yao Cheng Fen Yu Yao Li Shou Ce* (A Handbook of the Composition and Pharmacology of Common Chinese Drugs), 1994; 1409
4. The Merck Index 12th edition, Chapman and Hall/CRCnetBASE/Merck, 2000
5. Planata Med, 1986; (2):108
6. J Nat Prod, 1987; 50 (1):41
7. *Zhong Yao Xue* (Chinese Herbology), 1998; 199:201
8. *Zhong Yi Za Zhi* (Journal of Chinese Medicine), 1956; 1:16
9. *Yi Yao Xue* (Study of Medicine and Medicinals), 1952; 1:28
10. *Zhong Yao Tong Bao* (Journal of Chinese Herbology), 1986; 9:59
11. *Zhong Guo Yi Yao Bao* (Chinese Journal of Medicine and Medicinals), 1985
12. *Zhong Yao Bu Liang Fan Ying Yu Zhi Liao* (Adverse Reactions and Treatment of Chinese Herbal Medicine), 1996; 220:222

Yā Shé Huáng

Lippiae Herba

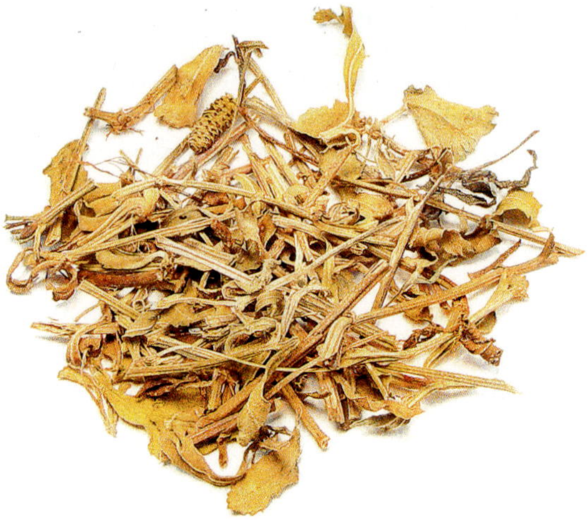

鴨舌癀 鸭舌癀

Pinyin-Name *Yā Shé Huáng*
Wörtliche Übersetzung „Gelb der Entenzunge“
Andere chinesische Namen *Ya Zuai Huang, Shi Chi*
Deutscher Name Zitronen(strauch)kraut, Teppichverbene
Botanischer Name *Lippia nodiflora* (Linn.) L.C. Richard.
Pharmazeutischer Name Lippiae Herba
Eigenschaften Scharf, bitter, kühl
Leitbahnen Leber, Niere
Sicherheitshinweis Leicht toxisch

Chinesische therapeutische Wirkungen

Reguliert die Menstruation und reduziert Entzündungen

Ya She Huang (Lippiae Herba) klärt Hitze und reduziert wirkungsvoll Entzündungen. Es wird häufig bei der Behandlung gynäkologischer Erkrankungen eingesetzt.

- Unregelmäßige Menstruation, Amenorrhö oder Menstruationsschmerzen aufgrund von Blut-Stagnation und Hitze im Unteren *Jiao* (Unterer Erwärmer): *Ya She Huang* zusammen mit *Shao Fu Zhu Yu Tang* (Dekokt, das Blut-Stasen im unteren Abdomen eliminiert) verwenden.
- Leukorrhö: mit *Ji Guan Hua* (Celosiae Cristatae Flos) und *Ma Chi Xian* (Portulacae Herba) kombinieren.

- Infertilität aufgrund einer chronischen Entzündung im Beckenraum: zusammen mit *Feng Wei Cao* (Pteris Herba), *Ya She Huang* (Lippiae Herba), *Ma Bian Cao* (Verbenae Herba), *Hong Hua* (Carthami Flos), *Mu Dan Pi* (Moutan Cortex), *Tao Ren* (Persicae Semen) und *Chi Shao* (Paeoniae Radix Rubra) verwenden. *Long Dan Xie Gan Tang* (Gentianae Radix Dekokt, das die Leber entlastet) kann zur Verbesserung der Gesamtwirkung hinzugegeben werden.
- Gonorrhö: kombiniert mit *Feng Wei Cao* (Pteris Herba) und *Yi Mu Cao* (Leonuri Herba). Die Kombination mit *Ba Zheng San* (Acht Arzneien Pulver zur Korrektur) verbessert die Gesamtwirkung.
- Herpes zoster: äußere Anwendung von *Ya-She-Huang*-Pulver.
- Tonsillitis, Parotitis, Infektion der oberen Atemwege oder toxische Schwellungen: zusammen mit *Da Qing Ye* (Isatidis Folium), *Ma Bo* (Lasiosphaera seu Calvatia) und *Shu Wei Huang* (Rostellulariae Herba) verwenden.

Dosierung

6–15 g im Dekokt.

Chemische Zusammensetzung

Flavonoide.

Yě Jú Huā
Chrysanthemi Indici Flos

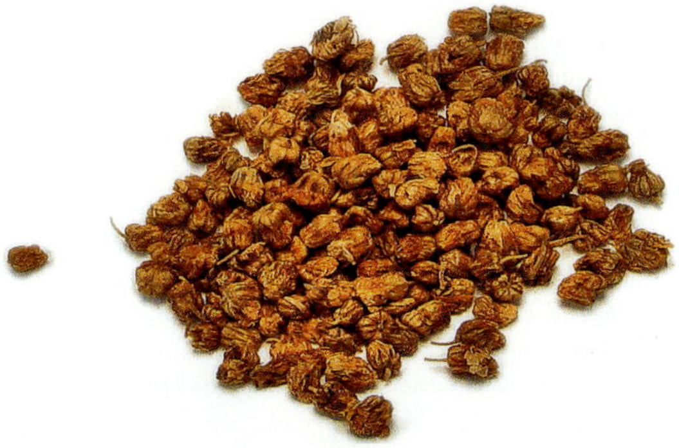

野菊花

Pinyin-Name *Yě Jú Huā*
Wörtliche Übersetzung „Wilde Chrysanthemenblüten“
Originalquelle *Shen Nong Ben Cao Jing* (Die Materia Medica des göttlichen Landmannes), vermutlich Östliche Han-Dynastie
Deutscher Name Wilde Chrysanthemenblüte
Botanischer Name *Chrysanthemum indicum* L.
Pharmazeutischer Name Chrysanthemi Indici Flos
Eigenschaften Bitter, scharf, kühl
Leitbahnen Lunge, Leber

Chinesische therapeutische Wirkungen

Klärt Hitze und eliminiert Toxine

Ye Ju Hua (Chrysanthemi Indici Flos) klärt Hitze, eliminiert Toxine und kommt häufig bei der Behandlung von Furunkeln, Karbunkeln, wunden Stellen, Halsschmerzen und roten Augen zum Einsatz.

- Karbunkel und Furunkel: *Ye Ju Hua* zusammen mit *Pu Gong Ying* (Taraxaci Herba), *Zi Hua Di Ding* (Violae Herba) und *Jin Yin Hua* (Lonicerae Flos) als innere oder lokale Anwendung einsetzen.
- Rötung, Schwellung und Schmerzen der Augen: in Kombination mit *Xia Ku Cao* (Prunellae Spica) und *Sang Ye* (Mori Folium) innerlich als Dekokt oder äußerlich als Augenspülung.
- Juckreiz der Augen: *Ye Ju Hua* als Einzelarznei im Dekokt für die innere Anwendung oder äußerlich als Augenspülung.

Dosierung

10–15 g. *Ye Ju Hua* kann sowohl innerlich als auch äußerlich angewendet werden.

Chemische Zusammensetzung

Ätherische Öle 0,60-1,29% (Campher, α-Pinen, Carvon, Eucalyptol, Borneol), Flavonoide (Acaciin, Linarin), Chrysanthemin 0,42-0,45%, Luteolin, Acacetin.[1,2]

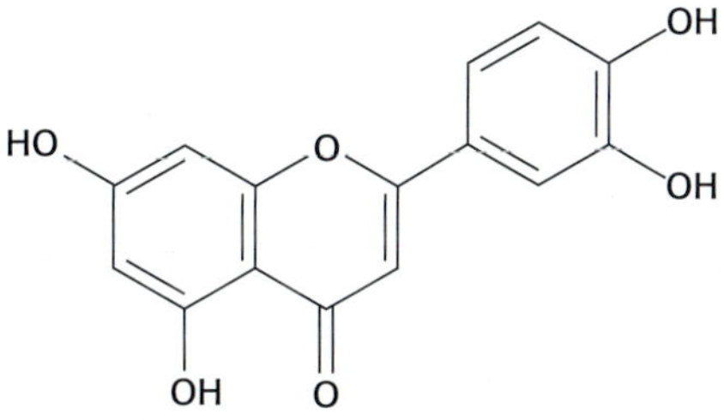

Abb. 2.25 Luteolin

Pharmakologische Wirkungen

- **Kardiovaskulär**: Diese Arznei wirkt stark auf das Herz-Kreislauf-System. Die intravenöse Injektion eines Alkoholextrakts aus *Ye Ju Hua* erhöhte bei betäubten Katzen die Durchblutung zur Koronararterie um bis zu 95%, was ca. 40 Minuten anhielt. Außerdem senkte sie die Herzfrequenz (um ca. 12%) und den Sauerstoffverbrauch des Herzmuskels. Sie steigerte die Durchblutung anderer Körperregionen, einschließlich der Ohren und der Nieren. Außerdem behandelte *Ye Ju Hua* bei Hunden wirksam eine ischämische Herzerkrankung bzw. Angina pectoris.[3,4]
- **Thrombzytenaggregationshemmend**: *Ye Ju Hua* wirkt thrombozytenaggregationshemmend. In einer Studie wurde gezeigt, dass diese Wirkung zwei- bis dreimal stärker ist als die hemmende Wirkung von *Dan Shen* (Salviae Miltiorrhizae Radix et Rhizoma).[5]
- **Antihypertensiv**: Wasser- oder Alkohloextrakte aus *Ye Ju Hua* senken den Blutdruck ausgesprochen wirksam. Die Blutdrucksenkung wurde an wachen und betäubten Tieren (Ratten, Katzen, Hunde) durch orale Gabe oder intraperitoneale Injektion erzielt und hielt ca. zwei Stunden an. Das Atmungssystem wurde nicht gehemmt. Als Wirkmechanismen, die zur Senkung des Blutdrucks führen, werden die Hemmung von Adrenalin und die Erweiterung der Blutgefäße diskutiert.[6,7]
- **Antibiotisch**: *Ye Ju Hua* wirkt sowohl antibakteriell als auch antiviral gegen Mikroorganismen wie *Bacillus dysenteriae*, Leptospirae, Influenzavirus, Herpesvirus und Dermatophyten. Die in Wasser dekoktierte Arzneidroge wirkte stärker antibiotisch als die mit Alkohohl dekoktierte Arznei.[8,9,10,11]

Klinische und wissenschaftliche Studien

- **Erkältung und Influenza**: Einem Bericht zufolge wurden 501 Patienten mit Erkältung oder Influenza mit guten Resultaten oral mit *Ye Ju Hua* behandelt. Die Behandlung war besonders effektiv, wenn die Erkrankten folgende Hauptsymptome angaben: Fieber, Abneigung gegen Kälte und Kopfschmerzen. Die Behandlungsergebnisse waren bei Patienten mit Husten schlechter. Patienten mit einer Erkältung oder einer Influenzainfektion, die durch Wind-Hitze charakterisiert war, sprachen besser auf die Behandlung an als Patienten, bei denen ein Angriff durch Wind-Kälte im Vordergrund stand.[12]
- **Prostatitis bzw. Entzündungen des Beckenraums**: Die Verabreichung von *Ye Ju Hua* als Zäpfchen erwies sich in einer Studie als wirksam bei 93% von 175 Patienten mit Prostatitis und bei 84% von 131 Patienten mit einer Entzündung im Beckenraum.[13]
- **Weitere Wirkungen**: Eine andere Studie berichtet von einer Gesamtwirksamkeitsrate von 88,5% bei 454 Patienten mit einer Entzündung im Beckenraum, Portioerosion, chronischer Enteritis oder akuter bakterieller Dysenterie, die mit 4 g *Ye Ju Hua* über unterschiedliche Verabreichungswege behandelt wurden (intramuskuläre Injektion, Stuhlzäpfchen vor dem Schlafengehen, orale Einahme).[14]

Wechselwirkung mit anderen Medikamenten

Gerinnungshemmende und thrombozytenaggregationshemmende Medikamente: *Ye Ju Hua* wirkt thrombozytenaggregationshemmend und sollte daher vorsichtig bei Patienten angewandt werden, die gerinnungshemmende und thrombozytenaggregationshemmende Medikamente einnehmen. Obwohl diese mögliche Wechselwirkung bisher nicht dokumentiert ist, kann diese Arzneidroge die Wirkung von gerinnungshemmenden Medikamenten wie Warfarin potenzieren.[15] (Hinweis: Beispiele für gerinnungshemmende Medikamente sind Heparin, Warfarin und Enoxaparin; Beispiele für thrombozytenaggregationshemmende Medikamente sind Aspirin, Dipyridamol und Clopidogrel.)

Kommentar der Autoren

Informationen zum Vergleich und zur Unterscheidung der verschiedenen Chrysanthemenblütenarten sind in der Arzneimonographie von *Ju Hua* (Chrysanthemi Flos) nachzulesen (► II/Kap. 1).

Referenzen

1. *Xian Dai Zhong Yao Yao Li Xue* (Contemporary Pharmacology of Chinese Herbs), 1997; 260–261
2. The Merck Index 12th edition, Chapman and Hall/CRCnetBASE/Merck, 2000
3. *Zhong Cao Yao* (Chinese Herbal Medicine), 1984; 15(4):14
4. *Zhe Jiang Zhong Yi Yao* (Zhejiang Chinese Medicine and Herbology), 1979; (10):377
5. *Chang Yong Zhong Yao Cheng Fen Yu Yao Li Shou Ce* (A Handbook of the Composition and Pharmacology of Common Chinese Drugs), 1994; 1600:1603
6. *Sheng Li Xue Bao* (Physiology News), 1959; 23(3):254
7. *Chang Yong Zhong Yao Cheng Fen Yu Yao Li Shou Ce* (A Handbook of the Composition and Pharmacology of Common Chinese Drugs), 1994; 1600:1603
8. *Zhong Hua Yi Xue Za Zhi* (Chinese Journal of Medicine), 1962; 48(3):188
9. *Yi Yao Wei Sheng* (Medicine, Medicinals, and Sanitation), 1973; (2):63
10. *Xin Yi Yao Xue Za Zhi* (New Journal of Medicine and Herbology), 1973; (1):26
11. *Chang Yong Zhong Yao Cheng Fen Yu Yao Li Shou Ce* (A Handbook of the Composition and Pharmacology of Common Chinese Drugs), 1994; 1600:1603
12. *Shan Dong Zhong Yi Xue Yuan Xue Bao* (Journal of Shandong University School of Chinese Medicine), 1987; 3:58
13. *Zhong Yao Tong Bao* (Journal of Chinese Herbology), 1985; 7:45
14. Ibid., 1983; 4:39

15. Chen, J. Recognition and prevention of herb-drug interactions, Medical Acupuncture, Fall/Winter 1998/1999; 10 (2); 9–13

Yu Xíng Cao

Houttuyniae Herba

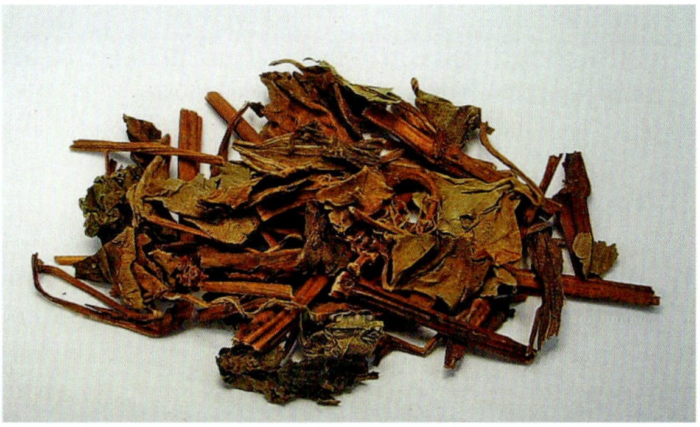

魚腥草 鱼腥草

Pinyin-Name *Yu Xing Cao*
Wörtliche Übersetzung „Fischig riechendes Kraut"
Originalquelle *Ming Yi Za Zhu* (Verschiedene Aufzeichnungen berühmter Ärzte) aus dem Jahr 500 von Tao Hong-Jing
Deutscher Name Houttuynia-Kraut (Chamäleonpflanze, chinesischer Eidechsenschwanz, Buntblatt)
Botanischer Name *Houttuynia cordata* Thunb. (*Ji Cai*)
Pharmazeutischer Name Houttuyniae Herba
Eigenschaften Scharf, kühl
Leitbahnen Lunge

Chinesische therapeutische Wirkungen

Klärt Hitze, eliminiert Toxine und leitet Eiter ab

Lungenabszess: Das scharfe und kühle *Yu Xing Cao* (Houttuyniae Herba) beseitigt Hitze und Toxine, drainiert Abszesse und lässt Eiter abfließen. Es wird häufig bei der Behandlung von unterschiedlichen Infektionen der Lunge, Lungenabszessen mit Husten oder bei Erbrechen mit Blut und Schleim eingesetzt.

- Lungenabszess: *Yu Xing Cao* in Kombination mit *Jie Geng* (Platycodi Radix), *Huang Qin* (Scutellariae Radix) und *Lu Gen* (Phragmitis Rhizoma) einsetzen.
- Husten aufgrund von Lungen-Hitze: zusammen mit *Zhi Mu* (Anemarrhenae Rhizoma), *Zhe Bei Mu* (Fritillariae Thunbergii Bulbus) und *Sang Bai Pi* (Mori Cortex) verwenden.

Wunde Stellen und Hautläsionen aufgrund von Hitze und Toxinen: *Yu Xing Cao* wird sowohl lokal als auch innerlich bei der Behandlung von Hautentzündungen angewendet.

- Wunde Stellen und Hautläsionen: innerlich und lokal in Kombination mit *Ye Ju Hua* (Chrysanthemi Indici Flos), *Lian Qiao* (Forsythiae Fructus) und *Pu Gong Ying* (Taraxaci Herba).

Unterschiedliche Infektionen: *Yu Xing Cao* behandelt sehr effektiv Infektionen der inneren Organe. Zu den klinischen Anwendungsgebieten gehören Lungenentzündung, akute und chronische Bronchitis und Enteritis.

- Lungenentzündung, akute und chronische Bronchitis: *Yu Xing Cao* in Kombination mit *Ku Xing Ren* (Armeniacae Semen), *Shi Gao* (Gypsum Fibrosum) und *Huang Qin* (Scutellariae Radix).
- Enteritis: *Bai Jiang Cao* (Patriniae Herba) hinzufügen.

Normalisiert die Harnausscheidung

Lin Zheng (Dysurie-Syndrom): *Yu Xing Cao* lässt Hitze und Feuchtigkeit aus dem Unteren *Jiao* (Unterer Erwärmer) abfließen. Dadurch normalisiert es die Harnausscheidung und lindert *Lin Zheng*. Es behandelt Harnweginfektionen mit häufigem Harndrang und spärlichem, gelbem Urin.

- *Shi Lin* (Stein-Dysurie): *Yu Xing Cao* in Kombination mit *Hai Jin Sha* (Lygodii Spora), *Shi Wei* (Pyrrosiae Folium) und *Jin Qian Cao* (Lysimachiae Herba) einsetzen.
- *Re Lin* (Hitze-Dysurie): zusammen mit *Che Qian Zi* (Plantaginis Semen) und *Mu Tong* (Akebiae Caulis) verwenden.

Dosierung

15–30 g im Dekokt. *Yu Xing Cao* sollte nur kurz dekoktiert werden. Von der frischen Arzneidroge wird die doppelte Dosis verwendet. Für die lokale Anwendung von *Yu Xing Cao* wird die frische Arzneidroge zerstoßen und zu einer Salbe verarbeitet. Oder sie wird in Form einer Lösung für Waschungen verwendet.

Chemische Zusammensetzung

Ätherische Öle 0,022-0,025% (Decanoylacetaldehyd, Methylnonylketon, Laurinaldehyd, α-Pinen, Myrcen, Limonen, Linalool, Citronellol, Citral, 1,8-Cineol, Ocimen, Carvacrol, Thymol), Flavonoide (Quercetin, Isoquercitrin, Quercitrin, Reynoutrin, Hyperin, Rutin, Cordarin). Houttuynium ist das synthetische Natriumderivat von Decanoylacetaldehyd.[1]

Pharmakologische Wirkungen

- **Antibiotisch**: *Yu Xing Cao* wirkt breit gefächert gegen *Staphylococcus aureus*, betahämolysierende Streptokokken, *Diplococcus pneumoniae, Neisseria catarrhalis, Corynebacterium diphtheriae, Bacillus proteus, Bacillus dysenteriae*, Leptospirae, Dermatophyten und einige Influenzaviren.[2, 3]
- **Immunstimulierend**: Die Verabreichung von *Yu Xing Cao* an Kaninchen führt zu einem Anstieg der Phagozytoseaktivität der Leukozyten sowie des Serum-Properdin.[4]
- **Weitere Wirkungen**: *Yu Xing Cao* hat entzündungshemmende und diuretische Eigenschaften. Es lindert Schmerzen und Husten und stillt Blutungen.[5,6]

Klinische und wissenschaftliche Studien

- **Lungenentzündung**: In einer Studie wurden 25 von 28 Patienten mit Lungenentzündung nach einer Arzneibehandlung [30 g *Yu Xing Cao*, 15 g *Jie Geng* (Platycodi Radix)] vollständig gesund. Die Arzneidrogen wurden in Wasser auf 200 ml Dekokt eingekocht. Die Patienten bekamen drei- bis viermal täglich 30 ml pro Gabe. Patienten, die an reichlich dickem Auswurf litten, inhalierten zusätzlich mit einer 5-prozentigen *Yu-Xing-Cao*-Lösung.[7]
- **Chronische Bronchitis**: In einer Studie, an der 190 Patienten mit chronischer Bronchitis teilnahmen, wurden zwei Gruppen gebildet, die mit Houttuynium behandelt wurden. Die erste Gruppe erhielt intramuskuläre Injektionen mit einer Wirksamkeitsrate von 78%. Die Teilnehmer der zweiten Gruppen erhielten Houttuynium oral mit einer Wirksamkeitsrate von 76,7%.[8]
- **Entzündung**: Zu guten Ergebnissen führte einer Studie zufolge die Behandlung mit Houttuynium bei 183 Patienten, die an unterschiedlichen Entzündungen litten (z.B. Zervizitis, entzündliche Erkrankungen im Beckenraum, Lungenentzündung, Lungenabszesse).[9]
- **Nephrotisches Syndrom**: Fünf Patienten mit nephrotischem Syndrom wurden mit guten Resultaten mit 100 g *Yu Xing Cao* als Tee bzw. als Dekokt behandelt.[10]
- **Leptospirose**: In einer Studie mit 1603 Patienten wirkte die tägliche Gabe von 15–30 g *Yu Xing Cao* als effektive Prophylaxe gegen Leptospirose. Bei In-vitro-Untersuchungen hatte *Yu Xing Cao* hemmende Wirkung auf Leptospirae.[11]
- **Portioerosion**: Die Behandlung von 679 Patientinnen mit einer topischen Arzneirezeptur war in 86,2 bis 99,3% der Fälle wirksam. Die Rezeptur bestand aus einer Mischung aus *Yu Xing Cao, Bing Pian* (Borneolum) und Kokosnussöl.[12]
- **Atrophische Sinusitis**: Bei 33 Patienten mit atrophischer Sinusitis wurden Nasenspülungen mit einer *Yu-Xing-Cao*-Lösung durchgeführt. Die Ergebnisse waren zufriedenstellend.[13]
- **Angiom**: Einem Bericht zufolge wurden 55 Patienten mit Angiomen mit einem Präparat aus *Yu Xing Cao* behandelt, das in 90,8% der Fälle wirksam war.[14]

Toxikologie

Yu Xing Cao ist sehr schwach toxisch. Tiere, denen eine Woche lang eine 200-mal höhere Dosis als die für Menschen übliche injiziert wurde, zeigten keine Auffälligkeiten, noch führten die Injektionen zu Todesfällen.[15]
In einem Fall kam es nach der intramuskulären Injektion von *Yu Xing Cao* zu einer anaphylaktischen Reaktion.[16] (Hinweis: Der anaphylaktische Schock ist die schwerste Form der allergischen Reaktion. Bedauerlicherweise ist es sehr schwierig oder sogar unmöglich vorherzusagen, ob und wann bei Patienten eine anaphylaktische Reaktion ausgelöst wird. Obwohl ein Fall nach einer Injektion dokumentiert ist, birgt die orale Gabe von *Yu Xing Cao* nicht notwendigerweise ein höheres Allergierisiko als andere Arzneidrogen.)

Kommentar der Autoren

Frisch aus der Erde geerntetes *Yu Xing Cao* (wörtlich übersetzt: „fischig riechendes Kraut“) hat einen charakteristischen Geruch. Deshalb wird häufig unterstellt, das Dekokt sei schwierig zu trinken. Das Dekokt des Krauts ist jedoch dunkelrot und eher duftend ohne jeglichen unangenehmen Geruch.

Referenzen

1. *Xian Dai Zhong Yao Yao Li Xue* (Contemporary Pharmacology of Chinese Herbs), 1997; 252–253
2. *Chang Yong Zhong Yao Cheng Fen Yu Yao Li Shou Ce* (A Handbook of the Composition and Pharmacology of Common Chinese Drugs), 1994; 1286:1289
3. *Zhong Yao Xue* (Chinese Herbology), 1998; 187:189
4. *Xin Yi Yao Xue Za Zhi* (New Journal of Medicine and Herbology), 1973; (7):25
5. *Chang Yong Zhong Yao Cheng Fen Yu Yao Li Shou Ce* (A Handbook of the Composition and Pharmacology of Common Chinese Drugs), 1994; 1286:1289
6. *Zhong Yao Xue (Chinese Herbology)*, 1998; 187:189
7. *Zhong Hua Nei Ke Za Zhi* (Chinese Journal of Internal Medicine), 1963; 3:250
8. *Xin Yi Yao Xue Za Zhi* (New Journal of Medicine and Herbology), 1973; 7:25
9. *Xin Yi Xue* (New Medicine), 1979; 12:601
10. *Shan Xi Zhong Yi* (Shanxi Chinese Medicine), 1988; 2:20

11. *Xin Yi Yao Xue Za Zhi* (New Journal of Medicine and Herbology), 1975; 6:49
12. *Shang Hai Zhong Yi Yao Za Zhi* (Shanghai Journal of Chinese Medicine and Herbology), 1983; 3:24
13. *Xin Yi Yao Xue Za Zhi* (New Journal of Medicine and Herbology), 1977; 7:34
14. *Jiang Xi Yi Xue Yuan Xue Bao* (Medical Journal of Jiangxi University of Medicine), 1987; 1:50
15. *He Nan Zhong Yi* (Henan Chinese Medicine), 1986; (6):39
16. *Guang Xi Chi Jiao Yi Sheng* (Guangxi Barefoot Doctor), 1978; 3:25

Zǎo Xiū
Paridis Rhizoma

蚤休

Pinyin-Name *Zǎo Xiū*
Andere chinesische Namen *Qi Ye Yi Zhi Hua, Chong Lou, Cao He Che*
Deutscher Name Paris-polyphylla-Rhizom
Botanischer Name *Paris polyphylla* Smith var. *yunnanensis* (Franch.) Hand. – Mazz.; *Paris polyphylla* Smith var. *chinensis* (Franch.) Hara.
Pharmazeutischer Name Paridis Rhizoma
Eigenschaften Bitter, kühl
Leitbahnen Leber
Sicherheitshinweis Leicht toxisch

Chinesische therapeutische Wirkungen

Klärt Hitze und eliminiert Toxine

Toxische Hitze: Klinische Zeichen sind geschwollene und schmerzhafte wunde Stellen, Skrofulose, Abszesse und Karbunkel. *Zao Xiu* (Paridis Rhizoma) eliminiert außerordentlich wirksam unterschiedliche Toxine und behandelt darüber hinaus effektiv Tonsillitis.

- Wunde Stellen, Abszesse und Karbunkel: *Zao Xiu* zusammen mit *Jin Yin Hua* (Lonicerae Flos), *Ye Ju Hua* (Chrysanthemi Indici Flos) und *Huang Lian* (Coptidis Rhizoma) verwenden.
- Skrofulose: *Xia Ku Cao* (Prunellae Spica) hinzufügen.
- Tonsillitis: in Kombination mit *Huang Qin* (Scutellariae Radix), *Chi Shao* (Paeoniae Radix Rubra), *She Gan* (Belamcandae Rhizoma) und *Xuan Shen* (Scrophulariae Radix).

Schlangenbisse: *Zao Xiu* wird lokal eingesetzt, um durch Schlangenbisse verursachte Rötungen, Schwellungen und Schmerzen zu lindern.

- Schlangenbisse: lokale Anwendung von *Zao-Xiu*-Pulver, das mit Essig vermischt wird. Als Dekokt kann *Zao Xiu* auch oral zusammen mit *Bai Hua She She Cao* (Hedyotidis Diffusae Herba) eingenommen werden.

Reduziert Schwellung und lindert Schmerzen

Traumata: *Zao Xiu* eignet sich für die Behandlung posttraumatischer Entzündungen, Rötungen, Schwellungen, Schmerzen und Blutungen.

- Traumata: *Zao Xiu* als Einzelarznei für die lokale Anwendung. Es kann auch zusammen mit *Ru Xiang* (Olibanum), *Mo Yao* (Myrrha) und *Yan Hu Suo* (Corydalis Rhizoma) oral eingenommen werden.

Löscht Leber-Wind aus

Leber-Wind: Zu den klinischen Zeichen gehören Konvulsionen, Schwindel, Epilepsie, Spasmen und Krämpfe.

- Leber-Wind: *Zao Xiu* zusammen mit *Chan Tui* (Cicadae Periostracum) und *Gou Teng* (Uncariae Ramulus cum Uncis) verwenden.

Dosierung

5–10 g im Dekokt. Bei Verwendung als Pulver oder in Pillenform wird die Dosis von *Zao Xiu* reduziert.

Sicherheitshinweise, Kontraindikationen

Zao Xiu sollte mit Vorsicht während der Schwangerschaft und bei Patienten mit zugrunde liegenden Mangel-Zuständen verwendet werden.

Zhū Zǐ Cǎo

Euphorbiae Thymifoliae Herba

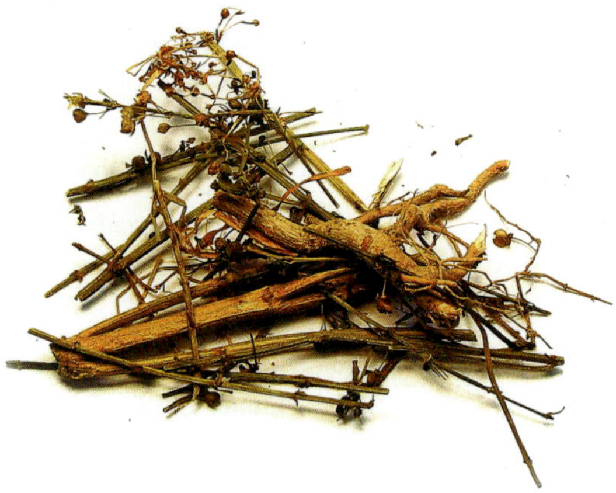

珠仔草

Pinyin-Name *Zhū Zǐ Cǎo*
Andere chinesische Namen *Xiao Fei Yang Cao*
Deutscher Name Thymianblättrige Wolfsmilch
Botanischer Name *Euphorbia thymifolia* L.
Pharmazeutischer Name Euphorbiae Thymifoliae Herba
Eigenschaften Süß, kühl
Leitbahnen Leber, Lunge

Chinesische therapeutische Wirkungen

Klärt Hitze, eliminiert Toxine und kühlt das Blut

Toxische Hitze: *Zhu Zi Cao* (Euphorbiae Thymifoliae Herba) behandelt toxische Hitze, die sich in unterschiedlichen Symptomen und Erkrankungen manifestiert wie z.B. Bronchitis, Halsschmerzen, Hepatitis, Pneumonie, Dysenterie oder Bluterbrechen.

- Bronchitis, Halsschmerzen, Fieber: *Zhu Zi Cao* mit *Xian Feng Cao* (Bidentis Herba), *Yi Zhi Xiang* (Vernoniae Cinereae Herba) und *Pao Zai Cao* (Physalis Angulatae Herba) kombinieren.
- Bluterbrechen mit leuchtend rotem Blut: kombiniert mit *Ce Bai Ye* (Platycladi Cacumen).
- Hepatitis: in Kombination mit *Huang Shui Qie* (Solani Herba) und *Hu Zhang* (Polygoni Cuspidati Rhizoma).
- Lungenentzündung: zusammen mit *Da Qing Ye* (Isatidis Folium) und *Pao Zai Cao* (Physalis Angulatae Herba) verwenden.
- Dysenterie: *Yu Xing Cao* (Houttuyniae Herba) hinzufügen.

Fördert die Harnausscheidung

Lin Zheng (Dysurie-Syndrom): *Zhu Zi Cao* wird häufig mit *Bi Zi Cao* (Pogonantheri Criniti Herba) und *Shui Ding Xiang* (Ludwigiae Prostratae Herba) verwendet, um die Harnausscheidung zu fördern und Dysurie zu behandeln.

Dosierung

3–15 g.

Zǐ Huā Dì Dīng

Violae Herba

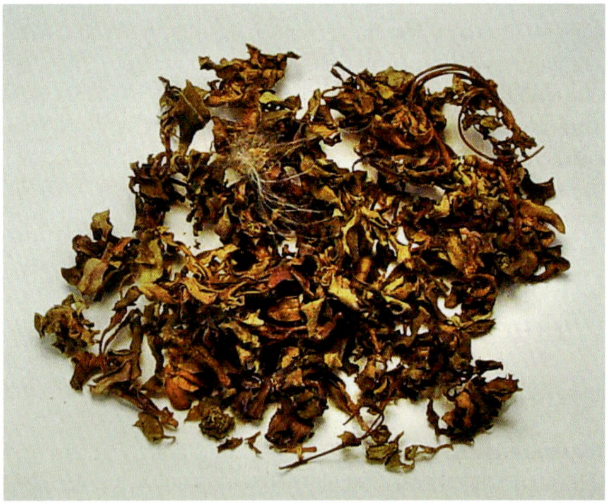

紫花地丁

Pinyin-Name *Zǐ Huā Dì Dīng*
Andere chinesische Namen *Di Ding Cao, Di Ding*
Originalquelle *Ben Cao Gang Mu* (Die Große Materia Medica) von Li Shi-Zhen aus dem Jahr 1578
Deutscher Name Japanisches Veilchenkraut, Ackerstiefmütterchenkraut
Botanischer Name *Viola yedoensis* Makino. (*Zi Hua Di Ding*)
Pharmazeutischer Name Violae Herba
Eigenschaften Bitter, scharf, kalt
Leitbahnen Herz, Leber

Chinesische therapeutische Wirkungen

Klärt Hitze und eliminiert Toxine

Toxische Hitze: Aufgrund seiner bitteren und kalten Natur besitzt *Zi Hua Di Ding* (Violae Herba) exzellente Eigenschaften, um Hitze zu klären, Toxine zu eliminieren, Abzesse zu verkleinern und Blut zu kühlen. Es kann sowohl lokal als auch innerlich zur Linderung von Entzündungen angewendet werden. Es behandelt wirksam hohes Fieber und Reizbarkeit als Begleiterscheinungen einer bakteriellen Infektion.

- Furunkel, Läsionen, Darmabszesse und Erysipel: *Zi Hua Di Ding* mit *Pu Gong Ying* (Taraxaci Herba), *Jin Yin Hua* (Lonicerae Flos) und *Ye Ju Hua* (Chrysanthemi Indici Flos) innerlich oder lokal anwenden. **Beispiel-Rezeptur**: *Wu Wei Xiao Du Yin* (Fünf Bestandteile Dekokt zur Eliminierung von Toxinen).
- Furunkel, Läsionen, Darmabszesse und Erysipel mit *Qi*- und Blut-Mangel: in Kombination mit *Pu Gong Ying* (Taraxaci Herba), *Jin Yin Hua* (Lonicerae Flos), *Ye Ju Hua* (Chrysanthemi Indici Flos), *Huang Qi* (Astragali Radix) und *Dang Gui* (Angelicae Sinensis Radix).
- Schlangenbisse und Insektenstiche: *Zi Hua Di Ding* behandelt Schlangenbisse und Insektenstiche, indem es die Schwellung und Toxizität reduziert. Den frischen Saft von *Zi Hua Di Ding* auf die betroffene Region auftragen.
- Rötung, Schwellung und Schmerzen der Augen aufgrund von Leber-Hitze: *Zi Hua Di Ding* zusammen mit *Ju Hua* (Chrysanthemi Flos) und *Xia Ku Cao* (Prunellae Spica) verwenden.

Dosierung

10–20 g im Dekokt. Frisches *Zi Hua Di Ding* wird üblicherweise zu einer Paste zermahlen und lokal angewendet.

Sicherheitshinweise, Kontraindikationen

Zi Hua Di Ding darf bei *Yin*-Geschwüren, Furunkeln, Abszessen und Läsionen ohne Rötung und Schmerz nur mit Vorsicht eingesetzt werden.

Chemische Zusammensetzung

Palmitinsäure, P-Hydroxybenzoesäure, trans-P-Hydroxyzimtsäure, Bernsteinsäure, Tetracosanoyl-P-Hydroxylphenthylamin, Kaempferol-3-O-rhamnopyranosid.[1]

Pharmakologische Wirkungen

- **Antibiotisch**: Das Dekokt aus *Zi Hua Di Ding* wirkt hemmend auf *Pseudomonas aeruginosa, E. coli, Bacillus dysenteriae, Salmonella typhi, Staphylococcus aureus, Corynebacterium diphtheriae, Streptococcus spp., Diplococcus pneumoniae, Staphylococcus albus, Candida albicans, Bacillus proteus, Bacillus dysenteriae* und *Leptospirae*.[2, 3]
- **Weitere Wirkungen**: *Zi Hua Di Ding* wirkt fiebersenkend und entzündungshemmend.[4]

Referenzen

1. *Chang Yong Zhong Yao Cheng Fen Yu Yao Li Shou Ce* (A Handbook of the Composition and Pharmacology of Common Chinese Drugs), 1994; 1667–1669
2. *Zhong Yao Zhi* (Chinese Herbology Journal), 1988:31
3. *Zhong Yi Yao Xue Bao* (Report of Chinese Medicine and Herbology), 1991; (2):47
4. *Zhong Yao Xue* (Chinese Herbology), 1998; 172:174

Bái Wēi

Cynanchi Atrati Radix et Rhizoma

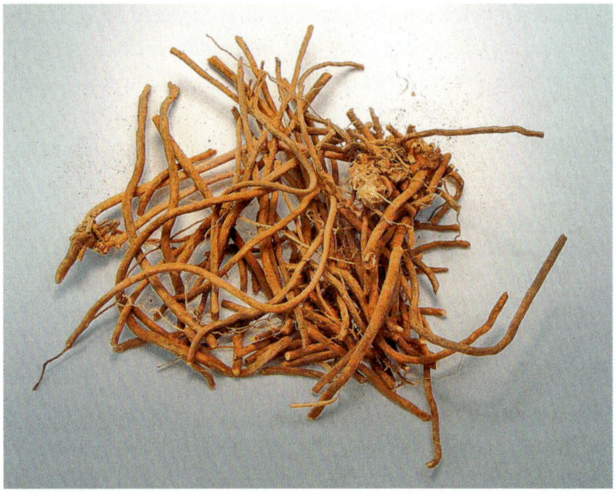

白薇

Pinyin-Name *Bái Wēi*
Wörtliche Übersetzung „Weiße Rose"
Originalquelle *Shen Nong Ben Cao Jing* (Die Materia Medica des göttlichen Landmannes), vermutlich Östliche Han-Dynastie
Deutscher Name Cynanchum-Wurzel
Botanischer Name *Cynanchum atratum* Bge. (*Bai Wei*); *Cynanchum versicolor* Bge. (*Man Sheng Bai Wei*)
Pharmazeutischer Name Cynanchi Atrati Radix et Rhizoma
Eigenschaften Bitter, salzig, kalt
Leitbahnen Magen, Leber

Chinesische therapeutische Wirkungen

Klärt Hitze und kühlt Blut

Hitze in der Ying-(Nähr-)Schicht: Das bittere und kalte *Bai Wei* (Cynanchi Atrati Radix et Rhizoma) klärt Hitze und kühlt Blut. Es behandelt sowohl Mangel-Hitze als auch Fülle-Hitze. Mangel-Hitze ist häufig durch einen *Yin*- oder Blut-Mangel als Folge einer chronischen Krankheit gekennzeichnet. *Bai Wei* hilft am besten in der Genesungsphase von Fiebererkrankungen, wenn das hohe Fieber gesunken ist, aber das *Yin* verletzt hat. Dem Körper fällt es schwer, das normale *Qi* wiederherzustellen, sodass die Zeichen einer *Yin*-Mangel-Hitze bestehen bleiben. Die häufigsten Symptome sind hartnäckiges niedriges Fieber, *Wu Xin Re* (Hitze in den fünf Zentren), gerötetes Gesicht, Reizbarkeit und das Gefühl von Knochendampfen, wenig Appetit und in schweren Fällen nächtliche Hitzeempfindungen und morgendliches Kältegefühl.

- Fiebererkrankungen im Spätstadium, die durch anhaltendes Fieber gekennzeichnet sind aufgrund eines *Yin*-Mangels und Hitze: *Di Gu Pi* (Lycii Cortex), *Mai Dong* (Ophiopogonis Radix) und *Di Huang* (Rehmanniae Radix) hinzufügen.
- Fieber, Gefühl von Knochendampfen und Nachtschweiß aufgrund von Hitze, verursacht durch einen *Yin*-Mangel: *Bai Wei* zusammen mit *Di Gu Pi* (Lycii Cortex) verwenden, um die *Yin*-Mangel-Hitze zu vertreiben.

Postpartale Hitze: Andere klinische Zeichen von Hitze sind Übelkeit, Reizbarkeit, Fiebergefühl, Enuresis oder Brennen beim Wasserlassen. *Bai Wei* dringt in den *Chong Mai* (Durchdringungsgefäß) und in den *Ren Mai* (Empfängnisgefäß) ein und klärt Hitze in der *Xue*-(Blut-) Schicht. Symptome von Mangel-Hitze bei postpartalen Frauen resultieren oft aus einem plötzlichen Blutverlust.

- Postpartales Fieber aufgrund von Blut-Mangel und Hitze: *Bai Wei* in Kombination mit *Dang Gui* (Angelicae Sinensis Radix) und *Ren Shen* (Ginseng Radix et Rhizoma), um Hitze zu klären und *Qi* und Blut zu nähren.

Äußere Wind-Hitze oder Lunge-Hitze: *Bai Wei* wird bei der Behandlung von äußerer Wind-Hitze oder Lungen-Hitze mit oder ohne zugrunde liegenden *Yin*-Mangel eingesetzt. Die Hauptbeschwerden sind Husten mit Fieber und gelbem Schleim.

- Äußere Wind-Hitze mit zugrunde liegendem *Yin*-Mangel: *Bai Wei* in Kombination mit *Bo He* (Menthae Haplocalycis Herba), *Dan Dou Chi* (Sojae Semen Praeparatum) und *Yu Zhu* (Polygonati Odorati Rhizoma).
- Husten aufgrund von Lungen-Hitze: mit *Zhe Bei Mu* (Fritillariae Thunbergii Bulbus), *Qian Hu* (Peucedani Radix) und *Pi Pa Ye* (Eriobotryae Folium) kombinieren.

Kühlt das Blut und fördert die Harnausscheidung

Lin Zheng (Dysurie-Syndrom): *Bai Wei* kühlt das Blut und fördert die normale Harnausscheidung. Es wird häufig für die Behandlung von brennendem und schmerzhaftem Wasserlassen aufgrund von *Xue Lin* (blutige Dysurie) mit Hitze verwendet.

- Postpartale Dysurie: *Bai Shao* (Paeoniae Radix Alba) hinzufügen.

- *Xue Lin* (blutige Dysurie) mit Hitze: *Bai Wei* in Kombination mit *Hua Shi* (Talcum), *Mu Tong* (Akebiae Caulis) und *Di Huang* (Rehmanniae Radix) einsetzen.
- Prostatitis aufgrund von Hitze im Unteren *Jiao* (Unterer Erwärmer): zusammen mit *Che Qian Zi* (Plantaginis Semen) und *Hua Shi* (Talcum) verwenden.

Eliminiert Hitze und Toxine

Hitze und Toxine äußern sich z.B. als Halsschmerzen, Hautläsionen und Abszesse sowie bei Schlangenbissen. *Bai Wei* kann innerlich und lokal eingesetzt werden, um Hitze und Toxine zu eliminieren.

Dosierung

3–12 g im Dekokt. Die Höchstdosis von *Bai Wei* beträgt 30 g. *Bai Wei* wird innerlich und äußerlich angewendet.

Sicherheitshinweise, Kontraindikationen

- Aufgrund seines kalten Temperaturverhaltens sollte *Bai Wei* mit Vorsicht bei Patienten verwendet werden, die an Kälte und einem Mangel-Zustand von Milz und Magen leiden, die durch breiigen Stuhl oder eine verminderte Nahrungsaufnahme charakterisiert sind.
- *Bai Wei* sollte bei Patienten, die keine Hitze im Blut aufweisen, vorsichtig eingesetzt werden.

Chemische Zusammensetzung

Cynatratosid A, B, C, D, E, F; Atratosid A, B, C, D; Cynarersicosid C, D; Neocynanversicosid, Glaucogenin D.[1]

Pharmakologische Wirkungen

- **Kardiovaskulär**: Präparate aus *Bai Wei* wirken positiv inotrop und negativ chronotrop. Die Arznei behandelt wirkungsvoll Stauungsinsuffizienz.[2]
- **Antibiotisch**: *Bai Wei* wirkt in vitro hemmend auf *Diplococcus pneumoniae*.[3]

Klinische und wissenschaftliche Studien

Hemiplegie: Drei Patienten mit Halbseitenlähmung wurden in einer klinischen Untersuchung sehr erfolgreich mit einem Arzneidekokt behandelt, das ein- bis zweimal täglich verabreicht wurde. Die Rezeptur enthielt 15 g *Bai Wei*, 9 g *Ze Lan* (Lycopi Herba) und 6 g *Chuan Shan Jia* (Manitis Squama).[4]

Kommentar der Autoren

Früher wurde *Bai Wei* als Schlüsselarznei bei der Behandlung von Malaria eingesetzt. Es wirkt zwar gegen die Symptome einer Mangel-Hitze, hat jedoch keine malariahemmenden Eigenschaften und behandelt deshalb nicht die Ursache dieser Erkrankung. Deshalb wird *Bai Wei* nicht mehr als Malaria-Therapeutikum eingesetzt, sondern nur noch bei der Behandlung von Mangel-Hitze nach Fiebererkrankungen.

Referenzen

1. *Chang Yong Zhong Yao Cheng Fen Yu Yao Li Shou Ce* (A Handbook of the Composition and Pharmacology of Common Chinese Drugs), 1994; 764–765
2. *Zhong Yao Yao Li Du Li Yu Lin Chuang* (Pharmacology, Toxicology and Clinical Applications of Chinese Herbs), 1992; 57
3. Ibid.
4. *Guang Dong Zhong Yi* (Guangdong Chinese Medicine), 1962; 9:31

Dì Gŭ Pí

Lycii Cortex

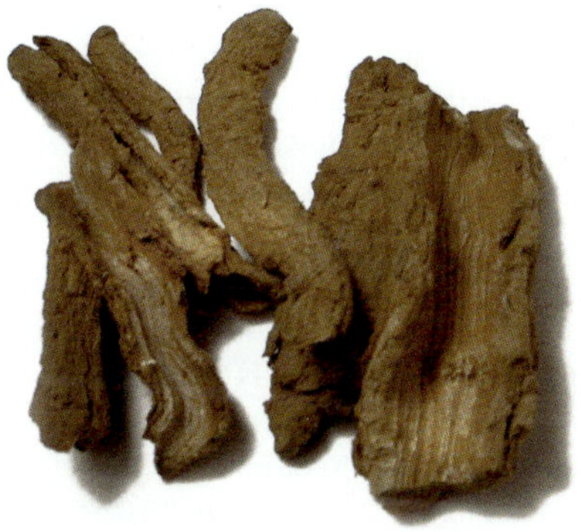

地骨皮 地骨皮

Pinyin-Name *Dì Gŭ Pí*
Wörtliche Übersetzung „Erdbodenknochenhaut", „Erdknochenrinde"
Andere chinesische Namen *Gou Qi Gen Pi*
Originalquelle *Shen Nong Ben Cao Jing* (Die Materia Medica des göttlichen Landmannes), vermutlich Östliche Han-Dynastie
Deutscher Name Bocksdornwurzelrinde
Botanischer Name *Lycium barbarum* (*Ning Xia Gou Ji*); *Lycium chinense* Mill (*Mu Gou Ji*)
Pharmazeutischer Name Lycii Cortex
Eigenschaften Süß, fade, kalt
Leitbahnen Lunge, Nieren

Chinesische therapeutische Wirkungen

Kühlt Blut und lindert das Gefühl von Knochendampfen

Yin-Mangel mit Hitze im Blut: *Di Gu Pi* (Lycii Cortex) dringt in die Knochen ein, klärt Hitze von innen heraus und lindert sowohl das Gefühl von Knochendampfen als auch Nachtschweiß.

- Gefühl von Knochendampfen mit Wechselfieber und Nachtschweiß aufgrund eines *Yin*-Mangels und Hitze: *Di Gu Pi* zusammen mit *Zhi Mu* (Anemarrhenae Rhizoma), *Bie Jia* (Trionycis Carapax) und *Qin Jiao* (Gentianae Macrophyllae Radix) einsetzen.
- *Gan Ji* (Unterernährung bei Kindern) mit Hitzegefühl: in Kombination mit *Zhi Mu* (Anemarrhenae Rhizoma) und *Bie Jia* (Trionycis Carapax).
- Fieber, Reizbarkeit und das Gefühl von Knochendampfen aufgrund von Hitze in den Muskeln und Knochen: in Kombination mit *Fang Feng* (Saposhnikoviae Radix) und *Gan Cao* (Glycyrrhizae Radix et Rhizoma).

Xiao Ke (Auszehrung und Dürsten): Wenn Hitze die Körperflüssigkeiten über einen langen Zeitraum schädigt, leiden Patienten mit *Xiao-Ke*-Syndrom an Durst, Mundtrockenheit, Reizbarkeit und Polyurie. *Di Gu Pi* ist besonders effektiv bei einem Durstgefühl, das sich durch Wassertrinken nicht stillen lässt.

- *Xiao Ke*: *Tian Hua Fen* (Trichosanthis Radix), *Di Huang* (Rehmanniae Radix), *Zhi Mu* (Anemarrhenae Rhizoma) und *Shi Gao* (Gypsum Fibrosum) hinzufügen.
- *Xiao Ke* mit anhaltendem Durst und Wassertrinken: mit *Lu Gen* (Phragmitis Rhizoma), *Mai Dong* (Ophiopogonis Radix), *Tian Hua Fen* (Trichosanthis Radix) und *Da Zao* (Jujubae Fructus) kombinieren.

Zahnschmerzen aufgrund von aufsteigendem Nieren-Mangel-Feuer: Feuer kann bei Patienten mit Nieren-*Yin*-Mangel die Nieren-Leitbahn angreifen, wenn die Hitze nach oben zieht und Zahnschmerzen verursacht. Das süße, kalte und befeuchtende *Di Gu Pi* beseitigt unterschiedliche Beschwerden, die durch *Yin*-Mangel-Hitze verursacht werden.

- Zahnschmerzen: *Di Gu Pi* zu *Zhi Bai Di Huang Wan* (Anemarrhenae Radix, Phellodendri Cortex und Rehmanniae Radix Pille) hinzufügen.

Klärt Lungen-Hitze

Husten aufgrund von Lungen-Hitze: *Di Gu Pi* behandelt wirksam Husten, Keuchatmung und Dyspnoe aufgrund von Hitze in der Lunge, ebenso Lungen-Hitze mit Schädigung der Flüssigkeiten. Zieht die Hitze nach unten zum Dickdarm, dem Paar-Organ der Lunge, kommt es zu Stuhlverstopfung oder trockenem Stuhl.

- Husten, Keuchatmung und Dyspnoe: *Di Gu Pi* zusammen mit *Sang Bai Pi* (Mori Cortex) und *Gan Cao* (Glycyrrhizae Radix et Rhizoma) verwenden. **Beispiel-Rezeptur**: *Xie Bai San* (Pulver, das das Weiße abfließen lässt).
- Stuhlverstopfung: Kombination mit *Da Huang* (Rhei Radix et Rhizoma), *Gua Lou* (Trichosanthis Fructus) und *Ku Xing Ren* (Armeniacae Semen).

Klärt Hitze, kühlt das Blut und stillt Blutungen

Blutungen: *Di Gu Pi* behandelt generell Blutungsstörungen mit Hitze im Blut, die das Blut aus den Gefäßen drängt. Es klärt Hitze, kühlt das Blut und stillt Blutungen.

- Bluterbrechen und Nasenbluten aufgrund von Hitze im Blut: *Di Gu Pi* mit *Bai Mao Gen* (Imperatae Rhizoma), *Ou Jie* (Nelumbinis Nodus Rhizomatis) und *Ce Bai Ye* (Platycladi Cacumen) kombinieren, um das Blut zu kühlen und Blutungen zu stillen.
- Hämaturie: zusammen mit pulverisiertem *Gou Qi Zi* (Lycii Fructus) verwenden.
- Husten mit Blut tingiertem Auswurf: zusammen mit *Mai Dong* (Ophiopogonis Radix) und *Ce Bai Ye* (Platycladi Cacumen) einsetzen.

Dosierung

6–15 g im Dekokt. Die Höchstdosis von *Di Gu Pi* beträgt 60 g.

Sicherheitshinweise, Kontraindikationen

- Aufgrund seines kalten Temperaturverhaltens sollte *Di Gu Pi* mit Vorsicht bei Patienten eingesetzt werden, die an Kälte und einem Mangel-Zustand von Milz und Magen leiden, ein Zustand, der sich in weichen Stühlen äußert.
- *Di Gu Pi* ist kontraindiziert bei Patienten mit äußeren Wind-Kälte- oder Wind-Hitze-Erkrankungen.
- *Di Gu Pi* sollte mit Vorsicht bei Patienten angewendet werden, die an echter Kälte, aber falscher Hitze leiden.

Chemische Zusammensetzung

Betain, Lyciumin A, B; Kukoamin A, Lyciumamid, Zimtsäure.[1]

Pharmakologische Wirkungen

- **Antibiotisch**: *Di Gu Pi* wirkt nachweislich hemmend auf die Aktivität der Erreger von Typhus und Paratyphus sowie auf Schigellen.[2]
- **Antihypertensiv**: Die intravenöse Injektion eines *Di-Gu-Pi*-Präparats senkte bei betäubten Hunden, Katzen und Ratten den Blutdruck um 53%, 67% und 27%. Alkoholische Extrakte von *Di Gu Pi* und Kukoamin A wirken ebenfalls blutdrucksenkend. Lyciumin A und B sind ACE Hemmer und wirken stark blutdrucksenkend.[3]
- **Fiebersenkend**: Sowohl die orale als auch die intravenöse Verabreichung von Wasser- und Alkoholextrakten von *Di Gu Pi* senkte bei Kaninchen deutlich die Körpertemperatur.[4]
- **Antidiabetisch**: Die orale Einnahme eines Dekokts aus *Di Gu Pi* (8 g/kg) senkte bei gesunden Kaninchen den Blutzuckerspiegel bis zu sieben bzw. acht Stunden lang um 14%.[5]

Klinische und wissenschaftliche Studien

- **Hypertonie**: 50 Patienten mit primärer Hypertonie wurden in einer Studie mit *Di Gu Pi* behandelt. Das Dekokt bestand aus 60 g *Di Gu Pi* und etwas Zucker und wurde einmal täglich jeden zweiten Tag verabreicht. Ein Behandlungszyklus umfasste fünf Gaben, insgesamt wurden zwei bis drei Behandlungszyklen durchgeführt. In 40% der Fälle kam es zu einer deutlichen, in 94% der Fälle zu einer leichten Besserung.[6]
- **Diabetes mellitus**: 16 Patienten mit Diabetes mellitus wurden zweimal täglich mit einem Dekokt aus 50 g *Di Gu Pi* und mit intramuskulären Injektionen von 100 mg Vitamin C und 100 mg Vitamin B_1 behandelt. Die Resultate waren zufriedenstellend.[7]
- **Hühneraugen**: In einer Untersuchung wurden 25 Patienten mit Hühneraugen erfolgreich mit einer lokalen Anwendung aus 6 g *Di Gu Pi* und 3 g *Hong Hua* (Carthami Flos) behandelt. Beide Arzneidrogen wurden zu einem feinen Pulver zerstoßen und mit Sesamöl und Mehl vermischt. Nach Entfernung der äußeren Haut des Hühnerauges wurde die Paste lokal aufgebracht und mit Gaze bedeckt. Die Paste wurde jeden zweiten Tag entfernt und erneuert.[8]

Wechselwirkung mit anderen Medikamenten

Antidiabetika: *Di Gu Pi* sollte mit Vorsicht bei gleichzeitiger Medikation mit Insulin, Sulfonylharnstoff oder anderen Antidiabetika eingesetzt werden. Eine Kombination kann unter Umständen zu synergistischen Effekten führen und eine Hypoglykämie auslösen.[9] (Hinweis: Beispiele für Antidiabetika sind Insulin, Tolbutamid, Glipizid und Glyburid.)

Toxikologie

Die LD_{50} bei Mäusen beträgt bei intraperitonealer Injektion eines *Di-Gu-Pi*-Präparats 12,8 g/kg.[10]

Kommentar der Autoren

Di Gu Pi und *Sang Bai Pi* (Mori Cortex) klären beide Hitze, jedoch aus unterschiedlichen Bereichen des Körpers. *Di Gu Pi* lässt Lungen-Hitze abfließen und klärt Hitze in der *Xue*-(Blut-)Schicht. *Sang Bai Pi* klärt Lungen-Hitze und lässt Feuer aus der *Qi*-(Energie-)Schicht abfließen. Gerade wegen dieser Unterschiede ist der Einsatz dieser Arzneien sehr nützlich, wenn es darum geht, Hitze sowohl aus der *Xue*-(Blut-) als auch aus der *Qi*-(Energie-)Schicht zu eliminieren.

Referenzen

1. *Xian Dai Zhong Yao Yao Li Xue* (Contemporary Pharmacology of Chinese Herbs), 1997; 363
2. *Zhong Yao Xue* (Chinese Herbology), 1998; 244:245
3. CA, 1990; 112:14538g
4. *Yi Xue Zhong Yang Za Zhi* (Central Journal of Medicine), 1967; 223:664
5. *Zhong Cao Yao Xue* (Study of Chinese Herbal Medicine), 1980; 978
6. *Guang Xi Yi Xue* (Guangxi Medicine), 1983; 3:46
7. *Shang Hai Zhong Yi Yao Za Zhi* (Shanghai Journal of Chinese Medicine and Herbology), 1984; 9:11
8. *Xin Zhong Yi* (New Chinese Medicine), 1974; 4:39
9. Chen, J. Recognition and prevention of herb-drug interactions, Medical Acupuncture, Fall/Winter 1998/1999; 10 (2); 9–13
10. *Zhong Cao Yao Xue* (Study of Chinese Herbal Medicine), 1980; 978

Hú Huáng Lián

Picrorhizae Rhizoma

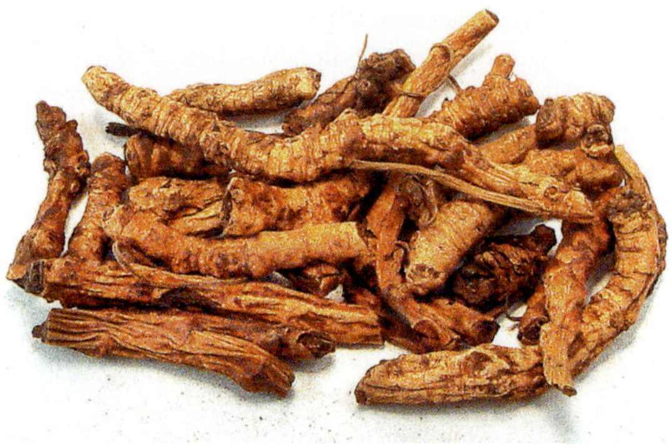

胡黃連 胡黄连

Pinyin-Name *Hú Huáng Lián*
Wörtliche Übersetzung „Goldfadenwurzelstock aus dem Ausland"
Originalquelle *Xin Xiu Ben Cao* (Neu überarbeitete Materia Medica), verfasst zwischen 657 und 659 von von Su Jing
Deutscher Name Picrorhiza-Wurzelstock, Katuka
Botanischer Name *Picrorrhiza kurrooa* Royle ex Benth. (*Hu Huang Lian*); *Picrorrhiza scrophulariaeflora* Pennell. (*Xi Zhang Hu Huang Lian*)
Pharmazeutischer Name Picrorhizae Rhizoma
Eigenschaften Bitter, kalt
Leitbahnen Herz, Leber, Magen, Dickdarm

Chinesische therapeutische Wirkungen

Klärt Mangel-Hitze

Yin-Mangel-Hitze: *Hu Huang Lian* (Picrorhizae Rhizoma) wird häufig bei der Behandlung von *Yin*-Mangel-Hitze eingesetzt, die durch das Gefühl von Knochendampfen, Wechselfieber und Nachtschweiß gekennzeichnet ist.

- *Yin*-Mangel-Hitze: *Hu Huang Lian* zusammen mit *Yin Chai Hu* (Stellariae Radix), *Di Gu Pi* (Lycii Cortex) und *Zhi Mu* (Anemarrhenae Rhizoma) verwenden.

Gan Ji (Unterernährung bei Kindern): *Hu Huang Lian* behandelt Unterernährung bei Kindern aufgrund von Hitze-Akkumulation, charakterisiert durch Unterernährung, Fieber, aufgetriebenen Bauch und Gewichtsverlust.

- *Gan Ji* mit Fieber: in Kombination mit *Bai Zhu* (Atractylodis Macrocephalae Rhizoma), *Shan Zha* (Crataegi Fructus) und *Shi Jun Zi* (Quisqualis Fructus), um die Milz zu stärken und Hitze zu klären. **Beispiel-Rezeptur**: *Jin Jian Fei Er Wan* (Goldene Pillen zur Bildung eines fetten Kindes).

Klärt Hitze und trocknet Feuchtigkeit

Das bittere und kalte *Hu Huang Lian* behandelt Beschwerden, die durch Feuchte-Hitze gekennzeichnet sind wie z.B. Diarrhö, Dysenterie, Abszesse und Läsionen.

- Blutige Dysenterie: *Hu Huang Lian* mit *Wu Mei* (Mume Fructus) und *Fu Long Gan* (Terra Flava Usta) kombinieren.
- Chronische Diarrhö: zusammen mit *Gan Jiang* (Zingiberis Rhizoma) verwenden.
- Hämorrhoiden: *Hu Huang Lian* mit Gänsegallenblase einnehmen.

Dosierung

3–10 g.

Sicherheitshinweise, Kontraindikationen

Hu Huang Lian sollte mit Vorsicht bei Patienten eingesetzt werden, die an Kälte und einem Mangel-Zustand von Milz und Magen leiden.

Chemische Zusammensetzung

Kutkin, Picrosid I, Picrosid II, Kutkosid, D-Mannitol, Vanillinsäure, Kutkiol, Kutkisterol, Apocynin, Picrosid, Putkosid, Kurrosid.[1]

Pharmakologische Wirkungen

- **Cholagog**: Vanilloylcatalpol ist ein Derivat von Picrosid II und erhöht bei Mäusen signifikant die Produktion und Ausschüttung von Galle. Es wirkt außerdem hepatoprotektiv, v.a. bei Tetrachlorkohlenstoff-induzierten Leberschäden.[2]
- **Antibiotisch**: *Hu Huang Lian* hemmte nachweislich das Wachstum von einigen Dermatophyten und pathogenen Pilzen.[3]

Klinische und wissenschaftliche Studien

Bakterielle Dysenterie: 45 Patienten mit bakterieller Dysenterie wurden in einer Studie erfolgreich dreimal täglich mit 2–6 g pulverisiertem *Hu Huang Lian* in drei gleich großen Dosen behandelt.[4]

Kommentar der Autoren
Hu Huang Lian (Picrorhizae Rhizoma) und *Huang Lian* (Coptidis Rhizoma) haben ähnliche Namen, aber unterschiedliche Funktionen. *Hu Huang Lian* klärt hauptsächlich Mangel-Hitze. *Huang Lian* beseitigt v.a. Fülle-Zustände wie z.B. Feuchte-Hitze. *Hu Huang Lian* wirkt ähnlich wie *Yin Chai Hu* (Stellariae Radix): Es klärt Mangel-Hitze, ist aber in der Wirkung stärker als *Yin Chai Hu*.

Referenzen

1. *Xian Dai Zhong Yao Yao Li Xue* (Contemporary Pharmacology of Chinese Herbs), 1997; 364
2. *Guo Wai Yi Xue Zhong Yi Zhong Yao Fen Ce* (Monograph of Chinese Herbology from Foreign Medicine), 1989; 11(1):56
3. *Zhong Hua Pi Fu Ke Xue Za Zhi* (Chinese Journal of Dermatology), 1957; (4):286
4. *Guang Dong Zhong Yi* (Guangdong Chinese Medicine), 1960; 4:187

Qīng Hāo
Artemisiae Annuae Herba

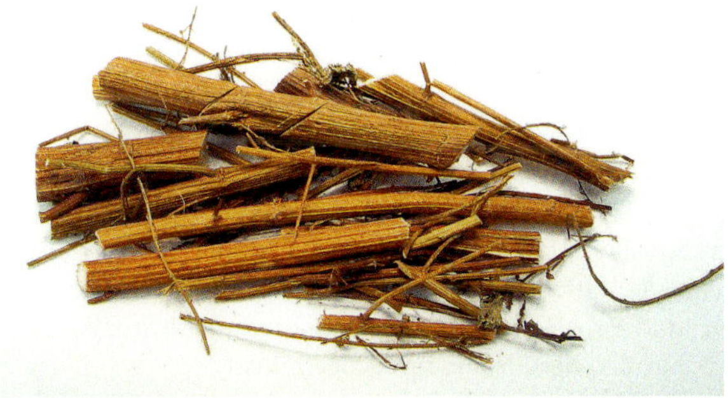

青蒿

Pinyin-Name *Qīng Hāo*
Wörtliche Übersetzung „Blaugrüner Beifuß"
Originalquelle *Shen Nong Ben Cao Jing* (Die Materia Medica des göttlichen Landmannes), vermutlich Östliche Han-Dynastie
Deutscher Name Einjähriges Beifußkraut
Botanischer Name *Artemisia annua* L. (*Huang Hua Hao*); *Artemisia apiacea* Hance (*Qing Hao*)
Pharmazeutischer Name Artemisiae Annuae Herba
Eigenschaften Bitter, scharf, kalt
Leitbahnen Leber, Gallenblase, Magen

Chinesische therapeutische Wirkungen

Klärt Hitze und behandelt Malaria

Malaria mit Schüttelfrost und Fieber im Wechsel: *Qing Hao* (Artemisiae Annuae Herba) wird traditionell verwendet, um Hitze, Sommer-Hitze oder Feuchte-Hitze zu klären. Herausragend ist jedoch seine Fähigkeit, Malaria zu behandeln, die sowohl in historischen Quellen als auch in der modernen Pharmakologie bestätigt wird. *Qing Hao* kann als Einzelarznei oder in Kombination mit anderen Arzneien verwendet werden, um Malaria zu behandeln und den Wechsel zwischen Schüttelfrost und Fieber zu lindern. Dafür eignet sich am besten das frische *Qing Hao* als Saft.

- Malaria: frisches *Qing Hao* als Einzelarznei hoch dosiert verwenden.
- Malaria mit Übelkeit, Erbrechen und einem Druckgefühl in der Brust aufgrund von Feuchte-Hitze: zusammen mit *Huang Qin* (Scutellariae Radix) und *Ban Xia* (Pinelliae Rhizoma) verwenden. **Beispiel-Rezeptur**: *Hao Qin Qing Dan Tang* (Artemisiae Annuae Herba und Scutellariae Radix Dekokt, das die Gallenblase klärt).
- Malaria mit Schüttelfrost und Fieber im Wechsel: *Qing Hao* zu *Xiao Chai Hu Tang* (Kleineres Bupleuri Radix Dekokt) hinzufügen.

Klärt Yin-Mangel-Hitze

Yin-Mangel-Hitze: Klinische Zeichen einer *Yin*-Mangel-Hitze sind das Gefühl von Knochendampfen ohne Schwitzen, Wechselfieber, anhaltendes mäßiges Fieber, *Wu Xin Re* (Hitze in den fünf Zentren), Durst, Wundheit und Schwäche des unteren Rückens und der Knie sowie Reizbarkeit. *Qing Hao* wirkt ausgesprochen entlüftend und zerstreuend, ohne dabei *Yin* oder Körpersäfte zu verbrauchen. Deshalb wird es häufig bei Patienten mit zugrunde liegendem *Yin*-Mangel zum Klären von Hitze eingesetzt.

- *Yin*-Mangel-Hitze: *Qing Hao* in Kombination mit *Bie Jia* (Trionycis Carapax), *Zhi Mu* (Anemarrhenae Rhizoma) und *Qin Jiao* (Gentianae Macrophyllae Radix).

Kühlt das Blut

Fiebererkrankungen im Spätstadium: Der Patient empfindet nachts mehr Wärme und morgens Schüttelfrost, außerdem zeigt er ein anhaltendes Wärmegefühl oder niedriges Fieber, Durst, Gesichtsröte, Reizbarkeit und Fehlen von Schwitzen. *Qing Hao* wird häufig bei der Behandlung von chronischen Fiebererkrankungen eingesetzt, insbesondere wenn Hitze in die *Ying-(*Nähr-)Schicht eingedrungen ist.

- Hitze in der *Ying*-(Nähr-)Schicht mit anhaltendem Fiebergefühl: *Qing Hao* zusammen mit *Bie Jia* (Trionycis Carapax), *Mu Dan Pi* (Moutan Cortex) und *Di Huang* (Rehmanniae Radix) einsetzen. **Beispiel-Rezeptur**: *Qing Hao Bie Jia Tang* (Artemisiae Annuae Herba und Trionycis Carapax Dekokt).

Klärt Sommer-Hitze oder Feuchte-Hitze

Qing Hao behandelt Sommer-Hitze oder Feuchte-Hitze, die durch Fieber mit oder ohne Schwitzen, schwere Extremitäten und Engegefühl in der Brust gekennzeichnet sind. Für diesen Zweck ist das frische *Qing Hao* am effektivsten.

- Sommer-Hitze oder Feuchte-Hitze: *Qing Hao* mit *He Ye* (Nelumbinis Folium) kombinieren.
- Sommer-Hitze oder Feuchte-Hitze bei Kleinkindern oder Kindern mit Fieber und Dysurie: *Che Qian Cao* (Plantaginis Herba) hinzufügen.

Klärt Leber-Hitze und erhellt die Augen

Augenerkrankungen: *Qing Hao* behandelt aufsteigendes Leber-*Yang*, das gerötete Augen, Schwindel und Photophobie hervorruft.

- Augenerkrankungen: *Qing Hao* in Kombination mit *Ju Hua* (Chrysanthemi Flos), *Shi Jue Ming* (Haliotidis Concha), *Jue Ming Zi* (Cassiae Semen) und *Huang Qin* (Scutellariae Radix) verwenden.

Feuchte-Hitze-Gelbsucht: Als begleitende Symptome können Dysurie und spärlicher, gelber Urin auftreten.

- Gelbsucht: Kombination mit *Yin Chen* (Artemisiae Scopariae Herba), *Huang Bo* (Phellodendri Cortex), *Che Qian Zi* (Plantaginis Semen) und *Zhi Zi* (Gardeniae Fructus).

Dosierung

3–10 g im Dekokt. *Qing Hao* sollte im Dekokt nur kurz gekocht werden. Es kann im Dekokt oder als Saft, der aus dem frischen Kraut gepresst wird, verwendet werden. Das zu Saft gepresste frische Kraut ist oft wirksamer als das Dekokt, weil die aktiven Bestandteile nicht durch das Kochen zerstört wurden.

Sicherheitshinweise, Kontraindikationen

- *Qing Hao* sollte bei Patienten mit einem Mangel-Zustand und Kälte von Milz und Magen vorsichtig angewendet werden.
- *Qing Hao* sollte nur kurz gekocht werden, da Hitze die Wirksamkeit des Krauts beeinträchtigt.

Chemische Zusammensetzung

Artemisinin, Arteannuin, ätherische Öle 0,20-0,25% (Artemisiaketon, Isoartemisiaketon, Camphen, β-Pinen, β-Caryophyllen, L-Campher).[1, 2]

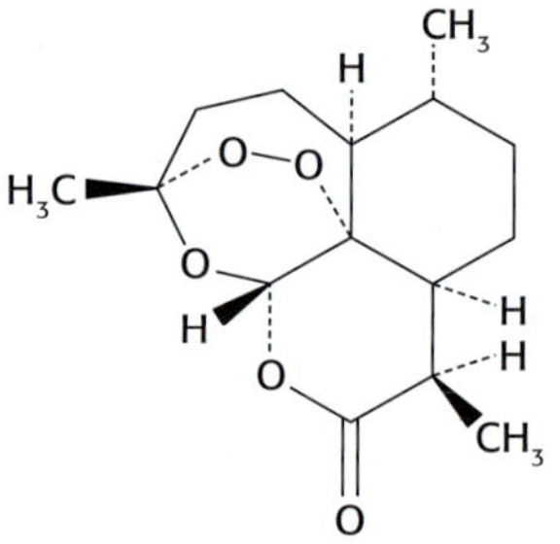

Abb. 2.26 Artemisinin

Pharmakologische Wirkungen

- **Malariahemmend**: Artemisinin hat sich als hervorragendes Mittel gegen Malariaerreger erwiesen. Es gehört zu den stärksten schizontoziden Wirkstoffen gegen Malaria tropica (Erreger: *Plasmodium falciparum*). Der Mechanismus der malariahemmenden Wirkung wird dadurch erklärt, dass das Transportprotein der befallenen Erythrozyten für die Plasmodien blockiert wird, sodass sie aushungern und absterben. Artemisinin ist jedoch nicht als vorbeugendes Agens wirksam, weil es weder die Fortpflanzung noch die exoerythrozytischen Formen des Plasmodiums beeinflusst.[3, 4, 5]
- **Antibiotisch**: Das Dekokt aus *Qing Hao* wirkt hemmend auf *Staphylococcus aureus, Neisseria catarrhalis, Bacillus anthracis, Corynebacterium diphtheriae, Pseudomonas aeruginosa, Bacillus dysenteriae* und *Mycobacterium tuberculosis*. Das ätherische Öl von *Qing Hao* ist wirksam gegen einige Dermatophyten.[6,7]
- **Antihypertensiv**: Die intravenöse Injektion von Arteannuin senkte bei Kaninchen den Blutdruck, hemmte die Kontraktion des Herzmuskels und verringerte die Blutperfusion zur Koronararterie. In einer anderen Studie behandelte die intravenöse Injektion mit *Qing Hao*

(20 mg/kg) bei Kaninchen wirksam Akonit-induzierte Herzrhythmusstörungen.[8,9]

- **Fiebersenkend**: Eine Injektion mit *Qing Hao* senkte bei Kaninchen mit künstlich induziertem Fieber effektiv die Körpertemperatur.[10]
- **Cholagog**: *Qing Hao* erhöhte bei Ratten nachweislich die Produktion und Sekretion von Galle.[11]

Klinische und wissenschaftliche Studien

- **Malaria:** Die Verwendung von *Qing Hao* in der Malariatherapie ist ausführlich dokumentiert. In einer Studie wurden 488 Malaria-Patienten mit *Qing-Hao*-Präparaten behandelt, die bei fast allen Patienten therapeutisch wirksam waren. In einer anderen Untersuchung wurden 125 Malaria-Patienten drei Stunden vor Ausbruch der Krankheit mit *Qing-Hao*-Präparaten behandelt. *Qing Hao* wurde als Dekokt (Kochzeit nicht länger als 15 Minuten), als Tee (die Arzneidrogen wurden 24 Stunden in 60 °C warmem Wasser eingeweicht) und als Saft (Entsaften der frischen Arzneidrogen) verabreicht. Die Dosierung des frischen *Qing Hao* betrug 120 Gramm. Die Wirksamkeitsrate lag bei ca. 80%. In einer weiteren Studie wurden 2009 Malaria-Patienten erfolgreich mit intramuskulär injizierten *Qing-Hao*-Präparaten behandelt.[14]
- **Chronische Bronchitis**: Das ätherische Öl aus *Qing Hao* wirkt deutlich schleimlösend, hustenlindernd und antiasthmatisch. Diese Effekte wurden bei 1485 Patienten mit chronischer Bronchitis nachgewiesen.[15]
- **Hohes Fieber**: 126 Patienten mit hohem Fieber bekamen ein- bis zweimal täglich ein *Qing Hao*-Präparat als intramuskuläre Injektion. Die Wirksamkeitsrate betrug 68,25%.[16]

Wechselwirkung mit anderen Medikamenten

Azol-Antimykotika und Calcium-Kanal-Blocker: Artelinsäure ist ein wasserlösliches Artemisinin-Analogon für die Behandlung von mehrfach-resistenter Malaria und wird ausschließlich durch das Leberenzym CYP-3A4/5 in den aktiven Metaboliten Dihydroqinghaosu (DQHS) umgewandelt. Ketoconazol und Miconazol agieren in menschlichen Lebermikrosomen als potente konkurriende Hemmstoffe der DQHS-Bildung. Verapamil ist ein nichtkonkurriender Hemmstoff der DQHS-Bildung in menschlichen Lebermikrosomen. Deshalb wird vermutet, dass die gleichzeitige Einnahme von Azol-Antimykotika oder Calcium-Kanal-Blockern und *Qing Hao* möglicherweise zu signifikanten Wechselwirkungen zwischen Arzneidroge und schulmedizinischen Medikamenten führt.[17] (Hinweis: Beispiele für Azol-Antimykotika sind Griseofulvin, Nystatin, Ketoconazol, Fluconazol und Itraconazol; Beispiele für Calcium-Kanal-Blocker sind Nifedipin, Amlodipin, Diltiazem und Verapamil.)

Toxikologie

Qing Hao zeigte in toxikologischen Studien kaum Nebenwirkungen. Die LD_{50} wurde nicht bestimmt, weil im Verlauf der Studien zur akuten Toxikologie keine Todesfälle auftraten. Auch in Studien zur chronischen Toxikologie wurden nach der Langzeiteinnahme keine Auffälligkeiten an Herz, Leber, Nieren und anderen lebenswichtigen Organen festgestellt.[18]

Kommentar der Autoren

Nach einem Bericht der Weltgesundheitsorganisation (WHO) wurden mehr als 1,5 Millionen Malaria-Patienten in Südostasien und Lateinamerika mit Artemisinin, einem Bestandteil von *Qing Hao*, behandelt. In China liegt die Resistenzrate von *Falciparum plasmodium* gegen Chloroquin bei 84,6%, die gegen Artemisinin nur zwischen 2,2 und 2,4%. Deshalb ist mittlerweile Artemisinin Mittel der Wahl bei der Malariabehandlung und ersetzt vollständig Chloroquin und Chinin. Es ist jedoch zu beachten, dass sich Artemisinin nicht als sporadische Malariaprophylaxe eignet, auch wenn es als Therapeutikum sehr effektiv bei Malaria ist.[19]

Nach Dr. Cheng Chun-Fu wird ein Dekokt aus *Qing Hao* und *Mang Xiao* (Natrii Sulfas) eingesetzt, um die Kopfhaut zu waschen. Die Waschung lindert Juckreiz, Schuppenbildung und behandelt Haarausfall. Diese Kombination als äußerliche Anwendung beseitigt auch Rötungen, Juckreiz und Hautausschläge unter der Achsel und im Genitalbereich.

Referenzen

1. *Xian Dai Zhong Yao Yao Li Xue* (Contemporary Pharmacology of Chinese Herbs), 1997; 353
2. The Merck Index 12th edition, Chapman and Hall/CRCnetBASE/Merck, 2000
3. Ann Froo Med Parasito, 1985; 79(4):367
4. Trans Roy Soc Trop Med Hyg, 1983; 77(4):522
5. Huang, K. The Pharmacology of Chinese Herbs, 2nd Edition, CRC Press, 1999; 450–452
6. *Chang Yong Zhong Yao Cheng Fen Yu Yao Li Shou Ce* (A Handbook of the Composition and Pharmacology of Common Chinese Drugs), 1994; 1167:1173
7. *Zhong Hua Pi Fu Ke Xue Za Zhi* (Chinese Journal of Dermatology), 1988; 21(2):75
8. *Xin Zhong Yi* (New Chinese Medicine), 1979; (6):51
9. Ibid., 1980; (1):37
10. *Zhong Yao Yao Li Yu Ying Yong* (Pharmacology and Applications of Chinese Herbs), 1983:59
11. *Zhong Yao Xue* (Chinese Herbology), 1998; 240:242
12. *Guang Xi Yi Xue* (Guangxi Medicine), 1984; 3:117
13. *Shan Xi Xin Yi Yao* (New Medicine and Herbology of Shanxi), 1975; 3:19
14. *Yao Xue Tong Bao* (Report of Herbology), 1979; 2:49
15. *Zhong Cao Yao* (Chinese Herbal Medicine), 1980; 12:576

16. *Hu Bei Zhong Yi Za Zhi* (Hubei Journal of Chinese Medicine), 1983; 2:17
17. *Xenobiotica*. 29(7):703-17, 1999 Jul
18. *Xian Dai Zhong Yao Yao Li Xue* (Contemporary Pharmacology of Chinese Herbs), 1997; 359
19. Huang, K. The Pharmacology of Chinese Herbs, *2nd Edition*, CRC Press, 1999; 450–452

Yín Chái Hú

Stellariae Radix

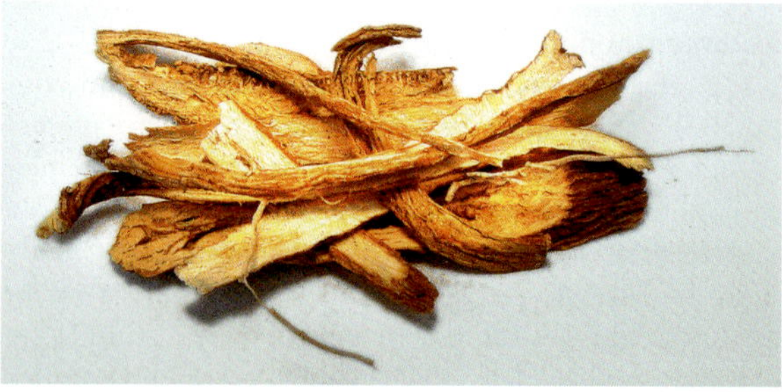

銀柴胡 银柴胡

Pinyin-Name *Yín Chái Hú*
Wörtliche Übersetzung „Silberner Kienspan aus dem Ausland"
Andere chinesische Namen *Yin Hu*
Originalquelle *Ben Cao Gang Mu* (Die Große Materia Medica) aus dem Jahr 1678 von Li Shi-Zhen
Deutscher Name Vogelmierenwurzel
Botanischer Name *Stellaria dichotoma* L. var. *lanceolata* Bge. (*Yin Chai Hu*)
Pharmazeutischer Name Stellariae Radix
Eigenschaften Süß, kühl
Leitbahnen Leber, Magen

Chinesische therapeutische Wirkungen

Klärt Mangel-Hitze

Yin-Mangel-Hitze: *Yin Chai Hu* (Stellariae Radix) ist nicht bitter und weist nur ein kühles (und nicht kaltes) Temperaturverhalten auf und klärt deshalb exzellent Mangel-Hitze, ohne das *Yin* zu schädigen. Es wird häufig bei der Behandlung von *Yin*-Mangel-Hitze eingesetzt, die sich in Nachtschweiß, dem Gefühl von Knochendampfen, Reizbarkeit, *Wu Xin Re* (Hitze in den fünf Zentren), geröteten Wangen und Wechselfieber manifestiert.

- *Yin*-Mangel-Hitze mit Nachtschweiß und dem Gefühl von Knochendampfen: mit *Di Gu Pi* (Lycii Cortex), *Qing Hao* (Artemisiae Annuae Herba) und *Bie Jia* (Trionycis Carapax) kombinieren.
- Fiebererkrankungen mit Wechselfieber, schmächtigem Körperbau, trockener Haut und trockenen Nägeln: *Bie Jia* (Trionycis Carapax) hinzufügen.

Klärt Hitze

Gan Ji (Unterernährung bei Kindern): *Yin Chai Hu* wird häufig eingesetzt, um Unterernährung bei Kindern aufgrund einer Akkumulation von Hitze zu behandeln. Zu den klinischen Anwendungsgebieten von *Yin Chai Hu* gehören Unterernährung, Fieber, aufgetriebener Bauch und Gewichtsverlust.

- *Gan Ji* mit Fieber: *Yin Chai Hu* in Kombination mit *Dang Shen* (Codonopsis Radix), *Zhi Zi* (Gardeniae Fructus), *Hu Huang Lian* (Picrorhizae Rhizoma) und *Huang Qin* (Scutellariae Radix) einsetzen.

Dosierung

3–10 g im Dekokt. Die Höchstdosis von *Yin Chai Hu* beträgt 20 g.

Sicherheitshinweise, Kontraindikationen

Yin Chai Hu ist kontraindiziert bei Patienten, die an einer akuten Wind-Kälte-Erkrankung leiden, oder die einen Blut-Mangel ohne Hitzezeichen aufweisen.

Chemische Zusammensetzung

Saponine.[1]

Kommentar der Autoren
Yin Chai Hu (Stellariae Radix) und *Chai Hu* (Bupleuri Radix) besitzen ähnliche Namen und Funktionen. Beide klären Hitze und senken Fieber. *Yin Chai Hu* behandelt äußerst wirksam Mangel-Hitze und Fieber wie z.B. Wechselfieber, das Gefühl von Knochendampfen, Nachtschweiß aufgrund von *Yin*-Mangel-Hitze sowie *Gan Ji* (Unterernährung bei Kindern) mit Fieber. *Chai Hu* behandelt dagegen wirksamer das *Shaoyang*-Syndrom (mit Wechsel zwischen Schüttelfrost und Fieber). Außerdem hebt *Chai Hu* das *Yang-Qi* und reguliert den freien Fluss des Leber-*Qi*.

Referenzen

1. *Zhong Yao Xue* (Chinese Herbology), 1998; 246

Zusammenfassung: Hitze klärende Arzneien

Allgemeine Eigenschaften Hitze klärender und Feuer ableitender Arzneien

- **Geschmack**: süß, bitter
- **Thermische Eigenschaft**: kühl, kalt
- **Leitbahnbezug**: Lunge, Magen, Herz, Leber
- **Therapeutische Wirkungen**: klären Hitze und leiten Feuer ab

Die in Tabelle 2.1 genannten Arzneidrogen werden hauptsächlich eingesetzt, um Fülle-Hitze aus der *Qi*-(Energie-) Schicht oder aus Lunge und Magen abzuleiten. Fülle-Zustände sind u.a. Fülle-Feuer, Fülle-Hitze oder Hitze in Lunge und Magen.

Shi Gao (Gypsum Fibrosum) und **Zhi Mu** (Anemarrhenae Rhizoma) sind die am häufigsten verwendeten Arzneien, um Hitze zu klären, Feuer abzuleiten, Reizbarkeit zu vertreiben und Durst zu lindern. Um eine synergistische Wirkung zu erzielen, werden sie oft zusammen eingesetzt, wie z.B. in *Bai Hu Tang* (Weißer Tiger Dekokt). Sie werden zur

Tab. 2.1 Hitze klärende und Feuer ableitende Arzneien (Abschnitt 1)

Name	Gemeinsamkeiten	Unterschiede
Han Shui Shi (Mirabilite)	Leiten Fülle-Feuer aus dem Magen und der Lunge ab	Behandelt als lokale Anwendung Verbrennungen
Qing Guo Gen (Canarii Albi Radix)		Erzeugt Körperflüssigkeiten, stärkt die Milz
Shi Gao (Gypsum Fibrosum)		Starke Wirkung: klärt Fülle-Hitze
Zhi Mu (Anemarrhenae Rhizoma)		Reichert *Yin* an, befeuchtet Trockenheit
Dan Zhu Ye (Lophatheri Herba)	Klären Hitze, erzeugen Körpersäfte	Lindert Dysurie
Lu Gen (Phragmitis Rhizoma)		Klärt Magen-Feuer und Lungen-Hitze
Tian Hua Fen (Trichosanthis Radix)		Leitet Eiter ab
Zhu Ye (Phyllostachys Herba)		Lindert Dysurie
Xia Ku Cao (Prunellae Spica)	Klären Feuer aus Leber und Gallenblase	Zerstreut Knötchen und Skrofulose aufgrund einer Leber-*Qi*-Stagnation
Zhi Zi (Gardeniae Fructus)		Kühlt Blut, eliminiert Toxine, trocknet Feuchtigkeit, bei Hitze in allen Erwärmern (*Jiao*)
Gu Jing Cao (Eriocauli Flos)	Sedieren die Leber, behandeln Augenerkrankungen	Zerstreut Wind-Hitze in der Leber-Leitbahn
Mi Meng Hua (Buddlejae Flos)		Leitet Leber-Feuer aus
Qing Xiang Zi (Celosiae Semen)		Leitet Leber-Feuer aus
Rui Ren (Prinsepiae Nux)		Klärt die Leber, erhellt die Augen
Da Ding Huang (Euonymi Caulis)	Klären Hitze, leiten Feuer aus	Eliminiert Toxine, reduziert Entzündungen
Ren Zhong Bai (Urinae Hominis Sedimen)		Stillt Blutungen
Shi Lian Zi (Sinocrassulae Indicae Herba)		Lindert Reizbarkeit, beseitigt Dysenterie
Lu Cha (Camelliae Viride Folium)	Klären Hitze, fördern die Harnausscheidung	Klärt Magen-Hitze, vertreibt Feuchtigkeit und lindert Kopfschmerzen
Wu Long Cha (Camelliae Fermentata Folium)		Klärt Hitze, lindert Kopfschmerzen
Xi Gua (Citrulli Fructus)		Lindert Durst
Xi Gua Pi (Citrulli Pericarpium)		Fördert Wasserlassen, klärt Hitze

Behandlung von Fülle-Hitze in der *Qi*-(Energie-)Schicht verwendet mit Symptomen wie hohem Fieber, Reizbarkeit und Durst. Sie beseitigen außerdem Hitze in der Lunge und lindern auf diese Weise Husten und Dyspnoe.

- *Shi Gao* klärt stärker Hitze und senkt Feuer ab. Es sollte nur bei Fülle-Hitze verwendet werden.
- *Zhi Mu* klärt Hitze und befeuchtet gleichzeitig die Lunge. Es klärt Hitze und leitet Feuer sowohl bei Fülle- als auch bei Mangel-Zuständen ab.

Qing Guo Gen (Canarii Albi Radix) klärt Hitze und eliminiert Toxine aus dem Rachen und es fördert die Bildung von Körperflüssigkeiten.
Han Shui Shi (Mirabilite) klärt wie *Shi Gao* (Gypsum Fibrosum) Hitze und leitet Feuer ab. Es wird jedoch nicht so häufig eingesetzt wie *Shi Gao*, da es die Lunge nicht klärt und weder Dyspnoe noch Husten lindert.
Tian Hua Fen (Trichosanthis Radix) und **Zhi Mu** (Anemarrhenae Rhizoma) werden in der Regel eingesetzt, um Hitze bei Menschen mit zugrunde liegendem *Yin*-Mangel zu klären.

- *Tian Hua Fen* klärt Hitze, erzeugt Körpersäfte, lindert Durst und vermindert die Aufzehrung von Körpersäften bei Fiebererkrankungen.
- *Zhi Mu* klärt stärker Hitze und leitet besser Feuer ab.

Lu Gen (Phragmitis Rhizoma) und **Zhu Ye** (Phyllostachys Herba) klären innere und äußere Hitze und lindern Reizbarkeit.

- *Lu Gen* erzeugt Körpersäfte, lindert Durst, klärt Magen-Hitze und stoppt auf diese Weise Erbrechen. Es zerstreut Hitze in der Lunge und eliminiert dadurch Schleim und drainiert Abszesse.
- *Zhu Ye* klärt Hitze im Herzen und fördert die Diurese.

Zhu Ye (Phyllostachys Herba) und **Dan Zhu Ye** (Lophatheri Herba) klären Hitze und fördern die Diurese.

- *Zhu Ye* klärt direkter Feuer aus Herz und Magen.
- *Dan Zhu Ye* klärt wirksamer Hitze und fördert besser die Diurese.

Zhi Zi (Gardeniae Fructus) klärt effektiv Fülle-Hitze oder Feuchte-Hitze aus der *Qi*-(Energie-) oder *Xue*-(Blut-)Schicht sowie aus allen drei Erwärmern (*Jiao*). Als lokale Anwendung zerstreut es Stagnation, reduziert Schwellungen und behandelt Verstauchungen und Zerrungen.
Zhi Zi (Gardeniae Fructus) und **Xia Ku Cao** (Prunellae Spica) klären sehr wirkungsvoll Hitze aus Leber und Gallenblase.

- *Zhi Zi* wirkt umfassender, da es Hitze aus allen drei Erwärmern (*Jiao*) klärt.
- *Xia Ku Cao* klärt speziell Hitze aus Leber und Gallenblase.

Xia Ku Cao (Prunellae Spica), **Mi Meng Hua** (Buddlejae Flos), **Qing Xiang Zi** (Celosiae Semen), **Gu Jing Cao** (Eriocauli Flos) und **Rui Ren** (Prinsepiae Nux) leiten alle Leber-Feuer ab und behandeln unterschiedliche Augenprobleme wie z.B. Rötung, Schwellung und Schmerzen.

- *Xia Ku Cao* behandelt am besten Schmerzen des Augapfels, die v.a. nachts auftreten und durch Leber-Feuer und *Qi*-Stagnation verursacht werden.
- *Mi Meng Hua* nährt die Leber, befeuchtet Trockenheit und behandelt Augenerkrankungen, die durch Fülle- oder Mangel-Zustände verursacht werden.
- *Qing Xiang Zi* und *Gu Jing Cao* behandelt Augenerkrankungen, die durch Fülle-Hitze und Leber-Feuer hervorgerufen werden.
- *Rui Ren* hilft bei Augenerkrankungen, die durch Fülle-, aber nicht durch Mangel-Zustände gekennzeichnet sind.

Da Ding Huang (Euonymi Caulis), **Ren Zhong Bai** (Urinae Hominis Sedimen) und **Shi Lian Zi** (Sinocrassulae Indicae Herba) klären Hitze und leiten Feuer ab.

- *Da Ding Huang* lindert äußerst wirksam Entzündungen und eliminiert Toxine.
- *Ren Zhong Bai* klärt Hitze aus dem Oberen, Mittleren und Unteren *Jiao* (Unterer Erwärmer) und stoppt auf diese Weise Blutungen.
- *Shi Lian Zi* klärt Hitze aus dem Herzen und lindert dadurch Reizbarkeit. Es klärt Hitze aus dem Dickdarm und behandelt dadurch Dysenterie.

Lu Cha (Camelliae Viride Folium), **Wu Long Cha** (Camelliae Fermentata Folium), **Xi Gua** (Citrulli Fructus) und **Xi Gua Pi** (Citrulli Pericarpium) klären Hitze und fördern die Diurese.

- *Lu Cha* und *Wu Long Cha* werden aus derselben Pflanze gewonnen. Sie haben im Wesentlichen die gleichen Funktionen: Sie behandeln Bauchbeschwerden wie Übelkeit, Erbrechen und Durchfall, klären den Kopf und erhellen die Augen. *Lu Cha* ist das unverarbeitete Teeblatt, *Wu Long Cha* das fermentierte Blatt.
- *Xi Gua* und *Xi Gua Pi* werden aus derselben Pflanze gewonnen. Sie klären Hitze und fördern die Harnausscheidung. *Xi Gua* klärt besser Hitze und lindert stärker Durst. *Xi Gua Pi* fördert effektiver die Harnausscheidung.

Tab. 2.2 Hitze klärende und Feuchtigkeit trocknende Arzneien (Abschnitt 2)

Name	Gemeinsamkeiten	Unterschiede
Huang Bo (Phellodendri Cortex)	Klären Hitze, leiten Feuer aus, eliminieren Toxine, trocknen Feuchtigkeit	Klärt Nieren-Mangel-Feuer und Hitze im Unteren *Jiao* (Unterer Erwärmer)
Huang Lian (Coptidis Rhizoma)		Klärt Hitze aus dem Mittleren *Jiao* (Mittlerer Erwärmer), klärt Feuer in Herz, Leber, Magen und Dickdarm
Huang Qin (Scutellariae Radix)		Klärt Hitze aus dem Oberen *Jiao* (Oberer Erwärmer), leitet Hitze in der Lunge aus, stabilisiert den Fötus
Ji Xue Cao (Centellae Herba)		Kühlt Blut und stillt Blutungen, klärt die Leber, erhellt die Augen
Long Dan (Gentianae Radix et Rhizoma)	Klären Hitze, trocknen Feuchtigkeit	Beseitigt Feuchte-Hitze in den Leitbahnen von Leber und Gallenblase, zerstreut Feuchte-Hitze aus dem Unteren *Jiao* (Unterer Erwärmer)
Ku Shen (Sophorae Flavescentis Radix)		Beseitigt Feuchte-Hitze aus dem Unteren *Jiao* (Unterer Erwärmer), als lokale Anwendung lindert es Juckreiz

Allgemeine Eigenschaften Hitze klärender und Feuchtigkeit trocknender Arzneien

- **Geschmack**: bitter
- **Thermische Eigenschaft**: kalt
- **Leitbahnbezug**: Leber, Gallenblase, Dickdarm, Dünndarm
- **Therapeutische Wirkungen**: klären Hitze, leiten Feuer ab, trocknen Feuchtigkeit

Die Arzneien in Tabelle 2.2 behandeln Erkrankungen aufgrund von Hitze, Feuer und Feuchtigkeit wie Hepatitis, Gelbsucht, Dysenterie, Hämorrhoiden, Infektionen, wunde Stellen, Abszesse etc.

Huang Qin (Scutellariae Radix), **Huang Lian** (Coptidis Rhizoma) und **Huang Bo** (Phellodendri Cortex) sind bekannt als „*San Huang*“ (wörtlich: die „drei Gelben“). Aufgrund ihrer bitteren, kalten und trocknenden Eigenschaften klären alle drei Arzneien Hitze, trocknen Feuchtigkeit, leiten Feuer ab und eliminieren Toxine. Sie behandeln unterschiedliche Syndrome, die durch Feuchte-Hitze und toxische Hitze gekennzeichnet sind.

- *Huang Qin* klärt wirksamer Hitze aus dem Oberen *Jiao* (Oberer Erwämer). Es klärt Hitze in der Lunge, stillt Blutungen, fördert die Diurese und stabilisiert den Fötus.
- *Huang Lian* klärt effektiv Hitze aus dem Mittleren *Jiao* (Mittlerer Erwämer). Es leitet Feuer aus Magen, Dickdarm, Herz und Leber ab. Von den „drei Gelben“ wirkt *Huang Lian* am stärksten.
- *Huang Bo* klärt wirksamer Hitze aus dem Unteren *Jiao* (Unterer Erwärmer). Es behandelt Feuchte-Hitze im Unteren *Jiao* (Unterer Erwärmer) mit Leukorrhö, Ödemen, Hitze im unteren Körperabschnitt und Gelbsucht. Es klärt sowohl Fülle- als auch Mangel-Hitze.

Huang Bo (Phellodendri Cortex) und **Zhi Mu** (Anemarrhenae Rhizoma) werden häufig kombiniert, weil sie hervorragend darin zusammenwirken, *Yin* zu konsolidieren und Mangel-Hitze zu klären.

- *Huang Bo* trocknet Feuchtigkeit, eliminiert Toxine und vertreibt Feuchte-Hitze im Unteren *Jiao* (Unterer Erwärmer).
- *Zhi Mu* wirkt nährend und klärt Nieren-Mangel-Feuer.

Ji Xue Cao (Centellae Herba) beseitigt Feuchte-Hitze, kühlt das Blut und stillt auf diese Weise Blutungen. Es klärt Hitze in der Leber und erhellt dadurch die Augen. Es ist jedoch nicht so wirksam wie die „drei Gelben“ und wird selten eingesetzt.

Long Dan (Gentianae Radix et Rhizoma) und **Xia Ku Cao** (Prunellae Spica) klären die Leber, erhellen die Augen und leiten Leber-Feuer ab, das sich in geröteten, schmerzhaften und geschwollenen Augen manifestiert.

- *Long Dan* ist sehr kalt und trocknend. Es ist eine der wirkungsstärksten Arzneien, um Leber-Feuer abzuleiten und Feuchtigkeit zu trocknen. Es hat sich außerdem hervorragend bewährt, wenn Leber-Feuer nach oben aufflammt oder wenn sich Feuchte-Hitze in der Leber-Leitbahn im Unteren *Jiao* (Unterer Erwärmer) befindet. Diese Arznei darf nur bei Fülle-Zuständen eingesetzt werden.
- *Xia Ku Cao* wirkt milder. Es klärt Hitze und löst gleichzeitig Stagnation auf. Es behandelt Kropf, Knötchen und Geschwülste. Außerdem lindert es Augenschmerzen aufgrund von Leber-Hitze oder Leber-*Qi*-Stagnation.

Ku Shen (Sophorae Flavescentis Radix) trocknet Feuchtigkeit und tötet Parasiten ab. Es behandelt Feuchte-Hitze im Unteren *Jiao* (Unterer Erwärmer) bei Dysenterie, Gelbsucht, gelbem Vaginalausfluss und *Re Lin* (Hitze-Dysurie).

Tab. 2.3 Hitze klärende und Blut kühlende Arzneien (Abschnitt 3)

Name	Gemeinsamkeiten	Unterschiede
Chi Shao (Paeoniae Radix Rubra)	Klären Hitze, kühlen Blut	Belebt die Blutzirkulation, leitet Leber-Feuer ab, lindert Schmerzen
Di Huang (Rehmanniae Radix)		Nährt das *Yin*, fördert die Bildung von Körpersäften
Dong Qing Ye (Ilexis Folium)		Klärt Hitze, eliminiert Toxine
Fu Rong (Hibisci Radix)		Klärt Hitze in der Lunge, lindert Entzündungen und Schmerzen
Huang Teng (Fibraureae Caulis)		Vertreibt Wind aus dem Äußeren
Ji Guan Hua (Celosiae Cristatae Flos)		Stillt Blutungen
Mu Dan Pi (Moutan Cortex)		Belebt die Blutzirkulation, leitet Leber-Feuer ab, klärt Herz-Feuer
Xi Jiao (Rhinocerotis Cornu)		Eliminiert Toxine, klärt das Herz, löscht Leber-Wind aus
Xuan Shen (Scrophulariae Radix)		Nährt das *Yin*, leitet Feuer ab, eliminiert Toxine
Zi Cao (Arnebiae seu Lithospermi Radix)		Eliminiert Toxine, fördert den Ausbruch von Masern

Außerdem kommt es bei juckender Haut und Ekzemen zum Einsatz. Heutzutage wird *Ku Shen* auch zur Behandlung von Dyspnoe, Herzrhythmusstörungen sowie bei erhöhter Leukozytenzahl verwendet.

Allgemeine Eigenschaften Hitze klärender und Blut kühlender Arzneien

- **Geschmack**: bitter, süß, salzig
- **Thermische Eigenschaft**: kalt
- **Leitbahnbezug**: Herz, Leber
- **Therapeutische Wirkungen**: klären Hitze, kühlen Blut

Die in Tabelle 2.3 genannten Arzneidrogen klären Hitze und kühlen das Blut in der *Ying*-(Nähr-)- und *Xue*-(Blut-)Schicht. Störungen in diesen Schichten sind gekennzeichnet durch Ruhelosigkeit, Reizbarkeit, Delirium, hohes Fieber, Bewusstseinsstörung, Purpura und Blutungen.

Xi Jiao (Rhinocerotis Cornu) kühlt Blut, stillt Blutungen, eliminiert Toxine und löscht Leber-Wind aus. Es wurde früher für die Behandlung von Hitze im Blut verwendet, die sich durch hohes Fieber mit Delirium und unzusammenhängender Sprache, Purpura sowie durch eine unkontrollierte Bewegung des Bluts (mit Blutungen aus Mund und Nase) manifestiert. Heutzutage wird *Shui Niu Jiao* (Bubali Cornu) in der Regel als Ersatz für *Xi Jiao* benutzt, da das Rhinzeros zu den gefährdeten Tierarten zählt. Die Verwendung dieser Substanz ist verboten.

Di Huang (Rehmanniae Radix) und **Xuan Shen** (Scrophulariae Radix) nähren das *Yin* und kühlen gleichzeitig das Blut. Sie werden verwendet bei Hitze in der *Ying*-(Nähr-)- und *Xue*-(Blut-)Schicht, die durch blaurote Hautflecken, Blutungen, *Yin*-Mangel-Hitze und einen Mangel an Körpersäften charakterisiert ist.

- *Di Huang* wirkt stärker tonisierend, nährt das *Yin* stärker und erzeugt besser Körpersäfte.
- *Xuan Shen* eliminiert Toxine wirksamer, zerstreut Hitze und behandelt Halsschmerzen, Skrofulose und Kropf.

Mu Dan Pi (Moutan Cortex) und **Chi Shao** (Paeoniae Radix Rubra) kühlen Blut und beleben die Blutzirkulation, klären Hitze in der *Ying*-(Nähr-)- und *Xue*-(Blut-)Schicht mit Purpura, Bluterbrechen, Blutungen und Amenorrhö.

- *Mu Dan Pi* klärt Herz-Feuer stärker und kühlt das Blut und behandelt auf diese Weise *Yin*-Mangel-Hitze.
- *Chi Shao* klärt wirksamer Leber-Feuer, reguliert besser die Blutzirkulation und lindert effektiver durch Hitze und Blut-Stagnation verursachte Schmerzen.

Mu Dan Pi (Moutan Cortex) und **Di Gu Pi** (Lycii Cortex) klären Mangel-Hitze und behandeln das Gefühl von Knochendampfen.

- *Mu Dan Pi* behandelt besser das Gefühl von Knochendampfen ohne Schwitzen.
- *Di Gu Pi* ist besser für die Behandlung von Knochendampfen mit Schwitzen geeignet.

Zi Cao (Arnebiae seu Lithospermi Radix) kühlt das Blut, fördert den Ausbruch von Masern und behandelt blaurote Hautflecken, die durch Hitze in den Gefäßen verursacht werden. Als lokale Anwendung behandelt es Verbrennungen, Ulzerationen und Ekzeme.

Fu Rong (Hibisci Radix) kühlt Blut, klärt Hitze aus der Lunge und lindert Entzündungen und Schmerzen.
Huang Teng (Fibraureae Caulis) kühlt das Blut, klärt Hitze aus der Leber und senkt den Blutdruck.
Ji Guan Hua (Celosiae Cristatae Flos) klärt Hitze, kühlt das Blut, stillt Blutungen und stoppt den Flüssigkeitsverlust aus dem Unteren *Jiao* (Unterer Erwärmer), z.B. Durchfall, Dysenterie und Vaginalausfluss.
Dong Qing Ye (Ilexis Folium) klärt Hitze und eliminiert Toxine, kühlt das Blut und stillt Blutungen.

Allgemeine Eigenschaften Hitze klärender und Toxine eliminierender Arzneien

- **Geschmack**: bitter
- **Thermische Eigenschaft**: kalt
- **Leitbahnbezug**: unterschiedlich
- **Therapeutische Wirkungen**: klären Hitze, eliminieren Toxine, behandeln wunde Stellen und Abszesse

Die in Tabelle 2.4 aufgelisteten Arzneien behandeln unterschiedliche Erkrankungen, die durch Hitze und Toxine charakterisiert sind wie z.B. fieberhafte Erkrankungen, Infektionen, Entzündungen, Durchfall, Dysenterie, Wunden, Abzsesse, wunde Stellen, Verbrennungen, Tumorerkrankungen.
Jin Yin Hua (Lonicerae Flos) und **Lian Qiao** (Forsythiae Fructus) werden am häufigsten eingesetzt, um Hitze zu klären und Toxine zu eliminieren. Sie zerstreuen Wind-Hitze und klären Hitze in der *Ying*-(Nähr)- und *Xue*-(Blut-)Schicht. Sie behandeln Fiebererkrankungen oder Symptome, die mit einer Akkumulation von toxischer Hitze einhergehen.

- *Jin Yin Hua* zerstreut Wind-Hitze, klärt Sommer-Hitze und behandelt Dysenterie und Darmabszesse. Es eignet sich am besten, wenn toxische Hitze den ganzen Körper angreift.
- *Lian Qiao* klärt Hitze, vertreibt stagnierende Hitze in Brust und Zwerchfell, kühlt Blut und schwächt dadurch Hautflecken ab. Es eignet sich besser, wenn sich die toxische Hitze auf ein umschriebenes Gebiet beschränkt. *Lian Qiao* ist eine der wichtigsten Arzneien für die Behandlung von Abszessen.

Jin Yin Hua (Lonicerae Flos) und **Ren Dong Teng** (Lonicerae Caulis) werden aus derselben Pflanze gewonnen.

- *Jin Yin Hua* klärt stärker Hitze, eliminiert besser Toxine und befreit wirkungsvoller das Äußere.
- *Ren Dong Teng* ist insgesamt schwächer und wird weniger häufig eingesetzt als *Jin Yin Hua*.

Lian Qiao (Forsythiae Fructus) und **Guan Ye Jin Si Tao** (Hyperici Perforati Herba) klären beide Hitze, eliminieren Toxine und behandeln wunde Stellen und Abzesse.

- *Lian Qiao* wirkt stärker und hilft bei toxischer Hitze, die das Innere und das Äußere angreift.
- *Guan Ye Jin Si Tao* ist weniger wirksam und wird in der Regel nur lokal angewendet.

Pu Gong Ying (Taraxaci Herba), **Zi Hua Di Ding** (Violae Herba), **Ye Ju Hua** (Chrysanthemi Indici Flos) und **Lou Lu** (Rhapontici Radix) klären Hitze, eliminieren Toxine und behandeln wunde Stellen. Jede dieser vier Arzneien hat einen weit gefassten Anwendungsbereich und kann sowohl innere als auch äußere Störungen behandeln.

- *Pu Gong Ying* ist sehr wirksam bei der Behandlung von wunden Stellen und Abszessen auf der Haut sowie in Brust, Lunge, Darmtrakt, Rachen und in anderen Körperteilen.
- *Zi Hua Di Ding* behandelt Abszesse, wunde Stellen und Schlangenbisse.
- *Ye Ju Hua* eignet sich am besten für die Behandlung von Haut-, Augen- und Herz-Kreislauf-Erkrankungen.
- *Lou Lu* eignet sich besser für die Behandlung von Fibroadenomen in der Brust und von Abszessen.

Niu Huang (Bovis Calculus) hat zahlreiche Eigenschaften, die es zu einem nützlichen Therapeutikum bei ganz unterschiedlichen Erkrankungen machen. Es klärt Hitze und eliminiert Toxine und behandelt auf diese Weise Karbunkel und Zellulitis. Es löscht Wind aus und lindert dadurch Krämpfe und Zittern. Außerdem zerstreut es Schleim und öffnet die Sinne und behandelt so hohes Fieber mit Delirium. *Ni Huang* ist nicht nur eine sehr wirksame, sondern auch eine teure Substanz und wird deshalb nur in kleinen Mengen und in Pillenform verabreicht. Dadurch wird das Höchstmaß an therapeutischem Nutzen bei gleichzeitiger Kosteneffizienz erreicht.
Zao Xiu (Paridis Rhizoma) klärt Hitze, eliminiert Toxine, löscht Leber-Wind aus und behandelt Krampfanfälle, Epilepsie, Karbunkel, Schwellungen sowie wunde Stellen, Schlangenbisse, Schmerzen aufgrund von Blut-Stagnation und Blutungen bei äußeren Verletzungen.
Xiong Dan (Ursi Fel) wird seit Langem wegen seiner Fähigkeit geschätzt, Hitze zu klären, Toxine zu eliminieren, Krämpfe zu lindern und die Augen zu erhellen. Früher wurde es eingesetzt bei wunden Stellen, Karbunkeln, Schwellungen, Konvulsionen, Tremor, Rötung und Schwellungen sowie bei Schmerzen der Augen. *Xiong Dan* wurde sowohl innerlich als auch äußerlich angewendet. *Xiong Dan*, die Bärengallenblase, ist nicht nur sehr teuer, sondern auch schwierig zu beschaffen. Deshalb sollte man nicht versuchen, diese Arzneidroge zu bekommen. Die meisten Bären sind geschützt oder gehören in die Gruppe

Tab. 2.4 Hitze klärende und Toxine eliminierende Arzneien (Abschnitt 4)

Name	Gemeinsamkeiten	Unterschiede
Bai Lian (Ampelopsis Radix)	Klären Hitze, eliminieren Toxine, drainieren Abszesse, lindern wunde Stellen und Schwellungen	Behandelt Verbrennungen
Bai Xian Pi (Dictamni Cortex)		Lindert Juckreiz und Gelbsucht aufgrund von Feuchte-Hitze
Ban Bian Lian (Lobeliae Chinensis Herba)		Behandelt Schlangenbisse, Bienenstiche, Aszites
Cha Chi Huang (Stellariae Aquaticae Herba)		Belebt die Blutzirkulation und beseitigt Blut-Stagnation
Dao Di Wu Gong (Heliminthostachytis Rhizoma)		Reduziert Schwellungen und Entzündungen
Guan Ye Jin Si Tao (Hyperici Perforati Herba)		Stillt Blutungen, vertreibt Wind-Feuchtigkeit
Ji Gu Cao (Abri Herba)		Behandelt Gelbsucht, *Bi Zheng* (schmerzhaftes Blockade-Syndrom)
Jin Guo Lan (Tinosporae Radix)		Klärt Feuchte-Hitze von der Haut
Jin Yin Hua (Lonicerae Flos)		Behandelt Wind-Hitze, Sommer-Hitze, Dysenterie und Darmabszesse
Lian Qiao (Forsythiae Fructus)		Leitet Herz-Feuer ab, behandelt Knötchen und Abszesse
Liu Ye (Salicis Babylonicae Folium)		Klärt Hitze und Toxine von der Haut
Lou Lu (Rhapontici Radix)		Behandelt Brustabszesse
Niu Huang (Bovis Calculus)		Vertreibt Wind, beseitigt Schleim
Pu Gong Ying (Taraxaci Herba)		Behandelt Brustabszesse
Qian Li Guang (Senecionis Scandentis Herba)		Erhellt die Augen und behandelt Augenerkrankungen
Ren Dong Teng (Lonicerae Caulis)		Vertreibt Wind, Feuchtigkeit und Hitze aus dem Äußeren
Xiong Dan (Ursi Fel)		Löscht Leber-Wind aus und behandelt aufsteigendes Leber-*Yang*
Ye Ju Hua (Chrysanthemi Indici Flos)		Behandelt Haut- und Augenerkrankungen
Zao Xiu (Paridis Rhizoma)		Löscht Leber-Wind aus, zerstreut Blut-Stagnation
Zi Hua Di Ding (Violae Herba)		Behandelt Hautläsionen, Schlangenbisse
Bai Hua She She Cao (Hedyotidis Diffusae Herba)	Klären Hitze, eliminieren Toxine; behandeln Tumorerkrankungen	Fördert die Harnausscheidung zur Behandlung von Dysurie
Ban Zhi Lian (Scutellariae Barbatae Herba)		Fördert die Harnausscheidung
Dong Ling Cao (Rabdosiae Herba)		Belebt die Blutzirkulation und lindert dadurch Schmerzen
Feng Wei Cao (Pteris Herba)		Beseitigt Feuchte-Hitze
Long Kui (Solani Nigri Herba)		Fördert die Harnausscheidung und lindert dadurch Ödeme
Tian Kui Zi (Semiaquilegiae Radix)		Fördert die Harnausscheidung, drainiert Abszesse
Shan Ci Gu (Cremastrae seu Pleiones Pseudobulbus)		Reduziert Geschwülste

Name	Gemeinsamkeiten	Unterschiede
Chui Pen Cao (Sedi Herba)	Klären Hitze eliminieren Toxine, beseitigen Feuchtigkeit	Behandelt Gelbsucht und Hepatitis
Tu Fu Ling (Smilacis Glabrae Rhizoma)		Behandelt Syphilis
Da Qing Ye (Isatidis Folium)	Klären Hitze, eliminieren Toxine; kühlen das Blut; beseitigen Pusteln und Flecken auf der Haut	Behandelt entzündliche Atemwegserkrankungen und Purpura, kühlt das Blut
Ban Lan Gen (Isatidis Radix)		Lindert Halsschmerzen
Qing Dai (Indigo Naturalis)		Leitet Leber-Feuer ab und beseitigt Hitze in der Lunge
Zhu Zi Cao (Herba Euphorbiae Thymifoliae)		Behandelt toxische Hitze
Chuan Xin Lian (Andrographitis Herba)	Klären Hitze, eliminieren Toxine aus der Lunge	Starke Wirkung: eliminiert Toxine, beseitigt Feuchte-Hitze im Unteren *Jiao* (Unterer Erwärmer)
Dao Diao Jin Zhong (Melothria Maderospatana)		Lindert Schmerzen
Ma Bo (Lasiosphaera seu Calvatia)		Stillt Blutungen
Pao Zai Cao (Physalis Angulatae Herba)		Lindert Husten, fördert die Diurese
Shan Dou Gen (Sophorae Tonkinensis Radix et Rhizoma)		Behandelt Halsschmerzen, reduziert Schwellungen, behandelt Tumorerkrankungen
She Gan (Belamcandae Rhizoma)		Behandelt Halsschmerzen, Schleim und Husten
Yu Xing Cao (Houttuyniae Herba)		Beseitigt Lungenabszesse
Bai Tou Weng (Pulsatillae Radix)	Klären Hitze, eliminieren Toxine, behandeln bakterielle Dysenterie und Diarrhö	Behandelt Amöben- und Bakterienruhr mit toxischer Hitze, Schleim und Blut
Ma Chi Xian (Portulacae Herba)		Behandelt wunde Stellen, Karbunkel, Ekzeme, bakterielle Dysenterie; lindert das Gefühl einer unvollständigen Darmentleerung
Qin Pi (Fraxini Cortex)		Leitet aufsteigendes Leber-*Yang* ab, behandelt bakterielle Dysenterie
Ya Dan Zi (Bruceae Fructus)		Behandelt Malaria, Tumorerkrankungen und Amöbenruhr
Bai Jiang Cao (Patriniae Herba)	Klären Hitze, eliminieren Toxine, behandeln Darmabszesse	Leitet Eiter aus
Da Xue Teng (Sargentodoxae Caulis)		Belebt die Blutzirkulation, lindert Schmerzen
Hu Yao Huang (Leucas Mollissimae Herba)		Fördert die Diurese, belebt die Blutzirkulation
Huang Shui Qie (Solani Herba)	Klären Hitze, eliminieren Toxine	Klärt Leber-Feuer, reduziert Entzündungen und lindert Schmerzen
Pu Yin (Wikstroemiae Indicae Radix)		Bricht Geschwülste auf, eliminiert Wasser-Akkumulationen
Shan Ma Ti (Rauvolfiae Radix)		Ankert Leber-*Yang*
Shu Wei Huang (Rostellulariae Herba)		Reguliert *Qi*, belebt das Blut
Xiang Si Cao (Eupatorii Formosani Herba)		Öffnet die Leitbahnen und Kollateralen, fördert die Harnausscheidung
Ya She Huang (Lippiae Herba)		Reguliert die Menstruation, reduziert Entzündungen
He Ye (Nelumbinis Folium)	Klären Sommer-Hitze	Stillt Blutungen
Lu Dou (Phaseoli Radiati Semen)		Hebt die giftige Wirkung anderer Arzneidrogen auf, lindert Durst

2

der gefährdeten Tierarten. Als Alternative wird häufig *Zhu Dan* (Porci Fel), die Schweinegallenblase, verwendet.

Bai Lian (Ampelopsis Radix) und **Bai Xian Pi** (Dictamni Cortex) klären Hitze und werden sowohl innerlich als auch äußerlich zur Behandlung von wunden Stellen, Furunkeln und Karbunkeln verwendet.

- *Bai Lian* behandelt Verbrennungen.
- *Bai Xian Pi* beseitigt Feuchtigkeit und lindert Juckreiz und Gelbsucht.

Qian Li Guang (Senecionis Scandentis Herba) klärt Hitze, eliminiert Toxine, behandelt wunde Stellen, Karbunkel und Ekzeme. Es erhellt die Augen und behandelt dadurch Rötung, Schwellung und Schmerzen.

Ji Gu Cao (Abri Herba) klärt Hitze, eliminiert Toxine, leitet Feuchtigkeit aus, zerstreut Stagnation und behandelt Gelbsucht sowie *Bi Zheng* (schmerzhaftes Blockade-Syndrom).

Ban Bian Lian (Lobeliae Chinensis Herba) und **Ban Zhi Lian** (Scutellariae Barbatae Herba) klären Hitze, eliminieren Toxine, fördern die Diurese und lindern auf diese Weise Schwellungen. Außerdem behandeln sie Karbunkel, Schwellungen, toxische Schlangenbisse und Ödeme.

- *Ban Bian Lian* lindert die Folgen von Schlangenbissen. Es fördert die Diurese und lindert dadurch Ödeme.
- *Ban Zhi Lian* wirkt stark antibiotisch und wird häufig bei der Behandlung von Tumorerkrankungen eingesetzt.

Cha Chi Huang (Stellariae Aquaticae Herba) klärt Hitze, eliminiert Toxine, belebt die Blutzirkulation und beseitigt Blut-Stagnation. Zu den klinischen Anwendungsgebieten gehören Dysenterie, wunde Stellen, Karbunkel, toxische Schwellungen, Endometriose, Zervizitis, Hämorrhoiden und andere Störungen mit allgemeinen Entzündungszeichen.

Dao Di Wu Gong (Heliminthostachytis Rhizoma) klärt Hitze, eliminiert Toxine und reduziert Schwellungen und Entzündungen.

Jin Guo Lan (Tinosporae Radix) klärt Hitze und Toxine aus der Lunge und von der Haut.

Liu Ye (Salicis Babylonicae Folium) klärt Hitze und Toxine aus dem Äußeren des Körpers.

Bai Hua She She Cao (Hedyotidis Diffusae Herba), **Tian Kui Zi** (Semiaquilegiae Radix), **Long Kui** (Solani Nigri Herba), **Ban Zhi Lian** (Scutellariae Barbatae Herba), **Shan Ci Gu** (Cremastrae seu Pleiones Pseudobulbus), **Feng Wei Cao** (Pteris Herba) und **Dong Ling Cao** (Rabdosiae Herba) klären Hitze, eliminieren Toxine und zeigen vielversprechende antineoplastische Eigenschaften in der Tumortherapie. Außerdem fördern viele dieser Arzneidrogen die normale Harnausscheidung und behandeln Dysurie.

- *Bai Hua She She Cao* klärt Hitze, eliminiert Toxine und behandelt toxische wunde Stellen, Darmabszesse, Halsschmerzen, toxische Schlangenbisse, Dysenterie sowie Karzinome der Brust und des Lymphsystems.
- *Tian Kui Zi* und *Long Kui* besitzen ähnliche Funktionen: Sie klären Hitze, zerstreuen Stagnation und reduzieren Schwellungen.
- *Ban Zhi Lian* klärt äußerst wirksam Hitze-Toxine und behandelt auf diese Weise Karzinome der Lunge und des Magen-Darm-Trakts.
- *Shan Ci Gu* eliminiert Toxine und behandelt Karbunkel, Zellulitis und Karzinome der Brust, der Zervix, der Speiseröhre, der Lunge, des Magens und der Haut.
- *Feng Wei Cao* eliminiert Toxizität und trocknet Feuchtigkeit. Es behandelt Durchfall, Halsschmerzen und Gelbsucht.
- *Dong Ling Cao* klärt Hitze und Toxine und behandelt auf diese Weise Krebserkrankungen des Magens, der Speiseröhre, der Leber und der Prostata.

Chui Pen Cao (Sedi Herba) und **Tu Fu Ling** (Smilacis Glabrae Rhizoma) eliminieren Toxine, beseitigen Feuchtigkeit und behandeln Schwellungen und Karbunkel.

- *Chui Pen Cao* behandelt Feuchte-Hitze-Gelbsucht und Hepatitis.
- *Tu Fu Ling* behandelt Syphilis mit Feuchte-Hitze im Unteren *Jiao* (Unterer Erwärmer).

Da Qing Ye (Isatidis Folium) und **Ban Lan Gen** (Isatidis Radix) werden aus derselben Pflanze gewonnen, jedoch aus verschiedenen Teilen. Beide kühlen das Blut, eliminieren Toxine und behandeln fieberhafte Erkrankungen und blaurote Hautflecken. Aufgrund ihrer exzellenten antibiotischen Eigenschaften werden sie häufig bei der Behandlung von Infektionskrankheiten eingesetzt, insbesondere bei Infektionen der oberen Atemwege.

- *Da Qing Ye* ist von Natur aus kühler und wirkt stärker zerstreuend. Es klärt sowohl innere als auch äußere Hitze und zerstreut Hitze in der *Qi*-(Energie)- und *Xue*-(Blut-)Schicht und kühlt auf diese Weise das Blut.
- *Ban Lan Gen* klärt Hitze stärker und hat absenkende Eigenschaften. Es eliminiert Toxine und lindert Halsschmerzen.

Qing Dai (Indigo Naturalis) ist ein verarbeitetes Derivat von **Da Qing Ye** (Isatidis Folium). Es kühlt das Blut, eliminiert Toxine, klärt die Leber und vertreibt Wind. Es wird auch lokal eingesetzt, um Ekzeme und Mumps zu behandeln.

Zhu Zi Cao (Euphorbiae Thymifoliae Herba) klärt Hitze, eliminiert Toxine und kühlt Blut. Klinische Anwendungsgebiete sind Bronchitis, Halsschmerzen, Hepatitis, Lungenentzündung, Dysenterie und Bluterbrechen.

Chuan Xin Lian (Andrographitis Herba) klärt Hitze, eliminiert Toxine und trocknet Feuchtigkeit. Es behandelt Dysenterie, Husten aufgrund von Hitze, Halsschmerzen und andere Fiebererkrankungen.
Yu Xing Cao (Houttuyniae Herba) klärt Hitze und eliminiert Toxine. Es ist eine der besten Arzneien für die Behandlung von Lungenabzessen. Es wird vielfältig eingesetzt, z.B. bei Husten aufgrund von Hitze, *Re Lin* (Hitze-Dysurie), Dysenterie, Durchfall, Karbunkeln und Schwellungen.
She Gan (Belamcandae Rhizoma), **Shan Dou Gen** (Sophorae Tonkinensis Radix et Rhizoma) und **Ma Bo** (Lasiosphaera seu Calvatia) klären Hitze, eliminieren Toxine und behandeln starke Wundheit, Schwellung und Schmerzen des Rachens.

- *She Gan* beseitigt Schleim, lindert Halsschmerzen und stoppt Dyspnoe.
- *Shan Dou Gen* eliminiert wirkungsvoller Toxine und lindert effektiver Schwellungen.
- *Ma Bo* lindert starke Halsschmerzen, stillt Blutungen und fördert die Wundheilung.

Pao Zai Cao (Physalis Angulatae Herba) und **Dao Diao Jin Zhong** (Melothria Maderospatana) klären Hitze und eliminieren Toxine aus der Lunge und behandeln auf diese Weise Lungenerkrankungen, die mit Husten, Schleim und Abszessen einhergehen. Sie sind außerdem wirksam, wenn Hitze und Toxine Harnblase und Niere angreifen wie z.B. bei Dysurie, toxischen Schwellungen und entzündungsbedingten gynäkologischen Erkrankungen.
Ma Chi Xian (Portulacae Herba), **Qin Pi** (Fraxini Cortex), **Bai Tou Weng** (Pulsatillae Radix) und **Ya Dan Zi** (Bruceae Fructus) klären Hitze und eliminieren Toxine. Sie behandeln alle Dysenterie.

- *Ma Chi Xian* behandelt bakterielle Dysenterie mit dem Gefühl unvollständiger Stuhlentleerung. Es behandelt außerdem Uterusblutungen und Karbunkel mit Schwellungen.
- *Qin Pi* behandelt aufgrund seiner adstringierenden Wirkung bakterielle Dysenterie. Es kommt außerdem bei Husten zum Einsatz, der mit geröteten und schmerzenden Augen einhergeht.
- *Bai Tou Weng* behandelt sowohl Amöben- als auch Bakterienruhr.
- *Ya Dan Zi* ist nur bei Amöbenruhr wirksam. Als äußerliche Anwendung wird es darüber hinaus bei Malaria, Tumorerkrankungen und Warzen angewendet.

Da Xue Teng (Sargentodoxae Caulis), **Bai Jiang Cao** (Patriniae Herba) und **Hu Yao Huang** (Leucas Mollissimae Herba) klären Hitze, eliminieren Toxine und beleben die Blutzirkulation. Außerdem behandeln sie hervorragend Darmabszesse, ebenso Enteritis, Appendizitis und Dysenterie.

- *Da Xue Teng* zerstreut Stagnation, lindert Schmerzen und behandelt Traumaschmerzen, Dysmenorrhö und Schmerzen in Verbindung mit *Bi Zheng* (schmerzhaftes Blockade-Syndrom).
- *Bai Jiang Cao* leitet wirksamer Eiter aus.
- *Hu Yao Huang* fördert die Harnausscheidung und behandelt auf diese Weise Dysurie und Nephritis.

Huang Shui Qie (Solani Herba), **Shan Ma Ti** (Rauvolfiae Radix), **Pu Yin** (Wikstroemiae Indicae Radix), **Shu Wei Huang** (Rostellulariae Herba), **Xiang Si Cao** (Eupatorii Formosani Herba) und **Ya She Huang** (Lippiae Herba) klären wirksam Hitze und eliminieren Toxine. Viele dieser Arzneien kommen nur im Südosten Chinas vor. Deshalb werden sie trotz ihrer exzellenten Wirkung in den meisten Texten nicht erwähnt und kommen in der klinischen Praxis viel zu wenig zum Einsatz.

- *Huang Shui Qie* und *Shan Ma Ti* klären Leber-Feuer und sedieren Leber-*Yang*.
- *Pu Yin* bricht besonders gut Geschwülste auf und eliminiert Wasser-Akkumulation, wie sie bei Leberzirrhose mit Aszites vorkommt.
- *Shu Wei Huang* reguliert *Qi*- und Blutzirkulation.
- *Xiang Si Cao* und *Ya She Huang* behandeln unterschiedliche Entzündungszustände.

Lu Dou (Phaseoli Radiati Semen) und **He Ye** (Nelumbinis Folium) klären Sommer-Feuchte-Hitze.

- *Lu Dou* eliminiert Toxine und behandelt wunde Stellen und Karbunkel. Im Sommer lindert es Sommer-Hitze, Reizbarkeit und Durst. Es wird auch als Antidot gegen Vergiftungserscheinungen von *Ba Dou* (Crotonis Semen) und *Fu Zi* (Aconiti Radix Lateralis Praeparata) eingesetzt.
- *He Ye* stillt Blutungen in Fällen von *Yang*-Mangel.

Allgemeine Eigenschaften Mangel-Hitze klärender Arzneien

- **Geschmack**: süß
- **Thermische Eigenschaft**: kalt
- **Leitbahnbezug**: Niere, Leber
- **Therapeutische Wirkungen**: klären Mangel-Hitze

Die in Tabelle 2.5 aufgeführten Arzneidrogen behandeln Mangel-Hitze mit Symptomen wie das Gefühl von Knochendampfen, Wärme der Handflächen und Fußsohlen, Nachtschweiß, Hitzewallungen, Fieber am Nachmittag, trockener Rachen und Mund, Reizbarkeit, Schlaflosigkeit, eine rote Zunge mit dünnem oder ohne Belag sowie einen dünnen, fadenförmigen Puls.

Tab. 2.5 Mangel-Hitze klärende Arzneien (Abschnitt 5)

Name	Gemeinsamkeiten	Unterschiede
Bai Wei (Cynanchi Atrati Radix et Rhizoma)	Klären Mangel-Hitze	Kühlt Blut
Di Gu Pi (Lycii Cortex)		Klärt Hitze in der Lunge
Hu Huang Lian (Picrorhizae Rhizoma)		Trocknet Feuchtigkeit, eliminiert Toxine
Qing Hao (Artemisiae Annuae Herba)		Behandelt Malaria
Yin Chai Hu (Stellariae Radix)		Behandelt Mangel-Hitze

Qing Hao (Artemisiae Annuae Herba) klärt Mangel-Hitze und ist die beste Arznei für die Behandlung von Malaria. Es lindert Sommer-Hitze und äußere Erkrankungen, die im Sommer häufig auftreten.

Bai Wei (Cynanchi Atrati Radix et Rhizoma) klärt Mangel-Hitze bei fieberhaften Erkrankungen, die durch das Eindringen äußerer pathogener Faktoren verursacht werden. Es behandelt außerdem *Lin Zheng* (Dysurie-Syndrom) und wunde Stellen.

Di Gu Pi (Lycii Cortex) klärt Mangel-Hitze und Hitze in der Lunge, kühlt das Blut, stillt Blutungen und lindert Durst und Reizbarkeit.

Yin Chai Hu (Stellariae Radix) und **Hu Huang Lian** (Picrorhizae Rhizoma) klären Mangel-Hitze und behandeln das Gefühl von Knochendampfen sowie Wechselfieber.

- *Yin Chai Hu* klärt Mangel-Hitze.
- *Hu Huang Lian* trocknet Feuchtigkeit, eliminiert Toxine und behandelt Dysenterie und Durchfall.

Hu Huang Lian (Picrorhizae Rhizoma) und **Huang Lian** (Coptidis Rhizoma) kommen aus unterschiedlichen geografischen Regionen, sie klären jedoch beide Hitze, trocknen Feuchtigkeit und eliminieren Toxine.

- *Hu Huang Lian* klärt Mangel-Hitze.
- *Huang Lian* leitet Fülle-Feuer aus, beseitigt Feuchte-Hitze und toxische Hitze.

Tab. 2.6 Arzneien aus anderen Wirkungskategorien mit Hitze klärenden Funktionen

Name	Wirkungskategorie
Bai Mao Gen (Imperatae Rhizoma)	Blutungen stoppende Arzneien (► II/Kap. 11)
Bing Pian (Borneolum)	Arzneien zur Öffnung der Sinne (► II/Kap. 16)
Da Huang (Rhei Radix et Rhizoma)	Nach unten ableitende Arzneien (► II/Kap. 3)
Deng Xin Cao (Junci Medulla)	Wasser regulierende und Feuchtigkeit ausleitende Arzneien (► II/Kap. 6)
Fan Xie Ye (Sennae Folium)	Nach unten ableitende Arzneien (► II/Kap. 3)
Gou Teng (Uncariae Ramulus cum Uncis)	Leber besänftigende und Wind eliminierende Arzneien (► II/Kap. 15)
Mian Ma Guan Zhong (Dryopteridis Crassirhizomatis Rhizoma)	Antiparasitär wirkende Arzneien (► II/Kap. 10)
Hu Zhang (Polygoni Cuspidati Rhizoma)	Blut belebende und Stase auflösende Arzneien (► II/Kap. 12)
Hua Shi (Talcum)	Wasser regulierende und Feuchtigkeit ausleitende Arzneien (► II/Kap. 6)
Huang Yao Zi (Herba Dioscoreae Bulbiferae)	Schleim umwandelnde sowie Husten und Keuchatmung stillende Arzneien (► II/Kap. 13)
Jiao Gu Lan (Gynostemmatis Rhizoma seu Herba)	Tonisierende Arzneien (► II/Kap. 17)
Ju Hua (Chrysanthemi Flos)	Arzneien zur Entlastung des Äußeren (► II/Kap. 1)
Jue Ming Zi (Cassiae Semen)	Leber besänftigende und Wind eliminierende Arzneien (► II/Kap. 15)
Lian Zi (Nelumbinis Semen)	Adstringierende Arzneien (► II/Kap. 18)
Lian Zi Xin (Nelumbinis Plumula)	Adstringierende Arzneien (► II/Kap. 18)

Tab. 2.6 Arzneien aus anderen Wirkungskategorien mit Hitze klärenden Funktionen *(Fortsetzung)*

Name	Wirkungskategorie
Lu Hui (Aloe)	Nach unten ableitende Arzneien (► II/Kap. 3)
Ma Bian Cao (Verbenae Herba)	Blut belebende und Stase auflösende Arzneien (► II/Kap. 12)
Mang Xiao (Natrii Sulfas)	Nach unten ableitende Arzneien (► II/Kap. 3)
Niu Bang Zi (Arctii Fructus)	Arzneien zur Entlastung des Äußeren (► II/Kap. 1)
Nu Zhen Zi (Ligustri Lucidi Fructus)	Tonisierende Arzneien (► II/Kap. 17)
Shi Hu (Dendrobii Caulis)	Tonisierende Arzneien (► II/Kap. 17)
Yi Mu Cao (Leonuri Herba)	Blut belebende und Stase auflösende Arzneien (► II/Kap. 12)
Yu Jin (Curcumae Radix)	Blut belebende und Stase auflösende Arzneien (► II/Kap. 12)
Zhu Li (Bambusae Succus)	Schleim umwandelnde sowie Husten und Keuchatmung stillende Arzneien (► II/Kap. 13)
Zhu Ru (Bambusae Caulis in Taeniam)	Schleim umwandelnde sowie Husten und Keuchatmung stillende Arzneien (► II/Kap. 13)

3 Nach unten ableitende Arzneien

泻下药

Definition

Die Wendung „nach unten ableitende Arzneien" beschreibt die Wirkung von Substanzen, die pathogene Faktoren und Zustände mit purgativen, laxativen oder kathartischen Mitteln beseitigen.

Arzneidrogen, die nach unten ableiten, werden allgemein zur Behandlung von inneren Ansammlungen pathogener Faktoren oder Fülle-Zuständen verwendet. Die Begriffe „pathogene Faktoren" oder „Fülle-Zustände" beziehen sich in diesem Zusammenhang auf innere Hitze, Kälte oder Feuchtigkeit sowie auf Verstopfung, Nahrungsmittel-Stagnation, Darmverschluss und Wasser-Ansammlung. Diese Zustände stören den normalen physiologischen Ablauf des Körpers und verursachen Krankheiten. Arzneidrogen, die nach unten ableiten, beseitigen die Pathogene oder Blockaden und helfen dem Körper, seine normalen Funktionen wieder aufzunehmen. Diese Substanzen werden als Purgativa, feuchte Laxanzien oder starke Abführmittel (Kathartika) kategorisiert. Sie scheiden pathogene Faktoren über den Stuhlgang und/oder den Urin aus.

Untergeordnete Wirkungskategorien

1. **Purgativa**: Diese Arzneien regen die Stuhlentleerung stark an und beseitigen Verstopfung und Fülle-Zustände im Körper. Kalte Purgative sind bitter und kalt und therapieren Hitze- und Feuer-Ansammlungen im Körper. Warme Purgative sind scharf und warm und therapieren akute Zustände von Kälte-Ansammlung im Körper. Purgative Arzneidrogen werden gewöhnlich zusammen mit *Qi*-regulierenden Arzneien verschrieben, da Fülle-Ansammlungen in der Regel von einer *Qi*-Stagnation begleitet sind. Purgative Arzneien werden bei älteren Menschen mit schwacher Konstitution und ständiger bzw. chronifizierter Stuhlverstopfung manchmal zusammen mit *Qi*- oder Blut-Tonika verschrieben.
2. **Feuchte Laxanzien**: Die meisten Arzneidrogen in dieser Untergruppe sind süße, nährende Samen, die beträchtliche Mengen an Lipiden enthalten, die die Därme befeuchten und Verstopfung beseitigen. Sie eignen sich am besten zur Behandlung von milden bis mittelschweren Fällen von Verstopfung, die keine starken Purgative oder Kathartika erfordern. Feuchte Laxanzien sind am besten geeignet für die Behandlung älterer Menschen mit Verstopfung oder von Patienten mit einer schwachen Konstitution oder einem Mangel des Blutes und der Körperflüssigkeiten. Arzneien, die das *Qi* regulieren, das Blut tonisieren und das *Yin* nähren, werden häufig mit feuchten Laxanzien kombiniert, um die Gesamtwirkung zu verstärken.
3. **Starke Abführmittel (Kathartika)**: Diese Arzneien, die zum größten Teil bitter, kalt und toxisch sind, eliminieren pathogene Faktoren aus dem Körper, indem sie den Stuhlgang und den Harnabgang stark anregen. Diese Arzneien sind extrem stark und haben toxische Eigenschaften. Deshalb müssen sie auf die Behandlung von Personen beschränkt werden, die kräftig genug sind, um solche Behandlungsweisen zu vertragen. Klinische Anwendungsgebiete sind massive Verstopfung, Aszites und Wasser-Akkumulation. Es empfiehlt sich, eine kleine Menge tonisierende Arzneien zu der Rezeptur hinzuzugeben, um eine Schädigung des Körpers durch den Verlust wichtiger Bestandteile in Verbindung mit der Beseitigung von pathogenen Faktoren zu vermeiden.

Differentialdiagnose und Behandlung

Die Diagnose „Verstopfung" kann einfach und direkt gestellt werden und beruht auf Informationen des Patienten. Das Fehlen von Stuhlgang oder Schwierigkeiten, sich zu entleeren, evtl. begleitet von Völlegefühl, Aufgeblähtsein, Schmerzen, Fieber und örtlicher Entzündung, sind einige Faktoren, die berücksichtigt werden müssen. Wenn die Diagnose gestellt ist, erfordert die optimale Behandlung eine Bestimmung des Schweregrades der Stuhlverstopfung und des Allgemeinzustands des Patienten. Während feuchte Laxanzien für leichte bis mittelschwere Fälle genügen, können bei massiver Verstopfung starke Purgativa und Kathartika notwendig sein. Es ist außerdem wichtig, den zugrunde liegenden Zustand des Patienten zu bestimmen: Für schwache und ältere Patienten oder solche mit einem Mangelzustand sowie für menstruierende Frauen oder Frauen nach der Entbindung sind Purgativa und Kathartika eventuell nicht gut verträglich. Andere mit Verstopfung verbundene Zustände erfordern eine sorgfältige Differentialdiagnose und Behandlung. Die meisten Fälle können zwar als Auswirkungen von übermäßiger Hitze oder übermäßiger Kälte im Inneren eingestuft werden, es können aber auch andere Komplikationen vorliegen. Deshalb müssen Arzneien, die nach unten ableiten, oft mit Substanzen für komplizierende Faktoren kombiniert werden.

Sicherheitshinweise, Kontraindikationen

Purgativa und starke Abführmittel (Kathartika) sollten bei älteren Patienten und Frauen, die menstruieren, schwanger sind oder gerade entbunden haben, und bei Patienten mit *Qi*-, Blut-, *Yin*- oder *Yang*-Mangel extrem vorsichtig verwendet werden.

Zubereitung

Purgative und stark kathartische Substanzen können eine spezielle Verarbeitung und Zubereitung erfordern, um sowohl ihre Funktionen zu bewahren, als auch unerwünschte Nebenwirkungen zu minimieren. Die spezifischen Details sind in jeder Arzneimonographie aufgelistet.

Pharmakologische Wirkungen

- **Laxativ**: Viele Arzneien in dieser Kategorie regen die Stuhlentleerung an. Die Wirkungsweisen umfassen eine osmotische Wirkung, die den Wasserinhalt des Darms erhöht, eine stimulierende Funktion auf die Geschwindigkeit der Peristaltik und eine Befeuchtung, die die Stuhlentleerung anregt.
- **Diuretisch**: Viele Arzneien in dieser Kategorie regulieren die Wasserzirkulation und beseitigen Wasser-Ansammlung. Diuretisch wirkende Arzneien sind *Gan Sui* (Kansui Radix), *Da Ji* (Knoxiae Radix seu Euphorbiae Pekinensis Radix), *Shang Lu* (Phytolaccae Radix) und *Qian Niu Zi* (Pharbitidis Semen).
- **Antibiotisch**: Einige nach unten ableitende Arzneien haben eine antibiotische Breitbandwirkung und töten Bakterien, Viren und Dermatophyten ab wie z.B. *Da Huang* (Rhei Radix et Rhizoma), *Lu Hui* (Aloe) und *Fan Xie Ye* (Sennae Folium).
- **Cholagog**: Einige Arzneien erhöhen die Produktion von Gallenflüssigkeit durch die Leber und die Absonderung von Gallensäuren durch die Gallenblase, z.B. Substanzen wie *Mang Xiao* (Natrii Sulfas) und *Da Huang* (Rhei Radix et Rhizoma).
- **Hämostatisch**: Einige Arzneien stoppen Blutungen wie z.B. *Da Huang* (Rhei Radix et Rhizoma) und *Fan Xie Ye* (Sennae Folium).

Mögliche Wechselwirkungen mit anderen Medikamenten

Nach unten ableitende Arzneien sind bekannt für ihre purgativen und laxativen Eigenschaften. Die richtige Anwendung dieser Arzneien therapiert Stuhlverstopfung effektiv. Eine unsachgemäße Anwendung kann dagegen zu Diarrhö, Dehydratation und einem Elektrolytungleichgewicht führen. Deshalb sollten Personen, die solche Arzneien einnehmen, ausreichende Mengen Wasser und Elektrolyte bekommen und auf Warnsignale wie Spasmen und Krämpfe hin überwacht werden.

Nach unten ableitende Arzneidrogen sollten bei Patienten, die pharmazeutische Laxanzien und Diuretika einnehmen, vorsichtig angewendet werden, da diese Medikamente auch zur Wasser- und Elektrolytausscheidung beitragen. Die unsachgemäße oder exzessive Kombination von Arzneidrogen und westlichen Medikamenten kann in diesem Fall Diarrhö, Dehydratation und Elektrolytungleichgewichte verursachen oder verstärken.

Bā Dòu

Crotonis Semen

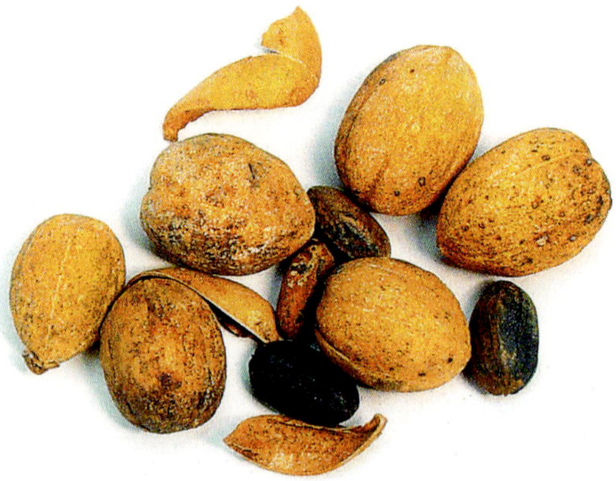

巴豆

Pinyin-Name *Bā Dòu*
Wörtliche Übersetzung „Haftende Bohne"
Andere chinesische Namen *Ba Ji, Gang Zi, Jiang Zi*
Originalquelle *Shen Nong Ben Cao Jing* (Die Materia Medica des göttlichen Landmannes), vermutlich Östliche Han-Dynastie
Deutscher Name Croton-Samen, Purgierkörner
Botanischer Name *Croton tiglium* L. (*Ba Dou*)
Pharmazeutischer Name Crotonis Semen
Eigenschaften Scharf, heiß
Leitbahnen Magen, Dickdarm
Sicherheitshinweis Toxisch

Chinesische therapeutische Wirkungen

Leitet Kälte-Ansammlung aus

Nahrungsmittel-Stagnation oder Verstopfung aufgrund von Kälte: *Ba Dou* (Crotonis Semen) gehört zu den stark abführenden Arzneien. Es leitet durch Kälte verursachte Stagnation im Abdomen aus und eignet sich am besten für Patienten mit folgenden Symptomen: plötzliches Völlegefühl in Abdomen und Epigastrium, Auftreibung, stechende Schmerzen und Verstopfung. Es wird häufig bei akutem Darmverschluss angewendet.

- Akuter Darmverschluss: *Ba Dou* mit *Da Huang* (Rhei Radix et Rhizoma) und *Gan Jiang* (Zingiberis Rhizoma).

Eliminiert Wasser-Ansammlung

Aszites: *Ba Dou* mit *Ku Xing Ren* (Armeniacae Semen) als Pille für das späte Stadium von Aszites, der durch eine Leberzirrhose im Zusammenhang mit einer Bilharziose verursacht wird.

Eliminiert Schleim

Obstruktion des Halses aufgrund von Schleim-Ansammlung: *Ba Dou* führt Erbrechen herbei und beseitigt Schleimblockaden des Halses, die zu Erstickungsanfällen, Dyspnoe und reichlicher Sputum führen.
Lungenabszess mit reichlich Auswurf: *Ba Dou* beseitigt Sputum, wenn es mit *Jie Geng* (Platycodi Radix) und *Bei Mu* (Fritillariae Bulbus) verwendet wird.

Stoppt Diarrhö

Chronische Diarrhö aufgrund von Kälte: Die trocken-gebratene Form von *Ba Dou* hilft bei Diarrhö aufgrund von Kälte-Ansammlung im Abdomen. Es ist unbedingt sicherzustellen, dass die trocken-gebratene Form kein ätherisches Öl enthält, das die Diarrhö verschlimmern kann.

Tötet Parasiten ab und heilt Hautulzerationen

Ba Dou wird äußerlich bei Ulzerationen, wunden Stellen, Krätze, Abszessen, Schwellungen und anderen Hautproblemen angewendet. *Ba Dou* sollte nicht am Kopf, im Gesicht oder an den Genitalien zum Einsatz kommen.

- Hautprobleme: äußerlich mit *Xiong Huang* (Realgar) als Paste. Wenn die wunde Stelle nicht geeitert hat, sorgen *Ba Dou* mit *Ru Xiang* (Olibanum) und *Mo Yao* (Myrrha) dafür, dass sie aufgeht und heilt.

Dosierung

0,1 g–0,3 g in Kapsel-, Pulver- oder Pillenform. Bei der Behandlung von Nahrungsmittel-Stagnation bei Säuglingen zwischen sechs und zwölf Monaten sollte die Dosis 0,09 g nicht übersteigen. Bei Diarrhö nur die trocken-gebratene Form von *Ba Dou* verwenden, die keine ätherischen Öle enthält.

Sicherheitshinweise, Kontraindikationen

- *Ba Dou* ist toxisch und eines der stärksten Abführmittel. Es darf nur extrem vorsichtig und nur dann eingesetzt werden, wenn es unbedingt erforderlich ist.
- *Ba-Dou*-Dekokt nicht mit heißen Getränken servieren, da diese die purgative Wirkung der Arznei verstärken.
- *Ba Dou* ist kontraindiziert während der Schwangerschaft, da es den Uterus reizen und zu einem Abgang führen kann.
- *Ba Dou* ist ein Antagonist zu *Che Qian Zi* (Plantaginis Semen).
- In klassischen Texten wird es als inkompatibel mit *Qian Niu Zi* (Pharbitidis Semen) beschrieben.
- Direkter Kontakt von *Ba Dou* mit der Haut oder den Schleimhäuten kann zu Dermatitis, Jucken, Brennen, Schwellungen und anderen allergischen Reaktionen führen. Deshalb ist die äußerliche Anwendung im Gesicht oder an den Genitalien kontraindiziert.[1]

Überdosierung

Eine Überdosis wirkt sich im Allgemeinen ein bis drei Stunden nach der Einnahme aus. Sie äußert sich in Übelkeit, Erbrechen, Brennen in Mund und Hals, geringem Appetit, starken Bauchschmerzen, Bluterbrechen, Blutstuhl, schmerzhaftem Stuhldrang und massiver Diarrhö mit Schleim und Blut. *Ba Dou* ist darüber hinaus toxisch für die Nieren und kann Symptome wie Hämaturie, Dysurie, Anurie und Proteinurie verursachen. Bei starker Überdosierung kommt es zu Bluthochdruck, Gesichtszyanose, schnellem Herzschlag, aber schwachem Puls, Dyspnoe, verringerter Körpertemperatur, Atemdepression und in schweren Fällen zu Schock.[2]

Im Falle einer Überdosierung

Eine Überdosis lässt sich mit vielen Methoden erfolgreich behandeln:

- Arzneidrogendekokt aus *Ban Lan Gen* (Isatidis Radix) und Zucker.
- Verabreichung von 60–120 ml Erdnussöl.
- Arzneidrogendekokt aus 12 g *Xuan Shen* (Scrophulariae Radix) und 15 g *Shi Chang Pu* (Acori Tatarinowii Rhizoma), das insgesamt drei- bis viermal im Abstand von vier Stunden verabreicht wird.
- Arzneidrogendekokt aus 150 g *Lu Dou* (Phaseoli Radiati Semen), 9 g *Huang Bo* (Phellodendri Cortex) und 9 g *Gan Cao* (Glycyrrhizae Radix et Rhizoma), das alle drei Stunden verabreicht wird, insgesamt zwei bis vier Gaben.
- Ein Arzneidrogendekokt aus *Huang Lian* (Coptidis Rhizoma), *Huang Bo* (Phellodendri Cortex), *Bai Shao* (Paeoniae Radix Alba), *Che Qian Zi* (Plantaginis Semen) und *Shi Hu* (Dendrobii Caulis) kann verordnet werden, um den Nebenwirkungen von *Ba Dou* zu begegnen.
- Bei Diarrhö kann ein kaltes Dekokt aus *Huang Lian* (Coptidis Rhizoma) und *Huang Bo* (Phellodendri Cortex) zusammen mit kaltem Congee verabreicht werden.
- Eine entzündliche Hautreaktion lässt sich durch die äußerliche Anwendung einer *Huang-Lian*-Lösung kurieren.[3]

Chemische Zusammensetzung

Crotonharz, Phorbol, Crotonsäure, Cocarcinogen, Crotin, Crotonosid, Ricinin.[4]

Pharmakologische Wirkungen

- **Abführend**: *Ba Dou* wirkt stimulierend auf die Darmschleimhaut und führt innerhalb von 30 Minuten bis zu drei Stunden zu vermehrter Sekretion, Peristaltik und zu Darmentleerungen.[5]
- **Antibiotisch**: Ein Dekokt aus *Ba Dou* wirkt hemmend auf *Pseudomonas aeruginosa*, *Staphylococcus aureus* und *Corynebacterium diphtheriae*.[6]
- **Analgetisch**: Ätherisches Öl aus *Ba Dou*, das oral verabreicht oder subkutan bzw. intraperitoneal gespritzt wird, wirkt bei Mäusen schmerzstillend. Die genaue Wirkweise ist unklar.[7]
- **Antineoplastisch**: Ein Extrakt aus *Ba Dou* hatte bei Mäusen mit Sarkomen, Gebärmutterhalskrebs und Hautkrebs eine hemmende Wirkung auf die Krebszellen.[8, 9, 10]

Klinische und wissenschaftliche Studien

Darmverschluss: Einem Bericht zufolge erholten sich 40 von 50 Patienten mit Darmverschluss, die mit einer *Ba-Dou*-Zubereitung behandelt wurden. Gemäß Behandlungsplan wurde vor der Verabreichung das ätherische Öl extrahiert und entfernt. Die Dosis betrug 150–300 mg. Die meisten Patienten erfuhren innerhalb kurzer Zeit eine Erleichterung. Bei Bedarf wurde jedoch eine zweite Gabe innerhalb von drei bis vier Stunden verabreicht.[11]

Toxikologie

Die Einnahme von 20 Tropfen *Ba-Dou*-Öl ist für Menschen tödlich. Bei Meerschweinchen führten Injektionen von *Ba-Dou*-Öl zu Proteinurie und Hämaturie.[12]

Referenzen

4. *Zhong Yao Da Ci Dian* (Dictionary of Chinese Herbs), 1975; 502
5. *Zhong Yao Bu Liang Fan Ying Yu Zhi Liao* (Adverse Reactions and Treatment of Chinese Herbal Medicine), 1996; 176:179
6. Ibid.
7. *Xian Dai Zhong Yao Yao Li Xue* (Contemporary Pharmacology of Chinese Herbs), 1997; 358
8. *Zhong Yao Xue* (Chinese Herbology), 1998; 262:264
9. *Zhong Yao Yao Li Yu Ying Yong* (Pharmacology and Applications of Chinese Herbs), 1983; 236
10. Ibid.
11. *Zhong Yi Yao Yan Jiu Can Kao* (Research and Discussion of Chinese Medicine and Herbology), 1979; (2):48
12. *Science*, 1976:191(4227):571
13. CA, 1980; 92:140lt
14. *Tian Jing Yi Yao* (Tianjing Medicine and Herbology), 1974; 7:341
15. *Zhong Yao Yao Li Yu Ying Yong* (Pharmacology and Applications of Chinese Herbs), 1983; 236

Dà Huáng

Rhei Radix et Rhizoma

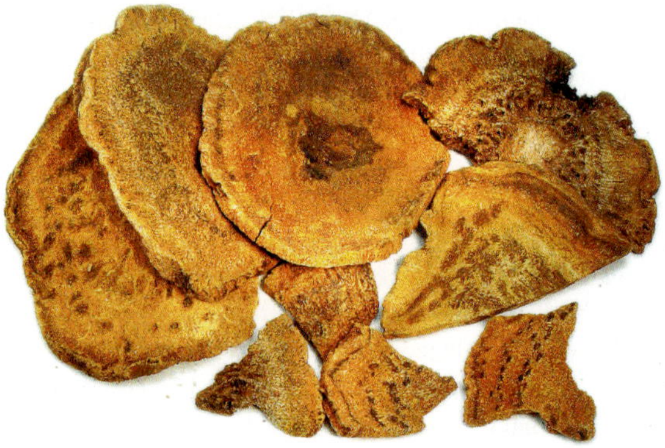

大黃

Pinyin-Name *Dà Huáng*
Wörtliche Übersetzung „Große Gelbe", „größere gelbe Wurzel"
Andere chinesische Namen *Jiang Jun, Chuan Jun, Jin Wen*
Originalquelle *Shen Nong Ben Cao Jing* (Die Materia Medica des göttlichen Landmannes), vermutlich Östliche Han-Dynastie
Deutscher Name Rhabarberwurzel
Botanischer Name *Rheum palmatum* L. (*Zhang Ye Da Huang*); *Rheum tanguticum* Maxim ex Balf. (*Tang Gu Te Da Huang*); oder *Rheum officinale* Baill. (*Da Huang*)
Pharmazeutischer Name Rhei Radix et Rhizoma
Eigenschaften Bitter, kalt
Leitbahnen Milz, Magen, Dickdarm, Leber, Herz

Chinesische therapeutische Wirkungen

Greift Ansammlungen durch Ausleitung nach unten an

Stuhlverstopfung: *Da Huang* (Rhei Radix et Rhizoma) besitzt exzellente purgative Eigenschaften, die bei vielen Arten von Ansammlungen helfen wie z.B. bei Verstopfung, Spannungsgefühl im Oberbauch, Völlegefühl und Bauchschmerzen, die sich bei Druck und Palpation verschlimmern. Aufgrund seiner bitteren, kalten und nach unten wirkenden Natur wird *Da Huang* am besten für die Behandlung von Verstopfung verwendet, die durch übermäßige Hitze verursacht wird. Es hilft auch bei übermäßiger Hitze in den *Fu*-(Hohl-)Organen während des *Yangming*-Stadiums der Krankheit, einem Zustand, der durch hohes Fieber, Delirium, Dämmerzustand und Konvulsionen charakterisiert ist. *Da Huang* eliminiert die Ansammlung und beseitigt Hitze. Dadurch mildert es diesen Zustand und erhält das *Yin*.

Da Huang wird oft mit *Mang Xiao* (Natrii Sulfas) kombiniert, um Verstopfungen vom Fülle-Typ zu behandeln, die durch Hitze verursacht sind. *Mang Xiao* ist salzig und macht den Stuhl weicher, während *Da Huang* mit seiner starken purgativen Wirkung Stagnation hinaustreiben kann. Sowohl *Da Huang* als auch *Mang Xiao* beseitigen Hitze auf der *Xue*-(Blut-)Ebene. Diese beiden Arzneidrogen sind die Hauptbestandteile von *Da Cheng Qi Tang* (Größeres Dekokt, das das *Qi* ordnet), der wichtigsten Rezeptur zur Behandlung von Verstopfung.

Hitze und *Qi*-Stagnation sind häufige Begleiter einer Verstopfung. Die purgative Wirkung von *Da Huang* wird verstärkt, wenn man *Qi*-regulierende Arzneien wie *Hou Po* (Magnoliae Officinalis Cortex) und *Zhi Shi* (Aurantii Fructus Immaturus) hinzufügt. Typische Symptome, die diese zusätzlichen Arzneien erfordern, sind Blähungen, Spannungsgefühl und Schmerzen im Abdomen. Eine höhere Dosis *Da Huang* sollte man verwenden, wenn Hitze und Verstopfung schwerwiegender sind als die Blähungen, das Spannungsgefühl und die Schmerzen.

- Massive Verstopfung aufgrund von Ansammlung übermäßiger Hitze: *Da Huang* mit *Mang Xiao* (Natrii Sulfas), *Hou Po* (Magnoliae Officinalis Cortex) und *Zhi Shi* (Aurantii Fructus Immaturus) kombinieren, um die Verhärtung aufzuweichen, die Verstopfung zu beseitigen und übermäßige Hitze zu eliminieren. **Beispiel-Rezeptur**: *Da Cheng Qi Tang* (Größeres Dekokt, das das *Qi* ordnet).
- Moderate Verstopfung aufgrund von Hitze-Ansammlung: zusammen mit *Huo Ma Ren* (Cannabis Fructus), *Ku Xing Ren* (Armeniacae Semen) und Honig. **Beispiel-Rezeptur**: *Ma Zi Ren Wan* (Cannabis Semen Pille).

Massive Stuhlverstopfung zeigt sich manchmal als extrem trockener, harter Stuhl, der den Dickdarm blockiert. Entleerungsversuche führen nur zur Ausscheidung klarer, faulig riechender Flüssigkeit, ohne dass fester Stuhl ausgeschieden würde. Die Bauchschmerzen bleiben trotz der Flüssigkeitsausscheidung bestehen.

- Massive Verstopfung mit Flüssigkeitsausscheidung, aber ohne festen Stuhl: *Da Huang* mit *Mang Xiao* (Natrii Sulfas) verwenden, um den Stuhl weicher zu machen, den Darm zu befeuchten und die Verstopfung zu beseitigen.

Außer von übermäßiger Hitze wird Stuhlverstopfung oft von Komplikationen wie *Qi*-, Blut-, Flüssigkeits- oder Milz-*Yang*-Mangel begleitet. Eine optimale Therapie erfordert die Konzentration auf die Behandlung der Krankheit, ohne dass man den Körper durch die gleichzeitige Anwendung von Purgativa und Tonika schädigt. Die Parallelbehandlung stellt sicher, dass die purgative Arznei den Körper nicht schädigt und eine tonisierende Arznei keine weitere Stagnation verursacht.

- Übermäßige Hitze in den *Fu*-(Hohl-)Organen während des *Yangming*-Stadiums der Krankheit mit *Qi*- und Blut-Mangel: Verwendung von *Da Huang* mit *Ren Shen* (Ginseng Radix et Rhizoma) und *Dang Gui* (Angelicae Sinensis Radix), um das *Qi* und das Blut zu tonisieren. **Beispiel-Rezeptur**: *Huang Long Tang* (Gelber Drachen Dekokt).
- Verstopfung mit Hitze, die die Körperflüssigkeiten verzehrt: zusammen mit *Mai Dong* (Ophiopogonis Radix), *Di Huang* (Rehmanniae Radix) und *Xuan Shen* (Scrophulariae Radix) verwenden, um das *Yin* zu nähren und die Produktion von Körperflüssigkeiten anzuregen.
- Verstopfung mit Milz-*Yang*-Mangel und Kälte-Ansammlung: Kombination mit *Ren Shen* (Ginseng Radix et Rhizoma) und *Gan Cao* (Glycyrrhizae Radix et Rhizoma), um die Milz zu tonisieren, und mit *Fu Zi* (Aconiti Radix Lateralis Praeparata) und *Gan Jiang* (Zingiberis Rhizoma), um die Kälte zu vertreiben.
- Chronische Verstopfung mit Mangel-Zustand: Kombination mit Honig und Samen wie *Huo Ma Ren* (Cannabis Fructus) und *Ku Xing Ren* (Armeniacae Semen), um den Darm zu befeuchten und so die Passage des Stuhls zu erleichtern.

Dysenterie: *Da Huang* wird auch zur Behandlung von Dysenterie in fortgeschrittenen Krankheitsphasen verwendet, wenn nach zahlreichen Durchfällen eine Ansammlung von Feuchte-Hitze vorhanden ist, die durch schmerzhaften Stuhldrang und das Gefühl unvollständiger Darmentleerung gekennzeichnet ist. Zum Abschluss der Behandlung reinigt und beseitigt *Da Huang* die restliche Ansammlung von Feuchte-Hitze im Darm und beugt damit chronischen Komplikationen vor.

- Dysenterie: *Da Huang* mit Getreideschnaps.
- Dysenterie mit übermäßiger Feuchte-Hitze: zusammen mit *Huang Lian* (Coptidis Rhizoma), *Huang Qin* (Scutellariae Radix) und *Bai Shao* (Paeoniae Radix Alba) verwenden.
- Chronische Dysenterie mit Ansammlung von Feuchte-Hitze und Milz-*Yang*-Mangel: Kombination mit *Fu Zi* (Aconiti Radix Lateralis Praeparata) und *Gan Jiang* (Zingiberis Rhizoma).

Parasiten: *Da Huang* wird häufig mit antiparasitären Arzneien oder Rezepturen verwendet, um die Ausscheidung von Parasiten zu verstärken.

Löscht Feuer

Da Huang kann hervorragend übermäßiges Feuer ableiten, unabhängig davon, ob eine Verstopfung vorliegt oder nicht. Die klinischen Indikationen sind übermäßiges, nach oben schlagendes Feuer, das den Kopf angreift und Kopfschmerzen, rote Augen, Halsentzündung und ein Anschwellen und Schmerzen des Zahnfleischs sowie Geschwüre im Mund verursacht.

- Übermäßige, nach oben schlagende Hitze, die den Kopf angreift: *Da Huang* mit *Mang Xiao* (Natrii Sulfas), *Zhi Zi* (Gardeniae Fructus), *Huang Qin* (Scutellariae Radix) und *Lian Qiao* (Forsythiae Fructus), um die Hitze im Kopf und dem Oberen *Jiao* (Oberer Erwärmer) zu beseitigen. **Beispiel-Rezeptur**: *Liang Ge San* (Pulver, welches das Diaphragma kühlt).
- Leber-Feuer mit Kopfschmerzen, Reizbarkeit, Konvulsionen und Verstopfung: Kombination mit *Long Dan* (Gentianae Radix et Rhizoma), *Zhi Zi* (Gardeniae Fructus) und *Xia Ku Cao* (Prunellae Spica).

Da Huang kühlt das Blut, stoppt Blutungen und wirkt gegen unterschiedliche Blutungsstörungen, die durch Hitze und Feuer, welche die *Xue*-(Blut-)Ebene attackieren, verursacht werden. Das Blut ist gewöhnlich leuchtend rot und in diesen Fällen generell reichlich. Da *Da Huang* stark purgativ wirkt, ist es einzigartig in seiner Fähigkeit, Hitze abzuleiten und Blutungen zu stoppen, ohne eine Blut-Stase zu hinterlassen. Es kann einzeln oder in Kombination mit anderen Arzneien verwendet werden, die das *Yin* tonisieren oder Hitze beseitigen.

- Nasenbluten und Bluterbrechen aufgrund von Herz-Feuer: zusammen mit *Huang Lian* (Coptidis Rhizoma) und *Huang Qin* (Scutellariae Radix) verwenden.
- Bluterbrechen aufgrund von chronischer Schwäche und Mangel-Zuständen: *Da-Huang*-Pulver mit Saft aus *Di Huang* (Rehmanniae Radix) verwenden.
- Blutungen des oberen Magen-Darm-Trakts: nur pulverisiertes *Da Huang* einnehmen.

Beseitigt Hitze und eliminiert Toxine

Da Huang wird häufig innerlich oder äußerlich angewendet, um Hitze zu beseitigen und Toxine zu eliminieren. Indikationen für den innerlichen Gebrauch sind Darmabszesse, für den äußerlichen Gebrauch Zellulitis, Schwellungen, Abszesse, Karbunkel und Verbrennungen.

- Darmabszess: *Da Huang* mit *Mu Dan Pi* (Moutan Cortex), *Tao Ren* (Persicae Semen), *Mang Xiao* (Natrii Sulfas) und *Da Xue Teng* (Sargentodoxae Caulis). **Beispiel-Rezeptur**: *Da Huang Mu Dan Tang* (Rhei Radix et Rhizoma und Moutan Cortex Dekokt).
- Zellulitis am Rücken mit Verstopfung und einem kräftigen Puls: zusammen mit *Bai Zhi* (Angelicae Dahuricae Radix) als Pulver, als Dekokt oder mit Schalotten und Getreideschnaps einnehmen.
- Verbrennungen: Pulverisiertes *Da Huang* mit Sesamöl vermischen und äußerlich anwenden.

Aktiviert die Blutzirkulation und beseitigt Blut-Stase

Da Huang besitzt zwei einzigartige Eigenschaften: Es aktiviert die Blutzirkulation und beseitigt Blut-Stase. Zuerst behebt es die Blut-Stase und Blutergüsse durch seine purgative Wirkung, dann beseitigt es die mit der Stase verbundene Hitze. Klinische Anwendungsgebiete sind Amenorrhö aufgrund von Blut-Stase, postpartale Blut-Stase, tastbare Schwellungen im Bauchraum und Blut-Stase aufgrund von äußerlichen oder traumatischen Verletzungen. Es wird oft bei Amenorrhö verwendet, die einhergeht mit trockener Haut, Abmagerung, Appetitmangel, Völlegefühl im unteren Abdomen, nächtlichem Schwitzen und ausgelaugtem *Shen* (Geist).

- Blut-Stase: *Da Huang* einzeln oder in Arzneikombinationen.
- Mittelstarke Blut-Stase: Kombination mit *Tao Ren* (Persicae Semen), *Hong Hua* (Carthami Flos), *Dang Gui* (Angelicae Sinensis Radix) und *Chuan Xiong* (Chuanxiong Rhizoma).
- Massive Blut-Stase: *Shui Zhi* (Hirudo) und *Meng Chong* (Tabanus) hinzufügen.
- Chronische Blut-Stase mit *Qi*- und Blut-Mangel: *Da Huang* mit *Ren Shen* (Ginseng Radix et Rhizoma) und *E Jiao* (Asini Corii Colla) anwenden.
- Amenorrhö: *Meng Chong* (Tabanus) und *Tu Bie Chong* (Eupolyphaga seu Steleophaga) hinzufügen.

Beseitigt Feuchte-Hitze und fördert die Diurese

Da Huang ist bei Patienten mit Wasser-Ansammlung geeignet, die keinen Mangel-Zustand haben. Es wird im Allgemeinen mit diuretischen oder abführenden Arzneidrogen kombiniert, um Wasser auszuleiten, Feuchte-Hitze zu beseitigen und eine normale Harnausscheidung anzuregen. Außerdem leitet *Da Huang* Feuchte-Hitze ab und ist eine wichtige Arznei zur Behandlung von Gelbsucht.

- Wasser-Akkumulation , die durch Ödeme und abdominales Völlegefühl gekennzeichnet ist: in Kombination mit *Fang Ji* (Stephaniae Tetrandrae Radix) und *Ting Li Zi* (Lepidii seu Descurainiae Semen).

- Ansammlung von Wasser und Hitze in der Brust: Kombiniert mit *Gan Sui* (Kansui Radix) und *Mang Xiao* (Natrii Sulfas).
- *Re Lin* (Hitze-Dysurie) : *Mu Tong* (Akebiae Caulis), *Che Qian Zi* (Plantaginis Semen) und *Zhi Zi* (Gardeniae Fructus) hinzufügen. **Beispiel-Rezeptur**: *Ba Zheng San* (Acht Arzneien Pulver zur Korrektur).
- Feuchte-Hitze-Gelbsucht: Verwendung von *Da Huang* mit *Yin Chen* (Artemisiae Scopariae Herba) und *Zhi Zi* (Gardeniae Fructus). **Beispiel-Rezeptur**: *Yin Chen Hao Tang* (Artemisiae Scopariae Herba Dekokt).
- Feuchte-Hitze im ganzen Körper: in Kombination mit *Huang Lian* (Coptidis Rhizoma) und *Huang Qin* (Scutellariae Radix). **Beispiel-Rezeptur**: *San Huang Xie Xin Tang* (Dekokt der drei Gelben, welches das Epigastrium entlastet).
- *Da Huang* hilft außerdem bei chronischer Ansammlung von Schleim-Hitze, die durch Husten, Dyspnoe, Manie, Desorientierung und andere Symptome gekennzeichnet ist, die mit heißem Schleim einhergehen, der das Herz benebelt.

Dosierung

5–10 g; bis zu 15–20 g in schweren Fällen. Die Dosierung von *Da Huang* wird um die Hälfte verringert, wenn es innerlich als Pulver verwendet wird. *Da Huang* sollte nur kurz gekocht werden (erst gegen Ende zum Dekokt hinzugeben und nur fünf bis zehn Minuten lang kochen), um seine ableitende Wirkung zu bewahren. Braten mit Getreideschnaps verstärkt seine Fähigkeit, Hitze im oberen Teil des Körpers zu beseitigen, die Blutzirkulation zu aktivieren und Blut-Stase aufzulösen, schwächt aber seine Wirkung gegen Stuhlverstopfung ab. Verkohltes *Da Huang* wirkt stärker blutstillend.

Die Einnahme von *Da Huang* geht oft mit Übelkeit und Erbrechen einher, da die Arznei bitter ist und den Magen reizt. Wenn der Patient auf ein Dekokt mit *Da Huang* hin erbricht, das Dekokt auf Raumtemperatur abkühlen lassen. Bevor der Patient das abgekühlte Dekokt einnimmt, soll er eine Tasse von einem Dekokt trinken, das aus 1 g *Da Huang* und 1 g *Gan Cao* (Glycyrrhizae Radix et Rhizoma) zubereitet ist; nach 15 Minuten soll er dann das ursprüngliche Dekokt einnehmen.

Weil die ableitenden Bestandteile von *Da Huang* extrem hitzeempfindlich sind, hängt ihre Kraft stark von den Zubereitungsmethoden ab. In einer Studie wurde die ableitende Wirkung von *Da Huang* bei der Anwendung verschiedener Zubereitungen ausgewertet. Die ED_{50} (effektive Dosis) betrug 0,18 g/kg bei frischem *Da Huang*, 0,25 g/kg bei dem mit Essig zubereiteten *Da Huang*, 0,26 g/kg bei der mit Getreideschnaps zubereiteten Arzneidroge, 3,42 g/kg bei der mit Getreideschnaps abgekochten Arzneidroge, 7,26 g/kg bei der mit Essig abgekochten Arzneidroge und 12 g/kg bei verkohltem *Da Huang*.[1]

Sicherheitshinweise, Kontraindikationen

- *Da Huang* ist extrem bitter und kalt, kann Milz und Magen schädigen und sollte deshalb vorsichtig angewendet werden. Mögliche Nebenwirkungen sind Übelkeit, Erbrechen und Appetitmangel.
- Die Anwendung von *Da Huang* ist kontraindiziert bei Patienten, die keine Verstopfung oder Blut-Stagnation haben.
- *Da Huang* bei menstruierenden Patientinnen und bei Frauen nach der Entbindung ohne Stase vorsichtig anwenden.
- *Da Huang* ist kontraindiziert bei Patienten mit *Qi*- und Blut-Mangel und in der Schwangerschaft.
- Stillende Mütter sollten *Da Huang* sehr vorsichtig verwenden, da es in die Muttermilch gelangen und beim Kind Diarrhö verursachen kann.

Überdosierung

Bei Menschen ist der Gebrauch von *Da Huang* relativ sicher. Bei einer Überdosierung können jedoch Nebenwirkungen wie Diarrhö, Übelkeit, Erbrechen, Schwindel und Bauchschmerzen auftreten. In einer Studie mit 30 Patienten lösten orale Gaben von 3 g *Da Huang*, die über fünf Tage hinweg dreimal täglich gegeben wurden, Nebenwirkungen wie Diarrhö, Bauchschmerzen, Erbrechen, Übelkeit und Borborygmus aus.[2]

Im Falle einer Überdosierung

Eine Überdosis von *Da Huang* kann symptomatisch mit Akupunktur, Moxa und Arzneidrogen behandelt werden. Während der Behandlung mit *Da Huang* ist es wichtig, dass ausreichend Flüssigkeit eingenommen wird, um eine Dehydratation zu vermeiden.

Chemische Zusammensetzung

Sennosid A, B, C, D, E, F; Emodin, Aloe-Emodin, Chrysophanol, Rhein, Physcion, Rhein-8-mono-β-D-glucosid, Physcionmonoglucosid, Aloe-Emodin-8-monoglucosid, Emodinmonoglucosid, Chrysophanolmonoglucosid.[3,4]

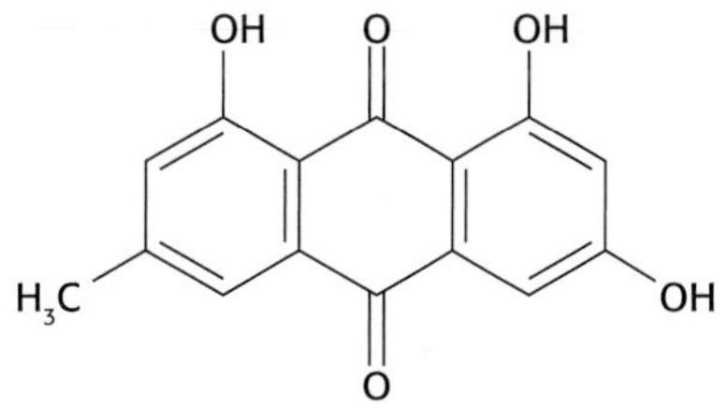

Abb. 3.1 Emodin

Pharmakologische Wirkungen

- **Laxativ**: *Da Huang* hat eine starke purgative Wirkung. Sennosid A, Aloe-Emodin und Rhein sind die Komponenten, die am meisten für diese Wirkung verantwortlich sind. *Da Huang* wirkt direkt auf den Dickdarm und erhöht dessen Kontraktion und Peristaltik. Die purgative Wirkung tritt jedoch erst sechs bis acht Stunden nach der oralen Einnahme ein, was darauf hindeutet, dass die Arznei in das System resorbiert werden muss, ehe es seine Wirkung auf den Dickdarm ausübt. Es wirkt nicht auf den Dünndarm und stört die normale Nährstoffaufnahme nicht. *Da Huang* enthält jedoch auch eine geringe Menge Tannin, das Verstopfung auslösen kann, wenn es über längere Zeit hinweg verwendet wird.[5]
- **Hepatoprotektiv**: *Da Huang* wirkt hepatoprotektiv, speziell gegen durch Tetrachlorkohlenstoff verursachten Leberschaden. Bei Mäusen mit akuter Ikterus-bedingter Gelbsucht hat die Verabreichung von *Da Huang* das Ausmaß des Leberschadens (Nekrose von Hepatozyten) wirksam reduziert, während die Plazebo-Gruppe keine vergleichbaren Fortschritte zeigte.[6]
- **Cholagog**: Die intravenöse Injektion eines alkoholischen Extrakts von *Da Huang* hat bei Hunden und Katzen innerhalb von 5 bis 15 Minuten die Gallensekretion erfolgreich erhöht. Die größte Wirkung war nach acht bis zehn Minuten zu beobachten. Sie hielt ca. 30 Minuten lang an.[7]
- **Hämostatisch**: Die intraperitoneale Injektion von *Da Huang* hat bei Mäusen Blutungen erfolgreich gestoppt. Die hämostatische Wirkung wird der Fähigkeit der Arznei zugeschrieben, die Viskosität des Bluts zu erhöhen und die Aggregation der Thrombozyten zu unterstützen.[8, 9]
- **Antibiotisch**: *Da Huang* hat eine breite antibiotische Wirkung. Am wirksamsten ist es bei Streptokokken und Staphylokokken. Es hemmt außerdem die Aktivität von *Corynebacterium diphtheriae*, *Bacillus subtilis*, *Salmonella typhi* und *Bacillus dysenteriae*. Die für die antibiotische Wirkung verantwortlichen Bestandteile sind Emodin, Rhein und Aloe-Emodin.[10]
- **Kardiovaskulär**: Die Verabreichung von *Da Huang* hat verschiedene Auswirkungen auf das Herz-Kreislauf-System. In einer Studie senkte die intravenöse Injektion bei Mäusen den Blutdruck um 20% und die Herzfrequenz um 12%. In einer anderen Studie wurde die Verabreichung einer *Da-Huang*-Zubereitung an Hunde in Narkose mit einer Abnahme des Sauerstoffverbrauchs des Herzmuskels und mit einer Abnahme der Herzfrequenz und des peripheren Widerstands in Verbindung gebracht.[11, 12]
- **Nephroprotektiv**: *Da Huang* als Dekokt verringert wirksam Stickstoff aus dem Blut-Harnstoff (BUN) sowie Kreatinin. Diese Wirkung konnte sowohl in In-vitro- als auch in In-vivo-Studien nachgewiesen werden.[13]
- **Weitere Wirkungen**: Die Verabreichung von *Da Huang* wirkt fiebersenkend, schmerzstillend und entzündungshemmend.[14]

Klinische und wissenschaftliche Studien

- **Nephropathie**: 20 Patienten mit verschieden schweren Nierenfunktionsstörungen wurden mit einer Arzneirezeptur behandelt, die den Stickstoffwert aus dem Blut-Harnstoff (BUN) und den Kreatininwert markant senkte. Die Behandlung wirkte am stärksten bei schwachen bis moderaten Nierenbeschwerden. Die Rezeptur enthielt *Da Huang* 30–60 g (10 g nach der Abkochung), kalziniertes *Mu Li* (Ostreae Concha) 30 g und *Pu Gong Ying* (Taraxaci Herba) 20 g. Der Behandlungsplan schrieb die Verabreichung von 600–800 ml des Dekokts als rektalen Einlauf ein- bis zweimal täglich vor. Die meisten Patienten hatten vier- bis sechsmal Stuhlgang am Tag.[15]
- **Blutungen im oberen Magen-Darm-Trakt**: In einer klinischen Studie wurden 890 Patienten mit Blutungen im oberen Magen-Darm-Trakt mit 3 g pulverisiertem *Da Huang* (in Pillen- oder Sirupform) dreimal täglich behandelt, mit einer Erfolgsrate von 97%. Ein Test auf okkultes Blut im Stuhl zeigte, dass die Blutungen durchschnittlich innerhalb von zwei Tagen gestoppt wurden. Alle anderen Arzneidrogen und Medikamente wurden für die Dauer der Studie abgesetzt. Bei starken Blutungen wurden zur Unterstützung intravenös Flüssigkeiten und Bluttransfusionen gegeben.[16]
- **Akute Pankreatitis**: Einem Bericht zufolge wurden 100 Patienten mit Pankreatitis erfolgreich mit *Da Huang* behandelt. Zu Beginn wurde ein Dekokt aus 30–60 g *Da Huang* alle ein bis zwei Stunden verabreicht, bis die Symptome wieder abklangen. Nachdem sich die Patienten stabilisiert hatten, wurden sie auf *Da-Huang*-Tabletten umgestellt und bekamen zweimal täglich 3 g. Die Gesamtdosis *Da Huang* pro Patient betrug 450 g. Die Studie berichtete von einer fast 100-prozentigen Erfolgsquote. Die Amylase im Urin normalisierte sich nach zwei Tagen, nach drei Tagen waren die Patienten schmerzfrei.[17]
- **Enteritis**: Bei Patienten mit hämorrhagisch-nekrotischer Enteritis erzielte man mit der Verabreichung von 24–30 g frischem, nicht zubereitetem *Da Huang* (zwei- bis dreimal täglich) gute Resultate. Die Studie berichtete von einer Besserung bei 12 von 14 Patienten nach zwei bis sechs Dosen, wobei die Schmerzen vergingen und die Rektalblutung nachließ.[18]
- **Stuhlverstopfung**: Einem Bericht zufolge wurden 72 stationär aufgenommene Patienten mit einem

Schlaganfall (elf hatten eine Hämorrhagie und 61 einen Embolus) mit einem Dekokt erfolgreich gegen Verstopfung behandelt. Alle Patienten hatten schmierige oder trockene, gelbe Zungenbeläge und in den vorangegangenen vier Tagen keinen Stuhlgang. Die Rezeptur enthielt *Da Huang* 12 g, *Mang Xiao* (Natrii Sulfas) 10 g, *Zhi Shi* (Aurantii Fructus Immaturus) 9 g und *Gan Cao* (Glycyrrhizae Radix et Rhizoma) 6 g. Sie wurde so gekocht, dass am Ende 200 ml Dekokt übrig blieben. Das Dekokt wurde in zwei Dosen aufgeteilt, die im Abstand von zwei Stunden eingenommen wurden. Die meisten Personen reagierten nach ein bis zwei Gaben.[19]

- **Hyperlipidämie**: Eine Zubereitung von *Da Huang*, die über drei Wochen hinweg dreimal täglich verabreicht wurde, senkte mit 76-prozentigem Erfolg die Plasma-Triglycerid- und Beta-Lipoprotein-Level bei 47 Patienten.[20]
- **Akute ikterische Hepatitis**: 80 Fälle von akuter ikterischer Hepatitis wurden mit hoch dosiertem *Da Huang* mit einer Erfolgsquote von 95% behandelt. Bewertet wurden hierfür die Symptome und die verbesserte Leberfunktion. Nach dem Behandlungsplan bekamen Erwachsene einmal täglich 50 g *Da Huang* als Dekokt, Kinder einmal täglich 25–30 g ebenfalls als Dekokt.[21]
- **Tonsillitis**: In einer klinischen Untersuchung wurden 22 Patienten mit akuter Tonsillitis, die *Da Huang* eingenommen hatten, innerhalb von zwei bis vier Tagen vollkommen gesund. Der Behandlungsplan schrieb vor, dass frisches *Da Huang* in 250 ml heißem Wasser eingeweicht und die Lösung nach Bedarf alle zwei Stunden getrunken wurde. Die Arzneien konnten jeweils bis zu viermal verwendet werden, ehe sie ersetzt werden mussten. Die Dosierung von *Da Huang* betrug 15 g für Erwachsene und 8–10 g für Kinder.[22] In einer anderen Studie wurden 40 Kinder mit akuter Tonsillitis mit 6–9 g *Da Huang*, das in heißem Wasser eingeweicht wurde, alle zwei Stunden behandelt. Die Erfolgsquote lag bei 85%.[23]

Wechselwirkung mit anderen Medikamenten

Herzglykoside: Die längere Anwendung von *Da Huang* kann einen Verlust an Kalium verursachen, der zu einer erhöhten Toxizität von Herzglykosiden wie Digoxin führt.[24]

Toxikologie

Bei Studien zur akuten Toxikologie bei Mäusen beträgt die LD_{50} für das *Da-Huang*-Dekokt bei oraler Einnahme 153 g/kg. Bei Studien zur chronischen Toxikologie bei Mäusen kann die langfristige Verabreichung von *Da Huang* schwere Diarrhö, eine Schwächung des Immunsystems und eine Gewichtsabnahme der Reproduktionsorgane bewirken.[25, 26]

Kommentar der Autoren

Da Huang ist die Schlüsselarznei bei der Behandlung des Fülle-Typs von Stuhlverstopfung mit Hitze. Verstopfung kann bewirken, dass verschiedene Toxine vom Darm absorbiert werden, und Symptome wie Fieber, Delirium, Kopfschmerzen und in schweren Fällen Bewusstlosigkeit hervorrufen. *Da Huang* stellt den normalen Stoffwechsel wieder her, indem es die Fülle-Ansammlung ableitet und eine weitere Resorption von Toxinen und die Ansammlung von Hitze verhindert.

Da Huang besitzt die Besonderheit, gleichzeitig Stuhlverstopfung und Dysenterie behandeln zu können. Bei der Behandlung von Verstopfung besteht seine Hauptfunktion darin, Stagnation zu beseitigen und durch Ableiten von Hitze-Ansammlung im Darm Stuhlgang herbeizuführen. Zum Anfangsstadium von Dysenterie gehören Diarrhö mit einem Gefühl, sich nicht vollständig entleeren zu können, und schmerzhafter Stuhldrang aufgrund von Feuchte-Hitze. *Da Huang* wird in diesem Fall dazu verwendet, die Wurzel des Problems zu behandeln, nämlich Feuchte-Hitze. Die Anwendung von *Da Huang* ist notwendig, um Feuchte-Hitze abzuleiten und damit eine erfolgreiche und vollständige Genesung herbeizuführen. Wenn Arzneien gegen Durchfall verwendet werden, kann sich der Zustand zwar leicht bessern, aber von akuter Dysenterie in chronische übergehen, da die pathogenen Faktoren im Darm verbleiben. Obwohl sich Stuhlverstopfung und Dysenterie als vollkommen unterschiedliche Symptome manifestieren, sind die Ursache der Stagnation und die der Hitze die gleiche. Aus diesem Grund kann *Da Huang* in beiden Fällen verwendet werden.

Es mag paradox erscheinen, dass *Da Huang*, obwohl es absteigende Eigenschaften besitzt, bei der Behandlung von Problemen im Bereich des Kopfes verwendet wird wie z.B. bei roten Augen, Halsentzündung, geschwollenem, schmerzendem Zahnfleisch, Bluterbrechen und Nasenbluten. Es gilt jedoch zu bedenken, dass diese Symptome von auflodernder Hitze verursacht werden und nicht von lokaler Hitze-Ansammlung. In diesen Fällen ist es besser, keine Arzneien zu wählen, die in Richtung Kopf wirken, sondern eine wie *Da Huang*, das mit seinen absteigenden Eigenschaften das auflodernde Feuer wieder herunterholen kann. Laut Dr. Zhang Xiao-Ping beruhigt eine geringe Menge des nach unten leitenden *Da Huang* bei Patienten mit Hypertonie aufsteigendes Leber-Feuer.

Referenzen

1. *Zhong Yao Tong Bao* (Journal of Chinese Herbology), 1983; 8:20
2. *Zhong Yi Yao Xue Bao* (Report of Chinese Medicine and Herbology), 1990; (5):48
3. *Xian Dai Zhong Yao Yao Li Xue* (Contemporary Pharmacology of Chinese Herbs), 1997; 368–369

4. *The Merck Index* 12th edition, Chapman & Hall/CRCnetBASE/Merck, 2000
5. *Zhong Yao Xue* (Chinese Herbology), 1998; 251:256
6. *Zhong Guo Zhong Yao Za Zhi* (People's Republic of China Journal of Chinese Herbology), 1989; 14(10):46
7. *Xin Yi Yao Xue Za Zhi* (New Journal of Medicine and Herbology), 1974; (5):34
8. *Zhong Cao Yao* (Chinese Herbal Medicine), 1981; 12(10):31
9. Ibid., 1986; 17(11):27
10. *Zhong Yao Xue* (Chinese Herbology), 1998; 251:256
11. *Chang Yong Zhong Yao Cheng Fen Yu Yao Li Shou Ce* (A Handbook of the Composition and Pharmacology of Common Chinese Drugs), 1994; 226:323
12. *Zhong Guo Zhong Yao Za Zhi* (People's Republic of China Journal of Chinese Herbology), 1989; 14(10):46
13. *Chang Yong Zhong Yao Xian Dai Yan Jiu Yu Lin Chuang* (Recent Study & Clinical Application of Common Traditional Chinese Medicine), 1995; 181:190
14. *Chang Yong Zhong Yao Cheng Fen Yu Yao Li Shou Ce* (A Handbook of the Composition and Pharmacology of Common Chinese Drugs), 1994; 226:323
15. *Zhong Yi Za Zhi* (Journal of Chinese Medicine), 1981; 9:21
16. *Zhong Xi Yi Jie He Za Zhi* (Journal of Integrated Chinese and Western Medicine), 1982; 2:85
17. Ibid.
18. *Fu Jian Zhong Yi Yao* (Fujian Chinese Medicine and Herbology), 1985; 1:36
19. *Zhong Xi Yi Jie He Za Zhi* (Journal of Integrated Chinese and Western Medicine), 1983; 1:19
20. *Shang Hai Zhong Yi Yao Za Zhi* (Shanghai Journal of Chinese Medicine and Herbology), 1988; 8:2
21. *Zhong Xi Yi Jie He Za Zhi* (Journal of Integrated Chinese and Western Medicine), 1983; 1:19
22. *Fu Jian Zhong Yi Yao* (Fujian Chinese Medicine and Herbology), 1987; 2:43
23. *Zhong Xi Yi Jie He Za Zhi* (Journal of Integrated Chinese and Western Medicine), 1987; 11:695
24. Brinker, F. *The Toxicology of Botanical Medicines*, rev. 2nd ed., 1996
25. *Zhong Xi Yi Jie He Za Zhi* (Journal of Integrated Chinese and Western Medicine), 1985; 5(11):691
26. *Zhong Yi Yao Xue Bao* (Report of Chinese Medicine and Herbology), 1990; (5):48

Fān Xiè Yè

Sennae Folium

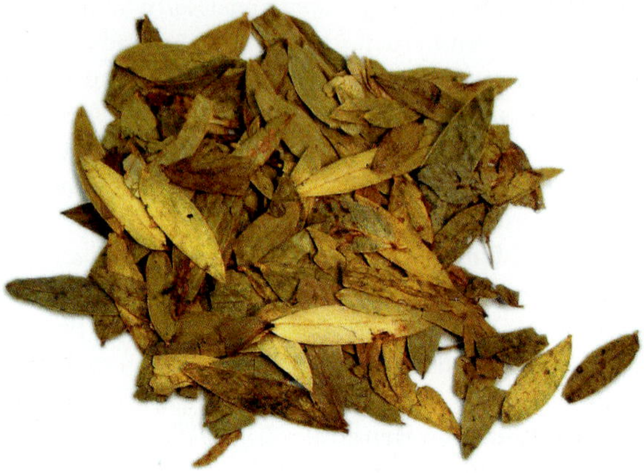

番瀉葉 番泻叶

Pinyin-Name *Fān Xiè Yè*
Wörtliche Übersetzung „Barbarische purgative Blätter“, „purgative Blätter der Ausländer“
Originalquelle *Zhong Guo Yao Xue Da Ci Dian* (Großes Wörterbuch der chinesischen Arzneimittelmedizin) aus dem Jahr 1935
Deutscher Name Sennesblätter
Botanischer Name *Cassia angustifolia* Vahl. (*Xia Ye Fan Xie*); *Cassia acutifolia* Del. (*Jian Ye Fan Xie*)
Pharmazeutischer Name Sennae Folium
Eigenschaften Süß, bitter, kalt
Leitbahn Dickdarm

Chinesische therapeutische Wirkungen

Leitet nach unten ab, beseitigt Hitze

Fan Xie Ye (Sennae Folium) leitet Ansammlung ab und beseitigt Hitze. Es wird allgemein verwendet, um durch Hitze und Stagnation verursachte Verstopfung zu beseitigen. Klinische Anwendungsgebiete sind die Beseitung akuter oder chronischer Verstopfung und die Darmreinigung vor Röntgenuntersuchungen und Bauchoperationen.

- Leichte Verstopfung: *Fan Xie Ye* in heißem Wasser einweichen und als Tee servieren.

- Moderate Verstopfung: *Fan Xie Ye* mit *Hou Po* (Magnoliae Officinalis Cortex) und *Zhi Shi* (Aurantii Fructus Immaturus) verwenden.

Dosierung

1,5–3,0 g, wenn es als mildes Laxans verwendet wird. Die Höchstdosis von *Fan Xie Ye* beträgt 5–10 g. Diese Arzneidroge lässt man gewöhnlich kurz in heißem Wasser ziehen, nicht länger als 15 Minuten, und trinkt es dann als Tee.

Sicherheitshinweise, Kontraindikationen

- *Fan Xie Ye* muss bei schwachen, schwangeren oder stillenden Patienten extrem vorsichtig verwendet werden.
- Es regt die Blutzirkulation zum unteren Teil des Körpers hin an und sollte deshalb bei Patienten, die menstruieren oder Hämorrhoiden haben, vorsichtig angewendet werden.

Überdosierung

Eine Überdosis *Fan Xie Ye* führt zu Übelkeit, Erbrechen, Bauchschmerzen, Taubheitsgefühl der Lippen, des Mundes und der Extremitäten, Anschwellen der Hände und der Finger, Schwindel und Gleichgewichtsverlust. In schweren Fällen kann es zu Atembeschwerden, tonisch-klonischen Kontraktionen der Extremitäten, Kieferklemme, Zusammenballen der Fäuste, Schaum vor dem Mund und Bewusstlosigkeit kommen.[1]

Im Falle einer Überdosierung

Eine Überdosis oder Nebenwirkungen von *Fan Xie Ye* werden symptomatisch mit Akupunktur, Moxa und Arzneidrogen behandelt. Um eine Dehydratation zu vermeiden, ist es wichtig, dass der Patient ausreichend Flüssigkeit zu sich zu nimmt.

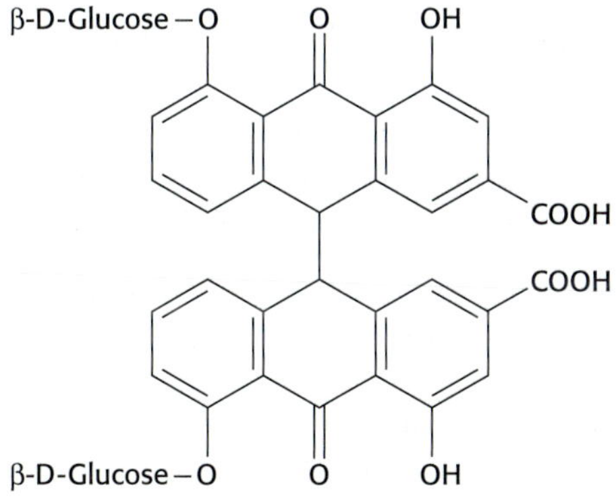

Abb. 3.2 Sennosid A

Chemische Zusammensetzung

Sennosid A, B, C, D; Rhein, Aloe-Emodin, Chrysophanol.[2, 3]

Wechselwirkung mit anderen Medikamenten

- **Laxativ**: Sennosid A und B wirken ausgeprägt abführend. Nach der oralen Einnahme werden diese Substanzen systemisch absorbiert und in aktive Bestandteile umgewandelt, die laxativ auf den Dickdarm wirken.[4]
- **Antibiotisch**: Es wirkt hemmend auf *E. coli*, *Bacillus dysenteriae*, *Bacillus proteus*, *Candida albicans* und einige pathogene Pilze.[5]
- **Hämostatisch**: *Fan-Xie-Ye*-Pulver hilf, Blutungen zu stillen. Diese Wirkung wird einer vermehrten Thrombozytenaktivität zugeschrieben.[6]

Klinische und wissenschaftliche Studien

- **Darmverschluss**: In einer Untersuchung wurde 106 Patienten mit akutem Darmverschluss der Mageninhalt mithilfe einer Magenspülung herausgespült. Anschließend bekamen sie ein Dekokt aus 15–30 g *Fan Xie Ye*. Die Studie berichtet von einer Erfolgsquote von 69,8%. Von denjenigen, die auf die Behandlung ansprachen, führten über 90% innerhalb von 24 Stunden ab. Diejenigen, die nicht auf die Behandlung ansprachen, wurden operiert.[7]
- **Pankreatitis**: Patienten mit Pankreatitis wurden dreimal täglich standardmäßig mit 10 g *Fan Xie Ye* in Kapselform behandelt. Bei denjenigen, die innerhalb von 24 Stunden keinen Stuhlgang hatten, wurde die Behandlung wiederholt. Die meisten der 100 Patienten mit akuter Pankreatitis wurden innerhalb von zwei bis vier Tagen vollständig gesund.[8]
- **Gallenblasenentzündung und Gallensteinleiden**: In einer Studie wurden 49 Patienten mit Gallenblasenentzündung und/oder Gallensteinleiden dreimal täglich mit 10 g *Fan Xie Ye* in Kapselform sehr erfolgreich behandelt. In einer anderen Studie wurden 20 Patienten mit Gallenblasenentzündung und/oder Gallensteinleiden dreimal täglich mit 10 g *Fan Xie Ye* in Kapselform mit guten Resultaten behandelt.[9, 10]
- **Gastrointestinale Blutungen**: Eine Studie beschreibt 346 Patienten mit Magen- bzw. Zwölffingerdarmblutungen, gekennzeichnet durch Bluterbrechen oder Blutstuhl. 94,2% von ihnen wurden erfolgreich mit *Fan Xie Ye* behandelt. Die Blutungen hörten nach ca. zwei bis drei Tagen auf. Alle Patienten bekamen dreimal täglich als Standardtherapie 10 g *Fan Xie Ye* in Kapselform.[11]

- **Stuhlverstopfung**: Eine andere Studie berichtet von einer 95,1-prozentigen Erfolgsquote bei 137 Patienten mit Verstopfung, die mit *Fan Xie Ye* behandelt worden waren. Für eine Teezubereitung hatte man es in heißem Wasser ziehen lassen. Die Dosierung betrug 3–6 g bei moderater und 10 g bei starker Verstopfung. Laut Studie ist die Behandlung außerdem für ältere Menschen, Bluthochdruck-Patienten, Frauen nach der Entbindung und frisch operierte Patienten geeignet.[12]
- **Postoperative Stuhlverstopfung**: Die Verabreichung von 4 g *Fan Xie Ye*, das in heißem Wasser gezogen hatte, führte innerhalb von 24 Stunden eine Darmentleerung herbei und stellte die Darmfunktion wieder her. 95,6% der 276 frisch operierten Patienten sprachen gut auf die Behandlung an.[13]

Wechselwirkung mit anderen Medikamenten

- **Diuretika**: Die übermäßige Anwedung von *Fan Xie Ye* verstärkt den Kaliumverlust, der mit der Anwendung von diuretischen Medikamenten einhergeht.[14] (Hinweis: Beispiele für Diuretika sind Chlorothiazid, Hydrochlorothiazid, Furosemid, Bumetanid und Torasemid.)
- **Herzglykoside**: Übermäßiger Kaliumverlust erhöht die Toxizität von Herzglykosiden wie Digoxin.[15]

Toxikologie

Die LD_{50} von Sennosid beträgt bei Mäusen 1,4 g/kg, was 36,33 g/kg *Fan Xie Ye* oder der ca. 300-fachen Normaldosis für Erwachsene entspricht.[16, 17]

Kommentar der Autoren

Außer zur Behandlung von Verstopfung wird *Fan Xie Ye* auch wirksam bei der Behandlung von akuter Pankreatitis, Gallenblasenentzündung und gastrointestinalen Blutungen eingesetzt.

Fan Xie Ye und *Da Huang* (Rhei Radix et Rhizoma) leiten beide nach unten ab und helfen bei Verstopfung aufgrund von Hitze. Beide müssen vorsichtig angewendet werden und sind kontraindiziert während Schwangerschaft, Stillzeit und Menstruation. Die primäre und einzige Funktion von *Fan Xie Ye* besteht darin, Hitze abzuleiten und Verstopfung zu beseitigen. *Da Huang* wirkt nicht nur abführend, sondern leitet auch Feuer ab, eliminiert Toxine und löst Blut-Stagnation auf.

Referenzen

1. *Zhong Yao Bu Liang Fan Ying Yu Zhi Liao* (Adverse Reactions and Treatment of Chinese Herbal Medicine), 1996; 192:194
2. *Xian Dai Zhong Yao Yao Li Xue* (Contemporary Pharmacology of Chinese Herbs), 1997; 374
3. *The Merck Index* 12th edition, Chapman & Hall/CRCnetBASE/Merck, 2000
4. *Ri Ben Yao Wu Xue Za Zhi* (Japan Journal of Pharmacology), 1963; (4):91
5. *Zhong Hua Pi Fu Ke Xue Za Zhi* (Chinese Journal of Dermatology), 1959; (4):286
6. *Ke Ji Tong Bao* (Newspaper of Science and Technology), 1985; (3):48
7. *Zhong Xi Yi Jie He Za Zhi* (Journal of Integrated Chinese and Western Medicine), 1976; 2:38
8. *Ji Lin Zhong Yi Yao* (Jilin Chinese Medicine and Herbology), 1983; 4:29
9. *Zhong Yi Za Zhi* (Journal of Chinese Medicine), 1986; 11:56
10. Ibid.
11. Ibid.
12. *Zhong Yao Tong Bao* (Journal of Chinese Herbology), 1987; 7:51
13. *Zhong Guo Xiang Cun Xin Xi* (Suburb Doctors of China), 1988; 1:35
14. D'Arcy, P. Adverse Reactions And Interactions With Herbal Medicine. Part 2 – Drug Interactions. Adverse Drug React. Toxicol. Rev. 1993, 12(3):147162 © Oxford University Press 1993
15. Brinker, F. The Toxicology of Botanical Medicines, rev. 2nd ed., 1996
16. *Zhong Xi Yi Jie He Za Zhi* (Journal of Integrated Chinese and Western Medicine), 1986; (8):445
17. *Zhong Yi Za Zhi* (Journal of Chinese Medicine), 1980; 6:24

Lú Huì
Aloe

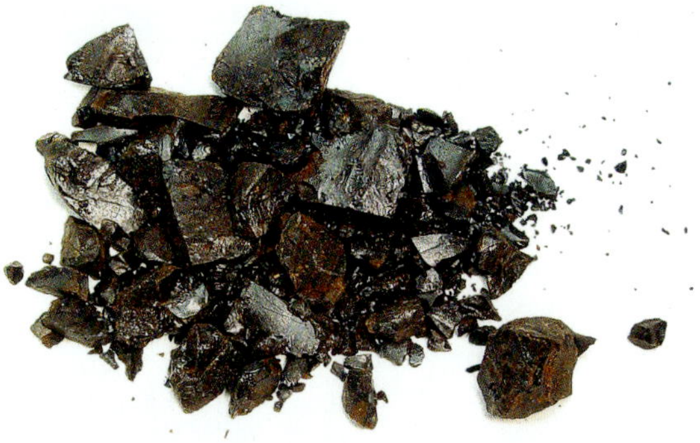

蘆薈 芦荟

Pinyin-Name *Lú Huì*
Andere chinesische Namen *Xiang Dan*
Originalquelle *Yao Xing Ben Cao* (Materia Medica der medizinischen Eigenschaften) aus dem Jahr 600 von Zhen Quan
Deutscher Name Aloe
Botanischer Name *Aloe vera* L. (*Ku La Suo Lu Hui*); *Aloe ferox* Mill (*Hao Wang Jiao Lu Hui*)
Pharmazeutischer Name Aloe
Eigenschaften Bitter, kalt
Leitbahnen Leber, Dickdarm

Chinesische therapeutische Wirkungen

Leitet nach unten ab

Stuhlverstopfung vom Fülle-Typ: *Lu Hui* (Aloe) hilft am besten, wenn Verstopfung von Hitze begleitet wird, die das Herz angreift und zu Reizbarkeit und Schlaflosigkeit führt. Die abführende Wirkung beseitigt die Hitzequelle, sodass sich die Herzenergie beruhigen kann.

- Verstopfung mit Reizbarkeit und Schlaflosigkeit: *Lu Hui* zusammen mit *Zhu Sha* (Cinnabaris) verwenden.

Beseitigt Leber-Feuer

Leber-Feuer: Übermäßiges Leber-Feuer äußert sich etwa in Kopfschmerzen, hypochondrischen Schmerzen, roten Augen, Schwindel, Reizbarkeit, Verstopfung und bei Kleinkindern in Konvulsionen.

- Leber-Feuer: *Lu Hui* mit *Long Dan* (Gentianae Radix et Rhizoma), *Zhi Zi* (Gardeniae Fructus) und *Qing Dai* (Indigo Naturalis). **Beispiel-Rezeptur**: *Dang Gui Long Hui Wan* (Angelicae Sinensis Radix, Gentianae Radix und Aloe Pille).
- Konvulsionen bei Kleinkindern mit Leber-Hitze und Schleim: zusammen mit *Dan Nan Xing* (Arisaema cum Bile) und *Chuan Bei Mu* (Fritillariae Cirrhosae Bulbus).
- Hepatitis: Eine geringe Dosis *Lu Hui* als Leitarznei zusammen mit anderen Arzneien verwenden, die Feuchte-Hitze aus der Leber beseitigen, wie *Chai Hu* (Bupleuri Radix) und *Huang Qin* (Scutellariae Radix).

Tötet Parasiten ab

Darmparasiten: *Lu Hui* tötet Rund- und Schlauchwürmern ab und wirkt damit einer von Darmparasiten verursachten Mangelernährung bei Säuglingen und Kindern entgegen.

- Darmparasiten: Pulverisiertes *Lu Hui* und *Shi Jun Zi* (Quisqualis Fructus) in gleicher Menge, serviert mit Reiswasser.
- *Gan Ji* (Unterernährung bei Kleinkindern) mit Darmparasiten und Milz-Mangel: Kombinination mit *Ren Shen* (Ginseng Radix et Rhizoma) und *Bai Zhu* (Atractylodis Macrocephalae Rhizoma).

Lu Hui kann außerdem äußerlich angewendet werden gegen Juckreiz aufgrund von Parasitenbefall oder gegen chronische Hautkrankheiten, die nicht auf andere Behandlungen ansprechen.

- Jucken aufgrund von Parasiten: Pulverisiertes *Lu Hui* und *Gan Cao* (Glycyrrhizae Radix et Rhizoma) äußerlich anwenden.
- Hämorrhoiden: *Lu Hui* und *Bing Pian* (Borneolum) in äußerlicher Anwendung.

Dosierung

0,6 g–1,5 g in Pulver-, Kapsel- oder Pillenform. Ein Dekokt ist nicht zu empfehlen, da *Lu Hui* extrem bitter ist und unangenehm riecht.

Sicherheitshinweise, Kontraindikationen

Lu Hui ist kontraindiziert während der Schwangerschaft und bei Milz- und Magen-Mangel.

Chemische Zusammensetzung

Alon, Aloe-Emodin.[1]

Pharmakologische Wirkungen

- **Laxativ**: Aloe wirkt stark laxativ.[2]
- **Antibiotisch**: Ein Wasserextrakt aus *Lu Hui* wirkt unterschiedlich hemmend auf pathogene Pilze und Dermatophyten.[3]
- **Antineoplastisch**: Ein Alkoholextrakt aus *Lu Hui* hat die Eigenschaft bewiesen, im Vorfeld das Wachstum von Krebszellen zu hemmen.[4]

Wechselwirkung mit anderen Medikamenten

Herzglykoside: Die übermäßige Anwendung von *Lu Hui* kann zu einem Kaliummangel führen und damit zu einer erhöhten Toxizität von Herzglykosiden wie z.B. Digoxin.[5]

Toxikologie

In einer Untersuchung wurde sechs Monate lang *Lu Hui* täglich intramuskulär injiziert (10 mg/kg der ganzen Pflanze). Es kam weder zu Todesfällen noch zu Körperanomalien, jedoch zu einer Gewebenekrose an der Injektionsstelle.[6]

Kommentar der Autoren
Ein klassischer Text führt an, dass *Lu Hui* bei einer Überdosis von *Ba Dou* (Crotonis Semen) angewendet werden kann.

Referenzen
1. *Xian Dai Zhong Yao Yao Li Xue* (Contemporary Pharmacology of Chinese Herbs), 1997; 381
2. *Zhi Wu Yao You Xiao Cheng Fen Shou Ce* (Manual of Plant Medicinals and Their Active Constituents), 1986; 44
3. *Zhong Yao Xue* (Chinese Herbology), 1998; 260:261
4. *Chang Yong Zhong Yao Cheng Fen Yu Yao Li Shou Ce* (A Handbook of the Composition and Pharmacology of Common Chinese Drugs), 1994; 989:992
5. Brinker, F. The Toxicology of Botanical Medicines, rev. 2nd ed., 1996
6. *Zhong Guo Zhong Yao Za Zhi* (People's Republic of China Journal of Chinese Herbology), 1989; 14(2):42

Máng Xiāo
Natrii Sulfas

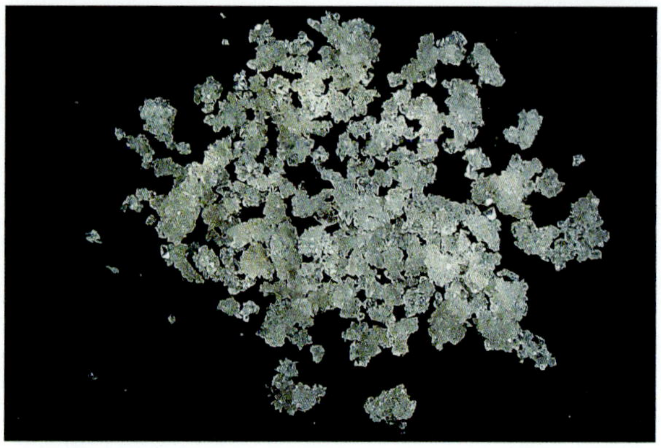

芒硝

Pinyin-Name *Máng Xiāo*
Andere chinesische Namen *Pi Xiao, Ma Ya Xiao*
Originalquelle *Ming Yi Za Zhu* (Verschiedene Berichte berühmter Ärzte) aus dem Jahr 500 von Tao Hong-Jing
Deutscher Name Glaubersalz
Pharmazeutischer Name Natrii Sulfas
Eigenschaften Salzig, bitter, kalt
Leitbahnen Lunge, Magen, Dickdarm

Chinesische therapeutische Wirkungen

Leitet Fülle ab, weicht Härte auf

Verstopfung aufgrund von übermäßiger Hitze-Ansammlung im Dickdarm: Mit seinen bitteren, salzigen und kalten Eigenschaften hilft *Mang Xiao* (Natrii Sulfas) bei Verstopfung, indem es die Verhärtung aufweicht, die Stagnation beseitigt und Hitze ableitet. *Mang Xiao* befeuchtet den Darm, macht den Stuhl weich und ist besonders geeignet bei Verstopfung mit trockenem, harten Stuhl.

- Massive Stuhlverstopfung durch Ansammlung übermäßiger Hitze: *Mang Xiao* mit *Da Huang* (Rhei Radix et Rhizoma), *Hou Po* (Magnoliae Officinalis Cortex) und *Zhi Shi* (Aurantii Fructus Immaturus) verwenden, um Härte aufzuweichen, Verstopfung zu beseitigen und übermäßige Hitze abzuleiten. **Beispiel-Rezeptur**: *Da Cheng Qi Tang* (Größeres Dekokt, das das *Qi* ordnet).

- Moderate Stuhlverstopfung aufgrund von Ansammlung übermäßiger Hitze: Kombination mit *Da Huang* (Rhei Radix et Rhizoma) und *Gan Cao* (Glycyrrhizae Radix et Rhizoma). **Beispiel-Rezeptur**: *Tiao Wei Cheng Qi Tang* (Dekokt, das den Magen reguliert und das *Qi* ordnet).

Beseitigt Hitze und beruhigt Feuer

Fieberkrankheiten durch externe Faktoren: *Mang Xiao* beseitigt Hitze aus Lunge und Magen, die oft durch hohes Fieber, Reizbarkeit, Durst, Delirium und Verstopfung gekennzeichnet ist.

- Hitze in Lunge und Magen: *Mang Xiao* mit *Da Huang* (Rhei Radix et Rhizoma), *Huang Qin* (Scutellariae Radix) und *Zhi Zi* (Gardeniae Fructus) verwenden.

Husten, Manie und Schmerzen im oberen Rücken, verursacht durch heißen Schleim: Stagnation von Schleim im Körper erzeugt Sekundärhitze und Feuer. Schleim und Hitze, die die Lunge angreifen, führen zu Husten, Dyspnoe und gelbem, klebrigem Sputum; Schleim und Hitze, die die Leitbahnen und Kollateralen blockieren, verursachen Schwellungen und Schmerzen im Oberkörper und in den Extremitäten; Schleim und Hitze, die das Herz vernebeln, führen zu Delirium und Manie.

- Schleim und Hitze in der Lunge: *Mang Xiao* zusammen mit *Huang Qin* (Scutellariae Radix), *Qing Dai* (Indigo Naturalis) und *Gua Lou Zi* (Trichosanthis Semen) verwenden.
- Schleim und Hitze, die die Leitbahnen und Kollateralen blockieren: Kombination mit *Ban Xia* (Pinelliae Rhizoma), *Fu Ling* (Poria) und *Zhi Qiao* (Aurantii Fructus).
- Schleim und Hitze, die das Herz vernebeln: *Zhe Shi* (Haematitum), *Da Huang* (Rhei Radix et Rhizoma), *Ban Xia* (Pinelliae Rhizoma) und *Yu Jin* (Curcumae Radix) hinzufügen. Oder *Mang Xiao* statt Salz beim Kochen von Gemüse verwenden.

Knötchen, Knoten, Abszesse und Schwellungen, charakterisiert durch Hitze und Toxine: Als äußerliche Anwendung beseitigt *Mang Xiao* Hitze, weicht Verhärtungen auf und lässt Abszesse und Schwellungen zurückgehen. Es hilft bei geröteten, geschwollenen Knoten in der Brust, die keinen Eiter absondern. Äußerlich wird es angewenddt, um den Milchfluss zum Versiegen zu bringen und Geschwüre im Mund sowie Halsentzündungen zu behandeln.

- Knoten in der Brust ohne Eiter: äußerliche Anwendung von *Mang Xiao*, um Knoten weich zu machen und Schwellungen zu reduzieren.
- Um den Milchfluss zum Versiegen zu bringen: *Mang Xiao* äußerlich anwenden.
- Geschwüre im Mund und Halsentzündung: Kombination mit *Peng Sha* (Borax), *Bing Pian* (Borneolum) und *Zhu Sha* (Cinnabaris) und äußerliche Anwendung.

Dosierung

10–15 g unmittelbar vor der Verabreichung in heißem Wasser oder in einem Dekokt auflösen.

Sicherheitshinweise, Kontraindikationen

- *Mang Xiao* is kontraindiziert bei Patienten mit Mangel-Zustand und Kälte von Milz und Magen.
- *Mang Xiao* ist kontraindiziert während der Schwangerschaft.
- Die äußerliche Anwendung von *Mang Xiao* bei Brustabszessen stillender Mütter kann zu einer Abnahme (oder zum Versiegen) des Milchflusses führen. Deshalb sollte die Arznei nur im Notfall verwendet und sofort abgesetzt werden, wenn die gewünschte Wirkung eingetreten ist.

Chemische Zusammensetzung

Hydratisiertes Natriumsulfat ($Na_2SO_4 + 10H_2O$) 96–98%, Natriumsulfat, Magnesiumchlorid, Magnesiumsulfat, Calciumsulfat.[1]

Pharmakologische Wirkungen

Laxativ: *Mang Xiao* ist ein osmotischer Wirkstoff mit einer ausgeprägt ableitenden Wirkung. Nach der oralen Verabreichung bleibt es im Magen-Darm-Trakt und wird nicht vom Körper resorbiert. Als osmotischer Wirkstoff erhöht es den Wassergehalt und den Druck im Darm und regt dadurch Peristaltik und Stuhlgang an. *Mang Xiao* wirkt am stärksten, wenn es mit reichlich Wasser eingenommen wird. Die laxative Wirkung tritt gewöhnlich vier bis sechs Stunden nach der oralen Einnahme ein.[2]

Klinische und wissenschaftliche Studien

- **Beendigung des Milchflusses**: Bei 33 Frauen wurde mit der äußerlichen Anwendung von *Mang Xiao* erfolgreich der Milchfluss gestoppt. Der Behandlungsplan schreibt vor, 200 g pulverisiertes *Mang Xiao* 24 Stunden lang mit Gaze abgedeckt auf beide Brüste gleichmäßig zu verteilen. Dies kann ein- bis zweimal wiederholt werden, wenn nötig.[3]

- **Rektale Erkrankungen**: In einer Studie wurden 4834 Patienten mit verschiedenen rektalen Erkrankungen, einschließlich, aber nicht ausschließlich Hämorrhoiden und Kolitis, mit einer 3-prozentigen *Mang Xiao*-Einweichlösung mit guten Ergebnissen behandelt.[4]

Ergänzung

Diese medizinische Substanz kommt in drei Formen vor: *Po Xiao* (Sal Glauberis), *Mang Xiao* (Natrii Sulfas) und *Xuan Ming Fen* (Natrii Sulfas Exsiccatus).

- 樸硝/朴硝 *Pò Xiāo* (Sal Glauberis) ist die unverarbeitete Form von Natrium sulfuricum. Wegen Unreinheiten wird es in der Regel nur äußerlich für Schwellungen und Knoten verwendet.
- 芒硝 *Máng Xiāo* (Natrii Sulfas) , Natrium sulfuricum, wird sowohl innerlich als auch äußerlich angewendet. *Mang Xiao* erhält man, indem man *Po Xiao* in warmem Wasser auflöst und die Unreinheiten herausfiltert.
- 玄明粉 *Xuán Míng Fěn* (Natrii Sulfas Exsiccatus) , auch unter dem Namen 元明粉 *Yuán Míng Fěn* bekannt, ist die reinste Form und wird am besten als Pulver oral eingenommen oder bei Geschwüren im Mund und bei Augenproblemen äußerlich angewendet. *Xuan Ming Fen* ist im Vergleich zu *Mang Xiao* weniger laxativ und schwächer beim Beseitigen von Hitze.

Kommentar der Autoren

Da Huang (Rhei Radix et Rhizoma) und *Mang Xiao* werden bei Verstopfung vom Fülle-Typ aufgrund von Hitze gewöhnlich zusammen verschrieben. Nach den Vorstellungen der Traditionellen Chinesischen Medizin wirken sie synergistisch, weil *Da Huang* mit seiner stark ableitenden Wirkung Stagnation austreibt und *Mang Xiao* den Stuhl weich macht und die Entleerung erleichtert. Aus pharmakologischer Perspektive wirken sie synergistisch, weil *Da Huang* die Peristaltik des Darms verstärkt und *Mang Xiao* den Flüssigkeitsgehalt des Darms erhöht und dadurch eine Entleerung bewirkt. Diese beiden Substanzen sind demnach das stärkste Arzneipaar für die Behandlung von Verstopfung.

Mang Xiao ist ein osmotischer Wirkstoff mit einer ausgeprägten abführenden Wirkung. Da es keine systemische Absorption benötigt um zu wirken, setzt die abführende Wirkung sofort ein. Aus diesem Grund wird *Mang Xiao* manchmal als die Substanz der Wahl verwendet, um nach der Einnahme von gifthaltigen oder toxischen Substanzen die Entleerung des Darminhalts herbeizuführen.

Referenzen

1. *Xian Dai Zhong Yao Yao Li Xue* (Contemporary Pharmacology of Chinese Herbs), 1997; 379
2. *Chang Yong Zhong Yao Xian Dai Yan Jiu Yu Lin Chuang* (Recent Study & Clinical Application of Common Traditional Chinese Medicine), 1995; 190:192
3. *Zhong Hua Fu Chan Ke Za Zhi* (Chinese Journal of OB/GYN), 1957; 5:401
4. *Hu Bei Zhong Yi Xue Yuan Xue Bao* (Journal of Hubei University of Medicine), 1983; 1:21

Huŏ Má Rén

Cannabis Fructus

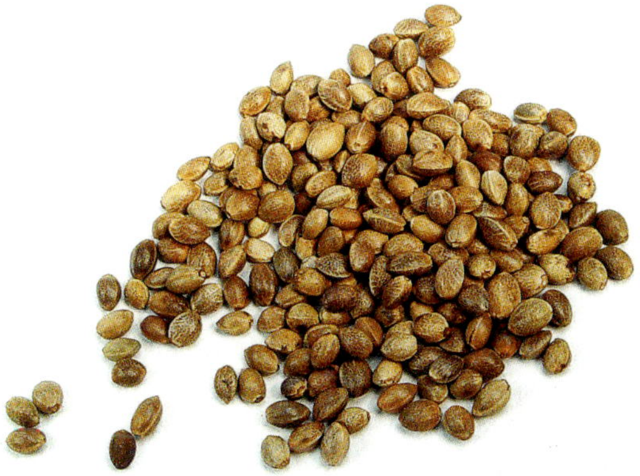

火麻仁

Pinyin-Name *Huŏ Má Rén*
Wörtliche Übersetzung „Feuer-Hanf-Samen"
Andere chinesische Namen *Da Ma Ren, Da Ma Zi, Ma Zi Ren*
Originalquelle *Shen Nong Ben Cao Jing* (Die Materia Medica des göttlichen Landmannes), vermutlich Östliche Han-Dynastie
Deutscher Name Leinsamen, Hanfsamen, Cannabis-Samen, Marihuanasamen
Botanischer Name *Cannabis sativa* L. (*Da Ma*)
Pharmazeutischer Name Cannabis Fructus
Eigenschaften Süß, neutral
Leitbahnen Milz, Magen, Dickdarm

Chinesische therapeutische Wirkungen

Befeuchtet den Darm

Stuhlverstopfung: *Huo Ma Ren* (Cannabis Fructus), das viel Öl enthält, befeuchtet den Darm und beseitigt Verstopfung. Am besten eignet es sich für die Behandlung von Verstopfung bei Frauen nach der Entbindung und bei geriatrischen Patienten. Die Verstopfung ist gekennzeichnet durch trockene Stühle, allgemeine Schwäche und einen Mangel an Körperflüssigkeiten.

- Stuhlverstopfung aufgrund eines Mangels an Körperflüssigkeiten: *Huo Ma Ren* mit *Yu Li Ren* (Pruni Semen), *Gua Lou Zi* (Trichosanthis Semen) und *Ku Xing Ren* (Armeniacae Semen) verwenden.
- Stuhlverstopfung mit Blut-Mangel: in Kombination mit *Dang Gui* (Angelicae Sinensis Radix) und *Shu Di Huang* (Rehmanniae Radix Praeparata).
- Stuhlverstopfung mit *Yin*-Mangel: *Mai Dong* (Ophiopogonis Radix) und *Di Huang* (Rehmanniae Radix) hinzufügen.
- Verstopfung mit *Qi*-Mangel: *Huo Ma Ren* mit *Huang Qi* (Astragali Radix) und *Dang Shen* (Codonopsis Radix) kombinieren.
- Ständige Stuhlverstopfung: in Kombination mit *Tao Ren* (Persicae Semen) und *Dang Gui* (Angelicae Sinensis Radix). **Beispiel-Rezeptur**: *Run Chang Wan* (Befeuchte den Darm Pille).
- Massive Verstopfung aufgrund eines allgemeinen Mangel-Zustands: mit *Da Huang* (Rhei Radix et Rhizoma), *Hou Po* (Magnoliae Officinalis Cortex) und *Zhi Shi* (Aurantii Fructus Immaturus) verwenden. **Beispiel-Rezeptur**: *Ma Zi Ren Wan* (Cannabis Semen Pille).

Befeuchtet Trockenheit, hilft dem Haar

Huo Ma Ren hat eine befeuchtende Wirkung, die das Haarwachstum fördert und bei trockenem Haar hilft.

- Haarausfall mit Blut-Mangel: Das ätherische Öl von *Huo Ma Ren* auf der Kopfhaut anwenden, *He Shou Wu* (Polygoni Multiflori Radix) oral einnehmen.
- Haarausfall oder trockenes Haar: *Huo Ma Ren* als Spülung oder Shampoo verwenden.
- Kopfhautgeschwüre: *Huo-Ma-Ren*-Pulver mit Wasser und Honig mischen und äußerlich anwenden.

Dosierung

10–15 g *Huo-Ma-Ren*-Samen sollten vor dem Kochen zerrieben werden. Trocken-Braten der Arzneidroge minimiert die Toxizität und maximiert die Extraktion aktiver Bestandteile. *Huo Ma Ren* wird als Pulver oder ätherisches Öl auch äußerlich verwendet.

Sicherheitshinweise, Kontraindikationen

Der Gebrauch der nicht zubereiteten Arzneidroge sollte vermieden werden, da es leicht toxisch ist.

Überdosierung

Eine Überdosis *Huo Ma Ren* äußert sich in Symptomen und Anzeichen wie Übelkeit, Erbrechen, Diarrhö, tauben Extremitäten, Muskelkrämpfen, Reizbarkeit, Unruhe,

Konvulsionen, Krämpfen, Erweiterung der Pupillen, erhöhter Herzfrequenz, Benommenheit, Kopfschmerzen, Schwindel, Blässe, verschwommenem Sehen, Tremor, Dämmerzustand und Delirium. Diese Reaktionen treten gewöhnlich innerhalb von zwei Stunden nach der Einnahme auf.

Im Falle einer Überdosierung

Durch die Einnahme von Milch oder Eiweiß lässt sich die Arzneiresorption reduzieren. Sofern es nötig ist, kann man die Absorption durch eine Magenspülung mit Kaliumpermanganat im Verhältnis 1:5000 oder durch die Gabe von Aktivkohle verringern. Auch intravenöse Flüssigkeiten, ausgleichende Elektrolyte und andere symptomatische Behandlungen können helfen.[1]

Chemische Zusammensetzung

Cannabinol, Trigonellin, Isoleucin-Betain, Muscarin.[2, 3]

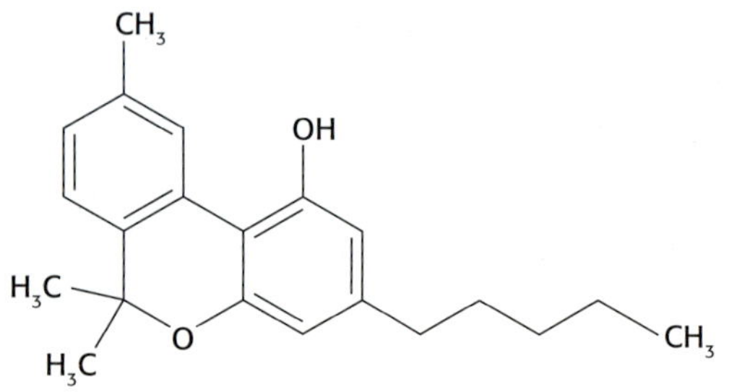

Abb. 3.3 Cannabinol

Pharmakologische Wirkungen

- **Laxativ**: *Huo Ma Ren* regt den Darm an, erhöht die Peristaltik und fördert die Stuhlentleerung.[4]
- **Antihypertensiv**: Der alkoholische Extrakt aus *Huo Ma Ren* besitzt eine leichte Tendenz, bei Katzen und Kaninchen den Blutdruck zu senken.[5]
- **Antihyperlipidämisch**: Die kontinuierliche Gabe von *Huo Ma Ren* über vier Wochen hat die Plasma-Cholesterinspiegel bei Ratten im Vergleich zur Plazebo-Gruppe signifikant reduziert.[6]

Kommentar der Autoren

Cannabis unterliegt in vielen Ländern einer starken Reglementierung. Die frischen Samen gehören generell zu den Stoffen, die kontrolliert werden, da sie angepflanzt und verbreitet werden können. Nach der Verarbeitung können die Samen nicht mehr keimen und gelten dann deshalb nicht mehr als reglementierter Stoff. Deshalb verlangen die meisten Länder, dass die Samen vor dem Import vollständig verarbeitet werden.

Huo Ma Ren und *Yu Li Ren* (Pruni Semen) helfen beide bei Verstopfung. *Huo Ma Ren* erzeugt Flüssigkeiten, befeuchtet den Darm und beseitigt dadurch Verstopfung. *Yu Li Ren* beseitigt Verstopfung, indem es das Dickdarm-*Qi* reguliert.

Huo *Ma Ren* (Cannabis Fructus) und **Hu** *Ma Ren* (Sesami Semen Nigrum) haben ähnliche *Pinyin*-Namen, aber ganz verschiedene Funktionsweisen: **Huo** *Ma Ren* erzeugt Körperflüssigkeiten und hilft bei Verstopfung. **Hu** *Ma Ren* tonisiert Leber und Nieren und nährt Blut und *Jing* (die Essenz), befeuchtet also Trockenheit. (Hinweis: *Hu Ma Ren* ist ein anderer Name für *Hei Zhi Ma*.)

Referenzen

1. *Zhong Yao Bu Liang Fan Ying Yu Zhi Liao* (Adverse Reactions and Treatment of Chinese Herbal Medicine), 1996; 125:126
2. *Xian Dai Zhong Yao Yao Li Xue* (Contemporary Pharmacology of Chinese Herbs), 1997; 383
3. *The Merck Index* 12th edition, Chapman and Hall/CRCnetBASE/Merck, 2000
4. *Zhong Yao Xue* (Chinese Herbology), 1998; 265:266
5. *Zhong Cao Yao Xue* (Study of Chinese Herbal Medicine), 1976; 110
6. *Guang Xi Yi Xue Yuan Xue Bao* (Journal of Guangxi University of Medicine), 1984; 1(4):20

Yù Lǐ Rén
Pruni Semen

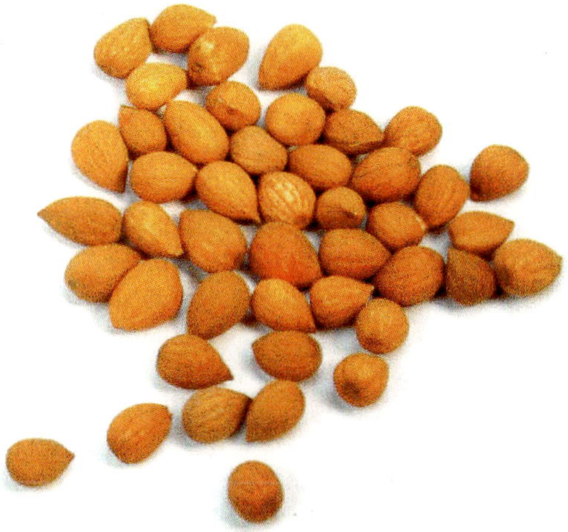

郁李仁

Pinyin-Name *Yù Lǐ Rén*
Wörtliche Übersetzung „Eingeklemmter Pflaumenkern"
Originalquelle *Shen Nong Ben Cao Jing* (Die Materia Medica des göttlichen Landmannes), vermutlich Östliche Han-Dynastie
Deutscher Name Japanische Mandelkirschensamen
Botanischer Name *Prunus humilis* Bge. (*Ou Li*); *Prunus japonica* Thunb. (*Yu Li*); *Prunus tomentosa* Thunb. (*Mao Ying Tao*)
Pharmazeutischer Name Pruni Semen
Eigenschaften Scharf, bitter, süß, neutral
Leitbahnen Milz, Dickdarm, Dünndarm

Chinesische therapeutische Wirkungen

Befeuchtet den Darm und beseitigt Verstopfung

Yu Li Ren (Pruni Semen), das reich an Öl ist, befeuchtet den Darm und beseitigt Stuhlverstopfung. Am wirksamsten ist es bei Verstopfung, die durch trockene Stühle, allgemeine Trockenheit und Schwäche oder einen Mangel an Körperflüssigkeiten bzw. Blut gekennzeichnet ist.

- Stuhlverstopfung: Kombination von *Yu Li Ren, Huo Ma Ren* (Cannabis Fructus), *Bai Zi Ren* (Platycladi Semen) und *Ku Xing Ren* (Armeniacae Semen).
- Stuhlverstopfung mit Blut-Mangel: mit *Di Huang* (Rehmanniae Radix), *Dang Gui* (Angelicae Sinensis Radix) und *He Shou Wu* (Polygoni Multiflori Radix) kombinieren.

Reguliert das Wasser und lässt Schwellungen zurückgehen

Yu Li Ren reguliert die Wasserzirkulation und hilft bei Völlegefühl im Abdomen im Zusammenhang mit Ödemen.

- Völlegefühl im Abdomen mit Ödemen: *Sang Bai Pi* (Mori Cortex), *Chi Xiao Dou* (Phaseoli Semen) und *Chen Pi* (Citri Reticulatae Pericarpium) hinzufügen.

Yu Li Ren reguliert das *Qi* und wird gegen Husten und Dyspnoe eingesetzt.

Dosierung

510 g im Dekokt. *Yu-Li-Ren*-Samen sollten vor dem Abkochen zerrieben werden.

Chemische Zusammensetzung

Amygadin, Saponin (0,96%), Lipide (58,3-74,2%), organische Säure.[1]

Pharmakologische Wirkungen

Laxativ: *Yu-Li-Ren*-Dekokt erhöht bei Mäusen die Peristaltik und regt die Stuhlentleerung an.[2]

Kommentar der Autoren
Yu Li Ren und *Bai Zi Ren* (Platycladi Semen) wirken beide gegen Stuhlverstopfung. *Yu Li Ren* ist besser bei trockenen Stühlen, die durch eine allgemeine Trockenheit verursacht werden, wohingegen *Bai Zi Ren* bei Verstopfung aufgrund von Blut-Mangel und Darmtrockenheit besser ist.

Referenzen
1. *Chang Yong Zhong Yao Cheng Fen Yu Yao Li Shou Ce* (A Handbook of the Composition and Pharmacology of Common Chinese Drugs), 1994; 1215
2. *Zhong Yao Tong Bao* (Journal of Chinese Herbology), 1988; 13(8):43

Dà Jǐ

Knoxiae Radix seu Euphorbiae Pekinensis Radix

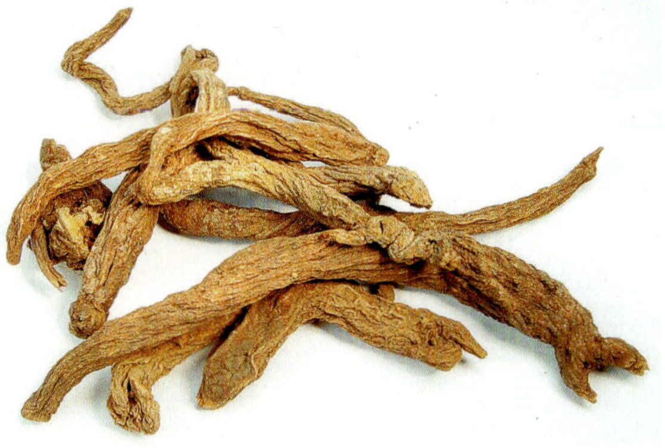

大戟

Pinyin-Name *Dà Jǐ*
Wörtliche Übersetzung „Große Lanze aus der Hauptstadt"
Andere chinesische Namen *Xia Ma Xian, Long Hu Cao, Jiu Tou Shi Zi Cao, Gu Zhang Cao, Tian Ping Yi Zhi Xiang*
Originalquelle *Shen Nong Ben Cao Jing* (Die Materia Medica des göttlichen Landmannes), vermutlich Östliche Han-Dynastie
Deutscher Name Euphorbia-Wurzel (Wolfsmilchgewächs)
Botanischer Name *Euphorbia pekinensis* Rupr. (*Jing Da Ji*); *Knoxia valerianoides* Thorel et. Pitard. (*Hong Da Ji*)
Pharmazeutischer Name Knoxiae Radix seu Euphorbiae Pekinensis Radix
Eigenschaften Bitter, scharf, kalt
Leitbahnen Milz, Nieren, Dickdarm
Sicherheitshinweis Extrem toxisch

Chinesische therapeutische Wirkungen

Leitet nach unten aus und eliminiert Wasser-Akkumulation

Ödeme, Aszites und Wasser-Akkumulation in der Brusthöhle: *Da Ji* (Knoxiae Radix seu Euphorbiae Pekinensis Radix) leitet Wasser-Akkumulation wirkungsvoll aus. Es hilft bei Aszites, der durch Wasser-Ansammlung im Bauch- und Brustbereich sowie Ödeme im Gesicht und an den Extremitäten gekennzeichnet ist.

- Aszites: *Da Ji* mit *Da Zao* (Jujubae Fructus) kochen und das *Da Zao* essen.
- Leberzirrhose mit Aszites: *Da Ji* allein als Dekokt oder Pulver verwenden.

Lässt Schwellungen zurückgehen und löst Knoten auf

Da Ji, das innerlich oder äußerlich angewendet werden kann, lässt Schwellungen zurückgehen und löst Knoten auf. Die klinischen Anwendungsgebiete sind wunde Stellen, Abszesse, Verletzungen und Skrofulose.

Dosierung

1,5–3,0 g im Dekokt, 0,5–1,0 g als Pulver. *Da Ji* sollte mit Essig zubereitet werden, um die Toxizität zu verringern.

Sicherheitshinweise, Kontraindikationen

- *Da Ji* wird in klassischen Texten als inkompatibel mit *Gan Cao* (Glycyrrhizae Radix et Rhizoma) beschrieben.
- *Da Ji* wirkt stark ausleitend und darf nur vorsichtig und nur notfalls angewendet werden.
- *Da Ji* ist kontraindiziert bei Schwangeren oder schwachen Patienten mit *Qi*-, Blut-, *Yin*- oder *Yang*-Mangel, die zu starken Blutungen neigen, mit Geschwüren zu tun haben, im oberen Magen-Darm-Trakt bluten, kardiovaskuläre Probleme oder eine gestörte Nierenfunktion haben.
- Bei der Behandlung von Aszites sollte *Da Ji* mit Arzneien abgewechselt werden, die die Milz tonisieren, um einen übermäßigen *Qi*-Verlust zu verhindern.

Überdosierung

Zu einer Überdosierung mit *Da Ji* kann es durch direkten Kontakt oder infolge einer systemischen Resorption kommen. Dermatitis kann durch direkten Hautkontakt, Konjunktivitis durch direkten Augenkontakt verursacht werden. Systemische Reaktionen nach einer oralen Einnahme sind Rötung und Schwellung in Mund und Hals, Übelkeit, Erbrechen, Kopfschmerzen, Bauchschmerzen, Diarrhö, Absinken des Blutdrucks, Dehydratation und ein Elektrolytungleichgewicht. Eine Überdosis oder eine längere Anwendung von *Da Ji* kann Blutungen und einen Dämmerzustand auslösen. In schweren Fällen kann es zu Bluterbrechen, Blutstuhl, Weitung der Pupillen, heftigen

Muskelspasmen und -krämpfen und Atemdepression kommen. Eine Reizung des gesamten Magen-Darm-Trakts ist die häufigste Nebenwirkung.

Im Falle einer Überdosierung

Da Ji verursacht manchmal Übelkeit und Erbrechen, die durch ein *Sheng-Jiang-*(Zingiberis Rhizoma Recens-) oder *Da-Zao-*(Jujubae Fructus-)Dekokt gelindert werden können.
Mit drei verschiedenen Arzneibehandlungen lässt sich eine *Da-Ji-*Überdosierung erfolgreich behandeln:

- Die erste Rezeptur enthält 30 g *Che Qian Zi* (Plantaginis Semen) und 30 g *Bai Mao Gen* (Imperatae Rhizoma), die man in so viel Wasser kocht, dass man 300 ml Dekokt erhält.
- Die zweite Rezeptur besteht aus 120 g *Lu Gen* (Phragmitis Rhizoma), 30 g *Bai Mao Gen* (Imperatae Rhizoma) und 15 g *Jin Yin Hua* (Lonicerae Flos), die in so viel Wasser gekocht werden, dass man 200 ml Dekokt erhält.
- Die dritte Rezeptur enthält 30 g *Shi Chang Pu* (Acori Tatarinowii Rhizoma) und 15 g *Hei Dou* (Sojae Semen), die in so viel Wasser gekocht werden, dass man 200 ml Dekokt erhält.[1]

Chemische Zusammensetzung

Euphorbon, Alkaloide, Vitamin C, Euphorbia A, B, C.[2]

Pharmakologische Wirkungen

- **Abführend**: Sowohl der wässrige als auch der alkoholische Extrakt von *Da Ji* wirken stark ausleitend.[3]
- **Antibiotisch**: *Da Ji* wirkt hemmend auf *Staphylococcus aureus*, *Pseudomonas aeruginosa*, *Bacillus dysenteriae*, *Diplococcus pneumoniae* und betahämolysierende Streptokokken.[4]

Ergänzung

Es gibt zwei gänzlich verschiedene Arzneidrogen, die als purgatives „*Da Ji*" verwendet werden:

- 紅大戟/红大戟 *Hóng Dà Jǐ* (Knoxiae Radix) wird am häufigsten verwendet. Es lässt Schwellungen und Knoten stärker zurückgehen.
- 京大戟 *Jīng Dà Jǐ* (Euphorbiae Pekinensis Radix) leitet Wasser stärker aus.

Kommentar der Autoren

大戟 *Dà Jǐ* (Knoxiae Radix seu Euphorbiae Pekinensis Radix) und 大薊 *Dà Jì* (Cirsii Japonici Herba) haben den gleichen *Pinyin*-Namen, sind aber zwei völlig verschiedene Arzneidrogen mit vollkommen unterschiedlicher Wirkung. Um Irrtümer und Verwirrung zu vermeiden, muss man sowohl bei der schriftlichen als auch bei der mündlichen Kommunikation immer genau angeben, welches „*Da Ji*" verwendet werden soll.

- 大戟 *Dà Jǐ* (Knoxiae Radix seu Euphorbiae Pekinensis Radix) besitzt abführende Eigenschaften und hilft bei Fülle-Zuständen.
- 大薊 Dà Jì (Cirsii Japonici Herba) wirkt blutstillend.

Da Ji (Knoxiae Radix seu Euphorbiae Pekinensis Radix) wirkt ähnlich wie *Gan Sui* (Kansui Radix), ist aber stärker als *Gan Sui.*

Referenzen

1. *Zhong Yao Bu Liang Fan Ying Yu Zhi Liao* (Adverse Reactions and Treatment of Chinese Herbal Medicine), 1996; 135:137
2. *Chang Yong Zhong Yao Xian Dai Yan Jiu Yu Lin Chuang* (Recent Study & Clinical Application of Common Traditional Chinese Medicine), 1995; 200–201
3. *Zhong Yao Xue* (Chinese Herbology), 1998; 269:271
4. Ibid.

Gān Suì

Kansui Radix

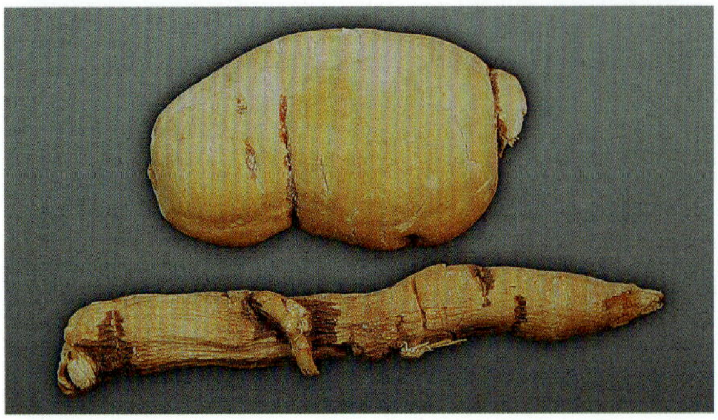

甘遂

Pinyin-Name *Gān Suì*
Wörtliche Übersetzung „Süßer Prozess"
Originalquelle *Shen Nong Ben Cao Jing* (Die Materia Medica des göttlichen Landmannes), vermutlich Östliche Han-Dynastie
Deutscher Name Wolfsmilchwurzel
Botanischer Name *Euphorbia kansui* T. N. Liou ex T. P. Wang. (*Gan Sui*)
Pharmazeutischer Name Kansui Radix
Eigenschaften Bitter, süß, kalt
Leitbahnen Lunge, Nieren, Dickdarm
Sicherheitshinweis Toxisch

Chinesische therapeutische Wirkungen

Leitet nach unten aus und eliminiert Wasser-Akkumulation

Gan Sui (Kansui Radix) leitet wirksam Wasser-Akkumulation aus. Es hilft bei Aszites, der durch Wasser-Ansammlung im Bauch und in der Brust sowie durch Ödeme in Gesicht und an den Extremitäten gekennzeichnet ist.

- Aszites: *Gan Sui* mit *Qian Niu Zi* (Pharbitidis Semen) verwenden.
- Wasserretention in der Brust und im Hypochondrium: Kombination mit *Da Ji* (Knoxiae Radix seu Euphorbiae Pekinensis Radix) und *Bai Jie Zi* (Sinapis Semen).
- Wasserretention mit Hitze in der Brust: *Da Huang* (Rhei Radix et Rhizoma) und *Mang Xiao* (Natrii Sulfas) hinzufügen.
- Darmverschluss mit Flüssigkeitsretention: *Gan Sui* mit *Da Huang* (Rhei Radix et Rhizoma), *Hou Po* (Magnoliae Officinalis Cortex) und *Tao Ren* (Persicae Semen) kombinieren.

Eliminiert Schleim

Gan Sui hilft bei Krämpfen und Epilepsie, die durch Schleim- und Hitze-Stagnation verursacht werden.

- Krämpfe und Epilepsie aufgrund von Schleim-Stagnation: Mit *Da Huang* (Rhei Radix et Rhizoma), *Zhe Shi* (Haematitum) und *Ban Xia* (Pinelliae Rhizoma) verwenden.

Dosierung

0,5–1,0 g in Pulver- oder Pillenform. Nicht-zubereitetes *Gan Sui* ist toxischer, in Essig gebratenes weniger toxisch. Da *Gan Sui* nicht sehr wasserlöslich ist, wirkt es in einem Dekokt gekocht weniger stark als in Pulver- oder Pillenform. Deshalb sollte das Pulver vor der Einnahme zum gefilterten Dekokt hinzugegeben werden.

Sicherheitshinweise, Kontraindikationen

- *Gan Sui* wird in klassischen Texten als inkompatibel mit *Gan Cao* (Glycyrrhizae Radix et Rhizoma) beschrieben.
- *Gan Sui* reizt den Magen-Darm-Trakt extrem. Patienten mit empfindlichem Magen sollten *Gan Sui* in Kapselform oder mit *Da-Zao*-(Jujubae Fructus-)Tee einnehmen.
- *Gan Sui* ist ein starkes Abführmittel. Es muss äußerst vorsichtig eingesetzt und darf nur im Notfall angewendet werden. Es sollte nicht über längere Zeit verordnet werden und die Dosierung sollte die empfohlene Menge nicht übersteigen.
- *Gan Sui* ist nur zur symptomatischen Erleichterung in akuten Fällen von Aszites und Verstopfung angebracht.
- Behandlungen mit *Gan Sui* sollten mit Arzneien abwechseln, die die Milz tonisieren, um einen zu hohen *Qi*-Verlust zu vermeiden.
- *Gan Sui* ist kontraindiziert bei Schwangeren oder schwachen Patienten mit *Qi*-, Blut-, *Yin*- oder *Yang*-Mangel, die zu starken Blutungen neigen, mit Geschwüren zu tun haben, im oberen Magen-Darm-Trakt bluten, kardiovaskuläre Probleme oder eine gestörte Nierenfunktion haben. Bei diesen Patienten verzehrt *Gan Sui* das *Qi* und verursacht Komplikationen.

Überdosierung

Eine Überdosis *Gan Sui* manifestiert sich als Übelkeit, Erbrechen, Schmerzen im Unterleib, Diarrhö mit Schleim und Blut, Kopfschmerzen, Schwindel, Herzklopfen, Absinken des Blutdrucks, Delirium, Absinken der Körpertemperatur, Dehydratation, Bewusstlosigkeit, geweitete Pupillen und Konvulsionen. Nebenwirkungen treten gewöhnlich innerhalb von 30 Minuten bis zu zwei Stunden nach der Einnahme auf. Zu einer Überdosierung kann es bei Gaben zwischen 9 und 15 g kommen.[1]

Im Falle einer Überdosierung

- Ununterbrochene Entgiftung: Ein Dekokt aus 30 g *Lu Dou* (Phaseoli Radiati Semen), 9 g *Huang Bo* (Phellodendri Cortex) und 6 g *Huang Lian* (Coptidis Rhizoma) verabreichen.
- Übelkeit und Erbrechen: Ein Arzneidrogendekokt aus *Sheng Jiang* (Zingiberis Rhizoma Recens) oder *Da Zao* (Jujubae Fructus) verabreichen.
- Ständige Diarrhö: Ein Arzneidrogendekokt aus 9 g *Ren Shen* (Ginseng Radix et Rhizoma) und 6 g *Huang Lian* (Coptidis Rhizoma) verwenden.

Chemische Zusammensetzung

Euphorbon, Euphorbol, Kanzuiol, Euphol, Ingenol, 13-Oxyingenol, Kansuinin A, B.[2]

Pharmakologische Wirkungen

- **Abführend**: *Gan Sui* regt den Darm an, fördert die Peristaltik und beseitigt Verstopfung. Frisches *Gan Sui* wirkt stark abführend und toxisch. Die Zubereitung mit Essig verringert sowohl die kathartische als auch die toxische Wirkung.[3]
- **Abtreibend**: Die intramuskuläre Injektion eines alkoholischen Extrakts von *Gan Sui* führt bei Mäusen zu Aborten.[4]

Klinische und wissenschaftliche Studien

- **Darmverschluss**: Bei einer klinischen Studie wurden 50 Patienten mit Darmverschluss (in 24 Fällen aufgrund von Schlauchwürmern) zwei bis vier Stunden lang wiederholt mit 0,3 g pulverisiertem *Gan Sui* behandelt. Von den 50 Fällen erholten sich 44 vollkommen.[5]
- **Schwangerschaftsabbruch**: In China zeigte eine groß angelegte Studie die Wirksamkeit einer niedrigen Dosis *Gan Sui* zur Einleitung eines Aborts bei Frauen, die ihre Schwangerschaft abbrechen wollten. Mehr als 6000 Frauen bekamen intraamniotische Injektionen einer 50-prozentigen *Gan-Sui*-Lösung. Die niedrige Dosierung (0,4–1,0 ml) wirkte in 99,31 bis 100% dieser Fälle innerhalb von 26 bis 28 Stunden.[6]

Toxikologie

Die LD_{50} des alkoholischen Extrakts aus *Gan Sui* beträgt bei Mäusen bei intraperitonealer Injektion 346,1 mg/kg.[7]

Kommentar der Autoren

Im Vergleich zu *Da Ji* (Knoxiae Radix seu Euphorbiae Pekinensis Radix) besitzt *Gan Sui* eine ähnliche, aber stärkere ausleitende Wirkung.

Referenzen

1. *Zhong Yao Bu Liang Fan Ying Yu Zhi Liao* (Adverse Reactions and Treatmentof Chinese Herbal Medicine), 1996; 231:232
2. *Xian Dai Zhong Yao Yao Li Xue* (Contemporary Pharmacology of Chinese Herbs), 1997; 388
3. *Zhong Yao Xue* (Chinese Herbology), 1998; 1976; 3:40
4. Ibid.
5. *Xin Zhong Yi* (New Chinese Medicine), 1976; 3:40
6. *Yi Xue Yan Jiu Tong Xun* (Report of Medical Studies), 1985; 4:114
7. *Chang Yong Zhong Yao Xian Dai Yan Jiu Yu Lin Chuang* (Recent Study & Clinical Application of Common Traditional Chinese Medicine), 1995; 198:200

Qiān Niú Zǐ

Pharbitidis Semen

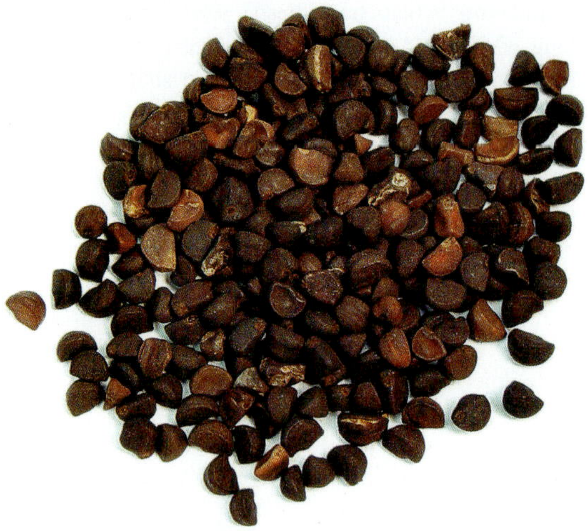

牽牛子 牵牛子

Pinyin-Name *Qiān Niú Zǐ*
Wörtliche Übersetzung „Kuhherde-Samen"
Andere chinesische Namen *Hei Bai Niu, Er Niu, La Ba Hua Zi*
Originalquelle *Ming Yi Za Zhu* (Verschiedene Berichte berühmter Ärzte) aus dem Jahr 500 von Tao Hong-Jing
Deutscher Name Trichterwindensamen
Botanischer Name *Pharbitis nil* (L.) Choisy. (*Lie Ye Qian Niu*); *Pharbitis purpurea* (L.) Voigt (*Yuan Ye Qian Niu*)
Pharmazeutischer Name Pharbitidis Semen
Eigenschaften Bitter, scharf, kalt
Leitbahnen Lunge, Nieren, Dickdarm
Sicherheitshinweis Toxisch

Chinesische therapeutische Wirkungen

Leitet nach unten aus und fördert die Diurese

Qian Niu Zi (Pharbitidis Semen) leitet Ansammlungen ab und eliminiert sie durch Stuhlentleerung und Wasserlassen. Zu den klinischen Anwendungsgebieten gehören Aszites und Ödeme. Diese Arznei sollte nur bei Fülle-Zuständen und bei Patienten verwendet werden, die keinen *Qi*-, Blut- oder *Yin*-Mangel haben.

- Leichte Ödeme: pulverisiertes *Qian Niu Zi* als Einzelarznei.
- Aszites und Ödeme mit *Qi*-Stagnation: in Kombination mit *Mu Xiang* (Aucklandiae Radix) und *Hou Po* (Magnoliae Officinalis Cortex).
- Ödeme bei Kindern: Kombinieren mit *Qing Pi* (Citri Reticulatae Viride Pericarpium) oder *Mu Xiang* (Aucklandiae Radix).
- Nephritis mit Ödemen oder Leberzirrhose mit Aszites: Aus *Qian Niu Zi* zusammen mit *Sheng Jiang* (Zingiberis Rhizoma Recens), *Da Zao* (Jujubae Fructus) und braunem Zucker Pillen herstellen.

Lenkt das Lungen-Qi wieder zurück und eliminiert Schleim

Qian Niu Zi hilft bei akutem Husten und Keuchatmung, die durch Schleim-Stagnation in der Brust und anormales Aufsteigen des *Qi* verursacht werden. Klinische Erscheinungsformen dieses Syndroms sind Keuchatmung, Dyspnoe, Fülle in der Brust, mühsames Atmen, Nasenflügeln und ein durch Auswurf verursachtes würgendes Geräusch im Hals.

- Husten und Keuchatmung: mit *Da Huang* (Rhei Radix et Rhizoma) und *Bing Lang* (Arecae Semen) verwenden.

Verringert Stagnation und beseitigt Verstopfung

Qian Niu Zi hilft aufgrund seiner abführenden Wirkung bei Verstopfung. Eine kleine Dosis hilft bei Verstopfung oder Nahrungsmittel-Stagnation, wohingegen eine große Dosis zu wässrigem Durchfall führt.

- Verstopfung: mit *Tao Ren* (Persicae Semen) verwenden.
- Massive Verstopfung: *Da Huang* (Rhei Radix et Rhizoma) hinzufügen.

Tötet Parasiten ab

Qian Niu Zi tötet Darmparasiten ab. Es ist besonders wirksam bei Schlauch- und Bandwümern. Da diese Arznei sowohl antiparasitär als auch abführend wirkt, tötet es Darmparasiten ab und treibt sie aus. Es sind keine weiteren abführenden Arzneien nötig, um die Parasiten auszutreiben.

- Befall mit Darmparasiten: Kombinieren mit *Bing Lang* (Arecae Semen) und anderen antiparasitären Arzneidrogen.

Dosierung

3–10 g im Dekokt, 1,5–3,0 g als Pulver. Frisches *Qian Niu Zi* besitzt eine stärkere Wirkung, hat aber auch mehr Nebenwirkungen. Die trocken-gebratene Arzneidroge ist milder und hat weniger Nebenwirkungen. Trocken-gebratenes *Qian Niu Zi* ist vorzuziehen, da es weniger Nebenwirkungen hat, moderat abführt und seine aktiven Komponenten vollständig extrahiert werden, wenn es als Dekokt gekocht wird.

Sicherheitshinweise, Kontraindikationen

- *Qian Niu Zi* ist kontraindiziert während der Schwangerschaft oder bei Magen-*Qi*-Mangel.
- In einigen klassischen Texten wird es als inkompatibel mit *Ba Dou* (Crotonis Semen) beschrieben.

Überdosierung

Schnell eintretende Reaktionen auf eine Überdosis von *Qian Niu Zi* (Pharbitidis Semen) sind Schwindel, Kopfschmerzen, schweres Erbrechen, Bauchschmerzen und Diarrhö, grüne wässrige Stühle mit Schleim, erhöhte Herzfrequenz (bis zu 120 Schlägen pro Minute), Sprachstörungen, Fieber, Blut im Urin und ein tiefer, fadenförmiger Puls. Späte oder schwere Reaktionen sind Fieber, Bewusstlosigkeit, kalte Extremitäten mit purpurrot gefärbten Lippen, Nägeln und Haut sowie Kurzatmigkeit.[1]

Überdosen von *Qian Niu Zi* können den Magen-Darm-Trakt, den Harntrakt und das Zentralnervensystem schädigen. Die Arznei kann den Magen-Darm-Trakt reizen und die Darmperistaltik erhöhen und dadurch Übelkeit, Erbrechen, Bauchschmerzen, Diarrhö sowie Blut und Schleim im Stuhl verursachen.

Eine Reizung des Harntrakts kann zu vermehrtem Wasserlassen und Hämaturie führen. In schweren Fällen kann die Überdosis das Zentralnervensystem beeinträchtigen und Sprachstörungen und Bewusstlosigkeit hervorrufen. Nebenwirkungen treten gewöhnlich bei einer Dosis von 15–45 g *Qian Niu Zi* auf. Bei einer massiven Überdosierung von 195 g wurde von einem Todesfall berichtet.[2]

Im Falle einer Überdosierung

Bei einer Überdosis von *Qian Niu Zi* kommt es bei den meisten Patienten zu starkem Erbrechen. Deshalb ist die emetische Methode oft ineffektiv und unnötig. Stattdessen sollte man sich bei der Behandlung darauf konzentrieren, dass so wenig Wirkstoff wie möglich absorbiert wird. Dies kann man erreichen mit der Gabe von 12 g *Wu Bei Zi* (Galla Chinensis) in Pulverform, 6 Eiweiß und 60 g Honig, das alles mit warmem Wasser vermischt wird. Statt Wasser kann man auch ein Dekokt mit 120 g *Lu Dou* (Phaseoli Radiati Semen) geben, um den Körper zu rehydrieren und das Toxin zu eliminieren.

Eine Rezeptur, die bei Überdosierung erfolgreich verwendet wurde, enthielt *Huang Qi* (Astragali Radix) 30 g, *Xian He Cao* (Agrimoniae Herba) 30 g, *Dang Shen* (Codonopsis Radix) 15 g, *Bai Zhu* (Atractylodis Macrocephalae Rhizoma) 9 g, *Fu Ling* (Poria) 9 g, *Zhi Zi* (Gardeniae Fructus) 9 g und *Huang Lian* (Coptidis Rhizoma) 6 g.

Kommt es als Nebenwirkung zu unentwegter Diarrhö, die große Schwäche und Müdigkeit verursacht, sollte ein Dekokt aus *Chi Shi Zhi* (Halloysitum Rubrum) 30 g, *Gan Cao* (Glycyrrhizae Radix et Rhizoma) 15 g und *Geng Mi* (Oryzae Semen) 30 g gegeben werden.

Patienten mit Hämaturie werden zweimal täglich mit einem Dekokt aus *San Qi* (Notoginseng Radix et Rhizoma) 6 g, *Gan Cao* (Glycyrrhizae Radix et Rhizoma) 15 g, *Di Huang* (Rehmanniae Radix) 30 g und *Xi Jiao* (Rhinocerotis Cornu) 9 g behandelt, das in Zimmertemperatur serviert wird. (Hinweis: Statt *Xi Jiao*, einem geschützten Tier, sollte *Shui Niu Jiao* (Bubali Cornu) verwendet werden.)

Nebenwirkungen, bei denen es zu einer Bewusstseinsveränderung und Sprachstörungen kommt, sollten mit Arzneien behandelt werden, die die Sinnestore öffnen, wie *Fang Feng* (Saposhnikoviae Radix) 15 g, *Bai Fu Zi* (Typhonii Rhizoma) 15 g, *Dan Nan Xing* (Arisaema cum Bile) 15 g, *Gan Cao* (Glycyrrhizae Radix et Rhizoma) 10 g, *Yuan Zhi* (Polygalae Radix) 6 g, *Zhu Li* (Bambusae Succus) 3 Löffel Saft *Sheng Jiang* (Zingiberis Rhizoma Recens) 3 Löffel Saft und *Niu Huang* (Bovis Calculus) 0,3 g.[3]

Chemische Zusammensetzung

Pharbitin 2%, Pharbitinsäure C, D; Lysergol, Chanoclavin, Penniclavin, Isopenniclavin, Elymoclavin, Gibberellin, Gibberellinglucosid.[4]

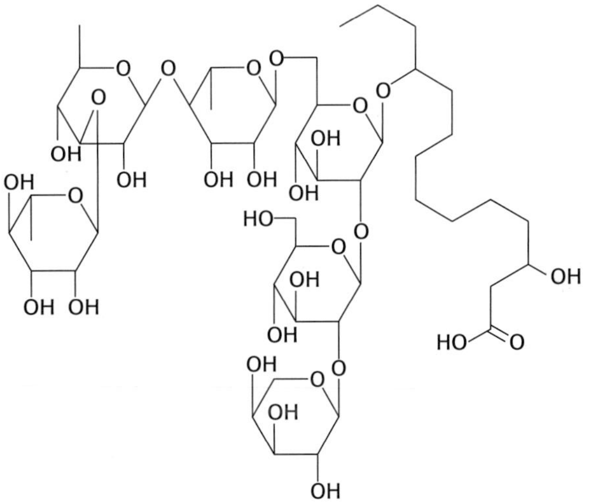

Abb.3.4 Pharbitinsäure D

Pharmakologische Wirkungen

- **Abführend**: *Qian Niu Zi* stimuliert die Peristaltik und regt die Stuhlentleerung an. Es muss bei niedriger Temperatur oder durch Einweichen in Alkohol zubereitet werden. Wenn es bei hoher Temperatur gekocht wird, ist es unwirksam.[5]
- **Antiparasitär**: Bei In-vitro-Studien wirkte *Qian Niu Zi* gegen Schlauchwürmer, die von Schweinen übertragen worden waren.[6]

Klinische und wissenschaftliche Studien

Epilepsie: In einer klinischen Studie wurden 115 Epilepsie-Patienten drei Monate lang mit Zubereitungen aus *Qian Niu Zi* behandelt. Die Erfolgsquote lag bei 56,7%.[7]

Kommentar der Autoren
Traditionell wurde *Qian Niu Zi* in weiße und schwarze Samen unterteilt. Man meinte, die weißen Samen würden das Lungen-*Qi* besser absenken und Schleim besser beseitigen, wohingegen die schwarzen Samen Wasser stärker austreiben würden. Neue Untersuchungen haben jedoch gezeigt, dass es zwischen beiden keinen Unterschied in der Wirkung gibt. Deshalb werden sie nicht länger als unterschiedliche Arzneidrogen klassifiziert.

Referenzen

1. *Zhong Yao Du Li Xue* (Toxicology of Chinese Herbs), 123–124, 1989
2. *Zhong Yao Bu Liang Fan Ying Yu Zhi Liao* (Adverse Reactions and Treatment of Chinese Herbal Medicine), 1996; 163:164
3. *Zhong Yao Du Li Xue* (Toxicology of Chinese Herbs), 123–124, 1989
4. *Xian Dai Zhong Yao Yao Li Xue* (Contemporary Pharmacology of Chinese Herbs), 1997; 384
5. *Zhong Yao Zhi* (Chinese Herbology Journal), 1984; 523
6. Ibid.
7. *Zhong Hua Nei Ke Za Zhi* (Chinese Journal of Internal Medicine), 1977; 6:323

Shāng Lù

Phytolaccae Radix

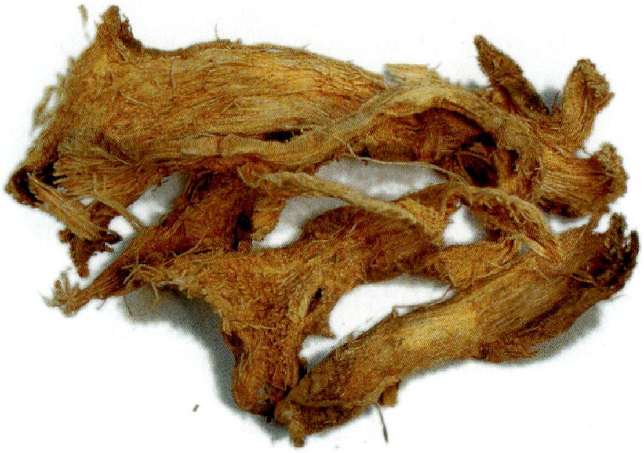

商陸 商陆

Pinyin-Name *Shāng Lù*
Wörtliche Übersetzung „Handelskontinent"
Andere chinesische Namen *Bai Mu Ji, Shan Luo Bo, Ye Luo Bo*
Originalquelle *Shen Nong Ben Cao Jing* (Die Materia Medica des göttlichen Landmannes), vermutlich Östliche Han-Dynastie
Deutscher Name Phytolacca-Wurzel, asiatische Kermesbeerenwurzel
Botanischer Name *Phytolacca acinosa* Roxb. (*Shang Lu*)
Pharmazeutischer Name Phytolaccae Radix
Eigenschaften Bitter, kalt
Leitbahnen Lunge, Nieren, Dickdarm
Sicherheitshinweis Toxisch

Chinesische therapeutische Wirkungen

Eliminiert Wasser-Akkumulation

Aszites, Ödeme: *Shang Lu* (Phytolaccae Radix) kann bei der Behandlung von Aszites und Ödemen wirksam Wasser-Akkumulationen eliminieren.

- Aszites und Ödeme: *Shang Lu* mit *Ze Xie* (Alismatis Rhizoma), *Chi Xiao Dou* (Phaseoli Semen), *Da Fu Pi* (Arecae Pericarpium) und *Bing Lang* (Arecae Semen) verwenden.

Lässt Schwellungen zurückgehen und löst Stagnation auf

Shang Lu wird zerrieben und äußerlich angewendet, um Schwellungen und Knoten zu behandeln.

Dosierung

5–10 g im Dekokt. Die Zubereitung mit Essig verringert die Toxizität von *Shang Lu*.

Sicherheitshinweise, Kontraindikationen

- *Shang Lu* ist wegen seiner Toxizität während der Schwangerschaft kontraindiziert.
- *Gan Cao* (Glycyrrhizae Radix et Rhizoma) und *Lu Dou* (Phaseoli Radiati Semen) werden im Allgemeinen mit *Shang Lu* verordnet, um dessen Toxizität zu minimieren.

Überdosierung

Charakteristisch für eine Überdosierung mit *Shang Lu* sind Übelkeit, Erbrechen, Diarrhö, Kopfschmerzen, Lallen, Reizbarkeit oder Muskelzucken. In schweren Fällen kann es zu plötzlichem Blutdruckabfall, Bewusstlosigkeit, Pupillenerweiterung und Herzversagen kommen.

Im Falle einer Überdosierung

In den ersten vier Stunden nach einer Überdosis von *Shang Lu* kann man mit emetischen Methoden behandeln und danach Eiweiß oder Reisbrei verabreichen. Ein erfolgreiches Arzneidrogendekokt enthält *Shi Chang Pu* (Acori Tatarinowii Rhizoma) 9 g, *Huang Bo* (Phellodendri Cortex) 9 g, *Chuan Lian Zi* (Toosendan Fructus) 9 g und *Yan Hu Suo* (Corydalis Rhizoma) 12 g.[1]
Nebenwirkungen wie Bauchschmerzen, Diarrhö und Fieber können mit einem Arzneidrogendekokt behandelt werden, das *Fang Feng* (Saposhnikoviae Radix) 15 g, *Gan Cao* (Glycyrrhizae Radix et Rhizoma) 15 g, *Rou Gui* (Cinnamomi Cortex) 3 g und *Lu Dou* (Phaseoli Radiati Semen) 60 g enthält.[2]

Chemische Zusammensetzung

Phytolaccagenin, Phytolaccosid A, B, D, E, F, D_2, Jaligonsäure.[3]

Pharmakologische Wirkungen

- **Diuretisch**: *Shang Lu* wirkt sich auf Lebewesen unterschiedlich aus. Bei Hunden in Narkose wirkt es sich nicht auf Harnausscheidung oder Blutdruck aus. Bei Fröschen und Kröten wirkt es signifikant diuretisch und gefäßerweiternd.[4]
- **Hustenstillend und schleimlösend**: Sowohl der wässrige als auch der alkoholische Auszug aus *Shang Lu* wirken hustenstillend und schleimlösend.[5]
- **Antibiotisch**: Sowohl der wässrige als auch der alkoholische Auszug aus *Shang Lu* hemmen *Bacillus dysenteriae, Diplococcus pneumoniae* und einige Dermatophyten.[6]

Klinische und wissenschaftliche Studien

- **Chronische Bronchitis**: Eine Studie zur Behandlung chronischer Bronchitis berichtet, dass der alkoholische Auszug aus *Shang Lu* ausgeprägt antitussiv, expektorierend und antiasthmatisch wirkt. Man stellte fest, dass *Shang Lu* besonders gut bei Patienten mit Nebennierenrindeninsuffizienz wirkte.[7]
- **Psoriasis**: In einer Untersuchung wurden 40 Patienten mit Psoriasis mit einer *Shang-Lu*-Zubereitung behandelt. Zwölf von ihnen wurden vollständig gesund, bei neun trat eine erhebliche Besserung ein, bei elf eine leichte Besserung und bei acht keine. *Shang Lu* wurde zwei Stunden lang in einem Dampfkochtopf gedämpft und dann gebacken, bis es trocken war. Die Patienten bekamen 10 bis 60 Tage lang dreimal täglich 3 g *Shang Lu*. 20 bis 30 Tage nach Behandlungsbeginn zeigten die meisten Patienten eine Besserung. Von gravierenden Nebenwirkungen wurde nichts bekannt. Zwei Patienten berichteten jedoch innerhalb von zwei Stunden nach der Einnahme von Nebenwirkungen, die denen von Atropin ähnelten, und wurden dagegen behandelt.[8]
- **Hyperplasie der Brustdrüsen**: In einer klinischen Studie wurden 253 Patienten mit Hyperplasie der Brustdrüsen mit einer Zubereitung aus *Shang Lu* behandelt. Von ihnen wurden 37,15% gesund; die Gesamterfolgsrate lag bei 94,86%. Die Patienten bekamen die Arznei dreimal täglich in Pillenform, beginnend mit Gaben von 3 g, die langsam auf 10 g erhöht wurden.[9]

Toxikologie

Die LD_{50} von *Shang Lu* beträgt bei Mäusen bei oraler Verabreichung 26 g/kg bei der wässrigen Lösung, 28 g/kg beim Wasserdekokt und 46,5 g/kg bei der alkoholischen Tinktur. Zweistündiges Kochen der Arzneidroge in Wasser verringert die Toxizität.[10]

Kommentar der Autoren

Es gibt zwei Sorten *Shang Lu*: eine weiße und eine rote. Die weiße Sorte ist die Standardarznei, das Apotheken verwenden. Die rote ist toxisch und verursacht Diarrhö und Blutungen, die zum Tod führen können. Die rote Sorte ist doppelt so toxisch wie die weiße.

Shang Lu und *Ren Shen* (Ginseng Radix et Rhizoma) sehen ähnlich aus, haben aber vollkommen unterschiedliche Wirkungen. Man muss sicherstellen, dass sie richtig identifiziert und nicht falsch verwendet werden.

Im Vergleich zu anderen Mitteln dieser Kategorie ist *Shang Lu* ein mildes Abführmittel.

Referenzen

1. *Lin Chuang Shou Ce You Du Zhong Yao Shi Yong* (Clinical Handbook on Applications of Toxic Chinese Herbs), 1992; 154155
2. *Zhong Yao Du Li Xue* (Toxicology of Chinese Herbs), 1989; 146147
3. *Xian Dai Zhong Yao Yao Li Xue* (Contemporary Pharmacology of Chinese Herbs), 1997; 390
4. *Zhong Yao Cai* (Study of Chinese Herbal Material), 1991; 14(3):46
5. *Zhong Cao Yao* (Chinese Herbal Medicine), 1984; 15(12):22
6. *Zhong Yao Yao Li Yu Du Li Za Zhi* (Journal of Pharmacology and Toxicology of Chinese Herbs), 1992; 6(3):221
7. *Yao Wu Fen Xi Za Zhi* (Journal of Herbal Analysis), 1983; 3(1):31
8. *Zhong Yi Za Zhi* (Journal of Chinese Medicine), 1984; 12:38
9. *Zhong Cao Yao* (Chinese Herbal Medicine), 1985; 3:22
10. *Zhong Yao Cai* (Study of Chinese Herbal Material), 1991; 14(3):46

Yuán Huā

Genkwa Flos

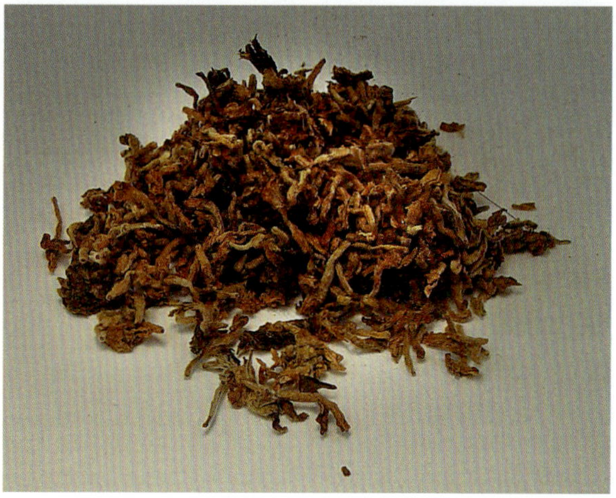

芫花

Pinyin-Name *Yuán Huā*
Andere chinesische Namen *Lao Shu Hua, Tou Tong Hua, Du Yu*
Originalquelle *Shen Nong Ben Cao Jing* (Die Materia Medica des göttlichen Landmannes), vermutlich Östliche Han-Dynastie
Deutscher Name Genkwa-Blüten (Seidelbastgewächs)
Botanischer Name *Daphne genkwa* Sieb. et Zucc. (*Yuan Hua*)
Pharmazeutischer Name Genkwa Flos
Eigenschaften Scharf, bitter, warm
Leitbahnen Lunge, Nieren, Dickdarm
Sicherheitshinweis Toxisch

Chinesische therapeutische Wirkungen

Leitet Stagnation aus und eliminiert Wasser-Akkumulation

Aszites, Ödeme und Wasserretention in der Brust: *Yuan Hua* (Genkwa Flos) hilft bei Wasser-Akkumulation des Fülle-Typs im Brust- und Bauchbereich, begleitet von Ödemen im Gesicht und an den Extremitäten.

- Aszites und Ödeme: *Yuan Hua* mit *Gan Sui* (Kansui Radix), *Da Huang* (Rhei Radix et Rhizoma), *Ting Li Zi*

(Lepidii seu Descurainiae Semen) und *Ba Dou* (Crotonis Semen) in Pillenform verwenden.

- Aufgeblähtheit und Spannungsgefühl im Abdomen aufgrund von Parasitenbefall: zusammen mit *Zhi Qiao* (Aurantii Fructus) verwenden.

Eliminiert Schleim, befreit von Husten

Yuan Hua hilft bei chronischer Bronchitis, die von einer Obstruktion aus kaltem Schleim verursacht wird. *Yuan Hua* allein verwenden und vor dem Servieren zuckern.

Tötet Parasiten ab, entleert Abszesse

Hautprobleme: *Yuan Hua* hilft bei Tinea capitis, Karbunkeln am Kopf, Ekzemen, Mastitis und unterschiedlichen Geschwürbildungen sowie wunden Stellen.

- Hautprobleme: *Yuan Hua* als Pulver verwenden und äußerlich mit *Xiong Huang* (Realgar) und Schweinefett auftragen.
- Mastitis: Ein Ei in Wasser mit *Yuan Hua* kochen, das Ei essen und das Dekokt trinken.

Stillt Schmerzen

- Zahnschmerzen: *Yuan Hua* äußerlich als Pulver anwenden.
- Schmerzen aufgrund von *Qi*- und Blut-Stagnation: in Kombination mit *Yan Hu Suo* (Corydalis Rhizoma).

Dosierung

1,5–3 g im Dekokt, 0,5–1 g als Pulver. Nicht-zubereitetes *Yuan Hua* wirkt stark toxisch. Braten mit Essig verringert die Toxizität und minimiert Nebenwirkungen wie Diarrhö und Bauchschmerzen.

Sicherheitshinweise, Kontraindikationen

- *Yuan Hua* ist eine stark purgative Arznei und darf nur extrem vorsichtig und nur im Notall eingesetzt werden. Es ist nur zur symptomatischen Erleichterung in akuten Fällen von Aszites und Verstopfung angebracht.
- *Yuan Hua* ist kontraindiziert, wenn der Patient sehr wenig Appetit hat und sehr müde oder schwach ist. Die Einnahme der Arznei über einen längeren Zeitraum, eine Überdosierung und die Verabreichung an Patienten mit einem Mangelzustand können das *Qi* verbrauchen und Blutungen und einen Dämmerzustand auslösen.
- *Yuan Hua* ist kontraindiziert bei Schwangeren, bei schwachen Patienten, bei Personen, die einen Mangelzustand haben, zu übermäßigen Blutungen neigen, mit Geschwüren zu tun haben, im oberen Magen-Darm-Trakt bluten oder kardiovaskuläre Probleme oder eine gestörte Nierenfunktion haben.
- *Yuan Hua* wird in klassischen Texten als inkompatibel mit *Gan Cao* (Glycyrrhizae Radix et Rhizoma) beschrieben.
- Die Behandlung von Aszites mit *Yuan Hua* sollte mit der Anwendung von Arzneien abwechseln, die die Milz tonisieren, um einen übermäßigen Verbrauch von *Qi* zu verhindern.
- Anwendungen von *Yuan Hua* gehen manchmal mit Übelkeit und Erbrechen einher, die sich durch Gaben von *Sheng Jiang* (Zingiberis Rhizoma Recens) oder *Da Zao* (Jujubae Fructus) lindern lassen.

Chemische Zusammensetzung

Genkwanin, Apigenin, Yuankanin, Luteolin, Genkwadaphnin, Yuanhuacine, Sitosterol, Benzoesäure.[1]

Pharmakologische Wirkungen

- **Abführend**: Sowohl der wässrige als auch der alkoholische Extrakt von *Yuan Hua* stimulieren den Darm, sodass die Peristaltik zunimmt und die Stuhlentleerung angeregt wird. In hohen Dosen können die Extrakte jedoch hemmend wirken.[2]
- **Hustenstillend und schleimlösend**: Die Inhalationstherapie mit einer *Yuan-Hua*-Lösung wirkte bei Mäusen stark hustenstillend und förderte den Auswurf. Die Wirkung wird darauf zurückgeführt, dass das Mittel Entzündungen lindert und die Viskosität des Sputums verringert.[3]
- **Analgetisch**: Das Dekokt aus *Yuan Hua* wirkt auf das Zentralnervensystem mild bis moderat analgetisch.[4]
- **Antibiotisch**: Mit Essig oder Alkohol zubereitetes *Yuan Hua* hemmt *Diplococcus pneumoniae*, betahämolysierende Streptokokken und das Influenzavirus.[5]
- **Diuretisch**: In einer plazebokontrollierten Laborstudie erhöhte die orale Verabreichung eines *Yuan-Hua*-Dekokts mit 10 g/kg die Wasser- und Natriumausscheidung signifikant. Bei 20 g/kg nahmen Wasser-, Natrium- und Kaliumausscheidung zu. Bei 5–10 g/kg wurde keine Wirkung beobachtet.[6]

Klinische und wissenschaftliche Studien

- **Frostbeulen**: Die äußerliche Anwendung einer Arzneidrogenlösung erbrachte gute Resultate bei Patienten mit Frostbeulen im Anfangsstadium, die durch Schwellungen, Schmerzen und Jucken charakterisiert sind.

Laut Behandlungsplan wurden jeweils 15 g *Yuan Hua* und *Gan Cao* (Glycyrrhizae Radix et Rhizoma) in so viel Wasser gekocht, dass am Ende 2000 ml Lösung zur Verfügung standen. Die Patienten hielten das betroffene Gebiet zwei bis drei Tage lang zweimal täglich für 30 Minuten in die warme Lösung. Sie wurden angewiesen, die Lösung *nicht zu trinken*, da *Yuan Hua* und *Gan Cao* als orale Verabreichung unverträglich sind.[7]

- **Chronische Bronchitis**: In einer Studie wurden 231 Patienten mit chronischer Bronchitis mit Zubereitungen aus *Yuan Hua* behandelt. Die Gesamterfolgsrate lag bei 91,34%. Pro Behandlungsgang wurden zehn Tage lang zwei- bis dreimal täglich 0,5–1,0 g *Yuan Hua* verabreicht. Zwischen den maximal drei Behandlungsgängen lagen drei bis fünf Tage Pause. Patienten mit einer unkomplizierten Bronchitis (ohne Keuchen und Dyspnoe), die durch Kälte charakterisiert war, reagierten am stärksten auf die Behandlung.[8]
- **Schwangerschaftsabbruch**: Einem Bericht zufolge wurde bei 2674 Frauen, die im zweiten Drittel der Schwangerschaft abtreiben wollten, eine intraamniotische Injektion eines alkoholischen Extrakts von *Yuan Hua* verwendet. Bei 99,4% von ihnen wurde dadurch die Schwangerschaft beendet. Nebenwirkungen dieser Behandlung waren in je einem Fall Peritonitis, nekrotische Veränderungen des Myometriums, Totgeburt und akutes Nierenversagen.[9]
- **Hepatitis**: Ein wässriger Extrakt aus *Yuan Hua* half 20 Patienten mit akuter, infektiöser Hepatitis, zwölf Patienten mit chronischer Hepatitis und acht Patienten mit einer durch Drogen verursachten Hepatitis.[10]

Toxikologie

Die LD_{50} von *Yuan Hua* beträgt bei Mäusen bei oraler Einnahme 17,78 g/kg bei einem wässrigem Extrakt, 14,05 g/kg bei einem alkoholischen Extrakt und 8,48 g/kg bei einem mit Essig hergestellten Extrakt. Die LD_{50} von *Yuan Hua* beträgt bei Mäusen bei intraperitonealer Injektion 9,25 g/kg bei einem wässrigem Extrakt, 7,07 g/kg bei einem alkoholischen Extrakt und 1,0 g/kg bei einem mit Essig hergestellten Extrakt. Daraus lässt sich ableiten, dass die Zubereitung mit Essig die Toxizität von *Yuan Hua* verringert.[11, 12, 13]

Kommentar der Autoren

Yuan Hua wirkt bei der Ausleitung von Stagnation und der Eliminierung von Wasser-Akkumulation ähnlich wie *Gan Sui* (Kansui Radix) und *Da Ji* (Knoxiae Radix seu Euphorbiae Pekinensis Radix). *Gan Sui* ist das stärkste von den drei Mitteln.

Referenzen

1. *Chang Yong Zhong Yao Cheng Fen Yu Yao Li Shou Ce* (A Handbook of the Composition and Pharmacology of Common Chinese Drugs), 1994; 960–961
2. *Zhe Jiang Zhong Yi Yao* (Zhejiang Chinese Medicine and Herbology), 1978; (6):27
3. *Zhong Cao Yao Tong Xun* (Journal of Chinese Herbal Medicine), 1973; (5):7
4. *Zhong Yao Tong Bao* (Journal of Chinese Herbology), 1986; 11(4):49
5. *Zhong Cao Yao Tong Xun* (Journal of Chinese Herbal Medicine), 1973; (5):7
6. *Yao Xue Xue Bao* (Journal of Herbology), 1966; 13(6):454
7. *Zhong Cheng Yao Yan Jiu* (Research of Chinese Patent Medicine), 1981; 2:44
8. *Zhong Cao Yao Tong Xun* (Journal of Chinese Herbal Medicine), 1973; 5:7
9. *Xin Yi Xue* (New Medicine), 1985; 4:178
10. *Tian Jing Yi Yao Tong Xun* (Publication of Tianjing Medicine and Herbology), 1971; (8):7
11. *Hu Nan Yi Xue Yuan Xue Bao* (Medical Journal of Hunan University of Medicine), 1960; (7):30
12. *Zhong Cao Yao Tong Xun* (Journal of Chinese Herbal Medicine), 1973; (5):7
13. *Zhe Jiang Zhong Yi Yao* (Zhejiang Chinese Medicine and Herbology), 1978; (6):27

Zusammenfassung: nach unten ableitende Arzneien

Allgemeine Eigenschaften von Purgativa

- **Geschmack**: bitter
- **Thermische Eigenschaft**: kalt
- **Leitbahnbezug**: Dickdarm
- **Therapeutische Wirkungen**: klären Hitze, beruhigen Feuer, leiten Stagnation aus und beseitigen Verstopfung

Purgative Arzneien (► Tab. 3.1) helfen in erster Linie bei Stuhlverstopfung und Stagnation im Dickdarm, verursacht durch oder begleitet von Hitze, Feuer, Toxinen oder Härte. Diese starken Arzneien sollten Patienten mit massiver Verstopfung vorbehalten sein, die kräftig und ansonsten gesund sind. Bei schwachen Menschen oder solchen, die allgemein unter einem Mangelzustand leiden, sollten sie nur äußerst vorsichtig verwendet werden.

Da Huang (Rhei Radix et Rhizoma) ist das am häufigsten verwendete Purgativum. Es beruhigt Feuer, beseitigt Toxine, belebt die Blutzirkulation, eliminiert Blut-Stase und leitet Ansammlung aus. *Da Huang* ist extrem bitter und kalt und sollte deshalb nur bei Hitze und Fülle-Zuständen eingesetzt werden. Es kann auch bei Verstopfung aufgrund von übermäßiger Kälte verwendet werden, vorausgesetzt, angemessene wärmende Arzneien werden hinzugefügt. Die Zubereitungsmethode und die Kochzeit beeinflussen die Intensität der purgativen Wirkung von *Da Huang*. Die nicht-zubereitete Form und/oder das Hinzufügen zum Dekokt wirken stark purgativ, die zubereitete Form oder langes Kochen schwächt die purgative Wirkung ab.

Mang Xiao (Natrii Sulfas) leitet nach unten aus, klärt Hitze und wird in erster Linie zum Aufweichen von Härte verwendet, d.h. zum Aufweichen trockener Stühle, um deren Passage zu erleichtern. Als äußerliche Anwendung macht *Mang Xiao* harte Knoten oder Schwellungen weich, besonders in der Brust. In Wasser aufgelöst und äußerlich angewendet, hilft es bei unterschiedlichen Problemen im Mund wie z.B. wunden Stellen oder Läsionen aufgrund von Hitze. Die abgekochte Form wird nicht für die lokale Anwendung empfohlen.

Da Huang (Rhei Radix et Rhizoma) und **Mang Xiao** (Natrii Sulfas) werden wegen ihrer synergistischen Wirkung bei Verstopfung häufig zusammen gegeben.

Fan Xie Ye (Sennae Folium) ist ähnlich wie *Da Huang* (Rhei Radix et Rhizoma) gut bei Verstopfung, die auf Hitze beruht, und hilft bei akuten Magen-Darm-Blutungen. Man hat es zur Colon-Reinigung vor Röntgenuntersuchungen und Operationen verwendet. *Fan Xie Ye* kann man einfach in heißem Wasser ziehen lassen und als Tee trinken.

Lu Hui (Aloe) ist gut bei Verstopfung aufgrund von Leber-Feuer. Es tötet außerdem Parasiten bei Kindern ab und behandelt damit gleichzeitig Zustände von Unterernährung. Äußerlich angewendet, tötet es Parasiten ab, lindert Juckreiz und hilft bei hartnäckigen Hautproblemen. Da es extrem bitter ist, werden aus dieser Arzneidroge oft Pillen hergestellt oder es wird in Kapseln verabreicht. Es empfiehlt sich nicht, *Lu Hui* abzukochen.

Ba Dou (Crotonis Semen) ist das einzige hier angeführte Purgativum, das scharf, heiß und toxisch ist. Es hilft gut bei Verstopfung, die durch Kälte-Ansammlung verursacht wird. Es leitet massiv nach unten aus, behebt dadurch ei-

Tab. 3.1 Purgativa (Abschnitt 1)

Name	Gemeinsamkeiten	Unterschiede
Ba Dou (Crotonis Semen)	Purgativ, nach unten ableitend	Für Verstopfung der kalten Art, vertreibt Wasser und Schleim und wird äußerlich zur Abtötung von Parasiten verwendet
Da Huang (Rhei Radix et Rhizoma)		Beruhigt Feuer, eliminiert Toxine und belebt das Blut zur Beseitigung von Stagnation
Fan Xie Ye (Sennae Folium)		Milder, wird bei andauernder Verstopfung verwendet
Lu Hui (Aloe)		Beruhigt Leber-Feuer, tötet Parasiten ab
Mang Xiao (Natrii Sulfas)		Weicht Härte auf, beruhigt Feuer

Tab. 3.2 Feuchte Laxanzien (Abschnitt 2)

Name	Gemeinsamkeiten	Unterschiede
Huo Ma Ren (Cannabis Fructus)	Befeuchten den Darm, regen die Stuhlentleerung an	Befeuchtet Trockenheit, nährt das Haar und tötet Parasiten ab
Yu Li Ren (Pruni Semen)		Regt die Diurese an, reduziert Schwellungen

3

nen Darmverschluss („öffnet" den Darm) und leitet Wasser aus, wodurch es Aszites und Ödeme bessert. *Ba Dou* führt zu Erbrechen, stoppt vermehrten Speichelfluss, hilft bei Lungenabszessen und Halsobstruktion durch Schleim. Diese Arznei wirkt zudem auf- oder absteigend, je nachdem, womit es kombiniert und verabreicht wird.

Allgemeine Eigenschaften feuchter Laxanzien

- **Geschmack**: süß
- **Thermische Eigenschaft**: neutral
- **Leitbahnbezug**: Milz, Magen, Dickdarm, Dünndarm
- **Therapeutische Wirkungen**: befeuchten den Darm und beseitigen Verstopfung

Feuchte Laxanzien (► Tab. 3.2) befeuchten den Dickdarm und erleichtern die Stuhlpassage. Da sie milder und sanfter als Purgativa sind, eignen sie sich besser zur Behandlung von Verstopfung, die durch Mangelzustände verursacht ist: durch eine schwache Konstitution, einen Mangel an Körperflüssigkeiten oder Blut-Mangel.
Huo Ma Ren (Cannabis Fructus) und *Yu Li Ren* (Pruni Semen) werden unter den feuchten Laxanzien am häufigsten verwendet.

- *Huo Ma Ren* befeuchtet Trockenheit.
- *Yu Li Ren* fördert die Diurese, reduziert Schwellungen, hilft bei Ödemen und befeuchtet gleichzeitig den Darm.

Allgemeine Eigenschaften starker Abführmittel (Kathartika)

- **Geschmack**: bitter
- **Thermische Eigenschaft**: kalt
- **Leitbahnbezug**: variiert
- **Therapeutische Wirkungen**: regen die Stuhlentleerung und das Wasserlassen an
- **Sicherheitshinweis**: viele sind toxisch

Starke Abführmittel (Kathartika) (► Tab. 3.3) leiten kraftvoll nach unten aus und eignen sich deshalb zur Behandlung von massiver Verstopfung, Aszites und Wasser-Akkumulation. Sie müssen sehr vorsichtig verwendet werden, speziell bei älteren Menschen und bei Patientinnen während der Menstruation, in der Schwangerschaft und nach der Entbindung sowie bei Patienten mit *Qi*-, Blut- oder *Yin*-Mangel. In der Praxis werden diese Arzneien selten verwendet.
Gan Sui (Kansui Radix) , **Da Ji** (Knoxiae Radix seu Euphorbiae Pekinensis Radix) und **Yuan Hua** (Genkwa Flos) wirken stark ausleitend bei Ödemen, Aszites und Pleuritis. Sie werden hauptsächlich zur Beseitigung von Wasser aus der Bauchhöhle verwendet. Die Zubereitung dieser Substanzen mit Essig verringert ihre Toxizität.

- *Gan Sui* ist das stärkste Mittel zum Ausleiten von Wasser-Akkumulation. Es ist stark toxisch und ruft Nebenwirkungen hervor. Es hilft bei Manie und Epilepsie aufgrund einer Schleim-Ansammlung. Da sich die aktiven Bestandteile dieser Arznei nicht in Wasser auflösen, verabreicht man sie am besten in Pillen- oder Pulverform. Abkochen verringert die Wirkung von *Gan Sui* dramatisch.
- *Da Ji* beseitigt Wasser-Akkumulation, löst Stagnation auf, reduziert Schwellungen und hilft bei toxischen Karbunkeln und Schwellungen.
- *Yuan Hua* eliminiert Wasser und löst Schleim auf und lindert dadurch Husten. Äußerlich angewendet, tötet es Parasiten ab und reduziert Schwellungen und Abszesse.

Qian Niu Zi (Pharbitidis Semen) und **Shang Lu** (Phytolaccae Radix) wirken diuretisch.

- *Qian Niu Zi* leitet Wasser aus und hilft bei Ödemen, wenn es in großen Dosen verwendet wird. Niedrige Dosierungen mildern Stagnation und regen die Darmentleerung an. Es beruhigt darüber hinaus das Lungen-*Qi*, löst Schleim-Ansammlungen auf und hilft bei Husten und Dyspnoe aufgrund von Schleim-Ansammlung. Als äußerliche Anwendung tötet es Parasiten ab. Nicht-

Tab. 3.3 Starke Abführmittel (Kathartika) (Abschnitt 3)

Name	Gemeinsamkeiten	Unterschiede
Da Ji (Knoxiae Radix seu Euphorbiae Pekinensis Radix)	Leiten Stuhl und Wasser massiv aus dem Körper aus	Toxisch, leitet Wasser weniger stark aus
Gan Sui (Kansui Radix)		Toxisch, leitet Wasser am stärksten aus
Qian Niu Zi (Pharbitidis Semen)		Fördert die Diurese, reduziert Stagnation und tötet Schlauch- und Madenwürmer
Shang Lu (Phytolaccae Radix)		Reduziert Schwellungen und zerstreut Stagnation, wenn äußerlich angewandt
Yuan Hua (Genkwa Flos)		Eliminiert Wasser-Akkumulation im Thoraxbereich; wird äußerlich angewendet, um Parasiten abzutöten

zubereitetes *Qian Niu Zi* ist stärker als die zubereitete Form.

- *Shang Lu* hilft als innerliche Anwendung bei Ödemen; äußerlich angewendet, reduziert es Schwellungen und löst Stagnation auf. *Shang Lu* leitet Wasser stärker aus als *Gan Sui*.

Tab. 3.4 Arzneien aus anderen Wirkungskategorien, die nach unten ableiten

Name	Wirkungskategorie
Bai Zi Ren (Platycladi Semen)	*Shen* (Geist) besänftigende Arzneien (► II/Kap. 14)
Dang Gui (Angelicae Sinensis Radix)	Tonisierende Arzneien (► II/Kap. 17)
Dong Kui Zi (Malvae Semen)	Wasser regulierende und Feuchtigkeit ausleitende Arzneien (► II/Kap. 6)
Feng Mi (Mel)	Tonisierende Arzneien (► II/Kap. 17)
Gua Lou Zi (Trichosanthis Semen)	Schleim umwandelnde und Husten sowie Keuchatmung stillende Arzneien (► II/Kap. 13)
He Shou Wu (Polygoni Multiflori Radix)	Tonisierende Arzneien (► II/Kap. 17)
Jue Ming Zi (Cassiae Semen)	Leber besänftigende und Wind eliminierende Arzneien (► II/Kap. 15)
Ku Xing Ren (Armeniacae Semen)	Schleim umwandelnde sowie Husten und Keuchatmung stillende Arzneien (► II/Kap. 13)
Rou Cong Rong (Cistanches Herba)	Tonisierende Arzneien (► II/Kap. 17)
Tao Ren (Persicae Semen)	Blut belebende und Stase auflösende Arzneien (► II/Kap. 12)

3

4 Wind-Feuchtigkeit vertreibende Arzneien

祛风湿药

Definition

Wind-Feuchtigkeit vertreibende Arzneien vertreiben die pathogenen Faktoren Wind und Feuchtigkeit aus den Muskeln und Gelenken und eliminieren Blockierungen und Schmerzen im Zusammenhang mit *Bi Zheng* (schmerzhaftes Blockade-Syndrom).

Wind, Kälte und Feuchtigkeit sind Umwelteinflüsse, die zu *Bi Zheng* (schmerzhaftes Blockade-Syndrom) führen. Bei diesem Syndrom kommt es zu Stagnation und Schmerzen in Muskeln, Gelenken, Sehnen und Knochen. Zusätzlich zum Zerstreuen von Wind, Kälte und Feuchtigkeit haben diese Arzneien die Funktion, Schmerzen zu lindern, Muskeln und Sehnen zu entspannen, Leitbahnen und Kollateralen zu öffnen und Sehnen und Knochen zu stärken. Dringt Wind-Feuchtigkeit in die Muskeln und Gelenke ein, führt das zu Muskelschmerzen, Muskelspasmen und -krämpfen, Schwäche und Schmerzen im Lumbalbereich und in den Knien, Taubheitsgefühl und Atrophie der Muskeln sowie zu Lähmungen. Zu den klinischen Anwendungsbereichen dieser Arzneien gehören Arthritis, Arthralgien, Ischiasschmerzen, Knochensporn und Komplikationen nach einem Schlaganfall, z.B. halbseitige oder vollständige Lähmung.

Wind-Feuchtigkeit zerstreuende Arzneidrogen sind im Allgemeinen scharf und bitter, denn diese Merkmale zerstreuen den Wind bzw. trocknen Feuchtigkeit. Diese Substanzen sind entweder warm oder kalt, um eine Kälte- bzw. eine Hitze-Blockade zu behandeln. Die meisten Arzneien beeinflussen die Leber und Nieren, also die Organe, die die Sehnen bzw. Knochen kontrollieren.

Untergeordnete Wirkungskategorien

Wind-Feuchtigkeit zerstreuende Arzneidrogen sind in der Regel scharf und bitter, wodurch pathogene Faktoren zerstreut und ausgeleitet werden. Die meisten dieser Arzneien treten in die Leber- und Nieren-Leitbahnen ein, um die Weichgewebe zu stärken und den Heilvorgang zu beschleunigen. Sie werden normalerweise in drei Unterkategorien eingeteilt:

1. **Zerstreuen von Wind und Feuchtigkeit zur Schmerzmilderung**: Diese Arzneien haben eine stark zerstreuende Wirkung auf die äußeren pathogenen Faktoren Wind, Kälte und Feuchtigkeit bei Patienten ohne inneren Mangel. Darüber hinaus lindern sie auch Schmerzen.
2. **Öffnen von peripheren Leitbahnen und Kollateralen**: Diese Arzneien eliminieren Stagnation und wirken dadurch auf ein chronisches, hartnäckiges *Bi Zheng* (schmerzhaftes Blockade-Syndrom). Merkmale dieses *Bi-Zheng*-Typs sind ein verminderter Bewegungsumfang der Gelenke, eingeschränkte Beweglichkeit der Gliedmaßen, Taubheitsgefühl im Körper sowie halbseitige und vollständige Lähmung.
3. **Zerstreuen von Wind und Feuchtigkeit zur Stärkung der Sehnen und Knochen**: Zusätzlich zum Zerstreuen von Wind, Kälte und Feuchtigkeit treten diese Arzneien in die Leitbahnen von Leber und Niere ein und tonisieren die Sehnen und Knochen. Sie sind wirksamer bei der Behandlung chronischer *Bi-Zheng*-Fälle (schmerzhaftes Blockade-Syndrom), die sich durch Schwäche, Mangel und Atrophie der Weichteile auszeichnen.

Differentialdiagnose und Behandlung

Bi Zheng (schmerzhaftes Blockade-Syndrom) wird normalerweise durch äußere Faktoren, innere Erkrankungen oder eine Kombination beider Faktoren ausgelöst. **Äußere Faktoren** sind in der Umwelt existierende pathogene Faktoren, d.h. Wind, Kälte und Feuchtigkeit. **Innere Erkankungen** beziehen sich auf Ungleichgewichte in der Konstitution und der inneren Gesundheit des Körpers. Menschen mit konstitutionellen Mangelerscheinungen wie Mangel an *Wei*-(Abwehr-) und *Zheng*-(aufrechtes)*Qi*, sind anfälliger für das Eindringen von Wind, Kälte und Feuchtigkeit als kräftige, robuste Menschen. Es gibt unterschiedliche Arten von *Bi Zheng* (schmerzhaftes Blockade-Syndrom):

- *Xing Bi* (wandernde schmerzhafte Blockade) wird durch das Eindringen von Wind in den Körper verursacht. Wie der Wind, der gewichtslos oder schwebend und unruhig ist, befinden sich die Schmerzen beim *Xing Bi* im oberen Teil des Körpers und wandern häufig von einer Körperregion zur anderen.
- *Tong Bi* (extrem schmerzhafte Blockade) zeichnet sich durch Kälte aus. Die Kälte ist unbeweglich und zieht zusammen. Entsprechend diesen Eigenschaften zeichnet sich das *Tong Bi* durch sehr starke, lokal fixierte Schmerzen aus. Die Schmerzen verschlechtern sich bei Kälte und werden durch Wärme gelindert.
- *Zhuo Bi* (fixierte schmerzhafte Blockade) tritt häufig auf, wenn Feuchtigkeit auf eine oder mehrere fest umschriebene Köperregionen einwirkt. Feuchtigkeit oder Nässe ist schwer und sinkend. Das *Zhuo Bi* hat ähnliche Eigenschaften, denn die Schmerzen und Schwellungen befinden sich im unteren Teil des Körpers.
- *Re Bi* (schmerzhafte Hitze-Blockade): lokale Rötung, Schwellung, brennende Gefühle und Schmerzen. Hitze entwickelt sich häufig, wenn die Blockade der Leitbahnen und Kollateralen durch Wind, Kälte oder Feuchtigkeit über längere Zeit besteht.
- *Wan Bi* (hartnäckige schmerzhafte Blockade) tritt in der Regel nach chronischen oder wiederholten Verletzungen einer Körperregion auf, mit Steifheit, Taubheitsgefühl und eingeschränkter Beweglichkeit.
- *Wei Bi* (atrophische schmerzhafte Blockade) wird durch Mangel der Leber und Niere verursacht und führt zu

Symptomen wie Atrophie, Schwäche sowie Muskel- und Knochenschmerzen.

- *Xue Bi* (schmerzhafte Blockade des Blutes) beschreibt das normale *Bi Zheng* (schmerzhaftes Blockade-Syndrom), das sich in diesem Fall auf das Blut auswirkt. Ein Blut-Mangel kann dumpfe Schmerzen verursachen, da das Blut nicht mehr in der Lage ist, die Sehnen und Knochen zu nähren. Bei scharfen Schmerzen dagegen handelt es sich oft um Blut-Stagnation, wodurch die Leitbahnen und Kollaterale blockiert werden.
- *Zhou Bi* (generalisierte schmerzhafte Blockade) zeichnet sich durch diffuse Schmerzen aus, die sich auch auf die Knochen und Gelenke auswirken.

Sicherheitshinweise, Kontraindikationen

- Bittere, warme, aromatische und trocknende Arzneien können *Yin* und Blut verbrauchen und sollten vorsichtig bei *Yin*- und/oder Blut-Mangel eingesetzt werden.
- Wind-Feuchtigkeit zerstreuende Arzneien sind bei innerem Leber-Wind kontraindiziert. Äußerer Wind und innerer Wind haben unterschiedliche klinische Erscheinungsbilder und müssen auf ganz verschiedene Weise behandelt werden.

Zubereitung

Da die bei *Bi Zheng* (schmerzhaftes Blockade-Syndrom) auftretenden Erkrankungen chronischer Natur sind, werden statt einem Dekokt häufig Tinkturen, Pillen oder Tabletten verschrieben um sicherzustellen, dass der Patient die Medizin regelmäßig einnimmt. Der Tinkturalkohol hat außerdem eine zerstreuende, schmerzlindernde Wirkung, was die Wirkung der Arzneien noch verstärkt. Getreideschnaps ist das beste Lösungsmittel. Alkoholtinkturen können innerlich und äußerlich verwendet werden.

Pharmakologische Wirkungen

- **Entzündungshemmend**: Wind-Feuchtigkeit zerstreuende Arzneien eignen sich ausgezeichnet für die Behandlung von Entzündungen. Die Wirkungsmechanismen sind je nach Arznei unterschiedlich. Einige Arzneien wie z.B. *Du Huo* (Angelicae Pubescentis Radix) und *Wu Jia Pi* (Acanthopanacis Cortex) reduzieren Entzündungen und Schwellungen, indem sie die Durchlässigkeit der Kapillaren vermindern. Andere stimulieren das Hormonsystem und erhöhen die Sekretion von Kortikosteroiden, die wiederum entzündungshemmend wirken. Hierzu gehören Arzneien wie *Qin Jiao* (Gentianae Macrophyllae Radix) und *Lei Gong Teng* (Tripterygium Wilfordii Radix).
- **Schmerzlindernd**: Diese Arzneien bewirken unterschiedliche Grade der Schmerzlinderung. *Qing Feng Teng* (Sinomenii Caulis) mildert Schmerzen durch seine Wirkung auf das Zentralnervensystem. Die Langzeiteinnahme von *Qing Feng Teng* führt zu Toleranz, jedoch nicht zu Abhängigkeit. *Fang Ji* (Stephaniae Tetrandrae Radix) hat außerdem eine stark schmerzlindernde Wirkung. Bezogen auf das Stoffgewicht haben die puren Alkaloide von *Fang Ji* ungefähr ⅛ der schmerzlindernden Wirksamkeit von Morphin.
- **Immunsuppressiv**: Einige Arzneidrogen haben eine hemmende Wirkung auf das Immunsystem. Sie unterdrücken die Phagozytose der Makrophagen und vermindern die Produktion von T-Lymphozyten (T-Zellen), Immunglobulin M (IgM) und G (IgG). Zu Arzneien mit dieser Wirkung zählen *Lei Gong Teng* (Tripterygium Wilfordii Radix), *Du Huo* (Angelicae Pubescentis Radix), *Qing Feng Teng* (Sinomenii Caulis) und *Xi Xian Cao* (Siegesbeckiae Herba).
- **Fiebersenkend**: Zu den Arzneien mit fiebersenkender Wirkung zählen z.B. *Qin Jiao* (Gentianae Macrophyllae Radix) und *Fang Ji* (Stephaniae Tetrandrae Radix).
- **Beruhigend**: Arzneien mit sedierender Wirkung sind z.B. *Qin Jiao* (Gentianae Macrophyllae Radix), *Ci Wu Jia* (Acanthopanacis Senticosi Radix et Rhizoma seu Caulis), *Qing Feng Teng* (Sinomenii Caulis) und *Xu Chang Qing* (Cynanchi Paniculati Radix et Rhizoma).

Mögliche Wechselwirkungen mit anderen Medikamenten

- **Analgetika und Antiphlogistika**: Wind-Feuchtigkeit zerstreuende Arzneidrogen wirken stark schmerzlindernd und entzündungshemmend. Die Wirkmechanismen sind unterschiedlich. Es gibt jedoch kaum Belege dafür, dass eine schädliche Wechselwirkung zwischen schmerzlindernden und entzündungshemmenden Arzneidrogen und Medikamenten auftrat.
- **Thrombozytenaggregations- und Gerinnungshemmer**: Es gibt in dieser Kategorie Arzneien wie z.B. *Du Huo* (Angelicae Pubescentis Radix), die eine leicht hemmende Wirkung auf die Aggregation von Blutplättchen haben. Sie sollten bei Patienten, die thrombozytenaggregations- oder gerinnungshemmende Medikamente einnehmen, nur mit Vorsicht eingesetzt werden.[1]
- **Beruhigungsmittel**: Einige Arzneien haben eine beruhigende und schlafauslösende Wirkung und sollten nur mit Vorsicht eingesetzt werden, wenn Medikamente mit ähnlicher Wirkung eingenommen werden, um übermäßige Benommenheit und Schläfrigkeit zu vermeiden. Diese Arzneien beeinträchtigen die Fahrtüchtigkeit und das Bedienen von Maschinen.

Referenzen

1. 108th Convention of Japanese Herbology Convention, 1988

4

Cán Shā

Bombycis Faeces

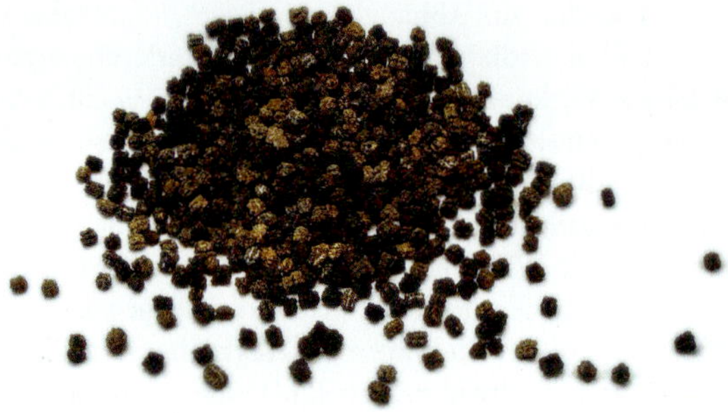

蠶砂 蚕砂

Pinyin-Name *Cán Shā*
Wörtliche Übersetzung „Seidenraupensand"
Andere chinesische Namen *Can Shi*, *Yuan Can Sha*, *Wan Can Sha*
Originalquelle *Ming Yi Za Zhu* (Verschiedene Aufzeichnungen berühmter Ärzte) von Tao Hong-Jing aus dem Jahr 500
Deutscher Name Exkremente der Seidenraupe oder des Seidenspinners
Zoologischer Name *Bombyx mori* L. (*Jia Can*)
Pharmazeutischer Name Bombycis Faeces
Eigenschaften Süß, scharf, warm
Leitbahnen Leber, Milz, Magen

Chinesische therapeutische Wirkungen

Zerstreut Wind und Feuchtigkeit

Bi Zheng (schmerzhaftes Blockade-Syndrom) und Juckreiz auf der Haut: *Can Sha* (Bombycis Faeces) ist scharf und warm. Es zerstreut Wind, trocknet Feuchtigkeit und öffnet periphere Leitbahnen und Kollateralen. Der klinische Anwendungsbereich von *Can Sha* umfasst Wind-Feuchtigkeit-Akkumulation in den Extremitäten wie z.B. *Bi Zheng*, Muskelschmerzen, Juckreiz und Ekzem.

- *Bi Zheng* durch Wind-Feuchtigkeit: *Can Sha* zusammen mit *Fang Ji* (Stephaniae Tetrandrae Radix), *Yi Yi Ren* (Coicis Semen) und *Lian Qiao* (Forsythiae Fructus) verwenden.
- Hemiplegie: *Can Sha* in ein Baumwollbeutelchen geben, sorgfältig mit Wasserdampf erwärmen und dann das Beutelchen direkt auf die betroffene Körperstelle auflegen.
- Kopfschmerzen durch Feuchtigkeit-Akkumulation: *Can Sha* zusammen mit *Bai Zhi* (Angelicae Dahuricae Radix) und *Chuan Xiong* (Chuanxiong Rhizoma) verwenden.
- Juckreiz, Ekzem und andere Hautkrankheiten: *Can Sha* innerlich oder äußerlich anwenden.

Löst Trübes und Feuchtigkeit auf, harmonisiert den Magen

Erbrechen, Diarrhö, Kopfschmerzen und Bauchkrämpfe: *Can Sha* löst Feuchtigkeit im Mittleren *Jiao* (Mittlerer Erwärmer) auf und harmonisiert Milz und Magen. Es lindert Übelkeit, Erbrechen, Spasmen, Krämpfe und Schmerzen.

- Übelkeit, Erbrechen und Bauchkrämpfe: *Can Sha* zusammen mit *Mu Gua* (Chaenomelis Fructus), *Wu Zhu Yu* (Evodiae Fructus) und *Huang Qin* (Scutellariae Radix) verwenden.
- Kopfschmerzen durch Trübes und Feuchtigkeit-Akkumulation: *Can Sha* zusammen mit *Bai Zhi* (Angelicae Dahuricae Radix) und *Chuan Xiong* (Chuanxiong Rhizoma) verwenden.

Dosierung

5–10 g.

Chemische Zusammensetzung

Phytol, β-Sitosterol, Ergosterol, Bombiprenon, Protocatechursäure, Kaffeesäure.[1]

Klinische und wissenschaftliche Studien

- **Urtikaria**: In einer Untersuchung wurde 19 Urtikaria-Patienten *Can Sha* mit zufriedenstellendem Ergebnis oral verabreicht und äußerlich aufgetragen. Für die orale Behandlung wurden 60 g der Substanz in Wasser gekocht und zweimal täglich als Dekokt eingenommen. Für die äußerliche Behandlung wurden 120 g *Can Sha* in Wasser gekocht. Mit dem Dekokt wurde die betroffene Körperstelle zweimal täglich für 20 Minuten gewaschen.[2]
- **Übermäßige Menstruationsblutung**: Eine wirksame Behandlung von übermäßiger Regelblutung besteht in

der Einnahme von 6 g verkohltem *Can Sha* mit Getreideschnaps.[3]

- **Leukopenie**: Einem Bericht zufolge wurden 265 Leukopenie-Patienten dreimal täglich mit einem *Can-Sha*-Präparat behandelt. Der Behandlungszeitraum erstreckte sich über 30 Tage. Die Gesamterfolgsrate betrug 88,7%.[4]

Referenzen

1. *Xian Dai Zhong Yao Yao Li Xue* (Contemporary Pharmacology of Chinese Herbs), 1997; 463
2. *Zhe Jiang Zhong Yi Yao* (Zhejiang Chinese Medicine and Herbology), 1976; 2:47
3. *Zhong Yi Za Zhi* (Journal of Chinese Medicine), 1964; 3:24
4. *Yi Xue Yan Jiu Tong Xun* (Report of Medical Studies), 1988; 4:23

Dú Huó

Angelicae Pubescentis Radix

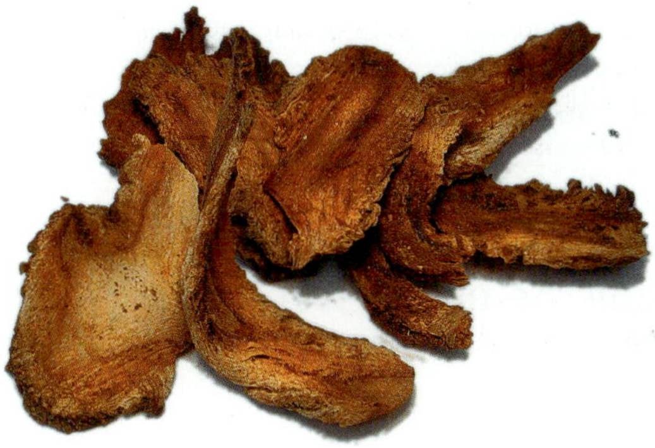

獨活 独活

Pinyin-Name *Dú Huó*
Wörtliche Übersetzung „Selbstständige Existenz"
Andere chinesische Namen *Xiang Du Huo*
Originalquelle *Shen Nong Ben Cao Jing* (Die Materia Medica des göttlichen Landmannes), vermutlich Östliche Han-Dynastie
Deutscher Name Angelica-pubescens-Wurzel, Bärenklauwurzel
Botanischer Name *Angelica pubescens* Maxim. F. biserrata Shan et Yuan. (*Mao Dang Gui*)
Pharmazeutischer Name Angelicae Pubescentis Radix
Eigenschaften Scharf, bitter, warm
Leitbahnen Leber, Niere, Blase

Chinesische therapeutische Wirkungen

Zerstreut Wind und Feuchtigkeit und lindert Schmerzen

Bi Zheng (schmerzhaftes Blockade-Syndrom): Die meisten *Bi-Zheng*-Erkrankungen werden durch Wind, Kälte und Feuchtigkeit ausgelöst. Diese Pathogene blockieren die Leitbahnen und Kollateralen und führen zu *Qi*- und Blut-Stagnation. *Du Huo* (Angelicae Pubescentis Radix) ist scharf, bitter und warm und zerstreut Wind, Kälte und Feuchtigkeit aus den peripheren Leitbahnen und Kollateralen. Es lindert unterschiedliche akute und chronische Muskel- und Gelenkschmerzen. Da *Du Huo* in die Leber- und Nieren-Leitbahnen eintritt, stärkt es die Sehnen und Knochen. Der klinische Anwendungsbereich von *Du Huo* umfasst Erkrankungen wie Muskel- und Gelenkschmerzen, lumbale Schmerzen, Schwächegefühl in den Knien und Muskelatrophie. Diese Arznei ist besonders geeignet für Schmerzen im unteren Körperbereich (Rücken und Knie).

- Lumbalgie und Schwächegefühl in den Knien: *Du Huo* zusammen mit *Sang Ji Sheng* (Taxilli Herba), *Du Zhong* (Eucommiae Cortex) und *Dang Gui* (Angelicae Sinensis Radix) verwenden, um Leber und Niere zu tonisieren. **Beispiel-Rezeptur**: *Du Huo Ji Sheng Tang* (Angelicae Pubescentis Radix und Taxilli Herba Dekokt).

Kopf- und Zahnschmerzen im Shaoyin-Stadium

- Kopfschmerzen: *Du Huo* mit *Xi Xin* (Asari Radix et Rhizoma) und *Chuan Xiong* (Chuanxiong Rhizoma) kombinieren.
- Zahnschmerzen: *Du Huo* als Einzelarznei in einem Dekokt zubereiten und dann warm zum Gurgeln verwenden.
- Zahnschmerzen und angeschwollenes Zahnfleisch durch Wind-Hitze oder Magen-Hitze: *Du Huo* zusammen mit *Shi Gao* (Gypsum Fibrosum), *Di Huang* (Rehmanniae Radix) und *Sheng Ma* (Cimicifugae Rhizoma) verwenden.

Dermatologische Beschwerden

- Ausschlag und Juckreiz: *Du Huo* zusammen mit *Fang Feng* (Saposhnikoviae Radix) und *Di Fu Zi* (Kochiae Fructus) verwenden.

Befreit die Oberfläche

Wind-Kälte-Erkrankungen mit Feuchtigkeit: *Du Huo* ist scharf, zerstreuend und warm und zerstreut die äußeren pathogenen Faktoren Wind, Kälte und Feuchtigkeit.

Der klinische Anwendungsbereich von *Du Huo* umfasst äußere Wind-Kälte mit Feuchtigkeit. Typische Symptome sind Kälteempfindlichkeit, Fieber, Kopfschmerzen, Schweregefühl und Muskelschmerzen.

- Muskelschmerzen durch äußeren Wind, Kälte und Feuchtigkeit: *Du Huo* zusammen mit *Qiang Huo* (Notopterygii Rhizoma seu Radix), *Fang Feng* (Saposhnikoviae Radix) und *Gao Ben* (Ligustici Rhizoma) verwenden. **Beispiel-Rezeptur**: *Qiang Huo Sheng Shi Tang* (Notopterygii Rhizoma seu Radix Dekokt, das Nässe überwindet).

Dosierung

3–10 g.

Sicherheitshinweise, Kontraindikationen

- *Du Huo* hat trocknende Eigenschaften und sollte deshalb von Patienten mit *Yin*- und/oder Blut-Mangel mit Vorsicht eingenommen werden.
- *Du Huo* ist bei innerem Leber-Wind kontraindiziert.
- Bei einer Überdosis von *Du Huo* kann es manchmal zu einer erhöhten Photosensibilität kommen.

Chemische Zusammensetzung

Osthol, Columbianetin, Columbianetinacetat, Bergapten, Columbianadin, Xanthotoxin, Isoimperatorin, Angelol B, Anpubesol, Umbelliferon, Columbianetin-β-D-glucopyranosid und Isoangelol.[1, 2]

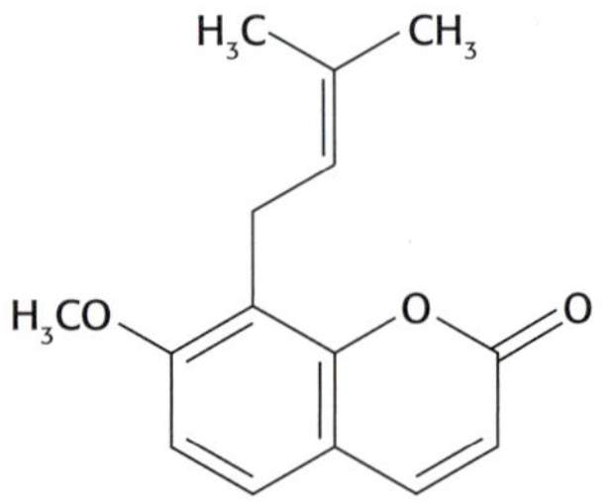

Abb. 4.1 Osthol

Pharmakologische Wirkungen

- **Schmerzlindernd und entzündungshemmend**: Bei Mäusen hatte eine intraperitoneale Injektion von 2 g/kg *Du Huo* eine deutlich schmerzlindernde und entzündungshemmende Wirkung. Außerdem hat es einen leicht beruhigenden Effekt auf Mäuse und Ratten.[3]
- **Antihypertensiv**: Die Verabreichung eines *Du-Huo*-Dekokts hatte bei anästhesierten Hunden und Katzen eine stark blutdrucksenkende Wirkung. Allerdings hielt die Wirkung nicht lange an (nur ungefähr ein bis zwei Stunden).[4]
- **Thrombozytenaggregationshemmend**: Bei Verabreichung einiger aus *Du Huo* isolierter Wirkstoffe an Mäuse wurde eine leicht hemmende Wirkung auf die Thrombozytenaggregation beobachtet.[5]
- **Gastrointestinal**: In einer Studie mit Kaninchen zeigte *Du Huo* Wirksamkeit bei der Behandlung von Magengeschwüren und der Linderung von Darmkrämpfen.[6]
- **Antibiotisch**: Du Huo hat eine hemmende Wirkung auf *Mycobacterium tuberculosis, E. coli, Bacillus dysenteriae, Salmonella typhi, Pseudomonas aeruginosa* und *Vibrio cholerae.*[7]
- **Respiratorisch**: In einer In-vitro-Studie an Meerschweinchen-Luftröhren wurde festgestellt, dass Osthol, ein aus *Du Huo* isolierter Wirkstoff, eine unspezifisch entspannende Wirkung auf die Luftröhre hat, indem es die cAMP- und cGMP-Phosphodiesterasen hemmt. Als Wirkmechanismus wird diskutiert, dass Osthol die Kontraktionsreaktions-Kurven der glatten Trachealmuskulatur unterdrückt. Diese Kurven werden – abhängig von der Konzentration – durch Carbachol, Prostaglandin $F_{2\alpha}$ ($PGF_{2\alpha}$), das Thromboxan-A_2-Analogon U46619 und das Leukotrien C_4 (LTC_4) ausgelöst. Die entspannende Wirkung von Osthol wurde durch Propranolol, Glibenclamid oder durch die Entfernung des Trachealepithels nicht beeinflusst.[8]

Klinische und wissenschaftliche Studien

- **Chronische Tracheitis**: In einer Studie erhielten 450 Patienten mit chronischer Tracheitis ein Dekokt aus 9 g *Du Huo* und 15 g braunem Zucker, das gleichmäßig verteilt drei- bis viermal täglich eingenommen wurde. Die Wirksamkeitsrate lag bei 73,7%.[9]
- **Vitiligo**: In einer anderen Studie wurden 307 Vitiligo-Patienten äußerlich mit einem *Du-Huo*-Präparat in Verbindung mit einer UV-Strahlentherapie behandelt. Die Wirksamkeitsrate dieser Behandlung lag bei 54,4%.[10]
- **Psoriasis**: In einer Studie wurden 92 Psoriasis-Patienten mit einem *Du-Huo*-Präparat und gleichzeitiger UV-Strahlentherapie behandelt. Die Arznei wurde nach den Mahlzeiten gegeben, die UV-Strahlentherapie wurde eineinhalb bis zwei Stunden nach der Arzneitherapie durchgeführt. Die Wirksamkeitsrate lag bei 66,3%.[11]

Wechselwirkung mit anderen Medikamenten

Gerinnungs- oder Thrombozytenaggregationshemmer: Da Wirkstoffe von *Du Huo* eine hemmende Wirkung auf die Thrombozytenaggregation haben, sollte *Du Huo* nur mit Vorsicht von Patienten eingenommen werden, die Gerinnungs- oder Thrombozytenaggregationshemmer einnehmen.[12] (Hinweis: Gerinnungshemmer sind beispielsweise Heparin, Warfarin und Enoxaparin; Beispiele für Thrombozytenaggregationshemmer sind Acetylsalicylsäure, Dipyridamol und Clopidogrel.)

Toxikologie

Bei Ratten liegt der LD_{50}-Wert einer intramuskulären Einspritzung bei 160 mg/kg für Xanthotoxin und 945 mg/kg für Bergapten. Eine starke Überdosierung bei Mäusen wirkt toxisch, da es die Leber und Niere schädigt.[13]

Kommentar der Autoren

Du Huo (Angelicae Pubescentis Radix) und *Qiang Huo* (Notopterygii Rhizoma seu Radix) haben beide die Funktion, Wind zu zerstreuen, Feuchtigkeit zu trocknen, Schmerzen zu lindern und *Bi Zheng* (schmerzhaftes Blockade-Syndrom) zu behandeln. In den Anfängen der Traditionellen Chinesischen Medizin wurden sie gegeneinander ausgetauscht. Erst in der Tang-Dynastie wurden sie als zwei verschiedene Arzneien klassifiziert. Der Unterschied zwischen den beiden Arzneien besteht darin, dass *Du Huo* häufiger zum Zerstreuen von Wind, Kälte und Feuchtigkeit bei Schmerzen in der *unteren Köperhälfte* verwendet wird, während *Qiang Huo* häufiger zum Befreien der Oberfläche und zur Behandlung von Schmerzen in der *oberen Körperhälfte* verwendet wird.

Referenzen

1. *Xian Dai Zhong Yao Yao Li Xue* (Contemporary Pharmacology of Chinese Herbs), 1997; 400
2. The Merck Index 12th edition, Chapman and Hall/CRCnetBASE/ Merck, 2000
3. *Zhong Yao Yao Li Yu Ying Yong* (Pharmacology and Applications of Chinese Herbs), 1983; 796
4. *Shan Dong Yi Xue Yuan Xue Bao* (Journal of Shandong University School of Medicine), 1959; (1):43
5. 108th Convention of Japanese Herbology Convention, 1988
6. *Zhong Yao Xue* (Chinese Herbology), 1998; 281:283
7. *Zhong Yao Yao Li Yu Ying Yong* (Pharmacology and Applications of Chinese Herbs), 1983; 796
8. Naunyn-Schmiedebergs Archives of Pharmacology, 1994; 349(2):202–8
9. *Wu Han Xin Zhong Yi* (Wuhan New Chinese Medicine), 1971; 3:24
10. *Lin Chuang Pi Fu Ke Za Zhi* (Journal of Clinical Dermatology), 1982; 3:122
11. *Zhong Hua Yi Liao Za Zhi* (Journal of Chinese Therapies), 1983; 3:144
12. Chen, J. Recognition and prevention of herb-drug interactions, Medical Acupuncture, Fall/Winter 1998/1999; 10 (2); 9–13
13. Thromb Haemostasis, 1989; 62(3):996

Fáng Jǐ

Stephaniae Tetrandrae Radix

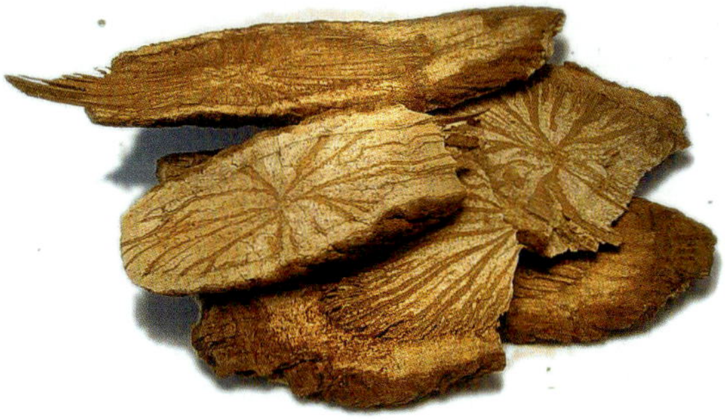

防已

Pinyin-Name *Fáng Jǐ*
Andere chinesische Namen *Han Fang Ji, Fen Fang Ji*
Originalquelle *Shen Nong Ben Cao Jing* (Die Materia Medica des göttlichen Landmannes), vermutlich Östliche Han-Dynastie
Deutscher Name Stephania-Wurzel
Botanischer Name *Stephania tetrandra* S. Moore (*Fen Fang Ji*)
Pharmazeutischer Name Stephaniae Tetrandrae Radix
Eigenschaften Scharf, bitter, kalt
Leitbahnen Blase, Lunge, Niere
Sicherheitshinweis Sicher

Chinesische therapeutische Wirkungen

Zerstreut Wind und Feuchtigkeit und lindert Schmerzen

Bi Zheng (schmerzhaftes Blockade-Syndrom): *Fang Ji* (Stephaniae Tetrandrae Radix) ist scharf und bitter und hat ausgezeichnete Fähigkeiten, Wind und Feuchtigkeit zu zerstreuen, Stagnationen in den Leitbahnen und Kollateralen zu eliminieren und Schmerzen zu lindern. Da *Fang Ji* kalt ist und eine diuretische Wirkung hat, eignet es sich besonders für Schmerzen, die durch Hitze und Feuchtigkeit verursacht werden.

- *Bi Zheng* durch Feuchtigkeit und Hitze: *Fang Ji* zusammen mit *Yi Yi Ren* (Coicis Semen) und *Can Sha* (Bombycis Faeces) verwenden.
- *Bi Zheng* durch Kälte und Feuchtigkeit: *Fang Ji* zusammen mit *Zhi Chuan Wu* (Aconiti Radix Praeparata),

Gui Zhi (Cinnamomi Ramulus) und *Bai Zhu* (Atractylodis Macrocephalae Rhizoma) verwenden.

Fördert die Diurese

Ödeme: *Fang Ji* reguliert die Wasserzirkulation und fördert die normale Harnausscheidung. Es klärt Feuchte-Hitze im Unteren *Jiao* (Unterer Erwärmer) und wird häufig bei der Behandlung von Ödemen, Aszites, Bein-*Qi* und anderen Beschwerden im Zusammenhang mit Wasser-Akkumulation verwendet.

- Ödeme und Mangel-Zustand: *Fang Ji* zusammen mit *Huang Qi* (Astragali Radix), *Bai Zhu* (Atractylodis Macrocephalae Rhizoma) und *Fu Ling* (Poria) verwenden.
- Dysurie und Stuhlverstopfung durch Wasser-Akkumulation: *Fang Ji* mit *Jiao Mu* (Zanthoxyli Semen), *Ting Li Zi* (Lepidii seu Descurainiae Semen) und *Da Huang* (Rhei Radix et Rhizoma) kombinieren.
- Bein-*Qi*: *Fang Ji* zusammen mit *Fu Ling* (Poria), *Huang Qi* (Astragali Radix), *Gui Zhi* (Cinnamomi Ramulus) und *Gan Cao* (Glycyrrhizae Radix et Rhizoma) verwenden.

Dosierung

4,5–9 g.

Sicherheitshinweise, Kontraindikationen

Wegen seiner bitteren, kalten Eigenschaften wirkt *Fang Ji* schädigend auf den Mittleren *Jiao* (Mittlerer Erwärmer). Es sollte daher bei Patienten mit *Yin*-Mangel, ohne Feuchte-Hitze-Zeichen, oder mit Mangel-Zustand und Kälte in Milz und Magen nur mit Vorsicht verwendet werden.

Chemische Zusammensetzung

1,2–2,3% Tetrandrin ($C_{38}H_{42}N_2O_6$), Fenfangjin, Cyclanolin, Menisin, Menisidin, Oxofangchirin, Stephenanthrin, Stepholidin, Bisbenzylisoquinolin.[1, 2]

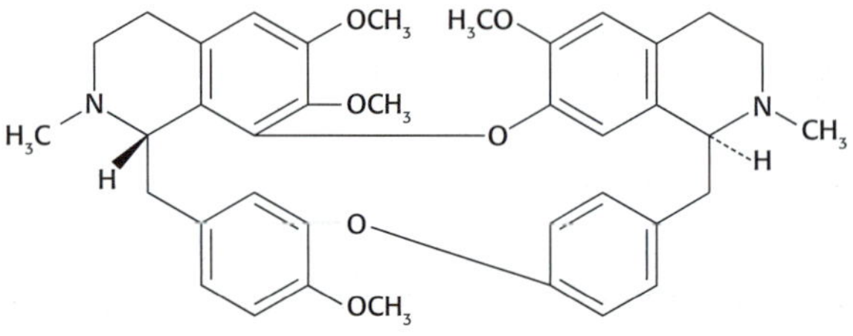

Abb. 4.2 Tetrandrin

Pharmakologische Wirkungen

- **Kardiovaskulär**: *Fang Ji* senkt den Blutdruck, erweitert die koronaren Blutgefäße, erhöht die Durchblutung der Herzmuskulatur und vermindert den Sauerstoffverbrauch der Herzmuskulatur. Tetrandrin hat antiarrhythmische Wirkung.[3]
- **Schmerzlindernd und entzündungshemmend**: *Fang Ji* hat eine ausgeprägt schmerzlindernde, entzündungshemmende und fiebersenkende Wirkung. Einige Studien haben gezeigt, dass *Fang Ji* eine stärker schmerzlindernde Wirkung hat als *Yan Hu Suo* (Corydalis Rhizoma), aber weniger schmerzlindernd wirkt als Morphin.[4]
- **Krampflösend**: Es wurde nachgewiesen, dass *Fang Ji* eine entspannende Wirkung auf die glatte Muskulatur hat.[5]

Klinische und wissenschaftliche Studien

- **Hypertonie**: Eine intravenöse Infusion von Fenfangjin führte zu einer Blutdrucksenkung bei 84,07% der Patienten. Bei 256 der 270 Patienten wurden die Arzneien intravenös injiziert, während die restlichen 14 Patienten die Arzneien oral einnahmen. Die Studie zeigt, dass diese Behandlung auch bei Patienten mit hypertensiver Krise wirksam ist.[6]
- **Koronararterienerkrankungen**: Über einen Zeitraum von zwei Wochen erhielten Patienten zweimal täglich eine intravenöse Injektion eines Präparats (2–3 mg/kg Fenfangjin A mit 20 ml Kochsalzlösung). Aus dieser Untersuchung lässt sich ableiten, dass diese Therapie bei Patienten mit koronarer Herzkrankheit und Bluthochdruck wirksam ist.[7]
- **Silikose**: In einer Untersuchung erhielten 33 Patienten 200–300 mg Tetrandrin dreimal täglich nach der Mahlzeit. Die Studie verlief über drei Jahre und zeigte eine deutliche Verbesserung bei den Patienten. Die ersten beiden Behandlungsphasen erstreckten sich jeweils über sechs Monate und wurden von drei- bis sechsmonatigen Ruheintervallen unterbrochen. Die nächsten beiden Behandlungsphasen erstreckten sich jeweils über drei Monate und wurden von einem zweimonatigen Ruheintervall unterbrochen.[8]
- **Lungenkarzinom**: In dieser Stude erhielten 97 Lungenkrebs-Patienten eine intravenöse Injektion eines Präparats (180–300 mg Fenfangjin A, gemischt mit Kochsalzlösung oder einer 5-prozentigen Traubenzuckerlösung). Die Erfolge dieser Studie waren vielversprechend. Fenfangjin A scheint eine hemmende Wirkung auf die DNA und RNA der Krebszellen auszuüben.[9]

Wechselwirkungen mit anderen Medikamenten

Diuretika: *Fang Ji* hat eine diuretische Wirkung. Es liegen bisher keine Berichte zu tatsächlichen Vorfällen vor, bei denen diese potentiellen Wechselwirkungen aufgetreten sind. Es ist jedoch möglich, dass die gleichzeitige Einnahme von Diuretika zu einem erhöhten Wasser- und/oder Elektrolytverlust führt.[10] (Hinweis: Beispiele für Diuretika sind Chlorothiazid, Hydrochlorothiazid, Furosemid, Bumetanid und Torasemid.)

Ergänzung

- 木防己 *Mù Fáng Jǐ* (Cocculi Trilobi Radix), *Cocculus trilobus* (Thunb) DC, fördert die Wasserzirkulation und eliminiert Wasser-Akkumulation. Obwohl *Mu Fang Ji* einen ähnlichen Namen hat wie *Fang Ji*, *Fen Fang Ji* oder *Han Fang Ji*, darf es nicht mit dieser Arznei verwechselt oder als Alternative verwendet werden. Sie muss eindeutig identifiziert werden, bevor sie verschrieben und an den Kunden ausgegeben wird.
- 粉防己 *Fěn Fáng Jǐ* (Stephaniae Tetrandrae Radix) ist ein anderer Name für *Fang Ji* (Stephaniae Tetrandrae Radix), der häufig von Botanikern und an der Universität verwendet wird.
- 漢防己 *Hàn Fáng Jǐ* (Stephaniae Tetrandrae Radix) ist ein anderer Name für *Fang Ji* (Stephaniae Tetrandrae Radix), der häufig von Therapeuten der Chinesischen Arzneimedizin verwendet wird.

Kommentar der Autoren

Fang Ji wird aus der Pflanze *Stephania tetrandra* gewonnen und wurde früher *Fen Fang Ji* oder *Han Fang Ji* genannt. Obwohl diese beiden Namen spezifischer und eindeutiger sind, wird heutzutage standardmäßig der Name *Fang Ji* (Stephaniae Tetrandrae Radix) verwendet gemäß der *Zhong Hua Ren Min Gong He Guo Yao Dian* (Chinesische Pharmakopöe der Volksrepublik China), die im Jahr 2005 veröffentlicht wurde.

Fang Ji (Stephaniae Tetrandrae Radix) und *Guang Fang Ji* (Aristolochiae Fangchi Radix) (s.u.) haben zwar ähnliche Namen und Funktionen. Sie haben jedoch ein völlig anderes toxikologisches Profil und sollten nie gegeneinander ausgetauscht werden. Zusätzliche toxikologische Informationen sind in der folgenden Arzneimonographie von *Guang Fang Ji* zu finden.

Referenzen

1. *Xian Dai Zhong Yao Yao Li Xue* (Contemporary Pharmacology of Chinese Herbs), 1997; 282-283, 1997; 405–410
2. The Merck Index 12th edition, Chapman and Hall/CRCnetBASE/Merck, 2000
3. *Zhong Yao Xue* (Chinese Herbology), 1998; 285–287
4. Ibid.
5. Ibid.
6. *Wu Han Yi Xue Za Zhi* (Wuhan Journal of Medicine), 1964; 5:358
7. *Zhong Hua Nei Ke Za Zhi* (Chinese Journal of Internal Medicine), 1985; 11:682
8. Chinese Journal of Tuberculosis and Respiratory Tract Disorders, 1981; 6:321
9. *Zhong Yi Za Zhi* (Journal of Chinese Medicine), 1980; 3:597
10. Chen, J. Recognition and prevention of herb-drug interactions, Medical Acupuncture, Fall/Winter 1998/1999; 10 (2); 9–13

Guǎng Fáng Jǐ

Aristolochiae Fangchi Radix

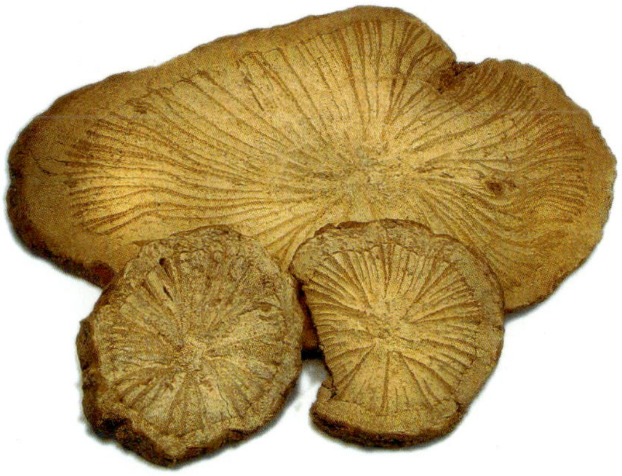

廣防己 广防己

Pinyin-Name *Guǎng Fáng Jǐ*
Originalquelle *Shen Nong Ben Cao Jing* (Die Materia Medica des göttlichen Landmannes), vermutlich Östliche Han-Dynastie
Deutscher Name Südliche Fangji-Wurzel
Botanischer Name *Aristolochia fangchi* Y.C. Wu ex L.D.
Pharmazeutischer Name Aristolochiae Fangchi Radix
Eigenschaften Scharf, bitter, kalt
Leitbahnen Blase, Lunge
Sicherheitshinweis Toxisch

Chinesische therapeutische Wirkungen

Zerstreut Wind und Feuchtigkeit und lindert Schmerzen

Bi Zheng (schmerzhaftes Blockade-Syndrom): *Guang Fang Ji* (Aristolochiae Fangchi Radix) ist scharf, bitter und kalt und behandelt *Bi Zheng* mit Feuchte-Hitze- oder Wind-Feuchtigkeit-Symptomen.

Fördert die Diurese

Ödeme: *Guang Fang Ji* reguliert die Wasserzirkulation und fördert den normalen Urinfluss. Es behandelt Ödeme in den Beinen und Dysurie.

Dosierung

4,5–9 g.

Sicherheitshinweise, Kontraindikationen

Vorsicht bei Patienten mit Mangel und Kälte in Milz und Magen.

Chemische Zusammensetzung

Aristolochiasäure I, II.[1, 2]

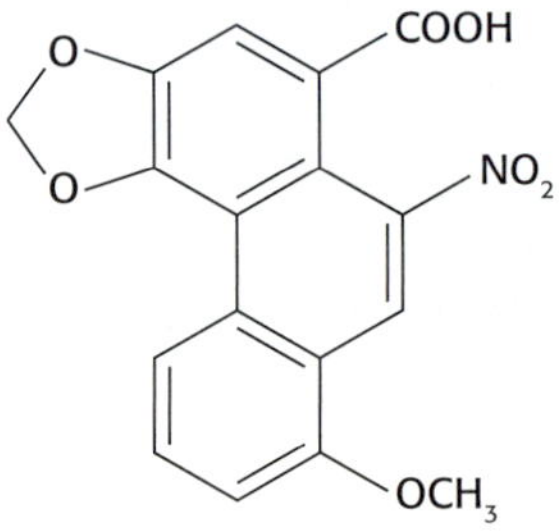

Abb. 4.3 Aristolochiasäure

Pharmakologische Wirkungen

- **Entzündungshemmend**: Aristolochiasäure hat entzündungshemmende Wirkung, indem es regulierend auf die Prostaglandin-Synthese wirkt.[3]
- **Immunstimulierend**: In einer Studie an Menschen wurde Aristolochiasäure in einer Dosis von 0,9 mg/kg über einen Zeitraum von drei Tagen verabreicht, wobei eine erhöhte Phagozytoseaktivität beobachtet wurde.[4]

Toxikologie

Guang Fang Ji ist giftig und sollte möglichst nicht verwendet werden. Es wird allgemein angenommen, dass es sich bei der toxischen Substanz in *Guang Fang Ji* um die Aristolochiasäure handelt (► Abb. 4.3). Es wurde nachgewiesen, dass *Guang Fang Ji* eine toxische Wirkung auf Leber, Nieren und Nebennieren hat. Daher ist es besonders bei Patienten kontraindiziert, bei denen diese Organe bereits geschädigt sind. Es sollte nur mit extremer Vorsicht bei Patienten verwendet werden, die hepatotoxische oder nephrotoxische Medikamente einnehmen.

Ein Bericht aus den frühen 1990er-Jahren erwähnt eine Diätklinik in Belgien, in der eine Gruppe von Frauen mit einem Schlankheitspräparat behandelt wurde, das aus einer Mischung der folgenden Pharmazeutika und Arzneidrogen zusammengesetzt war: Fenfluramin, Diethylpropion, Pulver aus amerikanischer Faulbaumrinde, Belladonna-Extrakt, Acetazolamid, *Fang Ji* und *Hou Po* (Magnoliae Officinalis Cortex). Zunächst wurde bei 33 Frauen, die dieses Präparat einnahmen, eine Nephropathie festgestellt. Bis heute wurden seitdem mehr als 100 Fälle von Nephropathie gemeldet. Es gibt viele Hypothesen, warum es in Belgien zu diesem hohen Aufkommen von Nephropathien kommen konnte. Einige nehmen an, dass der Hauptgrund darin besteht, dass *Guang Fang Ji* (Aristolochiae Fangchi Radix) statt *Fang Ji* (Stephaniae Tetrandrae Radix) verwendet wurde. Andere sind dagegen davon überzeugt, dass die gleichzeitige Einnahme von *Guang Fang Ji* (das Aristolochiasäure enthält) und Acetazolamid, einer anderen potentiell nephrotoxischen Substanz, dafür verantwortlich ist. Wieder andere sind der Meinung, dass der „Ausbruch" durch die Einnahme von *Guang Fang Ji* in Pulverform (ungekocht) statt im Dekokt (gekocht) hervorgerufen wurde. Die Dekoktzubereitung wird allgemein als Verabreichungsform mit größerer Sicherheit angesehen, da die Konzentration von Aristolochiasäure im Dekokt aufgrund seiner geringen Wasserlöslichkeit viel niedriger ist.[5, 6]

Kommentar der Autoren

Guang Fang Ji (Aristolochiae Fangchi Radix) und *Fang Ji* (Stephaniae Tetrandrae Radix) haben ähnliche Namen und Funktionen. *Guang Fang Ji* ist effektiver beim Zerstreuen von Wind und Feuchtigkeit und bei der Behandlung von *Bi Zheng* (schmerzhaftes Blockade-Syndrom). *Fang Ji* hat eine deutlich stärkere diuretische Wirkung und ist daher bei der Behandlung von Ödemen angebracht. Trotz ihrer Ähnlichkeiten haben diese beiden Arzneien jedoch ein völlig unterschiedliches toxikologisches Profil und sollten nie gegeneinander ausgetauscht werden.

Referenzen

1. *Chang Yong Zhong Yao Cheng Fen Yu Yao Li Shou Ce* (A Handbook of the Composition and Pharmacology of Common Chinese Drugs), 1994; 898–899
2. The Merck Index 12th edition, Chapman and Hall/CRCnetBASE/Merck, 2000
3. McGuffin, M.; Hobbs, C. et al. Botanical Safety Handbook, CRC Press, 1997; 131–132
4. Ibid.
5. Depierreux, M. et al. Pathological aspects of a newly-described nephropathy related to the prolonged use of Chinese herbs. American Journal of Kidney Diseases, Aug 1994; vol. 24(2):172–80
6. Vanherweghem, J.L. et al. Rapidly progressive interstitial fibrosis in young women: association with slimming regimen including Chinese herbs. Lancet 1993; 341:387–91

Hăi Fú Róng
Limonium Wrightii Herba

海芙蓉

Pinyin-Name *Hăi Fú Róng*
Andere chinesische Namen *Huang Hua Shi Cong Rong, Hai Huang Jin*
Deutscher Name Strandflieder
Botanischer Name *Limonium wrightii* (Hance) O. Ktze var. *luteum* (Hara)
Pharmazeutischer Name Limonium Wrightii Herba
Eigenschaften Scharf, bitter, kalt
Leitbahnen Leber, Niere

Chinesische therapeutische Wirkungen

Zerstreut Wind und Feuchtigkeit

Bi Zheng (schmerzhaftes Blockade-Syndrom): *Hai Fu Rong* (Limonium Wrightii Herba) wird zur Behandlung von Hitze-*Bi-Zheng* eingesetzt. Die Hauptsymptome dieses Syndroms sind Rötung, Brennen und Anschwellen der Gelenke. Das Kraut wird auch zur Behandlung von Arthritis und Neuralgie verwendet.

- Arthritis, Neuralgie: *Hai Fu Rong* zusammen mit *Ji Xiang Teng* (Paederiae Caulis), *Quing Feng Teng* (Sinomenii Caulis) und *Qin Jiao* (Gentianae Macrophyllae Radix) verwenden.

Traumata: *Hai Fu Rong* lindert Schmerzen bei traumatischen Verletzungen mit Rötung, lokaler Entzündung und Bluterguss.

- Schmerzen durch traumatische Verletzungen: *Hai Fu Rong* zusammen mit *Huang Jin Gui* (Vanieriae Caulis) und *E Bu Shi Cao* (Centipedae Herba) verwenden.

Senkt den Blutdruck

Hypertonie: *Hai Fu Rong* zusammen mit *Cha Chi Huang* (Stellariae Aquaticae Herba) und *Xia Ku Cao* (Prunellae Spica) verwenden.

Dosierung

3–12 g.

Hóng Gŭ Shé
Kadsurae Japonicae Radix

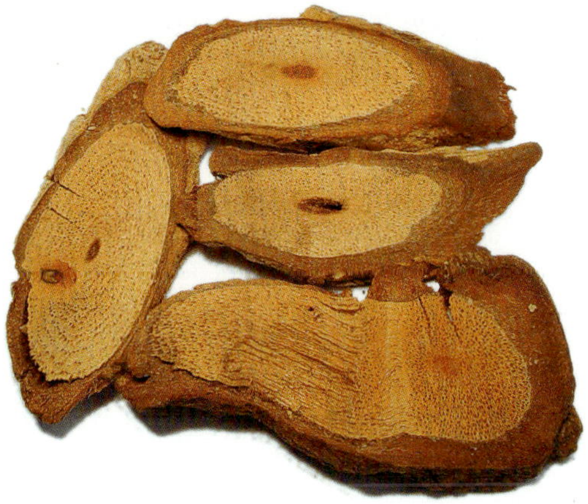

紅骨蛇 红骨蛇

Pinyin-Name *Hóng Gŭ Shé*
Wörtliche Übersetzung „Rote Knochenschlange"
Andere chinesische Namen *Hong Gu She Tou*
Deutscher Name Kadsura, japanischer Kugelfaden
Botanischer Name *Kadsura japonica* Dun
Pharmazeutischer Name Kadsurae Japonicae Radix
Eigenschaften Scharf, bitter, kühl
Leitbahnen Lunge, Leber, Magen

Chinesische therapeutische Wirkungen

Lindert Schmerzen

Hong Gu She (Kadsurae Japonicae Radix) öffnet die peripheren Leitbahnen und Kollateralen und lindert Schmerzen, entspannt die Sehnen und mildert Spasmen und Krämpfe.

- Wind-Hitze mit Kopfschmerzen und Schmerzen im ganzen Körper: *Hong Gu She* zusammen mit *Dao Di Wu Gong* (Heliminthostachytis Rhizoma) verwenden.
- Eindringen von äußeren Faktoren nach der Entbindung: *Hong Gu She* zusammen mit *Ji Xiang Teng* (Paederiae Caulis) verwenden.

Reduziert Schwellungen und Entzündungen

- Diarrhö mit Bauchschmerzen und Erbrechen: *Hong Gu She* zusammen mit *Ji Xue Cao* (Centellae Herba) und *Xian Feng Cao* (Bidentis Herba) verwenden.
- Schwindelgefühl mit Gleichgewichtsstörungen im Innenohr durch Mangel-Syndrom: *Hong Gu She* mit *Suan Zao Ren* (Ziziphi Spinosae Semen), *Shan Yao* (Dioscoreae Rhizoma), *Dang Gui* (Angelicae Sinensis Radix) und *Long Yan Rou* (Longan Arillus) kombinieren.
- Schwindelgefühl mit Gleichgewichtsstörungen im Innenohr durch Fülle-Syndrom: *Hong Gu She* zusammen mit *Ban Xia* (Pinelliae Rhizoma), *Bai Zhu* (Atractylodis Macrocephalae Rhizoma), *Tian Ma* (Gastrodiae Rhizoma), *Gou Teng* (Uncariae Ramulus cum Uncis), *Long Dan* (Gentianae Radix et Rhizoma) und *Huang Qin* (Scutellariae Radix) verwenden.
- Diabetes: *Gou Qi Gen* (Lycii Radix) hinzufügen.

Dosierung

3–9 g.

Chemische Zusammensetzung

Xyloglucoronit $(C_{11}H_{16}O_{10})_5$.

Leí Gōng Téng

Tripterygium Wilfordii Radix

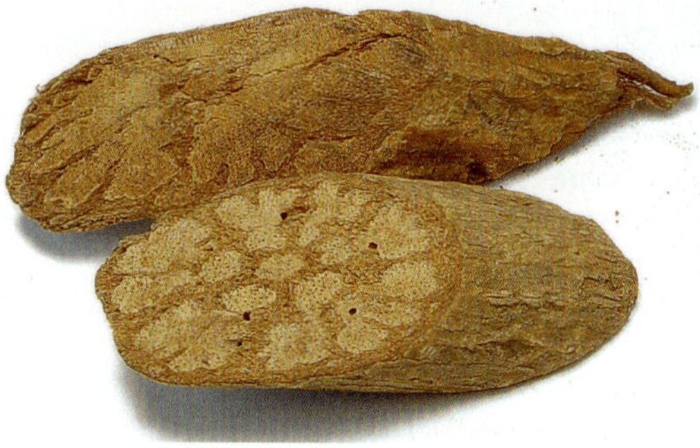

雷公藤

Pinyin-Name *Leí Gōng Téng*
Wörtliche Übersetzung „Donnerrebe“
Originalquelle *Zhong Guo Yao Ci Dian* (Journal of Chinese Medicinal Plants)
Deutscher Name Wilfords Dreiflügelfrucht
Botanischer Name *Tripterygium wilfordii* Hook. f. (*Lei Gong Teng*)
Pharmazeutischer Name Tripterygium Wilfordii Radix
Eigenschaften Bitter, scharf, kühl
Leitbahnen Leber
Sicherheitshinweis Toxisch

Chinesische therapeutische Wirkungen

Zerstreut Wind und Feuchtigkeit

Bi Zheng (schmerzhaftes Blockade-Syndrom): *Lei Gong Teng* (Tripterygium Wilfordii Radix) lindert Schmerzen und reduziert Schwellungen bei Patienten, deren Gelenke geschwollen und schwer zu bewegen sind. Es kann als Einzelarznei oder mit anderen antirheumatischen Arzneien verwendet werden.

- *Bi Zheng*: *Lei Gong Teng* zusammen mit *Fang Ji* (Stephaniae Tetrandrae Radix) verwenden.

Tötet Parasiten ab und eliminiert Toxine

Maden, Ratten und Schlangengift: *Lei Gong Teng* wird äußerlich als Gegengift für Wunden verwendet, die von Maden befallen sind oder durch Ratten- oder Schlangenbisse verursacht wurden.

Dosierung

5–12 g. Vor der Dekoktzubereitung muss *Lei Gong Teng* geschält werden. Die Wurzelrinde wird nicht verwendet. Zur Verminderung der Toxizität wird eine Dekoktzubereitungszeit von ein bis zwei Stunden empfohlen. *Lei Gong Teng* sollte nach den Mahlzeiten eingenommen werden.

Sicherheitshinweise, Kontraindikationen

- *Lei Gong Teng* ist während der Schwangerschaft kontraindiziert.
- Bei älteren Patienten und Kindern sollte es nur mit Vorsicht verwendet werden.
- Auch bei Patienten mit Herz, Magen- und Milzbeschwerden sollte es nur mit Vorsicht eingesetzt werden.
- *Lei Gong Teng* ist giftig und sollte bei Patienten mit beeinträchtigter Leberfunktion nicht angewendet werden.[1]

Überdosierung

Die gesamte Tripterygium-Pflanze ist giftig. In Wurzel und Rinde ist die Toxizität am stärksten. Die frische Pflanze ist giftiger als die getrocknete, mindestens ein Jahr lang gelagerte Pflanze. Toxizitätssymptome sind lokale Reizung im Magen-Darm-Trakt, Schädigung des Zentralnervensystems, innere Blutungen und Nekrose der Organe. In schweren Fällen kann eine starke Überdosierung von *Lei Gong Teng* zu Blutungen in Magen, Darm, Leber und Lunge führen. Andere Symptome sind Schwindelgefühl, trockener Mund, Palpitationen, Schleimhautnekrose und unregelmäßige Regelblutung.

Wenn Nebenwirkungen auftreten, geschieht dies normalerweise innerhalb von zwei bis drei Stunden nach der Einnahme. Frühreaktionen sind Kopfschmerzen, Schwindelgefühl, Palpitationen, Müdigkeit, starkes Erbrechen (manchmal mit Blut), Fröstelanfälle, Fieber (bis 40 °C), abdominale Dauerschmerzen, Diarrhö (mit dunklem, wässrigem Stuhl), diffuse Schmerzen, Tachykardie und Herzrhythmusstörungen. In manchen Fällen ist häufiges Wasserlassen mit stechenden Schmerzen und Harndrang zu beobachten. Andere Patienten entwickeln erst nach zwei bis drei Tagen Symptome wie Schmerzen im unteren Rücken, Haarausfall, Gesichtsödem, verminderte oder erhöhte Urinausscheidung und in schweren Fällen Hypotonie, niedrige Körpertemperatur, Bewusstseinsveränderung, Konvulsionen, Atembeschwerden und bläuliche Verfärbung der Lippen. Nach der Langzeitverwendung stellten sich auch hämatologische Erkrankungen ein, bei denen eine Knochenmarksuppression zu einer verminderten Leukozyten- und Thrombozytenzahl führte.[2]

Im Falle einer Überdosierung

Treten die Symptome einer Überdosierung früh, d.h. innerhalb von vier Stunden nach Einnahme auf, sollte die schädliche Substanz durch induziertes Erbrechen oder Magenspülung aus dem Körper entfernt werden. Es wird berichtet, dass selbst bei starker Überdosierung erfolgreiche Entgiftungen durch eine Magenspülung vorgenommen wurden.[3]

Eine systemische Reaktion auf die Arznei wird normalerweise mithilfe eines Dekokts aus *Feng Wei Cao* (Pteris Herba) oder *San Qi* (Notoginseng Radix et Rhizoma) behandelt.[4]

Lei Gong Teng wirkt zwar bei Menschen giftig, ist jedoch für Ziegen und Kaninchen völlig ungiftig. Es wurde nachgewiesen, dass Ziegen und Kaninchen, die es regelmäßig fraßen, eine Resistenz gegen seine Toxizität aufbauten und Antikörper entwickelten. Die Einnahme von 200 bis 300 ml frischem Ziegen- und Kaninchenblut wurde erfolgreich bei der Behandlung einer Überdosierung durch *Lei Gong Teng* eingesetzt. Das Prinzip dieser Behandlung beruht auf der Annahme, dass das Blut der beiden Tiere Substanzen enthält, die als Gegengift wirken.[5]

Chemische Zusammensetzung

Alkaloide (Wilfordin, Wilforin, Wilforidin, Wilforgin, Wilfortrin, Wilforzin, Wilformin, Wilfornin, Euonin, Celacinnin, Celafurin, Celabenzin, Neowilforin, Regilidin), Terpenoide (Triptolid T13, Tripdiolid, Tripterolid, Triptonid, Triptolidenol T9, Hypolid, Triptonoterpenol, Triptophenolid-Methylether, Neotriptophenolid, Isotriptophenolid, Isoneotriptophenolid, Triptonoterpen, Triptonoterpen-Methylether, Tripdioltonid, Tripdiolid T8, Triptriolid T11, Triptolid T10, Wilforlid A T1, Triptotriterpenoidlacton A, Wilforlid B, Triptotriterpensäure A T3, Triptotriterpensäure B T2, Triptoterpensäure C T28, Selaspermsäure, Wilfornid, Triptofordin A, B, C-1, C-2, D).[6]

Pharmakologische Wirkungen

- **Antiviral**: Von *Lei Gong Teng* isolierte Sesquiterpene haben eine mäßig viruzide Wirkung auf mehrere behüllte Viren, darunter HSV-1, HZMV, Masern- und Influenza-A-Virus. Vermutlich besteht der Wirkmechanismus darin, dass die Virusproteinsynthese infizierter Zellen im Frühstadium der Virenreplikation unterdrückt wird, wodurch eine Translationsinhibition der Transkripte von Immediate Early Genes (IEG, unmittelbare frühe Gene) bewirkt wird.[7]
- **Antiarthritisch**: In einer In-vitro-Studie wurde ein *Lei-Gong-Teng*-Extrakt einmal täglich über einen Zeitraum von 14 Tagen verabreicht. Dadurch wurde die Entwicklung von Arthritis deutlich verzögert, und die Antikör-

perproduktion sowie die verzögerte Sensitivität (DTH-Reaktion = delayed type hypersensitivity) auf Kollagen Typ II wurde deutlich unterdrückt. Die therapeutische Verabreichung eines Extrakts hatte jedoch keine Auswirkung auf den klinischen Verlauf der Krankheit.[8]

Klinische und wissenschaftliche Studien

- **Rheumatoide Arthritis**: In einer Studie wurde *Lei Gong Teng* mit *Fang Ji* (Stephaniae Tetrandrae Radix) kombiniert. Die Kombination hatte einen stark unterdrückenden Effekt auf die menschliche Immunreaktion bei der Behandlung von rheumatoider Arthritis. Der Wirkmechanismus beruht auf einer Hemmung der Prostaglandin-E_2-Ausschüttung durch die Monozyten und einer Hemmung von IL-1, IL-6, IL-8 sowie Tumor-Nekrose-Faktor-α.[9]
- **Glomerulonephritis**: *Lei Gong Teng* reduzierte bei 102 Glomerulonephritis-Patienten Proteinurie. Für die Behandlung wurden 15–18 g des Krauts pro Tag über einen Zeitraum von ein bis neun Monaten verabreicht. Die Wirksamkeitsrate lag bei 72,5%.[10]

Toxikologie

Die meisten Nebenwirkungen von *Lei Gong Teng* beschränken sich auf Magen-Darm-Beschwerden, Unfruchtbarkeit und Unterdrückung der Lymphozyten-Proliferation. Es wurde jedoch auch ein Todesfall gemeldet: Die Einnahme verursachte einen hypovolämischen Schock und Herzschäden, die nach drei Tagen zum Tod führten. Es liegen jedoch keine Informationen zur Dosierung und zum physischen Allgemeinzustand des Verstorbenen vor der Einnahme vor.[11]

Kommentar der Autoren

Laut Dr. Zhu Fang-Shou ist *Lei Gong Teng* eine ausgezeichnete Arznei für rheumatoide Arthritis, verschiedene *Bi-Zheng*-Erkrankungen und für Schmerzen durch einen Knochensporn. Da *Lei Gong Teng* jedoch giftig ist, sollte die tägliche Dosis zwischen 5 und 12 g liegen und 15 g nicht überschreiten. Außerdem sollte *Lei Gong Teng* mindestens 60 Minuten gekocht werden, bevor andere Arzneien zugegeben werden. Danach sollte es nochmals 15 Minuten gekocht werden. Unerwünschte Nebenwirkungen sind minimal, sofern die Arznei in korrekter Dosierung und richtig verarbeitet verabreicht wird. *Lei Gong Teng* ist bei Patienten mit Herzkreislauf- oder Leberbeschwerden kontraindiziert.

Referenzen

1. Int J Cardiol, 1995 April; 49(2):173–7
2. *Zhong Yao Du Li Xue* (Toxicology of Chinese Herbs), 1989; 154–155
3. *Wu Han Yi Xue Yuan Xue Bao* (Journal of Wuhan University School of Medicine), 1981; 4–67
4. *Hu Nan Yi Yao Za Zhi* (Hunan Journal of Medicine and Herbology), 1977; 5:3
5. *Zhong Yao Du Li Xue* (Toxicology of Chinese Herbs), 1989; 156–157
6. *Xian Dai Zhong Yao Yao Li Xue* (Contemporary Pharmacology of Chinese Herbs), 1997; 413
7. Journal of Antimicrobial Chemotherapy. 37(4):759–68, 1996 Apr.
8. Immunopharmacology. 39(2):117–26, 1998 May
9. Chang, W.-Y. et al. The Effects of Traditional Antirheumatic Herbal Medicines on Immune Response Cells. The Journal of Rheumatology 1997; 24:3
10. *Zhong Hua Nei Ke Za Zhi* (Chinese Journal of Internal Medicine), 1981; 20(4):216
11. Int J Cardiol, 1995 April; 49(2):173–7

Mă Ān Téng

Ipomoea Pes-caprae Herba

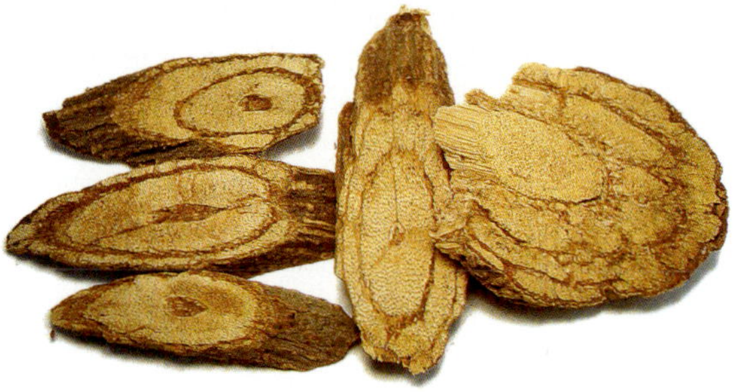

馬鞍藤 马鞍藤

Pinyin-Name *Mă Ān Téng*
Andere chinesische Namen *Er Ye Hong Su*
Deutscher Name Ziegenfuß-Prunkwinde
Botanischer Name *Ipomoea pres-caprae* (L.) Sweet.
Pharmazeutischer Name Ipomoea Pes-caprae Herba
Eigenschaften Scharf, bitter, neutral
Leitbahnen Leber, Niere, Dickdarm

Chinesische therapeutische Wirkungen

Zerstreut Wind und Feuchtigkeit

Bi Zheng (schmerzhaftes Blockade-Syndrom): *Ma An Teng* (Ipomoea Pes-caprae Herba) zerstreut Wind und Feuchtigkeit zur Behandlung von Arthritis, rheumatoider Arthritis sowie Wundheitsgefühl und Schmerzen in Rücken, Sehnen und Knochen.

- Arthritis, rheumatoide Arthritis: *Ma An Teng* zusammen mit *Po Bu Zi Ye* (Cordia Dichotoma Folium), *Gou Teng* (Uncariae Ramulus cum Uncis), *Ji Xue Teng* (Spatholobi Caulis) und *Dang Gui* (Angelicae Sinensis Radix) verwenden.
- Wundheitsgefühl und Schmerzen in Rücken, Sehnen und Knochen: *Ma An Teng* zusammen mit *Wan Dian Jin* (Ilicis Asprellae Radix) und *Huang Jin Gui* (Vanieriae Caulis).

Verkleinert Karbunkel und löst Knötchen auf

- Knötchen, Karbunkel, Furunkel und Schwellungen: *Ma An Teng* äußerlich auflegen.
- Blutende Hämorrhoiden: *Ma An Teng* zusammen mit *Zhen Ren Huo Ming Yin* (Dekokt des Wahren Menschen zur Wiederbelebung) und *Huai Hua* (Sophorae Flos) verwenden.

Dosierung

3–12 g.

Qī Yè Lián
Schefflerae Radix

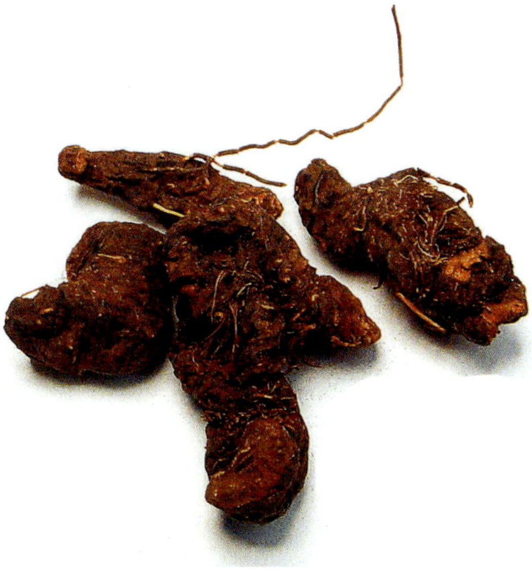

七葉蓮 七叶莲

Pinyin-Name *Qī Yè Lián*
Wörtliche Übersetzung „Siebenblättriger Lotus“
Andere chinesische Namen *Qi Ye Teng, Qi Jia Pi*
Deutscher Name Fingeraralie
Botanischer Name *Schefflera arboricola* Hayata; *Schefflera kwangsiensis* Merr. Ex Li.
Pharmazeutischer Name Schefflerae Radix
Eigenschaften Bitter, scharf, warm
Leitbahnen Leber

Chinesische therapeutische Wirkungen

Zerstreut Wind-Feuchtigkeit, lindert Schmerzen

Bi Zheng (schmerzhaftes Blockade-Syndrom): *Qi Ye Lian* (Schefflerae Radix) zerstreut Wind-Feuchtigkeit in den Extremitäten und wird für die Behandlung von *Bi Zheng* verwendet. Es wird außerdem bei traumatischen Verletzungen mit Schmerzen und Schwellungen eingesetzt.

- *Bi Zheng: Qi Ye Lian* mit Getreideschnaps braten und äußerlich auftragen.
- Traumata: *Qi Ye Lian* zu einer Paste vermahlen und äußerlich auftragen.

Dosierung

10–15 g. *Qi Ye Lian* kann sowohl innerlich als auch äußerlich verwendet werden.

Sicherheitshinweise, Kontraindikationen

Qi Ye Lian sollte während der Schwangerschaft nur mit Vorsicht verwendet werden.

Chemische Zusammensetzung

Organische Säure, Schleimsäure, Fumarsäure, Bernsteinsäure.[1]

Pharmakologische Wirkungen

Schmerzlindernd: *Qi Ye Lian* hat eine ausgeprägt schmerzlindernde Wirkung bei oraler Einnahme, intramuskulärer Injektion oder Einspritzung in Triggerpunkte.[2]

Klinische und wissenschaftliche Studien

- **Schmerzen**: *Qi Ye Lian* wurde in vivo zur Behandlung von verschiedenen schmerzhaften Erkrankungen verwendet, z.B. bei Nierensteinen, Gallensteinen, Knochenbrüchen, Pankreatitis und Arthritis.[3]
- **Anästhesie**: Bei größeren zahnärztlichen Behandlungen, z.B. beim Zähneziehen, zeigte die Injektion von *Qi Ye Lian* in Punkte am Ohr gute Erfolge. Bei 112 Patienten lag die Wirksamkeitsrate dieser Behandlung bei 89,4%.[4]

Referenzen

1. *Xian Dai Zhong Yao Yao Li Xue* (Contemporary Pharmacology of Chinese Herbs), 1997; 482
2. *Zhong Yao Da Ci Dian* (Dictionary of Chinese Herbs), 1975; 17–18
3. Ibid.
4. Ibid.

Qín Jiǎo

Gentianae Macrophyllae Radix

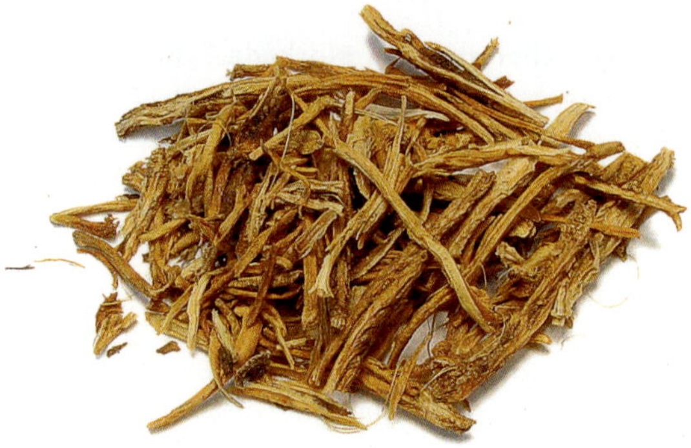

秦艽

Pinyin-Name *Qín Jiǎo*
Andere chinesische Namen *Zuo Qin Jiao*
Originalquelle *Shen Nong Ben Cao Jing* (Die Materia Medica des göttlichen Landmannes), vermutlich Östliche Han-Dynastie
Deutscher Name Enzianwurzel
Botanischer Name *Gentiana macrophylla* Pall. (*Qin Jiao*); *Gentiana straminea* Maxim. (*Ma Hua Qin Jiao*); *Gentiana crassicaulis* Duthie ex Burk. (*Cu Jin Qin Jiao*); *Gentiana dahurica* Fisch. (*Xiao Qin Jiao*)
Pharmazeutischer Name Gentianae Macrophyllae Radix
Eigenschaften Bitter, scharf, kühl
Leitbahnen Magen, Leber, Gallenblase

Chinesische therapeutische Wirkungen

Zerstreut Wind und Feuchtigkeit, öffnet Leitbahnen und Kollateralen, entspannt die Sehnen

Bi Zheng (schmerzhaftes Blockade-Syndrom): *Qin Jiao* (Gentianae Macrophyllae Radix) ist scharf und bitter und hat eine zerstreuende Wirkung. Es vertreibt Feuchtigkeit und öffnet periphere Leitbahnen und Kollateralen. Es wird für die Behandlung von Beschwerden des Bewegungsapparats und der Gelenke verwendet, egal ob diese Beschwerden akuter oder chronischer Natur, heiß oder kalt sind. Da *Qin Jiao* kühl ist, ist es wirksamer für *Bi Zheng*, das durch Hitze verursacht wird, mit Symptomen wie rote, geschwollene und entzündete Gelenke. Es lindert außerdem Beschwerden wie Steifheit und Unbeweglichkeit der Gelenke.

- Heißes *Bi Zheng* mit Rötung, Schwellung und Schmerzen: *Qin Jiao* zusammen mit *Fang Ji* (Stephaniae Tetrandrae Radix), *Zhi Mu* (Anemarrhenae Rhizoma) und *Ren Dong Teng* (Lonicerae Caulis) verwenden.
- Kaltes *Bi Zheng* mit Schmerzen und Schwierigkeiten bei der Bewegung: *Qin Jiao* zusammen mit *Du Huo* (Angelicae Pubescentis Radix), *Gui Zhi* (Cinnamomi Ramulus) und *Fu Zi* (Aconiti Radix Lateralis Praeparata) verwenden.
- Lähmung und Komplikationen nach einem Schlaganfall: *Qin Jiao* zusammen mit *Tian Ma* (Gastrodiae Rhizoma), *Dang Gui* (Angelicae Sinensis Radix) und *Chuan Xiong* (Chuanxiong Rhizoma) verwenden.

Klärt Mangel-Hitze

Knochendampfen, wiederkehrende milde Fieberepisoden: Im Gegensatz zu anderen Arzneien, die Wind-Feuchtigkeit zerstreuen, hat *Qin Jiao* keine trocknenden Eigenschaften. Dadurch eignet es sich hervorragend zum Klären von Mangel-Hitze, ohne das *Yin* oder Körperflüssigkeiten zu verbrauchen. Andere typische Zeichen eines *Yin*-Mangels sind Nachmittagsfieber, gerötete Wangen, Auszehrung, Nachtschweiß, ein trockener, roter Zungenkörper mit Mittelriss und ein fadenförmiger, schneller Puls.

- Mangel-Hitze mit Knochendampfen und wiederkehrenden milden Fieberepisoden: *Qin Jiao* zusammen mit *Qing Hao* (Artemisiae Annuae Herba), *Zhi Mu* (Anemarrhenae Rhizoma) und *Bie Jia* (Trionycis Carapax) verwenden. **Beispiel-Rezeptur**: *Qin Jiao Bie Jia San* (Gentianae Macrophyllae Radix und Trionycis Carapax Pulver).

Lindert Gelbsucht

Gelbsucht: *Qin Jiao* zerstreut Feuchtigkeit und hilft bei der Behandlung von Gelbsucht. Seine Wirkung ist recht mild, weshalb es mit anderen Arzneien kombiniert werden muss. Es fördert außerdem den Stuhlgang und leitet Wasser-Akkumulation aus.

- Gelbsucht: *Qin Jiao* zusammen mit *Yin Chen* (Artemisiae Scopariae Herba), *Da Huang* (Rhei Radix et Rhizoma) und *Zhi Zi* (Gardeniae Fructus) verwenden.
- Infektiöse Hepatitis mit Gelbsucht: *Qin Jiao* mit *Yin Chen* (Artemisiae Scopariae Herba), *Huang Bo* (Phellodendri Cortex), *Che Qian Zi* (Plantaginis Semen), *Zhi Zi* (Gardeniae Fructus), *Fu Ling* (Poria), *Pu Gong Ying* (Taraxaci Herba) und *Da Huang* (Rhei Radix et Rhizoma) kombinieren.

Dosierung

5–10 g im Dekokt.

Sicherheitshinweise, Kontraindikationen

- *Qin Jiao* sollte bei Patienten mit Mangel und Kälte in Milz und Magen und bei Patienten mit weichem Stuhl nur mit Vorsicht verwendet werden.
- *Qin Jiao* hat eine beruhigende Wirkung und kann zu Schwindelgefühlen führen. Daher sollten Patienten, die diese Arznei einnehmen, beim Autofahren und beim Bedienen von Maschinen vorsichtig sein.

Chemische Zusammensetzung

Gentianin, Gentianidin, Gentiopierosid, Gentianel, Homoorientin, Sapoknaretin.[1]

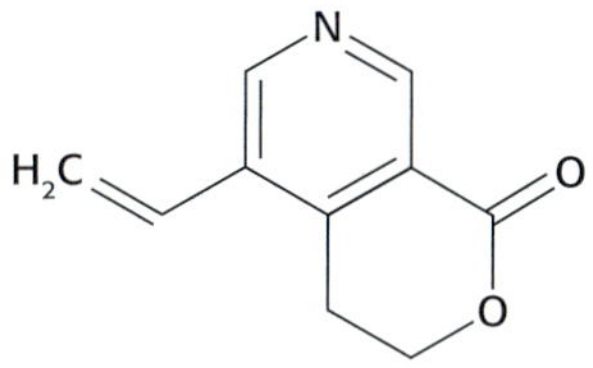

Abb. 4.4 Gentianin

Pharmakologische Wirkungen

- **Entzündungshemmend**: Gentianin hat eine ausgeprägte entzündungshemmende Wirkung, da es das Hormonsystem stimuliert und eine gesteigerte Hormonausschüttung der Nebennieren verursacht.[2]
- **Sedierend**: Bei Verabreichung von *Qin Jiao* an Mäuse und Ratten wurde eine sedierende Wirkung nachgewiesen, die durch Hemmung des Zentralnervensystems hervorgerufen wird. Außerdem verlängert es die Schlafdauer, wenn es mit Barbituraten kombiniert wird. Allerdings kann *Qin Jiao* in hoher Dosierung manchmal zu einer Erregung des Zentralnervensystems führen.[3]
- **Kardiovaskulär**: Gentianin senkte bei Meerschweinchen, Hunden und Kaninchen den Blutdruck und die Herzfrequenz. Die blutdrucksenkende Wirkung ist nur von kurzer Dauer, wird jedoch nicht durch die Injektion von Atropin beeinflusst.[4]
- **Hyperglykämisch**: Bei Verabreichung von Gentianin an Mäuse wurde ein Anstieg der Glukosewerte im Blut beobachtet. Der hyperglykämische Wirkmechanismus wird einer Stimulation des Hormonsystems zugeschrieben. Sobald die Nebennieren entfernt wurden, hatte das Gentianin keine steigernde Wirkung auf die Glukosewerte im Blut mehr.[5]

Klinische und wissenschaftliche Studien

- **Akute Gelbsucht oder infektiöse Hepatitis im Kleinkindalter**: 20 Patienten mit Gelbsucht oder Hepatitis mit Hitze-Symptomen erhielten *Qin Jiao, Huang Qin* (Scutellariae Radix) und *Lian Qiao* (Forsythiae Fructus); bei Patienten mit Gelbsucht oder Hepatitis mit Feuchtigkeit-Symptomen wurden *Qin Jiao, Cang Zhu* (Atractylodis Rhizoma), *Bai Zhu* (Atractylodis Macrocephalae Rhizoma) und *Hou Po* (Magnoliae Officinalis Cortex) verabreicht. Der Behandlungverlauf erstreckte sich über 14 Tage. In beiden Gruppen wurden positive Ergebnisse verzeichnet.[6]
- **Zahnextraktion**: *Qin Jiao* und *Fang Ji* (Stephaniae Tetrandrae Radix) zeigten eine deutlich schmerzlindernde und entzündungshemmende Wirkung bei 26 Patienten, bei denen eine Zahnextraktion vorgenommen wurde. Die Arzneien wurden in Kapseln mit je 300 mg (im Verhältnis 1:1) verabreicht. Alle Patienten erhielten zwei Kapseln 30 Minuten vor der Extraktion und danach alle sechs Stunden über einen Zeitraum von drei Tagen.[7]

Wechselwirkung mit anderen Medikamenten

Beruhigungsmittel: *Qin Jiao* hat eine hemmende Wirkung auf das Zentralnervensystem und übt dadurch eine beruhigende Wirkung aus. Es verstärkt die sedierende Wirkung von Barbituraten.[8] (Hinweis: Es gibt viele Medikamentengruppen, die beruhigend wirken, z.B. Antihistaminika, narkotisierende Schmerzmittel, Barbiturate, Benzodiazepine.)

Toxikologie

Der LD_{50}-Wert von Gentianin bei Mäusen beträgt 480 mg/kg bei oraler Verabreichung, 350 mg/kg bei intraperitonealer Injektion und 250–300 mg/kg bei intravenöser Injektion.[9]

Kommentar der Autoren
Laut Dr. Wei Jia ist *Qin Jiao* eine der besten Arzneien zur Linderung von wetterbedingten Gelenkschmerzen.

Referenzen
1. *Xian Dai Zhong Yao Yao Li Xue* (Contemporary Pharmacology of Chinese Herbs), 1997; 398
2. *Chang Yong Zhong Yao Cheng Fen Yu Yao Li Shou Ce* (A Handbook of the Composition and Pharmacology of Common Chinese Drugs), 1994; 1479:1482
3. *Zhong Yao Yao Li Yu Ying Yong* (Pharmacology and Applications of Chinese Herbs), 1983; 854:297
4. Ibid.
5. *Yao Xue Xue Bao* (Journal of Herbology), 1965; 12(6):357
6. *Shang Hai Zhong Yi Yao Za Zhi* (Shanghai Journal of Chinese Medicine and Herbology), 1965; 7:10
7. *Zhijin Medicine*, 1987; 1:73
8. *Zhong Yao Yao Li Yu Ying Yong* (Pharmacology and Applications of Chinese Herbs), 1983; 854:297
9. *Sheng Li Xue Bao* (Physiology News), 1959; 23(4):311

Qīng Fēng Téng
Sinomenii Caulis

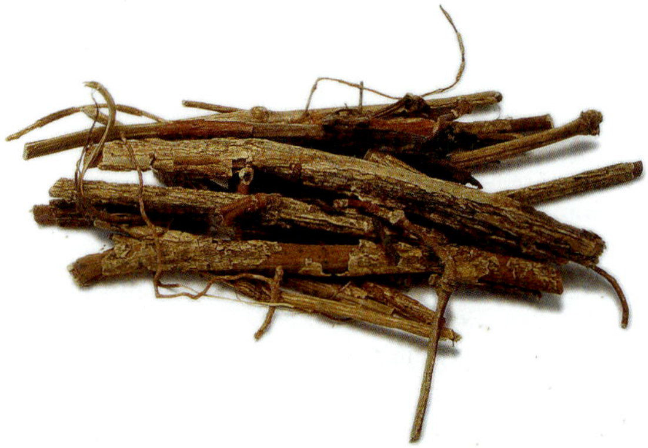

青風藤 青风藤

Pinyin-Name *Qīng Fēng Téng*
Wörtliche Übersetzung „Blaugrüne Windrebe"
Andere chinesische Namen *Da Feng Teng, Feng Teng, Lao Teng, Hai Feng Teng*
Originalquelle *Tu Jing Ben Cao* (Illustrierter Klassiker der Materia Medica) aus dem Jahr 1061 von Su Song
Deutscher Name Sinomenium
Botanischer Name *Sinomenium acutum* (Thunb.) Rehd. et Wils. (*Qing Teng*), *Sinomenium acutum* (Thunb.) Rehd. et Wils. var. *cinoreum* Rehd. et Wils. (*Mao Qing Teng*)
Pharmazeutischer Name Sinomenii Caulis
Eigenschaften Bitter, neutral
Leitbahnen Leber

Chinesische therapeutische Wirkungen

Zerstreut Wind und lindert Schmerzen

Bi Zheng (schmerzhaftes Blockade-Syndrom): *Qing Feng Teng* (Sinomenii Caulis) zerstreut Wind und Feuchtigkeit, öffnet die Leitbahnen und lindert Schmerzen. Es wird häufig bei Patienten mit Unbeweglichkeit der Gelenke sowie Schmerzen und Schwellungen eingesetzt. Mit dieser Arzneidroge wird auch Bein-*Qi* behandelt. Sie kann als Einzelarznei oder mit anderen antirheumatischen Arzneien in Getreideschnaps angesetzt oder im Dekokt zubereitet werden.

- Gelenkschwellung des Knies, rheumatoide Arthritis: *Qing Feng Teng* zusammen mit *Huang Jin Gui* (Vaniериae Caulis), *Rou Cong Rong* (Cistanches Herba), *Chuan Niu Xi* (Cyathulae Radix), *Xu Duan* (Dipsaci Radix), *Gu Sui Bu* (Drynariae Rhizoma) und *Yi Wu Gen* (Elaeagni Radix) verwenden.
- Rückenschmerzen, schmerzende Sehnen und Muskeln, Kinderlähmung oder Hemiplegie: *Qing Feng Teng* als Tee innerlich und als Badezusatz zum Einweichen verwenden.

Dosierung

6–12 g.

Chemische Zusammensetzung

Sinomenin, Sinoacutin, Disinomenin, Magnoflorin, N-Acetylsinomenin.[1, 2]

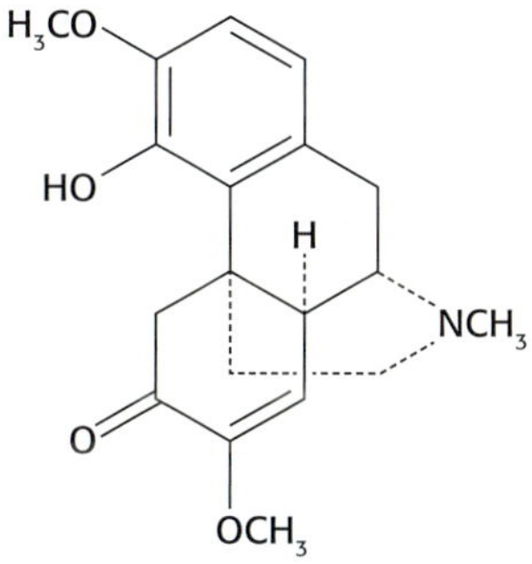

Abb. 4.5 Sinomenin

Pharmakologische Wirkungen

- **Schmerzlindernd und entzündungshemmend**: Für *Qing Feng Teng* wurde eine ausgeprägte schmerzlindernde und entzündungshemmende Wirkung nachgewiesen. Der genaue Mechanismus für diese Funktionen ist noch unklar, aber man nimmt an, dass er über eine Stimulation des Hormonsystems zu erklären ist, die zu einer vermehrten Produktion von Nebennierenhormonen führt. In Laborstudien wurde die schmerzstillende Wirkung von *Qing Feng Teng* auf ein Zehntel bis zwei Fünftel der Wirkung von Morphin geschätzt. Im Unterschied zu Morphin gibt es keinen Nachweis darüber, dass die Einnahme von *Qing Feng Teng* zu Abhängigkeit führt. Eine Toleranz entwickelte sich ebenfalls sehr viel langsamer.[3]
- **Antihypertensiv**: Die Einnahme von *Qing Feng Teng* wurde mit einem rapiden Blutdruckabfall assoziiert. Bei wiederholter Einnahme der Dosierung entwickelte sich jedoch eine Toleranz. Der genaue Mechanismus dieser Aktivität ist unklar.[4]
- **Hustenstillend**: An Ratten und Katzen wurde eine stark hustenstillende Wirkung nachgewiesen.[5]

Klinische und wissenschaftliche Studien

- **Arthritis**: Die Einnahme von *Qing Feng Teng* hatte bei 93,4% von 311 Patienten eine schmerzlindernde Wirkung. Die Arznei wurde in verschiedenen Verabreichungsformen gegeben, darunter als Injektion, Dekokt und Pille. Detaillierte Informationen sind zu dieser Studie jedoch nicht verfügbar.[6]
- **Herzrhythmusstörungen**: In einer klinischen Studie erhielten 60 Patienten mit unterschiedlichen Arrhythmiebeschwerden ein Präparat aus *Qing Feng Teng* über einen Zeitraum von zwei Wochen. Die Ergebnisse dieser Studie waren zufriedenstellend.[7]

Toxikologie

In seltenen Fällen führte die Einnahme von *Qing Feng Teng* zu Ekzembildung und Neutropenie.[8]

Referenzen

1. *Xian Dai Zhong Yao Yao Li Xue* (Contemporary Pharmacology of Chinese Herbs), 1997; 445
2. The Merck Index 12th edition, Chapman and Hall/CRCnetBASE/Merck, 2000
3. *Zhong Yao Xue* (Chinese Herbology), 1998; 303
4. Ibid.
5. Ibid.
6. *Zhong Cao Yao Tong Xun* (Journal of Chinese Herbal Medicine), 1979; 11:40
7. *Xi An Yi Ke Da Xue Xue Bao* (Journal of Xian University School of Medicine), 1988; 2:133
8. *Shan Xi Zhong Yi* (Shanxi Chinese Medicine), 1987; 2:54

Sōng Jié

Pini Nodi Lignum

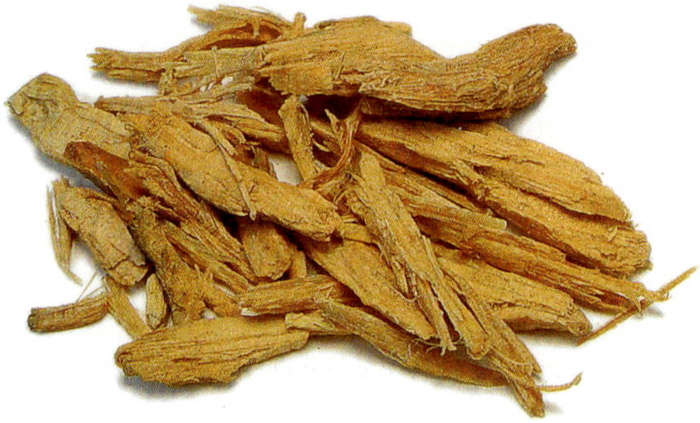

松節 松节

Pinyin-Name *Sōng Jié*
Wörtliche Übersetzung „Kieferngelenk"
Andere chinesische Namen *Ma Wei Song*, *You Song Jie*
Originalquelle *Ming Yi Za Zhu* (Verschiedene Aufzeichnungen berühmter Ärzte) von Tao Hong-Jing aus dem Jahr 500
Deutscher Name Kiefernstammknoten (Masson-Kiefer)
Botanischer Name *Pinus tabulaeformis* Carr. (*Mu You Song*); *Pinus massoniana* Lamb. (*Ma Wei Song*)
Pharmazeutischer Name Pini Nodi Lignum
Eigenschaften Bitter, warm
Leitbahnen Leber

Chinesische therapeutische Wirkungen

Zerstreut Wind, trocknet Feuchtigkeit und lindert Schmerzen

Bi Zheng (schmerzhaftes Blockade-Syndrom), Traumata: Typische Symptome sind eng umschriebene, tiefe Gelenkschmerzen mit Schwierigkeiten beim Biegen und Bewegen. Wegen seiner warmen, trocknenden Eigenschaften ist *Song Jie* (Pini Nodi Lignum) gut dazu geeignet, Schmerzen durch Kälte und Feuchtigkeit zu lindern. *Song Jie* wird häufig in Getreideschnaps eingeweicht und dann mit Pfeffer verwendet, um seine Wirkung beim Eliminieren von Stagnation und Lindern von Schmerzen zu verstärken.

- *Bi Zheng*: *Song Jie* zusammen mit *Hai Feng Teng* (Piperis Kadsurae Caulis), *Du Huo* (Angelicae Pubescentis Radix) und *Dang Gui* (Angelicae Sinensis Radix) verwenden.
- Traumaschmerzen: *Song Jie* zusammen mit *Ru Xiang* (Olibanum), *Mo Yao* (Myrrha) und *Su Mu* (Sappan Lignum) verwenden.

Dosierung

10–15 g.

Chemische Zusammensetzung

α-Pinen, β-Pinen, Harz.[1]

Ergänzung

- 松葉/松叶 *Sōng Yè* (Pini Folium) wird zum ersten Mal im Jahr 500 im *Ming Yi Za Zhu* (Verschiedene Aufzeichnungen berühmter Ärzte) von Tao Hong-Jing erwähnt und ist das Blatt von *Song Jie*. *Song Ye* ist bitter und warm, zerstreut Wind und trocknet Feuchtigkeit. Es tötet außerdem Parasiten und stoppt Juckreiz. Als Dosis werden 6–15 g *Song Ye* empfohlen.
- 松葉/松叶 *Sōng Guǒ* (Pini Fructus) wird ebenfalls erstmals im *Ming Yi Za Zhu* (Verschiedene Aufzeichnungen berühmter Ärzte) von Tao Hong-Jing erwähnt und ist die Frucht, d.h. der Kiefernzapfen von *Song Jie*. *Song Guo* ist bitter und warm. Es zerstreut Wind, trocknet Feuchtigkeit, befeuchtet den Darm und lindert Schmerzen. Als Dosis werden 6–10 g *Song Guo* empfohlen.

Referenzen

1. *Zhong Yao Xue* (Chinese Herbology), 1998; 307–308

Tòu Gŭ Căo
Impatientis Caulis

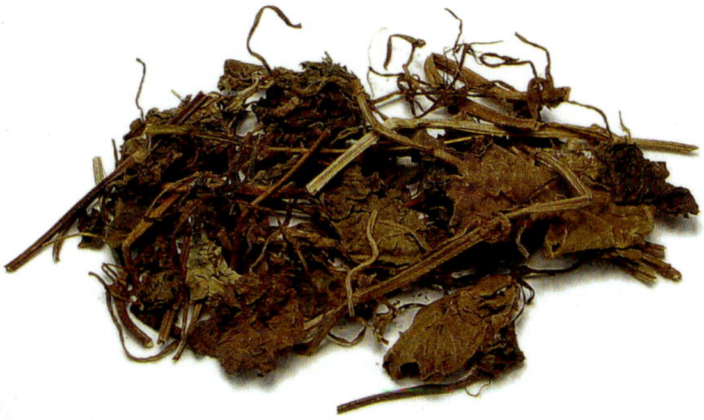

透骨草

Pinyin-Name *Tòu Gŭ Căo*
Wörtliche Übersetzung „Kraut, das den Knochen durchdringt"
Deutscher Name Gartenbalsamine
Botanischer Name *Impatiens balsamina* Line
Pharmazeutischer Name Impatientis Caulis
Eigenschaften Bitter, etwas süß und scharf, kühl
Leitbahnen Leber, Milz, Niere

Chinesische therapeutische Wirkungen

Belebt den Blutfluss und bricht Blut-Stase auf

Tou Gu Cao (Impatientis Caulis) behandelt äußere und traumatische Verletzungen mit Bluterguss, Schwellung, Entzündung, Blut-Stase und Schmerzen. Es bewegt das Blut und sorgt zusätzlich für ein Abschwellen der Verletzung und die Wundheilung des verletzten Gewebes.

- Traumaschmerzen und Blutungen: *Tou Gu Cao* zusammen mit *Ru Xiang* (Olibanum), *Mo Yao* (Myrrha) und *Chi Shao* (Paeoniae Radix Rubra) verwenden.

Klärt Hitze, eliminiert Toxine, kühlt Blut und lindert Schmerzen

- Toxische Wunden, Karbunkel und Schwellungen: *Tou Gu Cao* äußerlich auftragen.
- Verbrennungen: *Tou Gu Cao* äußerlich auftragen.
- Bluterbrechen, abnorme Gebärmutterblutung, Nasenbluten und Blut im Urin durch Hitze-Syndrom: *Tou Gu Cao* zusammen mit *Zhi Zi* (Gardeniae Fructus), *Pu Huang* (Typhae Pollen), *Huang Qin* (Scutellariae Radix) und *Huai Hua* (Sophorae Flos) verwenden.

Leitet Feuchte-Hitze aus

- Akute Gelbsucht mit Hepatitis, Fieber, Appetitmangel und Hepatomegalie: *Tou Gu Cao* zusammen mit *Cang Zhu* (Atractylodis Rhizoma), *Hou Po* (Magnoliae Officinalis Cortex), *Huang Bo* (Phellodendri Cortex), *Long Dan* (Gentianae Radix et Rhizoma) und *Xia Ku Cao* (Prunellae Spica) verwenden. Rezepturen, die mit dieser Arznei kombiniert werden können, sind *Long Dan Xie Gan Tang* (Gentianae Radix Dekokt, das die Leber entlastet) und *Jia Wei Xiao Yao San* (Erweitertes Umherstreifen Pulver).

Dosierung

10–20 g im Dekokt.

Kommentar der Autoren
Es gibt drei verschiedene Arzneidrogen mit dem *Pinyin*-Namen „*Tou Gu Cao*": Impatientis Caulis, Leptostachya Caulis und Speranskia Tuberculata Caulis. Nähere Informationen zu den Eigenschaften und Verwendungsbereichen von Leptostachya Caulis und Speranskia Tuberculata Caulis waren zum Zeitpunkt der Buchveröffentlichung noch nicht verfügbar.

Wēi Líng Xiān

Clematidis Radix et Rhizoma

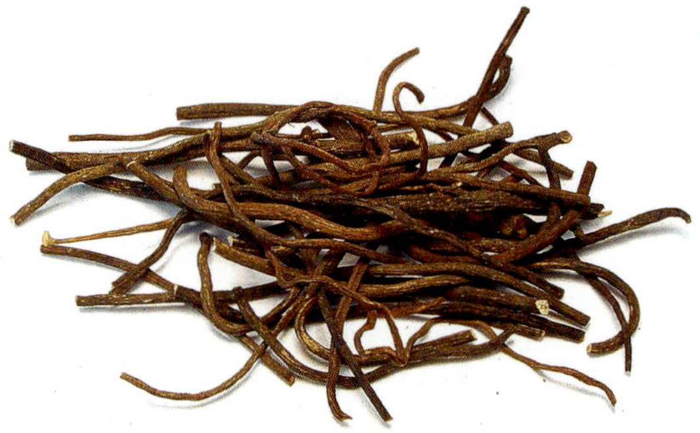

威靈仙 威灵仙

Pinyin-Name *Wēi Líng Xiān*
Wörtliche Übersetzung „Kräftiges Heilmittel für Unsterblichkeit", „starke Seelenwurzel", „fantastische geistige Unvergänglichkeit"
Andere chinesische Namen *Ling Xian, Tie Jiao Wei Ling Xian*
Originalquelle *Xin Xiu Ben Cao* (Neu überarbeitete Materia Medica), verfasst zwischen 657 und 659 von Su Jing
Deutscher Name Chinesische Waldrebenwurzel
Botanischer Name *Clematis chinensis* Osbeck (*Wei Ling Xian*); *Clematis hexapetala* Pall. (*Mian Tuan Tie Xian Lian*); *Clematis manshurica* Rupr. (*Dong Bei Tie Xian Lian*)
Pharmazeutischer Name Clematidis Radix et Rhizoma
Eigenschaften Scharf, salzig, warm
Leitbahnen Blase

Chinesische therapeutische Wirkungen

Zerstreut Wind und Feuchtigkeit, öffnet Leitbahnen und Kollateralen, lindert Schmerzen

Bi Zheng (schmerzhaftes Blockade-Syndrom): *Wei Ling Xian* (Clematidis Radix et Rhizoma) ist scharf und warm und wirkt stark zerstreuend und durchdringend. Es zerteilt und vertreibt Wind und Feuchtigkeit aus den Muskeln, durchdringt und öffnet periphere Leitbahnen und Kollateralen und mildert die Symptome des *Bi Zheng*. Zu den klinischen Anwendungsbereichen von *Wei Ling Xian* gehören muskuloskelettale Schmerzen, Muskelspasmen und -krämpfe, Taubheitsgefühl und Schmerzen in den Extremitäten sowie Schwierigkeiten bei der Streckung und Beugung.

- Schmerzen im unteren Rücken oder in den Beinen: *Wei Ling Xian* mit *Du Huo* (Angelicae Pubescentis Radix) und warmen Reiswein kombinieren.
- Schmerzen des Bewegungsapparats durch Wind- und Feuchtigkeit-Ansammlung oder durch äußere Verletzungen: *Wei Ling Xian* zusammen mit *Rou Gui* (Cinnamomi Cortex) und *Dang Gui* (Angelicae Sinensis Radix) verwenden.

Behandelt Blockierung durch Gräten im Hals

Blockierung durch Gräten im Hals: *Wei Ling Xian* behandelt Blockierungen durch im Hals steckengebliebene Gräten, wenn der Patient nicht in der Lage ist, die Gräten herunterzuschlucken oder sie durch Erbrechen zu entfernen. *Wei Ling Xian* und *Sha Ren* (Amomi Fructus) wird mit Zucker kombiniert. Ein wenig Essig kann auch hinzugefügt werden. Das Dekokt wird langsam schluckweise getrunken.
Außerdem zerstreut *Wei Ling Xian* Stagnation und Akkumulationen bei der Behandlung von Schluckauf, Schleim-Blockade und Spannungsgefühl, wenn es mit entsprechenden Arzneien kombiniert wird.

Dosierung

5–10 g. Bei der Behandlung von Gräten im Hals können bis zu 30 g *Wei Ling Xian* verwendet werden.

Sicherheitshinweise, Kontraindikationen

- Die durchdringende Wirkung von *Wei Ling Xian* ist so stark, dass es bei Schwangeren sowie bei Patienten mit allgemeiner Schwäche oder *Qi*- und/oder Blut-Mangel nur mit Vorsicht verwendet werden sollte.
- Bei äußerer Anwendung von *Wei Ling Xian* können allergische Hautreaktionen wie Rötung, Schwellung, Juckreiz und Schmerzen auftreten.[1]

Überdosierung

Äußerst selten wurden Vorfälle gemeldet, bei denen durch Überdosierung von *Wei Ling Xian* Blutungen im Magen-Darm-Trakt hervorgerufen wurden.[2]

Chemische Zusammensetzung

Protoanemonin, Anemonin, Anemonol.[3]

Pharmakologische Wirkungen

- **Gastrointestinal**: Bei betäubten Hunden führte die Verabreichung von *Wei Ling Xian* zu einer erhöhten Peristaltik der glatten Muskulatur im Magen-Darm-Trakt.[4]
- **Kardiovaskulär**: Ein Wasserextrakt aus *Wei Ling Xian* wirkte bei Ratten schützend gegen eine verminderte Sauerstoff- und Blutzufuhr zur Herzmuskulatur.[5]
- **Abortauslösend**: Die Verabreichung eines Alkoholextrakts aus *Wei Ling Xian* an Mäuse im zweiten Trimenon kann zum Abort führen.[6]

Klinische und wissenschaftliche Studien

- **Blockierung durch Gräten**: Bei einer Blockierung durch Gräten im Hals wird in der Regel ein Dekokt aus *Wei Ling* Xian verabreicht. Die Arznei wirkt relaxierend auf den Schlund und erleichtert dadurch das Passieren der Gräten. In einer Studie mit 104 Patienten wurden die Patienten mit einem Dekokt aus *Wei Ling Xian* mit oder ohne Essig behandelt. Die Gesamterfolgsrate lag bei 87,6%.[7]
- **Hypertrophe Spondylitis**: Einem Bericht zufolge wurden deutliche Erfolge erzielt, als 65 Patienten mit hypertropher Spondylitis Injektionen eines *Wei-Ling-Xian*-Präparats erhielten. Die Injektionen wurden entweder intramuskulär oder an Triggerpunkten vorgenommen.[8]
- **Übelkeit**: Mehr als 60 Patienten mit Übelkeit erhielten ein Dekokt aus je 30 g *Wei Ling Xian* und Honig. Bei dieser Behandlung betrug die Wirksamkeitsrate mehr als 90%.[9]
- **Gallensteine**: 120 Patienten mit Gallensteinen wurde mit einem oral verabreichten Dekokt aus 30–60 g *Wei Ling Xian* behandelt. Die Wirksamkeitsrate lag bei 87%.[10]

Kommentar der Autoren

Laut Dr. He Zi-Jun sind Arzneien wie *Wei Ling Xian* und *Shi Chang Pu* (Acori Tatarinowii Rhizoma) bei Patienten mit Ejakulationsschwierigkeiten erfolgreich, da diese Arzneien eine durchdringende Wirkung haben und verschlossene Körperöffnungen wieder öffnen.

Laut Dr. Guan You-Bo verringern *Wei Ling Xian*, *Bai Shao* (Paeoniae Radix Alba), *Gan Cao* (Glycyrrhizae Radix et Rhizoma) und *Mu Gua* (Chaenomelis Fructus) Schmerzen und Taubheitsgefühl bei Knochensporn im Nacken, an der Wirbelsäule und an der Ferse.

In klassischen Texten ist zu lesen, dass *Wei Ling Xian* Gräten, die im Hals stecken, „auflöst". Diese Aussage ist jedoch nicht zutreffend, da es die Gräten nicht im wörtlichen Sinn „auflöst". Stattdessen entspannt *Wei Ling Xian* die Rachenmuskulatur, was dabei hilft, die Blockierung zu entfernen.

Referenzen

1. *Zhong Yi Yao Xue Bao* (Report of Chinese Medicine and Herbology), 1978; 2:43
2. *Zhe Jiang Zhong Yi Za Zhi* (Zhejiang Journal of Chinese Medicine), 1991; 26(10):464
3. *Xian Dai Zhong Yao Yao Li Xue* (Contemporary Pharmacology of Chinese Herbs), 1997; 403
4. *Zhong Yao Xue* (Chinese Herbology), 1998; 283:285
5. *Ha Er Bing Yi Ke Da Xue Xue Bao* (Journal of Haerbing University of Medicine), 1980; (2):7
6. *Zhong Yao Xue* (Chinese Herbology), 1998; 283:285
7. *Xin Yi Xue* (New Medicine), 1973; 3:144
8. *Zhong Cao Yao Tong Xun* (Journal of Chinese Herbal Medicine), 1979; 7:13
9. *Zhong Cheng Yao Yan Jiu* (Research of Chinese Patent Medicine), 1982; 2:46
10. *He Nan Zhong Yi* (Henan Chinese Medicine), 1987; 6:22

Xú Cháng Qīng

Cynanchi Paniculati Radix et Rhizoma

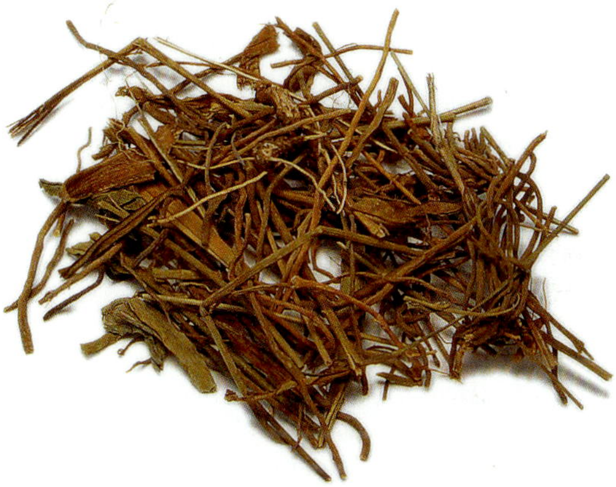

徐長卿 徐长卿

Pinyin-Name *Xú Cháng Qīng*

Originalquelle *Shen Nong Ben Cao Jing* (Die Materia Medica des göttlichen Landmannes), vermutlich Östliche Han-Dynastie.

Deutscher Name Rispige Schwalbenwurz, Seidenpflanzengewächs

Botanischer Name *Cynanchum paniculatum* (Bge.) Kitag. (*Xu Chang Qing*)

Pharmazeutischer Name Cynanchi Paniculati Radix et Rhizoma

Eigenschaften Scharf, warm

Leitbahnen Leber, Magen

Chinesische therapeutische Wirkungen

Zerstreut Wind und lindert Schmerzen

Bi Zheng (schmerzhaftes Blockade-Syndrom): *Xu Chang Qing* (Cynanchi Paniculati Radix et Rhizoma) wird häufig mit anderen Arzneien kombiniert, die Schmerzen durch Wind-Feuchtigkeit, *Qi*-Stagnation, Kälte-Akkumulation und Blut-Stagnation behandeln. Seit einiger Zeit wird es auch bei der Behandlung von Trauma- oder Tumorschmerzen oder bei der Therapie postoperativer Schmerzen eingesetzt.

- *Bi Zheng* durch Wind und Feuchtigkeit: *Xu Chang Qing* zusammen mit *Wei Ling Xian* (Clematidis Radix et Rhizoma) und *Wu Jia Pi* (Acanthopanacis Cortex) verwenden.
- Schmerzen und Wundheitsgefühl im Rücken: *Xu Chang Qing* zusammen mit *Du Zhong* (Eucommiae Cortex), *Xu Duan* (Dipsaci Radix) und *Du Huo* (Angelicae Pubescentis Radix) verwenden.
- Epigastrische und abdominale Schmerzen: *Xu Chang Qing* mit *Gao Liang Jiang* (Alpiniae Officinarum Rhizoma) und *Xiang Fu* (Cyperi Rhizoma) kombinieren.
- Schmerzen nach Trauma oder bei Menstruationskrämpfen: *Xu Chang Qing* zusammen mit *Wu Ling Zhi* (Trogopterori Faeces) und *Tao Ren* (Persicae Semen) verwenden.

Lindert Juckreiz und eliminiert Toxine

Juckreiz der Haut: *Xu Chang Qing* hat eine starke Wind zerstreuende Wirkung und lindert Juckreiz. Es wird häufig bei der Behandlung von Ekzemen, Wind-Hautausschlägen und anderen Hautkrankheiten mit dem Hauptsymptom Juckreiz verwendet.

- Juckreiz: *Xu Chang Qing* mit *Ku Shen* (Sophorae Flavescentis Radix), *Di Fu Zi* (Kochiae Fructus) und *Bai Xian Pi* (Dictamni Cortex) zur innerlichen und äußerlichen Behandlung verwenden.

Wunden, Karbunkel und Schlangenbisse: *Xu Chang Qing* eliminiert Toxine und wird bei Schwellungen und Schmerzen verwendet, die durch Toxine ausgelöst werden.

- Schlangenbisse, Wunden und Karbunkel: *Xu Chang Qing* zusammen mit *Ban Bian Lian* (Lobeliae Chinensis Herba) und *Ye Ju Hua* (Chrysanthemi Indici Flos) verwenden.

Dosierung

3–10 g im Dekokt, 1,5–3 g in Pulverform. Wird die gesamte Pflanze verwendet, können bis zu 10–20 g *Xu Chang Qing* verschrieben werden. Da diese Arzneidroge aromatisch und scharf ist, sollte die Kochzeit möglichst kurz sein.

Chemische Zusammensetzung

Paeonol, Isopaeonol, Cynapanosid A, B, C; Cynatratosid B.[1]

Pharmakologische Wirkungen

- **Schmerzlindernd**: In einer Studie erhielten Mäuse eine intraperitoneale Injektion von *Xu Chang Qing* in einer Dosierung von 10 g/kg. Zehn Minuten nach der Injektion trat eine signifikante schmerzlindernde Wirkung ein, die bis zu 60 Minuten anhielt.[2]
- **Sedierend**: In einer anderen Studie erhielten Mäuse eine intraperitoneale Injektion von *Xu Chang Qing* in einer Dosierung von 5–10 g/kg. Dies hatte einen deutlich beruhigenden Effekt, der an dem verminderten Auftreten spontaner Bewegungen und Reaktionen auf externe Reize gemessen werden konnte. Die Wirkung hielt bis zu 60 Minuten an.[3]
- **Wirkung auf die Temperaturregulierung im Körper**: Eine intraperitoneale Injektion eines *Xu-Chang-Qing*-Präparats in einer Dosierung von 3 g/kg bewirkte ein Absinken der Körpertemperatur um ungefähr 0,9 °C, die bis zu 30 Minuten anhielt.[4]

Toxikologie

Der LD_{50}-Wert einer intraperitonealen Injektion von *Xu Chang Qing* beträgt bei Mäusen 32,93 g/kg.[5]

Referenzen

1. *Xian Dai Zhong Yao Yao Li Xue* (Contemporary Pharmacology of Chinese Herbs), 1997; 459
2. *Xin Yi Yao Xue Za Zhi* (New Journal of Medicine and Herbology), 1973; (10):30
3. Ibid.
4. *Zhong Cao Yao* (Chinese Herbal Medicine), 1983; 14(10):26
5. *Xin Yi Yao Xue Za Zhi* (New Journal of Medicine and Herbology), 1973; (10):30

Yí Wú Gēn
Elaeagni Radix

宜梧根

Pinyin-Name *Yí Wú Gēn*
Deutscher Name Elaeagnus
Botanischer Name *Elaeagnus oldhamii* Maxim
Pharmazeutischer Name Elaeagni Radix
Eigenschaften Fad, kühl
Leitbahnen Leber

Chinesische therapeutische Wirkungen

Zerstreut Wind und Feuchtigkeit

Bi Zheng (schmerzhaftes Blockade-Syndrom): *Yi Wu Gen* (Elaeagni Radix) zerstreut Wind und Feuchtigkeit und lindert *Bi Zheng*, Muskelschmerzen und Schmerzen im Allgemeinen.

- *Bi Zheng*: *Yi Wu Gen* zusammen mit *Huang Jin Gui* (Vanieriae Caulis) und *Wan Dian Jin* (Ilicis Asprellae Radix) verwenden.
- Schwäche der Extremitäten: *Yi Wu Gen* zusammen mit *Yi Tiao Gen* (Moghaniae Radix), *Wang Bu Liu Xing* (Vaccariae Semen), *Ji Xue Teng* (Spatholobi Caulis) und *Gu Sui Bu* (Drynariae Rhizoma) einsetzen.
- Chronische Arthritis: *Yi Wu Gen* mit *Ding Shu Xiu* (Elephantopus Scaber Herba), *Xiao Jin Ying* (Rosae Cymosae Fructus) und *Bai Long Chuan Hua Tou* (Clerodendron Paniculatum Radix) kombinieren.
- Eindringen von äußerem Wind nach der Entbindung: *Quing Feng Teng* (Sinomenii Caulis) hinzufügen.

Reduziert Schwellungen und bricht Stagnation auf

- Trauma: *Yi Wu Gen* zusammen mit *San Qi* (Notoginseng Radix et Rhizoma), *Ru Xiang* (Olibanum), *Mo Yao* (Myrrha), *Chuan Shan Long* (Dioscoreae Nipponicae Rhizoma) und *Yi Tiao Gen* (Moghaniae Radix) verwenden.

Dosierung

3–9 g.

Choù Wú Tóng

Clerodendri Folium

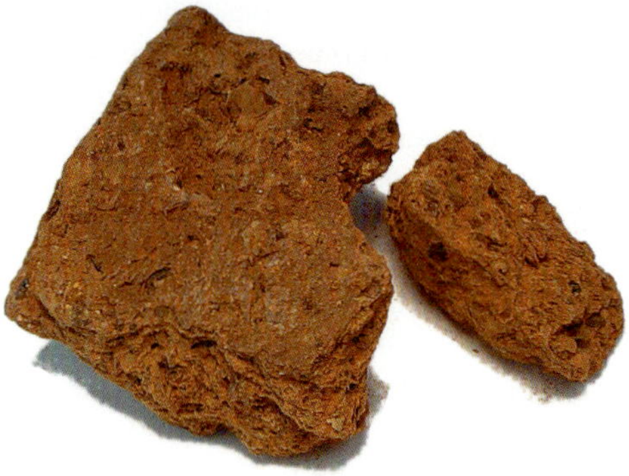

臭梧桐

Pinyin-Name *Choù Wú Tóng*
Wörtliche Übersetzung „Stinkender chinesischer Sonnenschirmbaum"
Andere chinesische Namen *Ba Jiao Wu Tong, Ai Tong Zi*
Originalquelle *Tu Jing Ben Cao* (Illustrierter Klassiker der Materia Medica) von Su Song aus dem Jahr 1061
Deutscher Name Clerodendronblätter
Botanischer Name *Clerodendron trichotomum* Thunb.
Pharmazeutischer Name Clerodendri Folium
Eigenschaften Scharf, bitter, süß, kühl
Leitbahnen Leber

Chinesische therapeutische Wirkungen

Zerstreut Wind-Feuchtigkeit

Bi Zheng (schmerzhaftes Blockade-Syndrom): *Chou Wu Tong* (Clerodendri Folium) behandelt Schmerzen des Bewegungsapparats, Taubheitsgefühl der Extremitäten, Lähmung und Hemiplegie. Äußerlich wird es bei Waschungen oder zum Einweichen eingesetzt und behandelt Ekzeme und Juckreiz der Haut.

- *Bi Zheng*: *Chou Wu Tong* zusammen mit *Xi Xian Cao* (Siegesbeckiae Herba) verwenden.

Senkt den Blutdruck

Hypertonie: *Chou Wu Tong* senkt den Blutdruck und behandelt Hypertonie. Diese Arzneidroge ist am wirksamsten, wenn ihre Blätter vor der Blütezeit geerntet werden. Eine zu hohe Kochtemperatur oder zu lange Kochdauer vermindert die Wirksamkeit von *Chou Wu Tong*.

- Hypertonie: *Chou Wu Tong* mit *Xi Xian Cao* (Siegesbeckiae Herba) kombinieren.

Dosierung

5–15 g. Frisches *Chou Wu Tong*, das vor der Blütezeit geerntet wird, ist am wirksamsten bei der Behandlung von Bluthochdruck.

Chemische Zusammensetzung

Clerodendtin, Mesoinositol, Clerodendronin A, B.[1]

Pharmakologische Wirkungen

Für *Chou Wu Tong* wurden ein antihypertensive, eine sedierende und eine analgetische Wirkung nachgewiesen.[2]

Klinische und wissenschaftliche Studien

- **Malaria**: In einer Studie erhielten 226 Patienten mit guten Ergebnissen ein *Chou-Wu-Tong*-Präparat.[3]
- **Hypertonie**: In einer Studie erhielten 171 Patienten mit Bluthochdruck drei- bis viermal täglich ein *Chou-Wu-Tong*-Präparat. Die Wirksamkeitsrate betrug 81,87%.[4]

Referenzen

1. *Xian Dai Zhong Yao Yao Li Xue* (Contemporary Pharmacology of Chinese Herbs), 1997; 457
2. *Zhong Yao Xue* (Chinese Herbology), 1998; 290:291
3. *Zhong Yi Za Zhi* (Journal of Chinese Medicine), 1961; 5:31
4. *Shang Hai Zhong Yi Yao Za Zhi* (Shanghai Journal of Chinese Medicine and Herbology), 1957; 3:6

Chuān Shān Lóng

Dioscoreae Nipponicae Rhizoma

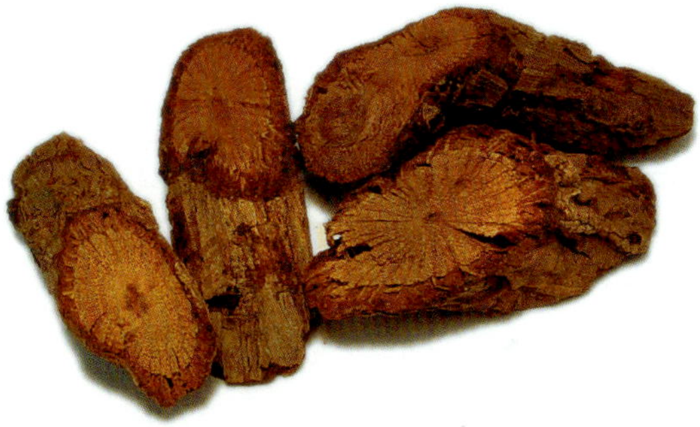

穿山龍 穿山龙

Pinyin-Name *Chuān Shān Lóng*
Wörtliche Übersetzung „Durchdringt den Bergdrachen" oder „den Berg durchdringender Drachen"
Originalquelle *Dong Bei Zhi Wu Zhi* (Nordöstliches Journal der Arzneimittelmedizin)
Deutscher Name Japanische Yamswurzel
Botanischer Name *Dioscorea nipponica* Makino. (*Chuan Long Shu*)
Pharmazeutischer Name Dioscoreae Nipponicae Rhizoma
Eigenschaften Bitter, kühl
Leitbahnen Leber, Lunge

Chinesische therapeutische Wirkungen

Zerstreut Wind und Feuchtigkeit, belebt das Blut, öffnet Leitbahnen und Kollateralen

Bi Zheng (schmerzhaftes Blockade-Syndrom): *Chuan Shan Long* (Dioscoreae Nipponicae Rhizoma) hilft bei schmerzenden Gelenken mit Taubheitsgefühl und Bewegungsschwierigkeiten. Außerdem lindert es verletzungsbedingte Schmerzen. Es kann als Einzelarznei oder zusammen mit anderen, Wind-Feuchtigkeit zerstreuenden Arzneien – in Getreideschnaps angesetzt oder im Dekokt – verwendet werden.

Xiong Bi (schmerzhafte Blockade der Brust): *Chuan Shan Long* belebt die Blutzirkulation, öffnet Leitbahnen und Kollateralen und behandelt *Xiong Bi* aufgrund von Blut-Stagnation. Seine klinischen Anwendungsbereiche umfassen Erkrankung der Koronararterien und Angina pectoris.

Lindert Husten und löst Schleim auf

Husten und Keuchatmung durch Lungen-Hitze: Aufgrund seiner kühlen Temperatureigenschaft eignet sich *Chuan Shan Long* gut für die Behandlung von Atemwegserkrankungen mit Husten, Dyspnoe und Keuchatmung, die durch Hitze hervorgerufen werden.

- Husten und Keuchatmung: *Chuan Shan Long* zusammen mit *Gua Lou* (Trichosanthis Fructus) und *Huang Qin* (Scutellariae Radix) verwenden.

Dosierung

10–15 g.

Chemische Zusammensetzung

Dioscin, Diosgenin.[1]

Toxikologie

Bei Mäusen wurden nach siebenwöchiger oraler Verabreichung von 60–180 mg/kg *Chuan Shan Long* keine Auffälligkeiten beobachtet. Die Höchstdosis bei der oralen Verabreichung von *Chuan Shan Long* bei Mäusen beträgt 15,6 g/kg. Der LD_{50}-Wert für die intravenöse Injektion eines *Chuan-Shan-Long*-Präparats bei Mäusen beträgt 750 mg/kg.[2]

Referenzen

1. *Xian Dai Zhong Yao Yao Li Xue* (Contemporary Pharmacology of Chinese Herbs), 1997; 472
2. *Zhong Yao Yao Li Yu Ying Yong* (Pharmacology and Applications of Chinese Herbs), 1983; 817

Hǎi Fēng Téng

Piperis Kadsurae Caulis

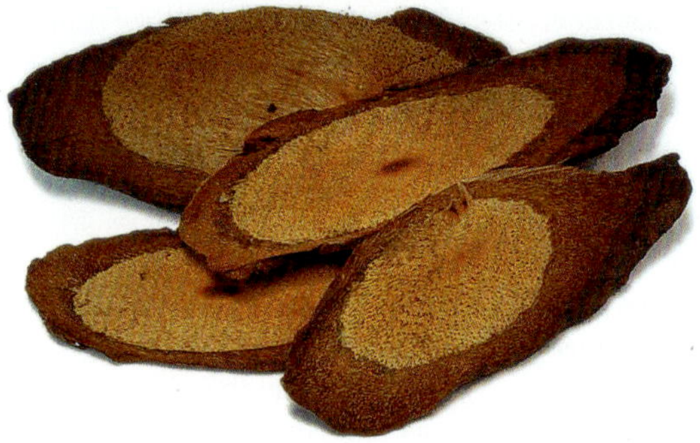

海風藤 海风藤

Pinyin-Name *Hǎi Fēng Téng*
Wörtliche Übersetzung „Seewindrebe"
Originalquelle *Ben Cao Zai Xin* (Erneuerte Materia Medica)
Deutscher Name Futokadsura-Pfeffer-Stängel
Botanischer Name *Piper futokadsura* Sieb. et Zucc. (*Feng Teng*); *Piper wallichii* (Miq); *Piper kadsura* (choisy) Ohwi
Pharmazeutischer Name Piperis Kadsurae Caulis
Eigenschaften Scharf, bitter, etwas warm
Leitbahnen Leber

Chinesische therapeutische Wirkungen

Zerstreut Wind-Feuchtigkeit, öffnet Leitbahnen und Kollateralen

Bi Zheng (schmerzhaftes Blockade-Syndrom), Traumata: *Hai Feng Teng* (Piperis Kadsurae Caulis) ist scharf, warm und zerstreuend und wird bei der Behandlung von schmerzenden Gelenken sowie Spasmen und Schmerzen im unteren Rücken und in den Knien eingesetzt. Außerdem lindert es verletzungsbedingte Schmerzen.

- *Bi Zheng*: *Hai Feng Teng* zusammen mit *Gui Zhi* (Cinnamomi Ramulus), *Qin Jiao* (Gentianae Macrophyllae Radix), *Dang Gui* (Angelicae Sinensis Radix) und anderen Blut belebenden Arzneien verwenden.

Dosierung

5–10 g.

Chemische Zusammensetzung

Futoenon, Futoamid, Futoguinol, α-Pinen, β-Pinen, Limonen.[1]

Pharmakologische Wirkungen

Kardiovaskulär: Bei der Gabe von *Hai Feng Teng* wurden ein verringerter Gefäßwiderstand, eine gesteigerte Durchblutung der Koronararterien und der Körperperipherie sowie ein erniedrigter Blutdruck beobachtet. Die Arznei ist vielversprechend bei der Behandlung von Erkrankungen der Koronararterien und von zerebraler Thrombose.[2]

Klinische und wissenschaftliche Studien

- **Koronare Herzkrankheit (KHK) und Angina pectoris**: Bei 56 Patienten mit KHK und Angina pectoris wurden einmal täglich 250 ml einer 10-prozentigen Glukoselösung mit einem *Hai-Feng-Teng*-Präparat intravenös eingespritzt. Die Untersuchung verzeichnete gute Erfolge.[3]
- **Zerebrale Thrombose**: 87 Patienten mit zerbraler Thrombose erhielten einmal täglich eine intravenöse Injektion mit 500 ml einer 10-prozentigen Glukoselösung mit einem *Hai-Feng-Teng*-Präparat. Hierbei ergab sich eine Gesamtwirksamkeitsrate von 83,9%.[4] In einer anderen Untersuchung wurden 50 Patienten mit zerebraler Thrombose bzw. Embolie mit *Hai Feng Teng* behandelt. Die Wirksamkeitsrate betrug 86,1%.[5]

Referenzen

1. *Xian Dai Zhong Yao Yao Li Xue* (Contemporary Pharmacology of Chinese Herbs), 1997; 440–441
2. *Zhong Guo Zhong Yao Za Zhi* (People's Republic of China Journal of Chinese Herbology), 1989; 14(11):43
3. *Zhong Xi Yi Jie He Za Zhi* (Journal of Integrated Chinese and Western Medicine), 1983; 5:271
4. *Zhong Yao Xue* (Chinese Herbology), 1998; 3:180
5. *Zhong Hua Shen Jing Jing Shen Ke Za Zhi* (Chinese Journal of Neurology and Psychiatry), 1979; 3:160

Hăi Tóng Pí

Erythrinae Cortex

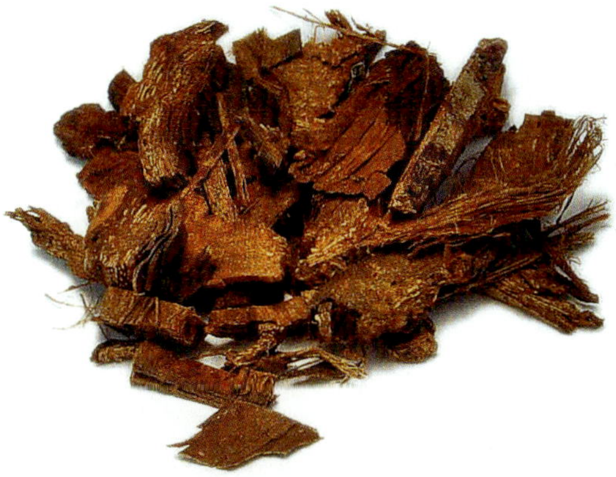

海桐皮

Pinyin-Name *Hăi Tóng Pí*
Originalquelle *Hai Yao Ben Cao* (Materia Medica der Kräuter von [über] den Meeren), verfasst zwischen 907 und 960 von Li Xun
Deutscher Name Korallenstrauchrinde, Korallenbaumrinde, Erythrina-Rinde
Botanischer Name *Erythrina variegata* L. var. *orientalis* (L.) Merr. (*Ci Tong*)
Pharmazeutischer Name Erythrinae Cortex
Eigenschaften Bitter, scharf, neutral
Leitbahnen Leber

Chinesische therapeutische Wirkungen

Zerstreut Wind und Feuchtigkeit, öffnet Leitbahnen und Kollateralen

Bi Zheng (schmerzhaftes Blockade-Syndrom): *Hai Tong Pi* (Erythrinae Cortex) ist scharf, bitter und hat eine trocknende, zerstreuende Wirkung. Es zerstreut Wind und Feuchtigkeit und öffnet periphere Leitbahnen und Kollateralen. Es wird bei der Behandlung von unterschiedlichen Erkrankungen des Bewegungsapparats eingesetzt, z.B. bei Muskelschmerzen, Spasmen und Krämpfen sowie bei Schmerzen im unteren Rücken. Es hat eine mäßig schmerzlindernde Wirkung und muss mit anderen Arzneien kombiniert werden, um seine volle Wirksamkeit zu entfalten.

- Schmerzen in der unteren Körperhälfte mit Feuchtigkeit- und Hitze-Zeichen: *Hai Tong Pi* zusammen mit *Fen Bi Xie* (Dioscoreae Hypoglaucae Rhizoma) und *Mu Tong* (Akebiae Caulis) verwenden.
- Chronische Gelenkschmerzen durch Wind, Kälte und Feuchtigkeit: *Hai Tong Pi* zusammen mit *Niu Xi* (Achyranthis Radix) und *Qiang Huo* (Notopterygii Rhizoma seu Radix) einsetzen.
- Schmerzhafte, geschwollene Gelenke: *Gui Zhi* (Cinnamomi Ramulus) hinzufügen.

Tötet Parasiten ab und lindert Juckreiz

Bei äußerlicher Anwendung tötet *Hai Tong Pi* Parasiten ab und lindert Juckreiz. Es wirkt bei juckenden Hautwunden und Infektionen.

- Juckende Hautwunden und Infektionen: *Hai Tong Pi* zusammen mit *She Chuang Zi* (Cnidii Fructus) und *Da Huang* (Rhei Radix et Rhizoma) verwenden. Die Arzneien im Dekokt kochen und dann äußerlich als Waschlösung verwenden. Oder die Arzneidrogen in Alkohol einweichen und die Tinktur auf die betroffene Hautstelle auftragen.

Dosierung

6–12 g. *Hai Tong Pi* wird häufig innerlich als Dekokt verwendet. Bei äußerlicher Anwendung wird die pulverisierte Arzneidroge mit Wasser zu einer Paste verrührt und dann auf die betroffene Körperstelle aufgetragen.

Sicherheitshinweise, Kontraindikationen

Hai Tong Pi sollte bei Patienten mit Blut-Mangel mit Vorsicht verwendet werden.

Chemische Zusammensetzung

Erythralin, Aminosäuren, organische Säuren.[1]

Pharmakologische Wirkungen

Antibiotisch: *Hai Tong Pi* hemmt die Vermehrung von *Staphylococcus aureus*, einigen pathogenen Pilzen und Dermatophyten.[2]

Referenzen

1. *Chang Yong Zhong Yao Xian Dai Yan Jiu Yu Lin Chuang* (Recent Study and Clinical Application of Common Traditional Chinese Medicine), 1995; 238
2. Ibid.

Huáng Jīn Guì

Vanieriae Caulis

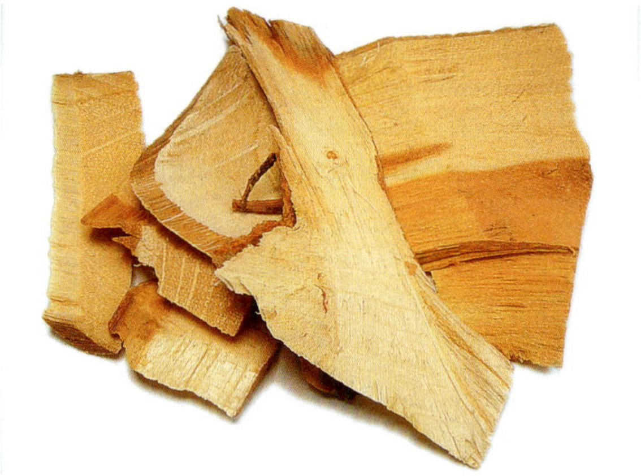

黄金桂

Pinyin-Name *Huáng Jīn Guì*
Andere chinesische Namen *Ci Ge Zi, Xiang Gang Zhe Shu*
Deutscher Name Vanieria
Botanischer Name *Vanieria gerontogea* Sieb. et Zucc.
Pharmazeutischer Name Vanieriae Caulis
Eigenschaften Fad, kühl
Leitbahnen Leber, Niere

Chinesische therapeutische Wirkungen

Lindert Schmerzen

Huang Jin Gui (Vanieriae Caulis) zerstreut Wind, belebt die Blutzirkulation, öffnet Leitbahnen und Kollateralen, klärt Hitze, eliminiert Toxine, reduziert Schwellungen und lindert Schmerzen.

- Traumaschmerzen: *Huang Jin Gui* zusammen mit *Wan Dian Jin* (Ilicis Asprellae Radix), *Zou Ma Tai* (Ardisiae Rhizoma), *Du Zhong* (Eucommiae Cortex), *Chuan Niu Xi* (Cyathulae Radix) und *Wang Bu Liu Xing* (Vaccariae Semen) verwenden.
- *Bi Zheng* (schmerzhaftes Blockade-Syndrom), rheumatoide Arthritis: *Huang Jin Gui* zusammen mit *Rou Cong Rong* (Cistanches Herba), *Chuan Niu Xi* (Cyathulae Radix) und *Xu Duan* (Dipsaci Radix) einsetzen.
- Neuralgie: *Huang Jin Gui* mit *Chuan Shan Long* (Dioscoreae Nipponicae Rhizoma) und *Jin Bu Huan* (Lycopodii Serrati Herba) kombinieren.

Dosierung

5–30 g im Dekokt.

Jīn Qián Bái Huā Shé

Bungarus Parvus

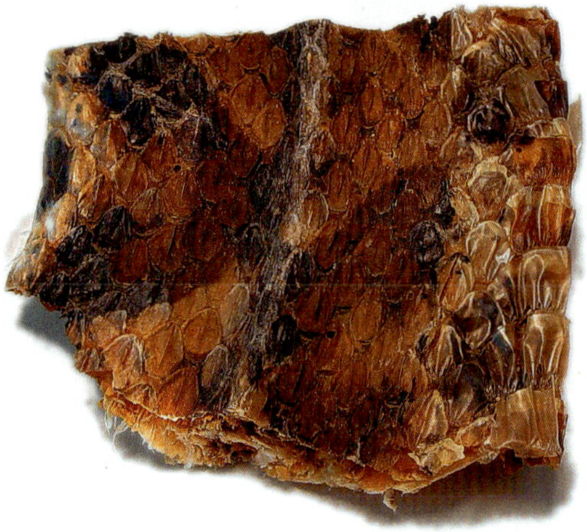

金錢白花蛇
金钱白花蛇

Pinyin-Name *Jīn Qián Bái Huā Shé*
Wörtliche Übersetzung „Weiße Blumen Schlange", „weißgemusterte Schlange"
Andere chinesische Namen *Bai Hua She*
Originalquelle *Lei Gong Pao Zhi Lun* (Großvater Leis Abhandlungen über die Arzneizubereitung) von Lei Xiao aus dem Jahr 470
Deutscher Name Regenschirmschlange
Zoologischer Name *Bungarus multicinctus* Blyth (*Yin Huan She*)
Pharmazeutischer Name Bungarus Parvus
Eigenschaften Süß, salzig, warm
Leitbahnen Leber
Sicherheitshinweis Giftig

Traditionell ist白花蛇 *Bái Huā Shé* der Name, der in Lehrbüchern und unter Therapeuten der Chinesischen Arzneimedizin häufiger verwendet wird. Heutzutage ist jedoch金钱白花蛇 *Jīn Qián Bái Huā Shé* der offizielle Name, der von der Pharmakopöe der Volksrepublik China aus dem Jahr 2005 übernommen wurde. Daher wird dieser Name auch in diesem Buch durchgängig als Standardname verwendet.

Chinesische therapeutische Wirkungen

Zerstreut Wind, öffnet Leitbahnen und Kollateralen

Bi Zheng (schmerzhaftes Blockade-Syndrom), Taubheitsgefühl und Lähmung: *Jin Qian Bai Hua She* (Bungarus Parvus) hat eine ausgezeichnete zerstreuende Wirkung, die entlang der Haut läuft, in die inneren Organe eintritt und bis in die Knochen eindringt. Es vertreibt Wind, öffnet Leitbahnen und Kollateralen und stoppt Konvulsionen. Zu den klinischen Anwendungsgebieten gehören *Bi Zheng* und Komplikationen nach einem Schlaganfall, z.B. Gesichtsasymmetrie, Muskellähmung und Hemiplegie. *Jin Qian Bai Hua She* eignet sich am besten für chronisches und hartnäckiges Taubheitsgefühl und Schmerzen.

- Chronisches *Bi Zheng* mit schweren Spasmen, Schmerzen oder Taubheitsgefühl: *Jin Qian Bai Hua She* zusammen mit *Qiang Huo* (Notopterygii Rhizoma seu Radix), *Fang Feng* (Saposhnikoviae Radix) und *Qin Jiao* (Gentianae Macrophyllae Radix) verwenden.
- *Bi Zheng* durch Wind und Feuchtigkeit: *Jin Qian Bai Hua She* zusammen mit *Tian Ma* (Gastrodiae Rhizoma), *Jing Jie* (Schizonepetae Herba) und *Bo He* (Menthae Haplocalycis Herba) verwenden.
- Komplikationen nach einem Schlaganfall, z.B. Muskellähmung und Hemiplegie: *Jin Qian Bai Hua She* mit *Quan Xie* (Scorpio), *Tian Ma* (Gastrodiae Rhizoma) und *Dang Gui* (Angelicae Sinensis Radix) kombinieren.

Vertreibt Wind aus der Haut

Jin Qian Bai Hua She vertreibt Wind aus der Haut und eignet sich für die Behandlung von dermatologischen Erkrankungen wie z.B. Juckreiz, Hautausschlag, Tinea, chronische nicht-heilende Geschwüre und andere Hautkrankheiten.

- Juckreiz und Hautausschlag: *Jin Qian Bai Hua She* zusammen mit *Dang Gui* (Angelicae Sinensis Radix), *He Shou Wu* (Polygoni Multiflori Radix) und *Bai Shao* (Paeoniae Radix Alba) verwenden.

Stoppt Konvulsionen

Jin Qian Bai Hua She vertreibt Wind aus den Muskeln und mildert Muskelkrämpfe und -spasmen. Es ist außerdem wirksam bei epileptischen Anfällen, akuten und chronischen Krämpfen im Kindesalter, Tetanus und Wind-Schlaganfall.

- Tetanus: *Jin Qian Bai Hua She* zusammen mit *Wu Shao She* (Zaocys) und *Wu Gong* (Scolopendra) verwenden.

Dosierung

3–10 g im Dekokt, 1–1,5 g in Pulverform. *Jin Qian Bai Hua She* wird auch als Tinktur verwendet. Durch Braten in Getreideschnaps werden eine Geruchsverbesserung und eine verbesserte Haltbarkeit erreicht. Außerdem wird seine Wirkung bei der Behandlung von *Bi Zheng* (schmerzhaftes Blockade-Syndrom) verstärkt.

Sicherheitshinweise, Kontraindikationen

Bei Patienten mit *Yin*-Mangel oder Blut-Trockenheit und bei Patienten, bei denen wegen Blut-Mangels ein höheres Risiko zur Entwicklung von aufsteigendem innerem Wind besteht, sollte *Jin Qian Bai Hua She* mit Vorsicht eingesetzt werden.

Chemische Zusammensetzung

Guanosid, α-Bungarotoxin, β-Bungarotoxin, Protein, Lipide.[1]

Pharmakologische Wirkungen

- **Hämatologisch**: Bei Verabreichung von *Jin Qian Bai Hua She* wird eine thrombozytenaggregations- und gerinnungshemmende Wirkung beobachtet.[2]
- **Schmerzlindernd**: Bei Ratten wurde beobachtet, dass *Jin Qian Bai Hua She* eine ausgeprägte schmerzlindernde Wirkung hat. Eine Dosis von 0,188 mg/kg Schlangengift ist etwa drei- bis viermal so stark wie 1 mg/kg Morphin. Zusätzlich treten bei der Verwendung des Schlangengifts keine Toleranz- oder Abhängigkeitserscheinungen auf, und es ist wirksam bei ganz unterschiedlichen Schmerzzuständen, inklusive Nervenschmerzen und Schmerzen bei Tumorerkrankungen.[3]

Klinische und wissenschaftliche Studien

- **Gerinnungsstörungen**: *Jin Qian Bai Hua She* hat eine stark gerinnungshemmende Wirkung und wird häufig bei der Behandlung von Patienten mit unterschiedlichen Gerinnungstörungen wie z.B. Angiitis, Arteriitis, Phlebitis und Morbus Raynaud verwendet.[4, 5]
- **Erkrankungen der Koronararterien**: Bei 50 Patienten mit einer Erkrankung der Koronararterien wurde einmal täglich ein *Jin-Qian-Bai-Hua-She*-Präparat intravenös injiziert. Die Untersuchung verzeichnete positive Ergebnisse.[6]
- **Schmerzen**: Mit gutem Erfolg und wenigen Nebenwirkungen wurde 484 Schmerzpatienten oral ein *Jin-Qian-Bai-Hua-She*-Präparat gegeben. Toleranz- und Abhängigkeitserscheinungen wurden nicht beobachtet.[7] In einer anderen Studie wurde ein *Jin-Qian-Bai-Hua-She*-Präparat intramuskulär bzw. an Triggerpunkten injiziert. Diese Behandlung war bei 467 Patienten mit verschiedenen Schmerzarten wirksam, darunter Kopfschmerzen, Nervenschmerzen und Rheumaschmerzen. Die Gesamtwirksamkeitsrate betrug 81,8%.[8]

Wechselwirkung mit anderen Medikamenten

Gerinnungs- oder Thrombozytenaggregationshemmer: *Jin Qian Bai Hua She* hat eine thrombozytenaggregations- und gerinnungshemmende Wirkung und sollte nur mit Vorsicht bei Patienten eingesetzt werden, die Gerinnungs- oder Thrombozytenaggregationshemmer einnehmen. Zwar liegen keine Berichte über tatsächlich aufgetretene Wechselwirkungen vor, dennoch ist es möglich, dass diese Substanz die Wirkung von Medikamenten wie Warfarin verstärkt.[9] (Hinweis: Gerinnungshemmer sind beispielsweise Heparin, Warfarin und Enoxaparin. Beispiele für Thrombozytenaggregationshemmer sind Acetylsalicylsäure, Dipyridamol und Clopidogrel.)

Ergänzung

蘄蛇/蕲蛇 *Qí Shé* (Agkistrodon), *Agkistrodon acutus* (Gunther), wird manchmal anstelle von *Jin Qian Bai Hua She* (Bungarus Parvus) verwendet. Beide Substanzen haben eine sehr ähnliche therapeutische Wirkung.

Kommentar der Autoren
Jin Qian Bai Hua She und *Wu Shao She* (Zaocys) (s.u.) haben sehr ähnliche Funktionen und Indikationen. *Jin Qian Bai Hua She* ist stärker, aber dafür leicht giftig; *Wu Shao She* ist schwächer, aber nicht giftig.

Referenzen

1. *Xian Dai Zhong Yao Yao Li Xue* (Contemporary Pharmacology of Chinese Herbs), 1997; 439
2. *Zhong Yao Xue* (Chinese Herbology), 1998; 301:302
3. Ibid.
4. *Yao Xue Tong Bao* (Report of Herbology), 1985; 5:33
5. Ibid., 1988; 1:45
6. *He Bei Yi Yao* (Hebei Medicine and Herbology), 1988; 2:45
7. *Zhong Cao Yao* (Chinese Herbal Medicine), 1981; 12:41
8. Ibid., 1986; 1:7
9. Chen, J. Recognition and prevention of herb-drug interactions, Medical Acupuncture, Fall/Winter 1998/1999; 10(2): 9–13

Lǎo Guàn Cǎo

Erodii seu Geranii Herba

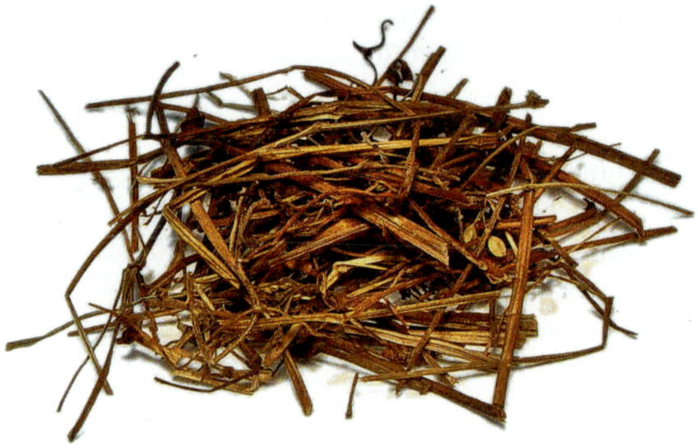

老鸛草 老鹳草

Pinyin-Name *Lǎo Guàn Cǎo*
Wörtliche Übersetzung „Alter-Kranich-Kraut"
Deutscher Name Storchenschnabelkraut
Botanischer Name *Erodium stephanianum* Willd.; *Geranium wilfordii* Maxim.
Pharmazeutischer Name Erodii seu Geranii Herba
Eigenschaften Scharf, bitter, neutral
Leitbahnen Leber, Dickdarm

Chinesische therapeutische Wirkungen

Zerstreut Wind und Feuchtigkeit

Bi Zheng (schmerzhaftes Blockade-Syndrom): *Lao Guan Cao* (Erodii seu Geranii Herba) entspannt die Sehnen und belebt die Zirkulation in den Leitbahnen und Kollateralen. Es vermindert Gelenkschmerzen, Taubheitsgefühl in den Gliedern, Wundheitsgefühl und Schmerzen der Sehnen, Bewegungsschwierigkeiten und traumabedingte Schmerzen.

- *Bi Zheng*: *Lao Guan Cao* zusammen mit *Sang Zhi* (Mori Ramulus), *Ji Xue Teng* (Spatholobi Caulis) und *Dang Gui* (Angelicae Sinensis Radix) verwenden.

Stoppt Diarrhö

Diarrhö oder Dysenterie durch Feuchte-Hitze: *Lao Guan Cao* wirkt gegen akute und chronische Diarrhö und Dysenterie.

- Diarrhö oder Dysenterie: *Di Jin Cao* (Euphorbiae Humifusae Herba) hinzufügen.

Dosierung

10–30 g.

Chemische Zusammensetzung

Geraniol, Geraniin.[1]

Toxikologie

Der LD_{50}-Wert für Mäuse bei oraler Einspritzung von *Lao Guan Cao* beträgt 99 g/kg.[2]

Ergänzung

Lao Guan Cao, das wörtlich übersetzt „Alter-Kranich-Kraut" heißt, kann aus zwei verschiedenen Pflanzen gewonnen werden. Beide haben dieselbe therapeutische Wirkung und können daher gegeneinander ausgetauscht werden.

- 長嘴老鸛草/长嘴老鹳草 *Cháng Zuĭ Lăo Guàn Căo* (Erodii Herba) wird aus der Pflanze *Erodium stephanianum* Willd. gewonnen und bedeutet wörtlich „Langschnabeliger-Alter-Kranich-Kraut".
- 短嘴老鸛草/短嘴老鹳草 *Duăn Zuĭ Lăo Guàn Căo* (Geranii Herba) wird aus der Pflanze *Geranium wilfordii* Maxim. gewonnen und bedeutet wörtlich „Kurzschnabeliger-Alter-Kranich-Kraut".

Referenzen

1. *Xian Dai Zhong Yao Yao Li Xue* (Contemporary Pharmacology of Chinese Herbs), 1997; 443
2. *Shan Xi Xin Yi Yao* (New Medicine and Herbology of Shanxi), 1978; (6):44

Liŭ Zhī Huáng

Solidaginis Herba

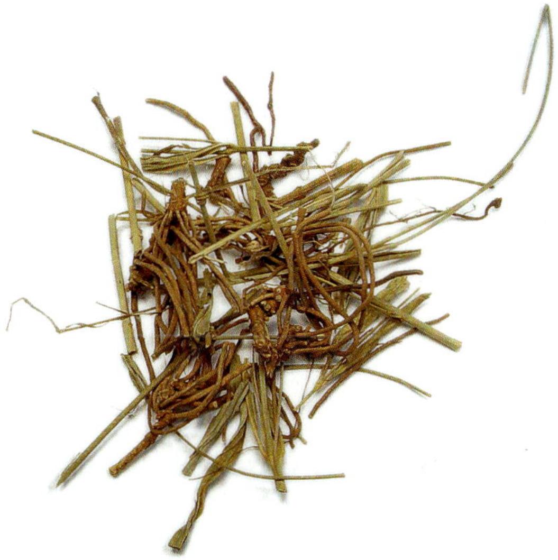

柳枝癀

Pinyin-Name *Liŭ Zhī Huáng*
Andere chinesische Namen *Yi Zhi Huang Hua*, *Ye Huang Ju*
Deutscher Name Goldrutenkraut, Edelwundkraut
Botanischer Name *Solidago virga-aurea* L. var. *leiocarpa* (Benth.) A. Gray.
Pharmazeutischer Name Solidaginis Herba
Eigenschaften Bitter, süß, kalt
Leitbahnen Lunge, Leber, Nieren

Chinesische therapeutische Wirkungen

Lindert Schmerzen, hemmt Entzündungen, öffnet Leitbahnen und Kollateralen

Liu Zhi Huang (Solidaginis Herba) wirkt öffnend auf die Leitbahnen und Kollateralen, lindert Schmerzen und vermindert Entzündungen.

- Traumaschmerzen und Sehnenanspannung: *Liu Zhi Huang* zusammen mit *Mo Gu Xiao* (Hyptis Capitatae Caulis), *Huang Jin Gui* (Vanieriae Caulis), *Yi Tiao Gen* (Moghaniae Radix), *Ru Xiang* (Olibanum), *Mo Yao* (Myrrha), *Mu Gua* (Chaenomelis Fructus) und *Bai Shao* (Paeoniae Radix Alba) verwenden.

Vermindert Schwellungen und eliminiert Toxine

- Gelbsucht: *Liu Zhi Huang* zusammen mit *Shui Ding Xiang* (Ludwigiae Prostratae Herba), *Zhi Zi* (Gardeniae Fructus), *Da Huang* (Rhei Radix et Rhizoma) und *Yin Chen* (Artemisiae Scopariae Herba) verwenden.
- Influenza, Halsschmerzen, Tonsillitis: *Liu Zhi Huang* zusammen mit *Yi Zhi Xiang* (Vernoniae Cinereae Herba) und *Ban Lan Gen* (Isatidis Radix) verwenden.
- Tinea unguium, Fußpilz: *Liu Zhi Huang* äußerlich auftragen.

Dosierung

3–12 g.

Chemische Zusammensetzung

Ätherische Öle, Saponine, Flavone, Rutin.

Kommentar der Autoren
Laut Dr. Chang Wei-Yen sollten die Arzneidrogen *Liu Zhi Huang*, *Huang Jin Gui* (Vanieriae Caulis) und *Mo Gu Xiao* (Hyptis Capitatae Caulis) immer zusammen verwendet werden, um einen synergistischen Effekt bei der Verminderung von Entzündungen und der Linderung von Rückenschmerzen zu erzielen.

Luò Shí Téng
Trachelospermi Caulis

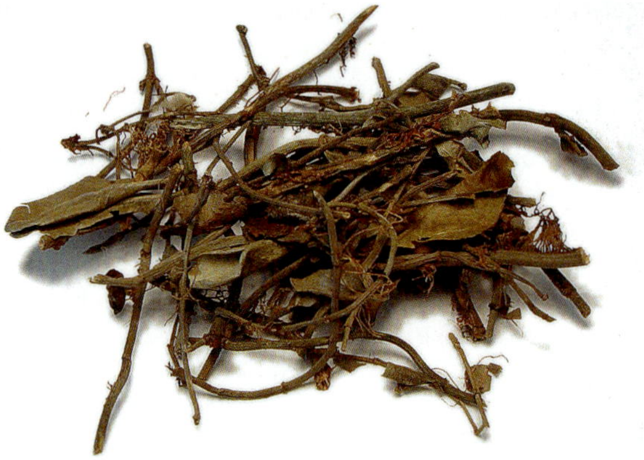

絡石藤 络石藤

Pinyin-Name *Luò Shí Téng*
Wörtliche Übersetzung „Begleitende Steinrebe"
Andere chinesische Namen *Luo Shi*
Originalquelle *Shen Nong Ben Cao Jing* (Die Materia Medica des göttlichen Landmannes), vermutlich Östliche Han-Dynastie
Deutscher Name Sternjasminstängel
Botanischer Name *Trachelospermum jasminoides* (Lindl.) Lem. (*Luo Shi*)
Pharmazeutischer Name Trachelospermi Caulis
Eigenschaften Bitter, kühl
Leitbahnen Herz, Leber

Chinesische therapeutische Wirkungen

Zerstreut Wind, öffnet Leitbahnen und Kollateralen

Bi Zheng (schmerzhaftes Blockade-Syndrom): *Luo Shi Teng* (Trachelospermi Caulis) behandelt Schmerzen des Bewegungsapparats sowie Muskelspasmen und -krämpfe, die durch Wind in den Leitbahnen und Kollateralen ausgelöst werden. Da *Luo Shi Teng* kühl ist, eignet es sich hervorragend zur Behandlung von *Bi Zheng* durch Hitze.

- *Bi Zheng*: *Luo Shi Teng* im Dekokt zusammen mit *Wu Jia Pi* (Acanthopanacis Cortex), *Niu Xi* (Achyranthis Radix) und mit anderen Arzneien zur Stärkung der Sehnen verwenden.

- Schmerzen und Spasmen der Extremitäten: *Ren Dong Teng* (Lonicerae Caulis) hinzufügen.

Kühlt das Blut, reduziert Schwellung

Halsschmerzen: *Luo Shi Teng* kühlt das Blut und reduziert Schwellungen und Entzündungen. Es wirkt gegen Wundsein und Schwellung im Hals sowie Abszesse und wunde Stellen auf der Haut.

- Wundsein und Schwellung im Hals: *Luo Shi Teng* als Einzelarznei kochen und dann langsam und schluckweise im Dekokt einnehmen.

Abszesse und Wunden

- Hautabszesse und Wunden: *Luo Shi Teng* zusammen mit *Zao Jiao Ci* (Gleditsiae Spina), *Gua Lou* (Trichosanthis Fructus) und *Ru Xiang* (Olibanum) verwenden.

Dosierung

6–15 g. *Luo Shi Teng* wird normalerweise im Dekokt oder in einer Tinktur eingenommen.

Chemische Zusammensetzung

Coronaridin, Voacangin, 19-epi-Voacangavin, Ibogain, Tabernaemontanin, Vobasin, Apigenin, Campesterol, Arctiin, Trachelosid, Nortrachelosid, Matairesinosid, Dambonitol, Cymarose.[1, 2]

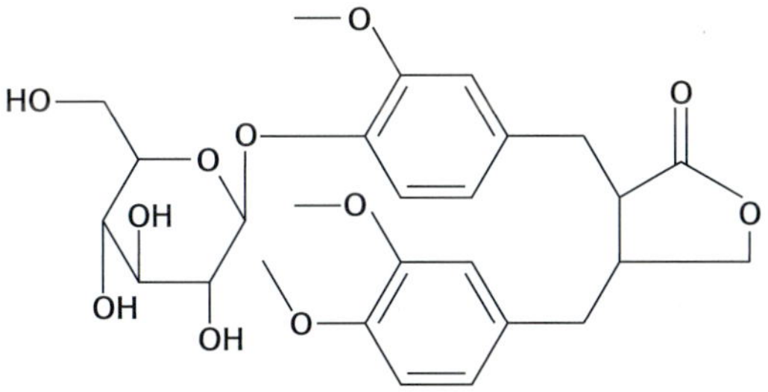

Abb. 4.6 Arctiin

Pharmakologische Wirkungen

- **Antibiotisch**: Ein Dekokt aus *Luo Shi Teng* wirkt hemmend auf *Salmonella typhi, Staphylococcus aureus* und *Bacillus dysenteriae*.[3]
- **Kardiovaskulär**: Niedrig dosiertes Arctiin stimuliert das Zentralnervensystem und steigert die Atemfrequenz. Hoch dosiertes Arctiin hemmt die Funktion des Zentralnervensystems und senkt die Atemfrequenz, erweitert die Blutgefäße und senkt den Blutdruck.[4]

Referenzen

1. *Chang Yong Zhong Yao Cheng Fen Yu Yao Li Shou Ce* (A Handbook of the Composition and Pharmacology of Common Chinese Drugs), 1994; 1473–1474
2. Yan, X., Zhou, J., Xie, G. Traditional Chinese Medicines Molecular Structures, Natural Sources and Applications; Ashgate, 1999; 432
3. *Zhong Cao Yao Xue* (Study of Chinese Herbal Medicine), 1976: 867
4. *Chang Yong Zhong Yao Cheng Fen Yu Yao Li Shou Ce* (A Handbook of the Composition and Pharmacology of Common Chinese Drugs), 1994; 1473:1474

Mù Guā

Chaenomelis Fructus

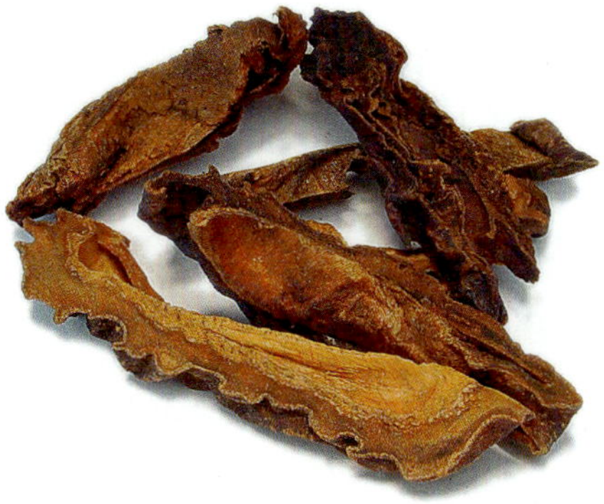

木瓜

Pinyin-Name *Mù Guā*
Wörtliche Übersetzung „Holzfrucht", „Holzmelone"
Andere chinesische Namen *Zuo Pi Mu Gua, Guan Pi Mu Gua, Xuan Mu Gua*
Originalquelle *Ming Yi Za Zhu* (Verschiedene Aufzeichnungen berühmter Ärzte) aus dem Jahr 500 von Tao Hong-Jing
Deutscher Name Chinesische Quittenfrucht
Botanischer Name *Chaenomeles lagenaria* (Loisel.) Koidz. (*Zhou Pi Mu Gua*); *Chaenomeles sinensis* (Thouin) Koehne (*Guang Pi Mu Gua*)
Pharmazeutischer Name Chaenomelis Fructus
Eigenschaften Sauer, warm
Leitbahnen Leber, Milz

Chinesische therapeutische Wirkungen

Entspannt die Sehnen, öffnet die Leitbahnen und Kollateralen

Bi Zheng (schmerzhaftes Blockade-Syndrom), Steifheit und Spasmen der Sehnen: *Mu Gua* (Chaenomelis Fructus) ist warm, jedoch nicht trocknend, sauer, aber nicht adstringierend. Es beeinflusst die Leber und nährt die Muskeln und Sehnen. Es gehört zu den am häufigsten verwendeten Arzneien für die Behandlung von Erkrankungen des Bewegungsapparats mit Symptomen wie Muskelkrämpfe, Spasmen und Steifheit. *Mu Gua* ist bei der Behandlung von akuten und chronischen Krankheitsbildern wirksam. Es eignet sich besonders für Beschwerden der unteren Körperhälfte.

- Muskelsteifheit und -spasmen mit Bewegungsschwierigkeiten: *Mu Gua* zusammen mit *Ru Xiang* (Olibanum), *Mo Yao* (Myrrha) und *Di Huang* (Rehmanniae Radix) verwenden.
- Muskelspasmen aufgrund von Blut-Mangel: *Mu Gua* mit *Dang Gui* (Angelicae Sinensis Radix) und *Bai Shao* (Paeoniae Radix Alba) kombinieren.
- Schwäche und Muskelatrophie in den unteren Extremitäten: *Mu Gua* mit *Du Huo* (Angelicae Pubescentis Radix) verwenden.

Bein-Qi mit Ödem, Schwellung und Schmerzen

- Bein-*Qi* mit Schwellung und Schmerzen in den unteren Extremitäten: *Mu Gua* mit *Wu Zhu Yu* (Evodiae Fructus), *Zi Su Ye* (Perillae Folium) und *Bing Lang* (Arecae Semen) kombinieren.

Löst Feuchtigkeit auf und harmonisiert den Magen

Erbrechen, Diarrhö und Krämpfe: *Mu Gua* löst Feuchtigkeit im Mittleren *Jiao* (Mittlerer Erwärmer) auf und harmonisiert Milz und Magen zur Linderung von Übelkeit, Erbrechen und Bauchschmerzen. Sein saurer Geschmack hilft dabei, Körperflüssigkeiten zu erzeugen. Dadurch ist *Mu Gua* auch bei der Behandlung von schweren Bauchkrämpfen, Waden- oder Unterschenkelkrämpfen hilfreich, wenn der Patient durch übermäßiges Erbrechen zu viel Flüssigkeit verloren hat.

- Übelkeit, Erbrechen und Krämpfe: *Mu Gua* zusammen mit *Xiao Hui Xiang* (Foeniculi Fructus) und *Wu Zhu Yu* (Evodiae Fructus) verwenden.

Verbessert die Verdauung

Magenverstimmung oder Nahrungsmittel-Stagnation: *Mu Gua* hat eine mild verdauungsfördernde Wirkung und mildert Nahrungsmittel-Stagnation.
Degenerative Gastritis: Bei Patienten mit degenerativer Gastritis durch Atrophie der Magendrüsen wurde *Mu Gua* wegen seines sauren Geschmacks zur Stimulierung der Magensekretion eingesetzt.

Dosierung

6–12 g.

Chemische Zusammensetzung

Oleanolsäure, Äpfelsäure, Saponine, Tannine.[1]

Pharmakologische Wirkungen

- **Hepatoprotektiv:** Bei Mäusen hatte die Einnahme von *Mu Gua* eine deutlich hepatoprotektive Wirkung, indem es erhöhte Leberenzymwerte senkte und die Nekrose von Hepatozyten verhinderte.[2]
- **Antineoplastisch:** *Mu Gua* hemmte das Wachstum von Krebszellen bei Mäusen.[3]

Klinische und wissenschaftliche Studien

- **Ikterus**: 70 Patienten mit akuter Gelbsucht wurden dreimal täglich mit 5–10 g *Mu Gua* behandelt, was zu einer deutlichen Verbesserung der Beschwerden führte: symptomatische Verbesserung, Milderung der Gelbsucht und Verbesserung der Leberfunktion.[4]
- **Akute bakterielle Dysenterie**: Patienten mit akuter bakterieller Dysenterie erhielten dreimal täglich über einen Zeitraum von fünf bis sieben Tagen fünf Pillen aus einem *Mu-Gua*-Präparat (entspricht ca. 5–6 g der getrockneten Arzneidroge). Die Wirksamkeitsrate betrug 96,28%. Die Studie berichtete außerdem, dass 85,98% der Behandelten vollständig gesund wurden.[5]

Ergänzung

In verschiedenen Regionen Chinas werden andere Arzneien anstelle von *Mu Gua* eingesetzt: *Xi Nan Mu Gua* (Chaenomeles Lagenaria Cathayensis Fructus), *Wei Shi Mu Gua* (Chaenomeles Lagenaria Wilsonii Fructus), *Chiu Mu Gua* (Chaenomeles Speciosa Fructus), *Mao Ye Mu Gua* (Chaenomeles Cathayensis Fructus) und *Xi Zhang Mu Gua* (Chaenomeles Thibetica Fructus).

Kommentar der Autoren

Laut Dr. Chang Jie-An hilft *Mu Gua* Patienten mit Diarrhö oder losem Stuhl mit unverdauten Essensbestandteilen. Hierbei handelt es sich um Patienten mit Verdauungsschwäche, bei denen die Diarrhö sofort nach dem Essen von fettigen, kalten oder rohen Mahlzeiten eintritt. *Mu Gua* enthält Verdauungsenzyme und ist sauer. Dadurch bindet es den Darm und reguliert Diarrhö.

Referenzen

1. *Xian Dai Zhong Yao Yao Li Xue* (Contemporary Pharmacology of Chinese Herbs), 1997; 434–435
2. *Fu Jian Zhong Yi Yao* (Fujian Chinese Medicine and Herbology), 1985; 16(6):35
3. *Zhong Cao Yao Tong Xun* (Journal of Chinese Herbal Medicine), 1975; (6)18
4. *Fu Jian Zhong Yi Yao* (Fujian Chinese Medicine and Herbology), 1987; 2:24
5. *Zhong Hua Yi Xue Za Zhi* (Chinese Journal of Medicine), 1984; 11:689

Qiān Nián Jiàn

Homalomenae Rhizoma

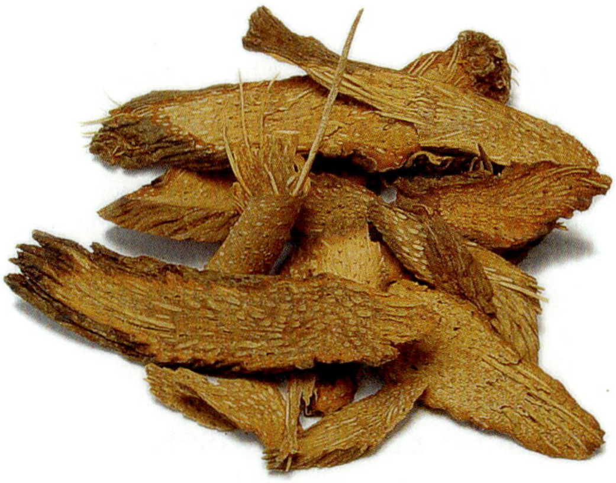

千年健

Pinyin-Name *Qiān Nián Jiàn*
Wörtliche Übersetzung „1000 Jahre Vitalität", „1000 Jahre Gesundheit"
Originalquelle *Ben Cao Gang Mu Shi Yi* (Auslassungen aus der Großen Materia Medica) von Zhao Xue-Min aus dem Jahr 1765
Deutscher Name Homalomena-Wurzelstock
Botanischer Name *Homalomena occulta* (Lour.) Schott (*Qian Nian Jian*)
Pharmazeutischer Name Homalomenae Rhizoma
Eigenschaften Bitter, scharf, warm
Leitbahnen Niere, Leber

Chinesische therapeutische Wirkungen

Zerstreut Wind und Feuchtigkeit, stärkt Sehnen und Knochen

Bi Zheng (schmerzhaftes Blockade-Syndrom), Taubheitsgefühl und Anspannung der Sehnen: *Qian Nian Jian* (Homalomenae Rhizoma) ist scharf, bitter und warm, vertreibt Wind und Feuchtigkeit und öffnet periphere Leitbahnen und Kollateralen. Außerdem stärkt es Sehnen und Knochen und lindert Schmerzen, die tief in den Extremitäten sitzen. Es hilft bei akuten und chronischen Schmerzen wie z.B. bei Kälte und Schmerzen im unteren Rücken und in den Knien sowie bei Taubheitsgefühl und Spasmen der unteren Extremitäten. *Qian Nian Jian* eignet sich am besten zur Behandlung von älteren Patienten mit Symptomen wie Schwäche der Sehnen und Knochen, Steifheit und Spasmen, Taubheitsgefühl und Unbeweglichkeit der Glieder und Gelenke.

- Muskel- und Gelenkschmerzen: *Qian Nian Jian* zusammen mit *Luo Shi Teng* (Trachelospermi Caulis), *Hai Feng Teng* (Piperis Kadsurae Caulis) und *Niu Xi* (Achyranthis Radix) verwenden.
- *Bi Zheng* bei älteren Menschen: *Qian Nian Jian* zusammen mit *Du Huo* (Angelicae Pubescentis Radix), *Wu Jia Pi* (Acanthopanacis Cortex), *Shu Di Huang* (Rehmanniae Radix Praeparata), *Xu Duan* (Dipsaci Radix) und anderen tonisierenden Arzneien einsetzen, um Mangel-Syndrome zu behandeln.

Dosierung

5–10 g. *Qian Nian Jian* wird häufig als Tinktur bzw. in Pillen- oder Dekoktform eingenommen.

Überdosierung

Es wurden zwei Fälle einer Überdosierung von *Qian Nian Jian* gemeldet. Die angegebenen schädlichen Nebenwirkungen umfassten Übelkeit, Erbrechen, Schwindelgefühl, Konvulsionen, Bewusstlosigkeit sowie Harn- und Stuhlinkontinenz. Nach einer Magenspülung erhielten beide Patienten ein Dekokt aus *Gan Cao* (Glycyrrhizae Radix et Rhizoma) und erholten sich schnell wieder.[1]

Chemische Zusammensetzung

α-Pinen, β-Pinen, Limonen, Geranial, Geraniol, Nerol, Linalool, β-Terpineol, Patchoulialkohol, Isoborneol, Cedrol, 4-Cadinen.[2]

Pharmakologische Wirkungen

Antibiotisch: Ätherisches Öl aus *Qian Nian Jian* hat in vitro eine milde antibiotische Wirkung.[3]

Referenzen

1. *Fu Jian Zhong Yi Yao* (Fujian Chinese Medicine and Herbology), 1963; 5:28
2. *Chang Yong Zhong Yao Cheng Fen Yu Yao Li Shou Ce* (A Handbook of the Composition and Pharmacology of Common Chinese Drugs), 1994, 398-399
3. *Yao Xue Tong Bao* (Report of Herbology), 1984, 19(12):22

Sāng Zhī

Mori Ramulus

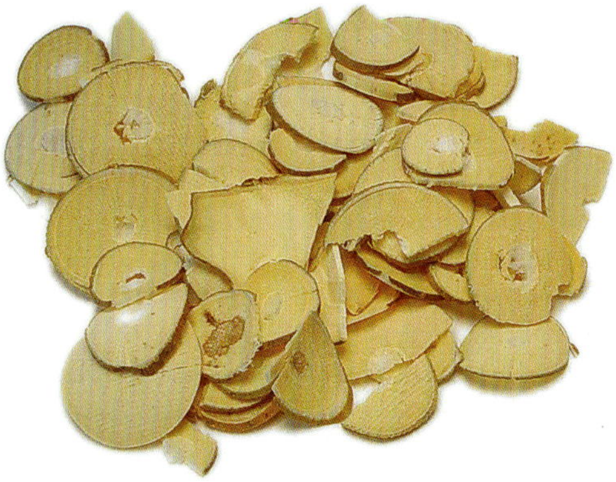

桑枝

Pinyin-Name *Sāng Zhī*
Wörtliche Übersetzung „Maulbeerzweige"
Originalquelle *Tu Jing Ben Cao* (Illustrierter Klassiker der Materia Medica) aus dem Jahr 1061 von Su Song
Deutscher Name Maulbeerzweige, Maulbeerbaumzweige
Botanischer Name *Morus alba* L. (*Sang Shu*)
Pharmazeutischer Name Mori Ramulus
Eigenschaften Bitter, neutral
Leitbahnen Leber

Chinesische therapeutische Wirkungen

Zerstreut Wind, öffnet Leitbahnen und Kollateralen

Bi Zheng (schmerzhaftes Blockade-Syndrom), Unbeweglichkeit und Spasmen der Glieder: *Sang Zhi* (Mori Ramulus) zerstreut Wind und Feuchtigkeit, öffnet periphere Leitbahnen und Kollateralen und unterstützt die Gelenke. Sein klinischer Anwendungbereich umfasst die Behandlung von *Bi Zheng*, Muskelschmerzen, Muskelspasmen und -krämpfen. Es eignet sich besonders für *Bi Zheng* durch Hitze mit Schmerzen in den oberen Extremitäten.

- Wind-Hitze-*Bi-Zheng* der Schultern und Arme: *Sang Zhi* als Einzelarznei verwenden.
- Generalisiertes *Bi Zheng*: *Sang Zhi* zusammen mit *Fang Ji* (Stephaniae Tetrandrae Radix), *Wei Ling Xian* (Clematidis Radix et Rhizoma) und *Du Huo* (Angelicae Pubescentis Radix) verwenden.
- Hemiplegie oder Lähmung nach einem Schlaganfall: *Sang Zhi* in hoch dosierter Form anwenden.

Fördert die Diurese und reduziert Schwellung

Ödeme: *Sang Zhi* reguliert die Wasserzirkulation und behandelt auf diese Weise Ödeme und Dysurie mit schmerzhaften Gliedern.

Dosierung

10–30 g. Unverarbeitetes *Sang Zhi* hat eine langsame, moderate Gesamtwirkung. Braten mit Getreideschnaps verbessert seine Wirkung beim Zerstreuen von Wind und Feuchtigkeit, beim Öffnen von Leitbahnen und Kollateralen und seine schmerzlindernde Wirkung.

Chemische Zusammensetzung

Mulberrin, Mulberrochromen, Cyclomulberrin, Cyclomulberrochromen, Morin, Dihydromorin, Dihydrokaempferol, Maclurin.[1]

Pharmakologische Wirkungen

- **Antibiotisch**: *Sang Zhi* wirkt hemmend auf *Staphylococcus aureus, Bacillus dysenteriae, Salmonella typhi* und zahlreiche pathogene Pilze.[2, 3]
- **Weitere Wirkungen**: *Sang Zhi* hat antihypertensive, antineoplastische und spasmolytische Wirkungen.[4, 5]

Klinische und wissenschaftliche Studien

Tendinitis: In einer Untersuchung erhielten 15 Patienten mit Sehnenentzündung am Ellenbogen eine Arzneirezeptur. Zehn Patienten wurden vollständig gesund, bei vier Patienten stellte sich eine deutliche Verbesserung ein. Nur bei einem Patient zeigte die Behandlung keinen Erfolg. Die Patienten erhielten die Anweisung, einmal täglich eine Dosis der folgenden Rezeptur einzunehmen: *Sang Zhi* 20 g, *Ji Xue Teng* (Spatholobi Caulis) 30 g, *Wei Ling Xian* (Clematidis Radix et Rhizoma) 30 g, *Dang Gui* (Angelicae Sinensis Radix) 20 g, *Qiang Huo* (Notopterygii Rhizoma seu Radix) 15 g, *Gui Zhi* (Cinnamomi Ramulus) 15 g, *Bai Shao* (Paeoniae Radix Alba) 15 g, *Jiang Huang* (Curcumae Longae Rhizoma) 15 g, *Fang Feng* (Saposhnikoviae Radix) 15 g und *Xi Xin* (Asari Radix et Rhizoma) 5 g. Für bestimmte Symptome wurden bei Bedarf folgende Arzneidrogen hinzugefügt: *Huang Qi* (Astragali Radix) 20 g für Schmerzen in der rechten Schulter; *He Shou Wu* (Polygoni Multiflori Radix) 20 g für Schmerzen in der linken Schulter; *Ru Xiang* (Olibanum) 15 g und *Mo Yao* (Myrrha) 15 g für starke Schmerzen; *Quan Xie* (Scorpio) 5 g und *Jiang Can* (Bombyx Batryticatus) 10 g für Taubheitsgefühl; *Xu Duan* (Dipsaci Radix) 20 g und *Sang Ji Sheng* (Taxilli Herba) 15 g für Schmerzen im unteren Rücken; *Chuan Shan Jia* (Manitis Squama) 10 g und *Wu Shao She* (Zaocys) 15 g für eine chronische nicht-heilende Erkrankung.[6]

Kommentar der Autoren

Sang Zhi, *Gui Zhi* (Cinnamomi Ramulus), *Niu Xi* (Achyranthis Radix) und *Mu Gua* (Chaenomelis Fructus) sind gängige Arzneien für die Behandlung von *Bi Zheng* (schmerzhaftes Blockade-Syndrom). *Sang Zhi* und *Gui Zhi* wirken mehr auf die **obere Körperhälfte**; dagegen wirken *Niu Xi* und *Mu Gua* (Chaenomelis Fructus) mehr auf die **untere Körperhälfte**. *Sang Zhi* ist wirksamer bei der Behandlung von **heißem Bi Zheng**; *Gui Zhi* ist wirksamer bei der Behandlung von **kaltem Bi Zheng**. *Mu Gua* wirkt schmerzlindernd, indem es Muskelspasmen und -krämpfe verringert; *Niu Xi* dagegen wirkt schmerzlindernd, indem es Leber und Niere tonisiert.

Referenzen

1. *Xian Dai Zhong Yao Yao Li Xue* (Contemporary Pharmacology of Chinese Herbs), 1997; 502
2. Tetrahedron Lett, 1979; (48):4675
3. *Zhi Wu Yao You Xiao Cheng Fen Shou Ce* (Manual of Plant Medicinals and Their Active Constituents), 1986; 734:735
4. *Chang Yong Zhong Yao Cheng Fen Yu Yao Li Shou Ce* (A Handbook of the Composition and Pharmacology of Common Chinese Drugs), 1994; 1554:1555
5. *Zhong Yao Xue* (Chinese Herbology), 1998; 295:296
6. *Hei Long Jiang Zhong Yi Yao* (Heilongjiang Chinese Medicine and Herbology), 1991; (1):27

Shé Tuì

Serpentis Periostracum

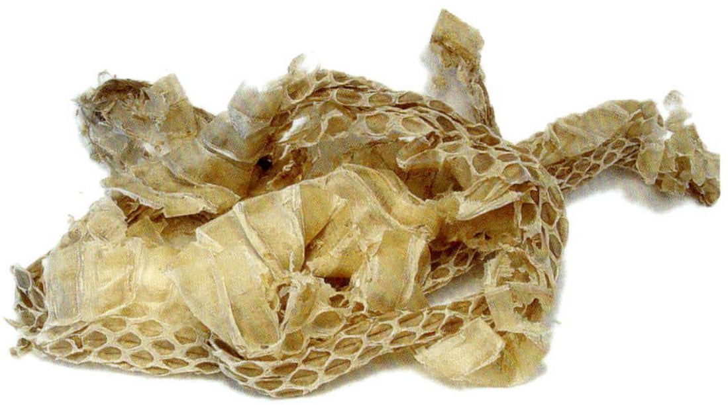

蛇蜕 蛇蜕

Pinyin-Name *Shé Tuì*
Wörtliche Übersetzung „Abgelöste Schlangenhaut"
Andere chinesische Namen *Long Yi*
Deutscher Name Schlangenhaut
Zoologischer Name *Elaphe taeniurus* Cope. (*Hei Mei Jin She*); *Elaphe carinata* (Guenther) (*Jin She*)
Pharmazeutischer Name Serpentis Periostracum
Eigenschaften Süß, salzig, neutral
Leitbahnen Leber

Chinesische therapeutische Wirkungen

Zerstreut Wind und stoppt Spasmen

She Tui (Serpentis Periostracum) zerstreut Wind und stoppt epileptische Anfälle und Krämpfe bei Kindern.

Vertreibt Wind aus der Haut

She Tui vertreibt Wind aus der Haut und lindert auf diese Weise Juckreiz.

- Juckreiz und Hautausschlag: *She Tui* zusammen mit *Chan Tui* (Cicadae Periostracum), *Di Huang* (Rehmanniae Radix) und *Dang Gui* (Angelicae Sinensis Radix) verwenden.

Verbessert das Sehen

She Tui verbessert das Sehvermögen und behandelt Pterygium und Erkrankungen der Cornea.

- Pterygium und Erkrankungen der Cornea: *She Tui* mit *Chan Tui* (Cicadae Periostracum) und *Ji Li* (Tribuli Fructus) kombinieren.

Dosierung

2–3 g im Dekokt, 0,3–0,6 g in Pulverform. Durch Braten in Getreideschnaps wird eine Geruchsverbesserung und verbesserte Haltbarkeit erreicht. Hierdurch wird auch seine Wirkung bei der Behandlung von *Bi Zheng* (schmerzhaftes Blockade-Syndrom) verstärkt.

Chemische Zusammensetzung

Ossein, Fettsäuren, Aminosäuren.[1]

Pharmakologische Wirkungen

Entzündungshemmend: Bei der intravenösen Injektion eines *She-Tui*-Präparats ist eine deutliche Verminderung von Entzündungen und Schwellungen zu beobachten. Die maximale Wirkung tritt ungefähr zwei Stunden nach der Injektion ein. Die entzündungshemmende Wirkung von *She Tui* ähnelt der von Indometacin. Die orale Verabreichung bei Ratten zeigte keine entzündungshemmende Tendenz.[2]

Referenzen

1. *Xian Dai Zhong Yao Yao Li Xue* (Contemporary Pharmacology of Chinese Herbs), 1997; 455
2. *Guo Wai Yi Xue Zhong Yi Zhong Yao Fen Ce* (Monograph of Chinese Herbology from Foreign Medicine), 1981

Shēn Jīn Cǎo

Lycopodii Herba

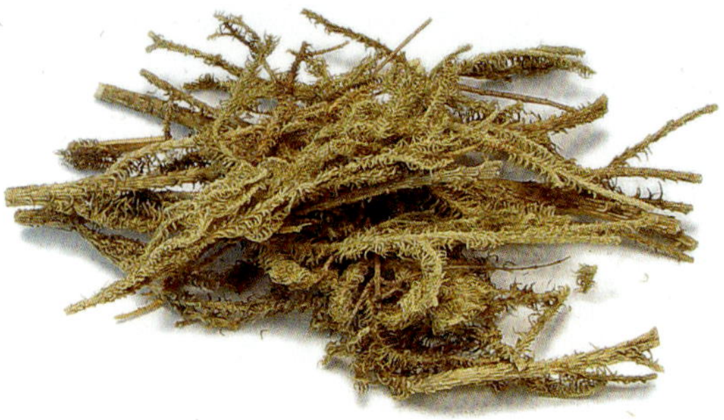

伸筋草

Pinyin-Name *Shēn Jīn Cǎo*
Wörtliche Übersetzung „Die Sehne dehnendes Kraut"
Andere chinesische Namen *Da Shen Jin, Da Shen Jin Teng*
Originalquelle *Ben Cao Shi Yi* (Auslassungen der [klassischen] Materia Medica) aus dem Jahr 741 von Chen Cang-Qi
Deutscher Name Bärlappkraut, Schlangenkraut, Schlangenmoos
Botanischer Name *Lycopodium clavatum* L. (*Shi Song*); *Lycopodium cernnum* L. (*Sheng Jin Cao*); *Smilax nipponica* Miq. (*Da Shen Jin*)
Pharmazeutischer Name Lycopodii Herba
Eigenschaften Bitter, scharf, warm
Leitbahnen Leber

Chinesische therapeutische Wirkungen

Zerstreut Wind und Feuchtigkeit, entspannt die Sehnen, öffnet Leitbahnen und Kollateralen

Bi Zheng (schmerzhaftes Blockade-Syndrom): *Shen Jin Cao* (Lycopodii Herba) ist scharf, warm und zerstreuend. Es behandelt übermäßige Anspannung der Sehnen mit Bewegungsschwierigkeiten und Gelenkschmerzen. Außerdem wird es bei der Behandlung von Traumaschmerzen verwendet.

- *Bi Zheng*: *Shen Jin Cao* zusammen mit *Tou Gu Cao* (Impatientis Caulis), *Sang Zhi* (Mori Ramulus) und *Wu Jia Pi* (Acanthopanacis Cortex) verwenden.
- Traumaschmerzen: *Lian Qian Cao* (Herba Glechomae) hinzufügen.

Dosierung

6–15 g.

Sicherheitshinweise, Kontraindikationen

Shen Jin Cao ist während der Schwangerschaft kontraindiziert.

Chemische Zusammensetzung

Lycopodin, Clavatin, Clavolonin, Fawcettiin, Fawcettimin, Deacetylfawcettiin, Dihydrolycopodin, Clavalonin, Clavatoxin, Nicotin, Dehydrolycopodin, Vanillinsäure, Ferulasäure, Azelainsäure, Ölsäure und Lycopodiumsäure.[1]

Pharmakologische Wirkungen

Fiebersenkend: Bei Verabreichung eines Wasser- oder Alkoholextrakts aus *Shen Jin Cao* an Kaninchen wurde ein Rückgang der Körpertemperatur beobachtet.[2]

Referenzen

1. *Chang Yong Zhong Yao Cheng Fen Yu Yao Li Shou Ce* (A Handbook of the Composition and Pharmacology of Common Chinese Drugs), 1994; 1071–1072
2. *Zhong Yao Zhi* (Chinese Herbology Journal), 1988: 423

Wū Shào Shé

Zaocys

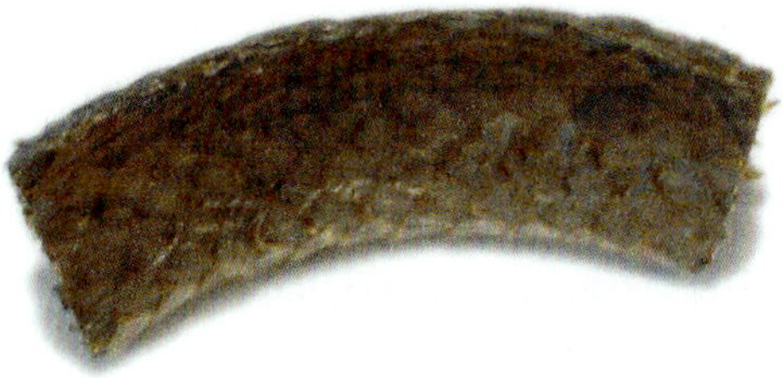

烏蛸蛇 乌蛸蛇

Pinyin-Name *Wū Shào Shé*
Wörtliche Übersetzung „Schwarzgestreifte Schlange"
Deutscher Name Schwarzschlange
Zoologischer Name *Zaocys dhumnades* (Cantor) (*Wu Shao She*)
Pharmazeutischer Name Zaocys
Eigenschaften Süß, salzig, neutral
Leitbahnen Milz, Leber

Chinesische therapeutische Wirkungen

Zerstreut Wind, öffnet Leitbahnen und Kollateralen

Bi Zheng (schmerzhaftes Blockade-Syndrom): *Wu Shao She* (Zaocys) hat eine ausgezeichnete zerstreuende Wirkung, die in die inneren Organe eintritt und bis in die Haut eindringt. Es vertreibt Wind, öffnet Leitbahnen und Kollateralen und stoppt Konvulsionen. Seine klinischen Anwendungsbereiche umfassen *Bi Zheng* und Komplikationen nach einem Schlaganfall, z.B. Gesichtsasymmetrie, Muskellähmung und Hemiplegie.

- *Bi Zheng*: *Wu Shao She* zusammen mit *Di Long* (Pheretima) verwenden.

Stoppt Konvulsionen

Wu Shao She vertreibt Wind aus den Muskeln und mildert Muskelkrämpfe und -spasmen. Es wirkt außerdem bei epileptischen Anfälle, Konvulsionen, Tetanus und Wind-Schlaganfall.

- Konvulsionen: *Wu Shao She* zusammen mit *Wu Gong* (Scolopendra) und *Quan Xie* (Scorpio) verwenden.

Dosierung

5–10 g im Dekokt, 2–3 g in Pulverform. Durch Braten in Getreideschnaps werden eine Geruchsverbesserung und eine verbesserte Haltbarkeit von *Wu Shao She* erreicht. Hierdurch wird auch seine Wirkung bei der Behandlung von *Bi Zheng* (schmerzhaftes Blockade-Syndrom) verstärkt.

Chemische Zusammensetzung

Lipide, 17 verschiedene Aminosäuren.[1]

Pharmakologische Wirkungen

- **Entzündungshemmend**: Bei Ratten führten Injektionen von Wasser- und Alkoholextrakten mit *Wu Shao She* zur Reduzierung von Schwellungen und Entzündungen.[2]
- **Schmerzlindernd**: Ein Alkoholextrakt aus *Wu Shao She* in einer Dosierung von 40 mg/kg führte zu einer deutlich schmerzlindernden Wirkung bei Ratten.[3]
- **Sedierend**: Eine intraperitoneale Injektion von *Wu Shao She* zeigte eine stark beruhigende Wirkung bei Mäusen. Die Stärke der Substanz entspricht etwa der Wirkstärke von Phenobarbital.[4]
- **Antiepileptisch**: Intraperitoneal in Mäusen injiziertes *Wu Shao She* hat ähnliche antiepileptische Wirkung wie Phenobarbital.[5]

Toxikologie

Der LD_{50}-Wert für *Wu Shao She* bei Mäusen liegt bei 166,2 g/kg für den Wasserextrakt und 20,41 g/kg für den Alkoholextrakt. Schädliche Nebenwirkungen aufgrund einer Überdosierung umfassen Muskelsteifheit, verringerte oder fehlende körperliche Aktivität und Atemdepression.[6]

Referenzen

1. *Chang Yong Zhong Yao Cheng Fen Yu Yao Li Shou Ce* (A Handbook of the Composition and Pharmacology of Common Chinese Drugs), 1994; 581
2. *Zhe Jiang Yao Xue* (Zhejiang Journal of Chinese Herbology), 1986; 3(4):4
3. Ibid.
4. Ibid.
5. Ibid.
6. Ibid.

Xī Xiān Cǎo

Siegesbeckiae Herba

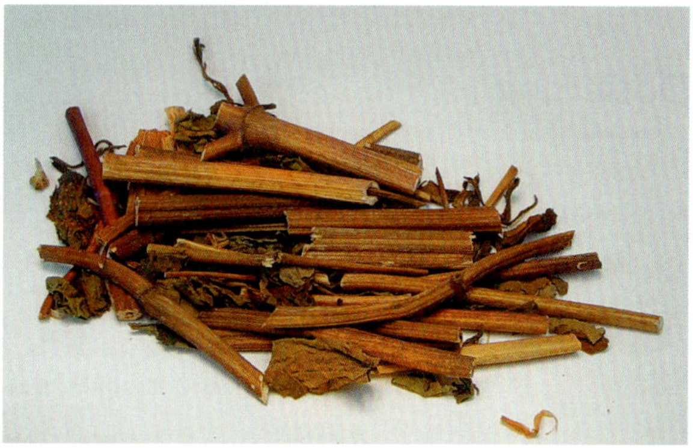

稀薟草 豨莶草

Pinyin-Name *Xī Xiān Cǎo*
Andere chinesische Namen *Xi Xian*
Originalquelle *Xin Xiu Ben Cao* (Neu überarbeitete Materia Medica), verfasst zwischen 657 und 659 von Su Jing
Deutscher Name Sieckesbeckienkraut, Siegesbeckia-Kraut
Botanischer Name *Siegesbeckia orientalis* L. (*Xi Xian*); *Siegesbeckia pubescens* Mak. (*Xian Geng Xi Xian*); *Siegesbeckia glabrescens* Mak. (*Mao Geng Xi Xian*)
Pharmazeutischer Name Siegesbeckiae Herba
Eigenschaften Bitter, kalt
Leitbahnen Nieren, Leber

Chinesiche therapeutische Wirkungen

Zerstreut Wind und Feuchtigkeit, öffnet Leitbahnen und Kollateralen

Bi Zheng (schmerzhaftes Blockade-Syndrom), Taubheitsgefühl, Spasmen und Lähmung: *Xi Xian Cao* (Siegesbeckiae Herba) hilft den Sehnen, zerstreut Wind und Feuchtigkeit und behandelt *Bi Zheng* und Erkrankungen des Bewegungsapparats. Außerdem öffnet es periphere Leitbahnen und Kollateralen und behandelt Muskelspasmen und -krämpfe, Muskelschwäche und Lähmung. Um möglichen Nebenwirkungen durch seine kalten, bitteren Eigenschaften entgegenzuwirken, wird dieses Kraut häufig entweder mit Getreideschnaps angesetzt oder zur Honigpille verarbeitet.

Abschnitt 2: Wind-Feuchtigkeit vertreibend sowie Leitbahnen und Kollateralen öffnend 4

- *Bi Zheng*: *Xi Xian Cao* zusammen mit *Wei Ling Xian* (Clematidis Radix et Rhizoma) verwenden.

Klärt Hitze und eliminiert Toxine

Xi Xian Cao klärt Hitze und Toxine von der Haut und behandelt verschiedene Hautkrankheiten aufgrund von Wind, Feuchtigkeit und Hitze wie z.B. Wunden, Juckreiz und Hautausschlag. Traditionell wird *Xi Xian Cao* darüber hinaus bei Gelbsucht und Malaria eingesetzt.

- Dermatologische Beschwerden: *Xi Xian Cao* innerlich oder äußerlich anwenden.

Senkt den Blutdruck

Hypertonie: *Xi Xian Cao* wird heutzutage zur Behandlung von Bluthochdruck aufgrund von Hitze verwendet.

- Hypertonie: *Xi Xian Cao* mit *Chou Wu Tong* (Clerodendri Folium) kombinieren.

Dosierung

10–15 g. Angesetzt in Getreideschnaps, hat *Xi Xian Cao* eine stärkere Wirkung bei der Behandlung von *Bi Zheng* (schmerzhaftes Blockade-Syndrom). Das frische, unbehandelte Kraut ist wirksamer beim Klären von Hitze und Eliminieren von Toxinen.

Sicherheitshinweise, Kontraindikationen

Xi Xian Cao sollte in der Schwangerschaft und bei Kindern nur mit äußerster Vorsicht angewendet werden, da es zu Entwicklungsstörungen führen kann.[1]

Chemische Zusammensetzung

Darutosid, Darutigenol, Neodarutosid.[2]

Pharmakologische Wirkungen

- **Entzündungshemmend**: Die zehntägige orale Verabreichung eines *Xi-Xian-Cao*-Präparats an Ratten hat wirksam geschwollene Beine reduziert.[3]
- **Antihypertensiv**: Wasser- und Alkoholextrakte von *Xi Xian Cao* erweiterten die Blutgefäße und senkten den Blutdruck bei Katzen und Kaninchen. Die Wirkung hielt etwa 1,5 Stunden an.[4]
- **Immunsuppressiv**: Bei Verabreichung von *Xi Xian Cao* an Mäuse wurde ein immunsupprimierender Effekt beobachtet. Die tägliche Verabreichung des Dekokts reduzierte die zelluläre und humorale Immunität.[5]
- **Antibiotisch**: *Xi Xian Cao* hemmt *Staphylococcus aureus, E. coli, Pseudomonas aeruginosa, Bacillus dysenteriae, Salmonella typhi* und *Staphylococcus albus*.[6]

Klinische und wissenschaftliche Studien

Bi Zheng (schmerzhaftes Blockade-Syndrom): Die Behandlung mit 100 g *Xi Xian Cao* und 30 g *Dang Gui* (Angelicae Sinensis Radix) führte bei Patienten mit *Bi Zheng* und anderen, durch Wind-Feuchtigkeit hervorgerufenen Erkrankungen des Bewegungsapparats zu guten Erfolgen.[7]

Toxikologie

Der LD_{50}-Wert bei intravenöser Injektion von *Xi Xian Cao* an Mäusen entspricht 45,54 g/kg des getrockneten Krauts. Bei intraperitonealer Injektion können Mäuse bis zu vierhundert Mal mehr als die normale Dosierung für ausgewachsene Mäuse tolerieren.[8]

Referenzen

1. *Zhong Guo Zhong Yao Za Zhi* (People's Republic of China Journal of Chinese Herbology), 1989; 14(3):44
2. *Xian Dai Zhong Yao Yao Li Xue* (Contemporary Pharmacology of Chinese Herbs), 1997; 411
3. *Zhong Yao Yao Li Yu Ying Yong* (Pharmacology and Applications of Chinese Herbs), 1983; 1221
4. Ibid.
5. *Zhong Guo Zhong Yao Za Zhi* (People's Republic of China Journal of Chinese Herbology), 1989; 14(3):44
6. Phytochemistry, 1979; 18(5):894
7. *Shang Hai Zhong Yi Yao Za Zhi* (Shanghai Journal of Chinese Medicine and Herbology), 1982; 9:33
8. *Guang Xi Zhong Yi Yao* (Guangxi Chinese Medicine and Herbology), 1990; 13(4):44

Xià Tiān Wú

Corydalis Decumbentis Rhizoma

夏天無 夏天无

Pinyin-Name *Xià Tiān Wú*
Wörtliche Übersetzung „Nicht im Sommer"
Deutscher Name Niederliegender Lerchensporn
Botanischer Name *Corydalis decumbens* (Thunb.) Pers.
Pharmazeutischer Name Corydalis Decumbentis Rhizoma
Eigenschaften Scharf, bitter, warm
Leitbahnen Leber

Chinesische therapeutische Wirkungen

Zerstreut Wind und Feuchtigkeit

Bi Zheng (schmerzhaftes Blockade-Syndrom): *Xia Tian Wu* (Corydalis Decumbentis Rhizoma) behandelt Gelenkschmerzen und/oder Lähmung und Taubheitsgefühl. Es wird als Einzelarznei oder zusammen mit anderen Arzneien verwendet, die ebenfalls Wind-Feuchtigkeit zerstreuen.

Belebt die Blutzirkulation und stoppt Schmerzen

Traumabedingte Schmerzen in Epigastrium und Abdomen: *Xia Tian Wu* hat eine stark schmerzlindernde, blutbelebende Wirkung. Es wird als Einzelarznei verwendet oder zusammen mit anderen Arzneien, die ebenfalls Wind-Feuchtigkeit zerstreuen.

Dosierung

5–15 g. Bei Einnahme von *Xia Tian Wu* in Pulver- oder Pillenform muss die Dosierung vermindert werden.

Sicherheitshinweise, Kontraindikationen

Bei der Einnahme von *Xia Tian Wu* treten gelegentlich Übelkeit, Erbrechen und Magen-Darm-Beschwerden auf.

Chemische Zusammensetzung

Tetrahydropalmatin, Protopin, Bulbocapnin, Adlumidin, Bicucullin, Palmatin, Decumbenin, Corlumidin, Berberin, Jatrorrhizin, Hydrastinin, Corydalin, Decumbenin, Hydroxyhydrastin.[1, 2]

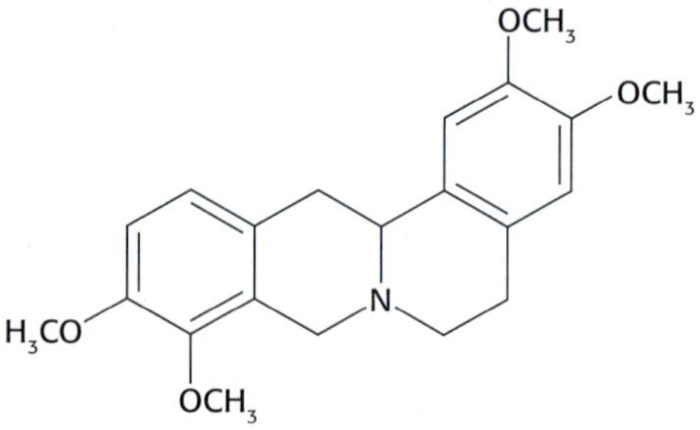

Abb. 4.7 Tetrahydropalmatin

Pharmakologische Wirkungen

- **Kardiovaskulär**: Nach der Injektion von *Xia Tian Wu* bei betäubten Hunden wurde eine Erweiterung der Blutgefäße, ein verringerter Gefäßwiderstand und ein gesteigerter Blutstrom zur Körperperipherie beobachtet. Der gefäßerweiternde Effekt konnte durch die Injektion von Atropin nicht unterdrückt werden.[3, 4]
- **Thrombozytenaggregationshemmend**: Bei Injektionen von *Xia Tian Wu* an Ratten zeigte sich eine hemmende Wirkung auf die Thrombozytenaggregation.[5]
- **Schmerzlindernd**: Tetrahydropalmatin kommt in *Xia Tian Wu* und *Yan Hu Suo* (Corydalis Rhizoma) vor. Eine ausführliche Erläuterung der westlichen therapeutischen Eigenschaften ist in der Monographie von *Yan Hu Suo* (► II/Kap. 12) zu finden.

Klinische und wissenschaftliche Studien

Schmerzkontrolle: Nach der Verabreichung von *Xia Tian Wu* wurde eine deutliche Schmerzlinderung beobachtet. Bei 88 Patienten mit Wind-Feuchtigkeit-*Bi-Zheng* (schmerzhaftes Blockade-Syndrom) betrug die Wirksamkeitsrate über 90%. Es handelte sich um 46 Patienten mit akuter Rückenverletzung und 60 Patienten mit chronischen Beinverletzungen und Verletzungen der unteren Rückenpartie. Bei der Behandlung wurden unterschiedliche Verabreichungsmethoden angewendet, darunter die Injektion in Triggerpunkte sowie die Verwendung von Suspensionen und Pillen.[6, 7, 8]

Wechselwirkung mit anderen Medikamenten

Gerinnungs- oder Thrombozytenaggregationshemmer: *Xia Tian Wu* hat eine gerinnungshemmende Wirkung und sollte nur mit Vorsicht bei Patienten eingesetzt werden, die Gerinnungs- oder Thrombozytenaggregationshemmer einnehmen. Zwar liegen keine Berichte über tatsächlich aufgetretene Wechselwirkungen vor, dennoch ist es möglich, dass dieses Kraut die Wirkung von Medikamenten wie Warfarin verstärkt.[9] (Hinweis: Gerinnungshemmer sind z.B. Heparin, Warfarin und Enoxaparin; Beispiele für Thrombozytenaggregationshemmer sind Acetylsalicylsäure, Dipyridamol und Clopidogrel.)

Toxikologie

Der LD_{50}-Wert von *Xia Tian Wu* beträgt bei Mäusen 24,04 g/kg bei subkutaner Injektion und 7,63 g/kg bei intravenöser Injektion.[10]

Kommentar der Autoren

Xia Tian Wu (Corydalis Decumbentis Rhizoma) wird schon seit Langem als Ersatzkraut für *Yan Hu Suo* (Corydalis Rhizoma) eingesetzt, da beide Arzneien zu derselben Pflanzengattung gehören und eine ähnliche schmerzstillende Wirkung haben.

Referenzen

1. *Xian Dai Zhong Yao Yao Li Xue* (Contemporary Pharmacology of Chinese Herbs), 1997; 1514
2. The Merck Index 12th edition, Chapman and Hall/CRCnetBASE/Merck, 2000
3. *Zhong Yao Zhi* (Chinese Herbology Journal), 1979: 72
4. *Zhong Cao Yao Tong Xun* (Journal of Chinese Herbal Medicine), 1976; 56(1):62
5. *Zhong Guo Yao Li Xue Tong Bao* (Journal of Chinese Herbal Pharmacology), 1988; 4(5):301
6. *Zhong Cao Yao Tong Xun* (Journal of Chinese Herbal Medicine), 1970; (4):43
7. *Zhong Yuan Yi Kan* (Resource Journal of Chinese Medicine), 1989; (6):19
8. *Jiang Xi Yi Yao* (Jiangxi Medicine and Herbology), 1982; (4):60
9. Chen, J. Recognition and prevention of herb-drug interactions, Medical Acupuncture, Fall/Winter 1998/1999; 10 (2); 9–13
10. *Zhong Cao Yao Tong Xun* (Journal of Chinese Herbal Medicine), 1976; 56(1):62

Xún Gú Fēng

Aristolochiae Mollissimae Herba

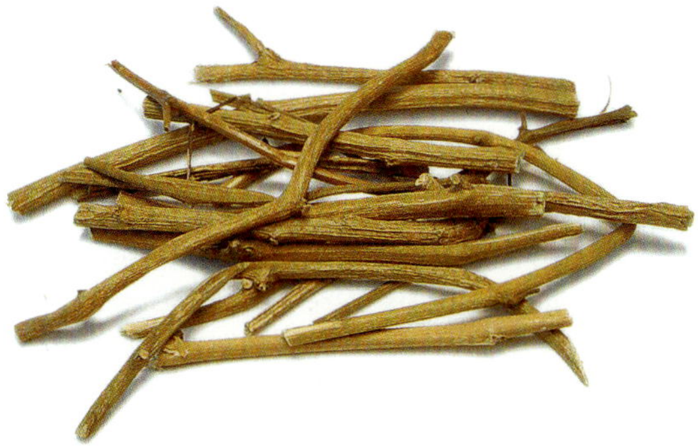

尋骨風 寻骨风

Pinyin-Name *Xún Gú Fēng*
Wörtliche Übersetzung „Wind, der den Knochen sucht"
Deutscher Name Aristolochia-Wurzel
Botanischer Name *Aristolochia mollissima* Hance
Pharmazeutischer Name Aristolochiae Mollissimae Herba
Eigenschaften Scharf, bitter, neutral
Leitbahnen Leber

Chinesische therapeutische Wirkungen

Zerstreut Wind und Feuchtigkeit, öffnet Leitbahnen und Kollateralen, lindert Schmerzen

Bi Zheng (schmerzhaftes Blockade-Syndrom), traumatische Verletzungen: *Xun Gu Feng* (Aristolochiae Mollissimae Herba) ist scharf und zerstreuend und behandelt Gelenkschmerzen, Taubheitsgefühl in den Gliedern, Spasmen, Krämpfe sowie verletzungsbedingte Schmerzen. Es wird häufig mit anderen antirheumatischen Arzneien kombiniert, wodurch die Gesamtwirkung der Rezeptur verbessert wird. Es wird auch als Einzelkraut im Dekokt oder in der Tinktur verwendet. *Xun Gu Feng* ist darüber hinaus bei der Behandlung von Magen- und Zahnschmerzen wirksam.

Dosierung

10–15 g.

Chemische Zusammensetzung

Aristolochiasäure A, D; Aristolacton, Mollislacton, Allantoin, β-Sitosterol, 9-Äthoxy-Aristolochialactam, 9-Äthoxy-Aristolochialacton, Neoaristolochialacton.[1]

Toxikologie

Bei Mäusen lag der LD_{50}-Wert eines oral verabreichten *Xun-Gu-Feng*-Dekokts bei 64,11 g/kg.[2]
Xun Gu Feng enthält Spuren von Aristolochiasäure. Weitere Informationen zur Toxikologie dieses Stoffs sind in den Monographien von *Guang Fang Ji* (Aristolochiae Fangchi Radix; ▸ II/Kap. 4, Abschnitt 1) und *Guan Mu Tong* (Aristolochiae Manshuriensis Caulis; ▸ II/Kap. 6) zu finden.

Referenzen

1. *Xian Dai Zhong Yao Yao Li Xue* (Contemporary Pharmacology of Chinese Herbs), 1997; 165
2. *Yi Xue Xue Bao* (Report of Medicine), 1984; 19(6):405

Yì Tiáo Gēn
Moghaniae Radix

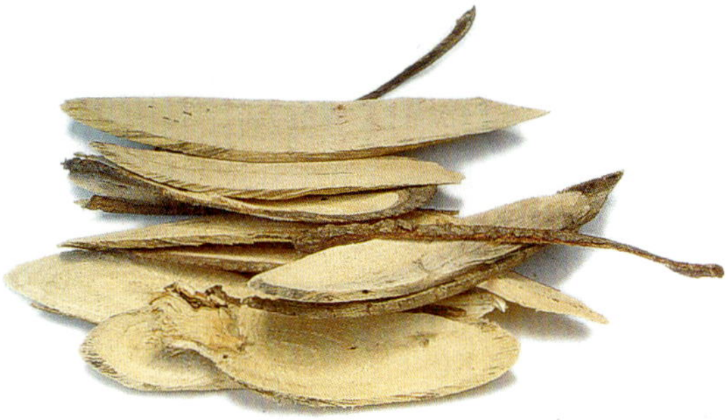

一條根 一条根

Pinyin-Name *Yì Tiáo Gēn*
Andere chinesische Namen *Qian Jin Ba, Chou Kong Zai*
Deutscher Name Philippinische Flemingia
Botanischer Name *Moghania lineate* (L.) O. Kuntze
Pharmazeutischer Name Moghaniae Radix
Eigenschaften Scharf, warm
Leitbahnen Leber, Nieren

Chinesiche therapeutische Wirkungen

Zerstreut Wind und Feuchtigkeit, öffnet Leitbahnen und Kollateralen

Bi Zheng (schmerzhaftes Blockade-Syndrom): *Yi Tiao Gen* (Moghaniae Radix) tritt in die Leitbahnen und Kollateralen ein und behandelt Schmerzen des Bewegungsapparats sowie Steifheit und Wundheitsgefühl.

- *Bi Zheng*, Sehnen- und Knochenschmerzen: *Yi Tiao Gen* zusammen mit *Chuan Shan Long* (Dioscoreae Nipponicae Rhizoma), *Huang Jin Gui* (Vanieriae Caulis) und *Niu Xi* (Achyranthis Radix) verwenden.
- Schmerzende Beine durch Leber- und Nieren-*Yin*-Mangel: *Yi Tiao Gen* zusammen mit *Chun Pi* (Ailanthi Cortex), *Xu Duan* (Dipsaci Radix), *Gui Zhi* (Cinnamomi Ramulus), *Mu Gua* (Chaenomelis Fructus), *Du Huo* (Angelicae Pubescentis Radix), *Sang Ji Sheng* (Taxilli Herba) und *Du Zhong* (Eucommiae Cortex) verwenden.
- Knochenbrüche: *Yi Tiao Gen* mit *Xu Duan* (Dipsaci Radix), *Du Zhong* (Eucommiae Cortex) und *Zi Ran Tong* (Pyritum) kombinieren, um die Knochenheilung zu beschleunigen.
- Ischialgie: *Yi Tiao Gen* zusammen mit *Xi Xian Cao* (Siegesbeckiae Herba), *Po Bu Zi Ye* (Cordia Dichotoma Folium), *Ru Xiang* (Olibanum) und *Mo Yao* (Myrrha) einsetzen.

Dosierung

3–12 g.

Sicherheitshinweise, Kontraindikationen

Bei Patienten mit schwacher Verdauung sollte diese Arznei nur mit Vorsicht eingesetzt werden.

Hŭ Gŭ

Tigris Os

虎骨

Pinyin-Name *Hŭ Gŭ*
Wörtliche Übersetzung „Tigerknochen“
Originalquelle *Ming Yi Za Zhu* (Verschiedene Aufzeichnungen berühmter Ärzte) aus dem Jahr 500 von Tao Hong-Jing
Deutscher Name Tigerknochen
Zoologischer Name *Pathera tigris* L. (*Hu*)
Pharmazeutischer Name Tigris Os
Eigenschaften Scharf, warm
Leitbahnen Leber, Niere
Internationaler Status CITES I („Washingtoner Artenschutzübereinkommen“) (► „Kommentar der Autoren“)

Chinesische therapeutische Wirkungen

Zerstreut Wind, lindert Schmerzen, stärkt Sehnen und Knochen

Bi Zheng (schmerzhaftes Blockade-Syndrom), Schwäche und Wundheitsgefühl in Rücken und Knien: *Hu Gu* (Tigris Os) wirkt zerstreuend, wärmend und tonisierend und wurde traditionell zum Öffnen der Leitbahnen und Kollateralen, zum Tonisieren von Leber und Niere, zum Stärken der Sehnen und Knochen und zur Schmerzlinderung verwendet. Es war besonders gut geeignet für wandernde Schmerzen, Spasmen und Krämpfe durch Leber- und Nieren-Mangel. *Hu Gu* wurde bevorzugt bei Schwäche und Wundheitsgefühl im unteren Rücken und in den Knien sowie bei Kälte-Schmerzen in den Knochen verwendet.

- *Bi Zheng* (schmerzhaftes Blockade-Syndrom), Schwäche und Wundheitsgefühl in Rücken und Knien: *Hu Gu* wurde entweder allein als Tinktur oder zusammen mit *Mu Gua* (Chaenomelis Fructus), *Niu Xi* (Achyranthis Radix) und *Wu Jia Pi* (Acanthopanacis Cortex) verwendet.

Dosierung

3–6 g. *Hu Gu* wurde in Pulver-, Pillen- oder Tinkturform verabreicht. Nicht behandeltes *Hu Gu* ist hart und hat einen charakteristischen Geruch. *Hu Gu* musste deshalb trocken oder mit Sesamöl gebraten werden, um den Geruch zu beseitigen und die aktiven Wirkstoffe besser zu gewinnen. Die Substanz wurde bei mäßiger Temperatur zubereitet. Verarbeitung bei hoher Temperatur oder unter hohem Druck verringert die Wirksamkeit der gewonnenen Substanz.

Chemische Zusammensetzung

Calcium, Protein, Aminosäuren.[1]

Pharmakologische Wirkungen

- **Entzündungshemmend**: *Hu Gu* oder *Gou Gu* (Canitis Os) in Pulverform hatte eine ausgeprägte Wirkung bei der Hemmung von Entzündungen und bei der Verringerung der Durchlässigkeit der Kapillaren. Die entzündungshemmende Wirkung wird einer Stimulation des Hormonsystems und einer vermehrten Hormonproduktion in den Nebennieren zugeschrieben.[2]
- **Beruhigend und schmerzlindernd**: Für *Hu Gu* und *Gou Gu* (Canitis Os) wurde eine beruhigende und schmerzlindernde Wirkung bei Ratten nachgewiesen.[3]

Ergänzung

豬骨/猪骨 *Zhū Gŭ* (Porcus Os) – Schweineknochen – und 狗骨 *Gŏu Gŭ* (Canitis Os) – Hundeknochen – werden normalerweise als Ersatzmaterial für *Hu Gu* verwendet. Sie haben ähnliche Funktionen wie *Hu Gu*, sind aber nicht so stark.

Kommentar der Autoren
Hu Gu ist im Anhang I des internationalen Artenschutzübereinkommens CITES (Convention on International Trade in Endangered Species of Wild Fauna and Flora) aufgeführt. Der Handel mit *Hu Gu* ist streng verboten. Die Erläuterung zu *Hu Gu* in diesem Text hat lediglich den Zweck zu veranschaulichen, wie wichtig diese Substanz in der traditionellen Arzneimedizin war, und zu zeigen, wie man sie mit einer anderen wirksamen Substanz ersetzen kann. Diese Informationen dürfen nicht so ausgelegt werden, dass der Autor den illegalen Gebrauch einer vom Aussterben bedrohten Spezies unterstützt. Mehr Informationen sind im Anhang (► III/Kap. 10) zu finden.

Referenzen

1. *Zhong Yao Xue* (Chinese Herbology), 1998; 300–301
2. Ibid.
3. Ibid.

Lù Xīan Cǎo

Pyrolae Herba

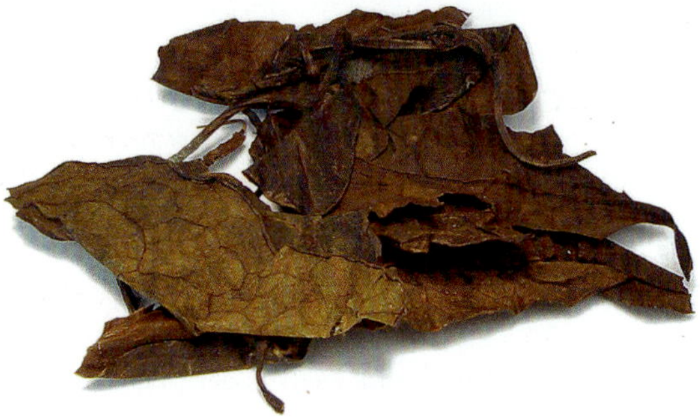

鹿銜草 鹿衔草

Pinyin-Name *Lù Xīan Cǎo*
Andere chinesische Namen *Lu Han Cao, Lu Shou Cha*
Originalquelle *Ben Cao Gang Mu* (Die Große Materia Medica) aus dem Jahr 1578 von Li Shi-Zhen
Deutscher Name Chinesisches Wintergrünkraut
Botanischer Name *Pyrola rotundifolia L.* (*Lu Ti Cao*); *Pyrola calliantha* (*Lu Ti Cao*); *Pyrola decorata* (*Pu Tong Lu Ti Cao*)
Pharmazeutischer Name Pyrolae Herba
Eigenschaften Süß, bitter, warm
Leitbahnen Leber, Niere

Traditionell ist 鹿含草 *Lù Hán Cǎo* der in Lehrbüchern und von Therapeuten der Chinesischen Arzneimedizin häufiger verwendete Name. Heutzutage wird jedoch 鹿衔草 *Lù Xīan Cǎo* als offizieller Name in der Pharmakopöe der Volksrepublik China aus dem Jahr 2005 geführt. Daher wird dieser Name auch in diesem Text standardmäßig verwendet.

Chinesische therapeutische Wirkungen

Zerstreut Wind-Feuchtigkeit, stärkt Sehnen und Knochen

Bi Zheng (schmerzhaftes Blockade-Syndrom): *Lu Xian Cao* (Pyrolae Herba) zerstreut Wind-Feuchtigkeit und tonisiert Leber und Niere. Es behandelt *Bi Zheng* mit Schmerzen im unteren Rücken und Degeneration der Sehnen und Knochen durch Nieren- und Leber-Mangel. Es vermindert Schwäche und Wundheitsgefühl in den Gelenken mit gleichzeitigem Kältegefühl. Es wird außerdem zur Behandlung von Knochensporn verwendet.

- Wundheitsgefühl, Schwäche und Kälte im unteren Rücken und in den Knien: *Lu Xian Cao* zusammen mit *Du Zhong* (Eucommiae Cortex), *Niu Xi* (Achyranthis Radix) und *Tu Si Zi* (Cuscutae Semen) verwenden.
- Knochensporn: *Lu Xian Cao* mit *Po Bu Zi Ye* (Cordia Dichotoma Folium), *Yin Yang Huo* (Epimedii Herba), *Gu Sui Bu* (Drynariae Rhizoma) und *Ji Xue Teng* (Spatholobi Caulis) kombinieren.

Tonisiert Lunge und Niere

Chronischer Husten, Asthma durch Nieren-Mangel: *Lu Xian Cao* hat eine leicht befeuchtende Wirkung auf die Lunge. Es eignet sich besonders für chronische Atemwegkrankheiten mit Symptomen wie trockener, kraftloser Husten oder Asthma durch Nieren-Mangel.

Stoppt Blutungen

Blutungen: *Lu Xian Cao* wird für die Behandlung von Nasenbluten, Bluterbrechen, Hypermenorrhö und abnormer Gebärmutterblutung mit anderen blutstillenden Arzneien kombiniert. Das frische, unbehandelte Kraut wird zu einer Paste zerrieben und äußerlich aufgetragen, um lokale Blutungen durch traumatische Verletzungen zu stoppen.

Nährt das Herz und hemmt die Schweißproduktion

Lu Xian Cao stoppt Palpitationen und Nachtschweiß aufgrund von *Yin*-Mangel.

Dosierung

10–30 g im Dekokt, in Pillen- oder Pulverform.

Chemische Zusammensetzung

Arbutin, Chimaphillin, Einulsin.[1]

Wechselwirkung mit anderen Medikamenten

Aminoglykoside: In einer Studie erhielten Meerschweinchen eine Injektion aus *Lu Xian Cao* und *Huang Qi* (Astragali Radix). Die Injektion wirkte schützend gegen Ototoxizität und Nephrotoxizität bei der Einnahme von Aminoglykosiden.[2] (Hinweis: Beispiele für Aminoglykoside sind Gentamicin, Tobramycin, Amikacin.)

Toxikologie

Der LD_{50}-Wert für intravenöse Injektionen von *Lu Xian Cao* beträgt 9,73 g/kg bei Mäusen. Bei Mäusen wurden nach einwöchiger oraler Verabreichung von 60 g/kg *Lu Xian Cao* keine Auffälligkeiten beobachtet.[3]

Referenzen

1. *Xian Dai Zhong Yao Yao Li Xue* (Contemporary Pharmacology of Chinese Herbs), 1997; 448
2. Xuan, W., Dong, M., Dong, M. Annals of Otology, Rhinology and Laryngology, 1995, 104(5): 374–80
3. *Zhong Cao Yao Tong Xun* (Journal of Chinese Herbal Medicine), 1976; (7):12

Sāng Jì Shēng

Taxilli Herba

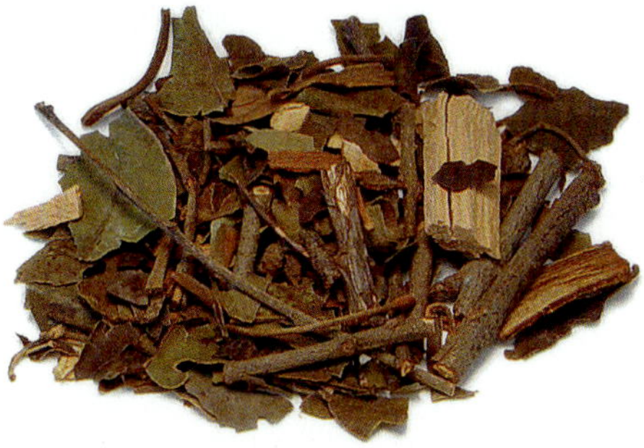

桑寄生

Pinyin-Name *Sāng Jì Shēng*
Wörtliche Übersetzung „Maulbeerparasit", „parasitisches Kraut auf Maulbeeren"
Andere chinesische Namen *Guang Ji Sheng, Bei Ji Sheng, Liu Ji Sheng*
Originalquelle *Shen Nong Ben Cao Jing* (Die Materia Medica des göttlichen Landmannes), vermutlich Östliche Han-Dynastie
Deutscher Name Maulbeermistelkraut
Botanischer Name *Taxillus chinensis* (DC.) Danser
Pharmazeutischer Name Taxilli Herba
Eigenschaften Bitter, neutral
Leitbahnen Leber, Nieren

Chinesische therapeutische Wirkungen

Tonisiert Leber und Nieren, stärkt Sehnen und Knochen, zerstreut Wind-Feuchtigkeit

Bi Zheng (schmerzhaftes Blockade-Syndrom), Wundheitsgefühl und Schwäche im unteren Rücken und in den Knien: Die Leber regiert die Sehnen, die Niere regiert die Knochen. *Yin*-Mangel in diesen beiden Organen führt zu chronischem *Bi Zheng* mit Wind-Feuchtigkeit-Akkumulation. *Sang Ji Sheng* (Taxilli Herba) ist unentbehrlich bei der Behandlung von älteren Patienten oder von Patienten mit *Yin*-Mangel mit Symptomen wie chronische Schwäche, Wundheitsgefühl und Schmerzen im unteren Rückenbereich und in den Knien. Weitere Symptome sind Anspannung und Schwäche der Sehnen, Gelenkschmerzen und in schweren Fällen Atrophie der Knochen und Sehnen.

- Wundheitsgefühl und Schwäche im unteren Rückenbereich und in den Knien: *Sang Ji Sheng* mit *Du Zhong* (Eucommiae Cortex), *Du Huo* (Angelicae Pubescentis Radix) und *Chuan Niu Xi* (Cyathulae Radix) kombinieren. **Beispiel-Rezeptur**: *Du Huo Ji Sheng Tang* (Angelicae Pubescentis Radix und Taxilli Herba Dekokt).

Beruhigt den Fötus

Unruhiger Fötus: *Sang Ji Sheng* hat tonisierende Eigenschaften und beruhigt einen unruhigen Fötus aufgrund von *Yin*- und Blut-Mangel. Andere mögliche Symptome sind Blutungen und Rückenschmerzen.

- Unruhiger Fötus, Rückenschmerzen durch *Yin*- und Blut-Mangel: *Sang Ji Sheng* mit *Xu Duan* (Dipsaci Radix), *Dang Gui* (Angelicae Sinensis Radix) und *Du Zhong* (Eucommiae Cortex) kombinieren.
- Blutungen nach einer Fehlgeburt: *Sang Ji Sheng* mit *E Jiao* (Asini Corii Colla) und verkohltem *Ai Ye* (Artemisiae Argyi Folium) verwenden, um die Blutung zu stoppen.

Dosierung

10–20 g.

Chemische Zusammensetzung

Quercetin, Avicullarin, Coriamyrtin, Tutin, Coratin, D-Catechin, Quercitrin, Hyperin, Hyperosid.[1,2]

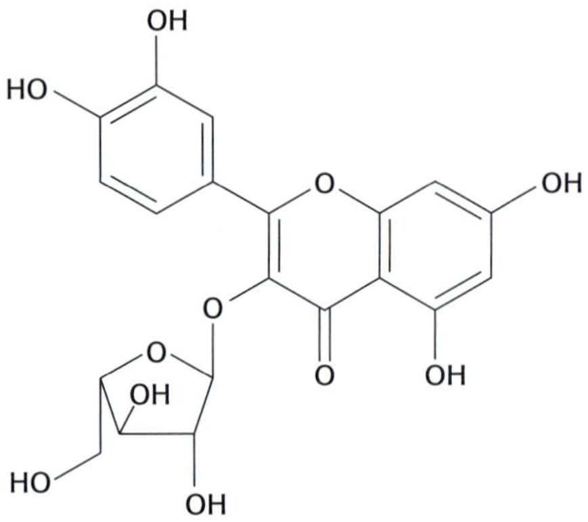

Abb. 4.8 Avicullarin

Pharmakologische Wirkungen

- **Kardiovaskulär**: Die Anwendung eines *Sang-Ji-Sheng*-Wasser- oder Alkoholextrakts bei betäubten Hunden führte zu einer Senkung des Blutdrucks, zu einer Erweiterung der Koronararterien und zu einem gesteigerten Blutfluss in Richtung Herzmuskulatur.[3]
- **Gerinnungshemmend**: *Sang Ji Sheng* hemmt die Thrombozytenaggregation und beugt einer Emboliebildung vor.[4]
- **ZNS beruhigend**: *Sang-Ji-Sheng*-Präparate üben eine hemmende Wirkung auf das ZNS aus.[5]
- **Diuretisch**: Die orale bzw. intravenöse Verabreichung von Avicullarin zeigte eine deutliche diuretische Wirkung bei betäubten Hunden.[6]
- **Antiviral**: *Sang Ji Sheng* hat eine hemmende Wirkung auf zahlreiche Viren wie z.B. ECHO 6 und 9 und Coxsackie (Typ A9, B4 und B5).[7]

Klinische und wissenschaftliche Studien

- **Myokardinfarkt**: In einer Studie wurden 180 Patienten mit Myokardinfarkt mit einem intravenös injizierten *Sang-Ji-Sheng*-Präparat behandelt. Die Injektionsmenge von 1 ml *Sang Ji Sheng* entsprach 2 g des frischen Krauts. Es wurden zwei verschiedene intravenöse Lösungen verwendet. Eine bestand aus 12 ml *Sang Ji Sheng* in injizierbarer Form und 20 ml einer 25-prozentigen Glukoselösung; die andere bestand aus 18 ml *Sang Ji Sheng* in injizierbarer Form und 250 ml einer 5-prozentigen Glukoselösung. Die intravenöse Lösung wurde einmal täglich über 14 Tage verabreicht. Bei 82,8% der Probanden stellte sich eine Verbesserung ein.[8]
- **Myokardinfarkt**: Einem anderen Bericht ist zu entnehmen, dass 54 Patienten mit Herzinfarkt-Vorgeschichte über einen Zeitraum von sechs Wochen zweimal täglich mit *Sang-Ji-Sheng*-Tee (40 g des Krauts pro Dosis) behandelt wurden. Bei 76% der Probanden stellte sich eine Verbesserung ein.[9]
- **Chronische Tracheitis**: In einer Studie wurden 200 Patienten mit chronischer Tracheitis mit einem Dekokt behandelt. 42 Patienten berichteten über eine deutliche, 69 Patienten über eine mäßige Verbesserung der Symptome. Die verwendete Rezeptur wurde durch Kochen von 9 g *Sang Ji Sheng* und 4,5 g *Chen Pi* (Citri Reticulatae Pericarpium) in 200 ml Wasser zubereitet.[10]
- **Kinderlähmung**: Eine intramuskuläre Injektion eines Präparats aus *Sang Ji Sheng* und *Yin Yang Huo* (Epimedii Herba) im Verhältnis 1:1 zeigte bei Poliomyelitis-Patienten vielversprechende Resultate.[11]

Wechselwirkung mit anderen Medikamenten

- **Gerinnungs- oder Thrombozytenaggregationshemmer**: *Sang Ji Sheng* hemmt die Thrombozytenaggregation und sollte deshalb nur mit Vorsicht bei Patienten eingesetzt werden, die Gerinnungs- oder Thrombozytenaggregationshemmer einnehmen.[12] (Hinweis: Gerinnungshemmer sind beispielsweise Heparin, Warfarin und Enoxaparin; Beispiele für Thrombozytenaggregationshemmer sind Acetylsalicylsäure, Dipyridamol und Clopidogrel.)
- **Diuretika**: *Sang Ji Sheng* hat eine diuretische Wirkung. Zwar liegen keine Berichte über tatsächlich aufgetretene Wechselwirkungen vor. Es ist jedoch möglich, dass die gleichzeitige Einnahme von Diuretika und diuretischen Arzneien zu einem erhöhten Wasser- und/oder Elektrolytverlust führt.[13] (Hinweis: Beispiele für Diuretika sind Chlorothiazid, Hydrochlorothiazid, Furosemid, Bumetanid und Torasemid.)

Toxikologie

Der LD_{50}-Wert bei einer intraperitonealen Injektion von Avicullarin beträgt bei Mäusen 1,17 g/kg. Der Tod wurde durch epileptische Anfälle und Atemdepression verursacht.[14]

Kommentar der Autoren

Taxillus chinensis ist der Standardname und die offiziell für *Sang Ji Sheng* verwendete Pflanze.[15] Früher gebräuchliche Namen wie *Loranthus parasiticus, Loranthus yadorik* und *Viscum coloratum* werden nicht mehr verwendet.

In anderen überlieferten Texten wird erwähnt, dass *Sang Ji Sheng* Haarausfall, wackelige Zähne und unzureichende Milchbildung behandelt.

Sang Ji Sheng und *Wu Jia Pi* (Acanthopanacis Cortex) tonisieren die Leber und die Niere bei der Behandlung von *Bi Zheng* (schmerzhaftes Blockade-Syndrom). Die beiden Arzneien unterscheiden sich in ihren Zusatzfunktionen.

Sang Ji Sheng beruhigt zusätzlich den unruhigen Fötus, während *Wu Jia Pi* auch eine diuretische Wirkung hat und Ödeme behandelt.
Sang Ji Sheng und *Du Zhong* (Eucommiae Cortex) behandeln Schmerzen im unteren Rücken. *Sang Ji Sheng* zerstreut allerdings Wind-Feuchtigkeit und tonisiert das Blut und lindert dadurch Schmerzen. Die schmerzlindernde Wirkung von *Du Zhong* dagegen rührt daher, dass es das *Qi* tonisiert und Weichteilgewebe stärkt. Da diese unterschiedlichen Wirkungsweisen einander ergänzen, werden die beiden Arzneien häufig miteinander kombiniert.

Referenzen

1. *Xian Dai Zhong Yao Yao Li Xue* (Contemporary Pharmacology of Chinese Herbs), 1997; 433
2. Yan, X., Zhou, J., Xie, G. Traditional Chinese Medicines Molecular Structures, Natural Sources and Applications; Ashgate, 1999; 533
3. *Zhong Yao Yao Li Yu Ying Yong* (Pharmacology and Applications of Chinese Herbs), 1983; 950
4. *Zhong Yao Xue* (Chinese Herbology), 1998; 296:297
5. Ibid.
6. *Zhong Yao Yao Li Yu Ying Yong* (Pharmacology and Applications of Chinese Herbs), 1983; 950
7. Ibid.
8. *Yi Yao Gong Ye* (Pharmaceutical Industry), 1977; 3:39
9. *Xin Yi Yao Xue Za Zhi* (New Journal of Medicine and Herbology), 1974; 3:16
10. *Xin Yi Xue* (New Medicine), 1973; 10:498
11. *Zhong Cao Yao Tong Xun* (Journal of Chinese Herbal Medicine), 1972; 2:28
12. Chen, J. Recognition and prevention of herb-drug interactions, Medical Acupuncture, Fall/Winter 1998/1999; 10 (2); 9–13
13. Ibid.
14. *Zhong Guo Yi Yuan Yao Xue Za Zhi* (Chinese Hospital Journal of Herbology), 1988; 8(3):1
15. *Zhong Hua Ren Min Gong He Guo Yao Dian* (Chinese Herbal Pharmacopoeia by People's Republic of China), 2000

Shí Nán Téng

Piperis Ramulus

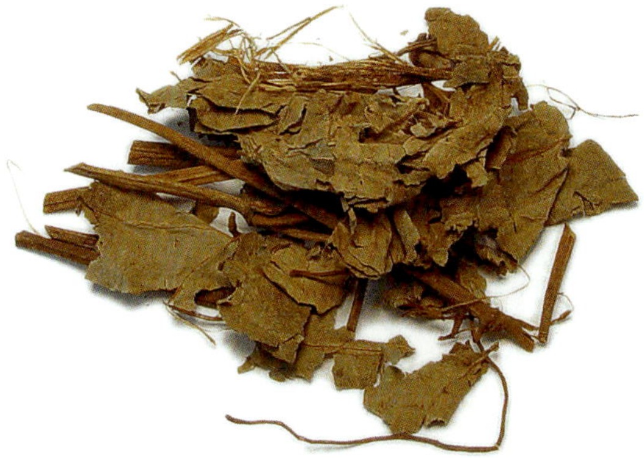

石南藤

Pinyin-Name *Shí Nán Téng*
Andere chinesische Namen *Nan Teng, Ding Gong Teng*
Deutscher Name Pfefferzweig
Botanischer Name *Piper wallichii* Hand.-Mazz. var. *hupehense* Hang.-Mazz.; *Piper aurantiacum* Wall. ex C.DC.; *Piper puberulum* (Benth.) Maxim.
Pharmazeutischer Name Piperis Ramulus
Eigenschaften Scharf, warm
Leitbahnen Leber, Lunge, Niere

Chinesiche therapeutische Wirkungen

Zerstreut äußere Wind-Kälte, stärkt Rücken und Beine

- *Bi Zheng* (schmerzhaftes Blockade-Syndrom) durch Wind-Kälte, Schwäche in den Beinen: *Shi Nan Teng* (Piperis Ramulus) zusammen mit *Chuan Shan Long* (Dioscoreae Nipponicae Rhizoma), *Du Zhong* (Eucommiae Cortex), *Xu Duan* (Dipsaci Radix) und *Du Huo* (Angelicae Pubescentis Radix) verwenden.

Stillt Husten

- Husten mit Dyspnoe durch Wind-Kälte: *Shi Nan Teng* mit *Xiao Qing Long Tang* (Kleines Blaugrüner Drachen Dekokt) kombinieren.

Dosierung

6–20 g.

Sicherheitshinweise, Kontraindikationen

Shi Nan Teng sollte nur mit Vorsicht bei Patienten mit Mangel und Kälte in Milz und Magen verwendet werden.

Wŭ Jiā Pí

Acanthopanacis Cortex

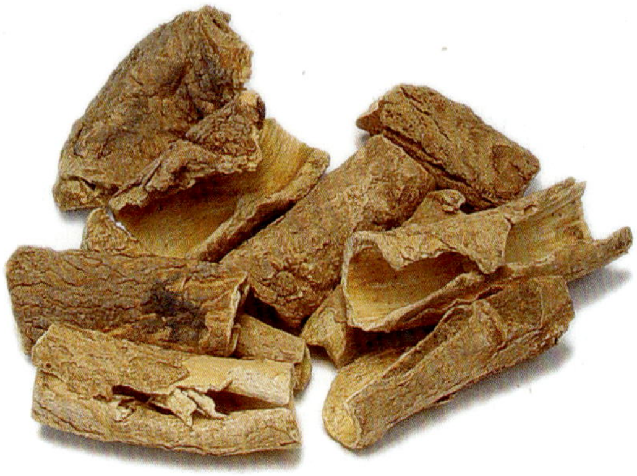

五加皮

Pinyin-Name *Wŭ Jiā Pí*
Wörtliche Übersetzung „Fünf-und-mehr-Rinde", „Rinde der fünf Zusätze"
Andere chinesische Namen *Nan Wu Jia Pi*
Originalquelle *Shen Nong Ben Cao Jing* (Die Materia Medica des göttlichen Landmannes), vermutlich Östliche Han-Dynastie
Deutscher Name Stachelpanaxwurzelrinde, sibirische Ginsengwurzelrinde
Botanischer Name *Acanthopanax gracilistylus* W.W. Smith (*Xi Zhu Wu Jia*); kann auch ersetzt werden durch *Acanthopanax sessiliforus* (*Duan Geng Wu Jia; Wu Geng Wu Jia*), *Acanthopanax henryi* (*Zao Ye Wu Jia*); *Acanthopanax giraldii* (*Hong Mao Wu Jia*), *Acanthopanax leucorrhizus* (*Teng Wu Jia*) und *Acanthopanax setchuenensis* (*Shu Wu Jia*). Acanthopanax wird in der Literatur auch Eleutherococcus genannt.
Pharmazeutischer Name Acanthopanacis Cortex
Eigenschaften Scharf, bitter, warm
Leitbahnen Niere, Leber

Chinesische therapeutische Wirkungen

Zerstreut Wind und Feuchtigkeit, stärkt Knochen und Sehnen

Bi Zheng (schmerzhaftes Blockade-Syndrom), Schwäche und Wundheitsgefühl in Rücken und Knien: *Wu Jia Pi* (Acanthopanacis Cortex) zerstreut Wind und Feuchtigkeit und lindert Muskelschmerzen. Es tonisiert außerdem Niere und Leber und stärkt Knochen und Sehnen. Zu seinen klinischen Anwendungsgebieten gehören *Bi Zheng* durch Wind, Kälte oder Feuchtigkeit, Muskelspasmen und -krämpfe durch Fülle- oder Mangel-Syndrom sowie Schwäche im unteren Rücken und in den Knien durch Leber- und Nieren-Mangel. Es eignet sich besonders für ältere Patienten mit Muskelatrophie und für Kinder mit verzögerter Motorikentwicklung. Für den täglichen Gebrauch wird *Wu Jia Pi* normalerweise als Einzelarznei in Form einer Tinktur eingenommen.

- *Bi Zheng* durch Wind, Kälte und Feuchtigkeit: *Wu Jia Pi* zusammen mit *Mu Gua* (Chaenomelis Fructus) und *Chuan Niu Xi* (Cyathulae Radix) verwenden.
- Traumata mit Bluterguss oder Knochenbruch: *Wu Jia Pi* zusammen mit *Zi Ran Tong* (Pyritum), *Tu Bie Chong* (Eupolyphaga seu Steleophaga) und *Ru Xiang* (Olibanum) verwenden.
- Verzögerte Motorikentwicklung bei Kindern: *Wu Jia Pi* mit *Mu Gua* (Chaenomelis Fructus), *Chuan Niu Xi* (Cyathulae Radix), *Sang Ji Sheng* (Taxilli Herba) und *Xu Duan* (Dipsaci Radix) kombinieren.

Beseitigt Wasserretention

Ödeme: *Wu Jia Pi* reguliert die Wasserzirkulation zur Behandlung von Ödemen und Dysurie.

- Ödeme: *Wu Jia Pi* mit *Fu Ling Pi* (Poriae Cutis), *Da Fu Pi* (Arecae Pericarpium) und *Sheng Jiang Pi* (Zingiberis Pericarpium Recens) kombinieren. **Beispiel-Rezeptur**: *Wu Pi Yin* (Fünf Schalen Dekokt).

Dosierung

5–10 g.

Sicherheitshinweise, Kontraindikationen

Wu Jia Pi hat eine beruhigende Wirkung und kann Schwindelgefühle hervorrufen. Daher sollten Patienten, die diese Arznei einnehmen, beim Autofahren und Bedienen von Maschinen Vorsicht walten lassen.

Chemische Zusammensetzung

Palmitinsäure, Linolensäure, Tannin, Vitamin A, Vitamin B.[1]

Pharmakologische Wirkungen

- **Adaptogen**: *Wu Jia Pi* hat eine nachweislich adaptogene Wirkung. Bei Mäusen, die diese Arznei über einen Zeitraum von neun Tagen täglich verabreicht bekamen, wurde eine deutliche Verbesserung der Schwimmausdauer beobachtet, verglichen mit der Leistung der Plazebogruppe, die keine Arzneien bekam.[2]
- **Immunstimulierend**: Bei Verabreichung von *Wu Jia Pi* zeigte sich eine deutliche Verbesserung des Immunsystems. Die positiven therapeutischen Wirkungen umfassen eine erhöhte Leukozytenzahl, eine verbesserte Phagozytoseaktivität und eine gesteigerte Interferonproduktion.[3]
- **Beruhigend**: Bei Verabreichung von *Wu Jia Pi* wurde eine nur leicht beruhigende Wirkung beobachtet. Allerdings verstärkt es die sedierende Wirkung von Barbituraten und führt zu einer verlängerten Schlafdauer.[4]
- **Entzündungshemmend und schmerzlindernd**: Eine intraperitoneale *Wu-Jia-Pi*-Injektion hatte eine deutlich schmerzlindernde und entzündungshemmende Wirkung bei Ratten. In einer anderen Studie wurde ein *Wu-Jia-Pi*-Alkoholextrakt oral verabreicht. Hierdurch wurden Schmerzen und Schwellungen für bis zu fünf Stunden reduziert. Die maximale Wirkung trat zwei bis drei Stunden nach der Einnahme ein.[5,6]
- **Gefäßerweiternd**: *Wu Jia Pi* erweitert die Blutgefäße und verbessert den Blutfluss zu den Koronararterien und senkt dadurch den Blutdruck.[7]
- **Weitere Wirkungen**: *Wu Jia Pi* hat außerdem hustenstillende, auswurffördernde, antiasthmatische und antineoplastische Eigenschaften.[8]

Klinische und wissenschaftliche Studien

- **Leukopenie**: In zwei separaten klinischen Studien wurde nachgewiesen, dass *Wu Jia Pi* bei der Behandlung von Patienten mit Leukopenie Wirkung zeigt.[9,10]
- **Zerebrale Thrombose**: Bei 20 Patienten mit zerebraler Thrombose wurde *Wu Jia Pi* einmal täglich in Form einer kombinierten Verabreichung eines oralen Dekokts und einer intravenösen Injektion gegeben. Die Studie verzeichnete positive Resultate.[11]
- **Hypotonie**: Die Verabreichung eines *Wu-Jia-Pi*-Präparats dreimal täglich über einen Zeitraum von 20 Tagen zeigte gute Erfolge bei der Behandlung von Hypotonie.[12]

Wechselwirkung mit anderen Medikamenten

Beruhigungsmittel: *Wu Jia Pi* hat eine leicht beruhigende Wirkung und verstärkt die sedierende Wirkung von Barbituraten.[13] (Hinweis: Es gibt zahlreiche Medikamentengruppen, die beruhigend wirken, darunter Antihistaminika, narkotisierende Schmerzmittel, Barbiturate, Benzodiazepine usw.)

Toxikologie

Die orale Verabreichung von *Wu Jia Pi* (480 g/kg/Tag über drei Tage) verursachte bei Mäusen keine Todesfälle.[14]

Ergänzung

- 南五加皮 *Nan Wu Jia Pi* (Acanthopanacis Cortex) ist ein anderer Name für *Wu Jia Pi*. Wörtlich übersetzt bedeutet es „*Wu Jia Pi* aus dem Süden", da *Nan Wu Jia Pi* im südlichen Teil Chinas angebaut wird.
- 北五加皮 *Bĕi Wŭ Jiā Pí* (Periplocae Cortex) bedeutet „*Wu Jia Pi* aus dem Norden", da es im nördlichen Teil Chinas angebaut wird. Obwohl die beiden Arzneien ähnlich aussehen und riechen, haben sie ganz unterschiedliche Funktionen und können nicht austauschbar verwendet werden. *Wu Jia Pi* hat herzstärkende und diuretische Wirkung; außerdem ist es giftig und kann nur in niedriger Dosierung eingenommen werden.
- 香加皮 *Xiāng Jiā Pí* (Periplocae Cortex) bedeutet wörtlich übersetzt „duftendes *Wu Jia Pi*". Es ist ein Ersatz für *Bei Wu Jia Pi* (Periplocae Cortex). *Bei Wu Jia Pi* und *Xiang Jia Pi* werden beide aus der Spezies *Periploca sepium* Bge gewonnen und sollten nicht als Ersatz für *Wu Jia Pi* verwendet werden.

Kommentar der Autoren

Wu Jia Pi und *Sang Ji Sheng* (Taxilli Herba) tonisieren Leber und Nieren bei der Behandlung von *Bi Zheng* (schmerzhaftes Blockade-Syndrom). Die beiden Arzneien unterscheiden sich in ihren Zusatzfunktionen. *Wu Jia Pi* hat zusätzlich eine diuretische Wirkung und behandelt Ödeme, während *Sang Ji Sheng* den unruhigen Fötus beruhigen kann.

Referenzen

1. *Zhong Guo Yi Yuan Yao Xue Za Zhi* (Chinese Hospital Journal of Herbology), 1988; 8(3):1
2. *Zhong Cao Yao* (Chinese Herbal Medicine), 1987; 18(3):28
3. *Zhong Yao Xue* (Chinese Herbology), 1998; 297:300
4. *Zhong Cao Yao* (Chinese Herbal Medicine), 1987; 18(3):28
5. *Zhong Guo Yao Li Xue Tong Bao* (Journal of Chinese Herbal Pharmacology), 1986; 2(2):21
6. *Zhong Cheng Yao Yan Jiu* (Research of Chinese Patent Medicine), 1984; 10:22
7. *Zhong Cao Yao* (Chinese Herbal Medicine), 1987; 18(3):28
8. Ibid.
9. *Guang Xi Yi Xue Yuan Xue Bao* (Journal of Guangxi University of Medicine), 1978; 3:1
10. *Hu Bei Zhong Yi Za Zhi* (Hubei Journal of Chinese Medicine), 1982; 6:52
11. *Gan Su Zhong Yi Xue Yuan Xue Bao (Journal of Gansu University of Chinese Medicine)*, 1988; 1:27
12. *Zhong Cheng Yao Yan Jiu (Research of Chinese Patent Medicine)*, 1985; 12:43
13. *Zhong Cao Yao (Chinese Herbal Medicine)*, 1987; 18(3):28
14. *Zhong Cheng Yao Yan Jiu (Research of Chinese Patent Medicine)*, 1985; (4):41

Zǒu Mǎ Tāi

Ardisiae Rhizoma

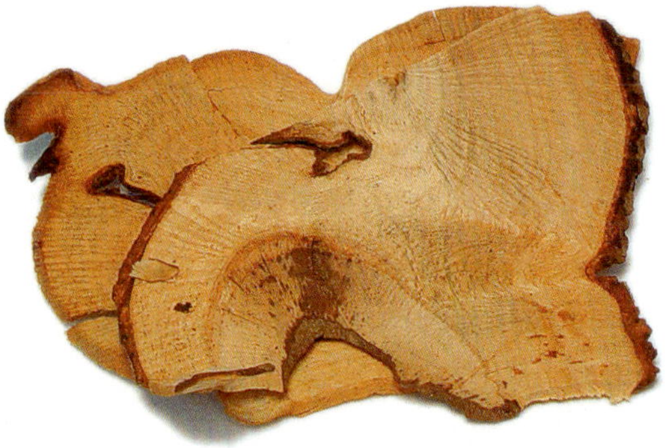

走馬胎 走马胎

Pinyin-Name *Zǒu Mǎ Tāi*
Andere chinesische Namen *Ma Tai, Shuang Ma Tai*
Deutscher Name Ardisia-Wurzel
Botanischer Name *Ardisia gigantifolia* Stapf.
Pharmazeutischer Name Ardisiae Rhizoma
Eigenschaften Scharf, neutral
Leitbahnen Lunge, Magen, Milz, Dickdarm

Chinesiche therapeutische Wirkungen

Zerstreut Wind

Äußeres Syndrom: *Zou Ma Tai* (Ardisiae Rhizoma) behandelt das Eindringen von Wind-Hitze und Wind-Kälte. Es wird außerdem häufig zur Behandlung von postpartal eingedrungenen äußeren pathogenen Faktoren verwendet.

- Wind-Hitze: *Zou Ma Tai* mit *Da Qing Ye* (Isatidis Folium) verwenden.
- Wind-Kälte: *Zou Ma Tai* zusammen mit *Gui Zhi* (Cinnamomi Ramulus).

Unterstützt die Wundheilung, stärkt Knochen und Sehnen

- Arthritis oder Taubheitsgefühl und Schmerzen in den Extremitäten bei älteren Menschen: *Zou Ma Tai* zusammen mit *Qian Nian Jian* (Homalomenae Rhizoma) und *Ji Xiang Teng* (Paederiae Caulis) verwenden.

Stärkt den Magen und reguliert den Verdauungstrakt

- Dysenterie: *Feng Wei Cao* (Pteris Herba) hinzufügen.

Dosierung

3–12 g.

Kommentar der Autoren

Bei toxischen Schwellungen wird *Zou Ma Tai* äußerlich aufgetragen.

Zusammenfassung: Wind-Feuchtigkeit vertreibende Arzneien

Allgemeine Eigenschaften von Wind-Feuchtigkeit vertreibenden, schmerzlindernden Arzneien

- **Geschmack**: scharf, bitter
- **Temperatureigenschaft**: unterschiedlich
- **Leitbahnbezug**: Niere, Leber
- **Therapeutische Wirkungen**: vertreiben Wind, Kälte und Feuchtigkeit; mildern Schmerz

Die in Tabelle 4.1 genannten Arzneien zerstreuen Wind, Kälte und Feuchtigkeit und behandeln Muskelschmerzen, -spasmen und -krämpfe sowie Schwäche und Schmerzen im unteren Rücken und in den Knien.

Du Huo (Angelicae Pubescentis Radix) eignet sich besonders für Rückenschmerzen, die durch das Eindringen von Wind-Feuchtigkeit mit Kälte (Fülle-Typ) hervorgerufen werden. Darüber hinaus hat es eine stark schmerzlindernde und die Oberfläche befreiende Wirkung. *Du Huo* hat jedoch keine tonisierende Wirkung und eignet sich daher nicht als Einzelarznei für Patienten mit Schwäche oder Mangel-Zustand. *Du Huo* in Kombination mit *Sang Ji Sheng* (Taxilli Herba) eignet sich zur Behandlung von chronischen Rückenschmerzen durch Mangel-Syndrom.
Wei Ling Xian (Clematidis Radix et Rhizoma) hat extrem durchdringende Eigenschaften. Es öffnet Leitbahnen und Kollateralen und behandelt eine Blockierung durch verschluckte Gräten im Hals.
Fang Ji (Stephaniae Tetrandrae Radix) hat eine antirheumatische Wirkung. Darüber hinaus fördert es die Diurese

4

Tab. 4.1 Wind-Feuchtigkeit vertreibende und schmerzlindernde Arzneien (Abschnitt 1)

Name	Gemeinsamkeiten	Unterschiede
Du Huo (Angelicae Pubescentis Radix)	Zerstreuen Wind-Feuchtigkeit, lindern Schmerzen	Wirkt v.a. auf Schmerzen in der unteren Körperhälfte
Wei Ling Xian (Clematidis Radix et Rhizoma)		Behandelt Blockierung durch verschluckte Gräten im Hals
Fang Ji (Stephaniae Tetrandrae Radix)		Fördert Diurese und reduziert Schwellung
Xu Chang Qing (Cynanchi Paniculati Radix et Rhizoma)		Behandelt traumatische Verletzungen, lindert Juckreiz und behandelt toxische Schlangenbisse
Can Sha (Bombycis Faeces)		Harmonisiert den Magen, zerteilt Trübes zur Behandlung von Erbrechen; lindert Juckreiz und Ekzem bei äußerlicher Anwendung
Song Jie (Pini Nodi Lignum)		Lindert Schmerzen verbunden mit *Bi Zheng* (schmerzhaftes Blockade-Syndrom) und Trauma
Qi Ye Lian (Schefflerae Radix)		Lindert Schmerzen verbunden mit *Bi Zheng* (schmerzhaftes Blockade-Syndrom) und Trauma
Lei Gong Teng (Tripterygium Wilfordii Radix)		Giftig; tötet Parasiten ab und behandelt Schlangenbisse
Qin Jiao (Gentianae Macrophyllae Radix)		Klärt Mangel-Hitze und mildert Gelbsucht
Hong Gu She (Kadsurae Japonicae Radix)		Kühlt das Blut, hemmt Entzündungen und Schmerzen, mildert Spasmen und Krämpfe
Tou Gu Cao (Impatientis Caulis)		Belebt die Blutzirkulation, zerteilt Blut-Stagnation
Yi Wu Gen (Elaeagni Radix)		Vermindert Schwellungen und eliminiert Stagnation
Hai Fu Rong (Limonium Wrightii Herba)		Senkt den Blutdruck
Qing Feng Teng (Sinomenii Caulis)		Reduziert Schwellungen und Schmerzen
Ma An Teng (Ipomoea Pes-caprae Herba)		Verkleinert Karbunkel und löst Knötchen auf

und reduziert Schwellungen. Es ist eine kalte Arznei, die Schmerzen lindert, die Wasserzirkulation reguliert und die Ödembildung vermindert.

Xu Chang Qing (Cynanchi Paniculati Radix et Rhizoma) zerstreut Wind und lindert Schmerzen. Neben Arthritisschmerzen eignet es sich gut für die Behandlung von traumabedingten Schmerzen, epigastrischen und abdominalen Schmerzen sowie von Zahnschmerzen. Es lindert Juckreiz bei unterschiedlichen dermatologischen Erkrankungen und wirkt als Gegengift gegen Schlangenbiss-Verletzungen.

Can Sha (Bombycis Faeces) behandelt Erbrechen, Diarrhö und Krämpfe. Es zerstreut Feuchtigkeit und lindert Juckreiz.

Song Jie (Pini Nodi Lignum) und **Qi Ye Lian** (Schefflerae Radix) zerstreuen Wind-Feuchtigkeit, lindern Schmerzen und eignen sich sehr gut für die Behandlung von *Bi Zheng* (schmerzhaftes Blockade-Syndrom) und traumatischen Verletzungen.

Lei Gong Teng (Tripterygium Wilfordii Radix) hat eine stark Wind-Feuchtigkeit zerstreuende, schmerzlindernde Wirkung und eignet sich sehr gut zur Behandlung von Ar-

Tab. 4.2 Wind-Feuchtigkeit vertreibende, die Leitbahnen und Kollateralen öffnende Arzneidrogen (Abschnitt 2)

Name	Gemeinsamkeiten	Unterschiede
Chuan Shan Long (Dioscoreae Nipponicae Rhizoma)	Zerstreuen Wind-Feuchtigkeit, öffnen Leitbahnen und Kollateralen	Belebt die Blutzirkulation zur Behandlung von *Xiong Bi* (schmerzhafte Blockade der Brust); lindert Husten, zerteilt heißen Schleim
Chou Wu Tong (Clerodendri Folium)		Lindert Juckreiz auf der Haut und Ekzeme
Hai Feng Teng (Piperis Kadsurae Caulis)		Lindert Schmerzen in Verbindung mit *Bi Zheng* (schmerzhaftes Blockade-Syndrom) und Trauma
Hai Tong Pi (Erythrinae Cortex)		Behandelt äußerlich dermatologische Erkrankungen
Huang Jin Gui (Vanieriae Caulis)		Öffnet Leitbahnen und Kollateralen, reduziert Schwellungen und Schmerzen
Jin Qian Bai Hua She (Bungarus Parvus)		Hat eine starke Wirkung beim Öffnen der Leitbahnen und Eliminieren von Wind bei Konvulsionen
Lao Guan Cao (Erodii seu Geranii Herba)		Stoppt Diarrhö aufgrund von Feuchte-Hitze
Liu Zhi Huang (Solidaginis Herba)		Öffnet Leitbahnen und Kollateralen, reduziert Schwellungen und Schmerzen
Luo Shi Teng (Trachelospermi Caulis)		Kühlt das Blut, reduziert Schwellung bei geschwollenem Hals
Mu Gua (Chaenomelis Fructus)		Entspannt die Sehnen, löst Feuchtigkeit auf und harmonisiert den Magen
Qian Nian Jian (Homalomenae Rhizoma)		Vermindert Steifheit und Taubheitsgefühl der Extremitäten
Sang Zhi (Mori Ramulus)		Lindert Schmerzen und Steifheit der Extremitäten
She Tui (Serpentis Periostracum)		Eliminiert Wind zur Behandlung von Juckreiz, Konvulsionen und oberflächlichen Sehstörungen
Shen Jin Cao (Lycopodii Herba)		Entspannt Sehnen, die durch chronisches *Bi Zheng* (schmerzhaftes Blockade-Syndrom) angespannt sind
Wu Shao She (Zaocys)		Öffnet die Leitbahnen und eliminiert Wind bei Konvulsionen
Xi Xian Cao (Siegesbeckiae Herba)		Klärt Hitze, eliminiert Toxine, mildert Karbunkel, Schwellungen und Ekzeme
Xia Tian Wu (Corydalis Decumbentis Rhizoma)		Belebt die Blutzirkulation, behandelt traumatische Verletzungen; mildert außerdem abdominale und epigastrische Schmerzen
Xun Gu Feng (Aristolochiae Mollissimae Herba)		Lindert Schmerzen in Verbindung mit *Bi Zheng* (schmerzhaftes Blockade-Syndrom) und Trauma
Yi Tiao Gen (Moghaniae Radix)		Öffnet Leitbahnen und Kollateralen

thritis. Es ist jedoch toxisch und sollte mit Vorsicht verwendet werden.
Qin Jiao (Gentianae Macrophyllae Radix) zerstreut Wind-Feuchtigkeit und klärt Mangel-Hitze. Es behandelt Gelbsucht, senkt den Blutdruck und lindert Juckreiz.
Hong Gu She (Kadsurae Japonicae Radix) mildert Spasmen und Krämpfe und reduziert Entzündungen und Schmerzen.
Tou Gu Cao (Impatientis Caulis) belebt die Blutzirkulation, zerstreut Blut-Stagnation und eignet sich besonders gut für die Behandlung von Schmerzen mit Blut-Stagnation.
Yi Wu Gen (Elaeagni Radix) lindert Schmerzen bei gleichzeitigen Schwellungen und Entzündungen.
Hai Fu Rong (Limonium Wrightii Herba) und **Qing Feng Teng** (Sinomenii Caulis) wirken generell Wind-Feuchtigkeit zerstreuend und schmerzlindernd.
Ma An Teng (Ipomoea Pes-caprae Herba) zerstreut Wind-Feuchtigkeit, lindert Schmerzen und vertreibt äußere Hitze und Toxine und reduziert auf diese Weise Karbunkel und Knötchen.

Allgemeine Eigenschaften von Wind-Feuchtigkeit vertreibenden, Leitbahnen und Kollateralen öffnenden Arzneien

- **Geschmack**: scharf, bitter
- **Temperatureigenschaft**: unterschiedlich
- **Leitbahnbezug**: Niere, Leber
- **Therapeutische Wirkungen**: lindern Schmerz, reduzieren Steifheit, Wundheitsgefühl und Schwellungen; stellen die Mobilität wieder her

Die in Tabelle 4.2 aufgelisteten Arzneidrogen öffnen periphere Leitbahnen und Kollateralen und behandeln chronisches, hartnäckiges *Bi Zheng* (schmerzhaftes Blockade-Syndrom) mit vermindertem Bewegungsumfang der Gelenke, verminderter Mobilität der Extremitäten, Taubheitsgefühl, Hemiplegie und Lähmung.
Mu Gua (Chaenomelis Fructus) und **Can Sha** (Bombycis Faeces) behandeln Erbrechen, Diarrhö und Krämpfe.

- *Mu Gua* wirkt entspannender auf die Sehnen und hat eine stärkere Wirkung beim Öffnen der Leitbahnen zur Behandlung von Schwellungen und Schmerzen in den Beinen.
- *Can Sha* zerstreut Feuchtigkeit und lindert Juckreiz.

Luo Shi Teng (Trachelospermi Caulis), **Sang Zhi** (Mori Ramulus) und **Qian Nian Jian** (Homalomenae Rhizoma) zerstreuen Wind und öffnen die Kollateralen. Sie eignen sich besonders zur Behandlung von *Bi Zheng* (schmerzhaftes Blockade-Syndrom) durch Wind-Feuchtigkeit mit angespannten, verkrampften Sehnen.

- *Luo Shi Teng* ist etwas kalt, kühlt das Blut, reduziert Schwellungen und behandelt einen geschwollenen Rachen, Schwellungen und Karbunkel.
- *Sang Zhi* ist neutral und behandelt Schmerzen in den oberen Gliedern.
- *Qian Nian Jian* ist warm und lindert angespannte oder gefühllose Muskeln.

Hai Feng Teng (Piperis Kadsurae Caulis), **Hai Tong Pi** (Erythrinae Cortex) und **Xun Gu Feng** (Aristolochiae Mollissimae Herba) zerstreuen Wind, öffnen die Kollateralen und lindern Schmerzen. Sie werden v.a. bei der Behandlung von Schmerzen, Spasmen und Steifheit aufgrund von Wind-Feuchtigkeit verwendet.

- *Hai Feng Teng* lindert Schmerzen in Verbindung mit Trauma und *Bi Zheng* (schmerzhaftes Blockade-Syndrom).
- *Hai Tong Pi* behandelt Schmerzen im unteren Rücken.
- *Xun Gu Feng* behandelt zusätzlich Magen- und Zahnschmerzen.

Jin Qian Bai Hua She (Bungarus Parvus) und **Wu Shao She** (Zaocys) behandeln chronische, hartnäckige Schmerzen, Taubheitsgefühl, Spasmen und Juckreiz. Sie eliminieren außerdem Wind und behandeln auf diese Weise Konvulsionen und Tetanie.

- *Jin Qian Bai Hua She* ist stärker, aber dafür giftiger als *Wu Shao She*.
- *Wu Shao She* ist nicht giftig, hat jedoch eine schwächere Wirkung als *Jin Qian Bai Hua She*.

She Tui (Serpentis Periostracum) löscht Wind, stoppt Konvulsionen, lindert Juckreiz und behandelt oberflächliche Sehstörungen. Es ist schwächer als *Jin Qian Bai Hua She* (Bungarus Parvus) und *Wu Shao She* (Zaocys).
Xia Tian Wu (Corydalis Decumbentis Rhizoma) und **Chuan Shan Long** (Dioscoreae Nipponicae Rhizoma) zerstreuen Wind, öffnen die Kollateralen und lindern Schmerzen und Spasmen.

- *Xia Tian Wu* behandelt Hemiplegie und Lähmung und hat eine stark schmerzlindernde Wirkung.
- *Chuan Shan Long* behandelt *Xiong Bi* (schmerzhafte Blockade der Brust).

Lao Guan Cao (Erodii seu Geranii Herba) zerstreut Wind-Feuchtigkeit und öffnet Kollateralen und behandelt dadurch Schmerzen und Spasmen und stoppt Diarrhö durch Feuchte-Hitze.

Shen Jin Cao (Lycopodii Herba) öffnet Leitbahnen und Kollateralen und behandelt dadurch Schmerzen in den Extremitäten, z.B. bei traumabedingten Schmerzen oder *Bi Zheng* (schmerzhaftes Blockade-Syndrom).
Xi Xian Cao (Siegesbeckiae Herba) behandelt Taubheitsgefühl und Steifheit der Extremitäten und eliminiert Toxine bei Karbunkeln und Wunden.
Chou Wu Tong (Clerodendri Folium) zerstreut Wind-Feuchtigkeit, senkt den Blutdruck und lindert Juckreiz.
Huang Jin Gui (Vanieriae Caulis) und **Liu Zhi Huang** (Solidaginis Herba) sind beide sehr gut geeignet, um Wind-Feuchtigkeit zu zerstreuen, die Leitbahnen und Kollateralen zu öffnen und Schwellungen und Schmerzen zu lindern. Sie werden wegen ihrer synergistischen Effekte normalerweise zusammen verwendet.
Yi Tiao Gen (Moghaniae Radix) zerstreut Wind-Feuchtigkeit und öffnet Leitbahnen und Kollateralen.

4

Allgemeine Eigenschaften von Wind-Feuchtigkeit vertreibenden sowie Sehnen und Knochen stärkenden Arzneien

- **Geschmack**: scharf, bitter
- **Temperatureigenschaft**: warm
- **Leitbahnbezug**: Niere, Leber
- **Therapeutische Wirkungen**: vertreiben Wind, Feuchtigkeit und Kälte; tonisieren Sehnen und Knochen

Die Arzneien in Tabelle 4.3 tonisieren Leber und Niere und behandeln chronisches *Bi Zheng* (schmerzhaftes Blockade-Syndrom) mit Symptomen wie Schmerzen, Schwäche, Mangel-Zustand und Atrophie der Weichteile.

Sang Ji Sheng (Taxilli Herba) wird für die Behandlung von Rückenschmerzen häufig mit **Du Huo** (Angelicae Pubescentis Radix) kombiniert. Sie haben eine ausgezeichnete synergistische Wirkung, da beide Arzneien Mangel- und Fülle-Syndrome, chronische und akute Erkrankungen behandeln.

- *Sang Ji Sheng* tonisiert Leber und Niere und stärkt Sehnen und Knochen.
- *Du Huo* zerstreut äußere Wind-, Kälte- und Feuchtigkeit-Syndrome und lindert Schmerzen.

Neben seiner antirheumatischen Wirkung fördert **Wu Jia Pi** (Acanthopanacis Cortex) die Diurese und vermindert Schwellungen. Es tonisiert außerdem Niere und Leber und stärkt Sehnen und Knochen.
Hu Gu (Tigris Os) wurde früher als stark Wind-Feuchtigkeit zerstreuendes Mittel zur Schmerzlinderung und Stärkung der Sehnen und Knochen verwendet, ist jedoch inzwischen eine illegale Substanz. Da der Tiger vom Aussterben bedroht ist, ist die Verwendung von *Hu Gu* strengstens untersagt. Stattdessen werden normalerweise Knochen von Schweinen oder Kühen verwendet.
Lu Xian Cao (Pyrolae Herba) zerstreut Wind-Feuchtigkeit und tonisiert Leber und Niere. Außerdem tonisiert es die Lunge und mildert Mangel-Husten und Dyspnoe. Es hemmt Nasenbluten und Gebärmutterblutung.
Shi Nan Teng (Piperis Ramulus) und **Zou Ma Tai** (Ardisiae Rhizoma) zerstreuen Wind-Feuchtigkeit und stärken die Weichteile.

- *Shi Nan Teng* ist spezifisch für Rücken und Beine.
- *Zou Ma Tai* stärkt dagegen Sehnen und Knochen im gesamten Körper.

Tab. 4.3 Wind-Feuchtigkeit vertreibende und Sehnen und Knochen stärkende Arzneien (Abschnitt 3)

Name	Gemeinsamkeiten	Unterschiede
Hu Gu (Tigris Os)	Zerstreuen Wind-Feuchtigkeit, stärken Sehnen und Knochen	Hat eine stark schmerzlindernde und Wind zerstreuende Wirkung
Lu Xian Cao (Pyrolae Herba)		Tonisiert Lunge und Nieren bei chronischem Husten und Asthma, stoppt Blutungen
Sang Ji Sheng (Taxilli Herba)		Stabilisiert den Fötus
Shi Nan Teng (Piperis Ramulus)		Stärkt Rücken und Beine
Wu Jia Pi (Acanthopanacis Cortex)		Fördert die Diurese und reduziert Schwellungen
Zou Ma Tai (Ardisiae Rhizoma)		Stärkt Sehnen und Knochen

Tab. 4.4 Arzneien aus anderen Wirkungskategorien mit Wind-Feuchtigkeit vertreibenden Funktionen

Name	Wirkungskategorie
Ba Ji Tian (Morindae Officinalis Radix)	Tonisierende Arzneien (▸ II/Kap. 17)
Bai Long Chuan Hua Tou (Clerodendron Paniculatum Radix)	Wasser regulierende und Feuchtigkeit ausleitende Arzneien (▸ II/Kap. 6)
Bai Zhi (Angelicae Dahuricae Radix)	Arzneien zur Entlastung des Äußeren (▸ II/Kap. 1)
Fen Bi Xie (Dioscoreae Hypoglaucae Rhizoma)	Wasser regulierende und Feuchtigkeit ausleitende Arzneien (▸ II/Kap. 6)
Cang Er Zi (Xanthii Fructus)	Arzneien zur Entlastung des Äußeren (▸ II/Kap. 1)
Cang Zhu (Atractylodis Rhizoma)	Aromatische, Feuchtigkeit auflösende Arzneien (▸ II/Kap. 5)
Chuan Xiong (Chuanxiong Rhizoma)	Blut belebende und Stase auflösende Arzneien (▸ II/Kap. 12)
Dang Gui (Angelicae Sinensis Radix)	Tonisierende Arzneien (▸ II/Kap. 17)
Di Long (Pheretima)	Leber besänftigende und Wind eliminierende Arzneien (▸ II/Kap. 15)
Du Zhong (Eucommiae Cortex)	Tonisierende Arzneien (▸ II/Kap. 17)
Fang Feng (Saposhnikoviae Radix)	Arzneien zur Entlastung des Äußeren (▸ II/Kap. 1)
Fu Zi (Aconiti Radix Lateralis Praeparata)	Arzneien zur Erwärmung des Inneren (▸ II/Kap. 7)
Gou Ji (Cibotii Rhizoma)	Tonisierende Arzneien (▸ II/Kap. 17)
Gu Sui Bu (Drynariae Rhizoma)	Tonisierende Arzneien (▸ II/Kap. 17)
Gui Zhi (Cinnamomi Ramulus)	Arzneien zur Entlastung des Äußeren (▸ II/Kap. 1)
Ji Xue Teng (Spatholobi Caulis)	Blut belebende und Stase auflösende Arzneien (▸ II/Kap. 12)
Jiang Huang (Curcumae Longae Rhizoma)	Blut belebende und Stase auflösende Arzneien (▸ II/Kap. 12)
Mo Yao (Myrrha)	Blut belebende und Stase auflösende Arzneien (▸ II/Kap. 12)
Mu Tong (Akebiae Caulis)	Wasser regulierende und Feuchtigkeit ausleitende Arzneien (▸ II/Kap. 6)
Niu Xi (Achyranthis Radix)	Blut belebende und Stase auflösende Arzneien (▸ II/Kap. 12)
Qiang Huo (Notopterygii Rhizoma seu Radix)	Arzneien zur Entlastung des Äußeren (▸ II/Kap. 1)
Rou Gui (Cinnamomi Cortex)	Arzneien zur Erwärmung des Inneren (▸ II/Kap. 7)
Ru Xiang (Olibanum)	Blut belebende und Stase auflösende Arzneien (▸ II/Kap. 12)
Xi Xin (Asari Radix et Rhizoma)	Arzneien zur Erwärmung des Inneren (▸ II/Kap. 7)
Xian Mao (Curculiginis Rhizoma)	Tonisierende Arzneien (▸ II/Kap. 17)
Xu Duan (Dipsaci Radix)	Tonisierende Arzneien (▸ II/Kap. 17)
Yi Yi Ren (Coicis Semen)	Wasser regulierende und Feuchtigkeit ausleitende Arzneien (▸ II/Kap. 6)
Yin Yang Huo (Epimedii Herba)	Tonisierende Arzneien (▸ II/Kap. 17)
Zhi Cao Wu (Aconiti Kusnezoffii Radix Praeparata)	Arzneien zur Erwärmung des Inneren (▸ II/Kap. 7)
Zhi Chuan Wu (Aconiti Radix Praeparata)	Arzneien zur Erwärmung des Inneren (▸ II/Kap. 7)

5 Aromatische, Feuchtigkeit auflösende Arzneien

芳香化湿药

Definition

Aromatische Arzneien, die Feuchtigkeit auflösen, sind wohlriechend und unterstützen die Milz bei ihrer Aufgabe, Feuchtigkeit aufzulösen und auszutrocknen, indem sie Stoffe transformiert und transportiert, die sich sonst ansammeln und dadurch ein Ungleichgewicht oder eine Blockade hervorrufen.

„Feuchtigkeit" bezeichnet den pathogenen Faktor aus der Umwelt, der dazu neigt, sich im Mittleren *Jiao* (Mittlerer Erwärmer) anzusammeln und die normale Transformations- und Transportfunktion von Magen und Milz zu blockieren. Typische Symptome bei Feuchtigkeit sind Völlegefühl und Auftreibung in Epigastrium und Abdomen, Übelkeit, Erbrechen, Appetitmangel, Schweregefühl der Extremitäten, weicher Stuhl und ein dicker, klebriger Zungenbelag. Die aromatischen Arzneien sind scharf, bitter, warm und trocknend; viele von ihnen treten in Milz und Magen ein und stärken beide. Dadurch regen sie den *Qi*-Fluss an, lösen Feuchtigkeit auf und verbessern die Transformations- und Transportfunktion der Milz.

Differentialdiagnose und Behandlung

Feuchtigkeit lässt sich in Feuchte-Kälte und Feuchte-Hitze unterteilen: Je nach Temperatur muss das Syndrom unterschiedlich behandelt werden. Da eine Ansammlung von Feuchtigkeit oft mit einer Stagnation einhergeht, ist es von Vorteil, Arzneidrogen zu verwenden, die gleichzeitig das *Qi* anregen. Eine Feuchtigkeit-Akkumulation kann auch zu Ödemen führen. Daher können Arzneien zugesetzt werden, die die Wasserzirkulation regulieren.

Sicherheitshinweise, Kontraindikationen

Die Langzeiteinnahme von wärmenden, trocknenden Arzneien kann das *Yin* und die Körperflüssigkeiten vermindern. Sie sollten daher von Patienten mit diesen Mangel-Syndromen nicht über längere Zeit verwendet werden. Das gilt vor allem für *Cang Zhu* (Atractylodis Rhizoma), *Hou Po* (Magnoliae Officinalis Cortex) und *Cao Guo* (Tsaoko Fructus), deren Trockenwirkung extrem stark ist.

Zubereitung

Die meisten dieser Arzneien sind aromatisch und enthalten einen großen Anteil leicht flüchtiger ätherischer Öle. Daher sollten sie erst gegen Ende der Kochzeit oder nach dem Kochen zugegeben werden, um den Verlust von aktiven Substanzen und die Schmälerung der Wirksamkeit zu vermeiden.

Pharmakologische Wirkungen

- **Gastrointestinal**: Viele aromatische, Feuchtigkeit auflösende Substanzen stimulieren den Magen-Darm-Trakt, fördern die Peristaltik des Darms und regen die Produktion von Magensäure an. Dadurch behandeln sie Magenverstimmung, Völlegefühl und Auftreibung im Abdomen sowie abdominale Spasmen und Krämpfe.
- **Antibiotisch**: Einige dieser Arzneien wirken antibiotisch, z. B. *Cang Zhu* (Atractylodis Rhizoma), *Hou Po* (Magnoliae Officinalis Cortex), *Huo Xiang* (Agastaches Herba), *Bai Bu* (Stemonae Radix) und *Sha Ren* (Amomi Fructus).

Mögliche Wechselwirkungen mit anderen Medikamenten

- **Antiulzerativ**: Aromatische, Feuchtigkeit auflösende Arzneidrogen können den Verdauungstrakt stimulieren und dadurch die Produktion von Magensäure und die Peristaltik anregen. Daher sollten diese Arzneien nur mit Vorsicht bei Patienten eingesetzt werden, die Histamin-H_2-Rezeptoren-Blocker (z. B. Ranitidin oder Famotidin) oder Protonenpumpen-Hemmer (z. B. Omeprazol oder Lansoprazol) einnehmen.
- **Thrombozytenaggregations- und Gerinnungshemmer**: Einige Arzneien, z. B. *Hou Po* (Magnoliae Officinalis Cortex) und *Sha Ren* (Amomi Fructus), haben gerinnungshemmende Eigenschaften und sollten daher mit Vorsicht von Patienten verwendet werden, die Gerinnungs- oder Thrombozytenaggregationshemmer einnehmen.[1,2]

Referenzen

1. *CA*, 1988; 109:86013k
2. *Zhong Yao Yao Li Yu Lin Chuang* (Pharmacology and Clinical Applications of Chinese Herbs), 1990; 6(5):32

Cāng Zhú
Atractylodis Rhizoma

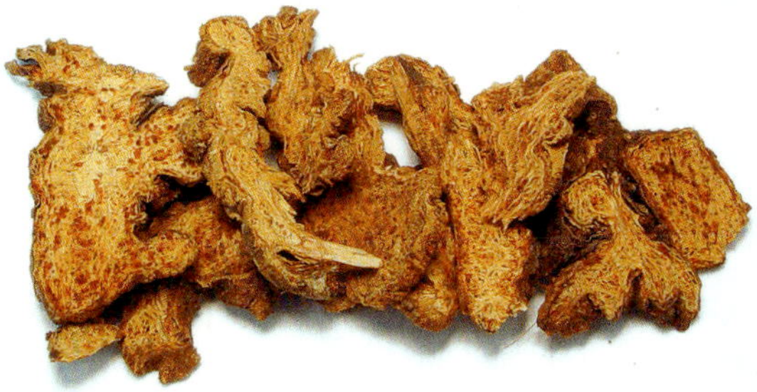

蒼朮 苍术

Pinyin-Name *Cāng Zhú*
Wörtliche Übersetzung „Graue Wurzelknolle", „Graue Essenz"
Originalquelle *Jing Shi Zheng Lei Bei Ji Ben Cao* (Differenzierung und Anwendung der Materia Medica) von Tang Shen-Wei aus dem Jahr 1082
Deutscher Name Speichelkrautwurzelstock
Botanischer Name *Atractylodes lancea* (Thunb.) DC. (*Nan Cang Zhu*); *Atractylodes chinensis* (DC.) Koidz. (*Bei Cang Zhu*)
Pharmazeutischer Name Atractylodis Rhizoma
Eigenschaften Scharf, bitter, warm, aromatisch
Leitbahnen Milz, Magen

Chinesische therapeutische Wirkungen

Trocknet Feuchtigkeit, stärkt die Milz

Wegen seiner aromatischen, trocknenden Eigenschaften trocknet *Cang Zhu* (Atractylodis Rhizoma) Feuchtigkeit und stärkt dadurch die Milz. Es wird eingesetzt, wenn die Ansammlung von Feuchtigkeit die Milz daran hindert, ihre Transformations- und Transportfunktion auszuführen, was zu Symptomen wie epigastrischem und abdominalem Völlegefühl mit Auftreibung, Übelkeit, Erbrechen, weichem Stuhl, Diarrhö und einem Schweregefühl im Körper und den Extremitäten führt. Der Zungenbelag des Patienten ist klebrig.

- Feuchtigkeit-Akkumulation in der Milz: *Cang Zhu* zusammen mit *Hou Po* (Magnoliae Officinalis Cortex) und *Chen Pi* (Citri Reticulatae Pericarpium) verwenden. **Beispiel-Rezeptur**: *Ping Wei San* (Beruhige den Magen Pulver).
- Diarrhö durch Feuchtigkeit-Akkumulation: *Cang Zhu* (Atractylodis Rhizoma) als Einzelarznei oder in Kombination mit *Shen Qu* (Massa Medicata Fermentata) und *Hua Jiao* (Pericarpium Zanthoxyli) verwenden.
- Diarrhö mit Nahrungsmittel-Stagnation bei Kleinkindern: *Shan Zha* (Crataegi Fructus) hinzufügen.
- Diarrhö durch Feuchte-Hitze bei Kleinkindern: *Hua Shi* (Talcum) hinzufügen.
- Diarrhö durch Mangel-Zustände und Kälte bei Kleinkindern: *Cang Zhu* mit *Gan Jiang* (Zingiberis Rhizoma) verwenden.
- Chronische Feuchtigkeit-Akkumulation in der Milz mit Schmerzen im Hypochondrium, Säurereflux und Appetitmangel: *Da Zao* (Jujubae Fructus) hinzufügen.

Fördert Schweißbildung, vertreibt Wind-Feuchtigkeit

Cang Zhu vertreibt Wind-Kälte mit Feuchtigkeit. Typische Symptome sind Fieber ohne Schwitzen, Frösteln, Kopfschmerzen, Körperschmerzen und eine verstopfte Nase.

- Wind-Kälte mit Feuchtigkeit: *Cang Zhu* zusammen mit *Chuan Xiong* (Chuanxiong Rhizoma), *Bai Zhi* (Angelicae Dahuricae Radix), *Qiang Huo* (Notopterygii Rhizoma seu Radix) und *Xi Xin* (Asari Radix et Rhizoma) verwenden.

Cang Zhu behandelt Fiebererkrankungen mit Feuchtigkeit. Typische Symptome sind hartnäckiges Fieber, Schweregefühl im Körper, Brustenge und Durst, ohne das Bedürfnis zu trinken.

- Fiebererkrankungen mit Feuchtigkeit: *Bai Hu Tang* (Weißer Tiger Dekokt) hinzufügen.

Bi Zheng (schmerzhaftes Blockade-Syndrom): Ursache für dieses Syndrom ist häufig eine Blockade durch Wind, Kälte oder Feuchtigkeit. *Cang Zhu* zerstreut Wind und Feuchtigkeit und lindert Schmerzen.

- *Bi Zheng* (schmerzhaftes Blockade-Syndrom) mit Schwellungen und Schmerzen aufgrund von Feuchtigkeit: *Cang Zhu* zusammen mit *Fang Ji* (Stephaniae Tetrandrae Radix) und *Yi Yi Ren* (Coicis Semen) verwenden.
- *Bi Zheng* (schmerzhaftes Blockade-Syndrom) mit schmerzenden, geschwollenen Knien, Muskelschwäche oder -atrophie und Schwierigkeiten beim Gehen aufgrund von Feuchte-Hitze in der unteren Körperhälfte: *Cang Zhu* zusammen mit *Huang Bo* (Phellodendri Cortex) verwenden. **Beispiel-Rezeptur**: *Er Miao San* (Zwei Wunder Pulver).

- Muskuloskelettale Beschwerden in Armen und Schultern durch Schleim-Stagnation: *Cang Zhu* mit *Bai Zhu* (Atractylodis Macrocephalae Rhizoma) kombinieren. **Beispiel-Rezeptur**: *Er Zhu Tang* (Dekokt mit den beiden Atractylodis).

Verbessert das Sehen

Nachtblindheit oder verminderte Sehkraft: Traditionell wird *Cang Zhu* zur Behandlung von Sehstörungen mit der Nahrung zubereitet.

- Katarakt, Glaukom und Nachtblindheit: *Cang Zhu* zusammen mit *Hei Zhi Ma* (Sesami Semen Nigrum) verwenden.
- Nachtblindheit: *Cang Zhu* mit Schweine- oder Ziegenleber kochen und täglich als Mahlzeit verzehren.

5

Dosierung

5–10 g im Dekokt. Nicht behandeltes *Cang Zhu* ist sehr trocken und hat eine stark Feuchtigkeit vertreibende Wirkung. Durch Trocken-Braten werden seine trocknende Eigenschaft und seine Wirksamkeit, Feuchtigkeit zu vertreiben, deutlich vermindert. Daher wird trocken-gebratenes *Cang Zhu* normalerweise verwendet, um den Darm zu binden und Diarrhö zu stoppen.

Sicherheitshinweise, Kontraindikationen

Bei Patienten mit *Yin*-Mangel-Hitze oder mit spontanen Schweißausbrüchen durch *Wei-Qi*-Mangel (Abwehr-*Qi*-Mangel) sollte *Cang Zhu* nur mit Vorsicht eingesetzt werden.

Chemische Zusammensetzung

Ätherische Öle (β-Eudesmol, Hinesol, Atractylodin, Atractylon).[1, 2]

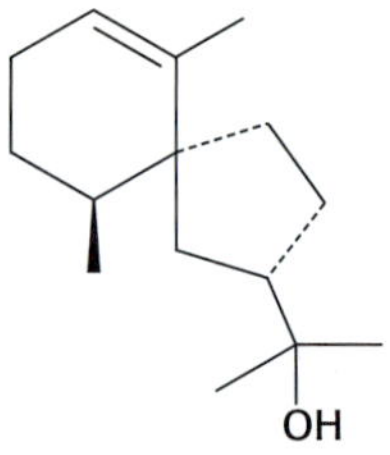

Abb. 5.1 Hinesol

Pharmakologische Wirkungen

- **Hepatoprotektiv**: Ein Dekokt aus *Cang Zhu* zeigte deutliche hepatoprotektive Wirkung bei Mäusen, besonders gegen Kohlentetrachlorid.[3]
- **Antidiabetisch**: Wasser- und Alkoholextrakte aus *Cang Zhu*, die über einen Zeitraum von zehn Tagen verabreicht wurden, zeigten eine gleichmäßige antidiabetische Wirkung. 7 bis 14 Tage, nachdem die Einnahme eingestellt wurde, stieg der Blutglukosespiegel bei den Probanden allmählich wieder an, lag aber immer noch unter dem Wert vor Beginn der Studie.[4]
- **Antibiotisch**: *Cang Zhu* tötet *Staphylococcus aureus*, bestimmte Dermatophyten und bestimmte Viren.[5]
- **Urogenital**: Ein Dekokt aus *Cang Zhu* zeigte bei Ratten keinen diuretischen Effekt. Es bewirkte jedoch eine Steigerung der Ausscheidungsrate von Natrium und Chlorid im Urin.[6]
- **Gastrointestinal**: Die Verabreichung von *Cang Zhu* an Mäuse linderte Darmspasmen und -krämpfe durch eine Blockierung der Stimulation des Parasympathikus.[7]
- **Kardiovaskulär**: Auf eine niedrig dosierte intravenöse Injektion von *Cang Zhu* erhöhte sich der Blutdruck, während eine hoch dosierte intravenöse Injektion den Blutdruck senkte.[8]

Klinische und wissenschaftliche Studien

- **Rachitis bei Kleinkindern**: In einer Studie erhielten 120 Kleinkinder im Alter zwischen zwei und drei Jahren eine orale Behandlung mit 0,066 ml ätherischem Öl aus *Cang Zhu*. Diese Dosis wurde dreimal täglich über einen Zeitraum von ein bis zwei Wochen verabreicht. Die Wirksamkeitsrate lag bei 85,4%.[9] In einer anderen Studie wurden 1006 Kleinkinder zweimal täglich über 15 Tage mit *Cang-Zhu*-Sirup (aus 4,5 g *Cang Zhu*) behandelt. Bei dieser Studie ergab sich eine deutliche Besserung bei 541 Patienten (53,8%), eine moderate Besserung bei 340 Patienten (33,7%) und keine Besserung bei 125 Patienten (12,4%).[10]
- **Schutz gegen Atemweginfektionen**: In Schulen, in denen Atemweginfektionen verbreitet waren, wurde Weihrauch aus *Cang Zhu* und *Ai Ye* (Artemisiae Argyi Folium) abgebrannt. Dies zeigte gute Ergebnisse als Prophylaxe gegen weitere Infektionen.[11]
- **Magenprolaps**: Die tägliche Einnahme von 20 g *Cang Zhu* in Teeform war wirksam bei der Behandlung von Magenprolaps.[12]

Wechselwirkung mit anderen Medikamenten

- **Omeprazol**: Hinesol ist eine der Substanzen in *Cang Zhu* und soll ein relativ spezifischer Inhibitor von H^+/K^+-ATPase sein. Hinesol verstärkt außerdem den hemmenden Effekt von Omeprazol auf H^+/K^+-ATPase, obwohl es sich um andere inhibitorische Stellen handelt.[13]
- **Antidiabetika**: Bei gleichzeitiger Einnahme von Insulin, Sulfonylharnstoffen oder anderen Antidiabetika sollte *Cang Zhu* nur mit äußerster Vorsicht eingenommen werden. Obwohl noch keine Berichte zu möglichen Wechselwirkungen vorliegen, kann die Kombination von antidiabetischen chinesischen Arzneien und konventionellen Medikamenten einen synergistischen Effekt haben und zu einer hypoglykämischen Reaktion führen.[14] (Hinweis: Beispiele für Antidiabetika sind Insulin, Tolbutamid, Glipizid und Glibenclamid.)
- **Diuretika**: *Cang Zhu* hat eine diuretische Wirkung. Es liegen bisher keine Berichte zu tatsächlichen Vorfällen vor, bei denen diese potentiellen Wechselwirkungen aufgetreten sind. Es ist jedoch möglich, dass die gleichzeitige Einnahme von Diuretika zu einem erhöhten Wasser- und/oder Elektrolytverlust führt.[15] (Hinweis: Beispiele für Diuretika sind Chlorothiazid, Hydrochlorothiazid, Furosemid, Bumetanid und Torasemid.)

Kommentar der Autoren

Die optimale Behandlung von Kopfschmerzen erfordert den Einsatz von Meldearzneien, um die therapeutische Wirkung der Arzneien in den betroffenen Bereich zu lenken.

Tai-Yang-Leitbahnen	*Qiang Huo* (Notopterygii Rhizoma seu Radix)
Shao-Yang-Leitbahnen	*Chai Hu* (Bupleuri Radix)
Yang-Ming-Leitbahnen	*Bai Zhi* (Angelicae Sinensis Radix)
Tai-Yin-Leitbahnen	*Cang Zhu* (Atractylodis Rhizoma)
Shao-Yin-Leitbahnen	*Xi Xin* (Asari Radix et Rhizoma)
Jue-Yin-Leitbahnen	*Wu Zhu Yu* (Evodiae Fructus)

Referenzen

1. *Xian Dai Zhong Yao Yao Li Xue* (Contemporary Pharmacology of Chinese Herbs), 1997; 517–518
2. Yan X., Zhou J., Xie G. Traditional Chinese Medicines Molecular Structures, Natural Sources and Applications, Ashgate, 1999; 5404
3. *Guo Wai Yi Yao Zhi Wu Yao Fen Ce* (Monograph of Foreign Botanical Medicine), 1985; (2):54
4. *Zhong Hua Yi Xue Za Zhi* (Chinese Journal of Medicine), 19858; 44(2):150
5. *Zhong Yao Xue* (Chinese Herbology), 1998; 318:320
6. *Yao Xue Xue Bao* (Journal of Herbology), 1966; 15(6):454
7. *Zhong Cheng Yao Yan Jiu* (Research of Chinese Patent Medicine), 1983; (7):25
8. *Chang Yong Zhong Yao Cheng Fen Yu Yao Li Shou Ce* (A Handbook of the Composition and Pharmacology of Common Chinese Drugs), 1994; 979:985
9. *Zhong Yao Tong Bao* (Journal of Chinese Herbology), 1986; 11:58
10. *Chi Jiao Yi Sheng Za Zhi* (Journal of Barefoot Doctors), 1979; 10:14
11. *Yi Xue Qing Kuang Jiao Liu* (Medical Information Exchange), 1974; 2:end
12. *Zhong Cheng Yao Yan Jiu* (Research of Chinese Patent Medicine), 1992; 2:60
13. *Biochem Pharmacol* 2000, April 1:59(7):881-6
14. Chen, J. Recognition & prevention of herb-drug interactions, *Medical Acupuncture*, Fall/Winter 1998/1999; volume 10/number 2; 9–13
15. Ibid.

Cǎo Dòu Kòu

Alpiniae Katsumadai Semen

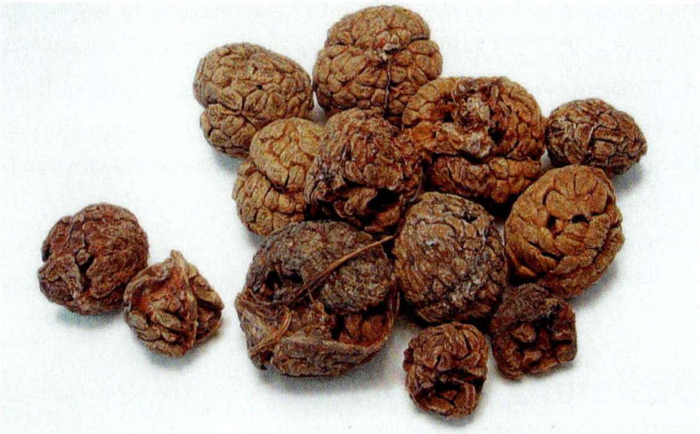

草豆蔻

Pinyin-Name *Cǎo Dòu Kòu*
Wörtliche Übersetzung „Gras-Kardamom"
Originalquelle *Ming Yi Za Zhu* (Verschiedene Aufzeichnungen berühmter Ärzte) von Tao Hong-Jing aus dem Jahr 500
Deutscher Name Katsumadai-Samen
Botanischer Name *Alpinia katsumadai* Hayata (*Cao Dou Kou*)
Pharmazeutischer Name Alpiniae Katsumadai Semen
Eigenschaften Scharf, warm, aromatisch
Leitbahnen Milz, Magen

5

Chinesische therapeutische Wirkungen

Wärmt den Mittleren Jiao (Mittlerer Erwärmer), trocknet Feuchtigkeit

Cao Dou Kou (Alpiniae Katsumadai Semen) behandelt Akkumulation von Kälte und Feuchtigkeit im Mittleren *Jiao* (Mittlerer Erwärmer). Typische Symptome sind abdominale Kälte und Schmerzen, Erbrechen von klarer Flüssigkeit, Appetitmangel, weicher Stuhl und weißer, klebriger Zungenbelag.

- Akkumulation von Kälte und Feuchtigkeit im Mittleren *Jiao* (Mittlerer Erwärmer): *Cao Dou Kou* zusammen mit *Wu Zhu Yu* (Evodiae Fructus) und *Gao Liang Jiang* (Alpiniae Officinarum Rhizoma) verwenden.
- Feuchtigkeit-Akkumulation im Mittleren *Jiao* (Mittlerer Erwärmer): *Cao Dou Kou* zusammen mit *Cang Zhu* (Atractylodis Rhizoma) und *Hou Po* (Magnoliae Officinalis Cortex) einsetzen.
- Chronische Diarrhö durch Mangel-Zustände und Kälte: *Rou Gui* (Cinnamomi Cortex), *Gan Jiang* (Zingiberis Rhizoma) und *Rou Dou Kou* (Myristicae Semen) hinzufügen.
- Übelkeit und Erbrechen durch Akkumulation von kaltem Schleim: *Cao Dou Kou* mit *Ban Xia* (Pinelliae Rhizoma), *Chen Pi* (Citri Reticulatae Pericarpium) und *Sheng Jiang* (Zingiberis Rhizoma Recens) kombinieren.

Dosierung

3–6 g im Dekokt. *Cao Dou Kou* sollte erst am Ende der Kochzeit zum Dekokt hinzugefügt werden, da eine lange Kochzeit seine Wirksamkeit zerstört.

Sicherheitshinweise, Kontraindikationen

Bei Patienten mit *Yin*- oder Blut-Mangel ist *Cao Dou Kou* kontraindiziert.

Chemische Zusammensetzung

Ätherische Öle, Alpinetin, 7-Hydroxy-5-methoxyflavanon, Cardamonin, 2,4-Dihydroxy-6-Methoxychalcon.[1]

Pharmakologische Wirkungen

- **Antibiotisch**: Ein *Cao-Dou-Kou*-Dekokt zeigte in vitro eine hemmende Wirkung auf *Staphylococcus aureus*, *Bacillus dysenteriae* und *E. coli*.[2]
- **Gastrointestinal**: Ein niedrig dosiertes Dekokt aus *Cao Dou Kou* hat eine anregende Wirkung auf den Darm, während ein hoch dosiertes hemmend wirkt.[3]

Kommentar der Autoren

Cao Dou Kou (Alpiniae Katsumadai Semen), *Dou Kou* (Amomi Fructus Rotundus) und *Rou Dou Kou* (Myristicae Semen) haben ähnliche *Pinyin*-Namen, aber unterschiedliche Wirkungen:

- *Cao Dou Kou* wärmt den Mittleren *Jiao* (Mittlerer Erwärmer) und trocknet Feuchtigkeit.
- *Dou Kou* reguliert den *Qi*-Fluss, löst Feuchtigkeit auf und stärkt den Magen.
- *Rou Dou Kou* bindet den Darm und stoppt Diarrhö.

Referenzen

1. *Chang Yong Zhong Yao Xian Dai Yan Jiu Yu Lin Chuang* (Recent Study & Clinical Application of Common Traditional Chinese Medicine), 1995; 249
2. *Zhong Yao Xue* (Chinese Herbology), 1998; 328:329
3. Ibid.

Cǎo Guǒ

Tsaoko Fructus

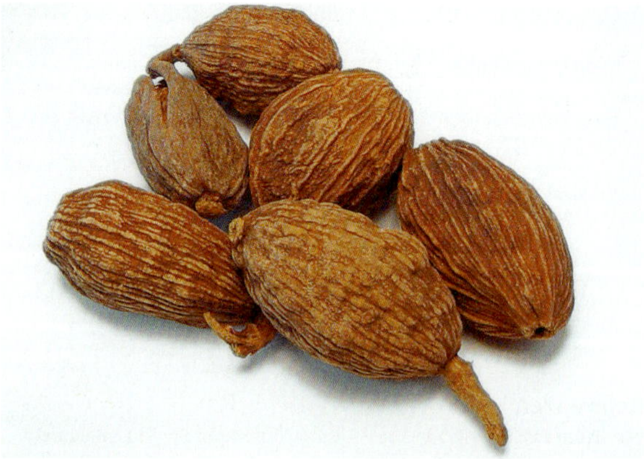

草果

Pinyin-Name *Cǎo Guǒ*
Wörtliche Übersetzung „Grasfrucht"
Originalquelle *Yin Shan Zheng Yao* (Der richtige Führer für Essen und Trinken)

Deutscher Name Amomum-Caoguo-Früchte, Nepal-Kardamom
Botanischer Name *Amomum tsao-ko* Crevost et Lemaire (*Cao Guo*)
Pharmazeutischer Name Tsaoko Fructus
Eigenschaften Scharf, warm, aromatisch
Leitbahnen Milz, Magen

Chinesische therapeutische Wirkungen

Wärmt den Mittleren Jiao (Mittlerer Erwärmer), trocknet Feuchtigkeit

Akkumulation von Kälte und Feuchtigkeit im Mittleren Jiao (Mittlerer Erwärmer): *Cao Guo* (Tsaoko Fructus) behandelt abdominale Kälte und Schmerzen, abdominales Völlegefühl, Übelkeit, Erbrechen und Diarrhö. Der Zungenbelag des Patienten ist klebrig.

- Akkumulation von Feuchtigkeit und Kälte (mehr Feuchtigkeit) im Mittleren *Jiao* (Mittlerer Erwärmer): *Cao Guo* zusammen mit *Cang Zhu* (Atractylodis Rhizoma), *Hou Po* (Magnoliae Officinalis Cortex) und *Huo Xiang* (Agastaches Herba) verwenden.
- Akkumulation von Kälte und Feuchtigkeit (mehr Kälte) im Mittleren *Jiao* (Mittlerer Erwärmer): *Wu Zhu Yu* (Evodiae Fructus) und *Gan Jiang* (Zingiberis Rhizoma) hinzufügen.

Behandelt Malaria

Wegen seiner warmen, trocknenden Eigenschaften wird *Cao Guo* bei der Behandlung von Malaria mit Symptomen von Kälte und Feuchtigkeit eingesetzt.

- Malaria: *Cao Guo* zusammen mit *Chang Shan* (Dichroae Radix), *Bing Lang* (Arecae Semen) und *Zhi Mu* (Anemarrhenae Rhizoma) verwenden.

Dosierung

3–6 g. Durch Braten mit *Sheng Jiang* (Zingiberis Rhizoma Recens) wird die Wirksamkeit von *Cao Guo* beim Wärmen des Inneren, Zerstreuen von Kälte und Lindern von Schmerzen verbessert.

Sicherheitshinweise, Kontraindikationen

Wegen seiner warmen, trocknenden Eigenschaften verbraucht *Cao* Guo Körperflüssigkeiten und ist daher bei Patienten mit *Yin*- oder Blut-Mangel kontraindiziert.

Chemische Zusammensetzung

Geraniol.[1, 2]

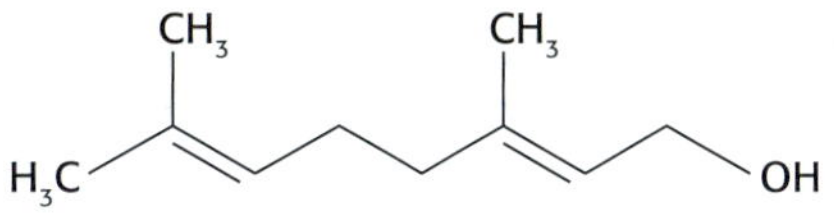

Abb. 5.2 Geraniol

Pharmakologische Wirkungen

- **Respiratorisch**: Aus *Cao Guo* isolierte Wirkstoffe zeigten hustenstillende, auswurffördernde und antiasthmatische Wirkung.[3]
- **Antibiotisch**: Präparate aus *Cao Guo* hemmen das Wachstum bestimmter Bakterien und pathogener Pilze.[4]

Toxikologie

Der LD_{50}-Wert von Geraniol beträgt 4,8 g/kg bei Ratten bei oraler Verabreichung und 50 mg/kg bei Kaninchen bei intravenöser Injektion.[5]

Kommentar der Autoren
Cao Guo hat zwar eine ähnliche, aber etwas schwächere Wirkung als *Cao Dou Kou* (Alpiniae Katsumadai Semen) (s. o.).

Referenzen

1. *Zhi Wu Yao You Xiao Cheng Fen Shou Ce* (Manual of Plant Medicinals and Their Active Constituents), 1986: 427,498,833,834
2. The Merck Index, 12th edition, Chapman & Hall/CRCnetBASE/Merck, 2000
3. *Zhi Wu Yao You Xiao Cheng Fen Shou Ce* (Manual of Plant Medicinals and Their Active Constituents), 1986: 427,498,833,834
4. *Chang Yong Zhong Yao Cheng Fen Yu Yao Li Shou Ce* (A Handbook of the Composition and Pharmacology of Common Chinese Drugs), 1994; 1376:1377
5. *Zhi Wu Yao You Xiao Cheng Fen Shou Ce* (Manual of Plant Medicinals and Their Active Constituents), 1986: 427,498,833,834

5

Dòu Kòu

Amomi Fructus Rotundus

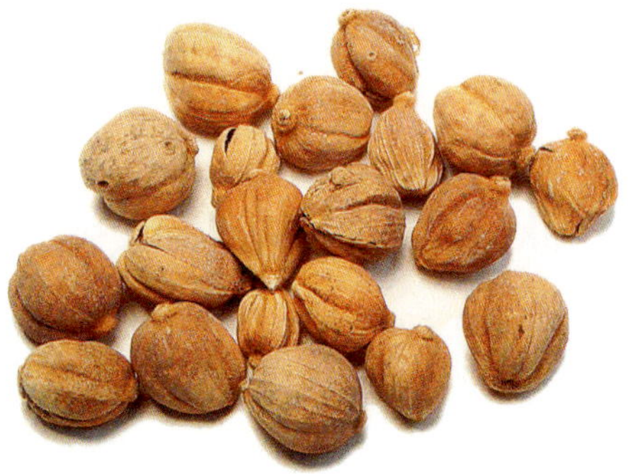

豆蔻

Pinyin-Name *Dòu Kòu*
Andere chinesische Namen *Bai Dou Kou*
Wörtliche Übersetzung „Weißer Kardamom“
Originalquelle *Ben Cao Shi Yi* (Auslassungen aus der [klassischen] Materia Medica) von Chen Cang-Qi aus dem Jahr 741
Deutscher Name Kardamomfrucht
Botanischer Name *Amomum kravanh* Pirre ex Gagnep. (*Bai Dou Kou*); *Amomum compactum* Soland ex Maton (*Zhao Wa Bai Dou Kou*)
Pharmazeutischer Name Amomi Fructus Rotundus
Eigenschaften Scharf, warm, aromatisch
Leitbahnen Lunge, Milz, Magen

Traditionell ist 白豆蔻 *Bái Dòu Kòu* der in Lehrbüchern und von Therapeuten der Chinesischen Arzneimedizin häufiger verwendete Name. Heutzutage ist jedoch 豆蔻 *Dòu Kòu* der offizielle Name, der in der Pharmakopöe der Volksrepublik China aus dem Jahr 2005 geführt wird. Daher wird dieser Name auch in diesem Buch standardmäßig verwendet.

Chinesische therapeutische Wirkungen

Reguliert den Qi-Fluss, löst Feuchtigkeit auf, stärkt den Magen

Dou Kou (Amomi Fructus Rotundus) ist scharf, aromatisch und warm, bewegt das *Qi* und löst Feuchtigkeit von innen und außen auf. Feuchtigkeit-Akkumulation im Innen, d.h. im Mittleren *Jiao* (Mittlerer Erwärmer), behindert Milz und Magen bei der Durchführung ihrer normalen Transport- und Tranformationsfunktion, was epigastrisches und abdominales Völlegefühl, Auftreibung und Appetitmangel verursacht.

- Feuchtigkeit-Akkumulation im Mittleren *Jiao* (Mittlerer Erwärmer): *Dou Kou* zusammen mit *Cang Zhu* (Atractylodis Rhizoma), *Hou Po* (Magnoliae Officinalis Cortex) und *Chen Pi* (Citri Reticulatae Pericarpium) verwenden.

Bestimmte äußere Syndrome, d.h. fieberhafte Erkrankungen durch Feuchte-Hitze, werden manchmal komplizierter durch eine bereits vorhandene innere Akkumulation von Feuchtigkeit. Überwiegt die Feuchtigkeit, verspürt der Patient Brustenge, Appetitmangel und ein Schweregefühl im Körper und in den Extremitäten. Überwiegt dagegen die Hitze, sind typische Symptome hartnäckiges Fieber, Dysurie und ein dicker, gelber Zungenbelag.

- Äußeres Syndrom mit mehr Feuchtigkeit als Hitze: *Dou Kou* zusammen mit *Ku Xing Ren* (Armeniacae Semen), *Yi Yi Ren* (Coicis Semen) und *Hou Po* (Magnoliae Officinalis Cortex) verwenden.
- Äußeres Syndrom mit mehr Hitze als Feuchtigkeit: *Dou Kou* mit *Huang Qin* (Scutellariae Radix), *Hua Shi* (Talcum) und *Zhu Ling* (Polyporus) kombinieren.

Wärmt den Magen, lindert Übelkeit

Dou Kou wärmt den Magen, vertreibt Kälte und lindert Übelkeit. Es eignet sich für Bauchschmerzen, Übelkeit, Erbrechen und andere Symptome, die bei Kälte des Magens auftreten. *Dou Kou* ist eine sichere Arznei, die bei Schwangeren und Kleinkindern mit diesen Symptomen ohne Weiteres verwendet werden kann.

- Übelkeit und Erbrechen: *Dou Kou* zusammen mit *Ban Xia* (Pinelliae Rhizoma) und *Huo Xiang* (Agastaches Herba) verwenden.
- Erbrechen bei Kleinkindern: mit einem Pulver aus *Dou Kou, Sha Ren* (Amomi Fructus) und *Gan Cao* (Glycyrrhizae Radix et Rhizoma) behandeln.

Dosierung

3–6 g. *Dou Kou* sollte pulverisiert werden und gegen Ende der Kochzeit zum Dekokt hinzugefügt werden, da eine zu lange Kochzeit seine Wirksamkeit zerstört. Um die größtmögliche Wirksamkeit zu erzielen, sollte das Dekokt sofort eingenommen werden, solange es noch warm ist. Da die ätherischen Öle in *Dou Kou* äußerst flüchtig sind, schwächt ein „Trocken-Braten“ der Arzneidroge die Wirksamkeit stark ab.

Sicherheitshinweise, Kontraindikationen

Bei Patienten mit *Yin*- oder Blut-Mangel ist *Dou Kou* kontraindiziert.

Chemische Zusammensetzung

Ätherische Öle (1,8-Cineol, α-Terpineol, α-Pinen, β-Pinen, Humalen, Caryophyllen, Mycen, p-Cymol, Humalen-Epoxid, Sabinen, Limonen, Terpinen-4-ol, Myrtenol); Saponin, Stärke.[1,2]

Pharmakologische Wirkungen

Gastrointestinal: Bei Verabreichung von *Dou Kou* wurden eine erhöhte Magensäuresekretion, eine gesteigerte Darmperistaltik und verminderte Brechepisoden beobachtet.[3]

Ergänzung

豆蔻殼/豆蔻壳 *Dòu Kòu Ké* (Amomi Pericarpium Rotundus) ist auch unter dem Namen白豆蔻殼/白豆蔻壳 *Bái Dòu Kòu Ké* bekannt. Es wird erstmals im *Ben Cao Gang Mu* (Die Große Materia Medica) von Li Shi-Zhen aus dem Jahr 1578 erwähnt. *Dou Kou Ke* wird aus der Schale von *Dou Kou* (Amomi Fructus Rotundus) gewonnen und hat ähnliche Eigenschaften und Wirkungen wie *Dou Kou*. Es ist jedoch weniger warm und wirkt milder. *Dou Kou Ke* eignet sich besonders für Feuchtigkeit-Akkumulation und *Qi*-Stagnation in Brust und Abdomen mit Symptomen wie erdrückendes Gefühl auf der Brust und Appetitmangel. *Dou Kou Ke* wird normalerweise in einer Dosierung von 3–5 g verschrieben.

Kommentar der Autoren

Dou Kou (Amomi Fructus Rotundus) und *Rou Dou Kou* (Myristicae Semen) wärmen den Mittleren *Jiao* (Mittlerer Erwärmer) und regulieren den *Qi*-Fluss. Sie eignen sich beide für die Behandlung von Mangel und Kälte in Milz und Magen mit *Qi*-Stagnation. Typische Symptome sind Völlegefühl und Schmerzen in Oberbauch und Abdomen sowie Diarrhö und Erbrechen.

- *Dou Kou* reguliert den *Qi*-Fluss und mildert Übelkeit und Erbrechen. Es wird häufiger zum Trocknen von Feuchtigkeit im Mittleren *Jiao* (Mittlerer Erwärmer) verwendet und mildert abdominales Völlegefühl und Appetitmangel.
- *Rou Dou Kou* wirkt darüber hinaus adstringierend und stoppt dadurch chronische Diarrhö (vor allem Fünf-Uhr-Diarrhö durch Milz- und Nieren-*Yang*-Mangel).

Dou Kou (Amomi Fructus Rotundus), *Rou Dou Kou* (Myristicae Semen) und *Cao Dou Kou* (Alpiniae Katsumadai Semen) haben ähnliche *Pinyin*-Namen, aber unterschiedliche Wirkungen:

- *Dou Kou* reguliert den *Qi*-Fluss, löst Feuchtigkeit auf und stärkt den Magen.
- *Rou Dou Kou* bindet den Darm und stoppt Diarrhö.
- *Cao Dou Kou* wärmt den Mittleren *Jiao* (Mittlerer Erwärmer) und trocknet Feuchtigkeit.

Referenzen

1. *Chang Yong Zhong Yao Xian Dai Yan Jiu Yu Lin Chuang* (Recent Study and Clinical Application of Common Traditional Chinese Medicine), 1995; 248–249
2. *Xian Dai Ben Cao Gang Mu* (Contemporary Materia Medica), 2000; 823
3. *Zhong Yao Xue* (Chinese Herbology), 1998; 248:249

Hòu Pò

Magnoliae Officinalis Cortex

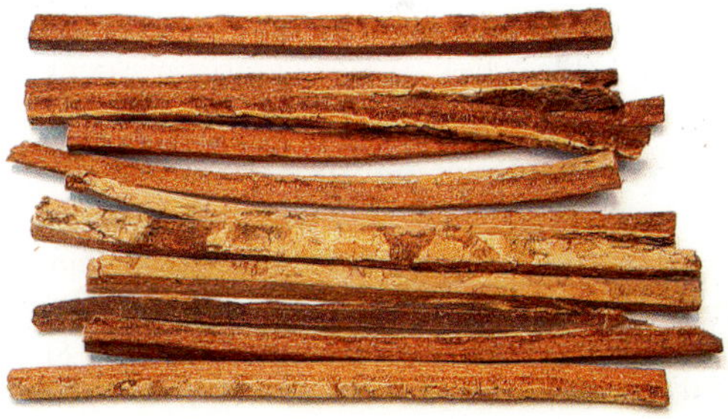

厚朴

Pinyin-Name *Hòu Pò*
Andere chinesische Namen *Chuan Po, Lie Po, Chi Po*
Originalquelle *Shen Nong Ben Cao Jing* (Die Materia Medica des göttlichen Landmannes), vermutlich Östliche Han-Dynastie
Deutscher Name Magnolienrinde
Botanischer Name *Magnolia officinalis* Rehd. et. Eils. (*Hou Po*); *Magnolia officinalis* Rehd. et. Wils. var *blioba* Rehd. et Wils. (*Ao Ye Hou Po*)
Pharmazeutischer Name Magnoliae Officinalis Cortex
Eigenschaften Bitter, scharf, warm, aromatisch
Leitbahnen Dickdarm, Lunge, Milz, Magen

Chinesische therapeutische Wirkungen

Reguliert den Qi-Fluss und reduziert Stagnation

Stagnation im Mittleren Jiao (Mittlerer Erwärmer): *Hou Po* (Magnoliae Officinalis Cortex) ist scharf, warm und zerstreuend. Es hat die ausgezeichnete Fähigkeit, den *Qi*-Fluss zu fördern und Stagnation zu vermindern. Es ist die wichtigste Arznei zur Behandlung von *Qi*-Stagnation in Milz und Magen mit Symptomen wie epigastrischem und abdominalem Völlegefühl und Auftreibun g, Appetitmangel und Verdauungsbeschwerden. Bei der Behandlung von Blähungen, Auftreibung und anderen Anzeichen von *Qi*-Stagnation ist diese Arznei unentbehrlich.

- *Qi*-Stagnation in Milz und Magen: *Hou Po* zusammen mit *Bai Zhu* (Atractylodis Macrocephalae Rhizoma), *Zhi Qiao* (Aurantii Fructus) und *Sheng Jiang* (Zingiberis Rhizoma Recens) verwenden. Mit Getreideschnaps verabreichen.
- *Qi*-Stagnation und Kälte in Milz und Magen: *Hou Po* mit *Gui Zhi* (Cinnamomi Ramulus), *Fu Zi* (Aconiti Radix Lateralis Praeparata) und *Gan Jiang* (Zingiberis Rhizoma) kombinieren, um den Mittleren *Jiao* (Mittlerer Erwärmer) zu wärmen.
- Schmerzen im Hypochondrium durch Leber-*Qi*-Stagnation: *Hou Po* zusammen mit *Qing Pi* (Citri Reticulatae Viride Pericarpium) und *Chuan Lian Zi* (Toosendan Fructus) verwenden.

Nahrungsmittel-Stagnation: Nahrungsmittel-Stagnation führt zur *Qi*-Stagnation, was wiederum die normale Transformations- und Transportfunktion von Milz und Magen beeinträchtigt. Daraus ergeben sich Verdauungsstörungen und in schweren Fällen Bauchschmerzen und Stuhlverstopfung.

- Nahrungsmittel-Stagnation: *Hou Po* zusammen mit *Shan Zha* (Crataegi Fructus), *Mai Ya* (Hordei Fructus Germinatus) und *Shen Qu* (Massa Medicata Fermentata) verwenden, um die Verdauung anzuregen.
- Nahrungsmittel-Stagnation mit Bauchschmerzen und Verstopfung: *Da Huang* (Rhei Radix et Rhizoma) und *Zhi Shi* (Aurantii Fructus Immaturus) hinzufügen. **Beispiel-Rezepturen**: *Da Cheng Qi Tang* (Größeres Dekokt, das das *Qi* ordnet) und *Xiao Cheng Qi Tang* (Kleineres Dekokt, das das *Qi* ordnet).
- Paralytischer Ileus: Eine größere Dosis *Hou Po* zusammen mit *Da Huang* (Rhei Radix et Rhizoma) und *Zhi Shi* (Aurantii Fructus Immaturus) verwenden.

Reguliert den Qi-Fluss und trocknet Feuchtigkeit

Huo Po reguliert nicht nur den *Qi*-Fluss in Milz und Magen, sondern trocknet auch Feuchtigkeit. In der Praxis sieht man bei *Qi*-Stagnation mit Feuchtigkeit-Akkumulation im Mittleren *Jiao* (Mittlerer Erwärmer) Symptome wie epigastrisches und abdominales Völlegefühl, Übelkeit, Erbrechen, verminderte Nahrungsmittelaufnahme und einen klebrigen Zungenbelag.

- Feuchtigkeit-Akkumulation mit *Qi*-Stagnation: *Hou Po* zusammen mit *Cang Zhu* (Atractylodis Rhizoma) und *Chen Pi* (Citri Reticulatae Pericarpium) verwenden. **Beispiel-Rezeptur**: *Ping Wei San* (Beruhige den Magen Pulver).
- Feuchtigkeit-Akkumulation mit Kälte: *Hou Po* zusammen mit *Gan Jiang* (Zingiberis Rhizoma) und *Cao Dou Kou* (Alpiniae Katsumadai Semen) verwenden. **Beispiel-Rezeptur**: *Hou Po Wen Zhong Tang* (Magnoliae Officinalis Cortex Dekokt zur Erwärmung der Mitte).

Feuchtigkeit-Akkumulation kann außerdem Diarrhö verursachen.

- Diarrhö durch Kälte und Feuchtigkeit: *Hou Po* zusammen mit *Gan Jiang* (Zingiberis Rhizoma) verwenden.
- Diarrhö durch Hitze und Feuchtigkeit: *Huang Lian* (Coptidis Rhizoma) hinzufügen.

Senkt Qi, löst Schleim auf, lindert Keuchatmung

Hou Po ist gut bei Husten und Keuchatmung, wenn Schleim den normalen *Qi*-Fluss in der Lunge behindert. Es eignet sich besonders für Engegefühl in der Brust, Dyspnoe, Husten und Keuchatmung mit übermäßig viel Schleim.

- Husten und Keuchatmung durch Fülle-Zustände im Oberen *Jiao* (Oberer Erwärmer) (Schleim-Blockade in der Lunge) mit Mangel-Zuständen im Unteren *Jiao* (Unterer Erwärmer) (Nieren-Mangel): *Hou Po* zusammen mit *Zi Su Zi* (Perillae Fructus), *Rou Gui* (Cinnamomi Cortex) und *Dang Gui* (Angelicae Sinensis Radix) verwenden. **Beispiel-Rezeptur**: *Su Zi Jiang Qi Tang* (Perillae Fructus Dekokt, das das *Qi* nach unten leitet).
- Husten und Keuchatmung durch Wind-Kälte: *Hou Po* mit *Ku Xing Ren* (Armeniacae Semen), *Gui Zhi* (Cinnamomi Ramulus) und *Sheng Jiang* (Zingiberis Rhizoma Recens) kombinieren.

Dosierung

3–10 g im Dekokt. Wegen seiner bitteren, scharfen und warmen Eigenschaften reizt das unverarbeitete *Hou Po* manchmal den Rachen und kann Übelkeit verursachen.

Durch Verabeitung mit *Sheng Jiang* (Zingiberis Rhizoma Recens) können seine Bitterkeit und sein stimulierender Effekt gemildert werden, wodurch es weniger Übelkeit und Magenverstimmungen auslöst.

Sicherheitshinweise, Kontraindikationen

In der Schwangerschaft und bei *Qi*-Mangel sollte *Hou Po* mit Vorsicht verwendet werden.

Chemische Zusammensetzung

Ätherische Öle (Machilol), Magnolol, Magnocurarin, Magnolosid.[1, 2]

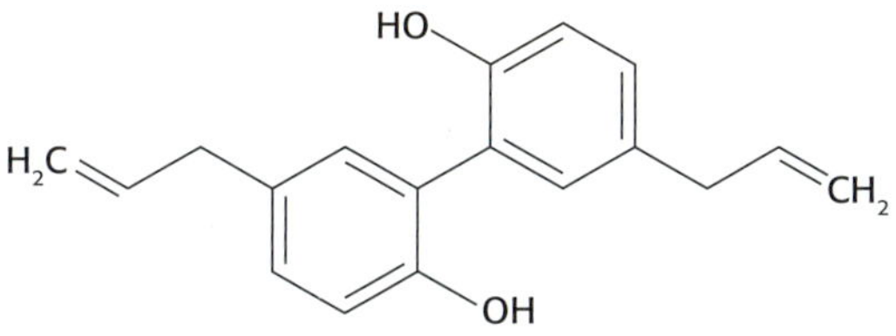

Abb. 5.3 Magnolol

Pharmakologische Wirkungen

- **Gastrointestinal**: *Hou Po* wirkte in unterschiedlichen Verabreichungsformen hemmend auf den Magen-Darm-Trakt. Dadurch wurden die Magensäuresekretion und Duodenumkontraktionen reduziert.[3, 4]
- **Gerinnungshemmend**: Magnolol hat einen leicht gerinnungshemmenden Effekt.[5]
- **ZNS beruhigend**: Ein intraperitoneal bzw. oral verabreichtes *Hou-Po*-Extrakt übt eine hemmende Wirkung auf das Zentralnervensystems aus. Der genaue Wirkmechanismus ist unklar. Möglicherweise besteht ein Zusammenhang mit GABA-Rezeptoren.[6]
- **Antihypertensiv**: Eine intravenöse Injektion von Magnocurarin in einer Dosierung von 3 mg/kg senkte bei Katzen den Blutdruck um 20 mmHg. Diese Wirkung hielt zehn Minuten an.[7]
- **Respiratorisch**: Bei Verabreichung eines niedrig dosierten *Hou-Po*-Dekokts wurde eine stimulierende Wirkung auf das Atmungssystem beobachtet, während bei Verabreichung eines hoch dosierten Dekokts eine hemmende Wirkung auftrat.[8]
- **Antibiotisch**: *Hou-Po*-Extrakt wirkt hemmend auf *Streptococcus matuans, Staphylococcus aureus, Bacillus subtilis, Diplococcus pneumoniae* und *Bacillus dysenteriae*.[9, 10, 11]

Klinische und wissenschaftliche Studien

Postoperative Blähungen: 36 Frauen erhielten vor einer Hysterektomie 5–10 g *Hou Po*. Laut Studie neigten die Patientinnen weniger zu postoperativen abdominalen Blähungen.[12]

Wechselwirkung mit anderen Medikamenten

Gerinnungs- oder Thrombozytenaggregationshemmer: *Hou Po* hat eine leicht gerinnungshemmende Wirkung und sollte nur mit Vorsicht bei Patienten eingesetzt werden, die Gerinnungs- oder Thrombozytenaggregationshemmer einnehmen.[13] (Hinweis: Gerinnungshemmer sind beispielsweise Heparin, Warfarin und Enoxaparin; Beispiele für Thrombozytenaggregationshemmer sind Acetylsalicylsäure, Dipyridamol und Clopidogrel.)

Toxikologie

Der LD_{50}-Wert eines *Hou-Po*-Dekokts beträgt 6,12 g/kg für Mäuse bei intraperitonealer Injektion und 4,25 g/kg für Katzen bei intravenöser Injektion. Nach einer Bolusdosis eines *Hou-Po*-Dekokts (60 g/kg bei Mäusen) wurden keine Todesfälle verzeichnet.[14, 15]

Ergänzung

厚朴花 *Hòu Pò Huā* (Magnoliae Officinalis Flos) wird erstmals in *Yin Pian Xin Can* (Neue Angaben zu Arzneizubereitungen) erwähnt. Es wird aus der Blüte derselben Pflanze gewonnen wie *Huo Po*. *Hou Po Hua* reguliert den Leber-*Qi*-Fluss und wirkt gegen Leber- und Magen-*Qi*-Stagnation mit Symptomen wie Appetitmangel und epigastrisches Völlegefühl mit dumpfen Schmerzen. *Hou Po Hua* wirkt insgesamt etwas milder als *Hou Po*, ist jedoch weniger trocknend. *Hou Po Hua* eignet sich besser für *Qi*-Stagnation im Oberen und Mittleren *Jiao* (Mittlerer Erwärmer), während *Hou Po* spezifischer für *Qi*-Stagnation im Mittleren und Unteren *Jiao* (Unterer Erwärmer) ist. Die Dosierung für *Hou Po Hua* beträgt 3–6 g.

Kommentar der Autoren

Hou Po reguliert den *Qi*-Fluss, wärmt den Mittleren *Jiao* (Mittlerer Erwärmer) und trocknet Feuchtigkeit. Es ist eine der wichtigsten Arzneien für die Behandlung von Völlegefühl und Auftreibung. Es wird bei Nahrungsmittel-Stagnation und Feuchtigkeit-Akkumulation eingesetzt sowie bei Kälte- und *Qi*-Stagnation, die zu abdominalem Unbehagen führen. In jüngster Zeit wurde es bei der Behandlung von postoperativen abdominalen Blähungen verwendet. Es wurde außerdem vor Verabreichung der Anästhesie für eine Hysterektomie gegeben, um abdominalen Blähungen vorzubeugen.

Hou Po regt den *Qi*-Fluss stark an. Manche Autoren beschreiben seine starke Wirkung mit der Formulierung „es bricht das *Qi* auf". Daher kann diese Arznei bei falscher Verwendung das *Yuan*-(Quellen-)*Qi* schädigen. Bei Patienten mit Blähungen, die durch ein Mangel-Syndrom ausgelöst werden, sollte sie nur mit Vorsicht eingesetzt werden, damit sie das *Qi* nicht verletzt. Diese Vorsichtsmaßnahme besagt nicht, dass *Hou Po* bei Patienten mit Mangel-Syndrom gänzlich untersagt ist. Es bedeutet nur, dass die Dosierung vermindert werden sollte und/oder dass es mit *Qi*-Tonika wie *Ren Shen* (Ginseng Radix et Rhizoma) und *Gan Cao* (Glycyrrhizae Radix et Rhizoma) kombiniert werden sollte.

Einigen Berichten zufolge hilft *Hou Po* dabei, die Blockierung des *Yang* aufzuheben, wenn es in niedriger Dosierung eingenommen wird. In hohen Dosierungen bricht es das *Qi* auf.

5

Referenzen

1. *Xian Dai Zhong Yao Yao Li Xue* (Contemporary Pharmacology of Chinese Herbs), 1997; 521
2. *The Merck Index* 12th edition, Chapman & Hall/CRCnetBASE/Merck, 2000
3. *Guo Wai Yi Yao Zhi Wu Yao Fen Ce* (Monograph of Foreign Botanical Medicine), 1988; 10(1):43
4. *J of Nat Prod*, 1991; 54(3):816
5. *CA*, 1988; 109:86013k
6. *Yao Xue Tong Bao* (Report of Herbology), 1985; 20(9):522
7. *Yao Jian Gong Zuo Tong Xun* (Journal of Herbal Preparations), 1980; 10(4):154
8. *Zhong Yao Xue* (Chinese Herbology), 1998; 320:323
9. *Planta med*, 1982; 44(2):100
10. *Yao Jian Gong Zuo Tong Xun* (Journal of Herbal Preparations), 1980; 10(4):209
11. *Xin Hua Ben Cao Gang Mu* (New Chinese Materia Medica), 1988; 58
12. *Xin Yi Yao Xue Za Zhi* (New Journal of Medicine and Herbology), 1973; 4:25
13. Chen, J. Recognition & prevention of herb-drug interactions, *Medical Acupuncture*, Fall/Winter 1998/1999; volume 10/number 2; 9–13
14. *Chang Yong Zhong Yao Cheng Fen Yu Yao Li Shou Ce* (A Handbook of the Composition and Pharmacology of Common Chinese Drugs), 1994; 1961; 2:42
15. *Xin Yi Yao Xue Za Zhi* (New Journal of Medicine and Herbology), 1975; (3):42

Huò Xiāng

Agastaches Herba

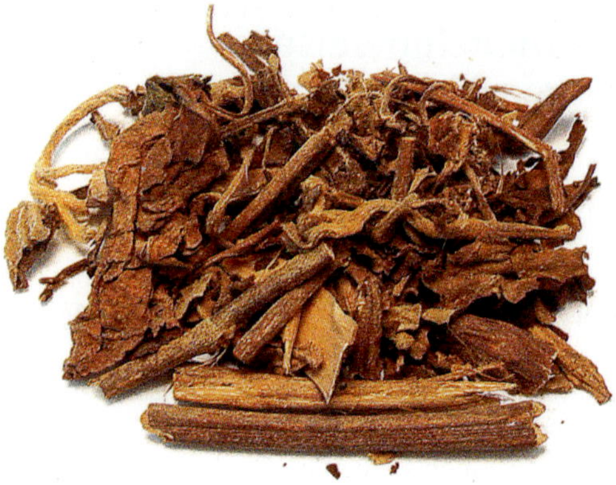

藿香

Pinyin-Name *Huò Xiāng*
Wörtliche Übersetzung „Aromatisches Bohnenblatt"
Originalquelle *Ming Yi Za Zhu* (Verschiedene Aufzeichnungen berühmter Ärzte) von Tao Hong-Jing aus dem Jahr 500
Deutscher Name Patchoulikraut
Botanischer Name *Agastache rugosus* (Fisch. et. Mey.) O. Ktze. (*Huo Xiang*)
Pharmazeutischer Name Agastaches Herba
Eigenschaften Scharf, leicht warm, aromatisch
Leitbahnen Milz, Magen, Lunge

Chinesische therapeutische Wirkungen

Zerstreut Feuchtigkeit, befreit die Oberfläche und mildert Sommer-Feuchtigkeit

Feuchtigkeit-Akkumulation: *Huo Xiang* (Agastaches Herba) ist aromatisch und scharf und hat eine sehr starke und äußerst trocknende Wirkung. Es harmonisiert den Mittleren *Jiao* (Mittlerer Erwärmer) und ist ein ausgezeichnetes Kraut, um Sommer-Feuchtigkeit im Innen und Außen zu vertreiben. Stagnierende Sommer-Feuchtigkeit im Mittleren *Jiao* (Mittlerer Erwärmer) beeinträchtigt die normale Transformations- und Transportfunktion von Milz und Magen. Typische Symptome sind abdominales und epigastrisches Völlegefühl mit Auftreibung, Appetitmangel, Übelkeit, Erbrechen, Diarrhö und ein klebriger Zungenbelag.

- Sommer-Hitze und Feuchtigkeit-Stagnation im Mittleren *Jiao* (Mittlerer Erwärmer): *Huo Xiang* zusammen mit *Cang Zhu* (Atractylodis Rhizoma), *Hou Po* (Magnoliae Officinalis Cortex) und *Ban Xia* (Pinelliae Rhizoma) verwenden. **Beispiel-Rezeptur**: *Bu Huan Jin Zheng Qi San* (Pulver, das das *Qi* ausrichtet und mehr wert ist als Gold).
- Anfangsstadium von Feuchtigkeit, die die *Qi*-Ebene angreift, mit Fieber, Schweregefühl, Brustenge, Übelkeit, einem pappigen Gefühl im Mund (übermäßig viel dicker, klebriger Speichel und Schleim) und Durstlosigkeit: *Huo Xiang* mit *Hua Shi* (Talcum), *Yin Chen* (Artemisiae Scopariae Herba) und *Huang Qin* (Scutellariae Radix) kombinieren.

Sommer-Feuchtigkeit: *Huo Xiang* vertreibt Sommer-Feuchtigkeit aus der Oberfläche. Bei gleichzeitiger Wind-Kälte hat der Patient Symptome wie Fieber, Frösteln, Kopfschmerzen, ein Gefühl der Brustenge, abdominales Völlegefühl, Übelkeit, Erbrechen, Diarrhö und Ermüdung.

- Sommer-Feuchtigkeit mit Wind-Kälte: *Huo Xiang* zusammen mit *Zi Su Ye* (Perillae Folium) und *Bai Zhi* (Angelicae Dahuricae Radix) verwenden.

Sommer-Hitze und Feuchtigkeit: Typische Symptome sind Fieber, Schweregefühl in den Extremitäten, ein Gefühl der Brustenge, abdominales Völlegefühl, Dysurie und Stuhlverstopfung.

- Sommer-Hitze und Feuchtigkeit: *Huo Xiang* zusammen mit *Hua Shi* (Talcum), *Yin Chen* (Artemisiae Scopariae Herba) und *Huang Qin* (Scutellariae Radix) verwenden.

Mildert Übelkeit und Erbrechen

Huo Xiang harmonisiert ausgezeichnet den Magen und mildert Übelkeit und Erbrechen. Es ist besonders geeignet für Patienten mit Feuchtigkeit und Trübem im Mittleren *Jiao* (Mitterer Erwärmer).

- Übelkeit und Erbrechen: *Huo Xiang* als Einzelarznei oder in Kombination mit *Ban Xia* (Pinelliae Rhizoma) verwenden.
- Übelkeit und Erbrechen durch Feuchte-Hitze: *Huo Xiang* zusammen mit *Huang Lian* (Coptidis Rhizoma) und *Zhu Ru* (Bambusae Caulis in Taeniam) verwenden.
- Übelkeit und Erbrechen mit Milz- und Magen-Mangel: *Dang Shen* (Codonopsis Radix) und *Gan Cao* (Glycyrrhizae Radix et Rhizoma) hinzufügen.
- Übelkeit und Erbrechen während der Schwangerschaft: *Huo Xiang* mit *Ban Xia* (Pinelliae Rhizoma) und *Sha Ren* (Amomi Fructus) kombinieren.

Behandelt Pilzinfektionen

Eine äußere Anwendung von *Huo Xiang* erwies sich als wirksam bei der Behandlung von Pilzinfektionen an Händen und Füßen.

- Pilzinfektion: *Huo Xiang* mit *Da Huang* (Rhei Radix et Rhizoma), *Zao Fan* (Melanteria) und *Huang Jing* (Polygonati Rhizoma) kombinieren. Die Arzneisubstanzen eine Woche lang in Essig einweichen lassen und dann die Lösung ausfiltern. Die betroffene Körperstelle einmal täglich 30 Minuten lang in der Arzneilösung baden.

Dosierung

5–10 g. Wenn das frische Kraut verwendet wird, sollte die Dosierung verdoppelt werden. *Huo Xiang* wird entweder innerlich als Dekokt oder Tee oder äußerlich als Bad eingesetzt. Wegen seiner aromatischen Eigenschaften wird *Huo Xiang* normalerweise am Ende des Kochvorgangs zum Dekokt hinzugefügt, wodurch seine Wirksamkeit erhalten bleibt.

Chemische Zusammensetzung

Ätherische Öle 1,5%, Patchoulol, Zimtaldehyd, Benzaldehyd, Eugenol, Patchoulipyridin, Epiguaipyridin, β-Elemen, Caryophyllen, Alloaromadendren, γ-Patchoulen, α-Guaien, γ-Guaien, α-Patchoulen.[1]

Pharmakologische Wirkungen

- **Antibiotisch**: *Huo Xiang* hat eine antibiotische Breitspektrumwirkung gegen *Candida albicans*, *Staphylococcus aureus*, *Pseudomonas aeruginosa*, *E. coli*, *Bacillus dysenteriae*, alphahämolysierende Streptokokken, *Diplococcus pneumoniae* und einige Dermatophyten.[2]
- **Gastrointestinal**: *Huo Xiang* erhöht die Magensäuresekretion und fördert die Verdauung.[3]

Klinische und wissenschaftliche Studien

Diarrhö bei Kleinkindern: In einer Studie erhielten 112 Kleinkinder mit Diarrhö ein Dekokt, was in allen Fällen zur vollständigen Gesundung führte. Die Hauptrezeptur enthielt *Huo Xiang* 6 g, *Cang Zhu* (Atractylodis Rhizoma) 6 g, *Che Qian Zi* (Plantaginis Semen) 9 g, *Hou Po* (Magnoliae Officinalis Cortex) 4 g, *Chen Pi* (Citri Reticulatae Pericarpium) 4 g, *Gan Cao* (Glycyrrhizae Radix et Rhizoma) 3 g, *Sheng Jiang* (Zingiberis Rhizoma Recens)

3 Stück, *Da Zao* (Jujubae Fructus) 5–7 Stück und bei Bedarf andere Arzneien.[4]

Ergänzung

廣藿香/广藿香 *Guǎng Huò Xiāng* (Pogostemonis Herba) wird aus der Pflanze *Pogostemon cablin* (Blanco) Benth. gewonnen. Da es ähnliche Funktionen und Anwendungsbereiche hat, wird es häufig als Ersatz für *Huo Xiang* verwendet. Die Dosierung für *Guang Huo Xiang* beträgt 3–9 g.

Referenzen

1. *Xian Dai Zhong Yao Yao Li Xue* (Contemporary Pharmacology of Chinese Herbs), 1997; 523–524
2. *Zhong Yao Xue* (Chinese Herbology), 1998; 323:324
3. Ibid.
4. *Fu Jian Zhong Yi Yao* (Fujian Chinese Medicine and Herbology), 1984; (1):13

5

Pèi Lán

Eupatorii Herba

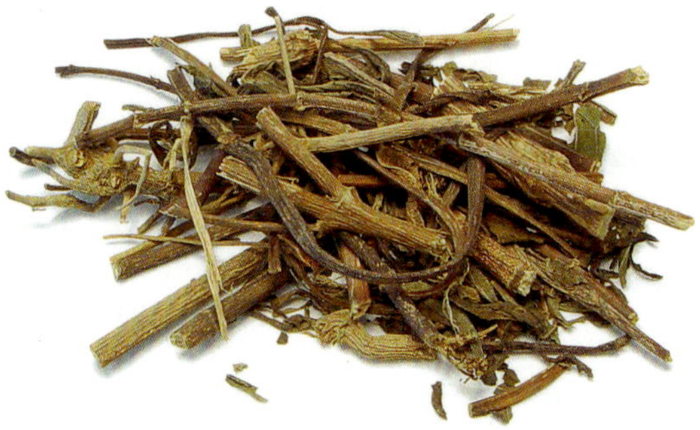

佩蘭 佩兰

Pinyin-Name *Pèi Lán*
Wörtliche Übersetzung „Tragende Orchidee", „Zier-Orchidee"
Originalquelle *Shen Nong Ben Cao Jing* (Die Materia Medica des göttlichen Landmannes), vermutlich Östliche Han-Dynastie
Deutscher Name Glückswasserdostkraut
Botanischer Name *Eupatorium fortunei* Turcz. (*Lan Cao*)
Pharmazeutischer Name Eupatorii Herba
Eigenschaften Scharf, neutral, aromatisch
Leitbahnen Milz, Magen, Lunge

Chinesische therapeutische Wirkungen

Löst Feuchtigkeit auf und vertreibt Sommer-Feuchtigkeit

Pei Lan (Eupatorii Herba) ist aromatisch und scharf und vertreibt Sommer-Feuchtigkeit mit oder ohne Hitze aus dem Mittleren *Jiao* (Mittlerer Erwärmer).

- Sommer-Feuchtigkeit: *Pei Lan* zusammen mit *Huo Xiang* (Agastaches Herba), *Cang Zhu* (Atractylodis Rhizoma), *Hou Po* (Magnoliae Officinalis Cortex) und *Dou Kou* (Amomi Fructus Rotundus) verwenden.
- Sommer-Hitze und Feuchtigkeit: *Pei Lan* zusammen mit *Hua Shi* (Talcum), *Huang Qin* (Scutellariae Radix) und *Yi Yi Ren* (Coicis Semen) verwenden.

Eliminiert Feuchte-Hitze in der Milz

Akkumulation von Feuchte-Hitze in der Milz: Dieses Syndrom wird durch den übermäßigen Konsum von fettreichen Speisen verursacht, was zur Akkumulation von Hitze und Feuchtigkeit in der Milz führt. Typische Symptome sind ein süßer, klebriger Geschmack im Mund, epigastrisches und abdominales Völlegefühl mit Auftreibung, dicker, klebriger Speichel oder Auswurf mit Bläschen und übler Mundgeruch.

- Anfangsstadium von Feuchte-Hitze-Akkumulation: *Pei Lan* als Einzelarznei verwenden.
- Chronische Akkumulation von Feuchte-Hitze: *Pei Lan* mit *Tian Hua Fen* (Trichosanthis Radix), *Mai Dong* (Ophiopogonis Radix) und *Huang Lian* (Coptidis Rhizoma) kombinieren, um das *Yin* zu nähren, die Erzeugung von Körperflüssigkeiten zu fördern und Hitze zu klären.

Dosierung

5–10 g im Dekokt. Wenn das frische Kraut verwendet wird, sollte die Dosis verdoppelt werden.

Chemische Zusammensetzung

P-Cymol, Methylthymylether, Nerylacetat, Lindelofin, Supinin, β-Amyrinpalmitat, β-Amyrinacetat, Taraxasterylpalmitat, Taraxasterylacetat, Taraxasterol, Octacosanol, Stigmasterol, β-Sitosterol, Palmitinsäure.[1]

Pharmakologische Wirkungen

Antibiotisch: Ein Dekokt aus *Pei Lan* hat antibakterielle Wirkung gegen *Corynebacterium diphtheriae, Staphylococcus aureus, Sarcinae, Bacillus proteus* und *Salmonella typhi*. Seine ätherische Ölfraktion wirkt antiviral gegen Influenzaviren.[2]

Klinische und wissenschaftliche Studien

Schlangenbiss: Einem Bericht zufolge wurden 30 Patienten nach einem Schlangenbiss äußerlich mit *Pei Lan* behandelt. Bei acht Patienten verbesserte sich der Zustand deutlich innerhalb von zwei Tagen, bei zwölf Patienten innerhalb von drei Tagen und bei zehn innerhalb von vier Tagen. Das Behandlungsprotokoll sah vor, zuerst das Schlangengift zu entfernen, die betroffene Körperstelle zu säubern und dann äußerlich die frisch zubereitete *Pei-Lan*-Paste aufzutragen. Alle zwei bis drei Tage wurde die Paste entfernt und frische Paste aufgetragen.[3]

Kommentar der Autoren

Pei Lan und *Huo Xiang* (Agastaches Herba) sind scharf und aromatisch, zerstreuen Feuchtigkeit und Sommer-Feuchtigkeit und beleben die Milz. Diese Kräuter werden häufig zusammen für die Behandlung von Feuchtigkeit-Akkumulation im Mittleren *Jiao* (Mittlerer Erwärmer) verwendet. Typische Symptome sind Übelkeit, Erbrechen, Schweregefühl in den Gliedern, Schlappheit und möglicherweise einige äußere Symptome. *Pei Lan* hat eine leicht Oberflächen befreiende Wirkung. Es eignet sich am besten für Ansammlung von Feuchtigkeit und Trübem mit Symptomen wie Brustenge, süßer Geschmack im Mund und reichlich dicker, klebriger Speichel. Im Gegensatz dazu zerstreut *Huo Xiang* wirksamer Feuchtigkeit im Mittleren *Jiao* (Mittlerer Erwärmer), die mit Übelkeit, Erbrechen und einem dicken, klebrigen Zungenbelag einhergeht.

Referenzen

1. *Chang Yong Zhong Yao Cheng Fen Yu Yao Li Shou Ce* (A Handbook of the Composition and Pharmacology of Common Chinese Drugs), 1994; 1256–1257
2. *Zhong Yao Tong Bao* (Journal of Chinese Herbology), 1983; 8(6):30
3. *Guang Xi Zhong Yi Yao* (Guangxi Chinese Medicine and Herbology), 1985; 4:43

Shā Rén

Amomi Fructus

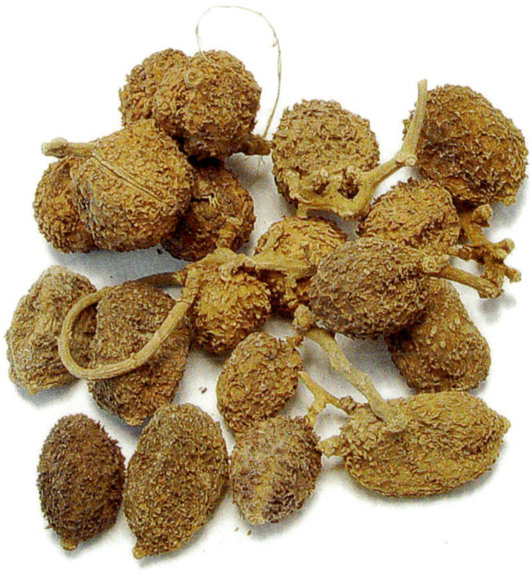

砂仁

Pinyin-Name *Shā Rén*
Wörtliche Übersetzung „Sandsamen"
Andere chinesische Namen *Suo Sha Mi, Chun Sha Ren*
Originalquelle *Yao Xing Ben Cao* (Materia Medica der medizinischen Eigenschaften) aus dem Jahr 600 von Zhen Quan
Deutscher Name Amomum-Sharen-Früchte, chinesische runde Kardamomen
Botanischer Name *Amomum villosum* Lour. (*Yang Chun Sha*); *Amomum xanthioides* Wall. (*Suo Sha*)
Pharmazeutischer Name Amomi Fructus
Eigenschaften Scharf, warm, aromatisch
Leitbahnen Milz, Magen

Chinesische therapeutische Wirkungen

Reguliert den Qi-Fluss, löst Feuchtigkeit auf, stärkt die Milz

Feuchtigkeit-Akkumulation: *Sha Ren* (Amomi Fructus) ist scharf, warm und aromatisch und behandelt Erkrankungen aufgrund von *Qi*-Stagnation in Milz und Magen mit gleichzeitiger Akkumulation von Feuchtigkeit. *Sha Ren* vertreibt Feuchtigkeit aus diesen Organen. Außerdem stellt es ihre normale Transport- und Transformationsfunktion wieder her. Typische Symptome bei Feuchtigkeit-

5

Akkumulation im Mittleren *Jiao* (Mittlerer Erwärmer) sind epigastrische und abdominale Auftreibung und Schmerzen, Appetitmangel, Übelkeit und Erbrechen. *Sha Ren* wird häufig zugesetzt, wenn tonisierende Arzneien eingenommen werden, um einer möglichen, durch Tonika hervorgerufenen Magenverstimmung entgegenzuwirken.

- *Qi*-Stagnation in Milz und Magen: *Sha Ren* zusammen mit *Mu Xiang* (Aucklandiae Radix) verwenden.
- *Qi*-Stagnation in Milz und Magen mit Magenverstimmung: *Sha Ren* zusammen mit *Zhi Shi* (Aurantii Fructus Immaturus) und *Bai Zhu* (Atractylodis Macrocephalae Rhizoma) verwenden.
- Nahrungsmittel-Stagnation mit Magenverstimmung (saures Aufstoßen mit übel riechendem Atem): *Sha Ren* mit *Lai Fu Zi* (Raphani Semen), *Shan Zha* (Crataegi Fructus) und *Zhi Shi* (Aurantii Fructus Immaturus) kombinieren.
- Feuchtigkeit-Akkumulation im Mittleren *Jiao* (Mittlerer Erwärmer): *Sha Ren* zusammen mit *Cang Zhu* (Atractylodis Rhizoma), *Hou Po* (Magnoliae Officinalis Cortex) und *Dou Kou* (Amomi Fructus Rotundus) verwenden.
- Milz- und Magen-Mangel: *Sha Ren* zusammen mit *Ren Shen* (Ginseng Radix et Rhizoma) und *Bai Zhu* (Atractylodis Macrocephalae Rhizoma) verwenden.

5

Wärmt die Mitte, stoppt Diarrhö

Diarrhö: *Sha Ren* ist warm und eignet sich daher besonders zur Behandlung von Kälte- und Feuchtigkeit-Akkumulation im Mittleren *Jiao* (Mittlerer Erwärmer), die sich in Diarrhö äußert.

- Diarrhö aufgrund von Kälte und Feuchtigkeit: *Sha Ren* zusammen mit *Gan Jiang* (Zingiberis Rhizoma) und *Fu Zi* (Aconiti Radix Lateralis Praeparata) verwenden.

Stabilisiert die Schwangerschaft

Sha Ren beruhigt den Fötus und stabilisiert die Schwangerschaft. Es wird häufig verwendet, um Blutungen, Bauchschmerzen, starke Übelkeit und Erbrechen zu behandeln und um den unruhigen Fötus bei einer nicht-stabilen Schwangerschaft zu beruhigen.

- Blutungen und Bauchschmerzen während der Schwangerschaft: *Sha Ren* (Amomi Fructus) als Einzelarznei verwenden.
- Starke Übelkeit und Erbrechen während der Schwangerschaft: *Ban Xia* (Pinelliae Rhizoma) hinzufügen.
- Unruhiger Fötus: *Sha Ren* zusammen mit *Bai Zhu* (Atractylodis Macrocephalae Rhizoma) und *Zi Su Geng* (Perillae Caulis) verwenden.
- Instabile Schwangerschaft durch Nieren-Mangel: *Sha Ren* mit *Sang Ji Sheng* (Taxilli Herba), *Du Zhong* (Eucommiae Cortex) und *Xu Duan* (Dipsaci Radix) verwenden.

Dosierung

3–6 g. *Sha Ren* sollte zuletzt zum Dekokt zugegeben werden, da eine zu lange Kochzeit seine Wirksamkeit zerstört. Die frische Arzneidroge reguliert das *Qi* stärker, reduziert besser Auftreibung und lindert besser Schmerzen als die getrocknete. Mit Salz gebratenes *Sha Ren* ist wirksamer beim Absenken von *Qi*, beim Beruhigen des Fötus und beim Stoppen von häufigem Wasserlassen und Durchfall.

Sicherheitshinweise, Kontraindikationen

- *Sha Ren* ist bei Patienten mit *Yin*-Mangel-Hitze kontraindiziert.
- Bei oraler Einnahme von *Sha Ren* kommt es manchmal zu allergischen Reaktionen.[1]

Chemische Zusammensetzung

Ätherische Öle (α-Thujen, Alloocimen, Ocimen, β-Elemen, β-Caryophyllen, β-Bergamonten, β-Farnesen, Humulen, Santalol, Palmitinsäure), Saponine, Zink, Kupfer, Eisen.[2]

Pharmakologische Wirkungen

- **Gastrointestinal**: In Laborstudien zeigte die Verabreichung eines *Sha-Ren*-Dekokts in niedriger Konzentration eine anregende Wirkung auf den Darm von Ratten und Kaninchen. Es zeigte sich jedoch auch ein hemmender Effekt, wenn das Dekokt in hoher Konzentration verabreicht wurde. In der Praxis wird *Sha Ren* häufig bei der Behandlung von Blähungen, Spasmen und Schmerzen eingesetzt.[3]
- **Thrombozytenaggregationshemmend**: Bei der oralen Verabreichung von *Sha Ren* bei Kaninchen (0,6–1,2 g/kg) wurde 15, 30, 60 und 90 Minuten nach der Einnahme ein leicht thrombozytenaggregationshemmender Effekt beobachtet.[4]

Klinische und wissenschaftliche Studien

- **Übelkeit**: Elf Patienten mit Übelkeit wurden dreimal täglich mit gutem Erfolg 2 g *Sha Ren* in Pulverform verabreicht.[5]

- **Ulkuskrankheit**: In einer Untersuchung wurde *Sha Ren* in Pulverform erfolgreich bei 43 Patienten mit Magen- bzw. Zwölffingerdarmgeschwür eingesetzt. Das Behandlungsprotokoll bestand aus der Gabe von zweimal täglich 1,5 g über eine Woche und dann 1,5 g einmal täglich für eine weitere Woche. Die Patienten hatten einen Tag ohne Behandlung zwischen den beiden Behandlungsphasen. Bei der Studie wurde eine deutliche Besserung von Symptomen wie epigastrische Schmerzen, abdominale Auftreibung und Säurereflux gemeldet.[6]

Wechselwirkung mit anderen Medikamenten

Gerinnungs- oder Thrombozytenaggregationshemmer: *Sha Ren* hat thrombozytenaggregationshemmende Wirkung und sollte nur mit Vorsicht bei Patienten eingesetzt werden, die Gerinnungs- oder Thrombozytenaggregationshemmer einnehmen. Zwar liegen keine Berichte über tatsächlich aufgetretene Wechselwirkungen vor. Es ist jedoch möglich, dass diese Arznei den Effekt von Wirkstoffen wie Warfarin verstärkt.[7] (Hinweis: Gerinnungshemmer sind beispielsweise Heparin, Warfarin und Enoxaparin; Beispiele für Thrombozytenaggregationshemmer sind Acetylsalicylsäure, Dipyridamol und Clopidogrel.)

Toxikologie

In einer Studie erhielten 10 Mäuse drei Tage lang eine orale Verabreichung eines *Sha-Ren*-Dekokts in einer Dosierung von 25 g/kg. Es wurden keine Toxizitätszeichen oder Todesfälle verzeichnet. In einer anderen Studie wurden bei einer 30-tägigen oralen Verabreichung eines *Sha-Ren*-Dekokts bei zehn Ratten (Dosierung: 1,62 g/kg) keine Abnormalitäten in der Leber- oder Nierenfunktion beobachtet.[8]

Ergänzung

砂仁殼/砂仁壳 *Shā Rén Ké* (Amomi Pericarpium) wurde zum ersten Mal 1578 im *Ben Cao Gang Mu* (Die Große Materia Medica) von Li Shi-Zhen erwähnt. Es wird aus der Schale von *Sha Ren* gewonnen. Geschmack, Eigenschaften und Wirkungen von *Sha Ren Ke* sind ähnlich wie *Sha Ren*, jedoch schwächer. *Sha Ren Ke* eignet sich besser für weniger schwere *Qi*-Stagnations-Syndrome im Mittleren *Jiao* (Mittlerer Erwärmer) mit Symptomen wie epigastrisches und abdominales Völlegefühl, Auftreibung und Appetitmangel. Als Dosierung werden 3–5 g *Sha Ren Ke* empfohlen.

Kommentar der Autoren

Es gibt vier Arzneien, die häufig zur Stabilisierung einer Schwangerschaft verwendet werden. Jedes hat eine etwas andere Wirkung:

- *Sha Ren* (Amomi Fructus) reguliert den *Qi*-Fluss und beruhigt den unruhigen Fötus, wenn die Schwangere unter *Qi*-Stagnation und Mangel im Mittleren *Jiao* (Mittlerer Erwärmer) leidet.
- *Du Zhong* (Eucommiae Cortex) eignet sich am besten zur Behandlung eines unruhigen Fötus, wenn dieses Syndrom durch Nieren- und Leber-Mangel verursacht wurde.
- *Huang Qin* (Scutellariae Radix) beruhigt einen unruhigen Fötus aufgrund eines bestehenden Hitze-Syndroms.
- *Bai Zhu* (Atractylodis Macrocephalae Rhizoma) beruhigt einen unruhigen Fötus bei gleichzeitigem Milz-*Qi*-Mangel.

Referenzen

1. *Jiang Su Zhong Yi Za Zhi* (Jiangsu Journal of Chinese Medicine), 1983; (10):442
2. *Chang Yong Zhong Yao Cheng Fen Yu Yao Li Shou Ce* (A Handbook of the Composition and Pharmacology of Common Chinese Drugs), 1994; 1393–1398
3. *Zhong Yao Xue* (Chinese Herbology), 1998; 326:327
4. *Zhong Yao Yao Li Yu Lin Chuan* (Pharmacology and Clinical Applications of Chinese Herbs), 1990; 6(5):32
5. *Zhong Yao Xue* (Chinese Herbology), 1998; 326:327
6. *Fu Jian Zhong Yi Yao* (Fujian Chinese Medicine and Herbology), 1983; (6):36
7. Chen, J. Recognition and prevention of Herb-drug interactions, Medical Acupuncture, Fall/Winter 1998/1999; 10(2); 9–13
8. *Fu Jian Zhong Yi Yao* (Fujian Chinese Medicine and Herbology), 1985; (1):44

5

Zusammenfassung: aromatische, Feuchtigkeit auflösende Arzneien

Allgemeine Eigenschaften aromatischer, Feuchtigkeit auflösender Arzneien

- **Geschmack**: scharf, bitter
- **Thermische Eigenschaft**: warm und trocknend
- **Leitbahnbezug**: Milz und Magen
- **Therapeutische Wirkungen**: lösen Feuchtigkeit auf, eliminieren Feuchte-Hitze, harmonisieren Milz und Magen

Die in Tabelle 5.1 aufgeführten aromatischen Arzneien regulieren den *Qi*-Fluss, lösen Feuchtigkeit auf und stärken die Milz. Sie behandeln v.a. Feuchtigkeit, die den Mittleren *Jiao* (Mittlerer Erwärmer) blockiert, Sommer-Feuchtigkeit, Feuchte-Hitze und andere Syndrome, bei denen Milz und Magen im Ungleichgewicht sind.
Cang Zhu (Atractylodis Rhizoma) und **Hou Po** (Magnoliae Officinalis Cortex) trocknen am stärksten. Sie sind daher die wichtigsten Arzneien zum Trocknen von Feuchtigkeit, die den Mittleren *Jiao* (Mittlerer Erwärmer) blockiert. Sie werden wegen ihres synergistischen Effekts häufig zusammen verwendet.

- *Cang Zhu* ist eine der wichtigsten Arzneidrogen zum Trocknen von Feuchtigkeit, da es sich für die Behandlung von Erkrankungen des Innen und des Außen eignet. Es unterstützt das Schwitzen und behandelt Außen-Syndrome mit Symptomen einer Wind-Feuchtigkeit-Akkumulation auf der Muskel- und Hautebene wie z. B. *Bi Zheng* (schmerzhaftes Blockade-Syndrom). Innerlich trocknet es Feuchtigkeit, stärkt die Milz und zerstreut Feuchtigkeit, die den Mittleren *Jiao* (Mittlerer Erwärmer) blockiert. Es kann mit bitteren, kalten Arzneien wie *Huang Bo* (Phellodendri Cortex) kombiniert werden, um Feuchte-Hitze im Unteren *Jiao* (Unterer Erwärmer) zu behandeln. Außerdem unterstützt diese Arznei die Sehkraft und behandelt Katarakt, Glaukom und Nachtblindheit.
- *Hou Po* löst Stagnation auf und lindert epigastrisches und abdominales Völlegefühl mit Auftreibung. Es behandelt Kälte-Akkumulation, Feuchtigkeit-Blockade, Nahrungsmittel- und *Qi*-Stagnation, die entweder einzeln oder zusammen zu Blähungen, Völlegefühl und Auftreibung führen. Es reguliert den *Qi*-Fluss, wärmt den Mittleren *Jiao* (Mittlerer Erwärmer) und zerteilt Fülle aufgrund von Kälte-Akkumulation mit *Qi*-Stagnation. Es senkt darüber hinaus das Lungen-*Qi* ab und lindert Dyspnoe, Husten und Schleimansammlung.

Huo Xiang (Agastaches Herba) und **Pei Lan** (Eupatorii Herba) lösen Feuchtigkeit auf und lindern Sommer-Hitze.

- *Huo Xiang* ist warm und wirkt stärker beim Trocknen von Feuchtigkeit. Es harmonisiert zudem den Magen und hilft bei Erbrechen. *Huo Xiang* kann auch äußer-

Tab. 5.1 Aromatische, Feuchtigkeit auflösende Arzneien

Name	Gemeinsamkeiten	Unterschiede
Cang Zhu (Atractylodis Rhizoma)	Stark aromatisch zum Trocknen von Feuchtigkeit	Sehr starke Fähigkeit, Feuchtigkeit zu trocknen, stärkt die Milz und zerstreut Wind-Feuchtigkeit
Hou Po (Magnoliae Officinalis Cortex)		Reguliert den *Qi*-Fluss, bricht Stagnation auf, lindert Blähungen und Auftreibung, senkt das Lungen-*Qi* ab und lindert Dyspnoe
Huo Xiang (Agastaches Herba)	Lösen Feuchtigkeit auf, lindern Sommer-Hitze	Löst Feuchtigkeit im Mittleren *Jiao* (Mittlerer Erwärmer) auf, stoppt Erbrechen, befreit die Oberfläche
Pei Lan (Eupatorii Herba)		Hat eine milde, die Oberfläche befreiende Wirkung
Dou Kou (Amomi Fructus Rotundus)	Beleben den *Qi*-Fluss, lösen Feuchtigkeit auf	Löst Feuchtigkeit im Mittleren und Oberen *Jiao* (Oberer Erwärmer) auf, eignet sich am besten für Erbrechen im Anfangsstadium
Sha Ren (Amomi Fructus)		Wärmt den Mittleren *Jiao* (Mittlerer Erwärmer) und behandelt Diarrhö aufgrund von Kälte, stabilisiert den Fötus
Cao Dou Kou (Alpiniae Katsumadai Semen)	Trocknen Feuchtigkeit, wärmen den Mittleren *Jiao* (Mittlerer Erwärmer)	Stärkt Milz und Magen
Cao Guo (Tsaoko Fructus)		Trocknet Feuchtigkeit, behandelt Malaria

lich zur Behandlung von dermatologischen Beschwerden wie z. B. Pilzinfektionen verwendet werden.

- *Pei Lan* ist neutral und wird meistens für die Behandlung von Akkumulation von Feuchte-Hitze im Mittleren *Jiao* (Mittlerer Erwärmer) verwendet, die die Funktion der Milz behindert. Es hat außerdem eine milde, die Oberfläche befreiende Wirkung.

Sha Ren (Amomi Fructus) und **Dou Kou** (Amomi Fructus Rotundus) regulieren den *Qi*-Fluss, lösen Feuchtigkeit auf und behandeln Feuchtigkeit-Blockade im Mittleren *Jiao* (Mittlerer Erwärmer) mit gleichzeitiger *Qi*-Stagnation in Milz und Magen.

- *Sha Ren* hilft mehr bei Diarrhö aufgrund von Kälte in der Milz. Außerdem beruhigt es den Fötus.
- *Dou Kou* ist wirksamer bei der Behandlung von Erbrechen aufgrund von Akkumulation von Kälte und Feuchtigkeit im Mittleren *Jiao* (Mittlerer Erwärmer).

Cao Guo (Tsaoko Fructus) und **Cao Dou Kou** (Alpiniae Katsumadai Semen) wärmen den Mittleren *Jiao* (Mittlerer Erwärmer) und trocknen Feuchtigkeit. Außerdem behandeln sie Kälte und Feuchtigkeit in Milz und Magen.

- *Cao Guo* trocknet Feuchtigkeit stärker. Außerdem behandelt es Malaria.
- *Cao Dou Kou* ist scharf und aromatisch und stärkt die Milz.

Tab. 5.2 Arzneien aus anderen Wirkungskategorien mit Feuchtigkeit auflösenden Funktionen

Name	Wirkungskategorie
Bai Bian Dou (Lablab Semen Album)	Tonisierende Arzneien (► II/Kap. 17)
Bai Zhu (Atractylodis Macrocephalae Rhizoma)	Tonisierende Arzneien (► II/Kap. 17)
Chen Pi (Citri Reticulatae Pericarpium)	*Qi* regulierende Arzneien (► II/Kap. 8)
Shi Chang Pu (Acori Tatarinowii Rhizoma)	Arzneien zur Öffnung der Sinne (► II/Kap. 16)
Xiang Ru (Moslae Herba)	Arzneien zur Entlastung des Äußeren (► II/Kap. 1)
Zhang Nao (Camphora)	Arzneien für die äußerliche Anwendung (► II/Kap. 20)

6 Wasser regulierende und Feuchtigkeit ausleitende Arzneien

利水渗湿药

Definition

Arzneien, die das Wasser regulieren und Feuchtigkeit ausleiten, normalisieren die Wasserzirkulation, eliminieren Wasser-Akkumulationen und leiten Feuchtigkeit ab.

Die Arzneidrogen aus dieser Gruppe fördern die normale Miktion, erhöhen die Harnausscheidung und eliminieren die Ansammlung von Wasser und Feuchtigkeit im Körper. Sie werden in erster Linie dazu verwendet, *Lin Zheng* (Dysurie-Syndrom), Dysurie, Anurie, Ödeme und Schleim-Ansammlungen zu behandeln. Weitere Anwendungsgebiete sind Gelbsucht, wunde Stellen, fiebrige Beschwerden, *Bi Zheng* (schmerzhaftes Blockade-Syndrom) und Leukorrhö.

Untergeordnete Wirkungskategorien

1. **Förderung der Diurese**: Diese süßen und/oder milden, neutralen oder kühlen Arzneidrogen fördern die Diurese und werden üblicherweise zur Behandlung von Wasser, Feuchtigkeit und Schleim verwendet.
2. **Feuchte-Hitze ausleiten**: Diese Arzneidrogen sind entweder bitter oder süß und kalt. Sie fördern nicht nur die Diurese, sondern leiten auch Feuchte-Hitze aus und werden allgemein verwendet, um Dysurie, Infektionen der Reproduktionsorgane im Urogenitaltrakt oder Steine im Harntrakt zu behandeln.

6

Differentialdiagnose und Behandlung

Die Behandlung von Störungen im Wasserelement erfordert eine sorgfältige *Zang-Fu*-Differentialdiagnose. Lunge, Milz und Nieren kontrollieren die Wasserzirkulation:

- die **Milz** nimmt Wasser auf,
- die **Lunge** verteilt das Wasser und
- die **Nieren** scheiden das Wasser aus.

Wenn diese Organe ihre normalen Funktionen nicht mehr ausüben, kommt es zu Krankheiten. **Milz-Yang-Mangel** führt im Körper zu Ansammlungen von nicht-absorbiertem Wasser in Form von Feuchtigkeit. Das Wasser kann nicht richtig absorbiert oder verarbeitet werden. **Lungen-Qi-Mangel** führt zur Ansammlung von Wasser in Lunge und Haut, sodass es nicht richtig verteilt wird. **Nieren-Yang-Mangel** zeigt sich als Dysurie und Wasser-Akkumulation in den unteren Extremitäten, sodass das Wasser nicht umgehend ausgeschieden werden kann. **Qi-Mangel der Blase**, bei dem die Blase nicht mehr die angemessene Urinmenge ausscheiden kann, beeinträchtigt die richtige Wasserzirkulation und führt zu einer Ansammlung von Flüssigkeit.

Zu den komplizierenden Faktoren zählen das Anwachsen einer Kombination aus Feuchtigkeit und Hitze (passend „Feuchte-Hitze" genannt) im Unteren *Jiao* (Unterer Erwärmer), ebenso wie Hämaturie und die Bildung von Harnkonkrementen [mit einer daraus resultierenden Entzündung und Schmerzen, bekannt als *Shi Lin* (Stein-Dysurie)]. Deshalb erfordert eine erfolgreiche Behandlung zusätzlich zur Therapie des primären Syndroms mit Arzneien, die das Wasser regulieren und Feuchtigkeit ausleiten, eine korrekte Diagnose eventuell auftretender Komplikationen und eine entsprechende Modifizierung der ausgewählten Arzneien.

Die sachgemäße Behandlung zur Beseitigung von Ansammlungen (d.h. „Ausleitung") oder zur Transformation von Feuchtigkeit oder Schleim in wertvolle zirkulierende Flüssigkeiten kann Blockaden des *Qi*-Flusses abschwächen oder die Produktion von *Yang*-Energie wiederherstellen, sodass die Schlüsselorgane wieder richtig funktionieren können. Ein guter Therapeut wird darauf bedacht sein festzustellen, ob *Qi*- und/oder *Yang*-tonisierende Arzneien zusammen mit der Behandlung der Feuchtigkeit, des Schleims, der Feuchte-Hitze bzw. der kombinierten Ansammlungen oder im Anschluss an diese Behandlung angezeigt sind.

Sicherheitshinweise, Kontraindikationen

Eine verminderte Urinausscheidung kann entweder aus einer Wasser-Akkumulation im Körper oder aus einem Mangel an *Yin*- und Körperflüssigkeiten resultieren. Arzneidrogen, die das Wasser regulieren und Feuchtigkeit ausleiten, können das *Yin* und die Körperflüssigkeiten noch weiter ausleeren und damit Menschen, die bereits an diesen Mängeln leiden, weiteren Schaden zufügen.

Verarbeitung

Der Zeitpunkt der Ernte und die Präparationsmethoden wirken sich erheblich auf die klinische Wirkung dieser Arzneien aus. Deshalb sollten alle verfügbaren Verarbeitungsratschläge befolgt werden. Beispiele: Um die maximale therapeutische Wirkung zu erreichen, sollte *Ze Xie* (Alismatis Rhizoma) im Herbst und im Winter geerntet werden und nicht im Sommer. *Ban Bian Lian* (Lobeliae Chinensis Herba) sollte vor der Blüte geerntet werden. Zubereitungen aus frischem oder mit Alkohol verabeitetem *Ze Xie* wirken viel stärker diuretisch als mit Salz verarbeitetes *Ze Xie*.

Pharmakologische Wirkungen

- **Diuretisch:** Viele dieser Arzneien können die Urinausscheidung massiv steigern. Ihre diuretische Wirkung auf gesunde Menschen ist vielleicht nicht sehr stark, aber auf Menschen mit Ödemen oder chronischer Nephritis ist sie beachtlich. Zu den Arzneien mit diuretischer Wirkung gehören *Fu Ling* (Poria), *Zhu Ling* (Polyporus), *Ze Xie* (Alismatis Rhizoma), *Ban Bian Lian* (Lobeliae Chinensis Herba), *Yu Mi Xu* (Maydis Stigma), *Mu Tong* (Akebiae Caulis), *Bian Xu* (Polygoni Avicularis Herba), *Qu Mai* (Dianthi Herba), *Jin Qian Cao* (Lysimachiae Herba) und *Yin Chen* (Artemisiae Scopariae Herba).
- **Antibiotisch:** Viele Arzneien hemmen das Wachstum oder die Aktivität von Bakterien, Pilzen und Parasiten.
  - Zu den Arzneien mit antibakteriellen Eigenschaften zählen *Fu Ling* (Poria), *Ze Xie* (Alismatis Rhizoma), *Ban Bian Lian* (Lobeliae Chinensis Herba), *Zhu Ling* (Polyporus), *Che Qian Zi* (Plantaginis Semen), *Bian Xu* (Polygoni Avicularis Herba), *Jin Qian Cao* (Lysimachiae Herba), *Yin Chen* (Artemisiae Scopariae Herba), *Qu Mai* (Dianthi Herba) und *Chi Xiao Dou* (Phaseoli Semen).
  - Zu den Arzneien mit antimykotischer Wirkung gehören *Che Qian Zi* (Plantaginis Semen), *Mu Tong* (Akebiae Caulis), *Bian Xu* (Polygoni Avicularis Herba), *Di Fu Zi* (Kochiae Fructus) und *Yin Chen* (Artemisiae Scopariae Herba).
  - Zu den antiparasitären Arzneien zählen *Che Qian Zi* (Plantaginis Semen) und *Yin Chen* (Artemisiae Scopariae Herba).
- **Cholagog**: Manche Arzneien fördern die Gallensekretion. Dazu zählen u.a. *Yin Chen* (Artemisiae Scopariae Herba), *Ban Bian Lian* (Lobeliae Chinensis Herba), *Yu Mi Xu* (Maydis Stigma), *Bian Xu* (Polygoni Avicularis Herba) und *Jin Qian Cao* (Lysimachiae Herba).
- **Metabolische Wirkung**: Arzneien wie *Ze Xie* (Alismatis Rhizoma), *Yin Chen* (Artemisiae Scopariae Herba) können das Blut-Cholesterin und die Triglyzeride senken.

Viele Wasser regulierende und Feuchtigkeit ausleitende Arzneidrogen führen dazu, dass die Wasser- und Elektrolytausscheidung stark ansteigt.

Mögliche Wechselwirkungen mit anderen Medikamenten

Diuretika: Arzneien, die das Wasser regulieren und Feuchtigkeit transformieren, besitzen oft diuretische Eigenschaften, mit denen sie die Ansammlung von überschüssigem Wasser im Körper eliminieren. Deshalb ist es angezeigt, diese Arzneien nicht mit Diuretika zu kombinieren, da sich die Wirkungen addieren oder synergistisch sein könnten. Eine kombinierte Therapie kann zu einem exzessiven Verlust von Flüssigkeiten und Elektrolyten führen.[1]

Referenzen

1. Chen, J. Recognition and prevention of herb-drug interactions, Medical Acupuncture, Fall/Winter 1998/1999; 10(2); 9–13

6

Bái Lóng Chuán Huā Tóu

Clerodendron Paniculatum Radix

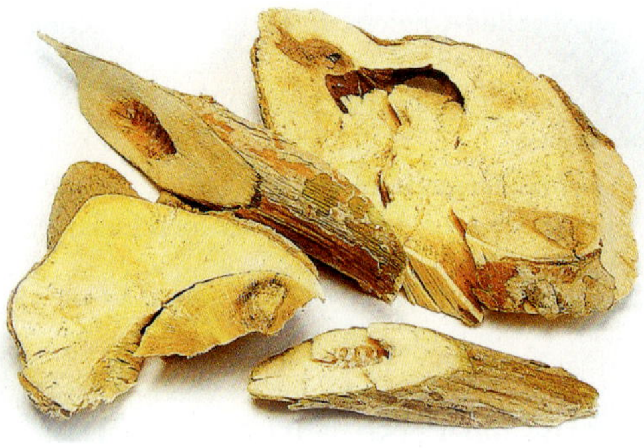

白龍船花頭
白龙船花头

6

Pinyin-Name *Bái Lóng Chuán Huā Tóu*
Andere chinesische Namen *Long Chuan Hua*, *Bai Long Chuan Tou*, *Bai Long Chuan Gen*
Originalquelle *Tai Wan Min Jian Yao* (Volksmedizin aus Taiwan) von Gao Mu-Chun, 1985
Deutscher Name Losbaum
Botanischer Name *Clerodendron paniculatum* L. (*Bai Long Chuan*)
Pharmazeutischer Name Clerodendron Paniculatum Radix
Eigenschaften Leicht bitter, warm
Leitbahnen Lunge, Leber, Nieren

Chinesische therapeutische Wirkungen

Reguliert die Menstruation und behebt Scheidenausfluss

Bai Long Chuan Hua Tou (Clerodendron Paniculatum Radix) hilft bei gynäkologischen Störungen, insbesondere reguliert es die Menstruation.

- Weißer Vaginalausfluss: Diese Arznei mit *Ma Chi Xian* (Portulacae Herba), *Ji Guan Hua* (Celosiae Cristatae Flos) und *Long Yan Hua* (Longan Flos) verwenden.
- Gelber Vaginalausfluss mit oder ohne Blut: Kombination mit *Huang Bo* (Phellodendri Cortex) und *Long Dan* (Gentianae Radix et Rhizoma).
- Unregelmäßige Menstruation aufgrund von Blut-Stase und Wasserretention: *Rou Dou Gen* (Myristicae Radix) und *Yi Mu Cao* (Leonuri Herba) zu *Bai Long Chuan Hua Tou* hinzufügen.

Vertreibt Wind und Feuchtigkeit

- *Bi Zheng* (schmerzhaftes Blockade-Syndrom) verursacht durch Wind-Feuchtigkeit: *Bai Long Chuan Hua Tou* mit *Gui Zhi* (Cinnamomi Ramulus), *Huang Qin* (Scutellariae Radix), *Huang Bo* (Phellodendri Cortex), *Chi Fu Ling* (Poria Rubra) und *Cang Zhu* (Atractylodis Rhizoma) verwenden.

Reguliert das Qi und fördert die Miktion

Bai Long Chuan Hua Tou reguliert häufiges Wasserlassen bei Patienten mit Diabetes mellitus.

- Diabetes mellitus mit Polyurie aufgrund von Nieren-*Yin*-Mangel: Diese Arznei zu der Rezeptur *Liu Wei Di Huang Wan* (Sechs Bestandteile Pille mit Rehmanniae Radix Praeparata) hinzufügen.
- Diabetes mellitus mit Polyurie aufgrund von Nieren-*Yang*-Mangel: Kombination mit der klassischen Rezeptur *Ba Wei Di Huang Wan* (Acht Bestandteile Pille mit Rehmanniae Radix).

Dosierung

3–12 g im Dekokt.

Bĭ Zĭ Căo

Pogonantheri Criniti Herba

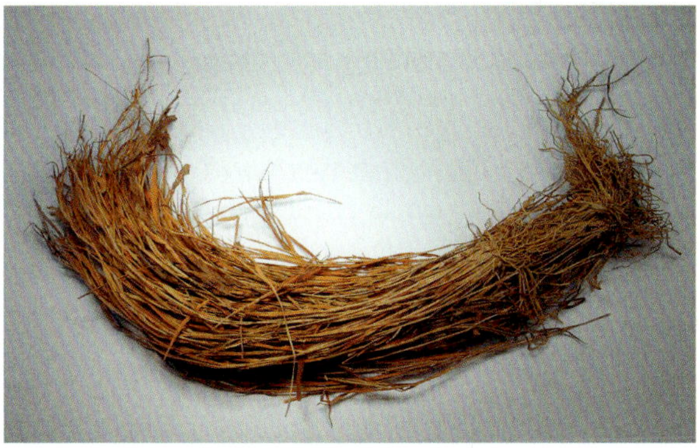

筆仔草 笔仔草

Pinyin-Name *Bĭ Zĭ Căo*
Andere chinesische Namen *Jin Si Cao*, *Wen Bi Cao*, *Hong Mao Cao*
Deutscher Name Behaartes Bambusgras, Zimmerbambus
Botanischer Name *Pogonantherum crinitum* (Thunb.) Kunth
Pharmazeutischer Name Pogonantheri Criniti Herba
Eigenschaften Süß, kühl
Leitbahnen Nieren, Blase

Chinesische therapeutische Wirkungen

Beseitigt Hitze und leitet Wasser aus

Aufgrund seiner süßen und kühlen Natur und seines Eindringens in die Nieren- und Blasen-Leitbahn hilft *Bi Zi Cao* (Pogonantheri Criniti Herba) bei ganz unterschiedlichen Störungen, die durch Hitze und Wasserretention verursacht werden wie z.B. Diabetes mellitus, Leukorrhö, Spermatorrhö, Harnweginfektion, Zystitis und Nephritis.

- Diabetes mellitus mit Polyurie: *Bi Zi Cao* mit *Bai Guo* (Ginkgo Semen) und *Yu Mi Xu* (Maydis Stigma) verwenden.
- Leukorrhö: Kombination mit *Bai Guo* (Ginkgo Semen) und *Ji Guan Hua* (Celosiae Cristatae Flos).
- Trüber Urin aufgrund von Feuchtigkeit oder Nieren-*Yang*-Mangel: Kombination mit *Hai Jin Sha* (Lygodii Spora) oder *Sang Piao Xiao San* (Mantidis Ootheca Pulver) hinzufügen.
- Harnweginfektion, Zystitis, Nephritis: zusammen mit *Che Qian Cao* (Plantaginis Herba), *Bai Mao Gen* (Imperatae Rhizoma), *Bian Xu* (Polygoni Avicularis Herba) und *Shui Ding Xiang* (Ludwigiae Prostratae Herba) verwenden.

Dosierung

5–12 g im Dekokt.

Biăn Xù

Polygoni Avicularis Herba

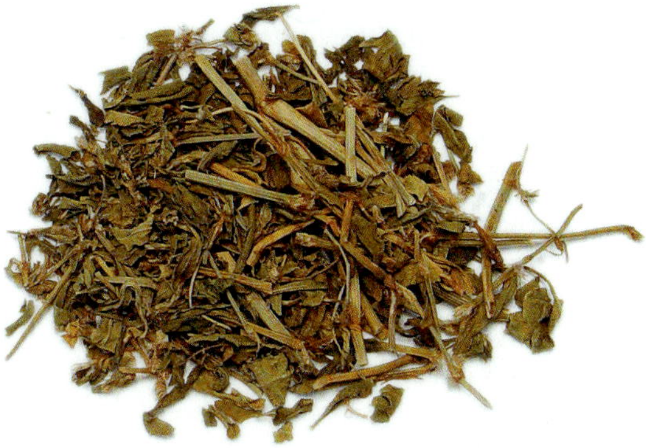

萹蓄

Pinyin-Name *Biăn Xù*
Andere chinesische Namen *Bian Zhu*, *Dao Sheng Cao*, *Niu Bian Cao*
Originalquelle *Shen Nong Ben Cao Jing* (Die Materia Medica des göttlichen Landmannes), vermutlich Östliche Han-Dynastie
Deutscher Name Vogelknöterichkraut
Botanischer Name *Polygonum aviculare* L. (*Bian Xu*)
Pharmazeutischer Name Polygoni Avicularis Herba
Eigenschaften Bitter, kühl
Leitbahnen Blase

6

Chinesische therapeutische Wirkungen

Fördert die Diurese

Lin Zheng (Dysurie-Syndrom): *Bian Xu* (Polygoni Avicularis Herba) vertreibt Feuchte-Hitze und fördert die Miktion. Es wird normalerweise zur Behandlung von *Re Lin* (Hitze-Dysurie) mit Brennen und Schmerzen verwendet. Es ist darüber hinaus sehr wirksam bei Steinen in der Harnröhre.
Shi-Re Lin (Feuchte-Hitze-Dysurie) mit Brennen und Schmerzen beim Wasserlassen: *Bian Xu* mit *Mu Tong* (Akebiae Caulis), *Che Qian Zi* (Plantaginis Semen), *Zhi Zi* (Gardeniae Fructus) und *Hua Shi* (Talcum) verwenden. **Beispiel-Rezeptur**: *Ba Zheng San* (Acht Arzneien Pulver zur Korrektur).

- *Xue Lin* (blutige Dysurie) mit Hämaturie: Dieses Arzneimittel mit *Xiao Ji* (Cirsii Herba), *Pu Huang* (Typhae Pollen) und *Bai Mao Gen* (Imperatae Rhizoma) einsetzen.
- *Shi Lin* (Stein-Dysurie) mit Nierensteinen: Kombination mit *Jin Qian Cao* (Lysimachiae Herba) und *Hai Jin Sha* (Lygodii Spora).

6

Gelbsucht: *Bian Xu* findet Anwendung bei Gelbsucht, die durch die Ansammlung von Feuchte-Hitze in Leber und Gallenblase verursacht wird.

- Gelbsucht: zusammen mit *Da Huang* (Rhei Radix et Rhizoma), *Yin Chen* (Artemisiae Scopariae Herba) und *Zhi Zi* (Gardeniae Fructus) verwenden.

Tötet Parasiten ab

Parasiten: *Bian Xu* tötet Parasiten ab, speziell Schlauchwürmer und Hakenwürmer.

- Parasiten: Die in Essig gebratene Form von *Bian Xu* mit *Shi Jun Zi* (Quisqualis Fructus), *Wu Mei* (Mume Fructus) und *Hua Jiao* (Zanthoxyli Pericarpium) verwenden.
- Analer Juckreiz aufgrund von Parasiten: Ein *Bian-Xu*-Dekokt lokal als Spülung verwenden.
- Juckreiz im Genitalbereich: Kombination mit *Di Fu Zi* (Kochiae Fructus) und *Ku Shen* (Sophorae Flavescentis Radix) lokal als Pulver oder Spülung.
- Ekzeme: Kombination mit *Cang Zhu* (Atractylodis Rhizoma), *Huang Bo* (Phellodendri Cortex), *Bai Xian Pi* (Dictamni Cortex) und *Ku Shen* (Sophorae Flavescentis Radix).

Hautprobleme: *Bian Xu* wird eingesetzt bei Tinea, nässendem Wundsein und nassen Hautverletzungen. Es kann innerlich oder äußerlich angewandt werden.

Vertreibt Feuchte-Hitze

Bian Xu findet Anwendung bei Gelbsucht, die durch Feuchte-Hitze verursacht wird.

- Gelbsucht: zusammen mit *Yin Chen* (Artemisiae Scopariae Herba) und *Zhi Zi* (Gardeniae Fructus) verwenden.

Dosierung

10–15 g.

Sicherheitshinweise, Kontraindikationen

Eine übermäßige Einnahme von *Bian Xu* kann das *Jing* (Essenz) und das *Qi* erschöpfen.

Chemische Zusammensetzung

Avicularin, Quercitrin, D-Catechol, Gallsäure, Kaffeesäure, Oxalsäure, Kieselsäure, Cholorogensäure, p-Cumarsäure.[1]

Pharmakologische Wirkungen

- **Diuretisch**: Ein Dekokt aus *Bian Xu* (Dosierung: 20 g/kg) erhöhte bei Ratten die Ausscheidung von Wasser, Natrium und Kalium.[2]
- **Antibiotisch**: Ein *Bian-Xu*-Dekokt wirkt hemmend auf *Bacillus dysenteriae*, *Staphylococcus aureus* und *Pseudomonas aeruginosa*.[3]
- **Antihypertensiv**: Die intravenöse Injektion von Wasser- oder Alkohol-Extrakten von *Bian Xu* senkte bei Hunden, Kaninchen und Katzen den Blutdruck. Die antihypertensive Wirkung wird der vermehrten Harnausscheidung zugeschrieben.[4]

Klinische und wissenschaftliche Studien

- **Akute bakterielle Dysenterie**: Patienten mit akuter bakterieller Dysenterie wurden mit einem Arzneimittelsirup aus *Bian Xu* behandelt, der 1 g/ml der Substanz enthielt. Dabei wurden zwei- bis dreimal täglich 50 ml

Sirup verabreicht. Von 108 Patienten wurden 104 vollkommen gesund, bei vier besserte sich der Zustand. Es dauerte durchschnittlich einen Tag, bis die Körpertemperatur sank, die Bauchschmerzen vergingen nach vier Tagen, und innerhalb von fünf Tagen normalisierte sich der Stuhlgang. Von negativen Reaktionen im Behandlungszeitraum wird nichts berichtet. Bei einer Evaluierung von 36 Patienten in einem Zeitraum zwischen einem und zwölf Monaten nach der Behandlung zeigten sich nur zwei Rückfälle.[5]

- **Zahnschmerzen**: Ein Dekokt aus 50–100 g *Bian Xu*, das in zwei gleich großen Gaben verabreicht wurde, half bei Zahnschmerzen. Von 81 Patienten gaben 80 innerhalb von zwei bis drei Tagen nach der Behandlung an, schmerzfrei zu sein.[6]

Wechselwirkung mit anderen Medikamenten

Diuretika: *Bian Xu* besitzt eine diuretische Wirkung. Obwohl es keine Berichte über mögliche Wechselwirkungen mit Diuretika gibt, kann die gleichzeitige Einnahme zu einer erhöhten Ausscheidung von Wasser und/oder Elektrolyten führen.[7] (Hinweis: Beispiele für Diuretika sind Chlorothiazid, Hydrochlorothiazid, Furosemid, Bumetanid und Torasemid.)

Toxikologie

Bian Xu kann Dermatitis oder Störungen im Magen-Darm-Trakt verursachen, wenn es als Pferde- oder Schaffutter verwendet wird.[8]

Referenzen

1. *Xian Dai Zhong Yao Yao Li Xue* (Contemporary Pharmacology of Chinese Herbs), 1997; 556
2. *Chang Yong Zhong Yao Cheng Fen Yu Yao Li Shou Ce* (A Handbook of the Composition and Pharmacology of Common Chinese Drugs), 1994; 1665:1667
3. *Yi Xue Xue Bao* (Report of Medicine), 1983; 18(9):700
4. *Chang Yong Zhong Yao Cheng Fen Yu Yao Li Shou Ce* (A Handbook of the Composition and Pharmacology of Common Chinese Drugs), 1994; 1665:1667
5. *Zhong Cao Yao Tong Xun* (Journal of Chinese Herbal Medicine), 1972; 2:24
6. *Shan Xi Zhong Yi* (Shanxi Chinese Medicine), 1986; 1:28
7. Chen, J. Recognition and prevention of herb-drug interactions, Medical Acupuncture, Fall/Winter 1998/1999; 10 (2); 9–13
8. *Zhong Yao Yao Li Xue* (Study of Chinese Herbology), 1986; 127

Chē Qián Zǐ

Plantaginis Semen

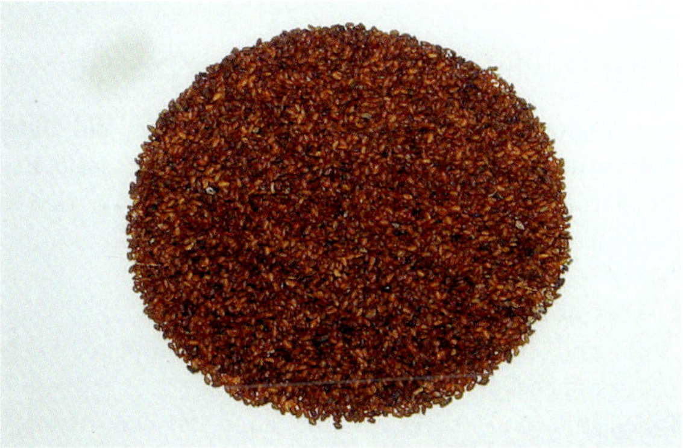

車前子 车前子

Pinyin-Name *Chē Qián Zǐ*
Wörtliche Übersetzung „Same vor dem Karren"
Originalquelle *Shen Nong Ben Cao Jing* (Die Materia Medica des göttlichen Landmannes), vermutlich Östliche Han-Dynastie
Deutscher Name Asiatische Wegerichsamen
Botanischer Name *Plantago asiatica* L. (*Che Qian*); *Plantago depressa* Willd (*Ping Che Qian*)
Pharmazeutischer Name Plantaginis Semen
Eigenschaften Süß, kalt
Leitbahnen Niere, Blase, Leber, Lunge

Chinesische therapeutische Wirkungen

Beseitigt Feuchte-Hitze und leitet Feuchtigkeit aus

Lin Zheng (Dysurie-Syndrom) und Ödeme: Mit seiner Süße und Kühle vertreibt *Che Qian Zi* (Plantaginis Semen) Feuchte-Hitze aus dem Unteren *Jiao* (Unterer Erwärmer). Es hilft bei Ödemen und *Re Lin* (Hitze-Dysurie). Zu den klinischen Erscheinungsformen zählen brennende Dysurie, starker Harndrang, ohne Wasser lassen zu können, Schmerzen beim Wasserlassen und tröpfchenweise Entleerung, verbunden mit Schmerzen und Schwellung.

- *Shi-Re Lin* (Feuchte-Hitze-Dysurie): *Che Qian Zi* mit *Mu Tong* (Akebiae Caulis), *Hua Shi* (Talcum) und *Zhi Zi* (Gardeniae Fructus) verwenden. **Beispiel-Rezep-**

tur: *Ba Zheng San* (Acht Arzneien Pulver zur Korrektur).
- Ödeme: zusammen mit *Bai Zhu* (Atractylodis Macrocephalae Rhizoma), *Fu Ling* (Poria) und *Ze Xie* (Alismatis Rhizoma) verwenden.

Leitet Feuchtigkeit aus und stoppt Diarrhö

Feuchtigkeit-Akkumulation in den Därmen, die Diarrhö verursacht: *Che Qian Zi* festigt den Stuhl, indem es die Harnausscheidung fördert. Zu diesem Zweck wird es gewöhnlich allein in Pulverform angewandt.

- Diarrhö aufgrund von Sommer-Feuchtigkeit: *Che Qian Zi* mit *Xiang Ru* (Moslae Herba) und *Huo Xiang* (Agastaches Herba) verwenden.
- Diarrhö mit Dysurie: zusammen mit *Bai Zhu* (Atractylodis Macrocephalae Rhizoma) und *Fu Ling* (Poria) anwenden.
- Sommerdiarrhö bei Kindern: Kombination mit *Dang Shen* (Codonopsis Radix), *Bai Zhu* (Atractylodis Macrocephalae Rhizoma), *Gan Cao* (Glycyrrhizae Radix et Rhizoma), *Fu Ling* (Poria) und *Chen Pi* (Citri Reticulatae Pericarpium).

Beseitigt Leber-Hitze und ist gut für die Augen

Augenbeschwerden: *Che Qian* Zi dient der Behandlung von Augenproblemen aufgrund von Leber-Feuer sowie von Kopfschmerzen durch aufsteigendes Leber-*Yang*.

- Rötung der Augen, Anschwellen und Schmerzen aufgrund von Leber-Feuer: zusammen mit *Huang Lian* (Coptidis Rhizoma), *Jue Ming Zi* (Cassiae Semen), *Man Jing Zi* (Viticis Fructus), *Sang Ye* (Mori Folium), *Mi Meng Hua* (Buddlejae Flos) und *Ju Hua* (Chrysanthemi Flos) verwenden.
- Kopfschmerzen aufgrund von aufsteigendem Leber-*Yang*: Kombination mit Arzneien, die das Leber-*Yang* verankern, wie z.B. *Shi Jue Ming* (Haliotidis Concha).

Gleichgewichtsstörungen und verschwommenes Sehen aufgrund von Leber- und Nieren-Mangel: *Che Qian Zi* unterstützt die Heilung von Augenproblemen, die durch einen Mangel-Zustand bedingt sind.

- Gleichgewichtsstörungen und verschwommenes Sehen: *Shu Di Huang* (Rehmanniae Radix Praeparata), *Shi Hu* (Dendrobii Caulis), *Gou Qi Zi* (Lycii Fructus) und *Tu Si Zi* (Cuscutae Semen) hinzufügen.

Befreit die Lunge und löst Schleim auf

Husten aufgrund von Lungen-Hitze: *Che Qian Zi* ist nützlich bei der Behandlung von Husten mit dickem, gelbem Sputum, der durch Lungen-Hitze verursacht wird.

- Husten aufgrund von Lungen-Hitze: zusammen mit *Huang Qin* (Scutellariae Radix), *Yu Xing Cao* (Houttuyniae Herba) und *Bei Mu* (Fritillariae Bulbus) verwenden.
- Lungen-*Yin*-Mangel-Husten: *Mai Dong* (Ophiopogonis Radix) und *Nan Sha Shen* (Adenophorae Radix) hinzufügen.

Dosierung

5–10 g. *Che Qian Zi* beim Abkochen in ein Seihtuch geben, um das Kochresultat zu optimieren (dies verhindert, dass die Samen an die Oberfläche und die Seiten des Topfes schwimmen). Mit Salz gebratene Samen lenken die Wirkung in den unteren Teil des Körpers und verstärken so die tonisierende Wirkung auf Leber und Nieren. Des Weiteren erleichtert und erhöht das Braten mit Salz die Extraktion der aktiven Bestandteile.

Chemische Zusammensetzung

Planterolsäure, Plantagin, Plantenolsäure, Plantasan, D-Xylose, D-Galacturonsäure, L-Rhamnose, D-Galactose, L-Arabinose.[1]

Pharmakologische Wirkungen

- **Diuretisch**: Es gibt widersprüchliche Berichte über die Wirkung von *Che Qian Zi* als Diuretikum: In älteren Berichten heißt es, die Samen könnten die Harnausscheidung erhöhen. In neueren Berichten über gesunde Menschen und Tiere gibt es keine Belege für eine diuretische Wirkung.[2, 3]
- **Hustenstillend und auswurffördernd**: Sowohl *Che Qian Zi* als auch *Che Qian Cao* (Plantaginis Herba) wirken auswurffördernd und hustenstillend.[4]

Klinische und wissenschaftliche Studien

Diarrhö bei Kleinkindern: In einer Untersuchung wurden 63 von 69 Kleinkindern mit Diarrhö, die ein Dekokt erhielten, innerhalb von ein bis zwei Behandlungstagen vollständig gesund. Das Dekokt enthielt 30 g *Che Qian Zi* und etwas Zucker.

Wechselwirkung mit anderen Medikamenten

- **Resorption**: *Che Qian Zi* kann die Resorption von oral verabreichten Medikamenten wie Lithium herabsetzen.[6] Es kann außerdem die Resorption von Kohlenhydraten behindern, sodass bei Diabetikern eine Anpassung der Insulindosierung überprüft werden sollte.[7]
- **Diuretisch**: Obwohl keine Fälle von Wechselwirkungen dokumentiert sind, sollte die Kombination von Arzneien und Diuretika vermieden werden, da sie ergänzend oder synergistisch wirken können. Eine kombinierte Therapie kann zu übermäßigem Flüssigkeits- und Elektrolytverlust führen.[8] (Hinweis: Beispiele für Diuretika sind Chlorothiazid, Hydrochlorothiazid, Furosemid, Bumetanid und Torasemid.)

Toxikologie

Nach der oralen Gaben von *Che Qian Zi* an Ratten (2–3 g/kg über 28 Tage) und an Hunde (3–5 g/kg über drei Wochen) wurden keine Anomalien festgestellt.[9]

Ergänzung

車前草/车前草 *Che Qian Cao* (Plantaginis Herba) wird im *Shen Nong Ben Cao Jing* (Die Materia Medica des göttlichen Landmannes) aus dem zweiten Jahrhundert zum ersten Mal erwähnt. Es ist die ganze Pflanze, die die *Che Qian Zi* genannten Samen hervorbringt. *Che Qian Cao* ist süß und kalt und dringt in die Leitbahnen von Leber, Niere, Lunge und Dünndarm ein. Es hat ähnliche Funktionen wie *Che Qian Zi*: Wasser ausleiten, Hitze beseitigen, die Augen klären, Schleim vertreiben und Husten stoppen. Zu den klinischen Anwendungsgebieten von *Che Qian Cao* zählen Ödeme, *Lin Zheng* (Dysurie-Syndrom), Rötung und Schwellung der Augen sowie Lungen-Hitze mit Husten. Seine größte Wirkung hat es bei Geschwüren, akuter Diarrhö und Dysenterie aufgrund von toxischer Hitze. Die empfohlene Dosis von *Che Qian Cao* beträgt 10–15 g. Bei Verwendung der frischen Form die Dosis verdoppeln. *Che Qian Cao* wird auch lokal bei Geschwüren und Wunden verwendet.

Mit *Che Qian Cao* wird erfolgreich bakterielle Dysenterie behandelt. Einem Bericht zufolge wurden von 88 Patienten mit akuter oder chronischer bakterieller Dysenterie 71,6%, die mit einer Arzneimittelabkochung behandelt wurden, vollständig gesund, bei 84% kam es zu einer deutlichen Besserung. Das Dekokt enthielt ausschließlich frisches *Che Qian Cao*. Die Patienten wurden angewiesen, sieben bis zehn Tage lang dreimal täglich (oder alle vier Stunden) jeweils 60–120 ml einzunehmen. Einige Patienten erhielten bis zu 200 ml pro Gabe, einige wurden über einen Zeitraum von bis zu einem Monat behandelt.[10]

Kommentar der Autoren

Es gibt viele Arten von Plantago in der Plantaginaceae-Familie. In der Traditionellen Chinesischen Medizin sind *Plantago depressa* und *Plantago asiatica* die beiden Arten, die in Asien weit verbreitet sind und deshalb üblicherweise verwendet werden. Außerhalb Asiens sind *Plantago psyllium* und *Plantago arenaria* in Spanien und *Plantago ovata* in Südeuropa und Nordafrika zu finden. In der Literatur wird beschrieben, dass alle Arten von Plantago ähnliche Wirkweisen und Indikationen haben und in der Anwendung ausgetauscht werden können. Zu den therapeutischen Wirkungen zählen die Anregung der Diurese und eines regelmäßigen Stuhlgangs sowie antibakterielle und antimykotische Eigenschaften.

Referenzen

1. *Xian Dai Zhong Yao Yao Li Xue* (Contemporary Pharmacology of Chinese Herbs), 1997; 546
2. *Zhong Yao Da Ci Dian* (Dictionary of Chinese Herbs), 1975: 403
3. *Zhong Yao Xue* (Chinese Herbology), 1998; 340:341
4. Ibid.
5. *Zhong Xi Yi Jie He Za Zhi* (Journal of Integrated Chinese and Western Medicine), 1987; 11:697
6. Brinker, F. Herb Contraindications and Drug Interactions, 1997; 74–75
7. Wichtl, M. Herbal Drugs and Phytopharmaceuticals, 1994
8. Chen, J. Recognition and prevention of herb-drug interactions, Medical Acupuncture, Fall/Winter 1998/1999; 10 (2); 9–13
9. *Zhong Yao Da Ci Dian* (Dictionary of Chinese Herbs), 1975: 401
10. *Zhong Hua Nei Ke Za Zhi* (Chinese Journal of Internal Medicine), 1960; 4:351

Chì Xiǎo Dòu

Phaseoli Semen

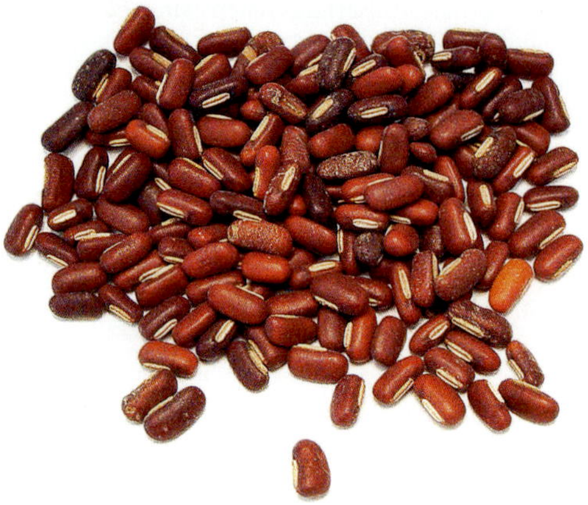

赤小豆

Pinyin-Name *Chì Xiǎo Dòu*
Wörtliche Übersetzung „Kleine rote Bohne", „dunkelrote kleine Bohne"
Andere chinesische Namen *Hong Dou, Ci Dou, Zhu Xiao Dou*
Originalquelle *Shen Nong Ben Cao Jing* (Die Materia Medica des göttlichen Landmannes), vermutlich Östliche Han-Dynastie
Deutscher Name Azukibohne
Botanischer Name *Phaseolus calcaratus* Roxb. (*Chi Xiao Dou*); *Phaseolus angularis* Wight (*Chi Dou*)
Pharmazeutischer Name Phaseoli Semen
Eigenschaften Süß, sauer, neutral
Leitbahnen Herz, Dünndarm

Chinesische therapeutische Wirkungen

Fördert die Diurese und lässt Schwellungen zurückgehen

Chi Xiao Dou (Phaseoli Semen) reguliert die Wasserzirkulation und wirkt bei Störungen, für die Wasser-Akkumulation charakteristisch ist wie z.B. Ödeme, Aszites und Bein-*Qi*. *Chi Xiao Dou* kann als Einzelarznei verwendet oder mit anderen diuretischen Arzneien kombiniert werden.

- Ödeme am ganzen Körper und Stuhlverstopfung: *Chi Xiao Dou* mit *Sang Bai Pi* (Mori Cortex) und *Zi Su Ye* (Perillae Folium) verwenden oder allein als Nahrungsmittel anstelle von Reis.
- Ödeme aufgrund von Nephritis oder Mangelernährung sowie Aszites aufgrund von Leberzirrhose: Diese Substanz mit Karpfen kochen und täglich wie ein Nahrungsmittel essen.
- Bein-*Qi* mit Ödemen: *Chi Xiao Dou* als Einzelmittel innerlich einsetzen oder äußerlich zum Aufweichen.

Beseitigt Feuchte-Hitze und Gelbsucht

Gelbsucht: *Chi Xiao Dou* wirkt mild bei der Behandlung von Gelbsucht, die durch eine Ansammlung von Feuchte-Hitze verursacht wird.

Eliminiert Toxine und leitet Eiter ab

Erysipel oder toxische Schwellungen und Karbunkel: *Chi Xiao Dou* eliminiert Hitze und Toxine aus der Haut und hilft bei Hauterkrankungen wie wunden Stellen, Wundrose, Verletzungen und Karbunkeln. Diese Arznei leitet Eiter ab, lässt Schwellungen zurückgehen und fördert die Heilung.

- Schwellungen und Abszesse, die nicht geeitert haben: *Chi Xiao Dou* mit Eiweiß, Honig oder Essig mischen und äußerlich anwenden. Nach dem Eintrocknen erneut auftragen.
- Äußerliche Verletzungen mit Prellungen und Verstauchungen: Die Arznei äußerlich anwenden.

Dosierung

10–30 g. *Chi Xiao Dou* wird im Dekokt, in Pillen- oder Pulverform eingesetzt. Es wird sowohl innerlich als auch äußerlich angewendet. Darüber hinaus kann es (als Congee oder Porridge) gegessen werden.

Sicherheitshinweise, Kontraindikationen

Chi Xiao Dou ist kontraindiziert bei Patienten mit *Yin*-Mangel und bei Patienten ohne Feuchtigkeit.

Chemische Zusammensetzung

α-Globulin, β-Globulin, Kohlenhydrate, Fettsäure, Saponin, Vitamin A, B_1, B_2.[1]

Klinische und wissenschaftliche Studien

- **Mumps**: Sieben Patienten mit Mumps wurden mit gutem Ergebnis äußerlich mit *Chi Xiao Dou* behandelt. Für die aufzutragende Arznei wurden 50–70 Stück *Chi Xiao Dou* gemahlen. Das Pulver wurde mit Wasser, Eiweiß oder Honig vermischt.[2]
- **Verstauchung oder Zerrung mit Blutergüssen**: Bei 52 Patienten mit Schwellungen und Blutergüssen aufgrund von Verstauchungen oder Zerrungen wurde lokal *Chi Xiao Dou* aufgetragen. Nach ein bis zwei Anwendungen waren gute Resultate zu verzeichnen. Der Behandlungsplan schrieb vor, dass die Arzneipaste aufgetragen, auf der Haut belassen und nach 24 Stunden entfernt wurde. Für die Herstellung der Arzneipaste wurde die fein pulverisierte Arzneidroge mit kaltem Wasser vermischt.[3]
- **Ungenügender Milchfluss**: 20 Patientinnen, die über zu wenig Muttermilch verfügten, wurden mit guten Resultaten zweimal täglich drei bis fünf Tage lang mit einem Dekokt aus 240 g *Chi Xiao Dou* behandelt.[4]

Ergänzung

相思子 *Xiāng Sī Zǐ* (Abrus Precatoris Semen), *Abrus precatoris* L., wird gelegentlich wegen seines ähnlichen Aussehens irrtümlicherweise als *Chi Xiao Dou* verwendet. *Chi Xiao Dou* ist von dunkelroter Farbe, wohingegen *Xiang Si Zi* halb rot, halb schwarz ist. Die beiden Arzneien sollten nicht gegeneinander ausgetauscht werden, da *Xiang Si Zi* toxisch ist und angeblich schon einige Male versehentlich zu Vergiftungen führte.[5]

Referenzen

1. *Xian Dai Zhong Yao Yao Li Xue* (Contemporary Pharmacology of Chinese Herbs), 1997; 578–579
2. *Ha Er Bing Zhong Yi* (Haerbing Chinese Medicine), 1965; 9:32
3. *Zhong Xi Yi Jie He Za Zhi* (Journal of Integrated Chinese and Western Medicine), 1985; 10:630
4. *Chi Jiao Yi Sheng Za Zhi* (Journal of Barefoot Doctors), 1975; 12:593
5. *Zhong Yao Xue* (Chinese Herbology), 1998; 359:360

Dēng Xīn Cǎo

Junci Medulla

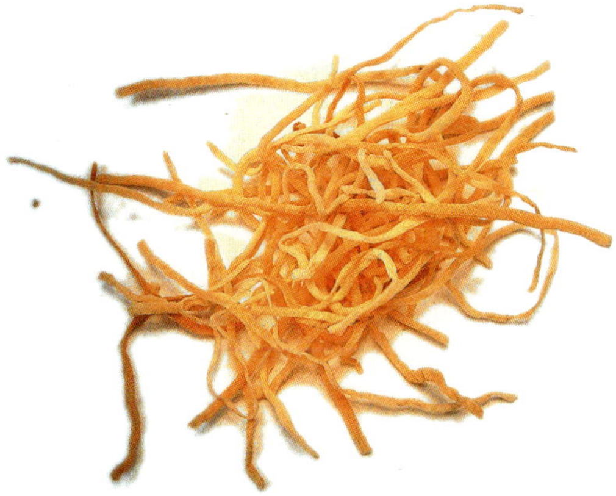

燈心草 灯心草

Pinyin-Name *Dēng Xīn Cǎo*
Wörtliche Übersetzung „Lampendocht-Arznei"
Andere chinesische Namen *Deng Xin, Deng Cao*
Originalquelle *Kai Bao Ben Cao* (Materia Medica der Kai-Bao-Ära), verfasst zwischen 973 und 974 von Ma Zhi
Deutscher Name Flatterbinse
Botanischer Name *Juncus offusus* L. var. *decipiens* Buchen. (*Deng Xin Cao*)
Pharmazeutischer Name Junci Medulla
Eigenschaften Süß, mild, kühl
Leitbahnen Herz, Lunge, Dünndarm

Chinesische therapeutische Wirkungen

Fördert die Miktion bei der Behandlung von Lin Zheng (Dysurie-Syndrom)

Re Lin (Hitze-Dysurie): Aufgrund seiner Kühle ist *Deng Xin Cao* (Junci Medulla) sehr wirksam bei Problemen des Harntrakts, die von einer Ansammlung von Feuchtigkeit und Hitze im Unteren *Jiao* (Unterer Erwärmer) verursacht werden. Seine diuretischen Eigenschaften sind jedoch recht mild und müssen für eine optimale Wirkung durch andere Arzneien ergänzt werden. *Deng Xin Cao* fördert außerdem die Harnausscheidung, hilft bei Ödemen am ganzen Körper und bei Ödemen aufgrund von Nephritis.

- Dysurie: Diese Arznei zu *Dan Zhu Ye* (Lophatheri Herba) und *Che Qian Cao* (Plantaginis Herba) hinzufügen.

- Ödeme am ganzen Körper: *Deng Xin Cao* hoch dosiert verwenden.
- Ödeme aufgrund von Nephritis: Kombination mit *Che Qian Cao* (Plantaginis Herba) und *Bai Mao Gen* (Imperatae Rhizoma).

Beseitigt Herz-Hitze und beruhigt Feuer

Shen-(Geist-)Störung: *Deng Xin Cao* beseitigt Herz-Feuer und hilft bei ähnlichen Symptomen. Klinische Anwendungsgebiete sind Schlaflosigkeit, Reizbarkeit und nächtliches Schreien von Kleinkindern.

- Schlaflosigkeit und Reizbarkeit: mit *Zhu Sha* (Cinnabaris), *Suan Zao Ren* (Ziziphi Spinosae Semen) und *Fu Shen* (Poriae Sclerotium Paradicis) kombinieren.
- Nächtliches Schreien von Kleinkindern: *Suan Zao Ren* (Ziziphi Spinosae Semen), *Xiao Mai* (Tritici Fructus) und *Fu Shen* (Poriae Sclerotium Paradicis) hinzufügen.

Beseitigt Lungen-Hitze

Halsentzündung: *Deng Xin Cao* hilft bei Halsentzündung, die durch Hitze in der Lunge verursacht wird. Verkohltes *Deng Xin Cao* innerlich oder lokal anwenden, um Schmerzen zu beseitigen.

6

- Die pulverisierte Arznei lokal anwenden: Das Pulver durch den Mund verabreichen (indem man es z.B. durch einen Strohhalm schüttet oder bläst), um es unmittelbar auf die Halsschleimhaut aufzutragen.

Kühlt das Blut, stoppt Blutungen

Verkohltes *Deng Xin Cao* kühlt das Blut und stoppt Blutungen.

Dosierung

1,5–2,5 g als Dekokt oder in Pillenform. Nicht-verarbeitetes *Deng Xin Cao* beseitigt Hitze und reguliert die Wasserzirkulation. Die verkohlte Arznei kühlt das Blut und stoppt Blutungen.

Sicherheitshinweise, Kontraindikationen

Deng Xin Cao ist kontraindiziert bei Patienten mit Mangelzuständen und Kälte im Mittleren *Jiao* und in Fällen von Harninkontinenz.

Chemische Zusammensetzung

Araban, Xylan, Methylpentosan, Luteolin, Luteolin-7-glucosid, Tripeptid, Effusol.[1]

Klinische und wissenschaftliche Studien

Chronische Nephritis: Ein Arzneidekokt aus 60 g frischem *Deng Xin Cao* und 300 g Tofu wurde bei Patienten mit chronischer Nephritis eingesetzt. Das Dekokt wurde im Behandlungsverlauf 30 Tage lang einmal täglich verabreicht. War mehr als ein Behandlungsgang nötig, wurde zwischen den Behandlungen eine Woche pausiert. Laut Studie wurden von 30 Patienten 16 vollkommen gesund, bei acht trat eine signifikante Besserung ein, bei zwei eine leichte und bei vier Patienten keine.[2]

Kommentar der Autoren

Deng Xin Cao und *Zhu Ye* (Phyllostachys Herba) beseitigen beide Herz-Feuer und regen die Diurese an. *Deng Xin Cao* hilft besser bei *Lin Zheng* (Dysurie-Syndrom) mit brennendem, schmerzhaftem Wasserlassen. *Zhu Ye* beruhigt Herz-Feuer effektiver und hilft damit bei Reizbarkeit und Schlaflosigkeit.

Referenzen

1. *Xian Dai Zhong Yao Yao Li Xue* (Contemporary Pharmacology of Chinese Herbs), 1997; 581
2. *Fu Zhou Yi Yao* (Fuzhou Medicine and Medicinals), 1983; (3):30

Dì Fū Zǐ
Kochiae Fructus

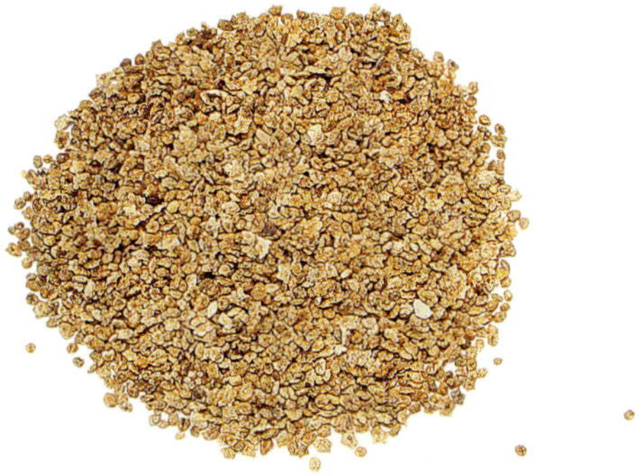

地膚子 地肤子

Pinyin-Name *Dì Fū Zǐ*
Wörtliche Übersetzung „Erd-Haut-Same"
Andere chinesische Namen *Luo Sao Zi, Di Kui, Di Mai*
Originalquelle *Shen Nong Ben Cao Jing* (Die Materia Medica des göttlichen Landmannes), vermutlich Östliche Han-Dynastie
Deutscher Name Besenradmeldenfrüchte
Botanischer Name *Kochia scoparia* (L.) schrad. (*Di Fu*)
Pharmazeutischer Name Kochiae Fructus
Eigenschaften Süß, bitter, kalt
Leitbahnen Blase, Niere

Chinesische therapeutische Wirkungen

Eliminiert Feuchte-Hitze und fördert die Miktion

Lin Zheng (Dysurie-Syndrom): *Di Fu Zi* (Kochiae Fructus) eliminiert Feuchte-Hitze und fördert die Miktion. Es wird allgemein bei *Shi-Re Lin* mit Feuchte-Hitze-Dysurie mit brennendem, spärlichem, dunklem Urin verwendet.

- *Shi-Re Lin* (Feuchte-Hitze-Dysurie): *Di Fu Zi* mit *Che Qian Zi* (Plantaginis Semen), *Hua Shi* (Talcum) und *Mu Tong* (Akebiae Caulis) verwenden.
- Harnweginfektion während der Schwangerschaft: *Di Fu Zi* allein verwenden.
- Harnweginfektion oder Blasenentzündung: Kombination mit *Zhu Ling* (Polyporus), *Che Qian Zi* (Plantaginis Semen), *Tong Cao* (Tetrapanacis Medulla) und *Gan Cao* (Glycyrrhizae Radix et Rhizoma).

Vertreibt Feuchtigkeit und beseitigt damit Jucken

Di Fu Zi vertreibt Feuchtigkeit aus der Haut und beseitigt damit das Jucken und die Entzündung bei Ekzemen, Krätze, Nesselsucht und anderen Hautproblemen. Es hilft außerdem gut bei Juckreiz im Genitalbereich. Es wird häufig innerlich oder äußerlich als Pulver oder Spülung verwendet.

- Juckreiz: Dieses Arzneimittel mit *Bai Xian Pi* (Dictamni Cortex), *Ku Shen* (Sophorae Flavescentis Radix) und *She Chuang Zi* (Cnidii Fructus) äußerlich als Pulver verwenden.
- Ekzeme: Kombination mit *Mu Dan Pi* (Moutan Cortex), *Bai Xian Pi* (Dictamni Cortex), *Huang Bo* (Phellodendri Cortex) und *Jin Yin Hua* (Lonicerae Flos) im Dekokt.
- Nesselsucht mit Rötung und Juckreiz: Kombination mit *Jin Yin Hua* (Lonicerae Flos), *Fang Feng* (Saposhnikoviae Radix), *Bo He* (Menthae Haplocalycis Herba), *Ju Hua* (Chrysanthemi Flos) und *Huang Bo* (Phellodendri Cortex) zur innerlichen Anwendung.
- Rötung und Schmerzen der Augen: *Di Fu Zi* als Tee verwenden mit *Jue Ming Zi* (Cassiae Semen), *Qing Xiang Zi* (Celosiae Semen) und *Gu Jing Cao* (Eriocauli Flos).

Dosierung

10–15 g.

Chemische Zusammensetzung

Oleanolsäure, Ecdysteroid, Triterpenoidsaponine, Alkaloide.[1]

Pharmakologische Wirkungen

Antibiotisch: Der Wasserextrakt von *Di Fu Zi* wirkt in vitro hemmend auf einige Dermatophyten und pathogene Pilze.[2]

Referenzen

1. *Xian Dai Zhong Yao Yao Li Xue* (Contemporary Pharmacology of Chinese Herbs), 1997; 577
2. *Yun Nan Zhong Yao Zhi* (Yunan Journal of Chinese Herbal Medicine), 1990; 244

6

Dīng Shù Xiŭ

Elephantopus Scaber Herba

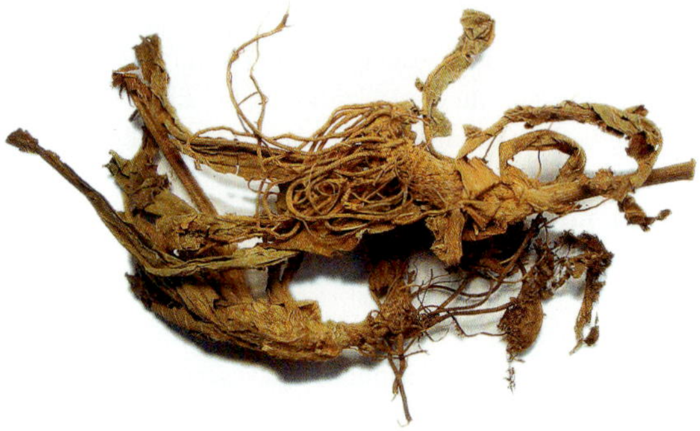

丁豎朽 丁竖朽

Pinyin-Name *Dīng Shù Xiŭ*
Andere chinesische Namen *Xi Ben Deng Shu Xiu, Hong Shu Xiu, Tian Jie Cai, Ku Di Dan*
Deutscher Name Elephantopus-Kraut
Botanischer Name *Elephantopus scaber* L.
Pharmazeutischer Name Elephantopus Scaber Herba
Eigenschaften Süß, bitter, kalt
Leitbahnen Leber, Nieren, Dickdarm

6

Chinesische therapeutische Wirkungen

Fördert die Miktion und reduziert Schwellungen

Wasser-Akkumulation: *Ding Shu Xiu* (Elephantopus Scaber Herba) wird oft verwendet bei Ödemen am ganzen Körper, bei Ödemen des Gesichts und der Gliedmaßen, Bein-*Qi* und Schwellungen, wie sie bei Patienten mit Nephritis und Hydronephrose zu beobachten sind.

- Nephritis: *Ding Shu Xiu* mit *Shui Ding Xiang* (Ludwigiae Prostratae Herba), *Bian Xu* (Polygoni Avicularis Herba), *Qu Mai* (Dianthi Herba), *Hua Shi* (Talcum), *Gan Cao* (Glycyrrhizae Radix et Rhizoma), *Mu Tong* (Akebiae Caulis) und *Yu Mi Xu* (Maydis Stigma) verwenden.
- Ödeme: Kombination mit *Mo Gu Xiao* (Hyptis Capitatae Caulis), *Bian Xu* (Polygoni Avicularis Herba), *Qu Mai* (Dianthi Herba), *Yi Yi Ren* (Coicis Semen), *Huang Qi* (Astragali Radix), *Fang Ji* (Stephaniae Tetrandrae Radix) und *Yu Mi Xu* (Maydis Stigma).
- Gicht: zusammen mit *Wan Dian Jin* (Ilicis Asprellae Radix), *Shui Ding Xiang* (Ludwigiae Prostratae Herba) und *Shan Pu Tao* (Vitis Amurensis Radix) einsetzen.

Beseitigt Hitze und eliminiert Toxine

Ding Shu Xiu hilft bei unterschiedlichen Arten von schmerzhaften Schwellungen, *Chang Feng* (Wind im Darm) mit rektalen Blutungen während oder vor einer Darmbewegung und bei hämorrhoidalen Blutungen.

- Blutende Hämorrhoiden: *Ding Shu Xiu* zusammen mit *Feng Wei Cao* (Pteris Herba) verwenden.

Befreit von Schmerzen

- Kopfschmerzen oder Migräne: *Ding Shu Xiu* zusammen mit *Ma Bian Cao* (Verbenae Herba), *Hu Zhang* (Polygoni Cuspidati Rhizoma), *Chuan Xiong* (Chuanxiong Rhizoma), *Bai Zhi* (Angelicae Dahuricae Radix), *Chai Hu* (Bupleuri Radix) und *Gan Cao* (Glycyrrhizae Radix et Rhizoma) verwenden.

Dosierung

6–15 g im Dekokt.

Dōng Guā Pí

Benincasae Exocarpium

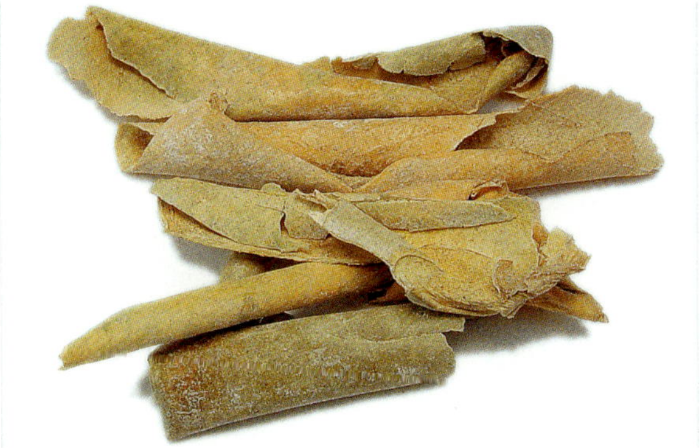

冬瓜皮

Pinyin-Name *Dōng Guā Pí*
Wörtliche Übersetzung „Wintermelonenschale"
Originalquelle *Kai Bao Ben Cao* (Materia Medica der Kai-Bao-Ära) verfasst von 973 bis 974 von Ma Zhi
Deutscher Name Wachskürbisschale
Botanischer Name *Benincasa hispida* (Thunb.) Cogn. (*Dong Gua*)
Pharmazeutischer Name Benincasae Exocarpium
Eigenschaften Süß, mild, kühl
Leitbahnen Lunge, Dünndarm

Chinesische therapeutische Wirkungen

Fördert die Diurese und verringert Ödeme

Ödeme: *Dong Gua Pi* (Benincasae Exocarpium) leitet Wasser-Akkumulation aus und beseitigt Hitze. Es wird v.a. bei Ödemen verwendet, die durch Feuchte-Hitze verursacht werden. Es ist relativ mild, wenn es allein eingesetzt wird. Deshalb wird es oft mit anderen diuretischen Arzneien angewendet, um die Wirkung zu steigern.

- Ödeme: *Dong Gua Pi* zusammen mit *Fu Ling* (Poria), *Chi Xiao Dou* (Phaseoli Semen) und *Bai Mao Gen* (Imperatae Rhizoma) verwenden.

Dosierung

15–30 g im Dekokt.

Dōng Guā Zǐ

Benincasae Semen

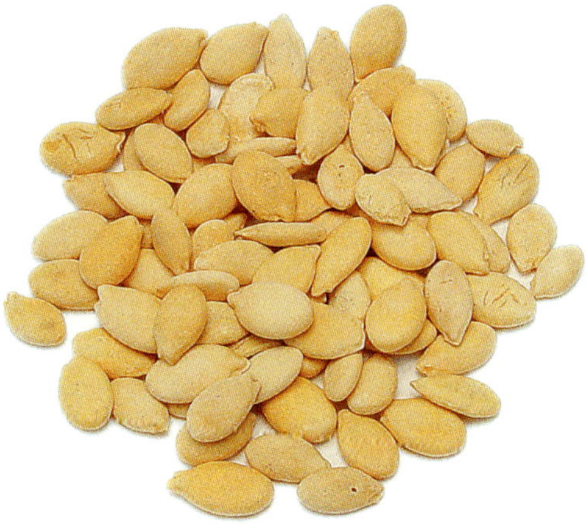

冬瓜子

Pinyin-Name *Dōng Guā Zǐ*
Wörtliche Übersetzung „Wintermelonensamen"
Andere chinesische Namen *Bai Gua Zi, Dong Gua Ren, Gua Ban, Bai Dong Gua Zi, Gua Zi*
Originalquelle *Shen Nong Ben Cao Jing* (Die Materia Medica des göttlichen Landmannes), vermutlich Östliche Han-Dynastie
Deutscher Name Wachskürbissamen
Botanischer Name *Benincasa hispida* (Thunb.) Cogn. (*Dong Gua*)
Pharmazeutischer Name Benincasae Semen
Eigenschaften Süß, kühl
Leitbahnen Lunge, Magen, Dünndarm, Dickdarm

Chinesische therapeutische Wirkungen

Beseitigt Hitze, löst Schleim auf und eliminiert Eiter

Dong Gua Zi (Benincasae Semen) ist aufgrund seiner süßen, kalten Natur und seines Zugangs zu Lunge, Magen, Dick- und Dünndarm nützlich bei der Behandlung von Lungen- und Darmabszessen. Andere Anwendungsgebiete sind Husten, Ödeme, Schleim und Bronchitis.

- Lungenabszess mit faulig riechendem Auswurf: *Dong Gua Zi* mit *Jie Geng* (Platycodi Radix), *Yu Xing Cao* (Houttuyniae Herba), *Lian Qiao* (Forsythiae Fructus),

Yi Yi Ren (Coicis Semen), *Jin Yin Hua* (Lonicerae Flos) und *Da Qing Ye* (Isatidis Folium) verwenden.
- Bronchitis mit Husten, gelbem Auswurf und Halsentzündung: Kombination mit *Bo He* (Menthae Haplocalycis Herba), *Ku Xing Ren* (Armeniacae Semen), *Qian Hu* (Peucedani Radix), *Niu Bang Zi* (Arctii Fructus) und *She Gan* (Belamcandae Rhizoma).
- Bronchitis mit trockenem Husten und evtl. spärlichem, blutigem Sputum: Kombination mit *Ku Xing Ren* (Armeniacae Semen), *Ban Xia* (Pinelliae Rhizoma), *Di Huang* (Rehmanniae Radix), *Nan Sha Shen* (Adenophorae Radix), *Chuan Bei Mu* (Fritillariae Cirrhosae Bulbus), *Ce Bai Ye* (Platycladi Cacumen) und *Qian Cao* (Rubiae Radix et Rhizoma).
- Darmabszess: zusammen mit *Da Huang* (Rhei Radix et Rhizoma) und *Mu Dan Pi* (Moutan Cortex) verwenden. **Beispiel-Rezeptur**: *Da Huang Mu Dan Tang* (Rhei Radix et Rhizoma und Moutan Cortex Dekokt).

Fördert die Diurese

Ödeme: *Dong Gua Zi* ist eine recht milde Arznei für Ödeme aufgrund von Nephritis und Dysurie. Zur Steigerung der Wirkung sollte es mit anderen Arzneien kombiniert werden.

6

- Ödeme: zusammen mit *Fu Ling* (Poria), *Ze Xie* (Alismatis Rhizoma) und *Zhu Ling* (Polyporus) einsetzen.
- Ödeme im unteren Teil des Körpers mit brennenden Empfindungen und Schwellungen: Kombination mit *Niu Xi* (Achyranthis Radix), *Mu Gua* (Chaenomelis Fructus), *Fang Ji* (Stephaniae Tetrandrae Radix) und *Yi Yi Ren* (Coicis Semen).
- Sommerliche Feuchte-Hitze: *Dong Gua Zi* mit *Pei Lan* (Eupatorii Herba), *Huo Xiang* (Agastaches Herba) und *Hua Shi* (Talcum) kombinieren.
- Dysurie: mit *Hua Shi* (Talcum), *Zhu Ling* (Polyporus) und *Che Qian Zi* (Plantaginis Semen) anwenden.

Dosierung

10–15 g. Unverarbeitetes *Dong Gua Zi* wirkt stärker beim Auflösen von Schleim, der Zerstreuung von Eiter und Abszessen, der Regulierung der Wasserzirkulation und der Behandlung von Ödemen. Trocken-gebratenes *Dong Gua Zi* kann besser Milz und Magen wärmen und Feuchtigkeit ausleiten. Außerdem erleichtert das Trocken-Braten die Extraktion der aktiven Bestandteile.

Sicherheitshinweise, Kontraindikationen

Dong Gua Zi sollte bei Patienten mit Diarrhö aufgrund eines Mangel- und Kältezustands von Milz und Magen vorsichtig angewendet werden.

Kommentar der Autoren
Laut Dr. Yin Hui-He kann der Therapeut *Dong Gua Zi* (Benincasae Semen) mit *Yi Yi Ren* (Coicis Semen), *Tao Ren* (Persicae Semen) und *Huang Qin* (Scutellariae Radix) bei der Behandlung von Dickdarmerkrankungen kombinieren, bei denen Eiter und Blut im Stuhl auftreten und die Patienten das Gefühl einer unvollständigen Stuhlentleerung haben. Diese Arzneikombination dringt in die Lunge ein, das Partnerorgan des Dickdarms, und leitet Feuchtigkeit aus. Dieses Prinzip – die Lunge behandeln, um auf den Dickdarm einzuwirken – kann auch bei der Behandlung von entzündlichen Darmstörungen angewendet werden.

Dōng Kuí Zǐ
Malvae Semen

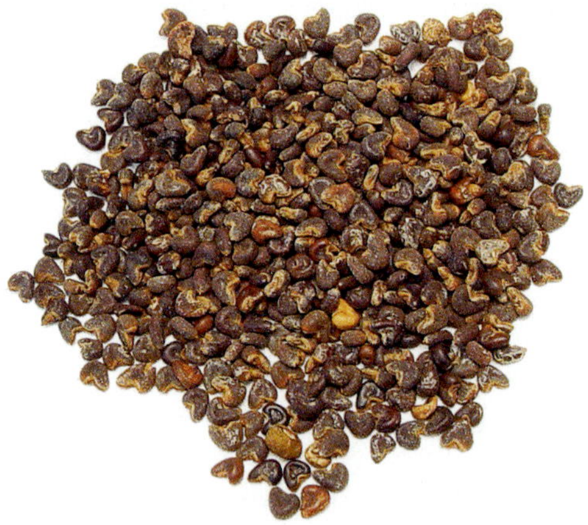

冬葵子

Pinyin-Name *Dōng Kuí Zǐ*
Andere chinesische Namen *Dong Kui Guo, Kui Zi*
Originalquelle *Shen Nong Ben Cao Jing* (Die Materia Medica des göttlichen Landmannes), vermutlich Östliche Han-Dynastie
Deutscher Name Malvensamen
Botanischer Name *Malva verticillata* L. (*Dong Kui Zi*)
Pharmazeutischer Name Malvae Semen

Eigenschaften Süß, kalt
Leitbahnen Blase, Dickdarm, Dünndarm

Chinesische therapeutische Wirkungen

Reguliert die Wasserzirkulation

Lin Zheng (Dysurie-Syndrom) und Ödeme: *Dong Kui Zi* (Malvae Semen) reguliert die Wasserzirkulation und fördert dadurch die normale Miktion.

- Dysurie allgemein: *Dong Kui Zi* als Einzelarznei verwenden.
- Dysurie aufgrund von Hitze-Ansammlung in der Blase: Kombination mit *Che Qian Zi* (Plantaginis Semen), *Mu Tong* (Akebiae Caulis) und *Huang Bo* (Phellodendri Cortex).
- Ödeme, Schweregefühl, Dysurie während der Schwangerschaft: Kombination mit *Fu Ling* (Poria).
- Harnsteine: zusammen mit *Hai Jin Sha* (Lygodii Spora), *Jin Qian Cao* (Lysimachiae Herba), *Ze Xie* (Alismatis Rhizoma), *Ze Lan* (Lycopi Herba) und *Niu Xi* (Achyranthis Radix) verwenden.

Regt den Milchfluss an

Blockierter Milchfluss: *Dong Kui Zi* regt den Milchfluss postpartal bei Frauen mit Spannungsgefühl in der Brust und Schmerzen aufgrund von Stagnation in den Leitbahnen und Kollateralen an.

- Spärlicher Milchfluss mit Schmerzen und Schwellung der Brüste: *Dong Kui Zi* zusammen mit *Wang Bu Liu Xing* (Vaccariae Semen) und *Chuan Shan Jia* (Manitis Squama) verwenden oder *Dong Kui Zi* und *Sha Ren* (Amomi Fructus) in Pulverform einnehmen und danach einen Getreideschnaps.
- Fibrozystische Brusterkrankungen: zusammen mit *Bai Zhi* (Angelicae Dahuricae Radix), *Gua Lou* (Trichosanthis Fructus), *Lou Lu* (Rhapontici Radix), *Feng Fang* (Vespae Nidus) und *Chi Shao* (Paeoniae Radix Rubra) verwenden.

Befeuchtet den Darm, befreit von Stuhlverstopfung

Stuhlverstopfung: *Dong Kui Zi* hilft bei Verstopfung aufgrund von Flüssigkeitsmangel im Dickdarm. Am besten ist es für Patienten geeignet, die sowohl unter häufigem Wasserlassen als auch unter Verstopfung leiden. Es wird normalerweise mit anderen purgativen oder feucht-abführenden Arzneien eingesetzt, um die Wirkung zu optimieren.

Dosierung

10–15 g.

Sicherheitshinweise, Kontraindikationen

Dong Kui Zi bei Schwangeren und Patienten mit Mangel-Zustand und Kälte der Milz und des Magens vorsichtig anwenden.

Chemische Zusammensetzung

Lipide, Protein, Zucker, Stärke.[1]

Toxikologie

Es wurde von einem Fall berichtet, in dem es in Verbindung mit *Dong Kui Zi* zu einer negativen Wirkung kam. Nach der Einnahme von zwei Gaben eines Dekokts der Arznei berichtete der Patient von Doppeltsehen, Sehstörungen, Erregtheit und Delirium. Die Arznei wurde sofort abgesetzt und der Patient symptomatisch behandelt. Alle negativen Reaktionen legten sich innerhalb von 24 Stunden.[2]

Ergänzung

茼麻子 *Qīng Má Zǐ* (Abutili Semen): In der Vergangenheit wurden Malve und Abutilon als die botanische Ausgangssubstanz „*Dong Kui Zi*“ verwendet. Heutzutage werden diese Pflanzen jedoch separat kategorisiert, mit unterschiedlichen und klar voneinander abgegrenzten Funktionen, die bei der klinischen Anwendung nicht gegeneinander ausgetauscht werden können. Um Verwirrung zu vermeiden, bemüht man sich, die beiden Quellen voneinander zu trennen. Die aktuelleren und genaueren Bezeichnungen sind *Dong Kui Zi* (Malvae Semen) und *Qing Ma Zi* (Abutili Semen). *Dong Kui Zi* wird aus *Malva verticillata* hergestellt, während *Qing Ma Zi* aus *Abutilon theophrastii* oder *Abutilon avicennae* gewonnen wird. Klinisch wird *Dong Kui Zi* (Malvae Semen) gewöhnlich bei Dysurie und Stuhlverstopfung und *Qing Ma Zi* (Abutili Semen) bei Dysurie und Dysenterie verwendet.[3]

Referenzen

1. *Chang Yong Zhong Yao Cheng Fen Yu Yao Li Shou Ce* (A Handbook of the Composition and Pharmacology of Common Chinese Drugs), 1994; 735
2. *Si Chuan Zhong Yi* (Sichuan Chinese Medicine), 1984; (1):57
3. *Zhong Yao Xue* (Chinese Herbology), 1998; 363:364

6

Fěn Bì Xiè

Dioscoreae Hypoglaucae Rhizoma

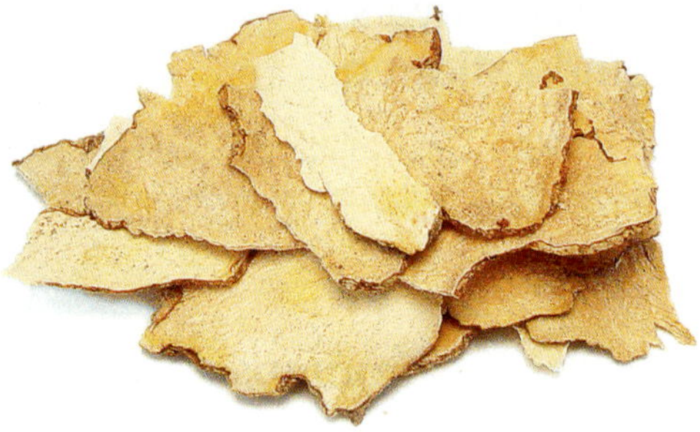

粉萆薢

6

Pinyin-Name *Fěn Bì Xiè*
Andere chinesische Namen *Bi Xie, Zhu Mu, Chi Jie, Fen Bie Xie*
Originalquelle *Shen Nong Ben Cao Jing* (Die Materia Medica des göttlichen Landmannes), vermutlich Östliche Han-Dynastie
Deutscher Name Yamswurzelstock
Botanischer Name *Dioscorea hypoglauca* palibin (*Fen Bi Xie*); *Dioscorea septemloba* Thunb. (*Mian Bi Xie*); *Dioscorea futschauensis* Uline (*Fu Zhou Shu Yu*)
Pharmazeutischer Name Dioscoreae Hypoglaucae Rhizoma
Eigenschaften Bitter, neutral
Leitbahnen Blase, Leber, Magen

Traditionell ist 萆薢 *Bì Xiè* der in Lehrbüchern und von Therapeuten der Chinesischen Arzneiemedizin häufiger verwendete Name. Heutzutage ist jedoch 粉萆薢 Fěn *Bì Xiè* der offizielle Name, der von der Pharmakopöe der Volksrepublik China 2005 übernommen wurde. Dieser wird daher auch durchgängig als Standardname in diesem Buch verwendet.

Chinesische therapeutische Wirkungen

Trennt das Klare vom Trüben

Gao Lin (trübe Dysurie): *Fen Bi Xie* (Dioscoreae Hypoglaucae Rhizoma) vertreibt Feuchtigkeit und wirkt bei Störungen, die durch wolkigen, trüben, milchigen Urin mit weißen Klümpchen oder blutigen Streifen gekennzeichnet sind. Brennen und Schmerzen beim Wasserlassen und eine rote Zunge mit gelbem Zungenbelag sind Zeichen für Feuchte-Hitze im Unteren *Jiao* (Unterer Erwärmer). Weitere Anzeichen dafür sind häufiger Harndrang, Harninkontinenz, Zystitis und eine akute Harnröhrenentzündung. Wolkiger, trüber Urin, häufiges Wasserlassen und das *Fehlen* von Brennen und Schmerzen sind Ausdruck eines *Yang*-Mangels.

- Trüber Urin aufgrund von Feuchte-Hitze: *Fen Bi Xie* zusammen mit *Che Qian Zi* (Plantaginis Semen), *Huang Bo* (Phellodendri Cortex) und *Hua Shi* (Talcum) verwenden.
- Trüber Urin aufgrund von *Yang*-Mangel: Kombination mit *Wu Yao* (Linderae Radix), *Yi Zhi* (Alpiniae Oxyphyllae Fructus) und *Shi Chang Pu* (Acori Tatarinowii Rhizoma). **Beispiel-Rezeptur**: *Bi Xie Fen Qing Yin* (Dioscorea Hypoglauca Dekokt, das das Klare trennt).

Leukorrhö: Feuchtigkeit-Akkumulation im Unteren *Jiao* (Unterer Erwärmer) führt zu trübem, weißem Scheidenausfluss.

- Leukorrhö aufgrund von Feuchtigkeit: *Fen Bi Xie* zusammen mit *Fu Ling* (Poria) und *Bai Zhu* (Atractylodis Macrocephalae Rhizoma) verwenden.

Vertreibt Wind und Feuchtigkeit

Bi Zheng (schmerzhaftes Blockade-Syndrom): *Fen Bi Xie* hilft sowohl bei Fülle- als auch Mangel-*Bi-Zheng*, wenn z.B. Kälte und Feuchtigkeit (die sich bei kaltem, regnerischem Wetter verschlimmern), Hitze und Feuchtigkeit (Verschlechterung bei heißem Wetter) oder Nierenmangel (Schwäche und wundes Gefühl in den Gelenken, besonders im unteren Rücken und in den Knien) im Vordergrund stehen.

- *Bi Zheng*: *Fen Bi Xie* mit *Du Huo* (Angelicae Pubescentis Radix), *Chuan Xiong* (Chuanxiong Rhizoma) und *Wei Ling Xian* (Clematidis Radix et Rhizoma) verwenden.
- *Bi Zheng* aufgrund von Kälte und Feuchtigkeit: Kombination mit *Fu Zi* (Aconiti Radix Lateralis Praeparata) und *Gui Zhi* (Cinnamomi Ramulus).
- *Bi Zheng* aufgrund von Hitze und Feuchtigkeit: *Qin Jiao* (Gentianae Macrophyllae Radix), *Yi Yi Ren* (Coicis Semen) und *Fang Ji* (Stephaniae Tetrandrae Radix) hinzufügen.
- Schmerzen im unteren Rücken und Schwäche der Knie aufgrund von Nieren-Mangel: zusammen mit *Du Zhong* (Eucommiae Cortex), *Xu Duan* (Dipsaci Radix) und *Niu Xi* (Achyranthis Radix) verwenden.

Dosierung

10–15 g.

Sicherheitshinweise, Kontraindikationen

Fen Bi Xie darf bei Patienten mit Nieren-*Yin*-Mangel nur vorsichtig angewendet werden.

Chemische Zusammensetzung

Dioscin, Gracillin, Dioscoreasapotoxin A, B; Tokoronin, Yononin, Diosgenin, Tokorogenin, Yamoogenin, Yonogenin, Kogagenin, Igagenin.[1]

Klinische und wissenschaftliche Studien

- **Nephritis**: 14 Nephritis-Patienten haben mit guten Behandlungsresultaten zwei- bis dreimal täglich vor den Mahlzeiten 24–36 g einer Arzneirezeptur mit heißem Wasser eingenommen. Zu dieser Rezeptur sind keine Kontraindikationen bekannt. Sie enthielt je 500 g *Fen Bi Xie*, *Huang Bo* (Phellodendri Cortex), *Zhi Mu* (Anemarrhenae Rhizoma), *Ze Xie* (Alismatis Rhizoma), *Fu Ling* (Poria), *Yi Zhi* (Alpiniae Oxyphyllae Fructus) und *Mu Dan Pi* (Moutan Cortex), zu feinem Pulver vermahlen, gemischt und zu Pillen geformt.[2]
- **Harnweginfektion**: In einer weiteren Untersuchung wurden 32 Patienten mit Harnweginfektionen mit einem Arzneidekokt behandelt, das *Fen Bi Xie* enthielt. 18 Patienten wurden vollständig gesund, bei 13 verbesserte sich der Zustand merklich, ein Patient zeigte keine Reaktion. Die Erfolgsquote lag insgesamt bei 97,6%. Der Behandlungsplan schrieb pro Behandlungszyklus drei Tage lang einmal täglich eine Gabe des Dekokts vor. Das Arzneidekokt enthielt *Fen Bi Xie* 20 g, *Fu Ling* (Poria) 30 g, *Hua Shi* (Talcum) 30 g, *Cang Zhu* (Atractylodis Rhizoma) 15 g, *Huang Bo* (Phellodendri Cortex) 15 g, *Che Qian Zi* (Plantaginis Semen) 15 g, *Qu Mai* (Dianthi Herba) 15 g, *Mu Tong* (Akebiae Caulis) 10 g, *Bian Xu* (Polygoni Avicularis Herba) 10 g, *Zhi Zi* (Gardeniae Fructus) 10 g, *Da Huang* (Rhei Radix et Rhizoma) 10 g, *Gan Cao* (Glycyrrhizae Radix et Rhizoma) 3 g und bei Bedarf andere Arzneien.[3]

Referenzen

1. *Chang Yong Zhong Yao Xian Dai Yan Jiu Yu Lin Chuang* (Recent Study and Clinical Application of Common Traditional Chinese Medicine), 1995; 270
2. *Zhong Yi Za Zhi* (Journal of Chinese Medicine), 1959; (6):21
3. *Zhe Jiang Zhong Yi Za Zhi* (Zhejiang Journal of Chinese Medicine), 1992; 27(2):59

Fú Líng

Poria

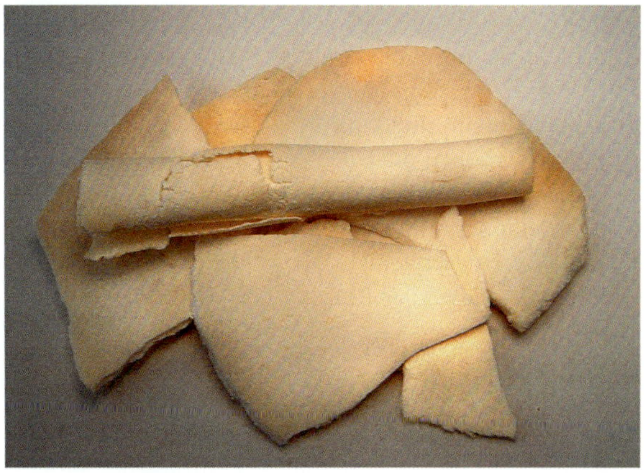

茯苓

Pinyin-Name *Fú Líng*
Andere chinesische Namen *Yun Ling*
Originalquelle *Shen Nong Ben Cao Jing* (Die Materia Medica des göttlichen Landmannes), vermutlich Östliche Han-Dynastie
Deutscher Name Kokospilzmyzel
Botanischer Name *Poria cocos* (Schw.) Wolf (*Fu Ling*)
Pharmazeutischer Name Poria
Eigenschaften Süß, mild, neutral
Leitbahnen Herz, Milz, Nieren

Chinesische therapeutische Wirkungen

Fördert die Harnausscheidung und leitet Feuchtigkeit aus

Ansammlung von Wasser und Feuchtigkeit: Aufgrund seiner neutralen Temperatureigenschaften wird *Fu Ling* (Poria) häufig verwendet, um die Harnausscheidung zu fördern und Feuchtigkeit auszuleiten, ohne dem *Qi* zu schaden. Es behandelt in der Regel Ödeme, Völlegefühl und Auftreibung, Dysurie und innere Wasser- oder Schleimansammlungen. *Fu Ling* ist neutral und deshalb nützlich bei Fülle- oder Leere-, Hitze- oder Kälte-Zuständen.

- Dysurie: Kombination von *Fu Ling* mit *Zhu Ling* (Polyporus) und *Ze Xie* (Alismatis Rhizoma). **Beispiel-Rezeptur**: *Wu Lin San* (Erweitertes Fünf Bestandteile Pulver für schmerzhafte Miktionsdysfunktion).

- Ödeme durch Milz- und Nieren-*Yang*-Mangel: Zusammen mit *Fu Zi* (Aconiti Radix Lateralis Praeparata) und *Sheng Jiang* (Zingiberis Rhizoma Recens) verwenden.
- Ödeme mit Dysurie: Mit *Bai Zhu* (Atractylodis Macrocephalae Rhizoma) und *Gui Zhi* (Cinnamomi Ramulus).
- Schleimansammlung: *Zhu Ling* (Polyporus) und *Ze Xie* (Alismatis Rhizoma) hinzufügen.
- Schleimansammlung mit Milz-Mangel: Die Dosis von *Fu Ling* erhöhen oder *Bai Zhu* (Atractylodis Macrocephalae Rhizoma) hinzufügen.
- Schleimansammlung mit Schwindel: Kombination mit *Bai Zhu* (Atractylodis Macrocephalae Rhizoma) und *Tian Ma* (Gastrodiae Rhizoma).

Kräftigt die Milz

Milz-Qi-Mangel: Dieser Mangel-Zustand ist die Hauptursache von Feuchtigkeit-Akkumulation im Körper. *Fu Ling* stärkt und tonisiert die Milz bei der Behandlung von Ödemen, weichem Stuhl, Müdigkeit, Appetit- und Energiemangel.

6

- Weicher Stuhl aufgrund von Milz-*Qi*-Mangel: Kombination mit *Ren Shen* (Ginseng Radix et Rhizoma) und *Bai Zhu* (Atractylodis Macrocephalae Rhizoma). **Beispiel-Rezeptur**: *Shen Ling Bai Zhu San* (Ginseng Radix et Rhizoma, Poria und Atractylodis Macrocephalae Rhizoma Pulver).
- Reizdarmsyndrom aufgrund von Milz-*Qi*-Mangel: *Gui Zhi* (Cinnamomi Ramulus), *Bai Zhu* (Atractylodis Macrocephalae Rhizoma), *Gan Cao* (Glycyrrhizae Radix et Rhizoma), *Bai Shao* (Paeoniae Radix Alba), *Mu Xiang* (Aucklandiae Radix), *Rou Dou Kou* (Myristicae Semen) und *Wu Zhu Yu* (Evodiae Fructus) hinzufügen.

Beruhigt Shen (Geist)

Shen-(Geist-)Störung: *Fu Ling* beruhigt *Shen* (Geist) bei der Behandlung von Schlaflosigkeit und Palpitationen aufgrund von Herz- und Milz-Mangel-Zuständen oder von Schleim, der das Herz verlegt.

- Schlaflosigkeit und Palpitationen aufgrund von Herz- und Milz-Mangel-Zuständen: *Fu Ling* mit *Dang Shen* (Codonopsis Radix), *Long Yan Rou* (Longan Arillus) und *Suan Zao Ren* (Ziziphi Spinosae Semen) kombinieren.
- Schlaflosigkeit und Palpitationen aufgrund von Schleim, der das Herz blockiert: Zusammen mit *Shi Chang Pu* (Acori Tatarinowii Rhizoma) und *Yuan Zhi* (Polygalae Radix).

Dosierung

10–15 g im Dekokt.

Sicherheitshinweise, Kontraindikationen

Fu Ling sollte bei Patienten mit *Yin*-Mangel und/oder Spermatorrhö vorsichtig angewandt werden.

Chemische Zusammensetzung

Pachymose, Pachyman, Pachymaran, Tumulossäure, Poriasäure A, B, C.[1]

Pharmakologische Wirkungen

- **Diuretisch**: Es gibt widersprüchliche Berichte über die diuretische Wirkung von *Fu Ling*. Eine Studie zeigte einen Zusammenhang zwischen einem 70-prozentigen alkoholischen Extrakt von *Fu Ling* und einer signifikanten Zunahme der ausgeschiedenen Harnmenge bei gesunden Kaninchen (der Alkohol wurde vor der Verabreichung eliminiert). In einer anderen Studie zeigte die intravenöse Injektion eines wässrigen Extrakts von *Fu Ling* keine diuretische Wirkung bei Hunden und Mäusen.[2]
- **Antineoplastisch**: *Fu Ling* wirkt für sich genommen nicht antineoplastisch. Ein Pachymanderivat hemmt bei Mäusen mit Sarkomen die Aktivität der Krebszellen.[3]
- **Sedierend**: Die intraperitoneale Injektion eines *Fu-Shen*-(Poriae-Sclerotium-Paradicis-)Dekokts hatte eine leicht beruhigende Wirkung auf Mäuse, denen zuvor z.T. Coffein verabreicht worden war.[4]
- **Antibiotisch**: Das Wasserdekokt von *Fu Ling* hat eine bakteriostatische Wirkung auf *Staphylococcus aureus*, *E. coli* und *Bacillus proteus*. Die Variante mit dem alkoholischen Auszug hat eine bakterizide Wirkung bei *Leptospira*.[5,6]

Klinische und wissenschaftliche Studien

- **Ödeme**: Bei 30 Patienten mit Ödemen, die mit einem *Fu-Ling*-Präparat behandelt wurden, zeigte sich in 23 Fällen eine deutliche Wirkung und in sieben Fällen eine moderate Wirkung. Die Arzneien wurden in Form von Keksen verabreicht, von denen jeder mindestens 30% (3,5 g) *Fu Ling* enthielt. Der Behandlungsplan schrieb pro Therapieeinheit den Verzehr von acht Keksen (dreimal täglich über sieben Tage) vor. Kinder bekamen eine auf sie abgestimmte Dosis. Alle anderen Diuretika wurden vor der Behandlung mit den Arzneien abgesetzt.[7]

- **Tumoren**: In einem onkologischen Krankenhaus in der chinesischen Stadt Fuzhou wurde bei 70 Patienten die antineoplastische Wirkung eines *Fu-Ling*-Präparats ausgewertet. Ein Teil der Patienten wurde ausschließlich mit chinesischen Arzneien behandelt, der andere bekam sie in Verbindung mit Chemotherapie, Bestrahlungen und/oder chirurgischen Eingriffen. Es wurde beobachtet, dass *Fu Ling* den Körper kräftigt, das Immunsystem stärkt, die Funktion von Leber und Nieren verbessert, den Appetit anregt, zur Zunahme des Körpergewichts führt und die unerwünschten Nebenwirkungen der Chemotherapie minimiert.[8]
- **Schizophrenie**: 53 Patienten mit chronischer Schizophrenie wurden über einen Zeitraum von ein bis drei Monaten einmal täglich mit 60 g *Fu Ling* in einem Dekokt behandelt. In drei Fällen kam es zu einer vollständigen Heilung, in elf Fällen zu einer moderaten Besserung, in 16 Fällen zu einer leichten Besserung. 23 Patienten zeigten keine Reaktion.[9]

Wechselwirkung mit anderen Medikamenten

- **Ethanol**: Bei einer In-vitro-Studie wurde beobachtet, dass ein traditionelles chinesisches Medizinpräparat mit *Fu Ling, Ren Shen* (Ginseng Radix et Rhizoma), *Yuan Zhi* (Polygalae Radix) und *Shi Chang Pu* (Acori Tatarinowii Rhizoma) die durch Ethanol hervorgerufene Beeinträchtigung der Gedächtnisleistung verringerte. Es verbesserte ebenfalls das Scopolamin-induzierte Defizit der Gedächtnisleistung. Die Ergebnisse deuten darauf hin, dass dieses Arzneipräparat im Zusammenhang mit der schädigenden Wirkung von Ethanol auf die Lern- und Merkprozesse eine Besserung herbeiführt.[10]
- **Diuretika**: Obwohl es keine dokumentierten Fällen gibt, in denen über die Interaktion zwischen Arzneidrogen und Diuretika berichtet wird, sollte diese Kombination vermieden werden, da es zu sich addierenden oder synergistischen Wirkungen kommen kann. Eine kombinierte Therapie kann zu einem übermäßigen Verlust von Flüssigkeit und Elektrolyten führen.[11] (Hinweis: Beispiele für Diuretika sind Chlorothiazid, Hydrochlorothiazid, Furosemid, Bumetanid und Torasemid.)

Toxikologie

In toxologischen Studien mit Hunden gab es keine maßgeblichen negativen Reaktionen oder Nebenwirkungen. Bei Gaben von *Fu Ling* an Mäuse über zwei Wochen in einer Dosierung, die 500-mal so hoch war wie die für erwachsene Menschen, waren eine leichte Gewichtsabnahme und eine Zunahme der weißen Blutkörperchen zu beobachten.[12, 13]

Ergänzung

Verschiedene Teile dieses Pilzes besitzen unterschiedliche Funktionen und Namen.

- 茯苓皮 *Fú Líng Pí* (Poriae Cutis) ist die äußere Schicht, die besonders dafür geeignet ist, Feuchtigkeit auszuleiten. Es besitzt die gleichen Eigenschaften und den gleichen Geschmack wie *Fu Ling*. Die stärksten Funktionen von *Fu Ling Pi* sind die Beseitigung von Ödemen und die Förderung der Harnausscheidung. Es wird in der Regel mit *Sheng Jiang Pi* (Zingiberis Pericarpium Recens), *Sang Bai Pi* (Mori Cortex) und *Da Fu Pi* (Arecae Pericarpium) kombiniert. Die empfohlene *Fu-Ling-Pi*-Dosis in Dekokten beträgt 10–15 g.
- 白茯苓 *Bái Fú Líng* (Poria Alba) ist der innere Teil, der am besten die Milz stärkt. *Bai Fu Ling* und *Fu Ling* werden generell als austauschbare Namen für die gleiche Pflanze verwendet.
- 赤茯苓 *Chì Fú Líng* (Poria Rubra) ist die äußere hellrote Schicht, die bei Feuchte-Hitze, z.B. bei *Re Lin* (Hitze-Dysurie), hilft.
- 茯神赤 *Fú Shén* (Poriae Sclerotium Paradicis) ist der innerste Teil, der die Wurzel umgibt. Er besitzt eine stärkere *Shen*-(Geist-)beruhigende Wirkung, sodass sich *Fu Shen* für die Behandlung von Schlaflosigkeit, Vergesslichkeit und Palpitationen eignet.

Kommentar der Autoren

Fu Ling ist ein Pilz, der in dünne Scheiben (die typischen weißen „Locken“) oder in ca. 2 cm dicke Blöcke geschnitten wird. Für Dekokte werden die dünnen Scheiben verwendet: Die größere Oberfläche der Locken erlaubt eine maximale Extraktion aktiver Bestandteile. Die dichte Natur der Blöcke verhindert, dass das Wasser während des Kochens ganz eindringt. Selbst nach dem Kochen kann ein *Fu-Ling*-Block in der Mitte noch ganz trocken sein.

Fu Ling und *Zhu Ling* (Polyporus) sind beide weitverbreite Arzneien und werden eingesetzt, um das Wasser zu regulieren. *Fu Ling* beseitigt Feuchtigkeit und ist gut für Herz und Milz. Deshalb wird es oft zu tonisierenden Arzneien hinzugefügt, um die Organfunktion wiederherzustellen. *Zhu Ling* besitzt eine stärkere diuretische Wirkung als *Fu Ling*, tonisiert aber nicht. Es wird hauptsächlich dazu verwendet, um Feuchtigkeit auszuleiten. Es stellt jedoch nicht die Fähigkeit des Körpers wieder her, das Wasser zu regulieren.

In der Vergangenheit wurde *Fu Ling* manchmal mit *Zhu Sha* (Cinnabaris) überzogen, um den *Shen* (Geist) zu beruhigen. Heutzutage wird das jedoch nur noch selten gemacht.

Referenzen

1. *Xian Dai Zhong Yao Yao Li Xue* (Contemporary Pharmacology of Chinese Herbs), 1997; 529
2. *Chang Yong Zhong Yao Cheng Fen Yu Yao Li Shou Ce* (A Handbook of the Composition and Pharmacology of Common Chinese Drugs), 1994; 1383:1391
3. *Zhong Cao Yao Xue* (Study of Chinese Herbal Medicine), 1976:15
4. *Zhong Yao Da Ci Dian* (Dictionary of Chinese Herbs), 1977:1596
5. Ibid.
6. *Zhong Yao Cai* (Study of Chinese Herbal Material), 1985; 2:36
7. *Shang Hai Zhong Yi Yao Za Zhi* (Shanghai Journal of Chinese Medicine and Herbology), 1986; 8:25
8. *Zhong Xi Yi Jie He Za Zhi* (Journal of Integrated Chinese and Western Medicine), 1985; 2:115
9. *Zhong Xi Yi Yao Za Zhi* (Journal of Chinese and Western Medicine), 1982; 5:14
10. *Biological and Pharmaceutical Bulletin,* 1994; 17(11):1472–6
11. Chen, J. Recognition and prevention of herb-drug interactions, Medical Acupuncture, Fall/Winter 1998/1999; 10(2); 9–13
12. *Fu Jian Yi Yao Za Zhi* (Fujian Journal of Medicine and Herbology), 1988; 10(1):29
13. *Bei Jing Yi Xue Yuan Xue Bao* (Journal of Beijing School of Medicine), 1984; 16(1):48

Guān Mù Tōng

Aristolochiae Manshuriensis Caulis

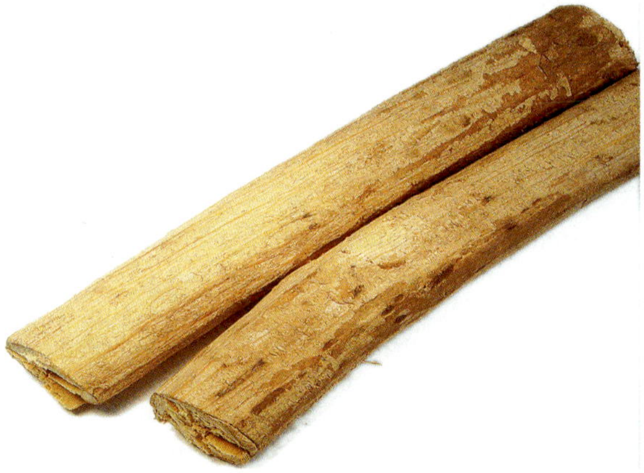

關木通 关木通

Pinyin-Name *Guān Mù Tōng*
Wörtliche Übersetzung „Holz aus Guan mit offenem Ende“
Andere chinesische Namen *Dong Bei Ma Dou Ling*
Originalquelle *Shen Nong Ben Cao Jing* (Die Materia Medica des göttlichen Landmannes), vermutlich Östliche Han-Dynastie
Deutscher Name Mandschurische Pfeifenwinde
Botanischer Name *Aristolochia manshuriensis* Kom. (*Dong Bei Ma Dou Ling; Guan Mu Tong*)
Pharmazeutischer Name Aristolochiae Manshuriensis Caulis
Eigenschaften Bitter, kalt
Leitbahnen Blase, Herz, Dünndarm
Sicherheitshinweis Toxisch

Chinesische therapeutische Wirkungen

Fördert die Miktion

Lin Zheng (Dysurie-Syndrom): *Guan Mu Tong* (Aristolochiae Manshuriensis Caulis) wurde früher zur Behandlung von Dysurie, insbesondere von Ansammlung von Feuchte-Hitze in der Blase verwendet, die durch ein brennendes Gefühl und Schmerzen beim Wasserlassen charakterisiert ist.

- *Lin Zheng* aufgrund von Feuchte-Hitze: Diese Arznei wurde mit *Che Qian Zi* (Plantaginis Semen), *Zhi Zi* (Gardeniae Fructus), *Hua Shi* (Talcum) und *Da Huang* (Rhei Radix et Rhizoma) kombiniert.
- *Xue Lin* (blutige Dysurie): Es wurden *Pu Huang* (Typhae Pollen) und *Ou Jie* (Nelumbinis Nodus Rhizomatis) hinzugefügt.
- *Shi Lin* (Stein-Dysurie): Es wurde mit *Jin Qian Cao* (Lysimachiae Herba) und *Hai Jin Sha* (Lygodii Spora) kombiniert.

Beruhigt Feuer des Herzens und des Dünndarms

Herz-Feuer: *Guan Mu Tong* wird zur Behandlung von Mund- und Zungengeschwüren sowie von Reizbarkeit verwendet sowie bei brennendem Wasserlassen aufgrund von Hitze in Herz und Dünndarm, den *Zang-Fu*-Partnern.

- Hitze in Herz und Dünndarm: zusammen mit *Di Huang* (Rehmanniae Radix), *Zhu Ye* (Phyllostachys Herba), *Gan Cao* (Glycyrrhizae Radix et Rhizoma), *Deng Xin Cao* (Junci Medulla) und *Zhi Zi* (Gardeniae Fructus) verwenden.

Dosierung

3–6 g im Dekokt.

Sicherheitshinweise, Kontraindikationen

- *Guan Mu Tong* ist in der Schwangerschaft und bei eingeschränkter Nierenfunktion kontraindiziert.

- *Guan Mu Tong* sollte nicht in hohen Dosen oder über längere Zeit hinweg angewendet werden.

Überdosierung

Eine Überdosis von *Guan Mu Tong* kann folgende Beschwerden verursachen: Bauchbeschwerden, Übelkeit, Erbrechen, Diarrhö, abdominelles Spannungsgefühl, Appetitmangel, Kopfschmerzen, Brustenge, Gesichtsödeme, Palpitationen, häufiges Wasserlassen, Schmerzen im unteren Rücken, Ödeme am ganzen Körper, Dysurie, Anurie, erhöhten Blutdruck, Hämaturie, Delirium, Proteinurie, Zylindrurie, erhöhtes Protein-Nitrogen in Blut und Urin sowie Hyperkaliämie. In schweren Fällen wurde eine Überdosierung mit *Guan Mu Tong* (über 60 g) mit Nephropathie in Verbindung gebracht.[1, 2]

Chemische Zusammensetzung

Aristolochiasäure A, D (► Abb. 4.3); Aristolosid, Magnoflorin, β-Sitosterol, Oleanolsäure, Hederagenin, Natrium, Kalium, Chlorid, Eisen, Zink, Kupfer.[3,4]

Pharmakologische Wirkungen

- **Diuretisch**: Die orale Einnahme von *Guan Mu Tong* zeigt bei Ratten eine starke diuretische Wirkung, eine erhöhte Ausscheidung von Wasser, Natrium, Kalium und Chlorid.[5]
- **Kardiovaskulär**: Die intravenöse Injektion erhöht die Kontraktionskraft des Herzens und stimuliert dadurch den Herzmuskel isolierter Froschherzen.[6]
- **Antibiotisch**: Aristolochiasäure-Tabletten (0,15 mg pro Tablette) sind im Handel zur Behandlung von Infektionen erhältlich. Die für die Therapie von Infektionen empfohlene Dosis beträgt dreimal täglich ein bis zwei Tabletten.[7]

Klinische und wissenschaftliche Studien

- **Harnsteine**: 132 Patienten mit Steinen im Harntrakt wurden mit einer Arzneirezeptur behandelt. 76,3% von ihnen konnten die Steine ausscheiden und benötigten dafür zwischen 6 und 73 Tagen. Die Rezeptur enthielt *Guan Mu Tong*, *Qu Mai* (Dianthi Herba), *Bian Xu* (Polygoni Avicularis Herba), *Che Qian Zi* (Plantaginis Semen), *Hua Shi* (Talcum), *Zhi Zi* (Gardeniae Fructus), *Jin Qian Cao* (Lysimachiae Herba), *Hai Jin Sha* (Lygodii Spora) und *Ji Nei Jin* (Gigeriae Galli Endothelium Corneum).[8]
- **Harnsteine**: In einer Studie wurden 215 Patienten mit Harnsteinen täglich mit einem Dekokt behandelt. 127 Patienten (58,9%) schieden die Steine erfolgreich aus. Die Rezeptur enthielt *Guan Mu Tong*, *Qu Mai* (Dianthi Herba), *Zhi Zi* (Gardeniae Fructus), *Jin Qian Cao* (Lysimachiae Herba), *Ji Nei Jin* (Gigeriae Galli Endothelium Corneum), *Hu Po* (Succinum), *Di Huang* (Rehmanniae Radix), *Niu Xi* (Achyranthis Radix), *Huang Bo* (Phellodendri Cortex), *Hai Jin Sha* (Lygodii Spora) und *Gan Cao* (Glycyrrhizae Radix et Rhizoma).[9]

Ergänzung

Von der Verwendung von Aristolochia-Arten von „*Mu Tong*" wird aufgrund der Toxizität der Aristolochiasäure **dringend** abgeraten.
Es wurden die folgenden Ersatzmittel verwendet:[10, 11]

- 川木通 *Chuān Mù Tōng* (Clematidis Armandii Caulis
- 大葉馬兜鈴/大叶马兜铃 *Dà Yè Mǎ Dōu Líng* (Aristolochia Kaempferi Caulis),
- 淮通馬兜鈴/淮通马兜铃 *Huái Tōng Mǎ Dōu Líng* (Aristolochia Moupinensis Caulis).

6

Referenzen

1. *Zhe Jiang Zhong Yi Za Zhi* (Zhejiang Journal of Chinese Medicine), 1965; 12:32
2. Lord GM, Tagore R, Cook T, Gower P, Pusey CD. Nephropathy caused by Chinese herbs in the UK. *The Lancet* August 7, 1999; 354:481–482, 494
3. *Zhong Cao Yao* (Chinese Herbal Medicine), 1986; 17(8):11
4. *The Merck Index* 12th edition, Chapman and Hall/CRCnetBASE/ Merck, 2000
5. *Zhong Hua Yi Xue Za Zhi* (Chinese Journal of Medicine), 1961; 47(1):7
6. *Yao Xue Xue Bao* (Journal of Herbology), 1956; 4(3):175
7. Huang, KC. The Pharmacology of Chinese Herbs, 2nd edition, CRC Press, 1999, 80–81
8. *Hei Long Jiang Zhong Yi Yao* (Heilongjiang Chinese Medicine and Herbology), 1991; 5:30
9. *Hu Nan Zhong Yi Za Zhi* (Hunan Journal of Chinese Medicine), 1987; 3(2):8
10. Goshi T, ed. Pharmacopoeia of the People's Republic of China 1992; 16–17 and 304–05
11. Zheng HZ, Dong ZH et al. Modern Study of Chinese Medicine. vol 1. October 1997; 936:954
12. Ibd.

Hăi Jīn Shā

Lygodii Spora

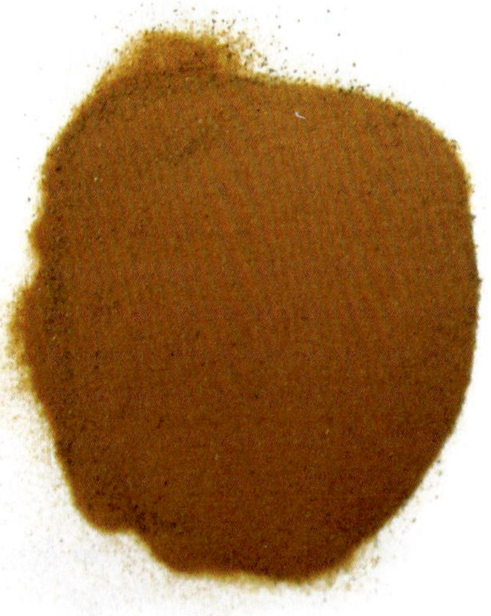

海金砂

Pinyin-Name *Hăi Jīn Shā*
Wörtliche Übersetzung „Goldener Meeressand"
Originalquelle *Jia You Ben Cao* (Materia Medica der Jia-You-Ära), verfasst zwischen 1057 und 1060 von Zhang Yu-Xi und Su Song
Deutscher Name Schlingfarnsporen, Kletterfarnsporen
Botanischer Name *Lygodium japonicum* (Thunb.) Sw. (*Hai Jin Sha*)
Pharmazeutischer Name Lygodii Spora
Eigenschaften Süß, mild, kalt
Leitbahnen Blase, Dünndarm

Chinesische therapeutische Wirkungen

Fördert die Diurese, beseitigt Steine

Harnsteine und Lin Zheng (Dysurie-Syndrom): *Hai Jin Sha* (Lygodii Spora) fördert die Harnausscheidung und beseitigt Harnsteine. Es kann bei Dysurie mit Brennen, Hämaturie, konzentriert-trübem Urin oder Harnsteinen verwendet werden.

- Feuchte-Hitze in der Blase: *Hai Jin Sha* zusammen mit *Huang Bo* (Phellodendri Cortex), *Zhi Zi* (Gardeniae Fructus) und *Che Qian Zi* (Plantaginis Semen) verwenden.
- *Xue Lin* (blutige Dysurie): Kombination mit *Di Huang* (Rehmanniae Radix) und *Pu Huang* (Typhae Pollen).
- *Shi Lin* (Stein-Dysurie): zusammen mit *Jin Qian Cao* (Lysimachiae Herba), *Ji Nei Jin* (Gigeriae Galli Endothelium Corneum) und *Shi Wei* (Pyrrosiae Folium) verwenden.
- *Shi Lin* (Stein-Dysurie) mit Rückenschmerzen aufgrund eines Mangel-Zustands: *Hai Jin Sha* mit *Sang Ji Sheng* (Taxilli Herba), *Xu Duan* (Dipsaci Radix), *Gou Ji* (Cibotii Rhizoma), *Du Zhong* (Eucommiae Cortex), *Ru Xiang* (Olibanum) und *Mo Yao* (Myrrha) kombinieren.
- *Gao Lin* (trübe Dysurie): zu *Hua Shi* (Talcum) und *Gan Cao* (Glycyrrhizae Radix et Rhizoma) hinzufügen.

Gallensteine: Aufgrund seiner Fähigkeit, Steine zu beseitigen, wird *Hai Jin Sha* häufig für die Behandlung von Gallensteinen verwendet.

- Gallensteine: Kombination mit *Yu Jin* (Curcumae Radix), *Jin Qian Cao* (Lysimachiae Herba) und *Ji Nei Jin* (Gigeriae Galli Endothelium Corneum).

Eliminiert Wasser-Akkumulation und lässt Schwellungen zurückgehen

Feuchtigkeit-Akkumulation: *Hai Jin Sha* hilft bei Spannungsgefühl und Völlegefühl im Abdomen, die durch Feuchtigkeit im Mittleren *Jiao* (Mittlerer Erwärmer) bedingt sind, die die Milz daran hindert, Feuchtigkeit auszuleiten. Klinische Anwendungsgebiete sind starkes abdominales Völlegfühl mit Aufgeblähtsein, Dyspnoe mit der Unfähigkeit, flach zu liegen, Ödeme am ganzen Körper und Schwellungen.

- Feuchtigkeit-Akkumulation: *Hai Jin Sha* zusammen mit *Qian Niu Zi* (Pharbitidis Semen) und *Gan Sui* (Kansui Radix) verwenden.

Dosierung

6–15 g *Hai Jin Sha* sollten beim Kochen eines Dekokts in ein Seihtuch gewickelt werden, um eine möglichst hohe Sättigung zu erreichen.

Sicherheitshinweise Kontraindikationen

Hai Jin Sha darf nicht verordnet werden, wenn bei Patienten zwar ein Mangel-Zustand, aber keine Ansammlung von Feuchte-Hitze vorhanden ist.

Chemische Zusammensetzung

Trans-p-Cumarsäure, Kaffeesäure, Lygodin.[1]

Pharmakologische Wirkungen

- **Urogenital**: Bei Hunden in Narkose führt die Injektion von *Hai Jin Sha* zu erhöhtem Druck und erhöhter Motilität des Harntrakts.[2]
- **Weitere Wirkungen**: *Hai Jin Sha* wirkt außerdem cholagog und antibiotisch.

Klinische und wissenschaftliche Studien

Harnsteine: Sieben Patienten mit Steinen im Harntrakt wurden mit einer Rezeptur behandelt, die *Hai Jin Sha*, *Jin Qian Cao* (Lysimachiae Herba), *Qu Mai* (Dianthi Herba), *Hua Shi* (Talcum), *Che Qian Zi* (Plantaginis Semen), *Mu Tong* (Akebiae Caulis), *Chuan Niu Xi* (Cyathulae Radix) und *Zhi Gan Cao* (Glycyrrhizae Radix et Rhizoma Praeparata cum Melle) enthielt. Nach zehn Behandlungstagen hatten alle Patienten die Steine ausgeschieden.[3]

Toxikologie

In einem Fall soll die versehentliche Einnahme von 150 g *Hai Jin Sha* (= das Zehnfache der empfohlenen Höchstdosis) Nebenwirkungen wie Taubheit der Zunge, Übelkeit, Kopfschmerzen, Abneigung gegen Kälte und häufiges Wasserlassen hervorgerufen haben. Nach einer symptomatischen Behandlung normalisierte sich der Zustand des Patienten wieder.[4]

Referenzen

1. *Xian Dai Zhong Yao Yao Li Xue* (Contemporary Pharmacology of Chinese Herbs), 1997; 568
2. *Xin Zhong Yi* (New Chinese Medicine), 1985; (6):51
3. *Zhe Jiang Zhong Yi Za Zhi* (Zhejiang Journal of Chinese Medicine), 1983; (11):493
4. *An Hui Yi Xue* (Anhui Medicine), 1987; 8(1):34

Huá Shí

Talcum

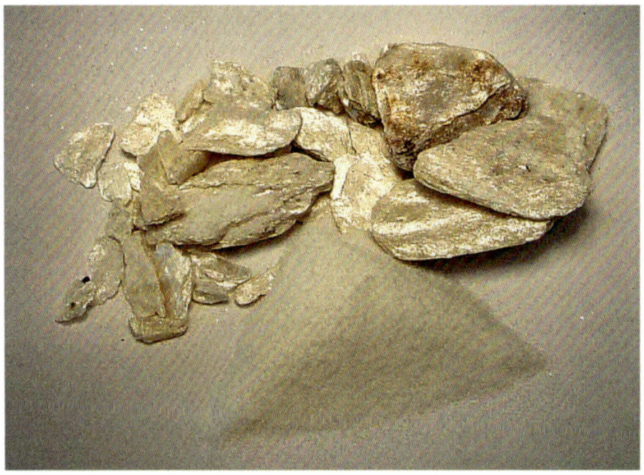

滑石

6

Pinyin-Name *Huá Shí*
Wörtliche Übersetzung „Rutschiger Felsen"
Andere chinesische Namen *Fei Hua Shi, Hua Shi Fen*
Originalquelle *Shen Nong Ben Cao Jing* (Die Materia Medica des göttlichen Landmannes), vermutlich Östliche Han-Dynastie
Deutscher Name Talk
Pharmazeutischer Name Talcum
Eigenschaften Süß, mild, kalt
Leitbahnen Magen, Blase

Chinesische therapeutische Wirkungen

Beseitigt Hitze und leitet Feuchtigkeit aus

Lin Zheng (Dysurie-Syndrom): Mit seiner kühlen Natur dringt *Hua Shi* (Talcum) in den Blasen-Meridian ein, beseitigt Hitze und fördert die normale Diurese. Es gehört zu den am häufigsten eingesetzten Mitten bei der Behandlung verschiedener *Lin Zheng*.

- *Re Lin* (Hitze-Dysurie) mit brennenden Schmerzen beim Wasserlassen: *Hua Shi* mit *Mu Tong* (Akebiae Caulis) kombinieren. **Beispiel-Rezeptur**: *Ba Zheng San* (Acht Arzneien Pulver zur Korrektur).
- *Shi-Re Lin* (Feuchte-Hitze-Dysurie) mit Schmerzen und trübem Urin: *Che Qian Zi* (Plantaginis Semen),

Zhi Zi (Gardeniae Fructus) und *Mu Tong* (Akebiae Caulis) hinzufügen.
- *Shi Lin* (Stein-Dysurie): *Hua Shi* mit *Jin Qian Cao* (Lysimachiae Herba), *Hai Jin Sha* (Lygodii Spora) und *Shi Wei* (Pyrrosiae Folium) verwenden.
- *Xue Lin* (blutige Dysurie): Kombination mit *Da Ji* (Cirsii Japonici Herba), *Ce Bai Ye* (Platycladi Cacumen) und *Bai Mao Gen* (Imperatae Rhizoma).

Beseitigt Sommer-Hitze

Hua Shi beseitigt Sommer-Hitze und und behandelt Reizbarkeit, Durst, Dysurie und wässrigen Durchfall.

- Sommer-Hitze: *Hua Shi* mit *Gan Cao* (Glycyrrhizae Radix et Rhizoma) im Verhältnis 6:1 kombinieren. **Beispiel-Rezeptur**: *Liu Yi San* (Sechs zu Eins Pulver).
- Hitzschlag mit Erbrechen und Diarrhö: *Hua Shi* mit *Huo Xiang* (Agastaches Herba), *Pei Lan* (Eupatorii Herba), *Zhu Ru* (Bambusae Caulis in Taeniam) und *Ban Xia* (Pinelliae Rhizoma) verwenden.
- Feuchte Fiebererkrankung, die die *Qi*-(Energie-)Ebene blockiert, mit ununterbrochenem Fieber, Schweregefühl in Rumpf und Gliedern, Appetitlosigkeit, Teilnahmslosigkeit, dickem, schmierigem Zungenbelag und schlüpfrigem Puls: *Huang Qin* (Scutellariae Radix) und *Tong Cao* (Tetrapanacis Medulla) hinzufügen.

Lokale Anwendung zur Beseitigung von Hitze und Trocknung von Feuchtigkeit

Dermatologische Störungen: Zu den klinischen Anwendungsgebieten zählen Ekzeme, Ausschläge, Fußpilz, Miliaria und andere feuchte Hautstörungen.

- Dermatologische Störungen: *Hua Shi* mit *Duan Shi Gao* (Gypsum Fibrosum Praeparatum) lokal als Pulver anwenden.

Dosierung

10–15 g. *Hua Shi* sollte zum Abkochen in ein Seihtuch gepackt werden.

Sicherheitshinweise, Kontraindikationen

Vorsicht ist geboten, wenn man *Hua Shi* Patienten mit Milz-Mangel, Spermatorrhö, Polyurie und/oder Fiebererkrankungen mit einer daraus resultierenden Aufzehrung der Körperflüssigkeiten verabreicht.

Chemische Zusammensetzung

$Mg_3(Si_4O_{10})(OH)_2$. [1]

Pharmakologische Wirkungen

Wirkung auf Haut und Schleimhäute: *Hua Shi* besitzt kleine Partikel und eine große Oberfläche. Äußerlich eingesetzt, absorbiert *Hua Shi* große Mengen an Chemikalien und Toxinen und schützt auf diese Weise die Haut vor Reizungen. Als innerliche Anwendung schützt *Hua Shi* die Magenschleimhaut vor Gastritis, unterdrückt Übelkeit und Erbrechen und senkt die Resorption von Toxinen über den Darmtrakt.[2]

Klinische und wissenschaftliche Studien

Harnweginfektionen: In einer Untersuchung wurden für die Behandlung von Harnweginfektionen 30 g *Hua Shi* und 5 g *Gan Cao* (Glycyrrhizae Radix et Rhizoma) gemischt und zu feinem Pulver vermahlen. Die Patienten bekamen zweimal täglich 5,8 g Pulver mit warmem Wasser. Von zehn Patienten wurden die meisten innerhalb von drei bis vier Tagen vollständig geheilt, einige mussten jedoch bis zu sechs Tage lang behandelt werden.[3]

Toxikologie

Hua Shi vermehrt das Vorkommen von Granulomen in Bauch, Rektum und Vagina. Wird es in der Vagina oberflächlich als Kontrazeptivum verwendet, erhöht *Hua Shi* das Risiko von Uterusfibromen um das Dreifache.[4]

Referenzen

1. *Xian Dai Zhong Yao Yao Li Xue* (Contemporary Pharmacology of Chinese Herbs), 1997; 596
2. *Zhong Yao Xue* (Chinese Herbology), 1998; 341:343
3. *Liao Ning Yi Yao* (Liaoning Medicine and Herbology), 1976; (2):69
4. *Zhong Yao Xue* (Chinese Herbology), 1998; 341:343

Huà Shí Cǎo
Orthosiphon Aristatus Herba

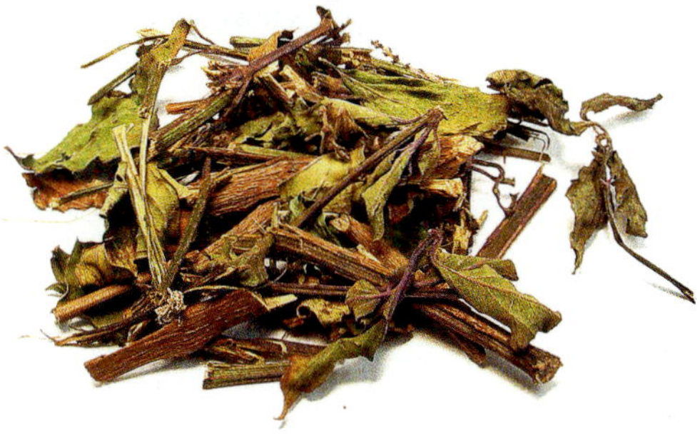

化石草

Pinyin-Name *Huà Shí Cǎo*
Wörtliche Übersetzung „Steinauflöse-Kraut“
Andere chinesische Namen *Mao Xu Cao, Shen Cha, Yao Zi Cao, Nan Yang Cao*
Deutscher Name Orthosiphon-Kraut, Katzenbart
Botanischer Name *Orthosiphon aristatus; Orthosiphon grandiflorus*
Pharmazeutischer Name Orthosiphon Aristatus Herba
Eigenschaften Bitter, kalt
Leitbahnen Leber, Niere, Blase

Chinesische therapeutische Wirkungen

Fördert die Miktion, mindert Entzündungen und löst Steine auf

Nephritis, Ödeme und Harnsteine, Gallensteine und Hepatitis: *Hua Shi Cao* (Orthosiphon Aristatus Herba) dringt in die Nieren und in die Blase ein, beseitigt dort Hitze und fördert die Diurese. Es hilft außerdem bei Gallensteinen und Hepatitis.

- Nephritis mit Ödemen: *Hua Shi Cao* zusammen mit *Wan Dian Jin* (Ilicis Asprellae Radix) und *Shan Pu Tao* (Vitis Amurensis Radix) einsetzen.
- Harnsteine: Kombination mit *Jin Qian Cao* (Lysimachiae Herba), *Hai Jin Sha* (Lygodii Spora), *Shi Wei* (Pyrrosiae Folium) oder mit der Kombination *Ba Zheng San* (Acht Arzneien Pulver zur Korrektur).
- Gallensteine: *Hua Shi Cao* mit *Yu Jin* (Curcumae Radix), *Hai Jin Sha* (Lygodii Spora) und *Jin Qian Cao* (Lysimachiae Herba) verwenden.
- Hepatitis: zusammen mit *Bai Jiang Cao* (Patriniae Herba), *Huang Shui Qie* (Solani Herba) und *Hu Zhang* (Polygoni Cuspidati Rhizoma) verwenden.

Senkt den Blutdruck

- Hypertonie: *Hua Shi Cao* zusammen mit *Shui Ding Xiang* (Ludwigiae Prostratae Herba) und *Ji Xue Cao* (Centellae Herba) einsetzen.

Dosierung

6–18 g im Dekokt.

Sicherheitshinweise, Kontraindikationen

Hua Shi Cao sollte bei Personen mit Milz- und Magen-Mangel vorsichtig angewendet werden.

Chemische Zusammensetzung

Kalium, Natrium.

6

Jīn Qián Cǎo
Lysimachiae Herba

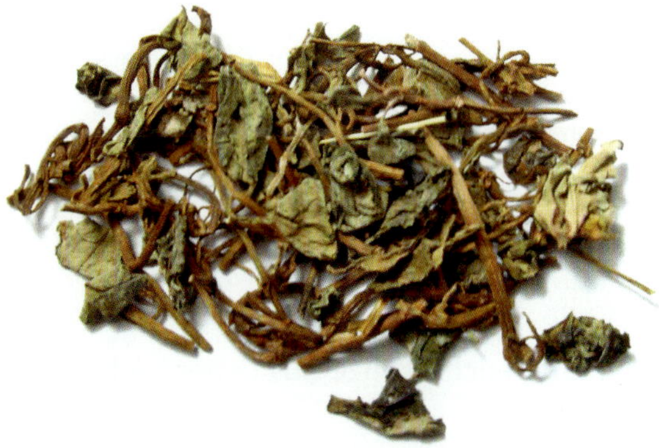

金錢草 金钱草

Pinyin-Name *Jīn Qián Cǎo*
Wörtliche Übersetzung „Gold-Geld-Arznei“, „Goldmünzen-Gras“

Andere chinesische Namen *Da Jin Qian Cao, Si Chuan Da Jin Qian Cao, Jiang Su Jin Qian Cao, Lian Qian Cao, Pi-an Di Xiang, Ru Xiang Teng, Jiu Li Xiang, Ban Chi Lian, Pi-an Di Jin Lian*
Originalquelle *Ben Cao Shi Yi* (Auslassungen der [klassischen] Materia Medica) aus dem Jahr 741 von Chen Cang-Qi
Deutscher Name Gilbweiderichkraut, Pfennigkraut
Botanischer Name *Lysimachia christinae* Hance (*Si Chuan Da Jin Qian Cao*); *Glechoma longituba* (*Nakai*) Kupr. (*Lian Qian Cao*); *Desmodium styracifolium* (Osb.) Merr. (*Guan Jin Qian Cao*); *Hydrocotyle sibthorpioides* Lam. var. *batrachium* (Hance) Hand. - Mazz. (*Jiang Xi Jin Qian Cao*); *Dichondra repens* Forst. (*Si Chuan Xiao Jin Qian Cao*); *Glechoma hederacea* (*Jiang Su Jin Qian Cao*).
Pharmazeutischer Name Lysimachiae Herba
Eigenschaften Süß, salzig, kühl
Leitbahnen Blase, Gallenblase, Nieren, Leber

Chinesische therapeutische Wirkungen

Beseitigt Feuchte-Hitze und hilft bei Dysurie

Shi Lin (Stein-Dysurie): *Jin Qian Cao* (Lysimachiae Herba) beseitigt Feuchte-Hitze und wird gewöhnlich für die Behandlung unterschiedlicher *Lin Zheng* (Dysurie-Syndrom) verwendet. Am effektivsten ist es bei *Shi Lin* (Stein-Dysurie) und *Re Lin* (Hitze-Dysurie). Unentbehrlich ist es bei der Behandlung von Harnsteinen.

- Nieren- oder Harnsteine: *Jin Qian Cao* mit *Hai Jin Sha* (Lygodii Spora), *Shi Wei* (Pyrrosiae Folium), *Che Qian Zi* (Plantaginis Semen) und *Mu Tong* (Akebiae Caulis) verwenden.
- Nieren- oder Harnsteine aufgrund von Nieren-Mangel, verbunden mit Schmerzen im unteren Rücken und in den Knien: zusammen mit *Sang Ji Sheng* (Taxilli Herba), *Xu Duan* (Dipsaci Radix) und *Gou Qi Zi* (Lycii Fructus) verwenden.

Eliminiert Feuchte-Hitze aus Leber und Gallenblase

Gallensteine: *Jin Qian Cao* ist ein hervorragendes Kraut bei Gallensteinen. Außerdem hilft es bei unterschiedlichen Störungen wie Gelbsucht und Hepatitis, die durch Feuchte-Hitze in Leber und Gallenblase gekennzeichnet sind.

- Gallensteine: *Jin Qian Cao* mit *Yin Chen* (Artemisiae Scopariae Herba), *Huang Qin* (Scutellariae Radix), *Da Huang* (Rhei Radix et Rhizoma), *Chai Hu* (Bupleuri Radix), *Ji Nei Jin* (Gigeriae Galli Endothelium Corneum), *Chuan Lian Zi* (Toosendan Fructus) und *Yu Jin* (Curcumae Radix) verwenden.
- Gallensteine aufgrund von Leber-*Qi*-Stagnation mit Schmerzen im Hypochondrium, Spannungsgefühl, Brustfülle, emotionaler Instabilität und häufigem Seufzen: mit *Xiang Fu* (Cyperi Rhizoma), *Chuan Lian Zi* (Toosendan Fructus), *Mu Xiang* (Aucklandiae Radix) und *Yu Jin* (Curcumae Radix) kombinieren.
- Gallensteine aufgrund von Blut-Stagnation mit lokalisierten Kolikschmerzen und Blutpunkten auf der Zunge: Kombination mit *Wu Ling Zhi* (Trogopterori Faeces), *Pu Huang* (Typhae Pollen), *Yan Hu Suo* (Corydalis Rhizoma), *Ru Xiang* (Olibanum) und *Mo Yao* (Myrrha).
- Gelbsucht: mit *Yin Chen* (Artemisiae Scopariae Herba), *Zhi Zi* (Gardeniae Fructus) und *Da Huang* (Rhei Radix et Rhizoma) verwenden.

Beseitigt Hitze und eliminiert Toxine

Jin Qian Cao beseitigt Hitze und Toxine von der Haut, wie sie bei wunden Stellen, Verletzungen und Schlangenbissen zu finden sind. Das frische Kraut kann püriert und äußerlich angewendet oder innerlich als Saft eingenommen werden.

- Wunde Stellen und Verletzungen: *Jin Qian Cao* zusammen mit *Ye Ju Hua* (Chrysanthemi Indici Flos) und *Pu Gong Ying* (Taraxaci Herba) innerlich oder äußerlich verwenden.

Dosierung

15–30 g. Die maximale Dosis von *Jin Qian Cao* beträgt 60 g.

Sicherheitshinweise, Kontraindikationen

Jin Qian Cao darf Patienten mit Diarrhö aufgrund von Milz-Mangel nur vorsichtig verordnet werden.

Chemische Zusammensetzung

Quercetin, Quercetin-3-glucosid, Kaempferol, Kaempferol-3-O-galactosid.[1]

Pharmakologische Wirkungen

- **Cholagog**: Die Verabreichung von *Jin Qian Cao* erhöht bei Ratten signifikant die Produktion und Ausscheidung von Gallensäure. Eine merkliche Wirkung zeigt es außerdem bei Hunden mit starken Schmerzen aufgrund von Gelbsucht und Gallensteinen. Außerdem beugt es bei Kaninchen der Neubildung von Gallensteinen vor.[2]

- **Harnsteine**: Das Dekokt von *Jin Qian Cao* wirkt gut zur Vorbeugung und Behandlung von Harnsteinen, wobei es gegen Nierensteine besser wirkt als gegen Blasensteine. Des Weiteren erhöhen verschiedene Arten dieser Arzneidroge die Ausscheidung von Blasen- und Nierensteinen erheblich. *Jiang Su Jin Qian Cao* (Glechoma Hederacea Herba) wirkt stark diuretisch bei Kaninchen; *Guang Jin Qian Cao* (Desmodii Styracifolii Herba) und *Si Chuan Xiao Jin Qian Cao* (Dichondra Repens Herba) erhöhen die Ausscheidung von Urin und Natrium bei Ratten.[3]
- **Kardiovaskulär**: Die intravenöse Injektion eines Wasserextrakts aus *Guang Jin Qian Cao* (Desmodii Styracifolii Herba) erhöhte bei Hunden in Narkose den Blutfluss zum Herzen und zu den Nieren um 197,4%.[4]
- **Antibiotisch**: Sowohl wässrige als auch alkoholische Extrakte aus *Jiang Su Jin Qian Cao* (Glechoma Hederacea Herba) hemmen das Wachstum von *Corynebacterium diphtheriae, Staphylococcus aureus, Bacillus subtilis* und *E. coli*. Der alkoholische (nicht der wässrige) Extrakt aus *Guang Jin Qian Cao* (Desmodii Styracifolii Herba) hemmt *Candida albicans*.[5]

Klinische und wissenschaftliche Studien

- **Gallensteinleiden**: Vier Fälle von Gallensteinleiden wurden mit einer Zubereitung von *Jin Qian Cao* erfolgreich behandelt.[6]
- **Infektion des Gallengangs**: 52 Patienten mit einer nicht-bakteriellen Infektion des Gallengangs bekamen 30 Tage lang pro Behandlungszyklus ein *Jin-Qian-Cao*-Dekokt. Insgesamt dauerte die Behandlung zwei bis drei Monate und war in 76,9% der Fälle erfolgreich. Patienten mit leichtem Fieber erhielten täglich 30 g des Krauts, die anderen 10–20 g.[7]
- **Hämorrhoiden**: 30 Patienten mit Hämorrhoiden wurden mit einem *Jin-Qian-Cao*-Dekokt wirksam behandelt. Die meisten Patienten sprachen auf ein bis drei Gaben an. Die Dosis betrug 100 g der frischen Arzneidroge und 50 g der getrockneten.[8]

Wechselwirkung mit anderen Medikamenten

Diuretika: *Jin Qian Cao* wirkt diuretisch. Obwohl die potentielle Wechselwirkung mit Diuretika bislang nicht dokumentiert ist, kann die gleichzeitige Einnahme zu einer erhöhten Ausscheidung von Wasser und/oder Elektrolyten führen.[9] (Hinweis: Beispiele für Diuretika sind Chlorothiazid, Hydrochlorothiazid, Furosemid, Bumetanid und Torasemid.)

Toxikologie

Nach der oralen Verabreichung des *Jin-Qian-Cao*-Dekokts in einer Dosierung, die 200-mal höher war als die übliche Erwachsenendosierung, wurden bei Hunden und Mäusen keine Anomalien festgestellt. Ratten, die sechs Tage lang 20 g/kg *Jiang Su Jin Qian Cao* (Glechoma Hederacea Herba) täglich bekommen hatten, überlebten alle. Eine orale Bolusdosis (100 g) *Jiang Su Jin Qian Cao* erhöhte bei Hunden die Atemfrequenz, änderte aber den Blutdruck nicht.[10]

Ergänzung

In China wurden unterschiedliche Arten dieser Pflanze als Arznei eingesetzt. Die folgende Aufzählung nennt die am häufigsten verwendeten Formen und ihre speziellen Anwendungsgebiete:

- 四川大金錢草/四川大金钱草 *Sì Chuān Dà Jīn Qián Cǎo* (Lysimachiae Christinae Herba) beseitigt Hitze und eliminiert Toxine und ist bei Gallensteinen das beste Mittel.
- 連錢草/连钱草 *Lián Qián Cǎo* (Glechomae Herba) beseitigt Hitze und eliminiert Toxine und hat sich besonders bei Nierensteinen bewährt.
- 廣金錢草/广金钱草 *Guǎng Jīn Qián Cǎo* (Desmodii Styracifolii Herba) eignet sich besonders für die Behandlung von Nierensteinen.

Kommentar der Autoren

Laut Dr. Liu Du-Zhou reduziert die Kombination von *Jin Qian Cao* und *Chui Pen Cao* (Sedi Herba) erhöhte Leberenzymwerte.

Referenzen

1. *Xian Dai Zhong Yao Yao Li Xue* (Contemporary Pharmacology of Chinese Herbs), 1997; 562
2. *Zhong Yao Yao Li Yu Ying Yong* (Pharmacology and Applications of Chinese Herbs), 1983: 696
3. *Guang Xi Zhong Yi Yao* (Guangxi Chinese Medicine and Herbology), 1990; 13(6):40
4. *Zhong Yao Yao Li Yu Ying Yong* (Pharmacology and Applications of Chinese Herbs), 1983: 696
5. Ibid.
6. *Zhong Yi Za Zhi* (Journal of Chinese Medicine), 1958; 11:749
7. *Bei Jing Zhong Yi* (Beijing Chinese Medicine), 1985; 1:26
8. *Zhong Guo Gang Chang Bing Za Zhi* (Chinese Journal of Proctology), 1986; 2:48
9. Chen, J. Recognition and prevention of herb-drug interactions, Medical Acupuncture, Fall/Winter 1998/1999; 10 (2); 9–13
10. *Zhong Yao Yao Li Yu Ying Yong* (Pharmacology and Applications of Chinese Herbs), 1983: 696

Mă Tí Jīn

Dichondrae Repentis Herba

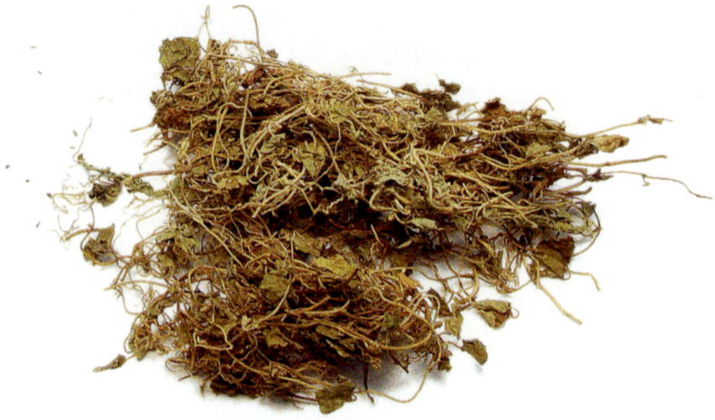

馬蹄金 马蹄金

Pinyin-Name *Mă Tí Jīn*
Andere chinesische Namen *He Bao Cao, Jin Suo Chi, Ma Cha Jin, Xiao Ying Feng Cao*
Deutscher Name Dichondra-Kraut
Botanischer Name *Dichondra repens* Forst.
Pharmazeutischer Name Dichondrae Repentis Herba
Eigenschaften Bitter, scharf, kühl
Leitbahnen Leber, Lunge

Chinesische therapeutische Wirkungen

Beseitigt Hitze und eliminiert Toxine

Toxische Hitze: *Ma Ti Jin* (Dichondrae Repentis Herba) hilft bei unterschiedlichen Erkrankungen wie Gelbsucht, Dysenterie, Säuglingstoxikose und infektiöser Hepatitis.

- Gelbsucht: *Ma Ti Jin* zusammen mit *Zhi Zi* (Gardeniae Fructus), *Da Huang* (Rhei Radix et Rhizoma) und *Yin Chen* (Artemisiae Scopariae Herba) verwenden.
- Dysenterie: Kombination mit *Feng Wei Cao* (Pteris Herba) und *Chuan Xin Lian* (Andrographitis Herba).
- Infektiöse Hepatitis: *Huang Shui Qie* (Solani Herba), *Hua Shi Cao* (Orthosiphon Aristatus Herba) und *Hu Zhang* (Polygoni Cuspidati Rhizoma) hinzufügen.

Stärkt den Blutkreislauf und leitet Wasser aus

- Harnsteine: *Ma Ti Jin* mit *Wang Bu Liu Xing* (Vaccariae Semen), *Jin Qian Cao* (Lysimachiae Herba) und *Hai Jin Sha* (Lygodii Spora) anwenden.
- Ödeme in Verbindung mit einer Nephritis: zusammen mit *Wan Dian Jin* (Ilicis Asprellae Radix), *Shan Pu Tao* (Vitis Amurensis Radix) und *Shui Ding Xiang* (Ludwigiae Prostratae Herba) verwenden.

Dosierung

3–12 g.

Sicherheitshinweise, Kontraindikationen

Ma Ti Jin sollte nicht mit Salz verwendet werden, da diese Kombination eine Wasserretention auslöst.

Mó Gŭ Xiāo

Hyptis Capitatae Caulis

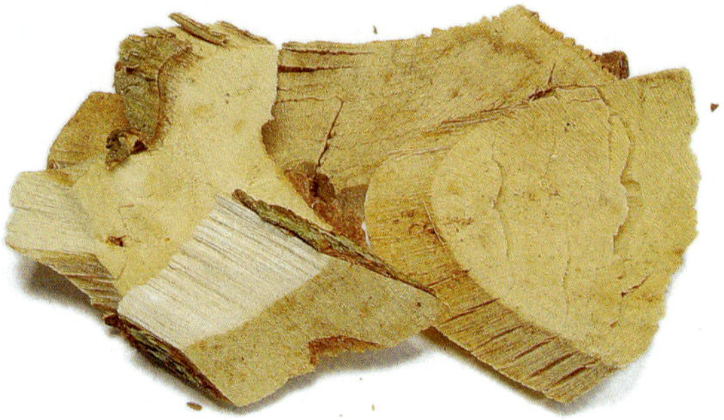

有骨消

Pinyin-Name *Mó Gŭ Xiāo*
Andere chinesische Namen *Mo Gu Xiao Gen, Qi Ye Gen, Mo Gu Gen, Mo Gu Shao*
Deutscher Name Hyptis-Stängel
Botanischer Name *Hyptis capitata*; *Sambucus formosana* Nakai
Pharmazeutischer Name Hyptis Capitatae Caulis
Eigenschaften Mild, kalt
Leitbahnen Leber, Nieren

Chinesische therapeutische Wirkungen

Fördert die Diurese, beseitigt Hitze, lässt Schwellungen und Entzündungen zurückgehen

- Ödeme im Zusammenhang mit einer Nephritis: *Mo Gu Xiao* (Hyptis Capitatae Caulis) mit *Shui Ding Xiang* (Ludwigiae Prostratae Herba) und *Ding Shu Xiu* (Elephantopus Scaber Herba) verwenden. Befindet sich der Patient in einem Mangel- und Kältezustand, diese Arznei zusammen mit der Rezeptur *Ba Wei Di Huang Wan* (Acht Bestandteile Pille mit Rehmanniae Radix) einsetzen.
- Renale Hypertonie: Kombination mit *Cha Chi Huang* (Stellariae Aquaticae Herba), *Hu Zhang* (Polygoni Cuspidati Rhizoma), *Du Zhong* (Eucommiae Cortex) und *Sang Ji Sheng* (Taxilli Herba).

Löst Stau auf und befreit von Schmerzen

- *Bi Zheng* (schmerzhaftes Blockade-Syndrom), Arthritis, Neuralgie, Ischiassyndrom: *Huang Jin Gui* (Vanieriae Caulis), *Chuan Shan Long* (Dioscoreae Nipponicae Rhizoma) und *Yi Tiao Gen* (Moghaniae Radix) hinzufügen.

Leitet Abszesse ab und fördert die Wundeilung

- Hautverletzungen und Geschwürbildung: *Mo Gu Xiao* äußerlich anwenden.
- Schwellungen und Abszesse unbekannter Ursachen: Kombination mit *Da Qing Ye* (Isatidis Folium), *Ren Dong Teng* (Lonicerae Caulis), *Xian Feng Cao* (Bidentis Herba) und *Zao Jiao Ci* (Gleditsiae Spina).
- Fußgeruch: *Mo Gu Xiao* äußerlich anwenden.

Dosierung

5–15 g im Dekokt.

Sicherheitshinweise, Kontraindikationen

Mo Gu Xiao bei Patienten mit Mangel und Kälte in Milz und Magen vorsichtig einsetzen.

Kommentar der Autoren
Laut Dr. Chang Wei-Yen sollte *Mo Gu Xiao* bei der Behandlung von Arthritis, Neuritis, Ischiassyndrom und Schmerzen entlang der Wirbelsäule zusammen mit *Huang Jin Gui* (Vanieriae Caulis) und *Liu Zhi Huang* (Solidaginis Herba) verwendet werden.

Mù Tōng
Akebiae Caulis

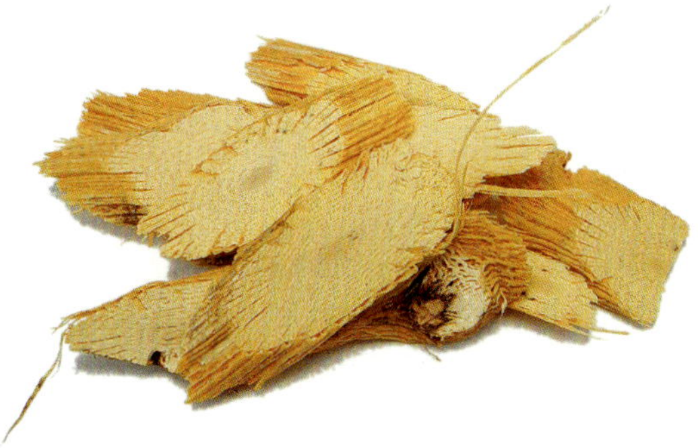

木通

Pinyin-Name *Mù Tōng*
Wörtliche Übersetzung „Holz mit offenem Ende"
Andere chinesische Namen *San Ye Mu Tong, Wu Ye Mu Tong*
Originalquelle *Shen Nong Ben Cao Jing* (Die Materia Medica des göttlichen Landmannes), vermutlich Östliche Han-Dynastie
Deutscher Name Clematisstängel
Botanischer Name *Akebia trifoliata* (Thunb.) Koidz. (*San Ye Mu Tong*); *Akebia quinata* (Thunb.) Decue. (*Wu Ye Mu Tong*)
Pharmazeutischer Name Akebiae Caulis
Eigenschaften Bitter, kalt
Leitbahnen Blase, Herz, Dünndarm
Sicherheitshinweis Sicher

6

Chinesische therapeutische Wirkungen

Fördert die Harnausscheidung

Lin Zheng (Dysurie-Syndrom): Mit *Mu Tong* (Akebiae Caulis) wird üblicherweise Dysurie behandelt, die mit Brennen und Schmerzen beim Wasserlassen einhergeht, was auf eine Ansammlung von Feuchte-Hitze in der Blase hindeutet.

- *Shi-Re Lin* (Feuchte-Hitze-Dysurie): *Mu Tong* mit *Che Qian Zi* (Plantaginis Semen), *Zhi Zi* (Gardeniae Fructus), *Hua Shi* (Talcum) und *Da Huang* (Rhei Radix et Rhizoma) kombinieren.

- *Xue Lin* (blutige Dysurie): *Pu Huang* (Typhae Pollen) und *Ou Jie* (Nelumbinis Nodus Rhizomatis) zu *Mu Tong* hinzufügen.
- *Shi Lin* (Stein-Dysurie): Dieses Mittel mit *Jin Qian Cao* (Lysimachiae Herba) und *Hai Jin Sha* (Lygodii Spora) verwenden.

Beruhigt Herz- und Dünndarm-Feuer

Herz-Feuer: *Mu Tong* hilft bei Geschwürbildung der Zunge und des Mundes, bei Reizbarkeit und brennendem Wasserlassen aufgrund von Hitze in der Herz- und Dünndarm-Leitbahn (Partnerorgane in der *Zang-Fu*-Beziehung).

- Hitze oder Feuer in Herz und Dünndarm: *Di Huang* (Rehmanniae Radix), *Zhu Ye* (Phyllostachys Herba), *Gan Cao* (Glycyrrhizae Radix et Rhizoma), *Deng Xin Cao* (Junci Medulla) und *Zhi Zi* (Gardeniae Fructus) hinzufügen.

Öffnet die Leitbahnen zur Linderung von Schmerzen

Mu Tong wird als Einzelarznei zur Linderung von Schmerzen oder *Bi Zheng* (schmerzhaftes Blockade-Syndrom) mit Blutstau in den Leitbahnen verwendet.

6

Fördert den Milchfluss

Ungenügender Milchfluss: *Mu Tong* wird oft zusammen mit Schweinefüßen und Sojasoße gekocht und stillenden Müttern zur Anregung des Milchflusses als Essen serviert.

- Um den Milchfluss anzuregen: zusammen mit *Chuan Shan Jia* (Manitis Squama) und *Wang Bu Liu Xing* (Vaccariae Semen) verwenden.

Dosierung

3–6 g im Dekokt.

Chemische Zusammensetzung

Climontanosid B.[1]

Pharmakologische Wirkungen

Diuretisch: Die orale Einnahme oder intravenöse Injektion eines *Mu-Tong*-Dekokts wirkt bei Kaninchen stark diuretisch.[2]

Klinische und wissenschaftliche Studien

- **Bi Zheng (schmerzhaftes Blockade-Syndrom)**: Vier Patienten mit chronischem Taubheitsgefühl und Schmerzen wurden mit einem *Mu-Tong*-Dekokt behandelt und waren nach vier Gaben schmerzfrei. Für das Dekokt wurden 50–75 g *Mu Tong* in Wasser gekocht, bis sich eine Teemenge von 50–100 ml ergab. Die Patienten bekamen zwei- bis dreimal täglich 25–30 ml des Dekokts.[3]
- **Lin Zheng (Dysurie-Syndrom)**: 58 Patienten mit *Lin Zheng* wurden erfolgreich mit folgender Arzneirezeptur behandelt: *Mu Tong* 20 g, *Huang Qin* (Scutellariae Radix) 20 g, *Che Qian Zi* (Plantaginis Semen) 20 g, *Long Dan* (Gentianae Radix et Rhizoma) 15 g, *Dang Gui* (Angelicae Sinensis Radix) 15 g, *Chai Hu* (Bupleuri Radix) 15 g, *Ze Xie* (Alismatis Rhizoma) 15 g, *Zhi Zi* (Gardeniae Fructus) 15 g, *Di Huang* (Rehmanniae Radix) 25 g und *Gan Cao* (Glycyrrhizae Radix et Rhizoma) 5 g.[4]

Ergänzung

川木通 *Chuān Mù Tōng* (Clematidis Armandii Caulis) wird aus *Clematis armandii* Franch. und *Clematis montana* Buch.-Ham gewonnen. *Chuan Mu Tong* ist bitter, kalt und mild und dringt in die Leitbahnen von Herz, Lunge, Dünndarm und Blase ein. Es beseitigt Hitze, fördert die Harnausscheidung, öffnet die Leitbahnen und fördert den Milchfluss. Klinisch wird es normalerweise für die Behandlung von Ödemen, *Lin Zheng* (Dysurie-Syndrom), *Bi Zheng* (schmerzhaftes Blockade-Syndrom) und ungenügendem Milchfluss bei stillenden Müttern eingesetzt. Die Dosis im Dekokt beträgt 3–6 g.

Kommentar der Autoren

Mu Tong und *Ze Xie* (Alismatis Rhizoma) wirken beide diuretisch. *Mu Tong* vertreibt wirksamer Hitze in Herz und Dünndarm, während *Ze Xie* (Alismatis Rhizoma) Feuchte-Hitze in der Leber- und Nieren-Leitbahn beseitigt.

Laut Dr. Wang Shi-Xiang kann die Anwendung von *Mu Tong* (Akebiae Caulis) bei der Behandlung von *Bi Zheng* (schmerzhaftes Blockade-Syndrom) Übelkeit und Erbrechen verursachen. Als Maßnahme gegen diese Nebenwirkungen werden *Gan Cao* (Glycyrrhizae Radix et Rhizoma) und *Chen Pi* (Citri Reticulatae Pericarpium) hinzugefügt.

Mu Tong (Akebiae Caulis), *Mai Dong* (Ophiopogonis Radix), *Huang Lian* (Coptidis Rhizoma) und *Tian Zhu Huang* (Bambusae Concretio Silicea) machen alle das Herz frei und beseitigen Reizbarkeit.

- *Mu Tong* ist ein Diuretikum, mit dem man Feuchte-Hitze eliminiert, um auf diese Weise Reizbarkeit bei Mundulzera und bei gelbem Urin zu lindern.

- *Mai Dong* ist ein Tonikum, das bei Herz-*Yin*-Mangel mit Hitze verwendet wird, der sich als Reizbarkeit und Schlaflosigkeit äußert.
- *Huang Lian* wird bei Fiebererkrankungen mit übermäßigem Feuer im Herz eingesetzt, das den *Shen* (Geist) stört, was sich in Reizbarkeit und Schlaflosigkeit ausdrückt.
- *Tian Zhu Huang* löst heißen Schleim auf und hilft am besten bei Reizbarkeit, verbunden mit Krämpfen und Zuckungen.

Referenzen

1. *Int. J. Crude Drugs Res*, 1990; 28(1):39
2. *Chang Yong Zhong Yao Xian Dai Yan Jiu Yu Lin Chuang* (Recent Study & Clinical Application of Common Traditional Chinese Medicine), 1995; 267:269
3. *Liao Ning Zhong Yi Za Zhi* (Liaoning Journal of Chinese Medicine), 1977; (1); 18
4. *Ji Lin Zhong Yi Yao* (Jilin Chinese Medicine and Herbology), 1991; (2):12

Qú Mài

Dianthi Herba

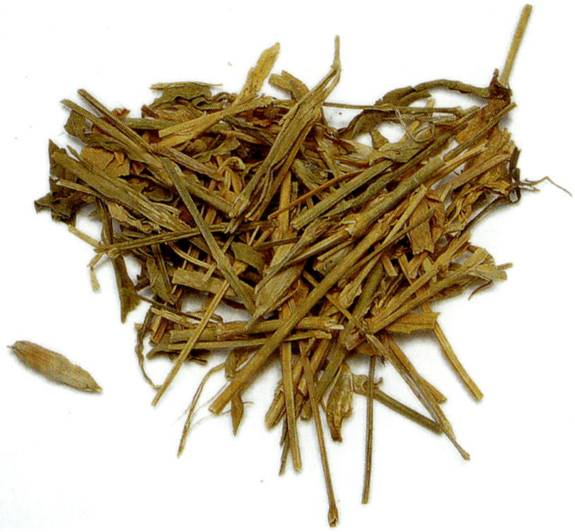

瞿麥 瞿麦

Pinyin-Name *Qú Mài*
Andere chinesische Namen *Ju Mai*
Originalquelle *Shen Nong Ben Cao Jing* (Die Materia Medica des göttlichen Landmannes), vermutlich Östliche Han-Dynastie
Deutscher Name Nelkenkraut
Botanischer Name *Dianthus superbus* L. (*Qu Mai*); *Dianthus chinensis* L. (*Shi Zhu*)
Pharmazeutischer Name Dianthi Herba
Eigenschaften Bitter, kühl
Leitbahnen Blase, Herz, Dünndarm

Chinesische therapeutische Wirkungen

Fördert die Diurese

Lin Zheng (Dysurie-Syndrom): *Qu Mai* (Dianthi Herba) reguliert die Wasserzirkulation und gehört zu den am häufigsten verwendeten Arzneien zur Behandlung von *Shi-Re Lin* (Feuchte-Hitze-Dysurie). Die Spitze von *Qu Mai* hat im Vergleich zum Stängel die stärkste diuretische Wirkung.

- *Re Lin* (Hitze-Dysurie) mit Brennen und Schmerzen beim Wasserlassen: *Qu Mai* mit *Che Qian Zi* (Plantaginis Semen) und *Hua Shi* (Talcum) verwenden. **Beispiel-Rezeptur**: *Ba Zheng San* (Acht Arzneien Pulver zur Korrektur).
- *Xue Lin* (blutige Dysurie) mit Hämaturie: Kombination mit *Xiao Ji* (Cirsii Herba), *Pu Huang* (Typhae Pollen) und *Bai Mao Gen* (Imperatae Rhizoma).
- *Shi Lin* (Stein-Dysurie): *Jin Qian Cao* (Lysimachiae Herba), *Ji Nei Jin* (Gigeriae Galli Endothelium Corneum) und *Hai Jin Sha* (Lygodii Spora) hinzufügen.

Stärkt den Blutkreislauf und reguliert die Menstruation

Amenorrhö: *Qu Mai* dringt in die *Xue*-(Blut-)Schicht ein und beseitigt Hitze. Es hilft bei Amenorrhö und Menstruationskrämpfen, die durch Blutklümpchen verursacht werden.

- Amenorrhö: mit *Dan Shen* (Salviae Miltiorrhizae Radix et Rhizoma), *Chi Shao* (Paeoniae Radix Rubra) und *Yi Mu Cao* (Leonuri Herba) verwenden.
- Blutklümpchen: Kombination mit *Tao Ren* (Persicae Semen), *Chuan Xiong* (Chuanxiong Rhizoma), *Hong Hua* (Carthami Flos) und *Niu Xi* (Achyranthis Radix).

Schwere Geburt: *Qu Mai* stärkt den Blutkreislauf und wird eingesetzt, um Wehen einzuleiten oder voranzutreiben.

Dosierung

5–10 g.

Sicherheitshinweise, Kontraindikationen

Qu Mai ist bei Schwangeren kontraindiziert, da es die Uteruskontraktion stimuliert.

Chemische Zusammensetzung

Eugenol, Phenyethylalkohol, Methylsalicylat, Homorientin, Dianthussaponin, Gyposgenin.[1]

Pharmakologische Wirkungen

- **Diuretisch**: Ein Wasserdekokt aus *Qu Mai* in einer Dosierung von 2 g/kg erhöhte bei Kaninchen die Ausscheidung von Wasser und Chlorid.[2]
- **Uterusstimulierend**: Ein alkoholischer Extrakt aus *Qu Mai* stimulierte bei betäubten Kaninchen den Uterus und löste Kontraktionen aus.[3]
- **Weitere Wirkungen**: Es wirkt stimulierend auf den Magen-Darm-Trakt und hemmend auf das Herz-Kreislauf-System.[4]

6

Klinische und wissenschaftliche Studien

Ödeme: Ein Arzneitee, für den 100 g *Qu Mai* 60 Minuten lang in einer verschlossenen Thermoskanne in heißem Wasser eingeweicht wurden, kam bei Patienten mit Ödemen zum Einsatz. Die Studie berichtet in mehr als 100 Fällen von zufriedenstellenden Resultaten.[5]

Wechselwirkung mit anderen Medikamenten

Diuretisch: *Qu Mai* wirkt diuretisch. Obwohl es keine Berichte über eine mögliche Wechselwirkung mit Diuretika gibt, kann die gleichzeitige Einnahme zu einer erhöhten Ausscheidung von Wasser und/oder Elektrolyten führen.[6] (Hinweis: Beispiele für Diuretika sind Chlorothiazid, Hydrochlorothiazid, Furosemid, Bumetanid und Torasemid.)

Referenzen

1. *Xian Dai Zhong Yao Yao Li Xue* (Contemporary Pharmacology of Chinese Herbs), 1997; 558
2. *Zhong Yao Xue* (Chinese Herbology), 1998; 353:354
3. *Tian Jing Yi Yao* (Tianjing Medicine and Herbology), 1983; (5):268
4. *Zhong Yao Xue* (Chinese Herbology), 1998; 353:354
5. *Xiang Cun Yi Xue* (Suburban Medicine), 1996; 11:34
6. Chen, J. Recognition and prevention of herb-drug interactions, Medical Acupuncture, Fall/Winter 1998/1999; 10 (2); 9–13

Shān Pú Táo

Vitis Amurensis Radix

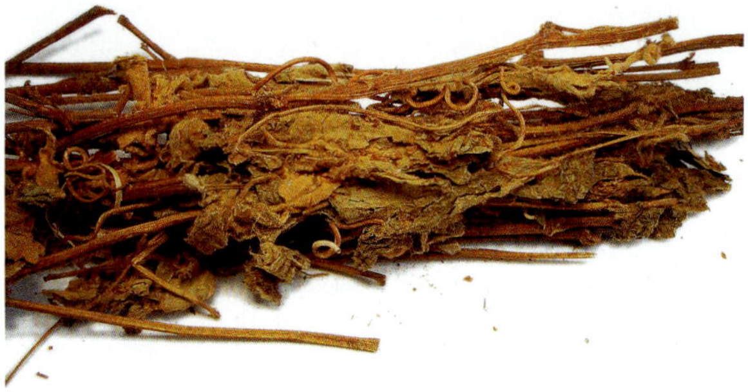

山葡萄

Pinyin-Name *Shān Pú Táo*
Wörtliche Übersetzung „Bergweintraube"
Andere chinesische Namen *Xiao Pu Tao, Xiao Ben Shan Pu Tao, Shan Teng Teng Yang*
Deutscher Name Amurebenwurzel
Botanischer Name *Vitis amurensis; Vitis adstricta*
Pharmazeutischer Name Vitis Amurensis Radix
Eigenschaften Süß, kalt
Leitbahnen Lunge, Leber, Niere

Chinesische therapeutische Wirkungen

Fördert die Diurese

Ödeme: *Shan Pu Tao* (Vitis Amurensis Radix) zerstreut Wasser-Akkumulationen, um Ödeme zu behandeln.

- Ödeme aufgrund eines Mangel-Zustands: *Shan Pu Tao* mit *Fang Ji* (Stephaniae Tetrandrae Radix), *Huang Qi* (Astragali Radix), *Fu Ling* (Poria), *Gui Zhi* (Cinnamomi Ramulus), *Ze Xie* (Alismatis Rhizoma) und *Zhu Ling* (Polyporus) verwenden.
- Ödeme durch einen Fülle-Zustand: Kombination mit *Shui Ding Xiang* (Ludwigiae Prostratae Herba), *Ding Shu Xiu* (Elephantopus Scaber Herba), *Zhu Ling* (Polyporus), *Mu Tong* (Akebiae Caulis) und *Fu Ling* (Poria).

Tonisiert die Nieren, erhellt die Augen und hilft der Leber

- Katarakt: Den frischen Saft aus *Shan Pu Tao* als Augentropfen verwenden.

- Augenprobleme (Konjunktivitis etc.), verursacht durch einen Fülle-Zustand: *Gou Qi Gen* (Lycii Radix), *Qian Li Guang* (Senecionis Scandentis Herba), *Qing Xiang Zi* (Celosiae Semen), *Shu Wei Huang* (Rostellulariae Herba) und *Niao Bu Su* (Kalopanax Pictus Ramus) hinzufügen.
- Blut-Mangel bei Kindern bei Fehlernährung oder verzögertem Wachstum: *Shan Pu Tao* mit *Ren Shen* (Ginseng Radix et Rhizoma), *Bai Zhu* (Atractylodis Macrocephalae Rhizoma), *Gan Cao* (Glycyrrhizae Radix et Rhizoma), *Fu Ling* (Poria), *Dang Gui* (Angelicae Sinensis Radix), *Shu Di Huang* (Rehmanniae Radix Praeparata), *Chuan Xiong* (Chuanxiong Rhizoma) und *Bai Shao* (Paeoniae Radix Alba) verwenden.

Zerstreut Schwellungen, eliminiert Toxine

- Anfangsstadium von fibrozystischen Brusterkrankungen mit Schwellungen und Schmerzen, Abneigung gegen Kälte und Fieber: *Shan Pu Tao* mit *Wang Bu Liu Xing* (Vaccariae Semen), *Pu Gong Ying* (Taraxaci Herba), *Feng Fang* (Vespae Nidus) und *Chuan Shan Jia* (Manitis Squama) verwenden.
- Roter oder weißer Vaginalausfluss: mit *Bai Long Chuan Hua Tou* (Clerodendron Paniculatum Radix) und *Ji Guan Hua* (Celosiae Cristatae Flos) kombinieren.

Dosierung

6–18 g im Dekokt.

Shí Wéi

Pyrrosiae Folium

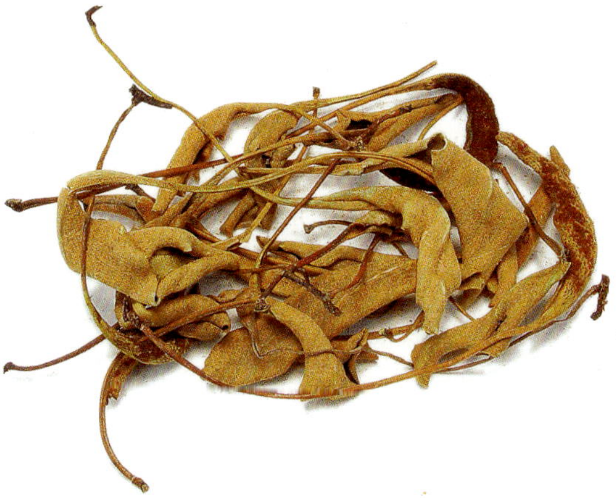

石葦 石韦

Pinyin-Name *Shí Wéi*
Andere chinesische Namen *Shi Lan, Shi Pi*
Originalquelle *Shen Nong Ben Cao Jing* (Die Materia Medica des göttlichen Landmannes), vermutlich Östliche Han-Dynastie
Deutscher Name Pyrrosia-Kraut
Botanischer Name *Pyrrosia sheareri* (Bak.) Ching (*Lu Shan Shi Wei*); *Pyrrosia petiolosa* (Christ) Ching (*Bing Shi Wei*); *Pyrrosia lingua* (Thunb.) Farw. (*Shi Wei*)
Pharmazeutischer Name Pyrrosiae Folium
Eigenschaften Bitter, süß, kühl
Leitbahnen Blase, Lunge

Chinesische therapeutische Wirkungen

Fördert die Diurese

Lin Zheng (Dysurie-Syndrom) und Ödeme: *Shi Wei* (Pyrrosiae Folium) vertreibt Feuchte-Hitze und fördert die Miktion. Es wird normalerweise für die Behandlung unterschiedlicher Arten von *Lin Zheng* verwendet. Zudem reguliert es die Wasserzirkulation und hilft bei Ödemen.

- *Re Lin* (Hitze-Dysurie): *Shi Wei* zusammen mit *Che Qian Zi* (Plantaginis Semen) und *Mu Tong* (Akebiae Caulis) verwenden.

- *Shi Lin* (Stein-Dysurie): Kombination mit *Jin Qian Cao* (Lysimachiae Herba), *Hai Jin Sha* (Lygodii Spora) und *Hua Shi* (Talcum).
- *Xue Lin* (blutige Dysurie): Diese Arznei zusammen mit *Bai Mao Gen* (Imperatae Rhizoma), *Zhi Zi* (Gardeniae Fructus) und *Pu Huang* (Typhae Pollen) verwenden.
- Ödeme: *Che Qian Zi* (Plantaginis Semen), *Ze Xie* (Alismatis Rhizoma) und *Fu Ling* (Poria) hinzufügen.

Löst Schleim auf und befreit von Husten

Husten: *Shi Wei* hilft bei Husten mit reichlich Auswurf. Es lindert Hitze auf der *Qi*-(Energie-)Ebene und in der Lungen-Leitbahn. Das Dekokt dieser Arzneidroge hilft am besten bei der Behandlung chronischer Bronchitis mit Husten und Schleim.

- Husten: Pulverisiertes *Shi Wei* und *Bing Lang* (Arecae Semen) verwenden und mit *Sheng*-Jiang-(Zingiberis Rhizoma Recens-)Saft servieren.
- Husten mit *Yin*-Mangel: Kombination mit *Zhi Mu* (Anemarrhenae Rhizoma).

6

Stoppt Blutungen

Blutungen: *Shi Wei* wirkt blutstillend und wird üblicherweise verwendet, um Nasenbluten, Bluterbrechen, Hypermenorrhö und Blutungen aufgrund von Verletzungen zu stoppen.

- Blutungen: *Shi Wei* allein verwenden.

Dosierung

5–10 g, bis zu 15–30 g *Shi Wei* in schweren Fällen.

Chemische Zusammensetzung

Isomangiferin, Kaempferol, Quercetin, Isoquercitrin, Trifolin, β-Sitosterol, Diplolopten, Chlorogensäure.[1]

Pharmakologische Wirkungen

- **Expektorierend**: Das Wasserdekokt von *Shi Wei* verringerte die Schleimsekretion in den Atemwegen. Bei intraperitonealer Injektion von 15 g/kg oder oraler Einnahme von 50 g/kg wirkte es nur minimal auswurffördernd.[2]
- **Hustenstillend**: Die orale Verabreichung von Isomangiferin wirkt bei Mäusen deutlich antitussiv, jedoch nicht so stark wie Kodein.[3]
- **Antiviral**: Zubereitungen aus *Shi Wei* hemmten merklich das Herpes-simplex-Virus 1.[4]

Klinische und wissenschaftliche Studien

Chronische Tracheitis: 552 Patienten mit chronischer Tracheitis wurden mit *Shi Wei* als Einzelmittel oder als Bestandteil einer Arzneikombination behandelt. Bei 22% der Patienten, die 20 Tage lang nur *Shi Wei* erhielten, trat eine Besserung ein. Bei 56,6% der Patienten, die *Shi Wei* in einer Arzneikombination erhielten, kam es zu einer merklichen Besserung. In der Studie wird berichtet, dass die meisten Patienten innerhalb von ein bis zwei Tagen von der Behandlung profitierten. Die Besserung äußerte sich darin, dass das Sputum weniger wurde und weniger zähflüssig war.[5]

Toxikologie

Die LD_{50} für den *Shi-Wei*-Extrakt variiert zwischen 17 und 90 g/kg bei Mäusen. Die LD_{50} für Isomangiferin beträgt bei Mäusen 4,65 g/kg.[6]

Kommentar der Autoren

Nach neuesten Untersuchungen wirkt *Shi Wei* gut bei der Behandlung von Tumorpatienten, die nach Chemotherapie oder Bestrahlungen niedrige Leukozytenwerte aufweisen. Es hilft, die Leukozytenzahl zu erhöhen.

Referenzen

1. *Xian Dai Zhong Yao Yao Li Xue* (Contemporary Pharmacology of Chinese Herbs), 1997; 569
2. *Yi Yao Yan Jiu Tong Xun* (Research Journal of Medicine and Medicinals), 1973; (10):32
3. *Yi Yao Gong Ye* (Pharmaceutical Industry), 1973; (6):1
4. *Zhong Guo Yao Li Xue Tong Bao* (Journal of Chinese Herbal Pharmacology), 1989; 10(1):85
5. *Shang Hai Ren Min Chu Ban She* (People's Press of Shanghai), 1973
6. *Zhong Yao Da Ci Dian* (Dictionary of Chinese Herbs), 1977; 579
7. *Zhong Cao Yao Xue* (Study of Chinese Herbal Medicine), 1976:59

Shuǐ Dīng Xiāng
Ludwigiae Prostratae Herba

水丁香

Pinyin-Name *Shuǐ Dīng Xiāng*
Wörtliche Übersetzung „Wassernelke"
Andere chinesische Namen *Shui Xiang Liao*, *Shui Deng Xiang*
Deutscher Name Ludwigia-Kraut
Botanischer Name *Ludwigia prostrata* Roxb.
Pharmazeutischer Name Ludwigiae Prostratae Herba
Eigenschaften Süß, mild, sehr kalt
Leitbahnen Niere, Blase

Chinesische therapeutische Wirkungen

Beseitigt Hitze, lässt Entzündungen und Schwellungen zurückgehen

Shui Ding Xiang (Ludwigiae Prostratae Herba) hilft bei Halsentzündung, Dysenterie und Zahnschmerzen, indem es Hitze beseitigt und Entzündungen zurückgehen lässt.

- Halsentzündung: *Shui Ding Xiang* mit *Yi Zhi Xiang* (Vernoniae Cinereae Herba), *Shu Wei Huang* (Rostellulariae Herba), *Ban Lan Gen* (Isatidis Radix), *Jin Yin Hua* (Lonicerae Flos) und *Da Qing Ye* (Isatidis Folium) verwenden.
- Dysenterie: Kombination mit *Feng Wei Cao* (Pteris Herba), *Ge Gen* (Puerariae Radix Lobatae), *Huang Qin* (Scutellariae Radix), *Huang Lian* (Coptidis Rhizoma), *Mu Xiang* (Aucklandiae Radix), *Bing Lang* (Arecae Semen) und *Bai Shao* (Paeoniae Radix Alba).
- Zahnschmerzen: *Shui Ding Xiang* mit *Shi Gao* (Gypsum Fibrosum), *Zhi Mu* (Anemarrhenae Rhizoma) und *Xi Xin* (Asari Radix et Rhizoma) verwenden. Die Arzneien können oral als Dekokt eingenommen oder als Paste auf die betroffene Stelle aufgetragen werden.

Fördert die Harnausscheidung

Shui Ding Xiang hilft bei Störungen, die durch eine Ansammlung von Wasser oder Hitze charakterisiert sind. Klinische Anwendungsgebiete sind Infektionen des Urogenitalsystems und Bluthochdruck.

- Chronische Nephritis, Blasenentzündung und Harnweginfektionen: Kombination mit *Ze Xie* (Alismatis Rhizoma), *Pao Zai Cao* (Physalis Angulatae Herba) und *Ya She Huang* (Lippiae Herba).
- *Lin Zheng* (Dysurie-Syndrom), Hämaturie oder Hämatochezie: Kombination mit *Tong Cao* (Tetrapanacis Medulla), *Bian Xu* (Polygoni Avicularis Herba) und *Da Ji* (Cirsii Japonici Herba).
- Hautjucken mit Rötung und Schwellung: *Shui Ding Xiang* äußerlich oder innerlich mit *Hu Yao Huang* (Leucas Mollissimae Herba), *Shu Wei Huang* (Rostellulariae Herba) und *Xian Feng Cao* (Bidentis Herba) verwenden.
- Bluthochdruck: mit *Hu Zhang* (Polygoni Cuspidati Rhizoma), *Cha Chi Huang* (Stellariae Aquaticae Herba) und *Shan Pu Tao* (Vitis Amurensis Radix) kombinieren.

Dosierung

6–18 g im Dekokt.

Sicherheitshinweise, Kontraindikationen

Shui Ding Xiang sollte bei Patienten mit Milz- und Magen-Mangel und -Kälte vorsichtig angewendet werden, ebenso bei Patienten mit *Yin*-Mangel.

6

Tōng Cǎo
Tetrapanacis Medulla

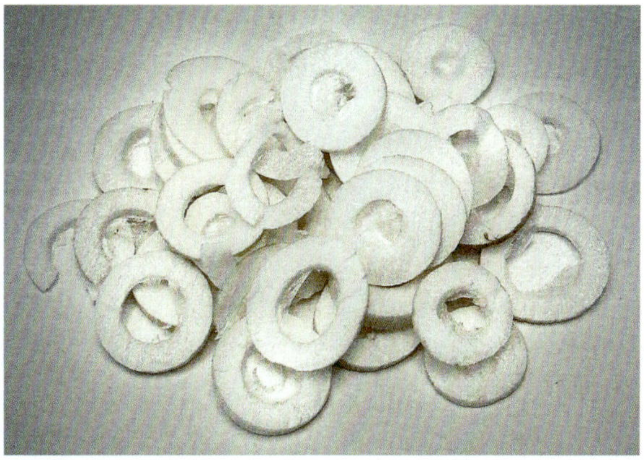

通草

Pinyin-Name *Tōng Cǎo*
Wörtliche Übersetzung „Frei machende Arznei"
Originalquelle Auslassungen der [klassischen] Materia Medica aus dem Jahr 741von Chen Cang-Qi
Deutscher Name Tetrapanax-Stängelmark

Botanischer Name *Tetrapanax papyriferus* (Hook.) K. Koch (*Tong Tuo Mu*)
Pharmazeutischer Name Tetrapanacis Medulla
Eigenschaften Süß, mild, kühl
Leitbahnen Lunge, Magen

Chinesische therapeutische Wirkungen

Fördert die Harnausscheidung und leitet Feuchtigkeit aus

Tong Cao (Tetrapanacis Medulla) fördert die Miktion und leitet Feuchtigkeit aus und wirkt auf diese Weise gegen *Lin Zheng* (Dysurie-Syndrom). Klinische Anwendungsgebiete sind schmerzhaftes und/oder tröpfelndes Wasserlassen mit Hitzeempfindungen.

- Dysurie und Schmerzen aufgrund von Feuchte-Hitze in der Blase: *Tong Cao* zu *Shi Wei* (Pyrrosiae Folium) und *Qu Mai* (Dianthi Herba) hinzufügen.
- Schmerzhaftes Wasserlassen, konzentrierter, trüber Urin und körperliches Schweregefühl aufgrund von Feuchte-Hitze: *Tong Cao* mit *Dou Kou* (Amomi Fructus Rotundus), *Hua Shi* (Talcum) und *Yi Yi Ren* (Coicis Semen) verwenden.
- Ödeme mit Dysurie: Kombination mit *Fang Ji* (Stephaniae Tetrandrae Radix), *Fu Ling* (Poria), *Zhu Ling* (Polyporus) und *Da Fu Pi* (Arecae Pericarpium).
- Feuchte Fiebererkrankungen mit der Empfindung von körperlicher Schwere, Durstlosigkeit, Druck in der Brust, Fieber am Nachmittag und Dysurie: *Yi Yi Ren* (Coicis Semen), *Hua Shi* (Talcum), *Ban Xia* (Pinelliae Rhizoma), *Hou Po* (Magnoliae Officinalis Cortex) und *Dou Kou* (Amomi Fructus Rotundus) hinzufügen.

Regt den Milchfluss an

Tong Cao regt bei stillenden Müttern den Milchfluss an.

- Um den Milchfluss anzuregen, *Tong Cao* im Dekokt mit *Chuan Shan Jia* (Manitis Squama) und *Wang Bu Liu Xing* (Vaccariae Semen) kombinieren.

Dosierung

2–5 g. Verwendet werden 15–18 g *Tong Cao*, um den Milchfluss anzuregen.

Sicherheitshinweise, Kontraindikationen

Tong Cao wird für Schwangere nicht empfohlen.

Chemische Zusammensetzung

Uronsäure, Galactose, Galacturonsäure, Glucose, Xylose, Lipide 1,70%, Proteine 1,10%, Ballaststoffe 48,73%, gesamter Ascheanteil 5,95%.[1]

Pharmakologische Wirkungen

Diuretisch: Die Behandlung mit *Tong Cao* führt bei Ratten zu einer vermehrten Ausscheidung von Wasser, Natrium, Chlorid und Kalium.[2]

Wechselwirkung mit anderen Medikamenten

Diuretisch: *Tong Cao* wirkt diuretisch. Obwohl es keine Belege für eine mögliche Wechselwirkung mit Diuretika gibt, kann die gleichzeitige Einnahme zu einer erhöhten Ausscheidung von Wasser und/oder Elektrolyten führen.[3] (Hinweis: Beispiele für Diuretika sind Chlorothiazid, Hydrochlorothiazid, Furosemid, Bumetanid und Torasemid.)

Ergänzung

梗通草 *Gěng Tōng Cǎo* (Aeschynomene Indica Ramulus) wird zum ersten Mal im Jahr 1920 von Zhang Shan-Lei im *Ben Cao Zheng Yi* (Wahre und falsche Informationen der Materia Medica) erwähnt. Es besitzt ähnliche Wirkweisen und Eigenschaften wie *Tong Cao*. *Geng Tong Cao* regt die Diurese an, hilft bei *Lin Zheng* (Dysurie-Syndrom) und regt den Milchfluss an. Die empfohlene Dosis von *Geng Tong Cao* beträgt 3–6 g.

Kommentar der Autoren

Tong Cao und *Mu Tong* (Akebiae Caulis) regen beide den Milchfluss an. *Tong Cao* ist jedoch süß und wird dem bitteren *Mu Tong* oft vorgezogen. Andere Lebensmittel, die häufig mit oder ohne *Tong Cao* und/oder *Mu Tong* zur Anregung des Milchflusses verwendet werden, sind Schweinefüße, Fisch, Erdnüsse und Papayas.

Referenzen

1. *Chang Yong Zhong Yao Cheng Fen Yu Yao Li Shou Ce* (A Handbook of the Composition and Pharmacology of Common Chinese Drugs), 1994; 1560–1561
2. *Zhong Yao Cai* (Study of Chinese Herbal Material), 1991; 14(9):40
3. Chen, J. Recognition and prevention of herb-drug interactions, Medical Acupuncture, Fall/Winter 1998/1999; 10 (2); 9–13

Xián Fēng Cǎo

Bidentis Herba

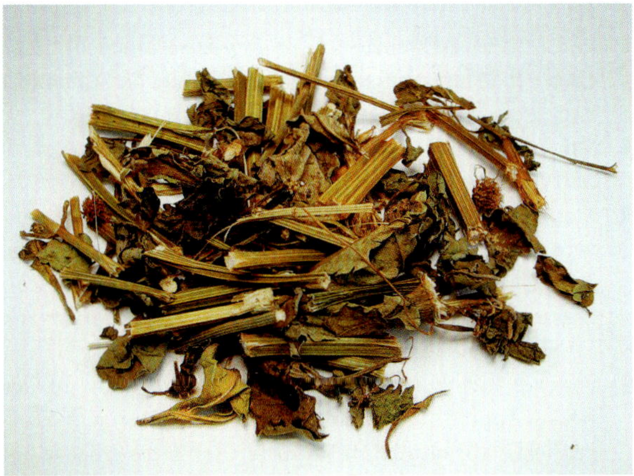

咸豐草 咸丰草

Pinyin-Name *Xián Fēng Cǎo*
Andere chinesische Namen *Tong Zhi Cao, Bai Hua Puo Puo Zeng, Fu Yin Tou, Han Feng Cao, Nan Feng Cao, Chia Za Bo*
Deutscher Name Dreiteiliger Wasserdost
Botanischer Name *Bidens pilosa* L. var. *minor* (Bl.) Sherff.
Pharmazeutischer Name Bidentis Herba
Eigenschaften Mild, kühl
Leitbahnen Niere, Dünndarm, Blase

Chinesische therapeutische Wirkungen

Lässt Entzündungen zurückgehen, beseitigt Hitze und fördert die Harnausscheidung

- Appendizitis: *Xian Feng Cao* (Bidentis Herba) mit *Da Huang Mu Dan Tang* (Rhei Radix et Rhizoma und Moutan Cortex Dekokt) kombinieren.
- Nephritis: Kombination mit *Ding Shu Xiu* (Elephantopus Scaber Herba), *Bian Xu* (Polygoni Avicularis Herba), *Qu Mai* (Dianthi Herba), *Bi Zi Cao* (Pogonantheri Criniti Herba) und *Shui Ding Xiang* (Ludwigiae Prostratae Herba).
- Dysenterie: Kombination mit *Feng Wei Cao* (Pteris Herba), *Ji Xue Cao* (Centellae Herba), *Ge Gen* (Puerariae Radix Lobatae), *Huang Qin* (Scutellariae Radix) und *Huang Lian* (Coptidis Rhizoma).
- Harnweginfektion oder Blasenentzündung: *Xian Feng Cao* mit *Yu Xing Cao* (Houttuyniae Herba), *Pao Zai Cao* (Physalis Angulatae Herba), *Ya She Huang* (Lippiae Herba), *Huang Bo* (Phellodendri Cortex), *Che Qian Zi* (Plantaginis Semen) und *Bai Mao Gen* (Imperatae Rhizoma) verwenden.
- Hepatitis: zusammen mit *Bai Jiang Cao* (Patriniae Herba), *Hu Zhang* (Polygoni Cuspidati Rhizoma), *Bai Hua She She Cao* (Hedyotidis Diffusae Herba), *Huang Shui Qie* (Solani Herba), *Ban Lan Gen* (Isatidis Radix) und *Hua Shi Cao* (Orthosiphon Aristatus Herba) anwenden.
- Diabetes mellitus: *Xian Feng Cao* mit *Yu Mi Xu* (Maydis Stigma) verwenden.

Lässt Schwellungen zurückgehen, leitet Eiter ab und fördert die Gewebebildung

- Hämorrhoiden: *Xian Feng Cao* mit *Zao Jiao Ci* (Gleditsiae Spina) verwenden. Es kann außerdem zu Rezepturen wie *Zhen Ren Huo Ming Yin* (Dekokt des Wahren Menschen zur Wiederbelebung), *Shao Yao Tang* (Paeoniae Radix Dekokt) oder *Yi Zi Tang* (Hämorrhoidal Dekokt) dazugegeben werden.
- Toxische Schwellungen: *Xian Feng Cao* äußerlich anwenden.

Dosierung

6–15 g im Dekokt.

Sicherheitshinweise, Kontraindikationen

Xian Feng Cao sollte bei Patienten mit Mangel und Kälte in Milz und Magen vorsichtig angewendet werden.

Kommentar der Autoren
Xian Feng Cao kann im Sommer als eisgekühltes Getränk oder Tee eingenommen werden, um Sommer-Hitze zu lindern.

6

Yì Yǐ Rén

Coicis Semen

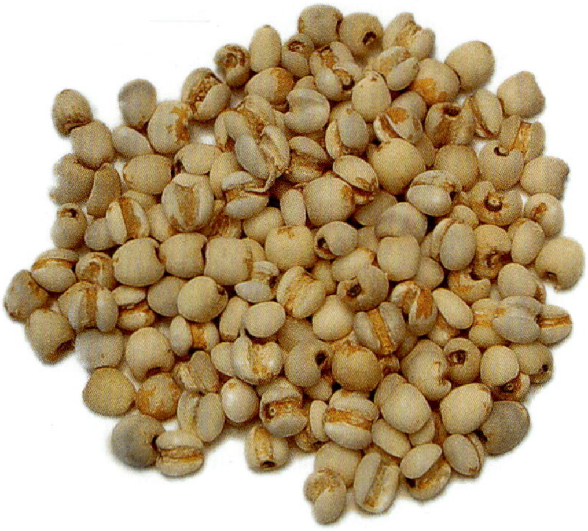

薏苡仁

Pinyin-Name *Yì Yǐ Rén*
Andere chinesische Namen *Mi Ren, Yi Ren, Yi Mi*
Originalquelle *Shen Nong Ben Cao Jing* (Die Materia Medica des göttlichen Landmannes), vermutlich Östliche Han-Dynastie
Deutscher Name Hiobstränensamen, Christustränengrassamen
Botanischer Name *Coix lacryma-jobi* L. var. *ma-yuen* (Roman) Stapf (*Yi Yi*)
Pharmazeutischer Name Coicis Semen
Eigenschaften Süß, mild, kühl
Leitbahnen Milz, Magen, Lunge

Chinesische therapeutische Wirkungen

Stärkt die Milz und leitet Feuchtigkeit aus

Feuchtigkeit-Ansammlung aufgrund von Milz-Mangel: Zu den klinischen Manifestationen dieses Ungleichgewichts gehören Bein-*Qi*, feuchte Fieberstörungen, Ödeme und *Lin Zheng* (Dysurie-Syndrom). Die süßen, milden und kühlen Eigenschaften von *Yi Yi Ren* (Coicis Semen) machen es besonders geeignet für die Stärkung der Milz und für die Behandlung von Ungleichgewichten wie Feuchtigkeit und andere Probleme des Wasserelements.

- Feuchtigkeit-Akkumulation und Milz-Mangel: *Yi Yi Ren* mit *Bai Zhu* (Atractylodis Macrocephalae Rhizoma), *Fu Ling* (Poria), *Bai Bian Dou* (Lablab Semen Album) und *Chi Xiao Dou* (Phaseoli Semen) kombinieren.
- Atemnot aufgrund von Wasser-Akkumulation: Dieses Arzneimittel zusammen mit *Yu Li Ren* (Pruni Semen) verwenden.
- *Re Lin* (Hitze-Dysurie): *Yi Yi Ren* zusammen mit *Che Qian Zi* (Plantaginis Semen) und *Hua Shi* (Talcum) einsetzen.
- *Shi Lin* (Stein-Dysurie): *Hai Jin Sha* (Lygodii Spora) und *Jin Qian Cao* (Lysimachiae Herba) hinzufügen.
- Mangel von Milz und Magen mit weichem Stuhl und verminderter Nahrungsaufnahme: Dieses Arzneimittel mit *Ren Shen* (Ginseng Radix et Rhizoma), *Bai Zhu* (Atractylodis Macrocephalae Rhizoma) und *Shan Yao* (Dioscoreae Rhizoma) kombinieren.
- Feuchte Fiebererkrankungen mit Druckgefühl in der Brust, Appetitmangel und dickem, schmierigem Zungenbelag: zusammen mit *Ku Xing Ren* (Armeniacae Semen), *Dou Kou* (Amomi Fructus Rotundus) und *Hou Po* (Magnoliae Officinalis Cortex) verwenden.

Leitet Feuchtigkeit aus und lindert Schmerzen

Bi Zheng (schmerzhaftes Blockade-Syndrom): *Yi Yi Ren* leitet Feuchtigkeit in den Muskeln aus und lindert dadurch Schmerzen. Es ist besonders gut bei Anspannung und Krämpfen der Sehnen, die die Flexibilität einschränken. Es hilft darüber hinaus bei Muskel-, Gelenk- und Sehnenschmerzen aufgrund von Feuchtigkeit-Ansammlung.

- *Bi Zheng* aufgrund von Feuchtigkeit: täglich *Yi Yi Ren* und Reis als Brei kochen.
- *Bi Zheng* aufgrund von Ansammlung von äußerem Wind und äußerer Feuchtigkeit: Kombination mit *Ma Huang* (Ephedrae Herba), *Ku Xing Ren* (Armeniacae Semen) und *Gan Cao* (Glycyrrhizae Radix et Rhizoma).
- *Bi Zheng* aufgrund von Wind und Feuchtigkeit: Kombination mit *Ma Huang* (Ephedrae Herba), *Gui Zhi* (Cinnamomi Ramulus) und *Cang Zhu* (Atractylodis Rhizoma). **Beispiel-Rezeptur**: *Yi Yi Ren Tang* (Coicis Semen Dekokt).
- *Wei*-(Atrophie-)Syndrom und Muskelschwäche aufgrund von Feuchte-Hitze: Diese Arznei zu *Cang Zhu* (Atractylodis Rhizoma), *Huang Bo* (Phellodendri Cortex) und *Niu Xi* (Achyranthis Radix) hinzufügen. **Beispiel-Rezeptur**: *Si Miao San* (Pulver aus vier wundersamen Arzneien).

Beseitigt Hitze und Eiter

Yi Yi Ren tritt mit seiner kühlenden Wirkung in die Lungen-Leitbahn ein und hilft dadurch bei Lungenabszessen, die durch purulentes, dickes Sputum mit Eiter- und Blutbeimischung gekennzeichnet sind, sowie bei Husten mit Absonderungen aus der Nase. Aufgrund der Organpartnerschaft zwischen Lunge und Dickdarm hilft es auch bei Darmabszessen.

- Lungenabszess: *Yi Yi Ren* zusammen mit *Dong Gua Zi* (Benincasae Semen) und *Tao Ren* (Persicae Semen) verwenden.
- Eiternde Lungenabszesse mit reichlich dickem, blutigem Sputum: *Jie Geng* (Platycodi Radix) und *Bai Ji* (Bletillae Rhizoma) hinzufügen.
- Darmabszess: mit *Mu Dan Pi* (Moutan Cortex), *Tao Ren* (Persicae Semen) und *Bai Jiang Cao* (Patriniae Herba) kombinieren.
- Akute Appendizitis: zusammen mit *Jin Yin Hua* (Lonicerae Flos), *Di Huang* (Rehmanniae Radix), *Xuan Shen* (Scrophulariae Radix), *Di Yu* (Sanguisorbae Radix), *Huang Qin* (Scutellariae Radix), *Da Huang* (Rhei Radix et Rhizoma) und *Mu Dan Pi* (Moutan Cortex) verwenden. **Beispiel-Rezeptur**: *Da Huang Mu Dan Tang* (Rhei Radix et Rhizoma und Moutan Cortex Dekokt).

Dosierung

10–30 g. *Yi Yi Ren* kann als Dekokt, in Pillen- oder Pulverform sowie als Nahrungsmittel (als Brei oder in anderen Zubereitungen) eingenommen werden. Es muss langfristig und in hohen Dosen eingenommen werden, da es relativ mild ist. Die unverarbeitete Arzneidroge kann besser Hitze beseitigen und die Wasserzirkulation regulieren. Die trocken-gebratene Arzneidroge kann die Milz stärker tonisieren und Durchfall beseitigen.

Sicherheitshinweise, Kontraindikationen

- *Yi Yi Ren* bei Patienten mit Spermatorrhö und Polyurie vorsichtig einsetzen.
- *Yi Yi Ren* ist in der Schwangerschaft kontraindiziert.

Chemische Zusammensetzung

Coixol, Coixenolid, Coixan A, B, C; Protein, Lipide.[1]

Pharmakologische Wirkungen

- **Antineoplastisch**: Dem alkoholischen Extrakt aus *Yi Yi Ren* wird in Übereinstimmung mit einigen In-vitro-Studien eine leicht antineoplastische Wirkung zugeschrieben.[2]
- **Wirkung auf Muskeln**: Essentiellem Öl aus *Yi Yi Ren* wird eine hemmende Wirkung auf die Skelettmuskulatur zugeschrieben, eine stimulierende Wirkung auf die glatte Muskulatur des Uterus und unterschiedliche Wirkungen auf die glatte Muskulatur des Darms.[3]
- **Sedierende, analgetische und fiebersenkende** Eigenschaften wurden in relativ schwacher Ausprägung beobachtet.[4]

Klinische und wissenschaftliche Studien

Flachwarzen: In einer Studie wurden Patienten mit Flachwarzen mit 60 g *Yi Yi Ren* behandelt, das über einen Zeitraum von 7 bis 16 Tagen täglich als Nahrungsmittel eingenommen wurde. Von 23 Patienten wurden elf vollständig geheilt, bei sechs trat eine moderate Besserung ein, sechs zeigten keine Reaktion.[5]

Ergänzung

薏苡根 *Yì Yĭ Gēn* (Coicis Radix) wird zum ersten Mal im *Shen Nong Ben Cao Jing* (Die Materia Medica des göttlichen Landmannes) aus dem zweiten Jahrhundert erwähnt. Es wird aus derselben Pflanze gewonnen wie *Yi Yi Ren* (Coicis Semen). *Yi Yi Gen* ist bitter, süß und kalt und beseitigt Hitze und vertreibt Feuchtigkeit. Zu den klinischen Anwendungsgebieten zählen *Re Lin* (Hitze-Dysurie), *Xue Lin* (blutige Dysurie), Ödeme und Lungenabszesse. Es vertreibt außerdem Schlauchwürmer. Die empfohlene Dosis *Yi Yi Gen* beträgt 10–15 g, bei Verwendung der frischen Pflanze 30–60 g. In der Schwangerschaft ist *Yi Yi Gen* **kontraindiziert**.

Kommentar der Autoren

Yi Yi Ren ist eine der hilfreichsten Arzneidrogen bei Akne. Für die Behandlung von Akne mit geschlossenen Komedonen kombiniert man es mit *Qing Shang Fang Feng Tang* (Befreie das Obere und bewache den Wind Dekokt). Zur Behandlung von Akne mit roten, entzündeten Pusteln wird es zusammen mit *Huang Lian Shang Qing Wan* (Coptidis Rhizoma Pillen, die das Obere befreien) angewendet. Laut Dr. Yin Hui-He haben sich Pflanzen wie *Yi Yi Ren* (Coicis Semen), *Tao Ren* (Persicae Semen), *Dong Gua Zi* (Benincasae Semen) und *Huang Qin* (Scutellariae Radix) bei der Behandlung von Patienten mit Dickdarmstörungen mit Eiter oder Blut im Stuhl bewährt, die von einem Gefühl unvollständiger Entleerung beim Stuhlgang begleitet werden. Diese Arzneien wirken auf die Lunge, das Partnerorgan des Dickdarms, und leiten Feuchtigkeit ab. Dieses Prinzip lässt sich auch für die Behandlung von entzündlichen Darmstörungen nutzen.

Referenzen

1. *Xian Dai Zhong Yao Yao Li Xue* (Contemporary Pharmacology of Chinese Herbs), 1997; 542
2. *Zhong Yao Xue* (Chinese Herbology), 1998; 337–339

6

3. Ibid.
4. Ibid.
5. *Zhong Hua Pi Fu Ke Xue Za Zhi* (Chinese Journal of Dermatology), 1959; 1:34

Yīn Chén

Artemisiae Scopariae Herba

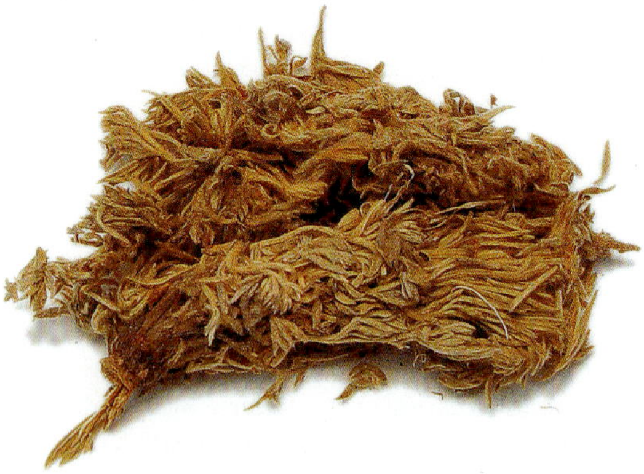

茵陳 茵陈

Pinyin-Name *Yīn Chén*
Andere chinesische Namen *Yin Chen Hao*, *Mian Yin Chen*
Originalquelle *Shen Nong Ben Cao Jing* (Die Materia Medica des göttlichen Landmannes), vermutlich Östliche Han-Dynastie
Deutscher Name Haarförmiges Beifußkraut
Botanischer Name *Artemisia scoparia* Waldst. et Kit. (*Bin Hao*); *Artemisia capillaris* Thunb. (*Yin Chen Hao*)
Pharmazeutischer Name Artemisiae Scopariae Herba
Eigenschaften Bitter, kühl
Leitbahnen Leber, Milz, Gallenblase, Magen

Traditionell ist 茵陳蒿 *Yīn Chén Hāo* der in Lehrbüchern und von Therapeuten der Chinesischen Arzneimedizin häufiger verwendete Name. Heutzutage ist jedoch 茵陳 *Yīn Chén* der offizielle Name, der von der Pharmakopöe der Volksrepublik China 2005 übernommen wurde. Dieser wird daher auch als Standardname in diesem Buch durchgängig verwendet.

Chinesische therapeutische Wirkungen

Vertreibt Feuchte-Hitze und hilft dadurch bei Gelbsucht

Gelbsucht: *Yin Chen* (Artemisiae Scopariae Herba) ist eine der am häufigsten verwendeten und wirksamsten Arzneien für die Behandlung von Gelbsucht. Es eignet sich am besten für die Gelbsucht vom *Yang*-Typ, bei der die Haut leuchtend orange-gelb ist. Wird *Yin Chen* korrekt mit anderen Arzneien kombiniert, wirkt es jedoch auch bei Gelbsucht vom *Yin*-Typ, bei der die Haut stumpf, glanzlos und gelb ist.

- Gelbsucht aufgrund von Feuchte-Hitze mit Fieber, mit leuchtend gelber Verfärbung der Haut und dunklem, spärlichem Urin: *Yin Chen* mit *Zhi Zi* (Gardeniae Fructus) und *Da Huang* (Rhei Radix et Rhizoma) verwenden. **Beispiel-Rezeptur**: *Yin Chen Hao Tang* (Artemisia Scoparia Dekokt).
- Gelbsucht, die von Feuchte-Hitze mit Dysurie hervorgerufen wird: Kombination mit *Wu Ling San* (Fünf Bestandteile Pulver mit Poriae Sclerotium Paradicis). **Beispiel-Rezeptur**: *Yin Chen Wu Ling San* (Artemisiae Scopariae Herba und Fünf Bestandteile Pulver mit Poriae Sclerotium Paradicis).
- Gelbsucht aufgrund von Feuchte-Kälte mit dunkelgelber Verfärbung der Haut, Abneigung gegen Kälte und abdominaler Auftreibung: zusammen mit *Gan Jiang* (Zingiberis Rhizoma) und *Fu Zi* (Aconiti Radix Lateralis Praeparata) einsetzen.

Feuchte-Hitze in der Leber: Sie zeigt sich als Gallenblasenentzündung, infektiöse Hepatitis und Leberzirrhose. Mit seiner kühlenden Eigenschaft vertreibt *Yin Chen* Feuchte-Hitze mit oder ohne Gelbsucht aus Leber und Gallenblase. Es unterstützt die Produktion von Galle und die Bildung von Leberzellen.

- Gallenblasenentzündung oder Gallensteinleiden: *Yin Chen* mit *Chai Hu* (Bupleuri Radix), *Jin Qian Cao* (Lysimachiae Herba), *Yu Jin* (Curcumae Radix) und *Da Huang* (Rhei Radix et Rhizoma) verwenden.
- Hepatitis: Kombination mit *Huang Qin* (Scutellariae Radix), *Jin Qian Cao* (Lysimachiae Herba), *Bai Hua She She Cao* (Hedyotidis Diffusae Herba) und *Chai Hu* (Bupleuri Radix).
- Leberzirrhose: *Bai Hua She She Cao* (Hedyotidis Diffusae Herba) und *Hu Zhang* (Polygoni Cuspidati Rhizoma) hinzufügen.

Hilft bei Fiebererkrankungen mit Feuchte-Hitze

Fiebererkrankungen mit Feuchte-Hitze: *Yin Chen* vertreibt Feuchte-Hitze bei Fiebererkrankungen mit Muskelschmerzen und anderen Schmerzen, Druckgefühl in der Brust, abdominalem Spannungsgefühl, gelbem Urin und Stuhlverstopfung.

- Fiebererkrankungen mit Feuchte-Hitze: zusammen mit *Hua Shi* (Talcum), *Huang Qin* (Scutellariae Radix) und *Dou Kou* (Amomi Fructus Rotundus) verwenden. **Beispiel-Rezeptur**: *Gan Lu Xiao Du Dan* (Besondere süße Tau Pille zur Eliminierung von Toxin).

Vertreibt Feuchte-Hitze aus dem Äußeren

Hauterkrankungen: *Yin Chen* vertreibt Feuchte-Hitze aus dem Äußeren und hilft bei unterschiedlichen Hauterkrankungen, einschließlich Urtikaria, Ekzemen, Ausschlägen, nässendem Wundsein etc.

- Hauterkrankungen aufgrund von Feuchte-Hitze: *Yin Chen* zusammen mit *Bai Xian Pi* (Dictamni Cortex), *Di Fu Zi* (Kochiae Fructus) und *Ku Shen* (Sophorae Flavescentis Radix) innerlich oder äußerlich anwenden.

Dosierung

10–30 g.

Sicherheitshinweise, Kontraindikationen

Yin Chen ist kontraindiziert, wenn keine Feuchte-Hitze vorhanden ist.

Chemische Zusammensetzung

Capillanol, Capillarin, Capillarisin, Capillartemisin A, B; Capillen, Chlorogensäure, Kaffeesäure, Phydroxyacetophenon, 6,7-Dimethoxycumarin.[1, 2]

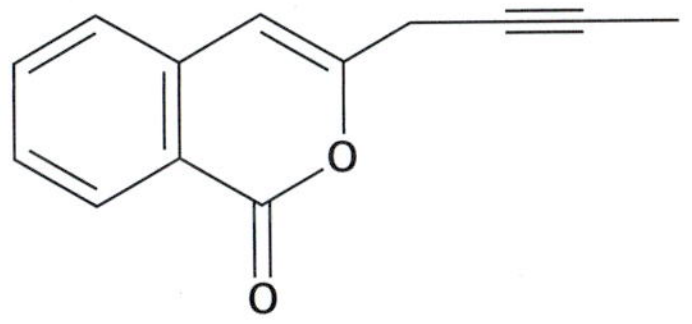

Abb. 6.1 Capillarin

Pharmakologische Wirkungen

- **Cholagog**: Bei Hunden wurde eine Stimulation der Gallenblasenfunktion beobachtet, nachdem ihnen *Yin Chen* in unterschiedlichen Zubereitungsformen verabreicht worden war, u.a. in Form eines wässrigen Extrakts, eines alkoholischen Extrakts und eines ätherischen Öls.[3]
- **Hepatoprotektiv**: In einer Laborstudie zeigte die subkutane Injektion eines *Yin-Chen*-Dekokts eine starke Schutzwirkung vor Leberschäden durch Carbonchlorid. In einer anderen Studie stimulierte die orale Verabreichung eines *Yin-Chen*-Dekokts bei Mäusen die Aktivität von Zytochrom P 450 und erhöhte das Lebergewicht. Außerdem senkte *Yin Chen Hao Tang* (Artemisia Scoparia Dekokt) wirksam die SGOT- and SGPT-Werte.[4]
- **Antihypertensiv**: Sowohl wässrige als auch alkoholische Auszüge von *Yin Chen* senkten bei narkotisierten Ratten, Katzen und Kaninchen den Blutdruck. Die Wirkung von *Yin Chen* wird durch Atropin nicht aufgehoben. Es senkt jedoch nicht den durch Adrenalin erhöhten Blutdruck. Die antihypertensive Wirkung bei intravenöser Injektion hält etwa 120 bis 160 Minuten an.[5]
- **Antihyperlipidämisch**: Die Verabreichung von 3 g/kg eines *Yin-Chen*-Dekokts pro Tag über einen Zeitraum von zwei bis drei Wochen senkte bei Kaninchen die Werte sowohl des Plasmacholesterins als auch der Betalipoproteine.[6]
- **Antibiotisch**: Die hemmende Wirkung eines *Yin-Chen*-Dekokts ist unterschiedlich stark ausgeprägt bei Pathogenen wie *Mycobacterium tuberculosis, Corynebacterium diphtheriae, Bacillus anthracis, Salmonella typhi, Pseudomonas aeruginosa, E. coli, Bacillus dysenteriae, Bacillus subtilis, Staphylococcus aureus, Diplococcus meningitidis* und Influenzavirus. Das ätherische Öl des Krauts wirkte gut gegen Dermatophyten.[7, 8]
- **Fiebersenkend**: Die intraperitoneale Injektion von *Yin Chen* senkte bei Ratten die Körpertemperatur für ca. drei bis vier Stunden bei künstlich hervorgerufenem Fieber.[9, 10]
- *Yin Chen* hat außerdem eine leicht diuretische und eine leicht antiparasitäre Wirkung.[11]

Klinische und wissenschaftliche Studien

- **Hepatitis**: In 32 Fällen von akuter infektiöser Hepatitis wurde ein Dekokt aus 30–45 g *Yin Chen* verschrieben, das dreimal täglich eingenommen wurde. Es wird von ausgezeichneten Behandlungsresultaten mit einem deutlichen Rückgang des Fiebers, der Gelbsucht und der Lebergröße berichtet. Die Behandlung erstreckte sich über einen Zeitraum von 3 bis 15 Tagen und dauerte durchschnittlich sieben Tage.[12]

- **Parasitenbefall des Gallengangs**: Eine Studie berichtet, dass 50 Patienten mit Parasitenbefall des Gallengangs erfolgreich mit einem Arzneidekokt behandelt wurden. Die Rezeptur enthielt 30–60 g *Yin Chen*. Bei Infektionen wurden außerdem u.a. *Jin Yin Hua* (Lonicerae Flos), *Lian Qiao* (Forsythiae Fructus), *Pu Gong Ying* (Taraxaci Herba) hinzugegeben.[13]
- **Hypercholesterolämie**: Die tägliche Einnahme von 15 g *Yin Chen* als Teezubereitung über einen Zeitraum von einem Monat pro Behandlungszyklus senkte die Serumcholesterinwerte wirksam. Bei 82 Patienten sank der Wert laut Studie durchschnittlich um 42,4 mg/dL oder 14,3% pro Person.[14]
- **Äußerliche Pilzinfektion**: Die äußerliche Anwendung eines ätherischen Öls aus *Yin Chen* zweimal täglich vier Wochen lang half bei Pilzinfektionen der Haut und der Füße.[15]

Toxikologie

Eine Überdosis an Capillarin äußert sich in Lethargie und Speichelfluss. Die LD_{50} für Capillarin bei Mäusen beträgt 262,5 mg/kg bei intraperitonealer Injektion.[16, 17]

6

Ergänzung

鈴茵陳/铃茵陈 *Líng Yīn Chén* (Siphonostegia Chinensis Herba) hat einen ähnlichen *Pinyin*-Namen wie *Yin Chen* und wird manchmal als Ersatz dafür verwendet. Es sind jedoch zwei vollkommen verschiedene Arzneien, die nicht gegeneinander ausgetauscht werden sollten.

Referenzen

1. *Xian Dai Zhong Yao Yao Li Xue* (Contemporary Pharmacology of Chinese Herbs), 1997; 571
2. Yan X, Zhou J, Xie G. Traditional Chinese Medicines Molecular Structures, Natural Sources and Applications; Ashgate, 1999; 855
3. *Sheng Yao Xue Za Zhi* (Journal of Raw Herbology), 1978; 32(2):177
4. *Guo Wai Yi Xue Zhong Yi Zhong Yao Fen Ce* (Monograph of Chinese Herbology from Foreign Medicine), 1986; 8(5):22
5. *Zhi Wu Yao You Xiao Cheng Fen Shou Ce* (Manual of Plant Medicinals and Their Active Constituents), 1986; 172; 173; 584; 940
6. *Zhong Yao Yao Li Yu Ying Yong* (Pharmacology and Applications of Chinese Herbs), 1990; 15(6):52
7. Ibid.
8. *Zhong Yao Xue* (Chinese Herbology), 1998; 355:357
9. *Planta Med*, 1984; 46(1):84
10. *Yao Xue Tong Bao* (Report of Herbology), 1987; 22(10):590
11. *Zhong Yao Xue* (Chinese Herbology), 1998; 355:357
12. *Fu Jian Zhong Yi Yao* (Fujian Chinese Medicine and Herbology), 1959; 7:42
13. *Shan Dong Yi Kan* (Shandong Medical Journal), 1965; 12:44
14. *Zhong Yi Za Zhi* (Journal of Chinese Medicine), 1980; 1:39
15. *Si Chuan Zhong Cao Yao Tong Xun* (Sichuan Journal of Chinese Herbology), 1976; 3:28
16. *Yao Xue Tong Bao* (Report of Herbology), 1987; 22(10):590
17. *Zhi Wu Yao You Xiao Cheng Fen Shou Ce* (Manual of Plant Medicinals and Their Active Constituents), 1986; 172, 173, 584, 940

Yù Mǐ Xū

Maydis Stigma

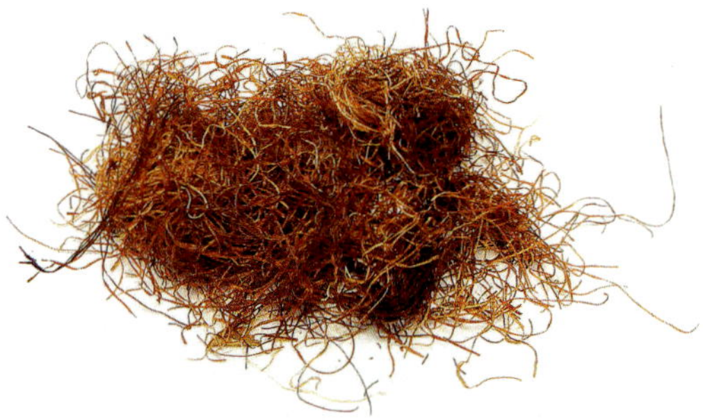

玉米鬚 玉米须

Pinyin-Name *Yù Mǐ Xū*
Wörtliche Übersetzung „Maisbart", „Jade-Reis-Schnurrbart"
Andere chinesische Namen *Bao Mi Xu, Bang Zi Mao, Yu Mi Xin, Yu Mi Rui*
Originalquelle *Zhen Nan Ben Cao* (Materia Medica von Süd-Yünnan) von Lan Mao aus der Qing-Dynastie
Deutscher Name Maishaar, Maisgriffel
Botanischer Name *Zea mays* L. (*Yu Shu Shu*)
Pharmazeutischer Name Maydis Stigma
Eigenschaften Süß, mild, neutral
Leitbahnen Blase, Niere, Leber

Chinesische therapeutische Wirkungen

Fördert die Diurese, hilft bei Ödemen und Dysurie

Ödeme und Dysurie: *Yu Mi Xu* (Maydis Stigma) reguliert die Wasserzirkulation und lässt Schwellungen zurückgehen. Es hilft wirksam bei Ödemen und Dysurie aufgrund von Nephritis.

- Ödeme: 6 g *Yu Mi Xu* allein verwenden.
- Nephritis mit Ödemen: Eine hohe Dosis *Yu Mi Xu* allein oder eine Kombination davon mit *Ze Xie* (Alisma-

tis Rhizoma) und *Bai Zhu* (Atractylodis Macrocephalae Rhizoma) einsetzen.

- Dysurie mit Steinen: Kombination mit *Che Qian Zi* (Plantaginis Semen) und *Hai Jin Sha* (Lygodii Spora).
- Diabetes mellitus: 30 g *Yu Mi Xu* im Dekokt verwenden.
- Bluthochdruck: Kombination mit *Xi Gua Pi* (Citrulli Pericarpium).

Beseitigt Feuchte-Hitze in Leber und Gallenblase

Yu Mi Xu vertreibt Feuchte-Hitze in Leber und Gallenblase bei infektiöser Hepatitis, Gallenblasenentzündung, Gallensteinleiden und Bluthochdruck.

- Hepatitis, Gallenblasenentzündung und Gallensteinleiden aufgrund von Feuchte-Hitze: *Yu Mi Xu* zusammen mit *Jin Qian Cao* (Lysimachiae Herba), *Yin Chen* (Artemisiae Scopariae Herba), *Yu Jin* (Curcumae Radix) und *Ji Nei Jin* (Gigeriae Galli Endothelium Corneum) verwenden.
- Bluthochdruck: *Yu Mi Xu* allein oder mit *Tian Ma* (Gastrodiae Rhizoma) und *Gou Teng* (Uncariae Ramulus cum Uncis) verwenden.

Dosierung

15–30 g und bis zu 45–60 g *Yu Mi Xu* in schweren Fällen.

Chemische Zusammensetzung

Crytoxanthin, Harz, Saponine, Alkaloide, Ascorbinsäure, Vitamin K, Sitosterol, Stigmasterol, Äpfelsäure, Palmitinsäure, Weinsäure, Oxalsäure, Pantothensäure.[1]

Pharmakologische Wirkungen

- **Diuretisch**: Bei der Verabreichung von *Yu Mi Xu* wurde bei Menschen und Kaninchen eine vermehrte Ausscheidung von Harn und Chlorid festgestellt.[2]
- **Antihypertensiv**: Bei intravenösen Injektionen einer *Yu-Mi-Xu*-Zubereitung wurde bei Hunden eine Senkung des Blutdrucks festgestellt. Bei kontinuierlicher Verabreichung über einen Zeitraum von drei Wochen veränderte sich der Blutdruck der Tiere jedoch nicht dauerhaft.[3]
- **Cholagog**: *Yu Mi Xu* stimuliert die Produktion und die Ausscheidung von Gallensäure. Es verringert außerdem die Viskosität der Gallenflüssigkeit.[4, 5]
- **Weitere Wirkungen**: *Yu Mi Xu* wirkt antidiabetisch und blutstillend.[6]

Klinische und wissenschaftliche Studien

Chronische Nephritis: In einer klinischen Studie wurden Patienten mit chronischer Nephritis langfristig mit *Yu Mi Xu* behandelt. Der Behandlungsplan schrieb vor, 50 g *Yu Mi Xu* 20 bis 30 Minuten lang in 600 ml Wasser zu kochen, um 300–400 ml Dekokt zu bekommen. Die gesamten 300–400 ml mussten auf einmal oder in mehreren Gaben über den Tag verteilt eingenommen werden. Nach 15 Tagen bis zu sechs Monaten Dauerbehandlung wurden von neun Patienten mit chronischer Nephritis drei vollständig gesund, bei zwei trat eine leichte Besserung ein, bei vier veränderte sich nichts. Die Besserungen äußerten sich im Rückgang von Ödemen, in einer verbesserten Nierenfunktion und als nachlassende Proteinurie. Von signifikanten Nebenwirkungen wurde nichts berichtet.[7]

Wechselwirkung mit anderen Medikamenten

- **Warfarin**: *Yu Mi Xu* enthält Vitamin K, das die gerinnungshemmende Wirkung von Warfarin verringern kann. Deshalb sollte die gleichzeitige Anwendung von *Yu Mi Xu* und Vitamin K sorgfältig überwacht werden, um die Bildung von Blutgerinnseln zu vermeiden.[8]
- **Diuretika**: *Yu Mi Xu* wirkt diuretisch. Obwohl es keine Berichte über mögliche Wechselwirkungen mit Diuretika gibt, kann die gleichzeitige Anwendung zu einer erhöhten Ausscheidung von Wasser und/oder Elektrolyten führen.[9] (Hinweis: Beispiele für Diuretika sind Chlorothiazid, Hydrochlorothiazid, Furosemid, Bumetanid und Torasemid.)

Toxikologie

Yu Mi Xu ist sehr gut verträglich. Die tödliche Dosis beträgt bei Kaninchen 250 mg/kg bei intravenöser Injektion. Die für die diuretische Wirkung effektive Dosis beträgt jedoch nur 1,5 mg/kg. Bei 1,5 mg/kg wurde keine toxische Schädigung des Herzens, der Lunge oder anderer lebenswichtiger Organe beobachtet.[10]

Referenzen

1. *Xian Dai Zhong Yao Yao Li Xue* (Contemporary Pharmacology of Chinese Herbs), 1997; 560
2. *Zhong Yao Xue* (Chinese Herbology), 1998; 362:363
3. *Zhong Yao Da Ci Dian* (Dictionary of Chinese Herbs); 1037
4. *Zhong Yao Xue* (Chinese Herbology), 1998; 362:363
5. *Zhong Yao Da Ci Dian* (Dictionary of Chinese Herbs); 1037
6. *Zhong Yao Xue* (Chinese Herbology), 1998; 362:363
7. *Zhong Hua Yi Xue Za Zhi* (Chinese Journal of Medicine), 1956; 10:922
8. Chen, J. Recognition and prevention of herb-drug interactions, Medical Acupuncture, Fall/Winter 1998/1999; 10 (2); 9–13

9. Ibid.
10. *Zhong Yao Da Ci Dian* (Dictionary of Chinese Herbs); 1037

Zé Qī
Euphorbiae Helioscopiae Herba

澤漆 泽漆

Pinyin-Name *Zé Qī*
Wörtliche Übersetzung „Sumpflack"
Originalquelle *Shen Nong Ben Cao Jing* (Die Materia Medica des göttlichen Landmannes), vermutlich Östliche Han-Dynastie
Deutscher Name Wolfsmilchkraut
Botanischer Name *Euphorbia helioscopia* L. (*Ze Qi*)
Pharmazeutischer Name Euphorbiae Helioscopiae Herba
Eigenschaften Süß, bitter, scharf, kühl
Leitbahnen Dickdarm, Dünndarm, Lunge
Sicherheitshinweis Toxisch

6

Chinesische therapeutische Wirkungen

Fördert die Wasserzirkulation, lässt Ödeme zurückgehen

Ödeme oder Aszites: *Ze Qi* (Euphorbiae Helioscopiae Herba) regt die Wasserzirkulation stark an und beseitigt Wasser-Stagnation.

- Wasser-Stagnation: *Ze Qi* zusammen mit *Ze Xie* (Alismatis Rhizoma), *Chi Fu Ling* (Poria Rubra) und *Sang Bai Pi* (Mori Cortex) verwenden.

Löst Schleim auf, stoppt Husten

Ze Qi hilft bei Husten und Keuchatmung, die mit reichlichem Auswurf einhergehen. Es ist außerdem bei der Behandlung von chronischer Tracheitis hilfreich.

- Husten und Keuchatmung mit Auswurf: Kombination mit *Ban Xia* (Pinelliae Rhizoma), *Bai Qian* (Cynanchi Stauntonii Rhizoma), *Huang Qin* (Scutellariae Radix) und *Gan Cao* (Glycyrrhizae Radix et Rhizoma).

Löst Schleim und Knoten auf

Ze Qi löst Knoten und Verhärtungen auf, die durch die Ansammlung und Verhärtung von Schleim gekennzeichnet sind. Es kann allein oder in einer Arzneikombination sowohl innerlich als auch äußerlich angewendet werden.

Dosierung

5–10 g. Für den äußerlichen Gebrauch *Ze Qi* kochen, bis es zu einer dicken Paste wird, und diese auftragen.

Sicherheitshinweise, Kontraindikationen

- *Ze Qi* nicht bei *Qi*- und Blut-Mangel einsetzen.
- Der direkte Kontakt von *Ze Qi* mit der Haut oder den Schleimhäuten kann Irritationen, Rötung und Unbehagen auslösen.

Chemische Zusammensetzung

Quercetin, Quercetin-5,3-Di-D-galactosid, Heliosin, Quercetin-3-O-digalactosid, Hyperosid, Dihydrofucosterol, Phasin, Helioscopiol, Euphorbin, Calcium-Maltal.[1]

Pharmakologische Wirkungen

- **Antibiotisch**: Die Zubereitung aus *Ze Qi* in hoher Konzentration (50:1) besitzt eine hemmende Wirkung gegen *Mycobacterium tuberculosis*.[2]
- **Weitere Wirkungen**: Es fördert Auswurf, stillt Husten und senkt Fieber.[3]

Klinische und wissenschaftliche Studien

Chronische Tracheitis: 232 Patienten mit chronischer Tracheitis wurden zehn Tage lang zwei- bis viermal täglich mit einem *Ze-Qi*-Extrakt behandelt. In 36% der Fälle trat eine deutliche, in 52% eine mäßige Besserung ein. Als Therapieerfolg wurde gewertet, wenn das Sputum weniger wurde und der Husten nachließ. In 16 Fällen kam es zu Nebenwirkungen wie Magenbeschwerden und Schmerzen im Oberbauch. Sieben Patienten brachen die Studie wegen gastrointestinaler Beschwerden ab.[4]

Toxikologie

Nach der oralen Verabreichung von *Ze Qi* (125 g/kg) an Mäuse starb keines der Tiere.[5]

Referenzen

1. *Xian Dai Zhong Yao Yao Li Xue* (Contemporary Pharmacology of Chinese Herbs), 1997; 584
2. *Zhong Yao Xue* (Chinese Herbology), 1998; 360:362
3. Ibid.
4. *Zhong Cheng Yao Yan Jiu* (Research of Chinese Patent Medicine), 1981; 5:27
5. *Chang Yong Zhong Yao Xian Dai Yan Jiu Yu Lin Chuang* (Recent Study and Clinical Application of Common Traditional Chinese Medicine), 1995; 275:276

Zé Xiè

Alismatis Rhizoma

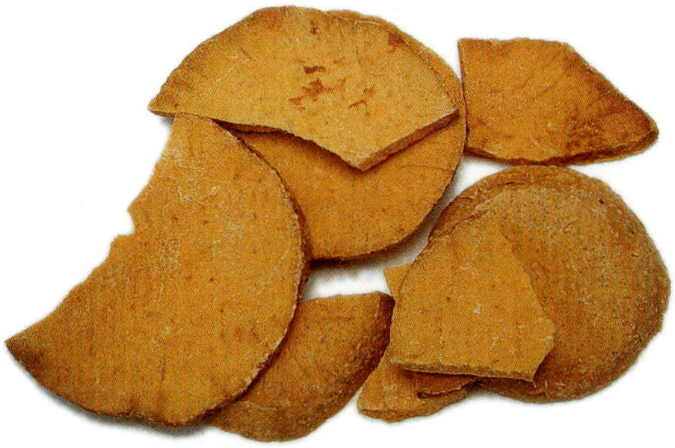

澤瀉 泽泻

Pinyin-Name *Zé Xiè*
Wörtliche Übersetzung „Sumpfrinne"
Originalquelle *Shen Nong Ben Cao Jing* (Die Materia Medica des göttlichen Landmannes), vermutlich Östliche Han-Dynastie
Deutscher Name Orient-Froschlöffelwurzelstock
Botanischer Name *Alisma orientalis* (Sam.) Juzep. (*Ze Xie*)
Pharmazeutischer Name Alismatis Rhizoma
Eigenschaften Süß, mild, kalt
Leitbahnen Nieren, Blase

Chinesische therapeutische Wirkungen

Reguliert die Wasserzirkulation und leitet Feuchtigkeit aus

Wasser- und Feuchtigkeit-Akkumulation: *Ze Xie* (Alismatis Rhizoma) hat die stark ausgeprägte Eigenschaft, die Wasserzirkulation zu regulieren und Feuchtigkeit auszuleiten. Es hilft bei Ödemen, *Lin Zheng* (Dysurie-Syndrom), Miktionsstörungen, Schwindel und anderen Störungen, die durch eine Wasser- und Feuchtigkeit-Ansammlung charakterisiert sind.

- Ödeme am ganzen Körper: *Ze Xie* zusammen mit *Fu Ling* (Poria) und *Zhu Ling* (Polyporus) verwenden.
- Ödeme in der Schwangerschaft: zusammen mit *Sang Bai Pi* (Mori Cortex), *Zhi Qiao* (Aurantii Fructus), *Sang Ji Sheng* (Taxilli Herba), *Fu Ling* (Poria) und *Da Fu Pi* (Arecae Pericarpium) verwenden.
- *Shi Lin* (Stein-Dysurie): Kombination mit *Hai Jin Sha* (Lygodii Spora), *Jin Qian Cao* (Lysimachiae Herba), *Niu Xi* (Achyranthis Radix), *Ze Lan* (Lycopi Herba), *Dong Kui Zi* (Malvae Semen) und *Zhu Ling* (Polyporus).
- *Shi-Re Lin* (Feuchte-Hitze-Dysurie): Diese Pflanze mit *Hua Shi* (Talcum) und *Che Qian Zi* (Plantaginis Semen) kombinieren.
- *Gao Lin* (trübe Dysurie): *Ze Xie* zusammen mit *Fu Ling* (Poria), *Hai Jin Sha* (Lygodii Spora), *Hua Shi* (Talcum) und *Fen Bi Xie* (Dioscoreae Hypoglaucae Rhizoma) verwenden.
- Schwindel, Gleichgewichtsstörungen und Tinnitus aufgrund von Schleimansammlung: kombiniert mit *Bai Zhu* (Atractylodis Macrocephalae Rhizoma) einsetzen.
- Feuchte-Hitze in Leber und Gallenblase, die sich als Gelbsucht, in roten Augen, Schmerzen im Hypochondrium, Übelkeit, Appetitlosigkeit und spärlichem, dunklem Urin manifestiert: *Ze Xie* zusammen mit *Chai Hu* (Bupleuri Radix), *Long Dan* (Gentianae Radix et Rhizoma), *Huang Qin* (Scutellariae Radix), *Yin Chen* (Artemisiae Scopariae Herba), *Qing Dai* (Indigo Naturalis) und *Che Qian Zi* (Plantaginis Semen).

Eliminiert Mangel-Feuer aus den Nieren

Ze Xie hilft bei Spermatorrhö, nächtlichem Samenerguss und vorzeitiger Ejakulation – Symptomen, die gewöhnlich mit aufsteigendem Feuer aufgrund von Nieren-*Yin*-Mangel in Verbindung gebracht werden.

- Mangel-Feuer, das von den Nieren ausgeht: *Ze Xie* zusammen mit *Di Huang* (Rehmanniae Radix), *Zhi Mu* (Anemarrhenae Rhizoma) und *Huang Bo* (Phellodendri Cortex) verwenden.

Dosierung

5–10 g. In schweren Fällen können bis zu 15, 18 oder sogar 30 g *Ze Xie* verwendet werden. Die unverarbeitete Arzneidroge stärkt die Milz und reguliert das Wasser. Sie wird gewöhnlich für die Behandlung von Ödemen, Dysurie und Gelbsucht verwendet. Wenn man *Ze Xie* mit Salz brät, verstärkt das seine Fähigkeit, das *Yin* zu nähren, Hitze zu beseitigen und die Wasserzirkulation zu regulieren. Mit Salz gebratenes *Ze Xie* wird gewöhnlich für die Behandlung von Schwäche und Schmerzen der Knie und des unteren Rückens eingesetzt. Das Trocken-Braten der Pflanze verstärkt ihren kräftigenden Einfluss auf die Milz und hilft damit, Diarrhö und Schwindel zu beseitigen.

Chemische Zusammensetzung

Alisol A, Alisol B, Alisol-A-monoacetat, Alisol-B-monoacetat, Alisol-C-monoacetat, Epialisol A, Alismol, Alismoxid, Alismin, Stärke, Protein, ätherische Öle.[1]

6

Pharmakologische Wirkungen

- **Diuretisch**: Die Verabreichung von *Ze Xie* hat eine ausgeprägte diuretische Wirkung. Es ist jedoch nicht geklärt, ob es auch die Ausscheidung von Natrium und Kalium erhöht.[2]
- **Antihyperlipidämisch**: In einer Studie konnten Hyperlipidämie, Arteriosklerose und Fettleber erfolgreich mit *Ze Xie* behandelt werden.[3]
- **Antihypertensiv**: Die intravenöse Injektion eines Extrakts von *Ze Xie* hatte eine leicht antihypertensive Wirkung, die ca. 30 Minuten anhielt.[4]

Klinische und wissenschaftliche Studien

- **Hypercholesterolämie**: Gaben eines *Ze-Xie*-Extrakts (Dosis: 27 g der getrockneten Arzneidroge pro Tag), die einen Monat lang dreimal täglich verabreicht wurden, zeigten gute Resultate bei 110 Patienten mit hohen Cholesterin- und Triglyceridspiegeln. Bei den 44 Patienten mit dem höchsten Cholesterinspiegel konnte dieser um 9% gesenkt werden, wobei es durchschnittlich zu einer Senkung von 258,4 mg/dl auf 235,2 mg/dl kam. Bei annähernd 50% aller Patienten sank der Spiegel um 10% oder mehr. Bei 103 Patienten mit einem hohen Triglyceridspiegel sank der Wert durchschnittlich von 337,1 mg/dl auf 258,0 mg/dl.[5]
- **Schwindel und Gleichgewichtsstörungen**: In einer Studie wurden 55 Patienten mit Schwindel und Gleichgewichtsstörungen nach der Behandlung mit einer Arzneiabkochung vollständig geheilt. Die Rezeptur enthielt 30–60 g *Ze Xie* und 10–15 g *Bai Zhu* (Atractylodis Macrocephalae Rhizoma). Die Patienten wurden angewiesen, das Dekokt zweimal täglich einzunehmen. Die Behandlung dauerte zwischen einem und neun Tagen.[6]

Wechselwirkung mit anderen Medikamenten

Diuretika: Zwar sind keine Fälle einer Wechselwirkung dokumentiert, jedoch sollte die Kombination von chinesischen Arzneien und Diuretika vermieden werden, da sie ergänzend oder synergistisch wirken können. Eine kombinierte Therapie kann zu einem übermäßigen Flüssigkeits- und/oder Elektrolytverlust führen.[7] (Hinweis: Beispiele für Diuretika sind Chlorothiazid, Hydrochlorothiazid, Furosemid, Bumetanid und Torasemid.)

Toxikologie

Die orale Verabreichung eines *Ze-Xie*-Extrakts an Ratten in einer Dosierung von 1 g/kg und 2 g/kg (20- und 40-mal höher als die normale Erwachsenendosis) über einen Zeitraum von drei Monaten zeigte keinen Hinweis auf Anomalien der inneren Organe. Die LD_{50} für einen alkoholischen Extrakt aus *Ze Xie* beträgt bei Ratten 0,98 g/kg bei intravenöser Injektion und 1,27 g/kg bei intraperitonealer Injektion.

Kommentar der Autoren

Tonisierende Arzneien können unnötige Hitze im Körper erzeugen und das Entstehen und Emporsteigen von Nieren-Feuer verursachen. *Ze Xie* wird häufig mit tonisierenden Arzneien kombiniert, um diese Nebenwirkung zu verhindern wie z.B. in *Liu Wei Di Huang Wan* (Sechs Bestandteile Pille mit Rehmanniae Radix Praeparata). Werden *Ze Xie*, *Zi Su Ye* (Perillae Folium), *Shi Chang Pu* (Acori Tatarinowii Rhizoma) und *Shan Zha* (Crataegi Fructus) täglich als Tee eingenommen, reduzieren sie effektiv das Körpergewicht und senken den Cholesterinspiegel.

Referenzen

1. *Xian Dai Zhong Yao Yao Li Xue* (Contemporary Pharmacology of Chinese Herbs), 1997; 537
2. *Sheng Yao Xue Za Zhi* (Journal of Raw Herbology), 1982; 36(2):150
3. He, XY. Effects of alisma plantago l. on hyperlipidemia, arteriosclerosis and fatty liver. *Chinese Journal of Modern Developments in Traditional Medicine*. 1(2):114–7, Oct. 1981
4. *Zhong Yao Yao Li Yu Ying Yong* (Pharmacology and Applications of Chinese Herbs), 1983: 718
5. *Zhong Hua Yi Xue Za Zhi* (Chinese Journal of Medicine), 1976; 11:693
6. *He Bei Zhong Yi Za Zhi* (Hebei Journal of Chinese Medicine), 1988; 6:14

7. Chen, J. Recognition and prevention of herb-drug interactions, Medical Acupuncture, Fall/Winter 1998/1999; 10 (2); 9–13
8. *Zhong Yao Yao Li Yu Ying Yong* (Pharmacology and Applications of Chinese Herbs), 1983: 718

Zhū Líng
Polyporus

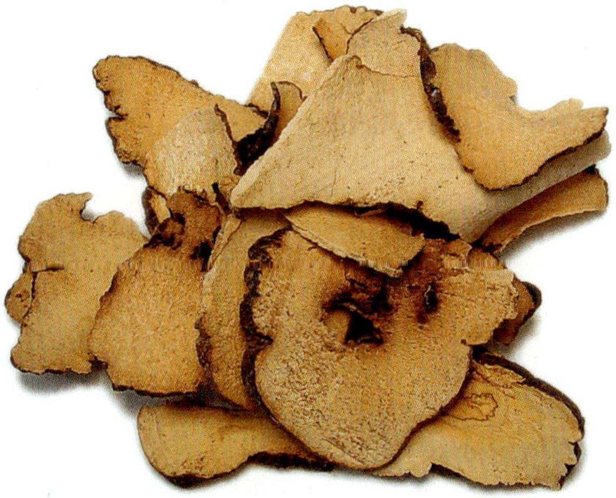

豬苓 猪苓

Pinyin-Name *Zhū Líng*
Wörtliche Übersetzung „Schweinepilz"
Andere chinesische Namen *Zhu Shi Ling*
Originalquelle *Shen Nong Ben Cao Jing* (Die Materia Medica des göttlichen Landmannes), vermutlich Östliche Han-Dynastie
Deutscher Name Polyporus-Myzel, Eichenhase
Botanischer Name *Polyporus umbellatus* (Pers.) Fries (*Zhu Ling*)
Pharmazeutischer Name Polyporus
Eigenschaften Süß, mild, neutral
Leitbahnen Nieren, Blase

Chinesische therapeutische Wirkungen

Fördert die Harnausscheidung und leitet Feuchtigkeit aus

Wasser- und Feuchtigkeit-Akkumulation: *Zhu Ling* (Polyporus) ist mild und neutral und fördert die Harnausscheidung, eliminiert Feuchtigkeit- und Wasser-Akkumulation, dient der Behandlung von Ödemen, spärlichem Urin, Gelbsucht, Diarrhö und *Lin Zheng* (Dysurie-Syndrom).

- Ödeme am ganzen Körper: *Zhu Ling* allein verwenden.
- Ödeme aufgrund von Milz-Mangel: *Zhu Ling* zusammen mit *Fu Ling* (Poria), *Ze Xie* (Alismatis Rhizoma) und *Bai Zhu* (Atractylodis Macrocephalae Rhizoma) verwenden.
- Fieber, Dysurie, Durst und Reizbarkeit aufgrund von Wasser-Akkumulation und Hitze, verbunden mit *Yin*-Mangel: *Zhu Ling* zusammen mit *Hua Shi* (Talcum) und *E Jiao* (Asini Corii Colla) einsetzen. **Beispiel-Rezeptur**: *Zhu Ling Tang* (Polyporus Dekokt).
- *Lin Zheng* (Dysurie-Syndrom) aufgrund von Feuchtigkeit und Hitze: zusammen mit *Mu Tong* (Akebiae Caulis), *Che Qian Zi* (Plantaginis Semen) und *Hua Shi* (Talcum) verwenden.
- Diarrhö aufgrund von Kälte-Feuchtigkeit-Ansammlung in den Eingeweiden: Kombination mit *Rou Dou Kou* (Myristicae Semen) und *Huang Bo* (Phellodendri Cortex).
- Blähung und Völlegefühl im Epigastrium: Kombination mit *Bian Xu* (Polygoni Avicularis Herba), *Qu Mai* (Dianthi Herba), *Mu Tong* (Akebiae Caulis) und *Hua Shi* (Talcum).
- Gelbsucht: *Zhu Ling* mit *Yin Chen* (Artemisiae Scopariae Herba), *Zhi Zi* (Gardeniae Fructus), *Huang Bo* (Phellodendri Cortex), *Ze Xie* (Alismatis Rhizoma) und *Da Huang* (Rhei Radix et Rhizoma) kombinieren.

Dosierung

5–10 g.

Sicherheitshinweise, Kontraindikationen

Zhu Ling empfiehlt sich nicht für Patienten mit Schwindel aufgrund von *Yin*-Mangel und Menschen mit Durst und Feuchtigkeit.

Chemische Zusammensetzung

Ergosterol, Biotin, Polyporensäure A, C; Polyporusteron.[1, 2]

6

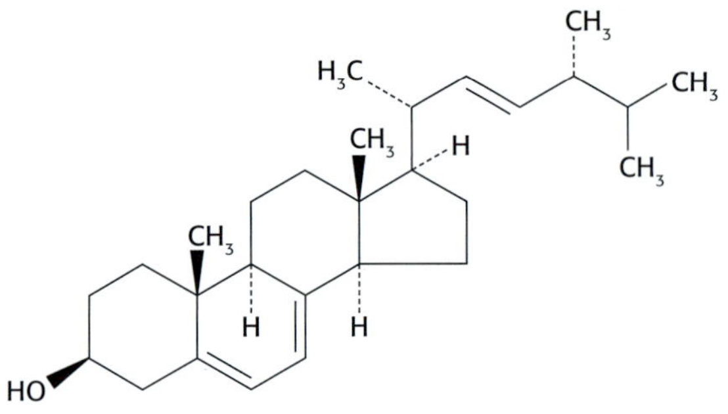

Abb. 6.2 Ergosterol

Pharmakologische Wirkungen

- **Diuretisch:** Die intravenöse oder intramuskuläre Injektion von *Zhu-Ling*-Dekokten erhöht bei Hunden die Ausscheidung von Wasser, Natrium, Chlorid und Kalium.[3]
- **Antineoplastisch:** Ein *Zhu-Ling*-Präparat hemmte das Wachstum von Tumorzellen bei Mäusen mit Leberkrebs.[4]
- **Antibiotisch**: Der alkoholische Extrakt von *Zhu Ling* wirkt hemmend auf *Staphylococcus aureus* und *E. coli*.[5]
- **Immunstimulierend:** Die Verabreichung eines *Zhu-Ling*-Präparats erhöht die Produktion von T-Zellen und führt zu vermehrter Aktivität in den T-Lymphozyten.[6]
- **Hepatoprotektiv:** Die intraperitoneale Injektion eines *Zhu-Ling*-Präparats schützt Ratten vor Tetrachlorkohlenstoff-induzierter Hepatitis.[7, 8]

Klinische und wissenschaftliche Studien

- **Tumoren**: Ein *Zhu-Ling*-Präparat wirkte positiv auf das Immunsystem und unterdrückte das Wachstum von Tumorzellen bei 200 Patienten mit Lungenkrebs, 40 Patienten mit Leukämie und 68 Patienten mit Leber-, Nasen- oder Kehlkopftumoren. Es sind keine signifikanten Nebenwirkungen dokumentiert.[9]
- **Psoriasis**: Intramuskuläre Injektionen von *Zhu Ling* zweimal täglich über einen Zeitraum von zwei Wochen und länger halfen Psoriasis-Patienten. Von 265 Patienten wurden 83 vollständig geheilt, 67 zeigten eine moderate Besserung, 79 eine leichte Besserung und 36 reagierten gar nicht. Von 83 Fällen, bei denen die Krankheit vollständig zurückging, hatten 13 später einen Rückfall. Die Gesamtwirksamkeitsrate lag bei 86,4%.[10]
- **Chronische Virushepatitis**: Die intramuskuläre Injektion eines *Zhu-Ling*-Präparats zeigte bei 359 Patienten mit chronischer Virushepatitis eine Wirkung. Der Behandlungsplan bestand aus 20 Behandlungstagen, auf die zehn Ruhetage folgten, wobei ein Behandlungsgang insgesamt drei Monate dauerte. Als therapeutische Wirkungen wurden eine Besserung der Symptome und eine Abnahme des Leberenzymniveaus beobachtet. Von signifikanten Nebenwirkungen oder negativen Reaktionen wurde nichts berichtet.[11]

Wechselwirkung mit anderen Medikamenten

Diuretisch: Obwohl keine Fälle einer Wechselwirkung dokumentiert sind, sollte die Kombination von Arzneien und Diuretika vermieden werden, da sie ergänzend oder synergistisch wirken können, was zu einem übermäßigen Flüssigkeits- und Elektrolytverlust führen kann.[12] (Hinweis: Beispiele für Diuretika sind Chlorothiazid, Hydrochlorothiazid, Furosemid, Bumetanid und Torasemid.)

Toxikologie

Es gibt keine Berichte über Todesfälle oder Organanomalien bei Mäusen, die eine Bolusdosis von *Zhu Ling* bekommen hatten, die 2000-mal höher als die normale Dosis für einen Erwachsenen war; auch nicht nach der ununterbrochenen 28-tägigen Verabreichung einer Dosis, die 100-mal höher war als die normale Erwachsenendosis.[13]

Kommentar der Autoren

Zhu Ling hat eine ähnliche diuretische Wirkung wie *Fu Ling* (Poria), ist jedoch stärker (▶ Kommentar der Autoren in der Arzneimonographie zu *Fu Ling*).

Referenzen

1. *Xian Dai Zhong Yao Yao Li Xue* (Contemporary Pharmacology of Chinese Herbs), 1997; 533
2. *The Merck Index* 12th edition, Chapman and Hall/CRCnetBASE/Merck, 2000
3. *Yao Xue Xue Bao* (Journal of Herbology), 1964; 11(12):815
4. *Yao Xue Tong Bao* (Report of Herbology), 1985; (2):74
5. *Zhong Yao Xue* (Chinese Herbology), 1998, 334:336
6. *Zhong Guo Mian Yi Xue Za Zhi* (Chinese Journal of Immunology), 1991; 7(3):185
7. *Zhong Guo Yao Li Xue Tong Bao* (Journal of Chinese Herbal Pharmacology), 1988; 9(4):345
8. *Zhong Yao Yao Li Yu Lin Chuang* (Pharmacology and Clinical Applications of Chinese Herbs), 1989; 5(3):37
9. *Zhong Xi Yi Jie He Za Zhi* (Journal of Integrated Chinese and Western Medicine), 1984; 5:285
10. Ibid.
11. *Zhong Xi Yi Jie He Za Zhi* (Journal of Integrated Chinese and Western Medicine), 1988; 3:141
12. Chen, J. Recognition and prevention of herb-drug interactions, Medical Acupuncture, Fall/Winter 1998/1999; 10 (2); 9–13
13. *Yao Xue Tong Bao* (Report of Herbology), 1985; 20(2):74

Zusammenfassung: Wasser regulierende und Feuchtigkeit ausleitende Arzneien

Allgemeine Eigenschaften von Wasser regulierenden und Feuchtigkeit ausleitenden Arzneien

- **Geschmack**: süß, mild oder bitter
- **Thermische Eigenschaft**: neutral bis kalt
- **Leitbahnbezug**: Nieren, Blase
- **Therapeutische Wirkungen**: fördern die Diurese, verringern Schwellungen, behandeln *Lin Zheng* (Dysurie-Syndrom)

Aufgrund ihrer Eigenschaft, Wasser zu regulieren und Feuchtigkeit auszuleiten, helfen die in Tabelle 6.1 genannten Arzneien bei Dysurie, Leukorrhö, Ödemen, Schleim oder Feuchtigkeit-Ansammlung, Gelbsucht, nassen, wunden Stellen, Feuchte-Hitze-Störungen und *Bi Zheng* (schmerzhaftes Blockade-Syndrom).
Fu Ling (Poria), **Zhu Ling** (Polyporus), **Ze Xie** (Alismatis Rhizoma) und **Yi Yi Ren** (Coicis Semen) fördern die Diurese und behandeln auf diese Weise Ödeme, Dysurie und Wasser-Akkumulation.

- *Fu Ling* stärkt die Milz und hilft bei Milz-Mangel mit Feuchtigkeit-Ansammlung, indem es Feuchtigkeit ausleitet und Schwellungen zurückgehen lässt. Seine Fähigkeit, sowohl die Symptome *als auch* die Ursache der Krankheit zu behandeln, macht es zu einer der am häufigsten verordneten Arzneien für diese Probleme.
- *Zhu Ling* und *Ze* Xie besitzen beide eine stärkere diuretische Wirkung, stärken jedoch die Milz nicht.
- *Ze Xie* hilft bei Gleichgewichtsstörungen und Schwindel, die durch Schleimansammlung verursacht werden.
- *Yi Yi Ren* stärkt die Milz und ist besonders für Patienten mit Milz-Mangel und Feuchtigkeit-Ansammlung geeignet. Es klärt Hitze und löst Eiter auf und ist deshalb nützlich bei der Behandlung von Lungen- und/oder Darmabszessen. Es hilft darüber hinaus bei *Bi Zheng* (schmerzhaftes Blockade-Syndrom).

Che Qian Zi (Plantaginis Semen) und **Hua Shi** (Talcum) wirken allgemein gegen *Shi-Re Lin* (Feuchte-Hitze-Dysurie) und *Re Lin* (Hitze-Dysurie). Beide Arzneien sind süß und kalt, klären Hitze, zerstreuen Feuchtigkeit und festigen weiche Stühle, indem sie die Ausscheidung von überflüssigem Wasser über den Harn fördern.

- *Che Qian Zi*, das stärker Hitze klärt, beseitigt Leber-Feuer und erhellt die Augen, klärt Lungen-Hitze und löst Schleim auf. Die ganze Pflanze klärt Hitze, fördert die Diurese und kann besonders gut Toxine eliminieren, indem sie Hitze klärt.
- *Hua Shi* klärt Sommer-Hitze und Feuchtigkeit und wird im Sommer bei Fiebererkrankungen verwendet, die durch Hitze und Feuchtigkeit ausgelöst werden. Als äußerliche Anwendung klärt *Hua Shi* Hitze und hilft dadurch bei Ekzemen, nassen, wunden Stellen, Ausschlägen und anderen Hautproblemen.

Mu Tong (Akebiae Caulis) ist bitter und kalt und regt auf diese Weise die Diurese stark an, fördert den Milchfluss und klärt Herz-Feuer. Außerdem öffnet es die Leitbahnen und hilft bei *Bi Zheng* (schmerzhaftes Blockade-Syndrom).
Tong Cao (Tetrapanacis Medulla) und **Deng Xin Cao** (Junci Medulla) sind süß, mild und kühl.

- *Tong Cao* ist milder im Klären von Hitze bei der Behandlung von *Shi-Re Lin* (Feuchte-Hitze-Dysurie).
- *Deng Xin Cao* zerstreut Feuchtigkeit und hilft bei *Shi-Re Lin* (Feuchte-Hitze-Dysurie) und *Shi Lin* (Stein-Dysurie).

Di Fu Zi (Kochiae Fructus) und **Bian Xu** (Polygoni Avicularis Herba) vertreiben Feuchtigkeit, lindern Juckreiz und helfen bei wunden Stellen, Furunkeln und anderen Hautproblemen.

- *Di Fu Zi* lindert Juckreiz, Ekzeme und Urtikaria.
- *Bian Xu* tötet Parasiten ab, speziell Rund-, Schlauch- und Hakenwürmer.

Qu Mai (Dianthi Herba) hilft bei verschiedenen Arten von *Lin Zheng* (Dysurie-Syndrom). Es belebt außerdem die Blutzirkulation und reguliert damit die Menstruation.
Bai Long Chuan Hua Tou (Clerodendron Paniculatum Radix), **Ding Shu Xiu** (Elephantopus Scaber Herba) und **Shui Ding Xiang** (Ludwigiae Prostratae Herba) fördern die Diurese und unterstützen dadurch die Behandlung von Wasser-Akkumulation. Sie zerstreuen Wind und Feuchtigkeit, womit sie Schmerzen lindern.

- *Bai Long Chuan Hua Tou* zerstreut Wind und Feuchtigkeit und lindert dadurch Schmerzen.
- *Ding Shu Xiu* lindert Kopfschmerzen und Migräne.
- *Shui Ding Xiang* klärt Hitze, reduziert Schwellungen und Entzündungen.

Mo Gu Xiao (Hyptis Capitatae Caulis) und **Xian Feng Cao** (Bidentis Herba) regen die Wundheilung an.

Tab. 6.1 Wasser regulierende und Feuchtigkeit ausleitende Arzneien

Name	Gemeinsamkeiten	Unterschiede
Fu Ling (Poria)	Fördern die Diurese, helfen bei Ödemen und *Lin Zheng* (Dysurie-Syndrom)	Stärkt die Milz, beruhigt *Shen* (Geist)
Yi Yi Ren (Coicis Semen)		Stärkt die Milz, hilft bei *Bi Zheng* (schmerzhaftes Blockade-Syndrom) aufgrund von Feuchtigkeit und klärt Hitze und leitet auf diese Weise Eiter aus
Ze Xie (Alismatis Rhizoma)		Fördert die Diurese, hilft bei Schwindel und Gleichgewichtsstörungen, die durch Feuchtigkeit-Ansammlung verursacht werden
Zhu Ling (Polyporus)		Wirkt stärker diuretisch als die anderen
Bai Long Chuan Hua Tou (Clerodendron Paniculatum Radix)	Klären Hitze, fördern die Diurese, helfen bei *Shi-Re Lin* (Feuchte-Hitze-Dysurie)	Reguliert die Menstruation und hilft bei anormalem vaginalen Ausfluss
Bi Zi Cao (Pogonantheri Criniti Herba)		Fördert die normale Miktion
Bian Xu (Polygoni Avicularis Herba)		Tötet Parasiten ab und lindert Juckreiz
Che Qian Zi (Plantaginis Semen)		Beseitigt Hitze aus Leber und Lunge
Deng Xin Cao (Junci Medulla)		Klärt Herz-Feuer
Di Fu Zi (Kochiae Fructus)		Hilft bei nässenden, wunden Stellen und lindert Juckreiz
Ding Shu Xiu (Elephantopus Scaber Herba)		Reduziert Schwellungen
Dong Gua Zi (Benincasae Semen)		Klärt Hitze, löst Schleim auf und eliminiert Eiter
Hua Shi (Talcum)		Klärt Sommer-Hitze, klärt Hitze und fördert, äußerlich angewandt, die Heilung von nässenden, wunden Stellen
Ma Ti Jin (Dichondrae Repentis Herba)		Belebt die Blutzirkulation
Mo Gu Xiao (Hyptis Capitatae Caulis)		Löst Stagnation auf und lindert damit Schmerzen
Mu Tong (Akebiae Caulis)		Beruhigt Herz-Feuer, regt den Milchfluss an
Qu Mai (Dianthi Herba)		Belebt die Blutzirkulation, öffnet Leitbahnen und Kollateralen, hilft bei Amenorrhö
Shan Pu Tao (Vitis Amurensis Radix)		Tonisiert die Nieren und hilft den Augen
Shui Ding Xiang (Ludwigiae Prostratae Herba)		Kühlt das Blut
Tong Cao (Tetrapanacis Medulla)		Regt den Milchfluss an, klärt Hitze schwächer
Xian Feng Cao (Bidentis Herba)		Reduziert Schwellungen und Entzündungen
Hai Jin Sha (Lygodii Spora)	Vertreiben Feuchtigkeit, helfen bei *Re Lin* (Hitze-Dysurie) und *Shi Lin* (Stein-Dysurie)	Hilft bei *Lin Zheng* (Dysurie-Syndrom)
Hua Shi Cao (Orthosiphon Aristatus Herba)		Senkt den Blutdruck
Jin Qian Cao (Lysimachiae Herba)		Vertreibt Gallensteine und Harnsteine, lässt Gelbsucht zurückgehen
Shi Wei (Pyrrosiae Folium)		Löst Schleim auf und lindert Husten

Tab. 6.1 Wasser regulierende und Feuchtigkeit ausleitende Arzneien (*Fortsetzung*)

Name	Gemeinsamkeiten	Unterschiede
Chi Xiao Dou (Phaseoli Semen)	Regulieren Wasser, fördern die Diurese, reduzieren Ödeme	Hilft bei Gelbsucht, klärt Toxine, hilft bei Abszessen und Schwellungen
Dong Gua Pi (Benincasae Exocarpium)		Lässt Ödeme zurückgehen
Dong Kui Zi (Malvae Semen)		Regt den Milchfluss an und hilft bei Stuhlverstopfung
Fen Bi Xie (Dioscoreae Hypoglaucae Rhizoma)		Vertreibt Feuchtigkeit und hilft bei trübem Urin sowie bei Arthritis
Yin Chen (Artemisiae Scopariae Herba)		Hilft bei Gelbsucht
Yu Mi Xu (Maydis Stigma)		Hilft bei Dysurie und Feuchte-Hitze in Leber und Gallenblase
Ze Qi (Euphorbiae Helioscopiae Herba)		Löst Schleim auf und lindert damit Husten und löst Knoten auf

- *Mo Gu Xiao* löst Stagnation auf und regt damit die Wundheilung an.
- *Xian Feng Cao* verringert Schwellungen und Entzündungen und fördert auf diese Weise die Wundheilung.

Bi Zi Cao (Pogonantheri Criniti Herba) behandelt Dysurie, die durch ganz unterschiedliche Störungen hervorgerufen wird wie z.B. bei Harnweginfektionen, Zystitis und Nephritis.

Dong Gua Zi (Benincasae Semen) klärt die Lunge und löst damit Schleim und Abszesse auf und hilft bei Husten oder Lungenabszessen aufgrund von Lungen-Hitze oder Darmabszessen.

Shan Pu Tao (Vitis Amurensis Radix) tonisiert die Leber und die Nieren und erhellt dadurch die Augen.

Ma Ti Jin (Dichondrae Repentis Herba) unterstützt die Blutzirkulation, sodass diese das Wasser besser reguliert.

Jin Qian Cao (Lysimachiae Herba), **Hai Jin Sha** (Lygodii Spora), **Hua Shi Cao** (Orthosiphon Aristatus Herba) und **Shi Wei** (Pyrrosiae Folium) eignen sich ausgezeichnet dazu, Feuchtigkeit aufzulösen, die Miktion zu fördern, Feuchte-Hitze zu vertreiben und *Shi Lin* (Stein-Dysurie) zu behandeln. Diese Arzneien werden oft zusammen verwendet, um Steine auszuleiten.

- *Jin Qian Cao* ist das wirksamste Mittel, um sowohl Gallensteine als auch Nierensteine aufzulösen.
- *Hai Jin Sha* hilft effektiv bei beiden Steinarten, klärt aber auch Hitze und eliminiert Toxine.
- *Hua Shi Cao* hilft bei Gallensteinen und Nierensteinen ebenso wie bei Hepatitis und Nephritis.
- *Shi Wei* reduziert Ödeme und wird bei Nierensteinen, jedoch nicht bei Gallensteinen angewendet. Es löst darüber hinaus Schleim auf.

Yin Chen (Artemisiae Scopariae Herba) ist eine besonders wirksame Arznei für die Behandlung sowohl der *Yin*- als auch der *Yang*-Gelbsucht. Es hilft bei Gallensteinen und Gallenblasenentzündung (mit und ohne Gelbsucht), klärt Hitze, vertreibt Feuchtigkeit und behandelt unterschiedliche Hautprobleme, die durch Feuchte-Hitze verursacht werden.

Chi Xiao Dou (Phaseoli Semen) fördert die Diurese, verringert Schwellungen und hilft bei Gelbsucht. Als äußerliche Anwendung eliminiert es Toxine, leitet Eiter aus und lässt Schwellungen und Karbunkel zurückgehen.

Yu Mi Xu (Maydis Stigma) klärt Feuchte-Hitze der Leber und Gallenblase, hilft bei Hepatitis, Gallenblasenentzündung und Gallensteinen, die durch Feuchte-Hitze verursacht werden.

Fen Bi Xie (Dioscoreae Hypoglaucae Rhizoma) ist eine wichtige Arznei, um klaren Urin von trübem zu trennen. Sie wird bei der Behandlung von Nephritis und Harnweginfektionen eingesetzt und vertreibt Wind und Feuchtigkeit bei *Bi Zheng* (schmerzhaftes Blockade-Syndrom).

Dong Gua Pi (Benincasae Exocarpium) wird hauptsächlich dafür verwendet, Wasser zu regulieren und Ödeme zu verringern.

Ze Qi (Euphorbiae Helioscopiae Herba) hilft bei Husten mit Schleim und Sputum oder Knoten von Schleim-Stagnation.

Dong Kui Zi (Malvae Semen) regt den Milchfluss an und hilft bei Stuhlverstopfung.

Tab. 6.2 Arzneien aus anderen Wirkungskategorien mit Wasser regulierenden und Feuchtigkeit ausleitenden Funktionen

Name	Wirkungskategorie
Bai Mao Gen (Imperatae Rhizoma)	Blutungen stoppende Arzneien (► II/Kap. 11)
Bai Zhu (Atractylodis Macrocephalae Rhizoma)	Tonisierende Arzneien (► II/Kap. 17)
Ban Bian Lian (Lobeliae Chinensis Herba)	Hitze klärende Arzneien (► II/Kap. 2)
Fang Ji (Stephaniae Tetrandrae Radix)	Wind-Feuchtigkeit vertreibende Arzneien (► II/Kap. 4)
Fu Ping (Spirodelae Herba)	Arzneien zur Entlastung des Äußeren (► II/Kap. 1)
Huang Qi (Astragali Radix)	Tonisierende Arzneien (► II/Kap. 17)
Ma Huang (Ephedrae Herba)	Arzneien zur Entlastung des Äußeren (► II/Kap. 1)
Qian Niu Zi (Pharbitidis Semen)	Nach unten ableitende Arzneien (► II/Kap. 3)
Shang Lu (Phytolaccae Radix)	Nach unten ableitende Arzneien (► II/Kap. 3)
Ting Li Zi (Lepidii seu Descurainiae Semen)	Schleim umwandelnde sowie Husten und Keuchatmung stillende Arzneien (► II/Kap. 13)
Xiang Ru (Moslae Herba)	Arzneien zur Entlastung des Äußeren (► II/Kap. 1)
Yi Mu Cao (Leonuri Herba)	Blut belebende und Stase auflösende Arzneien (► II/Kap. 12)
Ze Lan (Lycopi Herba)	Blut belebende und Stase auflösende Arzneien (► II/Kap. 12)

7 Arzneien zur Erwärmung des Inneren

温里药

Definition

Arzneien zur Erwärmung des Inneren erwärmen das Innere des Körpers und vertreiben Kälte.

Störungen durch Kälte können das Äußere oder das Innere des Körpers betreffen. Wenn Kälte das Äußere attackiert, vertreiben scharfe und warme Arzneien die Kälte und entlasten das Äußere. Wenn Kälte das Innere betrifft, vertreiben scharfe und warme Arzneien die Kälte und stellen wieder innere Wärme her. Arzneidrogen zur Erwärmung des Inneren sind scharf, bitter und warm. Sie vertreiben innere Kälte und befestigen das *Yang*, um Fülle-Kälte zu behandeln, die das Innere attackiert, oder *Yang*-Mangel, der zu einem Eindringen von Kälte führt. Arzneien zur Erwärmung des Inneren können eine oder mehrere der folgenden Funktionen erfüllen:

- Kälte vertreiben, um Schmerzen in Epigastrium und Abdomen zu lindern.
- **Milz** und **Magen** erwärmen, um Übelkeit, Erbrechen, Diarrhö und Dysenterie zu behandeln.
- Das *Yang* stärken, um Abneigung gegen Kälte zu lindern, bei kalten Extremitäten, blasser Gesichtsfarbe, klarem Urin, blasser Zunge mit weißem Belag und tiefem, fadenförmigem Puls.
- Das *Yang* wiederherstellen bei Personen mit einem *Yang*-Kollaps mit extremer Kälte der Extremitäten, Polyurie mit klarem Urin, ausgeprägtem Schwitzen und einem versagenden Puls.

Untergeordnete Wirkungskategorien

Arzneien zur Erwärmung des Inneren werden nicht in Untergruppen unterteilt. Sie dringen einzeln in unterschiedliche Organe ein und behandeln unterschiedliche Muster von Erkrankungen. Man sollte sich stets vor Augen halten, dass jede Arzneidroge bestimmte individuelle Eigenschaften und Gebrauchsindikationen hat. Einige sind extrem stark und stellen zusammengebrochenes *Yang* wieder her, während andere eine milde bis mäßige Wirkkraft haben und in Abstufungen Kälte vertreiben und *Yang* erwärmen. Obwohl Arzneien **zur Erwärmung des Inneren** und **Yang tonisierende** Arzneien verschiedenen Gruppen zugeordnet werden, teilen sie trotz ihrer Unterschiede viele Gemeinsamkeiten. Arzneidrogen zur Erwärmung des Inneren wärmen in erster Linie das *Yang* von Herz und Milz, um übermäßige Kälte zu vertreiben, während *Yang* tonisierende Arzneien hauptsächlich das Nieren-*Yang*, Blut und *Jing* (Essenz) wieder auffüllen und die Sehnen und Knochen stärken.

- Arzneien zur Erwärmung des Inneren sind gewöhnlich scharf, warm oder heiß und trocknend. Einige Arzneien zur Erwärmung des Inneren sind vom Charakter her süß, salzig und befeuchtend, um das Tonisieren des *Yang* zu unterstützen und *Jing* (Essenz), Blut, Knochen und Sehnen zu stärken. Diese Arzneien dringen in Herz, Milz und Niere ein, um die Organe zu wärmen und innere Kälte zu vertreiben. Auf diese Weise werden Fülle-Kälte, *Yang*-Mangel von Herz und Nieren, Eindringen von Kälte und durch Eindringen von Fülle-Kälte eingeschlossenes *Yang-Qi* behandelt.
- *Yang*-tonisierende Arzneien sind hauptsächlich süß, salzig und warm und dringen in die Nieren-Leitbahn ein, um Nieren-*Yang*-Mangel und verwandte Symptome zu behandeln. Der salzige Geschmack deutet die Zugehörigkeit zur Nieren-Leitbahn an, der süße Geschmack verdeutlicht den tonisierenden Charakter der Arzneien.

Differentialdiagnose und Behandlung

Eine korrekte Differentialdiagnose erfordert die Feststellung des betroffenen Bereichs, der Schwere der Fülle-Kälte und des *Yang*-Mangels sowie die Klärung, ob die Erkrankung akut, chronisch oder das akute Wiederaufflammen eines chronischen Zustands ist.

Lokalisierung: Um die Fülle-Kälte lokalisieren zu können, ist es erforderlich zu unterscheiden, ob sich der pathogene Faktor außen befindet oder in das Innere vorgedrungen ist. Äußere Kälte erfordert den Einsatz von Arzneien, die das Äußere entlasten, während innere Kälte den Einsatz von Arzneien zur Erwärmung des Inneren erforderlich macht.

Schwere der Erkrankung: Die Feststellung der Lokalisation und der Schwere des *Yang*-Mangels ermöglicht es, das jeweils betroffene Organ zu identifizieren und zu klären, ob das *Yang* nur geschwächt ist oder sich am Rand eines Kollapses befindet. **Milz**, **Magen** und **Niere** sind diejenigen Organe, die am anfälligsten für *Yang*-Mangel sind. Zusätzlich zu Arzneien, die das Innere erwärmen, sollten Arzneien hinzugefügt werden, die das *Yang* tonisieren.

Akut oder **chronisch**: *Akute* Zustände gehen oft mit einem Kollaps des *Yang* einher, der durch Symptome wie extreme Kälte der Extremitäten, starkes Schwitzen und versagenden Puls charakterisiert ist. Solche Zustände erfordern eine unverzügliche und aggressive Behandlung, um den Patienten wiederzubeleben. *Chronische* Zustände zeichnen sich oft durch eine Gleichzeitigkeit von Fülle-Kälte und *Yang*-Mangel aus. Symptome, die eine innere Kälte und einen *Yang*-Mangel anzeigen, sind Schmerzen im Epigastrium und Abdomen, Erbrechen, Schluckauf, Appetitmangel, Diarrhö oder weiche Stühle, Abneigung gegen Kälte, Kälte der Extremitäten, blasse Gesichtsfarbe, Polyurie mit klarem Urin, blasse Zunge mit einem dünnen weißen Belag sowie ein tiefer und fadenförmiger Puls. Die genauen Symptome variieren je nachdem, welche Organe betroffen sind. Daher erfordert eine optimale Behandlung eine kontinuierliche und sanfte Therapie, um Kälte zu vertreiben und das *Yang* zu wärmen.

Sicherheitshinweise, Kontraindikationen

- Arzneien zur Erwärmung des Inneren sind scharf, warm und trocknend und deshalb kontraindiziert in Fällen von Fülle-Hitze und bei *Yin*-Mangel. Sie dürfen nur mit Vorsicht bei Patienten mit Mangel an Körpersäften oder Blut-Mangel eingesetzt werden, ebenso bei Patienten, die bluten oder bei Patienten mit echter Hitze, die durch eine falsche Kälte maskiert ist.
- Einige dieser Arzneien sollten während der Schwangerschaft mit Vorsicht angewendet werden.
- Die Arzneien sollten nicht in höherer Dosierung als notwendig oder über einen längeren Zeitraum verschrieben werden.

Um zu vermeiden, dass sich Patienten mit extremen Kälte-Zuständen nach Einnahme eines Dekokts zur Erwärmung des Inneren erbrechen, sollte man der Rezeptur entweder einige Hitze klärende Arzneien hinzufügen oder dem Patienten nahelegen, das Dekokt erst einzunehmen, wenn es auf Raumtemperatur abgekühlt ist.

Verarbeitung

Einige Arzneien zur Erwärmung des Inneren sind toxisch und müssen vor einer Abkochung separat bearbeitet werden, um das Risiko von Nebenwirkungen zu minimieren. Beispiele für solche Arzneien sind *Fu Zi* (Aconiti Radix Lateralis Praeparata), *Zhi Chuan Wu* (Aconiti Radix Praeparata) und *Zhi Cao Wu* (Aconiti Kusnezoffii Radix Praeparata).

Pharmakologische Wirkungen

- **Analgetisch und anästhetisch**: Unterschiedliche Stufen analgetischer Wirkung finden sich in Arzneien wie *Fu Zi* (Aconiti Radix Lateralis Praeparata), *Rou Gui* (Cinnamomi Cortex), *Wu Zhu Yu* (Evodiae Fructus), *Xi Xin* (Asari Radix et Rhizoma), *Hua Jiao* (Zanthoxyli Pericarpium) und *Ding Xiang* (Caryophylli Flos).
- **Kardiovaskulär**: Arzneien, die das Innere wärmen, weisen positive inotrope und chronotrope Merkmale auf, die die kardiale Kontraktilität steigern, die Blutgefäße erweitern und das Herzminutenvolumen steigern. *Fu Zi* (Aconiti Radix Lateralis Praeparata) ist eine der stärksten Arzneien zur Steigerung der Herzschlagrate und Erhöhung der Kontraktilität. Zusätzlich erweitern sowohl *Fu Zi* als auch *Rou Gui* (Cinnamomi Cortex) die Koronararterien, erhöhen die Durchblutung des Herzmuskels und steigern das Herzminutenvolumen. Andere Arzneien mit herzstärkender Wirkung sind *Gan Jiang* (Zingiberis Rhizoma), *Hu Jiao* (Piperis Fructus) und *Wu Zhu Yu* (Evodiae Fructus).
- **Gastrointestinal**: Viele Arzneien zum Erwärmen des Inneren stimulieren das gastrointestinale System und erhöhen die Produktion und Sekretion von Speichel und Magensäure, verbessern die Verdauung und Resorption und steigern die Darmperistaltik.
  - Substanzen, die das Freisetzen von Speichel und Magensäure fördern, sind *Gan Jiang* (Zingiberis Rhizoma), *Ding Xiang* (Caryophylli Flos) und *Gao Liang Jiang* (Alpiniae Officinarum Rhizoma).
  - Arzneien, die die Darmperistaltik steigern, sind *Gan Jiang* (Zingiberis Rhizoma), *Ding Xiang* (Caryophylli Flos), *Wu Zhu Yu* (Evodiae Fructus) und *Hu Jiao* (Piperis Fructus).
  - Arzneien zur Erwärmung des Inneren, die eine antiulzerogene Wirkung haben, sind *Gan Jiang* (Zingiberis Rhizoma), *Rou Gui* (Cinnamomi Cortex), *Wu Zhu Yu* (Evodiae Fructus), *Fu Zi* (Aconiti Radix Lateralis Praeparata), *Hua Jiao* (Zanthoxyli Pericarpium), *Xiao Hui Xiang* (Foeniculi Fructus) und *Ding Xiang* (Caryophylli Flos).
- **Antibiotisch**: Einige Arzneien wie *Rou Gui* (Cinnamomi Cortex), *Gan Jiang* (Zingiberis Rhizoma), *Ding Xiang* (Caryophylli Flos) und *Xiao Hui Xiang* (Foeniculi Fructus) hemmen die Aktivität von Dermatophyten.

Mögliche Wechselwirkungen mit anderen Medikamenten

- **Analgetika**: Die analgetische Wirkung ist noch nicht vollständig erforscht. Klarheit besteht jedoch darüber, dass diese Arzneien *keine* Schläfrigkeit hervorrufen und daher eine Sedierung *nicht* verstärken, wenn sie mit Sedativa und/oder Schlafmitteln kombiniert werden.
- **Herz-Kreislauf-Medikamente**: Arzneien zur Erwärmung des Inneren wie z.B. *Fu Zi* (Aconiti Radix Lateralis Praeparata) haben deutlich positive inotrope und chronotrope Wirkungen.[1] Sie sollten daher mit Vorsicht bei Patienten mit bestimmten kardiovaskulären Störungen (wie Arrhythmien) oder mit bestimmten Medikationen (wie Digoxin oder supplementierende Schilddrüsenmedikamente) angewendet werden.
- **Antazida**: Viele Arzneien dieser Kategorie wie etwa *Ding Xiang* (Caryophylli Flos) stimulieren das gastrointestinale System zu einer vermehrten Magensäureproduktion. Daher können einige dieser Arzneien die Wir-

7

kung von Medikamenten wie Histamin-H2-Rezeptor-Antagonisten (z. B. Ranitidin oder Famotidin) oder Protonenpumpenhemmer (z. B. Omeprazol oder Lansoprazol) aufheben.

Referenzen

1. *Zhong Yao Tong Bao* (Journal of Chinese Herbology), 1988; 13(6):40

Bā Jiǎo Huí Xiāng

Anisi Stellati Fructus

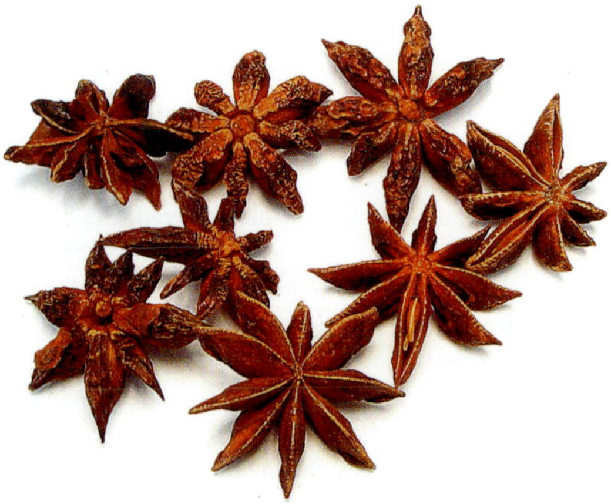

八角茴香 八角茴香

Pinyin-Name *Bā Jiǎo Huí Xiāng*
Andere chinesische Namen *Da Hui Xiang, Da Xiang, Ba Jiao, Da Ba Jiao*
Originalquelle *Ben Cao Pin Hui Jing Yao* (Das Wichtigste der Materia Medica) aus dem Jahr 1505 von Liu Wen-Tai
Deutscher Name Sternanis
Botanischer Name *Illicium verum* Hook. F. (*Ba Jiao Hui Xiang*)
Pharmazeutischer Name Anisi Stellati Fructus
Eigenschaften Scharf, süß, warm
Leitbahnen Leber, Niere, Milz

Traditionell ist 大茴香 *Dà Huí Xiāng* der Name, der in Lehrbüchern und unter Therapeuten der Chinesischen Arzneimedizin häufiger Verwendung findet. Heutzutage ist jedoch 八角茴香 *Bā Jiǎo Huí Xiāng* der offizielle Name, der 2005 in die Pharmakopöe der Volksrepublik China aufgenommen wurde. Er wird daher auch in diesem Buch als Standardbezeichnung verwendet.

Chinesische therapeutische Wirkungen

Vertreibt Kälte, wärmt die Leber und die Nieren, lindert Schmerzen

Ba Jiao Hui Xiang (Anisi Stellati Fructus) behandelt Bauchschmerzen, Hernienschmerzen, Prolaps, Schwellungen und Schmerzen im Skrotum.

- Hernien: *Ba Jiao Hui Xiang* mit *Ru Xiang* (Olibanum), *Li Zhi He* (Litchi Semen), *Chuan Lian Zi* (Toosendan Fructus), *Wu Yao* (Linderae Radix), *Wu Zhu Yu* (Evodiae Fructus) und *Rou Gui* (Cinnamomi Cortex) verwenden.

Wärmt die Nieren, lindert Schmerzen

Ba Jiao Hui Xiang wirkt besonders gut bei stechenden Schmerzen im unteren Rücken aufgrund eines Nieren-Mangels. Für eine maximale Wirkung wird *Ba Jiao Hui Xiang* gewöhnlich mit Salz gebraten, um das Eindringen in die Nieren zu erleichtern.

- Schmerzen im unteren Rücken: mit Salz gebratenes *Ba Jiao Hui Xiang* mit *Du Zhong* (Eucommiae Cortex) und *Mu Xiang* (Aucklandiae Radix) verwenden und mit Getreideschnaps servieren.

Reguliert Qi, verbessert den Appetit

Ba Jiao Hui Xiang behandelt *Qi*-Stagnation im Mittleren *Jiao* (Mittlerer Erwärmer), die durch Blähungsschmerzen, Appetitmangel, Erbrechen und Übelkeit gekennzeichnet ist.

- Magen-Darm-Störungen: mit *Mu Xiang* (Aucklandiae Radix), *Sha Ren* (Amomi Fructus) und *Gan Jiang* (Zingiberis Rhizoma) verwenden.

Dosierung

3–8 g.

Sicherheitshinweise, Kontraindikationen

Ba Jiao Hui Xiang bei *Yin*-Mangel mit Feuer vorsichtig verwenden.

Chemische Zusammensetzung

Trans-Anethol, Anisaldehyd, Cineol, Eslragol, Anisketon, Caren, Feniculin, α-Pinen, p-Cymol.[1]

Ergänzung

莽草 *Măng Căo* (Illicium Lanceolatum Fructus) sieht ähnlich aus wie *Ba Jiao Hui Xiang* und wird manchmal fälschlicherweise als Ersatz dafür verwendet. *Mang Cao* ist toxisch, und sein Gebrauch wird mit Nebenwirkungen wie Schwindel, Übelkeit, Erbrechen, Zuckungen und Krämpfen assoziiert. Die beiden Arzneien können durch sorgfältiges Untersuchen unterschieden und identifiziert werden. *Mang Cao* besteht aus 10 bis 13 Teilen mit scharfen, gekrümmten Spitzen, ist dünn, glanzlos, stumpf im Geschmack und betäubt die Zunge, wenn es einige Zeit im Mund behalten wird. *Ba Jiao Hui Xiang* besteht nur aus acht Teilen mit abgestumpften Spitzen, ist dick, glänzend und süß. Wenn man sie nebeneinanderlegt, erscheint *Mang Cao* kleiner als *Ba Jiao Hui Xiang*.

Kommentar der Autoren

Ba Jiao Hui Xiang hat ähnliche Wirkungen wie *Xiao Hui Xiang* (Foeniculi Fructus). Tatsächlich werden die beiden Arzneien im Allgemeinen zusammen eingesetzt, um Hernienerkrankungen zu behandeln.

Ba Jiao Hui Xiang wird oft als Küchengewürz verwendet. Das ätherische Öl dieser Arzneidroge findet sich auch auch in Zahnpasten, Seifen und Kosmetika.

Referenzen

1. *Xian Dai Zhong Yao Yao Li Xue* (Contemporary Pharmacology of Chinese Herbs), 1997; 629–930

Bì Bó

Piperis Longi Fructus

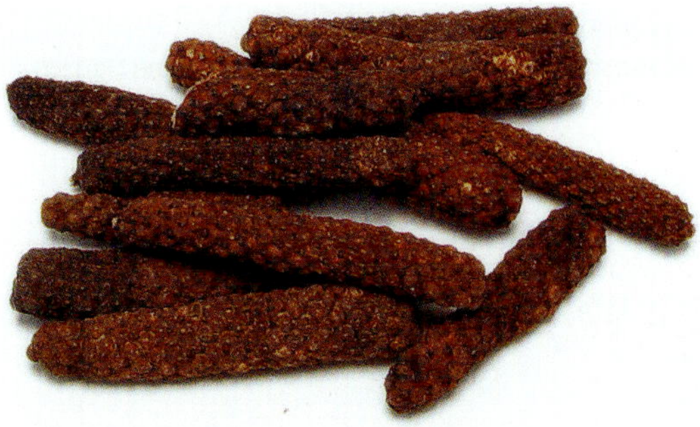

蓽茇 毕茇

Pinyin-Name *Bì Bó*
Andere chinesische Namen *Bi Ba*
Originalquelle *Xin Xiu Ben Cao* (Neu überarbeitete Materia Medica), verfasst zwischen 657 und 659 von Su Jing
Deutscher Name Langer Pfeffer
Botanischer Name *Piper longum* L. (*Bi Bo*)
Pharmazeutischer Name Piperis Longi Fructus
Eigenschaften Scharf, heiß
Leitbahnen Magen, Dickdarm

Chinesische therapeutische Wirkungen

Wärmt den Mittleren Jiao (Mittlerer Erwärmer), lindert Schmerzen

Bi Bo (Piperis Longi Fructus) ist heiß und scharf und vertreibt Kälte aus dem Mittleren *Jiao* (Mittlerer Erwärmer). Es wird oft mit Haferbrei gekocht, um Kälte aus Milz und Magen zu vertreiben und epigastrische und abdominale Schmerzen, Übelkeit, Erbrechen, Appetitmangel, Diarrhö und Dysenterie zu lindern.

- Kälte in Milz und Magen: *Bi Bo* mit *Rou Gui* (Cinnamomi Cortex), *Pao Jiang* (Zingiberis Rhizoma Praeparatum) und *Gao Liang Jiang* (Alpiniae Officinarum Rhizoma) verwenden.
- Schwäche von Milz und Magen: zusammen mit *Ren Shen* (Ginseng Radix et Rhizoma) und *Bai Zhu* (Atractylodis Macrocephalae Rhizoma) verwenden.
- Übelkeit und Erbrechen aufgrund von Kälte-Schleim im Magen: zusammen mit *Ban Xia* (Pinelliae Rhizoma)

und *Sheng Jiang* (Zingiberis Rhizoma Recens) verwenden.
- Epigastrisches und abdominales Völlegefühl und Auftreibung: zusammen mit *Mu Xiang* (Aucklandiae Radix) und *Hou Po* (Magnoliae Officinalis Cortex) verwenden.
- Zahnschmerzen: zusammen mit *Hu Jiao* (Piperis Fructus) verwenden und äußerlich als Pulver auftragen.

Dosierung

2–5 g. *Bi Bo* wird sowohl innerlich als auch äußerlich angewendet.

Sicherheitshinweise, Kontraindikationen

Bi Bo ist kontraindiziert bei *Yin*-Mangel-Hitze oder Fülle-Hitze.

Chemische Zusammensetzung

Piperin, Piperlongumin, Piplartin, Sesamin.[1]

Pharmakologische Wirkungen

- **Antibiotisch**: *Bi Bo* hemmt *Staphylococcus aureus, Bacillus subtilis, Mycobacterium tuberculosis, Bacillus dysenteriae, Salmonella typhi* und *Bacillus cereus*.[2]
- **Antikonvulsiv**: Die intraperitoneale Injektion von *Bi Bo* zeigt bei Ratten eine deutlich präventive Wirkung. Es unterbindet Anfälle und Krämpfe mit einer Wirksamkeit, die der von Phenytoin und Trimethadion vergleichbar ist.[3]
- **Kardiovaskulär**: *Bi Bo* erweitert die Blutgefäße und löst Wärmegefühle im Körper und in den Extremitäten aus. Das ätherische Öl der Arzneidroge führt zu einer erhöhten Resistenz des Herzmuskels gegen Hypoxie.[4] Außerdem senken Piperlongumin und Piplartin mit 0,1 mg/kg signifikant den Blutdruck bei Kaninchen und Ratten.[5]

Toxikologie

Die Langzeitanwendung von *Bi Bo* in therapeutischen Dosen über neun Monate zeigte keine Abnormitäten in Leber, Nieren, Lungen oder anderen inneren Organen. Die LD_{50} für Piperin bei intraperitonealer Injektion betrug bei Ratten 348,6 mg/kg.[6]

Referenzen

1. *Xian Dai Zhong Yao Yao Li Xue* (Contemporary Pharmacology of Chinese Herbs), 1997; 616
2. *Zhong Yao Zhi* (Chinese Herbology Journal), 1984; 508
3. *Zhi Wu Yao You Xiao Cheng Fen Shou Ce* (Manual of Plant Medicinals und Their Active Constituents), 1986; 954:836–838
4. *Zhong Yao Xue* (Chinese Herbology), 1998; 389–390
5. *Zhong Cao Yao* (Chinese Herbal Medicine), 1992; 23(4):197
6. *Zhong Yi Za Zhi* (Journal of Chinese Medicine), 1981; (12):65

Bì Chéng Qié

Litseae Fructus

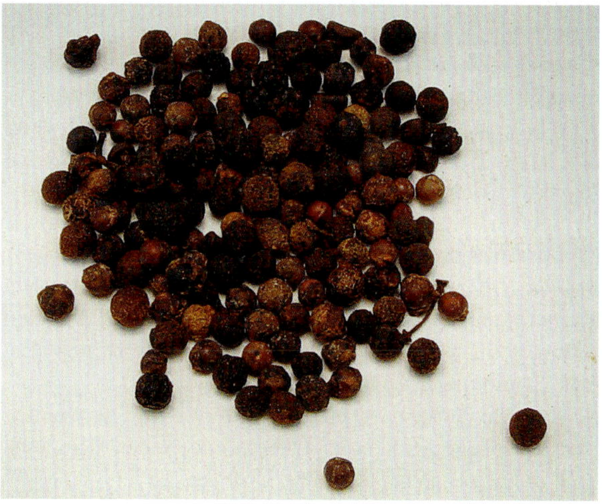

華澄茄 荜澄茄

Pinyin-Name *Bì Chéng Qié*
Andere chinesische Namen *Cheng Qie*
Originalquelle *Hai Yao Ben Cao* (Materia Medica der Kräuter von [über] den Meeren) von Li Xun, 907–960
Deutscher Name Kubebenpfeffer
Botanischer Name *Litsea cubeba* (Lour.) Pers. (*Shan Ji Jiao*); *Piper cubeba* L. (*Bi Cheng Qie*)
Pharmazeutischer Name Litseae Fructus
Eigenschaften Scharf, warm
Leitbahnen Milz, Magen, Nieren, Blase

Chinesische therapeutische Wirkungen

Wärmt den Mittleren Jiao (Mittlerer Erwärmer) und lindert Schmerzen

Epigastrische und abdominale Schmerzen und Kälte, Erbrechen, Diarrhö: *Bi Cheng Qie* (Litseae Fructus) wärmt den Mittleren *Jiao* (Mittlerer Erwärmer), beendet Schmerzen, fördert die Verdauung und behandelt Magen-Darm-Störungen augrund von Kälte.

- Schluckauf, Appetitmangel: *Bi Cheng Qie* mit *Sheng Jiang* (Zingiberis Rhizoma Recens) und *Shen Qu* (Massa Medicata Fermentata) verwenden.
- Erbrechen und Übelkeit: mit *Gao Liang Jiang* (Alpiniae Officinarum Rhizoma) und *Dou Kou* (Amomi Fructus Rotundus) verwenden.
- Hernienschmerzen: mit *Wu Zhu Yu* (Evodiae Fructus) und *Xiang Fu* (Cyperi Rhizoma) kombinieren.

Vertreibt Kälte aus der Blase

Dysurie oder trüber Urin: *Bi Cheng Qie* vertreibt Kälte aus Niere und Blase. Es hat sich ausgezeichnet bewährt bei Mangel-Zuständen und Kälte des Unteren *Jiao* (Unterer Erwärmer), die sich in Symptomen wie Dysurie und trübem Urin zeigen.
Bi Cheng Qie wird äußerlich als Pulver eingesetzt, um Zahnschmerzen zu lindern.

Dosierung

2–5 g.

Sicherheitshinweise, Kontraindikationen

Bi Cheng Qie ist kontraindiziert bei *Yin*-Mangel und Hitze.

Chemische Zusammensetzung

Ätherische Öle 2–6% (Citral, Limonen, Citronellal, Camphen, Methylheptenon, α-Pinen, Methylheptylketon), Cubebaol.[1]

Referenzen

1. *Xian Dai Zhong Yao Yao Li Xue* (Contemporary Pharmacology of Chinese Herbs), 1997; 617–618

Dīng Xiāng
Caryophylli Flos

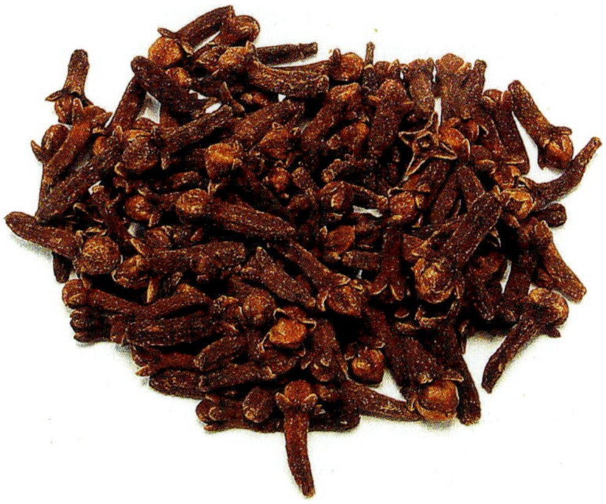

丁香

Pinyin-Name *Dīng Xiāng*
Wörtliche Übersetzung „T-geformtes Aroma“
Andere chinesische Namen *Gong Ding Xiang, Xiong Ding Xiang*
Originalquelle *Yao Xing Ben Cao* (Materia Medica der medizinischen Eigenschaften) aus dem Jahr 600 von Zhen Quan
Deutscher Name Gewürznelke
Botanischer Name *Eugenia caryophyllata* Thunb. (*Ding Xiang*)
Pharmazeutischer Name Caryophylli Flos
Eigenschaften Scharf, warm
Leitbahnen Nieren, Milz, Magen

Chinesische therapeutische Wirkungen

Wärmt den Mittleren Jiao (Mittlerer Erwärmer), lindert Schmerzen und leitet aufsteigendes Magen-Qi nach unten

Epigastrische und abdominale Kälte und Schmerzen, Erbrechen, Schluckauf: *Ding Xiang* (Caryophylli Flos) ist die Schlüsselarznei bei kältebedingtem abnormalem Aufsteigen des Magen-*Qi*, das sich in Erbrechen, Übelkeit und Schluckauf manifestiert. Andere klinische Anwendungen sind epigastrische und abdominale Kälte und Schmerzen, sowie abdominales Völle- und Spannungsgefühl bei Kälteexposition.

- Kälte und Schmerzen in Epigastrium und Abdomen: *Ding Xiang* mit *Rou Gui* (Cinnamomi Cortex) und *Gan Jiang* (Zingiberis Rhizoma) verwenden.
- Übelkeit und Erbrechen aufgrund von Magen-Kälte: zusammen mit *Ban Xia* (Pinelliae Rhizoma) und *Sheng Jiang* (Zingiberis Rhizoma Recens) verwenden.
- Schluckauf aufgrund von Magen-Kälte: *Shi Di* (Kaki Calyx) hinzufügen.
- Schluckauf aufgrund eines Mangel-Zustands und Kälte: *Ding Xiang* mit *Ren Shen* (Ginseng Radix et Rhizoma) oder *Dang Shen* (Codonopsis Radix) verwenden.
- Morgendliche Übelkeit bei Schwangeren: mit *Ren Shen* (Ginseng Radix et Rhizoma) und *Huo Xiang* (Agastaches Herba) kombinieren.
- Diarrhö aufgrund eines Mangel-Zustands oder Kälte: zusammen mit *Gan Jiang* (Zingiberis Rhizoma), *Ren Shen* (Ginseng Radix et Rhizoma), *Bai Zhu* (Atractylodis Macrocephalae Rhizoma) und *Rou Dou Kou* (Myristicae Semen) verwenden.

Tonisiert Nieren-Yang

Ding Xiang behandelt Impotenz, Kälte im Körper und in den Extremitäten und Schwäche und Schmerzhaftigkeit von Rücken und Knien aufgrund von Nieren-*Yang*-Mangel.

- Nieren-*Yang*-Mangel: *Ding Xiang* mit *Fu Zi* (Aconiti Radix Lateralis Praeparata), *Rou Gui* (Cinnamomi Cortex) und *Ba Ji Tian* (Morindae Officinalis Radix) verwenden.

Ding Xiang, das zum Einreiben in Alkohol eingeweicht wird, wurde äußerlich zur Behandlung von verschiedenen Pilzinfektionen eingesetzt.

Dosierung

2–5 g.

Sicherheitshinweise, Kontraindikationen

- *Ding Xiang* ist kontraindiziert bei fieberhaften Erkrankungen oder bei innerer Hitze mit *Yin*-Mangel.
- Die Wirkung von *Ding Xiang* wird aufgehoben durch *Yu Jin* (Curcumae Radix).
- Mögliche Nebenwirkungen von *Ding Xiang* sind Schwindel, Palpitationen, Beklemmung in der Brust, Kopfschmerzen, Schwitzen, Blutdruckabfall und Hautausschläge.[1]

Chemische Zusammensetzung

Ätherische Öle 16–19% (Eugenol, Caryophyllen, Acetyleugenol), α-Caryophyllen, Chavicol.[2, 3]

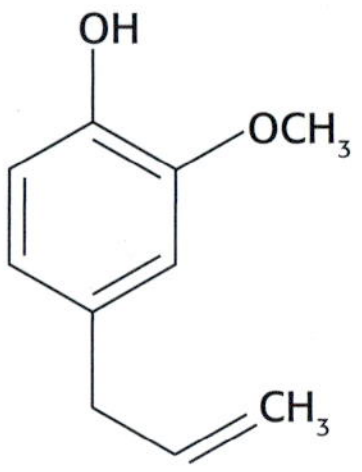

Abb. 7.1 Eugenol

Pharmakologische Wirkungen

- **Gastrointestinal**: *Ding Xiang* fördert die Verdauung, indem es die Galle- und Magensäuresekretion steigert.[4]
- **Antibiotisch**: *Ding Xiang* hat eine hemmende Wirkung auf *Vibrio cholerae*, *Bacillus anthracis*, *Salmonella typhi*, *Corynebacterium diphtheriae*, *Bacillus dysenteriae*, *E. coli*, *Bacillus subtilis* und *Staphylococcus aureus*.[5]
- **Analgetisch**: Das lokal aufgetragene ätherische Öl von *Ding Xiang* hat eine analgetische Wirkung bei Zahnschmerzen.[6]
- **Antidot**: Vergiftungen durch Zyankali und Natriumnitrat können mit einer Verabreichung von *Ding Xiang* behandelt werden. Tierversuche haben gezeigt, dass die intraperitoneale Injektion von *Ding Xiang* die Überlebenszeit von Mäusen, denen 4 mg/kg Zyankali intravenös verabreicht worden war, verlängern konnte. Ähnliche therapeutische Wirkungen wurden bei Mäusen mit einer Natriumnitratvergiftung in einer Dosierung von 800 mg/kg beobachtet.[7]
- **Antiasthmatisch**: Das ätherische Öl von *Ding Xiang* hat eine signifikante antiasthmatische Wirkung mit einer Wirkdauer von ca. sechs Stunden.[8]

Klinische und wissenschaftliche Studien

Pilzinfektionen: Einem Bericht zufolge wurden 31 Patienten, die seit mindestens zwei Jahren an einer Pilzinfektion litten, in dem erkrankten Areal dreimal täglich über zwei bis fünf Tage äußerlich mit einer Arzneitinktur mit ausgezeichneten Ergebnissen behandelt. Die meisten Patienten bemerkten eine Verbesserung nach zwei bis drei Tagen; eine vollständige Genesung trat nach drei bis fünf Tagen ein. Die Rückfallquote lag bei ungefähr 20%. Für die Arzneitinktur wurden 15 g *Ding Xiang* 48 Stunden lang in 100 ml 70-prozentigem Alkohol eingeweicht.[9]

Ergänzung

- 母丁香 *Mŭ Dīng Xiāng* (Caryophylli Fructus) wird zum ersten Mal in *Ming Yi Za Zhu* (Verschiedene Aufzeichnungen berühmter Ärzte) erwähnt, das um das Jahr 500 von Tao Hong-Jing verfasst wurde. Es stammt von der Frucht derselben Pflanze wie *Ding Xiang*. Beide Arzneien haben den gleichen Geschmack, die gleichen Funktionen und Indikationen. *Mu Ding Xiang* hat eine schwächere, aber länger anhaltende therapeutische Wirkung. Die empfohlene Dosis von *Mu Ding Xian* beträgt 2–5 g.
- 丁香皮 *Dīng Xiāng Pí* (Caryophylli Cortex) ist die Rinde, die von derselben Pflanze wie *Ding Xiang* stammt. Es wird eingesetzt, um Kälte zu vertreiben und Schmerzen zu lindern.

Referenzen

1. *Hua Xi Kou Qiang Yi Xue Za Zhi* (Huaxi Journal of Stomatology), 1990; 4:275
2. *Xian Dai Zhong Yao Yao Li Xue* (Contemporary Pharmacology of Chinese Herbs), 1997; 622
3. The Merck Index 12th edition, Chapman and Hall/CRCnetBASE/Merck, 2000
4. *Chang Yong Zhong Yao Cheng Fen Yu Yao Li Shou Ce* (A Handbook of the Composition und Pharmacology of Common Chinese Drugs), 1994; 1:10
5. *Zhong Cao Yao Xue* (Study of Chinese Herbal Medicine), 1976; 707
6. *Zhong Yao Xue* (Chinese Herbology), 1998; 386–387
7. *Chang Yong Zhong Yao Cheng Fen Yu Yao Li Shou Ce* (A Handbook of the Composition und Pharmacology of Common Chinese Drugs), 1994; 1:10
8. *Yao Xue Xue Bao* (Journal of Herbology), 1987; 22(3):179
9. *Zhong Hua Pi Fu Ke Xue Za Zhi* (Chinese Journal of Dermatology), 1963; 1:17

Fù Zǐ

Aconiti Radix Lateralis Praeparata

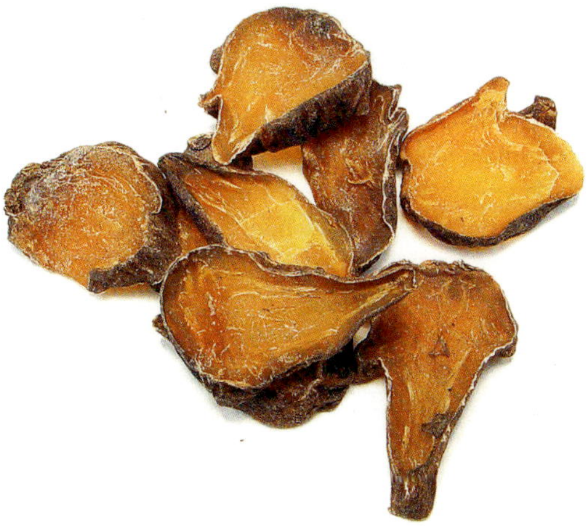

附子

Pinyin-Name *Fù Zǐ*
Wörtliche Übersetzung „Anhängsel“
Originalquelle *Shen Nong Ben Cao Jing* (Die Materia Medica des göttlichen Landmannes), vermutlich Östliche Han-Dynastie
Deutscher Name Akonitum, präparierte Nebenwurzel der Eisenhutwurzel
Botanischer Name *Aconitum carmichaeli* Debx. (*Wu Tou*)
Pharmazeutischer Name Aconiti Radix Lateralis Praeparata
Eigenschaften Scharf, heiß
Leitbahnen Herz, Niere, Milz
Sicherheitshinweis Toxisch

Chinesische therapeutische Wirkungen

Stellt erschöpftes Yang wieder her

Zusammenbruch des Yang: *Fu Zi* (Aconiti Radix Lateralis Praeparata) ist scharf und heiß und wird in Notfällen eingesetzt, in denen ein vollständiger Verlust der *Yang*-Energie im Körper eintritt. Dieser kritische Zustand zeichnet sich durch starkes Schwitzen mit klarem und kaltem Schweiß aus, durch Abneigung gegen Kälte, eine schwache Atmung, eiskalte Extremitäten, Diarrhö mit unverdauter Nahrung und einen schwachen oder nicht tastbaren Puls. *Fu Zi* stellt durch Tonisieren des Herz-*Yang* und des Nie-

7

ren-*Yang* zur Vermehrung des Feuers das erschöpfte *Yang* wieder her, was eine Öffnung der Leitbahnen und Kollateralen zur Folge hat.

- Bei Abneigung gegen Kälte, eiskalten Extremitäten und Diarrhö mit unverdauter Nahrung aufgrund einer Erschöpfung des *Yang*: *Fu Zi* mit *Gan Jiang* (Zingiberis Rhizoma) und *Gan Cao* (Glycyrrhizae Radix et Rhizoma) verwenden. **Beispiel-Rezeptur**: *Si Ni Tang* (Kalte Extremitäten Dekokt).
- Starkes Schwitzen mit Atemnot und gesteigerter Atmung aufgrund einer Erschöpfung des *Yang* und bei *Qi*, das den Körper verlässt: *Ren Shen* (Ginseng Radix et Rhizoma) hinzufügen.
- Schock oder Herzversagen: *Fu Zi* wird in China für diesen Fall als injizierbare Substanz angewendet.
- Ödeme im unteren Teil des Körpers, Dysurie: *Fu Zi* wird mit *Fu Ling* (Poria) kombiniert.

Tonisiert Yang, vermehrt Feuer

Fu Zi behandelt alle Arten von *Yang*-Mangel, da es alle Organe erwärmt und alle Leitbahnen und Kollateralen öffnet. Die am stärksten für einen *Yang*-Mangel anfälligen Organe sind Nieren, Milz und Herz.

Nieren-Yang-Mangel: Die schwerste Form des *Yang*-Mangels ist ein Nieren-*Yang*-Mangel, der durch kalte Extremitäten (v. a. die unteren Extremitäten), Kälteabneigung, Schwäche, Kälte und Schmerzhaftigkeit im unteren Rücken und in den Knien, Impotenz, häufiges Wasserlassen (v. a. nachts), Polyurie mit klarem Harn, blasse Gesichtsfarbe, Husten und Keuchatmung charakterisiert ist. Sekundäre Symptome können Impotenz und Spermatorrhö, starke Leukorrhö mit klarem Exsudat, Diarrhö (besonders am frühen Morgen), Ödeme und Unfruchtbarkeit sein.

7

- Nieren-*Yang*-Mangel: *Fu Zi* mit *Rou Gui* (Cinnamomi Cortex) und *Shu Di Huang* (Rehmanniae Radix Praeparata) verwenden. **Beispiel-Rezeptur**: *You Gui Wan* (Pille, die die Rechte [Niere] wiederherstellt) oder *Ba Wei Di Huang Wan* (Acht Bestandteile Pille mit Rehmanniae Radix).
- Unfruchtbarkeit: zusammen mit *Lu Jiao* (Cervi Cornu), *Shu Di Huang* (Rehmanniae Radix Praeparata), *Rou Gui* (Cinnamomi Cortex), *Tu Si Zi* (Cuscutae Semen), *Yang Qi Shi* (Actinolitum), *Ba Ji Tian* (Morindae Officinalis Radix), *Dang Gui* (Angelicae Sinensis Radix) und *Gou Qi Zi* (Lycii Fructus) verwenden.
- Impotenz: Kombination mit *Tu Si Zi* (Cuscutae Semen), *Yin Yang Huo* (Epimedii Herba) und *Rou Gui* (Cinnamomi Cortex).

Milz-Yang-Mangel: Ein Milz-*Yang*-Mangel ist schwerwiegender als ein Milz-*Qi*-Mangel. Patienten, die unter dieser Störung leiden, weisen alle Zeichen eines Milz-*Qi*-Mangels auf; dazu kommen abdominales Völlegefühl, Kälte und dumpfer Schmerz, verminderte Nahrungsaufnahme, weiche Stühle oder Diarrhö, Ödeme, schwere wässrige Leukorrhö, kalte Gliedmaßen und eine Vorliebe für die Anwendung von Druck und Wärme im abdominalen Bereich.

- Milz-*Yang*-Mangel: *Fu Zi* mit *Ren Shen* (Ginseng Radix et Rhizoma), *Gan Jiang* (Zingiberis Rhizoma) und *Bai Zhu* (Atractylodis Macrocephalae Rhizoma) verwenden. **Beispiel-Rezeptur**: *Fu Zi Li Zhong Wan* (Aconiti Radix Lateralis Praeparata Pille, um die Mitte zu regulieren).
- Milz- und Nieren-*Yang*-Mangel mit Ödemen: Zusammen mit *Bai Zhu* (Atractylodis Macrocephalae Rhizoma) und *Fu Ling* (Poria) verwenden. **Beispiel-Rezeptur**: *Zhen Wu Tang* (Wahrer Krieger Dekokt).

Herz-Yang-Mangel: Klinische Zeichen sind Palpitationen, Kurzatmigkeit, Thoraxschmerzen, matte purpurfarbene Gesichtsfarbe, kalte Extremitäten, eine schlaffe, blasse oder dunkel-purpurne Zunge und ein tiefer, schwacher Puls. Unter den pathologischen Herzzuständen ist der Herz-*Qi*-Mangel der am wenigsten gravierende, gefolgt von Herz-*Yang*-Mangel und Herz-*Yang*-Kollaps als dem schwerwiegendsten Zustand.

- Herz-*Yang*-Mangel: *Fu Zi* mit *Ren Shen* (Ginseng Radix et Rhizoma) und *Gui Zhi* (Cinnamomi Ramulus) verwenden.
- Herz-*Yang*-Kollaps mit Erbrechen, verschwindendem Puls, eisigen Extremitäten und starkem Schwitzen: Kombination mit *Gan Jiang* (Zingiberis Rhizoma), *Zhi Gan Cao* (Glycyrrhizae Radix et Rhizoma Praeparata cum Melle) und *Ren Shen* (Ginseng Radix et Rhizoma).
- Schock: Mit *Ren Shen* (Ginseng Radix et Rhizoma), *Mai Dong* (Ophiopogonis Radix) und *Wu Wei Zi* (Schisandrae Fructus) als Dekokt anwenden, das durch die Nase verabreicht wird.
- *Yang*-Mangel mit äußerer Wind-Kälte: mit *Ma Huang* (Ephedrae Herba) und *Xi Xin* (Asari Radix et Rhizoma) verwenden.

Wärmt die Leitbahnen, vertreibt Kälte und Feuchtigkeit, lindert Schmerz

Bi Zheng (schmerzhaftes Blockade-Syndrom) aufgrund von Kälte: *Fu Zi* vertreibt Kälte und Feuchtigkeit aus den peripheren Leitbahnen und Kollateralen, um *Bi Zheng* zu behandeln.

- *Bi Zheng* verursacht durch Kälte und Feuchtigkeit: *Fu Zi* mit *Gui Zhi* (Cinnamomi Ramulus), *Bai Zhu* (Atractylodis Macrocephalae Rhizoma) und *Gan Cao* (Glycyrrhizae Radix et Rhizoma) verwenden.
- Gelenk- und Muskelschmerz, Gefühllosigkeit und Bewegungseinschränkungen: zusammen mit *Qiang Huo*

(Notopterygii Rhizoma seu Radix), *Du Huo* (Angelicae Pubescentis Radix), *Wei Ling Xian* (Clematidis Radix et Rhizoma) und *Sang Ji Sheng* (Taxilli Herba) einsetzen.

Menstruationsschmerzen: *Fu Zi* wird zusammen mit *Dang Gui* (Angelicae Sinensis Radix), *Wu Ling Zhi* (Trogopterori Faeces) und *Yan Hu Suo* (Corydalis Rhizoma) bei Menstruationsschmerzen eingesetzt, die durch Kälte verursacht werden.

Yin-Geschwüre: *Fu Zi* vertreibt Kälte und öffnet die Kollateralen, um die Heilung von *Yin*-Geschwüren zu erleichtern, die nicht ulzerieren oder ulzerieren, aber nicht heilen.

- *Yin*-Geschwüre: *Fu Zi* mit *Ren Shen* (Ginseng Radix et Rhizoma) und *Huang Qi* (Astragali Radix) verwenden.

Dosierung

Die übliche Dosierung beträgt 3–15 g. *Fu Zi* muss 30 bis 60 Minuten vorgekocht werden.
Es gibt zwei führende Theorien zur angemessenen Dosierung von *Fu Zi*. Einige Fachleute haben Dosierungen von bis zu 100 g für schwere Fälle vorgeschlagen. Andere schlugen *ausschließlich* kleine Dosierungen vor.
Beim Rezeptieren dieser Arzneidroge muss die individuelle Konstitution berücksichtigt werden. Ein Mensch mit einer schwachen Konstitution wird schon bei einer niedrigen Dosierung auf die Toxizität von *Fu Zi* reagieren. Menschen mit einer stärkeren Konstitution und entsprechend höherer Toleranzgrenze werden vielleicht auch bei einer höheren Dosierung keine nachteiligen Wirkungen verspüren. Die unterschiedlichen Reaktionen hängen von der individuellen Konstitution und von den Unterschieden in Geografie, Klima und Lebensbedingungen ab. In einigen Regionen Chinas wird *Fu Zi* oft zusammen mit anderen Gemüsearten verwendet, um ein Eintopfgericht zuzubereiten, sodass diese Menschen eine höhere Toleranz gegenüber der Toxizität von *Fu Zi* aufweisen. Kurz gesagt, sollte die Dosierung vorsichtig nach der Konstitution jedes Patienten ausgewählt werden.
Fu Zi wird generell nur bearbeitet verkauft, da die unbehandelte Form sehr toxisch ist. Obwohl es zahlreiche Verarbeitungsarten gibt, wird die Arznei üblicherweise vier bis sechs Stunden bei hoher Temperatur gekocht, bevor sie getrocknet und vertrieben wird. Vor dem Gebrauch sollte der Patient *Fu Zi* wiederum 30 bis 60 Minuten vorkochen, bevor andere Arzneien hinzugefügt werden.
Der Gebrauch von unbehandeltem *Sheng Fu Zi* (Aconiti Radix Lateralis) oder die Überdosierung der Arznei sind verantwortlich für die meisten Nebenwirkungen. Die richtige Bearbeitung reduziert die Toxizität von *Fu Zi* auf ein Zweitausendstel und ein Viertausendstel der Toxizität des unbehandelten *Sheng Fu Zi* (Aconiti Radix Lateralis).[1]

Sicherheitshinweise, Kontraindikationen

- *Fu Zi* ist kontraindiziert während der Schwangerschaft.
- *Fu Zi* ist kontraindiziert bei Patienten mit *Yang*-Fülle und *Yin*-Mangel (wird auch als falsche Kälte und echte Hitze bezeichnet).
- Einige klassische Texte weisen darauf hin, dass *Fu Zi* nicht kompatibel ist mit *Bei Mu* (Fritillariae Bulbus), *Ban Xia* (Pinelliae Rhizoma), *Gua Lou* (Trichosanthis Fructus), *Bai Ji* (Bletillae Rhizoma) und *Bai Lian* (Ampelopsis Radix).
- Der Konsum von Alkohol ist kontraindiziert bei der Einnahme von *Fu Zi*, da Alkohol die Resorption der toxischen Elemente stark erhöht.
- Nebenwirkungen beruhen normalerweise auf Überdosierungen, unsachgemäßer Bearbeitung oder auf einer unpassenden Kombination mit anderen Arzneien und/oder einer fehlerhaften Diagnosestellung.

Überdosierung

Zeichen und Symptome einer Überdosierung von *Fu Zi* sind spontaner Speichelfluss, Übelkeit, Erbrechen, Durchfall, Benommenheit, verschwommenes Sehen, Mundtrockenheit, Schwindel, Taubheit des Rumpfs und der Extremitäten, verlangsamter Puls, erschwerte Atmung, Gliederzucken, Konvulsionen, Desorientiertheit, Inkontinenz (Urin und Stuhl), erniedrigter Blutdruck und Abfall der Körpertemperatur, Arrhythmie, Tachykardie und Bradykardie. Eine Überdosierung kann unter Umständen zum Tod führen.[2]
Eine Publikation hat die Überdosierung von *Fu Zi* in akute und chronische Fälle unterteilt. Als Symptome in akuten Fällen werden Gefühllosigkeit, Tremor, Unregelmäßigkeit und Verschlechterung des Allgemeinzustands beschrieben. Die Gefühllosigkeit beginnt charakteristischerweise an Lippen, Zunge und Mund und breitet sich allmählich auf Rumpf und Extremitäten aus. Der Tremor ist charakterisiert durch unwillkürliche Bewegungen und Tremor der Zunge und der Extremitäten, die das normale Sprechen und Bewegen behindern. Die Unregelmäßigkeit bezieht sich auf Herzschlag und -rhythmus, der schnell, langsam, kompliziert oder unvorhersehbar sein kann. Die Verschlechterung bezieht sich auf alle Aspekte der physischen Funktionen und geht mit verändertem Bewusstsein, schwacher Atmung, extrem schwachem Puls, niedrigem Blutdruck und extremer Kälte der Extremitäten einher.
Chronische Fälle von Überdosierung sind gekennzeichnet durch Taubheit der Beine, Dysurie, schmerzhaftes Wasserlassen und verschwommenes Sehen.[3]
Eine klinische Studie aus Hongkong hat dargelegt, dass bis zu 61% aller schweren Vergiftungen mit Arzneimedizin mit dem Gebrauch verschiedener Arten der Akonitwurzel in Zusammenhang gebracht werden. Die Studie beschreibt

jedoch nicht eindeutig, ob die toxischen Reaktionen auf einer Überdosierung, dem unsachgemäßem Gebrauch, zufällig auftretenden Verdauungsschwierigkeiten oder anderen Ursachen beruhten.[4]

Im Falle einer Überdosierung

Rou Gui (Cinnamomi Cortex) wird üblicherweise verwendet, um Überdosierungen im frühen Stadium innerhalb von vier bis sechs Stunden nach der Einnahme von *Fu Zi* zu neutralisieren. Einem Bericht zufolge wurde bei 14 Patienten eine akute Vergiftung mit *Fu Zi* durch die orale Einnahme von *Rou-Gui*-Tee behandelt (Zubereitung: Überbrühen von 5–10 g der Arzneidroge mit heißem Wasser). Der Tee sollte ein Erbrechen des Toxins innerhalb von 5 bis 15 Minuten hervorrufen und die allgemeinen Symptome innerhalb von 15 bis 30 Minuten lindern.

Bleiben die toxischen Symptome weiter bestehen, wird der Vorgang wiederholt (3–5 g *Rou Gui* als Tee). Die Rückbildung der Vergiftung ist gekennzeichnet durch Wärme in den Extremitäten, gesteigerte Kontraktilität des Herzens und allmähliche sensorische Wiederbelebung der Taubheit in Mund, Lippen und Extremitäten.[5]

Eine Überdosierung von *Fu Zi* kann auch mit einem Dekokt aus *Sheng Jiang* (Zingiberis Rhizoma Recens), *Gan Cao* (Glycyrrhizae Radix et Rhizoma), *Gan Jiang* (Zingiberis Rhizoma), *Lu Dou* (Phaseoli Radiati Semen), *Hei Dou* (Sojae Semen), *Huang Lian* (Coptidis Rhizoma), *Ren Shen* (Ginseng Radix et Rhizoma) und *Huang Qi* (Astragali Radix) behandelt werden. Die Dosierung der einzelnen Arzneien variiert je nach Zustand des Patienten.

Eine Überdosierung, die charakteristischerweise einen unregelmäßigen Herzschlag aufweist, kann mit einem Dekokt aus 20 g *Ku Shen* (Sophorae Flavescentis Radix) und 10 g *Gan Cao* (Glycyrrhizae Radix et Rhizoma) behandelt werden.

Eine Überdosierung mit den Symptomen extreme Kälte der Extremitäten, extrem schwacher Puls und Kurzatmigkeit kann mit einem Dekokt aus *Ren Shen* (Ginseng Radix et Rhizoma), *Gan Cao* (Glycyrrhizae Radix et Rhizoma) und *Gan Jiang* (Zingiberis Rhizoma) behandelt werden.

Eine hohe Überdosierung mit *Fu Zi* ist potentiell lebensbedrohend. Daher sollte die Behandlung einer Überdosierung sorgfältig und nur von qualifizierten Therapeuten durchgeführt werden.

Chemische Zusammensetzung

Aconitin, Mesaconitin, Hypaconitin, Isodelphinin, Benzoylmesaconitin, Corynein, Atisine, Aminophenole, Neolin, 15-α-Hydroxyneolin, Higenamin, DL-Demethylcoclaurin, Salsolinol.[6,7]

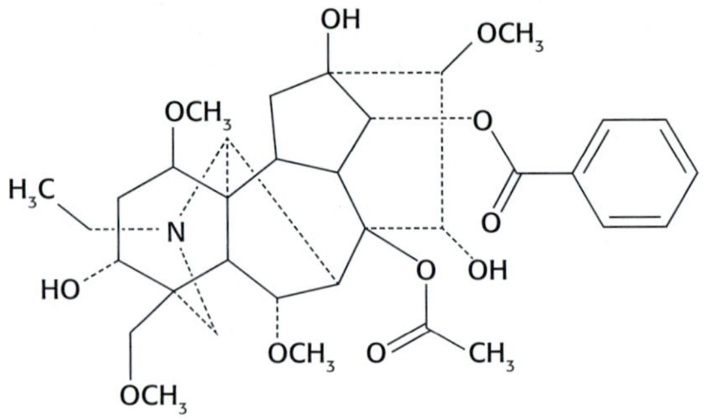

Abb. 7.2 Aconitin

Pharmakologische Wirkungen

- **Kardiovaskulär**: Die Verabreichung von *Fu Zi* wird mit positiv inotropen und chronotropen Wirkungen in Verbindung gebracht. In Tierversuchen erhöhte die intravenöse Injektion von *Fu Zi* die kardiale Kontraktilität, erweiterte die Blutgefäße und erhöhte das Herzminutenvolumen. Sie steigert die Herzfrequenz und behandelt Patienten mit Bradykardie oder Bradyarrhythmie. Versuche mit Katzen und Ratten haben gezeigt, dass *Fu Zi* bei der Schockbehandlung positive Wirkung zeigt, indem es den Blutdruck erhöht und die Herzkontraktion steigert.[8]
- **Entzündungshemmend**: Die orale Verabreichung eines 20-prozentigen *Fu-Zi*-Dekokts in einer Dosierung von 2,5 ml/100 g zeigte bei Ratten eine deutliche Wirkung durch die Verringerung von Entzündungen und Schwellungen in den Gelenken. Der genaue Wirkmechanismus ist ungeklärt. Einige Studien haben gezeigt, dass *Fu Zi* die Hormonsekretion der Nebennierenrinde stimuliert, wodurch eine antientzündliche Wirkung entsteht. Anderen Studien zufolge hat *Fu Zi* eine antientzündliche Wirkung sogar bei Tieren gezeigt, deren Nebennieren entfernt worden waren.[9]
- **Analgetisch**: Die intraperitoneale Injektion von *Fu Zi* hat die Schmerztoleranz bei Mäusen und Ratten signifikant erhöht.[10]

Klinische und wissenschaftliche Studien

- **Abdominale Kälte und Schmerzen während der Schwangerschaft**: Ein klassischer Text beschreibt, wie *Fu Zi* eingesetzt wurde, um vier Frauen im 4. Schwangerschaftsmonat mit Kälte im unteren Abdomen mit Spannungsgefühl und Bauchschmerzen sowie Abneigung gegen Kälte zu behandeln. Alle vier Frauen hatten in der Vorgeschichte Frühgeburten. Die TCM-Diagnose lautete „Kälte in den inneren Organen" und machte den Einsatz von warmen Arzneien erforderlich. Nach einer Arzneibehandlung besserten sich die Symptome und alle Geburten erfolgten nach Ablauf der kompletten Schwangerschaftszeit.[11] (Hinweis: Der Einsatz von *Fu Zi* gilt in der Schwangerschaft generell als kontraindiziert. Dies ist ein seltener Bericht über den Einsatz von *Fu Zi* während der Schwangerschaft. Fu Zi sollte während der Schwangerschaft nur verwendet werden, wenn die Erfolgsaussichten eindeutig die Risiken überwiegen.)

- **Mangel-Syndrom**: Nach einem Bericht wurden 13 Patienten mit allgemeiner Schwäche einmal täglich abends über zwei Wochen (= ein Behandlungszyklus) mit *Fu-Zi*-Injektionen behandelt. Insgesamt wurden ein bis zwei Behandlungszyklen durchgeführt. Die Studie verzeichnete eine allgemeine Besserung der Symptome. Die Behandlung war besonders wirksam bei Patienten mit einem *Yang*-Mangel.[12]

Wechselwirkung mit anderen Medikamenten

Antiarrhythmika: Patienten, die in der Vorgeschichte kardiovaskuläre Störungen aufweisen oder antiarrhythmische Medikamente einnehmen, sollten *Fu Zi* mit extremer Vorsicht einnehmen.[13] (Hinweis: Beispiele für Antiarrhythmika sind Quinidin, Procainamid, Disopyramid, Flecainid, Propafenon und Amiodaron.)

Toxikologie

Die LD_{50} für unbehandeltes *Sheng Fu Zi* (Aconiti Radix Lateralis) bei Mäusen ist 5,49 g/kg bei oraler Verabreichung und 0,49 g/kg bei intravenöser Injektion. Die LD_{50} für bearbeitetes *Fu Zi* ist 161 g/kg bei oraler Verabreichung und 3,516 g/kg bei intravenöser Injektion. Die LD_{50} für wässrigen Extrakt von *Fu Zi* bei Mäusen beträgt 26,30 g/kg.[14, 15]

Ergänzung

生附子 *Shēng Fù Zǐ* (Aconiti Radix Lateralis) ist die unbehandelte Form von *Fu Zi* (Aconiti Radix Lateralis Praeparata). *Sheng Fu Zi* (Aconiti Radix Lateralis) wird manchmal für äußere Anwendungen zur Behandlung von *Bi Zheng* (schmerzhaftes Blockade-Syndrom) verwendet. Es sollte jedoch nicht oral eingenommen werden, da die unbehandelte Form toxisch ist.

Kommentar der Autoren

Fu Zi ist eine außerordentlich wichtige Arznei, um *Yang* zu tonisieren. Es gibt in der gesamten Pharmakopöe keine andere Arznei mit vergleichbaren Funktionen, die als Ersatz verwendet werden könnte. Es sollte jedoch auch mit großer Vorsicht angewendet werden, da es eine relativ geringe Bandbreite an Anwendungssicherheit hat.

Es gibt eine Redewendung, die besagt: „*Fu Zi* ist nicht heiß ohne *Gan Jiang* (Zingiberis Rhizoma)". Werden diese beiden Arzneien zusammen verwendet, haben sie eine synergistische Wirkung, die den wärmenden Einfluss der Rezeptur im Vergleich zur Verwendung der Einzelarzneien verstärkt. *Gan Jiang* verringert außerdem die Toxizität von *Fu Zi*.

Fu Zi wird im Allgemeinen in Kombination mit anderen Arzneien verwendet, die die therapeutische Wirkung erhöhen und die potentiellen Nebenwirkungen minimieren. So ist z.B. der Einsatz von *Fu Zi* als Monotherapie wegen seiner herzstärkenden Wirkung *nicht* ausreichend, da es nur über mäßige Wirkkraft und kurze Wirkdauer verfügt und zahlreiche Nebenwirkungen aufweist. Wird es jedoch mit *Gan Cao* (Glycyrrhizae Radix et Rhizoma) oder *Gan Jiang* (Zingiberis Rhizoma) kombiniert, hat diese Kombination eine stärkere herzstärkende Wirkung und eine verlängerte Wirkungsdauer. Darüber hinaus verringert die Hinzunahme dieser beiden Arzneien die Möglichkeiten der Nebenwirkungen von *Fu Zi* um mehr als das Vierfache.

Fu Zi ist extrem scharf und heiß und in hohem Maße wirksam bei der Wiederherstellung von *Yang* und beim Erwärmen des Körpers. Es ist eine wichtige Arznei für die Behandlung eines *Yang*-Mangels mit Fülle-Ansammlung von Kälte. Im Fall eines Zusammenbruchs des *Yang* ist diese Arznei unverzichtbar zur Wiederherstellung der Lebensfunktionen oder des lebensnotwendigen *Yang* im Körper. Wegen der starken Wirkung dieser Arzneidroge ist jedoch eine genaue Diagnose unverzichtbar. Wichtige Indikationen für den Einsatz von *Fu Zi* sind eine schlaffe, bleiche Zunge mit einem weißen oder schmierigen Belag, ein fadenförmiger, schwacher Puls oder ein tiefer und langsamer Puls, ein fader Mundgeschmack mit fehlendem Bedürfnis zu trinken, kalte Gliedmaßen, Abneigung gegen Kälte, Schmerzhaftigkeit, Kälte und Schwäche des unteren Rückens und der Knie sowie Polyurie mit klarem Harn.

Fu Zi kann bei Patienten mit gemischten *Yin*- und *Yang*-Symptomen verwendet werden. Es wird oft mit warmen Arzneien kombiniert wie *Rou Gui* (Cinnamomi Cortex), *Gan Jiang* (Zingiberis Rhizoma), *Gan Cao* (Glycyrrhizae Radix et Rhizoma), *Bai Zhu* (Atractylodis Macrocephalae Rhizoma), *Ren Shen* (Ginseng Radix et Rhizoma), *Huang Qi* (Astragali Radix) und mit anderen *Qi*-Tonika oder Arzneien zur Erwärmung des Inneren. Es wird jedoch auch zusammen mit kalten Arzneien wie *Da Huang* (Rhei Radix et Rhizoma) eingesetzt, um Obstipation vom Kälte-Typ zu behandeln. Es wird mit *Huang Lian* (Coptidis Rhizoma) kombiniert, um Fülle im Oberbauch aufgrund eines *Yang*-Mangels zu behandeln. Die Kombination von *Fu Zi* und *Yin Chen* (Artemisiae Scopariae Herba) behandelt Gelbsucht vom *Yin*-Typ, die durch Kälte und Feuchtigkeit verursacht wurde. Mit *Long Dan* (Gentianae Radix et Rhizoma) behandelt es Feuchte-Hitze in Leber und Gallenblase, die eine *Yang*-schwache Milz beeinträchtigt. Um das Blut zu nähren oder Blutungen aufgrund von *Yang*-Mangel zu stoppen, kann *Fu Zi* mit *Di Huang* (Rehmanniae Radix) kombiniert werden. Es kann außerdem bei Patienten mit Herz-*Yang*-Mangel eingesetzt werden, die unter Fieberschüben leiden.

Referenzen

1. *Zhong Yao Xue* (Chinese Herbology), 1998; 367–371
2. *Yao Xue Xue Bao* (Journal of Herbology), 1983; 18(5):394
3. *Zhong Yao Du Li Xue* (Toxicology of Chinese Herbs), 1989; 94–98
4. Vet Human Toxicol, 1995 April 37(2)
5. *Xin Zhong Yi* (New Chinese Medicine), 1987; 5:53
6. *Xian Dai Zhong Yao Yao Li Xue* (Contemporary Pharmacology of Chinese Herbs), 1997; 600
7. The Merck Index 12th edition, Chapman and Hall/CRCnetBASE/Merck, 2000
8. *Yao Xue Xue Bao* (Journal of Herbology), 1983; 18(5):394
9. *Zhong Yao Tong Bao* (Journal of Chinese Herbology), 1988; 13(6):40
10. *Zhong Guo Zhong Yao Za Zhi* (People's Republic of China Journal of Chinese Herbology), 1992; 17(2):104
11. *Zhong Yi Za Zhi* (Journal of Chinese Medicine), 1964; 5:10
12. *Zhong Xi Yi Jie He Za Zhi* (Journal of Integrated Chinese und Western Medicine), 1985; 4:219
13. Chen, J. Recognition and prevention of herb-drug interactions, Medical Acupuncture, Fall/Winter 1998/1999; 10(2): 9–13
14. *Zhong Yao Xue* (Chinese Herbology), 1993; 137
15. *Zhong Yao Yao Li Yu Ying Yong* (Pharmacology und Applications of Chinese Herbs), 1983; 575

Gān Jiāng

Zingiberis Rhizoma

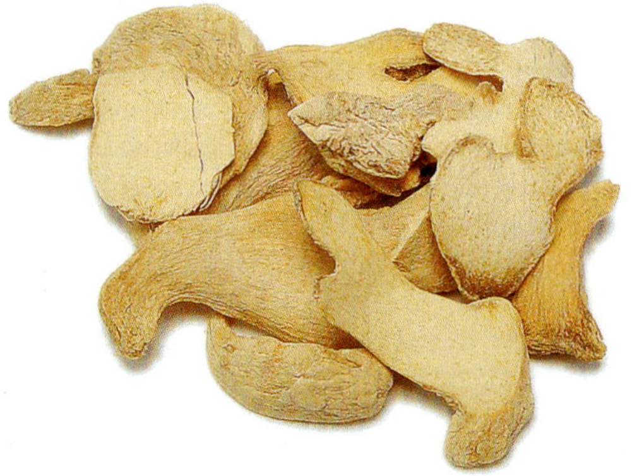

乾薑 干姜

Pinyin-Name *Gān Jiāng*
Wörtliche Übersetzung „Trockener Ingwer"
Originalquelle *Shen Nong Ben Cao Jing* (Die Materia Medica des göttlichen Landmannes), vermutlich Östliche Han-Dynastie
Deutscher Name Getrockneter Ingwer
Botanischer Name *Zingiber officinale* Rosc. (*Jiang*)
Pharmazeutischer Name Zingiberis Rhizoma
Eigenschaften Scharf, heiß
Leitbahnen Herz, Lunge, Milz, Magen

Chinesische therapeutische Wirkungen

Wärmt den Mittleren Jiao (Mittlerer Erwärmer)

Kälte in Milz und Magen: *Gan Jiang* (Zingiberis Rhizoma) wärmt Milz und Magen, um Kälte aus dem Mittleren *Jiao* (Mittlerer Erwärmer) zu vertreiben. Die Ursache dieser Kälte kann ein Eindringen von äußerer Kälte oder ein *Yang*-Mangel der Milz sein. Häufige Symptome sind Kälte und Schmerzen in Epigastrium und Abdomen, Übelkeit, Erbrechen und Diarrhö.

- Kälte in Milz und Magen: *Gan Jiang* mit *Ren Shen* (Ginseng Radix et Rhizoma) und *Bai Zhu* (Atractylodis Macrocephalae Rhizoma) verwenden. **Beispiel-Rezeptur**: *Li Zhong Tang* (Dekokt, das die Mitte reguliert).
- Anhaltende Diarrhö aufgrund von Milz- und Magen-*Yang*-Mangel: mit *Fu Zi* (Aconiti Radix Lateralis Praeparata) und *Bu Gu Zhi* (Psoraleae Fructus) verwenden.
- Chronische Diarrhö, die das *Yin* schädigt, mit Eiter und Blut im Stuhl und weiteren gemischten Zeichen von Hitze und Kälte: mit *Huang Lian* (Coptidis Rhizoma) und *E Jiao* (Asini Corii Colla) verwenden.
- Trockenes Hochwürgen oder Erbrechen von Speichel aufgrund einer Ansammlung von Kälte im Magen: mit *Ban Xia* (Pinelliae Rhizoma) kombinieren.

Stellt erschöpftes Yang wieder her

Yang-Kollaps: *Gan Jiang* tonisiert *Yang* und vertreibt Kälte. In der Kombination mit *Fu Zi* (Aconiti Radix Lateralis Praeparata) verstärkt *Gan Jiang* die Gesamtwirkung von *Fu Zi* bei der Wiederherstellung von erschöpftem *Yang* und minimiert seine Toxizität. Diese zwei Arzneien werden wegen ihrer synergistischen Wirkung oft als Paar verwendet. In klassischen Texten heißt es: „*Fu Zi* wärmt nicht ohne *Gan Jiang*".

Wärmt die Lungen, löst Schleim auf

Husten und Dyspnoe aufgrund von Kälte-Akkumulation: *Gan Jiang* wärmt die Milz, um die Entstehung von Feuchtigkeit zu stoppen, und wärmt die Lunge, um die Ansammlung von Schleim zu eliminieren. Es wird häufig eingesetzt, um Ansammlungen von Kälte und Flüssigkeiten in der Lunge zu behandeln, die durch Husten und Keuchatmung, Abneigung gegen Kälte und reichlich wässriges Sputum gekennzeichnet sind.

- Ansammlung von Kälte und Flüssigkeiten in der Lunge: *Gan Jiang* mit *Ma Huang* (Ephedrae Herba), *Xi Xin* (Asari Radix et Rhizoma) und *Wu Wei Zi* (Schisandrae Fructus) verwenden. **Beispiel-Rezeptur**: *Xiao Qing Long Tang* (Kleines Blaugrüner Drachen Dekokt).
- Husten durch rebellierendes *Qi*, das nach oben steigt: mit *Zao Jiao* (Gleditsiae Fructus) und *Gui Zhi* (Cinnamomi Ramulus) kombinieren.

Wärmt die Leitbahnen, stoppt Blutungen

Blutungen aufgrund von Mangel und Kälte: *Gan Jiang* behandelt verschiedene Arten von Blutungen aufgrund von Mangel und Kälte: Bluterbrechen, Blutstuhl, Hypermenorrhö oder anormale Menstruationsblutungen. Diese Art von Blutungen ist gekennzeichnet durch das Auftreten von dunklem Blut mit dünner Konsistenz. Die Patienten haben gewöhnlich kalte Extremitäten, eine blasse Zunge und einen fadenförmigen Puls.

- Blutungen aufgrund von Mangel und Kälte: *Gan Jiang* mit *Ren Shen* (Ginseng Radix et Rhizoma), *Ai Ye* (Artemisiae Argyi Folium) und *Bai Zhu* (Atractylodis Macrocephalae Rhizoma) verwenden.
- Bluterbrechen aufgrund von Mangel und Kälte: verkohltes *Gan Jiang* als Monoarzneitherapie verwenden. Einige Aufzeichnungen berichten über gute Ergebnisse, wenn diese Arznei mit Kinderurin gemischt wird, um Bluterbrechen zu stoppen.
- Hämatochezie und starke menstruelle Blutungen: mit *Bai Zhu* (Atractylodis Macrocephalae Rhizoma) verwenden.

Vertreibt Kälte und Feuchtigkeit

Gan Jiang behandelt das Gefühl von Schwere, Kälte und Schmerzen in Rücken und Unterkörper, gekennzeichnet durch Kälte und Feuchtigkeit.

- Ansammlung von Kälte und Feuchtigkeit im Unterkörper: *Gan Jiang* mit *Fu Ling* (Poria), *Bai Zhu* (Atractylodis Macrocephalae Rhizoma) und *Gan Cao* (Glycyrrhizae Radix et Rhizoma) verwenden.

Dosierung

3–10 g im Dekokt.

Sicherheitshinweise, Kontraindikationen

Gan Jiang ist kontraindiziert bei innerer Hitze mit *Yin*-Mangel oder Blut-Hitze. Es sollte in der Schwangerschaft mit Vorsicht verwendet werden, da große Mengen einen Abort bewirken können.[1]

Chemische Zusammensetzung

Ätherische Öle 1,2–2,8% (Zingberol, Zingiberen, Bisabolen, α-Curcumen, α-Farnesen, β-Farnesen, Linalool, Cineol, β-Sesouiphellandren), Gingerol, Shogaol, Zingeron, Dihydroginerol, Hexyhydrocurcumin, L-Pipecolinsäure.[2]

Pharmakologische Wirkungen

- **Gastrointestinal**: *Gan Jiang* übt eine mild stimulierende Wirkung auf den Magen-Darm-Trakt aus und regt die Peristaltik an.[3] Darüber hinaus hat die orale Verabreichung eines 10-prozentigen Dekokts von *Gan Jiang* an Mäuse eine protektive Wirkung auf das gastrointestinale System gezeigt, indem es die Produktion der Magenschleimhäute anregte. Es steigerte ebenfalls die Säureausschüttung im Magen und die Darmaktivität.[4]
- **Antiemetisch**: Einem Bericht zufolge führten 30 ml einer 10- bis 50-prozentigen *Gan-Jiang*-Lösung bei Hunden zu einer deutlichen Linderung von Übelkeit und Erbrechen, die künstlich herbeigeführt worden waren.[5]
- **Stimulierend**: Ein alkoholischer Auszug aus *Gan Jiang* hat bei Hunden eine stimulierende Wirkung auf das Zentralnervensystem und auf das kardiovaskuläre und respiratorische System.[6]
- **Wirkung auf die Temperaturregulation**: Eine Verabreichung von *Gan Jiang* trug nicht wirksam zur Verlängerung der Überlebenszeit von Mäusen bei, die in einer Umgebungstemperatur von unter 18–20 °Celsius gehalten wurden.[7]

Klinische und wissenschaftliche Studien

Kälte-Syndrom: Einem Bericht zufolge wurden 34 Patienten mit einem komplexen Syndrom (nach der Traditionellen Chinesischen Medizin durch Kälte gekennzeichnet) mit einem Arzneidekokt behandelt. Die klinischen Zeichen waren Schmerzen im Oberbauch, Säurereflux, Völlegefühl in Epigastrium und Abdomen, Borborygmus, Diarrhö, Brustschmerzen, Schwindel, Husten, Keuchatmung, Kälte im Abdomen und schmerzhafte Menstruation, langsamer Puls, blasse Zunge, weißer Zungenbelag, Abneigung gegen Kälte, fehlender Durst und fehlendes Fieber. Die Arzneirezeptur enthielt jeweils 9–15 g *Gan Jiang* und *Gan*

Cao (Glycyrrhizae Radix et Rhizoma). Patienten im leichten bis mittleren Krankheitsstadium reagierten auf ein bis zwei Verabreichungen, im fortgeschrittenen Krankheitsstadium waren drei bis fünf Verabreichungen nötig.[8]

Toxikologie

Die LD_{50} für die orale Aufnahme von *Gan Jiang* als Dekokt bei Mäusen ist 250 g/kg.[9]

Ergänzung

炮薑 *Pào Jiāng* (Zingiberis Rhizoma Praeparatum), behandelter Ingwer, ist bitter und adstringierend. Es ist die Arznei der Wahl, um die Leitbahnen zu wärmen und Blutungen zu stoppen. Es wird oft bei Patienten mit Blutungen aufgrund von Mangel und Kälte eingesetzt.

Kommentar der Autoren

Gan Jiang (Zingiberis Rhizoma), *Pao Jiang* (Zingiberis Rhizoma Praeparatum) und *Sheng Jiang* (Zingiberis Rhizoma Recens) haben teils ähnliche, teils unterschiedliche Wirkungen.

- *Gan Jiang* ist scharf und heiß und wärmt den Mittleren *Jiao* (Mittlerer Erwärmer), um normale Verdauungsfunktionen wiederherzustellen. Es behandelt innere Kälte.
- *Pao Jiang* ist bitter und adstringierend, wärmt die Leitbahnen und stoppt Blutungen. Es behandelt Mangel und Kälte.
- *Sheng Jiang* ist scharf und warm und wärmt den Mittleren *Jiao* (Mittlerer Erwärmer), um Übelkeit und Erbrechen zu lindern. Es behandelt äußere Wind-Kälte.

Referenzen

1. Brinker, F. Herb Contraindications und Drug Interactions, 1997; 51
2. *Xian Dai Zhong Yao Yao Li Xue* (Contemporary Pharmacology of Chinese Herbs), 1997; 610–611
3. *Zhong Yao Xue* (Chinese Herbology), 1998; 376–378
4. *Zhong Cao Yao* (Chinese Herbal Medicine), 1988; 13(11):17
5. *Zhong Yao Xue* (Chinese Herbology), 1998; 378–380
6. Ibid., 1998; 376–378
7. *Zhong Guo Zhong Yao Za Zhi* (People's Republic of China Journal of Chinese Herbology), 1991; 16(3):32
8. *Zhong Yi Za Zhi* (Journal of Chinese Medicine), 1965; 11:6
9. *Sheng Yao Xue Za Zhi* (Journal of Raw Herbology), 1983; 37(1):73

7

Gāo Liáng Jiāng

Alpiniae Officinarum Rhizoma

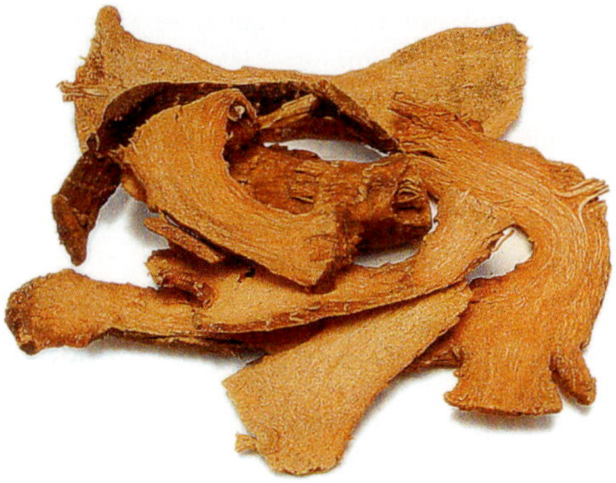

高良薑 高良姜

Pinyin-Name *Gāo Liáng Jiāng*
Originalquelle *Ming Yi Za Zhu* (Verschiedene Aufzeichnungen berühmter Ärzte) aus dem Jahr 500 von Tao Hong-Jing
Deutscher Name Galgantwurzelstock
Botanischer Name *Alpinia officinarum* Hance. (*Gao Liang Jiang*)
Pharmazeutischer Name Alpiniae Officinarum Rhizoma
Eigenschaften Scharf, heiß
Leitbahnen Milz, Magen

Chinesische therapeutische Wirkungen

Wärmt Milz und Magen

Die Hauptstärke von *Gao Liang Jiang* (Alpiniae Officinarum Rhizoma) liegt im Vertreiben von Kälte aus dem Mittleren *Jiao* (Mittlerer Erwärmer), um epigastrische und abdominale Schmerzen, Übelkeit, Erbrechen, Nahrungsstagnation, Darmkrämpfe und Diarrhö zu behandeln. Es kann allein oder zur Steigerung der Gesamtwirkung zusammen mit anderen Arzneien zum Erwärmen des Inneren verwendet werden.

- Kälte und Schmerzen in Epigastrium und Abdomen: *Gao Liang Jiang* mit *Pao Jiang* (Zingiberis Rhizoma Praeparatum) und *Wu Zhu Yu* (Evodiae Fructus) verwenden.

- Scharfe, stechende Schmerzen in Brust und Abdomen: zusammen mit *Rou Gui* (Cinnamomi Cortex) und *Dang Gui* (Angelicae Sinensis Radix) verwenden.
- Darmkrämpfe: mit *Hou Po* (Magnoliae Officinalis Cortex), *Dang Gui* (Angelicae Sinensis Radix), *Rou Gui* (Cinnamomi Cortex) und *Sheng Jiang* (Zingiberis Rhizoma Recens) kombinieren. **Beispiel-Rezeptur**: *Liang Fu Wan* (Alpiniae Officinari Rhizoma und Cyperi Rhizoma Pille).
- Ansammlung von Kälte mit Leber-*Qi*-Stagnation: zusammen mit *Xiang Fu* (Cyperi Rhizoma) verwenden.
- Übelkeit und Erbrechen aufgrund von Kälte: zusammen mit *Gan Jiang* (Zingiberis Rhizoma), *Ban Xia* (Pinelliae Rhizoma), *Zi Su Zi* (Perillae Fructus), *Ding Xiang* (Caryophylli Flos), *Rou Gui* (Cinnamomi Cortex) und *Wu Zhu Yu* (Evodiae Fructus) verwenden.
- Abdominale Hernienschmerzen: *Xiao Hui Xiang* (Foeniculi Fructus) hinzufügen.
- Akute Diarrhö durch Milz- und Nieren-*Yang*-Mangel: *Gao Liang Jiang* mit *Fu Zi* (Aconiti Radix Lateralis Praeparata) und *Rou Gui* (Cinnamomi Cortex) verwenden.
- Chronische Diarrhö aufgrund eines Mangel-Zustands und Kälte: *Gao Liang Jiang* mit *Bu Gu Zhi* (Psoraleae Fructus) und *Li Zhong Tang* (Dekokt, das die Mitte reguliert) kombinieren.

Dosierung

3–10 g.

Sicherheitshinweise, Kontraindikationen

Gao Liang Jiang ist kontradindiziert bei innerer Hitze mit *Yin*-Mangel.

Chemische Zusammensetzung

Ätherische Öle 0,5–1,5% (Cineol, Methyzimtsäure, Eugenol, Pinen, Cadinen, Galangol), Flavonoide (Galangin, Kampferid, Kaempferol, Quercetin, Isorhamnetin).[1]

Pharmakologische Wirkungen

- **Gastrointestinal**: *Gao Liang Jiang* hat unterschiedliche Wirkungen auf den Magen-Darm-Trakt. Sowohl wässrige als auch alkoholische Auszüge der Arznei haben deutliche analgetische und cholagoge Wirkungen gezeigt. Zusätzlich zeigten beide Auszüge ausgeprägte präventive und therapeutische Wirkungen bei Magengeschwüren und Diarrhö. Der wässrige Auszug hat auf den Magen-Darm-Trakt außerdem eine hemmende Wirkung durch Verringerung der Darmperistaltik.[2]
- **Analgetisch**: *Gao Liang Jiang* behandelt Angina pectoris, da es eine rasch einsetzende schmerzstillende Wirkung hat.[3]
- **Antibiotisch**: Es hat eine hemmende Wirkung auf *Bacillus anthracis*, *Corynebacterium diphtheriae*, *Diplococcus pneumoniae*, *Salmonella typhi*, *Staphylococcus aureus*, betahämolysierende Streptokokken und *Mycobacterium tuberculosis hominis*.[4]

Toxikologie

Ein wässriger Auszug von *Gao Liang Jiang*, der sieben Tage lang oral in einer Dosierung von 120 g/kg verabreicht wurde, löste bei Mäusen keine Todesfälle aus. Die LD_{50} für den alkoholischen Auszug der Arznei betrug bei oraler Gabe bei Mäusen 4,2 ± 0,4 ml/kg.[5]

Ergänzung

紅豆蔻/红豆蔻 *Hóng Dòu Kòu* (Galangae Fructus) wird erstmals im *Yao Xing Ben Cao* (Materia Medica der medizinischen Eigenschaften) erwähnt, das Zhen Quan um das Jahr 600 verfasste. Die Arznei stammt von der Frucht derselben Pflanze wie *Gao Liang Jiang*. *Hong Dou Kou* ist scharf und warm, dringt in Milz und Magen ein und wärmt die Lungen, vertreibt Kälte, weckt die Milz auf, trocknet Feuchtigkeit, hilft der Verdauung, stoppt Schmerzen und eliminiert Alkoholtoxine. Häufige Indikationen sind Kälte und Schmerzen in Epigastrium und Abdomen, Erbrechen, Diarrhö und fehlendes Bedürfnis zu essen und zu trinken. *Hong Dou Kou* kann auch äußerlich bei Zahnschmerzen aufgrund von Wind und Kälte eingesetzt werden. Die empfohlene Dosis für *Hong Dou Kou* beträgt 3–6 g. Es ist kontraindiziert bei Patienten mit *Yin*-Mangel-Hitze.

Kommentar der Autoren

Gao Liang Jiang und *Gan Jiang* (Zingiberis Rhizoma) wärmen beide den Mittleren *Jiao* (Mittlerer Erwärmer) und vertreiben Kälte. *Gao Liang Jiang* erwärmt stärker den Magen, vertreibt stärker Kälte und lindert stärker Schmerzen. Es ist am besten geeignet bei Kälte, die direkt die Mitte angreift, den Magen verletzt und zu epigastrischem und abdominalem Völlegefühl und Schmerzen führt.

Gan Jiang ist stärker im Erwärmen der Milz und stoppt auf diese Weise Diarrhö. Es ist geeignet für Mangel und Kälte des Mittleren *Jiao* (Mittlerer Erwärmer) mit Kälte und Schmerzen in Epigastrium und Abdomen, weichen Stühlen und verminderter Nahrungsaufnahme.

Referenzen

1. *Xian Dai Zhong Yao Yao Li Xue* (Contemporary Pharmacology of Chinese Herbs), 1997; 624

2. *Zhong Yao Cai* (Study of Chinese Herbal Material), 1991; 14(10):37
3. *Zhong Yao Tong Bao* (Journal of Chinese Herbology), 1986; 11(7):54
4. *Zhong Yao Xue* (Chinese Herbology), 1998; 384–385
5. CA, 1987; 88:46079C

Hú Jiāo
Piperis Fructus

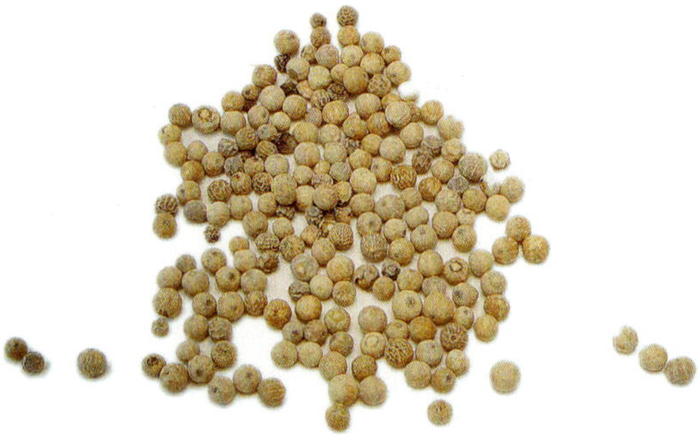

胡椒

Pinyin-Name *Hú Jiāo*
Wörtliche Übersetzung „Babarischer Pfeffer“
Andere chinesische Namen *Bai Chuan, Hei Chuan*
Originalquelle *Xin Xiu Ben Cao* (Neu überarbeitete Materia Medica) , verfasst zwischen 657 und 659 von Su Jing
Deutscher Name Schwarzer Pfeffer
Botanischer Name *Piper nigrum* L. (*Hu Jiao*)
Pharmazeutischer Name Piperis Fructus
Eigenschaften Scharf, heiß
Leitbahnen Magen, Dickdarm

Chinesische therapeutische Wirkungen

Wärmt die Mitte und lindert Schmerzen

Hu Jiao (Piperis Fructus) vertreibt Kälte aus dem Magen-Darm-Trakt und lindert Erbrechen, Übelkeit, epigastrische und abdominale Kälte und Schmerzen, schlechten Appetit und Diarrhö.

- Gastrointestinale Symptome aufgrund von Kälte: *Hu Jiao* mit *Sheng Jiang* (Zingiberis Rhizoma Recens) und *Gao Liang Jiang* (Alpiniae Officinarum Rhizoma) verwenden.
- Erbrechen und Übelkeit: zusammen mit *Ban Xia* (Pinelliae Rhizoma) und *Sheng Jiang* (Zingiberis Rhizoma Recens) verwenden.

Hu Jiao kann als Pulver auf dem Bauchnabel platziert werden, um den Mittleren *Jiao* (Mittlerer Erwärmer) zu wärmen, oder bei Zahnschmerzen äußerlich aufgetragen werden.

Dosierung

2–3 g im Dekokt, 0,5–1 g als Pulver.

Sicherheitshinweise, Kontraindikationen

- *Hu Jiao* ist kontraindiziert bei Patienten mit *Yin*-Mangel oder Hitze.
- *Hu Jiao* sollte wegen seiner abortauslösenden Wirkung in der Schwangerschaft mit Vorsicht eingesetzt werden.[1]

Chemische Zusammensetzung

Piperonal, Dihydrocarveol, Caryophyllenoxid, Crypton, Transpinocarrol, Piperin, Piperylin, Piperolein A, B, C; Piperanin.[2]

Klinische und wissenschaftliche Studien

Diarrhö: In einem klinischen Versuch wurden 209 Kinder mit Diarrhö mit einer äußerlichen Applikation von *Hu Jiao* mit einer Wirksamkeitsrate von 81,3% behandelt. Das Behandlungsprotokoll sah vor, ein bis zwei Stück *Hu Jiao* zu zermahlen und das Pulver auf den Bauchnabel zu applizieren, es mit Gaze zu bedecken und diese Anwendung alle 24 Stunden auszuwechseln. Im Bedarfsfall wurde die Behandlung zwei- bis dreimal wiederholt.[3]

Kommentar der Autoren
Hu *Jiao* (Piperis Fructus) und **Hua** *Jiao* (Zanthoxyli Pericarpium) haben ähnliche *Pinyin*-Namen. Sie sollten jedoch nicht verwechselt werden, da es sich um zwei unterschiedliche Arzneien mit unterschiedlichen Charakteristika und Wirkungen handelt.

Referenzen

1. Brinker, F. The Toxicology of Botanical Medicines, rev. 2nd ed., 1996
2. *Xian Dai Zhong Yao Yao Li Xue* (Contemporary Pharmacology of Chinese Herbs), 1997; 630
3. *He Bei Zhong Yi* (Hebei Chinese Medicine), 1985; 4:23

Huā Jiāo

Zanthoxyli Pericarpium

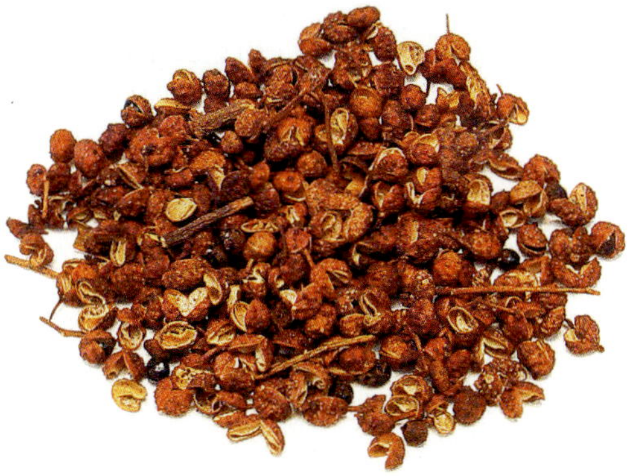

花椒

Pinyin-Name *Huā Jiāo*
Wörtliche Übersetzung „Blumenpfeffer"
Andere chinesische Namen *Qin Jiao, Shu Jiao, Chuan Jiao, Ba Jiao, Hong Jiao, Da Hong Pao*
Originalquelle *Shen Nong Ben Cao Jing* (Die Materia Medica des göttlichen Landmannes), vermutlich Östliche Han-Dynastie
Deutscher Name Szechuanpfeffer, Zanthoxylum
Botanischer Name *Zanthoxylum bungeanum* Maxim. (*Hua Jiao*); *Zanthoxylum schinifolium* Sieb. et Zucc. (*Qing Jiao*); zahlreiche andere Spezies, die austauschbar verwendet werden, u.a. *Zanthoxylum simulans* Hance. (*Ye Hua Jiao*), *Zanthoxylum planispinum* Sieb. et Zucc. (*Zhu Ye Jiao*); *Zanthoxylum avicennae* (Lam.) DC. (*Lei Dang*); und *Zanthoxylum simulans* Hance var. *podocarpum* (Hemsl.) Huang (*Bing Guo Hua Jiao*).
Pharmazeutischer Name Zanthoxyli Pericarpium
Eigenschaften Scharf, heiß
Leitbahnen Nieren, Milz, Magen
Sicherheitshinweis Leicht toxisch

Chinesische therapeutische Wirkungen

Wärmt den Mittleren Jiao (Mittlerer Erwärmer), stoppt Schmerzen und lindert Diarrhö

Kälte und Schmerzen im Epigastrium und Abdomen, Zahnschmerzen, Diarrhö: *Hua Jiao* (Zanthoxyli Pericarpium) wärmt Milz und Magen, um eine Ansammlung von Fülle-Kälte im Mittleren *Jiao* (Mittlerer Erwärmer) zu behandeln.

- Kälte und Schmerzen in der Brust mit Erbrechen und Abneigung gegen Essen: *Hua Jiao* mit *Gan Jiang* (Zingiberis Rhizoma), *Ren Shen* (Ginseng Radix et Rhizoma) und *Yi Tang* (Maltosum) verwenden. **Beispiel-Rezeptur**: *Da Jian Zhong Tang* (Größeres Dekokt, das die Mitte aufbaut).
- Kälte und Schmerzen in Epigastrium und Abdomen: *Hua Jiao* braten und auf die entsprechende Stelle applizieren, um Kälte zu vertreiben.
- Diarrhö, die mehr auf Kälte als auf Feuchtigkeit zurückgeht: zusammen mit *Fu Zi* (Aconiti Radix Lateralis Praeparata) und *Gan Jiang* (Zingiberis Rhizoma) verwenden.
- Diarrhö, die mehr auf Feuchtigkeit als auf Kälte zurückgeht: mit *Cang Zhu* (Atractylodis Rhizoma) und *Hou Po* (Magnoliae Officinalis Cortex) kombinieren.
- Zahnschmerzen: *Hua Jiao* äußerlich auf dem betroffenen Zahn und auf dem Zahnfleisch anwenden.

Tötet Parasiten ab

Parasiten und Juckreiz der Haut: *Hua Jiao* behandelt Parasitenbefall des Darms, der Erbrechen und Bauchschmerzen verursacht. Es behandelt ebenfalls parasitäre Infektionen der Haut, die sich in Juckreiz und Ekzemen äußern.

- Erbrechen und Bauchschmerzen aufgrund von Schlauchwürmern: *Hua Jiao* als Monotherapie verwenden oder mit *Wu Mei* (Mume Fructus) und *Huang Lian* (Coptidis Rhizoma) kombinieren.
- Blockierung des Darms durch Parasiten: *Hua Jiao* mit Kochöl braten und täglich mit den Mahlzeiten verabreichen.
- Pruritus, genitaler Juckreiz und Ekzeme: zusammen mit *Ku Shen* (Sophorae Flavescentis Radix) und *Di Fu Zi* (Kochiae Fructus) verwenden.

Dosierung

2–5 g im Arzneidekokt. *Hua Jiao* kann sowohl innerlich als auch äußerlich eingesetzt werden.

Sicherheitshinweise, Kontraindikationen

- *Hua Jiao* ist kontraindiziert bei Fülle-Hitze oder *Yin*-Mangel.
- *Hua Jiao* sollte in der Schwangerschaft mit Vorsicht verwendet werden.

Chemische Zusammensetzung

Ätherische Öle (Limonen, 1,8-Cineol, Myrcen), Skimmianin, Kokusaginin, Haplopin, Herniarin, Xanthoxylin.[1]

Pharmakologische Wirkungen

- **Anästhetisch und analgetisch**: Ein wässriger Auszug von *Hua Jiao* zeigte bei Mäusen lokale anästhetische und analgetische Wirkungen. Bei langfristigem Gebrauch entwickelte sich eine Toleranz.[2]
- **Antiulzerogen**: Ein wässriger Auszug von *Hua Jiao* verhinderte und therapierte mit 5–10 g/kg Magengeschwüre bei Mäusen. Allerdings betrug die Wirksamkeitsrate lediglich 22%.[3]
- **Antidiarrhoisch**: Ein wässriger Auszug von *Hua Jiao* hat mit 5–10 g/kg eine Durchfall stoppende Wirkung. Bei Mäusen verzögert *Hua Jiao* wirkungsvoll den Beginn einer Diarrhö und verkürzt deren Verlauf, wenn die Diarrhö durch Einnahme von *Fan Xie Ye* (Sennae Folium) induziert wird.[4]
- **Antibiotisch**: Es hat eine hemmende Wirkung auf betahämolysierende Streptokokken, *Staphylococcus aureus*, *Diplococcus pneumoniae*, *Bacillus dysenteriae*, *Salmonella typhi* und einige Dermatophyten.[5]

Klinische und wissenschaftliche Studien

7

- **Darmverschluss**: Acht Kinder mit durch Schlauchwürmer hervorgerufenen Darmverschluss wurden mit befriedigenden Ergebnissen mit *Hua Jiao* behandelt. Schmerzerleichterung trat nach 15 bis 30 Minuten ein, gefolgt vom Absetzen von Stuhl mit Schlauchwürmern.[6]
- **Unterdrückung der Laktation**: Einem Bericht zufolge wurden 163 Frauen, die direkt nach der Entbindung die Laktation stoppen wollten, dreimal täglich über drei bis vier Tage mit einer 400-Gramm-Kapsel *Hua Jiao* behandelt. Es wurde eine Wirksamkeitsrate von 93,9% erreicht. Zur Herstellung der Arzneikapseln wurde *Hua Jiao* zu Pulver zermahlen und in Kapseln abgefüllt.[7]

Toxikologie

Die LD_{50} für Skimmianin ist bei Mäusen 150–250 mg/kg.[8]

Ergänzung

椒目 *Jiāo Mù* (Zanthoxyli Semen) wird erstmalig im *Ben Cao Jing Ji Zhu* (Sammlung der Kommentare zu den Klassikern der Materia Medica) erwähnt, das von Tao Hong-Jing zwischen 480 und 498 verfasst wurde. Es ist bitter, kalt, toxisch und dringt in Milz und Blase ein. Es reguliert die Flüssigkeitszirkulation und lindert Ödeme. Ebenso beseitigt es Wasser-Akkumulationen in der Lunge und erleichtert die Atmung. Es wird auch eingesetzt, um Wasseransammlungen in der Lunge zu behandeln, die mit Symptomen wie Keuchatmung, Dyspnoe, Ödemen und trommelähnlicher Aufblähung des Abdomens einhergehen. Außerdem behandelt die Arznei Schleim, der in die Lungen eindringt und Dyspnoe und Keuchatmung verursacht, begleitet von der Unfähigkeit, sich hinzulegen. In einer klinischen Studie mit 958 Patienten mit Keuchatmung und Dyspnoe wurde gezeigt, dass eine Zubereitung von *Jiao Mu*, die in einem Behandlungszyklus über sieben bis zehn Tage verabreicht wurde, bei 78,5% der Patienten wirksam war. Diese Arzneizubereitung zeichnete sich durch ihren schnellen Wirkungseintritt, ihre gute therapeutische Wirksamkeit, geringe Nebenwirkungen und ein breites Spektrum klinischer Anwendungen aus. Die reguläre Dosis für *Jiao Mu* beträgt 2–5 g.[9]

Kommentar der Autoren

Hua *Jiao* (Zanthoxyli Pericarpium) und **Hu** *Jiao* (Piperis Fructus) haben ähnliche *Pinyin*-Namen. Jedoch sollten sie nicht verwechselt werden, da sie zwei unterschiedliche Arzneien mit verschiedenen Charakteristika und Wirkungsweisen sind.

Referenzen

1. *Xian Dai Zhong Yao Yao Li Xue* (Contemporary Pharmacology of Chinese Herbs), 1997; 613–614
2. *Zhong Guo Zhong Yao Za Zhi* (People's Republic of China Journal of Chinese Herbology), 1991; 16(8):493
3. Ibid.
4. Ibid.
5. *Zhong Yao Xue* (Chinese Herbology), 1998; 382–384
6. *Zhong Yi Za Zhi* (Journal of Chinese Medicine), 4:21
7. *Di Er Jun Yi Da Xue Xue Bao* (Journal of Second Military University of Medicine), 1987; 3:232
8. *Zhi Wu Yao You Xiao Cheng Fen Shou Ce* (Manual of Plant Medicinals und Their Active Constituents), 1986; 123:969
9. *Zhong Yi Za Zhi* (Journal of Chinese Medicine), 1987; 12:19

Ròu Guì

Cinnamomi Cortex

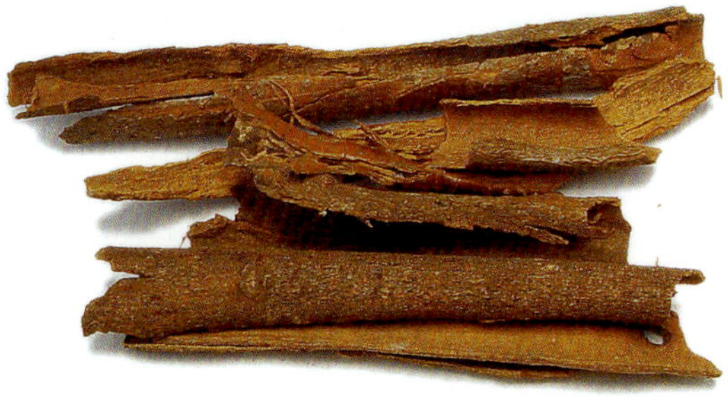

肉桂

Pinyin-Name *Ròu Guì*
Andere chinesische Namen *Gui Pi, Guan Gui*
Originalquelle *Shen Nong Ben Cao Jing* (Die Materia Medica des göttlichen Landmannes), vermutlich Östliche Han-Dynastie
Deutscher Name Cassia-Zimtrinde
Botanischer Name *Cinnamomum cassia* Presl. (*Rou Gui*)
Pharmazeutischer Name Cinnamomi Cortex
Eigenschaften Scharf, süß, heiß
Leitbahnen Herz, Nieren, Leber, Milz

Chinesische therapeutische Wirkungen

Tonisiert das Nieren-Yang, vermehrt das Feuer im Ming Men (Lebenstor)

Abnehmendes Feuer im Ming Men (Lebenstor): *Rou Gui* (Cinnamomi Cortex) behandelt eine große Bandbreite von Störungen, die auf einem Nieren-*Yang*-Mangel und ungenügendem Feuer im *Ming Men* beruhen. Dieser Zustand ist gekennzeichnet durch Abneigung gegen Kälte, kalte Extremitäten, Schwäche, Schmerzhaftigkeit und Kälte des unteren Rückens und der Knie, Impotenz, Libidostörung, Polyurie und weiche Stühle. Zusätzlich wirkt sich der Nieren-Mangel auf die Lunge aus. Seine Unfähigkeit, das *Qi* zu halten und nach unten zu leiten, verursacht Symptome wie Keuchatmung, Dyspnoe, starke Schleimbildung und kalte Extremitäten. Kälte im Unteren *Jiao* (Unterer Erwärmer) kann sich als fälschlich aufsteigendes *Yang* mit Symptomen von Schwindel, Gesichtsrötung, Halsschmerzen und Kälte in den unteren Extremitäten manifestieren. Vom Charakter her stärkend, ist *Rou Gui* nicht zerstreuend und eine der besten Substanzen, um das *Yang* im Unteren *Jiao* (Unterer Erwärmer) zu wärmen.

- Nieren-*Yang*-Mangel: *Rou Gui* zusammen mit *Fu Zi* (Aconiti Radix Lateralis Praeparata), *Shu Di Huang* (Rehmanniae Radix Praeparata) und *Shan Zhu Yu* (Corni Fructus) verwenden. **Beispiel-Rezeptur**: *You Gui Wan* (Pille, die die Rechte [Niere] wiederherstellt) oder *Ba Wei Di Huang Wan* (Acht Bestandteile Pille mit Rehmanniae Radix).
- Asthma oder Keuchatmung: zusammen mit *Fu Zi* (Aconiti Radix Lateralis Praeparata) und *Liu Huang* (Sulfur) verwenden.
- Impotenz: mit *Lu Rong* (Cervi Pantotrichum Cornu), *Shu Di Huang* (Rehmanniae Radix Praeparata), *Tu Si Zi* (Cuscutae Semen), *Shan Zhu Yu* (Corni Fructus), *Yin Yang Huo* (Epimedii Herba), *Rou Cong Rong* (Cistanches Herba) und *Ba Ji Tian* (Morindae Officinalis Radix) kombinieren.
- Libidomangel: mit *Dang Gui* (Angelicae Sinensis Radix), *Shu Di Huang* (Rehmanniae Radix Praeparata), *Bai Shao* (Paeoniae Radix Alba), *Chuan Xiong* (Chuanxiong Rhizoma), *Xiang Fu* (Cyperi Rhizoma), *Ai Ye* (Artemisiae Argyi Folium), *Fu Zi* (Aconiti Radix Lateralis Praeparata), *Zi Shi Ying* (Fluoritum), *Wu Zhu Yu* (Evodiae Fructus) und *Wu Yao* (Linderae Radix) verwenden.
- Ödeme aufgrund von Nieren-*Yang*-Mangel: *Rou Gui* mit *Shu Di Huang* (Rehmanniae Radix Praeparata), *Shan Yao* (Dioscoreae Rhizoma), *Niu Xi* (Achyranthis Radix), *Fu Ling* (Poria), *Fu Zi* (Aconiti Radix Lateralis Praeparata), *Ze Xie* (Alismatis Rhizoma) und *Che Qian Zi* (Plantaginis Semen) verwenden. **Beispiel-Rezeptur**: *Ji Sheng Shen Qi Wan* (Nieren *Qi* Pille aus Rezepturen, die den Lebenden helfen).

Vertreibt Kälte, wärmt die Milz und lindert Schmerzen

Kälte und Schmerzen in Epigastrium und Abdomen, Erbrechen oder Diarrhö: *Rou Gui* wärmt den Mittleren *Jiao* (Mittlerer Erwärmer) und behandelt Verdauungsstörungen aufgrund von Kälte. Die flüchtigen Öle in dieser Arzneidroge haben eine milde, stimulierende Wirkung, die die Verdauung fördert, Blähungen vertreibt und spasmische Schmerzen in Magen und Darm lindert.

- Kälte und Schmerzen in Epigastrium und Abdomen: *Rou Gui* als Monotherapie in Pulver- oder in Pillenform verwenden.
- Mangel und Kälte von Milz und Magen mit Bauchschmerzen und Diarrhö: mit *Gao Liang Jiang* (Alpiniae Officinarum Rhizoma), *Bi Bo* (Piperis Longi Fructus) und *Pao Jiang* (Zingiberis Rhizoma Praeparatum) verwenden.

- Chronische Diarrhö: *Gan Jiang* (Zingiberis Rhizoma), *Bai Zhu* (Atractylodis Macrocephalae Rhizoma) und *Chen Pi* (Citri Reticulatae Pericarpium) hinzufügen.
- Chronische Dysenterie oder Enteritis: mit *Huang Lian* (Coptidis Rhizoma) verwenden.

Schmerzende Hernien: Mit seiner analgetischen und wärmenden Wirkung behandelt *Rou Gui* herniale Schmerzen, die durch Kälte verursacht werden.

- Durch Kälte bedingte Störungen in den Hernien mit Bauchschmerzen: *Rou Gui* mit *Wu Zhu Yu* (Evodiae Fructus) und *Xiao Hui Xiang* (Foeniculi Fructus) verwenden.

Vertreibt Kälte, lindert Schmerzen, öffnet Leitbahnen und Gefäße

Kälte in den Leitbahnen: Wenn Kälte in die *Xue*-(Blut-)Ebene eindringt, verengen sich die Leitbahnen und Kollateralen. Dies führt zu Blut-Stagnation und verursacht Symptome wie unregelmäßige Menstruation, Amenorrhö, Dysmenorrhö und postpartale Schmerzen. *Rou Gui* bringt Wärme in die peripheren Leitbahnen und Kollateralen, sodass die *Qi*- und Blutzirkulation in Gang kommt. Es behandelt durch Kälte im Blut bedingte Schmerzen bei gynäkologischen Erkrankungen, äußeren oder traumatischen Verletzungen oder Blockierungen von Kälte und Feuchtigkeit in den Leitbahnen und Kollateralen. Außerdem erweitert es die zentralen und peripheren Gefäße und fördert die Blutzirkulation.

- Unregelmäßige Menstruation, Amenorrhö und postpartale Schmerzen im Unterleib: *Rou Gui* mit *Dang Gui* (Angelicae Sinensis Radix) und *Chuan Xiong* (Chuanxiong Rhizoma) verwenden.
- Schmerzen im Hypochondrium aufgrund von Leber-*Qi*-Stagnation: mit *Yu Jin* (Curcumae Radix) und *Chuan Xiong* (Chuanxiong Rhizoma) verwenden.
- Äußere oder traumatische Verletzung mit Blut-Stase, Beklemmungsgefühlen (Brustenge) und Schmerzen im Abdomen: mit *Dang Gui* (Angelicae Sinensis Radix), *Hong Hua* (Carthami Flos), *Ru Xiang* (Olibanum) und *Mo Yao* (Myrrha) kombinieren.
- *Bi Zheng* (schmerzhaftes Blockade-Syndrom) aufgrund von Kälte und Feuchtigkeit in den Leitbahnen und Kollateralen: *Rou Gui* mit *Qiang Huo* (Notopterygii Rhizoma seu Radix), *Du Huo* (Angelicae Pubescentis Radix) und *Dang Gui* (Angelicae Sinensis Radix) verwenden.

Yin-Geschwüre: *Rou Gui* wärmt die Leitbahnen und Kollateralen, um tief liegende Geschwüre zu behandeln. Es fördert die Bildung von Gewebe und verstärkt die Regeneration.

- *Yin*-Geschwüre: *Rou Gui* zusammen mit *Shu Di Huang* (Rehmanniae Radix Praeparata), *Lu Jiao Jiao* (Cervi Cornus Colla), *Ma Huang* (Ephedrae Herba) und *Bai Jie Zi* (Sinapis Semen) verwenden.
- Geschwüre mit Eiter, aber ohne Ulzerationen: mit *Huang Qi* (Astragali Radix) und *Dang Gui* (Angelicae Sinensis Radix) verwenden.

Fördert die Bildung von Qi und Blut

Eine kleine Menge *Rou Gui* wird häufig zu *Qi*- und Blut-Tonika beigefügt, um die Bewegung des *Yang-Qi* im Körper zu verstärken und die Produktion von *Qi* und Blut zu fördern. **Beispiel-Rezeptur**: *Ren Shen Yang Ying Tang* (Ginseng Radix et Rhizoma Dekokt, um das Nähr-*Qi* zu nähren) und *Shi Quan Da Bu Tang* (Allumfassendes großes Tonisierungsdekokt).

Dosierung

2–5 g in der Arzneiabkochung, 1–2 g als Arzneigranulat. *Rou Gui* sollte in den letzten fünf bis zehn Minuten des Abkochungsprozesses hinzugefügt werden, um den Verlust aktiver Wirkbestandteile durch zu große Hitzeeinwirkung zu vermeiden.

Sicherheitshinweise, Kontraindikationen

- Der Einsatz von *Rou Gui* ist in der Schwangerschaft oder in Fällen von Fülle-Hitze, *Yin*-Mangel-Feuer oder Blutungen aufgrund von Blut-Hitze kontraindiziert.
- Die Wirkung von *Rou Gui* wird aufgehoben durch *Chi Shi Zhi* (Halloysitum Rubrum).
- *Rou Gui* ist heiß und gilt generell als Arznei mit hoher *Yang*-Energie. Wenn es bei Patienten, die von pathogener Hitze betroffen sind, unsachgemäß eingesetzt oder in hohen Dosen verschrieben wird, kann es aufsteigendes Feuer hervorrufen, das zu Gesichtsrötung, roten Augen, Trockenheit von Mund und Zunge und in schweren Fällen zu Blutungen führt.

Überdosierung

Eine Überdosierung von *Rou Gui* ist gekennzeichnet durch Störungen im Magen-Darm-Trakt und im Harnapparat. Klinische Zeichen sind Übelkeit, Erbrechen, Bauchschmerzen, Dysurie, Anurie, Brennen beim Wasserlassen, Proteinurie, Gesichtsrötung, Schwindel, verschwommenes Sehen und Taubheit der Zunge.[1]

7

Chemische Zusammensetzung

Zimtaldehyd, Zimtsäure, Cinnamylacetat, Phenylpropylacetat, Cinncassiol-A, -B, -C1, -C2, -C3; Cinnzeylanin, Cinnzeylanol.[2]

Pharmakologische Wirkungen

- **Kardiovaskulär**: Die intravenöse injektion von *Rou Gui* bewirkte innerhalb von drei bis fünf Minuten eine deutliche Senkung des Blutdrucks, eine Erhöhung des Herzrhythmus, eine Erniedrigung der Herzfrequenz, eine periphere Vasodilatation und einen verringerten Gefäßwiderstand. Nach 15 Minuten normalisierte sich das Herz-Kreislauf-System.[3]
- **Sedierend und analgetisch**: Die ätherischen Öle von *Rou Gui* zeigten bei Ratten eine deutliche analgetische und sedierende Wirkung.[4]
- **Gastrointestinal**: Die ätherischen Öle von *Rou Gui* haben eine milde stimulierende Wirkung auf das gastrointestinale System. Sie fördern die Sekretion von Speichel und Magensäure, verstärken die Verdauungsfunktionen und lindern Spasmen und Schmerzen im Darm.[5]
- **Immunstimmulierend**: Die subkutane Injektion einer Aufbereitung von *Rou Gui* über fünf Tage führte bei Hunden zu einer Vermehrung der Leukozyten um 150 bis 200%.[6]
- **Antibiotisch**: *Rou Gui* hat eine hemmende Wirkung auf Dermatophyten, pathogene Pilze und viele grampositive Bakterien.[7]

Klinische und wissenschaftliche Studien

- **Schmerzen im unteren Rücken**: 102 Patienten mit Schmerzen im unteren Rücken aufgrund von Nieren-*Yang*-Mangel wurden drei Wochen lang zweimal täglich mit 5 g *Rou Gui* in Pulverform behandelt; die Wirksamkeitsrate betrug 98%. Mundtrockenheit und Stuhlverstopfung waren die häufigsten Nebenwirkungen.[8]
- **Psoriasis**: 19 Patienten wurden mit einer Aufbereitung von *Rou Gui* vier bis acht Wochen lang dreimal täglich behandelt. Es zeigten sich signifikante Besserungen bei sieben Patienten, deutliche Besserungen bei zwei Patienten, leichte Besserungen bei sieben und keine Reaktionen bei zwei Patienten. Insgesamt hatte die Aufbereitung eine Wirksamkeitsrate von 91,2%.[9]

Toxikologie

Die LD_{50} für die intravenöse Injektion von *Rou Gui* als Dekokt bei Mäusen ist 18,48 ± 1,80 g/kg.[10]

Ergänzung

- 桂心 *Guì Xīn* (Rasus Cinnamomi Cortex) ist die dünne Schicht der Baumrinde, die übrig bleibt, wenn die äußere Schicht der Rinde entfernt wurde. *Gui Xin* ist nicht trocknend und wird am besten für Herz- und Nieren-*Yang*-Mangel eingesetzt.
- 土肉桂 *Tŭ Ròu Guì* (Cinnamomi Burmannii Cortex) stammt von der Pflanze *Cinnamomum burmannii* (Nees) Bl. (*Tian Zhu Gui*) und ist die Zimtart, die beim Kochen zur Geschmacksbildung verwendet wird. Sie ist scharf und warm und wärmt Milz und Magen. Sie hat jedoch einen milden Charakter und kann nicht therapeutisch eingesetzt werden, um den Körper zu wärmen. *Rou Gui*, das von der Pflanze *Cinnamomum cassia* Presl abstammt, ist viel stärker und hat die therapeutische Kraft, den Körper zu wärmen und Kälte zu vertreiben.

Kommentar der Autoren

Rou Gui (Cinnamomi Cortex) und *Gui Zhi* (Cinnamomi Ramulus) stammen von unterschiedlichen Teilen der gleichen Pflanze. *Rou Gui* ist die Rinde des Baumstamms, *Gui Zhi* sind die Spitzen der Zweige. Beide vertreiben Kälte, wärmen die Leitbahnen und unterstützen *Yang*. Jedoch ist *Rou Gui* scharf, heiß und von absteigendem Charakter, um die Niere zu wärmen. *Gui Zhi* ist scharf, heiß und von aufsteigendem Charakter, um Wind-Kälte zu vertreiben und die Leitbahnen und Kollateralen in den vier Gliedmaßen zu öffnen.

Rou Gui und *Fu Zi* (Aconiti Radix Lateralis Praeparata) sind zwei der wichtigsten Arzneien, um das Innere zu erwärmen. *Rou Gui* wirkt zu Beginn langsamer als *Fu Zi*, hat aber reine *Yang*-Energie. Seine tonisierenden Eigenschaften sind stärker, und es ist zusammen mit anderen tonisierenden Arzneien für den Langzeitgebrauch geeignet, um den Körper zu revitalisieren. *Fu Zi* ist stark und von schnell wirkender Natur und eignet sich am besten in Fällen, in denen das *Yang-Qi* zusammengebrochen ist und eine Behandlung sofort eingeleitet werden muss, um den Patienten wiederzubeleben.

Rou Gui und *Gan Jiang* (Zingiberis Rhizoma) erwärmen das Inneren, haben aber unterschiedliche Funktionen und Anwendungen. *Rou Gui* tritt in den Unteren *Jiao* (Unterer Erwärmer) ein, um das Nieren-*Yang* zu tonisieren. *Gan Jiang* wärmt den Mittleren *Jiao* (Mittlerer Erwärmer) und vertreibt Kälte aus Milz und Magen.

Rou Gui wird oft Rezepturen beigefügt, um *Yin*-Geschwüre zu behandeln. *Yin*-Geschwüre sind oft das Ergebnis von *Yang*-Mangel, der zu einer Stagnation von Schleim und Kälte geführt hat. Besteht diese Stagnation längere Zeit, wird sie toxisch und blockiert die Leitbahnen, Sehnen und Gelenke. *Rou Gui* ist scharf, zerstreuend und warm. Es öffnet die Leitbahnen, indem es Kälte vertreibt. Es tritt sowohl in die Ebene des *Qi* (Energie) als auch in die des *Xue* (Blut) ein, um das *Yang-Qi* des Körpers zu stärken und Stagnationen aufzubrechen.

7

Referenzen

1. *Zhong Yao Bu Liang Fan Ying Yu Zhi Liao* (Adverse Reactions and Treatment of Chinese Herbal Medicine), 1996; 172–173
2. *Xian Dai Zhong Yao Yao Li Xue* (Contemporary Pharmacology of Chinese Herbs), 1997; 606
3. *Zhong Yao Tong Bao* (Journal of Chinese Herbology), 1981; 6(5):32
4. *Zhi Wu Yao You Xiao Cheng Fen Shou Ce* (Manual of Plant Medicinals and Their Active Constituents), 1986; 218
5. *Zhong Yao Xue* (Chinese Herbology), 1998; 373–376
6. *Zhong Yao Yao Li Yu Ying Yong* (Pharmacology and Applications of Chinese Herbs), 1983; 443
7. Ibid.
8. *Zhong Xi Yi Jie He Za Zhi* (Journal of Integrated Chinese and Western Medicine), 1984; 2:115
9. *He Nan Yi Xue Yuan Xue Bao* (Journal of Henan University of Medicine), 1981; 2:385
10. *Zhong Yao Yao Li Yu Ying Yong* (Pharmacology and Applications of Chinese Herbs), 1983; 443

Wú Zhū Yú

Evodiae Fructus

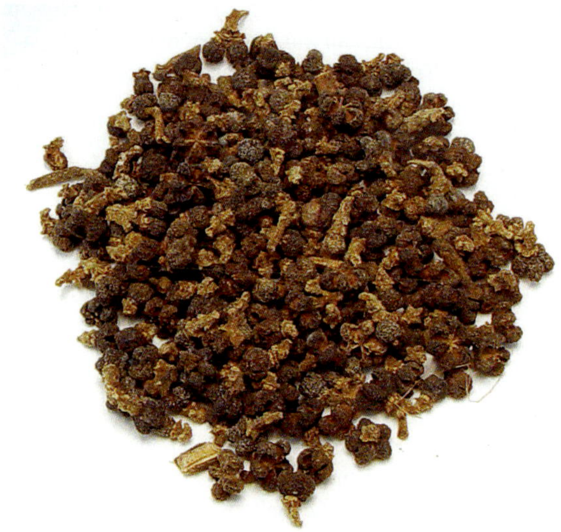

吳茱萸 吴茱萸

Pinyin-Name *Wú Zhū Yú*
Wörtliche Übersetzung „Wu-Zhus Frucht", „Evodia von Wu"
Originalquelle *Shen Nong Ben Cao Jing* (Die Materia Medica des göttlichen Landmannes), vermutlich Östliche Han-Dynastie
Deutscher Name Stink-Eschenfrüchte
Botanischer Name *Evodia rutaecarpa* (Juss.) Benth. (*Wu Zhu Yu*); *Evodia rutaecarpa* (Juss.) Benth. var. *officinalis* (Dode) Huang (*Shi Hu*); *Evodia rutaecarpa* (Juss.) Benth. var. *bodinieri* (Dode) Huang (*Shu Mao Wu Zhu Yu*)
Pharmazeutischer Name Evodiae Fructus
Eigenschaften Scharf, bitter, heiß
Leitbahnen Leber, Milz, Magen
Sicherheitshinweis Leicht toxisch

Chinesische therapeutische Wirkungen

Vertreibt Kälte, trocknet Feuchtigkeit, aktiviert die Qi-Zirkulation, lindert Schmerzen

Schmerzen in Epigastrium und Abdomen, Kopfschmerzen vom Jueyin-Typ: *Wu Zhu Yu* (Evodiae Fructus) behandelt Schmerzen, die durch Stagnation von Kälte, Feuchtigkeit und *Qi* charakterisiert sind. Es vertreibt Kälte, um epigastrische und abdominale Schmerzen zu lindern. Es wärmt und vertreibt Kälte in der *Jueyin*-Leber-Leitbahn und lindert Hernienschmerzen, Dysmenorrhö, Bein-*Qi* und Scheitelkopfschmerz. Es ist die beste Arznei bei Migräne oder Scheitelkopfschmerz mit Übelkeit und Erbrechen, da sie den schwachen Mittleren *Jiao* (Mittlerer Erwärmer) wärmt und Kälte aus den Leitbahnen von Leber und Magen vertreibt.

- Epigastrische und abdominale Schmerzen aufgrund von Kälte und Feuchtigkeit: *Wu Zhu Yu* mit *Gan Jiang* (Zingiberis Rhizoma) und *Gui Zhi* (Cinnamomi Ramulus) verwenden.
- Kalte Hernienschmerzen oder Bauchschmerzen: zusammen mit *Xiao Hui Xiang* (Foeniculi Fructus) und *Wu Yao* (Linderae Radix) verwenden.
- Menstruationsschmerzen aufgrund von Kälte im Uterus: mit *Ai Ye* (Artemisiae Argyi Folium), *Gui Zhi* (Cinnamomi Ramulus), *Dang Gui* (Angelicae Sinensis Radix), *Xiang Fu* (Cyperi Rhizoma), *Wu Ling Zhi* (Trogopterori Faeces) und *Yan Hu Suo* (Corydalis Rhizoma) kombinieren.
- Bein-*Qi* verursacht durch Ansammlung von Kälte und Feuchtigkeit: zusammen mit *Mu Gua* (Chaenomelis Fructus) und *Bing Lang* (Arecae Semen) verwenden.
- Scheitel- oder Migränekopfschmerzen: mit *Ren Shen* (Ginseng Radix et Rhizoma) und *Sheng Jiang* (Zingiberis Rhizoma Recens) kombinieren. **Beispiel-Rezeptur**: *Wu Zhu Yu Tang* (Evodiae Fructus Dekokt).
- Hernienschmerzen: *Wu Zhu Yu* mit *Wu Yao* (Linderae Radix), *Qing Pi* (Citri Reticulatae Viride Pericarpium), *Ju He* (Citri Reticulatae Semen), *Xiao Hui Xiang* (Foeniculi Fructus) und *Li Zhi He* (Litchi Semen) verwenden.

Dehnt die Leber aus, senkt das Qi ab

Säurereflux, Erbrechen: *Wu Zhu Yu* ist eine der wirksamsten Arzneien, um Erbrechen und Säurereflux zu behandeln, die durch die Leber, die den Magen bedrängt, verursacht werden. Andere Symptome können Schmerzen im Hypochondrium, Magenschmerzen und Übelkeit sein.

- Säurereflux nach dem Essen durch einen Mangel-Zustand und Kälte im Magen: *Wu Zhu Yu* als Monotherapie oder zusammen mit *Gan Jiang* (Zingiberis Rhizoma) verwenden.
- Übelkeit, Erbrechen, Magenschmerzen mit Säureregurgitation durch einen Mangel-Zustand und Kälte des Magens: zusammen mit *Sheng Jiang* (Zingiberis Rhizoma Recens), *Ban Xia* (Pinelliae Rhizoma), *Gao Liang Jiang* (Alpiniae Officinarum Rhizoma), *Huo Xiang* (Agastaches Herba) und *Sha Ren* (Amomi Fructus) verwenden.
- Säurereflux, Magenschmerzen, Schmerzen im Hypochondrium mit schlechtem Atem aufgrund von Leber-Hitze, die den Magen bedrängt: *Wu Zhu Yu* mit *Huang Lian* (Coptidis Rhizoma) verwenden. Die Dosis von *Huang Lian* sollte fünfmal höher sein als die von *Wu Zhu Yu*. **Beispiel-Rezeptur**: *Zuo Jin Wan* (Linkes Metall Pille).

Wärmt den Mittleren Jiao (Mittlerer Erwärmer), lindert Diarrhö

Diarrhö oder Dysenterie aufgrund von Kälte und Feuchtigkeit: *Wu Zhu Yu* behandelt chronische Diarrhö, die durch Ansammlung von Kälte und Feuchtigkeit oder durch einen Mangel-Zustand und Kälte von Milz und Niere verursacht werden. Patienten mit einer Ansammlung von Kälte und Feuchtigkeit leiden tagsüber an Diarrhö, Patienten mit Mangel-Zustand und Kälte von Milz und Niere hingegen in den frühen Morgenstunden.

- Chronische Diarrhö aufgrund von Mangel und Kälte von Milz und Niere: *Wu Zhu Yu* mit *Rou Dou Kou* (Myristicae Semen), *Bu Gu Zhi* (Psoraleae Fructus) und *Wu Wei Zi* (Schisandrae Fructus) kombinieren. **Beispiel-Rezeptur**: *Si Shen Wan* (Vier Wunder Pille).
- Chronische Dysenterie durch Ansammlung von Kälte und Feuchtigkeit, die die Milz angreifen: zusammen mit *Huang Lian* (Coptidis Rhizoma) und *Bai Shao* (Paeoniae Radix Alba) verwenden.

Leitet Feuer nach unten

Hypertonie, Mundulzera: *Wu Zhu Yu* behandelt Hitze-Zustände wie Ulzerationen von Zunge und Mund sowie Hypertonie, indem es die Hitze nach unten leitet.

- Mundulzera und Hypertonie: pulverisiertes *Wu Zhu Yu* mit Essig mischen und auf das Zentrum der Fußsohlen applizieren.
- Ekzeme oder Geschwüre auf der Kopfhaut: *Wu Zhu Yu* in flüssiger Form äußerlich anwenden oder die pulverisierte Arzneidroge für die äußerliche Anwendung mit Wasser mischen.

Dosierung

1,5–5 g. Unbehandeltes *Wu Zhu Yu* wird häufig äußerlich angewendet, während die bearbeitete Substanz oft innerlich eingesetzt wird. Die Bearbeitung erfolgt durch Abkochung der Arzneidroge mit *Gan Cao* (Glycyrrhizae Radix et Rhizoma), um die trocknende Wirkung und die Toxizität zu beseitigen.

Sicherheitshinweise, Kontraindikationen

- *Wu Zhu Yu* ist kontraindiziert bei *Yin*-Mangel mit Hitze.
- *Wu Zhu Yu* wird aufgrund seiner Toxizität nicht zur Langzeitanwendung oder zur Anwendung in hohen Dosen empfohlen.

Überdosierung

Eine Überdosierung von *Wu Zhu Yu* ist gekennzeichnet durch starke Bauchschmerzen, Diarrhö, Sehstörungen, Haarausfall, Beklemmung in der Brust, Kopfschmerzen, Schwindel und Hautausschläge.

Im Falle einer Überdosierung

Eine allgemeine Überdosierung von *Wu Zhu Yu* kann mit 15 g *Huang Lian* (Coptidis Rhizoma) in Dekoktform behandelt werden. Bei Sehstörungen oder Haarausfall zweimal täglich ein Dekokt zubereiten: *Shi Hu* (Dendrobii Caulis) 15 g, *Huang Qin* (Scutellariae Radix) 9 g, *Gu Jing Cao* (Eriocauli Flos) 15 g, *Ju Hua* (Chrysanthemi Flos) 12 g, *Gou Qi Zi* (Lycii Fructus) 15 g, *Di Huang* (Rehmanniae Radix) 9 g und *Gan Cao* (Glycyrrhizae Radix et Rhizoma) 6 g.[1]

Chemische Zusammensetzung

Evodiamin, Rutaecarpin, Evocarpin, Hydroxyevodiomin, Wuchuyin, Dihydrorutaecarpin, 14-Formyldihydrorutaecarpin, Quinolon, N,N-Dimethyl-5-methoxytryptamin, N-Methylanthranylamid, DL-Synephrin, Evoden, Ocimen, Evodin, Evodol, Goshuyusäure, Evodinon, Evogin, Evodin, Jangomolid.[2,3]

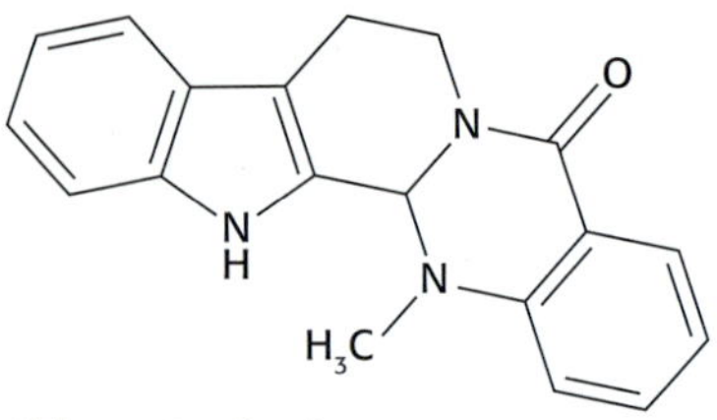

Abb. 7.3 Evodiamin

Pharmakologische Wirkungen

- **Antiulzerogen**: Verschiedene Tierversuche zeigen, dass die Verabreichung von *Wu Zhu Yu* die Sekretion von Magensäure reduziert und dadurch eine deutliche präventive und therapeutische Wirkung auf Magengeschwüre hat.[4]
- **Antiemetisch**: Das Dekokt von *Wu Zhu Yu* zeigte eine antiemetische (jedoch statistisch nicht siginifikante) Wirkung bei Tauben.[5]
- **Antidiarrhoisch**: Ein Dekokt von *Wu Zhu Yu* mit Dosierungen von 10 bis 20 g/kg zeigte eine langsam einsetzende, aber lang anhaltende Behandlungswirkung bei Mäusen mit Diarrhö.[6]
- **Analgetisch**: Mehrere Bestandteile von *Wu Zhu Yu* zeigten analgetische Wirkungen.[7]
- **Kardiovaskulär**: Bei verschiedenen Tierversuchen zeigte die Injektion einer Aufbereitung von *Wu Zhu Yu* eine positiv inotrope und negativ chronotrope Wirkung sowie eine deutliche Absenkung des Blutdrucks. Die Arzneien zeigten einen schnellen Wirkungseintritt und eine lang anhaltende Wirkungsdauer auf das Herz-Kreislauf-System. Die Aufbereitung enthielt *Wu Zhu Yu*, *Ren Shen* (Ginseng Radix et Rhizoma) und *Da Zao* (Jujubae Fructus).[8]
- **Wirkungen auf den Uterus**: *Wu Zhu Yu* hat unterschiedliche Wirkungen auf den Uterus. Einige Bestandteile induzieren eine Kontraktion, während andere eine Entspannung bewirken.[9]
- **Antibiotisch**: Die Abkochung von *Wu Zhu Yu* hat eine hemmende Wirkung auf *Pseudomonas aeruginosa*, *Staphylococcus aureus* und einige Dermatophyten.[10]

Klinische und wissenschaftliche Studien

- **Mundulzera**: In einer Studie wurden 256 Patienten mit Mundulzera durch die äußere Anwendung von *Wu Zhu Yu* mit einer Wirksamkeitsrate von 96,48% behandelt. Die Arzneizubereitung wurde durch Mischen der pulverisierten Substanz mit Essig als Paste aufbereitet. Die Paste wurde für die Dauer von 24 Stunden bilateral auf den Punkt *Yongquan* (Ni 1) aufgetragen.[11]
- **Ekzeme**: Mehr als 1100 Patienten mit Ekzemen wurden äußerlich mit einem Arzneipuder behandelt, der aus 30 g *Wu Zhu Yu*, 21 g *Hai Piao Xiao* (Sepiae Endoconcha) und 6 g *Liu Huang* (Sulfur) bestand. Der Arzneipuder wurde jeden zweiten Tag auf die betroffenen Stellen der Haut gestreut und mit Gaze abgedeckt. Die Studie berichtet über eine Wirksamkeitsrate von mehr als 95%.[12]

Kommentar der Autoren

Wu Zhu Yu und *Gan Jiang* (Zingiberis Rhizoma) sind Arzneidroden, die das Innere erwärmen, sich jedoch auf verschiedene Körperbereiche beziehen. Der Charakter von *Wu Zhu Yu* ist scharf, bitter, heiß, zerstreuend und absteigend. Es dringt in Leber und Magen ein, um primär Störungen des Mittleren und Unteren Erwärmers wie Kälte und Schmerzen in Epigastrium und Abdomen, Hernien und Dysmenorrhö zu behandeln. *Gan Jiang* ist scharf, heiß und trocken. Es dringt in Milz, Magen, Herz und Lunge ein. Seine Hauptwirkungen richten sich auf den Oberen und Mittleren Erwärmer, um Kälte zu vertreiben, das Innere zu wärmen und Schleim zu zerteilen und auf diese Weise Dyspnoe, Schleim, Keuchatmung und Symptome eines *Yang*-Kollaps zu behandeln.

Wu Zhu Yu und *Gao Ben* (Ligustici Rhizoma) sind beide scharf und heiß und behandeln Scheitelkopfschmerz. *Wu Zhu Yu* dringt in die Leber-*Jueyin*-Leitbahn ein und ist besonders dafür geeignet, Kälte zu vertreiben, Schmerzen zu lindern und den Leber-*Qi*-Fluss zu regulieren. Es wirkt am besten bei Scheitelkopfschmerz mit Erbrechen oder Übelkeit aufgrund von Kälte und Akkumulation von Schleim. *Gao Ben* dringt in die Blasen-*Taiyang*-Leitbahn ein und ist besonders dafür geeignet, Wind, Kälte und Feuchtigkeit zu vertreiben und Schmerzen zu lindern. Es wird angewendet bei Scheitelkopfschmerz in Zusammenhang mit eingedrungener Wind-Kälte.

Die optimale Behandlung von Kopfschmerzen erfordert den Einsatz von Meldearzneien, um die therapeutische Wirkung der Arzneien in den betroffenen Bereich zu lenken:

Taiyang-Leitbahnen	*Qiang Huo* (Notopterygii Rhizoma seu Radix)
Shaoyang-Leitbahnen	*Chai Hu* (Bupleuri Radix)
Yangming-Leitbahnen	*Bai Zhi* (Angelicae Dahuricae Radix)
Taiyin-Leitbahnen	*Cang Zhu* (Atractylodis Rhizoma)
Shaoyin-Leitbahnen	*Xi Xin* (Asari Radix et Rhizoma)
Jueyin-Leitbahnen	*Wu Zhu Yu* (Evodiae Fructus)

Referenzen

1. *Zhong Yao Bu Liang Fan Ying Yu Zhi Liao* (Adverse Reactions and Treatment of Chinese Herbal Medicine), 1996; 218–220
2. *Xian Dai Zhong Yao Yao Li Xue* (Contemporary Pharmacology of Chinese Herbs), 1997; 608
3. The Merck Index 12th edition, Chapman and Hall/CRCnetBASE/Merck, 2000

4. *Zhong Yao Yao Li Du Li Yu Lin Chuang* (Pharmacology, Toxicology and Clinical Applications of Chinese Herbs), 1988; 4(3):9
5. Ibid.
6. *Zhong Yao Cai* (Study of Chinese Herbal Material), 1991; 14(3):39
7. *Zhong Yao Xue* (Chinese Herbology), 1998; 378–380
8. *Zhong Yao Yao Li Du Li Yu Lin Chuang* (Pharmacology, Toxicology and Clinical Applications of Chinese Herbs), 1991; 7(2):1
9. *Zhong Yao Xue* (Chinese Herbology), 1998; 378–380
10. Ibid.
11. *Shan Dong Yi Kan* (Shundong Medical Journal), 1965; 3:23
12. *Zhong Cao Yao Tong Xun* (Journal of Chinese Herbal Medicine), 1971; 3:46

Xì Xīn

Asari Radix et Rhizoma

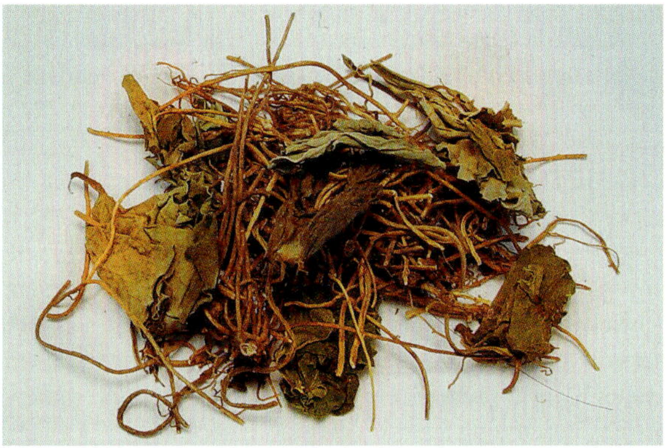

細辛 细辛

Pinyin-Name *Xì Xīn*
Wörtliche Übersetzung „Dünn-scharf", „fein-stechend"
Andere chinesische Namen *Xiao Xin, Shao Xin, Bei Xi Xin, Liao Xi Xin*
Originalquelle *Shen Nong Ben Cao Jing* (Die Materia Medica des göttlichen Landmannes), vermutlich Östliche Han-Dynastie
Deutscher Name Haselwurzwurzel, wilde Ingwerwurzel
Botanischer Name *Asarum heteropoides* Fr. var. *mundshuricum* (Maxim.) Kitag. (*Bei Xi Xin*); *Asarum sieboldii* Miq. (*Hua Xi Xin*)
Pharmazeutischer Name Asari Radix et Rhizoma
Eigenschaften Scharf, warm
Leitbahnen Lunge, Herz, Niere
Sicherheitshinweis Leicht toxisch

Chinesische therapeutische Wirkungen

Vertreibt Wind, vertreibt Kälte und lindert Schmerzen

Schmerzen (Kopfschmerzen, Arthritis oder Bauchschmerzen): *Xi Xin* (Asari Radix et Rhizoma) ist äußerst scharf und warm und vertreibt Wind und Kälte aus dem Äußeren. Es wird häufig eingesetzt, um Kopfschmerzen, *Bi Zheng* (schmerzhaftes Blockade-Syndrom), Bauchschmerzen und verschiedene Arten von starken Schmerzen zu behandeln, die durch Wind, Kälte und/oder Feuchtigkeit verursacht wurden. *Xi Xin* dringt in die Nieren-Leitbahn ein und vertreibt Kälte aus der *Shaoyin*-Leitbahn, um Schmerzen im unteren Abdomen und Kälte in den unteren Extremitäten, einen schalen Mundgeschmack und Trinkbedürfnis zu behandeln.

- Kopfschmerzen durch Wind: *Xi Xin* mit *Chuan Xiong* (Chuanxiong Rhizoma), *Jing Jie* (Schizonepetae Herba), *Fang Feng* (Saposhnikoviae Radix) und *Qiang Huo* (Notopterygii Rhizoma seu Radix) verwenden. **Beispiel-Rezeptur**: *Chuan Xiong Cha Tiao San* (Chuanxiong Rhizoma Pulver, das man mit grünem Tee einnimmt).
- *Bi Zheng* (schmerzhaftes Blockade-Syndrom) mit Wind, Kälte und/oder Feuchtigkeit, die die Leitbahnen und Kollateralen blockieren: zusammen mit *Chuan Xiong* (Chuanxiong Rhizoma) und *Fang Feng* (Saposhnikoviae Radix) verwenden.
- Chronische Schmerzen im unteren Rücken und in den Knien mit Nieren- und Leber-Mangel: *Xi Xin* mit *Du Zhong* (Eucommiae Cortex) und *Sang Ji Sheng* (Taxilli Herba) verwenden. **Beispiel-Rezeptur**: *Du Huo Ji Sheng Tang* (Angelicae Pubescentis Radix und Taxilli Herba Dekokt).
- Bauchschmerzen, Kälte in den unteren Extremitäten, blasse Zunge, fehlender Durst: mit *Fu Zi* (Aconiti Radix Lateralis Praeparata) und *Rou Gui* (Cinnamomi Cortex) kombinieren.
- Brustschmerzen aufgrund von Kälte und *Qi*-Stagnation: mit *Xie Bai* (Allii Macrostemi Bulbus), *Gui Zhi* (Cinnamomi Ramulus) und *Dan Shen* (Salviae Miltiorrhizae Radix et Rhizoma) verwenden.

Vertreibt Wind-Kälte aus dem Äußeren

Äußeres Wind-Kälte Syndrom: *Xi Xin* befreit das Äußere und vertreibt Wind und Kälte. Es ist höchst wirksam bei äußeren Kälte-Syndromen mit Kopfschmerzen, stark schmerzhaften Muskeln und Schmerzen.

- Äußere Wind-Kälte-Zustände mit Kopfschmerzen und Schmerzhaftigkeit des Körpers: *Xi Xin* mit *Fang Feng*

(Saposhnikoviae Radix), *Qiang Huo* (Notopterygii Rhizoma seu Radix) und *Chuan Xiong* (Chuanxiong Rhizoma) verwenden, um Wind-Kälte zu vertreiben. **Beispiel-Rezeptur**: *Jiu Wei Qiang Huo Tang* (Neun Arzneien Dekokt mit Notopterygii Rhizoma seu Radix).

- Äußeres Wind-Kälte-Syndrom mit zugrunde liegegendem *Yang*-Mangel: zusammen mit *Ma Huang* (Ephedrae Herba) und *Fu Zi* (Aconiti Radix Lateralis Praeparata) verwenden, um Wind-Kälte zu vertreiben und das *Yang* zu tonisieren. Häufige Zeichen und Symptome dieses Zustands sind eine Abneigung gegen Kälte, Fieber, das Bedürfnis, eine Embryonalhaltung einzunehmen und ein tiefer Puls. **Beispiel-Rezeptur**: *Ma Huang Fu Zi Xi Xin Tang* (Ephedrae Herba, Asari Herba und Aconiti Radix Lateralis Praeparata Dekokt).

Wärmt die Lunge und löst Schleim auf

Kälte und Schleimansammlung in der Lunge: Klinische Zeichen sind Husten, Dyspnoe, Keuchatmung, Steifheitsgefühle in der Brust und reichlich weißes oder klares Sputum. Patienten mit diesem Muster haben gewöhnlich chronische Probleme mit dem Wassermetabolismus sowie zähen Schleim in der Lunge und eine schwache Milz. Wird die Lunge Wind-Kälte ausgesetzt, ist ihre Fähigkeit beeinträchtigt, die Wasserpassage zu ermöglichen. Dies führt zu gestauten Flüssigkeiten in der Lunge, was sich in Symptomen wie Dyspnoe, Keuchatmung, Husten, Steifheitsgefühle in der Brust und reichlich weißem oder klarem Sputum manifestiert. *Xin Xin* ist mit seinen sehr scharfen und warmen Eigenschaften eine der am häufigsten eingesetzten Arzneien, um Feuchtigkeit und Kälte aus der Lunge zu vertreiben. Es kann eine normale Funktion der Atmung und des Flüssigkeitstransports wiederherstellen.

- Äußere Wind-Kälte oder Lungen-Kälte: *Xi Xin* mit *Ma Huang* (Ephedrae Herba), *Gan Jiang* (Zingiberis Rhizoma) und *Wu Wei Zi* (Schisandrae Fructus) verwenden, um Wind-Kälte und Lungen-Kälte zu vertreiben. **Beispiel-Rezeptur**: *Xiao Qing Long Tang* (Kleines Blaugrüner Drachen Dekokt).

Öffnet die Zugänge zu den Sinnen

Blockierte Nase oder Bewusstlosigkeit durch Schlaganfall: Dieser Zustand führt zu einer Blockierung von zwei sensorischen Wegen: Nase und *Shen* (Geist). *Xi Xin* hat eine stark zerstreuende Wirkung, die Blockaden durchlässig macht, um die nasale Blockierung zu lösen oder das Bewusstsein wiederherzustellen.

- Blockierte Nase: *Xi Xin* äußerlich an den Nasenlöchern anwenden.
- Blockierte Nase mit klarem Nasensekret: zusammen mit *Xin Yi Hua* (Magnoliae Flos) und *Bai Zhi* (Angelicae Dahuricae Radix) verwenden.
- Bewusstlosigkeit: pulverisiertes *Xi Xin* in die Nasenöffnungen blasen, um das Bewusstsein wiederherzustellen.

Fördert die Heilung von Mundulzera

- Läsionen oder Ulzerationen im Mundbereich: *Xi Xin* als Monotherapie oder zusammen mit *Huang Lian* (Coptidis Rhizoma) verwenden.

Lindert Zahnschmerzen

- Zahnschmerzen durch Kälte: *Xi Xin* mit *Bai Zhi* (Angelicae Dahuricae Radix) als Gurgellösung verwenden oder diese beiden Arzneien als Pulver äußerlich auftragen.
- Zahnschmerzen durch Hitze mit geschwollenem und gerötetem Zahnfleisch aufgrund von aufsteigendem Magen-Feuer: zusammen mit *Shi Gao* (Gypsum Fibrosum) und *Huang Qin* (Scutellariae Radix) verwenden.

Dosierung

1–3 g im Dekokt, 0,5–2,0 g als Pulver. *Xi Xin* sollte niemals in einer höheren Dosierung als der empfohlenen verschrieben werden. Klassische Texte geben detailliert an, dass die Dosis von *Xi Xin* im Dekokt niemals mehr als ein *Qian* (3,125 g) überschreiten sollte. *Xi Xin* sollte bei äußerlicher Anwendung sparsam eingesetzt werden.
Xi Xin ist extrem gefährlich, wenn es in höheren Mengen als den angegebenen oder in Pulverform verwendet wird. Das Safrol in den ätherischen Ölen von *Xi Xin* ist für dessen Toxizität verantwortlich, die durch Abkochen reduziert oder beseitigt werden kann.[1]

Sicherheitshinweise, Kontraindikationen

- *Xi Xin* ist inkompatibel mit *Li Lu* (Veratri Radix et Rhizoma).
- *Xi Xin* ist kontraindiziert bei Patienten mit fieberhaften Erkrankungen, *Yin*-Mangel, *Yang*-Fülle, Husten oder Keuchatmung aufgrund von *Yin*-Mangel, Kopfschmerzen aufgrund von Blut-Mangel oder Wind-Hitze und Schwitzen aufgrund von *Qi*-Mangel.

Überdosierung

Nebenwirkungen nach einer Überdosierung von *Xi Xin* werden im Allgemeinen ein bis zwei Stunden nach der Einnahme beobachtet, können aber auch innerhalb von 30 Minuten auftreten. Frühsymptome sind u.a. Kopfschmerzen, starkes Druckgefühl im Kopf, Übelkeit, Erbrechen, Schwitzen, Durst, Gesichtsrötung, Unruhe, Ängstlichkeit, Nackensteifigkeit, Pupillenerweiterung, beschleunigte Atmung (bis zu 53 Atemzüge pro Minute), erhöhte Körpertemperatur (bis zu 45 °C), erhöhter Blutdruck (bis zu 150–170 bzw. 110–130 mmHg), Tachykardie (bis zu 123 Schläge pro Minute) und ein kräftiger, schneller Puls. Nehmen die Reaktionen zu, kann es zu allgemeinen Tremorzeichen, Muskelsteifigkeit, Kiefersperre, manischem Verhalten und Gelbsucht und in schweren Fällen zu Anurie, Bewusstlosigkeit und Atemnot kommen.[2]

Im Falle einer Überdosierung

Überdosierungen können im Frühstadium mit emetischen Methoden behandelt werden, gefolgt von der Einnahme von Milch, Eiweiß oder aktivierter Holzkohle.

Überdosierungen von *Xi Xin* können in verschiedene Typen unterteilt und entsprechend behandelt werden. Überdosierungen, die durch Kopfschmerzen mit ansteigendem Druck, Schwitzen, Gesichtsrötung, Pupillenerweiterung, erhöhten Herzschlag und einen kräftigen, schnellen Puls gekennzeichnet sind, sollten mit Arzneien behandelt werden, die Hitze klären und Toxine eliminieren wie z.B. mit 250 g *Lu Dou* (Phaseoli Radiati Semen) mit einer kleinen Menge Salz.

Überdosierungen mit einer gelblichen Verfärbung der Haut, gelbem Urin und einer roten Zunge mit gelbem Belag sollten mit Arzneien behandelt werden, die Hitze klären und Gelbsucht lindern, wie sie z.B. in folgendem Arzneidekokt zu finden sind: *Jin Yin Hua* (Lonicerae Flos) 15 g, *Sheng Ma* (Cimicifugae Rhizoma) 15 g, *San Qi* (Notoginseng Radix et Rhizoma) 3 g, *Mu Dan Pi* (Moutan Cortex) 12 g, *Yin Chen* (Artemisiae Scopariae Herba) 15 g, *Che Qian Zi* (Plantaginis Semen) 15 g und *Hu Zhang* (Polygoni Cuspidati Rhizoma) 15 g.

Überdosierungen mit Delirium, Muskelsteifigkeit und Konvulsionen, schneller Atmung und einer roten Zunge mit gelbem Belag sollten durch Ausleiten der Hitze und Toxine aus den *Ying*-(Nähr-) und *Xue*-(Blut-)Ebenen behandelt werden, beispielsweise mit folgendem Arzneidekokt *Xi Yang Shen* (Panacis Quinquefolii Radix) 3 g, *Wu Wei Zi* (Schisandrae Fructus) 3 g, *Mai Dong* (Ophiopogonis Radix) 9 g, *Shi Gao* (Gypsum Fibrosum) 24 g, *Gan Cao* (Glycyrrhizae Radix et Rhizoma) 30 g und *Ling Yang Jiao* (Saigae Tataricae Cornu) 3 g.

Chemische Zusammensetzung

Ätherische Öle 2,39-3,80% (Methyleugenol, Safrol, Asaricin, Eucarvon), Higenamin, Aristolochiasäure.[3,4]

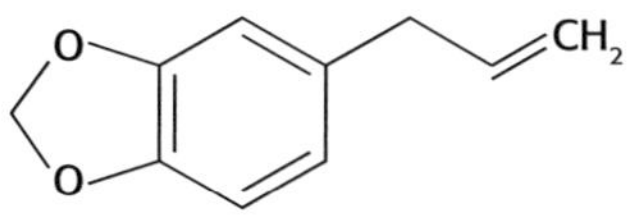

Abb. 7.4 Safrol

Pharmakologische Wirkungen

- **Respiratorisch**: Viele Bestandteile von *Xi Xin* stimulieren das Atemsystem. Die intravenöse Injektion von *Xi Xin* beseitigte bei Kaninchen wirksam eine Morphininduzierte Atemschwäche. *Xi Xin* kann außerdem innerhalb von 20 bis 30 Minuten zu einem Anwachsen des Lungenvolumens führen. Methyleugenol hat bei Mäusen eine bronchienerweiternde Wirkung.[5]
- **Kardiovaskulär**: Die Verabreichung eines alkoholischen Auszugs von *Xi Xin* führte in Laborexperimenten zu einer gesteigerten Herzfrequenz und zu einem erhöhten Herzminutenvolumen.[6]
- **Antibiotisch**: *Xi Xin* hat eine hemmende Wirkung auf *Streptococcus* spp., *Shigella* spp. und *Salmonella typhi*.[7]
- **Entzündungshemmend**: Die ätherischen Öle von *Xi Xin* haben eine stark entzündungshemmende Wirkung bei erhöhter vaskulärer Permeabilität, die durch PGE_2 verursacht wird. In Laborversuchen führte die intraperitoneale Injektion der ätherischen Öle von *Xi Xin* in einer Dosis von 0,24 ml/kg bei Ratten zu einer wirksamen Reduzierung von Schwellungen in den Beinen.[8]
- **Anästhetisch**: Die lokal injizierten ätherischen Öle von *Xi Xin* bewirken bei Kaninchen eine lokale anästhetische Wirkung, die mit der Wirkung von 1-prozentigem Novacain vergleichbar ist.[9]

Klinische und wissenschaftliche Studien

- **Aphthen**: *Xi Xin* wurde bei 106 Patienten mit Aphthenulzera lokal als Paste eingesetzt. Die Arzneipaste wurde aus 9–15 g mit Wasser und Glycerin vermischtem Pulver hergestellt und für mindestens drei Tage auf dem Nabel platziert. Die Wirksamkeitsrate betrug 93,4%.[10]
- **Angina pectoris**: Eine Studie beschreibt die Behandlung von 281 Patienten mit koronarer Herzkrankheit und Angina pectoris mit einem sublingual verabreichten Arzneispray. In 64,8% der Fälle wurde dadurch eine Schmerzlinderung innerhalb von fünf Minuten erreicht. Die therapeutische Wirkung war vergleichbar mit der von Nitroglycerin. Das Arzneispray enthielt

7

50 ml ätherische Öle aus *Xi Xin* und 16 g *Bing Pian* (Borneolum), gelöst in 600 ml 95-prozentigem Alkohol.[11]

Toxikologie

In Tierversuchen liegt die LD_{50} für ätherische Öle aus *Xi Xin* bei Mäusen bei 1,2 ml/kg, verabreicht durch intraperitoneale Injektion. Bei Überdosierung trat eine Atemlähmung ein.[12]
Xi Xin gehört zur Familie der Aristolochiaceae und enthält Spuren von Aristolochiasäure. Weitere Informationen über die Toxizität dieser Bestandteile sind in den Monographien über *Guang Fang Ji* (Aristolochiae Fangchi Radix; ▸ II/Kap. 4) oder *Guan Mu Tong* (Aristolochiae Manshuriensis Caulis; ▸ II/Kap. 6) zu finden.

Ergänzung

土細辛 *Tŭ Xì Xīn* (Asari Forbgesii Herba) gehört zur selben Gattung wie *Xi Xin* und hat ähnliche, aber schwächer ausgeprägte Wirkweisen wie *Xi Xin*.

Kommentar der Autoren
Xi Xin wirkt stark bei der Vertreibung von Wind-Kälte aus der Oberfläche und beim Wärmen des Inneren. Je nach Bezug wird es entweder als Arznei, die das Äußere befreit, oder als Arznei zum Erwärmen des Inneren klassifiziert.
Xi Xin und *Ma Huang* (Ephedrae Herba) wärmen beide den Körper und vertreiben Wind-Kälte.

- Der Charakter von *Xi Xin* ist durchdringender und wärmt den Körper stärker. Es lindert hauptsächlich Kopfschmerzen, Muskelschmerzen am ganzen Körper und durch Wind-Kälte hervorgerufene Schmerzen.
- Der Charakter von *Ma Huang* ist zerstreuender, vertreibt wirkungsvoller Wind und befreit von äußeren Krankheitszuständen. Es ist die stärkste Arznei, um Keuchatmung und Dyspnoe zu behandeln, die durch das Eindringen von Wind-Kälte bei fehlendem Schwitzen verursacht werden.

Die optimale Behandlung von Kopfschmerzen erfordert den Einsatz von Meldearzneien, um die therapeutische Wirkung der Arzneien in den betroffenen Bereich zu lenken.

Referenzen
1. *Shang Hai Zhong Yi Yao Za Zhi* (Shanghai Journal of Chinese Medicine und Herbology), 1987; 9:2
2. *Zhong Yao Du Li Xue* (Toxicology of Chinese Herbs), 1989; 110–111
3. *Xian Dai Zhong Yao Yao Li Xue* (Contemporary Pharmacology of Chinese Herbs), 1997; 49
4. The Merck Index 12th edition, Chapman and Hall/CRCnetBASE/ Merck, 2000
5. *Zhong Yao Yao Li Yu Ying Yong* (Pharmacology and Applications of Chinese Herbs), 1983; 724
6. *Yao Xue Xue Bao* (Journal of Herbology), 1981; 16(10):24
7. *Zhong Yao Zhi* (Chinese Herbology Journal), 1988; 117
8. *Yao Xue Xue Bao* (Journal of Herbology), 1982; 17(1):12
9. *Zhong Yao Xue* (Chinese Herbology), 1998; 380–382
10. *Zhong Hua Kou Qiang Ke Za Zhi* (Chinese Journal of Stomatology), 1960; 2:75
11. *Xin Yi Yao Xue Za Zhi* (New Journal of Medicine und Herbology), 1977; 1:13
12. *Yao Xue Xue Bao* (Journal of Herbology), 1982; 17(1):12

Xiăo Huí Xiāng

Foeniculi Fructus

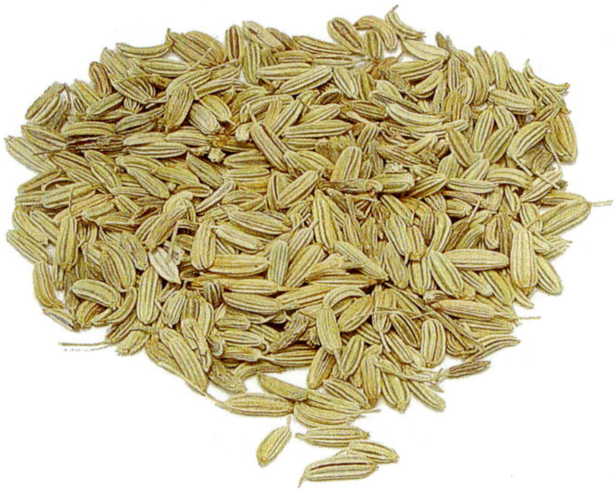

小茴香

Pinyin-Name *Xiăo Huí Xiāng*
Andere chinesische Namen *Gu Hui Xiang*
Originalquelle *Yao Xing Ben Cao* (Materia Medica der medizinischen Eigenschaften) aus dem Jahr 600 von Zhen Quan
Deutscher Name Fenchelsamen
Botanischer Name *Foeniculum vulgare* Mill. (*Hui Xiang*)
Pharmazeutischer Name Foeniculi Fructus
Eigenschaften Scharf, warm
Leitbahnen Leber, Nieren, Milz, Magen

Chinesische therapeutische Wirkungen

Vertreibt Kälte, Wärmt Leber und Niere, lindert Schmerzen

Bauchschmerzen, Hernienschmerzen: *Xiao Hui Xiang* (Foeniculi Fructus) behandelt Hernienerkrankungen, indem es Kälte aus den Leitbahnen von Leber und Nieren vertreibt. Klinische Anwendungen sind Bauchschmerzen, Gefühl eine Prolaps im Abdomen und schmerzhafte Hodenschwellungen.

- Hernien: *Xiao Hui Xiang* zusammen mit *Li Zhi He* (Litchi Semen), *Chuan Lian Zi* (Toosendan Fructus) und *Wu Yao* (Linderae Radix) verwenden.
- Hernienerkrankungen durch Kälte: mit *Wu Zhu Yu* (Evodiae Fructus), *Rou Gui* (Cinnamomi Cortex) und *Chen Xiang* (Aquilariae Lignum Resinatum) verwenden. *Xiao Hui Xiang* kann auch erhitzt werden und äußerlich auf Skrotum und Abdomen appliziert werden.
- Hernienerkrankungen durch Hitze mit Hitze-Symptomen und brennenden Schmerzen: zusammen mit *Chuan Lian Zi* (Toosendan Fructus), *Zhi Zi* (Gardeniae Fructus) und *Huang Qin* (Scutellariae Radix) verwenden.
- Schwellung und Verhärtung des Skrotums: mit *Li Zhi He* (Litchi Semen) und *Chen Pi* (Citri Reticulatae Pericarpium) kombinieren.

Wärmt die Nieren, lindert Schmerzen

Schmerzen im unteren Rücken durch Nieren-Mangel: Der untere Rücken beherbergt die Nieren; wenn die Nieren-Energie schwach ist, verspüren die Patienten Wundsein, Schwäche und Schmerzen. *Xiao Hui Xiang* wärmt die Nieren und lindert Schmerzen.

- Schmerzen im unteren Rücken: zusammen mit *Du Zhong* (Eucommiae Cortex), *Hu Lu Ba* (Trigonellae Semen) und *Bu Gu Zhi* (Psoraleae Fructus) verwenden.

Reguliert Qi, verbessert den Appetit

Schmerzen in Oberbauch und Hypochondrium und Abdomen, interkostale Schmerzen, Erbrechen und verminderte Nahrungsaufnahme: *Xiao Hui Xiang* behandelt *Qi*-Stagnation im Mittleren *Jiao* (Mittlerer Erwärmer), die durch blähende Schmerzen in verschiedenen Teilen des Abdomens charakterisiert ist, außerdem Appetitmangel, Übelkeit, abdominales Völlegefühl nach den Mahlzeiten, Magenverstimmung und Erbrechen.

- *Qi*-Stagnation im Mittleren *Jiao* (Mittlerer Erwärmer): *Xiao Hui Xiang* mit *Gan Jiang* (Zingiberis Rhizoma) und *Mu Xiang* (Aucklandiae Radix) verwenden.
- Magenverstimmung und Völlegefühl nach den Mahlzeiten: mit *Shen Qu* (Massa Medicata Fermentata), *Sha Ren* (Amomi Fructus) und *Mai Ya* (Hordei Fructus Germinatus) kombinieren.

Dosierung

3–8 g. Unbehandeltes *Xiao Hui Xiang* reguliert das *Qi* am stärksten. In Salz gebratenes *Xiao Hui Xiang* hat mäßig scharfe und zerstreuende Wirkungen. Das Braten mit Salz erhöht außerdem die Wärmewirkung auf Niere und Leber, sodass Störungen des Unteren *Jiao* (Unterer Erwärmer) wie z.B. Hernienschmerzen behandelt werden können.

Sicherheitshinweise, Kontraindikationen

- *Xiao Hui Xiang* mit Vorsicht bei *Yin*-Mangel mit Feuer verwenden.
- Wegen seiner Wirkung als Emmenagogum darf *Xiao Hui Xiang* in der Schwangerschaft nur mit Vorsicht angewendet werden.[1]

Chemische Zusammensetzung

Ätherische Öle 3–6% (trans-Anethol, Limonen, Fenchon, Estragol, g-Terpinen, α-Pinen, Mycen, β-Pinen, Campher, Camphen, Methoxyphenylaceton, Sabinen, α-Phellandren, p-Cymol, Cineol, 4-Terpineol, Transfencholacetat, Anethol, Anisaldenyd), Petroselinisäure.[2]

Pharmakologische Wirkungen

- **Gastrointestinal**: *Xiao Hui Xiang* hat verschiedene Wirkungen auf das gastrointestinale System. Es stimuliert die glatte Muskulatur und steigert so die Peristaltik. Es hat eine hemmende Wirkung auf die Magensäuresekretion.[3]
- **Wirkung auf die Leber**: In einer Studie wurde festgestellt, dass die kontinuierliche Anwendung der ätherischen Öle von *Xiao Hui Xiang* über zehn Tage das Gewicht der Leber erhöht. Es wird vermutet, dass die Arzneidroge die Regeneration der Leberzellen fördert.[4]

Klinische und wissenschaftliche Studien

- **Eingeklemmte Hernien**: In einer Studie wurden sieben Kinder und acht Erwachsene mit diagnostizierten eingeklemmten Hernien erfolgreich mit *Xiao Hui Xiang* behandelt. Das Behandlungsprotokoll sah vor, die Arzneidroge vor der Einnahme in heißem Wasser einzuweichen. Die Dosis betrug für Erwachsene 15 g, für Kinder 7,5 g. Nach ein bis zwei Dosen trat bei 13 von 15 Patienten Erleichterung ein. Patienten, bei denen keine Besserung innerhalb der ersten 15 Minuten nach der ersten Dosis erfolgte, erhielten eine zweite Dosis. Bei Patienten, die nach 30 Minuten keine Besserung bemerkten, wurde chirurgisch interveniert.[5]

- **Wasserbruch der Tunica vaginalis testis**: Patienten mit einem Wasserbruch der Hodenhülle wurden erfolgreich mit einem Arzneimittel behandelt. Die Arzneibehandlung bestand aus 15 g trocken angebratenem *Xiao Hui Xiang*, 4,5 g Salz und zwei Enteneiern, die zu einem Pfannkuchen verarbeitet wurden, der über einen Behandlungszyklus von vier Tagen täglich vor dem Schlafengehen mit warmem Reiswein verzehrt wurde, jeweils gefolgt von zwei Tagen Pause zwischen zwei Behandlungszyklen. Je nach Zustand der Patienten waren mehrere Behandlungszyklen notwendig. Die meisten Patienten berichteten über ein schwaches Wundheitsgefühl und ein allmähliches Abnehmen der Größe des Skrotums. Von 64 Patienten wurden 59 vollständig gesund, ein Patient zeigte eine Besserung, vier Patienten verzeichneten keine Reaktion.[6]

Wechselwirkung mit anderen Medikamenten

Ciprofloxacin: Es wurde vermutet, dass die Resorption und Verteilung von Ciprofloxacin bei Ratten eingeschränkt wird, wenn es gleichzeitig mit *Xiao Hui Xiang* verabreicht wird. In einer Studie wurden Ratten in zwei Gruppen unterteilt. Eine Gruppe erhielt nur Ciprofloxacin, die andere sowohl Ciprofloxacin als auch *Xiao Hui Xiang*. Nach sechs und 24 Stunden wurden Blut- und Urinproben entnommen und mit Chromatographieverfahren analysiert. Im Vergleich zur Kontrollgruppe wurde festgestellt, dass in der Behandlungsgruppe eine Abnahme der maximalen Plasmakonzentration um 83% vorlag, im Areal unter der Kurve um 48% und der im Harn wiederentdeckten Wirkstoffmenge um 43%. Der Mechanismus der Wechselwirkung mit Medikamenten wurde auf den hohen Gehalt von metallischen Kationen in der Arzneidroge zurückgeführt. Die Forscher schlossen daraus, dass beim gleichzeitigen Einsatz beider Mittel ein adäquates (freies) Dosierungsintervall notwendig ist, damit Ciprofloxacin seine Wirkung beibehält.[7]

Ergänzung

蒔蘿/莳萝 *Shí Luó* (Anethum Graveolens Fructus) wird erstmal im *Shen Nong Ben Cao Jing* (Die Materia Medica des göttlichen Landmannes) aus dem zweiten Jahrhundert erwäht. Es ist aromatisch, sieht ähnlich aus wie *Xiao Hui Xiang* und wird manchmal als Ersatz dafür verwendet. Trotz der Ähnlichkeit im Aussehen und der in der Vergangenheit wechselseitig praktizierten Anwendung sind die Arzneien nicht identisch und sollten daher nicht verwechselt werden. *Shi Luo* ist kleiner und runder, *Xiao Hui Xiang* ist hingegen länger und hat einen stärkeren Duft.

Referenzen

1. Brinker, F. Herb Contraindications and Drug Interactions, 1997; 47
2. *Xian Dai Zhong Yao Yao Li Xue* (Contemporary Pharmacology of Chinese Herbs), 1997; 628
3. *Zhong Cao Yao* (Chinese Herbal Medicine), 1989; 20(7):41
4. Ibid.
5. *Zhong Hua Wai Ke Za Zhi* (Chinese Journal of External Medicine), 1959; 7:657
6. *Zhong Ji Yi Kan* (Medium Medical Journal), 1960; 5:11
7. Zhu, M. et al. Effect of oral administration of fennel (Foeniculum vulgare) on ciprofloxacin absorption and disposition in the rat. Journal of Pharmacy und Pharmacology, Dec. 1999; 51(12):1391–1396

Zhì Cǎo Wū

Aconiti Kusnezoffii Radix Praeparata

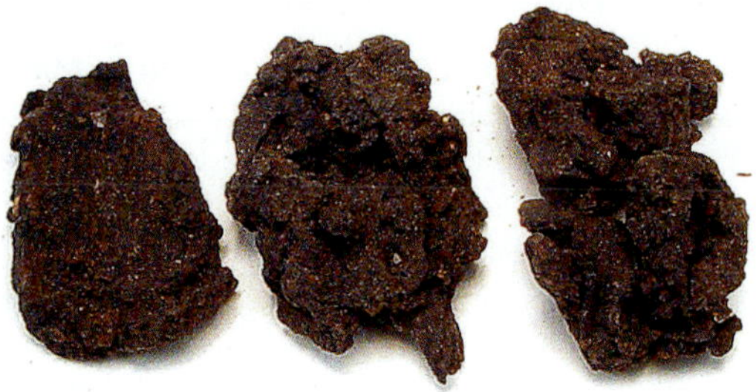

製草烏 制草乌

Pinyin-Name *Zhì Cǎo Wū*
Wörtliche Übersetzung „Präparierter Krähenkopf"
Originalquelle *Shen Nong Ben Cao Jing* (Die Materia Medica des göttlichen Landmannes), vermutlich Östliche Han-Dynastie
Deutscher Name Präpariertee Kusnezoff-Eisenhutwurzel
Botanischer Name *Aconitum kusnezoffii* Reichb. (*Cao Wu*)
Pharmazeutischer Name Aconiti Kusnezoffii Radix Praeparata
Eigenschaften Scharf, bitter, heiß
Leitbahnen Herz, Leber, Milz
Sicherheitshinweis Äußerst toxisch

7

Chinesische therapeutische Wirkungen

Vertreibt Wind, vertreibt Kälte und lindert Schmerzen

Bi Zheng (schmerzhaftes Blockade-Syndrom): Das scharfe und heiße *Zhi Cao Wu* (Aconiti Kusnezoffii Radix Praeparata) ist eine ausgezeichnete Arznei, um Wind und Kälte zu vertreiben und Schmerzen zu lindern. Es behandelt durch Wind und Feuchtigkeit hervorgerufene Schmerzen wie Kopfschmerzen, Schmerzen im Abdomen und Schmerzen im Bewegungsapparat. Häufig werden Blut belebende Arzneien mit *Zhi Cao Wu* kombiniert, um verschiedene Schmerzarten behandeln zu können.

- Spasmen und Schmerzen der Muskulatur mit Bewegungseinschränkungen aufgrund von Kälte-Feuchtigkeit oder Blut-Stagnation: *Zhi Cao Wu* zusammen mit *Zhi Chuan Wu* (Aconiti Radix Praeparata), *Di Long* (Pheretima), *Ru Xiang* (Olibanum) und *Mo Yao* (Myrrha) verwenden.
- Atrophie aufgrund von Wind und Feuchtigkeit: zusammen mit *Wu Ling Zhi* (Trogopterori Faeces) verwenden.
- Kurzatmigkeit, Kälte und Schmerzen in Brust und Abdomen aufgrund von Fülle-Kälte: zusammen mit *Chi Shi Zhi* (Halloysitum Rubrum) verwenden.
- Angina pectoris, starke Schmerzen in der Brust, die in den Rücken ausstrahlen: *Zhi Cao Wu* mit *Fu Zi* (Aconiti Radix Lateralis Praeparata), *Hua Jiao* (Zanthoxyli Pericarpium), *Gan Jiang* (Zingiberis Rhizoma) und *Chi Shi Zhi* (Halloysitum Rubrum) kombinieren.
- Hernien aufgrund von Kälte: *Zhi Cao Wu* mit Honig verwenden.
- *Bi Zheng* (schmerzhaftes Blockade-Syndrom): *Zhi Cao Wu* mit *Zhi Chuan Wu* (Aconiti Radix Praeparata) und *Ma Qian Zi* (Strychni Semen) kombinieren und äußerlich als Pflaster oder analgetische Salbe anwenden.

Reduziert Schwellungen und behandelt Abszesse und Läsionen

Yin-Geschwüre: *Zhi Cao Wu* hat einen scharfen, zerteilenden und warmen Charakter und wird häufig äußerlich in chronischen Fällen von Abszessen und Läsionen eingesetzt. Es hilft Schwellungen zu reduzieren und fördert die Heilung von ulzerierten Wunden. Es ist äußerst nützlich bei hartnäckigen, nicht-ulzerierten Haut- und Schleimhautdefekten oder bei Geschwüren, die nicht heilen.

- Zellulitis mit harten Schwellungen: pulverisiertes *Zhi Cao Wu* mit *Dan Nan Xing* (Arisaema cum Bile), *Ban Xia* (Pinelliae Rhizoma) und *Lang Du* (Euphorbiae Fischerianae Radix) mischen. Wird diese äußere Anwendung mit geeigneten Hitze klärenden und Toxine eliminierenden Arzneien gemischt, ist sie für die Behandlung aller Arten von toxischen Geschwüren und Schwellungen geeignet.
- Abszesse und Ulzerationen: zusammen mit *Tian Nan Xing* (Arisaematis Rhizoma), *Chuan Bei Mu* (Fritillariae Cirrhosae Bulbus), *Tian Hua Fen* (Trichosanthis Radix) und *Fu Rong* (Hibisci Radix) verwenden. Mit Essig mischen und dreimal täglich äußerlich auftragen.

Dosierung

1,5–3,0 g. Um die Toxizität vor der oralen Verabreichung zu reduzieren, wird *Zhi Cao Wu* vom Anbieter vier bis sechs Stunden bei Kochtemperatur abgekocht und dann getrocknet und vertrieben. Der Patient muss es noch einmal 30 bis 60 Minuten lang abkochen, bevor weitere Arzneien hinzugefügt werden. Richtig zubereitet, weist *Zhi Cao Wu* bei oraler Einnahme im Mund weder einen bitteren Geschmack noch eine betäubende Wirkung auf.

Sicherheitshinweise, Kontraindikationen

- *Zhi Cao Wu* ist in der Schwangerschaft kontraindiziert.
- *Zhi Cao Wu* ist inkompatibel mit *Bei Mu* (Fritillariae Bulbus), *Gua Lou* (Trichosanthis Fructus), *Ban Xia* (Pinelliae Rhizoma), *Bai Ji* (Bletillae Rhizoma) und *Bai Lian* (Ampelopsis Radix).
- Der Gebrauch von frischem oder unbehandeltem Akonitum ist aufgrund seiner Giftigkeit streng verboten. Arzneien der Akonitum-Familie müssen bearbeitet werden, damit sie weniger giftig sind; ihre Toxizität kann auf ein Zwei- bis ein Viertausendstel im Vergleich zur unbehandelten Substanz verringert werden. Die begleitende Einnahme von Alkohol ist ebenfalls untersagt, um eine verstärkte Aufnahme von giftigen Bestandteilen zu verhindern.[1]
- Selbst bei passenden Indikationen und Dosierungen sollte *Zhi Cao Wu* mit anderen Arzneien wie z.B. *Gan Cao* (Glycyrrhizae Radix et Rhizoma), *Sheng Jiang* (Zingiberis Rhizoma Recens) oder Honig verwendet werden, um die Giftigkeit zu minimieren.

Überdosierung

Nebenwirkungen als Reaktion auf eine Überdosierung von *Zhi Cao Wu* beginnen im Allgemeinen zehn Minuten bis drei Stunden nach der Einnahme. Symptome sind Taubheit und Brennen der Zunge und des Mundraums, Mundtrockenheit, Übelkeit, Erbrechen, Schwindel, verschwommenes Sehen, Taubheit von Körper und Extremitäten, verminderter Herzschlag, erschwerte Atmung und Muskelspasmen der Arme und Beine.

Überdosierungen mit *Zhi Cao Wu* und *Zhi Chuan Wu* (Aconiti Radix Praeparata) bringen kardiovaskuläre Nebenwirkungen wie Arrhythmien, ventrikuläre Tachykardie, Kammerflimmern und Herzstillstand mit sich.[2]
Eine klinische Studie in Hongkong hat gezeigt, dass bis zu 61% aller schweren Vergiftungen im Kontext der Arzneimedizin mit dem Gebrauch verschiedener Arten der Akonitwurzel zusammenhängen. Die Studie beschrieb jedoch nicht eindeutig, ob die toxischen Reaktionen auf einer Überdosierung, dem unsachgemäßen Gebrauch, zufällig auftretenden Verdauungsschwierigkeiten oder anderen Ursachen beruhten.[3]

Im Falle einer Überdosierung

Weitere Informationen zur Behandlung von Akonitum-Überdosierungen sind in den Arzneimonographien von *Fu Zi* (Aconiti Radix Lateralis Praeparata) und *Zhi Chuan Wu* (Aconiti Radix Praeparata) zu finden.

Eine starke Überdosierung von *Zhi Cao Wu* ist potentiell lebensbedrohend. Daher sollte die Behandlung einer Überdosierung sorgfältig und nur von qualifizierten Therapeuten durchgeführt werden.

7

Chemische Zusammensetzung

Aconitin, Hypaconitin, Mesaconitin, Talatigamin, Beiwutin, 14-Acetyltateizamin, Isotalatizidin, Karakolin, Neolin, Lipoaconitin, Lipohpaconitin, Lipomesaconitin, Lipodeoxyaconitin.[4]

Wechselwirkung mit anderen Medikamenten

Antiarrhythmika: Patienten, die in der Vorgeschichte kardiovaskuläre Störungen aufweisen oder antiarrhythmische Medikamente einnehmen, sollten *Zhi Cao Wu* mit äußerster Vorsicht einnehmen.[5] (Hinweis: Beispiele für Antiarrhythmika sind u.a. Quinidin, Procainamid, Disopyramid, Flecainid, Propafenon und Amiodaron.)

Toxikologie

Die LD_{50} von unbehandeltem *Cao Wu* bei Mäusen beträgt 0,19 g/kg bei intraperitonealer Injektion und 0,16 g/kg bei intravenöser Injektion. Die LD_{50} der bearbeiteten Arznei (Abkochung von sechs Stunden) bei Mäusen ist 41,59 g/kg bei intraperitonealer Injektion.[6]

Ergänzung

草烏/草乌 *Cǎo Wū* (Aconiti Kusnezoffii Radix) ist die unbehandelte Form von *Zhi Cao Wu* (Aconiti Kusnezoffii Radix Praeparata) und wird manchmal zur äußeren Anwendung bei der Behandlung von *Bi Zheng* (schmerzhaftes Blockade-Syndrom) eingesetzt. Es sollte jedoch nicht oral eingenommen werden, da die unbehandelte Form toxisch ist.

Kommentar der Autoren
In ihrer unbehandelten Form haben die drei Akonitum-Arten *Cao Wu* (Aconiti Kusnezoffii Radix Praeparata), *Chuan Wu* (Aconiti Radix) und *Sheng Fu Zi* (Aconiti Radix Lateralis) eine toxische Wirkung auf den Menschen. Richtig bearbeitet, vorbereitet, mit anderen Arzneien kombiniert und korrekt verschrieben, gehören diese Arzneien zu den lebensrettenden Substanzen der Chinesischen Medizin. Obwohl unbehandeltes *Cao Wu* die toxischste unter den drei Akonitum-Arten ist, bedeutet dies nicht, dass es klinisch weniger wertvoll wäre.
Zhi Cao Wu ist eine äußerst wertvolle Arznei, um Kälte zu vertreiben und Schmerzen zu lindern. Jedoch sollte es mit großer Vorsicht verwendet werden, da es nur eine relativ geringe Sicherheitsbandbreite (► I/Kap. 8) hat.

Referenzen

1. *Zhong Yao Xue* (Chinese Herbology), 1998; 367–371
2. Forensic Science International, 1994 June 28; 55–8
3. Vet Human Toxicol, 1995 April 37(2)
4. *Xian Dai Zhong Yao Yao Li Xue* (Contemporary Pharmacology of Chinese Herbs), 1997; 450
5. Chen, J. Recognition and prevention of herb-drug interactions, Medical Acupuncture, Fall/Winter 1998/1999; 10(2): 9–13
6. *Lin Chuang Shou Ce You Du Zhong Yao Shi Yong* (Clinical Handbook on Applications of Toxic Chinese Herbs), 1992; 22:23
7.

Zhì Chuān Wū

Aconiti Radix Praeparata

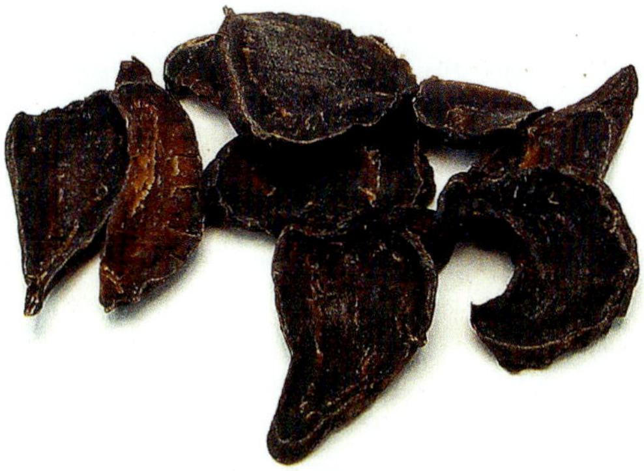

製川烏 制川乌

Pinyin-Name *Zhì Chuān Wū*
Wörtliche Übersetzung „Präparierter Krähenkopf aus Szechuan“
Originalquelle *Shen Nong Ben Cao Jing* (Die Materia Medica des göttlichen Landmannes), vermutlich Östliche Han-Dynastie
Deutscher Name Szechuan-Akonitum, präparierte Eisenhuthauptwurzel
Botanischer Name *Aconitum carmichaeli* Debx. (*Chuan Wu*)
Pharmazeutischer Name Aconiti Radix Praeparata
Eigenschaften Scharf, bitter, heiß
Leitbahnen Herz, Leber, Milz
Sicherheitshinweis Äußerst toxisch

Chinesische therapeutische Wirkungen

Vertreibt Wind, vertreibt Kälte und lindert Schmerz

Bi Zheng (schmerzhaftes Blockade-Syndrom): *Zhi Chuan Wu* (Aconiti Radix Praeparata) ist scharf und heiß und verfügt über ausgezeichnete Eigenschaften, um Wind und Kälte zu vertreiben und Schmerzen zu lindern. Es behandelt Schmerzen, die durch Wind und Feuchtigkeit gekennzeichnet sind wie Kopfschmerzen, Schmerzen im Abdomen und Schmerzen im Bewegungsapparat. *Zhi Chuan Wu* wird häufig mit Blut belebenden Arzneien kombiniert, um verschiedene Schmerzarten behandeln zu können.

- Schmerzhafte Gelenke und Muskeln: *Zhi Chuan Wu* äußerlich als Pflaster oder analgetische Salbe mit *Zhi Cao Wu* (Aconiti Kusnezoffii Radix Praeparata) und *Ma Qian Zi* (Strychni Semen) verwenden.
- Gelenkschmerzen mit Schwierigkeiten bei der Extension und Flexion: zusammen mit *Ma Huang* (Ephedrae Herba), *Bai Shao* (Paeoniae Radix Alba) und *Huang Qi* (Astragali Radix) verwenden.
- Muskuläre Spasmen und Schmerzen mit Bewegungseinschränkungen aufgrund von Feuchte-Kälte oder Blut-Stagnation: mit *Zhi Cao Wu* (Aconiti Kusnezoffii Radix Praeparata), *Di Long* (Pheretima), *Ru Xiang* (Olibanum) und *Mo Yao* (Myrrha) verwenden.
- Kälte und Schmerzen im unteren Rücken und in den Beinen: pulverisiertes *Zhi Chuan Wu* mit Essig mischen und innerlich einnehmen oder äußerlich auftragen.
- Kopfschmerzen: als Dekokt mit *Dan Nan Xing* (Arisaema cum Bile), *Sheng Jiang* (Zingiberis Rhizoma Recens) und Pflaumen verwenden.
- Kopfschmerzen: *Zhi Chuan Wu*, *Dan Nan Xing* (Arisaema cum Bile) und *Cong Bai* (Allii Fistulosi Bulbus) mischen und zerstoßen und äußerlich auf den Akupunkturpunkt *Taiyang* auftragen.
- Angina pectoris, starke Schmerzen in der Brust, die in den Rücken ausstrahlen: mit *Fu Zi* (Aconiti Radix Lateralis Praeparata), *Hua Jiao* (Zanthoxyli Pericarpium), *Gan Jiang* (Zingiberis Rhizoma) und *Chi Shi Zhi* (Halloysitum Rubrum) verwenden.
- Hernien aufgrund von Kälte: *Zhi Chuan Wu* mit *Xiao Hui Xiang* (Foeniculi Fructus) und *Feng Mi* (Mel) verwenden.

Reduziert Schwellungen und behandelt Abszesse und Läsionen

Yin-Geschwüre: *Zhi Chuan Wu* ist scharf, zerteilend, warm vom Charakter und wird bei chronischen Abszessen und Läsionen häufig äußerlich eingesetzt. Es hilft, Schwellungen zu reduzieren und fördert die Heilung von ulzerierten Wunden. Es ist äußerst nützlich bei hartnäckigen, nicht-ulzerierten Haut- und Schleimhautdefekten oder bei Geschwüren, die nicht heilen.

- Abszesse und Ulzerationen: *Zhi Chuan Wu* mit *Tian Nan Xing* (Arisaematis Rhizoma), *Chuan Bei Mu* (Fritillariae Cirrhosae Bulbus), *Tian Hua Fen* (Trichosanthis Radix) und *Fu Rong* (Hibisci Radix) verwenden. Mit Essig vermischen und äußerlich auftragen.

Behandelt Bewusstlosigkeit aufgrund von Schleim-Stagnation

Nach dem *Tai Ping Hui Min He Ji Ju Fang* (Kaiserliche Gnaden Rezeptur der Tai-Ping-Periode) werden unbehandeltes *Chuan Wu*, unbehandeltes *Sheng Fu Zi* (Aconiti Radix Lateralis), unbehandeltes *Tian Nan Xing* (Arisaematis Rhizoma) und *Mu Xiang* (Aucklandiae Radix) verwendet, um Fälle von Bewusstlosigkeit, Blickdeviation und herabhängenden Mundwinkeln sowie rasselndem Schleim im Hals zu behandeln.

Dies ist eine äußerst seltene Ausnahme für den Einsatz der unbehandelten Form von *Chuan Wu, Sheng Fu Zi* und *Tian Nan Xing*. Die unbehandelten Formen dieser drei Arzneien sind äußerst toxisch.

Dosierung

1,5–4,5 g. Um die Giftigkeit vor der oralen Einnahme zu reduzieren, wird *Zhi Chuan Wu* vom Anbieter vier bis sechs Stunden abgekocht, bevor es getrocknet und vertrieben wird. Es muss vom Patienten noch einmal 30 bis 60 Minuten abgekocht werden, bevor weitere Arzneien hinzugefügt werden. Richtig zubereitet, sollte diese Arznei bei oraler Einnahme keinen bitteren Geschmack und keine betäubende Wirkung aufweisen.

Sicherheitshinweise, Kontraindikationen

- *Zhi Chuan Wu* ist kontraindiziert in der Schwangerschaft.
- *Zhi Chuan Wu* ist inkompatibel mit *Bei Mu* (Fritillariae Bulbus), *Gua Lou* (Trichosanthis Fructus), *Ban Xia* (Pinelliae Rhizoma), *Bai Ji* (Bletillae Rhizoma) und *Bai Lian* (Ampelopsis Radix).
- Der Gebrauch von frischem oder unbehandeltem Akonitum ist aufgrund seiner Toxizität streng verboten. Arzneien der Akonitum-Familie müssen bearbeitet werden, damit sie weniger giftig sind; ihre Toxizität kann auf ein Zweitausendstel bis ein Viertausendstel verringert werden im Vergleich zur unbehandelten Arzneidroge. Die begleitende Einnahme von Alkohol ist ebenfalls untersagt, um eine verstärkte Aufnahme von giftigen Bestandteilen zu verhindern.[1]
- Selbst bei passenden Indikationen und Dosierungen sollte *Zhi Chuan Wu* mit anderen Arzneien wie z.B. *Gan Cao* (Glycyrrhizae Radix et Rhizoma), *Sheng Jiang* (Zingiberis Rhizoma Recens) oder Honig verwendet werden, um seine Giftigkeit zu minimieren.

Überdosierung

Eine Überdosierung von *Zhi Chuan Wu* zeigt sich in kardiovaskulären Nebenwirkungen wie Arrhythmien, ventrikulärer Tachykardie, Kammerflimmern und Herzstillstand.[2]
Nebenwirkungen im Zusammenhang mit *Zhi Chuan Wu* werden normalerweise in drei Kategorien unterteilt: milde, gemäßigte und schwere Reaktionen.

- **Milde Reaktionen** sind gekennzeichnet durch Taubheitsgefühle, Wärme, Anschwellen von Mund, Lippen und Fingern, Übelkeit, Speichelfluss, Bauchschmerzen, Erbrechen, beschleunigte Atmung und Beklemmungsgefühl in der Brust. Reaktionen treten oft innerhalb von 15 bis 30 Minuten nach Einnahme der Arzneien auf. Der Patient ist dabei die ganze Zeit bei Bewusstsein.
- **Mäßige Reaktionen** sind gekennzeichnet durch Reizbarkeit, Schwitzen, Spasmen und Krämpfe der Extremitäten, Einschränkungen beim Sprechen, Dyspnoe, Hypotonie, erniedrigte Körpertemperatur, bleiche Gesichtsfarbe, kalte Haut und Extremitäten und einen langsamen und unregelmäßigen Puls.
- **Schwere Reaktionen** sind gekennzeichnet durch Bewusstseinsstörungen, purpurfarbene Verfärbung von Lippen und Mund, extrem schwachen Puls, Blasen- und Darminkontinenz und unregelmäßigen Herzschlag.

Die Toxizität von *Zhi Chuan Wu* wird gewöhnlich auf das Akonitin zurückgeführt, das sowohl auf das Zentralnervensystem als auch auf das Herz-Kreislauf-System zuerst eine stark stimulierende, dann eine inhibitorische Wirkung hat. Akonitin wird über den Magen-Darm-Trakt aufgenommen und von den Nieren ausgeschieden.[3]
Eine klinische Studie aus Hongkong berichtet, dass bis zu 61% aller schweren Vergiftungen durch Arzneimedizin mit dem Gebrauch von verschiedenen Arten der Akonitum-Wurzel in Verbindung gebracht werden. Die Studie hat jedoch nicht eindeutig dargelegt, ob die toxischen Reaktionen auf Überdosierungen, inkorrekte Verwendung, versehentliche Einnahme oder andere Ursachen zurückzuführen waren.[4]

Im Falle einer Überdosierung

Milde Fälle von Nebenwirkungen können durch die Einnahme von 120 g in Wasser aufgelöstem Honig gelindert werden. Andere Arzneien, deren Toxizität lindernde Wirkung bei *Zhi Chuan Wu* dokumentiert ist, sind u.a. *Huang Lian* (Coptidis Rhizoma), *Jin Yin Hua* (Lonicerae Flos), *Hei Dou* (Sojae Semen), *Lu Dou* (Phaseoli Radiati Semen), *Gan Cao* (Glycyrrhizae Radix et Rhizoma) und *Sheng Jiang* (Zingiberis Rhizoma Recens). Ein durch *Zhi Chuan Wu*

verursachter unregelmäßiger Herzschlag kann mit 30 g *Ku Shen* (Sophorae Flavescentis Radix) als Dekokt behandelt werden.
Zusätzliche Informationen über die Behandlung einer Akonitum-Überdosierung finden sich im Abschnitt über *Fu Zi* (Aconiti Radix Lateralis Praeparata).

Eine starke Überdosierung von *Zhi Chuan Wu* ist potentiell lebensbedrohend. Daher sollte die Behandlung einer Überdosierung sorgfältig und nur von qualifizierten Therapeuten durchgeführt werden.

Chemische Zusammensetzung

Aconitin, Hypaconitin, Mesaconitin, Talatigamin, Carmichaelin, 14-Acetyltateizamin, Isotalatizidin, Karakolin, Neolin, Lipoaconitin, Lipohpaconitin, Lipomesaconitin, Lipodeoxyaconitin.[5]

Pharmakologische Wirkungen

- **Kardiovaskulär**: Die Verabreichung von *Zhi Chuan Wu* hat eine starke und direkte Wirkung auf die Kontraktionskraft und den Rhythmus des Herzens. Der Gebrauch von unbehandeltem *Chuan Wu* wird oft mit einem erhöhten oder unregelmäßigen Herzschlag und in schweren Fällen mit Herzstillstand in Verbindung gebracht. Der Einsatz der bearbeiteten Arznei (langes Kochen bei hohen Temperaturen) führt zu einer stärkeren Kontraktionskraft des Herzens.[6]
- **Analgetisch und entzündungshemmend**: *Zhi Chuan Wu* hat deutliche analgetische und antientzündliche Wirkungen gezeigt. In Laborversuchen mit Mäusen ergab der Einsatz von Akonitin eine signifikante Reduzierung von Schmerzen und Entzündungen. Die analgetische Wirkung von Akonitin beruht auf seinem Einfluss auf das Zentralnervensystem. Die antientzündliche Wirkung von Akonitin ist stärker als die von Aspirin, sein Wirkmechanismus ist unabhängig von der Steroidproduktion in den Nebennieren.[7]

Klinische und wissenschaftliche Studien

- **Arthritis**: Eine Studie, in der 150 Patienten mit von Wind und Feuchtigkeit verursachter Arthritis mit einem Arzneipräparat behandelt wurden, ergab eine Wirksamkeitsrate von 92,4%. Die Rezeptur wurde dreimal täglich verabreicht und enthielt *Zhi Chuan Wu*, *Zhi Cao Wu* (Aconiti Kusnezoffii Radix Praeparata), *Qiang Huo* (Notopterygii Rhizoma seu Radix), *Du Huo* (Angelicae Pubescentis Radix), *Fu Zi* (Aconiti Radix Lateralis Praeparata), *Ru Xiang* (Olibanum), *Mo Yao* (Myrrha), *Dang Gui* (Angelicae Sinensis Radix), *Chuan Niu Xi* (Cyathulae Radix), *Ma Huang* (Ephedrae Herba), *Gui Zhi* (Cinnamomi Ramulus), *Wu Gong* (Scolopendra), *Chuan Xiong* (Chuanxiong Rhizoma) und *Ma Qian Zi* (Strychni Semen).[8]
- **Entzündung der Schulter**: Zehn von elf Patienten mit Schulterentzündung wurden vollständig gesund, nachdem sie mit einer Arzneirezeptur, die 10 g *Zhi Chuan Wu* enthielt, behandelt wurden. Die Rezeptur wurde zweimal täglich morgens und abends als Dekokt über einen Zeitraum von 6 bis 15 Tagen verabreicht.[9]

Wechselwirkung mit anderen Medikamenten

Antiarrhythmika: Patienten, die in der Vorgeschichte Herz-Kreislauf-Störungen aufweisen oder antiarrhythmische Medikamente einnehmen, sollten *Zhi Chuan Wu* mit extremer Vorsicht einnehmen.[10] (Hinweis: Beispiele für Antiarrhythmika sind u.a. Quinidin, Procainamid, Disopyramid, Flecainid, Propafenon und Amiodaron.)

Toxikologie

► *Fu Zi* (Aconiti Radix Lateralis Praeparata).

Ergänzung

- 川烏/川乌 *Chuān Wū* (Aconiti Radix) ist die unbehandelte Form von *Zhi Chuan Wu* (Aconiti Radix Praeparata) und wird manchmal zur äußeren Behandlung von *Bi Zheng* (schmerzhaftes Blockade-Syndrom) eingesetzt. Es sollte jedoch nicht oral eingenommen werden, da die unbehandelte Form toxisch ist.
- 烏頭 *Wū Tóu*, Akonit-Wurzel, ist der übergeordnete Name für *Zhi Chuan Wu* (Aconiti Radix Praeparata) und *Zhi Cao Wu* (Aconiti Kusnezoffii Radix Praeparata). In den ursprünglichen Aufzeichnungen über diese Arznei im *Shen Nong Ben Cao Jing* (Die Materia Medica des göttlichen Landmannes) aus dem zweiten Jahrhundert wurde nicht zwischen *Zhi Chuan Wu* und *Zhi Cao Wu* unterschieden. Später wurden die Akonit-Formen aus der Provinz Szechuan mit dem Namen *Zhi Chuan Wu* und die übrigen, in anderen Provinzen oder wild wachsenden Formen als *Zhi Cao Wu* bezeichnet. Der Originaltext erwähnt auch, dass *Wu Tou* für die Jagd verwendet werden kann. Der Saft von *Wu Tou* auf der Spitze eines Pfeils ruft eine Lähmung hervor, sobald der Pfeil in die Beute eindringt.

7

Kommentar der Autoren

Zhi Chuan Wu ist eine äußerst wertvolle Arznei, um Kälte zu vertreiben und Schmerzen zu lindern. Jedoch sollte es auch mit großer Vorsicht verwendet werden, da es nur eine relativ geringe Sicherheitsbandbreite (► I/Kap. 8) hat.

Referenzen

1. *Zhong Yao Xue* (Chinese Herbology), 1998; 367–371
2. Forensic Science International, 1994 June 28; 55–8
3. *Zhong Yao Du Li Xue* (Toxicology of Chinese Herbs), 1989; 35–38
4. Vet Human Toxicol, 1995 April 37(2)
5. *Xian Dai Zhong Yao Yao Li Xue* (Contemporary Pharmacology of Chinese Herbs), 1997; 425
6. Ibid.
7. Ibid.
8. *Nei Meng Gu Zhong Yi Yao* (Traditional Chinese Medicine and Medicinals of Inner Mongolia), 1986; (3):7
9. Ibid.
10. Chen, J. Recognition and prevention of herb-drug interactions, Medical Acupuncture, Fall/Winter 1998/1999; 10(2): 9–13

Zusammenfassung: Arzneien zur Erwärmung des Inneren

Allgemeine Eigenschaften von Arzneien zur Erwärmung des Inneren

- **Geschmack:** scharf
- **Thermische Eigenschaft:** warm bis heiß
- **Leitbahnbezug:** Herz, Milz, Magen, Nieren
- **Therapeutische Wirkungen:** wärmen das Innere und die Organe

7

Arzneien zum Erwärmen des Inneren (► Tab. 7.1) wärmen das Innere und lindern Schmerzen; sie wärmen Milz und Magen, um Störungen des Magen-Darm-Trakts zu lindern; sie wärmen den Mittleren *Jiao* (Mittlerer Erwärmer), um abdominales Unwohlsein zu lindern; sie wärmen die Leber und die Nieren, um Hernien- und Rückenschmerzen zu lindern; sie kehren rebellierendes *Qi* um und helfen dabei, das *Yang* wiederherzustellen. Klinische Zeichen von Kälte im Inneren sind u.a. eine Abneigung gegen Kälte, kalte Extremitäten, blasses Gesicht, klarer Urin, blasse Zunge mit weißem Belag und ein tiefer, fadenförmiger Puls.

Fu Zi (Aconiti Radix Lateralis Praeparata), **Zhi Chuan Wu** (Aconiti Radix Praeparata), **Zhi Cao Wu** (Aconiti Kusnezoffii Radix Praeparata), **Rou Gui** (Cinnamomi Cortex) und **Gan Jiang** (Zingiberis Rhizoma) besitzen starke Wirkmechanismen, um das Innere zu wärmen, Schmerzen zu lindern und Kälte zu vertreiben. Außer *Zhi Chuan Wu* und *Zhi Cao Wu* tragen diese Substanzen dazu bei, das *Yang* im Körper wiederherzustellen.

Fu Zi (Aconiti Radix Lateralis Praeparata), **Zhi Chuan Wu** (Aconiti Radix Praeparata) und **Zhi Cao Wu** (Aconiti Kusnezoffii Radix Praeparata) sind drei Arzneien aus der Akonitum-Gruppe mit starken Eigenschaften zum Erwärmen des Inneren.

- *Fu Zi* stellt in schweren Fällen wie beispielsweise einem *Yang*-Kollaps mit eiskalten Extremitäten, einem verschwindenden Puls, starkem Schwitzen und blasser oder zyanotischer Gesichtsfarbe das *Yang* wieder her. Es behandelt durch *Yang*-Mangel oder durch das Eindringen von Fülle-Kälte verursachte Kälte. Besonders wirksam ist es bei Nieren-, Milz- und Herz-*Yang*-Mangel. Es vertreibt außerdem Kälte und Feuchtigkeit aus den Gliedern, um *Bi Zheng* (schmerzhaftes Blockade-Syndrom) zu behandeln.
- *Zhi Chuan Wu* und *Zhi Cao Wu* sind stärker als *Fu Zi* beim Vertreiben von Wind und Kälte und beim Lindern von Schmerzen. Sie sind besonders geeignet bei *Bi Zheng* (schmerzhaftes Blockade-Syndrom), Kopfschmerzen und Bauchschmerzen. Sie können außerdem äußerlich zur Behandlung von *Yin*-Geschwüren eingesetzt werden.
- Alle drei Arzneien sind toxisch, wobei die toxische Wirkung von *Zhi Cao Wu* am stärksten ist, gefolgt von *Zhi Chuan Wu* und *Fu Zi*. Alle drei sollten mindestens eine Stunde vorgekocht werden, um die Toxizität zu reduzieren. Sie sollten niemals in unbehandelter Form verschrieben oder verabreicht werden.

Rou Gui (Cinnamomi Cortex) hat einen hohen Stellenwert beim Wärmen des *Ming-Men*-(Lebenstor-)Feuers. Es wird oft zusammen mit *Fu Zi* (Aconiti Radix Lateralis Praeparata) eingesetzt, um das Nieren-*Yang* und das schwächer werdende *Ming-Men*-Feuer zu ergänzen. Klinische Anwendungen dieser Arznei sind abdominale Kälte und Schmerzen, Amenorrhö, Dysmenorrhö oder postpartale Schmerzen im Unterleib. *Rou Gui* wird oft tonisierenden Rezepturen beigefügt, um die Produktion von *Qi* und Blut zu verstärken. Äußerlich angewendet, behandelt *Rou Gui Yin*-Geschwüre. Während *Fu Zi* eine verlängerte Kochzeit zur Beseitigung seiner Toxizität benötigt, ist eine verlängerte Kochzeit für *Rou Gui* nicht ratsam, da dies die Wirkung dieser Arznei durch eine Verflüchtigung der ätherischen Öle mindern würde.

Tab. 7.1 Arzneien zur Erwärmung des Inneren

Name	Gemeinsamkeiten	Unterschiede
Fu Zi (Aconiti Radix Lateralis Praeparata)	Vertreiben Kälte, lindern Schmerzen	Wärmt das Körper-*Yang*, stellt das *Ming Men*-(Lebenstor-)Feuer wieder her, behandelt *Yang*-Kollaps
Gan Jiang (Zingiberis Rhizoma)		Wärmt das *Yang* von Milz und Lunge, stoppt Blutungen
Rou Gui (Cinnamomi Cortex)		Wärmt das Nieren-*Yang*, vertreibt Kälte aus der *Xue*-(Blut)-Ebene
Zhi Cao Wu (Aconiti Kusnezoffii Radix Praeparata)		Starke Linderung von Schmerzen
Zhi Chuan Wu (Aconiti Radix Praeparata)		Starke Linderung von Schmerzen
Ba Jiao Hui Xiang (Anisi Stellati Fructus)	Vertreiben Kälte und lindern Schmerzen, wärmen den Mittleren *Jiao* (Mittlerer Erwärmer)	Behandelt Hernien
Bi Bo (Piperis Longi Fructus)		Stoppt Diarrhö
Bi Cheng Qie (Litseae Fructus)		Vertreibt Kälte aus der Blase
Ding Xiang (Caryophylli Flos)		Lindert Schluckauf
Gao Liang Jiang (Alpiniae Officinarum Rhizoma)		Stoppt Diarrhö
Hu Jiao (Piperis Fructus)		Stoppt Diarrhö, tötet Parasiten ab
Hua Jiao (Zanthoxyli Pericarpium)		Stoppt Erbrechen und Schluckauf, lindert Zahnschmerzen
Wu Zhu Yu (Evodiae Fructus)		Lindert Säurereflux und Kopfschmerzen vom *Jueyin*-Typ
Xi Xin (Asari Radix et Rhizoma)		Vertreibt Wind-Kälte, löst Schleim auf und öffnet die Sinnesöffnungen
Xiao Hui Xiang (Foeniculi Fructus)		Behandelt Hernien

Gan Jiang (Zingiberis Rhizoma) ist die Hauptarznei zur Vertreibung von Kälte im Mittleren *Jiao* (Mittlerer Erwärmer). Es behandelt Erbrechen, Übelkeit, Diarrhö, abdominale Kälte und Schmerzen, die durch Kälte und Mangel in Milz und Magen verursacht werden. *Gan Jiang* wird wegen der synergistischen Wirkung oft zusammen mit *Fu Zi* (Aconiti Radix Lateralis Praeparata) verwendet. Darüber hinaus hilft *Gan Jiang*, die Toxizität von *Fu Zi* zu verringern. Diese Kombination ist ideal, da die therapeutische Wirkung maximiert und gleichzeitig die Nebenwirkungen minimiert werden. *Gan Jiang* wärmt die Lunge und behandelt Husten und Dyspnoe aufgrund von Kälte und Akkumulation von Schleim.
Zusammengefasst unterstützen *Fu Zi* (Aconiti Radix Lateralis Praeparata), *Rou Gui* (Cinnamomi Cortex) und *Gan Jiang* (Zingiberis Rhizoma) allesamt das *Yang* im Körper.

- *Fu Zi* wärmt den ganzen Körper.
- *Rou Gui* wärmt stärker das Nieren-*Yang*.
- *Gan Jiang* wärmt stärker Milz und Mag en.

Wu Zhu Yu (Evodiae Fructus) und **Xi Xin** (Asari Radix et Rhizoma) vertreiben Kälte und lindern Schmerzen.

- *Wu Zhu Yu* ist heiß, trocken und dringt in die Leber-Leitbahn ein. Es wird hauptsächlich eingesetzt bei Kopfschmerzen vom *Jueyin*-Typ, bei Hernienschmerzen, Dysmenorrhö und Schmerzen durch Bein-*Qi*, verursacht durch eine Kälte-Invasion der Leber-Leitbahn. *Wu Zhu Yu* lenkt rebellierendes *Qi* nach unten, um Säurereflux und Erbrechen zu behandeln. Gemischt mit Essig und auf die Fußsohlen aufgetragen, behandelt es Diarrhö. Es behandelt außerdem Bluthochdruck und Geschwüre im Mund. Im Vergleich zu *Xi Xin* lenkt *Wu Zhu Yu* stärker das *Qi* nach unten.
- *Xi Xin* hat starke analgetische Eigenschaften, es vertreibt Wind, behandelt *Bi Zheng* (schmerzhaftes Blockade-Syndrom), Wind-Kälte-Kopfschmerzen und Zahnschmerzen. *Xi Xin* wärmt darüber hinaus die Lungen, um Dyspnoe und Keuchatmung mit Schleim zu behandeln, die durch Kälte in der Lunge verursacht werden. Im Vergleich zu *Wu Zhu Yu* löst *Xi Xin* wirkungsvoller Stagnationen auf.

Hua Jiao (Zanthoxyli Pericarpium), **Gao Liang Jiang** (Alpiniae Officinarum Rhizoma) und **Ding Xiang** (Caryophylli Flos) wärmen den Mittleren *Jiao* (Mittlerer Erwärmer) und lindern Schmerzen, behandeln epigastrische und abdominale Kälte und Schmerzen, Erbrechen und Diarrhö.

- *Hua Jiao* wärmt Milz und Magen, um Erbrechen und Schluckauf zu stoppen.
- *Gao Liang Jiang* wärmt Milz und Magen, um Kälte des Abdomens zu behandeln, die von Erbrechen und Diarrhö begleitet wird.
- *Ding Xiang* wärmt den Magen, um Schluckauf, Erbrechen und Übelkeit zu behandeln und wärmt außerdem das Nieren-*Yang*.

Hu Jiao (Piperis Fructus), **Bi Bo** (Piperis Longi Fructus) und **Bi Cheng Qie** (Litseae Fructus) haben ähnliche Wirkungen: Sie erwärmen den Mittleren *Jiao* (Mittlerer Erwärmer), vertreiben Kälte, lindern Schmerzen im Abdomen und behandeln Erbrechen, Diarrhö und Zahnschmerzen.

Xiao Hui Xiang (Foeniculi Fructus) und **Ba Jiao Hui Xiang** (Anisi Stellati Fructus) vertreiben Kälte im Unteren *Jiao* (Unterer Erwärmer) über die Leber- und Nieren-Leitbahnen. Sie sind wichtige Arzneien, um Hernien und Skrotum-Prolaps zu behandeln, den unteren Rücken zu wärmen, Kälte zu vertreiben und Schmerzhaftigkeit und Schmerzen zu lindern.

Tab. 7.2 Arzneien aus anderen Wirkungskategorien mit Funktionen zur Erwärmung des Inneren

Name	Wirkungskategorie
Ai Ye (Artemisiae Argyi Folium)	Blutungen stoppende Arzneien (► II/Kap. 11)
Gui Zhi (Cinnamomi Ramulus)	Arzneien zur Entlastung des Äußeren (► II/Kap. 1)
Sheng Jiang (Zingiberis Rhizoma Recens)	Arzneien zur Entlastung des Äußeren (► II/Kap. 1)

8 Qi regulierende Arzneien

理气药

Definition

Qi regulierende Arzneien steuern die *Qi*-Funktion, um die normale Zirkulation von *Qi* zu fördern, einen umgekehrten *Qi*-Fluss zu korrigieren und *Qi*-Stagnation zu eliminieren.

Die einwandfreie, natürliche Zirkulation von *Qi* ist grundlegend für die Gesundheit. *Qi* bringt Energie in alle Teile des Körpers und führt die Zirkulation von Blut an. Ohne einwandfreien *Qi*-Fluss ist keine richtige Blutzirkulation möglich. Wenn die normale *Qi*-Zirkulation unterbrochen ist, wird der *Qi*-Fluss eingeschränkt und umgekehrt. Die daraus resultierende *Qi*-Stagnation kann Krankheiten verursachen. Ohne einwandfreien *Qi*-Fluss sind die Organe des Körpers nicht in der Lage, ihre normalen Funktionen des Aufsteigens, Absteigens und Verteilens zu erfüllen. Zusätzlich stört die Unterbrechung des normalen *Qi*-Flusses die Zulieferung von Energie und Nährstoffen in die unterschiedlichen Körperbereiche.

Untergeordnete Wirkungskategorien

Qi regulierende Arzneidrogen sind scharf, bitter und warm und sind darauf ausgerichtet zu verteilen und zu bewegen. Die meisten Arzneien dringen in Lunge, Leber und Milz/Magen ein, um dort angesiedelte Störungen zu behandeln. Die Hauptfunktionen von *Qi* regulierenden Arzneidrogen sind das Fördern der normalen *Qi*-Zirkulation, die Korrektur eines umgekehrten *Qi*-Flusses, das Befreien der Brust, das Beenden von Keuchatmung und das Lindern von Schmerzen.

1. **Arzneidrogen, die das Lungen-Qi regulieren**: Die Lunge ist verantwortlich für das Aufnehmen von *Qi* aus der Umwelt durch die Atmung. Die hauptsächlichen Erscheinungsformen von Lungen-*Qi*-Stagnation sind Steifheitsgefühle in der Brust, Husten, Dyspnoe und Keuchatmung.
2. **Arzneidrogen, die das Leber-Qi regulieren**: Die Leber ist verantwortlich für die Förderung des ungehinderten *Qi*-Flusses. Die herausragende negative Emotion im Zusammenhang mit der Leber ist Wut. Die wichtigsten klinischen Zeichen von Leber-*Qi*-Stagnation sind emotionale Störungen, Stress, Reizbarkeit, Wut, Spannung und Schmerz im Hypochondrium, Hernienschmerzen, Spannung in der Brust und Empfindlichkeit (mit oder ohne palpierbare Schwellungen), unregelmäßige Menstruation und Appetitverlust.
3. **Arzneidrogen, die das Milz- und Magen-Qi regulieren**: Die Milz ist verantwortlich für die Umwandlung von Nahrung in *Qi*, während der Magen die Nahrung zu empfangen und zu verdauen hat. Wenn *Qi* in diesen Organen gestört ist, können folgende Symptome auftreten: Übelkeit, Erbrechen, Schluckauf, epigastrische und abdominale Aufblähung, Völlegefühl und Schmerzen, Säurereflux, Aufstoßen, Appetitmangel und unregelmäßiger Stuhlgang.

Differentialdiagnose und Behandlung

Störungen des *Qi* werden nach der Lokalisierung des Ungleichgewichts und nach den Charakteristika des *Qi* diagnostiziert. *Qi*-Störungen treten in den Organen auf, die am meisten zu *Qi*-Stagnation und *Qi*-Umkehrung neigen, d.h. besonders in Lunge, Leber und Milz bzw. Magen. Die Feststellung der spezifischen Charakteristika entscheidet darüber, ob die Störung eine Stagnation oder eine Umkehrung von *Qi* ist. Die Lokalisierung des Ungleichgewichts wird durch Differenzierung des klinischen Erscheinungsbilds aufgedeckt. Darüber hinaus ist es wichtig, weitere Komplikationen im Blick zu haben, die als Folge von *Qi*-Stagnation auftreten können.
Die Hauptcharakteristika von *Qi*-Störungen sind *Qi*-Stagnation und umgekehrter *Qi*-Fluss:

- **Qi-Stagnation** kann verursacht werden durch blockierte Emotionen, Disharmonie zwischen Kälte und Hitze, Ansammlung von Feuchtigkeit und Schleim, Blut-Stagnation und unpassende Nahrungsaufnahme. Die meisten Menschen, die unter *Qi*-Stagnation leiden, weisen Symptome wie Blähungen, Schmerzen, Spannung und Steifheitsgefühle auf. Die kennzeichnenden Symptome von *Qi*-Stagnation sind Fülle, Spannung und Schmerz. *Qi*-Stagnation unterbricht den gleichmäßigen Fluss des *Qi* und kann es dazu veranlassen, sich in die entgegengesetzte Richtung seines natürlichen Flusses zu bewegen.

Tab. 8.1 Klinische Erscheinungsbilder des anormalen *Qi*-Flusses

Betroffenes Organ	Klinisches Erscheinungsbild
Lunge	Husten, Keuchatmung, Dyspnoe, Kurzatmigkeit
Leber	Spannung und Schmerz im Hypochondrium, Engegefühl in der Brust, Hernienschmerzen, Spannung und Schmerz in der Brust, Bildung von Knoten und Zysten, unregelmäßige Menstruation und schmerzhafte Menstruation
Milz, Magen	Völlegefühl und Spannung in Epigastrium und Abdomen, Säurereflux, Übelkeit, Erbrechen, verminderte Nahrungsaufnahme und unregelmäßiger Stuhlgang

- **Umgekehrter Qi-Fluss** ist gekennzeichnet durch Übelkeit, Erbrechen, Schluckauf, Keuchatmung, Husten und Dyspnoe. Die Lokalisierung weist darauf hin, welches Organ betroffen ist.

Es gibt zahlreiche Komplikationen, die als Ergebnis einer *Qi*-Stagnation bzw. eines umgekehrten *Qi*-Flusses oder ergänzend dazu auftreten.

- **Ein Angriff von Wind-Kälte** kann neben dem Attackieren des Äußeren auch zu einer Einschnürung der Lunge führen und so zu Dyspnoe, Husten oder Keuchatmung und dem Auftreten von weißem Schleim. Eine optimale Behandlung erfordert den Einsatz von Arzneien zum Vertreiben von Wind-Kälte und zur Regulation von *Qi*.
- **Ein Angriff von Wind-Hitze** kann neben dem Attackieren des Äußeren auch in die Lunge vordringen mit dem Ergebnis von Dyspnoe, Husten oder Keuchatmung und dem Auftreten von gelbem Schleim. Eine optimale Behandlung erfordert den Einsatz von Arzneien zum Vertreiben von Wind-Hitze, Klären von Lungen-Hitze und zur Regulation von *Qi*.
- Patienten mit chronischem Asthma weisen oft einen **Mangel an Nieren-Qi** auf, der dazu führt, dass die Nieren nicht in der Lage sind, das Lungen-*Qi* zu ergreifen und nach unten zu führen. Klassische Symptome dieses Zustands sind eine schwache Atmung, die durch ein im Verhältnis längeres Ausatmen und kürzeres Einatmen gekennzeichnet ist. Eine optimale Behandlung erfordert den Einsatz von Arzneien, die das Nieren-*Qi* tonisieren und zusätzlich Arzneien, die *Qi* bewegen und/oder wieder nach unten führen.
- **Eine Ansammlung von Feuchtigkeit im Mittleren Jiao (Mittlerer Erwärmer)** ist gekennzeichnet durch Appetitmangel, Magenverstimmung und Völlegefühl im Abdomen. Eine optimale Behandlung erfordert eine gleichzeitige Verwendung von aromatischen Arzneien, um Feuchtigkeit zu trocknen, und von Arzneien zur Regulation des *Qi*.
- *Qi*-Stagnation tritt häufig gleichzeitig mit **Blut-Stagnation** auf, da der natürliche Fluss des einen nicht ohne den des anderen stattfinden kann. Daher werden häufig gleichzeitig Arzneien, die das *Qi* regulieren, und Arzneien, die das Blut regulieren, eingesetzt.
- **Nahrungsmittel-Stagnation und Verdauungsstörungen** führen zu *Qi*-Stagnation. Eine optimale Behandlung erfordert den gleichzeitigen Einsatz von verdauungsfördernden Arzneien und Arzneimitteln zur *Qi*-Regulation.
- **Qi-Mangel** wird allgemein sowohl mit *Qi*-Tonika als auch mit Arzneien zur *Qi*-Regulation behandelt, um die größtmögliche tonisierende Wirkung ohne Ansammlung von Feuchtigkeit sicherzustellen.
- **Hernien aufgrund von Stagnation von Kälte und Qi** werden mit Arzneien behandelt, die die Leitbahnen erwärmen, *Qi* regulieren und Schmerz lindern.

Sicherheitshinweise, Kontraindikationen

Qi regulierende Arzneidrogen sind von Natur aus trocknend und sollten mit Vorsicht eingesetzt werden bei Patienten, die einen *Qi*- und/oder *Yin*-Mangel aufweisen oder unter einem *Yin*-Mangel leiden, der durch Fiebererkrankungen verursacht wurde.

Pharmakologische Wirkungen

- **Gastrointestinal**: Arzneien zur *Qi*-Regulation haben unterschiedliche Wirkungen auf den Magen-Darm-Trakt.
  - Hemmend: Arzneien, die sich auf den Magen-Darm-Trakt hemmend auswirken, entspannen die glatte Muskulatur und verlangsamen die Darmperistaltik. Klinische Anwendungen sind u.a. die Behandlung von Übelkeit, Erbrechen, Diarrhö, Borborygmus, Spasmen und Darmkrämpfe und andere Zustände, die durch eine Hyperaktivität des Magen-Darm-Trakts gekennzeichnet sind. Arzneien, die sich hemmend auf das gastrointestinale System auswirken, sind u.a. *Chen Pi* (Citri Reticulatae Pericarpium), *Qing Pi* (Citri Reticulatae Viride Pericarpium), *Zhi Shi* (Aurantii Fructus Immaturus), *Zhi Qiao* (Aurantii Fructus), *Wu Yao* (Linderae Radix), *Mu Xiang* (Aucklandiae Radix), *Xiang Fu* (Cyperi Rhizoma) und *Chen Xiang* (Aquilariae Lignum Resinatum).
  - Stimulierend: Arzneien, die den Magen-Darm-Trakt stimulieren, steigern die Darmperistaltik und die Kontraktionskraft. Klinische Anwendungen sind die Behandlung von Völlegefühl und Spannung im Abdomen, Magenverstimmung, Stuhlverstopfung und andere Störungen, die sich durch einen Mangel an Aktivitäten des Magen-Darm-Trakts auszeichnen. Zu diesen Arzneidrogen gehören u.a. *Zhi Shi* (Aurantii Fructus Immaturus), *Zhi Qiao* (Aurantii Fructus), und *Chuan Lian Zi* (Toosendan Fructus).
  - Regulierend: Einige Arzneien wirken sowohl hemmend als auch stimulierend auf die Regulierung des Gastrointestinaltrakts, z.B. *Zhi Shi* (Aurantii Fructus Immaturus) und *Zhi Qiao* (Aurantii Fructus).
  - Magensäure erzeugend: Einige Arzneien stimulieren und erhöhen die Produktion von Magensäure, z.B. *Zhi Shi* (Aurantii Fructus Immaturus), *Xiang Fu* (Cyperi Rhizoma), *Fo Shou* (Citri Sarcodactylis Fructus), *Mu Xiang* (Aucklandiae Radix), *Wu Yao* (Linderae

Radix) und *Chen Xiang* (Aquilariae Lignum Resinatum).
- Gallensäure erzeugend: Arzneien, die die Produktion und Freisetzung von Gallensäure anregen, sind u.a. *Chen Xiang* (Aquilariae Lignum Resinatum), *Chen Pi* (Citri Reticulatae Pericarpium), *Qing Pi* (Citri Reticulatae Viride Pericarpium) und *Xiang Fu* (Cyperi Rhizoma).

- **Respiratorisch**: Einige Arzneien erweitern die Bronchien, um Keuchatmung und Dyspnoe zu lindern. Dazu gehören u.a. *Chen Pi* (Citri Reticulatae Pericarpium), *Qing Pi* (Citri Reticulatae Viride Pericarpium), *Fo Shou* (Citri Sarcodactylis Fructus), *Mu Xiang* (Aucklandiae Radix), *Wu Yao* (Linderae Radix) und *Chen Xiang* (Aquilariae Lignum Resinatum). Andere Arzneien wie z.B. *Xiang Fu* (Cyperi Rhizoma) stimulieren die Lungen, um die Atmungsfrequenz zu erhöhen.
- **Kardiovaskulär**: Arzneien, die *Qi* regulieren, haben unterschiedliche Wirkungen auf das Herz-Kreislauf-System.
  - Einige steigern die Kontraktilität des Herzens und senken den Cholesterinspiegel im Blut, z.B. *Chen Pi* (Citri Reticulatae Pericarpium), *Qing Pi* (Citri Reticulatae Viride Pericarpium) und *Mu Xiang* (Aucklandiae Radix).
  - Zu den Arzneien, die die normale Herzfrequenz wiederherstellen, um Arrhythmien zu behandeln, gehören *Tan Xiang* (Santali Albi Lignum) und *Gan Song* (Nardostachydis Radix et Rhizoma).
  - Einige steigern die Durchblutung der Koronararterien, z.B. *Qing Pi* (Citri Reticulatae Viride Pericarpium) und *Zhi Shi* (Aurantii Fructus Immaturus).
  - Einige Arzneien wie *Fo Shou* (Citri Sarcodactylis Fructus) und *Mu Xiang* (Aucklandiae Radix) erweitern die peripheren Blutgefäße, um den Blutdruck zu senken.
- **Zentralnervensystem**: Einige Arzneien wie *Xiang Fu* (Cyperi Rhizoma) und *Gan Song* (Nardostachydis Radix et Rhizoma) haben eine sedative und analgetische Wirkung.
- **Wirkung auf den Uterus**: Arzneien, die *Qi* regulieren, können die glatte Muskulatur des Uterus stimulieren oder hemmen. *Zhi Shi* (Aurantii Fructus Immaturus) stimuliert den Uterus und steigert Kontraktionen. *Xiang Fu* (Cyperi Rhizoma) wirkt hemmend und lindert Spasmen und Schmerzen.
- **Antibiotisch**: Viele dieser Arzneidrogen wie z.B. *Mu Xiang* (Aucklandiae Radix), *Chen Xiang* (Aquilariae Lignum Resinatum), *Wu Yao* (Linderae Radix), *Chuan Lian Zi* (Toosendan Fructus) und *Xiang Fu* (Cyperi Rhizoma) hemmen das Wachstum von Bakterien, Viren und Dermatophyten.
- **Metabolisch**: Einige Arzneien wie z.B. *Li Zhi He* (Litchi Semen) senken den Blutzuckerspiegel.

8

Mögliche Wechselwirkungen mit anderen Medikamenten

- **Antiulzera**: Einige *Qi* regulierende Arzneien, die den Magen-Darm-Trakt stimulieren und die Produktion von Magensäure erhöhen, können die Wirkungen bestimmter Medikamente wie z.B. Histamin-H_2-Rezeptor-Antagonisten (Ranitidin oder Famotidin) oder Protonenpumpenhemmer (Omeprazol oder Lansoprazol) aufheben.
- **Sympathikomimetika**: Einige Arzneien, die *Qi* bewegen, üben einen stimulierenden Einfluss aus. Beispielsweise enthalten *Chen Pi* (Citri Reticulatae Pericarpium), *Qing Pi* (Citri Reticulatae Viride Pericarpium), *Zhi Shi* (Aurantii Fructus Immaturus) und *Zhi Qiao* (Aurantii Fructus) Komponenten, die den Sympathikus stimulieren. Daher sollten solche Arzneien mit Vorsicht bei Patienten eingesetzt werden, die Medikationen für Vorerkrankungen wie Hypertonie, Diabetes mellitus, Hyperthyreose und Anfallsleiden einnehmen.[1,2]
- **Kardiovaskuläre Medikamente**: Einige *Qi* regulierende Arzneien stimulieren das Herz-Kreislauf-System und erhöhen den Blutdruck, während andere die Blutgefäße erweitern und den Blutdruck senken. Daher sollten diese Arzneien mit Vorsicht bei Patienten unter einer Herz-Kreislauf-Medikation eingesetzt werden.

Referenzen

1. *Zhong Yao Yao Li Yu Ying Yong* (Pharmacology and Applications of Chinese Herbs), 1983; 586
2. *Xian Dai Zhong Yao Yao Li Xue* (Contemporary Pharmacology of Chinese Herbs), 1997; 636

Chén Pí

Citri Reticulatae Pericarpium

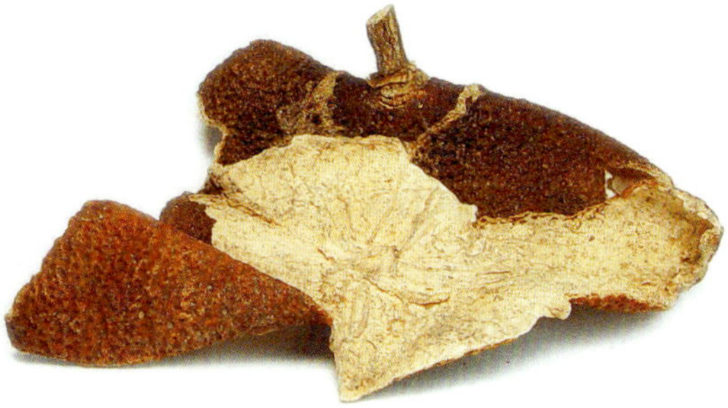

陳皮 陈皮

Pinyin-Name *Chén Pí*
Wörtliche Übersetzung „Gealterte Schale"
Andere chinesische Namen *Ju Pi, Guang Chen Pi, Xin Hui Pi*
Originalquelle *Shen Nong Ben Cao Jing* (Die Materia Medica des göttlichen Landmannes), vermutlich Östliche Han-Dynastie
Deutscher Name Zitronenschale, Orangenschale, Mandarinenschale
Botanischer Name *Citrus reticulata* Blanco. (*Ju*)
Pharmazeutischer Name Citri Reticulatae Pericarpium
Eigenschaften Scharf, bitter, warm
Leitbahnen Lunge, Milz

Chinesische therapeutische Wirkungen

Reguliert Qi, gleicht den Mittleren Jiao (Mittlerer Erwärmer) aus

Qi-Stagnation von Milz und Magen: *Qi*-Stagnation führt zu einer Umkehrung des *Qi*-Flusses nach oben und verursacht Übelkeit und Erbrechen. *Chen Pi* (Citri Reticulatae Pericarpium) hat bewegende und absenkende Eigenschaften, um Disharmonien des Mittleren *Jiao* (Mittlerer Erwärmer) zu behandeln, die sich in Völlegefühl und Spannung im Abdomen, Aufstoßen, Übelkeit und Erbrechen äußern. Ein kennzeichnendes Disharmoniemuster des Mittleren *Jiao* (Mittlerer Erwärmer) ist die Leber, die die Milz bedrängt, was zu Bauchschmerzen und Diarrhö führt.

- *Qi*-Stagnation von Milz und Magen: *Chen Pi* zusammen mit *Zhi Shi* (Aurantii Fructus Immaturus) und *Mu Xiang* (Aucklandiae Radix) verwenden.
- Übelkeit und Erbrechen aufgrund von aufsteigendem Magen-*Qi*: zusammen mit *Sheng Jiang* (Zingiberis Rhizoma Recens), *Zhu Ru* (Bambusae Caulis in Taeniam) und *Ban Xia* (Pinelliae Rhizoma) verwenden.
- Bauchschmerzen mit Diarrhö, verursacht durch die Leber, die die Milz bedrängt: *Chen Pi* mit *Bai Zhu* (Atractylodis Macrocephalae Rhizoma), *Bai Shao* (Paeoniae Radix Alba) und *Fang Feng* (Saposhnikoviae Radix) kombinieren. **Beispiel-Rezeptur**: *Tong Xie Yao Fang* (Wichtiges Rezept für schmerzhaften Durchfall).
- Übelkeit, Erbrechen sowie Völle- und Spannungsgefühl im Epigastrium aufgrund von Magen-Hitze: zusammen mit *Huang Lian* (Coptidis Rhizoma) und *Chuan Lian Zi* (Toosendan Fructus) verwenden.
- Übelkeit, Erbrechen, Völlegefühl im Epigastrium und aufkommende Spannung, verursacht durch Magen-Kälte: zusammen mit *Wu Yao* (Linderae Radix) und *Gao Liang Jiang* (Alpiniae Officinarum Rhizoma) verwenden.
- Dicker, weißer Zungenbelag mit fehlendem Bedürfnis zu trinken: *Chen Pi* mit *Cang Zhu* (Atractylodis Rhizoma) und *Fu Ling* (Poria) kombinieren.

Reguliert Milz- und Magen-Qi

Magenverstimmung durch Milz- und Magen-Mangel: *Chen Pi* reguliert die *Qi*-Zirkulation von Milz und Magen und behandelt Magenverstimmungen mit Blähungen und Spannung oder Appetitmangel.

- Magenverstimmung: *Chen Pi* zusammen mit *Dang Shen* (Codonopsis Radix), *Bai Zhu* (Atractylodis Macrocephalae Rhizoma), *Shen Qu* (Massa Medicata Fermentata), *Shan Zha* (Crataegi Fructus), *Mai Ya* (Hordei Fructus Germinatus) und *Zhi Gan Cao* (Glycyrrhizae Radix et Rhizoma Praeparata cum Melle) verwenden.
- Diarrhö aufgrund von Milz- und Magen-Mangel: zusammen mit *Bai Zhu* (Atractylodis Macrocephalae Rhizoma), *Fu Ling* (Poria) und *Bai Shao* (Paeoniae Radix Alba) einsetzen, um Schmerzen zu lindern und Diarrhö zu stoppen.

Trocknet Feuchtigkeit, löst Schleim auf

Ansammlung von Feuchtigkeit im Mittleren Jiao (Mittlerer Erwärmer): *Chen Pi* wärmt das *Yang* im Mittleren *Jiao* (Mittlerer Erwärmer), um Akkumulation von Feuchtigkeit und Schleim zu beseitigen – ein Zustand, der durch Druckgefühl in der Brust, abdominales Völlegefühl, Appetitverlust, Müdigkeit, weiche Stühle und einen dicken, schmierigen Zungenbelag gekennzeichnet ist. *Chen Pi* wird außerdem unterschiedlichen tonisierenden Rezepturen beigefügt, um deren Verdauung zu unterstützen und Stagnation zu verhindern.

8

- Akkumulation von Feuchtigkeit im Mittleren *Jiao* (Mittlerer Erwärmer): *Chen Pi* zusammen mit *Cang Zhu* (Atractylodis Rhizoma) und *Hou Po* (Magnoliae Officinalis Cortex) verwenden. **Beispiel-Rezeptur**: *Ping Wei San* (Beruhige den Magen Pulver).
- Akkumulation von Schleim im Mittleren *Jiao* (Mittlerer Erwärmer): mit *Ban Xia* (Pinelliae Rhizoma) kombinieren.

Lindert Husten

Husten mit Schleim: Eine Blockierung des Mittleren *Jiao* (Mittlerer Erwärmer) durch Feuchtigkeit, die von einer unzureichenden Funktion der Milz ausgeht, führt zu Akkumulation von Schleim in der Lunge. Die *Qi*- und Schleim-Stagnation in der Lunge führt dazu, dass das Lungen-*Qi* nicht absteigen kann, und verursacht Husten, Dyspnoe oder Keuchatmung, Steifheitsgefühl in der Brust und reichlich Sputum. *Chen Pi* trocknet Feuchtigkeit, löst Schleim auf und lindert auf diese Weise indirekt den Husten.

- Husten durch Akkumulation von Feuchtigkeit und Schleim: *Chen Pi* zusammen mit *Ban Xia* (Pinelliae Rhizoma) und *Fu Ling* (Poria) verwenden. **Beispiel-Rezeptur**: *Er Chen Tang* (Zweifach behandeltes Dekokt).

Dosierung

3–9 g. *Chen Pi* wird gewöhnlich als Dekokt oder in Pillenform eingesetzt.

Sicherheitshinweise, Kontraindikationen

- *Chen Pi* ist scharf, bitter, warm und trocknend und sollte mit Vorsicht bei Patienten mit Flüssigkeitsdefiziten, Fülle-Hitze im Innern und/oder durch *Qi*- oder *Yin*-Mangel verursachten Husten eingesetzt werden
- Es sollte mit extremer Vorsicht bei Hämatemesis eingesetzt werden.
- Eine Langzeitanwendung von *Chen Pi* kann zum Verbrauch von *Yuan*-(Quellen-)*Qi* führen.

Chemische Zusammensetzung

Hesperidin, Nobiletin, Limonen, α-Pinen, β-Pinen, β-Phellandren, Tangeretin.[1,2,3]

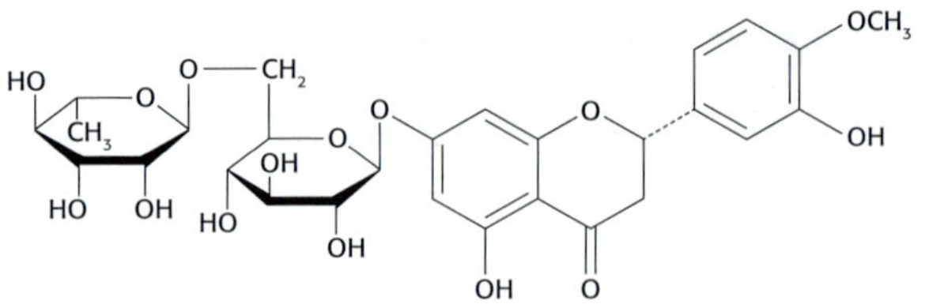

Abb. 8.1 Hesperidin

Pharmakologische Wirkungen

- **Gastrointestinal**: Die Injektion von *Chen Pi* stimuliert die Kontraktion der glatten Muskulatur und steigert die Darmperistaltik.[4]
- **Antiasthmatisch**: Ein *Chen-Pi*-Dekokt führte zu einer Erweiterung der Bronchien bei Kaninchen.[5]
- **Entzündungshemmend**: Eine intraperitoneale Injektion von *Chen Pi* bewirkte eine Verringerung der Durchlässigkeit der Blutgefäße und eine Entzündungsreduktion bei Mäusen mit Entzündungen oder Allergien.[6]
- **Kardiovaskulär**: Die intravenöse Injektion von *Chen Pi* erhöhte die Kontraktilität des Herzens und das Herzminutenvolumen ohne signifikante Änderung der Herzfrequenz. Außerdem erweiterte es die Koronararterien. In höheren Dosen zeigte sich jedoch eine Abnahme von Herzfrequenz und Kontraktilität. In anderen Studien zeigte die Injektion von *Chen Pi* bei Ratten eine Erhöhung des Blutdrucks. Die Wirkung hielt jedoch nur kurz an, und der Blutdruck normalisierte sich nach drei Minuten wieder. Wiederholte Injektionen gingen mit einer wiederholten Erhöhung des Blutdrucks einher.[7,8]

Klinische und wissenschaftliche Studien

- **Akute Mastitis**: 85 von 88 Patientinnen mit akuter Mastitis wurden erfolgreich mit einem Dekokt aus 30 g *Chen Pi* und 6 g *Gan Cao* (Glycyrrhizae Radix et Rhizoma) behandelt.[9]
- **Chronische Bronchitis**: Patienten mit chronischer Bronchitis, die durch starkes nächtliches Husten gekennzeichnet war, wurden erfolgreich mit einem Dekokt behandelt. Von 33 Patienten zeigten 17 eine deutliche, 14 eine moderate Besserung, zwei zeigten keine Reaktion. Die Rezeptur enthielt *Chen Pi* 6 g, *Ban Xia* (Pinelliae Rhizoma) 6 g, *Fu Ling* (Poria) 10 g, *Dang Gui* (Angelicae Sinensis Radix) 20 g, *Gan Cao* (Glycyrrhizae Radix et Rhizoma) 6 g und 3 Stück *Sheng Jiang* (Zingiberis Rhizoma Recens).[10]
- **Cholelithiasis**: Eine *Chen-Pi*-Zubereitung bewirkte die Auflösung von Gallensteinen bei 134 Patienten mit Cholelithiasis.[11]

- **Verbrennungen**: Die äußerliche, mehmals täglich vorgenommene Anwendung von *Chen Pi* als Paste zeigte deutliche Effekte bei Patienten mit Verbrennungen 1. und 2. Grades. Die diskutierten Wirkmechanismen sind analgetischer, antientzündlicher und adstringierender Art.[12]

Toxikologie

Bei der Verabreichung eines 50-prozentigen *Chen-Pi*-Dekokts in einer Dosierung von 3 ml/kg an Hunde wurden keine signifikanten Nebenwirkungen festgestellt. Die LD_{50} für Mäuse liegt bei ca. 850 mg/kg als Ergebnis einer intravenösen Injektion von Hesperidin und bei 780 mg/kg als Folge einer intravenösen Injektion von Tangeretin.[13]

Ergänzung

- 橘紅/橘红 *Jú Hóng* (Citri Reticulatae Exocarpium) , auch bekannt als *Yun Pi* und *Yun Hong*, wird zum ersten Mal im *Yi Xue Qi Yuan* (Ursprünge der Medizin) von Zhang Yuan-Su zur Zeit der Yuan-Dynastie erwähnt. *Ju Hong* wird aus der äußersten Schale von Orangen gewonnen. Es ist bitter, scharf, warm und tritt in Lunge und Magen ein. Es wirkt regulierend auf das *Qi*, öffnet den Mittleren *Jiao* (Mittlerer Erwärmer) und trocknet Feuchtigkeit. Es behandelt Husten mit reichlich Auwurf oder Nahrungsstagnation ohne Hitze-Symptome. Im Vergleich zu *Chen Pi* hat *Ju Hong* eine stärker trocknende und aromatische Wirkung. Die empfohlene Dosis von *Ju Hong* beträgt 3–10 g.
- 橘絡/橘络 *Jú Luò* (Citri Reticulatae Vascular), auch bekannt als *Ju Si* und *Ju Jin*, wird erstmals im *Yi Xue Qi Yuan* (Ursprünge der Medizin) von Zhang Yuan-Su zur Zeit der Yuan-Dynastie erwähnt. *Ju Luo* ist die Innenseite der Orangenschale und sieht weiß und marmoriert aus. Es ist süß, bitter und neutral. Seine primären Funktionen sind das Öffnen von Leitbahnen und Kollateralen, die Regulierung von *Qi* und das Auflösen von Schleim. Es ist sehr gut geeignet, um Schleim-Blockierungen in den Leitbahnen und Kollateralgefäßen oder Husten mit Schmerzen in Brust und Hypochondrium zu behandeln. Die empfohlene Dosis für *Ju Luo* beträgt 3–5 g.
- 橘葉/橘叶 *Jú Yè* (Citri Reticulatae Folium) wird erstmals in der *Zhen Nan Ben Cao* (Materia Medica von Süd-Yunnan) von Lan Mao zur Zeit der Qing-Dynastie erwähnt. Es handelt sich um das Blatt der Orangenbäume. Es ist scharf, bitter und neutral. Es reguliert das Leber-*Qi*, reduziert Schwellungen und zerteilt Stagnationen. Klinische Anwendungen sind Schmerzen im Hypochondrium, Abszesse in der Brust und tastbare Schwellungen und/oder Tumoren. Die empfohlene Dosis für *Ju Ye* beträgt 6–10 g.
- 橘核 *Jú Hé* (Citri Reticulatae Semen) ist auch als *Ju Zi He*, *Ju Zi Ren* und *Ju Ren* bekannt und wird zum ersten Mal in der *Ri Hua Zi Ben Cao* (Materia Medica von Ri Hua-Zi) von Ri Hua-Zi aus dem Jahr 713 erwähnt. *Ju He* ist der Orangensamen. Er ist bitter und neutral. Er zerteilt Knoten, aktiviert die *Qi*-Zirkulation und lindert Schmerzen. Er wird oft eingesetzt, um Leber-*Qi*-Stagnationen mit Schleim-Blockierung wie z.B. Hernien, Schmerzen und Schwellungen der Hoden, Mastitis und Knoten in der Brust zu behandeln. *Ju He* kann sowohl innerlich als Dekokt oder Pulver als auch äußerlich in Creme- oder Salbenform eingesetzt werden. Das Braten mit Salz lenkt seine Funktionen zu den Nieren und verstärkt seine Wirkung bei der Behandlung von Hernien, Schwellungen und Schmerzen der Hoden. Die Dosierung von *Ju He* beträgt 3–10 g.
- 化橘紅/化橘红 *Huà Jú Hóng* (Citri Grandis Exocarpium) ist auch bekannt als *Hua Zhou Ju Hong*, *Hua Pi* und *You Pi Ju Hong* und wird erstmals im *Ben Cao Gang Mu Shi Yi* (Auslassungen aus der Großen Materia Medica) von Zhao Xue-Min aus dem Jahr 1765 erwähnt. *Hua Ju Hong* stammt von der *Citri grandis* „Tomentosa" oder *Citri grandis* (L.) Osbeck ab und ist die getrocknete äußerste Schale der chinesischen Grapefruit. Sie ist bitter, warm, scharf und dringt in Lunge, Milz und Magen ein. Sie reguliert *Qi*, öffnet den Mittleren *Jiao* (Mittlerer Erwärmer), trocknet Feuchtigkeit und löst Schleim und Nahrungsstagnation auf. Sie wird eingesetzt bei Husten mit reichlich Auwurf ohne Hitze-Zeichen. Die empfohlene Dosis für *Hua Ju Hong* beträgt 3–10 g. *Hua Ju Hong* sollte mit Vorsicht bei Patienten mit *Qi*- und *Yin*-Mangel eingesetzt werden. *Hua Ju Hong* ist auch bekannt als *Hua Ju Pi*.

Kommentar der Autoren

Die wörtliche Übersetzung von *Chen Pi* lautet „gealterte Schale". Dies bedeuetet, dass sich die Wirkung von *Chen Pi* mit zunehmender Aufbewahrungszeit und je älter es ist, weiter verstärkt. *Chen Pi* ist auch bekannt als *Ju Pi* (wörtlich: „Orangenschale"). *Guang Chen Pi* ist die in der Provinz Guangzhou angebaute Arzneidroge und wird oft als die beste Art von *Chen Pi* betrachtet.

Chen Pi behandelt primär Ungleichgewichte von Lunge und Milz durch Regulieren von *Qi* und Trocknen von Feuchtigkeit. Es kann jedoch auch verwendet werden, um die Wirkungen anderer Arzneien zu verstärken.

In der *Ben Cao Gang Mu* (Die Große Materia Medica) ist zu lesen, dass *Chen Pi* „in Kombination mit Tonika tonisiert, in Kombination mit Purgativa reinigt, sich nach oben bewegt, wenn es zu Arzneien mit aufsteigender Wirkung hinzugefügt wird, und nach unten, wenn es zu Arzneien mit absteigender Wirkung hinzugefügt wird".

Referenzen

1. *Zhong Yao Yao Li Yu Ying Yong* (Pharmacology and Applications of Chinese Herbs), 1983; 567

8

2. *Xian Dai Zhong Yao Yao Li Xue* (Contemporary Pharmacology of Chinese Herbs), 1997; 640
3. The Merck Index 12th edition, Chapman and Hall/CRCnetBASE/Merck, 2000
4. *Jiang Su Zhong Yi Za Zhi* (Jiangsu Journal of Chinese Medicine), 1981; (3):61
5. *Shang Hai Yi Yao Za Zhi* (Shanghai Journal of Medicine and Herbology), 1957; (3):148
6. *Zhong Yao Yao Li Yu Ying Yong* (Pharmacology and Applications of Chinese Herbs), 1983; 567
7. Journal of Pharmacol Exp Ther, 1940; 69:309
8. *Jiang Su Zhong Yi Za Zhi* (Jiangsu Journal of Chinese Medicine), 1981; (3):61
9. *Zhong Hua Wai Ke Za Zhi* (Chinese Journal of External Medicine), 1959; 4:362
10. *Zhe Jiang Zhong Yi Za Zhi* (Zhejiang Journal of Chinese Medicine), 1985; 1:18
11. *Zhong Xi Yi Jie He Za Zhi* (Journal of Integrated Chinese and Western Medicine), 1985; 10:591
12. *Chi Jiao Yi Sheng Za Zhi* (Journal of Barefoot Doctors), 1975; 4:11
13. *Zhong Yao Yao Li Yu Ying Yong* (Pharmacology and Applications of Chinese Herbs), 1983; 567

Chén Xiāng

Aquilariae Lignum Resinatum

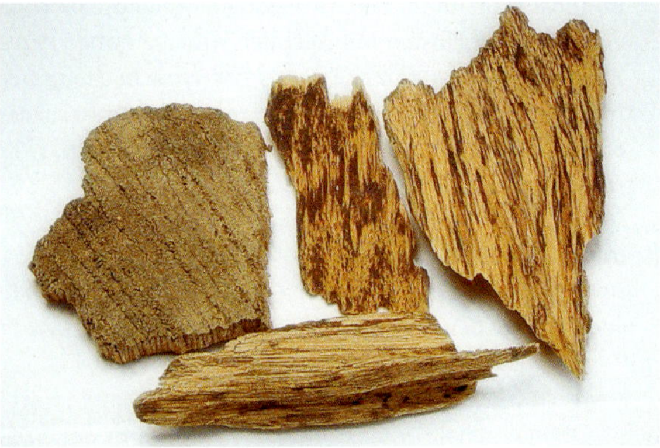

沉香

Pinyin-Name *Chén Xiāng*
Wörtliche Übersetzung „Sinkendes Aroma", „sinkender Duft"
Andere chinesische Namen *Chen Sui Xiang*
Originalquelle *Ming Yi Za Zhu* (Verschiedene Aufzeichnungen berühmter Ärzte) aus dem Jahr 500 von Tao Hong-Jing
Deutscher Name Chinesisches Adlerholz
Botanischer Name *Aquilaria agallocha* Roxb. (*Chen Xiang*); *Aquilaria sinensis* (Lour.) Gilg. (*Bai Mu Xiang*)
Pharmazeutischer Name Aquilariae Lignum Resinatum
Eigenschaften Scharf, bitter, warm, aromatisch
Leitbahnen Niere, Milz, Magen

Chinesische therapeutische Wirkungen

Bewegt Qi, lindert Schmerz

Qi-Stagnation und Kälte-Akkumulation, Spannung und Schmerzen in Brust und Abdomen: *Chen Xiang* (Aquilariae Lignum Resinatum) wärmt den Körper, zerstreut Kälte und bewegt *Qi*, um Schmerzen in der Brust und in der Abdominalregion zu lindern. Es wird häufig eingesetzt, um durch Kälte und Stagnation bedingte Schmerzen zu behandeln.

- Spannungsgefühl und Schmerzen in Brust und Abdomen, verursacht durch Akkumulation von Kälte und *Qi*-Stagnation: *Chen Xiang* zusammen mit *Wu Yao* (Linderae Radix), *Bing Lang* (Arecae Semen) und *Mu Xiang* (Aucklandiae Radix) verwenden.
- Völlegefühl und Schmerzen in Epigastrium, Hypochondrium und/oder Abdomen, begleitet von Mangel und Kälte in Milz und Magen: *Rou Gui* (Cinnamomi Cortex), *Fu Zi* (Aconiti Radix Lateralis Praeparata) und *Gan Jiang* (Zingiberis Rhizoma) hinzufügen.
- Extreme Kälte der Hände und Füße, Schmerzen im Abdomen und in der Nabelregion aufgrund von fehlendem Feuer im *Ming Men* (Lebenstor): *Chen Xiang* mit *Fu Zi* (Aconiti Radix Lateralis Praeparata), *Ding Xiang* (Caryophylli Flos) und *She Xiang* (Moschus) vermischen.

Wärmt den Mittleren Jiao (Mittlerer Erwärmer), lindert Erbrechen

Gegenläufiges Magen-Qi durch Kälte: *Chen Xiang* wärmt und harmonisiert den Mittleren *Jiao* (Mittlerer Erwärmer), um chronische Übelkeit, Schluckauf und Erbrechen aufgrund von Mangel und Kälte in Milz und Magen zu behandeln.

- Übelkeit und Erbrechen: *Chen Xiang* mit *Ding Xiang* (Caryophylli Flos), *Dou Kou* (Amomi Fructus Rotundus), *Zi Su Ye* (Perillae Folium) und *Sheng Jiang* (Zingiberis Rhizoma Recens) kombinieren.

Wärmt die Nieren, zieht das Qi nach unten

Nieren-Yang-Mangel mit der Unfähigkeit, das Qi nach unten zu ziehen: Die klinischen Hauptzeichen dieses Mangel-Zustands sind Keuchatmung und Dyspnoe, wobei das Einatmen schwerer fällt als das Ausatmen. Andere

Symptome können Kälte, Wundheitsgefühl und Schwäche im unteren Rücken und in den Knien, ein schwacher Nieren-Puls und Spermatorrhö bei Männern sein.

- Schwierigkeiten beim Einatmen aufgrund von Mangel und Kälte der Nieren: *Chen Xiang* zusammen mit *Fu Zi* (Aconiti Radix Lateralis Praeparata), *Rou Gui* (Cinnamomi Cortex), *Bu Gu Zhi* (Psoraleae Fructus), *Ge Jie* (Gecko) und *Bai Guo* (Ginkgo Semen) verwenden.
- Husten mit reichlich Schleim und begleitendem Nieren-Mangel (Syndrom, das auch als „Fülle oben und Mangel unten" bekannt ist): mit *Zi Su Zi* (Perillae Fructus), *Qian Hu* (Peucedani Radix), *Hou Po* (Magnoliae Officinalis Cortex), *Chen Pi* (Citri Reticulatae Pericarpium) und *Ban Xia* (Pinelliae Rhizoma) kombinieren. **Beispiel-Rezeptur**: *Su Zi Jiang Qi Tang* (Perillae Fructus Dekokt, das das *Qi* nach unten leitet).
- Vorzeitige Ejakulation: zusammen mit *Fu Zi* (Aconiti Radix Lateralis Praeparata), *Yang Qi Shi* (Actinolitum) und *Bu Gu Zhi* (Psoraleae Fructus) verwenden.

Dosierung

1,0–1,5 g. *Chen Xiang* sollte nach dem Kochen zum Dekokt hinzugefügt werden werden, um seine Wirkung sicherzustellen. Häufig wird es gleichzeitig mit dem Dekokt als Pulver eingenommen oder zu Pillen verarbeitet.

Sicherheitshinweise, Kontraindikationen

Chen Xiang sollte mit Vorsicht verwendet werden bei bestehendem *Yin*-Mangel-Feuer oder bei einem Organprolaps aufgrund von *Qi*-Mangel.

Chemische Zusammensetzung

Baimuxinsäure, Baimuxinal, Agarospirol, Baimuxinol, Dehydrobaimuxinol, Isobaimuxinol, Benzylaceton, P-Methoxybenzylaceton, Anissäure, β-Agarofuran, Sinenofuranal, Sinenofuranol, Dihydrokaranon, β-Agarofuran.[1]

Pharmakologische Wirkungen

Entspannt die glatte Muskulatur: *Chen Xiang* als intraperitoneale Injektion entspannt die glatte Muskulatur des Darms und verringert die Darmperistaltik.[2]

Klinische und wissenschaftliche Studien

Atemwegserkrankungen: Die Verabreichung einer Rezeptur mit 1,5 g *Chen Xiang* und 3 g *Ce Bai Ye* (Platycladi Cacumen) in Pulverform zeigte deutliche Wirkung bei der Behandlung von bronchialer Keuchatmung und Dyspnoe. Die Rezeptur wurde einmal täglich vor dem Schlafengehen gegeben.[3]

Kommentar der Autoren

Chen Xiang, *Tan Xiang* (Santali Albi Lignum) und *Jiang Xiang* (Dalbergiae Odoriferae Lignum) sind beides aromatische Arzneien, die *Qi* bewegen.

- *Chen Xiang* dringt in Milz und Niere ein. Mit seiner Tendenz, sich nach unten zu bewegen, hilft es der Niere, das *Qi* nach unten zu ziehen, um durch Nieren-Mangel verursachte Dyspnoe und Asthma, mit oder ohne Akkumulation von Schleim in der Lunge, zu behandeln.
- *Tan Xiang* dringt in Lunge, Milz und Magen ein. Es ist besonders dafür geeignet, *Qi*-Stagnation im Oberen und Mittleren Erwärmer zu regulieren, die sich in Symptomen wie Angina, Schluckauf und Schmerzen in Brust und Epigastrium zeigt.
- *Jiang Xiang* dringt in Leber, Milz und Herz ein. Es reguliert das *Qi* in Brust und Hypochondrium, um Schmerzen zu lindern, und lenkt rebellierendes *Qi* nach unten, um Übelkeit und Erbrechen zu erleichtern.

Referenzen

1. *Xian Dai Zhong Yao Yao Li Xue* (Contemporary Pharmacology of Chinese Herbs), 1997; 649
2. *Zhong Yao Cai* (Study of Chinese Herbal Material), 1989; 12(12):40
3. *Zhe Jiang Zhong Yi Za Zhi* (Zhejiang Journal of Chinese Medicine), 1957; 8:10

Chuān Liàn Zǐ

Toosendan Fructus

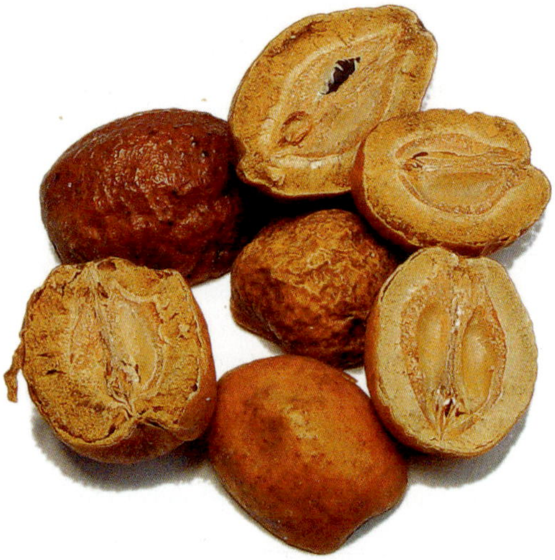

川楝子 川楝子

Pinyin-Name *Chuān Liàn Zǐ*
Andere chinesische Namen *Jin Ling Zi, Lian Shi*
Originalquelle *Shen Nong Ben Cao Jing* (Die Materia Medica des göttlichen Landmannes), vermutlich Östliche Han-Dynastie
Deutscher Name Chinesische Holunderfrüchte, Paternosterbaumfrüchte
Botanischer Name *Melia toosendan* Sieb. et. Zucc. (*Chuan Lian*)
Pharmazeutischer Name Toosendan Fructus
Eigenschaften Bitter, kalt
Leitbahnen Leber, Dünndarm, Magen, Blase
Sicherheitshinweis Leicht toxisch

8

Chinesische therapeutische Wirkungen

Bewegt Qi und lindert Schmerzen

Leber-Qi-Stagnation: Mit seinem bitteren Geschmack und seiner kalten thermischen Eigenschaft reguliert *Chuan Lian Zi* (Toosendan Fructus) das Leber-*Qi* und löst Stagnation, um Spannung und Schmerzen im Hypochondrium sowie Bauchschmerzen mit Hitze-Zeichen wie Reizbarkeit, Schlaflosigkeit, rotem Gesicht und roten Augen sowie Übellaunigkeit zu behandeln.

- Schmerzen in Hypochondrium und Abdomen: *Chuan Lian Zi* zusammen mit *Yan Hu Suo* (Corydalis Rhizoma) und *Xiang Fu* (Cyperi Rhizoma) verwenden.

Disharmonie von Leber und Magen: Wenn Holz auf Erde übergreift, sind Milz und Magen betroffen. Typische Symptome sind Appetitmangel, Blähungen, Auftreibung und Schmerzen.

- Blähungen: *Chuan Lian Zi* zusammen mit *Mu Xiang* (Aucklandiae Radix) und *Xiang Fu* (Cyperi Rhizoma) verwenden.

Hernienschmerzen mit Kälte und Spannungsgefühl im unteren Abdomen:

- Hernienerkrankungen mit Schmerzen in Hypochondrium, Epigastrium oder Abdomen, verursacht durch Leber-*Qi*-Stagnation mit Hitze: zusammen mit *Yan Hu Suo* (Corydalis Rhizoma) verwenden.
- Hernienerkrankungen mit Spannungsgefühl und Schmerzen im unteren Abdomen, verursacht durch Kälte: zusammen mit *Xiao Hui Xiang* (Foeniculi Fructus), *Wu Zhu Yu* (Evodiae Fructus) und *Mu Xiang* (Aucklandiae Radix) verwenden. **Beispiel-Rezeptur**: *Dao Qi Tang* (Dekokt, um das *Qi* zu führen).

Tötet Parasiten ab

Chuan Lian Zi tötet Darmparasiten ab und lindert Schmerzen. Es ist am wirksamsten bei Schlauchwürmern und Hakenwürmern.

- Infektion mit Parasiten: *Chuan Lian Zi* zusammen mit *Bing Lang* (Arecae Semen) und *Shi Jun Zi* (Quisqualis Fructus) verwenden.

Tötet Pilze ab

Chuan Lian Zi tötet Pilze ab und wird äußerlich als Paste verwendet, um Pilzinfektionen der Kopfhaut zu behandeln. Die Paste wird zubereitet, indem die Arzneidroge geröstet, zu Pulver zermahlen und das Pulver mit Sesamöl vermischt wird. Das betroffene Areal sollte mit Salzwasser gereinigt werden, bevor die Paste aufgetragen wird.

Dosierung

3–10 g. *Chuan Lian Zi* wird normalerweise in Dekokten, in Form von Pillen und äußerlich als Salbe verwendet. Die unbehandelte Arzneidroge ist bitter, kalt und leicht toxisch. Trocken-Braten vermehrt seine Wärme, minimiert die Toxizität und reduziert die reizende Wirkung auf Milz und Magen. Trocken-Braten mit Salz stärkt seine Fähigkeit, in die Niere einzudringen. Diese Form wird häufig verwendet, um Schmerzen im Unteren *Jiao* (Unterer Erwärmer) zu lindern wie z.B. Hernienschmerzen.

Sicherheitshinweise, Kontraindikationen

- *Chuan Lian Zi* sollte in Fällen von Mangel und Kälte in Milz und Magen mit Vorsicht verwendet werden.
- Hohe Dosen von *Chuan Lian Zi* sind nicht zu empfehlen, da die Arznei leicht toxisch ist.

Überdosierung

Die gesamte Melia-Pflanze ist toxisch, wobei die Frucht der toxischste Teil ist und die Blätter am wenigsten toxisch sind. Der Verzehr von sechs bis acht frischen *Chuan-Lian-Zi*-Früchten kann zu Schwindel, Erbrechen, Diarrhö, Atemschwierigkeiten, Palpitationen, Tremor, Spasmen und in schweren Fällen zu Benommenheit und Bewusstlosigkeit führen.
Die Nebenwirkungen von *Chuan Lian Zi* treten gewöhnlich vier bis sechs Stunden nach der Einnahme auf, können jedoch bereits kurzfristig nach 30 Minuten einsetzen. Frühe, milde Symptome von Toxizität sind Schwindel, verschwommenes Sehen, Übelkeit, Erbrechen, Bauchschmerzen, Diarrhö, spontanes und starkes Schwitzen, Schwäche und Taubheit der Extremitäten, beschleunigte Atmung, Palpitationen, Druckgefühl in der Brust und langsamer, schwacher Puls. Schwere Fälle von Toxizität sind gekennzeichnet durch Tremor, Spasmen und Muskelkrämpfe, Konvulsionen, veränderte Bewusstseinszustände, Arrhythmien und Atemschwierigkeiten. Einige Patienten weisen auch hepatotoxische Zeichen auf, mit gelbem Urin, gelber Verfärbung der Haut und erhöhten Leberenzymwerten. Die Nebenwirkungen von *Chuan Lian Zi* werden auf seine stimulierende (reizende) Wirkung auf den Magen-Darm-Trakt, seine stimulierende Wirkung auf das Zentralnervensystem und auf die toxische Wirkung von Toosendanin auf die Leber zurückgeführt.

Im Falle einer Überdosierung

Das frühe Stadium einer Überdosis (vier bis fünf Stunden nach der Einnahme) kann mit Methoden behandelt werden, die Erbrechen auslösen, gefolgt von der Einnahme von vier bis fünf Eiweiß. Das Eiweiß minimiert die Reizung und den durch die Arznei verursachten Schaden. Wenn die Überdosis länger als fünf Stunden (vor der Behandlung) zurückliegt, sollte der Patient mit einer abführenden Methode behandelt werden: 10 g *Mang Xiao* (Natrii Sulfas) werden in warmem Wasser zu einem Getränk aufgelöst, das Diarrhö auslöst und die Resorption der Toxine minimiert.[1]

Eine akute Leberschädigung mit Symptomen wie gelber Urin, gelbe Verfärbung von Haut und Augen, gelber und schmieriger Zungenbelag und schlüpfriger Puls kann mit einer Arzneirezeptur behandelt werden, die *Hu Zhang* (Polygoni Cuspidati Rhizoma) 12 g, *Sheng Ma* (Cimicifugae Rhizoma) 12 g, *Yin Chen* (Artemisiae Scopariae Herba) 15 g, *Hou Po* (Magnoliae Officinalis Cortex) 15 g, *Che Qian Cao* (Plantaginis Herba) 15 g, *Chui Peng Cao* 18 g und *Dan Shen* (Salviae Miltiorrhizae Radix et Rhizoma) 15 g enthält.[2]

Chemische Zusammensetzung

Toosendanin, Mergsin, Melianon, Melianol, Melianediol, Melialacton, Azadirachtin, 21-O-Acetyltoosendatriol, Lipomelianol.[3, 4]

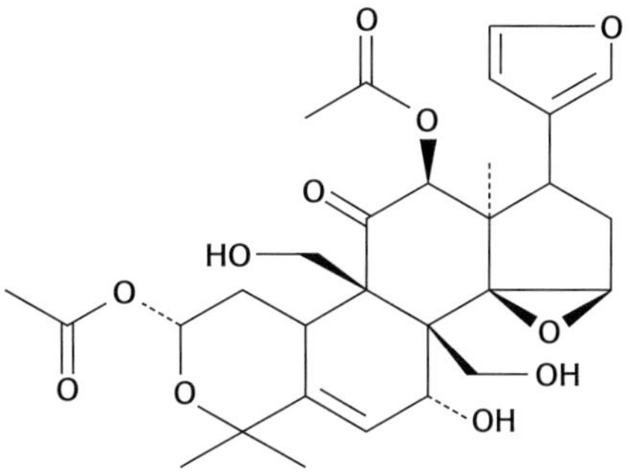

Abb. 8.2 Toosendanin

Pharmakologische Wirkungen

- **Antiparasitär**: *Chuan Lian Zi* hat eine deutliche Wirkung gegen Darmparasiten gezeigt. Es wird vermutet, dass Toosendanin bei den Parasiten eine konstante Muskelkontraktion verursacht, die zu Muskelermüdung, zur Unfähigkeit an den Eingeweiden zu haften und schließlich zur Ausscheidung der Parasiten führt. Die Ausscheidung tritt gewöhnlich 24 bis 48 Stunden nach der Verabreichung von *Chuan Lian Zi* ein. Im Vergleich zu Santonin wirkt *Chuan Lian Zi* langsamer, aber dauerhafter.[5]
- **Respiratorisch**: Die Verabreichung von *Chuan Lian Zi* an Ratten als intravenöse oder intramuskuläre Injektion führt zu Dyspnoe als Reaktion auf seine ZNS-hemmende Wirkung. Die Dyspnoe kann durch die Verabreichung von Nikotin aufgehoben werden.[6]
- **Antidot**: Die Überlebensrate für Ratten liegt bei 80%, wenn Toosendanin innerhalb von sechs Stunden nach der Exposition mit Botulismus-Toxin verabreicht wird, und bei ca. 50% für Affen, wenn es innerhalb von 24 Stunden verabreicht wird.[7]

8

Klinische und wissenschaftliche Studien

Akute Mastitis: In einer Studie wurden 43 Patientinnen mit akuter Mastitis ein- bis zweimal täglich mit einer Arzneirezeptur über einen Zeitraum von zwei bis fünf Tagen behandelt. Die Rezeptur bestand aus 9 g *Chuan Lian Zi*, 30 g braunem Zucker und 100–200 ml Getreideschnaps bzw. kochendem Wasser. Patientinnen ohne Eiterbildung (34 von 43) berichteten über eine vollständige Genesung nach zwei bis vier Dosen innerhalb von drei Tagen. Patientinnen mit Eiterbildung (9 von 43) berichteten nach der Entferung bzw. Ausleitung des Eiters über eine vollständige Genesung nach der Einnahme von sechs bis zwölf Dosen innerhalb von vier bis acht Tagen.[8]

Toxikologie

Die LD_{50} für Toosendanin bei Mäusen beträgt 13,8 ± 1,2 mg/kg bei intraperitonealer Injektion, 14,6 ± 0,9 mg/kg bei intravenöser Injektion, 14,3 ± 1,5 mg/kg bei subkutaner Injektion und 244,2 ± 44,0 mg/kg bei oraler Verabreichung. Nebenwirkungen waren ein erhöhter SGPT-Wert und Muskelermüdung.[9]

Ergänzung

苦楝子 *Kŭ Liàn Zĭ* (Meliae Fructus) stammt von *Melia azedarach L.* ab und wird manchmal zweckwidrig anstelle von *Chuan Lian Zi* (Toosendan Fructus) verwendet. In einigen Regionen Chinas wird *Ku Lian Zi* als Ersatz verwendet, wenn *Chuan Lian Zi* nicht erhältlich ist. In anderen Regionen wie Xian und Jinan wird *Ku Lian Zi* mit *Chuan Lian Zi* ausgetauscht. *Ku Lian Zi* ist bitter und toxischer als *Chuan Lian Zi*. Eine Überdosis von *Ku Lian Zi* kann nach der Einnahme von 10 bis 70 Stücken vorliegen und innerhalb von vier bis acht Stunden toxische Nebenwirkungen hervorrufen. Vergiftungszeichen sind Erbrechen, Übelkeit, Diarrhö, Atemschwierigkeiten, Taubheit der Gliedmaßen, anfallartige Konvulsionen und erhöhter Blutdruck. Daher sollte extreme Vorsicht gelten, wenn *Ku Lian Zi* verwendet wird.

8

Kommentar der Autoren

Chuan Lian Zi und *Wu Yao* (Linderae Radix) haben beide die ausgezeichnete Eigenschaft, *Qi* zu regulieren und Hernienschmerzen zu lindern. *Chuan Lian Zi* ist bitter, kalt, von absteigender Natur und leicht toxisch. Es dringt in Leber, Magen, Dünndarm und Blase ein. Es dämpft Leber-Hitze und Feuchte-Hitze bei Hernienschmerzen und Rötung und Schwellung der Hoden. *Wu Yao* ist warm, zerstreuend und dringt in Lunge, Milz, Nieren und Blase ein. Es wärmt die Nieren und ist besser geeignet bei Hernienschmerzen aufgrund von Kälte.

Nach Dr. Ding Guang-Di sind *Chuan Lian Zi* und *Yan Hu Suo* (Corydalis Rhizoma) speziell für linksseitige Schmerzen im Hypochondrium geeignet. *Xuan Fu Hua* (Inulae Flos) und *Xiang Fu* (Cyperi Rhizoma) behandeln wirksamer rechtsseitige Schmerzen im Hypochondrium.

Nach Jang Meng-Chau steigert *Chuan Lian Zi* die Peristaltik der Gallenblase und erleichtert die Passage von Steinen. Daher ist es eine wichtige Arznei für die Behandlung von Gallen- und Nierensteinen.

Referenzen

1. *Zhong Yao Du Li Xue* (Toxicology of Chinese Herbs), 1989; 33–35
2. Ibid.
3. *Xian Dai Zhong Yao Yao Li Xue* (Contemporary Pharmacology of Chinese Herbs), 1997; 651
4. Yan, X., Zhou, J., Xie, G. Traditional Chinese Medicines Molecular Structures, Natural Sources and Applications; Ashgate, 1999; 6325
5. *Zhong Yao Yao Li Yu Lin Chuang* (Pharmacology and Clinical Applications of Chinese Herbs), 1983; 648
6. *Sheng Li Xue Bao* (Physiology News), 1980; 32(4):338
7. Ibid.
8. *Zhong Ji Yi Kan* (Medium Medical Journal), 1965; 7:454
9. *Zhong Cao Yao* (Chinese Herbal Medicine), 1982; 13(7):29

Dà Fù Pí

Arecae Pericarpium

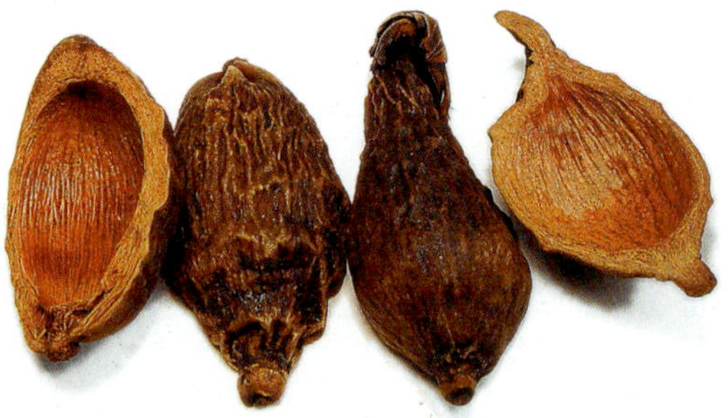

大腹皮

Pinyin-Name *Dà Fù Pí*
Wörtliche Übersetzung „Große Abdomenschale"
Andere chinesische Namen *Bing Lang Pi, Da Fu Mao, Bing Lang Yi*
Originalquelle *Ri Hua Zi Ben Cao* (Materia Medica von Ri Hua-Zi) aus dem Jahr 713 von Ri Hua-Zi
Deutscher Name Betelnussschale
Botanischer Name *Areca catechu* L. (*Bing Lang*)
Pharmazeutischer Name Arecae Pericarpium
Eigenschaften Scharf, leicht warm
Leitbahnen Dickdarm, Dünndarm, Milz, Magen

Chinesische therapeutische Wirkungen

Lenkt das Qi nach unten, weitet den Mittleren Jiao (Mittlerer Erwärmer)

Da Fu Pi (Arecae Pericarpium) reguliert *Qi* und weitet den Mittleren *Jiao* (Mittlerer Erwärmer), um Enge-, Spannungs- und Völlegefühl in Abdomen und Epigastrium sowie das Gefühl der unvollständigen Entleerung nach dem Stuhlgang zu behandeln.

- Feuchtigkeit-Akkumulation und *Qi*-Stagnation: *Da Fu Pi* zusammen mit *Hou Po* (Magnoliae Officinalis Cortex) und *Chen Pi* (Citri Reticulatae Pericarpium) verwenden.

Fördert die Diurese, lindert Ödeme

Da Fu Pi hilft, die Akkumulation von Wasser zu reduzieren, um auf diese Weise Ödeme und Bein-*Qi* zu behandeln.

- Ödeme oder Bein-*Qi*: mit *Fu Ling Pi* (Poriae Cutis) und *Sheng Jiang Pi* (Zingiberis Pericarpium Recens) kombinieren.

Dosierung

3–10 g.

Sicherheitshinweise, Kontraindikationen

Da Fu Pi sollte wegen seiner an Mäusen nachgewiesenen, teratogenen und fetotoxischen Wirkungen in der Schwangerschaft mit Vorsicht verwendet werden.[1]

Chemische Zusammensetzung

α-Catechin, Tannoide.[2]

Pharmakologische Wirkungen

Gastrointestinal: Die Verabreichung von *Da Fu Pi* als Dekokt erhöhte die Darmkontraktion und -spannung. Diese Wirkung wurde durch Atropin aufgehoben.[3]

Wechselwirkung mit anderen Medikamenten

Neuroleptika: Es gibt Hinweise, dass es bei gleichzeitiger Einnahme von Neuroleptika und Betelnüssen zu einer Verschlimmerung extrapyramidaler Wirkungen kommen kann. Zwei Patienten mit chronischer Schizophrenie unter Depot-Neuroleptika entwickelten starke extrapyramidale Symptome, nachdem sie zusätzlich über einen längeren Zeitraum hohe Dosen Betelnüsse zu sich genommen hatten. (Hinweis: Beispiele für Neuroleptika sind Chlorpromazin, Fluphenazin, Thioridazin und Haloperidol.)[4,5]

Toxikologie

Ein Fall eines anaphylaktischen Schocks bei einer 16-jährigen Patientin wurde bekannt. Der Schock trat nach der Einnahme eines Dekokts auf, das neben anderen Arzneien 12 g *Da Fu Pi* enthielt. Zehn Minuten nach der Einnahme traten bei der Patientin Enge- und Spannungsgefühl in der Brust, Übelkeit, Palpitationen, Juckreiz, Reizbarkeit, Blässe von Gesicht und Lippen, kalter Schweiß und kalte Extremitäten auf. Sie hatte einen fadenförmigen, schnellen und schwachen Puls, einen Herzschlag von 122 Schlägen pro Minute und einen Blutdruck von 74/50 mmHg. Die Patientin wurde auf anaphylaktischen Schock behandelt und erholte sich kurz danach wieder. Sie hatte in der Vorgeschichte keine Allergie auf Medikamente oder auf andere Arzneidrogen im Dekokt.[6]

Der anaphylaktische Schock ist die schwerste allergische Reaktion. Es ist leider sehr schwierig oder sogar unmöglich vorherzusagen, unter welchen Umständen Patienten eine solch ernste Reaktion zeigen. Trotz dieses einen aufgezeichneten Falls bringt der Gebrauch von *Da Fu Pi* nicht notwendigerweise ein höheres Allergierisiko mit sich als der Gebrauch von anderen Arzneien.

Kommentar der Autoren
Da Fu Pi (Arecae Pericarpium) und *Bing Lang* (Arecae Semen) stammen von derselben Pflanze ab, die allgemein als Betelnuss bekannt ist. Beide Arzneien behandeln Wasser-Akkumulationen wie Ödeme und Bein-*Qi*. *Da Fu Pi* behandelt *Qi*-Stagnation ohne sicht- oder tastbare Schwellungen. Es reduziert Schwellungen und ist außerdem ein Diuretikum. *Bing Lang* ist stärker und behandelt Schwellungen oder Zysten, die hart oder tastbar sind. Es führt das *Qi* nach unten und zerstreut Schleim.

Referenzen

1. Brinker, F. The Toxicology of Botanical Medicines, rev. 2nd ed., 1996

8

2. *Xian Dai Zhong Yao Yao Li Xue* (Contemporary Pharmacology of Chinese Herbs), 1997; 654
3. *Xin Yi Yao Xue Za Zhi* (New Journal of Medicine and Herbology), 1974; 12:39
4. Lancet 2000 Jan 8; 355(9198):134–8
5. Movement Disorders 1989; 4(4):330–2
6. *Zhong Yi Yao Xue Bao* (Report of Chinese Medicine and Herbology), 1989; 2:37

Dāo Dòu

Canavaliae Semen

刀豆

Pinyin-Name *Dāo Dòu*
Wörtliche Übersetzung „Messerbohne"
Andere chinesische Namen *Jia Jian Dou, Dao Dou Zi*
Originalquelle *Jiu Huang Ben Cao* (Materia Medica zur Rettung in Notfällen)
Deutscher Name Schwertbohne
Botanischer Name *Canavalia gladiata* (Jacq.) DC. (*Dao Dou*)
Pharmazeutischer Name Canavaliae Semen
Eigenschaften Süß, warm
Leitbahnen Magen, Niere

Chinesische therapeutische Wirkungen

Senkt das Qi ab und lindert Schluckauf

Schluckauf und Erbrechen aufgrund von Kälte und Mangel des Magens: Im Fall von Kälte und Mangel des Magens ist der Klang des Schluckaufs schwach und tief in Ton und Volumen. Starke Umkehrung oder Rebellion des *Qi* führt bei den Patienten oft zu Atemschwierigkeiten. Andere Symptome sind Appetitmangel, blasse Gesichtsfarbe, Müdigkeit und kalte Extremitäten. *Dao Dou* (Canavaliae Semen) ist mild und muss für eine maximale Wirkung mit anderen Arzneien kombiniert werden.

- Schluckauf und Erbrechen: *Dao Dou* zusammen mit *Ding Xiang* (Caryophylli Flos) und *Shi Di* (Kaki Calyx) verwenden.

Dao Dou hat eine milde Nieren tonisierende Wirkung, um das *Yang* zu wärmen. Es wird mit anderen Arzneien kombiniert, um durch Nieren-*Yang*-Mangel verursachte Schmerzen des unteren Rückens zu behandeln.

Dosierung

10–15 g im Dekokt. *Dao Dou* kann auch in Pulverform verwendet werden.

Sicherheitshinweise, Kontraindikationen

Dao Dou ist kontraindiziert, wenn der Schluckauf durch Magen-Hitze verursacht wird.

Chemische Zusammensetzung

Urease, Hemogglutinin, Canavanin, Arginase, Concanavalin A, Stachyose, Spermidin, Spermin, Putrescin.[1]

Referenzen

1. *Chang Yong Zhong Yao Cheng Fen Yu Yao Li Shou Ce* (A Handbook of the Composition and Pharmacology of Common Chinese Drugs), 1994; 123–124

Fó Shŏu

Citri Sarcodactylis Fructus

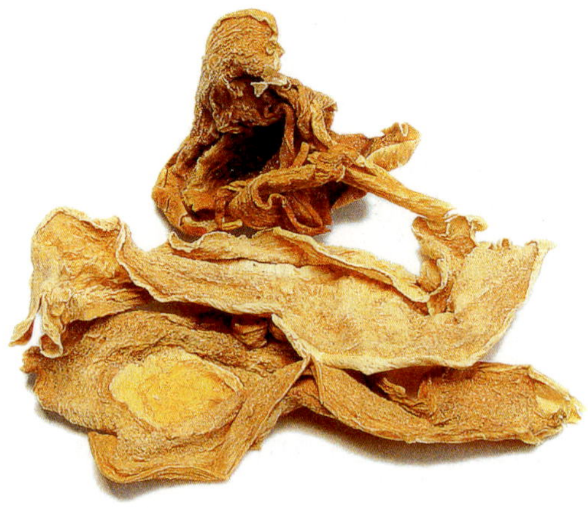

佛手

Pinyin-Name *Fó Shŏu*
Wörtliche Übersetzung „Buddhas Hand"
Andere chinesische Namen *Fo Shou Ju, Fo Shou Xiang Yuan, Fo Shou Pian*
Originalquelle *Tu Jing Ben Cao* (Illustrierter Klassiker der Materia Medica) aus dem Jahr 1061 von Su Song

Deutscher Name Buddhas-Hand-Früchte
Botanischer Name *Citrus medica* L. var. *sarcodactylis* Swingle (*Fo Shou*)
Pharmazeutischer Name Citri Sarcodactylis Fructus
Eigenschaften Scharf, bitter, warm
Leitbahnen Leber, Lunge, Magen, Milz

Chinesische therapeutische Wirkungen

Verteilt Leber-Qi und reguliert Qi

Leber-Qi-Stagnation: Klinische Zeichen von Leber-*Qi*-Stagnation sind Spannungs- und Völlegefühl in Hypochondrium und Abdomen, Aufstoßen sowie Schluckauf und Erbrechen. *Fo Shou* (Citri Sarcodactylis Fructus) hat eine scharfe, jedoch nicht trocknende Wirkung und ist eine ausgezeichnete Arznei, um die Zirkulation von *Qi* zu fördern und Leber-*Qi*-Stagnationen aufzulösen. Generell aktiviert und reguliert es die *Qi*-Zirkulation, ohne zu trocknen oder *Yin* zu verbrauchen. Es hat jedoch nur eine milde Wirkung bei der Linderung von Schmerzen.

- Leber-*Qi*-Stagnation: *Fo Shou* zusammen mit *Xiang Fu* (Cyperi Rhizoma) und *Yu Jin* (Curcumae Radix) verwenden.
- Schmerzen im Epigastrium durch Leber-*Qi*-Stagnation: mit *Qing Pi* (Citri Reticulatae Viride Pericarpium) und *Chuan Lian Zi* (Toosendan Fructus) kombinieren.

Milz- und Magen Qi-Stagnation: Dieser Zustand ist gekennzeichnet durch Appetitmangel, Völlegefühl und Spannung in Epigastrium und Abdomen, Aufstoßen und Erbrechen. Dieses Symptommuster deutet gewöhnlich darauf hin, dass das Holz-Element (Leber) auf das Erd-Element (Milz/Magen) übergreift.

- Milz- und Magen-*Qi*-Stagnation: *Fo Shou* zusammen mit *Xiang Yuan* (Citri Fructus), *Xiang Fu* (Cyperi Rhizoma), *Mu Xiang* (Aucklandiae Radix) und *Zhi Qiao* (Aurantii Fructus) verwenden.
- Erbrechen und Übelkeit: mit *Sheng Jiang* (Zingiberis Rhizoma Recens), *Chen Xiang* (Aquilariae Lignum Resinatum) und *Jiang Xiang* (Dalbergiae Odoriferae Lignum) kombinieren.
- Übelkeit und Erbrechen bei schwangeren Frauen: zusammen mit *Zhu Ru* (Bambusae Caulis in Taeniam), *Zi Su Ye* (Perillae Folium) und *Huang Qin* (Scutellariae Radix) verwenden.

Harmonisiert den Mittleren Jiao (Mittlerer Erwärmer), löst Schleim und lindert Husten

Husten mit reichlich Auswurf: *Fo Shou* ist ein milder Schleimlöser. Es wird allgemein eingesetzt, um chronischen und hartnäckigen Husten mit reichlich Auswurf und Brustschmerzen zu behandeln. Es ist jedoch nicht geeignet für das Anfangsstadium des Hustens, das charakteristisch ist für einen äußeren Zustand.

- Hartnäckiger Husten mit reichlich Schleim und Brustschmerzen: *Fo Shou* zusammen mit *Si Gua Luo* (Luffae Fructus Retinervus), *Yu Jin* (Curcumae Radix) und *Pi Pa Ye* (Eriobotryae Folium) verwenden.

Dosierung

3–10 g im Dekokt. *Fo Shou* kommt gewöhnlich als Dekokt oder Tee zum Einsatz.

Sicherheitshinweise, Kontraindikationen

Fo Shou sollte mit Vorsicht von Patienten angewendet werden, die ein *Yin*-Leere-Feuer aufweisen oder *keine Qi*-Stagnation haben.

Chemische Zusammensetzung

Bergapten, Limettin, Diosmin, Hesperidin.[1,2]

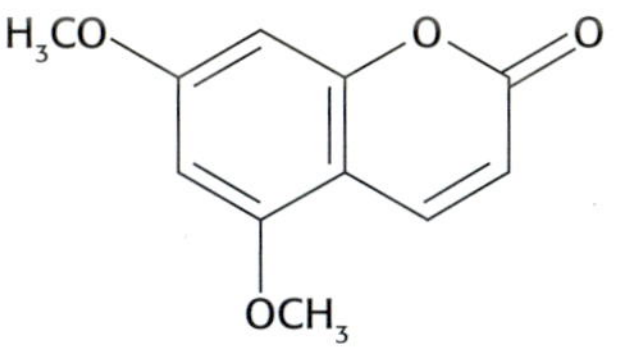

Abb. 8.3 Limettin

Pharmakologische Wirkungen

- **Kardiovaskulär**: Die Verabreichung von *Fo Shou* erhöht die Durchblutung der Koronararterien, reduziert das Risiko einer kardialen Ischämie, beugt einer Arrhythmie vor und senkt den Blutdruck.[3]
- **Antiasthmatisch**: Als intravenöse Injektion hemmt *Fo Shou* die Verengung der Bronchien und erleichtert das Atmen.[4]
- **Gastrointestinal**: Die Verabreichung von *Fo Shou* an Ratten, Katzen und Kaninchen als intravenöse Injektion hemmte deutlich die glatte Muskulatur des Magen-Darm-Trakts. Sie hemmte die Muskelkontraktion, ent-

spannte die Muskeln und verhinderte Spasmen und Krämpfe.[5]

- **ZNS beruhigend**: Die Verabreichung von *Fo Shou* an Mäuse als intraperitoneale Injektion zeigte bis zu zwei Stunden eine beruhigende Wirkung auf das Zentralnervensystem. Darüber hinaus übte es eine Schutzwirkung gegen epileptische Anfälle aus, die durch Metrazol oder Coffein ausgelöst wurden.[6]

Klinische und wissenschaftliche Studien

Infektiöse Hepatitis bei Kindern: In einer Untersuchung wurde 64 Kindern unterschiedlichen Alters *Fo Shou* und *Bai Jiang Cao* (Patriniae Herba) verabreicht, um infektiöse Hepatitis und Gelbsucht zu behandeln. Alle Kinder erhielten die Arzneien täglich über einen Zeitraum von sieben bis zehn Tagen (= ein Behandlungszyklus). Die tägliche Dosis von *Fo Shou* betrug 10–15 g für Kinder im Alter von ein bis drei Jahren, 15–20 g für Drei- bis Fünfjährige, 20–25 g für Fünf- bis Siebenjährige und 30 g für Kinder zwischen sieben und zehn Jahren. Die tägliche Dosis von *Bai Jiang Cao* betrug 1 g für Kinder unter zehn Jahren und ein zusätzliches Gramm für alle weiteren zwei Jahre über das Alter von zehn Jahren hinaus. Die meisten Kinder berichteten über eine Zunahme an Energie und Appetit und über die Auflösung der Gelbsucht innerhalb von vier bis fünf Tagen.[7]

Toxikologie

Die LD_{50} für Limettin bei Mäusen beträgt 10,0 g/kg bei oraler Verabreichung und 4 g/kg bei intraperitonealer Injektion.[8]

Ergänzung

佛手花 *Fó Shŏu Huā* (Citri Sarcodactylis Flos) stammt von der Blüte derselben Pflanze ab wie *Fo Shou*. Die Wirkung von *Fo Shou* konzentriert sich mehr auf den Mittleren *Jiao* (Mittlerer Erwärmer), wo es Übelkeit, Erbrechen und epigastrische Schmerzen lindert. *Fo Shou Hua* hat eine ähnliche, aber schwächere Funktion und ist besser beim Lösen von *Qi*-Stagnation in der Brust, die sich in Engegefühl und Schmerzen zeigt. Die empfohlene Dosis von *Fo Shou Hua* beträgt 3–6 g im Dekokt.

Kommentar der Autoren

Fo Shou ist von relativ milder Natur und am besten geeignet in leichteren Fällen von *Qi*-Stagnation. Es ist außerdem nützlich bei Patienten, die gleichzeitig *Qi*-Stagnation und *Qi*-Mangel aufweisen und starke, *Qi* regulierende Arzneien nicht vertragen. Da seine Wirkung jedoch relativ mild ist, muss *Fo Shou* mit anderen *Qi* regulierenden Arzneien kombiniert werden, um in Fällen schwerer *Qi*-Stagnation eine maximale Wirksamkeit zu erzielen.

Obwohl *Fo Shou* schmerzlindernde Eigenschaften aufweist, ist es schwächer in der Wirkkraft als *Chuan Lian Zi* (Toosendan Fructus), *Zhi Shi* (Aurantii Fructus Immaturus) oder *Qing Pi* (Citri Reticulatae Viride Pericarpium).

Referenzen

1. *Xian Dai Zhong Yao Yao Li Xue* (Contemporary Pharmacology of Chinese Herbs), 1997; 664
2. The Merck Index 12th edition, Chapman and Hall/CRCnetBASE/Merck, 2000
3. *Zhong Yao Yao Li Yu Ying Yong* (Pharmacology and Applications of Chinese Herbs), 1983; 538
4. Ibid.
5. Ibid.
6. Ibid.
7. *Zhong Yi Za Zhi* (Journal of Chinese Medicine),1957; 7:361
8. *Zhi Wu Yao You Xiao Cheng Fen Shou Ce* (Manual of Plant Medicinals and Their Active Constituents), 1986; 123, 359, 561

Gān Sōng

Nardostachydis Radix et Rhizoma

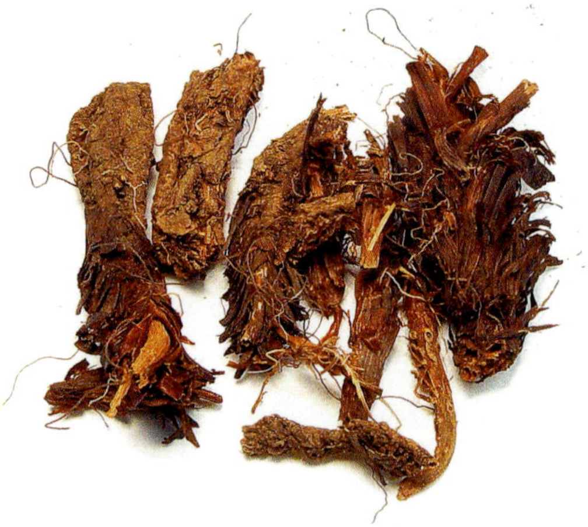

甘松

Pinyin-Name *Gān Sōng*
Wörtliche Übersetzung „Süße Kiefer"

Andere chinesische Namen *Gan Song Xiang, Kuan Ye Gan Song, Xiang Song*
Originalquelle *Ben Cao Shi Yi* (Auslassungen aus der [klassischen] Materia Medica) aus dem Jahr 741 von Chen Cang-Qi

Deutscher Name Nardostachys-Wurzelstock, Nardewurzelstock
Botanischer Name *Nardostachys chinensis* Batal. (*Gan Song Xiang*); *Nardostachys jatamanse* DC. (*Kuan Ye Gan Song*)
Pharmazeutischer Name Nardostachydis Radix et Rhizoma
Eigenschaften Scharf, süß, warm
Leitbahnen Milz, Magen

Chinesische therapeutische Wirkungen

Reguliert Qi, lindert Schmerzen, öffnet Stagnation und weckt die Milz auf

Qi-Stagnation in Brust und Abdomen: *Gan Song* (Nardostachydis Radix et Rhizoma) ist warm, aber nicht heiß, süß, aber nicht stagnierend sowie scharf, aber nicht trocknend. Es reguliert das *Qi* in Brust und Abdomen und weckt die Milz auf. Es wird hauptsächlich eingesetzt, um Patienten zu behandeln, die ihre Milz durch übermäßiges Sich-Sorgen geschädigt haben. Dieser Zustand drückt sich in Brustbeklemmung, Spannungsgefühl und Schmerzen in Epigastrium und Abdomen sowie Appetitmangel aus.

- *Qi*-Stagnation in Brust und Abdomen: *Gan Song* zusammen mit *Mu Xiang* (Aucklandiae Radix) und *Xiang Yuan* (Citri Fructus) verwenden.
- *Qi*-Stagnation mit *Yang*-Mangel und Kälte: zusammen mit *Sha Ren* (Amomi Fructus), *Ding Xiang* (Caryophylli Flos) und *Rou Gui* (Cinnamomi Cortex) anwenden.

Dosierung

3–6 g im Dekokt.

Sicherheitshinweise, Kontraindikationen

Gan Song ist kontraindiziert bei Patienten mit *Qi*-Mangel oder Hitze im Blut.

Chemische Zusammensetzung

Nardosinon, Valeranon, Aristolen, Maaliol, β-Maalien, Nardostachon, Dibelon.[1]

Pharmakologische Wirkungen

Antiarrhythmisch: Die intravenöse Injektion eines alkoholischen Auszugs von *Gan Song* erwies sich als wirksam bei der Behandlung einer chemisch induzierten Arrhythmie bei Mäusen und Ratten. Der Mechanismus ist bislang nicht geklärt. Es wird jedoch vermutet, dass *Gan Song* direkt auf den Herzmuskel wirkt und auf diese Weise seine antiarrhythmische Wirkung ausübt.[2]

Klinische und wissenschaftliche Studien

Herzrhythmusstörungen: In einer Studie erhielten 55 Patienten mit verschiedenen arrhythmischen Erkrankungen eine Arzneirezeptur mit einer Wirksamkeitsrate von 83,6%. Die Rezeptur enthielt *Gan Song*, *Da Qing Ye* (Isatidis Folium), *Dang Shen* (Codonopsis Radix), *Ren Shen* (Ginseng Radix et Rhizoma), *Gui Zhi* (Cinnamomi Ramulus), *Gan Cao* (Glycyrrhizae Radix et Rhizoma) und *Zhi Qiao* (Aurantii Fructus).[3]

Kommentar der Autoren
Gan Song behandelt Bein-*Qi*, wenn es mit *Gao Ben* (Ligustici Rhizoma) und *He Ye* (Nelumbinis Folium) kombiniert und äußerlich als Waschung oder Einweichung angewendet wird. Als Gurgelmittel behandelt es darüber hinaus Zahnschmerzen, die durch Nieren-Mangel verursacht werden.

Referenzen

1. *Xian Dai Zhong Yao Yao Li Xue* (Contemporary Pharmacology of Chinese Herbs), 1997; 666-667
2. *An Yi Xue Bao* (Anyi Medical Journal), 1980; (4):2
3. *Zhe Jiang Yi Xue* (Zhejiang Journal of Medicine), 1982; (1):49

Jiŭ Céng Tă
Ocimi Basilici Herba

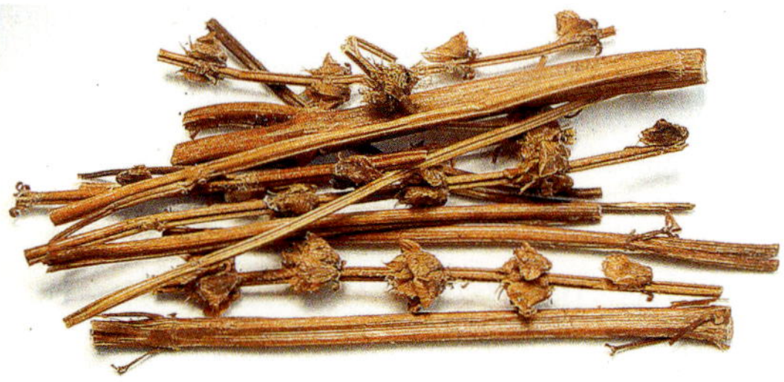

九層塔 九层塔

Pinyin-Name *Jiŭ Céng Tă*
Wörtliche Übersetzung „Neunlagiger Tempel"
Andere chinesische Namen *Lou Le, Xiang Cai, Lan Xiang, Shen Zi Cao, Guang Ming Zi*
Deutscher Name Basilikum
Botanischer Name *Ocimum basilicum* L.
Pharmazeutischer Name Ocimi Basilici Herba
Eigenschaften Scharf, stechend, warm
Leitbahnen Magen, Leber, Niere

Chinesische therapeutische Wirkungen

Reguliert den Mittleren Jiao (Mittlerer Erwärmer), fördert die Verdauung

Magenkrämpfe, Appetitmangel bei Kindern: *Jiu Ceng Ta* (Ocimi Basilici Herba) behandelt Magen-Kälte mit *Qi*-Stagnation. Diese Art von Schmerzen wird durch Wärme gelindert oder vermindert und verschlimmert sich durch kalte Getränke, kaltes Essen oder Druck.

- Magenkrämpfe: *Jiu Ceng Ta* zusammen mit *Chuan Lian Zi* (Toosendan Fructus), *Yan Hu Suo* (Corydalis Rhizoma), *Bai Shao* (Paeoniae Radix Alba) und *Gan Cao* (Glycyrrhizae Radix et Rhizoma) verwenden.
- Appetitmangel bei Kindern: zusammen mit *Shen Qu* (Massa Medicata Fermentata) und *Mai Ya* (Hordei Fructus Germinatus) verwenden.

Belebt die Blutzirkulation, zerstreut Wasser

Unregelmäßige Menstruation, postpartale Blut-Stagnation: *Jiu Ceng Ta* behandelt gynäkologische Erkrankungen und Komplikationen bei der Geburt aufgrund von Blut- und *Qi*-Stagnation.

- Unregelmäßige Menstruation und postpartale Blut-Stagnation: *Jiu Ceng Ta* zusammen mit *Dan Shen* (Salviae Miltiorrhizae Radix et Rhizoma) und *Yi Mu Cao* (Leonuri Herba) verwenden.

Öffnet die Leitbahnen und Kollateralen

Wundheitsgefühl und Schmerzen in den Sehnen und Knochen: Die aromatische Eigenschaft von *Jiu Ceng Ta* löst Stagnationen in den Leitbahnen und Kollateralen und lindert auf diese Weise Schmerzen.

- Wundheitsgefühl und Schmerzen in den Sehnen und Knochen: mit *Ji Xiang Teng* (Paederiae Caulis), *Yi Tiao Gen* (Moghaniae Radix) und *Chuan Shan Long* (Dioscoreae Nipponicae Rhizoma) kombinieren.

Eliminiert Toxine und zerstreut Wind

Zahnschmerzen, Augenschwellung und -schmerzen: In Kombination mit Arzneien, die Hitze klärende und Toxine eliminierende Eigenschaften haben, behandelt *Jiu Ceng Ta* Zahnschmerzen und Augenerkrankungen.

- Zahnschmerzen: zusammen mit *Shui Ding Xiang* (Ludwigiae Prostratae Herba) und *Shi Gao* (Gypsum Fibrosum) verwenden.
- Rötung, Schmerzen und Schwellung der Augen: mit *Ye Ju Hua* (Chrysanthemi Indici Flos), *Xia Ku Cao* (Prunellae Spica) und *Qian Li Guang* (Senecionis Scandentis Herba) kombinieren.
- Oberflächliche Einschränkung des Sehvermögens: zusammen mit *Chan Tui* (Cicadae Periostracum) und *Qian Li Guang* (Senecionis Scandentis Herba) verwenden.

Dosierung

5–12 g im Dekokt.

Sicherheitshinweise, Kontraindikationen

Jiu Ceng Ta ist während der Schwangerschaft kontraindiziert.

Kommentar der Autoren
Jiu Ceng Ta hat ähnliche Funktionen wie *Ze Lan* (Lycopi Herba): Es belebt die Blutzirkulation und verteilt Wasser.

Lì Zhī Hé
Litchi Semen

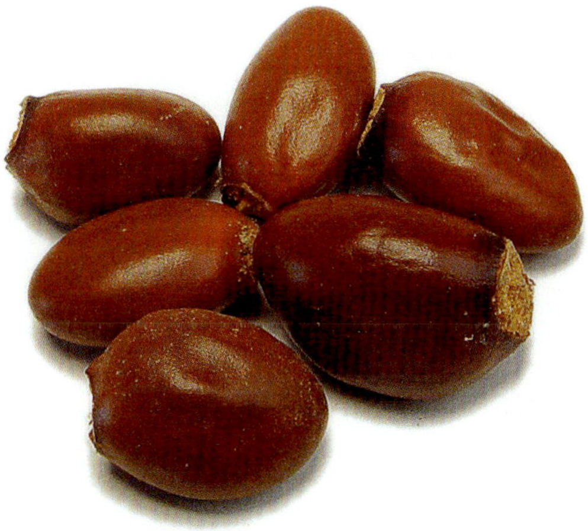

荔枝核

Pinyin-Name *Lì Zhī Hé*
Wörtliche Übersetzung „Litchisamen"
Andere chinesische Namen *Da Li He, Li Ren*
Originalquelle *Ben Cao Yan Yi* (Erweiterung der Materia Medica) aus dem Jahr 1116 von Kou Zong-Shi
Deutscher Name Litchi-Samen
Botanischer Name *Litchi chinensis* Sonn. (*Li Zhi Shu*)
Pharmazeutischer Name Litchi Semen
Eigenschaften Süß, adstringierend, warm
Leitbahnen Leber, Magen

Chinesische therapeutische Wirkungen

Bewegt Qi, lindert Schmerzen, zerstreut Kälte

Hernienschmerzen: *Li Zhi He* (Litchi Semen) ist eine ausgezeichnete Arznei, um kalte Hernienerkrankungen mit Schwellung und Schmerzen der Hoden zu behandeln.

- Hernienerkrankungen mit Hodenschwellung und -schmerzen, verursacht durch Kälte-Stagnation in der Leber-Leitbahn: *Li Zhi He* zusammen mit *Xiao Hui Xiang* (Foeniculi Fructus), *Wu Zhu Yu* (Evodiae Fructus) und *Ju He* (Citri Reticulatae Semen) einsetzen.
- Rötung, Schwellung und Schmerzen in den Hoden aufgrund von Feuchte-Hitze und Feuer in der Leber-Leitbahn: zusammen mit *Long Dan* (Gentianae Radix et Rhizoma), *Zhi Zi* (Gardeniae Fructus), *Da Huang* (Rhei Radix et Rhizoma) und *Chuan Lian Zi* (Toosendan Fructus) verwenden.

Ben-Tun-(rennendes Ferkel-)Gefühl: Dieser Zustand ist ein aus dem Abdomen nach oben zum Epigastrium oder zur Brustregion schießendes *Qi*-Gefühl, das Schmerzen verursacht.

- *Ben-Tun*-Gefühl: *Li Zhi He* zusammen mit *Mu Xiang* (Aucklandiae Radix), *Wu Zhu Yu* (Evodiae Fructus) und *Rou Gui* (Cinnamomi Cortex) verwenden. *Rou Gui* nur anwenden, wenn Kälte-Zeichen vorliegen.

Reguliert Leber-Qi

Chronische Schmerzen im Epigastrium: *Li Zhi He* reguliert das Leber-*Qi*, vertreibt Kälte und lindert chronische Schmerzen im Oberbauch.

- Chronische Schmerzen im Epigastrium durch Leber-*Qi*-Stagnation: *Li Zhi He* zusammen mit *Mu Xiang* (Aucklandiae Radix), *Yan Hu Suo* (Corydalis Rhizoma) und *Chuan Lian Zi* (Toosendan Fructus) verwenden.

Prämenstruelle oder postpartale Bauchschmerzen aufgrund von Qi- und Blut-Stagnation:

- Bauchschmerzen: *Xiang Fu* (Cyperi Rhizoma) hinzufügen.

Dosierung

10–15 g. *Li Zhi He* kann im Dekokt oder in Pillen verwendet werden. Das Anbraten mit Salz lenkt die Funktion der Arznei nach unten zum Unteren *Jiao* (Unterer Erwärmer) und potenziert seine Fähigkeit, Hernien und Schmerzen zu behandeln.

Sicherheitshinweise, Kontraindikationen

Li Zhi He ist kontraindiziert bei Patienten, die keine Akkumulation von Kälte und Feuchtigkeit aufweisen.

Chemische Zusammensetzung

3-Acetoin, 2,3-Butanediol, Copaen, cis-Caryophyllen, Alloaromadendren, Humulen, 6-Cadinen, α-Curcumen, Calamenen, Ledol, Quaiazulen, Xanthorrhizol, Palmatsäure.[1]

Pharmakologische Wirkungen

Antidiabetisch: Die Verabreichung von *Li Zhi He* an Mäuse als subkutane Injektion senkte den Blutzuckerspiegel.[2]

Wechselwirkung mit anderen Medikamenten

Antidiabetika: Arzneien wie *Li Zhi He*, die den Blutzuckerspiegel senken, sollten mit Vorsicht verwendet werden bei gleichzeitiger Einnahme von Insulin, Sulfonylharnstoffen und anderen Antidiabetika, da die Kombination eine synergistische Wirkung haben kann, die zu Hypoglykämie führt.[3] (Hinweis: Beispiele für Antidiabetika sind Insulin, Tolbutamid, Glipizid und Glyburid.)

Toxikologie

Li Zhi He ist sehr gut verträglich. Es wurden keine Todesfälle nach der oralen Verabreichung von 20 g/kg bei Mäusen verzeichnet.[4]

Kommentar der Autoren

Nach Meinung von Jang Meng-Chau führen *Li Zhi He* und *Ju He* (Citri Reticulatae Semen) andere Arzneien durch die Leitbahnen zu den Hoden und Eierstöcken. Es sind unverzichtbare Arzneien bei der Behandlung von Hernien, Infertilität, Eierstockzysten, polyzystischen Eierstöcken und anderen Krankheiten, die typisch für diese Körperregionen sind.

Referenzen

1. *Xian Dai Zhong Yao Yao Li Xue* (Contemporary Pharmacology of Chinese Herbs), 1997; 653
2. Experientia, 1985; 4(12):1622
3. Chen, J. Recognition and prevention of herb-drug interactions, Medical Acupuncture, Fall/Winter 1998/1999; 10(2):9–13
4. *Zhe Jiang Yao Xue* (Zhejiang Journal of Chinese Herbology), 1986; 3(4):8

Mù Xiāng

Aucklandiae Radix

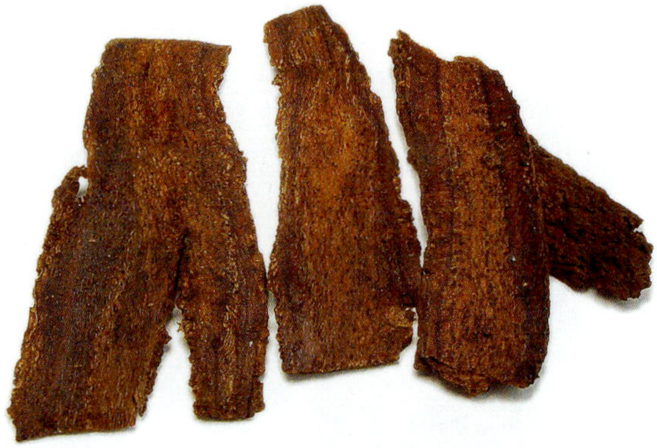

木香

Pinyin-Name *Mù Xiāng*
Wörtliche Übersetzung „Duftendes Holz“, „Holzaroma“, „Holzduft“
Andere chinesische Namen *Guang Mu Xiang, Yun Mu Xiang, Wei Mu Xiang*
Originalquelle *Shen Nong Ben Cao Jing* (Die Materia Medica des göttlichen Landmannes), vermutlich Östliche Han-Dynastie
Deutscher Name Alantwurzel, Echte Kostwurzel
Botanischer Name *Aucklandiae Lappa* Decne. (*Saussurea lappa* Clarke) (*Yun Mu Xiang*); *Vladimiria souliei* (Franch.) Ling. (*Chuan Mu Xiang*)
Pharmazeutischer Name Aucklandiae Radix
Eigenschaften Scharf, bitter, warm
Leitbahnen Gallenblase, Dickdarm, Milz, Magen

Chinesische therapeutische Wirkungen

Löst Qi-Stagnation, reguliert den Mittleren Jiao (Mittlerer Erwärmer) und lindert Schmerzen

Qi-Stagnation von Milz und Magen: Dieser Zustand ist gekennzeichnet durch Appetitmangel, Magenverstimmung, Nahrungsmittel-Stagnation, Völlegefühl in Epigastrium und Abdomen, Blähungen, Spannung und Schmerz, Diarrhö und/oder schmerzhaften Stuhldrang. Die warmen, scharfen, bitteren Eigenschaften von *Mu Xiang* (Aucklandiae Radix) helfen dabei, Stagnationen zu bewegen und zu klären, das angemessene Funktionieren des

Mittleren *Jiao* (Mittlerer Erwärmer) wiederherzustellen und Schmerzen zu lindern.

- Völlegefühl in Epigastrium und Abdomen, Schmerzen: *Mu Xiang* mit *Zhi Qiao* (Aurantii Fructus), *Chuan Lian Zi* (Toosendan Fructus), *Lai Fu Zi* (Raphani Semen) und *Yan Hu Suo* (Corydalis Rhizoma) kombinieren.
- Diarrhö durch Feuchte-Hitze: zusammen mit *Huang Lian* (Coptidis Rhizoma) und *Huo Xiang* (Agastaches Herba) verwenden.
- Diarrhö mit reichlich Eiter und Blut: *Mu Xiang* mit einer hohen Dosis von *Bai Shao* (Paeoniae Radix Alba) verwenden.
- Dysenterie und schmerzhafter Stuhldrang aufgrund von Feuchte-Hitze: *Huang Lian* (Coptidis Rhizoma) hinzufügen.
- Dysenterie mit starker Hitze: zusammen mit *Huang Bo* (Phellodendri Cortex), *Bai Tou Weng* (Pulsatillae Radix) und *Ma Chi Xian* (Portulacae Herba) verwenden.
- Dysenterie mit starker Feuchtigkeit: *Yi Yi Ren* (Coicis Semen), *Fu Ling* (Poria), *Cang Zhu* (Atractylodis Rhizoma) und *Che Qian Zi* (Plantaginis Semen) hinzufügen.
- Nahrungsmittel-Stagnation, *Qi*-Stagnation, Diarrhö und schmerzhafter Stuhldrang aufgrund von Feuchte-Hitze: mit *Bing Lang* (Arecae Semen), *Zhi Qiao* (Aurantii Fructus), *Ge Gen* (Puerariae Radix Lobatae), *Da Huang* (Rhei Radix et Rhizoma) und *Huang Lian* (Coptidis Rhizoma) kombinieren. **Beispiel-Rezeptur**: *Mu Xiang Bing Lang Wan* (Pille mit Aucklandiae Radix und Arecae Semen).
- Kälte und Schmerzen im unteren Abdomen: *Wu Yao* (Linderae Radix) hinzufügen.

Zerstreut Feuchte-Hitze, harmonisiert Leber und Milz

Leber-Qi-Stagnation: Eine Disharmonie zwischen Leber und Milz stört die normalen Transformations- und Transportfunktionen der Milz. Wenn der Fluss des Wassers stagniert, beginnt sich Feuchte-Hitze anzusammeln und führt zu Spannung und Schmerzen in der Region des Hypochondriums, zu einem bitteren Mundgeschmack, einem gelben Zungenbelag und unter Umständen zu Gelbsucht.

- Disharmonie zwischen Leber und Milz: *Mu Xiang* zusammen mit *Chai Hu* (Bupleuri Radix), *Yu Jin* (Curcumae Radix) und *Zhi Qiao* (Aurantii Fructus) verwenden.
- Akkumulation von Feuchte-Hitze: zusammen mit *Da Huang* (Rhei Radix et Rhizoma), *Yin Chen* (Artemisiae Scopariae Herba) und *Jin Qian Cao* (Lysimachiae Herba) verwenden.

Reguliert die Qi-Zirkulation, beugt Stagnation vor

Milz-Qi-Mangel: Die Hauptkennzeichen eines Milz-*Qi*-Mangels sind Völlegefühl in Epiagstrium und Abdomen, Spannungsgefühl, Blähungen, Schmerzen, Appetitmangel, Erbrechen, Diarrhö, der Wunsch nach Wärme und Druck auf das Abdomen sowie ein weißer, schmieriger Zungenbelag. *Mu Xiang* aktiviert und reguliert die *Qi*-Zirkulation, um Stagnationen und Blähungen im Zusammenhang mit dem Gebrauch von *Qi* tonisierenden Arzneien zu verhindern. *Qi* aktivierende Arzneien werden häufig zusammen mit *Qi* tonisierenden Arzneien verwendet, um Symptome und Zeichen zu behandeln, die bei Milz- und Magen-Mangel auftreten.

- Milz- und Magen-Mangel: *Mu Xiang* zusammen mit *Ren Shen* (Ginseng Radix et Rhizoma), *Bai Zhu* (Atractylodis Macrocephalae Rhizoma) und *Sha Ren* (Amomi Fructus) verwenden. **Beispiel-Rezeptur**: *Xiang Sha Liu Jun Zi Tang* (Sechs Gentlemen Dekokt mit Aucklandiae Radix und Amomi Fructus).

Dosierung

3–10 g. *Mu Xiang* wird Dekokt, als Pulver oder in Pillenform verwendet. Die unbehandelte Arzneidroge eignet sich besser für die Behandlung von *Qi*-Stagnation. Die geröstete Arzneidroge behandelt wirksamer Diarrhö und schmerzhaften Stuhldrang.

Sicherheitshinweise, Kontraindikationen

Da es scharf, warm und trocknend ist, sollte *Mu Xiang* bei Patienten, die unter *Yin*-Mangel, Flüssigkeitsmangel oder Fülle-Feuer leiden, mit Vorsicht eingesetzt werden.

Chemische Zusammensetzung

Saussurin, Costuslacton, Dihydrocostuslacton, Dehydrocostuslacton, Costunolid, Dihydrocostunolid, 12-Methoxydihydrocostunolid, α-Costol, α-Costsäure, Saussurealacton, α-Costen, β-Costen.[1]

Pharmakologische Wirkungen

- **Respiratorisch**: Mit einer Verabreichung von *Mu Xiang* konnten Spasmen der Trachea und der Bronchien entspant werden.[2]

- **Wirkung auf die glatte Muskulatur**: Die Bestandteile von *Mu Xiang* wirken unterschiedlich auf die glatte Darmmuskulatur: Einige stimulieren den Darm und steigern die Peristaltik, einige entspannen Spasmen im Darm, einige haben eine hemmende Wirkung.[3]
- **Kardiovaskulär**: Laboruntersuchungen an Fröschen, Hunden und Ratten haben gezeigt, dass *Mu Xiang* dosisabhängig unterschiedliche Wirkungen auf das Herz-Kreislauf-System hat. In niedriger Dosierung hat es eine stimulierende Wirkung auf das Herz und erweitert die Gefäße. In hoher Dosierung hat es eine hemmende Wirkung und verengt die Blutgefäße.[4]
- **Antibiotisch**: Das ätherische Öl von *Mu Xiang* hat eine hemmende Wirkung auf *Streptococcus, Staphylococcus, E. coli* und das *Corynebacterium diphtheriae*.[5]

Klinische und wissenschaftliche Studien

- **Blähungen**: Die zweimal tägliche intramuskuläre Injektion einer 100-prozentigen *Mu-Xiang*-Lösung behandelte mit einer Wirksamkeitsrate von 93% 29 Patienten mit Blähungen, die durch Magenverstimmung, akute Gastroenteritis, Gastritis nervosa und postoperative Komplikationen verursacht wurden.[6]
- **Gallenblasenschmerzen**: *Mu Xiang* zeigte eine vielversprechende Wirkung bei acht Patienten mit Schmerzen aufgrund von Gallenblasenstörungen.[7]
- **Ulkuskrankheit**: Zwei Rezepturen mit Arzneien wie *Mu Xiang, Wu Yao* (Linderae Radix), *Da Xue Teng* (Sargentodoxae Caulis), *Gan Jiang* (Zingiberis Rhizoma), *Gou Teng* (Uncariae Ramulus cum Uncis) und *Chen Pi* (Citri Reticulatae Pericarpium) wurden zusammengestellt, um 217 Patienten mit Magen- oder Zwölffingerdarmgeschwüren zu behandeln. Die Arzneien wurden zweimal täglich in Dekoktform über einen Zeitraum von 20 Tagen eingenommen. Die Studie berichtet über eine vollständige Genesung in 90,3% der Fälle und über eine Rückfallrate von 15,8% bei Folgekonsultationen.[8]

Toxikologie

Die orale Verabreichung von *Mu Xiang* in einer Dosis von 1,77 mg/kg für männliche Ratten und 2,17 mg/kg für weibliche Ratten über einen Zeitraum von 90 Tagen ließ keinerlei Nebenwirkungen erkennen. Untersuchungen zeigten, dass Blut, Urin und die Funktionen der inneren Organe über den gesamten Untersuchungszeitraum im Normbereich blieben.

Die LD_{50} für Costuslacton bei Ratten bei intraperitonealer Verabreichung beträgt 300 mg/kg.[9]

Kommentar der Autoren

Mu Xiang ist scharf, bitter, zerstreuend, absenkend, wärmend und trocknend. Es kann *Qi* heben oder veranlassen, dass es absinkt, um alle drei Erwärmer zu öffnen. Die stärkste Fähigkeit dieser Arznei besteht darin, eine *Qi*-Stagnation im Magen-Darm-Trakt zu lösen. Die Hauptkennzeichen dieser Stagnation sind Blähungen, Gasbildung, Völle- und Spannungsgefühl und Schmerzen. Sekundäre Störungen, die ebenfalls mit *Mu Xiang* behandelt werden, sind Diarrhö, Dysenterie mit schmerzhaftem Stuhldrang, Nahrungsmittel-Akkumulation und Appetitmangel. Es ist eine der stärksten, wichtigsten und wirkungsvollsten Arzeien für die Regulierung von abdominalem *Qi* und zur Linderung von Schmerzen.

Referenzen

1. *Xian Dai Zhong Yao Yao Li Xue* (Contemporary Pharmacology of Chinese Herbs), 1997; 655
2. *Zhong Yao Yao Li Yu Ying Yong* (Pharmacology and Applications of Chinese Herbs), 1983; 169
3. Ibid.
4. Ibid.
5. Ibid.
6. *Zhong Cao Yao Tong Xun* (Journal of Chinese Herbal Medicine), 1979; 3:37
7. *Zhong Hua Wai Ke Za Zhi* (Chinese Journal of External Medicine), 1958; 1:24
8. *Xin Yi Xue* (New Medicine), 1976; 5:214
9. *Zhong Yao Yao Li Yu Ying Yong* (Pharmacology and Applications of Chinese Herbs), 1983; 169

8

Pò Bò Zǐ Yè
Cordia Dichotoma Folium

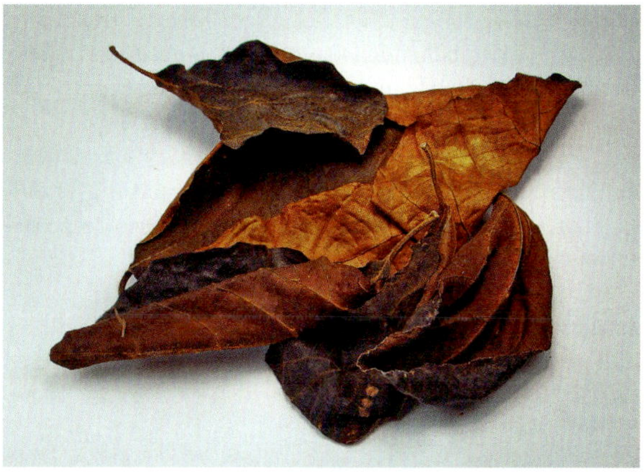

破布子葉 破布子叶

Pinyin-Name *Pò Bò Zǐ Yè*
Wörtliche Übersetzung „Samen und Blätter von zerbrochenem Gewebe"
Andere chinesische Namen *Qing Tong Tsui Mu*
Deutscher Name Cordia-Dichotoma-Blätter
Botanischer Name *Cordia dichotoma* Forst. F.
Pharmazeutischer Name Cordia Dichotoma Folium
Eigenschaften Bitter, leicht adstringierend, kühl
Leitbahnen Leber, Niere, Magen

Chinesische therapeutische Wirkungen

Reguliert Qi, lindert Schmerzen

Knochensporn: *Po Bu Zi Ye* (Cordia Dichotoma Folium) lindert Schmerzen durch Regulieren der *Qi*- und Blutzirkulation im Körper. Es ist besonders geeignet, um Knochensporn-Schmerzen zu behandeln.

- Knochensporn: *Po Bu Zi Ye* zusammen mit *Huang Jin Gui* (Vanieriae Caulis), *Mo Gu Xiao* (Hyptis Capitatae Caulis) und *Liu Zhi Huang* (Solidaginis Herba) verwenden.

Schmerzen im Epigastrium: Anders als die meisten *Qi* regulierenden Arzneien, die den Magen reizen, nützt *Po Bu Zi Ye* dem Magen und lindert Schmerzen.

- Schmerzen im Epigastrium: mit *Yan Hu Suo* (Corydalis Rhizoma) und *Mu Xiang* (Aucklandiae Radix) kombinieren.

Zerstreut Schleim und lindert Husten

Husten: Obwohl diese Arznei Husten lindern kann, wird sie gewöhnlich nicht in dieser Funktion verwendet.

- Husten mit gelbem Schleim: *Chen Pi* (Citri Reticulatae Pericarpium) hinzufügen.

Dosierung

5–20 g im Dekokt.

Kommentar der Autoren
Nach Dr. Chang Wei-Yen ist *Po Bu Zi Ye* das wirksamste Mittel, um Knochensporn-Schmerzen zu lindern. Einige Patienten erfahren durch die Behandlung unmittelbar Linderung, andere benötigen ungefähr ein halbes Jahr Behandlungszeit, um eine Schmerzlinderung zu erreichen. Darüber hinaus hat der Einsatz von *Po Bu Zi Ye* bei der Behandlung von Knochenspornen normalerweise eine Alles-oder-Nichts-Reaktion zur Folge. Ungefähr 20 bis 30% der Patienten haben eine schmerzlindernde Langzeitwirkung, andere erfahren unter Umständen nur eine symptomatische Minderung von Schmerzen und Entzündungen.

Qīng Mù Xiāng
Aristolochiae Radix

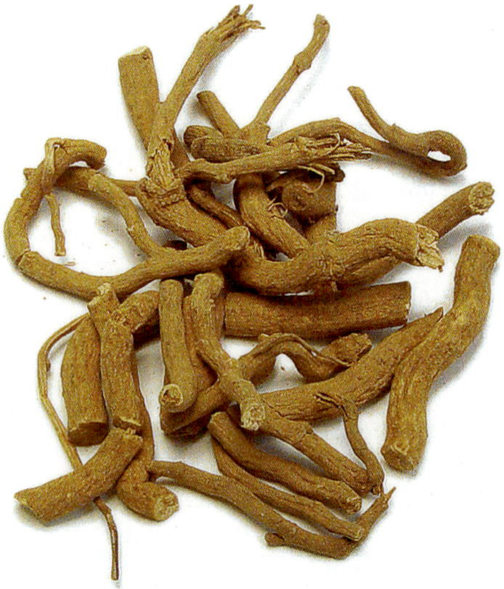

青木香

Pinyin-Name *Qīng Mù Xiāng*
Andere chinesische Namen *Bei Ma Dou Ling, Ma Dou Ling Gen, Tu Qing Mu Xiang*
Originalquelle *Xin Xiu Ben Cao* (Neu überarbeitete Materia Medica), verfasst in den Jahren von 657 bis 659 von Su Jing
Deutscher Name Aristolochia-Wurzel
Botanischer Name *Aristolochia debilis* Sieb. et Zucc. (*Ma Dou Ling*); *Aristolochia contorta* Bge. (*Bei Ma Dou Ling*)
Pharmazeutischer Name Aristolochiae Radix
Eigenschaften Scharf, bitter, kühl
Leitbahnen Leber, Magen
Sicherheitshinweis Toxisch

8

Chinesische therapeutische Wirkungen

Reguliert Qi und lindert Schmerzen

Leber- und Magen-Qi-Stagnation: *Qing Mu Xiang* (Aristolochiae Radix) behandelt Leber- und Magen-*Qi*-Stagnation – ein Zustand, der gekennzeichnet ist durch Spannungsgefühl und Schmerzen in Brust, Hypochondrium, Epigastrium und Abdomen.

- Leber- und Magen-*Qi*-Stagnation: *Qing Mu Xiang* zusammen mit *Xiang Fu* (Cyperi Rhizoma) und *Chuan Lian Zi* (Toosendan Fructus) verwenden.

Eliminiert Toxine und reduziert Schwellungen

Qing Mu Xiang behandelt Bauchschmerzen und Diarrhö, die durch eine Nahrungsmittelvergiftung oder unpassende Ernährung verursacht werden.

- Diarrhö und Bauchschmerzen: zusammen mit *Huang Lian* (Coptidis Rhizoma) und *Bing Lang* (Arecae Semen) verwenden.

Schlangenbisse: Äußerlich aufgetragenes *Qing Mu Xiang* lindert durch Schlangenbisse verursachte Schwellungen und Schmerzen.

- Schlangenbisse: zusammen mit *Bai Zhi* (Angelicae Dahuricae Radix) verwenden und äußerlich auftragen oder innerlich einnehmen.

Dosierung

3–10 g im Dekokt, 1,5–2 g als Pulver.

Sicherheitshinweise, Kontraindikationen

- Da *Qing Mu Xiang* toxisch ist, sind hohe Dosen kontraindiziert. Mögliche Nebenwirkungen sind Übelkeit und Erbrechen.
- *Qing Mu Xiang* sollte mit Vorsicht bei Patienten mit Mangel- und Kälte-Zuständen eingesetzt werden.

Chemische Zusammensetzung

Aristolochiasäure A, B, C; Aristolochialactan, Debilsäure, Allantoin, Magnoflorin, Cyclanolin, Aristolon, Debilon, Aristolenon, Isoaristolon, Aristolin, α-Pinen, β-Pinen.[1]

Toxikologie

Qing Mu Xiang enthält Spuren von Aristolochiasäure (► Abb. 4.3). Weitere Informationen über die Toxizität dieses Bestandteils sind im Abschnitt zu *Guang Fang Ji* (Aristolochiae Fangchi Radix) (► II/Kap. 4) oder *Guan Mu Tong* (Aristolochiae Manshuriensis Caulis) (► II/Kap. 6) zu finden.
Nach der oralen Einnahme von 20–40 g *Qing Mu Xiang* bei Katzen mit 2 kg Gewicht wurden keine Todesfälle ver-

zeichnet. Die LD_{50} für Aristolochiasäure bei Mäusen beträgt 48,7 mg/kg bei oraler Aufnahme und 22,4 mg/kg bei intravenöser Injektion.[2]

Kommentar der Autoren

Qing Mu Xiang (Aristolochiae Radix) ist auch als „*Ma Dou Ling Gen*" bekannt. Wie *Ma Dou Ling* (Aristolochiae Fructus) ist auch *Qing Mu Xiang* toxisch und sollte mit extremer Vorsicht verwendet werden.
Mu Xiang (Aucklandiae Radix) und *Qing Mu Xiang* (Aristolochiae Radix) haben ähnliche Namen, aber vollkommen unterschiedliche Funktionen und Sicherheitsprofile. Sie dürfen nicht verwechselt oder gegeneinander ausgetauscht werden.

Referenzen

1. *Xian Dai Zhong Yao Yao Li Xue* (Contemporary Pharmacology of Chinese Herbs), 1997; 646
2. *Zhong Yao Yao Li Yu Ying Yong* (Pharmacology and Applications of Chinese Herbs), 1983; 604

Qīng Pí

Citri Reticulatae Viride Pericarpium

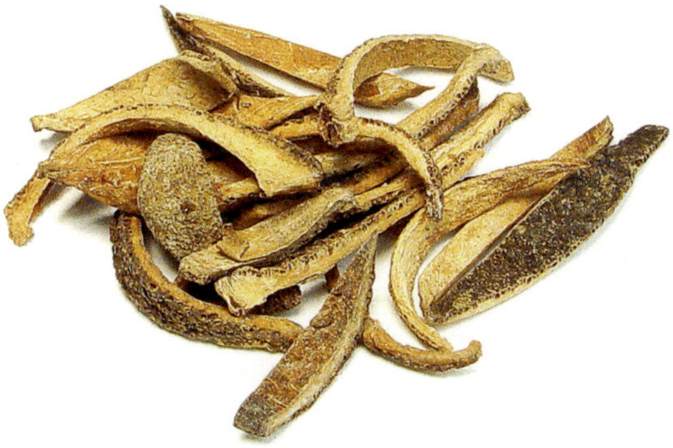

青皮

Pinyin-Name *Qīng Pí*
Wörtliche Übersetzung „Blau-grüne Schale", „grüne Schale"
Andere chinesische Namen *Qing Ju Pi, Xiao Qing Pi*
Originalquelle *Tu Jing Ben Cao* (Illustrierter Klassiker der Materia Medica) aus dem Jahr 1601 von Su Song
Deutscher Name Unreife Mandarinenschale
Botanischer Name *Citrus reticulata* Blanco. (*Ju*)
Pharmazeutischer Name Citri Reticulatae Viride Pericarpium
Eigenschaften Bitter, scharf, warm
Leitbahnen Leber, Gallenblase, Magen

Chinesische therapeutische Wirkungen

Verteilt Leber-Qi, bricht Qi-Stagnation auf

Leber-Qi-Stagnation: Klinische Symptome sind Spannung und Schmerzen im Hypochondrium, Spannung und Schmerzen in der Brust, Knoten in der Brust und Hernien. Es können auch Kummer, häufiges Seufzen, Reizbarkeit, unregelmäßige Menstruation und prämenstruelles Syndrom, abdominale Blähungen oder Schmerzen, Appetitmangel sowie gegenläufiges Magen-*Qi*, das Schluckauf, Aufstoßen, Übelkeit oder Erbrechen verursacht, vorliegen. Patienten mit Leber-*Qi*-Stagnation regen sich leicht auf. *Qing Pi* (Citri Reticulatae Viride Pericarpium) tritt in die Leitbahnen von Leber und Gallenblase ein, um das Leber-*Qi* auszuweiten und die *Qi*-Stagnation aufzubrechen. *Qing Pi* ist relativ stark und geeignet für Patienten mit starker Konstitution oder akuten Krankheitszuständen.

- Schmerzen im Hypochondrium: *Qing Pi* zusammen mit *Chai Hu* (Bupleuri Radix) und *Yu Jin* (Curcumae Radix) verwenden.
- Spannung und Schmerzen oder Knoten in der Brust: zusammen mit *Chai Hu* (Bupleuri Radix), *Xiang Fu* (Cyperi Rhizoma) und *Wang Bu Liu Xing* (Vaccariae Semen) verwenden.
- Hernien vom Kälte-Typ und Bauchschmerzen: mit *Wu Yao* (Linderae Radix), *Xiao Hui Xiang* (Foeniculi Fructus) und *Mu Xiang* (Aucklandiae Radix) kombinieren.
- Darmprolaps, Gefühl eines Genitalprolapses oder Schwellung der Hoden aufgrund von chronischer Orchitis: zusammen mit *Wu Yao* (Linderae Radix), *Chuan Lian Zi* (Toosendan Fructus), *Xiao Hui Xiang* (Foeniculi Fructus), *Mu Xiang* (Aucklandiae Radix) und *Bing Lang* (Arecae Semen) anwenden.

Zerteilt Knoten, löst Stagnation auf

Nahrungsmittel-Stagnation: Diese zeigt sich als Magenverstimmung, Völlegefühl, Auftreibung und Schmerzen in Epigastrium und Abdomen, Aufstoßen, charakterisiert durch einen sauren oder verdorbenen Geruch, Säurereflux, Stuhlverstopfung oder Diarrhö mit einem fauligen oder verdorbenen Geruch. *Qing Pi* beseitigt wirkungsvoll Nahrungsmittel-Stagnation.

- Nahrungsmittel-Stagnation und Magenverstimmung: *Qing Pi* mit *Shan Zha* (Crataegi Fructus), *Mai Ya* (Hordei Fructus Germinatus) und *Shen Qu* (Massa Medicata Fermentata) kombinieren.

Geschwulstbildung aufgrund von Qi- oder Blut-Stase: *Qing Pi* wird oft zusammen mit *Qi* und Blut bewegenden Arzneien verwendet, um die Gesamtwirkung beim

Aufbrechen von Stagnationen, die sich als Geschwülste, Knoten oder Tumoren manifestieren, zu verstärken.

- Knoten, die durch *Qi*- oder Blut-Stase verursacht werden: zusammen mit *San Leng* (Sparganii Rhizoma), *E Zhu* (Curcumae Rhizoma) und *Yu Jin* (Curcumae Radix) verwenden.

Dosierung

3–10 g im Dekokt. *Qing Pi* kann auch als Pille oder Pulver eingesetzt werden. Die unbehandelte Arzneidroge hat eine starke, heftige Wirkkraft, die das *Qi* bewegt und *Qi*-Stagnation aufbricht. Die Zubereitung mit Essig mäßigt diese starke Wirkung und minimalisiert mögliche Nebenwirkungen.

Sicherheitshinweise, Kontraindikationen

- *Qing Pi* sollte mit Vorsicht bei Patienten mit *Qi*-Mangel eingesetzt werden, da die stark zerstreuende Eigenschaft *Qi* verbrauchen kann.
- Eine Langzeitanwendung oder höhere Dosen von *Qing Pi* werden nicht empfohlen.

Chemische Zusammensetzung

Hesperidin, Nobiletin, Limonen, α-Pinen, β-Pinen, β-Phellandren.[1]

8

Pharmakologische Wirkungen

- **Gastrointestinal**: Die Injektion von *Qing Pi* lindert Spasmen und Krämpfe durch Hemmung der Kontraktion der glatten Muskulatur von Magen, Darm und Gallenblase.[2]
- **Respiratorisch**: *Qing Pi* hat bei Tieren deutliche hustenlindernde, auswurffördernde und antiasthmatische Eigenschaften gezeigt. Die intravenöse Injektion von *Qing Pi* erweitert die Bronchien und verhindert eine Verengung der Bronchien für einen Zeitraum von bis zu einer Stunde.[3]
- **Sympathomimetisch**: *Qing Pi* stimuliert sowohl das Zentralnervensystem als auch das Herz-Kreislauf-System. In einer Studie erhöhte die intravenöse Injektion von *Qing Pi* sowohl den Blutdruck als auch die Atemfrequenz, während die orale Verabreichung wenig Wirkung zeigte. Darüber hinaus kann eine wiederholte Injektion innerhalb eines kurzen Zeitraums die Toleranz erhöhen. Die Injektion von *Qing Pi* (entsprechend einer Dosis der Rohdroge von 1 g/kg) hat eine ähnliche Wirkung wie die von 10 µg/kg Epinephrin, hält aber länger an.[4]

Klinische und wissenschaftliche Studien

- **Schock**: Patienten mit einem Schock durch Infektion, Allergie oder Herz-Kreislauf-Erkrankungen wurden mit einer intravenösen Infusion von *Qing Pi* in einer 5-prozentigen Glukoselösung behandelt. Von 22 Patienten zeigten 17 eine deutliche und 5 eine moderate Verbesserung. Alle Patienten reagierten mit deutlichem Ansteigen des Blutdrucks ohne weitere Nebenwirkungen.[5]
- **Supraventrikuläre Tachykardie**: Patienten mit supraventrikulärer Tachykardie wurden mit intravenösen Infusionen von 4 ml *Qing Pi* (entspricht 5 g der Rohdroge) behandelt, die mit 40 ml 5-prozentiger Glukoselösung injiziert wurden. Bei 42 von 49 Patienten stellte sich nach kurzer Zeit der normale Sinusrhythmus wieder ein. Es wurden keine Nebenwirkungen verzeichnet.[6]

Kommentar der Autoren

Qing Pi (Citri Reticulatae Viride Pericarpium) und *Chen Pi* (Citri Reticulatae Pericarpium) sind beide warm, regulieren *Qi* und lösen Stagnation von Nahrung, *Qi* und Schleim auf. Beide können bei Fülle im Ober- und Unterbauch, bei Spannung, Schmerzen, Erbrechen, Diarrhö oder Appetitmangel verwendet werden. Die beiden Arzneien werden gewöhnlich zusammen eingesetzt, um Symptome des Ungleichgewichts von Leber, Milz und Magen zu behandeln. Es gibt jedoch noch andere wichtige Ähnlichkeiten bzw. Unterschiede. Die *Qi* regulierende Funktion von *Qing Pi* ist stark und von Natur aus absteigend und kann auf diese Weise Stagnationen der Leber- und Gallenblasen-Leitbahn behandeln. Klinische Zeichen dieser Stagnationen sind u.a. Spannungen und Schmerzen in Hypochondrium, Brust und Hernien. *Qing Pi* kann verwendet werden, um tastbare Schwellungen und Knoten aufzubrechen. *Chen Pi* ist schwächer als *Qing Pi,* reguliert das *Qi* aber genauso gut, indem es das *Qi* zum Absteigen veranlasst. Es wird hauptsächlich bei Milz- und Lungen-*Qi*-Stagnation eingesetzt. Es reguliert *Qi*, harmonisiert den Mittleren *Jiao* (Mittlerer Erwärmer), trocknet Feuchtigkeit und löst Schleim auf. Es wird bei Husten mit reichlich Auswurf, Brustenge oder Appetitmangel und bei Diarrhö aufgrund von Milz-*Qi*-Mangel mit *Qi*-Stagnation eingesetzt.

Referenzen

1. *Xian Dai Zhong Yao Yao Li Xue* (Contemporary Pharmacology of Chinese Herbs), 1997; 642–643
2. *Zhong Yao Zhi* (Chinese Herbology Journal), 1984; 37
3. *Zhong Yao Yao Li Yu Ying Yong* (Pharmacology and Applications of Chinese Herbs), 1983; 586
4. Ibid.

5. *Shang Hai Zhong Yi Yao Za Zhi* (Shanghai Journal of Chinese Medicine and Herbology), 1987; 2:21
6. *Zhong Yi Za Zhi* (Journal of Chinese Medicine), 1987; 3:38

Shì Dì
Kaki Calyx

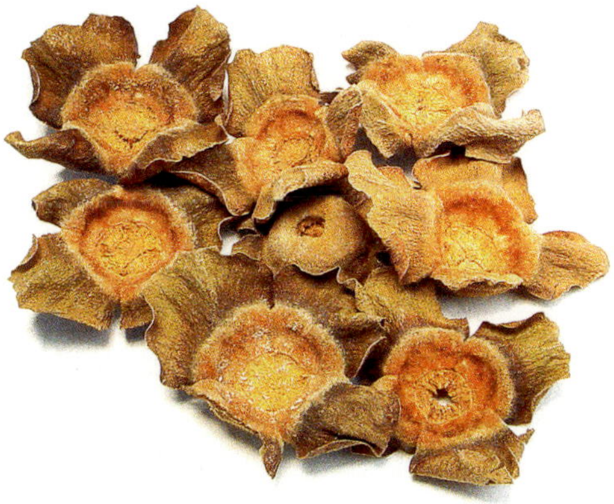

柿蒂

Pinyin-Name *Shì Dì*
Andere chinesische Namen *Shi Qian, Shi Zi Ba, Shi Ding*
Originalquelle *Ming Yi Za Zhu* (Verschiedene Aufzeichnungen berühmter Ärzte) aus dem Jahr 500 von Tao Hong-Jing
Deutscher Name Kaki-Blütenkelch
Botanischer Name *Diospyros kaki* L. f. (*Shi Shu*)
Pharmazeutischer Name Kaki Calyx
Eigenschaften Bitter, neutral
Leitbahnen Magen

Chinesische therapeutische Wirkungen

Leitet das Qi nach unten, stoppt Schluckauf

Schluckauf entsteht, wenn ein gestörter Magen das *Qi*, das ansonsten absteigen würde, in einer unnatürlichen Weise aufsteigen lässt. *Shi Di* (Kaki Calyx) ist eine neutrale Arznei, die dieses Problem bei heißen oder kalten Zuständen behandelt.

- Schluckauf aufgrund von Magen-Kälte: *Shi Di* zusammen mit *Ding Xiang* (Caryophylli Flos) und *Sheng Jiang* (Zingiberis Rhizoma Recens) verwenden.
- Schluckauf aufgrund von Magen-Hitze: zusammen mit *Lu Gen* (Phragmitis Rhizoma) und *Zhu Ru* (Bambusae Caulis in Taeniam) verwenden.
- Schluckauf aufgrund eines Mangel-Zustands oder Schluckauf bei älteren Menschen: mit *Dang Shen* (Codonopsis Radix), *Ren Shen* (Ginseng Radix et Rhizoma) und *Bai Zhu* (Atractylodis Macrocephalae Rhizoma) kombinieren.

Dosierung

3–12 g. *Shi Di* kann als Dekokt oder als Pille eingesetzt werden.

Chemische Zusammensetzung

Oleanolsäure, Ursolsäure, Trifolin, β-Sitosteryl-β-D-glucosid, Stearsäure, Palmitinsäure, Bernsteinsäure, Syringsäure, Vanillinsäure, Gallsäure, Kaempferol, Frifolin, Hyperin, Hydroxytriterpensäure.[1]

Pharmakologische Wirkungen

- **Antiarrhythmisch**: Die Verabreichung von 0,5% *Shi Di* an Mäuse in einer Dosierung von 50 mg/kg zeigte eine deutliche Wirkung gegen durch Chlor oder Aconitin induzierte Arrhythmien.[2]
- **Empfängnisverhütend**: Die Verabreichung von *Shi Di* hat als Kontrazeptivum bei Kaninchen eine Erfolgsrate von 79,6%.[3]

Referenzen

1. *Xian Dai Zhong Yao Yao Li Xue* (Contemporary Pharmacology of Chinese Herbs), 1997; 659
2. *Zhong Cheng Yao* (Study of Chinese Patent Medicine), 1987; (3):28
3. Ibid., 1983; (7):27

Suō Luó Zǐ
Aesculi Semen

娑羅子 娑罗子

Pinyin-Name *Suō Luó Zǐ*
Andere chinesische Namen *Kai Xin Guo*
Originalquelle *Ben Cao Gang Mu* (Die Große Materia Medica) von Li Shi-Zhen aus dem Jahr 1578
Deutscher Name Chinesische Kastaniensamen
Botanischer Name *Aesculus chinensis* Bge. (*Chi Ye Shu*); *Aesculus wilsonii* Rehd. (*Tian Shi Li*)
Pharmazeutischer Name Aesculi Semen
Eigenschaften Süß, warm
Leitbahnen Leber, Magen

Chinesische therapeutische Wirkungen

Reguliert das Leber-Qi, öffnet den Mittleren Jiao (Mittlerer Erwärmer) und harmonisiert den Magen

Leber- und Magen-Qi-Stagnation: *Suo Luo Zi* (Aesculi Semen) löst Leber-*Qi*-Stagnation und behandelt Spannungsgefühl in Epigastrium, Abdomen und Hypochondrium, Blähungen und Schmerzen. Es behandelt außerdem Brustspannen, das vor der Menstruation auftritt.

- Spannungsgefühl und Schmerzen in Epigastrium, Abdomen und Hypochondrium: *Suo Luo Zi* zusammen mit *Yu Zhi Zi* (Akebiae Fructus) und *Fo Shou* (Citri Sarcodactylis Fructus) verwenden.
- Brustspannen: zusammen mit *Lu Lu Tong* (Liquidambaris Fructus), *Xiang Fu* (Cyperi Rhizoma) und *Yu Jin* (Curcumae Radix) anwenden.

Dosierung

3–10 g im Dekokt.

Sicherheitshinweise, Kontraindikationen

Suo Luo Zi ist kontraindiziert in Fällen von *Qi*- oder *Yin*-Mangel.

Chemische Zusammensetzung

Aescin, Eslin.[1]

Referenzen
1. *Xian Dai Zhong Yao Yao Li Xue* (Contemporary Pharmacology of Chinese Herbs), 1997; 670

Tán Xiāng
Santali Albi Lignum

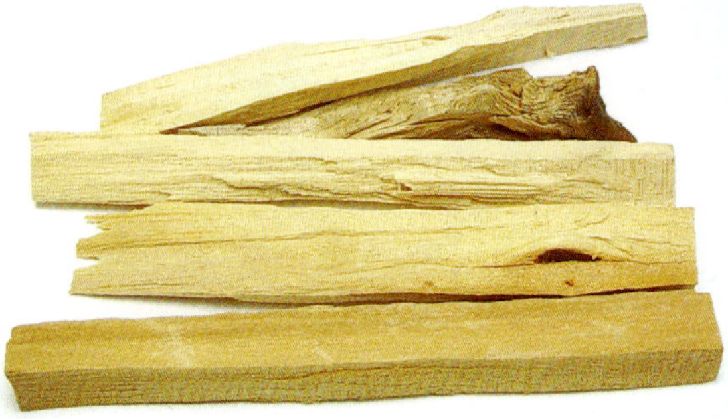

檀香

Pinyin-Name *Tán Xiāng*
Andere chinesische Namen *Bai Tan Xiang, Huang Tan Xiang*
Originalquelle *Ming Yi Za Zhu* (Verschiedene Aufzeichnungen berühmter Ärzte) aus dem Jahr 500 von Tao Hong-Jing
Deutscher Name Sandelholz, geschältes Kernholz des Sandelbaums
Botanischer Name *Santalum album* L. (*Mu Tan Xiang*)
Pharmazeutischer Name Santali Albi Lignum
Eigenschaften Scharf, warm, aromatisch
Leitbahnen Milz, Magen, Lunge

Chinesische therapeutische Wirkungen

Reguliert Qi, harmonisiert den Mittleren Jiao (Mittlerer Erwärmer)

Bauchschmerzen durch Kälte und Qi-Stagnation: *Tan Xiang* (Santali Albi Lignum) ist scharf und zerstreuend, reguliert das *Qi* im Diaphragma und erweckt durch sein Aroma die Milz, um epigastrische und abdominale Kälte und Schmerzen sowie das Erbrechen von klaren Flüssigkeiten zu behandeln. Sekundäre Symptome können Appetitmangel und Schluckauf sein.

- Bauchschmerzen mit Erbrechen von klaren Flüssigkeiten: *Tan Xiang* zusammen mit *Sha Ren* (Amomi Fructus), *Dou Kou* (Amomi Fructus Rotundus), *Ding Xiang* (Caryophylli Flos) und *Wu Yao* (Linderae Radix) verwenden.
- Schluckauf: mit *Ren Shen* (Ginseng Radix et Rhizoma) und *Ju Hong* (Citri Reticulatae Exocarpium) kombinieren.
- Epigastrisches Spannungsgefühl und Blähungen: zusammen mit *Dan Shen* (Salviae Miltiorrhizae Radix et Rhizoma), *Sha Ren* (Amomi Fructus), *Wu Yao* (Linderae Radix) und *Bai He* (Lilii Bulbus) verwenden.
- Appetitmangel: mit *Chen Pi* (Citri Reticulatae Pericarpium), *Mai Ya* (Hordei Fructus Germinatus), *Sha Shen* (Glehniae seu Adenophorae Radix) und *Mai Dong* (Ophiopogonis Radix) kombinieren.

Zerstreut Kälte und lindert Schmerzen

Brustschmerzen durch Kälte und Qi-Stagnation: Kälte und *Qi*-Stagnation engen die Brust ein und zeigen sich in Symptomen wie Angina pectoris, Dsypnoe und Druckgefühl in der Brust. *Tan Xiang* zerstreut Kälte und lindert Brustenge, Beklemmung und Schmerzen.

- Brustschmerzen: *Tan Xiang* zusammen mit *Yan Hu Suo* (Corydalis Rhizoma), *Bi Bo* (Piperis Longi Fructus), *Gao Liang Jiang* (Alpiniae Officinarum Rhizoma) und *Bing Pian* (Borneolum Syntheticum) verwenden.

Dosierung

1–3 g im Dekokt. *Tan Xiang* wird auch in Pillenform eingenommen.

Sicherheitshinweise, Kontraindikationen

- *Tan Xiang* sollte mit Vorsicht bei Patienten eingesetzt werden, die *Yin*-Mangel-Hitze haben oder sich aufgrund von Hitze erbrechen.
- *Tan Xiang* sollte in der Schwangerschaft wegen seiner abortauslösenden Wirkung mit Vorsicht verwendet werden.[1]

Chemische Zusammensetzung

α-Santalol, β-Santalol, Santen, α-Santalen, β-Santalen, Santenon, Santenonalkohol, Santalsäure, Teresantalsäure, Santalaldehyd.[2]

Kommentar der Autoren
Tan Xiang und *Mu Xiang* (Aucklandiae Radix) haben ähnliche *Qi*regulierende Funktionen. *Tan Xiang* lindert stärker Brustschmerzen, die durch Kälte und *Qi*-Stagnation in der Brust entstehen. *Mu Xiang* lindert wirksamer Bauchschmerzen, die durch Kälte und *Qi*-Stagnation in Magen und Milz verursacht werden.

Referenzen

1. Brinker, F. The Toxicology of Botanical Medicines, rev. 2nd ed., 1996
2. *Xian Dai Zhong Yao Yao Li Xue* (Contemporary Pharmacology of Chinese Herbs), 1997; 666

Tiān Xiān Téng

Aristolochiae Herba

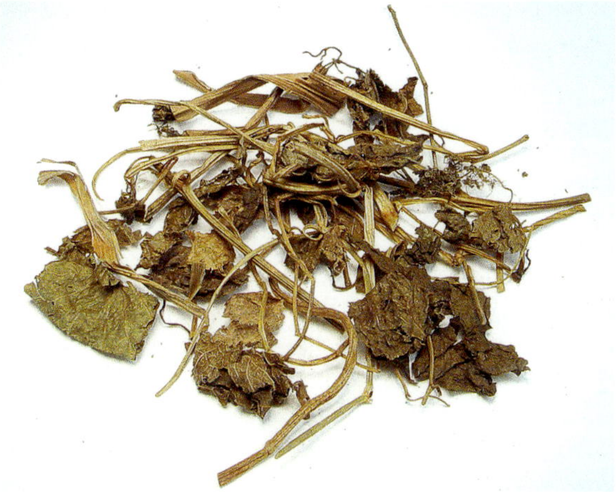

天仙藤

Pinyin-Name *Tiān Xiān Téng*
Wörtliche Übersetzung „Himmlische Kletterpflanze aus dem Himmel"
Andere chinesische Namen *Ma Dou Ling Teng, Xiang Teng, Tian Xian Gen, Qing Mu Xiang*
Deutscher Name Aristolochia-Kraut
Botanischer Name *Aristolochia debilis* Sieb. et Zucc.; *Aristolochia contorta* Bge.; *Aristolochia shimadi* Hay
Pharmazeutischer Name Aristolochiae Herba
Eigenschaften Bitter, warm
Leitbahnen Herz, Lunge, Milz, Niere
Sicherheitshinweis Toxisch

8

Chinesische therapeutische Wirkungen

Reguliert das Qi, belebt Blut und lindert Schmerzen

Schmerzen durch Qi- und Blut-Stagnation: *Tian Xian Teng* (Aristolochiae Herba) behandelt unterschiedliche Arten von Schmerzen, einschließlich Hernienschmerzen, Schmerzen in Brust und Abdomen sowie Neuralgien.

- Hernienschmerzen: *Tian Xian Teng* zusammen mit *Wu Yao* (Linderae Radix) und *Xiao Hui Xiang* (Foeniculi Fructus) verwenden.
- Schmerzen in Brust und Abdomen: zusammen mit *Xi Xin* (Asari Radix et Rhizoma) und *Pao Zai Cao* (Physalis Angulatae Herba) einsetzen.
- Neuralgien: mit *Huang Jin Gui* (Vanieriae Caulis), *Mo Gu Xiao* (Hyptis Capitatae Caulis) und *Huang Teng* (Fibraureae Caulis) kombinieren.

Klärt Hitze, eliminiert Toxine, fördert das Wasserlassen

Toxische Hitze: *Tian Xian Teng* behandelt Infekte mit toxischer Hitze, einschließlich Schlangenbisse, sexuell übertragbare Erkrankungen und Leberkrebs.

- Toxische Schlangenbisse: *Tian Xian Teng* zusammen mit *Ku Shen* (Sophorae Flavescentis Radix), *Da Huang* (Rhei Radix et Rhizoma), *Mu Xiang* (Aucklandiae Radix), *Ban Xia* (Pinelliae Rhizoma), *Tong Cao* (Tetrapanacis Medulla), *Bai Bu* (Stemonae Radix), *Du Huo* (Angelicae Pubescentis Radix) und *Shu Wei Huang* (Rostellulariae Herba) verwenden.
- Sexuell übertragbare Erkrankungen: *Tian Xian Teng* zusammen mit *Tu Fu Ling* (Smilacis Glabrae Rhizoma), *Xian Feng Cao* (Bidentis Herba), *Shan Pu Tao* (Vitis Amurensis Radix) und *Che Qian Zi* (Plantaginis Semen) verwenden.
- Leberkrebs: mit *Huang Shui Qie* (Solani Herba), *Hu Zhang* (Polygoni Cuspidati Rhizoma), *Xue Fu Zhu Yu Tang* (Dekokt, das Stasen aus dem Haus des Blutes treibt) und *Ren Shen Yang Ying Tang* (Ginseng Radix et Rhizoma Dekokt, um das Nähr-*Qi* zu nähren).

Dosierung

5–20 g.

Sicherheitshinweise, Kontraindikationen

Tian Xian Teng ist während der Schwangerschaft kontraindiziert.

Chemische Zusammensetzung

Aristolochiasäure.

Toxikologie

Tian Xian Teng enthält Spuren von Aristolochiasäure (► Abb. 4.3). Weitere Informationen über die Toxizität dieses Bestandteils sind im Abschnitt zu *Guang Fang Ji* (Aristolochiae Fangchi Radix) (► II/Kap. 4) oder *Guan Mu Tong* (Aristolochiae Manshuriensis Caulis) (► II/Kap. 6) zu finden.

Wàn Diǎn Jīn

Ilicis Asprellae Radix

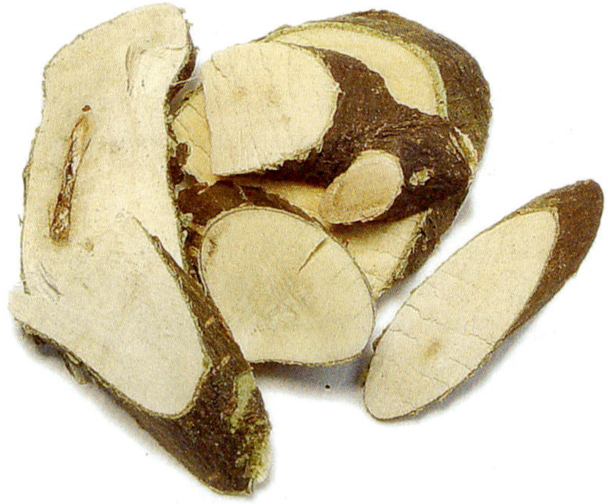

萬點金 万点金

Pinyin-Name *Wàn Diǎn Jīn*
Wörtliche Übersetzung „Zehntausend Goldene"
Andere chinesische Namen *Ding Ping Gen, Ding Ping Zi Tou, Bai Gan Cao, Gang Mei Gen*
Deutscher Name Stechpalme
Botanischer Name *Ilex asprella* (Hook. et Am.) Champ.
Pharmazeutischer Name Ilicis Asprellae Radix

Eigenschaften Neutral, kühl
Leitbahnen Lunge

Chinesische therapeutische Wirkungen

Reguliert und tonisiert das Lungen-Qi

Brustenge aufgrund traumatischer Verletzungen: *Wan Dian Jin* (Ilicis Asprellae Radix) behandelt Blockierungen der Brust und schwere Atmung, die durch Blut- und *Qi*-Stagnation in der Brust verursacht werden.

- Brustenge: *Wan Dian Jin* zusammen mit *Zheng Gu Zi Jin Dan* (Purpur- und Goldpille für tugendhafte Knochen) oder *Xue Fu Zhu Yu Tang* (Dekokt, das Stasen aus dem Haus des Blutes treibt) verwenden.

Gefühl von Brustenge durch Lungen-Qi-Mangel: *Wan Dian Jin* nützt auch dem Lungen-*Qi* und behandelt Brustenge aufgrund von Lungen-*Qi*-Mangel. Symptome können schwacher Husten, leise Stimme und Müdigkeit sein.

- Schwacher Husten: *Wan Dian Jin* zusammen mit *Ren Shen* (Ginseng Radix et Rhizoma), *Huang Qi* (Astragali Radix), *Zi Wan* (Asteris Radix et Rhizoma), *Kuan Dong Hua* (Farfarae Flos), *Bai Zhu* (Atractylodis Macrocephalae Rhizoma) und *Jie Geng* (Platycodi Radix) verwenden.
- *Zhong*-(Mitte-)*Qi*-Mangel mit Atembeschwerden: mit *Ren Shen* (Ginseng Radix et Rhizoma), *Dang Shen* (Codonopsis Radix), *Huang Qi* (Astragali Radix), *Chai Hu* (Bupleuri Radix) und *Sheng Ma* (Cimicifugae Rhizoma) kombinieren.

Klärt Hitze und eliminiert Toxine

Wan Dian Jin kann eingesetzt werden, um Hitze zu klären, Toxine zu eliminieren und die Bildung von Körperflüssigkeiten zu fördern. Klinische Anwendungen sind u.a. pulmonale Infektionskrankheiten und Brustabszesse.

- Lungenentzündung: *Da Qing Ye* (Isatidis Folium), *Yi Zhi Xiang* (Vernoniae Cinereae Herba) und *Mai Dong* (Ophiopogonis Radix) hinzufügen.
- Lungenabszess: *Wan Dian Jin* zusammen mit *Lu Gen* (Phragmitis Rhizoma), *Bai Ji* (Bletillae Rhizoma), *Yu Xing Cao* (Houttuyniae Herba), *Dong Gua Zi* (Benincasae Semen), *Yi Yi Ren* (Coicis Semen), *Zi Hua Di Ding* (Violae Herba) und *Jin Yin Hua* (Lonicerae Flos) verwenden.
- Brustabszess: zusammen mit *Chuan Shan Jia* (Manitis Squama), *Wang Bu Liu Xing* (Vaccariae Semen), *Ji Xue Cao* (Centellae Herba) und *Pu Gong Ying* (Taraxaci Herba) anwenden.

Reguliert Qi und fördert die Diurese

Gicht, Ödeme: *Wan Dian Jin* mit *Shan Pu Tao* (Vitis Amurensis Radix), *Shui Ding Xiang* (Ludwigiae Prostratae Herba) und *Ding Shu Xiu* (Elephantopus Scaber Herba) kombinieren.

Dosierung

3–15 g im Dekokt.

Wū Yào
Linderae Radix

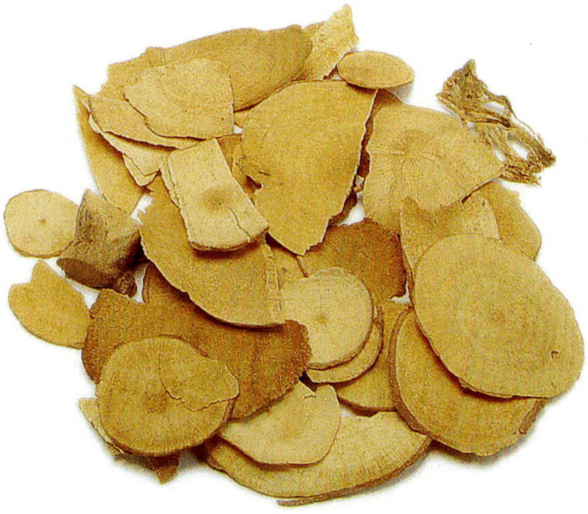

烏藥 乌药

Pinyin-Name *Wū Yào*
Wörtliche Übersetzung „Schwarze Medizin"
Andere chinesische Namen *Tai Wu Yao*
Originalquelle *Ben Cao Gang Mu Shi Yi* (Auslassungen aus der Großen Materia Medica) von Zhao Xue-Min aus dem Jahr 1765
Deutscher Name Fieberstrauchwurzel
Botanischer Name *Lindera strychnifolia* (Sieb. et Zucc.) Villar (*Wu Yao*)
Pharmazeutischer Name Linderae Radix
Eigenschaften Scharf, warm
Leitbahnen Blase, Nieren, Lunge, Milz

Chinesische therapeutische Wirkungen

Reguliert Qi und lindert Schmerzen

Qi-Stagnation und Kälte-Akkumulation: *Wu Yao* (Linderae Radix) aktiviert die *Qi*-Zirkulation, zerstreut Kälte und lindert Schmerzen in Brust, Abdomen sowie in Hypochondrium und Epigastrium.

- Schmerzen im Hypochondrium mit Druckgefühl in der Brust: *Wu Yao* zusammen mit *Xie Bai* (Allii Macrostemi Bulbus), *Gua Lou Pi* (Trichosanthis Pericarpium), *Yu Jin* (Curcumae Radix) und *Yan Hu Suo* (Corydalis Rhizoma) verwenden.
- Völlegefühl und Schmerzen in Epigastrium und Abdomen: mit *Mu Xiang* (Aucklandiae Radix), *Wu Zhu Yu* (Evodiae Fructus) und *Zhi Qiao* (Aurantii Fructus) kombinieren.
- Schmerzen im unteren Abdomen, Hernienschmerzen und kältebedingte Hodenschmerzen: zusammen mit *Xiao Hui Xiang* (Foeniculi Fructus), *Mu Xiang* (Aucklandiae Radix) und *Qing Pi* (Citri Reticulatae Viride Pericarpium) verwenden.
- Menstruationsschmerzen: *Xiang Fu* (Cyperi Rhizoma), *Dang Gui* (Angelicae Sinensis Radix) und *Mu Xiang* (Aucklandiae Radix) hinzufügen.
- Schlaganfall, verursacht durch Wind-Kälte, die die Leitbahnen und Kollateralgefäße angreift: mit *Chen Pi* (Citri Reticulatae Pericarpium), *Jiang Can* (Bombyx Batryticatus), *Ma Huang* (Ephedrae Herba) und *Chuan Xiong* (Chuanxiong Rhizoma) kombinieren. **Beispiel-Rezeptur**: *Wu Yao Shun Qi San* (Pulver mit Linderae Radix zur Besänftigung des *Qi*-Flusses).

8

Wärmt die Nieren, zerstreut Kälte

Bettnässen aufgrund von Nieren-Yang-Mangel oder von Schwäche und Kälte der Blase: Bei Mangel-Zuständen in Niere und Blase kann die Blase den Urin nicht halten, sodass es zu Bettnässen kommt. Begleitend können Wundheitsgefühle, Kälte und Schwäche im unteren Rücken und in den Knien, blasse Gesichtsfarbe, häufiges nächtliches Wasserlassen, Müdigkeit, Spermatorrhö bei Männern und reichlich klarer Vaginalausfluss bei Frauen auftreten.

- Häufiges Wasserlassen und Bettnässen: *Wu Yao* zusammen mit *Yi Zhi* (Alpiniae Oxyphyllae Fructus) und *Shan Yao* (Dioscoreae Rhizoma) verwenden. **Beispiel-Rezeptur**: *Suo Quan Wan* (Pille, die die Schleuse schließt).

Dosierung

3–10 g. *Wu Yao* wird im Dekokt oder in Pillenform eingesetzt.

Sicherheitshinweise, Kontraindikationen

Der Einsatz dieser scharfen, warmen und trocknenden Arznei kann *Qi* und Blut verbrauchen. Daher ist *Wu Yao* in Fällen von *Qi*- und Blut-Mangel oder bei Patienten mit innerer Hitze nicht empfehlenswert.

Chemische Zusammensetzung

Lindeneol, Lindenen, Linderoxid, Isolinderoxid, Isofuranogermacren, Lindestren, Lindestrenolid, Linderalacton, Isolinderalacton, Linderan, Neolinderalacton, Laurolitsin, Linderol, Lindersäure.[1]

Pharmakologische Wirkungen

- **Gastrointestinal**: Es ist dokumentiert, dass *Wu Yao* die Sekretion von Magensäure erhöht. Darüber hinaus hat es eine zweifache Wirkung auf den Darmtrakt: Es bewirkt entweder eine Kontraktion oder eine Entspannung der glatten Muskulatur. Die Kontraktion steigert die Darmperistaltik und das Abgehen von Gasen, die Entspannung lindert Spasmen und Krämpfe.[2]
- **Metabolisch**: Die Langzeitanwendung von *Wu Yao* als Nahrungsmittel führte zu einer Zunahme des Körpergewichts bei Ratten.[3]
- **Blutstillend**: *Wu Yao* in Pulverform verkürzt die Gerinnungszeit bei Kaninchen und könnte zur Blutstillung eingesetzt werden.[4]

Ergänzung

烏藤/乌藤 *Wū Téng* (Linderae Ramulus) stammt von den Ästen und Zweigen derselben Pflanze wie *Wu Yao*. Es harmonisiert den Mittleren *Jiao* (Mittlerer Erwärmer), nützt dem *Qi* und behandelt häufiges Wasserlassen.

Kommentar der Autoren

Wu Yao, *Mu Xiang* (Aucklandiae Radix) und *Xiang Fu* (Cyperi Rhizoma) regulieren *Qi* und lindern Schmerzen:

- *Wu Yao* dringt in die Nieren ein, um Hernienschmerzen zu behandeln.
- *Mu Xiang* ist am besten geeignet bei *Qi*-Stagnation von Milz und Magen, um Blähungen, Spannung und Bauchschmerzen zu behandeln. Es ist eine der stärksten Arz-

neien, um Schmerzen im Zusammenhang mit *Qi*-Stagnation zu lindern.

- *Xiang Fu* ist neutral und von zerstreuendem Charakter. Es ist eine der besten Arzneien für die Behandlung von Schmerzen im Hypochondrium und von gynäkologischen Störungen wie prämenstruelles Syndrom, unregelmäßige Menstruation, Dysmenorrhö, Blähungen und Brustspannen.

Referenzen

1. *Xian Dai Zhong Yao Yao Li Xue* (Contemporary Pharmacology of Chinese Herbs), 1997; 650
2. *Zhong Yao Yao Li Yu Ying Yong* (Pharmacology and Applications of Chinese Herbs), 1983; 217
3. *Zhong Cao Yao Cheng Fen Hua Xue* (Composition and Chemistry of Chinese Herbs), 1977; 493
4. *Zhong Yao Xue* (Chinese Herbology), 1998; 413:414

Xiāng Fù

Cyperi Rhizoma

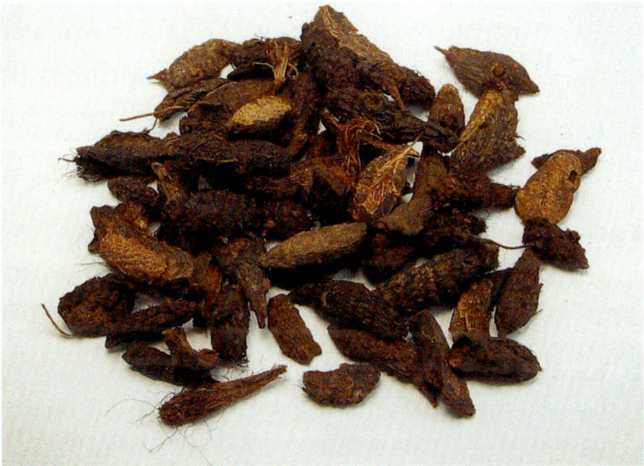

香附

Pinyin-Name *Xiāng Fù*
Wörtliche Übersetzung „Aromatischer Anhang“
Originalquelle *Ming Yi Za Zhu* (Verschiedene Aufzeichnungen berühmter Ärzte) aus dem Jahr 500 von Tao Hong-Jing
Deutscher Name Nussgraswurzelstock
Botanischer Name *Cyperus rotundus* L. (*Sha Cao*)
Pharmazeutischer Name Cyperi Rhizoma
Eigenschaften Scharf, leicht bitter, leicht süß, neutral
Leitbahnen Leber, Dreifacher Erwärmer

Chinesische therapeutische Wirkungen

Zerstreut Leber-Qi, reguliert Qi

Leber-Qi-Stagnation: Klinisch wird *Xiang Fu* (Cyperi Rhizoma) häufig eingesetzt, um Leber-*Qi*-Stagnation zu behandeln, die durch Schmerzen im Hypochondrium sowie Völlegefühl und Schmerzen in Epigastrium und Abdomen gekennzeichnet ist. Sekundäre Symptome sind emotionale Störungen und Appetitmangel, Brustenge und häufiges Stöhnen. Diese Arznei ist außerdem hervorragend dafür geeignet, durch Stress verursachte Magenschmerzen zu lindern, wie sie bei Patienten mit Magen- oder Zwölffingerdarmgeschwüren auftreten.

- Schmerzen im Hypochondrium: *Xiang Fu* zusammen mit *Chai Hu* (Bupleuri Radix), *Bai Shao* (Paeoniae Radix Alba) und *Zhi Qiao* (Aurantii Fructus) verwenden.
- Leber- und Magen-Störungen mit Appetitmangel: zusammen mit *Mu Xiang* (Aucklandiae Radix), *Fo Shou* (Citri Sarcodactylis Fructus), *Sha Ren* (Amomi Fructus) und *Shen Qu* (Massa Medicata Fermentata) verwenden.
- Epigastrische und abdominale Schmerzen, verursacht durch Kälte: mit *Gao Liang Jiang* (Alpiniae Officinarum Rhizoma) kombinieren.
- Stress und emotionale Störungen: *Xiang Fu* zu *Bai Shao* (Paeoniae Radix Alba), *Yu Jin* (Curcumae Radix), *Chai Hu* (Bupleuri Radix), *Mu Xiang* (Aucklandiae Radix) und *Hou Po* (Magnoliae Officinalis Cortex) hinzufügen.
- Stressbedingte Magenschmerzen: zusammen mit *Gao Liang Jiang* (Alpiniae Officinarum Rhizoma), *Mu Xiang* (Aucklandiae Radix), *Chuan Lian Zi* (Toosendan Fructus), *Yan Hu Suo* (Corydalis Rhizoma) und *Bai Shao* (Paeoniae Radix Alba) verwenden.
- Bauchschmerzen, die sich bei Kälte verschlechtern: *Xiang Fu* mit *Gao Liang Jiang* (Alpiniae Officinarum Rhizoma) kombinieren.
- Schmerzen im Epigastrium durch Wechsel von Kälte und Hitze: *Gao Liang Jiang* (Alpiniae Officinarum Rhizoma), *Bai He* (Lilii Bulbus), *Wu Yao* (Linderae Radix), *Dan Shen* (Salviae Miltiorrhizae Radix et Rhizoma), *Tan Xiang* (Santali Albi Lignum) und *Sha Ren* (Amomi Fructus) hinzufügen.
- Säurereflux: *Xiang Fu* mit *Wa Leng Zi* (Arcae Concha), *Hai Piao Xiao* (Sepiae Endoconcha) und *Bei Mu* (Fritillariae Bulbus) verwenden.

Hernienschmerzen: *Xiang Fu* kann außerdem eingesetzt werden, um Kälte-Stagnation entlang der Leber-Leitbahn zu behandeln, die sich in Bauch- und Hernienschmerzen zeigt.

- Hernienschmerzen durch Kälte: *Xiang Fu* zusammen mit *Xiao Hui Xiang* (Foeniculi Fructus) und *Wu Yao* (Linderae Radix) verwenden.

Reguliert die Menstruation, lindert Schmerzen

Unregelmäßige Menstruation, Dysmenorrhö und Brustspannen: *Xiang Fu* wird oft eingesetzt, um Menstruationsstörungen oder prämenstruelles Syndrom (PMS) als Folge einer Leber-*Qi*-Stagnation zu behandeln. Es ist eine Arznei, die *Qi* auf der *Xue*-(Blut-)Ebene reguliert und außerdem Blut in die *Qi*-(Energie-)Ebene leiten kann, um bei der Blutbildung zu helfen. Wegen dieser einzigartigen Eigenschaften wird es oft bei schwangeren Frauen oder Frauen nach der Geburt eingesetzt, die einen Blut-Mangel aufweisen. *Xiang Fu* ist eine der wichtigsten Arzneien zur Behandlung von gynäkologischen Störungen und/oder Problemen bei der Geburt.

- Unregelmäßige Menstruation mit Brustspannen und Bauchschmerzen: *Xiang Fu* zusammen mit *Dang Gui* (Angelicae Sinensis Radix), *Chuan Xiong* (Chuanxiong Rhizoma), *Bai Shao* (Paeoniae Radix Alba) und *Chai Hu* (Bupleuri Radix) verwenden.
- Brustspannen oder Knoten in der Brust: *Chai Hu* (Bupleuri Radix), *Qing Pi* (Citri Reticulatae Viride Pericarpium), *Wang Bu Liu Xing* (Vaccariae Semen) und *Gua Lou* (Trichosanthis Fructus) hinzufügen.
- Dysmenorrhö: *Xiang Fu* mit *Wu Ling Zhi* (Trogopterori Faeces), *Pu Huang* (Typhae Pollen) und *Yan Hu Suo* (Corydalis Rhizoma) kombinieren.

8

Dosierung

6–12 g. *Xiang Fu* wird als Dekokt, Pulver oder Pille eingesetzt. Das Braten der Arzneidroge mit Essig verstärkt seine Eigenschaft, Akkumulationen zu reduzieren und Schmerzen zu lindern. Das Braten mit Getreideschnaps verstärkt seine Eigenschaft, Leitbahnen und Kollateralgefäße zu öffnen. Das Braten mit Ingwer potenziert seine Eigenschaft, Schleim-Stagnationen zu lösen und Leber-*Qi*-Stagnationen aufzuheben.

Sicherheitshinweise, Kontraindikationen

Xiang Fu sollte mit Vorsicht bei Patienten eingesetzt werden, die unter *Qi*-Mangel leiden mit fehlender Stagnation, oder bei *Yin*-Mangel mit Hitze im Blut.

Chemische Zusammensetzung

Cyperen, α-Cyperon, β-Cyperon, β-Selinen, Patchoulenon, Limonen, β-Pinen, p-Cymol, Camphen, Cyperol, Isocyperol, Cyperolon, Cyperotundon, Sugenolacetat, α-Rotunol, β-Rotunol.[1, 2]

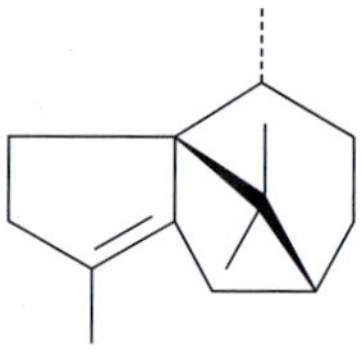

Abb. 8.4 Cyperen

Pharmakologische Wirkungen

- **Sedierend**: Die intraperitoneale Injektion der ätherischen Öle von *Xiang Fu* hat bei Mäusen in einer Dosierung von 0,10 ml/kg eine ähnlich sedierende Wirkung wie eine Pentobarbital-Natrium-Lösung ($p < 0{,}01$). Die sedierende Wirkung war ebenfalls bei der intravenösen Injektion der ätherischen Öle an Kaninchen zu beobachten.[3]
- **Uterusentspannend**: Die orale Gabe einer 5-prozentigen *Xiang-Fu*-Lösung zeigte eine hemmende Wirkung auf den Uterus bei Ratten, Kaninchen, Hunden und Katzen.[4]
- **Analgetisch**: Die Verabreichung einer 20-prozentigen *Xiang-Fu*-Injektion bei Mäusen zeigte eine deutliche analgetische Wirkung.[5]
- **Fiebersenkend**: Die fiebersenkende Wirkung von *Xiang Fu* war in Experimenten, die mit Ratten durchgeführt wurden, ungefähr 6-mal stärker als die von Natriumsalicylat.[6]
- **Kardiovaskulär**: Die subkutane Injektion von *Xiang Fu* hat bei Fröschen, Kaninchen und Ratten positiv inotrope und negativ chronotrope Wirkungen gezeigt. Die intravenöse Injektion von *Xiang Fu* in einer Dosierung von 0,1 ml/kg senkte bei Katzen und Hunden für fünf bis acht Minuten den Blutdruck.[7]
- **Antibiotisch**: *Xiang Fu* wirkt hemmend auf *Staphylococcus aureus*, hat jedoch keine oder nur wenig Wirkung bei anderen Pathogenen.[8]

Klinische und wissenschaftliche Studien

- **Gastrointestinale Störungen**: 30 Patienten mit durch Kälte und *Qi*-Stagnation bedingten Magenkrämpfen und -schmerzen wurden mit einer Arzneizubereitung mit einer Wirksamkeitsrate von 80% behandelt. Die Zubereitung wurde durch Zermahlen von 120 g *Xiang Fu* und 90 g *Gao Liang Jiang* (Alpiniae Officinarum Rhizoma) zu Pulver zubereitet. Das Behandlungsprotokoll sah die Einnahme von 2 g Pulver zweimal täglich vor.[9]

- **Flachwarzen**: Bei 15 Patienten mit Flachwarzen war die intramuskuläre Injektion von 4 ml *Xiang Fu* (entsprechend 12 g der Arzneidroge) in 10 bis 15 Dosen pro Behandlungszyklus in 85,7% der Fälle wirksam.[10] Darüber hinaus war die orale Verabreichung von *Xiang Fu* (10 g Pulver mit einem Ei rührgebraten) bei 14 Patienten mit Flachwarzen in 85,7% der Fälle wirksam, wenn sie alle zwei bis vier Tage gegeben wurde und insgesamt 5–8 Dosen gegeben wurden.[11]

Toxikologie

Xiang Fu wird von Tieren gut vertragen. Bei Ratten wurden keine signifikanten Nebenwirkungen beobachtet, wenn *Xiang Fu* mit einem Anteil von bis zu 25% zu ihrer täglichen Nahrung hinzugefügt wurde. Die LD_{50} bei Mäusen für Cyperon bei intraperitonealer Verbreichung liegt bei ungefähr 1500 mg/kg; die LD_{50} für das ätherische Öl von *Xiang Fu* bei intraperitonealer Verabreichung beträgt 0,297 ± 0,019 ml/kg.[12]

Kommentar der Autoren

Xiang Fu ist eine der gebräuchlichsten *Qi* regulierenden Arzneien. Einige Aufzeichnungen geben an, dass diese Arznei in alle zwölf Leitbahnen eindringt und Stagnationen aller sechs Faktoren (*Qi*, Blut, Schleim, Nahrung, Feuer und Feuchtigkeit) löst.

Sowohl *Xiang Fu* als auch *Chai Hu* (Bupleuri Radix) besänftigen das Leber-*Qi* und dringen in die Leber ein, um Leber-*Qi* und die Menstruation zu regulieren. Beide wirken ausgezeichnet bei Schmerzen im Hypochondrium, unregelmäßiger Menstruation, Brustspannen und Dysmenorrhö. Es gibt jedoch einige wichtige Unterschiede. *Xiang Fu* ist neutral und aromatisch und wird hauptsächlich verwendet, um *Qi*-Stagnation und Schmerzen sowie primäre epigastrische oder abdominale Spannung und Schmerzen zu lindern, die durch Leber-*Qi*-Stagnation verursacht werden. *Chai Hu* ist kühl und am wirksamsten bei Leber-*Qi*-Stagnation, zusätzlich klärt es Hitze und löst *Shaoyang*-Störungen. Es hebt außerdem das *Yang* und behandelt Porlaps-Symptome, wenn es mit anderen Milz-Tonika kombiniert wird.

Nach Dr. Ding Guang-Di behandeln *Xiang Fu* und *Xuan Fu Hua* (Inulae Flos) sehr wirksam rechtsseitige Schmerzen im Hypochondrium, während *Chuan Lian Zi* (Toosendan Fructus) und *Yan Hu Suo* (Corydalis Rhizoma) besser bei linksseitigen Schmerzen im Hypochondrium geeignet sind.

Referenzen

1. *Xian Dai Zhong Yao Yao Li Xue* (Contemporary Pharmacology of Chinese Herbs), 1997; 645
2. Yan, X., Zhou, J., Xie, G. Traditional Chinese Medicines Molecular Structures, Natural Sources and Applications; Ashgate, 1999; 1437
3. *Zhong Guo Yao Ke Da Xue Xue Bao* (Journal of University of Chinese Herbology), 1989; 20(1):48
4. *Zhong Hua Yi Xue Za Zhi* (Chinese Journal of Medicine), 1935; 12:1351
5. *Gui Yang Yi Xue Yuan Xue Bao* (Journal of Guiyang Medical University), 1959; 113
6. Indian J Med Res; 1971; 59(1):76
7. *Zhong Guo Yao Ke Da Xue Xue Bao* (Journal of University of Chinese Herbology), 1989; 20(1):48
8. Ibid.
9. *Zhong Cao Yao Fang Ji De Ying Yong* (Applications of Chinese Herbal Formulas), 1976; 101
10. *Zhong Yi Za Zhi* (Journal of Chinese Medicine), 1984; 6;58
11. *Fu Jian Yi Yao Za Zhi* (Fujian Journal of Medicine and Herbology), 1980; 1:51
12. *Zhong Guo Yao Ke Da Xue Xue Bao* (Journal of University of Chinese Herbology), 1989; 20(1):48

Xiāng Yuán

Citri Fructus

香橼 香櫞

Pinyin-Name *Xiāng Yuán*

Andere chinesische Namen *Chen Xiang Yuan*, *Xiang Yuan Pi*

Originalquelle *Ming Yi Za Zhu* (Verschiedene Aufzeichnungen berühmter Ärzte) aus dem Jahr 500 von Tao Hong-Jing

Deutscher Name Zitrusfrucht, Zitronenfrucht

Botanischer Name *Citrus medica* L. (*Gou Yuan*); *Citrus wilsonii* Tanaka (*Xiang Yuan*)

Pharmazeutischer Name Citri Fructus

Eigenschaften Scharf, etwas bitter, sauer, warm

Leitbahnen Leber, Milz, Lunge

Chinesische therapeutische Wirkungen

Verteilt Leber-Qi, reguliert Qi, harmonisiert die Mitte und löst Schleim

Qi-Stagnation von Leber, Milz und Magen: Häufige Zeichen dieser Art von *Qi*-Stagnation sind Brustenge, Schmerzen im Hypochondrium, Aufstoßen, verminderte Nahrungsaufnahme und Erbrechen. *Xiang Yuan* (Citri Fructus) ist scharf und hat einen zerstreuenden Einfluss. Der bittere Geschmack dieser Arznei hilft dabei, das aufsteigende Magen-*Qi*, das sich als Aufstoßen oder Erbrechen zeigt, in die richtige Richtung umzuleiten. *Xiang Yu-*

an ist relativ mild und sollte mit anderen *Qi* regulierenden Arzneien kombiniert werden, um eine maximale Wirkung zu erzielen.

- Brustenge, Schmerzen im Hypochondrium: *Xiang Yuan* zusammen mit *Gua Lou Pi* (Trichosanthis Pericarpium), *Yu Jin* (Curcumae Radix) und *Xiang Fu* (Cyperi Rhizoma) verwenden.
- Schmerzen im Epigastrium und Spannungsgefühl im Abdomen: *Mu Xiang* (Aucklandiae Radix), *Chuan Lian Zi* (Toosendan Fructus) und *Wu Zhu Yu* (Evodiae Fructus) hinzufügen.
- Bitterer Mundgeschmack oder Säurereflux: *Xiang Yuan* mit *Huang Lian* (Coptidis Rhizoma) kombinieren.

Akkumulation von Schleim und Feuchtigkeit, Husten mit reichlich Auswurf: *Xiang Yuan* hat beim Lindern von Husten und Lösen von Schleim eine ähnliche Wirkkraft wie *Chen Pi* (Citri Reticulatae Pericarpium). Andere Zeichen von Schleim- und Feuchtigkeit-Akkumulation können Brustenge und Dyspnoe sein.

- Husten mit reichlich Auswurf: zusammen mit *Ban Xia* (Pinelliae Rhizoma), *Fu Ling* (Poria), *Gua Lou* (Trichosanthis Fructus), *Zi Su Zi* (Perillae Fructus) und *Lai Fu Zi* (Raphani Semen) verwenden.

Dosierung

3–10 g im Dekokt oder als Pille.

Sicherheitshinweise, Kontraindikationen

Xiang Yuan mit Vorsicht in der Schwangerschaft oder bei Patienten mit *Yin*- oder Blut-Mangel einsetzen.

Chemische Zusammensetzung

Citrusin, ätherische Öle.[1]

Kommentar der Autoren

Xiang Yuan und *Fo Shou* (Citri Sarcodactylis Fructus) haben ähnliche Eigenschaften, die Schleim und Brustenge lösen, Schmerzen im Hypochondrium, Fülle und Schmerzen in Epigastrium und Abdomen, Aufstoßen, Appetitmangel und Erbrechen lindern. *Xiang Yuan* reguliert das Lungen- und Milz-*Qi* und ist wirksamer beim Lindern von Husten und Lösen von Schleim. *Fo Shou* dringt in den Magen ein und hat eine stärkere Wirkung bei der Behandlung von Übelkeit und Erbrechen.

Referenzen

1. *Chang Yong Zhong Yao Cheng Fen Yu Yao Li Shou Ce* (A Handbook of the Composition and Pharmacology of Common Chinese Drugs), 1994; 1434–1435

Xiè Bái

Allii Macrostemi Bulbus

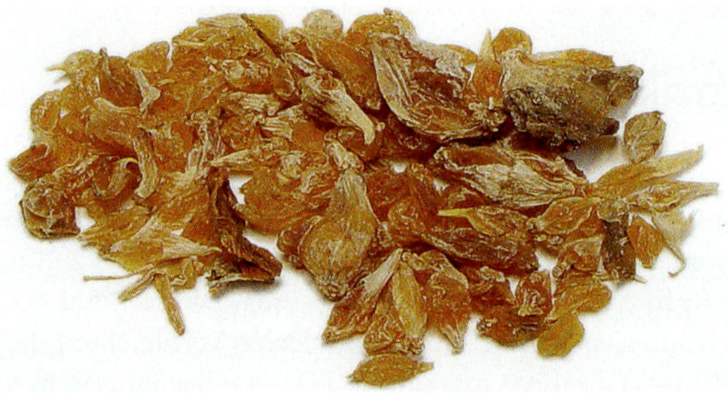

薤白

Pinyin-Name *Xiè Bái*
Andere chinesische Namen *Xie Gen*
Originalquelle *Shen Nong Ben Cao Jing* (Die Materia Medica des göttlichen Landmannes), vermutlich Östliche Han-Dynastie
Deutscher Name Lauchzwiebel
Botanischer Name *Allium macrostemon* Bge. (*Xiao Gen Suan*); *Allium chinense* G. Don. (*Xie*)
Pharmazeutischer Name Allii Macrostemi Bulbus
Eigenschaften Scharf, bitter, warm
Leitbahnen Dickdarm, Magen, Lunge

Chinesische therapeutische Wirkungen

Öffnet Yang-Qi, zerstreut Stagnation aufgrund von Kälte-Schleim

Brustschmerzen: *Xiong Bi* (schmerzhafte Blockade der Brust) oder Angina pectoris tritt häufig als Ergebnis von kaltem Schleim in der Brust auf, der den Fluss und das reibungslose Zirkulieren von *Yang-Qi* blockiert. Klinisch ist *Xiong Bi* gekennzeichnet durch Druckgefühl und Schmerzen in der Brust, Kurzatmigkeit, Husten und pfeifenden Atem. *Xie Bai* (Allii Macrostemi Bulbus) öffnet das *Yang-Qi* und zertreut Stagnation und ist deshalb eine der besten Arzneien, um *Xiong Bi* (schmerzhafte Blockade der Brust) zu behandeln.

8

- *Xiong Bi* (schmerzhafte Blockade der Brust) mit reichlich Schleim: *Xie Bai* zusammen mit *Gua Lou* (Trichosanthis Fructus) verwenden.
- *Xiong Bi* (schmerzhafte Blockade der Brust) mit stechendem Schmerz durch Blut-Stagnation: mit *Dan Shen* (Salviae Miltiorrhizae Radix et Rhizoma), *Hong Hua* (Carthami Flos), *Chuan Xiong* (Chuanxiong Rhizoma) und *Chi Shao* (Paeoniae Radix Rubra) kombinieren.

Bewegt Qi und eliminiert Stagnation

Diarrhö oder Dysenterie mit schmerzhaftem Stuhldrang: Schmerzhafter Stuhldrang wird gewöhnlich durch *Qi*-Stagnation verursacht. Liegt mehr Stagnation als Hitze vor, sind die charakteristischen Zeichen Diarrhö mit Gasbildung und Blähungen sowie Schmerzen, die sich durch Stuhlentleerung lindern lassen. Ist die Feuchte-Hitze bestimmender als die *Qi*-Stagnation, kommt es neben dem Gefühl der unvollständigen Stuhlentleerung zu einem brennenden Gefühl im Anus.

- Diarrhö und Dysenterie mit schmerzhaftem Stuhldrang durch *Qi*-Stagnation von Leber und Magen: *Xie Bai* zusammen mit *Chai Hu* (Bupleuri Radix), *Bai Shao* (Paeoniae Radix Alba) und *Zhi Shi* (Aurantii Fructus Immaturus) verwenden.
- Diarrhö und Dysenterie mit schmerzhaftem Stuhldrang durch Feuchte-Hitze: *Huang Bo* (Phellodendri Cortex) und *Qin Pi* (Fraxini Cortex) hinzufügen.

Dosierung

5–10 g in Dekokt, Pulver oder Pillen. *Xie Bai* kann sowohl innerlich als auch äußerlich eingesetzt werden.

Sicherheitshinweise, Kontraindikationen

- Der Gebrauch von *Xie Bai* wird nicht empfohlen in Fällen von *Qi*-Mangel mit fehlender Stagnation oder bei Patienten mit Appetitmangel.
- Menschen, die auf *Xie Bai* allergisch reagieren, sollten von dessen Gebrauch absehen.

Chemische Zusammensetzung

Alliin, Scorodose, Diallylsulfid, Diallyldisulfid, Methylallyltrisulfid (MATS), A_1 (PGA_1), B_1 (PGB_1).[1]

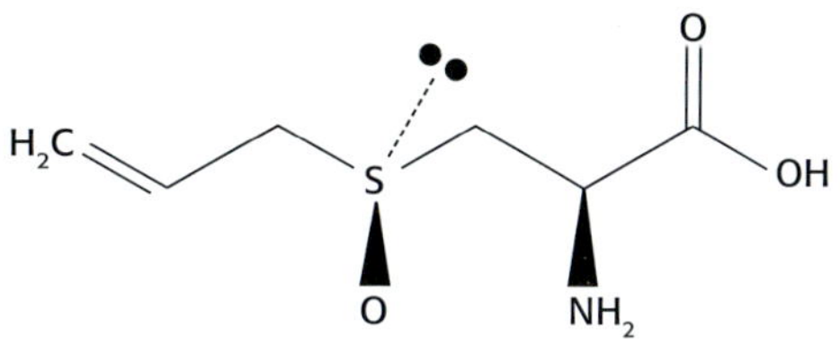

Abb. 8.5 Alliin

Pharmakologische Wirkungen

- **Antibiotisch**: *Xie Bai* wirkt hemmend auf *Bacillus dysenteriae*, *Staphylococcus aureus* und Pneumokokken.[2]
- **Kardiovaskulär**: PGA_1 senkt den Blutdruck und induziert eine Diurese, während PGB_1 die Blutgefäße verengt.[3]
- **Thrombozytenaggregationshemmend**: Das ätherische Öl von *Xie Bai* hemmt deutlich die Thrombozytenaggregation und verlängert die Gerinnungszeit.[4]
- **Antihyperlipidämisch**: *Xie Bai* führte zu einer deutlichen Senkung des Cholesterinwerts und der Triglyceridwerte im Plasma.[5]

Klinische und wissenschaftliche Studien

- **Keuchatmung und Dyspnoe**: Die Verabreichung von 20–30 g eines *Xie-Bai*-Dekokts zeigte deutliche Wirkung in 21,4–45% der Fälle von Atemschwierigkeiten. Die Patienten berichteten, dass die Wirkung unmittelbar eintrat. Die Arznei ist am wirksamsten bei geräuschvoller Keuchatmung.[6]
- **Atherosklerose**: Ein *Xie-Bai*-Extrakt (entsprechend 12,2 g der Rohdroge), der dreimal täglich über vier Wochen gegeben wurde, führte zu einer deutlichen Senkung des Plasma-Cholesterinwerts und zu einer Hemmung der Thrombozytenaggregation.[7]

Wechselwirkung mit anderen Medikamenten

Gerinnungshemmende oder thrombozytenaggregationshemmende Medikamente: *Xie Bai* hat eine thrombozytenaggregationshemmende Wirkung und sollte bei Patienten mit gerinnungshemmender oder thrombozytenaggregationshemmender Medikation mit Vorsicht verwendet werden. Obwohl diese potentielle Wechselwirkung bislang nicht dokumentiert ist, kann diese Arznei die Wirkung von Medikamenten wie Warfarin potenzieren.[8] (Hinweis: Beispiele für Antikoagulanzien sind Heparin, Warfarin und Enoxaparin; Beispiele für Thrombozytenaggregationshemmer sind Acetylsalicylsäure, Dipyridamol und Clopidogrel.)

8

Referenzen

1. *Xian Dai Zhong Yao Yao Li Xue* (Contemporary Pharmacology of Chinese Herbs), 1997; 657
2. *Zhong Cao Yao Xue* (Study of Chinese Herbal Medicine), 1980; 1280
3. *Zhong Cao Yao* (Chinese Herbal Medicine), 1991; 1280
4. *Bai Qiu En Yi Ke Da Xue Xue Bao* (Journal of Baiqiuen University of Medicine), 1984; 10(16):609
5. Prostaglandins, 1976; 12:685
6. *Nan Jing Zhong Yi Xue Yuan Xue Bao* (Journal of Nanjing University of Traditional Chinese Medicine), 1984; 2:40
7. *Zhong Xi Yi Jie He Za Zhi* (Journal of Integrated Chinese and Western Medicine), 1988; 5:266
8. Chen, J. Recognition and prevention of herb-drug interactions, Medical Acupuncture, Fall/Winter 1998/1999; 10(2):9–13

Yù Zhī Zǐ

Akebiae Fructus

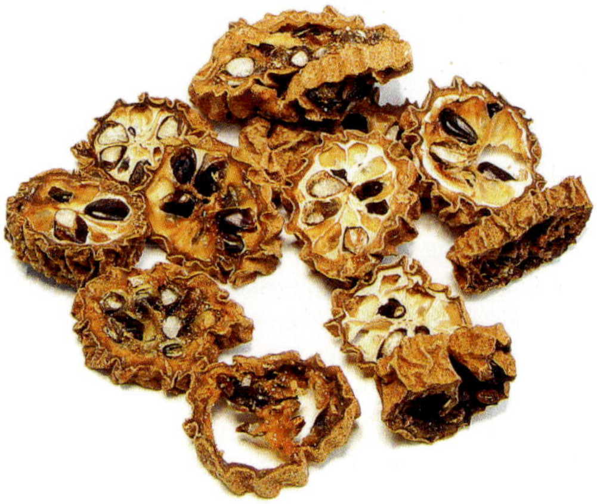

預知子 预知子

Pinyin-Name *Yù Zhī Zǐ*
Andere chinesische Namen *Ba Yue Zha, San Ye Mu Tong, Bai Mu Tong, Mu Tong Zi*
Originalquelle *Ben Cao Shi Yi* (Unterlassungen der [klassischen] Materia Medica) aus dem Jahr 741 von Chen Cang-Qi
Deutscher Name Akebia-Frucht
Botanischer Name *Akebia quinata* (Thunb.) Decne. (*Mu Tong*); *Akebia trifoliata* (Thunb.) Koidz. (*San Ye Mu Tong*); *Akebia trifoliata* (Thunb.) Koidz. var. *australis* (Diels) Rehd. (*Bai Mu Tong*)
Pharmazeutischer Name Akebiae Fructus
Eigenschaften Bitter, neutral
Leitbahnen Leber, Magen

Traditionell ist 八月札 *Bā Yuè Zhá* der häufiger gebrauchte Name in Lehrbüchern und unter Therapeuten der Chinesischen Arzneimedizin. Heutzutage ist jedoch 预知子 *Yù Zhī Zǐ* der offizielle Name, der im Jahr 2005 von der Pharmakopöe der Volksrepublik China übernommen wurde. Dieser wird daher auch als Standardname in diesem Buch durchgängig verwendet.

Chinesische therapeutische Wirkungen

Zerstreut Leber-Qi

Leber-Qi-Stagnation: *Yu Zhi Zi* (Akebiae Fructus) behandelt Leber-*Qi*-Stagnation, die sich in Schmerzen in Brust, Hypochondrium, Epigastrium und Hernien zeigt.

- Schmerzen durch Leber-*Qi*-Stagnation: *Yu Zhi Zi* zusammen mit *Xiang Fu* (Cyperi Rhizoma), *Zhi Qiao* (Aurantii Fructus), *Chuan Lian Zi* (Toosendan Fructus) und *Yan Hu Suo* (Corydalis Rhizoma) verwenden.

Zerstreut Schwellungen

Knoten und Tumoren: Schwellungen, Knoten und Tumoren sind das Ergebnis von *Qi*-Stagnation und Schleim-Akkumulation.

- Fibrozystische Brusterkrankungen: *Yu Zhi Zi* zusammen mit *Feng Fang* (Vespae Nidus), *Qing Pi* (Citri Reticulatae Viride Pericarpium) und *Wang Bu Liu Xing* (Vaccariae Semen) verwenden.

Dosierung

6–12 g im Dekokt.

Chemische Zusammensetzung

Zucker, Saponine.[1]

Referenzen

1. *Zhong Yao Xue* (Chinese Herbology), 1998; 426–427

8

Zhǐ Qiào

Aurantii Fructus

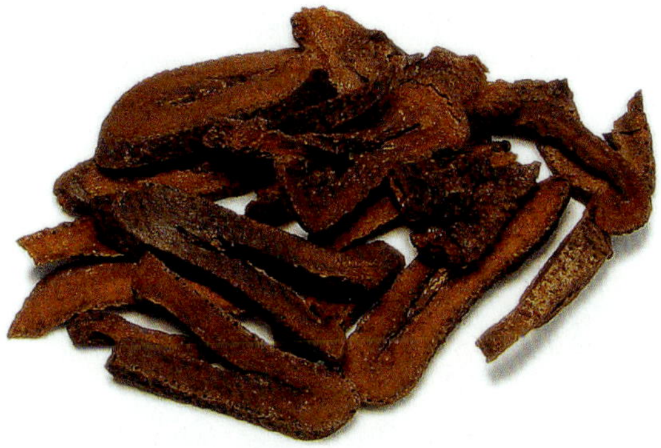

枳殼 枳壳

Pinyin-Name *Zhǐ Qiào*
Andere chinesische Namen *Zhi Ke*
Originalquelle *Lei Gong Pao Zhi Lun* (Großvater Leis Abhandlungen über die Arzneizubereitung) von Lei Xiao aus dem Jahr 470
Deutscher Name Bitterorange
Botanischer Name *Citrus aurantium* L. (*Suan Cheng*); *Citrus wilsonii* Tanaka. (*Xiang Yuan*); *Poncirus trifoliata* (L.) Raf. (*Gou Ju*)
Pharmazeutischer Name Aurantii Fructus
Eigenschaften Bitter, scharf, kalt
Leitbahnen Milz, Magen, Dickdarm

Traditionell wird in Lehrbüchern und von Therapeuten der Chinesischen Arzneimedizin der Name *Zhǐ Ké* häufiger verwendet. Heutzutage ist jedoch *Zhǐ Qiào* der offizielle Name, der im Jahr 2005 von der Pharmakopöe der Volksrepublik China übernommen wurde. Er wird daher auch als Standardname in diesem Buch durchgängig verwendet.

Chinesische therapeutische Wirkungen

Lindert Spannung

Zhi Qiao (Aurantii Fructus) aktiviert die *Qi*-Zirkulation, um Spannung und Druck im Abdomen zu lindern. Die *Qi* regulierende Funktion von *Zhi Qiao* ist mild und sehr hilfreich für Patienten, die schwach sind oder einen Mangel-Zustand aufweisen.

Bricht stagnierendes Qi auf, löst Akkumulationen auf

Obwohl *Zhi Qiao* mild in der Wirkung ist, bricht es stagnierendes *Qi* in milden bis mäßig starken Fällen von Stagnation und Akkumulation auf und weitet die Brust, um Brustenge zu lindern.

- Brustenge: *Zhi Qiao* zusammen mit *Jie Geng* (Platycodi Radix) verwenden.
- Juckreiz der Haut: mit *Jing Jie* (Schizonepetae Herba), *Fang Feng* (Saposhnikoviae Radix), *Hong Hua* (Carthami Flos) und *Chi Shao* (Paeoniae Radix Rubra) kombinieren.

Dosierung

3–10 g. Das Trocken-Braten von *Zhi Qiao* reduziert seine trocknenden Eigenschaften.

Sicherheitshinweise, Kontraindikationen

- *Zhi Qiao* sollte in der Schwangerschaft mit Vorsicht angewendet werden.
- *Zhi Qiao* sollte in Fällen von Milz- und Magen-Mangel vorsichtig eingesetzt werden.
- *Zhi Qiao* sollte mit Vorsicht angewendet werden bei Patienten mit Magen- oder Zwölffingerdarmgeschwüren, da die Schärfe diese Arznei den Magen-Darm-Trakt reizen kann.[1]

Chemische Zusammensetzung

Synephrin, N-Methyltyramin, Hesperidin, Neohesperidin, Nobiletin, Desmethylnobiletin, Quinolin, Narcotin, Noradrenalin, Tryptamin, Tyramin, Naringin, Rhoifolin und Lonicerin.[2, 3]

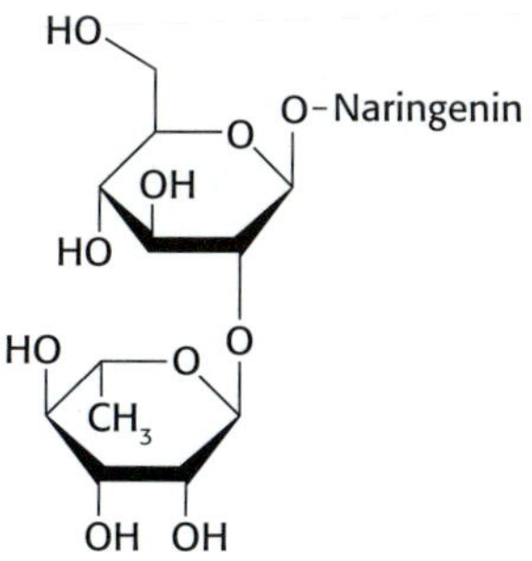

Abb. 8.6 Naringin

Pharmakologische Wirkungen

- **Kardiovaskulär**: Als intravenöse Injektion hat *Zhi Qiao* die ausgeprägten Eigenschaften, den Blutdruck zu erhöhen, den Sauerstoffbedarf des Herzmuskels zu senken und die Diurese zu fördern.[4]
- **Respiratorisch**: Synephrin entspannt und erweitert auf moderate Weise die Luftwege.[5]
- **Thrombozytenaggregationshemmend**: *Zhi Qiao* hat eine gerinnungshemmende Wirkung und hemmt die Thrombenbildung bei Ratten.[6]
- **Antineoplastisch**: Nobiletin hatte eine antineoplastische Wirkung bei Nasen- und Kehlkopfkrebs mit einer ED_{50} von 3–28 µg/ml.[7]

Wechselwirkung mit anderen Medikamenten

Antikoagulanzien und Thrombozytenaggregationshemmer: *Zhi Qiao* hat eine gerinnungshemmende Wirkung und sollte bei Patienten, die Antikoagulanzien oder Thrombozytenaggregationshemmer einnehmen, mit Vorsicht eingesetzt werden. Obwohl diese potentielle Wechselwirkung bislang nicht dokumentiert ist, kann diese Arznei die Wirkung von Medikamenten wie Warfarin potenzieren.[8] (Hinweis: Beispiele für Antikoagulanzien sind Heparin, Warfarin und Enoxaparin; Beispiele für Thrombozytenaggregationshemmer sind Acetylsalicylsäure, Dipyridamol und Clopidogrel.)

Kommentar der Autoren

Zhi Qiao (Aurantii Fructus) und *Zhi Shi* (Aurantii Fructus Immaturus) haben ähnliche Funktionen, sind jedoch nicht austauschbar. *Zhi Qiao* löst Spannungen und ist sanft bei der Auflösung von Stagnation und Akkumulation oder Brustenge. *Zhi Shi* ist kraftvoller und bricht Stagnation und Schwellungen auf. In Fällen von schwerer Akkumulation oder Stuhlverstopfung ist *Zhi Shi* besser geeignet, da es kraftvoller ist.

Referenzen

1. Brinker, F. Herb Contraindications and Drug Interactions, 1997; 24
2. *Xian Dai Zhong Yao Yao Li Xue* (Contemporary Pharmacology of Chinese Herbs); 1997; 639–640
3. The Merck Index 12th edition, Chapman and Hall/CRCnetBASE/Merck, 2000
4. *Zhi Wu Yao You Xiao Cheng Fen Shou Ce* (Manual of Plant Medicinals and Their Active Constituents), 1986; 725
5. Ibid. 1012
6. Ibid. 774
7. Ibid. 774
8. Chen, J. Recognition and prevention of herb-drug interactions, Medical Acupuncture, Fall/Winter 1998/1999; 10(2):9–13

Zhǐ Shí

Aurantii Fructus Immaturus

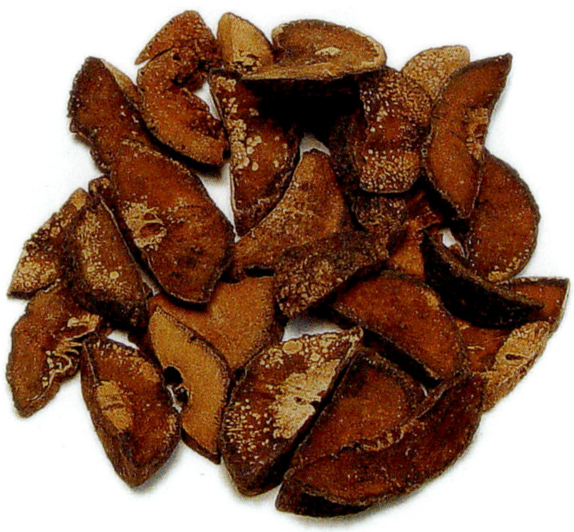

枳實 枳实

Pinyin-Name *Zhǐ Shí*
Andere chinesische Namen *Jiang Zhi Shi*, *Chao Zhi Shi*
Originalquelle *Shen Nong Ben Cao Jing* (Die Materia Medica des göttlichen Landmannes), vermutlich Östliche Han-Dynastie
Deutscher Name Grüne (unreife) Pomeranze
Botanischer Name *Citrus aurantium* L. (*Suan Cheng*); *Citrus wilsonii* Tanaka. (*Xiang Yuan*); *Poncirus trifoliata* (L.) Raf. (*Gou Ju*)
Pharmazeutischer Name Aurantii Fructus Immaturus
Eigenschaften Bitter, scharf, kühl
Leitbahnen Dickdarm, Milz, Magen

Chinesische therapeutische Wirkungen

Bricht stagnierendes Qi auf, löst Akkumulationen auf

Gastrointestinale Störungen: Störungen des Magen-Darm-Trakts, die durch stagnierendes *Qi* im Mittleren *Jiao* (Mittlerer Erwärmer) verursacht werden, sind gekennzeichnet durch Magenverstimmung, epigastrisches und abdominales Völle- und Spannungsgefühl, Aufstoßen und schlechten Atem. *Zhi Shi* (Aurantii Fructus Immaturus) ist eine der stärksten *Qi* regulierenden Arzneien. Es bricht stagnierendes *Qi* auf, um Nahrungsmittel-Akkumulation, abdominale Verhärtungen, Spannung und Schmerzen,

Verstopfung, Dysenterie und schmerzhaften Stuhldrang zu behandeln.

- Nahrungsmittel-Akkumulation: *Zhi Shi* zusammen mit *Shan Zha* (Crataegi Fructus), *Mai Ya* (Hordei Fructus Germinatus) und *Shen Qu* (Massa Medicata Fermentata) verwenden.
- Stuhlverstopfung mit Völlegefühl und Schmerzen im Abdomen: mit *Hou Po* (Magnoliae Officinalis Cortex) und *Da Huang* (Rhei Radix et Rhizoma) kombinieren. **Beispiel-Rezeptur**: *Xiao Cheng Qi Tang* (Kleineres Dekokt, das das *Qi* ordnet).
- Diarrhö, Gefühl von unvollständiger Entleerung nach dem Stuhlgang und schmerzhafter Stuhldrang aufgrund von Feuchte-Hitze: zusammen mit *Da Huang* (Rhei Radix et Rhizoma), *Huang Lian* (Coptidis Rhizoma) und *Huang Qin* (Scutellariae Radix) verwenden.

Milz- und Magen-Mangel: *Qi*-Stagnation kann bei Patienten auftreten, die einen verdeckten *Qi*-Mangel aufweisen. In Fällen von Milz- und Magen-Mangel mit eingeschränkten Transformations- und Transportfunktionen kommt es nach dem Essen häufig zu Völle- und Spannungsgefühl in Ober- und Unterbauch. Wenn die zugrunde liegende Ursache in Mangel und Kälte der Milz besteht, fühlt sich der Patient müde und äußert eine Vorliebe für warmes Essen und heiße Getränke.

- Völle- und Spannungsgefühl in Epigastrium und Abdomen neben einem Milz- und Magen-Mangel: *Zhi Shi* zusammen mit *Bai Zhu* (Atractylodis Macrocephalae Rhizoma) und *Zi Su Geng* (Perillae Caulis) verwenden.

Löst Schleim, lindert Spannung

Schleim-Blockierung mit Spannung in Brust und Oberbauch: *Zhi Shi* aktiviert die *Qi*-Zirkulation, löst Schleim und lindert Spannung. Es behandelt *Xiong Bi* (schmerzhafte Blockade der Brust), koronare Herzerkrankung oder Angina pectoris, die durch Herz-*Yang*-Mangel und Akkumulation von kaltem Schleim verursacht werden. Symptome sind u.a. Steifheitsgefühl und Schmerzen in Brust und Oberbauch, Appetitmangel, Kurzatmigkeit, Müdigkeit und Schwäche.

- *Xiong Bi* (schmerzhafte Blockade der Brust), verursacht durch Schleim-Akkumulation und Herz-*Yang*-Mangel: *Zhi Shi* zusammen mit *Xie Bai* (Allii Macrostemi Bulbus), *Gui Zhi* (Cinnamomi Ramulus) und *Gua Lou Zi* (Trichosanthis Semen) verwenden. **Beispiel-Rezeptur**: *Zhi Shi Xie Bai Gui Zhi Tang* (Dekokt mit Aurantii Fructus Immaturus, Allii Macrostemi Bulbus und Cinnamomi Ramulus).
- Völle- und Spannungsgefühl im Oberbauch, Appetitverlust und Müdigkeit: mit *Hou Po* (Magnoliae Officinalis Cortex), *Ban Xia* (Pinelliae Rhizoma) und *Bai Zhu* (Atractylodis Macrocephalae Rhizoma) kombinieren.
- Für Patienten, die sich von chronischen Erkrankungen erholen und Völle- und Spannungsgefühl im Oberbauch aufweisen: *Hou Po* (Magnoliae Officinalis Cortex) hinzufügen.
- Hitze-Gefühl im Körper: zusammen mit *Zhi Zi* (Gardeniae Fructus) und *Dan Dou Chi* (Sojae Semen Praeparatum) verwenden.
- Völlegefühl im Abdomen, Schmerz, Gasbildung und unregelmäßiger Stuhlgang: mit *Mu Xiang* (Aucklandiae Radix), *Bing Lang* (Arecae Semen) und *Shen Qu* (Massa Medicata Fermentata) kombinieren.

Cholezystitis: *Zhi Shi* ist eine der besten Arzneien, um Spannung und Verhärtung im Oberbauch zu lindern, die durch eine Gallenblasenentzündung hervorgerufen werden.

- Gallenblasenentzündung: *Zhi Shi* mit *Chai Hu* (Bupleuri Radix), *Huang Qin* (Scutellariae Radix) und *Ban Xia* (Pinelliae Rhizoma) kombinieren. **Beispiel-Rezeptur**: *Xiao Chai Hu Tang* (Kleines Bupleuri Radix Dekokt).

Dosierung

3–10 g im Dekokt. Die maximale Dosis für *Zhi Shi* liegt bei 15 g. Für die äußerliche Anwendung wird es als Pulver eingesetzt. Unbehandeltes *Zhi Shi* hat die ausgeprägte Fähigkeit, stagnierendes *Qi* aufzubrechen und Akkumulationen aufzulösen. Jedoch ist ein solches Vorgehen oft mit einem Verbrauch von *Qi* und Reizungen von Milz und Magen verbunden. Trocken-Braten vermehrt die Wärme, mildert den strengen Charakter von *Zhi Shi* und minimiert mögliche Nebenwirkungen.

Sicherheitshinweise, Kontraindikationen

- *Zhi Shi* darf in der Schwangerschaft nur mit Vorsicht verwendet werden.
- *Zhi Shi* sollte bei der Behandlung von Patienten mit Milz- und Magen-Mangel nicht als Einzelmittel eingesetzt werden, da seine *Qi* regulierende Kraft *Qi* zerstreuen und verbrauchen kann. Patienten mit Milz- und Magen-Mangel sollten sowohl mit *Qi*-Tonika als auch mit *Qi* regulierenden Arzneien behandelt werden.
- *Zhi Shi* sollte bei Patienten mit Magen- oder Zwölffingerdarmgeschwüren mit Vorsicht verwendet werden, da die Schärfe der Arznei den Magen-Darm-Trakt reizen kann.[1]

Chemische Zusammensetzung

Synephrin, N-Methyltyramin, Hesperidin, Neohesperidin, Nobiletin, Desmethylnobiletin, Quinolin, Narcotin, Noradrenalin, Tryptamin, Tyramin, Naringin, Rhoifolin, Tengeretin und Lonicerin.[2, 3]

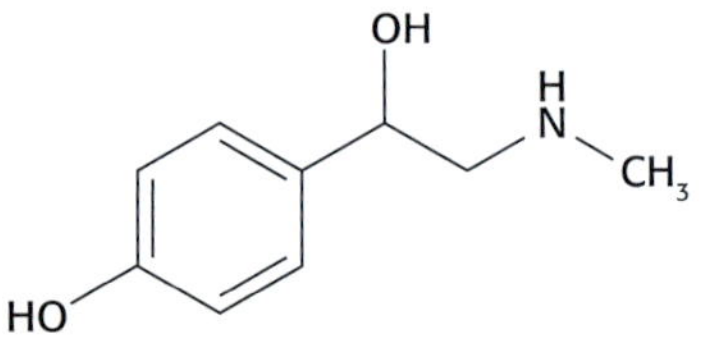

Abb. 8.7 Synephrin

Pharmakologische Wirkungen

- **Kardiovaskulär**: Die orale Verabreichung von *Zhi Shi* als Dekokt an Hunde und Kaninchen regt das Herz zu einer Erhöhung der Kontraktilität, des Blutdrucks und des Herzminutenvolumens an. Die intravenöse Injektion einer *Zhi-Shi*-Lösung in einer Dosierung von 1,5 g/kg ist in seiner blutdrucksteigernden Wirkung vergleichbar mit 0,1 mg/kg Epinephrin. *Zhi Shi* hat jedoch einen länger anhaltenden Einfluss auf die Erhöhung des Blutdrucks und beeinträchtigt weder Herzfrequenz noch Atmung.[4]
- **Wirkung auf den Kreislauf**: Eine intravenöse Injektion von *Zhi Shi* senkt den peripheren Gefäßwiderstand und steigert die Mikrozirkulation in Herz, Gehirn und Nieren. Studien an Hunden haben einen Anstieg von 82,6 ± 20,56 ml/100 g des Blutflusses zum Gehirn und von 64,5 ± 9,4 ml/100 g des Blutflusses zu den Nieren gezeigt.[5]
- **Diuretisch**: Die intravenöse Injektion von *Zhi Shi* hat bei Hunden eine deutliche diuretische Wirkung gezeigt.[6]
- **Gastrointestinal**: Die orale Verabreichung von *Zhi Shi* als Dekokt stimuliert bei Hunden die glatte Muskulatur und steigert die Darmperistaltik.[7]
- **Wirkung auf den Uterus**: Die orale Verabreichung von *Zhi Shi* als Dekokt hat bei Kaninchen eine deutlich stimulierende Wirkung auf den Uterus, bei Ratten jedoch eine hemmende Wirkung.[8]

Klinische und wissenschaftliche Studien

- **Schock**: 75 Patienten in einem Schockzustand wurden mit einer intravenösen Applikation von *Zhi Shi* mit einer Wirksamkeitsrate von 96% behandelt.[9]
- **Herzfehler bzw. -versagen**: Die intravenöse Infusion einer *Zhi-Shi*-Injektion mit einer 10-prozentigen Glukoselösung zeigte bei 20 Patienten eine deutlich herzstärkende und diuretische Wirkung.[10]
- **Uterusprolaps**: In einer Studie wurde 924 Patientinnen mit Uterusprolaps über einen Zeitraum von 30 Tagen einmal täglich ein Dekokt von 15 g *Zhi Shi* und 15 g *Chong Wei Zi* (Leonuri Fructus) verabreicht. Die Wirksamkeitsrate lag bei 83,87%.[11]

Wechselwirkung mit anderen Medikamenten

Diuretika: *Zhi Shi* hat eine diuretische Wirkung. Obwohl eine potentielle Wechselwirkung bislang nicht dokumentiert ist, kann der gleichzeitige Einsatz von diuretischen Medikamenten zu einer erhöhten Ausscheidung von Wasser und/oder Elektrolyten führen.[12] (Hinweis: Beispiele für Diuretika sind Chlorothiazid, Hydrochlorothiazid, Furosemid, Bumetanid und Torasemid.)

Toxikologie

Zhi Shi hat eine minimale Toxizität. Bei betäubten Hunden wurden nach intravenöser Injektion von 2 g/kg keine signifikanten Nebenwirkungen beobachtet. Die einzigen merkbaren Nebenwirkungen waren abdominale Spannung und Speichelfluss. Bei Mäusen beträgt die LD_{50} bei intravenöser Injektion 71,8 g/kg.[13]

Kommentar der Autoren

Zhi Shi ist eine der besten Arzneien, um Störungen des Magen-Darm-Trakts zu behandeln, die durch Stagnation und Akkumulation und die folgenden diagnostischen Schlüsselzeichen gekennzeichnet sind:

- Bei ausgeprägter **Feuchtigkeit** kann abdominales Völlegefühl mit fehlendem Bedürfnis zu essen oder zu trinken vorliegen.
- Ist **Feuchte-Hitze** die Ursache, kann es zu Übelkeit kommen, zu Durst mit fehlendem Bedürfnis zu trinken und zu einem dicken und gelben Zungenbelag. Außerdem kann das Gefühl einer unvollständigen Entleerung nach dem Stuhlgang auftreten.
- Ist die **Nahrungsmittel-Stagnation** stark ausgeprägt, kann es zu einem schlecht riechenden Stuhl und zu Säurereflux mit einem verdorbenen, sauren, unverdauten Geschmack kommen.

Referenzen

1. Brinker, F. Herb Contraindications and Drug Interactions, 1997; 24
2. *Xian Dai Zhong Yao Yao Li Xue* (Contemporary Pharmacology of Chinese Herbs), 1997; 636
3. The Merck Index 12th edition, Chapman and Hall/CRCnetBASE/Merck, 2000
4. *Zhong Yao Yao Li Yu Ying Yong* (Pharmacology and Applications of Chinese Herbs), 1983; 737
5. *Ke Xue Tong Bao* (Journal of Science), 1978; (I):58

6. *Liao Ning Zhong Yi Za Zhi* (Liaoning Journal of Chinese Medicine), 1984; 10:32
7. *Zhong Guo Yi Yao Xue Bao* (Chinese Journal of Medicine and Herbology), 1991; 6(1):39
8. Ibid.
9. *Hu Nan Yi Yao Za Zhi* (Hunan Journal of Medicine and Herbology), 1974; 6:15
10. *Zhong Cao Yao* (Chinese Herbal Medicine), 1980; 4:171
11. *Zhong Xi Yi Jie He Za Zhi* (Journal of Integrated Chinese and Western Medicine), 1984; 4:238
12. *Liao Ning Zhong Yi Za Zhi* (Liaoning Journal of Chinese Medicine), 1984; 10:32
13. *Zhong Yao Yao Li Yu Ying Yong* (Pharmacology and Applications of Chinese Herbs), 1983: 737

Zusammenfassung: Qi regulierende Arzneien

Allgemeine Eigenschaften Qi regulierender Arzneien

- **Geschmack**: scharf, bitter
- **Thermische Eigenschaften**: warm und trocknend
- **Leitbahnbezug**: Lunge, Leber, Milz/Magen
- **Therapeutische Wirkungen**: beleben die *Qi*-Zirkulation, lösen *Qi*-Stagnation, lindern Schmerzen

Qi regulierende Arzneidrogen (► Tab. 8.2) regulieren das *Qi*, fördern die normale Zirkulation von *Qi*, korrigieren den umgekehrten Fluss von *Qi* und lösen *Qi*-Stagnation. Diese Arzneien sind gewöhnlich scharf, warm und trocknend und verbrauchen *Yin* und Körperflüssigkeiten. Daher sollten sie mit Vorsicht bei Patienten eingesetzt werden, die *Qi*- und *Yin*-Mangel haben. Die klinischen Zeichen variieren je nach betroffenem Organ.

- **Milz und Magen**: Übelkeit, Erbrechen, Schluckauf, Blähungen in Epigastrium und Abdomen, Völlegefühl und Schmerzen, Säurereflux, Aufstoßen, Appetitmangel und unregelmäßiger Stuhlgang.
- **Lunge**: Steifheitsgefühl in der Brust, Husten, Dyspnoe und Keuchatmung.
- **Leber**: emotionale Störungen, Stress, Reizbarkeit, Wut, Spannung oder Schmerzen im Hypochondrium, Hernienschmerzen, Brustspannen und Empfindlichkeit (mit oder ohne tastbare Schwellungen), unregelmäßige Menstruation und Appetitverlust.

Chen Pi (Citri Reticulatae Pericarpium) und **Qing Pi** (Citri Reticulatae Viride Pericarpium) stammen von derselben Frucht. *Chen Pi* ist die Schale der reifen Orange, *Qing Pi* ist die Schale der grünen oder unreifen Orange. Beide sind warm, regulieren *Qi* und lösen Stagnationen auf, behandeln Nahrungsmittel- und Schleim-Stagnationen, die Völlegefühl in Epigastrium und Abdomen, Spannung und Schmerzen verursachen.

- *Chen Pi* beeinflusst spezifischer den Oberen und Mittleren Erwärmer, um *Qi*-Stagnationen von Lunge, Milz und Magen zu lösen. Diese Arznei ist hilfreich, um Feuchtigkeit zu trocknen, Schleim zu lösen, *Qi* zu regulieren und den Mittleren *Jiao* (Mittlerer Erwärmer) zu harmonisieren. Hauptindikationen für *Chen Pi* sind Husten mit reichlich Auswurf, Steifheitsgefühl der Brust und Diarrhö mit Bauchschmerzen und Blähungen, verursacht durch die Leber, die auf die Milz übergreift.
- *Qing Pi* ist stärker in seiner Wirkung, *Qi* zu regulieren und *Qi*-Stagnationen aufzubrechen. *Qing Pi* dringt in Leber und Gallenblase ein und ist von absenkender Natur. Es wird gewöhnlich eingesetzt, um Leber-*Qi*-Stagnation zu behandeln, die sich auf den Oberen, Mittleren und Unteren Erwärmer richtet. Klinische Indikationen sind tastbare Schwellungen in der Brust, Fülle in Brust und Hypochondrium, Spannungsgefühl und Schmerzen; Hernienschmerzen und jegliche tastbare Schwellung aufgrund von Schleim- und *Qi*-Stagnation.
- *Chen Pi* und *Qing Pi* werden oft zusammen eingesetzt, um Disharmonien zwischen Holz (Leber) und Erde (Milz/Magen) zu behandeln.

Zhi Shi (Aurantii Fructus Immaturus) und **Zhi Qiao** (Aurantii Fructus) werden seit jeher gegeneinander ausgetauscht. Die kleineren, unreifen Früchte werden als *Zhi Shi* bezeichnet, die größeren, reiferen Früchte als *Zhi Qiao*. Beide sind kühl und haben ähnliche Funktionen.

- *Zhi Shi* und *Zhi Qiao* werden zusammen mit tonisierenden Arzneien verwendet, die eine *Yang* anhebende Funktion haben und auf diese Weise einen Organprolaps behandeln.
- *Zhi Shi* ist bitter, hat absenkende Tendenzen und hat die stark ausgeprägten Funktionen, *Qi*-Stagnation aufzubrechen, Schleim aufzulösen und Völlegefühl zu erleichtern. Es wird oft in akuten Fällen von Nahrungsmittel-Stagnation eingesetzt, bei Bauchschmerzen, Verstopfung, schmerzhaftem Stuhldrang, Gefühlen von Stagnation und Steifheitsgefühl in Epigastrium und Brust.
- *Zhi Qiao* ist milder und besser geeignet für schwache Patienten oder chronische Fälle von *Qi*-Stagnation. Es reguliert *Qi*, öffnet den Mittleren *Jiao* (Mittlerer Erwär-

Tab. 8.2 *Qi* regulierende Arzneien

Name	Gemeinsamkeiten	Unterschiede
Chen Pi (Citri Reticulatae Pericarpium)	Regulieren *Qi*, lösen Schleim	Reguliert Milz- und Magen-*Qi*, trocknet Feuchtigkeit und löst Schleim
Da Fu Pi (Arecae Pericarpium)		Fördert das Wasserlassen und lindert Ödeme
Fo Shou (Citri Sarcodactylis Fructus)		Löst Leber-*Qi*-Stagnation und Husten mit reichlich Schleim
Po Bu Zi Ye (Cordia Dichotoma Folium)		Löst Schleim und lindert Husten
Qing Pi (Citri Reticulatae Viride Pericarpium)		Reguliert Leber-*Qi*, bricht *Qi*-Stagnation und Akkumulation auf
Wan Dian Jin (Ilicis Asprellae Radix)		Leitet das Lungen-*Qi* um, zur Behandlung von Husten, Brustenge und Lungenabszess
Xiang Yuan (Citri Fructus)		Reguliert Milz-, Magen- und Leber-*Qi*
Zhi Qiao (Aurantii Fructus)		Reguliert *Qi* und breitet den Mittleren *Jiao* (Mittlerer Erwärmer) aus
Zhi Shi (Aurantii Fructus Immaturus)		Bricht *Qi*-Stagnation und Akkumulation auf, löst Schleim und lindert Spannung
Chen Xiang (Aquilariae Lignum Resinatum)	Regulieren *Qi*, lindern Schmerzen	Leitet das *Qi* um, um Übelkeit, Husten, Dyspnoe und Erbrechen zu lindern
Chuan Lian Zi (Toosendan Fructus)		Reguliert das Leber-*Qi* stärker bei Schmerzen durch Hitze, tötet Parasiten ab
Gan Song (Nardostachydis Radix et Rhizoma)		Löst Leber-*Qi*-Stagnation und weckt die Milz auf
Jiu Ceng Ta (Ocimi Basilici Herba)		Reguliert *Qi* im Mittleren *Jiao* (Mittlerer Erwärmer), fördert die Verdauung
Li Zhi He (Litchi Semen)		Lindert durch Kälte verursachte Schmerzen in Hernien oder Abdomen
Mu Xiang (Aucklandiae Radix)		Reguliert Milz-, Magen- und Dickdarm-*Qi*
Qing Mu Xiang (Aristolochiae Radix)		Eliminiert Toxine, reduziert Schwellungen
Suo Luo Zi (Aesculi Semen)		Harmonisiert Leber und Magen
Tan Xiang (Santali Albi Lignum)		Erleichtert Brustschmerzen aufgrund von Kälte
Tian Xian Teng (Aristolochiae Herba)		Klärt Hitze und eliminiert Toxine
Wu Yao (Linderae Radix)		Dringt in den Unteren *Jiao* (Unterer Erwärmer) ein; wird eingesetzt bei Schmerzen im unteren Abdomen und häufigem Wasserlassen
Xiang Fu (Cyperi Rhizoma)		Reguliert das Leber-*Qi*, reguliert die Menstruation; wird hauptsächlich eingesetzt bei Komplikationen während Schwangerschaft und Geburt
Xie Bai (Allii Macrostemi Bulbus)		Leitet das *Qi* um, öffnet das *Yang-Qi* und behandelt das *Xiong-Bi*-(schmerzhafte Blockaden der Brust-)Syndrom
Yu Zhi Zi (Akebiae Fructus)		Lindert Schmerzen in Hypochondrium und Hernien, zerstreut Stagnationen, um Knoten zu behandeln
Dao Dou (Canavaliae Semen)	Leiten das Magen-*Qi* um zur Linderung von Erbrechen und Übelkeit	Behandelt Übelkeit und Erbrechen bei Personen mit Mangel-Zuständen und Kälte
Shi Di (Kaki Calyx)		Stoppt Schluckauf

mer) und wird oft in weniger schweren Fällen von Fülle und Spannung in Brust und Epigastrium verwendet.

Zhi Shi (Aurantii Fructus Immaturus) und **Qing Pi** (Citri Reticulatae Viride Pericarpium) sind starke Arzneien, um *Qi* zu regulieren.

- *Zhi Shi* öffnet stärker Brust und Diaphragma, um Stagnationen in Magen und Darm zu lösen.
- *Qing Pi* ist wärmend und hat eine absenkende Natur. Es bricht *Qi*-Stagnationen auf und behandelt Schmerzen im Hypochondrium.

Xiang Yuan (Citri Fructus) und **Fo Shou** (Citri Sarcodactylis Fructus) sind scharf, aromatisch, bitter und warm. Sie regulieren das Leber-*Qi*, harmonisieren den Mittleren *Jiao* (Mittlerer Erwärmer) und lösen Schleim. Da beide einen relativ milden Charakter haben, werden sie oft mit anderen Arzneidrogen kombiniert, um Schmerzen und Spannung in Brust und Hypochondrium, Völlegefühl im Epigastrium, Appetitmangel, Aufstoßen und Erbrechen sowie Husten mit reichlich Auswurf zu behandeln.

- *Xiang Yuan* reguliert stärker das Milz- und Lungen-*Qi*, um Husten zu lindern.
- *Fo Shou* reguliert das Leber-*Qi* und lindert wirksamer Schmerzen.

Po Bu Zi Ye (Cordia Dichotoma Folium) reguliert *Qi*, lindert Schmerzen, löst Schleim und erleichtert Husten. Es hat sich als vielversprechend bei der Behandlung von Knochensporn erwiesen.
Da Fu Pi (Arecae Pericarpium) fördert die Bewegung von *Qi*, löst Stagnation, fördert das Wasserlassen und behandelt Ödeme.
Wan Dian Jin (Ilicis Asprellae Radix) reguliert *Qi* und behandelt Lungenerkrankungen wie Husten, Brustenge, Pneumonie und Lungenabszesse.
Mu Xiang (Aucklandiae Radix), **Xiang Fu** (Cyperi Rhizoma) und **Wu Yao** (Linderae Radix) sind scharf und aromatisch, regulieren *Qi* und lindern Schmerzen.

- *Mu Xiang* ist scharf, aromatisch, warm und trocknend und wird allgemein als Öffner für alle drei Erwärmer angesehen. Da es die Verdauung fördert und die Milz stärkt, ist es darüber hinaus eine der besten Arzneien, um *Qi*-Stagnation von Milz und Magen mit Nahrungsmittel-Akkumulation zu lösen. Häufige klinische Zeichen sind Spannungsgefühl in Epigastrium und Abdomen, Schmerzen, schmerzhafter Stuhldrang und Appetitmangel. *Mu Xiang* wirkt unterstützend bei der Behandlung von durch Feuchte-Hitze verursachter Gelbsucht, von Gallensteinen und anderen Leber- oder Gallenblasenerkrankungen, die begleitend zu einer Störung der Transport- und Transformationsfunktion der Milz auftreten.
- *Xiang Fu* ist aromatisch und von durchdringender Natur. Es ist mild und wird oft eingesetzt, um das Leber-*Qi* zu regulieren und Reizbarkeit zu lindern, den Menstruationszyklus zu regulieren und Schmerzen zu lindern und auf diese Weise eine unregelmäßige Menstruation und Dysmenorrhö zu behandeln. Es behandelt außerdem Spannungsgefühl und Schmerzen in Brust, Hypochondrium, Epigastrium und Abdomen, Empfindlichkeit der Brust und Hernienschmerzen.
- *Wu Yao* ist scharf, warm und weniger aromatisch als die anderen beiden Arzneien. Es ist milder und dringt in Milz, Lunge, Niere und Blase ein. Es reguliert wirksam das *Qi*, zerstreut Kälte und lindert Schmerzen. Es wird oft verwendet, um durch Kälte verursachte Schmerzen in Brust, Hypochondrium, Epigastrium Abdomen sowie Hernien- und Menstruationsschmerzen zu behandeln. Es wärmt ebenfalls Blase und Niere, um durch Mangel und Kälte verursachte Polyurie und Enuresis zu behandeln.

Xiang Fu (Cyperi Rhizoma) und **Qing Pi** (Citri Reticulatae Viride Pericarpium) sind starke *Qi* regulierende Arzneien.

- *Xiang Fu* belebt die *Qi*-Zirkulation in allen zwölf Leitbahnen und reguliert Menstruation und Blut.
- *Qing Pi* dringt in die Leber ein, bricht kraftvoll *Qi*-Stagnation auf und lindert Hernienschmerzen.

Xie Bai (Allii Macrostemi Bulbus) ist warm und dringt in den Oberen *Jiao* (Oberer Erwärmer) ein, um das *Yang* zu öffnen und Stagnation zu lösen. Es ist von grundlegender Bedeutung bei der Behandlung von *Xiong Bi* (schmerzhafte Blockade der Brust), verursacht durch Herz-Kreislauf-Erkrankungen und Erkrankungen der Koronararterien. *Xie Bai* dringt in den Unteren *Jiao* (Unterer Erwärmer) ein, um durch *Qi*-Stagnation verursachten schmerzhaften Stuhldrang zu lindern.
Tan Xiang (Santali Albi Lignum) und **Chen Xiang** (Aquilariae Lignum Resinatum) sind aromatisch, scharf und warm. Sie regulieren *Qi*, zerstreuen Kälte, lindern Schmerzen und behandeln Kälte-Stagnation im Körper.

- *Tan Xiang* reguliert stärker das Milz- und Lungen-*Qi*. Es öffnet die Brust und das Diaphragma, um den Mittleren *Jiao* (Mittlerer Erwärmer) zu regulieren und auf diese Weise Schmerzen in Brust und Abdomen, Angina und Schluckauf zu lindern, die durch Kälte- und *Qi*-Stagnation verursacht werden.
- *Chen Xiang* ist bitter, fest und von absteigender Natur. Es bringt die unnatürliche *Qi*-Umkehrung des Magens nach unten, um Schluckauf und Erbrechen, die durch Mangel und Kälte verursacht werden, zu behandeln. Es wärmt die Niere, um ihr zu helfen, das *Qi* nach unten zu leiten und dadurch Asthma zu behandeln, das sich durch kurzes Einatmen und langes Ausatmen auszeich-

8

net. *Chen Xiang* ist warm, aber nicht trocknend; es bewegt, verursacht aber keinen *Qi*-Verlust. Es ist eine der besten *Qi* regulierenden Arzneien.

Chuan Lian Zi (Toosendan Fructus) ist kalt und bitter und besonders wichtig bei der Behandlung von Lebererkrankungen wie z.B. durch Leber-*Qi*-Stagnation entstandene Schmerzen oder eine Disharmonie von Leber und Milz unter Beteiligung von Hitze. Es tötet außerdem Parasiten ab und sediert Leber-Feuer. Klinische Anwendungen sind Parasitenbefall mit Bauchschmerzen, aufsteigendes Leber-*Yang*, Schwindel, verschwommenes Sehen und dermatologische Erkrankungen des Kopfes. *Chuan Lian Zi* ist leicht toxisch und sollte nicht in hohen Dosen verschrieben werden.

Qing Mu Xiang (Aristolochiae Radix) ist von kalter Natur. Es reguliert das *Qi*, lindert Schmerzen, eliminiert Toxine, reduziert Schwellungen und senkt den Blutdruck. Es behandelt Leber- und Magen-*Qi*-Stagnation mit Hitze, Bauchschmerzen, Fieber oder Hitzewallungen durch toxische Schlangenbisse oder hohen Blutdruck. Hohe Dosen dieser Arznei sind nicht zu empfehlen, da sie zu Übelkeit und Erbechen führen können.

Li Zhi He (Litchi Semen) ist warm, reguliert das *Qi*, lindert Schmerzen, zerstreut Kälte und löst Stagnation. Es spielt eine wichtige Rolle bei der Behandlung von Hernienschmerzen, Schwellungen und Schmerzen der Testikel. Es behandelt Bauchschmerzen, die durch die Leber verursacht werden, die auf Milz und Magen übergreift. Außerdem lindert es Dsymenorrhö oder postpartale Schmerzen aufgrund von Blut-Stagnation.

Suo Luo Zi (Aesculi Semen) und **Yu Zhi Zi** (Akebiae Fructus) regulieren das *Qi* und harmonisieren den Mittleren *Jiao* (Mittlerer Erwärmer), um unterschiedliche Arten von Schmerzen zu lindern, die durch *Qi*-Stagnation von Magen und/oder Leber verursacht werden.

- *Suo Luo Zi* reguliert wirkungsvoller *Qi* und harmonisiert den Mittleren *Jiao* (Mittlerer Erwärmer). Es wird oft eingesetzt, um Disharmonien zwischen Holz- und Erdelement zu behandeln.
- *Yu Zhi Zi* löst Stagnation, fördert Wasserlassen und behandelt Skrofulose, Harnsteine und Dysurie.

Gan Song (Nardostachydis Radix et Rhizoma) ist warm, aber nicht heiß, tonisierend, aber nicht klebend, aromatisch, aber nicht trocknend. Es ist eine bewährte Arznei, um Milz- und Magen-Disharmonien mit *Qi*-Stagnation in der Brust zu behandeln.

Jiu Ceng Ta (Ocimi Basilici Herba) reguliert den Mittleren *Jiao* (Mittlerer Erwärmer), fördert die Verdauung, belebt die Blutzirkulation und öffnet die Leitbahnen und Kollateralen.

Tian Xian Teng (Aristolochiae Herba) reguliert die *Qi*- und Blutzirkulation, um Schmerzen zu lindern, und zerstreut Hitze und Toxine, um das normale Wasserlassen zu unterstützen.

Dao Dou (Canavaliae Semen) und **Shi Di** (Kaki Calyx) sind ausgezeichnet für die Behandlung von Schluckauf und Erbrechen geeignet, da sie das unnatürlich aufsteigende *Qi* des Magens absenken.

- *Dao Dou* wärmt und tonisiert das Nieren-*Yang* und ist geeignet bei Schluckauf und Erbrechen mit Mangel- und Kältebezug.
- *Shi Di* ist von neutraler thermischer Eigenschaft und angezeigt bei Schluckauf und Erbrechen mit gleichzeitigem Hitze- und Kältebezug.

8

Tab. 8.3 Arzneien aus anderen Wirkungskategorien mit *Qi* regulierenden Funktionen

Name	Wirkungskategorie
Bai Jie Zi (Sinapis Semen)	Schleim umwandelnde sowie Husten und Keuchatmung stillende Arzneien (▸ II/Kap. 13)
Bing Lang (Arecae Semen)	Antiparasitär wirkende Arzneien (▸ II/Kap. 10)
Chai Hu (Bupleuri Radix)	Arzneien zur Entlastung des Äußeren (▸ II/Kap. 1)
Chuan Xiong (Chuanxiong Rhizoma)	Blut belebende und Stase auflösende Arzneien (▸ II/Kap. 12)
Dou Kou (Amomi Fructus Rotundus)	Aromatische, Feuchtigkeit auflösende Arzneien (▸ II/Kap. 5)
E Zhu (Curcumae Rhizoma)	Blut belebende und Stase auflösende Arzneien (▸ II/Kap. 12)
Hou Po (Magnoliae Officinalis Cortex)	Aromatische, Feuchtigkeit auflösende Arzneien (▸ II/Kap. 5)
Jiang Huang (Curcumae Longae Rhizoma)	Blut belebende und Stase auflösende Arzneien (▸ II/Kap. 12)

Tab. 8.3 Arzneien aus anderen Wirkungskategorien mit *Qi* regulierenden Funktionen (*Fortsetzung*)

Name	Wirkungskategorie
Lai Fu Zi (Raphani Semen)	Verdauungsfördernde Arzneien (► II/Kap. 9)
San Leng (Sparganii Rhizoma)	Blut belebende und Stase auflösende Arzneien (► II/Kap. 12)
Sha Ren (Amomi Fructus)	Aromatische, Feuchtigkeit auflösende Arzneien (► II/Kap. 5)
Xiao Hui Xiang (Foeniculi Fructus)	Arzneien zur Erwärmung des Inneren (► II/Kap. 7)
Yan Hu Suo (Corydalis Rhizoma)	Blut belebende und Stase auflösende Arzneien (► II/Kap. 12)
Yu Jin (Curcumae Radix)	Blut belebende und Stase auflösende Arzneien (► II/Kap. 12)
Zi Su Ye (Perillae Folium)	Arzneidrogen zur Entlastung des Äußeren (► II/Kap. 1)
Zi Su Zi (Perillae Fructus)	Schleim umwandelnde sowie Husten und Keuchatmung stillende Arzneien (► II/Kap. 13)

9 Verdauungsfördernde Arzneien

消食药

Definition

Verdauungsfördernde Arzneien stärken die Milz, steigern den Appetit, fördern den Verdauungsvorgang und lindern Nahrungsmittel-Stagnation.

Verdauungsfördernde Arzneidrogen fördern den Verdauungsvorgang, lösen Stagnationen, lindern abdominales Völlegefühl, harmonisieren das Verdauungssystem und stärken Milz und Magen. Zeichen und Symptome bei Verdauungsstörungen sind Völlegefühl und Auftreibung in Epigastrium und Abdomen, Aufstoßen, Säurereflux, unregelmäßiger Stuhlgang, Magenverstimmung und eine schwache Verdauung.

Untergeordnete Wirkungskategorien

Arzneidrogen, die die Verdauung fördern, sind gewöhnlich süß und neutral oder warm. Sie dringen in die Milz- und Magen-Leitbahn ein, um die Organe zu stärken, den Mittleren *Jiao* (Mittlerer Erwärmer) zu harmonisieren, die Verdauung zu fördern und Nahrungsmittel-Stagnation zu beseitigen. Obwohl einige Arzneien allgemein verdauungsfördernd wirken und andere spezifischer die Zerkleinerung bestimmter Nahrungsmittel erleichtern, werden sie – abgesehen von der Bezeichnung „verdauungsfördernd" – normalerweise nicht in Untergruppen eingeteilt.

Differentialdiagnose und Behandlung

Die Behandlung von Verdauungsstörungen muss immer eine diagnostische Abklärung von Milz und Magen einschließen. Erkrankungen von Milz und Magen gehen jedoch häufig mit Komplikationen einher. Die Diagnose einer Verdauungsstörung ist relativ einfach. Die maximale Wirkung der Behandlung erreicht man jedoch erst dann, wenn man die verkomplizierenden Faktoren erkennt und behandelt.

- Bei **Nahrungsmittel-Stagnation** im Mittleren *Jiao* (Mittlerer Erwärmer) sollten für eine maximale Wirksamkeit *Qi* regulierende Arzneien hinzugefügt werden.
- Bei zusätzlicher **Hitze** neben einer Nahrungsmittel-Stagnation sind Hitze klärende Arzneien mit einzubeziehen.
- Bei zusätzlicher Akkumulation von **Feuchtigkeit** neben einer Nahrungsmittel-Stagnation werden aromatische Arzneien hinzugefügt, um die Feuchtigkeit aufzulösen und die Milz „aufzuwecken".
- Bei Akkumulation von **Kälte** werden Arzneien zum Erwärmen des Inneren mit einbezogen.
- Wenn ein **Milz- oder Magen-Mangel** eine Magenverstimmung verursacht, werden verdauungsfördernde Arzneien mit *Qi*-Tonika kombiniert.
- In schweren Fällen von Nahrungsmittel-Stagnation werden purgierende Arzneien hinzugefügt.

Sicherheitshinweise, Kontraindikationen

Die meisten verdauungsfördernden Arzneidrogen sind von milder Natur. Jedoch können einige mit ihrem stark bewegenden Charakter das *Qi* erschöpfen. Daher sollten sie bei *Qi*-Mangel, Schwäche des Mittleren *Jiao* (Mittlerer Erwärmer), Akkumulation von Feuchtigkeit und bei fehlender Nahrungsmittel-Stagnation mit Vorsicht eingesetzt werden.

Pharmakologische Wirkungen

- **Gastrointestinal**: Arzneien aus dieser Kategorie fördern die Verdauung, stimulieren die Ausschüttung von Magensäure und stoppen die Entstehung von Gasen und lindern auf diese Weise Blähungen. *Shan Zha* (Crataegi Fructus) enthält Lipase, die die Fettverdauung fördert. *Mai Ya* (Hordei Fructus Germinatus), *Gu Ya* (Setariae Fructus Germinatus) und *Shen Qu* (Massa Medicata Fermentata) enthalten Amylase, die die Kohlenhydratverdauung unterstützt. *Shen Qu* enthält Pankreatin, Protease, Hefe und Vitamin B, die die Verdauung unterstützen und den Appetit verbessern. *Shen Qu* unterstützt die Verdauung und minimiert die Entstehung von Gasen. *Ji Nei Jin* (Gigeriae Galli Endothelium Corneum) steigert die Produktion von Magensäure um ungefähr 30 bis 70%. *Ji Nei Jin* wirkt zwar verzögert (ca. zwei bis drei Stunden nach der Einnahme), dafür aber lang anhaltend. Die Verabreichung von *Ji Nei Jin* steigert außerdem die Darmperistaltik.
- **Kardiovaskulär**: Einige verdauungsfördernde Arzneien haben einen deutlichen Einfluss auf das Herz-Kreislauf-System. *Shan Zha* (Crataegi Fructus) erweitert die Blutgefäße, erhöht die Durchblutung in den Koronararterien, kontrolliert Arrhythmien, senkt den Cholesterinwert und den Blutdruck. Ein sublingual verabreichter *Shan-Zha*-Extrakt wird manchmal eingesetzt, um milde bis mittelschwere Fälle von Angina pectoris zu behandeln.
- **Antibiotisch**: Viele Arzneien aus dieser Kategorie wie z.B. *Shan Zha* (Crataegi Fructus) und *Lai Fu Zi* (Raphani Semen) hemmen die Aktivität von Bakterien und Dermatophyten.

Mögliche Wechselwirkungen mit anderen Medikamenten

Medikamente, die die Magensäureproduktion hemmen: Viele verdauungsfördernde Arzneien stimulieren den Magen-Darm-Trakt und steigern die Produktion von Magensäure. Daher können sie die Wirkung bestimmter Medikamente aufheben, insbesondere die Wirkung von Histamin-H_2-Rezeptoren-Blockern (z.B. Ranitidin, Famotidin) und Protonenpumpenhemmern (z.B. Omeprazol, Lansoprazol).

Gŭ Yá

Setariae Fructus Germinatus

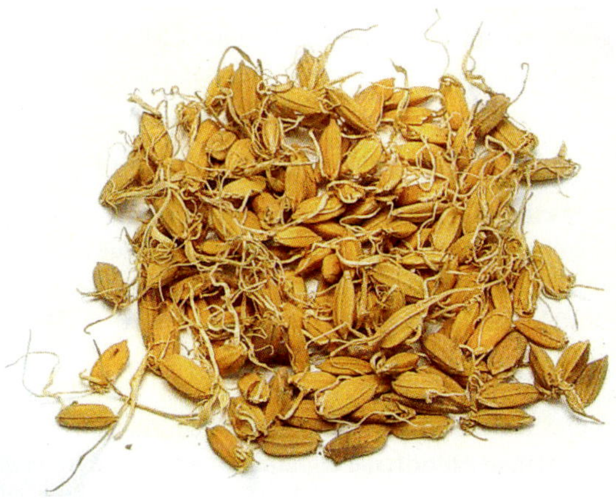

穀芽 谷芽

Pinyin-Name *Gŭ Yá*
Andere chinesische Namen *Sheng Gu Ya, Chao Gu Ya, Jiao Gu Ya*
Originalquelle *Ming Yi Za Zhu* (Verschiedene Aufzeichnungen berühmter Ärzte) aus dem Jahr 500 von Tao Hong-Jing
Deutscher Name Gekeimte Reiskörner
Botanischer Name *Setaria italica* (L.) Beauv; *Oryza sativa* L.
Pharmazeutischer Name Setariae Fructus Germinatus
Eigenschaften Süß, neutral
Leitbahnen Milz, Magen

Chinesische therapeutische Wirkungen

Löst Nahrungsmittel-Stagnation, fördert die Verdauung und harmonisiert den Mittleren Jiao (Mittlerer Erwärmer)

Gu Ya (Setariae Fructus Germinatus) hat eine milde verdauungsfördernde Wirkung. Es schädigt nicht das normale *Qi* und wird daher bevorzugt bei Patienten mit Magenverstimmung und Appetitmangel eingesetzt, die aufgrund eines Mangel-Zustands entstanden sind. Klinische Zeichen dieses geschwächten Zustands sind eine langsame Verdauung, verminderte Nahrungsaufnahme und Diarrhö.

- Schlechte Verdauung aufgrund von Milz- und Magen-Mangel: *Gu Ya* zusammen mit *Dang Shen* (Codonopsis Radix), *Bai Zhu* (Atractylodis Macrocephalae Rhizoma), *Sha Ren* (Amomi Fructus), *Gan Cao* (Glycyrrhizae Radix et Rhizoma) und *Chen Pi* (Citri Reticulatae Pericarpium) verwenden.

Stärkt die Milz und regt den Appetit an

Milz-Mangel mit Appetitmangel: *Gu Ya* stärkt den Mittleren *Jiao* (Mittlerer Erwärmer) und fördert dadurch dessen Transformations- und Transportfunktion.

- Schlechte Verdauung mit verminderter Nahrungsaufnahme und Diarrhö aufgrund von Milz- und Magen-Mangel: Kombination mit *Shen Qu* (Massa Medicata Fermentata), *Shan Zha* (Crataegi Fructus), *Bai Bian Dou* (Lablab Semen Album), *Ze Xie* (Alismatis Rhizoma), *Fu Ling* (Poria) und *Qian Shi* (Euryales Semen).

Dosierung

10–15 g. In schweren Fällen kommen bis zu 30 g dieser Arznei zum Einsatz. Frisches *Gu Ya* stärkt den Mittleren *Jiao* (Mittlerer Erwärmer); trocken-gebratenes *Gu Ya* fördert die Verdauung, verkohltes *Gu Ya* eliminiert Stagnation.

Chemische Zusammensetzung

Amylase, Maltose, Adenin, Cholin, Polyaminoxidase, B-Vitamine und Dipeptide, die D-Alanin enthalten.[1]

Pharmakologische Wirkungen

Gastrointestinal: *Gu Ya* enthält ganz unterschiedliche Enzyme, die die Verdauung von Stärke und Kohlenhydraten erleichtern.[2]

Kommentar der Autoren

Gu Ya (Setariae Fructus Germinatus) und *Mai Ya* (Hordei Fructus Germinatus) wirken ähnlich bei der Förderung der Verdauung und der Stärkung des Mittleren *Jiao* (Mittlerer Erwärmer). *Gu Ya* nährt stärker den Magen, während *Mai Ya* wirksamer die Verdauung fördert.
Gu Ya, Dang Shen (Codonopsis Radix) und *Bai Zhu* (Atractylodis Macrocephalae Rhizoma) tonisieren und stärken den Mittleren *Jiao* (Mittlerer Erwärmer). *Gu Ya* fördert die Verdauung und stärkt indirekt den Mittleren *Jiao* (Mittlerer Erwärmer), indem es die Belastung von Magen und Milz verringert. *Dang Shen* und *Bai Zhu* tonisieren hingegen Milz und Magen, wodurch sie die Verdauungsfunktion stärken.

Referenzen

1. *Xian Dai Zhong Yao Yao Li Xue* (Contemporary Pharmacology of Chinese Herbs), 1997; 676
2. CA, 1991; 114:3923

Hóng Qú

Monascus

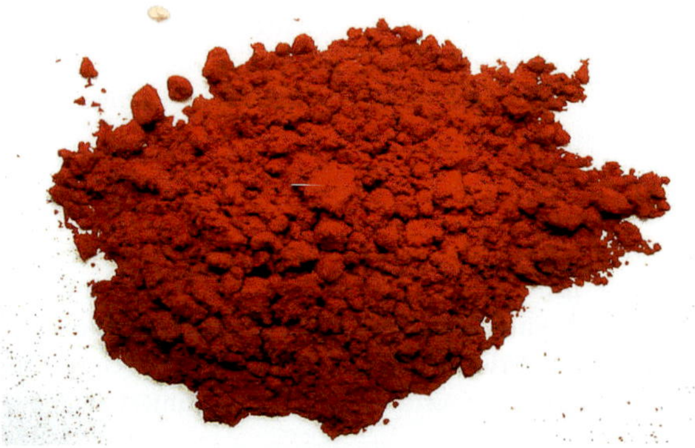

紅麴 红曲

Pinyin-Name *Hóng Qú*
Andere chinesische Namen *Hong Mi, Chi Qu*
Originalquelle *Yin Shan Zheng Yao* (Der richtige Führer für Essen und Trinken)
Deutscher Name Roter Hefereis
Botanischer Name *Monascus purpureus* Went.
Pharmazeutischer Name Monascus
Eigenschaften Süß, scharf, warm
Leitbahnen Milz, Leber, Dickdarm

Chinesische therapeutische Wirkungen

Stärkt die Milz und den Magen, fördert die Verdauung

Verdauungsstörungen: *Hong Qu* (Monascus) stärkt die Milz und den Magen, fördert die Verdauung und behandelt auf diese Weise Verdauungsstörungen, bei denen unverdaute Nahrungsreste im Stuhl auftreten.

- Verdauungsstörungen: *Hong Qu* zusammen mit *Shan Zha* (Crataegi Fructus) und *Mai Ya* (Hordei Fructus Germinatus) verwenden.
- Nahrungsmittel-Stagnation aufgrund eines Milz-Mangels: *Bai Zhu* (Atractylodis Macrocephalae Rhizoma) und *Dang Shen* (Codonopsis Radix) hinzufügen.

Belebt die Blutzirkulation, löst Blut-Stase auf

Blut-Stase: *Hong Qu* aktiviert die Blutzirkulation und eignet sich deshalb für Frauen mit postpartaler Blut-Stase, bei traumatischen Verletzungen und bei äußeren Verletzungen und Magenschmerzen, die durch Blut-Stase verursacht werden.

- Blut-Stase im Oberkörper: zusammen mit *Jiang Xiang* (Dalbergiae Odoriferae Lignum), *Tong Cao* (Tetrapanacis Medulla) und *Mo Yao* (Myrrha) verwenden.
- Trauma- bzw. verletzungsbedingte Schmerzen: Kombination mit *Yan Hu Suo* (Corydalis Rhizoma), *Dang Gui* (Angelicae Sinensis Radix), *Hong Hua* (Carthami Flos), *Niu Xi* (Achyranthis Radix), *Mo Yao* (Myrrha) und *Ru Xiang* (Olibanum).
- Bauchschmerzen oder postpartale Blut-Stase: *Hong Qu* mit *Ze Lan* (Lycopi Herba), *Niu Xi* (Achyranthis Radix), *Di Huang* (Rehmanniae Radix), *Xu Duan* (Dipsaci Radix), *Pu Huang* (Typhae Pollen) und *Chi Shao* (Paeoniae Radix Rubra) kombinieren.

Dosierung

6–12 g im Dekokt. *Hong Qu* wird auch als Pulver oder in Pillenform eingesetzt. Für die äußere Anwendung wird es zu Pulver zermahlen.

Sicherheitshinweise, Kontraindikationen

- *Hong Qu* darf bei Milz- und Magen-Mangel oder bei Patienten, die keine Nahrungsmittel-Stagnation oder Blut-Stase aufweisen, nur mit Vorsicht angewendet werden.
- *Hong Qu* ist kontraindiziert bei Patienten mit einer akuten Lebererkrankung.

Chemische Zusammensetzung

Monascidin, Monascolin I (Lovastatin, Mevinolin), Monascolin II (β-Hydroxysäure), Monascin, Stärke, Fettsäuren, Phytosterole, Isoflavone.[1, 2]

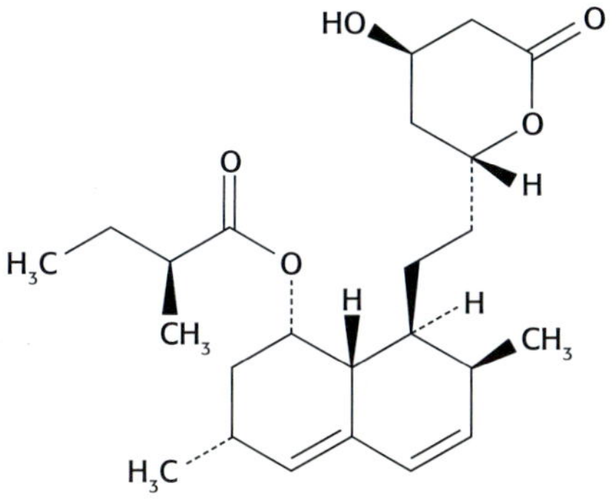

Abb.9.1 Lovastatin

Pharmakologische Wirkungen

Antihyperlipidämisch: Nach der Nahrungsaufnahme wird Monascolin I (Lovastatin) im Körper zu β-Hydroxysäure umgewandelt, ein HMG-CoA-Reduktasehemmer. Diese Zusammensetzung hemmt die Cholesterin-Biosynthese, was zu einem verminderten Gesamtcholesterinspiegel im Plasma und zu erniedrigten LDL- und VLDL-Cholesterin- und Triglyceridwerten führt. Zusätzlich kann es zu einem geringfügigen Anstieg des HDL-Cholesterins kommen.[3]

Klinische und wissenschaftliche Studien

Hyperlipidämie: In einer randomisierten, einfach verblindeten Multicenterstudie wurden 502 Patienten mit Hyperlipidämie zweimal täglich mit 600 mg *Hong Qu* (1200 mg Tagesdosis) behandelt. Nach vierwöchiger Behandlungsdauer verzeichnete die Studie eine 17-prozentige Senkung des Gesamtcholesterinspiegels, eine Senkung des LDL-Cholesterins um 24,6%, eine Abnahme der Triglyceride um 19,8% und eine Zunahme des HDL-Cholesterins um 12,8%. Nach acht Wochen Behandlung wurden eine Abnahme von 22,7% des Gesamtcholesterinspiegels, eine Senkung des LDL-Cholesterins um 30,9% und eine Abnahme der Triglyceride um 34,1% sowie eine Zunahme des HDL-Cholesterins um 19,9% festgestellt.[4]

Wechselwirkung mit anderen Medikamenten

In der nachfolgenden Aufzählung werden die dokumentierten Wechselwirkungen zwischen Pharmazeutika und Lovastatin, einem Bestandteil von *Hong Qu*, aufgelistet.[5]

- **Leberstoffwechsel**: Lovastatin wird primär durch Cytochrom P3A4 (CYP3A4) metabolisiert und interagiert möglicherweise mit CYP3A4-Inhibitoren.
- **Azol-Antimykotika**: Der gleichzeitige Einsatz von Itraconazol und Ketoconazol steigerte den Lovastatin-Spiegel bei Probanden um das 20-Fache und erhöhte das Risiko einer Myopathie.
- **Gallensäurebinder**: Die parallele Verabreichung von Cholestyramin senkt die Bioverfügbarkeit von Lovastatin. Um diese Wechselwirkung zu vermeiden, sollte Lovastatin eine Stunde vor oder vier Stunden nach den Gallesäurenbindern eingenommen werden.
- **Derivate der Fibratsäure**: Der gleichzeitige Einsatz von Gemfibrozil und Lovastatin sollte vermieden werden, da von schweren Myopathien und von Rhabdomyolyse berichtet wurde.
- **Isradipin**: Isradipin steigert den hepatischen Blutfluss und kann den Abbau von Lovastatin und seinen Metaboliten erhöhen.
- **Warfarin**: Beim gleizeitigen Einsatz von Lovastatin und Warfarin wurde über Blutungen und eine verlängerte Thromboplastinzeit berichtet.

Kommentar der Autoren

Hong Qu besteht aus Reis, der mit der Hefe *Monascus purpureus* fermentiert wurde. Der Fermentationsprozess verändert die Farbe des Reises von weiß nach rot, was ihm den Namen „Roter Hefereis" verliehen hat. Über Jahrhunderte wurde *Hong Qu* in China als Nahrungsmittel und ebenso als Arzneimittel verwendet. Außerdem wurde es als Färbemittel eingesetzt, um Fisch, Fischsauce, Fischpaste, Reiswein und roten Sojabohnenquark zuzubereiten. In den späten 1990er-Jahren wurde es in den USA als Nahrungsergänzungsmittel zur Regulation des Cholesterinspiegels eingeführt.

Die meisten medizinischen Fachzeitschriften führen die hypolipidämische Wirkung von *Hong Qu* allein auf den Bestandteil Lovastatin zurück. Diese Erklärung ist jedoch weder ausreichend noch ganz zutreffend. Die therapeutische Dosis von *Hong Qu* liefert ca. 7,2 mg Lovastatin, während synthetische Lovastatin-Medikamente zwischen 10 und 40 mg Lovastatin enthalten. Trotz der geringeren Dosierung des vermuteten aktiven Bestandteils ist die hy-

9

polipidämische Wirkung von *Hong Qu* viel stärker als die synthetischer Lovastatin-Medikamente. Dies macht deutlich, dass Lovastatin nicht die einzige aktive Komponente ist und dass die Arzneidroge *Hong Qu* gründlicher untersucht werden muss, nicht nur allein auf den Bestandteil Lovastatin.

Referenzen

1. *Plant Physiol*, 1977; 60(4):578) (*J Food Sci*, 1981; 46(2):589
2. *The Merck Index* 12th edition, Chapman and Hall/CRCnetBASE/ Merck, 2000
3. *PDR for Nutritional Supplements 1st Edition*, Medical Economics, 2001
4. Ibid.
5. Facts and Comparison, Jan. 2000. Drug Facts and Comparison. A Wolters Kluwer Company.

Jī Néi Jīn

Gigeriae Galli Endothelium Corneum

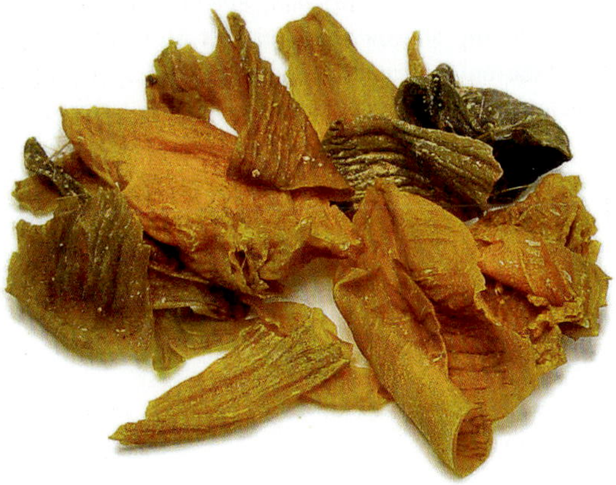

雞內金 鸡内金

Pinyin-Name *Jī Néi Jīn*
Wörtliche Übersetzung „Inneres Gold des Huhns"
Andere chinesische Namen *Ji Su Zi, Ji Pi Zi*
Originalquelle *Shen Nong Ben Cao Jing* (Die Materia Medica des göttlichen Landmannes), vermutlich Östliche Han-Dynastie
Deutscher Name Hühnermagenendothel
Zoologischer Name *Gallus gallus* domesticus Brisson. (*Ji*)
Pharmazeutischer Name Gigeriae Galli Endothelium Corneum
Eigenschaften Süß, neutral
Leitbahnen Blase, Dünndarm, Milz, Magen

Chinesische therapeutische Wirkungen

Fördert die Verdauung, stimuliert die Milz

Magenverstimmung, Nahrungsmittel-Stagnation, Gan Ji (Unterernährung bei Kindern): *Ji Nei Jin* (Gigeriae Galli Endothelium Corneum) stimuliert Milz und Magen und fördert effektiv die Verdauung. Es ist wirksam bei Magenverstimmung und Nahrungsmittel-Stagnation, einschließlich einer Stagnation aufgrund von Fleisch-, Milchprodukte- und Stärkeverzehr. *Gan Ji* bezeichnet eine Mangelernährung bei Kindern, die gekennzeichnet ist durch bleiche Gesichtsfarbe, dünnen Körperbau, abdominale Auftreibung, ausdünnendes Haar, schlechte Verdauung, Schwäche und mangelndes Wachstum.

- Schlechte Verdauung, Übelkeit und Erbrechen nach dem Essen: Die trocken-gebratene Form von *Ji Nei Jin* verwenden.
- Schwere Magenverstimmung und Nahrungsmittel-Stagnation: zusammen mit *Shan Zha* (Crataegi Fructus) und *Mai Ya* (Hordei Fructus Germinatus) einsetzen.
- Verminderte Nahrungsaufnahme, Diarrhö und unverdaute Nahrungsreste im Stuhl aufgrund von Milz-Mangel: *Ji Nei Jin* mit *Bai Zhu* (Atractylodis Macrocephalae Rhizoma), *Da Zao* (Jujubae Fructus) und *Gan Jiang* (Zingiberis Rhizoma) kombinieren.
- *Gan Ji* (Unterernährung bei Kindern) : Kombination mit *Bai Zhu* (Atractylodis Macrocephalae Rhizoma), *Shan Yao* (Dioscoreae Rhizoma) und *Fu Ling* (Poria). Diese Arzneien können zu einem Kuchen verarbeitet werden, um die Patientencompliance zu verbessern.

Festigt das Jing (Essenz) und verhindert das Auslaufen

Enuresis, Spermatorrhö: *Ji Nei Jin* hat adstringierende Eigenschaften und wird in der Regel eingesetzt, um das Auslaufen von Körperflüssigkeiten zu behandeln, insbesondere durch Mangel und Kälte der Blase verursachte Enuresis und Spermatorrhö.

- Bettnässen oder Spermatorrhö aufgrund von Mangel und Kälte der Blase: *Ji Nei Jin* zusammen mit *Sang Piao Xiao* (Mantidis Ootheca), *Tu Si Zi* (Cuscutae Semen), *Long Gu* (Fossilia Ossis Mastodi) und *Lu Rong* (Cervi Pantotrichum Cornu) verwenden.
- Harninkontinenz, häufiges Wasserlassen und trüber Urin durch Blasen- und Nieren-Mangel: zusammen mit *Tu Si Zi* (Cuscutae Semen) und *Wu Wei Zi* (Schisandrae Fructus) einsetzen.

- Spermatorrhö: *Ji Nei Jin* als Einzelarznei mit Getreideschnaps oder in Kombination mit *Lian Zi* (Nelumbinis Semen) und *Tu Si Zi* (Cuscutae Semen) verwenden.

Erweicht Verhärtungen, löst Steine auf

Ji Nei Jin wird häufig eingesetzt, um Nieren- oder Gallensteine aufzulösen.

- Nieren- oder Gallensteine: *Ji Nei Jin* zu *Jin Qian Cao* (Lysimachiae Herba), *Yu Jin* (Curcumae Radix), *Hai Jin Sha* (Lygodii Spora) und *Shi Wei* (Pyrrosiae Folium) hinzufügen.

Dosierung

3–10 g im Dekokt, 1,5–3,0 g als Pulver. Pulverisiertes *Ji Nei Jin* ist wirksamer als das Dekokt. Das Trocken-Braten steigert seine Wirkkraft, die Milz zu stärken und die Verdauung zu fördern. Das Braten in Essig führt zum selben Ergebnis und eliminiert den Geruch.

Sicherheitshinweise, Kontraindikationen

Da *Ji Nei Jin* eine stark stimulierende Wirkung auf Milz und Magen hat, sollte es vorsichtig bei Patienten mit Milz-Mangel oder mit fehlender Nahrungsmittel-Stagnation angewendet werden.

Chemische Zusammensetzung

Ventriculin, Pepsin, Protein, Amylase, Aminosäuren (Lysin, Arginin, Threonin, Glutaminsäure, Valin, Leucin, Isoleucin und Phenylalanin).[1]

Pharmakologische Wirkungen

Elimination von Strontium: Die orale Aufnahme von *Ji Nei Jin* im Dekokt erhöht die Urinausscheidung von Strontium um das Zwei- bis Dreifache gegenüber dem Durchschnitt.[2]

Klinische und wissenschaftliche Studien

- **Magenverstimmung**: Bei gesunden Freiwilligen führte die orale Einnahme von 5 g *Ji-Nei-Jin*-Pulver zu einer Zunahme der Peristaltik und der Magenentleerungszeit und nach 45 bis 60 Minuten zu einer 30- bis 37-prozentigen Zunahme der Magensäure. Der Magensäurewert normalisierte sich nach zwei Stunden wieder.[3]
- **Flachwarzen**: Zehn Patienten wurden mit guten Ergebnissen äußerlich mit einer *Ji-Nei-Jin*-Lösung behandelt, die zehn Tage lang fünf- bis sechsmal täglich aufgetragen wurde. Die Lösung wurde durch Einweichen von 20 g *Ji Nei Jin* in 200 ml Wasser über zwei bis drei Tage zubereitet.[4]

Kommentar der Autoren

Ji Nei Jin, *Shan Zha* (Crataegi Fructus) und *Lai Fu Zi* (Raphani Semen) lösen Nahrungsmittel-Stagnation auf und fördern die Verdauung:

- *Ji Nei Jin* hilft neben der Behandlung von Nahrungsmittel-Stagnation auch, Blasen- und Gallensteine aufzulösen.
- *Shan Zha* unterstützt am stärksten die Verdauung von Fleisch und öligen oder fetten Nahrungsmitteln. Es aktiviert zudem die Blutzirkulation und behandelt tastbare Schwellungen im Abdomen. Kürzlich wurde es eingesetzt, um den Cholesterinspiegel zu senken und kardiovaskuläre Erkrankungen zu behandeln.
- *Lai Fu Zi* lindert stärker Völle- und Spannungsgefühl im Abdomen. Es löst außerdem Schleim auf und lindert Husten und Dyspnoe.

Referenzen

1. *Xian Dai Zhong Yao Yao Li Xue* (Contemporary Pharmacology of Chinese Herbs), 1997; 679
2. *Zhong Yao Cai* (Study of Chinese Herbal Material), 1990; 13(11):30
3. *Zhong Yao Yao Li Yu Ying Yong* (Pharmacology and Applications of Chinese Herbs), 1983; 581
4. *Zhe Jiang Zhong Yi Za Zhi* (Zhejiang Journal of Chinese Medicine), 1987; 1:45

Lái Fú Zĭ

Raphani Semen

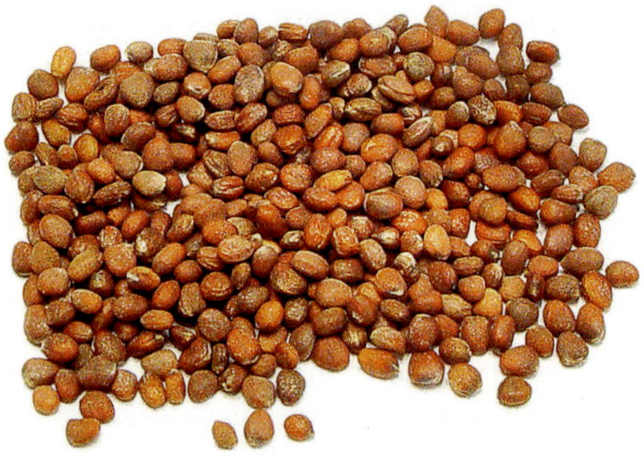

莱菔子 萊菔子

Pinyin-Name *Lái Fú Zĭ*
Andere chinesische Namen *Luo Bo Zi*
Originalquelle *Ri Hua Zi Ben Cao* (Materia Medica von Ri Hua-Zi) aus dem Jahr 713 von Ri Hua-Zi
Deutscher Name Rettichsamen
Botanischer Name *Raphanus sativus* L. (*Lai Fu*)
Pharmazeutischer Name Raphani Semen
Eigenschaften Scharf, süß, neutral
Leitbahnen Milz, Magen, Lunge

Chinesische therapeutische Wirkungen

Löst Nahrungsmittel-Stagnation, fördert die Verdauung und reduziert Spannungen

Lai Fu Zi (Raphani Semen) fördert die Verdauung, indem es Nahrungsmittel-Stagnation und Magenverstimmung behandelt, die durch Völle- und Spannungsgefühl in Epigastrium und Abdomen, Aufstoßen, Säurereflux und Diarrhö gekennzeichnet sind.

- Magenverstimmung und Nahrungsmittel-Stagnation: *Lai Fu Zi* mit *Shan Zha* (Crataegi Fructus), *Shen Qu* (Massa Medicata Fermentata) und *Chen Pi* (Citri Reticulatae Pericarpium) verwenden.
- Nahrungsmittel-Stagnation mit Milz-Mangel: Kombination mit *Bai Zhu* (Atractylodis Macrocephalae Rhizoma).
- Abdominales Spannungsgefühl: *Lai Fu Zi* als Monotherapie.

Senkt das Qi ab, löst Schleim auf

Lai Fu Zi behandelt Husten und Keuchen aufgrund von Schleim-Stagnation und anormalem Zirkulieren des Lungen-*Qi* nach oben. Diese Arznei ist ausgezeichnet geeignet für Patienten mit reichlich Schleim und Nahrungsmittel-Stagnation.

- Husten und Keuchen aufgrund von Schleim-Stagnation: *Zi Su Zi* (Perillae Fructus) und *Bai Jie Zi* (Sinapis Semen) hinzufügen. **Beispiel-Rezeptur**: *San Zi Yang Qin Tang* (Drei Samen Dekokt, das die Eltern ernährt).

Dosierung

6–10 g. *Lai Fu Zi* wird in Dekokten, Pillen oder als Pulver verwendet. Unbearbeitet hat diese Arznei stärker aufsteigende und verteilende Wirkung und wird häufig eingesetzt, um Schleim zu eliminieren. Trocken-gebraten eignet sie sich besser, um gegenläufig aufsteigendes *Qi* auszugleichen, Schleim aufzulösen, die Verdauung zu fördern und Spannung zu reduzieren. Zusätzlich verstärkt das Trockenbraten die Extraktion ihrer aktiven Bestandteile.

Sicherheitshinweise, Kontraindikationen

- *Lai Fu Zi* ist kontraindiziert bei Patienten mit *Qi*- und Blut-Mangel oder bei fehlender Nahrungsmittel-Stagnation.
- *Lai Fu Zi* sollte mit Vorsicht verwendet werden, da eine Langzeitanwendung oder Überdosierung *Qi* verbrauchen kann.
- Frisches *Lai Fu Zi* kann zu Übelkeit führen, die durch die Anwendung als Dekokt oder in der trocken-gebratenen Form als Pillen oder Pulver minimiert werden kann.
- *Lai Fu Zi* hebt die tonisierende Wirkung von *Ren Shen* (Ginseng Radix et Rhizoma) auf. Diese beiden Arzneien sollten nicht zusammen verwendet werden.

Chemische Zusammensetzung

Erucasäure, Raphanin, β-Sitosterol, Ölsäure, Linolensäure, Linolsäure, Glycerol-Sinapat.[1,2]

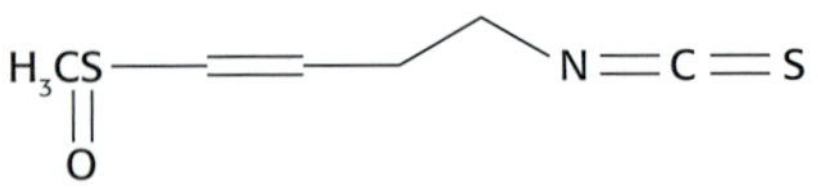

Abb.9.2 Raphanin

Pharmakologische Wirkungen

- **Antibiotisch**: Die minimale Hemmkonzentration von Raphanin liegt bei 40 µg/ml für *Staphylococcus aureus*, 125 µg/ml für *Bacillus dysenteriae*, 125 µg/ml für *Salmonella typhi* und 200 µg/ml für *E. coli*.[3]
- **Antihypertensiv**: Die intravenöse Injektion eines *Lai-Fu-Zi*-Extrakts zeigte eine langsame, aber lang anhaltende blutdrucksenkende Wirkung bei Kaninchen, Katzen und Hunden.[4]

Klinische und wissenschaftliche Studien

- **Häufige Stuhlverstopfung**: Einem Bericht zufolge wurden 32 Patienten, die älter als 60 Jahre waren und häufig an chronischer Verstopfung litten, mit 30–40 g *Lai-Fu-Zi*-Pulver behandelt, das mit warmem Wasser zwei- bis dreimal täglich verabreicht wurde. Die Arzneidroge wurde trocken-gebraten, bis sie goldgelb wurde. Von 32 Patienten hatten 20 innerhalb von zwölf Stunden Stuhlgang, neun innerhalb von 24 Stunden, drei hatten keinen Stuhlgang nach 24 Stunden. Die Gesamtwirksamkeitsrate lag bei 90,6%.[5]
- **Hypertonie**: Eine Studie, die die Wirkung von *Lai Fu Zi* bei der Behandlung von Bluthochdruck bei 467 Patienten evaluierte, berichtet über eine Blutdrucksenkung bei 92% der Teilnehmer, wobei sich bei 49,8% eine deutliche Wirkung zeigte. Die blutdrucksenkende Wirkung wurde zum einen der Erweiterung der Blutgefäße und/oder zum anderen der Beruhigung des Zentralnervensystems zugeschrieben.[6]

Toxikologie

Die LD_{50} für *Lai Fu Zi* bei intraperitonealer Injektion beträgt 127,4 g/kg bei Mäusen, wobei der Tod innerhalb einer Stunde eintrat.[7]

Kommentar der Autoren

Lai Fu Zi ist ein starker *Qi*-Verteiler. Auf diese Weise neutralisiert es die Wirkung von *Ren Shen* (Ginseng Radix et Rhizoma), das *Qi* aufbaut. Diese beiden Arzneien werden generell nicht zusammen verwendet, da jede Arznei die Wirkung der anderen aufhebt. Im Falle einer Überdosierung von *Ren Shen* ist der Einsatz von *Lai Fu Zi* jedoch von Nutzen, da es viele Nebenwirkungen lindert.

Nach Dr. Wei Jia eignet sich *Lai Fu Z* ausgezeichnet, um *Bi Zheng* (schmerzhaftes Blockade-Syndrom) zu behandeln und Schmerzen zu lindern, die durch übermäßige Feuchtigkeit, die die Leitbahnen blockiert, verursacht werden.

Referenzen

1. *Xian Dai Zhong Yao Yao Li Xue* (Contemporary Pharmacology of Chinese Herbs), 1997; 676–677
2. *The Merck Index* 12th edition, Chapman and Hall/CRCnetBASE/Merck, 2000
3. *Zhong Yao Yao Li Yu Ying Yong* (Pharmacology and Applications of Chinese Herbs), 1983; 867
4. *Zhong Cao Yao* (Chinese Herbal Medicine), 1990; 21(10):25
5. *Chong Qing Yi Yao* (Chongching Medicine and Herbology), 1986; 6:46
6. *Yi Xue Yan Jiu Tong Xun* (Report of Medical Studies), 1986; 6:46
7. *Zhong Yi Yao Xue Bao* (Report of Chinese Medicine and Herbology), 1990;(1)48

Mài Yá

Hordei Fructus Germinatus

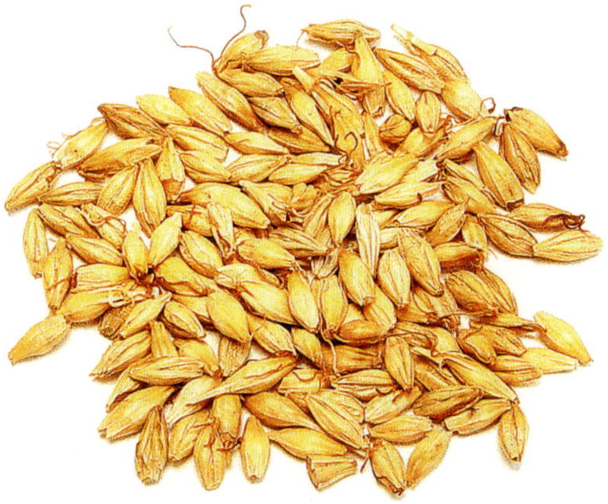

麥芽 麦芽

Pinyin-Name *Mài Yá*
Andere chinesische Namen *Sheng Mai Ya, Chao Mai Ya, Jiao Mai Ya*
Originalquelle *Yao Xing Ben Cao* (Materia Medica der medizinischen Eigenschaften) von Zhen Quan aus dem Jahr 600
Deutscher Name Gekeimte Gerstenkörner
Botanischer Name *Hordeum vulgare* L. (*Da Mai*)
Pharmazeutischer Name Hordei Fructus Germinatus
Eigenschaften Süß, neutral
Leitbahnen Leber, Milz, Magen

Chinesische therapeutische Wirkungen

Löst Nahrungsmittel-Stagnation, fördert die Verdauung und stärkt den Mittleren Jiao (Mittlerer Erwärmer)

Mai Ya (Hordei Fructus Germinatus) stärkt Milz und Magen und damit ihre Transformations- und Transportfunktion. Es fördert besonders wirksam die Verdauung von Stärke wie z.B. in Reis, Nudeln, Weizen, Yamswurzeln und Kartoffeln.

- Magenverstimmung und Nahrungsmittel-Stagnation: *Mai Ya* zusammen mit *Shan Zha* (Crataegi Fructus), *Shen Qu* (Massa Medicata Fermentata) und *Ji Nei Jin* (Gigeriae Galli Endothelium Corneum) verwenden.

Hemmt die Laktation

Mai Ya hat eine deutliche Wirkung auf die Laktation. Hohe Dosen von *Mai Ya* hemmen die Laktation, während *Mai Ya* in kleineren Dosen den Milchfluss fördern kann.

- Um die Laktation zu hemmen oder zum Stillstand zu bringen: Täglich jeweils 30–60 g frisches und trockengebratenes *Mai Ya* verwenden.

Reguliert das Leber-Qi

Leber-Qi-Stagnation: *Mai Ya* dringt in die Leber ein, fördert den glatten Fluss des Leber-*Qi* und löst dadurch *Qi*-Stagnation. Es behandelt einen solchen Zustand der Leber, der auf Milz und Magen übergreift, was Gefühle der Spannung und Enge in Hypochondrium und Epigastrium, Brustbeklemmung, Aufstoßen und Appetitverlust verursacht.

9

Dosierung

10–15 g. Es können bis zu 30 bis 120 g verwendet werden. *Mai Ya* wird häufig im Dekokt, in Pillen oder als Pulver verwendet. Um die Laktation zu stoppen, werden höhere Dosen verwendet.

Sicherheitshinweise, Kontraindikationen

- *Mai Ya* sollte bei Patienten, die keine Nahrungsmittel-Stagnation aufweisen, nur vorsichtig eingesetzt werden. Eine Langzeitanwendung kann das *Qi* verletzen.
- Bei stillenden Müttern, die weiterhin stillen möchten, sind hohe Dosen dieser Arznei kontraindiziert, da die Milchbildung dadurch zum Stillstand kommen kann.

Chemische Zusammensetzung

Amylase, Invertase, Esterase, Proteinase, Oxidase, Catalyticase, Cellobiosase, Gentiobiosase, Lichenase, Emulsin, Peroxidisomerase, Hordenin, Maltoxin.[1]

Pharmakologische Wirkungen

- **Gastrointestinal**: *Mai Ya* enthält ganz unterschiedliche Enzyme, die die Verdauung von Stärke und Kohlenhydraten erleichtern.[2]
- **Antidiabetisch**: Die orale Aufnahme von *Mai Ya* senkt den Blutzuckerspiegel bei Menschen und Kaninchen. Darüber hinaus kann eine 5-prozentige intravenöse Injektion den Blutzuckerspiegel bei Kaninchen für bis zu sieben Stunden um 40% oder mehr senken.[3]

Klinische und wissenschaftliche Studien

- **Chronische Hepatitis**: In einer Studie wurden 161 Patienten mit Hepatitis mit 10 ml *Mai-Ya*-Sirup dreimal täglich nach den Mahlzeiten 30 Tage lang (= ein Behandlungszyklus) behandelt. Bei 48 von 56 Patienten mit akuter Hepatitis und bei 60 von 105 Patienten mit chronischer Hepatitis zeigte sich eine deutliche Besserung. Die Gesamtwirksamkeitsrate lag laut Studie bei 67,1%. Es kam zu folgenden Besserungen: weniger Schmerzen im Hypochondrium, mehr Appetit, mehr Energie und niedrigere Leberenzyme.[4]
- **Galaktorrhö**: Patientinnen mit Galaktorrhö wurden täglich mit 100–200 g *Mai Ya* als Dekokt oder in Pillenform behandelt. Laut Studie wurden 13 von 15 Patientinnen enweder vollständig gesund oder ihr Zustand besserte sich deutlich. Zwei Patientinnen gaben keinerlei Veränderung an.[5]

Wechselwirkung mit anderen Medikamenten

Antidiabetika: Arzneien wie *Mai Ya*, die den Blutzuckerspiegel senken, sollten bei gleichzeitiger Medikation mit Insulin, Sulfonylharnstoffen und anderen Antidiabetika mit Vorsicht eingesetzt werden, da diese Kombination eine synergistische Wirkung haben kann, die zu Hypoglykämie führt.[6] (Hinweis: Beispiele für Antidiabetika sind Insulin, Tolbutamid, Glipizid und Glyburide.)

Toxikologie

Zu Nebenwirkungen kommt es beim Gebrauch von *Mai Ya* äußerst selten. Jedoch können leichte Nebenwirkungen auftreten, wenn es in großen Mengen als Hauptnahrungsmittel für Tiere verwendet wird.[7]

Kommentar der Autoren
Mai Ya (Hordei Fructus Germinatus) und *Gu Ya* (Setariae Fructus Germinatus) fördern die Verdauung und stärken den Mittleren *Jiao* (Mittlerer Erwärmer) auf ähnliche Art und Weise. *Mai Ya* fördert effektiver die Verdauung, während *Gu Ya* den Magen stärker nährt.

Referenzen

1. *Xian Dai Zhong Yao Yao Li Xue* (Contemporary Pharmacology of Chinese Herbs), 1997; 675
2. *Zhong Yao Yao Li Yu Ying Yong* (Pharmacology and Applications of Chinese Herbs), 1983; 473
3. Ibid.
4. *Xin Yi Yao Tong Xun* (Journal of New Medicine and Herbology), 1972; 1:21
5. *Zhong Xi Yi Jie He Za Zhi* (Journal of Integrated Chinese and Western Medicine), 1984; 3:134
6. Chen, J. Recognition and prevention of herb-drug interactions, Medical Acupuncture, Fall/Winter 1998/1999; 10 (2); 9–13
7. *Zhong Yao Yao Li Yu Ying Yong* (Pharmacology and Applications of Chinese Herbs), 1983; 473

Shān Zhā

Crataegi Fructus

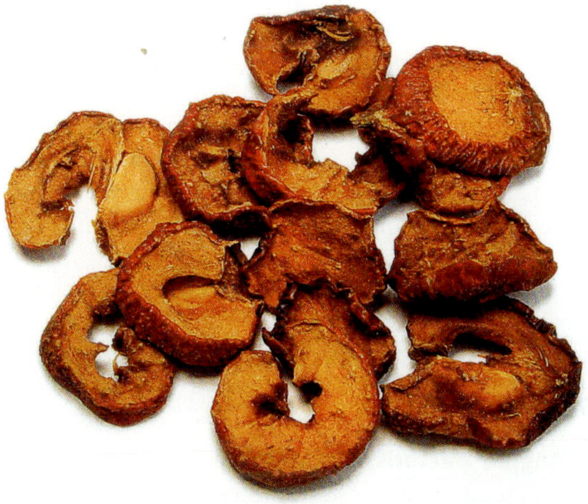

山楂

Pinyin-Name *Shān Zhā*
Wörtliche Übersetzung „Bergweißdorn“
Andere chinesische Namen *Jiao Shan Zha*, *Shan Zha Tan*
Originalquelle *Ben Cao Jing Ji Zhu* (Sammlung von Kommentaren über die Klassiker der Materia Medica), verfasst in den Jahren von 480 bis 498 von Tao Hong-Jing
Deutscher Name Fiederweißdornbeeren
Botanischer Name *Crataegus cuneata* Sieb. et Zucc. (*Ye Shan Zha*); *Crataegus pinnatifida* Bge. var. *major* N. E. Br. (*Shan Zha*)
Pharmazeutischer Name Crataegi Fructus
Eigenschaften Süß, sauer, leicht warm
Leitbahnen Leber, Milz, Magen

Chinesische therapeutische Wirkungen

Fördert die Verdauung, beseitigt Stagnation

Nahrungsmittel-Stagnation: *Shan Zha* (Crataegi Fructus) ist süß und sauer. Es stimuliert Milz und Magen, um die Verdauung zu fördern und Nahrungsmittel-Stagnation zu beseitigen. Es ist besonders nützlich bei Völlegefühl in Epigastrium und Abdomen, Spannungsgefühl, Schmerzen und Diarrhö. Es fördert wirkungsvoll die Verdauung von rotem Fleisch oder öligen, schmierigen und fetten Nahrungsmitteln.

- Bei Schwierigkeiten, Fleischprodukte zu verdauen: *Shan Zha* als Monotherapie verwenden.
- Allgemeine Magenverstimmung und Nahrungsmittel-Stagnation: kombiniert mit *Shen Qu* (Massa Medicata Fermentata). **Beispiel-Rezeptur**: *Bao He Wan* (Pille, die die Harmonie erhält).
- Magenverstimmung mit Spannungsgefühl und Schmerzen im Abdomen: Kombination mit *Mu Xiang* (Aucklandiae Radix) und *Zhi Qiao* (Aurantii Fructus).
- Magenverstimmung mit Bauchschmerzen und Diarrhö: 10 g verkohltes *Shan Zha* als Pulver verwenden.
- Schleim- und Nahrungsmittel-Stagnation mit tastbarer Schwellung im Abdomen: *Zhi Shi* (Aurantii Fructus Immaturus), *San Leng* (Sparganii Rhizoma), *E Zhu* (Curcumae Rhizoma), *Shen Qu* (Massa Medicata Fermentata) und *Hong Hua* (Carthami Flos) hinzufügen.

Aktiviert die Blutzirkulation, löst Blut-Stagnation auf

Shan Zha dringt in die *Xue*-(Blut-)Schicht ein, um die Blutzirkulation zu aktivieren, Schwellungen zu reduzieren und Blut-Stagnation aufzulösen. Es wird allgemein eingesetzt, um vereinzelte oder schwere Bauchschmerzen bei Amenorrhö sowie postpartale Unterbauchschmerzen zu behandeln. Es wirkt ebenfalls gut gegen Schmerzen bei Hernienerkrankungen.

9

- Bauchschmerzen nach der Geburt oder bei Amenorrhö: *Shan Zha* mit *Dang Gui* (Angelicae Sinensis Radix), *Chuan Xiong* (Chuanxiong Rhizoma) und *Yi Mu Cao* (Leonuri Herba) verwenden.
- Schmerzen in Verbindung mit Hernienerkrankungen: zusammen mit *Xiao Hui Xiang* (Foeniculi Fructus) und *Ju He* (Citri Reticulatae Semen) verwenden.

Behandelt kardiovaskuläre Störungen

Shan Zha wird in Kombination mit Arzneien eingesetzt, die die Blutzirkulation aktivieren und Blut-Stagnation beseitigen, um Hypertonie, Erkrankungen der Koronararterien, Angina pectoris und Hypercholesterolämie zu behandeln.

- Hypertonie: *Shan Zha* zusammen mit *Tian Ma* (Gastrodiae Rhizoma) und *Ge Gen* (Puerariae Radix Lobatae) verwenden.
- Erkrankungen der Herzkranzgefäße: in Kombination mit *Dan Shen* (Salviae Miltiorrhizae Radix et Rhizoma) und *Mao Dong Qing* (Ilicis Pubescentis Radix).
- Angina pectoris: Kombination mit *Dan Shen* (Salviae Miltiorrhizae Radix et Rhizoma), *San Qi* (Notoginseng Radix et Rhizoma) und *Yan Hu Suo* (Corydalis Rhizoma).
- Hypercholesterolämie: kombiniert mit *Jue Ming Zi* (Cassiae Semen) und *Jiao Gu Lan* (Gynostemmatis Rhizoma seu Herba).

Dosierung

10–15 g im Dekokt. Die Höchstdosis für *Shan Zha* beträgt 30 g. Die unbehandelte Arzneidroge löst Nahrungsmittel-Stagnation auf und aktiviert die Blutzirkulation. Das Trocken-Braten verringert den sauren Geschmack und die adstringierenden Eigenschaften der Arznei und harmonisiert dadurch die Gesamtwirkung. Das Schwärzen verstärkt den bitteren Geschmack und trägt auf diese Weise stärker zur Linderung von Spannungsgefühlen im Abdomen und von Diarrhö bei. Das Verkohlen (Verbrennen zu Asche) verstärkt die blutungsstillende Wirkung der Arznei.

Sicherheitshinweise, Kontraindikationen

- *Shan Zha* sollte vorsichtig verwendet werden bei Patienten mit Milz- und Magen-Mangel.
- Da *Shan Zha* die Produktion und Ausschüttung von Magensäure stimuliert, sollte es bei Patienten mit Gastritis oder Magengeschwüren mit Vorsicht angewendet werden.
- Eine Langzeiteinnahme von *Shan Zha* ist nicht zu empfehlen, da es den normalen Fluss des Milz- und Magen-*Qi* unterbrechen kann.

Chemische Zusammensetzung

Crataegolsäure, Maslinsäure, Chlorogensäure, Vitexin, Hyperin, Epicatechin, Amygdalin, Quercetin, Ursolsäure, Weinsäure, Kaffeesäure.[1]

Pharmakologische Wirkungen

- **Herzstärkend**: In Laborstudien an Tieren steigerte *Shan Zha* die Kontraktionskraft des Herzens um ungefähr 20 bis 30%.[2]
- **Gefäßerweiternd**: Ein Extrakt aus *Shan Zha* erweiterte die Koronararterien, verringerte den Sauerstoffbedarf des Herzmuskels und machte kardiale Ischämie rückgängig.[3]
- **Blutdrucksenkend**: Eine Injektion von *Shan Zha* bei Kaninchen und Katzen senkte für einen Zeitraum von drei Stunden den Blutdruck um 20 bis 25%.[4]
- **Antihyperlipidämsch**: *Shan Zha* reduzierte bei Labortieren deutlich den Cholesterinspiegel im Blut. Eine Zubereitung mit einem 15-prozentigen *Shan-Zha*-Extrakt reduzierte den Cholesterinspiegel im Blut um 18,06% ($p < 0,01$), ein 30-prozentiger Extrakt um 30,80% ($p < 0,005$). Der Wirkmechanismus beruht u.a. auf einer Verstärkung der LDL-Rezeptoren-Aktivität, einer Steigerung der Aufspaltungsaktivität in der Leber und einer Verminderung der Cholesterinsynthese.[5, 6]
- **Gastrointestinal**: Als Dekokt verabreichtes oder intramuskulär injiziertes *Shan Zha* stimulierte bei Ratten die Magensäureproduktion merklich. Ratten, die das Dekokt erhielten, produzierten 2,9-mal mehr Magensäure als Ratten, die eine intramuskuläre Injektion erhielten.[7]
- **Antibiotisch**: *Shan Zha* hat eine hemmende Wirkung auf *Staphylococcus aureus*, *Staphylococcus albus*, *Salmonella typhi*, *Pseudomonas aeruginosa*, *E. coli* und hämolysierende Streptokokken.[8]

Klinische und wissenschaftliche Studien

- **Angina pectoris**: 219 Patienten mit Angina pectoris im Zusammenhang mit Koronarerkrankungen wurden dreimal täglich vier Wochen lang (= ein Behandlungszyklus) mit einer *Shan-Zha*-Zubereitung behandelt. Die Studie verzeichnete eine Gesamtwirksamkeitsrate von 92,2%, bei 47,1% traten Besserungen im EKG auf.[9]
- **Hyperlipidämie**: In einer Untersuchung wurden 127 Patienten mit einem pulverisierten Extrakt aus

Shan Zha und *Mai Ya* (Hordei Fructus Germinatus) (entsprechend 30 g der Rohdroge) zwei Wochen lang zweimal täglich (= ein Behandlungszyklus) behandelt. Der Cholesterinspiegel sank bei 92% der Teilnehmer.[10] In einer weiteren Studie wurden 130 Patienten mit Hyperlipidämie mit einer Rezeptur aus *Shan Zha* und anderen Arzneien behandelt. Die Cholesterin- und Triglycerid-Blutwerte sanken bei 87% bzw. 80,8% der Patienten.[11]

- **Akute bakterielle Enteritis**: Die einmal tägliche Gabe von *Shan Zha* zeigte zufriedenstellende Ergebnisse bei der Behandlung von 100 Patienten mit akuter bakterieller Enteritis. Die Arznei wurde folgendermaßen zubereitet: 60 g *Shan Zha* wurden mit 30 ml Getreideschnaps rührgebraten, anschließend 15 Minuten lang in 200 ml kochendem Wasser abgekocht. Vor Einnahme des Dekokts wurden 30 g brauner Zucker hinzugefügt.[12]
- **Diarrhö bei Kindern**: 5–10 ml *Shan-Zha*-Sirup wurden dreimal täglich zur Behandlung von Kindern mit Diarrhö gegeben. Von 212 Patienten wurden 176 innerhalb von zwei bis drei Tagen vollständig gesund.[13]
- **Nephritis**: Patienten mit akuter und chronischer Nephritis wurden mit einem Dekokt mit 90 g *Shan Zha* in einem 14-tägigen Behandlungszyklus behandelt. Laut Studie lag die Wirksamkeitsrate bei 45 Patienten mit akuter Nephritis bei 91,1%, bei 60 Patienten mit chronischer Nephritis bei 88,3%.[14]
- **Übelkeit**: 85 Patienten mit chronischer Übelkeit wurden dreimal täglich mit 15 ml frischem *Shan-Zha*-Saft behandelt. Bei den meisten Patienten wurden ausgezeichnete Ergebnisse innerhalb eines Tages erzielt.[15]
- **Stimmbandpolypen**: Zehn Patienten wurden erfolgreich mit einem Dekokt aus *Shan Zha* behandelt. Das Dekokt wurde durch zweimaliges Abkochen von 24–30 g *Shan Zha* zu einem Dekokt von 1500 ml zubereitet, das nach dem Abkühlen auf Zimmertemperatur langsam eingenommen wurde.[16]

Wechselwirkung mit anderen Medikamenten

Digoxin: Sowohl *Shan Zha* als auch Digoxin besitzen eine deutliche herzstärkende Wirkung. Daher sollte die gleichzeitige Verwendung von *Shan Zha* und Digoxin sorgfältig überwacht werden, um mögliche Nebenwirkungen auszuschließen.[17]

Toxikologie

Die LD_{50} für Mäuse beträgt 1,042 ml/kg bei intravenöser Injektion mit einer 100-prozentigen *Shan-Zha*-Zubereitung.[18]

Kommentar der Autoren

Jiao San Xian (Drei verkohlte Wunder) ist die Kurzform für die Kombination von *Shan Zha* (Crataegi Fructus), *Shen Qu* (Massa Medicata Fermentata) und *Mai Ya* (Hordei Fructus Germinatus), die alle drei verkohlt werden. Fügt man verkohltes *Bing Lang* (Arecae Semen) hinzu, wird die Kombination *Jiao Si Xian* (Vier verkohlte Wunder) genannt. Diese Arzneien werden oft zusammen verwendet, da sie bei der Verdauungsförderung und bei der Auflösung von Nahrungsmittel-Stagnation ausgezeichnet zusammenwirken.

Nach Dr. Liu Hong-Xiang kontrahiert *Shan Zha* in hohen Dosen bei postpartalen Schmerzen den Uterus und hilft, zurückgebliebene Blutklumpen, die andauernde Blutungen verursachen, aufzulösen.

Nach Dr. Zhang Xiao-Ping senkt *Shan Zha* wirksam den Cholesterinspiegel, ist aber nicht geeignet für Patienten mit Magengeschwüren. Werden *Shan Zha, Zi Su Ye* (Perillae Folium), *Shi Chang Pu* (Acori Tatarinowii Rhizoma) und *Ze Xie* (Alismatis Rhizoma) täglich als Tee eingenommen, reduzieren sie wirkungsvoll das Körpergewicht und senken das Cholesterin. Bei Patienten mit Magengeschwüren oder Übersäuerung des Magens mit hohen Cholesterinwerten sollten andere Arzneien wie etwa *Jue Ming Zi* (Cassiae Semen) gewählt werden, die das Cholesterin reduzieren und nicht sauer sind.

Shan Zha und *Lai Fu Zi* (Raphani Semen) fördern auf ähnliche Art und Weise die Verdauung und lösen Stagnationen auf. *Shan Zha* fördert wirksamer die Verdauung von Fleisch. Es belebt zudem die Blutzirkulation und eliminiert Blut-Stase. *Lai Fu Zi* behandelt Völlegefühl und Spannung im Abdomen, die durch Nahrungsmittel-Stagnation und -Akkumulation verursacht werden. Es eliminiert außerdem Schleim und lenkt anormal aufsteigendes *Qi* nach unten.

Shan Zha, Mai Ya (Hordei Fructus Germinatus) und *Shen Qu* (Massa Medicata Fermentata) haben ähnliche, aber auch unterschiedliche Wirkweisen bei der Verdauungsförderung. Klinisch werden sie häufig verkohlt und zusammen verwendet, um Nahrungsmittel-Stagnation und Magenverstimmung zu behandeln.

- *Shan Zha* ist am besten geeignet bei Nahrungsmittel-Stagnation aufgrund von übermäßigem Fleischverzehr. Es ist ebenfalls gut bei tastbaren Schwellungen und Blut-Stagnation im Abdomen.
- *Mai Ya* ist besonders geeignet bei Nahrungsmittel-Stagnation, die durch fehlende Stärkeverdauung ausgelöst wird.
- *Shen Qu* ist die beste Wahl, um schwer verdauliche Nahrungsmittel zu behandeln.

9

Referenzen

1. *Xian Dai Zhong Yao Yao Li Xue* (Contemporary Pharmacology of Chinese Herbs); 1997; 683

2. *Guang Xi Zhong Yi Yao* (Guangxi Chinese Medicine and Herbology), 1990; 13(3):45
3. Ibid.
4. *Qing Dao Yi Xue Yuan Bao Dao* (Medical Journal of Qingdao Institution), 1957; 1:14
5. *Zhong Yi Yao Xue Bao* (Report of Chinese Medicine and Herbology), 1989; 2:45
6. Rajendran, S. et al. Effect of tincture of crataegus on the LDL-receptor activity of the hepatic plasma membrane of rats fed on atherogenic diet. Atherosclerosis. 123(1–2):235–41, June 1997
7. *Ying Yang Xue Bao* (Report of Nutrition), 1984; 6(2):109
8. *Guang Xi Zhong Yi Yao* (Guangxi Chinese Medicine and Herbology), 1990; 13(3):45
9. *Bei Jing Yi Xue* (Beijing Medicine), 1986; 2:101
10. *Liao Ning Zhong Yi* (Liaoning Chinese Medicine), 1979; 5:23
11. Guan, Y. et al. Yishou Jiangshi (de-Blut-lipid) tablets in the treatment of hyperlipidemia. Journal of Traditional Chinese Medicine. 15(3):178–9, Sep. 1995
12. *Xin Yi Xue* (New Medicine), 1975; 2:111
13. *Zhong Cao Yao Tong Xun* (Journal of Chinese Herbal Medicine); 1973; 3:31
14. *Shan Xi Xin Yi Yao* (New Medicine and Herbology of Shanxi), 1975; 1:35
15. *Zhong Xi Yi Jie He Za Zhi* (Journal of Integrated Chinese and Western Medicine), 1984; 5:315
16. *Tian Jing Yi Yao* (Tianjing Medicine and Herbology); 1977; 6:281
17. *Archives of Internal Medicine*, v.158, n.20, Nov. 9, 1998: 2200–2211
18. *Chang Yong Zhong Yao Cheng Fen Yu Yao Li Shou Ce* (A Handbook of the Composition and Pharmacology of Common Chinese Drugs), 1994; 387

Shén Qú

Massa Medicata Fermentata

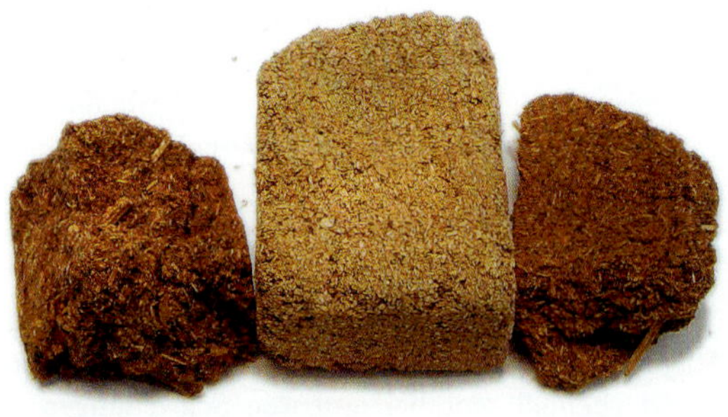

神麴 神曲

Pinyin-Name *Shén Qú*
Andere chinesische Namen *Liu Shen Qu, Jiao Shen Qu*
Originalquelle *Yao Xing Ben Cao* (Materia Medica der medizinischen Eigenschaften) von Zhen Quan aus dem Jahr 600
Deutscher Name Fermentierte Medizinalmischung
Pharmazeutischer Name Massa Medicata Fermentata
Eigenschaften Süß, scharf, warm
Leitbahnen Milz, Magen

Chinesische therapeutische Wirkungen

Löst Nahrungsmittel-Stagnation, fördert die Verdauung und harmonisiert den Magen

Shen Qu (Massa Medicata Fermentata) behandelt schlechte Verdauung, Nahrungsmittel-Stagnation, Appetitmangel, Borborygmus, Diarrhö sowie Völle- und Spannungsgefühl im Abdomen. Es ist nützlich, um schwer verdauliche Nahrungsmittel aufzulösen.

- Magenverstimmung: *Shen Qu* zusammen mit *Shan Zha* (Crataegi Fructus) und *Mai Ya* (Hordei Fructus Germinatus) verwenden.
- Nahrungsmittel-Stagnation und Diarrhö aufgrund von Milz-Mangel: *Bai Zhu* (Atractylodis Macrocephalae Rhizoma) und *Dang Shen* (Codonopsis Radix) hinzufügen.
- Nahrungsmittel-Stagnation mit Bauchschmerzen: Kombination mit *Mu Xiang* (Aucklandiae Radix) und *Sha Ren* (Amomi Fructus).
- Chronische Nahrungsmittel-Stagnation mit tastbaren Schwellungen: Kombination mit *San Leng* (Sparganii Rhizoma), *E Zhu* (Curcumae Rhizoma), *Mu Li* (Ostreae Concha) und *Bie Jia* (Trionycis Carapax).

Dosierung

6–15 g. *Shen Qu* wird in Dekokten, in Pillenform und als Pulver verwendet. Unbearbeitet behandelt es Nahrungsmittel-Stagnation. Trocken-gebraten stärkt es Milz und Magen und fördert die Verdauung. Trocken-gebratenes *Shen Qu* ist die bevorzugte Form dieser Arznei.

Sicherheitshinweise, Kontraindikationen

Shen Qu sollte in der Schwangerschaft vorsichtig eingesetzt werden.

Chemische Zusammensetzung

Hefe, Amylase, Vitamin B, Ergosterol, Protein.[1]

Pharmakologische Wirkungenen

Gastrointestinal: *Shen Qu* enthält unterschiedliche Enzyme, die die Verdauung von Stärke und Kohlenhydraten erleichtern.[2]

Klinische und wissenschaftliche Studien

Magenverstimmung bei Kindern: In einer Studie wurden 129 Kinder mit Magenverstimmung mit einem 50-prozentigen *Shen-Qu*-Dekokt behandelt. Das Dekokt wurde in zwei gleich großen Portionen ausgegeben, in einer täglichen Dosierung von 5–10 ml für Kinder über einem Jahr und von 10–20 ml für Kinder im Alter zwischen zwei und drei Jahren. Die Dosierungen für Kinder, die älter als drei Jahren waren, wurden entsprechend angepasst. Die Gesamtwirksamkeitsrate lag bei 91,5%, was eine Verbesserung gegenüber den Ergebnissen der Gruppe darstellt, die Pharmazeutika erhielt.[3]

Ergänzung

建神麴/建神曲 *Jiàn Shén Qú* (Massa Fermentata Praeparata) ist eine Kombination von mehr als 40 gemeinsam fermentierten Arzneien, darunter *Zi Su Ye* (Perillae Folium), *Jing Jie* (Schizonepetae Herba), *Fang Feng* (Saposhnikoviae Radix), *Hou Po* (Magnoliae Officinalis Cortex), *Bai Zhu* (Atractylodis Macrocephalae Rhizoma), *Mu Xiang* (Aucklandiae Radix) und *Zhi Shi* (Aurantii Fructus Immaturus). Im Unterschied zu *Shen Qu* ist *Jian Shen Qu* bitter und warm und löst Nahrungsmittel-Stagnation auf, vertreibt Wind-Kälte, reguliert das *Qi*, löst Feuchtigkeit auf und stärkt die Milz. Es wird oft bei Patienten mit Nahrungsmittel-Stagnation mit oder ohne Wind-Kälte eingesetzt. Die empfohlene Dosis für *Jian Shen Qu* beträgt 6–15 g.

Kommentar der Autoren

Shen Qu besitzt die einzigartige Wirkweise, den Magen zu schützen und die Verdauung von schwer verdaulichen Substanzen zu fördern. Es wird in der Regel Arzneirezepturen beigegeben, die schwer verdauliche Mineralien wie *Ci Shi* (Magnetitum) und *Zhe Shi* (Haematitum) enthalten. Es hilft Patienten, die Medikamente einnehmen, die den Magen angreifen wie z.B. nichtsteroidale Antiphlogistika. *Shen Qu* (Massa Medicata Fermentata), *Mai Ya* (Hordei Fructus Germinatus) und *Gu Ya* (Setariae Fructus Germinatus) unterstützen die Verdauung von Nahrungsmitteln:

- *Shen Qu* ist besonders gut bei Stagnation von Speisestärke und wird allgemein eingesetzt bei Spannungsgefühlen und Schmerzen in Epigastrium und Abdomen, bei Appetitmangel und Diarrhö. Es hilft außerdem bei der Verdauung von mineralischen medizinischen Substanzen.
- *Mai Ya* unterstützt besonders die Verdauung von Stärke und Früchten. Es stärkt die Milz und steigert auf diese Weise den Appetit. Es behandelt Magenverstimmung, Appetitmangel sowie Milz- und Magen-Mangel. Es hemmt die Laktation und lindert Leber-*Qi*-Stagnation.
- *Gu Ya* wirkt ähnlich wie *Mai Ya*, ist aber von milderem Charakter. Es eignet sich besser für Patienten mit Nahrungsmittel-Stagnation.

Referenzen

1. *Xian Dai Zhong Yao Yao Li Xue* (Contemporary Pharmacology of Chinese Herbs), 1997; 681
2. *Zhong Yao Xue* (Chinese Herbology), 1998; 436:437
3. *Zhong Hua Er Ke Za Zhi* (Chinese Journal of Pediatrics), 1960; 3:231

Zusammenfassung: verdauungsfördernde Arzneien

Allgemeine Eigenschaften verdauungsfördernder Arzneien

- **Geschmack**: süß
- **Thermische Eigenschaft**: neutral oder warm
- **Leitbahnbezug**: Milz, Magen
- **Therapeutische Wirkungen**: fördern die Verdauung, stärken den Mittleren *Jiao* (Mittlerer Erwärmer)

Verdauungsfördernde Arzneien (▸ Tab. 9.1) behandeln Nahrungsmittel-Stagnation und Magenverstimmung in Fällen von Fülle- oder Mangel-Zuständen. Einige haben eine direkte verdauende Wirkung auf Nahrungsmittel, andere stärken Milz und Magen und fördern auf diese Weise indirekt die Verdauung.

Shan Zha (Crataegi Fructus) ist süß, sauer und leicht warm. Es stärkt die Milz, verbessert den Appetit, fördert die Verdauung von Fleisch und bricht Blut-Stagnation auf. Es wird bei postpartalen Schmerzen und Blutungen, Hernienschmerzen und Nahrungsmittel-Stagnation eingesetzt. Es senkt darüber hinaus wirksam den Cholesterinspiegel im Blut und behandelt Herz-Kreislauf-Erkrankungen.

Shen Qu (Massa Medicata Fermentata), **Mai Ya** (Hordei Fructus Germinatus) und **Gu Ya** (Setariae Fructus Germinatus) dringen in die Milz- und Magen-Leitbahn ein, um Nahrungsmittel aufzulösen, den Mittleren *Jiao* (Mittlerer Erwärmer) zu harmonisieren und Nahrungsmittel-Stagnation zu behandeln. Generell harmonisieren unbearbeitete verdauungsfördernde Arzneidrogen den Mittleren *Jiao* (Mittlerer Erwärmer), trocken-gebratene Arzneien erleichtern die Verdauung von Nahrungsmitteln und verkohlte Mittel lösen Stagnationen auf.

- *Shen Qu* ist besonders geeignet bei einer Stagnation von Nahrungsmitteln, die schwer zu verdauen sind. Es wird oft in Rezepturen verwendet, die Mineralien enthalten, um deren Verdauung zu erleichtern.
- *Mai Ya* ist schwächer in der Wirkung, wirkt aber gezielt auf die Verdauung von Reis, Stärke und Nudeln. Niedrige Dosen von *Mai Ya* fördern die Laktation, während hohe Dosen den Milchfluss hemmen.
- *Gu Ya* ist das mildeste Mittel und am besten für Patienten mit Milz- und Magen-Mangel geeignet.

Shen Qu (Massa Medicata Fermentata) und **Hong Qu** (Monascus) sind fermentierte Arzneien mit ähnlichen Funktionen zur Förderung der Verdauung.

- *Shen Qu* fördert die Verdauung und behandelt Nahrungsmittel-Stagnation. Es schützt außerdem den Magen vor schwer verdaulichen Substanzen.
- *Hong Qu* belebt die Blutzirkulation und löst dadurch Blut-Stase auf. Es eignet sich außerdem ausgezeichnet, um Hyperlipidämie zu behandeln.

Lai Fu Zi (Raphani Semen) behandelt wirkungsvoller Völlegefühl und Spannung in Epigastrium und Abdomen. Es lenkt das Lungen-*Qi* nach unten und wirkt auf diese Weise gegen Husten, Dyspnoe und reichlichen Schleim.

Ji Nei Jin (Gigeriae Galli Endothelium Corneum) ist süß und neutral. Es stärkt die Milz und löst Nahrungsmittel sowie Blasen- und Gallensteine auf.

9

Tab. 9.1 Verdauungsfördernde Arzneien

Name	Gemeinsamkeiten	Unterschiede
Gu Ya (Setariae Fructus Germinatus)	Lösen Nahrungsmittel auf, stärken den Magen	Verdaut Stärke, ist besonders für schwache Patienten geeignet
Hong Qu (Monascus)		Belebt die Blutzirkulation, eliminiert Blut-Stase
Ji Nei Jin (Gigeriae Galli Endothelium Corneum)		Starke verdauungsfördernde Wirkung, festigt das *Jing* (Essenz), löst Steine auf
Lai Fu Zi (Raphani Semen)		Lindert Völlegefühl und Spannung, senkt das Lungen-*Qi* ab und löst Schleim
Mai Ya (Hordei Fructus Germinatus)		Verdaut Stärke, hemmt die Laktation
Shan Zha (Crataegi Fructus)		Verdaut Fleisch, löst Blut-Stagnation
Shen Qu (Massa Medicata Fermentata)		Zerkleinert schwer verdauliche Nahrungsmittel, schützt den Magen

Tab. 9.2 Arzneien aus anderen Wirkungskategorien mit verdauungsfördernden Funktionen

Name	Wirkungskategorie
Bing Lang (Arecae Semen)	Antiparasitär wirkende Arzneien (▸ II/Kap. 10)
Chen Pi (Citri Reticulatae Pericarpium)	*Qi* regulierende Arzneien (▸ II/Kap. 8)
E Zhu (Curcumae Rhizoma)	Blut belebende und Stase auflösende Arzneien (▸ II/Kap. 12)
Hou Po (Magnoliae Officinalis Cortex)	Aromatische, Feuchtigkeit auflösende Arzneien (▸ II/Kap. 5)
Jiu Ceng Ta (Ocimi Basilici Herba)	*Qi* regulierende Arzneien (▸ II/Kap. 8)
Mu Gua (Chaenomelis Fructus)	Wind-Feuchtigkeit vertreibende Arzneien (▸ II/Kap. 4)
Qing Pi (Citri Reticulatae Viride Pericarpium)	*Qi* regulierende Arzneien (▸ II/Kap. 8)
Wu Long Cha (Camelliae Fermentata Folium)	Hitze klärende Arzneien (▸ II/Kap. 2)
Zhi Shi (Aurantii Fructus Immaturus)	*Qi* regulierende Arzneien (▸ II/Kap. 8)

10 Antiparasitär wirkende Arzneien

驱虫药

Definition

Antiparasitär wirkende Arzneien töten Parasiten ab und leiten sie aus, lindern Schmerzen und vermindern Stagnation. Angewendet werden sie bei der Behandlung innerer und äußerer Parasiten wie Schlauchwürmer, Hakenwürmer, Bandwürmer sowie bei der Behandlung von Tinea-Infektionen.

Die Ursachen für einen Parasitenbefall sind u.a. Ansammlung von Feuchte-Hitze und die Aufnahme von Parasiten oder Parasiteneiern. Klinische Zeichen sind Appetitmangel, häufige Nahrungsaufnahme, die den Hunger nicht stillt, Auszehrung, intermittierende Schmerzen in der Nabelgegend, Erbrechen klarer Flüssigkeiten, blasse oder zyanotische Gesichtsfarbe, eine geschälte Zunge und ein abwechselnd starker und schwacher Puls. Wenn ein parasitärer Zustand unbehandelt bleibt oder nicht richtig behandelt wird, sind bleiche Gesichtsfarbe, Auszehrung und Bauchvergrößerung mit deutlich sichtbaren Venen Ausdruck der Mangelernährung, die der Befall verursacht.

Untergeordnete Wirkungskategorien

Arzneidrogen, die Parasiten eliminieren, dringen gewöhnlich in die Leitbahnen von Milz, Magen und Dickdarm ein. Sie sollten deshalb auf leeren Magen gegeben werden. Zusätzlich müssen die Patienten ölige oder fettige Nahrungsmittel während der Behandlung meiden. Oft werden purgierende Arzneien hinzugefügt, um das Ausleiten der Parasiten zu unterstützen. In diesem Fall gibt es keine funktionellen Untergruppen. Um Parasitenbefall optimal zu behandeln, sind spezifische Indikationen, die mögliche Toxizität und die jeweilige Dosierung, die an Patienten unterschiedlichen Alters angepasst wird, zu beachten.

Differentialdiagnose und Behandlung

Verschiedene Parasiten können sich in unterschiedlichen klinischen Zeichen äußern. Früher basierte die Diagnose einer Parasiteninfektion hauptsächlich auf den klinischen Zeichen. Heute kann eine Stuhluntersuchung auf Parasiten oder deren Eier die Diagnose zusätzlich bestätigen.

Wenn antiparasitär wirkende Arzneien eingesetzt werden, sollte man die Art des Parasiten berücksichtigen, die Konstitution des Patienten, die Schwere der Erkrankung und die Eignung weiterer Arzneien. Antiparasitär wirkende Arzneidrogen werden bei Kältezuständen oft kombiniert mit Arzneien zum Erwärmen des Inneren. Bei Patienten mit Fieber oder Hitzezuständen sollten Hitze klärende Arzneien verwendet werden. Wenn der Patient abwechselnd Schüttelfrost und Fieber hat, sollten sowohl Arzneien zum Erwärmen des Inneren als auch Hitze klärende Arzneien verwendet werden. Bei einem akuten und ernsten Zustand sollten purgierende Arzneien hinzugefügt werden. Bei chronischen Zuständen kann das Zufügen von tonisierenden Arzneien hilfreich sein.

Sicherheitshinweise, Kontraindikationen

- Antiparasitär wirkende Arzneidrogen sollten mit Vorsicht in der Schwangerschaft, bei älteren Patienten oder bei Personen mit Milz- und Magen-Mangel eingesetzt werden.
- Viele antiparasitär wirkende Arzneien sind bis zu einem gewissen Grad toxisch. Sie müssen vorsichtig eingesetzt werden, um eine Schädigung des *Qi* oder das Auftreten toxischer Nebenwirkungen zu vermeiden.

Pharmakologische Wirkungen

- **Antiparasitär**: Diese Arzneien töten äußerst wirksam Darmparasiten ab und leiten sie aus. Die meisten Arzneien lähmen die Muskeln der Parasiten (gelähmte Muskeln bedeuten, dass die Parasiten nicht mehr am Darm haften und damit nicht im Inneren des Wirts bleiben können). Dies führt zum Tod oder zur Ausscheidung der Parasiten. Einige Arzneien wirken auch auf äußerlichen Parasitenbefall oder auf Tinea-Infektionen. Die nachfolgenden Arzneimittelmonographien beschreiben im Detail, wie verschiedene Parasiten auf Arzneien ansprechen.
- **Wirkungen auf die glatte Muskulatur**: Einige Arzneien wirken besonders auf die glatte Muskulatur von Lungen und Uterus. *Bing Lang* (Arecae Semen) steigert die Darmperistaltik, verengt die Bronchien, erweitert

Tab. 10.1 Typische Symptome eines parasitären Befalls

Parasiten	Klinische Erscheinungsform
Schlauchwürmer	Rote und weiße Punkte auf den mukösen Membranen des Mundes; weiße Flocken und Segmente, die im Stuhl sichtbar sind
Madenwürmer	Analer Juckreiz, oft schlimmer in der Nacht
Hakenwürmer	Bleiche Gesichtsfarbe, Verlangen nach ungewöhnlichen Nahrungsmitteln, deutlich veränderter Appetit sowie uncharakteristische Schwäche und Schwellungen

die Blutgefäße und senkt den Blutdruck. *Fei Zi* (Torreyae Semen) und *Mian Ma Guan Zhong* (Dryopteridis Crassirhizomatis Rhizoma) stimulieren die glatte Muskulatur, was zu einer Kontraktion des Uterus führt. Der Gebrauch dieser Arzneien während der Schwangerschaft erhöht das Risiko einer Fehlgeburt.

- **Antibiotisch**: Einige Arzneien wie *Shi Jun Zi* (Quisqualis Fructus), *Ku Lian Pi* (Meliae Cortex), *Bing Lang* (Arecae Semen) und *Wu Yi* (Ulmi Fructus Praeparatus) hemmen besonders wirksam Dermatophyten.
- **Antineoplastisch**: Einige antiparasitär wirkende Arzneien hemmen das Wachstum von Krebszellen, besonders bei Uteruskrebs.
- **Toxizität**: Viele dieser Arzneien sind bis zu einem gewissen Grad toxisch und können Nebenwirkungen wie Übelkeit, Erbrechen, Ödeme, Entzündungen, Abszesse, Ulzerationen, innere Blutungen, Sedierung, Diarrhö, Sehstörungen, Tremor oder epileptische Anfälle auslösen. Arzneien, die mit Vorsicht verwendet werden sollten, sind u.a. *Ku Lian Pi* (Meliae Cortex), *Bing Lang* (Arecae Semen) und *Mian Ma Guan Zhong* (Dryopteridis Crassirhizomatis Rhizoma).

Mögliche Wechselwirkungen mit anderen Medikamenten

Arzneidrogen, die Parasiten ausleiten, werden normalerweise nur eingesetzt, wenn dies nötig ist und auch dann nur kurzfristig. Aufgrund dieser relativ unregelmäßigen Verwendung sind keine Wechselwirkungen mit Medikamenten bekannt oder dokumentiert. Da jedoch viele antiparasitär wirkende Arzneien für den Parasiten und den (menschlichen) Wirt toxisch sind, sollten diese Arzneien immer vorsichtig eingesetzt werden.

Bīng Láng

Arecae Semen

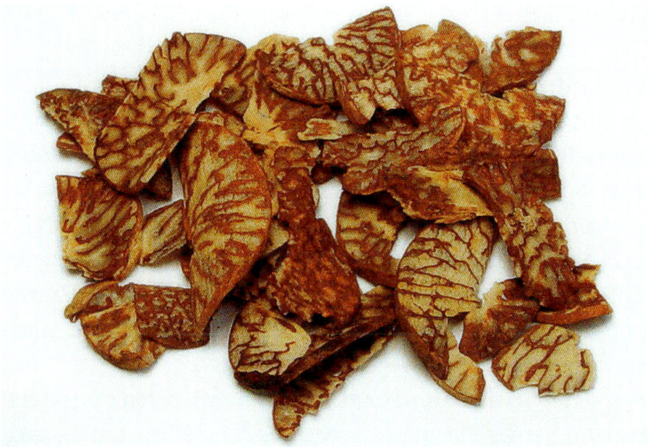

檳榔 槟榔

Pinyin-Name *Bīng Láng*
Andere chinesische Namen *Jian Bing, Da Fu Zi, Hai Nan Zi*
Originalquelle *Ming Yi Za Zhu* (Verschiedene Aufzeichnungen berühmter Ärzte) von Tao Hong-Jing, um das Jahr 500
Deutscher Name Betelnuss
Botanischer Name *Areca catechu* L. (*Bing Lang*)
Pharmazeutischer Name Arecae Semen
Eigenschaften Scharf, bitter, warm
Leitbahnen Dickdarm, Magen

Chinesische therapeutische Wirkungen

Tötet Parasiten ab

Bing Lang (Arecae Semen) behandelt verschiedene Arten von Darmparasiten wie Bandwürmer, Madenwürmer, Darmegel, Schlauchwürmer und Schistosoma. Besonders gut hilft es bei Bandwürmern. *Bing Lang* ist eine sehr wirkungsvolle Arznei, da sie sowohl antiparasitär als auch purgierend wirkt.

- Darmparasiten: *Bing Lang* mit *Nan Gua Zi* (Cucurbitae Moschatae Semen), *Shi Jun Zi* (Quisqualis Fructus) und *Da Huang* (Rhei Radix et Rhizoma) verwenden.
- Darmegelkrankheit: kombiniert mit *Wu Mei* (Mume Fructus) und *Gan Cao* (Glycyrrhizae Radix et Rhizoma).

- Darmverschluss durch Parasiten: mit *Hu Jiao* (Piperis Fructus), *Ku Lian Pi* (Meliae Cortex) und *Bai Fan* (Alumen) kombinieren.

Löst Stagnation und fördert die Bewegung des Qi

Qi- und Nahrungsmittel-Stagnation: Eine Akkumulation von Feuchtigkeit, die infolge einer *Qi*- und Nahrungsmittel-Stagnation auftritt, kann zu abdominalem Völle- und Spannungsgefühl, Stuhlverstopfung oder Diarrhö, schmerzhaftem Stuhldrang, Dysenterie, Brustenge, Fülle und Steifheitsgefühlen, Keuchatmung mit Schleim, Aufstoßen, Organvergrößerung, gutartigen Tumoren, Zysten und in schweren Fällen zu Muskelverspannung und Aszites führen.
Bing Lang leitet stagnierendes *Qi* vom höchsten zum tiefsten Punkt des Körpers nach unten. Es wirkt am besten, wenn es eingesetzt wird, um eine Umkehrung des *Qi* oder eine Stagnation im Oberen *Jiao* (Oberer Erwärmer) zu behandeln.

- Brustenge: *Bing Lang* mit *Zhi Qiao* (Aurantii Fructus), *Zi Su Geng* (Perillae Caulis), *Huo Xiang* (Agastaches Herba) und *Hou Po* (Magnoliae Officinalis Cortex) verwenden.
- Keuchatmung mit Schleim: *Bing Lang* mit *Ting Li Zi* (Lepidii seu Descurainiae Semen) kombinieren.
- Aufstoßen und Übelkeit: kombiniert mit *Zhe Shi* (Haematitum) (vorgekocht), *Xuan Fu Hua* (Inulae Flos), *Zi Su Zi* (Perillae Fructus), *Zhu Ru* (Bambusae Caulis in Taeniam) und *Ban Xia* (Pinelliae Rhizoma).
- Aufgetriebener Bauch mit Stuhlverstopfung: in Kombination mit *Hou Po* (Magnoliae Officinalis Cortex), *Zhi Shi* (Aurantii Fructus Immaturus) und *Da Huang* (Rhei Radix et Rhizoma).
- Schmerzhafter Stuhldrang: *Mu Xiang* (Aucklandiae Radix) und *Hou Po* (Magnoliae Officinalis Cortex) hinzufügen.
- Organvergrößerung, Geschwulstbildung und Zysten: *Bing Lang* mit *Mu Li* (Ostreae Concha), *Lai Fu Zi* (Raphani Semen), *San Leng* (Sparganii Rhizoma), *E Zhu* (Curcumae Rhizoma) und *Yu Jin* (Curcumae Radix) einsetzen.
- Aszites: zusammen mit *Fu Ling* (Poria), *Zhu Ling* (Polyporus), *Ze Xie* (Alismatis Rhizoma) und *Dong Gua Pi* (Benincasae Exocarpium) verwenden.
- Dysenterie: in Kombination mit *Huang Lian* (Coptidis Rhizoma), *Mu Xiang* (Aucklandiae Radix) und *Chi Shao* (Paeoniae Radix Rubra).

Fördert die Harnausscheidung

Bing Lang fördert die normale Harnausscheidung und beseitigt auf diese Weise Wasser-Stagnation. Es behandelt Ödeme und Bein-*Qi*.

- Ödeme der unteren Gliedmaßen, Bein-*Qi*: in Kombination mit *Zi Su Ye* (Perillae Folium), *Chen Pi* (Citri Reticulatae Pericarpium), *Mu Gua* (Chaenomelis Fructus) und *Fang Ji* (Stephaniae Tetrandrae Radix).

Lindert Übelkeit

Für die Behandlung von Malaria wird *Bing Lang* oft mit *Chang Shan* (Dichroae Radix) kombiniert. *Bing Lang* lindert Übelkeit und Erbrechen und verbessert dadurch die Patienten-Compliance bei der Einnahme der Arzneien. Außerdem verstärkt es die Gesamtwirkung. *Chang Shan* wirkt gegen Malaria, kann aber Übelkeit und Erbrechen hervorrufen, wenn es allein verabreicht wird.

Dosierung

6–15 g für die allgemeine Anwendung, 60–120 g zur Behandlung von Parasiten. Die besten Ergebnisse gegen Parasiten erzielt man, wenn die Arzneidroge vor dem Abkochen in Wasser eingeweicht wird. *Bing Lang* wird üblicherweise in Dekokten, in Pillenform oder als Pulver eingesetzt. Die unbehandelte Arznei lenkt besser das *Qi* nach unten und reduziert besser Stagnationen. Die trocken-gebratene Form hat eine mildere Wirkung und reizt Milz und Magen weniger. Die verkohlte Arznei eignet sich besser, um Blutungen zu stoppen und blutige Dysenterie zu behandeln. Die antiparasitäre Wirkung von *Bing Lang* gegen Schlauchwürmer ist schwächer, wenn es in heißem Wasser gekocht wird.[1]

Sicherheitshinweise, Kontraindikationen

- *Bing Lang* darf nur vorsichtig eingesetzt werden bei Patienten, die unter *Qi*-Mangel, weichen Stühlen und *Qi*-Prolaps leiden oder eine Milz- und Magenschwäche haben.
- *Bing Lang* sollte während der Schwangerschaft nur mit Vorsicht verwendet werden, da es in Versuchen an Mäusen eine teratogene und fetotoxische Wirkung gezeigt hat.[2]

Chemische Zusammensetzung

Arecarot, Arecolin, Arecain, Guracin, Guvacolin, Arecolidin, Homoarecolin.[3,4]

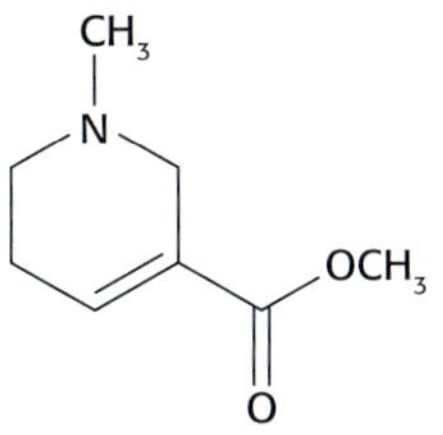

Abb. 10.1 Arecolin

Pharmakologische Wirkungen

- **Antiparasitär**: Sowohl wässrige als auch alkoholische Auszüge von *Bing Lang* haben eine stark lähmende Wirkung auf Leber-Schistosomen. Die therapeutische Wirkung variiert abhängig von der Konzentration der fertigen Lösung. Konzentrationen von 1×10^{-2} und 1×10^{-3} haben sich als sehr wirksam erwiesen.[5]
- **Antiparasitär**: *Bing Lang* wirkt stark antiparasitär gegen verschiedene Darmparasiten, u.a. gegen Bandwürmer, Schlauchwürmer und Hakenwürmer. Eine Studie an Hunden hat gezeigt, dass eine 30-prozentige Lösung von *Bing Lang* Bandwürmer innerhalb von 40 Minuten abtöten kann. In einer anderen Studie hat eine Zubereitung von *Bing Lang* bei Kühen und Schweinen wirkungsvoll Bandwürmer paralysiert.[6, 7]
- **Antihypertensiv**: Nach Studien von Inokuchi wirkt die Verabreichung von Areca II-5-C wie ein ACE-Hemmer mit ausgeprägt antihypertensiven Eigenschaften. Ein direkter Vergleich zwischen Areca II-5-C und Captopril hat ergeben, dass beide Substanzen den Blutdruck in vergleichbarer Weise senken.[8]
- **Gastrointestinal**: Arecolin erhöht die Produktion von Magensäure und regt die Darmperistaltik und den Appetit an. In einer Studie löste ein Dekokt aus *Bing Lang* mit 9,98 g/kg innerhalb von 65 Minuten eine Diarrhö aus und leitete Parasiten aus. In einer anderen Studie mit Katzen und Hunden stimulierte eine 20-prozentige *Bing-Lang*-Injektion die Gallenblase zu häufigeren Kontraktionen. In Kombination mit *Da Huang* (Rhei Radix et Rhizoma) regte *Bing Lang* die Ausscheidung von Gallensteinen an. Außerdem stimuliert Arecolin die glatte Muskulatur und führte bei Kaninchen zu Uteruskontraktionen.[9, 10, 11]

Klinische und wissenschaftliche Studien

- **Befall mit Schlauchwürmern**: Patienten mit Schlauchwürmern wurden mit einem Dekokt aus jeweils 9 g *Bing Lang* und *Lei Wan* (Omphalia) behandelt. Die Arzneien wurden in 200 ml Wasser auf 40 ml Flüssigkeit eingekocht. Die Patienten wurden angewiesen, das Dekokt morgens auf nüchternen Magen einzunehmen und zwei Stunden später zu frühstücken. Alle Patienten wurden drei Tage lang behandelt, dann folgten fünf bis sieben Tage Pause und anschließend drei weitere Behandlungstage. Bei 22 der 36 Patienten wurden die Parasiten erfolgreich ausgeleitet.[12]
- **Schistosoma**: Ein Dekokt wurde wirkungsvoll bei 400 Schistosoma-Patienten mit Schistosomen eingesetzt. Die Rezeptur enthielt 45 g *Bing Lang* und 45 g *Cang Er Cao* (Xanthii Herba), abgekocht zu 60 ml Restflüssigkeit. Die Patienten sollten für einen Behandlungszyklus die Arzneien zweimal täglich 20 Tage lang einnehmen.[13]
- **Befall mit Hakenwürmern**: In einer Untersuchung wurden 24 Patienten mit Hakenwürmern erfolgreich mit einer Rezeptur behandelt, die aus 30 g *Bing Lang*, 15 g *Nan Gua Zi* (Cucurbitae Moschatae Semen) und 30 g braunem Zucker bestand. Die Patienten wurden angewiesen, das Dekokt morgens auf leeren Magen drei Tage lang einzunehmen. Nach einer Woche Pause folgten drei weitere Behandlungstage.[14]
- **Darmegelkrankheit**: Die Behandlung von 370 Patienten mit Darmegelkrankheit mit einer Rezeptur erzielte eine Erfolgsquote von 87,03%. Die Rezeptur enthielt Arecolin, Pharbitin und pulverisiertes rohes *Bing Lang*.[15]

Wechselwirkung mit anderen Medikamenten

Neuroleptika: Es wird vermutet, dass es bei gleichzeitiger Einnahme von Neuroleptika und Betelnüssen zu einer Verschlimmerung der extrapyramidalen Nebenwirkungen kommt. Es wurde von zwei Fälle mit schweren extrapyramidalen Symptomen berichtet, bei denen Patienten mit chronischen schizophrenen Erkrankungen, die mit Depotneuroleptika behandelt wurden, zeitgleich längere Zeit eine hohe Dosis Betelnüsse konsumierten.[16, 17] (Hinweis: Beispiele für Neuroleptika sind Chlorpromazin, Fluphenazin, Thioridazin und Haloperidol.)

Toxikologie

Bei Tieren führt die Verabreichung von *Bing Lang* zu Nebenwirkungen wie Speichelfluss, Diarrhö, gesteigerter Respiration, Ruhelosigkeit und Anfällen. Die LD_{50} für die orale Aufnahme von *Bing Lang* als Dekokt beträgt bei Mäusen 120 g/kg.[18, 19]

Kommentar der Autoren

Bing Lang wirkt sowohl antiparasitär als auch purgierend. Da es verschiedene Arten von Parasiten abtöten kann, ist es eine der am häufigsten eingesetzten antiparasitären Arzneien. Darüber hinaus zerteilt oder bewegt es das *Qi* und löst Stagnationen auf. Kürzlich wurde es erfolgreich bei postoperativen Blähungen und Spannungen des Abdomens eingesetzt.

Referenzen

1. *Guo Wai Yi Xue Zhong Yi Zhong Yao Fen Ce* (Monograph of Chinese Herbology from Foreign Medicine), 1988; 10(6):29
2. Brinker, F. The Toxicology of Botanical Medicines, rev. 2nd ed., 1996
3. *Xian Dai Zhong Yao Yao Li Xue* (Contemporary Pharmacology of Chinese Herbs), 1997; 711
4. The Merck Index 12th edition, Chapman and Hall/CRCnetBASE/Merck, 2000
5. *Nan Jing Zhong Yi Xue Yuan Xue Bao* (Journal of Nanjing University of Traditional Chinese Medicine), 1990; 6(4):34
6. *Zhe Jiang Yi Ke Da Xue Xue Bao* (Journal of Zhejiang Province School of Medicine), 1980; 9(1):1
7. *Zhong Hua Yi Xue Za Zhi* (Chinese Journal of Medicine), 1956; 42(2):138
8. CA, 1986; 104:218801z
9. *Tai Wan Yi Xue Hui Za Zhi* (Journal of Taiwan Medical Association), 1933; 36(6):857
10. *Xin Yi Yao Xue Za Zhi* (New Journal of Medicine and Herbology), 1979; (6):26
11. CA, 1969; 70:113690p
12. *Jiang Su Zhong Yi Za Zhi* (Jiangsu Journal of Chinese Medicine), 1960; (5):30
13. *Guang Dong Zhong Yi* (Guangdong Chinese Medicine), 1959; 4(7):307
14. *Zhong Hua Yi Xue Za Zhi* (Chinese Journal of Medicine), 1957; 43(5):371
15. *Zhong Cheng Yao Yan Jiu* (Research of Chinese Patent Medicine), 1981; 5:13
16. *Lancet* 355(9198):134–8, 2000 Jan 8
17. *Movement Disorders.* 4(4):330–2, 1989
18. J Parasitology, 1946; 37:185
19. *Jiang Su Yi Ke Da Xue Xue Bao* (Journal of Jiangsu University of Medicine), 1980; 9(1):1

Fèi Zǐ

Torreyae Semen

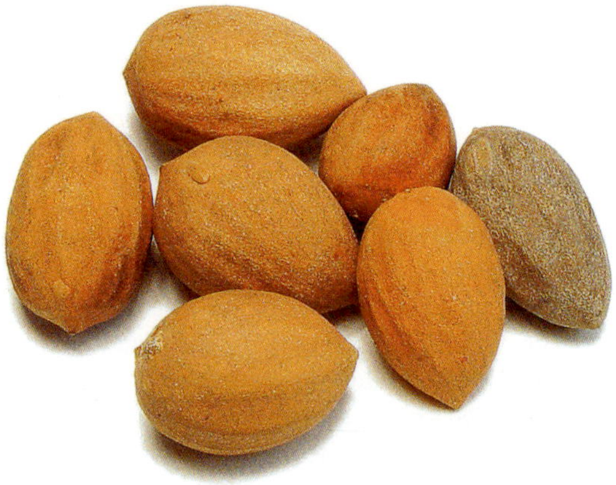

榧子

Pinyin-Name *Fèi Zǐ*
Andere chinesische Namen *Bi Zi, Xie Shi, Xiang Fei Zi*
Originalquelle *Shen Nong Ben Cao Jing* (Die Materia Medica des göttlichen Landmannes), vermutlich Östliche Han-Dynastie
Deutscher Name Chinesische Nusseibe
Botanischer Name *Torreya grandis* Fort. (*Fei Shu*)
Pharmazeutischer Name Torreyae Semen
Eigenschaften Süß, neutral
Leitbahnen Lunge, Dickdarm

Chinesische therapeutische Wirkungen

Tötet Parasiten ab

Fei Zi (Torreyae Semen) ist eine der wichtigsten Arzneien zur Behandlung von Parasiten. Es tötet Parasiten ab, leitet sie aus dem Darm aus und ist unschädlich für den Magen. Darüber hinaus ist es süß und fördert die Patienten-Compliance. Es kann einzeln oder in einer Rezeptur, entweder frisch oder im Dekokt verwendet werden. Es hilft gegen zahlreiche Darmparasiten, einschließlich Schlauchwürmer, Bandwürmer, Hakenwürmer und Madenwürmer.

- Bandwurm-Proglottiden: *Fei Zi* als Einzelarznei verwenden. Die Samen im Ofen erhitzen und sieben Tage lang jeweils täglich sieben Stück einnehmen.
- Bandwurmbefall: in Kombination mit *Bing Lang* (Arecae Semen) und *Wu Yi* (Ulmi Fructus Praeparatus). Es

wird allgemein empfohlen, dass der Patient vor Einnahme der Arzneien Rindfleisch zu sich nimmt, um die Bandwürmer zu ködern und zu töten.

- Hakenwurmbefall: Täglich 30 bis 40 Samen *Fei Zi* morgens auf nüchternen Magen einnehmen, bis die Hakenwürmer aus dem Körper ausgeleitet sind.
- Parasitärer Befall mit Schlauchwürmern, Bandwürmern, Hakenwürmern oder Madenwürmern: mit *Shi Jun Zi* (Quisqualis Fructus) und *Da Suan* (Alli Sativi Bulbus) kombinieren und als Dekokt dreimal täglich auf leeren Magen einnehmen.

Befeuchtet Lunge und Dickdarm, stoppt Husten

Fei Zi ist von Natur aus ölig und befeuchtet Lunge und Dickdarm. Es behandelt Trockenheit der Lunge, die durch trockenen, nicht-produktiven Husten oder Husten mit dickem, spärlichem Sputum gekennzeichnet ist. *Fei Zi* fördert außerdem den Stuhlgang und lindert Stuhlverstopfung.

- Husten durch Lungen-Trockenheit: *Fei Zi* mit *Xuan Shen* (Scrophulariae Radix), *Sha Shen* (Glehniae seu Adenophorae Radix), *Mai Dong* (Ophiopogonis Radix), *E Jiao* (Asini Corii Colla) und *Sang Ye* (Mori Folium) verwenden.
- Stuhlverstopfung durch Trockenheit des Dickdarms: kombiniert mit *Huo Ma Ren* (Cannabis Fructus), *Hei Zhi Ma* (Sesami Semen Nigrum), *Yu Li Ren* (Pruni Semen) und *Dang Gui* (Angelicae Sinensis Radix).

Dosierung

30–50 g. *Fei Zi* trocken-braten und die Schale entfernen, um die innere Frucht zu essen. *Fei Zi* sollte vor dem Kochen zerstoßen werden, um die Oberfläche zu vergrößern und die Extraktion der aktiven Bestandteile zu erleichtern.

Sicherheitshinweise, Kontraindikationen

- Die äußere Schale von *Fei Zi* ist inkompatibel mit *Lu Dou* (Phaseoli Radiati Semen).
- *Fei Zi* ist kontraindiziert während der Schwangerschaft, da es Kontraktionen des Uterus hervorrufen kann.[1]
- Eine Überdosis kann Diarrhö verursachen.

Chemische Zusammensetzung

Gliadin, Sterol, Palmitinsäure, Linolsäure, Stearinsäure, Ölsäure, Oxalsäure, Tannin.[2]

Pharmakologische Wirkungen

- **Antiparasitär**: Ein Extrakt von *Fei Zi* hat antiparasitäre Wirkung gegen Bandwürmer bei Katzen und gegen Schlauchwürmer bei Schweinen gezeigt. Das ätherische Öl war wirksam gegen Hakenwürmer.[3]
- **Abortauslösende Wirkung**: Die Verabreichung von *Fei Zi* führt zu Uteruskontraktionen. Überdosierungen können eine Fehlgeburt auslösen.[4]

Klinische und wissenschaftliche Studien

Hakenwurmbefall: Fünf Patienten mit Hakenwürmern nahmen einen Monat lang täglich 90–150 g trocken-gebratenes *Fei Zi* zu sich und konnten den Befall 100-prozentig eliminieren.[5] Signifikante Nebenwirkungen waren nicht zu beobachten. In einer anderen Untersuchung wurde 94 Erwachsenen mit Hakenwürmern drei bis vier Tage lang einmal täglich mit guten Ergebnissen eine Zubereitung von *Fei Zi* (ätherische Öle) gegeben.[6]

Kommentar der Autoren

Sowohl *Fei Zi* als auch *Shi Jun Zi* (Quisqualis Fructus) eignen sich hervorragend, um Parasiten zu töten, ohne dabei den Magen zu schädigen. Die Arzneien sind süß und daher für Patienten besser zu tolerieren als bittere Substanzen. Da beide die Defäkation fördern, besteht keine Notwendigkeit, der Rezeptur purgierende Arzneien hinzuzufügen. *Fei Zi* ist wirksamer bei Bandwürmern, Hakenwürmern und Madenwürmern und befeuchtet die Lunge; auf diese Weise lindert es trockenen Husten. *Shi Jun Zi* ist wirksamer bei Schlauchwürmern und stärkt Milz und Magen.

Referenzen

1. *Zhong Yao Xue* (Chinese Herbology), 1998; 456:458
2. *Xian Dai Zhong Yao Yao Li Xue* (Contemporary Pharmacology of Chinese Herbs), 1997; 731
3. *Zhong Yao Zhi* (Chinese Herbology Journal), 1984; 657
4. *Zhong Yao Xue* (Chinese Herbology), 1998; 456:458
5. *Ha Yi Da Xue Bao* (Journal of Ha Medical University), 1957; 1:73
6. *Zhong Ji Yi Kan* (Medium Medical Journal), 1959; 5:18

Hè Căo Yá

Agrimoniae Gemma

鶴草芽 鹤草芽

Pinyin-Name *Hè Căo Yá*
Wörtliche Übersetzung „Kranichkrautknospe"
Andere chinesische Namen *Lang Ya Cao Gen Ya, Xian He Cao Gen Ya*
Deutscher Name Odermenningknospe
Botanischer Name *Agrimonia pilosa* Ledeb. (*Xian He Cao; Long Ya Cao*)
Pharmazeutischer Name Agrimoniae Gemma
Eigenschaften Bitter, adstringierend, kühl
Leitbahnen Leber, Dünndarm, Dickdarm

Chinesische therapeutische Wirkungen

Tötet Parasiten ab

He Cao Ya (Agrimoniae Gemma) tötet Parasiten ab und fördert den Stuhlgang. Es wird gwöhnlich in Pulverform gegen Bandwürmer eingesetzt. *He Cao Ya* wird auch zusammen mit anderen Arzneien verwendet, um Trichomonas vaginalis zu behandeln.

Dosierung

30–50 g als Pulver für Erwachsene. Die Dosis sollte bei Kindern vorsichtig kalkuliert werden (0,7–0,8 g *He Cao Ya* je kg Körpergewicht). Klassischen Texten zufolge sollte diese Arznei *nicht* gekocht werden.

Sicherheitshinweise, Kontraindikationen

Im Vergleich zu anderen antiparasitär wirkenden Arzneidrogen ist die Verwendung von *He Cao Ya* sicher, da diese Arznei nur geringe bzw. gar keine toxische Wirkung hat. Es können jedoch nach der oralen Aufnahme leichte Magen-Darm-Beschwerden wie Übelkeit und Erbrechen auftreten.

Chemische Zusammensetzung

Phenolverbindungen.[1]

Toxikologie

Die LD_{50} für die orale Aufnahme von phenolischen Verbindungen aus *He Cao Ya* bei Mäusen liegt bei 599,8 mg/kg.[2]

Referenzen

1. *Xian Dai Zhong Yao Yao Li Xue* (Contemporary Pharmacology of Chinese Herbs), 1997; 717
2. *Zhong Cao Yao Tong Xun* (Journal of Chinese Herbal Medicine), 1978; 9(1):32

Hè Shī

Carpesi Fructus

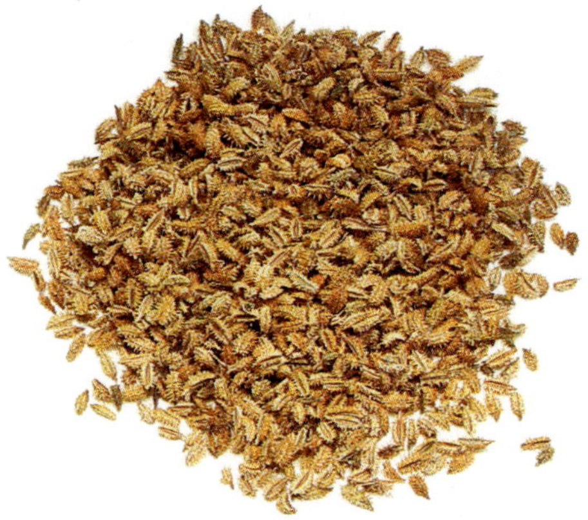

鶴虱 鹤虱

Pinyin-Name *Hè Shī*
Wörtliche Übersetzung „Laus des Kranichs"
Andere chinesische Namen *Gui Shi, Hu Shi*
Originalquelle *Xin Xiu Ben Cao* (Neu überarbeitete Materia Medica), verfasst in den Jahren 657 bis 659 von Su Jing
Deutscher Name Carpesium-Frucht
Botanischer Name *Carpesium abrotanoides* L. (*Bei He Shi*); *Daucus carota* L. (*Nan He Shi*); *Torilis japonica* (Houtt.) DC. (*Hua Nan He Shi*); *Lappula echinata* Gilib. (*Dong Bei He Shi*)
Pharmazeutischer Name Carpesi Fructus
Eigenschaften Bitter, scharf, neutral
Leitbahnen Milz, Magen
Sicherheitshinweis Leicht toxisch

Chinesische therapeutische Wirkungen

Tötet Parasiten ab

He Shi (Carpesi Fructus) tötet zahlreiche Darmparasiten ab wie Schlauchwürmer, Madenwürmer, Hakenwürmer und Fadenwürmer.

- Bauchschmerzen durch Darmparasiten: *He Shi* als Monotherapie einsetzen.
- Schlauchwürmer: kombiniert mit *Chuan Lian Zi* (Toosendan Fructus), *Bing Lang* (Arecae Semen) und *Bai Fan* (Alumen).
- Schlauchwürmer: in Kombination mit *Bing Lang* (Arecae Semen), *Nan Gua Zi* (Cucurbitae Moschatae Semen) und *Lei Wan* (Omphalia).

Dosierung

5–15 g im Dekokt, als Pille oder in Pulverform.

Überdosierung

He Shi ist leicht toxisch. Reaktionen wie Benommenheit, Übelkeit, Tinnitus und Bauchschmerzen treten generell in den ersten Stunden oder am Tag nach der oralen Einnahme auf. Diese Reaktionen sind begrenzt und vergehen kurze Zeit nach Absetzen der Arzneien.

Chemische Zusammensetzung

Ätherische Öle 0,25–0,65% (Carabron, Carpesialacton).[1]

Pharmakologische Wirkungen

Antiparasitär: In-vitro-Studien haben gezeigt, dass Zubereitungen von *He Shi* wirksam gegen Schlauchwürmer und Bandwürmer sind.[2]

Klinische und wissenschaftliche Studien

Hakenwürmer: In einer Untersuchung wurden 57 Patienten mit Hakenwürmern wirksam mit einem Dekokt behandelt. Das Behandlungsprotokoll sah vor, 90 g *He Shi* zweimal zu waschen und auf 60 ml Dekoktflüssigkeit einzukochen. Das Dekokt wurde leicht gezuckert. Die Patienten wurden angewiesen, zwei Tage lang 30 ml vor dem Schlafengehen einzunehmen. Für Kinder und ältere Patienten wurde die Dosis entsprechend angepasst. Bei 45 der 57 Patienten, die 15 Tage später zur Nachuntersuchung erschienen, war die Stuhluntersuchung auf Hakenwürmer negativ. Einige Patienten berichteten über Nebenwirkungen wie Benommenheit, Übelkeit, Tinnitus und Bauchschmerzen. Die Nebenwirkungen waren begrenzt und bildeten sich nach Absetzen der Arznei zurück.[3]

Referenzen

1. *Xian Dai Zhong Yao Yao Li Xue* (Contemporary Pharmacology of Chinese Herbs), 1997; 719–720
2. *Zhong Yao Da Ci Dian* (Dictionary of Chinese Herbs), 1977; 2629
3. *Xin Yi Yao Tong Xun* (Journal of New Medicine and Herbology), 1972; 5:45

Kŭ Liàn Pí

Meliae Cortex

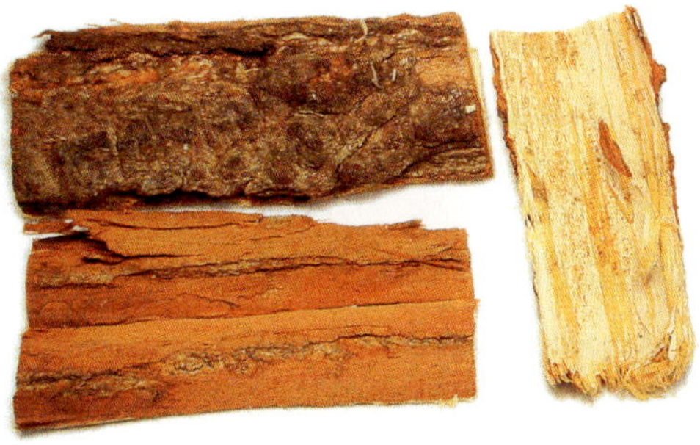

苦楝皮

Pinyin-Name *Kŭ Liàn Pí*
Wörtliche Übersetzung „Bittere Chinabeere-Baumrinde"
Andere chinesische Namen *Ku Lian Gen Pi*
Originalquelle *Ming Yi Za Zhu* (Verschiedene Aufzeichnungen berühmter Ärzte) von Tao Hong-Jing, um das Jahr 500
Deutscher Name Melia-Rinde, Chinabeeren-Baumrinde
Botanischer Name *Melia toosendan* Sieb. et Zucc. (*Chuan Lian Shu*); *Melia azedarach* L.(*Lian Shu*)
Pharmazeutischer Name Meliae Cortex
Eigenschaften Bitter, kalt
Leitbahnen Leber, Milz, Magen
Sicherheitshinweis Toxisch

Chinesische therapeutische Wirkungen

Tötet Parasiten ab

Ku Lian Pi (Meliae Cortex) hat eine gute antiparasitäre Wirkung bei Befall mit Hakenwürmern, Madenwürmern und Schlauchwürmern.

- Hakenwürmer: *Ku Lian Pi* zwei Tage lang kombiniert mit *Bing Lang* (Arecae Semen) mit Honig vor dem Schlafengehen auf leeren Magen einnehmen.
- Madenwürmer: in Kombination mit *Bai Bu* (Stemonae Radix) und *Wu Mei* (Mume Fructus) als Klistier, einmal jeden Abend zwei bis vier Abende lang.
- Parasitenbefall: Die Kombination von pulverisiertem *Ku Lian Pi*, *Ku Shen* (Sophorae Flavescentis Radix), *She Chuang Zi* (Cnidii Fructus) und *Zao Jiao* (Gleditsiae Fructus) kann in das Rektum oder in die Vagina eingeführt werden, um die Parasiten abzutöten.

Trichomoniasis

Ku Lian Pi wird als äußerliche Waschung oder Dusche eingesetzt, um Trichomonas-Infektionen zu behandeln.

Behandelt Tinea-Infektionen und Geschwüre

Ku Lian Pi wird gewöhnlich äußerlich bei verschiedenen Infektionen eingesetzt.

- Tinea und Geschwüre: *Ku Lian Pi* allein als Pulver verwenden und mit Essig oder Teebaumöl für die äußere Anwendung mischen. Jeden zweiten Tag drei bis vier Anwendungen lang auftragen, um den Juckreiz zu lindern.

Zahnschmerzen und schmerzhaftes Zahnfleisch können durch eine Mundspülung mit einem Dekokt aus *Ku Lian Pi* behandelt werden.

10

Dosierung

6–15 g, bis zu 60 g als Einzeldroge. *Ku Lian Pi* kann als Dekokt, Pille oder Pulver eingesetzt werden. Die Dosis für die frische Arzneidroge beträgt 15–30 g. Die Dosis sollte bei Kindern dem Alter entsprechend angepasst werden.

Sicherheitshinweise, Kontraindikationen

- *Ku Lian Pi* ist toxisch und sollte nicht in hohen Dosen verabreicht werden.
- Bei Mangel-Zustand und Kälte von Milz und Magen sollte *Ku Lian Pi* nur mit Vorsicht verwendet werden.
- *Ku Lian Pi* sollte äußerst vorsichtig bei Patienten mit kardiovaskulären Störungen, Lebererkrankungen oder Magengeschwür eingesetzt werden.

Überdosierung

Eine Überdosierung von *Ku Lian Pi* ist gekennzeichnet durch Benommenheit, Kopfschmerzen, Schlafbedürfnis, Übelkeit, Erbrechen, Spannungsgefühl und Schmerzen im Bauch, Diarrhö, Palpitationen, Tachykardie, Schwitzen, Gesichtsblässe, Lippenzyanose und einen schwachen Puls. In schweren Fällen kann es zu gastrointestinalen Blutungen, Gelbsucht, Hepatomegalie, erhöhten Leberenzymen, toxischer Hepatitis, Orientierungsverlust und Seheinschränkungen kommen. Der sichere Wirkungsbereich von *Ku Lian Pi* ist eng, da Nebenwirkungen schon bei therapeutischen Dosierungen auftreten können.[1]

Im Falle einer Überdosierung

Im Falle einer Überdosierung mit *Ku Lian Pi* muss sofort Erbrechen eingeleitet und eine Magenspülung durchgeführt werden. Wenn nötig, werden hoch dosiert purgierende Arzneien, Eiweiße, aktivierte Holzkohle oder Mehl verabreicht. Eine intravenöse Infusion von Glukose oder Dextrose ist ebenfalls nützlich, um den Flüssigkeitsverlust auszugleichen. Eine leichte Überdosierung kann behandelt werden mit einer Rezeptur aus 120 g *Lu Dou* (Phaseoli Radiati Semen), 60 g *Long Yan Rou* (Longan Arillus) und 15 g *Gan Cao* (Glycyrrhizae Radix et Rhizoma).

Bei Blutungen (Hämatochezie und Hämaturie) zum Ausleiten der Hitze und zum Kühlen des Blutes ein Dekokt aus *Xue Yu Tan* (Crinis Carbonisatus) 6–9 g, *San Qi* (Notoginseng Radix et Rhizoma) 3–6 g, *Di Huang* (Rehmanniae Radix) 30 g und *Mu Dan Pi* (Moutan Cortex) 15 g verwenden.

Äußern sich die Nebenwirkungen als Spasmen und Konvulsionen, 1,5 g *Quan Xie* (Scorpio) und 2 Stück *Wu Gong* (Scolopendra) als mit Wasser gemischtes Pulver verabreichen.

Patienten, die unter Schock stehen, können mit einem Dekokt aus *Ren Shen* (Ginseng Radix et Rhizoma) 9 g, *Zhi Gan Cao* (Glycyrrhizae Radix et Rhizoma Praeparata cum Melle) 9 g, *Shu Di Huang* (Rehmanniae Radix Praeparata) 12 g, *Long Gu* (Fossilia Ossis Mastodi) 15 g, *Mu Li* (Ostreae Concha) 15 g und *Shan Zhu Yu* (Corni Fructus) 15 g behandelt werden.

Chemische Zusammensetzung

Toosendanin.[2]

Pharmakologische Wirkungen

- **Antiparasitär**: Toosendanin hat eine deutliche antiparasitäre Wirkung. In hoher Konzentration lähmt es wirkungsvoll die Muskeln von Darmparasiten und führt zu ihrer Ausleitung.[3]
- **Respiratorisch**: Toosendanin wirkte in Tierstudien hemmend auf die Atmung. Nach der intramuskulären Injektion verlangsamte sich die Atmung innerhalb von 60 Minuten und stoppte nach 120 Minuten. Nach der intravenösen Injektion verlangsamte sich die Atmung innerhalb von zehn Minuten und stoppte nach 30 Minuten. Die Atemdepression wird der Wirkung von Toosendanin auf das Zentralnervensystem im Gehirn zugeschrieben.[4]
- **Gastrointestinal**: Die Verabreichung von Toosendanin steigert die Darmperistaltik und -kontraktion. In hohen Dosierungen kann es zu Spasmen und Krämpfen führen.[5]

Klinische und wissenschaftliche Studien

- **Befall mit Schlauchwürmern**: In einer umfassenden Studie zur Behandlung von Darmparasitenbefall wurde 4757 Patienten mit Schlauchwurmbefall *Ku Lian Pi* zwei bis drei Tage lang in zwei verschiedenen Zubereitungen verabreicht. Die Gesamtwirksamkeitsrate lag bei 93,6 %. Die Patienten erhielten entweder ein Dekokt oder Pillen. Das Dekokt wurde durch Abkochen der Arzneidroge zu einer 50-prozentigen Lösung zubereitet. Die Patienten sollten 40–60 ml des Dekokts auf nüchternen Magen vor dem Schlafengehen und am Morgen einnehmen. Die Pillen mit einem Arzneibestandteil von 0,45 g wurden aus einem pulverisierten Extrakt hergestellt. Die Patienten wurden angewiesen, vier bis acht Pillen auf leeren Magen vor dem Schlafengehen und am Morgen einzunehmen. Obwohl die Behandlung wirksam war, berichteten 35,2 % der Patienten von Nebenwirkungen wie Benommenheit, Kopfschmerzen, Bauchschmerzen, Diarrhö, Übelkeit, Erbrechen, Sehstörungen, Lethargie und Taubheit der Extremitäten.[6]
- **Vaginale Trichomoniasis**: Patientinnen mit vaginaler Trichomoniasis wurden erfolgreich mit einer äußerlichen Anwendung von *Ku Lian Pi* behandelt. 200 g der Arzneidroge wurden in 1000–1500 ml Wasser 20 Minuten lang abgekocht. Das Behandlungsprotokoll sah vor, zunächst 5 ml der Lösung in die Vagina einzuführen und anschließend einen in der Lösung getränkten Gazeball, der am folgenden Tag entfernt wurde. Von den 27 Patientinnen berichteten die meisten über eine Besserung nach fünf bis zehn Behandlungen.[7]

Toxikologie

Eine Überdosis von Toosendanin wird bei Hunden, Kaninchen, Mäusen und Affen mit Ödemen, Ulzerationen, Übelkeit, Erbrechen, erhöhten Leberenzymen und Leberschäden in Verbindung gebracht. Bei hoher Überdosierung wurden bei den Tieren Blutdruckabfall, innere Blutungen und Todesfälle beobachtet. Die Sensibilität variiert je nach untersuchter Tierart. Die LD_{50} für die orale Aufnahme von Toosendanin beträgt bei Mäusen 244 mg/kg, bei Ratten 120 mg/kg und bei Katzen 3–4 mg/kg.[8]

Kommentar der Autoren

Ku Lian Pi und *Shi Jun Zi* (Quisqualis Fructus) werden eingesetzt, um Parasiten abzutöten. Die frische Form von *Ku Lian Pi* tötet Parasiten deutlich stärker. *Ku Lian Pi* ist jedoch toxischer und muss äußerst vorsichtig eingesetzt werden. Schon eine geringe Überdosierung von *Ku Lian Pi* kann zu Benommenheit, Kopfschmerzen, Schlafbedürfnis, Übelkeit oder Bauchschmerzen führen. In schweren Fällen können innere Blutungen, toxische Hepatitis, Orientierungslosigkeit und Seheinschränkungen auftreten. *Shi Jun Zi* ist süß, weniger toxisch als *Ku Lian Pi* und tonisiert die Milz, während es zugleich Parasiten tötet. Deshalb eignet sich *Shi Jun Zi* besser für Kinder.

Referenzen

1. *Zhong Yao Bu Liang Fan Ying Yu Zhi Liao* (Adverse Reactions and Treatment of Chinese Herbal Medicine), 1996; 218:220, 1996; 205:206
2. *Xian Dai Zhong Yao Yao Li Xue* (Contemporary Pharmacology of Chinese Herbs), 1997; 707
3. *Sheng Li Xue Bao* (Physiology News), 1958; 22(1):18
4. Ibid., 1980; 32(4):338
5. *Zhong Yao Yao Li Yu Ying Yong* (Pharmacology and Applications of Chinese Herbs), 1983; 648
6. *Zhong Hua Nei Ke Za Zhi* (Chinese Journal of Internal Medicine), 1962; 8:491
7. *Zhong Hua Fu Chan Ke Za Zhi* (Chinese Journal of OB/GYN), 1959; 3:193
8. *Zhong Cao Yao* (Chinese Herbal Medicine), 1982; 13(7):29

Leí Wán
Omphalia

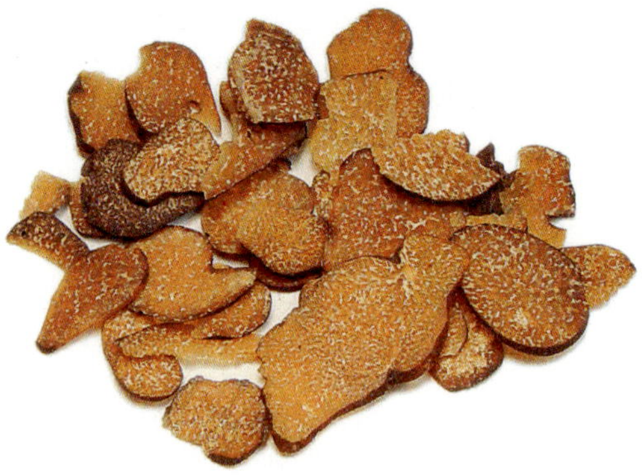

雷丸

Pinyin-Name *Leí Wán*
Wörtliche Übersetzung „Donnerball"
Andere chinesische Namen *Lei Shi, Bai Lei Wan, Zhu Ling*
Originalquelle *Shen Nong Ben Cao Jing* (Die Materia Medica des göttlichen Landmannes), vermutlich Östliche Han-Dynastie
Deutscher Name Omphalia-Pilz
Botanischer Name *Omphalia lapidescens* Schroet. (*Zhen Jun Lei Wan*); *Polyporus mylittae* Cook. et Mass. (*Lei Wan Jun*)
Pharmazeutischer Name Omphalia
Eigenschaften Bitter, kalt
Leitbahnen Magen, Dickdarm
Sicherheitshinweis Leicht toxisch

Chinesische therapeutische Wirkungen

Tötet Parasiten ab

Lei Wan (Omphalia) tötet wirkungsvoll Darmparasiten ab, einschließlich Bandwürmern, Hakenwürmern und Schlauchwürmern. Es kann allein oder in Kombination mit anderen Arzneien eingesetzt werden.

- Darmparasiten: *Lei Wan* mit *Bing Lang* (Arecae Semen), *Qian Niu Zi* (Pharbitidis Semen), *Mu Xiang* (Aucklandiae Radix) und *Ku Lian Pi* (Meliae Cortex) verwenden.
- Parasitärer Befall mit Mangelernährung: in Kombination mit *Shi Jun Zi* (Quisqualis Fructus), *He Shi* (Carpesi Fructus), *Bing Lang* (Arecae Semen) und *Fei Zi* (Torreyae Semen). Die Einnahme erfolgt als Pulver in warmem Reiswasser vor den Mahlzeiten.

Dosierung

6–15 g. Am besten nimmt man *Lei Wan* in Pillen- oder Pulverform ein, da Hitze die Wirksamheit der Arznei verringert. Empfohlene Therapie: 12–18 g mit Reiswasser, drei Tage lang dreimal täglich nach den Mahlzeiten.

Sicherheitshinweise, Kontraindikationen

- *Lei Wan* sollte vorsichtig verwendet werden bei Patienten mit Mangel und Kälte in Milz und Magen. Nebenwirkungen wie Übelkeit und abdominales Unwohlsein sind generell begrenzt und erfordern keine Behandlung.[1]
- Hitze (mehr als 60 °C) und Säure deaktivieren *Lei Wan*. Daher sollte es nicht in Dekokten mitgekocht werden. Um seine Wirkung zu steigern, kann es mit einer basischen Lösung (z.B. Reiswasser) eingenommen werden, die die Magensäure neutralisiert.[2]

Chemische Zusammensetzung

Proteolytisches Enzym, β-Glucan.[3]

Pharmakologische Wirkungen

- **Antiparasitiär (Bandwurm)**: Bandwürmer wurden bei 37 °C in drei unterschiedliche Umgebungen gelegt: in eine 30-prozentige *Lei-Wan*-Lösung, in Kochsalzlösung und in destilliertes Wasser. In der *Lei-Wan*-Lösung starben alle Bandwürmer innerhalb von 2,5 bis 9 Stunden. In der Kochsalzlösung waren alle Bandwürmer nach neun Stunden unverändert und lebten noch bis zu 62 Stunden. In destilliertem Wasser überlebten die Bandwürmer 24 bis 30 Stunden. Es wurde außerdem festgestellt, dass die *Lei-Wan*-Lösung am wirkungsvollsten bei einem pH-Wert von 8 war und in einer sauren Umgebung wirkungslos blieb.[4]
- **Antiparasitär (Schlauchwürmer)**: In-vitro-Studien haben gezeigt, dass ein alkoholischer Auszug von *Lei Wan* stark hemmend auf Schlauchwürmer wirkt, während der wässrige Auszug unwirksam bleibt. Die Unwirksamkeit des wässrigen Auszugs wurde darauf zurückgeführt, dass das Abkochen der Substanz bei hohen Temperaturen ihre aktiven Bestandteile zerstört.[5]

Klinische und wissenschaftliche Studien

- **Befall mit Bandwürmern**: Patienten mit Bandwurmbefall wurden wirksam mit 20 g *Lei-Wan*-Pulver mit kaltem Wasser behandelt, das sie drei Tage lang dreimal täglich einnahmen.[6]
- **Befall mit Hakenwürmern**: In einer Untersuchung wurden 20 Patienten mit Hakenwurmbefall drei Tage lang täglich mit 40 g *Lei-Wan*–Pulver behandelt. Die Wirksamkeitsrate lag bei 85%.[7] In einer anderen Studie wurden 188 Patienten mit 100-prozentigem Erfolg mit einer Rezeptur behandelt, die aus 3,2 g *Lei Wan*, 11,2 g *Da Huang* (Rhei Radix et Rhizoma) und 11,2 g *Qian Niu Zi* (Pharbitidis Semen) bestand. Die Rezepturen wurden als Pulver mit kaltem Wasser täglich morgens auf leeren Magen verabreicht. Alle Patienten schieden die Hakenwürmer nach ein bis zwei Gaben aus.[8]

Referenzen

1. *Zhong Yao Yao Li Yu Ying Yong* (Pharmacology and Applications of Chinese Herbs), 1983; 1184
2. Ibid.
3. *Xian Dai Zhong Yao Yao Li Xue* (Contemporary Pharmacology of Chinese Herbs), 1997; 724
4. *Zhong Yao Yao Li Yu Ying Yong* (Pharmacology and Applications of Chinese Herbs), 1983; 1184
5. Ibid.
6. *Zhong Hua Yi Xue Za Zhi* (Chinese Journal of Medicine), 1956; 6:556
7. *Shang Hai Zhong Yi Yao Za Zhi* (Shanghai Journal of Chinese Medicine and Herbology), 1957; 5:22
8. *Zhong Ji Yi Kan* (Medium Medical Journal), 1960; 7:35

Miǎn Mǎ Guàn Zhòng

Dryopteridis Crassirhizomatis Rhizoma

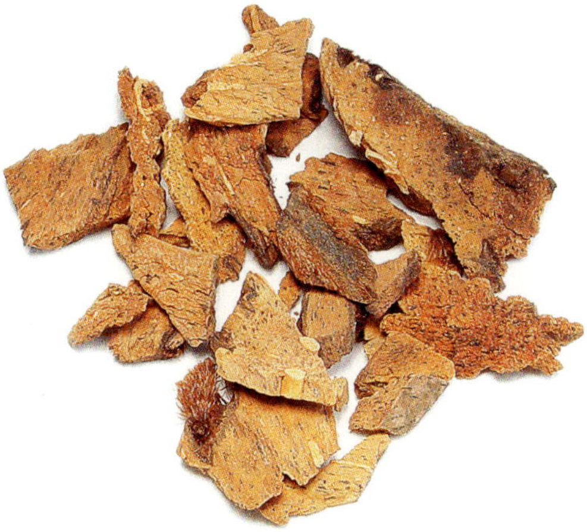

綿馬貫眾 绵马贯众

Pinyin-Name *Miǎn Mǎ Guàn Zhòng*
Wörtliche Übersetzung „Mit der Menge verbinden"
Andere chinesische Namen *Guan Zhong, Guan Jie*
Originalquelle *Shen Nong Ben Cao Jing* (Die Materia Medica des göttlichen Landmannes), vermutlich Östliche Han-Dynastie
Deutscher Name Dryopteris-Wurzel
Botanischer Name *Dryopteris crassirhizoma* Nakai. (*Cu Jing Lin Mao Jue*). In anderen Quellen auch: *Lunathyrium acrostichoides* (Sw.) Ching (*E Mei Jue*); *Woodwardia unigemmata* (Makino) Nakai. (*Dan Ya Gou Ji*) und *Osmunda japonica* Thunb. (*Zi Ji*)
Pharmazeutischer Name Dryopteridis Crassirhizomatis Rhizoma
Eigenschaften Bitter, kühl
Leitbahnen Leber, Milz
Sicherheitshinweis Leicht toxisch

10

Traditionell ist 贯众 *Guàn Zhòng* der in Lehrbüchern und unter Therapeuten der Chinesischen Arzneimedizin häufiger verwendete Name. Heutzutage ist jedoch 绵马贯众 *Miǎn Mǎ Guàn Zhòng* der offizielle Name, der von der Pharmakopöe der Volksrepublik China 2005 übernommen wurde. Dieser wird daher auch als Standardname in diesem Buch durchgängig verwendet.

Chinesische therapeutische Wirkungen

Tötet Parasiten ab

Mian Ma Guan Zhong (Dryopteridis Crassirhizomatis Rhizoma) tötet wirkungsvoll verschiedene Darmparasiten ab wie Hakenwürmer und Madenwürmer und behandelt außerdem Tinea-Infektionen. Es wird üblicherweise in kombinierten Rezepturen und selten allein verwendet.

- Parasitenbefall: *Mian Ma Guan Zhong* mit *Lei Wan* (Omphalia), *Bing Lang* (Arecae Semen), *Wu Yi* (Ulmi Fructus Praeparatus), *He Shi* (Carpesi Fructus) und *Shi Jun Zi* (Quisqualis Fructus) verwenden.

Klärt Hitze, beseitigt Toxine

Mian Ma Guan Zhong ist kalt und klärt Hitze und eliminiert Toxine. Es wird vorbeugend und zur Behandlung von viralen und bakteriellen Infektionen eingesetzt. Klinische Anwendungen sind banale Erkältung, Influenza, Masern, epidemische Enzephalitis, Parotitis und virale Pneumonie.

- Zur Vorbeugung einer benalen Erkältung und einer Influenza: *Mian Ma Guan Zhong* zusammen mit *Sang Ye* (Mori Folium) verwenden.
- Zur Behandlung von Virusinfektionen, Parotitis und infektiöser Bronchitis: in Kombination mit *Jin Yin Hua* (Lonicerae Flos), *Ban Lan Gen* (Isatidis Radix), *Da Qing Ye* (Isatidis Folium) und *Lian Qiao* (Forsythiae Fructus).

Stoppt Blutungen

Verkohltes *Mian Ma Guan Zhong* klärt Hitze und stoppt Blutungen. Es wird in der Regel verwendet, um durch Hitze im Blut verursachte Blutungen wie Hämatemesis, Epistaxis, Hämatochezie und starke Uterusblutungen zu behandeln.

- Nasenbluten: *Mian-Ma-Guan-Zhong*-Pulver als Monotherapie.
- Postpartale Blutungen: 6 g mit Essig behandeltes *Mian Ma Guan Zhong* mit Reiswasser einnehmen.
- Bluterbrechen: pulverisiertes *Mian Ma Guan Zhong* mit *Huang Lian* (Coptidis Rhizoma), serviert mit Klebreis.
- Starkes und anhaltendes Bluterbrechen: kombiniert mit *Xue Yu Tan* (Crinis Carbonisatus), dem Saft von frischem *Ce Bai Ye* (Platycladi Cacumen), *Tong Bian* (Kinderurin) und Getreideschnaps.
- Hämatochezie aufgrund von Blutungen im unteren Magen-Darm-Trakt: zusammen mit *She Xiang* (Moschus) verwenden.
- Purpurfarbene Uterusblutungen mit Blutklumpen, Bauchschmerzen und einem tiefen Puls: in Kombination mit *Wu Ling Zhi* (Trogopterori Faeces) verwenden.

Dosierung

10–15 g. Unbehandeltes *Mian Ma Guan Zhong* wird verwendet, um Hitze zu klären, Toxine zu eliminieren und Parasiten abzutöten. Die verkohlte Form stoppt Blutungen.

Sicherheitshinweise, Kontraindikationen

- *Mian Ma Guan Zhong* wird nicht empfohlen bei *Yin*-Mangel-Hitze oder bei Mangel-Zustand und Kälte in Milz und Magen.
- Die gleichzeitige Einnahme von *Mian Ma Guan Zhong* und fettigen oder fetthaltigen Nahrungsmitteln sollte vermieden werden.
- *Mian Ma Guan Zhong* ist leicht toxisch und deshalb kontraindiziert bei Kindern und Menschen mit schwacher Konstitution oder Geschwüren im Magen-Darm-Trakt.
- *Mian Ma Guan Zhong* sollte in der Schwangerschaft vorsichtig eingesetzt werden, da es leicht toxisch ist und darüber hinaus Uteruskontraktionen fördert.

Überdosierung

Dokumentierte Nebenwirkungen sind Übelkeit, Erbrechen, Bauchschmerzen, Diarrhö, Hämatochezie, Kopfschmerzen, Tremor, Anfälle und Fehlgeburten. Filmaron, ein Bestandteil von *Mian Ma Guan Zhong*, wird schlecht resorbiert und reizt den Verdauungstrakt. Die Einnahme von *Mian Ma Guan Zhong* mit fettigen oder fetthaltigen Nahrungsmitteln erhöht die Resorption und kann Störungen im Zentralnervensystem verursachen.[1]

Chemische Zusammensetzung

Filmaron, Dryocrassin, Filsäuren, Flavaspidinsäuren, Fibaspidine, Aspidinol, Filicinsäure, Feren, Diplopten, Diplopterol.[2]

Pharmakologische Wirkungen

- **Antiparasitär**: Filmaron ist ein aktiver Bestandteil von *Mian Ma Guan Zhong*, der stark antiparasitär gegen Bandwürmer wirkt. In In-vitro-Studien an Schweinen war eine Zubereitung von *Mian Ma Guan Zhong* wirk-

10

sam gegen Schlauchwürmer. Ein Dekokt aus *Mian Ma Guan Zhong* wirkte gegen Leber-Schistosomen.[3]

- **Antibiotisch**: Mian Ma Guan Zhong hat eine mild bis mäßig hemmende Wirkung auf *Bacillus dysenteriae, Salmonella typhi, E. coli, Pseudomonas aeruginosa, Diplococcus meningitidis* und *Staphylococcus aureus*. Es wirkt stark hemmend auf Influenzaviren, Adenoviren, Enzephalitis-B- und Herpes-simplex-Viren. Es wirkt außerdem antineoplastisch.[4]
- **Uterusstimulierend**: Das Dekokt aus *Mian Ma Guan Zhong* bewirkt Uteruskontraktionen. Es steigert bei Kaninchen sowohl die Häufigkeit als auch die Stärke von Uteruskontraktionen. Ähnliche Eigenschaften wurden beim Einsatz des alkoholischen Auszugs beobachtet.[5]

Klinische und wissenschaftliche Studien

- **Banale Erkältung und Influenza**: Durch Beobachtung von über 1000 Fällen wurde festgestellt, dass ein Dekokt aus *Mian Ma Guan Zhong* und *Sang Ye* (Mori Folium), das zweimal wöchentlich verabreicht wurde, vor banalen Erkältungen und Influenza schützt.[6]
- **Zerebrospinale Meningitis**: Zur Vorbeugung gegen eine Meningitis cerebrospinalis epidemica wurde *Mian Ma Guan Zhong* als Pulver einmal wöchentlich zwei Wochen lang verabreicht (= ein Behandlungszyklus). Das Behandlungsprotokoll sah vor, 2 g Arznei für Erwachsene, 1 g für Kinder unter zehn Jahren und 0,5 g für Kinder unter einem Jahr zu verabreichen. Anhand von 28 Fällen konnte gezeigt werden, dass *Mian Ma Guan Zhong* vergleichbar präventiv wirkt wie Penicillin.[7] (Hinweis: Penicillin war in den 1960er Jahren noch ein wirksames Antibiotikum, als es noch wenig oder keine bakteriellen Resistenzen gab.)
- **Hakenwürmer**: In einer Studie wurden 30 Patienten mit Hakenwurmbefall mit 8–15 g *Mian-Ma-Guan-Zhong*-Pulver zweimal täglich fünf bis sieben Tage lang (= ein Behandlungszyklus) behandelt. Sechs Monate später wurden bei der Nachuntersuchung 26 Patienten negativ auf Hakenwürmer getestet. Vier Patienten erschienen nicht zur Nachuntersuchung.[8]
- **Befall mit Darmparasiten**: In einem Bericht wurden 262 Patienten mit Darmparasiten wie Hakenwürmern, Schlauchwürmern und Peitschenwürmern täglich mit einer Zubereitung von *Mian Ma Guan Zhong* (entsprechend 25 g der Rohdroge) zwei Tage lang wirkungsvoll behandelt.[9]
- **Akute Orchitis**: Mit Dekokten aus *Mian Ma Guan Zhong* wurden erfolgreich 45 Patienten mit akuter Orchitis behandelt. Das Behandlungsprotokoll schrieb vor, 60 g der Arzneidroge in Wasser abzukochen und das Dekokt täglich in zwei gleich großen Portionen zu trinken. Die Behandlung dauerte zwischen drei und fünf Tagen.[10]
- **Uterusblutungen**: 15 Frauen mit starken Uterusblutungen wurden nach einem Schwangerschaftsabbruch bzw. nach einer Geburt 2–4 ml *Mian Ma Guan Zhong* intramuskulär injiziert (jeweils 2 ml enthielten 5 g der getrockneten Arznei). Die Uteruskontraktionen und die Blutungen ließen bei allen Frauen innerhalb von drei bis fünf Minuten nach. [11]

Toxikologie

Die LD_{50} von Filmaron bei Mäusen bei intraperitonealer Injektion beträgt 34 ml/kg.[12]

Referenzen

1. *Zhong Yao Xue* (Chinese Herbology), 1998; 459:462
2. *Xian Dai Zhong Yao Yao Li Xue* (Contemporary Pharmacology of Chinese Herbs), 1997; 736
3. *Chang Yong Zhong Yao Xian Dai Yan Jiu Yu Lin Chuan* (Recent Study and Clinical Application of Common Traditional Chinese Medicine), 1995; 351:353
4. *Zhong Yao Xue* (Chinese Herbology), 1998; 459:462
5. *Chang Yong Zhong Yao Xian Dai Yan Jiu Yu Lin Chuan* (Recent Study and Clinical Application of Common Traditional Chinese Medicine), 1995; 351:353
6. *Zhong Cao Yao Tong Xun* (Journal of Chinese Herbal Medicine), 1973; 6:40
7. *Jiang Xi Yi Yao* (Jiangxi Medicine and Herbology), 1962; 1:8
8. *Zhong Yi Han Shou Tong Xun* (Reports of Chinese Medicine), 1987; 6:38
9. *Jiang Su Zhong Yi* (Jiangsu Chinese Medicine), 1962; 10:14
10. *Zhong Yi Za Zhi* (Journal of Chinese Medicine), 1981; 8:13
11. *Zhong Cao Yao Tong Xun* (Journal of Chinese Herbal Medicine), 1970; 5,6:35
12. *Chang Yong Zhong Yao Xian Dai Yan Jiu Yu Lin Chuan* (Recent Study and Clinical Application of Common Traditional Chinese Medicine), 1995; 351:353

Nán Guā Zǐ

Cucurbitae Moschatae Semen

南瓜子

Pinyin-Name *Nán Guā Zǐ*
Wörtliche Übersetzung „Südlicher Fruchtsamen", „südlicher Melonensamen"
Andere chinesische Namen *Nan Gua Ren, Bai Gua Zi*
Originalquelle *Ben Cao Shi Yi* (Auslassungen aus der [klassischen] Materia Medica) von Chen Cang-Qi
Deutscher Name Kürbissamen
Botanischer Name *Cucurbita moschata* Duch. (*Nan Gua*)
Pharmazeutischer Name Cucurbitae Moschatae Semen

Eigenschaften Süß, neutral
Leitbahnen Magen, Dickdarm

Chinesische therapeutische Wirkungen

Tötet Parasiten ab

Nan Gua Zi (Cucurbitae Moschatae Semen) hat eine bewährte und zuverlässige antiparasitäre Wirkung, besonders gegen Band- und Schlauchwürmer. Darüber hinaus ist es sicher und hat nur minimale Nebenwirkungen. Es kann einzeln oder in Kombination mit anderen Arzneien eingesetzt werden.

- Bandwurmbefall (besonders vom Rind): *Nan Gua Zi* mit *Bing Lang* (Arecae Semen) verwenden. Das Behandlungsprotokoll sieht vor, zunächst 60–120 g *Nan Gua Zi* als Pulver mit kaltem Wasser zu geben, nach zwei Stunden dann 60–120 g *Bing Lang* als Dekokt und zum Schluss 15 g *Mang Xiao* (Natrii Sulfas) mit heißem Wasser zur Ausleitung der Parasiten.
- Schistosomiasis: täglich 120–200 g *Nan Gua Zi* langfristig anwenden.
- Parasiten bei Patienten mit Zeichen von Mangelernährung und bleicher Gesichtsfarbe: *Nan Gua Zi* zusammen mit Erd- und Walnüssen verwenden.

Fördert die Laktation

Nan Gua Zi fördert auch die Laktation bei Frauen, die Schwierigkeiten beim Stillen haben.

Dosierung

60–120 g. *Nan Gua Zi* wird häufig in Pulverform mit kaltem Wasser eingenommen. Die äußeren Schalen der Samen werden häufig entfernt, bevor *Nan Gua Zi* zu Pulver zerstoßen wird. Diese Arznei wird üblicherweise mit kaltem Wasser eingenommen, da Hitze seine Wirkung deutlich vermindert.

10

Sicherheitshinweise, Kontraindikationen

Der Einsatz von *Nan Gua Zi* wird manchmal mit milden gastrointestinalen Nebenwirkungen wie Übelkeit, Appetitmangel und Diarrhö in Zusammenhang gebracht. Diese Reaktionen sind leicht und begrenzt.

Überdosierung

In einem Bericht wurden zwei seltene Fälle von Gelbsucht und hepatischem Koma einer Überdosis und einer Langzeiteinnahme von *Nan Gua Zi* zur Behandlung von Schistosomiasis zugeschrieben. Genauere Informationen über Dosierung und Dauer der Behandlung waren nicht zu eruieren.[1]

Chemische Zusammensetzung

Cucurbitin, M-Carboxyphenylalanin, N-Methylasparagin, Minhychrin.[2]

Pharmakologische Wirkungen

- **Antiparasitär:** In In-vitro-Studien lähmte *Nan Gua Zi* Bandwürmer bei Rindern und Schlauchwürmer bei Schweinen. *Nan Gua Zi* hemmte und tötete ebenfalls junge Schistosomen. Darüber hinaus wirkte *Nan Gua Zi* in Kombination mit *Bing Lang* (Arecae Semen) synergistisch.[3]

Klinische und wissenschaftliche Studien

- **Bandwurmbefall**: In einer Untersuchung wurden 70 Patienten mit Bandwurmbefall nach einem Behandlungsprotokoll behandelt, das die Anwendung von *Nan Gua Zi*, *Bing Lang* (Arecae Semen) und Magnesiumsulfat vorsah. Die Patienten erhielten *Nan Gua Zi* in Pulverform morgens auf leeren Magen, zwei Stunden später ein Dekokt aus *Bing Lang* und weitere 30 Minuten später eine 50-prozentige Magnesiumsulfatlösung. Die Dosis von *Nan Gua Zi* betrug 60–80 g bei Erwachsenen und 30–50 g bei Kindern unter 15 Jahren. Die Dosis von *Bing Lang* betrug 60–80 g für Erwachsene und 30–60 g bei Kindern unter 15 Jahren. Die Dosis von Magnesiumsulfat betrug 60 ml für Erwachsene und 20–40 ml für Kinder unter 15 Jahren. Von den 70 Patienten war bei 68 Patienten, die zur Nachuntersuchung kamen, eine Wirksamkeitsrate von 97,06 % festzustellen. Zwei Patienten erschienen nicht zur Nachuntersuchung.[4]
- **Stillen**: Stillende Frauen mit unzureichender Milchbildung wurden mit 150–180 g *Nan Gua Zi* in Pulverform behandelt, das zweimal täglich auf leeren Magen verabreicht wurde. Die Behandlung dauerte drei bis fünf Tage, in denen bei den Patientinnen eine deutliche Verbesserung eintrat. Die Arzneidroge wurde durch Entfernen der äußeren Schalen und Zerstoßen der inneren Samen zu Pulver verarbeitet. *Nan Gua Zi* war unwirksam, wenn es trocken-gebraten oder gekocht wurde.[5]

Toxikologie

Keine auffälligen Nebenwirkungen wurden bei Mäusen nach der oralen Verabreichung von *Nan Gua Zi* in einer Dosierung von 2–10 g/kg beobachtet.[6]

Referenzen

1. *Chang Yong Zhong Yao Xian Dai Yan Jiu Yu Lin Chuang* (Recent Study and Clinical Application of Common Traditional Chinese Medicine), 1995; 347:348
2. *Xian Dai Zhong Yao Yao Li Xue* (Contemporary Pharmacology of Chinese Herbs), 1997; 700
3. *Zhong Yao Xue* (Chinese Herbology), 1998; 451:452
4. *Zhong Hua Ji Sheng Chong Chuan Ran Bing Za Zhi* (Chinese Journal of Infectious Parasitic Diseases), 1958; 3:188
5. *Zhong Yi Za Zhi* (Journal of Chinese Medicine), 1966; 3:25
6. *Chang Yong Zhong Yao Xian Dai Yan Jiu Yu Lin Chuang* (Recent Study and Clinical Application of Common Traditional Chinese Medicine), 1995; 347:348

Shǐ Jūn Zǐ

Quisqualis Fructus

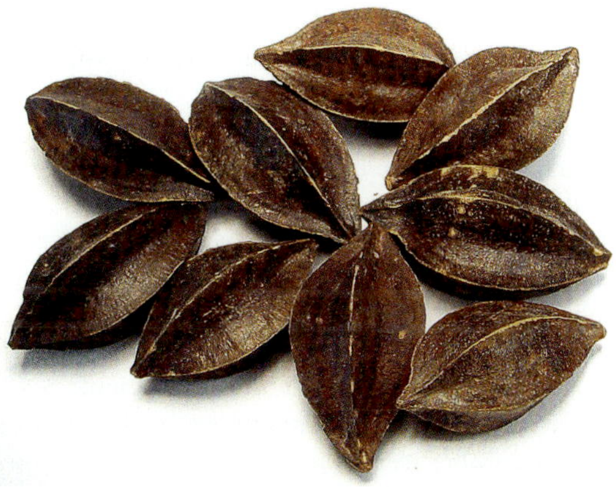

使君子

Pinyin-Name *Shǐ Jūn Zǐ*
Wörtliche Übersetzung „Botensamen"
Andere chinesische Namen *Jun Zi*
Originalquelle *Kai Bao Ben Cao* (Materia Medica der Kai-Bao-Ära) von Ma Zhi, etwa aus dem Jahr 973
Deutscher Name Quisqualis-Früchte
Botanischer Name *Quisqualis indica* L. (*Shi Jun Zi*)
Pharmazeutischer Name Quisqualis Fructus
Eigenschaften Süß, warm
Leitbahnen Milz, Magen
Sicherheitshinweis Leicht toxisch

Chinesische therapeutische Wirkungen

Tötet Parasiten ab

Schlauchwürmer: *Shi Jun Zi* (Quisqualis Fructus) ist süß, aromatisch und befeuchtend. Es befeuchtet sanft den Darmtrakt und tötet Parasiten ab. Es ist von milder Wirkung und besonders für schwächere Patienten oder Kinder geeignet, um Parasiten zu vertreiben und Bauchschmerzen zu lindern.

- Schlauchwürmer: Die Schale entfernen und den Inhalt zu feinem Pulver zerstoßen. Dieses mit Reiswasser mischen und alles auf leeren Magen um fünf Uhr morgens oder am frühen Morgen verabreichen.

Stärkt die Milz und löst Stagnation

Gan Ji (Unterernährung bei Kindern): *Shi Jun Zi* tötet Darmparasiten, stärkt den Mittleren *Jiao* (Mittlerer Erwärmer) und verbessert den Allgemeinzustand von Kindern mit Unterernährung aufgrund von Parasiteninfektion.

- *Gan Ji* mit Nahrungsmittel-Stagnation: *Shi Jun Zi* mit *Ji Nei Jin* (Gigeriae Galli Endothelium Corneum) und *Shen Qu* (Massa Medicata Fermentata) verwenden.
- *Gan Ji* begleitet von Milz-*Qi*-Mangel und Schwäche: zusammen mit *Ren Shen* (Ginseng Radix et Rhizoma) und *Bai Zhu* (Atractylodis Macrocephalae Rhizoma) verwenden.
- *Gan Ji* und abdominale Blähungen: mit *Zhi Qiao* (Aurantii Fructus) und *Bing Lang* (Arecae Semen).
- *Gan Ji* mit Stuhlverstopfung: *Da Huang* (Rhei Radix et Rhizoma) hinzufügen.

Dosierung

6–10 g. *Shi Jun Zi* auf leeren Magen mindestens zwei bis drei Tage lang einnehmen. *Shi Jun Zi* vor dem Abkochen zerstoßen, damit die aktiven Bestandteile besser extrahiert werden. Traditionell beträgt die angewendete Dosis einen Samen für ein einjähriges Kind, wobei für jedes weitere Lebensjahr ein Samen hinzugefügt wird. Man sollte jedoch die Menge von 20 Samen pro Tag nicht überschreiten.

Sicherheitshinweise, Kontraindikationen

- *Shi Jun Zi* ist kontraindiziert, wenn Tee jeder Art konsumiert wird, einschließlich Schwarztee, Grüntee oder Oolong-Tee. Die Einnahme dieser Arznei mit heißem Tee führt zu Erbrechen, Übelkeit und Diarrhö. Übel-

10

keit, Schluckauf und Erbrechen hören in der Regel auf, wenn die Arznei nicht mehr eingenommen wird. Bei Bedarf können *Ding Xiang* (Caryophylli Flos) oder *Gan Cao* (Glycyrrhizae Radix et Rhizoma) gekaut werden, um unerwünschte Nebenwirkungen zu stoppen.

- Allergische Reaktionen werden manchmal in Zusammenhang mit *Shi Jun Zi* gebracht. Charakteristische Symptome sind purpurfarbene und rote Hautexantheme mit oder ohne Juckreiz und Schmerzen, Knöchelschwellung und -schmerzen, Lethargie, Appetitmangel, leicht erhöhte Körpertemperatur und evtl. Hämatochezie.

Überdosierung

Hohe Überdosierungen von *Shi Jun Zi* äußern sich in Kopfschmerzen, Benommenheit, Gleichgewichtsstörungen, Übelkeit, Erbrechen, Diarrhö, Bauchschmerzen, Schwitzen und kalten Extremitäten. In schweren Fällen kann es zu epileptischen Anfällen, Konvulsionen, Dyspnoe und einem Absinken des Blutdrucks kommen. Um Überdosierungen zu vermeiden, sollte man die Dosis unter 20 Samen am Tag halten.[1]

Im Falle einer Überdosierung

Eine Überdosis von *Shi Jun Zi* wird mit einem Dekokt aus *Ding Xiang* (Caryophylli Flos) und *Gan Cao* (Glycyrrhizae Radix et Rhizoma) behandelt.

Chemische Zusammensetzung

Quisqualicsäure, Kaliumquisqualat, Cyanidinmonoglycosid, Trigonellin.[2, 3]

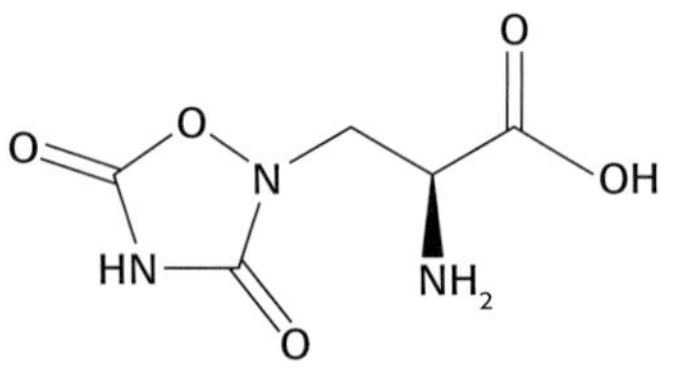

Abb. 10.2 Quisqualicsäure

Pharmakologische Wirkungen

- **Antiparasitär**: *Shi Jun Zi* konnte bei Schweinen Schlauchwürmer lähmen, sie aber nicht abtöten. Der wässrige Auszug der Arznei war wirkungsvoll, der alkoholische Auszug und das rohe Pulver waren es nicht. Kaliumquisqualat wird allgemein als der aktivste Bestandteil angesehen. Als Pulver wirkt *Shi Jun Zi* auch gegen Madenwürmer.[4, 5]
- **Antibiotisch**: In vitro hemmt *Shi Jun Zi* verschiedene pathogene Pilze und Dermatophyten.[6]

Klinische u nd wissenschaftliche Studien

- **Befall mit Schlauchwürmern**: In einer klinischen Studie wurden 194 Patienten mit Schlauchwürmern in zwei Gruppen eingeteilt und mit verschiedenen Zubereitungen von *Shi Jun Zi* behandelt. Die erste Gruppe mit zehn Patienten erhielt die trocken-gebratene Form zweimal täglich zwei Tage lang. Die Schlauchwürmer wurden bei 100 % der Patienten ausgeleitet. Eine zweite Gruppe von 184 Patienten erhielt drei Tage lang zweimal täglich Pillen (zubereitet durch Mischen des rohen Pulvers mit Honig). Die Schlauchwürmer wurden in 80,89 % der Fälle ausgeleitet.[7]
- **Befall mit Madenwürmern**: Patienten mit Madenwurmbefall wurden durch zubereitetes *Shi Jun Zi* erfolgreich behandelt. Das Behandlungsprotokoll sah vor, die Arzneidroge trocken-zu-braten, bis sie gelblich wird. Die Patienten wurden angewiesen, im ersten Behandlungszyklus die Arznei dreimal täglich 30 Minuten vor den Mahlzeiten 15 Tage lang einzunehmen. Darauf folgte ein Monat Pause. Bei Bedarf wurde ein weiterer Behandlungszyklus durchgeführt. Die in dieser Studie eingesetzte tägliche Dosis von *Shi Jun Zi* betrug 15 bis 30 Samen für Erwachsene und 3 bis 15 Samen für Kinder. Die Patienten wurden angewiesen, vor und nach der Einnahme keinen Tee zu trinken.[8]
- **Trichomoniasis**: In einer Untersuchung wurden sieben Patienten mit Darmtrichomoniasis mit trocken-gebratenem *Shi Jun Zi* erfolgreich behandelt. Die tägliche Dosis betrug 3 g bei Kindern unter einem Jahr, 1,5 g für Kinder zwischen einem und drei Jahren und 15 g für Erwachsene. Die Arzneien wurden in ein oder zwei gleichen Gaben verabreicht. Die Behandlung dauerte drei bis fünf Tage, dann folgten drei bis fünf Tage Pause; insgesamt gab es ein bis drei Behandlungszyklen. Alle drei Erwachsenen wurden laut Studienbericht nach einem Behandlungszyklus vollständig gesund, alle Kinder nach zwei bis drei Behandlungszyklen.[9]

Toxikologie

Shi Jun Zi besitzt eine geringe Toxizität, wenn es in therapeutischen Dosen oral eingenommen wird. Es wirkt jedoch toxisch bei einer Überdosis und bei nicht-oralen Verabreichungsformen. In einer Studie bestand bei Mäusen ein Zusammenhang zwischen der subkutanen Injektion eines wässrigen Auszugs von *Shi Jun Zi* und Konvulsionen, Atemnot und Tod innerhalb weniger Minuten. Bei Hunden wurden nach einer Überdosis von 26,6 g/kg des rohen

Pulvers Übelkeit, Erbrechen, Diarrhö und gastrointestinale Störungen beobachtet.[10]

Kommentar der Autoren

Es gibt zahlreiche Arzneien mit antiparasitärer Wirkung wie etwa *Bing Lang* (Arecae Semen) , *Chuan Lian Zi* (Toosendan Fructus), *Lei Wan* (Omphalia) und *Wu Zhu Yu* (Evodiae Fructus). *Shi Jun Zi* gilt als das stärkste und wirkungsvollste aus dieser Gruppe.

Shi Jun Zi und *Ku Lian Pi* (Meliae Cortex) werden eingesetzt, um Parasiten abzutöten. *Shi Jun Zi* ist süß, weniger toxisch und tonisiert die Milz, während es Parasiten abtötet. Deshalb eignet es sich mehr für Kinder. *Ku Lian Pi* ist stärker in seiner Parasiten abtötenden Wirkung, besonders in der frischen Form. Es ist jedoch toxischer, und bereits eine leichte Überdosis kann zu Problemen führen. Weitere Informationen sind in der Arzneimonographie von *Ku Lian Pi* (Meliae Cortex) zu finden (s.o.).

Referenzen

1. *Zhong Yao Bu Liang Fan Ying Yu Zhi Liao* (Adverse Reactions and Treatment of Chinese Herbal Medicine), 1996; 218:220, 1996; 153:155
2. *Xian Dai Zhong Yao Yao Li Xue* (Contemporary Pharmacology of Chinese Herbs), 1997; 703
3. The Merck Index 12th edition, Chapman and Hall/CRCnetBASE/Merck, 2000
4. *Zhong Yao Yao Li Yu Ying Yong* (Pharmacology and Applications of Chinese Herbs), 1983:686
5. *Zhong Cao Yao Xue* (Study of Chinese Herbal Medicine), 1976; 701
6. Ibid.
7. *Jiang Su Zhong Yi* (Jiangsu Chinese Medicine), 1960; 2:34
8. Ibid., 1960; 2:34
9. Ibid., 1964; 10:16
10. *Chang Yong Zhong Yao Cheng Fen Yu Yao Li Shou Ce* (A Handbook of the Composition and Pharmacology of Common Chinese Drugs), 1994; 1248:1249

Wú Yí

Ulmi Fructus Praeparatus

蕪荑 芜荑

Pinyin-Name *Wú Yí*
Andere chinesische Namen *Bai Wu Yi, Chou Wu Yi*
Originalquelle *Shen Nong Ben Cao Jing* (Die Materia Medica des göttlichen Landmannes), vermutlich Östliche Han-Dynastie
Deutscher Name Präparierte Früchte der Ulme
Botanischer Name *Ulmus macroparpa* Hance. (*Da Guo Yu*)
Pharmazeutischer Name Ulmi Fructus Praeparatus
Eigenschaften Scharf, bitter, warm
Leitbahnen Milz, Magen

Chinesische therapeutische Wirkungen

Tötet Parasiten ab und reduziert Stagnation

Wu Yi (Ulmi Fructus Praeparatus) tötet unterschiedliche Darmparasiten ab. Es kann allein oder in Kombination mit anderen Arzneien eingesetzt werden. Zu den klinischen Anwendungen gehört die Behandlung von Schlauchwürmern und Bandwürmern, von Tinea-Infektion sowie von Mangelernährung aufgrund von Parasitenbefall.

- Allgemeiner Parasitenbefall: *Wu Yi* mit *Ku Lian Pi* (Meliae Cortex), *Shi Jun Zi* (Quisqualis Fructus), *Bing Lang* (Arecae Semen), *Lei Wan* (Omphalia) und *He Shi* (Carpesi Fructus) verwenden.
- Befall mit Darmparasiten, mit blasser bzw. bleicher Gesichtsfarbe und Bauchschmerzen beim Essen: *Wu Yi* als Monotherapie anwenden.
- Befall mit Schlauchwürmern, der mit starken Schmerzen und Erbrechen von klaren Flüssigkeiten oder Speichel einhergeht: in Kombination mit *Lei Wan* (Omphalia) und *Gan Qi* (Toxicodendri Resina) als Pulver mit warmem Wasser verwenden.
- Parasitärer Befall mit Rektumprolaps: mit *Huang Lian* (Coptidis Rhizoma) kombinieren.
- Parasitärer Befall mit Kälte im Abdomen: zusammen mit *Ba Jiao Hui Xiang* (Anisi Stellati Fructus) und *Mu Xiang* (Aucklandiae Radix) einsetzen.
- Parasitärer Befall mit Mangelernährung, bleicher Gesichtsfarbe oder ständiger Diarrhö: *Wu Yi* mit *Bai Zhu* (Atractylodis Macrocephalae Rhizoma), *Ji Nei Jin* (Gigeriae Galli Endothelium Corneum), *Mu Xiang* (Aucklandiae Radix) und *Shan Yao* (Dioscoreae Rhizoma) verwenden.

Dosierung

3–10 g als Pillen.

Sicherheitshinweise, Kontraindikationen

Wu Yi ist kontraindiziert bei Patienten mit Milz- und Magen-Mangel.

Pharmakologische Wirkungen

- **Antiparasitär**: Ein Extrakt aus *Wu Yi* tötet Schlauchwürmer bei Schweinen ab.[1]

- **Antimykotisch**: Ein Extrakt aus *Wu Yi* hemmt das Wachstum vieler pathogener Pilze.[2]

Referenzen

1. *Zhong Yao Xue* (Chinese Herbology), 1998; 458:459
2. Ibid.

Zusammenfassung: antiparasitär wirkende Arzneien

Allgemeine Eigenschaften antiparasitär wirkender Arzneien

- **Geschmack**: unterschiedlich
- **Thermische Eigenschaften**: unterschiedlich
- **Leitbahnbezug**: Milz, Magen, Dickdarm
- **Therapeutische Wirkungen**: töten innere und äußere Parasiten
- **Sicherheitshinweis**: einige sind toxisch

Arzneien, die Parasiten ausleiten (► Tab. 10.2), werden hauptsächlich verwendet, um Darmparasiten abzutöten, wobei einige von ihnen gegen dermatologische Erkrankungen wie Tinea wirksam sind.

Shi Jun Zi (Quisqualis Fructus) ist warm und tötet Parasiten ab, besonders Schlauchwürmer und Bandwürmer. Es stärkt den Mittleren *Jiao* (Mittlerer Erwärmer) und vermindert Stagnation. *Shi Jun Zi* ist süß und aromatisch und deshalb die Arznei der Wahl für Kinder mit Parasitenbefall oder Mangelernährung, da der Geschmack die Patienten-Compliance verbessert. *Shi Jun Zi* ist als Monotherapie wirksam, da es sowohl antiparasitär als auch purgierend wirkt. Kontraindiziert ist die Einnahme sowohl mit heißem Tee als auch in hohen Dosen, um Nebenwirkungen wie Übelkeit, Benommenheit, Erbrechen und Diarrhö zu vermeiden.

Ku Lian Pi (Meliae Cortex) ist kalt und toxisch und stärker als *Shi Jun Zi* im Abtöten von inneren und äußeren Parasiten. Es ist kontraindiziert bei Patienten mit Mangel und Kälte in Milz und Magen.

Tab. 10.2 Antiparasitär wirkende Arzneien

Name	Gemeinsamkeiten				Unterschiede
	Schlauchwurm	Bandwurm	Hakenwurm	Andere	
Bing Lang (Arecae Semen)	X	X	–	Madenwurm, großer Darmegel, Schistosoma	Fördert die *Qi*-Bewegung
Fei Zi (Torreyae Semen)	–	X	X	Madenwurm	Befeuchtet die Därme
He Cao Ya (Agrimoniae Gemma)	–	X	–	Trichomonas	–
He Shi (Carpesi Fructus)	X	X	X	Madenwurm	–
Ku Lian Pi (Meliae Cortex)	X	–	X	Madenwurm, Trichomonas	Tötet Tinea ab
Lei Wan (Omphalia)	X	X	X	–	–
Mian Ma Guan Zhong (Dryopteridis Crassirhizomatis Rhizoma)	–	–	X	Madenwurm und andere Parasiten	Klärt Hitze und Toxine, stoppt Blutungen
Nan Gua Zi (Cucurbitae Moschatae Semen)	X	X	–	Schistosoma	Fördert die Laktation
Shi Jun Zi (Quisqualis Fructus)	X	–	–	Madenwurm, Trichomonas	Befeuchtet die Därme
Wu Yi (Ulmi Fructus Praeparatus)	X	X	–	–	Tötet Tinea ab

Bing Lang (Arecae Semen) ist warm und sehr wirksam gegen Bandwürmer, behandelt aber auch Schlauchwürmer, große Darmegel und Schistosomen. Es löst Feuchtigkeit auf und reduziert dadurch abdominale Spannungen, die durch Nahrungsmittel- und *Qi*-Stagnation verursacht werden, und lindert das Gefühl unvollständiger Entleerung. *Bing Lang* wird auch bei Ödemen und Bein-*Qi* eingesetzt.
Nan Gua Zi (Cucurbitae Moschatae Semen) ist süß und neutral. Es leitet Parasiten aus, ohne den Körper zu schädigen. Es ist am besten geeignet für Patienten mit einem Mangel-Zustand. *Nan Gua Zi* sollte niemals gekocht oder gebraten werden, da Hitze die Wirksamkeit deutlich mindert. Die Kombination von *Nan Gua Zi* und *Bing Lang* (Arecae Semen) behandelt sehr wirksam Madenwürmer.
Fei Zi (Torreyae Semen) ist süß und neutral und nicht toxisch. Die Verwendung der Arznei ist sicher, sie hat allerdings nur eine milde abtötende und ausleitende Wirkung auf Parasiten. Da es reich an Fetten ist, behandelt diese Arznei auch Stuhlverstopfung.
He Shi (Carpesi Fructus) ist leicht toxisch und lindert durch Parasiten verursachte Bauchschmerzen.
Wu Yi (Ulmi Fructus Praeparatus) ist thermisch warm, tötet Parasiten ab und behandelt Bauchschmerzen und Diarrhö.
Lei Wan (Omphalia) und *He Cao Ya* (Agrimoniae Gemma) töten Parasiten ab und haben aktive Bestandteile, die durch Hitze zerstört werden. Sie sollten daher in Pillen- oder Pulverform eingenommen werden.

- *Lei Wan* ist leicht toxisch, hat aber in breites Spektrum antiparasitärer Wirkungen gegen alle Arten von Darmparasiten.
- *He Cao Ya* ist nicht toxisch und wirkt am besten gegen Bandwürmer.

Mian Ma Guan Zhong (Dryopteridis Crassirhizomatis Rhizoma) ist kühl, tötet Parasiten ab und klärt Hitze und eliminiert auf diese Weise Toxine. Es behandelt infektiöse Erkrankungen wie Parasitenbefall, Masern, Grippe und Enzephalitis. Zu Asche verkohlt, stoppt diese Arznei Bluterbrechen, Nasenbluten, Uterusblutungen und rektale Blutungen.

Tab. 10.3 Arzneien aus anderen Wirkungskategorien mit antiparasitären Funktionen

Name	Wirkungskategorie
Bai Bu (Stemonae Radix)	Schleim umwandelnde sowie Husten und Keuchatmung stillende Arzneien (► II/Kap. 13)
Chuan Lian Zi (Toosendan Fructus)	*Qi* regulierende Arzneien (► II/Kap. 8)
Chun Pi (Ailanthi Cortex)	Adstringierende Arzneien (► II/Kap. 18)
Cong Bai (Allii Fistulosi Bulbus)	Arzneien zur Entlastung des Äußeren (► II/Kap. 1)
Gan Qi (Toxicodendri Resina)	Blut belebende und Stase auflösende Arzneien (► II/Kap. 12)
Qian Niu Zi (Pharbitidis Semen)	Nach unten ableitende Arzneien (► II/Kap. 3)
Shi Liu Pi (Granati Pericarpium)	Adstringierende Arzneien (► II/Kap. 18)
Wu Mei (Mume Fructus)	Adstringierende Arzneien (► II/Kap. 18)
Xiong Huang (Realgar)	Substanzen für die äußerliche Anwendung (► II/Kap. 20)

11 Blutungen stoppende Arzneien

止血药

Definition

Blutungen stoppende Arzneien beenden innere und äußere Blutungen.

Blutungen treten auf, wenn der normale Blutfluss in den Gefäßen durch Verletzungen oder Leckwerden gestört wird, sodass das Blut aus den Gefäßen austritt. Blutungen können in unterschiedlichen Teilen des Körpers auftreten, einschließlich Geweben, Organen, Leitbahnen und Kollateralen. Häufige Beispiele für Blutungen sind Nasenbluten und Bluthusten (Hämoptyse) im Oberen *Jiao* (Oberer Erwärmer), Bluterbrechen (Hämatemesis) im Mittleren *Jiao* (Mittlerer Erwärmer) sowie Blutstuhl (Hämatochezie), Blut im Urin (Hämaturie), anormale Uterusblutungen und blutende Hämorrhoiden im Unteren *Jiao* (Unterer Erwärmer). Subkutane Blutungen führen zu Purpura, während traumatische Verletzungen im Gewebe des Bewegungsapparats Blutungen und Blutergüsse verursachen.

Untergeordnete Wirkungskategorien (► Tab. 11.1)

1. **Blut kühlend und Blutungen stoppend**: Arzneidrogen dieser Kategorie sind kühl oder kalt. Sie kühlen das Blut, zerstreuen Hitze, stoppen Blutungen und werden oft mit Hitze klärenden Arzneien kombiniert, um eine maximale Wirksamkeit zu erreichen. Klinische Zeichen von Blut-Hitze sind Blutungen mit hellrotem Blut, Reizbarkeit, Durst, Gesichtsrötung, eine rote Zunge und ein schlüpfriger, schneller Puls.
2. **Blut zurückhaltend und Blutungen stoppend**: Diese Arzneien sind bitter, adstringierend und von neutraler thermischer Eigenschaft. Sie haben eine zügelnde Wirkung und sind besonders geeignet für Blutungen aufgrund eines Mangel-Zustands, bei dem es zu kontinuierlichen Blutungen mit Müdigkeit, blasser Zunge und einem schwachen Puls kommt. Dieser Blutungstypus ist bei Patienten zu beobachten, die kurz zuvor traumatische Verletzungen mit ergiebigen Blutungen erlitten haben. Bei Mangel-Blutungen ist die Milz beteiligt, das Organ, das für die Zirkulation des Bluts innerhalb der Gefäße verantwortlich ist, oder die Leber, das für die Speicherung von Blut verantwortliche Organ. Arzneien, die das Blut zurückhalten, werden häufig mit tonsierenden Arzneien kombiniert, um möglichst gute Ergebnisse zu erzielen.
3. **Blut vitalisierend und Blutungen stoppend**: Diese Arzneimittel haben spezifische Wirkungen, durch die die Blutzirkulation vitalisiert, Blut-Stase eliminiert und Blutungen beendet werden. In anderen Worten ausgedrückt, erzielen sie eine Homöostase des Bluts. Diese Arzneidrogen sind am besten für Blutungen im Zusammenhang mit Blut-Stagnation geeignet, bei der das Blut nicht richtig in den Gefäßen und Leitbahnen zirkulieren kann. Die Blutungen sind in diesem Fall häufig von dunkler Farbe mit Klumpen und begleitet von stechenden, örtlich fixierten Schmerzen. Manchmal werden *Qi* und Blut aktivierende Arzneien hinzugefügt, um eine maximale Wirksamkeit zu erzielen.
4. **Den Körper wärmend und Blutungen stoppend**: Diese Arzneidrogen wärmen den Körper und die Leitbahnen, lindern Schmerzen und stoppen Blutungen. Sie werden meist bei Patienten eingesetzt, die unter Blutungen aufgrund von Mangel und Kälte leiden, charakterisiert durch chronische, blasse Blutungen von leichter Beschaffenheit. Klinische Zeichen sind eine bleiche Gesichtsfarbe, eine blasse Zunge, Müdigkeit, kalte Extremitäten, Abneigung gegen Kälte und ein fadenförmiger, langsamer Puls. Oft werden Arzneien zum Wärmen des Inneren, zum Tonisieren von *Qi*, Stärken der Milz und Nähren von Blut hinzugefügt, um noch bessere Ergebnisse zu erzielen. Hinweis: Diese Symptome können auch bei Personen auftreten, bei denen durch starke Blutungen Mangel-Zustände und Kälte entstanden sind, die sich dann in chronische, leichte Blutungen umgewandelt haben.

Differentialdiagnose und Behandlung

Blutungen sind ein Symptom, das einen **zugrunde liegenden Zustand** anzeigt. Es ist wichtig, symptomatisch zu behandeln und die Blutungen zu stoppen. Es ist jedoch ebenso wichtig, die zugrunde liegende Ursache zu identifizieren und entsprechend zu behandeln. **Hitze im Blut** drückt das Blut nach außen und führt zu einem Zustand, der als „wilde Bewegung des Blutes" bezeichnet wird und mit Blutungen aus verschiedenen Körperöffnungen einhergeht. Ein derartiger Zustand muss sowohl mit Arzneien, die das Blut

Tab. 11.1 Untergeordnete Wirkungskategorien Blutungen stoppender Arzneien

Unterkategorien	TCM-Diagnose	Schlüsselsymptome
Blut kühlend und Blutungen stoppend	Hitze im Blut	Hellrotes Blut
Blut zügelnd und Blutungen stoppend	Milz-*Qi*- oder Leber-*Qi*-Mangel	Andauernde Blutungen
Blut vitalisierend und Blutungen stoppend	Blut-Stase	Dunkles Blut mit Klumpen, örtlich fixierte Schmerzen
Den Körper wärmend und Blutungen stoppend	Mangel-Zustand und Kälte	Chronische, blasse Blutungen von leichter Beschaffenheit

kühlen, als auch mit Arzneien, die Blutungen stoppen, behandelt werden.
Ein Mangel an Milz- und Leber-*Qi* kann ebenfalls Blutungen verursachen. *Qi* wird als Führer angesehen, der die Bewegungen des Blutes leitet. Daher führt ein **Mangel an Milz-Qi** zu Blutungen und „ziellosen Bewegungen des Blutes". Die Leber speichert das Blut; daher beeinträchtigt ein **Mangel der Leber an Qi** ihre Fähigkeit, Blut zu speichern und erlaubt dem Blut, aus dem Körper auszutreten. Blutungen aufgrund eines *Qi*-Mangels von Milz und Leber müssen mit Arzneimitteln, die Blutungen stoppen und diese Organe tonisieren, behandelt werden.
Neben der Behandlung der Symptome und Ursachen der Blutung ist es wichtig, sich bewusst zu machen, dass Blutverlust oft von Komplikationen begleitet wird. Blutungen aufgrund von Traumata werden oft begleitet von **Qi- und Blut-Stagnation**. Während der Einsatz von Blut stillenden Arzneien Blutungen stoppt, werden dadurch gleichzeitig vermehrt *Qi*- und Blut-Stasen erzeugt. Daher erfordert eine optimale Behandlung den Einsatz von Arzneien, die Blutungen stoppen, in Kombination mit Arzneien, die die *Qi*- und Blutzirkulation aktivieren. Lang anhaltende und starke Blutungen können zu **Mangel-Zuständen und Kälte** führen (dies ist ebenso umgekehrt möglich, s.o. Aufzählungspunkt 4), sodass der Einsatz von *Qi* tonisierenden Arzneien angebracht ist, um einen *Qi*-Kollaps zu verhindern.

Sicherheitshinweise, Kontraindikationen

- Bei der Verwendung von Arzneien mit kühlen oder adstringierenden Eigenschaften sollte zuerst die Möglichkeit einer Blut-Stagnation ausgeschlossen werden, um zu vermeiden, dass sich die Situation verschlimmert.
- Liegt eine Blut-Stagnation vor, sollten Blut aktivierende Arzneien eingesetzt werden, um gleichzeitig die Blutungen zu stoppen und die Stase zu entfernen.
- Treten starke Blutungen über einen langen Zeitraum auf, sollte man, anstatt Arzneien nur aus dieser Kategorie zu verwenden, zur Vermeidung eines Kollapses ebenfalls *Qi*-Tonika hinzufügen.

Verarbeitung

Viele Arzneidrogen werden zu Asche verkohlt, um ihre Wirksamkeit, Blutungen zu stoppen, zu verstärken.

Pharmakologische Wirkungen

- **Blutstillend**: Diese Arzneien verkürzen die Koagulations- und Gerinnungszeit, um Blutungen zu stoppen.
  - Arzneien, die frühe Stufen der Gerinnungskaskade beeinflussen und auf diese Weise die Gerinnung erleichtern, sind *San Qi* (Notoginseng Radix et Rhizoma), *Pu Huang* (Typhae Pollen), *Bai Ji* (Bletillae Rhizoma), *Xian He Cao* (Agrimoniae Herba) und *Bai Mao Gen* (Imperatae Rhizoma).
  - Arzneimittel, die spätere Stufen der Gerinnungskaskade beeinflussen, sind *Bai Ji* (Bletillae Rhizoma), *Di Yu* (Sanguisorbae Radix), *Ai Ye* (Artemisiae Argyi Folium), *Da Ji* (Cirsii Japonici Herba), *Xiao Ji* (Cirsii Herba) und *Fu Long Gan* (Terra Flava Usta).
  - Zu den Arzneien, die die Thrombozytenzahl erhöhen, gehört u.a. *Zi Zhu* (Callicarpae Formosanea Folium).
- **Hämatologisch**: Während die meisten Arzneien, die Blutungen stoppen, eine stark blutstillende Wirkung haben, wirken einige dynamisch auf die Blutchemie. Arzneien wie *San Qi* (Notoginseng Radix et Rhizoma), *Pu Huang* (Typhae Pollen) und *Qian Cao* (Rubiae Radix et Rhizoma) haben die spezielle Fähigkeit, Blutungen zu stoppen, Blutklumpen aufzulösen und die Thrombozytenaggregation zu hemmen. Diese Arzneimittel helfen demnach, die normale Homöostase des Bluts wiederherzustellen.
- **Kardiovaskulär**: Viele dieser Arzneien wie z.B. *San Qi* (Notoginseng Radix et Rhizoma) erweitern die Blutgefäße, steigern die Durchblutung in den Koronararterien und senken den Sauerstoffverbrauch des Herzmuskels.
- **Antineoplastisch**: Einige Arzneien wie beispielsweise *Xian He Cao* (Agrimoniae Herba) hemmen das Wachstum von Krebszellen.
- **Respiratorisch**: Einige Arzneien, die Blutungen stoppen, haben auswurffördernde und antiasthmatische Wirkungen wie z.B. *Ce Bai Ye* (Platycladi Cacumen) und *Ai Ye* (Artemisiae Argyi Folium).

Mögliche Wechselwirkungen mit anderen Medikamenten

Thrombozytenaggregationshemmer und Antikoagulanzien: Arzneidrogen, die Blutungen stoppen, haben von Natur aus eine blutstillende Wirkung. Sie werden im Allgemeinen nur eingesetzt, wenn die Notwendigkeit besteht, Blutungen zu stoppen, und sie werden abgesetzt, sobald die Blutungen gestoppt wurden. Wegen ihrer Wirkung auf die Hämodynamik des Blutkreislaufs sollten diese Arzneien mit Vorsicht bei Patienten eingesetzt werden, die Gerinnungsstörungen haben. Der Einsatz von blutstillenden Arzneidrogen erhöht das Gerinnungsrisiko. Daher sollten diese Arzneien mit Vorsicht Patienten verschrieben werden, die thrombozytenaggregationshemmende Medikamente und Antikoagulanzien einnehmen, da diese Arzneidrogen die nützliche Wirkung dieser Medikamente aufheben können.

Ài Yè

Artemisiae Argyi Folium

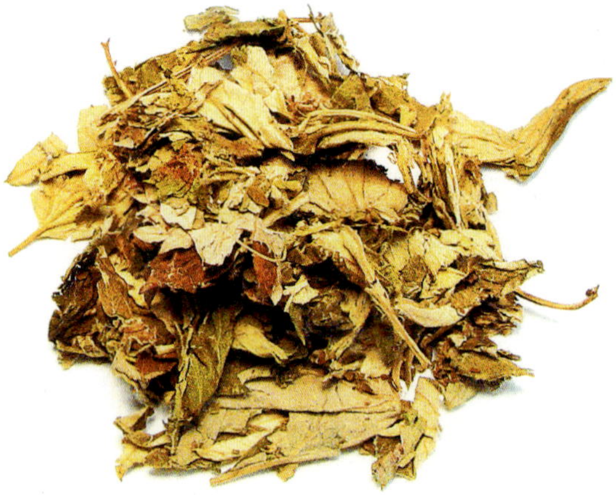

艾葉 艾叶

Pinyin-Name *Ài Yè*
Originalquelle *Ming Yi Za Zhu* (Verschiedene Aufzeichnungen berühmter Ärzte) aus dem Jahr 500 von Tao Hong-Jing
Deutscher Name Beifußblätter
Botanischer Name *Artemisia argyi* Levl. et Vant. (*Ai*)
Pharmazeutischer Name Artemisiae Argyi Folium
Eigenschaften Bitter, scharf, warm
Leitbahnen Milz, Leber, Niere

Chinesische therapeutische Wirkungen

Wärmt die Leitbahnen, stoppt Blutungen

Ai Ye (Artemisiae Argyi Folium) wärmt die Leitbahnen und Kollateralen und behandelt ganz unterschiedliche Blutungsstörungen. Es stoppt besonders effektiv gynäkologische Blutungen, die durch Mangel-Zustände und Kälte verursacht werden. Die klinischen Anwendungen sind übermäßige Menstruationsblutungen, Vaginalblutungen bei instabiler Schwangerschaft, Nasenbluten und Bluhusten.

- Übermäßige Menstruationsblutung durch Mangel-Zustände und Kälte: *Ai Ye* mit *Gan Jiang* (Zingiberis Rhizoma) und *E Jiao* (Asini Corii Colla) kombinieren.
- Starker Blutverlust und übermäßige Blutungen durch Mangel-Zustände und Kälte: zusammen mit *E Jiao* (Asini Corii Colla), *Bai Shao* (Paeoniae Radix Alba), *Dang Gui* (Angelicae Sinensis Radix) und *Shu Di Huang* (Rehmanniae Radix Praeparata) verwenden.
- Instabile Schwangerschaft mit Vaginalblutung durch Mangel-Zustände und Kälte: zusammen mit *E Jiao* (Asini Corii Colla), *Dang Gui* (Angelicae Sinensis Radix), *Bai Shao* (Paeoniae Radix Alba), *Di Huang* (Rehmanniae Radix), *Gan Cao* (Glycyrrhizae Radix et Rhizoma) und *Chuan Xiong* (Chuanxiong Rhizoma) einsetzen.
- Nasenbluten, Bluthusten und Bluterbrechen: *Ai Ye* mit *Di Huang* (Rehmanniae Radix), *Ce Bai Ye* (Platycladi Cacumen) und *He Ye* (Nelumbinis Folium) kombinieren.

Vertreibt Kälte, lindert Schmerzen

Ai Ye wärmt die Leber-, Milz- und Magen-Leitbahn, um Kälte zu vertreiben und Schmerzen zu lindern. Es wird normalerweise verwendet, um einen Mangel-Zustand und Kälte im Mittleren und Oberen Erwärmer zu behandeln, die sich als Kälte und Schmerz im unteren Abdomen, unregelmäßige Menses, Dysmenorrhö, Infertilität und übermäßiger klarer Menstruationsausfluss zeigen.

- Mangel-Zustand und Kälte im Mittleren *Jiao* (Mittlerer Erwärmer) mit Kälte und Schmerzen in Epigastrium und Abdomen: *Gan Jiang* (Zingiberis Rhizoma) ergänzen.
- Mangel-Zustand und Kälte im Unteren *Jiao* (Unterer Erwärmer) mit Kälte und Schmerzen im Abdomen und mit unregelmäßiger Menstruation mit Schmerzen: *Ai Ye* zusammen mit *Xiang Fu* (Cyperi Rhizoma), *Chuan Xiong* (Chuanxiong Rhizoma), *Dang Gui* (Angelicae Sinensis Radix) und *Bai Shao* (Paeoniae Radix Alba) verwenden. Bestehen ein schwerer Mangel-Zustand und Kälte *Wu Zhu Yu* (Evodiae Fructus), *Rou Gui* (Cinnamomi Cortex), *Huang Qi* (Astragali Radix) und *Xu Duan* (Dipsaci Radix) hinzufügen.
- Kälte und Schmerzen im unteren Abdomen: Gebratenes *Ai Ye* trocknen und warm am Nabel applizieren. Diese Behandlung ist ebenfalls effektiv bei postpartalen Frauen mit Kälte und Schmerzen im Abdomen.

Vertreibt Feuchtigkeit, lindert Juckreiz

Ai Ye wird äußerlich bei der äußerlichen Behandlung unterschiedlicher Hautkrankheiten angewendet. Als Waschung wird es gewöhnlich bei Ekzemen und Juckreiz verwendet.

- Ekzeme: *Ai Ye* zusammen mit *Di Fu Zi* (Kochiae Fructus) und *Bai Xian Pi* (Dictamni Cortex) verwenden.

Beseitigt Schleim, stoppt Husten, lindert Keuchen

Das ätherische Öl von *Ai Ye* wirkt gut bei Beschwerden der Atemwege wie Husten und Keuchen mit Schleim.

Dosierung

3–10 g als Dekokt. *Ai Ye* wird auch als ätherisches Öl oral eingenommen (dreimal täglich 0,1 ml pro Dosis). Es wird gewöhnlich lokal als Waschung oder als Moxa verwendet. Die unbehandelte Arzneidroge vertreibt effektiver Kälte und trocknet Feuchtigkeit. Mit Essig behandeltes *Ai Ye* vertreibt wirksam Kälte und und lindert effektiv Schmerzen. Die verkohlte Form stoppt besser Blutungen. Die Bearbeitung dieser Arzneidroge reduziert Magenreizungen.

Sicherheitshinweise, Kontraindikationen

- *Ai Ye* ist warm und trocknend und sollte mit Vorsicht bei Patienten mit *Yin*-Mangel und Blut-Hitze angewendet werden.
- Eine lokale Anwendung des ätherischen Öls kann die Haut reizen und lokale Rötung und Überwärmung verursachen.
- Die orale Anwendung des ätherischen Öls von *Ai Ye* kann den Magen-Darm-Trakt anregen und zu einer Steigerung sowohl des Appetits als auch der Nahrungsaufnahme führen.

Überdosierung

Die Nebenwirkungen von *Ai Ye* werden in akute und chronische Reaktionen unterteilt:

- Die **akute Reaktion** wird durch Überdosierung verursacht und entwickelt sich innerhalb von ein bis vier Stunden nach Einnahme der Arznei. Das klinische Bild zeigt Mund- und Halstrockenheit, Durst, Übelkeit, Erbrechen, Schwindel und Tinnitus gefolgt von Bauchschmerzen, Diarrhö, Tremor, generalisierten Spasmen und Krämpfen, die 20 bis 30 Minuten anhalten können, sowie Bewusstseinsveränderungen. Wird die Überdosierung nicht richtig behandelt, kann es zu Ikterus und unter Umständen zu Leberschäden kommen.
- Die **chronische Reaktion** tritt nach längerer Einnahme in höheren Dosierungen auf. Das klinische Bild zeigt Überempfindlichkeitsreaktionen, Taubheit der Extremitäten, Neuritis, Halluzinationen sowie Muskelspasmen und -krämpfe. Auch nach Behandlung und Erholung wurde bei einigen Patienten Vergesslichkeit als bleibender Effekt beobachtet.[1]

Die normale Dosis von *Ai Ye* beträgt 3–10 g. Nebenwirkungen treten bei Dosierungen von 20–30 g auf, Todesfälle können bei Dosierungen von über 100 g auftreten. Es gab einen Todesfall im Zusammenhang mit einer Überdosierung von *Ai Ye*, nachdem eine 32-jährige Frau 500 ml einer unbekannten Konzentration von *Ai Ye* eingenommen hatte.

Im Falle einer Überdosierung

Das frühe Stadium einer Überdosierung mit *Ai Ye* kann mit Erbrechen innerhalb von vier Stunden nach der Einnahme behandelt werden. Nach dem Erbrechen der Substanz sollten dem Patienten 250 ml Milch oder sechs Eiweiße verabreicht werden, um den Magen zu schützen und verbleibende Toxine zu neutralisieren.

Ist die Reaktion auf die Überdosierung von *Ai Ye* durch Anfälle und Konvulsionen charakterisiert, sollten 0,6 g *Niu Huang* (Bovis Calculus) gegeben werden, um Hitze zu klären, Toxine zu beseitigen und Anfälle und Epilepsie zu beenden.

Zeigt sich die Reaktion auf die Überdosierung in einem Ikterus, gelbem Urin, bitterem Mundgeschmack und einem drahtigen Puls, sollten Arzneien verordnet werden, die Ikterus und Hepatitis lindern. Ein Dekokt, das in diesem Fall mit gutem Erfolg verwendet werden kann, besteht aus *Hu Zhang* (Polygoni Cuspidati Rhizoma) 15 g, *Yin Chen* (Artemisiae Scopariae Herba) 15 g, *Sheng Ma* (Cimicifugae Rhizoma) 15 g, *Huang Bo* (Phellodendri Cortex) 12 g, *Che Qian Zi* (Plantaginis Semen) 15 g und *She Xiang* (Moschus) 0,06 g (60 mg). Die Rezeptur wird zweimal täglich morgens und abends als Dekokt eingenommen.

Eine Hepatitis im Zusammenhang mit einer Überdosis von *Ai Ye* wurde mit einer Rezeptur behandelt, die aus *Yin Chen* (Artemisiae Scopariae Herba) 30 g, *Ban Lan Gen* (Isatidis Radix) 30 g, *Zhi Zi* (Gardeniae Fructus) 9 g, *Long Dan* (Gentianae Radix et Rhizoma) 9 g, *Gan Cao* (Glycyrrhizae Radix et Rhizoma) 9 g und *Che Qian Zi* (Plantaginis Semen) 15 g bestand.

Hautreaktionen durch direkten Kontakt mit der Arznei können durch eine äußerlich anzuwendende Lösung aus Arzneidrogen gelindert werden. Die Lösung wird aus jeweils 60 g *Hu Zhang* (Polygoni Cuspidati Rhizoma) und *Lei Gong Teng* (Tripterygium Wilfordii Radix) hergestellt. Für die Anwendung wird ein Tuch mit dem Dekokt getränkt und direkt auf die betroffene Stelle gelegt.

Chemische Zusammensetzung

D-α-Phellandren, α-Cadinen, 1,8-Cineol, Camphen, trans-Carveol, Borneolacetat, Elemol, Isoborneol, α-Terpineol, Carvon.[2]

Pharmakologische Wirkungen

- **Blutstillend**: Sowohl die frische als auch die verkohlte Form von *Ai Ye* war besonders wirksam beim Stillen von Blutungen. Die verkohlte Form war dabei noch effektiver als die frische.[3]
- **Antibiotisch**: Es hemmt *Bacillus anthracis*, alphahämolysierende Streptokokken, betahämolysierende Streptokokken, *Corynebacterium diphtheriae, Diplococcus pneumoniae, Staphylococcus aureus, Staphylococcus citreus, Staphylococcus albus* und *Bacillus subtilis*.[4]
- **Antiasthmatisch**: Das ätherische Öl aus *Ai Ye* zeigte im Tierversuch antiasthmatische Effekte.[5]
- **Hustenstillend und schleimlösend**: Eine intraperitoneale bzw. orale Verabreichung des ätherischen Öls aus *Ai Ye* zeigte deutliche hustenstillende und schleimlösende Wirkungen bei Katzen, Hunden und Meerschweinchen.[6]
- **Cholagog**: Die Gabe einer 2-prozentigen Lösung von *Ai Ye* steigert merklich die Produktion und Exkretion von Galle.[7]

Klinische und wissenschaftliche Studien

- **Instabile Schwangerschaft**: In einer Untersuchung wurden 45 schwangere Frauen mit starken Uterusblutungen mit einem Dekokt behandelt. Die Therapie zeigte einen deutlichen Effekt bei 26 Patientinnen, mäßige Ergebnisse bei 16 Patientinnen und keine Antwort bei drei Patientinnen. Die Arzneirezeptur enthielt *Ai Ye* 6 g, *Sha Ren* (Amomi Fructus) 6 g, *E Jiao* (Asini Corii Colla) 15 g, *Bai Zhu* (Atractylodis Macrocephalae Rhizoma) 15 g, *Huang Qin* (Scutellariae Radix) 12 g, *Zi Su Geng* (Perillae Caulis) 12 g, *Sang Ji Sheng* (Taxilli Herba) 24 g, *Du Zhong* (Eucommiae Cortex) 24 g. Bei Bedarf wurden weitere Arzneien hinzugefügt.[8]
- **Chronische Tracheitis**: Ein ätherisches *Ai-Ye*-Öl, das pro Behandlungszyklus zehn Tage lang täglich verabreicht wurde, war nach zwei Zyklen in 86,4 bis 96,7% der Fälle von chronischer Tracheitis wirksam; bei oraler inhalativer Verabreichung in 82% von 319 Fällen. Das Öl hat eine antiasthmatische Wirkung zu Beginn der Behandlung und eine Wirkdauer ähnlich der von Isoproterenol.[9]
- **Allergie**: In einer Studie wurden dreimal täglich 0,15 ml eines ätherischen *Ai-Ye*-Öls verabreicht. Diese Behandlung war zu 77,3% bei Patienten mit unterschiedlichen Allergien wie z.B. Asthma bronchiale, allergischer Dermatitis (orale und lokale Anwendung von *Ai Ye*), Ekzemen, allergischer Rhinitis, Chemikalien- und Medikamentenallergien wirksam.[10]
- **Lebererkrankungen**: Die einmal tägliche intramuskuläre Injektion von *Ai Ye* über einen Zeitraum von ein bis zwei Monaten war bei 92 von 100 Patienten mit chronischer Hepatitis oder Leberzirrhose wirksam. Die Studie hat gezeigt, dass *Ai Ye* bei chronischer Hepatitis deutlich wirksamer ist als bei Leberzirrhose.[11]
- **Verbrennungen**: Die Anwendung von Moxa (*Ai Ye* wird als Hauptbestandteil von Moxa verwendet) bei Verbrennungen bei Kindern geht mit einer reduzierten Sekretbildung im verbrannten Areals, einem verminderten Infektionsrisiko und einer verkürzten Heilungszeit einher.[12]
- **Bakterielle Dysenterie**: Eine Studie hat gezeigt, dass 40 ml eines viermal täglich verabreichten, 20-prozentigen *Ai-Ye*-Dekokts effektiv 21 Patienten mit akuter bakterieller Dysenterie behandelten.[13]
- **Malaria**: Die zweitägige Gabe von 15–30 g *Ai Ye* als Dekokt zwei Stunden vor einem Malaria-Anfall wirkte zu 56,2% bei 53 Malaria-Patienten.[14]
- **Hautulzerationen**: Zwölf Patienten mit Hautulzerationen wurden dreimal täglich äußerlich mit Arzneibädern behandelt. Die Erfolgsrate betrug 100%. Die Zubereitung der Waschlösung erfolgte durch das Abkochen von jeweils 15 g *Ai Ye*, *Cha Ye* (Camelliae Folium), *Nu Zhen Zi* (Ligustri Lucidi Fructus) und *Zao Jiao* (Gleditsiae Fructus) in 250 ml Wasser, woraus 100–150 ml Lösung gewonnen wurden.[15]

Toxikologie

Die LD_{50} bei Mäusen beträgt für das ätherische Öl von *Ai Ye* 2,47 ml/kg bei oraler Verabreichung und 1,12 mg/kg bei intraperitonealer Gabe. Die LD_{50} bei Mäusen liegt für das *Ai-Ye*-Dekokt bei intraperitonealer Injektion bei 23 g/kg.[16]

Kommentar der Autoren

Ai Ye ist der Hauptbestandteil von Moxastücken. Beim Verbrennen dringt die Hitze in Muskulatur, Sehnen und Knochen ein, um das *Qi* und die Blutzirkulation zu aktivieren, und wärmt die peripheren Leitbahnen und Kollateralen.

Referenzen

1. *Zhong Yao Du Li Xue* (Toxicology of Chinese Herbs); 1989, 70–71
2. *Xian Dai Zhong Yao Yao Li Xue* (Contemporary Pharmacology of Chinese Herbs), 1997; 839
3. *Zhong Yao Cai* (Study of Chinese Herbal Material), 1992; 15(2):22
4. China Med J, 1949; 67(12):648
5. *Zhong Cao Yao* (Chinese Herbal Medicine), 1981; 12(12):58
6. *Zhong Yao Xue* (Chinese Herbology), 1998; 526:529
7. *Gui Yang Yi Xue Yuan Xue Bao* (Journal of Guiyang Medical University), 1988; (3):52
8. *He Bei Zhong Yi Za Zhi* (Hebei Journal of Chinese Medicine), 1985; 5:31
9. *Yi Yao Gong Ye* (Pharmaceutical Industry), 1977;(4–5):51
10. *Zhong Cao Yao Tong Xun* (Journal of Chinese Herbal Medicine), 1975; 1:43
11. *Xin Yi Xue* (New Medicine), 1974; 2:83

12. *Zhong Hua Wai Ke Za Zhi* (Chinese Journal of External Medicine), 1960; 13(9):787
13. *Zhe Jiang Yi Xue* (Zhejiang Journal of Medicine), 1960; 13(9):787
14. *Shan Dong Yi Kan* (Shandong Medical Journal), 1962; 5:22
15. *Guang Xi Zhong Yi Yao* (Guangxi Chinese Medicine and Herbology), 1982; 4:35
16. *Zhong Cao Yao Tong Xun* (Journal of Chinese Herbal Medicine), 1976; (9):26

Bái Jí

Bletillae Rhizoma

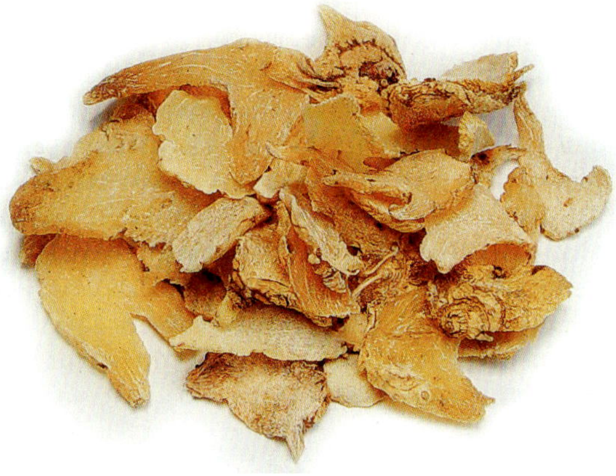

白芨 白及

Pinyin-Name *Bái Jí*
Wörtliche Übersetzung „Weiße Orchidee"
Andere chinesische Namen *Bai Gen, Gan Gen, Lian Ji Cao*
Originalquelle *Shen Nong Ben Cao Jing* (Die Materia Medica des göttlichen Landmannes), vermutlich Östliche Han-Dynastie
Deutscher Name Bletilla-Knolle (Orchideengewächs)
Botanischer Name *Bletilla striata* (Thunb.) Reichb. f, (*Bai Ji*)
Pharmazeutischer Name Bletillae Rhizoma
Eigenschaften Bitter, süß, adstringierend, kühl
Leitbahnen Lunge, Magen, Leber

Chinesische therapeutische Wirkungen

Dämmt das Auslaufen von Blut ein, stoppt Blutungen

Bluthusten und Bluterbrechen, Blutungen aufgrund von Traumata, Lungenabszesse: *Bai Ji* (Bletillae Rhizoma) kühlt Hitze, nährt *Yin* und bewahrt die Körperflüssigkeiten. Es ist äußerst wirksam bei Blutungen in Lunge und Magen wie Bluthusten, Bluterbrechen und Nasenbluten. Aufgrund seiner kühlen Eigenschaft ist diese Arznei gut dafür geeignet, um Bluthusten aufgrund von Lungen-Hitze oder Lungen-*Yin*-Mangel zu beenden. Die äußere Anwendung stoppt Blutungen und behandelt Wunden.

- Bluthusten aufgrund von Lungen-Hitze, die das *Yin* schädigt: *Bai Ji* als Monotherapie verwenden oder mit *Pi Pa Ye* (Eriobotryae Folium), *E Jiao* (Asini Corii Colla), *Ou Jie* (Nelumbinis Nodus Rhizomatis) und *Di Huang* (Rehmanniae Radix) kombinieren.
- Bluthusten durch Lungentuberkulose: zusammen mit *Bai Bu* (Stemonae Radix) und *Chuan Xin Lian* (Andrographitis Herba) verwenden.
- Bluterbrechen aufgrund von Magen-Hitze, die das *Yin* schädigt: zusammen mit *Hai Piao Xiao* (Sepiae Endoconcha) verwenden.
- Blutende Magen- oder Zwölffingerdarmgeschwüre aufgrund von Magen-Hitze: mit *Hai Piao Xiao* (Sepiae Endoconcha) und *Bei Mu* (Fritillariae Bulbus) kombinieren.
- Bluterbrechen aufgrund von Feuchte-Hitze: *Yi Yi Ren* (Coicis Semen) und *Huang Lian* (Coptidis Rhizoma) hinzufügen.
- Äußere Blutungen aufgrund von Schnittverletzungen: *Bai-Ji*-Pulver äußerlich anwenden.
- Starke äußere Blutungen mit tiefen Schnittverletzungen: Pulverisiertes *Bai Ji* mit kalzifiziertem *Shi Gao* (Gypsum Fibrosum) und kalzifiziertem *Long Gu* (Fossilia Ossis Mastodi) in Pulverform verwenden.

Reduziert Schwellungen, fördert die Neubildung von Gewebe

Bai Ji wird gewöhnlich äußerlich zur Behandlung von Geschwüren und Schwellungen mit oder ohne Ulzerationen eingesetzt. Es ist besonders wirksam bei chronischen, nicht-heilenden Geschwüren. Diese Arznei sollte in Pulverform verwendet werden, da seine adstringierenden Eigenschaften dabei helfen, dass sich Geschwüre und Wunden schließen. Es fördert darüber hinaus die Neubildung von Gewebe.

- Geschwüre mit oder ohne Ulzerationen: *Bai-Ji*-Pulver äußerlich anwenden.
- Erysipel: zusammen mit *Huang Bo* (Phellodendri Cortex) und *Cong Bai* (Allii Fistulosi Bulbus) verwenden.
- Karbunkel, Furunkel, Geschwüre und dermatologische Erkrankungen im Allgemeinen: mit *Fu Rong Ye* (Hibisci Folium), *Da Huang* (Rhei Radix et Rhizoma), *Huang Bo* (Phellodendri Cortex) und *Wu Bei Zi* (Galla Chinensis) kombinieren und äußerlich anwenden. Eine andere Quelle empfiehlt, *Bai Ji*, *Jin Yin Hua* (Lonicerae Flos), *Zao Jiao* (Gleditsiae Fructus), *Ru Xiang* (Olibanum) und *Bei Mu* (Fritillariae Bulbus) mit gleichen Teilen Wasser und Franzbranntwein zu mischen und die Mischung äußerlich aufzutragen.
- Chronische, nicht-heilende Wunden: *Bai-Ji*-Pulver als Monotherapie verwenden, um die Heilung zu fördern.
- Chronische, nicht-heilende eitrige Wunden: zusammen mit *Huang Lian* (Coptidis Rhizoma), *Bei Mu* (Fritillariae Bulbus) und *Wu Bei Zi* (Galla Chinensis) verwenden.
- Rissige Haut, Finger, Zehen oder rissiger Anus sowie Verbrennungen: *Bai-Ji*-Pulver als Monotherapie äußerlich anwenden.

Dosierung

3–10 g im Dekokt mit einer maximalen Dosierung von 30 g. 1,5–3,0 g *Bai-Ji*-Pulver pro Dosis (ein- bis dreimal täglich). *Bai Ji* wird als Dekokt, Pulver und äußerlich anzuwendendes Pulver eingesetzt. Zur Behandlung innerer Blutungen wird diese klebrige Arzneidroge gewöhnlich nicht mit anderen zusammen abgekocht, da es leicht auf den Rändern oder auf dem Boden des Topfs festbrennen kann. Daher wird die pulverisierte Arznei vor der Verabreichung in das abgegossene Dekokt gemischt.

Sicherheitshinweise, Kontraindikationen

- *Bai Ji* ist klebrig und adstringierend und sollte bei Bluthusten, der durch äußere Infektionen verursacht wird, bei Lungenabszessen im Frühstadium oder bei starken Blutungen aus Lunge und Magen, die durch Fülle-Feuer und Toxine verursacht werden, mit Vorsicht verwendet werden.
- *Bai Ji* ist inkompatibel mit *Fu Zi* (Aconiti Radix Lateralis Praeparata) und *Zhi Chuan Wu* (Aconiti Radix Praeparata), *Zhi Cao Wu* (Aconiti Kusnezoffii Radix Praeparata) und *Fu Zi* (Aconiti Radix Lateralis Praeparata).
- Die Verwendung Hitze klärender Arzneien zusammen mit *Bai Ji* sollte vermieden werden, wenn die Geschwüre bereits ulzerieren.

11

Chemische Zusammensetzung

Akaziengummi, Traganth, Bletillamannan, Bletilla-Glucomannan, Stärke.[1]

Pharmakologische Wirkungen

- **Blutstillend**: Die intravenöse Injektion einer 2-prozentigen *Bai-Ji*-Zubereitung in einer Dosierung von 1,5 ml/kg zeigte eine signifikante Verminderung sowohl der Blutungs- als auch der Thrombinzeit bei Kaninchen. Darüber hinaus zeigte sie eine ausgezeichnete blutstillende Wirkung bei äußerlicher Anwendung.[2]
- **Antiulzerogen**: Bei betäubten Hunden mit einem Perforationsloch in Magen und Duodenum (Durchmesser: 1 mm) führte die Verabreichung von 9 g *Bai-Ji*-Pulver dazu, dass sich die Öffnung im Magen nach 15 Sekunden und im Duodenum nach 40 Sekunden schloss. *Bai Ji* hatte jedoch keine Wirkung bei vollem Magen oder bei einer größeren Perforation. Anders als die meisten Medikamente, die Magensäure hemmen oder neutralisieren, beinflusst *Bai Ji* weder die Produktion von Magensäure noch das Säuremilieu des Magens. Es wird angenommen, dass *Bai Ji* die Produktion von Prostaglandin und die Magenauskleidung stimuliert und auf diese Weise gegen Ulzera wirkt.[3, 4]
- **Antibiotisch**: *Bai Ji* hat einen hemmenden Einfluss auf *Mycobacterium tuberculosis, Microsporum audouini* und grampositive Bakterien.[5]

Klinische und wissenschaftliche Studien

- **Bluthusten bei Lungentuberkulose**: Die Verabreichung von 9 g *Bai-Ji*-Pulver in drei gleichen Dosen führte zu einem zufriedenstellenden Ergebnis. Innerhalb von ein bis drei Tagen wurde der Bluthustens beendet.[6]
- **Bluthusten aufgrund von Bronchiektasen**: Einem Bericht zufolge zeigte die täglich dreimalige Verabreichung von 2–4 g *Bai-Ji*-Pulver über drei bis sechs Monate deutliche Effekte bei 21 Patienten. Die Auswurfmenge ging zurück, Häufigkeit und Stärke des Hustens wurden reduziert und der Bluthusten wurde gelindert.[7]
- **Blutungen im oberen Magen-Darm-Trakt**: Bei 108 Patienten wurden blutende Magengeschwüre mit jeweils 2 g pulverisiertem *Bai Ji* und *Hai Piao Xiao* (Sepiae Endoconcha) drei- bis viermal täglich behandelt. Die Hämokkult-Untersuchung auf Blut im Stuhl war innerhalb von drei Tagen in 20,6% der Fälle negativ und nach sieben Tagen in 76,4% der Fälle.[8]
- **Blutungen aufgrund von Rektumprolaps**: Elf Patienten wurden einmal täglich für 10 bis 15 Tage äußer-

lich mit pulverisiertem *Bai Ji* und *Shi Gao* (Gypsum Fibrosum) behandelt. Alle Patienten berichteten über ausgezeichnete Ergebnisse.[9]

- **Magengeschwüre**: Patienten mit akuter perforierender Gastritis oder Zwölffingerdarmgeschwüren wurden zur Leerung des Magens zunächst mit einer Magenlavage behandelt, dann folgte die Einnahme von 9 g *Bai-Ji*-Pulver mit maximal 90 ml Wasser und eine Wiederholung der Einnahme nach einer Stunde. Beginnend mit dem folgenden Tag wurde mit einer auf 3 g reduzierten Dosis *Bai Ji* die gesamte Prozedur dreimal täglich durchgeführt. Zusätzlich wurden strikte diätetische Regeln aufgestellt. Am ersten Tag waren keine Flüssigkeits- und Nahrungsaufnahme erlaubt. Am zweiten Tag waren Wasser und eine kleine Menge flüssiger Nahrung erlaubt, am dritten Tag mäßige Mengen flüssiger Nahrung. Bei 23 von 29 Patienten kam es zu einer vollständigen Genesung.[10]
- **Lungentuberkulose**: 60 Patienten mit chronischer Lungentuberkulose wurden drei Monate lang täglich mit 6 g *Bai Ji* behandelt. Bei 42 von 60 Patienten gab es ausgezeichnete Ergebnisse, deutliche Besserungen bei 13 Patienten und keine Reaktion in zwei Fällen. Berichte über die verbliebenen drei Patienten waren nicht zu erhalten.[11]
- **Keuchhusten**: Kinder unter einem Jahr wurden mit einer oralen Gabe *Bai-Ji*-Pulver in einer Dosierung von 0,1–0,15 g/kg, Kinder im Alter von einem Jahr und älter in einer Dosierung von 0,2–0,25 g/kg behandelt. Von 89 Patienten zeigten 37 eine deutliche Besserung innerhalb von fünf Tagen, 15 zeigten eine moderate Besserung innerhalb von zehn Tagen, sechs zeigten keine Reaktion und 31 brachen die Behandlung ab.[12]
- **Silikose**: 44 Patienten wurden über einen Zeitraum von drei Monaten bis zu einem Jahr dreimal täglich mit 1,5 g *Bai Ji* behandelt. Die meisten Patienten berichteten, dass Häufigkeit und Schwere von Brustschmerzen, Kurzatmigkeit, Husten, schwarzes Sputum und Bluthusten abgenommen hätten. Insgesamt kam es zu einer Verbesserung der Lungenfunktionen und zu einer Zunahme des Körpergewichts. Die Röntgenaufnahmen lieferten jedoch keine eindeutigen Ergebnisse.[13]
- **Verbrennungen und Schnittverletzungen**: Patienten mit äußeren Verletzungen wurden durch Auftragen einer *Bai-Ji*-Paste mit ausgezeichneten Ergebnissen behandelt. Sofern keine Infektion bestand, wurden die Auflagen alle fünf bis sieben Tage gewechselt, bei bestehender Infektion wurde täglich gewechselt. Neun Patienten mit Verbrennungen (die sich über weniger als 8% der Körperoberfläche erstreckten) und 38 Patienten mit Schnittverletzungen berichteten über eine vollständige Genesung nach ein bis drei Behandlungen.[14]
- **Plasmaersatz**: Eine 2-prozentige *Bai-Ji*-Zubereitung wurde mit zufriedenstellenden Ergebnissen als Plasmaersatz bei Patienten mit starkem Blutverlust durch Operationen, blutende Magengeschwüre und blutende Leberzirrhose eingesetzt. Die Menge der verwendeten *Ba-Ji*-Zubereitung betrug zwischen 250 und 500 ml.[15]
- **Rissige Haut**: 13 Patienten mit rissigen Händen und Füßen wurden dreimal täglich äußerlich mit einer Arzneipaste behandelt. In milden Fällen kam es innerhalb von zwei bis drei Tagen zu einer vollständigen Heilung, bei stärkeren Rissen innerhalb von fünf bis sieben Tagen. Die Paste bestand aus 30 g *Bai Ji*, 50 g *Da Huang* (Rhei Radix et Rhizoma), 3 g *Bing Pian* (Borneolum) und etwas Honig.[16]

Toxikologie

Nach der klassischen Liste von *Shi Ba Fan* (18 Inkompatibilitäten; ► I/Kap. 7) ist *Bai Ji* inkompatibel mit *Zhi Chuan Wu* (Aconiti Radix Praeparata), *Zhi Cao Wu* (Aconiti Kusnezoffii Radix Praeparata) und *Fu Zi* (Aconiti Radix Lateralis Praeparata). In einer Toxikologiestudie wurde diese Hypothese überprüft: Eine Gruppe von Fröschen wurde in zwei Untergruppen eingeteilt, eine Gruppe erhielt *Zhi Chuan Wu*, *Zhi Cao Wu* oder *Fu Zi* mit *Bai Ji*, die andere Gruppe erhielt dieselbe Grundzusammenstellung an Arzneien ohne *Bai Ji*. Bei identischer Dosierung, Zubereitung und Verabreichung wurden keine signifikanten toxikologischen Unterschiede zwischen den beiden Gruppen beobachtet.[17]

Kommentar der Autoren

Nach Dr. Zhang Xiao-Ping ist *Bai Ji* eine der wirksamsten Arzneien, um gastrointestinale Blutungen zu stoppen. *Bai Ji* hat eine stark bindende Wirkung. Nach der Einnahme heftet sich die Arznei von selbst an das Geschwür, um die Blutung zu stoppen und die Heilung in Gang zu setzen. Wegen seiner stark bindenden Wirkung führt ihr Gebrauch jedoch manchmal zu Stuhlverstopfung.

Referenzen

1. *Xian Dai Zhong Yao Yao Li Xue* (Contemporary Pharmacology of Chinese Herbs), 1997; 802
2. *Zhong Yao Zhi* (Chinese Herbology Journal), 1993; 384
3. *Zhong Yao Xue* (Chinese Herbology), 1998; 493:497
4. *Zhong Cao Yao* (Chinese Herbal Medicine), 1990; 21(2):312
5. *Zhong Hua Pi Fu Ke Xue Za Zhi* (Chinese Journal of Dermatology), 1957; (4):286
6. *Fu Jian Zhong Yi Yao* (Fujian Chinese Medicine and Herbology), 1964; 9(4):32
7. *Shan Dong Yi Kan* (Shandong Medical Journal), 1960; 10:9
8. *Jiang Su Zhong Yi* (Jiangsu Chinese Medicine), 1965; 11:3
9. *Zhong Hua Wai Ke Za Zhi* (Chinese Journal of External Medicine), 1959; 7(7):661
10. Ibid., 1963; 11(7):511
11. *Zhong Guo Fang Lao* (Chinese Prevention of Tuberculosis), 1960; 2:106
12. *Shan Xi Yi Kan* (Shanxi Journal of Medicine), 1957; 2:53
13. *Zhong Hua Jie He Bing Ke Za Zhi* (Chinese Journal of Tuberculosis), 1959; 7(2):149
14. *Zhong Yi Za Zhi* (Journal of Chinese Medicine), 1965;(7):37

15. *Zhong Cao Tong Xun* (Journal of Chinese Herbs), 1973; 1:34
16. *He Nan Zhong Yi* (Henan Chinese Medicine), 1985; 2:21
17. *Zhong Yao Xue* (Chinese Herbology), 1998; 493:497

Bái Mào Gēn

Imperatae Rhizoma

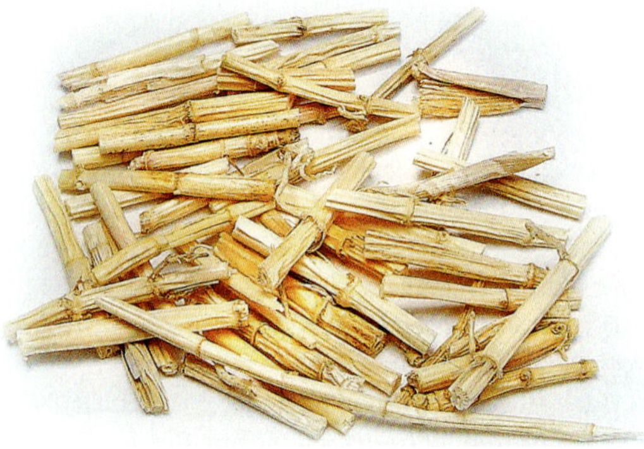

白茅根

Pinyin-Name *Bái Mào Gēn*
Andere chinesische Namen *Mao Gen*, *Ru Gen*, *Mao Cao Gen*
Originalquelle *Shen Nong Ben Cao Jing* (Die Materia Medica des göttlichen Landmannes), vermutlich Östliche Han-Dynastie
Deutscher Name Alang-Alang-Graswurzelstock
Botanischer Name *Imperata cylindrica* (L.) Beauv. var. *major* (Nees.) C. E. Hubb. (*Bai Mao*)
Pharmazeutischer Name Imperatae Rhizoma
Eigenschaften Süß, kalt
Leitbahnen Lunge, Magen, Blase

Chinesische therapeutische Wirkungen

Kühlt Blut und stoppt Blutungen

Blutungen: *Bai Mao Gen* (Imperatae Rhizoma) ist von Natur aus weder trocknend noch stagnierend. Es eignet sich für die Behandlung verschiedener Blutungserkrankungen, die durch Hitze im Blut verursacht werden. Klinische Anwendungen sind u.a. Nasenbluten, Bluthusten oder Bluterbrechen.

- Nasenbluten, Bluthusten oder Bluterbrechen durch Lungen- oder Magen-Hitze: Den Saft von frischem *Bai Mao Gen* trinken. Er kann mit *Ou Jie* (Nelumbinis Nodus Rhizomatis) und *Xiao Ji* (Cirsii Herba) kombiniert werden, um eine synergistische Wirkung zu erzielen.

Klärt Hitze und fördert das Wasserlassen

Dysurie: *Bai Mao Gen* behandelt *Re Lin* (Hitze-Dysurie), Ödeme und Gelbsucht aufgrund von Feuchte-Hitze, indem es durch Wasserlassen Hitze ausleitet.

- Hämaturie aufgrund von Hitze in der Blase: *Bai Mao Gen* allein verwenden.
- Hämaturie mit Leere-Hitze: mit *Ren Shen* (Ginseng Radix et Rhizoma), *Di Huang* (Rehmanniae Radix) und *Fu Ling* (Poria) kombinieren.
- Chronische Hämaturie mit Rückenschmerzen: *Bai Mao Gen* entweder zusammen mit *Xu Duan* (Dipsaci Radix) oder mit *Sang Ji Sheng* (Taxilli Herba) verwenden.
- Ödeme und reduzierte Urinmenge: *Bai Mao Gen* als Einzelarznei verwenden.
- Dysurie: zusammen mit *Shi Wei* (Pyrrosiae Folium), *Mu Tong* (Akebiae Caulis) und *Dong Kui Zi* (Malvae Semen) verwenden.
- Gelbsucht durch Feuchte-Hitze: mit *Yin Chen* (Artemisiae Scopariae Herba) und *Zhi Zi* (Gardeniae Fructus) kombinieren.

Klärt Hitze aus Lunge und Magen

Fieberhafte Erkrankungen, die Lunge und Magen betreffen: Klinische Zeichen sind Reizbarkeit, Durst, Husten, Keuchatmung, Übelkeit und Erbrechen.

- Übelkeit und Erbrechen aufgrund von Magen-Hitze: *Bai Mao Gen* zusammen mit *Lu Gen* (Phragmitis Rhizoma) verwenden.
- Asthma und Keuchatmung durch Lungen-Hitze: mit *Sang Bai Pi* (Mori Cortex) kombinieren.

Dosierung

15–30 g im Dekokt. Die Dosierung für frisches *Bai Mao Gen* beträgt 30–60 g, maximal 250–500 g. Die frische oder unbehandelte Form wirkt stärker Hitze klärend, Blut kühlend und harntreibend. Die verkohlte Arzneidroge wirkt stärker Blutungen beendend, ist aber nicht in der Lage, Hitze zu klären oder Blut zu kühlen.

Sicherheitshinweise, Kontraindikationen

- *Bai Mao Gen* sollte mit Vorsicht bei Patienten mit Schwäche und Kälte von Milz und Magen angewendet werden.
- *Bai Mao Gen* ist bei Erbrechen aufgrund von Kälte im Mittleren *Jiao* (Mittlerer Erwärmer) kontraindiziert.

Chemische Zusammensetzung

Arundoin, Cylindrin, Ferneol, Simiarenol, Coixol.[1 2]

Pharmakologische Wirkungen

- **Blutstillend**: Die lokale Anwendung von *Bai-Mao-Gen*-Pulver zeigte eine deutlich blutstillende Wirkung bei Kaninchen.[3.]
- **Diuretisch**: Ein Dekokt aus *Bai Mao Gen* zeigte eine merkliche diuretische Wirkung bei Kaninchen mit einem Wirkungsmaximum fünf bis zehn Tage nach Einleitung der Therapie.[4]
- **Antibiotisch**: *Bai Mao Gen* hat in vitro einen stark hemmenden Einfluss auf *Shigella flexneri* und *Shigella sonnei*.[5]

Klinische und wissenschaftliche Studien

- **Epidemisches hämorrhagisches Fieber**: Von 60 Patienten mit hämorrhagischem Fieber, die ein- bis dreimal täglich mit einem Dekokt behandelt wurden, wurden 58 Patienten vollständig gesund, zwei verstarben jedoch. Das Dekokt enthielt 50–100 g *Bai Mao Gen*, 20–30 g *Dan Shen* (Salviae Miltiorrhizae Radix et Rhizoma), 30–40 g *Lu Gen* (Phragmitis Rhizoma), 10–15 g *Huang Bo* (Phellodendri Cortex), 10–15 g *Mu Dan Pi* (Moutan Cortex), 15–30 g *Pei Lan* (Eupatorii Herba) und weitere Arzneien je nach Zustand des einzelnen Patienten.[6]
- **Nasenbluten**: Ein Dekokt aus 18 g *Zhi Zi* (Gardeniae Fructus) und 120 g frischem *Bai Mao Gen* (oder 36 g getrocknetem *Bai Mao Gen*), das nach den Mahlzeiten oder vor dem Schlafengehen verabreicht wurde, stoppte nach ein bis drei Dosen wirksam Nasenbluten, das durch Fülle-Hitze in Lunge und Magen gekennzeichnet war.[7.]
- **Nephritis**: Kinder mit akuter Nephritis wurden mit 32 bis 59 Dosen eines Dekokts behandelt, was zu einer deutlichen Abnahme der Ödeme, einer Senkung des Blutdrucks, dem Rückgang von Protein und Blutzellen im Urin und einer Normalisierung des Urins führte. Von elf Patienten wurden neun vollständig gesund, zwei Patienten erfuhren eine mäßige Besserung. Das Dekokt wurde durch Abkochen von *Bai Mao Gen* in 500 ml Wasser zubereitet. Die entstandene Restflüssigkeit wurde in zwei bis drei gleich großen Dosen eingenommen.[8]

Wechselwirkung mit anderen Medikamenten

Diuretika: *Bai Mao Gen* wirkt diuretisch. Obwohl mögliche Wechselwirkungen bislang nicht bekannt sind, kann die gleichzeitige Verwendung von diuretischen Medikamenten zu einer gesteigerten Ausscheidung von Wasser und/oder Elektrolyten führen.[9] (Hinweis: Beispiele für Diuretika sind Chlorothiazid, Hydrochlorothiazid, Furosemid, Bumetanid und Torasemid.)

Toxikologie

Ein Dekokt verringerte 36 Stunden nach der Verabreichung an Kaninchen in einer Dosierung von 25 g/kg die motorische Aktivität und steigerte die Atemfrequenz. Eine intravenöse Injektion in einer Dosierung von 10–15 g/kg zeigte die gleiche Wirkung. Die intravenöse Injektion in einer Dosierung von 25 g/kg führte sechs Stunden nach der Verabreichung bei einem Kaninchen zum Tod.[10]

Ergänzung

白茅花 *Bái Máo Huā* (Imperatae Flos), auch bekannt als *Guan Hua*, wird erstmals in der *Xin Xiu Ben Cao* (Neu überarbeitete Materia Medica) erwähnt, die zwischen 657 und 659 von Su Jing verfasst wurde. *Bai Mao Hua* ist die Blüte von der gleichen Pflanze wie *Bai Mao Gen. Bai Mao Hua* ist süß und neutral und wird gewöhnlich eingesetzt, um Blutungen zu beenden. Es behandelt innere und äußere Blutungen wie Nasenbluten, Bluthusten und Bluterbrechen sowie Blutungen aufgrund von Traumata. *Bai Mao Hua* ist wirksamer bei Blutungen im Oberen *Jiao* (Oberer Erwärmer) wie z.B. Bluterbrechen und Nasenbluten, während *Bai Mao Gen* bei Blutungen im Unteren *Jiao* (Unterer Erwärmer) wie Hämaturie wirksamer ist. Die empfohlene Dosis für *Bai Mao Hua* beträgt 10–15 g.

Referenzen

1. *Xian Dai Zhong Yao Yao Li Xue* (Contemporary Pharmacology of Chinese Herbs), 1997; 790
2. *Chang Yong Zhong Yao Cheng Fen Yu Yao Li Shou Ce* (A Handbook of the Composition and Pharmacology of Common Chinese Drugs), 1994; 754
3. *Yun Nan Zhong Yi Za Zhi* (Yunan Journal of Chinese Medicine), 1987; 8(5):43
4. *Ren Min Wei Sheng Chu Ban She* (Journal of People's Public Health), 1983; 327

5. Ibid.
6. *Zhong Xi Yi Jie He Za Zhi* (Journal of Integrated Chinese and Western Medicine), 1986; 6(4):212
7. *Zhong Yi Za Zhi* (Journal of Chinese Medicine), 1984; 5:64
8. *Guang Dong Yi Xue* (Guangdong Medicine), 1965; 3:28
9. Chen, J. Recognition and prevention of herb-drug interactions, Medical Acupuncture, Fall/Winter 1998/1999; 10 (2); 9–13
10. *Xian Dai Zhong Yao Yao Li Xue* (Contemporary Pharmacology of Chinese Herbs), 1997; 282–283, 1997; 790–792

Cè Bǎi Yè

Platycladi Cacumen

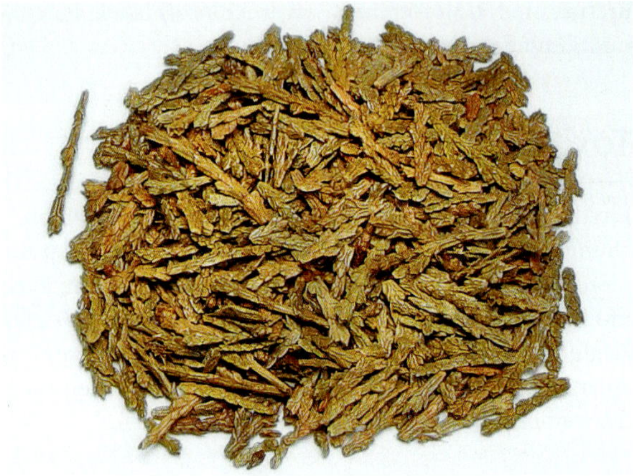

側柏葉 侧柏叶

Pinyin-Name *Cè Bǎi Yè*
Wörtliche Übersetzung „Flache Tannenblätter"
Andere chinesische Namen *Ce Bai, Bai Ye, Bian Bai*
Originalquelle *Ming Yi Za Zhu* (Verschiedene Aufzeichnungen berühmter Ärzte) aus dem Jahr 500 von Tao Hong-Jing
Deutscher Name Spitzen der Blätter und der beblätterten Zweige des Lebensbaums
Botanischer Name *Platycladus orientalis* (L.) Franco; *Biota orientalis* (L.) Endl.
Pharmazeutischer Name Platycladi Cacumen
Eigenschaften Bitter, adstringierend, kühl
Leitbahnen Lunge, Leber, Dickdarm

Chinesische therapeutische Wirkungen

Kühlt das Blut und stoppt Blutungen

Blutungen durch Hitze: *Ce Bai Ye* (Platycladi Cacumen) behandelt verschiedene Blutungserkrankungen einschließlich Nasenbluten, Bluterbrechen, Bluthusten, starker Menstruationsblutungen, Hämatochezie, Hämaturie und traumabedingter äußerer Blutungen. Wenn es mit Arzneien zum Erwärmen des Inneren kombiniert wird, kann es außerdem zur Behandlung von Blutungen eingesetzt werden, die durch Mangel und Kälte verursacht werden.

- Bluterbrechen oder Nasenbluten mit hellrotem Blut: *Ce Bai Ye* zusammen mit *Da Ji* (Cirsii Japonici Herba), *Xiao Ji* (Cirsii Herba) und *Bai Mao Gen* (Imperatae Rhizoma) verwenden.
- Andauerndes Bluterbrechen mit bleichem Gesicht, blasser Zunge und einem schwachen Puls aufgrund eines Mangel-Zustands und Kälte: mit *Gan Jiang* (Zingiberis Rhizoma) und *Ai Ye* (Artemisiae Argyi Folium) kombinieren.
- Hämaturie aufgrund von Hitze in der Blase: zusammen mit *Da Ji* (Cirsii Japonici Herba), *Xiao Ji* (Cirsii Herba) und *Bai Mao Gen* (Imperatae Rhizoma) verwenden.
- Hämatochezie: *Huai Hua* (Sophorae Flos) und *Di Yu* (Sanguisorbae Radix) hinzufügen.
- Starke Menstruationsblutungen: *Bai Shao* (Paeoniae Radix Alba) hinzufügen.
- Starke Menstruationsblutungen mit *Qi*- und Blut-Mangel: zusammen mit *Dang Shen* (Codonopsis Radix), *Dang Gui* (Angelicae Sinensis Radix), *Di Huang* (Rehmanniae Radix) und *Xian He Cao* (Agrimoniae Herba) verwenden.
- Verbrennungen: *Ce Bai Ye* äußerlich als Pulver anwenden.
- Äußere Blutungen: *Ce Bai Ye* äußerlich als Paste anwenden.

Leitet Schleim aus und stoppt Husten

Husten mit reichlich Schleim: *Ce Bai Ye* ist sehr wirksam bei der Behandlung von Husten, der durch Akkumulation von heißem Schleim, der schwierig auszuwerfen ist, verursacht wird.

- Husten mit heißem Schleim: zusammen mit *Ban Xia* (Pinelliae Rhizoma) verwenden.

Behandelt Haarausfall

Haarausfall und juckende Kopfhaut durch fettige Haare

- Haarausfall: *Ce Bai Ye* mit *Fu Zi* (Aconiti Radix Lateralis Praeparata) und Schweinefett kochen und das Dekokt als Waschung verwenden.
- Haarausfall und/oder juckende Kopfhaut: *Ce Bai Ye* sieben Tage in 60-prozentigem Alkohol einweichen und die Tinktur als Waschung auf der Kopfhaut anwenden.

Dosierung

10–15 g, maximal 30 g im Dekokt. *Ce Bai Ye* wird gewöhnlich als Dekokt, Pulver und äußerlich als Paste oder Waschung eingesetzt. Die unbehandelte Arzneidroge kühlt stärker das Blut, während die verkohlte Form besser Blutungen stoppt.

Sicherheitshinweise, Kontraindikationen

- *Ce Bai Ye*, das von bitterer und kalter Natur ist, sollte Patienten mit Schwäche und Kälte in Milz und Magen mit Vorsicht verschrieben werden, da es Diarrhö auslösen kann.
- *Ce Bai Ye* sollte wegen seiner kalten und adstringierenden Natur mit Vorsicht bei Patienten mit Blutungen und Blut-Stase eingesetzt werden, da die Stase sonst unter Umständen schwieriger aufzulösen ist.
- Überdosierungen oder Langzeitanwendungen von *Ce Bai Ye* können zu Benommenheit, Übelkeit und vermindertem Appetit führen.

Chemische Zusammensetzung

Flüchtige Öle, Junipersäure, Sabinsäure.[1]

Pharmakologische Wirkungen

- **Blutstillend**: Ein *Ce-Bai-Ye*-Dekokt führte zu einer deutlichen Verkürzung der Blutungszeit bei Mäusen und Kaninchen. Dabei war die frische Form etwas wirksamer als die verkohlte.[2]
- **Hustenstillend**: Die orale Gabe wässriger und alkoholischer *Ce-Bai-Ye*-Presssäfte in einer Dosierung von 250 mg/kg linderte bei Mäusen merklich einen künstlich induzierten Husten.[3]
- **Auswurffördernd**: Ein Extrakt aus *Ce Bai Ye* zeigte eine ausgeprägte auswurffördernde Wirkung bei Mäusen.[4]
- **Respiratorisch**: Ein *Ce-Bai-Ye*-Extrakt führte zu einer merklichen Entspannung der glatten Muskulatur des Respirationstrakts bei Mäusen und Meerschweinchen. Er zeigte jedoch bei Meerschweinchen keine deutliche Schutzwirkung gegen Asthma.[5]
- **Beruhigend**: Ein *Ce-Bai-Ye*-Dekokt zeigte eine beruhigende Wirkung auf das Zentralnervensystem. Es verlängerte die Phenobarbital-induzierte Schlafdauer, verringerte die motorischen Aktivitäten und verhinderte Coffein-induzierte Anfälle bei Mäusen.[6]
- **Antihypertensiv**: Die intravenöse oder orale Verabreichung von *Ce Bai Ye* senkte den Blutdruck bei Kaninchen durch eine Erweiterung der Blutgefäße.[7]
- **Antibiotisch**: Ce Bai Ye zeigt eine hemmende Wirkung gegen *Staphylococcus aureus*, *Neisseria catarrhalis*, *Salmonella typhi*, *Corynebacterium diphtheriae*, betahämolysierende Streptokokken und *Bacillus anthracis*.[8]

Klinische und wissenschaftliche Studien

- **Blutende Geschwüre**: In einer Studie wurden 100 Patienten mit blutenden Geschwüren in zwei Gruppen eingeteilt. 50 Patienten erhielten eine Behandlung mit Arzneidrogen, die anderen 50 Patienten eine Plazebosubstanz. Die behandelte Gruppe erhielt ein Arzneidekokt mit 15 g *Ce Bai Ye*. In der behandelten Gruppe wurden nach durchschnittlich 2,8 Tagen negative Hämokkult-Testergebnisse verzeichnet, in der Plazebo-Gruppe nach 4,5 Tagen.[9]
- **Blutende Hämorrhoiden**: Acht Patienten wurden mit zufriedenstellenden Ergebnissen einmal täglich mit rektalen Einläufen mit 200 ml Arzneilösung behandelt. Die Lösung wurde durch die Mischung von 30 g verkohltem *Ce Bai Ye*, 15 g verkohltem *Jing Jie* (Schizonepetae Herba) und 20 g verkohltem *Da Huang* (Rhei Radix et Rhizoma) mit warmem Wasser zubereitet.[10]
- **Keuchhusten**: Kinder mit Keuchhusten wurden mit gutem Erfolg vier bis zehn Tage lang mit einer *Ce-Bai-Ye*-Zubereitung behandelt. Kinder unter zwei Jahren erhielten dreimal täglich 15–25 ml des Dekokts, für Kinder über zwei Jahre wurden die Dosierungen entsprechend angepasst. Von 56 Kindern wurden 41 vollständig gesund, neun zeigten eine mäßige Besserung und sechs keine Reaktion.[11]
- **Lungentuberkulose**: Die tägliche intravenöse und orale Verabreichung von 120 g *Ce Bai Ye* über drei bis fünf Monate zeigte ausgezeichnete Ergebnisse bei 153 Patienten mit Lungentuberkulose. Es kam zu deutlichen Besserungen bei Husten, Auswurf, Nachtschweiß, Bluthusten, Müdigkeit und anderen Symptomen.[12]
- **Haarausfall**: In einer Studie wurden 160 Patienten mit Haarausfall mit einer topischen Arzneizubereitung behandelt. Die Wirksamkeitsrate lag bei 77,5%. Die Re-

zeptur wurde zubereitet, indem 25–35 g *Ce Bai Ye* sieben Tage lang in 100 ml 60–75-prozentigem Franzbranntwein eingeweicht wurden. Die Arzneizubereitung wurde drei- bis viermal täglich angewendet.[13]

- **Parotitis**: Die äußere Anwendung einer *Ce-Bai-Ye*-Paste reduzierte wirksam Schmerzen und Schwellungen bei 48 von 50 Parotitis-Patienten innerhalb von ein bis zwei Tagen. Die Paste wurde durch Zermahlen von 200–300 g frischem *Ce Bai Ye* und Kombination mit mehreren Eiweißen zubereitet. Die Paste wurde äußerlich sieben- bis achtmal täglich auf das betroffene Gebiet aufgetragen.[14]

Toxikologie

Die orale Verabreichung eines *Ce-Bai-Ye*-Dekokts an Mäuse in einer Dosierung von 60 g/kg zeigte keine signifikante Toxizität und führte zu keinen Todesfällen. Es gab keine signifikanten Änderungen in Wachstum, Leberfunktion und Blutbild von Mäusen, die hohe Dosen der Arzneidroge über sechs Wochen erhielten. Die LD_{50} für die intraperitoneale Verabreichung von *Ce Bai Ye* als Injektion für Mäuse liegt bei 15,2 g/kg.[15]

Kommentar der Autoren

Platycladus orientalis ist der botanische Standardname für *Ce Bai Ye* und die offizielle Quelle.[16] Der frühere Name *Biota orientalis* wird nicht mehr verwendet.

Ce Bai Ye hat eine starke Blutungen stoppende Wirkung und ist für diesen Zweck eine der am häufigsten gebrauchten Arzneien. Die klinischen Anwendungen variieren je nach Kombination der Arzneidrogen:

- Bei Blutungen, die durch Hitze verursacht werden, wird es mit *Da Ji* (Cirsii Japonici Herba) oder *Xiao Ji* (Cirsii Herba) kombiniert.
- Bei andauernden Blutungen wird es zusammen mit *Xian He Cao* (Agrimoniae Herba), *Ou Jie* (Nelumbinis Nodus Rhizomatis) und *Pu Huang* (Typhae Pollen) verwendet.
- Gehen die Blutungen auf Mangel und Kälte zurück, wird diese Arznei zu verkohltem *Ai Ye* (Artemisiae Argyi Folium) und verkohltem *Pao Jiang* (Zingiberis Rhizoma Praeparatum) hinzugefügt.

11

Referenzen

1. Yen, KY. The Illustrated Chinese Materia Medica Crude and Prepared, SMC Publishing Inc. Taipei, 1992; 100
2. *Zhong Yi Yao Yan Jiu Zi Liao* (Research and Resource of Chinese Medicine and Herbology), 1965; (3):48
3. *Zhe Jiang Wei Sheng Shi Yan Yuan* (Zhejiang Department of Health Research), 1973: 175
4. *Ke Ji Zi Liao* (Scientific Techniques and Knowledge), 1976; 3:21
5. *Zhe Jiang Wei Sheng Shi Yan Yuan* (Zhejiang Department of Health Research), 1973: 175
6. Ibid.
7. Ibid.
8. *Hu Nan Wei Sheng Fang Yi Tong Xun* (Hunan Journal of Preventative Health), 1974; (1):112
9. *Zhong Hua Nei Ke Xue Za Zhi* (Journal of Chinese Internal Medicine), 1960; 8(3):249
10. *Zhong Guo Gang Chang Bing Za Zhi* (Chinese Journal of Proctology), 1985; 4:5
11. *Zhong Yi Er Ke Za Zhi* (Chinese Medical Journal of Pediatrics), 1960; 11(2):146
12. *Ren Min Jun Yi* (Military Reserve Medicine), 1976; 7:57
13. *Zhong Hua Yi Xue Za Zhi* (Chinese Journal of Medicine), 1973; 53(8):459
14. *He Bei Zhong Yi* (Hebei Chinese Medicine), 1985; 4:31
15. *Zhe Jiang Wei Sheng Shi Yan Yuan* (Zhejiang Department of Health Research), 1973: 175
16. *Zhong Hua Ren Min Gong He Guo Yao Dian* (Chinese Herbal Pharmacopoeia by People's Republic of China), 2000

Dà Jì

Cirsii Japonici Herba

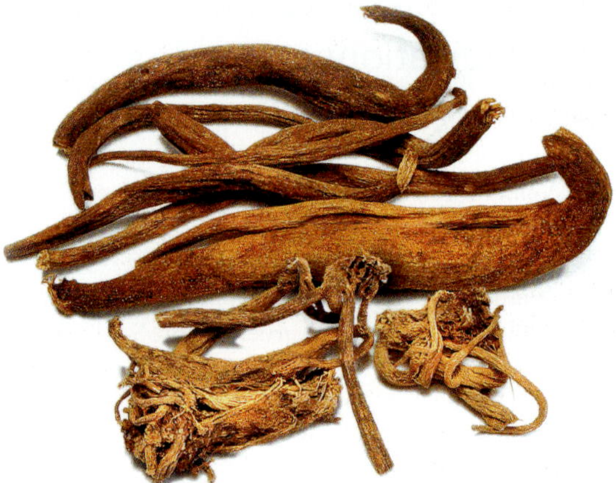

大薊 大蓟

Pinyin-Name *Dà Jì*
Wörtliche Übersetzung „Große Distel"
Andere chinesische Namen *Hu Ji, Ma Ji*
Originalquelle *Ming Yi Za Zhu* (Verschiedene Aufzeichnungen berühmter Ärzte) aus dem Jahr 500 von Tao Hong-Jing
Deutscher Name Japanisches Distelkraut
Botanischer Name *Cirsium japonicum* DC. (*Ji*)
Pharmazeutischer Name Cirsii Japonici Herba
Eigenschaften Süß, bitter, kalt
Leitbahnen Leber, Herz

Chinesische therapeutische Wirkungen

Kühlt das Blut, stoppt Blutungen

Da Ji (Cirsii Japonici Herba) eignet sich für die Behandlung verschiedener Blutungsarten, die durch Hitze im Blut verursacht werden, einschließlich Bluthusten, Nasenbluten, Metrorrhagie und Hämaturie. Bei dieser Art von Blutungen ist das Blut aufgrund der Hitze von hellroter Farbe. Die stärkste Wirkung, Blut zu kühlen und Blutungen zu stoppen, hat frisches *Da Ji*. Verkohltes *Da Ji* hat stärkere adstringierende und zügelnde Eigenschaften, um in die *Xue*-(Blut-)Ebene einzudringen und Blutungen zu stoppen.

- Bluterbrechen, Nasenbluten, starke Menstruationsblutung: Nur den Saft des frischen Krauts verwenden.
- Bluterbrechen: zusammen mit *Di Huang* (Rehmanniae Radix), *Sheng Jiang* (Zingiberis Rhizoma Recens) und hellem Honig verwenden.
- Bluterbrechen und Bluthusten: Die verkohlte Form von *Da Ji*, *Xiao Ji* (Cirsii Herba), *Ce Bai Ye* (Platycladi Cacumen), *Bai Mao Gen* (Imperatae Rhizoma) und *Qian Cao* (Rubiae Radix et Rhizoma) verwenden.

Löst Blut-Stase, reduziert Schwellungen

Abszess und toxische Schwellung: *Da Ji* eignet sich zur Behandlung von Abszessen, unabhängig davon, ob sie innerlich oder auf der Haut sind. Schwellungen und Abszesse werden durch Toxizität und Blut-Stagnation verursacht. Das frische Kraut wird in diesem Fall wegen seiner stärkeren Wirksamkeit bevorzugt. Es kann sowohl innerlich als auch äußerlich eingesetzt werden.

- Innere Abszesse: Das Blatt von *Da Ji* in Pulverform mit Getreideschnaps und *Ren Zhong Bai* (Urinae Hominis Sedimen) verwenden.
- Innere Abszesse und Zellulitis: *Da Ji* mit *Di Yu* (Sanguisorbae Radix), *Niu Xi* (Achyranthis Radix), *Jin Yin Hua* (Lonicerae Flos) und warmem Getreideschnaps kombinieren.
- Lungenabszesse: *Da Ji* als Einzelarznei verwenden.
- Geschwüre und Karbunkel: Frisches *Da Ji* mit Salz mischen und äußerlich anwenden.

Behandelt Gelbsucht

Da Ji eignet sich für die Behandlung von Gelbsucht durch Feuchte-Hitze in Leber und Gallenblase.

- Gelbsucht: zusammen mit *Yin Chen* (Artemisiae Scopariae Herba) und *Hu Zhang* (Polygoni Cuspidati Rhizoma) verwenden.

Senkt den Blutdruck

Hypertonie: *Da Ji* wird seit einiger Zeit eingesetzt, um den Blutdruck zu senken, der durch Leber-Hitze oder Leber-Feuer verursacht wurde.

- Hypertonie: Als Monotherapie oder zusammen mit *Xia Ku Cao* (Prunellae Spica) und *Xi Xian Cao* (Siegesbeckiae Herba) verwenden. Die Wurzel von *Da Ji* wird für diese Anwendung bevorzugt.

Dosierung

10–15 g. Maximal 30 g des getrockneten *Da Ji*. Es können bis zu 60 g der frischen Form verwendet werden. Das unbehandelte Kraut ist stärker im Kühlen von Blut, Beenden von Blutungen und Reduzieren von Schwellungen. Das verkohlte Kraut ist stärker im Zügeln des Bluts und Stoppen von Blutungen. Die oberirdischen Teile der Pflanze haben eine stärkere Wirkung beim Ausleiten von Abszessen, während die Wurzel besser zur Senkung des Blutdrucks geeignet ist.

Sicherheitshinweise, Kontraindikationen

- Wegen seiner blutvitalisierenden Wirkung sollte *Da Ji* während der Schwangerschaft oder bei Patienten, die keine Symptome von Blut-Stagnation aufweisen, mit Vorsicht eingesetzt werden.
- *Da Ji* ist von Natur aus bitter und kalt und deshalb bei *Qi*-Mangel und Kälte in Milz und Magen kontraindiziert.
- Bei der oralen Verabreichung von *Da Ji* können Übelkeit, Erbrechen und andere Störungen des Magen-Darm-Trakts auftreten.[1]

Chemische Zusammensetzung

Cirsimarin, Pectolinarin, Luleclin-7-glucosid, Acacetinrhamnoglucosid, Vitamin K.[2]

Pharmakologische Wirkungen

- **Blutstillend**: Verkohltes *Da Ji* zeigte blutstillende Eigenschaften und verkürzte die Blutungszeit.[3]
- **Antibiotisch**: Eine alkoholische *Da-Ji*-Tinktur in einer Konzentration von 1:30000 zeigte bei In-vitro-Tests eine hemmende Wirkung auf *Mycobacterium tuberculosis*.[4]
- **Kardiovaskulär**: Die Verabreichung eines wässrigen bzw. alkoholischen Extrakts aus *Da Ji* senkte den Herz-

schlag und den Blutdruck in Versuchen mit Hunden, Katzen und Kaninchen.[5]

Klinische und wissenschaftliche Studien

- **Hämaturie**: Einem Bericht zufolge wurde 35 Patienten zwei Wochen lang dreimal täglich 15–20 g *Da-Ji*-Pulver gegeben. Die Wirksamkeitsrate betrug 74,3%. Die blutstillende Wirkung wurde als wirkungsvoller eingestuft als die von Vitamin K.[6]
- **Blutungen im oberen Magen-Darm-Trakt**: In einer Studie wurden 369 Patienten mit Magen- und Zwölffingerdarmgeschwüren sowie verschiedenen Blutungsproblemen im oberen Magen-Darm-Trakt mit einer Arzneizubereitung aus den Hauptbestandteilen *Da Ji*, *Ji Mu Ye* (Loropetali Folium) und *Bai Ji* (Bletillae Rhizoma) behandelt. Die Wirksamkeitsrate lag bei 84,3% mit durchschnittlich fünf Tagen bis zum Eintreten des blutstillenden Effekts.[7]
- **Hypertonie**: *Da Ji Gen* (Cirsii Japonici Radix) und *Da Ji Ye* (Cirsii Japonici Folium) wurden eingesetzt, um Patienten in verschiedenen Stadien von Hypertonie zu behandeln. Von 72 Patienten, die mit *Da Ji Gen* behandelt wurden, zeigten 17 eine deutliche Reaktion, 45 eine mäßige Wirkung, zehn keine Reaktion. Die Wirksamkeitsrate betrug 86,1%. Von 30 Patienten, die mit *Da Ji Ye* behandelt wurden, zeigten fünf deutliche Wirkungen, zehn zeigten eine mäßige Wirkung und 15 zeigten keine Reaktion. Die Wirksamkeitsrate betrug 50%.[8]
- **Intramuskuläre Knoten**: Bei 500 Patienten wurden fibröse Knoten mit einer Paste behandelt, die sechs bis acht Stunden lang ein- bis zweimal täglich auf das betroffene Areal aufgetragen wurde. Es wurden durchschnittlich drei bis fünf Behandlungen durchgeführt. Die Paste bestand zu gleichen Teilen aus *Da Ji* und Stärke, gemischt mit heißem Wasser. Die Studie berichtet über zufriedenstellende Ergebnisse bei allen Patienten. Es kam zu einer Erweichung der Knoten und zu einer Reduzierung der Schmerzen.[9]
- **Lungentuberkulose**: In einer Untersuchung wurden 18 Patienten mit Lungentuberkulose mit einer *Da-Ji*-Zubereitung über einen Zeitraum von 5 bis 72 Tagen behandelt. Die Auswertung der Thorax-Röntgenaufnahmen zeigte bei drei Patienten eine signifikante Besserung, bei acht eine leichte Besserung und bei sieben keine Veränderung. Die Auswertung der Symptome wie Husten, Brustschmerzen, Fieber und Menge des Sputums zeigte ebenfalls unterschiedlich ausgeprägte Besserungen.[10]
- **Nephritis**: Die tägliche Gabe von 15–30 g *Da Ji* reduzierte Ödeme und die Leukozytenzahl im Urin von Patienten mit Nephritis.[11]

Wechselwirkung mit anderen Medikamenten

Gerinnungshemmende Medikamente: *Da Ji* enthält Vitamin K, das die gerinnungshemmende Wirkung von Warfarin reduzieren kann. Obwohl der Gebrauch der Arzneidroge nicht kontraindiziert ist, sollte sie mit Vorsicht eingesetzt werden, um die Bildung von Blutgerinnseln zu vermeiden.[12]

Ergänzung

- 大薊葉/大蓟叶 *Dà Jì Yè* (Cirsii Japonici Folium), der oberirdische Teil der Heilpflanze (hauptsächlich das Blatt), leitet Abszesse aus.
- 大薊根/大蓟根 *Dà Jì Gēn* (Cirsii Japonici Radix), die Wurzel, senkt den Blutdruck.

Kommentar der Autoren

大薊 *Da Ji* (Cirsii Japonici Herba) und 大戟 *Da Ji* (Knoxiae Radix seu Euphorbiae Pekinensis Radix) haben identische *Pinyin*-Namen sind aber zwei unterschiedliche Arzneien mit ganz unterschiedlichen Wirkungen. Um Irrtümer und Verwirrung zu vermeiden, muss man sowohl schriftlich als auch mündlich immer genau angeben, welches „*Da Ji*" verwendet werden soll.

- 大薊 *Da Ji* (Cirsii Japonici Herba) hat blutstillende Wirkungen und stoppt Blutungen.
- 大戟 *Da Ji* (Knoxiae Radix seu Euphorbiae Pekinensis Radix) hat abführende Eigenschaften und eignet sich für die Behandlung von Fülle-Zuständen.

Referenzen

1. *Hu Nan Sheng Jie He Bing Yan Jiu Yuan* (Hunan Treatment and Research Center of Tuberculosis), 1971; 37
2. *Xian Dai Zhong Yao Yao Li Xue* (Contemporary Pharmacology of Chinese Herbs), 1997; 780–781
3. *Zhong Yao Xue* (Chinese Herbology), 1998; 465:466
4. *Zhong Guo Fang Lao Za Zhi* (Chinese Journal on Prevention of Tuberculosis), 1964; 5(3):481
5. Cardiovas Res, 1982; 16:11
6. *Zhong Hua Mi Niao Wai Ke* (Chinese Journal of Urology and External Medicine), 1982; 3(4):287
7. *Zhong Cao Yao Tong Xun* (Journal of Chinese Herbal Medicine), 1973; 2:45
8. *Zhong Cheng Yao Yan Jiu* (Research of Chinese Patent Medicine), 1982; 8:36
9. *Shi Yong Yi Xue Za Zhi* (Practical Journal of Medicine), 1985; 1(2):40
10. *Hu Nan Sheng Jie He Bing Yan Jiu Yuan* (Hunan Treatment and Research Center of Tuberculosis), 1971; 37
11. *Zhong Cao Yao Xue* (Study of Chinese Herbal Medicine), 1979; 378
12. Chen, J. Recognition and prevention of herb-drug interactions, Medical Acupuncture, Fall/Winter 1998/1999; 10 (2); 9–13

Dì Yú
Sanguisorbae Radix

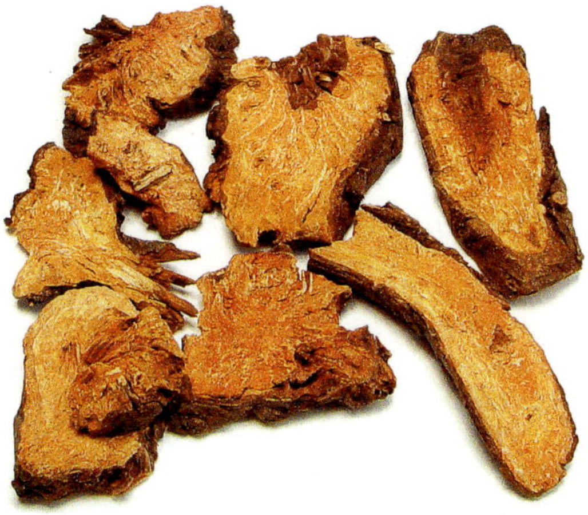

地榆

Pinyin-Name *Di Yú*
Andere chinesische Namen *Yu Chi, Suan Zhi*
Originalquelle *Shen Nong Ben Cao Jing* (Die Materia Medica des göttlichen Landmannes), vermutlich Östliche Han-Dynastie
Deutscher Name Wiesenknopfwurzel, Blutkrautwurzel
Botanischer Name *Sanguisorba officinalis* L. (*Di Yu*); *Sanguisorba officinalis* var. *longifolia* (Bert.) *Yu et Li* (*Chang Ye Di Yu*)
Pharmazeutischer Name Sanguisorbae Radix
Eigenschaften Bitter, sauer, kühl
Leitbahnen Leber, Dickdarm, Magen

Chinesische therapeutische Wirkungen

Kühlt das Blut und stoppt Blutungen

Verschiedene Blutungsmuster, verursacht durch Hitze: *Di Yu* (Sanguisorbae Radix) behandelt Bluthusten, Nasenbluten, Bluterbrechen, Hämaturie, Hämatochezie, Hämorrhoidalblutungen, blutende Dysenterie, Metrorrhagie und anormale Uterusblutungen zwischen den Perioden. Mit seiner absteigenden Natur und seiner ausgezeichneten Fähigkeit, das Blut zu kühlen, Hitze zu klären und das Blut im Körper zurückzuhalten, wird es meistens eingesetzt, um Blutungen im Unteren *Jiao* (Unterer Erwärmer) zu behandeln, die durch Hitze im Blut oder Feuchte-Hitze verursacht werden. Blutungen aufgrund von Hitze zeichnen sich gewöhnlich durch einen starken Fluss von hellem, rotem Blut aus.

Hämatochezie, blutende Hämorrhoiden: Eine toxische Hitze-Akkumulation im Dickdarm verursacht Blutungen, die entweder im begleitenden Stuhl sichtbar sind oder dem Absetzen des Stuhls vorangehen.

- Blutende Hämorrhoiden, Hämatochezie oder Blutungen, die dem Absetzen des Stuhls vorangehen, mit hellrotem Blut aufgrund von Hitze im Blut oder Feuchte-Hitze im Unteren *Jiao* (Unterer Erwärmer): *Di Yu* zusammen mit *Gan Cao* (Glycyrrhizae Radix et Rhizoma) und *Sha Ren* (Amomi Fructus) verwenden.
- Große Mengen Blut im Stuhl und Bauchschmerzen aufgrund von Hitze in der *Xue*-(Blut-)Ebene: *Di Yu* zusammen mit *Di Huang* (Rehmanniae Radix), *Bai Shao* (Paeoniae Radix Alba), *Huang Qin* (Scutellariae Radix) und *Huai Hua* (Sophorae Flos) verwenden.
- Blutende Hämorrhoiden: zusammen mit *Huai Jiao* (Sophorae Fructus), *Fang Feng* (Saposhnikoviae Radix), *Huang Qin* (Scutellariae Radix) und *Zhi Qiao* (Aurantii Fructus) einsetzen.
- Blutende Dysenterie mit schmerzhaftem Stuhldrang, Schleim und Schmerzen im unteren Abdomen: mit *Gan Cao* (Glycyrrhizae Radix et Rhizoma) kombinieren.

Dysenterie: Feuchte-Hitze im Darmtrakt zeigt sich als Dysenterie, Bauchschmerzen, schmerzhafter Stuhldrang oder Diarrhö mit Eiter und Blut.

- Chronische und nicht-heilende, blutende Dysenterie: *Di Yu* zusammen mit *Huang Lian* (Coptidis Rhizoma), *Mu Xiang* (Aucklandiae Radix), *Wu Mei* (Mume Fructus), und *He Zi* (Chebulae Fructus) verwenden.
- Bluterbrechen oder Metrorrhagie aufgrund von Hitze im Blut: *Di Yu* mit Reisessig kochen.

Metrorrhagie oder anormale Blutungen zwischen den Perioden

- Starke Menstruationsblutung mit hellrotem Blut und Trockenheit von Mund und Lippen aufgrund von Hitze im Blut: *Di Yu* zusammen mit *Huang Qin* (Scutellariae Radix), *Di Huang* (Rehmanniae Radix), *Mu Dan Pi* (Moutan Cortex) und *Lian Xu* (Nelumbinis Stamen) verwenden.
- Starke Blutungen und Bauchschmerzen nach Fehlgeburt oder Schwangerschaftsabbruch: Kombination mit *Ai Ye* (Artemisiae Argyi Folium), *E Jiao* (Asini Corii Colla), *Bai Zhu* (Atractylodis Macrocephalae Rhizoma) und *Dang Gui* (Angelicae Sinensis Radix).

Klärt toxische Hitze und fördert die Neubildung von Gewebe

Di Yu eignet sich für die Behandlung von dermatologischen Schädigungen wie Verbrennungen, Wunden, Geschwüre und Ekzeme, die durch Hitze und Toxine gekennzeichnet sind. *Di Yu* klärt nicht nur Hitze und eliminiert Toxine, es fördert darüber hinaus die Heilung durch seine eindämmende Wirkung auf die Wundausbreitung und das Auslaufen von Flüssigkeiten. Es lindert außerdem Schmerzen und fördert die Gewebeneubildung.

- Verbrennungen: *Di-Yu*-Pulver mit Sesamöl mischen und äußerlich bei Verbrennungen (1. bis 4. Grades) anwenden. Dabei müssen die weiter unten aufgeführten Vorsichtsmaßnahmen beachtet werden (► Sicherheitshinweise, Kontraindikationen).
- Karbunkel und Geschwüre ohne Eiter: den Saft von *Di Yu* äußerlich anwenden.
- Ekzeme oder Geschwüre mit Juckreiz, Rötung, Schwellung und Absonderungen: Die Arzneien werden äußerlich angewendet. Für die lokale Anwendung als Waschung *Di Yu* und *Ku Shen* (Sophorae Flavescentis Radix) abkochen. Für eine äußerliche Pulveranwendung *Di Yu*, *Shi Gao* (Gypsum Fibrosum) und *Bai Fan* (Alumen) mischen.

Dosierung

10–15 g, im Dekokt maximal 30 g; oder 1,5–3,0 g *Di Yu* pro Dosis, ein- bis dreimal täglich als Pulver oder in Pillenform. *Di Yu* wird häufig sowohl innerlich als auch äußerlich eingesetzt. Die unbehandelte Arzneidroge ist bitter, sauer und kalt und hat eine stärkere Wirkung, Blut zu kühlen und Toxine auszuleiten. Die verkohlte Arzneidroge ist bitter, sauer und adstringierend und beendet effektiver Blutungen.

Sicherheitshinweise, Kontraindikationen

- Da seine Wirkung kalt, sauer und eindämmend ist, sollte *Di Yu* bei Blutungen, die durch Mangel-Zustände, Kälte oder Blut-Stase verursacht werden, mit Vorsicht eingesetzt werden.
- Die äußere Anwendung von *Di Yu* wird allgemein als sicher angesehen. Sie wird jedoch *nicht* empfohlen bei Verbrennungen, die einen großen Teil der Hautoberfläche betreffen. In diesem Fall kann die übermäßige Resorption der Arzneidroge (wasserlösliche Tannine) zu einer Überdosierung und zu Lebertoxizität führen, z.B. zu einer toxischen Hepatitis.
- *Di Yu* nicht als Einzelarznei in den frühen Stadien einer Dysenterie verwenden, die durch Hitze verursacht wird.

Chemische Zusammensetzung

Ziyuglycosid I, Ziyuglycosid II, Sanguisorbin, Sanguisorbigenin, Tannine.[1]

Pharmakologische Wirkungen

- **Blutstillend**: Die orale Verabreichung von unbehandeltem *Di-Yu*-Pulver und verkohltem *Di-Yu*-Pulver an Mäuse in einer Dosierung von 5 g/kg reduzierte die Blutungszeit um 31,9% bzw. 45,5%. Die orale Verabreichung von unbehandeltem *Di-Yu*-Pulver und verkohltem *Di-Yu*-Pulver an Kaninchen in einer Dosierung von 2 g/kg reduzierte die Blutungszeit in beiden Gruppen um 25%.[2]
- **Wirkt lindernd auf Verbrennungen**: Die äußere Anwendung von *Di-Yu*-Pulver bei Hunden und Kaninchen mit Verbrennungen 2. und 3. Grades reduzierte merklich Schwellungen und Entzündungen durch Verminderung der Gefäßdurchlässigkeit. Darüber hinaus senkte sie das Risiko einer Infektion, verkürzte die Genesungszeit und minimierte das Risiko eines Schocks.[3]
- **Antibiotisch**: Der wässrige Auszug von *Di Yu* hat eine hemmende Wirkung auf *Salmonella typhi*, *Diplococcus meningitidis*, betahämolysierende Streptokokken, *Staphylococcus aureus* und *Diplococcus pneumoniae*; ein alkoholischer Extrakt von *Di Yu* hemmt *E. coli* und *Bacillus subtilis*.[4]
- **Antiemetisch**: Die orale Gabe eines *Di-Yu*-Dekokts in einer Dosierung von 3 g/kg zweimal täglich über zwei Tage kontrollierte wirksam das durch eine Digitalis-Tinktur induzierte Erbrechen bei Tauben, war aber unwirksam bei Apomorphin-induziertem Erbrechen bei Hunden. Die antiemetische Wirkung von *Di Yu* ist vergleichbar mit einer intramuskulären Injektion von 0,25 mg/kg Chlorpromazin.[5]
- **Entzündungshemmend**: Sowohl der wässrige als auch der alkoholische Auszug von *Di Yu* zeigte deutliche antientzündliche Wirkungen.[6]

Klinische und wissenschaftliche Studien

- **Blutungen im oberen Magen-Darm-Trakt**: Einem Bericht zufolge wurden 100 Patienten mit Blutungen im oberen Magen-Darm-Trakt mit einer Arzneirezeptur behandelt, die aus gleichen Anteilen von *Di Yu*, *Bai Ji* (Bletillae Rhizoma) und *Yun Nan Bai Yao* bestand. Alle Patienten erhielten drei- bis viermal täglich 3 g der

Arzneirezeptur; die Wirksamkeit wurde durch das Fehlen von Blut im Stuhl evaluiert. Laut Studie lag die Wirksamkeitsrate bei 95%. Von fünf Patienten, die nicht reagierten, hatten drei ein Magenkarzinom und zwei ein Zwölffingerdarmgeschwür.[7]

- **Blutstillend**: Bei 40 Patienten wurden Blutungen nach einer Zahnextraktion äußerlich mit einer Arzneirezeptur behandelt. Laut Studie stoppten die Blutungen drei bis fünf Minuten nach der Anwendung. Die Rezeptur enthielt 2 g verkohltes *Di Yu*, 1 g *Xi Xin* (Asari Radix et Rhizoma), 1 g *Xue Yu Tan* (Crinis Carbonisatus) und 0,1 g *Bing Pian* (Borneolum).[8]
- **Lungentuberkulose**: Eine auf *Di Yu* basierende Arzneirezeptur zeigte befriedigende Ergebnisse bei der Linderung von Bluthusten als Folge von Lungentuberkulose. Die Rezeptur enthielt u.a. 12 g trocken-gebratenes *Di Yu*, 60 g *Bai Mao Gen* (Imperatae Rhizoma), 6 g *Gan Cao* (Glycyrrhizae Radix et Rhizoma).[9]
- **Starke Menstruationsblutungen**: Eine Patientin mit funktionellen Uterusblutungen, die nicht auf westliche medikamentöse Behandlung ansprachen, wurde nach der täglichen Einnahme einer Arzneirezeptur über vier Tage geheilt. Die Rezeptur enthielt 45 g *Di Yu*, abgekocht in gleichen Teilen Wasser und Essig.[10]
- **Verbrennungen**: Die äußerliche Behandlung von 216 Patienten mit Verbrennungen mit einem Arzneigel führte zu einer starken Verkürzung der Genesungszeit und zu einer verbesserten Schmerzlinderung. Der Gelverband wurde bei nicht-infektiösen Verbrennungen alle sechs bis sieben Tage und bei infizierten Verbrennungen alle zwei bis drei Tage gewechselt. Laut Studie begann die Neubildung der Haut nach drei Anwendungen. Nach sechs bis acht Anwendungen kam es zur vollständigen Genesung. Das Arzneigel enthielt 30 g *Di Yu*, 30 g *Zi Cao* (Arnebiae seu Lithospermi Radix), 30 g *Dang Gui* (Angelicae Sinensis Radix), 15 g *Bing Pian* (Borneolum) und 6 g *Gan Cao* (Glycyrrhizae Radix et Rhizoma). In einer anderen Studie erholten sich 55 Patienten mit Verbrennungen 2. und 3. Grades, die äußerlich mit *Di-Yu*-Gel behandelt wurden, innerhalb von fünf bis sieben Tagen.[11] Das Gel wurde durch Mischen gleicher Anteile von *Di-Yu*-Pulver und Sesamöl zubereitet.[12]
- **Bakterielle Dysenterie**: In einer Untersuchung wurden 91 Patienten mit akuter bakterieller Dysenterie dreimal täglich mit einem *Di-Yu*-Präparat behandelt. Die Wirksamkeitsrate lag bei 95,6%.[13]
- **Portioerosion**: Einem Bericht zufolge wurden 573 Patientinnen jeden zweiten Tag mit einer Arzneirezeptur in Form eines Vaginalzäpfchens behandelt. Die Rezeptur enthielt *Di Yu*, *Huai Hua* (Sophorae Flos), *Bai Fan* (Alumen) und *Long Gu* (Fossilia Ossis Mastodi). Das Behandlungsprotokoll sah vor, zunächst die Genitalregion mit 0,1-prozentigem Kaliumpermanganat zu waschen und danach zwei vaginale Suppositorien einzuführen. Dieser Vorgang wurde jeden zweiten Tag wiederholt. Vier Anwendungen ergaben einen Behandlungszyklus. Die Gesamtbehandlungsdauer betrug ein bis drei Monate, mit jeweils fünf Tagen Pause zwischen jedem Behandlungszyklus. Die Patientinnen wurden angewiesen, fünf Tage vor der Menstruation keine Arzneidrogen anzuwenden. Von 573 Patientinnen wurden 212 vollständig gesund, 62 zeigten deutliche, 191 leichte Besserungen, 78 zeigten keine Reaktion.[14]
- **Dermatologische Erkrankungen**: Bei 109 Patienten wurden unterschiedliche dermatologische Erkrankungen mit 30-prozentigem verkohltem *Di Yu* in Vaseline mit guten Ergebnissen behandelt. 47 Patienten wurden vollständig wiederhergestellt, bei 50 Patienten trat eine Besserung ein, zwölf Patienten zeigten keine Reaktion. Die durchschnittliche Zeit bis zur Genesung betrug 8,3 Tage. Die behandelten dermatologischen Erkrankungen waren u.a. Exantheme, Ekzeme und Dermatitis.[15]

Wechselwirkung mit anderen Medikamenten

Ciprofloxacin: Die Aufnahme und Verfügbarkeit von Ciprofloxacin wird möglicherweise durch die gleichzeitige Gabe von *Di Yu* beeinträchtigt. In einer Studie wurden Ratten in zwei Gruppen eingeteilt, von denen eine Gruppe nur Ciprofloxacin und die zweite sowohl Ciprofloxacin als auch *Di Yu* bekam. Nach 6 und nach 24 Stunden wurden Blut- und Urinproben genommen und mittels HPLC analysiert. Im Vergleich zur Kontrollgruppe zeigte die Gruppe, die *Di Yu* erhalten hatte, einen Abfall der maximalen Plasmakonzentration um 94%. Darüber hinaus wurden das apparente Verteilungsvolumen und die terminale Halbwertzeit um das Achtfache bzw. um das Zweifache gesteigert. Der Interaktionsmechanismus wurde dem hohen Mineraliengehalt der Arzneidroge zugeschrieben. Um Wechselwirkungen zwischen Arzneidroge und Medikament sowie Störungen in der Bioverfügbarkeit von Ciprofloxacin auszuschließen, gaben die Forscher die Empfehlung, zwischen der Einnahme des Medikaments und der Arzneidroge einen angemessenen Zeitraum einzuräumen, damit bei paralleler Verwendung beider Mittel die Wirksamkeit von Ciprofloxacin gewährleistet bleibt.[16]

Toxikologie

Die kontinuierliche orale Verabreichung eines *Di-Yu*-Auszugs in Form einer Lösung (Konzentration 3:1) an Ratten in einer Dosis von 20 ml/kg über zehn Tage zeigte keine auffälligen Nebenwirkungen oder Zeichen von Toxizität. Jedoch zeigte eine Leberbiopsie, die fünf und zehn Tage nach Beginn der Verabreichung durchgeführt wurde, eine Zunahme des Lipidgehalts in den Leberzellen.[17]

Kommentar der Autoren

Di Yu ist kalt, von nach unten bewegender Natur und sehr wirksam bei der Behandlung unterschiedlicher Arten von Blutungen im Unteren *Jiao* (Unterer Erwärmer), die durch Akkumulation von toxischer Hitze oder Feuchte-Hitze verursacht werden. Bei Hämatochezie wird generell die verkohlte Form eingesetzt. Wird bei Hämatochezie die frische Form von *Di Yu* im Dekokt verwendet, sollte die Dosierung auf 15–30 g gesteigert werden.

Referenzen

1. *Xian Dai Zhong Yao Yao Li Xue* (Contemporary Pharmacology of Chinese Herbs), 1997; 785
2. *Zhong Yao Yao Li Yu Ying Yong* (Pharmacology and Applications of Chinese Herbs), 1983; 406
3. Ibid.
4. *Zhong Yao Zhi* (Chinese Herbology Journal), 1993; 343
5. *Zhong Yao Yao Li Yu Ying Yong* (Pharmacology and Applications of Chinese Herbs), 1983; 406
6. *Zhong Yao Xue* (Chinese Herbology), 1998; 469–472
7. *Zhe Jiang Zhong Yi Xue Yuan Xue Bao* (Journal of Zhejiang University of Chinese Medicine), 1985; 9(4):26
8. *Zhong Yao Xue* (Chinese Herbology), 1988; 469–473
9. *Zhong Yi Za Zhi* (Journal of Chinese Medicine), 1966; 4:31
10. *Zhe Jiang Zhong Yi Za Zhi* (Zhejiang Journal of Chinese Medicine), 1965; 8(3):4
11. *Zhong Yi Za Zhi* (Journal of Chinese Medicine), 1963; 9:21
12. *Jiang Su Xin Yi Xue Yuan* (New Jiangsu University of Medicine), 1970
13. *Hu Nan Yi Yao Za Zhi* (Hunan Journal of Medicine and Herbology), 1978; 3:18
14. *Xin Zhong Yi* (New Chinese Medicine), 1978; 3:25
15. *Zhong Hua Pi Fu Ke Xue Za Zhi* (Chinese Journal of Dermatology), 1963; 9(5):324
16. *Journal of Antimicrob Chemother*, 1999 July; 44(1):125–8
17. *Yun Nan Zhong Yao Zhi* (Yunan Journal of Chinese Herbal Medicine), 1990; 241

Fú Lóng Găn

Terra Flava Usta

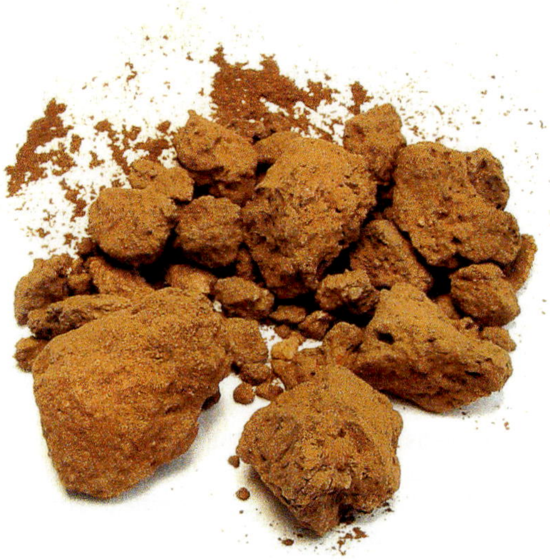

伏龍肝 伏龙肝

Pinyin-Name *Fú Lóng Găn*
Wörtliche Übersetzung „Versteckte Drachen Leber"
Andere chinesische Namen *Zao Xin Tu*
Originalquelle *Ming Yi Za Zhu* (Verschiedene Aufzeichnungen berühmter Ärzte) aus dem Jahr 500 von Tao Hong-Jing
Deutscher Name Gebrannte gelbe Lehmerde
Pharmazeutischer Name Terra Flava Usta
Eigenschaften Scharf, warm
Leitbahnen Milz, Magen

Chinesische therapeutische Wirkungen

Wärmt den Mittleren Jiao (Mittlerer Erwärmer), stoppt Blutungen

Fu Long Gan (Terra Flava Usta) eignet sich für die Behandlung unterschiedlicher Blutungsstörungen, die durch *Qi*-Mangel und Kälte der Milz und ihrer Unfähigkeit, Blut in den Gefäßen zu halten, charakterisiert sind. Zu den klinischen Anwendungen gehören Bluterbrechen, Nasenbluten, Hämatochezie und übermäßige, dunkle Menstruationsblutungen. Weitere Zeichen und Symptome von *Qi*-Mangel und Kälte der Milz sind eine fahle Gesichtsfarbe, kalte Extremitäten, eine blasse Zunge und ein dünner Puls.

- Allgemeine Blutungen: *Fu Long Gan* als Einzelarznei verwenden.
- Bluterbrechen oder Nasenbluten: mit Honig mischen.
- Hämatochezie mit Kälte im Unteren *Jiao* (Unterer Erwärmer): Kombination mit *Gan Jiang* (Zingiberis Rhizoma), *E Jiao* (Asini Corii Colla) und *Huang Qin* (Scutellariae Radix).
- Blutige Dysenterie mit Bauchschmerzen, Reizbarkeit und Mundtrockenheit: zusammen mit *Huang Lian* (Coptidis Rhizoma), *E Jiao* (Asini Corii Colla) und *Ai Ye* (Artemisiae Argyi Folium) verwenden.
- Übermäßige Menstruationsblutungen: mit *E Jiao* (Asini Corii Colla) und *Jiang Can* (Bombyx Batryticatus) kombinieren und mit Getreideschnaps geben.
- Blutige Leukorrhö: mit *Zong Lu* (Trachycarpi Petiolus) und *She Xiang* (Moschus) kombinieren und mit warmem Alkohol oder Essig verwenden.
- Hämatochezie, Bluterbrechen, Nasenbluten und übermäßige Menstruationsblutungen durch Milz-*Qi*-Mangel: zusammen mit *E Jiao* (Asini Corii Colla), *Fu Zi* (Aconiti Radix Lateralis Praeparata), *Bai Zhu* (Atractylodis Macrocephalae Rhizoma) und *Shu Di Huang* (Rehmanniae Radix Praeparata) verwenden.

Lindert Übelkeit

Fu Long Gan wärmt den Mittleren *Jiao* (Mittlerer Erwärmer), leitet rebellisches *Qi* zurück und lindert Übelkeit.

- Übelkeit und Erbrechen: *Fu Long Gan* als Pulver mit Reiswasser anwenden.
- Übelkeit und Erbrechen durch Magen-Schwäche: zusammen mit *Ren Shen* (Ginseng Radix et Rhizoma), *Bai Zhu* (Atractylodis Macrocephalae Rhizoma), *Sha Ren* (Amomi Fructus) und *Chen Pi* (Citri Reticulatae Pericarpium) verwenden.
- Übelkeit und Erbrechen während der Schwangerschaft: *Fu Long Gan* einzeln oder mit *Zi Su Geng* (Perillae Caulis), *Sha Ren* (Amomi Fructus) und *Zhu Ru* (Bambusae Caulis in Taeniam) verwenden.

Stoppt Diarrhö

Fu Long Gan wärmt den Mittleren *Jiao* (Mittlerer Erwärmer), stärkt die Milz und stoppt Diarrhö.

- Chronische Diarrhö durch Milz-Mangel: mit *Fu Zi* (Aconiti Radix Lateralis Praeparata), *Gan Jiang* (Zingiberis Rhizoma) und *Bai Zhu* (Atractylodis Macrocephalae Rhizoma) kombinieren.
- Postpartale Diarrhö: mit *Shan Zha* (Crataegi Fructus) und Zucker mischen.

Behandelt Hauterkrankungen

Eine äußerliche Anwendung von *Fu Long Gan* behandelt Wunden, Schwellungen, Erysipele, Ulzerationen und andere Hauterkrankungen, die durch Feuchtigkeit charakterisiert sind. Es sollte für eine optimale Wirkung immer mit Arzneien kombiniert werden, die Hitze klären und Toxine ausleiten.

Dosierung

15–30 g *Fu Long Gan* wird in ein Seihtuch gewickelt und für das Dekokt vorgekocht. Das Pulver dieser Substanz wird sowohl innerlich als auch äußerlich verwendet.
Die „Suspension" aus *Fu Long Gan* wird manchmal als Wasserersatz zum Kochen von Arzneidrogen verwendet. Die Suspension wird hergestellt, indem 60–120 g dieser Substanz mit Wasser vermischt werden. Der obere Anteil wird abgegossen, bevor eine Sedimentation stattfindet. Die Suspension soll nur die feinsten Partikel von *Fu Long Gan*, die im Wasser gelöst sind, enthalten. Anschließend werden zu der Suspension die Arzneidrogen hinzugefügt, gekocht, bis man das endgültige Dekokt erhält.

Sicherheitshinweise, Kontraindikationen

- Wegen seiner warmen Eigenschaft sollte *Fu Long Gan* mit Vorsicht bei Blutungen, die aus einem *Yin*-Mangel entstehen, oder bei Übelkeit und Erbrechen, die durch Hitze verursacht werden, verwendet werden.
- Um Wunden, Geschwüre und Hautulzerationen zu behandeln, wird die Substanz mit Arzneien kombiniert, die Hitze klären und Toxine eliminieren.

Chemische Zusammensetzung

Kieselsäure, Aluminumoxid, Eisenoxid.[1]

Pharmakologische Wirkungen

Antiemetisch: Die intravenöse bzw. orale Anwendung von *Fu Long Gan* behandelte wirksam Übelkeit und Erbrechen, die durch eine Digitalis-Lösung ausgelöst worden waren. Es zeigte allerdings keine Wirkung bei dem Versuch, Apomorphin-induziertes Erbrechen bei Hunden zu unterdrücken.[2]

Klinische und wissenschaftliche Studien

- **Blutungsstörungen**: Durch Mangel und Kälte charakterisierte Blutungsprobleme wurden mit einem Dekokt behandelt. Von 108 Patienten gab es bei 81 eine deutliche Besserung, bei 24 eine mäßige und bei drei Patienten keine Besserung. Die Rezeptur enthielt *E Jiao* (Asini Corii Colla) 15 g, *Bai Zhu* (Atractylodis Macrocephalae Rhizoma) 15 g, *Fu Zi* (Aconiti Radix Lateralis Praeparata) 12 g, *Di Huang* (Rehmanniae Radix) 12 g, *Huang Qin* (Scutellariae Radix) 10 g und *Zhi Gan Cao* (Glycyrrhizae Radix et Rhizoma Praeparata cum Melle) 10 g. Bei Bedarf wurde die Rezeptur modifiziert, indem 15 g *Dang Shen* (Codonopsis Radix) bei *Qi*-Mangel und 12 g *Hai Piao Xiao* (Sepiae Endoconcha) sowie 12 g *Qian Cao* (Rubiae Radix et Rhizoma) bei übermäßigen Blutungen hinzugefügt wurden. Die Rezeptur wurde nicht in Wasser, sondern in einer Suspension aus *Fu Long Gan* gekocht (s.o. „Dosierung"). Die Suspension wurde durch Mischen von 300 g *Fu Long Gan* mit Wasser hergestellt. Der obere Anteil des Wassers wurde vor der Sedimentation abgegossen, um die feinen Partikel von *Fu Long Gan* zu erhalten.[3]
- **Bakterielle Dysenterie**: In einer Studie wurden 90 Kinder mit bakterieller Dysenterie einmal täglich mit 30–60 ml eines Arzneidekokts behandelt. Es kam zu einer deutlichen Wirkung bei 17 Patienten nach einer Gabe, bei 34 Patienten nach zwei, bei 19 Patienten nach drei und bei acht Patienten nach fünf Dosen. Das Dekokt blieb bei sieben Patienten ohne Wirkung. Berichte über die verbliebenen fünf Patienten waren nicht erhältlich. Die Rezeptur enthielt 100 g *Huang Lian* (Coptidis Rhizoma), 200 g *Da Huang* (Rhei Radix et Rhizoma), 200 g *Bai Shao* (Paeoniae Radix Alba), 250 g *Huang Qin* (Scutellariae Radix), 150 g *Chuan Lian Zi* (Toosendan Fructus), 150 g verkohltes *Jing Jie* (Schizonepetae Herba) und 50 g *Yan Hu Suo* (Corydalis Rhizoma). Die Arzneidrogen wurden in einer Suspension aus *Fu Long Gan* gekocht, die durch Mischen von 500 g *Fu Long Gan* mit 5000 ml Wasser hergestellt wurde. Der obere Anteil des Wassers wurde vor der Sedimentation abgegossen, um die feinen Partikel von *Fu Long Gan* zu erhalten.[4]

Referenzen

1. *Xian Dai Zhong Yao Yao Li Xue* (Contemporary Pharmacology of Chinese Herbs), 1997; 833
2. *Zhong Yao Xue* (Chinese Herbology), 1998; 530–532
3. *Zhong Yuan Yi Kan* (Resource Journal of Chinese Medicine), 1985; 4:26
4. *He Nan Zhong Yi* (Henan Chinese Medicine), 1985; 3:42

Huā Ruĭ Shí

Ophicalcitum

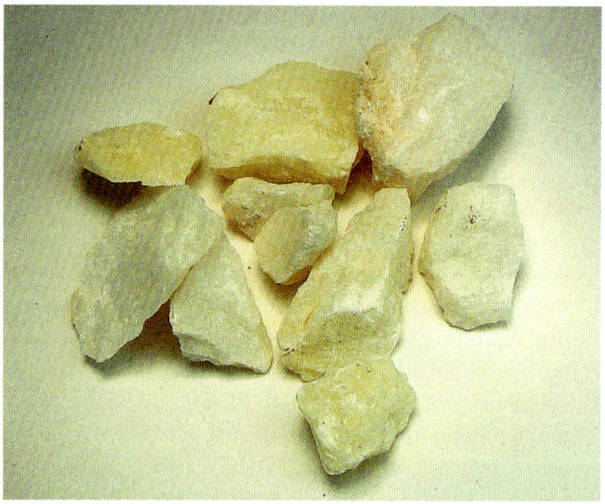

花蕊石

Pinyin-Name *Huā Ruĭ Shí*
Andere chinesische Namen *Hua Ru Shi*
Originalquelle *Jia You Ben Cao* (Materia Medica der Jia You Ära) von Zhang Yu-Xi und Su Song 1057–1060
Deutscher Name Ophicalcit
Pharmazeutischer Name Ophicalcitum
Eigenschaften Sauer, adstringierend, neutral
Leitbahnen Leber

Chinesische therapeutische Wirkungen

Löst Blut-Stase, stoppt Blutungen

Bluthusten und Bluterbrechen: *Hua Rui Shi* (Ophicalcitum) eignet sich für die Behandlung von Blutungsproblemen, die durch eine innere Blut-Stase erschwert werden. Es kommt bei Bluthusten und Bluterbrechen zum Einsatz. Das Pulver kann lokal verwendet werden, um verletzungsbedingte Blutungen zu stoppen. Bei lokaler Anwendung wirkt *Hua Rui Shi*, indem es Sickerblutungen trocknet und die Wundheilung fördert.

- Bluterbrechen mit Blut-Stase: Verkohltes *Hua Rui Shi* mit Alkohol oder Essig verwenden.
- Magen- oder Darmblutung: Kombination mit *San Qi* (Notoginseng Radix et Rhizoma) und *Xue Yu Tan* (Crinis Carbonisatus).

- Blutung mit Blutergüssen durch Verletzungen oder Tierbisse: verkohltes *Hua Rui Shi* und verkohltes *Liu Huang* (Sulfur) zur äußerlichen Anwendung vermischen.
- Schnittwunden: *Hua Rui Shi* zusammen mit *Mi Tuo Seng* (Lithargyrum), *Long Gu* (Fossilia Ossis Mastodi), *Ru Xiang* (Olibanum) und *Qing Fen* (Calomelas) äußerlich anwenden, um die Geweberegeneration zu fördern und die Heilung zu erleichtern.

Dosierung

10–15 g im Dekokt, 1,0–1,5 g als Pulver. *Hua Rui Shi* wird sowohl innerlich als auch äußerlich angewendet. Die frische Form zerstreut stärker Blut-Stase und beendet wirkungsvoller innere Blutungen. Die verkohlte Form unterdrückt wirkungsvoller Blutverlust und wird verwendet, um äußere Blutungen zu stoppen.

Sicherheitshinweise, Kontraindikationen

Hua Rui Shi sollte während der Schwangerschaft mit besonderer Vorsicht angewendet werden.

Pharmakologische Wirkungen

Blutstillend: Die lokale Anwendung von *Hua-Rui-Shi*-Pulver reduzierte die Blutungszeit bei Mäusen mit äußeren Verletzungen wirksamer als Plazebo.[1]

Klinische und wissenschaftliche Studien

Blutungsstörungen: Die dreimal tägliche orale Gabe von 4–8 g *Hua-Rui-Shi*-Pulver war zu ca. 70% wirksam bei der Behandlung unterschiedlicher Blutungsstörungen, dazu gehörten Magen- und Zwölffingerdarmgeschwüre sowie Bluthusten aufgrund von Lungentuberkulose. Patienten mit gastrointestinaler Blutung sprachen mit einer Erfolgsrate von 98,1% am besten auf die Behandlung an.[2] In einer weiteren Studie wurden Patienten mit Bluterbrechen, Nasenbluten und starken Uterusblutungen mit *Hua-Rui-Shi*-Pulver behandelt. Dies führte zu guten hämostatischen Ergebnissen. *Hua-Rui-Shi*-Pulver wurde mit Essig geröstet. Nach Beendigung der Blutungen wurde den Patienten *Ba Zhen Tang* (Acht Schätze Dekokt) gegeben.[3]

Referenzen

1. *Zhong Yao Xue* (Chinese Herbology), 1998; 523:524
2. *Zhong Cheng Yao* (Study of Chinese Patent Medicine), 1985; 8:42
3. *Zhe Jiang Zhong Yi Za Zhi* (Zhejiang Journal of Chinese Medicine), 1965; 8(7):21

Huái Huā

Sophorae Flos

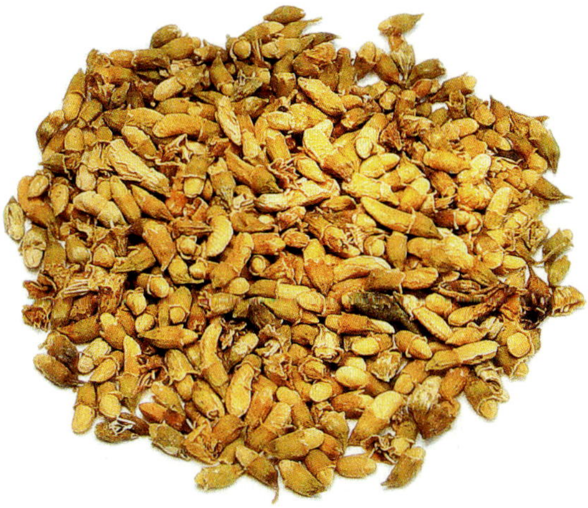

槐花

Pinyin-Name *Huái Huā*
Wörtliche Übersetzung „Pagodenblume“
Andere chinesische Namen *Huai Mi, Huai Rui, Huai Hua Mi*
Originalquelle *Ri Hua Zi Ben Cao* (Materia Medica von Ri Hua-Zi) von Ri Hua-Zi aus dem Jahr 713
Deutscher Name Schnurbaumblüten, Pagodenbaumblüten
Botanischer Name *Sophora japonica* L. (*Huai*)
Pharmazeutischer Name Sophorae Flos
Eigenschaften Bitter, kühl
Leitbahnen Leber, Dickdarm

Chinesische therapeutische Wirkungen

Kühlt Blut und stoppt Blutungen

Blutungen: *Huai Hua* (Sophorae Flos) behandelt verschiedene Blutungserkrankungen, die durch Hitze im Blut gekennzeichnet sind. Da es in Leber und Dickdarm eindringt, ist *Huai Hua* sehr wirksam und wird häufig verwendet, um Blutungen im Unteren *Jiao* (Unterer Erwärmer) wie Hämatochezie, blutende Hämorrhoiden, Hämaturie und starke Menstruationsblutungen zu behandeln.

- Hämatochezie mit hellrotem Blut aufgrund von Feuchte-Hitze im Dickdarm: *Huai Hua* zu *Ce Bai Ye* (Platycladi Cacumen), *Jing Jie* (Schizonepetae Herba) und *Zhi Qiao* (Aurantii Fructus) hinzufügen. **Beispiel-Rezeptur**: *Huai Hua San* (Sophorae Flos Pulver).

- Hämatochezie mit hellrotem Blut aufgrund von Fülle-Hitze und Feuer: zusammen mit *Zhi Zi* (Gardeniae Fructus) verwenden.
- Blutende Hämorrhoiden: mit *Di Yu* (Sanguisorbae Radix), *Cang Zhu* (Atractylodis Rhizoma) und *Gan Cao* (Glycyrrhizae Radix et Rhizoma) kombinieren.
- Hämaturie durch Hitze in der Blase: Verkohltes *Huai Hua* und *Yu Jin* (Curcumae Radix) verwenden.
- Metrorrhagie oder anormale Uterusblutungen: Das Pulver von *Huai Hua* und *Gan Cao* (Glycyrrhizae Radix et Rhizoma) mit warmem Alkohol mischen.
- Andauerndes Bluterbrechen: Verkohltes *Huai Hua* mit einer kleinen Menge *She Xiang* (Moschus) mischen und mit einer Suppe aus Klebreis servieren.
- Andauerndes Nasenbluten: Gleiche Portionen von *Huai-Hua-* und *Hai-Piao-Xiao-*(Sepiae Endoconcha-) Pulver mischen und dieses direkt in die Nasenlöcher geben.
- Blutende Zunge: *Huai-Hua*-Pulver äußerlich anwenden.

Klärt Leber-Hitze und dämpft Feuer

Huai Hua eignet sich für die Behandlung von roten Augen, Kopfschmerzen, Benommenheit und Schwindel im Zusammenhang mit Leber-Hitze und Feuer.

- Leber-Hitze und Feuer: *Huai Hua* mit *Ju Hua* (Chrysanthemi Flos) und *Xia Ku Cao* (Prunellae Spica) kombinieren und als Tee servieren.

Dosierung

10–15 g im Dekokt, die Dosierung für *Huai-Hua*-Pulver reduzieren. Die frische Arzneidroge kühlt stärker Blut, leitet besser Feuer aus und senkt stärker den Blutdruck. Die trocken-gebratene Form ist wärmer und reizt Milz und Magen weniger. Die verkohlte Form ist besser dafür geeignet, Blutungen zu stoppen.

Sicherheitshinweise, Kontraindikationen

Huai Hua sollte mit Vorsicht bei Schwäche und Kälte in Milz und Magen angewendet werden.

Chemische Zusammensetzung

Rutin, Betulin, Sophoradiol, Sophorin A, Sophorin B, Sophorin C, Quercetin und Rutosid.[1, 2, 3]

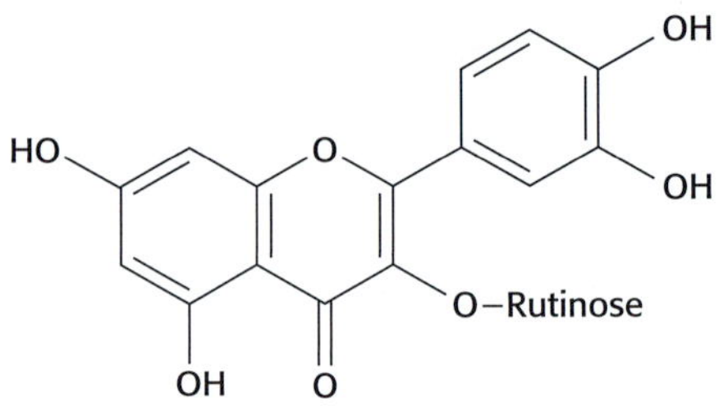

Abb. 11.1 Rutin

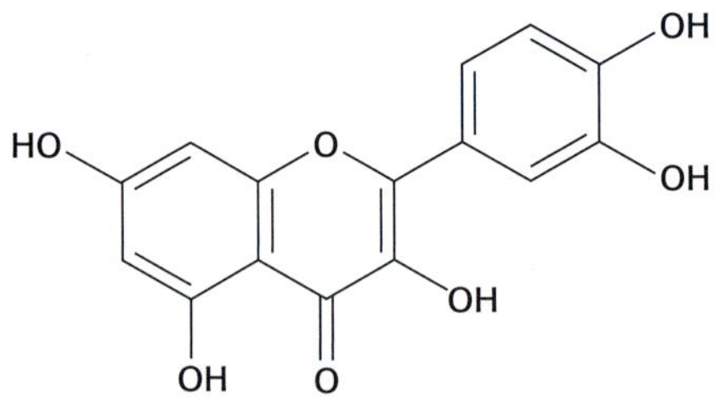

Abb. 11.2 Quercetin

Pharmakologische Wirkungen

- **Blutstillend**: Sowohl unbehandeltes als auch verkohltes *Huai Hua* verkürzt die Blutungszeit. Verkohltes *Huai Hua* ist in seiner blutstillenden Wirkung stärker als die unbehandelte Form.[4]
- **Wirkung auf die Blutgefäße**: Rutin (► Abb. 11.1) und Quercetin (► Abb. 11.2) stabilisieren die Integrität der Kapillaren durch Senkung der Gefäßdurchlässigkeit und Erhöhung der Flexibilität.[5]
- **Kardiovaskulär**: Die Verabreichung von Rutin und Quercetin an Frösche zeigte positiv inotrope und negativ chronotrope Wirkungen, die zu einem gesteigerten Herzminutenvolumen und verminderter Herzfrequenz führten. Durch die Erweiterung der Koronararterien verbessern diese Substanzen darüber hinaus die Durchblutung des Herzmuskels. Außerdem zeigte die Verabreichung wässriger und alkoholischer *Huai-Hua*-Auszüge bei betäubten Hunden eine deutliche blutdrucksenkende Wirkung.[6]
- **Antihyperlipidämisch**: Die Gabe von Quercetin führt zu einer Senkung des Cholesterinspiegels in Leber und Blutplasma. Es zeigte vielversprechende protektive und therapeutische Wirkungen bei der Behandlung von Atherosklerose.[7]
- **Entzündungshemmend**: Die intraperitoneale Injektion von Rutin und Quercetin zeigte bei Mäusen und Ratten mit Arthritis merkliche antientzündliche Wirkungen.[8]
- **Krampflösend und antiulzerogen**: Rutin und Quercetin vermindern die Kontraktilität des Darms und senken die Sekretion von Magensäure. Die krampflösende Wirkung von Quercetin ist fünfmal stärker als die von Rutin.[9]

- **Schützende Wirkung gegen Strahlung**: Die Verabreichung von Rutin an Mäuse, die Röntgenstrahlen ausgesetzt wurden, führte dazu, dass die Nebenwirkungen der Bestrahlung weniger stark waren und dass weniger Todesfälle auftraten.[10]
- **Vorbeugende Wirkung gegen Frostbeulen**: Rutin Wirkt vorbeugend gegen Frostbeulen und ist sehr wirksam bei der Behandlung von Frostbeulen 3. Grades.[11]

Klinische und wissenschaftliche Studien

- **Menstruationsblutungen**: 140 Patientinnen mit starker Regelblutung wurden bis zu sieben Tage lang ein- bis zweimal täglich mit einem Arzneidekokt behandelt. Die Wirksamkeitsrate lag bei 83,6%. Das Dekokt enthielt verkohltes *Huai Hua* 30 g, *Ji Cai* (Capsellae Bursapastoris Herba) 30 g, *Ma Chi Xian* (Portulacae Herba) 30 g, verkohltes *Hai Piao Xiao* (Sepiae Endoconcha) 15 g, verkohltes *Qian Cao* (Rubiae Radix et Rhizoma) 15 g, verkohltes *Di Yu* (Sanguisorbae Radix) 15 g, *Ji Mu* (Loropetali Radix) 15 g, verkohltes *Pu Huang* (Typhae Pollen) 10 g, *Gan Cao* (Glycyrrhizae Radix et Rhizoma) 5 g und weitere Zutaten (je nach Zustand der jeweiligen Patientin). Die Patientinnen wurden angewiesen, die Arzneien einmal täglich einzunehmen, bei starken Blutungen zweimal täglich. Bei 64 von 140 Patientinnen hörten die Blutungen innerhalb von ein bis drei Tagen auf, bei 53 innerhalb von vier bis sechs Tagen, bei 23 Patientinnen hielten die Blutungen nach sieben Tagen weiter an.[12]
- **Hämorrhoiden**: In einer Studie wurden 400 Patienten mit Hämorrhoiden erfolgreich einmal täglich mit einem Dekokt behandelt. Die Studie zeigte eine signifikante Besserung in 61% der Fälle, eine mäßige Besserung bei 31% und keine Besserung bei 8%. Die Rezeptur enthielt *Huai Hua* 15 g, *Huai Jiao* (Sophorae Fructus) 15 g, *Hua Shi* (Talcum) 15 g, *Di Huang* (Rehmanniae Radix) 12 g, *Jin Yin Hua* (Lonicerae Flos) 12 g, *Dang Gui* (Angelicae Sinensis Radix) 12 g, *Huang Lian* (Coptidis Rhizoma) 12 g, *Huang Bo* (Phellodendri Cortex) 10 g, *Huang Qin* (Scutellariae Radix) 10 g, *Sheng Ma* (Cimicifugae Rhizoma) 6 g, *Chai Hu* (Bupleuri Radix) 6 g, *Zhi Qiao* (Aurantii Fructus) 6 g, *Gan Cao* (Glycyrrhizae Radix et Rhizoma) 3 g und andere Zutaten (je nach Zustand des jeweiligen Patienten).[13]
- **Psoriasis**: Psoriasis-Patienten wurden zweimal täglich mit 3 g trocken-gebratenem *Huai Hua* in Pulverform behandelt, das mit warmem Wasser nach den Mahlzeiten eingenommen wurde. Von 53 Patienten zeigten sechs eine deutliche Besserung, bei 22 Patienten trat eine mäßige Besserung, bei 19 Patienten eine leichte Besserung ein. Sechs Patienten zeigten keine Reaktion. Die Arznei wurde folgendermaßen zubereitet: *Huai Hua* wurde trocken-gebraten, bis es gelb wurde, dann wurde es zu Pulver vermahlen, mit Honig gemischt und anschließend zu Pillen geformt.
- **Sommergeschwür, Eiterbeule**: Die zwei- bis dreimal tägliche lokale Anwendung einer *Huai-Hua*-Lösung und das anschließende Auftragen einer *Huai-Hua*-Paste wirkten spürbar innerhalb von ein bis zwei Tagen. Die Lösung wurde durch Abkochen von 30–60 g der Arzneidroge in 1500 ml Wasser zubereitet.[14]

Toxikologie

Die LD_{50} für Quercetin beträgt bei Mäusen 160 mg/kg bei oraler Aufnahme.[15]

Ergänzung

槐角 *Huái Jiǎo* (Sophorae Fructus) wird erstmals im zweiten Jahrhundert im *Shen Nong Ben Cao Jing* (Die Materia Medica des göttlichen Landmannes) erwähnt. Es stammt aus der Frucht derselben Pflanze wie *Huai Hua* (Sophorae Flos). *Huai Jiao* ist bitter, kalt und dringt in Leber und Dickdarm ein. Im Vergleich zu *Huai Hua* ist *Huai Jiao* schwächer beim Stoppen von Blutungen und stärker bei der Ausleitung von Hitze. Es befeuchtet außerdem den Darmtrakt. Für die Behandlung von Hämorrhoidenblutungen, Hämatochezie oder Blutungen, die durch Abszesse oder schmerzhafte Schwellungen hervorgerufen werden, wird *Huai Jiao* oft mit *Di Yu* (Sanguisorbae Radix), *Huang Qin* (Scutellariae Radix) und *Dang Gui* (Angelicae Sinensis Radix) kombiniert. Um Leber-Feuer zu dämpfen und den Blutdruck zu senken und um rote Augen, Kopfschmerzen und Benommenheit zu behandeln, wird *Huai Jiao* häufig mit *Huang Qin*, *Jue Ming Zi* (Cassiae Semen) und *Xia Ku Cao* (Prunellae Spica) kombiniert. *Huai Jiao* ist bei Schwangeren oder bei Patienten mit Schwäche und Kälte in Milz und Magen kontraindiziert. Die empfohlene Dosierung für *Huai Jiao* beträgt 10–15 g im Dekokt.

Referenzen

1. *Xian Dai Zhong Yao Yao Li Xue* (Contemporary Pharmacology of Chinese Herbs), 1997; 792–793
2. The Merck Index 12th edition, Chapman and Hall/CRCnetBASE/Merck, 2000
3. Ibid.
4. *Guang Xi Zhong Yi Yao* (Guangxi Chinese Medicine and Herbology), 1990; 13(1):44
5. *Zhong Yao Xue* (Chinese Herbology), 1998; 478:481
6. Ibid., 478–480
7. *Zhi Wu Yao You Xiao Cheng Fen Shou Ce* (Manual of Plant Medicinals and Their Active Constituents), 1986; 902:876
8. Ibid.
9. *Zhong Yao Xue* (Chinese Herbology), 1998; 478–480
10. Ibid.
11. Ibid.
12. *Zhong Yi Za Zhi* (Journal of Chinese Medicine), 1982; 3(6):28
13. *Si Chuan Zhong Yi* (Sichuan Chinese Medicine), 1985; 3(5):49

14. *Zhe Jiang Zhong Yi Za Zhi* (Zhejiang Journal of Chinese Medicine), 1966; 9(7):40
15. *Zhi Wu Yao You Xiao Cheng Fen Shou Ce* (Manual of Plant Medicinals and Their Active Constituents), 1986: 902,876

Juǎn Bǎi
Selaginellae Herba

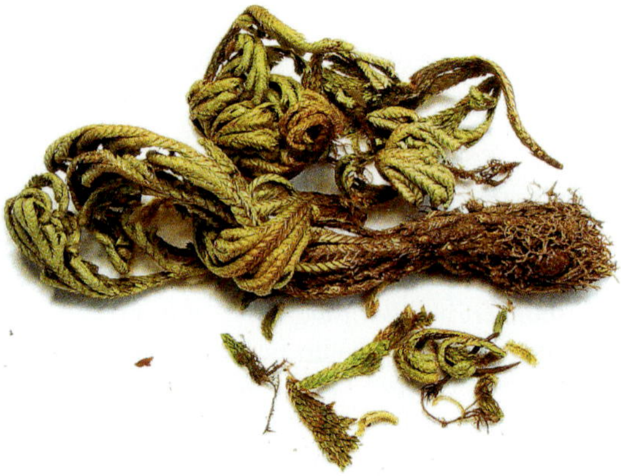

卷柏 卷柏

Pinyin-Name *Juan Bai*
Andere chinesische Namen *Juan Bo, Wan Nian Song, Wan Sui, Sui Fu Rong, Huai Hun Cao*
Deutscher Name Selaginella (Moosfarn)
Botanischer Name *Selaginella tamariscina* (Beauv.) Spring
Pharmazeutischer Name Selaginellae Herba
Eigenschaften Scharf, neutral
Leitbahnen Lunge, Dickdarm

Traditionell ist 萬年松 *Wàn Nián Sōng* der am häufigsten gebrauchte Name in Lehrbüchern und unter Therapeuten der Chinesischen Arzneimedizin. Heute ist jedoch 卷柏 *Juǎn Bǎi* der offizielle Name, der von der Pharmakopöe der Volksrepublik China im Jahr 2005 übernommen wurde. Dieser wird deshalb auch als Standardname in diesem Buch durchgängig verwendet.

11

Chinesische therapeutische Wirkungen

Stoppt Blutungen und zerstreut Wind

Unterschiedliche Blutungen: *Juan Bai* (Selaginellae Herba) behandelt unterschiedliche Blutungsarten wie Bluthusten, rektale Blutungen, intestinale Blutungen, Hämorrhoidalblutungen und Hämaturie.

- Bluthusten: *Juan Bai* zusammen mit *Ce Bai Ye* (Platycladi Cacumen), *Sha Shen* (Glehniae seu Adenophorae Radix), *Wu Tian* (Viticis Quinatae Radix et Folium), *Bai He* (Lilii Bulbus), *Pi Pa Ye* (Eriobotryae Folium), *Ou Jie* (Nelumbinis Nodus Rhizomatis), *Mu Xiang* (Aucklandiae Radix), *Gua Lou* (Trichosanthis Fructus) und *Gan Cao* (Glycyrrhizae Radix et Rhizoma) verwenden.
- Rektale Blutung, intestinale Blutung oder Hämorrhoidalblutung: Kombination mit *Huai Hua* (Sophorae Flos) und *Di Yu* (Sanguisorbae Radix).
- Hämaturie: zusammen mit *Bai Mao Gen* (Imperatae Rhizoma), *Da Ji* (Cirsii Japonici Herba) und *Xiao Ji* (Cirsii Herba) verwenden.

Stärkt die Durchblutung und erweitert die Brust, um das Lungen-Qi zu regulieren

Posttraumatischer Husten: *Juan Bai* eignet sich hervorragend für die Behandlung von Husten nach Verletzungen im Brustbereich. Da es auch die Durchblutung verbessert, kann es bei Verstauchungen und Zerrungen im Rückenbereich verwendet werden.

- Posttraumatischer Husten: *Juan Bai* zusammen mit *Wan Dian Jin* (Ilicis Asprellae Radix) oder *Xue Fu Zhu Yu Tang* (Dekokt, das Stasen aus dem Haus des Blutes treibt) verwenden.
- Verstauchung und Zerrung im Rücken: zusammen mit *Chun Gen* (Ailanthi Radix) verwenden.

Dosierung

3–12 g.

Sicherheitshinweise, Kontraindikationen

Juan Bai sollte bei Patienten mit Kälte und Mangel-Zustand mit Vorsicht verwendet werden.

Lián Fáng
Nelumbinis Receptaculum

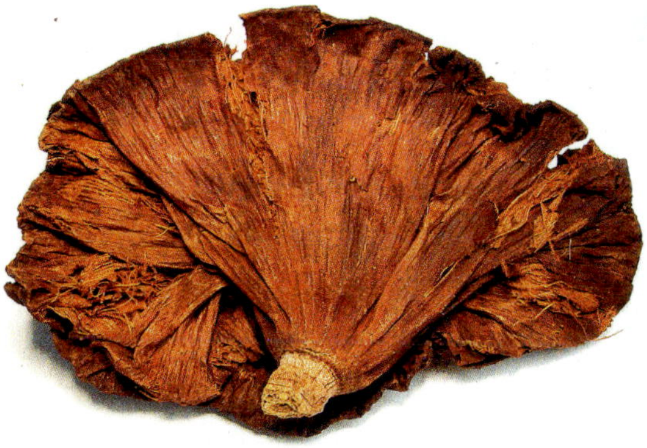

蓮房 莲房

Pinyin-Name *Lián Fáng*
Wörtliche Übersetzung „Wohnsitz des Lotos"
Andere chinesische Namen *Lian Peng Ke*
Originalquelle *Shi Liao Ben Cao* (Materia Medica der Therapie mit Nahrungsmitteln) aus dem 7. Jahrhundert von Meng Shan
Deutscher Name Blütenboden der Lotosblume
Botanischer Name *Nelumbo nucifera* Gaertn. (*Lian*)
Pharmazeutischer Name Nelumbinis Receptaculum
Eigenschaften Bitter, adstringierend, warm
Leitbahnen Leber, Milz, Niere

Chinesische therapeutische Wirkungen

Löst Blut-Stase, stoppt Blutungen

Lian Fang (Nelumbinis Receptaculum) eignet sich für die Behandlung einer Vielzahl von Blutungsstörungen und wird normalerweise bei übermäßiger Menstruationsblutung und Hämaturie verwendet. Es wird außerdem oft bei Hämorrhoidalblutung oder Rektumprolaps angewendet. *Lian Fang* wird häufig zu Asche verkohlt, um seinen hämostatischen Effekt zu steigern.

- Übermäßige Menstruationsblutung und Hämaturie: *Lian Fang* zusammen mit *Yi Mu Cao* (Leonuri Herba) verwenden.

Vertreibt Feuchtigkeit

Lian Fang ist nützlich bei der Behandlung von Diarrhö bei Kindern, die durch Sommer-Hitze und Feuchtigkeit verursacht wird. Es behandelt außerdem Hautausschläge und Ekzeme aufgrund von Feuchtigkeit.

Dosierung

5–10 g. Die verkohlte Arzneidroge hat einen stärkeren hämostatischen Effekt als die frische Form.

Chemische Zusammensetzung

Roemerin, Nornuciferin, Meratin, Hyperosid, Vitamine.[1]

Kommentar der Autoren
Es gibt acht Teile der Lotospflanze, die als Arzneimittel verwendet werden. Eine vollständige Beschreibung ist in der Arzneimonographie über *Lian Zi* (Nelumbinis Semen) nachzulesen (► II/Kap. 18).

Referenzen
1. *An Hui Zhong Yi Xue Yuan Xue Bao* (Journal of Anhui University School of Medicine)

Ŏu Jié
Nelumbinis Nodus Rhizomatis

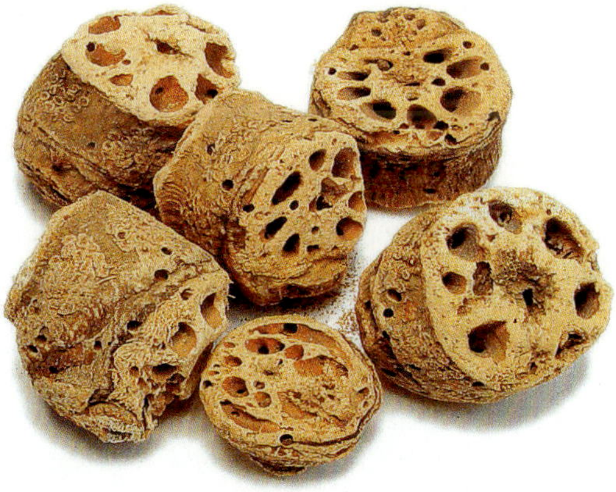

藕節 藕节

Pinyin-Name *Ŏu Jié*
Wörtliche Übersetzung „Lotos-Gelenkknoten"
Andere chinesische Namen *Guang Ou Jie, Ou Jie Ba*
Originalquelle *Yao Xing Ben Cao* (Materia Medica der medizinischen Eigenschaften) von Zhen Quan aus dem Jahr 600
Deutscher Name Nodien des Lotoswurzelstocks

Botanischer Name *Nelumbo nucifera* Gaertn. (*Lian*)
Pharmazeutischer Name Nelumbinis Nodus Rhizomatis
Eigenschaften Süß, adstringierend, neutral
Leitbahnen Lunge, Magen, Leber

Chinesische therapeutische Wirkungen

Stoppt Blutungen

Ou Jie (Nelumbinis Nodus Rhizomatis) behandelt unterschiedliche Blutungsstörungen, ist aber besonders wirksam bei Bluthusten und Bluterbrechen. Es dämmt das Auslaufen ein, stoppt Blutungen und löst Blut-Stase auf. Diese Arznei wird bevorzugt eingesetzt für die Behandlung von Blutungen, die durch eine Blut-Stagnation verursacht werden. Es wirkt zweifach, indem es das Blut bewegt und Blutungen stoppt.

- Bluterbrechen: den Saft von frischem *Ou Jie* trinken. *Ou Jie* kann auch zusammen mit *He Di* (Nelumbinis Calyx) zusammen eingesetzt werden.
- Bluthusten: *Ou Jie* mit *E Jiao* (Asini Corii Colla), *Bai Ji* (Bletillae Rhizoma) und *Pi Pa Ye* (Eriobotryae Folium) kombinieren.
- Bluthusten mit hellrotem Blut durch Lungen-Hitze: zusammen mit *Ce Bai Ye* (Platycladi Cacumen), *Bai Mao Gen* (Imperatae Rhizoma) und *E Jiao* (Asini Corii Colla) verwenden.
- Nasenbluten: den Saft von *Ou Jie* in die Nasenlöcher träufeln.
- Hämaturie, Hämatochezie aufgrund von Hitze im Unteren *Jiao* (Unterer Erwärmer): Die Substanz zusammen mit *Xiao Ji* (Cirsii Herba), *Tong Cao* (Tetrapanacis Medulla), *Hua Shi* (Talcum) und *Dan Zhu Ye* (Lophatheri Herba) verwenden.
- Hämaturie, Hämatochezie aufgrund eines Mangel-Zustands: mit *Ren Shen* (Ginseng Radix et Rhizoma) und Honig mischen.

Dosierung

10–15 g, maximal 30 g im Dekokt. Die Dosierung für frisches *Ou Jie* beträgt 30–60 g. Es wird häufig als Dekokt und Saft verwendet oder zu Pillen oder Pulver verarbeitet. Die unbehandelte Arzneidroge klärt Hitze und kühlt das Blut und ist äußerst wirksam bei der Behandlung von durch Hitze verursachten Blutungen. Die verkohlte Form hat neutrale oder leicht warme Eigenschaften und stoppt Blutungen, die durch einen Mangel-Zustand und Kälte verursacht werden.

Chemische Zusammensetzung

Asparagin, Tannine, Vitamin C, Stärke.[1]

Pharmakologische Wirkungen

Blustillend: Sowohl frisches als auch verkohltes *Ou Jie* zeigten blutstillende Wirkungen. Die Wirkung der verkohlten Arzneidroge ist bei dieser Verwendungsart stärker als die der frischen Form.[2]

Klinische und wissenschaftliche Studien

- **Blutende Hämorrhoiden**: Ein Dekokt aus 9 g *Ou Jie* und 15 g *Bai Guo* (Ginkgo Semen), das zweimal täglich eingenommen wurde, zeigte deutliche Wirkung bei der Behandlung von chronisch blutenden Hämorrhoiden. Nach der Genesung wurden die Patienten angewiesen, *Shi Quan Da Bu Tang* (Allumfassendes großes Tonisierungsdekokt) einzunehmen, um ihre Konstitution zu stärken.[3]
- **Einblutungen ins Auge**: Zwei Patienten mit chronischen Blutungen und Blut-Stase in der vorderen Augenkammer (therapieresistent bei westlicher Behandlung) erhielten zweimal täglich ein Dekokt mit 40 g *Ou Jie* und zeigten eine signifikante Besserung.[4]
- **Nasenpolypen**: In einer Untersuchung wurden 35 Patienten fünf Tage lang (= ein Behandlungszyklus) mit einem Arzneipulver behandelt, das einmal stündlich auf die betroffenen Stellen aufgetragen wurde. Die Untersuchung verzeichnete bei 27 von 35 Patienten eine vollständige Genesung, eine deutliche Besserungen bei fünf Patienten und keine Reaktion bei drei Patienten. Das Pulver enthielt *Ou Jie* 60 g, *Wu Mei* (Mume Fructus) 30 g, *Bai Fan* (Alumen) 15 g und *Bing Pian* (Borneolum) 3 g.[5]

Kommentar der Autoren
Es gibt acht Teile der Lotospflanze, die medizinisch genutzt werden. Die vollständige Beschreibung jedes einzelnen Teils ist bei der Monographie über *Lian Zi* (Nelumbinis Semen) nachzulesen (► II/Kap. 18).

Referenzen

1. *Xian Dai Zhong Yao Yao Li Xue* (Contemporary Pharmacology of Chinese Herbs), 1997; 868
2. *Zhong Yao Xue* (Chinese Herbology), 1998; 504:505
3. *Shan Dong Zhong Yi Za Zhi* (Shandong Journal of Chinese Medicine), 1982; 6:363
4. *Jiang Su Zhong Yi Za Zhi* (Jiangsu Journal of Chinese Medicine), 1987; 8(7):46
5. *Zhong Yi Za Zhi* (Journal of Chinese Medicine), 1987; 6:412

Pú Huáng
Typhae Pollen

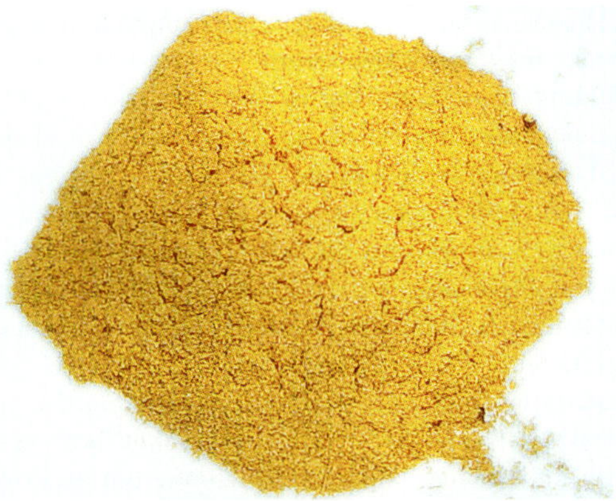

蒲黃 蒲黄

Pinyin-Name *Pú Huáng*
Wörtliche Übersetzung „Rohrkolben Pollen"
Andere chinesische Namen *Pu Li Hua Fen, Pu Peng Hua Fen, Pu Cao Huang, Pu Hua*
Originalquelle *Shen Nong Ben Cao Jing* (Die Materia Medica des göttlichen Landmannes), vermutlich Östliche Han-Dynastie
Deutscher Name Rundkolbenpollen, Rohrkolbenpollen
Botanischer Name *Typha angustifolia* L. (*Shui Zu Xiang Pu*); *Typha orientalis* Presl. (*Dong Fang Xiang Pu*)
Pharmazeutischer Name Typhae Pollen
Eigenschaften Süß, neutral
Leitbahnen Leber, Perikard

Chinesische therapeutische Wirkungen

Hält Blut und stoppt Blutungen

Pu Huang (Typhae Pollen) hat die doppelte Funktion, gleichzeitig Blut zu bewegen und Blutungen zu stoppen. Es behandelt unterschiedliche Blutungsarten, ohne Blut-Stagnation zu verursachen. Zu den klinischen Anwendungsgebieten gehören Uterusblutungen, Nasenbluten, Bluthusen, Hämatochezie, übermäßige Menstruationsblutungen und exzessive traumatische Blutungen.

- Bluthusten oder Bluterbrechen durch nicht regelrecht aufsteigendes *Qi*: *Pu Huang* als Einzeldroge verwenden.
- Bluthusten oder Bluterbrechen aufgrund von Blut-Hitze: mit *Da Ji* (Cirsii Japonici Herba), *Xiao Ji* (Cirsii Herba), und *Bai Mao Gen* (Imperatae Rhizoma) kombinieren.
- Nasenbluten durch Lungen-Hitze: *Qing Dai* (Indigo Naturalis) hinzufügen.
- Äußere Blutungen: *Pu Huang* äußerlich anwenden.

Abnorme Uterusblutung: Neuere Untersuchungen haben gezeigt, dass *Pu Huang* die Uteruskontraktion fördert. Es ist besonders dafür geeignet, abnorme Uterusblutungen zu beenden.

- Chronische Uterusblutungen durch einen Mangel-Zustand von *Ren Mai* (Konzeptionsgefäß) und *Chong Mai* (Durchdringungsgefäß): Kombination mit *Lu Rong* (Cervi Pantotrichum Cornu) und *Dang Gui* (Angelicae Sinensis Radix).
- Übermäßige Menstruationsblutung: *Pu Huang* zusammen mit *Long Gu* (Fossilia Ossis Mastodi), *Ai Ye* (Artemisiae Argyi Folium) und *Yi Mu Cao* (Leonuri Herba) verwenden.

Aktiviert die Blutzirkulation, beseitigt Blut-Stagnation

Pu Huang wird gewöhnlich verwendet, um durch Blut-Stagnation verursachte Schmerzen zu behandeln.

- Starke Bauchschmerzen, bedingt durch Blut-Stagnation während der postpartalen Phase oder begleitend bei unregelmäßiger Menstruation: *Pu Huang* zusammen mit *Wu Ling Zhi* (Trogopterori Faeces) verwenden.
- Dysmenorrhö: zusammen mit *Yan Hu Suo* (Corydalis Rhizoma) und *Wu Ling Zhi* (Trogopterori Faeces) verwenden. **Beispiel-Rezeptur**: *Shi Xiao San* (Plötzliches Lächeln Pulver).
- Postpartale Bauchschmerzen mit Blut-Mangel, Blut-Stagnation oder Kälte: *Pu Huang* mit *Rou Gui* (Cinnamomi Cortex), *Pao Jiang* (Zingiberis Rhizoma Praeparatum), *Dang Gui* (Angelicae Sinensis Radix) und *Shu Di Huang* (Rehmanniae Radix Praeparata) kombinieren.
- Übermäßige postpartale Blutung mit Reizbarkeit, Spannung, Schmerzen und Engegefühl durch Blut-Stagnation und Hitze: zusammen mit *He Ye* (Nelumbinis Folium), *Mu Dan Pi* (Moutan Cortex), *Di Huang* (Rehmanniae Radix) und *Yan Hu Suo* (Corydalis Rhizoma) verwenden.

Fördert die Harnausscheidung

Dysurie oder Hämaturie: *Pu Huang* fördert die Harnausscheidung und eignet sich zur Behandlung von *Xue Lin* (blutige Dysurie).

- Hämaturie durch Hitze in der Harnblase: *Pu Huang* zusammen mit *Yu Jin* (Curcumae Radix) verwenden.

- Brennende Dysurie: mit *Di Huang* (Rehmanniae Radix) und *Dong Kui Zi* (Malvae Semen) kombinieren.

Dosierung

3–10 g im Dekokt. *Pu Huang* während des Dekoktierens in ein Seihtuch einwickeln. Es kann innerlich oder äußerlich verwendet werden. Die unbearbeitete Arzneidroge aktiviert die Blutzirkulation, beseitigt Blut-Stase, und lindert Schmerzen, während die verkohlte Arzneidroge Blutungen stillt.

Sicherheitshinweise, Kontraindikationen

- *Pu Huang* ist während der Schwangerschaft kontraindiziert, weil es Uteruskontraktionen anregen kann.
- *Pu Huang* ist bei fehlender Blut-Stagnation kontraindiziert.

Chemische Zusammensetzung

Isorhamnetin, Pentacosan, α-Sitosterol, Palmitinsäure, α-Typhasterol, Quercetin, Kaempferol 3-glucoside, Hentriacontanol, Nonacosanediol, Arachidonsäure.[1]

Pharmakologische Wirkungen

- **Blutstillend**: Laboruntersuchungen haben gezeigt, dass die Verabreichung von wässrigen oder alkoholischen *Pu-Huang*-Extrakten an Kaninchen die Blutungszeit reduzierte; die subkutane Injektion bei Kaninchen erhöhte die Thrombozytenzahl und reduzierte die Thrombinzeit; die lokale Anwendung stoppte Blutungen. Weiterhin zeigte verkohltes *Pu Huang* einen besseren hämostatischen Effekt als unbearbeitetes *Pu Huang*. Umgekehrt zeigte die Verabreichung von *Pu Huang* thrombozytenaggregationshemmende Wirkungen bei 31 Patienten mit koronarer Herzkrankheit und Arteriosklerose. Somit war die thrombozytenaggregationshemmende Wirkung von *Pu Huang* vergleichbar mit der von 300 mg Acetylsalicylsäure als Tagesdosis.[2, 3, 4]
- **Kardiovaskulär**: Die Gabe von *Pu Huang* wird mit einer erhöhten Kontraktilität des Herzens, einer erhöhten Durchblutung der Koronararterien, einem erniedrigten Blutdruck und einem erniedrigten peripheren Gefäßwiderstand assoziiert.[5]
- **Antihypertensiv**: Die Verabreichung von wässrigen oder alkoholischen *Pu-Huang*-Extrakten als Injektion reduzierte bei Katzen, Kaninchen und Hunden merklich die Herzfrequenz und den Blutdruck. Die orale Einnahme hatte dagegen wenig oder keine Auswirkung auf den Blutdruck.[6]
- **Antihyperlipidämisch**: Die Verabreichung von *Pu Huang* erhöhte deutlich das HDL und senkte merklich den Gesamtcholesterinspiegel. Die vermuteten Wirkmechanismen sind verminderte Resorption und gesteigerter Umsatz des Cholesterins.[7]
- **Wirkungen auf den Uterus**: Die Gabe von wässrigen oder alkoholischen *Pu-Huang*-Extrakten hat in niedriger Dosierung stimulierende Effekte auf den Uterus. In höheren Dosierungen hingegen kann eine Überstimulation zu Spasmen und Krämpfen führen. Eine Injektion von *Pu Huang* während des dritten Schwangerschaftsdrittels führt zur Weheneinleitung bei Mäusen und Ratten.[8]
- **Gastrointestinal**: Die Verabreichung eines *Pu-Huang*-Extrakts an Kaninchen zeigte eine erhöhte Darmperistaltik und nachlassende Darmkrämpfe. Ein wässriger Extrakt von *Pu Huang* war besonders wirksam bei der Behandlung von Ulcus pepticum und Enteritis.[9]
- **Entzündungshemmend**: Die Verabreichung eines *Pu-Huang*-Dekokts zeigte eine spürbare antientzündliche Aktivität, besonders bei Verbrennungen und Arthritis. Die vermuteten Wirkmechanismen bestehen in einer gesteigerten Blutzirkulation und in einer verminderten Durchlässigkeit der Blutgefäße.[10]
- **Immunologisch**: Eine Verabreichung von *Pu Huang* kann die zelluläre und humorale Immunität beeinflussen. In niedrigen Dosierungen hat es geringe oder keine Wirkungen; in mittleren Dosierungen wird das Immunsystem gehemmt; in hohen Dosierungen wird das Immunsystem stimuliert. Die immunsteigernde Wirkung erklärt sich aus der erhöhten Phagozytoseaktivität der Makrophagen.[11]

Klinische und wissenschaftliche Studien

- **Abnorme postpartale Uterusblutungen**: Anhaltende Blutungen mit Blutgerinnseln wurden bei 31 Frauen dreimal täglich an drei aufeinanderfolgenden Tagen mit 3 g *Pu Huang* behandelt. Die meisten Frauen zeigten zufriedenstellende Ergebnisse mit einem sukzessiven Rückgang der Blutungen und Gerinnsel.[12]
- **Koronare Herzkrankheit**: Einem Bericht zufolge wurden 66 Patienten zwei Monate lang mit *Pu Huang* behandelt. 89% der Patienten berichteten über eine Besserung der Symptomatik, 89% über ein Nachlassen der Angina pectoris, 48% zeigten eine Verbesserung in der Herzsonographie, 58% wiesen eine Absenkung des Blutdrucks auf, 60% ein Absinken des Gesamtcholesterinspiegels, 94% eine Reduktion der Triglyceride.[13]
- **Hypercholesterolämie**: In einer Untersuchung wurden 30 Patienten täglich mit 30 g *Pu Huang* (aufgeteilt

in drei gleiche Dosen) behandelt. Es kam zu einer deutlichen Reduktion der Gesamtcholesterin- und Triglyceridspiegel.[14]

- **Erkrankungen des Herz-Kreislauf-Systems**: In einer klinischen Studie wurden 400 Patienten mit Erkrankungen des Herz-Kreislauf-Systems mit einer Arzneirezeptur behandelt, die aus *Pu Huang*, *Dang Shen* (Codonopsis Radix), *Hong Hua* (Carthami Flos), *Jiang Huang* (Curcumae Longae Rhizoma), *E Zhu* (Curcumae Rhizoma) und *Jiang Xiang* (Dalbergiae Odoriferae Lignum) bestand. Die Wirkung dieser Rezeptur (Behandlung der koronararen Herzkrankheit, Reduktion der Cholesterinspiegel) war ähnlich wie die von *Pu Huang* als Einzelarznei. Die Rezeptur senkte hingegen zu 90% den Blutdruck, besonders bei Patienten mit Hypertonie der Stufen 1 und 2.[15]
- **Ekzeme**: 30 Patienten mit Ekzemen wurden mit *Pu-Huang*-Pulver an den betroffenen Stellen behandelt. Alle 30 Patienten berichteten über eine vollständige Heilung innerhalb von 6 bis 15 Tagen. 25 von 30 Patienten berichteten außerdem über einen nachlassenden Juckreiz am gleichen Tag.[16]
- **Kolitis**: Patienten mit unterschiedlichen Schweregraden einer Kolitis wurden drei Gaben einer magensaftresistenten *Pu-Huang*-Zubereitung (Dosierung: je 1,5 g) verabreicht. Ergänzend wurde täglich eine rektale Instillation von 100 ml einer 5-prozentigen *Pu-Huang*-Lösung durchgeführt. Von 17 Patienten berichteten zwei über eine vollständige Genesung, vier über zufriedenstellende Ergebnisse, zehn über eine leichte Besserung, ein Patient sprach nicht auf die Behandlung an. Die Wirksamkeitsrate betrug 94,12%.[17]

Wechselwirkung mit anderen Medikamenten

Gerinnungshemmende oder thrombozytenaggregationshemmende Medikamente: *Pu Huang* hat eine besondere Wirkung auf die Blutregulation: Es wirkt blutstillend und thrombozytenaggregationshemmend. Obwohl eine mögliche Wechselwirkung bislang nicht dokumentiert ist, kann die Verwendung dieser Arznei die Wirkung gerinnungshemmender und thrombozytenaggregationshemmender Medikamente störend beeinflussen.[18] (Hinweis: Beispiele für gerinnungshemmende Substanzen sind Heparin, Warfarin und Enoxaparin; Beispiele für thrombozytenaggregationshemmende Substanzen sind Acetylsalicylsäure, Dipyridamol und Clopidogrel.)

Toxikologie

Pu Huang ist im Allgemeinen gut verträglich. Die LD_{50} für die intraperitoneale Verabreichung bei Mäusen beträgt 35,57 g/kg. Allergische Reaktionen wurden bei Meerschweinchen beobachtet. Bei Mäusen wurde eine Reduktion der roten und weißen Blutkörperchen nachgewiesen.[19]

Referenzen

1. *Chang Yong Zhong Yao Cheng Fen Yu Yao Li Shou Ce* (A Handbook of the Composition and Pharmacology of Common Chinese Drugs), 1994; 1715
2. *Zhong Yao Da Ci Dian* (Dictionary of Chinese Herbs), 1977; 2457
3. *Su Zhou Yi Xue Yuan Xue Bao* (Journal of Suzhou University of Medicine), 1988; 8(4):267
4. *Shang Hai Yi Xue* (Shanghai Medicine), 1980; 8:53
5. *Zhong Xi Yi Jie He Za Zhi* (Journal of Integrated Chinese and Western Medicine), 1985; 5(5):299
6. *Zhong Yao Xue* (Chinese Herbology), 1998; 519:522
7. *Zhong Yi Za Zhi* (Journal of Chinese Medicine), 1981; 7:69
8. *Zhong Xi Yi Jie He Za Zhi* (Journal of Integrated Chinese and Western Medicine), 1985; 5(5):299
9. *Hu Nan Yi Yao Za Zhi* (Hunan Journal of Medicine and Herbology), 1984; 11(6):56
10. *Zhong Yao Xue* (Chinese Herbology), 1998; 519:522
11. *Zhong Yi Za Zhi* (Journal of Chinese Medicine), 1990; 25(5):259
12. *Shang Hai Zhong Yi Yao Za Zhi* (Shanghai Journal of Chinese Medicine and Herbology), 1963; 9:1
13. *Hu Nan Yi Yao Za Zhi* (Hunan Journal of Medicine and Herbology), 1982; 9:(3):6
14. *Zhong Xi Yi Jie He Za Zhi* (Journal of Integrated Chinese and Western Medicine), 1985; 5(3):141
15. *Hu Nan Yi Yao Za Zhi* (Hunan Journal of Medicine and Herbology), 1977; 4:20
16. *Xin Yi Yao Xue Za Zhi* (New Journal of Medicine and Herbology), 1977; 9:22
17. *Zhong Yao Tong Bao* (Journal of Chinese Herbology), 1987; 12(8):48
18. Chen, J. Recognition and prevention of herb-drug interactions, Medical Acupuncture, Fall/Winter 1998/1999; 10 (2); 9–13
19. *Zhong Xi Yi Jie He Za Zhi* (Journal of Integrated Chinese and Western Medicine), 1985; 5(5):296

Qiàn Cǎo

Rubiae Radix et Rhizoma

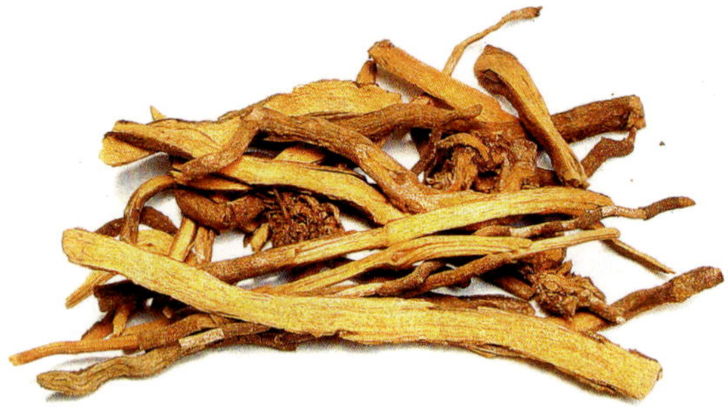

茜草

Pinyin-Name *Qian Cao*
Andere chinesische Namen *Qian Cao Gen, Qian Gen, Xue Jian Chou, Huo Xue Dan, Di Xue, Ru Lu, Ran Fei Cao*
Originalquelle *Shen Nong Ben Cao Jing* (Die Materia Medica des göttlichen Landmannes), vermutlich Östliche Han-Dynastie
Deutscher Name Ostindische Krappwurzel, Färberröte
Botanischer Name *Rubia cordifolia* L. (*Qian Cao*)
Pharmazeutischer Name Rubiae Radix et Rhizoma
Eigenschaften Bitter, kalt
Leitbahnen Leber

Chinesische therapeutische Wirkungen

Kühlt das Blut, stoppt Blutungen

Qian Cao (Rubiae Radix et Rhizoma) kühlt das Blut, balanciert das *Yin* aus, dämpft das Feuer und stoppt auf diese Weise Blutungen, die durch Hitze im Blut verursacht werden. Zeichen für Hitze im Blut sind Nasenbluten, Bluterbrechen, starke Menstruationsblutungen und Hämatochezie.

- Nasenbluten aufgrund von Hitze und nach oben schlagendem Feuer: *Qian Cao* mit *Ai Ye* (Artemisiae Argyi Folium) und *Wu Mei* (Mume Fructus) kombinieren.
- Andauerndes Bluterbrechen: zusammen mit *Hei Dou* (Sojae Semen) und *Gan Cao* (Glycyrrhizae Radix et Rhizoma) verwenden.
- Starkes Bluterbrechen: zusammen mit *San Qi* (Notoginseng Radix et Rhizoma) und *Ji Xue Teng* (Spatholobi Caulis) verwenden.
- Bluterbrechen aufgrund von Hitze in Lunge und Magen, der ein Mangel-Zustand und Schwäche zugrunde liegen: zusammen mit *Huang Qin* (Scutellariae Radix), *Ce Bai Ye* (Platycladi Cacumen), *Huang Qi* (Astragali Radix) und *Dang Gui* (Angelicae Sinensis Radix) einsetzen.
- Bluterbrechen aufgrund von Hitze: *Qian Cao* als Einzelarznei verwenden.
- Starke Uterusblutungen aufgrund von *Qi*-Mangel: zusammen mit *Huang Qi* (Astragali Radix), *Bai Zhu* (Atractylodis Macrocephalae Rhizoma), *Shan Zhu Yu* (Corni Fructus) und *Long Gu* (Fossilia Ossis Mastodi) verwenden.
- Hämatochezie aufgrund der Akkumulation von Feuchte-Hitze im Dickdarm: mit *Huang Lian* (Coptidis Rhizoma), *Sheng Ma* (Cimicifugae Rhizoma), *Bai Shao* (Paeoniae Radix Alba) und *Di Yu* (Sanguisorbae Radix) kombinieren.

Aktiviert die Blutzirkulation, löst Blut-Stase auf

Amenorrhö, Verletzungen, Schmerzen im Bewegungsapparat: Neben seiner Funktion, Blutungen zu stoppen, hat *Qian Cao* die spezifische Eigenschaft, das Blut zu bewegen und Blut-Stasen aufzulösen. Klinisch wird es häufig eingesetzt, um Amenorrhö, traumatische und Sportverletzungen sowie Schmerzen des Bewegungsapparats, die durch Blut-Stase verursacht wurden, zu behandeln.

- Amenorrhö aufgrund von Blut-Stase: *Qian Cao* zusammen mit *Dang Gui* (Angelicae Sinensis Radix), *Xiang Fu* (Cyperi Rhizoma) und *Chi Shao* (Paeoniae Radix Rubra) verwenden.
- Traumatische oder Sportverletzungen: mit *Hong Hua* (Carthami Flos), *Dang Gui* (Angelicae Sinensis Radix) und *Chuan Xiong* (Chuanxiong Rhizoma) kombinieren.
- Schmerzen im Bewegungsapparat oder Schmerzen durch Arthritis: zusammen mit *Ji Xue Teng* (Spatholobi Caulis), *Hai Feng Teng* (Piperis Kadsurae Caulis) und *Yan Hu Suo* (Corydalis Rhizoma) als medizinsiche Tinktur anwenden.

Dosierung

10–15 g, maximal 30 g für das Dekokt. *Qian Cao* wird häufig sowohl als Dekokt als auch in Pulverform verwendet. Die frische Arzneidroge ist stärker beim Aktivieren der Blutzirkulation und beim Auflösen von Blut-Stase. Die verkohlte Form ist wirksamer bei der Blutstillung.

Sicherheitshinweise, Kontraindikationen

- *Qian Cao* hat eine bittere, kalte und ausleitende Natur und sollte mit Vorsicht bei Schwäche und *Qi*-Mangel von Milz und Magen, bei einem Mangel an *Jing* (Essenz) oder Blut, oder bei *Yin*-Mangel-Feuer angewendet werden.
- Wegen seiner blutstillenden Wirkung sollte *Qian Cao* mit Vorsicht bei fehlender Blut-Stase eingesetzt werden.

Chemische Zusammensetzung

Purpurin, Purpuroxanthin, Alizarin, Munjistin, Pseudopurpurin, Physcion, Quinizarin, Rubian, Rubimaillin.[1]

Pharmakologische Wirkungen

- **Blutstillend**: Die Verabreichung von *Qian Cao* führte zu einer deutlichen Verringerung der Blutungszeit. Die Wirkdauer betrug bei oraler Gabe zwischen 2 und 48 Stunden, bei intraperitonealer Injektion 30 bis 60 Minuten. Die verkohlte Arzneidroge war wirksamer als die frische.[2]
- **Antibiotisch**: *Qian Cao* hemmt *Staphylococcus aureus, Diplococcus pneumoniae* und Dermatophyten.[3]
- **Hustenstillend und auswurffördernd**: Ein wässriger Extrakt von *Qian Cao*, der Mäusen oral in einer Dosierung von 75 g/kg verabreicht wurde, zeigte merkliche hustenstillende und auswurffördernde Wirkungen. Der alkoholische Auszug hatte keine derartige Wirkung.[4]
- **Spasmolytisch**: Ein wässriger Auszug von *Qian Cao*, der Kaninchen oral verabreicht wurde, entspannte die glatte Darmmuskulatur und behandelte auf diese Weise Darmspasmen und -krämpfe.[5]
- **Wirkung auf Nierensteine**: Eine Diät, die 20% *Qian Cao* enthielt, zeigte bei Mäusen die vielversprechende Tendenz, die Bildung von Nierensteinen zu verhindern oder zu minimieren.[6]
- **Immunstimulierend**: Die Verabreichung von *Qian Cao* an Mäuse und Hunde wird mit einem 151,9-prozentigen Anstieg der Leukozyten im Vergleich mit einem Plazebo in Verbindung gebracht.[7]

Klinische und wissenschaftliche Studien

- **Blutungen**: 41 Patienten mit starken Blutungen nach einer Zahnextraktion wurden äußerlich mit einem pulverisiertem *Qian-Cao*-Extrakt behandelt. Die Blutungen stoppten bei allen Patienten innerhalb von ein bis zwei Minuten.[8]
- **Chronische Tracheitis**: In einer Studie wurden 123 Patienten mit chronischer Tracheitis über einen Zeitraum von 20 Tagen mit einer Arzneirezeptur behandelt, die *Qian Cao* und *Chen Pi* (Citri Reticulatae Pericarpium) enthielt. Die Wirksamkeitsrate betrug 69,1%.[9]

Toxikologie

Nach Verabreichung eines *Qian-Cao*-Dekokts in einer Dosierung von 150 g/kg an Mäuse wurde weder eine signifikante Toxizität bekannt noch über Todesfälle berichtet. Bei 175 g/kg starb eine von fünf Mäusen.[10]

Kommentar der Autoren

Nach Dr. Gan Zhu-Wang kühlen *Qian Cao* (Rubiae Radix et Rhizoma), *Zi Cao* (Arnebiae seu Lithospermi Radix) und *Mo Han Lian* (Ecliptae Herba) das Blut und eignen sich zur Behandlung verschiedener dermatologischer Erkrankungen, für die Juckreiz charakteristisch ist. Dieselbe Kombination lindert Juckreiz in der Nase im Zusammenhang mit allergischer Rhinitis oder Sinusitis.

Referenzen

1. *Chang Yong Zhong Yao Cheng Fen Yu Yao Li Shou Ce* (A Handbook of the Composition and Pharmacology of Common Chinese Drugs), 1994; 1355–1356
2. *Zhong Yi Yao Yan Jiu* (Research of Chinese Medicine and Herbology), 1991; (3):54
3. *Zhong Yao Yao Li Yu Ying Yong* (Pharmacology and Applications of Chinese Herbs), 1989; 3:751
4. Ibid.
5. *Zhong Yao Xue* (Chinese Herbology), 1998; 516:519
6. Ibid.
7. *Zhong Yi Yao Yan Jiu* (Research of Chinese Medicine and Herbology), 1991; (3):54
8. *Yi Xue Wei Sheng Tong Xun* (Journal of Medicine and Sanitation), 1974; 1:54
9. *Fu Jian Jun Qu Wei Sheng Bu* (Health Department of Fujian Military), 1972; 3:10
10. *Zhong Yi Yao Yan Jiu* (Research of Chinese Medicine and Herbology), 1991; (3):54

Sān Qī
Notoginseng Radix et Rhizoma

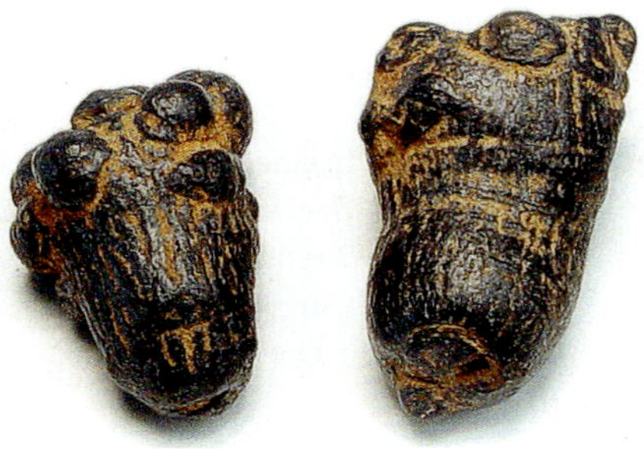

三七

Pinyin-Name *Sān Qī*
Wörtliche Übersetzung „Drei-sieben"
Andere chinesische Namen *Tian Qi, Shen San Qi, Shen Qi, Jin Bu Huan*
Deutscher Name Sanchiwurzel, Pseudoginseng
Botanischer Name *Panax notoginseng* (Burk.) F. H. Chen. (*San Qi*)
Pharmazeutischer Name Notoginseng Radix et Rhizoma
Eigenschaften Süß, leicht bitter, warm
Leitbahnen Leber, Magen

Chinesische therapeutische Wirkungen

Löst Blut-Stasen auf, stoppt Blutungen

Innere und äußere Blutungen: *San Qi* (Notoginseng Radix et Rhizoma) hat die einzigartige Eigenschaft, Blutungen zu stoppen, ohne Blut-Stase zu verursachen, und kann innerlich oder äußerlich eingesetzt werden. Klinisch eignet es sich für die Behandlung von Bluterbrechen, Bluthusten, Nasenbluten, Hämatochezie, starken Menstruationsblutungen, starken postpartalen Blutungen und äußeren Blutungen, die durch Traumata entstanden sind.

- Nasenbluten oder Bluterbrechen: *San Qi* als Einzelarznei verwenden.
- Nasenbluten, Bluthusten, Bluterbrechen oder Hämaturie: mit *Hua Rui Shi* (Ophicalcitum) und *Xue Yu Tan* (Crinis Carbonisatus) kombinieren.
- *Qi*-Mangel durch starkes Bluterbrechen: zusammen mit *Dang Shen* (Codonopsis Radix), *Shan Yao* (Dioscoreae Rhizoma), *Di Huang* (Rehmanniae Radix) und *Zhi Mu* (Anemarrhenae Rhizoma) verwenden.
- Bluthusten mit Brustschmerzen aufgrund von Trockenheit und Hitze, die die Lungen angreifen: zusammen mit *Bai Mao Gen* (Imperatae Rhizoma), *Da Huang* (Rhei Radix et Rhizoma) und *Long Gu* (Fossilia Ossis Mastodi) verwenden.
- Chronischer Bluthusten und Bluterbrechen: mit *Long Gu* (Fossilia Ossis Mastodi), *Mu Li* (Ostreae Concha) und *Shan Zhu Yu* (Corni Fructus) kombinieren.
- Uterusblutungen: *San Qi* innerlich als Monotherapie anwenden.
- Hämatochezie: mit etwas Getreideschnaps mischen.
- Starke postpartale oder menstruelle Blutungen: zu *Si Wu Tang* (Vier Arzneien Dekokt) hinzufügen.
- Äußere Blutungen mit Eiter und Ulzerationen: als Monotherapie äußerlich als Pulver verwenden.
- Äußerliche Blutungen durch Schnittverletzungen: zusammen mit *Long Gu* (Fossilia Ossis Mastodi), *Xue Jie* (Daemonoropis Resina), *Mo Yao* (Myrrha), *Ru Xiang* (Olibanum) und *Jiang Xiang* (Dalbergiae Odoriferae Lignum) verwenden.

Aktiviert die Blutzirkulation, lindert Schmerzen

San Qi behandelt unterschiedliche äußere Verletzungen wie Blutergüsse, Schwellungen, Entzündungen sowie Schmerzen, die durch *Qi*- und Blut-Stagnation gekennzeichnet sind. Klinische Anwendungen sind Sturzverletzungen, Verstauchungen, Brüche, Prellungen und andere Verletzungen.

- Allgemeine Blutungen: *San Qi* mit anderen Arzneien kombinieren.
- Allgemeine äußere Verletzungen: *San Qi* als Monotherapie mit Getreideschnaps oder heißem Wasser anwenden.
- Äußere Schnittverletzungen: die pulverisierte Substanz äußerlich anwenden.
- Äußere Verletzungen mit Blutergüssen, Schwellungen, Entzündungen und Schmerzen: zusammen mit *Ru Xiang* (Olibanum), *Mo Yao* (Myrrha), *She Xiang* (Moschus) und *Bing Pian* (Borneolum) verwenden.
- Muskel- und Sehnenverletzungen mit Schmerzen: mit *Xiang Fu* (Cyperi Rhizoma) und *Gan Cao* (Glycyrrhizae Radix et Rhizoma) kombinieren.
- Äußere Verletzungen mit starken Blutergüssen und Schmerzen: zusammen mit *Zhi Cao Wu* (Aconiti Kusnezoffii Radix Praeparata), *Chi Shao* (Paeoniae Radix Rubra) und *Hong Hua* (Carthami Flos) verwenden.
- Angina pectoris: zusammen mit *Dan Shen* (Salviae Miltiorrhizae Radix et Rhizoma) und *Mao Dong Qing* (Ilicis Pubescentis Radix) verwenden.

Reduziert Schwellungen und Schmerzen

Äußere Verletzungen sind oft mit Infektionen und Eiterbildung vergesellschaftet.

- Äußere Verletzungen im Frühstadium ohne Komplikationen: *San Qi* innerlich mit Getreideschnaps oder äußerlich als Pulver anwenden.
- Eitrige äußere Verletzungen: *San-Qi*-Pulver mit Essig mischen und die Mischung äußerlich anwenden.
- Äußere Verletzungen mit offenen Geschwüren und Eiterbildung: *San Qi* ohne Essig anwenden.
- Äußere Verletzungen mit Geschwüren, Läsionen und Ulzerationen: zusammen mit *Ru Xiang* (Olibanum), *Mo Yao* (Myrrha), *Xue Jie* (Daemonoropis Resina) und *Er Cha* (Catechu) verwenden.

Dosierung

3–10 g als Dekokt. Pulver: 1,0–1,5 g je Dosis, 1–3 g täglich. Bei schweren Blutungen wird die Dosis von *San Qi* auf 3–6 g oral einzunehmendes Pulver erhöht (zwei- bis dreimal täglich). Diese Arzneidroge ist sehr teuer und wird als Alternative zum Dekokt oft als Pulver oder in Pillenform eingesetzt.

Sicherheitshinweise, Kontraindikationen

- *San Qi* sollte in der Schwangerschaft nur mit Vorsicht verwendet werden.
- Der Gebrauch von *San Qi* wird in einigen Fällen mit folgenden Nebenwirkungen in Verbindung gebracht: Übelkeit, Erbrechen, Appetitverlust, Benommenheit, Kopfschmerzen, Zahnschmerzen, Müdigkeit und Ruhelosigkeit.

Überdosierung

In seltenen Fällen kann *San Qi* Blutungen wie Nasenbluten, Zahnfleischbluten und verstärkte Menstruationsblutungen verursachen. Dies ist darauf zurückzuführen, dass *San Qi* eine zweifache Wirkung hat: Es beendet Blutungen und vitalisiert die Blutzirkulation.

Außerdem wurden allergische Reaktionen auf *San Qi* beobachtet. Diese Nebenwirkungen sind begrenzt und legen sich mit der Reduzierung der Dosis oder dem Abbruch der Arzneitherapie.[1]

Chemische Zusammensetzung

Saponine 3–12% (Ginsenosid R_{b1}, R_d, R_e, R_{g1}, R_{g2}, R_{h2}; Notoginsenosid R_1, R_2, R_3, R_4, R_6; 20-Glucoginsenosid Rf, Gypenosid XVII), Dencichin, ätherische Öle (α-Copaen, β-Cubeben, Caryophyllen, Guaien, α-Cedren).[2,3,4]

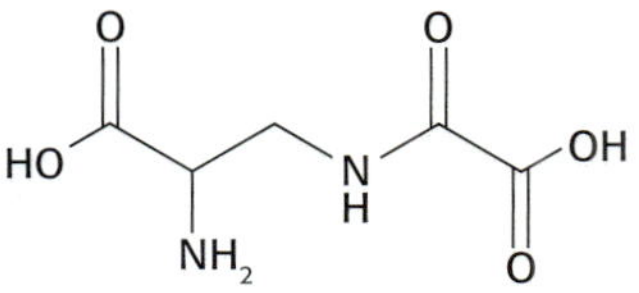

Abb. 11.3 Dencichin

Pharmakologische Wirkungen

- **Blutstillend**: *San Qi* verkürzt als Pulver oder wässriger Auszug deutlich die Prothrombinzeit und stoppt Blutungen. Die blutstillende Wirkung wird hauptsächlich auf Dencichin zurückgeführt (▸ Abb. 11.3).[5]
- **Gerinnungshemmend**: Die Saponine in *San Qi* hemmen die Aggregation von Blutplättchen.[6]
- **ZNS stimulierend und beruhigend**: Die Verabreichung von *San Qi* zeigte sowohl stimulierende als auch beruhigende Wirkungen auf das Zentralnervensystem (ZNS). Die oberirdischen Teile dieser Pflanze sind reich an Ginsenosid R_b und zeichnen sich durch sedierende, beruhigende und schlaffördernde Effekte aus. Die Wurzeln sind reich an Ginsenosid R_g und sind charakterisiert durch ihre stimulierenden und adaptogenen Eigenschaften.[7]
- **Kardiovaskulär**: Die intravenöse Injektion von *San Qi* bei Hunden senkt den Blutdruck, reduziert den Herzschlag, steigert die Durchblutung in den Koronararterien und vermindert den Sauerstoffverbrauch des Herzmuskels. Es wird häufig eingesetzt, um Arrhythmien als Folge eines verminderten Herzminutenvolumens zu behandeln.[8]
- **Immunstimulierend**: *San Qi* hat eine immunstimulierende Wirkung, die mit der von *Ren Shen* (Ginseng Radix et Rhizoma) vergleichbar ist. Die beiden Arzneien verfügen über aktive Bestandteile, die sich überschneiden. Weitere Informationen dazu sind in der Arzneimonographie über *Ren Shen* nachzulesen (▸ II/Kap. 17).

Klinische und wissenschaftliche Studien

- **Blutungen im oberen Magen-Darm-Trakt**: Patienten mit Blutungen im oberen Gastrointestinaltrakt wurden einmal täglich mit einer intravenösen *San-Qi*-Infusion (8–16 ml, entspricht 4–6 g der getrockneten Arzneidroge) in 500 ml 5-prozentiger Glukoselösung behandelt. Laut Studie war nach durchschnittlich 5,98 Tagen kein

Blut mehr im Stuhl nachweisbar, bei durchschnittlich 15,02 Tagen Krankenhausaufenthalt.[9]

- **Magenblutungen**: In einer Studie wurde Patienten mit Magenblutungen dreimal täglich 1,5 g *San-Qi*-Pulver mit warmem Wasser gegeben. Eine orale Nahrungsaufnahme wurde gestattet mit Ausnahme der Patienten mit Bluterbrechen. Die Patienten wurden angewiesen, die Arzneien noch weitere zwei Tage nach einer Stuhluntersuchung einzunehmen, die die Abwesenheit von Blut bestätigt. Laut Studie hörten die Blutungen bei 58 der 60 Patienten auf.[10]
- **Bluthusten**: Einem Bericht zufolge wurde *San-Qi*-Pulver eingesetzt, um zehn Patienten mit Bluthusten aufgrund von Bronchiektasen, Lungentuberkulose oder Lungenabszessen zu behandeln. Die Patienten wurden angewiesen, zwei bis dreimal täglich 6–9 g *San-Qi*-Pulver je Dosis einzunehmen. In der Studie wurde berichtet, dass die Blutungen bei acht Patienten nach fünf Tagen aufhörten und dass zwei Patienten ein bis zwei Wochen weiterhin Blut husteten.[11]
- **Hämaturie**: Einem Bericht zufolge führte die Verabreichung von 0,9–1,5 g *San-Qi*-Pulver alle vier bis acht Stunden bei 39 Patienten innerhalb von drei Tagen zur Beendigung der Hämaturie.[12]
- **Hyphaema**: In einer Studie wurden 21 Patienten mit einer 2-prozentigen *San-Qi*-Augenlösung sechsmal täglich mit ausgezeichneten Ergebnissen behandelt.[13]
- **Kraniozerebrale Traumata**: 40 Patienten wurden zwei- bis dreimal täglich mit 3 g *San-Qi*-Pulver behandelt. Waren die Patienten bei Bewusstsein, erhielten sie eine orale Gabe, waren sie bewusstlos, wurde die Arznei intranasal verabreicht. Die Behandlung dauerte zwischen drei und zehn Tagen, maximal jedoch 21 Tage. Patienten mit schweren kraniozerebralen Traumata wurden zusätzlich intravenös mit Flüssigkeit, Diuretika, Antibiotika und Sedativa behandelt. Laut Studie lag die Wirksamkeitsrate bei insgesamt 75%, mit deutlichem Erfolg bei mäßigen bis mittelschweren Zuständen.[14]
- **Koronare Herzkrankheit**: In einer Multicenterstudie mit 778 Patienten zeigte die Gabe von 0,6–1,2 g *San Qi* eine Wirksamkeitsrate von 70,2% bei der Behandlung von Angina pectoris.[15]
- **Erhöhte Serum-Cholesterinspiegel**: Zehn Patienten mit erhöhten Cholesterinspiegeln, Atherosklerose und Erkrankungen der Herzkranzgefäße wurden dreimal täglich mit 0,6 g *San-Qi*-Pulver behandelt. Der durchschnittliche Cholesterinspiegel wurde nach einem Monat kontinuierlicher Arzneitherapie von 272,6 auf 185 mg/dl gesenkt.[16]
- **Lebererkrankungen**: 45 Patienten mit einer Erhöhung der Leberenzymwerte unbekannter Ursache wurde einen Monat lang dreimal täglich 1 g *San-Qi*-Pulver verabreicht. Laut Studie kam es zu einer Senkung der Enzymwerte bei 44 von 45 Patienten.[17]
- **Chronische Hepatitis**: Einem Bericht zufolge wurden 65 Patienten mit chronischer Hepatitis aufgrund von Blut-Stase einmal täglich drei bis vier Monate lang mit einem *San-Qi*-Injektionspräparat behandelt. Die täglichen Dosen variierten zwischen 2 und 6 ml Injektionsmittel (entsprechend 1–3 g der getrockneten Arzneidroge). Von 65 Patienten berichteten 47 über deutliche Besserungen, fünf über mäßige Besserungen, bei 13 war keine Reaktion zu verzeichnen. Die Gesamtwirksamkeitsrate betrug 80%.[18]

Wechselwirkung mit anderen Medikamenten

Gerinnungs- oder thrombozytenaggregationshemmende Medikamente: *San Qi* hat die spezielle Fähigkeit, das Blut zu regulieren, indem es die Blutzirkulation vitalisiert und Blutungen zum Stillstand bringt. Obwohl mögliche Wechselwirkungen bislang nicht dokumentiert sind, kann die Verwendung dieser Arzneidroge die Wirkung gerinnungs- oder thrombozytenaggregationshemmender Medikamente beeinträchtigen.[19] (Hinweis: Beispiele für Gerinnungshemmer sind Heparin, Warfarin und Enoxaparin; Beispiele für Thrombozytenaggregationshemmer sind Acetylsalicylsäure, Dipyridamol und Clopidogrel.)

Toxikologie

Die orale Verabreichung von *San-Qi*-Pulver (15 g/kg) an Mäuse verursachte keine nennenswerten Nebenwirkungen. Zwei Wochen nach Beendigung der Arzneitherapie zeigten Biopsien von Herz, Leber, Nieren, Milz und Darmgewebe keine Auffälligkeiten. Die tödliche Dosis für *San Qi* durch intravenöse Injektion beträgt 2,5–3,0 g/kg für Kaninchen, 0,5–0,75 g/kg für Ratten und 0,075–0,1 g/kg für Mäuse.[20]

Ergänzung

- 菊葉三七/菊叶三七 *Jú Yè Sān Qī* (Gynura Segetum Herba seu Radix) wird erstmals in der *Zhen Nan Ben Cao* (Materia Medica von Süd-Yunnan) von Lan Mao aus der Zeit der Qing-Dynastie erwähnt. Es wird verwendet, um Blut-Stagnation aufzulösen, Blutungen zu stoppen, Toxine zu eliminieren und Schwellungen zu reduzieren. *Ju Ye San Qi* ist süß, leicht bitter und neutral und wird sowohl innerlich als auch äußerlich angewendet. Klinische Anwendungen sind Nasenbluten, Bluterbrechen, Traumata mit Blutungen und Blutergüssen, Geschwüre und Schwellungen sowie Brustabszesse. Die Dosierung für *Ju Ye San Qi* beträgt 1,5–3,0 g als Pulver, das ein- bis dreimal täglich verabreicht wird. Das Pulver wird vor der Einnahme mit dem Dekokt vermischt. Die frische Form kann äußerlich als Paste angewendet werden. Sie ist während der Schwangerschaft kontraindiziert.

- 景天三七 *Jǐng Tiān Sān Qī* (Sedum Aizoom Herba seu Radix) wird zum ersten Mal im *Zhi Wu Ming Shi Tu Kao* (Illustrierter Führer für die Benennung und Identifizierung botanischer Produkte) erwähnt. Es stoppt Blutungen, löst Stagnationen auf, nährt das Blut, und beruhigt den *Shen* (Geist). *Jing Tian San Qi*, das süß, sauer und neutral ist, wird bei Nasenbluten, Bluthusten, Bluterbrechen, Hämaturie, Hämatochezie, starken Menstruationsblutungen, Purpura, Palpitationen, Schlaflosigkeit, Ruhelosigkeit und Neurosen angewendet. Es kann außerdem äußerlich eingesetzt werden, um äußere Blutungen durch Traumata zu behandeln. Als Arzneidroge umfasst *Jing Tian San Qi* die gesamte Pflanze (sowohl die oberirdischen Teile als auch die Wurzel). Die Dosierung beträgt 15–30 g für den oberirdischen Teil und 6–10 g für die Wurzel.

Kommentar der Autoren

San Qi sollte zusammen mit Arzneien, die das Blut kühlen, verwendet werden, wenn die Blutungen durch Hitze im Blut verursacht werden. Es sollte mit *Yin*-Tonika angewendet werden, wenn die Blutungen von Mundtrockenheit aufgrund von *Yin*-Mangel begleitet werden.

Referenzen

1. *Xian Dai Zhong Yao Yao Li Xue* (Contemporary Pharmacology of Chinese Herbs), 1997; 282–283, 1997; 807:824
2. Ibid., 807
3. *Chang Yong Zhong Yao Cheng Fen Yu Yao Li Shou Ce* (A Handbook of the Composition and Pharmacology of Common Chinese Drugs), 1994; 127–129
4. Yan X, Zhou J, Xie G. Traditional Chinese Medicines Molecular Structures, Natural Sources and Applications; Ashgate, 1999; 1621
5. *Zhong Cao Yao* (Chinese Herbal Medicine), 1986; 17(6):34
6. *Zhong Yao Xue* (Chinese Herbology), 1998; 507:512
7. *Zhong Cao Yao* (Chinese Herbal Medicine), 1986; 17(1):15
8. *Zhong Yao Xue* (Chinese Herbology), 1998; 507:512
9. *Shang Hai Zhong Yi Yao Za Zhi* (Shanghai Journal of Chinese Medicine and Herbology), 1983; 9:15
10. *Yun Nan Zhong Yi Za Zhi* (Yunan Journal of Chinese Medicine), 1985; 1:28
11. *Zhong Yi Za Zhi* (Journal of Chinese Medicine), 1965; 11:29
12. *Ha Yi Da Xue Bao* (Journal of Ha Medical University), 1974; 7(2):51
13. *Shang Hai Yi Xue* (Shanghai Medicine), 1978; 3:16
14. *Xin Yi Xue* (New Medicine), 1979; 10(7):330
15. *Zhong Cao Yao* (Chinese Herbal Medicine), 1980; 11(10):439
16. *Xin Yi Yao Xue Za Zhi* (New Journal of Medicine and Herbology), 1973; 10:13
17. *Zhong Yi Za Zhi* (Journal of Chinese Medicine), 1980; 8:12
18. *Shang Hai Zhong Yi Yao Za Zhi* (Shanghai Journal of Chinese Medicine and Herbology), 1983; 8:12
19. *Shen Yang Yi Xue Yuan Xue Bao* (Journal of Shenyang University of Medicine)
20. *Xian Dai Zhong Yao Yao Li Xue* (Contemporary Pharmacology of Chinese Herbs), 1997; 282–283, 1997; 807:824

Xiān Hè Cǎo

Agrimoniae Herba

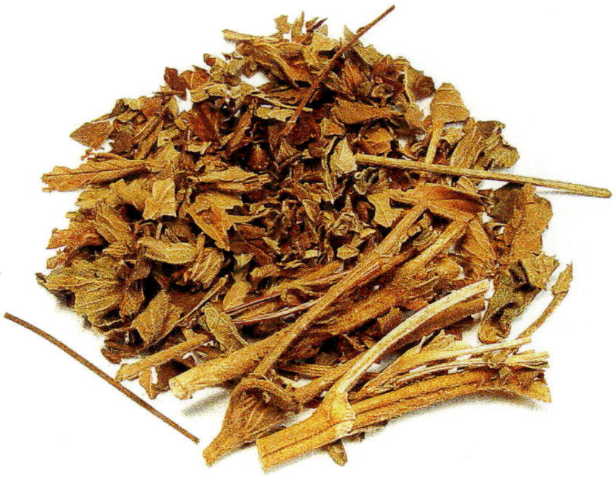

仙鶴草 仙鹤草

Pinyin-Name *Xiān Hè Cǎo*
Wörtliche Übersetzung „Rot gekrönte Kranichpflanze“, „unsterbliches Kranichkraut“
Andere chinesische Namen *Long Ya Cao, Jin Ding Long Ya, Tou Li Cao, Lang Ya Cao*
Originalquelle *Tu Jing Ben Cao* (Illustrierter Klassiker der Materia Medica) von Su Song, 1061
Deutscher Name Odermennigkraut, Fingerkraut
Botanischer Name *Agrimonia pilosa* Ledeb. (*Long Ya Cao*)
Pharmazeutischer Name Agrimoniae Herba
Eigenschaften Bitter, adstringierend, neutral
Leitbahnen Lunge, Leber, Milz

Chinesische therapeutische Wirkungen

Stoppt Blutungen

Blutungen aufgrund von Schädigungen der Lungen- und der Magen-Leitbahn: *Xian He Cao* (Agrimoniae Herba) hat eine gute eindämmende Funktion und wird häufig eingesetzt, um Blutungen zu behandeln, einschließlich Nasenbluten, Bluthusten, Bluterbrechen, Hämaturie, Hämatochezie und anormaler Uterusblutungen.

- Bluthusten und Bluterbrechen durch Hitze, die Lunge oder Magen verletzt: *Xian He Cao* als Einzelarznei verwenden.

- Nasenbluten, Bluthusten oder Bluterbrechen aufgrund von *Yin*-Mangel mit Hitze: mit *Ce Bai Ye* (Platycladi Cacumen), *Ou Jie* (Nelumbinis Nodus Rhizomatis), *Bai Mao Gen* (Imperatae Rhizoma) und *Di Huang* (Rehmanniae Radix) kombinieren.
- Hämatochezie: zusammen mit *Pu Huang* (Typhae Pollen) und *Da Ji* (Cirsii Japonici Herba) verwenden.
- Starke Menstruationsblutungen von bleich-gelblicher Farbe, blasse Zunge und fadenförmiger und schwacher Puls: *Xian He Cao* zu *Dang Shen* (Codonopsis Radix), *Huang Qi* (Astragali Radix), *Shu Di Huang* (Rehmanniae Radix Praeparata) und *Pao Jiang* (Zingiberis Rhizoma Praeparatum) hinzufügen.
- Thrombozytopenische Purpura: 30–60 g von *Xian He Cao* mit *Di Huang* (Rehmanniae Radix), *Xuan Shen* (Scrophulariae Radix), *Bai Shao* (Paeoniae Radix Alba), *Dang Gui* (Angelicae Sinensis Radix), *Bai Mao Gen* (Imperatae Rhizoma), *E Jiao* (Asini Corii Colla), verkohltem *Qian Cao* (Rubiae Radix et Rhizoma) und verkohltem *Mu Dan Pi* (Moutan Cortex) verwenden.

Lindert Diarrhö

Diarrhö und Dysenterie: *Xian He Cao* lindert Diarrhö und Dysenterie mit Eiter und/oder Blut. Es ist besonders wirksam, wenn der Zustand von gastrointestinalen Blutungen oder weißem Schleim begleitet wird.

- Chronische Diarrhö oder Dysenterie mit Schleim und Blut: *Xian He Cao* als Einzelarznei verwenden.
- Blutige Diarrhö oder Dysenterie: zusammen mit *Di Yu* (Sanguisorbae Radix) verwenden.

Tötet Parasiten ab

Xian He Cao behandelt unterschiedliche parasitäre Infektionen mit Bandwürmern, Schlauchwürmern und *Trichomonas vaginalis* sowie Malaria.

- Malaria: 9 g *Xian He Cao* in Pulverform zusammen mit warmem Getreideschnaps und reichlich Wasser einmal täglich über drei Tage verabreichen.
- *Trichomonas vaginalis*: *Xian He Cao* äußerlich anwenden.

Tonisiert Qi und Blut

Bei Patienten mit *Qi*- und Blut-Mangel aufgrund von Überanstrengung verhindert *Xian He Cao* durch seine stabilisierenden und bindenden Eigenschaften den Verlust von weiterem *Qi* und Blut und verstärkt auf diese Weise die allgemeine tonisierende Wirkung anderer Arzneien in einer Rezeptur.

- Müdigkeit und Energiemangel bei normalem Appetit: 50 g *Xian He Cao* zusammen mit 50–100 g *Da Zao* (Jujubae Fructus) verwenden. Das Dekokt trinken und *Da Zao* essen.
- *Qi*- und Blut-Mangel mit Müdigkeit, Schwindel, leichter Benommenheit, Schwächegefühl in den Knien und im unterem Rücken: mit *Long Yan Rou* (Longan Arillus), *Ren Shen* (Ginseng Radix et Rhizoma), *Shu Di Huang* (Rehmanniae Radix Praeparata) und *Gou Qi Zi* (Lycii Fructus) kombinieren.

Reduziert Schwellungen, eliminiert Eiter

Xian He Cao eignet sich für die äußerliche und innerliche Behandlung von Brustabszessen, Schwellungen und Ulzerationen. Klinische Zeichen sind Geschwüre, Schwellungen, Hämorrhoiden und Brustknoten. Für diese Funktionen wird gewöhnlich der Stamm der Pflanze benutzt.

Dosierung

10–15 g im Dekokt. Die maximale Dosis für *Xian He Cao* beträgt 30–60 g. Es kann innerlich eingenommen oder äußerlich aufgetragen werden. Die äußerliche Anwendung wird häufig als Waschung oder Paste verabreicht.

Sicherheitshinweise, Kontraindikationen

- Der Gebrauch von *Xian He Cao* kann Palpitationen und Hitzewallungen verursachen.
- *Xian He Cao* ist von adstringierender Natur und sollte nicht bei akuter Diarrhö oder Dysenterie angewendet werden, da es dazu beitragen kann, dass pathogene Faktoren im Körper verbleiben.

Chemische Zusammensetzung

Agrimol, Agrimonolid, Agrimonin A, B, C, D, E; Vanillinsäure, Ellagsäure, L-Taxifoin, Cosmosilin, Vitamin K.[1]

Pharmakologische Wirkungen

- **Blutstillend**: Die intravenöse Injektion von *Xian He Cao* bei Kaninchen und Hunden in einer Dosierung von 2 mg/kg führte zu einer Zunahme der Thrombozyten und einer Senkung der Blutungszeit.[2]
- **Kardiovaskulär**: Die Gabe von *Xian He Cao* hat unterschiedliche Auswirkungen auf das Herz-Kreislauf-System von Kaninchen und Fröschen. Der wässrige Auszug des Krauts senkt den Blutdruck und hat eine hemmende Wirkung auf das Herz; der alkoholische Auszug erhöht den Blutdruck und hat eine stimulierende Wirkung auf das Herz.[3]

- **Gastrointestinal**: Der wässrige Auszug von *Xian He Cao* hat direkten Einfluss auf die glatte Muskulatur des Magen-Darm-Trakts. In niedrigen Dosierungen hat es eine stimulierende, in hohen Dosierungen eine hemmende Wirkung.[4]
- **Antibiotisch**: *Xian He Cao* hemmt *Staphylococcus aureus, E. coli, Pseudomonas aeruginosa, Salmonella typhi* und *Mycobacterium tuberculosis*.[5]
- **Antiparasitär**: Die Verabreichung von *Xian He Cao* in einer Dosierung von 300 mg/kg zeigte innerhalb von drei bis fünf Tagen eine deutliche Wirkung bei Schistosomiasis.[6]
- **Antiparasitär**: Die Verabreichung von *Xian He Cao* zeigte deutliche antiparasitäre Effekte gegen Schlauchwürmer, Bandwürmer und andere Parasiten.[7]
- **Spermizide Wirkung**: Von Menschen und Tieren wurden Spermienproben gesammelt und in Behälter abgefüllt; einige davon wurden verdünnt. Allen Probenbehältern wurde ein *Xian-He-Cao*-Extrakt beigefügt, der alle Spermien in allen Proben innerhalb von ein bis fünf Minuten abtötete.[8]
- **Antineoplastisch**: Ein *Xian-He-Cao*-Extrakt wirkte gegen Tumorzellen bei Mäusen.[9]

Klinische und wissenschaftliche Studien

- **Blutungen im oberen Magen-Darm-Trakt**: In einer Studie wurden 100 Patienten mit Blutungen im oberen Magen-Darm-Trakt einmal täglich mit einem Dekokt [30 g *Xian He Cao* und 10 g *Da Zao* (Jujubae Fructus)] und dreimal täglich mit einem Arzneipulver [6 g *Bai Ji* (Bletillae Rhizoma)] behandelt. *Bu Zhong Yi Qi Tang* (Dekokt, das die Mitte tonisiert und das *Qi* vermehrt) wurde bei Bedarf zusätzlich verabreicht. Insgesamt lag die Wirksamkeitsrate bei 70%. Die Blutungen stoppten bei 70 von 100 Patienten innerhalb von sieben Tagen.[10]
- **Menstruationsblutungen**: Bei 147 Patientinnen wurden starke menstruelle Blutungen mit einem Arzneidekokt behandelt, das aus *Xian He Cao* 30 g, *Mo Han Lian* (Ecliptae Herba) 20 g, *Di Yu* (Sanguisorbae Radix) 20 g, verkohltem *Mian Ma Guan Zhong* (Dryopteridis Crassirhizomatis Rhizoma) 15 g, *Yi Mu Cao* (Leonuri Herba) 12 g, *Zhi Qiao* (Aurantii Fructus) 12 g, *E Jiao* (Asini Corii Colla) 12 g, verkohltem *Xi Xian Cao* (Siegesbeckiae Herba) 10 g und bedarfsweise weiteren Arzneidrogen bestand. Das Behandlungsprotokoll sah vor, die Arzneien als Dekokt einmal täglich (in schweren Fällen zweimal täglich) einzunehmen. Insgesamt acht bis zwölf Dosen bildeten einen Behandlungszyklus. Dieser Vorgang wurde im nächsten Menstruationszyklus wiederholt. Laut Studie wurden die meisten Patientinnen innerhalb von zwei bis drei Behandlungszyklen gesund. Die Wirksamkeitsrate betrug insgesamt 96,4%.[11]
- **Trichomonas vaginalis**: Von 40 Patientinnen (92,5%) mit vaginaler Trichomoniasis wurden 37 nach einer äußerlichen Behandlung mit *Xian He Cao* vollständig gesund. Die Arzneilösung wurde zunächst als äußere Waschung verwendet. Danach wurde ein in der Lösung getränkter Mulltupfer in die Vagina eingeführt, der dort drei bis vier Stunden verblieb. Die Behandlung wurde einmal täglich über sieben Tage (= ein Behandlungszyklus) durchgeführt.[12]

Wechselwirkung mit anderen Medikamenten

Gerinnungshemmende Medikamente: *Xian He Cao* enthält Vitamin K, das die gerinnungshemmende Wirkung von Warfarin verringern kann. Obwohl der Gebrauch der Arzneidroge nicht kontraindiziert ist, sollte sie mit Vorsicht verwendet werden, um die Bildung von Blutgerinnseln zu verhindern.[13]

Toxikologie

Die LD_{50} für *Xian He Cao* bei Mäusen beträgt bei intraperitonealer Injektion 90,7 ± 4,9 mg/kg. Als toxische Reaktion kam es zunächst zu einer Bewegungszunahme, gefolgt von einem Aktivitätsverlust, geschlossenen Augen und Muskelsteifigkeit. In schweren Fällen trat der Tod innerhalb von 1 bis 24 Stunden ein.[14]

Referenzen

1. *Xian Dai Zhong Yao Yao Li Xue* (Contemporary Pharmacology of Chinese Herbs), 1997; 795
2. *Zhong Yao Yao Li Yu Ying Yong* (Pharmacology and Applications of Chinese Herbs), 1983:323
3. Ibid.
4. Ibid.
5. Ibid.
6. *Xi Xue Xue Bao* (Academic Journal of Medicine), 1982; 17(9):663
7. *Zhong Yao Xue* (Chinese Herbology), 1998; 491:492
8. *Shen Yang Yi Xue Yuan Xue Bao* (Journal of Shenyang University of Medicine), 1980; (12):11
9. Ibid., (12):6
10. *Shang Hai Zhong Yi Yao Za Zhi* (Shanghai Journal of Chinese Medicine and Herbology), 1979; 4:28
11. *Shan Xi Zhong Yi* (Shanxi Chinese Medicine), 1985; 6(7):323
12. *Zhong Cao Yao Tong Xun* (Journal of Chinese Herbal Medicine), 1972; 1:37
13. Chen, J. Recognition and prevention of herb-drug interactions, Medical Acupuncture, Fall/Winter 1998/1999; 10 (2); 9–13
14. *Shen Yang Yi Xue Yuan Xue Bao* (Journal of Shenyang University of Medicine), 1987; 4(4):123

Xiăo Jì
Cirsii Herba

小薊 小蓟

Pinyin-Name *Xiăo Jì*
Wörtliche Übersetzung „Kleine Distel"
Andere chinesische Namen *Mao Ji, Ci Ji Cai, Ci Er Cai, Qian Zhen Cao*
Originalquelle *Ming Yi Za Zhu* (Verschiedene Aufzeichnungen berühmter Ärzte) aus dem Jahr 500 von Tao Hong-Jing
Deutscher Name Cephalanoplos-Kraut
Botanischer Name *Cirsium setosum* (Willd) MB; *Cephalanoplos setosum* (Willd.) Kitam. (*Ke Ye Ci Er Cai*) und *Cephalanoplos segetum* (Bge.) Kitam. (*Ci Er Cai*) werden auch gelistet.
Pharmazeutischer Name Cirsii Herba
Eigenschaften Süß, kühl
Leitbahnen Leber, Herz

Chinesische therapeutische Wirkungen

Kühlt das Blut, stoppt Blutungen

Blutungen aufgrund von Hitze im Blut: *Xiao Ji* (Cirsii Herba) kühlt das Blut, fördert die Harnausscheidung und eignet sich für die Behandlung von *Lin Zheng* (Dysurie-Syndrom). Es kühlt ebenfalls das Blut in den *Ren-* und *Chong*-Leitbahnen, um Metrorrhagie oder anormale Schmierblutungen zwischen den Perioden zu behandeln. Es eignet sich für die Behandlung von Blutungsstörungen, die durch Hitze verursacht werden und bei denen das Blut hellrot aussieht. Klinische Anwendungen sind Bluthusten, Nasenbluten, Metrorrhagie, Hämaturie und Hämorrhoidalblutungen.

- Bluterbrechen und Bluthusten: Verkohltes *Xiao Ji, Da Ji* (Cirsii Japonici Herba), *Ce Bai Ye* (Platycladi Cacumen), *Bai Mao Gen* (Imperatae Rhizoma) und *Qian Cao* (Rubiae Radix et Rhizoma) verwenden.
- Herz-Feuer mit Bluterbrechen und Durst: Frische Säfte von *Xiao Ji, Ou Jie* (Nelumbinis Nodus Rhizomatis), *Niu Bang Zi* (Arctii Fructus) und *Di Huang* (Rehmanniae Radix) mit hellem Honig verwenden.
- Mangel-Hitze mit Blut im Auswurf: *Xiao Ji* zusammen mit *Bai Mao Gen* (Imperatae Rhizoma) und den Saft von *Ou Jie* (Nelumbinis Nodus Rhizomatis) verwenden.
- Blutende Zunge mit Bezug zu Herz-Feuer: Als Monotherapie den Saft von *Xiao Ji* verwenden.
- Hämaturie mit Dysurie: *Xiao Ji* als Einzelarznei oder zusammen mit *Di Huang* (Rehmanniae Radix), *Hua Shi* (Talcum), *Zhi Zi* (Gardeniae Fructus) und *Dan Zhu Ye* (Lophatheri Herba) verwenden. **Beispiel-Rezeptur**: *Xiao Ji Yin Zi* (Cirsii Herba Dekokt).
- Metrorrhagie: *Xiao Ji* mit *Bai Zhu* (Atractylodis Macrocephalae Rhizoma) und dem frischem Saft von *Di Huang* (Rehmanniae Radix) kombinieren.
- Blutungen nach einem Abort: zuammen mit *Yi Mu Cao* (Leonuri Herba) verwenden.
- Hämorrhoidale oder rektale Blutungen: den warmen Saft von *Xiao Ji* trinken.
- Blutungen aus Stichwunden: Junge Sprossen von *Xiao Ji* zu einer Paste zerstoßen und äußerlich anwenden.

Löst Blut-Stase, reduziert Schwellungen

Abszesse und toxische Schwellungen: *Xiao Ji* kann innerlich oder äußerlich angewendet werden, um Abszesse und Schwellungen zu lindern, die von Toxizität und Hitze begleitet werden.

- Abszesse und Schwellungen: Das Pulver von *Xiao-Ji*-Blättern mit Wasser mischen und äußerlich anwenden.
- Juckreiz und Exantheme: *Xiao Ji* zusammen mit *Ru Xiang* (Olibanum) und *Bai Fan* (Alumen) verwenden. Mit Getreideschnaps servieren.

Klärt Feuchte-Hitze aus Leber und Gallenblase

Feuchte-Hitze in Leber und Gallenblase: *Xiao Ji* eignet sich für die Behandlung von Gelbsucht, Hypertonie, hohen Cholesterinwerten und Hepatitis.

- Gelbsucht: *Xiao Ji* zusammen mit *Yin Chen* (Artemisiae Scopariae Herba) und *Hu Zhang* (Polygoni Cuspidati Rhizoma) verwenden.

Dosierung

10–30 g für das getrocknete Kraut, 30–60 g für das frische Kraut. Frisches *Xiao Ji* eliminiert stärker Toxine und wird oft äußerlich angewendet, um toxische Schwellungen zu behandeln. Getrocknetes *Xiao Ji* ist besonders dafür geeignet, Hitze zu klären und Blutungen zu stoppen. Verkohltes *Xiao Ji* wird nur verwendet, um Blutungen zu stoppen.

Sicherheitshinweise, Kontraindikationen

Xiao Ji sollte mit Vorsicht bei Patienten mit weichen Stühlen oder Schwäche und Kälte in Milz und Magen verwendet werden.

Chemische Zusammensetzung

Acacetin-7-rhamnogluiosid, Rutin, Protocatechusäure, Kaffeesäure, Chlorogensäure.[1]

Ergänzung

大小薊 *Dà Xiăo Jì* ist der Sammelname für die Kombination von *Da Ji* (Cirsii Japonici Herba) und *Xiao Ji* (Cirsii Herba). Diese Arzneien werden häufig zusammen verwendet, da sie beim Klären von Hitze und Beenden von Blutungen synergistisch wirken.

Kommentar der Autoren

Viele Therapeuten tauschen *Xiao Ji* (Cirsii Herba) und *Da Ji* (Cirsii Japonici Herba) gegeneinander aus. Beide haben eine Blut kühlende Qualität, die Blutungen stoppt. Außerdem können beide bei Schwellungen und Abszessen verwendet werden. *Xiao Ji* ist stärker bei der Behandlung von Hämaturie und Dysurie. In Kombination mit anderen diuretischen Arzneidrogen zur Klärung von Hitze ist es besonders gut für die Behandlung akuter Blaseninfektionen geeignet. *Da Ji* reduziert stärker Schwellungen und löst besser Blut-Stagnation.

Referenzen

1. *Xian Dai Zhong Yao Yao Li Xue* (Contemporary Pharmacology of Chinese Herbs), 1997; 783

Xiăo Jīn Yīng
Rosae Cymosae Fructus

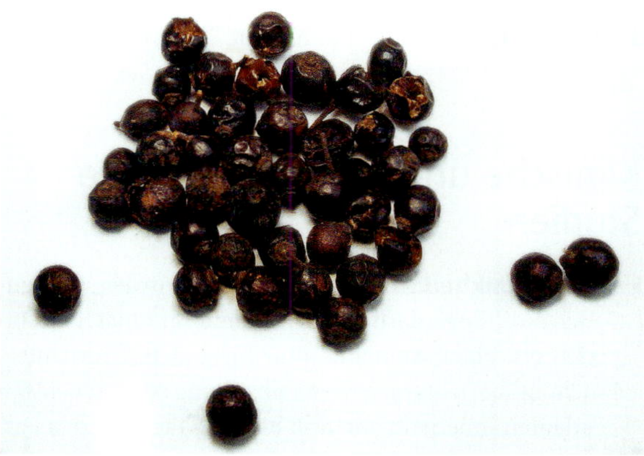

小金樱 小金櫻

Pinyin-Name *Xiăo Jīn Yīng*
Wörtliche Übersetzung „Kleine goldene Kirsche"
Deutscher Name Cymosa-Rose, kleine Fruchtrose
Botanischer Name *Rosa cymosa* Tratt.
Pharmazeutischer Name Rosae Cymosae Fructus
Eigenschaften Bitter, neutral
Leitbahnen Leber

Chinesische therapeutische Wirkungen

Löst Stagnation, stoppt Blutungen

Xiao Jin Ying (Rosae Cymosae Fructus) stoppt Blutungen, die mit Blutgerinnseln einhergehen. Zu den klinischen Anwendungen gehören unregelmäßige Menstruation, Blutungsstörungen und Verletzungen. Es klärt zudem Hitze und eliminiert Toxine bei der äußerlichen Behandlung von Wunden und Läsionen.

Dosierung

15–60 g.

Xuè Yú Tàn
Crinis Carbonisatus

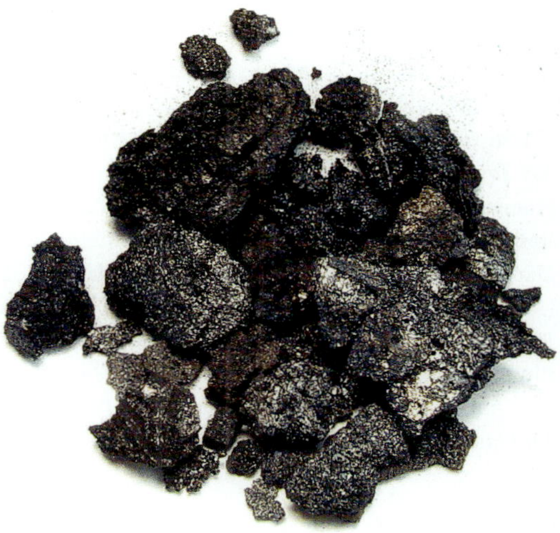

血餘炭 血余炭

Pinyin-Name *Xuè Yú Tàn*
Wörtliche Übersetzung „Verkohlter Exzess des Blutes"
Andere chinesische Namen *Luan Fa, Ren Tui, Du Xue Yu*

Originalquelle *Shen Nong Ben Cao Jing* (Die Materia Medica des göttlichen Landmannes), vermutlich Östliche Han-Dynastie
Deutscher Name Verkohltes Menschenhaar
Zoologischer Name *Homo sapiens* L. (*Ren Tou Fa*)
Pharmazeutischer Name Crinis Carbonisatus
Eigenschaften Bitter, neutral
Leitbahnen Leber, Magen

Chinesische therapeutische Wirkungen

Stoppt Blutungen und löst Stagnation auf

Xue Yu Tan (Crinis Carbonisatus) eignet sich für die Behandlung von Blutungserkrankungen wie Nasenbluten, Bluterbrechen, Bluthusten, Hämaturie, Hämatochezie und Uterusblutungen. Es löst Blockierungen auf und stoppt auf diese Wesie Blutungen, ohne als Nebenwirkung Stagnationen hervorzurufen. Es kann äußerlich oder innerlich zur Blutstillung eingesetzt werden.

- Zahnfleischbluten: *Xue Yu Tan* äußerlich als Pulver anwenden.
- Nasenbluten: äußerlich in den Nasenlöchern anwenden und den frischen Saft von *Ou Jie* (Nelumbinis Nodus Rhizomatis) trinken.
- Bluterbrechen und Bluthusten: zusammen mit *Hua Rui Shi* (Ophicalcitum) und *San Qi* (Notoginseng Radix et Rhizoma) verwenden.
- Hämaturie: *Xue Yu Tan* mit Essig verwenden.
- Brennende Dysurie mit Blut: *Xue Yu Tan* zu *Xiao Ji* (Cirsii Herba), *Bai Mao Gen* (Imperatae Rhizoma) und *Mu Tong* (Akebiae Caulis) hinzufügen.
- Hämatochezie: *Xue Yu Tan* mit *Di Yu* (Sanguisorbae Radix) und *Huai Hua* (Sophorae Flos) kombinieren.
- Hämatochezie mit Mangel und Kälte des Mittleren *Jiao* (Mittlerer Erwärmer): *Xue Yu Tan* zusammen mit *Gan Jiang* (Zingiberis Rhizoma) verwenden.
- Blutende Hämorrhoiden mit hellrotem Blut: *Xue Yu Tan* zusammen mit *Huai Jiao* (Sophorae Fructus) und *Ku Lian Pi* (Meliae Cortex) verwenden.

Tonisiert Yin und fördert das Wasserlassen

Dysurie: *Xue Yu Tan* dringt in die *Xue*-(Blut-)Schicht im Unteren *Jiao* (Unterer Erwärmer) ein, um Blutungen zu stoppen.

- Dysurie bei Frauen: *Xue Yu Tan* mit warmem Alkohol servieren.
- Brennen während des Wasserlassens: zusammen mit *Hua Shi* (Talcum) und *Che Qian Zi* (Plantaginis Semen) verwenden.
- Harnsteine: *Xue Yu Tan* mit *Che Qian Cao* (Plantaginis Herba), *Hai Jin Sha* (Lygodii Spora), *Ji Nei Jin* (Gigeriae Galli Endothelium Corneum) und *Jin Qian Cao* (Lysimachiae Herba) kombinieren.

Dosierung

6–10 g im Dekokt. *Xue Yu Tan* wird auch in Pulverform verabreicht (dreimal täglich 1,5–3 g) oder zu Pillen verarbeitet. *Xue Yu Tan* ist nicht für die Blutstillung geeignet, wenn es nicht richtig bearbeitet wird. Es muss zu Asche verkohlt werden, um Blutungen stoppen und Stagnationen auflösen zu können.

Sicherheitshinweise, Kontraindikationen

Xue Yu Tan sollte mit Vorsicht bei Patienten mit schwachem Verdauungssystem verwendet werden, da sonst Übelkeit und Erbrechen auftreten können.

Chemische Zusammensetzung

Eukeratin, Melanin.[1]

Pharmakologische Wirkungen

- **Blutstillend**: In Tierversuchen zeigte die Verabreichung von wässrigen und alkoholischen *Xue-Yu-Tan*-Extrakten eine deutliche blutstillende Wirkung. Ohne Verkohlung hatte es jedoch keine Wirkung auf die Gerinnung.[2]
- **Antibiotisch**: Xue Yu Tan hemmt *Staphylococcus aureus, Salmonella typhi* und *Bacillus dysenteriae*.[3]

Klinische und wissenschaftliche Studien

- **Ulkuskrankheit**: Bei 34 Patienten wurden Magen- oder Zwölffingerdarmgeschwüre und Blutungen erfolgreich mit einer Arzneirezeptur behandelt. Laut Untersuchungsbericht trat eine Stabilisierung bei den meisten Patienten innerhalb von drei bis fünf Tagen und bei allen Patienten innerhalb von zehn Tagen ein. Die Rezeptur wurde in Pulverform verabreicht und enthielt 2 Teile *Xue Yu Tan*, 2,5 Teile *San Qi* (Notoginseng Radix et Rhizoma) und 3 Teile *Bai Ji* (Bletillae Rhizoma).[4]
- **Blutungen im oberen Magen-Darm-Trakt**: Eine Arzneirezeptur mit 3–9 g *Xue Yu Tan* wurde mit 20–40 ml frischem Saft aus *Ou Jie* (Nelumbinis Nodus Rhizomatis) gemischt und dreimal täglich zur Behandlung

von Blutungen im oberen Gastrointestinaltrakt verabreicht. Laut Untersuchungsbericht wurden 23 von 25 Patienten vollständig gesund.[5]

- **Äußere Blutungen**: In einer klinischen Studie wurden 61 Patienten mit Blutungen nach unterschiedlichen äußeren und traumatischen Verletzungen erfolgreich mit einer äußerlich anzuwendenden Arzneirezeptur behandelt. Die Arzneirezeptur wurde in Pulverform gegeben und enthielt *Xue Yu Tan* 25 g, verkohltes *Zhu Zong Cao* (Adianti Herba) 25 g, geröstetes *Chuan Shan Jia* (Manitis Squama) 40 g, verkohltes *Bai Ji* (Bletillae Rhizoma) 20 g, *Hai Piao Xiao* (Sepiae Endoconcha) 40 g, *Bai Fan* (Alumen) 20 g, *Bing Pian* (Borneolum) 10 g und *Lu Gan Shi* (Calamina) 20 g.[6]

Referenzen

1. *Xian Dai Zhong Yao Yao Li Xue* (Contemporary Pharmacology of Chinese Herbs), 1997; 845
2. *Zhong Yao Xue* (Chinese Herbology), 1998; 513:516
3. Ibid.
4. *Hu Nan Yi Yao Za Zhi* (Hunan Journal of Medicine and Herbology), 1979; 2:20
5. *Xin Zhong Yi* (New Chinese Medicine), 5:35
6. Ibid., 1985; 17(8):31

Zhŭ Fàn Huā Tóu

Mirabilidis Rhizoma

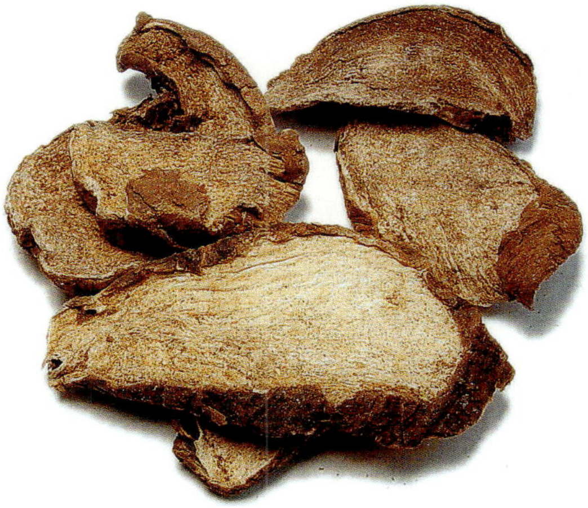

煮飯花頭 煮饭花头

Pinyin-Name *Zhŭ Fàn Huā Tóu*
Andere chinesische Namen *Zi Mo Li, Su Xiang, Yan Zhi Hua, Wan Xiang Hua*
Deutscher Name Mirabilis (Wunderblume)
Botanischer Name *Mirabilis jalapa* Linn.
Pharmazeutischer Name Mirabilidis Rhizoma
Eigenschaften Süß, bitter, adstringierend
Leitbahnen Lunge, Magen, Harnblase

Chinesische therapeutische Wirkungen

Belebt das Blut und löst Stase

Zhu Fan Hua Tou (Mirabilidis Rhizoma) behandelt effektiv Funktionsstörungen des Verdauungstrakts wie z.B. peptisches und blutendes Ulkus.

- Ulcus pepticum: *Zhu Fan Hua Tou* zusammen mit *Bai Ji* (Bletillae Rhizoma), *Wu Bei Zi* (Galla Chinensis), *Huang Lian* (Coptidis Rhizoma) und *Hai Piao Xiao* (Sepiae Endoconcha) verwenden.
- Magenblutung: Kombination mit *Hua Rui Shi* (Ophicalcitum), *Chi Shi Zhi* (Halloysitum Rubrum) und *Wu Bei Zi* (Galla Chinensis).
- Hämorrhoiden: *Zhu Fan Hua Tou* zu *Zhen Ren Huo Ming Yin* (Dekokt des Wahren Mannes zur Nährung der Organe) hinzufügen.
- Karbunkel und Zellulitis: die Arznei äußerlich anwenden.
- Tonsillitis und Entzündungen: zusammen mit *Da Qing Ye* (Isatidis Folium), *Ban Lan Gen* (Isatidis Radix) und *Zao Jiao Ci* (Gleditsiae Spina) verwenden.

Beruhigt Hitze und fördert Wasserlassen

- Trüber Urin: *Zhu Fan Hua Tou* zusammen mit *Da Huang* (Rhei Radix et Rhizoma), *Hua Shi* (Talcum), *Gan Cao* (Glycyrrhizae Radix et Rhizoma), *Bian Xu* (Polygoni Avicularis Herba), *Qu Mai* (Dianthi Herba), *Che Qian Zi* (Plantaginis Semen) und *Ze Xie* (Alismatis Rhizoma) verwenden.
- Leukorrhö: mit *Ji Guan Hua* (Celosiae Cristatae Flos) und *Ya She Huang* (Lippiae Herba) kombinieren.

Dosierung

3–9 g im Dekokt.

Sicherheitshinweise, Kontraindikationen

Zhu Fan Hua Tou ist während der Schwangerschaft kontraindiziert.

Kommentar der Autoren

Zhu Fan Hua Tou eignet sich hervorragend für die Behandlung von Störungen des Magens wie Ulcus pepticum oder Gastritis. In Kombination mit Blut belebenden Arzneien kann die Wirkung deutlich verbessert werden.

Zǐ Zhū

Callicarpae Formosanea Folium

紫珠

Pinyin-Name *Zǐ Zhū*
Wörtliche Übersetzung „Purpurperlen"
Andere chinesische Namen *Zi Jing, Zhi Xue Cao, Zi Jing Cao*
Originalquelle *Ben Cao Shi Yi* (Auslassungen aus der [klassischen] Materia Medica) von Chen Cang-Qi aus dem Jahr 741
Deutscher Name Schönfruchtstrauch
Botanischer Name *Callicarpa pedunculata* R. Br. (*Du Hong Hua*); *Callicarpa macrophylla* Vahl. (*Da Ye Zi Zhu*); *Callicarpa nudiflora* Hook. et. Arn. (*Luo Hua Zi Zhu*); *Callicarpa dichotamoa* (Lour.) K. Koch (*Bai Tang Zi Shu*); *Callicarpa loureiri* Hook. et Arn (*Chang Ye Zi Zhu*); *Callicarpa arborea* Roxb. (*Da Ye Zi Zhu*); *Callicarpa kwangtungensis* Chun. (*Guang Dong Zi Zhu*); *Callicarpa rubella* Lindl. (*Hong Zi Zhu*); *Callicarpa cathayana* H. T. Chang (*Hua Zi Zhu*)
Pharmazeutischer Name Callicarpae Formosanea Folium
Eigenschaften Bitter, adstringierend, kühl
Leitbahnen Leber, Lunge, Magen

Chinesische therapeutische Wirkungen

Hält das Blut zurück und stoppt Blutungen

Blutungen des Magen-Darm-Trakts oder der Atemwege: *Zi Zhu* (Callicarpae Formosanea Folium) ist eine der besten Arzneien, um Blutungen zu beenden, besonders in Verdauungstrakt und Atmungssystem. Es wird als Einzelmittel in Pulverform mit kaltem oder warmem Wasser eingesetzt. Außerdem wird es auch als Tee verwendet, um gastrointestinale Blutungen zu behandeln. Diese Arznei gibt es in injizierbarer Form oder als äußerlich anzuwendende Gaze, um damit Blutungen zu stoppen. Es wird außerdem bei Operationen zum Blutstillen eingesetzt. Die klinischen Anwendungen von *Zi Zhu* sind Bluthusten, Bluterbrechen, Hämaturie, Hämatochezie, Uterusblutungen oder Blutungen aus äußeren Verletzungen.

- Bluthusten, Nasenbluten: *Zi Zhu* in Pulverform mit Eiweiß mischen.
- Blutungen durch äußere Verletzungen: Frisches, zu Pulver verarbeitetes *Zi Zhu* verwenden und die Arznei auf die betroffenen Stellen auftragen.
- Andauerndes Bluten nach einer Zahnextraktion: *Zi-Zhu*-Pulver in dem betroffenen Gebiet anwenden und die Stelle mit einem sterilisierten Baumwolltupfer bedecken.
- Unterschiedliche Arten von Blutungen: zusammen mit *Xian He Cao* (Agrimoniae Herba), *Qian Cao* (Rubiae Radix et Rhizoma) und *Mo Han Lian* (Ecliptae Herba) verwenden.

Eliminiert Toxine und behandelt toxische Geschwüre

Toxische Geschwüre, Abszesse, Karbunkel, Verbrennungen

- Verbrennungen: *Zi Zhu* als Dekokt äußerlich anwenden. Es kann auch zusammen mit *Da Huang* (Rhei Radix et Rhizoma), *Huang Qin* (Scutellariae Radix) und *Huang Bo* (Phellodendri Cortex) lokal angewendet werden, um Infektionen bei Verbrennungen 2. und 3. Grades mit Sickerblutungen vorzubeugen.
- Toxische Geschwüre, Abszesse, Karbunkel: zusammen mit *Jin Yin Hua* (Lonicerae Flos) und *Pu Gong Ying* (Taraxaci Herba) als Dekokt verwenden. Äußerlich als Pulver anwenden.
- Halsschmerzen, Rötung und Schmerzen der Augen: *Zi Zhu* allein als Dekokt verwenden.

Dosierung

Als Dekokt 10–15 g für die getrocknete Form, 30–60 g für die frische. Als Pulver 1,5–3 g je Dosis.

Sicherheitshinweise, Kontraindikationen

Zi Zhu sollte bei Patienten, die aufgrund von Mangel-Zustand und Kälte bluten, mit Vorsicht verwendet werden.

Chemische Zusammensetzung

Calliterpenon, Luteolin, Apigenin, Flavone, Tannine, Calcium, Eisen, Magnesium.[1]

Pharmakologische Wirkungen

- **Blutstillend**: Sowohl in In-vitro- als auch in In-vivo-Studien beendete eine *Zi-Zhu*-Injektion Blutungen durch Erhöhung der Thrombozytenzahl.[2]

11

- **Antibiotisch**: *Zi Zhu* hemmt *Staphylococcus aureus, Staphylococcus albus, Pseudomonas aeruginosa, Salmonella typhi, Bacillus dysenteriae, E. coli, Diplococcus meningitidis* und *Bacillus proteus*.[3]

Klinische und wissenschaftliche Studien

- **Blutungen**: In einer Studie wurden 500 Patienten nach Zahnextraktionen äußerlich mit *Zi Zhu* behandelt, um Blutungen zu stoppen. Bei mäßigen Blutungen beendete die äußere Anwendung von *Zi-Zhu*-Pulver die Blutungen innerhalb von zwei bis drei Minuten. Bei schweren Blutungen war die äußere Anwendung von *Zi-Zhi*-Pulver mit Baumwolltupfern unter leichtem Druck erfolgreich und stoppte die Blutungen innerhalb von zwei bis drei Minuten. Die Wirksamkeitsrate betrug laut Studie fast 99%.[4]
- **Blutungen während der Operation**: Gaze, die zuvor in einer 10- bis 15-prozentigen *Zi-Zhu*-Lösung getränkt worden war, wurde bei 53 Operationen mit guten Ergebnissen äußerlich eingesetzt, um Blutungen zu stoppen. Die arzneigetränkte Gaze beendete die Blutungen generell innerhalb von ein bis zwei Minuten.[5]
- **Blutungen im oberen Magen-Darm-Trakt**: In einer klinischen Untersuchung wurden zwölf Patienten mit Blutungen im Bereich des Zwölffingerdarms, zwei Patienten mit Magenblutungen und ein Patient mit Hämatochezie und Bluterbrechen aufgrund von Leberzirrhose mit zwei *Zi-Zhu*-Zubereitungen behandelt. Zubereitung I bestand aus 30–60 g *Zi Zhu* als Dekokt, das einmal täglich eingenommen wurde. Zubereitung II bestand aus 2–4 ml einer 2-prozentigen *Zi-Zhu*-Zubereitung, die zweimal täglich intramuskulär injiziert wurde. Patienten mit starken Blutungen wurden mit beiden Methoden behandelt. Die Blutungen wurden bei den meisten Patienten innerhalb von drei bis fünf Tagen beendet.[6]
- **Nasenbluten**: Vier Patienten mit Nasenbluten wurden durch die äußerliche Anwendung von 2-prozentigen *Zi-Zhu*-Tropfen behandelt, was zum sofortigen Stillstand der Blutungen führte.[7]
- **Verbrennungen**: In einer Untersuchung wurden 21 Patienten mit Verbrennungen innerlich und äußerlich mit *Zi Zhu* behandelt, was gute Resultate erbrachte. Das Behandlungsprotokoll schrieb vor, *Zi Zhu* täglich mit einem Zerstäuber auf die verbrannten Areale aufzubringen und diese dann mit Mull abzudecken. Bei Bedarf wurde drei- bis viermal täglich eine intramuskuläre Injektion mit 2-prozentigem *Zi Zhu* oder eine orale Gabe von 50-prozentigem *Zi Zhu* verabreicht. 20 von 21 Patienten wurden vollständig gesund. Die Länge des Klinikaufenthalts betrug 5 bis 35 Tage. Der eine Patient, der nicht auf die Therapie reagierte, litt unter schweren Verbrennungen, die in der Folge zu einer Sepsis, zu Nierenversagen und schließlich zum Tod führten.[8]
- **Hautulzerationen**: Patienten mit Hautulzerationen mit Abszessen und Eiterbildung wurden erfolgreich äußerlich mit einer *Zi-Zhu*-Lösung behandelt. Die Zeit bis zur vollständigen Genesung betrug durchschnittlich 9,87 Tage. Das Behandlungsprotokoll sah vor, die betroffenen Bereiche erst mit physiologischer Kochsalzlösung und anschließend mit der *Zi-Zhu*-Lösung zu waschen und dann mit Mull abzudecken. Das Protokoll wurde täglich wiederholt. Von 232 Patienten wurden 228 vollständig gesund, bei den übrigen vier Patienten kam es zu einer deutlichen Besserung.[9]
- **Gynäkologische Anwendungen**: *Zi Zhu* wurde äußerlich eingesetzt, um Zervixentzündungen und Vaginitis unterschiedlicher Ursache zu behandeln. Das Behandlungsprotokoll sah vor, das betroffene Gebiet zunächst zu reinigen, dann *Zi Zhu* als Pulver, Suppositorium oder in Form eines in die Arzneilösung getränkten Mullballs anzuwenden. Die Patientinnen wurden einmal täglich über einen Zeitraum von fünf Tagen behandelt. Von 78 Patientinnen wurden 38 vollständig gesund, in 33 Fällen kam es zu einer mäßigen Besserung. Die Gesamtwirksamkeitsrate betrug 91%.[10]

Toxikologie

Bei Kaninchen wurden nach einer intraperitonealen Injektion von 10-prozentigem *Zi Zhu* (200 mg/kg) keine toxischen Wirkungen beobachtet. Die LD_{50} für Mäuse beträgt 237,5 mg/kg bei intravenöser Injektion.[11]

Kommentar der Autoren

Zi Zhu wurde erstmals von Chen Cang-Qi im *Ben Cao Shi Yi* (Auslassungen aus der [klassischen] Materia Medica) aus dem Jahr 741 erwähnt. In diesem Werk gab es jedoch nur vereinzelte Informationen über die Arzneidroge. Das meiste Wissen über *Zi Zhu* ist erst vor relativ kurzer Zeit dokumentiert worden, was zu einem verstärkten Gebrauch der Arznei führte.

Referenzen

1. *Xian Dai Zhong Yao Yao Li Xue* (Contemporary Pharmacology of Chinese Herbs), 1997; 852
2. *Zhong Yao Xue* (Chinese Herbology), 1998; 487:490
3. Ibid.
4. *Xin Yi Xue* (New Medicine), 1971; 10:45
5. *Zhong Cao Yao Tong Xun* (Journal of Chinese Herbal Medicine), 1971; 1:21
6. Ibid., 1970; (5–6):39
7. Ibid., 1970; (5–6):39
8. *Xin Yi Xue* (New Medicine), 1971; 3:12
9. *Zhong Cao Yao Tong Xun* (Journal of Chinese Herbal Medicine), 1972; 2:42
10. *Xin Yi Xue* (New Medicine), 1971; 6–7:45
11. *Zhong Yao Xue* (Chinese Herbology), 1998; 487:490

Zōng Lǚ

Trachycarpi Petiolus

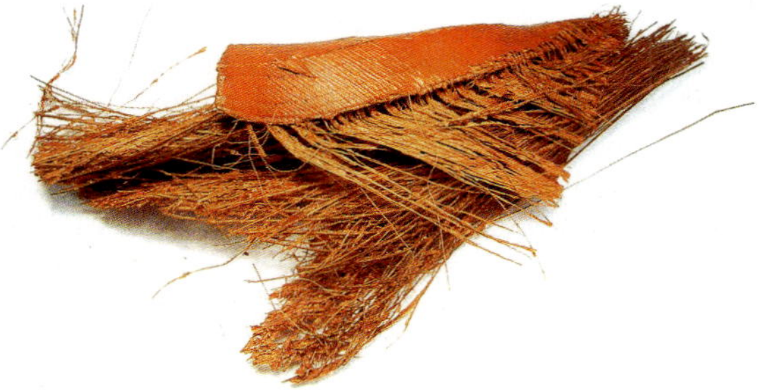

棕櫚 棕榈

Pinyin-Name *Zōng Lǚ*
Wörtliche Übersetzung „Palmen-Nebenblatt"
Andere chinesische Namen *Zong Lu Pi, Zong Lu Tan*
Originalquelle *Ben Cao Shi Yi* (Auslassungen der [klassischen] Materia Medica) aus dem Jahr 741 von Chen Cang-Qi
Deutscher Name Hanfpalme
Botanischer Name *Trachycarpus fortunei* H. Wendl. (*Zong Lu Shu*)
Pharmazeutischer Name Trachycarpi Petiolus
Eigenschaften Bitter, sauer, neutral
Leitbahnen Leber, Lunge, Dickdarm

Traditionell ist 棕櫚皮 *Zōng Lǚ Pí* der häufiger verwendete Name in Lehrbüchern und unter Therapeuten der Chinesischen Arzneimedizin. Heutzutage ist jedoch 棕櫚 *Zōng Lǚ* der offizielle Name, der von der Pharmakopöe der Volksrepublik China im Jahr 2005 übernommen wurde. Dieser wird daher auch als Standardname in diesem Buch durchgängig verwendet.

Chinesische therapeutische Wirkungen

Dämmt das Auslaufen ein und stoppt Blutungen

Zong Lu (Trachycarpi Petiolus) ist eine milde und wichtige Arznei, um Blutungen wie Nasenbluten, Bluthusten, Bluterbrechen, Hämaturie, Uterusblutungen, Hämatochezie und Hämorrhoidalblutungen zu beenden. Es hat eine stark adstringierende Wirkung und ist am besten geeignet bei Blutungen mit fehlender Blut-Stagnation.

- Nasenbluten: *Zong Lu* mit *Xiao Ji* (Cirsii Herba), *Long Gu* (Fossilia Ossis Mastodi) und *San Qi* (Notoginseng Radix et Rhizoma) für die innere Anwendung kombinieren. Für die lokale Anwendung das Pulver direkt in die Nasenlöcher einbringen.
- Bluthusten und Bluterbrechen: zusammen mit *Da Ji* (Cirsii Japonici Herba), *Xiao Ji* (Cirsii Herba), *Ce Bai Ye* (Platycladi Cacumen), *Qian Cao* (Rubiae Radix et Rhizoma) und *Bai Mao Gen* (Imperatae Rhizoma) verwenden. **Beispiel-Rezeptur**: *Shi Hui San* (Pulver aus zehn teilweise verkohlten Substanzen).
- Uterusblutungen oder starke Menstruationsblutungen: *Zong Lu* innerlich als Monotherapie verwenden. Es kann auch mit *Fu Long Gan* (Terra Flava Usta) und *She Xiang* (Moschus) kombiniert werden.
- Starke Menstruationsblutungen aufgrund von Hitze im Blut: *Ce Bai Ye* (Platycladi Cacumen) hinzufügen.
- Starke Menstruationsblutungen durch Blut-Stagnation: *Zong Lu* zusammen mit *Pu Huang* (Typhae Pollen) und *San Qi* (Notoginseng Radix et Rhizoma) verwenden.
- Starke Menstruationsblutungen aufgrund eines Mangel-Zustands: mit *Huang Qi* (Astragali Radix), *Bai Zhu* (Atractylodis Macrocephalae Rhizoma), *Shan Zhu Yu* (Corni Fructus) und *Qian Cao* (Rubiae Radix et Rhizoma) kombinieren.
- Andauernde Uterusblutungen von heller Farbe ohne Blutklumpen: zusammen mit *Wu Mei* (Mume Fructus), *Pao Jiang* (Zingiberis Rhizoma Praeparatum) und Getreideschnaps verwenden.
- Blutungen während der Schwangerschaft durch einen unruhigen Fötus: *E Jiao* (Asini Corii Colla) hinzufügen.
- Darmblutungen, blutende Hämorrhoiden: *Zong Lu* mit *Huai Jiao* (Sophorae Fructus) und *Ku Lian Pi* (Meliae Cortex) kombinieren.
- Innere Blutungen aufgrund von Kälte: *Zong Lu* zusammen mit *Ai Ye* (Artemisiae Argyi Folium), *Fu Zi* (Aconiti Radix Lateralis Praeparata) und Eigelb verwenden.
- *Chang Feng* (Wind im Darm) mit Hämorrhoiden, starke Blutungen: Kombination mit *Dang Gui* (Angelicae Sinensis Radix), *Chuan Xiong* (Chuanxiong Rhizoma), *Fu Ling* (Poria) und *Di Yu* (Sanguisorbae Radix).
- Chronisch blutende Hämorrhoiden: *Zong Lu* zusammen mit *Gan Jiang* (Zingiberis Rhizoma), *Wu Mei* (Mume Fructus) und *Gui Xin* (Cortex Rasus Cinnamomi) verwenden.

Dosierung

3-10 g im Dekokt. *Zong Lu* kann auch zu Pillen oder Pulver verarbeitet werden (1,5 g pro Dosis, dreimal täglich). Die unbehandelte Arzneidroge beendet keine Blutungen. Sie muss zu Asche verkohlt werden, damit sie ihre Eigenschaften ausüben kann, auslaufendes Blut einzdämmen und Blutungen zu stoppen.

Sicherheitshinweise, Kontraindikationen

- *Zong Lu* sollte nicht als Einzelarznei bei Patienten mit Blutungen und Blut-Stagnation verwendet werden. Es muss mit anderen Arzneien kombiniert werden, um das Blut zu vitalisieren und Blutungen zu stoppen.
- *Zong Lu* ist bei Patienten mit inneren Blutungen und Dysenterie, die durch Feuchte-Hitze verursacht wird, kontraindiziert.

Chemische Zusammensetzung

Glucoluteolin, Luteolin-7-O-rutinosid, Dioscin, Methylprotodioscin, Tannine.[1,2]

Pharmakologische Wirkungen

Blutstillend: Ein Dekokt aus verkohltem *Zong Lu* wirkte bei Mäusen merklich blutstillend.[3] Ein Dekokt aus frischem *Zong Lu* zeigte jedoch keine derartige Wirkung.[4]

Ergänzung

棕櫚子/棕榈子 *Zōng Lǚ Zǐ* (Trachycarpi Fructus) stammt aus der Frucht derselben Pflanze wie *Zong Lu*. Beide Arzneien haben sehr ähnliche Wirkungen und Indikationen. *Zong Lu Zi* ist jedoch wirksamer bei der Behandlung von Hypertonie, Schlaflosigkeit oder übermäßigem Träumen. Die Dosis für *Zong Lu Zi* beträgt 6–30 g.

Referenzen

1. *Xian Dai Zhong Yao Yao Li Xue* (Contemporary Pharmacology of Chinese Herbs), 1997; 867
2. *Chang Yong Zhong Yao Cheng Fen Yu Yao Li Shou Ce* (A Handbook of the Composition and Pharmacology of Common Chinese Drugs), 1994; 1657–1658
3. *Zhong Yao Tong Bao* (Journal of Chinese Herbology), 1983; 8(2):23
4. *Zhong Yao Xue* (Chinese Herbology), 1998; 498:500

Zusammenfassung: Blutungen stoppende Arzneien

Allgemeine Eigenschaften Blutungen stoppender Arzneien

- **Geschmack**: variiert
- **Thermische Eigenschaft**: variiert
- **Leitbahnenbezug:** Herz, Milz, Leber
- **Therapeutische Wirkungen**: stoppen Blutungen

Die in Tabelle 11.2 aufgelisteten Arzneien stoppen innere und äußere Blutungen und werden oral oder äußerlich angewendet. Blutung stillende Arzneien haben vier therapeutische Hauptwirkungen:

- Blut kühlen, um Blutungen zu stoppen.
- Stabilisieren und Binden, um das Blut zu stärken und Blutungen zu stoppen.
- Blut-Stase beseitigen, um Blutungen zu stoppen.
- Den Körper wärmen, um Blutungen zu stoppen.

Zu den Arzneien, die das Blut kühlen, um Blutungen zu stillen, gehören **Da Ji** (Cirsii Japonici Herba), **Xiao Ji** (Cirsii Herba), **Di Yu** (Sanguisorbae Radix), **Bai Mao Gen** (Imperatae Rhizoma), **Huai Hua** (Sophorae Flos) und **Ce Bai Ye** (Platycladi Cacumen). Sie sind die Arzneien der Wahl, wenn Blutungen aufgrund von Hitze im Blut behandelt werden.

- *Da Ji* belebt die Blutzirkulation, beseitigt Blut-Stase, eliminiert Toxine, reduziert Schwellungen und senkt den Blutdruck.
- *Xiao Ji* hat im Wesentlichen die gleichen Funktionen wie *Da Ji* mit dem Unterschied, dass *Xiao Ji* Dysurie und Hämaturie behandelt, jedoch weder Blut stärkt noch Stase beseitigt.
- *Di Yu* sediert Feuer, eliminiert Toxine, eignet sich zur Behandlung von Wunden und Geschwüren und stillt Blutungen im Unteren *Jiao* (Unterer Erwärmer) wie Hämatochezie, blutende Hämorrhoiden, Metrorrhagie und blutige Dysenterie.
- *Bai Mao Gen* klärt Hitze, fördert Wasserlassen und ist die wirksamste Arznei für Hitze in der Lunge und im Magen.
- *Huai Hua* behandelt Blutungen im Unteren *Jiao* (Unterer Erwärmer) und senkt den Blutdruck.
- *Ce Bai Ye* beseitigt Schleim und beendet Husten.

Zu den Arzneien, die stabilisieren und binden, um Blut zu stärken und Blutungen zu stoppen, gehören **Zi Zhu** (Calli-

Tab. 11.2 Blutungen stoppende Arzneien

Name	Gemeinsamkeiten	Unterschiede
Bai Mao Gen (Imperatae Rhizoma)	Kühlen Blut, um Blutungen zu stoppen	Klärt Hitze in der Lunge und im Magen, fördert die Harnausscheidung
Ce Bai Ye (Platycladi Cacumen)		Beseitigt Schleim, lindert Husten
Da Ji (Cirsii Japonici Herba)		Stoppt Blutungen, beseitigt Blut-Stase, reduziert Schwellung
Di Yu (Sanguisorbae Radix)		Stoppt Blutungen im Unteren *Jiao* (Unterer Erwärmer)
Huai Hua (Sophorae Flos)		Klärt Hitze der Leber, senkt den Blutdruck
Xiao Ji (Cirsii Herba)		Stoppt Blutungen, lindert Dysurie
Bai Ji (Bletillae Rhizoma)	Stabilisieren und binden, um Blut zu stärken und Blutungen zu stoppen	Stoppt Blutungen der Lunge und des Magens; als äußerliche Anwendung reduziert es Schwellungen und fördert die Wundheilung
Ou Jie (Nelumbinis Nodus Rhizomatis)		Beseitigt Blut-Stase bei Anwendung in unbehandelter Form
Xian He Cao (Agrimoniae Herba)		Tötet Parasiten ab
Zi Zhu (Callicarpae Formosanea Folium)		Stoppt Blutungen und eliminiert Toxine, um Wunden, Geschwüre, Karbunkel und Verbrennungen zu behandeln
Zong Lu (Trachycarpi Petiolus)		Stoppt Blutungen, besonders Metrorrhagien
Hua Rui Shi (Ophicalcitum)	Aktivieren die Blutzirkulation, beseitigen Blut-Stase, stoppen Blutungen	Konsolidiert Blutverlust
Juan Bai (Selaginellae Herba)		Reguliert Lungen-*Qi* und lindert Husten
Lian Fang (Nelumbinis Receptaculum)		Behandelt abnorme Menstruationsblutung und Hämaturie
Pu Huang (Typhae Pollen)		Fördert die Harnausscheidung, beseitigt abdominale Blut-Stase
Qian Cao (Rubiae Radix et Rhizoma)		Stärkt das Blut und fördert die normale Menstruation
San Qi (Notoginseng Radix et Rhizoma)		Stoppt sehr effektiv Blutungen und lindert Schmerzen
Xiao Jin Ying (Rosae Cymosae Fructus)		Zerstreut Stagnation und stoppt Blutung
Xue Yu Tan (Crinis Carbonisatus)		Fördert Wasserlassen, behandelt blutige Dysurie
Zhu Fan Hua Tou (Mirabilidis Rhizoma)		Sediert Hitze und fördert die Harnausscheidung
Ai Ye (Artemisiae Argyi Folium)	Wärmen den Körper, um Blutungen zu stoppen	Wärmt die Leitbahnen, um Blutungen zu stoppen, zerstreut Kälte und lindert Schmerz
Fu Long Gan (Terra Flava Usta)		Wärmt die Milz, um Blutungen zu stoppen, lindert Übelkeit und Erbrechen

carpae Formosanea Folium), **Xian He Cao** (Agrimoniae Herba), **Bai Ji** (Bletillae Rhizoma), **Zong Lu** (Trachycarpi Petiolus) und **Ou Jie** (Nelumbinis Nodus Rhizomatis). Sie sind meist passend für eine Blutung, die nicht mit Blut-Stase einhergeht.

- *Zi Zhu* beseitigt Toxine und eignet sich für die Behandlung von Wunden und Geschwüren.
- *Xian He Cao* stoppt Diarrhö und Dysenterie, tötet Parasiten ab und eignet sich für die Behandlung von Malaria und übermäßiger Erschöpfung.
- *Bai Ji* stoppt wirksamer Blutungen, fördert die Wundheilung und reduziert Schwellungen.
- *Zong Lu* stoppt Blutungen.
- Frisches *Ou Jie* stoppt Blutungen und löst Blut-Stase. In verkohlter Form stärkt es Blut und stoppt Blutungen.

Zu den Arzneien, die Blut beleben, Blut-Stase beseitigen und Blutungen stoppen, gehören **Xue Yu Tan** (Crinis Carbonisatus), **San Qi** (Notoginseng Radix et Rhizoma), **Qian Cao** (Rubiae Radix et Rhizoma), **Pu Huang** (Typhae Pollen), **Hua Rui Shi** (Ophicalcitum), **Juan Bai** (Selaginellae Herba), **Xiao Jin Ying** (Rosae Cymosae Fructus), **Lian Fang** (Nelumbinis Receptaculum) und **Zhu Fan Hua Tou** (Mirabilidis Rhizoma). Sie stoppen am wirksamsten Blutungen, die mit Blut-Stagnation verbunden sind.

- *Xue Yu Tan* tonisiert *Yin* und fördert das Wasserlassen.
- *San Qi* belebt stark das Blut und lindert Schmerz.
- *Qian Cao* kühlt Blut und stoppt Blutungen.
- *Pu Huang* stoppt Blutungen und belebt gleichzeitig die Blutzirkulation.
- *Hua Rui Shi* stabilisiert und bindet, um Blutungen zu stoppen.
- *Juan Bai* belebt die Blutzirkulation, um Verstauchungen und Zerrungen zu behandeln, und therapiert rektale Blutungen, Bluthusten und Hämaturie.
- *Xiao Jin Ying* und *Lian Fang* lösen Blut-Stagnation und stoppen Blutungen.
- *Zhu Fan Hua Tou* belebt die Blutzirkulation, klärt Hitze und stoppt Blutungen.

Arzneien, die den Körper wärmen, um Blutungen zu stillen, sind **Ai Ye** (Artemisiae Argyi Folium) und **Fu Long Gan** (Terra Flava Usta).

- *Ai Ye* wärmt die Leitbahnen, um Blutungen zu stillen, und zerstreut Kälte, um Schmerzen zu lindern. Bei akuten Blutungen sollte verkohltes *Ai Ye* verwendet werden.
- *Fu Long Gan* wärmt den Mittleren *Jiao* (Mittlerer Erwärmer) und stoppt durch Kälte und Mangel verursachte Blutungen.

Tab. 11.3 Arzneien aus anderen Wirkungskategorien mit Blutungen stoppenden Funktionen

Name	Wirkungskategorie
Da Huang (Rhei Radix et Rhizoma)	Nach unten ableitende Arzneien (► II/Kap. 3)
Di Huang (Rehmanniae Radix)	Hitze klärende Arzneien (► II/Kap. 2)
E Jiao (Asini Corii Colla)	Tonisierende Arzneien (► II/Kap. 17)
Er Cha (Catechu)	Substanzen für die äußerliche Anwendung (► II/Kap. 20)
Hai Piao Xiao (Sepiae Endoconcha)	Adstringierende Arzneien (► II/Kap. 18)
Mian Ma Guan Zhong (Dryopteridis Crassirhizomatis Rhizoma)	Antiparasitär wirkende Arzneien (► II/Kap. 10)
Jing Jie (Schizonepetae Herba), verkohlt	Arzneien zur Entlastung des Äußeren (► II/Kap. 1)
Long Gu (Fossilia Ossis Mastodi)	*Shen* (Geist) besänftigende Arzneien (► II/Kap. 14)
Mo Han Lian (Ecliptae Herba)	Tonisierende Arzneien (► II/Kap. 7)
Mu Dan Pi (Moutan Cortex)	Hitze klärende Arzneien (► II/Kap. 2)
Mu Zei (Equiseti Hiemalis Herba)	Arzneien zur Entlastung des Äußeren (► II/Kap. 1)
Pao Jiang (Zingiberis Rhizoma Praeparatum)	Arzneien zur Erwärmung des Inneren (► II/Kap. 7)
Qing Dai (Indigo Naturalis)	Hitze klärende Arzneien (► II/Kap. 2)
Wu Ling Zhi (Trogopterori Faeces)	Blut belebende und Stase auflösende Arzneien (► II/Kap. 12)
Wu Mei (Mume Fructus), verkohlt	Adstringierende Arzneien (► II/Kap. 18)
Zhe Shi (Haematitum)	Leber besänftigende und Wind eliminierende Arzneien (► II/Kap. 15)
Zhi Zi (Gardeniae Fructus), verkohlt	Hitze klärende Arzneien (► II/Kap. 2)

12 Blut belebende und Stase auflösende Arzneien

活血化瘀药

Definition

Arzneien, die die Blutzirkulation beleben und Blut-Stase beseitigen, wirken, indem sie Blutgefäße öffnen, die Blutzirkulation aktivieren, Blut-Stagnation lösen und Blut-Stase brechen.

Blut belebende und Stase beseitigende Arzneidrogen sind meist **scharf, bitter** und **warm**. Der **scharfe Geschmack** fördert die Bewegung des Blutes und löst Stagnation, der **bittere Geschmack** senkt und leitet Stagnation ab und die **warme Eigenschaft** hilft, die Blutbewegung zu beleben und zu erleichtern. Diese Arzneien sind von Natur aus bewegend und wirken, indem sie die Blutzirkulation aktivieren, Stase lösen, die Menstruation regulieren, Leitbahnen und Kollateralen öffnen. Ebenso unterstützen sie die Wundheilung, lindern *Bi Zheng* (schmerzhaftes Blockade-Syndrom) und reduzieren Schwellungen und Schmerzen. Zu den klinischen Manifestationen einer Blut-Stagnation gehören stechende Schmerzen in einem umschriebenen Bereich oder im gesamten Körper, Taubheit der Glieder und Extremitäten, Hautknötchen oder innere tastbare Geschwülste, Schwellung durch Verletzungen oder innere Blutungen, innere Blutungen mit sichtbaren Flecken (Hämatome, Purpura der Haut und purpurfarbene Flecken auf der Zunge).

Untergeordnete Wirkungskategorien

Obwohl Blut belebende Arzneien gewöhnlich nicht in Subkategorien unterteilt werden, bieten sie eine Vielzahl an Wirkungen und Indikationen. Sie können eingesetzt werden, um auf

- eine milde Weise die Blutzirkulation zu beleben,
- moderat Blut-Stagnation zu beseitigen oder auf
- eine starke Weise eine Blut-Stase zu brechen.

Differentialdiagnose und Behandlung

Blut-Stagnation zeigt häufig ein breites Spektrum an möglichen Ursachen und Komplikationen. Viele sind gegensätzlich wie Mangel und Fülle, kalt oder heiß und innen und außen. Aufgrund der komplexen Zusammenhänge von Ursachen und Komplikationen der Blut-Stagnation ist es erforderlich, dass der Behandlungsplan Arzneien enthält, die auf den Gesamtzustand des Patienten eingehen, ergänzend zur Anwendung von Arzneidrogen, die Blut-Stagnation beseitigen. Mögliche Ursachen einer Blut-Stagnation sind:

- *Wei* (Abwehr)
- *Bi Zheng* (schmerzhaftes Blockade-Syndrom) mit Obstruktion der Leitbahnen und Kollateralen
- Fieberhafte Erkrankungen
- *Yin* nährende und *Xue* (Blut) verbrauchende übermäßige Hitze
- Stagnation von Schleim und Feuchtigkeit
- Traumatische, zur Obstruktion von *Qi* und Blutzirkulation führende Verletzungen.

Mögliche Komplikationen von Blut-Stagnation sind:

- Amenorrhö
- Postpartale Bauchschmerzen
- Kardiovaskuläre Erkrankungen einschließlich (aber nicht beschränkt auf) Angina pectoris
- Schmerzen im Hypochondrium
- Lähmungen
- Geschwüre
- Schwellungen.

Sicherheitshinweise, Kontraindikationen

- Blut belebende Arzneien sollten bei Frauen mit Hypermenorrhö mit sehr großer Vorsicht angewendet werden.
- Während einer Schwangerschaft dürfen nur bei Bedarf Arzneien verwendet werden, die die Blutzirkulation leicht bis moderat beleben. Arzneien, die Blut-Stase beseitigen oder aufbrechen, sind **kontraindiziert**.

Pharmakologische Wirkungen

- **Kardiovaskulär**: Viele dieser Arzneien haben einen starken Einfluss auf das Herz-Kreislauf-System. Sie erweitern Blutgefäße, steigern die Durchblutung der kleinen Blutgefäße, hemmen die Plättchenaggregation, hemmen die Gerinnung und behandeln Angina pectoris und Ischämie.
  - Arzneien, die die Koronararterien erweitern: *Hong Hua* (Carthami Flos), *Dan Shen* (Salviae Miltiorrhizae Radix et Rhizoma), *Chuan Xiong* (Chuanxiong Rhizoma), *San Qi* (Notoginseng Radix et Rhizoma), *Yan Hu Suo* (Corydalis Rhizoma), *Chi Shao* (Paeoniae Radix Rubra) und *Ji Xue Teng* (Spatholobi Caulis).
  - Arzneien, die die Venen erweitern: *Chi Shao* (Paeoniae Radix Rubra), *Tao Ren* (Persicae Semen), und *Dan Shen* (Salviae Miltiorrhizae Radix et Rhizoma).
  - Substanzen, die die Arterien erweitern: *Chuan Shan Jia* (Manitis Squama), *Shui Zhi* (Hirudo), *E Zhu* (Curcumae Rhizoma), *Tao Ren* (Persicae Semen) und *Yi Mu Cao* (Leonuri Herba).
  - Arzneien, die die Mikrozirkulation verbessern: *Chuan Xiong* (Chuanxiong Rhizoma), *Dan Shen* (Salviae Miltiorrhizae Radix et Rhizoma), *Pu Huang* (Typhae Pollen), *Jiang Huang* (Curcumae Longae Rhizoma),

Hong Hua (Carthami Flos), *Dang Gui* (Angelicae Sinensis Radix) und *Yi Mu Cao* (Leonuri Herba).

- **Hämatologisch**: Viele Arzneien haben gerinnungshemmende und thrombozytenaggregationshemmende Wirkungen. Blutgerinnsel bilden sich in den Venen meist infolge der Gerinnung, während Blutgerinnsel in den Arterien meist infolge der Thrombozytenaggregation entstehen. Deshalb werden gerinnungshemmende Substanzen verordnet, um eine venöse Gerinnselbildung zu hemmen, und thrombozytenaggregationshemmende Medikamente, um die arterielle Gerinnselbildung zu unterbinden. Viele Arzneien sind in der Lage, eine Thrombusbildung effektiv zu verhindern, und werden bei der Behandlung von Angina pectoris, Schlaganfall und Embolie eingesetzt.
  - Zu den Arzneidrogen mit gerinnungshemmenden Eigenschaften gehören *Dan Shen* (Salviae Miltiorrhizae Radix et Rhizoma) und *Chi Shao* (Paeoniae Radix Rubra).
  - Arzneien mit Einfluss auf die thrombozytenaggregationshemmende Aktivität sind z.B. *Dan Shen* (Salviae Miltiorrhizae Radix et Rhizoma), *Chuan Xiong* (Chuanxiong Rhizoma) und *Hong Hua* (Carthami Flos).
  - Arzneien mit thrombolytischen Wirkungen: *Chi Shao* (Paeoniae Radix Rubra), *Dan Shen* (Salviae Miltiorrhizae Radix et Rhizoma), *Yi Mu Cao* (Leonuri Herba), *Dang Gui* (Angelicae Sinensis Radix), *San Leng* (Sparganii Rhizoma), *E Zhu* (Curcumae Rhizoma) und *Hong Hua* (Carthami Flos).
- **Metabolisch**: Einige Blut belebende Arzneien senken unterschiedlich stark die Plasma-Cholesterinspiegel. Beispiele sind *Yu Jin* (Curcumae Radix), *Hong Hua* (Carthami Flos), *Jiang Huang* (Curcumae Longae Rhizoma), *Dan Shen* (Salviae Miltiorrhizae Radix et Rhizoma) und *Pu Huang* (Typhae Pollen).
- **Immunologisch**: Blut bewegende Arzneien wirken vielfältig auf das Immunsystem. Einige hemmen das Immunsystem, um Allergien oder eine Überaktivität des Immunsystems zu behandeln, z.B. *Yi Mu Cao* (Leonuri Herba), *Dang Gui Wei* (Angelicae Sinensis Extremitas Radix) und *Chuan Xiong* (Chuanxiong Rhizoma). Andere stärken das Immunsystem von immunsupprimierten Patienten wie beispielsweise *Dan Shen* (Salviae Miltiorrhizae Radix et Rhizoma), *Chi Shao* (Paeoniae Radix Rubra), *Tao Ren* (Persicae Semen), *San Leng* (Sparganii Rhizoma) und *E Zhu* (Curcumae Rhizoma).
- **Antineoplastisch**: Arzneien, die auf Blut-Stagnation zielen, führten in vitro zu einer vielversprechenden Wachstumshemmung von Krebszellen wie beispielsweise *Chuan Xiong* (Chuanxiong Rhizoma), *E Zhu* (Curcumae Rhizoma), *Hong Hua* (Carthami Flos), *Yu Jin* (Curcumae Radix), *Yan Hu Suo* (Corydalis Rhizoma), *Ru Xiang* (Olibanum), *Mo Yao* (Myrrha) und *San Leng* (Sparganii Rhizoma).
- **Analgetisch und entzündungshemmend**: Einige blutbewegende Substanzen haben über ihre Wirkung auf das Zentralnervensystem analgetische Eigenschaften wie z.B. *Dan Shen* (Salviae Miltiorrhizae Radix et Rhizoma), *Dang Gui* (Angelicae Sinensis Radix), *Chi Shao* (Paeoniae Radix Rubra), *Ru Xiang* (Olibanum), *Mo Yao* (Myrrha), *Yan Hu Suo* (Corydalis Rhizoma), *Yu Jin* (Curcumae Radix) und *Wu Ling Zhi* (Trogopterori Faeces). Andere wirken entzündungshemmend, indem sie die Durchlässigkeit der Kapillaren vermindern.
- **Antibiotisch**: Einige Arzneien hemmen das Bakterienwachstum wie z.B. *Chi Shao* (Paeoniae Radix Rubra), *Mu Dan Pi* (Moutan Cortex) und *Chuan Xiong* (Chuanxiong Rhizoma).

Mögliche Wechselwirkungen mit anderen Medikamenten

- **Antihypertensiva**: Arzneien, die die Blutgefäße erweitern, können die Wirkung von antihypertensiven Medikamenten verstärken und Hypotonie verursachen.
- **Thrombozytenaggregationshemmende und gerinnungshemmende Medikamente**: Arzneien, die Blut-Stase behandeln, können die Wirkung von thrombozytenaggregationshemmenden und gerinnungshemmenden Medikamenten verstärken und Blutungen verlängern oder Blutergüsse verstärken.
- **Analgetika**: Arzneien mit schmerzlindernden Eigenschaften verstärken die sedierende Wirkung von einigen Medikamenten und von Alkohol und können Benommenheit verursachen.

Wie oben beschrieben, haben Arzneien, die die Blutzirkulation beleben und Blut-Stase beseitigen, eine große Anzahl von pharmakologischen Wirkungen. Daraus können theoretisch oder tatsächlich klinische Wechselwirkungen mit anderen Medikamenten entstehen. Ergänzende Informationen zu möglichen Wechselwirkungen finden sich in den einzelnen Arzneimonographien.

Blut belebende und Stase beseitigende Arzneidrogen sind herausragende und sehr wirksame Substanzen in der chinesischen Materia Medica. Therapeuten sollten sich nicht aus Angst vor ihrer Stärke oder ihren Wechselwirkungen mit anderen Medikamenten scheuen, sie einzusetzen. Sie können eine sichere und hervorragende Arzneibehandlung durchführen, wenn sie gut über die Eigenschaften jeder dieser Substanzen und über die Pharmazeutika, die jeder Patient einnimmt, informiert sind.

Chuān Niú Xī

Cyathulae Radix

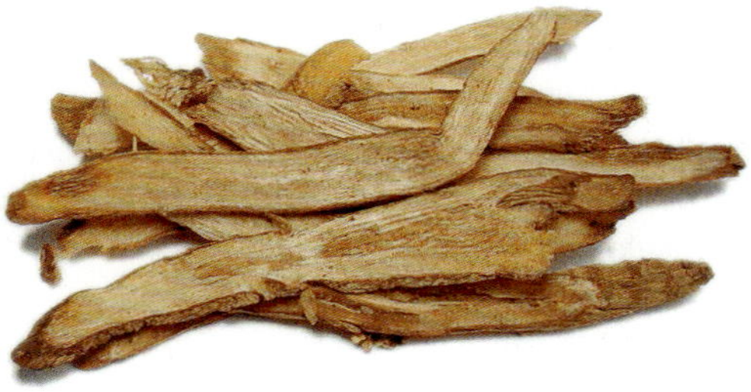

川牛膝

Pinyin-Name *Chuān Niú Xī*
Wörtliche Übersetzung „Ochsenknie aus Sichuan", „Rinderknie aus Sichuan"
Andere chinesische Namen *Niu Xi, Ma Niu Xi*
Originalquelle *Shen Nong Ben Cao Jing* (Die Materia Medica des göttlichen Landmannes), vermutlich Östliche Han-Dynastie
Deutscher Name Cyathula-Wurzel
Botanischer Name *Cyathula officinalis* Kuan. (*Chuan Niu Xi*); *Cyathula capitata* (Wall.) Moq. (*Ma Niu Xi*)
Pharmazeutischer Name Cyathulae Radix
Eigenschaften Bitter, sauer, neutral
Leitbahnen Leber, Niere

Chinesische therapeutische Wirkungen

Aktiviert die Blutzirkulation, zerstreut Blut-Stase

Gynäkologische Störungen: *Chuan Niu Xi* (Cyathulae Radix) ist eine Arzneidrogen, die das Blut stärker aktiviert. Es eignet sich für die Behandlung von Störungen, die durch Blut-Stase charakterisiert sind wie z.B. Menstruationsschmerzen, unregelmäßige Menstruation, Amenorrhö und postpartale Bauchschmerzen.

- Gynäkologische Störungen: *Chuan Niu Xi* wird oft mit *Hong Hua* (Carthami Flos), *Dang Gui* (Angelicae Sinensis Radix) und *Tao Ren* (Persicae Semen) kombiniert.
- Schwere Geburt: *Chuan Niu Xi* zusammen mit *Dang Gui* (Angelicae Sinensis Radix), *Chuan Xiong* (Chuanxiong Rhizoma) und *Gui Ban* (Testudinis Plastrum) verwenden.

Schmerzen des Bewegungsapparats durch externe oder Sportverletzungen: *Chuan Niu Xi* zerstreut Stase und wird häufig bei muskuloskelettalen Schmerzen eingesetzt.

- Schmerzen des Bewegungsapparats: zusammen mit *Hong Hua* (Carthami Flos), *Ru Xiang* (Olibanum) und *Mo Yao* (Myrrha) verwenden.

Fördert die Harnausscheidung, behandelt Dysurie

Hämaturie, Dysurie: *Chuan Niu Xi* zerstreut Feuchte-Hitze und eliminiert Blut-Stase im Unteren *Jiao* (Unterer Erwärmer), um brennende Empfindungen und Schmerzen während des Wasserlassens zu behandeln.

- Hämaturie mit brennenden Empfindungen und Schmerzen während des Wasserlassens: *Chuan Niu Xi* mit *Dang Gui* (Angelicae Sinensis Radix), *Qu Mai* (Dianthi Herba) und *Hua Shi* (Talcum) kombinieren.

Leitet Feuer und Blut abwärts

Abnorme Blutungen durch nach oben aufflammendes Feuer: Zu den klinischen Anwendungen gehören Bluterbrechem, Nasenbluten, Zahnschmerz, Ulzerationen im Mund und an der Zunge, Kopfschmerzen und Schwindel. *Chuan Niu Xi* tonisiert außerdem das Leber- und Nieren-*Yin*, um unterstützend das Leber-*Yang* zu verankern und Leber-Wind am Aufsteigen zu hindern.

- Bluterbrechen und Nasenbluten: *Chuan Niu Xi* zu *Xiao Ji* (Cirsii Herba), *Bai Mao Gen* (Imperatae Rhizoma) und *Zhi Zi* (Gardeniae Fructus) hinzufügen.
- Zahnschmerzen oder Ulzerationen der Zunge und im Mund durch *Yin*-Mangel-Feuer: zusammen mit *Shu Di Huang* (Rehmanniae Radix Praeparata), *Zhi Mu* (Anemarrhenae Rhizoma) und *Shi Gao* (Gypsum Fibrosum) verwenden. **Beispiel-Rezeptur**: *Yu Nu Jian* (Jade-Frau Dekokt).
- Aufsteigendes Leber-*Yang* und aufsteigender Leber-Wind: zusammen mit *Zhe Shi* (Haematitum), *Mu Li* (Ostreae Concha) und *Gui Ban* (Testudinis Plastrum) einsetzen. **Beispiel-Rezeptur**: *Zhen Gan Xi Feng Tang* (Dekokt zur Beruhigung der Leber und Beseitigung von Wind).

Tonisiert Leber und Niere, stärkt Sehnen und Knochen

Schmerzhaftigkeit des unteren Rückens und der Knie, Schwäche und Schmerzen: Sehnen und Knochen sind Gewebe, die durch die Leber bzw. die Niere kontrolliert werden. *Chuan Niu Xi* behandelt Schmerzhaftigkeit und Schmerzen in Muskeln und Gelenken, indem es Leber und Niere tonisiert und ihre zugehörigen Gewebe stärkt.

Es ist eine der wichtigsten und wirksamsten Arzneien bei chronischen Schmerzen im unteren Rücken (z.B. Lumbago) und bei Knieschwäche.

- Schwäche des unteren Rückens und der Knie: *Chuan Niu Xi* mit *Shu Di Huang* (Rehmanniae Radix Praeparata), *Gui Ban* (Testudinis Plastrum), *Du Zhong* (Eucommiae Cortex) und *Suo Yang* (Cynomorii Herba) kombinieren.
- Rötung, Schwellung und Schmerzen in den unteren Körpergelenken durch Feuchte-Hitze: zusammen mit *Cang Zhu* (Atractylodis Rhizoma), *Huang Bo* (Phellodendri Cortex) und *Yi Yi Ren* (Coicis Semen) verwenden. **Beispiel-Rezeptur**: *Er Miao San* (Zwei Wunder Pulver).
- Gelenkschmerzen im unteren Bereich des Körpers durch Wind und Feuchtigkeit: zusammen mit *Mu Gua* (Chaenomelis Fructus), *Fang Ji* (Stephaniae Tetrandrae Radix) und *Fen Bi Xie* (Dioscoreae Hypoglaucae Rhizoma) verwenden.

Dosierung

10–15 g im Dekokt.

Sicherheitshinweise, Kontraindikationen

Chuan Niu Xi ist während der Schwangerschaft und bei übermäßiger Menstruationsblutung kontraindiziert.

Chemische Zusammensetzung

Cyasteron, Isocyasteron, 5-Epicyasteron, Sengosteron, Amerasteron A, Amerasteron B, Capitasteron, Poststeron, Ecdysteron, Crustecdyson und Precyasteron.[1]

Pharmakologische Wirkungen

Wirkung auf eine Schwangerschaft: Die Verabreichung von *Chuan Niu Xi* an Mäuse in einer Dosierung von 250 bis 500 mg/kg über einen Zeitraum von bis zu 20 Tagen führt zu einer verminderten Befruchtung und einem erhöhten Risiko für Fehlgeburten.[2]

Klinische und wissenschaftliche Studien

- **Uterusblutungen**: In einer Untersuchung wurden 23 Patientinnen mit starken Uterusblutungen mit einem *Chuan-Niu-Xi*-Dekokt in einer Dosierung von 30–45 g behandelt. Die Blutungen hörten bei den meisten Patientinnen nach zwei bis vier Tagen auf. Die Patientinnen setzten die Arzneieinnahme in einer niedrigeren Dosierung für fünf bis zehn Tage als Erhaltungsdosis fort.[3]
- **Akutes Nasenbluten**: 110 Patienten mit akutem Nasenbluten wurden mit bis zu 10 Dosen einer Arzneizubereitung behandelt. Die Wirksamkeitsrate betrug 100%. Die Arzneizubereitung enthielt *Niu Xi* (Achyranthis Radix), *Zhe Shi* (Haematitum) und *Xian He Cao* (Agrimoniae Herba).[4]

Kommentar der Autoren

Chuan Niu Xi (Cyathulae Radix) und *Niu Xi* (Achyranthis Radix) haben sehr ähnliche Funktionen und Indikationen. *Chuan Niu Xi* ist stärker wirksam bei der Aktivierung der Blutzirkulation, bei der Elimination von Blut-Stase, bei der Förderung der Harnausscheidung und beim Abwärtsleiten von Hitze. Deshalb wird *Chuan Niu Xi* normalerweise verwendet, um schmerzhafte Funktionsstörungen zu behandeln, die durch Blut-Stase, gynäkologische Störungen, Dysurie und verschiedene Blutungsstörungen aufgrund von Hitze und Feuer charakterisiert sind. *Niu Xi* ist dagegen stärker im Tonisieren der Leber und Nieren und in der Stärkung der Sehnen und Knochen. Deshalb wird *Niu Xi* üblicherweise verwendet, um schmerzhafte Funktionsstörungen des unteren Körperbereichs zu behandeln, die durch Schwäche und Mangel-Zustände, besonders des unteren Rückens und der Knie, charakterisiert sind.
Da viele klassische Texte die Bezeichnung „*Niu Xi*" verwenden, ohne zwischen *Chuan Niu Xi* (Cyathulae Radix) und *Niu Xi* (Achyranthis Radix, s.u.) zu differenzieren, werden – obwohl die beiden Arzneien in diesem Buch in separaten Monographien dargestellt werden – einige allgemeine Informationen über „*Niu Xi*" doppelt genannt. Der Unterschied zwischen beiden Arzneien liegt in ihren individuell unterschiedlich ausgeprägten therapeutischen Wirkungen. In beiden Monographien werden die jeweils stärksten bzw. schwächsten Wirkungen aufgelistet.
Gemäß Dr. Zhang Liang-Lin behandeln *Chuan Niu Xi* und *Fang Ji* (Stephaniae Tetrandrae Radix) Wundheitsgefühl und Schmerzen des unteren Rückens in Verbindung mit Dysmenorrhö.

Referenzen

1. *Chang Yong Zhong Yao Cheng Fen Yu Yao Li Shou Ce* (A Handbook of the Composition and Pharmacology of Common Chinese Drugs), 1994; 411–412
2. *Xi An Yi Ke Da Xue Xue Bao* (Journal of Xian University School of Medicine), 1990; 11(1):27
3. *Zhe Jiang Zhong Yi Za Zhi* (Zhejiang Journal of Chinese Medicine), 1982; 17(2):86
4. Ibid., 1984; 19(7):305

Chuān Shān Jiă

Manitis Squama

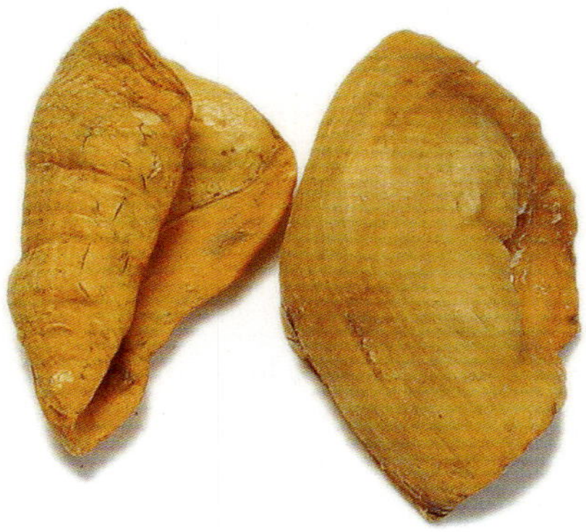

穿山甲

Pinyin-Name *Chuān Shān Jiă*
Wörtliche Übersetzung „Den Berg durchdringender Panzer"
Andere chinesische Namen *Lin Li*
Originalquelle *Ming Yi Za Zhu* (Verschiedene Aufzeichnungen berühmter Ärzte) aus dem Jahr 500 von Tao Hong-Jing
Deutscher Name Schuppen des Gürteltiers
Zoologischer Name *Manis pentadactyia* L. (*Lin Li*)
Pharmazeutischer Name Manitis Squama
Eigenschaften Salzig, kühl
Leitbahnen Leber, Magen

Chinesische therapeutische Wirkungen

Aktiviert die Blutzirkulation, öffnet Leitbahnen

Blut-Stase: *Chuan Shan Jia* (Manitis Squama) hat hervorragende eindringende und zerstreuende Eigenschaften, sodass es jedes Organ erreicht und alle Leitbahnen und Kollateralen öffnet. Zu den klinischen Anwendungen gehören Amenorrhö, abdominale Schwellungen und *Bi Zheng* (schmerzhaftes Blockade-Syndrom).

- Amenorrhö aufgrund von Blut-Stase: *Chuan Shan Jia* wird üblicherweise mit *Dang Gui* (Angelicae Sinensis Radix), *Hong Hua* (Carthami Flos) und *Chuan Xiong* (Chuanxiong Rhizoma) verwendet.
- Abdominale Schwellungen: zusammen mit *San Leng* (Sparganii Rhizoma) und *E Zhu* (Curcumae Rhizoma) verwenden.
- *Bi Zheng* (schmerzhaftes Blockade-Syndrom): mit *Dang Gui* (Angelicae Sinensis Radix), *Du Huo* (Angelicae Pubescentis Radix) und *Qiang Huo* (Notopterygii Rhizoma seu Radix) kombinieren.

Fördert die Laktation

Ungenügender Milchfluss: *Chuan Shan Jia* fördert die Laktation in Fällen, in denen Blut-Stagnation einen unzureichenden Milchfluss verursacht.

- Ausbleibender oder ungenügender Milchfluss: zusammen mit *Wang Bu Liu Xing* (Vaccariae Semen) verwenden.

Reduziert Schwellung, drainiert Eiter

Wunden, Geschwüre, Skrofulose, Struma: *Chuan Shan Jia* wird häufig verwendet, um unterschiedliche Arten von Wunden, Geschwüren, Knoten, Schwellungen und Verhärtungen zu behandeln. Es ist wirksam bei Wunden und Knoten mit oder ohne Eiterbildung. Wunden mit Eiter werden mit Substanzen behandelt, die Eiter ableiten und Toxine eliminieren. Wunden ohne Eiter werden mit Arzneien behandelt, die Hitze klären und Toxine eliminieren. Ulzerierte Wunden mit Eiter sollten nicht mit *Chuan Shan Jia* behandelt werden. Skrofulose und Struma werden mit dieser und anderen Arzneien behandelt, die eine Stagnation von *Qi* und Blut beseitigen.

- Wunden mit Eiter: *Chuan Shan Jia* mit *Huang Qi* (Astragali Radix), *Zao Jiao Ci* (Gleditsiae Spina) und *Dang Gui* (Angelicae Sinensis Radix) kombinieren.
- Wunden und Geschwüre ohne Eiter: zusammen mit *Bai Zhi* (Angelicae Dahuricae Radix), *Pu Gong Ying* (Taraxaci Herba) und *Zi Hua Di Ding* (Violae Herba) verwenden.
- Skrofulose oder Struma durch Stagnation von Schleim und *Qi*: zusammen mit *Xuan Shen* (Scrophulariae Radix), *Zhe Bei Mu* (Fritillariae Thunbergii Bulbus) und *Xia Ku Cao* (Prunellae Spica) verwenden.

Dosierung

3–10 g im Dekokt, 1,0–1,5 g als Pulver. Die unverarbeitete Form von *Chuan Shan Jia* ist nicht zum Dekoktieren geeignet, da es eine harte Substanz ist und einen strengen Geruch hat. Trocken-Braten oder mit Essig Braten beseitigt den Geruch und erleichtert die Extraktion der aktiven Bestandteile. Außerdem fördert das Braten der Schuppen mit Essig die Wirkung, Stase zu lösen und Schmerzen zu lindern.

Pharmakologische Wirkungen

- **Immunstimulierend**: *Chuan Shan Jia* erhöht nachweislich die Leukozytenzahl.[1]
- **Hämatologisch**: Die dreitägige orale Gabe von *Chuan Shan Jia* als Dekokt verlängerte die Blutungszeit bei Mäusen signifikant.[2]
- **Entzündungshemmend**: Die orale Verabreichung von *Chuan Shan Jia* als Dekokt über eine Woche reduzierte signifikant Ohrentzündungen bei Mäusen.[3]

Klinische und wissenschaftliche Studien

- **Ovarialkarzinom**: Acht Patientinnen mit Ovarialkarzinom wurden mit zufriedenstellenden Ergebnissen mit einer Arzneimittelrezeptur behandelt. Die Rezeptur enthielt Substanzen wie trocken-gebratenes *Chuan Shan Jia*, in Essig gebratenes *E Zhu* (Curcumae Rhizoma), in Essig gebratenes *San Leng* (Sparganii Rhizoma), in Essig gebratenes *Wu Ling Zhi* (Trogopterori Faeces), mit Essig behandeltes *Da Huang* (Rhei Radix et Rhizoma), *She Xiang* (Moschus) und bei Bedarf weitere Arzneien. Frauen mit einem überdurchschnittlich großen Ovarialkarzinom mit Obstipation und Dysurie erhielten außerdem purgative und abführende Arzneien, um die Darmbewegung und die Harnausscheidung zu fördern.[4]
- **Hämaturie**: Ein Patient mit Hämaturie, der drei Tage lang einmal täglich mit 1,5 g *Chuan Shan Jia* vor dem Schlafengehen behandelt wurde, wurde vollständig gesund. Im Follow-up über ein Jahr wurde kein Rezidiv beobachtet.[5]

Toxikologie

Nach der Einnahme von 15–20 g *Chuan Shan Jia* trat bei einer Person abdominales Völlegefühl, Appetitlosigkeit und Gelbfärbung der Haut mit normaler Leberfunktion auf. Nach einer symptomatischen Behandlung mit chinesischen Arzneien normalisierte sich der Zustand umgehend.[6]

Referenzen

1. *Zhong Yao Xue* (Chinese Herbology), 1998; 570:571
2. *Chang Yong Zhong Yao Cheng Fen Yu Yao Li Shou Ce* (A Handbook of the Composition and Pharmacology of Common Chinese Drugs), 1994; 1459:1462
3. Ibid.
4. *Shan Xi Yi Yao* (Shanxi Medicine and Herbology), 1981; 3:35
5. *Ha Er Bing Zhong Yi* (Haerbing Chinese Medicine), 1964; 6:35
6. *Zhe Jiang Zhong Yi Za Zhi* (Zhejiang Journal of Chinese Medicine), 1989; 24(12):550

Chuān Xióng

Chuanxiong Rhizoma

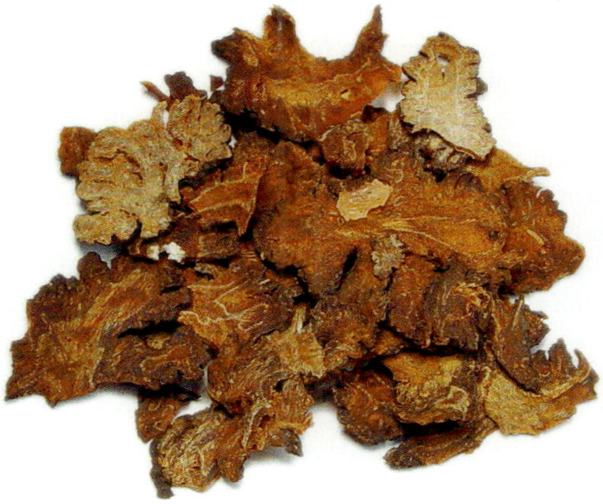

川芎

Pinyin-Name *Chuān Xióng*
Andere chinesische Namen *Xiong Xiong, Fu Xiong, Jing Xiong, Shan Ju Xiong*
Originalquelle *Shen Nong Ben Cao Jing* (Die Materia Medica des göttlichen Landmannes), vermutlich Östliche Han-Dynastie
Deutscher Name Brenndolden, Szechuan-Liebstöckel-Wurzelstock
Botanischer Name *Ligusticum chuanxiong* Hort. (*Chuan Xiong*)
Pharmazeutischer Name Chuanxiong Rhizoma
Eigenschaften Scharf, warm
Leitbahnen Leber, Gallenblase, Perikard

Chinesische therapeutische Wirkungen

Aktiviert Qi- und Blutzirkulation

Chuan Xiong (Chuanxiong Rhizoma) ist scharf und warm und gehört zu den wirksamsten und am häufigsten verwendeten Arzneien, um die *Qi*- und Blutzirkulation zu aktivieren. Es hat hervorragende anhebende, absenkende und zerstreuende Eigenschaften und erreicht jeden Abschnitt des Körpers. *Chuan Xiong* ist eine der besten Arzneien zur Behandlung von gynäkologischen Erkrankungen. Es wird außerdem zu Blut tonisierenden Arzneien hinzugefügt, um stagnierende Nebenwirkungen zu verhindern.

Geburtshilfliche und gynäkologische Erkrankungen

Chuan Xiong reguliert die Blutzirkulation und wird häufig verwendet, um gynäkologische Störungen wie unregelmäßige Menstruation, Amenorrhö, Dysmenorrhö, komplizierte Wehen und postpartale Bauchschmerzen durch verbleibende Blut-Stagnation zu behandeln. Die Menstruation ist eng verbunden mit dem *Chong Mai* (Durchdringungsgefäß) – dem Punkt, aus dem alle zwölf Leitbahnen hervortreten und der deshalb als „See des Blutes" betrachtet wird. *Chuan Xiong* dringt mit seinem absenkenden Einfluss in den *Chong Mai* (Durchdringungsgefäß) ein, um die *Qi*- und Blutzirkulation zu regulieren und die Menstruation zu normalisieren.

Unregelmäßige Menstruation

- Unregelmäßige Menstruation mit verfrühtem bzw. verspätetem Beginn: *Chuan Xiong* zusammen mit *Dang Gui* (Angelicae Sinensis Radix), *Bai Shao* (Paeoniae Radix Alba), *Chong Wei Zi* (Leonuri Fructus) und *Yi Mu Cao* (Leonuri Herba) anwenden.
- Unregelmäßige Menstruation mit Blut-Hitze, gewöhnlich als verkürzte Perioden zwischen den Zyklen zu beobachten: Kombination mit *Mu Dan Pi* (Moutan Cortex) und *Di Huang* (Rehmanniae Radix).
- Unregelmäßige Menstruation mit Kälte im Blut, gewöhnlich als verlängerte Perioden zwischen den Zyklen: zusammen mit *Rou Gui* (Cinnamomi Cortex) anwenden.
- Nasenbluten während der Menstruation: *Chuan Xiong* mit *Niu Xi* (Achyranthis Radix) und *Bai Mao Gen* (Imperatae Rhizoma) kombinieren.

Amenorrhö

- Amenorrhö: *Chuan Xiong* zusammen mit *Hong Hua* (Carthami Flos) und *Ze Lan* (Lycopi Herba) verwenden.
- Amenorrhö, bedingt durch Akkumulation von Schleim und Feuchtigkeit bei Adipositas: Kombination mit *Dang Gui* (Angelicae Sinensis Radix), *Xiang Fu* (Cyperi Rhizoma), *Cang Zhu* (Atractylodis Rhizoma), *Ban Xia* (Pinelliae Rhizoma), *Ju Hong* (Citri Reticulatae Exocarpium), *Chi Fu Ling* (Poria Rubra), *Tian Nan Xing* (Arisaematis Rhizoma), *Zhi Shi* (Aurantii Fructus Immaturus), *Zhi Gan Cao* (Glycyrrhizae Radix et Rhizoma Praeparata cum Melle) und *Sheng Jiang* (Zingiberis Rhizoma Recens).

Dysmenorrhö

- Dysmenorrhö durch Blut-Stase mit dunklen, purpurfarbenen Klumpen: *Chuan Xiong* zusammen mit *Tao Ren* (Persicae Semen), *Hong Hua* (Carthami Flos), *Dang Gui* (Angelicae Sinensis Radix) und *Bai Shao* (Paeoniae Radix Alba) verwenden. **Beispiel-Rezeptur**: *Tao Hong Si Wu Tang* (Vier Arzneien Dekokt mit Carthami Flos und Persicae Semen).
- Dysmenorrhö mit spärlichem Blutfluss und Kälteempfindungen im Abdomen, verursacht durch Mangel und Kälte in *Ren Mai* (Konzeptionsgefäß) und *Chong Mai* (Durchdringungsgefäß): mit *Gui Zhi* (Cinnamomi Ramulus), *Wu Zhu Yu* (Evodiae Fructus), *Mu Dan Pi* (Moutan Cortex) und *Dang Gui* (Angelicae Sinensis Radix) kombinieren.

Geburtshilfliche Störungen

- Erschwerte Wehen: *Chuan Xiong* mit *Dang Gui* (Angelicae Sinensis Radix), *Niu Xi* (Achyranthis Radix) und *Gui Ban* (Testudinis Plastrum) kombinieren.
- Anhaltende postpartale Blutung durch Blut-Stase mit Blut-Mangel und Kälte: zusammen mit *Dang Gui* (Angelicae Sinensis Radix), *Tao Ren* (Persicae Semen), *Pao Jiang* (Zingiberis Rhizoma Praeparatum) und *Zhi Gan Cao* (Glycyrrhizae Radix et Rhizoma Praeparata cum Melle) verwenden. **Beispiel-Rezeptur**: *Sheng Hua Tang* (Dekokt zur Erzeugung und Transformation).

Schmerzen aufgrund von Blut- und Qi-Stagnation

Chuan Xiong beeinflusst sehr wirksam die Regulation der *Qi*- und Blutzirkulation, um Schmerzen zu lindern. Zu den klinischen Manifestationen gehören Schmerzen in Hypochondrium und Brust, Taubheitsgefühl der Glieder und Extremitäten sowie Lähmung und Schmerzen durch Verletzungen.

- Schmerzen im Hypochondrium mit Spannungsgefühl in Brust und Epigastrium durch Leber-*Qi*-Stagnation: *Chuan Xiong* zusammen mit *Chai Hu* (Bupleuri Radix), *Xiang Fu* (Cyperi Rhizoma), *Bai Shao* (Paeoniae Radix Alba) und *Zhi Qiao* (Aurantii Fructus) verwenden. **Beispiel-Rezeptur**: *Chai Hu Shu Gan Tang* (Bupleuri Radix Dekokt, das die Leber verteilt).
- Scharfe, stechende Schmerzen in der Brust und im Hypochondrium aufgrund von Blut-Stagnation: zu *Tao Ren* (Persicae Semen), *Hong Hua* (Carthami Flos), *Dang Gui* (Angelicae Sinensis Radix) und *Chai Hu* (Bupleuri Radix) hinzufügen. **Beispiel-Rezeptur**: *Xue Fu Zhu Yu Tang* (Dekokt, das Stasen aus dem Haus des Blutes treibt).
- Taubheit der Extremitäten und Lähmung: zusammen mit *Huang Qi* (Astragali Radix), *Dang Gui* (Angelicae Sinensis Radix), *Hong Hua* (Carthami Flos) und *Di Long* (Pheretima) verwenden. **Beispiel-Rezeptur**: *Bu Yang Huan Wu Tang* (Dekokt, das das *Yang* tonisiert, um die Fünf [Zehntel] wiederherzustellen).
- Schmerzen durch Verletzungen: Kombination mit *Dang Gui* (Angelicae Sinensis Radix), *Chi Shao* (Paeoniae Radix Rubra) und *Hong Hua* (Carthami Flos).

- Chronische, nicht-heilende Wunden und Geschwüre, mit oder ohne Eiterbildung, bei Mangel-Patienten: *Chuan Xiong* zu *Huang Qi* (Astragali Radix), *Dang Gui* (Angelicae Sinensis Radix) und *Zao Jiao Ci* (Gleditsiae Spina) hinzufügen. **Beispiel-Rezeptur**: *Tuo Li Xiao Du Yin* (Dekokt, das das Innere drainiert und entgiftet).

Vertreibt Wind und lindert Schmerz

Chuan Xiong ist scharf und aromatisch, aufsteigend und zerstreuend. Es vertreibt Wind und lindert Schmerzen. In Kombination mit anderen Arzneien ist *Chuan Xiong* ein wichtiges Arzneimittel, um alle Arten von starken Schmerzen zu lindern.

Kopfschmerzen

- Kopfschmerzen durch Wind-Kälte: *Chuan Xiong* mit *Bai Zhi* (Angelicae Dahuricae Radix), *Fang Feng* (Saposhnikoviae Radix) und *Xi Xin* (Asari Radix et Rhizoma) verwenden. **Beispiel-Rezeptur**: *Chuan Xiong Cha Tiao San* (Chuanxiong Rhizoma Pulver, das man mit grünem Tee einnimmt).
- Kopfschmerzen durch Wind-Hitze: Kombination mit *Ju Hua* (Chrysanthemi Flos), *Shi Gao* (Gypsum Fibrosum) und *Jiang Can* (Bombyx Batryticatus).
- Kopfschmerzen durch Wind und Feuchtigkeit: *Chuan Xiong* zusammen mit *Qiang Huo* (Notopterygii Rhizoma seu Radix), *Gao Ben* (Ligustici Rhizoma) und *Fang Feng* (Saposhnikoviae Radix) verwenden. **Beispiel-Rezeptur**: *Qiang Huo Sheng Shi Tang* (Notopterygii Rhizoma seu Radix Dekokt, das Nässe überwindet).
- Kopfschmerzen durch Blut-Stase: mit *Dang Gui* (Angelicae Sinensis Radix), *Tao Ren* (Persicae Semen) und *Hong Hua* (Carthami Flos). **Beispiel-Rezeptur**: *Xue Fu Zhu Yu Tang* (Dekokt, das Stasen aus dem Haus des Blutes treibt).
- Kopfschmerzen durch Blut-Mangel: mit *Dang Gui* (Angelicae Sinensis Radix), *Shu Di Huang* (Rehmanniae Radix Praeparata) und *Bai Shao* (Paeoniae Radix Alba).
- Schwere Kopfschmerzen ohne inneres Feuer: Kombination mit *Gao Ben* (Ligustici Rhizoma).

Bi Zheng (schmerzhaftes Blockade-Syndrom)

- Muskuloskelettale Schmerzen und Gelenkschmerzen, verursacht durch die Akkumulation von Wind, Kälte und Feuchtigkeit: *Chuan Xiong* zu *Dang Gui* (Angelicae Sinensis Radix), *Du Huo* (Angelicae Pubescentis Radix) und *Hai Feng Teng* (Piperis Kadsurae Caulis) hinzufügen. **Beispiel-Rezeptur**: *Juan Bi Tang* (Dekokt, das schmerzhafte Blockaden beseitigt).

Dosierung

3–10 g im Dekokt, 1–1,5 g als Pulver. Mit Getreideschnaps gebratenes *Chuan Xiong* verstärkt die Eigenschaft, die *Qi*- und Blutzirkulation zu aktivieren, Wind zu vertreiben und Schmerz zu lindern.

Sicherheitshinweise, Kontraindikationen

- *Chuan Xiong* ist von Natur aus scharf, warm und zerstreuend und sollte deshalb nicht bei *Yin*-Mangel-Feuer, roter Zunge und Mundtrockenheit verwendet werden.
- *Chuan Xiong* sollte aufgrund seiner starken Wirkung, die *Qi*- und Blutzirkulation zu aktivieren, bei Hypermenorrhö mit Vorsicht eingesetzt werden.

Chemische Zusammensetzung

Alkaloide (Chuanxiongzin, Tetramethylprazin, L-Isoleucin-L-Valinanhydrid, L-Valin-L-Valinanhydrid, Trimethylamin, Cholin, Perlolyrin, Cnidiumlacton, Chuanxingol, 4-Hydroxy-3-butylphathalid, Ligustilid, Neocnidilid); organische Säuren (Ferulasäure, Sedanonsäure, Folsäure, Vanillin, Kaffeesäure, Protocatechusäure, Palmitinsäure, Linolensäure, Chrysophanol, Methylphenylacetat, Sedanonsäurelacton, Methylpentadecanoat); ätherische Öle (Ethylpentadecanoat, Ethylpalmitat, Ethylheptadecanoat, Ethylisoheptadecanoat, Ethyloctadecanoat, Ethylisoctadecanoat, Methylpalmitat, Methyllinolenat).[1,2]

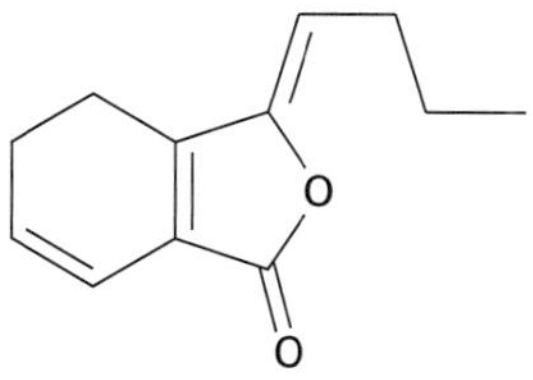

Abb. 12.1 Ligustilid

Pharmakologische Wirkungen

- **Kardiovaskulär**: *Chuan Xiong* erweitert die Blutgefäße, um den Blutdruck zu senken, steigert die Durchblutung der Koronararterien und senkt den Sauerstoffverbrauch des Herzmuskels. Untersuchungen an Fröschen haben gezeigt, dass die Wirkung von *Chuan Xiong* auf das Herz-Kreislauf-System in Abhängigkeit von der verabreichten Dosis variiert. Die orale Gabe von 20–30 g/kg führt zu einem positiv inotropen und negativ chronotropen Effekt auf das Herz; bei 40 g/kg käme es nur noch zu schwachen Herzkontraktionen oder die Kontraktionen blieben ganz aus.[3]
- **Thrombozytenaggregationshemmend und gerinnungshemmend**: Die Anwendung von *Chuan Xiong*

hat deutliche thrombozytenaggregationshemmende und gerinnungshemmende Wirkungen in verschiedenen Tierstudien gezeigt.[4]

- **Wirkung auf den Blutkreislauf**: Die Anwendung von *Chuan Xiong* steigert die Durchblutung und reduziert Schwellungen des Gehirns. Es wird deshalb häufig verwendet, um Erkrankungen wie zerebrale Ischämie, Morbus Alzheimer und Migränekopfschmerz zu behandeln.[5]
- **Sedierend**: Die orale Gabe eines *Chuan-Xiong*-Dekokts hat bei Mäusen und Ratten eine sedierende Wirkung auf das Zentralnervensystem, indem es die motorische Aktivität senkt, die Phenobarbital-induzierte Schlafdauer verlängert und die stimulierende Wirkung von Coffein aufhebt.[6]
- **Wirkungen auf die glatte Muskulatur**: Die Anwendung von *Chuan Xiong* beeinflusst deutlich die glatte Muskulatur von Uterus und Darm. In niedrigen Dosierungen führt es zu geringen Kontraktionen und/oder Spasmen der glatten Muskulatur. In hohen Dosierungen verursacht es Starre und verhindert die Kontraktion der glatten Muskulatur. Die subkutane Anwendung einer 20-prozentigen *Chuan-Xiong*-Injektion in einer Dosierung von 4 ml/100 g kann zum Absterben der Föten bei schwangeren Mäusen oder Kaninchen führen, wahrscheinlich ausgelöst durch starke Muskelkontraktionen mit einer blockierten Blutzirkulation.[7]
- **Schützende Wirkung gegen Strahlung**: Intramuskuläre, orale und intraperitoneale Anwendungen von *Chuan Xiong* hatten eine schützende Wirkung gegen Strahlung bei Hunden, Mäusen und Ratten.[8]

Klinische und wissenschaftliche Studien

- **Kopfschmerzen**: In einer Untersuchung wurden 50 Kopfschmerz-Patienten erfolgreich mit Arzneirezepturen behandelt. Die Grundrezeptur enthielt *Chuan Xiong*, *Shi Gao* (Gypsum Fibrosum), *Xi Xin* (Asari Radix et Rhizoma) und *Ju Hua* (Chrysanthemi Flos). Bei Bedarf wurden, abhängig von der Differentialdiagnose, Änderungen vorgenommen. Bei Wind-Kälte-Kopfschmerz wurden höhere Dosierungen von *Chuan Xiong*, *Bai Zhi* (Angelicae Dahuricae Radix), *Xi Xin* (Asari Radix et Rhizoma) und normale Dosierungen von *Qiang Huo* (Notopterygii Rhizoma seu Radix) und *Fang Feng* (Saposhnikoviae Radix) verwendet. Für Wind-Hitze-Kopfschmerz wurden höhere Dosierungen von *Ju Hua* (Chrysanthemi Flos) und *Shi Gao* (Gypsum Fibrosum) und normale Dosierungen von *Bo He* (Menthae Haplocalycis Herba) und *Lian Qiao* (Forsythiae Fructus) eingesetzt. Bei Wind-Feuchte-Kopfschmerz wurden höhere Dosierungen von *Xi Xin* (Asari Radix et Rhizoma), *Chuan Xiong* (Chuanxiong Rhizoma) und *Bai Zhi* (Angelicae Dahuricae Radix) und normale Dosierungen von *Qiang Huo* (Notopterygii Rhizoma seu Radix), *Cang Zhu* (Atractylodis Rhizoma) und *Gao Ben* (Ligustici Rhizoma) verwendet. Für Kopfschmerzen aufgrund von Blut-Stase wurden höhere Dosierungen von *Chuan Xiong* und normale Dosierungen von *She Xiang* (Moschus), *Tao Ren* (Persicae Semen), *Hong Hua* (Carthami Flos) und *Dang Gui* (Angelicae Sinensis Radix) verwendet.[9]
- **Angina pectoris**: Acht Patienten mit Angina pectoris wurden 20 mg Ferulasäure in 250 ml einer 5-prozentigen Glukoselösung als Infusion verabreicht. Sie wurden einmal täglich über zehn Tage behandelt. Die Untersuchung zeigte eine allgemeine Besserung von Brustschmerzen und EKG-Ergebnissen sowie eine Senkung der Cholesterinspiegel.[10] In einer anderen Untersuchung wurde ein injizierbares *Chuan-Xiong*-Präparat verwendet, um 30 Patienten mit Angina pectoris zu behandeln. Dabei kam es bei 92,5% der Patienten zu einer Schmerzlinderung und bei 40% der Patienten zu Verbesserungen im EKG.[11]
- **Hypertrophische Myelitis und knöcherner Fersensporn**: Patienten mit diesen Symptomen wurden mit einem *Chuan-Xiong*-Pulver behandelt, das in einen kleinen Stoffbeutel verpackt und direkt auf die betroffene Stelle geklebt wurde. Wöchentlich wurden Arzneidrogen in den Stoffbeutel gefüllt. Die Studie zeigte eine leichte bis signifikante Schmerzreduktion innerhalb von fünf bis zehn Tagen. Die Patienten wurden mit der gleichen Methode behandelt, wenn die Beschwerden nach zwei bis drei Monaten erneut auftraten.[12]
- **Zerebralthrombose**: Injizierbare Arzneien wurden bei der Behandlung von 400 Patienten mit Zerebralthrombose mit einer Wirksamkeitsrate von 94,5% verwendet, die sowohl auf subjektiven als auch objektiven Beurteilungskriterien basierte. Die Injektion enthielt *Chuan Xiong*, *Chi Shao* (Paeoniae Radix Rubra), *Dan Shen* (Salviae Miltiorrhizae Radix et Rhizoma) und *Dang Gui* (Angelicae Sinensis Radix).[13]
- **Hirnembolie**: In einer Untersuchung wurden 50 Patienten mit akuter Hirnembolie 14 Tage lang mit einem injizierbaren *Chuan-Xiong*-Präparat behandelt. Die Gesamtwirksamkeitsrate betrug 90%. Die meisten Patienten zeigten eine signifikante Verbesserung der motorischen Funktionen, in bis zu 66% mit der Wiedererlangung der Gehfähigkeit. Die Mortalitätsrate lag bei 6%.[14]
- **Trigeminusneuralgie**: 21 Patienten wurden einen Monat lang täglich mit einem Arzneimitteldekokt behandelt. Die Wirksamkeitsrate lag bei 90,6%. Die Rezeptur enthielt 30 g *Chuan Xiong* und jeweils 9 g *Dang Gui* (Angelicae Dahuricae Radix), *Dan Shen* (Salviae Miltiorrhizae Radix et Rhizoma), *Bai Shao* (Paeoniae Radix Alba), *Chai Hu* (Bupleuri Radix), *Huang Qin* (Scutellariae Radix), *Bai Zhi* (Angelicae Dahuricae Radix), *Quan Xie* (Scorpio), *Chan Tui* (Cicadae Periostracum) und *Di Long* (Pheretima).[15]

Wechselwirkung mit anderen Medikamenten

Gerinnungshemmende oder thrombozytenaggregationshemmende Medikamente: *Chuan Xiong* sollte mit Vorsicht bei Patienten angewendet werden, die gerinnungshemmende oder thrombozytenaggregationshemmende Medikamente erhalten, da die Kombination der Substanzen additive oder synergistische Wirkungen haben kann. Obwohl diese mögliche Wechselwirkung bislang nicht dokumentiert ist, kann der Gebrauch von *Chuan Xiong* die Wirkung von Medikamenten wie Warfarin unter Umständen potenzieren.[16] (Hinweis: Beispiele für gerinnungshemmende Wirkstoffe sind Heparin, Warfarin und Enoxaparin; Beispiele für thrombozytenaggregationshemmende Wirkstoffe sind Acetylsalicylsäure, Dipyridamol und Clopidogrel.)

Toxikologie

Bei Mäusen wurden nach der kontinuierlichen oralen Verabreichung von Chuanxingzinen in einer Dosierung von 5–10 mg/kg über vier Wochen keine Auffälligkeiten bei Leber-, Nieren- und Blutuntersuchungen beobachtet. Die LD_{50} für ein *Chuan-Xiong*-Präparat betrug bei Mäusen 65,86 g/kg als intraperitoneale Injektion und 66,42 g/kg als intravenöse Injektion.[17]

Kommentar der Autoren

Chuan Xiong (Chuanxiong Rhizoma), *Qiang Huo* (Notopterygii Rhizoma seu Radix), *Bai Zhi* (Angelicae Dahuricae Radix), *Chai Hu* (Bupleuri Radix) und *Gao Ben* (Ligustici Rhizoma) behandeln alle Kopfschmerzen. Nach Dr. Li Shou-Shan gibt es zwischen diesen Arzneien folgende Unterschiede:

- *Chuan Xiong* ist am wirksamsten bei Kopfschmerzen im Zusammenhang mit der Menstruation.
- *Qiang Huo* ist spezifischer bei okzipitalen Kopfschmerzen.
- *Bai Zhi* zielt auf Stirnkopfschmerz.
- *Chai Hu* behandelt Schläfenkopfschmerz.
- *Gao Ben* ist am besten für Scheitelkopfschmerz geeignet.

Die folgenden Zusammenstellungen von Arzneimitteln sind gemäß Dr. Liu Feng-Wu in der Reihenfolge ihrer Wirksamkeit aufgelistet, das Blut zu beleben:

- Für langsamen Blutfluss ohne aktuelle Stase: *Dang Gui* (Angelicae Sinensis Radix), *Chuan Xiong* (Chuanxiong Rhizoma) und *Yi Mu Cao* (Leonuri Herba).
- Für Blutklumpen, die nicht sehr manifest oder moderat in ihrer Ausprägung sind: *Tao Ren* (Persicae Semen), *Hong Hua* (Carthami Flos), *Liu Ji Nu* (Artemisiae Anomalae Herba), *Pu Huang* (Typhae Pollen) und *Wu Ling Zhi* (Trogopterori Faeces).
- Für Blutklumpen, die tastbar sind oder Obstruktion verursachen: *San Leng* (Sparganii Rhizoma), *E Zhu* (Curcumae Rhizoma), *Dan Shen* (Salviae Miltiorrhizae Radix et Rhizoma), *Xue Jie* (Daemonoropis Resina) und *Su Mu* (Sappan Lignum).
- Für schwere Blut-Stase: *Shui Zhi* (Hirudo), *Meng Chong* (Tabanus) und *Da Huang* (Rhei Radix et Rhizoma).

Referenzen

1. *Zhong Yi Yao Li* (Pharmacology of Chinese Herbs), 1997; 890
2. Yan X, Zhou J, Xie G. Traditional Chinese Medicines Molecular Structures, Natural Sources and Applications; Ashgate, 1999; 3883
3. *Zhong Yao Yao Li Yu Ying Yong* (Pharmacology and Applications of Chinese Herbs), 1989; (2):40
4. *Hua Xi Yi Xue Za Zhi* (Huaxi Medical Journal), 1993; 8(3):170
5. *Zhong Yao Xue* (Chinese Herbology), 1989; 535:539
6. *Zhong Yao Yao Li Yu Ying Yong* (Pharmacology and Applications of Chinese Herbs), 1983:123
7. *Hua Xue Xue Bao* (Journal of Chemistry), 1957; 23:246
8. *Zhong Yao Yao Li Yu Ying Yong* (Pharmacology and Applications of Chinese Herbs), 1983:123
9. *Shan Xi Zhong Yi Za Zhi* (Shanxi Journal of Chinese Medicine), 1985; 10:447
10. *Chong Qing Yi Yao* (Chongching Medicine and Herbology), 1978; 1:23
11. *Xin Yi Yao Xue Za Zhi* (New Journal of Medicine and Herbology), 1977; 1:15
12. *Xin Yi Xue* (New Medicine), 1975; 6(1):50
13. *Zhong Xi Yi Jie He Za Zhi* (Journal of Integrated Chinese and Western Medicine), 1986; 6(4):234
14. *Zhong Yi Yan Jiu Yuan* (Research Hospital of Chinese Medicine), 1976; 4(4):261
15. *He Bei Zhong Yi Za Zhi* (Hebei Journal of Chinese Medicine), 1982; 4:34
16. Chen, J. Recognition and prevention of Herb-drug interactions, Medical Acupuncture, Fall/Winter 1998/1999; 10(2); 9–13
17. *Zhong Yao Yao Li Yu Ying Yong* (Pharmacology and Applications of Chinese Herbs), 1983; 123

Dān Shēn

Salviae Miltiorrhizae Radix et Rhizoma

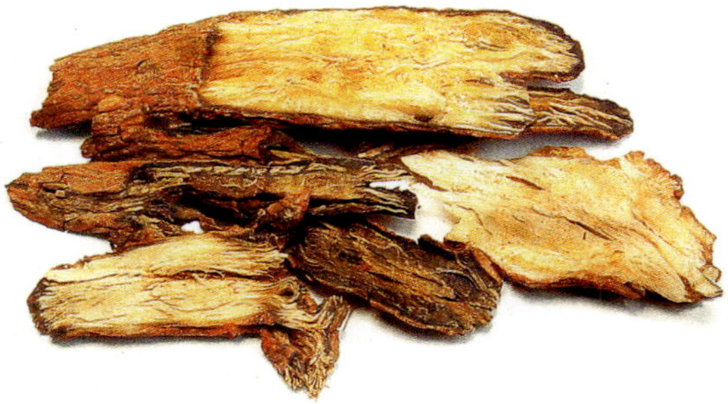

丹參 丹参

Pinyin-Name Dān Shēn
Wörtliche Übersetzung „Roter Ginseng"
Andere chinesische Namen *Chi Shen*, *Zi Dan Shen*
Originalquelle *Shen Nong Ben Cao Jing* (Die Materia Medica des göttlichen Landmannes), vermutlich Östliche Han-Dynastie
Deutscher Name Salbeiwurzel
Botanischer Name *Salvia miltiorrhiza* Bge. (*Dan Shen*)
Pharmazeutischer Name Salviae Miltiorrhizae Radix et Rhizoma
Eigenschaften Bitter, kühl
Leitbahnen Herz, Perikard, Leber

Chinesische therapeutische Wirkungen

Aktiviert die Blutzirkulation, zerstreut Blut-Stase

Dan Shen (Salviae Miltiorrhizae Radix et Rhizoma) reguliert die Blutzirkulation und ist bei Störungen aufgrund von Blut-Stagnation wirksam, einschließlich gynäkologischer und kardiovaskulärer Erkrankungen und der Bildung von Knoten durch Blut-Stagnation.

Gynäkologische Beschwerden: *Dan Shen* ist ein exzellentes Mittel, um unterschiedliche durch Blut-Stagnation verursachte gynäkologische Erkrankungen zu behandeln wie z.B. unregelmäßige Menstruation, Amenorrhö oder postpartale Bauchschmerzen.

- Bauchschmerzen mit unregelmäßiger Menstruation aufgrund von Blut-Stase oder postpartal auftretend: *Dan Shen* mit *Hong Hua* (Carthami Flos), *Tao Ren* (Persicae Semen) und *Yi Mu Cao* (Leonuri Herba) verwenden.
- Bauchschmerzen mit Blut-Stase aufgrund von Kälte: Kombination mit *Wu Zhu Yu* (Evodiae Fructus) und *Rou Gui* (Cinnamomi Cortex).

Brustschmerzen, epigastrische und Bauchschmerzen: *Dan Shen* behandelt Schmerzen und Beklemmungsempfindungen in Brust und Oberbauch aufgrund von *Qi*- und Blut-Stagnation.

- Brustschmerzen: *Dan Shen* zusammen mit *Gua Lou Pi* (Trichosanthis Pericarpium) und *Ban Xia* (Pinelliae Rhizoma) verwenden.
- Epigastrische und Bauchschmerzen aufgrund von *Qi*- und Blut-Stagnation: zusammen mit *Tan Xiang* (Santali Albi Lignum) und *Sha Ren* (Amomi Fructus) verwenden.

Tastbare Geschwülste und Akkumulation aufgrund von Blut-Stagnation: *Dan Shen* hat eine starke zerstreuende Wirkung, die mit anderen Blut und *Qi* belebenden Arzneien verwendet werden kann, um Geschwülste im Abdomen zu behandeln.

- Tastbare Geschwülste: Dieses Mittel zusammen mit *San Leng* (Sparganii Rhizoma), *E Zhu* (Curcumae Rhizoma), *Ze Lan* (Lycopi Herba) und *Bie Jia* (Trionycis Carapax) verwenden.
- Hepatomegalie oder Splenomegalie: in Kombination mit *Bie Jia* (Trionycis Carapax), *Mu Li* (Ostreae Concha), *Zhi Qiao* (Aurantii Fructus), *Dang Gui Wei* (Angelicae Sinensis Extremitas Radix), *Tao Ren* (Persicae Semen), *Hong Hua* (Carthami Flos), *Bai Zhu* (Atractylodis Macrocephalae Rhizoma), *Fu Ling* (Poria), *San Leng* (Sparganii Rhizoma), *E Zhu* (Curcumae Rhizoma) und *Xiang Fu* (Cyperi Rhizoma).

Verletzungen und Bi Zheng (schmerzhaftes Blockade-Syndrom): *Dan Shen* belebt die Blutzirkulation in den Leitbahnen und Kollateralen, um Arthritis oder Verletzungen zu behandeln.

- Äußere oder innere Verletzungen mit Schmerzen und Schwellungen: zusammen mit *Dang Gui* (Angelicae Sinensis Radix), *Hong Hua* (Carthami Flos) und *Chuan Xiong* (Chuanxiong Rhizoma) verwenden.
- Rötung, Schwellungen und Schmerzen aufgrund von *Bi Zheng* (schmerzhaftes Blockade-Syndrom) vom Hitze-Typ: *Dan Shen* mit *Ren Dong Teng* (Lonicerae Caulis), *Chi Shao* (Paeoniae Radix Rubra), *Qin Jiao* (Gentianae Macrophyllae Radix) und *Sang Zhi* (Mori Ramulus) kombinieren.

Kühlt das Blut, reduziert Schwellungen von Wunden und Abszessen

Hitze in der Ying-(Nähr-) und Xue-(Blut-)Schicht: Manifestation als Delirium, hohes Fieber, Bewusstlosigkeit, Irritabilität, Schlaflosigkeit, Purpura oder subkutane Blutungen mit einer dunklen, purpurroten Zunge. *Dan Shen* kühlt das Blut, um fieberhafte Erkrankungen oder das Vorhandensein von Hitze in der *Ying*- oder *Xue*-Schicht zu behandeln.

- Hitze in der *Ying*- oder *Xue*-Schicht: *Dan Shen* zusammen mit *Di Huang* (Rehmanniae Radix), *Xuan Shen* (Scrophulariae Radix) und *Zhu Ye* (Phyllostachys Herba) verwenden.

Wunden, Geschwüre und Abszesse: *Dan Shen* reduziert sehr wirksam Schwellungen bei toxischen Wunden und Brustabszessen.

- Frühstadium eines Brustabszesses: Diese Substanz zusammen mit *Jin Yin Hua* (Lonicerae Flos) und *Lian Qiao* (Forsythiae Fructus) verwenden.
- Erysipel: mit *Mu Dan Pi* (Moutan Cortex), *Chi Shao* (Paeoniae Radix Rubra), *Tian Hua Fen* (Trichosanthis Radix), *Jin Yin Hua* (Lonicerae Flos), *Lian Qiao* (Forsythiae Fructus) und *Pu Gong Ying* (Taraxaci Herba) verwenden.

Nährt das Blut, beruhigt den *Shen* (Geist)

Palpitationen und Schlaflosigkeit, verbunden mit Hitze im Blut oder Herz-Blut-Mangel: *Dan Shen* ist von Natur aus kühl und vertreibt Hitze aus dem Herzen und nährt das Blut, um Schlaflosigkeit und Palpitationen zu behandeln.

- Palpitationen und Schlaflosigkeit aufgrund von Hitze: Kombination mit *Xuan Shen* (Scrophulariae Radix), *Lian Qiao* (Forsythiae Fructus) und *Jin Yin Hua* (Lonicerae Flos). **Beispiel-Rezeptur**: *Qing Ying Tang* (Dekokt, das die Nähr-Schicht klärt).
- Palpitationen und Schlaflosigkeit durch Herz-Blut-Mangel: Kombination mit *Di Huang* (Rehmanniae Radix), *Bai Zi Ren* (Platycladi Semen) und *Suan Zao Ren* (Ziziphi Spinosae Semen). **Beispiel-Rezeptur**: *Tian Wang Bu Xin Dan* (Besondere Pille des himmlischen Kaisers, die das Herz tonisiert).

Dosierung

5–10 g im Dekokt bis maximal 30 g. Flüssig-gebratenes (mit Getreideschnaps) *Dan Shen* hat eine stärkere Wirkung, die Blutzirkulation zu aktivieren, Blut-Stase zu beseitigen und Schmerzen zu lindern.

Sicherheitshinweise, Kontraindikationen

- *Dan Shen* ist inkompatibel mit *Li Lu* (Veratri Radix et Rhizoma).
- Patienten mit Hypermenorrhö, Hämoptysen oder Hämaturie sollten *Dan Shen* mit Vorsicht verwenden.

Chemische Zusammensetzung

Tanshinon I, II_A, II_B; Hydroxytanshionon, Methyltanshinonat, Methylenetanshinquinon, Przewatanshinquinon A, Miltiron, Dihydrotanshinon I, Tanshinol A, Tanshinol B, Tanshinol C, Nortanshinon, 1, 2, 15, 16-Tetrahydrotanshiquinon, Isotanshinon I, II; Isocryptotanshinon, Tanshiquinon A, B, C.[1]

Pharmakologische Wirkungen

- **Kardiovaskulär**: Die Verabreichung von *Dan Shen* an verschiedene Versuchstiere war mit negativen chronotropen und inotropen Wirkungen und einer Reduktion des Blutdrucks verbunden.[2] *Dan Shen* erweitert die Koronararterien und steigert die Durchblutung, um die Folgen einer kardialen Ischämie zu mildern und das Absterben von Herzmuskelzellen zu verhindern oder einzuschränken.[3]
- **Thrombozytenaggregationshemmend**: Die Injektion von *Dan Shen* wird mit einer thrombozytenaggregationshemmenden Wirkung bei gesunden Kaninchen, Ratten und Mäusen assoziiert. Die thrombozytenaggregationshemmende Wirkung erreicht ihr Maximum 30 Minuten nach einer intravenösen Injektion und hält ungefähr zwei Stunden an.
- **Gerinnungshemmend und thrombolytisch**: Die Gabe von *Dan Shen* ist mit gerinnungshemmenden und thrombolytischen Wirkungen verbunden.[4,5]
- **Antibiotisch**: Es hat einen hemmenden Einfluss auf *Staphylococcus aureus*.[6]
- **Hepatoprotektiv**: *Dan Shen* hat eine stark hepatoprotektive Wirkung. Es senkte die Leberenzymspiegel bei Mäusen nach Tetrachlorkohlenstoff-Exposition. Es hat außerdem eine günstige Wirkung bei der Behandlung von Mäusen mit Leberzirrhose. Die hepatoprotektive Wirkung von *Dan Shen* ist zum Teil auf seine Wirkung zurückzuführen, die Blutzirkulation zu verbessern und die Regeneration der Leberzellen zu fördern.[7,8,9]
- **Antineoplastisch**: Bei Mäusen mit Lungenkarzinom zeigte die intraperitoneale Injektion einer *Dan-Shen*-Zubereitung in einer Dosierung von 9,0 g/kg deutliche hemmende Effekte auf das Wachstum der Karzinomzellen mit $p < 0{,}05–0{,}02$. Bei Mäusen mit Aszites und Karzinomen führte die intraperitoneale Injektion einer

Dan-Shen-Zubereitung zu einer Hemmung des Wachstums und der Ausbreitung von Tumorzellen.[10, 11]

- **ZNS beruhigend**: Die Gabe von *Dan Shen* hat einen stark sedierenden Effekt. Es verlängert die schlaffördernde Wirkung von Phenobarbital und wirkt der stimulierenden Wirkung von Coffein entgegen.[12]

Klinische und wissenschaftliche Studien

- **Akute Virushepatitis**: Eine Untersuchung erfasste 104 Patienten, die mit einer intravenösen Injektion einer *Dan-Shen*-Zubereitung behandelt wurden. Die Wirksamkeitsrate lag bei 97%. Die Wirkung ist auf die Fähigkeit von *Dan Shen* zurückzuführen, die Regeneration der Leberzellen zu fördern.[13]
- **Chronische Nephritis**: Bei einer weiteren Untersuchung wurden 48 Patienten mit einer intravenösen Infusion von 16–20 ml einer *Dan-Shen*-Zubereitung in 500 ml einer 5-prozentigen Glukoselösung (2 ml der Injektionslösung enthalten 3 g getrocknete Arzneidrogen) über 14 Tage als Kur behandelt. Abhängig vom Schweregrad der Erkrankung lag die Erfolgsrate zwischen 62,5 und 80%. Patienten mit Hämaturie wurden mit besonderer Vorsicht behandelt, da *Dan Shen* sowohl thrombozytenaggregationshemmend als auch gerinnungshemmend wirkt.[14]
- **Orale Leukoplakie**: Abnormes Zellwachstum in der Mundhöhle mit weißer Verfärbung und scharf begrenzten Rändern wurde als orale Leukoplakie diagnostiziert und mit injizierbarem *Dan Shen* behandelt. Alle zwei Tage wurden nach dem Auftragen eines Anästhetikums auf den betroffenen Bereich jeweils 2–4 ml der Zubereitung an den Grund des abnormen Zellwachstums injiziert, insgesamt sieben Injektionen pro Behandlungzyklus. Die Studie zeigte ein gutes Ansprechen der Patienten mit einer Verringerung und einem Verschwinden des weißen, abnormen Zellwachstums.[15]
- **Chronische Hepatitis**: Einem Studienbericht zufolge wurden 22 Patienten mit chronisch aktiver Hepatitis (charakterisiert als Blut-Stase) in zwei Gruppen eingeteilt. Die Patienten der ersten Gruppe erhielten 4 ml *Dan Shen* als intramuskuläre Injektion. Die Patienten der zweiten Gruppe erhielten zweimal täglich 100 ml von individuell abgestimmten Arzneidekokten plus dreimal täglich 250 mg Glucurolacton. Die Studie zeigte eine normale Leberfunktion bei elf von elf Patienten in der *Dan-Shen*-Injektionsgruppe nach nur zwei Monaten und nur bei sechs von elf Patienten in der Dekoktgruppe nach drei Monaten.[16]
- **Portioerosion**: In einer Untersuchung wurden elf Patientinnen mit Portioerosion topisch mit einer *Dan-Shen*-Zubereitung mit einer 57,66-prozentigen Erfolgsrate behandelt. Hinzu kamen eine gute Patienten-Compliance und fehlende Toxizität, Nebenwirkungen und/oder allergische Reaktionen.[17]
- **Epidemisches hämorrhagisches Fieber**: Die orale oder intravenöse Verabreichung von *Dan Shen* war ausgesprochen wirksam bei der Behandlung eines epidemischen hämorrhagischen Fiebers. Sie reduzierte die Krankheitsdauer, verkürzte die Oligurie-Dauer und minimierte den Blutverlust.[18]
- **Keuchhusten**: In einer Untersuchung wurden 28 Patienten mit Keuchhusten mit 2 ml einer intravenösen *Dan-Shen*-Infusion (2 ml enthielten 2 g getrocknete Arzneidrogen) ein- bzw. zweimal täglich behandelt. Über eine deutliche Verbesserung wurde bei 21 von 28 Patienten berichtet.[19]
- **Lebervergrößerung aufgrund einer Infektion mit Schistosoma**: Die Gabe eines 30- bis 50-prozentigen *Dan-Shen*-Dekokts (entsprechend einer täglichen Dosis von 18–45 g der getrockneten Arzneidroge) über einen Zeitraum von 30 bis 42 Tagen führte zu einer Reduktion der Lebergröße bei 44,4% der Patienten, zum Weichwerden der Leber bei 55,6%, zu einer Reduktion der Milzgröße bei 48,8% und zum Weichwerden der Milz bei 53,6%.[20]
- **Koronare Herzkrankheit**: In einer Studie wurden 323 Patienten mit koronarer Herzkrankheit dreimal täglich mit einer oralen Gabe einer *Dan-Shen*-Zubereitung behandelt (entsprechend einer täglichen Dosis von 60 g der getrockneten Arzneidroge). Die Symptombeurteilung zeigte eine Besserung in 80,9% der Fälle, die EKG-Auswertung zeigte eine Besserung bei 57,3%. Diese Studie wies nach, dass Patienten ohne einen kürzlich erlittenen Myokardinfarkt am besten auf die Behandlung angesprochen hatten. Außerdem kam es bei vielen Patienten zu einer Reduktion des Gesamt-Cholesterinspiegels. In einer anderen Studie wurden 108 Patienten mit Angina pectoris mit einer injizierbaren *Dan-Shen*-Zubereitung behandelt, mit einer Besserung bei 86% der Patienten nach der Symptombeurteilung und bei 54,7% der Patienten nach der EKG-Auswertung.[22]
- **Schock**: Zwei Patienten mit kardiogenem Schock und plötzlichem Herzstillstand wurden durch die intravenöse Injektion eines *Dan-Shen*-Präparats gerettet. Die therapeutische Wirkung wurde als ähnlich der von Phentolamin oder Dobutamin beschrieben.[23]
- **Sklerodermie**: 16 Sklerodermie-Patienten wurden mit einer intravenösen Infusion eines *Dan-Shen*-Präparats über einen Zeitraum von durchschnittlich 43,3 Tagen behandelt. Die Studie zeigte eine deutliche Besserung bei 37,6%, eine leichte bei 31,2% und keine Besserung bei 31,2%.[24]
- **Ischämischer Hirninfarkt**: Die intravenöse Gabe von *Dan Shen* wirkte in 83,42% der Fälle bei der Behandlung von 43 Patienten mit ischämischem Hirninfarkt. Die Gruppe, die chinesische Arzneien erhielt, reagierte besser als die Gruppe, die konventionelle Medikamente erhielt.[25]

- **Zerebralthrombose**: Die intravenöse Gabe von *Dan Shen* war zu 93,5% bei der Behandlung von 46 Patienten mit Zerebralthrombose wirksam.[26]
- **Schlaflosigkeit**: Die Injektion von *Dan Shen* in *Zusanli* (Ma 36) beidseitig war zu 61% wirksam bei der Behandlung von 100 Patienten, die unter Schlaflosigkeit litten.[27]
- **Allergische Rhinitis**: Die beidseitige Injektion von *Dan Shen* in die untere Nasenmuschel war zu 86% wirksam bei der Behandlung von 50 Patienten mit allergischer Rhinitis.[28]
- **Glaukom**: Die intramuskuläre Injektion von *Dan Shen* bei 94 Patienten zur Behandlung eines Glaukoms im mittleren bis späten Stadium zeigte insgesamt gute Ergebnisse. Von 116 betroffenen Augen zeigte die Studie eine Besserung des Sehvermögens bei 58 Augen, keine Veränderung bei 49 und eine Verschlechterung bei neun.[29]

Wechselwirkung mit anderen Medikamenten

- **Gerinnungshemmende oder thrombozytenaggregationshemmende Medikamente**: An Ratten durchgeführte Studien haben gezeigt, dass *Dan Shen* einen signifikanten Einfluss auf die Pharmakodynamik und Pharmakokinetik von Warfarin hat. Nach einer Einzeldosis Warfarin steigerte die orale Gabe von *Dan Shen* über drei Tage die Resorptionsraten-Konstante, die Plasmakonzentration, die Prothrombinzeit, den Steady-state-Plasmaspiegel, den Bereich unter den Plasmakonzentrations-Zeitkurven, die maximale Konzentration und die Eliminations-Halbwertzeit von Warfarin. Allerdings gab es einen Rückgang der Clearance und des scheinbaren Verteilungsvolumens von Warfarin. Die Untersucher schlossen daraus, dass diese Arzneidrogen-Medikamenten-Wechselwirkung die überschießende Warfarin-Wirkung bei gleichzeitiger Gabe von Arzneidrogen wie *Dan Shen* und *Dang Gui* (Angelicae Sinensis Radix) erklärt.[30] (Hinweis: Beispiele für Antikoagulanzien sind Heparin, Warfarin und Enoxaparin; Beispiele für thrombozytenaggregationshemmende Substanzen sind Acetylsalicylsäure, Dipyridamol und Clopidogrel.)
- **Digoxin**: In einer weiteren In-vitro-Studie wurde nachgewiesen, dass *Dan Shen* eine Digoxin-ähnliche Immunreaktivität hat. Die gleichzeitige Anwendung von Digoxin und *Dan Shen* kann zu fälschlich erhöhten Serum-Digoxin-Konzentrationen (positive Interferenz) führen, gemessen im Fluoreszenz-Polarisations-Immunoassay, und zu einem fälschlich erniedrigten Spiegel (negative Interferenz), gemessen im Mikropartikel-Enzym-Immunoassay. Eine zuverlässigere Prüfung kann durch die Kontrolle der freien Digoxin-Konzentration erreicht werden.[31]

Toxikologie

Es gab keine Todesfälle bei Mäusen im Anschluss an eine intraperitoneale Bolus-Injektion von *Dan Shen* mit 43 g/kg. Nach täglicher intraperitonealer Injektion eines *Dan-Shen*-Präparats mit 2,4 g/kg für 14 Tage wurden keine Auffälligkeiten beobachtet.[32, 33]

Kommentar der Autoren

Von allen Blut belebenden und Stase beseitigenden Arzneien ist *Dan Shen* eine der am häufigsten verwendeten. Sie senkt deutlich die Viskosität des Blutes und verbessert die Perfusion in verschiedenen lebenswichtigen Körperorganen wie z.B. in Gehirn, Herz und Nieren. Weil es die Koronararterien erweitert und die Durchblutung im Herz verbessert, ist *Dan Shen* eine der wichtigsten Arzneien bei der Behandlung von kardialer Ischämie und Angina pectoris.

Einige traditionelle Texte betrachten die Verwendung der Einzelarznei *Dan Shen* als gleichwertig mit der Funktion der Rezeptur *Si Wu Tang* (Vier Arzneien Dekokt). Diese Arzneidroge ist jedoch kühl und wird hauptsächlich verwendet, um Blut-Stagnation zu zerstreuen. Obwohl es den *Shen* (Geist) beruhigt, um Palpitationen und Schlaflosigkeit zu behandeln, ist dies nicht seine Hauptwirkung. Einige glauben, dass der Effekt von *Dan Shen,* das nur leicht Blut tonisierend wirkt, signifikant geringer ist als die Gabe von Blut tonisierenden Arzneien. Deshalb findet die Theorie, dass die Wirkung von *Dan Shen* der von *Si Wu Tang* entspricht, keine einhellige Zustimmung bei Forschern und Therapeuten.

Dan Shen, *Dang Gui* (Angelicae Sinensis Radix) und *Dang Gui Wei* (Angelicae Sinensis Extremitas Radix) beleben und tonisieren das Blut. Sie unterscheiden sich in folgenden Aspekten:

- *Dan Shen* ist kühl und zerstreut stärker Blut-Stagnation.
- *Dang Gui* ist warm und tonisiert wirksamer das Blut.
- *Dang Gui Wei* ist warm und wird in erster Linie verwendet, um die Blutzirkulation zu beleben.

Referenzen

1. *Xian Dai Zhong Yao Yao Li Xue* (Contemporary Pharmacology of Chinese Herbs), 1997; 881
2. *Shang Hai Di Yi Xue Yuan Xue Bao* (Journal of First Shanghai Medical College), 1980; 7(5):347
3. *Guo Wai Yi Xue Zhong Yi Zhong Yao Fen Ce* (Monograph of Chinese Herbology from Foreign Medicine), 1991; 13(3):41
4. *Shang Hai Di Yi Xue Yuan Xue Bao* (Journal of First Shanghai Medical College), 1979; 6(3):144
5. Ibid., 1982; 9(1):14
6. *Yao Xue Xue Bao* (Journal of Herbology), 1979; 14(2):75
7. *Zhong Yi Za Zhi* (Journal of Chinese Medicine), 1982; (1):67
8. *Zhong Xi Yi Jie He Za Zhi* (Journal of Integrated Chinese and Western Medicine), 1988; 8(3):161
9. Ibid., 1983; 3(3):180
10. *Zhong Cao Yao* (Chinese Herbal Medicine), 1981; 12(10):22

11. *Xi An Yi Ke Da Xue Xue Bao* (Journal of Xian University School of Medicine), 1986; 7(4):403
12. *Yao Xue Xue Bao* (Journal of Herbology), 1979; 14(5):288
13. *Shan Xi Zhong Yi* (Shanxi Chinese Medicine), 1980; 6:15
14. *Shang Hai Yi Yao Za Zhi* (Shanghai Journal of Medicine and Herbology), 1981; 1:17
15. *He Nan Yi Yao* (Henan Medicine und Herbology), 1982; 4:19
16. *Zhong Xi Yi Jie He Za Zhi* (Journal of Integrated Chinese und Western Medicine), 1984; 2:86
17. *Shan Xi Xin Zhong Yi* (New Shanxi Chinese Medicine), 1984; 3:61
18. *Shan Xi Zhong Yi* (Shanxi Chinese Medicine), 1984; 2:13
19. *Jiang Su Yi Yao* (Jiangsu Journal of Medicine und Herbology), 1978; 1:30
20. *Zhong Hua Yi Xue Za Zhi* (Chinese Journal of Medicine), 1958; 44(6):542
21. *Xin Zhang Xue Guan Ji Bing* (Cardiovascular Diseases), 1974; 2(1):5
22. *Zhong Cao Yao Tong Xun* (Journal of Chinese Herbal Medicine), 1978; 1:37
23. *Zhong Xi Yi Jie He Za Zhi* (Journal of Integrated Chinese and Western Medicine), 1986; 6(6):368
24. *Xin Yi Yao Xue Za Zhi* (New Journal of Medicine and Herbology), 1978; 8:48
25. *Shang Hai Yi Xue* (Shanghai Medicine), 1978; 1(2):64
26. *An Hui Zhong Yi Xue Yuan Xue Bao* (Journal of Anhui University School of Medicine), 1986; 5(4):45
27. *Si Chuan Zhong Yi* (Sichuan Chinese Medicine), 1986; 4:42
28. *Zhong Yi Za Zhi* (Journal of Chinese Medicine), 1984; 9:43
29. *Zhong Cao Yao* (Chinese Herbal Medicine), 1980; 11(12):553
30. Chan-K. Lo-AC, Yeung-JH, und Woo-KS. Journal of Pharmacy und Pharmacology, (1995, May) vol. 47(5):402–6
31. Wahed A., Dasgupta A. Positive and negative in vitro interference of Chinese medicine dan shen in serum digoxin measurement. Elimination of interference by monitoring free digoxin concentration. American Journal of Clinical Pathology. 116(3):403–8, 2001 Sep.
32. *Liao Ning Yi Yao* (Liaoning Medicine und Herbology), 1975; (1):25
33. *Zhe Jiang Yi Xue* (Zhejiang Journal of Medicine), 1979; 1(1):25

Dìng Jīng Cǎo

Linderniae Herba

定經草 定经草

Pinyin-Name *Dìng Jīng Cǎo*
Wörtliche Übersetzung „Kraut, das die Menstruation regelt“
Andere chinesische Namen *Ya She Huang, Jia She Huang, Long Jiao Cao*
Deutscher Name Lindernia-Kraut
Botanischer Name *Lindernia anagallis* (Burm.f.) Pennell
Pharmazeutischer Name Linderniae Herba
Eigenschaften Süß, leicht bitter, neutral
Leitbahnen Leber, Nieren

Chinesische therapeutische Wirkungen

Belebt die Blutzirkulation, nährt das Blut und reguliert die Menstruation

Unregelmäßige Menstruation: *Ding Jing Cao* (Linderniae Herba) behandelt unregelmäßige Menstruation, die aus einer Blut-Stagnation aufgrund von Blut-Mangel hervorgeht. Eine mangelnde Ernährung des Blutes und eine Stagnation in *Ren Mai* (Konzeptionsgefäß) und *Chong Mai* (Durchdringungsgefäß) zeigen sich in einer unregelmäßigen Menstruation mit hellem Blut und Klumpen.

- Unregelmäßige Menstruation: *Ding Jing Cao* zusammen mit *Xiang Fu* (Cyperi Rhizoma), *Tao Ren* (Persicae Semen), *Chuan Xiong* (Chuanxiong Rhizoma) und *Dang Gui* (Angelicae Sinensis Radix) verwenden.

Tonisiert die Niere

Weißer Vaginalausfluss: *Ding Jing Cao* behandelt Nieren-*Qi*-Mangel, der sich in klarem oder weißem Vaginalausfluss zeigt.

- Weißer Vaginalausfluss: *Ding Jing Cao* zusammen mit *Bai Long Chuan Hua Tou* (Clerodendron Paniculatum Radix) verwenden.

Dosierung

5–15 g im Dekokt.

Sicherheitshinweise, Kontraindikationen

Die Verwendung von *Ding Jing Cao* ist während der Schwangerschaft kontraindiziert.

É Zhú

Curcumae Rhizoma

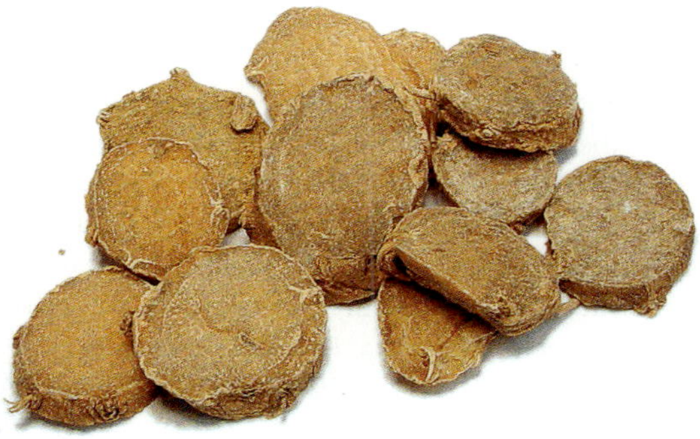

莪朮 莪术

Pinyin-Name *É Zhú*
Originalquelle *Yao Xing Ben Cao* (Materia Medica der medizinischen Eigenschaften) aus dem Jahr 600 von Zhen Quan
Deutscher Name Zitwerwurzelstock
Botanischer Name *Curcuma zedoaria* (Berg.) Rosc. (*E Zhu*); *Curcuma aromatica* Salisb. (*Yu Yin*); *Curcuma kwangsiensis* S. Lee et. C.F. Liang. (*Guang Xi E Zhu*)
Pharmazeutischer Name Curcumae Rhizoma
Eigenschaften Bitter, scharf, warm
Leitbahnen Milz, Leber

Chinesische therapeutische Wirkungen

Belebt die Blutzirkulation und bricht Blut-Stase auf

Amenorrhö, Bauchschmerzen: *E Zhu* (Curcumae Rhizoma) hat die stark ausgeprägte Fähigkeit, chronische oder schwere Blut-Stase aufzubrechen. Es kommt gewöhnlich in Fällen zum Einsatz, bei denen alle anderen Blut belebenden Arzneien keine zufriedenstellenden Ergebnisse zeigen. Am häufigsten behandelt diese Arznei Blut-Stagnation im *Chong Mai* (Durchdringungsgefäß), die zu Amenorrhö und/oder Unterbauchschmerzen führt. Dieser Zustand ist häufig durch tastbare Schwellungen und starke Schmerzen charakterisiert.

- Amenorrhö aufgrund von Blut-Stase: *E Zhu* zusammen mit *San Leng* (Sparganii Rhizoma), *Chuan Xiong* (Chuanxiong Rhizoma) und *Niu Xi* (Achyranthis Radix) verwenden.

Tastbare Geschwülste: *E Zhu* kommt zum Einsatz, wenn eine länger dauernde Blut-Stagnation zu tastbaren abdominalen Schwellungen führt.

- Tastbare Schwellungen im Abdomen durch Blut-Stase: *E Zhu* mit *Bie Jia* (Trionycis Carapax), *Dan Shen* (Salviae Miltiorrhizae Radix et Rhizoma) und *San Leng* (Sparganii Rhizoma) kombinieren.
- Auftreibung und Verhärtung im Epigastrium: zusammen mit *Shen Qu* (Massa Medicata Fermentata), *Mai Ya* (Hordei Fructus Germinatus), *Lai Fu Zi* (Raphani Semen), *Ban Xia* (Pinelliae Rhizoma), *Huang Lian* (Coptidis Rhizoma) und *Zhi Shi* (Aurantii Fructus Immaturus) verwenden.
- Aufblähung im Hypochondrium und Verhärtung am rechten Rippenbogen: *E Zhu* zusammen mit *Chai Hu* (Bupleuri Radix), *Zhi Qiao* (Aurantii Fructus), *Mu Li* (Ostreae Concha) und *Jiang Huang* (Curcumae Longae Rhizoma) verwenden.
- Aufblähung im Hypochondrium und Verhärtung am linken Rippenbogen: mit *Chai Hu* (Bupleuri Radix), *Bie Jia* (Trionycis Carapax) und *She Gan* (Belamcandae Rhizoma) verwenden.
- Periumbilikale Schmerzen oder Schwellungen im unteren Abdomen: mit *Xiang Fu* (Cyperi Rhizoma), *Qing Pi* (Citri Reticulatae Viride Pericarpium), *Dan Shen* (Salviae Miltiorrhizae Radix et Rhizoma) und *Yu Jin* (Curcumae Radix) kombinieren.
- Palpable Schwellungen im Abdomen: *E Zhu* zu *Yan Hu Suo* (Corydalis Rhizoma), *Niu Xi* (Achyranthis Radix), *Ze Lan* (Lycopi Herba), *Wu Ling Zhi* (Trogopterori Faeces) und *Meng Chong* (Tabanus) hinzufügen.

Aktiviert die Qi-Zirkulation und lindert Schmerzen

Völlegefühl, Auftreibung und Schmerzen in Epigastrium und Abdomen: *E Zhu* behandelt abdominale Auftreibung und Schmerzen infolge von Verdauungsstörungen und *Qi*-Stagnation durch Milz- und Magen-Schwäche. Es steigert die *Qi*- und Blutzirkulation und wird oft verwendet, um die Verdauung zu fördern.

- Bauchschmerzen durch *Qi*-Stagnation und Verdauungsstörungen: *E Zhu* zusammen mit *San Leng* (Sparganii Rhizoma), *Mu Xiang* (Aucklandiae Radix) und *Zhi Shi* (Aurantii Fructus Immaturus) verwenden.
- Abdominales Völlegefühl und Schmerzen durch Milz-Schwäche: mit *Dang Shen* (Codonopsis Radix) und *Bai Zhu* (Atractylodis Macrocephalae Rhizoma) kombinieren.

Dosierung

3–10 g im Dekokt. Mit Essig Braten steigert die Fähigkeit von *E Zhu*, Stase zu lösen und Schmerzen zu lindern.

Sicherheitshinweise, Kontraindikationen

- *E Zhu* ist bei Mangel-Patienten oder Patientinnen mit Hypermenorrhö kontraindiziert.
- *E Zhu* ist während der Schwangerschaft kontraindiziert.

Chemische Zusammensetzung

Zederon, Zedoaron, Furanodin, Curzeren, Furanodienon, Isofuranodienon, Curzerenon, Epicurzerenon, Curdion, Curcolon, Curcumenol, Procurcumenol, Isocurmenol, Curcumol, Curcumadiol, Curcumin.[1, 2, 3]

Pharmakologische Wirkungen

- **Antineoplastisch**: Die intraperitoneale Injektion einer 100-prozentigen *E-Zhu*-Lösung zeigte zufriedenstellende Ergebnisse bei der Behandlung von Sarkomen und Zervixkarzinomen bei Mäusen.[4]
- **Antibiotisch**: *E Zhu* hemmt *Staphylococcus aureus*, betahämolysierende Streptokokken, *E. coli*, *Salmonella typhi* und *Vibrio cholerae*.[5]
- **Hämatologisch**: Das ätherische Öl von *E Zhu* verlängert die Thrombozytenaggregation und verhindert die Bildung von Thromben.[6]

Klinische und wissenschaftliche Studien

- **Koronare Herzkrankheit (KHK)**: In einer Studie wurden KHK-Patienten für insgesamt zwei Behandlungszyklen (ein Behandlungszyklus = 14 Tage) zweimal täglich mit einer intramuskulären Injektion einer Arzneizubereitung behandelt. Jede Injektion enthielt jeweils 2 g *E Zhu*, *San Leng* (Sparganii Rhizoma), *An Ye* (Eucalypti Globuli Folium), *Xiang Fu* (Cyperi Rhizoma) und *Jiang Xiang* (Dalbergiae Odoriferae Lignum). Bei 35 Patienten zeigte die Beurteilung der Symptome eine 82,8-prozentige, die EKG-Auswertung eine 66,7-prozentige Wirksamkeit.[7]
- **Chronisch-obstruktive Lungenerkrankungen (COPD)**: In einer Studie wurden 37 COPD-Patienten mit Arzneirezepturen behandelt. Es kam zu einer signifikanten Besserung bei 16 Patienten und zu einer moderaten Besserung bei ebenfalls 16 Patienten. Fünf Patienten zeigten keine Reaktion. Die Rezeptur enthielt *E Zhu*, *Fang Ji* (Stephaniae Tetrandrae Radix) und *Ma Bian Cao* (Verbenae Herba) mit Modifikationen, um *Qi*-Mangel, *Yang*-Mangel und *Wei*-(Abwehr-)*Qi*-Mangel zu behandeln.[8]
- **Malignom**: Patienten mit Malignomen (Magen-, Lungen-, Leber- und Ösophaguskarzinome) wurden täglich mit einer intravenösen Infusion einer Arzneimittellösung behandelt. Die Injektion wurde durch Mischen von 60–100 ml einer 150-prozentigen *E-Zhu*-Lösung mit 500 ml 5-prozentiger Glukoselösung hergestellt. Bei einer Gesamtzahl von 19 Patienten zeigte die Untersuchung bei einem Patienten eine vollständige Genesung, bei vier Patienten deutliche Wirksamkeit, eine leichte Besserung in drei Fällen. Elf Patienten sprachen nicht auf die Behandlung an.[9]
- **Neurodermitis**: Patienten mit Neurodermitis wurden in einer Studie mit einer intramuskulären Injektion einer Arzneilösung in Akupunkturpunkte behandelt. Die Injektionslösung enthielt *E Zhu* und *San Leng* (Sparganii Rhizoma). Zu den ausgewählten Akupunkturpunkten gehörten *Quchi* (Di 11) und *Xuehai* (MP 10). Von den insgesamt 48 Patienten zeigten 21 Patienten eine deutliche Besserung, neun eine moderate Besserung, neun eine leichte Besserung und ebenfalls neun Patienten keine Reaktion.[10]
- **Psychiatrische Störungen mit Blut-Stase**: In einer Untersuchung wurden 71 Patienten mit Schizophrenie oder Manie, die durch überschießendes *Yang* und Blut-Stagnation gekennzeichnet waren, dreimal täglich über einen Zeitraum von 30 Tagen mit sechs bis acht Pillen einer Arzneirezeptur behandelt. Die Wirksamkeitsrate lag bei 59,1%. Die meisten Patienten reagierten innerhalb von zwei bis vier Therapiewochen. Jede Pille dieser Rezeptur entsprach 8 g der losen Arzneidrogen. Das Mengenverhältnis von *E Zhu*, *Chi Shao* (Paeoniae Radix Rubra) und *Da Huang* (Rhei Radix et Rhizoma) betrug 10:3:3.[11]

Wechselwirkung mit anderen Medikamenten

Gerinnungs- oder thrombozytenaggregationshemmende Medikamente: *E Zhu* sollte mit Vorsicht bei Patienten angewendet werden, die gerinnungshemmende oder thrombozytenaggregationshemmende Medikamente erhalten, da die Kombination zu additiven oder synergistischen Wirkungen führen kann. Obwohl diese mögliche Wechselwirkung bislang nicht dokumentiert ist, kann die Anwendung von *E Zhu* die Wirkung von Medikamenten wie Warfarin steigern.[12] (Hinweis: Beispiele für Antikoagulanzien sind Heparin, Warfarin und Enoxaparin; Beispiele für thrombozytenaggregationshemmende Substanzen sind Acetylsalicylsäure, Dipyridamol und Clopidogrel.)

Toxikologie

Die LD_{50} eines *E-Zhu*-Extrakts bei Mäusen beträgt 147,0 g/kg bei oraler Aufnahme und 55 g/kg bei intramuskulärer Injektion.[13]

Kommentar der Autoren

Traditionell wurde *E Zhu* als eine der stärkeren Arzneien zum Brechen von Blut-Stagnation eingesetzt. Es wird heute verwendet, um Tumoren bzw. Karzinome zu behandeln. Tierversuche und aktuelle Fallberichte lassen den Schluss zu, dass diese Arznei die wirksamste gegen Zervixkarzinom ist.

E Zhu und *San Leng* (Sparganii Rhizoma) werden häufig auf synergistische Weise zusammen verwendet, um Blut-Stagnation zu brechen. *E Zhu* geht in die *Qi*-(Energie-) Ebene und ist stärker beim Brechen von *Qi*-Stagnation. *San Leng* dringt in die *Xue*-(Blut-)Ebene ein und hat eine stärkere Funktion beim Brechen von Blut-Stase.

Nach Dr. Lu Zhi-Zheng eignet sich die Kombination aus *E Zhu* und *Jiang Can* (Bombyx Batryticatus) für die Behandlung von Darmpolypen.

Referenzen

1. Chem Pharm Bull; 1972;20:987
2. *Chang Yong Zhong Yao Cheng Fen Yu Yao Li Shou Ce* (A Handbook of the Composition and Pharmacology of Common Chinese Drugs), 1994; 1494–1495
3. *Xian Dai Ben Cao Gang Mu* (Contemporary Materia Medica), 2000; 2910
4. *Xin Yi Yao Xue Za Zhi* (New Journal of Medicine and Herbology), 1976; 12:28
5. CA, 1970;73:6354n
6. *Zhong Xi Yi Jie He Fang Zhi Yan Jiu Xue Guan Zhi Liao* (Research on Prevention and Treatment of Cardiovascular Disorders Using Integrated Chinese and Western Medicines), 1977; (3):47,50
7. *Zhong Cao Yao Tong Xun* (Journal of Chinese Herbal Medicine), 1979; 8:27
8. *Zhong Yi Za Zhi* (Journal of Chinese Medicine), 1983; 4:74
9. *Shan Dong Zhong Yi Xue Yuan Xue Bao* (Journal of Shandong University School of Chinese Medicine), 1980; 1:30
10. *Pi Fu Bing Fang Zhi Yan Jiu Tong Xun* (Research Journal on Prevention and Treatment of Dermatological Disorders), 1979; 3:152
11. *Zhong Xi Yi Jie He Za Zhi* (Journal of Integrated Chinese and Western Medicine), 1988; 10:638
12. Chen, J. Recognition and prevention of herb-drug interactions, Medical Acupuncture, Fall/Winter 1998/1999; 10(2); 9–13
13. *Xian Dai Zhong Yao Yao Li Xue* (Contemporary Pharmacology of Chinese Herbs), 1997; 282–283, 1997; 907:908

Gān Qī

Toxicodendri Resina

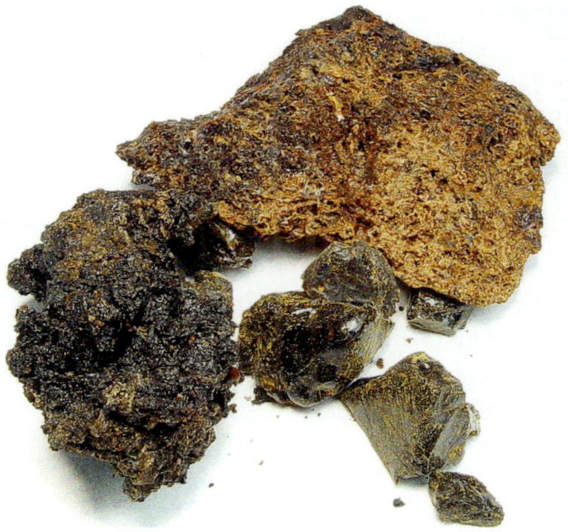

干漆

Pinyin-Name *Gān Qī*
Wörtliche Übersetzung „Getrockneter Lack"
Andere chinesische Namen *Gan Qi Tan*
Originalquelle *Shen Nong Ben Cao Jing* (Die Materia Medica des göttlichen Landmannes), vermutlich Östliche Han-Dynastie
Deutscher Name Lackbaum
Botanischer Name *Toxicodendron vernicifluum* (Stokes) F. A. Barkl. (*Qi Shu*)
Pharmazeutischer Name Toxicodendri Resina
Eigenschaften Scharf, bitter, warm
Leitbahnen Leber, Magen
Sicherheitshinweis Leicht toxisch

Chinesische therapeutische Wirkungen

Bricht Blut-Stagnation, beseitigt Blut-Stase und öffnet Leitbahnen

Blut-Stase: *Gan Qi* (Toxicodendri Resina) ist scharf, bitter und auflösend und kann sehr gut Blut-Stase aufbrechen und eliminieren, um schwere Verhärtungen, Häufung von Schwellungen und Amenorrhö zu behandeln.

- Amenorrhö aufgrund von Blut-Stase: *Gan Qi* zusammen mit *Da Huang* (Rhei Radix et Rhizoma), *Shui Zhi* (Hirudo) und *Tao Ren* (Persicae Semen) verwenden.

Tötet Parasiten ab

Gan Qi wirkt antiparasitär und behandelt parasitären Befall, der von Bauchschmerzen begleitet wird. Allerdings wird es zu diesem Zweck kaum noch verwendet, da es andere Arzneien gibt, die wirksamer sind.

Dosierung

Gan Qi sollte nur in Pillen- oder Pulverform verwendet werden, mit einer maximalen Einzeldosis von 0,06–0,1 g (60–100 mg). Es sollte *nicht* in Dekokten verwendet werden. Die unbearbeitete Substanz ist leicht toxisch und kann die *Ying*-(Nähr-) und *Xue*-(Blut-)Schicht schädigen und Milz und Magen verletzen. Das Verkohlen reduziert die Toxizität dieser Arznei.

Sicherheitshinweise, Kontraindikationen

- *Gan Qi* ist während der Schwangerschaft und bei Fehlen von Blut-Stase kontraindiziert.
- *Gan Qi* ist bei Magen-Schwäche nicht zu empfehlen.

Chemische Zusammensetzung

Laccase.[1]

Referenzen

1. *Chang Yong Zhong Yao Cheng Fen Yu Yao Li Shou Ce* (A Handbook of the Composition and Pharmacology of Common Chinese Drugs), 1994; 178

Hóng Huā

Carthami Flos

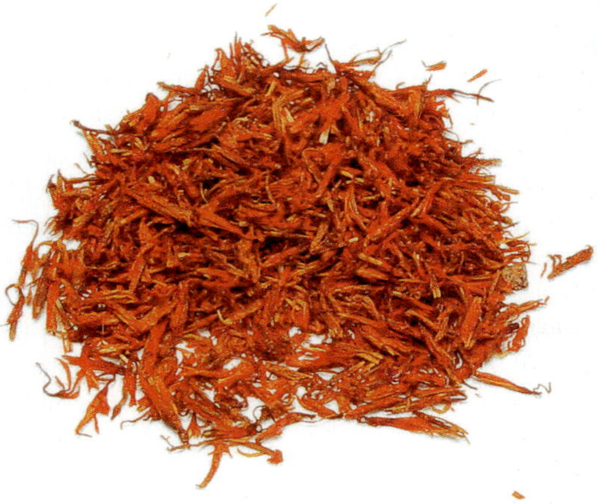

紅花 红花

Pinyin-Name *Hóng Huā*
Wörtliche Übersetzung „Rote Blume"
Andere chinesische Namen *Hong Lan Hua*
Originalquelle *Xin Xiu Ben Cao* (Neu überarbeitete Materia Medica), verfasst von 657 bis 659 von Su Jing
Deutscher Name Färberdistel, Distelölblüten
Botanischer Name *Carthamus tinctorius* L. (*Hong Hua*)
Pharmazeutischer Name Carthami Flos
Eigenschaften Scharf, warm
Leitbahnen Herz, Leber

Chinesische therapeutische Wirkungen

Aktiviert die Blutzirkulation, eliminiert Blut-Stase, öffnet Leitbahnen, reguliert die Menstruation

Hong Hua (Carthami Flos) aktiviert sehr effektiv die Blutzirkulation und beseitigt Blut-Stase. Es hat ein breites Spektrum an klinischen Anwendungen, einschließlich Menstruationsschmerzen, Amenorrhö, postpartale Bauchschmerzen, äußere und Sportverletzungen, Gelenkschmerzen und makulöse Hautausschläge.

Geburtshilfliche und gynäkologische Krankheiten: *Hong Hua* gehört zu den häufigsten Arzneien in den geburtshilflichen und gynäkologischen Einrichtungen in China. In niedriger Dosierung angewendet, aktiviert und nährt es das Blut. In höheren Dosierungen bricht es Blut-Stagnation.

- Menstruationsschmerzen oder Amenorrhö: *Hong Hua* mit *Tao Ren* (Persicae Semen), *Dang Gui* (Angelicae Sinensis Radix), *Chuan Xiong* (Chuanxiong Rhizoma) und *Chi Shao* (Paeoniae Radix Rubra) kombinieren. **Beispiel-Rezeptur**: *Tao Hong Si Wu Tang* (Vier Arzneien Dekokt mit Carthami Flos und Persicae Semen).
- Postpartale Benommenheit oder Bauchschmerzen durch Blut-Stase: *Hong Hua* zu *He Ye* (Nelumbinis Folium), *Pu Huang* (Typhae Pollen), *Dang Gui* (Angelicae Sinensis Radix) und *Mu Dan Pi* (Moutan Cortex) hinzufügen.
- Totgeburt oder komplizierte Wehen: zusammen mit *Niu Xi* (Achyranthis Radix), *Chuan Xiong* (Chuanxiong Rhizoma) und *Dang Gui* (Angelicae Sinensis Radix) verwenden.

Abdominale Schwellungen oder Stauungen: Es können tastbare Schwellungen, Bauchschmerzen oder eine vergrößerte Milz oder Leber auftreten. Diese sind gewöhnlich chronisch, die Zunge ist oft dunkel mit purpurfarbenen Flecken.

- Abdominale Schwellungen durch Blut-Stase: *Hong Hua* zusammen mit *San Leng* (Sparganii Rhizoma) und *E Zhu* (Curcumae Rhizoma) verwenden.
- Epigastrische oder Bauchschmerzen: zusammen mit *Gao Liang Jiang* (Alpiniae Officinarum Rhizoma), *Xiang Fu* (Cyperi Rhizoma), *Wu Ling Zhi* (Trogopterori Faeces), *Pu Huang* (Typhae Pollen) und *Sha Ren* (Amomi Fructus) verwenden.
- Bauchschmerzen: mit *Dang Gui* (Angelicae Sinensis Radix), *Yan Hu Suo* (Corydalis Rhizoma) und *Mu Xiang* (Aucklandiae Radix) kombinieren.
- Hepatomegalie: *Hong Hua* zu *Chai Hu* (Bupleuri Radix), *Zao Jiao Ci* (Gleditsiae Spina), *Ji Li* (Tribuli Fructus), *Chuan Lian Zi* (Toosendan Fructus), *Bing Lang* (Arecae Semen), *E Zhu* (Curcumae Rhizoma), *Chuan Shan Jia* (Manitis Squama), *Mu Li* (Ostreae Concha) und *Jiang Huang* (Curcumae Longae Rhizoma) hinzufügen.

Gelenkschmerzen: *Hong Hua* regt die Blutzirkulation in den Leitbahnen und Kollateralen an. Zu den klinischen Manifestationen gehören *Bi Zheng* (schmerzhaftes Blockade-Syndrom), Hemiplegien oder Lähmungen.

- *Bi Zheng*: *Hong Hua* zusammen mit *Di Long* (Pheretima) und *Tu Bie Chong* (Eupolyphaga seu Steleophaga) verwenden.
- Hemiplegie: mit *Sang Zhi* (Mori Ramulus), *Di Long* (Pheretima), *Chuan Shan Jia* (Manitis Squama), *Chuan Xiong* (Chuanxiong Rhizoma), *Chi Shao* (Paeoniae Radix Rubra), *Niu Xi* (Achyranthis Radix) und *Huang Qi* (Astragali Radix) kombinieren.

Hauterkrankungen: Makulöse Ausschläge werden gewöhnlich durch Hitze im Blut verursacht, das aus den Gefäßen gepresst wird. Die betroffenen Stellen sind in der Regel dunkel purpurfarben.

- Makulöse Ausschläge: *Hong Hua* zusammen mit *Dang Gui* (Angelicae Sinensis Radix), *Zi Cao* (Arnebiae seu Lithospermi Radix) und *Da Qing Ye* (Isatidis Folium) verwenden.

Brustschmerzen: *Hong Hua* tritt in die Lunge ein, um das *Qi* und die Blutzirkulation zu aktivieren und Schmerzen zu lindern.

- Brustschmerzen, Angina pectoris: zusammen mit *Tan Xiang* (Santali Albi Lignum), *Gua Lou* (Trichosanthis Fructus), *Xie Bai* (Allii Macrostemi Bulbus), *Gui Zhi* (Cinnamomi Ramulus) und *Wu Ling Zhi* (Trogopterori Faeces) verwenden.

Dosierung

3–10 g im Dekokt.

Sicherheitshinweise, Kontraindikationen

- Die Anwendung von *Hong Hua* ist während der Schwangerschaft kontraindiziert.
- Die empfohlene Dosis von *Hong Hua* darf nicht überschritten werden! Andernfalls kann es zu Dauerblutungen kommen.

Chemische Zusammensetzung

Carthamin, Neocarthamin, Carthamon, Carthamidin, Neocarthamin.[1,2]

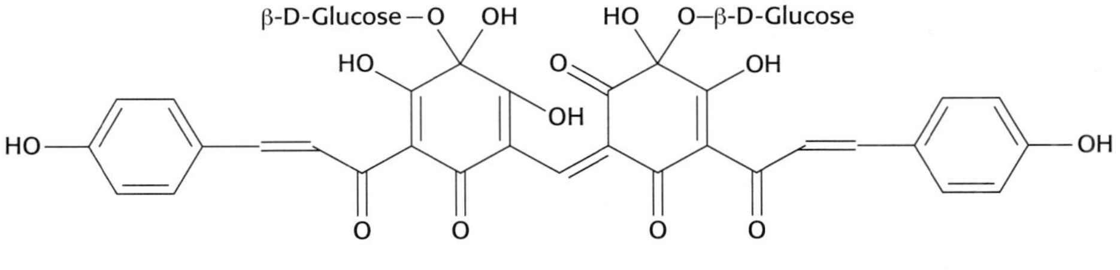

Abb. 12.2 Carthamin

Pharmakologische Wirkungen

- **Kardiovaskulär**: Ein *Hong-Hua*-Dekokt hat in niedriger Dosierung durch Stimulation des Herzens positiv inotrope Wirkungen. Dagegen hat eine hohe Dosis negativ inotrope und chronotrope Wirkungen, indem es das Herz hemmt und das Herzminutenvolumen senkt.[3]
- **Thrombozytenaggregationshemmend**: *Hong Hua* hemmt deutlich die Thrombozytenaggregation und die Bildung von Thromben. Eine Studie berichtet, dass *Hong Hua* bei Ratten in 73,4% der Fälle eine Thrombenbildung verhindern konnte.
- **ZNS beruhigend**: Die intraperitoneale Verabreichung von *Hong Hua* hat bei Mäusen eine sedierende Wirkung auf das Zentralnervensystem. Es wirkt auch präventiv gegen medikamenteninduzierte Krämpfe.
- **Adaptogen**: Die intraperitoneale Gabe von *Hong Hua* in einer Dosierung von 1,100 mg/kg verlängerte die Gesamtschwimmzeit von Mäusen um bis zu 117%.[5]
- **Uterusstimulierend**: Ein Dekokt aus *Hong Hua* stimuliert die glatte Muskulatur des Uterus. Verschiedene Tierstudien haben gezeigt, dass es die Muskelkontraktion steigert.[6]

Klinische und wissenschaftliche Studien

- **Zerebralthrombose**: Eine intravenöse Infusion von 15 ml einer 50-prozentigen *Hong-Hua*-Lösung (entsprechend 75 g der getrockneten Substanz) in 500 ml 10-prozentiger Glukoselösung (einmal täglich über 15 Tage) behandelte 137 Patienten mit Zerebralthrombose mit einer Wirksamkeitsrate von 94,7%. Als Nebenwirkungen wurden Hypermenorrhö und Mattigkeit beschrieben.[7]
- **Koronare Herzkrankheit**: In einer Studie mit 100 Patienten, die mit einer intravenösen Injektion bzw. Infusion einer 40-prozentigen *Hong-Hua*-Lösung behandelt wurden, kam es in 80,8% der Fälle zu einer Linderung des Brustschmerzes, zu einer deutlichen EKG-Verbesserung bei 26% und zu einer moderaten EKG-Verbesserung bei 40%. Die meisten Patienten berichteten gleichzeitig über einen Rückgang von Kopfschmerzen, Schwindel und Palpitationen.[8]
- **Zwölffingerdarmgeschwür**: 12 Patienten mit einem Ulcus duodeni wurden über einen Zeitraum von 20 Tagen einmal täglich mit einem Dekokt behandelt. Die Erfolgsquote betrug 100%. Zubereitung des Dekokts: 60 g *Hong Hua* und 12 Stück *Da Zao* (Jujubae Fructus) wurden in 300 ml Wasser gekocht, um 150 ml des endgültigen Dekokts zu gewinnen. Das Dekokt wurde mit 60 g Honig gemischt. Die Patienten wurden angewiesen, 150 ml Dekokts zu trinken und das *Da Zao* einmal täglich auf leeren Magen einzunehmen.[9]
- **Flachwarzen**: 36 Patienten mit Flachwarzen wurden mit 9 g *Hong Hua* behandelt, das zuvor in heißem Wasser eingeweicht wurde. Die Einnahme erfolgte mehrmals täglich, ein Behandlungszyklus dauerte zehn Tage. Die Therapie war bei zwei Patienten nach einem Behandlungszyklus erfolgreich, bei 18 nach zwei, bei 12 nach drei und bei einem Patienten nach vier Zyklen. Drei Patienten zeigten keine Reaktion. Die Gesamtwirksamkeitsrate betrug 91,6%.[10]

Wechselwirkung mit anderen Medikamenten

Gerinnungshemmende oder thrombozytenaggregationshemmende Medikamente: *Hong Hua* sollte mit Vorsicht bei Patienten angewendet werden, die gerinnungshemmende oder thrombozytenaggregationshemmende Medikamente erhalten, da die Kombination zu additiven oder synergistischen Wirkungen führen kann. Obwohl diese mögliche Wechselwirkung bislang nicht dokumentiert ist, kann die Anwendung von *Hong Hua* die Wirkung von Medikamenten wie Warfarin steigern.[11] (Hinweis: Beispiele für Antikoagulanzien sind Heparin, Warfarin und Enoxaparin; Beispiele für thrombozytenaggregationshemmende Substanzen sind Acetylsalicylsäure, Dipyridamol und Clopidogrel.)

Toxikologie

Tierversuche haben gezeigt, dass die maximale sichere Dosis für die orale Verabreichung von *Hong Hua* 8 g/kg beträgt. Die LD_{50} für Carthamin bei intravenöser Injektion beträgt 2,35 ± 0,14 g/kg. Die tägliche Anwendung von *Hong Hua* in einer Dosierung von bis zu 1,5 g/kg über drei Monate führte bei Ratten zu keinen Auffälligkeiten der Leber-, Nieren-, Herz-, Magen- oder Darmfunktionen.[12]

Ergänzung

西紅花/西红花 *Xī Hóng Huā* (Croci Stigma), auch bekannt als 藏紅花 *Zàng Hóng Huā*, wurde erstmals im *Yin Shan Zheng Yao* (Der richtige Führer für Essen und Trinken) erwähnt. Es wird aus *Crocus sativus* gewonnen, der in Tibet, Indien und einigen europäischen Ländern angepflanzt und geerntet wird. Es ist süß und kalt und dringt in das Herz und die Leber ein. Im Vergleich zu *Hong Hua* hat *Xi Hong Hua* eine ähnliche, aber viel stärkere Fähigkeit, die Blutzirkulation zu beleben, Blut-Stase zu beseitigen, Blut zu kühlen und Hitze-Toxine zu beseitigen. Es wird gewöhnlich verwendet, wenn die Hitze die *Ying*-(Nähr-) und *Xue*-(Blut-)Schichten attackiert, was zu Symptomen wie Maculae und hohem Fieber führt. *Xi Hong Hua* ist eine teure Arzneidroge und wird deshalb selten verwendet. Die Dosierung beträgt 1,5–3,0 g.

Kommentar der Autoren

Hong Hua und *Tao Ren* (Persicae Semen) werden wegen ihrer synergistischen Wirkungen häufig gemeinsam verwendet. *Hong Hua* ist besser im Zerstreuen von Blut-Stagnation, um die Leitbahnen und Kollateralen zu öffnen. Es wird außerdem eingesetzt, um Schmerzen in den Extremitäten zu behandeln. *Tao Ren* ist besser für die Behandlung von abdominaler Blut-Stagnation. Es ist darüber hinaus wirksam bei der Behandlung von Lungen- und Darmabszessen.

Referenzen

1. *Xian Dai Zhong Yao Yao Li Xue* (Contemporary Pharmacology of Chinese Herbs), 1997; 900
2. The Merck Index 12th edition, Chapman and Hall/CRCnetBASE/ Merck, 2000
3. *Zhong Cheng Yao Yan Jiu* (Research of Chinese Patent Medicine), 1983; 12:31
4. *Zhong Cao Yao* (Chinese Herbal Medicine), 1984; 15(5):21
5. Ibid., 1985; 16(10):27
6. *Zhong Yao Yao Li Yu Ying Yong* (Pharmacology and Applications of Chinese Herbs), 1983:462
7. *Shan Xi Yi Yao Za Zhi* (Shanxi Journal of Medicine and Herbology), 1983; 5:297
8. *Xin Zhang Xue Guan Ji Bing* (Cardiovascular Diseases), 1976; 4(4):265
9. *Shan Dong Zhong Yi Za Zhi* (Shundong Journal of Chinese Medicine), 1985; 4:20
10. *Chong Qing Yi Yao* (Chongching Medicine and Herbology), 1976; 5:49
11. Chen, J. Recognition and prevention of herb-drug interactions, Medical Acupuncture, Fall/Winter 1998/1999; volume 10/ number 2; 9–13
12. *Zhong Yao Yao Li Yu Ying Yong* (Pharmacology and Applications of Chinese Herbs), 1983:462

Hŭ Zhàng

Polygoni Cuspidati Rhizoma

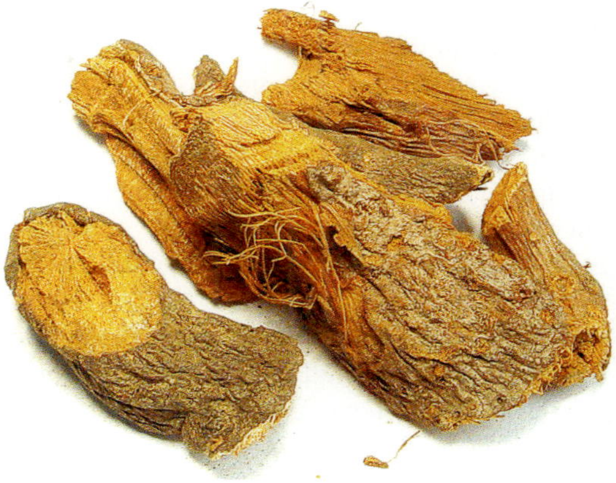

虎杖

Pinyin-Name *Hŭ Zhàng*
Wörtliche Übersetzung „Tigerstock"
Andere chinesische Namen *Ban Zhang*
Originalquelle *Ming Yi Za Zhu* (Verschiedene Aufzeichnungen berühmter Ärzte) aus dem Jahr 500 von Tao Hong-Jing
Deutscher Name Japan-Knöterich
Botanischer Name *Polygonum cuspidatum* Sieb. et. Zucc. (*Hu Zhang*)
Pharmazeutischer Name Polygoni Cuspidati Rhizoma
Eigenschaften Bitter, kalt
Leitbahnen Leber, Gallenblase, Lunge

Chinesische therapeutische Wirkungen

Aktiviert die Blutzirkulation, stoppt Schmerzen

Schmerzen: *Hu Zhang* (Polygoni Cuspidati Rhizoma) lindert hervorragend Schmerzen wie Menstruationsschmerzen, Bauchschmerzen mit Amenorrhö sowie Schmerzen aufgrund von *Bi Zheng* (schmerzhaftes Blockade-Syndrom) und Sport- bzw. traumatische Verletzungen.

- Menstruationsschmerzen durch Blut-Stase: *Hu Zhang* mit *Yi Mu Cao* (Leonuri Herba) und *Dan Shen* (Salviae Miltiorrhizae Radix et Rhizoma) kombinieren.
- *Bi Zheng* (schmerzhaftes Blockade-Syndrom) durch Wind und Feuchtigkeit: zu *Ji Xue Teng* (Spatholobi Caulis) hinzufügen.

12

- Sport- und traumatische Verletzungen: zusammen mit *Ru Xiang* (Olibanum), *Mo Yao* (Myrrha) und *Hong Hua* (Carthami Flos) verwenden.

Klärt Feuchte-Hitze

Feuchte-Hitze in der Leber: Zu den klinischen Manifestationen gehören Ikterus, Gallensteine und übel riechende Leukorrhö.

- Feuchte-Hitze-Ikterus: *Hu Zhang* zusammen mit *Yin Chen* (Artemisiae Scopariae Herba), *Zhi Zi* (Gardeniae Fructus) und *Da Huang* (Rhei Radix et Rhizoma) verwenden.
- Gallensteine: zusammen mit *Yu Jin* (Curcumae Radix), *Ji Nei Jin* (Gigeriae Galli Endothelium Corneum), *Hai Jin Sha* (Lygodii Spora), *Jin Qian Cao* (Lysimachiae Herba), *Chuan Lian Zi* (Toosendan Fructus) und *Yan Hu Suo* (Corydalis Rhizoma) verwenden.
- Übel riechende Leukorrhö: Kombination mit *Yi Yi Ren* (Coicis Semen) und *Fen Bi Xie* (Dioscoreae Hypoglaucae Rhizoma).

Klärt Hitze und eliminiert Toxine

Abszesse, Schwellungen durch Hitze-Toxine, Schlangenbisse: *Hu Zhang* behandelt sowohl innere als auch äußere Hitze-Toxine und kann sowohl innerlich als auch äußerlich angewendet werden.

- Abszesse innerer Organe: *Hu Zhang* zusammen mit *Jin Yin Hua* (Lonicerae Flos), *Lian Qiao* (Forsythiae Fructus) mit *Pu Gong Ying* (Taraxaci Herba) verwenden.
- Schlangenbisse: Eine Paste aus einer Kombination von *Hu Zhang* mit *Jin Yin Hua* (Lonicerae Flos), *Lian Qiao* (Forsythiae Fructus) und *Pu Gong Ying* (Taraxaci Herba) äußerlich auftragen.
- Verbrennungen: Frisches *Hu Zhang* mit Sesamöl mischen und topisch auftragen.

Löst Schleim, stoppt Husten

Hu Zhang behandelt Husten, indem es Schleim ausleitet und Hitze klärt.

- Husten mit gelbem Schleim: *Hu Zhang* zusammen mit *Pi Pa Ye* (Eriobotryae Folium), *Huang Qin* (Scutellariae Radix) und *Jin Yin Hua* (Lonicerae Flos) verwenden.

Dosierung

10–30 g im Dekokt. *Hu Zhang* wird sowohl innerlich als auch äußerlich angewendet.

12

Sicherheitshinweise, Kontraindikationen

Hu Zhang ist in der Schwangerschaft kontraindiziert.

Chemische Zusammensetzung

Resveratrol, Emodin, Physid, Chrysophanol, Physcion-8-D-glucosid, Polydatin.[1,2]

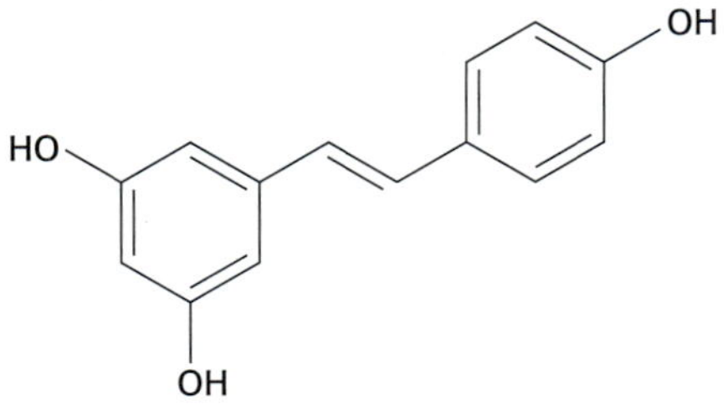

Abb. 12.3 Resveratrol

Pharmakologische Wirkungen

- **Kardiovaskulär**: Eine intravenöse Injektion von *Hu Zhang* senkt die Herzfrequenz und den Blutdruck bei Kaninchen. *Hu Zhang* steigert außerdem die Durchblutung des Herzmuskels, diese Wirkung wird jedoch durch Propranolol aufgehoben.[3,4]
- **Antibiotisch**: *Hu Zhang* hemmt *Staphylococcus aureus*, *Staphylococcus albus*, betahämolysierende Streptokokken, *Neisseria catarrhalis*, *E. coli*, *Bacillus proteus*, einige Viren und Leptospiren.[5]
- **Respiratorisch**: In einer Untersuchung zeigte ein 7,5-prozentiges *Hu-Zhang*-Dekokt deutliche antitussive und antiasthmatische Wirkungen bei Meerschweinchen. Die antiasthmatische Wirkung ist schwächer als die von Aminophyllin, und die Wirkung des Dekokts kann keinen durch Acetylcholin verursachten Bronchospasmus aufheben.[6]
- **Analgetisch und entzündungshemmend**: Bei *Hu-Zhang*-Extrakten wurden antipyretische, analgetische und entzündungshemmende Wirkungen nachgewiesen.[7]
- **Antidiabetisch**: Eine intravenöse Gabe von *Hu Zhang* senkt den Blutzuckerwert und kann in hohen Dosen einen hypoglykämischen Schock verursachen. Die orale Gabe zeigte vielversprechende Effekte bei der Behandlung von Diabetes mellitus.[8]
- **Antihyperlipidämisch**: Die Anwendung von Resveratrol in einer Dosierung von 200 mg/kg über sieben Tage senkte den Plasmaspiegel des Gesamtcholesterins bei Ratten. Ein *Hu-Zhang*-Dekokt zeigte jedoch keine signifikanten Veränderungen. Die fehlende Wirksamkeit des Dekokts wird der niedrigen Konzentration von Resveratrol in *Hu Zhang* zugeschrieben.[9]

- **Hämostatisch**: Eine orale Anwendung von *Hu Zhang* war nachweislich wirksam, um obere gastrointestinale Blutungen und äußere Blutungen zu stoppen.[10]
- **Hepatoprotektiv**: Resveratrol zeigte eine hepatoprotektive Wirkung durch Absenken der Leberenzyme SGOT und SGPT.[11]
- **Antineoplastisch**: Bestandteile von *Hu Zhang* zeigten antineoplastische Wirkungen durch Hemmung der DNA- und RNA-Synthese.[12]

Klinische und wissenschaftliche Studien

- **Gallenganginfektion**: In einer Studie wurden 113 Patienten mit Gallenganginfektion mit einer Arzneirezeptur behandelt. Die Wirksamkeitsrate lag bei 88,14%. Die Rezeptur enthielt *Hu Zhang*, *Yin Chen* (Artemisiae Scopariae Herba) und *Da Huang* (Rhei Radix et Rhizoma).[13]
- **Psoriasis**: In einer Studie wurden 25 Patienten mit Psoriasis, die nicht auf Aminopterin oder vergleichbare Medikamente ansprachen, mit einer Rezeptur behandelt, die *Hu Zhang*, *Jin Yin Hua* (Lonicerae Flos), *Dan Shen* (Salviae Miltiorrhizae Radix et Rhizoma) und andere Substanzen enthielt. Von den 25 Patienten wurden acht erfolgreich behandelt, acht zeigten eine mittelmäßige Besserung und neun eine leichte Besserung.[14]
- **Infektiöser Ikterus**: Die Gabe einer Arzneirezeptur, einmal täglich für 10 bis 15 Tage, führte bei 115 Patienten mit einem akuten, infektiösen Ikterus zu exzellenten Ergebnissen. Dazu gehörten auch die Stabilisierung der Leberfunktion und das Fehlen von ungünstigen klinischen Zeichen und Symptomen. Die Rezeptur enthielt folgende frische Zutaten: 30 g *Hu Zhang*, 15 g *Liu Ye* (Salicis Babylonicae Folium) und 60 g *Di Jin Cao* (Euphorbiae Humifusae Herba).[15]
- **Chronische Hepatitis**: In einer Untersuchung wurden 27 Patienten mit chronischer Hepatitis 50 Tage lang täglich mit einem Dekokt behandelt. Die meisten Patienten zeigten deutliche Besserungen: gesteigerten Appetit, gesteigertes Energielevel, Rückgang der Schmerzen im Hypochondrium, Abklingen von Diarrhöen und abdominalem Völlegefühl und Gewichtszunahme. Das Dekokt enthielt 30 g *Hu Zhang* und 30 g *Da Zao* (Jujubae Fructus).[16]
- **Chronische Hepatitis**: In einer weiteren Untersuchung wurden 32 Patienten mit chronischer Hepatitis und positivem HBsAg täglich mit einer Arzneirezeptur behandelt. Die symptomatische Beurteilung ergab eine Wirksamkeitsrate von 90,63%. Die meisten Patienten berichteten über eine Verbesserung des Energielevels und des Appetits und über eine Reduktion des abdominalen Völlegefühls und der Schmerzen im Hypochondrium.[17]

Wechselwirkung mit anderen Medikamenten

Antidiabetisch: *Hu Zhang* sollte mit Vorsicht zusammen mit Insulin, Sulfonylharnstoffen und anderen antidiabetischen Medikamenten angewendet werden, da die Kombination eine synergistische Wirkung haben kann, die zur Hypoglykämie führt.[18] (Hinweis: Beispiele für antidiabetische Medikamente sind Insulin, Tolbutamid, Glipizid und Glibenclamid.)

Toxikologie

Bei Mäusen ist die orale Anwendung einer *Hu-Zhang*-Zubereitung in einer Dosierung von 9 g/kg als sicher und ohne nachgewiesene Todesfälle ermittelt worden. Die LD_{50} von Polygonin bei Mäusen beträgt 1363,9 ± 199,4 mg/kg, von Polydatin 1,000 ± 57,3 mg/kg über eine intraperitoneale Injektion.[19]

Referenzen

1. *Xian Dai Zhong Yao Yao Li Xue* (Contemporary Pharmacology of Chinese Herbs), 1997; 915
2. The Merck Index 12th edition, Chapman and Hall/CRCnetBASE/Merck, 2000
3. *Xi An Yi Ke Da Xue Xue Bao* (Journal of Xian University School of Medicine), 1982; 3(4):941
4. *Di Yi Jun Yi Da Xue Xue Bao* (Journal of First Military University of Medicine), 1983; 3(3):231
5. *Zhong Yao Xue* (Chinese Herbology), 1998; 556–558
6. *Xin Yi Yao Xue Za Zhi* (New Journal of Medicine and Herbology), 1973; (12):31
7. *Zhong Guo Yi Yuan Yao Xue Za Zhi* (Chinese Hospital Journal of Herbology), 1988; 8(5)214
8. *Yao Yong Zhi Wu Da Ci Dian* (Encyclopedia of Medicinal Herbs), 1976; 28
9. *Zhong Yao Yao Li Yu Ying Yong* (Pharmacology and Applications of Chinese Herbs), 1983; 653:654
10. *Yao Yong Zhi Wu Da Ci Dian* (Encyclopedia of Medicinal Herbs), 1976; 28
11. *Chem Pharm Bull*, 1982; 30(5):1766
12. *Planta Med*, 1988; 54(5):413
13. *Xin Jiang Zhong Yi Yao* (Xinjiang Chinese Medicine and Herbology), 1986; 3:49
14. *Zhe Jiang Zhong Yi Za Zhi* (Zhejiang Journal of Chinese Medicine), 1982; 4:187
15. *Xin Jiang Zhong Yi Yao* (Xinjiang Chinese Medicine and Herbology), 1986; 3:49
16. *Jiang Su Zhong Yi* (Jiangsu Chinese Medicine), 1965; 5:40
17. *Shan Dong Zhong Yi Za Zhi* (Shandong Journal of Chinese Medicine), 1982; 2:84
18. Chen, J. Recognition and prevention of herb-drug interactions, Medical Acupuncture, Fall/Winter 1998/1999; volume 10/ number 2; 9–13
19. *Xin Yi Yao Xue Za Zhi* (New Journal of Medicine and Herbology), 1973; (12):31

Jī Xuè Téng

Spatholobi Caulis

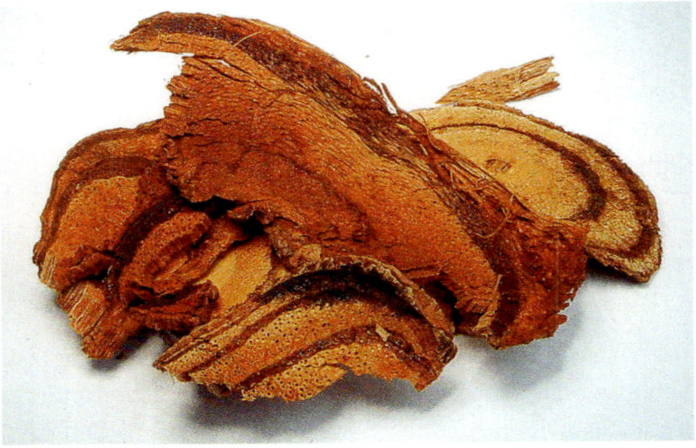

雞血藤 鸡血藤

Pinyin-Name *Jī Xuè Téng*
Wörtliche Übersetzung „Hühnerblutzweig"
Andere chinesische Namen *Shan Ji Xue Teng*
Originalquelle *Ben Cao Shi Yi* (Auslassungen der [klassischen] Materia Medica) von Chen Cang-Qi aus dem Jahr 741
Deutscher Name Spatholobus-Stängel
Botanischer Name *Spatholobus suberectus* Dunn. (*San Ye Ji Xue Teng*). *Milletia dielsiana* Harms. (*Shan Ji Xue Teng*) und *Millettia reticulata* Benth. (*Kun Ming Ji Xue Teng*) werden zeitweise als Ersatz verwendet
Pharmazeutischer Name Spatholobi Caulis
Eigenschaften Bitter, leicht süß, warm
Leitbahnen Leber

Chinesische therapeutische Wirkungen

Aktiviert die Blutzirkulation, tonisiert das Blut

Menstruationsstörungen: *Ji Xue Teng* (Spatholobi Caulis) behandelt gynäkologische Störungen wie unregelmäßige Menstruation, Menstruationsschmerzen, Krämpfe und Amenorrhö aufgrund von Blut-Stagnation oder Blut-Mangel.

- Menstruationsstörungen: *Ji Xue Teng* mit *Dang Gui* (Angelicae Sinensis Radix), *Chuan Xiong* (Chuanxiong Rhizoma) und *Bai Shao* (Paeoniae Radix Alba) kombinieren.

Entspannt die Sehnen, öffnet die Leitbahnen und Kollateralen

Bi Zheng (schmerzhaftes Blockade-Syndrom): *Ji Xue Teng* löst Stagnation in peripheren Leitbahnen und Kollateralen und behandelt auf diese Weise muskuloskelettale Schmerzen. Der Grund für die Stagnation ist normalerweise entweder Blut-Stagnation oder Blut-Mangel.

- *Bi Zheng* aufgrund von Blut-Mangel: *Ji Xue Teng* zu *Niu Xi* (Achyranthis Radix), *Sang Ji Sheng* (Taxilli Herba) und *Du Huo* (Angelicae Pubescentis Radix) hinzufügen.
- *Bi Zheng* aufgrund von Blut-Stase: mit *Qiang Huo* (Notopterygii Rhizoma seu Radix), *Wei Ling Xian* (Clematidis Radix et Rhizoma), *Luo Shi Teng* (Trachelospermi Caulis) und *Dang Gui* (Angelicae Sinensis Radix) verwenden.

Dosierung

10–15 g. Die maximale Dosis von *Ji Xue Teng* beträgt 30 g.

Sicherheitshinweise, Kontraindikationen

- *Ji Xue Teng* sollte bei Hypermenorrhö mit Vorsicht angewendet werden.
- *Ji Xue Teng* ist während der Schwangerschaft wegen seiner uterusstimulierenden Wirkung kontraindiziert.

Chemische Zusammensetzung

Formononetin, Ononin, Prunetin, Afromosin, Cajinin, Licochalcon A, Isoliquiritigenin, 2,4-Tetrahydroxychalcon, Procatechusäure, (-) Epicatechin, 3,7-Dihydroxy-6-methoxyflavanonol, Daucosterol, 7-Carbonyl-β-Sitosterol.[1]

Pharmakologische Wirkungen

- **Sedierend und schlaffördernd**: Intraperitoneale Injektionen von *Ji Xue Teng* wirkten bei Ratten sedierend und schlaffördernd.[2]
- **Kardiovaskulär**: Die Verabreichung eines Dekokts in einer Dosierung von 0,5 g/kg an Kaninchen bzw. 0,3 g/kg an Hunde senkte den Blutdruck.[3]
- **Uterusstimulierend**: Eine Verabreichung eines *Ji-Xue-Teng*-Dekokts zeigte sowohl bei schwangeren als auch bei nicht-schwangeren Labortieren eine stimulierende Wirkung auf den Uterus.[4]

Klinische und wissenschaftliche Studien

- **Koronare Herzkrankheit**: In einer Doppelblindstudie wurden 38 Patienten mit koronarer Herzkrankheit randomisiert auf zwei Gruppen verteilt. Die erste Gruppe erhielt zwei Wochen lang Dipyridamol und danach zwei Wochen lang ein Arzneimittel, das *Ji Xue Teng* und *Chuan Xiong* (Chuanxiong Rhizoma) enthielt. Die zweite Gruppe erhielt die gleichen Arzneimittel- und Dipyridamol-Behandlungen, aber in umgekehrter Reihenfolge. Bei der Symptom- und EKG-Beurteilung zeigten beide Gruppen Verbesserungen ohne statistisch signifikante Unterschiede.[5]
- **Neutropenie**: In einer klinischen Studie führte die Gabe von *Ji Xue Teng* in Sirup oder Pillen (dreimal täglich über einen Zeitraum von drei bis fünf Tagen) zu einem deutlichen Anstieg der neutrophilen Granulozyten und zu einem geringfügigen Anstieg der Erythrozyten ab dem dritten Tag.[6]

Ergänzung

大血藤/大血藤 *Dà Xuè Téng* (Sargentodoxae Caulis) ist auch als 紅藤 *Hóng Téng* (Sargentodoxae Caulis) bekannt und stammt von *Sargentodoxa cuneata* (Oliv) Rehd. et. Wils ab. *Da Xue Teng* aktiviert die Blutzirkulation, öffnet die Leitbahnen und Kollateralen und lindert Schmerzen. *Da Xue Teng* wird normalerweise verwendet, um Darmabszesse zu behandeln. Obwohl es ähnliche Funktionen hat, sollte es nicht mit *Ji Xue Teng* verwechselt oder dadurch ersetzt werden.

Referenzen

1. *Chang Yong Zhong Yao Cheng Fen Yu Yao Li Shou Ce* (A Handbook of the Composition and Pharmacology of Common Chinese Drugs), 1994; 1146–1147
2. *Zhong Yao Xue* (Chinese Herbology), 1988; 560:561
3. *Zhong Cao Yao Yao Li Xue* (Herbology of Chinese Medicinals), 1983; 200
4. *Zhong Yao Xue* (Chinese Herbology), 1988; 560:561
5. *Xin Yi Xue* (New Medicine), 1978; 9(4):176
6. *Shang Hai Zhong Yi Yao Za Zhi* (Shanghai Journal of Chinese Medicine and Herbology), 1965; 9:16

Jiāng Huáng

Curcumae Longae Rhizoma

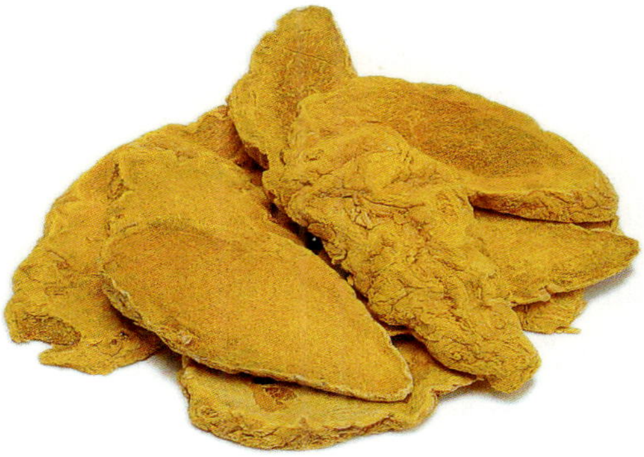

薑黃 姜黄

Pinyin-Name *Jiāng Huáng*
Wörtliche Übersetzung „Gelber Ingwer"
Andere chinesische Namen *Pian Zi Jiang Huang*
Originalquelle *Xin Xiu Ben Cao* (Neu überarbeitete Materia Medica), zusammengestellt von Su Jing in den Jahren 657 bis 659
Deutscher Name Gelbwurzwurzelstock, Curcumawurzel
Botanischer Name *Curcuma longa* L. (*Jiang Huang*)
Pharmazeutischer Name Curcumae Longae Rhizoma
Eigenschaften Scharf, bitter, warm
Leitbahnen Milz, Leber

Chinesische therapeutische Wirkungen

Aktiviert die Blutzirkulation, beseitigt Blut-Stase

Schmerzen aufgrund von Blut-Stase: *Jiang Huang* (Curcumae Longae Rhizoma) wird allgemein nachgesagt, dass es Blut-Stase „bricht", um die *Qi*- und Blutzirkulation zu aktivieren. Es wurde beschrieben, dass die Blutzirkulation belebt und die Stase von *Qi* und Blut in der *Qi*-(Energie-) und *Xue*-(Blut-)Ebene beseitigt wird.

- Schmerzen im Hypochondrium aufgrund von Leber-*Qi*-Stagnation, Amenorrhö oder Bauchschmerzen aufgrund von Blut-Stagnation in der Leber-Leitbahn: *Jiang Huang* zusammen mit *Bai Shao* (Paeoniae Radix Alba), *Dang Gui* (Angelicae Sinensis Radix), *Yan Hu Suo* (Corydalis Rhizoma) und *Hong Hua* (Carthami Flos) verwenden.

12

- Brustschmerzen und Schmerzen im Hypochondrium: mit *Zhi Qiao* (Aurantii Fructus), *Zi Su Geng* (Perillae Caulis), *Jie Geng* (Platycodi Radix), *Chuan Lian Zi* (Toosendan Fructus), *Xiang Fu* (Cyperi Rhizoma) und *Yan Hu Suo* (Corydalis Rhizoma) kombinieren.
- Epigastrische Schmerzen: *Jiang Huang* mit *Gao Liang Jiang* (Alpiniae Officinarum Rhizoma), *Xiang Fu* (Cyperi Rhizoma), *Sha Ren* (Amomi Fructus), *Mu Xiang* (Aucklandiae Radix), *Gan Jiang* (Zingiberis Rhizoma), *Wu Yao* (Linderae Radix) und *Yan Hu Suo* (Corydalis Rhizoma) verwenden.
- Dysmenorrhö: *Jiang Huang* zu *Wu Ling Zhi* (Trogopterori Faeces), *Xiang Fu* (Cyperi Rhizoma) und *Bai Shao* (Paeoniae Radix Alba) hinzufügen.
- Hepatitis mit Schmerzen im Hypochondrium: mit *Zhi Qiao* (Aurantii Fructus), *Ji Li* (Tribuli Fructus) und *Chuan Lian Zi* (Toosendan Fructus) verwenden.

Öffnet Leitbahnen und Kollateralen, um Schmerz zu lindern

Bi Zheng (schmerzhaftes Blockade-Syndrom): *Jiang Huang* wird gewöhnlich verwendet, um *Bi Zheng* aufgrund von Wind, Kälte oder Feuchtigkeit zu behandeln. Es ist besser für die oberen Gliedmaßen.

- *Bi Zheng*: *Jiang Huang* zusammen mit *Hai Tong Pi* (Erythrinae Cortex), *Qiang Huo* (Notopterygii Rhizoma seu Radix) und *Dang Gui* (Angelicae Sinensis Radix) verwenden.

Reduziert Schwellung

In Ergänzung zur Aktivierung der *Qi*- und Blutzirkulation behandelt *Jiang Huang* Schwellungen und Schmerzen durch Wunden, Geschwüre und Läsionen, verursacht durch die Akkumulation von toxischer Hitze mit Blut- und *Qi*-Stagnation.

- Wunden, Geschwüre und Läsionen: *Jiang Huang* mit *Da Huang* (Rhei Radix et Rhizoma), *Bai Zhi* (Angelicae Dahuricae Radix) und *Tian Hua Fen* (Trichosanthis Radix) kombinieren.

Dosierung

3–10 g im Dekokt.

Sicherheitshinweise, Kontraindikationen

- *Jiang Huang* mit Vorsicht anwenden bei Patienten mit Mangel-Zustand oder bei fehlenden Symptomen der Blut-Stagnation.
- *Jiang Huang* ist während der Schwangerschaft kontraindiziert.

Chemische Zusammensetzung

Curcumin, Demethoxycurcumin, Bisdemethoxycurcumin, Curcuminoide, Turmeron, Zingiberen, Phellandren, Cineol, Sabinen, Borneol, ar-Turmeron, Caryophyllen.[1, 2]

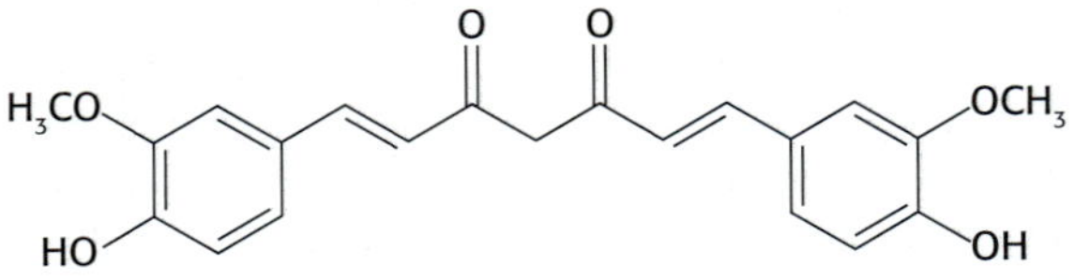

Abb. 12.4 Curcumin

Pharmakologische Wirkungen

- **Antihyperlipidämisch**: Die Anwendung von *Jiang Huang* senkt sowohl die Cholesterin- als auch Triglyceridspiegel bei Ratten und Kaninchen.[3]
- **Entzündungshemmend**: Die Anwendung von 30 mg/kg Curcumin oder 60 mg/kg eines *Jiang-Huang*-Dekokts hat eine deutlich entzündungshemmende Wirkung bei Ratten. Die Wirkung ist ähnlich der von Phenylbutazon.[4]
- **Thrombozytenaggregationshemmend**: Die Gabe von Curcumin in verschiedenen Dosierungen (20, 40, 60 und 80 mg/kg/Tag) hat eine deutlich hemmende Wirkung auf die Thrombozytenaggregation gezeigt. Die maximale thrombozytenaggregationshemmende Wirkung wurde erzielt mit 40 mg/kg/Tag, höhere Dosierungen führten zu keinem weiteren signifikanten Anstieg der Wirksamkeit. Die thrombozytenaggregationshemmende Wirkung wird durch die bevorzugte Hemmung der PAF- und AA-induzierten Aggregationen vermittelt. Ergänzend wird die Bildung von Thromboxan A2 (TXA2) durch Thrombozyten (IC50; 70 microM) gehemmt. Es wird angenommen, dass die Curcumin-vermittelte, bevorzugte Hemmung von PAF- und AA-induzierter Thrombozytenaggregation mit einer hemmenden Wirkung auf die TXA2-Synthese und Ca^{2+}-Signale verknüpft ist, allerdings ohne PKC einzubeziehen.[5, 6]
- **Cholagog**: Viele Bestandteile von *Jiang Huang* (z.B. Curcumin und die ätherischen Öle) steigern die Produktion und Exkretion von Galle.[7]
- **Uterusstimulierend**: Die Gabe eines *Jiang-Huang*-Dekokts über intraperitoneale oder subkutane Zugänge in einer Dosierung von 10 g/kg beendete die Schwangerschaft bei 90–100% einer untersuchten Mäusepopulation zwischen dem 6. und 18. Schwangerschaftstag. Eine Dosierung von 5 g/kg beendete die Schwangerschaft nicht. Der vermutete Wirkmechanismus besteht in der Stimulation und Kontraktion des Uterus.[8]

Wechselwirkung mit anderen Medikamenten

Gerinnungshemmende oder thrombozytenaggregationshemmende Medikamente: *Jiang Huang* hat thrombozytenaggregationshemmende Wirkungen und sollte mit Vorsicht bei Patienten angewendet werden, die Antikoagulanzien oder thrombozytenaggregationshemmende Medikamente einnehmen. Obwohl diese mögliche Wechselwirkung bislang nicht dokumentiert ist, kann diese Arzneidroge die Wirkung von Medikamenten wie z.B. Warfarin potenzieren.[9] (Hinweis: Beispiele für gerinnungshemmende Medikamente sind Heparin, Warfarin und Enoxaparin; Beispiele für thrombozytenaggregationshemmende Medikamente sind Acetylsalicylsäure, Dipyridamol und Clopidogrel.)

Toxikologie

Die Einnahme von *Jiang Huang* ist relativ sicher. Es gibt nur vereinzelte Berichte über Nebenwirkungen. Die Gabe von 40–100 g dieser Substanz täglich über drei Tage führte zu keinem Todesfall bei Mäusen. Weiterhin zeigte die Anwendung von *Jiang Huang* bei Ratten in Dosierungen über 30 Tage, die über dem 50-Fachen der normalen Dosierung für Menschen lagen, keine signifikante Änderung zu Körpergewicht, Verhalten bei der Nahrungsaufnahme, körperlichen Aktivitäten oder der Funktion der inneren Organe.[10]

Referenzen

1. *Xian Dai Zhong Yao Yao Li Xue* (Contemporary Pharmacology of Chinese Herbs), 1997; 909
2. The Merck Index 12th edition, Chapman and Hall/CRCnetBASE/ Merck, 2000
3. *Zhong Yao Yao Li Yu Ying Yong* (Pharmacology and Applications of Chinese Herbs), 1983; 846
4. *Zhong Cao Yao* (Chinese Herbal Medicine), 1991; 22(3):141
5. *Di Yi Jun Yi Da Xue Xue Bao* (Journal of First Military University of Medicine), 1990; 10(4):364
6. Biochemical Pharmacology. 58(7):1167–72, 1999 Oct 1
7. *Zhong Yao Yao Li Yu Ying Yong* (Pharmacology and Applications of Chinese Herbs), 1983; 846
8. *Yao Xue Tong Bao* (Report of Herbology), 1980; 15(10):40
9. Chen, J. Recognition and prevention of herb-drug interactions, Medical Acupuncture, Fall/Winter 1998/1999; volume 10/ number 2; 9–13
10. *Zhong Yao Yao Li Yu Ying Yong* (Pharmacology and Applications of Chinese Herbs), 1983: 846

Jiàng Xiāng

Dalbergiae Odoriferae Lignum

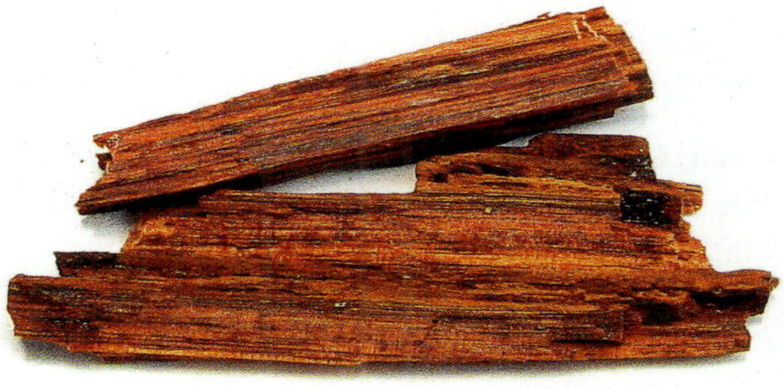

降香

Pinyin-Name *Jiàng Xiāng*
Wörtliche Übersetzung „Absteigender Duft“
Andere chinesische Namen *Jiang Zhen Xiang*
Originalquelle *Hai Yao Ben Cao* (Materia Medica der Kräuter von [über] den Meeren) aus dem 7. Jahrhundert von Li Xun
Deutscher Name Gelber Palisander (Rosenholz)
Botanischer Name *Dalbergia odorifera* T. Chen (*Jiang Xiang Tan*)
Pharmazeutischer Name Dalbergiae Odoriferae Lignum
Eigenschaften Scharf, warm
Leitbahnen Leber, Milz, Herz

Chinesische therapeutische Wirkungen

Aktiviert die Blutzirkulation, zerstreut Stase, stoppt Blutung, lindert Schmerz

Brustschmerzen, traumabedingte Schmerzen, Blutung aus Schnittwunden: *Jiang Xiang* (Dalbergiae Odoriferae Lignum) hat die einzigartige Funktion, sowohl Blut zu bewegen, als auch Blutungen zu stoppen. Es wird gewöhnlich für Schmerzen verwendet, die durch Blutungen mit Blut-Stase charakterisiert sind wie Brust- und Hypochondriumschmerzen, Sportverletzungen, traumatische und äußere Verwundungen. Es kann sowohl innerlich als auch äußerlich angewendet werden.

- Brust- oder Hypochondriumschmerzen durch Blut- und *Qi*-Stase: *Jiang Xiang* mit *Yu Jin* (Curcumae Radix), *Tao Ren* (Persicae Semen) und *Gua Lou* (Trichosanthis Fructus) kombinieren.

- Sport- und andere Verletzungen: zusammen mit *Ru Xiang* (Olibanum) und *Mo Yao* (Myrrha) verwenden.
- Blutung aus Schnittwunden: *Jiang Xiang* als Pulver äußerlich applizieren.

Harmonisiert den Mittleren *Jiao* (Mittlerer Erwärmer), lindert Übelkeit

Übelkeit, Erbrechen und Bauchschmerzen: *Jiang Xiang* klärt eine Akkumulation von Feuchtigkeit und Trübung im Mittleren *Jiao*.

- Übelkeit und Erbrechen: zusammen mit *Huo Xiang* (Agastaches Herba) und *Mu Xiang* (Aucklandiae Radix) verwenden.

Dosierung

3–6 g im Dekokt, 1–2 g im Pulver. *Jiang Xiang* wird sowohl innerlich als auch äußerlich angewendet.

Sicherheitshinweise, Kontraindikationen

- *Jiang Xiang* ist von Natur aus scharf und warm und sollte nicht bei Blutungen aufgrund von Hitze im Blut, verwendet werden.
- Ebenso sollte *Jiang Xiang* nicht bei *Yin*-Mangel mit exzessivem Feuer verwendet werden.

Chemische Zusammensetzung

β-Bisalolen, β-Farnesen, Nerolidol, Dalbergin, Nordalbergin, Isodalbergin, O-Methydalbergin, Dalbergenon, Dalbergichromen.[1]

Pharmakologische Wirkungen

- **Hämostatisch**: Die orale Anwendung von *Jiang Xiang* verlängert die Thrombinzeit.[2]
- **Entzündungshemmend**: Die orale Anwendung von *Jiang Xiang* hat entzündungshemmende Wirkung.[3]

Klinische und wissenschaftliche Studien

Verletzungen: Eine Rezeptur mit *Jiang Xiang, San Qi* (Notoginseng Radix et Rhizoma), *Su Mu* (Sappan Lignum), *Zi Ran Tong* (Pyritum), *Hong Hua* (Carthami Flos), *Ru Xiang* (Olibanum), *Mo Yao* (Myrrha) und anderen Arzneien zeigte eine deutliche Wirksamkeit bei der Behandlung von akuten Schmerzen und Entzündungen bei Traumata. Bei vier Patienten mit akuten Schmerzen wurde die nachweisliche analgetische Wirkung ein bis zwei Stunden nach Verabreichung beobachtet.[4]

Referenzen

1. *Chang Yong Zhong Yao Cheng Fen Yu Yao Li Shou Ce* (A Handbook of the Composition and Pharmacology of Common Chinese Drugs), 1994; 1303
2. *Zhong Yao Xue* (Chinese Herbology), 1998; 576:577
3. Ibid.
4. *Guang Dong Zhong Yi* (Guangdong Chinese Medicine), 1959; 4(9):391

Jīn Bú Huàn

Lycopodii Serrati Herba

金不換

Pinyin-Name *Jīn Bú Huàn*
Wörtliche Übersetzung „Wird nicht gegen Gold getauscht"
Andere chinesische Namen *Qian Ceng Ta, Qi Chun Jin*
Deutscher Name Bärlapp
Botanischer Name *Lycopodium serratum* Thunb.
Pharmazeutischer Name Lycopodii Serrati Herba
Eigenschaften Scharf, süß, neutral
Leitbahnen Lunge, Leber, Dickdarm

Chinesische therapeutische Wirkungen

Löst Blut-Stagnation, belebt die Blutzirkulation und stoppt Blutungen

Blut-Stagnation: *Jin Bu Huan* (Lycopodii Serrati Herba) behandelt Störungen durch Blut-Stagnation einschließlich Verletzungen, Sehnenschmerzen und unregelmäßiger Menstruation aufgrund von Blut-Stagnation.

- Verletzungen: *Jin Bu Huan* zusammen mit *Hong Hua* (Carthami Flos), *Ze Lan* (Lycopi Herba), *Dang Gui* (Angelicae Sinensis Radix), *San Qi* (Notoginseng Radix et Rhizoma), *Xiang Fu* (Cyperi Rhizoma), *Su Mu* (Sappan Lignum), *Yu Jin* (Curcumae Radix), *Yan Hu Suo* (Corydalis Rhizoma) und *Bai Shao* (Paeoniae Radix Alba) verwenden.
- Sehnen- und Knochenschmerzen: *Jin Bu Huan* mit *Tao Ren* (Persicae Semen), *Di Huang* (Rehmanniae Radix),

Dang Gui (Angelicae Sinensis Radix), *Bai Zhi* (Angelicae Dahuricae Radix), *Shen Jin Cao* (Lycopodii Herba) und *Hong Hua* (Carthami Flos) kombinieren.

- Unregelmäßige Menstruation: *Jin Bu Huan* zu *Ma Bian Cao* (Verbenae Herba), *Hong Hua* (Carthami Flos), *Tao Ren* (Persicae Semen), *Chi Shao* (Paeoniae Radix Rubra), *Dang Gui* (Angelicae Sinensis Radix) und *Xiang Fu* (Cyperi Rhizoma) hinzufügen.

Reguliert Qi, lindert Schmerzen und reduziert Schwellungen und Abszesse

- Lungenabszess: *Jin Bu Huan* zusammen mit *Yu Xing Cao* (Houttuyniae Herba), *Yi Yi Ren* (Coicis Semen), *Lu Gen* (Phragmitis Rhizoma), *Da Qing Ye* (Isatidis Folium), *Yi Zhi Xiang* (Vernoniae Cinereae Herba) und *Bai Ji* (Bletillae Rhizoma) verwenden.
- Hämorrhoiden oder Hämorrhoidalblutungen: zusammen mit *Huai Hua* (Sophorae Flos) und *Zao Jiao Ci* (Gleditsiae Spina) einsetzen.

Dosierung

3–9 g im Dekokt.

Sicherheitshinweise, Kontraindikationen

Jin Bu Huan in hohen Dosen kann Schwindel verursachen.

Kommentar der Autoren

Jin Bu Huan bedeutet wörtlich „wird nicht gegen Gold getauscht“. Damit wird ausgedrückt, dass diese Substanz so wertvoll ist, dass sie sogar den Wert von Gold übersteigt. Da dies ein sehr positives Bild ist und der Arzneiname eine positive Konnotation hat, wurde der Name sowohl für die Einzelarznei als auch für ein Patentprodukt mit vielen Bestandteilen verwendet. Deshalb ist es manchmal erforderlich zu klären, ob der Name „*Jin Bu Huan*“ für die Einzelarznei oder für das Patentprodukt verwendet wird.

Liú Jì Nú

Artemisiae Anomalae Herba

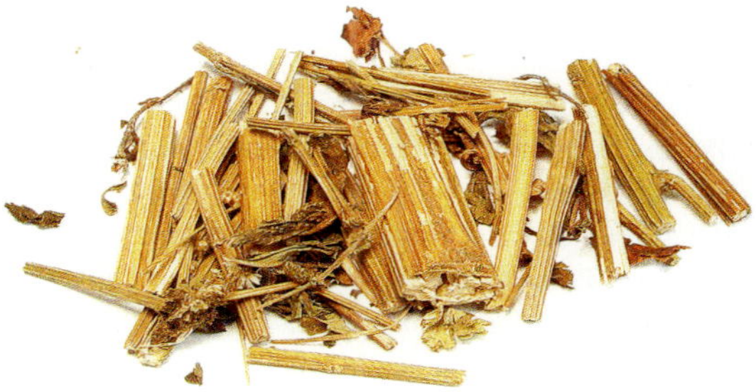

劉寄奴 刘寄奴

Pinyin-Name *Liú Jì Nú*
Wörtliche Übersetzung „Sklave der Familie Liu“
Andere chinesische Namen *Hua Shi Dan, Nan Liu Ji Nu*
Originalquelle *Xin Xiu Ben Cao* (Neu überarbeitete Materia Medica), verfasst in den Jahren 657 bis 659 von Su Jing
Deutscher Name Artemisia-anomala-Kraut
Botanischer Name *Artemisia anomala* S. Moore (*Qi Hao*)
Pharmazeutischer Name Artemisiae Anomalae Herba
Eigenschaften Bitter, warm
Leitbahnen Herz, Milz

Chinesische therapeutische Wirkungen

Bricht Blut-Stase auf, öffnet Leitbahnen

Amenorrhö, postpartale Bauchschmerzen: *Liu Ji Nu* (Artemisiae Anomalae Herba) behandelt schwere Fälle von Blut-Stase. Zu den klinischen Anwendungen gehören Amenorrhö und Bauchschmerzen.

- Amenorrhö oder postpartale Bauchschmerzen: *Liu Ji Nu* zusammen mit *Dang Gui* (Angelicae Sinensis Radix), *Chuan Xiong* (Chuanxiong Rhizoma), *Chi Shao* (Paeoniae Radix Rubra) und *Hong Hua* (Carthami Flos) verwenden.

Löst Blut-Stagnation und lindert Schmerzen

Liu Ji Nu behandelt Blut-Stagnation sowohl äußerlich als auch innerlich.

12

- Äußere und traumatische Verletzungen: *Liu Ji Nu* zusammen mit *Dang Gui* (Angelicae Sinensis Radix), *Tao Ren* (Persicae Semen) und *Hong Hua* (Carthami Flos) verwenden.
- Äußere oder traumatische Verletzungen mit starken Schmerzen und Blut-Stase: zusammen mit *Yan Hu Suo* (Corydalis Rhizoma) und *Gu Sui Bu* (Drynariae Rhizoma) verwenden.
- Blutung durch Schnitte: pulverisiertes *Liu Ji Nu* äußerlich auftragen.
- Hepatomegalie oder Hepatitis: zusammen mit *Chai Hu* (Bupleuri Radix), *Huang Qin* (Scutellariae Radix), *Zao Jiao Ci* (Gleditsiae Spina), *Hu Zhang* (Polygoni Cuspidati Rhizoma), *Ji Li* (Tribuli Fructus), *Hong Hua* (Carthami Flos), *Ze Xie* (Alismatis Rhizoma), *Bing Lang* (Arecae Semen) und *Qian Cao* (Rubiae Radix et Rhizoma) verwenden.

Fördert die Verdauung, beseitigt Nahrungsstagnation

Bauchschmerzen durch Nahrungsmittel-Stagnation: *Liu Ji Nu* ist von Natur aus aromatisch und erweckt Milz und Magen, um die Verdauung anzuregen und Nahrungsmittel-Stagnation zu beseitigen. Es behandelt Völlegefühl in Epigastrium und Abdomen sowie Verdauungsstörungen.

- Verdauungsstörungen: *Liu Ji Nu* als Einzelarznei verwenden.
- Verdauungsstörungen mit Nahrungsstagnation: zusammen mit *Shan Zha* (Crataegi Fructus), *Mai Ya* (Hordei Fructus Germinatus), *Ji Nei Jin* (Gigeriae Galli Endothelium Corneum), *Zhi Shi* (Aurantii Fructus Immaturus) und *Hou Po* (Magnoliae Officinalis Cortex) verwenden.

Dosierung

3–10 g im Dekokt.

Sicherheitshinweise, Kontraindikationen

Liu Ji Nu ist während der Schwangerschaft kontraindiziert.

Chemische Zusammensetzung

Ätherische Öle 0,45%.[1]

Pharmakologische Wirkungen

Antibiotisch: *Liu Ji Nu* hat eine hemmende Wirkung auf *Bacillus dysenteriae*.[2]

Klinische und wissenschaftliche Studien

- **Hitzschlag**: Ein Dekokt mit *Liu Ji Nu* in einer Dosierung von 50–100 g behandelte erfolgreich 16 Patienten mit leichtem, moderatem bzw. schwerem Hitzschlag.[3]
- **Bakterielle Dysenterie**: Die fünftägige Gabe von *Liu Ji Nu* in Pillenform (viermal täglich) behandelte wirksam 34 Patienten mit bakterieller Dysenterie. Die Pillen wurden aus einem wässrigen Extrakt des Krauts hergestellt. Jede Dosis enthielt 6 g des getrockneten Krauts. Im Follow-up-Zeitraum von ein bis drei Monaten trat kein Rezidiv auf.[4]

Referenzen

1. *Chang Yong Zhong Yao Xian Dai Yan Jiu Yu Lin Chuan* (Recent Study and Clinical Application of Common Traditional Chinese Medicine), 1995; 427–428
2. *Lin Chuang Zhong Yao Xue* (Clinical Chinese Pharmacology), 1989; 81:82
3. *Jiang Xi Zhong Yi Yao* (Jiangxi Chinese Medicine and Herbology), 1982; 3:23
4. *Shang Hai Zhong Yi Yao Za Zhi* (Shanghai Journal of Chinese Medicine and Herbology), 1983; 1:21

Lù Lù Tōng

Liquidambaris Fructus

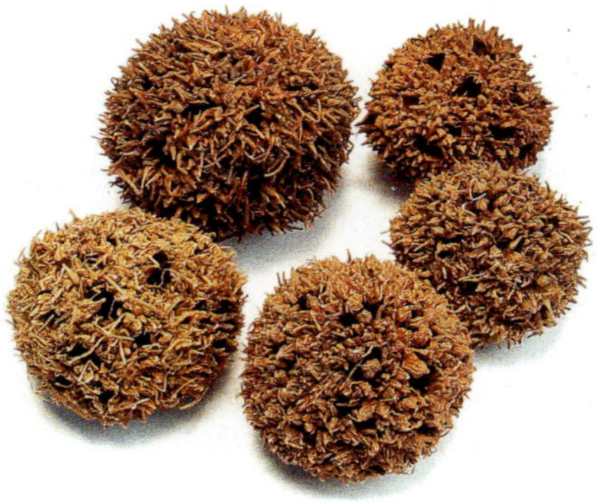

路路通

Pinyin-Name *Lù Lù Tōng*
Wörtliche Übersetzung „Alle Straßen geöffnet“
Deutscher Name Amberbaumfrüchte, Süßgummibaumfrüchte
Botanischer Name *Liquidambar taiwaniana* Hance
Pharmazeutischer Name Liquidambaris Fructus
Eigenschaften Bitter, neutral
Leitbahnen Leber, Magen

Chinesische therapeutische Wirkungen

Aktiviert die Qi- und Blutzirkulation, öffnet Leitbahnen

Lu Lu Tong (Liquidambaris Fructus) behandelt unterschiedliche Arten von Schmerzen, die durch die Stagnation von *Qi* und Blut in den peripheren Leitbahnen und Kollateralen charakterisiert sind. Es ist besonders effektiv bei Schmerzen im unteren Rücken und in den Extremitäten.

- Gelenkschmerzen: *Lu Lu Tong* mit *Qiang Huo* (Notopterygii Rhizoma seu Radix), *Du Huo* (Angelicae Pubescentis Radix) und *Ji Xue Teng* (Spatholobi Caulis) kombinieren.
- Äußere oder traumatische Verletzungen: zusammen mit *Chi Shao* (Paeoniae Radix Rubra) und *Dan Shen* (Salviae Miltiorrhizae Radix et Rhizoma) verwenden.

Fördert die Harnausscheidung

Lu Lu Tong behandelt Dysurie und Ödeme durch Abwärtsleiten des Wassers.

- Ödeme: *Lu Lu Tong* zu *Fu Ling Pi* (Poriae Cutis) und *Sang Bai Pi* (Mori Cortex) hinzufügen.
- Angioneurotische Ödeme: Kombination mit *Wu Pi Yin* (Fünf Schalen Dekokt).

Behandelt Allergien

Lu Lu Tong behandelt sowohl Haut- als auch nasale Allergien wie Juckreiz, Urtikaria und allergische Rhinitis.

- Juckreiz und Urtikaria: Diese Substanz zusammen mit *Fang Feng* (Saposhnikoviae Radix) und *Chan Tui* (Cicadae Periostracum) verwenden.
- Allergische Rhinitis: *Lu Lu Tong* mit *Cang Er Zi* (Xanthii Fructus), *Bai Zhi* (Angelicae Dahuricae Radix) und *Xin Yi Hua* (Magnoliae Flos) kombinieren.

Dosierung

3–9 g im Dekokt.

Sicherheitshinweise, Kontraindikationen

Lu Lu Tong ist während der Schwangerschaft und bei Hypermenorrhö kontraindiziert.

Chemische Zusammensetzung

Bornylcinnamat, Styracinepoxid, Isostyracinepoxid, Betulonsäure, Liquidambarsäure, Caryophyllenoxid, Styracin, Cinnamylcinnamat, Liquidambarsäure.[1]

Pharmakologische Wirkungen

- **Hepatoprotektiv**: Betulonsäure und Liquidambarsäure wiesen deutliche hepatoprotektive Effekte bei Ratten auf, besonders gegen die Tetrachlorkohlenstoff-induzierte Lebertoxizität.[2]
- Nach der Anwendung von *Lu Lu Tong* wurden entzündungshemmende, diuretische und antibiotische Wirkungen beobachtet.

Kommentar der Autoren

Nach Dr. Gan Zhu-Wang behandeln *Lu Lu Tong* und *Shi Chang Pu* (Acori Tatarinowii Rhizoma) verstopfte Nase mit Geruchsverlust.

Laut Dr. Wang Zi-Yu öffnet *Lu Lu Tong* eine Blockierung der Eileiter aufgrund von Feuchtigkeit, chronische oder akute entzündliche Beckenerkrankungen, Endometriose und postoperative Adhäsionen.

Referenzen

1. *Chang Yong Zhong Yao Cheng Fen Yu Yao Li Shou Ce* (A Handbook of the Composition and Pharmacology of Common Chinese Drugs), 1994; 1712
2. Planta Med, 1988; 54(5):417

Mă Biān Căo

Verbenae Herba

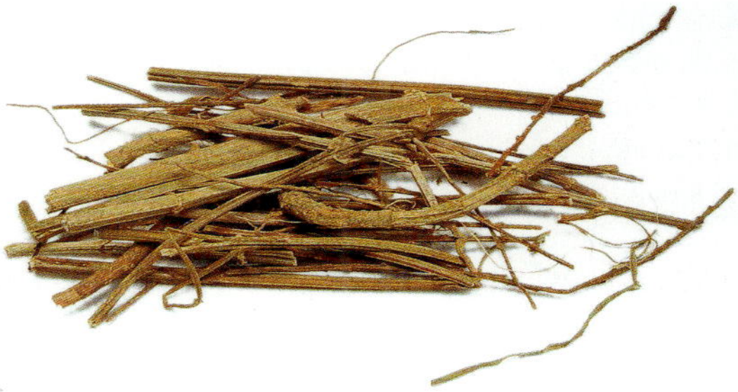

馬鞭草 马鞭草

Pinyin-Name *Mă Biān Căo*
Wörtliche Übersetzung „Pferde-Peitschen-Kraut“

Andere chinesische Namen *Long Ya Cao, Feng Jing Cao, Zi Ding Long Ya*
Originalquelle *Ming Yi Za Zhu* (Verschiedene Aufzeichnungen berühmter Ärzte) aus dem Jahr 500 von Tao Hong-Jing
Deutscher Name Eisenkraut
Botanischer Name *Verbena officinalis* L. (*Ma Bian Cao*)
Pharmazeutischer Name Verbenae Herba
Eigenschaften Bitter, kühl
Leitbahnen Leber, Milz

Chinesische therapeutische Wirkungen

Aktiviert die Blutzirkulation, löst Blut-Stagnation

Blut-Stagnation: *Ma Bian Cao* (Verbenae Herba) dringt in die *Xue*-(Blut-)Schicht ein, um Amenorrhö, Dysmenorrhö, abdominale Schwellungen, Schmerzhaftigkeit und Schmerzen der Gelenke, Schmerzen nach Verletzungen, Raumforderungen und andere Erkrankungen, die durch Blut-Stagnation verursacht werden, zu behandeln.

- Amenorrhö und Dysmenorrhö: *Ma Bian Cao* zusammen mit *Xiang Fu* (Cyperi Rhizoma) und *Yi Mu Cao* (Leonuri Herba) verwenden.
- Abdominale Raumforderungen: mit *San Leng* (Sparganii Rhizoma) und *E Zhu* (Curcumae Rhizoma) kombinieren.
- Gelenkschmerzen und Verletzungen: zu *Ru Xiang* (Olibanum), *Mo Yao* (Myrrha), *Hong Hua* (Carthami Flos) und *Yan Hu Suo* (Corydalis Rhizoma) hinzufügen.

Klärt Hitze und eliminiert Toxine

Toxische Hitze: *Ma Bian Cao* behandelt unterschiedliche Erscheinungsformen toxischer Hitze wie z.B. Wunden, Geschwüre und Karbunkel, geschwollenes und schmerzhaftes Zahnfleisch, Halsschmerzen und Diarrhö aufgrund von Feuchte-Hitze. Frisches *Ma Bian Cao* wird zu diesem Zweck häufig äußerlich angewendet.

- Karbunkel, Wunden und Geschwüre: *Ma Bian Cao* zusammen mit *Pu Gong Ying* (Taraxaci Herba), *Zi Hua Di Ding* (Violae Herba) und *Ye Ju Hua* (Chrysanthemi Indici Flos) verwenden.
- Geschwollenes und schmerzhaftes Zahnfleisch: mit *Shi Gao* (Gypsum Fibrosum) und *Zhi Mu* (Anemarrhenae Rhizoma) kombinieren.
- Halsschmerzen: zusammen mit *She Gan* (Belamcandae Rhizoma), *Shan Dou Gen* (Sophorae Tonkinensis Radix et Rhizoma) und *Ma Bo* (Lasiosphaera seu Calvatia) verwenden.
- Diarrhö oder Dysenterie: *Ma Bian Cao* zu *Bai Tou Weng* (Pulsatillae Radix) und *Qin Pi* (Fraxini Cortex) hinzufügen.

Behandelt Malaria

30 g *Ma Bian Cao* zwei bis vier Stunden vor dem Ausbruch der Malaria-Symptome anwenden.

Fördert Diurese und reduziert Ödeme

Ma Bian Cao wird auch für die Behandlung von Ödemen, Aszites und Wasser-Akkumulation während der späten Stadien parasitärer Infektionen verwendet.

- Ödeme und Bein-*Qi*: zusammen mit *Mu Gua* (Chaenomelis Fructus) und *Niu Xi* (Achyranthis Radix) verwenden.
- Aszites: mit *Liu Ji Nu* (Artemisiae Anomalae Herba) und *Ban Bian Lian* (Lobeliae Chinensis Herba) kombinieren.

Dosierung

15–30 g im Dekokt.

Sicherheitshinweise, Kontraindikationen

Ma Bian Cao sollte während der Schwangerschaft mit Vorsicht angewendet werden.

Chemische Zusammensetzung

Verbenalin, Cornin, Verbenol, Stachyose, Adenosin.[1,2]

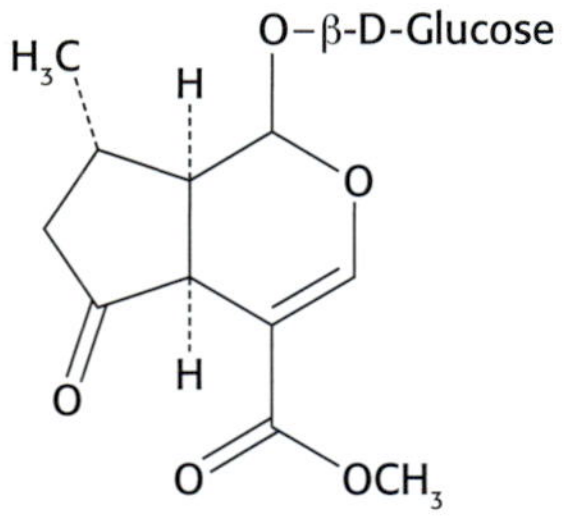

Abb. 12.5 Verbenalin

Referenzen

1. *Xian Dai Zhong Yao Yao Li Xue* (Contemporary Pharmacology of Chinese Herbs), 1997; 721
2. The Merck Index, 12th edition, Chapman and Hall/CRCnetBASE/Merck, 2000

Máo Dōng Qīng
Ilicis Pubescentis Radix

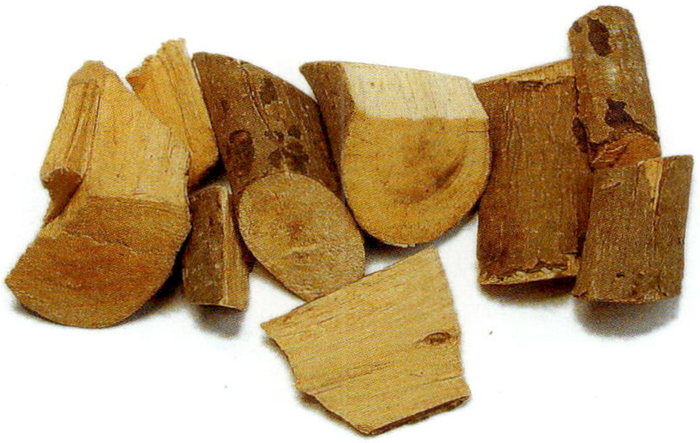

毛冬青

Pinyin-Name *Máo Dōng Qīng*
Originalquelle *Guangxi Zhong Yao Zhi* (Guangxi-Journal der Chinesischen Kräuter-Arzneimittel)
Deutscher Name Langstielige Stechpalme
Botanischer Name *Ilex pubescens* Hook. et Arn. (*Mao Dong Qing*)
Pharmazeutischer Name Ilicis Pubescentis Radix
Eigenschaften Bitter, adstringierend, neutral
Leitbahnen Herz

Chinesische therapeutische Wirkungen

Aktiviert die Blutzirkulation, öffnet Leitbahnen

Xiong Bi (schmerzhafte Blockade der Brust, Lähmung: *Mao Dong Qing* (Ilicis Pubescentis Radix) tritt in die *Xue*-(Blut-)Ebene ein und löst Blut-Stagnation infolge von Schlaganfällen und Herzerkrankungen.

- *Xiong Bi*, Lähmung: *Mao Dong Qing* mit *Dan Shen* (Salviae Miltiorrhizae Radix et Rhizoma), *Hong Hua* (Carthami Flos), *Tao Ren* (Persicae Semen) und *Chuan Xiong* (Chuanxiong Rhizoma) kombinieren.

Klärt Hitze und beseitigt Toxine

Mao Dong Qing behandelt Husten sowie Wunden, Geschwüre und geschwollenen Hals, verursacht durch Lungen-Hitze. Wird die Arznei äußerlich als Pulver aufgetragen, behandelt sie auch Verbrennungen.

- Husten: *Mao Dong Qing* zusammen mit *Huang Qin* (Scutellariae Radix) und *Gua Lou* (Trichosanthis Fructus) verwenden.
- Wunden, Geschwüre und geschwollener Hals: mit *Ma Bo* (Lasiosphaera seu Calvatia) und *She Gan* (Belamcandae Rhizoma) verwenden.

Dosierung

30–60 g im Dekokt.

Sicherheitshinweise, Kontraindikationen

Der Gebrauch von *Mao Dong Qing* wird bei Mangel-Patienten nicht empfohlen.

Chemische Zusammensetzung

Ilexolid A, Ilexsaponin A.[1]

Pharmakologische Wirkungen

- **Kardiovaskulär**: *Mao-Dong-Qing*-Zubereitungen führen zu einer Erweiterung der Blutgefäße und zu einer gesteigerten Durchblutung in den Koronararterien. Die Arznei hat positiv inotrope und antiarrhythmische Wirkungen bei Kaninchen. Darüber hinaus hat sie gerinnungshemmende Eigenschaften.[2]
- **Weitere Wirkungen**: *Mao Dong Qing* hat hustenstillende, auswurffördernde, antiasthmatische und antibiotische Wirkungen.[3]

Klinische und wissenschaftliche Studien

- **Koronare Herzkrankheit**: In einer Studie wurden 274 Patienten mit koronarer Herzkrankheit mit einem *Mao-Dong-Qing*-Präparat behandelt. Nach der Behandlung zeigten sich eine signifikante Linderung der Brustschmerzen bei 60,7% der Patienten und eine moderate Linderung bei 28,6%. Die Gesamtwirksamkeitsrate betrug 89,3%. Es wurden keine Auffälligkeiten der Leber- und Nierenfunktion oder bei Blutuntersuchungen festgestellt.[4]
- **Ischämischer Hirninfarkt**: Ein *Mao-Dong-Qing*-Präparat wurde verwendet, um 20 Patienten mit zerebraler Ischämie zu behandeln. Die Wirksamkeitsrate lag bei 95%.[5]

Wechselwirkung mit anderen Medikamenten

- **Gerinnungshemmende oder thrombozytenaggregationshemmende Medikamente**: *Mao Dong Qing* hat eine leicht gerinnungshemmende Wirkung und sollte mit Vorsicht bei Patienten angewendet werden, die eine gerinnungshemmende oder thrombozytenaggregationshemmende Medikation erhalten. Obwohl diese mögliche Wechselwirkung bislang nicht dokumentiert ist, kann diese Arznei die Wirkung von Medikamenten wie Warfarin erhöhen.[6] (Hinweis: Beispiele für Antikoagulanzien sind Heparin, Warfarin und Enoxaparin; Beispiele für thrombozytenaggregationshemmende Substanzen sind Acetylsalicylsäure, Dipyridamol und Clopidogrel.)

Referenzen

1. *Xian Dai Zhong Yao Yao Li Xue* (Contemporary Pharmacology of Chinese Herbs), 1997; 919
2. *Zhong Yao Xue* (Chinese Herbology), 1998; 588:589
3. Ibid.
4. *Xin Yi Yao Xue Za Zhi* (New Journal of Medicine and Herbology), 1979; 11:48
5. *Guang Dong Yi Xue* (Guangdong Medicine), 1983; 4(8):28
6. Chen, J. Recognition and prevention of herb-drug interactions, Medical Acupuncture, Fall/Winter 1998/1999; 10(2); 9–13

Méng Chóng

Tabanus

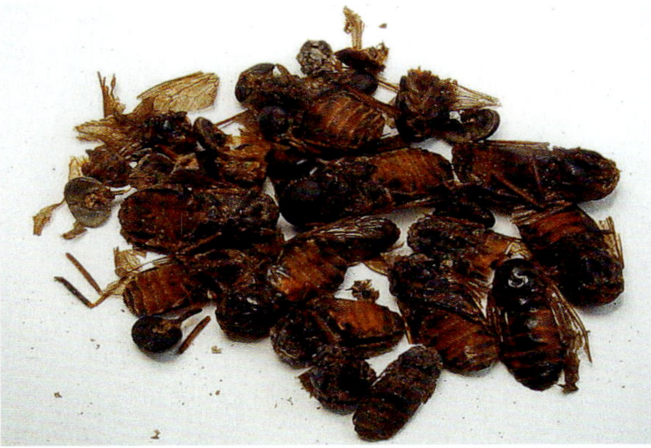

虻蟲 虻虫

Pinyin-Name *Méng Chóng*
Originalquelle *Shen Nong Ben Cao Jing* (Die Materia Medica des göttlichen Landmannes), vermutlich Östliche Han-Dynastie
Deutscher Name Bremse
Zoologischer Name *Tabanus bivttatus* Matsumura (*Fu Dai Mang*)
Pharmazeutischer Name Tabanus
Eigenschaften Bitter, kühl
Leitbahnen Leber
Sicherheitshinweis Leicht toxisch

Chinesische therapeutische Wirkungen

Bricht und eliminiert Blut-Stase

Amenorrhö, tastbare Geschwülste, Verletzungen: *Meng Chong* (Tabanus) dringt in die *Xue*-(Blut-)Ebene in der Leber-Leitbahn ein. Es hat die stark ausgeprägte Fähigkeit, Störungen zu behandeln, die durch schwere Blut-Stase gekennzeichnet sind. Zu den klinischen Anwendungen gehören Amenorrhö, unregelmäßige Menstruation sowie traumatische und äußere Verletzungen.

- Amenorrhö durch Blut-Stagnation, tastbare Geschwülste: *Meng Chong* zusammen mit *Shui Zhi* (Hirudo), *Tu Bie Chong* (Eupolyphaga seu Steleophaga) und *Da Huang* (Rhei Radix et Rhizoma) verwenden.
- Unregelmäßige Menstruation oder postpartale Blutungen und Schmerzen: zusammen mit *Shu Di Huang*

(Rehmanniae Radix Praeparata), *Shui Zhi* (Hirudo) und *Tao Ren* (Persicae Semen) verwenden.

- Schmerzen durch Verletzungen: *Meng Chong* mit *Ru Xiang* (Olibanum) und *Mo Yao* (Myrrha) kombinieren.

Dosierung

1–1,5 g im Dekokt, 0,3 g im Pulver.

Sicherheitshinweise, Kontraindikationen

Meng Chong ist während der Schwangerschaft kontraindiziert.

Pharmakologische Wirkungen

Kardiovaskulär: Die Verabreichung von *Meng Chong* an Mäuse wird mit einer erhöhten Widerstandsfähigkeit gegen Hypoxie in Verbindung gebracht. Bei Kaninchen hat es eine positiv inotrope Wirkung und führt zu einer erhöhten Durchblutung der Körperperipherie.[1]

Klinische und wissenschaftliche Studien

Angina pectoris: In einer klinischen Untersuchung wurden 18 Angina-pectoris-Patienten mit einer Rezeptur behandelt, die *Meng Chong* und *Chen Pi* (Citri Reticulatae Pericarpium) enthielt. Das Behandlungsprotokoll sah eine tägliche Verabreichung der Arzneien an 30 aufeinanderfolgenden Tage vor. Von 18 Patienten war bei 12 deine deutliche Besserung zu verzeichnen, sechs Patienten zeigten eine leichte Besserung. Das EKG hatte sich in 72,2% der Fälle gebessert. Es kam zu keinen signifikanten Änderungen der Plasmacholesterinspiegel.[2]

Kommentar der Autoren

Meng Chong, *Tu Bie Chong* (Eupolyphaga seu Steleophaga) und *Shui Zhi* (Hirudo) sind sehr stark wirkende Substanzen, um eine schwere Blut-Stase aufzubrechen. Werden sie nicht richtig eingesetzt, können sie leicht das *Qi* verletzen. Falls erforderlich sollten tonisierende Arzneien hinzugefügt werden, um Schaden zu vermeiden. Von den drei Substanzen ist *Meng Chong* die stärkste, gefolgt von *Shui Zhi* und *Tu Bie Chong*. Therapeuten sollten diese Arzneien in Übereinstimmung mit der Konstitution und den Beschwerden der Patienten auswählen.

Referenzen

1. *Zhong Yao Xue* (Chinese Herbology), 1998; 575–576
2. *Bei Jing Zhong Yi Xue Yuan Xue Bao* (Journal of Beijing University School of Medicine), 1982; 4:31

Mò Yào

Myrrha

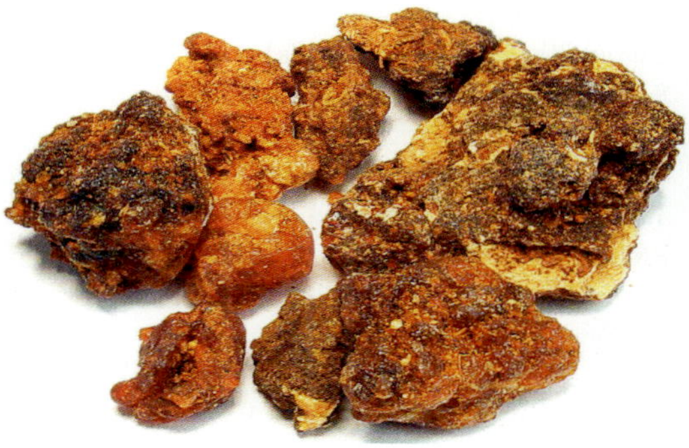

沒藥 没药

Pinyin-Name *Mò Yào*
Originalquelle *Yao Xing Ben Cao* (Materia Medica der medizinischen Eigenschaften) aus dem Jahr 600 von Zhen Quan
Deutscher Name Myrrhe
Botanischer Name *Commiphora myrrha* Engl. (*Mo Yao Shu*); *Balsamodendron ehrenbergianum* Berg. (*Mo Yao Shu*)
Pharmazeutischer Name Myrrha
Eigenschaften Bitter, neutral
Leitbahnen Herz, Leber, Milz

Chinesische therapeutische Wirkungen

Aktiviert die Blutzirkulation und lindert Schmerzen

Schmerzen: *Mo Yao* (Myrrha) aktiviert die Blutzirkulation und lindert Schmerzen. In der Praxis wird es in der Regel mit *Ru Xiang* (Olibanum) kombiniert, um vielfältige Leiden und Schmerzen wie Amenorrhö, Menstruationsschmerzen und -krämpfe, Magen- und epigastrische Schmerzen, muskuloskelettale Schmerzen durch Wind und Feuchtigkeit, Verletzungen mit Schmerzen und Blutergüssen und Darmabszesse zu behandeln.

- Verletzungen mit Blutergüssen: *Mo Yao* zusammen mit *Ru Xiang* (Olibanum), *Dang Gui* (Angelicae Sinensis Radix), *Chuan Xiong* (Chuanxiong Rhizoma), *Niu Xi* (Achyranthis Radix) und *Hong Hua* (Carthami Flos) verwenden.
- Bauchgeschwulst mit Schmerzen und Dysmenorrhö: Kombination mit *Ru Xiang* (Olibanum), *Dang Gui* (Angelicae Sinensis Radix), *Tao Ren* (Persicae Semen), *Hong Hua* (Carthami Flos), *Chuan Xiong* (Chuanxiong Rhizoma), *San Leng* (Sparganii Rhizoma), *E Zhu* (Curcumae Rhizoma), *Yan Hu Suo* (Corydalis Rhizoma), *Shui Zhi* (Hirudo), *Meng Chong* (Tabanus) und *Da Huang* (Rhei Radix et Rhizoma).
- Postpartale Bauchschmerzen mit Schmierblutung: *Mo Yao* zu *Dang Gui* (Angelicae Sinensis Radix), *Hong Hua* (Carthami Flos), *Chuan Xiong* (Chuanxiong Rhizoma), *Yan Hu Suo* (Corydalis Rhizoma), *Pao Jiang* (Zingiberis Rhizoma Praeparatum) und *Yi Mu Cao* (Leonuri Herba) hinzufügen.
- *Bi Zheng* (schmerzhaftes Blockade-Syndrom): zusammen mit *Qiang Huo* (Notopterygii Rhizoma seu Radix), *Du Huo* (Angelicae Pubescentis Radix), *Fang Feng* (Saposhnikoviae Radix), *Sang Ji Sheng* (Taxilli Herba), *Wei Ling Xian* (Clematidis Radix et Rhizoma), *Xi Xin* (Asari Radix et Rhizoma), *Chi Shao* (Paeoniae Radix Rubra) und *Hong Hua* (Carthami Flos) anwenden.

Reduziert Schwellungen und fördert die Bildung von Gewebe

Bei äußerlicher Anwendung reduziert *Mo Yao* hervorragend Schwellungen, lindert Schmerzen, fördert die Gewebebildung und die Heilung von Hautverletzungen und Ulzerationen. Es wird ebenfalls verwendet für chronische Wunden und Ulzerationen, die nicht heilen.

- Hautläsionen und Ulzerationen: *Mo Yao* und *Ru Xiang* (Olibanum) als Pulver topisch anwenden.
- Rötung und Schwellung von Wunden: Kombination mit *Jin Yin Hua* (Lonicerae Flos), *Lian Qiao* (Forsythiae Fructus), *Chi Shao* (Paeoniae Radix Rubra), *Hong Hua* (Carthami Flos), *Fang Feng* (Saposhnikoviae Radix), *Bai Zhi* (Angelicae Dahuricae Radix), *Dang Gui Wei* (Angelicae Sinensis Extremitas Radix), *Chuan Shan Jia* (Manitis Squama) und *Zao Jiao Ci* (Gleditsiae Spina).

Dosierung

3–10 g im Dekokt.

Sicherheitshinweise, Kontraindikationen

- *Mo Yao* sollte mit Vorsicht bei Patienten verwendet werden, die einen empfindlichen Magen haben, da der bittere Geschmack Übelkeit und Erbrechen hervorrufen kann.
- Die Dosierung von *Mo Yao* sollte reduziert werden, wenn es mit *Ru Xiang* (Olibanum) kombiniert wird.
- Die Verwendung von *Mo Yao* ist bei schwangeren Frauen kontraindiziert.

Chemische Zusammensetzung

Heerabomyrrholsäure, Commiphorsäure, Commiphorinsäure, Heerabomyrrhol, Heeraborescen, Commiferin, Eugenol, m-Cresol, Cuminaldehyd, Pinen, Dipenten, Limonen, Zimtaldehyd, Heerabolen.[1]

Pharmakologische Wirkungen

Antihyperlipidämisch: *Mo Yao* wirkt bei Menschen und Kaninchen stark Blutcholesterin senkend.[2]

Klinische und wissenschaftliche Studien

- **Hyperlipidämie**: Ein konzentrierter Extrakt aus *Mo Yao*, verabreicht in zwei bis drei Kapseln (0,1 mg) dreimal täglich für zwei Monate, führte zu einer Reduktion des Cholesterins bei einer Wirksamkeitsrate von 65,7%.[3]
- **Schmerzen**: Die Kombination von *Mo Yao* und *Ru Xiang* (Olibanum) zeigte analgetische Eigenschaften bei der Behandlung von Brustschmerzen und kolikartigen oder stechenden Schmerzen.[4]
- **Äußere Verletzungen**: Die topische Anwendung von *Mo Yao* und *Ru Xiang* (Olibanum), ein- bis zweimal täglich für drei bis fünf Tage, zeigte zufriedenstellende Ergebnisse bei Patienten, die unter einer akuten Verstauchung des unteren Rückens und der Beine litten. Die Paste wurde aus einer Mischung gleicher Anteile von *Mo Yao* und *Ru Xiang* mit 30-prozentigem Franzbranntwein hergestellt.[5]

Kommentar der Autoren

Mo Yao und *Ru Xiang* (Olibanum) haben sehr ähnliche Funktionen und werden gewöhnlich wegen ihrer synergistischen Wirkung besonders bei der Behandlung von Schmerzen, die mit Blut-Stagnation einhergehen, zusammen verwendet. *Mo Yao* ist stärker im Zerstreuen von Blut-Stagnation und Eliminieren von Blut-Stase und wird häufig verwendet, um Schmerzen im Oberbauch aufgrund von *Qi*- und Blut-Stase zu behandeln. *Ru Xiang* ist stärker in der Aktivierung der Blutzirkulation und Entspannung der Sehnen und wird häufig verwendet, um starke muskuloskelettale Schmerzen und *Bi Zheng* (schmerzhaftes Blockade-Syndrom) aufgrund von Wind und Feuchtigkeit zu behandeln.

Referenzen

1. *Chang Yong Zhong Yao Xian Dai Yan Jiu Yu Lin Chuan* (Recent Study and Clinical Application of Common Traditional Chinese Medicine), 1995; 387–388
2. *Zhong Yao Xue* (Chinese Herbology), 1998; 541:542
3. *Zhong Yi Za Zhi* (Journal of Chinese Medicine), 1988; 6:36
4. *Zhong Yao Xue* (Chinese Herbology), 1998; 541:542
5. *He Nan Zhong Yi Xue Yuan Xue Bao* (Journal of University of Henan School of Medicine), 1980; 3:38

Niăo Bú Sù

Kalopanax Pictus Ramus

鳥不宿 鸟不宿

Pinyin-Name *Niăo Bú Sù*
Andere chinesische Namen *Yan Jiao, Shuang Mian Ci, Hu Gen, Xing Ke Chi*
Deutscher Name Baumaralie
Botanischer Name *Kalopanax septemlobus (pictus)* (Thunb.) Koidz.
Pharmazeutischer Name Kalopanax Pictus Ramus
Eigenschaften Scharf, bitter, warm
Leitbahnen Leber, Nieren
Sicherheitshinweis Leicht toxisch

Chinesische therapeutische Wirkungen

Eliminiert Toxine, belebt das Blut und lindert Schmerzen

Niao Bu Su (Kalopanax Pictus Ramus) fördert die normale Blutzirkulation, um den Körper von Schmerzen zu befreien.

- *Bi Zheng* (schmerzhaftes Blockade-Syndrom): *Niao Bu Su* mit *Wang Bu Liu Xing* (Vaccariae Semen), *Yi Wu Gen* (Elaeagni Radix) und *Xi Xian Cao* (Siegesbeckiae Herba) kombinieren.
- Spasmen, Tremor oder Hemiplegie: *Niao Bu Su* zu *Yi Wu Gen* (Elaeagni Radix), *San Qi* (Notoginseng Radix et Rhizoma), *Gui Zhi* (Cinnamomi Ramulus), *Hong Gu She* (Kadsurae Japonicae Radix), *Da Feng Teng* (Sinomenii Caulis) und *Yi Tiao Gen* (Moghaniae Radix) hinzufügen.
- Sexuell übertragbare Krankheiten: zusammen mit *Mo Gu Xiao* (Hyptis Capitatae Caulis), *Ren Dong Teng* (Lonicerae Caulis), *Tu Fu Ling* (Smilacis Glabrae Rhizoma), *Fu Rong* (Hibisci Radix) und *Jin Yin Hua* (Lonicerae Flos) verwenden.
- Zahnschmerzen: zusammen mit *Shui Ding Xiang* (Ludwigiae Prostratae Herba), *Hong Gu She* (Kadsurae Japonicae Radix), *Shu Wei Huang* (Rostellulariae Herba) und *Yi Zhi Xiang* (Vernoniae Cinereae Herba) einsetzen.
- Metroendometritis, Entzündung der Ovarien: Kombination mit *Yi Zhi Xiang* (Vernoniae Cinereae Herba), *Xiang Si Cao* (Eupatorii Formosani Herba), *Ma Bian Cao* (Verbenae Herba), *Gao Liang Jiang* (Alpiniae Officinarum Rhizoma), *Dang Gui* (Angelicae Sinensis Radix), *Xiang Fu* (Cyperi Rhizoma), *Feng Wei Cao* (Pteris Herba) und *Ya She Huang* (Lippiae Herba).

Dosierung

9–15 g.

Sicherheitshinweise, Kontraindikationen

- Eine Überdosierung von *Niao Bu Su* kann Nebenwirkungen wie Schwindel, Verschwommensehen und Erbrechen verursachen.
- *Niao Bu Su* sollte mit Vorsicht während der Schwangerschaft angewendet werden.

Chemische Zusammensetzung

Akebosid, Kalopanax-Genin.[1]

Referenzen

1. *Chem Pharm Bull*, 1989; 37(12):3251

Niú Xī

Achyranthis Radix

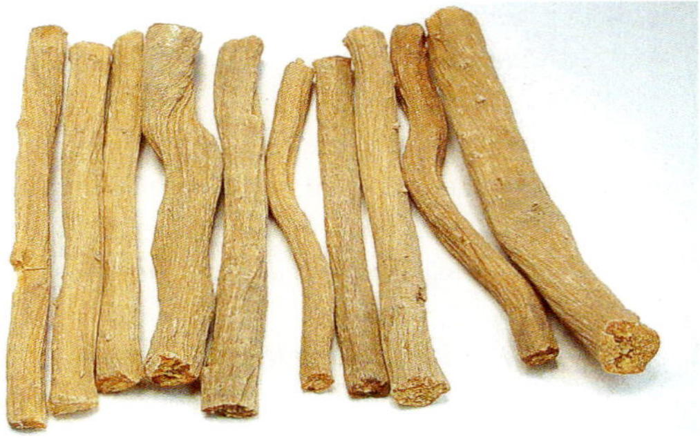

牛膝

Pinyin-Name *Niú Xī*
Wörtliche Übersetzung „Ochsenknie" „Rinderknie"
Andere chinesische Namen *Huai Niu Xi*
Originalquelle *Shen Nong Ben Cao Jing* (Die Materia Medica des göttlichen Landmannes), vermutlich Östliche Han-Dynastie
Deutscher Name Achyranthis-bidentata-Wurzel
Botanischer Name *Achyranthes bidentata* Blume (*Huai Niu Xi*)
Pharmazeutischer Name Achyranthis Radix
Eigenschaften Bitter, sauer, neutral
Leitbahnen Leber, Niere

Traditionell ist 淮牛膝 *Huái Niú Xī* der in Lehrbüchern und unter Therapeuten der Chinesischen Arzneimedizin am häufigsten verwendete Name. Heutzutage ist jedoch 牛膝 *Niú Xī* der offizielle Name, der von der Pharmakopöe der Volksrepublik China 2005 übernommen wurde. Dieser wird daher auch als Standardname in diesem Buch durchgängig verwendet.

Chinesische therapeutische Wirkungen

Tonisiert Leber und Niere, stärkt Sehnen und Knochen

Schmerzhaftigkeit des unteren Rückens und der Knie, Schwäche und Schmerzen: Sehnen und Knochen sind Gewebe, die durch die Leber bzw. durch die Niere kontrolliert werden. *Niu Xi* (Achyranthis Radix) behandelt Schmerzhaftigkeit und Schmerzen in den Muskeln und Gelenken, indem es sowohl die Leber als auch die Niere tonisiert und die dazugehörigen Gewebe stärkt. Es ist eine der wichtigsten und wirksamsten Arzneien bei chronischen Schmerzen im unteren Rücken (z.B. Lumbago) und bei Knieschwäche.

- Schwäche des unteren Rückens und der Knie: *Niu Xi* zusammen mit *Shu Di Huang* (Rehmanniae Radix Praeparata), *Gui Ban* (Testudinis Plastrum), *Du Zhong* (Eucommiae Cortex) und *Suo Yang* (Cynomorii Herba) verwenden.
- Rötung, Schwellung und Schmerzen in den Gelenken des Unterkörpers, verursacht durch Feuchte-Hitze: *Niu Xi* mit *Cang Zhu* (Atractylodis Rhizoma), *Huang Bo* (Phellodendri Cortex) und *Yi Yi Ren* (Coicis Semen) kombinieren. **Beispiel-Rezeptur**: *Er Miao San* (Zwei Wunder Pulver).
- Gelenkschmerzen im unteren Teil des Körpers durch Wind und Feuchtigkeit: *Mu Gua* (Chaenomelis Fructus), *Fang Ji* (Stephaniae Tetrandrae Radix) und *Fen Bi Xie* (Dioscoreae Hypoglaucae Rhizoma) hinzufügen.

Aktiviert die Blutzirkulation, zerstreut Blut-Stase

Gynäkologische Störungen: *Niu Xi* gehört zu den Arzneien, die stärker Blut aktivieren. Es behandelt unterschiedliche Störungen, die durch Blut-Stase charakterisiert sind wie z.B. Menstruationsschmerzen, unregelmäßige Menstruation, Amenorrhö und postpartale Bauchschmerzen.

- Gynäkologische Störungen wie Menstruationsschmerzen, unregelmäßige Menstruation, Amenorrhö und postpartale Bauchschmerzen: *Niu Xi* zusammen mit *Hong Hua* (Carthami Flos), *Dang Gui* (Angelicae Sinensis Radix) und *Tao Ren* (Persicae Semen) verwenden.

Erschwerte Wehentätigkeit, schwere Geburt: *Niu Xi* mit *Dang Gui* (Angelicae Sinensis Radix), *Chuan Xiong* (Chuanxiong Rhizoma) und *Gui Ban* (Testudinis Plastrum) kombinieren.

Schmerzen des Bewegungsapparats durch äußere oder Sportverletzungen: *Niu Xi* zerstreut Stase und wird gewöhnlich bei muskuloskelettalen Schmerzen eingesetzt.

- Schmerzen des Bewegungsapparats durch äußere und Sportverletzungen: zusammen mit *Hong Hua* (Carthami Flos), *Ru Xiang* (Olibanum) und *Mo Yao* (Myrrha) verwenden.

Fördert die Harnausscheidung, behandelt Dysurie

Hämature, Dysurie: *Niu Xi* zerstreut Feuchte-Hitze und beseitigt Blut-Stase im Unteren *Jiao* (Unterer Erwärmer), um Brennen und Schmerzen beim Wasserlassen zu behandeln.

- Hämaturie mit Brennen und Schmerzen beim Wasserlassen: *Niu Xi* zusammen mit *Dang Gui* (Angelicae Sinensis Radix), *Qu Mai* (Dianthi Herba) und *Hua Shi* (Talcum) verwenden.

Leitet Feuer und Blut abwärts

Abnorme Blutungen durch nach oben aufflammendes Feuer: Zu den klinischen Anwendungen gehören Bluterbrechen, Nasenbluten, Zahnschmerzen, Ulzerationen im Mund und an der Zunge, Kopfschmerzen und Schwindel. Außerdem tonisiert *Niu Xi* das Leber- und Nieren-*Yin*, um unterstützend das Leber-*Yang* zu verankern und Leber-Wind am Aufsteigen zu hindern.

- Bluterbrechen und Nasenbluten: *Niu Xi* zu *Xiao Ji* (Cirsii Herba), *Bai Mao Gen* (Imperatae Rhizoma) und *Zhi Zi* (Gardeniae Fructus) hinzufügen.
- Zahnschmerzen oder Ulzerationen an der Zunge und im Mund durch *Yin*-Mangel-Feuer: *Niu Xi* zusammen mit *Shu Di Huang* (Rehmanniae Radix Praeparata), *Zhi Mu* (Anemarrhenae Rhizoma) und *Shi Gao* (Gypsum Fibrosum) verwenden. **Beispiel-Rezeptur**: *Yu Nu Jian* (Jade-Frau Dekokt).
- Aufsteigendes Leber-*Yang* und aufsteigender Leber-Wind: zusammen mit *Zhe Shi* (Haematitum), *Mu Li* (Ostreae Concha) und *Gui Ban* (Testudinis Plastrum) verwenden. **Beispiel-Rezeptur**: *Zhen Gan Xi Feng Tang* (Dekokt zur Beruhigung der Leber und Beseitigung von Wind).

Dosierung

10–15 g im Dekokt. Mit Getreideschnaps gebratenes *Niu Xi* steigert seine Wirkung, die Blutzirkulation zu beleben und die Leitbahnen und Kollateralen zu öffnen. Durch Braten der Arzneidroge kann sie leichter die Niere erreichen und besser die Knochen und Sehnen stärken.

Sicherheitshinweise, Kontraindikationen

Niu Xi ist während der Schwangerschaft und bei übermäßiger Menstruationsblutung kontraindiziert.

Chemische Zusammensetzung

Ecdysteron, Inoteosteron, Inokosteron, α-Aminobuttersäure, Betain.[1,2]

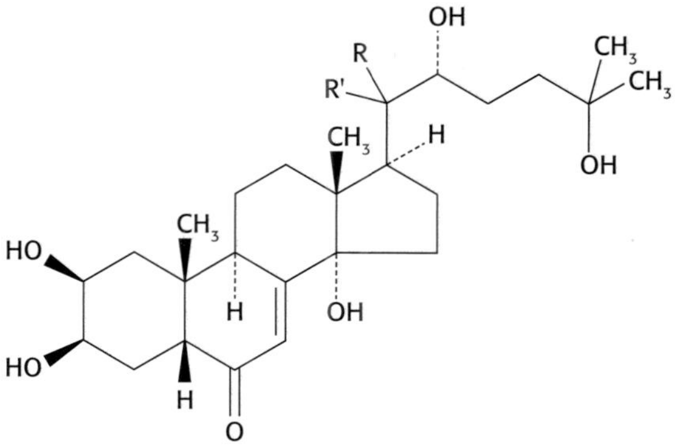

Ecdyson R = H, R' = ------ CH_3
20-Hydroxyecdyson R = OH, R' = ◀ CH_3

Abb. 12.6 Ecdysteroide

Pharmakologische Wirkungen

- **Analgetisch und entzündungshemmend**: Die intravenöse, intraperitoneale, subkutane und orale Verabreichung von *Niu Xi* zeigte bei Versuchstieren deutliche analgetische und entzündungshemmende Effekte.[3]
- **Kardiovaskulär**: Ein Dekokt aus *Niu Xi* ist mit einer leichten blutdrucksenkenden Wirkung mit kurzer Wirkdauer verbunden.[4]
- **Uterusstimulierend**: *Niu Xi* hat eine stimulierende Wirkung auf die glatte Muskulatur und führt bei Ratten und Kaninchen zu Uteruskontraktionen.[5]
- **Wirkung auf eine Schwangerschaft**: Die Gabe von *Niu Xi* bei Mäusen in einer Dosierung von 250–500 mg/kg über einen Zeitraum von bis zu 20 Tagen führt zu einem Rückgang der Befruchtungsrate und einem erhöhten Risiko für Fehlgeburten.[6]

Klinische und wissenschaftliche Studien

- **Dilatation des Muttermunds**: Der Gebrauch von *Niu Xi* führte zu einer deutlichen Erweiterung des Muttermunds bei 78 Frauen, die einen Schwangerschaftsabbruch vornehmen ließen.[7]
- **Galakturie**: In einer Untersuchung wurden 21 Patienten mit Galakturie zwei- bis dreimal täglich mit sechs Dosen einer *Niu-Xi*-Zubereitung behandelt. Dies führte zu einer deutlichen Verbesserung bei 14, zu einer mäßigen Besserung bei vier und zu keiner Reaktion bei drei Patienten. Nach der initialen Behandlung wurden bei

den Patienten allgemein stärkende Rezepturen zur Nachsorge eingesetzt.[8]

Toxikologie

Bei Mäusen beträgt die LD_{50} über eine intraperitoneale Injektion 6,4 g/kg für Ecdysteron und 7,8 g/kg für Inoteosteron. Die LD_{50} bei Mäusen über die orale Verabreichung beträgt für die Kombination aus Ecdysteron und Inoteosteron 9 g/kg. Die orale Anwendung eines *Niu-Xi*-Dekokts in einer Dosierung von 60 g/kg/Tag über 30 Tage führte zu keinen Auffälligkeiten bei Blut-, Leber- und Nierentests sowie bei der Untersuchung anderer innerer Organe.[9, 10]

Ergänzung

土牛膝 *Tŭ Niú Xī* (Achyranthis Longifoliae Radix) wird erstmals im Jahr 1051 in der *Tu Jing Ben Cao* (Illustrierter Klassiker der Materia Medica) von Su Song zitiert. Es ist bitter, sauer und neutral. Die botanischen Namen für diese Arznei sind *Achyranthes longifolia* Mak. oder *Achyranthes aspera* L. Diese Arznei aktiviert die Blutzirkulation, zerstreut Blut-Stase, klärt Hitze, eliminiert Toxine und fördert die Harnausscheidung. Zu den allgemeinen Anwendungen gehören Amenorrhö, Arthritis, Halsschwellung und -schmerzen, Diphtherie, Ödeme der unteren Extremitäten, Hämaturie und traumabedingte Schmerzen. Die Dosierung für *Tu Niu Xi* liegt bei 10–15 g.

Kommentar der Autoren
Details zu den Ähnlichkeiten und Unterschieden von *Chuan Niu Xi* (Cyathulae Radix) und *Niu Xi* (Achyranthis Radix) sind in der Monographie über *Chuan Niu Xi* (s.o.) nachzulesen.

Referenzen

1. *Xian Dai Zhong Yao Yao Li Xue* (Contemporary Pharmacology of Chinese Herbs), 1997; 905
2. The Merck Index 12th edition, Chapman and Hall/CRCnetBASE/Merck, 2000
3. *Zhong Yao Tong Bao* (Journal of Chinese Herbology), 1988; 13(7):43
4. *Shang Hai Zhong Yi Yao Za Zhi* (Shanghai Journal of Chinese Medicine and Herbology), 1965; (3):31
5. *Zhong Cao Yao* (Chinese Herbal Medicine), 1987; 18(4):17
6. *Xi An Yi Ke Da Xue Xue Bao* (Journal of Xian University School of Medicine), 1987; 8(3):246
7. *Jiang Su Zhong Yi* (Jiangsu Chinese Medicine), 1963; 1:23
8. *Shan Dong Zhong Yi Za Zhi* (Shandong Journal of Chinese Medicine), 1989; 6:40
9. *Zhong Yao Yao Li Yu Ying Yong* (Pharmacology and Applications of Chinese Herbs), 1983:198
10. *Yao Xue Tong Bao* (Report of Herbology), 1988; 23(11):666

Rŭ Xiāng

Olibanum

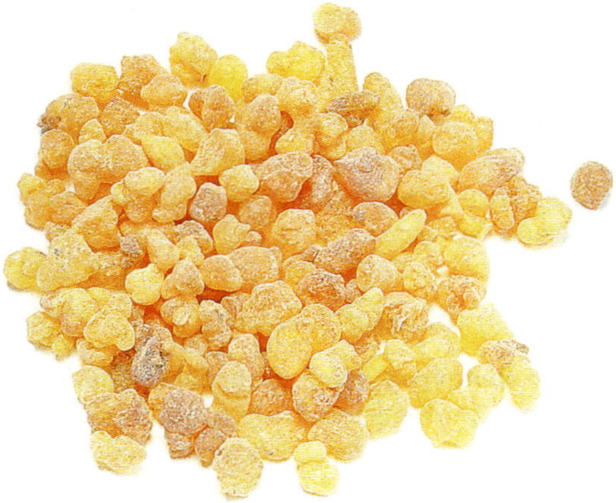

乳香

Pinyin-Name *Rŭ Xiāng*
Wörtliche Übersetzung „Duftende Brust", „duftende Milch"
Andere chinesische Namen *Xun Lu Xiang, Ta Xiang, Tian Ze Xiang, Di Ru Xiang*
Originalquelle *Ming Yi Za Zhu* (Verschiedene Aufzeichnungen berühmter Ärzte) aus dem Jahr 500 von Tao Hong-Jing
Deutscher Name Weihrauch, Olibanum
Botanischer Name *Boswellia carterii* Birdw. (*Ru Xiang Shu*)
Pharmazeutischer Name Olibanum
Eigenschaften Scharf, bitter, warm
Leitbahnen Herz, Leber, Milz

Chinesische therapeutische Wirkungen

Aktiviert die Blutzirkulation und lindert Schmerz

Schmerzen: *Ru Xiang* (Olibanum) lindert starke Schmerzen, die durch Stagnation der *Qi*- und Blutzirkulation verursacht werden. Zu den klinischen Manifestationen gehören Dysmenorrhö, Amenorrhö, epigastrische Schmerzen, *Bi Zheng* (schmerzhaftes Blockade-Syndrom) und Verletzungen.

- Amenorrhö und Dysmenorrhö: *Ru Xiang* mit *Dang Gui* (Angelicae Sinensis Radix), *Hong Hua* (Carthami Flos) und *Tao Ren* (Persicae Semen) kombinieren.
- Schmerzen in Magen und Epigastrium durch *Qi*- und Blut-Stagnation: zusammen mit *Chuan Lian Zi* (Toosendan Fructus), *Xiang Fu* (Cyperi Rhizoma) und *Mu Xiang* (Aucklandiae Radix) verwenden.
- Brust- und Bauchschmerzen: zusammen mit *Yan Hu Suo* (Corydalis Rhizoma) verwenden.
- *Bi Zheng* (schmerzhaftes Blockade-Syndrom) durch Wind und Feuchtigkeit: Kombination mit *Qiang Huo* (Notopterygii Rhizoma seu Radix), *Qin Jiao* (Gentianae Macrophyllae Radix), *Dang Gui* (Angelicae Sinensis Radix) und *Hai Feng Teng* (Piperis Kadsurae Caulis). **Beispiel-Rezeptur**: *Juan Bi Tang* (Dekokt, das schmerzhafte Blockaden beseitigt).
- Verletzungen mit starken Schmerzen und Blutergüssen: zusammen mit *Mo Yao* (Myrrha), *Hong Hua* (Carthami Flos), *She Xiang* (Moschus), *Bing Pian* (Borneolum), *Xue Jie* (Daemonoropis Resina) und *Tao Ren* (Persicae Semen) verwenden. **Beispiel-Rezeptur**: *Qi Li San* (Sieben Tausendstel eines Tael Pulver).

Reduziert Schwellungen und fördert die Bildung von Gewebe

Hautläsionen und Ulzerationen: *Ru Xiang* hat die Fähigkeit, Schwellungen zu reduzieren, Schmerzen zu lindern, die Bildung von Gewebe zu fördern und die Heilung von Hautläsionen und Ulzerationen zu unterstützen. Gewöhnlich werden Hitze klärende und Blut kühlende Arzneien hinzugefügt, um die Entzündung zu reduzieren.

- Frühe Stadien von Abszessen oder Wunden mit Rötung, Schwellung und Schmerzen: *Ru Xiang* zusammen mit *Jin Yin Hua* (Lonicerae Flos), *Lian Qiao* (Forsythiae Fructus), *Chi Shao* (Paeoniae Radix Rubra), *Hong Hua* (Carthami Flos), *Tian Hua Fen* (Trichosanthis Radix), *Zao Jiao Ci* (Gleditsiae Spina), *Chuan Shan Jia* (Manitis Squama), *Bai Zhi* (Angelicae Dahuricae Radix) und *Fang Feng* (Saposhnikoviae Radix) verwenden.
- Wenn die Wunde eitert, die oben aufgeführten Arzneien verwenden, jedoch *Zao Jiao Ci* (Gleditsiae Spina) und *Chuan Shan Jia* (Manitis Squama) weglassen.
- Nachdem der Eiter vollständig entfernt wurde, die Pulver aus *Ru Xiang*, *Mo Yao* (Myrrha), *Bing Pian* (Borneolum), *Long Gu* (Fossilia Ossis Mastodi), *Xue Jie* (Daemonoropis Resina) und *Er Cha* (Catechu) äußerlich auftragen.
- Flache Wunden ohne Rötung oder Schmerz: *Ru Xiang* zu *Dang Gui* (Angelicae Sinensis Radix), *Huang Qi* (Astragali Radix), *Lian Qiao* (Forsythiae Fructus), *Mu Xiang* (Aucklandiae Radix), *Mo Yao* (Myrrha), *Gui Xin* (Cortex Rasus Cinnamomi), *Jie Geng* (Platycodi Radix), *Dang Shen* (Codonopsis Radix) und *Gan Cao* (Glycyrrhizae Radix et Rhizoma) hinzufügen.
- Hautläsionen und Ulzerationen: *Ru Xiang* und *Mo Yao* (Myrrha) als Pulver topisch anwenden.

Darmabszess: *Ru Xiang* behandelt Darmabszesse, die durch die Akkumulation von Blut-Stagnation mit Hitze und Toxizität entstehen.

- Darmabszess: *Ru Xiang* zusammen mit *Zi Hua Di Ding* (Violae Herba), *Da Xue Teng* (Sargentodoxae Caulis), *Lian Qiao* (Forsythiae Fructus), *Yi Yi Ren* (Coicis Semen) und *Mu Dan Pi* (Moutan Cortex) verwenden.

Dosierung

3–10 g als Dekokt. Unbearbeitetes *Ru Xiang* hat einen beißenden Geruch und irritiert häufig den Magen. Trocken-Braten oder Braten mit Essig verringert sowohl den Geruch als auch die Nebenwirkungen wie Übelkeit und Erbrechen. Ergänzend erleichtern beide Methoden der Zubereitung das Aufbrechen und die Extraktion der aktiven Bestandteile. Das Braten mit Essig steigert außerdem die Fähigkeit von *Ru Xiang*, die Blutzirkulation zu aktivieren, Schmerzen zu lindern und die Wundheilung zu fördern.

Sicherheitshinweise, Kontraindikationen

- Patienten mit einem sensiblen Magen sollten *Ru Xiang* mit Vorsicht einnehmen, da der bittere Geschmack Übelkeit und Erbrechen verursachen kann.
- *Ru Xiang* ist während der Schwangerschaft und bei fehlender Blut-Stagnation kontraindiziert.

Chemische Zusammensetzung

α-Boswelliasäure, β-Boswelliasäure, Olibanoresen, Arabinsäure, Bassorin, Pinen, Dipenten, α-Phellandren, β-Phellandren.[1, 2]

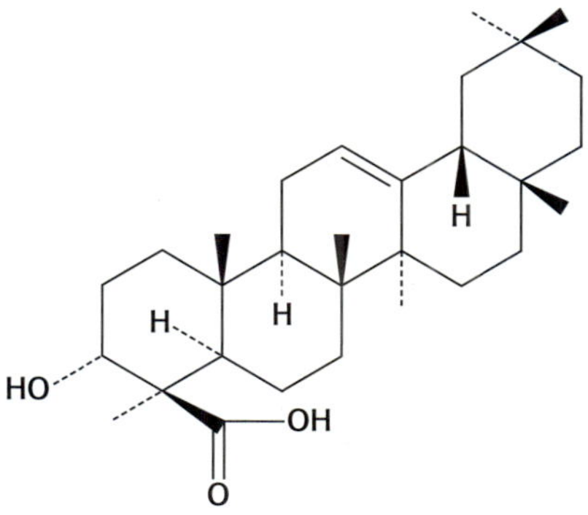

Abb. 12.7 α-Boswelliasäure

Pharmakologische Wirkungen

Analgetisch: *Ru Xiang* hat deutliche analgetische Effekte bei Menschen und Versuchstieren.[3]

Klinische und wissenschaftliche Studien

- **Schmerzen im Hypochondrium bei Hepatitis-Patienten**: Einem Bericht zufolge wurden 32 Patienten mit Schmerzen im Hypochondrium erfolgreich topisch mit Arzneidrogen behandelt. Laut Behandlungsprotokoll wurde ein Tuch im Dekokt eingeweicht, das Tuch auf die betroffene Region gelegt und mit Paraffin abgedeckt, um die Temperatur zwischen 15 und 55 °C zu halten. Auch der Körper sollte in eine Decke gehüllt und die Substanzen für eine halbe Stunde an der Stelle belassen werden. Von 32 Patienten zeigten 21 eine deutliche Besserung, sechs eine moderate, drei eine leichte Besserung und zwei keine Reaktion. Die verwendete Rezeptur enthielt *Ru Xiang*, *Mo Yao* (Myrrha), *Bie Jia* (Trionycis Carapax) und *Wu Ling Zhi* (Trogopterori Faeces).[4]
- **Schmerzen**: Die Kombination aus *Ru Xiang* und *Mo Yao* (Myrrha) wirkte analgetisch bei der Behandlung von Brustschmerzen und kolikartigen oder stechenden Schmerzen.[5]
- **Äußere Verletzungen**: Eine topische Anwendung von *Ru Xiang* und *Mo Yao* (Myrrha), ein- bis zweimal täglich über drei bis fünf Tage, zeigte zufriedenstellende Ergebnisse bei Patienten, die unter einer akuten Verstauchung des unteren Rückens und der Beine litten.[6]

Kommentar der Autoren

Ru Xiang und *Mo Yao* (Myrrha) haben sehr ähnliche Funktionen und werden in der Regel zusammen angewendet, um ihre Wirkungen zu steigern. *Ru Xiang* aktiviert stärker die Blutzirkulation und entspannt besser die Sehnen. Es wird häufig gebraucht, um starke muskuloskelettale Schmerzen und *Bi Zheng* (schmerzhaftes Blockade-Syndrom) aufgrund von Wind und Feuchtigkeit zu behandeln. Auf der anderen Seite wirkt *Mo Yao* stärker Blut zerstreuend und Blut-Stase eliminierend. Es wird häufig verwendet, um epigastrische Schmerzen mit *Qi*-Stagnation und Blut-Stase zu behandeln.

Referenzen

1. *Zhong Yao Xue* (Chinese Herbology), 1998; 539:540
2. Yan X, Zhou J, Xie G. Traditional Chinese Medicines Molecular Structures, Natural Sources and Applications; Ashgate, 1999; 5404
3. *Zhong Yao Xue* (Chinese Herbology), 1998; 539:540
4. *Jiang Su Zhong Yi* (Jiangsu Chinese Medicine), 1962; 3:39
5. *Zhong Yao Xue* (Chinese Herbology), 1998; 539:540
6. *He Nan Zhong Yi Xue Yuan Xue Bao* (Journal of University of Henan School of Medicine), 1980; 3:38

Sān Léng

Sparganii Rhizoma

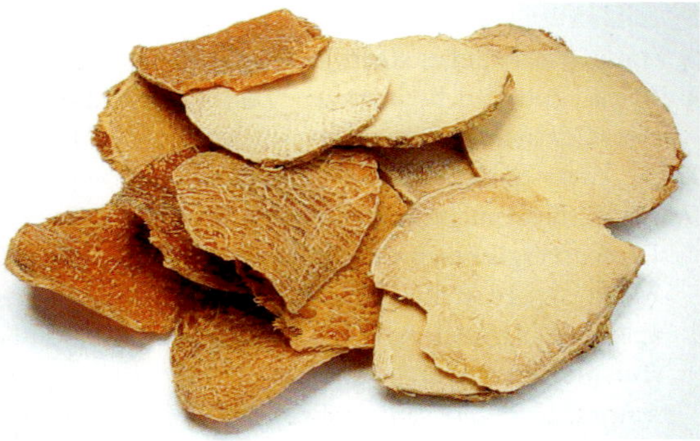

三稜 三棱

Pinyin-Name *Sān Léng*
Wörtliche Übersetzung „Drei Kanten“
Andere chinesische Namen *Jing San Leng*, *Hei San Leng*
Originalquelle *Ben Cao Shi Yi* (Auslassungen der [klassischen] Materia Medica) von Chen Cang-Qi aus dem Jahr 741
Deutscher Name Astiger Igelkolbenwurzelstock
Botanischer Name *Sparganium stoloniferum* Buch.-Ham. (*Hei San Leng*); *Scirpus flaviatilis* (*Jing San Leng*) wird manchmal als Ersatz in Nord-China verwendet.
Pharmazeutischer Name Sparganii Rhizoma
Eigenschaften Bitter, neutral
Leitbahnen Leber, Milz

Chinesische therapeutische Wirkungen

Bricht und löst Blut-Stase

Amenorrhö, Bauchschmerzen, Geschwülste: *San Leng* (Sparganii Rhizoma) bricht schwere Blut-Stase auf – ein Zustand, der durch tastbare Schwellungen und starke Schmerzen charakterisiert ist. *San Leng* ist eine der stärksten But bewegenden Arzneien und in der Regel besonders schwerwiegenden Zuständen vorbehalten. Es tritt in die *Xue*-(Blut-)Schicht ein und belebt intensiv die Zirkulation, um jede Art von Stagnation aufzubrechen.

- Bauchschmerzen, Amenorrhö oder abdominale Geschwülste aufgrund von Blut-Stase: *San Leng* zusammen mit *E Zhu* (Curcumae Rhizoma), *Niu Xi* (Achyranthis Radix) und *Yan Hu Suo* (Corydalis Rhizoma) verwenden.

Aktiviert die Qi-Zirkulation und lindert Schmerzen

Spannung und Schmerzen in Epigastrium und Abdomen: *San Leng* bricht nicht nur Blut-Stase auf, sondern verteilt auch das *Qi* und lindert Schmerzen. Zu den klinischen Anwendungen gehören Spannung und Schmerzen in Epigastrium und Abdomen aufgrund von *Qi*-Stagnation und Verdauungsstörungen.

- Spannung und Schmerzen in Epigastrium und Abdomen aufgrund von *Qi*-Stagnation und Verdauungsstörungen: *San Leng* zusammen mit *E Zhu* (Curcumae Rhizoma), *Qing Pi* (Citri Reticulatae Viride Pericarpium) und *Shan Zha* (Crataegi Fructus) verwenden.
- Schmerzen in Epigastrium und Abdomen durch Milz-Schwäche: zusammen mit *Dang Shen* (Codonopsis Radix) und *Bai Zhu* (Atractylodis Macrocephalae Rhizoma) verwenden.
- Splenomegalie oder Hepatomegalie: *San Leng* zu *E Zhu* (Curcumae Rhizoma), *Mu Li* (Ostreae Concha), *Bie Jia* (Trionycis Carapax), *Chuan Shan Jia* (Manitis Squama), *Hong Hua* (Carthami Flos) und *Tao Ren* (Persicae Semen) hinzufügen.

Dosierung

3–10 g im Dekokt. Mit Essig gebratenes *San Leng* steigert die Wirkung, die Blutzirkulation zu beleben, Blut-Stase zu beseitigen und Schmerzen zu lindern.

Sicherheitshinweise, Kontraindikationen

San Leng ist während der Schwangerschaft oder bei Hypermenorrhö kontraindiziert.

Chemische Zusammensetzung

Ätherische Öle, Stärke.[1]

Pharmakologische Wirkungen

- **Antineoplastisch**: *San Leng* hat eine hemmende Wirkung auf Tumorzellen.[2]
- **Gastrointestinal**: Ein Dekokt aus *San Leng* zeigte wiederholt eine stimulierende Wirkung auf die glatte Darmmuskulatur, die zu Muskelkontraktionen führte. Diese Wirkung konnte durch Atropin aufgehoben werden.[3]
- **Hämatologisch**: In einer Untersuchung führten 10 g *San Leng* als Dekokt zu einer deutliche Hemmung der Thrombozytenaggregation und einer merklichen Verlängerung der Thrombinzeit.[4]

Klinische und wissenschaftliche Studien

- **Eileiterschwangerschaft**: In einer Untersuchung wurden 25 Patientinnen mit einer Eileiterschwangerschaft mit bis zu 92-prozentiger Wirksamkeit mit einer Rezeptur behandelt, die *San Leng*, *E Zhu* (Curcumae Rhizoma), *Shui Zhi* (Hirudo), *Mu Li* (Ostreae Concha), *Dan Shen* (Salviae Miltiorrhizae Radix et Rhizoma) und im Bedarfsfall weitere Arzneien enthielt.[5]
- **Leberkarzinom**: Patienten mit einem Leberkarzinom wurden mit einer Wirksamkeitsrate von 43,3% sowohl mit Arzneiinjektionen als auch mit Arzneipulver behandelt. Die Untersuchung mit insgesamt 30 Patienten zeigte eine deutliche Verbesserung bei drei Patienten, eine leichte Verbesserung bei zehn und keine Reaktion bei 17 Patienten. Die Injektion enthielt *San Leng* und *E Zhu* (Curcumae Rhizoma); das Pulver enthielt *San Leng*, *E Zhu*, *Shui Zhi* (Hirudo), *Wa Leng Zi* (Arcae Concha), *Su Mu* (Sappan Lignum), *Hong Hua* (Carthami Flos), *Yan Hu Suo* (Corydalis Rhizoma), *Xiang Fu* (Cyperi Rhizoma), *Mu Xiang* (Aucklandiae Radix), *Sha Ren* (Amomi Fructus), *Chen Pi* (Citri Reticulatae Pericarpium), *Ban Xia* (Pinelliae Rhizoma), *Hou Po* (Magnoliae Officinalis Cortex), *Zhi Shi* (Aurantii Fructus Immaturus), *Da Huang* (Rhei Radix et Rhizoma) und *Mu Tong* (Akebiae Caulis). Es wurden keine signifikanten Nebenwirkungen beobachtet.[6]
- **Maligne Tumoren**: In einer Untersuchung wurden 31 Patienten im Endstadium maligner Karzinomerkrankungen mit einer Rezeptur behandelt, die *San Leng* enthielt. Es kam zu einer deutlichen Zustandsbesserung bei fünf Patienten und zu einer leichten Besserung bei 19 Patienten. Sieben Patienten zeigten keine Reaktion. Von Tumoren befallen waren folgende Organe: Magen, Leber, Ösophagus, Zervix, Brust, Rektum, Lunge sowie das lymphatische System.[7]

Wechselwirkung mit anderen Medikamenten

Gerinnungshemmende oder thrombozytenaggregationshemmende Medikamente: *San Leng* sollte mit Vorsicht bei Patienten angewendet werden, die gerinnungshemmende oder thrombozytenaggregationshemmende Medikamente erhalten, da die Kombination zu additiven oder synergistischen Wirkungen führen kann. Obwohl diese mögliche Wechselwirkung bislang nicht dokumentiert ist, kann die Anwendung von *San Leng* die Wirkung von Medikamenten wie Warfarin steigern.[8] (Hinweis: Beispiele für Antikoagulanzien sind Heparin, Warfarin und Enoxaparin; Beispiele für thrombozytenaggregationshemmende Substanzen sind Acetylsalicylsäure, Dipyridamol und Clopidogrel.)

Toxikologie

Die LD_{50} für eine orale Verabreichung von *San Leng* beträgt 233,9 ± 9,9 g/kg. Im letalen Bereich traten vor dem Tod Anfälle, Konvulsionen und Atemsuppression auf.[9]

Kommentar der Autoren

Es ist wichtig, sich das Grundprinzip vor Augen zu halten, dass „*Qi* erforderlich ist, um *Qi* zu bewegen, und Blut, um Blut zu bewegen". Werden Arzneien verordnet, um Blut zu bewegen und Blut-Stase aufzubrechen, muss man sich deshalb vorab vergewissern, dass die Grundkonstitution des Patienten stark genug ist, um eine derart aggressive Behandlung zu tolerieren. *San Leng* und *E Zhu* (Curcumae Rhizoma) sind zwei der stärksten Arzneien und werden normalerweise synergistisch verwendet, um Stagnation aufzubrechen. *San Leng* hat eine stärkere Wirkung beim Aufbrechen von Blut-Stase, während *E Zhu* stärker beim Aufbrechen einer *Qi*-Stagnation ist. Bei Patienten mit Mangel-Zuständen sollten diese beiden Arzneien zusammen mit tonisierenden Arzneien verwendet werden, um die Milz zu stärken und sicherzustellen, dass sie den Körper nicht schädigen.

Referenzen

1. *Chang Yong Zhong Yao Cheng Fen Yu Yao Li Shou Ce* (A Handbook of the Composition and Pharmacology of Common Chinese Drugs), 1994; 175
2. *Zhong Yao Xue* (Chinese Herbology), 1988; 549:550
3. *Xin Yi Yao Xue Za Zhi* (New Journal of Medicine and Herbology), 1975; (10):36
4. *Chang Yong Zhong Yao Cheng Fen Yu Yao Li Shou Ce* (A Handbook of the Composition and Pharmacology of Common Chinese Drugs), 1994; 175:176
5. *Fu Jian Yi Yao Za Zhi* (Fujian Journal of Medicine and Herbology), 1981; 2:23
6. *Zhong Liu Yu Fang Yan Jiu* (Tumor Prevention and Research), 1973; 1:31
7. *Zhe Jiang Zhong Yi Xue Yuan Xue Bao* (Journal of Zhejiang University of Chinese Medicine), 1983; 3:31
8. Chen, J. Recognition and prevention of herb-drug interactions, Medical Acupuncture, Fall/Winter 1998/1999; 10(2); 9–13
9. *Chang Yong Zhong Yao Cheng Fen Yu Yao Li Shou Ce* (A Handbook of the Composition and Pharmacology of Common Chinese Drugs), 1994; 175:176

Shuǐ Zhì

Hirudo

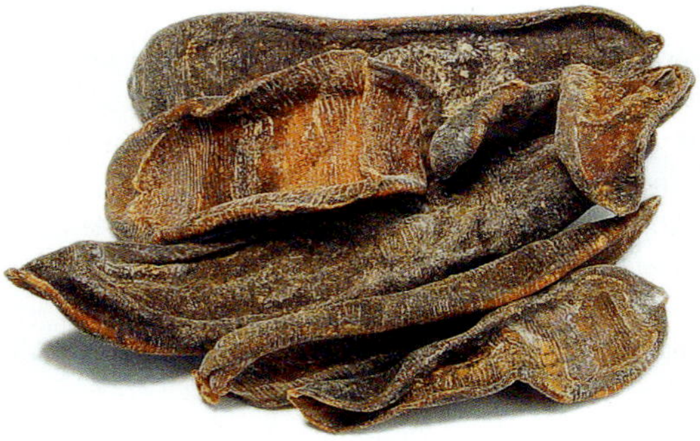

水蛭

Pinyin-Name *Shuǐ Zhì*
Wörtliche Übersetzung „Blutegel"
Andere chinesische Namen *Mǎ Huáng*
Originalquelle *Shen Nong Ben Cao Jing* (Die Materia Medica des göttlichen Landmannes), vermutlich Östliche Han-Dynastie
Deutscher Name Medizinischer Blutegel
Zoologischer Name *Hirudo nipponica* Whitman (*Shui Zhi*); *Whitmania pigra* Whitman (*Ma Huang*); *Whitmania acranulata* Whitman. (*Liu Ye Ma Huang*)
Pharmazeutischer Name Hirudo
Eigenschaften Salzig, bitter, neutral
Leitbahnen Leber
Sicherheitshinweis Leicht toxisch

Chinesische therapeutische Wirkungen

Bricht und eliminiert Blut-Stase

Amenorrhö, tastbare Geschwülste, Verletzungen: *Shui Zhi* (Hirudo) ist eine der stärksten medizinischen Substanzen, um Störungen zu behandeln, die durch eine schwere Blut-Stase charakterisiert sind. Zu den klinischen Anwendungen gehören Amenorrhö, nicht-verschiebbare abdominale Geschwülste sowie äußere und traumatische Verletzungen. *Shui Zhi* ist nicht geeignet bei Amenorrhö durch Mangel-Zustände oder in anderen Fällen von Mangel-Zuständen, da seine Wirkung die Konstitution des Patienten schädigen kann.

- Amenorrhö und nicht-verschiebbare abdominale Geschwülste durch Blut-Stase: *Shui Zhi* zusammen mit

Tao Ren (Persicae Semen), *Da Huang* (Rhei Radix et Rhizoma) und *Meng Chong* (Tabanus) verwenden.
- Amenorrhö durch Blut-Stase bei Mangel-Zustand: mit *Ren Shen* (Ginseng Radix et Rhizoma) und *Shu Di Huang* (Rehmanniae Radix Praeparata) kombinieren, um eine Schädigung des *Zheng* (Aufrechtes) *Qi* zu vermeiden.
- Äußere und traumatische Verletzungen mit starken Schmerzen, Hämatomen, Brust- und Bauchschmerzen, Anurie und Obstipation: mit *Da Huang* (Rhei Radix et Rhizoma) und *Qian Niu Zi* (Pharbitidis Semen) verwenden.
- Schmerzen und Verhärtung im Abdomen mit schwarzem Teerstuhl: *Shui Zhi* zu *Meng Chong* (Tabanus) und *Tao Ren* (Persicae Semen) hinzufügen.

Dosierung

3–6 g im Dekokt, 0,3–0,6 g als Pulver. Das Trocken-Braten von *Shui Zhi* verringert seine Toxizität, reduziert den Geruch und erleichtert die Extraktion der aktiven Bestandteile.

Sicherheitshinweise, Kontraindikationen

Shui Zhi ist während der Schwangerschaft und bei Patienten, die keine Blut-Stagnation haben, kontraindiziert.

Chemische Zusammensetzung

Hirudin.[1]

Pharmakologische Wirkungen

- **Gerinnungshemmend**: Hirudin gilt als eine der wirkungsvollsten gerinnungshemmenden Substanzen. Es beeinträchtigt die Wirkung von Thrombin, verhindert dadurch die Fibrinogenbildung und somit die Gerinnung.[2]
- **Antihyperlipidämisch**: Die Gabe von *Shui-Zhi*-Pulver ist mit einer deutlichen Reduktion des Gesamtcholesterin- und des Triglyceridspiegels verbunden.[3]
- **Wirkung auf eine Schwangerschaft**: Die Gabe einer 40-prozentigen *Shui-Zhi*-Zubereitung beendet bei Mäusen eine Schwangerschaft in einer positiven Dosis-Wirkungs-Beziehung. Diese Wirkung ist im ersten, zweiten und dritten Trimenon einer Schwangerschaft zu beobachten.[4]

Klinische und wissenschaftliche Studien

- **Cor pulmonale**: In einer Studie wurden 130 Patienten mit Cor pulmonale in zwei Gruppen unterteilt. 63 Patienten erhielten dreimal täglich 1 g *Shui-Zhi*-Pulver, 67 Patienten erhielten ein Plazebo. Die Patienten in beiden Gruppen waren im gleichen Alter und hatten eine ähnlich ausgeprägte Blut-Stase. Nach zwei Wochen zeigte die Behandlungsgruppe eine Verbesserung von 90,5%, die Plazebo-Gruppe eine Besserung von 77,6%. Die Patienten in der Behandlungsgruppe berichteten außerdem über eine stärkere Besserung von Symptomen wie Brustenge und Dyspnoe.[5]
- **Thrombophlebitis**: 20 Patienten mit Thrombophlebitis in den unteren Extremitäten oder am Rumpf wurden mit 25 bis 33 Dosen einer Rezeptur behandelt. Die Erfolgsrate lag bei 100%. Innerhalb eines Follow-up-Zeitraums von sechs Monaten kam es zu keinem Rezidiv. Die Rezeptur enthielt *Shui Zhi*, *Dang Gui* (Angelicae Sinensis Radix), *Chi Shao* (Paeoniae Radix Rubra), *Chuan Xiong* (Chuanxiong Rhizoma), *Hong Hua* (Carthami Flos), *Chuan Niu Xi* (Cyathulae Radix) und *Huang Qi* (Astragali Radix). Äußerlich wurde eine Arzneipaste angewendet, um Schwellungen zu reduzieren und Schmerzen zu lindern.[6]
- **Thrombozytose**: 18 Thrombozytose-Patienten wurden über einen Zeitraum von fünf bis acht Tagen nach einer Splenektomie wirksam mit einem Dekokt behandelt. Es enthielt *Shui Zhi*, *Meng Chong* (Tabanus), *Tu Bie Chong* (Eupolyphaga seu Steleophaga), *Tao Ren* (Persicae Semen), *Mu Dan Pi* (Moutan Cortex), *Chi Shao* (Paeoniae Radix Rubra), *Di Huang* (Rehmanniae Radix), *Pu Huang* (Typhae Pollen) und *Wu Ling Zhi* (Trogopterori Faeces).[7]
- **Hypercholesterolämie**: In einer Untersuchung wurden 25 Patienten mit hohen Cholesterinspiegeln 30 Tage lang einmal täglich vor dem Schlafengehen mit 3–5 g *Shui-Zhi*-Pulver behandelt. Die Ergebnisse zeigten eine durchschnittliche Reduktion des Cholesterins um 23,24 mg/dl und der Triglyceride um 144,52 mg/dl. Es wurden keine Nebenwirkungen auf Leberfunktion, Erythrozyten oder Gerinnungszeit beobachtet. Die Wirksamkeitsrate lag bei 91%.[8]

Wechselwirkung mit anderen Medikamenten

- **Gerinnungs- oder thrombozytenaggregationshemmende Medikamente**: *Shui Zhi* sollte mit Vorsicht bei Patienten angewendet werden, die gerinnungshemmende oder thrombozytenaggregationshemmende Medikamente erhalten, da die Kombination zu additiven oder synergistischen Wirkungen führen kann. Obwohl diese mögliche Wechselwirkung bislang nicht dokumentiert ist, kann die Anwendung von *Hong Hua* die Wirkung von Medikamenten wie Warfarin steigern.[9] (Hinweis: Beispiele für Antikoagulanzien sind Heparin, Warfarin und Enoxaparin; Beispiele für thrombozytenaggregationshemmende Substanzen sind Acetylsalicylsäure, Dipyridamol und Clopidogrel.)

Toxikologie

Es wurden keine signifikanten Nebenwirkungen mit einer intravenösen oder subkutanen Injektion von Hirudin in Verbindung gebracht. Eine vierwöchige Verabreichung von Hirudin an Mäuse in einer Dosierung von 1 mg/kg über vier Wochen zeigte keine Beeinträchtigung der Leber- oder Nierenfunktionen. Die LD_{50} bei Mäusen liegt für eine subkutane Injektion eines *Shui-Zhi*-Dekokts bei 15,24 ± 2,04 g/kg.[10]

Kommentar der Autoren

Die Verwendung von *Shui Zhi* als medizinische Substanz ist in vielen Ländern und bei vielen Kulturen gut dokumentiert. Hirudin ist als natürliche Substanz in *Shui Zhi* enthalten. Es ist eine für die gerinnungshemmende Wirkung von *Shui Zhi* verantwortliche Komponente. Die therapeutische Wirkung von Hirudin ist außerdem Grundlage für die Genehmigung des pharmazeutischen Wirkstoffs Lepirudin. Strukturell ist Lepirudin identisch mit Hirudin, abgesehen von einigen wenigen chemischen Änderungen. 1998 wurde Lepirudin patentiert und durch die Food and Drug Administration (FDA) als gerinnungshemmendes Medikament für die Behandlung von thromboembolischen Erkrankungen zugelassen.[11]

Meng Chong (Tabanus), *Tu Bie Chong* (Eupolyphaga seu Steleophaga) und *Shui Zhi* (Hirudo) sind sehr stark wirkende Substanzen, um eine schwere Blut-Stase aufzubrechen. Werden sie nicht richtig eingesetzt, können sie leicht das *Qi* verletzen. Falls erforderlich sollten tonisierende Substanzen hinzugefügt werden, um Schaden zu vermeiden. Von den drei Substanzen ist *Meng Chong* die stärkste, gefolgt von *Shui Zhi* und *Tu Bie Chong*. Therapeuten sollten diese Arzneien in Übereinstimmung mit der Patientenkonstitution und den Beschwerden des Patienten auswählen.

Referenzen

1. *Xian Dai Zhong Yao Yao Li Xue* (Contemporary Pharmacology of Chinese Herbs), 1997; 927
2. Pharmazie, 1988; 43:737
3. *Zhong Hua Nei Ke Xue Za Zhi* (Journal of Chinese Internal Medicine), 1988; 27(8):472
4. *Zhong Cao Yao* (Chinese Herbal Medicine), 1984; 15(3):19
5. *Zhe Jiang Zhong Yi Za Zhi* (Zhejiang Journal of Chinese Medicine), 1982; 17(3):101
6. Ibid., 1981; 16(10):417
7. *Shang Hai Zhong Yi Yao Za Zhi* (Shanghai Journal of Chinese Medicine and Herbology), 1963; 5:15
8. *Xin Zhong Yi* (New Chinese Medicine), 1985; 2:36
9. Chen, J. Recognition and prevention of herb-drug interactions, Medical Acupuncture, Fall/Winter 1998/1999; 10(2); 9–13
10. *Zhong Cao Yao* (Chinese Herbal Medicine), 1984; 15(3):19
11. Drug Topics, February 1, 1999; 64

Sū Mù

Sappan Lignum

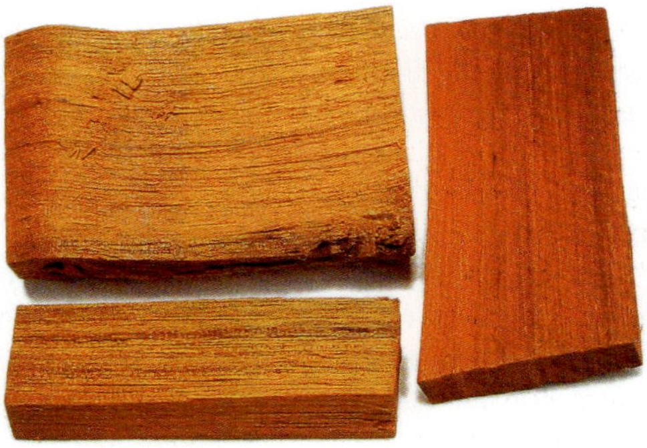

蘇木 苏木

Pinyin-Name *Sū Mù*
Andere chinesische Namen *Su Fang Mu*
Originalquelle *Xin Xiu Ben Cao* (Neu überarbeitete Materia Medica), verfasst in den Jahren 657 bis 659 von Su Jing
Deutscher Name Japanholz
Botanischer Name *Caesalpinia sappan* L. (*Su Mu*)
Pharmazeutischer Name Sappan Lignum
Eigenschaften Süß, salzig, leicht scharf, neutral
Leitbahnen Herz, Leber, Milz

Chinesische therapeutische Wirkungen

Aktiviert die Blutzirkulation, zerstreut Blut-Stase, öffnet Leitbahnen, lindert Schmerzen

Amenorrhö, postpartale Bauchschmerzen: *Su Mu* (Sappan Lignum) behandelt unterschiedliche Störungen, die durch Blut-Stase und Schmerzen gekennzeichnet sind. Es dringt in die *Xue*-(Blut-)Schicht ein und beseitigt Blut-Stase, um Amenorrhö und postpartale Bauchschmerzen zu lindern.

- Amenorrhö und postpartale Bauchschmerzen: *Su Mu* zusammen mit *Hong Hua* (Carthami Flos), *Dang Gui*

(Angelicae Sinensis Radix) und *Chi Shao* (Paeoniae Radix Rubra) verwenden.

Verletzungen, Lähmung, Brust- und Bauchschmerzen: *Su Mu* öffnet die peripheren Leitbahnen und Kollateralen, um Schmerzen zu lindern, die mit Lähmung und mit äußeren oder traumatischen Verletzungen einhergehen.

- Äußere oder traumatische Verletzungen: Kombination mit *Ru Xiang* (Olibanum), *Mo Yao* (Myrrha) und *Xue Jie* (Daemonoropis Resina).
- Lähmung, Hemiplegie: *Su Mu* zusammen mit *Fang Feng* (Saposhnikoviae Radix), *Sang Zhi* (Mori Ramulus), *Hong Hua* (Carthami Flos), *Chi Shao* (Paeoniae Radix Rubra), *Di Long* (Pheretima), *Jiang Huang* (Curcumae Longae Rhizoma) und *Dan Nan Xing* (Arisaema cum Bile) verwenden.
- Brust- und Bauchschmerzen: zusammen mit *Gua Lou* (Trichosanthis Fructus), *Xie Bai* (Allii Macrostemi Bulbus), *Tan Xiang* (Santali Albi Lignum), *Wu Ling Zhi* (Trogopterori Faeces), *Hong Hua* (Carthami Flos), *Pu Huang* (Typhae Pollen), *Yuan Zhi* (Polygalae Radix) und *Bing Lang* (Arecae Semen) verwenden.

Dosierung

3–10 g im Dekokt. Die maximale Dosis von *Su Mu* beträgt 15 g.

Sicherheitshinweise, Kontraindikationen

Su Mu ist während der Schwangerschaft kontraindiziert.

Chemische Zusammensetzung

Brazilin, Brasilein, Sappanin, A-1-Phellandren, Ocimen.[1]

Pharmakologische Wirkungen

- **Entzündungshemmend**: Brazilin hat in Tierstudien eine entzündungshemmende Wirkung gezeigt.[2]
- **Kardiovaskulär**: Ein Dekokt aus *Su Mu* hat eine positiv inotrope Wirkung auf Froschherzproben.[3]
- **ZNS beruhigend**: Oral an Mäuse, Kaninchen und Meerschweinchen verabreichtes *Su Mu* hat sedierende und schlaffördernde Wirkungen gezeigt. Es wirkt Anfällen entgegen, die durch Strychnin verursacht werden.[4]
- **Antineoplastisch**: Ein Extrakt aus *Su Mu* zeigte bei Mäusen eine deutlich antineoplastische Wirkung, indem es Krebszellen tötete und die Lebenserwartung von Mäusen mit Krebs um 185% verlängerte.[5]
- **Antibiotisch**: *Su Mu* hemmt *Corynebacterium diphtheriae, Salmonella typhi, Staphylococcus aureus,* betahämolysierende Streptokokken und *Diplococcus pneumoniae*.[6]

Toxikologie

Die LD_{50} für einen wässrigen Extrakt aus *Su Mu* liegt bei Mäusen bei 18,9 ml/kg bei intraperitonealer Injektion.[7]

Referenzen

1. *Xian Dai Zhong Yao Yao Li Xue* (Contemporary Pharmacology of Chinese Herbs), 1997; 935–936
2. *Zhi Wu Yao You Xiao Cheng Fen Shou Ce* (Manual of Plant Medicinals and Their Active Constituents), 1986; 137
3. Phytochemistry, 1985; 33(8):3545
4. *Zhong Cao Yao Xue* (Study of Chinese Herbal Medicine), 1976; 483
5. *Zhong Guo Zhong Yao Za Zhi* (People's Republic of China Journal of Chinese Herbology), 1990; 15(5):50
6. *Zhong Yao Xue* (Chinese Herbology), 1998; 586–587
7. *Zhong Guo Zhong Yao Za Zhi* (People's Republic of China Journal of Chinese Herbology), 1990; 15(5):50

Táo Rén

Persicae Semen

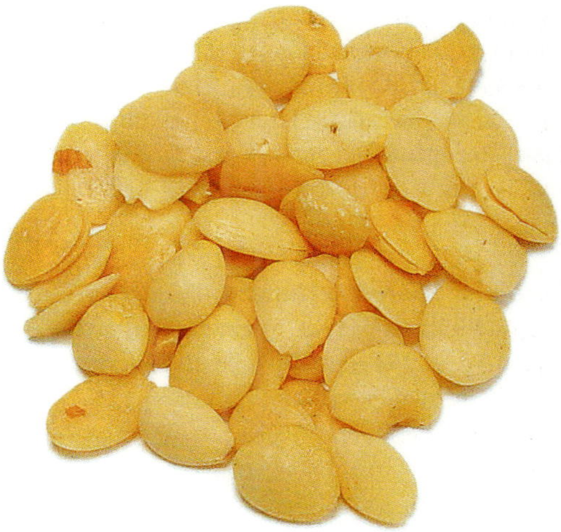

桃仁

Pinyin-Name *Táo Rén*
Wörtliche Übersetzung „Persica Samen", „Pfirsichkern"
Originalquelle *Shen Nong Ben Cao Jing* (Die Materia Medica des göttlichen Landmannes), vermutlich Östliche Han-Dynastie

Deutscher Name Pfirsichsamen
Botanischer Name *Prunus persica* (Linn) Batsch. (*Tao*); *Prunus davidana* (Carr.) Franch. (*Shan Tao*)
Pharmazeutischer Name Persicae Semen
Eigenschaften Bitter, neutral
Leitbahnen Herz, Dickdarm, Leber, Lunge

Chinesische therapeutische Wirkungen

Aktiviert die Blutzirkulation, beseitigt Blut-Stase

Geburtshilfliche und gynäkologische Störungen: *Tao Ren* (Persicae Semen) aktiviert effektiv die Blutzirkulation und beseitigt wirksam Blut-Stase, sodass diese Arznei für ein breites Spektrum klinischer Anwendungen einsetzbar ist. Es wird gewöhnlich verwendet, um Menstruationsschmerzen, Amenorrhö und postpartale Bauchschmerzen zu behandeln.

- Postpartale Bauchschmerzen mit starker uteriner Blutung: *Tao Ren* mit *Dang Gui* (Angelicae Sinensis Radix), *Chuan Xiong* (Chuanxiong Rhizoma), *Pao Jiang* (Zingiberis Rhizoma Praeparatum) und *Gan Cao* (Glycyrrhizae Radix et Rhizoma) kombinieren. **Beispiel-Rezeptur**: *Sheng Hua Tang* (Dekokt zur Erzeugung und Transformation).
- Menstruationsschmerzen, Amenorrhö oder unregelmäßige Menstruation aufgrund von Blut-Stase: *Tao Ren* zu *Hong Hua* (Carthami Flos), *Dang Gui* (Angelicae Sinensis Radix), *Chuan Xiong* (Chuanxiong Rhizoma) und *Chi Shao* (Paeoniae Radix Rubra) hinzufügen. **Beispiel-Rezeptur**: *Tao Hong Si Wu Tang* (Vier Arzneien Dekokt mit Carthami Flos Tinctorii und Persicae Semen).

Äußere und Sportverletzungen: *Tao Ren* dringt in die Kanäle und Kollateralen ein, belebt das Blut und behandelt auf diese Weise Verletzungen und Begleitsymptome, die durch Blut-Stagnation verursacht werden.

- Äußere und Sportverletzungen mit Blutergüssen und Schmerzen: zu *Hong Hua* (Carthami Flos), *Da Huang* (Rhei Radix et Rhizoma) und *Chuan Shan Jia* (Manitis Squama) hinzufügen. **Beispiel-Rezeptur**: *Fu Yuan Huo Xue Tang* (Dekokt, das die Gesundheit wiederherstellt, indem es das Blut belebt).
- Blut-Stase im Abdomen durch Traumata: *Tao Ren* mit *Meng Chong* (Tabanus), *Pu Huang* (Typhae Pollen), *Chuan Xiong* (Chuanxiong Rhizoma), *Da Huang* (Rhei Radix et Rhizoma) und *Gui Zhi* (Cinnamomi Ramulus) kombinieren.

Drainiert Abszesse

Lungen- und Darmabszesse

- Lungenabszesse: *Tao Ren* zu *Lu Gen* (Phragmitis Rhizoma), *Dong Gua Zi* (Benincasae Semen) und *Yi Yi Ren* (Coicis Semen) hinzufügen.
- Darmabszesse: mit *Da Huang* (Rhei Radix et Rhizoma), *Mu Dan Pi* (Moutan Cortex) und *Mang Xiao* (Natrii Sulfas) kombinieren. **Beispiel-Rezeptur**: *Da Huang Mu Dan Tang* (Rhei Radix et Rhizoma und Moutan Cortex Dekokt).
- Wunden, Geschwüre und Abszesse: zusammen mit *Jin Yin Hua* (Lonicerae Flos), *Lian Qiao* (Forsythiae Fructus), *Chi Shao* (Paeoniae Radix Rubra), *Tian Hua Fen* (Trichosanthis Radix), *Ru Xiang* (Olibanum) und *Mo Yao* (Myrrha) verwenden.

Befeuchtet den Darmtrakt, erleichtert Stuhlverstopfung

Chronische Stuhlverstopfung: *Tao Ren* wird häufig mit anderen Samen verwendet, um die Därme zu befeuchten und Verstopfung zu lindern, die durch Trockenheit aufgrund von chronischen Erkrankungen, *Yin*-Mangel oder Blut-Mangel entsteht.

- Stuhlverstopfung: zusammen mit *Huo Ma Ren* (Cannabis Fructus), *Ku Xing Ren* (Armeniacae Semen) und *Yu Li Ren* (Pruni Semen) verwenden.

Dosierung

6–10 g im Dekokt. *Tao-Ren*-Samen sollten vor dem Dekoktieren gemahlen werden. Die unbearbeitete Arzneidroge hat die stark ausgeprägte Eigenschaft, das Blut zu bewegen und Blut-Stase zu beseitigen. Die trocken-gebratene Arzneidroge befeuchtet effektiv Trockenheit und behandelt wirksam Obstipation.

Sicherheitshinweise, Kontraindikationen

- *Tao Ren* ist bei Blut-Mangel kontraindiziert.
- *Tao Ren* ist während der Schwangerschaft aufgrund seiner menstruationsauslösenden und abortfördernden Wirkungen kontraindiziert.[1]

Chemische Zusammensetzung

Emulsin, Allantoinase, Lipide, ätherische Öle (Gibberellin A_5, A_{33}); Vitamin B_1.[2]

Pharmakologische Wirkungen

- **Hämatologisch**: Die intravenöse Injektion von *Tao Ren* hat eine Thrombenbildung verhindert und die Thrombolyse erleichtert.[3]
- **Entzündungshemmend**: Die intravenöse Injektion von *Tao Ren* zeigte bei Mäusen mit Otitis media einen stark entzündungshemmenden Einfluss.[4]
- **Weitere Wirkungen:** *Tao Ren* zeigte in unterschiedlichen Tierversuchen antiallergische, antitussive und antiparasitäre Eigenschaften.[5]

Klinische und wissenschaftliche Studien

- **Leberzirrhose aufgrund einer Schistosoma-Infektion**: Die Symptombeurteilung und die hämatologische Untersuchung nach einer intravenösen Infusion von *Tao Ren* in einer 5-prozentigen Glukoselösung (einmal täglich, jeden zweiten Tag, 90 Tage lang) zeigte eine signifikante Besserung.[6]
- **Angiitis**: In einer Untersuchung erhielten 50 Patienten mit Angiitis eine injizierbare Arznei. Die Behandlung zeigte gute Ergebnisse. Die Injektion enthielt *Tao Ren, Hong Hua* (Carthami Flos) und *Dan Shen* (Salviae Miltiorrhizae Radix et Rhizoma).[7]

Wechselwirkung mit anderen Medikamenten

Gerinnungshemmende oder thrombozytenaggregationshemmende Medikamente: *Tao Ren* sollte mit Vorsicht bei Patienten eingesetzt werden, die gerinnungshemmende oder thrombozytenaggregationshemmende Medikamente erhalten, da die Kombination zu additiven oder synergistischen Effekten führen kann. Obwohl diese mögliche Wechselwirkung bislang nicht dokumentiert ist, kann die Anwendung von *Tao Ren* die Wirkung von Medikamenten wie Warfarin steigern.[11] (Hinweis: Beispiele für Antikoagulanzien sind Heparin, Warfarin und Enoxaparin; Beispiele für thrombozytenaggregationshemmende Substanzen sind Acetylsalicylsäure, Dipyridamol und Clopidogrel.)

Toxikologie

In toxikologischen Studien an Mäusen führte die intramuskuläre Injektion eines wässrigen Extrakts von 3,5 g/kg *Tao Ren* zu Reaktionen wie schlaffen Muskeln, unkoordinierten Muskelbewegungen und zu einer Verengung der Hautporen. Die LD_{50} bei Injektion beträgt bei Mäusen ca. 222 g/kg.[9]

Referenzen

1. Brinker, F. The Toxicology of Botanical Medicines, rev. 2nd ed., 1996
2. *Xian Dai Zhong Yao Yao Li Xue* (Contemporary Pharmacology of Chinese Herbs), 1997; 903
3. *Shang Hai Zhong Yi Yao Za Zhi* (Shanghai Journal of Chinese Medicine and Herbology), 1985; 7:45
4. *Zhong Yao Tong Bao* (Journal of Chinese Herbology), 1986; 11(11):37
5. *Zhong Yao Zhi* (Chinese Herbology Journal), 1984:89
6. Ibid., 1986; 6:24
7. *Liao Ning Zhong Ji Yi Kan* (Liaoning Journal of Medium Medicine), 1979; 2:43
8. Chen, J. Recognition and prevention of herb-drug interactions, Medical Acupuncture, Fall/Winter 1998/1999; 10(2); 9–13
9. *Xian Dai Zhong Yao Yao Li Xue* (Contemporary Pharmacology of Chinese Herbs), 1997; 282–283, 1997; 903–904

Tŭ Biē Chóng

Eupolyphaga seu Steleophaga

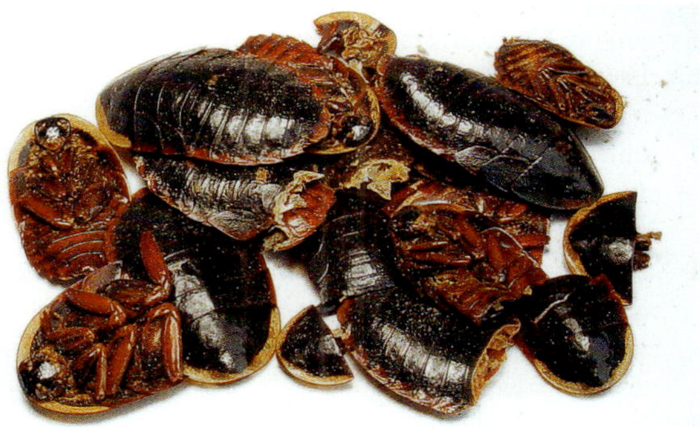

土鱉蟲 土鳖虫

Pinyin-Name *Tŭ Biē Chóng*
Andere chinesische Namen *Di Bie Chong, Di Bie, Zhe Chong, Tu Bie, Bo Ji Chong*
Originalquelle *Shen Nong Ben Cao Jing* (Die Materia Medica des göttlichen Landmannes), vermutlich Östliche Han-Dynastie
Deutscher Name Kakerlake
Zoologischer Name *Eupolyphaga sinensis* Walk. (*Di Bie*); *Steleophaga plancyi* (Bol.) (*Ji Di Bie*)
Pharmazeutischer Name Eupolyphaga seu Steleophaga
Eigenschaften Salzig, kalt
Leitbahnen Leber
Sicherheitshinweis Leicht toxisch

Traditionell ist 地鱉虫 *Dì Biē Chóng* der häufiger verwendete Name in Lehrbüchern und unter Therapeuten der Chinesischen Arzneimedizin. Heutzutage ist jedoch 土鳖虫 *Tŭ Biē Chóng* der offizielle Name, der von der Pharmakopöe der Volksrepublik China im Jahr 2005 übernommen wurde. Dieser wird daher auch als Standardname in diesem Buch durchgängig verwendet.

Chinesische therapeutische Wirkungen

Bricht und eliminiert Blut-Stase

Amenorrhö, postpartale Bauchschmerzen, tastbare Geschwülste im Abdomen: *Tu Bie Chong* (Eupolyphaga seu Steleophaga) behandelt unterschiedliche Störungen, die durch schwere Blut-Stase charakterisiert sind wie z.B. Amenorrhö, nicht-verschiebbare abdominale Geschwülste, trockene Haut, Nachmittagsfieber, traumatische und äußere Verletzungen. Es ist eine starke und unentbehrliche Arznei, um Geschwülste aufgrund von Blut-Stagnation zu brechen.

- Amenorrhö verursacht durch Blut-Stase: *Tu Bie Chong* mit *Da Huang* (Rhei Radix et Rhizoma), *Shui Zhi* (Hirudo) und *Meng Chong* (Tabanus) kombinieren.
- Menstruationsschmerzen oder postpartale Bauchschmerzen aufgrund von Blut-Stase: zusammen mit *Da Huang* (Rhei Radix et Rhizoma) und *Tao Ren* (Persicae Semen) verwenden.
- Nicht-verschiebbare abdominale Geschwülste aufgrund von Blut-Stase: *Tu Bie Chong* zu *Bie Jia* (Trionycis Carapax), *San Leng* (Sparganii Rhizoma) und *Mu Dan Pi* (Moutan Cortex) hinzufügen.

Verbindet Sehnen, verschweißt Knochen

Traumata, Knochenfrakturen: *Tu Bie Chong* behandelt traumatische und äußere Verletzungen einschließlich gerissener Sehnen und Bänder sowie Knochenfrakturen.

- Verletzungen der Sehnen, Bänder und Knochen: *Tu Bie Chong* zusammen mit *Zi Ran Tong* (Pyritum), *Ru Xiang* (Olibanum) und *Mo Yao* (Myrrha) verwenden.
- Äußere oder traumatische Verletzungen mit Hämatomen und Schmerzen: mit *Dang Gui* (Angelicae Sinensis Radix) und *Chuan Xiong* (Chuanxiong Rhizoma) kombinieren.

12

Dosierung

3–10 g im Dekokt, 1,0–1,5 g als Pulver.

Sicherheitshinweise, Kontraindikationen

- *Tu Bie Chong* ist während der Schwangerschaft kontraindiziert.
- *Tu Bie Chong* sollte mit Vorsicht bei Fehlen von Blut-Stase verwendet werden.

Pharmakologische Wirkungen

Thrombozytenaggregationshemmend: Der wässrige *Tu-Bie-Chong*-Extrakt hemmt die Thrombozytenaggregation bei Ratten.[1]

Klinische und wissenschaftliche Studien

- **Plazentareste**: Die Gabe von *Tu Bie Chong* in einer Dosierung von 30–45 g war äußerst wirksam bei der Behandlung von Amenorrhö bzw. Menstruationsschmerzen, die durch Plazentareste nach einem Abort, einer Fehlgeburt oder einer Entbindung verursacht wurden. Andere Arzneien, die gewöhnlich mit *Tu Bie Chong* verwendet werden, um seine Wirksamkeit zu steigern, sind *Tao Ren* (Persicae Semen), *Hong Hua* (Carthami Flos), *Yi Mu Cao* (Leonuri Herba) und *Pao Jiang* (Zingiberis Rhizoma Praeparatum). Eine vollständige Beseitigung der Plazentareste wurde innerhalb von drei bis vier Tagen erreicht. Es wurden keine nennenswerten Nebenwirkungen beobachtet.[2]
- **Koronare Herzkrankheit**: In einer Studie wurden 127 Patienten mit koronarer Herzkrankheit in drei Gruppen eingeteilt. Die erste Gruppe mit 47 Patienten erhielt u.a. *Tu Bie Chong*, *Dan Shen* (Salviae Miltiorrhizae Radix et Rhizoma), *Chuan Xiong* (Chuanxiong Rhizoma), *Hong Hua* (Carthami Flos), *Chi Shao* (Paeoniae Radix Rubra), *Jiang Xiang* (Dalbergiae Odoriferae Lignum), *Ge Gen* (Puerariae Radix Lobatae) und *Gua Lou* (Trichosanthis Fructus). Die zweite Gruppe mit 18 Patienten erhielt *Tu Bie Chong*. Die dritte Gruppe mit 52 Patienten erhielt dreimal täglich 50 mg Dipyridamol. Die EKG-Auswertung der ersten Gruppe zeigte eine Wirksamkeitsrate von 71,08%, der zweiten Gruppe von 50% und der dritten Gruppe von 43,44%.[3]
- **Hepatitis**: 30 Patienten mit aktiver chronischer Hepatitis B wurden mit zufriedenstellenden Resultaten mit einer Arzneizubereitung behandelt, die *Tu Bie Chong*, *Da Huang* (Rhei Radix et Rhizoma) und einen Alkoholextrakt aus *Wu Wei Zi* (Schisandrae Fructus) enthielt.[4]

Wechselwirkung mit anderen Medikamenten

Gerinnungshemmende oder thrombozytenaggregationshemmende Medikamente: *Tu Bie Chong* sollte mit Vorsicht bei Patienten angewendet werden, die gerinnungshemmende oder thrombozytenaggregationshemmende Medikamente erhalten, da die Kombination zu additiven oder synergistischen Wirkungen führen kann. Obwohl diese mögliche Wechselwirkung bislang nicht dokumentiert ist, kann die Anwendung von *Tu Bie Chong* die Wirkung von Medikamenten wie Warfarin steigern.[5] (Hinweis: Beispiele für Antikoagulanzien sind Heparin, Warfarin und Enoxaparin; Beispiele für thrombozytenaggregationshemmende Substanzen sind Acetylsalicylsäure, Dipyridamol und Clopidogrel.)

Toxikologie

Die LD_{50} für eine intraperitoneale Injektion von *Tu Bie Chong* beträgt bei Mäusen 136,45 ± 7,98 mg/kg. Der Tod tritt innerhalb von 10 bis 20 Minuten ein.[6]

Kommentar der Autoren

Nach Dr. Jiao Shu-De behandelt *Tu Bie Chong* einseitige Steifheit, Schwellung, Verhärtung und Schmerzen der Zunge, die durch eine extreme Ansammlung von Hitze-Toxinen bei Erysipelen und Scharlach gekennzeichnet sind. Zu den sekundären Symptomen gehören unfreiwilliger Speichelfluss und erschwertes Schlucken. Für die Herstellung des Dekokts werden 6 g *Tu Bie Chong* und 3 g Salz verwendet. Vor dem Schlucken wird zunächst gegurgelt. Die Anwendung wird zweimal täglich wiederholt.

Meng Chong, *Tu Bie Chong* (Eupolyphaga seu Steleophaga) und *Shui Zhi* (Hirudo) sind sehr starke Arzneien, um eine schwere Blut-Stase aufzubrechen. Werden sie nicht richtig eingesetzt, können sie leicht das *Qi* verletzen. Falls erforderlich sollten tonisierende Arzneien hinzugefügt werden, um Schaden zu vermeiden. Von den drei Substanzen ist *Meng Chong* die stärkste, gefolgt von *Shui Zhi* und *Tu Bie Chong*. Therapeuten sollten diese Substanzen entsprechend in Übereinstimmung mit der Konstitution und den Beschwerden der Patienten auswählen.

Referenzen

1. *Chang Yong Zhong Yao Cheng Fen Yu Yao Li Shou Ce* (A Handbook of the Composition and Pharmacology of Common Chinese Drugs), 1994; 208:213
2. *Zhe Jiang Zhong Yi Za Zhi* (Zhejiang Journal of Chinese Medicine), 1983; 4:177
3. *Shan Xi Yi Yao Za Zhi* (Shanxi Journal of Medicine and Herbology), 1985; 14(1):49
4. *Zhong Xi Yi Jie He Za Zhi* (Journal of Integrated Chinese and Western Medicine), 1983; 3(5):277
5. Chen, J. Recognition and prevention of herb-drug interactions, Medical Acupuncture, Fall/Winter 1998/1999; 10(2); 9–13
6. *Zhong Cao Yao* (Chinese Herbal Medicine), 1989; 20(6):20

Wáng Bù Liú Xíng

Vaccariae Semen

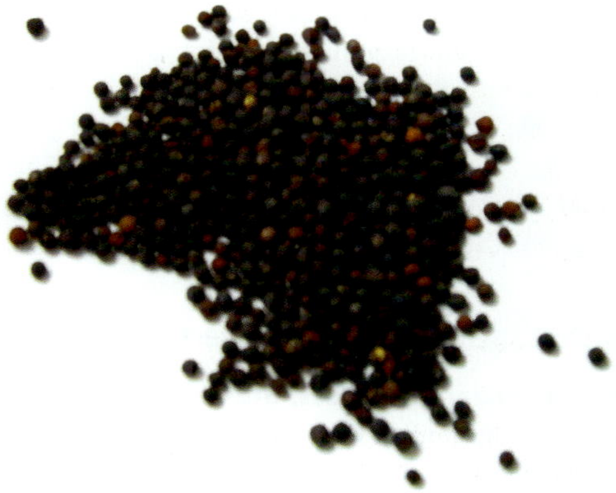

王不留行

Pinyin-Name *Wáng Bù Liú Xíng*
Wörtliche Übersetzung „König, der nicht bleibt, sondern abreist"
Andere chinesische Namen *Liu Xing Zi*, *Wang Bu Liu*
Originalquelle *Shen Nong Ben Cao Jing* (Die Materia Medica des göttlichen Landmannes), vermutlich Östliche Han-Dynastie
Deutscher Name Vaccaria-Samen, Kuhkrautsamen
Botanischer Name *Vaccaria segetalis* (neck.) Garcke (*Mai Lan Cai*)
Pharmazeutischer Name Vaccariae Semen
Eigenschaften Bitter, neutral
Leitbahnen Leber, Magen

Chinesische therapeutische Wirkungen

Aktiviert die Blutzirkulation, öffnet Leitbahnen

Dysmenorrhö, Amenorrhö: *Wang Bu Liu Xing* (Vaccariae Semen) hat auflösende Eigenschaften und behandelt Menstruationsstörungen mit Schmerzen und Schwellungen, verursacht durch Blut-Stase und Obstruktion der Leitbahnen.

- Unregelmäßige Menstruation, Menstruationsschmerzen und Amenorrhö, die sich aus Blut-Stase ergeben: *Wang Bu Liu Xing* zusammen mit *Dang Gui* (Angelicae Sinensis Radix), *Xiang Fu* (Cyperi Rhizoma), *Hong Hua* (Carthami Flos) und *Chuan Xiong* (Chuanxiong Rhizoma) verwenden.

Bi Zheng (schmerzhaftes Blockade-Syndrom): *Wang Bu Liu Xing* fördert darüber hinaus die Blutzirkulation, um Blockierungen in den Leitbahnen und Kollateralen zu öffnen und Arthritis zu lindern.

- *Bi Zheng*: *Wang Bu Liu Xing* zusammen mit *Qiang Huo* (Notopterygii Rhizoma seu Radix), *Du Huo* (Angelicae Pubescentis Radix), *Fang Feng* (Saposhnikoviae Radix), *Gui Zhi* (Cinnamomi Ramulus), *Hong Hua* (Carthami Flos), *Wei Ling Xian* (Clematidis Radix et Rhizoma), *Chi Shao* (Paeoniae Radix Rubra) und *Ji Xue Teng* (Spatholobi Caulis) verwenden.

Fördert die Laktation, drainiert Abszesse

Ungenügender Milchfluss, Brustabszess: *Wang Bu Liu Xing* wird gewöhnlich verwendet, um Störungen der Brust zu behandeln. Es hat eine auflösende Wirkung, um die Laktation zu fördern, und ableitende Eigenschaften, um Abszesse und Schwellungen der Brüste zu behandeln.

- Ausbleibender Milchfluss: *Wang Bu Liu Xing* zusammen mit *Chuan Shan Jia* (Manitis Squama) verwenden.
- Ungenügender Milchfluss durch emotionale Störungen: zusammen mit *Chuan Shan Jia* (Manitis Squama), *Long Gu* (Fossilia Ossis Mastodi), *Qu Mai* (Dianthi Herba) und *Mai Dong* (Ophiopogonis Radix) verwenden.
- Ungenügender Milchfluss durch *Qi*- und Blut-Mangel: *Wang Bu Liu Xing* mit *Huang Qi* (Astragali Radix) und *Dang Gui* (Angelicae Sinensis Radix) kombinieren.
- Schwellungen und Abszesse der Brust: zusammen mit *Pu Gong Ying* (Taraxaci Herba), *Lian Qiao* (Forsythiae Fructus), *Xia Ku Cao* (Prunellae Spica) und *Gua Lou* (Trichosanthis Fructus) verwenden.

Dosierung

6–10 g im Dekokt. *Wang Bu Liu Xing* sollte trocken-gebraten und zerkleinert werden, um die Extraktion der aktiven Bestandteile zu erleichtern.

Sicherheitshinweise, Kontraindikationen

Wang Bu Liu Xing ist während der Schwangerschaft kontraindiziert, da es die Kontraktion des Uterus stimuliert.

Chemische Zusammensetzung

Vacsegosid, Gypsogenin, Vaccarosid, Isosaponarin, Saponaretin, Vitexin, Glucuronsäure, Glucose, Arabinose, Xylose, Fructose, Rhamnose.[1, 2]

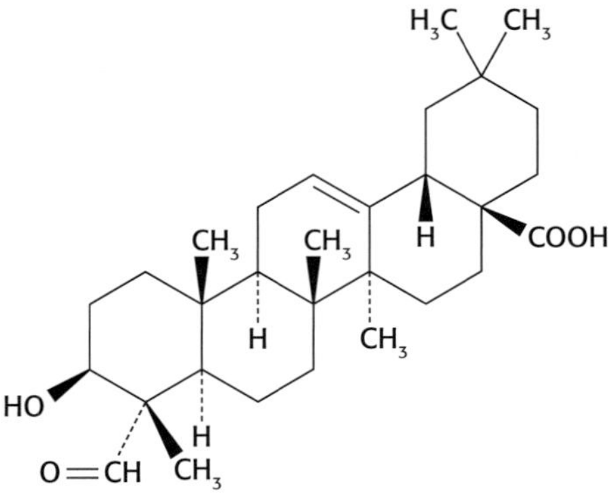

Abb. 12.8 Gypsogenin

Pharmakologische Wirkungen

Uterusstimulierend: *Wang Bu Liu Xing* hat in Tierstudien eine stimulierende Wirkung auf den Uterus gezeigt. Der alkoholische Extrakt der Arznei hat eine stärkere Wirkung als der wässrige Extrakt.[3]

Klinische und wissenschaftliche Studien

- **Weheneinleitung**: Ein Dekokt mit hohen Dosen *Wang Bu Liu Xing* und *Ji Xing Zi* (Impatientis Semen) wurde mit unterschiedlichem Erfolg eingesetzt, um bei vier Frauen Wehen auszulösen. Sobald der gewünschte Effekt erreicht war, wurde die Einnahme des Dekokts beendet, um eine Überstimulation des Uterus zu verhindern und die Gefahr des Auftretens von Nebenwirkungen zu minimieren.[4]
- **Steine in den Harnwegen**: In einer Untersuchung wurden 95 Patienten mit Steinen in unterschiedlichen Abschnitten der Harnwege (von den Nieren bis zur Blase) mit einem Arzneimitteldekokt behandelt. Es wurden durchschnittlich 89 Dosen gegeben, die Wirksamkeitsrate lag bei 88,4%. Die Rezeptur enthielt *Wang Bu Liu Xing*, *Ji Xing Zi* (Impatientis Semen), *Chuan Niu Xi* (Cyathulae Radix), *Zhi Qiao* (Aurantii Fructus), *Ji Nei Jin* (Gigeriae Galli Endothelium Corneum), *Shi Wei* (Pyrrosiae Folium) und *Bian Xu* (Polygoni Avicularis Herba).

Toxikologie

Die Gabe von *Wang Bu Liu Xing* führte bei einem Patienten mit erhöhter Photosensibilität nach längerer Sonnenexposition zu einer Dermatitis mit Schwellung und Ödemen der Haut.[5]

Referenzen

1. *Xian Dai Zhong Yao Yao Li Xue* (Contemporary Pharmacology of Chinese Herbs), 1997; 933

2. The Merck Index 12th edition, Chapman and Hall/CRCnetBASE/ Merck, 2000
3. *Zhong Yao Xue* (Chinese Herbology), 1998; 582:584
4. *An Hui Zhong Yi Xue Yuan Xue Bao* (Journal of Anhui University School of Medicine), 1986; 5(3):33
5. *Zhong Hua Pi Fu Ke Xue Za Zhi* (Chinese Journal of Dermatology), 1991; (4):281

Wŭ Líng Zhī

Trogopterori Faeces

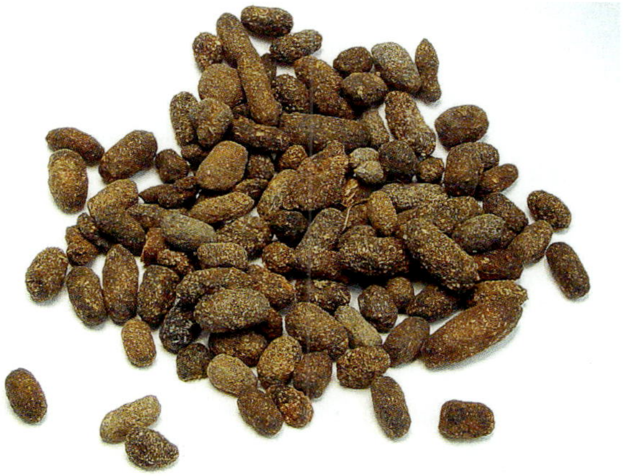

五靈脂 五灵脂

Pinyin-Name *Wŭ Líng Zhī*
Wörtliche Übersetzung „Fett der fünf Geister"
Originalquelle *Kai Bao Ben Cao* (Materia Medica der Kai Bao-Ära), von Ma Zhi in den Jahren 973 und 974 verfasst
Deutscher Name Flughörnchenexkremente
Zoologischer Name *Trogopterus xanthipes* Milne-Edwards; *Pteromys volans* L.
Pharmazeutischer Name Trogopterori Faeces
Eigenschaften Bitter, süß, warm
Leitbahnen Leber

Chinesische therapeutische Wirkungen

Aktiviert die Blutzirkulation, lindert Schmerzen

Wu Ling Zhi (Trogopterori Faeces) behandelt unterschiedliche innere Störungen, die durch Blut-Stase und Schmerzen charakterisiert sind. Es dringt in die *Xue*-(Blut-) Schicht ein und eliminiert Blut-Stase, um Menstruationsschmerzen, Amenorrhö und postpartale Bauchschmerzen zu lindern. Es ist außerdem wirksam bei Brust- und Oberbauchschmerzen, die sich aus einer Blut-Stase ergeben.

- Menstruationsschmerzen, Amenorrhö und postpartale Bauchschmerzen: *Wu Ling Zhi* mit *Pu Huang* (Typhae Pollen) kombinieren, um Blut-Stase zu zerstreuen und Schmerzen zu lindern. **Beispiel-Rezeptur**: *Shi Xiao San* (Plötzliches Lächeln Pulver).
- Brustschmerzen und Schmerzen im Epigastrium durch Blut-Stase: *Wu Ling Zhi* zu *Yan Hu Suo* (Corydalis Rhizoma), *Mo Yao* (Myrrha) und *Ru Xiang* (Olibanum) hinzufügen.
- Brustschmerzen und Schmerzen im Epigastrium durch Blut- und *Qi*-Stagnation: Kombination mit *Xiang Fu* (Cyperi Rhizoma) und *Yan Hu Suo* (Corydalis Rhizoma).
- Bauchschmerzen: zusammen mit *Dang Gui* (Angelicae Sinensis Radix), *Bai Shao* (Paeoniae Radix Alba), *Chuan Xiong* (Chuanxiong Rhizoma) und *Gui Zhi* (Cinnamomi Ramulus) verwenden.
- Schmerzen im unteren Abdomen: zusammen mit *Xiao Hui Xiang* (Foeniculi Fructus) und *Chuan Lian Zi* (Toosendan Fructus) verwenden.
- Schmerzen im Hypochondrium: Kombination mit *Chai Hu* (Bupleuri Radix), *Zhi Qiao* (Aurantii Fructus), *Qing Pi* (Citri Reticulatae Viride Pericarpium), *Ji Li* (Tribuli Fructus), *Jiang Huang* (Curcumae Longae Rhizoma), *Chi Shao* (Paeoniae Radix Rubra) und *Xiang Fu* (Cyperi Rhizoma).

Zerstreut Blut-Stase, stoppt Blutungen

Uterusblutungen: *Wu Ling Zhi* behandelt Blutungsstörungen, die durch Blut-Stase charakterisiert sind, die den normalen Fluss des Blutes blockiert und es nach außen treibt. Bei Patientinnen mit Uterusblutungen dieser Art ist das Blut dunkelviolett und mit Gerinnseln durchsetzt. Die Patientinnen haben außerdem stechende Schmerzen. Das Behandlungsprinzip besteht in diesem Fall darin, das Blut zu bewegen. Sobald die Gerinnsel aufgelöst sind, hört die Uterusblutung auf. Zu diesem Zweck wird üblicherweise verkohltes *Wu Ling Zhi* verwendet, da es gleichzeitig die Blutzirkulation aktiviert und die Blutung stoppt.

- Übermäßige Uterusblutungen mit dunklem, leicht violettem Blut, Gerinnseln und stechenden Bauchschmerzen: *Wu Ling Zhi* zusammen mit *San Qi* (Notoginseng Radix et Rhizoma), *Di Huang* (Rehmanniae Radix) und *Mu Dan Pi* (Moutan Cortex) verwenden.

Eliminiert Toxine

Wu Ling Zhi wird innerlich oder äußerlich angewendet, um verschiedene Schlangen- und Insektenbisse zu behandeln.

Dosierung

3–10 g im Dekokt oder in Pillen. *Wu Ling Zhi* sollte in ein Seihtuch eingewickelt werden, bevor es gekocht wird. Es wird sowohl innerlich als auch äußerlich verwendet. Unverarbeitetes *Wu Ling Zhi* hat einen ausgeprägten Geruch, der unter Umständen die Patienten-Compliance herabsetzt. Der Geruch wird durch Braten dieser Substanz mit Essig oder Getreideschnaps beseitigt. *Wu Ling Zhi*, das mit Essig gebraten wird, zerstreut stärker Stagnation. *Wu Ling Zhi*, das mit Flüssigkeit (Getreideschnaps) gebraten wird, bewegt stärker das Blut und öffnet besser die Leitbahnen. Verkohltes *Wu Ling Zhi* stoppt Blutungen.

Sicherheitshinweise, Kontraindikationen

- *Wu Ling Zhi* ist während der Schwangerschaft oder bei Patienten mit Blut-Mangel oder ohne Blut-Stase kontraindiziert.
- *Wu Ling Zhi* antagonisiert *Ren Shen* (Ginseng Radix et Rhizoma).

Chemische Zusammensetzung

Urea, Harnsäure, Vitamin A.[1]

Pharmakologische Wirkungen

- **Antibiotisch**: *Wu Ling Zhi* hat eine hemmende Wirkung auf *Mycobacterium tuberculosis* und Dermatophyten.[2]
- **Spasmolytisch**: Es lindert spürbar Spasmen und Krämpfe der glatten Muskulatur.[3]

Klinische und wissenschaftliche Studien

- **Virushepatitis**: In einer Studie wurden 200 Patienten mit viraler Hepatitis (139 mit akuter, 61 mit chronischer Hepatitis) mit einer Arzneimittelzubereitung behandelt. Bei 140 Patienten zeigte sich eine signifikante Besserung, bei 50 eine moderate Besserung und bei 10 Patienten keine Änderung. Die Rezeptur enthielt *Wu Ling Zhi*, *Yin Chen* (Artemisiae Scopariae Herba), *Pu Huang* (Typhae Pollen) und bedarfsweise andere Substanzen.[4]
- **Infertilität**: Patientinnen mit Infertilität aufgrund einer Endometriumhyperplasie wurden erfolgreich mit modifiziertem *Shi Xiao San* (Plötzliches Lächeln Pulver) behandelt.[5]

12

Kommentar der Autoren

Nach Dr. Liu Hong-Xiang werden *Wu Ling Zhi*, *Pu Huang* (Typhae Pollen), *Dang Gui* (Angelicae Sinensis Radix), *Shan Zha* (Crataegi Fructus) und *Chuan Xiong* (Chuanxiong Rhizoma) gemeinsam verwendet, um dysfunktionale Uterusblutungen oder Blutungen und Bauchschmerzen nach einem Abort oder einer Entbindung zu behandeln.

Referenzen

1. *Zhong Yao Xue* (Chinese Herbology), 1998; 566–567
2. *Dong Wu Xue Za Zhi* (Journal of Zoology), 1977; (4):20
3. Ibid.
4. *Hu Bei Zhong Yi Za Zhi* (Hubei Journal of Chinese Medicine), 1985; 1985; 5:17
5. *Zhe Jiang Zhong Yi Za Zhi* (Zhejiang Journal of Chinese Medicine), 1985; 9(4):24

Yán Hú Suŏ

Corydalis Rhizoma

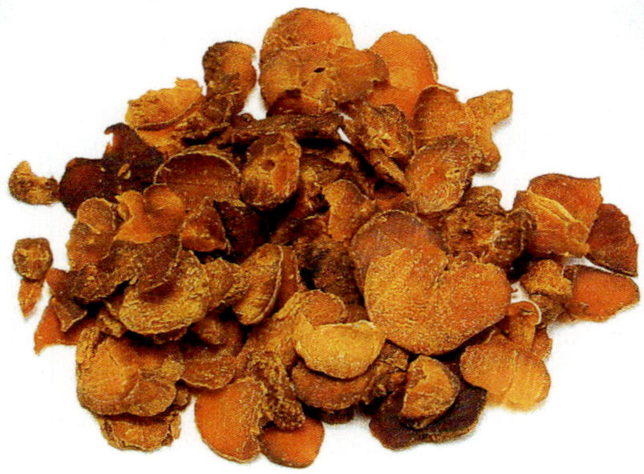

延胡索

Pinyin-Name *Yán Hú Suŏ*
Andere chinesische Namen *Yan Hu*, *Yuan Hu*, *Xuan Hu*, *Xuan Hu Suo*
Originalquelle *Ben Cao Shi Yi* (Auslassungen der [klassischen] Materia Med ica) aus dem Jahr 741 von Chen Cang-Qi
Deutscher Name Lärchenspornwurzelstock
Botanischer Name *Corydalis turtschaninovii* Bess. f. yanhusuo Y.H. Chou et C.C. Hsu (*Yan Hu Suo*)
Pharmazeutischer Name Corydalis Rhizoma
Eigenschaften Scharf, bitter, warm
Leitbahnen Herz, Leber, Milz

Chinesische therapeutische Wirkungen

Aktiviert die Qi- und Blutzirkulation zur Schmerzlinderung

Schmerzen in Brust, Abdomen und Extremitäten: In der Traditionellen Chinesischen Medizin ist Schmerz eine Manifestation von *Qi*-Stagnation, Blut-Stagnation oder beidem. Es wird oft gesagt, wo der Schmerz ist, ist die Stagnation; wo die Stagnation ist, ist der Schmerz. *Yan Hu Suo* (Corydalis Rhizoma) gehört zu den am häufigsten verwendeten und wirksamsten Arzneien, um Schmerzen zu lindern, weil es die hervorragende Fähigkeit hat, das *Qi* in der *Qi*-(Energie-)Ebene zu aktivieren und die Blutzirkulation in der *Xue*-(Blut-)Ebene zu beleben. Es wird verwendet, um Schmerzen aufgrund einer Vielzahl von Ursachen und in allen Bereichen des Körpers zu behandeln.

Brustschmerzen

- Schwere epigastrische Schmerzen und Brustschmerzen: *Yan Hu Suo* einzeln verwenden.
- Angina pectoris, koronare Herzkrankheit, Brustschmerzen: *Yan Hu Suo* mit *Dan Shen* (Salviae Miltiorrhizae Radix et Rhizoma), *Hong Hua* (Carthami Flos) und *Chuan Xiong* (Chuanxiong Rhizoma) kombinieren.
- Schmerzen in Brust und Hypochondrium: zu *Gua Lou* (Trichosanthis Fructus), *Xie Bai* (Allii Macrostemi Bulbus) und *Yu Jin* (Curcumae Radix) hinzufügen.
- Herzrhythmusstörungen: zusammen mit *Shan Zha* (Crataegi Fructus), *Yu Zhu* (Polygonati Odorati Rhizoma) und *Dan Shen* (Salviae Miltiorrhizae Radix et Rhizoma) verwenden.

Epigastrische und Bauchschmerzen

- Epigastrische und Bauchschmerzen aufgrund von *Qi*- und Blut-Stagnation: *Yan Hu Suo* zu *Chuan Lian Zi* (Toosendan Fructus) hinzufügen.
- Bauchschmerzen, verursacht durch Kälte und Blut-Stagnation: Kombination mit *Gao Liang Jiang* (Alpiniae Officinarum Rhizoma), *Pao Jiang* (Zingiberis Rhizoma Praeparatum), *Xiang Fu* (Cyperi Rhizoma) und *Sha Ren* (Amomi Fructus).
- Abdominales Völlegefühl und Schmerzen durch *Qi*-Stagnation: zusammen mit *Mu Xiang* (Aucklandiae Radix), *Qing Pi* (Citri Reticulatae Viride Pericarpium), *Sha Ren* (Amomi Fructus) und *Yu Jin* (Curcumae Radix) verwenden.
- Hernienschmerzen: zu *Xiao Hui Xiang* (Foeniculi Fructus) und *Wu Yao* (Linderae Radix) hinzufügen.

Gynäkologische Schmerzen

- Amenorrhö oder Menstruationsschmerzen durch *Qi*- und Blut-Stagnation: *Yan Hu Suo* mit *Dang Gui* (Angelicae Sinensis Radix), *Chuan Xiong* (Chuanxiong Rhizoma), *Bai Shao* (Paeoniae Radix Alba) und *Xiang Fu* (Cyperi Rhizoma) verwenden.
- Amenorrhö und Menstruationsschmerzen durch Kälte und Blut-Stagnation: Kombination mit *Gan Jiang* (Zingiberis Rhizoma), *Rou Gui* (Cinnamomi Cortex), *Dang Gui* (Angelicae Sinensis Radix), *Wu Ling Zhi* (Trogopterori Faeces), *Pu Huang* (Typhae Pollen) und *Chuan Xiong* (Chuanxiong Rhizoma).

Schmerzen in den Extremitäten

- Schmerzen in den oberen Extremitäten: *Yan Hu Suo* zusammen mit *Dang Gui* (Angelicae Sinensis Radix), *Gui Zhi* (Cinnamomi Ramulus) und *Chi Shao* (Paeoniae Radix Rubra) verwenden.
- Schmerzen in den unteren Extremitäten: Kombination mit *Sang Ji Sheng* (Taxilli Herba), *Chuan Niu Xi* (Cyathulae Radix), *Xu Duan* (Dipsaci Radix) und *Du Huo* (Angelicae Pubescentis Radix).
- Verletzungen und Schmerzen: mit *Dang Gui* (Angelicae Sinensis Radix), *Chuan Xiong* (Chuanxiong Rhizoma), *Ru Xiang* (Olibanum) und *Mo Yao* (Myrrha) verwenden.

Geschwülste

Eine anhaltende Stagnation von *Qi* und Blut im Abdomen kann zu tastbaren Geschwülsten führen, die fixiert sind und – abhängig von der Ausprägung und Schwere des Zustands – in der Größe variieren. Die Schwellungen können an einem Tag tastbar sein, am anderen nicht, und beim Aufflackern der Krankheit deutlicher und schmerzhafter auftreten. *Yan Hu Suo* geht in die *Xue*-(Blut-)Schicht, um die Zirkulation zu beleben, Stagnation zu beseitigen und Geschwülste zu reduzieren.

- Tastbare Schwellungen im Abdomen: *Yan Hu Suo* mit *Dang Gui* (Angelicae Sinensis Radix), *Hong Hua* (Carthami Flos), *Tao Ren* (Persicae Semen), *Chuan Niu Xi* (Cyathulae Radix), *Ze Lan* (Lycopi Herba), *Chuan Shan Jia* (Manitis Squama), *E Zhu* (Curcumae Rhizoma), *San Leng* (Sparganii Rhizoma), *Da Huang* (Rhei Radix et Rhizoma), *Wu Yao* (Linderae Radix) und *Qing Pi* (Citri Reticulatae Viride Pericarpium) kombinieren.

Dosierung

3–10 g im Dekokt mit einer Maximaldosis von 20 g. 1–1,5 g *Yan-Hu-Suo*-Pulver, zubereitet mit warmem Wasser. Das Braten der Arzneidroge mit Getreideschnaps verstärkt ihre Blut aktivierende Wirkung. Das Braten mit Essig verstärkt die schmerzstillende Wirkung.

Sicherheitshinweise, Kontraindikationen

- *Yan Hu Suo* ist bei schwangeren Frauen aufgrund seiner starken *Qi-* und Blut bewegenden Wirkung kontraindiziert.
- *Yan Hu Suo* sollte mit Vorsicht bei Patienten verwendet werden, die Schmerzen wegen eines zugrunde liegenden Mangel-Zustands haben, da diese Arznei *Qi* und Blut verbrauchen kann.

Chemische Zusammensetzung

D-Corydalin, DL-Tetrahydropalmatin, Corydalis L, Protopin, 1-Tetrahydrocoptisin, L-Tetrahydrocolumbamin, Corydalis H, Corydalis I, Corybulbin, B-Homochelidonin, Coptisin, Dehydrocorydalin, Corydalmin, Dehydrocorydalmin und Columbamin.[1, 2, 3, 4]

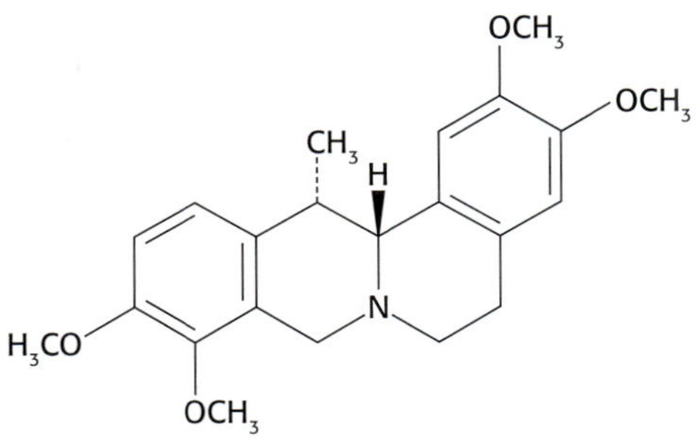

Abb. 12.9 Corydalin

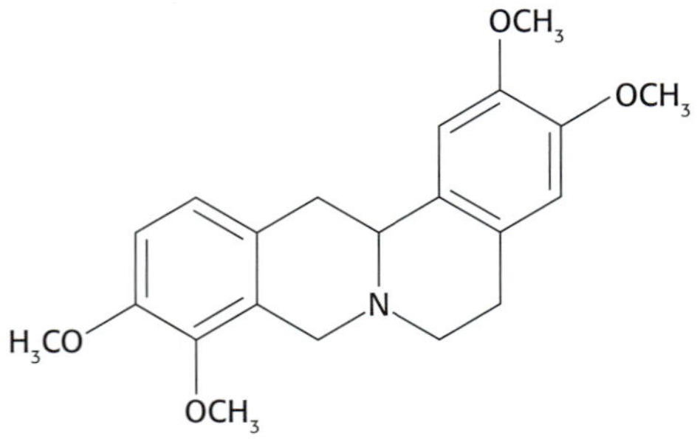

Abb. 12.10 Tetrahydropalmatin

Pharmakologische Wirkungen

- **Analgetisch**: *Yan Hu Suo* hat eine starke analgetische Wirkung, mit DL-Tetrahydropalmatin und Corydalis als stärksten Komponenten. Verglichen mit Morphin hat *Yan Hu Suo* einen späteren Wirkungseintritt und eine schwächere analgetische Wirkung, wenn es als Injektion verabreicht wird. Die Evaluation der gewichtsbezogenen analgetischen Wirkung zeigte, dass *Yan Hu Suo* ungefähr 100-mal wirksamer ist als Morphin. Allerdings ging die Gabe von *Yan Hu Suo* nicht mit Zeichen oder Symptomen einer Abhängigkeit einher. Darüber hinaus trat ein Gewöhnungseffekt bei Morphin fast 100% schneller auf als bei *Yan Hu Suo*.[5]
- **Analgetisch**: In einer Forschungsarbeit wurde gezeigt, dass die analgetische Wirkung von Elektroakupunktur durch Kombination mit *Yan Hu Suo* im Vergleich zu einer Kontrollgruppe, die ausschließlich Elektroakupunktur erhielt, signifikant anstieg.[6]
- **Sedierend und beruhigend**: *Yan Hu Suo* hat sedierende und beruhigende Wirkungen bei Kaninchen, Mäusen, Hunden und Affen gezeigt.[7]
- **Wirkungen auf das Zentralnervensystem**: Tetrahydropalmatin hat deutlich analgetische, sedierende, beruhigende und schlaffördernde Einflüsse auf das Zentralnervensystem.[8]
- **Entzündungshemmend**: Ein *Yan-Hu-Suo*-Extrakt zeigte eine stark entzündungshemmende Wirkung durch Hemmung der Histaminfreisetzung und Ödembildung bei arthritischen Ratten. Es stellte sich heraus, dass der Extrakt sowohl in akuten als auch chronischen Phasen der Entzündung wirksam war.[9]
- **Antiulzerativ**: *Yan Hu Suo* unterdrückt die Sekretion von Magensäure bei Kaninchen und Mäusen, wenn es in einer Dosierung von 80 mg/kg verabreicht wird.[10]
- **Kardiovaskulär**: *Yan Hu Suo* vermindert den Widerstand des Blutflusses und erhöht die Blutperfusion in den Koronararterien von Katzen. Es senkt den Sauerstoffverbrauch des Herzmuskels und erhöht die Kontraktilität des Herzens.[11]
- **Adrenokortikal**: *Yan Hu Suo* erhöhte die Hormonsekretion der Nebenniere, wenn es als Injektion bei Mäusen in einer Dosierung von 70 mg/kg verabreicht wurde.[12]
- **Muskelrelaxierend**: *Yan Hu Suo* zeigte muskelrelaxierende Effekte bei Kaninchen und Mäusen.[13]

Klinische und wissenschaftliche Studien

- **Koronare Herzkrankheit**: In einer klinischen Untersuchung wurde ein *Yan-Hu-Suo*-Extrakt bei der Behandlung von 575 Patienten mit koronarer Herzkrankheit (424 mit Angina pectoris, 148 mit Myokardinfarkt) angewendet. Bei den 424 Patienten mit Angina pectoris wurde eine Besserung sowohl in der symptomatischen Beurteilung als auch im EKG-Monitoring dokumentiert. Bei 44,4% der Patienten kam es zu einer signifikanten Symptombesserung, bei 33,8% zu moderaten Besserungen. Im EKG-Monitoring gab es eine Besserung bei 26,8% der Patienten, eine moderate Besserung bei 26,1%. Bei den 148 Patienten mit Myokardinfarkt lag die Todesrate bei 14,1% für Patienten, die mit *Yan Hu Suo* behandelt wurden, und bei 32,3% für Patienten, die keine Behandlung erhielten.[14]

- **Lokalanästhesie**: Die lokale Injektion eines *Yan-Hu-Suo*-Präparats zeigte zufriedenstellende anästhetische Wirkungen bei 98 von 105 Patienten (93,4%), die chirurgisch behandelt wurden. Nur sechs Patienten (5,7%) hatten leichte Schmerzen.[15]
- **Herzrhythmusstörungen**: In einer Untersuchung wurden 48 Patienten mit Arrhythmie und 27 Patienten mit supraventrikulärer Arrhythmie mit 5–10 g *Yan Hu Suo* dreimal täglich mit guten Ergebnissen behandelt.[16]

Toxikologie

Die LD_{50} für die orale Verabreichung von *Yan Hu Suo* bei Mäusen beträgt 100 ± 4,53 g/kg. Zu den Nebenwirkungen gehören Hypotonie, Bradykardie, leichte Atemdepression, Sedierung und Tremor.[17]

Kommentar der Autoren

Gemäß Dr. Ding Guang-Di eignen sich *Yan Hu Suo* und *Chuan Lian Zi* (Toosendan Fructus) besser für linksseitige, *Xuan Fu Hua* (Inulae Flos) und *Xiang Fu* (Cyperi Rhizoma) für rechtsseitige Schmerzen im Hypochondrium.

Nach Dr. Dr. Chen Ke-Fen sind *Yan Hu Suo* und *Chuan Xiong* (Chuanxiong Rhizoma) ein wirksames Paar, um Angina pectoris und *Xiong Bi* (schmerzhafte Blockade der Brust) zu beseitigen.

Yan Hu Suo, Ru Xiang (Olibanum), *Mo Yao* (Myrrha) und *Fang Ji* (Stephaniae Tetrandrae Radix) haben alle eine stark schmerzlindernde Wirkung.

- *Yan Hu Suo* hat die stärkste analgetische Wirkung und wird für alle Formen von Schmerzen in Brust, Abdomen und Extremitäten verwendet, die durch *Qi*- und Blut-Stagnation verursacht werden.
- *Ru Xiang* und *Mo Yao* werden gewöhnlich zusammen verwendet, um Schmerzen aufgrund von traumatischen Verletzungen oder äußeren Verletzungen zu behandeln.
- *Fang Ji* ist am wirksamsten bei *Bi Zheng* (schmerzhaftes Blockade-Syndrom) in den Extremitäten.

Referenzen

1. *Xian Dai Zhong Yao Yao Li Xue* (Contemporary Pharmacology of Chinese Herbs), 1997; 894–895
2. *Chang Yong Zhong Yao Cheng Fen Yu Yao Li Shou Ce* (A Handbook of the Composition and Pharmacology of Common Chinese Drugs), 1994; 874–875
3. The Merck Index 12th edition, Chapman and Hall/CRCnetBASE/Merck, 2000
4. Ibid.
5. *Zhong Yao Yao Li Yu Ying Yong* (Pharmacology and Applications of Chinese Herbs), 1983; 447
6. *Chen Tzu Yen Chiu* (Acupuncture Research), 1994; 19(1):55–8
7. *Zhong Cao Yao Xue* (Study of Chinese Herbal Medicine), 1976; 340
8. *Memorias do Instituto Oswaldo Cruz.* 1991; 86 suppl 2:173–5
9. *Biol Pharm Bull*, 1994:Feb; 17(2):262–5
10. *Zhong Cao Yao Xue* (Study of Chinese Herbal Medicine), 1976; 340
11. *Zhong Yao Yao Li Yu Ying Yong* (Pharmacology and Applications of Chinese Herbs), 1983; 447
12. *Xi Xue Xue Bao* (Academic Journal of Medicine), 1988; 23(10)721
13. *Zhong Guo Yao Li Xue Tong Bao* (Journal of Chinese Herbal Pharmacology), 1990; 6(3):179
14. *Zhong Yao Tong Bao* (Journal of Chinese Herbology), 1980; 4:192
15. *He Bei Xin Yi Yao* (Hebei New Medicine and Herbology), 1973; 4:34
16. *Zhong Hua Xin Xue Guan Bing Za Zhi* (Chinese Journal of Cardiology), 1983
17. *Zhong Yao Yao Li Yu Ying Yong* (Pharmacology and Applications of Chinese Herbs), 1983; 447

Yè Míng Shā

Vespertilionis Faeces

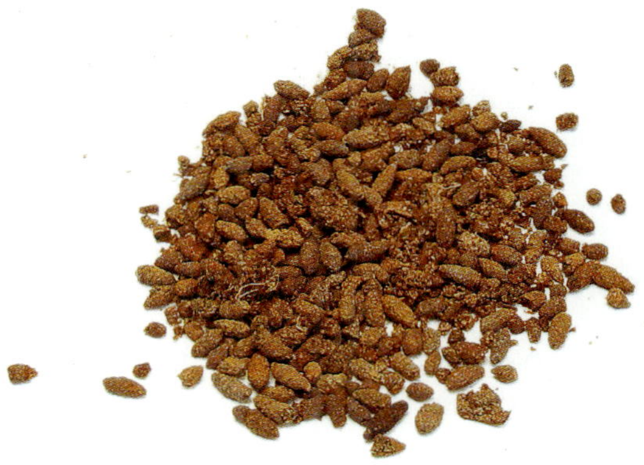

夜明砂

Pinyin-Name *Yè Míng Shā*

Wörtliche Übersetzung „In der Nacht glänzender Sand"

Andere chinesische Namen *Hei Sha Xing*

Originalquelle *Shen Nong Ben Cao Jing* (Die Materia Medica des göttlichen Landmannes), vermutlich Östliche Han-Dynastie

Deutscher Name Fledermausexkremente, Fledermausdung

Zoologischer Name *Vesperlitis superans* Thomas (*Bian Fu*)

Pharmazeutischer Name Vespertilionis Faeces

Eigenschaften Scharf, kalt

Leitbahnen Leber

Chinesische therapeutische Wirkungen

Löst Blutergüsse auf und beseitigt Stase

Verletzungen: *Ye Ming Sha* (Vespertilionis Faeces) löst Blutergüsse auf und beseitigt Stase. Es wird gewöhnlich mit *Qi* und Blut aktivierenden Arzneien kombiniert, um Verletzungen des Bewegungsapparats zu behandeln.

Klärt Leber-Hitze und unterstützt die Augen

Rötung, Schmerz und blutunterlaufene Augen: *Ye Ming Sha* behandelt Augenstörungen, die durch Leber-Hitze und Blut-Stase charakterisiert sind. Zu den klinischen Anwendungen gehören Rötung und Schmerzen der Augen, Nachtblindheit, Sehbehinderung und Katarakt.

- Augenstörungen, die durch Leber-Hitze und Blut-Stase gekennzeichnet sind: zweimal täglich 1,5 g *Ye Ming Sha* anwenden. Es kann auch mit anderen Arzneien kombiniert werden, die die Leber klären und sich positiv auf die Augen auswirken.
- Unscharfes Sehen: *Ye Ming Sha* zusammen mit *Shi Jue Ming* (Haliotidis Concha) und *Gou Qi Zi* (Lycii Fructus) verwenden.
- Rötung und Schmerzen der Augen: *Jue Ming Zi* (Cassiae Semen) hinzufügen.

Dosierung

3–10 g im Dekokt, 1–2 g als Pulver. *Ye Ming Sha* sollte vor dem Dekoktieren in ein Seihtuch gewickelt werden.

Sicherheitshinweise, Kontraindikationen

Ye Ming Sha sollte mit Vorsicht bei Patienten verwendet werden, die Probleme mit den Augen, aber keine Blut-Stase haben.

Chemische Zusammensetzung

Urea, Harnsäure, Cholesterin.[1]

Klinische und wissenschaftliche Studien

Blutunterlaufene Augen: Die ein- oder zweimal tägliche orale Einnahme von 1,5 g *Ye-Ming-Sha*-Pulver mit warmem Wasser war bei der Behandlung von Patienten mit blutunterlaufenen Augen wirksam. Es ist besonders effektiv bei Patienten mit wiederkehrenden Zuständen, die nicht auf eine Standardbehandlung ansprechen.[2]

Referenzen

1. *Zhong Yao Xue* (Chinese Herbology), 1998; 595:596
2. *Zhong Yi Za Zhi* (Journal of Chinese Medicine), 1985; 8:24

Yì Mŭ Căo

Leonuri Herba

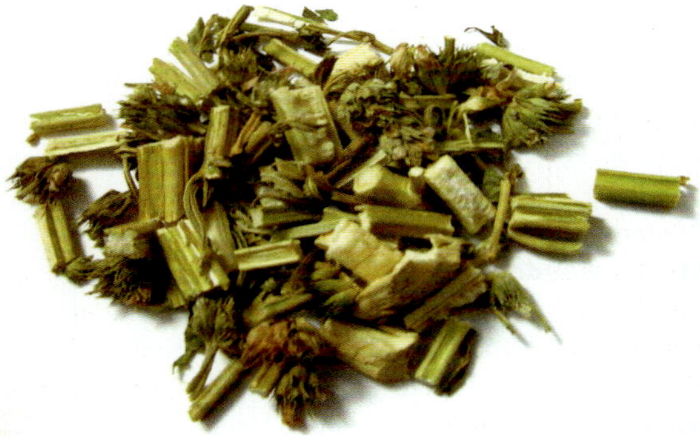

益母草

Pinyin-Name *Yì Mŭ Căo*
Wörtliche Übersetzung „Mutters Kraut", „Kraut, gut für die Mutter" „Kraut, das der Mutter nutzt"
Andere chinesische Namen *Cong Wei*, *Yi Ming*
Originalquelle *Shen Nong Ben Cao Jing* (Die Materia Medica des göttlichen Landmannes), vermutlich Östliche Han-Dynastie
Deutscher Name Chinesisches Mutterkraut, Löwenschwanzkraut
Botanischer Name *Leonurus heterophyllus* Sweet (*Yi Mu Cao*)
Pharmazeutischer Name Leonuri Herba
Eigenschaften Scharf, bitter, kühl
Leitbahnen Herz, Leber, Harnblase

Chinesische therapeutische Wirkungen

Aktiviert die Blutzirkulation, zerstreut Blut-Stase

Unregelmäßige Menstruation, Amenorrhö, postpartale Bauchschmerzen: *Yi Mu Cao* (Leonuri Herba) gehört zu den besten und am häufigsten genutzten Arzneidrogen bei der Behandlung von unterschiedlichen gynäkologischen Störungen, die durch Blut-Stagnation verursacht werden. Es ist essentiell für die Regulation der Blutzirkulation im *Chong Mai* (Durchdringungsgefäß), ohne das *Qi* oder das Blut zu beschädigen. Es regeneriert Blut, ohne Stagnation zu verursachen. Bei Frauen mit postpartalen Blutungen fördert *Yi Mu Cao* Uteruskontraktionen, um die verbleibende Stagnation zu beseitigen.

- Bauchschmerzen aufgrund unregelmäßiger Menstruation oder Amenorrhö: *Yi Mu Cao* zusammen mit *Dang Gui* (Angelicae Sinensis Radix), *Bai Shao* (Paeoniae Radix Alba) und *Dan Shen* (Salviae Miltiorrhizae Radix et Rhizoma) verwenden.
- Schwere postpartale Bauchschmerzen und Uterusblutungen: *Yi Mu Cao* als Einzelarznei verwenden.

Fördert die Harnausscheidung, reduziert Schwellungen und Ödeme

Ödeme und Dysurie: Bei Nieren-*Qi*-Mangel behandelt *Yi Mu Cao* Symptome wie Dysurie, spärlichen Urin, chronische Ödeme, Schweregefühl im Rücken und in den Beinen, abdominale Auftreibung und Völlegefühl nach den Mahlzeiten, blasse Hautfarbe, Bewegungsschwierigkeiten, Müdigkeit und Antriebslosigkeit. Diese Arznei behandelt außerdem Ödeme bei chronischer Nephritis.

- Ödeme und Dysurie: *Bai Mao Gen* (Imperatae Rhizoma) hinzufügen.

Klärt Hitze und eliminiert Toxine

Hauterkrankungen: *Yi Mu Cao* klärt Hitze und eliminiert Toxine sowohl aus dem Inneren als auch aus dem Äußeren. Zu den klinischen Anwendungen gehören Ekzeme, Wunden, Läsionen und Geschwüre. Es kann innerlich und äußerlich angewendet werden.

Dosierung

10–15 g, maximal 30 g als Dekokt. *Yi Mu Cao* wird gewöhnlich innerlich und äußerlich angewendet.

Sicherheitshinweise, Kontraindikationen

- *Yi Mu Cao* ist bei *Yin*-Mangel, Blut-Mangel oder *Yang*-Mangel mit Prolaps kontraindiziert.
- *Yi Mu Cao* darf wegen seiner stimulierenden Wirkung auf den Uterus während der Schwangerschaft nur mit besonderer Vorsicht angewendet werden.

Chemische Zusammensetzung

Leonurin, Stachydrin, Leonuridien, Leonurinin, Laurinsäure, Linolensäure, Sterol, Prehispanolon, 4-Guanidino-1-butanol, Vitamin A.[1,2]

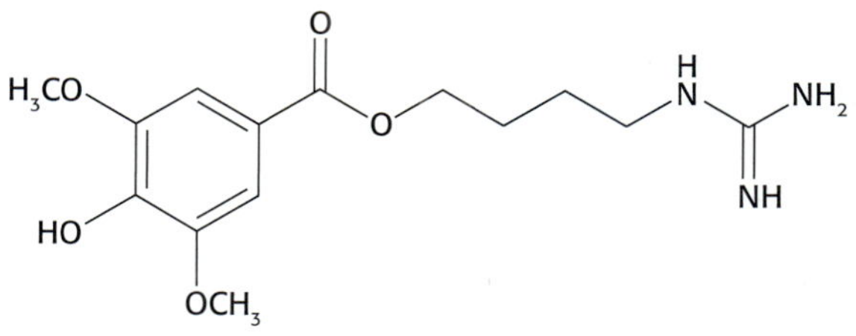

Abb. 12.11 Leonurin

Pharmakologische Wirkungen

- **Uterusstimulierend**: Wässrige bzw. alkoholische Extrakte aus *Yi Mu Cao* haben eine stimulierende Wirkung auf den Uterus von Kaninchen, Katzen, Hunden und Meerschweinchen. Die Wirkung tritt ungefähr 15 bis 20 Minuten nach der oralen Aufnahme des Dekokts auf. Die stimulierende Wirkung ist sowohl bei trächtigen als auch bei nicht-trächtigen Tieren und sowohl in der frühen als auch in der späten Trächtigkeit zu beobachten. Von den medizinischen Anteilen der Pflanze hat das Blatt die stärkste stimulierende Wirkung, die Wurzel hat einen milderen Einfluss, der Stamm hat keine Wirkung.[3]
- **Kardiovaskulär**: Eine niedrige Dosis *Yi Mu Cao* stimuliert die Herzkontraktion, während eine hohe Dosis eine hemmende Wirkung hat. Die intravenöse Injektion einer *Yi-Mu-Cao*-Zubereitung in einer Dosierung von 2 mg/kg hat einen blutdrucksenkenden Effekt, der jedoch nur wenige Minuten anhält.[4]
- **Thrombozytenaggregationshemmend**: Ein alkoholischer injizierbarer Extrakt aus *Yi Mu Cao* zeigte eine deutliche thrombozytenaggregationshemmende Wirkung.[5]
- **Respiratorisch**: Eine niedrige Dosis von *Yi Mu Cao* stimuliert das Atemsystem, indem es Atemfrequenz und Atemtiefe steigert. Eine hohe Dosis hemmt das Atemsystem, indem es die Atemstärke schwächt und den Atemrhythmus unterbricht.[6]
- **Renal**: In einer Studie zeigte die intravenöse Injektion von 20 ml einer *Yi-Mu-Cao*-Zubereitung (entsprechend 60 g des losen Krauts) deutliche Wirkung bei der Behandlung eines akuten Nierenversagens bei Hunden. Die Beurteilungskriterien waren Serum-Harnstoff, Natriumausscheidung im Urin und renaler Blutfluss.[7]

Klinische und wissenschaftliche Studien

- **Akute Nephritis**: Ein Dekokt aus *Yi Mu Cao*, das dreimal täglich verabreicht wurde, reduzierte deutlich die Ödeme bei Patienten mit akuter Nephritis. Das Dekokt wurde zubereitet, indem 90 bis 120 g getrocknetes *Yi Mu Cao* in 700 ml Wasser gekocht wurden, um 300 ml Dekokt zu gewinnen. Frisches *Yi Mu Cao* in doppelter Dosierung war nachweislich besser wirksam als das getrocknete Kraut.[8]
- **Koronare Herzkrankheit**: 100 Patienten mit koronarer Herzkrankheit wurden mit einer *Yi-Mu-Cao*-Zubereitung über intravenöse Tropfinfusion behandelt. Die Symptombeurteilung der Studie zeigte eine 84-prozentige Wirksamkeitsrate, die EKG-Auswertung eine 61-prozentige Wirksamkeitsquote.[9]
- **Hypertonie**: In einer Studie wurden 56 Bluthochdruck-Patienten mit einer Pille behandelt, die *Yi Mu Cao*, *Chou Wu Tong* (Clerodendri Folium), *Xi Xian Cao* (Siegesbeckiae Herba) und *Xia Ku Cao* (Prunellae Spica) enthielt. Die Arzneien führten bereits am ersten Tag zu einer Senkung des Blutdrucks und erreichten ihre maximale Wirkung am zehnten Tag.[10]
- **Unregelmäßige Menstruation**: Ein dreimal täglich verabreichtes Dekokt bzw. Extrakt aus *Yi Mu Cao* mit 15–20 g pro Dosis war bei der Behandlung von unregelmäßiger Menstruation, Hypermenorrhö und postpartalen Blutungen wirksam. Eine Stunde nach der Einnahme wurde bei 16,4% der Patientinnen eine Uteruskontraktion beobachtet, nach zwei Stunden bei 25% der Patientinnen. Die Stärke der Kontraktion war nicht von der Arzneidosis abhängig.[11]

Wechselwirkung mit anderen Medikamenten

Gerinnungshemmende oder thrombozytenaggregationshemmende Medikamente: *Yi Mu Cao* hat eine thromboyztenhemmende Wirkung und sollte mit Vorsicht bei Patienten, die gerinnungshemmende oder thrombozytenaggregationshemmende Medikamente einnehmen, verwendet werden. Obwohl diese mögliche Wechselwirkung bislang nicht dokumentiert ist, kann die Anwendung von *Yi Mu Cao* die Wirkung von Medikamenten wie Warfarin steigern.[11] (Hinweis: Beispiele für Antikoagulanzien sind Heparin, Warfarin und Enoxaparin; Beispiele für thrombozytenaggregationshemmende Substanzen sind Acetylsalicylsäure, Dipyridamol und Clopidogrel.)

Toxikologie

Die LD_{50} für die intravenöse Gabe einer *Yi-Mu-Cao*-Zubereitung beträgt bei Mäusen 30–60 g/kg.[13]

Ergänzung

茺蔚子 *Chōng Wèi Zǐ* (Leonuri Fructus) wird erstmals im *Shen Nong Ben Cao Jing* (Die Materia Medica des göttlichen Landmannes) aus dem 2. Jahrhundert erwähnt. Es wird aus dem Samen der gleichen Pflanze wie *Yi Mu Cao* gewonnen. *Chong Wei Zi* ist süß und kühl. Es aktiviert die Blutzirkulation, reguliert die Menstruation, klärt die Leber und hellt die Augen auf. Zu den klinischen Manifestationen gehören unregelmäßige Menstruation, Dysmenorrhö, Amenorrhö, postpartale Schmerzen im Abdomen, Kopfschmerzen und rote, geschwollene oder schmerzhafte Augen aufgrund von Leber-Hitze. Die empfohlene Dosis von *Chong Wei Zi* beträgt 6–15 g im Dekokt.

Kommentar der Autoren

Yi Mu Cao wurde in der Tang-Dynastie von der berühmten Tai-Ping-Prinzessin zur Körperwäsche verwendet, um ihre schöne, weiche Haut zu erhalten.

Nach Dr. Shu Run-San hat die Kombination aus *Yi Mu Cao*, *Zhi Qiao* (Aurantii Fructus) und *Pu Huang* (Typhae Pollen) eine stimulierende Wirkung und leitet auf diese Weise Uteruskontraktionen ein. Diese drei Substanzen werden gewöhnlich verwendet, um eine Blut-Stase bei Patienten mit postpartalem Verhalt der Lochien oder bei endometriosebedingten Schmerzen zu zerstreuen.

Gemäß Dr. Zhu Lang-Chun sollte die Dosierung bei Erwachsenen mindestens 60 bis 120 g betragen (niedrigere Dosierungen für Kinder), wenn *Yi Mu Cao* für diuretische Zwecke verwendet wird. Hohe Dosierungen sind v.a. in Fällen erforderlich, die mit Blut-Stase und Ödemen einhergehen.

Referenzen

1. *Xian Dai Zhong Yao Yao Li Xue* (Contemporary Pharmacology of Chinese Herbs), 1997; 898
2. The Merck Index 12th edition, Chapman and Hall/CRCnetBASE/Merck, 2000
3. *Zhong Yao Yan Jiu* (Research of Chinese Herbology), 1979; 581
4. Ibid.
5. *Zhong Xi Yi Jie He Za Zhi* (Journal of Integrated Chinese and Western Medicine), 1986; 6(1):39
6. *Zhong Yao Yan Jiu* (Research of Chinese Herbology), 1979; 581
7. *Shang Hai Di Er Yi Ke Da Xue Xue Bao* (Journal of Second Shanghai University College of Medicine), 1988; 8(3):219
8. *Yun Nan Zhong Yi Za Zhi* (Yunan Journal of Chinese Medicine), 1984; 2:48
9. *Zhong Yi Za Zhi* (Journal of Chinese Medicine), 1985; 26(3):29
10. *Fu Jian Sheng Yi Yao Yan Jiu Suo* (Fujian Province Institute of Medicine and Herbal Research), 1977; 3:23
11. *Zhong Hua Fu Chan Ke Za Zhi* (Chinese Journal of OB/GYN), 1958; 1:1
12. Chen, J. Recognition and prevention of herb-drug interactions, Medical Acupuncture, Fall/Winter 1998/1999; 10(2); 9–13
13. *Shan Xi Yi Yao Za Zhi* (Shanxi Journal of Medicine and Herbology), 1978; (4):21

Yù Jīn
Curcumae Radix

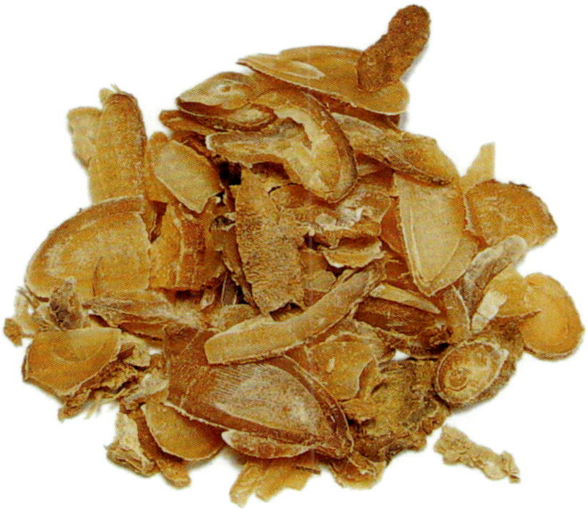

鬱金 郁金

Pinyin-Name *Yù Jīn*
Wörtliche Übersetzung „Eingezwängtes Metall"
Andere chinesische Namen *Chuan Yu Jin*, *Guang Yu Jin*
Originalquelle *Yao Xing Ben Cao* (Materia Medica der medizinischen Eigenschaften) von Zhen Quan aus dem Jahr 600
Deutscher Name Gelbwurzelknollen, Curcumaknollen
Botanischer Name *Curcuma aromatica* Salisb. (*Yu Jin*); *Curcuma kwangsiensis* S. Lee et C. F. Liang. (*Guang Xi E Zhu*); *Curcuma longa* L. (*Jiang Huang*); *Curcuma zedoaria* (Berg.) Rosc. (*E Zhu*)
Pharmazeutischer Name Curcumae Radix
Eigenschaften Scharf, bitter, kalt
Leitbahnen Herz, Leber, Gallenblase

Chinesische therapeutische Wirkungen

Aktiviert die Qi- und Blutzirkulation, lindert Schmerzen

Schmerzen im Hypochondrium, unregelmäßige Menstruation, Geschwülste aufgrund von Blut-Stagnation: *Yu Jin* (Curcumae Radix) ist am wirksamsten bei der Behandlung von Schmerzen, die auf *Qi*- und Blut-Stagnation zurückgehen. Es löst die Leber-*Qi*-Stagnation und reguliert das *Qi* in der *Xue*-(Blut-)Schicht. Schmerzen im Hypochondrium sind die Hauptmanifestation der Leber-*Qi*-Stagnation. Die Leber speichert das Blut, deshalb zeigt eine unregelmäßige Menstruation eine Stagnation in der Leber und Abweichungen in *Ren Mai* (Konzeptionsgefäß) und *Chong Mai* (Durchdringugsgefäß) an. Begleitende Symptome sind Aufgeschwemmtsein und Dysmenorrhö. Schwellungen aufgrund von Blut-Stagnation können überall im Abdomen auftreten. *Yu Jin* wirkt sehr gut bei Schwellungen in der Hypochondriumregion. Es behandelt Erkrankungen wie Leberzirrhose oder Leber- und Milzvergrößerungen.

- Schmerzen im Hypochondrium aufgrund von Leber-*Qi*-Stagnation: *Yu Jin* zusammen mit *Chai Hu* (Bupleuri Radix), *Xiang Fu* (Cyperi Rhizoma), *Bai Shao* (Paeoniae Radix Alba) und *Dan Shen* (Salviae Miltiorrhizae Radix et Rhizoma) verwenden.
- Unregelmäßige Menstruation mit Schmerzen und Krämpfen, verursacht durch Stagnation von *Qi* und Blut und Disharmonie von *Chong Mai* (Durchdringugsgefäß) und *Ren Mai* (Konzeptionsgefäß): zusammen mit *Dang Gui* (Angelicae Sinensis Radix), *Bai Shao* (Paeoniae Radix Alba) und *Xiang Fu* (Cyperi Rhizoma) verwenden.
- Schmerzen durch Schwellungen in der Hypochondriumregion: Kombination mit *Bie Jia* (Trionycis Carapax), *Dan Shen* (Salviae Miltiorrhizae Radix et Rhizoma) und *Ze Lan* (Lycopi Herba).

Klärt Hitze und kühlt Blut

Blutungen: *Yu Jin* behandelt unterschiedliche Blutungsstörungen, die durch Hitze im Blut verursacht werden. Zu den klinischen Anwendungen gehören Hämatemesis, Epistaxis, Hämaturie und Nasenbluten während der Menstruation.

- Blutungen durch Hitze im Blut: *Yu Jin* mit *Di Huang* (Rehmanniae Radix), *Mu Dan Pi* (Moutan Cortex), *Zhi Zi* (Gardeniae Fructus) und *Niu Xi* (Achyranthis Radix) kombinieren.

Klärt das Herz, öffnet die Zugängen zu den Sinnen und fördert das Bewusstsein

Desorientiertheit, Epilepsie, Manie und andere Erkrankungen mit gestörtem Shen (Geist): *Yu Jin* klärt nachhaltig Hitze aus dem Herzen und fördert mild das Bewusstsein. Es wird gewöhnlich verwendet zur Behandlung von Hitze, Feuchtigkeit und Schleim, die das Herz überlagern und zu Ängstlichkeit, Reizbarkeit, Desorientiertheit, Anfällen, Konvulsionen und in schweren Fällen zu Epilepsie, Manie und eingeschränktem Bewusstsein oder Bewusstlosigkeit führen.

- Psychische Störungen mit dem Gefühl von Brustenge durch die Akkumulation von Feuchtigkeit: *Yu Jin* zu-

sammen mit *Shi Chang Pu* (Acori Tatarinowii Rhizoma), *Zhu Li* (Bambusae Succus), *Huang Lian* (Coptidis Rhizoma), *Tian Zhu Huang* (Bambusae Concretio Silicea), *Niu Huang* (Bovis Calculus) und *Zhi Zi* (Gardeniae Fructus) verwenden.
- Manie und Delirium durch Schleim, der das Herz verlegt: zusammen mit *Bai Fan* (Alumen) anwenden.
- Schizophrenie und andere psychische Erkrankungen mit Schlaflosigkeit und wechselnden Perioden von Lachkrämpfen und Zorn: *Yu Jin* mit *Xiang Fu* (Cyperi Rhizoma), *Bai Shao* (Paeoniae Radix Alba), *Zhe Shi* (Haematitum), *Zhen Zhu Mu* (Margaritiferae Concha Usta), *Tian Zhu Huang* (Bambusae Concretio Silicea), *Dan Nan Xing* (Arisaema cum Bile), *Yuan Zhi* (Polygalae Radix), *Shi Chang Pu* (Acori Tatarinowii Rhizoma), *Ban Xia* (Pinelliae Rhizoma), *Fu Ling* (Poria), *Huang Lian* (Coptidis Rhizoma), *Sheng Tie Luo* (Ferri Frusta) und *Da Huang* (Rhei Radix et Rhizoma) verwenden.

Behandelt Ikterus

Yu Jin klärt Feuchte-Hitze aus der Gallenblase, um einen Ikterus zu behandeln.

- Feuchte-Hitze-Ikterus: *Yu Jin* mit *Yin Chen* (Artemisiae Scopariae Herba), *Zhi Zi* (Gardeniae Fructus) und *Zhi Qiao* (Aurantii Fructus) kombinieren.
- Gallensteine: zusammen mit *Hai Jin Sha* (Lygodii Spora), *Yin Chen* (Artemisiae Scopariae Herba) und *Ji Nei Jin* (Gigeriae Galli Endothelium Corneum) verwenden.

Dosierung

6–12 g im Dekokt.

Sicherheitshinweise, Kontraindikationen

- *Yu Jin* wirkt *Ding Xiang* (Caryophylli Flos) entgegen.
- *Yu Jin* sollte mit Vorsicht während der Schwangerschaft angewendet werden.
- *Yu Jin* ist kontraindiziert bei Patienten ohne *Qi*- und Blut-Stagnation oder bei solchen mit zugrunde liegendem *Yin*-Mangel und Blutung.

Chemische Zusammensetzung

Ätherische Öle, D-Camphen, D-Campher, L-α-Curcumen, L-β-Curcumen, Curcumin, Demethoxycurcumin, Bisdemethoxycurcumin, Turmeron, Stärke, Lipide, Carvon.[1]

Pharmakologische Wirkungen

- **Hepatoprotektiv**: Im Vergleich zu einer Plazebogruppe führte die Verabreichung von *Yu Jin* an Mäuse und Ratten mit Tetrachlorkohlenstoff-induziertem Leberschaden zu einer um 10% stärkeren Senkung von SGOT und SGPT. Darüber hinaus zeigte das ätherische Öl aus *Yu Jin* erfolgversprechende Wirkungen bei der Behandlung der Virushepatitis durch die Beeinflussung des Immunsystems.[2]
- **Antihyperlipidämisch**: Bei Tieren führte die Verabreichung eines *Yu-Jin*-Präparats einmal täglich über 40 Tage zu einer deutlichen Reduktion des Gehalts an Cholesterin und Triglyceriden in Plasma und Leber.[3]
- **Gastrointestinal**: In einer Studie mit Tieren führte die orale Verabreichung eines *Yu-Jin*-Dekokts zu einer Steigerung der Magensäuresekretion, einer Senkung des pH-Werts in Magen und Duodenum und zu einer Förderung der Produktion und Exkretion von Galle.[4]

Klinische und wissenschaftliche Studien

- **Koronare Herzkrankheit**: Die Anwendung einer Arzneirezeptur, die *Yu Jin*, *San Qi* (Notoginseng Radix et Rhizoma) und *Chi Shao* (Paeoniae Radix Rubra) enthielt, zeigte eine deutliche thrombozytenaggregationshemmende Wirkung bei 40 Patienten mit koronarer Herzkrankheit.[5]
- **Magenblutungen**: 20 Patienten mit blutenden Ulzera wurden mit einem Arzneidekokt behandelt. Es zeigte sich eine deutliche Wirksamkeit, besonders bei Patienten, die sonst gesund waren. Die Hauptbeschwerden bei diesen Patienten waren vor der Behandlung Bluterbrechen und Hämatochezie. Die Rezeptur enthielt *Yu Jin*, *San Qi* (Notoginseng Radix et Rhizoma), *Da Huang* (Rhei Radix et Rhizoma), *Niu Xi* (Achyranthis Radix) und andere Arzneien, abhängig vom individuellen Zustand des Patienten.[6] (*Da Huang* sollte gekocht werden, um eine gastrointestinale Reizung zu minimieren und eine Diarrhö zu verhindern.)
- **Ventrikuläre Extrasystolie**: Patienten mit ventrikulärer Extrasystolie wurden mit einem *Yu-Jin*-Pulver täglich über drei Monate behandelt mit einer annähernd 75-prozentigen Wirksamkeit. Die Patienten begannen mit einer Einnahme von 5–10 g *Yu-Jin*-Pulver dreimal täglich für drei Tage. Traten dabei keine Nebenwirkungen auf, wurde die Dosierung auf bis zu 10–15 g dreimal täglich erhöht. Von den 52 Patienten wurden 14 vollständig gesund, 11 zeigten eine signifikante Besserung, 9 moderate Besserungen, 18 Patienten reagierten nicht auf die Behandlung. Kein Patient erhielt eine medikamentöse Behandlung während der gesamten Dreimonatsperiode.[7]

Wechselwirkung mit anderen Medikamenten

Gerinnungshemmende oder thrombozytenaggregationshemmende Medikamente: *Yu Jin* hat thrombozytenaggregationshemmende Eigenschaften und sollte mit Vorsicht bei Patienten, die gerinnungshemmende oder thrombozytenaggregationshemmende Medikamente einnehmen, verwendet werden. Obwohl diese potentielle Wechselwirkung bislang nicht dokumentiert ist, kann diese Arznei die Wirkung von Medikamenten wie Warfarin potenzieren.[8] (Hinweis: Beispiele für gerinnungshemmende Medikamente sind Heparin, Warfarin und Enoxaparin, Beispiele für thrombozytenaggregationshemmende Medikamente sind Acetylsalicylsäure, Dipyridamol und Clopidogrel.)

Toxikologie

In einer toxikologischen Studie mit Ratten zeigte die orale Anwendung von *Yu Jin* keine signifikanten Änderungen von Körpergewicht, Blutbild oder Funktionen der inneren Organe.[9]

Referenzen

1. *Chang Yong Zhong Yao Xian Dai Yan Jiu Yu Lin Chuan* (Recent Study and Clinical Application of Common Traditional Chinese Medicine), 1995; 392–393
2. *Zhong Guo Mian Yi Xue Za Zhi* (Chinese Journal of Immunology), 1989; 5(2):121
3. *Xin Yi Yao Xue Za Zhi* (New Journal of Medicine and Herbology), 1978; (9):540
4. *Zhong Cheng Yao Yan Jiu* (Research of Chinese Patent Medicine), 1987; (5):44
5. *Shang Hai Zhong Yi Yao Za Zhi* (Shanghai Journal of Chinese Medicine and Herbology), 1986; 12:40
6. *Zhong Yi Za Zhi* (Journal of Chinese Medicine), 1982; 12:14
7. *Bei Jing Zhong Yi* (Beijing Chinese Medicine), 1984; 3:18
8. Chen, J. Recognition and prevention of herb-drug interactions, Medical Acupuncture, Fall/Winter 1998/1999; volume 10/ number 2; 9–13
9. *Zhong Cheng Yao Yan Jiu* (Research of Chinese Patent Medicine), 1987; (5):44

Zé Lán

Lycopi Herba

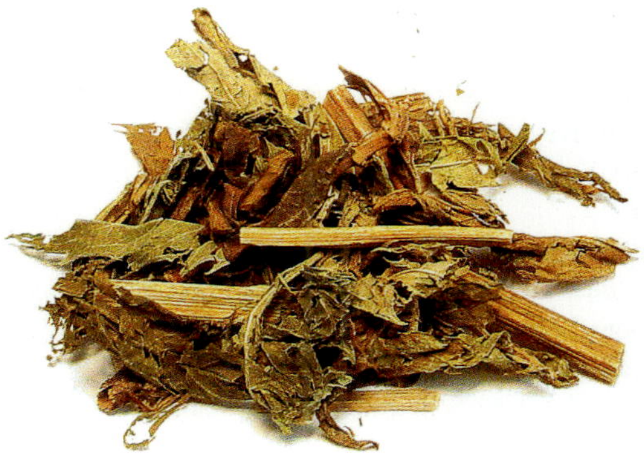

澤蘭 泽兰

Pinyin-Name *Zé Lán*
Wörtliche Übersetzung „Knabenkraut"
Originalquelle *Shen Nong Ben Cao Jing* (Die Materia Medica des göttlichen Landmannes), vermutlich Östliche Han-Dynastie
Deutscher Name Wolfstrappkraut
Botanischer Name *Lycopus lucidus* Turcz. (*Di Gua Er Miao*); *Lycopus lucidus* Turcz. var. *hirtus* Regel. (*Mao Ye Di Gua Er Miao*)
Pharmazeutischer Name Lycopi Herba
Eigenschaften Bitter, scharf, leicht warm
Leitbahnen Leber, Milz

Chinesische therapeutische Wirkungen

Aktiviert die Blutzirkulation, zerstreut Blut-Stase

Gynäkologische Störungen: *Ze Lan* (Lycopi Herba) aktiviert die Blutzirkulation, indem es die Leitbahnen wärmt. Es ist eine milde Arznei, die die Menstruation reguliert und unterschiedliche gynäkologische Störungen behandelt, die durch *Qi-* und Blut-Stagnation charakterisiert sind. Sie wird bei Menstruationsschmerzen, unregelmäßiger Menstruation und postpartalen Bauchschmerzen eingesetzt.

- Menstruationsschmerzen, unregelmäßige Menstruation und postpartale Bauchschmerzen: *Ze Lan* mit *Dang Gui* (Angelicae Sinensis Radix), *Dan Shen* (Salviae Mil-

tiorrhizae Radix et Rhizoma) und *Bai Shao* (Paeoniae Radix Alba) kombinieren.
- Amenorrhö aufgrund von Blut-Mangel mit Feuer: *Ze Lan* zu *Dang Gui* (Angelicae Sinensis Radix), *Bai Shao* (Paeoniae Radix Alba) und *Zhi Gan Cao* (Glycyrrhizae Radix et Rhizoma Praeparata cum Melle) hinzufügen.

Schmerzen und Hämatome durch äußerliche oder Sportverletzungen, Schmerzen in Brust und Hypochondrium

- Schmerzen und Hämatome: *Ze Lan* mit *Dang Gui* (Angelicae Sinensis Radix), *Chuan Xiong* (Chuanxiong Rhizoma), *Hong Hua* (Carthami Flos) und *Tao Ren* (Persicae Semen) kombinieren.
- Wunden und Schwellungen der Haut: zusammen mit *Jin Yin Hua* (Lonicerae Flos), *Gan Cao* (Glycyrrhizae Radix et Rhizoma) und *Dang Gui* (Angelicae Sinensis Radix) verwenden.
- Schmerzen in Brust und Hypochondrium durch *Qi*- und Blut-Stagnation: zusammen mit *Dan Shen* (Salviae Miltiorrhizae Radix et Rhizoma) und *Yu Jin* (Curcumae Radix) verwenden.
- Rückenschmerzen aufgrund von Blut-Stagnation durch Verletzungen: *Chuan Niu Xi* (Cyathulae Radix) hinzufügen.

Reguliert die Wasserzirkulation, reduziert Schwellungen

Dysurie, Ödeme: *Ze Lan* hat eine sehr milde Wirkung auf die Regulation der Wasserzirkulation. Es wird mit diuretischen Arzneien verwendet, um Ödeme zu behandeln.

- Ödeme: *Fang Ji* (Stephaniae Tetrandrae Radix) hinzufügen.

Dosierung

10–15 g im Dekokt.

Sicherheitshinweise, Kontraindikationen

Ze Lan sollte mit Vorsicht bei Patienten mit Blut-Mangel und bei fehlender Blut-Stase verwendet werden.

Chemische Zusammensetzung

Glycoside, Flavone, Saponine, Lycopose, Raffinose, Stachyose, Guaianolide, Eurecuivin.[1]

Pharmakologische Wirkungen

Herzstärkend: *Ze Lan* hat eine herzstärkende Wirkung.[2]

Klinische und wissenschaftliche Studien

Verbrauchskoagulopathie (DIC): Die intravenöse Injektion eines *Ze-Lan*-Präparats unterstützt die Präventivtherapie bei Verbrauchskoagulopathie.[3]

Wechselwirkung mit anderen Medikamenten

Diuretika: *Ze Lan* hat eine diuretische Wirkung. Obwohl diese mögliche Wechselwirkung bislang nicht dokumentiert ist, kann der gleichzeitige Gebrauch von diuretischen Medikamenten zu einem verstärkten Verlust von Wasser und/oder Elektrolyten führen. (Hinweis: Beispiele für Diuretika sind Chlorothiazid, Hydrochlorothiazid, Furosemid, Bumetanid und Torasemid.)

Referenzen

1. *Xian Dai Zhong Yao Yao Li Xue* (Contemporary Pharmacology of Chinese Herbs), 1997; 934
2. *Zhong Yao Xue* (Chinese Herbology), 1998; 578:579
3. *Zhong Yi Za Zhi* (Journal of Chinese Medicine), 1981; 1:17
4. Chen, J. Recognition and prevention of herb-drug interactions, Medical Acupuncture, Fall/Winter 1998/1999; 10(2); 9–13

Zì Rán Tóng
Pyritum

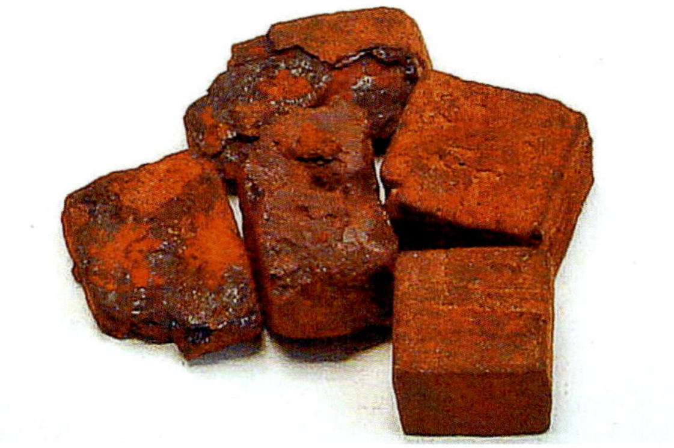

自然銅 自然铜

Pinyin-Name *Zì Rán Tóng*
Wörtliche Übersetzung „Natürliches Kupfer"
Originalquelle *Lei Gong Pao Zhi Lun* (Großvater Leis Abhandlungen über die Arzneizubereitung) aus dem Jahr 470 von Lei Xiao
Deutscher Name Pyrit, Schwefelkies
Pharmazeutischer Name Pyritum
Eigenschaften Scharf, neutral
Leitbahnen Leber

Chinesische therapeutische Wirkungen

Zerstreut Blut-Stase, lindert Schmerzen, verbindet Knochen und erleichtert die Heilung

Knochenfrakturen, Verletzungen mit Schwellungen und Schmerzen: *Zi Ran Tong* (Pyritum) wird verwendet für die Behandlung von äußeren und traumatischen Verwundungen mit Schwellungen, Schmerzen, Entzündungen und Ergüssen. Zu den klinischen Anwendungen gehören Verstauchungen, Zerrungen, Kontusionen und Knochenfrakturen. Es ist eine der wichtigsten Substanzen in den Traumaabteilungen von chinesischen Krankenhäusern.

- Traumatische und äußere Verletzungen: *Zi Ran Tong* zusammen mit *Su Mu* (Sappan Lignum), *Ru Xiang* (Olibanum), *Mo Yao* (Myrrha) und *Xue Jie* (Daemonoropis Resina) verwenden.
- Knochenfrakturen mit starken Schmerzen und Schwellungen: zusammen mit *Dang Gui* (Angelicae Sinensis Radix), *Qiang Huo* (Notopterygii Rhizoma seu Radix), *Gu Sui Bu* (Drynariae Rhizoma) und *Ru Xiang* (Olibanum) verwenden.

Dosierung

10–15 g im Dekokt, 0,3 g im Pulver oder in der Pille. *Zi Ran Tong* wird sowohl innerlich als auch äußerlich angewendet. *Zi Ran Tong* ist kalziniert, um das Herausbrechen und Extrahieren der aktiven Bestandteile zu erleichtern. Die kalzinierte Form hat außerdem die stärker ausgeprägte Eigenschaft, Stagnationen zu lösen und Schmerzen zu lindern.

Sicherheitshinweise, Kontraindikationen

Zi Ran Tong ist bei Blut-Mangel oder fehlender Blut-Stase kontraindiziert.

Chemische Zusammensetzung

Eisendisulfid (FeS_2), Kupfer, Nickel, Arsen.[1]

Klinische und wissenschaftliche Studien

Knochenfrakturen: In einer Studie wurden 106 Patienten mit Knochenfrakturen mit einer Rezeptur behandelt, die bei 79 Patienten zu einer deutlichen Besserung, bei 15 Patienten zu einer moderaten und bei neun Patienten zu einer minimalen Besserung führte. Drei Patienten brachen die Behandlung vor dem Abschluss der Studie ab. Die Rezeptur enthielt *Zi Ran Tong*, *Gu Sui Bu* (Drynariae Rhizoma), *Jiang Huang* (Curcumae Longae Rhizoma), *Dang Gui* (Angelicae Sinensis Radix), *Bai Zhi* (Angelicae Dahuricae Radix), *Ban Xia* (Pinelliae Rhizoma), *Shi Gao* (Gypsum Fibrosum), *Da Huang* (Rhei Radix et Rhizoma) und bei Bedarf weitere Arzneidrogen.[2]

Kommentar der Autoren
Zi Ran Tong wird gewöhnlich verwendet, um äußere und traumatische Verwundungen zu behandeln. Es wirkt nicht nur ausgezeichnet schwellungsreduzierend und schmerzlindernd, es erleichtert und beschleunigt auch die Heilung gebrochener Knochen.

Referenzen
1. *Zhong Yao Xue* (Chinese Herbology), 1998; 581
2. *Jiang Su Zhong Yi* (Jiangsu Chinese Medicine), 1958; 7:33

Zusammenfassung: Blut belebende und Stase auflösende Arzneien

Tab. 12.1 Blut belebende und Stase auflösende Arzneien

Name	Gemeinsamkeiten	Unterschiede
Chuan Xiong (Chuanxiong Rhizoma)	Aktivieren *Qi*- und Blutzirkulation	Aktiviert Blutzirkulation, zerstreut Wind und lindert Schmerzen
Jiang Huang (Curcumae Longae Rhizoma)		Bricht Blut-Stase auf, eliminiert Blut-Stase
Lu Lu Tong (Liquidambaris Fructus)		Normalisiert die Harnausscheidung, lindert Schmerzen
Yan Hu Suo (Corydalis Rhizoma)		Aktiviert intensiv die *Qi*- und Blutzirkulation, lindert wirksam Schmerzen im gesamten Körper
Yu Jin (Curcumae Radix)		Besänftigt die Leber, reguliert die Gallenblase, löst Schleim, kühlt Blut
Jiang Xiang (Dalbergiae Odoriferae Lignum)	Aktivieren die Blutzirkulation, lindern Schmerzen	Löst trübe Obstruktion, lindert Bauchschmerzen und Erbrechen
Hu Zhang (Polygoni Cuspidati Rhizoma)		Eliminiert Blut-Stase, klärt Hitze und Toxine, zerstreut Feuchte-Hitze
Mo Yao (Myrrha)		Behandelt Verletzungen mit Blut-Stagnation
Niao Bu Su (Kalopanax Pictus Ramus)		Eliminiert Toxine und lindert Schmerzen
Ru Xiang (Olibanum)		Behandelt Verletzungen mit *Qi*-Stagnation
Wu Ling Zhi (Trogopterori Faeces)		Eliminiert Blut-Stase, lindert Schmerzen aufgrund von Blut-Stase, behandelt geburtshilfliche und gynäkologische Störungen
Zi Ran Tong (Pyritum)		Eliminiert Blut-Stase, behandelt traumabedingte Schmerzen
Chuan Niu Xi (Cyathulae Radix)	Aktivieren die Blutzirkulation, eliminieren Blut-Stase	Bewegt Blut und dämpft Hitze
Dan Shen (Salviae Miltiorrhizae Radix et Rhizoma)		Behandelt kardiovaskuläre Störungen, gynäkologische Störungen, Geschwülste und Raumforderungen, Verletzungen, gestörten *Shen* (Geist)
Hong Hua (Carthami Flos)		Behandelt gynäkologische Störungen, Geschwülste und Raumforderungen, Gelenkschmerzen und dermatologische Störungen
Jin Bu Huan (Lycopodii Serrati Herba)		Reduziert Schwellungen und Entzündungen, lindert Schmerzen
Ma Bian Cao (Verbenae Herba)		Klärt Hitze, eliminiert Toxine, behandelt Malaria, fördert die Diurese, reduziert Schwellungen
Niu Xi (Achyranthis Radix)		Tonisiert die Niere
Tao Ren (Persicae Semen)		Behandelt gynäkologische Störungen, äußere und Sportverletzungen, Lungen- und Darmabszesse sowie chronische Stuhlverstopfung
Ye Ming Sha (Vespertilionis Faeces)		Klärt die Leber, hellt die Augen auf
Yi Mu Cao (Leonuri Herba)		Fördert die Diurese, behandelt gynäkologische Störungen
Ze Lan (Lycopi Herba)		Fördert die Diurese

Tab. 12.1 Blut belebende und Stase auflösende Arzneien (*Fortsetzung*)

Name	Gemeinsamkeiten	Unterschiede
Chuan Shan Jia (Manitis Squama)	Aktivieren die Blutzirkulation, öffnen Leitbahnen und Kollateralen	Fördert die Laktation, behandelt dermatologische Störungen
Ding Jing Cao (Linderniae Herba)		Nährt das Blut, reguliert die Menstruation
Gan Qi (Toxicodendri Resina)		Öffnet Leitbahnen, tötet Parasiten ab
Ji Xue Teng (Spatholobi Caulis)		Aktiviert die Blutzirkulation und tonisiert Blut, behandelt *Bi Zheng* (schmerzhaftes Blockade-Syndrom)
Liu Ji Nu (Artemisiae Anomalae Herba)		Reguliert die Menstruation
Mao Dong Qing (Ilicis Pubescentis Radix)		Klärt Hitze und Toxine, behandelt Husten und Halsschmerzen aufgrund von Hitze, lindert Schmerzen
Su Mu (Sappan Lignum)		Behandelt gynäkologische Störungen, zielt auf traumabedingte Störungen
Wang Bu Liu Xing (Vaccariae Semen)		Fördert die Laktation
E Zhu (Curcumae Rhizoma)	Brechen Blut-Stase auf, elimieren Blut-Stase	Bricht besser *Qi*-Stagnation
Meng Chong (Tabanus)		Bricht Blut-Stase auf
San Leng (Sparganii Rhizoma)		Bricht besser Blut-Stagnation
Shui Zhi (Hirudo)		Bricht intensiv Blut-Stase auf
Tu Bie Chong (Eupolyphaga seu Steleophaga)		Behandelt chronische, traumatische Verletzungen

Allgemeine Eigenschaften Blut belebender und Stase auflösender Arzneien

- **Geschmack**: scharf, bitter
- **Thermische Eigenschaft**: warm
- **Leitbahnbezug**: variiert
- **Therapeutische Wirkungen**: beleben Blutzirkulation, beseitigen Blut-Stase, brechen Blut-Stase

Die in Tabelle 12.1 genannten, Blut belebenden und Stase beseitigenden Arzneidrogen wirken, indem sie die anormale Blutzirkulation und begleitende Komplikationen wie *Qi*-Stagnation, Obstruktion der Leitbahnen und Kollateralen und Schmerzen behandeln. Zu den klinischen Anwendungen dieser Arzneien zählen stechende Schmerzen in einer fixierten Lokalisation, Taubheit und Schmerzen der Glieder und Extremitäten, Blasen auf der Haut oder innere tastbare Schwellungen, Verletzungen, innere Blutungen, Purpura der Haut und purpurfarbene Flecken auf der Zunge.

Chuan Xiong (Chuanxiong Rhizoma), **Yan Hu Suo** (Corydalis Rhizoma), **Yu Jin** (Curcumae Radix), **Jiang Huang** (Curcumae Longae Rhizoma) und **Lu Lu Tong** (Liquidambaris Fructus) haben alle die zweifache Wirkung, die *Qi*- und Blutzirkulation zu aktivieren.

- *Chuan Xiong* ist eine der am häufigsten eingesetzten Arzneien, um die *Qi*- und Blutzirkulation zu beleben. Es behandelt Kopfschmerzen und reguliert die Menstruation.
- *Yan Hu Suo* ist eine der wirksamsten Arzneien, um Schmerzen zu lindern. Es mildert traumatische und/oder viszerale Schmerzen.
- *Yu Jin* zerstreut eine Leber-*Qi*-Stagnation und kühlt Blut, um Hitze im Herzen zu klären.
- *Jiang Huang* bricht intensiv Stagnationen auf, reguliert *Qi* und ist besonders geeignet, um *Bi Zheng* (schmerzhaftes Blockade-Syndrom) der unteren Glieder zu behandeln.
- *Lu Lu Tong* aktiviert nicht nur *Qi*- und Blutzirkulation, sondern fördert außerdem die normale Harnausscheidung und lindert Allergien.

Ru Xiang (Olibanum), **Mo Yao** (Myrrha), **Hu Zhang** (Polygoni Cuspidati Rhizoma), **Wu Ling Zhi** (Trogopterori Faeces), **Jiang Xiang** (Dalbergiae Odoriferae Lignum), **Zi Ran Tong** (Pyritum) und **Niao Bu Su** (Kalopanax Pictus Ramus) ähneln sich in der Funktion, die *Qi*- und Blutzirkulation zu aktivieren, um Schmerzen zu lindern.

- *Ru Xiang* und *Mo Yao* haben die herausragende Eigenschaft, Schmerzen zu lindern und Blut-Stagnation nach Verletzungen zu zerstreuen. Bei äußerer Anwendung hat dieses Paar die Fähigkeit, Schwellungen zu reduzieren und die Wundheilung zu fördern.

- *Hu Zhang* öffnet Leitbahnen und Kollateralen, klärt Hitze, drainiert Feuchtigkeit, eliminiert Toxine, zerstreut Schleim und lindert Husten. Es entgiftet außerdem wirksam die Leber und behandelt Hepatitis.
- *Wu Ling Zhi* hat eine starke, analgetische Wirkung und beseitigt gleichzeitig Stase und stoppt Blutungen.
- *Jiang Xiang* behandelt verletzungsbedingte Schmerzen in der Brust und im Hypochondrium. Es trennt außerdem das Klare vom Trüben, um den Mittleren *Jiao* (Mittlerer Erwärmer) zu harmonisieren und Übelkeit zu lindern.
- *Zi Ran Tong* fördert bei Frakturen die Heilung von Knochen und Sehnen.
- *Niao Bu Su* aktiviert die *Qi*- und Blutzirkulation, eliminiert Toxine und behandelt wirksam Infektionen und Entzündungen.

Dan Shen (Salviae Miltiorrhizae Radix et Rhizoma), **Hong Hua** (Carthami Flos) und **Tao Ren** (Persicae Semen) beleben die Blutzirkulation, beseitigen Stase und werden bei einer Vielzahl von Störungen eingesetzt, die durch Blut-Stagnation verursacht werden.

- *Dan Shen* ist in seiner thermischen Eigenschaft kühl und kühlt deshalb Blut, reduziert Abszesse, nährt das Blut und beruhigt den *Shen* (Geist).
- *Hong Hua* zerstreut Blut-Stagnation, um die Leitbahnen und Kollateralen zu öffnen, und lindert Schmerzen in den Extremitäten.
- *Tao Ren* zerstreut Blut-Stagnation im Körper, um Lungen- und Darmabszesse zu behandeln. Darüber hinaus ist es reich an Ölen und schmiert den Dickdarm, um Stuhlverstopfung zu lindern.

Yi Mu Cao (Leonuri Herba) und **Ze Lan** (Lycopi Herba) beleben das Blut und beseitigen Stase, besonders bei gynäkologischen Erkrankungen. Außerdem haben sie eine diuretische Wirkung.
Chuan Niu Xi (Cyathulae Radix) und **Niu Xi** (Achyranthis Radix) haben absteigende Eigenschaften und legen diese Wirkung in eine abwärts gerichtete Rezeptur. Frisch verwendet, leiten sie Hitze oder Blut abwärts, um Störungen der unteren Körperhälfte wie z.B. unregelmäßige Menstruation oder Knieschmerzen zu behandeln. In bearbeiteter Form tonisieren sie Niere und Leber, um Sehnen und Knochen zu stärken.

- *Chuan Niu Xi* bewegt stärker Blut und dämpft Hitze.
- *Niu Xi* tonisiert wirksamer Leber und Niere.

Ma Bian Cao (Verbenae Herba) belebt Blut, beseitigt Geschwülste und klärt Hitze und Toxine. Es wird am häufigsten verwendet, um die Diurese zu fördern, Schwellungen zu reduzieren und Dysenterie und Malaria zu behandeln.

Jin Bu Huan (Lycopodii Serrati Herba) belebt die *Qi*- und Blutzirkulation und beseitigt Stase, stoppt Blutungen und lindert Schmerzen.
Ye Ming Sha (Vespertilionis Faeces) behandelt Verletzungen, um Hämatome zu zerstreuen und Stase zu beseitigen. Es klärt außerdem die Leber und erhellt die Augen.
Chuan Shan Jia (Manitis Squama), **Wang Bu Liu Xing** (Vaccariae Semen), **Liu Ji Nu** (Artemisiae Anomalae Herba), **Su Mu** (Sappan Lignum), **Gan Qi** (Toxicodendri Resina), **Mao Dong Qing** (Ilicis Pubescentis Radix), **Ding Jing Cao** (Linderniae Herba) und **Ji Xue Teng** (Spatholobi Caulis) beleben alle die Blutzirkulation und öffnen Leitbahnen und Kollateralen.

- *Chuan Shan Jia* und *Wang Bu Liu Xing* ähneln sich stark in der Fähigkeit, das Blut zu beleben, Leitbahnen zu öffnen und die Laktation zu fördern. Sie werden in der Regel für die Behandlung von unregelmäßiger Menstruation, Amenorrhö oder unzureichender Milchbildung bei stillenden Frauen verwendet.
- *Liu Ji Nu* reguliert die Menstruation, zerstreut Stase, lindert Schmerzen und mildert Nahrungsstagnation.
- *Su Mu* lindert Schmerzen bei gynäkologischen Störungen oder bei Traumata.
- *Gan Qi* bricht stark Blut-Stagnation, reduziert Akkumulationen und Schwellungen und tötet Parasiten ab.
- *Mao Dong Qing* behandelt hauptsächlich kardiovaskuläre Störungen, die eine Blut-Stagnation zur Folge haben.
- *Ding Jing Cao* belebt die Blutzirkulation und nährt das Blut und behandelt auf diese Weise Menstruationsstörungen.
- *Ji Xue Teng* behandelt wirksam *Bi Zheng* (schmerzhaftes Blockade-Syndrom), aktiviert die Blutzirkulation, eliminiert Blut-Stase und öffnet die Leitbahnen und Kollateralen. Es ist besonders für Patienten mit Blut-Mangel geeignet, die auch Blut belebende Effekte benötigen.

San Leng (Sparganii Rhizoma), **E Zhu** (Curcumae Rhizoma), **Shui Zhi** (Hirudo), **Meng Chong** (Tabanus) und **Tu Bie Chong** (Eupolyphaga seu Steleophaga) haben den stärksten Einfluss auf das Blut, um Blut-Stase aufzubrechen und zu beseitigen.

- *San Leng* und *E Zhu* brechen Blut-Stagnation auf und aktivieren *Qi*, um Schwellungen oder Raumforderungen zu reduzieren.
- *Shui Zhi* und *Meng Chong* brechen Blut-Stagnation bei übermäßig belasteten Patienten auf, die noch nicht durch die Krankheit geschwächt sind.
- *Tu Bie Chong* hat eine abführende Wirkung, attackiert außerdem Toxine und behandelt Konvulsionen.

Tab. 12.2 Arzneien aus anderen Wirkungskategorien mit Blut belebenden und Stase auflösenden Funktionen

Name	Wirkungskategorie
Chi Shao (Paeoniae Radix Rubra)	Hitze klärende Arzneien (► II/Kap. 2)
Da Huang (Rhei Radix et Rhizoma)	Nach unten ableitende Arzneien (► II/Kap. 3)
Dang Gui (Angelicae Sinensis Radix)	Tonisierende Arzneien (► II/Kap. 17)
Gui Zhi (Cinnamomi Ramulus)	Arzneien zur Entlastung des Äußeren (► II/Kap. 1)
Mu Dan Pi (Moutan Cortex)	Hitze klärende Arzneien (► II/Kap. 2)
Pu Huang (Typhae Pollen)	Blutungen stoppende Arzneien (► II/Kap. 11)
Qian Cao (Rubiae Radix et Rhizoma)	Blutungen stoppende Arzneien (► II/Kap. 11)
San Qi (Notoginseng Radix et Rhizoma)	Blutungen stoppende Arzneien (► II/Kap. 11)
Shan Zha (Crataegi Fructus)	Verdauungsfördernde Arzneien (► II/Kap. 9)
She Xiang (Moschus)	Arzneien zur Öffnung der Sinne (► II/Kap. 16)
Xue Jie (Daemonoropis Resina)	Substanzen für die äußerliche Anwendung (► II/Kap. 20)

13 Schleim umwandelnde sowie Husten und Keuchatmung stillende Arzneien

化痰止咳平喘药

Definition

Die Arzneien dieser Kategorie haben die Funktion, Schleim umzuwandeln, Husten zu beenden sowie Keuchatmung und Dyspnoe zu lindern, d.h., sie haben auswurffördernde, hustenstillende und antiasthmatische Funktionen.

Der pathologische Faktor **Schleim** bildet sich infolge eines beeinträchtigten Wasserhaushalts. Wird Wasser nicht richtig resorbiert und metabolisiert, beginnt nach der Aufnahme von Nahrung und Flüssigkeiten die Akkumulation und Stagnation von Wasser mit nachfolgender Bildung von Feuchtigkeit und Schleim. Die Unfähigkeit, Wasser zu resorbieren und zu metabolisieren, entsteht aus einem Milz-*Qi*- und Milz-*Yang*-Mangel. Schleim kann im Atem- oder im Magen-Darm-Trakt sowie in den Leitbahnen, Kollateralen und in den Muskeln vorliegen. Überwiegend ist er jedoch in der Lunge zu finden. Es ist allgemein bekannt, dass die Milz das Organ ist, das Schleim *erzeugt*, während die Lunge das Organ ist, das Schleim *speichert*.

Schleim, Husten und **Dyspnoe** sind eng mit pathologischen Bedingungen verbunden. Die schlechte Zirkulation von *Qi*, die bei Husten oder Dyspnoe vorliegt, führt zu Stagnation und ermöglicht die nachfolgende Schleimbildung. Die Obstruktion durch Schleim irritiert wiederum die Atemwege und verursacht noch mehr Husten oder Dyspnoe. Zusammen schaffen sie einen Circulus vitiosus für den Patienten, indem die Anwesenheit eines Faktors zur Bildung des anderen führt. Aus diesem Grund werden Arzneien, die Schleim auflösen, Husten stoppen und Keuchatmung lindern, gemeinsam klassifiziert und eingesetzt. Generell eignen sich Arzneidrogen dieser Kategorie für die Behandlung der Schleimart, die mit Erkältungen oder chronischen Atemwegserkrankungen einhergeht. Andere Anwendungen sind Wunden, Geschwüre, Karbunkel, Geschwülste, Knoten, Epilepsie, Krämpfe, Konvulsionen und Schleim-assoziierte Schlaganfälle.

Untergeordnete Wirkungskategorien

1. **Warme Arzneidrogen, die kalten Schleim zerstreuen**: Diese Arzneien wärmen die Lunge, zerstreuen Kälte, trocknen Feuchtigkeit und lösen Schleim auf. Sie sind am effektivsten bei klarem oder weißem Schleim, der in der Lunge durch den Angriff von Kälte entsteht. Zu den Begleitsymptomen gehören Engegefühl in der Brust, Abneigung gegen Kälte, schwache Glieder und Dyspnoe. Andere Symptome von kaltem Schleim sind schmerzende Glieder, *Yin*-Wunden, Geschwüre und tastbare Schwellungen. In diesen Fällen sollten auch spezielle Arzneidrogen zum Einsatz kommen, die das Innere wärmen, die Milz stärken und Feuchtigkeit trocknen.
2. **Kalte Arzneidrogen, die heißen Schleim klären**: Diese Arzneien klären Hitze und beseitigen Schleim. Sie sind am nützlichsten bei gelbem, klebrigem, durch Hitze verursachtem Schleim. Diese Arzneien behandeln Epilepsie, Konvulsionen, Krämpfe und Knoten. Zusätzlich werden häufig Hitze klärende und *Yin* tonisierende Arzneien kombiniert, um gleichzeitig Hitze zu klären und Trockenheit zu befeuchten, da Hitze *Yin* und Körpersäfte verbrauchen kann.
3. **Arzneidrogen, die Husten stoppen und Keuchatmung erleichtern**: Diese Arzneien belüften die Lungen, um Schleim zu zerstreuen, befeuchten die Lungen, um Husten zu stoppen, und leiten rebellierendes *Qi* zurück, um Husten und Keuchatmung zu lindern.

Differentialdiagnose und Behandlung

Schleim ist Bestandteil oder Ursache vieler Krankheiten. Während der Yuan-Dynastie stellte der Arzt Wang Gui-Cheng fest: „Schleim ist die Mutter von Hunderten von Erkrankungen". Deshalb ist die Differentialdiagnose von Ursachen und Komplikationen einer schleimbedingten Erkrankung äußerst wichtig für eine optimale Behandlung. Die folgende Aufzählung beschreibt die Behandlung von Imbalancen, die durch das Vorhandensein von Schleim verursacht oder verkompliziert werden:

- Husten mit reichlich Schleim aufgrund von Wind-Kälte oder Wind-Hitze muss mit Arzneien behandelt werden, die äußeren Wind zerstreuen.
- Schleim mit innerer Hitze muss durch Hinzufügen von Hitze klärenden Arzneien behandelt werden. Schleim mit innerer Kälte muss begleitend mit Arzneien behandelt werden, die das Innere wärmen.
- Chronischer Husten und Keuchatmung müssen gleichzeitig mit Arzneien behandelt werden, die Schleim umwandeln und den zugrunde liegenden Mangel-Zustand stärken.
- Krämpfe oder Konvulsionen müssen mit Arzneien behandelt werden, die Leber-Wind beseitigen.
- Knoten oder tastbare Raumforderungen erfordern Arzneien, die Verhärtungen aufweichen und Knoten auflösen.
- *Yin*-Wunden, die Sekret absondern, werden durch die Ergänzung *Yang* tonisierender Arzneidrogen erreicht.
- Dyspnoe mit Schleim erfordert den Zusatz von *Qi* regulierenden Arzneidrogen zu Schleim auflösenden Arzneidrogen.

Keuchatmung und Dyspnoe sind Symptome, die die Lunge betreffen. Die **Ursachen** dieser Lungenerkrankungen können jedoch Störungen des Gleichgewichts an Lunge und/oder Niere sein. **Die Umkehrung des Lungen-Qi** führt zu Husten, Keuchatmung und Dyspnoe. Ein Nieren-*Qi*-Mangel führt zur Unfähigkeit der Niere, das Lungen-*Qi* zu verankern, was zu Kurzatmigkeit und flacher Einatmung (im Vergleich zur Ausatmung) führt.

Sicherheitshinweise, Kontraindikationen

- Arzneidrogen dieser Kategorie sollten nicht für die Behandlung von Husten oder Schleim in den Anfangsstadien von infektbedingten Exanthemen oder Masern verwendet werden. In diesen Fällen sollten stattdessen Arzneien zum Einsatz kommen, die das Äußere öffnen.
- Um zu verhindern, dass pathogene Faktoren (Schleim, Fülle-Hitze oder Kälte) in der Lunge eingeschlossen werden, sollten Arzneien wie *Bai Guo* (Ginkgo Semen), *Kuan Dong Hua* (Farfarae Flos), *Zi Wan* (Asteris Radix et Rhizoma) und *Wu Wei Zi* (Schisandrae Fructus), die eine adstringierende oder bändigende Wirkungen haben, *nicht* verwendet werden.
- Stimulierende Arzneien wie *Bai Fu Zi* (Typhonii Rhizoma) und *Bai Jie Zi* (Sinapis Semen) sollten *nicht* bei Patienten angewendet werden, die Blut husten, da sie Blutungen verstärken können.
- Außerdem sollten Arzneien dieser Gruppe nicht über einen längeren Zeitraum angewendet werden, da sie *Qi* verbrauchen.

Verarbeitung

Manche Arzneidrogen dieser Kategorie sind toxisch wie z.B. *Ban Xia* (Pinelliae Rhizoma) und *Tian Nan Xing* (Arisaematis Rhizoma) und müssen entsprechend verarbeitet werden, um Toxine zu entfernen und eine sichere Anwendung zu gewährleisten.

Pharmakologische Wirkungen

- **Auswurffördernd**: Die meisten der Schleim beseitigenden Arzneidrogen haben eine ausgeprägte auswurffördernde Wirkung. Der Wirkmechanismus umfasst eine erhöhte Schleimproduktion der Atemwege und gesteigerte Ziliaraktivität, um den Schleim aus den Lungen zu befördern.
- **Hustenstillend**: Viele Arzneien dämpfen den Hustenreflex im Gehirn. Zu den Arzneien mit einer spürbar hustenstillenden Wirkung gehören *Ban Xia* (Pinelliae Rhizoma), *Jie Geng* (Platycodi Radix), *Kuan Dong Hua* (Farfarae Flos) und *Ku Xing Ren* (Armeniacae Semen). Von diesen Arzneidrogen hat *Ban Xia* eine längere Wirkdauer. Seine hustenstillenden Eigenschaften wurden über einen Zeitraum von bis zu fünf Stunden nach der Einnahme beobachtet.
- **Antiasthmatisch**: Viele dieser Arzneidrogen erweitern die glatte Muskulatur der Bronchien, lindern Spasmus und Verkrampfung der Bronchialmuskulatur und erleichtern Keuchatmung und Dyspnoe. Zu den Arzneien mit einer deutlich antiasthmatischen Wirkung gehören *Zhe Bei Mu* (Fritillariae Thunbergii Bulbus) und *Kuan Dong Hua* (Farfarae Flos). An Kaninchen und Katzen wurde nachgewiesen, dass die Wirkung von *Zhe Bei Mu* der von Atropin ähnelt. Die antiasthmatische Wirkung von *Kuan Dong Hua* ist dosisabhängig. In niedrigen Dosierungen erweitert es die Lunge, in höheren Dosierungen verengt es sie.
- **Antiepileptisch**: Einige Arzneidrogen dieser Gruppe wirken gut bei der Behandlung von Konvulsionen, Krämpfen und Epilepsie. Ein auf Wasser basierendes Dekokt von *Tian Nan Xing* (Arisaematis Rhizoma) war nachweislich wirksam bei der Behandlung von drogeninduzierten Krämpfen und Epilepsie. *Bai Fu Zi* (Typhonii Rhizoma) zeigte ausgezeichnete vorbeugende und therapeutische Wirkungen bei Tetanus und Muskelkontraktionen. Die Wirkmechanismen der beiden Arzneien werden ihrem Einfluss auf das Zentralnervensystem zugeschrieben.
- **Weitere Wirkungen**: *Ban Xia* (Pinelliae Rhizoma) hat eine antiemetische Wirkung. *Ting Li Zi* (Lepidii seu Descurainiae Semen) hat eine herzstärkende Wirkung und wird verwendet, um Erkrankungen des Herz-Kreislauf-Systems zu behandeln. *Yin Xing Ye* (Ginkgo Folium) und *Gua Lou* (Trichosanthis Fructus) steigern die Durchblutung der Koronararterien und reduzieren den Sauerstoffverbrauch der Herzmuskulatur. *Tian Nan Xing* (Arisaematis Rhizoma), *Gua Lou* (Trichosanthis Fructus) und *Zi Wan* (Asteris Radix et Rhizoma) haben eine antineoplastische Wirkung. *Hai Zao* (Sargassum) und *Kun Bu* (Eckloniae Thallus) sind reich an Jod und eingnen sich für die Behandlung von Schilddrüsenerkrankungen. *Gua Lou* (Trichosanthis Fructus), *Zao Jiao* (Gleditsiae Fructus), *Zi Wan* (Asteris Radix et Rhizoma) und *Bai Bu* (Stemonae Radix) haben antibiotische Wirkungen und behandeln Atemweginfektionen.

Mögliche Wechselwirkungen mit anderen Medikamenten

Arzneidrogen, die Schleim transformieren, Husten stoppen und Keuchatmung lindern, werden wegen ihrer auswurffördernden, hustenstillenden und antiasthmatischen Wirkungen verwendet. Obwohl ihr Gebrauch weitverbreitet ist, und diese Arzneidrogen häufig verwendet werden, gibt es bislang weder Berichte noch dokumentierte Fälle von Wechselwirkungen zwischen chinesischen Arzneidrogen aus dieser Gruppe und Medikamenten.

Bái Fù Zǐ

Typhonii Rhizoma

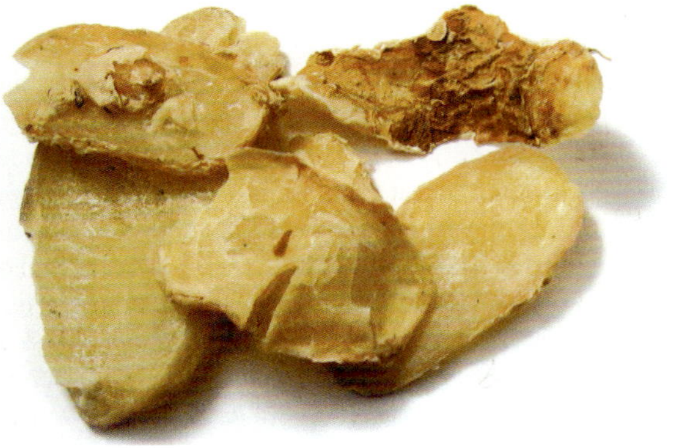

白附子

Pinyin-Name *Bái Fù Zǐ*
Wörtliche Übersetzung „Weißer Anhang"
Andere chinesische Namen *Yu Bai Fu, Guan Bai Fu, Niu Nai Bai Fu, Ji Xin Bai Fu*
Originalquelle *Zhong Guo Zhi Wu Zi* (chinesische Zeitschrift der Botanik)
Deutscher Name Typhonium-Wurzelstock, große Typhonium-Wurzel
Botanischer Name *Typhonium giganteum* Engl. *(Yu Bai Fu)*; *Aconitum coreanum* (Levl). Raipaics. *(Guan Bai Fu)*
Pharmazeutischer Name Typhonii Rhizoma
Eigenschaften Scharf, süß, warm
Leitbahnen Milz, Magen
Sicherheitshinweis Toxisch

Chinesische therapeutische Wirkungen

Trocknet Feuchtigkeit, löst Schleim auf, beseitigt Wind, stoppt Konvulsionen

Ansammlung von Wind-Schleim: *Bai Fu Zi* (Typhonii Rhizoma) ist scharf und warm und beseitigt Wind und Schleim-Obstruktion in den Leitbahnen und Kollateralen, um Muskelspasmen und Krämpfe zu lindern. Es ist eine der am häufigsten verwendeten Arzneien, um Konvulsionen, Tremor, Lähmung und periphere Fazialisparese zu behandeln. Zu den klinischen Anwendungen gehören Konvulsionen bei Kindern, Anfälle, Gesichtslähmung, Tetanus und Schlaganfall.

- Periphere Fazialisparese nach Schlaganfall: *Bai Fu Zi* mit *Jiang Can* (Bombyx Batryticatus) und *Quan Xie* (Scorpio) kombinieren. **Beispiel-Rezeptur**: *Qian Zheng San* (Pulver, das zu Symmetrie führt).
- Tetanus, Muskelspasmen und Steifigkeit des Halses, Opisthotonus, zusammengepresste Kiefer: zusammen mit *Tian Nan Xing* (Arisaematis Rhizoma), *Tian Ma* (Gastrodiae Rhizoma) und *Fang Feng* (Saposhnikoviae Radix) verwenden. **Beispiel-Rezeptur**: *Yu Zhen San* (Echte Jade Pulver).
- Fazialisparese: Für die innere Anwendung *Bai Fu Zi* zu *Jiang Can* (Bombyx Batryticatus), *Quan Xie* (Scorpio), *Bai Zhi* (Angelicae Dahuricae Radix), *Jing Jie* (Schizonepetae Herba), *Fang Feng* (Saposhnikoviae Radix), *Hong Hua* (Carthami Flos), *Tian Nan Xing* (Arisaematis Rhizoma), *Bai Jie Zi* (Sinapis Semen), *Zao Jiao Ci* (Gleditsiae Spina), *Tao Ren* (Persicae Sperma) und *Su Mu* (Sappan Lignum) hinzufügen. Dieselbe Rezeptur kann äußerlich angewendet werden, indem ein Handtuch, das mit dem warmen Dekokt getränkt ist, auf das betroffene Gebiet gelegt wird.

Kopfschmerzen und Migräne: *Bai Fu Zi* ist scharf, warm und zerstreuend und dringt in die *Yangming*-Leitbahn ein, um Kopfschmerzen und Migräne zu behandeln, die durch Kälte-Feuchtigkeit und Wind-Schleim gekennzeichnet sind. Dieser Kopfschmerztyp und die Migräne haben in der Regel einen abrupten Beginn. Der Schmerz ist entweder in einer oder in beiden Seiten des Kopfes sehr ausgeprägt. Der Patient fühlt sich gewöhnlich schwer. Der Zungenbelag ist weiß und schmierig.

- Kopfschmerzen und Migräne: *Bai Fu Zi* zusammen mit *Bai Zhi* (Angelicae Dahuricae Radix), *Chuan Xiong* (Chuanxiong Rhizoma), *Man Jing Zi* (Viticis Fructus) und *Ju Hua* (Chrysanthemi Flos) verwenden. Wenn der Patient einen Mangel an *Qi* und Blut hat, sollten entsprechend Tonika hinzugefügt werden.

Beseitigt Toxine und löst Knoten auf

Skrofulose, Schleim-Geschwülste, toxische Schlangenbisse: *Bai Fu Zi* erweicht Verhärtungen und löst Knoten auf, um Skrofulose und Schilddrüsenknoten zu behandeln. Es kann innerlich und äußerlich angewendet werden. Es behandelt außerdem Schlangenbisse, indem es die Toxizität klärt und Schwellungen reduziert.

- Skrofulose oder Schilddrüsenknoten: Frisches *Bai Fu Zi* zermahlen und lokal als Paste verwenden.
- Schlangenbisse: *Bai Fu Zi* zusammen mit *Bai Zhi* (Angelicae Dahuricae Radix), *Jin Yin Hua* (Lonicerae Flos) und *Zhe Bei Mu* (Fritillariae Thunbergii Bulbus) verwenden und äußerlich auftragen.

- Hautpilzerkrankungen (z.B. Pityriasis versicolor): zusammen mit *Xiong Huang* (Realgar) und Wasser oder Getreideschnaps mischen und äußerlich anwenden.

Trocknet Feuchtigkeit, lindert Schmerzen, stoppt Juckreiz

Bi Zheng (schmerzhaftes Blockade-Syndrom): *Bai Fu Zi* behandelt *Bi Zheng*, das durch Muskel- und Gelenkschmerzen gekennzeichnet ist, die sich bei regnerischem oder kaltem Wetter verschlechtern. Auch Schwierigkeiten mit der Flexion und Extension können damit behandelt werden.

- *Bi Zheng*: *Bai Fu Zi* mit *Wei Ling Xian* (Clematidis Radix et Rhizoma) und *Du Huo* (Angelicae Pubescentis Radix) kombinieren.

Ekzeme: *Bai Fu Zi* lindert darüber hinaus Juckreiz und wird zu diesem Zweck äußerlich und innerlich verwendet.

- Juckreiz und Ekzeme des Skrotums: zusammen mit *Qiang Huo* (Notopterygii Rhizoma seu Radix), *Ji Li* (Tribuli Fructus) und *Huang Qi* (Astragali Radix) in pulverisierter Pulver Form verwenden. Es kann innerlich und/oder äußerlich angewendet werden.

Dosierung

3–5 g. *Bai Fu Zi* wird in der Regel innerlich und äußerlich verwendet. Die Dosierung kann in schweren Fällen bis zu 9 g betragen. Die orale Gabe der unverarbeiteten Arzneidroge sollte wegen seiner Toxizität vermieden werden. *Bai Fu Zi* kann zur Reduzierung der Toxizität mit *Sheng Jiang* (Zingiberis Rhizoma Recens) gekocht werden.

Sicherheitshinweise, Kontraindikationen

- Frisches oder unverarbeitetes *Bai Fu Zi* ist toxisch und sollte nur äußerlich zur Anwendung kommen.
- Da *Bai Fu Zi* toxisch ist, darf die angegebene Dosierung nicht überschritten werden. Die Arznei sollte außerdem nicht über einen längeren Zeitraum gegeben werden.
- *Bai Fu Zi* ist während der Schwangerschaft kontraindiziert.
- *Bai Fu Zi* ist auch bei Wind-Schlaganfall aufgrund von Leber-Feuer kontraindiziert.

Chemische Zusammensetzung

Saponin, Alkaloid, β-Sitosterol, Lektin.[1]

Pharmakologische Wirkungen

- **Antibiotisch**: Eine Injektion von *Bai Fu Zi* war bei der Behandlung von Meerschweinchen wirksam, die mit Tuberkulose infiziert waren.[2]
- **Antiarrhythmisch**: Eine *Bai-Fu-Zi*-Zubereitung zeigte nachweislich eine antiarrhythmische Wirkung.[3]

Klinische und wissenschaftliche Studien

Taubheit der Gesichtsnerven: In einer klinischen Studie wurden 418 Patienten mit Gesichtstaubheit mit Injektionen einer Arzneirezeptur in Akupunkturpunkte behandelt. In 90% der Fälle kam es zu einer vollständigen Genesung. Basis der Rezeptur war *Qian Zheng San* (Pulver, das zu Symmetrie führt). Die Rezeptur wurde modifiziert und enthielt *Bai Fu Zi* 60 g, *Dang Gui* (Angelicae Dahuricae Radix) 60 g, *Quan Xie* (Scorpio) 60 g, *Jiang Can* (Bombyx Batryticatus) 60 g und 40 Stück *Wu Gong* (Scolopendra). Die ausgewählten Akupunkturpunkte waren *Dicang* (Ma 4), *Jiache* (Ma 6), *Yangbai* (Gb 14), *Taiyang* (Extrapunkt) und *Hegu* (Di 4).[4]

Ergänzung

Bai Fu Zi stammt aus zwei Quellen: *Yu Bai Fu* (Typhonii Gigantei Rhizoma) und *Guan Bai Fu* (Aconiti Coreani Radix). Beide Arzneien zerstreuen Wind und Schleim.

- 禹白附 *Yǔ Bái Fu* (Typhonii Gigantei Rhizoma) ist die Standardquelle *von Bai Fu Zi*. Es klärt wirksamer Toxine und zerstreut effektiver Stagnation. Es ist besser dafür geeignet, Arthritis zu behandeln und Schmerzen zu lindern.
- 關白附/关白附 *Guān Bái Fù* (Aconiti Coreani Radix) wird manchmal als Ersatz für *Bai Fu Zi* verwendet.

Kommentar der Autoren

Bai Fu Zi (Typhonii Rhizoma) und *Fu Zi* (Aconiti Radix Lateralis Praeparata) sehen ähnlich aus und teilen daher einen ähnlichen Namen. Die beiden Arzneidrogen haben jedoch völlig unterschiedliche Eigenschaften und Funktionen und sollten nicht verwechselt oder gegeneinander ausgetauscht werden. *Bai Fu Zi* wird in erster Linie verwendet, um Wind-Schleim und Kälte zu beseitigen. *Fu Zi* (Aconiti Radix Lateralis Praeparata) wärmt sowohl das Innere als auch das Nieren-*Yang*.

Referenzen

1. *Zhong Yao Da Ci Dian* (Dictionary of Chinese Herbs), 1977;1689
2. *Zhong Yao Xue* (Chinese Herbology), 1998; 607:608
3. Ibid.
4. *Hu Bei Zhong Yi Za Zhi* (Hubei Journal of Chinese Medicine), 1982; 1:33

Bái Jiè Zĭ

Sinapis Semen

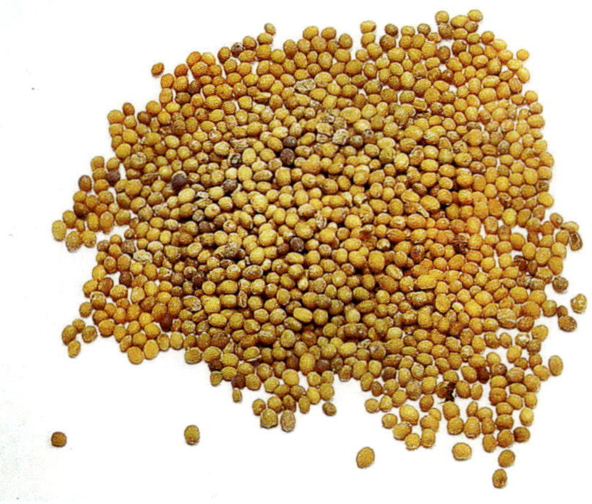

白芥子

Pinyin-Name *Bái Jiè Zĭ*
Wörtliche Übersetzung „Weißer Senfsamen"
Andere chinesische Namen *Huang Jie Zi, Jie Zi*
Originalquelle *Ming Yi Za Zhu* (Verschiedene Aufzeichnungen berühmter Ärzte) aus dem Jahr 500 von Tao Hong-Jing
Deutscher Name Weißer Senfsamen
Botanischer Name *Sinapis alba* (L). Boiss. *(Bai Jie Zi)*; *Brassica juncea* (L). Czern. und Coss. *(Huang Jie Zi)*
Pharmazeutischer Name Sinapis Semen
Eigenschaften Scharf, warm
Leitbahnen Lunge

Chinesische therapeutische Wirkungen

Wärmt die Lunge, beseitigt Schleim

Schleim-Stagnation: *Bai Jie Zi* (Sinapis Semen) ist von Natur aus scharf, warm und zerstreuend. Es wärmt die Lunge, ventiliert das Lungen-*Qi* und beseitigt Schleim. Eine Kälte-Schleim-Obstruktion in der Lunge verursacht Husten, Keuchatmung und Dyspnoe. Schleim-Obstruktion am Zwerchfell verursacht einen plötzlichen scharfen Schmerz in der Brust und im Hals, reichhaltigen klaren oder weißen Auswurf, einen schmierigen Zungenbelag und einen drahtigen, schlüpfrigen Puls.

- Husten, Keuchatmung und Brustschmerzen aufgrund einer Akkumulation von Schleim und Wasser in Brust und Zwerchfell: *Bai Jie Zi* mit *Zi Su Zi* (Perillae Fructus) und *Lai Fu Zi* (Raphani Semen) kombinieren. **Beispiel Rezeptur**: *San Zi Yang Qin Tang* (Drei Samen Dekokt, das die Eltern nährt).
- Schleim-Obstruktion oberhalb und unterhalb des Zwerchfells mit scharfem Schmerz in Brust und Hals (Fülle-Erkrankung): *Bai Jie Zi* zusammen mit *Gan Sui* (Kansui Radix) und *Da Ji* (Knoxiae Radix seu Euphorbiae Pekinensis Radix) verwenden.

Lungen-Qi-Umkehrung aufgrund von Schleim-Stagnation: *Bai Jie Zi* wird häufig verwendet, um Akkumulation von Feuchtigkeit und Schleim in der Lunge zu behandeln, die reichhaltigen, klaren Auswurf, Husten, Dyspnoe und Keuchatmung verursacht.

- Keuchatmung und Dyspnoe aufgrund von kaltem Schleim: *Bai Jie Zi* mit *Zi Su Zi* (Perillae Fructus) und *Lai Fu Zi* (Raphani Semen) kombinieren, um die Lunge zu wärmen und Schleim zu zerstreuen.

Reguliert Qi, löst Knoten auf, öffnet Leitbahnen und Kollateralen, lindert Schmerzen

Schleim-Obstruktion in den Leitbahnen und Kollateralen: Die Schleim-Obstruktion in den peripheren Leitbahnen und Kollateralen verursacht schwere Benommenheit sowie Schmerzen, v.a. um die Taille herum und am Rücken.

- Schleim-Obstruktion in den peripheren Leitbahnen und Kollateralen: *Bai Jie Zi* zu *Mo Yao* (Myrrha), *Gui Zhi* (Cinnamomi Ramulus) und *Mu Xiang* (Aucklandiae Radix) für die Verwendung als Arzneipulver hinzufügen; mit Getreideschnaps verabreichen.

Skrofulose, Schleim-Geschwülste: Diese Geschwülste entstehen, wenn sich Schleim-Obstruktion zu Geschwülsten oder Knoten verhärtet. *Bai-Jie-Zi*-Pulver mit Essig vermischen und äußerlich anwenden.
Yin-Wunden und -Geschwüre: Diese Art von Zellulitis oder Wunden wird durch eine Schleim-Obstruktion der Leitbahnen und Kollateralen verursacht. Die Behandlung erfordert das Wärmen des *Yang*, das Auflösen von Schleim und das Auflösen von Knoten.

- *Yin*-Wunden und -Geschwüre: *Bai Jie Zi* zusammen mit *Lu Jiao Jiao* (Cervi Cornus Colla), *Rou Gui* (Cinnamomi Cortex), *Pao Jiang* (Zingiberis Rhizoma Praeparatum) und *Shu Di Huang* (Rehmanniae Radix Praeparata) verwenden. **Beispiel Rezeptur**: *Yang He Tang* (Dekokt, das das *Yang* ermutigt).

Dosierung

3–10 g als Dekokt. Für die lokale Anwendung wird *Bai-Jie-Zi*-Pulver mit Essig gemischt. Der Gebrauch von unverarbeitetem *Bai Jie Zi*, das scharf und warm ist, führt manchmal zu einem übermäßigen Verbrauch von *Qi* und *Yin* im Körper. Um diese Nebenwirkung zu minimieren, sollte die Arzneidroge trocken-gebraten werden. Außerdem erleichtert das Trocken-Braten die Extraktion der aktiven Komponenten. *Bai Jie Zi* sollte am Ende des Kochvorgangs zugefügt werden, um die Deaktivierung seiner aktiven Bestandteile zu vermeiden.

Sicherheitshinweise, Kontraindikationen

- *Bai Jie Zi* ist scharf und zerstreuend und bei Patienten mit chronischem Husten aufgrund von Lungen-Schwäche, *Yin*-Mangel-Feuer oder Fülle-Magen-Feuer kontraindiziert.
- Eine Überdosierung *von Bai Jie Zi* kann Diarrhö verursachen. Kommt die Arznei mit Wasser in Berührung, entsteht Schwefelwasserstoff, der eine vermehrte Peristaltik auslöst und zu Diarrhö führt.
- Die äußerliche Anwendung *von Bai Jie Zi* ist hautreizend und kann allergische Reaktionen oder Blasen verursachen. Es sollte nicht in Kontakt mit den Augen kommen und nur mit Vorsicht bei Patienten mit einer empfindlichen Haut eingesetzt werden.

Chemische Zusammensetzung

Sinalbin, Sinapin, Myrosin, Lipide, Protein.[1]

Pharmakologische Wirkungen

- **Auswurffördernd**: *Bai Jie Zi* hat eine auswurffördernde Wirkung.[2]
- **Dermatologisch**: Direkter Kontakt mit *Bai Jie Zi* reizt die Haut und verursacht Rötung, Schwellung und Blasenbildung. Bei äußerlicher Anwendung sollte es nicht länger als 15 bis 30 Minuten auf der Haut belassen werden.[3]
- **Antibiotisch**: Wässriger *Bai-Jie-Zi*-Extrakt wirkt hemmend auf einige pathogene Pilze und Dermatophyten.[4]

Klinische und wissenschaftliche Studien

- **Tracheitis bei Kindern**: In einer Untersuchung wurden 50 Kinder mit akuter oder chronischer Tracheitis erfolgreich mit einer äußerlichen Anwendung von *Bai Jie Zi* behandelt. Die Arzneipaste wurde aus einer Mischung von 33 g *Bai Jie Zi* und 90 g Mehl mit Wasser hergestellt. Sie wurde vor dem Schlafengehen am oberen Rücken aufgetragen und morgens entfernt. Insgesamt erfolgten zwei bzw. drei Behandlungen.[5]
- **Lungenentzündung bei Kindern**: Die äußere Anwendung von *Bai Jie Zi* an der Brust wirkte bei 100 Kindern mit Lungenentzündung heilsam.[6]
- **Taubheit der Gesichtsregion**: In einer klinischen Studie wurden Patienten mit Gesichtstaubheit äußerlich mit *Bai Jie Zi* behandelt. Die Arzneipaste wurde aus einer Mischung von 5–10 g *Bai-Jie-Zi*-Pulver und Wasser hergestellt und auf das betroffene Gebiet zwischen *Dicang* (Ma 4), *Xiaguan* (Ma 7) und *Jiache* (Ma 6) aufgetragen. Danach wurde die Paste mit Gaze abgedeckt und nach drei bis zwölf Stunden wieder entfernt. Bei Bedarf wurde die Behandlung innerhalb von 10 bis 14 Tagen wiederholt. 137 von 1052 Patienten schieden aus der Studie aus. Bei den 915 in der Studie verbliebenen Patienten hatte die Behandlung eine Wirksamkeitsrate von 97,7%.[7]

Kommentar der Autoren

Chronisches Asthma kann äußerlich mit einer Arzneipaste an den Akupunkturpunkten *Feishu* (Bl 13), *Xinshu* (Bl 15) und *Geshu* (Bl 17) behandelt werden. Die Paste wird aus frischem Ingwersaft zusammen mit pulverisiertem *Bai Jie Zi*, *Gan Sui* (Kansui Radix), *Yan Hu Suo* (Corydalis Rhizoma) und *Xi Xin* (Asari Radix et Rhizoma) hergestellt.

Bai Jie Zi, *Zi Su Zi* (Perillae Fructus) und *Lai Fu Zi* (Raphani Semen) werden gewöhnlich zusammen verwendet, um Keuchatmung und Dyspnoe mit Schleim zu behandeln wie beispielsweise in *San Zi Yang Qin Tang* (Drei Samen Dekokt, das die Eltern nährt).

- *Bai Jie Zi* wärmt und zerstreut die Anhäufung von Schleim in der Lunge.
- *Zi Su Zi* senkt das *Qi* ab und löst Schleim auf.
- *Lai Fu Zi* reguliert das Milz-*Qi*, um die Produktion von Schleim zu stoppen.

Referenzen

1. *Xian Dai Zhong Yao Yao Li Xue* (Contemporary Pharmacology of Chinese Herbs), 1997; 964
2. *Zhong Yao Xue* (Chinese Herbology), 1998; 608:610
3. *Chang Yong Zhong Yao Xian Dai Yan Jiu Yu Lin Chuan* (Recent Study and Clinical Application of Common Traditional Chinese Medicine), 1995; 439:441
4. Ibid.
5. *Hei Long Jiang Zhong Yi Yao* (Heilongjiang Chinese Medicine and Herbology), 1988; 1:29
6. *Zhong Xi Yi Jie He Za Zhi* (Journal of Integrated Chinese and Western Medicine), 1986; 2:124
7. *Shan Dong Zhong Yi Za Zhi* (Shandong Journal of Chinese Medicine), 1986; 5:25

Bái Qián

Cynanchi Stauntonii Rhizoma

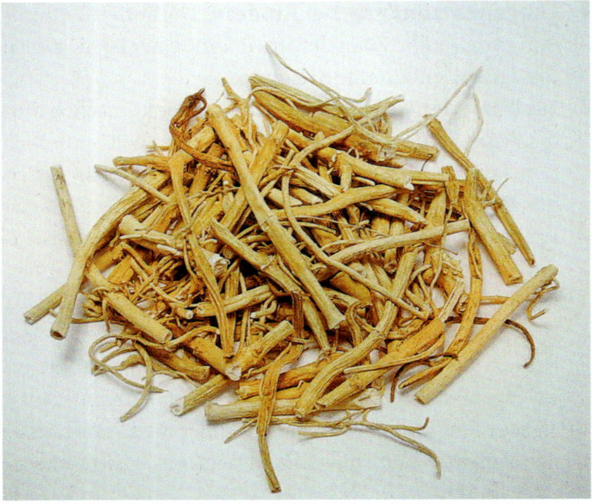

白前

Pinyin-Name *Bái Qián*
Wörtliche Übersetzung „Weiß vorne“
Andere chinesische Namen *E Guan Bai Qian*
Originalquelle *Ming Yi Za Zhu* (Verschiedene Aufzeichnungen berühmter Ärzte) von Tao Hong-Jing aus dem Jahr 500
Deutscher Name Schwalbenwurzwurzel
Botanischer Name *Cynanchum stauntoni* (Decne.) Schltr. ex Levl. (*Liu Ye Bai Qian*); *Cynanchum glaucescens* (Decne.) (*Yuan Hua Ye Bai Qian*)
Pharmazeutischer Name Cynanchi Stauntonii Rhizoma
Eigenschaften Scharf, süß, neutral
Leitbahnen Lunge

Chinesische therapeutische Wirkungen

Senkt Qi ab, beseitigt Schleim, stoppt Husten

Fülle-Zustände der Lunge, Husten mit reichlich Auswurf, Wind-Kälte-Invasion: *Bai Qian* (Cynanchi Stauntonii Rhizoma) ist scharf und warm, jedoch nicht trocknend. Es eignet sich sehr gut, um Husten und Keuchatmung zu behandeln, die durch eine Akkumulation von Schleim in den Lungen verursacht werden. Es ist eine Schlüsselarznei, die verwendet wird, um alle Atemwegserkrankungen zu behandeln, die mit Husten und Dyspnoe einhergehen. Wird es mit geeigneten Arzneien kombiniert, behandelt *Bai Qian* Husten, Keuchatmung und Auswurf, die entweder durch heißen oder kalten Schleim hervorgerufen werden.

- Husten und Dyspnoe aufgrund von *kaltem* Schleim: *Bai Qian* mit *Zi Wan* (Asteris Radix et Rhizoma) und *Ban Xia* (Pinelliae Rhizoma) kombinieren.
- Husten und Dyspnoe aufgrund von *heißem* Schleim: mit *Sang Bai Pi* (Mori Cortex) und *Di Gu Pi* (Lycii Cortex) verwenden.

Äußere Wind-Kälte-Syndrome: *Bai Qian* zerstreut Wind-Kälte und wird gewöhnlich in Kombination mit geeigneten Arzneien verwendet, um Husten zu behandeln, der durch äußerlich bedingte Wind-Kälte-Syndrome verursacht wird.

- Husten aufgrund von Wind-Kälte: *Bai Qian* zusammen mit *Jie Geng* (Platycodi Radix), *Jing Jie* (Schizonepetae Herba) und *Chen Pi* (Citri Reticulatae Pericarpium) verwenden. **Beispiel-Rezeptur**: *Zhi Sou San* (Pulver, das den Husten stoppt).

Dosierung

3–10 g im Dekokt. Unverarbeitetes *Bai Qian* kann den Magen irritieren und Übelkeit und Erbrechen auslösen. Braten der Arzneidroge mit Honig minimiert diese Irritation. Außerdem steigert Braten mit Honig die befeuchtende Wirkung dieser Arznei und macht es geeigneter für Patienten mit trockenem Husten und Dyspnoe aufgrund von Lungen-*Yin*-Mangel.

Sicherheitshinweise, Kontraindikationen

- *Bai Qian*, das scharf und warm ist, sollte mit Vorsicht bei Patienten verwendet werden, die einen trockenen Husten aufgrund von Lungen-*Yin*-Mangel haben.
- *Bai Qian* reizt den Magen-Darm-Trakt und sollte deshalb mit Vorsicht bei Patienten mit Ulcus pepticum oder blutenden Geschwüren verwendet werden.

Bàn Xià
Pinelliae Rhizoma

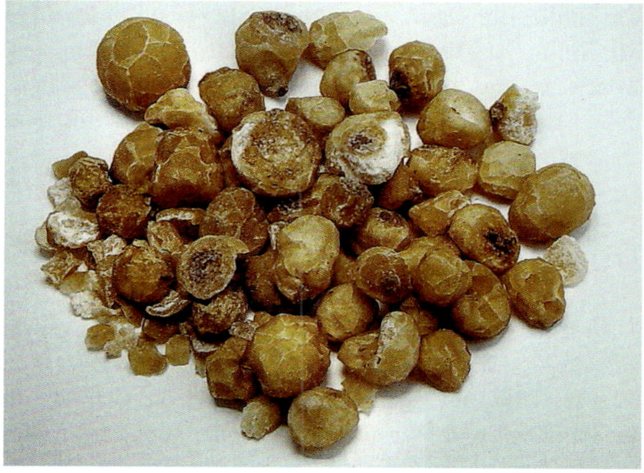

半夏

Pinyin-Name *Bàn Xià*
Wörtliche Übersetzung „Mittsommer", „Halber Sommer"
Originalquelle *Shen Nong Ben Cao Jing* (Die Materia Medica des göttlichen Landmannes), vermutlich Östliche Han-Dynastie
Deutscher Name Mittsommerknolle
Botanischer Name *Pinellia ternata* (Thunb). Breit. (*Ban Xia*)
Pharmazeutischer Name Pinelliae Rhizoma
Eigenschaften Scharf, warm
Leitbahnen Milz, Magen, Lunge
Sicherheitshinweis Toxisch

Chinesische therapeutische Wirkungen

Trocknet Feuchtigkeit, löst Schleim auf

Ansammlung von Feuchtigkeit und Schleim: Gemäß der Theorie der Traditionellen Chinesischen Medizin produziert die Milz Schleim, und die Lunge speichert Schleim. Löst die Milz Feuchtigkeit nicht richtig auf, treten Symptome wie Husten, reichlicher Auswurf und eine Umkehr des Lungen-*Qi* auf. *Ban Xia* (Pinelliae Rhizoma) ist scharf, warm und trocknend und dringt in Milz und Lunge ein, um Schleim sowohl an seiner Quelle zu beseitigen, als auch überall dort, wo er sich angesammelt hat. *Ban Xia* wird normalerweise verwendet, um unterschiedliche Arten von Schleim-Akkumulation und Schleim-Komplikationen zu behandeln.

- Reichlicher Auswurf, Husten und Dyspnoe aufgrund einer Ansammlung von Schleim in der Lunge: *Ban Xia* zusammen mit *Chen Pi* (Citri Reticulatae Pericarpium) und *Fu Leng* (Poria) verwenden. **Beispiel-Rezeptur**: *Er Chen Tang* (Zweifach behandeltes Dekokt).
- Wässeriger Auswurf mit Übelkeit und Erbrechen durch Ansammlung von kaltem Schleim: zusammen mit *Xi Xin* (Asari Radix et Rhizoma) und *Gan Jiang* (Zingiberis Rhizoma) verwenden, um die Lunge zu wärmen und Schleim aufzulösen.
- Reichlicher gelber Auswurf, der eine Akkumulation von heißem Schleim anzeigt: mit *Huang Qin* (Scutellariae Radix), *Zhi Mu* (Anemarrhenae Rhizoma) und *Gua Lou* (Trichosanthis Fructus) kombinieren, um Hitze zu klären und Schleim aufzulösen.
- Aufsteigender Leber-Wind, der in Verbindung mit Schleim-Stagnation zu Kopfschmerzen, Benommenheit, Schwindel, Enge- und Druckgefühl in der Brust, zu einem weißen schmierigen (klebrigen) Zungenbelag und zu einem saitenförmigen, schlüpfrigen Puls führt: *Ban Xia* zu *Tian Ma* (Gastrodiae Rhizoma), *Fu Leng* (Poria) und *Bai Zhu* (Atractylodis Macrocephalae Rhizoma) hinzufügen, um Leber-Wind zu beruhigen, die Milz zu stärken und Schleim und Feuchtigkeit zu zerstreuen. **Beispiel-Rezeptur**: *Ban Xia Bai Zhu Tian Ma Tang* (Pinelliae Rhizoma Praeparatum, Atractylodis Macrocephalae Rhizoma und Gastrodiae Rhizoma Dekokt).
- *Xiong Bi* (schmerzhafte Blockade der Brust) mit *Yang*-Mangel und Ansammlung von Kälte und Schleim, was zu Kurzatmigkeit und Thoraxschmerzen führt: *Ban Xia* zusammen mit *Gua Lou Shi* (Trichosanthis Fructus) und *Xie Bai* (Allii Macrostemi Bulbus) verwenden, um Schleim aufzulösen und Schmerzen zu lindern. **Beispiel-Rezeptur**: *Gua Lou Xie Bai Ban Xia Tang* (Trichosanthis Fructus, Allii Bulbus und Pinelliae Rhizoma Praeparatum Dekokt).

Leitet anormal aufsteigendes Magen-Qi zurück, lindert Übelkeit und Erbrechen

Übelkeit und Erbrechen: *Ban Xia* lindert Übelkeit und Erbrechen, die durch Schleim-Obstruktion, Magen-Schwäche und Magen-Hitze verursacht werden. Die normale Ausrichtung des Magen-*Qi* ist abwärts gerichtet. Wird es durch Schleim behindert, führen die Blockierung und aufsteigendes Magen-*Qi* zu Übelkeit und Erbrechen. *Ban Xia* wirkt ausgezeichnet bei der Behandlung von Übelkeit und Erbrechen: Es trocknet Feuchtigkeit, löst Schleim auf, harmonisiert den Magen und leitet den anormalen *Qi*-Fluss zurück.

- Übelkeit und Erbrechen aufgrund von Kälte und Schleim: *Ban Xia* und *Sheng Jiang* (Zingiberis Rhizoma Recens) kombinieren, um Feuchtigkeit zu trocknen,

Schleim aufzulösen, den Mittleren *Jiao* (Mittlerer Erwärmer zu wärmen) und Erbrechen zu stoppen.

- Übelkeit und Erbrechen mit allgemeiner Schwäche: zusammen mit *Ren Shen* (Ginseng Radix et Rhizoma) verwenden, um das *Qi* zu tonisieren.
- Übelkeit und Erbrechen mit Fülle-Kälte im Inneren: mit *Gan Jiang* (Zingiberis Rhizoma) und *Wu Zhu Yu* (Evodiae Fructus) kombinieren.
- Übelkeit und Erbrechen aufgrund von Magen-Hitze: *Ban Xia zu Huang Lian* (Coptidis Rhizoma) und *Zhu Ru* (Bambusae Caulis in Taeniam) hinzufügen, um Hitze zu klären.
- Übelkeit und Erbrechen aufgrund von Hitze und Kälte: *Ban Xia* zu *Huang Lian* (Coptidis Rhizoma), *Huang Qin* (Scutellariae Radix), *Gan Jiang* (Zingiberis Rhizoma) und *Ren Shen* (Ginseng Radix et Rhizoma) hinzufügen. **Beispiel-Rezeptur**: *Ban Xia Xie Xin Tang* (Pinelliae Rhizoma Dekokt, das das Epigastrium abfließen lässt).
- Übelkeit und Erbrechen während der Schwangerschaft: zusammen mit *Zi Su Geng* (Perillae Caulis) und *Sha Ren* (Amomi Fructus) verwenden, um das *Qi* zu regulieren und den Fötus zu beruhigen.
- Chronisches neurogenes Erbrechen: mit *Zhe Shi* (Haematitum), *Xuan Fu Hua* (Inulae Flos), *Da Huang* (Rhei Radix et Rhizoma), *Gan Cao* (Glycyrrhizae Radix et Rhizoma), *Gua Lou* (Trichosanthis Fructus), *Bing Lang* (Arecae Semen) und *Tao Re* (Persicae Semen) kombinieren.

Löst Knoten auf und zerstreut Stagnation

Schleim-Akkumulation: *Ban Xia* ist scharf und warm. Es löst Schleim auf und zerstreut Knoten, um Schwellungen, Pflaumenstein-Syndrom (Globus hystericus), Kropf, Skrofulose sowie Enge oder Blockade in Brust und Epigastrium zu behandeln, die sich durch Druck verschlechtern.

- Ansammlung von heißem Schleim mit Enge- und Druckgefühl in der Brust, Druckschmerzhaftigkeit bei der Palpation, reichlich gelbem Auswurf, schmierigem, gelbem Zungenbelag und schlüpfrigem, schnellem Puls: *Ban Xia* zusammen mit *Gua Lou* (Trichosanthis Fructus) und *Huang Lian* (Coptidis Rhizoma) verwenden, um Hitze zu klären und Schleim aufzulösen. **Beispiel-Rezeptur**: *Xiao Xian Xiong Tang* (Kleineres Dekokt, das in den Thorax sinkt).
- Pflaumenstein-Syndrom: zusammen mit *Hou Po* (Magnoliae Officinalis Cortex), *Zi Su Ye* (Perillae Folium) und *Fu Ling* (Poria) verwenden. **Beispiel-Rezeptur**: *Ban Xia Hou Po Tang* (Pinelliae Rhizoma und Magnoliae Officinalis Cortex Dekokt).
- Skrofulose oder Schilddrüsenknoten: *Ban Xia* mit *Kun Bu* (Eckloniae Thallus), *Hai Zao* (Sargassum) und *Zhe Bei Mu* (Fritillariae Thunbergii Bulbus) kombinieren, um Verhärtungen zu erweichen und Knoten aufzulösen.

Behandelt Wunden, Hautulzerationen und Karbunkel

Die äußere Anwendung von *Ban-Xia*-Pulver eignet sich für die Behandlung von Wunden, Ulzerationen und Karbunkel der Haut. Zusammen mit Eiweiß kann diese Mischung zur Verkleinerung von Brustabszessen verwendet werden. Um Schwellungen der Zunge zu behandeln, wird *Ban Xia* mit Essig abgekocht und mit dem Dekokt gegurgelt.

Dosierung

5–10 g im Dekokt. Einige Fachleute legen die maximale Dosierung für *Ban Xia* unter speziellen Umständen bei 60 g fest. *Ban Xia* wird häufig im Dekokt verwendet, um die therapeutische Wirkung zu maximieren und potentielle Nebenwirkungen zu minimieren. Der für die hustenstillende und antiemetische Wirkung verantwortliche Bestandteil von *Ban Xia* ist stark wasserlöslich. Der toxische Bestandteil hat eine niedrige Wasserlöslichkeit. Des Weiteren wird *Ban Xia* mit Ingwer und Alumen verarbeitet, um die Bestandteile zu deaktivieren, die Nebenwirkungen hervorrufen. Auf diese Weise verarbeitetes *Ban Xia* ist stärker wirksam und hat weniger Nebenwirkungen.[1]
Ban Xia ist in vielen verschiedenen Formen verfügbar:

- „*Sheng Ban Xia*" ist ohne jede Verarbeitung in seiner ursprünglichen Form toxisch und wird deshalb normalerweise äußerlich für die Behandlung von Wunden, Ulzerationen und Karbunkeln eingesetzt.
- „*Qing Ban Xia*" wird in Wasser eingeweicht und mit Alumen gekocht, um seine scharfe und trocknende Natur zu reduzieren. Es eignet sich für Kinder, ältere und geschwächte Patienten mit Akkumulation von Feuchtigkeit und Schleim.
- „*Fa Ban Xia*" wird mit Wasser, Alumen, Calciumoxid und *Gan Cao* (Glycyrrhizae Radix et Rhizoma) verarbeitet. Es ist die Standarddosierungsform von *Ban Xia* und wird allgemein verwendet, um Akkumulation von Schleim und Feuchtigkeit in der Milz und im Magen zu behandeln.
- „*Zhu Li Ban Xia*" wird mit *Zhu Li* (Bambusae Succus) verarbeitet, um seine warme und trocknende Natur weitgehend zu reduzieren. Es ist besonders dafür geeignet, Übelkeit aufgrund von Magen-Hitze, Husten mit reichlich gelbem Auswurf aufgrund von Lungen-Hitze oder Zustände nach einem Schlaganfall mit heißem Schleim zu behandeln.
- „*Jiang Ban Xia*" wird mit Ingwersaft verarbeitet und hat im Vergleich zu den anderen Zubereitungsformen eine stärker ausgeprägte Fähigkeit, den Magen zu wärmen und Übelkeit und Erbrechen zu lindern.

Viele Therapeuten betonen eindringlich die Notwendigkeit, *Ban Xia* zu verarbeiten, um seine Toxizität aufzuheben. Man sollte jedoch auch bedenken, dass eine übermäßige Verarbeitung der Arzneidroge ihre klinische Wirksamkeit zerstört. Beim Dekoktieren reicht das Kochen von frischem *Ban Xia* mit *Sheng Jiang* (Zingiberis Rhizoma Recens) in heißem Wasser über 30 Minuten aus, um jede Toxizität aufzuheben.[2]

Sicherheitshinweise, Kontraindikationen

- *Ban Xia* ist von Natur aus warm und trocknend und sollte bei Patienten, die einen trockenen Husten aufgrund von *Yin*-Mangel oder durch Hitze und Feuer verursachte Halsschmerzen haben, oder bei Patienten mit Blutungen oder heißem Schleim vermieden oder nur mit äußerster Vorsicht angewendet werden.
- *Ban Xia* sollte nicht zusammen mit *Zhi Chuan Wu* (Aconiti Radix Praeparata), *Zhi Cao Wu* (Aconiti Kusnezoffii Radix Praeparata) und *Fu Zi* (Aconiti Radix Lateralis Praeparata) verwendet werden.
- Frisches oder unverarbeitetes *Ban Xia* ist toxisch. Deshalb darf es ausschließlich bei äußeren (topischen) Anwendungen zum Einsatz kommen. Für die innere Anwendung sollte es verarbeitet werden, um seine Toxizität zu minimieren.
- Nach der Anwendung von *Ban Xia* wurden allergische Reaktionen beobachtet. Zu den Symptomen gehören Rötungen und quälender Juckreiz am ganzen Körper.

Überdosierung

Eine Überdosierung von *Ban Xia* führt zu Benommenheit, Schwellung und Schmerzen von Zunge und Hals, Mundtrockenheit, Unwohlsein im Oberbauch, unwillkürlichem Speichelfluss, verlangsamter Atmung, heiserer Stimme, undeutlichem Sprechen, Schluckstörungen, Übelkeit, Erbrechen, Bauchschmerzen, Diarrhö, Schwindel, Kopfschmerzen, Herzklopfen, Schwitzen, blasser Gesichtsfarbe, schwachem und kraftlosem Puls, unregelmäßiger Atmung und in schweren Fällen zu Atemdepression.

Im Falle einer Überdosierung

Zur Behandlung einer Überdosierung gehören die sofortige Aufnahme von Eiweiß, verdünntem Essig, Tee, frischem Ingwersaft oder andere unterstützende Maßnahmen. Ist kein frischer Ingwer verfügbar, kann ersatzweise getrockneter Ingwer verwendet werden. 250 g *Sheng Jiang* (Zingiberis Rhizoma Recens) werden zerkleinert und mit 250 ml heißem Wasser vermischt, um einen Tee zuzubereiten. Von dem Tee werden alle drei bis vier Stunden 20–25 ml verabreicht, bis die Symptome abgeklungen sind.
Zwei Rezepturen sind ebenfalls für die Behandlung einer Überdosierung geeignet. Die erste Rezeptur enthält *Fang Feng* (Saposhnikoviae Radix) 60 g, *Lu Dou* (Phaseoli Radiati Semen) 30 g und *Gan Cao* (Glycyrrhizae Radix et Rhizoma) 15 g. Die zweite Rezeptur enthält *Lu Dou* (Phaseoli Radiati Semen) 15 g, *Jin Yin Hua* (Lonicerae Flos) 30 g, *Lian Qiao* (Forsythiae Fructus) 30 g, *Sheng Jiang* (Zingiberis Rhizoma Recens) 15 g und *Gan Cao* (Glycyrrhizae Radix et Rhizoma) 9 g. Die Rezepturen werden als Dekokt eingenommen, bis sich der Patient stabilisiert hat.[3]

Chemische Zusammensetzung

Homogentisinsäure, Homogentisinsäureglucosid, 3,4-Dihydroxybenzaldehyd, 3,4-Dihydroxybenzaldehyddiglucosid, Cholin.[4]

Pharmakologische Wirkungen

- **Hustenstillend**: *Ban Xia* zeigt bei oraler oder intravenöser Gabe starke und anhaltende hustenstillende Effekte bei Katzen. Die Wirkdauer beträgt etwa fünf Stunden.[5]
- **Antiemetisch**: Mit Ingwer oder Alumen verarbeitetes *Ban Xia* wirkt stark antiemetisch. Solche Zubereitungen lindern besonders effektiv Übelkeit und Erbrechen, die durch Chemikalien verursacht werden. Der genaue Wirkmechanismus ist zwar bislang nicht geklärt, es wird jedoch angenommen, dass der Effekt auf die Wirkung der Arzneidroge auf das Zentralnervensystem zurückzuführen ist.[6]
- **Antineoplastisch**: *Ban Xia* hemmt bei Ratten das Wachstum von Tumorzellen in der Leber.[7]

Klinische und wissenschaftliche Studien

- **Zervixkarzinom**: In einer Studie wurden 247 Patientinnen mit Zervixkarzinom in unterschiedlichen Krankheitsstadien mit oralen und vaginalen Verabreichungen einer *Ban-Xia*-Zubereitung behandelt. Bei 63 Patientinnen kam es zu einer vollständigen Genesung, bei 84 zu einer deutlichen Besserung und bei 44 Patientinnen zu einer geringfügigen Besserung. Die Dosierung der oralen Zubereitung entsprach 60 g der Arzneidroge und wurde täglich in drei gleichen Dosen verabreicht. Die Dosierung für die topische Zubereitung entsprach 50 g der Arzneidroge und wurde innerhalb und um die Zervix herum appliziert.[8]

- **Übelkeit und Erbrechen während der Schwangerschaft**: 18 Frauen im dritten Schwangerschaftsmonat, die an starker Übelkeit und Erbrechen, Unwohlsein und Brustenge, Schweregefühl im Kopf und Schwindel litten, wurde mit großem Erfolg täglich eine Dosis eines Dekokts verabreicht. Die Rezeptur wurde zubereitet, indem 30 g „*Qing Ban Xia*" (s.o. „Dosierung") 45 Minuten lang gekocht, *Ban-Xia*-Rückstände herausgefiltert, 30 g pulverisiertes *Shan Yao* (Dioscoreae Rhizoma) und vor dem Servieren weißer Zucker hinzugefügt wurden.[9]
- **Portioerosion**: *Ban Xia* wurde topisch verabreicht, um 1347 Patientinnen mit Portioerosion zu behandeln. Die Wirksamkeitsrate lag bei 97,18%, die Genesungsrate bei 44,77%. Das Behandlungsprotokoll sah vor, die Arzneidroge zu feinem Pulver zu verarbeiten, das Pulver mit einem Wattebausch auf das betroffene Gebiet aufzutragen und dort für 24 Stunden zu belassen. Diese Anwendung wurde ein- bis zweimal pro Woche mit acht Anwendungen pro Behandlungszyklus durchgeführt.[10]
- **Chronische Lymphknotenentzündung**: Laut einem Bericht wurden 30 Patienten mit chronischer Lymphknotenentzündung mit zufriedenstellendem Ergebnis äußerlich mit *Ban Xia* behandelt. Die Arznei wurde aus 50 g gerösteter und zu Pulver gemahlener Arzneidroge zubereitet. Essig und heißes Wasser wurden zu drei Teilen der Arzneidroge und einem Teil Mehl hinzugefügt, um eine Paste herzustellen. Die Paste wurde nachts auf das betroffene Gebiet aufgetragen und am Morgen entfernt (fünf bis sieben Anwendungen pro Behandlungszyklus).[11]

Toxikologie

Für das unverarbeitete *Ban Xia* beträgt die LD_{50} bei Mäusen 325 mg/kg bei intraperitonealer Injektion und 42,7 g/kg bei oraler Aufnahme. Für das verarbeitete *Ban Xia* zeigte die orale Verabreichung von 16 g/kg alle drei Stunden (fünf Dosen) keine Toxizität. In einer anderen Toxikologiestudie führte bei Mäusen die dreiwöchigeVerabreichung von $^1/_5$–$^1/_{20}$ der tödlichen Dosis von unverarbeitetem *Ban Xia* zu einem signifikanten Gewichtsverlust, zu eingeschränkter Leber- und Nierenfunktion und einigen Todesfällen. Die Gruppe von Mäusen, die verarbeitetes *Ban Xia* in der gleichen Dosierung erhielt, zeigte keine Vergiftungszeichen.[12, 13, 14]

Kommentar der Autoren

Klassische Texte weisen darauf hin, dass unverarbeitetes *Ban Xia* wegen seiner Toxizität nur äußerlich verwendet werden sollte. Neuere Studien lassen jedoch erkennen, dass die Toxizität minimiert wird, wenn *Ban Xia* über einen längeren Zeitraum gekocht wird oder wenn *Sheng Jiang* (Zingiberis Rhizoma Recens) in eine Rezeptur mit unverarbeitetem *Ban Xia* mit einbezogen wird. Deshalb stimmen die meisten Fachleute zu, dass die innerliche Anwendung von unverarbeitetem *Ban Xia* nicht kontraindiziert ist, sofern die Vorteile der Anwendung die Risiken überwiegen.

In der Liste *Shi Ba Fan* (18 Inkompatibilitäten, ► I/Kap. 7) wird ausgeführt, dass *Wu Tou* (Aconiti Radix) und *Ban Xia* inkompatibel sind. Die Kombination dieser beiden Arzneien hat jedoch in neueren Studien keine Zunahme der Toxizität oder Nebenwirkungen gezeigt. Daher wird die Gültigkeit dieser Inkompatibilität immer mehr in Frage gestellt und untersucht.

Ein klassischer Text erwähnt, dass *Ban Xia* Fehlgeburten verursachen kann. Diese Befürchtung wurde jedoch entkräftet, seitdem viele Ärzte *Ban Xia* mitverwenden, um Übelkeit und Erbrechen während der Schwangerschaft zu behandeln. Außerdem kann diese Arzneidroge gemäß *Ming Yi Bie Lun* (Theorien von berühmten Ärzten) sicher und gezielt verwendet werden, um Übelkeit und Erbrechen während der Schwangerschaft zu behandeln.

Referenzen

1. *Zhong Yao Xue* (Chinese Herbology), 1998; 600:604
2. *Zhe Jiang Zhong Yi Za Zhi* (Zhejiang Journal of Chinese Medicine), 1985; 5:196
3. *Zhong Yao Bu Liang Fan Ying Yu Zhi Liao* (Adverse Reactions and Treatment of Chinese Herbal Medicine), 1996; 218:220, 1996; 144:147
4. *Xian Dai Zhong Yao Yao Li Xue* (Contemporary Pharmacology of Chinese Herbs), 1997; 941
5. *Zhong Yao Yao Li Yu Ying Yong* (Pharmacology and Applications of Chinese Herbs), 1983: 383
6. Ibid.
7. *Sheng Wu Hua Xue Yu Sheng Wu Wu Li Xue Bao* (Journal of Biochemistry and Biophysiology), 1983; 15(4):333
8. *Shang Hai Yi Xue* (Shanghai Medicine), 1978; 1:13
9. *Jiang Su Zhong Yi Za Zhi* (Jiangsu Journal of Chinese Medicine), 1987; 3:16
10. *Shan Xi Zhong Yi* (Shanxi Chinese Medicine), 1984; 5:11
11. *Da Zhong Yi Xue* (Public Medicine), 1984; 8:43
12. *Zhong Yao Yao Li Yu Ying Yong* (Pharmacology and Applications of Chinese Herbs), 1983: 383
13. *Zhong Cheng Yao* (Study of Chinese Patent Medicine), 1988; (7):18
14. Ibid.

Chuān Bèi Mǔ

Fritillariae Cirrhosae Bulbus

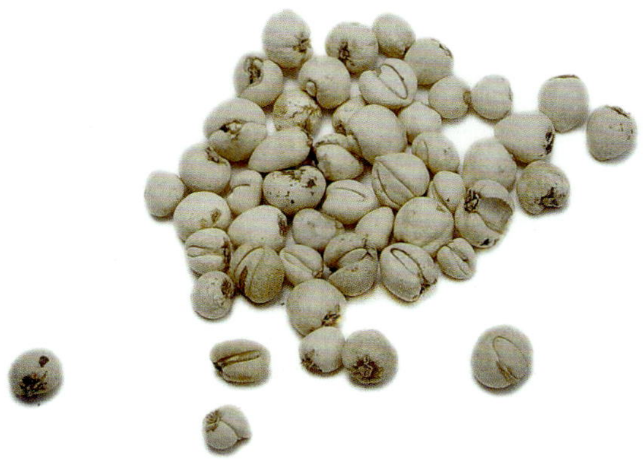

川貝母 川贝母

Pinyin-Name *Chuān Bèi Mǔ*
Wörtliche Übersetzung „Mutter Muschel aus Szechuan"
Originalquelle *Shen Nong Ben Cao Jing* (Die Materia Medica des göttlichen Landmannes), vermutlich Östliche Han-Dynastie
Deutscher Name Szechuan-Schachblumenzwiebel
Botanischer Name *Fritillaria cirrhosa* D. Don. (*Chuan Bei Mu*); *Fritillaria unibracteata* Hsiao et K. C. Hsia. (*An Zi Bei Mu*); *Fritillaria przewalskii* Maxim. (*Gan Su Bei Mu*); *Fritillaria delavayi* Franch. (*Leng Sha Bei Mu*)
Pharmazeutischer Name Fritillariae Cirrhosae Bulbus
Eigenschaften Bitter, süß, kühl
Leitbahnen Herz, Lunge

Chinesische therapeutische Wirkungen

Löst Schleim auf und stoppt Husten

Chuan Bei Mu (Fritillariae Cirrhosae Bulbus) ist kühl und süß, befeuchtet die Lunge und löst Schleim auf. Es wird in der Regel verwendet bei chronischem trockenem Husten mit spärlichem, schwierig abzuhustendem Sputum, mit oder ohne Blutbeimengung.

- Chronischer Husten mit Lungen-Mangel, trockener Husten mit wenig Auswurf oder Husten mit blutig tingiertem Auswurf: *Chuan Bei Mu* zusammen mit *Ku Xing Ren* (Armeniacae Semen), *Zi Wan* (Asteris Radix et Rhizoma) und *Kuan Dong Hua* (Farfarae Flos) verwenden.
- Husten mit Schleim und Trockenheit der Lunge: zusammen mit *Gua Lou Zi* (Trichosanthis Semen) und *Tian Hua Fen* (Trichosanthis Radix) verwenden. **Beispiel-Rezeptur**: *Bei Mu Gua Lou San* (Fritillariae Bulbus und Trichosanthis Fructus Pulver).
- Husten mit übermäßigem Schleim und Hitze: zusammen mit Schlangengalle verwenden.
- Husten aufgrund äußerer Wind-Kälte, die den Körper attackiert: *Chuan Bei Mu* zusammen mit *Bo He* (Menthae Haplocalycis Herba), *Ku Xing Ren* (Armeniacae Semen), *Zi Su Zi* (Perillae Fructus) und *Jie Geng* (Platycodi Radix) verwenden. **Beispiel-Rezeptur**: *Ning Sou Wan* (Beruhigt den Husten Pille).

Klärt Hitze und löst Knoten auf

Chuan Bei Mu, das von Natur aus bitter und kalt ist, klärt Hitze und löst Knoten und Verhärtungen auf. Es wird gewöhnlich verwendet, um Wunden, Geschwüre, Knoten, Skrofulose, Kropf und Lungen- oder Brustabszesse zu behandeln.

- Skrofulose: *Chuan Bei Mu* und *Zhe Bei Mu* (Fritillariae Thunbergii Bulbus) kombinieren.

Dosierung

3–10 g im Dekokt, 1,0–1,5 g im Pulver.

Sicherheitshinweise, Kontraindikationen

- *Chuan Bei Mu* ist nicht geeignet, wenn der Schleim durch Kälte oder Feuchtigkeit gekennzeichnet ist.
- *Chuan Bei Mu* ist inkompatibel mit *Zhi Chuan Wu* (Aconiti Radix Praeparata), *Zhi Cao Wu* (Aconiti Kusnezoffii Radix Praeparata) und *Fu Zi* (Aconiti Radix Lateralis Praeparata).

Chemische Zusammensetzung

Chinpeimin, Fritiminin, Beilupeimin, Sonpeimin, Sipeimin, Minpeimin, Minpeiminin, Verticin, Verticinin, Fritillarin, Fritimin.[1]

Pharmakologische Wirkungen

- **Hustenstillend**: *Chuan Bei Mu* hat eine stark hustenstillende Wirkung bei Ratten. Die maximale Wirkung wurde 30 Minuten nach oraler Gabe erreicht. Die Wirkung hielt über zwei Stunden an.[2]

- **Auswurffördernd**: *Chuan Bei Mu* zeigte eine deutliche auswurffördernde Wirkung bei Mäusen. Die maximale Wirkdauer betrug nach oraler Gabe 60 Minuten. Die Wirkung hielt bis zu zwei Stunden an.[3]
- **Weitere Wirkungen:** *Chuan Bei Mu* hat außerdem milde antihypertensive, spasmolytische und muskelrelaxierende Eigenschaften.[4]

Klinische und wissenschaftliche Studien

- **Keuchhusten**: Gleiche Anteile von *Chuan Bei Mu, Bai Ji* (Bletillae Rhizoma) und *Kuan Dong Hua* (Farfarae Flos) wurden zu einem Pulver zermahlen und Kindern zur Behandlung von Keuchhusten gegeben. Die Dosierung betrug 1 g pro Tag für Kinder unter einem Jahr und wurde bei Kindern im Alter von über einem Jahr entsprechend angepasst. Von insgesamt 56 Kindern wurden 51 vollständig gesund, vier zeigten eine moderate Besserung, ein Kind sprach nicht auf die Therapie an.[5]
- **Rissige Brustwarzen**: Gute Ergebnisse sind für die Behandlung von rissigen Brustwarzen durch die äußerliche Anwendung einer Paste dokumentiert, die 10 g *Chuan Bei Mu*, 20 g weiße Sesamsamen und 20 g schwarze Sesamsamen enthielt.[6]

Toxikologie

Die orale Bolusgabe von *Chuan Bei Mu* (in einer Dosierung von 8,0 g/kg) bei Mäusen hatte keine Todesfolgen. In der Follow-up-Untersuchung nach einer Woche wurden keine Auffälligkeiten festgestellt.[7]

Ergänzung

- 貝母/贝母 *Bèi Mŭ* (Fritillariae Bulbus) ist der Sammelname, der sich sowohl auf *Chuan Bei Mu* (Fritillariae Cirrhosae Bulbus) als auch auf *Zhe Bei Mu* (Fritillariae Thunbergii Bulbus) bezieht. Viele klassische Texte unterscheiden nicht zwischen *Chuan Bei Mu* und *Zhe Bei Mu*, da diese beiden Arzneien ähnliche Wirkungen haben und gegeneinander ausgetauscht wurden.

Kommentar der Autoren

Chuan Bei Mu (Fritillariae Cirrhosae Bulbus) und *Zhe Bei Mu* (Fritillariae Thunbergii Bulbus) klären beide die Lunge, lösen Schleim und stoppen Husten. Sie werden in der Regel eingesetzt, um Husten mit gelbem Sputum aufgrund von Hitze in der Lunge zu behandeln.

Chuan Bei Mu und *Mai Dong* (Ophiopogonis Radix) befeuchten beide die Lunge und stoppen Husten. Allerdings ist *Chuan Bei Mu* besonders geeignet, um eine Stagnation in der Lunge aufzulösen, die mit Husten und Auswurf einhergeht. *Mai Dong* nährt stärker das Lungen-*Yin* und klärt Hitze.

Referenzen

1. *Xian Dai Zhong Yao Yao Li Xue* (Contemporary Pharmacology of Chinese Herbs), 1997; 951
2. *Zhong Guo Yi Ke Da Xue Xue Bao* (Journal of University of Chinese Medicine), 1992; 23(2):118
3. *Si Chuan Yi Xue Yuan Xue Bao* (Journal of Sichuan School of Medicine), *1978*; (2):30
4. *Zhong Yao Xue* (Chinese Herbology), 1998; 620:622
5. *Zhong Yi Yao Xue Bao* (Report of Chinese Medicine and Herbology), 1988; (6):23
6. *Zhe Jiang Zhong Yi Za Zhi* (Zhejiang Journal of Chinese Medicine), 1984; 19(7):309
7. *Zhong Yao Yao Li Xue* (Study of Chinese Herbology), 1986; 222

Dăn Nán Xīng

Arisaema cum Bile

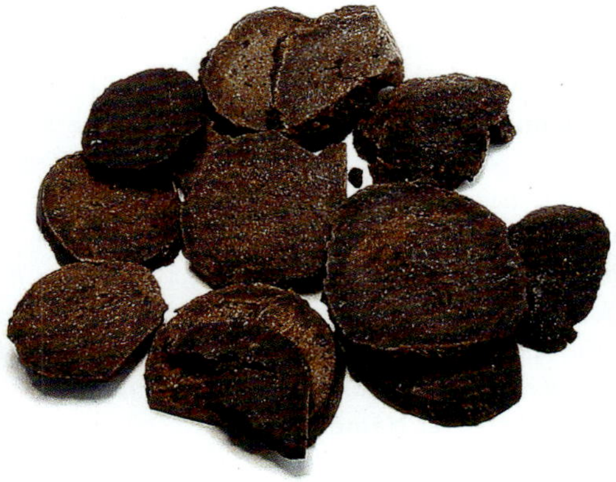

膽南星 胆南星

Pinyin-Name *Dăn Nán Xīng*
Wörtliche Übersetzung „Gallenblase südlicher Stern"
Originalquelle *Ben Cao Gang Mu* (Materia Medica) von Li Shi-Zhen 1578
Deutscher Name Feuerkolbenwurzelstockpulver
Botanischer Name *Arisaema consanguineum* Schott. *(Tian Nan Xing)*; *Arisaema heterophyllum* Bl. (*Yi Ye Tian Nan Xing*); *Arisaema amurense* Maxim. *(Dong Bei Tian Nan Xing)*
Pharmazeutischer Name Arisaema cum Bile
Eigenschaften Bitter, kühl
Leitbahnen Leber, Lunge, Milz
Sicherheitshinweis Leicht toxisch

Chinesische therapeutische Wirkungen

Klärt Hitze, löst Schleim auf, beruhigt Wind, stoppt Konvulsionen

Dan Nan Xing (Arisaema cum Bile) zerstreut Wind und Schleim-Obstruktion in den Leitbahnen und Kollateralen, um Muskelspasmen und Krämpfe zu lindern. Zu den klinischen Anwendungen gehören Krampfanfälle bei Kindern, Anfälle, Gesichtslähmung, Tetanus und Schlaganfall.

- Anfälle und Konvulsionen bei Kindern: *Dan Nan Xing* mit *Niu Huang* (Bovis Calculus), *Huang Lian* (Coptidis Rhizoma), *Tian Ma* (Gastrodiae Rhizoma) und *Quan Xie* (Scorpio) kombinieren, um Hitze zu klären und Wind zu beruhigen.

Dosierung

2–5 g. *Dan Nan Xing* wird hergestellt, indem *Tian-Nan-Xing*-Pulver (Arisaematis Rhizoma) mit Rindergalle gemischt wird. Die Verarbeitung mit Rindergalle (bzw. in einigen Gebieten Schweine- oder Ziegengalle) reduziert die trocknende Natur der Arznei und macht sie geeigneter für Patienten mit einem zugrunde liegenden *Yin*-Mangel.

Sicherheitshinweise, Kontraindikationen

- *Dan Nan Xing* muss bei Patienten, die einen trockenen Husten durch aufsteigenden Leber-Wind aufgrund von Fülle-Feuer oder Blut-Mangel haben, mit Vorsicht angewendet werden.
- *Dan Nan Xing* sollte mit äußerster Vorsicht bei schwangeren Frauen verwendet werden.
- Eine allergische Reaktion kann bei direktem Hautkontakt mit *Dan Nan Xing* auftreten. Schwellung und Juckreiz sind die Hauptsymptome und können durch eine Waschung mit Essig gemildert werden.

Überdosierung

Dan Nan Xing ist leicht toxisch. Zu den möglichen Nebenwirkungen gehören Taubheit von Zunge und Mund, Juckreiz, Brennen, Schwellungen, unwillkürlicher Speichelfluss, Übelkeit, Erbrechen, undeutliche Sprache und Heiserkeit. In schweren Fällen treten Muskelspasmen und Konvulsionen der vier Extremitäten sowie Dyspnoe auf.

Im Falle einer Überdosierung

Eine Überdosierung von *Dan Nan Xing* kann mit einer oder mehreren der folgenden Maßnahmen behandelt werden:

- Verabreichung von 30–60 ml Essig und etwas Ingwersaft.
- Verabreichung eines Dekokts mit 30 g *Sheng Jiang* (Zingiberis Rhizoma Recens), 60 g *Fang Feng* (Saposhnikoviae Radix) und 15 g *Gan Cao* (Glycyrrhizae Radix et Rhizoma).

Kommentar der Autoren
Zusätzliche Informationen sind weiter unten in der Monographie von *Tian Nan Xing* (Arisaematis Rhizoma) nachzulesen.

Fú Hăi Shí

Pumice

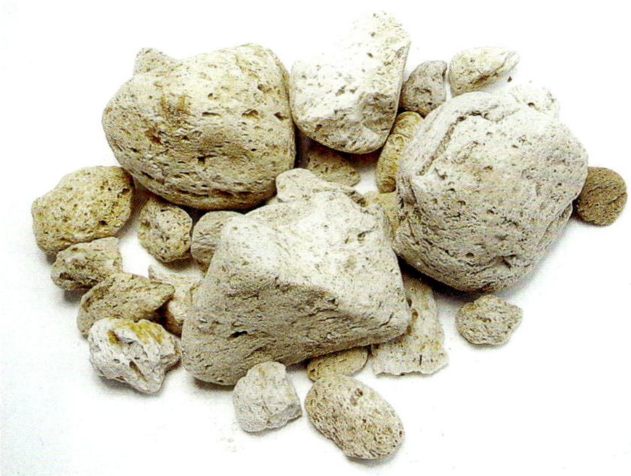

浮海石

Pinyin-Name *Fú Hăi Shí*
Wörtliche Übersetzung „Stein, der auf dem Meer schwebt"
Andere chinesische Namen *Hai Fu Shi, Sui Hua*
Originalquelle *Ben Cao Shi Yi* (Auslassungen aus [dem Klassiker] der Materia Medica) aus dem Jahr 741 von Chen Cang-Qi
Deutscher Name Bimsstein
Zoologischer Name *Costazia aculeata* Canu et. Bassler (*Ji Tu Tai Chong*)
Pharmazeutischer Name Pumice
Eigenschaften Salzig, kalt
Leitbahnen Lunge

Chinesische therapeutische Wirkungen

Klärt die Lunge, löst Schleim auf

Schleim-Stagnation in der Lunge: *Fu Hai Shi* (Pumice) wirkt besonders gut bei der Behandlung von chronischer und hartnäckiger Schleim-Stagnation, die gewöhnlich bei Schleimklumpen zu finden ist, die schwierig abzuhusten oder hinunterzuschlucken sind. Blutig tingiertes Sputum ist häufig bei chronischen Atemwegserkrankungen aufgrund von Lungen-*Yin*-Mangel zu beobachten.

- Chronische und hartnäckige Schleim-Stagnation: *Fu Hai Shi* zusammen mit *Dan Nan Xing* (Arisaema cum Bile), *Bei Mu* (Fritillariae Bulbus) und *Bai Jie Zi* (Sinapis Semen) verwenden.
- Chronischer Husten mit blutig tingiertem Auswurf durch Lungen-Hitze: mit *Ge Qiao* (Meretricis seu Cyclinae Concha), *Gua Lou* (Trichosanthis Fructus) und *Zhi Zi* (Gardeniae Fructus) kombinieren.

Erweicht Verhärtungen und löst Knoten auf

Skrofulose und Schilddrüsenknoten: *Fu Hai Shi* klärt nicht nur Hitze und löst Schleim, sondern erweicht auch Verhärtungen und löst Knoten auf.

- Skrofulose oder Knoten: *Fu Hai Shi* zusammen mit *Mu Li* (Ostreae Concha), *Zhe Bei Mu* (Fritillariae Thunbergii Bulbus), *Kun Bu* (Eckloniae Thallus) und *Hai Zao* (Sargassum) verwenden.

Reguliert die Wasserzirkulation, um Dysurie zu behandeln

Lin Zheng (Dysurie-Syndrom): *Fu Hai Shi* reguliert die Wasserzirkulation, fördert das Wasserlassen und behandelt Dysurie, Hämaturie oder Steine.

- *Xue Lin* (blutige Dysurie): *Fu Hai Shi* mit *Mu Tong* (Akebiae Caulis), *Hua Shi* (Talcum) und *Che Qian Zi* (Plantaginis Semen) kombinieren.
- *Shi Lin* (Stein-Dysurie): zusammen mit *Gan Cao* (Glycyrrhizae Radix et Rhizoma), *Hai Jin Sha* (Lygodii Spora), *Ji Nei Jin* (Gigeriae Galli Endothelium Corneum) und *Jin Qian Cao* (Lysimachiae Herba) verwenden.

Dosierung

6–10 g im Dekokt. *Fu Hai Shi* wird zu Pulver zermahlen und im Dekokt, in Pillen oder als Pulver verwendet.

Sicherheitshinweise, Kontraindikationen

Fu Hai Shi sollte mit Vorsicht bei Husten aufgrund von Mangel-Zuständen und Kälte verwendet werden.

Chemische Zusammensetzung

Siliciumdioxid, Aluminium, Kalium, Calcium, Natrium, Eisen.[1,2]

Referenzen

1. *Zhong Yao Xue* (Chinese Herbology), 1998; 626–627
2. *Chang Yong Zhong Yao Xian Dai Yan Jiu Yu Lin Chuan* (Recent Study and Clinical Application of Common Traditional Chinese Medicine), 1995; 458–459

Gé Qiào

Meretricis seu Cyclinae Concha

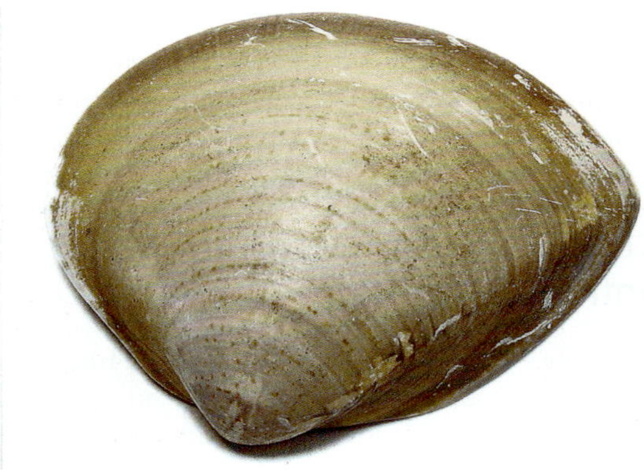

蛤殼 蛤壳

Pinyin-Name *Gé Qiào*
Andere chinesische Namen *Hai Ge Fen, Hai Ge Ke*
Originalquelle *Shen Nong Ben Cao Jing* (Die Materia Medica des göttlichen Landmannes), vermutlich Östliche Han-Dynastie
Deutscher Name Venusmuschel
Zoologischer Name *Meretrix meretrix* L. (*Wen Ge*); *Cyclina sinensis* Gmelin (*Qing Ge*)
Pharmazeutischer Name Meretricis seu Cyclinae Concha
Eigenschaften Bitter, salzig, kalt
Leitbahnen Lunge, Magen

Traditionell ist 海蛤粉 *Hăi Gé Fěn* der in Lehrbüchern und unter Therapeuten der Chinesischen Arzneimedizin häufiger verwendete Name. Heutzutage ist jedoch 蛤壳 *Gé Qiào* der offizielle Name, der von der Pharmakopöe der Volksrepublik China 2005 übernommen wurde. Dieser wird daher auch als Standardname in diesem Buch durchgängig verwendet.

Chinesische therapeutische Wirkungen

Klärt die Lunge, löst Schleim auf

Ge Qiao (Meretricis seu Cyclinae Concha) klärt Lungen-Hitze und löst klebrigen, reichlichen Schleim. Es eignet sich für die Behandlung einer Akkumulation von heißem Schleim in der Brust, die zu einem Druckgefühl in der Brust, Keuchatmung, Dyspnoe, Husten und reichlich gelbem Sputum führt. *Ge Qiao* behandelt außerdem Akkumulation von Schleim und Feuer, die Schmerzen in der Brust und im Hypochondrium, Husten und Keuchatmung verursachen.

- Akkumulation von heißem Schleim in der Brust: *Ge Qiao* zusammen mit *Huang Qin* (Scutellariae Radix), *Gua Lou Zi* (Trichosanthis Semen) und *Jie Geng* (Platycodi Radix) verwenden.
- Akkumulation von Schleim und Feuer in der Brust: mit *Gua Lou* (Trichosanthis Fructus), *Zhi Zi* (Gardeniae Fructus) und *Qing Dai* (Indigo Naturalis) kombinieren.
- Produktiver Husten und Dyspnoe durch Lungen-Hitze: *Ge Qiao* zu *Fu Hai Shi* (Pumice), *Bai Qian* (Cynanchi Stauntonii Rhizoma) und *Sang Bai Pi* (Mori Cortex) hinzufügen.

Erweicht Verhärtungen und löst Knoten auf

Ge Qiao ist von Natur aus bitter und salzig. Es erweicht Verhärtungen und löst Knoten auf. Zu den klinischen Anwendungen gehören Skrofulose und Schilddrüsenknoten.

- Skrofulose oder Schilddrüsenknoten: *Ge Qiao* zusammen mit *Hai Zao* (Sargassum), *Kun Bu* (Eckloniae Thallus) und *Wa Leng Zi* (Arcae Concha) verwenden.

Neutralisiert Magensäure, um Schmerzen zu lindern

Ge Qiao neutralisiert Magensäure, um Magenschmerzen, Säurereflux sowie Magen- und Zwölffingerdarmgeschwüre zu behandeln.

- Magen- und Zwölffingerdarmgeschwüre: *Ge Qiao* mit *Hai Piao Xiao* (Sepiae Endoconcha), *Gan Cao* (Glycyrrhizae Radix et Rhizoma) und *Yan Hu Suo* (Corydalis Rhizoma) kombinieren.

Fördert die Harnausscheidung

Ge Qiao fördert auf milde Weise die Harnausscheidung und behandelt dadurch Ödeme und Dysurie.

- Ödeme und Dysurie: *Ge Qiao* zu *Fu Ling* (Poria), *Zhu Ling* (Polyporus) und *Hua Shi* (Talcum) hinzufügen.

Äußerliche, topische Anwendungen

Als äußerliche Anwendung hilft *Ge Qiao*, Wunden, Verbrennungen und Ekzeme zu heilen. Für die äußerliche Applikation wird die kalzinierte Form von *Ge Qiao* mit Öl gemischt.

Dosierung

10–15 g im Dekokt. *Ge Qiao* sollte vor dem Dekoktieren in ein Tuch eingeschlagen werden. Es wird in erster Linie in Pulver- oder Pillenform verwendet. Die frische Form ist wirksamer, um Hitze zu klären und Schleim zu lösen, während die kalzinierte Form eine starke adstringierende Wirkung hat, um Wunden zu heilen.

Sicherheitshinweise, Kontraindikationen

Ge Qiao ist bei Patienten kontraindiziert, die einen *Yang*-Mangel im Mittleren Erwärmer oder Mangel und Kälte in der Lunge haben.

Chemische Zusammensetzung

Calciumcarbonat, Chitin.[1]

Referenzen

1. *Xian Dai Zhong Yao Yao Li Xue* (Contemporary Pharmacology of Chinese Herbs), 1997; 970

Guā Lǒu

Trichosanthis Fructus

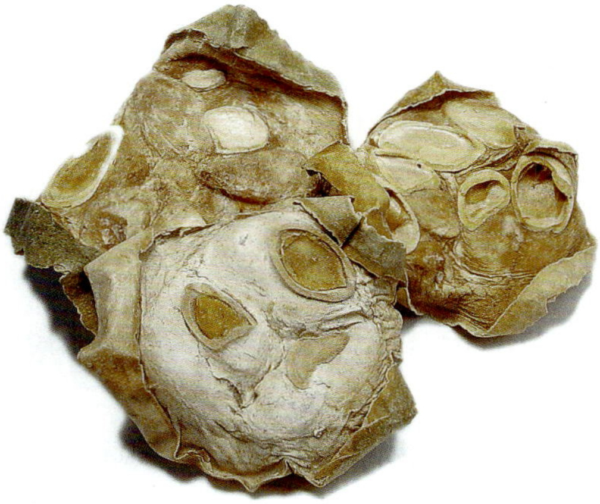

瓜蔞 瓜蒌

Pinyin-Name *Guā Lǒu*
Andere chinesische Namen *Gua Lou Shi, Yao Gua*
Originalquelle *Ming Yi Za Zhu* (Verschiedene Aufzeichnungen berühmter Ärzte) aus dem Jahr 500 von Tao Hong-Jing
Deutscher Name Schlangenkürbisfrüchte
Botanischer Name *Trichosanthes kirilowii* Maxim. (*Gua Lou*); *Trichosanthes rosthornii* Harms. (*Xuan Bian Gua Lou*)
Pharmazeutischer Name Trichosanthis Fructus
Eigenschaften Süß, kalt
Leitbahnen Dickdarm, Lunge, Magen

Traditionell ist 故紙花 *Guā Lǒu Shí* der in Lehrbüchern und unter Therapeuten der Chinesischen Arzneimedizin häufiger verwendete Name. Heute ist jedoch 木蝴蝶 *Guā Lǒu* der offizielle Name, der von der Pharmakopöe der Volksrepublik China 2005 übernommen wurde. Dieser wird daher auch als Standardname in diesem Buch durchgängig verwendet.

Chinesische therapeutische Wirkungen

Klärt die Lunge, löst Schleim auf

Gua Lou (Trichosanthis Fructus) ist süß und kalt und befeuchtet Trockenheit, klärt die Lunge und löst Schleim auf. Es wird gewöhnlich verwendet, um Lungen-Hitze mit Husten und reichlich schwer abzuhustendem Auswurf zu behandeln.

- Keuchatmung bei Kindern aufgrund von Schleim: *Gua Lou* als Einzelarznei verwenden.
- Produktiver Husten mit gelbem, klebrigem Schleim, Brustenge und harten Stühlen aufgrund von Hitze in der Lunge und im Dickdarm: mit *Ban Xia* (Pinelliae Rhizoma), *Huang Qin* (Scutellariae Radix), *Zhi Shi* (Aurantii Fructus Immaturus) und *Dan Nan Xing* (Arisaema cum Bile) kombinieren. **Beispiel-Rezeptur**: *Qing Qi Hua Tan Wan* (Pille, die das *Qi* klärt und Schleim transformiert).
- Produktiver Husten mit Schleim aufgrund von Lungen-Hitze: *Gua Lou* zusammen mit *Zhi Mu* (Anemarrhenae Rhizoma) und *Bei Mu* (Fritillariae Bulbus) verwenden.

Reguliert Qi und erweitert die Brust

Xiong Bi (schmerzhafte Blockade der Brust): *Gua Lou* klärt nicht nur die Lunge und löst Schleim auf, sondern reguliert auch die *Qi*-Zirkulation in der Brust, um das Gefühl von Brustenge und Schmerzen zu lindern. Klinisch behandelt es *Xiong Bi* durch Akkumulation von Hitze und Schleim unterhalb des Herzens, was zu einem Enge- und Druckgefühl in der Brust, verstärktem Druckschmerz und reichlich gelbem, klebrigem Sputum führt. *Xiong Bi* kann auch durch eine Stagnation von Kälte mit *Yang*-Mangel entstehen, die durch starken Schmerz mit der Unfähigkeit, sich hinzulegen gekennzeichnet ist, sowie durch Keuchatmung, Dyspnoe und Husten.

- *Xiong Bi* aufgrund von Akkumulation von Hitze und Schleim unterhalb des Herzens: *Gua Lou* zusammen mit *Ban Xia* (Pinelliae Rhizoma) und *Huang Lian* (Coptidis Rhizoma) verwenden, um Hitze zu klären, Schleim zu lösen und *Qi* in der Brust zu regulieren. **Beispiel-Rezeptur**: *Xiao Xian Xiong Tang* (Kleineres Dekokt, das in den Thorax sinkt).
- *Xiong Bi* durch Stagnation von Kälte mit *Yang*-Mangel: mit *Xie Bai* (Allii Macrostemi Bulbus) und *Ban Xia* (Pinelliae Rhizoma) kombinieren. **Beispiel-Rezeptur**: *Gua Lou Xie Bai Ban Xia Tang* (Trichosanthis Fructus, Allii Bulbus und Pinelliae Rhizoma Praeparatum Dekokt).

Löst Knoten auf und beseitigt Eiter

Abszesse: *Gua Lou* löst Knoten auf und eliminiert Eiter, um Lungen-, Darm- oder Brustabszesse zu behandeln.

- Produktiver Husten mit Auswurf und Blutbeimengung, mit Brustenge: *Gua Lou* zusammen mit *Gan Cao* (Glycyrrhizae Radix et Rhizoma), *Ru Xiang* (Olibanum) und *Mo Yao* (Myrrha) verwenden.
- Darmabszesse mit *Qi*- und Blut-Mangel: mit *Jin Yin Hua* (Lonicerae Flos), *Lian Qiao* (Forsythiae Fructus), *Dang Gui* (Angelicae Dahuricae Radix) und *Huang Qi* (Astragali Radix) kombinieren.

Dosierung

10–20 g im Dekokt.

Wechselwirkung mit anderen Medikamenten

- *Gua Lou* sollte mit Vorsicht bei Patienten mit Milz- und Magen-Schwäche verwendet werden.
- *Gua Lou* ist inkompatibel mit *Zhi Chuan Wu* (Aconiti Radix Praeparata), *Zhi Cao Wu* (Aconiti Kusnezoffii Radix Praeparata) und *Fu Zi* (Aconiti Radix Lateralis Praeparata).

Chemische Zusammensetzung

Trichosansäure, fettes Öl, organische Säuren.[1]

Pharmakologische Wirkungen

- **Auswurffördernd**: Trichosansäure hat in Tierstudien einen starken auswurffördernden Effekt gezeigt.[2]
- **Antibiotisch**: Wässrige oder alkoholische Extrakte dieser Arzneidroge haben in vitro eine hemmende Wirkung auf *E. coli*, *Staphylococcus aureus*, *Diplococcus pneumoniae*, alphahämolysierende Streptokokken und *Bacillus dysenteriae*.[3]

Klinische und wissenschaftliche Studien

Koronare Herzkrankheit: Eine Studie mit 413 Patienten, die mit einer *Gua-Lou*-Injektion behandelt wurden, zeigte in 78,1% der Fälle eine symptomatische Besserung und in 56% der Fälle eine Besserung im EKG.[4]

Toxikologie

Die LD_{50} für *Gua Lou* bei Mäusen beträgt 363 g/kg bei intraperitonealer Injektion und 306 g/kg bei intravenöser Injektion. Bei anästhesierten Hunden führte eine Bolusgabe von 100 g/kg (entspricht ca. der 100-fachen therapeutischen Dosis beim Menschen) zu einem leichten Abfall des Blutdrucks, aber zu keinen signifikanten Nebenwirkungen.[5]

Kommentar der Autoren

In der frühen Geschichte der Traditionellen Chinesischen Medizin wurde *Gua Lou* (Trichosanthis Fructus) immer als ganze Frucht verwendet. Als mehr Erfahrungen verfügbar waren, wurde die Anwendung differenzierter, da verschiedene Anwendungsmöglichkeiten für unterschiedliche Teile der Pflanze gefunden wurden:

- *Gua Lou Pi* (Trichosanthis Pericarpium): Der Stängel klärt stark Lungen-Hitze, löst Schleim auf, reguliert *Qi* und erweitert die Brust. Zu den klinischen Anwendungsmöglichkeiten gehören Husten und Schleim durch Lungen-Hitze und *Xiong Bi* (schmerzhafte Blockade der Brust).
- *Gua Lou Zi* (Trichosanthis Semen): Die Samen werden meist angewendet, um den Darmtrakt zu befeuchten und den Stuhlgang zu fördern.
- *Gua Lou* (Trichosanthis Fructus): Die ganze Frucht zeigt die Wirkungen sowohl der Stängel als auch der Samen.

Referenzen

1. *Xian Dai Zhong Yao Yao Li Xue* (Contemporary Pharmacology of Chinese Herbs), 1997; 955
2. *Chang Yong Zhong Yao Cheng Fen Yu Yao Li Shou Ce* (A Handbook of the Composition and Pharmacology of Common Chinese Drugs), 1994; 765:767
3. Ibid.
4. *Zhong Cao Yao Tong Xun* (Journal of Chinese Herbal Medicine), 1976; 9:47
5. *Lao Nian Xue Za Zhi* (Journal of Geriatrics), 1991; 11(2):115

Guā Lǒu Pí

Trichosanthis Pericarpium

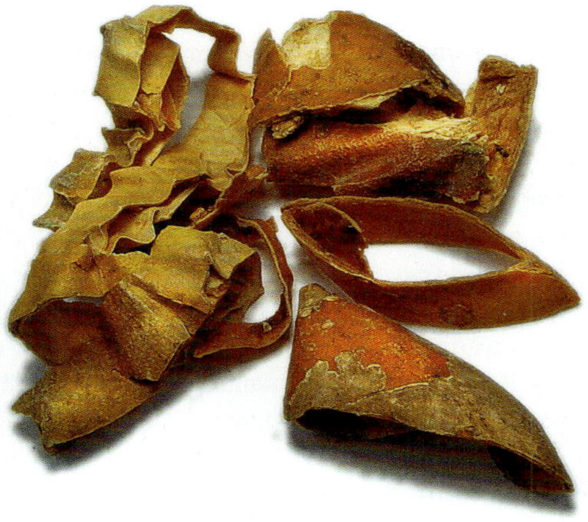

瓜蔞皮 瓜蒌皮

Pinyin-Name *Guā Lǒu Pí*
Andere chinesische Namen *Yao Gua*
Deutscher Name Schlangenkürbisschale
Botanischer Name *Trichosanthes kirilowii* Maxim. (*Gua Lou*); *Trichosanthes rosthornii* Harms. (*Xuan Bian Gua Lou*)
Pharmazeutischer Name Trichosanthis Pericarpium
Eigenschaften Süß, kalt
Leitbahnen Dickdarm, Lunge, Magen

Chinesische therapeutische Wirkungen

Klärt die Lunge, löst Schleim auf, reguliert Qi und erweitert die Brust

Husten aufgrund von Lungen-Hitze, Brustenge: *Gua Lou Pi* (Trichosanthis Pericarpium) ist süß und kalt. Es klärt Lungen-Hitze und ist hilfreich, wenn der Auswurf schwierig abzuhusten ist. Weitere Symptome sind Husten, Dyspnoe, Brustenge, Brustschmerz, der sich auf Druck verstärkt, gelbes Sputum und Keuchatmung.

- Husten mit Schleim aufgrund von Lungen-*Qi*-Stagnation: *Gua Lou Pi* zusammen mit *Bei Mu* (Fritillariae Bulbus), *Jie Geng* (Platycodi Radix) und *Ku Xing Ren* (Armeniacae Semen) verwenden.

Xiong Bi (schmerzhafte Blockade der Brust): *Gua Lou Pi* klärt Lungen- und Magen-Hitze, um Schleim aufzulösen und reguliert außerdem das Obere-Erwärmer-*Qi*, um Brustschmerzen zu lindern.

- *Xiong Bi* mit Husten und gelbem Sputum: *Gua Lou Pi* zusammen mit *Huang Lian* (Coptidis Rhizoma) und *Ban Xia* (Pinelliae Rhizoma). **Beispiel-Rezeptur**: *Xiao Xian Xiong Tang* (Kleineres Dekokt, das in den Thorax sinkt).
- *Xiong Bi* aufgrund von Kälte und Feuchtigkeit-Akkumulation im Oberen *Jiao* (Oberer Erwärmer): zusammen mit *Xie Bai* (Allii Macrostemi Bulbus) und *Ban Xia* (Pinelliae Rhizoma) verwenden. **Beispiel-Rezeptur**: *Gua Lou Xie Bai Ban Xia Tang* (Trichosanthis Fructus, Allii Bulbus und Pinelliae Rhizoma Praeparatum Dekokt).

Dosierung

6–12 g im Dekokt.

Sicherheitshinweise, Kontraindikationen

- *Gua Lou Pi* sollte mit Vorsicht bei Patienten mit Milz- und Magen-Schwäche angewendet werden.
- *Gua Lou Pi* ist inkompatibel mit *Zhi Chuan Wu* (Aconiti Radix Praeparata), *Zhi Cao Wu* (Aconiti Kusnezoffii Radix Praeparata) und *Fu Zi* (Aconiti Radix Lateralis Praeparata).

Chemische Zusammensetzung

Fettes Öl, organische Säuren.[1]

Pharmakologische Wirkungen

Kardiovaskulär: In Laborstudien hat ein Extrakt von *Gua Lou* (Trichosanthis Fructus) die Koronararterien erweitert, die Durchblutung gesteigert und den Sauerstoffbedarf des Herzmuskels gesenkt. In einer detaillierteren Studie wurde festgestellt, dass *Gua Lou Pi* (Trichosanthis Pericarpium) die stärkste Wirkung auf das Herz-Kreislauf-System hat, gefolgt von *Gua Lou Zi* (Trichosanthis Semen) und *Gua Lou* (Trichosanthis Fructus).[2]

Kommentar der Autoren
Nähere Informationen zur Unterscheidung von *Gua Lou Pi* (Trichosanthis Pericarpium), *Gua Lou Zi* (Trichosanthis Semen) und *Gua Lou* (Trichosanthis Fructus) sind bei *Gua Lou* (Trichosanthis Fructus) nachzulesen (s.o.).

Referenzen

1. *Xian Dai Zhong Yao Yao Li Xue* (Contemporary Pharmacology of Chinese Herbs), 1997; 955
2. *Chang Yong Zhong Yao Cheng Fen Yu Yao Li Shou Ce* (A Handbook of the Composition and Pharmacology of Common Chinese Drugs), 1994; 765:767

Guā Lǒu Zǐ

Trichosanthis Semen

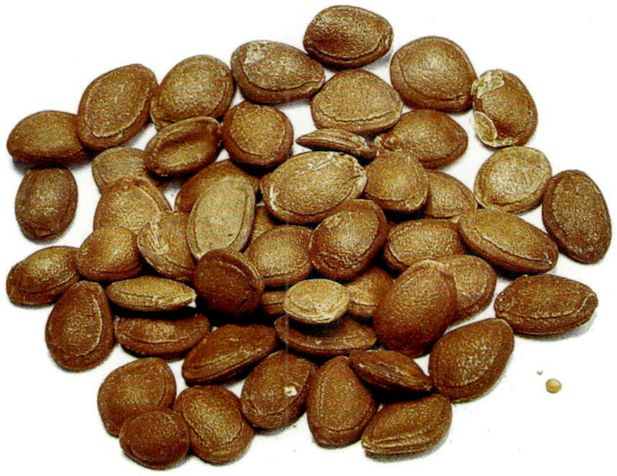

瓜蔞子 瓜蒌子

Pinyin-Name *Guā Lǒu Zǐ*
Andere chinesische Namen *Gua Lou Ren*
Deutscher Name Schlangenkürbissamen
Botanischer Name *Trichosanthes kirilowii* Maxim. (*Gua Lou*); *Trichosanthes rosthornii* Harms. (*Xuan Bian Gua Lou*)
Pharmazeutischer Name Trichosanthis Semen
Eigenschaften Süß, kalt
Leitbahnen Dickdarm, Lunge, Magen

Traditionell ist 故紙花 *Guā Lǒu Rén* der in Lehrbüchern und unter Therapeuten der Chinesischen Arzneimedizin häufiger verwendete Name. Heute ist jedoch 木蝴蝶 *Guā Lǒu Zǐ* der offizielle Name, der von der Pharmakopöe der Volksrepublik China 2005 übernommen wurde. Dieser wird daher auch als Standardname in diesem Buch durchgängig verwendet.

Chinesische therapeutische Wirkungen

Befeuchtet die Lunge, löst Schleim auf

Trockener Husten mit spärlichem Auswurf, der schwierig abzuhusten ist: *Gua Lou Zi* (Trichosanthis Semen), das süß und kalt ist, befeuchtet Trockenheit, klärt Lungen-Hitze und löst Schleim auf. Es wird in der Regel verwendet, um Lungen-Hitze mit Husten und reichlich schwierig abzuhustendem Sputum zu behandeln.

- Akkumulation von Hitze und Schleim mit reichlich gelbem Auswurf, Druckgefühl in der Brust und Stuhlverstopfung: *Gua Lou Zi* zusammen mit *Huang Qin* (Scutellariae Radix), *Zhi Shi* (Aurantii Fructus Immaturus) und *Dan Nan Xing* (Arisaema cum Bile) verwenden. **Beispiel-Rezeptur**: *Qing Qi Hua Tan Wan* (Pille, die das *Qi* klärt und Schleim transformiert).

Schmiert den Darmtrakt, um Stuhlgang zu fördern

Trockene Stühle, Stuhlverstopfung: Das an Öl reiche *Gua Lou Zi* ist sowohl befeuchtend als auch schmierend. Es wird häufig verwendet, um Verstopfung aufgrund von Trockenheit und Hitze im Magen und Dickdarm zu behandeln.

- Stuhlverstopfung: *Gua Lou Zi* mit *Huo Ma Ren* (Cannabis Fructus), *Yu Li Ren* (Pruni Semen) und *Zhi Qiao* (Aurantii Fructus) kombinieren.

Zerstreut Knoten und beseitigt Eiter

Brust- und Darmabszesse, Wunden, Geschwüre und Karbunkel: *Gua Lou Zi* zerstreut Knoten und beseitigt Eiter, um Lungen-, Darm- und Brustabszesse zu behandeln.

- Produktiver Husten mit Auswurf und Blutbeimengung, begleitet von Enge- und Druckgefühl in der Brust: *Gua Lou Zi* zusammen mit *Gan Cao* (Glycyrrhizae Radix et Rhizoma), *Ru Xiang* (Olibanum) und *Mo Yao* (Myrrha) verwenden.
- Darmabszesse mit Mangel an *Qi* und Blut: zusammen mit *Jin Yin Hua* (Lonicerae Flos), *Lian Qiao* (Forsythiae Fructus), *Dang Gui* (Angelicae Dahuricae Radix) und *Huang Qi* (Astragali Radix) verwenden.

Dosierung

10–15 g. *Gua Lou Zi* sollte zerstoßen werden, um die Oberfläche zu vergrößern und die Extraktion der aktiven Bestandteile zu erleichtern. Unbearbeitetes *Gua Lou Zi* ist kalt und kann unter Umständen Übelkeit verursachen. Trocken-Braten steigert die Wärme der Arznei, reduziert das Auftreten von Übelkeit und erleichtert die Extraktion der aktiven Bestandteile.

Sicherheitshinweise, Kontraindikationen

- *Gua Lou Zi* sollte mit Vorsicht bei Patienten, die an Milz- und Magen-Schwäche leiden, verwendet werden.
- *Gua Lou Zi* ist inkompatibel mit *Zhi Chuan Wu* (Aconiti Radix Praeparata), *Zhi Cao Wu* (Aconiti Kusnezoffii Radix Praeparata) und *Fu Zi* (Aconiti Radix Lateralis Praeparata).

Chemische Zusammensetzung

Trichosansäure, Karounidiol, 7-Oxodihydrokarounidiol, Bryonolsäure, fettes Öl, organische Säuren.[1, 2]

Pharmakologische Wirkungen

Laxierend: Verschiedene Teile dieser Pflanze haben eine laxierende Wirkung, wobei *Gua Lou Zi* die stärksten und *Gua Lou Pi* (Trichosanthis Pericarpium) die schwächsten laxierenden Eigenschaften hat.[3]

Kommentar der Autoren
Nähere Informationen zur Unterscheidung von *Gua Lou Pi* (Trichosanthis Pericarpium), *Gua Lou Zi* (Trichosanthis Semen) und *Gua Lou* (Trichosanthis Fructus) sind in der Monographie von *Gua Lou* (Trichosanthis Fructus) nachzulesen (s.o.).

Referenzen

1. *Xian Dai Zhong Yao Yao Li Xue* (Contemporary Pharmacology of Chinese Herbs), 1997; 955
2. *Chang Yong Zhong Yao Cheng Fen Yu Yao Li Shou Ce* (A Handbook of the Composition and Pharmacology of Common Chinese Drugs), 1994; 768–769
3. Ibid., 765:767

Hăi Zăo

Sargassum

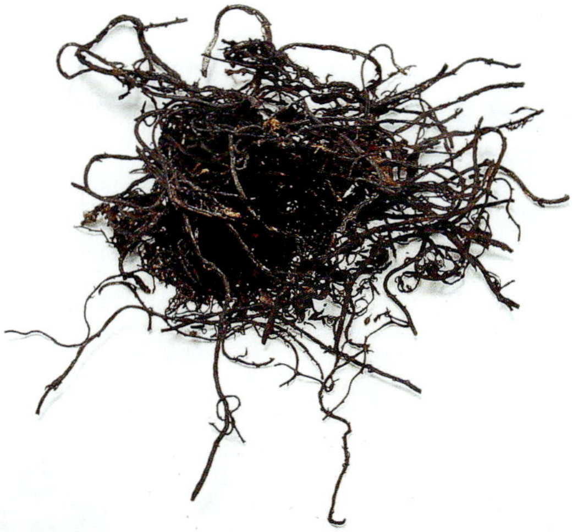

海藻

Pinyin-Name *Hăi Zăo*
Originalquelle *Shen Nong Ben Cao Jing* (Die Materia Medica des göttlichen Landmannes), vermutlich Östliche Han-Dynastie
Deutscher Name Meerlinsen
Botanischer Name *Sargassum pallidum* (Turn.) C. Ag. (*Hai Hao Zi*); *Sargassum fusiforme* (Harv.) Setch. (*Yang Qi Cai*)
Pharmazeutischer Name Sargassum
Eigenschaften Bitter, salzig, kalt
Leitbahnen Leber, Magen, Niere

Chinesische therapeutische Wirkungen

Löst Schleim auf, erweicht Verhärtungen

Skrofulose, Kropf, Knoten: Skrofulose ist gekennzeichnet durch Leber-Feuer, das Körpersäfte und Schleim trocknet und sie in eine feste Obstruktion umwandelt. Ein Kropf wird durch Schleim-Akkumulation infolge von Blut- und *Qi*-Stagnation in Leber und Gallenblase verursacht. *Hai Zao* (Sargassum) wird häufig verwendet, um Verhärtungen zu erweichen, Knoten aufzulösen und Skrofulose sowie Kropf zu behandeln. Diese Arznei wurde in letzter Zeit außerdem eingesetzt, um eine Vergrößerung der Schilddrüse, Thyreoiditis, Lymphadenitis, Hernien und Vergrößerungen des Skrotums zu behandeln.

- Skrofulose: *Hai Zao* zusammen mit *Xia Ku Cao* (Prunellae Spica), *Lian Qiao* (Forsythiae Fructus) und *Xuan Shen* (Scrophulariae Radix) verwenden.
- Kropf: zusammen mit *Kun Bu* (Eckloniae Thallus), *Bei Mu* (Fritillariae Bulbus) und *Qing Pi* (Citri Reticulatae Viride Pericarpium) verwenden. **Beispiel-Rezeptur**: *Hai Zao Yu Hu Tang* (Sargassi Thallus Dekokt für das Jadegefäß).
- Hyperthyreose: Hohe Dosierungen von *Hai Zao* und *Kun Bu* (Eckloniae Thallus) nur für einen kurzen Zeitraum anwenden.
- Hypothyreose: eine normale Dosierungen von *Hai Zao* und *Kun Bu* (Eckloniae Thallus) für die Langzeitbehandlung verwenden.

Reguliert die Wasserzirkulation und reduziert Schwellungen

Bein-Qi, Ödeme: *Hai Zao* reguliert die Wassserzirkulation, um Ödeme, Beriberi und Dysurie zu behandeln. Es ist recht mild und muss mit anderen diuretischen Arzneien wie z.B. *Ze Xie* (Alismatis Rhizoma), *Zhu Ling* (Polyporus) und *Che Qian Zi* (Plantaginis Semen) kombiniert werden.

Dosierung

10–15 g im Dekokt.

Sicherheitshinweise, Kontraindikationen

- *Hai Zao* ist nicht kompatibel mit *Gan Cao* (Glycyrrhizae Radix et Rhizoma).
- *Hai Zao* sollte bei Patienten, die einen Milz- und Magen-*Qi*-Mangel haben, mit Vorsicht angewendet werden.

Chemische Zusammensetzung

Alginsäure, Mannitol, Kalium, Iodin, Laminin, Sargassan, Fucosterol, Protein, Lipide, Vitamin C.[1, 2]

Pharmakologische Wirkungen

- **Wirkungen auf die Schilddrüse**: *Hai Zao* hat einen hohen Jodgehalt und kann möglicherweise verwendet werden, um Störungen der Schilddrüse zu behandeln.[3]
- **Immunstimulierend**: Die intraperitoneale Injektion einer *Hai-Zao*-Zubereitung erhöhte die Phagozytose bei Mäusen.[4]

Klinische und wissenschaftliche Studien

Ischämischer zerebraler Insult: PSS, eine Substanz, die sich aus *Hai Zao* isolieren lässt, reduziert stark die Blutviskosität, verlangsamt die Gerinnung und senkt den Cholesterinspiegel im Blut. Es zeigte eine Wirksamkeit von 92% bei der Behandlung von 288 Patienten mit Zerebralthrombose und von 92% bei der Behandlung von 251 Patienten mit Hirnembolie.[5]

Kommentar der Autoren

Die Anwendung von *Hai Zao* und *Kun Bu* (Eckloniae Thallus) ist sowohl bei der Behandlung von hyperthyreoten als auch von hypothyreoten Zuständen nützlich. Bei hyperthyreoten Zuständen führt die Gabe dieser beiden Arzneien zu einer negativen Feedback-Hemmung des Hormonsystems und stoppt auf diese Weise die Freisetzung zusätzlicher Schilddrüsenhormone. Dieses Vorgehen ist nützlich, um vorübergehend einer übermäßigen Sympathikusaktivität entgegenzuwirken, die mit einem hyperthyreoten Zustand verbunden ist. Diese Wirkung kann durch hohe Dosierungen der beiden Arzneien erreicht werden, die aber nur für einen kurzen Zeitraum eingesetzt werden dürfen. Bei hypothyreoten Zuständen liefert die Verabreichung dieser beiden Arzneien Jod, einen wichtigen Baustein für die Herstellung von Schilddrüsenhormonen. Beide Arzneien sind besonders nützlich bei Hypothyreose aufgrund eines ernährungsbedingten Jodmangels. Zu diesem Zweck können sie in normalen Dosierungen über einen längeren Zeitraum verwendet werden.

Referenzen

1. *Xian Dai Zhong Yao Yao Li Xue* (Contemporary Pharmacology of Chinese Herbs), 1997; 971
2. *Chang Yong Zhong Yao Cheng Fen Yu Yao Li Shou Ce* (A Handbook of the Composition and Pharmacology of Common Chinese Drugs), 1994; 1533
3. *Zhong Yao Xue* (Chinese Herbology), 1998; 629:631
4. *Zhong Guo Yao Ke Da Xue Xue Bao* (Journal of University of Chinese Herbology), 1988; 19(4):279
5. *Shi Yong Nei Ke Za Zhi* (Practical Journal of Internal Medicine), 1987; 11:580

Huáng Yào Zǐ

Dioscoreae Bulbiferae Herba

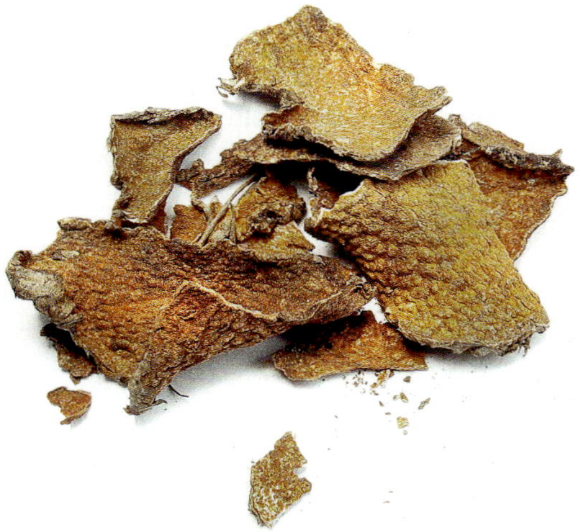

黃藥子 黄药子

Pinyin-Name *Huáng Yào Zǐ*
Wörtliche Übersetzung „Gelbe Medizinsaat"
Andere chinesische Namen *Huang Yao Zhi, Jin Qian Diao Ha Ma, Ling Xu Shu*
Originalquelle *Kai Bao Ben Cao* (Materia Medica der Kai-Bao-Aera), verfasst in den Jahren 973 und 974 von Ma Zhi
Deutscher Name Yamswurzel, Süßkartoffelwurzelstock
Botanischer Name *Dioscorea bulbifera* L. (*Huang Du*)
Pharmazeutischer Name Dioscoreae Bulbiferae Herba
Eigenschaften Bitter, kalt
Leitbahnen Lunge, Leber
Sicherheitshinweis Toxisch

Chinesische therapeutische Wirkungen

Zerstreut Stagnation und reduziert Geschwülste

Geschwülste, Knoten und Kropf: *Huang Yao Zi* (Dioscoreae Bulbiferae Herba) löst Schleim auf und zerstreut tastbare Knoten.

- Kropf: *Huang Yao Zi* einzeln als medizinische Tinktur oder zusammen mit *Hai Zao* (Sargassum), *Mu Li* (Ostreae Concha) und *Kun Bu* (Eckloniae Thallus) verwenden.

Klärt Hitze und Toxine

Geschwüre, toxische Schwellungen mit Rötung, Halsschmerzen, Schlangenbisse, Tumoren und Karzinome: *Huang Yao Zi* hat die exzellente Eigenschaft, Hitze und Toxine zu klären. Es wird oft mit anderen, Hitze klärenden, Toxine eliminierenden Arzneien verwendet, um die Gesamtwirkung zu steigern.

- Schlangenbisse: Die frische Form von *Huang Yao Zi* äußerlich als Paste verwenden. Da es unterschiedliche Arten von Schlangengift gibt, wird *Huang Yao Zi* abhängig von den vorliegenden Symptomen des Patienten mit anderen Arzneien kombiniert.
- Halsschmerzen: zusammen mit *Shan Dou Gen* (Sophorae Tonkinensis Radix et Rhizoma), *She Gan* (Belamcandae Rhizoma) und *Ban Lan Gen* (Isatidis Radix) verwenden.
- Ösophagus-, Magen-, Leber-, Kolon- oder Schilddrüsenkarzinom: *Huang Yao Zi* zu *Bai Hua She She Cao* (Hedyotidis Diffusae Herba), *Ban Zhi Lian* (Scutellariae Barbatae Herba), *Yi Yi Ren* (Coicis Semen), *Hai Zao* (Sargassum) und *Shan Ci Gu* (Cremastrae seu Pleiones Pseudobulbus) hinzufügen.

Kühlt Blut und stoppt Blutungen

Nastenbluten, Bluterbrechen, Bluthusten: Die thermische Eigenschaft von *Huang Yao Zi* ist kalt. Deshalb eignet es sich für die Behandlung von Blutungen, die durch Hitze im Blut verursacht werden.

- Blutungen: *Huang Yao Zi* mit verkohltem *Pu Huang* (Typhae Pollen), verkohltem *Zong Lu* (Trachycarpi Petiolus) und verkohltem *Qian Cao* (Rubiae Radix et Rhizoma) verwenden.
- Des Weiteren stoppt *Huang Yao Zi* Husten und erleichtert Dyspnoe. Es wird angewendet bei akuter und chronischer Bronchitis, Asthma und Keuchhusten. Es kann zu diesem Zweck als Einzelarznei verwendet werden.

Dosierung

10–15 g. Die frische Form von *Huang Yao Zi* wird zu einer Paste zerstoßen und äußerlich aufgetragen.

Sicherheitshinweise, Kontraindikationen

- Eine Langzeitanwendung von *Huang Yao Zi* kann Erbrechen, Diarrhö, Bauchschmerzen und andere Störungen des Magen-Darm-Trakts verursachen.
- In seltenen Fällen kann die Anwendung von *Huang Yao Zi* mit einem Leberschaden einhergehen. Deshalb müs-

sen die Leberfunktionen kontrolliert werden, wenn *Huang Yao Zi* verordnet wird.

- *Huang Yao Zi* ist bei Patienten mit vorbestehenden Leberstörungen wie Hepatitis und Leberzirrhose kontraindiziert.

Überdosierung

Überdosierungsreaktionen auf diese Arznei treten meist ein bis zwei Stunden nach der Aufnahme auf und schreiten allmählich fort. Die frühe Reaktion ist charakterisiert durch Brennen im Mund, an der Zunge und im Hals, gefolgt von Schwindel, Kopfschmerzen, Übelkeit, Erbrechen, Speichelfluss, Diarrhö und verengten Pupillen. Sechs bis sieben Tage nach der Einnahme kann der Patient Müdigkeit, Appetitlosigkeit, Oberbauchbeschwerden, Gelbfärbung der Augen und der Haut, Juckreiz der Haut und einen möglichen Leberschaden entwickeln.[1]

Im Falle einer Überdosierung

Eine Überdosierung kann im frühen Stadium mit emetischen Maßnahmen behandelt werden Danach sollten fünf bis sechs Eiweiße oder 250 g *Lu Dou* (Phaseoli Radiati Semen) im Dekokt eingenommen werden. Ein anderes Antidot enthält frischen *Sheng-Jiang*-(Zingiberis Rhizoma Recens-)Saft (gepresst aus 30 g der Arzneidroge), 60 ml weißen Essig und 9 g *Gan Cao* (Glycyrrhizae Radix et Rhizoma). Die Patienten werden angewiesen, zuerst mit dem Dekokt zu gurgeln und es anschließend zu schlucken.
Huang Yao Zi muss sofort abgesetzt werden, wenn Symptome oder Zeichen eines Leberschadens wie Gelbfärbung der Augen und Haut und erhöhte Leberenzyme auftreten.

Chemische Zusammensetzung

Disgenin, Yamogenin, Diosbulbine A, B, C, D; Iodin.[2]

Pharmakologische Wirkungen

- **Wirkung auf die Schilddrüse**: Bei Ratten mit normal entwickelter Schilddrüse beeinflusste die Verabreichung von *Huang Yao Zi* weder das Körpergewicht noch den Grundumsatz noch das Gewicht der Schilddrüse. Bei Tieren mit Schilddrüsenhypertrophie, die durch kleine Mengen Kaliumthiocyanat oder durch einen ernährungsbedingten Jodmangel ausgelöst wurde, hatte *Huang Yao Zi* eine deutliche therapeutische Wirkung: Es reduzierte die Schilddrüsenvergrößerung und erhöhte den Gehalt des an Serumprotein gebundenen Jods.[3,4]
- **Kardiovaskulär**: Wässrige und alkoholische *Huang-Yao-Zi*-Zubereitungen wirken hemmend auf Froschherzproben.[5]
- **Wirkung auf die glatte Muskulatur**: Wässrige und alkoholische *Huang-Yao-Zi*-Zubereitungen hemmen die glatte Darmmuskulatur bei Kaninchen, stimulieren jedoch die glatte Uterusmuskulatur bei Kaninchen und Ratten. Die alkoholische Zubereitung zeigt einen schnelleren Wirkeintritt und eine stärkere Wirkung.[6]
- **Antibiotisch**: Eine *Huang-Yao-Zi*-Zubereitung hatte eine hemmende Wirkung auf verschiedene pathogene Pilze.[7]

Klinische und wissenschaftliche Studien

- **Schilddrüsentumor**: Die tägliche Gabe von *Huang Yao Zi* im Dekokt über fünf bis acht Wochen hatte eine 80-prozentige Gesamtwirksamkeitsrate bei 25 Patienten mit Schilddrüsentumoren.[8]
- **Vergrößerung der Schilddrüse**: 127 Patienten mit Schilddrüsenvergrößerung wurden mit guten Ergebnissen mit einem *Huang-Yao-Zi*-Dekokt bzw. -Pulver behandelt.[9]
- **Schilddrüsenadenom**: In einer Untersuchung wurden 37 von 42 Patienten vollständig gesund, nachdem sie folgende Arzneirezeptur eingenommen hatten: *Huang Yao Zi* 6 g, *Mu Li* (Ostreae Concha) 30 g, *Hai Zao* (Sargassum) 30 g, *Kun Bu* (Eckloniae Thallus) 30 g, *Shan Ci Gu* (Cremastrae seu Pleiones Pseudobulbus) 10 g, *Xia Ku Cao* (Prunellae Spica) 10 g, *Yu Jin* (Curcumae Radix) 10 g, *Chuan Shan Jia* (Manitis Squama) 10 g, *Jiang Can* (Bombyx Batryticatus) 10 g, *Tian Hua Fen* (Trichosanthis Radix) 12 g und *Xuan Shen* (Scrophulariae Radix) 15 g. Das Dekokt wurde einmal täglich verabreicht.[10]

Toxikologie

Huang-Yao-Zi im Dekokt kann gelegentlich zu Mundtrockenheit führen, die Tinktur unter Umständen zu schwerer Übelkeit und gastrointestinalen Beschwerden. Außerdem kann eine hohe Dosis oder eine längere Anwendung die Leber schädigen und einen Ikterus verursachen.[11]

Kommentar der Autoren

Gemäß Dr. Zhang Xiao-Ping ist *Huang Yao Zi* eine der wirksamsten Arzneien für die Behandlung von Hyperthyreose und Kropf. Allerdings wird sie gewöhnlich als letzte Alternative bei Patienten verwendet, die auf andere Arzneidrogen nicht reagieren und keine chirurgische oder Radiojod-Therapie wünschen. Obwohl sie effektiv wirkt, sollte die Anwendung dieser Arznei engmaschig kontrolliert werden, da sie mit seltenen Fällen von Lebertoxizität assoziiert wird.

Referenzen

1. *Zhong Yao Du Li Xue* (Toxicology of Chinese Herbs), 1989; 134–135
2. *Xian Dai Zhong Yao Yao Li Xue* (Contemporary Pharmacology of Chinese Herbs), 1997; 984
3. *Chang Yong Zhong Yao Xian Dai Yan Jiu Yu Lin Chuan* (Recent Study and Clinical Application of Common Traditional Chinese Medicine), 1995; 464:465
4. *Zhong Yao Xue* (Chinese Herbology), 1998; 632:633
5. *Chang Yong Zhong Yao Xian Dai Yan Jiu Yu Lin Chuan* (Recent Study and Clinical Application of Common Traditional Chinese Medicine), 1995; 464:465
6. Ibid.
7. Ibid.
8. *Fu Jian Yi Xue Yuan Xue Bao* (Journal of Fujian University of Medicine), 1964; 2:21
9. *Zhong Hua Yi Xue Za Zhi* (Chinese Journal of Medicine), 1961; 4:223
10. *Ji Lin Zhong Yi Yao* (Jilin Chinese Medicine and Herbology), 1991; (3):29
11. *Chang Yong Zhong Yao Xian Dai Yan Jiu Yu Lin Chuan* (Recent Study and Clinical Application of Common Traditional Chinese Medicine), 1995; 464:465

Jié Gĕng
Platycodi Radix

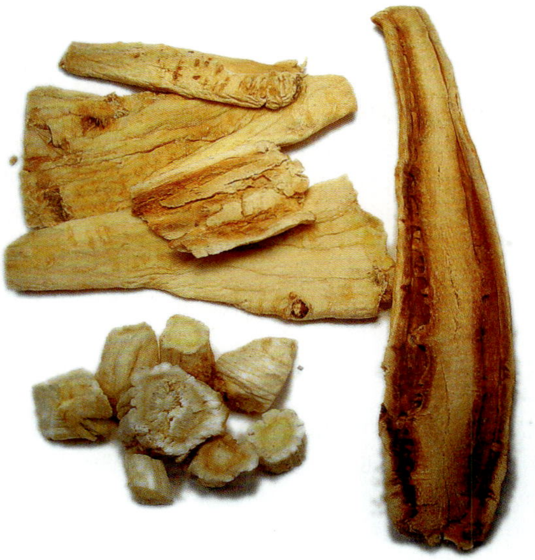

桔梗

Pinyin-Name *Jié Gĕng*
Wörtliche Übersetzung „Feste und gerade Wurzel"
Andere chinesische Namen *Ku Jie Geng, Bai Jie Geng, Yu Jie Geng*
Originalquelle *Shen Nong Ben Cao Jing* (Die Materia Medica des göttlichen Landmannes), vermutlich Östliche Han-Dynastie
Deutscher Name Ballonblumenwurzel
Botanischer Name *Platycodon grandiflorum* (Jacq). A. DC. (*Jie Geng*)
Pharmazeutischer Name Platycodi Radix
Eigenschaften Bitter, scharf, neutral
Leitbahnen Lunge

Chinesische therapeutische Wirkungen

Belüftet die Lunge, beseitigt Schleim und hilft bei Halsbeschwerden

Husten mit reichlich Schleim, Halsschmerzen mit Heiserkeit: *Jie Geng* (Platycodi Radix), das von Natur aus scharf, bitter und zerstreuend ist, dringt in die Lunge ein, um das Lungen-*Qi* zu bewegen, Schleim zu beseitigen und den Hals zu unterstützen. Es ist eine der wichtigsten Arzneien für die Behandlung von Lungenerkrankungen. *Jie Geng* kann für Schleim verwendet werden, der durch Wind-Hitze- oder Wind-Kälte-Invasionen verursacht wird. Zu den klinischen Erscheinungsformen gehören Husten mit reichlich Auswurf, Halsschmerzen oder Heiserkeit.

- Husten, verstopfte Nase, Auswurf, Kälteaversion und Wind-Kälte-bedingter Kopfschmerz: *Jie Geng* mit *Zi Su Sie* (Perillae Folium), *Ku Xing Ren* (Armeniacae Semen) und *Chen Pi* (Citri Reticulatae Pericarpium) kombinieren. **Beispiel Rezeptur**: *Xing Su San* (Armeniacae Semen und Perillae Folium Pulver).
- Husten, Fieber, Durst, verstopfte Nase und Kopfschmerz durch Wind-Hitze oder fieberhafte Erkrankungen: zusammen mit *Sang Ye* (Mori Folium), *Ju Hua* (Chrysanthemi Flos) und *Ku Xing Ren* (Armeniacae Semen) verwenden. **Beispiel Rezeptur**: *Sang Ju Yin* (Mori Folium und Chrysanthemi Flos Dekokt).
- Halsschmerzen und Heiserkeit: *Jie Geng* zu *Gan Cao* (Glycyrrhizae Radix et Rhizoma) hinzufügen.
- Starke Halsschmerzen und Verlust der Stimme: zusammen mit *Gan Cao* (Glycyrrhizae Radix et Rhizoma), *Huang Qin* (Scutellariae Radix) und *Mu Hu Die* (Oroxyli Semen) verwenden.
- Halsschmerzen und Verlust der Stimme aufgrund von Wind-Hitze: zu *Bo He* (Menthae Haplocalycis Herba), *Niu Bang Zi* (Arctii Fructus) und *Chan Tui* (Cicadae Periostracum) hinzufügen.
- Brustenge und Unwohlsein mit Schleim-Stagnation: zusammen mit *Zhi Qiao* (Aurantii Fructus) und *Gua Lou Pi* (Trichosanthis Pericarpium) verwenden.

Beseitigt Eiter

Lungenabszess: *Jie Geng* ist eine der stärksten Arzneidrogen, um Schleim und Eiter zu zerstreuen. Es klärt Hitze und beseitigt Toxine, um Eiter- und Abszessbildung zu behandeln. Zu den sekundären Symptomen gehören Brustschmerzen, Fieber, Husten mit Blut und Eiter sowie zähes, gelbes Sputum mit fauligem Geruch.

- Lungenabszess mit Brustschmerzen, Fieber, Husten mit übel riechendem, gelbem, klebrigem Auswurf: *Jie Geng* mit *Gan Cao* (Glycyrrhizae Radix et Rhizoma) und *Yi Yi Ren* (Coicis Semen) kombinieren.
- Lungenabszess mit reichlich Schleim und Eiteransammlung: zusammen mit *Bei Mu* (Fritillariae Bulbus), *Yi Yi Ren* (Coicis Semen) und *Ba Dou* (Crotonis Semen) verwenden.
- Lobärpneumonie und Bronchitis durch Hitze und Toxine: zusammen mit *Yu Xing Cao* (Houttuyniae Herba), *Yi Yi Ren* (Coicis Semen) und *Dong Gua Zi* (Benincasae Semen) verwenden.
- Eiter- und Abszessbildung: zusammen mit *Bai Shao* (Paeoniae Radix Alba) und *Zhi Shi* (Aurantii Fructus Immaturus) verwenden. **Beispiel Rezeptur**: *Pai Nong San* (Pulver, das den Eiter ableitet).

Hebt das Qi an

Jie Geng hebt das *Qi* von Lunge und Dickdarm an, zwei Organe, die durch ihre *Zang-Fu*-Beziehung miteinander verbunden sind. Es wird in der Regel verwendet, um abgesunkenes *Qi* bei der Behandlung von Diarrhö, schmerzhaftem Stuhldrang, Anurie und Ödemen anzuheben.

Dosierung

3–9 g. Mit Honig gebackenes *Jie Geng* befeuchtet stärker die Lunge und zerstreut effektiver Schleim.

Sicherheitshinweise, Kontraindikationen

Jie Geng ist bitter, zerstreuend und drainierend und sollte mit Vorsicht bei Patienten verwendet werden, die unter chronischem Husten durch *Yin*-Mangel oder unter Husten mit blutig-tingiertem Auswurf leiden.

Chemische Zusammensetzung

Platycodigenin, Polygalasäure, Platycogensäure A, B, C; Glucose, Aminosäuren.[1]

Pharmakologische Wirkungen

- **Auswurffördernd und hustenstillend**: Ein Dekokt mit 1 g/kg *Jie Geng* wirkt bei anästhesierten Hunden und Katzen stark auswurffördernd. Die intraperitoneale Injektion von *Jie Geng* unterdrückte wirksam Husten bei Meerschweinchen.[2]
- **Kardiovaskulär**: Die intravenöse Injektion eines *Jie-Geng*-Präparats bei Ratten führte zu einer Senkung von Blutdruck, Herzfrequenz und Atemfrequenz. Es erweiterte außerdem die Blutgefäße und steigerte die Durchblutung in der Körperperipherie.[3]
- **Entzündungshemmend**: Die Gabe von *Jie Geng* wird mit einer supprimierten Empfindlichkeit für allergische Reaktionen und mit einer verminderten Kapillardurchlässigkeit assoziiert.[4]
- **Gastrointestinal**: *Jie Geng* unterstützt die Behandlung von Magen- und Zwölffingerdarmgeschwüren. Bei einem Fünftel der LD_{50} zeigt *Jie Geng* bei Mäusen eine nahezu 100-prozentige Hemmung der Magensäuresekretion.[5]
- **Antidiabetisch**: Die orale Gabe eines wässrigen oder alkoholischen Extrakts von *Jie Geng* senkt bei Kaninchen die Plasmaglukosespiegel und verhindert einen starken Anstieg der Spiegel nach den Mahlzeiten. Der alkoholische Extrakt war wirksamer als der wässrige.[6]
- **Weitere Wirkungen:** *Jie Geng* hat schmerzlindernde, antihyperlipidämische, sedierende und fiebersenkende Eigenschaften.[7]

Klinische und wissenschaftliche Studien

Lungenabszess: Die Behandlung von zehn Patienten mit Lungenabszess mit einem Dekokt führte zu zufriedenstellenden Ergebnissen. Für die initiale Behandlung wurden 60 g *Jie Geng* und 30 g *Gan Cao* (Glycyrrhizae Radix et Rhizoma) verwendet. Die Dosierung beider Arzneidrogen wurde um zwei Drittel reduziert, nachdem sich der Zustand gebessert hatte.[8]

Toxikologie

Die LD_{50} für ein *Jie-Geng*-Dekokt beträgt bei Mäusen 24 g/kg. Bei Kaninchen, die ein Dekokt mit 20 g/kg erhielten, wurden keine Todesfälle beobachtet. Dagegen führten 40 g/kg zu einer 100-prozentigen Todesrate bei fünf von fünf Kaninchen innerhalb von 24 Stunden nach der Verabreichung.[9, 10]

Ergänzung

疏花沙參/疏花沙参 *Shū Huā Shā Shēn* (Adenophorae Remotiflorae Radix) wird in einigen klassischen Texten als Ersatzsubstanz für *Jie Geng* erwähnt. Es handelt sich jedoch um zwei völlig unterschiedliche Substanzen, die nicht gegeneinander ausgetauscht werden sollten.

Kommentar der Autoren
Jie Geng und *Ku Xing Ren* (Armeniacae Semen) werden in der Regel verwendet, um ein fälschlich aufsteigendes Lungen-*Qi* zu behandeln. *Jie Geng* ist neutral und kann bei Lungenerkrankungen verwendet werden, die entweder durch Kälte oder durch Hitze verursacht werden. Es führt dazu, dass das Lungen-*Qi* absinkt, es erweitert die Brust und zerstreut Schleim und Eiter. *Ku Xing Ren* leitet das Lungen-*Qi* nach unten und ist wirksam bei der Behandlung von Husten, Keuchatmung und Dyspnoe. Es löst darüber hinaus Trübes und Schleim auf.

Referenzen

1. *Xian Dai Zhong Yao Yao Li Xue* (Contemporary Pharmacology of Chinese Herbs), 1997; 949
2. *Zhong Yao Yao Li Yu Ying Yong* (Pharmacology and Applications of Chinese Herbs), 1983; 866
3. Ibid.
4. Ibid.
5. Ibid.
6. Ibid.
7. *Chang Yong Zhong Yao Cheng Fen Yu Yao Li Shou Ce* (A Handbook of the Composition and Pharmacology of Common Chinese Drugs), 1994; 1488;1491
8. *Jiang Su Zhong Yi Za Zhi* (Jiangsu Journal of Chinese Medicine), 1981; 3:35
9. *Zhong Yao Yao Li Yu Ying Yong* (Pharmacology and Applications of Chinese Herbs), 1983: 866
10. *Zhong Cao Yao* (Chinese Herbal Medicine), 1991; 22(7):324

Kūn Bù

Eckloniae Thallus

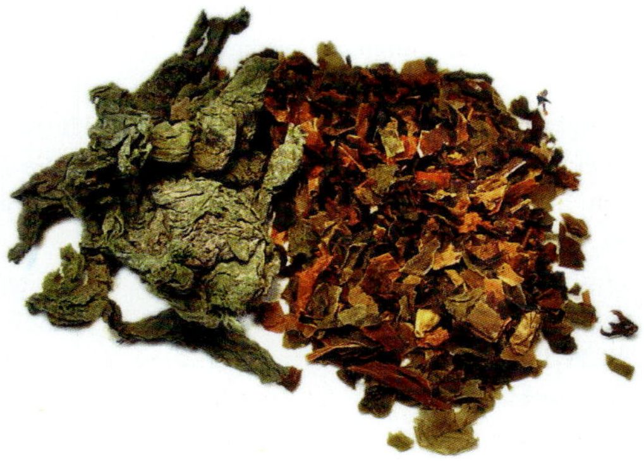

昆布

Pinyin-Name *Kūn Bù*
Originalquelle *Ming Yi Za Zhu* (Verschiedene Aufzeichnungen berühmter Ärzte) aus dem Jahr 500 von Tao Hong-Jing
Deutscher Name Süßtang
Botanischer Name *Ecklonia kurome* Okam. (*Kun Bu*); *Laminaria japonica* Aresch. (*Hai Dai*)
Pharmazeutischer Name Ecklonaie Thallus
Eigenschaften Salzig, kalt
Leitbahnen Leber, Magen, Nieren

Chinesische therapeutische Wirkungen

Löst Schleim auf, erweicht Verhärtungen

Skrofulose, Kropf, Knoten: *Kun Bu* (Ecklonaie Thallus) löst Schleim, erweicht Verhärtungen und löst Knoten auf. Es behandelt Schilddrüsenvergrößerungen, Kropf aufgrund von Jodmangel, Hyperthyreose, tastbare abdominale Schwellungen wie z.B. eine Leber- und Milzvergrößerung sowie Schwellungen und Schmerzen im Skrotum.

- Skrofulose, Kropf und andere Knoten: *Kun Bu* zusammen mit *Hai Zao* (Sargassum), *Xia Ku Cao* (Prunellae Spica), *Bei Mu* (Fritillariae Bulbus), *Xuan Shen* (Scrophulariae Radix) und *Ge Qiao* (Meretricis seu Cyclinae Concha) verwenden.

- Tastbare abdominale Schwellungen, Splenomegalie, Hepatomegalie: *Kun Bu* mit *Bie Jia* (Trionycis Carapax), *Mu Li* (Ostreae Concha), *Xiang Fu* (Cyperi Rhizoma), *Hong Hua* (Carthami Flos), *Chuan Shan Jia* (Manitis Squama), *San Leng* (Sparganii Rhizoma) und *E Zhu* (Curcumae Rhizoma) kombinieren.
- Hyperthyreose: hohe Dosierungen von *Kun Bu* und *Hai Zao* (Sargassum) nur über einen kurzen Zeitraum verwenden.
- Hypothyreose: normale Dosierungen von *Kun Bu* und *Hai Zao* (Sargassum) zur Langzeitbehandlung verwenden.

Reguliert die Wasserzirkulation

- **Bein-Qi, Ödeme**: *Kun Bu* reguliert die Wasserzirkulation und reduziert die Ansammlung von Wasser, um Ödeme und Dysurie zu behandeln. Diese Funktion ist jedoch recht mild, sodass *Kun Bu* mit anderen diuretischen Arzneien kombiniert werden muss, um maximal zu wirken.

Dosierung

10–15 g im Dekokt.

Sicherheitshinweise, Kontraindikationen

- *Kun Bu* sollte mit Vorsicht bei Patienten verwendet werden, die an Mangel und Kälte in Milz und Magen leiden.
- *Kun Bu* sollte bei Patienten mit Schleim aufgrund von Kälte nur vorsichtig eingesetzt werden.

Chemische Zusammensetzung

Laminin, Laminarin, Alginsäure, Algin, Kalium, Iodin, Eisen, Calcium.[1]

Pharmakologische Wirkungen

- **Kardiovaskulär**: In-vitro-Studien haben gezeigt, dass die Gabe von Laminin zu einer Blutdrucksenkung führt.[2]
- **Hypoglykämisch**: Die Verabreichung von Laminarin führt bei Mäusen zu einer Reduktion der Blutzuckerspiegel bei normalen oder erhöhten Spiegeln.[3]
- **Metabolisch**: Die kontinuierliche Gabe einer *Kun-Bu*-Zubereitung verhindert einen Anstieg der Serum-Cholesterin- und Triglyceridspiegel.[4]

Klinische und wissenschaftliche Studien

Hypertonie: In einer Studie hatte *Kun-Bu*-Pulver bei der Behandlung von 110 Patienten mit Hypertonie eine Wirksamkeitsrate von 76,4%.[5]

Wechselwirkung mit anderen Medikamenten

Antidiabetisch: Arzneien wie *Kun Bu,* die die Plasma-Glukosespiegel senken, sollten mit Vorsicht zusammen mit Insulin, Sulfonylharnstoffen und anderen antidiabetischen Medikamenten eingesetzt werden, da die Kombination eine synergistische Wirkung haben kann, die zu Hypoglykämie führt.[6] (Hinweis: Beispiele für Antidiabetika sind Insulin, Tolbutamid, Glipizide und Glibenclamid.)

Ergänzung

海帶/海带 *Hăi Dài* (Laminariae Thallus) wird häufig als Alternative für *Kun Bu* verwendet. Sie können direkt gegeneinander ausgetauscht werden, da sie im Wesentlichen den gleichen Geschmack, die gleichen Eigenschaften, Funktionen, Indikationen und die gleiche chemische Zusammensetzung haben.

Kommentar der Autoren

Gemäß Dr. Jiao Shu-De behandeln *Kun Bu* und *Hai Zao* (Sargassum) wirksam Adipositas, Arteriosklerose und Hyperlipidämie.

Hai Zao (Sargassum), *Kun Bu* (Eckloniae Thallus) und *Hai Dai* (Laminariae Thallus) stammen alle aus dem Ozean und haben ähnliche Bestandteile und Funktionen. Im Allgemeinen hat *Kun Bu* die stärkste Wirkkraft, gefolgt von *Hai Zao* und *Hai Dai*. Weitere Informationen über die Behandlung von Schilddrüsenerkrankungen unter Verwendung dieser Arzneien sind in der Monographie von *Hai Zao* nachzulesen (s.o.).

Referenzen

1. *Xian Dai Zhong Yao Yao Li Xue* (Contemporary Pharmacology of Chinese Herbs), 1997; 974
2. *Yao Xue Za Zhi* (Journal of Medicinals), 1983; 103(6):683
3. *Zhong Cao Yao* (Chinese Herbal Medicine), 1987; 18(2):15
4. Ibid.
5. *Zhong Cao Yao Tong Xun* (Journal of Chinese Herbal Medicine), 1974; 3:39
6. Chen, J. Recognition and prevention of herb-drug interactions, Medical Acupuncture, Fall/Winter 1998/1999; volume 10/ number 2; 9–13

Luó Hàn Guǒ

Momordicae Fructus

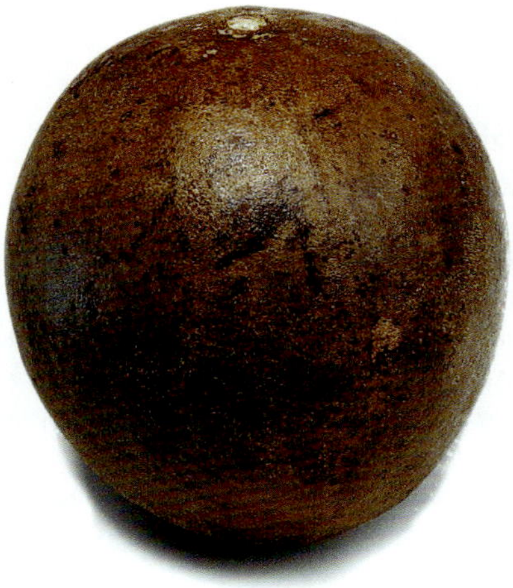

羅漢果 罗汉果

Pinyin-Name *Luó Hàn Guǒ*
Wörtliche Übersetzung „Frucht des großen Gefährten"
Andere chinesische Namen *La Han Guo, Jia Ku Gua*
Originalquelle *Ling Nan Cai Yao Lu* (Berichte über das Sammeln von Kräutern in Guangdong)
Deutscher Name Momordica-Frucht
Botanischer Name *Momordica grosvenori* Swingle (*Luo Han Guo*)
Pharmazeutischer Name Momordicae Fructus
Eigenschaften Süß, kalt
Leitbahnen Lunge, Dickdarm

Chinesische therapeutische Wirkungen

Befeuchtet die Lunge und stoppt Husten

Husten aufgrund von Lungen-Hitze oder Trockenheit: Chronischer, trockener Husten mit oder ohne Sputum, das spärlich, blutig tingiert und/oder schwierig abzuhusten sein kann. Weitere Symptome sind Trockenheit von Hals und Zunge. *Luo Han Guo* (Momordicae Fructus) ist von Natur aus nährend und daher besonders für schwache Patienten mit chronischen Atemwegserkrankungen geeignet.

- Trockener Husten: *Luo Han Guo* mit *Bei Sha Shen* (Glehniae Radix), *Mai Dong* (Ophiopogonis Radix) und *Bai He* (Lilii Bulbus) kombinieren.
- Akute oder chronische Tonsillitis, Pharyngitis, Bronchitis und Keuchhusten: *Luo Han Guo* als Tee zweimal täglich anwenden.

Erzeugt Körpersäfte und lindert Durst

Sommer-Hitze, die die Körpersäfte verletzt: *Luo Han Guo* eignet sich hervorragend, um während des Sommers Durst zu stillen. Es wird gewöhnlich täglich getrunken, um den Körper zu kühlen.

- Durst im Sommer: *Luo Han Guo* einzeln dekoktieren und als Tee anwenden.
- In jüngster Zeit wurde *Luo Han Guo* bei der Behandlung von akuter Gastritis und Stuhlverstopfung eingesetzt.

Dosierung

15–30 g oder 1–2 Stücke der ganzen Frucht im Dekokt. Die Frucht sollte zerkleinert werden, um die Extraktion der aktiven Bestandteile zu fördern.

Chemische Zusammensetzung

Mogrosid V, VI.[1]

Pharmakologische Wirkungen

Hustenstillend: *Luo-Han-Guo*-Zubereitungen zeigten milde hustenstillende Wirkungen.[2]

Toxikologie

Luo Han Guo hat als Tee eine sehr geringe Toxizität.[3]

Ergänzung

羅漢果葉/罗汉果叶 *Luó Hàn Guǒ Yè* (Momordicae Folium) stammt von den Blättern der gleichen Pflanze wie *Luo Han Guo*. Beide Arzneien haben ähnliche Eigenschaften. *Luo Han Guo Ye* wird für chronische Halserkrankungen verwendet.

Kommentar der Autoren
Da Mogrosid VI ungefähr 256- bis 344-mal süßer als Rohrzucker ist, wird es häufig als Süßstoff in Getränken verwendet. Es wird auch als Zuckerersatz bei Adipositas oder bei Diabetes mellitus eingesetzt.[4]

Referenzen

1. *Xian Dai Zhong Yao Yao Li Xue* (Contemporary Pharmacology of Chinese Herbs), 1997; 982
2. *Guang Xi Zhi Wu* (Guangxi Plants). 1990; 10(3):254
3. *Guang Xi Zhong Yi Yao* (Guangxi Chinese Medicine and Herbology), 1989; 12(3):37
4. *Guang Xi Zhi Wu* (Guangxi Plants), 1987; 7(3):285

Méng Shí

Micae seu Chloriti Lapis

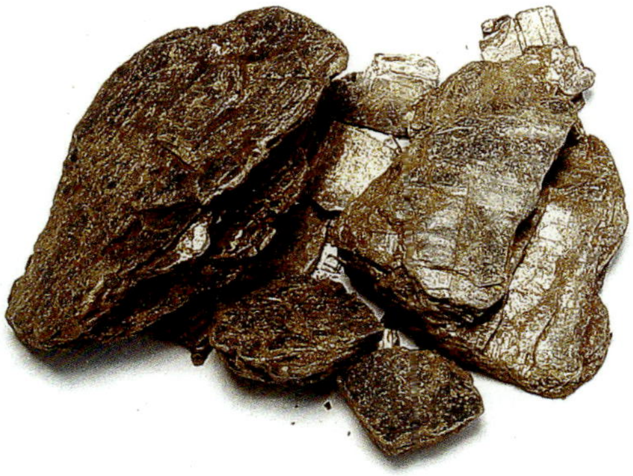

礞石

Pinyin-Name *Méng Shí*
Andere chinesische Namen *Qing Meng Shi, Jin Meng Shi*
Originalquelle *Jia You Ben Cao* (Materia Medica der Jia-You-Ära), verfasst in den Jahren 1057 bis 1060 von Zhang Yu-Xi und Su Song
Mineralischer Name Lapis Micae (*Jin Meng Shi*), Lapis Choriti (*Qing Meng Shi*)
Pharmazeutischer Name Micae seu Chloriti Lapis
Eigenschaften Salzig, süß, neutral
Leitbahnen Lunge, Leber

Chinesische therapeutische Wirkungen

Leitet das Qi abwärts und löst Schleim auf

Hartnäckiger Schleim mit Husten und Dyspnoe: *Meng Shi* (Micae seu Chloriti Lapis) ist von Natur aus stark und schwer. Es hat eine absenkende Funktion, die das *Qi* abwärts leitet, um ein abnormes Aufsteigen von Lungen- und Leber-*Qi* zu behandeln. Es eignet sich für die Behandlung von hartnäckigem, schwierig abzuhustendem Schleim in der Lunge. Es ist außerdem gut bei Husten und Dyspnoe vom Fülle-Typ, die durch Schleim-Stagnation im Unteren und Mittleren Erwärmer verursacht werden.

- Chronischer Husten mit Schleim: *Meng Shi* zusammen mit *Da Huang* (Rhei Radix et Rhizoma), *Huang Qin* (Scutellariae Radix) und *Chen Xiang* (Aquilariae Lignum Resinatum) verwenden.

Verankert die Leber und stoppt Anfälle

Anfallsleiden: *Meng Shi* behandelt Anfälle und Konvulsionen, die durch heißen Schleim in der Leber und durch Trübung der Sinnesorgane verursacht werden. Zu den klinischen Erscheinungsbildern gehören hohes Fieber, Delirium, Bewusstlosigkeit, Palpitationen, Anfälle und Konvulsionen.

- Anfälle und Konvulsionen mit Stuhlverstopfung: *Meng-Shi*-Pulver verwenden und mit *Bo-He*-(Menthae Haplocalycis Herba-)Saft und Honig vermischen.

Dosierung

6–10 g im Dekokt, 1,5–3 g in pulverisierter Form.

Sicherheitshinweise, Kontraindikationen

Die Anwendung von *Meng Shi* ist bei Kindern, schwangeren Frauen oder Patienten, die einen *Qi*-Mangel oder ein schwaches Verdauungssystem haben, kontraindiziert.

Chemische Zusammensetzung

Kalium, Eisen, Aluminium, Magnesium, Silicium, Kieselsäure.[1]

Klinische und wissenschaftliche Studien

Epilepsie: 139 Patienten mit Anfallsleiden wurden mit einer Arzneimittelrezeptur behandelt. In 93 Fällen kam es zur vollständigen Genesung, in 34 Fällen zu einer deutlichen Besserung. 12 Patienten zeigten keine Reaktion auf die Behandlung. Die Wirksamkeitsrate betrug 91,4%. Die Rezeptur enthielt verarbeitetes *Meng Shi*, mit Ingwer verarbeitetes *Ban Xia* (Pinelliae Rhizoma), *Tian Nan Xing* (Arisaematis Rhizoma), *Fu Hai Shi* (Pumice), *Chen Xiang* (Aquilariae Lignum Resinatum), frisches *Qian Niu Zi* (Pharbitidis Semen), gekochtes *Qian Niu Zi* (Pharbitidis Semen), trocken-gebratenes *Shen Qu* (Massa Medicata

Fermentata) sowie in Abhängigkeit vom Zustand des Patienten weitere Arzneien.[2]

Referenzen

1. *Zhong Yao Xue* (Chinese Herbology), 1998; 628–629
2. *Zhong Yi Za Zhi* (Journal of Chinese Medicine), 1965; 6:21

Pàng Dà Hăi

Sterculiae Lychnophorae Semen

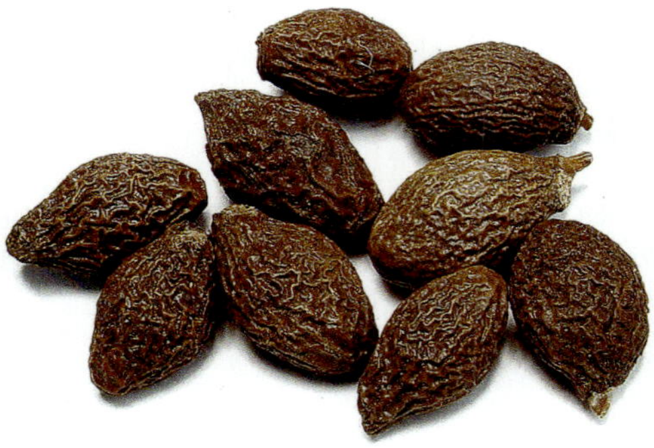

胖大海

Pinyin-Name *Pàng Dà Hăi*
Wörtliche Übersetzung „Dicker, großer Ozean", „dickes, großes Meer"
Andere chinesische Namen *An Nan Zi, Da Dong Guo, Hu Da Fa*
Originalquelle *Ben Cao Shi Yi* (Auslassungen der [klassischen] Materia Medica) von Chen Cang-Qi aus dem Jahr 741
Deutscher Name Stinkbaumsamen
Botanischer Name *Sterculia lychnophora* Hance.; *Sterculia scaphigera* Wall.
Pharmazeutischer Name Sterculiae Lychnophorae Semen
Eigenschaften Süß, kalt
Leitbahnen Lunge, Dickdarm

Chinesische therapeutische Wirkungen

Klärt und ventiliert das Lungen-Qi

Husten aufgrund von heißem Schleim: *Pang Da Hai* (Sterculiae Lychnophorae Semen) wird häufig verwendet, um Akkumulationen von Schleim und Hitze in der Lunge zu behandeln, die durch ein würgendes Geräusch im Hals gekennzeichnet sind sowie durch reichlich gelbes, klebriges Sputum, bitteren Mundgeschmack und einen trockenen Hals. Es kommt auch zum Einsatz, wenn Lungen-Hitze das Lungen-*Qi* schädigt und zu Heiserkeit und Stimmverlust führt. *Pang Da Hai* ist mild und kann täglich als Tee verwendet werden. Es wird oft mit anderen Arzneien dieser Kategorie kombiniert, um Schleim auszutreiben.

- Schleim und Hitze in der Lunge: *Pang Da Hai* mit *Jie Geng* (Platycodi Radix), *Chan Tui* (Cicadae Periostracum) und *Bei Mu* (Fritillariae Bulbus) kombinieren.

Heiserkeit aufgrund von Lungen-Hitze oder Yin-Mangel: *Pang Da Hai* ist gut bei Heiserkeit, die durch Influenza oder durch exzessives Reden, Singen oder Schreien verursacht wird.

- Heiserkeit und Stimmverlust: *Pang Da Hai* zusammen mit *Sha Shen* (Glehniae seu Adenophorae Radix), *Di Huang* (Rehmanniae Radix), *Gan Cao* (Glycyrrhizae Radix et Rhizoma) und *Mu Hu Die* (Oroxyli Semen) verwenden.

Schmiert den Darm, um Stuhlverstopfung zu lindern

Stuhlverstopfung aufgrund von Hitze: *Pang Da Hai* ist von Natur aus kalt und feucht. Es schmiert den Darm und klärt Hitze im Darmtrakt, um Verstopfung oder trockene Stühle zu lindern.

- Leichte Stuhlverstopfung: mit *Huo Ma Ren* (Cannabis Fructus) und *Yu Li Ren* (Pruni Semen) kombinieren.
- Schwere Stuhlverstopfung: zusammen mit purgierenden Arzneien verwenden.

Dosierung

3–5 Samen im Dekokt. Die Dosierung von *Pang Da Hai* wird halbiert, wenn es als Pulver eingesetzt wird. *Pang Da Hai* wird bei Bedarf auch als Tee eingenommen.

Chemische Zusammensetzung

Bassorin, Arabinose, Galactose.[1]

Pharmakologische Wirkungen

- **Gastrointestinal**: Die orale Gabe von *Pang Da Hai* führt zu einem Anstieg des Wassergehalts im Darmtrakt und wirkt daher stimulierend auf die Peristaltik und unterstützend auf die Darmbewegung. Diese Wirkung wird durch Atropin aufgehoben.[2]

- **Antihypertensiv**: Die orale oder intramuskuläre Verabreichung von *Pang Da Hai* geht bei betäubten Hunden und Katzen mit einer Blutdrucksenkung einher. Der exakte Wirkmechanismus ist nicht geklärt, es wird jedoch ein Zusammenhang mit seinen Wirkungen auf das Zentralnervensystem vermutet.[3]

Klinische und wissenschaftliche Studien

Akute Tonsillitis: In einer Studie wurden 100 Patienten mit akuter Tonsillitis mit *Pang-Da-Hai*-Tee behandelt. 68 Patienten wurden vollständig gesund, bei 21 Patienten kam es zu einer deutlichen Besserung, elf Patienten sprachen nicht auf die Behandlung an. Für die Teezubereitung wurden vier bis acht Samen vor der Einnahme für 30 Minuten in heißem Wasser eingeweicht. Den Patienten wurde empfohlen, über zwei bis drei Tage alle vier Stunden eine Dosis Tee zu trinken. Die Arzneidrogen können jeweils drei- bis viermal für die Teezubereitung wiederverwendet werden.[4]

Toxikologie

Die LD_{50} für eine orale Verabreichung von *Pang Da Hai* beträgt bei Mäusen 12,96 g/kg. Zu den Nebenwirkungen durch eine Überdosierung gehörten ein gestörtes Gleichgewicht und Atemdepression.[5]

Kommentar der Autoren

Pang Da Hai und *Mu Hu Die* (Oroxyli Semen) sind zwei der besten Arzneien, um einen Stimmverlust zu heilen. Menschen, die über einen längeren Zeitraum sprechen oder singen müssen, nehmen sie tagsüber als Tee ein.

Referenzen

1. *Xian Dai Zhong Yao Yao Li Xue* (Contemporary Pharmacology of Chinese Herbs), 1997; 985
2. *Chang Yong Zhong Yao Xian Dai Yan Jiu Yu Lin Chuan* (Recent Study and Clinical Application of Common Traditional Chinese Medicine), 1995; 468:469
3. Ibid.
4. *Zhe Jiang Zhong Yi Za Zhi* (Zhejiang Journal of Chinese Medicine), 1966; 5:180
5. *Chang Yong Zhong Yao Xian Dai Yan Jiu Yu Lin Chuan* (Recent Study and Clinical Application of Common Traditional Chinese Medicine), 1995; 468:469

Qián Hú

Peucedani Radix

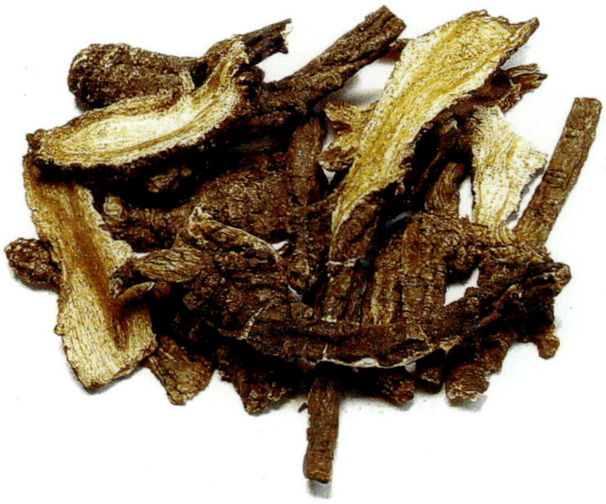

前胡

Pinyin-Name *Qián Hú*
Wörtliche Übersetzung „Vor Barbaren"
Andere chinesische Namen *Yan Feng, Xin Qian Hu*
Originalquelle *Ming Yi Za Zhu* (Verschiedene Aufzeichnungen berühmter Ärzte) aus dem Jahr 500 von Tao Hong-Jing
Deutscher Name Haarstrangwurzel
Botanischer Name *Peucedanum praeruptorum* Dunn. (*Bai Hua Qian Hu*); *Peucedanum decursivum* Maxim. (*Zi Hua Qian Hu*)
Pharmazeutischer Name Peucedani Radix
Eigenschaften Bitter, scharf, kühl
Leitbahnen Lunge

Chinesische therapeutische Wirkungen

Senkt das Qi ab und beseitigt Schleim

Exzessive Akkumulation von Schleim in der Lunge, der Husten und Dyspnoe verursacht: *Qian Hu* (Peucedani Radix) hat zerstreuende und drainierende Eigenschaften, um rebellierendes Lungen-*Qi* zurückzuleiten und Schleim zu beseitigen. Zu den klinischen Anwendungen von *Qian Hu* gehören Schleim-Akkumulation in der Lunge, abnorm aufsteigendes Lungen-*Qi*, reichlich schwierig abzuhustender Auswurf, Husten, Keuchatmung und Brustenge. Diese Arznei wird oft mit anderen Arzneidrogen mit absenkenden Eigenschaften kombiniert, um Husten zu lindern und Schleim zu zerstreuen.

- Akkumulation von Hitze und Schleim in der Brust: *Qian Hu* mit *Sang Bai Pi* (Mori Cortex), *Bei Mu* (Fritillariae Bulbus) und *Ku Xing Ren* (Armeniacae Semen) kombinieren.

Zerstreut und beseitigt Wind-Hitze

Qian Hu beseitigt Wind-Hitze aus dem Äußeren. Es wird in der Regel eingesetzt, um Wind-Hitze-Syndrome mit Kopfschmerzen, Husten und/oder Lungen-Hitze zu behandeln.

- Wind-Hitze: *Qian Hu* zusammen mit *Bo He* (Menthae Haplocalycis Herba), *Niu Bang Zi* (Arctii Fructus) und *Jie Geng* (Platycodi Radix) verwenden.

Dosierung

6–10 g im Dekokt. Brät man *Qian Hu* in Honig, neutralisiert dies seine kalte thermische Eigenschaft und steigert seine befeuchtende Wirkung auf die Lunge. Mit Honig gebratenes *Qian Hu* ist besser für die Behandlung von chronischem Husten aufgrund von Lungen-*Qi*-Mangel oder trockenem Husten mit wenig Sputum geeignet.

Chemische Zusammensetzung

Nodakenin und Nodakenetin.[1, 2]

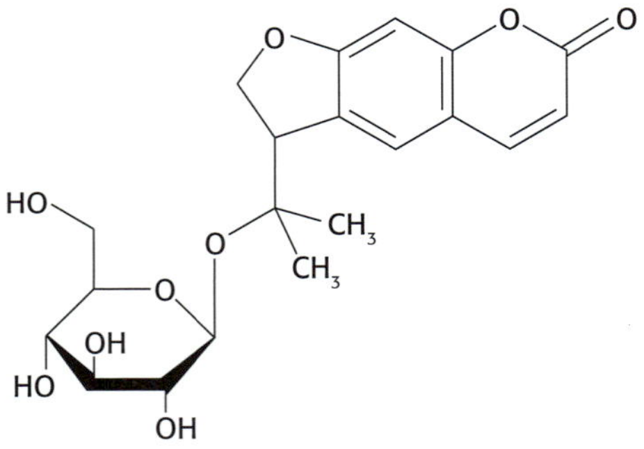

Abb. 13.1 Nodakenin

Pharmakologische Wirkungen

- **Auswurffördernd**: Ein *Qian-Hu*-Dekokt in einer Dosierung von 1 g/kg zeigte starke auswurffördernde Wirkungen bei betäubten Katzen. Es hatte zudem eine lange Wirkdauer.[3]
- **Thrombozytenaggregationshemmend**: Nodakenin und Nodakenetin haben einen deutlich hemmenden Einfluss auf die Thrombozytenaggregation in vivo.[4]
- **Antibiotisch**: *Qian Hu* hemmt einige Influenzaviren und Dermatophyten.[5]
- **Kardiovaskulär**: Die Gabe einer *Qian-Hu*-Zubereitung wird mit einer gesteigerten Durchblutung der Koronararterien und einer erhöhten Widerstandsfähigkeit gegenüber einer Hypoxie in Verbindung gebracht. Es hat keine Wirkung auf Herzrhythmus und -kontraktilität.[6, 7]

Wechselwirkung mit anderen Medikamenten

Gerinnungshemmende oder thrombozytenaggregationshemmende Medikamente: *Qian Hu* hat eine thrombozytenaggregationshemmende Wirkung und sollte mit Vorsicht bei Patienten verwendet werden, die gerinnungshemmende oder thrombozytenaggregationshemmende Medikamente einnehmen. Obwohl diese mögliche Wechselwirkung bislang nicht dokumentiert ist, kann diese Arzneidroge die Wirkung von Medikamenten wie Warfarin steigern.[8] (Hinweis: Beispiele für gerinnungshemmende Medikamente sind Heparin, Warfarin und Enoxaparin; Beispiele für thrombozytenaggregationshemmende Substanzen sind Acetylsalicylsäure, Dipyridamol und Clopidogrel.)

Kommentar der Autoren

Qian Hu (Peucedani Radix) und *Chai Hu* (Bupleuri Radix) werden oft „*Er Hu*" genannt, was „zwei *Hu*" bedeutet. *Qian Hu* dringt in die Lunge ein, um das *Qi* abzusenken und Schleim zu zerstreuen, während *Chai Hu* in die Leber eindringt, um das *Qi* anzuheben und pathogene Faktoren in der *Shaoyang*-Ebene zu harmonisieren. Zusammen können sie *Shaoyang*-Störungen behandeln, die sich zwischen den Krankheitsstadien befinden (halb außen, halb innen). Hauptmanifestationen sind Schüttelfrost abwechselnd mit Fieber und Brustenge mit Husten.

Referenzen

1. Planta Med, 1986; 52(2):132
2. The Merck Index 12th edition, Chapman and Hall/CRCnetBASE/Merck, 2000
3. *Zhong Yao Yao Li Yu Ying Yong* (Pharmacology and Applications of Chinese Herbs), 1983: 815
4. Planta Med, 1986; 52(2):132
5. *Zhong Yao Xue* (Chinese Herbology), 1998; 617:618
6. *Yao Xue Xue Bao* (Journal of Herbology), 1982; 17(6):431
7. *Zhong Yao Yao Li Yu Ying Yong* (Pharmacology and Applications of Chinese Herbs), 1983; 815
8. Chen, J. Recognition and prevention of herb-drug interactions, Medical Acupuncture, Fall/Winter 1998/1999; 10 (2); 9–13

Tiān Nán Xīng

Arisaematis Rhizoma

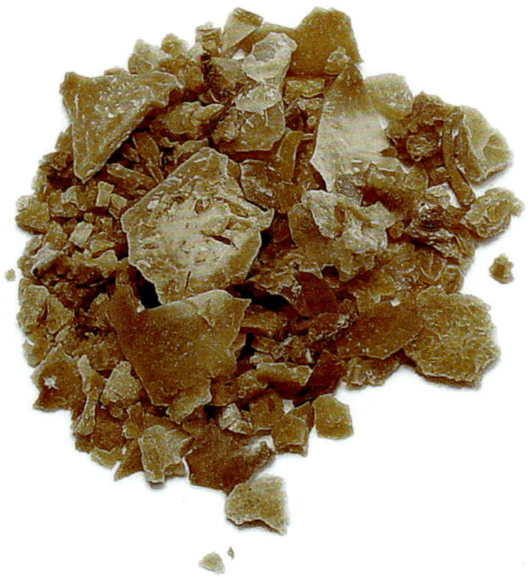

天南星

Pinyin-Name *Tiān Nán Xīng*
Wörtliche Übersetzung „Südlicher Stern des Himmels", „Stern des südlichen Himmels"
Andere chinesische Namen *She Liu Gu*
Originalquelle *Shen Nong Ben Cao Jing* (Die Materia Medica des göttlichen Landmannes), vermutlich Östliche Han-Dynastie
Deutscher Name Feuerkolbenwurzelstock
Botanischer Name *Arisaema consanguineum* Schott. *(Tian Nan Xing)*; *Arisaema heterophyllum* Bl. (*Yi Sie Tian Nan Xing*); *Arisaema amurense* Maxim. *(Dong Bei Tian Nan Xing)*
Pharmazeutischer Name Arisaematis Rhizoma
Eigenschaften Bitter, scharf, warm
Leitbahnen Leber, Lunge, Milz
Sicherheitshinweis Toxisch

Chinesische therapeutische Wirkungen

Trocknet Feuchtigkeit, löst Schleim auf

Akkumulation von heißem Schleim: *Tian Nan Xing* (Arisaematis Rhizoma) ist bitter, warm und scharf und hat die äußerst stark ausgeprägte Fähigkeit, Feuchtigkeit zu trocknen und Schleim aufzulösen. Es wird in der Regel verwendet, um unterschiedliche Arten von Schleim-Akkumulation und Komplikationen zu behandeln. In Verbindung mit den geeigneten Hitze klärenden Arzneien kann es außerdem verwendet werden, um Husten zu behandeln, der durch heißen Schleim hervorgerufen wird.

- Akkumulation von Feuchtigkeit und Schleim, die zu Husten, reichlich weißem Auswurf, Kältegefühl am Rücken, Druckgefühl in der Brust und einem schmierigen Zungenbelag führt: *Tian Nan Xing* zusammen mit *Chen Pi* (Citri Reticulatae Pericarpium), *Ban Xia* (Pinelliae Rhizoma), *Fu Leng* (Poria) und *Zhi Shi* (Aurantii Fructus Immaturus) verwenden, um *Qi* zu regulieren und Schleim aufzulösen.
- Husten mit reichlich gelbem Auswurf durch Lungen-Hitze: mit *Huang Qin* (Scutellariae Radix) und *Gua Lou* (Trichosanthis Fructus) kombinieren.

Beseitigt Wind, um Konvulsionen zu lindern

Aufsteigender Leber-Wind mit Schleim-Stagnation: Zu den klinischen Manifestationen gehören Benommenheit, Schwindel, Gesichtslähmung, Anfälle, Konvulsionen, Tetanus, Epilepsie, Opisthotonus und Schlaganfall. *Tian Nan Xing* zerstreut Wind und Schleim in den Leitbahnen und Kollateralen, um Muskelspasmen und -krämpfe zu lindern. Andere Manifestationen des aufsteigenden Leber-Winds und der Schleim-Stagnation sind Brustenge, Übelkeit, Appetitmangel und ein gesteigertes Schlafbedürfnis.

- Benommenheit und Schwindel durch Schleim-Obstruktion: *Tian Nan Xing* zusammen mit *Ban Xia* (Pinelliae Rhizoma) und *Tian Ma* (Gastrodiae Rhizoma) verwenden.
- Taubheit der Hände und Füße, Hemiplegie oder periphere Fazialisparese durch Schleim-Obstruktion in den Leitbahnen und Kollateralen: mit *Ban Xia* (Pinelliae Rhizoma), *Bai Fu Zi* (Typhonii Rhizoma) und *Zhi Chuan Wu* (Aconiti Radix Praeparata) kombinieren.
- Bei heißem Schleim und *Qi*-Blockierung: *Tian Nan Xing* zu *Ling Yang Jiao* (Saigae Tataricae Cornu), *Long Dan* (Gentianae Radix et Rhizoma) und *Zhu Li* (Bambusae Succus) hinzufügen.
- Anfälle und Konvulsionen: zusammen mit *Ban Xia* (Pinelliae Rhizoma) und *Shi Chang Pu* (Acori Tatarinowii Rhizoma) verwenden.
- Tetanie, verkrampfte Faust und Kieferkrampf, Opisthotonus: *Tian Nan Xing* zu *Fang Feng* (Saposhnikoviae Radix), *Bai Zhi* (Angelicae Dahuricae Radix), *Wu Gong* (Scolopendra), *Bai Fu Zi* (Typhonii Rhizoma) und *Tian Ma* (Gastrodiae Rhizoma) hinzufügen.
- Epilepsie: zusammen mit *Ban Xia* (Pinelliae Rhizoma), *Shi Chang Pu* (Acori Tatarinowii Rhizoma), *Quan Xie* (Scorpio), *Tian Zhu Huang* (Bambusae Concretio Silicea), *Yuan Zhi* (Polygalae Radix) und *Jiang Can* (Bombyx Batryticatus) verwenden.

Löst Knoten auf, lindert Schmerzen

Die äußere Anwendung von *Tian Nan Xing* reduziert Schwellungen und löst Knoten auf. Es eignet sich für die Behandlung unterschiedlicher traumatischer und Sportverletzungen, von Muskel- und Gelenkschmerzen sowie von Knoten, die durch Schleim-Akkumulation hervorgerufen werden.

- Gelenkschmerzen und Schwellungen: *Tian Nan Xing* zu *Gan Jiang* (Zingiberis Rhizoma) und *Shi Chang Pu* (Acori Tatarinowii Rhizoma) hinzufügen und äußerlich auftragen.
- Knoten durch Schleim-Akkumulation: *Tian-Nan-Xing*-Pulver mit Essig mischen und äußerlich auftragen.
- Zervix- oder Uteruskarzinom: Eine hohe Dosis von *Tian Nan Xing* oral oder äußerlich (als Pulver oder Zäpfchen) anwenden.
- Fazialisparese: *Tian Nan Xing* und *Sheng Jiang* (Zingiberis Rhizoma Recens) zu einer Paste zermahlen und äußerlich auftragen.

Dosierung

5–10 g für die allgemeine therapeutische Anwendung. Die unverarbeitete Form von *Tian Nan Xing* ist toxisch und für die innere Anwendung nicht geeignet. Die Arzneidroge muss immer vorverarbeitet werden – normalerweise mit Ingwer –, um sie für die innere Anwendung sicher zu machen. Für die Tumorbehandlung wird verarbeitetes *Tian Nan Xing* innerlich in einer Dosierung von bis zu 15 g verwendet.

Sicherheitshinweise, Kontraindikationen

- *Tian Nan Xing* ist bitter, scharf, warm und toxisch und muss bei Patienten mit trockenem Husten aufgrund von *Yin*-Mangel und mit aufsteigendem Leber-Wind aufgrund von Fülle-Feuer und Blut-Mangel mit Vorsicht eingesetzt werden. Die Anwendung dieser Arzneidroge ist kontraindiziert bei der Behandlung von trockenem Schleim, der durch *Yin*-Mangel verursacht wird.
- *Tian Nan Xing* sollte mit äußerster Vorsicht bei schwangeren Frauen verwendet werden.
- Unverarbeitetes *Tian Nan Xing* ist toxisch und nicht für die innere Anwendung geeignet.
- Es kann zu allergischen Reaktionen kommen, wenn die Haut direkt mit *Tian Nan Xing* in Kontakt kommt. Schwellung, Juckreiz und Schmerzen sind die Hauptsymptome und können durch Abwaschen mit Essig gemildert werden.
- Bei der Anwendung von *Tian Nan Xing* kann es zu Schläfrigkeit und gedämpftem Bewusstsein kommen. Deshalb sollten Personen, die diese Arznei einnehmen, beim Fahren oder im Umgang mit schweren Maschinen vorsichtig sein.

Überdosierung

Die ganze Pflanze *Tian Nan Xing* ist von den Blättern bis zur Wurzel toxisch. Eine Überdosierung und Nebenwirkungen zeigen sich durch Taubheit von Zunge und Mund, Juckreiz, Brennen, Schwellung, unwillkürlichen Speichelfluss, Geschmacksverlust, erschwerte Mundöffnung, Schwellung und Schmerz der Zunge und in der Mundhöhle, Kopfschmerzen, Schwindel, Palpitationen, Übelkeit, Erbrechen, undeutliche Sprache und Heiserkeit. In schweren Fällen können Muskelkrämpfe und Konvulsionen der Extremitäten, Dyspnoe und Atemdepression auftreten. Nebenwirkungen können bereits bei niedrigen Dosierungen von 10 g auftreten und zwischen 15 Minuten und mehreren Stunden andauern.

Im Falle einer Überdosierung

Eine Überdosierung von *Tian Nan Xing* kann mit einem Dekokt aus 30 g *Sheng Jiang* (Zingiberis Rhizoma Recens), 60 g *Fang Feng* (Saposhnikoviae Radix) und 15 g *Gan Cao* (Glycyrrhizae Radix et Rhizoma) behandelt werden. Sind diese Arzneien nicht verfügbar, ist die Gabe von 30–60 ml Essig und etwas frischem Ingwersaft ebenfalls hilfreich. In beiden Fällen ist die Behandlung am wirksamsten, wenn der Patient die Lösung vor dem Schlucken im Mund behält.[1] (Hinweis: Das Zurückhalten der Lösung im Mund erleichtert die sublinguale Resorption der Arzneien, um die Behandlung zu beschleunigen.)

Chemische Zusammensetzung

γ-Aminobuttersäure, Ornithin, Citrullin, Arginin, Glutaminsäure, Asparaginsäure, Leucin, Saponine, Stärke, Alkaloide.[2,3]

Pharmakologische Wirkungen

- **Antiepileptisch und antikonvulsiv**: Ein intraperitoneal injizierter, wässriger *Tian-Nan-Xing*-Extrakt wirkte bei Mäusen präventiv gegen Strychnin- und Coffein-induzierte Anfälle und Konvulsionen. Andere Studien haben gezeigt, dass *Tian Nan Xing* wirksam Tremor kontrolliert, während die antiepileptische Wirkung eher fraglich ist.[4,5]

- **Sedierend**: Bei Mäusen hatte die intraperitoneale Injektion eines wässrigen *Tian-Nan-Xing*-Extrakts eine deutlich sedierende Wirkung. Zu den klinischen Wirkungen gehörten die Abnahme der spontanen körperlichen Aktivität, verzögerte Reflexe und eine verlängerte Barbiturat-induzierte Schlafdauer.[6]
- **Antineoplastisch**: Der wässrige Auszug von unverarbeitetem *Tian Nan Xing* hemmte bei Mäusen mit einem Sarkom das Wachstum von Krebszellen.[7]

Klinische und wissenschaftliche Studien

- **Zervixkarzinom**: In einer Studie wurden 105 Patientinnen mit Zervixkarzinom sowohl oral als auch lokal mit *Tian Nan Xing* behandelt. Die Erfolgsrate lag bei 78%. Verwendet wurde ein *Tian-Nan-Xin*-Dekokt, beginnend mit 15 g/Tag und einer allmählichen Steigerung bis 45 g/Tag. Zusätzlich zur oralen Gabe wurde eine lokale Anwendung in verschiedenen Darreichungsformen (Pulver, Zäpfchen, lokale Injektionen) durchgeführt.[8]
- **Parotitis**: Sechs Patienten mit Parotitis wurden äußerlich mit *Tian Nan Xing* mit zufriedenstellenden Ergebnissen behandelt. Die topische Arzneizubereitung wurde durch Einweichen von pulverisiertem *Tian Nan Xing* in Essig über fünf Tage hergestellt. Die Paste wurde lokal drei- bis viermal täglich über drei bis vier Tage angewendet. Das Fieber sank in der Regel im Lauf des ersten Tages, die Schwellung ging innerhalb eines Zeitraums von bis zu vier Tagen zurück.[9]

Wechselwirkung mit anderen Medikamenten

Beruhigungsmittel: *Tian Nan Xing* hat sedierende und analgetische Eigenschaften. Es potenziert außerdem die sedierende Wirkung von Barbituraten.[10] (Hinweis: Viele Gruppen von Medikamenten wirken sedierend wie z.B. Antihistaminika, Narkoanalgetika, Barbiturate, Benzodiazepine.)

Toxikologie

Ein oral verabreichtes Dekokt aus verarbeitetem *Tian Nan Xing* in einer Dosierung von 150 g/kg zeigte keine signifikante Toxizität bei Mäusen. Die LD_{50} für eine intraperitoneale Injektion bei Mäusen beträgt 13,5 g/kg.[11, 12]

Kommentar der Autoren

Tian Nan Xing und *Ban Xia* (Pinelliae Rhizoma) gehören beide zur Araceae-Familie und haben ähnliche Wirkungen und Toxizitätsgrade. *Tian Nan Xing* eignet sich hauptsächlich für die Behandlung von Wind und Schleim. Es reduziert Schwellungen, lindert Schmerzen und dringt in die peripheren Leitbahnen und Kollateralen ein, um Erkrankungen des Bewegungsapparats zu behandeln. *Ban Xia* behandelt hauptsächlich Feuchtigkeit und Schleim. Es dringt in Milz und Magen ein, um Übelkeit und Erbrechen zu lindern.

Tian Nan Xing und *Dan Nan Xing* (Arisaema cum Bile) sind sich ähnlich, unterscheiden sich jedoch leicht in der Funktion. *Tian Nan Xing* ist bitter, warm und trocken. Es trocknet stärker Feuchtigkeit, löst Schleim auf und unterdrückt Wind. *Dan Nan Xing* ist bitter, kühl und befeuchtend. Es klärt wirksamer heißen Schleim und lindert Konvulsionen.

Referenzen

1. *Zhong Yao Bu Liang Fan Ying Yu Zhi Liao* (Adverse Reactions and Treatment of Chinese Herbal Medicine), 1996; 218:220, 1996; 130:132
2. *Xian Dai Zhong Yao Yao Li Xue* (Contemporary Pharmacology of Chinese Herbs), 1997; 945
3. *Chang Yong Zhong Yao Cheng Fen Yu Yao Li Shou Ce* (A Handbook of the Composition and Pharmacology of Common Chinese Drugs), 1994; 482–483
4. *Zhong Yao Zhi* (Chinese Herbology Journal), 1984: 32
5. *Zhong Yao Yao Li Yu Ying Yong* (Pharmacology and Applications of Chinese Herbs), 1983: 162
6. Ibid.
7. Ibid.
8. *Zhong Yao Xue* (Chinese Herbology), 1998; 1972; 17:8
9. *Xin Yi Xue* (New Medicine), 1972; 10:49
10. *Zhong Yao Yao Li Yu Ying Yong* (Pharmacology and Applications of Chinese Herbs), 1983: 162
11. Ibid.
12. *Chang Yong Zhong Yao Xian Dai Yan Jiu Yu Lin Chuan* (Recent Study and Clinical Application of Common Traditional Chinese Medicine), 1995; 437:439

Tiān Zhú Huáng

Bambusae Concretio Silicea

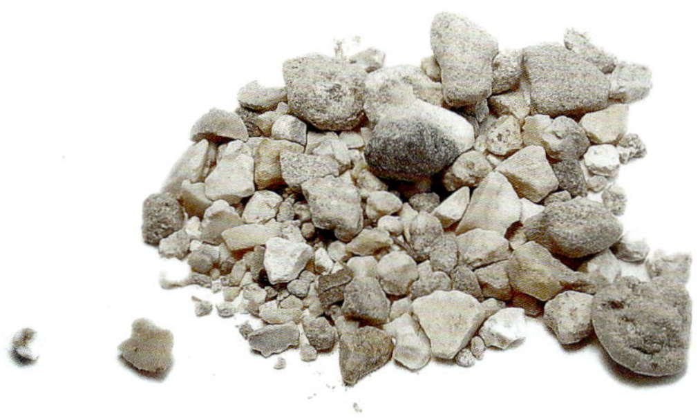

天竺黃 天竺黄

Pinyin-Name *Tiān Zhú Huáng*
Wörtliche Übersetzung „Himmlischer gelber Bambus"
Andere chinesische Namen *Zhu Gao*
Originalquelle *Ri Hua Zi Ben Cao* (Materia Medica von Ri Hua-Zi) aus dem Jahr 713 von Ri Hua-Zi
Deutscher Name Bambuskieselsäure, Tabashir
Botanischer Name Bambusae Concretio Silicea
Eigenschaften Süß, kalt
Leitbahnen Gallenblase, Herz, Leber

Chinesische therapeutische Wirkungen

Klärt Hitze, löst Schleim auf, kühlt das Herz und stoppt Konvulsionen

Konvulsionen aufgrund von Hitze, Schlaganfall durch Schleim-Akkumulation, Konvulsionen bei Kindern: *Tian Zhu Huang* (Bambusae Concretio Silicea) wird in der Regel eingesetzt, um Konvulsionen zu behandeln, die als Folge von Hitze und Schleim auftreten, die den Herz-*Shen* (Geist) blockieren. Die klinischen Symptome sind Fieber, rotes Gesicht, erschwerte Atmung und vermehrter Auswurf. In schweren Fällen können auch Spasmen, Epilepsie, Konvulsionen und Bewusstlosigkeit auftreten.

- Krampfanfälle und Konvulsionen bei Kindern: *Tian Zhu Huang* zusammen mit *Zhi Zi* (Gardeniae Fructus), *Jiang Can* (Bombyx Batryticatus) und *Yu Jin* (Curcumae Radix) verwenden.
- Schlaganfall durch Schleim-Stagnation: mit *Dan Nan Xing* (Arisaema cum Bile), *Shi Chang Pu* (Acori Tatarinowii Rhizoma), *Tian Ma* (Gastrodiae Rhizoma) und *Quan Xie* (Scorpio) kombinieren.

Dosierung

3–6 g im Dekokt, 0,6–1,0 g als Pulver.

Chemische Zusammensetzung

Kieselerde, Kaliumhydroxid.[1]

Pharmakologische Wirkungen

- **Schmerzlindernd**: Die Gabe von 2–3 g/kg *Tian Zhu Huang* hat eine schmerzstillende Wirkung bei Mäusen.[2]
- **Kardiovaskulär**: *Tian Zhu Huang* zeigt negativ inotrope und chronotrope Wirkungen an Froschherzproben. Es erweitert die Blutgefäße bei betäubten Kaninchen.[3]

Kommentar der Autoren

Tian Zhu Huang (Bambusae Concretio Silicea), *Mu Tong* (Akebiae Caulis), *Mai Dong* (Ophiopogonis Radix) und *Huang Lian* (Coptidis Rhizoma) klären alle das Herz und beseitigen Reizbarkeit.

- *Tian Zhu Huang* löst heißen Schleim und ist am wirksamsten bei Reizbarkeit mit Spasmen und Konvulsionen.
- *Mu Tong* ist ein Diuretikum, das Feuchte-Hitze klärt, um Reizbarkeit zu lindern, die von Geschwüren im Mund und gelbem Urin begleitet wird.
- *Mai Dong* ist ein Tonikum, das verwendet wird, um mangelndes Herz-*Yin* und Hitze zu erleichtern, die sich in Form von Reizbarkeit und Schlafstörungen zeigen.
- *Huang Lian* behandelt fieberhafte Erkrankungen mit Fülle-Feuer im Herzen, das den *Shen* (Geist) stört und sich in Reizbarkeit und Schlaflosigkeit äußert.

Referenzen

1. *Xian Dai Zhong Yao Yao Li Xue* (Contemporary Pharmacology of Chinese Herbs), 1997; 968
2. *Zhong Yao Tong Bao* (Journal of Chinese Herbology), 1982; 7(5):31
3. Ibid.

Xuán Fù Huā
Inulae Flos

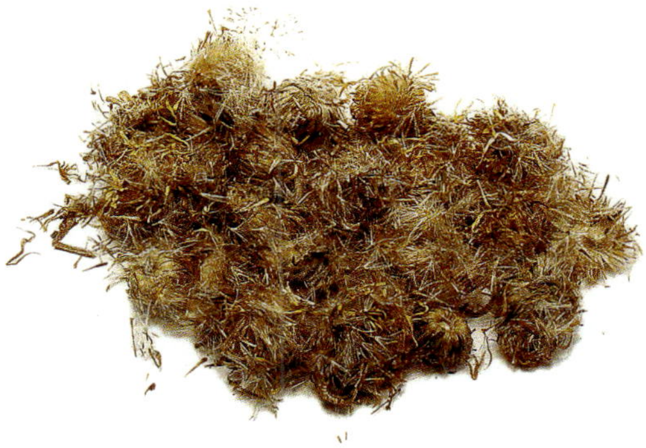

旋覆花

Pinyin-Name *Xuán Fù Huā*
Wörtliche Übersetzung „Zurückgerichtete Blume"
Andere chinesische Namen *Jin Fei Hua, Jin Fei Cao, Xuan Fu Geng*
Originalquelle *Shen Nong Ben Cao Jing* (Die Materia Medica des göttlichen Landmannes), vermutlich Östliche Han-Dynastie
Deutscher Name Alantblüten
Botanischer Name *Inula japonica* Thunb. *(Xuan Fu Hua)*; *Inula britannica* L. *(Ou Ya Xuan Fu Hua)*
Pharmazeutischer Name Inulae Flos
Eigenschaften Bitter, scharf, salzig, leicht warm
Leitbahnen Dickdarm, Lunge, Magen, Milz

Chinesische therapeutische Wirkungen

Löst Schleim auf, reguliert die Wasserzirkulation

Übermäßige Schleim-Akkumulation in der Lunge: *Xuan Fu Hua* (Inulae Flos) löst Schleim auf, reguliert das *Qi* und aktiviert die Wasserzirkulation. Die salzige Natur dieser Blumen weicht Verhärtungen auf und behandelt hartnäckigen Schleim. Die leicht warme Eigenschaft löst eine durch Kälte verursachte Stagnation und unterstützt die Wasserzirkulation. *Xuan Fu Hua* eignet sich für die Behandlung einer Akkumulation von Schleim und Flüssigkeiten in der Lunge.

- Akkumulation von kaltem Schleim in der Lunge mit Husten, Keuchatmung und weißem oder klarem Auswurf: *Xuan Fu Hua* mit *Ban Xia* (Pinelliae Rhizoma) und *Ku Xing Ren* (Armeniacae Semen) kombinieren.
- Akkumulation von heißem Schleim in der Lunge mit Husten, Keuchatmung und gelbem Auswurf: zusammen mit *Jie Geng* (Platycodi Radix), *Sang Bai Pi* (Mori Cortex), *Huang Qin* (Scutellariae Radix) und *Da Huang* (Rhei Radix et Rhizoma) verwenden.
- Akkumulation von Schleim mit äußeren Beschwerden: zu *Sheng Jiang* (Zingiberis Rhizoma Recens), *Ban Xia* (Pinelliae Rhizoma) und *Ma Huang* (Ephedrae Herba) hinzufügen. **Beispiel-Rezeptur**: *Jin Fei Cao San* (Inulae Flos Pulver).
- Akkumulation von Schleim mit Magen-*Qi*-Mangel: mit *Zhe Shi* (Haematitum), *Ban Xia* (Pinelliae Rhizoma) und *Ren Shen* (Ginseng Radix et Rhizoma) kombinieren. **Beispiel-Rezeptur**: *Xuan Fu Dai Zhe Shi Tang* (Inulae Flos und Haematitum Dekokt).

Senkt Qi ab und stoppt Erbrechen

Magen-Qi-Umkehrung: *Xuan Fu Hua* wirkt sehr gut, um abnorm aufsteigendes *Qi* abzusenken und um Übelkeit, Erbrechen und Schluckauf zu lindern. Wenn Milz und Magen geschwächt sind, akkumuliert der Schleim im Mittleren *Jiao* (Mittlerer Erwärmer) und veranlasst das Magen-*Qi* aufzusteigen.

- Übelkeit und Erbrechen aufgrund von Schleim-Akkumulation und Magen-Schwäche: *Xuan Fu Hua* wird kombiniert mit *Ren Shen* (Ginseng Radix et Rhizoma), *Ban Xia* (Pinelliae Rhizoma), *Sheng Jiang* (Zingiberis Rhizoma Recens) und *Zhe Shi* (Haematitum).
- Übelkeit und Erbrechen aufgrund von Magen-Hitze: zusammen mit *Huang Lian* (Coptidis Rhizoma) und *Zhu Ru* (Bambusae Caulis in Taeniam) verwenden.
- Magenverstimmung mit Blutstau- und Engegefühlen in Abdomen und Epigastrium: mit *Mu Xiang* (Aucklandiae Radix), *Shen Qu* (Massa Medicata Fermentata) und *Bai Zhu* (Atractylodis Macrocephalae Rhizoma) kombinieren.

Dosierung

3–10 g als Dekokt. *Xuan Fu Hua* sollte vor dem Dekoktieren in ein Seihtuch gewickelt werden, um eine Irritation des Halses oder des Verdauungstrakts durch den Flaum der Blüten zu vermeiden. Die unverarbeitete Arzneidroge senkt stärker das *Qi*, löst effektiver Schleim und stoppt besser Erbrechen. Die mit Honig gebratene Arzneidroge befeuchtet effektiver die Lunge, löst Schleim und lindert Husten und Keuchatmung.

Sicherheitshinweise, Kontraindikationen

- *Xuan Fu Hua*, das von Natur aus bitter, warm und zerstreuend ist, sollte mit Vorsicht bei Patienten verwendet werden, die unter einem trockenen Husten aufgrund von *Yin*-Mangel oder unter weichen Stühlen aufgrund von Milz-Mangel leiden.
- Nach Gabe von *Xuan Fu Hua* wurden allergische Dermatitis und Diarrhö dokumentiert.[1, 2, 3]

Chemische Zusammensetzung

Quercetin, Isoquercetin, Kaffeesäure, Chlorogensäure, Taraxasterol, Britannin, Inulicin.[4]

Pharmakologische Wirkungen

- **Antiasthmatisch und hustenstillend**: Die intraperitoneale Injektion eines wässrigen *Xuan-Fu-Hua*-Extrakts wird mit starken antiasthmatischen und hustenstillenden Wirkungen in Verbindung gebracht. Man nimmt an, dass *Xuan Fu Hua* die Keuchatmung und das Asthma durch Entspannung der Bronchiolen lindert. Es wurde keine auswurffördernde Wirkung beobachtet.[5]
- **Diuretisch**: Es hat eine milde diuretische Wirkung.[6]
- **Antibiotisch**: Ein *Xuan-Fu-Hua*-Dekokt hemmte *Staphylococcus aureus, Bacillus anthracis* und *Bacillus dysenteriae.*[7]

Wechselwirkung mit anderen Medikamenten

Diuretika: *Xuan Fu Hua* hat eine milde diuretische Wirkung. Obwohl bislang keine potentielle Wechselwirkung dokumentiert ist, kann der gleichzeitige Gebrauch von diuretischen Medikamenten zu einem erhöhten Verlust von Wasser und/oder Elektrolyten führen.[8] (Hinweis: Beispiele für Diuretika sind Chlorothiazid, Hydrochlorothiazid, Furosemid, Bumetanid und Torsemid.)

Toxikologie

Die LD_{50} für eine intraperitoneale Injektion eines 15-prozentigen *Xuan-Fu-Hua*-Dekokts beträgt bei Mäusen 22,5 g/kg. Nebenwirkungen einer Überdosierung sind erhöhte Atemfrequenz, Erregung, Tremor und Konvulsionen.[9]

Ergänzung

Jīn Fèi Cǎo (Inulae Herba) wird erstmals im *Shen Nong Ben Cao Jing* (Die Materia Medica des göttlichen Landmannes es) aus dem 2. Jahrhundert erwähnt. Es wird aus den oberirdischen Anteilen der gleichen Pflanze wie *Xuan Fu Hua* gewonnen. *Jin Fei Cao*, das salzig, leicht bitter und warm ist, hat ähnliche Wirkungen wie *Xuan Fu Hua*: Es löst Schleim, stoppt Husten und senkt das *Qi* ab. Toxische Schwellungen und Wunden oder Geschwüre können mit einer äußeren Anwendung aus frischem *Jin Fei Cao* behandelt werden. Die Dosis für *Jin Fei Cao* beträgt 8–12 g.

Kommentar der Autoren

Gemäß Dr. Ding Guang-Di sind *Xuan Fu Hua* und *Xiang Fu* (Cyperi Rhizoma) wirksamer bei rechtsseitigen Schmerzen im Hypochondrium, während *Chuan Lian Zi* (Toosendan Fructus) und *Yan Hu Suo* (Corydalis Rhizoma) besser für linksseitige Schmerzen im Hypochondrium geeignet sind.

Referenzen

1. *Zhong Cheng Yao Yan Jiu* (Research of Chinese Patent Medicine), 1986; 7:47
2. *Zhe Jiang Zhong Yi Xue Yuan Xue Bao* (Journal of Zhejiang University of Chinese Medicine), 1980; 2:55
3. *Zhong Guo Zhong Yao Za Zhi* (People's Republic of China Journal of Chinese Herbology), 1989; 14(1):56
4. *Xian Dai Zhong Yao Yao Li Xue* (Contemporary Pharmacology of Chinese Herbs), 1997; 947–948
5. *Zhong Yao Yao Li Yu Ying Yong* (Pharmacology and Applications of Chinese Herbs), 1983: 1080
6. *Zhong Yao Xue* (Chinese Herbology), 1998; 614:616
7. *Zhong Yao Yao Li Yu Ying Yong* (Pharmacology and Applications of Chinese Herbs), 1983: 1080
8. Chen, J. Recognition and prevention of herb-drug interactions, Medical Acupuncture, Fall/Winter 1998/1999; volume 10/ number 2; 9–13
9. *Zhong Yao Yao Li Yu Ying Yong* (Pharmacology and Applications of Chinese Herbs), 1983: 1080

Zào Jiāo

Gleditsiae Fructus

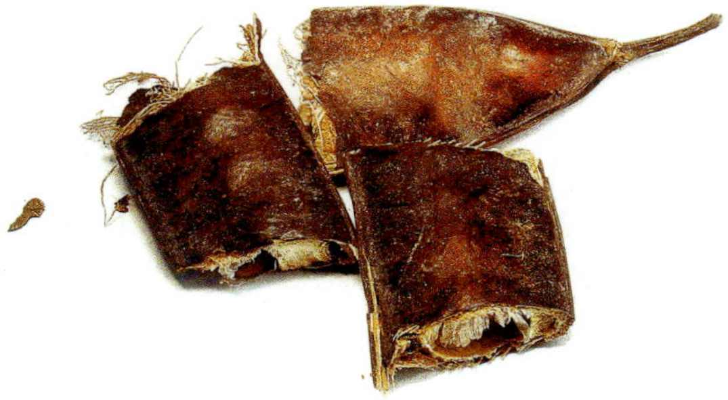

皂角

Pinyin-Name *Zào Jiāo*
Wörtliche Übersetzung „Seifen-Horn"
Andere chinesische Namen *Zao Jia, Zhu Ya Zao*
Originalquelle *Shen Nong Ben Cao Jing* (Die Materia Medica des göttlichen Landmannes), vermutlich Östliche Han-Dynastie
Deutscher Name Seifenbohnenfrüchte, Schotenbaumfrüchte
Botanischer Name *Gleditsia sinensis* Lam. (*Zao Jiao*)
Pharmazeutischer Name Gleditsiae Fructus
Eigenschaften Scharf, warm
Leitbahnen Dickdarm, Lunge
Sicherheitshinweis Leicht toxisch

Chinesische therapeutische Wirkungen

Beseitigt Schleim

Zao Jiao (Gleditsiae Fructus) ist scharf und zerstreuend und hat die stark ausgeprägte Eigenschaft, Schleim aufzubrechen und zu beseitigen. Es eignet sich für die Behandlung chronischer und hartnäckiger Akkumulation von Schleim in der Lunge mit Brustenge, Husten, Dyspnoe und schwierig abzuhustendem Auswurf.

- Schleim-Akkumulation in der Brust mit Husten: *Zao Jiao* einsetzen, um den Schleim zu zerstreuen, und *Da Zao* (Jujubae Fructus), um den Magen zu schützen.
- Chronische Lungeninfektion mit Husten, Keuchatmung, Brustenge und reichlich schwer abzuhustendem Auswurf: zusammen mit *Ma Huang* (Ephedrae Herba) und Schweinegalle verwenden.
- Konsumierende Lungenerkrankungen, Lungenabszesse mit Husten: *Zao Jiao* mit *Da Zao* (Jujubae Fructus) und Honig kombinieren.

Öffnet die Zugänge zu den Sinnen

Zao Jiao öffnet die Zugänge zu den Sinnen, um Patienten wiederzubeleben, die bewusstlos sind, mit Schaum vor dem Mund, Kieferklemme, erschwerter Atmung und einem blassen Gesicht. Diese Arznei ist besonders für Symptome vom Fülle-Typ-*Bi-Zheng* (geschlossenes Syndrom) geeignet.

- Plötzliche Bewusstlosigkeit: Pulverisiertes *Zao Jiao* und *Xi Xin* (Asari Radix et Rhizoma) in die Nasenlöcher blasen, um Niesen zu provozieren und das Bewusstsein wiederherzustellen.
- Schlaganfall mit zusammengebissenem Kiefer: *Zao Jiao* mit warmem Wasser und *Bai Fan* (Alumen) mischen, um ein Erbrechen zu provozieren.

Reduziert Schwellungen und Abszesse

Zao Jiao reduziert Schwellungen und leitet Abszesse ab, die nicht ulzeriert sind. Es behandelt Anfangsstadien von Furunkeln, Verklumpungen und Abszessen.

- Abszesse und Furunkel: *Zao Jiao* mit Essig kochen und äußerlich als Paste anwenden.

Lindert Stuhlverstopfung

Zao Jiao stimuliert die Peristaltik und regt den Stuhlgang an.

- Stuhlverstopfung: *Zao Jiao, Xi Xin* (Asari Radix et Rhizoma) und Honig mischen und daraus Suppositorien für die rektale Anwendung herstellen. Für die orale Einnahme *Zao Jiao* mit *Tao Ren* (Persicae Semen) und *Gua Lou* (Trichosanthis Fructus) kombinieren.

Dosierung

1,5–5 g im Dekokt. *Zao-Jiao*-Pulver kann in Dosierungen von 0,6–1,5 g täglich zur inneren Anwendung gegeben werden.

Sicherheitshinweise, Kontraindikationen

- Die Verwendung von *Zao Jiao* ist bei Patienten, die Blut husten, kontraindiziert. Ebenso bei *Qi*- und *Yin*-Mangel.

- *Zao Jiao* ist während einer Schwangerschaft kontraindiziert.
- Die Einnahme einer hohen Dosis von *Zao Jiao* kann Übelkeit oder Diarrhö verursachen.

Überdosierung

Eine Überdosierung *von Zao Jiao* kann Übelkeit, Erbrechen, Diarrhö, Reizbarkeit, Schwäche der Extremitäten und Völlegefühl im Epigastrium verursachen. Es stimuliert zunächst und hemmt dann das Zentralnervensystem. In schweren Fällen kann eine Atemdepression auftreten. In seltenen Fällen kommt es bei starker Überdosierung von *Zao Jiao* (Dosierungen über 30 g) zu hämolytischer Anämie.

Im Falle einer Überdosierung

Frühe Stadien einer Überdosierung können mit emetischen Maßnahmen behandelt werden. Danach sollte Eiweiß oder Milch zugeführt werden. Bei Bedarf können auch abführende Maßnahmen angewendet werden. Leichte systemische Reaktionen mit Brennen und Schmerzen im Hals, Palpitationen und Schwindel können mit einem Dekokt aus *Xuan Shen* (Scrophulariae Radix) 30 g, *Gan Cao* (Glycyrrhizae Radix et Rhizoma) 15 g und Honig 60 g behandelt werden. Ein Dekokt mit jeweils 9 g *Gan Cao* (Glycyrrhizae Radix et Rhizoma) und *Sheng Jiang* (Zingiberis Rhizoma Recens) ist ebenfalls nützlich.[1]
Eine hämolytische Anämie kann als seltene Nebenwirkung einer ausgeprägten Überdosis von mehr als 30 g *Zao Jiao* auftreten. Dieser Zustand kann mit einem Dekokt aus *Hei Dou* (Sojae Semen) 30 g, *Huang Qi* (Astragali Radix) 30 g, *Dang Gui* (Angelicae Dahuricae Radix) 15 g, *E Jiao* (Asini Corii Colla) 15 g, *Yin Chen* (Artemisiae Scopariae Herba) 15 g und *San Qi* (Notoginseng Radix et Rhizoma) behandelt werden.[2]

Chemische Zusammensetzung

Gledinin, Gledigenin, Gleditschiasaponin, Gleditschiasapogenin, Arabinose, Cerylalkohol, Nonacosan, Stigmasterol, Sitosterol.[3]

Pharmakologische Wirkungen

- **Auswurffördernd**: Die auswurffördernde Wirkung von *Zao Jiao* wird mit einer Stimulation und einer gesteigerten Sekretion der Atemwege in Verbindung gebracht.[4]
- **Gastrointestinal**: *Zao Jiao* hat eine stimulierende Wirkung auf Magen und Darm und kann Übelkeit, Erbrechen oder Diarrhö verursachen. Übelkeit und Erbrechen treten gewöhnlich innerhalb von 10 Minuten nach der Einnahme auf.[5]
- **Antibiotisch**: Es hemmt *E. coli*, *Bacillus dysenteriae*, *Pseudomonas aeruginosa*, *Vibrio cholerae* und einige Dermatophyten.[6]

Klinische und wissenschaftliche Studien

- **Auswurffördernd**: *Zao Jiao* wurde erfolgreich bei der Behandlung von 103 Patienten mit unterschiedlichen Atemwegserkrankungen mit angestautem Sputum eingesetzt. Die Rezeptur wurde in Form von Pillen zubereitet. Dafür wurde *Zao-Jiao*-Pulver mit Honig vermischt. Die Dosierung betrug dreimal täglich 0,4–0,6 g. Die durchschnittliche Behandlungsdauer betrug 16,5 Tage. Diese Behandlung ist bei Personen mit einem Mangel-Zustand oder mit Blutungsgefahr kontraindiziert.[7]
- **Akute postpartale Mastitis**: In einer Studie wurden 36 Patientinnen mit akuter postpartaler Mastitis erfolgreich mit einer intranasalen *Zao-Jiao*-Gabe behandelt. Die Arzneidroge wurde zu Pulver zerstoßen und mit 75-prozentigem Alkohol gemischt. Die Paste wurde in ein Stück Stoff gewickelt und dieses in das Nasenloch auf der von der Mastitis betroffenen Seite eingebracht. Die Naseneinlage wurde für zwölf Stunden dort belassen.[8]
- **Anorexie**: Eine *Zao-Jiao*-Zubereitung wurde mit einer 94,5-prozentigen Wirksamkeit bei der Behandung von 110 Kindern mit Anorexie verwendet. Die Arzneidroge wurde kalziniert, trocken-gebraten und dann zu Pulver verarbeitet. Den Kindern wurde 1 g der Arznei mit Zucker vermischt zweimal täglich für drei bis zehn Tage gegeben. Die meisten Kinder sprachen innerhalb von fünf Tagen darauf an.[9]

Wechselwirkung mit anderen Medikamenten

Resorption: Gemäß Dr. Zhang Xiao-Ping hat *Zao Jiao* eine „reinigende" Wirkung, die es ihm ermöglicht, an andere Substanzen zu binden, um einen großen und unlöslichen Komplex zu bilden, der nicht resorbiert werden kann. Obwohl diese potentielle Wechselwirkung mit Pharmazeutika bislang nicht dokumentiert ist, sollten Patienten angewiesen werden, *Zao Jiao* nicht gleichzeitig mit Medikamenten einzunehmen, weil es eine reduzierte Resorption und Blutkonzentration des Medikaments hervorrufen kann.

Kommentar der Autoren

Zao Jiao (Gleditsiae Fructus) und *Zao Jiao Ci* (Gleditsiae Spina) haben ähnliche Funktionsweisen. *Zao Jiao* wirkt stärker Schleim zerstreuend. *Zao Jiao Ci* aktiviert wirksamer die Blutzirkulation und löst Stagnation und wird für Wunden, Geschwüre und Karbunkel verwendet, die noch nicht ulzeriert sind.

Gemäß Dr. Zhang Xiao-Ping können sowohl *Zao Jiao* (Gleditsiae Fructus) als auch *Zao Jiao Ci* (Gleditsiae Spina) für die Behandlung von Adipositas, erhöhten Cholesterinspiegeln und Lipomen verwendet werden. Beide Arzneien wirken „reinigend" und haben sowohl lipophile als auch hydrophile Eigenschaften, die es ermöglichen, Fettsubstanzen aus dem Körper auszuschwemmen. Die empfohlene Dosis für diese Anwendung beträgt 3–5 g im Dekokt.

Referenzen

1. *Zhong Yao Du Li Xue* (Toxicology of Chinese Herbs), 99–101, 1989
2. *Lin Chuang Shou Ce You Du Zhong Yao Shi Yong* (Clinical Handbook on Applications of Toxic Chinese Herbs), 1992; 131–132
3. *Chang Yong Zhong Yao Xian Dai Yan Jiu Yu Lin Chuan* (Recent Study and Clinical Application of Common Traditional Chinese Medicine), 1995; 442
4. *Zhong Yao Xue* (Chinese Herbology), 1998; 610:612
5. Ibid.
6. Ibid.
7. *Zhong Hua Nei Ke Xue Za Zhi* (Journal of Chinese Internal Medicine), 1982; 12:783
8. *Zhong Hua Yi Xue Za Zhi* (Chinese Journal of Medicine), 1973; 11:685
9. *Hu Bei Zhong Yi Za Zhi* (Hubei Journal of Chinese Medicine), 1987; 1:25

Zăo Jiao Ci

Gleditsiae Spina

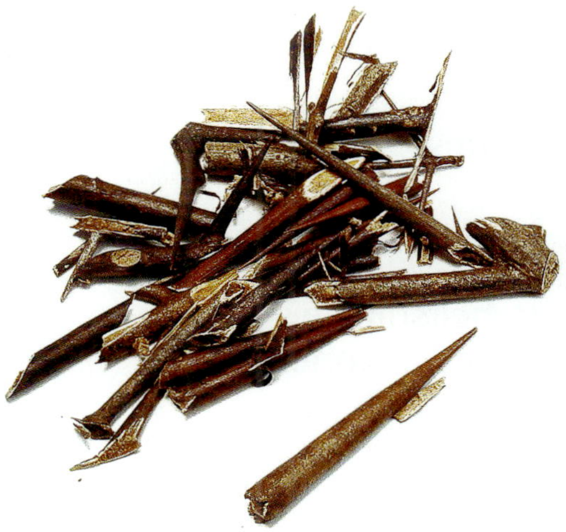

皂角刺

Pinyin-Name *Zăo Jiao Ci*
Wörtliche Übersetzung „Seifenhorn-Dorn"
Andere chinesische Namen *Zao Jiao Zhen*
Originalquelle *Tu Jing Ben Cao* (Illustrierter Klassiker der Materia Medica) aus dem Jahr 1061 von Su Song
Deutscher Name Seifenbohnendornen, Schotenbaumdornen
Botanischer Name *Gleditsia sinensis* Lam. (*Zao Jiao*)
Pharmazeutischer Name Gleditsiae Spina
Eigenschaften Scharf, warm
Leitbahnen Leber, Magen

Chinesische therapeutische Wirkungen

Beseitigt Toxizität, leitet Eiter ab, aktiviert die Blutzirkulation, reduziert Schwellungen

Wunden, Geschwüre, Karbunkel, Geschwülste, die noch nicht geeitert haben: *Zao Jiao Ci* (Gleditsiae Spina) ist scharf und warm. Es reduziert Schwellungen und drainiert Wunden und Geschwüre mit akkumulierter Hitze und Toxinen. Es wird gewöhnlich in frühen Wundstadien verwendet, um die Eiterung anzuregen oder das Drainieren von Wunden mit Eiter einzuleiten.

- Akute Mastitis: 30 g Arzneipulver (*Zao Jiao Ci* und *Ge Qiao* [Meretricis seu Cyclinae Concha] im Verhältnis 1:10) mit warmem Getreideschnaps verwenden.
- Skrofulose, Wunden und Geschwüre: *Zao Jiao Ci* und *Bai Ji* (Bletillae Rhizoma) mischen und äußerlich auftragen.
- Tonsillitis: *Zao Jiao Ci* als Einzelarznei verwenden.

Dosierung

3–10 g.

Sicherheitshinweise, Kontraindikationen

- *Zao Jiao Ci* ist während der Schwangerschaft kontraindiziert.
- Es ist ebenfalls kontraindiziert, wenn Wunden oder Geschwüre bereits aufgebrochen sind.

Chemische Zusammensetzung

Flavonoide, Phenole, Aminosäuren.[1]

Klinische und wissenschaftliche Studien

Tonsillitis: In einer Untersuchung wurden neun von zehn Patienten mit Tonsillitis nach der Behandlung mit *Zao Jiao Ci* vollständig gesund. Das Behandlungsprotokoll sah vor, 9 g der Arznei in Wasser zu kochen und das Dekokt täglich in zwei gleich großen Portionen über einen Zeitraum von zwei bis sechs Tagen zu trinken. Zu den therapeutischen Effekten gehörten Rückgang der Schwellungen, Schmerzlinderung, ein Rückgang des Fiebers und eine Normalisierung der Leukozytenwerte.[2]

Wechselwirkung mit anderen Medikamenten

Resorption: Gemäß Dr. Zhang Xiao-Ping hat *Zao Jiao Ci* eine „reinigende" Wirkung, die es ihm ermöglicht, an andere Substanzen zu binden, um einen großen und unlöslichen Komplex zu bilden, der nicht resorbiert werden kann. Obwohl diese potentielle Wechselwirkung mit Pharmazeutika bislang nicht dokumentiert ist, sollten Patienten angewiesen werden, *Zao Jiao Ci* nicht gleichzeitig mit Medikamenten einzunehmen, weil es die Resorption und Blutkonzentration des Medikaments herabsetzen kann.

Kommentar der Autoren

Gemäß Dr. Long Pang-Chi reduziert *Zao Jiao Ci* Schwellungen und leitet Eiter ab. Es ist hervorragend geeignet für die Behandlung von Obstruktionen oder Adhäsionen der Eileiter als Folge entzündlicher Erkrankungen der Beckenregion. Um die Wirksamkeit dieser Maßnahme zu maximieren, wird *Zao Jiao Ci* normalerweise mit *Tao Ren* (Persicae Semen) und *Bai Jiang Cao* (Patriniae Herba) kombiniert.

Referenzen

1. *Zhong Yao Xue* (Chinese Herbology), 1998; 612
2. *Zhong Hua Er Bi Hou Ke Za Zhi* (Chinese Journal of ENT), 1959; 2:159

Zhè Bèi Mǔ

Fritillariae Thunbergii Bulbus

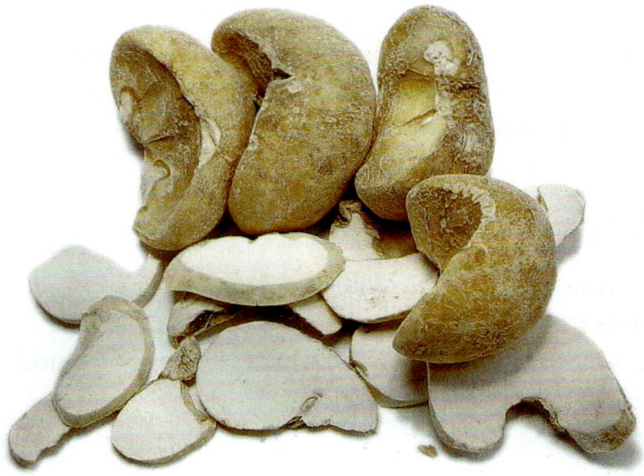

浙貝母 浙贝母

Pinyin-Name *Zhè Bèi Mǔ*
Wörtliche Übersetzung „Mutter Muschel aus Zhejiang"
Andere chinesische Namen *Xiang Bei Mu, Da Bei Mu*
Originalquelle *Shen Nong Ben Cao Jing* (Die Materia Medica des göttlichen Landmannes), vermutlich Östliche Han-Dynastie
Deutscher Name Schachblumenzwiebel
Botanischer Name *Fritillaria verticillata* Willd. var. *thunbergii* Bak. (*Zhe Bei Mu*)
Pharmazeutischer Name Fritillariae Thunbergii Bulbus
Eigenschaften Bitter, kalt
Leitbahnen Herz, Lunge

Chinesische therapeutische Wirkungen

Löst Schleim auf und stoppt Husten

Zhe Bei Mu (Fritillariae Thunbergii Bulbus) ist eine der wirksamsten Arzneien, um Husten zu stoppen, der entweder durch äußere pathogene Faktoren oder durch eine innere Disharmonie verursacht wird. *Zhe Bei Mu* ist kalt und bitter und hat starke sedierende Eigenschaften. Es ist deshalb besonders für beginnenden Husten geeignet, der durch Fülle-Zustände sowie Lungen-Hitze oder Wind-Hitze verursacht wird.

- Husten aufgrund von Lungen-Hitze oder Akkumulation von Schleim und Hitze: *Zhe Bei Mu* zusammen mit *Sang Ye* (Mori Folium), *Niu Bang Zi* (Arctii Fructus), *Qian Hu* (Peucedani Radix) und *Ku Xing Ren* (Armeniacae Semen) verwenden.
- Trockener Husten, der von einem Lungen-*Yin*-Mangel ausgeht: zusammen mit *Ku Xing Ren* (Armeniacae Semen), *Zi Wan* (Asteris Radix et Rhizoma), *Kuan Dong Hua* (Farfarae Flos) und *Mai Dong* (Ophiopogonis Radix) verwenden.

Klärt Hitze und zerstreut Knoten

Skrofulose, Wunden, Geschwüre, Karbunkel, Kropf, Brust- und Lungenabszesse: *Zhe Bei Mu* zerstreut Stagnation und klärt Hitze. Bei Wunden, Geschwüren und Abszessen, die nicht ulzeriert sind, wird *Zhe Bei Mu* häufig zusammen mit Arzneidrogen verwendet, die Hitze klären, Blut kühlen und Toxine eliminieren.

- Knoten ohne Abszesse: *Zhe Bei Mu* mit *Xuan Shen* (Scrophulariae Radix) und *Mu Li* (Ostreae Concha) kombinieren.
- Schilddrüsenknoten, Kropf, Tumor: zusammen mit *Hai Zao* (Sargassum), *Kun Bu* (Eckloniae Thallus), *Xia Ku Cao* (Prunellae Spica) und *E Zhu* (Curcumae Rhizoma) verwenden. **Beispiel-Rezeptur**: *Hai Zao Yu Hu Tang* (Sargassi Thallus Dekokt für das Jadegefäß).
- Husten mit Eiter- oder Blutbeimengung: *Zhe Bei Mu* zu *Jie Geng* (Platycodi Radix) und *Zi Wan* (Asteris Radix et Rhizoma) hinzufügen.
- Lungenabszesse mit reichlich Eiter, Auswurf und Blut: zusammen mit *Yu Xing Cao* (Houttuyniae Herba), *Lu Gen* (Phragmitis Rhizoma) und *Yi Yi Ren* (Coicis Semen) verwenden.
- Karbunkel, Abszesse und Knoten in der Brust: mit *Pu Gong Ying* (Taraxaci Herba), *Tian Hua Fen* (Trichosanthis Radix) und *Lian Qiao* (Forsythiae Fructus) kombinieren.

Dosierung

3–10 g im Dekokt, 1,0–1,5 g im Pulver.

Sicherheitshinweise, Kontraindikationen

- *Zhe Bei Mu* sollte nicht verwendet werden, wenn der Schleim durch Kälte oder Feuchtigkeit gekennzeichnet ist.
- *Zhe Bei Mu* ist inkompatibel mit *Zhi Chuan Wu* (Aconiti Radix Praeparata), *Zhi Cao Wu* (Aconiti Kusnezoffii Radix Praeparata) und *Fu Zi* (Aconiti Radix Lateralis Praeparata).

Chemische Zusammensetzung

Peimin, Peiminin, Peimidin, Peimiphin, Peimisin, Peimitidin, Peiminosid und Propeimin.[1, 2]

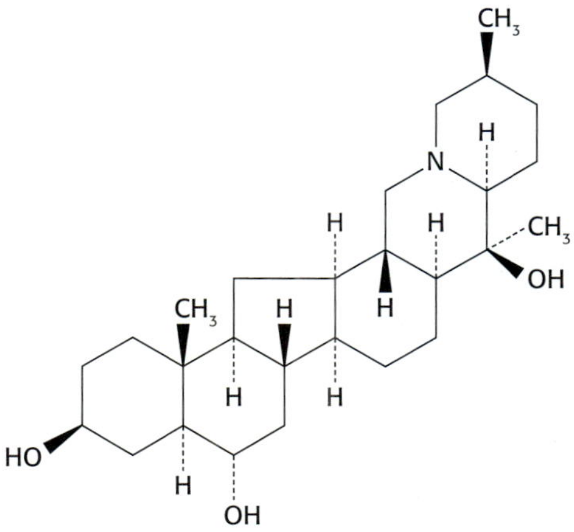

Abb. 13.2 Peimin

Pharmakologische Wirkungen

- **Hustenstillend**: Peimin und Peiminin haben nachweisbar eine hustenstillende Wirkungen bei Ratten.[3]
- **Einfluss auf die glatte Muskulatur**: In Laborstudien ging eine niedrige Konzentration von *Zhe Bei Mu* mit einer Entspannung der Bronchialmuskulatur einher, während eine hohe Konzentration zu einer Kontraktion führte.[4]

Klinische und wissenschaftliche Studien

Infektion der oberen Atemwege und Husten bei chronischer Bronchitis: Ein Extrakt der Blüten von *Zhe Bei Mu* wurde für die Behandlung von 245 Patienten mit

Atemwegserkrankungen zu einer Lösung bzw. zu Pillen verarbeitet. Die Wirksamkeitsrate der Behandlung lag bei den Patienten mit einer Infektion der oberen Atemwege bei 76,5%, bei den Patienten mit Husten bei chronischer Bronchitis bei 68,2%.[5]

Toxikologie

Die LD_{50} für eine intravenöse Injektion von Peiminin beträgt 10–12 mg/kg bei Kaninchen und 8–10 mg/kg bei Katzen. Zu den Nebenwirkungen nach einer Überdosis gehörten Atemdepression, Pupillenerweiterung, Tremor, Muskelspasmen und Inkontinenz. Schwere Fälle verliefen tödlich.[6]

Ergänzung

土貝母/土贝母 *Tŭ Bèi Mŭ* (Bolbostematis Rhizoma) klärt Hitze, löst Stagnation und reduziert Wunden, Geschwüre und Schwellungen. Es wird hauptsächlich äußerlich eingesetzt. Es ist *nicht* das Gleiche wie *Zhe Bei Mu* oder *Chuan Bei Mu* (Fritillariae Cirrhosae Bulbus) und sollte nicht verwechselt oder durch diese ersetzt werden.

Kommentar der Autoren

Zhe Bei Mu (Fritillariae Thunbergii Bulbus) und *Chuan Bei Mu* (Fritillariae Cirrhosae Bulbus) haben viele Ähnlichkeiten und einige kleine Unterschiede. *Zhe Bei Mu* ist bitter und kalt. Es klärt wirksamer Hitze und behandelt effektiver Husten, der durch Lungen-Hitze oder Hitze und Schleim entsteht. *Zhe Bei Mu* ist stärker zerstreuend und erweicht Knoten, um Abszesse, Skrofulose und Schilddrüsenknoten zu behandeln. *Chuan Bei Mu* ist bitter, süß und kühl. Es wirkt, indem es die Lunge befeuchtet, Schleim löst und chronischen Husten oder Mangel-Husten behandelt.

Referenzen

1. *Xian Dai Zhong Yao Yao Li Xue* (Contemporary Pharmacology of Chinese Herbs), 1997; 952
2. The Merck Index 12th edition, Chapman and Hall/CRCnetBASE/Merck, 2000
3. *Chang Yong Zhong Yao Cheng Fen Yu Yao Li Shou Ce* (A Handbook of the Composition and Pharmacology of Common Chinese Drugs), 1994; 1523:1524
4. *Zhong Yao Xue* (Chinese Herbology), 1998; 620:622
5. *Zhe Jiang Zhong Yi Za Zhi* (Zhejiang Journal of Chinese Medicine), 1977; 2:31
6. *Chang Yong Zhong Yao Xian Dai Yan Jiu Yu Lin Chuan* (Recent Study and Clinical Application of Common Traditional Chinese Medicine), 1995; 455:457

Zhú Lì

Bambusae Succus

竹瀝 竹沥

Pinyin-Name *Zhú Lì*
Andere chinesische Namen *Dan Zhu Li, Zhu Yiu*
Originalquelle *Ming Yi Za Zhu* (Verschiedene Aufzeichnungen berühmter Ärzte) aus dem Jahr 500 von Tao Hong-Jing
Deutscher Name Getrocknete Bambusseife
Botanischer Name *Bambusa breviflora* Munro (*Qing Gan Zhu*); *Phyllostachys nigra* (Lodd.) Munro var. *henonis* (Mitf.) Stapf ex Rendl (*Dan Zhu*)
Pharmazeutischer Name Bambusae Succus
Eigenschaften Süß, kalt
Leitbahnen Herz, Lunge, Magen

Chinesische therapeutische Wirkungen

Klärt Hitze, löst Schleim auf

Lungen-Hitze mit Schleim, Schlaganfall verursacht durch Schleim, Epilepsie aufgrund von Schleim und Feuer: *Zhu Li* (Bambusae Succus) kommt normalerweise zum Einsatz, um Schleim-Akkumulationen im Körper zu beseitigen. In klassischen Texten wird beschrieben, dass es imstande ist, überallhin zu gelangen, auch zum Kopf, zu den inneren Organen und in das Innere und Äußere des Körpers. Es wird häufig als Königin der Schleim zerstreuenden Arzneien bezeichnet. Aus diesem Grund behandelt *Zhu Li* unterschiedliche Störungen wie Schlaganfall, Aphasie, Lähmung, plötzliche Bewusstlosigkeit, verkrampfte Kiefer, Schwierigkeiten beim Sprechen und *Bi Zheng* (schmerzhaftes Blockade-Syndrom).

- Gelber, reichlicher Auswurf, Husten und Brustenge aufgrund von Lungen-Hitze: *Zhu Li* mit *Gua Lou* (Trichosanthis Fructus) und *Pi Pa Ye* (Eriobotryae Folium) kombinieren.
- Schlaganfallpatienten mit exzessivem Auswurf und würgenden Geräuschen im Hals: Den frischen Saft von *Zhu Li* und *Sheng Jiang* (Zingiberis Rhizoma Recens) verwenden. Falls nötig, muss die Aufnahme dieser Säfte durch die Nase erfolgen.
- Konvulsionen bei Kindern mit Augenrollen und Schaum vor dem Mund: 3–6 g *Zhu Li* zweimal täglich verwenden.
- Epilepsie und *Bi Zheng* (schmerzhaftes Blockade-Syndrom) aufgrund von Schleim: zusammen mit Hitze klä-

renden und anderen wiederbelebenden Arzneien verwenden.

- Meningitis oder Meningitis cerebrospinalis epidemica mit hohem Fieber, Übelkeit und Erbrechen: *Zhu Li* mit 0,6–1,2 g von *An Gong Niu Huang Wan* (Pille, die den Palast beruhigt mit Bovis Calculus) verwenden.
- Hemiplegie aufgrund einer Hirnembolie: zusammen mit *Sheng Jiang* (Zingiberis Rhizoma Recens), *Sang Zhi* (Mori Ramulus), *Hong Hua* (Carthami Flos), *Chi Shao* (Paeoniae Radix Rubra), *Chuan Xiong* (Chuanxiong Rhizoma), *Dang Gui Wei* (Angelicae Sinensis Extremitas Radicis), *Tao Ren* (Persicae Semen), *Chuan Shan Jia* (Manitis Squama), *Di Long* (Pheretima), *Dan Nan Xing* (Arisaema cum Bile), *Gou Teng* (Uncariae Ramulus cum Uncis), *Gua Lou* (Trichosanthis Fructus) und *Ban Xia* (Pinelliae Rhizoma) verwenden.
- Leber-*Qi*-Stagnation mit Hitze, die sich in Desorientierung, Schreien oder aggressivem Verhalten, Weinkrämpfen und Lachen, ungewöhnlichem Verhalten und Mit-sich-selbst-Reden manifestiert: zu *Zhu Li Yu Jin* (Curcumae Radix), *Tian Zhu Huang* (Bambusae Concretio Silicea), *Shi Chang Pu* (Acori Tatarinowii Rhizoma), *Yuan Zhi* (Polygalae Radix), *Xiang Fu* (Cyperi Rhizoma), *Zhe Shi* (Haematitum), *Meng Shi* (Micae seu Chloriti Lapis), *Dan Nan Xing* (Arisaema cum Bile), *Sheng Tie Luo* (Ferri Frusta), *Huang Lian* (Coptidis Rhizoma), *Huang Qin* (Scutellariae Radix) und *Da Huang* (Rhei Radix et Rhizoma) dazugeben.

Dosierung

30–50 g. *Zhu Li* nicht mit anderen Arzneien dekoktieren. Stattdessen sollte es unmittelbar vor der Einnahme im Dekokt aufgelöst werden.

Sicherheitshinweise, Kontraindikationen

Zhu Li ist von Natur aus kalt und deshalb kontraindiziert bei Husten durch Kälte oder bei weichen Stühlen durch Milz-Mangel.

Chemische Zusammensetzung

Asparagin, Methionin, Salicylsäure, Leucin, Aminosäuren, Zucker.[1]

Klinische und wissenschaftliche Studien

Husten: Die Gabe von *Zhu Li* wirkte bei 125 Patienten nachweislich hustenstillend und auswurffördernd. Die Gesamtwirksamkeitsrate lag bei 88,8%.[2]

Referenzen

1. *Xian Dai Zhong Yao Yao Li Xue* (Contemporary Pharmacology of Chinese Herbs), 1997; 983
2. *Zhong Guo Yi Yuan Yao Xue Za Zhi* (Chinese Hospital Journal of Herbology), 1988; 11:519

Zhú Rú

Bambusae Caulis in Taeniam

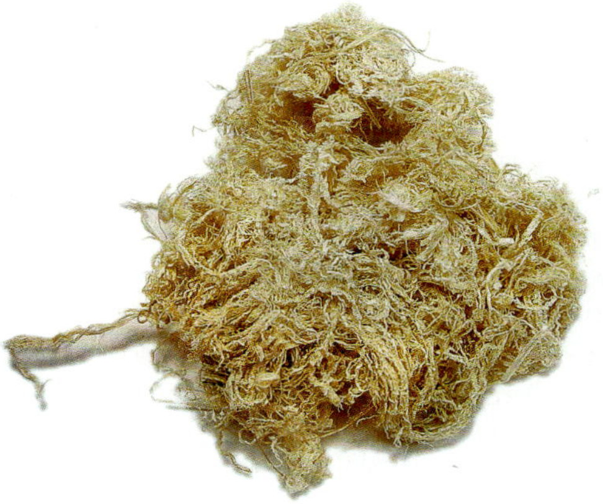

竹茹

Pinyin-Name *Zhú Rú*
Andere chinesische Namen *Zhu Er Qing, Dan Zhu Ru, Zhu Jing, Er Qing*
Originalquelle *Ming Yi Za Zhu* (Verschiedene Aufzeichnungen berühmter Ärzte) aus dem Jahr 500 von Tao Hong-Jing
Deutscher Name Bambusrohrstreifen
Botanischer Name *Bambusa breviflora* Munro (*Qing Gan Zhu*); *Phyllostachys nigra* (Lodd.) Munro var. *henonis* (Mitf.) Stapf ex Rendl (*Dan Zhu*)
Pharmazeutischer Name Bambusae Caulis in Taeniam
Eigenschaften Süß, kühl
Leitbahnen Lunge, Magen, Gallenblase

Chinesische therapeutische Wirkungen

Klärt Hitze, löst Schleim auf

Husten aufgrund von Lungen-Hitze: *Zhu Ru* (Bambusae Caulis in Taeniam) ist kühl und befeuchtend. Es klärt Hitze und löst dicken, gelben Schleim auf, um Erkrankungen zu behandeln, die durch Lungen-Hitze gekennzeichnet sind. Die frische Form dieser Arzneidroge ist die stärkste, um Lungen-Hitze zu beruhigen und Reizbarkeit zu lindern.

- Husten mit reichlich gelbem Auswurf aufgrund von Lungen-Hitze: *Zhu Ru* mit *Huang Qin* (Scutellariae Radix) und *Gua Lou* (Trichosanthis Fructus) kombinieren oder eine hohe Dosis von frischem *Zhu Ru* verwenden.

Gallenblasen-Feuer mit Schleim: Dringt Gallenblasen-Feuer in den Magen ein und verursacht eine Disharmonie des Mittleren *Jiao* (Mittlerer Erwärmer), können zusätzlich zu Schleim-Feuer Symptome wie Reizbarkeit, Schlaflosigkeit, Übelkeit, Brustenge, Spannungsgefühl im Hypochondrium und ein bitterer Mundgeschmack mit übermäßigem Schleim auftreten. Erbricht der Patient, erscheint das Erbrochene klebrig und von schleimartiger Beschaffenheit.

- Gallenblasen-Feuer mit Schleim: *Zhu Ru* zu *Ban Xia* (Pinelliae Rhizoma), *Chen Pi* (Citri Reticulatae Pericarpium), *Zhi Shi* (Aurantii Fructus Immaturus) und *Fu Ling* (Poria) hinzufügen. **Beispiel-Rezeptur**: *Wen Dan Tang* (Dekokt, das die Gallenblase wärmt).

Lindert Übelkeit und Reizbarkeit

Erbrechen aufgrund von Magen-Hitze, morgendliche Übelkeit: *Zhu Ru* ist eine hervorragende Arznei, um Übelkeit und Erbrechen zu behandeln. Es klärt Fülle-Hitze, Mangel-Hitze oder heißen Schleim aus dem Magen, um Übelkeit, Erbrechen und saures Aufstoßen zu lindern.

- Übelkeit, Erbrechen, Durst und epigastrisches Unwohlsein mit gelbem, schmierigem Zungenbelag aufgrund von heißem Schleim im Magen: *Zhu Ru* zusammen mit *Chen Pi* (Citri Reticulatae Pericarpium), *Ban Xia* (Pinelliae Rhizoma) und *Huang Lian* (Coptidis Rhizoma) verwenden.
- Übelkeit und Erbrechen durch Mangel-Hitze im Magen: mit *Ren Shen* (Ginseng Radix et Rhizoma), *Chen Pi* (Citri Reticulatae Pericarpium) und *Sheng Jiang* (Zingiberis Rhizoma Recens) kombinieren. **Beispiel-Rezeptur**: *Ju Pi Zhu Ru Tang* (Citri Reticulatae Pericarpium und Bambusae Caulis in Taeniam Dekokt).
- Übelkeit und Erbrechen während der Schwangerschaft: *Zhu Ru* mit *Sheng Jiang* (Zingiberis Rhizoma Recens) verarbeiten und zusammen mit *Bai Zhu* (Atractylodis Macrocephalae Rhizoma) und *Zi Su Geng* (Perillae Caulis) verwenden. *Sheng Jiang* neutralisiert die kalte Natur von *Zhu Ru* und macht es besser geeignet für die Anwendung während der Schwangerschaft.

Dosierung

6–10 g im Dekokt. Frisches oder unverarbeitetes *Zhu Ru* ist von Natur aus kälter und klärt effektiver Hitze. Es wird in der Regel verwendet, um Lungen-Hitze mit Husten und dickem Sputum oder eine Akkumulation von heißem Schleim, die Reizbarkeit, Manie und Desorientiertheit verursacht, zu behandeln. Die mit Ingwer verarbeitete Arzneidroge ist wärmer und wirksamer, um Übelkeit und Erbrechen zu lindern.

Chemische Zusam mensetzung

2,5-Dimethoxy-P-benzoguinon, P-Hydroxybenzaldehyd, Syringaaldehyd.[1]

Pharmakologische Wirkungen

Antibiotisch: *Zhu Ru* hemmt *Staphylococcus albus, Bacillus subtilis, E. coli* und *Salmonella typhi*.[2]

Referenzen

1. *Chang Yong Zhong Yao Cheng Fen Yu Yao Li Shou Ce* (A Handbook of the Composition and Pharmacology of Common Chinese Drugs), 1994; 869
2. *Zhong Yao Xue* (Chinese Herbology), 1998; 623:625

Băi Bù

Stemonae Radix

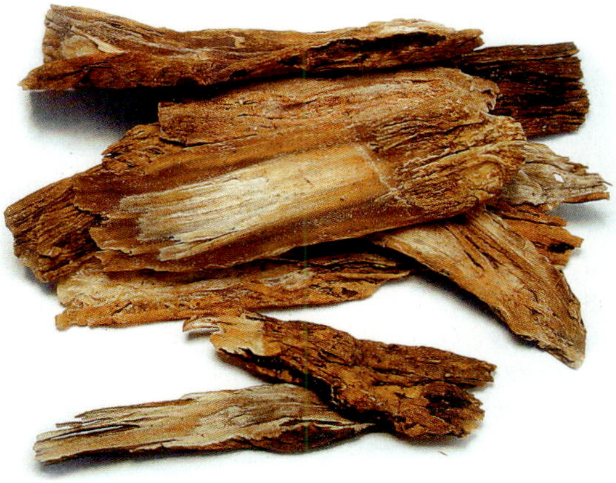

百部

Pinyin-Name *Băi Bù*
Wörtliche Übersetzung „Hundert Teile"
Andere chinesische Namen *Fei Bai Bu, Zhi Bai Bu, Zheng Bai Bu*
Originalquelle *Ming Yi Za Zhu* (Verschiedene Aufzeichnungen berühmter Ärzte) aus dem Jahr 500 von Tao Hong-Jing
Deutscher Name Stemona-Wurzel
Botanischer Name *Stemona sessilifolia* (Miq.) Franch. et. Sav. (*Zhi Li Bai Bu*); *Stemona japonica* (*Bl.*) Miq.; *Stemona tuberosa* Lour. (*Man Sheng Bai Bu*)
Pharmazeutischer Name Stemonae Radix
Eigenschaften Süß, bitter, neutral
Leitbahnen Lunge

Chinesische therapeutische Wirkungen

Befeuchtet die Lunge und stoppt Husten

Husten: *Bai Bu* (Stemonae Radix), das süß, bitter und befeuchtend ist, dringt in die Lunge ein, um Husten zu lindern. Es ist als eine der wichtigsten Arzneien für die Behandlung von Tuberkulose überliefert. Heutzutage wird *Bai Bu* für die Behandlung einer Vielzahl von Hustenstörungen verwendet, einschließlich akuter oder chronischer, kalter oder heißer, Fülle- oder Mangel-Zustände. Als Einzelarznei eignet es sich besonders für schwachen bzw. kraftlosen Husten bei chronischen Atemwegserkrankungen.

- Husten aufgrund von Wind: *Bai Bu* zusammen mit *Jing Jie* (Schizonepetae Herba), *Jie Geng* (Platycodi Radix) und *Zi Wan* (Asteris Radix et Rhizoma) verwenden. **Beispiel-Rezeptur**: *Zhi Sou San* (Pulver, das den Husten stoppt).
- Keuchhusten, spastischer Husten bei Kindern: zusammen mit *Sha Shen* (Glehniae seu Adenophorae Radix), *Chuan Bei Mu* (Fritillariae Cirrhosae Bulbus), *Wu Wei Zi* (Schisandrae Fructus), *Ma Huang* (Ephedrae Herba), *Sheng Jiang* (Zingiberis Rhizoma Recens) und *Bai Qian* (Cynanchi Stauntonii Rhizoma) verwenden.
- Husten bei Tuberkulose, evtl. mit blutig tingiertem Auswurf: *Bai Bu* mit *Mai Dong* (Ophiopogonis Radix), *Di Huang* (Rehmanniae Radix), *Bai Ji* (Bletillae Rhizoma) und *San Qi* (Notoginseng Radix et Rhizoma) kombinieren.
- Tuberkulose mit Nachmittagsfieber, Nachtschweißen, geröteten Wangen, *Wu Xin Re* (Hitze in den fünf Zentren): zusammen mit *Bie Jia* (Trionycis Carapax), *Mu Dan Pi* (Moutan Cortex), *Di Gu Pi* (Lycii Cortex), *Di Huang* (Rehmanniae Radix), *Xuan Shen* (Scrophulariae Radix) und *Qin Jiao* (Gentianae Macrophyllae Radix) verwenden.

Tötet Parasiten ab

Parasitenbefall: *Bai Bu* hat antiparasitäre Eigenschaften und wird in der Regel innerlich oder äußerlich angewendet, um Madenwürmer, Kopf- oder Körperläuse und andere Hauterkrankungen mit Juckreiz zu behandeln.

- Madenwürmer: 30 g *Bai Bu* werden gekocht, um 30 ml einer Arzneilösung zu erhalten. Die Lösung wird an fünf aufeinanderfolgenden Nächten als rektaler Einlauf angewendet.
- Darmparasiten: zusammen mit *Wu Mei* (Mume Fructus), *Bing Lang* (Arecae Semen) und *Shi Jun Zi* (Quisqualis Fructus) verwenden.
- Vaginale Trichomonaden: als lokale Waschung verwenden.
- Kopf- und Körperläuse: eine 50-prozentige *Bai-Bu*-Lösung äußerlich applizieren.

Dosierung

5–10 g im Dekokt. Unverarbeitetes *Bai Bu* irritiert den Magen-Darm-Trakt und kann Magenbeschwerden und Diarrhö verursachen. Braten mit Honig steigert seine befeuchtenden Eigenschaften und macht es besser geeignet für die Behandlung von Husten aufgrund von Mangel-Zuständen, Trockenheit oder Schwäche. Das Dämpfen der Arzneidroge verlängert die therapeutische Gesamtwirkung, schwächt jedoch die anfängliche Wirkung ab, die am stärksten ausgeprägt ist.

Sicherheitshinweise, Kontraindikationen

Bai Bu ist bei Patienten mit weichen Stühlen oder Milz-*Qi*-Mangel kontraindiziert.

Chemische Zusammensetzung

Stemonin, Stemonidin, Isostemonidin, Protostemonin, Paipunin, Sinostemonin.[1,2]

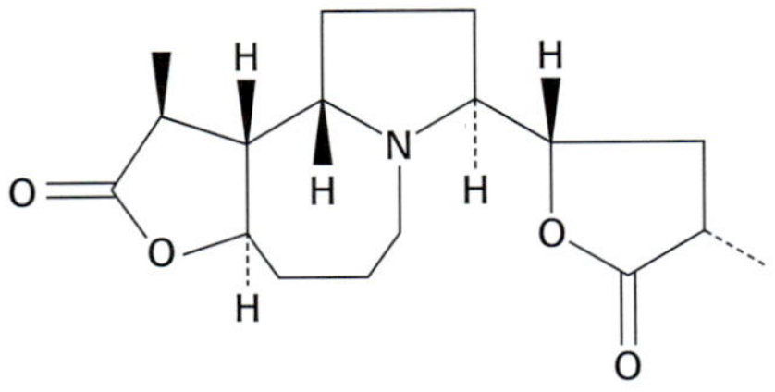

Abb. 13.3 Stemonin

Pharmakologische Wirkungen

- **Respiratorisch**: In-vitro-Studien haben gezeigt, dass die Alkaloide von *Bai Bu* einen milden hemmenden Einfluss auf das Atemzentrum des Gehirns ausüben und Husten unterdrücken.[3]
- **Antibiotisch**: *Bai Bu* hemmt *Staphylococcus aureus, Mycobacterium tuberculosis hominis, Diplococcus pneumoniae, Bacillus dysenteriae, Salmonella typhi, Pseudomonas aeruginosa, E. coli* sowie einige Influenzaviren und Dermatophyten.[4]
- **Weitere Wirkungen**: Wässrige und alkoholische Extrakte von *Bai Bu* tötete Läuse und Wanzen bzw. Bettwanzen ab. Der alkoholische Extrakt war für diesen Zweck besser geeignet als der wässrige.[5]

Klinische und wissenschaftliche Studien

- **Lungentuberkulose**: Chinesische Arzneimedizin wurde erfolgreich als Therapie bei 93 Patienten mit Lungentuberkulose eingesetzt. Die Rezeptur enthielt *Bai Bu* 18 g, *Huang Qin* (Scutellariae Radix) 9 g, *Dan Shen* (Salviae Miltiorrhizae Radix et Rhizoma) 9 g und *Tao Ren* (Persicae Semen) 9 g. Die Arzneidrogen wurden in Wasser gekocht, um 60 ml Dekokt zu erhalten. Bei Bedarf wurde die Rezeptur modifiziert, um für jeden Patienten die beste Behandlung zu gewährleisten. Das Behandlungsprotokoll sah vor, das Dekokt einmal täglich über einen Zeitraum von drei Monaten zu verabreichen.[6]
- **Keuchhusten**: Einem Bericht zufolge waren dreimal täglich 10–15 ml *Bai-Bu*-Sirup in 85,2% der Fälle bei der Behandlung von 95 Patienten mit Keuchhusten wirksam. Ein Milliliter Sirup enthielt 1,5 g der Arzneidroge.[7]
- **Chronische Tracheitis**: Eine Arzneizubereitung wurde mit einer 87,2-prozentigen Wirksamkeitsrate bei der Behandlung von 110 Patienten mit chronischer Tracheitis eingesetzt. Patienten mit unkomplizierter Tracheitis sprachen besser auf die Therapie an als Patienten mit Keuchatmung und Dyspnoe. Die Arzneizubereitung wurde hergestellt, indem 20 g *Bai Bu* zweimal mit Wasser gekocht wurden, um 60 ml Dekokt zu erhalten (Dosierung: zweimal täglich 60 ml). Bei Bedarf wurde etwas Zucker oder Honig hinzugefügt, um den Geschmack und die Patienten-Compliance zu verbessern.[8]
- **Rosacea**: Die äußerliche Anwendung einer *Bai-Bu*-Zubereitung war in 92% der Fälle bei der Behandlung von 13 Patienten mit Rosacea wirksam. Die Zubereitung wurde hergestellt, indem *Bai Bu* fünf bis sieben Tage lang in 95-prozentigem Alkohol eingeweicht und anschließend verdünnt wurde, um eine 50-prozentige Tinktur zu erhalten. Die Tinktur wurde einen Monat lang (= ein Behandlungszyklus) zwei- oder dreimal täglich auf das betroffene Gebiet aufgetragen.[9]

Toxikologie

Eine hohe Überdosis von *Bai-Bu*-Alkaloiden kann zu Atemdepression führen, wenn die Stimulation des Atemzentrums im Gehirn blockiert wird.[10]

Referenzen

1. *Xian Dai Zhong Yao Yao Li Xue* (Contemporary Pharmacology of Chinese Herbs), 1997; 1011
2. Yan X, Zhou J, Xie G. Traditional Chinese Medicines Molecular Structures, Natural Sources and Applications; Ashgate, 1999; 5983
3. *Zhong Yao Yao Li Yu Ying Yong* (Pharmacology and Applications of Chinese Herbs), 1983: 419
4. *Zhong Yao Xue* (Chinese Herbology), 1998; 643:645
5. *Zhong Yao Yao Li Yu Ying Yong* (Pharmacology and Applications of Chinese Herbs), 1983: 419
6. *Zhong Guo Fang Lao Za Zhi* (Chinese Journal on Prevention of Tuberculosis), 1966; 1:27
7. *Shang Hai Zhong Yi Yao Za Zhi* (Shanghai Journal of Chinese Medicine and Herbology), 1959; 4:39
8. *Shan Xi Zhong Yi* (Shanxi Chinese Medicine), 1986; 10:439
9. *Zhong Yi Za Zhi* (Journal of Chinese Medicine), 1981; 4:273
10. *Zhong Yao Yao Li Du Li Yu Lin Chuang* (Pharmacology, Toxicology and Clinical Applications of Chinese Herbs), 1992; 285

Bái Guǒ
Ginkgo Semen

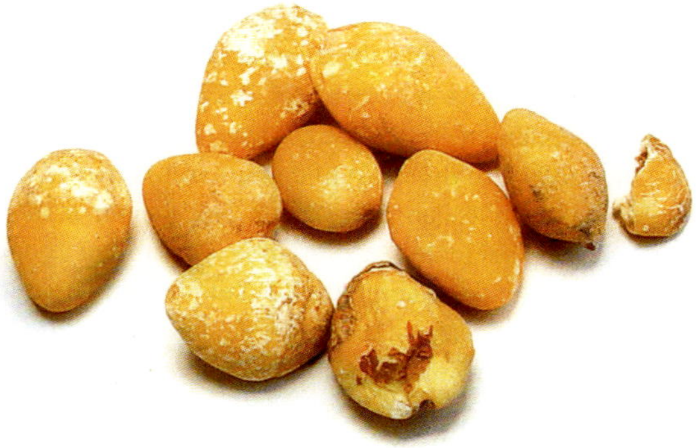

白果

Pinyin-Name *Bái Guǒ*
Wörtliche Übersetzung „Weißfrucht-Samen"
Andere chinesische Namen *Bai Guo Ren, Yin Xing, Yin Guo*
Originalquelle *Yin Shan Zheng Yao* (Korrekte Anleitung zum Essen und Trinken)
Deutscher Name Ginkgonuss, Ginkgosamen
Botanischer Name *Ginkgo biloba* L. (*Yin Xing*)
Pharmazeutischer Name Ginkgo Semen
Eigenschaften Süß, bitter, adstringierend, neutral
Leitbahnen Lunge
Sicherheitshinweis Leicht toxisch

Chinesische therapeutische Wirkungen

Stoppt Keuchatmung und beseitigt Schleim

Asthma aufgrund von Schleim, Hitze oder Lungen-Qi-Mangel: *Bai Guo* (Ginkgo Semen) hat adstringierende und zügelnde Eigenschaften und eignet sich für die Behandlung von Störungen wie Dyspnoe, Keuchatmung, Asthma, chronischem Husten und Stimmverlust, die durch Lungen-*Qi*-Mangel charakterisiert sind. In den meisten Texten heißt es, dass diese Arznei bei chronischen Atemwegserkrankungen verwendet wird, bei denen keine äußeren pathogenen Faktoren oder eine innere Fülle-Akkumulation mehr beteiligt sind. Es kann trotzdem mit Arzneien aus den Hitze klärenden (► II/Kap. 2) und Schleim beseitigenden (s.o. „Abschnitt 1) Gruppen kombiniert werden, um Fülle-Zustände zu behandeln.

- Asthma, Dyspnoe oder Husten: *Bai Guo* zusammen mit *Ma Huang* (Ephedrae Herba), *Zi Su Zi* (Perillae Fructus), *Kuan Dong Hua* (Farfarae Flos), *Ban Xia* (Pinelliae Rhizoma), *Sang Bai Pi* (Mori Cortex) und *Ku Xing Ren* (Armeniacae Semen) verwenden.
- Chronischer Husten mit Stimmverlust: mit *Sang Bai Pi* (Mori Cortex), *Chan Tui* (Cicadae Periostracum) und *Mai Dong* (Ophiopogonis Radix) kombinieren.
- Chronische Keuchatmung aufgrund von Nieren- und Lungen-*Qi*-Mangel: *Ge Jie* (Gecko) hinzufügen.
- Beschleunigte Atmung mit gelbem Schleim: *Bai Guo* zusammen mit *Huang Qin* (Scutellariae Radix) und *Sang Bai Pi* (Mori Cortex) verwenden. **Beispiel-Rezeptur**: *Ding Chuan Tang* (Dekokt, das dem Keuchen Einhalt gebietet).
- Schwacher, kraftloser, trockener Husten: *Bai Guo* mit *E Jiao* (Asini Corii Colla), *Sha Shen* (Glehniae seu Adenophorae Radix) und *Dang Shen* (Codonopsis Radix) kombinieren.
- Chronischer Stimmverlust und Trockenheit: zu *Chan Tui* (Cicadae Periostracum), *Mai Dong* (Ophiopogonis Radix), *Sang Bai Pi* (Mori Cortex) und *Xuan Shen* (Scrophulariae Radix) hinzufügen.

Hemmt den Verlust von Flüssigkeiten aus dem Unteren Jiao (Unterer Erwärmer)

Verlust von Körpersäften: *Bai Guo* beseitigt Feuchtigkeit und verhindert den Verlust von Körpersäften, um Spermatorrhö, klare oder gelbe Leukorrhö und andere Störungen, die durch einen Verlust von Flüssigkeit aus dem Unteren *Jiao* (Unterer Erwärmer) charakterisiert sind, zu behandeln.

- Spermatorrhö: *Bai Guo* mit *Shan Yao* (Dioscoreae Rhizoma) kombinieren.
- Klarer und wässriger Vaginalausfluss aufgrund von Milz-*Qi*-Mangel: *Bai Guo* in Kombination mit *Shan Yao* (Dioscoreae Rhizoma) und *Qian Shi* (Euryales Semen).
- Gelber Vaginalausfluss mit fauligem Geruch aufgrund von Feuchte-Hitze: zu *Huang Bo* (Phellodendri Cortex) und *Che Qian Zi* (Plantaginis Semen) hinzufügen.
- Weißer Vaginalausfluss aufgrund von Nieren-*Qi*-Mangel: zusammen mit *Bai Ji Guan Hua* (Celosiae Cristatae Flos) einsetzen.

Trüber Urin: In Kombination mit anderen diuretischen Arzneidrogen beseitigt *Bai Guo* Feuchtigkeit, um trüben Urin und Polyurie zu behandeln.

- Trüber Urin oder häufiges Wasserlassen: zusammen mit *Fen Bi Xie* (Dioscoreae Hypoglaucae Rhizoma) und *Yi Zhi* (Alpiniae Oxyphyllae Fructus) verwenden.
- Häufiges Wasserlassen oder Enuresis: zusammen mit *Wu Yao* (Linderae Radix), *Yi Zhi* (Alpiniae Oxyphyllae

Fructus), *Fu Pen Zi* (Rubi Fructus), *Shan Yao* (Dioscoreae Rhizoma) und *Shan Zhu Yu* (Corni Fructus) anwenden.

Dosierung

1,5–9 g im Dekokt. Unverarbeitetes *Bai Guo* wird manchmal verwendet, um Schleim zu zerstreuen. Die unverarbeitete Arzneidroge ist allerdings leicht toxisch und wird in der Regel nicht eingesetzt, obwohl sie die besonders stark ausgeprägte Eigenschaft hat, Schleim zu beseitigen. Die meisten handelsüblichen Formen von *Bai Guo* wurden mit Hitze trocken-gebraten, um die Toxizität zu reduzieren. Die trocken-gebratene Form steigert Wärme, lindert Asthma und behandelt Leukorrhö und Inkontinenz. Trocken-gebratenes *Bai Guo* tonisiert stärker die Lunge und hemmt wirkunsvoller Keuchatmung. Um Nebenwirkungen zu vermeiden, sollten die Samen mit der Schale und der dünnen intakten Haut gekocht werden, da diese Bestandteile die Toxizität der Samen neutralisieren.

Sicherheitshinweise, Kontraindikationen

- *Bai Guo* ist bei Fülle-Zuständen oder äußeren Mustern, im Anfangsstadium eines Hustens und bei Lungen-*Yin*-Mangel mit reichlich klebrigem Schleim kontraindiziert.
- *Bai Guo* ist leicht toxisch und sollte nicht in großen Mengen oder langfristig angewendet werden.
- *Bai Guo* sollte mit Vorsicht während während der Schwangerschaft angewendet werden, da es Uteruskontraktionen auslösen kann.

Überdosierung

Eine Überdosierung von *Bai Guo* oder Nebenwirkungen durch den Gebrauch von *Bai Guo* treten in der Regel innerhalb von zwei bis drei Stunden nach der Aufnahme übermäßiger Mengen des schädlichen Agens auf. Es wurden allerdings auch Reaktionen innerhalb einer Stunde oder verspätet nach bis zu 14 Stunden beobachtet. Die Reaktionen sind charakterisiert durch Kopfschmerzen, Erbrechen (gewöhnlich ohne Übelkeit), Dyspnoe, Spasmen, Tremor, Fieber (38–39 °C), unbegründete Angst, Muskelsteifheit und Pupillenerweiterung. Häufig reagieren Patienten nach einer Überdosierung überempfindlich auf äußere Reize wie Licht oder Geräusche, die unter fortgesetzter Stimulation zu Krämpfen führen. In schweren Fällen können Bewusstseinstrübungen, Schaum vor dem Mund, Dyspnoe, beschleunigte Atmung, Blaufärbung der Lippen und Atemdepression auftreten.

Eine Studie hat gezeigt, dass eine Überdosierung von *Bai Guo* nach der Aufnahme von 7 bis 150 Samen bei Kindern und 40 bis 300 Samen bei Erwachsenen auftreten kann. Zu den Nebenwirkungen gehörten Übelkeit, Erbrechen, Sedierung, Stupor, Bauchschmerzen, Diarrhö, Reizbarkeit, Unruhe, Dyspnoe, Anfälle, Konvulsionen und andere Symptome einer ZNS-Störung. In einigen Fällen wurde ein Anstieg der Leukozyten beobachtet. Bei einer kleinen Anzahl von Patienten traten außerdem Muskelschwäche, Lähmung und Gefühlsverlust in den unteren Extremitäten auf. In schweren Fällen kam es als Folge einer starken Überdosierung bei fehlender Notfallbehandlung zu Todesfällen. Die Anwendung von *Bai-Guo*-Zubereitungen ist darüber hinaus mit Dermatitis und einem erhöhten Risiko von Blutungen verbunden, da Ginnol eine hämolytische Wirkung hat.[1]

Im Falle einer Überdosierung

Eine akute *Bai-Guo*-Überdosierung kann im Anfangsstadium mit einer Magenspülung oder purgierenden Maßnahmen behandelt werden. Die Einnahme von Aktivkohle oder Eiweiß senkt die Toxinresorption. Ein Dekokt aus 30 g *Gan Cao* (Glycyrrhizae Radix et Rhizoma) ist bei der Behandlung einer Überdosis ebenfalls hilfreich. Patienten mit Dyspnoe, Krämpfen und Konvulsionen benötigen eine sofortige Notfallbehandlung.[2]

Chemische Zusammensetzung

Ginnol, Bilobol, Ginkgolsäure, Hydroginkgolsäure, Ginkgolinsäure, Ginkgol, Anacardsäure, Protein, Lipide, Kohlenhydrate.[3, 4]

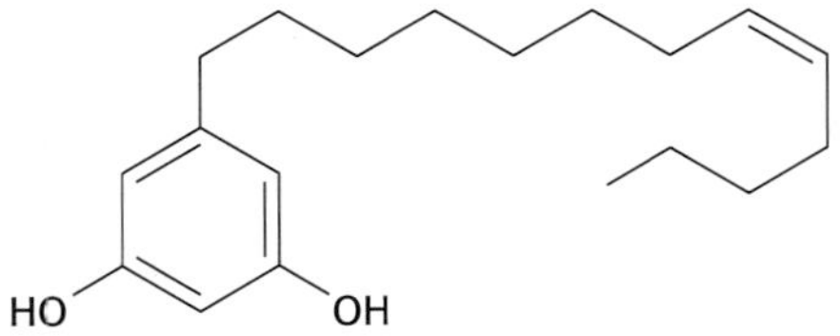

Abb. 13.4 Bilobol

Pharmakologische Wirkungen

- **Antibiotisch**: *Bai-Guo*-Zubereitungen hemmen grampositive und gramnegative Bakterien und verschiedene pathogene Pilze.[5]
- **Respiratorisch**: Die intraperitoneale Injektion einer *Bai-Guo*-Zubereitung zeigte auswurffördernde und bronchienerweiternde Wirkungen.[6]
- **Kardiovaskulär**: Einem Bericht zufolge senkten 500 mg/kg Bilobol den Blutdruck bei Kaninchen, Ratten und Meerschweinchen. Es erhöht die Gefäßdurchlässigkeit und kann Ödeme verursachen.[7]

- **Uterusstimulierend**: Die Verabreichung von Bilobol führt bei Kaninchen zu Kontraktionen des Uterus.[8]

Klinische und wissenschaftliche Studien

- **Morbus Menière**: Ein Fallbericht beschreibt einen Patienten, der seit über zehn Jahren an Morbus Menière litt und erfolgreich mit einer Arzneirezeptur behandelt wurde. Die Rezeptur enthielt 30 g *Bai Guo* und wurde bei Auftreten von Übelkeit mit 6 g *Gan Jiang* (Zingiberis Rhizoma) ergänzt. Die Arzneidrogen wurden zu feinem Pulver zermahlen, in vier Dosen aufgeteilt und zweimal täglich über einen Zeitraum von zwei Tagen verabreicht. Im Beobachtungszeitraum von fünf Jahren nach Beginn der Behandlung trat kein Rezidiv auf.[9]
- **Kopfschmerzen**: Zehn Patienten mit Kopfschmerzen aufgrund von Anspannung oder Stress wurden zweimal täglich mit einem Arzneidekokt behandelt. Innerhalb von drei Tagen trat eine vollständige Genesung ein. Zubereitung des Dekokts: 60 g *Bai Guo* wurden in 500 ml Wasser auf 300 ml Lösung eingekocht.[10]

Toxikologie

Bei Mäusen führte eine starke Überdosierung mit *Bai Guo* über 60 Tage zu Appetitmangel, Gewichtsverlust, graduell unterschiedlichen Leberschäden, Glomerulonephritis und in schweren Fällen zum Tod. Die intravenöse Injektion einer *Bai-Guo*-Zubereitung führte zu einem anfänglichen Anstieg des Blutdrucks, gefolgt von einem Abfall, dann zu Dyspnoe, Krämpfen und zum Tod.[11, 12]

Kommentar der Autoren

Bai Guo wird häufig zusammen mit Arzneien wie *Jie Geng* (Platycodi Radix) und *Ma Huang* (Ephedrae Herba) verwendet, die das Lungen-*Qi* öffnen, sodass verbliebene pathogene Faktoren beseitigt und nicht länger eingeschlossen werden.

Diese Arznei ist nicht identisch mit dem Ginkgoprodukt, das gewöhnlich im Handel zur Gedächtnissteigerung verkauft wird. Das Ginkgoprodukt für eine Verbesserung des Gedächtnisses verwendet die Blätter [*Yin Xing Ye* (Ginkgo Folium)], und nicht die Samen [*Bai Guo* (Ginkgo Semen)]. Diese beiden Arzneien dürfen nicht gegeneinander ausgetauscht werden, da sie unterschiedliche therapeutische Wirkungen und Sicherheitsprofile haben.

Referenzen

1. *Chang Yong Zhong Yao Xian Dai Yan Jiu Yu Lin Chuan* (Recent Study and Clinical Application of Common Traditional Chinese Medicine), 1995; 479:482
2. *Zhong Yao Xue* (Chinese Herbology), 1998; 655:656
3. *Xian Dai Zhong Yao Yao Li Xue* (Contemporary Pharmacology of Chinese Herbs), 1997; 1056
4. Yan X, Zhou J, Xie G, Traditional Chinese Medicines Molecular Structures, Natural Sources and Applications; Ashgate, 1999; 2587
5. *Zhong Cao Yao Xue* (Study of Chinese Herbal Medicine), 1976; 66
6. *Zhong Yao Yao Li Yu Ying Yong* (Pharmacology and Applications of Chinese Herbs), 1983:1054
7. Ibid.
8. *Chang Yong Zhong Yao Cheng Fen Yu Yao Li Shou Ce* (A Handbook of the Composition and Pharmacology of Common Chinese Drugs), 1994; 756:758
9. *Zhong Yi Za Zhi* (Journal of Chinese Medicine), 1982; (4):50
10. Ibid.
11. *Jiang Su Zhong Yi* (Jiangsu Chinese Medicine), 1989; 10(8):32
12. *Chang Yong Zhong Yao Xian Dai Yan Jiu Yu Lin Chuan* (Recent Study and Clinical Application of Common Traditional Chinese Medicine), 1995; 479:482

Kŭ Xìng Rén

Armeniacae Semen

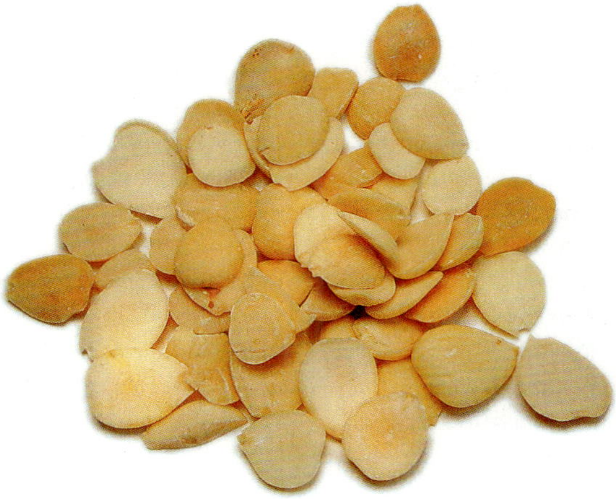

苦杏仁

Pinyin-Name *Kŭ Xìng Rén*
Wörtliche Übersetzung „Bitterer Aprikosensamen"
Andere chinesische Namen *Xing Ren, Tian Xing Ren, Guang Xing Ren, Bei Xing Ren*
Originalquelle *Shen Nong Ben Cao Jing* (Die Materia Medica des göttlichen Landmannes), vermutlich Östliche Han-Dynastie
Deutscher Name Süßer/bitterer Aprikosensamen
Botanischer Name *Prunus armeniaca* L. (*Xing*); *Prunus armeniaca* L. var. *ansu* Maxim. (*Shan Xing*); *Prunus sibirica* L. (*Xi Bo Li Ya Xing*); *Prunus mundshurica* (Maxim.) Koehne (*Dong Bei Xing*)
Pharmazeutischer Name Armeniacae Semen

Eigenschaften Bitter, leicht warm
Leitbahnen Lunge, Dickdarm
Sicherheitshinweis Leicht toxisch

Traditionell ist 杏仁 *Xìng Rén* der in Lehrbüchern und unter Therapeuten der Chinesischen Arzneimedizin häufiger verwendete Name. Heute ist jedoch 苦杏仁 *Kŭ Xìng Rén* der offizielle Name, der von der Pharmakopöe der Volksrepublik China 2005 übernommen wurde. Dieser wird daher auch als Standardname in diesem Buch durchgängig verwendet.

Chinesische therapeutische Wirkungen

Stoppt Husten und lindert Keuchatmung

Husten aufgrund von Wind-Hitze, Wind-Kälte, Trockenheit oder Lungen-Hitze: *Ku Xing Ren* (Armeniacae Semen) ist von Natur aus bitter, ableitend und schmierend. Es dringt in die *Qi*-(Energie-)Ebene der Lunge ein, um entgegengesetzt aufsteigendes *Qi* in Form von Husten, Dyspnoe und Keuchatmung zurückzuleiten. Es ist eine der wichtigsten Arzneien für die Behandlung von Husten, da sie je nach Rezeptur für die Behandlung der initialen, akuten und chronischen Stadien von Husten geeignet ist.

- Husten aufgrund von Wind-Kälte: *Ku Xing Ren* zusammen mit *Zi Su Ye* (Perillae Folium), *Ban Xia* (Pinelliae Rhizoma) und *Fu Ling* (Poria) verwenden. **Beispiel-Rezeptur**: *Xing Su San* (Armeniacae Semen und Perillae Folium Pulver).
- Husten aufgrund von Wind-Hitze: mit *Sang Ye* (Mori Folium) und *Ju Hua* (Chrysanthemi Flos) kombinieren. **Beispiel-Rezeptur**: *Sang Ju Yin* (Maulbeerblatt- und Chrysanthemen-Dekokt).
- Husten mit reichlich Sputum, verstopfter Nase und heiserer Stimme: zu *Ma Huang* (Ephedrae Herba) und *Gan Cao* (Glycyrrhizae Radix et Rhizoma) hinzufügen.
- Husten aufgrund von Hitze und Trockenheit, die das Lungen-*Yin* aufzehren: *Ku Xing Ren* zusammen mit *Sang Ye* (Mori Folium), *Bei Mu* (Fritillariae Bulbus) und *Sha Shen* (Glehniae seu Adenophorae Radix) verwenden. **Beispiel-Rezeptur**: *Sang Xing Tang* (Mori Folium und Armeniacae Semen Dekokt).
- Husten, Keuchatmung und Durst aufgrund von Lungen-Hitze: mit *Ma Huang* (Ephedrae Herba) und *Shi Gao* (Gypsum Fibrosum) kombinieren. **Beispiel-Rezeptur**: *Ma Xing Gan Shi Tang* (Ephedrae Herba, Armeniacae Semen, Gypsum Fibrosum und in Honig gebratene Glycyrrhizae Radix Dekokt).

Schmiert den Darm und fördert den Stuhlgang

Stuhlverstopfung, trockene Stühle: *Ku Xing Ren* ist von Natur aus schmierend, befeuchtend und absteigend und wird in der Regel verwendet, um Verstopfung zu behandeln, die infolge von Trockenheit und Hitze in Dickdarm und Magen entstanden ist. Es wird außerdem bei älteren oder Mangel-Patienten angewendet, die eine durch Mangel an *Qi*, Blut und/oder Körpersäften verursachte Stuhlverstopfung haben.

- Stuhlverstopfung aufgrund von Mangel an *Qi*, Blut und/oder Körpersäften: *Ku Xing Ren* zusammen mit *Huo Ma Ren* (Cannabis Fructus), *Da Huang* (Rhei Radix et Rhizoma) und *Zhi Qiao* (Aurantii Fructus) verwenden. **Beispiel-Rezeptur**: *Ma Zi Ren Wan* (Cannabis Semen Pille).
- Stuhlverstopfung aufgrund von Trockenheit: mit *Tao Ren* (Persicae Semen), *Bai Zi Ren* (Platycladi Semen) und *Yu Li Ren* (Pruni Semen) kombinieren.

Dosierung

3–10 g im Dekokt. *Ku Xing Ren* wird gewöhnlich zuletzt oder am Ende des Kochvorgangs zum Dekokt hinzugegeben. Die trocken-gebratene Form von *Ku Xing Ren* ist schonender für Milz und Magen und ist besser geeignet für Patienten mit Husten und Keuchatmung aufgrund einer konstitutionellen Schwäche.

Sicherheitshinweise, Kontraindikationen

- *Ku Xing Ren* ist bitter, warm und ableitend. Es ist deshalb nicht für Patienten mit Husten aufgrund von *Qi*- oder *Yin*-Mangel geeignet.
- *Ku Xing Ren* sollte mit Vorsicht bei Kindern oder Patienten mit weichen Stühlen verwendet werden.
- *Ku Xing Ren* ist leicht toxisch. Die Toxizität kann jedoch durch Kochen, Entfernen der äußeren Haut und Vermischen der Saat mit Zucker reduziert werden.

Überdosierung

Ku Xing Ren ist leicht toxisch. Nebenwirkungen wurden nach der Aufnahme von 40 bis 60 Kernen bei Erwachsenen und 10 bis 20 Kernen bei Kindern beobachtet.
Symptome einer Überdosis von *Ku Xing Ren* treten gewöhnlich innerhalb von 30 Minuten bis zu fünf Stunden nach einer übermäßigen Einnahme auf. Eine mäßige Überdosierung von *Ku Xing Ren* verursacht Schwindel, Schwäche, Übelkeit, Erbrechen, Bauchschmerzen, Brennen im Ober-

bauch, erhöhten Blutdruck und verstärkte Atmung. Eine starke Überdosierung mit *Ku Xing Ren* verursacht eine verlangsamte, oberflächliche Atmung, Koma, Krämpfe, Pupillenerweiterung, Blutdruckabfall und evtl. einen Kollaps der Atemwege oder einen Herz-Kreislauf-Stillstand. Als Nebenwirkungen werden Störungen des respiratorischen Systems (Dyspnoe, Juckreiz im Rachen, Schmerzhaftigkeit und Brennen im Hals, Hypersalivation, erhöhte oder unregelmäßige Atmung, Brustenge, Schmerz), des Magen-Darm-Trakts (Übelkeit, Erbrechen, Diarrhö, Brennen im Magen) und des Zentralnervensystems (Schwindel, Kopfschmerz, Müdigkeit, Tachykardie, erhöhter Blutdruck, Bewusstseinstrübung) unterschieden. In schweren Fällen können Harn- und Stuhlinkontinenz, Pupillenerweiterung, Muskelkrämpfe, Kiefersperre, erhöhte Körpertemperatur, Hepatomegalie, erschwerte Atmung, kalte Extremitäten, Bewusstlosigkeit, Schock und Atemdepression auftreten.[1]

Im Falle einer Überdosierung

Eine Überdosierung mit *Ku Xing Ren* kann innerhalb der ersten vier Stunden nach Einnahme von *Ku Xing Ren* mit emetischen Maßnahmen behandelt werden. Treten systemische Reaktionen auf, müssen sie entsprechend behandelt werden. Es gibt zwei ausgewiesene Methoden zur Behandlung einer Überdosierung mit *Ku Xing Ren:*

- Dekokt aus *Ku Xing Ren Shu Pi* (Armeniacae Cortex). Das Standardprotokoll sieht vor, 60 g dieser Baumrinde in 300 ml Wasser 20 Minuten lang zu kochen und das Dekokt anschließend den Patienten zum Trinken zu verabreichen. Ihr Zustand sollte sich innerhalb von ungefähr zwei Stunden verbessern.[2]
- Dekokt mit *Gui Zhi* (Cinnamomi Ramulus) 9 g, *Wu Yao* (Linderae Radix) 9 g, *Chi Shao* (Paeoniae Radix Rubra) 9 g, *Hong Hua* (Carthami Flos) 15 g und *Tao Ren* (Persicae Semen) 15 g. Diese Rezeptur wird als Dekokt zweimal täglich eingenommen.[3] (Hinweis: Die Originalrezeptur beinhaltet außerdem 1,5 g *Zhu Sha* (Cinnabaris), das dem Dekokt unmittelbar vor der Einnahme hinzugefügt wurde. Die Verwendung von *Zhu Sha* wird jedoch nicht länger empfohlen.)

Chemische Zusammensetzung

Amygdalin, Emulsin, Hydroxynitrillyase, Amygdalase, Punnase, Cholesterin, Estron, α-Estradiol.[4, 5]

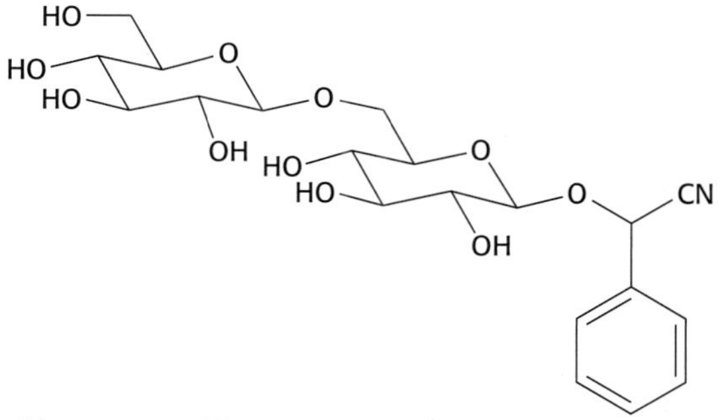

Abb. 13.5 Amygdalin

Pharmakologische Wirkungen

- **Antihypertensiv**: Die intravenöse Injektion eines 20-prozentigen wässrigen *Ku-Xing-Ren*-Extrakts hat eine starke und nachhaltige blutdrucksenkende Wirkung.[6]
- **Hustenstillend und antiasthmatisch**: Amygdalin und Emulsin werden nach der Aufnahme durch Magensäure zu Cyanwasserstoff (Blausäure) metabolisiert. In niedrigen Dosierungen wirkt Blausäure leicht hemmend auf das Atemzentrum im Gehirn. Dies führt zu hustenstillenden und antiasthmatischen Effekten.[7]
- **Antineoplastisch**: Die orale Gabe einer *Ku-Xing-Ren*-Zubereitung hat eine deutliche Wirkung auf Leberkrebszellen bei Mäusen.[8]

Klinische und wissenschaftliche Studien

Chronische Tracheitis: Eine Arzneizubereitung, die gleiche Anteile von *Ku Xing Ren* (mit äußerer intakter Hülle) und Kandiszucker enthielt, wurde Patienten mit chronische Tracheitis verabreicht. Das Behandlungsprotokoll sah vor, 9375 g dieser Zubereitung pro Behandlungszyklus zu verabreichen (zweimal täglich für zehn Tage). Von 124 Patienten wurden 23 vollständig gesund, bei 66 war eine spürbare Wirkung zu beobachten, bei 31 eine Besserung der Symptome, vier Patienten zeigten keine Reaktion. Die Wirksamkeitsrate betrug 96,8%. Die Behandlung führte zur Linderung von Husten, Keuchatmung und Auswurf. Die meisten Patienten bemerkten nach drei bis vier Behandlungstagen eine Besserung.[9]

Toxikologie

Nimmt der Mensch oral Amygdalin und Emulsin auf, werden sie mithilfe der Magensäure zu Cyanwasserstoff (Blausäure) und Benzaldehyd (Bittermandelöl) metabolisiert. Amygdalin ist ein *Ku-Xing-Ren*-Derivat, Blausäure ist ein Derivat von Amygdalin. 1 g *Ku Xing Ren* ergibt ca. 0,03 g

(30 mg) Amygdalin und 2,5 mg Blausäure. Blausäure ist eine toxische Substanz und wirkt ab 0,05 g (50 mg) tödlich. Die LD_{50} für Amygdalin beträgt für Ratten 25 g/kg bei intravenöser Injektion, 8 g/kg bei intraperitonealer Injektion und 0,6 g/kg bei oraler Verabreichung. Die Toxizität ist bei oraler Verabreichung höher, weil aus Amygdalin durch Magensäure Blausäure produziert wird. Die letale Dosis von *Ku Xing Ren* wurde bei Erwachsenen mit 60 g oder 50 bis 60 Kernen angegeben. Dagegen sind niedrige Dosen dieser Substanz wahrscheinlich nicht toxisch, da es sich um eine graduelle und kontinuierliche Metabolisierung und Ausscheidung der Substanz handelt.[10, 11, 12]

Ergänzung

杏仁樹皮/杏仁树皮 *Xìng Rén Shù Pí* (Armeniacae Cortex) ist die Baumrinde des gleichen Baums, von dem *Ku Xing Ren* geerntet wird. Es eignet sich für die Behandlung einer Überdosierung von *Ku Xing Ren* (Armeniacae Semen). Zu diesem Zweck werden 60 g *Ku Xing Ren Shu Pi* in 300 ml Wasser 20 Minuten lang gekocht. Nach Verabreichung des Dekokts sollte innerhalb von ungefähr zwei Stunden eine Besserung des Zustands eintreten.[13]

Referenzen

1. *Zhong Yao Bu Liang Fan Ying Yu Zhi Liao* (Adverse Reactions and Treatment of Chinese Herbal Medicine), 1996; 218:220, 1996; 213:217
2. *Zhong Yi Za Zhi* (Journal of Chinese Medicine), 2:20; 1965
3. *Lin Chuang Shou Ce You Du Zhong Yao Shi Yong* (Clinical Handbook on Applications of Toxic Chinese Herbs), 1992; 106–107
4. *Zhong Yi Yao Li* (Pharmacology of Chinese Herbs), 1997; 1005
5. *Chang Yong Zhong Yao Cheng Fen Yu Yao Li Shou Ce* (A Handbook of the Composition and Pharmacology of Common Chinese Drugs), 1994; 1198–1199
6. *Zhong Cao Yao Xue* (Study of Chinese Herbal Medicine), 1976; 411
7. Life Sci, 1980; 27(8):659
8. *Chang Yong Zhong Yao Cheng Fen Yu Yao Li Shou Ce* (A Handbook of the Composition and Pharmacology of Common Chinese Drugs), 1994; 1198:1201
9. *Zhong Yi Yan Jiu Yuan* (Research Hospital of Chinese Medicine), 1971; 34
10. *Zhong Yao Da Ci Dian* (Dictionary of Chinese Herbs), 1977: 509
11. Arzneim-Forsch, 1972; 22(8):1347
12. *Zhong Yao Da Ci Dian* (Dictionary of Chinese Herbs), 1977: 509
13. *Zhong Yi Za Zhi* (Journal of Chinese Medicine), 2:20; 1965

Kuǎn Dōng Huā

Farfarae Flos

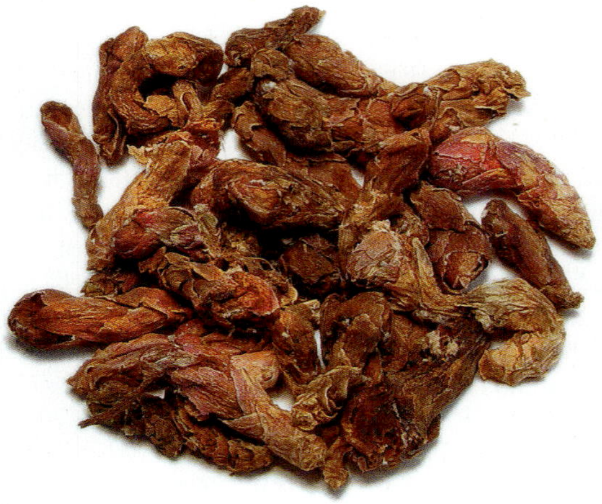

款冬花

Pinyin-Name *Kuǎn Dōng Huā*
Wörtliche Übersetzung „Blume, die den Winter willkommen heißt“
Originalquelle *Shen Nong Ben Cao Jing* (Die Materia Medica des göttlichen Landmannes), vermutlich Östliche Han-Dynastie
Deutscher Name Huflattichblüten
Botanischer Name *Tussilago farfara* L. (*Kuan Dong*)
Pharmazeutischer Name Farfarae Flos
Eigenschaften Scharf, warm
Leitbahnen Lunge, Herz

Chinesische therapeutische Wirkungen

Befeuchtet die Lunge, senkt Qi ab, löst Schleim auf, stoppt Husten

Husten aufgrund von Lungen-Kälte, Lungen-Hitze oder Lungen-Yin-Mangel: *Kuan Dong Hua* (Farfarae Flos) ist zerstreuend, aber nicht ableitend, warm, aber nicht trocknend. Es befeuchtet die Lunge, löst Schleim auf und lindert Husten. Es ist besonders wirksam bei der Behandlung von Husten aufgrund von Kälte, die die Lunge attackiert, oder bei chronischem Husten mit blutig tingiertem Auswurf. In Kombination mit geeigneten Arzneien behandelt *Kuan Dong Hua* obere Atemweginfektionen, Influenza und eine große Anzahl von Hustenstörungen, einschließlich kalter oder warmer, äußerlicher oder innerlicher sowie Fülle- oder Mangel-Zustände.

- Chronischer Husten mit blutig tingiertem Auswurf aufgrund von Lungen-*Yin*-Mangel: *Kuan Dong Hua* zusammen mit *Bai He* (Lilii Bulbus) verwenden und als Pulver einnehmen.
- Husten durch Wind und Lungen-Hitze: zusammen mit *Zhi Mu* (Anemarrhenae Rhizoma), *Sang Ye* (Mori Folium), *Bei Mu* (Fritillariae Bulbus) und *Ku Xing Ren* (Armeniacae Semen) verwenden.
- Husten und Keuchatmung aufgrund von Schleim-Obstruktion: mit *Ku Xing Ren* (Armeniacae Semen) kombinieren.
- Husten und Keuchatmung aufgrund von Wasser-Akkumulation: *Kuan Dong Hua* zu *Ban Xia* (Pinelliae Rhizoma) und *Wu Wei Zi* (Schisandrae Fructus) hinzufügen.
- Husten aufgrund von *Qi*- und Schleim-Obstruktion: mit *Bai Qian* (Cynanchi Stauntonii Rhizoma) kombinieren.

Dosierung

5–10 g. Mit Honig Braten steigert die befeuchtende Wirkung von *Kuan Dong Hua* und macht es besser geeignet für die Behandlung von chronischem Husten durch Lungen-*Qi*-Mangel.

Sicherheitshinweise, Kontraindikationen

- *Kuan Dong Hua* ist scharf und warm und sollte mit Vorsicht bei Patienten verwendet werden, die einen durch Hitze verursachten Husten haben.
- *Kuan Dong Hua* sollte mit Vorsicht bei Patienten mit Lungenabszessen oder Eiter und Blut im Sputum eingesetzt werden.

Überdosierung

Eine Überdosierung mit *Kuan Dong Hua* kann Ruhelosigkeit, Erregung, Reizbarkeit und erhöhte Atemfrequenz verursachen.[1]

Chemische Zusammensetzung

Faradiol, Arnidiol, Taraxanthin, Phytosterin, Senkirkin, Rutin, Hyperin, ätherische Öle, Farfaratin, Tussilagin, Tussilagon. Pyrrolidizin-Alkaloide sind in der Pflanze *Tussilago farfara* enthalten, wurden aber für die Blüten bislang noch nicht bestätigt.[2]

Pharmakologische Wirkungen

- **Respiratorisch**: *Kuan Dong Hua* hat eine starke Wirkung auf die Atwemwege. Es unterdrückt Husten, eliminiert Sputum und lindert Keuchatmung. Eine Studie hat gezeigt, dass ein *Kuan-Dong-Hua*-Dekokt einen signifikanten hustenstillenden Effekt bei Hunden hat. Eine andere Untersuchung hat ergeben, dass ein alkoholischer Extrakt dieser Arzneidroge stark auswurffördernde und antiasthmatische Wirkungen bei Kaninchen und Meerschweinchen hat. Es hat sich außerdem herausgestellt, dass eine niedrige Dosis die Bronchiolen erweitert, während eine hohe Dosis die Bronchien sogar verengen kann.[3]
- **Kardiovaskulär**: Bei Katzen, Kaninchen, Hunden und Ratten führt die intravenöse Injektion eines wässrigen oder alkoholischen Extrakts von *Kuan Dong Hua* zu einem initialen Abfall, gefolgt von einem verlängerten Anstieg des Blutdrucks. Der Blutdruckanstieg wird dem Anstieg des Sympathikotonus und einer Kontraktion der Blutgefäße zugeschrieben.[4]
- **ZNS stimulierend**: *Kuan Dong Hua* hat eine stimulierende Wirkung auf das Zentralnervensystem.[5]

Klinische und wissenschaftliche Studien

Asthma: Ein dreimal täglich verabreichter *Kuan-Dong-Hua*-Extrakt (entsprechend 6 g der Arzneidroge) verschaffte 36 Asthmapatienten eine deutliche Linderung. Die Zubereitung hatte jedoch keinen therapeutischen Effekt bei akuten schweren Asthmaanfällen.[6]

Toxikologie

Die LD_{50} für *Kuan-Dong-Hua*-Zubereitungen beträgt für Mäuse 124 g/kg bei oraler Einnahme des Dekokts, 112 g/kg bei intraperitonealer Injektion eines alkoholischen Extrakts und 43 g/kg bei intraperitonealer Injektion eines Ätherextrakts. Nebenwirkungen aufgrund von Überdosierungen sind Ruhelosigkeit, Erregung, Manie, verstärkte Atmung, Muskelsteifheit, Tremor und Muskelspasmen.[7]

Referenzen

1. *Zhong Yao Xue* (Chinese Herbology), 1998; 646:647
2. *Xian Dai Zhong Yao Yao Li Xue* (Contemporary Pharmacology of Chinese Herbs), 1997; 1008–1009
3. *Zhong Yao Yao Li Yu Ying Yong* (Pharmacology and Applications of Chinese Herbs), 1983: 1132
4. *Zhong Guo Yao Li Xue Bao* (Chinese Herbal Pharmacology Journal), 1986; 7(4):333
5. *Zhong Yao Xue* (Chinese Herbology), 1998; 646:647
6. *Shang Hai Zhong Yi Yao Za Zhi* (Shanghai Journal of Chinese Medicine and Herbology), 1964; 10:12
7. *Zhong Yao Yao Li Yu Ying Yong* (Pharmacology and Applications of Chinese Herbs), 1983: 1132

Mă Doū Líng

Aristolochiae Fructus

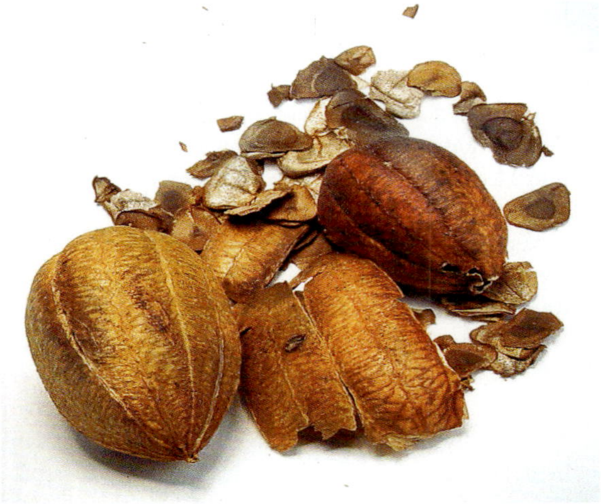

馬兜鈴 马兜铃

Pinyin-Name *Mă Doū Líng*
Wörtliche Übersetzung „Glocke einer Pferdetasche"
Originalquelle *Yao Xing Ben Cao* (Materia Medica der medizinischen Eigenschaften) aus dem Jahr 600 von Zhen Quan
Deutscher Name Aristolochia-Frucht, Pfeifenblumenfrucht
Botanischer Name *Aristolochia contorta* Bge. (*Bei Ma Dou Ling*); *Aristolochia debilis* S. et. Z. (*Ma Dou Ling*)
Pharmazeutischer Name Aristolochiae Fructus
Eigenschaften Bitter, leicht scharf, kühl
Leitbahnen Lunge, Dickdarm
Sicherheitshinweis Leicht toxisch

Chinesische therapeutische Wirkungen

Klärt die Lunge, löst Schleim auf, stoppt Husten und Keuchatmung

Husten und Keuchatmung aufgrund von Schleim-Akkumulation oder Lungen-Hitze: Alle Arten von Husten und Dyspnoe aufgrund von Lungen-Hitze können mit *Ma Dou Ling* (Aristolochiae Fructus) behandelt werden. Zu den klinischen Manifestationen gehören erschwerte Atmung, reichlich gelber Schleim und Husten.

- Husten und Keuchatmung aufgrund von Schleim-Akkumulation oder Lungen-Hitze: *Ma Dou Ling* zusammen mit *Sang Bai Pi* (Mori Cortex), *Huang Qin* (Scutellariae Radix) und *Ku Xing Ren* (Armeniacae Semen) verwenden.

Chronischer Husten: *Ma Dou Ling* eignet sich für die Behandlung von chronischem Husten durch Lungen-*Qi*-Mangel, der durch spärliches oder blutig tingiertes Sputum und Mund- oder Halstrockenheit charakterisiert ist.

- Chronischer Husten aufgrund von Lungen-*Qi*-Mangel: *Ma Dou Ling* mit *E Jiao* (Asini Corii Colla), *Ku Xing Ren* (Armeniacae Semen) und *Niu Bang Zi* (Arctii Fructus) kombinieren.

Klärt Hitze aus dem Dickdarm und behandelt Hämorrhoiden

Schmerzende Hämorrhoiden: Lunge und Dickdarm sind gekoppelte Organe. Durch eine Sedierung von Lungen-Hitze kann Dickdarm-Feuer ebenfalls geklärt werden. *Ma Dou Ling* eignet sich für die Behandlung einer Fülle-Akkumulation von Feuer im Dickdarm, die Hämorrhoiden, Schwellungen und Blutungen verursacht.

- Hämorrhoiden: *Ma Dou Ling* zusammen mit *Zao Jiao Ci* (Gleditsiae Spina), *Shao Yao Tang* (Paeoniae Radix Dekokt) oder *Zhen Ren Huo Ming Yin* (Dekokt des Wahren Menschen zur Wiederbelebung) verwenden.

Senkt den Blutdruck

Hypertonie: *Ma Dou Ling* hat eine deutliche und anhaltende blutdrucksenkende Wirkung. Es kommt normalerweise im Frühstadium einer primären Hypertonie zum Einsatz, die durch aufsteigendes Leber-*Yang* mit Schwindel und rotem Gesicht charakterisiert ist.

- Hypertonie: *Ma Dou Ling* zusammen mit *Xia Ku Cao* (Prunellae Spica), *Gou Teng* (Uncariae Ramulus cum Uncis) und *Huang Qin* (Scutellariae Radix) verwenden.

Dosierung

3–10 g im Dekokt. *Ma Dou Ling* ist bitter, kalt und leicht toxisch. Deshalb kann unverarbeitetes *Ma Dou Ling* zahlreiche Nebenwirkungen verursachen. Die Arzneidroge sollte mit Honig gebraten werden, um den bitteren Geschmack, die kalte Eigenschaft und die toxische Komponente zu neutralisieren. Ergänzend steigert das Braten mit Honig die befeuchtende Wirkung und macht es besser geeignet für die Behandlung von Husten und Keuchatmung aufgrund von Lungen-*Qi*-Mangel und Hitze. Braten mit Honig minimiert außerdem die Gefahr von Übelkeit und Erbrechen.

Sicherheitshinweise, Kontraindikationen

- Hohe Dosierungen von *Ma Dou Ling* können Übelkeit und Erbrechen verursachen.
- *Ma Dou Ling* ist bitter und kalt und sollte nicht verwendet werden, wenn der Husten und/oder die Keuchatmung durch einen Mangel-Zustand oder durch Kälte verursacht werden, oder wenn der Patient weiche Stühle aufgrund von Milz-*Qi*-Mangel hat.

Überdosierung

Eine starke Überdosierung mit 30 g *Ma Dou Ling* im Dekokt kann Nebenwirkungen wie Übelkeit, Erbrechen, Reizbarkeit, Schwindel, Kurzatmigkeit und Bluterbrechen verursachen.[1]

Chemische Zusammensetzung

Magnoflorin, Aristolochiasäure, Aristolochinsäure, Allantoin, Debilsäure.[2]

Pharmakologische Wirkungen

- **Auswurffördernd**: *Ma Dou Ling* als Dekokt hat eine milde auswurffördernde Wirkung bei betäubten Kaninchen. Die Wirkung ist viel schwächer als von *Zi Wan* (Asteris Radix et Rhizoma) und *Tian Nan Xing* (Arisaematis Rhizoma).[3]
- **Antibiotisch**: *Ma Dou Ling* hemmt *Diplococcus pneumoniae* und einige pathogene Pilze.[4]
- **Antihypertensiv**: *Ma Dou Ling* hat eine milde und anhaltende blutdrucksenkende Wirkung. Allerdings können Nebenwirkungen wie Übelkeit, Diarrhö und Appetitverlust auftreten.[5]

Klinische und wissenschaftliche Studien

- **Chronische Tracheitis**: Die Kombination aus *Ma Dou Ling* und *Gan Cao* (Glycyrrhizae Radix et Rhizoma) war in einer klinischen Studie erwiesenermaßen wirksam bei 94 Patienten mit chronischer Tracheitis.[6]
- **Infektion**: Die intramuskuläre Injektion einer *Ma-Dou-Ling*-Zubereitung ein- bzw. zweimal täglich wirkte in 88,8% der Fälle bei der Behandlung von 1202 Patienten mit unterschiedlichen infektiösen Erkrankungen wie Lungenentzündung, Tracheitis, Gastroenteritis, bakterielle Dysenterie und obere Atemweginfektionen.[7]

Toxikologie

Die LD_{50} für einen alkoholischen *Ma-Dou-Ling*-Extrakt beträgt für Mäuse 22,02 g/kg bei oraler Aufnahme.[8]
Die Alkaloide von *Ma Dou Ling* lösten eine Nephritis aus, wenn sie als Injektion bei Kaninchen mit 7,5 mg/kg verabreicht wurden. Nach Steigerung der Dosis auf 20 mg/kg kam es bei den Kaninchen zu Anurie, Hämaturie, Taubheit der Extremitäten, Atemdepression und zu Todesfällen.[9]
Ma Dou Ling enthält Spuren von Aristolochiasäure. Weitere Informationen über die Toxikologie dieser Verbindung sind in den Monographien von *Guang Fang Ji* (Aristolochiae Fangchi Radix; ► II/Kap. 4) oder *Guan Mu Tong* (Aristolochiae Manshuriensis Caulis; ► II/Kap. 6) nachzulesen.

Referenzen

1. *Yao Xue Xue Bao* (Journal of Herbology), 1958; (5):316
2. *Xian Dai Zhong Yao Yao Li Xue* (Contemporary Pharmacology of Chinese Herbs), 1997; 1002
3. *Zhong Yao Xue* (Chinese Herbology), 1998; 653:654
4. Ibid.
5. Ibid.
6. *Hu Nan Yi Cao Gong Ye Yan Jiu* (Hunan Research and Industry of Medicine and Medicinals), 1978; 5:4
7. *Zhong Cao Yao Tong Xun* (Journal of Chinese Herbal Medicine), 1979; 2:26
8. *Zhong Yao Yao Li Yu Ying Yong* (Pharmacology and Applications of Chinese Herbs), 1989; 5(4):34
9. Ibid., 1958; 165

Mù Hū Diē

Oroxyli Semen

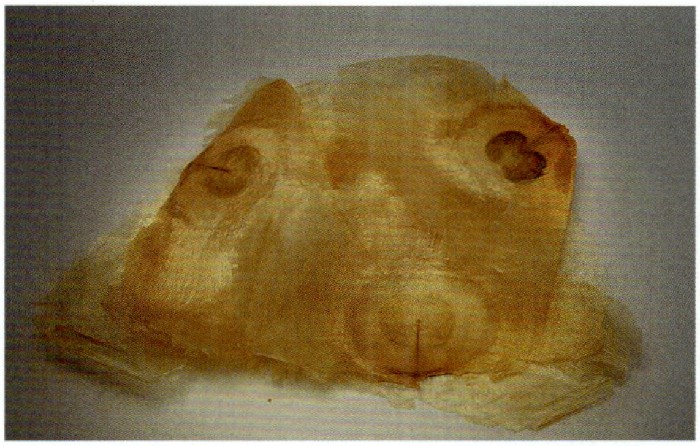

木蝴蝶

Pinyin-Name *Mù Hū Diē*
Wörtliche Übersetzung „Hölzerner Schmetterling"
Andere chinesische Namen *Gu Zhi Hua, Yu Hu Die*
Deutscher Name Oroxylum

Botanischer Name *Oroxylum indicum* (L.) Ventenat
Pharmazeutischer Name Oroxyli Semen
Eigenschaften Süß, fad, kalt
Leitbahnen Leber, Lunge

Traditionell ist 故紙花 *Gù Zhǐ Huā* der in Lehrbüchern und unter Therapeuten der Chinesischen Arzneimedizin häufiger verwendete Name. Heute ist jedoch 木蝴蝶 *Mù Hū Diē* der offizielle Name, der von der Pharmakopöe der Volksrepublik China 2005 übernommen wurde. Dieser Name wird daher durchgängig auch in diesem Buch verwendet.

Chinesische therapeutische Wirkungen

Befeuchtet die Lunge, lindert Husten, stellt die Stimme wieder her

Mu Hu Die (Oroxyli Semen) befeuchtet die Lunge und lindert Trockenheit. Es wird gewöhnlich verwendet, um Husten und Stimmverlust aufgrund von Hitze und Trockenheit zu behandeln.

- Stimmverlust: *Mu Hu Die* mit *Pang Da Hai* (Sterculiae Lychnophorae Semen) und *Chan Tui* (Cicadae Periostracum) kombinieren.

Beseitigt Hitze und Feuchtigkeit von der Haut

Mu Hu Die wird äußerlich angewendet, um die Heilung ulzerierter, eiternder Wunden und Geschwüre zu fördern, die durch Feuchte-Hitze gekennzeichnet sind.

Dosierung

3–6 g.

Sicherheitshinweise, Kontraindikationen

Mu Hu Die sollte mit Vorsicht bei Patienten mit einem durch Wind-Kälte verursachten Stimmverlust verwendet werden.

Chemische Zusammensetzung

Baicalein, Tetuin, Oroxin A, B; Chrysin, Baicalein-7-O-β-gentiobiosid, Oroxindin.[1]

Kommentar der Autoren
Mu Hu Die und *Pang Da Hai* (Sterculiae Lychnophorae Semen) sind zwei der besten Arzneien, um bei Verlust die Stimme wiederherzustellen. Personen, die über einen längeren Zeitraum sprechen oder singen müssen, können die Arzneidrogen tagsüber als Tee zu sich nehmen.

Referenzen

1. *Xian Dai Zhong Yao Yao Li Xue* (Contemporary Pharmacology of Chinese Herbs), 1997; 1064–1065

Pí Pá Yè

Eriobotryae Folium

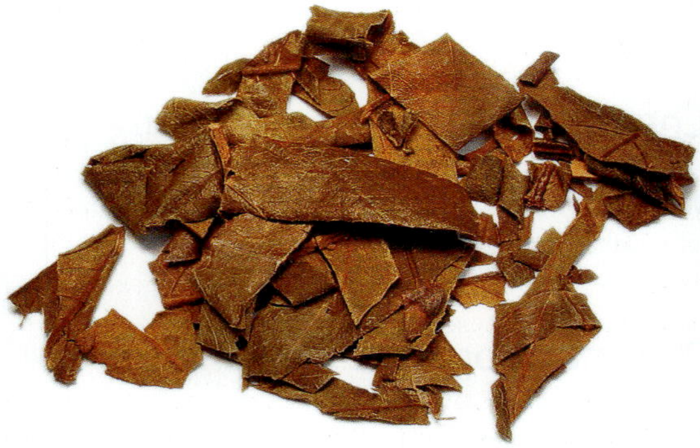

枇杷葉 枇杷叶

Pinyin-Name *Pí Pá Yè*
Originalquelle *Ming Yi Za Zhu* (Verschiedene Aufzeichnungen berühmter Ärzte) aus dem Jahr 500 von Tao Hong-Jing
Deutscher Name Wollmispel, Loquatblatt
Botanischer Name *Eriobotrya japonica* (Thunb.) Lindl. (*Pi Pa*)
Pharmazeutischer Name Eriobotryae Folium
Eigenschaften Bitter, kühl
Leitbahnen Lunge, Magen

Chinesische therapeutische Wirkungen

Löst Schleim auf, stoppt Husten

Husten aufgrund von Lungen-Hitze: *Pi Pa Ye* (Eriobotryae Folium) ist bitter und kühl und beruhigt Lungen-Hitze, löst Schleim auf und stoppt Husten. Es wird normalerweise verwendet, um Husten mit reichlich gelbem

Sputum, einen bitteren Geschmack und Mundtrockenheit durch Lungen-Hitze zu behandeln.

- Husten mit reichlich gelbem Schleim aufgrund von Lungen-Hitze: *Pi Pa Ye* mit *Huang Lian* (Coptidis Rhizoma), *Zhi Zi* (Gardeniae Fructus) und *Sang Bai Pi* (Mori Cortex) kombinieren.

Husten aufgrund von Trockenheit und Hitze: Dieser Zustand ist charakterisiert durch einen trockenen Husten oder Husten mit dem Gefühl, dass nach dem Abhusten Schleim in der Brust verbleibt, zusammen mit Mundtrockenheit und einer roten Zunge. Diese Arznei wird gewöhnlich mit Honig serviert.

- Husten aufgrund von Trockenheit und Hitze: *Pi Pa Ye* zusammen mit *Sang Bai Pi* (Mori Cortex), *Jie Geng* (Platycodi Radix) und *Bai Bu* (Stemonae Radix) verwenden.

Harmonisiert den Magen, leitet das Qi abwärts

Magen-Qi-Umkehr: *Pi Pa Ye* lindert Übelkeit und Erbrechen, indem es Magen-Hitze klärt und das abnorm aufsteigende *Qi* abwärts lenkt. Zusätzlich können Erbrechen mit saurem Geruch, saure Regurgitation und Durst auftreten.

- Übelkeit und Erbrechen: *Pi Pa Ye* zusammen mit *Mai Dong* (Ophiopogonis Radix), *Zhu Ru* (Bambusae Caulis in Taeniam) und *Lu Gen* (Phragmitis Rhizoma) verwenden.

Dosierung

10–15 g der getrockneten Arzneidroge, 15–30 g der frischen Arzneidroge im Dekokt. *Pi Pa Ye* sollte zum Dekoktieren in ein Seihtuch eingeschlagen werden, um zu verhindern, dass die haarähnlichen Bestandteile während der Einnahme den Hals reizen. Mit Honig Braten fördert die befeuchtende Wirkung von *Pi Pa Ye* und steigert seine Fähigkeit, Husten oder Keuchatmung aufgrund von Hitze und Trockenheit zu behandeln. Die unverarbeitete Arzneidroge verursacht Übelkeit und Erbrechen, während mit Honig gebratenes *Pi Pa Ye* Schleim löst und Husten stillt.

Sicherheitshinweise, Kontraindikationen

- *Pi Pa Ye* ist nicht geeignet für die Behandlung von Husten aufgrund von Kälte oder für Übelkeit und Erbrechen aufgrund von Magen-Kälte.
- *Pi-Pa-Ye*-Blätter haben feine, haarähnliche Bestandteile, die bei der Einnahme den Hals reizen können. Um eine Reizung zu vermeiden, sollten die Blätter vor dem Dekoktieren sauber abgeschrubbt oder in ein Seihtuch eingewickelt werden.

Chemische Zusammensetzung

Nerolidol, Farnesol, Amygdalin, Ursolsäure, Oleanolsäure, trans-Nerolidol, trans-Farnesol.[1,2]

Pharmakologische Wirkungen

- **Hustenstillend**: *Pi Pa Ye* hat gute hustenstillende, aber geringe auswurffördernde Eigenschaften.[3]
- **Antibiotisch**: Ein Dekokt aus *Pi Pa Ye* hat in vitro hemmenden Einfluss auf *Staphylococcus aureus* gezeigt.[4]

Klinische und wissenschaftliche Studien

- **Chronische Tracheitis**: In einer Studie wurden 167 Patienten mit chronischer Tracheitis mit einer Arzneizubereitung behandelt. 42 Patienten zeigten eine signifikante Besserung, 60 eine moderate, 35 eine leichte Besserung, 30 zeigten keine Besserung. Die Zubereitung erfolgte durch Kochen von 90 g *Pi Pa Ye* und 150 g *Zi Su Geng* (Perillae Caulis) in Wasser, um 2000 ml Dekokt zu erhalten. Zum Schluss wurden 240 ml Sirup zum Dekokt hinzugefügt. Das Behandlungsprotokoll sah vor, pro Behandlungszyklus (20 Tage) dreimal täglich 10 ml des Präparats einzunehmen. Die Zubereitung hatte eine starke hustenstillende, jedoch nur eine milde auswurffördernde Wirkung.[5]
- **Madenwürmerbefall**: Eine Arzneizubereitung wurde für die Behandlung von 122 Kindern mit Madenwürmern verwendet. Die Erfolgsrate lag bei 78,85%. Zubereitung: 100 g *Pi Pa Ye* wurden eine Stunde lang bei Siedetemperatur auf 200 ml Dekokt eingekocht. Das Behandlungsprotokoll schrieb vor, 15 Tage lang zweimal täglich morgens und abends 100 ml des Dekokts auf nüchternen Magen einzunehmen.[6]

Referenzen

1. *Xian Dai Zhong Yao Yao Li Xue* (Contemporary Pharmacology of Chinese Herbs), 1997; 1014–1015
2. *Chang Yong Zhong Yao Cheng Fen Yu Yao Li Shou Ce* (A Handbook of the Composition and Pharmacology of Common Chinese Drugs), 1994; 1178–1179
3. *Zhong Yao Xue* (Chinese Herbology), 1998; 651:653
4. *Chang Yong Zhong Yao Cheng Fen Yu Yao Li Shou Ce* (A Handbook of the Composition and Pharmacology of Common Chinese Drugs), 1994; 1970: 10
5. *Yi Yao Wei Sheng* (Medicine, Medicinals and Sanitation), 1972; 3:29
6. *Jiang Su Zhong Yi Za Zhi* (Jiangsu Journal of Chinese Medicine), 1990; 2:48

Sāng Bái Pí

Mori Cortex

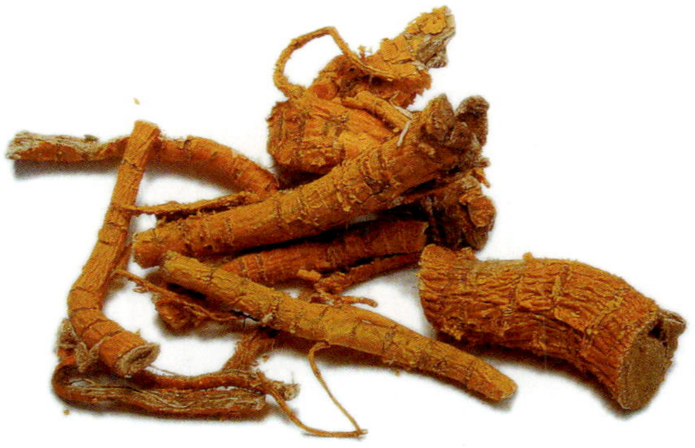

桑白皮

Pinyin-Name *Sāng Bái Pí*
Wörtliche Übersetzung „Weiße Maulbeerbaumrinde"
Originalquelle *Shen Nong Ben Cao Jing* (Die Materia Medica des göttlichen Landmannes), vermutlich Östliche Han-Dynastie
Deutscher Name Maulbeerwurzelrinde
Botanischer Name *Morus alba* L. (*Sang Shu*)
Pharmazeutischer Name Mori Cortex
Eigenschaften Süß, kalt
Leitbahnen Lunge

Chinesische therapeutische Wirkungen

Beruhigt Lungen-Hitze, erleichtert Keuchatmung

Husten und Dyspnoe aufgrund von Lungen-Hitze: *Sang Bai Pi* (Mori Cortex) ist von Natur aus süß, kalt und abwärtsbewegend und deshalb die beste Arzneidroge, um Lungen-Hitze und die begleitende Fehlleitung des Lungen-*Qi* zu beruhigen. *Sang Bai Pi* eignet sich für die Behandlung von Husten und Keuchatmung mit reichlich gelbem Sputum, verursacht durch Fülle-Hitze in der Lunge.

- Husten aufgrund von Lungen-Hitze: *Sang Bai Pi* mit *Di Gu Pi* (Lycii Cortex) und *Gan Cao* (Glycyrrhizae Radix et Rhizoma) kombinieren. **Beispiel-Rezeptur**: *Xie Bai San* (Pulver, das das Weiße abfließen lässt).

Fördert die Harnausscheidung, reduziert Schwellungen

Ödeme: *Sang Bai Pi* reguliert die Wasserzirkulation und behandelt starke Gesichts- oder generalisierte Ödeme, Dysurie und Dyspnoe mit Fülle in der Brust. Es fördert das normale Wasserlassen und reduziert Schwellungen.

- Ödeme: *Sang Bai Pi* mit *Da Fu Pi* (Arecae Pericarpium) und *Fu Ling Pi* (Poriae Cutis) kombinieren. **Beispiel-Rezeptur**: *Wu Pi Yin* (Fünf-Schalen-Dekokt).

Senkt den Blutdruck

Sang Bai Pi behandelt Hypertonie, die durch aufsteigendes Leber-*Yang* gekennzeichnet ist.

- Hypertonie durch aufsteigendes Leber-*Yang*: *Sang Bai Pi* zusammen mit *Huang Qin* (Scutellariae Radix), *Jue Ming Zi* (Cassiae Semen) und *Xia Ku Cao* (Prunellae Spica) verwenden.

Dosierung

10–15 g im Dekokt. Unverarbeitetes *Sang Bai Pi* ist kalt, sediert stärker die Lunge und reguliert die Wasserzirkulation. Die mit Honig gebratene Arzneidroge ist wärmer, befeuchtet wirksamer die Lunge und lindert trockenen Husten und Keuchatmung.

Sicherheitshinweise, Kontraindikationen

Sang Bai Pi ist bei Patienten mit Husten aufgrund von Kälte in der Lunge kontraindiziert.

Chemische Zusammensetzung

Morusin, Mulberrin, Mulberrochromen, Cyclomulberrin, Cyclomuberrochromen, Mulberrofuran A, Kuwanon, Sanggenon, Moracenin, Betulinsäure, α-Amyrin, β-Amyrin.[1]

Pharmakologische Wirkungen

- **Diuretisch**: Wässrige und alkoholische *Sang-Bai-Pi*-Extrakte, oral oder intraperitoneal verabreicht, wirkten diuretisch. Sie steigerten die Ausscheidung von Wasser, Natrium, Chlorid und Kalium.[2]
- **Kardiovaskulär**: Wässrige und alkoholische *Sang-Bai-Pi*-Extrakte hatten moderate und anhaltend blutdrucksenkende Wirkungen bei Hunden, Kaninchen und Rat-

ten. Die blutdrucksenkende Wirkung wurde durch Atropin wieder aufgehoben.[3]

- **Gastrointestinal**: Die intravenöse Injektion eines alkoholischen *Sang-Bai-Pi*-Extrakts bei Hunden stimulierte die glatte Darmmuskulatur und steigerte dadurch die Peristaltik. Ein wässriger Extrakt hatte nicht die gleiche Wirkung.[4]
- **Schmerzlindernd**: Ein wässriger *Sang-Bai-Pi*-Extrakt zeigte schmerzlindernde Wirkung bei Mäusen. Mit 2 g/kg ist die Wirkung von *Sang Bai Pi* vergleichbar mit 0,5 g/kg Acetylsalicylsäure.[5]
- **Antibiotisch**: *Sang Bai Pi* hemmt *Staphylococcus aureus*, *Salmonella typhi* und *Bacillus dysenteriae*.[6]
- **Weitere Wirkungen**: *Sang Bai Pi* hat außerdem hustenstillende, sedierende, schlaffördernde und fiebersenkende Eigenschaften.[7]

Klinische und wissenschaftliche Studien

Ösophagus- und Magenkarzinom: In einer Untersuchung wurden vier von fünf Karzinompatienten (drei mit Ösophaguskarzinom, zwei mit Magenkarzinom) mit einer *Sang-Bai-Pi*-Zubereitung behandelt, was zu einer Linderung der Symptome führte. Zubereitung des Dekokts: 30 g der Arzneidroge wurden eine Stunde lang mit 90 ml Essig gekocht. Das Dekokt wurde entweder auf einmal oder in kleineren Portionen über einen kurzen Zeitraum eingenommen. Um den Geschmack und die Patienten-Compliance zu verbessern, kann Zucker hinzugefügt werden.[8]

Toxikologie

Nach einer Bolusgabe bzw. nach einer kontinuierlichen Verabreichung von *Sang Bai Pi* bei Mäusen wurden nur wenige Nebenwirkungen beobachtet. Die LD_{50} für wässrige oder alkoholische *Sang-Bai-Pi*-Extrakte beträgt für Mäuse 10 g/kg bei oraler Aufnahme und 5 g/kg bei intravenöser Injektion.[9]

Referenzen

1. *Xian Dai Zhong Yao Yao Li Xue* (Contemporary Pharmacology of Chinese Herbs), 1997; 1017
2. *Chang Yong Zhong Yao Cheng Fen Yu Yao Li Shou Ce* (A Handbook of the Composition and Pharmacology of Common Chinese Drugs), 1994; 1551:1554
3. Ibid.
4. Ibid.
5. Ibid.
6. *Zhong Yao Xue* (Chinese Herbology), 1998; 648:650
7. Ibid.
8. *Fu Jian Zhong Yi Yao* (Fujian Chinese Medicine and Herbology), 1965; 3:23
9. *Zhong Yao Yao Li Yu Ying Yong* (Pharmacology and Applications of Chinese Herbs), 1983: 927

Tíng Lì Zǐ

Lepidii seu Descurainiae Semen

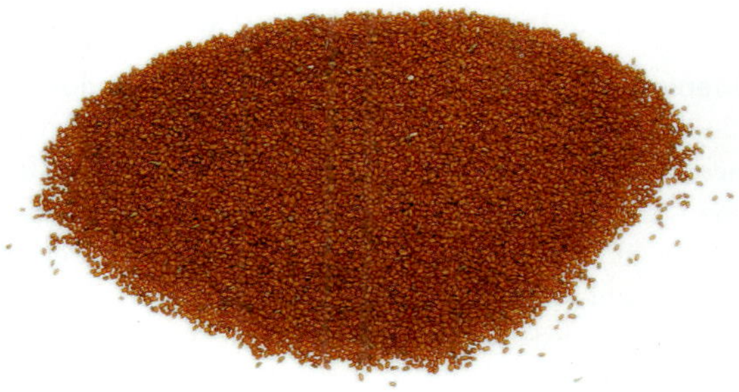

葶藶子 葶苈子

Pinyin-Name *Tíng Lì Zǐ*
Originalquelle *Shen Nong Ben Cao Jing* (Die Materia Medica des göttlichen Landmannes), vermutlich Östliche Han-Dynastie
Deutscher Name Besenrauke, Kresse
Botanischer Name *Descurainia sophia* (L.) Schur. (*Bo Niang Hao*); *Lepidium apetalum* Willd. (*Du Xing Cai*)
Pharmazeutischer Name Lepidii seu Descurainiae Semen
Eigenschaften Sauer, bitter, sehr kalt
Leitbahnen Lunge, Harnblase

Chinesische therapeutische Wirkungen

Beruhigt die Lunge, erleichtert Keuchatmung

Keuchatmung, Dyspnoe und Husten aufgrund von übermäßiger Schleimansammlung: *Ting Li Zi* (Lepidii seu Descurainiae Semen) sediert die Lunge, löst Schleim und erleichtert Keuchatmung. Es ist eine besonders wirksame Arznei für Husten und Keuchatmung vom Fülle-Typ, gurgelnde Geräusche im Hals und Brustfülle und -enge mit Unwohlsein beim Hinlegen, verursacht durch eine Akkumulation von Schleim in den Lungen. *Ting Li Zi* wurde in letzter Zeit verwendet, um Pleuritis und Wasserretention in der Brusthöhle zu behandeln.

- Schleim-Akkumulation in der Lunge: *Ting Li Zi* mit *Da Zao* (Jujubae Fructus) kombinieren. **Beispiel-Rezeptur**: *Ting Li Da Zao Xie Fei Tang* (Lepidii seu Descurainiae Semen und Jujubae Fructus Dekokt, das die Lungen drainiert).

- Lungenabszess: zu *Yi Yi Ren* (Coicis Semen), *Dong Gua Zi* (Benincasae Semen), *Tao Ren* (Persicae Semen), *Jin Yin Hua* (Lonicerae Flos) und *Lu Gen* (Phragmitis Rhizoma) hinzufügen.

Reduziert Schwellungen, fördert die Diurese

Ödeme und Wasserretention in Brust und Abdomen: Die Lunge ist das Organ im Oberen *Jiao* (Oberer Erwärmer), das die Wasserzirkulation reguliert. Blockiert dort eine *Qi*-Stagnation die Wasserpassage, resultieren daraus Ödeme und Wasserretention. *Ting Li Zi* behandelt Ödeme, Dysurie und Wasser-Akkumulation als Folge der Unfähigkeit des Lungen-*Qi*, das Wasser in die peripheren Abschnitte des Körpers zu verteilen.

- Dysurie: *Ting Li Zi* zusammen mit *Fang Ji* (Stephaniae Tetrandrae Radix), *Jiao Mu* (Zanthoxyli Semen) und *Da Huang* (Rhei Radix et Rhizoma) verwenden.
- Brustenge mit Härte, Fülle und Schmerz: mit *Ku Xing Ren* (Armeniacae Semen), *Da Huang* (Rhei Radix et Rhizoma) und *Mang Xiao* (Natrii Sulfas) kombinieren. **Beispiel-Rezeptur**: *Da Xian Xiong Tang* (Größeres Dekokt, das in den Thorax sinkt).
- Stauungsinsuffizienz mit Ödemen oder Herz-Lungen-Erkrankungen, Dyspnoe, generalisierte Schwellungen oder Herzversagen: *Ting Li Zi* zusammen mit *Fu Zi* (Aconiti Radix Lateralis Praeparata) und *Huang Qi* (Astragali Radix) verwenden.

Dosierung

3–10 g im Dekokt. *Ting Li Zi* kann mit 1–2 g pro Dosis dreimal täglich als Pulver verwendet werden. Die unverarbeiteten Samen sind bitter, kalt und abwärtsbewegend und führen unter Umständen zu einem Verbrauch von Lungen-*Qi*. Deshalb wird *Ting Li Zi* trocken-gebraten, um seine Wärme zu steigern und die Häufigkeit und Schwere von Nebenwirkungen zu minmieren.

Sicherheitshinweise, Kontraindikationen

- *Ting Li Zi* hat starke sedierende Eigenschaften und sollte der Behandlung von Schleim- oder Wasser-Akkumulationen vorbehalten bleiben, die durch Fülle-Zustände gekennzeichnet sind. Es sollte nicht bei Mangel-Zuständen verwendet werden.
- *Ting Li Zi* sollte mit Vorsicht bei Patienten mit konstitutionellem Mangel-Zustand oder Schwäche verwendet werden. Kommt es zur Anwendung, sollte *Ting Li Zi* in Kombination mit Milz tonisierenden oder *Qi* tonisierenden Arzneien eingesetzt werden, um seine kalten und sedierenden Eigenschaften zu neutralisieren.
- Der Einsatz von *Ting Li Zi* ist während der Schwangerschaft kontraindiziert.

Chemische Zusammensetzung

Strophanthidin, Evomonosid, Helveticosid, Evobiosid, Erysimosid, Benzylisothiocyanat, Allylisothiocyanat, Allyldisulfid, Linolensäure, Linolsäure, Ölsäure, Erucasäure, Palmitinsäure, Stearsäure, Sitosterol, Sinapinsäure, 3-Butenylisothiocyanat, 2-Phenylethylisothiocyanat, 4-Methylthiobutylisothiocyanat, Epithiobutan-Derivate.[1]

Pharmakologische Wirkungen

- **Herzstärkend**: Die Verabreichung von *Ting Li Zi* an Frösche, Kaninchen und Katzen geht mit positiv inotropen und negativ chronotropen Wirkungen einher.[2]
- **Diuretisch**: *Ting Li Zi* hat eine milde diuretische Wirkung.[3]

Klinische und wissenschaftliche Studien

- **Chronische Stauungsinsuffizienz**: Die Gabe von 1–2 g *Bei Ting Li Zi* (Lepidii Semen) als Pulver dreimal täglich nach den Mahlzeiten zeigte gute therapeutische Effekte bei zehn Patienten mit Stauungsinsuffizienz.[4]
- **Atemwegserkrankungen**: 30 Kinder mit Husten und Dyspnoe aufgrund einer Bronchitis wurden mit einer *Ting-Li-Zi*-Zubereitung (6–15 g) behandelt. Die Erfolgsrate betrug 96,7%.[5]

Wechselwirkung mit anderen Medikamenten

Diuretika: *Ting Li Zi* hat eine milde diuretische Wirkung. Obwohl bislang nicht beschrieben, kann der gleichzeitige Gebrauch mit diuretischen Medikamenten zu einer gesteigerten Ausscheidung von Wasser und/oder Elektrolyten führen.[6] (Hinweis: Beispiele für Diuretika sind Chlorothiazid, Hydrochlorothiazid, Furosemid, Bumetanid und Torasemid.)

Ergänzung

- 南葶藶子/南葶苈子 *Nán Tíng Lì Zǐ* (Lepidii seu Descurainiae Semen) wird aus *Descurainia sophia* (L.) Schur. gewonnen und ist auch als das „süße *Ting Li Zi*“ bekannt. Es wirkt sanfter und milder als Lepidium und wird hauptsächlich verwendet, um die Lunge zu sedieren und Keuchatmung zu erleichtern.

- 北葶藶子/北葶苈子 *Běi Tíng Lì Zǐ* (Lepidii Semen) wird aus *Lepidium apetalum* Willd. gewonnen und ist als das „bittere *Ting Li Zi*" bekannt. Es wird in erster Linie verwendet, um Schwellungen zu reduzieren und die Diurese zu fördern. Wegen seiner starken Wirksamkeit kann *Bei Ting Li Zi* zu einer Verletzung des Magens führen. Deshalb sollte *Da Zao* (Jujubae Fructus) hinzugefügt werden, um mögliche Nebenwirkungen zu minimieren. Außerdem sollte der Gebrauch der Arzneien sofort beendet werden, sobald die gewünschte Wirkung erzielt ist.

Kommentar der Autoren

Die Anwendung von *Ting Li Zi* ist wegen seiner scharfen, bitteren, kalten und drainierenden Eigenschaften generell Erkrankungen bei Fülle-Zuständen vorbehalten. Eine seiner modernsten klinischen Anwendungsmöglichkeiten ist die Stauungsinsuffizienz mit Dyspnoe und Ödemen. Dieser Zustand ist durch Lungen- und Milz-*Qi*-Mangel gekennzeichnet. Die Verwendung von *Ting Li Zi* ist in diesem Fall nur deshalb angezeigt, weil es eine starke herzstärkende Wirkung hat. Es sollten jedoch tonisierende Arzneidrogen hinzugefügt werden, um Nebenwirkungen zu verhindern.

Gemäß Dr. Chen Yuan-Da ist *Ting Li Zi* eine der besten und wirksamsten Arzneien für die Behandlung von akutem Asthma. *Ting Li Zi* hat die hervorragende Eigenschaft, bei sofortigem Wirkungseintritt sichtbaren Schleim (das Sputum in den Lungen) und unsichtbaren Schleim (die Entzündung und die Schwellung in den Lungen) zu beseitigen.

Referenzen

1. *Xian Dai Zhong Yao Yao Li Xue* (Contemporary Pharmacology of Chinese Herbs), 1997; 1062
2. *Wu Han Yi Xue Yuan Xue Bao* (Journal of Wuhan University School of Medicine), 1963; (20):9
3. *Zhong Yao Zhi* (Chinese Herbology Journal), 1984: 625
4. *Zhong Yi Za Zhi* (Journal of Chinese Medicine), 1961; 4:27
5. Ibid., 1984; 10:43
6. Chen, J. Recognition and prevention of herb-drug interactions, Medical Acupuncture, Fall/Winter 1998/1999; volume 10/ number 2; 9–13

Yín Xìng Yè
Ginkgo Folium

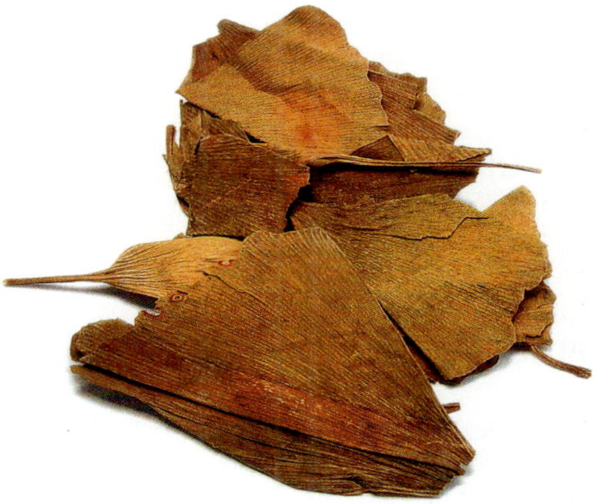

銀杏葉 银杏叶

Pinyin-Name *Yín Xìng Yè*
Andere chinesische Namen *Yin Guo Ye, Bai Guo Ye*
Originalquelle *Ben Cao Pin Hui Jing Yao* (Wesentliches der Materia Medica) von Liu Wen-Tai 1505
Deutscher Name Ginkgoblatt
Botanischer Name *Ginkgo biloba* L. (*Yin Xing*)
Pharmazeutischer Name Ginkgo Folium
Eigenschaften Süß, bitter, adstringierend, neutral
Leitbahnen Lunge

Traditionell ist 銀果葉 *Yín Guǒ Yè* der in Lehrbüchern und unter Therapeuten der Chinesischen Arzneimedizin häufiger verwendete Name. Heute ist jedoch 银杏叶 *Yín Xìng Yè* der offizielle Name, der von der Pharmakopöe der Volksrepublik China 2005 übernommen wurde. Dieser wird daher auch als Standardname in diesem Buch durchgängig verwendet.

Chinesische therapeutische Wirkungen

Adstringiert die Lunge, beruhigt Keuchatmung und stoppt Schmerzen

Yin Xing Ye (Ginkgo Folium) erleichtert Keuchatmung und lindert Kurzatmigkeit und Dyspnoe, die typisch für einen Lungen-*Qi*-Mangel sind.

Lindert Brustenge und Schmerzen

Yin Xing Ye verbessert die Zirkulation in der Brust, um das Gefühl von Brustenge und Schmerzen zu lindern. Zu den gängigen Anwendungsmöglichkeiten dieser Arzneidroge gehören koronare Herzkrankheit, Angina pectoris, Hypertonie und Hyperlipidämie.

Dosierung

3–6 g.

Chemische Zusammensetzung

Ginkgetin, Isoginkegetin, Bilobetin, Isorhamnetin, Kaempferol, Quercetin, Rutin, Ginkgolid A, B, C; Bilobalid A, Shikimisäure, D-Glucarsäure, Anacardsäuren, Ginkgolsäure, Girmol, Ginnon.[1, 2]

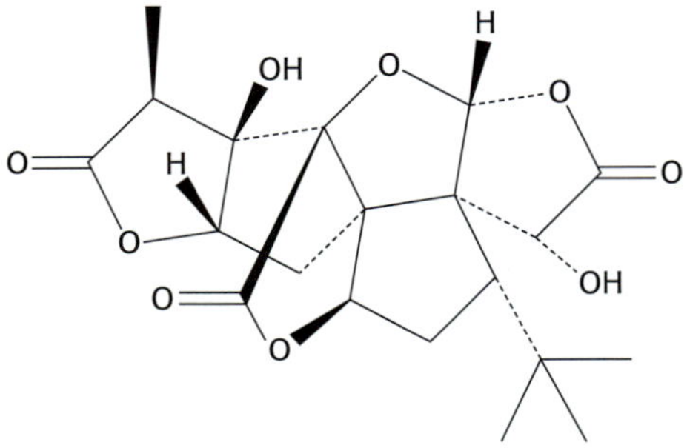

Abb. 13.6 Ginkgolid A

Pharmakologische Wirkungen

- **Kardiovaskulär**: Die intravenöse Injektion von *Yin Xing Ye* bei Kaninchen und Ratten ging mit Gefäßerweiterung, erniedrigtem Blutdruck und erhöhter Durchblutung der Körperperipherie einher.[3]
- **Metabolisch**: Ein wässriger *Yin-Xing-Ye*-Extrakt bewirkte einen leichten Abfall der Plasma-Cholesterinspiegel.[4]
- **Respiratorisch**: Die Gabe eines alkoholischen *Yin-Xing-Ye*-Extrakts wird mit einer spasmolytischen Wirkung auf die Atemwege bei Mäusen und Meerschweinchen assoziiert.[5]

Klinische und wissenschaftliche Studien

Demenz: *Yin Xing Ye* wurde in China und Europa zur Behandlung von Demenz verwendet. In einer plazebokontrollierten, doppelblinden, randomisierten klinischen Studie mit 309 Patienten über einen Zeitraum von 52 Wochen wurde festgestellt, dass die Anwendung von *Yin Xing Ye* „sicher" und dazu geeignet ist, „die kognitive Leistung und die soziale Funktionsfähigkeit von dementen Patienten über einen Zeitraum von sechs Monaten bis zu einem Jahr zu verbessern".[6]

Wechselwirkung mit anderen Medikamenten

- **Gerinnungshemmende Medikamente**: *Yin Xing Ye* kann die Blutungszeit verändern und sollte mit Vorsicht bei Patienten eingesetzt werden, die gerinnungshemmende und thrombozytenaggregationshemmende Medikamente wie Warfarin einnehmen. Es gibt nur vereinzelte Berichte über problematische Wechselwirkungen zwischen *Yin Xing Ye* und Warfarin, jedoch sollte diese Möglichkeit bei allen Patienten überwacht werden, die diese Arzneidroge verordnet bekommen.[7] (Hinweis: Beispiele für gerinnungshemmende Medikamente sind Heparin, Warfarin und Enoxaparin.)
- **Thrombozytenaggregationshemmende Medikamente**: In einer Tierstudie wurde darauf hingewiesen, dass der Gebrauch von *Yin-Xing-Ye*-Extrakten die thrombozytenaggregationshemmende und gerinnungshemmende Wirkung von Ticlopidin steigern kann. (Hinweis: Beispiele für thrombozytenaggregationshemmende Medikamente sind Acetylsalicylsäure, Dipyridamol und Clopidogrel.)[8]
- **Chirurgische Eingriffe**: Die Anwendung von *Yin Xing Ye* sollte zwei bis drei Wochen vor einem chirurgischen Eingriff unterbrochen werden, um mögliche Wechselwirkungen zwischen Anästhetika und/oder ein erhöhtes Blutungsrisiko zu vermeiden.[9]

Toxikologie

In einer toxikologischen Studie an Hunden zeigten sich Nebenwirkungen wie Speichelfluss, Übelkeit, Erbrechen, schlechter Appetit und Diarrhö. Die Hunde erhielten sieben Tage lang einmal täglich intravenöse Injektionen eines alkoholischen Extrakts. Die Dosierung war 40-mal höher als die für Menschen übliche Dosierung.[10]

Kommentar der Autoren

Yin Xing Ye (Ginkgo Folium) ist die gleiche Arzneisubstanz wie im Ginkgoprodukt, das allgemein im Handel zur Gedächtnissteigerung verkauft wird. Obwohl das Ginkgoblatt ziemlich bekannt ist, wird es in der Traditionellen Chinesischen Medizin nicht häufig verwendet.

Referenzen

1. *Xian Dai Zhong Yao Yao Li Xue* (Contemporary Pharmacology of Chinese Herbs), 1997; 922

2. Yan X, Zhou J, Xie G, Traditional Chinese Medicines Molecular Structures, Natural Sources and Applications; Ashgate, 1999; 2588
3. *Guo Wai Yi Xue Zhong Yi Zhong Yao Fen Ce* (Monograph of Chinese Herbology from Foreign Medicine), 1979; 4:200
4. *Xian Dai Zhong Yao Yao Li Xue* (Contemporary Pharmacology of Chinese Herbs), 1997; 922–923
5. Curr Sci, 1970; 39(23):533
6. Le Bars, P. et al. A placebo-controlled, double-blind, randomized trial of an extract of ginkgo biloba for dementia. Journal of American Medical Association; 278:1327–1332. October 22, 1997
7. Archives of Internal Medicine, v.158, n.20, Nov. 9, 1998: 2200–2211
8. Thromb Res, 1998 Jul, 1;(91):1; 33–38
9. JAMA, 281(20) May 26, 1999
10. *Xian Dai Zhong Yao Yao Li Xue* (Contemporary Pharmacology of Chinese Herbs), 1997; 922–923

Zhōng Rŭ Shí

Stalactitum

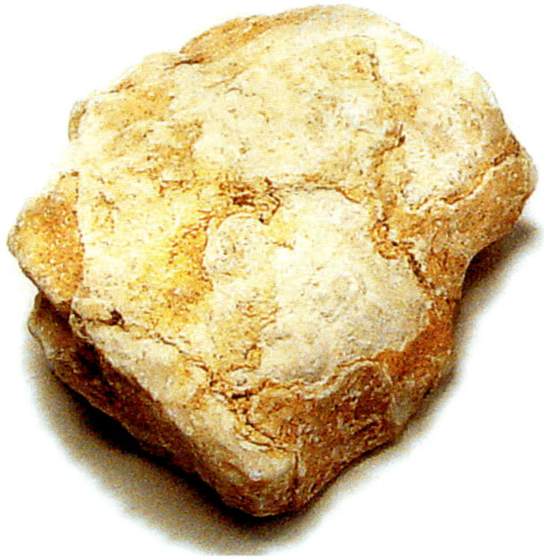

鐘乳石 钟乳石

Pinyin-Name *Zhōng Rŭ Shí*
Wörtliche Übersetzung „Brustfelsen"
Andere chinesische Namen *Shi Zhong Ru, Di Ru Shi, E Guan Shi*
Originalquelle *Shen Nong Ben Cao Jing* (Die Materia Medica des göttlichen Landmannes), vermutlich Östliche Han-Dynastie
Deutscher Name Stalaktit
Pharmazeutischer Name Stalactitum
Eigenschaften Süß, warm
Leitbahnen Lunge, Nieren, Magen

Chinesische therapeutische Wirkungen

Wärmt die Lunge, um Keuchatmung zu erleichtern

Zhong Ru Shi (Stalactitum) ist süß und warm. Es wärmt die Lunge und beseitigt Kälte. In der Praxis wird es in der Regel bei Atemwegserkrankungen verwendet, die durch Kälte gekennzeichnet sind wie z.B. Husten oder Keuchatmung mit weißem Schleim.

- Husten und Keuchatmung aufgrund von Lungen-Kälte: *Zhong Ru Shi* zusammen mit *Ma Huang* (Ephedrae Herba) und *Ku Xing Ren* (Armeniacae Semen) verwenden.
- Keuchatmung und Kurzatmigkeit aufgrund eines Mangel-Zustands: zusammen mit *Shan Yao* (Dioscoreae Rhizoma) und *Yi Yi Ren* (Coicis Semen) verwenden.

Tonisiert Nieren-Yang, um Keuchatmung zu erleichtern

Zhong Ru Shi tonisiert das Nieren-*Yang*, um Keuchatmung zu erleichtern, die durch die Unfähigkeit der Niere gekennzeichnet ist, das Lungen-*Qi* nach unten zu ziehen, was zu einer erschwerten Einatmung führt. *Zhong Ru Shi* behandelt außerdem Impotenz, Spermatorrhö sowie Kälte und Schmerzen in den Füßen.

- Keuchatmung mit erschwerter Einatmung: *Zhong Ru Shi* zusammen mit *Hu Tao Ren* (Juglundis Semen), *Wu Wei Zi* (Schisandrae Fructus) und *Ge Jie* (Gecko) verwenden.
- Impotenz und Spermatorrhö aufgrund von Nieren-*Yang*-Mangel: mit *Rou Cong Rong* (Cistanches Herba), *Ba Ji Tian* (Morindae Officinalis Radix), *Bu Gu Zhi* (Psoraleae Fructus) und *Dong Chong Xia Cao* (Cordyceps) kombinieren.

Fördert die Laktation

Zhong Ru Shi tonisiert den Magen, um die Milchbildung und den Milchfluss zu fördern.

- Laktationsstörungen aufgrund von Stagnation: *Zhong Ru Shi* zusammen mit *Lou Lu* (Rhapontici Radix), *Tong Cao* (Tetrapanacis Medulla) und *Tian Hua Fen* (Trichosanthis Radix) verwenden.
- Unzureichende Milchbildung aufgrund von *Qi*- und Blut-Mangel: zu *Huang Qi* (Astragali Radix) und *Dang Gui* (Angelicae Dahuricae Radix) hinzufügen.

Zhong Ru Shi wird auch als Calcium-Supplement bei schwangeren Frauen mit Hypokalziämie verwendet.

Dosierung

9–15 g. *Zhong Ru Shi* wird manchmal zunächst kalziniert, um die Arzneidroge zu wärmen und um ihre Funktion zu verbessern, Atemwegserkrankungen zu behandeln.

Sicherheitshinweise, Kontraindikationen

Zhong Ru Shi sollte mit Vorsicht bei Patienten mit innerer Hitze wie z.B. Fieber, Bluthusten oder Bluterbrechen verwendet werden.

Chemische Zusammensetzung

Calciumcarbonat, Magnesium, Eisen, Aluminium und andere Mineralstoffe.[1]

Referenzen

1. *Zhong Yao Xue* (Chinese Herbology), 1998; 660–661

Zǐ Sū Zǐ

Perillae Fructus

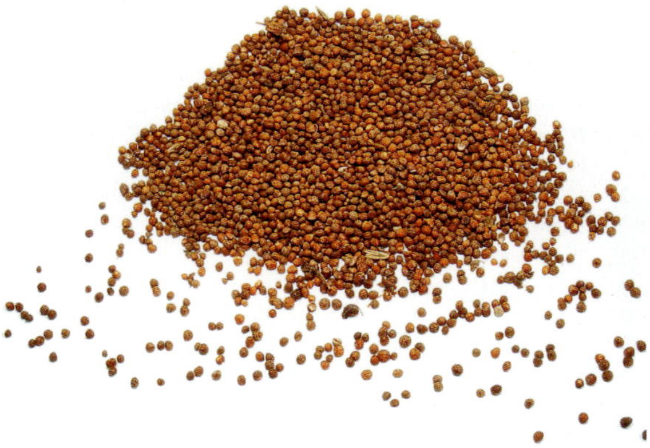

紫蘇子 紫苏子

Pinyin-Name *Zǐ Sū Zǐ*
Wörtliche Übersetzung „Purpurne Perillasamen"
Andere chinesische Namen *Su Zi, Hei Su Zi, Du Su Zi*
Deutscher Name Nesselfrucht
Botanischer Name *Perilla frutescens* (L.) Britt. var. *acuta* (Thunb.) Kudo (*Zi Su*)
Pharmazeutischer Name Perillae Fructus
Eigenschaften Scharf, warm
Leitbahnen Lunge, Dickdarm

Chinesische therapeutische Wirkungen

Stoppt Husten, lindert Keuchatmung

Husten, Dyspnoe und Keuchatmung aufgrund von übermäßiger Schleim-Akkumulation: *Zi Su Zi* (Perillae Fructus) ist scharf und warm, aber nicht trocknend, leitet *Qi* abwärts und wirkt sich positiv auf das Zwerchfell aus, um Husten und Keuchatmung zu lindern. Es eignet sich für die Behandlung von Husten und Keuchatmung, begleitet von reichlich Auswurf und Empfindungen von Fülle und Enge in der Brust- und Zwerchfellregion.

- Husten und Keuchatmung aufgrund von Schleim-Obstruktion und Nahrungsmittel-Stagnation: *Zi Su Zi* zusammen mit *Bai Jie Zi* (Sinapis Semen) und *Lai Fu Zi* (Raphani Semen) verwenden. **Beispiel-Rezeptur**: *San Zi Yang Qin Tang* (Drei Samen Dekokt, das die Eltern ernährt).

- Husten, Keuchatmung und Kurzatmigkeit aufgrund von Kälte-Schleim-Obstruktion und Lungen-*Qi*-Stagnation: mit *Ban Xia* (Pinelliae Rhizoma), *Hou Po* (Magnoliae Officinalis Cortex) und *Qian Hu* (Peucedani Radix) kombinieren. **Beispiel-Rezeptur**: *Su Zi Jiang Qi Tang* (Perillae Fructus Dekokt, das das *Qi* nach unten leitet).

Schmiert den Darmtrakt, um den Stuhlgang zu fördern

Stuhlverstopfung mit trockenen Stühlen: *Zi Su Zi* hat befeuchtende und schmierende Eigenschaften, um Verstopfung aufgrund von Trockenheit im Darmtrakt zu behandeln.

- Stuhlverstopfung: *Zi Su Zi* zusammen mit *Huo Ma Ren* (Cannabis Fructus), *Gua Lou Zi* (Trichosanthis Semen) und *Ku Xing Ren* (Armeniacae Semen) verwenden.

Dosierung

5–10 g im Dekokt. Unverarbeitetes *Zi Su Zi* senkt effektiver das *Qi* nach unten ab und lindert wirkungsvoller Husten und Keuchatmung. Trocken-Braten der Arzneidroge mildert die Gesamtwirkung, steigert jedoch die Extraktion der aktiven Bestandteile. Mit Honig gebacken, befeuchtet die Arznei besser die Lunge und lindert wirksamer trockenen Husten.

Sicherheitshinweise, Kontraindikationen

Zi Su Zi ist bei Patienten mit weichen Stühlen oder Milz-*Qi*-Mangel kontraindiziert.

Chemische Zusammensetzung

Fettes Öl 45,3%, Linolsäure 14,1%, Flavonoide, β-Sitosterol, Stigmasterol, Tannine, Vitamin B_1.[1]

Klinische und wissenschaftliche Studien

- **Husten**: Ein Extrakt aus *Zi Su Zi*, *Bai Jie Zi* (Sinapis Semen) und *Lai Fu Zi* (Raphani Semen) wurde 40 Patienten zweimal täglich für sieben Tage pro Behandlungszyklus verabreicht. Der Extrakt behandelte wirksam chronischen und hartnäckigen Husten. Die Untersuchung zeigte eine deutliche Besserung in 62,5% und eine moderate Besserung in 37,5% der Fälle.[2]
- **Askariasis**: Einem Bericht zufolge wurden 92 von 100 Patienten mit Askariasis erfolgreich oral mit frischem *Zi Su Zi* behandelt. Die Verabreichung erfolgte auf leeren Magen zwei- oder dreimal täglich über einen Zeitraum von drei Tagen (bei Bedarf länger). Die Dosierung betrug 50–70 g für Erwachsene und 20–50 g für Kinder im Alter von vier bis zehn Jahren.[3]

Kommentar der Autoren

Zi Su Zi (Perillae Fructus), *Zi Su Ye* (Perillae Folium) und *Zi Su Geng* (Perillae Caulis) sind verschiedene Bestandteile derselben Pflanze, haben jedoch jeweils unterschiedliche Funktionen:

- *Zi Su Zi* wird verwendet aufgrund seiner Eigenschaft, das rebellische *Qi* zurückzuleiten, um Husten und Keuchatmung zu lindern.
- *Zi Su Ye* wird vorrangig wegen seiner Fähigkeit, das Äußere zu befreien, verwendet.
- *Zi Su Geng* reguliert das *Qi* und erweitert die Brust.

Referenzen

1. *Xian Dai Zhong Yao Yao Li Xue* (Contemporary Pharmacology of Chinese Herbs), 1997; 1023
2. *Zhong Yao Tong Bao* (Journal of Chinese Herbology), 1986; 8:56
3. *Si Chuan Zhong Yi* (Sichuan Chinese Medicine), 1986; 8; 47

Zǐ Wǎn

Asteris Radix et Rhizoma

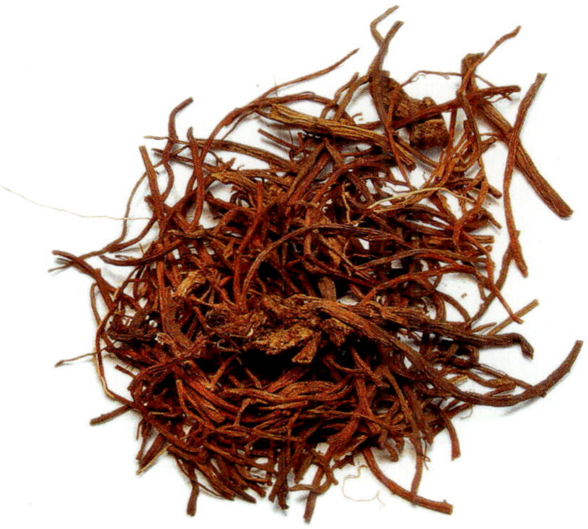

紫菀

Pinyin-Name *Zǐ Wǎn*
Wörtliche Übersetzung „Violette weiche Wurzeln“

Originalquelle *Shen Nong Ben Cao Jing* (Die Materia Medica des göttlichen Landmannes), vermutlich Östliche Han-Dynastie
Deutscher Name Asternwurzel
Botanischer Name *Aster tataricus* L. f. (*Zi Wan*)
Pharmazeutischer Name Asteris Radix et Rhizoma
Eigenschaften Bitter, süß, leicht warm
Leitbahnen Lunge

Chinesische therapeutische Wirkungen

Löst Schleim auf und stoppt Husten

Husten aufgrund von Wind-Kälte, Wind-Hitze oder Lungen-Qi-Mangel: *Zi Wan* (Asteris Radix et Rhizoma) ist warm, aber nicht heiß, befeuchtend und nicht-trocknend. Es ist von Natur aus mild und eignet sich für die Behandlung von Husten, der durch unterschiedliche Faktoren wie z.B. eine Invasion von äußeren Faktoren, eine innere Imbalance sowie Völle- oder Mangel-Zustände verursacht wird. *Zi Wan* verfügt über ein breites Spektrum klinischer Anwendungsmöglichkeiten. Es kann mit einer Vielzahl von Arzneien kombiniert werden, um unterschiedliche Hustenmuster zu behandeln.

- Husten aufgrund von Wind-Kälte: frisches *Zi Wan* verwenden.
- Husten aufgrund von übermäßigem Schleim und Auswurf: zusammen mit *Jie Geng* (Platycodi Radix), *Jing Jie* (Schizonepetae Herba), *Bai Bu* (Stemonae Radix) und *Bai Qian* (Cynanchi Stauntonii Rhizoma) verwenden. **Beispiel-Rezeptur**: *Zhi Sou San* (Pulver, das den Husten stoppt).
- Husten aufgrund von Lungen-Hitze mit reichlich gelbem Auswurf: mit *Huang Qin* (Scutellariae Radix) und *Bei Mu* (Fritillariae Bulbus) kombinieren.
- Chronischer Husten aufgrund von Lungen-Hitze und *Yin*-Mangel: *Zi Wan* zusammen mit *Jie Geng* (Platycodi Radix), *Zhi Mu* (Anemarrhenae Rhizoma), *E Jiao* (Asini Corii Colla) und *Bei Mu* (Fritillariae Bulbus) verwenden. **Beispiel-Rezeptur**: *Zi Wan Tang* (Asteris Radix et Rhizoma Dekokt).
- Chronischer Husten mit blutig tingiertem Auswurf aufgrund von Lungen-*Qi*-Mangel: zu *Zhi Mu* (Anemarrhenae Rhizoma), *Bei Mu* (Fritillariae Bulbus) und *E Jiao* (Asini Corii Colla) hinzufügen.
- Chronischer Husten aufgrund von Lungen-*Qi*-Mangel: zusammen mit *Ren Shen* (Ginseng Radix et Rhizoma), *Huang Qi* (Astragali Radix) und *Wu Wei Zi* (Schisandrae Fructus) verwenden. **Beispiel-Rezeptur**: *Bu Fei Tang* (Dekokt, das die Lunge tonisiert).
- Tuberkulose oder Spätstadium eines Lungenabszesses: zusammen mit *Zhi Mu* (Anemarrhenae Rhizoma), *Bei Mu* (Fritillariae Bulbus), *E Jiao* (Asini Corii Colla), *Ren Shen* (Ginseng Radix et Rhizoma), *Fu Ling* (Poria), *Gan Cao* (Glycyrrhizae Radix et Rhizoma), *Jie Geng* (Platycodi Radix) und *Wu Wei Zi* (Schisandrae Fructus) anwenden.

Dosierung

5–10 g im Dekokt. Mit Honig gebratenes *Zi Wan* steigert seine befeuchtenden Eigenschaften und macht es besser geeignet für die Behandlung von chronischem, trockenem oder kraftlosem Husten aufgrund von Lungen-*Qi*-Mangel.

Sicherheitshinweise, Kontraindikationen

Zi Wan ist als Einzelarznei nicht geeignet für Husten aufgrund von Fülle-Hitze oder *Yin*-Mangel-Feuer.

Chemische Zusammensetzung

Astersaponin, Shionon, Quercetin, Friedelin, Epifriedelinol, Shionosid A, B, Astersaponine A, B, C, D, E, F; Phytosterolglucoside, Lachnophyllol, Lachnophyllolacetat, Anethol, Butyl-D-ribulosid, Cyclopeptid.[1]

Pharmakologische Wirkungen

- **Respiratorisch**: Die orale Verabreichung von *Zi Wan* an Kaninchen war nachweislich mit einem auswurffördernden Effekt verbunden, der ca. vier Stunden anhielt. *Zi Wan* zeigte allerdings keine signifikanten hustenstillenden oder antiasthmatischen Wirkungen.[2]
- **Antibiotisch**: *Zi Wan* hemmt *E. coli*, *Bacillus dysenteriae*, *Bacillus proteus*, *Salmonella typhi*, *Bacillus paratyphosus*, *Pseudomonas aeruginosa*, *Vibrio cholerae* sowie einige Dermatophyten und Influenzaviren.[3]
- **Antineoplastisch**: *Zi Wan* hemmte bei Mäusen vorübergehend das Wachstum von Tumorzellen.[4]

Referenzen

1. *Xian Dai Zhong Yao Yao Li Xue* (Contemporary Pharmacology of Chinese Herbs), 1997; 019
2. *Chang Yong Zhong Yao Cheng Fen Yu Yao Li Shou Ce* (A Handbook of the Composition and Pharmacology of Common Chinese Drugs), 1994; 1678:1681
3. Ibid.
4. *Guo Wai Yi Xue Zhong Yi Zhong Yao Fen Ce* (Monograph of Chinese Herbology from Foreign Medicine), 1987; 9(1):57

Zusammenfassung: Schleim umwandelnde Arzneien

Tab. 13.1 Schleim umwandelnde Arzneien (Abschnitt 1)

Name	Gemeinsamkeiten	Unterschiede
Bai Fu Zi (Typhonii Rhizoma)	Trocknen Feuchtigkeit, wandeln Schleim um	Eliminiert Toxine und zerstreut Knoten
Bai Jie Zi (Sinapis Semen)		Wärmt die Lunge, um Schleim zu beseitigen; verteilt *Qi*, öffnet Leitbahnen, um Schmerz zu lindern
Ban Xia (Pinelliae Rhizoma)		Lindert Übelkeit und Erbrechen
Dan Nan Xing (Arisaema cum Bile)		Beseitigt Wind und lindert Spasmen; thermische Eigenschaft: kühl
Tian Nan Xing (Arisaematis Rhizoma)		Beseitigt Wind und lindert Spasmen
Zao Jiao (Gleditsiae Fructus)		Öffnet die Sinnesöffnungen, zerstreut Knoten und Geschwülste
Zao Jiao Ci (Gleditsiae Spina)		Eliminiert Toxine, beseitigt Eiter, belebt die Blutzirkulation, reduziert Schwellungen
Bai Qian (Cynanchi Stauntonii Rhizoma)	Lösen Schleim auf, stoppen Husten	Sediert die Lunge, vertreibt Wind-Kälte
Chuan Bei Mu (Fritillariae Cirrhosae Bulbus)		Stoppt chronischen Husten, befeuchtet die Lunge
Jie Geng (Platycodi Radix)		Ventiliert die Lunge, besänftigt den Hals, beseitigt Eiter
Qian Hu (Peucedani Radix)		Zerstreut Wind-Hitze
Xuan Fu Hua (Inulae Flos)		Senkt Lungen- und Magen-*Qi* ab
Zhe Bei Mu (Fritillariae Thunbergii Bulbus)		Klärt Hitze, eliminiert Toxine, zerstreut Stagnation
Fu Hai Shi (Pumice)	Klären Hitze, lösen Schleim auf	Erweicht Verhärtungen, löst Knoten auf
Ge Qiao (Meretricis seu Cyclinae Concha)		Erweicht Verhärtungen, neutralisiert Magensäure
Gua Lou (Trichosanthis Fructus)		Reguliert Lungen-*Qi*, erweitert die Brust, schmiert den Darm
Gua Lou Pi (Trichosanthis Pericarpium)		Reguliert Lungen-*Qi*, erweitert die Brust
Gua Lou Zi (Trichosanthis Semen)		Schmiert den Darm
Hai Zao (Sargassum)		Erweicht Verhärtungen und Geschwülste
Huang Yao Zi (Dioscoreae Bulbiferae Herba)		Zerstreut Stagnation, behandelt Struma, klärt Hitze, reduziert Schwellungen, kühlt Blut, um Blutungen zu stoppen
Kun Bu (Eckloniae Thallus)		Erweicht Verhärtungen und Geschwülste
Meng Shi (Micae seu Chloriti Lapis)		Beseitigt hartnäckigen Schleim, verankert die Leber, stoppt Tremor
Tian Zhu Huang (Bambusae Concretio Silicea)		Stoppt Konvulsionen
Zhu Ru (Bambusae Caulis in Taeniam)		Klärt Hitze und Schleim aus der Lunge und dem Magen
Zhu Li (Bambusae Succus)		Klärt Hitze und Schleim aus Herz, Lunge und Magen
Luo Han Guo (Momordicae Fructus)	Unterstützen die Lunge	Befeuchtet die Lunge, stoppt Husten, bildet Körpersäfte, lindert Durst
Pang Da Hai (Sterculiae Lychnophorae Semen)		Klärt und ventiliert die Lunge, schmiert den Darm, stellt die Stimme wieder her

Allgemeine Eigenschaften Schleim umwandelnder Arzneien

- **Geschmack**: bitter
- **Thermische Eigenschaften**: warm oder kalt
- **Leitbahnbezug**: Milz, Lunge
- **Therapeutische Wirkungen**: wandeln Schleim um, behandeln schleimbezogene Erkrankungen

Die Hauptfunktionen der in Tabelle 13.1 genannten, Schleim beseitigenden Arzneien bestehen darin, Schleim zu beseitigen und schleimbedingte Störungen wie Husten, Dyspnoe, Manie, Epilepsie, Krämpfe, Spasmen, Skrofulose, Knoten, Struma und andere Geschwülste zu lindern.

Ban Xia (Pinelliae Rhizoma), **Tian Nan Xing** (Arisaematis Rhizoma) und **Dan Nan Xing** (Arisaema cum Bile) sind warm und trocknend. Sie sind die Hauptarzneien, um Feuchtigkeit und Schleim zu trocknen.

- *Ban Xia* zerstreut wirksam Feuchtigkeit im Mittleren *Jiao* (Mittlerer Erwärmer) mit Symptomen wie Husten, Übelkeit und Erbrechen, v.a. wenn sie durch einen umgekehrten Fluss des Magen-*Qi* gekennzeichnet sind. *Ban Xia* ist eine der besten Arzneien, um Feuchtigkeit und Schleim zu behandeln.
- *Tian Nan Xing* ist wärmer und trockener als *Ban Xia.* Es beseitigt direkt Wind und Schleim in den Leitbahnen, um Spasmen, Schwindel, Unwohlsein, Schlaganfall, Konvulsionen, Tetanie und andere Symptome, die durch Wind und Schleim hervorgerufen werden, zu lindern.
- *Dan Nan Xing* ist kühl und bitter und übt einen stärkeren Einfluss aus, um Hitze zu klären, Schleim aufzulösen, Wind zu beseitigen und Konvulsionen zu lindern.

Bai Fu Zi (Typhonii Rhizoma) ist toxisch, warm und trocknend und zerstreut übermäßige Akkumulationen von Wind und Schleim, die Symptome wie Schlaganfall, Gesichtslähmung und Tetanie verursachen.
Bai Jie Zi (Sinapis Semen) ist warm und scharf und wärmt die Lunge, um Schleim aufzulösen, fördert das *Qi* und löst Stagnation bei Husten vom Kälte-Typ mit weißem Sputum, Brustenge und Fülle und Schmerzhaftigkeit der Glieder und Gelenke, Eiter und Schwellungen vom *Yin*-Typ oder Knoten aufgrund von Kälte.
Zao Jiao (Gleditsiae Fructus) und **Zao Jiao Ci** (Gleditsiae Spina) werden aus der gleichen Pflanze gewonnen und haben ähnliche Funktionen.

- *Zao Jiao* beseitigt Schleim, öffnet die Zugänge zu den Sinnen und eignet sich für die Wiederbelebung bewusstloser Patienten mit Symptomen wie Schaum vor dem Mund, Kiefersperre, Epilepsie oder Konvulsionen aufgrund von übermäßiger Schleim-Obstruktion.
- *Zao Jiao Ci* eliminiert besser Toxine, belebt besser die Blutzirkulation und reduziert wirksamer Schwellungen.

Jie Geng (Platycodi Radix) hat aufsteigende und absteigende Wirkungen. Es ventiliert die Lunge, um Husten zu lindern, löst Sputum, nützt dem Hals und beseitigt Eiter und Abszesse.
Xuan Fu Hua (Inulae Flos) beseitigt Schleim, bewegt Wasser und behandelt Husten mit reichlich Auswurf. Es lenkt abnorm aufsteigendes Magen-*Qi* zurück, um Übelkeit, Erbrechen und Schluckauf zu lindern, die durch Schleim-Akkumulation verursacht werden.
Qian Hu (Peucedani Radix) und **Bai Qian** (Cynanchi Stauntonii Rhizoma) beseitigen Schleim und kühlen das *Qi* ab.

- *Qian Hu* wird mehr bei Wind-Hitze-Bedingungen verwendet, weil es stärkere ventilierende und zerstreuende Eigenschaften hat.
- *Bai Qian* senkt das *Qi* ab und lindert Husten, der durch Fülle-Hitze- oder Schleim-Zustände in der Lunge gekennzeichnet ist.

Es gibt zwei Varianten von **Bei Mu** (Fritillariae Bulbus): **Chuan Bei Mu** (Fritillariae Cirrhosae Bulbus) und **Zhe Bei Mu** (Fritillariae Thunbergii Bulbus).

- *Chuan Bei Mu* ist süß und kühl und befeuchtet die Lunge, lindert trockenen Husten und eignet sich für die Behandlung von chronischem *Yin*-Mangel-Husten mit spärlichem Sputum und trockenem Hals.
- *Zhe Bei Mu* ist bitter und kalt und sediert stärker die Lunge bei Fülle-Zuständen. Es eignet sich deshalb für die Behandlung von Wind-Hitze oder Schleim-Hitze in der Lunge.

Gua Lou Pi (Trichosanthis Pericarpium), **Gua Lou Zi** (Trichosanthis Semen) und **Gua Lou** (Trichosanthis Fructus) stammen von der gleichen Pflanze ab und haben ähnliche Wirkungen.

- *Gua Lou Pi* klärt wirksam die Lunge, löst Schleim auf und erweitert die Brust.
- *Gua Lou Zi* befeuchtet die Lunge, löst Schleim auf und befeuchtet den Dickdarm, um den Stuhlgang zu fördern.
- *Gua Lou* hat alle oben genannten Wirkungen.

Tian Zhu Huang (Bambusae Concretio Silicea), **Zhu Ru** (Bambusae Caulis in Taeniam) und **Zhu Li** (Bambusae Succus) stammen alle von der Bambuspflanze ab, haben aber unterschiedliche Eigenschaften.

- *Tian Zhu Huang* klärt das Herz, löst Schleim auf und behandelt Schleim, der das Herz blockiert (Epilepsie, Konvulsionen oder Bewusstlosigkeit).

- *Zhu Ru* klärt Lungen- und Magen-Hitze und behandelt Husten aufgrund von Lungen-Hitze oder Erbrechen und Übelkeit aufgrund von Magen-Hitze und Schleim.
- *Zhu Li* ist süß und kalt und eignet sich für die Behandlung von Schlaganfall, Epilepsie und Manie, die durch Hitze und Schleim verursacht werden.

Fu Hai Shi (Pumice) und **Ge Qiao** (Meretricis seu Cyclinae Concha) sind salzig und kalt, klären die Lungen, lösen Schleim auf, erweichen Verhärtungen und zerstreuen Stagnation.

- *Fu Hai Shi* fördert außerdem die Harnausscheidung.
- *Ge Qiao* reduziert Schwellungen über die Diurese und neutralisiert Magensäure, um Schmerzen zu lindern.

Meng Shi (Micae seu Chloriti Lapis) senkt das *Qi* ab, verankert die Leber und behandelt Fülle-Zustände, die zu chronischem, schwierig abzuhustendem Schleim führen.
Hai Zao (Sargassum) und **Kun Bu** (Eckloniae Thallus) beseitigen Schleim, erweichen Verhärtungen und sind unentbehrlich, um Geschwülste, Knoten, Skrofulose und Struma zu zerstreuen und zu erweichen. Um zu wirken, müssen diese Arzneien kontinuierlich über einen längeren Zeitraum eingenommen werden.
Huang Yao Zi (Dioscoreae Bulbiferae Herba) klärt Hitze, eliminiert Toxine, kühlt das Blut, reduziert Schwellungen und löst Knoten, Struma und Geschwülste auf. *Huang Yao Zi* kann lebertoxisch sein und muss vorsichtig verwendet werden.
Pang Da Hai (Sterculiae Lychnophorae Semen) und **Luo Han Guo** (Momordicae Fructus) behandeln Lungenerkrankungen, die durch *Yin*-Mangel und Trockenheit gekennzeichnet sind.

- *Pang Da Hai* ist süß und kalt und behandelt Heiserkeit oder Stimmverlust durch Lungen-Hitze.
- *Luo Han Guo* befeuchtet die Lunge und eignet sich für die Behandlung von Lungen-*Yin*-Mangel-Symptomen.

Allgemeine Eigenschaften Husten und Keuchatmung stillender Arzneien

- **Geschmack**: süß, bitter
- **Thermische Eigenschaften**: warm oder kalt
- **Leitbahnbezug**: Lunge
- **Therapeutische Wirkungen**: stoppen Husten, lindern Keuchatmung und Dyspnoe

Arzneidrogen aus dieser Gruppe (► Tab. 13.2) ventilieren die Lunge, um Schleim zu beseitigen, befeuchten die Lunge, um Husten zu stoppen und senken rebellierendes *Qi* ab, um Husten, Keuchatmung und Dyspnoe zu lindern.

Ku Xing Ren (Armeniacae Semen) ist von Natur aus bitter und absenkend. Es drainiert abwärts und ist unentbehrlich, um Husten zu stoppen und Keuchatmung zu lindern. In Kombination mit anderen Arzneidrogen behandelt es alle Arten von Husten und Dyspnoe. *Ku Xing Ren* schmiert außerdem die Därme und behandelt trockene Stühle oder Obstipation.

Tab. 13.2 Husten und Keuchatmung stillende Arzneien (Abschnitt 2)

Name	Gemeinsamkeiten	Unterschiede
Bai Bu (Stemonae Radix)	Stoppen Husten	Tötet Parasiten ab
Bai Guo (Ginkgo Semen)		Lindert Keuchatmung, konsolidiert *Jing* (Essenz)
Ku Xing Ren (Armeniacae Semen)		Stillt Keuchatmung, befeuchtet die Lunge, schmiert die Därme
Kuan Dong Hua (Farfarae Flos)		Befeuchtet Trockenheit, löst Schleim auf
Ma Dou Ling (Aristolochiae Fructus)		Klärt die Lunge, löst Schleim auf
Mu Hu Die (Semen Oroxyli)		Stellt die Stimme wieder her
Pi Pa Ye (Eriobotryae Folium)		Löst Schleim auf, senkt Magen-*Qi* ab
Yin Xing Ye (Ginkgo Folium)		Erleichtert Brustenge und Schmerzen, verbessert kognitive Funktionen
Zi Su Zi (Perillae Fructus)		Senkt *Qi* ab, löst Schleim auf, lindert Dyspnoe
Zi Wan (Asteris Radix et Rhizoma)		Befeuchtet Trockenheit, löst Schleim auf
Zhong Ru Shi (Stalactitum)		Wärmt Lunge und Niere, um Keuchatmung zu lindern; fördert die Laktation
Sang Bai Pi (Mori Cortex)	Sedieren die Lunge, stoppen Dyspnoe, fördern die Harnausscheidung und reduzieren Schwellungen	Klärt stärker die Lunge
Ting Li Zi (Lepidii seu Descurainiae Semen)		Sediert wirksamer Wasser in der Lunge

Bai Bu (Stemonae Radix) befeuchtet die Lunge und stoppt sowohl akuten als auch chronischen Husten.

Zi Wan (Asteris Radix et Rhizoma) und **Kuan Dong Hua** (Farfarae Flos) werden in der Regel zusammen verwendet. Beide sind warm und befeuchtend und besonders geeignet für Husten vom Kälte-Typ, der zu übermäßigem Auswurf oder chronischem Husten mit blutig tingiertem Auswurf führt.

- *Zi Wan* löst stärker Schleim auf.
- *Kuan Dong Hua* lindert stärker Husten.

Zi Su Zi (Perillae Fructus) senkt *Qi* ab und löst Schleim auf bei einer übermäßigen Schleim-Akkumulation in der Brust mit Lungen-*Qi*-Umkehr.

Zhong Ru Shi (Stalactitum) wärmt Lunge und Niere, um Husten und Keuchatmung zu erleichtern, und fördert die Laktation.

Ma Dou Ling (Aristolochiae Fructus) ist bitter und kalt und klärt die Lunge, um Schleim bei Husten aufgrund von Hitze mit reichlich Schleim und beschleunigter Atmung zu lösen. *Ma Dou Ling* sediert darüber hinaus Dickdarm-Hitze, um Hämorrhoiden, Schwellungen, Blutungen und Schmerzen zu behandeln.

Pi Pa Ye (Eriobotryae Folium) befeuchtet die Lunge, löst Schleim auf, lindert Husten, harmonisiert den Magen und kehrt durch Hitze verursachtes, aufsteigendes Magen-*Qi* um. Es ist eine der besten Arzneien für klebriges, schwierig abzuhustendes Sputum.

Mu Hu Die (Semen Oroxyli) befeuchtet die Lunge, lindert Husten, stellt die Stimme wieder her und befreit die Haut von Feuchte-Hitze.

Bai Guo (Ginkgo Semen) und **Yin Xing Ye** (Ginkgo Folium) stammen von der gleichen Pflanze mit ähnlichen Wirkungen, um Husten und Keuchatmung zu lindern.

- *Bai Guo* ist süß, adstringierend und abwärtsbewegend. Es stabilisiert und festigt die Lunge, um Keuchatmung zu lindern, stoppt Leukorrhö und hält Urin zurück.
- *Yin Xing Ye* lindert Störungen mit Druckgefühl in der Brust wie koronare Herzerkrankung, Angina petctoris, Hypertonie und Hyperlipidämie. Es fördert außerdem die Blutperfusion zum Gehirn, um Demenzerkrankungen einschließlich Alzheimer-Krankheit zu behandeln.

Sang Bai Pi (Mori Cortex) und **Ting Li Zi** (Lepidii seu Descurainiae Semen) sedieren sehr gut die Lunge und regulieren dadurch den Wassertransport im Körper. Sie eignen sich für die Behandlung von Schleim-Akkumulation in der Lunge mit Lungen-*Qi*-Umkehr, was durch Husten und Dyspnoe gekennzeichnet ist.

- *Sang Bai Pi* ist süß und kalt. Es klärt auf milde Weise Lungen-Hitze.
- *Ting Li Zi* ist bitter und kalt. Es hat die stark ausgeprägte Eigenschaft, die Lunge zu sedieren, um Schleim und Wasser zu zerstreuen.

Tab. 13.3 Arzneien aus anderen Wirkungskategorien mit Schleim umwandelnden sowie Husten und Keuchatmung stillenden Funktionen

Name	Wirkungskategorie
Chen Pi (Citri Reticulatae Pericarpium)	*Qi* regulierende Arzneien (► II/Kap. 8)
Gan Cao (Glycyrrhizae Radix et Rhizoma)	Tonsierende Arzneien (► II/Kap. 17)
Gan Jiang (Zingiberis Rhizoma)	Arzneien zur Erwärmung des Inneren (► II/Kap. 7)
Ge Jie (Gecko)	Tonisierende Arzneien (► II/Kap. 17)
He Zi (Chebulae Fructus)	Adstringierende Arzneien (► II/Kap. 18)
Hu Tao Ren (Juglandis Semen)	Tonisierende Arzneien (► II/Kap. 17)
Lai Fu Zi (Raphani Semen)	Verdauungsfördernde Arzneien (► II/Kap. 9)
Ma Huang (Ephedrae Herba)	Arzneien zur Entlastung des Äußeren (► II/Kap. 1)
Nan Sha Shen (Adenophorae Radix)	Tonisierende Arzneien (► II/Kap. 17)
Wu Mei (Mume Fructus)	Adstringierende Arzneien (► II/Kap. 18)
Wu Wei Zi (Schisandrae Fructus)	Adstringierende Arzneien (► II/Kap. 18)
Xi Xin (Asari Radix et Rhizoma)	Arzneien zur Erwärmung des Inneren (► II/Kap. 7)
Yuan Zhi (Polygalae Radix)	Geist (*Shen*) besänftigende Arzneien (► II/Kap. 14)

14 Shen (Geist) besänftigende Arzneien

安神药

Definition

Betrachtet man die Unausgewogenheit von *Shen* (Geist) und Emotionen, werden die medizinischen Substanzen, die den Geist und die Emotionen beruhigen und besänftigen, als den *Shen* (Geist) besänftigende Arzneien bezeichnet.

Die Störung des *Shen* (Geist) ist eine emotionale Erkrankung, die sowohl die körperliche als auch die geistige Gesundheit beeinträchtigt. In der Chinesischen Medizin kontrolliert das Herz den *Shen* (Geist) und die Leber die Emotionen. In das charakteristische klinische Erscheinungsbild einer Störung des *Shen* (Geist) gehören Symptome wie Ruhelosigkeit, Ängstlichkeit, Reizbarkeit und Schlaflosigkeit.

Untergeordnete Wirkungskategorien

Arzneidrogen, die den *Shen* (Geist) besänftigen, werden in zwei Klassen unterteilt: Sedierende Arzneidrogen, die eine Störung des Geistes vom Fülle-Typ behandeln, und nährende Arzneidrogen, die eine Störung des *Shen* (Geist) vom Leere-Typ besänftigen.

1. **Beruhigende Arzneidrogen, die den Shen (Geist) besänftigen**: Bei den meisten dieser Substanzen handelt es sich um Mineralien und Muschelschalen, deren schwere Natur den *Shen* (Geist) sediert und besänftigt. Daher sind diese besonders für die Behandlung von Geisteserkrankungen vom Fülle-Typ geeignet.
2. **Nährende Arzneidrogen, die den Shen (Geist) besänftigen**: Bei den meisten dieser Arzneien handelt es sich um Pflanzenteile mit nährenden und tonisierenden Eigenschaften. Sie sind bei der Behandlung von Geisteserkrankungen vom Leere-Typ am wirksamsten.

Differentialdiagnose und Behandlung

Störungen des *Shen* (Geist) werden gewöhnlich dem Fülle- oder dem Leere-Typ zugeordnet:

- **Fülle-Typ**: Charakteristisch für diese Störungen des *Shen* (Geist) sind Reizbarkeit, Ängstlichkeit, Ruhelosigkeit, Schlaflosigkeit, Kopfschmerzen, Brustenge, rote Augen, ein bitterer Mundgeschmack, gelber Zungenbelag und ein schneller, dünner Puls. Leber-*Qi*-Stagnation, aufsteigendes Leber-Feuer, Nahrungsstagnation und Schleim-Akkumulation sind **Fülle**-Zustände bei diesem Krankheitsmuster.
- **Leere-Typ**: Charakteristisch für diese Störungen des *Shen* (Geist) sind Schwindel, Verwirrtheit, Palpitationen, Ruhelosigkeit, Furchtsamkeit, Vergesslichkeit, Nachtschweiß, eine blasse Zunge und ein dünner Puls. *Yin* und Blut von Herz, Milz, Leber und Nieren können eine **Leere** aufweisen.

In der Traditionellen Chinesischen Medizin kontrolliert das Herz den *Shen* (Geist) und die Leber die Emotionen. Daher treten die meisten Arzneien, die Störungen des Geistes und der Emotionen behandeln, in **Herz** und **Leber** ein. Es können jedoch noch zahlreiche andere Faktoren bei einer Störung des *Shen* (Geist) mitwirken:

- Leber-*Qi*-Stagnation mit emotionalen Störungen.
- Disharmonie zwischen Herz und Milz, sodass die Milz, die in Leere ist, nicht in der Lage ist, Blut zu produzieren, um das Herz zu nähren.
- Herz-*Yin*-Mangel charakterisiert durch Leere-Feuer.
- Disharmonie zwischen Herz und Nieren, sodass die aufsteigende Hitze, die durch Nieren-*Yin*-Mangel verursacht wird, das Herz stört.
- Hitze und Schleim interferieren mit dem freien Fluss des *Shen* (Geist) und der Emotionen.

Sicherheitshinweise, Kontraindikationen

Arzneidrogen, die den *Shen* (Geist) besänftigen, werden für die symptomatische Behandlung verwendet. Sie sollten nur bei Bedarf angewendet werden und sind nicht für die Anwendung über einen längeren Zeitraum geeignet. Eine optimale Behandlung erfordert die Beurteilung der Ursache und der Schwere der Störung und sollte sowohl die Ursache als auch die Symptome mit einbeziehen.

- Mineralische Substanzen, die individuell angewendet werden, verbrauchen *Qi* und schädigen den Magen. Daher sollen sie zusammen mit Arzneidrogen verwendet werden, die den Magen nähren und schützen.
- Einige *Shen* (Geist) besänftigende Arzneidrogen sind toxisch und dürfen nur verwendet werden, wenn es notwendig ist, und dann mit äußerster Vorsicht.

Pharmakologische Wirkungen

- **Wirkung auf das Zentralnervensystem**: Die pharmakologischen Wirkungen der Arzneien mit Bezug auf das Zentralnervensystem beinhalten beruhigende, schlaffördernde, analgetische und antiepileptische Wirkungen.
  - Arzneien, die die spontane körperliche Aktivität reduzieren, sind u.a. *Suan Zao Ren* (Ziziphi Spinosae Semen), *Ling Zhi* (Ganoderma), *Xie Cao* (Valerianae Radix et Rhizoma) und *He Huan Hua* (Albiziae Flos).
  - Arzneien, die die Wirkung von Hypnotika durch Verlängerung der Schlafdauer potenzieren, sind u.a. *Suan Zao Ren* (Ziziphi Spinosae Semen), *Xie Cao*

(Valerianae Radix et Rhizoma), *Yuan Zhi* (Polygalae Radix) und *Ling Zhi* (Ganoderma).
- Zu den Arzneien, die das Reaktionsvermögen auf äußere Stimuli herabsetzen, gehören u.a. *Suan Zao Ren* (Ziziphi Spinosae Semen) und *Xie Cao* (Valerianae Radix et Rhizoma).
- Arzneien, die Anfälle und Epilepsie durch Hemmung des Zentralnervensystems verhindern und/oder behandeln, sind u.a. *Ling Zhi* (Ganoderma) und *Xie Cao* (Valerianae Radix et Rhizoma).

- **Immunstimulierend**: *Ling Zhi* (Ganoderma) und *Suan Zao Ren* (Ziziphi Spinosae Semen) stimulieren das Immunsystem durch vermehrte Phagozytoseaktivität der Makrophagen.
- **Weitere Wirkungen**: *Yuan Zhi* (Polygalae Radix) hat auswurffördernde Eigenschaften. *Shou Wu Teng* (Polygoni Multiflori Caulis) zeigt Wirkung bei Hyperlipidämie. *Xie Cao* (Valerianae Radix et Rhizoma) und *Ling Zhi* (Ganoderma) wirken hepatoprotektiv. *Bai Zi Ren* (Platycladi Semen) besitzt eine milde laxierende Wirkung und *Long Gu* (Fossilia Ossis Mastodi) wirkt als Hämostatikum.

Mögliche Wechselwirkungen mit anderen Medikamenten

Sedativa: Arzneidrogen, die den *Shen* (Geist) besänftigen, haben eine merklich sedierende und beruhigende Wirkung. Daher sollten sie vorsichtig bei Patienten verschrieben werden, die noch andere Substanzen einnehmen, die potentiell Schläfrigkeit verursachen, wie z.B. Alkohol, Antihistaminika, Benzodiazepine, Opioidanalgetika und Barbiturate. Personen, die diese Arzneidrogen und/oder Substanzen nehmen, sollten beim Autofahren oder Bedienen schwerer Maschinen vorsichtig sein.

Cí Shí

Magnetitum

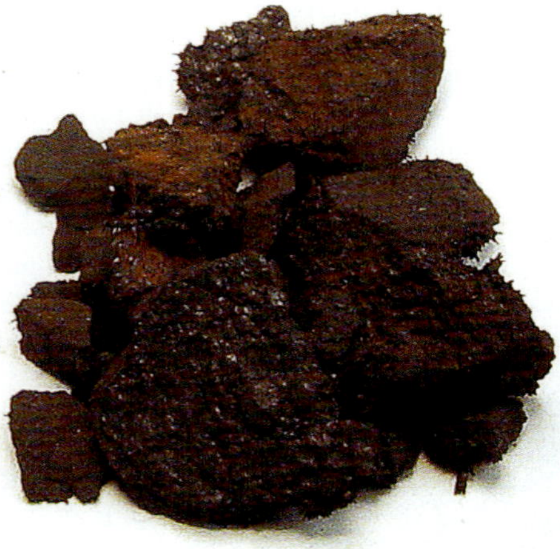

磁石

Pinyin-Name *Cí Shí*
Wörtliche Übersetzung „Magnetischer Stein"
Andere chinesische Namen *Sheng Ci Shi, Ling Ci Shi*
Originalquelle *Shen Nong Ben Cao Jing* (Die Materia Medica des göttlichen Landmannes), vermutlich Östliche *Han*-Dynastie
Deutscher Name Magneteisenstein, Magnetit
Pharmazeutischer Name Magnetitum
Eigenschaften Scharf, salzig, kalt
Leitbahnen Leber, Nieren, Herz

Chinesische therapeutische Wirkungen

Verankert das Leber-Yang und besänftigt den Shen (Geist)

Ci Shi (Magnetitum) ist salzig und schwer. Dadurch wird das aufsteigende Leber-*Yang* verankert, das *Yin* geschützt und der *Shen* (Geist) genährt. Tinnitus, beeinträchtigtes Hörvermögen, Taubheit, Schwindel, verschwommenes Sehen, Palpitationen, Vergesslichkeit, Reizbarkeit, Schlaflosigkeit, Epilepsie, Konvulsionen bei Kindern, Ruhelosigkeit, visuelle Störungen, Vertigo und Kopfschmerzen sind Zeichen von aufsteigendem Leber-*Yang*, das das Herz stört – sekundär zu Leber-*Yin*- und Nieren-*Jing*-(Essenz-)Mangel.

- Verschwommenes Sehen aufgrund von Katarakt, Erkrankungen der Retina oder der Sehnerven: Zu *Shu Di Huang* (Rehmanniae Radix Praeparata) oder *Ju Hua* (Chrysanthemi Flos) hinzufügen.
- Herz-*Shen*-Störung mit Reizbarkeit, Palpitationen, Schlaflosigkeit und Epilepsie. Historisch wurde in diesen Fällen *Ci Shi* mit *Zhu Sha* (Cinnabaris) kombiniert.
- Anämie, Palpitationen, Schlaflosigkeit, Angst und Neurasthenie: *Ci Shi* zusammen mit *Shu Di Huang* (Rehmanniae Radix Praeparata), *Dang Gui* (Angelicae Sinensis Radix), *Bai Shao* (Paeoniae Radix Alba) und *Suan Zao Ren* (Ziziphi Spinosae Semen) verwenden.

Verbessert das Hören und erhellt die Augen

Die Leber öffnet sich in die Augen, die Nieren öffnen sich in die Ohren. Zeigt eines dieser Organe einen *Yin*-Mangel, lodert Mangel-Feuer auf und manifestiert sich in Symptomen wie Tinnitus, Gehörverlust, Schwindel und verschwommenes Sehen. *Ci Shi* kann Leber- und Nieren-*Yin* nähren und Mangel-Feuer kühlen.

- Tinnitus und Gehörverlust: *Ci Shi* mit *Shu Di Huang* (Rehmanniae Radix Praeparata), *Shan Zhu Yu* (Corni Fructus) und *Shan Yao* (Dioscoreae Rhizoma) kombinieren. **Beispiel-Rezeptur**: *Er Long Zuo Ci Wan* (Pille für Taubheit, die der Linken [Niere] guttut).
- Katarakt und Erkrankungen der Retina: *Ci Shi* zusammen mit *Shu Di Huang* (Rehmanniae Radix Praeparata), *Gou Qi Zi* (Lycii Fructus) und *Ju Hua* (Chrysanthemi Flos) verwenden.

Stoppt Keuchatmung und hilft den Nieren, das Lungen-Qi zu empfangen

Atembeschwerden: Chronischer Husten oder Keuchatmung liegt in einem Nieren-*Qi*-Mangel begründet, der mit einer konstitutionellen Schwäche assoziiert ist. Begleitsymptome sind u.a. Kurzatmigkeit, die sich durch Anstrengung verschlechtert, Schwierigkeiten bei der Einatmung (verglichen mit der Ausatmung), schwache Atmung, ein dunkler, glanzloser Teint und ein schwacher Nieren-Puls.

- Atembeschwerden: *Ci Shi* zusammen mit *Shu Di Huang* (Rehmanniae Radix Praeparata), *Shan Zhu Yu* (Corni Fructus), *Wu Wei Zi* (Schisandrae Fructus), *Ku Xing Ren* (Armeniacae Semen), *Chen Xiang* (Aquilariae Lignum Resinatum) und *Hu Tao Ren* (Juglandis Semen) verwenden.

Dosierung

10–30 g im Dekokt, 1–3 g, wenn *Ci Shi* als Pulver oder Pille eingenommen wird. *Ci Shi* zerkleinern und kochen, um eine maximale Extraktion aktiver Komponenten zu erreichen. Die kalzinierte Form, die mit Feuer und Essig zubereitet wird, ist zu bevorzugen, da die aktiven Komponenten hieraus einfacher zu extrahieren sind als aus der unbehandelten Form.

Sicherheitshinweise, Kontraindikationen

Eine übermäßige oder Langzeitanwendung von *Ci Shi* als Pulver oder Pille ist kontraindiziert, da es in dieser Form schwierig zu verdauen ist.

Chemische Zusammensetzung

Trieisentetroxid (Fe_3O_4).

Klinische und wissenschaftliche Studien

Katarakt: In einer Studie wurden 41 Patienten (72 betroffene Augen) mit Katarakt mit einer Arzneirezeptur behandelt, die *Ci Shi*, *Zhu Sha* (Cinnabaris) und *Shen Qu* (Massa Medicata Fermentata) enthielt. Bei 55,6% der Patienten wurde von einer Besserung des Sehvermögens berichtet.[1]

Kommentar der Autoren

Ci Shi und *Zhu Sha* (Cinnabaris) sind beide schwer und werden häufig verwendet, um das Herz zu befrieden und den *Shen* (Geist) zu besänftigen. Das Hauptorgan, in das *Ci Shi* eintritt, ist jedoch die Leber. *Ci Shi* verankert aufsteigendes Leber-*Yang*, das emotionale Störungen, Ohren- und Augenerkrankungen verursacht. Es tonisiert die Nieren und hilft ihnen, das Lungen-*Qi* zu empfangen, um Asthma zu behandeln. *Zhu Sha* tritt hauptsächlich in die Herz-Leitbahn ein und wirkt am stärksten bei der Befriedung von Herz-Feuer, das sich in den Symptomen eines ruhelosen *Shen* (Geist), Palpitationen, Angst und Schlaflosigkeit manifestiert.

Ci Shi und andere mineralische Substanzen sollten mit Vorsicht angewendet werden, da sie Milz und Magen verletzen können. Um Nebenwirkungen und negative Reaktionen auf ein Minimum zu reduzieren, können zum Schutz des Mittleren *Jiao* (Mittlerer Erwärmer) *Shen Qu* (Massa Medicata Fermentata), *Ji Nei Jin* (Gigeriae Galli Endothelium Corneum) und andere, verdauungsfördernde Arzneien dazugegeben werden.

Referenz

1. *Zhong Hua Yan Ke Za Zhi* (Chinese Journal of Ophthalmology), 1957; 1:1

Hŭ Pò

Succinum

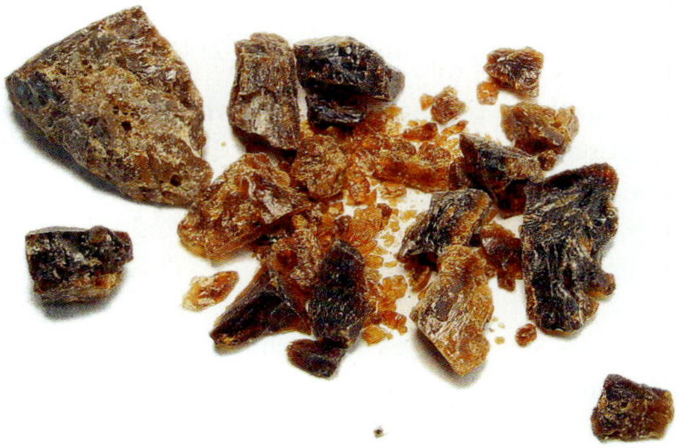

琥珀

Pinyin-Name *Hŭ Pò*
Andere chinesische Namen *Xue Hu Po*, *Hong Hu Po*, *Hu Po Xie*
Originalquelle *Ming Yi Za Zhu* (Verschiedene Aufzeichnungen berühmter Ärzte) aus dem Jahr 500 von Tao Hong-Jing
Deutscher Name Bernstein
Pharmazeutischer Name Succinum
Eigenschaften Süß, neutral
Leitbahnen Herz, Leber, Harnblase

Chinesische therapeutische Wirkungen

Stoppt Tremor und besänftigt den Shen (Geist)

Eine Störung des Shen (Geist) verursacht Ruhelosigkeit, Schlaflosigkeit, Palpitationen, Vergesslichkeit, Tremor, Anfälle, Konvulsionen bei Kindern: Abhängig von den Arzneien, mit denen *Hu Po* (Succinum) kombiniert wird, behandelt es eine Vielzahl geistiger Störungen, die durch Feuer oder heißen Schleim, der das Herz vernebelt, hervorgerufen werden.

- Ruhelosigkeit, Schlaflosigkeit, Palpitationen: *Hu Po* mit *Ren Shen* (Ginseng Radix et Rhizoma), *Fu Shen* (Poriae Sclerotium Paradicis), *Yuan Zhi* (Polygalae Radix) und *Shi Chang Pu* (Acori Tatarinowii Rhizoma) verwenden.
- Konvulsionen bei Kindern: Kombination mit *Tian Zhu Huang* (Bambusae Concretio Silicea), *Fu Ling* (Poria) und *Dan Nan Xing* (Arisaema cum Bile).
- Epilepsie oder Trance: zusammen mit *Zhu Sha* (Cinnabaris), *Niu Huang* (Bovis Calculus), *Quan Xie* (Scorpio), *Tian Zhu Huang* (Bambusae Concretio Silicea) und *Dan Nan Xing* (Arisaema cum Bile) verwenden.

Belebt die Blutzirkulation und zerstreut Stase

Menstruationsstörungen, Amenorrhö: Blut- und *Qi*-Stagnation im Unteren *Jiao* (Unterer Erwärmer) führt zu Menstruationsstörungen wie z.B. Amenorrhö. Weitere Symptome von Blut- und *Qi*-Stagnation sind u.a. tastbare Schwellungen im Abdomen.

- Tastbare Schwellungen und Schmerzen: *Hu Po* zusammen mit *San Leng* (Sparganii Rhizoma), *E Zhu* (Curcumae Rhizoma) und *Yan Hu Suo* (Corydalis Rhizoma) verwenden.
- Amenorrhö oder postpartale Blutungen aufgrund von *Qi*- und Blut-Stagnation: Kombination der Substanz mit *Bie Jia* (Trionycis Carapax), *Hong Hua* (Carthami Flos), *Tao Ren* (Persicae Semen) und *Wu Ling Zhi* (Trogopterori Faeces).

Koronare Herzerkrankung

- Blut-Stagnation, die Angina pectoris verursacht: *Hu Po* mit *San Qi* (Notoginseng Radix et Rhizoma) als Pulver zur inneren Anwendung verwenden.

Hämatome des Skrotums

- Blut-Stagnation im Unteren *Jiao* (Unterer Erwärmer): *Hu Po* allein als Pulver verwenden. 0,9 g Pulver werden zweimal täglich mit Wasser für neun bis zehn Tage eingenommen.
- Traumatische Verletzung des Skrotums: *Hu Po* mit *Ru Xiang* (Olibanum) und *Mo Yao* (Myrrha) verwenden.

Fördert die Harnausscheidung

Lin Zheng (Dysurie-Syndrom): Beschwerden wie Hämaturie, brennende Dysurie, Harnverhalt und Harnsteine können mit *Hu Po* behandelt werden.

- Hämaturie: *Hu Po* mit *Deng Xin Cao* (Junci Medulla) und *Da Ji* (Cirsii Japonici Herba) verwenden.
- Harnsteine: *Hu Po* zu *Hai Jin Sha* (Lygodii Spora), *Jin Qian Cao* (Lysimachiae Herba), *Pu Huang* (Typhae Pollen), *Mo Yao* (Myrrha) und *Tong Cao* (Tetrapanacis Medulla) hinzufügen.
- Nierensteine mit Hämaturie: *Hu Po* allein in Pulverform verwenden.
- Brennende Dysurie: Kombination mit *Mu Tong* (Akebiae Caulis), *Bian Xu* (Polygoni Avicularis Herba) und *Ze Xie* (Alismatis Rhizoma).

Reduziert Schwellungen und fördert die Heilung

Nicht-heilende ulzerierende Wunden: *Hu Po* äußerlich zusammen mit *Zhen Zhu* (Margarita), *Xue Jie* (Daemonoropis Resina) und *Chi Shi Zhi* (Halloysitum Rubrum) verwenden.

Dosierung

1,5–3 g in Pulverform. *Hu Po* wird gewöhnlich als Pulver oder Pille eingenommen. Es darf *nicht* mit Feuer oder Hitze verarbeitet werden, da eine hohe Temperatur die Effektivität verringert.

Sicherheitshinweise, Kontraindikationen

- *Hu Po* ist bei Patienten mit *Yin*-Mangel-Hitze und/oder häufigem Wasserlassen kontraindiziert.
- Der Gebrauch dieses Arzneimittels kann mit Schläfrigkeit und einer Sedierung verbunden sein. Darum sollten Personen, die diese Substanz einnehmen, beim Autofahren und beim Umgang mit schweren Maschinen vorsichtig sein.

Chemische Zusammensetzung

Diabietinolsäure, Bernsteinsäure, Succoxyabieticsäure, Succinoabietinolsäure, Succinosilvisäure, Succinoresinol, Succinoabietol, Bernsteinsäure, Benzin, Harz, ätherische Öle, Spuren von Mg, Ca, Fe, Al, Pb, Zn, Ni, Sn, Ti, Mn, Sr.[1,2]

Pharmakologische Wirkungen

ZNS unterdrückend: Die Gabe von *Hu Po* verringert bei Mäusen die Spontanbewegung und verlängert die Barbiturat-induzierte Schlafdauer.[3]

Klinische und wissenschaftliche Studien

Hämatome des Skrotums: Die orale Aufnahme von 0,9 g pulverisiertem *Hu Po* zweimal täglich (1,8 g Tagesdosis) für acht bis zehn Tage zeigte eine spürbare Wirkung bei drei Patienten mit einem Hämatom des Skrotums.[4]

Wechselwirkung mit anderen Medikamenten

Sedativa: *Hu Po* potenziert die sedierende Wirkung von Barbituraten.[5] (Hinweis: Viele Medikamentenklassen wirken beruhigend wie z.B. Antihistaminika, Narkoanalgetika, Barbiturate, Benzodiazepine.)

Referenzen

1. *Zhong Yao Xue* (Chinese Herbology), 1998; 670–671
2. *Xian Dai Ben Cao Gang Mu* (Contemporary Materia Medica), 2000; 2709
3. *Zhong Yao Xue* (Chinese Herbology), 1998; 670–671
4. *Shang Hai Zhong Yi Yao Za Zhi* (Shanghai Journal of Chinese Medicine and Herbology), 1958; 11:33
5. *Zhong Yao Xue* (Chinese Herbology), 1998; 670–671

Lóng Gŭ

Fossilia Ossis Mastodi

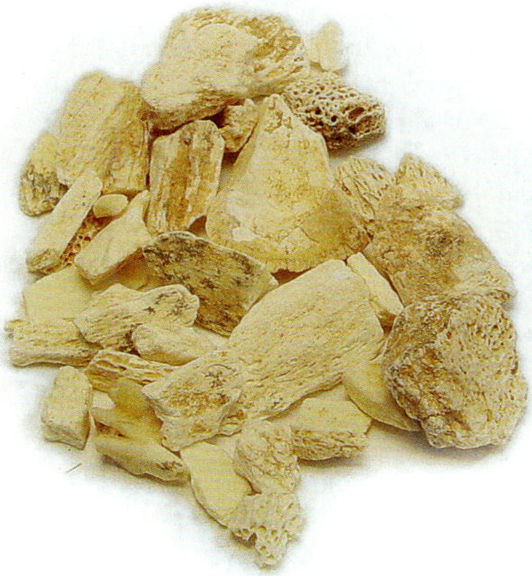

龍骨 龙骨

Pinyin-Name *Lóng Gŭ*
Wörtliche Übersetzung „Drachenknochen"
Originalquelle *Shen Nong Ben Cao Jing* (Die Materia Medica des göttlichen Landmannes), vermutlich Östliche *Han*-Dynastie
Deutscher Name Fossile Mammutknochen
Pharmazeutischer Name Fossilia Ossis Mastodi
Eigenschaften Süß, adstringierend, kalt
Leitbahnen Herz, Leber

Chinesische therapeutische Wirkungen

Besänftigt die Leber und verankert aufsteigendes Yang

Leber-Yin-Mangel mit aufsteigendem Yang oder Leber-Wind: *Long Gu* (Fossilia Ossis Mastodi) behandelt Symptome wie Schwindel, Vertigo, Reizbarkeit, hitziges Gemüt, Muskelsteifigkeit, Gesichtslähmung und periphere Fazialisparese. Hierfür wird die unbehandelte Arzneidroge verwendet.

- Schwindel, Vertigo, Reizbarkeit und Wutausbrüche: *Long Gu* zusammen mit *Zhe Shi* (Haematitum), *Mu Li* (Ostreae Concha), *Bai Shao* (Paeoniae Radix Alba) und *Ji Li* (Tribuli Fructus) verwenden. **Beispiel-Rezeptur**: *Zhen Gan Xi Feng Tang* (Dekokt zur Beruhigung der Leber und Beseitigung von Wind).

Besänftigt den Shen (Geist)

Ruheloser Shen (Geist) durch Aufregung von außen: Anzeichen dieser Störung sind u.a. Schlaflosigkeit, Ruhelosigkeit, Vergesslichkeit, Angst, Palpitationen und Manie. Die unverarbeitete Form von *Long Gu* ist in diesen Fall die beste.

- Ruheloser *Shen* (Geist): Die Substanz mit *Shi Chang Pu* (Acori Tatarinowii Rhizoma) und *Yuan Zhi* (Polygalae Radix) verwenden.
- Störung des *Shen* (Geist): Kombination mit *Mu Li* (Ostreae Concha). **Beispiel-Rezeptur**: *Chai Hu Jia Long Gu Mu Li Tang* (Bupleuri Radix, Fossilia Ossis Mastodi und Ostreae Concha Dekokt).
- Schizophrenie: Kombination mit *Zhi Gan Cao* (Glycyrrhizae Radix et Rhizoma Praeparata cum Melle), *Xiao Mai* (Tritici Fructus) und *Da Zao* (Jujubae Fructus).

Ruheloser Shen (Geist) durch Herz-Mangel: Anzeichen sind u.a. Palpitationen, Schlaflosigkeit, Ängstlichkeit oder unruhiger Schlaf durch Träume, Schwindel und Vergesslichkeit.

- Ruheloser *Shen* (Geist) aufgrund von Herz-Mangel: *Long Gu* zu *Suan Zao Ren* (Ziziphi Spinosae Semen), *Bai Zi Ren* (Platycladi Semen), *Fu Shen* (Poriae Sclerotium Paradicis) und *Zhen Zhu Mu* (Margaritiferae Concha Usta) hinzufügen.

Verhindert und stabilisiert den Verlust von Flüssigkeiten

Verlust von Körperflüssigkeiten aufgrund eines Mangel-Zustands: Klinische Manifestationen sind u.a. Spermatorrhö, vaginaler Ausfluss, spontanes Schwitzen, nächtliches Schwitzen, Uterusblutung, Nasenbluten, Enuresis, chronische Diarrhö und Dysenterie, Bluterbrechen und Hämatochezie. Sekundärsymptome sind u.a. Wundheit und Schwäche des Rückens und der Knie sowie Tinnitus. Die geröstete Form von *Long Gu* ist am besten dazu geeignet, diese Symptome zu behandeln.

- Spermatorrhö, Schmerzen im unteren Rücken, Tinnitus: mit *Mu Li* (Ostreae Concha), *Sha Yuan Zi* (Astragali Complanati Semen) und *Qian Shi* (Euryales Semen) kombinieren. **Beispiel-Rezeptur**: *Jin Suo Gu Jing Wan* (Metallschlosspille zur Stabilisierung der Essenz).
- Spermatorrhö mit Nieren-*Yin*-Mangel: *Long Gu* und *Mu Li* (Ostreae Concha) zu der Rezeptur *Liu Wei Di Huang Wan* (Sechs Bestandteile Pille mit Rehmanniae Radix Praeparata) hinzufügen.
- Hypermenorrhö oder Uterusblutung: zusammen mit *Mu Li* (Ostreae Concha), verkohltem *Xu Duan* (Dipsaci Radix), *Bai Zhu* (Atractylodis Macrocephalae Rhizoma) und *E Jiao* (Asini Corii Colla) verwenden.
- Leukorrhö: mit *Cang Zhu* (Atractylodis Rhizoma), *Yi Yi Ren* (Coicis Semen) und *Fu Ling* (Poria) kombinieren.
- Enuresis: *Long Gu* zu *Sang Piao Xiao* (Mantidis Ootheca), *Fu Pen Zi* (Rubi Fructus), *Yi Zhi* (Alpiniae Oxyphyllae Fructus), *Wu Yao* (Linderae Radix) und *Shan Zhu Yu* (Corni Fructus) hinzufügen.
- Chronische Diarrhö oder Dysenterie: *Long Gu* mit *Chi Shi Zhi* (Halloysitum Rubrum), *Mu Xiang* (Aucklandiae Radix) und *Wu Mei* (Mume Fructus) verwenden.
- Spontanes oder nächtliches Schwitzen: Kombination mit *Huang Qi* (Astragali Radix), *Mu Li* (Ostreae Concha) und *Wu Wei Zi* (Schisandrae Fructus).
- Starkes Schwitzen mit eiskalten Extremitäten und einem schwachen Puls aufgrund eines *Yang*-Kollaps: *Long Gu* zusammen mit *Ren Shen* (Ginseng Radix et Rhizoma), *Fu Zi* (Aconiti Radix Lateralis Praeparata) und *Mu Li* (Ostreae Concha) verwenden.

Fördert Wundheilung und Gewebebildung

Die kalzifizierte Form von *Long Gu* fördert sehr effektiv die Bildung von Gewebe und die Wundheilung.

- Nicht-heilende Ulzerationen oder Wunden, Ekzeme oder Ausschläge: lokal als Pulver auftragen.

Dosierung

15–30 g unverarbeitetes *Long Gu*; 9–15 g der gerösteten Form; zerkleinern und vorkochen, um die Extraktion aktiver Substanzen zu erhöhen. Die Röstung erhöht die bindende Wirkung und verhindert den Verlust von Körperflüssigkeiten (z.B. Spermatorrhö, Diarrhö und starker Vaginalausfluss). Immer unbehandeltes *Long Gu* verwenden.

Sicherheitshinweise, Kontraindikationen

- *Long Gu* ist bei nächtlichen Samenergüssen, die durch Feuer verursacht werden, kontraindiziert.
- Es ist bei Feuchte-Hitze oder äußeren Erkrankungen kontraindiziert. Unangemessener Gebrauch von *Long Gu* kann zu brennender Dysurie führen.

Chemische Zusammensetzung

Calciumcarbonat, Calciumphosphat, Silikonoxide, Eisen, Aluminum, Mangan, Calcium, Magnesium, Titan, Phosphor, Natrium, Kalium, Zink.[1]

Klinische und wissenschaftliche Studien

Schizophrenie: In einer klinischen Studie wurden 79 schizophrene Patienten mit einem Dekokt behandelt, das 30 g *Long Gu*, 30 g *Mu Li* (Ostreae Concha), 10 g *Zhi Gan Cao* (Glycyrrhizae Radix et Rhizoma Praeparata cum Melle), 30 g *Xiao Mai* (Tritici Fructus), 5 Stück *Da Zao* (Jujubae Fructus) und andere Arzneien enthielt, die auf den Zustand jedes einzelnen Patienten abgestimmt waren. In 5 von 79 Fällen berichtete die Studie von einer signifikanten Besserung, in 23 Fällen von einer mäßigen Besserung, in 34 Fällen von einer leichten Besserung und in 17 Fällen von keiner Veränderung. Die Wirksamkeitsrate betrug 78,5%.[2]

Ergänzung

龍齒/龙齿 *Lóng Chǐ* (Draconis Dens) ist süß, adstringierend und kalt. Es handelt sich um fossile Tierzähne. Die Anwendung von *Long Chi* wurde das erste Mal im 2. Jahrhundert im *Shen Nong Ben Cao Jing* (Die Materia Medica des göttlichen Landmannes) erwähnt. Es hat ähnliche Wirkungen wie *Long Gu*, besänftigt aber stärker den *Shen* (Geist) und wird bei Palpitationen, Angst, Schlaflosigkeit, traumgestörtem Schlaf und Manie verwendet. Diese Substanz kann bei Ruhelosigkeit oder nächtlichem Schreien von Säuglingen und Kindern zusammen mit *Bai Shao* (Paeoniae Radix Alba), *Mai Dong* (Ophiopogonis Radix), *Da Huang* (Rhei Radix et Rhizoma) und *Sheng Ma* (Cimicifugae Rhizoma) angewendet werden. Unbehandeltes *Long Chi* wird bei dieser Anwendung bevorzugt.

Kommentar der Autoren
Long Gu (Fossilia Ossis Mastodi) und *Long Chi* (Draconis Dens) haben denselben Ursprung. Bei *Long Gu* handelt es sich um fossile Tierknochen, bei *Long Chi* um fossile Zähne. Beide befrieden den ruhelosen *Shen* (Geist) und werden gemeinsam bei Ruhelosigkeit, Palpitationen, Schlaflosigkeit, Angst und Anfällen oder bei schwerer Manie angewendet. *Long Gu* wird als Adstringens verwendet, um Spermatorrhö, Vaginalausfluss, Uterusblutungen oder Schwitzen zu stoppen. Zusätzlich werden mit der gerösteten Form von *Long Gu* nicht-heilende Geschwüre und Wunden behandelt. *Long Chi* ist süß, adstringierend und kalt. Es wird hauptsächlich verwendet, um den *Shen* (Geist) zu besänftigen und psychische Erkrankungen zu behandeln.

Referenzen

1. *Xian Dai Zhong Yao Yao Li Xue* (Contemporary Pharmacology of Chinese Herbs), 1997; 1098–1099
2. *Zhe Jiang Zhong Yi Za Zhi* (Zhejiang Journal of Chinese Medicine), 1982; 6:273

Zhŭ Shă
Cinnabaris

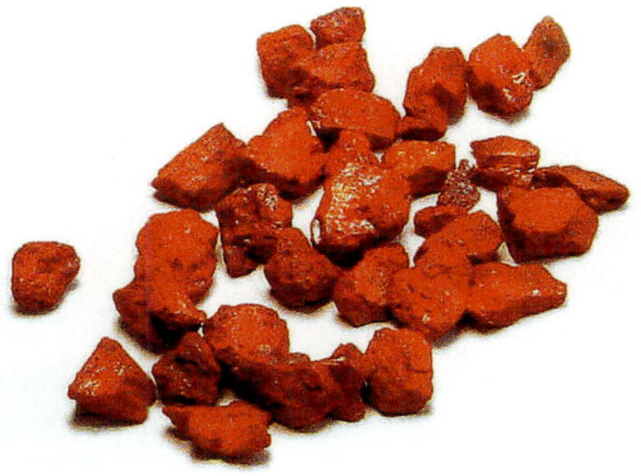

硃砂 朱砂

Pinyin-Name *Zhŭ Shă*
Wörtliche Übersetzung „Glanzloser roter Sand", „zinnoberroter Sand"
Andere chinesische Namen *Jing Mian Sha, Dou Bian Sha, Zhu Bao Sha, Chen Sha*
Originalquelle *Shen Nong Ben Cao Jing* (Die Materia Medica des göttlichen Landmannes), vermutlich Östliche *Han*-Dynastie
Deutscher Name Zinnober, Cinnabarit
Pharmazeutischer Name Cinnabaris
Eigenschaften Süß, kalt
Leitbahnen Herz
Sicherheitshinweis Toxisch

Chinesische therapeutische Wirkungen

Sediert das Herz und besänftigt den Shen (Geist)

Zhu Sha (Cinnabaris) hat eine absenkende, schwere und kalte Natur. Es tritt in die Herz-Leitbahn ein, um Herz-Feuer und Angst zu sedieren und den *Shen* (Geist) zu besänftigen. Es ist eine der wichtigsten medizinischen Substanzen für die Behandlung von Zuständen mit Fülle-Feuer, die mit dem Herz assoziiert sind. Das Herz beheimatet den *Shen* (Geist). Wenn sich Feuer anhäuft, entstehen Symptome wie Ruhelosigkeit, Reizbarkeit und Schlaflosigkeit. In schweren Fällen, bei denen Schleim und Hitze das Herz vernebeln, können Epilepsie, Delirium, Konvulsionen, Manie, Schizophrenie und Anfälle auftreten.

Ruheloser Shen (Geist): Eine Störung des *Shen* (Geist) kann entweder durch Fülle- oder Leere-Zustände verursacht werden. Fülle-Zustände, bei denen gewöhnlich Feuer das Herz angreift, manifestieren sich in typischen Symptomen wie Ruhelosigkeit, Reizbarkeit, Schlaflosigkeit, Zorn, Verstopfung und einer scharlachroten Zunge. Leere-Zustände – gewöhnlich Blut-Mangel, sodass das Herz nicht genährt werden kann – manifestieren sich in Palpitationen, traumgestörtem Schlaf, fahlem Teint, Traurigkeit, dem Wunsch zu schreien und Furchtsamkeit. *Zhu Sha* behandelt Fülle-Zustände, wenn es mit Arzneien kombiniert wird, die Hitze klären, sowie Leere-Zustände in Kombination mit Blut tonisierenden Arzneien. Abhängig von der Kombination behandelt *Zhu Sha Shen*-Störungen, die durch Fülle-Hitze, *Yin*-Mangel-Feuer, Blut-Mangel und heißen Schleim verursacht werden.

- Ruhelosigkeit, Reizbarkeit, Schlaflosigkeit: *Zhu Sha zu Huang Lian* (Coptidis Rhizoma) und *Ci Shi* (Magnetitum) hinzufügen.
- Herz-Blut-Mangel mit Reizbarkeit, Palpitationen, Angst, Schwindel: mit *Dang Gui* (Angelicae Sinensis Radix), *Di Huang* (Rehmanniae Radix) und *Zhi Gan Cao* (Glycyrrhizae Radix et Rhizoma Praeparata cum Melle) kombinieren. Beispiel-Rezeptur: *Zhu Sha An Shen Wan* (Cinnabaris Pille zur Beruhigung des Geistes).

- Schwache Patienten, die sich leicht fürchten: Kombination mit *Ci Shi* (Magnetitum), um den *Shen* (Geist) zu besänftigen, und mit *Shen Qu* (Massa Medicata Fermentata), um den Magen vor der rauen Wirkung der mineralischen Substanzen zu schützen.
- Epilepsie bei Kindern: *Zhu Sha* mit *Xiong Huang* (Realgar) und *Zhen Zhu* (Margarita) als Pulver kombinieren.
- Fieberhafte Erkrankungen mit heißem Schleim oder *Bi Zheng* (schmerzhaftes Blockade-Syndrom) mit hohem Fieber, Delirium und zusammenhangloser Sprache: *An Gong Niu Huang Wan* (Pille, die den Palast beruhigt mit Bovis Calculus) oder *Niu Huang Qing Xin Dan* (Bovis Calculus Pille, die das Herz klärt) verwenden, die beide *Zhu Sha* enthalten.
- Schizophrenie: Kombination mit *Xiang Fu* (Cyperi Rhizoma), *Bai Shao* (Paeoniae Radix Alba), *Huang Qin* (Scutellariae Radix), *Huang Lian* (Coptidis Rhizoma), *Tian Zhu Huang* (Bambusae Concretio Silicea), *Shi Chang Pu* (Acori Tatarinowii Rhizoma), *Yuan Zhi* (Polygalae Radix), *Yu Jin* (Curcumae Radix), *Zhe Shi* (Haematitum), *Mu Li* (Ostreae Concha) und *Sheng Tie Luo* (Ferri Frusta).

Klärt Hitze und Toxine

Wunden, Schwellungen, Karbunkel: *Zhu Sha* klärt Hitze sowohl bei äußerer als auch bei innerer Anwendung. Es behandelt Wunden, Karbunkel, toxische Schwellungen, infektiöse epidemische Krankheiten wie z.B. Malaria, außerdem Bewusstlosigkeit, Vergiftungserscheinungen sowie Bauchschmerzen und Diarrhö.

- Wunden, Schwellungen und Karbunkel: Mit *Xiong Huang* (Realgar) und *Shan Ci Gu* (Cremastrae seu Pleiones Pseudobulbus) als Pulver für die äußere Anwendung mischen.

Entzündung und Schwellung des Rachens, Geschwüre im Mund: Als äußerliche Anwendung hilft *Zhu Sha* bei Schmerzen und reduziert Schwellungen des Rachens, die mit einer akuten Tonsillitis einhergehen.

- Entzündung und Schwellung des Rachens und Geschwüre im Mund: *Zhu Sha* zu *Bing Pian* (Borneolum) und *Peng Sha* (Borax) hinzufügen. Das Pulver auf die betroffene Stelle auftragen.

Dosierung

0,3–1,0 g. Innerlich wird *Zhu Sha ausschließlich* in Pillenform verwendet. Die Toxizität von *Zhu Sha* nimmt signifikant zu, wenn es mit Hitze verarbeitet wird (z.B. in einem Dekokt).

Sicherheitshinweise, Kontraindikationen

- Um kumulative Toxizität zu vermeiden, sollte *Zhu Sha* nicht in hoher Dosierung oder über einen langen Zeitraum angewendet werden.
- *Zhu Sha* sollte mit extremer Vorsicht bei eingeschränkter Leber- und Nierenfunktion verwendet werden.
- *Zhu Sha* darf nicht mit Hitze verarbeitet werden, da dies das Risiko einer Quecksilbervergiftung erhöht.

Überdosierung

Eine akute Überdosierung mit *Zhu Sha* ist durch eine Störung des Zentralnervensystems charakterisiert, mit Nervosität, einem metallischen Geschmack im Mund, geschwollenem Zahnfleisch, Appetitmangel, Bauchschmerzen, Diarrhö, Tremor, sexuellen Funktionsstörungen sowie einer Leber- und Nierenschädigung.

Im Falle einer Überdosierung

Eine Vergiftung mit *Zhu Sha* kann mit Hilfe einer Magenspülung mit warmem Wasser oder Natron, durch Milchtrinken, die Aufnahme von Eiweiß und *Lu-Dou*-Suppe (Phaseoli Radiati Semen) behandelt werden. *Huang Lian Jie Du Tang* (Coptidis Rhizoma Dekokt, das toxische Wirkungen lindert) plus *Jin Yin Hua* (Lonicerae Flos) und *Tu Fu Ling* (Smilacis Glabrae Rhizoma) können ebenfalls zur Entgiftung verwendet werden.
Bei chronischer Überdosierung nach Langzeitanwendung:

1. Einnahme von 10–15 g Tee (grüner Tee, Oolong-Tee oder schwarzer Tee) ein- oder zweimal täglich. Der Tee klärt Hitze, fördert die Miktion und erleichtert die Ausscheidung von Quecksilber.
2. Tägliche Einnahme von einer Dosis (250 g) *Tu Fu Ling* (Smilacis Glabrae Rhizoma) als Dekokt (Raumtemperatur) über einen Zeitraum von zehn Tagen (evtl. Wiederholung nach einer Pause von drei bis vier Tagen).

Nebenwirkungen wie Übelkeit, Erbrechen, Speichelfluss, feuchter Zungenbelag und ein langsamer Puls können mit 15 g *Hua Jiao* (Zanthoxyli Pericarpium) und 30 g *Yi Tang* (Maltosum) behandelt werden.[1]

Chemische Zusammensetzung

Quecksilbersulfid.[2]

Toxikologie

Gemäß einer Toxikologiestudie beträgt die LD_{50} für *Zhu Sha* bei Mäusen 12,10 g/kg.[3]

Kommentar der Autoren

Zhu Sha wird auch verwendet, um Tabletten oder Pillen zu ummanteln. Es versiegelt die Pillen außerdem gegen Feuchtigkeit und verbessert ihre Lagerfähigkeit. Es hat beruhigende Funktionen, um den *Shen* (Geist) zu besänftigen.
Zhu Sha sollte mit Vorsicht verwendet werden, da mineralische Substanzen die Milz und den Magen verletzen können. Um Nebenwirkungen und negative Reaktionen zu minimieren, können *Shen Qu* (Massa Medicata Fermentata), *Ji Nei Jin* (Gigeriae Galli Endothelium Corneum) und andere, verdauungsfördernde Arzneien zum Schutz des Mittleren *Jiao* (Mittlerer Erwärmer) hinzugefügt werden.
Fu Ling (Poria), *Mai Dong* (Ophiopogonis Radix) und *Deng Xin Cao* (Junci Medulla) können zu *Zhu Sha* hinzugegeben werden, um die beruhigenden Eigenschaften zu verstärken.
Zhu Sha wird nur noch selten als medizinische Substanz verwendet. Die Diskussion über *Zhu Sha* wird in erster Linie für akademische Zwecke erwähnt, um seinen historischen Gebrauch zu reflektieren. Interessanterweise wurde in der Vergangenheit in der westlichen Kultur Quecksilber für die Behandlung der Syphilis verwendet.

Referenzen

1. *Zhong Yao Du Li Xue* (Toxicology of Chinese Herbs), 1989; 188–191
2. *Xian Dai Zhong Yao Yao Li Xue* (Contemporary Pharmacology of Chinese Herbs), 1997; 1096
3. *Lin Chuang Shou Ce You Du Zhong Yao Shi Yong* (Clinical Handbook on Applications of Toxic Chinese Herbs), 1992; 350–351

Bǎi Zǐ Rén

Platycladi Semen

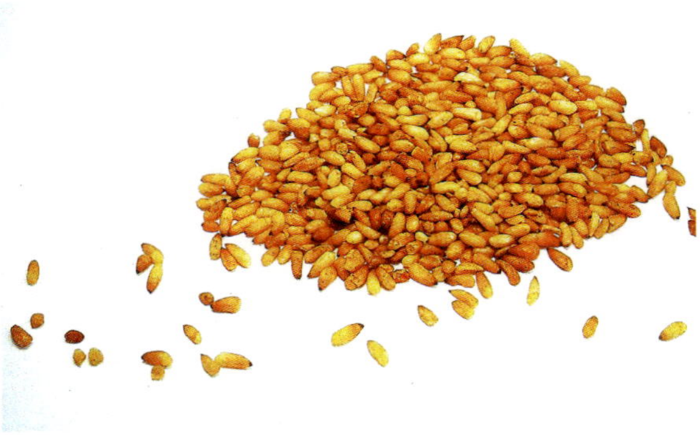

柏子仁

Pinyin-Name *Bǎi Zǐ Rén*
Wörtliche Übersetzung „Seitlicher Zypressenkern", „orientalischer Lebensbaumsamen"
Originalquelle *Shen Nong Ben Cao Jing* (Die Materia Medica des göttlichen Landmannes), vermutlich Östliche *Han*-Dynastie
Deutscher Name Lebensbaumsamen, orientalische Thujasamen
Botanischer Name *Platycladus orientalis* (L.) Franco; [auch bekannt als *Biota orientalis* (L.) Endl.]
Pharmazeutischer Name Platycladi Semen
Eigenschaften Süß, neutral
Leitbahnen Herz, Nieren, Dickdarm

Chinesische therapeutische Wirkungen

Nährt das Herz und besänftigt den Shen (Geist)

Schlaflosigkeit aufgrund von Herz-Blut-Mangel: *Bai Zi Ren* (Platycladi Semen) ist sehr ölhaltig und am besten geeignet bei Schlaflosigkeit aufgrund von Blut-Mangel mit trockenen Stühlen oder Verstopfung; ebenso bei Gefühlen von Unsicherheit, Schlaflosigkeit, Palpitationen, Nachtschweiß, Ängstlichkeit und Stuhlvergesslichkeit aufgrund von übermäßiger Sorge, die die Milz und das Herz schädigt.

- Schlaflosigkeit, Palpitationen, Schwindel und Vergesslichkeit: *Bai Zi Ren* mit *Ren Shen* (Ginseng Radix et Rhizoma), *Wu Wei Zi* (Schisandrae Fructus), *Fu Shen* (Poriae Sclerotium Paradicis), *Suan Zao Ren* (Ziziphi Spinosae Semen) und *Dang Gui* (Angelicae Sinensis Radix) kombinieren.

Befeuchtet Dünn- und Dickdarm und beseitigt Stuhlverstopfung

Stuhlverstopfung oder trockene Stühle bei älteren, anämischen Patienten oder postpartalen Patientinnen aufgrund von *Yin*- oder Blut-Mangel.

- Trockene Stühle oder Stuhlverstopfung: Kombination mit *Tao Ren* (Persicae Semen), *Ku Xing Ren* (Armeniacae Semen), *Dang Gui* (Angelicae Sinensis Radix), *Huo Ma Ren* (Cannabis Fructus) und *Gua Lou Zi* (Trichosanthis Semen).

Dosierung

10–18 g. Die Samen von *Bai Zi Ren* vor der Dekokt-Zubereitung zerkleinern, um die Extraktion aktiver Bestandteile zu erleichtern.

Sicherheitshinweise, Kontraindikationen

Bai Zi Ren sollte mit Vorsicht bei Patienten mit weichen Stühlen oder übermäßigem Schleim angewendet werden.

Chemische Zusammensetzung

Saponine, Lipide, ätherische Öle.[1]

Pharmakologische Wirkungen

Gastrointestinal: *Bai Zi Ren* schmiert auf milde Weise den Darm und lindert Stuhlverstopfung.[2]

Kommentar der Autoren
Bai Zi Ren und *Suan Zao Ren* (Ziziphi Spinosae Semen) werden beide verwendet, um Reizbarkeit, Schlaflosigkeit, Ängstlichkeit und Palpitationen zu behandeln sowie Symptome, die durch eine Minderversorgung des Herzens mit Blut verursacht werden. Der Unterschied beider Arzneien besteht darin, dass *Bai Zi Ren* sehr ölhaltig ist und den Darm schmiert, während *Suan Zao Ren* stärker den *Shen* (Geist) besänftigt und adstringierend wirkt und somit den Spontan- oder Nachtschweiß stoppt.

Referenzen

1. *Zhong Yao Xue* (Chinese Herbology), 1998; 674
2. Ibid., 673:674

Hé Huăn Pí
Albiziae Cortex

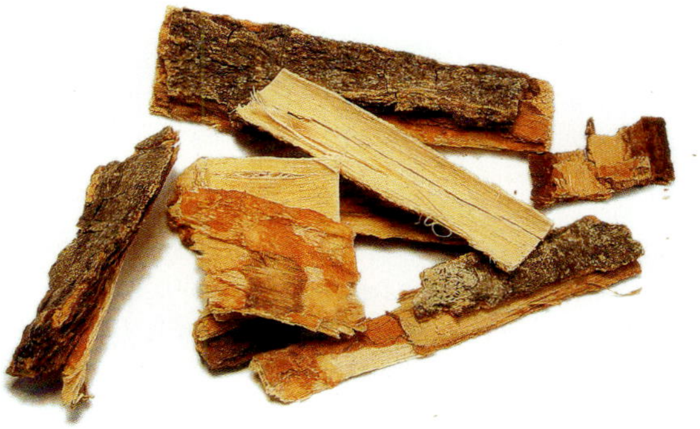

合歡皮 合欢皮

Pinyin-Name *Hé Huăn Pí*
Wörtliche Übersetzung „Fröhliches Zusammenkommen"
Originalquelle *Shen Nong Ben Cao Jing* (Die Materia Medica des göttlichen Landmannes), vermutlich Östliche Han-Dynastie
Deutscher Name Seidenakazienrinde
Botanischer Name *Albizia julibrissin* Durazz. (*He Huan*); *Albizia kalkora* (Roxb) (*Shan He Huan*)
Pharmazeutischer Name Albiziae Cortex
Eigenschaften Süß, neutral
Leitbahnen Herz, Leber

Chinesische therapeutische Wirkungen

Besänftigt den Shen (Geist) und lindert Zwänge

Emotionale Einschränkung aufgrund von Leber-Qi-Stagnation: *He Huan Pi* (Albiziae Cortex) behandelt ein hitziges Gemüt, Depression, Schlaflosigkeit, Reizbarkeit, prämenstruelles Syndrom und Vergesslichkeit. *He Huan Pi* ist mild und wird gewöhnlich zusätzlich mit anderen beruhigenden Arzneien verwendet.

- Emotionale Störung: *He Huan Pi* mit *Suan Zao Ren* (Ziziphi Spinosae Semen), *Bai Zi Ren* (Platycladi Semen), *Long Chi* (Draconis Dens) und *Hu Po* (Succinum) kombinieren.

Belebt das Blut und reduziert Schwellungen

Schmerzen und Schwellungen aufgrund von traumatischen Verletzungen, einschließlich Frakturen: *He Huan Pi* belebt die Blutzirkulation, reduziert Schwellungen, fördert die Bildung von neuem Gewebe und erleichtert die Heilung von Knochenfrakturen. Es ist eine der wichtigsten Arzneien bei der Behandlung äußerer Traumata und Verletzungen.

- Schmerzen und Schwellungen: *He Huan Pi* mit *Dang Gui* (Angelicae Sinensis Radix), *Chi Shao* (Paeoniae Radix Rubra), *Tao Ren* (Persicae Semen) und *Su Mu* (Sappan Lignum) kombinieren.

He Huan Pi ist ebenfalls wirksam bei der Behandlung von Sputum- und Blut-Erbrechen.

- Lungenabszess mit Brustschmerzen und Abhusten von Sputum und Blut: zusammen mit *Yu Xing Cao* (Houttuyniae Herba), *Dong Gua Zi* (Benincasae Semen), *Tao Ren* (Persicae Semen) und *Lu Gen* (Rhizoma Phragmitis) verwenden.
- Abszesse und Schwellungen: *He Huan Pi* mit *Pu Gong Ying* (Taraxaci Herba), *Zi Hua Di Ding* (Violae Herba) und *Ye Ju Hua* (Chrysanthemi Indici Flos) kombinieren.

Dosierung

10–15 g.

Sicherheitshinweise, Kontraindikationen

He Huan Pi sollte während der Schwangerschaft mit Vorsicht angewendet werden, da es zur Stimulation von Uteruskontraktionen führt.

Chemische Zusammensetzung

Albitocin, β-Sitosterol, α-Amyrin, 3,4,7-Trihydroxyflavon, α-Spinasterylglucosid, Machaerinsäurelacton, Machaerinsäure, Methylester, Acacisäurelacton.[1]

Pharmakologische Wirkungen

- **ZNS beruhigend**: *He Huan Pi* hat eine beruhigende und schlaffördernde Wirkung. Die Anwendung von *He Huan Pi* bei Mäusen wird mit einer Reduktion der spontanen Bewegung assoziiert.[2]

- **Uterusstimulierend**: Es hat eine stimulierende Wirkung auf die glatte Muskulatur und verursacht Uteruskontraktionen.[3]

Toxikologie

Eine sehr starke Überdosierung von Albitocin wird mit Todesfällen zwölf Stunden bis sieben Tage nach der Einnahme in Verbindung gebracht. Die Todesfälle sind auf die Nekrose von Leber- und Nierenzellen zurückzuführen, der genaue Grund für die Todesfälle ist jedoch unbekannt.[4]

Ergänzung

合歡花/合欢花 *Hé Huān Huā* (Albiziae Flos), das erstmals in *Ben Cao Yan Yi* (Erweiterungen der Materia Medica) von Kou Zong-Shi im Jahr 1116 erwähnt wird, stammt von der Blüte derselben Pflanze wie *He Huan Pi*. Es ist auch als *Ye He Hua* oder *Ye He Mi* bekannt. Es besänftigt den *Shen* (Geist), mildert Lebereinschnürungen, reguliert das *Qi* und harmonisiert den Magen. *He Huan Hua* wird hauptsächlich bei Fülle und Schmerzen in der Brust und im Epigastrium mit Reizbarkeit, Rastlosigkeit, Vergesslichkeit und Schlaflosigkeit aufgrund von Mangel verwendet. Seine Wirkung ist mild. Daher sollte es mit anderen Arzneien kombiniert werden, um eine maximale Wirkung zu erzielen.

Kommentar der Autoren

He Huan Hua (Albiziae Flos), *Shou Wu Teng* (Polygoni Multiflori Caulis) und *Bai Zi Ren* (Platycladi Semen) behandeln alle Schlaflosigkeit. *He Huan Hua* eignet sich am besten für Schlaflosigkeit aufgrund von Leber-*Qi*-Stagnation, *Shou Wu Teng* für Schlaflosigkeit aufgrund von allgemeinem Blut-Mangel und *Bai Zi Ren* für Schlaflosigkeit aufgrund von Herz-Mangel.

Referenzen

1. *Xian Dai Zhong Yao Yao Li Xue* (Contemporary Pharmacology of Chinese Herbs), 1997; 1097
2. *Zhong Yao Xue* (Chinese Herbology), 1998; 676:677
3. *Chang Yong Zhong Yao Cheng Fen Yu Yao Li Shou Ce* (A Handbook of the Composition and Pharmacology of Common Chinese Drugs), 1994; 886:887
4. *Chang Yong Zhong Yao Xian Dai Yan Jiu Yu Lin Chuan* (Recent Study and Clinical Application of Common Traditional Chinese Medicine), 1995; 495:496

Líng Zhī

Ganoderma

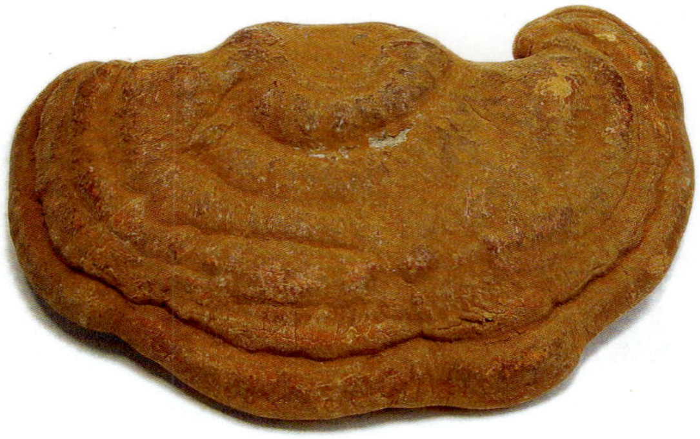

靈芝 灵芝

Pinyin-Name *Líng Zhí*
Wörtliche Übersetzung „Spiritueller Pilz“
Andere chinesische Namen *Mu Ling Zhi, Zi Ling Zhi*
Originalquelle *Shen Nong Ben Cao Jing* (Die Materia Medica des göttlichen Landmannes), vermutlich Östliche Han-Dynastie
Deutscher Name Glänzender Lackporling
Botanischer Name *Ganoderma lucidum* (Leyss. Ex. Fr.) Karst. (*Chi Zhi*); *Ganoderma japonicum* (Fr.) Lloyd. (*Zi Zhi*)
Pharmazeutischer Name Ganoderma
Eigenschaften Süß, neutral
Leitbahnen Herz, Leber, Lunge

Chinesische therapeutische Wirkungen

Nährt das Herz und besänftigt den Shen (Geist)

Ruheloser Shen (Geist): *Ling Zhi* (Ganoderma) nährt das Herz und stärkt *Qi* und Blut, um Herz- und Milz-Mangel zu behandeln, der sich in Schlaflosigkeit, Vergesslichkeit, Müdigkeit, Lustlosigkeit und wenig Appetit zeigt.

- Schlaflosigkeit: Kombination von *Ling Zhi* mit *Dang Gui* (Angelicae Sinensis Radix), *Bai Shao* (Paeoniae Radix Alba), *Suan Zao Ren* (Ziziphi Spinosae Semen) und *Long Yan Rou* (Longan Arillus).

Stoppt Husten und Keuchatmung

Husten und Asthma: *Ling Zhi* zerstreut Schleim, stoppt Husten und Keuchatmung. Symptome sind Husten durch Kälte, Husten mit viel Auswurf, beschleunigte Atmung, chronisches Asthma und Schwierigkeiten beim Schlafen aufgrund von Dyspnoe.

- Asthma und Husten: *Ling Zhi* zu *Dang Shen* (Codonopsis Radix), *Wu Wei Zi* (Schisandrae Fructus), *Gan Jiang* (Zingiberis Rhizoma) und *Ban Xia* (Pinelliae Rhizoma) hinzufügen.

Tonisiert das Qi und nährt das Blut

Qi- und Blut-Mangel, schwache Verdauung: *Ling Zhi* wurde traditionell verwendet um den Körper zu stärken und das *Qi* zu tonisieren. Es behandelt *Qi*- und Blut-Mangel mit schwacher Verdauung, Appetitmangel, Lustlosigkeit, weichen Stühlen, Müdigkeit, Schwindel und Wundheit im unteren Rücken.

- *Qi*- und Blut-Mangel: *Ling Zhi* allein verwenden.

Dosierung

3–15 g im Dekokt, 1,5–3 g als Pulver.

Chemische Zusammensetzung

Ganodersäure, Lucidensäure, Ganodermasäure, ganodosterone Ölsäure.[1]

Pharmakologische Wirkungen

- **Antineoplastisch**: *Ling Zhi* weist aufgrund seiner immunstimulierenden Wirkung antineoplastische Aktivität auf. Die spezifische Wirkung von *Ling Zhi* zeigt sich in einem Anstieg der Anzahl der Monozyten, Makrophagen und T-Lymphozyten. Weiterhin ist ein Anstieg der Zytokin-, Interleukin-, Tumor-Nekrose-Faktor- und Interferon-Bildung zu verzeichnen.[2]
- **Kardiovaskulär**: *Ling Zhi* erhöht die Herzkontraktion, senkt den Blutdruck und vermindert die Gefahr einer Hypoxie des Herzmuskels.
- **Antibiotisch**: *Ling Zhi* weist ein breites Spektrum antibakterieller Aktivität auf und hemmt z.B. das Wachstum von *E. coli, B. dysenteriae, Pseudomonas* spp., Pneumokokken, Streptokokken (Typ A) und Staphylokokken.[3]
- **Weiter Wirkungen**: *Ling Zhi* wirkt hepatoprotektiv, antidiabetisch, hustenstillend, auswurffördernd, sedierend, analgetisch und antiasthmatisch.

Klinische und wissenschaftliche Studien

- **Neurasthenie**: Die Verabreichung von *Ling Zhi* (3 g dreimal täglich für 10 bis 60 Tage) zeigte bei 225 Patienten mit Neurasthenie eine 83,5- bis 86,3-prozentige Wirksamkeit. Der therapeutische Effekt von *Ling Zhi* umfasst Beruhigung, Verbesserung des Schlafs, Regulation des Nervensystems und die Steigerung der Immunabwehr.[4]
- **Hyperlipidämie**: In einer Studie wurden 120 Patienten mit hohem Cholesterinspiegel mit 4–6 ml *Ling-Zhi*-Sirup (zwei- bis dreimal täglich für ein bis drei Monate) mit einer Wirksamkeitsrate von 85% behandelt.[5]
- **Leukopenie**: Die Einnahme von *Ganoderma japonicum* führte zu einem Anstieg der Leukozytenzahl bei 72,5% von 175 Patienten mit Leukopenie.[6]
- **Chronische Lebererkrankungen**: In einer Studie wurden 367 Patienten mit chronischen Lebererkrankungen wie chronische Hepatitis und Leberzirrhose mit einem *Ling-Zhi*-Tee-Extrakt mit guten Ergebnissen behandelt. Die meisten Patienten berichteten von einer subjektiven symptomatischen Besserung. Weiterhin berichtete die Studie von einer Reduktion der Leberenzyme bei 67,7% der Patienten.[7]
- **Dermatologische Erkrankungen**: Die gleichzeitige Verabreichung von *Ling Zhi* als intramuskuläre Injektion und oral in Tablettenform war bei 173 Patienten mit Sklerodermie zu 79,1%, bei 40 Patienten mit Dermatomyositis zu 95%, bei 84 Patienten mit Lupus erythematodes zu 90% und bei 232 Patienten mit Alopecia areata zu 78,88% wirksam.[8]
- **Frostbeulen**: 428 Patienten mit Frostbeulen wurden lokal mit *Ling Zhi* mit einer Wirksamkeitsrate von 89,5% behandelt. Die Wirkung trat nach drei bis vier Tagen ein.[9]

Kommentar der Autoren
Da wild wachsender *Ling Zhi* selten und schwierig zu sammeln ist, wird gewöhnlich der kultivierte Pilz genutzt.
Ling Zhi wurde kürzlich bei der Behandlung von Angina pectoris, Hepatitis, hohen Cholesterinwerten, Bluthochdruck und Leukopenie eingesetzt.

Referenzen

1. *Xian Dai Zhong Yao Yao Li Xue* (Contemporary Pharmacology of Chinese Herbs), 1997; 1079
2. *International Journal of Cancer*, 1997 Mar 17; 70(6):699–705
3. *Handbook Of Chinese Herbs. Institute of Chinese Medicine,* 1996
4. *Xin Yi Xue* (New Medicine), 1976; 3:140
5. *Zhong Cao Tong Xun* (Journal of Chinese Herbs), 1973; 1:31
6. *Zhong Hua Xue Yi Za Zhi* (Chinese Journal of Hematology), 1985; 7:428
7. *Lin Chuang Gan Dan Bing Za Zhi* (Clinical Journal of Hepatic and Gallbladder Diseases), 1985; 4:242
8. *Xi Yao Yan Jiu Tong Xun* (Research Journal of Medicine and Herbology), 1984; 12:22
9. *Lin Chuang Pi Fu Ke Za Zhi* (Clinical Journal of Dermatology), 1986; 6:296

Shŏu Wŭ Téng

Polygoni Multiflori Caulis

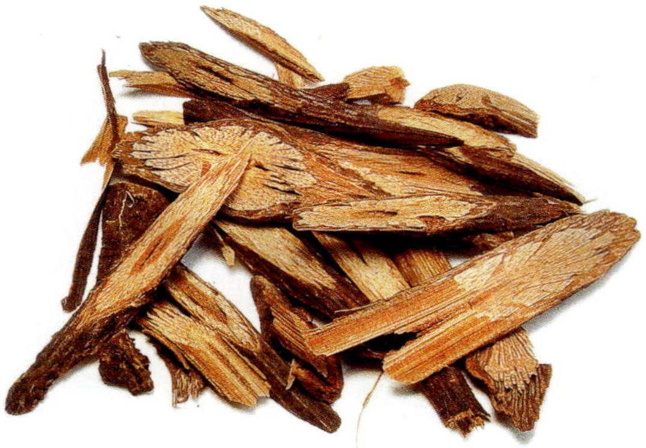

首烏藤 首乌藤

Pinyin-Name *Shŏu Wŭ Téng*
Andere chinesische Namen *Ye Jiao Teng*
Deutscher Name Vielblütiger Knöterichstängel
Botanischer Name *Polygonum multiflorum* Thunb.
Pharmazeutischer Name Polygoni Multiflori Caulis
Eigenschaften Süß, leicht bitter, neutral
Leitbahnen Herz, Leber

Traditionell ist 夜交藤 *Yè Jiāo Téng* der in Lehrbüchern und unter Therapeuten der Chinesischen Arzneimedizin häufiger verwendete Name. Heutzutage ist jedoch 首乌藤 *Shŏu Wū* der offizielle Name, der von der Pharmakopöe der Volksrepublik China 2005 übernommen wurde. Dieser wird daher auch in diesem Buch durchgängig als Standardname verwendet.

Chinesische therapeutische Wirkungen

Nährt das Herz und besänftigt den Shen (Geist)

Herz-Blut-Mangel: *Shou Wu Teng* (Polygoni Multiflori Caulis) behandelt den Ernährungsmangel des Herzens, der sowohl Schlafstörungen als auch Schlaflosigkeit, Ein- und Durchschlafstörungen und übermäßige Träume verursacht.

- Schlaflosigkeit: *Shou Wu Teng* mit *Suan Zao Ren* (Ziziphi Spinosae Semen), *He Huan Hua* (Albiziae Flos) und *Bai Zi Ren* (Platycladi Semen) verwenden.

Öffnet die Leitbahnen und Kollateralen und vertreibt Wind

- Schmerzhaftigkeit und Schwäche in den Gliedmaßen durch Blut-Mangel: zu *Ren Dong Teng* (Lonicerae Caulis) und *Wu Jia Pi* (Acanthopanacis Cortex) hinzufügen.
- Ekzeme, Hautausschlag und Juckreiz: 15–30 g *Shou Wu Teng* äußerlich als Waschung verwenden.
- *Bi Zheng* (schmerzhaftes Blockade-Syndrom) aufgrund von *Yin*- oder Blut-Mangel: zu *Wei Ling Xian* (Clematidis Radix et Rhizoma), *Du Huo* (Angelicae Pubescentis Radix) und *Qiang Huo* (Notopterygii Rhizoma seu Radix) hinzufügen.

Dosierung

15–30 g im Dekokt. *Shou Wu Teng* wird auch äußerlich als Salbe verwendet, um Juckreiz zu lindern.

Chemische Zusammensetzung

Emodin, Physcion, β-Sitosterol, Emodin-8-O-β-D-monoglucosid.[1]

Kommentar der Autoren
Shou Wu Teng, He Huan Hua (Albiziae Flos) und *Bai Zi Ren* (Platycladi Semen) behandeln alle Schlaflosigkeit. Der Unterschied besteht darin, dass *Shou Wu Teng* Schlaflosigkeit aufgrund eines allgemeinen Blut-Mangels verbessert, *He Huan Hua* bei Schlaflosigkeit aufgrund von Leber-*Qi*-Stagnation am besten geeignet ist und *Bai Zi Ren* sich gegen Schlaflosigkeit aufgrund von Herz-Mangel richtet.

Referenz
1. *Xian Dai Zhong Yao Yao Li Xue* (Contemporary Pharmacology of Chinese Herbs), 1997; 1095

Suăn Zăo Rén
Ziziphi Spinosae Semen

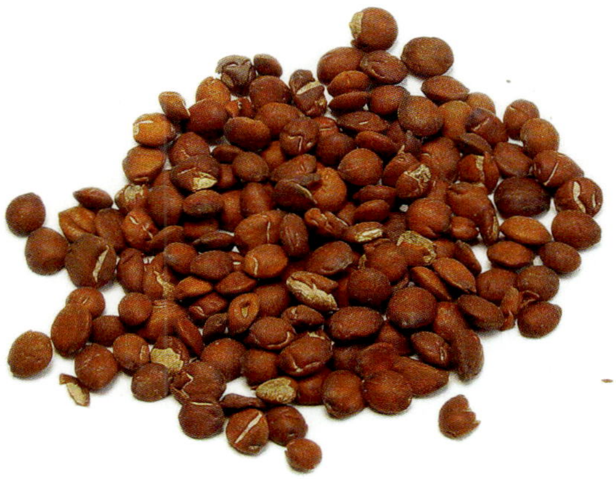

酸棗仁 酸枣仁

Pinyin-Name *Suăn Zăo Rén*
Wörtliche Übersetzung „Saurer Dattelsamen"
Originalquelle *Shen Nong Ben Cao Jing* (Die Materia Medica des göttlichen Landmannes), vermutlich Östliche *Han*-Dynastie
Deutscher Name Stacheljujubensamen, wilde Dornkirschensamen
Botanischer Name *Ziziphus jujuba* Mill. var. *spinosa* (Bunge) Hu ex H.F. Chou (*Suan Zao*)
Pharmazeutischer Name Ziziphi Spinosae Semen
Eigenschaften Süß, neutral
Leitbahnen Herz, Leber

Chinesische therapeutische Wirkungen

Nährt das Herz und besänftigt den Shen (Geist)

Störung des Shen (Geist) aufgrund von Milz- und Herz-Mangel: Das Herz regiert das Blut, und die Milz produziert das Blut. Schlaflosigkeit bzw. Ein- oder Durchschlafschwierigkeiten, Palpitationen, übermäßiges Träumen, leichter Schlaf mit der Tendenz aufzuwachen, Müdigkeit, Appetitmangel, Vergesslichkeit und ein fahler Teint sind Symptome von Milz-Mangel, bei dem nicht genug Blut produziert werden kann, um das Herz und den *Shen* (Geist) zu nähren.

- Störung des *Shen* (Geist) aufgrund von Milz- und Herz-Mangel: *Suan Zao Ren* (Ziziphi Spinosae Semen) zusammen mit *Ren Shen* (Ginseng Radix et Rhizoma), *Huang Qi* (Astragali Radix), *Dang Gui* (Angelicae Sinensis Radix) und *Long Yan Rou* (Longan Arillus) verwenden. **Beispiel-Rezeptur**: *Gui Pi Tang* (Dekokt, das die Milz wiederherstellt).

Störung des Shen (Geist) aufgrund von Leber-Yin-Mangel: Die Leber speichert das Blut, das benötigt wird, um den *Shen* (Geist) des Herzens zu nähren. Bei Leber-*Yin*-Mangel weist der Patient folgende Symptome auf: Reizbarkeit, schlechte Laune, Schlaflosigkeit, Palpitationen, Schwindel, Tinnitus, Vertigo, nächtliches Schwitzen, Durst, trockener Mund und einen fadenförmigen, dünnen Puls.

- Störungen des *Shen* (Geist) aufgrund von Leber-*Yin*-Mangel: *Suan Zao Ren* mit *Bai Shao* (Paeoniae Radix Alba), *Shou Wu Teng* (Polygoni Multiflori Caulis), *Shi Jue Ming* (Haliotidis Concha), *Di Huang* (Rehmanniae Radix), *Fu Shen* (Poriae Sclerotium Paradicis), *Mu Li* (Ostreae Concha) und *Long Chi* (Draconis Dens) kombinieren. **Beispiel-Rezeptur**: *Suan Zao Ren Tang* (Ziziphi Spinosae Semen Dekokt).

Störung des Shen (Geist) aufgrund von Herz- und Nieren-Mangel: Dieser Zustand ist charakterisiert durch Schlaflosigkeit, Palpitationen, Durst mit trockenem Mund und Rachen aufgrund von Nieren-*Yin*-Mangel, mit der Unfähigkeit, das Herz zu nähren. Andere Symptome können nächtlicher Samenerguss beim Mann, Vergesslichkeit, trockener Stuhl, Zungengeschwüre, eine rote Zunge mit wenig Belag und ein fadenförmiger schneller Puls sein.

- Störung des *Shen* (Geist) aufgrund von Herz- und Nieren-Mangel: *Suan Zao Ren* zusammen mit *Di Huang* (Rehmanniae Radix), *Wu Wei Zi* (Schisandrae Fructus), *Dang Gui* (Angelicae Sinensis Radix) und *Bai Zi Ren* (Platycladi Semen) verwenden. **Beispiel-Rezeptur**: *Tian Wang Bu Xin Dan* (Besondere Pille des himmlischen Kaisers, die das Herz tonisiert).

Neurasthenie ist oft mit Blut-Mangel und mangelnder Ernährung des *Shen* (Geistes) verbunden.

- Neurasthenie: *Suan Zao Ren* allein als Pulver verwenden und vor dem Schlafengehen einnehmen.

Verhindert Schwitzen

Spontanes und nächtliches Schwitzen aufgrund von Qi- und Yin-Mangel: *Suan Zao Ren* wird zur symptomatischen Behandlung verwendet, um Schwitzen zu stoppen.

- Spontanes Schwitzen: *Suan Zao Ren* mit *Huang Qi* (Astragali Radix), *Dang Shen* (Codonopsis Radix) und *Wu Wei Zi* (Schisandrae Fructus) kombinieren.
- Nächtliches Schwitzen: zusammen mit *Shan Zhu Yu* (Corni Fructus), *Mu Li* (Ostreae Concha) und *Wu Wei Zi* (Schisandrae Fructus) verwenden.

Dosierung

10–18 g im Dekokt. Die maximale Dosis beträgt 30 g; vor dem Kochen zerkleinern, um die Oberfläche zu vergrößern und die Extraktion der aktiven Bestandteile zu verbessern. Vor dem Schlafengehen 1,5–3 g als Pulver einnehmen. Unverarbeitetes *Suan Zao Ren* ist kälter und besser für Schlaflosigkeit mit Hitze-Zeichen geeignet. Die trocken-gebratene Form ist wärmer und besser geeignet für Herz- und Milz-Mangel mit Palpitationen, Appetitmangel und Spontanschweiß. Sie hat auch die stärker ausgeprägte Fähigkeit, den *Shen* (Geist) zu besänftigen und bei Schlaflosigkeit zu helfen. Beim Trocken-Braten wird die Arzneidroge bei niedriger Temperatur ohne Fett angebraten, bis die Samen dunkel werden, an Größe zunehmen oder aufspringen. Die trocken-gebratene Arzneidroge sollte vor der Dekoktzubereitung zerkleinert werden. Nach dem Trocken-Braten sollte die Arzneidroge so schnell wie möglich verwendet werden, um einen Verlust an Wirksamkeit zu vermeiden.

Sicherheitshinweise, Kontraindikationen

- *Suan Zao Ren* ist bei Patienten mit Schlaflosigkeit kontraindiziert, die durch Fülle-Hitze oder durch Akkumulation von heißem Schleim hervorgerufen wird.
- Bei Patienten mit Diarrhö oder äußeren Zuständen mit Vorsicht verwenden.
- Der Gebrauch dieser Arznei kann mit Schläfrigkeit und Sedierung einhergehen. Daher sollten Personen, die diese Arznei nehmen, vorsichtig sein beim Autofahren oder beim Umgang mit schweren Maschinen.
- *Suan Zao Ren* sollte während der Schwangerschaft mit Vorsicht verwendet werden, da es Uteruskontraktionen hervorruft.

Chemische Zusammensetzung

Jujubosid, Betulin, Betulinsäure, Jujubogenin, Ebentinlaeton, Zivulgarin, Spinosin, Swertisin, Ceanothsäure, Alphitolsäure.[1, 2]

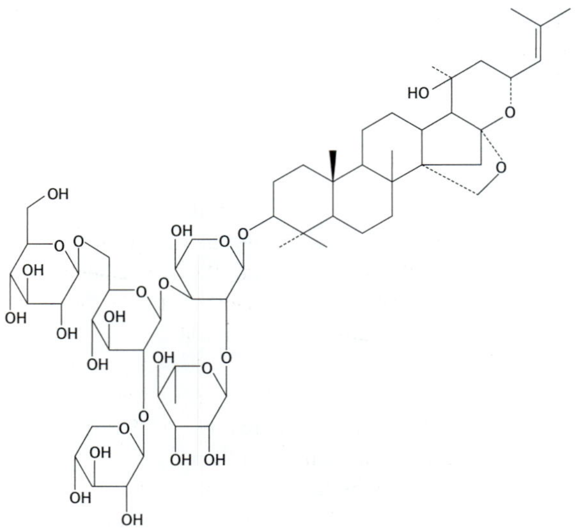

Abb. 14.1 Jujubosid A

Pharmakologische Wirkungen

- **Sedierend und schlaffördernd**: Die Anwendung von *Suan Zao Ren* ist bei Mäusen, Ratten, Katzen, Hunden und Meerschweinen mit einer beruhigenden und schlaffördernden Wirkung verbunden. Es reduziert dosisabhängig die Spontanaktivität, verlängert die Schlafdauer, die durch Barbiturate induziert wurde, hebt die anregende Wirkung von Coffein auf und hemmt eine durch Morphin induzierte Überaktivität. Sowohl die frische als auch die gebratene Arznei hat, ohne statistisch signifikante Unterschiede, beruhigende und schlaffördernde Wirkungen gezeigt. Jujubosid wird von vielen als Hauptkomponente angesehen, die für die beruhigende und schlaffördernde Wirkung verantwortlich ist.[3]
- **Kardiovaskulär**: Das Dekokt von *Suan Zao Ren* zeigt negativ chronotrope, positiv inotrope und positiv kardiotonische Wirkungen am isolierten Froschherz. In der Klinik wird es bei Arrhythmie eingesetzt, die durch Akonit, Chloroform und Bariumchlorid verursacht wurde.[4, 5]
- **Uterusstimulierend**: Der wässrige Extrakt von *Suan Zao Ren* zeigt eine stimulierende Wirkung auf die glatte Muskulatur und verursacht Uteruskontraktionen.[6]
- **Analgetisch**: Ein Dekokt aus 5 g/kg *Suan Zao Ren* zeigt eine merkliche analgetische Wirkung bei Mäusen.[7]
- **Fiebersenkend**: Eine Reduktion der Körpertemperatur wurde nach Einnahme eines *Suan-Zao-Ren*-Dekokts bei Katzen mit 40 g/kg oder nach intraperitonealer Injektion von 2,5–5,0 g/kg bei Ratten beobachtet.[8]

Klinische und wissenschaftliche Studien

- **Schlaflosigkeit**: Einem Bericht zufolge wurden 30 Patienten, die an Schlaflosigkeit litten, mit *Suan Zao Ren* behandelt. In neun Fällen wurde eine signifikante Besserung, in 19 Fällen eine moderate Besserung und in zwei Fällen keine Reaktion festgestellt. Laut Behandlungsprotokoll wurde *Suan Zao Ren* über einen Ohrsamen aufgenommen, der auf Ohrpunkte wie z.B. *Shenmen*, Endokrinum, Herz, Nieren und Gehirn aufgetragen wurde (ein bis zwei Punkte pro Behandlung). Die Ohrsamen und Ohrpunkte wurden alle fünf Tage gewechselt, insgesamt gab es vier Sitzungen pro Behandlungszyklus. Vor dem Auftragen wurde *Suan Zao Ren* zuerst in heißem Wasser eingeweicht, dann die Haut entfernt und die Samen in zwei Hälften geteilt. Die flache Seite wurde auf dem Ohr platziert. Die Patienten erhielten die Anweisung, vor dem Schlafengehen die Ohrpunkte drei bis fünf Minuten lang zu stimulieren.[9] In einer anderen Studie wurde Patienten mit Schlaflosigkeit erlaubt, 15 g grünen Tee um 8 Uhr morgens zu trinken, während des Tages durften sie keine weiteren Stimulanzien zu sich zu nehmen und abends sollten sie 10 g *Suan-Zao-Ren*-Pulver einnehmen. Von 39 Patienten sind 34 innerhalb von drei bis fünf Tagen vollständig genesen. Patienten mit Hypertonie, erhöhtem Herzschlag, chronischer Verstopfung oder Schwangere wurden mit besonderer Vorsicht behandelt.[10]
- **Neurasthenie**: Die Anwendung von *Suan Zao Ren Tang* (Ziziphi Spinosae Semen Dekokt) zeigte befriedigende Resultate bei der Behandlung von 129 Patienten mit Neurasthenie, die gekennzeichnet war durch Schlaflosigkeit, Reizbarkeit und Herumzappeln.[11]
- **Höhenkrankheit**: In einer klinischen Studie wurden 76 Personen, die nach Tibet reisten, in zwei Gruppen eingeteilt. Eine Gruppe erhielt *Suan Zao Ren*, die andere ein Plazebo. Alle Patienten sollten die Arznei elf Tage lang einnehmen, drei Tage vor der Abreise beginnen und für die Dauer von drei Tagen nach der Ankunft in Tibet damit fortfahren. Am Ende der Studie zeigte sich, dass die Patienten, die *Suan Zao Ren* bekommen hatten, signifikant weniger stark an Höhenkrankheit mit Symptomen wie Kopfschmerzen, Schwindel, Palpitationen, Übelkeit, Dyspnoe und Appetitmangel erkrankten. Die Häufigkeit des Erbrechens war in beiden Gruppen ungefähr gleich.[12]

Wechselwirkung mit anderen Medikamenten

Sedativa: *Suan Zao Ren* hat eine beruhigende und schlaffördernde Wirkung. Es potenziert die beruhigende Wirkung von Barbituraten und hebt die stimulierende Wirkung von Coffein auf. Jujubosid wird von vielen als Hauptkomponente angesehen, die für die beruhigende und schlaffördernde Wirkung verantwortlich ist.[13] (Hinweis: Viele Medikamentenklassen wirken beruhigend wie z.B. Antihistamine, Narkoanalgetika, Barbiturate, Benzodiazepine.)

Toxikologie

Suan Zao Ren ist sehr sicher in der Andwendung. Bis zu 70 g können verabreicht werden, ohne toxische Reaktionen hervorzurufen. In Toxikologiestudien mit Tieren zeigte ein Dekokt von 150 g/kg *Suan Zao Ren* keine Toxizität. Die LD_{50} für die intraperitoneale Injektion von *Suan Zao Ren* beträgt bei Mäusen 14,3 g/kg.[14]

Kommentar der Autoren

Suan Zao Ren und *Bai Zi Ren* (Platycladi Semen) werden verwendet, um Reizbarkeit, Schlaflosigkeit und Palpitationen zu behandeln, die auf mangelnde Blutreserven, die nicht in der Lage sind, das Herz zu nähren, zurückzuführen sind. *Suan Zao Ren* hat eine starke, *Shen* (Geist) besänftigende Wirkung und ist adstringierend, was spontanes und nächtliches Schwitzen stoppt. *Bai Zi Ren* ist sehr ölhaltig und „schmiert“ den Darm.

Referenzen

1. *Xian Dai Zhong Yao Yao Li Xue* (Contemporary Pharmacology of Chinese Herbs), 1997; 1073
2. *Yan X, Zhou J, Xie G* (Traditional Chinese Medicines Molecular Structures, Natural Sources and Applications), Ashgate, 1999; 3664
3. *Chang Yong Zhong Yao Xian Dai Yan Jiu Yu Lin Chuan* (Recent Study & Clinical Application of Common Traditional Chinese Medicine), 1995; 489:491
4. *Zhong Guo Shou Yi Za Zhi* (Chinese Journal of Husbandry), 1988; 14(6):44
5. *Di Yi Jun Yi Da Xue Xue Bao* (Journal of First Military University of Medicine), 1985; 5(1):31
6. *Zhong Yao Xue* (Chinese Herbology), 1998; 671:673
7. *Chang Yong Zhong Yao Xian Dai Yan Jiu Yu Lin Chuan* (Recent Study & Clinical Application of Common Traditional Chinese Medicine), 1995; 489:491
8. Ibid.
9. *Xin Zhong Yi* (New Chinese Medicine), 1982; (11):35
10. *Shang Hai Zhong Yi Yao Za Zhi* (Shanghai Journal of Chinese Medicine and Herbology), 1984; (10):30
11. *Zhong Xi Yi Jie He Za Zhi* (Journal of Integrated Chinese and Western Medicine), 1982; 2:97
12. *Zhong Yao Yao Li Yu Lin Chuang* (Pharmacology and Clinical Applications of Chinese Herbs), 1986; 2(1):44
13. *Chang Yong Zhong Yao Xian Dai Yan Jiu Yu Lin Chuan* (Recent Study und Clinical Application of Common Traditional Chinese Medicine), 1995; 489:491
14. *Zhong Yao Tong Bao* (Journal of Chinese Herbology), 1987; 12(8):51

Xiǎo Mài

Tritici Fructus

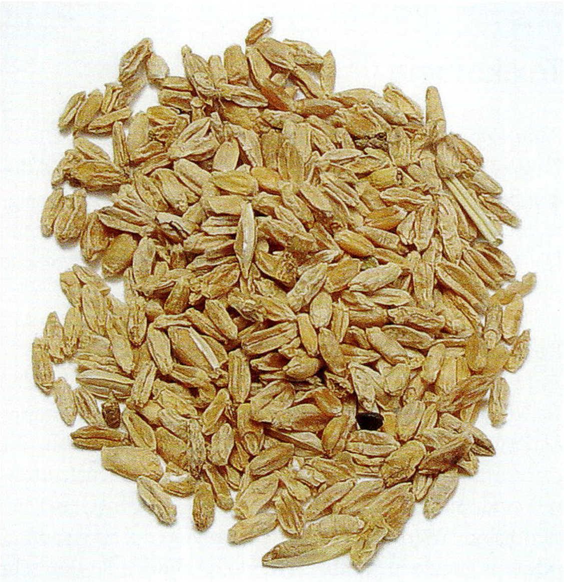

小麥 小麦

Pinyin-Name *Xiǎo Mài*
Wörtliche Übersetzung „Kleiner Weizen"
Andere chinesische Namen *Huai Xiao Mai, Jing Xiao Mai*
Deutscher Name Weizenkörner
Botanischer Name *Triticum aestivum* L. (*Xiao Mai*)
Pharmazeutischer Name Tritici Fructus
Eigenschaften Süß, kühl
Leitbahnen Herz

Chinesische therapeutische Wirkungen

Nährt das Herz und lindert Reizbarkeit

Zang-Zao-(trockenes Organ-)Syndrom: *Xiao Mai* (Tritici Fructus) behandelt Patienten, die an der *Zang-Zao*-Erkrankung leiden, mit Symptomen wie übermäßiges Sich-Sorgen, Ängstlichkeit, Nachdenklichkeit, Desorientiertheit, häufige Melancholie und häufiges Weinen, träumgestörter Schlaf und Depression. Der Grund für diese Erkrankung ist eine Leber-*Qi*-Stagnation mit *Qi*- und Blut-Mangel.

- *Zang-Zao*-(trockenes Organ-)Erkrankung: *Xiao Mai* zusammen mit *Da Zao* (Jujubae Fructus) und *Gan Cao* (Glycyrrhizae Radix et Rhizoma) verwenden. **Beispiel-Rezeptur**: *Gan Mai Da Zao Tang* (Glycyrrhizae Radix, Tritici Fructus Levis und Jujubae Fructus Dekokt).
- Schwere emotionale Störung: Kombination mit *Chai Hu* (Bupleuri Radix), *Xiang Fu* (Cyperi Rhizoma), *Bai Shao* (Paeoniae Radix Alba), *Yuan Zhi* (Polygalae Radix), *Fu Shen* (Poriae Sclerotium Paradicis), *Zhen Zhu Mu* (Margaritiferae Concha Usta) und *Long Chi* (Draconis Dens). **Beispiel-Rezeptur**: *Chai Hu Jia Long Gu Mu Li Tang* (Bupleuri Radix, Fossilia Ossis Mastodi und Ostreae Concha Dekokt).

Fördert die Harnausscheidung

Dysurie: *Xiao Mai* behandelt erschwertes, schmerzhaftes Wasserlassen aufgrund von Hitze-Akkumulation in der Harnblase.

- Dysurie: *Xiao Mai* mit *Tong Cao* (Tetrapanacis Medulla) und *Che Qian Cao* (Plantaginis Herba) verwenden.

Dosierung

15–30 g im Dekokt.

Chemische Zusammensetzung

Stärke, Proteine, Kohlenhydrate, Lipide, Faser, Enzyme, Vitamine.[1]

Kommentar der Autoren

Xiao Mai (Tritici Fructus) und *Fu Xiao Mai* (Tritici Fructus Levis) stammen von derselben Pflanze ab, haben aber unterschiedliche Eigenschaften und Funktionen. Werden *Xiao Mai* und *Fu Xiao Mai* in Wasser gegeben, sinkt *Xiao Mai* ab, während *Fu Xiao Mai* schwimmt. *Xiao Mai* nährt das Herz und besänftigt den *Shen* (Geist), während *Fu Xiao Mai* adstringierende Eigenschaften besitzt, um Schwitzen zu stoppen.

Referenzen

1. *Xian Dai Ben Cao Gang Mu* (Contemporary Materia Medica), 2000; 200

Xié Căo

Valerianae Radix et Rhizoma

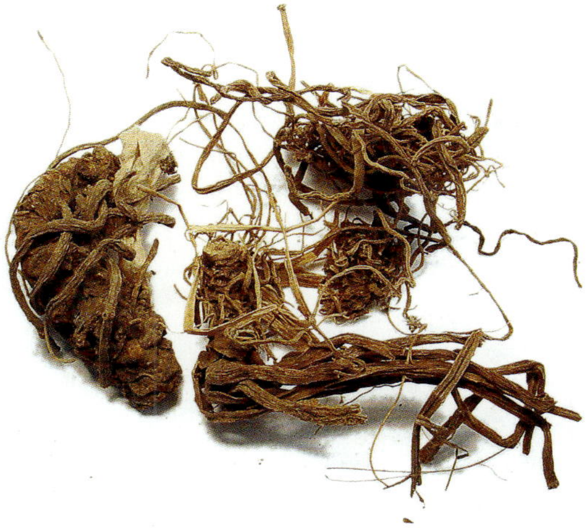

纈草 缬草

Pinyin-Name *Xié Căo*
Andere chinesische Namen *Guang Ye Ba Di Ma, Jie Cao*
Deutscher Name Baldrianwurzel
Botanischer Name *Valeriana officinalis; Valeriana fauriei* Briquet
Pharmazeutischer Name Valerianae Radix et Rhizoma
Eigenschaften Bitter, süß, neutral
Leitbahnen Herz, Leber

Chinesische therapeutische Wirkungen

Beruhigt den Shen (Geist)

Shen-(Geist-)Störung: *Xie Cao* (Valerianae Radix et Rhizoma) wird in der Praxis bei Schlaflosigkeit, emotionalem Stress und übermäßigem Sich-Sorgen eingesetzt.

- Neurasthenie: *Xie Cao* mit *Wu Wei Zi* (Schisandrae Fructus) im Dekokt oder als Tinktur verwenden.

Lindert Spasmen und Schmerzen

Leber-Qi-Stagnation: Klinische Manifestationen beinhalten Muskelsteifheit und Spasmen, Magenkrämpfe, Dysmenorrhö und prämenstruelles Syndrom.

- Starke Muskelschmerzen: zusammen mit *Bai Shao* (Paeoniae Radix Alba) und *Gan Cao* (Glycyrrhizae Radix et Rhizoma) verwenden.

Dosierung

2–5 g.

Sicherheitshinweise, Kontraindikationen

Die Anwendung von *Xie Cao* kann Schläfrigkeit und Sedierung hervorrufen. Daher sollten Personen, die diese Arznei einnehmen, vorsichtig sein beim Autofahren und beim Umgang mit schweren Maschinen.

Chemische Zusammensetzung

Ätherische Öle 0,5-2,0% (Bornylisovalerat, Borneol, L-Camphen, α-Pinen, D-Terpineol, L-Limonen; Flavonoide (Quercetin, Diosmelin, Acacetin, Apigenin); Alkaloide (β-Valerin, Chatinin, Alkaloid A, B, Actinidin, Valeriamin); Terpenoide (Valepotriat, Isovaleroxy-Hydroxy-Dihydrovaltrat, Valechlorin, 7- Epideacetylisovaltrat, Valeridin, Valerosidatum, Acevaltrat), und organische Säuren (Valerensäure, Valerenolsäure, Behensäure, Hesperitinsäure, β-Bisabolen, Curcurmen, Ledol, Maaliol).[1,2]

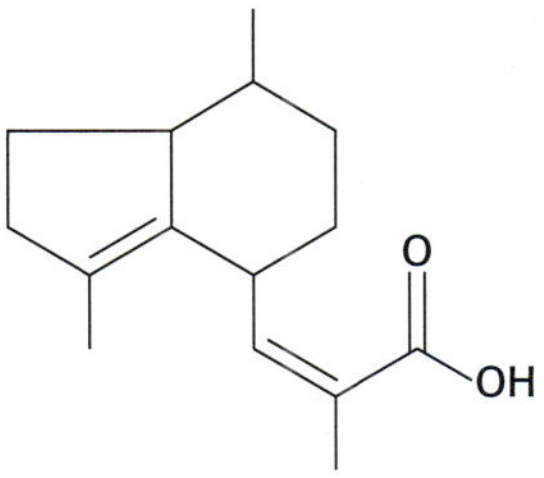

Abb. 14.2 Valerensäure

Pharmakologische Wirkungen

- **Sedierend**: Das ätherische Öl von *Xie Cao,* das oral in einer Dosierung von 2 ml/kg verabreicht wird, verlängert wirksam die Barbiturat-induzierte Schlafdauer.[3]
- **Krampflösend und analgetisch**: *Xie Cao* wirkt krampflösend, Valeriansäure analgetisch.[4,5]
- **Kardiovaskulär**: *Xie Cao* wird mit einer Senkung des Blutdrucks, einer Erweiterung der Blutgefäße und einem erhöhten Blutdurchfluss des Herzmuskels in Verbindung gebracht. Studien an Hunden, Katzen und Kaninchen haben gezeigt, dass die antihypertensive Wirkung von *Xie Cao* teilweise auf seine Fähigkeit zurückzuführen ist, den Sympathikus zu hemmen. Es

wurde ebenfalls beobachtet, dass nach der Injektion eines *Xie-Cao*-Präparats eine sofortige und verlängerte Erweiterung der Blutgefäße erfolgt, wodurch der Blutdurchfluss zu den peripheren Teilen des Körpers erhöht wird. Für das Herz ergibt sich ein 5,7-facher Anstieg im Blutdurchfluss des Herzmuskels. Außerdem wirkt die intravenöse Injektion von *Xie Cao* präventiv bei Arrhythmien, die durch Adrenalin, Akonitin und andere chemische Substanzen ausgelöst werden.[6,7,8]

Klinische und wissenschaftliche Studien

Schlaflosigkeit: In einer randomisierten, plazebokontrollierten Multicenterstudie wurden 121 Patienten in eine Arznei- und in eine Plazebogruppe eingeteilt. Für die folgenden 28 Tage erhielten beide Gruppen eine Stunde vor dem Schlafengehen Pillen. Die Patienten der Arzneigruppe erhielten 600 mg eines 70-prozentigen Alkoholextrakts von *Xie Ca* (standardisiert 0,4–0,6% Valeriansäure). Am Ende des Versuches waren gute bis sehr gute Ergebnisse bei 66% der Patienten der Arzneigruppe zu verzeichnen, verglichen mit nur 29% in der Plazebogruppe.[9]

Wechselwirkung mit anderen Medikamenten

Sedativa: *Xie Cao* potenziert die beruhigende Wirkung von Barbituraten.[10] (Hinweis: Viele Medikamentenklassen haben eine beruhigende Wirkung wie z.B. Antihistaminika, Narkoanalgetika, Barbiturate und Benzodiazepine.)

Toxikologie

Die LD_{50} für das ätherische Öl von *Xie Cao* beträgt bei Mäusen 2,950 mg/kg für die intravenöse Injektion, 4,760 mg/kg für die intraperitoneale Injektion und 7,14 ml/kg für die orale Verabreichung.[11]

Referenzen

1. *Xian Dai Zhong Yao Yao Li Xue* (Contemporary Pharmacology of Chinese Herbs), 1997; 1092
2. Yan X, Zhou J, Xie G, *Traditional Chinese Medicines Molecular Structures, Natural Sources and Applications*; Ashgate, 1999; 6573
3. *Xian Dai Zhong Yao Yao Li Xue* (Contemporary Pharmacology of Chinese Herbs), 1997; 1092
4. *Zhi Wu Yao You Xiao Cheng Fen Shou Ce* (Manual of Plant Medicinals and Their Active Constituents), 1986; 1107
5. *Xian Dai Zhong Yao Yao Li Xue* (Contemporary Pharmacology of Chinese Herbs), 1997; 1093
6. *Guo Wai Yao Xue Zhi Wu Yao Fen Ce* (Foreign Study of Medicine: Herbology), 1982; (3): 24
7. *Yao Xue Xue Bao* (Journal of Herbology), 1982; (5): 382
8. *Zhong Yao Yao Li Yu Lin Chuang* (Pharmacology and Clinical Applications of Chinese Herbs), 1989; 5(6):15
9. *PDR for Herbal Medicine*, 2nd Edition, Medical Economics Company, 2000; 783–786
10. *Xian Dai Zhong Yao Yao Li Xue* (Contemporary Pharmacology of Chinese Herbs), 1997; 1092
11. *Zhong Yao Yao Li Yu Lin Chuang* (Pharmacology and Clinical Applications of Chinese Herbs), 1989; 5(6):15

Yuǎn Zhì

Polygalae Radix

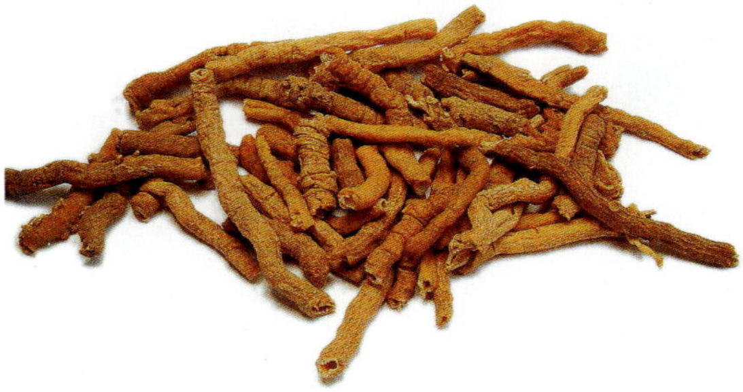

遠志 远志

Pinyin-Name *Yuǎn Zhí*
Wörtliche Übersetzung „Weitreichender Wille", „lange Entschlossenheit"
Andere chinesische Namen *Yuan Zhi Tong, Yuan Zhi Rou, Guan Yuan Zhi*
Originalquelle *Shen Nong Ben Cao Jing* (Die Materia Medica des göttlichen Landmannes), vermutlich Östliche Han-Dynastie
Deutscher Name Kreuzblumenwurzel, Senegawurzel, Sibirische Kreuzblumenzwiebel, Polygalaewurzel
Botanischer Name *Polygala tenuifolia Willd.* (*Yuan Zhi*), *Polygala sibirica* L. (*Ruan Ye Yuan Zhi*)
Pharmazeutischer Name Polygalae Radix
Eigenschaften Scharf, bitter, leicht warm
Leitbahnen Lunge, Herz

Chinesische therapeutische Wirkungen

Befriedet das Herz und besänftigt den Shen (Geist)

Gestörter Shen (Geist) mit Schlaflosigkeit, Herz- und Nieren-Mangel: *Yuan Zhi* (Polygalae Radix) stärkt das Herz-*Qi* und zerstreut Stagnation im Herz. Es wird am häufigsten verwendet bei Ruhelosigkeit, Palpitationen, Schlaflosigkeit oder Nieren- und Herz-Mangel, die Symptome wie nächtlicher Samenerguss, Spermatorrhö und

Vergesslichkeit hervorrufen. In Honig gebratenes *Yuan Zhi* nährt stärker das Herz und besänftigt stärker den *Shen* (Geist).

- Schlaflosigkeit, Palpitationen mit Ängstlichkeit, Ruhelosigkeit und Desorientiertheit, nächtlicher Samenerguss und Spermatorrhö: *Yuan Zhi* mit *Fu Shen* (Poriae Sclerotium Paradicis), *Long Chi* (Draconis Dens) oder *Zhu Sha* (Cinnabaris) kombinieren.
- Vergesslichkeit, Gedächtnisverlust bzw. die Unfähigkeit, sich zu konzentrieren: zusammen mit *Ren Shen* (Ginseng Radix et Rhizoma), *Fu Ling* (Poria), *Yin Xing Ye* (Ginkgo Folium) und *Shi Chang Pu* (Acori Tatarinowii Rhizoma) verwenden.
- Schlaflosigkeit, übermäßiges Träumen: Das in Honig gebratene *Yuan Zhi* als alleiniges Heilmittel verwenden.

Vertreibt Schleim und klärt die Sinne

Schleim, der das Herz und die Sinnesöffnungen blockiert, Anfälle: *Yuan Zhi* hat die hervorragende Eigenschaft, Schleim aus dem Herz zu vertreiben, der sich in mentaler oder emotionaler Desorientiertheit, Anfällen oder Gehörverlust durch Schleim, der die Sinne blockiert, manifestiert.

- Desorientiertheit, Anfälle: Kombination mit *Shi Chang Pu* (Acori Tatarinowii Rhizoma), *Yu Jin* (Curcumae Radix), *Tian Zhu Huang* (Bambusae Concretio Silicea) und *Dan Nan Xing* (Arisaema cum Bile).

Vertreibt Schleim aus der Lunge

Schleim-Stagnation in der Lunge: *Yuan Zhi* vertreibt Schleim aus der Lunge, um Husten mit weißem Sputum zu behandeln. Zu den klinischen Anwendungen gehören Bronchitis, Pneumonie und andere Atemwegserkrankungen.

- Husten mit weißem Auswurf aufgrund von Kälte: zu *Ku Xing Ren* (Armeniacae Semen), *Jie Geng* (Platycodi Radix) und *Gan Cao* (Glycyrrhizae Radix et Rhizoma) hinzufügen.

Reduziert Abszesse und löst Schwellungen auf

Diese Arznei wird im Allgemeinen verwendet, um Furunkel, Abszesse, Wunden oder eine geschwollene und schmerzhafte Brust aufgrund von Schleim, der die die Leitbahnen und Kollateralen blockiert, zu behandeln. *Yuan Zhi* wird entweder innerlich als Pulver mit Flüssigkeit eingenommen oder als Salbe lokal aufgetragen.

Dosierung

3–9 g. Insbesondere frisches *Yuan Zhi* vertreibt Schleim und klärt die Sinnesöffnungen, während *Yuan Zhi*, das mit Honig zubereitet wurde, effektiver den *Shen* (Geist) besänftigt und die Gedanken beruhigt. Frisches oder unverarbeitetes *Yuan Zhi* reizt jedoch manchmal den Rachen. Diese Reizung kann durch Trocken-Braten von *Yuan Zhi* oder durch das Kochen mit *Gan Cao* (Glycyrrhizae Radix et Rhizoma) in heißem Wasser vermieden werden.
Um seine Schleim eliminierende und Husten stoppende Wirkung zu erhöhen, kann die Arzneidroge mit Honig zubereitet werden.

Sicherheitshinweise, Kontraindikationen

- Da *Yuan Zhi* eine trocknende Natur hat, sollte es mit Vorsicht bei Patienten mit Hitze-Symptomen oder heißem Schleim verwendet werden.
- *Yuan Zhi* mit Vorsicht bei Patienten mit Gastritis, Magen- oder Zwölffingerdarmgeschwüren verwenden. Der Zusatz von *Gan Cao* (Glycyrrhizae Radix et Rhizoma) lindert die Reizwirkung von *Yuan Zhi* auf den Magen und verhindert Übelkeit und Erbrechen.
- *Yuan Zhi* sollte während der Schwangerschaft mit Vorsicht angewendet werden, da es Uteruskontraktionen hervorruft.

Chemische Zusammensetzung

Onjisaponin A, B, C, D, E, F, G; Tenuigenin A, B; Tenuifolin, Presenegenin, Tenuidin, Polygalitol, Xanthone, 3,4,5-Trimethoxyzimtsäure, 6-Hydroxy-1,2,3,7-tetramethoxyxanthon.[1]

Pharmakologische Wirkungen

- **Auswurffördernd**: *Yuan Zhi* hat eine stark auswurffördernde Wirkung bei Mäusen und Hunden gezeigt. Seine Wirkstärke ist ähnlich der von *Jie Geng* (Platycodi Radix).[2]
- **ZNS beruhigend**: Die Wurzel, die Rinde und die ganze Pflanze von *Polygala tenuifolia* haben eine beruhigende Wirkung bei Mäusen gezeigt. *Polygala tenuifolia* kann auch Anfälle und Konvulsionen verhindern.[3]
- **Diuretisch**: Ein 50-prozentiger alkoholischer Extrakt von *Yuan Zhi* hat eine starke diuretische Wirkung bei der Behandlung von Ödemen gezeigt.[4]
- **Antibiotisch**: Der wässrige Extrakt von *Yuan Zhi* hat eine hemmende Wirkung auf *Diplococcus pneumoniae.* Der Alkoholextrakt zeigt eine hemmende Wirkung auf *Bacillus dysenteriae*, *Salmonella typhi* und *Mycobacterium tuberculosis hominis*.[5]

- **Uterusstimulierend**: Die Verabreichung des wässrigen und des alkoholischen *Yuan-Zhi*-Extrakts hat eine stimulierende Wirkung auf den Uterus, sowohl bei trächtigen als auch nicht-trächtigen Labortieren wie Ratten, Katzen und Hunden.[6]

Klinische und wissenschaftliche Studien

- **Akute Mastitis**: In einer Studie wurden 62 Patientinnen mit akuter Mastitis mit befriedigenden Resultaten mit *Yuan Zhi* behandelt. Für das Dekokt wurden 12 g *Yuan Zhi* in 15 ml Getreideschnaps eingeweicht und anschließend für 15 bis 20 Minuten mit Wasser gekocht. In einer anderen Studie wurden Patientinnen mit akuter Mastitis äußerlich mit einer Salbe behandelt. Für die Zubereitung der Salbe wurden 500 g *Yuan Zhi* in 1500 ml Wasser fünf bis sechs Stunden gekocht, um eine salbenähnliche Konsistenz zu erhalten. Die Salbe ist am effektivsten bei der Behandlung akuter Mastitis im Frühstadium ohne Eiterbildung.[7, 8]
- **Trichomonale Vaginitis**: Einem Bericht zufolge wurden 36 von 37 Patientinnen mit trichomonaler Vaginitis nach der Arzneibehandlung mit Vaginalzäpfchen vollständig gesund. Die Zäpfchen enthielten einen Teil *Yuan Zhi*, zwei Teile *Bu Gu Zhi* (Psoraleae Fructus) und zwei Teile *Da Huang* (Rhei Radix et Rhizoma).[9]

Wechselwirkung mit anderen Medikamenten

- **Äthanol**: In einer In-vitro-Studie reduzierte eine traditionelle chinesische Arzneizubereitung [zusammengesetzt aus *Yuan Zhi*, *Ren Shen* (Ginseng Radix et Rhizoma), *Shi Chang Pu* (Acori Tatarinowii Rhizoma) und *Fu Ling* (Poria)] die Äthanol-induzierte Verschlechterung des Gedächtnisses. Sie verbesserte außerdem Scopolamin-induzierte Gedächtnisdefizite. Diese Ergebnisse deuten darauf hin, dass die Zubereitung die verschlechternde Wirkung von Äthanol auf die Lern- und Gedächtnisvorgänge verbessert.[10]
- **Diuretika**: *Yuan Zhi* hat eine diuretische Wirkung. Obwohl diese Wechselwirkung bislang nicht dokumentiert wurde, kann die gleichzeitige Anwendung mit Diuretika zu einer erhöhten Ausscheidung von Wasser und/oder Elektrolyten führen. (Hinweis: Beispiele für Diuretika sind Chlorothiazid, Hydrochlorothiazid, Furosemid, Bumetanid und Torasemid.)

Kommentar der Autoren

Yuan Zhi und *Shi Chang Pu* (Acori Tatarinowii Rhizoma) lösen Schleim auf, klären die Sinne und besänftigen den *Shen* (Geist). Beide behandeln Delirium, Manie, Stupor, Schlaflosigkeit, Vergesslichkeit oder ruhelosen *Shen* (Geist), der durch die Akkumulation von trübem Schleim im Herzen bedingt ist. *Yuan Zhi* wird hauptsächlich verwendet, um Schleim aufzulösen und Husten zu stoppen. Es wird bei Patienten mit Husten und reichlich Auswurf angewendet, der schwierig abzuhusten ist. *Yuan Zhi* zerstreut Knoten oder Abszesse und lindert Schmerzen. *Shi Chang Pu* löst Feuchtigkeit auf und wirkt besonders bei der Harmonisierung des Magens und bei der Behandlung von Kongestionen oder Schmerzen in der Brust oder im Abdomen.

Referenzen

1. *Xian Dai Zhong Yao Yao Li Xue* (Contemporary Pharmacology of Chinese Herbs), 1997; 1077
2. *Zhong Yao Yao Li Yu Ying Yong* (Pharmacology and Applications of Chinese Herbs), 1983; 477
3. Ibid.
4. *Chem Pharm Bull*, 1979; 27(6):1464
5. *Zhong Yao Yao Li Yu Ying Yong* (Pharmacology and Applications of Chinese Herbs), 1983; 477
6. *Xian Dai Zhong Yao Yao Li Xue* (Contemporary Pharmacology of Chinese Herbs), 1997; 1077–78.
7. *Xin Yi Yao Tong Xun* (Journal of New Medicine and Herbology), 1973; 6:5
8. *Zhong Yi Za Zhi* (Journal of Chinese Medicine), 1981; 22(4):78
9. *Tian Jing Yi Yao* (Tianjing Medicine and Herbology), 1982; 10(7):436
10. *Biological and Pharmaceutical Bulletin*. 17(11):1472–6, Nov 1994
11. Chen, J. Recognition & prevention of herb-drug interactions, *Medical Acupuncture*, Fall/Winter 1998/1999; volume 10/number 2; 9–13

Zusammenfassung: Shen (Geist) besänftigende Arzneien

Allgemeine Eigenschaften beruhigender Arzneien, die den Shen (Geist) besänftigen

- **Geschmack**: süß
- **Thermische Eigenschaft**: neutral, kalt
- **Leitbahnbezug**: Herz, Leber
- **Therapeutische Wirkungen**: beruhigen das Herz, besänftigen den *Shen* (Geist)

Es handelt sich bei den in Tabelle 14.1 genannten Arzneidrogen in der Regel um mineralische Substanzen oder um Muschelschalen, die den *Shen* (Geist) des Herzens verankern, Schlaflosigkeit, Palpitationen, Ärger, Reizbarkeit, Ruhelosigkeit und in schweren Fällen Manie und Epilepsie lindern.

Zhu Sha (Cinnabaris), **Ci Shi** (Magnetitum), **Long Gu** (Fossilia Ossis Mastodi) und **Hu Po** (Succinum) beruhigen alle den *Shen.*

- *Zhu Sha* klärt Herz-Feuer, das den *Shen* (Geist) stört. Es wird heute wegen seiner Toxizität selten verwendet.
- *Ci Shi* klärt aufsteigendes *Yang* aufgrund von *Yin*-Mangel.
- *Long Gu* verankert Leber-*Yang*, um den *Shen* (Geist) zu besänftigen. Es besitzt adstringierende Eigenschaften und stoppt den Verlust von Körperflüssigkeiten, spontanes Schwitzen, Nachtschweiß, Leukorrhö und chronische Diarrhö.
- *Hu Po* zerstreut heißen Schleim, um den *Shen* (Geist) zu besänftigen. Es belebt die Blutzirkulation, löst Stase, fördert die Harnausscheidung und behandelt *Lin Zheng* (Dysurie-Syndrom).

Allgemeine Eigenschaften nährender Arzneien, die den Shen (Geist) besänftigen

- **Geschmack**: süß
- **Thermische Eigenschaft**: neutral
- **Leitbahnbezug**: Herz, Milz, Leber
- **Therapeutische Wirkungen**: nähren das Herz, besänftigen den *Shen* (Geist)

Die in Tabelle 14.2 aufgeführten nährenden Arzneidrogen, die den *Shen* (Geist) besänftigen, sind pflanzliche Substanzen, die bei *Shen*-Störungen aufgrund von Mangel verwendet werden, mit Symptomen wie Palpitationen, Schlaflosigkeit, übermäßiges Träume und Gedächtnisverlust.

Suan Zao Ren (Ziziphi Spinosae Semen) und *Bai Zi Ren* (Platycladi Semen) sind die am häufigsten verwendeten Arzneidrogen dieser Kategorie.

- *Suan Zao Ren* stärkt die Leber, beruhigt den *Shen* (Geist) und spielt eine wichtige Rolle bei der Behandlung von Schlaflosigkeit, die durch Mangel-Hitze verursacht wird.
- *Bai Zi Ren* nährt das Herz und besänftigt den *Shen* (Geist) und wird bei Schlaflosigkeit und Palpitationen durch Blut-Mangel eingesetzt. Es „schmiert" den Dickdarm und behandelt trockene Stühle und Verstopfung.

Yuan Zhi (Polygalae Radix) beruhigt das Herz, zerstreut Schleim und reduziert Abszesse. Es löst Schleim auf, der das Herz benebelt, und lindert dadurch Palpitationen, Schlaflosigkeit und manisches Verhalten. *Yuan Zhi* behandelt Schlaflosigkeit und übermäßiges Träumen, das durch eine Disharmonie zwischen Herz und Nieren bedingt ist.

Tab. 14.1 Beruhigende Arzneien, die den *Shen* (Geist) besänftigen (Abschnitt 1)

Name	Gemeinsamkeiten	Unterschiede
Ci Shi (Magnetitum)	Beruhigen das Herz, besänftigen den *Shen* (Geist)	Verankert Leber-*Yang* und stoppt Keuchatmung
Hu Po (Succinum)		Behandelt Anfälle und Konvulsionen aufgrund von heißem Schleim, der das Herz blockiert; aktiviert die Blutzirkulation, behandelt Dysurie
Long Gu (Fossilia Ossis Mastodi)		Verankert Leber-*Yang*, verhindert den Verlust von Körperflüssigkeiten
Zhu Sha (Cinnabaris)		Behandelt Wunden und Abszesse bei lokaler Anwendung, ist toxisch bei innerlicher Anwendung

He Huan Pi (Albiziae Cortex) und *Shou Wu Teng* (Polygoni Multiflori Caulis) beruhigen den *Shen* (Geist) und lindern Schlaflosigkeit.

- *He Huan Pi* eignet sich ausgezeichnet für Schlaflosigkeit, die durch Leber-*Qi*-Stagnation verursacht wird.
- *Shou Wu Teng* verbessert Schlaflosigkeit aufgrund eines allgemeinen Blut-Mangels.

Ling Zhi (Ganoderma) besänftigt den *Shen* (Geist) und nährt und stärkt die Konstitution. Es stoppt außerdem Husten.
Xie Cao (Valerianae Radix et Rhizoma) besitzt ausgezeichnete Eigenschaften, um den *Shen* (Geist) zu besänftigen und Leber-*Qi*-Stagnation zu mildern.
Xiao Mai (Tritici Fructus) nährt das Herz, lindert Reizbarkeit, fördert Wasserlassen und behandelt *Zang-Zao*-(trockene Organ-)Erkrankung aufgrund von Herz-*Yin*-Mangel.

Tab. 14.2 Nährende Arzneien, die den *Shen* (Geist) besänftigen (Abschnitt 2)

Name	Gemeinsamkeiten	Unterschiede
Bai Zi Ren (Platycladi Semen)	Nähren das Herz, besänftigen den *Shen* (Geist)	Erleichtert bei übermäßigen Sorgen, die einen Herz-Blut-Mangel verursacht haben; lindert Stuhlverstopfung
He Huan Pi (Albiziae Cortex)		Mildert Leber-*Qi*-Stagnation, aktiviert die Blutzirkulation und reduziert Schwellungen
Ling Zhi (Ganoderma)		Stoppt Husten, stärkt *Qi* und Blut
Shou Wu Teng (Polygoni Multiflori Caulis)		Öffnet Leitbahnen und Kollateralen, zerstreut Wind
Suan Zao Ren (Ziziphi Spinosae Semen)		Nährt Milz, Leber und Nieren, um *Shen*-(Geist-)Störungen vom Mangel-Typ zu besänftigen, stoppt Schwitzen
Xiao Mai (Tritici Fructus)		Lindert Reizbarkeit, fördert die Harnausscheidung
Xie Cao (Valerianae Radix et Rhizoma)		Beruhigt die Leber, um Spasmen und Schmerzen zu lindern
Yuan Zhi (Polygalae Radix)		Eliminiert Schleim, der das Herz blockiert

Tab. 14.3 Arzneien aus anderen Wirkungskategorien mit den *Shen* (Geist) besänftigenden Funktionen

Name	Wirkungskategorie
Bai He (Lilii Bulbus)	Tonisierende Arzneien (► II/Kap. 17)
Da Zao (Jujubae Fructus)	Tonisierende Arzneien (► II/Kap. 17)
Dan Shen (Salviae Miltiorrhizae Radix et Rhizoma)	Blut belebende und Stase auflösende Arzneien (► II/Kap. 12)
Fu Shen (Poriae Sclerotium Paradicis)	Wasser regulierende und Feuchtigkeit ausleitende Arzneien (► II/Kap. 6)
Fu Xiao Mai (Tritici Fructus Levis)	Adstringierende Arzneien (► II/Kap. 18)
Lian Zi (Nelumbinis Semen)	Adstringierende Arzneien (► II/Kap. 18)
Long Yan Rou (Longan Arillus)	Tonisierende Arzneien (► II/Kap. 17)
Mai Dong (Ophiopogonis Radix)	Tonisierende Arzneien (► II/Kap. 17)
Mu Li (Ostreae Concha)	Leber besänftigende und Wind eliminierende Arzneien (► II/Kap. 15)
Ren Shen (Ginseng Radix et Rhizoma)	Tonisierende Arzneien (► II/Kap. 17)
Shi Chang Pu (Acori Tatarinowii Rhizoma)	Arzneien zur Öffnung der Sinne (► II/Kap. 16)
Wu Wei Zi (Schisandrae Fructus)	Adstringierende Arzneien (► II/Kap. 18)
Zhen Zhu (Margarita)	Leber besänftigende und Wind eliminierende Arzneien (► II/Kap. 15)
Zhen Zhu Mu (Margaritiferae Concha Usta)	Leber besänftigende und Wind eliminierende Arzneien (► II/Kap. 15)

15 Leber besänftigende und Wind eliminierende Arzneien

平肝息风药

Definition

Substanzen, die Leber-Wind besänftigen und Leber-*Yang* beruhigen, behandeln Erkrankungen, die mild bis stark reguliert oder beruhigt werden müssen wie z.B. Spontanbewegungen, Anfälle, Hitze- und Gemütsstörungen sowie Beschwerden des Kopfes, des Gesichts und der Augen.

Wind-Erkrankungen können äußerlich oder innerlich angreifen. Wie im „Überblick" (► I/Kap. 1) beschrieben, wird äußerer Wind durch Arzneien zerstreut, die die Oberfläche befreien. Innerer Wind wird mit Substanzen behandelt, die die Leber besänftigen und pathogenen Wind eliminieren.

Untergeordnete Wirkungskategorie

Substanzen, die Leber-Wind besänftigen und das Leber-*Yang* beruhigen, werden im Allgemeinen nicht in Unterkategorien unterteilt, obwohl

- einige Leber-Wind besänftigen,
- einige Leber-*Yang* beruhigen,
- einige Leber-Feuer klären.

Die meisten dieser Arzneidrogen haben ein kühles bis kaltes Temperaturverhalten und treten in die Leber-Leitbahn ein. Viele Arzneidrogen in diesem Kapitel sind tierischer Herkunft.

Differentialdiagnose und Behandlung

Lebererkrankungen können durch Mangel- oder Fülle-Zustände hervorgerufen werden.

- **Mangel-Zustände** entwickeln sich aus einem Leber-*Yin*-Mangel.
- **Fülle-Zustände** beinhalten Leber-Wind, aufsteigendes Leber-*Yang* oder loderndes Leber-Feuer. Alle Fülle-Zustände haben denselben Ursprung, aber unterschiedliche Erscheinungsbilder und Auswirkungen.

Ein optimaler Behandlungserfolg hängt stark von der korrekten Differentialdiagnose und von der richtigen Therapie ab. Auf der Leber basierende Erkrankungen können primär auf einen Mangel-Zustand, einen Fülle-Zustand oder eine Kombination von beiden zurückgehen. Funktionsstörungen aufgrund von Leber-*Yin*-Mangel erfordern eine Behandlung mit *Yin* tonisierenden Arzneien (Arzneidrogen für die Behandlung von Leber-*Yin*-Mangel ► II/Kap. 17). Patienten mit Fülle-Zuständen wie z.B. aufkommender Leber-Wind, aufsteigendes Leber-*Yang* oder loderndes Leber-Feuer (► Tab. 15.1) müssen mit Arzneien behandelt werden, die die Leber besänftigen, Leber-*Yang* beruhigen und Leber-Feuer klären. Bei Schleim als zusätzlicher Komplikation werden Arzneien verschrieben, die Schleim zerstreuen oder auflösen. Bei übermäßigem Träumen werden Arzneien gegeben, die den *Shen* (Geist) besänftigen.

Sicherheitshinweise, Kontraindikationen

Kalte Arzneidrogen sollten bei Mangel und Kälte der Milz und des Magens, heiße Arzneidrogen bei *Yin*- und Blut-Mangel mit Vorsicht eingesetzt werden.

Verarbeitung

Nach einer Vorbehandlung mit einzeln ausgewählten Arzneidrogen sollte die Nachbehandlung sorgfältig darauf abgestimmt werden.

Pharmakologische Wirkungen

- **Antikonvulsiv, antiepileptisch**: Viele Arzneidrogen aus dieser Kategorie sind besonders zur Vorbeugung und Behandlung von Anfallsleiden und Epilepsie geeignet. In klinischen Studien war die Behandlung mit Einzelarzneien nicht befriedigend. In den meisten Fällen ist eine Kombinationstherapie erforderlich, um Anfälle und Epilepsie wirksam kontrollieren zu können. In Tierstudien hat sich gezeigt, dass viele Arzneien hemmend auf das Zentralnervensystem wirken und die

Tab. 15.1 Differentialdiagnose von Leber-Fülle

Diagnose	Merkmale	Symptome
Leber-Wind	Bewegung, natürlicherweise beweglich	Schwindel, Vertigo, Kopfschmerzen, Anfallsleiden, Tremor, Konvulsionen, plötzliche Bewusstlosigkeit, periphere Fazialisparese sowie Hemiplegie
Leber-*Yang*	Innere Hitze steigt nach oben	Schwindel, Vertigo, Ruhelosigkeit, Reizbarkeit, Ärger, Schlaflosigkeit und übermäßiges Träumen
Leber-Feuer	Inneres Feuer steigt nach oben	Schmerzen, Rötungen und Schwellung der Augen sowie zahlreiche andere Augenerkrankungen

spontane körperliche Aktivität verringeren, die Barbiturat-induzierte Schlafdauer verlängern und medikamenteninduzierte Anfallsleiden verhindern. Beispiele für Arzneidrogen, die gegen Anfallsleiden und Epilepsie wirken, sind *Tian Ma* (Gastrodiae Rhizoma), *Gou Teng* (Uncariae Ramulus cum Uncis), *Ling Yang Jiao* (Saigae Tataricae Cornu), *Quan Xie* (Scorpio), *Wu Gong* (Scolopendra), *Di Long* (Pheretima) und *Bai Jiang Cao* (Patriniae Herba).

- **Antihypertensiv**: Arzneidrogen, die die Leber besänftigend und Wind eliminieren, haben einen mäßigen, aber anhaltenden blutdrucksenkenden Einfluss wie z.B. *Gou Teng* (Uncariae Ramulus cum Uncis), *Di Long* (Pheretima), *Ling Yang Jiao* (Saigae Tataricae Cornu), *Jue Ming Zi* (Cassiae Semen) und *Tian Ma* (Gastrodiae Rhizoma). Außerdem behandeln viele von ihnen Symptome, die im Zusammenhang mit Bluthochdruck auftreten. Beispielsweise lindern *Tian Ma* (Gastrodiae Rhizoma) und *Jue Ming Zi* (Cassiae Semen) Kopfschmerzen und Schwindel, die oftmals Begleitsymptome von Bluthochdruck sind.
- **Fiebersenkend**: Einige Arzneidrogen wie *Ling Yang Jiao* (Saigae Tataricae Cornu) und *Di Long* (Pheretima) senken die Körpertemperatur von Tieren bei künstlich induziertem Fieber.
- **Analgetisch**: In dieser Kategorie gibt es Arzneidrogen, die starke Schmerzen lindern wie z.B. *Tian Ma* (Gastrodiae Rhizoma), *Gou Teng* (Uncariae Ramulus cum Uncis), *Ling Yang Jiao* (Saigae Tataricae Cornu) und *Jiang Can* (Bombyx Batryticatus).

Mögliche Wechselwirkungen mit anderen Medikamenten

- **Sedativa**: Arzneidrogen gegen Anfallsleiden und Epilepsie können Schwindel verursachen. Sie sollten bei Patienten, die gleichzeitig Substanzen mit sedierenden Eigenschaften einnehmen wie Alkohol, Benzodiazepine, Opioid-Analgetika und Barbiturate, mit Vorsicht verschrieben werden.
- **Antihypertonika**: Arzneidrogen mit antihypertensiver Wirkung können den Blutdruck zusätzlich senken. Um keine Hypotonie hervorzurufen, sollten diese Arzneidrogen bei Patienten, die bereits mit Antihypertensiva behandelt werden, nicht im Übermaß verschrieben werden.

Dì Lóng
Pheretima

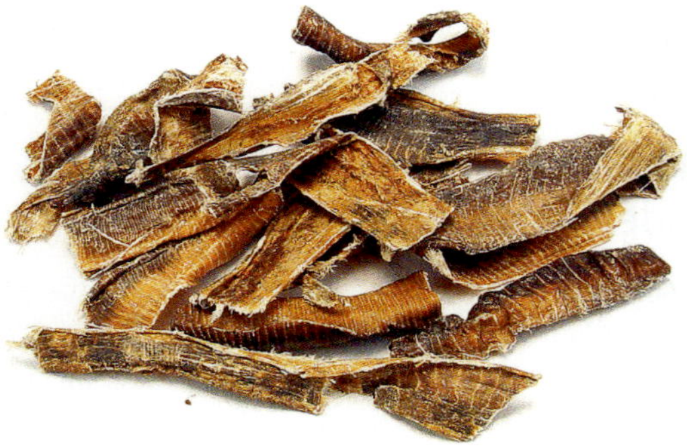

地龍 地龙

Pinyin-Name *Dì Lóng*
Wörtliche Übersetzung „Erddrachen"
Andere chinesische Namen *Chiu Jin, Chu Tan, Zhuo Jin, Guang Di Long, Gan Di Long*
Originalquelle *Shen Nong Ben Cao Jing* (Die Materia Medica des göttlichen Landmannes), vermutlich Östliche Han-Dynastie
Deutscher Name Regenwurm
Zoologischer Name *Pheretima aspergillum* (Eperrier) (*Guang Di Long*); *Allalobophora caliginosa* (Savigny) *trapezoides* (Ant. Duges) (*Tu Di Long*)
Pharmazeutischer Name Pheretima
Eigenschaften Salzig, kalt
Leitbahnen Leber, Milz, Blase, Lunge

Chinesische therapeutische Wirkungen

Klärt Hitze und eliminiert Wind

Fieberhafte Erkrankungen: *Di Long* (Pheretima) ist von Natur aus durchdringend und leitet Wind und Hitze aus, um hohes Fieber, Manie, Konvulsionen, Anfallsleiden und Epilepsie zu behandeln. Es wird allein oder in Kombination mit anderen Arzneien verwendet.

- Hohes Fieber, Epilepsie: *Di Long* als Einzelarznei mit Salzwasser verwenden.
- Konvulsionen: *Di Long* mit *Zhu Sha* (Cinnabaris) kombinieren. Beide Arzneien zu einem Pulver zerkleinern und als Pillen einnehmen.
- Anfälle, Zuckungen, Spasmen oder Meningitis mit ununterbrochenem Fieber, Bewusstlosigkeit: *Di Long* zusammen mit *Gou Teng* (Uncariae Ramulus cum Uncis), *Shi Gao* (Gypsum Fibrosum), *Quan Xie* (Scorpio) und *Zao Xiu* (Paridis Rhizoma) verwenden.
- Schizophrenie oder Manie mit hohem Fieber: frisches *Di Long* waschen und mit weißem Zucker und Wasser einnehmen.

Stoppt Keuchatmung

Asthma bronchiale, Keuchatmung, starker Husten bei Kindern und Atemwegserkrankungen aufgrund von Hitze: *Di Long* weitet die Bronchialmuskulatur und stoppt Keuchatmung. Neuerdings wird es außerdem als Injektion für die Behandlung von Asthma verwendet.

- Lungen-Hitze mit Dyspnoe und Husten: *Di Long* zusammen mit *Shi Gao* (Gypsum Fibrosum), *Zhi Mu* (Anemarrhenae Rhizoma) und *Ku Xing Ren* (Armeniacae Semen) verwenden.
- Keuchhusten oder Bronchospasmen mit Schleim: *Di Long* allein verwenden.

Öffnet die Leitbahnen

Bi Zheng (schmerzhaftes Blockade-Syndrom): *Di Long* macht die Leitbahnen frei, lindert Schmerzen und behandelt eine Reihe von Erkrankungen, die mit einer Blockade in den Leitbahnen und Kollateralen verbunden sind.

- *Bi Zheng* aufgrund von Hitze mit roten und geschwollenen Gelenken, die sich bei Berührung warm anfühlen, und Schmerzen, die sich durch Hitze verschlimmern: *Di Long* zusammen mit *Sang Zhi* (Mori Ramulus), *Ren Dong Teng* (Lonicerae Caulis), *Luo Shi Teng* (Trachelospermi Caulis) und *Chi Shao* (Paeoniae Radix Rubra) verwenden.
- *Bi Zheng* aufgrund von Kälte, mit Kälte in den Gelenken, eingeschränkter Beweglichkeit und Schmerzen, die sich durch Kälte verschlechtern: mit *Zhi Cao Wu* (Aconiti Kusnezoffii Radix Praeparata), *Zhi Chuan Wu* (Aconiti Radix Praeparata), *Tian Nan Xing* (Arisaematis Rhizoma) und *Ru Xiang* (Olibanum) kombinieren. **Beispiel-Rezeptur**: *Xiao Huo Luo Dan* (Kleine besondere Pille zur Belebung der Kollateralen).
- Hemiplegie nach Schlaganfall, Lähmung mit *Qi*- und Blut-Stagnation: *Di Long* zusammen mit *Huang Qi* (Astragali Radix), *Dang Gui* (Angelicae Sinensis Radix), *Chuan Xiong* (Chuanxiong Rhizoma) und *Hong Hua* (Carthami Flos) verwenden. **Beispiel-Rezeptur**: *Bu Yang Huan Wu Tang* (Dekokt, das das Yang tonisiert, um die Fünf [Zehntel] wiederherzustellen).
- Knochenbrüche mit Schwellungen und Schmerzen: mit *Dang Gui Wei* (Angelicae Sinensis Extremitas Radicis), *Su Mu* (Sappan Lignum), *Tao Ren* (Persicae Semen) und *Xue Jie* (Daemonoropis Resina) kombinieren.

Fördert die Harnausscheidung

Hitze in der Harnblase: *Di Long* ist salzig und tritt in die Nieren ein, um Hitze zu klären und die Diurese zu fördern. Es ist besonders für die Behandlung von Schwierigkeiten beim Wasserlassen geeignet, mit Dysurie, Harnsteinen oder der Unfähigkeit, Wasser zu lassen. Es wird allein eingesetzt oder in Kombination mit anderen Arzneien verwendet.

- Dysurie: *Di Long* zusammen mit *Che Qian Zi* (Plantaginis Semen), *Mu Tong* (Akebiae Caulis) und *Dong Kui Zi* (Malvae Semen) verwenden.
- Harnsteine: mit *Jin Qian Cao* (Lysimachiae Herba) und *Hai Jin Sha* (Lygodii Spora) kombinieren.

Feuchtigkeit-Akkumulation in den unteren Gliedmaßen: Ödeme der unteren Extremitäten mit Juckreiz zwischen den Zehen und tauben, schwachen Füße.

- Ödeme der unteren Extremitäten: *Di Long* mit *Mu Gua* (Chaenomelis Fructus), *Fang Ji* (Stephaniae Tetrandrae Radix) und *Bing Lang* (Arecae Semen) verwenden.

Verankert das Leber-Yang und senkt den Blutdruck

Aufsteigendes Leber-Yang: *Di Long* besitzt eine milde, aber anhaltende blutdrucksenkende Wirkung. Es behandelt wirksam Hypertonie, die durch aufsteigendes Leber-*Yang* verursacht wird, mit roten Augen, Kopfschmerzen, Schwindel oder einem bitteren Mundgeschmack.

- Hypertonie: *Di Long* zu *Tian Ma* (Gastrodiae Rhizoma), *Shi Jue Ming* (Haliotidis Concha) und *Xia Ku Cao* (Prunellae Spica) hinzufügen.

Lokale Anwendung, um die Heilung zu fördern

Di Long ist außerdem wirksam bei akuter Parotitis, chronischen Geschwüren der unteren Gliedmaßen, Verbrennungen, Furunkeln oder Karbunkeln. Es wird zu einem Pulver zerkleinert, mit Zucker gemischt und äußerlich angewendet.

Dosierung

5–15 g im Dekokt, 1–2 g als Pulver. Die Dosierung für frisches *Di Long* im Dekokt beträgt 10–20 g.

Sicherheitshinweise, Kontraindikationen

- *Di Long* ist bei Milz- und Magen-Mangel oder bei fehlenden Symptomen von Fülle-Hitze kontraindiziert.
- *Di Long* sollte während der Schwangerschaft mit Vorsicht angewendet werden, da es die Uteruskontraktion stimuliert.

Chemische Zusammensetzung

Lumbrofebrin, Lumbritin, Terrestrolumbrolysin, Adenin, Hypoxanthin, Cholin, Guanin, Guanidin, Arachidonsäure.[1]

Pharmakologische Wirkungen

- **Antiasthmatisch**: Der Alkoholextrakt von *Di Long* zeigt eine signifikante bronchienerweiternde und antiasthmatische Wirkung bei Ratten und Kaninchen.[2]
- **Kardiovaskulär**: Sowohl der wässrige als auch der Alkoholextrakt von *Di Long* zeigt bei Mäusen eine deutliche blutdrucksenkende Wirkung, wobei die maximale Wirkung 90 Minuten nach Aufnahme für die Dauer von zwei bis drei Stunden zu beobachten war. Der genaue Wirkmechanismus ist unklar, hängt aber wahrscheinlich mit dem Zentralnervensystem zusammen. Pro-Banthine hebt die schlafauslösende Wirkung von *Di Long* auf. Atropin hebt sie nicht auf.[3]
- **Uterusstimulierend**: Die Injektion eines *Di-Long*-Präparats zeigt eine starke stimulierende Wirkung auf die glatte Uterusmuskulatur, was zu Kontraktionen und Spasmen bei Kaninchen und Ratten führt.[4]
- **Antiepileptisch**: Die intraperitoneale Injektion eines Alkoholextrakts von *Di Long* in einer Dosierung von 20 g/kg zur Behandlung von Krämpfen bei Mäusen zeigt eine vergleichbare Wirkung wie die Injektion von 20 mg/kg Phenobarbital.[5]
- **Fiebersenkend**: *Di Long* senkt die Körpertemperatur bei Kaninchen mit künstlich induziertem Fieber. Seine fiebersenkende Wirkung ist etwas schwächer ausgeprägt als die von Acetylsalicylsäure.[6]
- **Hämatologisch**: Die orale Anwendung bzw. die intravenöse Injektion von *Di Long* verhindert Thrombenbildung und vereinfacht die Auflösung von Thromben.[7]

Klinische und wissenschaftliche Studien

- **Hypertonie**: In einer Untersuchung wurden 34 Patienten mit Hypertonie dreimal täglich 6 bis 64 Tage lang mit einem *Di-Long*-Präparat mit guten Ergebnissen behandelt. Die durchschnittliche Behandlungsdauer betrug 27,9 Tage.[8]

- **Epilepsie**: Die Epilepsiebehandlung mit Arzneidrogen war bei 16 von 20 Patienten wirksam. Das Behandlungsprotokoll schrieb vor, dass den Patienten über einen Zeitraum von zwei bis zwölf Monaten 3–6 g eines *Di-Long*-Dekokts verabreicht wurde. Die durchschnittliche Behandlungsdauer betrug 5,5 Monate.[9]
- **Schizophrenie**: In einer Studie wurden 110 Patienten mit Schizophrenie in drei Behandlungsgruppen eingeteilt: Gruppe 1 erhielt ein *Di-Long*-Dekokt und Antipsychotika, Gruppe 2 erhielt eine *Di-Long*-Injektion und Antipsychotika, Gruppe 3 erhielt nur ein *Di-Long*-Dekokt. In allen drei Gruppen berichteten die Patienten von einer Besserung, wobei sie in Gruppe 1 und 2 am deutlichsten war. Außerdem zeigten die Patienten mit Schizophrenie, die durch Blut-Stagnation charakterisiert war, die ausgeprägteste Besserung.[10]
- **Asthma**: Eine *Di-Long*-Zubereitung, die dreimal täglich gegeben wurde, wirkte bei 37 von 44 Patienten.[11]

Toxikologie

Allergische Reaktionen traten nach *Di-Long*-Injektionen auf. Genaue Angaben über die Häufigkeit und Schwere der allergischen Reaktionen waren zur Zeit der Publikation nicht verfügbar.[12]

Referenzen

1. *Xian Dai Zhong Yao Yao Li Xue* (Contemporary Pharmacology of Chinese Herbs), 1997; 1104
2. *Chang Yong Zhong Yao Cheng Fen Yu Yao Li Shou Ce* (A Handbook of the Composition and Pharmacology of Common Chinese Drugs), 1994; 185:789
3. *Zhong Yao Yao Li Yu Ying Yong* (Pharmacology and Applications of Chinese Herbs); 1983; 35
4. *Zhong Cheng Yao Yan Jiu* (Research of Chinese Patent Medicine); 1984; (3):42
5. *Zhong Yao Yao Li Yu Ying Yong* (Pharmacology and Applications of Chinese Herbs); 1983; 35
6. Ibid.
7. *Zhe Jiang Zhong Yi Za Zhi* (Zhejiang Journal of Chinese Medicine), 1991; 26(11):512
8. *Shang Hai Zhong Yi Yao Za Zhi* (Shanghai Journal of Chinese Medicine and Herbology), 1959; 4:39
9. *He Bei Yi Yao* (Hebei Medicine and Herbology), 1983; 3:48
10. *Zhe Jiang Yi Xue* (Zhejiang Journal of Medicine), 1979; 11:440
11. *Zhong Cao Yao Tong Xun* (Journal of Chinese Herbal Medicine), 1970; 1:14
12. *Xian Dai Zhong Yao Yao Li Xue* (Contemporary Pharmacology of Chinese Herbs), 1997; 1104

Gŏu Qĭ Gēn

Lycii Radix

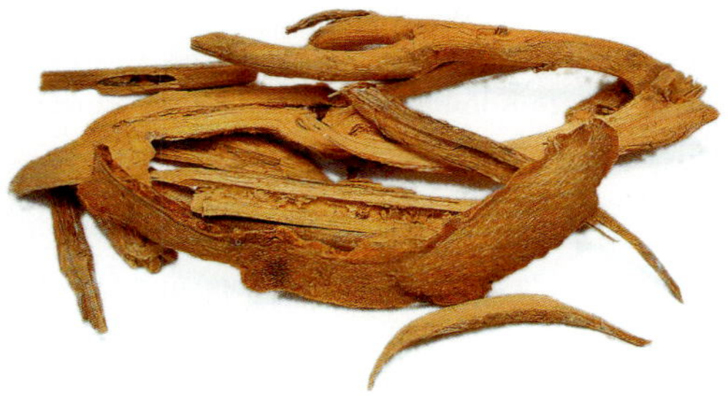

枸杞根

Pinyin-Name *Gŏu Qĭ Gēn*
Andere chinesische Namen *Qi Gen, Gou Qi Tou*
Deutscher Name Bocksdornwurzel
Botanischer Name *Lycium chinense* Miller
Pharmazeutischer Name Lycii Radix
Eigenschaften Süß, kalt
Leitbahnen Leber

Chinesische therapeutische Wirkungen

Klärt die Leber und erhellt die Augen

Leber-Feuer: *Gou Qi Gen* (Lycii Radix) behandelt Leber-Feuer, das sich in Rötungen, Schmerzen, übermäßigem Tränenfluss, Schwellungen der Augen, Hepatitis und Tendinitis manifestiert. Es wird darüber hinaus bei Sehstörungen eingesetzt, die mit Mangel-Zuständen verbunden sind und die sich durch verschwommenes Sehen oder vermindertes Sehvermögen zeigen.

- Konjunktivitis: *Gou Qi Gen* zusammen mit *Shu Wei Huang* (Rostellulariae Herba) und *Qian Li Guang* (Senecionis Scandentis Herba) verwenden.
- Verschwommenes Sehen und vermindertes Sehvermögen: mit weißem *Ju Hua* (Chrysanthemi Flos), *Shu Di Huang* (Rehmanniae Radix Praeparata) und *Huang Jing* (Polygonati Rhizoma) kombinieren.
- Tendinitis: zu *Shan Pu Tao* (Vitis Amurensis Radix) und *Shu Wei Huang* (Rostellulariae Herba) hinzufügen.
- Hepatitis: Kombination mit *Huang Shui Qie* (Solani Herba).

Dosierung

5–15 g.

Sicherheitshinweise, Kontraindikationen

Wegen seiner thermisch kalten Eigenschaft sollte *Gou Qi Gen* mit Vorsicht bei Patienten mit Milz-Mangel verwendet werden.

Gōu Téng

Uncariae Ramulus cum Uncis

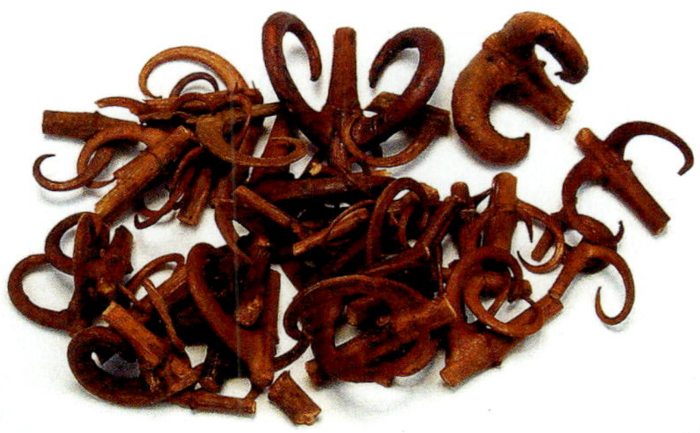

鉤藤 钩藤

Pinyin-Name *Gōu Téng*
Wörtliche Übersetzung „Hakenrebe", „Hakenkletterpflanze"
Andere chinesische Namen *Shuang Gou Teng, Nen Gou Teng, Shuang Gou Gou*
Originalquelle *Ming Yi Za Zhu* (Verschiedene Aufzeichnungen berühmter Ärzte) aus dem Jahr 500 von Tao Hong-Jing
Deutscher Name Indischer Morgensternzweig, Klimmstrauchzweig
Botanischer Name *Uncaria rhynchophylla* (Miq.) Jacks. (*Gou Teng*); *Uncaria macrophylla* Wall. (*Da Ye Gou Teng*); *Uncaria hirsuta* Havil. (*Mao Gou Teng*); *Uncaria sinensis* (Oliv.) Havil. (*Hua Gou Teng*); *Uncaria sessifructus* Roxb. (*Wu Bing Ye Gou Teng*)
Pharmazeutischer Name Uncariae Ramulus cum Uncis
Eigenschaften Süß, kühl
Leitbahnen Leber, Perikard

Chinesische therapeutische Wirkungen

Leitet Wind aus und lindert Spasmen

Leber-Wind: *Gou Teng* (Uncariae Ramulus cum Uncis) spielt eine wichtige Rolle beim Ausleiten von Wind und bei der Besänftigung von Feuer. Es wird verwendet, um Erscheinungsbilder von Leber-Wind zu behandeln wie z.B. Konvulsionen, Tremor, Konvulsionen bei Kindern, hohes Fieber, Spasmen, Anfallsleiden, Eklampsie, zusammengebissene Zähne, Augenrollen, Tetanie, Reizbarkeit und Ruhelosigkeit.

- Konvulsionen bei Kindern, zusammengebissener Kiefer, Tremor: *Gou Teng* zusammen mit *Tian Ma* (Gastrodiae Rhizoma) und *Quan Xie* (Scorpio) verwenden.
- Leber-Wind: mit *Quan Xie* (Scorpio), *Wu Gong* (Scolopendra), *Tian Zhu Huang* (Bambusae Concretio Silicea), *Ju Hua* (Chrysanthemi Flos) und *Dan Nan Xing* (Arisaema cum Bile) kombinieren.
- Hohes Fieber durch aufsteigendes Leber-*Yang*: *Gou Teng* zusammen mit *Ling Yang Jiao* (Saigae Tataricae Cornu), *Long Dan* (Gentianae Radix et Rhizoma) und *Ju Hua* (Chrysanthemi Flos) verwenden.
- Kopfschmerzen, rote und schmerzhafte Augen oder Hautausschläge aufgrund von Wind-Hitze, die nicht vollständig zum Ausbruch kommen: zu *Bo He* (Menthae Haplocalycis Herba), *Chan Tui* (Cicadae Periostracum) und *Jing Jie* (Schizonepetae Herba) hinzufügen.

Schlaganfall: Leber-Wind in Kombination mit Schleim kann einen plötzlichen Schlaganfall, Ohnmacht, Fazialisparese, Hemiplegie oder Verlust des Sprachvermögens auslösen.

- Schlaganfall: Kombination von *Gou Teng* mit *Ban Xia* (Pinelliae Rhizoma), *Chen Pi* (Citri Reticulatae Pericarpium), *Ji Li* (Tribuli Fructus), *Chi Shao* (Paeoniae Radix Rubra), *Di Long* (Pheretima) und *Chuan Shan Jia* (Manitis Squama).

Klärt Hitze und besänftigt Leber-Yang

Aufsteigendes Leber-Yang: Kopfschmerzen, Spannungsgefühl im Kopf, Schwindel, Vertigo und Hypertonie, Tinnitus, Schlaflosigkeit, Gefühl eines schweren Kopfes und unfreiwilliges Muskelzucken.

- Hypertonie mit Kopfschmerzen, Spannungsgefühl im Kopf: *Gou Teng* zusammen mit *Xia Ku Cao* (Prunellae Spica) und *Huang Qin* (Scutellariae Radix) verwenden.
- Schwindel und Vertigo: zu *Ju Hua* (Chrysanthemi Flos) und *Shi Jue Ming* (Haliotidis Concha) hinzufügen.

- Hypertonie: zusammen mit *Tian Ma* (Gastrodiae Rhizoma) und *Ji Li* (Tribuli Fructus) verwenden.

Dosierung

10–15 g, maximal 30 g. Nach dem Hinzufügen zum Dekokt wird ein Weiterkochen von maximal 10 Minuten empfohlen. Die blutdrucksenkende Wirkung von *Gou Teng* wird stark reduziert, wenn es länger als zehn Minuten gekocht wird.[1]

Chemische Zusammensetzung

Rhynchophyllin, Isorhynchophyllin, Corynoxein, Isocorynoxein, Corynanthein, Dihydrocorynathein, Hirsutin, Hirsutein, Hyperin, Trifolin.[2]

Pharmakologische Wirkungen

- **Antihypertensiv**: Die Verabreichung von *Gou Teng* hat eine mäßige, aber anhaltende blutdrucksenkende Wirkung. Die Blutdrucksenkung ist auf eine abnehmende Herzfrequenz und einen reduzierten peripheren Gefäßwiderstand zurückzuführen. Dies wurde nach oraler und intravenöser Verabreichung sowohl bei anästhesierten und nicht-anästhesierten als auch bei bei normotonischen und hypertonischen Tieren beobachtet.[3] Eine andere Studie bestätigt *Gou Teng* als einen potenten Vasodilatator mit lang anhaltender Wirkung, der die Aorta entspannt und dadurch den Blutdruck senkt. *Gou Teng* hat eine ähnliche Wirkung gezeigt wie der Calcium-Kanal-Blocker Verapamil.[4] Die gefäßerweiternden Eigenschaften von *Gou Teng* werden seiner anti-alpha-adrenergen und Calcium-Kanal-Blocker aktivierenden Wirkung zugeschrieben.[5, 6] *Gou Teng* reduziert den systolischen und diastolischen Blutdruck und verlangsamt die Herzfrequenz.[7, 8]
- **ZNS beruhigend**: Sowohl der wässrige Extrakt als auch der Alkoholextrakt von *Gou Teng* dämpfen die spontane körperliche Aktivität von Mäusen für drei bis vier Stunden. Sie heben die stimulierende Wirkung von Coffein auf, verlängern jedoch nicht die Barbiturat-induzierte Schlafdauer.[9]
- **Antiepileptisch**: Der Alkoholextrakt von *Gou Teng* beugt der Entwicklung von Anfällen vor. Die Wirkdauer nach subkutaner Injektion bei Meerschweinchen betrug ca. drei Tage.[10] Laborstudien an Ratten haben außerdem gezeigt, dass die Kombination von *Tian Ma* (Gastrodiae Rhizoma) und *Gou Teng* synergistisch antikonvulsiv und als Fänger freier Radikale wirkt.[11]
- **Uteruskontraktionen unterdrückend**: *Gou Teng* hemmt bei Ratten Uteruskontraktionen.[12]

Klinische und wissenschaftliche Studien

- **Hypertonie**: In einer Studie wurden 245 Hypertonie-Patienten in 38,2% der Fälle wirksam mit einem *Gou-Teng*-Präparat behandelt. Die Gesamtwirksamkeitsrate betrug 77,2%. Es kam zu einer signifikanten und anhaltenden Blutdrucksenkung. Patienten mit Hypertonie aufgrund von *Yin*-Mangel und *Yang*-Fülle sprachen auf die Behandlung nicht an. Im Behandlungsverlauf wurden einige milde Nebenwirkungen beobachtet.[13]
- **Nächtliches Schreien bei Kindern**: Bei 17 von 18 Kindern, die ein konstantes nächtliches Schreien zeigten, war die Behandlung mit einem Dekokt erfolgreich. Die Rezeptur enthielt 3 g *Gou Teng*, 3 g *Chan Tui* (Cicadae Periostracum) und 1 g *Bo He* (Menthae Haplocalycis Herba). Das Dekokt wurde einmal täglich in zwei bis drei Dosen gegeben.[14]

Wechselwirkung mit anderen Medikamenten

Coffein: *Gou Teng* hebt die stimulierende Wirkung von Coffein auf, verstärkt aber nicht die sedierende Wirkung von Barbituraten.[15]

Toxikologie

Nach der Injektion eines *Gou-Teng*-Präparats (5 g/kg, zweimal täglich über zehn Tage) bei Kaninchen wurden keine Auffälligkeiten festgestellt. Die LD_{50} für die intraperitoneale Injektion eines *Gou-Teng*-Dekokts betrug 29,05 g/kg.[16]

Kommentar der Autoren

Gou Teng wirkt besänftigend, aber nicht sedierend. Es hilft, den *Shen* (Geist) zu besänftigen, behandelt aber keine Schlaflosigkeit.

Gou Teng und *Ren Dong Teng* (Lonicerae Caulis) behandeln Wind. *Gou Teng* wird erfolgreicher bei der Behandlung von Zuckungen und Spasmen aufgrund von Leber-Wind und Leber-Hitze eingesetzt. *Ren Dong Teng* lindert Schmerzen aufgrund von Wind-Hitze in den Leitbahnen und Kollateralen.

Gou Teng und *Tian Ma* (Gastrodiae Rhizoma) beruhigen beide die Leber, eliminieren Wind und behandeln Zuckungen, Spasmen, Konvulsionen sowie Schwindel und Kopfschmerzen aufgrund von Leber-Wind. Die beiden Arzneien werden im klinischen Alltag häufig gemeinsam verwendet.

- *Gou Teng* ist kalt und wirkt besser bei der Ausleitung von Leber-Wind und der Klärung von aufsteigendem Leber-*Yang*. Es wird bei Leber-Wind verwendet, der sekundär als Folge von aufsteigendem Leber-*Yang* entsteht, z.B. bei Konvulsionen mit hohem Fieber.

Tian Ma ist neutral und ölhaltig. Es klärt Hitze nicht so effektiv wie *Gou Teng*, lindert jedoch besser Schmerzen, da sein Öl Trockenheit befeuchtet. Außerdem hilft es, Wind zu eliminieren. Es wird häufig verwendet, um Schmerzen zu stillen, die mit Kopfschmerzen, Vertigo sowie durch Leber-Wind verursachten Zuckungen und Spasmen verbunden sind.

Referenzen

1. *Zhong Yao Xue* (Chinese Herbology), 1998; 694:696
2. *Xian Dai Zhong Yao Yao Li Xue* (Contemporary Pharmacology of Chinese Herbs), 1997; 1107
3. *Chang Yong Zhong Yao Cheng Fen Yu Yao Li Shou Ce* (A Handbook of the Composition and Pharmacology of Common Chinese Drugs), 1994; 1419:1423
4. Kuramochi, T. et al. *Gou-Teng* (from uncaria rhynchophylla miquel)-induced endothelium-dependent and independent relaxation in the isolated rat aorta. *Life Science*, 54(26):2061–9 1994
5. Ozaki, Y. Vasodilative effects of indole alkaloids obtained from domestic plants uncaria rhynchophylla miq. and amsonia elliptica roem. et schult. *Nippon Yakurigaku Zasshi*, 95(2):47–54 Feb. 1990
6. Horie, S. et al. Effects of hirsutine and antihypertonisch indol alkaloid from uncaria rhynchophylla on intracellular calcium in rat thoracic aorta. *Life Science*, 50(7):491–8 1992
7. Yano, S. et al. Calcium Leitbahn blocking effects of hirsutine and indol alkaloid from uncaria genus in the isolated rat aorta. *Planta Med*, 57(5):403–5 Oct. 1991
8. Mok, SJ. et al. Cardiovascular responses in the normotensive rat produced by intravenous injection of gambirine isolated from uncariae bl. ex korth.
9. *Zhong Yao Yao Li Yu Ying Yong* (Pharmacology and Applications of Chinese Herbs), 1983; 786
10. Pharm Pharmacol, 1985; 37; 401
11. *Life Sci* 1999; 65(20):2071–82
12. *Zhong Guo Yao Li Xue Yu Du Li Xue Za Zhi* (Journal of Herbology and Toxicology), 1988; 2(2):93
13. *Zhong Cao Yao Tong Xun* (Journal of Chinese Herbal Medicine), 1976; 7:45
14. Ibid., 1979; 3:38
15. *Zhong Yao Yao Li Yu Ying Yong* (Pharmacology and Applications of Chinese Herbs), 1983; 786
16. Ibid.

Jí Lí

Tribuli Fructus

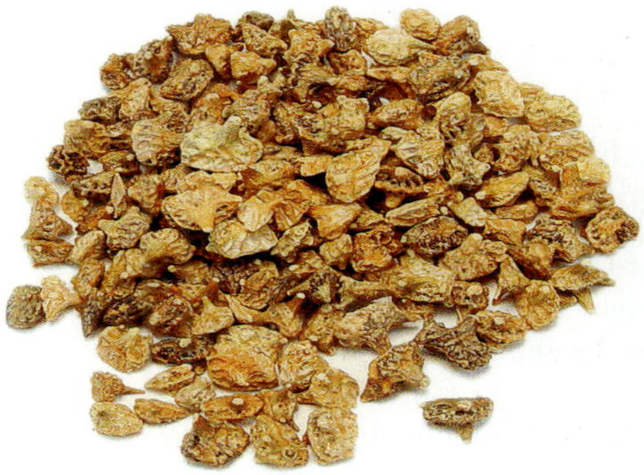

蒺藜

Pinyin-Name *Jí Lí*

Andere chinesische Namen *Bai Ji Li, Ci Ji Li,*

Originalquelle *Shen Nong Ben Cao Jing* (Die Materia Medica des göttlichen Landmannes), vermutlich Östliche Han-Dynastie

Deutscher Name Burzeldornfrucht

Botanischer Name *Tribulus terrestris* L. (*Ji Li*)

Pharmazeutischer Name Tribuli Fructus

Eigenschaften Bitter, scharf, neutral

Leitbahnen Leber

Traditionell ist 白蒺藜 *Bái Jí Li* der in Lehrbüchern und unter Therapeuten der Chinesischen Arzneimedizin häufiger verwendete Name. Heutzutage ist jedoch 蒺藜 *Jí Lí* der offizielle Name, der von der Pharmakopöe der Volksrepublik China 2005 übernommen wurde. Dieser wird daher auch als Standardname in diesem Buch durchgängig verwendet.

Chinesische therapeutische Wirkungen

Beruhigt die Leber und verankert Yang

Aufsteigendes Leber-Yang: *Ji Li* (Tribuli Fructus) tritt in die Leber-Leitbahn ein, um Erkrankungen des Kopfes zu behandeln, die durch aufsteigendes Leber-*Yang* verursacht werden. Folgende Symptome können auftreten: verschwommenes Sehen, bitterer Mundgeschmack, Kopfschmerzen, Schwindel, Vertigo oder Hypertonie.

- Schwindel, verschwommenes Sehen: *Ji Li* zusammen mit *Ju Hua* (Chrysanthemi Flos) und *Bai Shao* (Paeoniae Radix Alba) verwenden.
- Hypertonie mit Vertigo: zu *Gou Teng* (Uncariae Ramulus cum Uncis) *Mu Li* (Ostreae Concha), *Tian Ma* (Gastrodiae Rhizoma) und *Niu Xi* (Achyranthis Radix) hinzufügen.

Erleichtert den Fluss des Leber-Qi und löst Stagnationen

Leber-Qi-Stagnation: Leber-*Qi*-Stagnation kann sich in Symptomen der Brust und Völlegefühl im Hypochondrium, in Spannungsgefühl und Schmerzen, unregelmäßiger Menstruation, Knoten in der Brust und ungenügender Milchbildung bei Frauen zeigen, verursacht durch eine Blockade in der Leber-Leitbahn.

- Brustschmerzen und Schmerzen im Hypochondrium: *Ji Li* mit *Chai Hu* (Bupleuri Radix), *Zhi Qiao* (Aurantii Fructus), *Xiang Fu* (Cyperi Rhizoma), *Yu Jin* (Curcumae Radix), *Chuan Lian Zi* (Toosendan Fructus) und *Yan Hu Suo* (Corydalis Rhizoma) kombinieren.
- Schmerzen im Hypochondrium im Zusammenhang mit Hepatitis: zusammen mit *Zao Jiao Ci* (Gleditsiae Spina), *Jiang Huang* (Curcumae Longae Rhizoma) und *Bai Hua She She Cao* (Hedyotidis Diffusae Herba) verwenden.
- Tastbare Schwellungen im Zusammenhang mit Leber-*Qi*-Stagnation: zusammen mit *Bie Jia* (Trionycis Carapax), *Dan Shen* (Salviae Miltiorrhizae Radix et Rhizoma), *Mu Li* (Ostreae Concha), *Zao Jiao Ci* (Gleditsiae Spina), *Hong Hua* (Carthami Flos) und *Tao Ren* (Persicae Semen) verwenden.

Zerstreut Wind und erhellt die Augen

Augenerkrankungen: *Ji Li* wird gewöhnlich verwendet, um Augenerkrankungen zu behandeln, die durch Hitze in der Leber-Leitbahn verursacht werden, mit Symptomen wie Rötung, Juckreiz, Schwellungen, Schmerzen, oberflächlicher Einschränkung des Sehvermögens, vermehrtem Tränenfluss und Photophobie.

- Rote und schmerzhafte Augen, vermehrter Tränenfluss, Photophobie: *Ji Li* zusammen mit *Jue Ming Zi* (Cassiae Semen), *Zhi Zi* (Gardeniae Fructus), *Mu Zei* (Equiseti Hiemalis Herba), *Sang Ye* (Mori Folium), *Ju Hua* (Chrysanthemi Flos), *Shi Jue Ming* (Haliotidis Concha) und *Mi Meng Hua* (Buddlejae Flos) einsetzen.
- Oberflächliche Einschränkung des Sehvermögens: zu *Ju Hua* (Chrysanthemi Flos), *Man Jing Zi* (Viticis Fructus), *Jue Ming Zi* (Cassiae Semen) und *Lian Qiao* (Forsythiae Fructus) hinzufügen.

Zerstreut Wind und stoppt Juckreiz

Ekzeme, Hautläsionen mit erheblichem Juckreiz, Vitiligo oder Neurodermatitis, die durch Wind mit Blut-Mangel verursacht werden.

- Hautläsionen, chronische Ekzeme oder Neurodermitis: *Ji Li* zusammen mit *Dang Gui* (Angelicae Sinensis Radix), *He Shou Wu* (Polygoni Multiflori Radix) und *Fang Ji* (Stephaniae Tetrandrae Radix) verwenden.
- Vitiligo: 15 g *Ji Li* zweimal täglich als Einzelarznei im Dekokt anwenden.
- Ekzeme mit Juckreiz: zusammen mit *Dang Gui* (Angelicae Sinensis Radix), *Jing Jie* (Schizonepetae Herba) und *Chan Tui* (Cicadae Periostracum) verwenden.

Dosierung

6–10 g. Das Trocken-Braten erhöht die Wärme von *Ji Li* und erleichtert die Extraktion der aktiven Bestandteile. Das Trocken-Braten mit Salz erleichtert seinen Eintritt in die Nieren- und Leber-Leitbahn und die Behandlung der zugehörigen Erkrankungen.

Sicherheitshinweise, Kontraindikationen

- *Ji Li* sollte bei Patienten mit Blut-Mangel vorsichtig verwendet werden.
- *Ji Li* ist während der Schwangerschaft kontraindiziert, da es eine Fehlgeburt verursachen kann.
- Die äußere Anwendung von *Ji Li* verursacht manchmal Hautausschlag und Juckreiz.

Chemische Zusammensetzung

Kaempferol, Kaempferol-3-glucosid, Kaempferol-3-rutinosid, Tribulosid, Furostanolbisglycosid, Harman, Harmin.[1]

Pharmakologische Wirkungen

- **Kardiovaskulär**: Sowohl der wässrige als auch der Alkoholextrakt von *Ji Li* haben einen hemmenden Einfluss auf das Herz. Bei anästhesierten Tieren führen sie zu einer Senkung des Blutdrucks.[2]
- **Diuretisch**: *Ji Li* hat bei Ratten eine milde diuretische Wirkung.[3]

Klinische und wissenschaftliche Studien

- **Warzen**: In einer Studie wurden 123 Patienten mit Warzen mit einer Erfolgsrate von fast 100% mit einer lokalen Anwendung von *Ji Li* (Tribuli Fructus) behandelt. Das Behandlungsprotokoll schrieb vor, die frische Arzneidroge zu einer Paste zu zermahlen, die in die betroffene Stelle eingerieben wurde, bis die Patienten ein leichtes Brennen und Schmerzen verspürten. Die Paste sollte nicht sofort wieder abgewischt werden. Dieser Vorgang wurde einmal täglich bzw. jeden zweiten Tag für insgesamt ein bis vier Behandlungen durchgeführt.[4]
- **Vitiligo**: Einem Bericht zufolge wurden 27 Patienten mit Vitiligo mit einer Wirksamkeitsrate von 87% zweimal täglich mit 15 g *Ji Li* als Tee behandelt.[5]

Wechselwirkung mit anderen Medikamenten

Diuretika: *Ji Li* hat milde diuretische Eigenschaften. Obwohl die potentielle Wechselwirkung bislang nicht dokumentiert ist, kann der gleichzeitige Gebrauch von *Ji Li* und Diuretika zu einer erhöhten Ausscheidung von Wasser und/oder Elektrolyten führen.[6] (Hinweis: Beispiele für Diuretika sind Chlorothiazid, Hydrochlorothiazid, Furosemid, Bumetanid und Torasemid.)

Toxikologie

Es wurde von einem Fall einer anaphylaktischen Reaktion nach Einnahme von *Ji Li* berichtet.[7] (Hinweis: Der anaphylaktische Schock ist der schwerste Typ einer allergischen Reaktion. Leider ist es sehr schwierig bzw. unmöglich vorherzusehen, wann Patienten solche schwerwiegenden Reaktionen entwickeln. Obwohl von einem Fall eines anaphylaktischen Schocks berichtet wurde, ist beim Gebrauch von *Ji Li* das Allergierisiko nicht notwendigerweise höher als bei anderen Arzneidrogen.)

Kommentar der Autoren

Ji Li (Tribuli Fructus) wird manchmal mit *Sha Yuan Ji Li* verwechselt, dem alternativen Namen für *Sha Yuan Zi* (Astragali Complanati Semen). Obwohl beide Arzneien Augenerkrankungen behandeln, haben sie sehr unterschiedliche Wirkungen.

- *Ji Li* verankert Leber-*Yang* und lindert Leber-*Qi*-Stagnation, besänftigt die Leber und zerstreut Wind-Hitze, um die Augen zu erhellen. Es wird bei roten Augen mit Tränen oder Schmerzen eingesetzt.
- *Sha Yuan Zi* tonisiert die Leber und die Nieren (speziell das Nieren-*Yang*), festigt das *Jing* (Essenz) und verbessert das Sehen, indem es die Leber nährt. Es wird hauptsächlich bei verschwommenem Sehen oder bei verminderter Sehschärfe verwendet.

Referenzen

1. *Xian Dai Zhong Yao Yao Li Xue* (Contemporary Pharmacology of Chinese Herbs), 1997; 1115
2. *Chang Yong Zhong Yao Xian Dai Yan Jiu Yu Lin Chuan* (Recent Study and Clinical Application of Common Traditional Chinese Medicine), 1995; 510:511
3. Ibid.
4. *Xin Yi Xue* (New Medicine), 1976; 11:555
5. *He Bei Yi Yao* (Hebei Medicine and Herbology), 1981; 2:45
6. Chen, J Recognition and prevention of herb-drug interactions, Medical Acupuncture, Fall/Winter 1998/1999; volume 10/ number 2; 9–13
7. *Chang Yong Zhong Yao Xian Dai Yan Jiu Yu Lin Chuan* (Recent Study and Clinical Application of Common Traditional Chinese Medicine), 1995; 510:511

Jiāng Cán

Bombyx Batryticatus

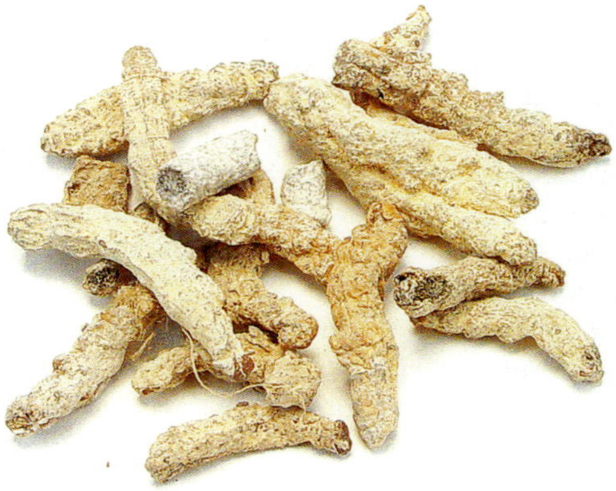

殭蠶 僵蚕

Pinyin-Name *Jiāng Cán*
Wörtliche Übersetzung „Steifer Seidenwurm“
Andere chinesische Namen *Bai Jiang Can, Tian Cong*
Originalquelle *Shen Nong Ben Cao Jing* (Die Materia Medica des göttlichen Landmannes), vermutlich Östliche Han-Dynastie
Deutscher Name Seidenwurm
Zoologischer Name *Bombyx mori* Linnaeus (*Jia Can*) infected mit *Beauveria bassiana* (Bals.) Vuillant
Pharmazeutischer Name Bombyx Batryticatus
Eigenschaften Salzig, scharf, neutral
Leitbahnen Leber, Lunge

Chinesische therapeutische Wirkungen

Eliminiert Wind, zerstreut Schleim, stoppt Tremor und Konvulsionen

Leber-Wind mit Schleim-Akkumulation: *Jiang Can* (Bombyx Batryticatus) eignet sich besonders für die Behandlung von Leber-Wind mit Schleim-Hitze-Stagnation. Zu den Symptomen gehören hohes Fieber, Konvulsionen, chronische Krämpfe bei Kindern, Fazialisparese und unwillkürliche Zuckungen der Gesichtsmuskeln.

- Hohes Fieber, Konvulsionen und Muskelzuckungen: *Jiang Can* mit *Chan Tui* (Cicadae Periostracum), *Gou Teng* (Uncariae Ramulus cum Uncis) und *Ju Hua* (Chrysanthemi Flos) kombinieren.
- Konvulsionen mit Schleim und Feuer: zusammen mit *Quan Xie* (Scorpio), *Tian Ma* (Gastrodiae Rhizoma) und *Dan Nan Xing* (Arisaema cum Bile) verwenden.
- Krämpfe bei Kindern mit nächtlichem Schreien und Angst: zu *Fang Feng* (Saposhnikoviae Radix), *Quan Xie* (Scorpio), *Wu Gong* (Scolopendra), *Dan Nan Xing* (Arisaema cum Bile), *Tian Zhu Huang* (Bambusae Concretio Silicea) und *Chan Tui* (Cicadae Periostracum) hinzufügen.
- Chronische Krämpfe bei Kindern nach chronischer Diarrhö und Milz-Mangel: *Jiang Can* zusammen mit *Bai Zhu* (Atractylodis Macrocephalae Rhizoma), *Dang Shen* (Codonopsis Radix) und *Tian Ma* (Gastrodiae Rhizoma) verwenden.
- Lähmungen, unwillkürliche Gesichtszuckungen oder Fazialisparese: *Jiang Can* mit *Quan Xie* (Scorpio), *Bai Zhi* (Angelicae Dahuricae Radix) und *Bai Fu Zi* (Typhonii Rhizoma) kombinieren. **Beispiel-Rezeptur**: *Qian Zheng San* (Pulver, das zu Symmetrie führt).
- Kopfschmerzen aufgrund von aufsteigendem Leber-*Yang*: zusammen mit *Tian Ma* (Gastrodiae Rhizoma), *Ju Hua* (Chrysanthemi Flos), *Gou Teng* (Uncariae Ramulus cum Uncis), *Ji Li* (Tribuli Fructus) und *Bai Shao* (Paeoniae Radix Alba) verwenden.

Eliminiert Wind und stoppt Schmerzen

Kopfschmerzen, rote Augen, wunder und geschwollener Rachen, Zahnschmerzen: Diese Symptome werden durch Wind-Hitze verursacht, die den Kopf attackiert. Übermäßiger Tränenfluss und eine heisere Stimme können Sekundärsymptome sein.

- Kopfschmerzen, rote Augen und übermäßiger Tränenfluss: *Jiang Can* zusammen mit *Sang Ye* (Mori Folium), *Mu Zei* (Equiseti Hiemalis Herba) und *Jing Jie* (Schizonepetae Herba) verwenden.
- Wunder Rachen, heisere Stimme: zusammen *Jing Jie* (Schizonepetae Herba), *Fang Feng* (Saposhnikoviae Radix), *Jie Geng* (Platycodi Radix), *Xuan Shen* (Scrophulariae Radix), *Pang Da Hai* (Sterculiae Lychnophorae Semen), *Mu Hu Die* (Oroxyli Semen) und *Ban Lan Gen* (Isatidis Radix) anwenden.

Eliminiert Toxine und löst Knoten auf

Toxische Schleim-Hitze-Knoten: *Jiang Can* behandelt Skrofulose, toxische Wunden, Schwellungen, Erysipel, Mastitis und Parotitis, die durch Schleim verursacht werden.

- Toxische Knoten: *Jiang Can* zusammen mit *Zhe Bei Mu* (Fritillariae Thunbergii Bulbus), *Xia Ku Cao* (Prunellae Spica), *Lian Qiao* (Forsythiae Fructus), *Jin Yin Hua* (Lonicerae Flos), *Jie Geng* (Platycodi Radix), *Gan Cao* (Glycyrrhizae Radix et Rhizoma), *Ma Bo* (Lasiosphaera seu Calvatia), *Qing Dai* (Indigo Naturalis), *Bei Mu* (Fritillariae Bulbus) und *Xuan Shen* (Scrophulariae Radix) verwenden.

Eliminiert Wind und lindert Juckreiz

Jiang Can eliminiert nicht nur inneren Leber-Wind, sondern vertreibt auch äußeren Wind, um Ausschläge und Juckreiz zu lindern.

- Ekzeme oder Ausschläge aufgrund von Wind: *Jiang Can* mit *Chan Tui* (Cicadae Periostracum) und *Bo He* (Menthae Haplocalycis Herba) kombinieren.

Dosierung

3–10 g im Dekokt, 1–1,5 g als Pulver. Unverarbeitetes *Jiang Can* wird manchmal für die Behandlung von Ausschlägen verwendet. Die unverarbeitete Form hat allerdings einen ausgeprägten Geruch, der die Bereitschaft der Patienten, die Arznei einzunehmen, deutlich senkt. Daher enthält die Standardzubereitung getrocknetes statt frischem *Jiang Can*, um seinen Geruch zu reduzieren.

Chemische Zusammensetzung

Protein, Lipide, Ammoniumoxalat.[1]

Pharmakologische Wirkungen

- **Antiepileptisch**: Ein 10-prozentiges *Jiang-Can*-Dekokt (2 g/kg) unterstützt die Behandlung von medikamenteninduzierten Anfällen bei Mäusen.[2]

- **Sedierend**: Der Alkoholextrakt von *Jiang Can* potenziert bei Mäusen die sedierende Wirkung von Phenobarbital.[3]
- **Antibiotisch**: *Jiang Can* hat einen mild hemmenden Effekt auf *Staphylococcus aureus*, *E. coli* und *Pseudomonas aeruginosa*.[4]

Klinische und wissenschaftliche Studien

- **Epilepsie**: In einer Untersuchung wurden 100 Patienten mit epileptischen Erkrankungen für die Dauer von zwei Monaten bis zu zwei Jahren mit *Jiang Can* behandelt. Die Patienten erhielten dreimal täglich 0,9–1,5 g *Jiang-Can*-Pulver. Die Dosis für Kinder wurde entsprechend angeglichen. Die Beurteilung der abnehmenden Epilepsiehäufigkeit ergab eine Gesamtwirksamkeitsrate von 77%.[5]
- **Hohes Fieber mit Krämpfen**: Nach einer Arzneibehandlung wurde bei 30 von 32 Patienten mit hohem Fieber und Krämpfen eine signifikante Besserung festgestellt. Die Rezeptur wurde folgendermaßen hergestellt: 6 g *Jiang Can* wurden einen Monat lang in einer frischen Kuhgallenblase eingeweicht. Daraufhin wurde *Jiang Can* entfernt, mit *Huang Lian* (Coptidis Rhizoma) gemischt und zu einem feinen Pulver zermahlen. Bei Bedarf kann *Huang Qin* (Scutellariae Radix) anstelle von *Huang Lian* verwendet werden.[6]

Toxikologie

Die Verabreichung von *Jiang Can* in einer Dosieurung von 35 g/kg führte bei einer von zehn Mäusen zum Tod.[7]

Kommentar der Autoren

Dr. Li Shou-Shan behauptet, dass die Kombination von *Jiang Can*, *Shi Gao* (Gypsum Fibrosum) und *Wu Gong* (Scolopendra) hartnäckige, hämmernde Kopfschmerzen behandelt, die dem Schlagen eines Hammers gegen den Kopf ähneln. Für die Behandlung wird diese Kombination in Pulverform verabreicht.

Referenzen

1. *Xian Dai Zhong Yao Yao Li Xue* (Contemporary Pharmacology of Chinese Herbs), 1997; 1126
2. *Zhong Cao Yao Xue* (Study of Chinese Herbal Medicine), 1980: 1423
3. *Chang Yong Zhong Yao Cheng Fen Yu Yao Li Shou Ce* (A Handbook of the Composition and Pharmacology of Common Chinese Drugs), 1994; 1810:1812
4. *Zhong Yao Xue* (Chinese Herbology), 1998; 706:708
5. *Jiang Su Yi Yao* (Jiangsu Journal of Medicine and Herbology), 1976; 2:33
6. *Zhong Guo Nong Cun Yi Xue* (Chinese Agricultural Medicine), 1984; (2):20
7. *Chang Yong Zhong Yao Cheng Fen Yu Yao Li Shou Ce* (A Handbook of the Composition and Pharmacology of Common Chinese Drugs), 1994; 1810:1813

Jué Míng Zǐ

Cassiae Semen

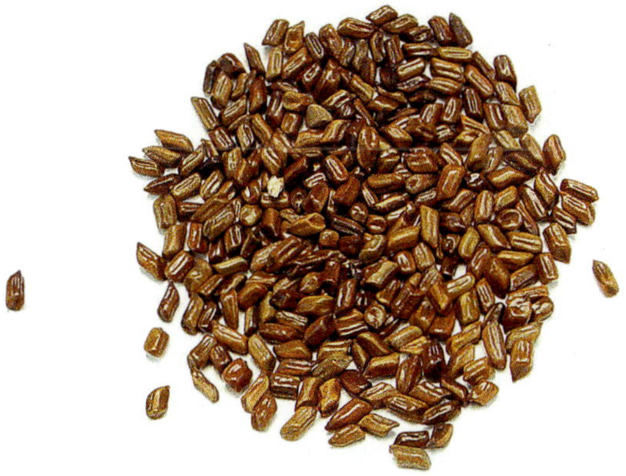

決明子 决明子

Pinyin-Name *Jué Míng Zǐ*
Wörtliche Übersetzung „Klare-Sicht-Samen"
Andere chinesische Namen *Cao Jue Ming*, *Ma Ti Jue Ming*
Originalquelle *Shen Nong Ben Cao Jing* (Die Materia Medica des göttlichen Landmannes), vermutlich Östliche Han-Dynastie
Deutscher Name Cassiasamen, Sicklepodsamen
Botanischer Name *Cassia obtusifolia* L. (*Jue Ming*), *Cassia tora* L. (*Xiao Jue Ming*)
Pharmazeutischer Name Cassiae Semen
Eigenschaften Süß, bitter, kühl
Leitbahnen Leber, Dickdarm

Chinesische therapeutische Wirkungen

Klärt Leber-Hitze und unterstützt die Augen

Leber-Hitze oder Wind-Hitze in der Leber-Leitbahn: *Jue Ming Zi* (Cassiae Semen) behandelt Augenerkrankungen wie Rötung, Trockenheit, Schwellungen und Schmerzen in den Augen, Photophobie, Katarakt und Nachtblindheit.

- Rötung, Schwellungen und Schmerzen der Augen aufgrund von Leber-Hitze: *Jue Ming Zi* zusammen mit *Long Dan* (Gentianae Radix et Rhizoma), *Huang Qin* (Scutellariae Radix) und *Xia Ku Cao* (Prunellae Spica) verwenden.
- Rötung, Schwellungen und Schmerzen der Augen aufgrund von Wind-Hitze, die die Leber-Leitbahn attackiert: mit *Ju Hua* (Chrysanthemi Flos), *Man Jing Zi* (Viticis Fructus) und *Mu Zei* (Equiseti Hiemalis Herba) kombinieren.
- Katarakt, Augenatrophie, Trockenheit und vermindertes Sehvermögen aufgrund von Leber- und Nieren-Mangel: *Jue Ming Zi* zu *Di Huang* (Rehmanniae Radix), *Ju Hua* (Chrysanthemi Flos), *Shan Yao* (Dioscoreae Rhizoma) und *Xuan Shen* (Scrophulariae Radix) hinzufügen.
- Nachtblindheit und Degneration des Sehnervs: *Jue Ming Zi* als Einzelarznei verwenden.

Besänftigt die Leber und verankert das Leber-Yang

Aufsteigendes Leber-Yang: Charakteristische Symptome sind Kopfschmerzen, Schwindel, Vertigo, rotes Gesicht, rote Augen und Reizbarkeit. Viele Patienten mit aufsteigendem Leber-*Yang* leiden außerdem an Hypertonie. Wegen seiner bitteren und kalten Natur klärt *Jue Ming Zi* Leber-Hitze und besänftigt Leber-*Yang*.

- Hypertonie durch aufsteigendes Leber-*Yang*: *Jue Ming Zi* zusammen mit *Gou Teng* (Uncariae Ramulus cum Uncis), *Mu Li* (Ostreae Concha) und *Ju Hua* (Chrysanthemi Flos) verwenden.

Klärt Hitze und befeuchtet den Darm

Stuhlverstopfung durch Trockenheit oder Hitze: *Jue Ming Zi* behandelt trockene Stühle sowie akute und chronische Verstopfung, die durch Hitze oder Trockenheit verursacht wird.

- Stuhlverstopfung: *Jue Ming Zi* zusammen mit *Hei Zhi Ma* (Sesami Semen Nigrum), *Di Huang* (Rehmanniae Radix) und *Dang Gui* (Angelicae Sinensis Radix) anwenden, um Hitze zu klären und die Därme zu befeuchten.
- Leichte Stuhlverstopfung: *Jue Ming Zi* einzeln als Teezubereitung verwenden.

Kardiovaskuläre Wirkung

Jue Ming Zi hat die ausgezeichnete Eigenschaft, einen hohen Cholesterinspiegel zu senken und Atherosklerose zu behandeln. Zu diesem Zweck wird es als Einzelarznei oder in Kombination mit anderen Arzneien verwendet.

- Cholesterinspiegel: 30 g *Jue Ming Zi* zusammen mit *Jiao Gu Lan* (Gynostemmatis Rhizoma seu Herba), *Da Huang* (Rhei Radix et Rhizoma), *Shan Zha* (Crataegi Fructus) und *Ze Xie* (Alismatis Rhizoma) verwenden.
- Atherosklerose: mit *Dan Shen* (Salviae Miltiorrhizae Radix et Rhizoma) kombinieren.

Dosierung

10–15 g im Dekokt. Um den Cholesterinspiegel zu senken, werden 30 g *Jue Ming Zi* verwendet. *Jue Ming Zi* sollte zerkleinert werden, bevor es im Dekokt gekocht wird. Bei der Verwendung als Pulver reicht eine Dosierung von 3–6 g. Die unverarbeitete Arzneidroge ist von Natur aus kälter als andere Formen und klärt stärker Leber-Feuer und Wind-Hitze, die die Leber-Leitbahn attackieren. Sie wird in der Regel eingesetzt, um akute Augenerkrankungen zu behandeln. Wegen seiner kalten Natur verursacht die Einnahme der unverarbeiteten Form manchmal Diarrhö. Die trocken-gebratene Form ist weniger kalt und verursacht seltener Diarrhö, jedoch klärt sie weniger effektiv Leber-Hitze.

Sicherheitshinweise, Kontraindikationen

- *Jue Ming Zi* hat eine kalte und besänftigende Natur und ist bei Patienten mit einem Mangel-Zustand und Kälte der Milz und des Magens kontraindiziert.
- *Jue Ming Zi* ist bei Patienten mit Hypotonie kontraindiziert.
- *Jue Ming Zi* sollte während der Schwangerschaft mit Vorsicht angewendet werden, da es die Uteruskontraktion stimuliert.

Chemische Zusammensetzung

Chrysophanol, Emodin, Aloe-Emodin, Rhein, Emodin-B-monoglucosid, Emodinan, Physcion, Obtusin, Aurantio-obtusin, Torachryson, Rubrofusarin, Norrubrofusarin, Toratacton.[1]

Pharmakologische Wirkungen

- **Antihypertensiv**: Sowohl der wässrige als auch der Alkoholextrakt von *Jue Ming Zi* wirken deutlich diuretisch und antihypertensiv.[2]
- **Antibiotisch**: *Jue Ming Zi* hat einen hemmenden Einfluss auf *Staphylococcus aureus, Corynebacterium diphtheriae, E. coli,* und verschiedene Bacillusarten und Dermatophyten.[3]
- **Antihyperlipidämisch**: Tier- und Menschenstudien haben gezeigt, dass *Jue Ming Zi* den Cholesterinspiegel

im Blut senkt. In einer Studie ging bei Ratten nach der täglichen Verabreichung von 10 g *Jue Ming Zi* der Cholesterinspiegel zurück. In einer anderen Studie stieg der HDL-Spiegel nach Aufnahme von *Jue Ming Zi* (7% der Nahrung) an.[4,5]

- **Abführend**: *Jue Ming Zi* wirkt als orale Verabreichung bei Mäusen abführend. Die Wirkung erreicht ihren Höhepunkt drei bis fünf Stunden nach der Aufnahme.[6]
- **Uterusstimulierend**: *Jue Ming Zi* wird mit verstärkten Uteruskontraktionen assoziiert.[7]

Klinische und wissenschaftliche Studien

- **Hyperlipidämie**: *Jue Ming Zi* wurde in drei verschiedenen Dosierungen eingesetzt, um 100 Patienten mit erhöhten Cholesterinspiegeln zu behandeln. Die erste Gruppe erhielt ein Dekokt (50 g Arzneidroge, zweimal täglich in zwei gleich großen Dosen), die zweite Gruppe erhielt einen Arzneisirup (100 ml Sirup enthielten 75 g der Arzneidroge; dreimal täglich 20 ml Sirup), die dritte Gruppe erhielt Tabletten (3 g Arzneidroge pro Tablette; dreimal täglich 5 Tabletten). Die Behandlungsdauer betrug sechs Wochen, mit einer Auswertung zu Beginn der Behandlung, danach alle zwei Wochen bis zum Ende der Studie. Die Cholesterinspiegel der Probanden bewegten sich vor der Behandlung bei Werten zwischen 210 und 484 mg/dl, bei Studienende zwischen 110 und 208 mg/dl. Der durchschnittliche Rückgang betrug 93,1 mg/dl. Der Rückgang der Cholesterinspiegel verlief progredient. Vor der Behandlung lagen die Cholesterinspiegel aller Patienten über dem Normalwert. Zwei Wochen nach Studienbeginn lagen 86% der Patienten innerhalb der Normalwerte, nach vier Wochen 96%, nach sechs Wochen hatten 98% der Probanden Normalwerte erreicht.[8]
- **Hyperlipidämie**: Einem Bericht zufolge wurden 48 Patienten mit 20 ml *Jue-Ming-Zi*-Sirup (100 ml Sirup enthielten 75 g Arzneidroge) dreimal täglich für die Dauer von zwei Monaten behandelt. Der Bericht beschreibt einen Rückgang der Blutcholesterinwerte in 95,8% der Fälle, der Triglyceride in 86,7% und der Betalipoproteine in 89,5% der Fälle.[9]
- **Vaginitis**: In einer Untersuchung wurden 22 Patientinnen mit einer *Jue-Ming-Zi*-Lösung behandelt. Die täglich durchgeführte 15- bis 20-minütige Waschung über einen Zeitraum von zehn Tagen zeigte gute Ergebnisse.[10]

Wechselwirkung mit anderen Medikamenten

Diuretika: *Jue Ming Zi* hat eine diuretische Wirkung. Obwohl eine potentielle Wechselwirkung bislang nicht dokumentiert ist, kann der gleichzeitige Gebrauch von *Jue Ming Zi* und Diuretika zu einer erhöhten Ausleitung von Wasser und/oder Elektrolyten führen.[11] (Hinweis: Beispiele für Diuretika sind Chlorothiazid, Hydrochlorothiazid, Furosemid, Bumetanid und Torasemid.)

Toxikologie

Die Gabe von *Jue Ming Zi* (16–32% der täglichen Nahrung für acht Tage) wurde bei Ratten mit einer Reduktion der Spermienanzahl, einer Senkung der Erythrozytenanzahl und einer Erhöhung der Leukozyten- und Lymphozytenanzahl in Verbindung gebracht.[12]

15

Kommentar der Autoren

Jue Ming Zi und *Shi Jue Ming* (Haliotidis Concha) verankern beide aufsteigendes Leber-*Yang* und behandeln Schwindel, Kopfschmerzen, Vertigo sowie Rötung, Schwellungen und Schmerzen in den Augen. *Jue Ming Zi* ist bitter und kalt und behandelt am effektivsten Augenerkrankungen, die durch Hitze und Wind in der Leber-Leitbahn verursacht werden. Es kann außerdem verwendet werden, um Stuhlverstopfung zu lösen. *Shi Jue Ming* ist salzig und absenkend und verankert effektiv aufsteigendes Leber-*Yang* und nährt Leber-*Yin*.

Referenzen

1. *Xian Dai Zhong Yao Yao Li Xue* (Contemporary Pharmacology of Chinese Herbs), 1997; 1116–1117
2. *Zhong Yao Zhi* (Chinese Herbology Journal), 1984:352
3. *Zhi Wu Yao You Xiao Cheng Fen Shou Ce* (Manual of Plant Medicinals and Their Active Constituents), 1986; 41,212,384,829
4. *Zhong Yao Zhi* (Chinese Herbology Journal), 1984:352
5. *Zhong Cao Yao* (Chinese Herbal Medicine), 1991; 22(2):72
6. *Guo Wai Yi Xue Zhong Yi Zhong Yao Fen Ce* (Monograph of Chinese Herbology from Foreign Medicine), 1982; (6):48
7. *Zhong Cao Yao Yao Li Xue* (Herbology of Chinese Medicinals), 1983:113
8. *Xin Yi Yao Xue Za Zhi* (New Journal of Medicine and Herbology), 1974; 3:30
9. *Zhong Guo Yi Yuan Yao Xue Za Zhi* (Chinese Hospital Journal of Herbology), 1987, 9:395
10. *Jiang Su Yi Yao* (Jiangsu Journal of Medicine and Herbology), 1975; 6:45
11. Chen, J. Recognition and prevention of herb-drug interactions, Medical Acupuncture, Fall/Winter 1998/1999; 10 (2); 9–13
12. Food Chem Toxischol, 1990; 28(2):101

Líng Yáng Jiăo

Saigae Tataricae Cornu

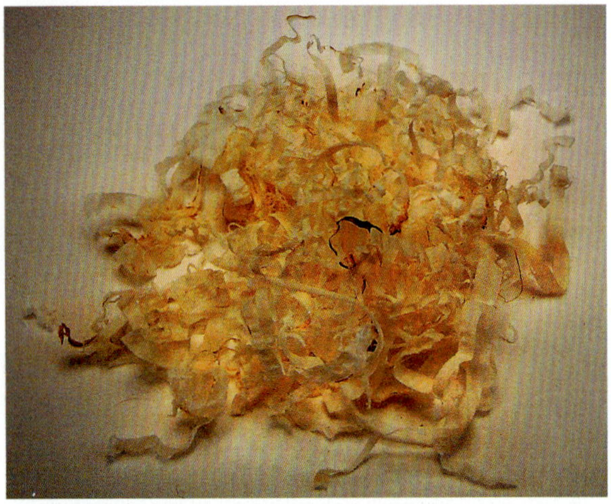

羚羊角

Pinyin-Name Líng Yáng Jiăo
Wörtliche Übersetzung „Antilopenhorn"
Originalquelle *Shen Nong Ben Cao Jing* (Die Materia Medica des göttlichen Landmannes), vermutlich Östliche Han-Dynastie
Deutscher Name Antilopenhorn
Zoologischer Name *Saiga tatarica* L. (*Ling Yang*)
Pharmazeutischer Name Saigae Tataricae Cornu
Eigenschaften Salzig, kalt
Leitbahnen Leber, Herz

Chinesische therapeutische Wirkungen

Besänftigt die Leber und löscht Leber-Wind aus

Leber-Wind: Klinische Manifestationen sind u.a. Konvulsionen bei Erwachsenen und Kindern, Spasmen, Tremor, Epilepsie und Anfallsleiden. *Ling Yang Jiao* (Saigae Tataricae Cornu) klärt Hitze und leitet gleichzeitig Wind aus. Es eignet sich besonders für Patienten, die an Leber-Wind-Erkrankungen leiden, die mit oder nach hohem Fieber durch aufsteigendes Leber-*Yang* verursacht werden.

- Schwindel, Vertigo: *Ling Yang Jiao* zusammen mit *Di Huang* (Rehmanniae Radix), *Gou Teng* (Uncariae Ramulus cum Uncis), *Bai Shao* (Paeoniae Radix Alba) und *Ju Hua* (Chrysanthemi Flos) verwenden.
- Epilepsie: zusammen mit *Fang Feng* (Saposhnikoviae Radix), *Du Huo* (Angelicae Pubescentis Radix) und *Fu Shen* (Poriae Sclerotium Paradicis) verwenden.
- Epilepsie, Palpitationen und Angst: Kombination mit *Gou Teng* (Uncariae Ramulus cum Uncis), *Tian Zhu Huang* (Bambusae Concretio Silicea), *Yu Jin* (Curcumae Radix) und *Zhu Sha* (Cinnabaris).

Besänftigt die Leber und verankert das Leber-Yang

Aufsteigendes Leber-Yang: Hypertonie, rote Augen, Schwindel, Vertigo, Reizbarkeit, Schlaflosigkeit, bitterer Mundgeschmack, hitziges Gemüt, Albträume sowie brennende und schmerzhafte Empfindungen im Hypochondrium sind Symptome, die mit aufsteigendem Leber-*Yang* verbunden sind.

- Hypertonie mit Begleitsymptomen: *Ling Yang Jiao* zusammen mit *Shi Jue Ming* (Haliotidis Concha), *Ju Hua* (Chrysanthemi Flos) und *Huang Qin* (Scutellariae Radix) verwenden.

Klärt die Leber und erhellt die Augen

Augenerkrankungen aufgrund von Leber-Feuer: Rote, geschwollene und schmerzhafte Augen, Kopfschmerzen, Photophobie, Gefühl von Druck und Schmerzen in den Augäpfeln und verschwommenes Sehen. Die Leber öffnet sich in die Augen, d.h., dass Augenerkrankungen durch aufsteigende Hitze in der Leber-Leitbahn verursacht werden.

- Augenerkrankungen: *Ling Yang Jiao* zu *Jue Ming Zi* (Cassiae Semen), *Long Dan* (Gentianae Radix et Rhizoma), *Ju Hua* (Chrysanthemi Flos) und *Huang Qin* (Scutellariae Radix) hinzufügen.

Klärt Hitze und eliminiert Toxine

Fiebrige Erkrankungen oder Hitze im Perikard: *Ling Yang Jiao* behandelt Hitze-Fieber, Schwindel, Delirium, manisches Verhalten, Tremor und Bewusstlosigkeit.

- Hohes Fieber, Delirium, Konvulsionen: *Ling Yang Jiao* mit *Shi Gao* (Gypsum Fibrosum), *Han Shui Shi* (Mirabilite) und *She Xiang* (Moschus) kombinieren.
- Hohes Fieber, Delirium und subkutane Blutungen: zusammen mit *Bai Hu Tang* (Weißer Tiger Dekokt) verwenden.
- Endstadium von Exanthema variolosum mit restlicher toxischer Hitze: *Ling Yang Jiao* zu *Huang Qi* (Astragali Radix) und *Jin Yin Hua* (Lonicerae Flos) hinzufügen.

Dosierung

Die Dosierung von *Ling Yang Jiao* beträgt 1–3 g im Dekokt und 0,3–0,5 als Pulver oder in Pillenform. Für das Dekokt wird *Ling Yang Jiao* getrennt von den restlichen Arzneidrogen gekocht und vor der Einnahme mit ihnen kombiniert.

Sicherheitshinweise, Kontraindikationen

Ling Yang Jiao ist bei Patienten mit Milz-Mangel kontraindiziert.

Chemische Zusammensetzung

Calciumphosphat, Protein, Cholesterin, Keratin.[1]

Pharmakologische Wirkungen

- **Sedierend**: Sowohl die orale als auch die intraperitoneale Verabreichung von *Ling Yang Jiao* vermindert die körperliche Spontanaktivität und erhöht die medikamenteninduzierte Schlafdauer bei Mäusen.[2]
- **Antikonvulsiv**: Bei Mäusen hat die Verabreichung von *Ling Yang Jiao* eine merklich präventive Wirkung bei Morphin- und Coffein-induzierten, nicht aber bei Strychnin-induzierten Anfällen.[3]
- **Fiebersenkend**: *Ling Yang Jiao* hat sowohl als orale Verabreichung als auch als Injektion eine starke fiebersenkende Wirkung. Bei Kaninchen mit künstlich induziertem Fieber senkte die Gabe von 4 g/kg die Körpertemperatur innerhalb von zwei Stunden. Die Temperatur normalisierte sich nach sechs Stunden.[4]
- **Kardiovaskulär**: Die intravenöse Injektion einer 50-prozentigen *Ling-Yang-Jiao*-Lösung (2 ml/kg) senkte bei anästhesierten Katzen den Blutdruck merklich.[5]

Klinische und wissenschaftliche Studien

Fieber: Patienten mit Fieber unterschiedlicher Ursache wurden zwei- bis dreimal täglich mit intramuskulären *Ling-Yang-Jiao*-Injektionen behandelt. 41 von 100 Patienten zeigten einen signifikanten Rückgang der Körpertemperatur, 45 Patienten zeigten einen mäßigen Rückgang, bei 14 Patienten war keine Veränderung zu beobachten. Die Wirksamkeitsrate betrug 86%.[6]

Toxikologie

Nach der Verabreichung einer 4-prozentigen *Ling-Yang-Jiao*-Zubereitung (8 ml/kg, entsprechend der 100-fachen therapeutischen Dosis bei Menschen) an Mäuse wurden keine Auffälligkeiten festgestellt. In einer anderen Studie bekamen die Mäuse eine 10-prozentige Lösung (2 g/kg/Tag) kontinuierlich über sieben Tage. Abgesehen von einer leichten Gewichtszunahme wurden keine Auffälligkeiten beobachtet.[7]

Ergänzung

- 山羊角 *Shān Yáng Jiǎo* (Naemorhedi Cornu) ist das Horn von Bergziegen. Es besitzt ähnliche Eigenschaften wie *Ling Yang Jiao* (Saigae Tataricae Cornu). Die Wirkung von *Shan Yang Jiao* ist jedoch milder, sodass die Dosierung erhöht werden muss, um dieselben Ergebnisse zu erzielen. Es ist kalt, salzig und tritt in die Leber-Leitbahn ein. Es beruhigt die Leber und behandelt aufsteigendes Leber-*Yang* oder loderndes Leber-Feuer mit Schwindel, Vertigo oder Konvulsionen, Spasmen sowie Rötungen, Schmerzen und Schwellungen der Augen. Bei aufsteigendem Leber-*Yang* wird es mit *Gou Teng* (Uncariae Ramulus cum Uncis), *Tian Ma* (Gastrodiae Rhizoma), *Shi Jue Ming* (Haliotidis Concha) und *Zao Xiu* (Paridis Rhizoma) kombiniert. *Shan Yang Jiao* wird zusammen mit *Long Dan* (Gentianae Radix et Rhizoma) und *Huang Lian* (Coptidis Rhizoma) bei hohem Fieber mit Tremor und Konvulsionen eingesetzt. Außerdem wird es bei Rötungen und Schmerzen der Augen aufgrund von aufsteigendem Leber-*Yang* mit *Sang Ye* (Mori Folium), *Ju Hua* (Chrysanthemi Flos) und *Xia Ku Cao* (Prunellae Spica) kombiniert. Die Dosierung von *Shan Yang Jiao* beträgt 10–15 g.
- 黃羊角/黄羊角 *Huáng Yáng Jiǎo* (Procapra Gutturosa Cornu) ist das Horn der gelben Ziegen und wird ebenfalls als Ersatz für *Ling Yang Jiao* verwendet. Es wird hauptsächlich angewendet, um durch Senkung der Körpertemperatur Fieber zu behandeln.

Referenzen

1. *Xian Dai Zhong Yao Yao Li Xue* (Contemporary Pharmacology of Chinese Herbs), 1997; 1102–1103
2. *Zhong Cheng Yao Yan Jiu* (Research of Chinese Patent Medicine), 1981; (4):36
3. *Zhong Yao Yao Li Yu Ying Yong* (Pharmacology and Applications of Chinese Herbs), 1983; 1110
4. Ibid.
5. Ibid.
6. *Zhong Cao Yao Tong Xun* (Journal of Chinese Herbal Medicine), 1977; 1:1
7. *Zhong Yao Yao Li Yu Ying Yong* (Pharmacology and Applications of Chinese Herbs), 1983; 1110

Mŭ Lì

Ostreae Concha

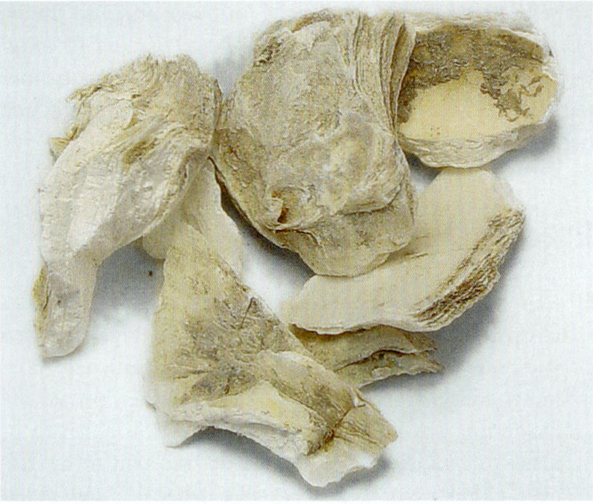

牡蠣 牡蛎

Pinyin-Name *Mŭ Lì*
Andere chinesische Namen *Mu Li Ke, Zuo Mu Li*
Originalquelle *Shen Nong Ben Cao Jing* (Die Materia Medica des göttlichen Landmannes), vermutlich Östliche Han-Dynastie
Deutscher Name Austernschalen
Zoologischer Name *Ostrea gigas* Thunb. (*Chang Mu Li*); *Ostrea talienwhanensis* Crosse. (*Da Lian Wan Mu Li*); *Ostrea rivularis* Gould. (*Jin Jiang Mu Li*)
Pharmazeutischer Name Ostreae Concha
Eigenschaften Salzig, adstringierend, kühl
Leitbahnen Leber, Nieren

Chinesische therapeutische Wirkungen

Besänftigt die Leber und verankert aufsteigendes Yang

Aufsteigendes Leber-Yang aufgrund von Leber-Yin-Mangel: Anzeichen und Symptome sind Schwindel, Vertigo, Palpitationen, Schlaflosigkeit, Reizbarkeit, hitziges Gemüt, Ruhelosigkeit und Tinnitus. Die unverarbeitete Form von *Mu Li* (Ostreae Concha) eignet sich am besten für die Behandlung dieser Symptome.

- Aufsteigendes Leber-*Yang*: *Mu Li* zusammen mit *Long Gu* (Fossilia Ossis Mastodi), *Gui Ban* (Testudinis Plastrum) und *Bai Shao* (Paeoniae Radix Alba) verwenden.
- Schlaflosigkeit: zusammen mit *Shou Wu Teng* (Polygoni Multiflori Caulis) einsetzen.

Leber-Wind aufgrund von postfebrilen Erkrankungen, die das Yin schädigen: *Mu Li* behandelt Konvulsionen und Muskelzucken.

- Leber-Wind: *Mu Li* mit *Gui Ban* (Testudinis Plastrum), *Bie Jia* (Trionycis Carapax) und *Bai Shao* (Paeoniae Radix Alba) verwenden.

Erweicht Verhärtungen und löst Knoten auf

Verhärtungen und Knoten: Die mit Essig verarbeitete Form von *Mu Li* wird häufig verwendet, um heißen Schleim mit Knoten oder tastbare Geschwülste wie Skrofulose, Kropf, Lymphogranulome, Splenomegalie und Hepatomegalie zu behandeln.

- Skrofulose, Kropf und Lymphogranulome: *Mu Li* zusammen mit *Zhe Bei Mu* (Fritillariae Thunbergii Bulbus) und *Xuan Shen* (Scrophulariae Radix) verwenden.
- Splenomegalie, Hepatomegalie: zu *Dan Shen* (Salviae Miltiorrhizae Radix et Rhizoma), *Bie Jia* (Trionycis Carapax), *San Leng* (Sparganii Rhizoma), *E Zhu* (Curcumae Rhizoma), *Yu Jin* (Curcumae Radix), *Chai Hu* (Bupleuri Radix) und *Ze Lan* (Lycopi Herba) hinzufügen.

Verhindert den Verlust von Körpersäften

Verlust von Körpersäften aufgrund von Mangel-Zuständen: Zu den klinischen Manifestationen gehören Spermatorrhö, Vaginalausfluss, spontanes Schwitzen, Nachtschweiß, Uterusblutung und Enuresis. Die kalzinierte Form von *Mu Li* verstärkt die hemmende Wirkung.

- Spontanes oder nächtliches Schwitzen: *Mu Li* zusammen mit *Huang Qi* (Astragali Radix), *Ma Huang Gen* (Ephedrae Radix et Rhizoma) und *Fu Xiao Mai* (Tritici Fructus Levis) verwenden.
- Spermatorrhö, Wundheit des unteren Rückens und der Extremitäten: Kombination mit *Qian Shi* (Euryales Semen), *Lian Xu* (Nelumbinis Stamen) und *Sha Yuan Zi* (Astragali Complanati Semen).
- Uterusblutungen und Vaginalausfluss: zusammen mit *Long Gu* (Fossilia Ossis Mastodi), *Hai Piao Xiao* (Sepiae Endoconcha) und *Shan Yao* (Dioscoreae Rhizoma) anwenden.
- Bettnässen: zu *Fu Pen Zi* (Rubi Fructus) und *Yi Zhi* (Alpiniae Oxyphyllae Fructus) hinzufügen.

Neutralisiert Säure und lindert Magenschmerzen

Magen-Feuer mit Aufstoßen, Sodbrennen, Magenschmerzen: *Mu Li* ist alkalisch, neutralisiert Säure und stoppt Blutungen. Gewöhnlich wird die pulverisierte, kalzinierte Form verwendet.

- Zwölffingerdarm- oder Magengeschwür: *Mu Li* zusammen mit *Hai Piao Xiao* (Sepiae Endoconcha), *Bai Ji* (Bletillae Rhizoma), *Yan Hu Suo* (Corydalis Rhizoma), *Pu Gong Ying* (Taraxaci Herba) und *Bai Hua She She Cao* (Hedyotidis Diffusae Herba) einsetzen.
- Säurereflux: zusammen mit *Wu Zhu Yu* (Evodiae Fructus), *Huang Lian* (Coptidis Rhizoma) und *Zhe Bei Mu* (Fritillariae Thunbergii Bulbus) verwenden.

Dosierung

15–30 g in unverarbeiteter Form. *Mu Li* wird zerkleinert und vorgekocht, um die Extraktion aktiver Komponenten zu verstärken. Die empfohlene Dosierung für die kalzinierte Form ist aufgrund der erhöhten Extraktionsrate etwas geringer. Die unverarbeitete Form besänftigt erfolgreicher Leber-Wind und verankert Leber-*Yang*. Die kalzinierte Form neutralisiert wirksamer die Magensäure und lindert Schmerzen.

Sicherheitshinweise, Kontraindikationen

- Aufgrund seiner eindämmenden Eigenschaft ist *Mu Li* bei Patienten mit Feuchte-Hitze oder Fülle-Zuständen kontraindiziert.
- Eine Überdosierung mit *Mu Li* kann Magenverstimmung oder Verstopfung verursachen.

Pharmakologische Wirkungen

Gastrointestinal: *Mu Li* wird in der Regel verwendet, um Magen- oder Zwölffingerdarmgeschwüre zu behandeln.[1]

Klinische und wissenschaftliche Studien

- **Schwitzen im Zusammenhang mit Lungentuberkulose**: Bei sieben von zehn Patienten, die ein *Mu-Li*-Dekokt erhielten, reduzierte sich die Schweißabsonderung. Das Dekokt wurde zubereitet, indem 15 g *Mu Li* in 500 ml Wasser auf 200 ml Dekokt eingekocht wurden. Die Patienten nahmen das Dekokt zweimal täglich in zwei gleich großen Dosen (100 ml pro Dosis) ein. Nach dem Abklingen der starken Schweißabsonderung wurde die Behandlung noch zwei bis drei Tage lang fortgesetzt.[2]
- **Magen- und Zwölffingerdarmgeschwür**: In einer Untersuchung wurden zwei Patienten mit Magengeschwüren und 18 Patienten mit Zwölffingerdarmgeschwüren mit einem Arzneidekokt behandelt. In sechs Fällen trat eine vollständige Genesung ein, in fünf Fällen war eine deutliche Besserung, in sechs Fällen eine leichte Besserung und in drei Fällen keine Wirkung zu verzeichnen. Das Dekokt enthielt jeweils 30–50 g *Long Gu* (Fossilia Ossis Mastodi) und *Mu Li.* Bei schweren Schmerzzuständen wurden zusätzlich 10 g *Yan Hu Suo* (Corydalis Rhizoma), bei Schlaflosigkeit 15 g *Shou Wu Teng* (Polygoni Multiflori Caulis) hinzugefügt. Die Patienten nahmen das Dekokt zweimal täglich für die Dauer von 10 bis 20 Tagen pro Behandlungszyklus ein.[3]

Kommentar der Autoren

Mu Li und *Shi Jue Ming* (Haliotidis Concha) verankern beide Leber-*Yang* und behandeln Hypertonie. *Mu Li* löst Stagnationen, erweicht Verhärtungen und festigt Körpersäfte. *Shi Jue Ming* behandelt Augenerkrankungen, die durch Hitze in der Leber-Leitbahn verursacht werden.

Mu Li und *Long Gu* (Fossilia Ossis Mastodi) verankern Leber-*Yang*, besänftigen den *Shen* (Geist) und stoppen den Verlust von Körpersäften. *Mu Li* tritt in die Leber ein und verankert dort Leber-*Yang*, klärt Hitze und nährt das *Yin*. *Long Gu* tritt hingegen in das Herz ein, besänftigt den *Shen* (Geist) und hält die Körpersäfte zurück.

Gemäß Dr. Wang Shi-Xiang sollten *Mu Li*, *Ji Li* (Tribuli Fructus) und *Xia Ku Cao* (Prunellae Spica) bei Patienten mit Hyperthyreose und Exophthalmus kombiniert werden. Die drei Substanzen haben die Aufgabe, Verhärtungen zu erweichen, Toxine zu klären und Leber-Feuer nach unten zu führen.

Referenzen

1. *Zhong Yao Xue* (Chinese Herbology), 1998; 686:688
2. *Jiang Su Zhong Yi* (Jiangsu Chinese Medicine), 1964; 2:39
3. *Zhong Yi Za Zhi* (Journal of Chinese Medicine), 1983; 3:36

15

Quán Xiē

Scorpio

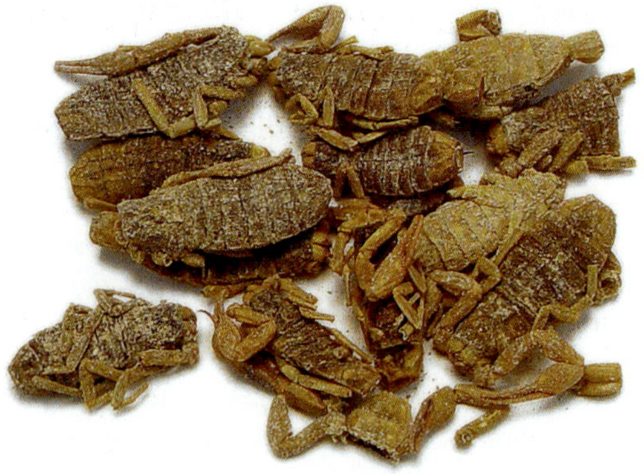

全蠍 全蝎

Pinyin-Name *Quán Xiē*
Wörtliche Übersetzung „Ganzer Skorpion"
Andere chinesische Namen *Quan Cong, Xie Wei*
Originalquelle *Ri Hua Zi Ben Cao* (Materia Medica von Ri Hua-Zi) aus dem Jahr 713 von Ri Hua-Zi
Deutscher Name Skorpion
Zoologischer Name *Buthus martensi* Karsch (*Dong Ya Qian Xie*)
Pharmazeutischer Name Scorpio
Eigenschaften Scharf, neutral
Leitbahnen Leber
Sicherheitshinweis Toxisch

Chinesische therapeutische Wirkungen

Eliminiert Wind und stoppt Tremor und Konvulsionen

Leber-Wind: Zu den Anwendungsgebieten gehören akute und chronische Konvulsionen, Konvulsionen bei Kindern, Fazialisparese, Schlaganfall, unwillkürliche Zuckungen der Gesichtsmuskeln, Tetanus, Spasmen, Krämpfe, Opisthotonus, undeutliche Sprache, Unbeweglichkeit der Zunge, Tics und Anfallsleiden. *Quan Xie* (Scorpio) ist durchdringend in seiner Wirkung, Wind zu eliminieren und Spasmen zu lindern.

- Fazialisparese, unwillkürliche Gesichtszuckungen aufgrund von Wind und Schleim: Kombination von *Quan Xie* mit *Bai Fu Zi* (Typhonii Rhizoma) und *Jiang Can* (Bombyx Batryticatus). **Beispiel-Rezeptur**: *Qian Zheng San* (Pulver, das zu Symmetrie führt).
- Schlaganfall: zusammen mit *Chuan Shan Jia* (Manitis Squama) und *Di Long* (Pheretima) verwenden.
- Konvulsionen bei Kindern, hohes Fieber: zusammen mit *Ling Yang Jiao* (Saigae Tataricae Cornu), *Da Qing Ye* (Isatidis Folium) und *Gou Teng* (Uncariae Ramulus cum Uncis) anwenden.
- Chronische Konvulsionen bei Kindern mit Milz-Mangel (Konvulsionen nach Erbrechen und Diarrhö): zu *Dang Shen* (Codonopsis Radix), *Bai Zhu* (Atractylodis Macrocephalae Rhizoma) und *Tian Ma* (Gastrodiae Rhizoma) hinzufügen.
- Anfallsleiden und Epilepsie: *Quan Xie* zusammen mit *Jiang Can* (Bombyx Batryticatus), *Tian Ma* (Gastrodiae Rhizoma), *Hu Po* (Succinum) und *Deng Xin Cao* (Junci Medulla) verwenden. **Beispiel-Rezeptur**: *Ding Xian Wan* (Pille, die Anfallsleiden stoppt).
- Tetanie, Opisthotonus, Spasmen und Krämpfe: mit *Gou Teng* (Uncariae Ramulus cum Uncis), *Wu Gong* (Scolopendra) und *Zhu Sha* (Cinnabaris) kombinieren.
- Tetanus: zusammen mit *Tian Nan Xing* (Arisaematis Rhizoma), *Chan Tui* (Cicadae Periostracum), *Jiang Can* (Bombyx Batryticatus) und *Tian Ma* (Gastrodiae Rhizoma) verwenden.

Eliminiert Toxine und zerstreut toxische Feuer-Knoten

Toxische Hitze-Akkumulation, schmerzhafte Schwellungen, Knoten und Geschwüre: *Quan Xie* wird äußerlich angewendet, um toxische Wunden, Mastitis, Mumps, Schwellungen und Skrofulose zu behandeln. Es wird oft mit Sesamöl und Bienenwachs zu einer Salbe verarbeitet. Wenn alles andere versagt, heißt eine der letzten Strategien erfahrungsgemäß „verwende Toxine, um Toxine anzugreifen".

- Toxische Wunden, Schwellungen: *Quan Xie* mit Sesamöl und *Zhi Zi* (Gardeniae Fructus) kochen und mit Bienenwachs mischen, um eine Salbe herzustellen, die äußerlich aufgetragen wird.
- Skrofulose und fibrozystische Brusterkrankungen: zusammen mit *Ma Qian Zi* (Strychni Semen), *Ban Xia* (Pinelliae Rhizoma) und *Wu Ling Zhi* (Trogopterori Faeces) als Pulver verwenden.
- Mastitis: pulverisiertes *Quan Xie* äußerlich auftragen.
- Mumps bei Kindern: zwei Skorpione gut anbraten und als Nahrungsmittel einsetzen.

Öffnet die Leitbahnen und stoppt Schmerzen

Kopfschmerzen: *Quan Xie* behandelt Stirn- und Schläfenkopfschmerz sowie Migränekopfschmerzen aufgrund von Hitze in der Leber-Leitbahn mit innerem Wind.

- Kopfschmerzen: *Quan Xie* zusammen mit *Tian Ma* (Gastrodiae Rhizoma), *Wu Gong* (Scolopendra), *Gou Teng* (Uncariae Ramulus cum Uncis) und *Jiang Can* (Bombyx Batryticatus) als Pulver anwenden.

Bi Zheng (schmerzhaftes Blockade-Syndrom) aufgrund von Wind-Feuchtigkeit: *Quan Xie* öffnet die Leitbahnen und Kollateralen, um Schmerzen zu lindern. Es wird primär bei starken Schmerzen, Gefühllosigkeit und verminderter Gelenkmobilität verwendet.

- Arthritis: *Quan Xie* zusammen *She Xiang* (Moschus) und Getreideschnaps einnehmen.

Dosierung

2–5 g im Dekokt, 0,6–1,0 g als Pulver. Für die Behandlung chronischer Konvulsionen im Kindesalter werden bei Kindern unter zwei Jahren 0,06–0,09 g (60–90 mg) *Quan Xie* als Pulver eingesetzt. Das Schwanzsegment gilt als der wirksamste Teil (etwa zweieinhalb bis dreimal so stark wie der Körper). Der Schwanz wird jedoch nicht mehr einzeln verkauft. Der ganze Skorpion ist gewöhnlich die verfügbare Form.

Sicherheitshinweise, Kontraindikationen

- Der Gebrauch von *Quan Xie* ist während der Schwangerschaft und bei Patienten mit Blut-Mangel und innerem Wind kontraindiziert.
- *Quan Xie* ist toxisch und sollte niemals in hohen Dosen verschrieben werden. Bei normaler Dosierung treten keine nennenswerten Nebenwirkungen auf.

Überdosierung

Eine Überdosierung ist ab der Aufnahme von 30–60 g *Quan Xie* gegeben. Anzeichen und Symptome einer Überdosierung sind Schwindel, Fieber, spontanes Schwitzen, erhöhte Lichtempfindlichkeit, tränende Augen, laufende Nase, Speichelfluss, Übelkeit, Erbrechen, steife Zunge, Untertemperatur, Konvulsionen, Dyspnoe und Blutungen im Magen-Darm-Trakt, in der Nase oder in der Lunge. In schweren Fällen können eine erhöhte oder erniedrigte Herzfrequenz, ein schwacher Puls, Hyper- oder Hypotonie, Anfälle, Bewusstlosigkeit, Dyspnoe, Zyanose, Lungenödem und Atemdepression auftreten. Nach Überdosierung kann es zu Blut-, Protein- und Glukoseausscheidung im Harn kommen.[1]

Im Falle einer Überdosierung

Eine Überdosierung mit *Quan Xie* kann mit einer oder mehreren der folgenden Methoden behandelt werden:

- Aufnahme von 20 g *Xuan Ming Fen* (Natrii Sulfas Exsiccatus), um die Eliminierung von Toxinen über den Stuhl zu erleichtern.
- Dekokt, aus 30 g *Jin Yin Hua* (Lonicerae Flos), 19 g *Ban Bian Lian* (Lobeliae Chinensis Herba), 15 g *Tu Fu Ling* (Smilacis Glabrae Rhizoma), 15 g *Lu Dou* (Phaseoli Radiati Semen) und 10 g *Gan Cao* (Glycyrrhizae Radix et Rhizoma) enthält.
- Dekokt von 15 g *Da Huang* (Rhei Radix et Rhizoma) und 6 g *Mang Xiao* (Natrii Sulfas), das in drei gleich großen Dosen eingenommen wird.
- Dekokt in einer Mischung aus 10 g *Wu Ling Zhi* (Trogopterori Faeces), 9 g *Pu Huang* (Typhae Pollen) und 3 g *Xiong Huang* (Realgar), zu einem Pulver zerkleinert, das mit Essig alle vier Stunden in drei gleich großen Portionen eingenommen wird.
- 30 g *Jin Yin Hua* (Lonicerae Flos), 9 g *Ban Bian Lian* (Lobeliae Chinensis Herba), 15 g *Tu Fu Ling* (Smilacis Glabrae Rhizoma), 15 g *Lu Dou* (Phaseoli Radiati Semen) und 9 g *Gan Cao* (Glycyrrhizae Radix et Rhizoma) zweimal täglich als Dekokt einnehmen.[2]

Chemische Zusammensetzung

Buthatoxin, Trimethylamin, Taurin, Betain.[3]

Pharmakologische Wirkungen

- **Antikonvulsiv**: *Quan Xie* wirkte bei Mäusen bei der Behandlung von Anfällen, die durch Coffein und Megimid induziert wurden.[4]
- **Antiepileptisch**: Bei Ratten mit künstlich induzierter Epilepsie reduzierte die intravenöse Injektion von *Quan Xie* die Schwere und Dauer der epileptischen Episoden und verhinderte ein erneutes Auftreten.[5]
- **Kardiovaskulär**: *Quan Xie* wird mit einer positiv inotropen und einer negativ chronotropen Wirkung assoziiert. Die Arznei wirkt außerdem anhaltend blutdrucksenkend.[6]
- **Antineoplastisch**: *Quan Xie* hat bei Mäusen in Vorstudien präventive und therapeutische Effekte bei der Behandlungg von Sarkomen gezeigt.[7]

Klinische und wissenschaftliche Studien

- **Mastitis**: In einer Studie wurden 308 Patientinnen, die seit mindestens einem Tag und höchstens einer Woche

15

unter Mastitis litten, täglich mit zwei *Quan Xie* behandelt. Die Wirksamkeitsrate lag bei 99,9%.[8] In einer anderen Untersuchung wurden zehn Patientinnen mit akuter Mastitis mit guten Ergebnissen täglich mit 3 g *Quan Xie* behandelt.[9]

- **Starker Husten**: Einem Bericht zufolge wurden 74 Patienten mit starkem Husten zweimal täglich mit *Quan Xie* behandelt. Alle Patienten wurden vollständig geheilt. Laut Behandlungsprotokoll wurde ein ganzer *Quan Xie* (vom Kopf bis zum Schwanz) mit zwei Eiern gekocht und zweimal täglich über einen Zeitraum von vier bis sieben Tage gegessen.[10]
- **Hirnembolie**: Patienten, die zum ersten Mal eine Hirnembolie hatten, wurden einmal täglich mit intravenösen Infusionen behandelt, die *Quan Xie*, *Jin Qian Bai Hua She* (Bungarus Parvus) und *Wu Gong* (Scolopendra) enthielten. Von 47 Patienten wurden 24 vollständig gesund, 17 Patienten zeigten eine Besserung, sechs Patienten sprachen nicht auf die Behandlung an. Die durchschnittliche Dauer der Behandlung betrug 10 bis 30 Tage.[11]
- **Migräne**: 26 Patienten mit Migräne wurden mit einer Arzneizubereitung behandelt. Die meisten Patienten berichteten über eine signifikante Schmerzlinderung innerhalb der ersten zwölf Stunden und von einer vollständigen Genesung nach 48 Stunden. Die Mischung enthielt zu gleichen Teilen *Quan Xie*, *Gou Teng* (Uncariae Ramulus cum Uncis) und *Zi He Che* (Placenta Hominis). Die Patienten nahmen dreimal täglich 0,9 g Arzneipulver ein.[12]
- **Epilepsie**: 104 Epilepsie-Patienten erhielten für die Dauer von sechs Monaten bis zu einem Jahr ein *Quan-Xie*-Präparat. 78 Patienten zeigten eine deutliche Besserung, 17 eine moderate Besserung, neun Patienten reagierten nicht auf die Behandlung. Die Wirksamkeitsrate betrug 95%.[13]

Toxikologie

Die LD_{50} für die intraperitoneale Injektion von *Quan Xie* beträgt bei Mäusen 2,4 mg/kg.[14]

Kommentar der Autoren

Üblicherweise wird der Schwanz von *Quan Xie* als der am stärksten wirskame, aber auch als der Teil des Skorpions mit der höchsten Toxizität betrachtet. Wird nur der Schwanz verwertet, sollte nur **ein Drittel** der üblicherweise empfohlenen Dosierung verschrieben werden. Früher wurde der Schwanz für die Behandlung von Tetanie, Konvulsionen und hohem Fieber verwendet, während der ganze Körper bei Lähmungen und Hemiplegie eingesetzt wurde. Mittlerweile wird der Schwanz jedoch nicht mehr einzeln verkauft, sondern normalerweise der ganze Körper.

Quan Xie, Wu Gong (Scolopendra) und *Jiang Can* (Bombyx Batryticatus) werden allgemein für die Behandlung von Wind verwendet. *Quan Xie* und *Wu Gong* eliminieren Wind deutlich wirksamer als *Jiang Can*. Bei der Behandlung von Konvulsionen wird *Jiang Can* in weniger schweren Fällen oder bei Patienten eingesetzt, die zusätzlich eine Schleim-Akkumulation haben.

Referenzen

1. *Zhong Yao Bu Liang Fan Ying Yu Zhi Liao* (Adverse Reactions and Treatment of Chinese Herbal Medicine), 1996; 218:220, 1996; 241:244
2. Ibid.
3. *Xian Dai Zhong Yao Yao Li Xue* (Contemporary Pharmacology of Chinese Herbs), 1997; 1119
4. *Shen Yang Yi Xue Yuan Xue Bao* (Journal of Shenyang University of Medicine), 1988; 5(2):110
5. Ibid., 1989; 6(2):95
6. Ibid., 1987; 4(2):109
7. *Jiang Su Yi Yao* (Jiangsu Journal of Medicine and Herbology), 1990; 16(9):513
8. *Zhong Yi Za Zhi* (Journal of Chinese Medicine), 1986; 1:40
9. *Hei Long Jiang Zhong Yi Yao* (Heilongjiang Chinese Medicine and Herbology), 1988; 1:23
10. *Zhe Jiang Zhong Yi Za Zhi* (Zhejiang Journal of Chinese Medicine), 1990; (3):114
11. *Ji Lin Zhong Yi Yao* (Jilin Chinese Medicine and Herbology), 1989; (4):15
12. *Jiang Su Zhong Yi* (Jiangsu Chinese Medicine), 1988; 9(4):10
13. *Si Chuan Zhong Yi* (Sichuan Chinese Medicine), 1991; 9(11):12
14. *Sheng Wu Hua Xue Yu Sheng Wu Wu Li Xue Bao* (Journal of Biochemistry and Biophysiology), 1983; 15(6):517

Shí Jué Míng
Haliotidis Concha

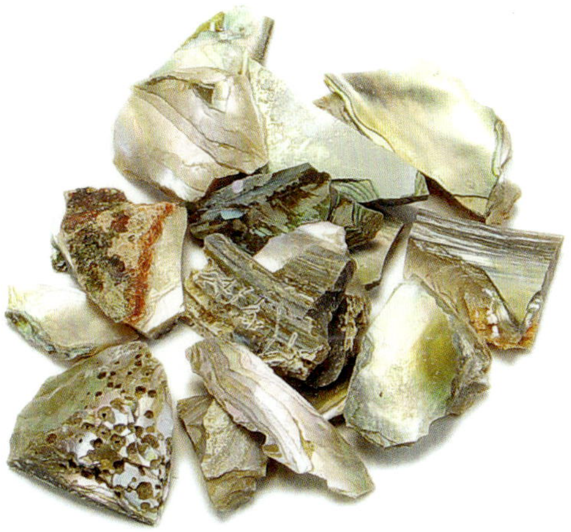

石决明 石决明

Pinyin-Name *Shí Jué Míng*
Wörtliche Übersetzung „In Stein gehauener Glanz“
Andere chinesische Namen *Jiu Kong Shi Jue*
Originalquelle *Shen Nong Ben Cao Jing* (Die Materia Medica des göttlichen Landmannes), vermutlich Östliche Han-Dynastie
Deutscher Name Abalonenschalen, Seeohrenschalen
Zoologischer Name *Haliotis diversicolor* Reeve. (*She Bao*); *Haliotis gigantea discus* Reeve (*Pan Da Bao*); *Haliotis discus hannai* Ino (*Zhou Wen Pan Bao*); *Haliotis ovina* Gmelin (*Yang Bao*); *Haliotis ruler* (Leach) (*Ao Zhou Bao*); *Haliotis asinina* L. (*Er Bao*); *Haliotis laevigata* (Donovan) (*Bai Bao*)
Pharmazeutischer Name Haliotidis Concha
Eigenschaften Salzig, kalt
Leitbahnen Leber

Chinesische therapeutische Wirkungen

Beruhigt die Leber und verankert das Yang

Aufsteigendes Leber-Yang (Fülle) oder aufsteigendes Leber-Yang mit Yin-Mangel (Fülle mit Mangel): Die absenkende Natur von *Shi Jue Ming* (Haliotidis Concha) verankert aufsteigendes Leber-*Yang*. Zu den Hauptmanifestationen gehören Hypertonie mit Schwindel, Vertigo, Tinnitus, Kopfschmerzen oder Migräne, gerötetes Gesicht, bitterer Mundgeschmack, trockener Mund, Reizbarkeit, hitziges Gemüt, Schlaflosigkeit, wellenartig verlaufendes Fieber, Palpitationen, Vergesslichkeit, schmerzhafter und schwacher unterer Rücken und Knie, Stuhlverstopfung und dunkler, gelber Urin. Die Patienten können außerdem Hitzewellen im Körper fühlen. *Shi Jue Ming* nährt das Leber-*Yin* und ist für die Behandlung von aufsteigendem *Yang* mit Mangel-Zeichen wie Schwindel und Schwäche des Rückens geeignet. Die unverarbeitete Form zeigt bei der Behandlung dieser Symptome eine stärkere Wirkung.

- Aufsteigendes Leber-*Yang* ohne *Yin*-Mangel: *Shi Jue Ming* mit *Xia Ku Cao* (Prunellae Spica), *Gou Teng* (Uncariae Ramulus cum Uncis), *Tian Ma* (Gastrodiae Rhizoma) und *Ju Hua* (Chrysanthemi Flos) kombinieren.
- Aufsteigendes Leber-*Yang* mit Nieren- und Leber-*Yin*-Mangel: zusammen mit *Di Huang* (Rehmanniae Radix), *Bai Shao* (Paeoniae Radix Alba) und *Mu Li* (Ostreae Concha) verwenden.
- Neurasthenie: Zu *Zhe Shi* (Haematitum), *Di Huang* (Rehmanniae Radix), *Bai Shao* (Paeoniae Radix Alba), *Xiang Fu* (Cyperi Rhizoma), *Huang Qin* (Scutellariae Radix), *Ji Li* (Tribuli Fructus), *Ju Hua* (Chrysanthemi Flos), *Yuan Zhi* (Polygalae Radix) und *Shou Wu Teng* (Polygoni Multiflori Caulis) hinzufügen.

Klärt die Leber und erhellt die Augen

Augenerkrankungen: Die Leber öffnet sich in die Augen. Hitze in der Leber-Leitbahn führt zu Symptomen wie roten, geschwollenen und schmerzhaften Augen, Photophobie, Glaukom, Katarakt, Kopfschmerzen, Schwindel, Vertigo und bitterem Mundgeschmack. *Shi Jue Ming* ist eine der wichtigsten Arzneidrogen für die Behandlung von Augenerkrankungen, die durch aufsteigendes Leber-*Yang*, Leber-Feuer oder Leber-*Yin*-Mangel mit Hitze verursacht werden. Für die Behandlung dieser Symptome ist die unbehandelte Form wirksamer.

- Augenerkrankungen durch aufsteigendes Leber-*Yang*: *Shi Jue Ming* zusammen mit *Ji Li* (Tribuli Fructus), *Long Dan* (Gentianae Radix et Rhizoma), *Huang Lian* (Coptidis Rhizoma) und *Ye Ming Sha* (Vespertilionis Faeces) verwenden.
- Rote Augen, oberflächliche Einschränkung des Sehvermögens aufgrund von aufsteigendem Leber-*Yang* und Wind-Hitze-Invasion: *Shi Jue Ming* zusammen mit *Mi Meng Hua* (Buddlejae Flos), *Jue Ming Zi* (Cassiae Semen) und *Ju Hua* (Chrysanthemi Flos) einsetzen.
- Trockene Augen, verschwommenes Sehen und verminderte Sehschärfe aufgrund von Leber-Blut-Mangel: *Shi Jue Ming* mit *Shu Di Huang* (Rehmanniae Radix Praeparata), *Shi Hu* (Dendrobii Caulis), *Shan Yao* (Dioscoreae Rhizoma), *Gou Qi Zi* (Lycii Fructus) und Schweine- oder Ziegenleber kombinieren.

Klärt Magen-Feuer, stoppt Schmerzen und Blutungen

Magen-Feuer: *Shi Jue Ming* neutralisiert Säure und behandelt Säurereflux, Sodbrennen, blutende Geschwüre und Magenschmerzen. Die kalzinierte Form ist wirksamer.

- Magen-Feuer: *Shi Jue Ming* mit *Hai Piao Xiao* (Sepiae Endoconcha), *Huang Lian* (Coptidis Rhizoma) und *Wu Zhu Yu* (Evodiae Fructus) kombinieren.
- *Shi Jue Ming* wird äußerlich als Pulver aufgetragen, um Traumata und Schnittwunden oder Blutungen nach Verletzungen zu behandeln.

Dosierung

15–30 g. *Shi Jue Ming* zerkleinern und vorkochen, um die Extraktion der wirksamen Bestandteile zu erhöhen. Die unverarbeitete Form verankert Leber-*Yang* stärker und klärt besser Hitze. Die kalzinierte Form ist nicht so kalt und wirkt stärker adstringierend.

Sicherheitshinweise, Kontraindikationen

Shi Jue Ming ist salzig und kalt und verletzt leicht den Magen und die Milz. *Shi Jue Ming* ist bei Milz-Mangel und Kälte oder bei Appetitmangel und weichen Stühlen kontraindiziert.

Chemische Zusammensetzung

Calciumcarbonat, kleine Mengen Magnesium, Eisen, Kieselerde, Phosphat und 17 verschiedene Aminosäuren.[1]

Referenzen

1. *Chang Yong Zhong Yao Cheng Fen Yu Yao Li Shou Ce* (A Handbook of the Composition and Pharmacology of Common Chinese Drugs), 1994; 685–686

Tiān Má

Gastrodiae Rhizoma

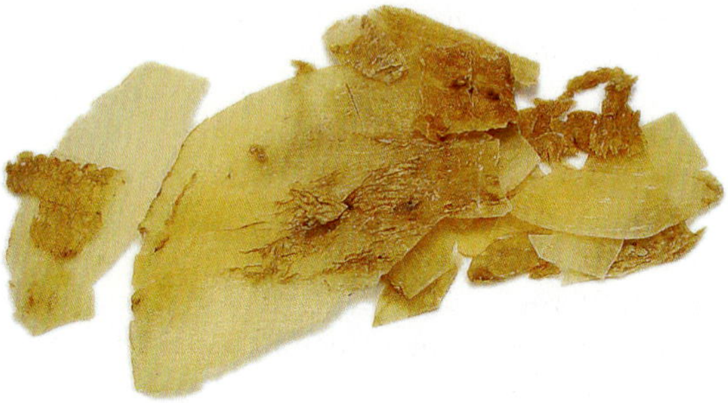

天麻

Pinyin-Name *Tiān Má*
Wörtliche Übersetzung „Himmlischer Hanf", „Himmelshanf"
Andere chinesische Namen *Ming Tian Ma, Chi Jian, Ding Feng Cao*
Originalquelle *Shen Nong Ben Cao Jing* (Die Materia Medica des göttlichen Landmannes), vermutlich Östliche Han-Dynastie
Deutscher Name Himmelshanfwurzelstock
Botanischer Name *Gastrodia elata* Bl. (*Tian Ma*)
Pharmazeutischer Name Gastrodiae Rhizoma
Eigenschaften Süß, neutral
Leitbahnen Leber

Chinesische therapeutische Wirkungen

Eliminiert Wind, stoppt Spasmen und Tremor

Konvulsionen, Tremor, Spasmen, Tetanie: Das ölhaltige *Tian Ma* (Gastrodiae Rhizoma) hat die einzigartige Fähigkeit, Leber-Wind und -Feuer zu eliminieren und Schleim zu lösen, ohne das *Yin* zu schädigen. Es ist bei Fülle- und Leere-Zuständen nützlich. *Tian Ma* besitzt daneben die außerordentliche Fähigkeit, Leber-Wind aufgrund von Mangel-Zuständen zu zerstreuen. Dieser Zustand manifestiert sich in Tremor, Spasmen, tonisch-klonischen Konvulsionen, Opisthotonus, Tetanie, hohem Fieber, Anfallsleiden bei Kindern und Epilepsie.

- Akute Konvulsionen im Kindes- und Jugendalter: *Tian Ma* mit *Gou Teng* (Uncariae Ramulus cum Uncis) und *Quan Xie* (Scorpio) kombinieren.

- Chronische Konvulsionen bei Kindern: zu *Ren Shen* (Ginseng Radix et Rhizoma), *Bai Zhu* (Atractylodis Macrocephalae Rhizoma) und *Quan Xie* (Scorpio) hinzufügen.
- Tetanie mit Spasmen, Zuckungen und Opisthotonus: zusammen mit *Dan Nan Xing* (Arisaema cum Bile), *Fang Feng* (Saposhnikoviae Radix) und *Bai Fu Zi* (Typhonii Rhizoma) verwenden. **Beispiel-Rezeptur**: *Yu Zhen San* (Echte Jade Pulver).
- Schlaganfall mit Fazialisparese und Speichelfluss: zusammen *Quan Xie* (Scorpio), *Bai Fu Zi* (Typhonii Rhizoma), *Jiang Can* (Bombyx Batryticatus), *Ban Xia* (Pinelliae Rhizoma), *Bai Zhi* (Angelicae Dahuricae Radix), *Jing Jie* (Schizonepetae Herba) und *Dan Nan Xing* (Arisaema cum Bile) einnehmen.
- Schlaganfall mit Hemiplegie, Gefühllosigkeit und undeutlicher Sprache: *Tian Ma* zusammen mit *Dan Nan Xing* (Arisaema cum Bile), *Ji Li* (Tribuli Fructus), *Gou Teng* (Uncariae Ramulus cum Uncis), *Ji Xue Teng* (Spatholobi Caulis), *Chuan Xiong* (Chuanxiong Rhizoma), *Chi Shao* (Paeoniae Radix Rubra) und *Di Long* (Pheretima) verwenden.

Beruhigt die Leber und verankert das Yang

Aufsteigendes Leber-Yang mit Kopfschmerzen, Vertigo, Schwindel: *Tian Ma* wird bei Hypertonie eingesetzt, die entweder durch Fülle- oder Leere-Zustände verursacht wird.

- Kopfschmerzen, Schwindel, Hypertonie: *Tian Ma* zusammen mit *Gou Teng* (Uncariae Ramulus cum Uncis), *Huang Qin* (Scutellariae Radix) und *Niu Xi* (Achyranthis Radix) verwenden. **Beispiel-Rezeptur**: *Tian Ma Gou Teng Yin* (Gastrodiae Rhizoma und Uncariae Ramulus cum Uncis Dekokt).
- Migränekopfschmerzen, verschwommenes Sehen: Kombination mit *Chuan Xiong* (Chuanxiong Rhizoma), *Ji Li* (Tribuli Fructus) und *Jing Jie* (Schizonepetae Herba).
- Schweregefühl, Spannungskopfschmerz: *Tian Ma* zusammen mit *Bai Zhu* (Atractylodis Macrocephalae Rhizoma), *Ban Xia* (Pinelliae Rhizoma) und *Fu Ling* (Poria) anwenden. **Beispiel-Rezeptur**: *Ban Xia Bai Zhu Tian Ma Tang* (Pinelliae Rhizoma Praeparatum, Atractylodis Macrocephalae Rhizoma und Gastrodiae Rhizoma Dekokt).
- Migräne, Schläfen- oder Stirnkopfschmerz: *Tian Ma* zu *Chuan Xiong* (Chuanxiong Rhizoma), *Ji Li* (Tribuli Fructus), *Bai Zhi* (Angelicae Dahuricae Radix) und *Jing Jie* (Schizonepetae Herba) hinzufügen.

Mildert Bi Zheng (schmerzhaftes Blockade-Syndrom) und lindert Schmerzen

Bi Zheng (schmerzhaftes Blockade-Syndrom) aufgrund von Wind-Feuchtigkeit: *Tian Ma* behandelt Gelenkschmerzen, Taubheitsgefühl von Muskeln und Knochen, arthritische Schmerzen und eingeschränkte Beweglichkeit.

- *Bi Zheng* (schmerzhaftes Blockade-Syndrom): *Tian Ma* zusammen mit *Zhi Cao Wu* (Aconiti Kusnezoffii Radix Praeparata) und *Ma Huang* (Ephedrae Herba) verwenden.

15

Dosierung

3–10 g *Tian Ma* im Dekokt, 1–1,5 g als Pulver.

Sicherheitshinweise, Kontraindikationen

- *Tian Ma* ist relativ untoxisch. Dennoch gibt es Berichte über einige Nebenwirkungen und unerwünschte Reaktionen. Dazu gehören Hautausschläge, Ekzeme und Haarausfall. Nebenwirkungen sind für Dosierungen von weniger als 10 g im Dekokt dokumentiert.[1]
- Die Einnahme von *Tian Ma* kann Schläfrigkeit und Sedierung hervorrufen. Daher sollten Personen, die diese Arznei verwenden, vorsichtig beim Autofahren oder beim Umgang mit schweren Maschinen sein.

Überdosierung

Eine Überdosis von *Tian Ma* zeigt sich durch Kopfschmerzen, Übelkeit, Erbrechen, Brustenge, Gesichtsrötung, Schläfrigkeit und eine verzögerte Lichtreaktion.[2]

Chemische Zusammensetzung

Gastrodin, 4-Hydroxybenzylalkohol, Daucosterol, Bernsteinsäure, Vanillin, Vanillylalkohol, β-Sitosterol.[3,4]

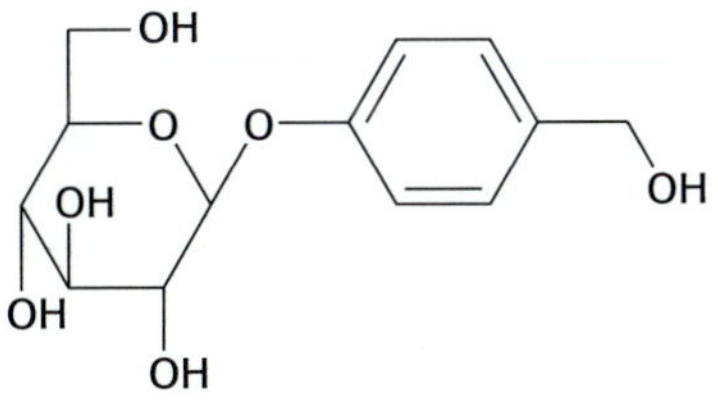

Abb. 15.1 Gastrodin

Pharmakologische Wirkungen

- **Sedierend**: *Tian Ma* als Dekokt reduziert signifikant die körperliche Spontanaktivität bei Mäusen. Er verlängert außerdem die Barbiturat-induzierte Schlafdauer.[5, 6]
- **Antiepileptisch und antikonvulsiv**: Die intraperitoneale bzw. intravenöse Injektion eines *Tian-Ma*-Dekokts zeigt eine starke Wirkung bei der Behandlung von Anfallsleiden und Konvulsionen.[7] Studien haben gezeigt, dass *Tian Ma* erfolgreich bei der Behandlung von Anfallsleiden, kranial-zerebralen Verletzungen, zervikaler Spondylosis und zerebrovaskulären Erkrankungen eingesetzt werden kann.[8, 9] Außerdem haben Laborstudien an Ratten nachgewiesen, dass die Kombination von *Tian Ma* und *Gou Teng* (Uncariae Ramulus cum Uncis) synergistisch antikonvulsiv und als Fänger freier Radikale wirkt.[10]
- **Kardiovaskulär**: Zahlreiche Studien haben gezeigt, dass *Tian Ma* das Herz-Kreislauf-System positiv beeinflusst.[11] Es erhöht das Volumen des Blutflusses zum Herzmuskel und steigert die Widerstandsfähigkeit gegen Hypoxie. Durch die Erhöhung des Blutflusses zum Herzmuskel verringert *Tian Ma* die Risiken für myokardiale Ischämie und Myokardinfarkt. *Tian Ma* senkt nachweislich das Ausmaß einer myokardialen Ischämie und die Gefahr eines Myokardinfarkts um 23,5% bzw. 34,5%.[12] In einer anderen Studie erhöhten *Tian-Ma*-Injektionen bei Mäusen die Widerstandsfähigkeit gegen Hypoxie.[13]

Klinische und wissenschaftliche Studien

- **Kopfschmerzen**: Gastrodin hat gute Ergebnisse bei 156 Patienten mit neurasthenischen Kopfschmerzen und bei 72 Patienten mit vaskulären Kopfschmerzen gezeigt.[14]
- **Anfallsleiden**: Die dreimal tägliche Verabreichung von Vanillin über einen Zeitraum von drei bis sechs Monaten war bei der Behandlung von 291 Patienten mit Anfallsleiden in 73,9% der Fälle wirksam.[15]
- **Nervenschmerzen**: Die intramuskuläre Injektion von *Tian Ma* war in 91 bis 95% der Fälle bei der Behandlung von 162 Patienten mit vaskulären Kopfschmerzen, bei 130 Patienten mit Trigeminusschmerzen, bei 148 Patienten mit Ischiassyndrom und bei 20 Patienten mit toxischer Polyneuritis wirksam. Laut Behandlungsprotokoll wurden zwei- bis dreimal täglich 2–4 ml eines *Tian-Ma*-Präparats über einen Zeitraum von 20 Tagen (= ein Behandlungszyklus) injiziert, insgesamt wurden ein bis zwei Behandlungszyklen durchgeführt.[16]

Wechselwirkung mit anderen Medikamenten

Sedativa: *Tian Ma* potenziert die sedierende Wirkung von Barbituraten.[17] (Hinweis: Viele Medikamente unterschiedlicher Kategorien wirken sedierend wie z.B. Antihistaminika, Narkoanalgetika, Barbiturate, Benzodiazepine.)

Toxikologie

Bei Mäusen beträgt die LD_{50} für Gastrodin als intravenöse Injektion 337 mg/kg und 1000 mg/kg bei oraler Aufnahme. Bei starker Überdosierung wurden bei Ratten unerwünschte Reaktionen und Todesfälle nach der intraperitonealen Injektion von 12 g/kg beobachtet. Zu den unerwünschten Reaktionen gehörten Lethargie, verringerte tiefe Sehnenreflexe, Appetitverlust und Tachykardie bis zu 300 Schlägen pro Minute. Die meisten Todesfälle bei Ratten traten nach 48 Stunden auf.[18, 19]

Kommentar der Autoren

Die meisten Arzneien, die Leber-Wind eliminieren und Leber-Feuer beseitigen, sind bitter und kalt und haben ein *Yin* schädigendes Potential, da sie zu trocknend sind. *Tian Ma* ist die Arznei der Wahl, um Leber-*Yang*- und Leber-Wind-Zustände zu behandeln, da sie Fülle behandelt, ohne Mangel zu erzeugen.

Tian Ma ist außerdem als *„Ding Feng Cao"* bekannt, was wörtlich „Arznei, die den Wind beseitigt" bedeutet. Dieser Name besagt, dass sie eine der wichtigsten Arzneien für die Behandlung von Leber-Wind-Beschwerden ist.

Referenzen

1. *Chang Yong Zhong Yao Cheng Fen Yu Yao Li Shou Ce* (A Handbook of the Composition and Pharmacology of Common Chinese Drugs), 1994; 486:502
2. *Zhong Yao Bu Liang Fan Ying Yu Zhi Liao* (Adverse Reactions and Treatment of Chinese Herbal Medicine), 1996; 218:220, 1996; 134:135
3. *Xian Dai Zhong Yao Yao Li Xue* (Contemporary Pharmacology of Chinese Herbs), 1997; 1110–1111
4. Yan X, Zhou J, Xie G, Traditional Chinese Medicines Molecular Structures, Natural Sources and Applications; Ashgate, 1999; 2505
5. *Zhong Hua Yi Xue Za Zhi* (Chinese Journal of Medicine), 1977; 57(8)470)
6. *Zhong Guo Yi Xue Ke Xue Xue Bao* (Journal of Chinese Medical Science University), 1989; 11(2):147
7. *Zhong Yao Yao Li Yu Ying Yong* (Pharmacology and Applications of Chinese Herbs), 1983:164
8. Wu, HQ. et al. The effect of vanillin on the fully amygdala-kindled seizures in the rat. *Acta Pharmaceutica Sinica.* 24(7):482–6, 1989
9. Lu, SL. et al. The development of *nao li shen* and its clinical application. J Pharm Pharmacol 1997 Nov; 49(11):1162–4
10. *Life Sci* 1999; 65(20):2071–82
11. Huang, JH. Comparison studies on the pharmacological properties of injected gastrodia elata, gastrodin-free fraction and

gastrodin. *Acta Academiae Medicinae Sinicae.* 11(2):147–50, Apr. 1989
12. Luo, H. et al. Effects of tian-ma injection on myocardial ischemia and lipid peroxidation in rabbits. *Journal of West China University of Medical Sciences.* 23(1):53–6, Mar. 1992
13. *Zhong Yao Yao Li Yu Ying Yong* (Pharmacology and Applications of Chinese Herbs), 1983:164
14. *Zhong Guo Shen Jing Jing Shen Ke Za Zhi* (Chinese Journal of Psychiatric Disorders), 1986; 5:265
15. Ibid., 1985; 3:139
16. *Ji Lin Yi Xue Yuan Xue Bao* (Journal of Jilin University of Medicine), 1982; 1:28
17. *Zhong Guo Yi Xue Ke Xue Xue Bao* (Journal of Chinese Medical Science University), 1989; 11(2):147
18. *Zhong Cao Yao* (Chinese Herbal Medicine), 1985; 16(9):40
19. *Zhong Yao Yao Li Yu Ying Yong* (Pharmacology and Applications of Chinese Herbs), 1983; 164

Wú Gōng
Scolopendra

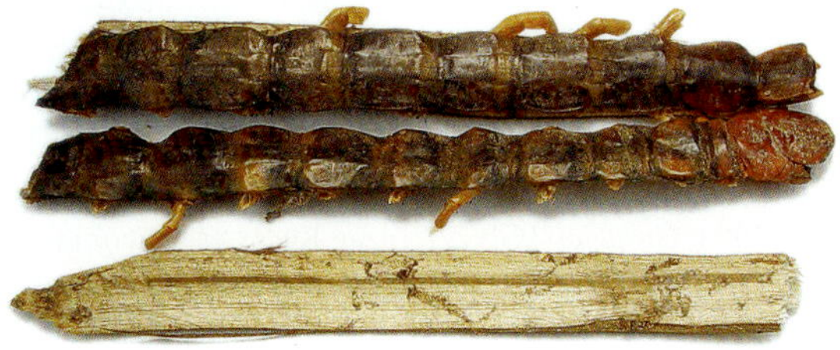

蜈蚣

Pinyin-Name *Wú Gōng*
Wörtliche Übersetzung „Hundertfüßler"
Andere chinesische Namen *Tian Long, Chi Zu Wu Gong, Chuan Zu, Bai Zu*
Originalquelle *Shen Nong Ben Cao Jing* (Die Materia Medica des göttlichen Landmannes), vermutlich Östliche Han-Dynastie
Deutscher Name Hundertfüßler
Zoologischer Name *Scolopendra mutilans* L. Koch.
Pharmazeutischer Name Scolopendra
Eigenschaften Scharf, warm
Leitbahnen Leber
Sicherheitshinweis Toxisch

Chinesische therapeutische Wirkungen

Eliminiert Wind, stoppt Tremor und Konvulsionen

Leber-Wind: Zu den klinischen Manifestationen von Leber-Wind gehören akute und chronische Konvulsionen, Konvulsionen bei Kindern, Schlaganfall, Tetanus, Spasmen, Krämpfe, Opisthotonus, Epilepsie, und Anfallsleiden. *Wu Gong* (Scolopendra) wirkt durchdringend und eliminiert wirksam Wind und beendet effektiv Tremor. Es ist eine wichtige Substanz für die Behandlung von Symptomen, die mit Leber-Wind verbunden sind.

- Zuckungen, Tetanie und Opisthotonus: *Wu Gong* zusammen mit *Quan Xie* (Scorpio) verwenden.
- Schlaganfall: zusammen mit *Chuan Shan Jia* (Manitis Squama) und *Di Long* (Pheretima) anwenden.
- Konvulsionen bei Kindern, hohes Fieber: Kombination mit *Ling Yang Jiao* (Saigae Tataricae Cornu), *Da Qing Ye* (Isatidis Folium) und *Gou Teng* (Uncariae Ramulus cum Uncis).
- Epilepsie: zusammen mit *Tian Ma* (Gastrodiae Rhizoma), *Gou Teng* (Uncariae Ramulus cum Uncis), *Quan Xie* (Scorpio), *Tian Zhu Huang* (Bambusae Concretio Silicea) und *Shi Chang Pu* (Acori Tatarinowii Rhizoma) verwenden.
- Tetanus: *Wu Gong* zu *Tian Nan Xing* (Arisaematis Rhizoma), *Quan Xie* (Scorpio), *Bai Fu Zi* (Typhonii Rhizoma), *Jiang Can* (Bombyx Batryticatus) und *Gou Teng* (Uncariae Ramulus cum Uncis) hinzufügen.
- Delirium mit hohem Fieber, Spasmen, Konvulsionen oder zusammengebissenen Zähnen: *Wu Gong* zusammen mit *Tian Zhu Huang* (Bambusae Concretio Silicea), *Ling Yang Jiao* (Saigae Tataricae Cornu), *Quan Xie* (Scorpio), *Jiang Can* (Bombyx Batryticatus), *Gou Teng* (Uncariae Ramulus cum Uncis), *Fang Feng* (Saposhnikoviae Radix) und *Ji Li* (Tribuli Fructus) verwenden.

Eliminiert Toxine und löst toxische Feuer-Knoten

Toxische Knoten: *Wu Gong* wird innerlich oder äußerlich verwendet, um die Toxizität zu mildern. Zu den klinischen Anwendungsgebieten gehören Wunden, Karbunkel, Nackengeschwulst, Schlangenbisse, ulzerierende Wunden und Skrofulose.

- Toxische Knoten: *Wu Gong* mit *Xiong Huang* (Realgar) und Teeblättern mischen, zu einem Pulver verarbeiten und äußerlich auftragen.
- Knochentuberkulose: *Wu Gong* mit *Quan Xie* (Scorpio) und *Tu Bie Chong* (Eupolyphaga seu Steleophaga) als Pulver für die innerliche Anwendung kombinieren.

- Schlangenbisse mit Schwindel, verschwommenem Sehen, Spasmen: *Wu Gong* mit *Huang Lian* (Coptidis Rhizoma), *Da Huang* (Rhei Radix et Rhizoma) und *Gan Cao* (Glycyrrhizae Radix et Rhizoma) geben.
- Submandibuläre Lymphadenitis: *Wu Gong* äußerlich verwenden.

Öffnet die Leitbahnen und stoppt Schmerzen

Bi Zheng (schmerzhaftes Blockade-Syndrom): *Wu Gong* behandelt *Bi Zheng*, das durch Wind verursacht wird. Dieser Zustand ist durch Schmerzen charakterisiert, die von einem Gelenk zum anderen wandern.

- *Bi Zheng* (schmerzhaftes Blockade-Syndrom): *Wu Gong* zusammen mit *Fang Feng* (Saposhnikoviae Radix), *Du Huo* (Angelicae Pubescentis Radix) und *Wei Ling Xian* (Clematidis Radix et Rhizoma) verwenden.

Chronische Kopfschmerzen mit starken, unerträglichen Schmerzen

- Chronische hartnäckige Kopfschmerzen: *Wu Gong* zu *Tian Ma* (Gastrodiae Rhizoma), *Chuan Xiong* (Chuanxiong Rhizoma), *Jiang Can* (Bombyx Batryticatus) und *Dang Gui* (Angelicae Sinensis Radix) hinzufügen.

Dosierung

1–3 g im Dekokt, 0,6–1,0 g als Pulver. Für die lokale Anwendung wird *Wu Gong* Pulver mit Sesamöl gemischt.

Sicherheitshinweise, Kontraindikationen

- Der Gebrauch von *Wu Gong* ist während der Schwangerschaft, bei Patienten mit Blut-Mangel oder bei chronischen Konvulsionen in der Kindheit kontraindiziert.
- *Wu Gong* ist toxisch und sollte mit extremer Vorsicht verwendet werden. Es sollte nicht in einer höheren Dosierung als der empfohlenen verschrieben werden.

Überdosierung

Eine Überdosierung mit *Wu Gong* äußert sich in Symptomen wie Übelkeit, Erbrechen, Bauchschmerzen, Diarrhö, Lethargie, langsamer Herzschlag, Palpitationen, Dyspnoe, plötzlicher Abfall der Körpertemperatur und des Blutdrucks sowie Bewusstlosigkeit. Bei oraler Einnahme hängt die Wirksamkeit von *Wu Gong* von der Dosis ab. In niedriger Dosierung stimuliert es das Herz. In hoher Dosierung lähmt es den Herzmuskel und hemmt die Atmung. Außerdem wird *Wu Gong* in seltenen Fällen mit dem Auftreten eines allergischen Schocks in Verbindung gebracht.[1]

Im Falle einer Überdosierung

Eine Überdosierung mit *Wu Gong* kann mit einer der folgenden Maßnahmen behandelt werden:

- Bei allgemeinen Anzeichen einer *Wu-Gong*-Überdosierung 100 g *Feng Wei Cao* (Pteris Herba), 100 g *Jin Yin Hua* (Lonicerae Flos) und 20 g *Gan Cao* (Glycyrrhizae Radix et Rhizoma) als Dekokt verwenden, das zweimal täglich im Abstand von vier Stunden eingenommen wird.
- Bei langsamem Puls mit Dyspnoe: 10 g *Ren Shen* (Ginseng Radix et Rhizoma), 10 g *Fu Zi* (Aconiti Radix Lateralis Praeparata), 10 g *Wu Wei Zi* (Schisandrae Fructus) und 10 g *Gan Cao* (Glycyrrhizae Radix et Rhizoma) als Dekokt verwenden, das zweimal täglich im Abstand von vier Stunden eingenommen wird.
- Bei Hundertfüßlerbissen frisches *Ban Bian Lian* (Lobeliae Chinensis Herba) und *Bai Hua She She Cao* (Hedyotidis Diffusae Herba) zerkleinern, zu einer Salbe verarbeiten und lokal auftragen. Die Bisse können außerdem innerlich mit einem Dekokt aus 120 g *Feng Wei Cao* (Pteris Herba), 90 g *Jin Yin Hua* (Lonicerae Flos) und 60 g *Gan Cao* (Glycyrrhizae Radix et Rhizoma) behandelt werden, das zweimal täglich eingenommen wird.
- Bei schweren allergischen Reaktionen werden Kortikosteroide eingesetzt.[2]

Chemische Zusammensetzung

235-Hydroxylysin, Taurin, Hydroxylysin, Chitin, Chitosan, Glucosamin.[3]

Pharmakologische Wirkungen

- **Antineoplastisch**: *Wu Gong* hat in vitro eine antineoplastische Wirkung gezeigt.[4]
- **Antibiotisch**: *Wu Gong* hemmt *Staphylococcus aureus, Pseudomonas aeruginosa, Candida albicans* und Dermatophyten.[5]
- **Antikonvulsiv**: Es wird zur Prävention und Behandlung von Anfallsleiden eingesetzt, die durch unterschiedliche Medikamente verursacht wurden. Die Wirkung von *Wu Gong* ist etwas stärker als die von *Quan Xie* (Scorpio).[6]

Klinische und wissenschaftliche Studien

- **Dermatologische Anwendung**: 600 Patienten mit unterschiedlichen Hauterkrankungen wie Wunden, Schwellungen, Geschwüre und Eiterbildung wurden erfolgreich mit einer lokalen Anwendung von Arzneidrogen behandelt. Zur Herstellung der Tinktur wurden 2 *Wu Gong* und 5 g *Hong Hua* (Carthami Flos) sieben Tage lang in 500 ml 75-prozentigem Alkohol eingeweicht.[7]
- **Submandibuläre Lymphadenitis**: In einer Studie wurden 226 Erwachsene mit submandibulärer Lymphadenitis mit 3–9 g *Wu Gong* als Dekokt mit guten Ergebnissen behandelt. *Wu Gong* wurde gelbbraun geröstet und dann gekocht. Die Dosierung für Kinder wurde entsprechend angepasst.[8]
- **Knochentuberkulose**: Zehn Patienten mit Knochentuberkulose wurden mit einer Arzneirezeptur behandelt. Acht Patienten wurden vollständig gesund, bei einem Patienten trat eine moderate Besserung ein (Informationen über den letzten Patienten waren nicht erhältlich). 40 g *Wu Gong*, 40 g *Quan Xie* (Scorpio) und 50 g *Tu Bie Chong* (Eupolyphaga seu Steleophaga) wurden zerkleinert und pulverisiert und anschließend in 40 gleich große Dosen aufgeteilt. Die Patienten bekamen die Anweisung, eine Dosis der Rezeptur mit einem Ei zu kochen und die Arzneidrogen und das Ei zweimal täglich für die Dauer von 20 Tagen (= ein Behandlungszyklus) einzunehmen. Insgesamt wurden drei bis sechs Behandlungszyklen durchgeführt.[9]

Kommentar der Autoren

In einigen Texten ist nachzulesen, dass Kopf und Schwanz von *Wu Gong* entfernt werden müssen, weil sie toxisch sind. Anderen Aufzeichnungen zufolge besitzen Kopf und Schwanz die stärkste Wirkung. Klinische Untersuchungen haben gezeigt, dass *Wu Gong* am stärksten als Ganzes wirkt. Daher besteht keine Notwendigkeit, den Kopf oder den Schwanz zu entfernen.

Wu Gong und *Quan Xie* (Scorpio) leiten Wind aus und beenden Tremor. *Wu Gong* eliminiert wirksamer Wind, lindert effektiver Spasmen, löst besser Stagnationen und zerstreut wirksamer toxische Knoten. *Quan Xie* ist neutral und besser geeignet für die Behandlung von Zuckungen und Tremor. *Wu Gong* wird mehr lokal, *Quan Xie* häufiger innerlich angewendet.

Dr. Li Shou-Shan behauptet, dass zwei bis drei *Wu Gong* (Scolopendra), die zu *Chuan Xiong* (Chuanxiong Rhizoma), *Dang Gui* (Angelicae Sinensis Radix) und *Xi Xin* (Asari Radix et Rhizoma) hinzugefügt werden, die Wirksamkeit der Behandlung chronischer Kopfschmerzen aufgrund von Blut-Stase erhöht. *Wu Gong* lässt sich am besten als Pulver anwenden, das vor der Einnahme dem Dekokt zugefügt wird. Diese Kombination wird bei Trigeminusneuralgien, angioneuritischen Kopfschmerzen und bei Migräne eingesetzt.

Referenzen

1. *Zhong Yao Bu Liang Fan Ying Yu Zhi Liao* (Adverse Reactions and Treatment of Chinese Herbal Medicine), 1996; 218:220, 1996; 258:259
2. Ibid.
3. *Xian Dai Zhong Yao Yao Li Xue* (Contemporary Pharmacology of Chinese Herbs), 1997; 1120
4. *Chang Yong Zhong Yao Cheng Fen Yu Yao Li Shou Ce* (A Handbook of the Composition and Pharmacology of Common Chinese Drugs), 1994; 1725:1728
5. Ibid.
6. *Zhong Yao Xue* (Chinese Herbology), 1998; 704:706
7. *Zhong Xi Yi Jie He Za Zhi* (Journal of Integrated Chinese and Western Medicine), 1988; 9:566
8. *Chi Jiao Yi Sheng Za Zhi* (Journal of Barefoot Doctors), 1979; 10:16
9. *Zhong Xi Yi Jie He Za Zhi* (Journal of Integrated Chinese and Western Medicine), 1988; 6:379

Zhĕ Shí

Haematitum

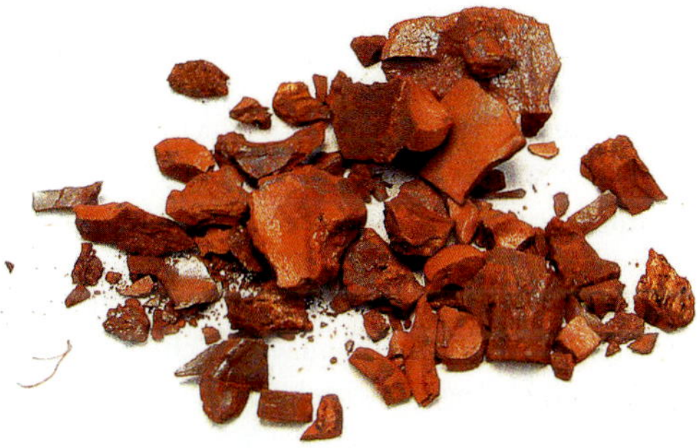

赭石 赭石

Pinyin-Name *Zhĕ Shí*
Wörtliche Übersetzung „Roter Stein"
Andere chinesische Namen *Dai Zhe Shi*
Originalquelle *Shen Nong Ben Cao Jing* (Die Materia Medica des göttlichen Landmannes), vermutlich Östliche Han-Dynastie
Deutscher Name Roter Ocker, Eisenglanz
Pharmazeutischer Name Haematitum
Eigenschaften Bitter, kalt
Leitbahnen Herz, Leber

Traditionell ist 代赭石 *Dài Zhě Shí* der in Lehrbüchern und unter Therapeuten der Chinesischen Arzneimedizin häufiger verwendete Name. Heutzutage ist jedoch 赭石 *Zhě Shí* der offizielle Name, der von der Pharmakopöe der Volksrepublik China 2005 übernommen wurde. Dieser wird daher auch als Standardname in diesem Buch durchgängig verwendet.

Chinesische therapeutische Wirkungen

Besänftigt die Leber und verankert aufsteigendes Yang

Aufsteigendes Leber-Yang mit Yin-Mangel: *Zhe Shi* (Haematitum) ist von Natur aus schwer und absenkend und verankert aufsteigendes Leber-*Yang*, das sich in Symptomen wie Schwindel, Vertigo, Kopfschmerzen und Spannungsgefühl, Tinnitus, hitzigem Gemüt, Reizbarkeit, Schlaflosigkeit, erhöhtem Augendruck, hohem Blutdruck, Palpitationen und Stuhlverstopfung äußert. Um eine maximale Wirksamkeit zu erzielen, sollte die unverarbeitete Form verwendet werden.

- Schwindel, Vertigo, Kopfschmerzen und Spannungsgefühl: *Zhe Shi* zusammen mit *Long Gu* (Fossilia Ossis Mastodi) und *Mu Li* (Ostreae Concha) verwenden.
- Hypertonie mit Reizbarkeit, Schwindel und Stuhlverstopfung: Kombination mit *Long Gu* (Fossilia Ossis Mastodi), *Mu Li* (Ostreae Concha), *Bai Shao* (Paeoniae Radix Alba) und *Chuan Niu Xi* (Cyathulae Radix).
- Zorn, Reizbarkeit, Kopfschmerzen, Schlaflosigkeit: zusammen mit *Huang Qin* (Scutellariae Radix), *Huang Lian* (Coptidis Rhizoma), *Tian Zhu Huang* (Bambusae Concretio Silicea), *Dan Nan Xing* (Arisaema cum Bile), *Xiang Fu* (Cyperi Rhizoma) und *Mu Li* (Ostreae Concha) anwenden.

Leitet rebellierendes Qi nach unten

Schluckauf, Erbrechen und Übelkeit: *Zhe Shi* leitet aufsteigendes Magen-*Qi* nach unten, um Schluckauf, Erbrechen und Übelkeit zu lindern. Aufsteigendes *Qi* wird oft durch Magen-*Qi*-Mangel oder Feuchtigkeit-Akkumulation im Mittleren *Jiao* (Mittlerer Erwärmer) verursacht. Dies führt dazu, dass der Magen unfähig ist, das *Qi* nach unten zu lenken. Um diesen Zustand zu behandeln, wird die unverarbeitete Form von *Zhe Shi* verwendet.

- Schluckauf, Erbrechen und Übelkeit aufgrund von Magen-*Qi*-Mangel: *Zhe Shi* mit *Dang Shen* (Codonopsis Radix), *Xuan Fu Hua* (Inulae Flos) und *Ban Xia* (Pinelliae Rhizoma) kombinieren.
- Übelkeit aufgrund von Kälte: zusammen mit *Fu Zi* (Aconiti Radix Lateralis Praeparata), *Rou Gui* (Cinnamomi Cortex) und *Dao Dou* (Canavaliae Semen) verwenden.

Asthma: *Zhe Shi* lenkt Lungen-*Qi* nach unten, behandelt Asthma, Keuchatmung, Dyspnoe und Husten.

- Asthma aufgrund von Nieren- und Lungen-Mangel: Dieses Mineral zusammen mit *Dang Shen* (Codonopsis Radix) und *Shan Zhu Yu* (Corni Fructus) verwenden, um die Nieren und die Lunge zu tonisieren.
- Husten und Dyspnoe mit Fieber und gelbem Auswurf aufgrund von Lungen-Hitze: *Zhe Shi* zusammen mit *Sang Bai Pi* (Mori Cortex), *Zi Su Zi* (Perillae Fructus) und *Xuan Fu Hua* (Inulae Flos) verwenden.

Kühlt das Blut und stoppt Blutungen

Blutungen aufgrund von Hitze im Blut: *Zhe Shi* behandelt Blutungen, die durch Hitze verursacht werden und das Blut aus den Gefäßen treiben. *Zhe Shi* wird u.a. bei Bluterbrechen, Nasenbluten, blutigem Auswurf und starken Uterusblutungen angewendet. Zu diesem Zweck wird eine kleine Dosis kalziniertes *Zhe Shi* eingesetzt.

- Bluterbrechen, Nasenbluten: *Zhe Shi* zusammen mit *Bai Shao* (Paeoniae Radix Alba) und *Di Huang* (Rehmanniae Radix) verwenden.
- Husten mit Blut oder blutiger Auswurf: Kombination mit *Zi Wan* (Asteris Radix et Rhizoma), *Kuan Dong Hua* (Farfarae Flos) und *Pi Pa Ye* (Eriobotryae Folium).
- Chronische Uterusblutungen und Schwindel: zu *Chi Shi Zhi* (Halloysitum Rubrum) und *Wu Ling Zhi* (Trogopterori Faeces) hinzufügen.
- Hämatochezie: kalziniertes *Zhe Shi* mit verkohltem *Huai Hua* (Sophorae Flos) und verkohltem *Di Yu* (Sanguisorbae Radix) kombinieren.

Dosierung

Im Dekokt: 10–30 g der unverarbeiteten Form, 6–15 g der kalzinierten Form. In schweren Fällen beträgt die Höchstdosis der kalzinierten Form 60–90 g. *Zhe Shi* wird zerkleinert und vorgekocht, um die Extraktion aktiver Bestandteile zu verstärken. Die unverarbeitete Form verankert aufsteigendes Leber-*Yang*. Die kalzinierte Form stoppt Blutungen.

Sicherheitshinweise, Kontraindikationen

- *Zhe Shi* ist von Natur aus kalt, schwer und absteigend und sollte deshalb mit Vorsicht während der Schwangerschaft und bei Patienten mit Kälte-Zuständen verwendet werden.

- *Zhe Shi* darf nicht in hohen Dosierungen oder über einen langen Zeitraum verwendet werden, da die Substanz eine Spur Arsen enthält.

Chemische Zusammensetzung

Aluminium, Silicium, Magnesium, Zinn, Calcium, Dieisentrioxid und Arsen.[1]

Pharmakologische Wirkungen

Stimuliert die glatte Muskulatur: Die Injektion von *Zhe Shi* stimuliert den Darmtrakt und erhöht dadurch die Peristaltik.[2]

Klinische und wissenschaftliche Studien

Menière-Krankheit: In einer Untersuchung wurden 86 Patienten mit Schwindel mit 95,3-prozentiger Wirksamkeit einmal täglich mit einer Arzneirezeptur behandelt. Die Rezeptur enthielt *Zhe Shi* 45 g, *Ban Xia* (Pinelliae Rhizoma) 18 g, *Che Qian Cao* (Plantaginis Herba) 18 g und *Xia Ku Cao* (Prunellae Spica) 18 g.[3]

Kommentar der Autoren

Zhe Shi und *Chi Shi Zhi* (Halloysitum Rubrum) behandeln beide Blutungen. *Zhe Shi* ist bitter und kalt und behandelt Blutungen im Oberen und Unteren Erwärmer wie Nasenbluten und Uterusblutungen. *Chi Shi Zhi* ist warm und wird hauptsächlich für Blutungen im Unteren *Jiao* (Unterer Erwärmer) verwendet, z.B. bei Hämatochezie, blutiger Dysenterie oder Uterusblutungen.

Referenzen

1. *Chang Yong Zhong Yao Xian Dai Yan Jiu Yu Lin Chuan* (Recent Study and Clinical Application of Common Traditional Chinese Medicine), 1995; 502
2. Ibid., 502:503
3. *Zhong Cao Yao Tong Xun* (Journal of Chinese Herbal Medicine), 1972; 4:57

Zhēn Zhū

Margarita

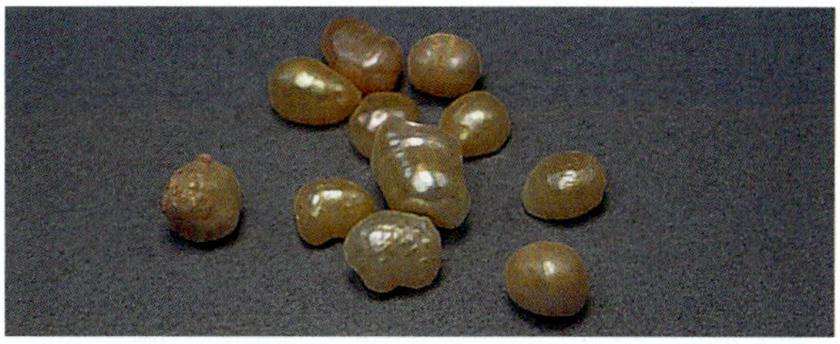

珍珠

Pinyin-Name *Zhēn Zhū*
Wörtliche Übersetzung „Wertvoller Ball"
Andere chinesische Namen *Zhen Zhen Zhu, Lian Zhu*
Originalquelle *Ri Hua Zi Ben Cao* (Materia Medica von Ri Hua-Zi) aus dem Jahr 713 von Ri Hua-Zi
Deutscher Name Perle der Perlmuschel
Zoologischer Name *Pteria martensii* (Dunker) (*Zhen Zhu Bei*); *Hyriopsis cumingii* (Lea) (*San Jiao Fang Bang*); *Cristaria plicata* (Leach) (*Zhou Wen Guan Bang*); *Anodonta woodiana* (Lea) (*Bei Jiao Wu Chi Bang*)
Pharmazeutischer Name Margarita
Eigenschaften Süß, salzig, kalt
Leitbahnen Herz, Leber

Chinesische therapeutische Wirkungen

Beruhigt das Herz und beseitigt Tremor und Palpitationen

Shen-(Geist-)Störung: *Zhen Zhu* (Margarita) behandelt Störungen des *Shen* (Geist), die sowohl durch Fülle als auch durch Mangel verursacht werden. *Shen*-(Geist-)Störungen aufgrund von **Fülle-Zuständen** sind durch Leber-Wind charakterisiert, mit Palpitationen, Anfallsleiden, Tremor und Konvulsionen bei Kindern. *Shen*-(Geist-)Störungen aufgrund von **Mangel-Zuständen** sind durch mangelnde Ernährung des Herzens charakterisiert, die sich in Symptomen wie Neurasthenie, Schreckhaftigkeit, Schlaflosigkeit und Palpitationen äußert.

- *Shen*-(Geist-)Störung aufgrund von Fülle-Zuständen: *Zhen Zhu* zusammen mit *Niu Huang* (Bovis Calculus), *Hu Po* (Succinum), *Dan Nan Xing* (Arisaema cum Bile) und *Tian Zhu Huang* (Bambusae Concretio Silicea) verwenden.

15

- *Shen*-(Geist-)Störung aufgrund von Mangel-Zuständen: Kombination mit *Fu Shen* (Poriae Sclerotium Paradicis), *Suan Zao Ren* (Ziziphi Spinosae Semen) und *Wu Wei Zi* (Schisandrae Fructus). Mit Honig einnehmen.

Klärt die Leber und entfernt oberflächliche Einschränkungen des Sehvermögens

Pterygium, verschwommenes Sehen, schmerzhafte Augen aufgrund von Leber-Hitze oder Leber-Mangel: *Zhen Zhu* eigent sich für die Behandlung von Augenerkrankungen. Es wird in der Regel zusammen mit anderen Arzneien äußerlich als Augentropfen eingesetzt und selten innerlich angewendet.

15

- Pterygium, Augenschmerzen: *Zhen Zhu* zusammen mit *Qing Xiang Zi* (Celosiae Semen), *Huang Qin* (Scutellariae Radix), *Ju Hua* (Chrysanthemi Flos) und *Shi Jue Ming* (Haliotidis Concha) anwenden. Die Substanz kochen und den Dampf zur Behandlung vorsichtig in Richtung Augen lenken.
- Rote, schmerzhafte Augen mit oberflächlicher Einschränkung des Sehvermögens: zusammen mit *Bing Pian* (Borneolum) kombinieren und als Augentropfen verwenden.

Fördert die Heilung und die Neubildung von Gewebe

Nicht-heilende Geschwüre, wunder Rachen mit Zahnfleischulzerationen, Ekzeme: *Zhen Zhu* behandelt toxische Hitze-Akkumulation, die sich in Geschwüren oder anderen Hauterkrankungen manifestiert. Es wird gewöhnlich äußerlich auf nicht-heilende Geschwüre aufgetragen, um die Bildung von neuem Gewebe zu fördern.

- Nicht-heilende Geschwüre oder offene Stellen: *Zhen Zhu* mit *Bing Pian* (Borneolum) und *Ru Xiang* (Olibanum) kombinieren und lokal anwenden.
- Wunden im Rachen oder ulzerierendes Zahnfleisch: pulverisiertes *Zhen Zhu*, *Niu Huang* (Bovis Calculus) und *Qing Dai* (Indigo Naturalis) kombinieren und lokal auftragen.
- Verbrennungen und Ekzeme: *Zhen Zhu* einzeln als Pulver verwenden.

Dosierung

0,3–1 g. *Zhen Zhu* wird gewöhnlich in Pulver- oder Tablettenform verwendet. Im Dekokt wird es zuvor in kleine Stücke zerkleinert, um die Extraktion aktiver Bestandteile zu erleichtern.

Chemische Zusammensetzung

Calciumcarbonat (> 90%), Magnesium, Kupfer, Eisen, Leucin, Methionin, Alanin, Glycin, Glutaminsäure, Asparaginsäure, Aminosäuren.[1]

Pharmakologische Wirkungen

Entspannt die glatte Muskulatur: *Zhen-Zhu*-Präparate wirken hemmend auf die glatte Darmmuskulatur bei Ratten.[2]

Klinische und wissenschaftliche Studien

Stomatitis: In einer Studie wurden 319 Patienten mit Stomatitis unterschiedlicher Genese äußerlich mit einer topischen Arzneianwendung behandelt. Die Wirksamkeitsrate lag bei bis zu 92,79%. Das Präparat enthielt pulverisiertes *Zhen Zhu*, *Qing Dai* (Indigo Naturalis), *Bing Pian* (Borneolum), *Niu Huang* (Bovis Calculus), *Hua Shi* (Talcum) und andere Inhaltsstoffe.[3]

Kommentar der Autoren

Zhen Zhu (Margarita) und *Zhen Zhu Mu* (Margaritiferae Concha Usta) klären beide Leber-Feuer, verankern aufsteigendes *Yang* und befrieden das Herz. *Zhen Zhu* beruhigt stärker das Herz und besänftigt den *Shen* (Geist). *Zhen Zhu Mu* besänftigt wirksamer die Leber und erhellt die Augen.

Referenzen

1. *Chang Yong Zhong Yao Cheng Fen Yu Yao Li Shou Ce* (A Handbook of the Composition und Pharmacology of Common Chinese Drugs), 1994; 1311
2. *Zhong Yao Da Ci Dian* (Dictionary of Chinese Herbs), 1977:1494
3. *Zhong Cheng Yao Yan Jiu* (Research of Chinese Patent Medicine), 1985; 1:21

Zhēn Zhū Mŭ
Margaritiferae Concha Usta

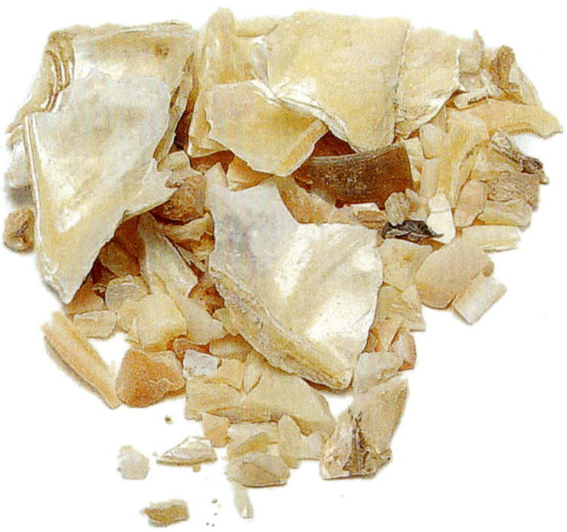

珍珠母

Pinyin-Name *Zhēn Zhū Mŭ*
Wörtliche Übersetzung „Mutter der Perle"
Originalquelle *Tu Jing Ben Cao* (Illustrierter Klassiker der Materia Medica) von Su Song aus dem Jahr 1061
Deutscher Name Schale der Perlmuschel
Zoologischer Name *Hyriopsis cumingii* (Lea) (*San Jiao Fang Bang*); *Cristaria plicata* (Leach) (*Zhou Wen Guan Bang*); *Pteria martensii* (Dunker) (*Ma Si Zhen Zhu Mu*)
Pharmazeutischer Name Margaritiferae Concha Usta
Eigenschaften Salzig, kalt
Leitbahnen Herz, Leber

Chinesische therapeutische Wirkungen

Besänftigt die Leber und verankert das Yang

Aufsteigendes Leber-Yang mit Leber-Yin-Mangel: *Zhen Zhu Mu* (Margaritiferae Concha Usta) hat absenkende Eigenschaften und verankert aufsteigendes Leber-*Yang*. Es behandelt Symptome wie Schwindel, Kopfschmerzen, Tinnitus, Reizbarkeit, häufige Träume, Schlaflosigkeit, Palpitationen und Manie.

- Aufsteigendes Leber-*Yang*: *Zhen Zhu Mu* zusammen mit *Bai Shao* (Paeoniae Radix Alba), *Di Huang* (Rehmanniae Radix) und *Long Chi* (Draconis Dens) verwenden.
- Neurasthenie: mit *Bai Shao* (Paeoniae Radix Alba), *Di Huang* (Rehmanniae Radix), *Ji Li* (Tribuli Fructus), *Yuan Zhi* (Polygalae Radix), *Xiang Fu* (Cyperi Rhizoma), *Gou Teng* (Uncariae Ramulus cum Uncis) und *Zhe Shi* (Haematitum) kombinieren.

Klärt die Leber und erhellt die Sicht

Sehschwäche aufgrund von Leber-Yin-Mangel und aufsteigendem Leber-Yang: Symptome sind u.a. Schwindel, verschwommenes Sehen, Nachtblindheit, Photophobie, Rötung, Schwellungen, Brennen und Schmerzen der Augen.

- Schwindel, verschwommenes Sehen, Nachtblindheit aufgrund von Leber-Mangel: *Zhen Zhu Mu* zusammen mit *Cang Zhu* (Atractylodis Rhizoma) und Schweine- oder Entenleber anwenden.
- Photophobie, Rötung, Schwellungen und Schmerzen der Augen: zusammen mit *Ju Hua* (Chrysanthemi Flos), *Jue Ming Zi* (Cassiae Semen) und *Che Qian Zi* (Plantaginis Semen) verwenden.

Beruhigt Herz-Feuer

Als sekundäre Symptome von aufsteigendem Leber-*Yang* und Schleim, der das Perikard vernebelt, treten bei Patienten mit Herz-Feuer Symptome wie Reden im Delirium, Tremor, Anfälle oder Manie auf.

- Herz-Feuer: Kombination von *Zhen Zhu Mu* mit *Yu Jin* (Curcumae Radix), *Huang Lian* (Coptidis Rhizoma), *Tian Zhu Huang* (Bambusae Concretio Silicea), *Dan Nan Xing* (Arisaema cum Bile), *Shi Chang Pu* (Acori Tatarinowii Rhizoma), *Gou Teng* (Uncariae Ramulus cum Uncis) und *Quan Xie* (Scorpio).

Fördert die Heilung und lindert Juckreiz der Haut

Ekzeme und Juckreiz können lokal mit *Zhen Zhu Mu* als Einzelarznei in Pulverform behandelt werden.

Neutralisiert Magensäure und lindert Schmerzen

Magengeschwüre mit Schmerzen und saures Aufstoßen können mit *Zhen Zhu Mu* behandelt werden. Es neutralisiert Magensäure, stoppt saures Aufstoßen und lindert Magenschmerzen.

Dosierung

15–30 g. *Zhen Zhu Mu* wird zerkleinert und vorgekocht, um die Extraktion aktiver Bestandteile zu maximieren.

Sicherheitshinweise, Kontraindikationen

Zhen Zhu Mu ist bei Kälte und Wasser-Ansammlung in der Herz-Leitbahn kontraindiziert.

Chemische Zusammensetzung

$CaCO_3$, SiO_2, Al_2O_3, SO_2, K_2O, NaCl. Der Calciumgehalt beträgt in anorganischen Komponenten über 97%.[1]

Klinische und wissenschaftliche Studien

Immunologisch: Die tägliche kontinuierliche Anwendung von 1,5–3,0 g *Zhen-Zhu-Mu*-Pulver über einen Zeitraum von zwei Monaten ergab bei 146 geriatrischen Patienten eine Verbesserung der Gedächtnisleistung, der Energie, der Konzentrationsfähigkeit und der zellulären Infektionsabwehr.[2]

Toxikologie

Zhen Zhu Mu gilt allgemein als unbedenklich. Die LD_{50} für die orale Einnahme beträgt bei Ratten mehr als 5000 mg/kg.[3]

Referenzen

1. *Chang Yong Zhong Yao Cheng Fen Yu Yao Li Shou Ce* (A Handbook of the Composition and Pharmacology of Common Chinese Drugs), 1994; 1311–1312
2. *Lao Nian Xue Za Zhi* (Journal of Geriatrics), 1987; 7)1):50
3. *Hai Yang Yao Wu Za Zhi* (Journal of Herbs from the Sea), 1986; (1):16

Zusammenfassung: Leber besänftigende und Wind eliminierende Arzneien

Allgemeine Eigenschaften Leber besänftigender und Wind eliminierender Arzneien

- **Geschmack**: salzig
- **Thermische Eigenschaft**: kühl, kalt
- **Leitbahnbezug**: Leber
- **Therapeutische Wirkungen**: besänftigen Leber-Wind, klären Leber-Hitze, verankern Leber-*Yang*

Die in Tabelle 15.2 genannten Arzneien wirken gegen Leber-Wind-, Leber-Hitze- und Leber-*Yang*-Erkrankungen:

- **Leber-Wind** ist durch Bewegung und durch die bewegliche Natur der Krankheiten charakterisiert, mit Symptomen wie Schwindel, Vertigo, Kopfschmerzen, Anfallsleiden, Konvulsionen und Schlaganfall.
- **Aufsteigendes Leber-Yang** verkörpert innere Hitze, die aufwärts strebt, mit Symptomen wie Ruhelosigkeit, Reizbarkeit, Zorn, hoher Blutdruck und Schlaflosigkeit.
- **Leber-Feuer** zeigt sich durch inneres Feuer, das aufwärts strebt, mit Symptomen wie gerötetes Gesicht, Schmerzen sowie Rötung, Schwellungen und Schmerzen der Augen.

Ling Yang Jiao (Saigae Tataricae Cornu) ist kalt. Bei endogenem Wind, der sich als Folge einer Fülle-Hitze entwickelt, eliminiert es hervorragend Wind und lindert Spasmen. *Ling Yang Jiao* ist eine der wichtigsten Arzneidrogen, um Tremor, Konvulsionen und Anfallsleiden zu behandeln. Zusätzlich sediert es Hitze und eliminiert Toxine aus der Leber. Ein altes Sprichwort sagt: „*Ling Yang Jiao* ist unverzichtbar bei der Behandlung von Lebererkrankungen."

Gou Teng (Uncariae Ramulus cum Uncis) und *Tian Ma* (Gastrodiae Rhizoma) werden oft zusammen verwendet, um Spasmen und Tremor aufgrund von Leber-Wind zu behandeln.

- *Gou Teng* klärt effektiver Wind, der als Folge von Hitze im Herz und in der Leber entsteht, und eignet sich ausgezeichnet für die Behandlung von Konvulsionen bei Kindern mit hohem Fieber.
- *Tian Ma* behandelt Kopfschmerzen, Schwindel und Vertigo aufgrund von Fülle- oder Mangel-Zuständen.

Quan Xie (Scorpio), **Wu Gong** (Scolopendra) und **Jiang Can** (Bombyx Batryticatus) werden verwendet, um auf wirksame Weise Wind zu eliminieren und Spasmen zu lindern.

- *Quan Xie* und *Wu Gong* haben im Wesentlichen die gleichen Eigenschaften mit geringfügigen Unterschieden. Sie werden häufig gemeinsam verwendet, um Toxine zu eliminieren und Stagnationen zu lösen sowie um Knoten, toxische Schwellungen und Geschwüre zu behandeln. *Quan Xie* behandelt erfolgreich Zuckungen und Tremor, während *Wu Gong* wirksamer tonisch-

Tab. 15.2 Leber besänftigende und Wind eliminierende Arzneien

Name	Gemeinsamkeiten	Unterschiede
Gou Teng (Uncariae Ramulus cum Uncis)	Besänftigen Leber-Wind, klären Leber-Hitze, lindern Spasmen	Besänftigt Leber-*Yang*
Ling Yang Jiao (Saigae Tataricae Cornu)		Eliminiert Leber-Wind, erhellt die Augen
Tian Ma (Gastrodiae Rhizoma)		Besänftigt Leber-Wind, stoppt Spasmen, öffnet Leitbahnen und Kollateralen
Di Long (Pheretima)	Besänftigen Leber-Wind, stoppen tonisch-klonische Spasmen und Konvulsionen	Klärt Hitze, öffnet Leitbahnen und Kollateralen, lindert Keuchatmung, fördert die Harnausscheidung
Jiang Can (Bombyx Batryticatus)		Eliminiert Schleim, zerstreut Wind-Hitze
Quan Xie (Scorpio)		Öffnet Leitbahnen und Kollateralen, um Schmerzen zu lindern, eliminiert Toxizität, löst Knoten, lindert Zuckungen, behandelt Tremor
Wu Gong (Scolopendra)		Öffnet Leitbahnen und Kollateralen, um Schmerzen zu lindern, eliminiert Toxizität und löst Knoten, behandelt tonisch-klonische Krämpfe
Gou Qi Gen (Lycii Radix)	Besänftigen die Leber, beruhigen das *Yang*	Klärt die Leber und erhellt die Augen
Ji Li (Tribuli Fructus)		Löst Leber-*Qi*-Stagnation, zerstreut Wind, um die Augen zu erhellen und Juckreiz zu lindern
Jue Ming Zi (Cassiae Semen)		Erhellt die Augen, lindert Kopfschmerzen
Mu Li (Ostreae Concha)		Erweicht Verhärtungen, reduziert Knoten, festigt das *Jing* (Essenz)
Shi Jue Ming (Haliotidis Concha)		Erhellt die Augen
Zhe Shi (Haematitum)		Kühlt Blut, stoppt Blutungen, kehrt rebellierendes Magen-*Qi* um
Zhen Zhu (Margarita)	Besänftigen Leber-*Yang*, beruhigen den *Shen* (Geist)	Erzeugt als lokale Anwendung Gewebe und heilt die Haut
Zhen Zhu Mu (Margaritiferae Concha Usta)		Klärt Leber-Hitze und erhellt die Augen

klonische Krämpfe lindert. *Wu Gong* ist wärmer und trockener als *Quan Xie*.
- *Jiang Can* eliminiert von den drei genannten Substanzen am schwächsten Wind. Dennoch lindert es Schmerzen und Juckreiz, löst Schleim auf und zerstreut Stagnationen.

Di Long (Pheretima) ist salzig und kalt und wirkt absteigend und beruhigend. Es lindert Spasmen, öffnet Kollateralen, mildert Dyspnoe, fördert die Harnausscheidung und klärt Hitze. *Di Long* stoppt Tremor und Spasmen, behandelt Hemiplegie, lindert Husten aufgrund von Lungen-Hitze und *Re Lin* (Hitze-Dysurie).

Shi Jue Ming (Haliotidis Concha) und **Mu Li** (Ostreae Concha) sind wichtige Arzneidrogen, um das *Yang* zu verankern. Sie sind besonders in Fällen geeignet, in denen ein *Yin*-Mangel dem aufsteigenden Leber-*Yang* zugrunde liegt, was sich in Symptomen wie Schwindel, Palpitationen, Vertigo und Schlaflosigkeit manifestiert.

- *Shi Jue Ming* klärt die Leber und erhellt die Augen, um Sehstörungen zu behandeln.
- *Mu Li* weicht Verhärtungen auf, löst Stagnationen und behandelt Knoten und Geschwüre. Kalziniertes *Mu Li* festigt *Jing* (Essenz), um Spermatorrhö, Leukorrhö und starkes Schwitzen zu behandeln. Es neutralisiert außerdem Magensäure und lindert dadurch Schmerzen aufgrund von Magengeschwüren.

Zhe Shi (Haematitum) verankert Leber-*Yang*, klärt Leber-Feuer, kehrt aufsteigendes Magen-*Qi* um, um Übelkeit, Erbrechen und Schluckauf zu lindern. Es kühlt darüber hinaus das Blut und stoppt Blutungen.

Ji Li (Tribuli Fructus) und **Jue Ming Zi** (Cassiae Semen) beruhigen die Leber, eliminieren Wind und erhellen die Augen.

- *Ji Li* löst Leber-*Qi*-Stagnation.
- *Jue Ming Zi* befeuchtet den Darmtrakt, um Stuhlverstopfung und trockene Stühle zu behandeln.

Gou Qi Gen (Lycii Radix) klärt die Leber, um Sehstörungen zu behandeln.
Zhen Zhu (Margarita) und **Zhen Zhu Mu** (Margaritiferae Concha Usta) klären Leber-Feuer, verankern aufsteigendes *Yang* und befrieden den *Shen* (Geist).

- *Zhen Zhu* beruhigt stärker das Herz und besänftigt den *Shen* (Geist). Es wird außerdem lokal angewendet, um die Heilung von Wunden und die Bildung von Gewebe zu fördern.
- *Zhen Zhu Mu* besänftigt wirksamer die Leber und erhellt die Augen. Es kommt häufiger zum Einsatz, da es leichter zu erwerben und erschwinglicher ist als *Zhen Zhu.*

Tab. 15.3 Arzneien aus anderen Wirkungskategorien mit Leber besänftigenden und Wind eliminierenden Funktionen

Name	Wirkungskategorie
Bai Shao (Paeoniae Radix Alba)	Tonisierende Arzneien (▸ II/Kap. 17)
Bie Jia (Trionycis Carapax)	Tonisierende Arzneien (▸ II/Kap. 17)
Chan Tui (Cicadae Periostracum)	Arzneien zur Entlastung des Äußeren (▸ II/Kap. 1)
Ci Shi (Magnetitum)	*Shen* (Geist) besänftigende Arzneien (▸ II/Kap. 14)
Gui Ban (Testudinis Plastrum)	Tonisierende Arzneien (▸ II/Kap. 17)
Ju Hua (Chrysanthemi Flos)	Arzneien zur Entlastung des Äußeren (▸ II/Kap. 1)
Long Gu (Fossilia Ossis Mastodi)	*Shen* (Geist) besänftigende Arzneien (▸ II/Kap. 14)
Niu Huang (Bovis Calculus)	Hitze klärende Arzneien (▸ II/Kap. 2)

16 Arzneien zur Öffnung der Sinne

开窍药

Definition

Arzneien, die „die Sinne öffnen", zerstreuen krankmachende Blockaden. Sie stellen die Sinnesfunktionen wieder her und bringen das Bewusstsein zurück.

Blockaden der Sinnesöffnungen führen zu einem veränderten Bewusstseinszustand. Arzneidrogen, die die Sinne öffnen, sind von Natur aus sauer und aromatisch. Sie lösen und zerstreuen alle blockierenden Substanzen, stellen die fünf Sinne wieder her und wecken das Bewusstsein.

Die Traditionelle Chinesische Medizin sieht bei Sinnes- oder Bewusstseinsstörungen einen Zusammenhang mit dem **Herzen**, während die allopathische Medizin diese Rolle dem Gehirn und dem Zentralnervensystem zuspricht. Aus klinischer Sicht ist der Verlust des Bewusstseins ein schwerwiegendes akutes Symptom, das in der Regel auf eine Einschränkung der Blutzirkulation oder der Atmung zurückzuführen ist. Daher haben Arzneidrogen, die die Sinne öffnen, auch eine wiederbelebende Funktion und wirken ähnlich wie Herzstimulanzien. Die klinische Forschung hat nachgewiesen, dass einige Arzneidrogen dieser Kategorie das Zentralnervensystem stimulieren, respiratorische und kardiale Funktionen anregen und den Blutdruck erhöhen.

Differentialdiagnose und Behandlung

Bewusstlosigkeit ist ein medizinischer Notfall, der notärztlich behandelt werden muss. Als Ursachen einer Bewusstlosigkeit kommen u.a. **fieberhafte Erkrankungen, Hitze, die im Perikard gefangen ist, und Schleim, der die Sinne blockiert**, infrage. Aus Sicht der allopathischen Medizin handelt es sich bei diesen Erkrankungen um Anfallsleiden, Epilepsie und Schlaganfall.

Werden Arzneidrogen verwendet, die die Sinne öffnen, muss in der Traditionellen Chinesischen Medizin die Diagnose anhand der acht Leitkriterien – *Ba Gang Bian Zheng* (Diagnose anhand der acht Leitkriterien) – gestellt werden. Dabei kommt es darauf an zu erkennen, ob der Bewusstseinsverlust durch Mangel oder Fülle bzw. durch Kälte oder Hitze verursacht wird. Dies sind Faktoren, die entscheidende Informationen für eine wirksame Behandlung bzw. Wiederbelebung liefern. Auf Grundlage dieser Differenzierung kombiniert der Therapeut Arzneidrogen, die die Sinne öffnen, mit Arzneien anderer Kategorien, um das spezielle Muster der begleitenden Primärerkrankung zu behandeln.

1. Eine genaue Differentialdiagnose von *Tuo Zheng* (Verlassenheitssyndrom) und *Bi Zheng* (geschlossene Erkrankung) sind von entscheidender Bedeutung. Beide Syndrome werden mit grundlegend unterschiedlichen Strategien behandelt. Eine Behandlung, die nicht angemessen ist, führt dazu, dass die Genesung verzögert oder erschwert wird.
   - **Tuo Zheng (Verlassenheitssyndrom)**: Bewusstlosigkeit aufgrund eines **Mangel-Zustands** wird als *Tuo Zheng* (Verlassenheitssyndrom) bezeichnet. Der Patient weist dabei eine lockere bzw. „offene" Symptomatik mit „verlassenen" Körperfunktionen auf: offener Mund, offene Hände, schwacher Puls, geschlossene Augen, Harninkontinenz und Schwitzen. Dieser Zustand sollte mit Arzneien behandelt werden, die das *Qi* tonisieren und das *Yang* wiederherstellen. Moxibustion unterhalb des Bauchnabels ist ebenfalls nützlich. Bewusstlosigkeit aufgrund eines Mangel-Zustands (*Tuo Zheng*) sollte *nicht* mit Arzneien behandelt werden, die die Sinne öffnen, weil sie die bereits vorhandene Schwäche und den bereits vorliegenden Mangel-Zustand weiter betonen. (Es kann hilfreich sein, Arzneien, die die Sinne öffnen, als Substanzen zu betrachten, die „die Türen und Fenster" alle auf einmal öffnen: Eine Person, die das Bewusstsein aufgrund von *Tuo Zheng* verloren hat, ist bereits zu „weit geöffnet", sodass die Sinnesöffnungen notwendigerweise geschlossen werden müssen oder der Patient zumindest vor einem weiteren Verlust von vitalem *Qi* oder von Substanz geschützt werden muss.)
   - **Bi Zheng (geschlossene Erkrankung)**: Bewusstlosigkeit aufgrund eines **Fülle-Zustands** wird als *Bi Zheng* (geschlossene Erkrankung) bezeichnet. Der Patient zeigt in diesem Fall eine „geschlossene" Symptomatik: zusammengebissene Kiefer, geschlossener Mund, geballte Fäuste und einen kräftigen Puls. Dieser Zustand wird mit Arzneidrogen behandelt, die die Sinne öffnen und das Bewusstsein wiederherstellen. Lebensrettende Arzneien dürfen nur bei *Bi Zheng* (geschlossene Erkrankung) oder bei Fülle-Zuständen angewendet werden. Zu dieser Kategorie gehören sowohl warme als auch kalte Arzneidrogen, die *Bi Zheng* (geschlossene Erkrankung) behandeln, das durch Kälte bzw. Hitze hervorgerufen wird. (Bleibt man bei der Analogie von Türen und Fenstern, zeichnet sich die Bewusstlosigkeit vom geschlossenen Typ dadurch aus, dass der Betroffene gegenüber einer Aufnahme „zugeschlossen ist", sodass Arzneidrogen benötigt werden, die ihn wieder öffnen, um überhaupt Nahrung, Sauerstoff und Sinnesstimuli aufnehmen zu können.

Die *Pinyin*-Namen für 痹证 *Bi Zheng* (schmerzhaftes Blockade-Syndrom) und 闭证 *Bi Zheng* (geschlossene Erkrankung) sind identisch, obwohl die chinesischen Schriftzeichen unterschiedlich sind. Diese beiden Erkrankungen unterscheiden sich in Symptomatik, Diagnostik und Behandlung und sollten exakt voneinander abgegrenzt werden. Um Verwirrung zu vermeiden, wird der Begriff *Bi Zheng* (geschlossene Erkrankung) im Folgenden immer ohne Verkürzung zusammen mit seiner Übersetzung aufgeführt.

2. Zusätzlich zur Differenzierung von Mangel- und Fülle-Mustern muss bei einer vorliegenden Bewusstlosigkeit unterschieden werden, ob die Erkrankung von kalter oder heißer Natur ist.
   - **Bewusstseinsverlust aufgrund von Kälte** ist durch eine blaue oder grünliche Gesichtsfarbe, einen kalten Körper, ein blasses Gesicht und einen langsamen Puls gekennzeichnet. Solche Zustände sollten mit warmen Arzneidrogen behandelt werden, die die Sinne öffnen und das Bewusstsein wiederherstellen. Verwendet man die allopathische Terminologie, ist Bewusstlosigkeit aufgrund von Kälte eine Folge von zerebrovaskulären Unfällen und Vergiftungen.
   - **Bewusstseinsverlust aufgrund von Hitze** ist durch ein rotes Gesicht, einen warmen Körper, einen gelben Zungenbelag und einen schnellen Puls gekennzeichnet. Diese Zustände sollten mit kalten Arzneidrogen behandelt werden, die die Sinne öffnen und das Bewusstsein wiederherstellen. Nach dem Verständnis der allopathischen Medizin besteht bei Bewusstlosigkeit aufgrund von Hitze oft ein Zusammenhang mit Infektionskrankheiten, Meningitis, schwerer Pneumonie, Sepsis, Hitzschlag, Lebererkrankungen oder toxischer Urämie.

Darüber hinaus müssen bei der Behandlung dieser Zustände alle begleitenden Komplikationen in Betracht gezogen werden. **Kälte-Zustände** müssen mit Arzneidrogen behandelt werden, die Kälte zerstreuen und das Innere wärmen. **Hitze-Zustände** sollten mit Arzneidrogen behandelt werden, die Hitze klären und Toxine ausleiten. **Anfälle** und **Krämpfe** müssen mit Arzneidrogen behandelt werden, die Leber-Wind besänftigen. **Schmerzen** müssen mit Arzneidrogen behandelt werden, die das *Qi* und die Blutzirkulation aktivieren.

Sicherheitshinweise, Kontraindikationen

- Arzneidrogen, die die Sinne öffnen und *Qi* verbrauchen, sind sauer und aromatisch. Sie sollten nur im Notfall eingesetzt werden. Sie stellen zwar das Bewusstsein wieder her und lindern Symptome, korrigieren jedoch nicht den zugrunde liegenden Zustand. Daher müssen sie mit anderen Arzneidrogen kombiniert werden, um die Patienten erfolgreich zu behandeln, bis sie sich erholt haben und die Balance wiederhergestellt ist.
- Die erforderliche Dosierung für die sinnesöffnenden Arzneidrogen wird in der Regel niedrig angesetzt. Außerdem sollten diese Substanzen nur kurze Zeit angewendet werden und *ausschließlich* für eine symptomatische Behandlung. Ist die gewünschte Wirkung eingetreten, sollten die Arzneidrogen nicht weiterverwendet werden.

Verarbeitung

Alle Arzneidrogen dieser Kategorie sind sauer, treten in die Organe und Leitbahnen ein und sind in der Lage, pathogene Faktoren zu zerstreuen (aus dem Körper herauszubefördern). Da die Substanzen aromatisch sind, wird die Tabletten- bzw. die Pulverform bevorzugt. Sie werden selten zu einem Dekokt hinzugefügt, da Kochen ihre Wirksamkeit beeinträchtigt.

16

Pharmakologische Wirkungen

- **Wirkung auf das Zentralnervensystem (ZNS)**: Einige Arzneidrogen dieser Kategorie stimulieren oder hemmen das ZNS oder üben *beide* Wirkungen aus. *Bing Pian* (Borneolum) und *Zhang Nao* (Camphora) stimulieren das ZNS und steigern Herzfrequenz, Blutdruck und Atmung. Das ätherische Öl von *Shi Chang Pu* (Acori Tatarinowii Rhizoma) ist für seine beruhigende Wirkung auf das ZNS bekannt. Daraus erklärt sich seine Verwendung bei der Behandlung von Anfällen, Epilepsie und Krämpfen. *She Xiang* (Moschus) wirkt regulierend auf das ZNS mit einem stimulierenden Effekt in niedriger Dosierung und einer hemmenden Wirkung in hoher Dosierung.
- **Wiederbelebung**: Einige sinnesöffnende Arzneidrogen werden für die Notfallbehandlung in Rezepturen bei Angina pectoris und Myokardinfarkt verwendet. Diese Arzneidrogen lindern erwiesenermaßen Schmerzen, steigern die Widerstandsfähigkeit gegenüber Hypoxie und normalisieren die Durchblutung in den betroffenen Regionen.

Mögliche Wechselwirkungen mit anderen Medikamenten

Entsprechend der Natur von Störungen der Sinnesfunktionen werden sinnesöffnende Arzneidrogen eher selten und sparsam eingesetzt. Zum Zeitpunkt der Publikation lagen keine Berichte oder Dokumentationen über die Interaktion dieser Arzneidrogen mit konventionellen Medikamenten vor.

Bīng Piàn
Borneolum

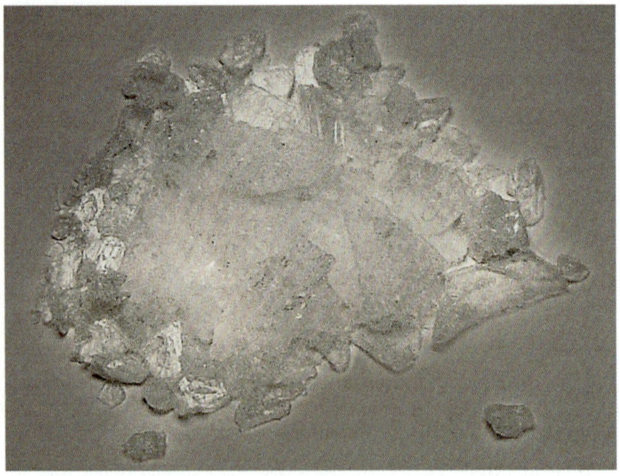

冰片

Pinyin Name *Bīng Piàn*
Wörtliche Übersetzung „Eisscheibe"
Andere chinesische Namen *Nao Xiang, Mei Pian, Long Nao Xiang, Pian Nao, Mei Hua Niao, Mei Pian*
Originalquelle *Xin Xiu Ben Cao* (Neu überarbeitete Materia Medica), verfasst in den Jahren 657 bis 659 von Su Jing
Deutscher Name Borneol
Botanischer Name *Dryobalanops aromatica* Gaertn. f. (*Long Nao Xiang*)
Pharmazeutischer Name Borneolum
Eigenschaften Sauer, bitter, kühl
Leitbahnen Herz, Milz, Lunge

Chinesische therapeutische Wirkungen

Macht die Sinnesöffnungen frei, belebt den Shen (Geist)

Ohnmacht, Bewusstlosigkeit, Konvulsionen (bei Kindern): *Bing Pian* (Borneolum) wird allgemein bei der Notfallbehandlung von Ohnmacht und Bewusstlosigkeit eingesetzt. Verglichen mit *She Xiang* (Moschus) ist *Bing Pian* milder, hat aber ähnliche Wirkungen.

- Konvulsionen aufgrund von Hitze: *Bing Pian* zusammen mit *Niu Huang* (Bovis Calculus), *Quan Xie* (Scorpio) und *She Xiang* (Moschus) verwenden. **Beispiel-Rezeptur**: *An Gong Niu Huang Wan* (Pille, die den Palast beruhigt mit Bovis Calculus).
- Konvulsionen aufgrund von Kälte: mit *Su He Xiang* (Styrax) und *She Xiang* (Moschus) kombinieren. **Beispiel-Rezeptur**: *Su He Xiang Wan* (Styrax Liquidis Pille).

Klärt Hitze, lindert Schmerzen, stoppt Juckreiz

Toxische Hitze, die Augen, Rachen und Haut angreift: Gemeinsame Symptome von toxischer Hitze sind u.a. ein wunder Rachen, Geschwüre in der Mundhöhle, schmerzhaftes und geschwollenes Zahnfleisch, Schwellungen, Rötung und Schmerzen der Augen. *Bing Pian* ist unschädlich für Haut und Schleimhäute und kann daher ohne negative Auswirkungen lokal im Rachen und auf das Zahnfleisch aufgetragen werden. *Bing Pian* klärt nicht nur Hitze und lindert Schmerzen, sondern wirkt darüber hinaus vorbeugend gegen Zahnkaries und lindert Juckreiz. Es ist eine der besten Arzneien für die äußerliche Anwendung, um Schwellungen zu reduzieren, Hitze zu klären, Toxine zu eliminieren und die Neubildung von Gewebe zu unterstützen.

- Geschwollenes und schmerzhaftes Zahnfleisch, Schwellungen und Schmerzen im Rachen, heisere Stimme: *Bing Pian* mit dem Pulver von *Peng Sha* (Borax), *Xuan Ming Fen* (Natrii Sulfas Exsiccatus) und *Zhu Sha* (Cinnabaris) mischen und äußerlich auftragen.
- Soor, weißer Belag im Mund oder Stomatitis mycotica: *Bing Pian* mit dem Pulver von *Xiong Huang* (Realgar), *Peng Sha* (Borax) und *Gan Cao* (Glycyrrhizae Radix et Rhizoma) mischen und äußerlich auftragen.
- Rötung, Schwellungen und Schmerzen der Augen: *Bing Pian* als Einzelarznei anwenden. Diese Substanz wird oft in Augentropfen verwendet, um Schwellungen zu mildern.
- Ulzeration mit Schmerzen und Schwellungen der Haut, Ohren oder Nase: zusammen mit dem Pulver von *Niu Huang* (Bovis Calculus) und *Zhen Zhu* (Margarita) lokal auftragen.
- Zahnschmerzen: zusammen mit dem Pulver von *Zhu Sha* (Cinnabaris) äußerlich auftragen.
- Vereiterungen mit Ulzerationen: mit *Chi Shi Zhi* (Halloysitum Rubrum), *Ru Xiang* (Olibanum), *Mo Yao* (Myrrha), *Qing Fen* (Calomelas), *Peng Sha* (Borax) und *Long Gu* (Fossilia Ossis Mastodi) kombinieren, um die Neubildung von Gewebe zu fördern.
- Rötung, Schwellungen und Schmerzen der Augen, Sehstörungen: *Bing Pian* äußerlich als Einzelarznei verwenden, um Hitze zu klären und Schwellungen zu reduzieren.

Dosierung

0,15–0,3 g in Tabletten- oder Pulverform. *Bing Pian* wird nicht im Dekokt verwendet.

Sicherheitshinweise, Kontraindikationen

- Der Gebrauch von *Bing Pian* ist während der Schwangerschaft kontraindiziert.
- *Bing Pian* darf weder Feuer noch Hitze ausgesetzt werden. Es darf *nicht* im Dekokt gekocht werden.

Chemische Zusammensetzung

Borneol, Isoborneol, Campher, Humulen, β-Elemen, Caryophyllen, Asiatsäure, Erythroid.[1, 2]

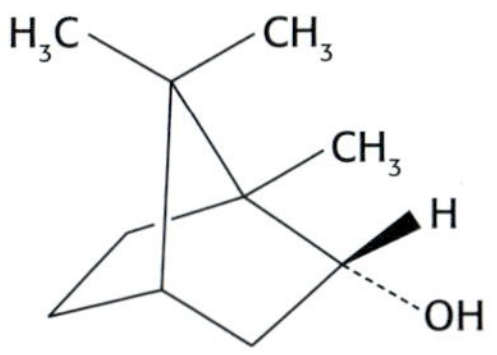

Abb. 16.1 Borneol

Pharmakologische Wirkungen

- **Antibiotisch**: *Bing Pian* hat eine hemmende Wirkung auf *Staphylococcus aureus*, *Diplococcus pneumoniae*, *E. coli* und einige Dermatophyten.[3]
- **Wirkung auf die Schwangerschaft**: *Bing Pian* leitet bei Mäusen während des zweiten und dritten Trimenon die Geburt ein.[4]

Klinische und wissenschaftliche Studien

- **Schwindel**: Das Auftragen von *Bing Pian* auf Ohrpunkte war bei 77 Patienten mit Schwindel in 97% der Fälle wirksam. Die verwendete Menge hatte etwa die Größe eines Reiskorns. Zu den ausgewählten Punkten gehörten u.a. *Shenmen*, Gehirn, Hirnanhangdrüse und Herz. Bei jeder Behandlung wurden zwei bis drei Punkte ausgewählt, die Körner wurden alle drei Tage gewechselt. Die Gesamtdauer der Behandlung betrug 12 bis 24 Tage.[5]
- **Dermatologische Verwendung**: Die äußerliche Anwendung von *Bing Pian* und *Da Huang* (Rhei Radix et Rhizoma) in einem Verhältnis von 1:10 war bei der Behandlung von 230 Patienten mit unterschiedlich ausgeprägten Abszessen und Schwellungen äußerst wirksam. Das Arzneipulver wurde auf die betroffene Stelle aufgetragen und alle zwei bis drei Tage gewechselt. Die meisten Patienten berichteten von einer vollständigen Heilung nach drei Behandlungen.[6]
- **Otitis media**: In einer Studie wurden 324 Patienten mit einer akuten bzw. chronischen eitrigen Otitis media mit der Lokalanwendung einer Arzneirezeptur behandelt. Die Behandlung führte in 64,7% der Fälle zu einer vollständigen Heilung, die Gesamtwirksamkeitsrate lag bei 93,4%. Das Behandlungsprotokoll schrieb vor, das Pulver sparsam auf die betroffene Stelle aufzutragen. Die Rezeptur enthielt *Bing Pian* 2,5 g, *She Xiang* (Moschus) 0,5 g, *Zhang Nao* (Camphora) 10 g, *Long Gu* (Fossilia Ossis Mastodi) 15 g, *Huang Lian* (Coptidis Rhizoma) 10 g und *Mu Li* (Ostreae Concha) 10 g.[7]
- **Herpes zoster**: Lokale *Bing-Pian*-Anwendungen wurden bei 30 Patienten mit Herpes zoster mit befriedigenden Ergebnissen eingesetzt. Das Behandlungsprotokoll schrieb vor, 10–30 g *Bing Pian* mit Reiswasser zu mischen, um eine 40-prozentige Arzneisalbe herzustellen, die drei- bis viermal täglich über einen Zeitraum von drei bis fünf Tagen auf die betroffenen Stellen aufgetragen wurde.[8]

Toxikologie

Die LD_{50} beträgt für *Bing Pian* bei oraler Einnahme 2,269–2,879 mg/kg bei Mäusen.[9]

Kommentar der Autoren

„*Bing Pian*" ist in synthetischer und natürlicher Form erhältlich. Synthetisches *Bing Pian* (Borneolum Syntheticum) ist die gebräuchlichste Form. Es hat eine ähnlich starke Wirkung und ist in der Anschaffung deutlich günstiger ist als die natürliche Form.

Referenzen

1. *Xian Dai Zhong Yao Yao Li Xue* (Contemporary Pharmacology of Chinese Herbs), 1997; 1141
2. The Merck Index 12th edition, Chapman and Hall/CRCnetBASE/Merck, 2000
3. *Zhong Yao Xue* (Chinese Herbology), 1998; 718:720
4. *Chang Yong Zhong Yao Xian Dai Yan Jiu Yu Lin Chuan* (Recent Study and Clinical Application of Common Traditional Chinese Medicine), 1995; 531:534
5. *He Nan Zhong Yi* (Henan Chinese Medicine), 1986; 4:14
6. *Zhong Xi Yi Jie He Za Zhi* (Journal of Integrated Chinese and Western Medicine), 1984; 5:272
7. *Zhong Yi Yao Xue Bao* (Report of Chinese Medicine and Herbology), 1986; 1:31
8. *Zhong Yao Xue* (Chinese Herbology), 1998; 718:720
9. *Chang Yong Zhong Yao Xian Dai Yan Jiu Yu Lin Chuan* (Recent Study and Clinical Application of Common Traditional Chinese Medicine), 1995; 531:534

Shè Xiāng
Moschus

麝香

Pinyin Name *Shè Xiāng*
Andere chinesische Namen *Dang Mei Zi, Yuan Cun Xiang*
Originalquelle *Shen Nong Ben Cao Jing* (Die Materia Medica des göttlichen Landmannes), vermutlich Östliche Han-Dynastie
Deutscher Name Moschus
Zoologischer Name *Moschus berezovskii* Flerov (*Lin She*); *Moschus sifanicus* Przewalski (*Ma She*), *Moschus moschiferus* L. (*Yuan She*)
Pharmazeutischer Name Moschus
Eigenschaften Sauer, warm
Leitbahnen Herz, Leber, Milz

Chinesische therapeutische Wirkungen

Öffnet die Sinne, weckt den Shen (Geist) und beseitigt Bi Zheng (geschlossene Erkrankung)

Bi Zheng (geschlossene Erkrankung): *She Xiang* (Moschus) ist eine der stärksten Arzneidrogen, um den *Shen* (Geist) wiederzubeleben. Diese Arznei ist der unentbehrliche Schlüsselbestandteil bei der Behandlung von Erkrankungen, die mit einer Bewusstseinsstörung einhergehen. Obwohl die Substanz warm ist, behandelt sie in Kombination mit geeigneten Arzneien sowohl den heißen als auch den kalten Typ von *Bi Zheng* (geschlossene Erkrankung).
Bi Zheng (geschlossene Erkrankung) aufgrund von Schleim und Hitze: *Bi Zheng* (geschlossene Erkrankung) aufgrund von Schleim und/oder Hitze, die das Perikard vernebeln, äußert sich durch folgende Symptome: Bewusstseinsstörung, Bewusstlosigkeit, Anfälle, Epilepsie, Schlaganfall, Konvulsionen, Benommenheit, Ohnmacht aufgrund von Hitzschlag oder extremer emotionaler Stimulation, Tetanus.

- Bewusstseinsstörung aufgrund von Hitze und Schleim, Schlaganfall, Konvulsionen und/oder Hitzschlag: *She Xiang* zusammen mit *Niu Huang* (Bovis Calculus), *Bing Pian* (Borneolum) und *Zhu Sha* (Cinnabaris) verwenden. **Beispiel-Rezeptur**: *An Gong Niu Huang Wan* (Pille, die den Palast beruhigt mit Calculus Bovis).
- Konvulsionen bei Kindern: mit *Niu Huang* (Bovis Calculeus), *Tian Zhu Huang* (Bambusae Concretio Silicea) und *Zhu Sha* (Cinnabaris) kombinieren. **Beispiel-Rezeptur**: *Xiao Er Hui Chun Dan* (Spezielle Pille der Wiederkehr des Frühlings [pädiatrisch]).
- Tremor und Konvulsionen: zusammen mit *Ling Yang Jiao* (Saigae Tataricae Cornu) und *Zhu Sha* (Cinnabaris) einsetzen.

Bi Zheng (geschlossene Erkrankung) aufgrund von Kälte und Schleim: In-Ohnmacht-Fallen aufgrund von Hitzschlag oder extremem Zorn. Dies kann am Ende des Sommers und zu Beginn des Herbstes auftreten und durch eine Infektion verursacht werden, die durch Fieber, Erstickungsgefühl in der Brust, Spannungsgefühl im Bauch oder Erbrechen und Diarrhö gekennzeichnet ist.

- Bewusstseinsstörung aufgrund von Kälte und Schleim: *She Xiang* mit *Su He Xiang* (Styrax), *Tan Xiang* (Santali Albi Lignum) und *She Xiang* (Moschus) kombinieren. **Beispiel-Rezeptur**: *Su He Xiang Wan* (Styrax Liquidis Pille).

Belebt die Blutzirkulation, öffnet die Leitbahnen und Kollateralen, löst Klumpen auf und reduziert Schwellungen

Karbunkel, Wunden oder heiße Schwellungen: *She Xiang* wird in der Regel äußerlich aufgetragen, solange sich noch keine offenen Hautläsionen gebildet haben. *She Xiang* ist aromatisch und durchdringend und besonders geeignet, um Stagnationen in der *Xue*-(Blut-)Schicht zu lösen. *She Xiang* lässt Schwellungen zurückgehen, belebt das Blut, löst Stagnationen und lindert Schmerzen. Es wird häufig mit Arzneien kombiniert, die Hitze klären, Toxine eliminieren und Blut beleben, um Karbunkel und Wunden zu lindern.

- Karbunkel, Wunden und heiße Schwellungen: *She Xiang* zusammen mit *Ru Xiang* (Olibanum) und *Mo Yao* (Myrrha) verwenden.
- Wunder Rachen: zusammen mit *Niu Huang* (Bovis Calculus) einsetzen.
- Nicht-verschiebliche tastbare Schwellungen oder Organvergrößerung: *She Xiang* als Einzelarznei oder zusammen mit *Chi Shao* (Paeoniae Radix Rubra), *San Leng* (Sparganii Rhizoma) und *E Zhu* (Curcumae Rhizoma) verwenden.

Amenorrhö: *She Xiang* (Moschus) tritt in die *Xue*-(Blut-)Schicht ein und belebt das Blut, um die Leitbahnen zu öffnen.

- Amenorrhö: *She Xiang* zusammen mit *Dan Shen* (Salviae Miltiorrhizae Radix et Rhizoma), *Chi Shao* (Paeoniae Radix Rubra), *Tao Ren* (Persicae Semen) und *Hong Hua* (Carthami Flos) verwenden.

Lindert Schmerzen

Traumata mit Blut-Stagnation: *She Xiang* wird in China häufig in der Traumatologie eingesetzt, um Schmerzen aufgrund von Traumata, Verstauchungen und Knochenbrüchen zu lindern. Es wird innerlich und äußerlich angewendet, um die Regeneration von Gewebe und Knochen zu fördern und um Schmerzen und Schwellungen zu lindern. Es behandelt außerdem starke Schmerzen in Muskeln und Gelenken.

- Traumaschmerzen: *She Xiang* zusammen mit *Ru Xiang* (Olibanum), *Mo Yao* (Myrrha) und *Yan Hu Suo* (Corydalis Rhizoma) verwenden. **Beispiel-Rezeptur**: *Qi Li San* (Sieben Tausendstel eines Tael Pulver).
- Angina pectoris, Arteriosklerose aufgrund von Blut-Stagnation im Herz: zusammen mit *Mu Xiang* (Aucklandiae Radix) und *Tao Ren* (Persicae Semen) verwenden.

Leitet die Geburt bei Totgeburt ein

Totgeburt: Aufgrund seiner stark durchdringenden Eigenschaften treibt *She Xiang* einen toten Fötus oder eine sich nicht lösende Plazenta aus. Es wird *nicht* verwendet, um Wehen bei einer normalen Schwangerschaft einzuleiten, da es zu stark wirkt und den Fötus verletzen kann.

- Totgeburt: *She Xiang* zusammen mit *Rou Gui* (Cinnamomi Cortex) anwenden.

She Xiang behandelt außerdem Darmlähmung, Kinderlähmung oder toxische Schlangenbisse.

Dosierung

0,06–0,1 g (60–100 mg) als Pulver oder Tabletten. Die maximale Dosis von *She Xiang* beträgt 1 g. *She Xiang* sollte wegen seiner aromatischen Eigenschaft nicht gekocht werden. Früher wurde es vor der Einnahme mit Wasser oder Essig gemischt. Heute wird es meistens innerlich in Pulver- oder Tablettenform angewendet. Bei der Behandlung von Angina pectoris wird es auch sublingual gegeben und hat eine ähnliche Wirkung wie Nitroglyzerin.

Sicherheitshinweise, Kontraindikationen

- Die Verwendung von *She Xiang* in der Schwangerschaft ist kontraindiziert. Es wird angenommen (obwohl dies nicht bestätigt ist), dass nicht nur die innerliche, sondern auch die lokale Anwendung eine Fehlgeburt auslösen kann.
- Patienten mit Mangel-Zuständen (v.a. *Yin*-Mangel) sollten *She Xiang* mit Vorsicht anwenden, da es sehr stark wirkt und die Konstitution schädigen kann.
- In einigen klassischen Texten ist nachzulesen, dass die gleichzeitige Einnahme von Knoblauch kontraindiziert ist.

Chemische Zusammensetzung

Muscon, Normuscon, Muscopyridin, Allantoin, Androsteron, Olein.[1, 2]

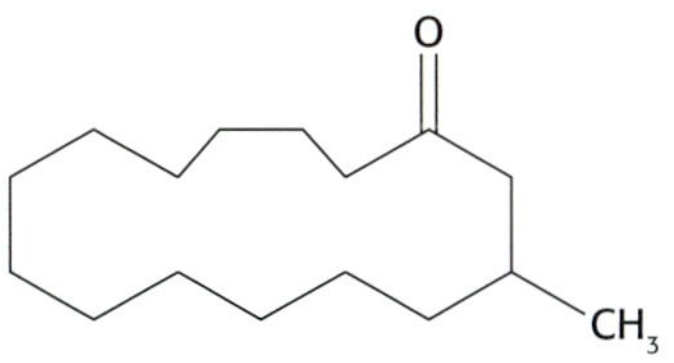

Abb. 16.2 Muscon

Pharmakologische Wirkungen

- **Wirkungen auf das Zentralnervensystem (ZNS)**: *She Xiang* und Muscon haben in niedriger Dosierung eine stimulierende Wirkung auf das ZNS, während hohe Dosen eine hemmende Wirkung ausüben. Die sinnesöffnende Wirkung von *She Xiang* hat die Funktion, Hirnödeme zu reduzieren, die Durchblutung zum Gehirn zu verbessern und die Widerstandskraft des ZNS gegen Hypoxie zu erhöhen.[3]
- **Kardiovaskulär**: *She Xiang* wirkt positiv inotrop, herzstärkend und steigert das Herzminutenvolumen bei isolierten Froschherzen. Die intravenöse Injektion führte zu einer signifikanten Blutdrucksenkung. Auf der anderen Seite hat Muscon bei unterschiedlichen Tierarten gemischte Wirkungen auf das Herz-Kreislauf-System gezeigt.[4]
- **Antibiotisch**: Muscon hemmt *Staphylococcus aureus* und *E. coli*.[5]
- **Uterusstimulierend**: *She Xiang* und Muscon haben eine stimulierende Wirkung auf die glatte Muskulatur und verursachen Uteruskontraktionen. Uteri in gravidem Zustand werden stärker beeinflusst als in nichtgravidem Zustand.[6]
- **Antineoplastisch**: *She Xiang* und Muscon wirken vorbeugend gegen Aszites und Tumoren bei Mäusen.[7] Bei Menschen wurden *Xiang* und Muscon angewendet, um Tumorerkrankungen des Ösophagus, der Magendrüsen, des Darms und der Harnblase zu behandeln.[8]

16

Klinische und wissenschaftliche Studien

- **Angina pectoris**: Die sublinguale Verabreichung von *She Xiang* war bei der Behandlung von 367 Patienten mit Angina pectoris und koronarer Herzkrankheit wirksam.[9] In einer anderen Studie mit 287 Patienten erwies sich eine Arzneisalbe, die als Hauptbestandteil *She Xiang* enthielt, als wirksam, wenn sie auf *Xinshu* (Bl 15) aufgetragen wurde. Die Salbe wurde alle 24 Stunden neu aufgetragen.[10]
- **Hepatitis und Leberzirrhose**: Die bilaterale Injektion von 2 ml 5-prozentigem *She Xiang* (entsprechend 100 mg) abwechselnd in *Zhangmen* (Le 13) und *Qimen* (Le 14) brachte befriedigende Ergebnisse bei 32 Patienten mit chronischer Hepatitis bzw. Leberzirrhose im Frühstadium. Die Behandlung wurde einmal wöchentlich über einen Zeitraum von vier Wochen (= ein Behandlungszyklus) durchgeführt.[11]
- **Schmerzen im unteren Rücken**: Einem Bericht zufolge wurden 21 Patienten mit Traumaschmerzen im unteren Rücken mit Injektionen von 2–4 ml 0,2-prozentigem *She Xiang* in die *Ah Shi* Punkte mit befriedigenden Ergebnissen behandelt. Die Behandlung wurde einmal wöchentlich für insgesamt zwei Wochen durchgeführt.[12]
- **Vitiligo**: 78 Patienten mit Vitiligo unterschiedlicher Schweregrade wurden mit subkutanen Injektionen von 0,4-prozentigem *She Xiang* behandelt. Die Wirksamkeitsrate betrug 83,33%. Die Injektionen erfolgten zweimal wöchentlich für die Dauer von drei Monaten pro Behandlungszyklus.[13]
- **Tumorerkrankungen**: *She-Xiang*-Injektionen haben bei der Behandlung von 96 Patienten mit unterschiedlichen Tumorerkrankungen (Ösophagus-, Magen-, Leber-, Darm- und Rektumkarzinom) positive Ergebnisse gezeigt (gesteigerter Appetit, Rückgang von Schwellungen und weitere Symptombesserungen).[14]

Toxikologie

Eine Überdosierung mit *She Xiang* führt bei Mäusen zu Symptomen wie Tremor, geschlossenen Augen und Atemdepression. In einer Studie betrug die LD_{50} von *She Xiang* bei intraperitonealer Injektion 331,1 mg/kg. In einer anderen Studie betrug die LD_{50} von *She Xiang* bei intravenöser Injektion 6 g/kg.[15, 16, 17]

Kommentar der Autoren

She Xiang gilt als wirksamste unter den aromatischen Substanzen. Sie öffnet Leitbahnen und Kollateralen und behandelt Bewusstlosigkeit, Karbunkel, nicht-verschiebliche Geschwülste und Amenorrhö. Seine zerstreuende Eigenschaft behandelt Schmerzen in der Brust und im Abdomen oder Schmerzen aufgrund von Traumata oder Wind-Feuchtigkeit-Blockaden. Wegen seiner starken und weit zerstreuenden Eigenschaften geben einige klassische Texte an, dass *She Xiang* in alle zwölf Leitbahnen eintritt, um Stagnationen aufzulösen.

She Xiang und *Su He Xiang* (Styrax) haben ähnliche Wirkungen: Sie öffnen die Sinne und wecken den *Shen* (Geist).

- *She Xiang* öffnet stärker die Sinne und ist sowohl für die Behandlung des kalten als auch des heißen *Bi Zheng* (geschlossene Erkrankung) geeignet. Es belebt das Blut, löst Stagnationen auf und stoppt Schmerzen.
- *Su He Xiang* ist schwächer als *She Xiang* und wird primär für die Behandlung des kalten Typs von *Bi Zheng* (geschlossene Erkrankung) verwendet, der durch Schleim verursacht wird. Es zerstreut Feuchtigkeit und behandelt Schmerzen und beengende Empfindungen in der Brust und im Abdomen.

Referenzen

1. *Xian Dai Zhong Yao Yao Li Xue* (Contemporary Pharmacology of Chinese Herbs), 1997; 1132–1133
2. The Merck Index 12th edition, Chapman and Hall/CRCnetBASE/Merck, 2000
3. *Zhong Yao Xue* (Chinese Herbology), 1998; 715:718
4. *Zhong Cheng Yao Yan Jiu* (Research of Chinese Patent Medicine), 1984; (7):1
5. *Zhong Yao Xue* (Chinese Herbology), 1998; 715:718
6. *Zhong Cheng Yao Yan Jiu* (Research of Chinese Patent Medicine), 1985; (3):5
7. *Ren Min Jun Yi* (Military Reserve Medicine), 1977, (7):54
8. *Zhong Yao Xue* (Chinese Herbology), 1998; 715:718
9. *Zhong Cheng Yao Yan Jiu* (Research of Chinese Patent Medicine), 1981; 9:13
10. *Zhong Xi Yi Jie He Za Zhi* (Journal of Integrated Chinese and Western Medicine), 1988; 7:409
11. *Tian Jing Zhong Yi* (Tianjing Chinese Medicine), 1987; 5:20
12. *Xin Zhong Yi* (New Chinese Medicine), 1985; 4:26
13. *Hu Nan Yi Xue Yuan Xue Bao* (Medical Journal of Hunan University of Medicine), 1980; 2:157
14. *Zhong Yi Yao Yan Jiu Can Kao* (Research and Discussion of Chinese Medicine and Herbology), 1975; 4:22
15. *Shang Hai Yao Wu Shi Yan* (Shanghai Research of Medicine), 1977
16. *Guo Wai Yi Xue Can Kao Zi Liao* (Foreign Reference of Medicine), 1974; (5):313
17. *Yao Xue Xue Bao* (Journal of Herbology), 1979; (11):685

Shí Chāng Pú
Acori Tatarinowii Rhizoma

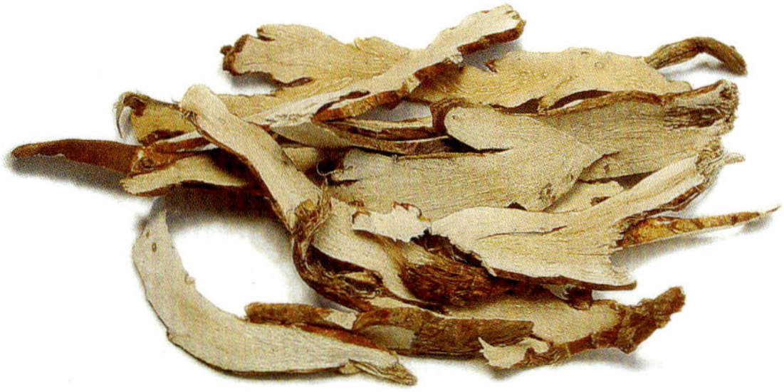

石菖蒲

Pinyin Name *Shí Chāng Pú*
Andere chinesische Namen *Chang Pu, Sui Chang Pu, Bai Chang*
Originalquelle *Shen Nong Ben Cao Jing* (Die Materia Medica des göttlichen Landmannes), vermutlich Östliche Han-Dynastie
Deutscher Name Grasblättriger Kalmus
Botanischer Name *Acorus tatarinowii* Schott; *Acorus Grammineus* Soland.
Pharmazeutischer Name Acori Tatarinowii Rhizoma
Eigenschaften Sauer, warm
Leitbahnen Herz, Magen

Chinesische therapeutische Wirkungen

Öffnet die Sinne, verdampft trüben Schleim

Schleim-Obstruktion: *Shi Chang Pu* (Acori Tatarinowii Rhizoma) ist eine der besten und wirksamsten Arzneidrogen, um die Sinne zu öffnen. Es behandelt Schleim, der die Sinne blockiert und Koma, Bewusstlosigkeit, manisches Verhalten, Delirium, hohes Fieber, Anfälle und Epilepsie verursacht.

- Hohes Fieber mit Koma oder Bewusstlosigkeit aufgrund von heißem Schleim: *Shi Chang Pu* zusammen mit *Yu Jin* (Curcumae Radix), *Lian Qiao* (Forsythiae Fructus), *Zhu Ye* (Phyllostachys Herba) und *Tian Zhu Huang* (Bambusae Concretio Silicea) verwenden.
- Manisches Verhalten mit schmierigem Zungenbelag und schlüpfrigem Puls: zu *Yuan Zhi* (Polygalae Radix), *Dan Nan Xing* (Arisaema cum Bile), *Fu Shen* (Poriae Sclerotium Pararadicis) und *Sheng Tie Luo* (Ferri Frusta) hinzufügen.
- Manisches Verhalten mit Stuhlverstopfung: mit *Da Huang* (Rhei Radix et Rhizoma), *Mang Xiao* (Natrii Sulfas), *Hou Po* (Magnoliae Officinalis Cortex) und *Zhi Shi* (Aurantii Fructus Immaturus) kombinieren.
- Epilepsie: *Shi Chang Pu* als Einzelarznei oder zusammen mit *Yu Jin* (Curcumae Radix), *Bai Fan* (Alumen) und *Zhu Sha* (Cinnabaris) verwenden.

Öffnet die Sinne, befriedet den Shen (Geist)

Schleim-Obstruktion: *Shi Chang Pu* öffnet wirkungsvoll die Sinne, beruhigt den *Shen* (Geist) und verbessert die sensorischen und kognitiven Funktionen. Es behandelt Vergesslichkeit, Tinnitus, Taubheit, Schwindel und einen „getrübten“ Sinnesapparat.

- Vergesslichkeit oder Schlaflosigkeit: *Shi Chang Pu* mit *Ren Shen* (Ginseng Radix et Rhizoma), *Fu Shen* (Poriae Sclerotium Pararadicis) oder *Yuan Zhi* (Polygalae Radix) kombinieren.
- Tinnitus oder Taubheit aufgrund von Nieren-Mangel: mit *Ci Shi* (Magnetitum) oder *Liu Wei Di Huang Wan* (Sechs Bestandteile Pille mit Rehmanniae Radix Praeparata) kombinieren.

Transformiert trübe Feuchtigkeit, harmonisiert den Mittleren Jiao (Mittlerer Erwärmer)

Feuchtigkeit-Akkumulation im Mittleren Jiao (Mittlerer Erwärmer): Eine Feuchtigkeitsblockade des Mittleren *Jiao* (Mittlerer Erwärmer) führt zu einer Verschlechterung der Transport- und Transformationsfunktion der Milz. Zu den Hauptsymptomen dieses Zustands gehören Völle- und Spannungsgefühl sowie Schmerzen in Brust und Abdomen, Appetitmangel und das Gefühl von reichlich dickem Speichel im Mund.

- Feuchtigkeit-Akkumulation im Mittleren *Jiao* (Mittlerer Erwärmer): *Shi Chang Pu* zusammen mit *Huo Xiang* (Agastaches Herba), *Cang Zhu* (Atractylodis Rhizoma), *Chen Pi* (Citri Reticulatae Pericarpium), *Fu Ling* (Poria) und *Hou Po* (Magnoliae Officinalis Cortex) einsetzen.
- Feuchte-Hitze-Diarrhö: zusammen mit *Shi Lian Zi* (Sinocrassulae Indicae Herba), *Huang Lian* (Coptidis Rhizoma), *Chen Pi* (Citri Reticulatae Pericarpium) und *He Ye* (Nelumbinis Folium) verwenden.
- Diarrhö mit Milz-Mangel: *Shi Chang Pu* zu *Dang Shen* (Codonopsis Radix) und *Bai Zhu* (Atractylodis Macrocephalae Rhizoma) hinzufügen.
- Diarrhö, begleitet von äußeren Zuständen: zusammen mit *Shi Lian Zi* (Sinocrassulae Indicae Herba), *Ge Gen* (Puerariae Radix Lobatae), *Huang Lian* (Coptidis Rhizoma) und *Huang Qin* (Scutellariae Radix) verwenden.

16

Unterstützt den Rachen

Heisere Stimme: *Shi Chang Pu* wirkt sich bei Heiserkeit aufgrund von Laryngitis oder einer Stimmbandentzündung positiv auf den Rachen aus.

- Heisere Stimme und trockener Mund: *Shi Chang Pu* zusammen mit *Pang Da Hai* (Sterculiae Lychnophorae Semen), *Mu Hu Die* (Oroxyli Semen), *Shi Hu* (Dendrobii Caulis) und *Mai Dong* (Ophiopogonis Radix) anwenden.

Weitere Wirkungen

Shi Chang Pu behandelt Ekzeme, Karbunkel, Furunkel und Schmerzen aufgrund von Traumata oder *Bi Zheng* (schmerzhaftes Blockade-Syndrom), das durch Wind-Feuchtigkeit-Obstruktion charakterisiert ist. *Shi Chang Pu* kann innerlich oder äußerlich angewendet werden.

Dosierung

5–10 g für getrocknetes *Shi Chang Pu*, 10–20 g für die frische Arzneidroge. *Shi Chag Pu* wird häufig im Dekokt oder in Tablettenform angewendet. Für die lokale Anwendung wird die Arzneidroge zu einem Pulver zermahlen oder das Dekokt für eine äußerliche Waschung angewendet.

Sicherheitshinweise, Kontraindikationen

Der Gebrauch von *Shi Chang Pu* ist nicht geeignet für Patienten mit Spermatorrhö, Schweißabsonderung oder *Yin*- und Blut-Mangel.

Chemische Zusammensetzung

α-Asaron, β-Asaron, Caryophyllen, α-Humulen, Sekishon, Asaronaldehyd.[1, 2]

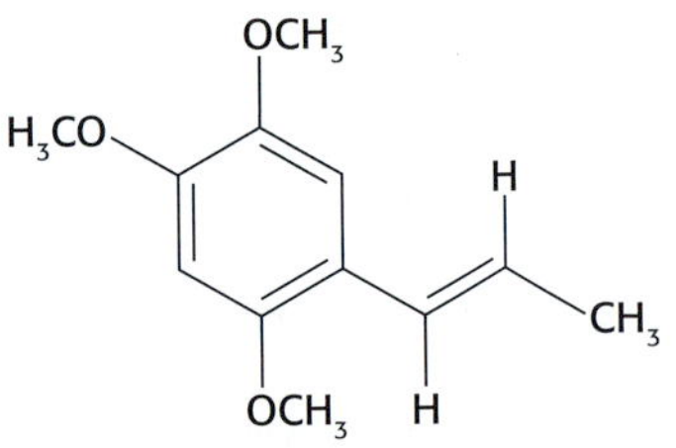

Abb. 16.3 α-Asaron

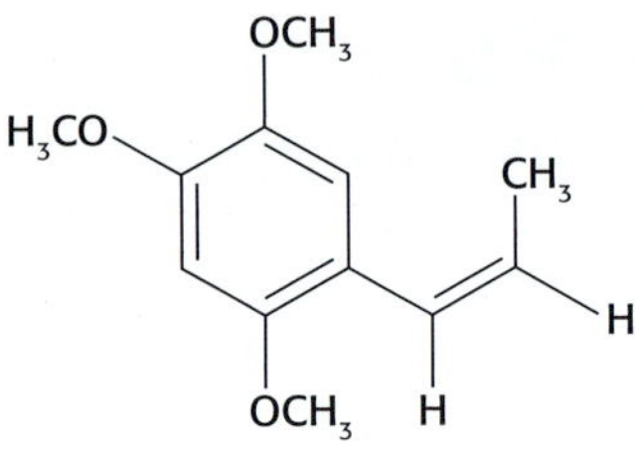

Abb. 16.4 β-Asaron

Pharmakologische Wirkungen

- **ZNS beruhigend**: Bei der Anwendung des ätherischen Öls von *Shi Chang Pu* wurde eine schlaffördernde Wirkung beobachtet, bei der Verwendung des wässrigen Extrakts ein antiepileptischer Effekt, bei beiden Verwendungsarten eine beruhigende Wirkung.[3]
- **Wirkung auf das Gedächtnis**: *Shi Chang Pu* verbessert das Gedächtnis. In einer Laborstudie wurden 55 Mäuse in drei Gruppen eingeteilt. Die erste Gruppe erhielt normales Salz, die zweite Gruppe 0,1 g/kg *Shi Chang Pu*, die dritte Gruppe 0,2 g/kg. Anschließend wurden die Mäuse in ein Labyrinth gesetzt um zu testen, wie viel Zeit sie brauchen, um aus dem Labyrinth herauszufinden, und wie viele Fehler sie dabei machen. Dasselbe Experiment wurde täglich sechs Tage lang wiederholt. Die Studienergebnisse führten zu dem Schluss, dass *Shi Chang Pu* bei Mäusen dosisabhängig sowohl die Zeit als auch die Anzahl der Fehler reduziert, bis sie aus dem Labyrinth herausfanden.[4]
- **Gastrointestinal**: *Shi Chang Pu* als Dekokt stimuliert die Sekretion von Magensäure.[5]

Klinische und wissenschaftliche Studien

- **Anfälle und Konvulsionen**: In einer Untersuchung wurden 90 Patienten dreimal täglich für die Dauer von 30 Tagen (= ein Behandlungszyklus) mit 50 mg α-Asaron behandelt. Die anschließende Kontrolle von Anfällen und Konvulsionen ergab, dass die Behandlung in ca. 83,3% der Fälle wirksam war.[6]
- **Chronisch-obstruktive Lungenerkrankungen (COPD)**: Einem Bericht zufolge wurden 148 Patienten mit chronisch-obstruktiven Lungenerkrankungen erfolgreich dreimal täglich über einen Zeitraum von 14 bis 21 Tagen mit 60 mg α-Asaron behandelt. Die Wirksamkeitsrate betrug 85,5%.[7]
- **Geistige Behinderung**: Eine Arzneibehandlung führte bei 30 Kindern mit einem niedrigen Intelligenzquotienten zu einer leichten bis mäßigen Verbesserung der schulischen Leistungen. Die Rezeptur enthielt *Ren Shen* (Ginseng Radix et Rhizoma), *Yuan Zhi* (Polygalae Ra-

dix), *Bu Gu Zhi* (Psoraleae Fructus), *Dou Kou* (Amomi Fructus Rotundus), Milchpulver, Kakao und Zucker. Den Kindern wurden zwei Wochen lang (= ein Behandlungszyklus) zweimal täglich 10–15 g der Rezeptur gegeben. Die Behandlungsdauer betrug insgesamt drei Monate.[8]

Wechselwirkung mit anderen Medikamenten

Äthanol: In einer In-vitro-Studie wurde eine traditionelle chinesische Rezeptur angewendet, die *Shi Chang Pu, Ren Shen* (Ginseng Radix et Rhizoma), *Yuan Zhi* (Polygalae Radix) und *Fu Ling* (Poria) enthielt. Die Behandlung führte zum Rückgang einer alkoholbedingten Verschlechterung der Gedächtnisleistung. Die Rezeptur verbesserte außerdem eine Scopolamin-induzierte Merkfähigkeitsstörung. Diese Ergebnisse legen nahe, dass die Arzneizubereitung die negativen Auswirkungen von Alkohol auf die Lern- und Gedächtnisprozesse verbessert.[9]

Toxikologie

Die LD_{50} für den wässrigen *Shi-Chang-Pu*-Extrakt bei intraperitonealer Injektion beträgt bei Mäusen 53 g/kg. Die LD_{50} für α-Asaron bei intraperitonealer Injektion beträgt 338,5 mg/kg. Die toxischen Auswirkungen führen zu Krampfanfällen, Konvulsionen, verlangsamter Atemfrequenz und innerhalb von 16 bis 24 Stunden zum Tod.[10]

Ergänzung

- 九節菖蒲/九节菖蒲 *Jiǔ Jié Chāng Pǔ* (Anemones Altaicae Rhizoma) ist sauer und warm. Zu den Hauptfunktionen von *Jiu Jie Chang Pu* gehören die Öffnung der Sinne, die Elimination von Schleim und die Beruhigung des *Shen* (Geist). Es behandelt Bewusstlosigkeit aufgrund von fieberhaften Erkrankungen oder Schleim-Obstruktionen, Anfälle, Tinnitus, Taubheit sowie Spannungsgefühl und Schmerzen in Brust und Abdomen. Im Unterschied zu *Shi Chang Pu* enthält *Jiu Jie Chang Pu* kein ätherisches Öl und ist leicht toxisch. Daher sollten diese Arzneien nicht gegeneinander ausgetauscht werden. Die Dosierung für *Jiu Jie Chang* beträgt 3–5 g.
- 藏菖蒲 *Zàng Chāng Pǔ* (Acori Calami Rhizoma) ist auch als 水菖蒲 *Shuǐ Chāng Pǔ* bekannt. Diese Arzneidroge ist sauer, bitter und warm und tritt in Herz, Milz und Dickdarm ein. *Zang Chang Pu* zerstreut Schleim, öffnet die Sinne, stärkt die Milz, löst Feuchtigkeit auf und tötet Parasiten ab. *Zang Chang Pu* und *Shi Chang Pu* (Acori Tatarinowii Rhizoma) stammen von derselben Gattung ab und haben ähnliche Eigenschaften. Gelegentlich werden sie ersatzweise verwendet. Pharmakologisch wirkt *Zang Chang Pu* antibiotisch gegen Methicillin-resistenten *Staphyllococcus aureus* (MRSA) und potenziert die antibiotische Wirkung von Chloramphenicol.[11] Die Dosierung für *Zang Chang Pu* beträgt 3–6 g.

Kommentar der Autoren

Shi Chang Pu und *Yuan Zhi* (Polygalae Radix) verbessern beide das Gedächtnis und die kognitive Leistung. *Shi Chang Pu* öffnet die Sinne und verbessert die Aufmerksamkeit. *Yuan Zhi* bewirkt dies, indem es den *Shen* (Geist) besänftigt und Hyperaktivität und Konzentrationsmangel mildert.

Laut Dr. Gan Zhu-Wang behandelt *Shi Chang Pu* Otitis media bei häufigem Fliegen oder Druckveränderungen in den Ohren.

Referenzen

1. *Xian Dai Zhong Yao Yao Li Xue* (Contemporary Pharmacology of Chinese Herbs), 1997; 1139
2. The Merck Index 12th edition, Chapman and Hall/CRCnetBASE/Merck, 2000
3. *Zhong Yao Xue* (Chinese Herbology), 1998; 722:725
4. *Zhong Cao Yao* (Chinese Herbal Medicine), 1992; 23(8):417
5. *Zhong Yao Xue* (Chinese Herbology), 1998; 722:725
6. *Yao Xue Tong Bao* (Report of Herbology), 1982; 9:50
7. *Xin Yao Yu Lin Chuang* (New Medicine and the Clinical Application), 1986; 4:210
8. *Zhong Cheng Yao Yan Jiu* (Research of Chinese Patent Medicine), 1982; 6:22
9. Biological and Pharmaceutical Bulletin. 1994; 17(11):1472–6
10. *Zhong Yao Yao Li Yu Ying Yong* (Pharmacology and Applications of Chinese Herbs), 1983:292
11. Abascal K., Yarnell E. Herb and Drug Resistance – Clinical Implications of Research on Microbial Resistance to Antibiotics; Alternative and Complementary Therapies, 2002; 8:5

Sū Hé Xiāng

Styrax

蘇合香 苏合香

Pinyin Name *Sū Hé Xiāng*
Wörtliche Übersetzung „Belebender und verbindender Duft"
Andere chinesische Namen *Su He*
Originalquelle *Ming Yi Za Zhu* (Verschiedene Aufzeichnungen berühmter Ärzte) von Tao Hong-Jing aus dem Jahr 500
Deutscher Name Styrax
Botanischer Name *Liquidambar orientalis* Mill. (*Su He Xiang Shu*)
Pharmazeutischer Name Styrax
Eigenschaften Sauer, warm
Leitbahnen Herz, Milz

Chinesische therapeutische Wirkungen

Macht die Sinnesöffnungen frei und zerstreut Trübes

Schlaganfall aufgrund von Schleim, Konvulsionen: *Su He Xiang* (Styrax) ist aromatisch und besonders dafür geeignet, die Leitbahnen zu wärmen, die Sinne zu öffnen, Trübes zu zerstreuen und Stagnationen aufzulösen. Es ist v.a. bei Schlaganfallpatienten wirksam, die plötzlich bewusstlos werden. Außerdem ist es hervorragend für *Bi Zheng* (geschlossene Erkrankung) vom Kälte-Typ geeignet.

- Plötzliche Bewusstlosigkeit oder *Bi Zheng* (geschlossene Erkrankung) vom Kälte-Typ: *Su He Xiang* zusammen mit *She Xiang* (Moschus), *Bing Pian* (Borneolum) und *Zhu Sha* (Cinnabaris) verwenden. **Beispiel-Rezeptur**: *Su He Xiang Wan* (Styrax Liquidis Pille).

Lindert Schmerzen

Kälte und Schmerzen in Brust und Abdomen: *Su He Xiang* ist besonders für Kälte und Schmerzen in Brust und Abdomen geeignet, die durch *Qi*-, Blut-, Kälte- oder Schleim-Stagnation verursacht werden. Die primäre Funktion dieser Substanz besteht darin, Stagnationen zu beseitigen. *Su He Xiang* wird in Pillenform in erster Linie für die Behandlung von Angina pectoris und koronarer Herzkrankheit eingesetzt.

- Schmerzen in Brust und Abdomen: *Su He Xiang* zusammen mit *Chen Xiang* (Aquilariae Lignum Resinatum), *Tan Xiang* (Santali Albi Lignum), *Xiang Fu* (Cyperi Rhizoma) und *Ding Xiang* (Caryophylli Flos) verwenden.
- Angina pectoris: zusammen mit *Bing Pian* (Borneolum), *Tan Xiang* (Santali Albi Lignum), *Ru Xiang* (*Olibanum*) und *Qing Mu Xiang* (Aristolochiae Radix) einsetzen.

Dosierung

0,3–1 g in Pillenform. *Su He Xiang* ist nicht für die Zubereitung im Dekokt geeignet. Für die äußerliche Anwendung wird es mit Alkohol vermischt.

Sicherheitshinweise, Kontraindikationen

Su He Xiang ist bei *Bi Zheng* (geschlossene Erkrankung) kontraindiziert, das durch Hitze oder einen Mangel-Zustand verursacht wird.

Chemische Zusammensetzung

Oleanonsäure, 3-epi-Oleanonsäure. [1]

Pharmakologische Wirkungen

- **Hämatologisch**: *Su He Xiang* hat gerinnungshemmende Eigenschaften und verlängert die Gerinnungszeit.[2]
- **Kardiovaskulär**: *Su He Xiang* wird häufig verwendet, um koronare Herzkrankheit zu behandeln. Es unterstützt den Herzmuskel, indem es die Blutperfusion erhöht, die Herzfrequenz senkt, den Sauerstoffverbrauch verringert und die Widerstandsfähigkeit gegen Hypoxie erhöht.[3]
- **Weitere Wirkungen**: *Su He Xiang* wirkt mild antibiotisch und antiphlogistisch.[4]

Klinische und wissenschaftliche Studien

- **Koronare Herzkrankheit (KHK)**: *Su He Xiang* wurde in verschiedenen Rezepturen verwendet, um mit gutem Erfolg KHK zu behandeln. In einer Studie wurden 146 KHK-Patienten mit einer Arzneirezeptur behandelt. Die Wirksamkeitsrate betrug 91,5%. Die Rezeptur enthielt *Su He Xiang*, *Bing Pian* (Borneolum), *Mu Xiang* (Aucklandiae Radix), *Zhu Sha* (Cinnabaris) und *Tan Xiang* (Santali Albi Lignum). In einer anderen Studie wurden 301 KHK-Patienten mit einer Arzneirezeptur behandelt, die *Su He Xiang* und *Bing Pian* enthielt. Die Wirksamkeitsrate lag bei 83,4%.[5]
- **Askariasis in den Gallengängen**: Einem Bericht zufolge sprachen acht von neun Patienten mit Askariasis in den Gallengängen gut auf eine *Su-He-Xiang*-Zubereitung an, die zwei- bis dreimal täglich mit warmem Wasser verabreicht wurde. [6]

Wechselwirkung mit anderen Medikamenten

Gerinnungshemmende oder thrombzytenaggregationshemmende Medikamente: *Su He Xiang* hat eine thrombzytenaggregationshemmende Wirkung und sollte bei Patienten, die eine gerinnungshemmende oder thrombzytenaggregationshemmende Medikation erhalten, mit Vorsicht angewendet werden. Obwohl eine potentielle Wechselwirkung bislang nicht dokumentiert ist, kann *Su He Xiang* die Wirkung von Medikamenten wie Warfarin potenzieren.[7] (Hinweis: Beispiele für Antikoagulanzien sind Heparin, Warfarin und Enoxaparin. Beispiele für Thrombozytenaggregationshemmer sind Acetylsalicylsäure, Dipyridamol und Clopidogrel.)

Kommentar der Autoren

Su He Xiang und *She Xiang* (Moschus) gleichen sich in ihrer Funktion, die Sinne zu öffnen und den *Shen* (Geist) zu erwecken.

- *Su He Xiang* ist schwächer als *She Xiang* und wird bevorzugt bei *Bi Zheng* (geschlossene Erkrankung) vom Kälte-Typ verwendet, z.B. bei Schlaganfall oder Konvulsionen, die durch Schleim verursacht werden. Darüber hinaus zerstreut es Feuchtigkeit und behandelt Schmerzen und beengende Empfindungen in Brust und Abdomen.
- *She Xiang* öffnet stärker die Sinne und ist sowohl für den Kälte-Typ als auch für den Hitze-Typ von *Bi Zheng* (geschlossene Erkrankungen) geeignet. Es belebt außerdem das Blut, zerstreut Stagnationen und stoppt Schmerzen.

Referenzen

1. *Xian Dai Zhong Yao Yao Li Xue* (Contemporary Pharmacology of Chinese Herbs), 1997; 1136–1137
2. *Zhong Cheng Yao* (Study of Chinese Patent Medicine), 1990; 12(9):31
3. *Yi Xue Xue Bao* (Report of Medicine), 1979; (11):655
4. *Zhong Yao Xue* (Chinese Herbology), 1998; 721:722
5. *Yi Xue Qing Kuang Jiao Liu* (Medical Information Exchange), 1977; 2:19
6. *Shan Xi Zhong Yi* (Shanxi Chinese Medicine), 1985; 7:322
7. Chen, J. Recognition and prevention of herb-drug interactions, Medical Acupuncture, Fall/Winter 1998/1999; 10 (2); 9–13

Zusammenfassung: Arzneien zur Öffnung der Sinne

Allgemeine Eigenschaften sinnesöffnender Arzneien

- **Geschmack**: sauer
- **Thermische Eigenschaft**: aromatisch und warm
- **Leitbahnbezug**: Herz
- **Therapeutische Wirkungen**: öffnen die Sinne, erwecken den *Shen* (Geist)

Die in Tabelle 16.1 aufgeführten Arzneidrogen öffnen die Sinne, wecken den *Shen* (Geist) und stellen die normalen Sinneswahrnehmungen wieder her. Sie werden innerlich eingenommen und äußerlich aufgetragen. Zu den klinischen Anwendungsgebieten gehören Herz-Feuer oder Schleim, der das Herz vernebelt, was sich in Symptomen wie Tremor, Spasmen, Schlaganfall und Konvulsionen manifestiert.

She Xiang (Moschus), **Bing Pian** (Borneolum) und **Su He Xiang** (Styrax) sind von Natur aus aromatisch und außerordentlich durchdringend. Sie behandeln mit hervorragenden Ergebnissen eine Vielzahl von Erkrankungen wie z.B. Angina pectoris bei koronarer Herzkrankheit. Darüber hinaus kommen sie zum Einsatz, um Geschwüre, Akkumulationen und *Bi Zheng* (geschlossene Erkrankung) zu behandeln.

She Xiang (Moschus) und **Bing Pian** (Borneolum) werden außerdem äußerlich angewendet, um toxische Schwellungen, Skrofulose, Wunden und Furunkel zu behandeln. Zusätzlich behandelt *She Xiang* Traumata, Amenorrhö, Dysmenorrhö, schwere Geburt, Augenerkrankungen, wunden Rachen und Konvulsionen bei Kindern.

Shi Chang Pu (Acori Tatarinowii Rhizoma) behandelt Manie, Benommenheit und mentale Desorientiertheit, Vergesslichkeit und Schlaflosigkeit.

Tab. 16.1 Gemeinsamkeiten und Unterschiede der sinnesöffnenden Arzneien

Name	Gemeinsamkeiten	Unterschiede
Bing Pian (Borneolum)	Öffnen die Sinne und erwecken den *Shen* (Geist)	Klärt als äußerliche Anwendung Hitze und stoppt Schmerzen
She Xiang (Moschus)		Belebt die Blutzirkulation und löst Blut-Stagnation
Shi Chang Pu (Acori Tatarinowii Rhizoma)		Löst Feuchtigkeit auf und harmonisiert den Mittleren *Jiao* (Mittlerer Erwärmer)
Su He Xiang (Styrax)		Wärmt die Leitbahnen und löst *Bi Zheng* (geschlossene Erkrankung) vom Kälte-Typ

Tab. 16.2 Arzneien aus anderen Wirkungskategorien mit Funktionen zur Öffnung der Sinne

Name	Wirkungskategorie
Chan Su (Bufonis Venenum)	Substanzen für die äußerliche Anwendung (► II/Kap. 20)
Niu Huang (Bovis Calculus)	Hitze klärende Arzneien (► II/Kap. 2)
Xi Xin (Asari Radix et Rhizoma)	Arzneien zur Erwärmung des Inneren (► II/Kap. 7)
Yuan Zhi (Polygalae Radix)	*Shen* (Geist) besänftigende Arzneien (► II/Kap. 14)
Zao Jiao (Gleditsiae Fructus)	Schleim umwandelnde sowie Husten- und Keuchatmung stillende Arzneien (► II/Kap. 13)
Zhang Nao (Camphora)	Substanzen für die äußerliche Anwendung (► II/Kap. 20)

17 Tonisierende Arzneien

补f虚药

Definition

„Tonisieren" bedeutet, das *Qi* zu stärken, das Blut zu beleben, das *Yin* zu nähren und das *Yang* aufzubauen. Tonisierende Arzneien verbessern die Funktion der inneren Organe, stärken die körperliche Konstitution, regen das Immunsystem an und verbessern den allgemeinen Gesundheitszustand.

Qi, Yang, Blut und **Yin** sind fundamentale Elemente im Körper. *Qi*- oder *Yang*-Mangel bedeuten eine Verschlechterung der physischen Funktion, während ein *Blut*- oder *Yin*-Mangel für eine Knappheit der körperlichen Substanz steht.

Untergeordnete Wirkungskategorien

1. **Qi tonisierende Arzneidrogen** stärken die **Milz** und die **Lunge**, um die Funktionalität dieser beiden Organe zu verbessern. Die **Milz** ist für den Transport von Flüssigkeiten verantwortlich und für die Transformation der Nahrung. Ein Milz-*Qi*-Mangel ist durch Lethargie, Energiemangel, Schwäche der Extremitäten, Appetitmangel, Völle- und Spannungsgefühl im Abdomen, Diarrhö, Gewichtsverlust, Ödeme, Organprolaps (meistens Magen, Uterus oder Rektum) und Blutungen charakterisiert. Die **Lunge** ist für die Atmung verantwortlich. Ein Lungen-*Qi*-Mangel ist durch Kurzatmigkeit, Unlust zu sprechen, Keuchatmung und Dyspnoe nach minimaler körperlicher Aktivität sowie durch Schwitzen gekennzeichnet.
2. **Yang tonisierende Arzneidrogen** bauen das **Nieren-Yang** auf. Da das Nieren-*Yang* als Quelle des *Yang* im gesamten Körper angesehen wird, hilft das Tonisieren des Nieren-*Yang* Patienten mit **Milz-Yang**- und **Herz-Yang**-Mangel. Die Nieren sind für das Fortpflanzungssystem und für das Urogenitalsystem verantwortlich. Nieren-Mangel führt zu Störungen wie Kälteaversion, Schwäche und Schmerzen im unteren Rücken und in den Knien, Kälte und Schmerzen im unteren Abdomen, Unfruchtbarkeit, vorzeitigem Samenerguss, Impotenz, Leukorrhö mit klarem Ausfluss, häufiges nächtliches Wasserlassen und Harninkontinenz. Störungen, die durch *Yang*-Mangel charakterisiert sind, können wirkungsvoll mit Nieren-*Yang*-tonisierenden Arzneidrogen behandelt werden.
3. **Blut tonisierende Arzneidrogen** vitalisieren das Blut. Ein Blut-Mangel hat Auswirkungen auf **Milz, Leber** und **Herz** oder entsteht durch Schwäche oder Versagen dieser Organe. Die Milz *kontrolliert* das Blut, die Leber *speichert* das Blut und das Herz *kontrolliert die Blutgefäße*. Die mangelnde Versorgung mit Blut beeinflusst nachteilig die Fähigkeit jedes Organs, seine Funktionen auszuüben. Blut-Mangel ist gekennzeichnet durch eine bleiche Gesichtsfarbe, blasse Lippen und Nägel, übermäßiges Sich-Sorgen, Palpitationen, Vergesslichkeit, Schlaflosigkeit, übermäßiges Träumen, leichtes Sich-Ängstigen, Gewichtsverlust, Ödeme, verringerte Menstruationsblutung, schwach-gefärbte Menstruationsblutung, verspätete Menstruation oder Amenorrhö.
4. **Yin tonisierende Arzneidrogen** nähren das *Yin* und fördern die Bildung von Körpersäften. *Yin*-Mangel entsteht als Folge fieberhafter Erkrankungen, chronischer Krankheiten oder eines schädlichen Lebensstils und bezieht sich gewöhnlich auf die **Nieren** und die **Leber** oder beeinflusst diese nachteilig. Klassische Zeichen und Symptome eines *Yin*-Mangels sind u.a. Abmagerung, Schmerzen sowie Wundheitsgefühl im unteren Rücken und in den Knien, Muskel- und Knochenschwäche, abnehmende Spermienbildung, Schwindel, Tinnitus, trockene Augen, Benommenheit und Vergesslichkeit. *Yin*-Mangel kann durch Hitze erschwert werden, und zwar aufgrund der Unfähigkeit des *Yin*, das *Yang* zu kontrollieren. *Yin*-Mangel-Hitze ist gekennzeichnet durch undulierendes Fieber, rote Wangen, warme Handinnenflächen und Fußsohlen, trockenen Mund und Rachen, Spermatorrhö, Nachtschweiß, trockenen Stuhl, eine rote oder rissige Zunge, einen dünnen oder fehlenden Zungenbelag und einen fadenförmigen, schnellen Puls. Neben Leber und Nieren kommt *Yin*-Mangel auch in **Magen** und **Lunge** vor. Magen-*Yin*-Mangel ist gekennzeichnet durch einen trockenen Mund, Durst, eine trockene rote Zunge, trockenes Würgen und trockene Stühle oder Stuhlverstopfung. Lungen-*Yin*-Mangel ist charakterisiert durch trockenen Husten, spärliches oder kein Sputum, Husten mit spärlichem Schleim und Blutspuren sowie einen trockenen Mund und eine trockene Zunge. Lungen-*Yin*-Mangel ist darüber hinaus durch die chronische Natur der Krankheit gekennzeichnet. Ein *Yin*-Mangel kann in unterschiedlichen Organen mit oder ohne Komplikationen auftreten und muss dementsprechend behandelt werden.

Differentialdiagnose und Behandlung

Tonisierende Arzneien bilden, stärken, nähren oder vermehren *Qi*, Blut, *Yin* und *Yang*. Während ein Mangel jeder Substanz einzeln vorkommen kann, treten Mangel-Zustände üblicherweise in Kombinationen auf.

- **Qi- und Yang-Mangel** stehen beide für elementare Körperfunktionalitäten und treten häufig gemeinsam auf. Schwere Fälle von *Qi*-Mangel können zu *Yang*-Mangel führen, während ein *Yang*-Mangel *immer* mit einem *Qi*-Mangel verbunden ist.
- **Qi- und Blut-Mangel** treten häufig gemeinsam auf, da die Bildung des einen von der Unterstützung des anderen abhängig ist. D.h., die *Qi*-Bildung benötigt eine adäquate Unterstützung des Blutes und die Blut-Bildung benötigt die entsprechende Unterstützung durch das *Qi*. Daher werden *Qi*- und Blut-Tonika oft gemeinsam verwendet.

- **Qi- und Yin-Mangel** treten häufig zusammen auf, da sie von fiebrigen Erkrankungen oder chronischen Krankheiten stark verbraucht werden. Arzneien, die das *Yin* nähren und die Bildung von Körpersäften fördern, erleichtern die Wiedergewinnung der physischen Funktionen und die Rehabilitation von *Qi*. Daher üben *Qi*- und *Yin*-Tonika bei vorliegendem *Qi*- und *Yin*-Mangel eine synergistische Wirkung aus.
- **Yin- und Blut-Mangel** treten ebenfalls zusammen auf, da alle Einflüsse auf das *Yin* auch das Blut betreffen und umgekehrt. Treten *Yin*- und Blut-Mangel gemeinsam auf, kommen die jeweiligen Tonika für beide gleichzeitig zum Einsatz.
- **Yin- und Yang-Mangel** können zusammen auftreten, da die Bildung des einen vom anderen abhängt. D.h., ein chronischer *Yin*-Mangel führt zu einem *Yang*-Mangel und ein chronischer *Yang*-Mangel führt zu einem *Yin*-Mangel. Daher werden Arzneidrogen, die das *Yin* nähren und das *Yang* tonisieren, gemeinsam verwendet.

Qi-, Blut-, *Yin*- und/oder *Yang*-Mangel schwächen die körperliche Konstitution und erhöhen die Verwundbarkeit des Körpers für zusätzliche Unausgewogenheiten. Daher sind Zustände, die durch einen Mangel verursacht werden, häufig mit Komplikationen verbunden.

- *Yang*-Mangel ist häufig mit **Kälte** verbunden und macht eine Behandlung erforderlich, die das *Yang* tonisiert und Kälte zerstreut.
- *Yin*-Mangel ist häufig mit **Mangel-Hitze** verbunden. Dieser Zustand wird behandelt, indem das *Yin* genährt und Mangel-Hitze geklärt wird.
- *Qi*-Mangel ist oft mit **Qi-Stagnation** verbunden und erfordert eine Behandlung, die das *Qi* tonisiert und die *Qi*-Zirkulation belebt.
- Blut-Mangel kann zu **Vergesslichkeit** und **Schlaflosigkeit** führen und erfordert Arzneien, die das Blut tonisieren und *Shen* (Geist) besänftigen.
- *Qi*-Mangel kann durch die Anwesenheit eines **äußeren Syndroms** erschwert werden. Dies macht eine gleichzeitige Behandlung mit Arzneien erforderlich, die das *Qi* tonisieren und die Oberfläche entlasten.

Sicherheitshinweise, Kontraindikationen

- *Qi* tonisierende Arzneidrogen sind süß, manchmal klebrig, und können bei Schwäche oder anderen Unausgewogenheiten Feuchtigkeit und Stagnationen im Mittleren *Jiao* (Mittlerer Erwärmer) verursachen.
- *Yang* tonisierende Arzneidrogen sind warm und trocknend. Werden sie unüberlegt verschrieben, können sie das *Yin* schädigen und die Hitze vermehren.
- Blut und *Yin* tonisierende Arzneidrogen sind manchmal schwer oder fetthaltig, was Feuchtigkeit verursachen kann und die normale Verdauungsfunktion beeinträchtigt.

Patienten, die sehr geschwächt sind, profitieren unter Umständen nicht sofort von der Verordnung tonisierender Arzneien, da ihr Körper möglicherweise zu schwach ist, um die enthaltenen Nährstoffe zu verdauen und zu resorbieren. In diesem Fall sollten langfristig adstringierende Arzneien oder milde Tonika verschrieben werden, um eine erfolgreiche und vollständige Genesung sicherzustellen. Eine korrekte Behandlung verlangt in solchen Situationen Geduld und Beharrlichkeit, da eine aggressive tonisierende Behandlung die Genesung tatsächlich verzögern kann.

Verarbeitung

Tonisierende Arzneidrogen benötigen eine lange Kochzeit, um eine vollständige Extraktion der aktiven Bestandteile zu sichern. Um dem Patienten die Zustimmung für eine Langzeitbehandlung zu erleichtern, sollten diese Arzneidrogen in Pillenform oder als Tinktur verwendet werden.

Pharmakologische Wirkungen

- **Immunologisch**: Viele tonisierende Arzneien stärken das Immunsystem, indem sie die Leukozyten- und Lymphozytenzahl erhöhen und die zelluläre und humorale Immunabwehr stärken.
  - Arzneien, die die Leukozytenzahl bei Patienten mit Chemotherapie-induzierter Knochenmarksuppression erhöhen, sind u.a. *Dang Shen* (Codonopsis Radix), *Bai Zhu* (Atractylodis Macrocephalae Rhizoma), *Shu Di Huang* (Rehmanniae Radix Praeparata), *Nu Zhen Zi* (Ligustri Lucidi Fructus), *Bai Shao* (Paeoniae Radix Alba) und *Gou Qi Zi* (Lycii Fructus).
  - Arzneien, die die Anzahl der Lymphozyten bei Tumor-Patienten wirksam erhöhen, sind z.B. *Yin Yang Huo* (Epimedii Herba), *He Shou Wu* (Polygoni Multiflori Radix) und *Sha Shen* (Glehniae seu Adenophorae Radix).
  - Arzneien, die die Phagozytoseaktivität der Makrophagen erhöhen, sind u.a. *Ren Shen* (Ginseng Radix et Rhizoma), *Dang Shen* (Codonopsis Radix), *Huang Qi* (Astragali Radix) und *Yin Yang Huo* (Epimedii Herba).
  - Zu den Arzneien, die die Aktivität der T-Lymphozyten und natürlichen Killerzellen erhöhen, gehört z.B. *Dong Chong Xia Cao* (Cordyceps).

17

- *Ren Shen* (Ginseng Radix et Rhizoma) erhöht die Anzahl der IgM-Antikörper. *Huang Qi* (Astragali Radix) erhöht die Anzahl der IgE-Antikörper.
- **Adaptogen**: Tonisierende Arzneidrogen beeinflussen unterschiedliche Systeme, um die Fähigkeit des Körpers zu steigern, sich an Stress-Situationen anzupassen. Als Mechanismus mit adaptogener Wirkung gilt die Regulation durch das Herz-Kreislauf-System sowie durch das Nerven- und Atmungssystem.
  - Eine gesteigerte Widerstandsfähigkeit gegenüber Strahlungen kann mit *Ren Shen* (Ginseng Radix et Rhizoma) und *Ci Wu Jia* (Acanthopanacis Senticosi Radix) erreicht werden.
  - Eine erhöhte Widerstandsfähigkeit gegenüber Hypoxie kann mit *Ren Shen* (Ginseng Radix et Rhizoma), *Ci Wu Jia* (Acanthopanacis Senticosi Radix), *Yu Zhu* (Polygonati Odorati Rhizoma) und *Shu Di Huang* (Rehmanniae Radix Praeparata) erreicht werden.
  - Eine medikamenteninduzierte Leberschädigung kann durch den Einsatz von *Ren Shen* (Ginseng Radix et Rhizoma), *Wu Wei Zi* (Schisandrae Fructus), *Shu Di Huang* (Rehmanniae Radix Praeparata), *Dang Gui* (Angelicae Sinensis Radix), *Gou Qi Zi* (Lycii Fructus) und *Huang Qi* (Astragali Radix) minimiert werden.
  - Geistige und physische Müdigkeit kann mit *Ren Shen* (Ginseng Radix et Rhizoma), *Ci Wu Jia* (Acanthopanacis Senticosi Radix) und *Wu Wei Zi* (Schisandrae Fructus) gebessert werden.
- **Endokrinologisch**: Einige tonisierende Arzneien stimulieren das Hormonsystem, um die Sekretion endogener Hormone zu erhöhen wie z.B. ACTH, Schilddrüsenhormone, Kortikoide sowie männliche und weibliche Geschlechtshormone.
  - Arzneien, die die Nebennierenrinde regulieren, sind u.a. *Ren Shen* (Ginseng Radix et Rhizoma), *Ci Wu Jia* (Acanthopanacis Senticosi Radix), *Wu Wei Zi* (Schisandrae Fructus) und *Gan Cao* (Glycyrrhizae Radix et Rhizoma).
  - Zu den Arzneien, die die Bildung männlicher Geschlechtshormone stimulieren, gehören *Lu Rong* (Cervi Pantotrichum Cornu), *Yin Yang Huo* (Epimedii Herba) und *Dong Chong Xia Cao* (Cordyceps).
  - Arzneien, die die Bildung weiblicher Geschlechtshormone stimulieren, sind z.B. *Bu Gu Zhi* (Psoraleae Fructus) und *She Chuang Zi* (Cnidii Fructus).
- **Metabolisch**: Einige Substanzen setzen den Blutzuckerwert und den Cholesterinspiegel herab, z.B. *Ren Shen* (Ginseng Radix et Rhizoma), *Yu Zhu* (Polygonati Odorati Rhizoma), *Bai Zhu* (Atractylodis Macrocephalae Rhizoma), *Shu Di Huang* (Rehmanniae Radix Praeparata), *Gou Qi Zi* (Lycii Fructus), *Huang Jing* (Polygonati Rhizoma) und *Yin Yang Huo* (Epimedii Herba). Arzneien, die den Plasma-Cholesterinspiegel senken, sind u.a. *Ren Shen*, *Nu Zhen Zi* (Ligustri Lucidi Fructus), *Dang Gui* (Angelicae Sinensis Radix), *He Shou Wu* (Polygoni Multiflori Radix), *Gou Qi Zi*, *Huang Jing* und *Yin Yang Huo*.
- **Kardiovaskulär**: Tonisierende Arzneidrogen erhöhen die Kontraktilität des Herzmuskels, erweitern die Blutgefäße, senken den Blutdruck sowie den Sauerstoffbedarf des Herzmuskels, behandeln Herzrhythmusstörungen und erhöhen die Durchblutung in Richtung Herzmuskel.
  - Arzneien mit herzstärkenden Eigenschaften sind beispielsweise *Ren Shen* (Ginseng Radix et Rhizoma), *Huang Qi* (Astragali Radix), *Ling Zhi* (Ganoderma), *Bai Shao* (Paeoniae Radix Alba), *Lu Rong* (Cervi Pantotrichum Cornu) und *Bu Gu Zhi* (Psoraleae Fructus).
  - Arzneien mit gefäßerweiternder Wirkung sind u.a. *Ren Shen* (Ginseng Radix et Rhizoma), *Dang Shen* (Codonopsis Radix), *Huang Qi* (Astragali Radix), *Dang Gui* (Angelicae Sinensis Radix), *Bai Shao* (Paeoniae Radix Alba), *Lu Rong* (Cervi Pantotrichum Cornu), *Yin Yang Huo* (Epimedii Herba), *Bu Gu Zhi* (Psoraleae Fructus) und *Mai Dong* (Ophiopogonis Radix).
- **Weitere Wirkungen**: Tonisierende Arzneien stärken den Körper, verbessern die physische und kognitive Leistung, verbessern Schlaf und Appetit und führen zu einer Gewichtszunahme.

Mögliche Wechselwirkungen mit anderen Medikamenten

- **Immunsuppressiva**: Viele tonisierende Arzneien stärken das Immunsystem. Obwohl dies in den meisten Fällen erwünscht ist, gibt es Situationen, in denen Vorsicht geboten ist, insbesondere bei Patienten, die ein Organtransplantat erhalten haben oder an einer Autoimmunerkrankung leiden. In diesen Fällen kann eine Stärkung des Immunsystems mit Immunsuppressiva interagieren, was die Gefahr einer Organabstoßung erhöht, oder sie kann Substanzen beeinträchtigen, die die Immunfunktionen regulieren.
- **Hormone**: Arzneien, die das Hormonsystem stimulieren, fördern die Hormonabgabe und sollten mit Vorsicht bei Patienten angewendet werden, die bereits eine Hormonsubstitution mit Insulin, Steroiden oder Sexualhormonen erhalten. Obwohl die Arzneidrogen und die konventionellen Medikamente darauf ausgerichtet sind, dieselben Störungen zu behandeln, kann der gleichzeitige Gebrauch die Gesamtwirkung potenzieren und unerwünschte Nebenwirkungen verursachen.
- **Herz-Kreislauf-Medikamente**: Einige tonisierende Arzneien beeinflussen das Herz-Kreislauf-System. Arzneidrogen mit herzstärkender Wirkung erhöhen den Blutdruck, während Arzneien mit gefäßerweiternder Wirkung den Blutdruck senken. Deshalb muss der gleichzeitige Gebrauch von Arzneidrogen und kardio-

tonischen Pharmazeutika sorgfältig erwogen und engmaschig beobachtet werden, um nachteilige Interaktionen zu vermeiden.

- **Dexamethason**: Es konnte nachgewiesen werden, dass eine Dexamethason-induzierte Osteoporose bei männlichen Ratten verhindert und behandelt werden kann, indem Nieren tonisierende Arzneidrogen eingesetzt werden, die das Hormonsystem regulieren.[1]

Referenzen

1. Shen, P., Chen, D., Zhang, G. Study on efficacy of Chinese Kidney-Tonifying Recipe in male rats with osteoporosis induced by dexamethasone and its mechanism. *Chung-Kuo Chung His I Chieh Ho Tsa Chih.* 1998 May; 18(5):290–2

Bái Biǎn Dòu

Lablab Semen Album

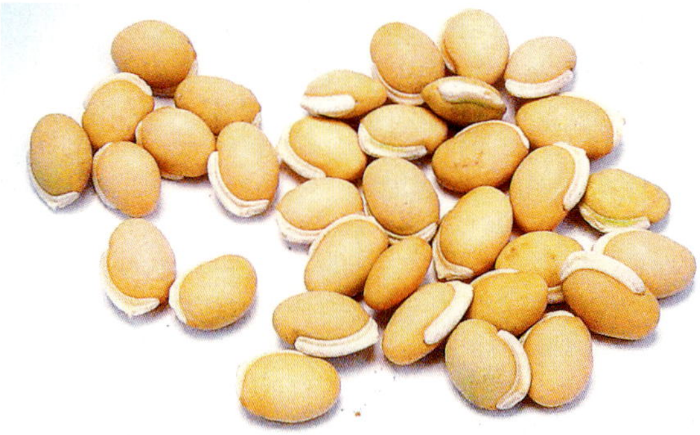

白扁豆

Pinyin-Name *Bái Biǎn Dòu*
Wörtliche Übersetzung „Weiße flache Bohne“
Andere chinesische Namen *Bian Dou*
Originalquelle *Ming Yi Za Zhu* (Verschiedene Aufzeichnungen berühmter Ärzte) aus dem Jahr 500 von Tao Hong-Jing
Deutscher Name Helmbohnensamen
Botanischer Name *Dolichos lablab* L. (*Bian Dou*)
Pharmazeutischer Name Lablab Semen Album
Eigenschaften Süß, leicht warm
Leitbahnen Milz, Magen

Chinesische therapeutische Wirkungen

Stärkt die Milz

Milz-Mangel mit Feuchtigkeit: *Bai Bian Dou* (Lablab Semen Album) ist süß und leicht warm. Es tritt in die Milz- und Magen-Leitbahn ein und stärkt sie, um Erkrankungen zu behandeln, die durch Mangel-Zustände von Milz und Magen mit Feuchtigkeit-Akkumulation charakterisiert sind. Die Milz tonisierende Wirkung von *Bai Bian Dou* ist mäßig, verursacht keine Stagnationen und löst Feuchtigkeit auf, ohne Flüssigkeiten auszutrocknen. Es ist besonders für schwache, chronisch kranke oder rekonvaleszente Patienten geeignet, die keine schweren Tonika verdauen können. Es ist in der Regel die tonisierende Arznei der Wahl, die verwendet wird, bevor stärkere Tonika zur Anwendung kommen. Zu den klinischen Anwendungsgebieten gehören Müdigkeit, Energiemangel, reduzierte Nahrungsaufnahme, weiche Stühle und Diarrhö.

- Mangel-Zustand von Milz und Magen mit Feuchtigkeit: *Bai Bian Dou* mit *Ren Shen* (Ginseng Radix et Rhizoma), *Bai Zhu* (Atractylodis Macrocephalae Rhizoma), *Fu Ling* (Poria) und *Yi Yi Ren* (Coicis Semen) kombinieren. **Beispiel-Rezeptur**: *Shen Ling Bai Zhu San* (Ginseng Radix, Poriae Sclerotium Paradicis und Atractylodis Macrocephalae Rhizoma Pulver).
- Leichter Mangel-Zustand von Milz und Magen: zusammen mit *Tai Zi Shen* (Pseudostellariae Radix), *Shan Yao* (Dioscoreae Rhizoma) und *Gu Ya* (Setariae Fructus Germinatus) verwenden.

Gynäkologische Erkrankungen: *Bai Bian Dou* stärkt die Milz, um übermäßigen Vaginalausfluss zu stoppen.

- Vaginalausfluss mit Müdigkeit: *Bai Bian Dou* zusammen mit *Bai Zhu* (Atractylodis Macrocephalae Rhizoma), *Qian Shi* (Euryales Semen) und *Hai Piao Xiao* (Sepiae Endoconcha) verwenden.

Klärt Sommer-Hitze und Feuchtigkeit

Sommer-Hitze und Feuchtigkeit: In Asien ist der Sommer die Jahreszeit, in der gewöhnlich pathogene Feuchtigkeit den Körper befällt, besonders den Mittleren *Jiao* (Mittlerer Erwärmer). *Bai Bian Dou* wird häufig verwendet, um Übelkeit, Erbrechen und Diarrhö zu behandeln, die mit der Disharmonie und Stagnation von Sommer-Hitze und Feuchtigkeit im Mittleren *Jiao* (Mittlerer Erwärmer) verbunden sind. Die wesentliche Funktion von *Bai Bian Dou* ist die Klärung von Feuchtigkeit, zusammen mit anderen Arzneien, die helfen Sommer-Hitze zu klären.

- Übelkeit und Erbrechen aufgrund von Sommer-Hitze und Feuchtigkeit: *Bai Bian Dou* zusammen mit *Xiang Ru* (Moslae Herba), *He Ye* (Nelumbinis Folium) und *Hou Po* (Magnoliae Officinalis Cortex) verwenden. **Beispiel-Rezeptur**: *Xiang Ru Yin* (Moslae Herba Pulver).

Eliminiert Toxine

Bai Bian Dou wird häufig verwendet, um Nahrungsmittelvergiftung, Alkoholintoxikation bzw. die Folgen der Aufnahme unterschiedlicher Toxine zu behandeln.

- Alkoholvergiftung: *Bai Bian Dou* zusammen mit *Ge Hua* (Puerariae Flos), *Dou Kou* (Amomi Fructus Rotundus) und *Sha Ren* (Amomi Fructus) einsetzen.
- Kugelfischvergiftung: mit *Lu Gen* (Phragmitis Rhizoma), *Zi Su Ye* (Perillae Folium) und *Sheng Jiang* (Zingiberis Rhizoma Recens) kombinieren.
- Geflügelvergiftung: *Bai Bian Dou* als Einzelarznei anwenden.
- Arsenvergiftung: *Bai Bian Dou* allein in Pulverform mit Wasser anwenden oder mit *Fang Feng* (Saposhnikoviae

Radix), *Lu Dou* (Phaseoli Radiati Semen) und *Gan Cao* (Glycyrrhizae Radix et Rhizoma) kombinieren.
- Calomelvergiftung: *Bai Bian Dou* allein verwenden.

Dosierung

10–30 g im Dekokt; 6–10 g als Pulver. Die maximale Dosis von *Bai Bian Dou* beträgt 50 g im Dekokt. Die unverarbeitete Arzneidroge ist besonders dafür geeignet, den Magen zu nähren, Sommer-Feuchtigkeit zu zerstreuen und Toxine zu eliminieren. Die trocken-gebratene Arzneidroge stärkt die Milz und mildert Diarrhö.

Sicherheitshinweise, Kontraindikationen

Gemäß *Ben Cao Cong Xin* (Gründlich überarbeitete Materia Medica) von Wu Yi-Luo aus dem Jahr 1751 ist das trocken-gebratene *Bai Bian Dou* die bevorzugte Form dieser Arznei, da die übermäßige Einnahme von frischem *Bai Bian Dou* (ohne Kochen) toxisch ist. (Hinweis: Frisches *Bai Bian Dou* gilt als toxisch, da es Hämagglutinin A enthält. Diese Komponenete ist für die unerwünschten Nebenwirkungen verantwortlich. Mit Hitze verarbeitetes *Bai Bian Dou* ist nicht toxisch, da Hämagglutinin A durch Hitze schnell inaktiviert wird.)[1]

Chemische Zusammensetzung

Protein 22,7%, Lipide 1,8%, Kohlenhydrate 57%, Calcium 0,046%, Phosphor 0,052%, Eisen 1 mg%, Phytin 0,247%, Stachyose, Raffinose, L-Pipecolinsäure, Hämagglutinin A, Hämagglutinin B.[2]

Toxikologie

Eine starke Überdosis von frischem *Bai Bian Dou* (ohne Kochen) bei Mäusen ist mit Wachstumsstörungen und Leberschädigungen verbunden.[3]

Ergänzung

- 扁豆衣 *Biǎn Dòu Yī* (Lablab Pericarpium Album) wird erstmals in der Qing-Dynastie erwähnt. Es stammt von der Fruchthaut derselben Pflanze wie *Bai Bian Dou*. Der Geschmack, die Eigenschaft und die Funktionen von *Bian Dou Yi* sind dieselben wie die von *Bai Bian Dou*, jedoch schwächer ausgeprägt. *Bian Dou Yi* blockiert nicht den Mittleren *Jiao* (Mittlerer Erwärmer). Es ist am besten geeignet für Milz-Mangel mit Feuchtigkeit oder für Sommer-Feuchtigkeit, Übelkeit und Erbrechen, Ödeme und Bein-*Qi*. Die empfohlene Dosis für *Bian Dou Yi* beträgt 5–10 g im Dekokt.
- 扁豆花 *Biǎn Dòu Huā* (Lablab Flos Album) wird das erste Mal in der *Tu Jing Ben Cao* (Illustrierter Klassiker der Materia Medica) von Su Song aus dem Jahr 1061 erwähnt. Es handelt sich um die Blüte der Pflanze. Sie wird im Juli oder August geerntet, wenn sie noch nicht voll aufgeblüht ist. Sie ist süß und neutral, zerstreut Sommer-Feuchtigkeit und harmonisiert den Magen. Sie wird am häufigsten verwendet, um Sommer-Feuchtigkeit mit Fieber, Diarrhö oder Dysenterie zu behandeln. Sie kann ebenfalls bei der Behandlung von roter oder weißer Leukorrhö eingesetzt werden. Die empfohlene Dosis für *Bian Dou Hua* beträgt 5–10 g im Dekokt oder als Pulver.

Kommentar der Autoren

In unterschiedlichen Quellen wurde die thermische Eigenschaft von *Bai Bian Dou* als kühl, neutral und leicht warm beschrieben. Vermutlich wurde die Arznei als kühl bezeichnet, da sie Sommer-Hitze kühlt und Toxine eliminiert. Dennoch beschreiben die meisten Texte *Bai Bian Dou* mittlerweile als warme Arznei, weil ihre wesentliche Wirkung darin besteht, die Milz zu tonisieren und den Mittleren *Jiao* (Mittlerer Erwärmer) zu stärken.

„*Bian Dou*" kann weiß, schwarz oder dunkelrot sein. 白扁豆 *Bai Bian Dou* (wörtlich: „weiße flache Bohne") wird in der Regel für medizinische Zwecke verwendet. 黑豆 *Hei Dou* (wörtlich: „schwarze Bohne") findet keine Verwendung in der Medizin. 紅血豆 *Hong Xue Dou* (wörtlich: „rote Blutbohne") eliminiert Toxine aus der Leber, reduziert Entzündungen und behandelt oberflächliche Sehbehinderungen.

Nach Dr. Zhu Shen-Yu ist *Bian Dou* eine der besten Arzneien für die Behandlung von Übelkeit und morgendlichem Unwohlsein während der Schwangerschaft. Andere Arzneien, die dafür gut geeignet sind, sind z.B. *Dao Dou* (Canavaliae Semen), *Sha Ren* (Amomi Fructus), *Huang Lian* (Coptidis Rhizoma), *Chen Pi* (Citri Reticulatae Pericarpium), *Zhu Ru* (Bambusae Caulis in Taeniam) und *Bai Zhu* (Atractylodis Macrocephalae Rhizoma).

Referenzen

1. Osman, HG. et al. Serological and chemical investigations on the glutinins of phaseolus montcalm. J Chem, 1963; 6(2):191
2. *Xian Dai Zhong Yao Yao Li Xue* (Contemporary Pharmacology of Chinese Herbs), 1997; 1206–1207
3. Osman, HG. et al. Serological and chemical investigations on the glutinins of phaseolus montcalm. J Chem, 1963; 6(2):191

Bái Zhú

Atractylodis Macrocephalae Rhizoma

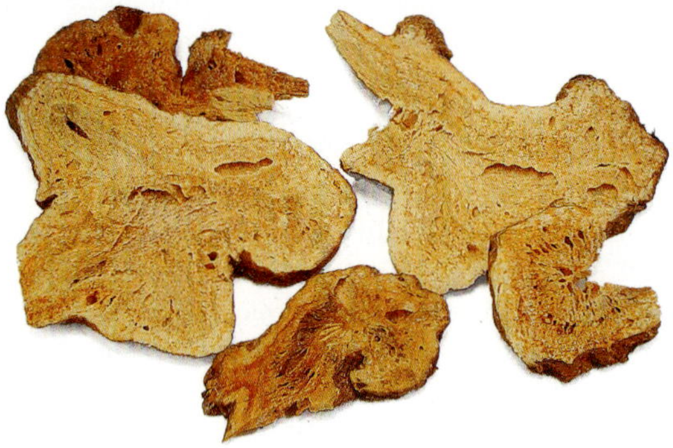

白朮 白术

Pinyin-Name *Bái Zhú*
Wörtliche Übersetzung „Weißer Atractylodes"
Andere chinesische Namen *Yu Zhu*
Originalquelle *Shen Nong Ben Cao Jing* (Die Materia Medica des göttlichen Landmannes), vermutlich Östliche Han-Dynastie
Deutscher Name Atractylodes-Wurzelstock
Botanischer Name *Atractylodes macrocephala* Koidz. (*Bai Zhu*)
Pharmazeutischer Name Atractylodis Macrocephalae Rhizoma
Eigenschaften Bitter, süß, warm
Leitbahnen Milz, Magen

Chinesische therapeutische Wirkungen

Tonisiert das Qi, stärkt die Milz

Milz- und Magen-Qi-Mangel: *Bai Zhu* (Atractylodis Macrocephalae Rhizoma) tonisiert den Mittleren *Jiao* (Mittlerer Erwärmer), um die Transformations- und Transportfunktion zu verstärken. Es behandelt Erkrankungen, die durch *Qi*-Mangel von Milz und Magen charakterisiert sind und Symptome wie z.B. Kurzatmigkeit, Müdigkeit, bleiche Gesichtsfarbe, reduzierte Nahrungsaufnahme, weiche Stühle und Diarrhö zeigen.

- *Qi*-Mangel von Milz und Magen: *Bai Zhu* mit *Ren Shen* (Ginseng Radix et Rhizoma), *Fu Ling* (Poria) und *Gan Cao* (Glycyrrhizae Radix et Rhizoma) kombinieren. **Beispiel-Rezeptur**: *Si Jun Zi Tang* (Vier Gentlemen Dekokt).
- *Qi*-Mangel von Milz und Magen mit Nahrungsmittel-Akkumulation und *Qi*-Stagnation: zusammen mit *Ren Shen* (Ginseng Radix et Rhizoma), *Fu Ling* (Poria), *Gan Cao* (Glycyrrhizae Radix et Rhizoma) und *Zhi Shi* (Aurantii Fructus Immaturus) verwenden.
- Mangel und Kälte von Milz und Magen: zusammen mit *Gan Jiang* (Zingiberis Rhizoma), *Ren Shen* (Ginseng Radix et Rhizoma) und *Zhi Gan Cao* (Glycyrrhizae Radix et Rhizoma Praeparata cum Melle) anwenden. **Beispiel-Rezeptur**: *Li Zhong Tang* (Dekokt, das die Mitte reguliert).

Milz-Mangel mit akkumulierter Feuchtigkeit: *Bai Zhu* ist von Natur aus bitter und warm und ist hervorragend dafür geeignet, Diarrhö zu behandeln, indem es Feuchtigkeit trocknet und die Milz stärkt.

- Diarrhö aufgrund von Sommer-Hitze und Feuchtigkeit: *Bai Zhu* zusammen mit *Che Qian Zi* (Plantaginis Semen) einsetzen.
- Diarrhö aufgrund von Mangel-Zuständen von Milz und Magen mit akkumulierter Feuchtigkeit: zusammen mit *Ren Shen* (Ginseng Radix et Rhizoma), *Fu Ling* (Poria), *Yi Yi Ren* (Coicis Semen) und *Sha Ren* (Amomi Fructus) verwenden. **Beispiel-Rezeptur**: *Shen Ling Bai Zhu San* (Ginseng Radix, Poriae Sclerotium Paradicis und Atractylodis Macrocephalae Rhizoma Pulver).
- Klare wässrige Leukorrhö aufgrund von Milz-Mangel und akkumulierter Feuchtigkeit: zu *Shan Yao* (Dioscoreae Rhizoma), *Cang Zhu* (Atractylodis Rhizoma) und *Che Qian Zi* (Plantaginis Semen) hinzufügen. **Beispiel-Rezeptur**: *Wan Dai Tang* (Dekokt, das Ausfluss beendet).

Blut-Mangel: Blut-Mangel kann sekundär aus einem Milz-*Qi*-Mangel entstehen, da die Blutbildung vom Vorhandensein des *Qi* abhängig ist. *Bai Zhu* wird mit anderen *Qi*- und Blut-Tonika verwendet, um das *Qi* zu tonisieren und die Blutbildung zu unterstützen.

- Blut-Mangel: *Bai Zhu* zusammen mit *Ren Shen* (Ginseng Radix et Rhizoma), *Fu Ling* (Poria), *Dang Gui* (Angelicae Sinensis Radix), *Bai Shao* (Paeoniae Radix Alba), *Chuan Xiong* (Chuanxiong Rhizoma), *Shu Di Huang* (Rehmanniae Radix Praeparata) und *Gan Cao* (Glycyrrhizae Radix et Rhizoma) verwenden. **Beispiel-Rezeptur**: *Ren Shen Yang Ying Tang* (Ginseng Radix et Rhizoma Dekokt, um das Nähr-*Qi* zu nähren) oder *Ba Zhen Tang* (Acht Schätze Dekokt).

Trocknet Feuchtigkeit, eliminiert Wasser-Akkumulation

Ödeme aufgrund einer Akkumulation von Wasser und Feuchtigkeit: Ein Mangel-Zustand der Milz verschlechtert ihre normale Funktion, Wasser zu transformieren und zu transportieren. Dies führt zu Ödemen und anderen Zuständen von Wasser-Akkumulation. *Bai Zhu* ist besonders gut für Ödeme mit Milz-*Qi*-Mangel geeignet.

- Ödeme mit Milz-Mangel: *Bai Zhu* zusammen mit *Fu Ling* (Poria), *Zhu Ling* (Polyporus) und *Ze Xie* (Alismatis Rhizoma) anwenden. **Beispiel-Rezeptur**: *Si Ling San* (Vier Bestandteile Pulver mit Poria).
- Ödeme mit Milz-*Yang*-Mangel: zu *Fu Ling* (Poria), *Zhu Ling* (Polyporus), *Ze Xie* (Alismatis Rhizoma) und *Gui Zhi* (Cinnamomi Ramulus) hinzufügen. **Beispiel-Rezeptur**: *Wu Ling San* (Fünf Bestandteile Pulver mit Poria).
- Ödeme mit Nieren-*Yang*-Mangel: zusammen mit *Fu Zi* (Aconiti Radix Lateralis Praeparata), *Fu Ling* (Poria) und *Sheng Jiang* (Zingiberis Rhizoma Recens) verwenden. **Beispiel-Rezeptur**: *Zhen Wu Tang* (Wahrer Krieger Dekokt).

Schleim-Akkumulation: Ein Mangel-Zustand der Milz verschlechtert ihre normale Funktion, Wasser zu transformieren und zu transportieren. Dies führt zu Akkumulation von Wasser, Feuchtigkeit und Schleim. Charakteristische Symptome sind u.a. Schwindel, Vertigo, Palpitationen und Husten mit klarem Auswurf.

- Schleim-Akkumulation: *Bai Zhu* zu *Gui Zhi* (Cinnamomi Ramulus), *Fu Ling* (Poria) und *Gan Cao* (Glycyrrhizae Radix et Rhizoma) hinzufügen. **Beispiel-Rezeptur**: *Ling Gui Zhu Gan Tang* (Poria, Cinnamomi Ramulus, Atractylodis Macrocephalae Rhizoma und Glycyrrhizeae Radix Dekokt).
- Schwindel und Gleichgewichtsstörungen aufgrund von Schleim mit Leber-Wind: zusammen mit *Ban Xia* (Pinelliae Rhizoma), *Tian Ma* (Gastrodiae Rhizoma), *Fu Ling* (Poria) und *Chen Pi* (Citri Reticulatae Pericarpium) anwenden. **Beispiel-Rezeptur**: *Ban Xia Bai Zhu Tian Ma Tang* (Pinelliae Rhizoma Praeparatum, Atractylodis Macrocephalae Rhizoma und Gastrodiae Rhizoma Dekokt).

Stoppt spontanes Schwitzen

Wei-(Abwehr-)Qi-Mangel mit spontanem Schwitzen: *Bai Zhu* tonisiert die Milz, stärkt das *Wei*-(Abwehr-)*Qi* und stoppt spontanes Schwitzen. Es kann einzeln oder in Kombination mit anderen Arzneien verwendet werden. *Bai Zhu* wird in der Regel nicht bei *Yin*-Mangel angewendet. Es ist jedoch wirksam bei der Behandlung von Nachtschweiß aufgrund von *Yin*-Mangel, wenn es mit entsprechenden Arzneien kombiniert wird.

- Spontanes Schwitzen: *Bai Zhu* zusammen mit *Huang Qi* (Astragali Radix), *Mu Li* (Ostreae Concha), *Ma Huang Gen* (Ephedrae Radix et Rhizoma) und *Fu Xiao Mai* (Tritici Fructus Levis) verwenden.
- Spontanes Schwitzen und Aversion gegen Wind aufgrund von *Wei*-(Abwehr-)*Qi*-Mangel: zu *Huang Qi* (Astragali Radix) und *Fang Feng* (Saposhnikoviae Radix) hinzufügen. **Beispiel-Rezeptur**: *Yu Ping Feng San* (Jade Windschutz Pulver).
- Nachtschweiß aufgrund von *Yin*-Mangel: mit *Shi Hu* (Dendrobii Caulis), *Mu Li* (Ostreae Concha) und *Wu Wei Zi* (Schisandrae Fructus) kombinieren.

Stabilisiert die Schwangerschaft

Unruhiger Fötus: Milz-*Qi*-Mangel kann bei schwangeren Frauen zu Mangelernährung und in der Folge zu einer Unruhe des Fötus führen. *Bai Zhu* tonisiert das Milz-*Qi*, das wiederum den Fötus nährt und ihn an seinem Platz hält. *Bai Zhu* behandelt einen unruhigen Fötus und eine instabile Schwangerschaft, die mit Milz-*Qi*-Mangel verbunden ist.

- Instabile Schwangerschaft mit schwerem *Qi*-Mangel: *Bai Zhu* zusammen mit *Ren Shen* (Ginseng Radix et Rhizoma), *Fu Ling* (Poria) und *Huang Qi* (Astragali Radix) verwenden.
- Instabile Schwangerschaft mit *Qi*-Mangel und innerer Hitze: zusammen mit *Huang Qin* (Scutellariae Radix) verwenden.
- Instabile Schwangerschaft mit Nieren-Mangel: zusammen mit *Sang Ji Sheng* (Taxilli Herba), *Du Zhong* (Eucommiae Cortex), *Xu Duan* (Dipsaci Radix) und *E Jiao* (Asini Corii Colla) einsetzen.
- Instabile Schwangerschaft mit *Qi*-Stagnation: mit *Zi Su Geng* (Perillae Caulis), *Sha Ren* (Amomi Fructus) und *Chen Pi* (Citri Reticulatae Pericarpium) kombinieren.
- Instabile Schwangerschaft mit Blut-Mangel: *Bai Zhu* zu *Shu Di Huang* (Rehmanniae Radix Praeparata), *Dang Gui* (Angelicae Sinensis Radix) und *Bai Shao* (Paeoniae Radix Alba) hinzufügen.
- Instabile Schwangerschaft mit Uterusblutungen: *Bai Zhu* zusammen mit *E Jiao* (Asini Corii Colla) und verkohltem *Ai Ye* (Artemisiae Argyi Folium) anwenden.
- Fehlgeburt mit Blutungen: *Bai Zhu* mit *E Jiao* (Asini Corii Colla) und verkohltem *Ai Ye* (Artemisiae Argyi Folium) kombinieren.

Dosierung

5–15 g im Dekokt. Unverarbeitetes *Bai Zhu* trocknet stärker Feuchtigkeit und eliminiert effektiver Wasser-Akkumulation. Die trocken-gebratene Arzneidroge tonisiert stärker das *Qi*, stärkt wirksamer die Milz, stoppt besser Schwitzen und stabilisiert besser die Schwangerschaft. Die verkohlte Form kräftigt stärker die Milz und stoppt wirksamer Diarrhö. Die frische Arzneidroge wird in höheren Dosierungen (60–120 g) auch verwendet, um Verstopfung zu behandeln.

Sicherheitshinweise, Kontraindikationen

- *Bai Zhu* ist als Einzelarznei nicht zu empfehlen bei *Yin*-Mangel, *Yin*-Mangel mit Hitze und Flüssigkeiten-Mangel. In diesen Fällen muss es mit geeigneten Arzneien kombiniert werden, um einen herausragenden Mangel zu verhindern.
- Die Anwendung von *Bai Zhu* ist in Fällen von *Qi*-Stagnation kontraindiziert, die durch Spannungsgefühle und Brustenge charakterisiert sind.

Chemische Zusammensetzung

Atractylol, Atractylon, Junipercampher, Atractylolid, Hydroxyatractylolid, Sesquiterpenelon, β-Eudesmol, Hinesol, 8-β-Ethoxyatractylenolid, Palmitinsäure, Anhydroatractylolid, Fructose, Synanthrin.[1]

Pharmakologische Wirkungen

- **Adaptogen**: Die Gabe eines *Bai-Zhu*-Dekokts war bei Mäusen mit einer Zunahme des Körpergewichts und einer erhöhten Schwimmleistung verbunden.[2]
- **Immunstimulierend**: *Bai Zhu* als Dekokt erhöht die Aktivität der Makrophagen und des endothelialen Systems. Außerdem erhöht es die Anzahl von Leukozyten, Lymphozyten und IgG.[3, 4]
- **Gastrointestinal**: *Bai Zhu* hat eine zweifache Wirkung auf den Magen-Darm-Trakt. In niedrigen Dosierungen (5–15 g) behandelt es Diarrhö. In hohen Dosierungen (60–120 g) behandelt es Stuhlverstopfung.[5]
- **Thrombozytenaggregationshemmend**: *Bai Zhu* hat eine deutliche thrombozytenaggregationshemmende Wirkung. In einer klinischen Studie mit gesunden Freiwilligen verlängerte die dreimal tägliche Einnahme eines 5-prozentigen *Bai-Zhu*-Dekokts über vier Tage signifikant die Prothrombinzeit. Die Wirkung hält bis zu zehn Tage nach der Einnahme an.[6]
- **Diuretisch**: *Bai Zhu* zeigt bei Ratten, Kaninchen, Hunden und anderen Tieren eine signifikante und anhaltende diuretische Wirkung. Der Wirkmechanismus wird einer Hemmung der Natriumrückresorption zugeschrieben, was zu einer gesteigerten Diurese führt.[7]
- **Antidiabetisch**: Die Verabreichung von *Bai Zhu* führt zu einem leichten Rückgang des Blutzuckerwerts bei Kaninchen und Ratten.[8]
- **Antineoplastisch**: Das ätherische Öl von *Bai Zhu* hatte in einer In-vitro-Studie eine deutlich hemmende Wirkung bei Ösophaguskarzinom.[9]

Klinische und wissenschaftliche Studien

- **Diarrhö**: Einem Bericht zufolge wurden 320 Kinder mit Diarrhö mit 3–4 g Arzneipulver (dreimal täglich vor den Mahlzeiten) mit guten Ergebnissen behandelt. Rohe, kalte, ölige oder fettige Lebensmittel wurden während der Behandlungsdauer vom Speiseplan gestrichen. Das Pulver enthielt *Bai Zhu* 200 g, *Shan Yao* (Dioscoreae Rhizoma) 200 g, *Zao Shu Pi* (Jujubae Cortex) 150 g und *Che Qian Zi* (Plantaginis Semen) 150 g, alle trocken-gebraten.[10]
- **Lebererkrankungen**: Unterschiedliche Lebererkrankungen, die durch Milz-Mangel und Feuchtigkeit-Akkumulation charakterisiert waren, wurden mit Arzneirezepturen, die auf *Bai Zhu* basierten, mit guten Ergebnissen behandelt. Die Dosis von *Bai Zhu* betrug 30–60 g für die Behandlung von Aszites aufgrund von Leberzirrhose, 15–30 g für die Behandlung von infektiöser Hepatitis und 60–100 g für die Behandlung von Lebertumoren.[11]
- **Übermäßiger Speichelfluss**: Die Behandlung von Kindern mit übermäßigem Speichelfluss mit frischem *Bai-Zhu*-Saft (10 g), der mit etwas Wasser und Zucker gemischt wurde, zeigte eine deutliche Wirksamkeit.[12]
- **Chronische Rücken- und Beinschmerzen**: In einer Untersuchung wurden 24 Patienten mit chronischen Rücken- und Beinschmerzen, die durch Kälte und Feuchtigkeit charakterisiert waren, zwei bis drei Tage lang zweimal täglich mit befriedigenden Resultaten mit einem Dekokt behandelt. Das Dekokt enthielt 30 g *Bai Zhu*, 6 g *Chuan Shan Jia* (Manitis Squama) und 100 ml Getreideschnaps.[13]
- **Menière-Krankheit**: Schwindel und Vertigo aufgrund von Morbus Menière wurden erfolgreich mit einer Arzneirezeptur behandelt, die jeweils 30 g trocken-gebratenes *Bai Zhu*, *Ze Xie* (Alismatis Rhizoma) und *Yi Yi Ren* (Coicis Semen) enthielt.[14]
- **Stuhlverstopfung**: In einer Untersuchung wurden 50 Frauen, die postoperativ an Verstopfung litten, für die Dauer von ein bis vier Tagen einmal täglich mit befriedigenden Ergebnissen mit einem Dekokt behandelt. Das Dekokt enthielt 60 g frisches *Bai Zhu*, 30 g *Di Huang* (Rehmanniae Radix) und 3 g *Sheng Ma* (Cimicifugae Rhizoma).[15] Ein anderer Bericht erwähnt, dass frisches *Bai Zhu* als Hauptarznei bei der Behandlung milder bis starker Stuhlverstopfung in einer Dosierung zwischen 30 und 150 g angewendet werden kann. Bei trockenen Stühlen wird *Di Huang* (Rehmanniae Radix) hinzugefügt; *Sheng Ma* (Cimicifugae Rhizoma) kann hinzugefügt werden, um klare Substanzen aufsteigen und trübe Substanzen absteigen zu lassen; *Rou Gui* (Cinnamomi Cortex), *Fu Zi* (Aconiti Radix Lateralis Praeparata), *Hou Po* (Magnoliae Officinalis Cortex) und *Gan Jiang* (Zingiberis Rhizoma) werden bei weichen Stühlen mit Schwierigkeiten bei der Stuhlentlee-

rung, bei glattem und schwarzgrauem Zungenbelag und einem dünnen, schwachen Puls hinzugefügt.[16]

Wechselwirkung mit anderen Mediakamenten

- **Omeprazol**: Es wird angenommen, dass Hinesol, einer der Inhaltsstoffe von *Bai Zhu*, ein relativ spezifischer Inhibitor für H^+/K^+-ATPase ist. Hinesol erhöhte außerdem den hemmenden Effekt von Omeprazol auf die H^+/K^+-ATPase, obwohl die exakten inhibitorischen Stellen unterschiedlich sind.[17]
- **Gerinnungshemmende oder thrombozytenaggregationshemmende Medikamente**: *Bai Zhu* hat eine thrombozytenaggregationshemmende Wirkung und sollte bei Patienten, die eine gerinnungshemmende oder thrombozytenaggregationshemmene Medikation erhalten, mit Vorsicht angewendet werden. Obwohl diese potentielle Wechselwirkung bislang nicht dokumentiert ist, kann *Bai Zhu* die Wirkung von Medikamenten wie Warfarin potenzieren.[18] (Hinweis: Beispiele für Antikoagulanzien sind Heparin, Warfarin und Enoxaparin; Beispiele für thrombozytenaggregationshemmende Medikamente sind Acetylsalicylsäure, Dipyridamol und Clopidogrel.)
- **Diuretika**: *Bai Zhu* wirkt diuretisch. Obwohl keine Berichte über eine mögliche Wechselwirkung vorliegen, kann die gleichzeitige Anwendung von *Bai Zhu* und diuretischen Medikamenten zu einer erhöhten Wasser- und Elektrolytausscheidung führen.[19] (Hinweis: Beispiele für Diuretika sind Chlorothiazid, Hydrochlorothiazid, Furosemid, Bumetanid und Torasemid.)

Toxikologie

Die LD_{50} für das Dekokt von *Bai Zhu* beträgt bei Mäusen bei intraperitonealer Injektion 13,3 g/kg. Eine nachfolgende Injektion bewirkt bei den meisten Tieren Erregbarkeit, auf die eine Beruhigung folgt.[20]
In einer anderen Studie folgte auf die zweimal tägliche orale Aufnahme des Dekokts von *Bai Zhu* (0,5 g/kg) über 14 Tage eine Abnahme der Leukozytenzahl, speziell der Lymphozyten.[21]

Kommentar der Autoren

Früher wurden *Bai Zhu* (Atractylodis Macrocephalae Rhizoma) und *Cang Zhu* (Atractylodis Rhizoma) gegeneinander ausgetauscht. Im *Shen Nong Ben Cao Jing* (Die Materia Medica des göttlichen Landmannes) aus dem 2. Jahrhundert wurde nur „*Zhu*" erwähnt, ohne zu unterscheiden, ob es sich um *Cang Zhu* oder *Bai Zhu* handelte. Bis zur Tang-Dynastie waren sie austauschbar. Von der Song-Dynastie an wurden *Cang Zhu* und *Bai Zhu* getrennt angewendet. Beide gehören zur Familie der Korbblütler und stärken die Milz, um Feuchtigkeit zu zerstreuen. *Bai Zhu* tonisiert jedoch das *Qi*, stoppt Schwitzen und stabilisiert den Fötus, während *Cang Zhu* stärker Feuchtigkeit trocknet und Schwitzen induziert, um äußere pathogene Faktoren zu zerstreuen. Heute wird *Bai Zhu* vorwiegend bei Patienten mit Milz-Mangel angewendet, während *Cang Zhu* bevorzugt Anwendung bei Patienten mit Feuchtigkeit findet. Ist sowohl Milz-Mangel als auch Feuchtigkeit vorherrschend, können die beiden Arzneien kombiniert werden.
Bai Zhu hat die bemerkenswerte Fähigkeit, sowohl Diarrhö als auch Stuhlverstopfung zu behandeln. Früher wurde es in einer normalen Dosierung (5–15 g) angewendet, um die Milz zu tonisieren, die Verdauungsfunktion zu stärken und Diarrhö zu behandeln. Vor einiger Zeit hat sich herausgestellt, dass frisches *Bai Zhu* in hoher Dosierung (60–120 g) auch bei der Behandlung von Stuhlverstopfung wirksam ist, vermutlich durch die Stärkung der Milz, die dann den Stuhl „herausdrückt". *Bai Zhu* wird für die Behandlung von Stuhlverstopfung allein oder in Kombination mit *Di Huang* (Rehmanniae Radix) oder *Sheng Ma* (Cimicifugae Rhizoma) verwendet.
Es gibt vier Arzneidrogen, die allgemein verwendet werden, um die Schwangerschaft zu stabilisieren:

- *Bai Zhu* (Atractylodis Macrocephalae Rhizoma) behandelt einen unruhigen Fötus aufgrund von Milz-*Qi*-Mangel.
- *Sha Ren* (Amomi Fructus) reguliert *Qi* und besänftigt einen unruhigen Fötus bei *Qi* -Stagnation und bei Mangel-Zuständen des Mittleren *Jiao* (Mittlerer Erwärmer).
- *Du Zhong* (Eucommiae Cortex) ist besonders dafür geeignet, einen rastlosen Fötus aufgrund von Nieren- und Leber-Mangel zu behandeln.
- *Huang Qin* (Scutellariae Radix) besänftigt einen unruhigen Fötus aufgrund von Hitze.

Referenzen

1. *Xian Dai Zhong Yao Yao Li Xue* (Contemporary Pharmacology of Chinese Herbs), 1997; 1180
2. *Xin Yi Yao Xue Za Zhi* (New Journal of Medicine and Herbology), 1974; 8:13
3. *Jun Shi Yi Xue Jian Xun* (Military Medicine Notes), 1977; 2:5
4. *Xin Yi Yao Xue Za Zhi* (New Journal of Medicine and Herbology), 1979; 6:60
5. *Chang Yong Zhong Yao Cheng Fen Yu Yao Li Shou Ce* (A Handbook of the Composition and Pharmacology of Common Chinese Drugs), 1994; 739–742
6. Ibid.
7. *Zhong Hua Yi Xue Za Zhi* (Chinese Journal of Medicine), 1961; 47(1):7
8. Ibid. 1958; 44(22):150
9. *Zhong Liu Yu Zhi Tong Xun* (Journal of Prevention and Treatment of Cancer), 1976; 2:40
10. *Shan Dong Zhong Yi Za Zhi* (Shandong Journal of Chinese Medicine), 1982; 2:107
11. *An Hui Zhong Yi Xue Yuan Xue Bao* (Journal of Anhui University School of Medicine), 1984; 2:25
12. *Liao Ning Zhong Yi Za Zhi* (Liaoning Journal of Chinese Medicine), 1986; 8:42

13. *Hu Bei Zhong Yi Za Zhi* (Hubei Journal of Chinese Medicine), 1982; 6:57
14. Ibid. 1983; 4:20
15. *Xin Yi Yao Xue Za Zhi* (New Journal of Medicine and Herbology), 1979; 6:27
16. Ibid. 1978; 4:9
17. Biochem Pharmacol 2000, April 1; 59(7):881–6
18. Chen, J. Recognition and Prevention of Herb-Drug Interactions, Medical Acupuncture, Fall/Winter 1998/1999; 10(2):9–13
19. Ibid.
20. *Sheng Li Xue Bao* (Physiology News), 1961; 24(3,4):227
21. *Chang Yong Zhong Yao Cheng Fen Yu Yao Li Shou Ce* (A Handbook of the Composition and Pharmacology of Common Chinese Drugs), 1994; 739–742

Cì Wŭ Jiā

Acanthopanacis Senticosi Radix

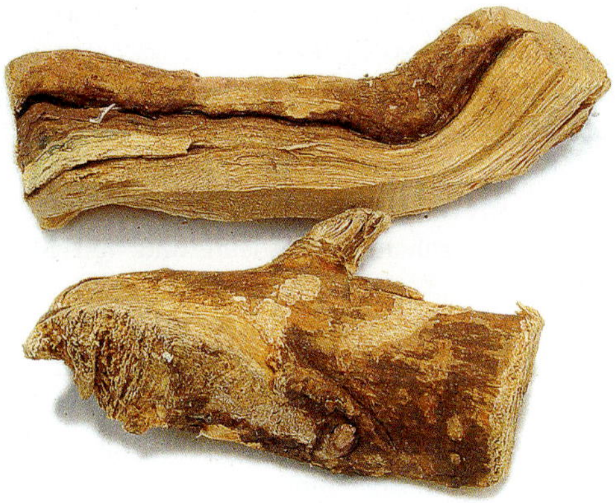

刺五加

Pinyin-Name *Cì Wŭ Jiā*
Wörtliche Übersetzung „Stacheliger Acanthopanax"
Andere chinesische Namen *Wu Jia Shen*
Deutscher Name Sibirische Ginsengwurzel, Acanthopanax-Wurzelrinde, Stachelpanaxwurzelrinde
Botanischer Name *Acanthopanax senticosus* (Rupr. et Maxim.) Harm. [auch als *Eleutherococcus senticosus* (Rupr. et Maxim bezeichnet.) Harm.]
Pharmazeutischer Name Acanthopanacis Senticosi Radix
Eigenschaften Scharf, leicht bitter, warm
Leitbahnen Milz, Nieren, Herz

Chinesische therapeutische Wirkungen

Tonisiert das Qi, stärkt Milz und Nieren

Milz- und Nieren-Yang-Mangel: *Ci Wu Jia* (Acanthopanacis Senticosi Radix) behandelt in der Regel Mangel-Zustände, die durch Müdigkeit, Energiemangel, Appetitmangel sowie Wundheit und Schmerzen des unteren Rückens und der Knie charakterisiert sind. *Ci Wu Jia* ist relativ mild und sollte mit anderen tonisierenden Arzneien kombiniert werden, um eine maximale Wirksamkeit zu erzielen.

- Allgemeine Müdigkeit, Appetitmangel: *Ci Wu Jia* zusammen mit *Ren Shen* (Ginseng Radix et Rhizoma), *Bai Zhu* (Atractylodis Macrocephalae Rhizoma), *Fu Ling* (Poria) und *Gan Cao* (Glycyrrhizae Radix et Rhizoma) verwenden.
- Schmerzen des unteren Rückens und der Knie aufgrund von Nieren-*Yang*-Mangel: mit *Du Zhong* (Eucommiae Cortex), *Sang Ji Sheng* (Taxilli Herba) und anderen Nieren-*Yang*-Tonika kombinieren.

Besänftigt Shen (Geist)

Gestörter Schlaf: *Ci Wu Jia* besänftigt den *Shen* (Geist), um Schlaflosigkeit oder einen traumgestörten Schlaf zu behandeln. Wegen der Mangelernährung des Herz-*Shen* träumen die Patienten übermäßig und haben Schwierigkeiten beim Einschlafen oder Durchschlafen. *Ci Wu Jia* sollte mit Arzneien kombiniert werden, die den *Shen* (Geist) besänftigen, um eine maximale Wirksamkeit zu erzielen.

- Gestörter Schlaf durch Mangel-Zustände: *Ci Wu Jia* zu *Long Yan Rou* (Longan Arillus), *Suan Zao Ren* (Ziziphi Spinosae Semen) und *Bai Zi Ren* (Platycladi Semen) hinzufügen.

Dosierung

9–27 g im Dekokt.

Chemische Zusammensetzung

Eleutherosid A, B, C, D, E; Daucosterin, Siringin, Ethyl-α-D-galactosid, Isofraxidinglucosid, Protoprimulagenin A, PES-A,B; Chlorogensäure, β-Sitosterol, Betulinsäure, Amygdalin, Isofraxidin.[1,2]

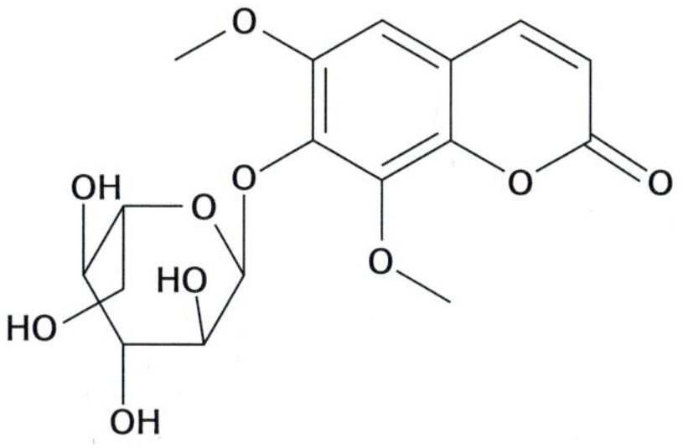

Abb. 17.1 Eleutherosid B_1

Pharmakologische Wirkungen

- **Sedierend**: *Ci Wu Jia* hat eine beruhigende Wirkung auf das Zentralnervensystem. Der Alkoholextrakt der Arznei (10–20 g/kg) reduzierte bei Mäusen nach intraperitonealer Injektion signifikant die Spontanaktivität und verlängerte die Barbiturat-induzierte Schlafdauer.[3]
- **Kardiovaskulär**: Bei betäubten Katzen und Kaninchen führte die intravenöse Injektion eines Alkoholextrakts von *Ci Wu Jia* (2–4 g/kg) zu einer kurzzeitigen Blutdrucksenkung. In anderen Studien wird die Verabreichung von *Ci Wu Jia* mit einer erhöhten Blutperfusion zum Gehirn und zu den Koronararterien assoziiert.[4, 5]
- **Adaptogen**: *Ci Wu Jia* hat eine deutlich adaptogene Wirkung in umweltbedingten Stresssituationen. Bei Mäusen verlängerte die Verabreichung dieser Arznei die Schwimmzeit um durchschnittlich 30%, verbesserte die Resistenz gegenüber kalten Temperaturen um 42 bis 72% und schützte gegen Strahlen, sodass eine Schädigung des Knochenmarks auf ein Minimum herabgesetzt wurde.
- **Immunstimulierend**: Die Verabreichung von *Ci Wu Jia* wird mit einer Stärkung des Immunsystems sowohl bei gesunden als auch bei immunsupprimierten Personen assoziiert. Bei Meerschweinchen, die diese Arznei 15 Tage lang einmal täglich erhielten, kam es zu einem Anstieg der Phagozytoseaktivität der Makrophagen. Zusätzlich zeigten andere Studien mit Mäusen, dass *Ci Wu Jia* zu einer erhöhten Bildung von Leukozyten und Interferon führt.[8, 9, 10]
- **Metabolisch**: Die tägliche Verabreichung von *Ci Wu Jia* an Kaninchen für die Dauer von 30 Tagen führte zu einer Erhöhung der Blutzuckerwerte und der Glykogenspiegel in der Leber und im Muskelgewebe.[11]
- **Endokrinologisch**: Die Verabreichung von *Ci Wu Jia* hat eine regulatorische Wirkung auf das Hormonsystem, v.a. auf Nebenniere, Schilddrüse und Pankreas. Es wurde mit guten Behandlungsergebnissen bei Nebennierenrindeninsuffizienz, Schilddrüsenvergrößerung und Hyperglykämie angewendet.[12, 13]

Klinische und wissenschaftliche Studien

- **Koronare Herzkrankheit mit Hypercholesterolämie**: Die dreimal tägliche Verabreichung einer *Ci-Wu-Jia*-Zubereitung über einen Zeitraum von ein bis drei Monaten hatte bei der Behandlung von 132 Patienten mit Angina pectoris eine Wirksamkeitsrate von 95,45%. Dieselbe Zubereitung senkte bei 53 Patienten wirksam die Cholesterin- und Triglyceridspiegel.[14]
- **Neurasthenie**: Die orale Verabreichung von *Ci Wu Jia* war zu 90% wirksam bei Patienten mit Neurasthenie, mit Symptomen wie Müdigkeit, Kopfschmerzen, Schlaflosigkeit, Appetitmangel und Gewichtszunahme.[15]
- **Knochenmarksuppression**: Bei 84,2% von 43 Tumorpatienten mit Knochenmarksuppression nach Chemo- bzw. Strahlentherapie bewirkte die Verabreichung von *Ci Wu Jia* eine Erhöhung der Leukozytenzahl.[16]
- **Koronare Herzkrankheit**: Die dreimal tägliche Verabreichung eines *Ci-Wu-Jia*-Präparats über einen Zeitraum von ein bis drei Monaten war zu 90% wirksam bei der Linderung von Angina pectoris, zu 88% bei der Senkung der Plasma-Cholesterinspiegel und zu 87% bei der Senkung der Triglyceridspiegel.[17]
- **Hypercholesterolämie**: In einer klinischen Untersuchung mit 31 Patienten bewirkte die Verabreichung einer Arzneirezeptur (3 Teile *Ci Wu Jia*, 1 Teil *Xiang Ru* [Moslae Herba], 30 ml/Tag für zehn Tage) die Senkung des Betalipoproteinwerts um 32,6% und die Erhöhung des HDL-Werts um 16,3%.[18]

Wechselwirkung mit anderen Medikamenten

- **Digoxin**: Es ist dokumentiert, dass ein Patient, der sowohl Digoxin als auch *Ci Wu Jia* eingenommen hatte, einen erhöhten Digoxinspiegel im Serum aufwies. Nachdem er *Ci Wu Jia* abgesetzt hatte, normalisierte sich der Digoxinspiegel im Serum wieder, um nach erneuter *Ci-Wu-Jia*-Gabe wiederum anzusteigen. Der genaue Wirkmechanismus ist unklar. Mögliche Ursachen sind u.a. die Umwandlung von Komponenten aus *Ci Wu Jia* zu Digoxin in vivo, eine gegenseitige Beeinflussung bei der Eliminierung von Digoxin oder fehlerhafte Versuchsergebnisse.[19]
- **Barbiturate**: *Ci Wu Jia* erhöht die Wirkung von Hexobarbital, indem es seinen Stoffwechselabbau hemmt.[20]
- **Antibiotisch**: *Ci Wu Jia* erhöht die Wirksamkeit von Antibiotika, möglicherweise durch eine Steigerung der Aktivität der T-Lymphozyten.[21]
- **Adrenalin**: *Ci Wu Jia* stimuliert die Bildung von Adrenalin in der Nebenniere.[22]

Toxikologie

Bei Mäusen wurden nach der oralen Verabreichung eines alkoholischen Extrakts von *Ci Wu Jia* (350 g/kg) keine Nebenwirkungen beobachtet. In einer Langzeit-Toxikologiestudie verursachte die orale Verabreichung von *Ci Wu Jia* bei Kaninchen (30 g/kg = die 100-fache normale Dosis für erwachsene Menschen) über einen Zeitraum von 15 Tagen keine Schäden an den Vitalorganen (z.B. Herz, Leber, Milz, Lunge, Nieren).[23, 24]

Kommentar der Autoren

Sibirischer Ginseng ist der gängige, aber nicht der korrekte Name für *Ci Wu Jia* (Acanthopanacis Senticosi Radix). Der sibirische Ginseng ist keine Panax-Spezies, obwohl sie zur selben Familie der Araliaceae gehören. Der Name „sibirischer Gingeng" ist der Versuch, einer relativ billigen Arznei einen teuer klingenden Namen zu geben. Mittlerweile ist Eleuthero der allgemein übliche Name diese Arznei. (Hinweis: *Acanthopanax senticosus* wird auch *Eleutherococcus senticosus* genannt.)

Referenzen

1. *Xian Dai Zhong Yao Yao Li Xue* (Contemporary Pharmacology of Chinese Herbs), 1997; 1222–1223
2. Yan, X., Zhou, J., Xie, G., Traditional Chinese Medicines Molecular Structures, Natural Sources and Applications; Ashgate, 1999; 2063
3. *Zhong Yi Yao Xue Bao* (Report of Chinese Medicine and Herbology), 1985; (2):29
4. Ibid.
5. *Shan Xi Xin Yi Yao* (New Medicine and Herbology of Shanxi), 1982; 11(10):52
6. *Zhong Yi Yao Xue Bao* (Report of Chinese Medicine and Herbology), 1985; (2):29
7. *Hu Bei Yi Xue Yuan Xue Bao* (Journal of Hubei College of Medicine), 1989; 10(3):226
8. *Hei Long Jiang Zhong Yi Yao* (Heilongjiang Chinese Medicine and Herbology), 1981; (4):37
9. *Zhong Cao Yao* (Chinese Herbal Medicine), 1990; 21(1):27
10. CA, 1972; 76:54331
11. CA, 1967; 66:51311
12. CA, 1964; 60:163896
13. CA, 1967; 68:19237
14. *Zhong Yi Yao Xin Xi* (Information on Chinese Medicine and Herbology), 1987; 4:36
15. CA, 1968; 69:104731
16. Ibid.
17. *Zhong Yi Yao Xin Xi* (Information on Chinese Medicine and Herbology), 1987; (4):36
18. *Zhong Xi Yi Jie He Za Zhi* (Journal of Integrated Chinese and Western Medicine), 1990; 10(3):155
19. CMAJ, 1996, Aug 1; 155(3):293–5
20. D'Arcy, P.F. Adverse Reactions And Interactions Mit Herbal Medicine. Partя 2 – Drug Interactions. Adverse Drug React. Toxicol. Rev. 1993; 12(3):147–162
21. Brinker, F. Eclectic Dispensatory of Botanical Therapeutics, 1995; 2
22. Ibid.
23. Int J Immunopharmacol, 1991; 13(5):549
24. *Zhong Yao Xian Dai Yan Jiu Yu Ying Yong* (Modern Study of Traditional Chinese Medicine), 1994; 411

Dá Zǎo

Jujubae Fructus

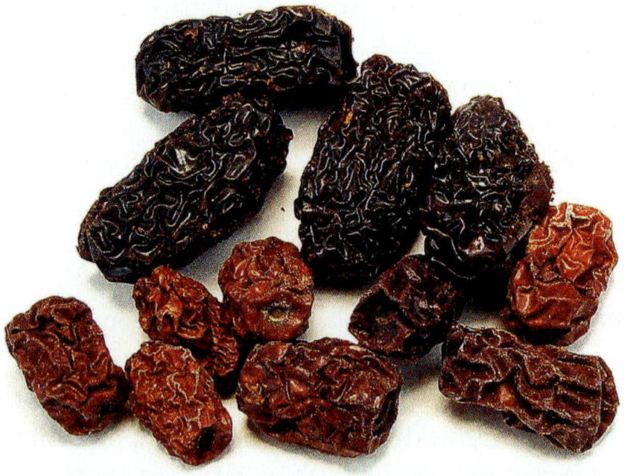

大棗 大枣

Pinyin-Name *Dá Zǎo*
Wörtliche Übersetzung „Große Jujube"
Andere chinesische Namen *Hong Da Zao, Hong Zao, Hei Da Zao, Hei Zao, Zao*
Originalquelle *Shen Nong Ben Cao Jing* (Die Materia Medica des göttlichen Landmannes), vermutlich Östliche Han-Dynastie
Deutscher Name Chinesische Dattelfrucht, Jujubenfrucht
Botanischer Name *Ziziphus jujuba* Mill. var. *inermis* (Bge.) Rehd. (*Zao*)
Pharmazeutischer Name Jujubae Fructus
Eigenschaften Süß, warm
Leitbahnen Milz, Magen

Chinesische therapeutische Wirkungen

Tonisiert Milz und Magen, unterstützt das Qi

Mangel-Zustand des Mittleren Jiao (Mittlerer Erwärmer): *Da Zao* (Jujubae Fructus) tonisiert den Mittleren *Jiao* (Mittlerer Erwärmer), um die Transformations- und Transportfunktionen von Milz und Magen zu stärken. Zu den klinischen Anwendungsgebieten gehören Kurzatmigkeit, Müdigkeit, bleiche Gesichtsfarbe, reudzierte Nahrungsaufnahme, weiche Stühle und Diarrhö. Es kann allein oder in Kombination mit anderen Arzneien eingesetzt werden. *Da Zao* wird häufig mit Haferbrei zubereitet und mit Reis und Kandiszucker serviert. Weil es süß ist, wird es außerdem bei Patienten mit einem schwachen Verdauungssystem zusammen mit verdauungsfördernden Arzneien in Form von Keksen verarbeitet.

- Milz- und Magen-Mangel: *Da Zao* zusammen mit *Ren Shen* (Ginseng Radix et Rhizoma), *Bai Zhu* (Atractylodis Macrocephalae Rhizoma) und *Fu Ling* (Poria) verwenden.
- Diarrhö und reduzierte Nahrungsaufnahme aufgrund von Feuchtigkeit-Akkumulation und Kälte in Milz und Magen: zusammen mit *Bai Zhu* (Atractylodis Macrocephalae Rhizoma), *Gan Jiang* (Zingiberis Rhizoma) und *Ji Nei Jin* (Gigeriae Galli Endothelium Corneum) einsetzen.

Tonisiert das Blut

Blut-Mangel: *Da Zao* tonisiert das Blut und behandelt Erkrankungen, die durch Blut-Mangel charakterisiert sind wie z.B. gelbe oder bleiche Gesichtsfarbe, blasse Lippen, Gewichtsverlust, Schwindel, verschwommenes Sehen, blasse Nägel, schwache Menstruationsblutung von heller Farbe und in schweren Fällen Amenorrhö. *Da Zao* tonisiert sowohl *Qi* als auch Blut und ist ideal, um den Körper zu stärken.

- Blut-Mangel: *Da Zao* als Einzelarznei verwenden.
- Schwerer Blut-Mangel mit Reizbarkeit und Schlaflosigkeit: zusammen mit *Shu Di Huang* (Rehmanniae Radix Praeparata), *Dang Gui* (Angelicae Sinensis Radix), *E Jiao* (Asini Corii Colla) und *Huang Qi* (Astragali Radix) anwenden.

Besänftigt den Shen (Geist)

Zang Zao (trockenes Organ): *Da Zao* besänftigt den *Shen* (Geist) und behandelt Reizbarkeit, Schlafstörungen und emotionale Labilität bei *Zang Zao*. Dieser Zustand ist durch Herz-Mangel in Kombination mit Leber-*Qi*-Stagnation charakterisiert.

- *Zang Zao* (trockenes Organ): *Da Zao* mit *Gan Cao* (Glycyrrhizae Radix et Rhizoma) und *Xiao Mai* (Tritici Fructus) kombinieren. **Beispiel-Rezeptur**: *Gan Mai Da Zao Tang* (Glycyrrhizae Radix, Tritici Fructus Levis und Jujubae Fructus Dekokt).
- *Zang Zao* (trockenes Organ) mit *Shen*-(Geist-)Störung: zu *Gan Cao* (Glycyrrhizae Radix et Rhizoma), *Xiao Mai* (Tritici Fructus), *Long Gu* (Fossilia Ossis Mastodi), *Mu Li* (Ostreae Concha), *Suan Zao Ren* (Ziziphi Spinosae Semen) und *Bai Zi Ren* (Platycladi Semen) hinzufügen.

Harmonisiert andere Arzneidrogen

Da Zao harmonisiert die rauen und toxischen Wirkungen anderer Arzneien und schützt vor der Schädigung innerer Organe.

- *Ting Li Zi* (Lepidii seu Descurainiae Semen): *Da Zao* wird zusammen mit *Ting Li Zi* eingesetzt, um eine Schädigung des Lungen-*Qi* zu verhindern. Die Kombination dieser beiden Arzneien wird verwendet, um Husten, Keuchatmung sowie Völlegefühl in der Brust zu behandeln, das durch Schleim-Akkumulation in der Brust verursacht wird.
- *Gan Sui* (Kansui Radix), *Da Ji* (Knoxiae Radix seu Euphorbiae Pekinensis Radix) und *Yuan Hua* (Genkwa Flos): *Da Zao* wird mit diesen drei Arzneien kombiniert, um eine Schädigung von Milz und Magen zu verhindern. Diese Arzneikombination behandelt Aszites mit starker Wasser- und Schleim-Akkumulation.
- *Sheng Jiang* (Zingiberis Rhizoma Recens): *Da Zao* wird häufig mit *Sheng Jiang* kombiniert, um äußere Beschwerden zu behandeln. *Sheng Jiang* induziert Schwitzen, um das Äußere zu entlasten, während *Da Zao* die Bildung von Flüssigkeiten fördert, um den übermäßigen Verlust von Körpersäften zu verhindern, der durch den Gebrauch von Arzneidrogen, die das Äußere entlasten, auftreten kann.

Spontanes Schwitzen, das durch einen Mangel verursacht wird, kann mit *Da Zao*, *Fu Xiao Mai* (Tritici Fructus Levis), *Wu Mei* (Mume Fructus) und *Sang Ye* (Mori Folium) behandelt werden.

Dosierung

Drei bis zwölf Früchte oder 10–30 g. Die Früchte sollte aufgebrochen werden, wenn Da Zao im Dekokt verwendet wird. Werden die Früchte nicht aufgebrochen, kann nur ein Siebtel der aktiven Komponenten extrahiert werden.[1]

Sicherheitshinweise, Kontraindikationen

- Die süße Natur von *Da Zao* kann Feuchtigkeit, Schleim und Hitze verursachen. Daher ist die Verwendung von *Da Zao* als Einzelarznei oder in hohen Dosierungen bei Fülle-Hitze und heißem Schleim kontraindiziert.
- *Da Zao* wird bei Darmparasitenbefall nicht empfohlen.
- Der übermäßige Gebrauch von *Da Zao* kann wegen seines hohen Zuckergehalts zu schlechten Zähnen führen.

Chemische Zusammensetzung

Betulinsäure, Eanothsäure, Oleanolsäure, Crataegolsäure, Alphitonsäure, Zizyphussaponin I, II, III; Jujubosid A (► Abb. 14.1), Jujubosid B; Maslinsäure.[2, 3, 4]

Pharmakologische Wirkungen

- **Allgemein**: In einer Untersuchung wurden 35 Mäuse in eine Behandlungs- und eine Plazebogruppe eingeteilt. Die Behandlungsgruppe erhielt kontinuierlich ein 30-prozentiges *Da-Zao*-Dekokt in einer Dosierung von 0,3 ml/kg. Nach drei Wochen zeigten die Mäuse der Behandlungsgruppe im Vergleich zu den Mäusen der Plazebogruppe eine signifikante Erhöhung des Körpergewichts, der Muskelstärke und der physischen Ausdauer. Die durchschnittliche Gewichtszunahme lag in der Behandlungsgruppe bei 3,0 g, in der Plazebogruppe bei 1,6 g. Die Schwimmdauer betrug in der Behandlungsgruppe drei Minuten und 50 Sekunden, in der Plazebogruppe zwei Minuten und 30 Sekunden.[5]
- **Antineoplastisch**: Einige Komponenten von *Da Zao* haben einen hemmenden Einfluss auf Tumorzellen. Die kontinuierliche Gabe von Maslinsäure über einen Zeitraum von 14 Tagen hemmte das Wachstum von Tumorzellen wirkungsvoller als 5-Fluorouracil.[6]
- **Sedierend**: *Da Zao* hat eine beruhigende Wirkung auf das Zentralnervensystem. Es senkt den Blutdruck und führt zu einem Rückgang der spontanen motorischen Aktivtäten.[7]
- **Hepatoprotektiv**: *Da Zao* hat eine schützende Wirkung auf die Leber. In einer Studie erholten sich Kaninchen, die *Da-Zao*-Injektionen erhalten hatten, deutlich schneller von einem Tetrachlorkohlenstoff-induzierten Leberschaden als die Kaninchen in der Kontrollgruppe.[8]

Klinische und wissenschaftliche Studien

- **Allergische Purpura**: Ein Dekokt aus zehn *Da-Zao*-Früchten, das dreimal täglich gegeben wurde, behandelte erfolgreich fünf Patienten mit allergischer Purpura, die auf die Behandlung mit Vitamin C und K, Diphenhydramin oder andere Pharmazeutika nicht ansprachen.[9]
- **Allergische Purpura mit normaler Thrombozytenzahl**: Von einer allmählichen Besserung und einer späteren Genesung wurde bei sechs Patienten mit allergischer Purpura berichtet, die dreimal täglich zehn Stück *Da Zao* eingenommen hatten. Ein Patient nahm außerdem Vitamin C und K ein.[10]
- **Chronische Diarrhö**: Acht Patienten mit chronischer Diarrhö, die durch Mangel und Kälte in Milz und Magen verursacht wurde, zeigten eine signifikante Besserung nach der täglichen Behandlung mit einem Dekokt, das 50 g rote *Da Zao* und 50 g Zucker enthielt.[11]

Kommentar der Autoren

Da Zao ist eine der wohlschmeckendsten Arzneidrogen. Es wird generell beim Kochen verwendet, um das Aroma von Nahrungsmitteln zu verbessern.

Da Zao ist als schwarze oder rote Frucht erhältlich. Die Eigenschaften und Anwendungen beider Früchte sind im Wesentlichen dieselben. *Hong Da Zao* (rote Jujube) tonisiert etwas stärker das *Qi*. *Hei Da Zao* (schwarze Jujube) tonisiert etwas stärker das Blut.

Da Zao und *Sheng Jiang* (Zingiberis Rhizoma Recens) kommen häufig zusammen zum Einsatz. Aus Sicht der TCM harmonisiert dieses Paar die Rezeptur und schützt und/oder tonisiert den Mittleren *Jiao* (Mittlerer Erwärmer). Aus pharmakologischer Sicht fördern sie die Verdauungsfunktion und erhöhen die Resorption von Arzneien.

Referenzen

1. *Zhong Yao Tong Bao* (Journal of Chinese Herbology), 1983; 8(3):23–24
2. *Xian Dai Zhong Yao Yao Li Xue* (Contemporary Pharmacology of Chinese Herbs), 1997; 1207
3. *Chang Yong Zhong Yao Cheng Fen Yu Yao Li Shou Ce* (A Handbook of the Composition and Pharmacology of Common Chinese Drugs), 1994; 220
4. *Guo Wai Yi Xue Zhong Yi Zhong Yao Fen Ce* (Monograph of Chinese Herbology from Foreign Medicine), 1985; 7(4):48
5. Ibid.
6. Ibid.
7. Ibid.
8. *Guang Dong Zhong Yi* (Guangdong Chinese Medicine), 1962; 5:1
9. *Shang Hai Zhong Yi Yao Za Zhi* (Shanghai Journal of Chinese Medicine and Herbology), 1958; 11:29
10. Ibid. 1962; 4:22
11. *Xin Zhong Yi* (New Chinese Medicine), 1987; 6:56

Dǎng Shēn

Codonopsis Radix

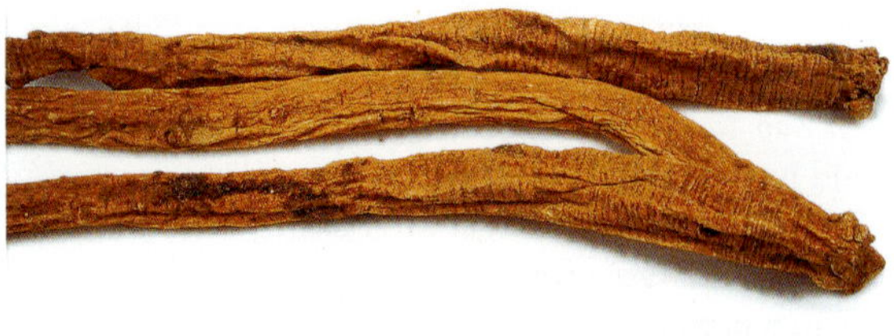

黨參 党参

Pinyin-Name *Dǎng Shēn*
Wörtliche Übersetzung „Gruppenwurzel“

Abschnitt 1: Qi tonisierend 17

Andere chinesische Namen *Tai Dang, Fang Dang, Shi Tou Shen, Lu Dang*
Originalquelle *Ben Jing Feng Yuan* (Reise zum Ursprung der Klassiker der Materia Medica) aus dem Jahr 1670 von Zhang Lu
Deutscher Name Glockenwindenwurzel
Botanischer Name *Codonopsis pilosula* (Franch) Nannf. (*Dang Shen*)
Pharmazeutischer Name Codonopsis Radix
Eigenschaften Süß, neutral
Leitbahnen Milz, Lunge

Chinesische therapeutische Wirkungen

Tonisiert das Qi, stärkt den Mittleren Jiao (Mittlerer Erwärmer)

Zhong-(Mitte-)Qi-Mangel: *Dang Shen* (Codonopsis Radix) tonisiert Milz und Magen, um ihre Transport- und Transformationsfunktionen zu verstärken. Es wird in der Regel eingesetzt, um *Qi*-Mangel zu behandeln, der durch Müdigkeit, Appetitmangel, schwache Extremitäten und Diarrhö gekennzeichnet ist.

- *Qi*-Mangel: *Dang Shen* zusammen mit *Bai Zhu* (Atractylodis Macrocephalae Rhizoma) verwenden.
- Magenverstimmung, Völle- und Spannungsgefühl im Epigastrium sowie reduzierte Nahrungsaufnahme aufgrund von Milz- und Magen-Mangel: zusammen mit *Zhi Shi* (Aurantii Fructus Immaturus), *Shan Zha* (Crataegi Fructus), *Mai Ya* (Hordei Fructus Germinatus) und *Chen Pi* (Citri Reticulatae Pericarpium) verwenden.
- Organprolaps aufgrund von *Qi*- und *Yang*-Mangel: *Dang Shen* zu *Huang Qi* (Astragali Radix), *Sheng Ma* (Cimicifugae Rhizoma), *Zhi Qiao* (Aurantii Fructus) und *Bai Zhu* (Atractylodis Macrocephalae Rhizoma) hinzufügen.
- Stuhlverstopfung mit *Qi*-Mangel: mit *Dang Gui* (Angelicae Sinensis Radix), *Da Huang* (Rhei Radix et Rhizoma) und *Mang Xiao* (Natrii Sulfas) kombinieren.

Tonisiert die Lunge

Lungen-Qi-Mangel: *Dang Shen* tonisiert die Lunge, um Husten, Keuchatmung, Kurzatmigkeit und leise Stimme aufgrund von Lungen-*Qi*-Mangel zu behandeln. Bei einem tatsächlichen Lungen-Mangel verschlechtern sich alle Symptome bei Anstrengung. *Dang Shen* tonisiert die Lunge und ist von Natur aus nicht trocknend.

- Störungen, die durch Lungen-*Qi*-Mangel charakterisiert sind: *Dang Shen* zusammen mit *Huang Qi* (Astragali Radix), *Wu Wei Zi* (Schisandrae Fructus), *Zi Wan* (Asteris Radix et Rhizoma) und *Sang Bai Pi* (Mori Cortex) verwenden.

Nährt das Blut, fördert die Bildung von Körpersäften

Mangel an Qi, Körperflüssigkeiten und Blut: *Dang Shen* tonisiert ausgezeichnet das *Qi*, das seinerseits in der Folge die Bildung von Blut und Körperflüssigkeiten erhöht. Es wird allgemein verwendet, um chronische Krankheiten zu behandeln, die durch *Qi*- und *Yin*-Mangel oder durch *Qi*- und Blut-Mangel charakterisiert sind.

- *Qi*- und *Yin*-Mangel: *Dang Shen* zusammen mit *Mai Dong* (Ophiopogonis Radix) und *Wu Wei Zi* (Schisandrae Fructus) verwenden.
- Blut-Mangel: mit *Dang Gui* (Angelicae Sinensis Radix), *Shu Di Huang* (Rehmanniae Radix Praeparata) und *He Shou Wu* (Polygoni Multiflori Radix) kombinieren.
- *Qi*- und Blut-Mangel: zusammen mit *Bai Zhu* (Atractylodis Macrocephalae Rhizoma), *Gan Cao* (Glycyrrhizae Radix et Rhizoma), *Dang Gui* (Angelicae Sinensis Radix) und *Bai Shao* (Paeoniae Radix Alba) verwenden. **Beispiel-Rezeptur**: *Ba Zhen Tang* (Acht Schätze Dekokt).

Stellt die Konstitution wieder her und vertreibt pathogene Faktoren

Fülle-Akkumulation von pathogenen Faktoren mit innerem Mangel: *Dang Shen* wird häufig verwendet bei Patienten mit äußeren Zuständen oder innerer Fülle, die auf eine konstitutionelle Schwäche trifft. *Dang Shen* ist mild, bildet Körperflüssigkeiten und nährt das Blut und hilft dadurch dem Körper, sich gegen pathogene Faktoren zur Wehr zu setzen. Die häufigsten klinischen Manifestationen sind Erkältung und Stuhlverstopfung. Bei diesen Störungen ist die alleinige Anwendung von *Dang Shen* kontraindiziert. *Dang Shen* sollte mit geeigneten Arzneien kombiniert werden, um pathogene Faktoren zu vertreiben.

- Wind-Kälte mit Kälteaversion, Fieber, Kopfschmerzen, verstopfter Nase, Husten und Auswurf bei Patienten mit konstitutioneller Schwäche: zusammen mit *Zi Su Ye* (Perillae Folium), *Qian Hu* (Peucedani Radix), *Ban Xia* (Pinelliae Rhizoma) und *Jie Geng* (Platycodi Radix) verwenden.
- Stuhlverstopfung aufgrund von Mangel-Zuständen: zusammen mit *Da Huang* (Rhei Radix et Rhizoma), *Dang Gui* (Angelicae Sinensis Radix) und *Mang Xiao* (Natrii Sulfas) verwenden.

Dosierung

6–10 g, maximal 30 g. *Dang Shen* wird sowohl im Dekokt als auch in Pillenform verwendet. Trocken-gebraten stärkt es effektiver die Milz und beendet Diarrhö. Mit Honig gebacken tonisiert es stärker den Mittleren *Jiao* (Mittlerer Erwärmer) und fördert das *Qi*.

Sicherheitshinweise, Kontraindikationen

- Obwohl *Dang Shen* mild ist, handelt es sich dennoch um eine tonisierende Arznei, die süß und klebrig ist und dadurch Hitze verursachen kann. Daher sollte es mit Vorsicht bei Fülle-Hitze oder Feuer verwendet werden.
- *Dang Shen* ist inkompatibel mit *Li Lu* (Veratri Radix et Rhizoma).
- Es wurde beschrieben, dass *Dang Shen* in Dosierungen von über 63 g Herzrhythmusstörungen oder Unbehagen in der linken Herzgegend verursachen kann. Nebenwirkungen verschwinden jedoch, wenn die Arzneieinnahme beendet wird.[1]

Chemische Zusammensetzung

Alkaloide (Codonopsin, Codonopsinin), Glycoside (Inulin, Fructose, Syringin, Glucopyranosid, Fructofuranosid, Tangshenosid I, II, III, IV), Flavonoide (Luteolin-7-glucosid, Apigenin, Apigenin-7-glucosid, Luteolin, Aynarosid, Luteotin-7-rotinosid, Luteotin-7-galactosid), Triterpenoide (Oleanolsäure, Echino-Cysteinsäure, Albigensäure, Taraxerylacetat, Taraxerol, Friedelin), ätherische Öle (Palmitinsäure, Hexansäure, Heptansäure, Octansäure, Nonansäure, Dodecansäure, Tetradecansäure, Pentadecansäure, Hexadecansäure, Octadecensäure, Octadecadiensäure), α-Spinasterol, Stimasterol, Aminosäuren.[2]

Pharmakologische Wirkungen

- **Adaptogen**: *Dang Shen* hat auf das Zentralnervensystem von Tieren sowohl stimulierende als auch hemmende Effekte, die bei der Anpassung an unterschiedliche umweltbedingte Stresssituationen helfen. Einige Studien beschreiben, dass die intraperitoneale Injektion dieser Arznei bei Mäusen die Widerstandsfähigkeit gegenüber Hypoxie stark erhöht.[3]
- **Gastrointestinal**: Die Verabreichung von *Dang Shen* hat eine signifikante Wirkung bei der Vorbeugung und Behandlung von Magengeschwüren. *Dang Shen* als Dekokt in unterschiedlichen Dosierungen von 50–250 mg/kg erhöht die Verweildauer der Nahrung im Magen, erniedrigt den Schweregrad der Ulzeration und erhöht die Prostaglandinkonzentration im Magen. Außerdem wurde gezeigt, dass *Dang Shen* eine schützende Funktion bei der Behandlung von Magengeschwüren übernimmt, die durch Abusus von Aspirin® und nichtsteroidalen, entzündungshemmenden Medikamenten verursacht werden.[4,5]
- **Immunstimulierend**: Die intraperitoneale, intramuskuläre oder intravenöse Injektion von *Dang Shen* bei Mäusen führt zu einer Erhöhung der Anzahl und Aktivität von Makrophagen.[6]
- **Hämatologisch**: Wässrige und alkoholische Extrakte von *Dang Shen* werden einerseits mit einer Erhöhung des Erythrozyten- und des Hämoglobinwerts assoziiert, andererseits mit einem Rückgang der Leukozyten- und der Lymphozytenzahl.[7]
- **Kardiovaskulär**: Die intravenöse Injektion wässriger und alkoholischer *Dang-Shen*-Extrakte hat eine temporäre blutdrucksenkende Wirkung bei betäubten Kaninchen und Hunden. Bei betäubten Katzen erhöht die intravenöse Injektion der Arznei das Herzminutenvolumen und die Blutperfusion zum Gehirn, sowie zu den unteren Extremitäten und inneren Organen.[8]

Klinische und wissenschaftliche Studien

- **Uterusblutungen**: In einer Untersuchung wurden 37 Patientinnen mit Uterusblutungen zweimal täglich über einen Zeitraum von fünf Tagen mit einem *Dang-Shen*-Dekokt in einer Dosierung von 30–60 g behandelt. Fünf Patientinnen wurden vollständig gesund, 14 zeigten eine deutliche Besserung, zehn berichteten über eine moderate Besserung, acht Patientinnen sprachen nicht auf die Behandlung an.[9]
- **Hypotonie**: Patienten mit Hypotonie wurden einmal täglich mit einer Arzneizubereitung behandelt. Ein Behandlungszyklus dauerte 15 Tage, insgesamt wurden ein bis zwei Behandlungszyklen durchgeführt. Bei 28 von 30 Patienten waren gute Ergebnisse zu verzeichnen. Die Zubereitung enthielt *Dang Shen* 15 g, *Huang Jing* (Polygonati Rhizoma) 12 g, *Rou Gui* (Cinnamomi Cortex) 10 g, *Da Zao* (Jujubae Fructus) 10 Stück und *Gan Cao* (Glycyrrhizae Radix et Rhizoma) 6 g.[10]

Toxikologie

Die LD_{50} für die intraperitoneale Injektion des wässrigen Extrakts von *Dang Shen* beträgt bei Mäusen 79,21 ± 3,6 g/kg. Die orale Aufnahme einer Dosis von 10 g/kg hatte bei Mäusen keine Todesfälle oder anormalen Reaktionen zur Folge.[11]

Referenzen

1. Jiang Ting Liang, Research und Discussion of Chinese Medicine and Herbology, 1976; 4:33
2. *Xian Dai Zhong Yao Yao Li Xue* (Contemporary Pharmacology of Chinese Herbs), 1997; 1166–1167
3. *Zhong Yao Tong Bao* (Journal of Chinese Herbology), 1986; 11(8):53
4. *Zhong Yao Yao Li Yu Lin Chuang* (Pharmacology and Clinical Applications of Chinese Herbs), 1990; 6(6):9
5. Ibid. 1991; 14(5):47
6. *Zhong Xi Yi Jie He Za Zhi* (Journal of Integrated Chinese and Western Medicine), 1985; 5(8):487
7. *Zhong Yao Xue* (Chinese Herbology), 1998; 739–741
8. Ibid.
9. *Zhe Jiang Zhong Yi Za Zhi* (Zhejiang Journal of Chinese Medicine), 1986; 5:207
10. *Guang Xi Zhong Yi Yao* (Guangxi Chinese Medicine and Herbology), 1985; 5:36
11. *Zhong Cao Yao* (Chinese Herbal Medicine), 1988; 19(8):21

Dōng Yáng Shēn

Ginseng Japonica Radix

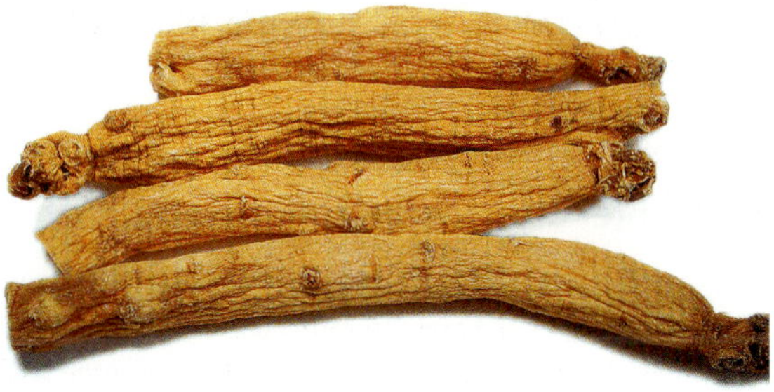

東洋參 东洋参

Pinyin-Name *Dōng Yáng Shēn*
Wörtliche Übersetzung „Östlicher Ginseng"
Andere chinesische Namen *Yang Shen*
Deutscher Name Östlicher Ginseng, japanischer Ginseng
Botanischer Name *Panax ginseng* C. A. Mey. (*Ren Shen*)
Pharmazeutischer Name Ginseng Japonica Radix
Eigenschaften Süß, leicht bitter, kühl
Leitbahnen Milz, Lunge

Chinesische therapeutische Wirkungen

Tonisiert Lunge und Milz, nährt Shen (Geist)

Milz-Qi-Mangel: *Dong Yang Shen* (Ginseng Japonica Radix) behandelt Symptome wie Müdigkeit, Mattigkeit, Appetitmangel, weiche Stühle, schwachen Puls, und eine blasse Zunge mit Zahneindrücken.

- Allgemeiner Milz-*Qi*-Mangel: *Dong Yang Shen* zusammen mit *Bai Zhu* (Atractylodis Macrocephalae Rhizoma), *Fu Ling* (Poria), *Huang Qi* (Astragali Radix) und *Gan Cao* (Glycyrrhizae Radix et Rhizoma) verwenden.
- Weiche Stühle: mit *Shan Yao* (Dioscoreae Rhizoma) und *Sha Ren* (Amomi Fructus) kombinieren.
- Appetitmangel: mit *Huo Xiang* (Agastaches Herba) und *Mai Ya* (Hordei Fructus Germinatus) verwenden.

Lungen-Qi-Mangel: Dieser Zustand manifestiert sich u.a. in schwachem Husten, oberflächlicher Atmung, spontanem Schwitzen, Dyspnoe und Müdigkeit.

- Lungen-*Qi*-Mangel: *Dong Yang Shen* zu *Huang Qi* (Astragali Radix) und *Shan Yao* (Dioscoreae Rhizoma) hinzufügen.
- Schwacher Husten: zusammen mit *Wu Wei Zi* (Schisandrae Fructus), *Zi Wan* (Asteris Radix et Rhizoma) und *Kuan Dong Hua* (Farfarae Flos) verwenden.
- Spontanes Schwitzen: mit *Fang Feng* (Saposhnikoviae Radix), *Huang Qi* (Astragali Radix) und *Bai Zhu* (Atractylodis Macrocephalae Rhizoma) kombinieren.

Mangelnde Ernährung des Shen (Geist): Manifestationen dieses Ungleichgewichts sind u.a. übermäßiges Träumen oder traumgestörter Schlaf.

- *Shen*-(Geist-)Störung: *Dong Yang Shen* mit *Yuan Zhi* (Polygalae Radix) und *Suan Zao Ren* (Ziziphi Spinosae Semen) kombinieren.

Reguliert den Mittleren Jiao (Mittlerer Erwärmer) und verbessert den Appetit

Milz- und Magen-Qi-Mangel: *Dong Yang Shen* tonisiert und reguliert den Mittleren *Jiao* (Mittlerer Erwärmer), um Übelkeit, Erbrechen und Appetitmangel zu behandeln.

- Milz- und Magen-*Qi*-Mangel: *Dong Yang Shen* mit *Bai Zhu* (Atractylodis Macrocephalae Rhizoma), *Ban Xia* (Pinelliae Rhizoma) und *Sheng Jiang* (Zingiberis Rhizoma Recens) kombinieren.

Dosierung

3–9 g im Dekokt.

Sicherheitshinweise, Kontraindikationen

Dong Yang Shen ist bei Fülle-Zuständen kontraindiziert, da seine tonisierende Natur Feuchtigkeit und Stagnationen verursachen kann.

Kommentar der Autoren
Dong Yang Shen und *Ren Shen* (Ginseng Radix et Rhizoma) sind dieselben Pflanzen, die in unterschiedlichen geographischen Klimazonen kultiviert werden. *Dong Yang Shen* wird in Japan kultiviert, *Ren Shen* im Norden von China und Korea. Dennoch haben beide Arzneidrogen nicht dieselben therapeutischen Funktionen, da ihre Wachstumsbedingungen völlig verschieden sind. Die Charakteristika von *Dong Yang Shen* sind denjenigen von *Xi Yang Shen* (Panacis Quinquefolii Radix) ähnlich. Beide tonisieren, verursachen aber keine trockene Hitze, wie dies bei anderen warmen und trocknenden Tonika zu beobachten ist. *Dong Yang Shen* tonisiert und reguliert den Mittleren *Jiao* (Mittlerer Erwärmer). *Xi Yang Shen* hat eine stärkere tonisierende Wirkung als *Dong Yang Shen*.

Fēng Mì

Mel

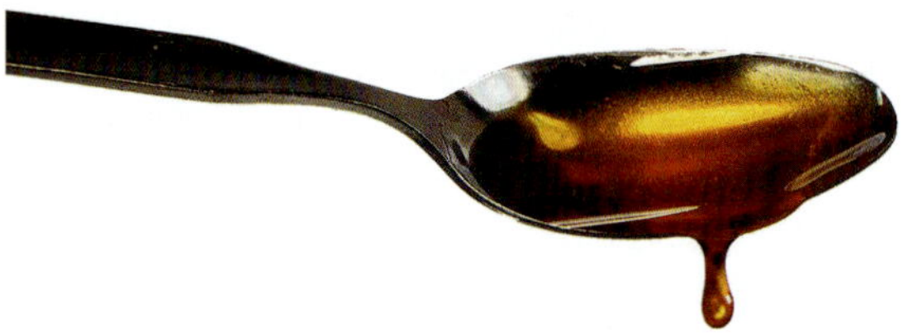

蜂蜜

Pinyin-Name *Fēng Mì*
Wörtliche Übersetzung „Bienenhonig"
Andere chinesische Namen *Bai Mi, Mi, Feng Tang*
Originalquelle *Shen Nong Ben Cao Jing* (Die Materia Medica des göttlichen Landmannes), vermutlich Östliche Han-Dynastie
Deutscher Name Honig
Zoologischer Name *Apis cerana* Fabricius; *Apis Mellifera* L.
Pharmazeutischer Name Mel
Eigenschaften Süß, neutral
Leitbahnen Milz, Lunge, Dickdarm

Chinesische therapeutische Wirkungen

Tonisiert den Mittleren Jiao (Mittlerer Erwärmer), lindert Schmerzen

Feng Mi (Mel) tonisiert Milz und Magen, um Schmerzen zu lindern, die Energie zu steigern und den Appetit zu verbessern. Es wird als Einzelarznei oder in Kombination mit anderen Arzneidrogen in einer Rezeptur angewendet.

- Bauchschmerzen: *Feng Mi* zusammen mit *Bai Shao* (Paeoniae Radix Alba), *Gan Cao* (Glycyrrhizae Radix et Rhizoma), *Gui Zhi* (Cinnamomi Ramulus) und *Gan Jiang* (Zingiberis Rhizoma) verwenden.
- Hernienschmerzen aufgrund von Kälte, mit kalten Händen und Füßen: mit *Zhi Chuan Wu* (Aconiti Radix Praeparata) kombinieren.
- Mangel von Blut und Körpersäften: *Feng Mi* zu *Di Huang* (Rehmanniae Radix), *Lu Jiao Jiao* (Cervi Cornus Colla) und *Sheng Jiang* (Zingiberis Rhizoma Recens) hinzufügen.
- Durst und Schwäche, die nach der Geburt auftreten: *Feng Mi* mit *Di Huang* (Rehmanniae Radix), *Lu Jiao Jiao* (Cervi Cornus Colla) und *Sheng Jiang* (Zingiberis Rhizoma Recens) kombinieren.

Befeuchtet die Lunge, um Husten zu stoppen

Feng Mi tonisiert und befeuchtet die Lunge, um chronische Fälle von Lungen-Mangel mit Husten zu behandeln.

- Chronischer Husten: *Feng Mi* mit dem Saft von *Sheng Jiang* (Zingiberis Rhizoma Recens) einsetzen.
- Chronischer Husten: mit *Zi Su Zi* (Perillae Fructus), dem Saft von *Sheng Jiang* (Zingiberis Rhizoma Recens), dem Saft von *Di Huang* (Rehmanniae Radix) und *Ku Xing Ren* (Armeniacae Semen) kombinieren.
- Chronischer Husten mit blutig tingiertem Auswurf: zusammen mit *Ren Shen* (Ginseng Radix et Rhizoma), *Di Huang* (Rehmanniae Radix) und *Fu Ling* (Poria) verwenden.

Befeuchtet den Darmtrakt, um Stuhlverstopfung zu lindern

Feng Mi befeuchtet den Darm, um Stuhlverstopfung zu lindern, die durch Trockenheit und Säftemangel verursacht wird. Es wird allein, als Zäpfchen oder oral in Kombination mit anderen Arzneien eingesetzt.

- Stuhlverstopfung: 30–60 g *Feng Mi* als Einzelarznei verwenden.

- Stuhlverstopfung mit Blut-Mangel: zusammen mit *Dang Gui* (Angelicae Sinensis Radix) und *Hei Zhi Ma* (Sesami Semen Nigrum) verwenden.
- Stuhlverstopfung mit *Yin*-Mangel: zu *Xuan Shen* (Scrophulariae Radix), *Zhi Mu* (Anemarrhenae Rhizoma) und *Di Huang* (Rehmanniae Radix) hinzufügen.
- Stuhlverstopfung mit *Yang*-Mangel: mit *Suo Yang* (Cynomorii Herba) und *Rou Cong Rong* (Cistanches Herba) kombinieren.
- Stuhlverstopfung mit innerer Hitze: zusammen mit *Jue Ming Zi* (Cassiae Semen), *Gua Lou* (Trichosanthis Fructus) und *Da Huang* (Rhei Radix et Rhizoma) verwenden.
- Stuhlverstopfung mit *Qi*-Stagnation: *Feng Mi* zusammen mit *Zhi Qiao* (Aurantii Fructus), *Ku Xing Ren* (Armeniacae Semen) und *Chen Xiang* (Aquilariae Lignum Resinatum) anwenden.

Eliminiert Toxine

Feng Mi wird eingesetzt, um Toxine – entweder Hitze-Toxine auf der Haut oder aufgenommene giftige Substanzen – zu eliminieren.

- Mundulzera: *Feng Mi* zusammen mit *Da Qing Ye* (Isatidis Folium) verwenden.
- Unterschiedliche Arten von wunden Stellen und Läsionen: *Feng Mi* lokal als Einzelarznei anwenden.
- Vergiftung durch *Zhi Chuan Wu* (Aconiti Radix Praeparata) und *Zhi Cao Wu* (Aconiti Kusnezoffii Radix Praeparata): eine hohe Dosis (≥ 100 g) *Feng Mi* einsetzen.

Verwendung in Arzneizubereitungen

Feng Mi ist ideal dafür geeignet, um zu Einzelarzneien oder zu Rezepturen hinzugefügt zu werden. Der süße Geschmack verbessert die Akzeptanz bei Patienten, und sein Wohlgeruch überdeckt den unangenehmen Geruch einiger Arzneidrogen. Da seine natürliche Eigenschaft klebrig ist, lässt es sich gut mit Pulver kombinieren und leicht zu Pillen verarbeiten.

Dosierung

Oral 15–30 g. Für die Verarbeitung von Arzneien sowie für die Herstellung von Pillen und äußerlichen Anwendungen sollte eine adäquate Menge *Feng Mi* verwendet werden.

Sicherheitshinweise, Kontraindikationen

- *Feng Mi* sollte in Fällen von Feuchtigkeit, innerem Schleim oder bei Patienten mit Völlegefühl im Bauch oder Blähungen mit Vorsicht angewendet werden.
- Es sollte mit Vorsicht bei weichen Stühlen oder Diarrhö verwendet werden.
- Allergische Reaktionen werden manchmal bei Kindern beobachtet, die natürlichen Honig essen. Symptome sind u.a. Urtikaria und Magen-Darm-Störungen.
- Die Aufnahme von rohem Honig wird für Kinder unter zwölf Monaten wegen der Gefahr des Botulismus bei Kindern nicht empfohlen.

Chemische Zusammensetzung

Dextrose, Fructose, Sucrose, Dextrin, Äpfelsäure und Essigsäure.[1]

Pharmakologische Wirkungen

- **Hepatoprotektiv**: Die Verwendung von *Feng Mi* wird bei Ratten, die mit Tetrachlorkohlenstoff behandelt wurden, mit einer hepatoprotektiven Wirkung in Verbindung gebracht.[2]
- **Antibiotisch**: Rohes *Feng Mi* wirkt leicht antibiotisch, jedoch besitzen die meisten kommerziell erhältlichen Produkte diese Wirkung nicht. Möglicherweise zerstört die Hitze die antibiotische Wirkung, die bei der Behandlung des Honigs verwendet wird.[3]

Klinische und wissenschaftliche Studien

- **Darmverschluss**: Patienten mit Darmverschluss wurden mit *Feng-Mi*-Zäpfchen behandelt. Von 77 Patienten reagierten 50 nach einer Anwendung positiv. Die Zäpfchen waren 3–6 cm lang und wurden hergestellt, indem *Feng Mi* so lange gekocht wurde, bis es fest war.[4]
- **Überdosierung mit Zhi Chuan Wu (Aconiti Radix Praeparata)**: In einer Studie wurden elf Fälle von *Zhi-Chuan-Wu*-Vergiftungen mit 50–100 g *Feng Mi* behandelt, das mit warmem Wasser eingenommen wurde. Die meisten Patienten spürten innerhalb von 30 Minuten eine Linderung der Beschwerden. Alle Patienten erholten sich innerhalb von ein bis zwei Stunden.[5]
- **Sinusitis und Rhinitis**: Die Injektion eines Präparats, das 40% *Feng Mi* enthielt, war bei 276 Patienten in 94,6% der Fälle wirksam. Laut Behandlungsprotokoll wurden 2–4 ml der Zubereitung dreimal täglich für vier Tage pro Behandlungsfolge bilateral in Bereiche um die

Nase injiziert. Patienten mit atrophischer Sinusitis oder Rhinitis sprachen weniger gut auf die Behandlung an.[6]

- **Verbrennungen**: *Feng Mi* wurde äußerlich vier- bis fünfmal täglich auf die betroffenen Stellen aufgetragen. Die Behandlung linderte wirksam die Schmerzen und förderte die Wundheilung.[7]

Kommentar der Autoren

Feng Mi hat bei der Herstellung von Pillen zwei Hauptfunktionen: Es hilft, das Pulver zusammenzuhalten, und es wirkt wie ein Reservoir, das die Arzneien langsam in den Magen-Darm-Trakt abgibt, was zu einer Verlängerung der Resorption und der therapeutischen Wirkung der Arzneien beiträgt. Die Verwendung von *Feng Mi* in Pillenform verbessert die Akzeptanz der Patienten, sodass die Dosis von vier- bis fünfmal täglich auf ein- bis zweimal täglich reduziert werden kann.

Referenzen

1. *Zhong Yao Xue* (Chinese Herbology), 1998; 771–776
2. Ibid.
3. Ibid.
4. *Guang Zhou Yi Yao* (Guangzhou Medicine and Medicinals), 1984; 4:63
5. *He Bei Zhong Yi* (Hebei Chinese Medicine), 1986; 2:33
6. *He Bei Yi Yao* (Hebei Medicine and Herbology), 1981; 5:61
7. *Zhong Hua Wai Ke Za Zhi* (Chinese Journal of External Medicine), 1962; 2:110

Gān Căo

Glycyrrhizae Radix et Rhizoma

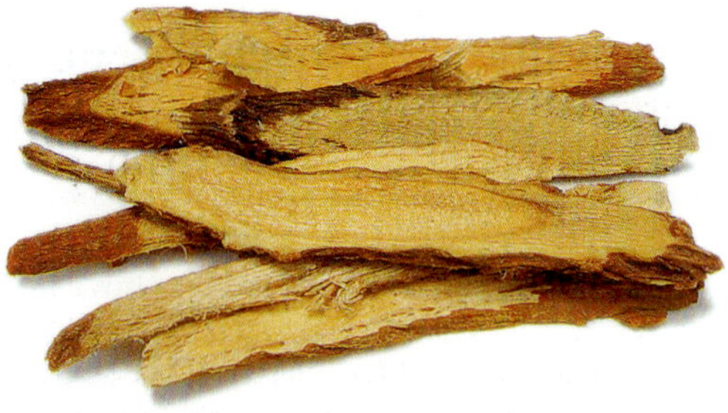

甘草

Pinyin-Name *Gān Căo*
Wörtliche Übersetzung „Süßes Kraut", „süßes Gras"
Andere chinesische Namen *Guo Lao*
Originalquelle *Shen Nong Ben Cao Jing* (Die Materia Medica des göttlichen Landmannes), vermutlich Östliche Han-Dynastie
Deutscher Name Süßholzwurzel
Botanischer Name *Glycyrrhiza uralensis* Fisch. (*Gan Cao*); *Glycyrrhiza inflate* Bat. (*Zhang Guo Gan Cao*); *Glycyrrhiza qlabra* L. (*Guang Guo Gan Cao*)
Pharmazeutischer Name Glycyrrhizae Radix et Rhizoma
Eigenschaften Süß, neutral
Leitbahnen Milz, Magen, Lunge und Herz

Chinesische therapeutische Wirkungen

Tonisiert die Milz, unterstützt das Qi

Milz- und Magen-Mangel: *Gan Cao* (Glycyrrhizae Radix et Rhizoma) tonisiert den Mittleren *Jiao* (Mittlerer Erwärmer), um die Transformations- und Transportfunktionen von Milz und Magen zu verbessern. Es behandelt Erkrankungen wie Kurzatmigkeit, Müdigkeit, bleiche Gesichtsfarbe, reduzierte Nahrungsaufnahme, weiche Stühle und Diarrhö. Die in Honig gebratene Arzneidroge, *Zhi Gan Cao* (Glycyrrhizae Radix et Rhizoma Praeparata cum Melle), hat eine stärkere *Qi* tonisierende Wirkung als die unverarbeitete Arzneidroge.

- Milz- und Magen-*Qi*-Mangel: *Gan Cao* mit *Ren Shen* (Ginseng Radix et Rhizoma), *Bai Zhu* (Atractylodis Macrocephalae Rhizoma) und *Fu Ling* (Poria) kombinieren. **Beispiel-Rezeptur**: *Si Jun Zi Tang* (Vier Gentlemen Dekokt).

Palpitationen, Herzrhythmusstörungen und intermittierender Puls: Diese Zustände können als Ergebnis von *Qi*- und Blut-Mangel des Herzens auftreten. *Gan Cao* wird bei der Behandlung von Patienten mit Palpitationen und unregelmäßigem oder intermittierendem Puls mit Mangel- und Kälte-Zuständen eingesetzt. In Honig gebratenes *Gan Cao* ist besonders gut für die Behandlung dieses Zustands geeignet.

- Palpitationen mit irregulärem oder intermittierendem Puls: *Gan Cao* zusammen mit *Ren Shen* (Ginseng Radix et Rhizoma), *Di Huang* (Rehmanniae Radix), *E Jiao* (Asini Corii Colla) und *Gui Zhi* (Cinnamomi Ramulus) verwenden. **Beispiel-Rezeptur**: *Zhi Gan Cao Tang* (In Honig gebratene Glycyrrhizae Radix Dekokt).

Zang Zao (trockenes Organ): Es handelt sich um einen Zustand, der durch Herz-Mangel und Leber-*Qi*-Stagnation charakterisiert ist, mit bleicher Erscheinung, gestörtem Schlaf und emotionaler Labilität. *Gan Cao* behandelt diesen Zustand, indem es das *Qi* tonisiert, das Herz nährt und den Mittleren *Jiao* (Mittlerer Erwärmer) harmonisiert.

- *Zang Zao* (trockenes Organ): *Gan Cao* zusammen mit *Da Zao* (Jujubae Fructus) und *Xiao Mai* (Tritici Fructus) verwenden. **Beispiel-Rezeptur**: *Gan Mai Da Zao Tang* (Glycyrrhizae Radix, Tritici Fructus Levis und Jujubae Fructus Dekokt).
- *Zang Zao* (trockenes Organ) mit Störung des *Shen* (Geist): mit *Da Zao* (Jujubae Fructus), *Xiao Mai* (Tritici Fructus), *Long Gu* (Fossilia Ossis Mastodi), *Mu Li* (Ostreae Concha), *Suan Zao Ren* (Ziziphi Spinosae Semen) und *Bai Zi Ren* (Platycladi Semen) kombinieren.

Befeuchtet die Lunge, stoppt Husten

Husten oder Dyspnoe: *Gan Cao* befeuchtet die Lunge, ergänzt das *Qi*, zerstreut Schleim und stoppt Husten. Es ist neutral und seine Wirkung ist mild. Es behandelt Husten und Keuchatmung unterschiedlicher Genese, z.B. aufgrund von Kälte oder Hitze, Mangel oder Fülle, mit oder ohne Schleim.

- *Wei*-(Atrophie-)Syndrom der Lunge mit chronischem Husten: *Gan Cao* als Einzelarznei verwenden.
- Husten und Keuchatmung aufgrund von Wind-Kälte: zusammen mit *Ma Huang* (Ephedrae Herba), *Ku Xing Ren* (Armeniacae Semen) und *Sheng Jiang* (Zingiberis Rhizoma Recens) verwenden. **Beispiel-Rezeptur**: *San Ao Tang* (Drei Befreiungen Dekokt).
- Husten und Keuchatmung aufgrund von Wind-Hitze: mit *Sang Ye* (Mori Folium), *Ju Hua* (Chrysanthemi Flos), *Jie Geng* (Platycodi Radix) und *Ku Xing Ren* (Armeniacae Semen) kombinieren. **Beispiel-Rezeptur**: *Sang Ju Yin* (Mori Folium und Chrysanthemi Flos Dekokt).
- Husten und Keuchatmung aufgrund von Lungen-Hitze: zusammen mit *Shi Gao* (Gypsum Fibrosum), *Ma Huang* (Ephedrae Herba) und *Ku Xing Ren* (Armeniacae Semen) einsetzen. **Beispiel-Rezeptur**: *Ma Xing Gan Shi Tang* (Ephedrae Herba, Armeniacae Semen, Gypsum Fibrosum und in Honig gebratene Glycyrrhizae Radix Dekokt).
- Husten und Keuchatmung aufgrund von Lungen-Kälte mit Auswurf: zu *Gan Jiang* (Zingiberis Rhizoma), *Xi Xin* (Asari Radix et Rhizoma) und *Wu Wei Zi* (Schisandrae Fructus) hinzufügen. **Beispiel-Rezeptur**: *Xiao Qing Long Tang* (Kleines Blaugrüner Drachen Dekokt).
- Husten und Keuchatmung aufgrund von Trockenheit: *Gan Cao* zusammen mit *Bei Sha Shen* (Glehniae Radix), *Mai Dong* (Ophiopogonis Radix), *E Jiao* (Asini Corii Colla) und *Kuan Dong Hua* (Farfarae Flos) anwenden.

Lindert Schmerzen

Schmerzen und Krämpfe in Epigastrium, Abdomen, der Skelett- und der glatten Muskulatur: Die Milz kontrolliert die Muskeln, die Leber kontrolliert die Sehnen. Daher leiden Patienten mit Milz-Mangel und Leber-Fülle häufig an Muskelkrämpfen und Schmerzen, speziell in epigastrischen und abdominalen Geweben. *Gan Cao* ist hervorragend dafür geeignet, Schmerzen zu lindern und Krämpfe der Skelettmuskulatur und der glatten Muskulatur zu lindern, indem es die Milz tonisiert und das *Qi* auffüllt.

- Schmerzen und Krämpfe der glatten Muskulatur und der Skelettmuskulatur: *Gan Cao* mit *Bai Shao* (Paeoniae Radix Alba) kombinieren. **Beispiel-Rezeptur**: *Shao Yao Gan Cao Tang* (Paeoniae Radix und Glycyrrhizae Radix et Rhizoma Dekokt).
- Bauchschmerzen aufgrund von Mangel und Kälte des Mittleren *Jiao* (Mittlerer Erwärmer): zusammen mit *Shan Yao* (Dioscoreae Rhizoma), *Yi Tang* (Maltosum), *Gui Zhi* (Cinnamomi Ramulus), *Sheng Jiang* (Zingiberis Rhizoma Recens) und *Da Zao* (Jujubae Fructus) verwenden.
- Diarrhö, Dysenterie und Bauchschmerzen aufgrund von Feuchte-Hitze: *Gan Cao* mit *Bai Shao* (Paeoniae Radix Alba), *Huang Lian* (Coptidis Rhizoma), *Huang Qin* (Scutellariae Radix), *Da Huang* (Rhei Radix et Rhizoma) und *Bing Lang* (Arecae Semen) kombinieren. **Beispiel-Rezeptur**: *Shao Yao Tang* (Paeoniae Radix Dekokt).
- Schmerzen im Hypochondrium aufgrund von Leber-*Qi*-Stagnation: zusammen mit *Bai Shao* (Paeoniae Radix Alba), *Chai Hu* (Bupleuri Radix), *Dang Gui* (Angelicae Sinensis Radix) und *Bai Zhu* (Atractylodis Macrocephalae Rhizoma) verwenden. **Beispiel-Rezeptur**: *Xiao Yao San* (Umherstreifen Pulver).
- Epigastrische Schmerzen aufgrund von Magengeschwüren: *Gan Cao* zu *Hai Piao Xiao* (Sepiae Endoconcha), *Wa Leng Zi* (Arcae Concha), *Chen Pi* (Citri Reticulatae Pericarpium) und Honig hinzufügen.
- Beinkrämpfe aufgrund von Blut-Mangel: zusammen mit *Bai Shao* (Paeoniae Radix Alba), *Mu Gua* (Chaenomelis Fructus) und *Ji Xue Teng* (Spatholobi Caulis) einsetzen.

Klärt Hitze, eliminiert Toxine

Wunde Stellen, Schwellungen und Karbunkel: Die frische bzw. unverarbeitete Form von *Gan Cao* wird verwendet, um Hitze zu klären und Toxine zu eliminieren. Es wird innerlich oder lokal eingesetzt, um unterschiedliche Arten von Wunden oder Geschwüren zu behandeln, die durch Hitze und Toxine charakterisiert sind.

- Unkomplizierte wunde Stellen oder Läsionen: *Gan Cao* allein verwenden (lokal oder innerlich).
- Erysipel: als Einzelarznei im Dekokt anwenden und äußerlich auftragen.
- Rote Läsionen mit Ekzemen und Juckreiz: *Gan Cao* als Dekokt äußerlich auftragen.
- *Yang*-Wunden mit Rötung, Schwellung und Schmerzen: zusammen mit *Jin Yin Hua* (Lonicerae Flos), *Lian Qiao* (Forsythiae Fructus), *Zi Hua Di Ding* (Violae Herba) und *Pu Gong Ying* (Taraxaci Herba) verwenden.
- *Yin*-Wunden von dunkelviolettem Aussehen: *Gan Cao* zu *Shu Di Huang* (Rehmanniae Radix Praeparata), *Rou Gui* (Cinnamomi Cortex), *Lu Jiao Jiao* (Cervi Cornus Colla) und *Bai Jie Zi* (Sinapis Semen) hinzufügen. **Beispiel-Rezeptur**: *Yang He Tang* (Dekokt, das das *Yang* ermutigt).
- Verbrennungen: *Gan Cao* für die lokale Anwendung mit Honig mischen.
- Frostbeulen: zusammen mit einer gleich großen Menge *Yuan Hua* (Genkwa Flos) verwenden und äußerlich als Waschung anwenden.

Wunder Rachen: *Gan Cao* lindert Wundsein, Schwellungen und Schmerzen im Rachen. Dieser Zustand ist durch Anwesenheit von Hitze und Toxinen charakterisiert. *Gan Cao* wird als Einzelarznei oder in Kombination mit anderen Arzneien angewendet. Ist die Hitze nicht stark ausgeprägt und der Rachen nicht extrem rot, kann *Gan Cao* allein verwendet werden.

- Wunder Rachen: *Gan Cao* zusammen mit *Jie Geng* (Platycodi Radix) anwenden. **Beispiel-Rezeptur**: *Jie Geng Tang* (Platycodi Radix Dekokt).
- Extrem wunder Rachen mit Rötung, Schwellung und Eiterbildung: mit *Jie Geng* (Platycodi Radix), *Shan Dou Gen* (Sophorae Tonkinensis Radix et Rhizoma), *Xuan Shen* (Scrophulariae Radix) und *Niu Bang Zi* (Arctii Fructus) kombinieren.

Behandelt Vergiftungen

Vergiftungen: *Gan Cao* wird als Antidot für Vergiftungen durch unterschiedliche Gifte eingesetzt, z.B. Nahrung, Arzneidrogen, Herbizide, Pestizide, Medikamente und Schwermetalle.

- Nahrungsmittelvergiftung durch Rindfleisch: *Gan Cao* allein als Dekokt verwenden.
- Medikamentenvergiftung: *Gan Cao* mit Honig anwenden.
- Herbizid- oder Pestizidvergiftung: 12 g *Gan Cao* und 15 g *Hua Shi* (Talcum) im Dekokt dreimal täglich anwenden.
- Bleivergiftung: zusammen mit *Ku Xing Ren* (Armeniacae Semen) verwenden.
- Arsenvergiftung: zusammen mit *Lu Dou* (Phaseoli Radiati Semen), *Hei Dou* (Sojae Semen) und *Jin Yin Hua* (Lonicerae Flos) anwenden.

Harmonisiert andere Arzneidrogen

Gan Cao harmonisiert und lindert die rauen oder negativen Wirkungen anderer Arzneien. Es verhindert, dass sie den Mittleren *Jiao* (Mittlerer Erwärmer) schädigen.

- *Gan Cao* neutralisiert die Toxizität von *Fu Zi* (Aconiti Radix Lateralis Praeparata).
- *Gan Cao* kontrolliert die Wärmeeigenschaft von *Gan Jiang* (Zingiberis Rhizoma) und beugt einer *Yin*-Schädigung vor.
- Es verhindert, dass die kalten Eigenschaften von *Shi Gao* (Gypsum Fibrosum) und *Zhi Mu* (Anemarrhenae Rhizoma) den Magen schädigen.
- *Gan Cao* reduziert die anfängliche drastische und stark abführende Wirkung von *Da Huang* (Rhei Radix et Rhizoma) und *Mang Xiao* (Natrii Sulfas) und verlängert die Gesamtdauer der Wirkung.
- Es mäßigt den anfänglichen Wirkungshöhepunkt von *Dang Shen* (Codonopsis Radix), *Bai Zhu* (Atractylodis Macrocephalae Rhizoma), *Shu Di Huang* (Rehmanniae Radix Praeparata) und *Dang Gui* (Angelicae Sinensis Radix) und verlängert die Gesamtdauer der tonisierenden Wirkung.
- *Gan Cao* wird sowohl zusammen mit kalten als auch mit heißen Arzneien verwendet wie z.B. mit *Ban Xia* (Pinelliae Rhizoma), *Gan Jiang* (Zingiberis Rhizoma), *Huang Lian* (Coptidis Rhizoma) und *Huang Qin* (Scutellariae Radix), um die Wirkung der gesamten Kombination zu harmonisieren.

Dosierung

3–10 g, maximal 15–30 g. *Gan Cao* wird als Dekokt, Pulver, in Pillenform oder als Sirup verwendet. Es kommt sowohl äußerlich als auch innerlich zur Anwendung. Die unverarbeitete Arzneidroge leitet stärker Feuer aus, eliminiert stärker Toxine, befeuchtet effektiver die Lunge und stoppt besser Husten. Daher wird sie in der Regel verwendet, um Wundsein und Schmerzen des Rachens zu behandeln sowie unterschiedliche Infektionen mit Eiter- und Abszessbildung, Husten mit heißem Schleim und Nahrungsmittel- oder Medikamentenvergiftung. Das mit Honig verarbeitete *Gan Cao* schmeckt süßer und hat eine wärmere Natur. Daher tonisiert es die Milz, stützt das *Qi*, befeuchtet die Lunge und stoppt Husten. Die in Honig gebratene Arzneidroge tonisiert stärker das *Qi* als die unverarbeitete Arzneidroge.

Sicherheitshinweise, Kontraindikationen

- Da *Gan Cao* von süßer Natur ist, kann es Feuchtigkeit bilden und ist daher kontraindiziert bei Übelkeit, Erbrechen, Völle- und Spannungsgefühl in Brust und Abdomen aufgrund von Feuchtigkeit-Akkumulation.
- *Gan Cao* ist nicht kompatibel mit *Gan Sui* (Kansui Radix), *Da Ji* (Knoxiae Radix seu Euphorbiae Pekinensis Radix), *Yuan Hua* (Genkwa Flos) und *Hai Zao* (Sargassum).
- Hohe Dosierungen oder ein chronischer Gebrauch von *Gan Cao* ist kontraindiziert bei Ödemen, Nierenerkrankungen, Hypokaliämie, Hypertonie und Stauungsinsuffizienz.

Überdosierung

Eine Überdosis *Gan Cao* oder der Langzeitgebrauch dieser Arzneidroge kann Ödeme, Bluthochdruck, schwache Extremitäten, Taubheitsgefühl, Natriumretention, Kaliumverlust, Schwindel und Kopfschmerzen verursachen.

Im Falle einer Überdosierung

Ze Xie (Alismatis Rhizoma) und *Fu Ling* (Poria) sollten mit *Gan Cao* kombiniert werden, um eine Natrium- und Wasserretention zu verhindern, besonders wenn *Gan Cao* hoch dosiert oder über einen längeren Zeitraum angewendet werden soll. Dabei sollte die Natriumaufnahme reduziert und Kalium supplementiert werden. Die Einnahme von *Gan Cao* sollte abgebrochen werden, wenn Ödeme, Blutdruckanstieg oder andere unerwünschte Nebenwirkungen auftreten.

Chemische Zusammensetzung

Triterpenoide (Glycyrrhizin, Glycyrrhizinsäure, Glycyrrhetininsäure, Glycyrrhetinsäure), Flavonoide (Liquiritin, Isoliquiritin, Liquiritigenin, Uralenol-3-Methylether, Uralen).[1,2]

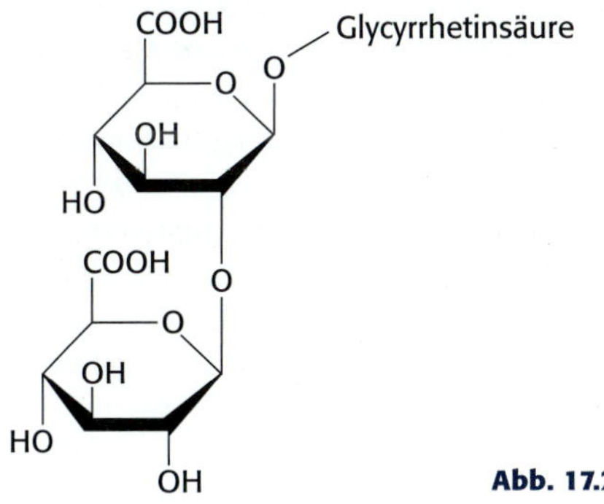

Abb. 17.2 Glycyrrhizinsäure

Pharmakologische Wirkungen

- **Mineralokortikoide**: Der Extrakt von *Gan Cao* hat mineralokortikoide Eigenschaften, ebenso seine Komponenten (Glycyrrhizin und Glycyrrhetinsäure). Dies hat eine erhöhte Rückresorption von Natrium und Wasser und eine erhöhte Kaliumausscheidung zur Folge. Eine Überdosis oder die Langzeitanwendung kann zu vermehrter Ödembildung und Bluthochdruck führen.[3]
- **Glukokortikoide**: Die Verabreichung von Glycyrrhizin und Glycyrrhetinsäure erhöht eindeutig die Gesamtwirkungsdauer von Kortison, wie in verschiedenen Laborstudien nachgewiesen wurde. Der Wirkmechanismus wird kontrovers diskutiert. Einige Fachleute sind der Ansicht, dass die erhöhte Kortisonwirkung durch einen verringerten Lebermetabolismus verursacht wird, andere vermuten eine erhöhte Plasmakonzentration, die durch eine herabgesetzte Proteinbindung verursacht wird.[4]
- **Entzündungshemmend**: Glycyrrhizin und Glycyrrhetinsäure haben nachweislich entzündungshemmende Eigenschaften. Zu den klinischen Anwendungsgebieten gehören Entzündungen, Ödeme, Granulombildung und Arthritis. Als entzündungshemmende Wirkmechanismen werden u.a. eine geringere Durchlässigkeit der Blutgefäße, Funktionen mit Antihistaminwirkung und eine herabgesetzte Sensibilität für Reize diskutiert. Die antientzündliche Wirkung von Glycyrrhizin und Glycyrrhetinsäure erreicht etwa ein Zehntel der Wirkung von Kortison.[5]
- **Antiarrhythmisch**: Der Extrakt von *Zhi Gan Cao* (Glycyrrhizae Radix et Rhizoma Praeparata cum Melle) hat bei der Behandlung von Aconitin-induzierten Herzrhythmusstörungen bei Kaninchen eine signifikante Wirkung gezeigt.[6]
- **Immunologisch**: Die Verabreichung von *Gan Cao* an Mäuse führt entweder zu einer Stimulation oder zu einer Hemmung der Phagozytoseaktivität der Makrophagen. In einer Umgebung mit mehreren Stressfaktoren (Kälte, Hitze, Hunger) stimuliert *Gan Cao* das Immunsystem und erhöht die Phagozytoseaktivität. In einer normalen Umgebung hemmt *Gan Cao* das Immunsystem.[7]
- **Gastrointestinal**: Zahlreiche Komponenten von *Gan Cao* beugen der Bildung von Magengeschwüren vor oder behandeln bestehende Magengeschwüre. Der Wirkmechanismus besteht u.a. darin, die Magensäuresekretion zu hemmen, Magensäure zu binden und zu deaktiveren und die Heilung zu fördern.[8]
- **Krampflösend**: Sowohl wässrige als auch alkoholische Extrakte von *Gan Cao* haben einen hemmenden Einfluss auf die glatte Muskulatur und stoppen auf diese Weise Spasmen und Krämpfe des Darmtrakts und des Uterus. Die krampflösende Wirkung kann durch Zuga-

be von *Bai Shao* (Paeoniae Radix Alba) gesteigert werden.[9]

- **Entgiftung**: Glycyrrhizin gilt allgemein als eine der Hauptkomponenten von *Gan Cao*. Es hat ausgeprägt entgiftende Eigenschaften und behandelt Vergiftungen wie z.B. Medikamentenintoxikation (Chloralhydrat, Urethan, Kokain, Picrotoxin, Coffein, Pilocarpin, Nikotin, Barbiturate, Quecksilber, Blei), Nahrungsmittelvergiftungen (Tetrodotoxin, Schlangengifte, Pilzgifte) und andere Vergiftungen (Enterotoxin, Herbizide, Pestizide). Andererseits ist *Gan Cao* bei der Behandlung von Vergiftungen durch Atropin, Morphin und Sulfonmethan nicht wirksam. Es kann die Toxizität von Ephedrin erhöhen. Der genaue Wirkmechanismus ist unklar, wird jedoch im Zusammenhang mit seinem regulatorischen Einfluss auf das Hormonsystem und die Leber gesehen. Die orale Aufnahme von *Gan Cao* reduziert die Resorption von Toxinen durch die direkte Toxinbindung, ähnlich wie die Wirkung von Aktivkohle. *Gan Cao* reduziert signifikant die Toxizität von *Fu Zi* (Aconiti Radix Lateralis Praeparata), wenn beide Arzneien zusammen gekocht werden.[10, 11]
- **Hepatoprotektiv**: Studien an Mäusen haben gezeigt, dass *Gan Cao* die Zytochrom-P-450-Konzentration in der Leber erhöht. Dieser Mechanismus ist für die schützende Wirkung dieser Arznei gegenüber chemisch oder Tetrachlorid-induzierten Leberschäden und gegenüber Lebertumoren verantwortlich.[12]
- **Hustenstillend und auswurffördernd**: *Gan Cao* hat eine ausgeprägt hustenstillende und auswurffördernde Wirkung bei Meerschweinchen. Es wird vermutet, dass die hustenstillende Wirkung in Zusammenhang mit seiner Wirkung auf das Zentralnerversystem steht.[13]
- **Analgetisch**: Studien an Mäusen haben gezeigt, dass *Gan Cao* analgetische Eigenschaften besitzt. Die schmerzlindernde Wirkung von *Gan Cao* wird durch die gleichzeitige Verwendung von *Bai Shao* (Paeoniae Radix Alba) gesteigert.[14]
- **Antibiotisch**: *Gan Cao* hemmt das Wachstum von *Staphylococcus aureus, Mycobacterium tuberculosis, E. coli*, Amöben und *Trichomonas vaginalis*.[15]
- **Antihyperlipidämisch**: Während Glycyrrhizin den Plasma-Cholesterinspiegel senkt, konnte für *Gan Cao* nicht nachgewiesen werden, dass es vorbeugend gegen Artherosklerose wirkt oder bei der Artherosklerosebehandlung wirksam ist.[16]

Klinische und wissenschaftliche Studien

- **Endokrinologisch**: In einer Untersuchung wurden acht von neun Patienten mit abnehmender Funktion der Hirnanhangdrüse zwei bis drei Monate lang erfolgreich mit folgender Arzneikombination behandelt: 15–30 g frisches *Gan Cao* und 6 g *Ren Shen* (Ginseng Radix et Rhizoma). Bei Bedarf wurde die Rezeptur individuell modifiziert. Bei starker Kälteaversion wurden 10 g *Fu Zi* (Aconiti Radix Lateralis Praeparata) hinzugefügt und die Behandlungsdauer auf zwei bis sechs Monate verlängert. Traten Bluthochdruck und Ödeme auf, wurde die Dosierung von *Gan Cao* um 50% verringert und jeweils 10 g *Fu Ling* (Poria), *Du Zhong* (Eucommiae Cortex) und *Wu Wei Zi* (Schisandrae Fructus) hinzugefügt.[17]
- **Addison-Krankheit**: Ein Extrakt von *Gan Cao*, der dreimal täglich über einen Zeitraum von 25 bis 40 Tagen gegeben wurde, zeigte eine deutliche Wirkung bei der Behandlung von Patienten mit Addison-Krankheit. Patienten mit milden oder mäßigen Beschwerden benötigten nur 3–5 ml der Arznei pro Dosis. Patienten mit gravierenden Beschwerden benötigten bis zu 8–10 ml pro Dosis und bei Bedarf eine ergänzende Kortikoidtherapie.[18]
- **Ulkuskrankheit**: 100 Patienten mit Magen- oder Zwölffingerdarmgeschwüren wurden viermal täglich für sechs Wochen mit 15 ml eines *Gan-Cao*-Extrakts behandelt. Die Wirksamkeitsrate lag bei 90%.[19]
- **Tuberkulose**: In einer Untersuchung wurden 55 Patienten mit Lungentuberkulose dreimal täglich über einen Zeitraum von 30 bis 90 Tagen mit einem Dekokt behandelt. Bei 23 Patienten trat eine signifikante Besserung ein, bei 32 Patienten eine leichte Besserung. Der Hauptbestandteil der Rezeptur war 18 g frisches *Gan Cao*, das zu einem Dekokt von 150 ml abgekocht wurde. Weitere Arzneien, die bei der Behandlung von Tuberkulose wirksam sind, wurden in Abhängigkeit vom Zustand jedes einzelnen Patienten hinzugefügt.[20]
- **Hepatitis**: Hepatitis B wurde bei 330 Patienten mit einer Erfolgsquote von 77% mit Glycyrrhizin behandelt. In der Studie wird beschrieben, dass Glycyrrhizin die Schädigung der Leberzellen, deren Absterben sowie die Entzündungsreaktion eindämmte, die Regeneration der Leberzellen förderte und das Risiko einer Leberzirrhose und -nekrose verringerte.[21]
- **Herzrhythmusstörungen**: Ein Dekokt, das zweimal täglich in drei bis zwölf Dosen gegeben wurde, zeigte bei der Behandlung von 23 Arrhythmie-Patienten befriedigende Ergebnisse. Die Patienten hatten keine subjektiven Beschwerden, die EKG-Auswertung war normal. Die Rezeptur enthielt jeweils 30 g *Gan Cao*, *Zhi Gan Cao* (Glycyrrhizae Radix et Rhizoma Praeparata cum Melle) und *Ze Xie* (Alismatis Rhizoma).[22]
- **Rücken- und Beinschmerzen**: Einem Bericht zufolge wurden 27 Patienten mit starken Rücken- und Beinschmerzen mit einer lokalen Injektion einer *Gan-Cao*-Lösung behandelt. Bei 20 Patienten wurde eine vollständige Schmerzlinderung erreicht, bei sieben Patienten eine mäßige Schmerzlinderung. Patienten mit akuten Beschwerden erhielten jeden zweiten Tag Injektionen mit insgesamt vier bis sieben Behandlungen; Patienten mit chronischen Beschwerden erhielten

jeden zweiten Tag Injektionen mit insgesamt 8 bis 14 Behandlungen.[23]

- **Purpura**: Acht Patienten mit thrombozytopenischer Purpura wurden dreimal täglich mit einem *Gan-Cao*-Dekokt (25–30 g) behandelt. Die Behandlung führte bei drei Patienten zu einer signifikanten Besserung, bei vier Patienten zu einer moderaten Besserung und bei einem Patienten zu einer leichten Besserung. Die Studie berichtet, dass bei den meisten Patienten die Blutungen innerhalb von drei bis vier Tagen aufhörten.[24]
- **Darmspasmen**: In einer Studie zeigten 241 von 254 Patienten (94,8%) mit Darmspasmen eine signifikante Besserung, nachdem sie dreimal täglich über drei bis sechs Tage 10–15 ml eines *Gan-Cao*-Extrakts erhalten hatten.[25]
- **Nahrungsmittelvergiftung**: Ein *Gan-Cao*-Dekokt wurde 454 Patienten mit unterschiedlichen Arten von Nahrungsmittelvergiftungen verabreicht. Die Behandlung führte in den meisten Fällen zu befriedigenden Ergebnissen. Laut Behandlungsprotokoll wurden bei milden Verläufen 9–15 g eines *Gan-Cao*-Dekokts eingesetzt, das in drei bis vier gleich großen Dosen über zwei Stunden gegeben wurde. In schweren Fällen wurden 30 g der Arzneidroge auf 300 ml Dekokt eingekocht, das alle drei bis vier Stunden in drei gleich großen Dosen eingenommen wurde.[26]
- **Pilzvergiftung**: Eine andere Untersuchung berichtet von 20 Patienten (insgesamt 22 Patienten) mit Pilzvergiftung, die nach der Behandlung mit einem *Gan-Cao*-Dekokt vollständig gesund wurden. Zwei Patienten benötigten eine Krankenhauseinweisung, weil eine sofortige Therapie mit Arzneidrogen nicht verfügbar war. Für die Dekoktzubereitung wurden 94 g *Gan Cao* zweimal gekocht, um 200 ml Dekokt zu erhalten. Die Patienten nahmen 100 ml des Dekokts sofort ein und 30 Minuten später die nächsten 100 ml.[27]
- **Übermäßige Harnausscheidung**: Zwei Patienten mit starker Harnausscheidung wurden mit 5 g pulverisiertem *Gan Cao* viermal täglich mit guten Ergebnissen behandelt.[28]
- **Tonsillitis**: Von einer vollständigen Genesung berichteten 34 von 38 Patienten mit chronischer Tonsillitis, nachdem sie für die Dauer von ein bis fünf Monaten mit einem *Gan-Cao*-Tee behandelt worden waren. Laut Behandlungsprotokoll wurden 10 g der Arzneidroge in heißem Wasser eingeweicht und über den Tag verteilt als Tee getrunken. Die Patienten wurden dazu angehalten, Fisch und gewürzte oder süße Speisen zu meiden. Patienten mit milden Beschwerden benötigten eine ein- bis zweimonatige, Patienten mit schweren Verläufen eine drei- bis fünfmonatige Behandlung.[29]
- **Phlebitis**: Die Behandlung von drei Patienten mit Phlebitis mit 15 ml eines *Gan-Cao*-Extrakts oder 50 g eines *Gan-Cao*-Dekokts (dreimal täglich vor den Mahlzeiten) hatte einen deutlichen therapeutischen Effekt. Die Studie berichtet von nachlassenden Schmerzen, einem Rückgang der Ödeme und anderer Symptome.[30]
- **Akute Mastitis**: Einem Bericht zufolge wurden 27 Patientinnen mit akuter Mastitis (ohne Eiterbildung) mit befriedigenden Ergebnissen mit einem Dekokt behandelt. Das Dekokt enthielt jeweils 30 g *Gan Cao* und *Chi Shao* (Paeoniae Radix Rubra) und wurde ein bis drei Tage lang einmal täglich gegeben.[31]
- **Frostbeulen**: 58 von 76 Patienten mit Frostbeulen wurden nach der Behandlung mit einer Arzneilösung vollständig wiederhergestellt. Die Lösung wurde dreimal täglich äußerlich aufgetragen. Durch Kochen von jeweils 10 g *Gan Cao* und *Yuan Hua* (Genkwa Flos) wurden 2 ml Lösung hergestellt.[32]

Wechselwirkung mit anderen Medikamenten

- **Kortikosteroide**: Es wird diskutiert, dass die Verwendung von *Gan Cao* die therapeutische Wirkung systemischer Kortikosteroide verändert. Glycyrrhizin, einer der Bestandteile von *Gan Cao*, ist ein starker Inhibitor von 11 β-Hydroxysteroid-Dehydrogenase und kann die biologische Halbwertzeit von systemischen Kortikosteroiden verlängern.[33] (Hinweis: Beispiele für Kortikosteroide sind Kortison, Prednison, Dexamethason, Hydrocortison und Methylprednisolon.)
- **Digoxin**: *Gan Cao* sollte mit Vorsicht zusammen mit Herzglykosiden wie z.B. Digoxin verwendet werden, weil der Kaliumverlust zu einer erhöhten Toxizität des Medikaments führen kann.[34]
- **Drogenüberdosis**: *Gan Cao* steigert die Verstoffwechselung von Drogen wie z.B. Chloralhydrat, Urethan, Kokain, Picrotoxin, Coffein, Pilocarpin, Nikotin und Barbituraten und behandelt eine Überdosierung mit diesen Substanzen.[35]

Toxikologie

Die Verabreichung eines *Gan-Cao*-Dekokts bei Mäusen in einer Dosierung von 2 g/kg über einen Zeitraum von sechs Wochen hatte keine Todesfälle oder Anzeichen von Ödemen zur Folge. In einer anderen Studie führte die kontinuierliche Verabreichung eines *Gan-Cao*-Extrakts an Kaninchen und Meerschweinchen über einen Zeitraum von 40 Tagen zu einer Gewichtszunahme und zu einer Abnahme der Nebennierenfunktion.[36, 37]

Glycyrrhetinsäure wird bei Meerschweinchen mit einem Rückgang der Schilddrüsenfunktion und einer Abnahme der Basalstoffwechselrate in Verbindung gebracht.[38]

Die LD_{50} für den wässrigen Extrakt von *Gan Cao* beträgt bei Mäusen 1,9432 ± 0,467 g/kg bei intravenöser Injektion, 6,8466 g/kg bei intraperitonealer Injektion und 7,8192 g/kg bei subkutaner Injektion.[39]

Ergänzung

炙甘草 *Zhì Gān Cǎo* (Glycyrrhizae Radix et Rhizoma Praeparata cum Melle) ist süß und warm und die mit Honig verarbeitete Form von *Gan Cao*. *Zhi Gan Cao* hat im Vergleich zu *Gan Cao* die stärker ausgeprägte Eigenschaft, die Milz zu tonisieren, das *Qi* zu ergänzen, die Lunge zu befeuchten und Husten zu stoppen.

Kommentar der Autoren

In traditionellen Texten wird *Gan Cao* als nicht-kompatibel mit *Hai Zao* (Sargassum) beschrieben. Dessen ungeachtet gibt es in der Geschichte der Chinesischen Medizin einige Rezepturen, die beide Arzneien verwenden wie z.B. in *Hai Zao Yu Hu Tang* (Sargassi Thallus Dekokt für das Jadegefäß). Ein Artikel von Jiang Te-Xie beschrieb *Hai Zao* als „kompatibel mit *Gan Cao*"; 10 g *Gan* Cao zusammen mit 15 g *Hai Zao* zu einem Dekokt gekocht, zeigen bei Patienten keine negativen Reaktionen.[40]

Laut Dr. Zhang Xue-Wen sind *Gan Cao*, *Lu Dou* (Phaseoli Radiati Semen) und *Bai Mao Gen* (Imperatae Rhizoma) bei der Behandlung von Nahrungsmittelvergiftungen wirksam. *Gan Cao* und *Lu Dou* klären Hitze und Toxine und werden häufig verwendet, um die Giftstoffe von anderen Arzneidrogen, Medikamenten und Nahrungsmitteln zu eliminieren. *Bai Mao Gen* klärt Hitze und fördert die Diurese, um Toxine schnell aus dem Körper zu vertreiben, innere Blutungen zu verhindern und die Nieren zu schützen.

Referenzen

1. *Xian Dai Zhong Yao Yao Li Xue* (Contemporary Pharmacology of Chinese Herbs), 1997; 1183
2. The Merck Index 12th edition, Chapman and Hall/CRCnetBASE/Merck, 2000
3. *Zhong Yao Zhi* (Chinese Herbology Journal), 1993; 358
4. Ibid.
5. *Zhong Cao Yao* (Chinese Herbal Medicine), 1991; 22(10):452
6. *Jiang Su Zhong Yi Za Zhi* (Jiangsu Journal of Chinese Medicine), 1987; 8(10):688
7. *Zhong Yao Xue* (Chinese Herbology), 1998; 759:766
8. *Zhong Yao Zhi* (Chinese Herbology Journal), 1993; 358
9. Ibid.
10. *Zhong Yao Tong Bao* (Journal of Chinese Herbology), 1986; 11(10):55
11. Ibid.
12. Ibid.
13. *Zhong Yao Yao Li Yu Ying Yong* (Pharmacology and Applications of Chinese Herbs), 1983; 264
14. *Zhong Yao Xue* (Chinese Herbology), 1998; 759:765
15. *Zhong Yao Zhi* (Chinese Herbology Journal), 1993; 358
16. *Zhong Yao Xue* (Chinese Herbology), 1998; 759:765
17. *Zhong Hua Yi Xue Za Zhi* (Chinese Journal of Medicine), 1975; 10:718
18. *Bai Qiu En Yi Ke Da Xue Xue Bao* (Journal of BaiQiuen University of Medicine), 1978; 4:54
19. *Zhong Hua Nei Ke Xue Za Zhi* (Journal of Chinese Internal Medicine), 1960; 3:226
20. *Jiang Xi Yi Yao* (Jiangxi Medicine and Herbology), 1965; 1:562
21. *Zhong Yao Tong Bao* (Journal of Chinese Herbology), 1987; 9:60
22. *Bei Jing Zhong Yi Xue Yuan Xue Bao* (Journal of BeiJing University School of Medicine), 1983; 2:24
23. *Zhe Jiang Zhong Yi Za Zhi* (Zhejiang Journal of Chinese Medicine), 1980; 2:60
24. *Zhong Hua Nei Ke Za Zhi* (Chinese Journal of Internal Medicine), 1981; 11:704
25. Ibid. 1960; 4:354
26. *Xin Zhong Yi* (New Chinese Medicine), 1985; 2:34
27. Ibid. 1978; 1:36
28. *Zhong Hua Nei Ke Za Zhi* (Chinese Journal of Internal Medicine), 1959; 12:1169
29. *Yun Nan Zhong Yi Xue Yuan Xue Bao* (Journal of Yunnan University School of Medicine), 1983; 1:20
30. *Zhong Hua Wai Ke Za Zhi* (Chinese Journal of External Medicine), 1959; 7:656
31. *Hu Nan Yi Yao Za Zhi* (Hunan Journal of Medicine and Herbology), 1976; 2:58
32. *Zhong Hua Wai Ke Za Zhi* (Chinese Journal of External Medicine), 1959; 10:1029
33. *Lancet* 2000 Jan 8; 355(9198):134–8 (Journal of Pharmacy and Pharmacology, 1995 Aug.; 47(8):687–92)
34. Wicht, M. Herbal Drugs and Phytopharmaceuticals, 1994
35. *Zhong Yao Tong Bao* (Journal of Chinese Herbology), 1986; 11(10):55
36. *Zhong Yao Zhi* (Chinese Herbology Journal), 1993; 358
37. *Zhong Yao Xue* (Chinese Herbology), 1998; 759:765
38. *Zhi Wu Yao You Xiao Cheng Fen Shou Ce* (Manual of Plant Medicinals and Their Active Constituents), 1986; 521, 522, 510, 672
39. *Zhong Cao Yao* (Chinese Herbal Medicine), 1991; 22(10):452
40. *Shan Dong Zhong Yi Za Zhi* (Shandong Journal of Chinese Medicine) 1984; (4):7

Gěng Mǐ
Oryzae Semen

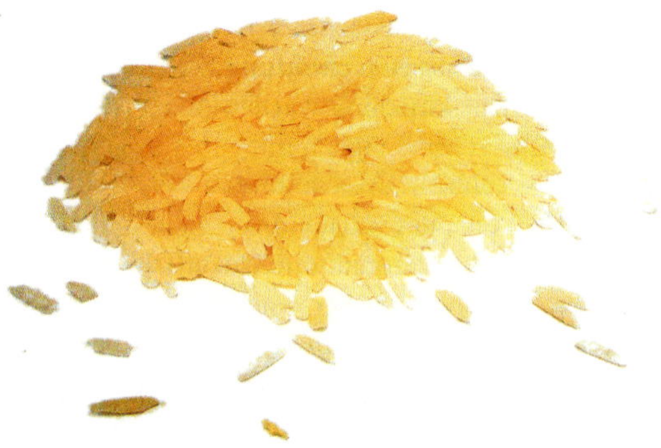

粳米

Pinyin-Name *Gěng Mǐ*
Wörtliche Übersetzung „Reis"
Andere chinesische Namen *Da Mi*
Deutscher Name Reiskörner

Botanischer Name *Oryza sativa* L. (*Dao*)
Pharmazeutischer Name Oryzae Semen
Eigenschaften Süß, kühl
Leitbahnen Milz, Magen

Chinesische therapeutische Wirkungen

Tonisiert Lunge, Milz und Darmtrakt

Geng Mi (Oryzae Semen) schmeckt süß, tonisiert das Lungen-*Qi* und stärkt den Mittleren *Jiao* (Mittlerer Erwärmer). Zu den klinischen Anwendungsgebieten gehören Durst, Diarrhö, Müdigkeit und Reizbarkeit. Darüber hinaus wird *Geng Mi* gelegentlich eingesetzt, um den Mittleren *Jiao* (Mittlerer Erwärmer) zu stärken und um Schäden durch Kälte und raue Arzneien vorzubeugen.
Außerdem wird *Geng Mi* häufig mit *Shi Gao* (Gypsum Fibrosum) kombiniert um zu verhindern, dass die kalte Eigenschaft von *Shi Gao* den Mittleren *Jiao* (Mittlerer Erwärmer) schädigt. **Beispiel-Rezeptur**: *Bai Hu Tang* (Weißer Tiger Dekokt).

Dosierung

9–15 g im Dekokt. *Geng Mi* wird normalerweise als Nahrungsmittel verwendet.

Huáng Qí
Astragali Radix

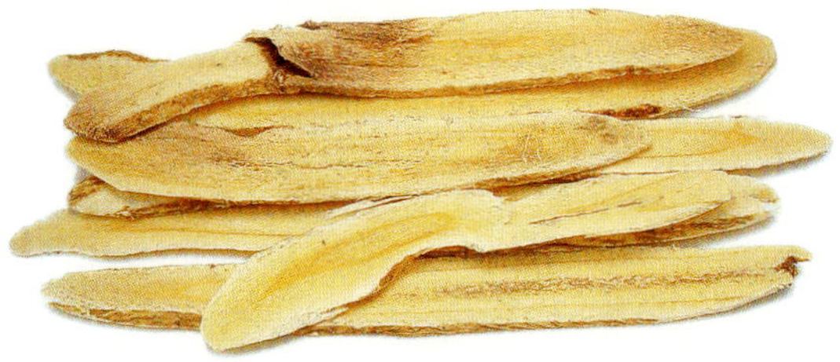

黃耆 黄芪

Pinyin-Name *Huáng Qí*
Andere chinesische Namen *Jin Huang Qi, Jian Qi, Kou Qi*
Originalquelle *Shen Nong Ben Cao Jing* (Die Materia Medica des göttlichen Landmannes), vermutlich Östliche Han-Dynastie
Deutscher Name Tragantwurzel, Astragalus-Wurzel
Botanischer Name *Astragalus membranaceus* Bge. var. *mongholicus* (Dge.) Hsiao (*Meng Gu Huang Qi*); *Astragalus membranaceus* (Fisch.) Bge. (*Mo Jiao Huang Qi*)
Pharmazeutischer Name Astragali Radix
Eigenschaften Süß, leicht warm
Leitbahnen Milz, Lunge

Chinesische therapeutische Wirkungen

Tonisiert das Qi und hebt das Yang an

Milz-Qi-Mangel: *Huang Qi* (Astragali Radix) tonisiert die Milz und steigert dadurch ihre Transformations- und Transportfunktion. Zu den klinischen Anwendungsgebieten von *Huang Qi* gehören eine blasse oder bleiche Gesichtsfarbe, Müdigkeit, müde Extremitäten, reduzierte Nahrungsaufnahme, Diarrhö und andere Symptome von Milz-Mangel.

- Müdigkeit und müde Extremitäten aufgrund von Milz-Mangel: *Huang Qi* allein verwenden oder mit *Dang Shen* (Codonopsis Radix) oder *Ren Shen* (Ginseng Radix et Rhizoma) kombinieren, um eine synergistische Wirkung zu erzielen.
- Weiche Stühle oder Diarrhö aufgrund von Milz-Mangel: zu *Fu Ling* (Poria), *Shan Yao* (Dioscoreae Rhizoma), *Bai Bian Dou* (Lablab Semen Album) und *Yi Yi Ren* (Coicis Semen) hinzufügen.
- Milz-*Yang*-Mangel: *Huang Qi* zusammen mit *Yang*-Tonika verwenden.

Unfähigkeit des Qi, die Blutzirkulation zu kontrollieren: Voraussetzung für den reibungslosen Blutfluss und für die Blutbildung ist eine adäquate Unterstützung durch das *Qi*. Zusätzlich kontrolliert das Milz-*Qi* den Blutfluss und hält das Blut in den Gefäßen. Milz-*Qi*-Mangel kann sekundär zu Blutmangel und Blutverlust führen. Patienten zeigen Symptome wie Müdigkeit, Lethargie, Kurzatmigkeit, ein blasses Gesicht, Bluterbrechen, Hämatochezie, Blutergüsse, Uterusblutungen oder andere Blutungsstörungen. D.h., Patienten mit Milz-*Qi*-Mangel bluten leicht und bekommen leicht Blutergüsse.

- *Qi*- und Blut-Mangel, charakterisiert durch Kurzatmigkeit und ein blasses Gesicht: *Huang Qi* mit *Ren Shen* (Ginseng Radix et Rhizoma), *Bai Zhu* (Atractylodis Macrocephalae Rhizoma), *Dang Gui* (Angelicae Sinensis Radix) und *Suan Zao Ren* (Ziziphi Spinosae Semen) kombinieren. **Beispiel-Rezeptur**: *Gui Pi Tang* (Dekokt, das die Milz wiederherstellt).
- Bluterbrechen, Hämatochezie und starke Menstruationsblutungen aufgrund von Blutverlust: zusammen mit *Jing Jie* (Schizonepetae Herba), *Mian Ma Guan Zhong* (Dryopteridis Crassirhizomatis Rhizoma), *San Qi* (No-

toginseng Radix et Rhizoma), *Hai Piao Xiao* (Sepiae Endoconcha) und *E Jiao* (Asini Corii Colla) verwenden, zusätzlich zur Rezeptur *Gui Pi Tang* (Dekokt, das die Milz wiederherstellt).

Organprolaps: *Zhong*-(Mitte-)*Qi*-Mangel führt zum Prolaps innerer Organe. *Huang Qi* tonisiert *Qi* und hebt das *Yang* an, um Magenprolaps, Rektumprolaps oder einen Prolaps anderer Organe zu behandeln, die durch die Unfähigkeit des *Qi* und des *Yang* verursacht werden, die Organe am richtigen Platz zu halten.

- Prolaps innerer Organe: *Huang Qi* zusammen mit *Ren Shen* (Ginseng Radix et Rhizoma), *Bai Zhu* (Atractylodis Macrocephalae Rhizoma), *Chai Hu* (Bupleuri Radix) und *Sheng Ma* (Cimicifugae Rhizoma) verwenden. **Beispiel-Rezeptur**: *Bu Zhong Yi Qi Tang* (Dekokt, das die Mitte tonisiert und das *Qi* vermehrt). Wird eine große Menge *Zhi Qiao* (Aurantii Fructus) hinzugefügt, erhöht sich die Wirksamkeit der Rezeptur insgesamt.

Lungen- und Milz-Qi-Mangel: Die klinischen Manifestationen von eingeschränkten Atmungs- und Vedauungsfunktionen sind u.a. Husten, Keuchatmung, Kurzatmigkeit, reichlich weißer und wässriger Auswurf, blasses Gesicht, leise Stimme, Müdigkeit, Völlegefühl im Abdomen sowie Diarrhö. *Huang Qi* tritt sowohl in die Lungen- als auch in die Milz-Leitbahn ein, um das *Qi* zu tonisieren. Es ist die Arznei der Wahl bei der Behandlung von *Qi*-Mangel dieser beiden Organe.

- Lungen- und Milz-*Qi*-Mangel: *Huang Qi* mit *Dang Shen* (Codonopsis Radix), *Fu Ling* (Poria), *Zi Wan* (Asteris Radix et Rhizoma) und *Chen Pi* (Citri Reticulatae Pericarpium) kombinieren.

Qi- und Blut-Mangel: Diese Unausgewogenheit ist durch eine bleiche Gesichtsfarbe, Schwindel, Vertigo, Energiemangel, Unlust zu sprechen, spontanes Schwitzen, Palpitationen und Schlaflosigkeit charakterisiert. Da das *Qi* der Anführer des Blutes ist, führt das Tonisieren des *Qi* auch zu einer Steigerung der Blutbildung.

- *Qi*- und Blut-Mangel: *Huang Qi* mit *Dang Gui* (Angelicae Sinensis Radix) kombinieren. **Beispiel-Rezeptur**: *Dang Gui Bu Xue Tang* (Angelicae Sinensis Radix Dekokt zur Tonisierung des Blutes).

Qi-Mangel mit Mangel-Hitze-Symptomen: Milz-*Qi*-Mangel verhindert, dass sich das klare *Yang* im ganzen Körper verbreitet. Wenn das *Yang-Qi* über einen längeren Zeitraum in der Muskelebene gefangen ist, können Symptome wie Reizbarkeit mit mäßigem oder gleichbleibend hohem Fieber mit Müdigkeit, spontanes Schwitzen und häufige äußere Erkrankungen auftreten. *Huang Qi* behandelt diese Mangel-Hitze-Zustände, obwohl es von Natur aus warm ist. **Beispiel-Rezeptur**: *Bu Zhong Yi Qi Tang* (Dekokt, das die Mitte tonisiert und das *Qi* vermehrt).

Tumorerkrankung mit Qi-Mangel aufgrund von Chemo- und Strahlentherapie: Tumorpatienten erhalten häufig Chemotherapie und Strahlenbehandlung, die das *Qi* ernsthaft verletzen. Die Anwendung von *Huang Qi* füllt das *Qi* wieder auf und verringert die schädlichen Nebenwirkungen der Therapie.

- *Qi*-Mangel nach Chemo- und Strahlentherapie: *Huang Qi* zusammen mit *Ling Zhi* (Ganoderma), *Nu Zhen Zi* (Ligustri Lucidi Fructus), *Dang Shen* (Codonopsis Radix), *Ren Shen* (Ginseng Radix et Rhizoma), *Dong Chong Xia Cao* (Cordyceps) und *Shan Zhu Yu* (Corni Fructus) verwenden.

Plötzlicher Qi-Kollaps nach starkem Blutverlust: *Qi* und Blut fließen zusammen in den Blutgefäßen. Kommt es zu einem plötzlichen Blutverlust, kollabiert auch das *Qi*. Symptome sind u.a. plötzliche Gesichtsblässe, starkes Schwitzen, Kurzatmigkeit und ein schwächer werdender Puls. In schwerwiegenden Fällen können Symptome wie eiskalte Extremitäten, plötzlicher Abfall des Blutdrucks und der Körpertemperatur und Schwitzen auftreten.

- *Qi*- und Blut-Kollaps: Eine Dosis von *Huang Qi* (zwischen 60 und 120 g) zusammen mit *Dang Gui* (Angelicae Sinensis Radix), *Ren Shen* (Ginseng Radix et Rhizoma), *Fu Zi* (Aconiti Radix Lateralis Praeparata), *Mai Dong* (Ophiopogonis Radix) und *Wu Wei Zi* (Schisandrae Fructus) verwenden.

Tonisiert das Wei-(Abwehr-)Qi, festigt die Oberfläche

Mangel an Wei-(Abwehr-)Qi mit spontanem Schwitzen: Eine Schwäche der Oberfläche führt zu einem Verlust von Körperflüssigkeiten, was in der Folge spontanes Schwitzen hervorruft. Dies führt oft zu einem geschwächten Immunsystem und zu häufigen Erkrankungen durch äußere pathogene Faktoren.

- Spontanes Schwitzen aufgrund einer Schwäche der Oberfläche: *Huang Qi* zusammen mit *Mu Li* (Ostreae Concha), *Ma Huang Gen* (Ephedrae Radix et Rhizoma) und *Fu Xiao Mai* (Tritici Fructus Levis) verwenden.
- Spontanes Schwitzen mit Aversion gegen Wind, schwachem Puls und häufigen bakteriellen und viralen Infektionen: zusammen mit *Bai Zhu* (Atractylodis Macrocephalae Rhizoma) und *Fang Feng* (Saposhnikoviae Radix) verwenden. **Beispiel-Rezeptur**: *Yu Ping Feng San* (Jade Windschutz Pulver).
- Starkes Schwitzen und extreme Müdigkeit aufgrund von *Yang*-Mangel: *Huang Qi* mit *Fu Zi* (Aconiti Radix

Lateralis Praeparata) und *Sheng Jiang* (Zingiberis Rhizoma Recens) kombinieren.

- Nachtschweiß aufgrund von *Qi*- und *Yin*-Mangel: zusammen mit *Di Huang* (Rehmanniae Radix), *Mai Dong* (Ophiopogonis Radix), *Wu Wei Zi* (Schisandrae Fructus), *Fu Xiao Mai* (Tritici Fructus Levis) und *Di Gu Pi* (Lycii Cortex) einsetzen.

Fördert das Abfließen von Eiter und bildet Gewebe

Chronische, nicht-heilende Geschwüre und wunde Stellen: *Huang Qi* behandelt chronisches Wundsein und Geschwüre mit zugrunde liegendem *Qi*- und Blut-Mangel. Die Anwendung von *Huang Qi* erleichtert das Abfließen von Eiter und das Aufbrechen von Abszessen und regt die Heilung durch die Neubildung von Gewebe an.

- Chronische, nicht-ulzerierende Wunden mit Eiter: *Huang Qi* mit *Dang Gui* (Angelicae Sinensis Radix), *Chuan Xiong* (Chuanxiong Rhizoma), *Chuan Shan Jia* (Manitis Squama) und *Zao Jiao Ci* (Gleditsiae Spina) kombinieren.
- Chronische Wunden mit einem zugrunde liegenden Mangel-Zustand: zusammen mit *Ren Shen* (Ginseng Radix et Rhizoma), *Dang Gui* (Angelicae Sinensis Radix), *Chuan Xiong* (Chuanxiong Rhizoma), *Bai Zhi* (Angelicae Dahuricae Radix) und *Fang Feng* (Saposhnikoviae Radix) anwenden. **Beispiel-Rezeptur**: *Qian Jin Nei Tuo San* (Das aus dem Inneren ausleitende Pulver, das tausend Goldstücke wert ist).
- Flache, chronische Wunden und nicht-heilende Geschwüre: zusammen mit *Dang Gui* (Angelicae Sinensis Radix), *Shu Di Huang* (Rehmanniae Radix Praeparata), *Ren Shen* (Ginseng Radix et Rhizoma), *Bai Zhu* (Atractylodis Macrocephalae Rhizoma) und *Rou Gui* (Cinnamomi Cortex) verwenden. **Beispiel-Rezeptur**: *Shi Quan Da Bu Tang* (Allumfassendes großes Tonisierungsdekokt).
- *Qi*-Mangel-Läsionen bei Kindern: *Huang Qi* zu *Ren Shen* (Ginseng Radix et Rhizoma), *Rou Gui* (Cinnamomi Cortex) und *Zhi Gan Cao* (Glycyrrhizae Radix et Rhizoma Praeparata cum Melle) hinzufügen. **Beispiel-Rezeptur**: *Bao Yuan Tang* (Dekokt, das die Grundlage [Quelle] erhält).

Reguliert die Wasserzirkulation, reduziert Ödeme

Ödeme aufgrund von Qi-Mangel: Milz-*Qi*-Mangel mit der Unfähigkeit, die Transportfunktion auszuüben, führt zu einer Wasserretention im ganzen Körper. *Huang Qi* tonisiert das *Qi* und normalisiert die Wasserzirkulation, um Symptome wie Gesichtsödeme, oberflächliche Ödeme, Schweregefühl des Körpers, spontanes Schwitzen und Unverträglichkeit von Wind zu behandeln. *Huang Qi* tonisiert das *Qi* und erleichtert dadurch die Ausscheidung von Wasser. Die Anwendung von *Huang Qi* allein bewirkt einen milden diuretischen Effekt. Es sollte mit diuretischen Arzneien kombiniert werden, um eine stärkere therapeutische Wirkung zu erzielen. Es ist jedoch die Arznei der Wahl, wenn der Patient einen Mangel-Zustand mit Zeichen und Symptomen von Wasserretention aufweist. Wird *Huang Qi* allein als Diuretikum angewendet, ist die empfohlene Dosis gering (ca. 9 g).

- Ödeme, Schweregefühl des Körpers, spontanes Schwitzen und Windaversion aufgrund von Wasser-Akkumulation mit einer äußeren Wind-Erkrankung: *Huang Qi* zusammen mit *Bai Zhu* (Atractylodis Macrocephalae Rhizoma), *Fang Ji* (Stephaniae Tetrandrae Radix), *Gan Cao* (Glycyrrhizae Radix et Rhizoma) und *Sheng Jiang* (Zingiberis Rhizoma Recens) einsetzen. **Beispiel-Rezeptur**: *Fang Ji Huang Qi Tang* (Stephaniae Tetrandrae Radix und Astragali Radix Dekokt).
- Oberflächliche Ödeme aufgrund von *Yang*-Mangel: mit *Gui Zhi* (Cinnamomi Ramulus), *Fu Ling* (Poria) und *Fang Ji* (Stephaniae Tetrandrae Radix) kombinieren. **Beispiel-Rezeptur**: *Fang Ji Fu Ling Tang* (Stephaniae Tetrandrae Radix und Poria Dekokt).
- Chronische Nephritis mit Ödemen und Proteinurie: eine hohe Dosis *Huang Qi* (60–90 g) zusammen mit *Dang Shen* (Codonopsis Radix), *Shi Wei* (Pyrrosiae Folium) und *Shan Yao* (Dioscoreae Rhizoma) verwenden, zusammen mit *Fang Ji Huang Qi Tang* (Stephaniae Tetrandrae Radix und Astragali Radix Dekokt).

Lindert Gefühllosigkeit und Schmerzen

Gefühllosigkeit: In diesem Fall beruht die die Gefühllosigkeit der Muskeln auf einer ungenügenden Ernährung und Zirkulation von *Qi* und Blut. *Huang Qi* tonisiert stark das *Qi*. Dies hilft wiederum, Blut zu bilden und den Blutfluss zu den Extremitäten zu erhöhen. *Huang Qi* tonisiert und verbessert die *Qi*-Zirkulation, um Haut- und Muskeltaubheit sowie Schmerzen zu lindern.

- Gefühllosigkeit von Haut und Muskeln sowie Schmerzen aufgrund von *Qi*- und Blut-Mangel: *Huang Qi* zusammen mit *Gui Zhi* (Cinnamomi Ramulus), *Bai Shao* (Paeoniae Radix Alba), *Sheng Jiang* (Zingiberis Rhizoma Recens) und *Da Zao* (Jujubae Fructus) verwenden.
- Gefühllosigkeit und Schmerzen in den Extremitäten aufgrund von Mangel in der *Ying*-(Nähr-) und *Wei*-(Abwehr-)Schicht und Akkumulation von Wind und Feuchtigkeit: *Huang Qi* zusammen mit *Qiang Huo* (Notopterygii Rhizoma seu Radix), *Fang Feng* (Saposhnikoviae Radix), *Jiang Huang* (Curcumae Longae Rhizoma) und *Dang Gui* (Angelicae Sinensis Radix) anwenden. **Beispiel-Rezeptur**: *Juan Bi Tang* (Dekokt, das schmerzhafte Blockaden beseitigt).

Folgeerscheinungen von Schlaganfall: *Huang Qi* wird häufig verwendet, um Komplikationen nach einem Schlaganfall zu behandeln wie z.B. Hemiplegie und eine periphere Fazialisparese, die durch *Qi*-Mangel und Blut-Stagnation verursacht werden. Dabei ist unbedingt zu berücksichtigen, dass *Huang Qi* in der Schlaganfallnachsorge *nur* für Patienten geeignet ist, die von Natur aus einen *Mangel* aufweisen, und dass für die Behandlung eine hohe Dosierung erforderlich ist. Die Anwendung von *Huang Qi* wird nicht empfohlen für Patienten mit einem Schlaganfallrisiko aufgrund von aufsteigendem Leber-*Yang* (z.B. Patienten mit Hypertonie).

- Komplikationen nach einem Schlaganfall: eine hohe Dosis *Huang Qi* zusammen mit *Dang Gui Wei* (Angelicae Sinensis Extremitas Radicis), *Chuan Xiong* (Chuanxiong Rhizoma), *Tao Ren* (Persicae Semen), *Hong Hua* (Carthami Flos) und *Di Long* (Pheretima) verwenden. **Beispiel-Rezeptur**: *Bu Yang Huan Wu Tang* (Dekokt, das das *Yang* tonisiert, um die Fünf [Zehntel] wiederherzustellen).

Behandelt Xiao Ke (Auszehrung und Dürsten)

Xiao Ke (Auszehrung und Dürsten): *Huang Qi* tonisiert *Qi*, fördert die Bildung von Körpersäften und behandelt das *Xiao-Ke-Syndrom*, das von Symptomen wie Durst und Müdigkeit begleitet wird.

- *Xiao Ke* (Auszehrung und Dürsten) ohne innere Hitze: *Huang Qi* zusammen mit *Di Huang* (Rehmanniae Radix), *Shan Zhu Yu* (Corni Fructus), *Shan Yao* (Dioscoreae Rhizoma) und Schweinepankreas einsetzen.
- *Xiao Ke* (Auszehrung und Dürsten) mit innerer Hitze: mit *Zhi Mu* (Anemarrhenae Rhizoma), *Ge Gen* (Puerariae Radix Lobatae), *Tian Hua Fen* (Trichosanthis Radix) und *Shan Yao* (Dioscoreae Rhizoma) kombinieren.

Dosierung

10–15 g, maximal 120 g. Unverarbeitetes *Huang Qi* (frisch oder getrocknet) ist besser für die Behandlung äußerer Erkrankungen geeignet, da es das *Wei*-(Abwehr-)*Qi* tonisiert, Schwitzen stoppt, die Wasserzirkulation reguliert, Ödeme reduziert und die Neubildung von Gewebe fördert. Die mit Honig verarbeitete Arzneidroge behandelt besser Ungleichgewichte des Inneren wie z.B. Milz- und Lungen-*Qi*-Mangel und *Yang*-Mangel. Sie wird außerdem verwendet, um chronische Fälle von Erschöpfung, Diarrhö, Organprolaps und alle Arten von Mangel-Zuständen zu behandeln.
Für die Zubereitung von in Honig-gebratenem *Huang Qi* werden 12,5–15 kg Honig und 50 kg getrocknete Arzneidroge verwendet. Beide Zutaten werden gemischt und unter Rühren bei niedriger Hitze angebraten, bis die Arzneidroge braun wird und bei Berührung nicht mehr klebrig ist. (Die Honig- und die *Huang-Qi*-Menge kann jeweils erhöht oder verringert werden, solange sie im selben Verhältnis bleiben.)

Sicherheitshinweise, Kontraindikationen

- Die Anwendung von *Huang Qi* ist bei der Anwesenheit äußerer Pathogene kontraindiziert.
- *Huang Qi* ist bei *Qi*-Fülle kontraindiziert, wie sie z.B. bei Zorn aufgrund von Leber-*Qi*-Stagnation zu beobachten ist.
- Es ist kontraindiziert bei innerer Hitze, Fülle-Feuer oder Mangel und Kälte des Unteren *Jiao* (Unterer Erwärmer).
- Es ist bei wunden Stellen und Läsionen kontraindiziert, die durch Hitze im Blut verursacht werden.
- Es ist bei Stagnationen kontraindiziert.
- Schwangere Frauen im dritten Trimenon sollten *Huang Qi* mit Vorsicht anwenden. Die Arznei hat eine diuretische Wirkung, d.h., dass bei Langzeitanwendung die Menge der Amnionflüssigkeit reduziert werden kann.[1]

Chemische Zusammensetzung

Acetylastragalosid I, Astragalosid I-IV, Isoastragalosid I-II, Astramembrannin II, Cycloastragenol, Cyclosiversigenin, Soyasaponin I, Tragacantha, Kumatakenin, Fomononetin.[2, 3]

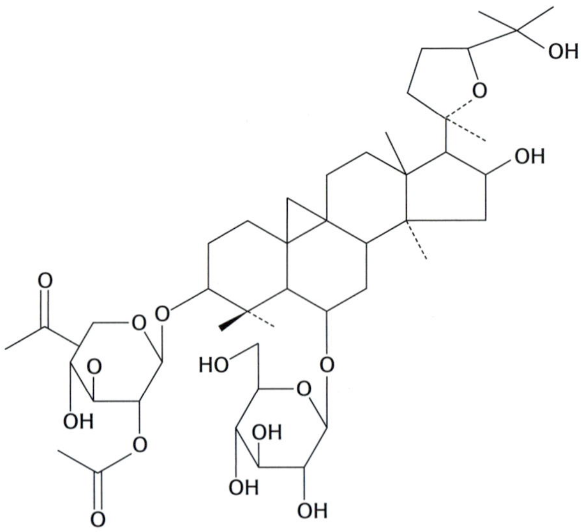

Abb. 17.3 Astragalosid I

Pharmakologische Wirkungen

- **Immunstimulierend**: Die subkutane Injektion von *Huang Qi* erhöht die Anzahl der Leukozyten und multinuklearen Leukozyten bei Mäusen. Zusätzlich führt *Huang Qi* zu einer erhöhten IgM-Bildung bei Mäusen.[4, 5]

- **Blutbildend**: *Huang Qi* unterstützt erwiesenermaßen die Bildung und Reifung der Blutzellen aus dem Knochenmark.[6]
- **Metabolisch**: *Huang Qi* als Dekokt führt bei Mäusen zu einer Erhöhung des metabolischen Grundumsatzes und von cAMP.[7]
- **Wirkung auf cAMP und cGMP**: *Huang Qi* als Dekokt wird mit einer Erhöhung von cAMP und einem Rückgang von cGMP im Plasma, einer Erhöhung von cAMP und cGMP in der Milz und einer Erhöhung von cGMP in der Leber assoziiert.[8]
- **Renal**: Die orale Anwendung von *Huang-Qi*-Pulver senkt bei Mäusen die Proteinkonzentration im Urin.[9]
- **Antihypertensiv**: Die intravenöse Injektion von *Huang Qi* senkt bei anästhesierten Kaninchen, Hunden und Katzen den Blutdruck. Diese Wirkung wird einer Erweiterung der peripheren Blutgefäße zugeschrieben.[10]
- **Hepatoprotektiv**: *Huang Qi* wird häufig verwendet, um unterschiedliche Arten von chronischer Hepatitis zu behandeln. Außerdem hat *Huang Qi* eine signifikante hepatoprotektive Wirkung und schützt speziell vor Tetrachlorkohlenstoff.[11, 12]
- **Antibiotisch**: Huang Qi hemmt *Bacillus dysenteriae*, *Bacillus anthracis*, betahämolysierende Streptokokken, *Corynebacterium diphtheriae*, *Diplococcus pneumoniae* und *Staphylococcus aureus*.[13]
- **Sedierend und analgetisch**: Die intravenöse Injektion von Astragolisiden hat bei Mäusen nachweislich einen milden beruhigenden und analgetischen Effekt.[14]

Klinische und wissenschaftliche Studien

- **Vorbeugung gegen Erkältung und Influenza**: In einer Studie wurden 540 Patienten mit häufigen Erkältungen und Grippe in der Vorgeschichte in zwei Gruppen eingeteilt und erhielten eine Präventivbehandlung mit *Huang Qi*. Eine Gruppe erhielt dreimal täglich 5 g *Huang Qi* in Pillenform, die andere Gruppe erhielt jeden zweiten Tag 15 g *Huang Qi* im Dekokt. Bei allen Patienten wurden zwei Behandlungszyklen von jeweils zehn Tagen mit einer fünftägigen Pause durchgeführt. Die Studie beschreibt, dass die Patienten in beiden Gruppen ähnliche Ergebnisse zeigten. In beiden Gruppen sank das Infektrisiko um das 2,7-Fache. Beide Gruppen zeigten eine verkürzte Infektionsdauer.
- **Vorbeugung gegen Atemweginfektionen**: Ein zweimal täglich verabreichter Arzneitee mit 15 g *Huang Qi* und 10 g *Da Zao* (Jujubae Fructus) zeigte bei 160 Patienten mit chronischer Bronchitis, Asthma bronchiale und allergischer Rhinitis in der Vorgeschichte eine deutliche präventive Wirkung gegen Atemweginfektionen.[16]
- **Vorbeugung gegen Infektionen der oberen Atemwege bei Kindern**: Die tägliche Gabe von 2 ml einer *Huang-Qi*-Lösung (entsprechend 2 g der getrockneten Arzneidroge) an 100 Kinder hatte eine 94-prozentige Wirksamkeit bei der Vorbeugung gegen Atemweginfektionen.[17]
- **Schnupfen**: Die lokale Injektion einer *Huang-Qi*-Zubereitung (jeden dritten Tag, insgesamt zehn Behandlungen) hatte eine 93,26-prozentige Wirksamkeitsrate bei 47 Patienten mit Schnupfen.[18]
- **Vorbeugung gegen Asthma und Husten**: Ein *Huang-Qi*-Präparat (entsprechend 1 g der getrockneten Arzneidroge) wurde 41 Patienten für die Dauer von drei Monaten (= ein Behandlungszyklus) zweimal wöchentlich bilateral in *Zusanli* (Ma 36) injiziert. Insgesamt wurden drei bis vier Behandlungszyklen mit einer jeweils zweiwöchigen Pause durchgeführt. In 85,4% der Fälle war eine signifikante Besserung, in 56,1% der Fälle eine moderate Besserung zu verzeichnen. Außerdem gaben die meisten Patienten eine Zunahme von Appetit und Energie, eine Verbesserung der Schlafqualität und eine Besserung der Fieberphasen bei Infektionen an.[19]
- **Ulkuskrankheit**: Einem Bericht zufolge wurden Patienten mit Magengeschwüren, Zwölffingerdarmgeschwüren oder beidem zweimal täglich mit intramuskulären Injektionen einer *Huang-Qi*-Zubereitung (2 ml; entsprechend 2 g der getrockneten Arzneisubstanz) behandelt. Viele Patienten zeigten nach einer Woche eine symptomatische Besserung. Die meisten Patienten waren nach ca. einem Monat vollständig gesund bzw. zeigten eine moderate Zustandsbesserung.[20] In einem anderen Bericht wird beschrieben, dass ein Dekokt, das *Huang Qi* 12 g, *Bai Shao* (Paeoniae Radix Alba) 12 g, *Gan Cao* (Glycyrrhizae Radix et Rhizoma) 5 g, *Gui Zhi* (Cinnamomi Ramulus) 10 g, *Sheng Jiang* (Zingiberis Rhizoma Recens) 3 g, *Da Zao* (Jujubae Fructus) 5 Stück und *Yi Tang* (Maltosum) 30 g enthielt, in zwei gleich großen Dosen zweimal täglich für die Dauer von 25 bis 53 Tagen verabreicht wurde, um Patienten mit Magengeschwüren zu behandeln. Von 43 Patienten berichteten 22 von einer signifikanten Besserung, 17 von einer moderaten Besserung, vier Patienten sprachen nicht auf die Behandlung an. Die Wirksamkeitsrate betrug 90,7%.[21]
- **Magenprolaps**: Patienten mit Magenprolaps wurden mit einer Zubereitung aus frischem *Huang Qi*, *Sheng Ma* (Cimicifugae Rhizoma), *Chai Hu* (Bupleuri Radix) und *Wu Wei Zi* (Schisandrae Fructus) behandelt. Laut Behandlungsprotokoll wurden die Arzneien (Dosierung: 1 g je Arzneidroge) bei 42 Patienten einen Monat lang jeden zweiten Tag intramuskulär in *Zhongwan* (Ren 12) und *Zusanli* (Ma 36) injiziert. Die Wirksamkeitsrate betrug 84,9%.[22]

- **Rektumprolaps**: Die tägliche Verabreichung eines Dekokts, das 30–50 g frisches *Huang Qi*, 15 g *Dan Shen* (Salviae Miltiorrhizae Radix et Rhizoma), 10 g *Shan Zha* (Crataegi Fructus), 3 g *Fang Feng* (Saposhnikoviae Radix) und 3 g *Sheng Ma* (Cimicifugae Rhizoma) enthielt, zeigte bei der Behandlung von Rektumprolaps eine deutliche Wirkung.[23]
- **Hepatitis**: Die intramuskuläre Injektion von *Huang Qi* (entsprechend 4 g der getrockneten Arzneidroge) bei 29 Patienten mit chronischer infektiöser Hepatitis über einen Zeitraum von ein bis drei Monaten führte zu einer deutlichen Besserung.[24] Ein anderer Bericht beschreibt die Behandlung von 174 Patienten mit positivem HbsAg, die eine 100-prozentige *Huang-Qi*-Zubereitung erhielten. Laut Behandlungsprotokoll bekamen sie für die Dauer von zwei Monaten jeden dritten Tag eine Injektion abwechselnd in die beiden Akupunkturpunkte *Zusanli* (Ma 36) und *Shenshu* (Bl 23). Nach der Behandlung wiesen von 174 Patienten 131 (75,3%) einen negativen HbsAg-Wert auf.[25]
- **Immunologische Erkrankungen**: Einem Bericht zufolge führte bei 14 Patienten mit niedrigen Leukozytenwerten die Behandlung mit einem Dekokt, das 30 g frisches *Huang Qi*, 15 g *Ren Shen* (Ginseng Radix et Rhizoma) und 20 Stück *Da Zao* (Jujubae Fructus) enthielt, zu einer signifikanten Zustandsbesserung.[26]
- **Aufhebung der Immunsuppression**: In einer In-vivo-Studie führte die Verabreichung von *Huang Qi* zur Aufhebung einer Cyclophosphamid-induzierten Immunsuppression.[27]
- **Leukopenie**: Die Verabreichung von *Huang Qi* wird mit einem deutlichen Anstieg der Leukozyten bei 115 Patienten mit Leukopenie assoziiert.[28]
- **Wiederherstellung der Immunantwort**: Die Verabreichung von *Huang Qi* und *Nu Zhen Zi* (Ligustri Lucidi Fructus) wirkte bei 19 Tumorpatienten nachweislich wie ein potentes Immunstimulans.[29]
- **Nephritis**: Patienten mit chronischer Nephritis wurden mit 100 g *Huang Qi* im Dekokt behandelt, das über einen Zeitraum von 15 bis 19 Tagen zweimal täglich in zwei gleich großen Dosen gegeben wurde. Von insgesamt 20 Patienten zeigten sieben eine signifikante Besserung, neun zeigten eine deutliche und vier zeigten keine Besserung. Die meisten Patienten berichteten von einer symptomatischen Besserung sowie von einem Rückgang der Proteinkonzentration im Urin.[30]
- **Nephropathie**: Hoch dosiertes *Huang Qi* hat bei Mäusen mit Nephropathie und bei Kaninchen mit Glomerulonephritis positive Effekte gezeigt. Hoch dosiertes *Huang Qi* kam darüber hinaus häufig in klinischen Studien am Menschen zum Einsatz, um chronische Nephritis zu behandeln. Es steigert die Harnmenge und die Ausscheidung von Chlorid und Ammoniak.[31, 32]
- **Glomerulonephritis**: In einer Untersuchung wurden 56 Patienten mit chronischer Glomerulonephritis einen Monat lang mit intramuskulären *Huang-Qi*-Injektionen (entsprechend 3 g der getrockneten Arzneidroge) behandelt. Die Therapie führte zu einem deutlichen Rückgang der Proteinkonzentration im Urin (Wirksamkeitsrate 61,7%) und zu einer Verbesserung der Nierenfunktion.[33]
- **Psoriasis**: *Huang Qi* als Pulver, Dekokt, Injektion oder Salbe wurde bei Psoriasis-Patienten mit einer Wirksamkeitsrate von 95,6% angewendet. Von insgesamt 204 Patienten berichteten 42 von einer deutlichen Besserung, 62 von einer moderaten und 91 von einer leichten Besserung. Neun Patienten sprachen nicht auf die Behandlung an.[34]
- **Granulomatöse Vaskulitis (Takayasu-Arteriitis)**: In einer Untersuchung wurden sechs Patienten mit Takayasu-Arteriitis mit einer Arzneirezeptur behandelt. Die Behandlung führte in drei Fällen zu einer signifikanten Besserungen, in zwei Fällen zu einer mäßigen Besserung und in einem Fall zu einer leichten Besserung. Die Arzneirezeptur enthielt *Bu Yang Huan Wu Tang* (Dekokt, das das Yang tonisiert, um die Fünf [Zehntel] wiederherzustellen) mit 60 g *Huang Qi* und zusätzlich Blut aktivierende und Blut-Stase lösende Arzneien.[35]
- **Benigne Prostatahyperplasie**: Einem Bericht zufolge wurden 52 Patienten mit gutartiger Prostatavergrößerung mit einem Dekokt behandelt, das auf leeren Magen eingenommen wurde. Die Rezeptur enthielt 100 g frisches *Huang Qi* und 30 g *Hua Shi* (Talcum), die im Dekokt gekocht wurden. Vor der Verabreichung wurden 3 g *Hu Po* (Succinum) hinzugefügt. 38 Patienten berichteten von einer vollständigen Symptombefreiung, 13 von einer Verbesserung der Flussrate und einem Rückgang der Prostatagröße. Ein Patient sprach nicht auf die Behandlung an.[36]

Wechselwirkung mit anderen Medikamenten

- **Aminoglykoside**: In einer Studie wurde nachgewiesen, dass die Injektion von *Huang Qi* und *Lu Xian Cao* (Pyrolae Herba) bei Meerschweinchen wirksam die Ototoxizität und Nephrotoxizität unterbindet, die mit der Anwendung von Aminoglykosiden verbunden ist.[37] (Hinweis: Beispiele für Aminoglykoside sind u.a. Gentamicin, Tobramycin und Amikacin.)
- *Huang Qi* hat nachweislich einen hemmenden Effekt auf Kupfer-induzierten oxidativen Stress. Einigen Studien zufolge ist die Wirkung von *Huang Qi* als Radikalenfänger vergleichbar mit der von Mannitol und Superoxiddismutase.[38]

Toxikologie

Huang Qi weist eine sehr geringe Toxizität auf. Die orale Aufnahme eines *Huang-Qi*-Dekokts (7,5 g/kg) kann bei

Ratten nicht bestimmt werden. Die LD_{50} für die intraperitoneale Injektion bei Mäusen liegt bei ca. 40 g/kg.[39]

Kommentar der Autoren

Nach Dr. Zhang Xiao-Ping ist die Kombination von *Huang Qi* und *Shan Yao* (Dioscoreae Rhizoma) hervorragend dafür geeignet, den Plasma-Blutzuckerspiegel zu senken und Patienten mit Diabetes mellitus zu behandeln. Diese beiden Arzneien sind besonders wirksam bei Diabetes-Patienten, die einen *Qi*- und *Yin*-Mangel aufweisen.

Referenzen

1. *Zhe Jiang Zhong Yi Za Zhi* (Zhejiang Journal of Chinese Medicine), 1987; 22(1): 36
2. *Xian Dai Zhong Yao Yao Li Xue* (Contemporary Pharmacology of Chinese Herbs), 1997; 1175–1176
3. Yan, X., Zhou, J., Xie, G. Traditional Chinese Medicines Molecular Structures, Natural Sources and Applications; Ashgate, 1999; 509
4. *Shan Xi Yi Yao Za Zhi* (Shanxi Journal of Medicine and Herbology), 1974; 5–6:57
5. Biol Pharm Bull, 1977; 20(11):1178–82
6. *Nan Jing Zhong Yi Xue Yuan Xue Bao* (Journal of NanJing University of Traditional Chinese Medicine), 1989; 1:43
7. *Zhong Yao Yao Li Yu Lin Chuang* (Pharmacology and Clinical Applications of Chinese Herbs), 1985; 193
8. *Zhong Cheng Yao Yan Jiu* (Research of Chinese Patent Medicine), 1984; 11:3
9. *Zhong Guo Sheng Li Ke Xue Hui, Di Er Ci Hui* (Chinese Convention on Biophysiology, 2nd Annual Convention), 1963;63
10. *Guo Wai Yi Xue Can Kao Za Zhi* (Foreign Journal of Medicine), 1977; 4:231
11. *Zhong Xi Yi Jie He Za Zhi* (Journal of Integrated Chinese und Western Medicine), 1990; 10(6):330
12. *Shang Hai Yi Yao Za Zhi* (Shanghai Journal of Medicine and Herbology), 1988; (4):4
13. *Zhong Yao Zhi* (Chinese Herbology Journal), 1949; (12):648
14. *Zhong Yao Tong Bao* (Journal of Chinese Herbology), 1986; 11(9):47
15. *Zhong Yi Za Zhi* (Journal of Chinese Medicine), 1980; 1:71
16. *Hu Nan Zhong Yi Xue Yuan Xue Bao* (Journal of Hunan University of Traditional Chinese Medicine), 1987; 4:13
17. *Jiang Su Zhong Yi* (Jiangsu Chinese Medicine), 1988; 9:32
18. *Nan Jing Yi Xue Yuan Xue Bao* (Journal of NanJing University of Medicine), 1988; 3:246
19. *Zhong Hua Er Ke Za Zhi* (Chinese Journal of Pediatrics), 1978; 2:87
20. *Jiang Su Yi Yao* (Jiangsu Journal of Medicine and Herbology), 1977; 1:20
21. *Hu Nan Yi Yao Za Zhi* (Hunan Journal of Medicine and Herbology), 1977; 2:35
22. *Shan Xi Yi Yao Za Zhi* (Shanxi Journal of Medicine and Herbology), 1978; 2:31
23. *Shan Dong Zhong Yi Za Zhi* (Shandong Journal of Chinese Medicine), 1983; 2:43
24. *Zhe Jiang Zhong Yi Za Zhi* (Zhejiang Journal of Chinese Medicine), 1983; 3:103
25. *Ji Lin Zhong Yi Yao* (Jilin Chinese Medicine and Herbology), 1985; 5:24
26. *Yun Nan Zhong Yi Za Zhi* (Yunan Journal of Chinese Medicine), 1980; 2:28
27. Journal of Clinical and Laboratory Immunology, 1988 Mar.; 25(3):125–9
28. *Zhong Guo Zhong Xi Yi Jie He Za Zhi* (Chinese Journal of Integrative Chinese and Western Medicine), 1995 Aug.; 15(8):462–4
29. Cancer, 1983 July; 52(1):70–3
30. *Hei Long Jiang Zhong Yi Yao* (Heilongjiang Chinese Medicine and Herbology), 1982; 1:39
31. *Zhong Hua Nei Ke Xue Za Zhi* (Journal of Chinese Internal Medicine), 1986; 25(4):222
32. *Jiang Su Yi Xue* (Jiangsu Medical Journal), 1989; 15(1):12
33. *Zhong Xi Yi Jie He Za Zhi* (Journal of Integrated Chinese and Western Medicine), 1987; 7:403
34. *Zhong Yi Za Zhi* (Journal of Chinese Medicine), 1982; 7:52
35. *Zhe Jiang Zhong Yi Za Zhi* (Zhejiang Journal of Chinese Medicine), 1981; 9:396
36. *Xin Zhong Yi* (New Chinese Medicine), 1987; 10:54
37. Xuan, W., Dong, M., Dong, M. Annals of Otology, Rhinology and Laryngology, May 1995; 104(5): 374–80
38. Journal of Ethnopharmacology, 1999 Dec 15; 68(1–3):331–3
39. *Yao Xue Xue Bao* (Journal of Herbology), 1965; 12(5):319

Jiǎo Gǔ Lán

Gynostemmatis Rhizoma seu Herba

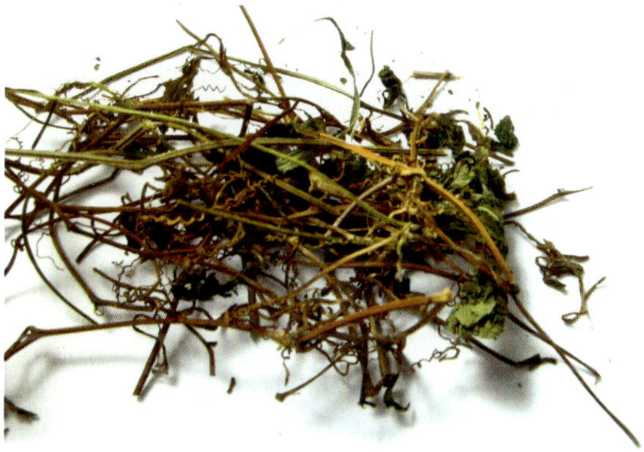

絞股藍 绞股蓝

Pinyin-Name *Jiǎo Gǔ Lán*

Andere chinesische Namen *Qi Dan Ye, Xiao Ke Yao, Jin Si Hua Gua Long, Long Xu Teng, Pian Di Sheng Gen, Wu Ye Shen*

Deutscher Name Südlicher Ginseng

Botanischer Name *Gynostemma pentaphyllum* (Thunb.) Makino.

Pharmazeutischer Name Gynostemmatis Rhizoma seu Herba

Eigenschaften Leicht bitter, kalt

Leitbahnen Lunge, Herz

Chinesische therapeutische Wirkungen

Befeuchtet die Lunge, fördert die Bildung von Körpersäften, zerstreut Schleim

Jiao Gu Lan (Gynostemmatis Rhizoma seu Herba) wirkt allgemein nährend und stärkend auf den Körper. Es wird gewöhnlich verwendet, um chronische Krankheiten zu behandeln wie z.B. Asthma, Migräne, Neuralgien, Funktionsbeeinträchtigungen der Atemwege und des Magen-Darm-Trakts sowie Syndrome, die durch einen Mangel-Zustand charakterisiert sind. Zu den klinischen Manifestationen gehören Erbrechen oder Übelkeit mit vermehrtem Speichelfluss, Kurzatmigkeit und Brustenge.

- Chronische Bronchitis: *Jiao Gu Lan* zusammen mit *Fu Rong* (Hibisci Radix) einsetzen.

Klärt Hitze, eliminiert Toxine, reduziert Entzündungen

Toxische Hitze-Akkumulation: *Jiao Gu Lan* (Gynostemmatis Rhizoma seu Herba) klärt Hitze und eliminiert Toxine aus dem Körper, um Schwellungen, Entzündungen und Schmerzen zu reduzieren. In der klinischen Praxis werden damit Magengeschwüre, Zwölffingerdarmgeschwüre, Hyperlipidämie, Knoten, Zystitis, Herpes zoster und andere Störungen behandelt, die durch Feuchtigkeit, Hitze und Toxine charakterisiert sind. *Jiao Gu Lan* wird ebenfalls verwendet, um unterschiedliche Tumorarten zu behandeln und um dabei zu helfen, die Tumorausbreitung zu verhindern.

- Magen- und Zwölffingerdarmgeschwüre: *Jiao Gu Lan* mit *Bai Hua She She Cao* (Hedyotidis Diffusae Herba), *Hai Piao Xiao* (Sepiae Endoconcha) und *Bei Mu* (Fritillariae Bulbus) kombinieren.
- Knoten: zusammen mit *Bie Jia* (Trionycis Carapax), *Zhe Bei Mu* (Fritillariae Thunbergii Bulbus) verwenden oder zu *Zhen Ren Huo Ming Yin* (Dekokt des Wahren Mannes zur Revitalisierung des Lebens) hinzufügen.
- Tumoren: zu *Bai Hua She She Cao* (Hedyotidis Diffusae Herba), *Ban Zhi Lian* (Scutellariae Barbatae Herba), *Ling Zhi* (Ganoderma) und *Dong Chong Xia Cao* (Cordyceps) hinzufügen.
- Zystitis: zusammen mit *Shui Ding Xiang* (Ludwigiae Prostratae Herba) und *Ding Shu Xiu* (Elephantopus Scaber Herba) verwenden.
- Herpes zoster: zu *Long Dan* (Gentianae Radix et Rhizoma) oder *Long Dan Xie Gan Tang* (Gentianae Radix Dekokt, das die Leber entlastet) hinzufügen. Diese Arzneien können oral eingenommen oder lokal aufgetragen werden.
- Leberflecken: *Jiao-Gu-Lan*-Pulver mit Wasser mischen und äußerlich als Paste auftragen.

Senkt Blutdruck und Cholesterin

- Koronarsklerose: *Jiao Gu Lan* mit *Yu Jin* (Curcumae Radix), *Dan Shen* (Salviae Miltiorrhizae Radix et Rhizoma) und *Shi Chang Pu* (Acori Tatarinowii Rhizoma) kombinieren oder zu *Xue Fu Zhu Yu Tang* (Dekokt, das Stasen aus dem Haus des Blutes treibt) hinzufügen.
- Hypertonie: zu *Hu Zhang* (Polygoni Cuspidati Rhizoma) und *Cha Chi Huang* (Stellariae Aquaticae Herba) hinzufügen.
- Hyperlipidämie: zusammen mit *Jue Ming Zi* (Cassiae Semen), *Shan Zha* (Crataegi Fructus) und *Da Huang* (Rhei Radix et Rhizoma) anwenden.

Dosierung

5–12 g im Dekokt, 0,75–1,0 g in Pulverform.

Sicherheitshinweise, Kontraindikationen

- *Jiao Gu Lan* kann eine leichte Magenverstimmung verursachen, wenn es als Tee auf nüchternen Magen eingenommen wird.
- Die Anwendung von *Jiao Gu Lan* wurde mit möglichen Nebenwirkungen wie Müdigkeit, Energiemangel, Schwindel, Brustenge, mildes Fieber, Schwitzen, wunder Rachen, Ausschlag, erhöhter Herzschlag und verstärkte Atmung in Verbindung gebracht.[1]
- *Jiao Gu Lan* kann Schläfrigkeit und Sedierung verursachen. Daher sollten Patienten, die diese Arznei einnehmen, vorsichtig beim Autofahren und beim Umgang mit schweren Maschinen sein.

Chemische Zusammensetzung

Gynosid, Ginsenosid, Rutin, Ombuosid.[2]

Pharmakologische Wirkungen

- **Immunstimulierend**: *Jiao Gu Lan* hat in Tierstudien gezeigt, dass es das Gewicht der Milz, die Phagozytoseaktivität der Makrophagen sowie die Anzahl der T-Lymphozyten erhöht.[3, 4, 5, 6]
- **Kardiovaskulär**: *Jiao Gu Lan* als Dekokt (20–40%) hat positiv inotrope und negativ chronotrope Wirkungen bei Kaninchen gezeigt. Bei betäubten Katzen hat die Injektion von *Jiao Gu Lan* (50 mg/kg) eine zuverlässige

blutdrucksenkende Wirkung, die bis zu 30 Minuten lang anhält.[7, 8]

- **Antihyperlipidämisch**: Die Verabreichung eines wässrigen Extrakts von *Jiao Gu Lan* an Ratten hat zu einer signifikanten Senkung der Cholesterin- und Triglyceridwerte geführt.[9]
- **Antineoplastisch**: Laborstudien zufolge haben *Jiao-Gu-Lan*-Zubereitungen einen hemmenden Einfluss auf unterschiedliche Arten von Tumorzellen gezeigt, u.a. bei Tumorerkrankungen des Magens, Abdomens, Uterus, der Leber, im Mund, des Ösophagus, des Pankreas, im Gehirn, der Lunge, Nieren, Zunge, Brust und Haut. Bei Mäusen erhöht sich durch die Einnahme der Arznei im Vergleich zur Plazebogruppe darüber hinaus die Lebenserwartung.[10]
- **Anti-Aging-Wirkung**: Die Verabreichung von *Jiao Gu Lan* wird bei Tieren mit einer Erhöhung der Lebenserwartung und einem verzögerten Alterungsprozess assoziiert. In einer Studie wurde eine Gruppe alter Mäuse in zwei Gruppen eingeteilt. Nach vier Monaten starben alle Mäuse aus der Kontrollgruppe, während nur 50% der Mäuse starben, die *Jiao Gu Lan* bekommen hatten.[11]
- **Thrombozytenaggregationshemmend**: *Jiao Gu Lan* verhindert die Thrombozytenaggregation und die Thrombusbildung bei Mäusen.[12]
- **Endokrinologisch**: Die Verabreichung von *Jiao Gu Lan* wird bei Ratten mit einer Erhöhung der Plasma-ACTH-Spiegel in Verbindung gebracht.[13]
- **ZNS beruhigend**: Ein *Jiao-Gu-Lan*-Extrakt hat beruhigende, schlaffördernde und analgetische Effekte bei Mäusen gezeigt, die bis zu sieben Stunden anhielten. Es verlängert die Barbiturat-induzierte Schlafdauer und hebt die Wirkung von Meskalin auf. *Jiao Gu Lan* übt bei Mäusen außerdem eine signifikante analgetische Wirkung aus (100–150 mg/kg) .[14, 15, 16]

Klinische und wissenschaftliche Studien

- **Hypercholesterolämie**: In einer klinischen Studie wurden 129 Patienten in zwei Gruppen eingeteilt. Eine Gruppe erhielt *Jiao Gu Lan*, die andere ein Plazebo. Nach einem Monat zeigten die Patienten der Arzneigruppe einen statistisch signifikanten Rückgang der Gesamtcholesterin- und Triglyceridspiegel im Vergleich zu den Werten der Plazebogruppe. Nebenwirkungen von *Jiao Gu Lan* waren u.a. in zwei Fällen Schwindel, in einem Fall Appetitverlust, in vier Fällen Spannungsgefühl im Bauch, außerdem Gewichtsverlust bei 42 Patienten und Gewichtszunahme bei 28 Patienten.[17] In einer anderen Studie wurden durch die Kombination von *Jiao Gu Lan* und *Shan Zha* (Crataegi Fructus) die Triglycerid- und Cholesterinspiegel gesenkt.[18]
- **Anti-Aging-Wirkung**: Die dreimal tägliche Verabreichung von *Jiao Gu Lan* über einen Zeitraum von zwei Monaten trug bei 106 Patienten dazu bei, die allgemeinen Anzeichen und Symptome des Alterns zu mildern wie z.B. Müdigkeit, Energiemangel, Kälteaversion, Diarrhö, schlechte Gedächtnisleistung, Rückgang des Gleichgewichtssinns, Schlaflosigkeit und übermäßiges Träumen.[19]
- **Kopfschmerzen**: In einer Untersuchung wurden 50 Patienten mit Kopfschmerzen unterschiedlicher Genese täglich mit 30–50 g *Jiao Gu Lan* als Teezubereitung behandelt. Die Wirksamkeitsrate betrug 79,6%.[20]
- **Chronische Tracheitis**: In einer klinischen Studie wurde ein *Jiao-Gu-Lan*-Präparat eingesetzt, um Patienten mit chronischer Tracheitis zu behandeln. Zwölf von 86 Patienten wurden vollständig gesund, bei 23 Patienten stellte sich eine mäßige Besserung ein, bei 45 Patienten eine moderate Besserung. Bei sechs Patienten gab es keine Veränderung des Zustands.[21]
- **Chronisch-atrophische Gastritis**: In einer klinischen Studie wurden 151 Patienten drei Monate lang dreimal täglich mit 10 g *Jiao Gu Lan* behandelt. Die anschließende endoskopische Untersuchung wies bei 28 Patienten eine signifikante Besserung und bei 57 eine mäßige Besserung nach. 58 Patienten zeigten keine Veränderung, bei acht Patienten verschlechterte sich der Zustand. Die Gesamtwirksamkeitsrate betrug 56,26%. Es wurden keine signifikanten Nebenwirkungen verzeichnet.[22]

Wechselwirkung mit anderen Medikamenten

Sedativa: *Jiao Gu Lan* hat beruhigende, schlaffördernde und analgetische Eigenschaften. Es potenziert die beruhigende Wirkung von Barbituraten und hebt die Wirkung von Meskalin auf.[23, 24, 25] (Hinweis: Viele Medikamentenklassen wirken sedierend wie z.B. Antihistaminika, Narkoanalgetika, Barbiturate, Benzodiazepine.)

Toxikologie

Nach der Verabreichung von *Jiao Gu Lan* (4 g/kg/Tag) an Mäuse über einen Zeitraum von 90 Tagen zeigten Bluttests keinen Auffälligkeiten in Leber, Nieren, Herz und Hoden. Toxikologiestudien zufolge beträgt die LD_{50} für die orale Aufnahme eines Extrakts 48,94 g/kg, die LD_{50} für die intraperitoneale Injektion 2,862 mg/kg.[26]

Referenzen

1. *Zhong Guo Zhong Yao Za Zhi* (People's Republic of China Journal of Chinese Herbology), 1989; 14(12):52
2. *Xian Dai Zhong Yao Yao Li Xue* (Contemporary Pharmacology of Chinese Herbs), 1997; 1227–1228
3. *Xin Zhong Yi* (New Chinese Medicine), 1988; 20(4):51
4. *Zhong Cao Yao* (Chinese Herbal Medicine), 1990; 21(7):25
5. *Shan Xi Zhong Yi* (Shanxi Chinese Medicine), 1991; 12(1):38

6. *Zhong Xi Yi Jie He Za Zhi* (Journal of Integrated Chinese and Western Medicine), 1990; 12(2):96
7. *Xin Zhong Yi* (New Chinese Medicine), 1988; 20(4):51
8. *Zhong Cao Yao* (Chinese Herbal Medicine), 1989; 20(4):2845
9. *Xian Dai Shi Yong Yao Xue* (Practical Applications of Modern Herbal Medicine), 1990; 7(1):42
10. *Zhong Yao Xian Dai Yan Jiu Yu Ying Yong* (Modern Study of Traditional Chinese Medicine), 4:3519–3556
11. *Zhong Cheng Yao* (Study of Chinese Patent Medicine), 1988; 10(3):25
12. *Zhong Guo Yao Li Xue Tong Bao* (Journal of Chinese Herbal Pharmacology), 1989; 5(4):213
13. *Chang Chun Zhong Yi Xue Yuan Xue Bao* (Journal of Changchun University of Chinese Medicine), 1994; 10(1):50–51
14. *Zhong Yao Xian Dai Yan Jiu Yu Ying Yong* (Modern Study of Traditional Chinese Medicine), 4:3519–3556
15. JP, 1981; 127316: 6–7
16. JP, 1983; 9941:74
17. *Hu Nan Yi Xue* (Hunan Medicine), 1991; 8(5):259
18. la Cour, B. et al. Traditional Chinese medicine in Treatment of Hyperlipidämie. Journal of Ethnopharmacology, May 1996; 46(2):125–9
19. *Hu Nan Yi Yao Za Zhi* (Hunan Journal of Medicine and Herbology), 1991; 7(2):56
20. *Zhong Guo Shi Yong Nei Ke Za Zhi* (Chinese Journal of Practical Internal Medicine), 1993; 13(12):725
21. *Hu Nan Zhong Yi Za Zhi* (Hunan Journal of Chinese Medicine), 1993; 9(4):11
22. *Zhong Xi Yi Jie He Za Zhi* (Journal of Integrated Chinese and Western Medicine), 1991; 11(12):713
23. *Zhong Yao Xian Dai Yan Jiu Yu Ying Yong* (Modern Study of Traditional Chinese Medicine), 4:3519–3556
24. JP, 1981; 127316: 6–7
25. JP, 1983; 9941:74
26. *Xin Zhong Yi* (New Chinese Medicine), 1988; 20(4):51

Rén Shēn

Ginseng Radix et Rhizoma

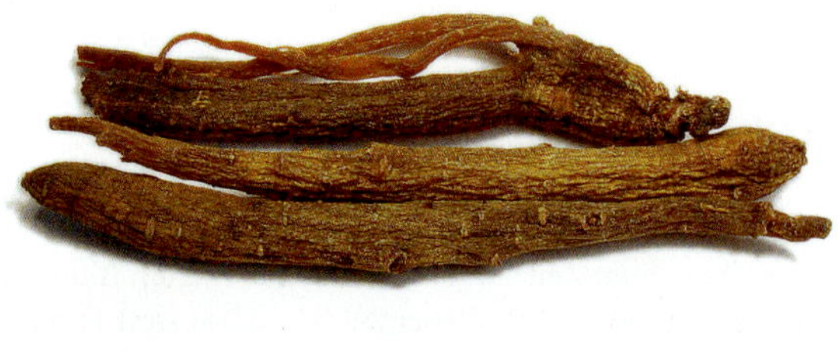

人參 人参

Pinyin-Name *Rén Shēn*
Wörtliche Übersetzung „Die Pflanze des Mannes", „Männerwurzel"
Andere chinesische Namen *Gui Gai, Yi Shan Shen, Chao Xian Shen, Ren Xian*
Originalquelle *Shen Nong Ben Cao Jing* (Die Materia Medica des göttlichen Landmannes), vermutlich Östliche Han-Dynastie
Deutscher Name Ginsengwurzel
Botanischer Name *Panax ginseng* C.A. Mey. (*Ren Shen*)
Pharmazeutischer Name Ginseng Radix et Rhizoma
Eigenschaften Süß, leicht bitter, leicht warm
Leitbahnen Lunge, Milz

Chinesische therapeutische Wirkungen

Tonisiert stark das Yuan-(Quellen-)Qi

Qi-Mangel oder Erschöpfung, schwächer werdender Puls: Das *Yuan*-(Quellen-)*Qi* ist die Grundlage für das gesamte *Qi* im Körper. *Ren Shen* (Ginseng Radix et Rhizoma) ist die beste Arznei, um den Körper zu stärken und die Vitalität wiederherzustellen. Sie tonisiert einen Mangel und stellt kollabiertes *Yuan*-(Quellen-)*Qi* wieder her, das sich nach starkem Schwitzen, exzessivem Flüssigkeitsverlust durch heftiges Erbrechen und Diarrhö mit exzessivem Blutverlust oder aufgrund anderer chronischer Krankheiten erschöpft hat. Zu den klinischen Manifestationen solcher Zustände gehören u.a. eine flache Atmung, Kurzatmigkeit, kalte Extremitäten und ein schwacher oder kaum tastbarer Puls. In diesen Fällen kann *Ren Shen* allein verwendet werden, um stark zu tonisieren und den Körper zu revitalisieren. *Qi*-Mangel geht oft mit einem *Yang*-Mangel einher, und ein *Qi*-Kollaps ist oft mit einem *Yang*-Kollaps verbunden. Demzufolge werden bei der Behandlung von Mangel- oder Kollaps-Zuständen zu *Ren Shen* gewöhnlich Arzneien hinzugefügt, die das Innere wärmen oder *Yang* tonisieren.

- Kollaps des *Yuan*-(Quellen-)*Qi*: *Ren Shen* als Einzelarznei verwenden.
- *Qi*- und *Yang*-Mangel mit starkem Schwitzen und kalten Extremitäten: zusammen mit *Fu Zi* (Aconiti Radix Lateralis Praeparata) verwenden. **Beispiel-Rezeptur**: *Shen Fu Tang* (Ginseng Radix et Rhizoma und Aconiti Radix Lateralis Praeparata Dekokt).
- *Qi*- und *Yin*-Mangel: mit *Mai Dong* (Ophiopogonis Radix) und *Wu Wei Zi* (Schisandrae Fructus) kombinieren. **Beispiel-Rezeptur**: *Sheng Mai San* (Pulver, das den Puls erzeugt).
- *Qi*- und Blut-Mangel: *Ren Shen* mit *Shu Di Huang* (Rehmanniae Radix Praeparata) kombinieren.

Tonisiert die Milz

Milz-Qi-Mangel: *Ren Shen* tonisiert die Milz und verbessert ihre Transformations- und Transportfunktionen. Ein Mangel-Zustand im Mittleren *Jiao* (Mittlerer Erwärmer) führt dazu, dass die Nahrung nicht in Energie umgewandelt werden kann. Dies manifestiert sich in Müdigkeit, Energiemangel, Übelkeit, Erbrechen, Appetitmangel, bleichem Gesicht, leiser Stimme, Lustlosigkeit, Diarrhö, Magen- und Rektumprolaps und in anderen Zuständen, die durch Milz- und Magen-*Qi*-Mangel charakterisiert sind.

- *Qi*-Mangel der Milz und des Magens: *Ren Shen* mit *Bai Zhu* (Atractylodis Macrocephalae Rhizoma) verwenden.
- *Qi*-Mangel der Milz und des Magens mit Feuchtigkeit: zusammen mit *Bai Zhu* (Atractylodis Macrocephalae Rhizoma), *Fu Ling* (Poria) und *Gan Cao* (Glycyrrhizae Radix et Rhizoma) verwenden. **Beispiel-Rezeptur**: *Si Jun Zi Tang* (Vier Gentlemen Dekokt).
- *Qi*-Mangel der Milz und des Magens mit weichen Stühlen oder Diarrhö: *Ren Shen* zu *Bai Zhu* (Atractylodis Macrocephalae Rhizoma), *Fu Ling* (Poria), *Shan Yao* (Dioscoreae Rhizoma), *Bai Bian Dou* (Lablab Semen Album), *Sha Ren* (Amomi Fructus) und *Chen Pi* (Citri Reticulatae Pericarpium) hinzufügen. **Beispiel-Rezeptur**: *Shen Ling Bai Zhu San* (Ginseng Radix, Poriae Sclerotium Paradicis und Atractylodis Macrocephalae Rhizoma Pulver).
- Organprolaps aufgrund von *Qi*- und *Yang*-Mangel: mit *Huang Qi* (Astragali Radix), *Bai Zhu* (Atractylodis Macrocephalae Rhizoma), *Sheng Ma* (Cimicifugae Rhizoma) und *Chai Hu* (Bupleuri Radix) kombinieren. **Beispiel-Rezeptur**: *Bu Zhong Yi Qi Tang* (Dekokt, das die Mitte tonisiert und das *Qi* vermehrt).

Tonisiert die Lunge

Lungen-Mangel: Die Lunge herrscht über das *Qi* des Körpers und kontrolliert die Atmung. Die Nieren herrschen über das *Yuan*-(Quellen-)*Qi*, festigen das *Jing* (Essenz) und helfen dem Lungen-*Qi* abzusteigen. Bei Lungen- und Nieren-Mangel können Symptome wie Kurzatmigkeit, Dyspnoe, Asthma, beschleunigte oder flache Atmung mit Müdigkeit, spontanes Schwitzen und ein schwacher Puls auftreten. *Ren Shen* tonisiert die Lunge und verbessert die Atmung.

- Chronischer Husten aufgrund von Lungen-Mangel: *Ren Shen* zusammen mit *Kuan Dong Hua* (Farfarae Flos), *Zi Wan* (Asteris Radix et Rhizoma), *Bai Bu* (Stemonae Radix) und *Wu Wei Zi* (Schisandrae Fructus) verwenden.
- Keuchatmung und Kurzatmigkeit aufgrund von Lungen- und Nieren-Mangel: zusammen mit *Ge Jie* (Gecko), *Hu Tao Ren* (Juglandis Semen) und *Wu Wei Zi* (Schisandrae Fructus) verwenden. **Beispiel-Rezeptur**: *Ren Shen Ge Jie San* (Ginseng Radix et Rhizoma und Gecko Pulver).

Fördert die Bildung von Körpersäften und lindert Durst

Xiao Ke (Auszehrung und Dürsten), Durst aufgrund von Qi- und Yin-Mangel: Die Bildung, Verteilung und Ausscheidung von Körpersäften setzt eine korrekte Funktionsweise des *Qi* voraus. *Yin*- und *Qi*-Mangel führen zu Durst und verwandten Symptomen des *Xiao-Ke*-Syndroms. *Ren Shen* tonisiert das *Qi*, fördert die Bildung von Körpersäften und lindert Durst. Sollte darüber hinaus Hitze ein Faktor sein, der zum Durst beiträgt, können zusätzliche Symptome auftreten wie Hitzeempfindungen mit Durst, der nicht durch Wassertrinken gestillt werden kann, übermäßiges Schwitzen und ein voller Puls, der sich auf Druck als schwach erweist.

- *Xiao Ke* (Auszehrung und Dürsten) mit Durst: *Ren Shen* mit *Tian Hua Fen* (Trichosanthis Radix), *Mai Dong* (Ophiopogonis Radix) und *Zhi Mu* (Anemarrhenae Rhizoma) kombinieren.
- Fiebrige Erkrankungen mit Hitze, die *Qi* und Körperflüssigkeiten schädigen: *Ren Shen* zusammen mit *Shi Gao* (Gypsum Fibrosum), *Zhi Mu* (Anemarrhenae Rhizoma), *Gan Cao* (Glycyrrhizae Radix et Rhizoma) und *Geng Mi* (Oryzae Semen) verwenden. **Beispiel-Rezeptur**: *Bai Hu Jia Ren Shen Tang* (Weißer Tiger Dekokt mit Ginseng Radix et Rhizoma).

Besänftigt den Shen (Geist), verbessert die geistige Leistungsfähigkeit

Mangelnde Qi- und Blut-Ernährung des Herz-Shen: Reichlich vorhandenes *Yuan*-(Quellen-)*Qi* nährt das Herz-*Qi*, besänftigt den *Shen* (Geist) und verbessert die mentalen Funktionen. *Ren Shen* tonisiert das *Qi*, besänftigt den *Shen* (Geist) und verbessert die kognitiven Funktionen. Es wird in der Regel als Einzelarznei eingesetzt, um Schlaflosigkeit, Schlaf mit exzessiven Träumen, Angst, Verwirrung und Vergesslichkeit zu behandeln, die durch *Qi*-Mangel verursacht werden. In Langzeitanwendung behandelt diese Arznei Neurasthenie mit Symptomen wie Müdigkeit, Kopfschmerzen und Schlaflosigkeit.

- Geringe kognitive Leistungsfähigkeit aufgrund von Herz- und Milz-Schwäche mit *Qi*- und Blut-Mangel, was sich v.a. in Beschwerden wie Müdigkeit, übermäßigem Sich-Sorgen und Schlaflosigkeit zeigt: *Ren Shen* zusammen mit *Huang Qi* (Astragali Radix), *Long Yan Rou* (Longan Arillus) und *Suan Zao Ren* (Ziziphi Spinosae Semen) verwenden. **Beispiel-Rezeptur**: *Gui Pi Tang* (Dekokt, das die Milz wiederherstellt).
- Geringe kognitive Leistungsfähigkeit aufgrund von Herz- und Nieren-Schwäche mit *Yin*- und Blut-Mangel: mit *Di Huang* (Rehmanniae Radix), *Mai Dong* (Ophiopogonis Radix), *Dan Shen* (Salviae Miltiorrhizae Radix et Rhizoma) und *Bai Zi Ren* (Platycladi Semen) kombinieren.

Beispiel-Rezeptur: *Tian Wang Bu Xin Dan* (Besondere Pille des himmlischen Kaisers, die das Herz tonisiert).

- Verwirrung und Vergesslichkeit: *Ren Shen* zu *Shi Chang Pu* (Acori Tatarinowii Rhizoma), *Yuan Zhi* (Polygalae Radix), *Fu Shen* (Poriae Sclerotium Paradicis) und *Fu Ling* (Poria) hinzufügen.

Tonisiert Qi und Blut

Blut-Mangel: *Ren Shen* tonisiert das *Qi* und steigert die Blutbildung. Es wird häufig verwendet, um Patienten mit bleichem Gesicht zu behandeln und dabei sowohl *Qi*- als auch Blut-Mangel zu lindern.

- *Qi*- und Blut-Mangel: *Ren Shen* zusammen mit *Shu Di Huang* (Rehmanniae Radix Praeparata), *Bai Shao* (Paeoniae Radix Alba), *Bai Zhu* (Atractylodis Macrocephalae Rhizoma) und *Fu Ling* (Poria) verwenden. **Beispiel-Rezeptur**: *Ba Zhen Tang* (Acht Schätze Dekokt).

Behandelt Impotenz

Diese Arznei tonisiert *Qi* und *Yang* und wird gewöhnlich mit Nieren-*Yang* tonisierenden Arzneien eingesetzt, um Impotenz zu behandeln. *Ren Shen* wird dabei einzeln als Tinktur verwendet oder in Kombination mit anderen Arzneien in einer Rezeptur.

- Impotenz: *Ren Shen* zusammen mit *Lu Rong* (Cervi Pantotrichum Cornu), *Shu Di Huang* (Rehmanniae Radix Praeparata), *Fu Zi* (Aconiti Radix Lateralis Praeparata) und *Bu Gu Zhi* (Psoraleae Fructus) verwenden.

Tonisiert Qi bei Patienten mit Mangel- und äußeren Erkrankungen

Äußere Störungen mit innerem Mangel-Zustand: *Ren Shen* behandelt Patienten mit einem Mangel-Zustand, die aufgrund von äußeren pathogenen Faktoren krank geworden sind. Es stärkt das *Wei*-(Abwehr-)*Qi*, damit es sich gegen die äußeren pathogenen Faktoren zur Wehr setzen kann.

- Äußere Störung mit innerem Mangel-Zustand: *Ren Shen* mit *Qiang Huo* (Notopterygii Rhizoma seu Radix), *Chai Hu* (Bupleuri Radix) und *Du Huo* (Angelicae Pubescentis Radix) kombinieren. **Beispiel-Rezeptur**: *Ren Shen Bai Du San* (Ginseng Radix et Rhizoma Pulver zur Überwindung pathogener Einflüsse).

Dosierung

5–10 g im Dekokt, 0,5–1,0 g als Pulver. Die Dosis von *Ren Shen* kann bis auf 15–30 g erhöht werden, um einen Kollaps von *Yuan*-(Quellen-)*Qi* zu behandeln. Bei der Kollapsbehandlung sollte das Dekokt in mehreren kleinen Dosen eingenommen werden (anstelle einer großen Dosis). Da *Ren Shen* teuer ist, wird es normalerweise separat bei relativ niedriger Temperatur gekocht, um die vollständige Extraktion der aktiven Komponenten sicherzustellen.

Sicherheitshinweise, Kontraindikationen

- *Ren Shen* ist von Natur aus süß und warm und deshalb bei Fülle-Zuständen kontraindiziert wie z.B. bei Blutungen aufgrund von Blut-Hitze, bei roten Augen und Schwindel aufgrund von aufsteigendem Leber-*Yang*, bei Keuchatmung und Husten aufgrund von Lungen-Hitze oder Schleim-Akkumulation, bei Stuhlverstopfung, Parasitenbefall, innerer Akkumulation, Hitze- oder Feuer-Zuständen.
- In klassischen Texten ist nachzulesen, dass *Ren Shen* inkompatibel mit *Li Lu* (Veratri Radix et Rhizoma) ist, dass *Zao Jiao* (Gleditsiae Fructus) sein Antagonist ist und dass die Wirkung von *Ren Shen* durch *Wu Ling Zhi* (Trogopterori Faeces) und *Lai Fu Zi* (Raphani Semen) neutralisiert wird.
- Die Wirksamkeit von *Ren Shen* kann abgeschwächt werden, wenn gleichzeitig Steckrüben, Rettich oder Tee konsumiert werden.

Überdosierung

Eine leichte Überdosieurng mit *Ren Shen* kann zu folgenden Nebenwirkungen führen: trockener Mund und trockene Lippen, Erregbarkeit, Zappeligkeit, Reizbarkeit, Tremor, Palpitationen, verschwommenes Sehen, Kopfschmerzen, Schlaflosigkeit, erhöhte Körpertemperatur, erhöhter Blutdruck, Ödeme, verminderter Appetit, gesteigertes sexuelles Verlangen, Schwindel, Juckreiz, Ekzeme, frühmorgendliche Diarrhö, Blutungen und Müdigkeit. Die betroffenen Patienten sollten die Einnahme der Arznei beenden und bei Bedarf eine symptomatische Behandlung durchführen. Eine starke Überdosis kann zu folgenden Nebenwirkungen führen: Übelkeit, Erbrechen, Reizbarkeit, Ruhelosigkeit, Harn- und Stuhlinkontinenz, Fieber, erhöhter Blutdruck, beschleunigte Atmung, verminderte Lichtempfindlichkeit und erniedrigtes Reaktionsvermögen auf Licht, erniedrigte Herzfrequenz, zyanotische Gesichtsfarbe, rotes Gesicht, Anfälle, Konvulsionen und Delirium. Obwohl die Toxizität von *Ren Shen* gering ist, kann die Aufnahme hoher Dosierungen Nebenwirkungen verursachen wie Pityriasis rosea, Juckreiz, Kopfschmerzen, Schwindel, plötzlicher Temperaturanstieg oder Blutungen. Blutungen sind Merkmale einer akuten Überdosierung mit *Ren Shen*.[1]
Allergische Reaktionen auf *Ren Shen* sind charakterisiert durch brennende Empfindungen der Extremitäten, Juckreiz, Erregbarkeit, Schlaflosigkeit, Schwindel, Brustenge

und Unwohlsein, Übelkeit, Erbrechen, blasses Gesicht, Schwitzen, kalte Extremitäten, leise Stimme, einen tiefen und fadenförmigen Puls sowie Harn- und Stuhlinkontinenz.

Im Falle einer Überdosierung

Ein Dekokt von 120 g *Gan Cao* (Glycyrrhizae Radix et Rhizoma) behandelt eine generelle Überdosis von *Ren Shen*. Außerdem gibt es spezielle Methoden für eine symptomatische Behandlung. *Lai Fu Zi* (Raphani Semen) behandelt Spannungsgefühle, Dyspnoe oder Brustenge als Folge einer *Ren-Shen*-Überdosierung. *Tian Dong* (Asparagi Radix) und *Di Huang* (Rehmanniae Radix) behandeln ansteigende Hitze im Körper als Folge einer Überdosis von *Ren Shen*. *Chen Pi* (Citri Reticulatae Pericarpium), *Sha Ren* (Amomi Fructus) und *Shan Zha* (Crataegi Fructus) behandeln Aufgedunsensein, das gelegentlich nach der Anwendung von *Ren Shen* auftritt.[2]
Akute Überdosierungen können mit Emetika behandelt werden. Die Einnahme von 1,2–1,5 g *Li Lu* (Veratri Radix et Rhizoma) mit warmem Wasser führt in der Regel innerhalb weniger Minuten zum Erbrechen des aufgenommenen *Ren Shen*. In chronischen Fällen einer Überdosierung kann Rettich eine Linderung herbeiführen. Zu diesem Zweck werden entweder 500–1000 g frischer Rettich verzehrt oder 250–500 g getrockneter Rettich werden gekocht und als Dekokt verabreicht.[3]
Schwere Fälle von Überdosierungen, die durch Nasenbluten mit hellrotem Blut, eine rote Zunge und einen schnellen Puls charakterisiert sind, sollten mit Arzneien behandelt werden, die Hitze klären, Blut kühlen und Blutungen stoppen. Für die Behandlung wird eine Arzneimischung aus 6 g pulverisiertem *Da Huang* (Rhei Radix et Rhizoma), 3 g *San Qi* (Notoginseng Radix et Rhizoma), 3 g *Xi Jiao* (Rhinocerotis Cornu) und 400 ml frisch gepresstem Rettichsaft verwendet. [Hinweis: *Shui Niu Jiao* (Bubali Cornu) wird als Ersatz verwendet, da *Xi Jiao* (Rhinocerotis Cornu) unter Artenschutz steht.]

Chemische Zusammensetzung

Triterpensaponine, Aglycon 20(S)-Protopanaxadiol (Ginsenosid Ra0, Ra1, Ra2, Ra3, Rb1, Rb2, Rb3; Notoginsenosid R4, Rs1, Rs2, Rs3, Rs4; Malonylginsenosid Rb1, Rc, Rd), Aglycon (20S)-Protopanaxytriol (Ginsenosid Re, Rf, Rg1, Notoginsenosid R1 Aglycon Oleanolsäure (Ginsenosid Ro, Chikusetsusasaponin-V Rb1, Rb2, Rc, Rd, Re, Rg1), wasserlösliche Polysaccharide (Panaxan A bis U), Polyine (Falcarinol, Falcarintriol).[4, 5]

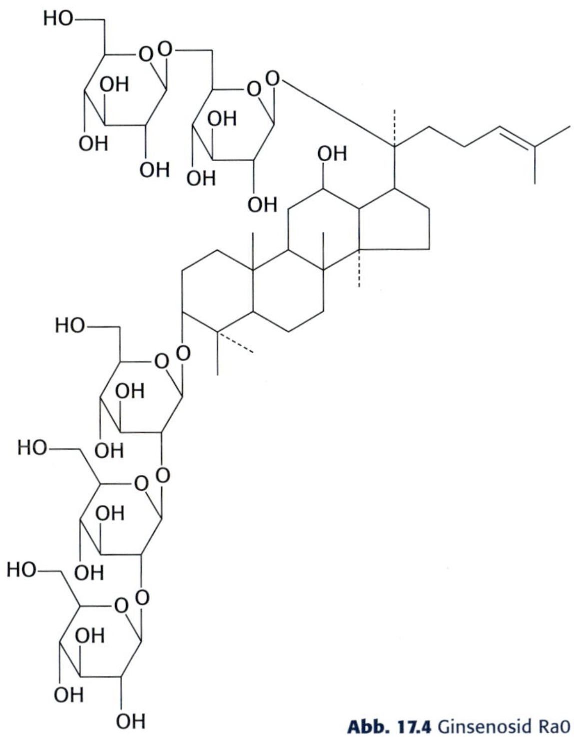

Abb. 17.4 Ginsenosid Ra0

Pharmakologische Wirkungen

- **Wirkungen auf das Zentralnervensystem**: Viele Laborstudien und klinische Untersuchungen haben gezeigt, dass *Ren Shen* signifikante Auswirkungen auf das Zentralnervensystem hat. In niedriger Dosierung wirkt es stimulierend, in hoher Dosierung jedoch hemmend. Die intraperitoneale Injektion von 50 mg/kg für die Dauer von fünf Tagen hatte aufgrund einer Erhöhung des Dopamin- und Norepinephringehalts einen stimulierenden Effekt. Dagegen hatte die orale Aufnahme einer 40-prozentigen *Ren-Shen*-Lösung eine beruhigende Wirkung und setzte die physische Aktivität bei Ratten stark herab. Wegen seiner dualen Stimulations- und Hemmfunktion stellt *Ren Shen* dem Körper in unterschiedlichen umweltbedingten Stresssituationen eine adaptogene Wirkung zur Verfügung.[6, 7]
- **Kognitiv**: Die Verabreichung von *Ren Shen* führt zu einer deutlichen Verbesserung der Gedächtnisleistung und der Lernfähigkeit. Nach der Gabe eines Arzneiextrakts (20 mg/kg/Tag [entsprechend 100 mg/kg/Tag der getrockneten Arzneidroge]) für drei Tage stieg die kognitive Leistung bei Ratten an. Die Tiere benötigten wesentlich weniger Zeit, um aus einem Labyrinth herauszufinden, als die Kontrollgruppe, die keine Arzneidrogen erhielt. Wurde jedoch die Dosis des Arzneiextrakts auf 100 mg/kg/Tag (entsprechend 500 mg/kg/Tag der getrockneten Arzneidroge) erhöht, schlug der Effekt ins Gegenteil um; die Gedächtnis- und Lernkapazität verschlechterte sich.[8]

- **Endokrinologisch**: *Ren Shen* hat einen ausgeprägten Einfluss auf das Hormonsystem. In Tierstudien stimulierte es die Hirnanhangdrüse und führte zu einer Steigerung der ACTH-Sekretion und in der Folge zu einer Anregung der Nebennierentätigkeit. Dies wurde durch Folgestudien bestätigt, als *Ren Shen* die Aktivität der Nebennieren bei Versuchstieren mit operativ entfernten Hirnanhangdrüsen nicht erhöhte.[9] In einer weiteren Studie zeigten Mäuse, denen *Ren Shen* gegeben wurde, eine Erhöhung im ACH- und ACTH-Gehalt und nachfolgend bessere physische Leistungen. Mäuse, denen eine Dosis der Arznei gegeben wurde, zeigten einen 132-prozentigen Anstieg in der Schwimmdauer. Mäuse, die die Arznei über einen Zeitraum von sieben Tagen bekamen, zeigten einen 179-prozentigen Anstieg. Eine Überdosierung mit *Ren Shen* hat eine gegenteilige Wirkung und setzt die Schwimmdauer herab.[10]
- **Immunstimulierend**: *Ren Shen* regt das Immunsystem an. Es erhöht die Funktion des retikuloendothelialen Systems und erhöht den IgM-Gesamtgehalt.[11]
- **Kardiovaskulär**: *Ren Shen* hat eine positiv inotrope Wirkung auf das Herz von Hunden, Kaninchen, Katzen und anderen Tierarten. Es erhöht die Kontraktilität des Herzens, erhöht den Blutdruck moderat und verengt die Blutgefäße. Es hat eine günstige Wirkung bei der Behandlung von Schock, Herzrhythmusstörungen und Verbrennungen gezeigt. In höheren Dosierungen hat es jedoch eine gegenteilige Wirkung und hemmt das Herz-Kreislauf-System, was zu einer verringerten Kontraktilität des Herzens, einer Erweiterung der Blutgefäße und einer Senkung der Herzfrequenz führt.[12]
- **Hypoglykämisch**: *Ren Shen* führte bei Hunden mit Hyperglykämie zu einer Senkung des Blutzuckerspiegels.[13]
- **Antihyperlipidämisch**: Die Saponine in *Ren Shen* führen zu einer Senkung des Blut-Cholesterinspiegels und senken das Atheroskleroserisiko.[14]
- **Hepatoprotektiv**: *Ren Shen* hat eine protektive Wirkung bei der Behandlung unterschiedlicher Leberstörungen. Ein *Ren-Shen*-Extrakt hat bei Mäusen zu einer effektiven Senkung erhöhter Leberenzymwerte geführt, die durch akuten oder chronischen Alkoholkonsum induziert wurden.[15]
- **Wirkung auf das Fortpflanzungssystem**: *Ren Shen* stimuliert die Hirnanhangdrüse und führt zu einer Erhöhung der Gonadotropin-Ausschüttung. Bei jungen Mäusen beschleunigt es die Entwicklung der Fortpflanzungsorgane. Bei erwachsenen Mäusen stimuliert es die Spermienbildung beim Männchen und verlängert die empfängnisbereite Periode beim Weibchen. Es zeigte jedoch keine direkte Auswirkung auf die Sexualhormone.[16]

Klinische und wissenschaftliche Studien

- **Schock**: Zehn Patienten mit einem Schock durch starken Blutverlust wurden mit einem Dekokt aus 30 g *Ren Shen* und zusätzlich mit Elektroakupunktur des *Baihui* (Du Mai 20) mit befriedigenden Ergebnissen behandelt. Alle Patienten wurden in abgelegenen Gebieten Chinas behandelt, wo es keine Krankenhäuser gab.[17]
- **Kardiale Ischämie**: Die intravenöse oder intramuskuläre Injektion einer Arzneizubereitung, die *Ren Shen*, *Mai Dong* (Ophiopogonis Radix) und *Wu Wei Zi* (Schisandrae Fructus) enthielt, hatte einen positiven Einfluss auf die Behandlung von Herzischämie und kardiogenen Schock.[18]
- **Leukopenie**: *Ren Shen* zeigte einen immunstimulierenden Effekt bei der Behandlung von 52 Tumor-Patienten mit Leukopenie nach Chemotherapie. Die Verabreichung von *Ren Shen* setzte die Patienten in die Lage, die Chemotherapie zu Ende zu führen.[19] Einem anderen Bericht zufolge wurden 38 Patienten mit Leukopenie mit 50–100 ml einer *Ren-Shen*-Zubereitung behandelt, die zwei- bis dreimal täglich gegeben wurde und eine Wirksamkeitsrate von 87% zeigte.[20]
- **Sexuelle Dysfunktion**: In einer Untersuchung wurden 27 Patienten mit Impotenz erfolgreich mit einem *Ren-Shen*-Extrakt (500 mg/Tag) behandelt. 15 Patienten erlangten ihre normale Funktion zurück, neun zeigten eine mäßige Besserung, drei Patienten zeigten keine Reaktion. In einer anderen Studie wurden 24 Patienten mit einer geringen Spermienanzahl mit einem *Ren-Shen*-Präparat behandelt. In 70% der Fälle erhöhte sich dadurch die Spermienanzahl, in 67% der Fälle zeigte sich eine Steigerung der Spermienmotilität.[21]
- **Diabetes mellitus**: Die zweimal tägliche Verabreichung eines flüssigen *Ren-Shen*-Extrakts in einer Dosierung von 0,5 ml führte bei Patienten mit Diabetes mellitus zu positiven Effekten. Die durchschnittliche Senkung der Blutzuckerwerte betrug 40–50 mg/dl. Die therapeutische Wirkung hielt bis zu zwei Wochen nach Behandlungsende an. Patienten mit mildem Diabetes zeigten eine deutliche Reduktion der Blutzuckerspiegel und eine Verbesserung der Gesamtsymptomatik. Patienten mit mäßigem Diabetes zeigten keine signifikante Veränderung der Blutzuckerwerte, jedoch eine leichte Besserung der Symptomatik.[22]
- **Addison-Krankheit**: In einer Untersuchung wurden 18 Patienten, die an der Addison-Krankheit litten, mit einer 20-prozentigen Ginseng-Zubereitung (Blätter und Äste) für durchschnittlich 121 Tage mit guten Ergebnissen behandelt. Die Anfangsdosierung (dreimal täglich) betrug 20–30 ml. Die Dosierung wurde schrittweise bis zur endgültigen Dosierung von 150–300 ml erhöht. Der Untersuchungsbericht beschreibt eine Gewichtszunahme, einen Blutdruckanstieg, erhöhte Griff-

sicherheit, erhöhte Blutzuckerwerte, erhöhte Natriumkonzentration im Plasma und erhöhte ACTH-Werte.[23]

- **Milz-Mangel**: Zehn Kinder mit der TCM-Diagnose Milz-Mangel wurden zweimal täglich mit einem *Ren-Shen*-Dekokt für die Dauer von 7 bis 14 Tagen pro Behandlungszyklus behandelt. Kinder unter drei Jahren erhielten 3 g *Ren Shen*, das in 30 ml Wasser gekocht wurde, Kinder über drei Jahren erhielten 5 g, das in 60 ml Wasser gekocht wurde. Nach der Behandlung zeigten die Kinder einen gesteigerten Appetit, nachlassendes spontanes Schwitzen, eine Zunahme des Körpergewichts und eine Verbesserung der Gesichtsfarbe.[24]
- **Hypertonie und Atherosklerose**: Die zweimal tägliche orale Gabe von 20 Tropfen einer 20-prozentigen *Ren-Shen*-Zubereitung hatte einen positiven Nutzen für Patienten mit Hypertonie, Atherosklerose und Brustschmerzen. Nach der Behandlung berichteten sie von einer Besserung der Gesamtsymptomatik (z.B. Nachlassen der Brustschmerzen, geringe oder fehlende Kopfschmerzen, normaler Schlaf, nachlassende Dyspnoe). Die Besserung hielt sechs bis neun Monate nach Therapieende an.[25]
- **Hypercholesterolämie**: *Ren Shen* hat die mäßig ausgeprägte Eigenschaft, den Blut-Cholesterinspiegel zu senken, jedoch die ausgeprägte Fähigkeit, die Triglyceridwerte zu senken. Die Verabreichung von *Ren Shen* an eine Gruppe älterer Patienten zeigte bei 80% eine Verbesserung der Gedächtnisleistung, bei 54% eine Besserung des Schlafverhaltens, bei 40% ein Nachlassen von Depressionen und bei 75% eine Linderung von Kopfschmerzen.[26]
- **Koronare Herzkrankheit**: In einer Untersuchung wurden 31 Patienten mit koronarer Herzkrankheit ein- bis zweimal täglich mit intravenösen *Ren-Shen*-Infusionen behandelt. Die Therapie führte in 93,54% der Fälle zu einer Schmerzlinderung und in 76,66% der Fälle zu einer Verbesserung des Ergebnisses der EKG-Auswertung. Die *Ren-Shen*-Injektionen waren eine Mischung aus 6–10 ml Arzneilösung mit 40 ml 10-prozentiger Glukoselösung.[27]
- **Akute Hepatitis**: Die orale Gabe von *Ren Shen* hat nachweislich einen günstigen Einfluss auf die Behandlung von infektiöser Hepatitis. *Ren Shen* reduziert die Dauer des Ikterus und erleichtert die Wiederherstellung der Leberfunktionen.[28]

Wechselwirkung mit anderen Medikamenten

- **Antidepressiva**: Es wurde vermutet, jedoch bislang nicht dokumentiert, dass bei depressiven Patienten eine Manie auftreten kann, wenn sie gleichzeitig Antidepressiva und *Ren Shen* einnehmen. In seltenen Fällen hat die gleichzeitige Anwendung von *Ren Shen* und Phenelzin zu Manie-ähnlichen Symptomen geführt.[29, 30] (Hinweis: Beispiele für diese Art Antidepressiva sind Monoaminoxidasehemmer wie Phenelzin, Tranylcypromin und Isocarboxazid.)
- **Äthanol**: In einer In-vitro-Studie wurde gezeigt, dass eine Arzneizubereitung aus *Ren Shen*, *Yuan Zhi* (Polygalae Radix), *Shi Chang Pu* (Acori Tatarinowii Rhizoma) und *Fu Ling* (Poria) zu einem Rückgang der Äthanol-induzierten Verschlechterung der Gedächtnisleistung führt. Das Präparat verbesserte ebenfalls ein Gedächtnisdefizit, das durch Scopolamin hervorgerufen wurde. Diese Ergebnisse lassen vermuten, dass die Zubereitung den negativen Effekt von Äthanol auf das Lernen und die Gedächtnisprozesse mildert.[31]
- **Antidiabetika**: *Ren Shen* wird mit einer Senkung des Nüchternblutzuckerspiegels in Verbindung gebracht. Daher wird vermutet, dass es zu Hypoglykämie kommen kann, wenn *Ren Shen* mit Antidiabetika kombiniert wird.[32] (Hinweis: Beispiele für Antidiabetika sind Insulin, Tolbutamid, Glipizid und Glyburid.)

Toxikologie

In Toxikologiestudien wurden bei Mäusen unter kontinuierlicher oraler Verabreichung von *Ren Shen* über einen Zeitraum von einem Monat in einer Dosierung von 100, 250 und 500 mg/kg keine signifikanten Nebenwirkungen beobachtet. Die LD_{50} für die orale Aufnahme dieser Arznei beträgt bei Mäusen 5 g/kg. Die LD_{50} für die subkutane Injektion des Arzneiextrakts bei Mäusen beträgt 16,5 ml/kg.[33]

Berichte zur Toxikologie beim Menschen beschreiben, dass die orale Aufnahme von 100 ml einer 3-prozentigen Tinktur zu milden Beschwerden führt. Die orale Aufnahme von 200 ml einer 3-prozentigen Tinktur kann zu Ausschlag, Juckreiz, Kopfschmerzen, Schwindel, erhöhter Körpertemperatur und zu Blutungen führen.[34]

Ergänzung

- 人參葉/人参叶 *Rén Shēn Yè* (Ginseng Folium) wird zum ersten Mal im *Ben Cao Cong Xin* (Gründlich überarbeitete Materia Medica) von Wu Yi-Luo aus dem Jahr 1751 erwähnt. Es stammt vom Blatt derselben Pflanze ab wie *Ren Shen*. *Ren Shen Ye* ist bitter, leicht süß und kalt. Es lindert Sommer-Hitze, bildet Körpersäfte und klärt Mangel-Hitze. Zu den Anwendungsgebieten von *Ren Shen Ye* gehören Durst, fiebrige Erkrankungen mit Verlust von Körpersäften, Magen-*Yin*-Mangel und Zahnschmerzen aufgrund von Mangel-Feuer. Die empfohlene Dosis für *Ren Shen Ye* liegt bei 5–10 g. Gemäß *Ben Cao Gang Mu* (Die Große Materia Medica) von Li Shi-Zhen aus dem Jahr 1578 übt das Blatt keine Funktion aus, ist extrem bitter und kalt und kann *Qi* und Blut verletzen. Gemäß *Ben Cao Shi Yi* (Auslassungen aus der [klassischen] Materia Medica) von Chen Cang-Qi aus dem Jahr 741 hat das Blatt jedoch die Eigenschaft, den Körper zu tonisieren, Körpersäfte zu bilden, Sommer-Hitze und Mangel-Hitze zu klären, Kopf und Extremitäten zu unterstützen und Patienten nach Alkoholkonsum zu helfen, wieder nüchtern zu werden. Neuere Forschungen haben gezeigt, dass Stiel, Blätter, Blüte und Frucht dieser Pflanze mehr Ginsenoside enthalten als die Wurzel. Es hat sich herausgestellt, dass der Stiel ähnliche Funktionen hat wie die Wurzel. Die Ginsenoside wurden verwendet, um koronare Herzkrankheit, hohe Cholesterinwerte, Diabetes mellitus und Tumoren zu behandeln.

- 三七葉/三七叶 *Sān Qī Yè* (Notoginseng Folium) hat einen ähnlichen Geschmack und ähnliche Funktionen wie *Ren Shen Ye* und wird in der Regel als Ersatzmittel verwendet.

Kommentar der Autoren

Nach Dr. Liu Zhi-Tong tonisiert *Ren Shen* bei schweren Geburten das *Yuan*-(Quellen-)*Qi*, ergänzt Flüssigkeiten und erweitert die Zervix, um die Entbindung zu erleichtern.

Wild wachsendes *Ren Shen* hat die stärksten therapeutischen Eigenschaften und ist gravierenden Fällen von *Qi*-Mangel oder -Kollaps vorbehalten. In der Regel wird wild wachsendes *Ren Shen* nicht verwendet, da es extrem teuer ist. Kultiviertes *Ren Shen* ist ebenfalls wirksam und die gebräuchlichste Form, die im Handel angeboten wird. In den meisten Fällen ist das kultivierte *Ren Shen* sehr effektiv und dabei erschwinglich. Die Wurzel des kultivierten *Ren Shen* sollte mindestens drei Jahre alt sein, bevor sie geerntet wird, damit sie ihre therapeutische Wirksamkeit entfalten kann.

Unterschiedliche Ginseng-Typen haben unterschiedliche Funktionen:

- *Sheng Sai Shen* (sonnengetrockneter Ginseng) ist bei *Qi*- und *Yin*-Mangel geeigneter.
- *Hong Shen* (roter oder gedämpfter Ginseng) ist wärmer und wird meist bei *Qi*- und *Yang*-Mangel verwendet.
- Der „Schwanz" von *Ren Shen* soll angeblich eine weniger tonisierende Wirkung haben.
- Der „Kopf" von *Ren Shen* soll die Eigenschaft haben, Erbrechen herbeizuführen.

„Kopf" und „Körper" von *Ren Shen* haben im Wesentlichen dieselben Inhaltsstoffe. In einer Studie mit 1500 Freiwilligen, die unterschiedliche Mengen des Ginseng-„Kopfs" aufgenommen hatten, werden außerdem weder von Übelkeit noch von Erbrechen berichtet. Daher ist davon auszugehen, dass der „Kopf"des Ginsengs weder Übelkeit noch Erbrechen verursacht.[35]

Referenzen

1. *Zhong Yao Bu Liang Fan Ying Yu Zhi Liao* (Adverse Reactions and Treatment of Chinese Herbal Medicine), 1996; 218–220, 1996; 113–117
2. Ibid.
3. *Xin Yi Xue* (New Medicine), 1958; 6:619
4. PDR for Herbal Medicine, Medical Economics Company, 2000; 347
5. Yan, X., Zhou, J., Xie, G. Traditional Chinese Medicines Molecular Structures, Natural Sources Applications; Ashgate, 1999; 2598
6. *Zhong Yao Yao Li Yu Ying Yong* (Pharmacology and Applications of Chinese Herbs), 1983; 16
7. *Zhong Hua Yi Xue Za Zhi* (Chinese Journal of Medicine), 1985; 42(12):13
8. *Zhong Yao Ci Hai* (Encyclopedia of Chinese Herbs), 1994
9. *Bai Qiu En Yi Ke Da Xue Xue Bao* (Journal of BaiQiuen University of Medicine), 1980; 6(2):32
10. Planta Med, 1979; 30:43
11. *Zhong Yao Xue* (Chinese Herbology), 1998; 729–736
12. *CA*, 1992; 116:34223d
13. *Zhong Yao Xue* (Chinese Herbology), 1998; 729–736
14. Ibid.
15. CA, 1989; 111:148638v
16. *Zhong Cheng Yao* (Study of Chinese Patent Medicine), 1989; 11(9):30
17. *Zhong Yi Za Zhi* (Journal of Chinese Medicine), 1987; 4:13
18. *Zhong Cao Yao Tong Xun* (Journal of Chinese Herbal Medicine), 1972; 4:21
19. *Te Chan Ke Xue Shi Yan* (Research of Special Scientific Projects), 1984; 4:24
20. *Zhong Liu Yu Fang Yan Jiu* (Tumor Prevention and Research), 1987; 3:149
21. *Ji Lin Yi Xue* (Jilin Medicine), 1983; 5:54
22. Ibid.
23. Ibid.
24. *Chong Qing Yi Yao* (Chongching Medicine and Herbology), 1984; 6:41
25. *Ji Lin Yi Xue* (Jilin Medicine), 1983; 5:54
26. Ibid.
27. *An Hui Yi Xue* (Anhui Medicine), 1988; 3:51
28. *Ji Lin Yi Xue* (Jilin Medicine), 1983; 5:54
29. Lancet 2000 Jan 8; 355(9198):134–8
30. Brinker, F. Herb Contraindications and Drug Interactions, 1997; 51
31. Biological and Pharmaceutical Bulletin, 1994 Nov; 17(11):1472–6
32. The IBIS Guide to Drug-Herb and Drug-Nutrient Interactions, 1999
33. *Zhong Yao Yao Li Yu Ying Yong* (Pharmacology and Applications of Chinese Herbs), 1983; 16
34. *Chang Yong Zhong Yao Cheng Fen Yu Yao Li Shou Ce* (A Handbook of the Composition and Pharmacology of Common Chinese Drugs), 1994; 15:119
35. *Bei Jing Yi Xue* (BeiJing Medicine), 1986; 1:30

Shān Yào

Dioscoreae Rhizoma

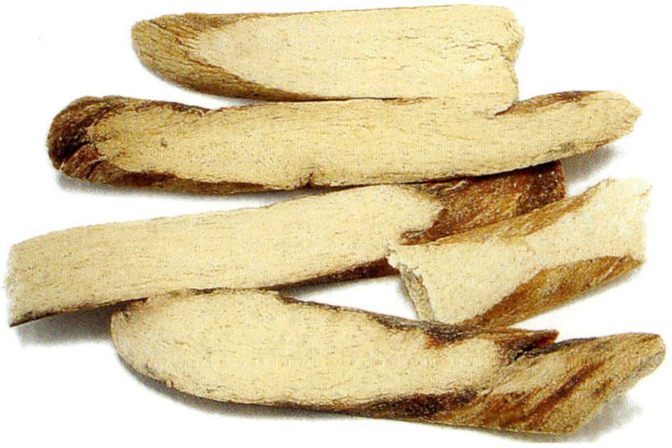

山藥 山药

Pinyin-Name *Shān Yào*
Wörtliche Übersetzung „Bergmedizin"
Andere chinesische Namen *Huai Shan Yao, Huai Shan*
Deutscher Name Yamswurzelknolle
Botanischer Name *Dioscorea opposita* Thunb. (*Shu Yu*)
Pharmazeutischer Name Dioscoreae Rhizoma
Eigenschaften Süß, neutral
Leitbahnen Nieren, Lunge, Milz

Chinesische therapeutische Wirkungen

Tonisiert das Qi und nährt das Milz- und Magen-Yin

Milz- und Magen-Mangel: *Shan Yao* (Dioscoreae Rhizoma) verstärkt die Transport- und Transformationsfunktion von Milz und Magen, um Müdigkeit, Energiemangel, reduzierte Nahrungsaufnahme, weiche Stühle, Diarrhö und andere Beschwerden zu behandeln, die durch einen Mangel-Zustand des Mittleren *Jiao* (Mittlerer Erwärmer) charakterisiert sind. *Shan Yao* wird oft in einer Arzneirezeptur verwendet, um eine synergistische Wirkung mit anderen Arzneien zu erzielen. Es kann jedoch bei Bedarf auch einzeln in hohen Dosen als Pulver angewendet werden. Durch den süßen Geschmack tonisiert *Shan Yao* sowohl das Milz-*Qi* als auch das Milz-*Yang*. Es ist außerdem leicht adstringierend und lindert Diarrhö oder weiche Stühle.

- Reduzierte Nahrungsaufnahme und Energiemangel aufgrund von Milz-Mangel: *Shan Yao* zusammen mit *Ren Shen* (Ginseng Radix et Rhizoma) und *Bai Zhu* (Atractylodis Macrocephalae Rhizoma) verwenden.
- Appetitmangel, weiche Stühle und Diarrhö aufgrund von Milz-Mangel: zusammen mit *Ren Shen* (Ginseng Radix et Rhizoma), *Bai Zhu* (Atractylodis Macrocephalae Rhizoma), *Fu Ling* (Poria) und *Yi Yi Ren* (Coicis Semen) verwenden. **Beispiel-Rezeptur**: *Shen Ling Bai Zhu San* (Ginseng Radix, Poriae Sclerotium Paradicis und Atractylodis Macrocephalae Rhizoma Pulver).
- Nahrungsmittel-Stagnation aufgrund von Milz- und Magen-Mangel: mit *Yi Yi Ren* (Coicis Semen), *Shen Qu* (Massa Medicata Fermentata) und *Ji Nei Jin* (Gigeriae Galli Endothelium Corneum) kombinieren.
- Mangel von Milz und Magen mit *Qi*-Stagnation: zu *Zhi Shi* (Aurantii Fructus Immaturus), *Chen Pi* (Citri Reticulatae Pericarpium) und *Sha Ren* (Amomi Fructus) hinzufügen.
- Mangel von Milz und Magen mit Magen-*Yin*-Mangel: *Shan Yao* zusammen mit *Mai Dong* (Ophiopogonis Radix), *Shi Hu* (Dendrobii Caulis) und *Yu Zhu* (Polygonati Odorati Rhizoma) einsetzen.

Leukorrhö: Milz-Mangel verursacht Feuchtigkeit-Akkumulation und kann zu Leukorrhö führen. Je nach Farbe und Geruch des Ausflusses werden weitere Arzneien hinzugefügt.

- Rote und weiße Leukorrhö: *Shan Yao* mit *Hai Piao Xiao* (Sepiae Endoconcha), *Long Gu* (Fossilia Ossis Mastodi), *Mu Li* (Ostreae Concha) und *Qian Cao* (Rubiae Radix et Rhizoma) kombinieren. **Beispiel-Rezeptur**: *Qing Dai Tang* (Dekokt, das Ausfluss beseitigt).
- Gelbe Leukorrhö mit fauligem Geruch, verursacht durch Milz-Mangel und Feuchte-Hitze-Akkumulation: zusammen mit *Huang Bo* (Phellodendri Cortex), *Che Qian Zi* (Plantaginis Semen), *Zhi Shi* (Aurantii Fructus Immaturus) und *Bai Guo* (Ginkgo Semen) verwenden. **Beispiel-Rezeptur**: *Yi Huang Tang* (Dekokt, das den Gelben [Ausfluss] verändert).
- Leukorrhö aufgrund von Milz-Mangel und Leber-*Qi*-Stagnation: zusammen mit *Bai Zhu* (Atractylodis Macrocephalae Rhizoma), *Cang Zhu* (Atractylodis Rhizoma), *Ren Shen* (Ginseng Radix et Rhizoma), *Chai Hu* (Bupleuri Radix) und *Bai Shao* (Paeoniae Radix Alba) anwenden. **Beispiel-Rezeptur**: *Wan Dai Tang* (Dekokt, das Ausfluss beendet).
- Leukorrhö aufgrund von Milz- und Nieren-Mangel: *Shan Yao* zusammen mit *Shan Zhu Yu* (Corni Fructus) und *Tu Si Zi* (Cuscutae Semen) verwenden.

Tonisiert das Qi und nährt das Lungen-Yin

Lungen-Mangel: Die Lunge herrscht über das *Qi*, bevorzugt eine feuchte Umgebung und hat eine Abneigung gegen Trockenheit. Sowohl Lungen-*Yin*-Mangel als auch *Qi*-Mangel können zu Husten, Keuchatmung, flacher Atmung, mit fehlendem Auswurf oder spärlichem, zähem und schwierig abzuhustendem Sputum führen. *Shan Yao* tonisiert sowohl das *Qi* als auch das *Yin* der Lunge und ist ideal für die oben beschriebenen Zustände.

- Lungen-*Yin*- und Flüssigkeits-Mangel: *Shan Yao* zusammen mit *Xuan Shen* (Scrophulariae Radix), *Ji Nei Jin* (Gigeriae Galli Endothelium Corneum) und *Niu Bang Zi* (Arctii Fructus) verwenden.
- Lungen-*Yin*- und Flüssigkeits-Mangel mit Hitze: mit *Xuan Shen* (Scrophulariae Radix), *Ji Nei Jin* (Gigeriae Galli Endothelium Corneum), *Niu Bang Zi* (Arctii Fructus) und *Di Huang* (Rehmanniae Radix) kombinieren.
- Beschwerden beim Einatmen aufgrund von Nieren-Mangel: zusammen mit *Shu Di Huang* (Rehmanniae Radix Praeparata), *Shan Zhu Yu* (Corni Fructus), *Ge Jie* (Gecko) und *Dong Chong Xia Cao* (Cordyceps) einsetzen.

Behandelt Xiao-Ke-Syndrom (Auszehrung und Dürsten)

Xiao Ke (Auszehrung und Dürsten): Dieser Zustand ist durch *Yin*-Mangel und Hitze oder durch *Qi*- und *Yin*-Mangel charakterisiert. Im Gegensatz zu vielen anderen *Qi* tonisierenden Arzneien, die von Natur aus trocknend sind, ist *Shan Yao* hervorragend dafür geeignet, *Qi* zu tonisieren, *Yin* zu nähren und das *Xiao-Ke*-Syndrom zu behandeln. Es wird als Einzelarznei in hohen Dosierungen oder in Kombination mit anderen Arzneien verwendet. Zusammen mit Haferbrei kann *Shan Yao* täglich eingenommen werden.

- *Xiao Ke* (Auszehrung und Dürsten): *Shan Yao* mit *Huang Qi* (Astragali Radix), *Zhi Mu* (Anemarrhenae Rhizoma) und *Ge Gen* (Puerariae Radix Lobatae) kombinieren.
- *Xiao Ke* (Auszehrung und Dürsten) mit innerer Hitze: zusammen mit *Shi Gao* (Gypsum Fibrosum), *Zhi Mu* (Anemarrhenae Rhizoma), *Mai Dong* (Ophiopogonis Radix) und *Tian Hua Fen* (Trichosanthis Radix) verwenden.
- *Xiao Ke* (Auszehrung und Dürsten) mit ausgeprägter Hyperphagie und Polydipsie: zusammen mit *Shi Gao* (Gypsum Fibrosum), *Zhi Mu* (Anemarrhenae Rhizoma), *Ge Gen* (Puerariae Radix Lobatae), *Huang Jing* (Polygonati Rhizoma), *Tian Hua Fen* (Trichosanthis Radix) und *Di Huang* (Rehmanniae Radix) anwenden.
- *Xiao Ke* (Auszehrung und Dürsten) mit ausgeprägter Polyurie: *Shan Yao* zu *Di Huang* (Rehmanniae Radix), *Shu Di Huang* (Rehmanniae Radix Praeparata), *Shan Zhu Yu* (Corni Fructus), *Wu Wei Zi* (Schisandrae Fructus), *Ze Xie* (Alismatis Rhizoma), *Mu Dan Pi* (Moutan Cortex) und *Lian Xu* (Nelumbinis Stamen) hinzufügen.

Tonisiert das Nieren-Yin

Shan Yao ist von Natur aus nährend und tonisiert das Nieren-*Yin*, um Wundheit und Schwäche der Knie und des unteren Rückens, Schwindel, Benommenheit, undulierendes Fieber und Nachtschweiß zu behandeln. Da es von adstringierender Natur ist, festigt es die Nieren und behandelt den Verlust von Flüssigkeiten wie z.B. bei Spermatorrhö, vorzeitigem Samenerguss, häufigem Wasserlassen und nächtlicher Enuresis. *Shan Yao* ist relativ mild und wird häufig mit anderen Arzneidrogen kombiniert, um eine maximale Wirkung zu erzielen.

- Nieren-*Yin*-Mangel: *Shan Yao* zu *Shu Di Huang* (Rehmanniae Radix Praeparata), *Shan Zhu Yu* (Corni Fructus), *Mu Dan Pi* (Moutan Cortex), *Ze Xie* (Alismatis Rhizoma) und *Fu Ling* (Poria) hinzufügen. **Beispiel-Rezeptur**: *Liu Wei Di Huang Wan* (Sechs Bestandteile Pille mit Rehmanniae Radix Praeparata).
- Spermatorrhö, Schmerzen oder nächtlicher Samenerguss aufgrund von Nieren-Mangel: *Shan Yao* mit *Qian Shi* (Euryales Semen) und *Lian Zi* (Nelumbinis Semen) kombinieren. **Beispiel-Rezeptur**: *Jin Suo Gu Jing Wan* (Metallschlosspille zur Stabilisierung der Essenz).
- Häufiges Wasserlassen, nächtliches Wasserlassen: zusammen mit *Yi Zhi* (Alpiniae Oxyphyllae Fructus) und *Wu Yao* (Linderae Radix) verwenden. **Beispiel-Rezeptur**: *Suo Quan Wan* (Pille, die die Schleuse schließt).

Dosierung

10–30 g, maximal 250 g (im Dekokt). *Shan Yao* wird in Pulverform in einer Dosieurung von 6–10 g verschrieben. Es wird innerlich oder äußerlich angewendet. Die frische Arzneidroge wird in der Regel verwendet, um *Yin* zu tonisieren, während getrocknetes *Shan Yao* häufig verwendet wird, um Milz und Magen zu stärken. Die getrocknete Arzneidroge hat eine stärkere Funktion beim Tonisieren von Lunge, Milz und Magen und wird generell verwendet, um Diarrhö und Leukorrhö zu behandeln.

Sicherheitshinweise, Kontraindikationen

- *Shan Yao* ist bei Fülle-Hitze kontraindiziert.
- *Shan Yao* sollte in Fällen von Feuchtigkeit-Akkumulation nicht als Einzelarznei verwendet werden.
- *Shan Yao* kann gelegentlich Völle- und Spannungsgefühl im Bauch oder Appetitmangel verursachen. Tritt nach der Einnahme der Arzneidrogen eine Magenverstimmung auf, kann *Chen Pi* (Citri Reticulatae Pericarpium) hinzugefügt werden, um das *Qi* zu regulieren und diese milde Nebenwirkung zu lindern.

Chemische Zusammensetzung

Cholin, Dopamin, Batasin, Abscisin, Stärke 16%, Mannan, Phytinsäure.[1]

Pharmakologische Wirkungen

- **Antidiabetisch**: Die Verabreichung von *Shan Yao* senkt den Blutzuckerspiegel bei Mäusen. In einer Studie senkte die Verabreichung eines Dekokts an Mäuse (30 g/kg/Tag für zehn Tage) den Blutzuckerspiegel um ungefähr 10–30 mg/dl. In einer anderen Studie führte die orale Aufnahme eines *Shan-Yao*-Dekokts (30 g/kg) zu einer wirksamen Kontrolle des normalerweise raschen Anstiegs der Blutzuckerwerte nach einer intraperitonealen Injektion von 2 g/kg Glukose.[2]
- **Gastrointestinal**: *Shan Yao* als Dekokt stimuliert bei Mäusen den Darmtrakt und erhöht die Peristaltik.[3]

Klinische und wissenschaftliche Studien

- **Diarrhö bei Kindern**: In einer klinischen Studie wurden 123 Kinder mit Diarrhö in zwei Gruppen eingeteilt: Die erste Gruppe erhielt *Shan Yao*, die zweite Gruppe erhielt ein Plazebo. *Shan Yao* wurde folgendermaßen dosiert: 5–10 g bei Kindern unter einem Jahr, 11–15 g bei Kindern zwischen einem und zwei Jahren, 16–20 g bei Kindern zwischen zwei und drei Jahren. Die Besserung in der Behandlungsgruppe war signifikant höher als in der Plazebogruppe.[4] Einem anderen Bericht zufolge führte eine Arzneizubereitung, die zweimal täglich gegeben wurde, innerhalb von drei Tagen zu einer Linderung von kindlicher Diarrhö. Dieser Effekt wurde an über 1000 Patienten gezeigt. Die Rezeptur wurde hergestellt, indem 15 g *Shan Yao*, 10 g *Yi Yi Ren* (Coicis Semen) und eine frische Hühnerleber mit etwas Essig vermischt wurden. Vor der Verbreichung wurde die Mixtur gut gedünstet.[5]
- **Magenverstimmung bei Kindern**: Kinder mit Magenverstimmung wurden ca. sechs Monate lang mit einem Dekokt behandelt, das 10 g *Shan Yao* und 4 g *Che Qian Zi* (Plantaginis Semen) enthielt. Kinder unter sechs Monaten erhielten die halbe Dosis, Kinder im Alter über zwei Jahren eine um 33% höhere Dosis. Kinder, die dehydrierten oder bei denen andere Komplikationen auftraten, erhielten eine leicht modifizierte Arzneitherapie und zusätzlich Akupunktur. Die Studie berichtet, dass 96 von 101 Kindern vollständig gesund wurden.[6]

Wechselwirkung mit anderen Medikamenten

Antidiabetika: Die Anwendung von *Shan Yao* sollte bei gleichzeitiger Medikation mit Insulin, Sulfonylharnstoffen und anderen Antidiabetika mit Vorbehalt erfolgen. Obwohl diese potentielle Wechselwirkung bislang nicht dokumentiert ist, kann die Kombination von antidiabetischen Arzneidrogen und konventionellen Medikamenten zu Hypoglykämie führen.[7] (Hinweis: Beispiele für Antidiabetika sind Insulin, Tolbutamid, Glipizid und Glyburid.)

Kommentar der Autoren

Nach Dr. Zhang Xiao-Ping ist die Kombination von *Shan Yao* und *Huang Qi* (Astragali Radix) herovrragend wirksam bei der Behandlung von Patienten mit Diabetes mellitus und senkt den Plasma-Blutzuckerspiegel. Diese beiden Arzneien sind besonders wirksam bei Patienten mit Diabetes mellitus, der durch *Qi*- und *Yin*-Mangel charakterisiert ist.

Referenzen

1. *Xian Dai Zhong Yao Yao Li Xue* (Contemporary Pharmacology of Chinese Herbs), 1997; 1204
2. *Zhong Guo Yao Ke Da Xue Xue Bao* (Journal of University of Chinese Herbology), 1991; 22(3):158
3. *Zhi Wu Zi Yuan Yu Huan Jing* (Source and Environment of Plants), 1992; 1(2):10
4. *Hu Nan Yi Yao Za Zhi* (Hunan Journal of Medicine and Herbology), 1982; 4:17
5. *Hu Bei Zhong Yi Za Zhi* (Hubei Journal of Chinese Medicine), 1985; 5:35
6. *Zhong Yi Za Zhi* (Journal of Chinese Medicine), 1984; 5:9
7. Chen, J. Recognition and Prevention of Herb-Drug Interactions, Medical Acupuncture, Fall/Winter 1998/1999; 10(2):9–13

Tài Zĭ Shēn

Pseudostellariae Radix

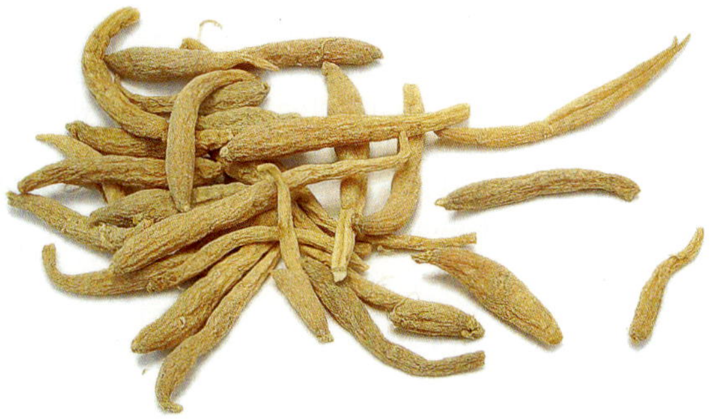

太子參 太子参

Pinyin-Name *Tài Zĭ Shēn*
Wörtliche Übersetzung „Prinzenwurzel", „Prinzenginseng"
Andere chinesische Namen *Hai Er Shen, Tong Shen*
Originalquelle *Zhong Guo Yao Yong Zhi Wu Zi* (Chinesisches Journal der Arzneipflanzen)
Deutscher Name Sternmierenwurzel
Botanischer Name *Pseudostellaria heterophylla* (Miq.) Pax ex Pax et Hoffm. (*Hai Er Shen*)
Pharmazeutischer Name Pseudostellariae Radix
Eigenschaften Süß, leicht bitter, neutral
Leitbahnen Lunge, Milz

Chinesische therapeutische Wirkungen

Tonisiert das Qi

Milz-Qi-Mangel und Magen-Yin-Mangel: *Tai Zi Shen* (Pseudostellariae Radix) ist ein mildes Tonikum und wird v.a. bei Patienten eingesetzt, die zu schwach sind, um von starken Tonika voll zu profitieren. Es ist ebenfalls hilfreich für Patienten, die sich von chronischen Krankheiten erholen. Zu den klinischen Anwendungsgebieten gehören u.a. Müdigkeit, Energiemangel, Mundtrockenheit, fehlender Appetit und spontanes Schwitzen. Verglichen mit *Ren Shen* (Ginseng Radix et Rhizoma) hat *Tai Zi Shen* eine ähnliche, aber schwächer ausgeprägte Fähigkeit, *Qi* zu tonisieren und die Bildung von Körpersäften zu unterstützen.

- Milz- und Magen-Mangel: *Tai Zi Shen* zusammen mit *Shan Yao* (Dioscoreae Rhizoma) und *Bai Bian Dou* (Lablab Semen Album) verwenden.
- Appetitmangel aufgrund von Milz- und Magen-Mangel: mit *Bai Zhu* (Atractylodis Macrocephalae Rhizoma) und *Gu Ya* (Setariae Fructus Germinatus) kombinieren.
- *Qi*- und *Yin*-Mangel verbunden mit spontanem Schwitzen: zu *Mai Dong* (Ophiopogonis Radix), *Wu Wei Zi* (Schisandrae Fructus), *Fu Xiao Mai* (Tritici Fructus Levis) und *Huang Qi* (Astragali Radix) hinzufügen.

Tonisiert die Lunge

Lungen-Mangel: Die Lunge beherrscht die Atmung, bevorzugt Feuchtigkeit und hat eine Abneigung gegen Trockenheit. Sie ist am anfälligsten für die pathogenen Faktoren Trockenheit und Hitze. *Tai Zi Shen* tritt in die Lunge ein, um *Qi* zu tonisieren, die Bildung von Körperflüssigkeiten zu fördern und Trockenheit zu befeuchten. Es wird in der Regel bei der Behandlung von Hitze und Trockenheit in der Lunge eingesetzt, die sich in Husten mit Kurzatmigkeit und wenig Auswurf manifestiert.

- Trockener Husten aufgrund von Hitze, die die Flüssigkeiten in der Lunge trocknet: *Tai Zi Shen* zusammen mit *Sha Shen* (Glehniae seu Adenophorae Radix), *Bai He* (Lilii Bulbus), *Mai Dong* (Ophiopogonis Radix) und *Bei Mu* (Fritillariae Bulbus) verwenden.

Fördert die Bildung von Körpersäften und behandelt chronische Fiebererkrankungen

Qi- und Yin-Mangel mit Durst, Palpitationen und Schlaflosigkeit: Die thermische Eigenschaft von *Tai Zi Shen* ist neutral bis kühl. Es tonisiert den Mittleren *Jiao* (Mittlerer Erwärmer) und klärt Mangel-Hitze bei Patienten mit chronischen Fiebererkrankungen, die häufig zu Hitze führen, die das *Qi* schädigt und das *Yin* trocknet. Klinische Anzeichen dieses Zustands sind charakterisiert durch Durst, Palpitationen, Schlaflosigkeit, eine niedrige Körpertemperatur, einen fadenförmigen Puls und eine rote Zunge. *Tai Zi Shen* behandelt diese Beschwerden, indem es die Bildung von Körpersäften unterstützt.

- Durst aufgrund von *Qi*- und *Yin*-Mangel mit Hitze: *Tai Zi Shen* zu *Di Huang* (Rehmanniae Radix), *Zhi Mu* (Anemarrhenae Rhizoma), *Mai Dong* (Ophiopogonis Radix) und *Zhu Ye* (Phyllostachys Herba) hinzufügen.
- Schlaflosigkeit und Palpitationen aufgrund von *Qi*- und *Yin*-Mangel mit Hitze: mit *Mai Dong* (Ophiopogonis Radix), *Wu Wei Zi* (Schisandrae Fructus), *Suan Zao Ren* (Ziziphi Spinosae Semen) und *Bai Zi Ren* (Platycladi Semen) kombinieren.
- Hartnäckiges, konstantes Fieber aufgrund von *Qi*- und *Yin*-Mangel mit Hitze oder Sommer-Hitze-Hitzschlag bei Kindern: zu *Sha Shen* (Glehniae seu Adenophorae Radix), *Shi Hu* (Dendrobii Caulis), *Bai Wei* (Cynanchi

Atrati Radix et Rhizoma) und *Qing Hao* (Artemisiae Annuae Herba) hinzufügen.

- Akute oder chronische Hepatitis: *Tai Zi Shen* zusammen mit *Wu Wei Zi* (Schisandrae Fructus) und *Yu Mi Xu* (Maydis Stigma) einnehmen.

Dosierung

10–30 g im Dekokt.

Sicherheitshinweise, Kontraindikationen

- *Tai Zi Shen* sollte bei Patienten mit Fülle-Zuständen mit Vorsicht angewendet werden. Obwohl seine thermische Eigenschaft neutral ist, ist *Tai Zi Shen* dennoch ein Tonikum und kann bei Patienten mit Fülle-Zuständen Feuchtigkeit und Stagnationen erzeugen.
- *Tai Zi Shen* ist inkompatibel mit *Li Lu* (Veratri Radix et Rhizoma).

Chemische Zusammensetzung

Heterophyllin A, B; Glycerol-L-monolinolat, Saponine, Stärke, Zucker, β-Sitosterol.[1]

Klinische und wissenschaftliche Studien

- **Lungenentzündung bei Kindern**: Chronische Lungenentzündung bei Kindern aufgrund von Lungen- und Milz-Mangel wurde einen Monat lang mit einem Arzneipräparat behandelt. Die Therapie führte zu einer deutlichen Besserung. Das Präparat enthielt *Tai Zi Shen*, *Huang Qi* (Astragali Radix), *Mai Dong* (Ophiopogonis Radix), *Wu Wei Zi* (Schisandrae Fructus), *Bai Zhu* (Atractylodis Macrocephalae Rhizoma), mit Honig verarbeitetes *Zi Wan* (Asteris Radix et Rhizoma) und mit Honig verarbeitetes *Kuan Dong Hua* (Farfarae Flos).[2]
- **Hepatitis**: Die Langzeitanwendung von *Tai Zi Shen* (30 g pro Dosis) ist hilfreich für Patienten mit Hepatitis oder mit Leberzirrhose im Frühstadium, begleitet von krankhaften Albumin- und Globulinwerten.[3]

Referenzen

1. *Chang Yong Zhong Yao Cheng Fen Yu Yao Li Shou Ce* (A Handbook of the Composition und Pharmacology of Common Chinese Drugs), 1994; 553–554
2. *Zhong Yao Lin Zheng Ying Yong* (Clinical Applications of Chinese Herbs), 1980; 442
3. Ibid.

Xī Yáng Shēn

Panacis Quinquefolii Radix

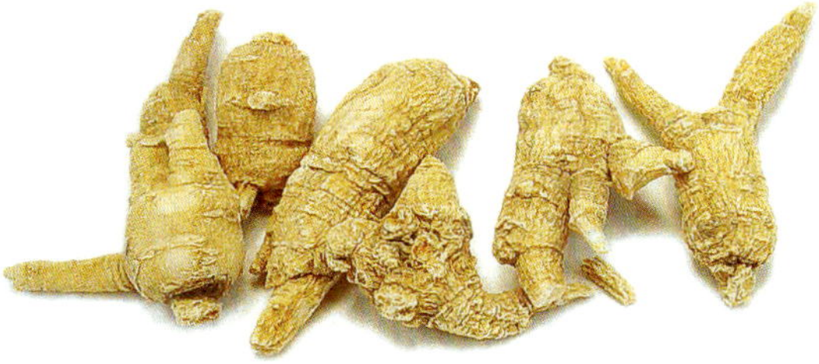

西洋參 西洋参

Pinyin-Name *Xī Yáng Shēn*
Wörtliche Übersetzung „Westliche Meereswurzel“, „westlicher Meeresginseng“, „westlicher Ginseng“
Andere chinesische Namen *Hua Qi Shen*, *Xi Shen*, *Yang Shen*, *Guan Dong Ren Shen*
Originalquelle *Ben Cao Cong Xin* (Gründlich überarbeitete Materia Medica) von Wu Yi-Luo aus dem Jahr 1751
Deutscher Name Amerikanischer Ginseng
Botanischer Name *Panax quinquefolium* (*Xi Yang Shen*)
Pharmazeutischer Name Panacis Quinquefolii Radix
Eigenschaften Süß, bitter, kalt
Leitbahnen Nieren, Herz, Lunge

Chinesische therapeutische Wirkungen

Tonisiert das Qi und nährt das Yin

Lungen- und Nieren-Yin-Mangel: *Xi Yang Shen* (Panacis Quinquefolii Radix) behandelt Lungen- und Nieren-*Yin*-Mangel-Feuer mit Husten, Keuchatmung, wenig Auswurf, der Blut enthalten kann, Stimmverlust oder Bluthusten. Es ist die Arznei der Wahl, um *Qi* und *Yin* von Lunge und Nieren zu tonisieren und zu nähren.

- *Qi*- und *Yin*-Mangel infolge chronischer Krankheiten: *Xi Yang Shen* mit *Mai Dong* (Ophiopogonis Radix), *E Jiao* (Asini Corii Colla), *Zhi Mu* (Anemarrhenae Rhizoma) und *Bei Mu* (Fritillariae Bulbus) kombinieren.

Klärt Feuer und bildet Körpersäfte

Qi- und Körpersäfte-Mangel: Häufige Symptome sind u.a. Reizbarkeit, Durst und Müdigkeit. *Xi Yang Shen* kann gleichzeitig Feuer beruhigen und Körpersäfte bilden. Es besitzt die exzellente Funktion, den Körper zu befeuchten, um Durst und Trockenheit von Mund und Zunge zu behandeln. Es wird sowohl in Fällen verwendet, in denen Feuer die Körperflüssigkeiten verletzt hat, als auch in Fällen von *Yin*-Mangel-Hitze.

- *Yin*- und *Qi*-Mangel: *Xi Yang Shen* mit *Huang Qi* (Astragali Radix), *Shan Yao* (Dioscoreae Rhizoma) und *Tian Hua Fen* (Trichosanthis Radix) kombinieren.
- *Yin*-Mangel mit Hitze-Zeichen: mit *Di Huang* (Rehmanniae Radix), *Shi Hu* (Dendrobii Caulis) und *Wu Wei Zi* (Schisandrae Fructus) kombinieren.
- Diabetes mellitus: zu *Shan Yao* (Dioscoreae Rhizoma), *Di Huang* (Rehmanniae Radix), *Shi Gao* (Gypsum Fibrosum) und *Zhi Mu* (Anemarrhenae Rhizoma) hinzufügen.
- Trockener Rachen oder Mund: zusammen mit *Tian Dong* (Asparagi Radix), *Mai Dong* (Ophiopogonis Radix), *Zhi Mu* (Anemarrhenae Rhizoma) und *Yu Zhu* (Polygonati Odorati Rhizoma) verwenden.
- Durst: zu *Huang Qi* (Astragali Radix), *Shan Yao* (Dioscoreae Rhizoma) und *Tian Hua Fen* (Trichosanthis Radix) hinzufügen.

Beruhigt Hitze im Darmtrakt und stoppt Blutungen

Hitze im Darm mit Hämatochezie aufgrund von Yin-Mangel: *Xi Yang Shen* mit *Long Yan Rou* (Longan Arillus) kombinieren.

Dosierung

3–6 g. Wegen der hohen Kosten wird *Xi Yang Shen* oft getrennt von anderen Arzneidrogen gekocht, um eine vollständige Extraktion zu gewährleisten.

Sicherheitshinweise, Kontraindikationen

- Die Verwendung von *Xi Yang Shen* ist in Fällen von Fülle-Hitze mit Stagnation oder bei Feuchte-Kälte im Magen kontraindiziert.
- *Xi Yang Shen* ist inkompatibel mit *Li Lu* (Veratri Radix et Rhizoma).

Chemische Zusammensetzung

Quinquenosid R_1, Ginsenosid Rb_1, Rb_2, Rb_3, Rc, Rd, Re, Rf_2, Rg_1, R_0, Rh_1, Rg_3, Pseudoginsenosid F_{11}, Quinquefolane A, B, C; ätherische Öle, Rutin.[1]

Pharmakologische Wirkungen

- **ZNS beruhigend**: *Xi Yang Shen* hat eine beruhigende Wirkung auf das Zentralnervensystem. Bei Mäusen führt die intraperitoneale Injektion dieser Arznei dazu, dass die physische Aktivität abnimmt und die Phenobarbital-induzierte Schlafdauer zunimmt.[2]
- **Allgemeine Wirkung**: Die Verabreichung von *Xi Yang Shen* ist mit einer deutlichen antidiuretischen und wachmachenden Wirkung sowie einer erhöhten Widerstandsfähigkeit gegenüber Hypoxie verbunden.[3]

Klinische und wissenschaftliche Studien

Unterstützende Behandlung bei Strahlentherapie: In einer Untersuchung wurden 20 Patienten mit Nasenhöhlenkarzinom zwei Wochen vor Beginn der Chemo- und Strahlentherapie einmal täglich mit einem Dekokt aus 3 g *Xi Yang Shen* behandelt. Der Untersuchungsbericht beschreibt eine signifikante Reduktion der Nebenwirkungen, die mit Chemo- und Strahlentherapie verbunden sind, wie z.B. Mundtrockenheit, Übelkeit und Erbrechen.[4]

Toxikologie

Eine intraperitoneale Injektion von *Xi Yang Shen* (450 mg/kg täglich für sieben Tage) zeigte bei Labortieren weder eine signifikante Toxizität noch führte sie zu Todesfällen.[5]

Kommentar der Autoren

Xi Yang Shen und *Ren Shen* (Ginseng Radix et Rhizoma) tonisieren beide das *Qi* und bilden Körpersäfte.

- *Xi Yang Shen* ist von Natur aus kühl und hat die stark ausgeprägte Eigenschaft, *Yin* zu nähren und Feuer zu beruhigen, während seine *Qi* tonisierende Wirkung geringer ist als die von *Ren Shen*. Darum ist *Xi Yang Shen* am besten für Patienten mit *Qi*- und *Yin*-Mangel geeignet, die oft bei Lungen-*Yin*-Mangel-Feuer zu beobachten sind.
- *Ren Shen* ist warm, besitzt eine stärker tonisierende Wirkung und wird bei Patienten mit Mangel- und Kälte-Zuständen verwendet. *Ren Shen* ist besonders wirksam bei ernsthaften Störungen mit Erschöpfung des *Qi*, wobei die Patienten oft einen Milz- und Magen-Mangel, Lungen-*Qi*-Mangel, *Qi*- und Blut-Mangel oder möglicherweise einen *Qi*-Kollaps zeigen.

Referenzen

1. *Xian Dai Zhong Yao Yao Li Xue* (Contemporary Pharmacology of Chinese Herbs), 1997; 1189–1190
2. *Chang Yong Zhong Yao Xian Dai Yan Jiu Yu Lin Chuan* (Recent Study and Clinical Application of Common Traditional Chinese Medicine), 1995; 549–551

3. *Zhong Yao Xue* (Chinese Herbology), 1998; 737–738
4. *Shang Hai Zhong Yi Yao Za Zhi* (Shanghai Journal of Chinese Medicine and Herbology), 1979; 4:29
5. *Chang Yong Zhong Yao Xian Dai Yan Jiu Yu Lin Chuan* (Recent Study and Clinical Application of Common Traditional Chinese Medicine), 1995; 549–551

Yí Táng
Maltosum

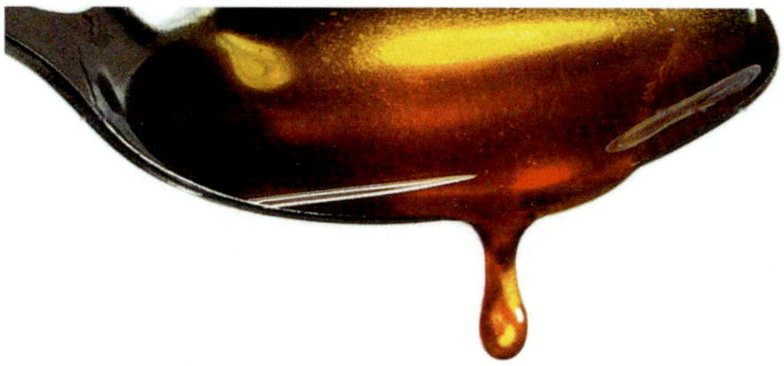

飴糖 饴糖

Pinyin-Name *Yí Táng*
Andere chinesische Namen *Jiao Yi*
Originalquelle *Ming Yi Za Zhu* (Verschiedene Aufzeichnungen berühmter Ärzte) aus dem Jahr 500 von Tao Hong-Jing
Deutscher Name Getreidezucker, Malzzucker
Pharmazeutischer Name Maltosum
Eigenschaften Süß, warm
Leitbahnen Milz, Magen, Lunge

Chinesische therapeutische Wirkungen

Tonisiert die Milz, unterstützt das Qi

Milz- und Magen-Mangel: *Yi Tang* (Maltosum) ist süß und warm und behandelt Müdigkeit, Kurzatmigkeit und Appetitmangel aufgrund von Milz- und Magen-Mangel.

- Milz- und Magen-Mangel: *Yi Tang* zusammen mit *Huang Qi* (Astragali Radix), *Dang Shen* (Codonopsis Radix), *Zhi Gan Cao* (Glycyrrhizae Radix et Rhizoma Praeparata cum Melle) und *Da Zao* (Jujubae Fructus) verwenden.

Lindert Schmerzen

Bauchschmerzen: *Yi Tang* nährt den Mittleren *Jiao* (Mittlerer Erwärmer), um Bauchschmerzen zu behandeln, die durch Mangel und Kälte verursacht werden. Solche Zustände sind häufig durch Schmerzen, die durch Wärme und Druck besser werden, durch Kälteaversion und durch weiche Stühle charakterisiert.

- Bauchschmerzen aufgrund von Mangel und Kälte: *Yi Tang* zusammen mit *Gui Zhi* (Cinnamomi Ramulus), *Sheng Jiang* (Zingiberis Rhizoma Recens), *Bai Shao* (Paeoniae Radix Alba), *Zhi Gan Cao* (Glycyrrhizae Radix et Rhizoma Praeparata cum Melle) und *Da Zao* (Jujubae Fructus) verwenden. **Beispiel-Rezeptur**: *Xiao Jian Zhong Tang* (Kleineres Dekokt, das die Mitte aufbaut).
- Bauchschmerzen durch *Qi*-Mangel: zusammen mit *Huang Qi* (Astragali Radix) verwenden.
- Bauchschmerzen aufgrund von Blut-Mangel: mit *Dang Gui* (Angelicae Sinensis Radix) kombinieren. **Beispiel-Rezeptur**: *Dang Gui Jian Zhong Tang* (Angelicae Sinensis Radix Dekokt, das die Mitte aufbaut).
- Kälte und Schmerzen in Brust und Abdomen, kalte Gliedmaßen, Übelkeit sowie Erbrechen, das durch *Yang*-Mangel und Kälte-Stagnation verursacht wird: *Yi Tang* zu *Gan Jiang* (Zingiberis Rhizoma), *Hua Jiao* (Zanthoxyli Pericarpium) und *Ren Shen* (Ginseng Radix et Rhizoma) hinzufügen. **Beispiel-Rezeptur**: *Da Jian Zhong Tang* (Größeres Dekokt, das die Mitte aufbaut).

Befeuchtet die Lunge, lindert Husten

Yi Tang behandelt Husten mit oder ohne Auswurf, der durch Trockenheit in der Lunge oder durch *Qi*-Mangel verursacht wird.

- Husten: zusammen mit *Ku Xing Ren* (Armeniacae Semen), *Bai Bu* (Stemonae Radix) und *Sha Shen* (Glehniae seu Adenophorae Radix) verwenden.

Ummantelt Fremdkörper

Yi Tang wird eingesetzt, um Blockaden im Rachen zu behandeln, die durch Fischgräten oder andere Dinge verursacht werden. Der Patient sollte diese dicke Flüssigkeit langsam in kleinen Portionen trinken, sodass sie die blockierende Substanz ummanteln und ihre Passage erleichtern kann.

Dosierung

30–60 g im Dekokt. *Yi Tang* wird sowohl als Sirup als auch in Pillenform verwendet.

Sicherheitshinweise, Kontraindikationen

- *Yi Tang* sollte mit Vorsicht bei Feuchtigkeit im Mittleren *Jiao* (Mittlerer Erwärmer) oder bei Erbrechen aufgrund von Stagnation verwendet werden.
- Die Anwendung von *Yi Tang* ist bei Patienten mit Hitze oder Schleim kontraindiziert.
- *Yi Tang* ist kontraindiziert bei Kindern mit *Gan Ji* (Unterernährung bei Kindern) oder bei Husten, der durch heißen Schleim verursacht wird.

Chemische Zusammensetzung

Maltose, Protein, Lipid, Vitamin B.[1]

Kommentar der Autoren

Unruhiger Fötus und instabile Schwangerschaft können mit der Kombination von *Yi Tang* und *Sha Ren* (Amomi Fructus) behandelt werden.

Referenzen

1. *Zhong Yao Xue* (Chinese Herbology), 1998; 769–771

Bā Jǐ Tiān

Morindae Officinalis Radix

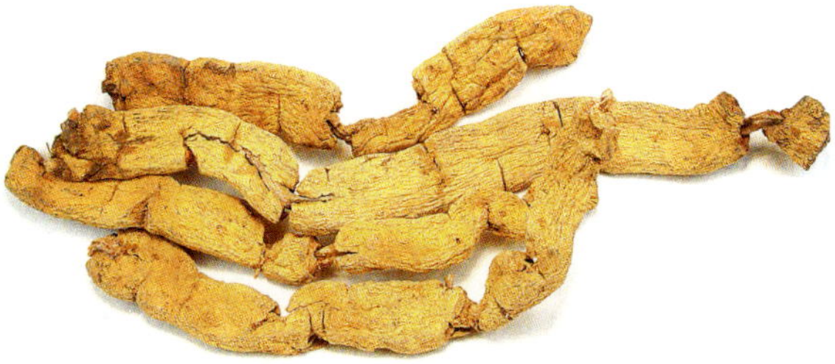

巴戟天

Pinyin-Name *Bā Jǐ Tiān*
Andere chinesische Namen *Ba Ji*
Originalquelle *Shen Nong Ben Cao Jing* (Die Materia Medica des göttlichen Landmannes), vermutlich Östliche Han-Dynastie
Deutscher Name Morinda-Wurzel
Botanischer Name *Morinda officinalis* How. (*Ba Ji Tian*)
Pharmazeutischer Name Morindae Officinalis Radix
Eigenschaften Scharf, süß, leicht warm
Leitbahnen Nieren

Chinesische therapeutische Wirkungen

Tonisiert die Nieren und unterstützt das Yang

Impotenz, Infertilität: Bei Männern sind die Hauptmanifestationen von Nieren-*Yang*-Mangel Impotenz, Spermatorrhö, vorzeitiger Samenerguss und Harninkontinenz. Bei Frauen manifestiert sich ein Nieren-*Yang*-Mangel in Mangel- und Kältezeichen wie Infertilität, Blutklümpchen während der Menstruation, dumpfe Schmerzen im unteren Abdomen und Kälte. Die *Yang* tonisierende Wirkung von *Ba Ji Tian* (Morindae Officinalis Radix) ist milder ausgeprägt als bei anderen Arzneidrogen dieser Kategorie. *Ba Ji Tian* tonisiert jedoch gleichzeitig Blut und *Jing* (Essenz).

- Harninkontinenz: *Ba Ji Tian* mit *Yi Zhi* (Alpiniae Oxyphyllae Fructus), *Sang Piao Xiao* (Mantidis Ootheca), *Tu Si Zi* (Cuscutae Semen) und Salzwasser kombinieren.
- Unregelmäßige Menstruation, klarer Vaginalausfluss und Infertilität: zusammen mit *Rou Gui* (Cinnamomi Cortex), *Wu Zhu Yu* (Evodiae Fructus), *Gao Liang Jiang* (Alpiniae Officinarum Rhizoma), Salz und warmem Getreideschnaps verwenden.
- Impotenz: zusammen mit *Ren Shen* (Ginseng Radix et Rhizoma), *Lu Rong* (Cervi Pantotrichum Cornu), *Shan Yao* (Dioscoreae Rhizoma) und *Yin Yang Huo* (Epimedii Herba) anwenden.

Stärkt die Sehnen und Knochen, behandelt Bi Zheng (schmerzhaftes Blockade-Syndrom)

Bi Zheng (schmerzhaftes Blockade-Syndrom) aufgrund von Wind-Kälte-Feuchte: Ein körperlicher Mangel macht es möglich, dass die pathogenen Faktoren Wind-Kälte-Feuchte in die Leitbahnen und Kollateralen des Körpers eindringen und den Fluss von *Qi* und Blut blockieren. Zu den klinischen Manifestationen gehören Muskelspasmen und Krämpfe, Gelenkschmerzen, Schwierigkeiten beim Beugen der Gelenke, Rückenschmerzen und Muskelatrophie.

- *Bi Zheng* (schmerzhaftes Blockade-Syndrom): *Ba Ji Tian* mit *Niu Xi* (Achyranthis Radix), *Wu Jia Pi* (Acanthopanacis Cortex) und *Gui Xin* (Cinnamomi Cortex Rasus) kombinieren.

Dosierung

10–15 g im Dekokt. *Ba Ji Tian* kommt auch in medizinischen Tinkturen oder in Pillen- und Pulverform zur Anwendung. Die unverarbeitete Arzneidroge wird normalerweise eingesetzt, um Nieren-, Milz- und Magen-*Yang* zu wärmen. Das Braten mit Salz erhöht die Wärmewirkung, aber nicht seinen trocknenden Einfluss. Es tonisiert somit stärker die Nieren und stärkt die Muskeln und Sehnen. Die Langzeitanwendung der in Salz gebratenen Arzneidroge ist auch bei der Behandlung von vorzeitigem Samenerguss und Inkontinenz aufgrund von *Yang*-Mangel wirksam.

Sicherheitshinweise, Kontraindikationen

- *Ba Ji Tian* sollte nicht als Einzelmittel bei Patienten mit *Yin*-Mangel-Feuer verwendet werden. Es sollte mit *Yin*-, *Jing*-(Essenz-) oder Blut-Tonika kombiniert werden.
- Diese Arznei ist bei Patienten mit Feuchte-Hitze kontraindiziert.

Chemische Zusammensetzung

Morindin, Monotropein, Asperulosidtertraacetat, β-Sitosterol, Vitamin C.[1]

Pharmakologische Wirkungen

- **Allgemein**: Ein Durchhaltetest im Schwimmen bei Mäusen hat gezeigt, dass die Verabreichung von *Ba Ji Tian* zu einer Gewichtszunahme und zu einem verbesserten körperlichen Allgemeinzustand führt.[2]
- **Endokrinologisch**: Die Verabreichung von *Ba Ji Tian* wird mit einer Erhöhung des Kortikoid-Plasmaspiegels assoziiert. Der Wirkmechanismus beruht auf der Stimulation der Hirnanhangdrüse und der Nebennierenrinde.[3]

Toxikologie

In Tierstudien gab es keine Todesfälle nach der oralen Aufnahme eines *Ba-Ji-Tian*-Dekokts in einer Dosierung von 250 g/kg.[4]

Kommentar der Autoren

Die *Yang* tonisierende Wirkung von *Ba Ji Tian* ist nicht so stark wie die von *Yin Yang Huo* (Epimedii Herba) oder *Lu Rong* (Cervi Pantotrichum Cornu). Dennoch hat es eine nährende Funktion, um *Jing* (Essenz) und Blut zu tonisieren, was andere Arzneien daran hindert, Mangel-Feuer im Körper zu erzeugen.

Referenzen

1. *Xian Dai Zhong Yao Yao Li Xue* (Contemporary Pharmacology of Chinese Herbs), 1997; 1255
2. *Zhong Xi Yi Jie He Za Zhi* (Journal of Integrated Chinese and Western Medicine), 1991; 11(7):415
3. *Guo Wai Yi Xue Zhong Yi Zhong Yao Fen Ce* (Monograph of Chinese Herbology from Foreign Medicine), 1990; 12(6):48
4. *Zhong Xi Yi Jie He Za Zhi* (Journal of Integrated Chinese and Western Medicine), 1991; 11(7):415

17

Abschnitt 2: Yang tonisierend

Bǔ Gǔ Zhī

Psoraleae Fructus

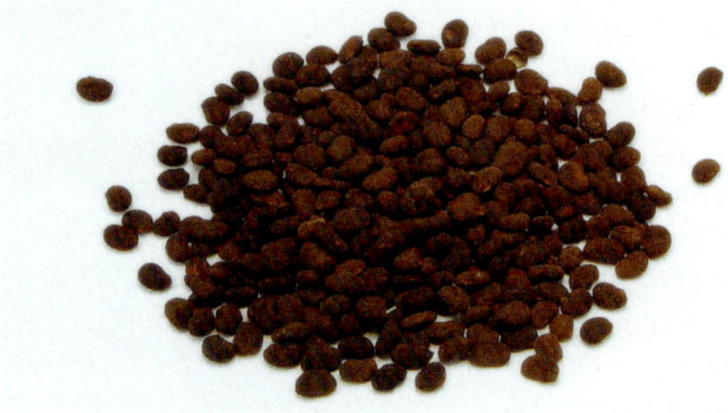

補骨脂 补骨脂

Pinyin-Name *Bǔ Gǔ Zhī*
Wörtliche Übersetzung „Tonisieren das Knochenfett", „tonisieren das Knochenharz"
Andere chinesische Namen *Po Gu Zi*
Originalquelle *Yao Xing Ben Cao* (Materia Medica der medizinischen Eigenschaften) aus dem Jahr 600 von Zhen Quan
Deutscher Name Asphaltkleefrucht, Harzkleefrucht
Botanischer Name *Psoralea corylifolia* L. (*Bu Gu Zhi*)
Pharmazeutischer Name Psoraleae Fructus
Eigenschaften Bitter, scharf, sehr warm
Leitbahnen Nieren, Milz

Chinesische therapeutische Wirkungen

Tonisiert die Nieren und stärkt das Yang, festigt das Jing (Essenz) und hält den Urin zurück

Impotenz, Spermatorrhö, Harninkontinenz, häufiges Wasserlassen: Ein *Yang*- und *Jing*-(Essenz-)Mangel ermöglicht es, dass Wind und Kälte in die Nieren eindringen. Anzeichen und Symptome dieses Mangels sind u.a. Spermatorrhö, Impotenz, vorzeitiger Samenerguss, kalter und schmerzhafter unterer Rücken, Kältegefühl in der Genitalregion (Skrotum), Prolapsgefühl und verminderte Mobilität im Rücken. *Bu Gu Zhi* (Psoraleae Fructus) ist scharf und zerstreut dadurch Wind. Es ist warm und stärkt somit das *Yang*.

- Impotenz aufgrund übermäßiger sexueller Aktivität, Schweregefühl der Extremitäten, Nachtschweiß: *Bu Gu Zhi* mit *Tu Si Zi* (Cuscutae Semen), *Hu Tao Ren* (Juglandis Semen) und *Chen Xiang* (Aquilariae Lignum Re-

sinatum) kombinieren. Diese Rezeptur sollte mit etwas Salzwasser oder warmer Flüssigkeit regelmäßig über einen Zeitraum von drei bis sechs Monaten eingenommen werden.
- Nächtliche Polyurie bei älteren Menschen: *Bu Gu Zhi* allein mit Reisbrei verwenden.
- Harninkontinenz und Polyurie: mit *Sang Piao Xiao* (Mantidis Ootheca), *Tu Si Zi* (Cuscutae Semen), *Wu Yao* (Linderae Radix) und *Yi Zhi* (Alpiniae Oxyphyllae Fructus) kombinieren.
- Chronische Harninkontinenz bei Jugendlichen und Erwachsenen: *Bu Gu Zhi* mit *Sang Piao Xiao* (Mantidis Ootheca), *Fu Pen Zi* (Rubi Fructus), *Wu Yao* (Linderae Radix), *Yi Zhi* (Alpiniae Oxyphyllae Fructus), *Shu Di Huang* (Rehmanniae Radix Praeparata), *Shan Zhu Yu* (Corni Fructus), *Ji Nei Jin* (Gigeriae Galli Endothelium Corneum), *Fu Ling* (Poria), kalziniertem *Long Gu* (Fossilia Ossis Mastodi), kalziniertem *Mu Li* (Ostreae Concha) und *Sang Ji Sheng* (Taxilli Herba) kombinieren.
- Schmerzen im unteren Rücken: *Bu Gu Zhi* allein als Pulver verwenden und mit warmer Flüssigkeit einnehmen.
- Schweregefühl, Kälte und extreme Schmerzen im unteren Rücken: mit *Du Zhong* (Eucommiae Cortex) und *Hu Tao Ren* (Juglandis Semen) kombinieren. Das Dekokt regelmäßig mit warmer Flüssigkeit einnehmen.

Wärmt die Milz und stoppt Diarrhö

Diarrhö durch Milz-Mangel: Bei Milz-*Yang*-Mangel sind die normalen Transformations- und Transportfunktionen eingeschränkt, was zu Diarrhö, Borborygmus, Blähungen und Appetitmangel führt. *Bu Gu Zhi* wird häufig verwendet, um chronische Diarrhö aufgrund von Milz- und Nieren-*Yang*-Mangel zu behandeln.

- Diarrhö durch Milz- und Nieren-*Yang*-Mangel: *Bu Gu Zhi* zusammen mit *Rou Dou Kou* (Myristicae Semen) verwenden.
- Diarrhö durch Milz- und Nieren-*Yang*-Mangel mit Kälte: mit *Rou Dou Kou* (Myristicae Semen), *Wu Wei Zi* (Schisandrae Fructus) und *Wu Zhu Yu* (Evodiae Fructus) kombinieren. **Beispiel-Rezeptur**: *Si Shen Wan* (Vier Wunder Pille).
- Chronische Malaria, Enteritis und andere chronische Magen-Darm-Erkrankungen mit Diarrhö: *Bu Gu Zhi* zu *Shan Yao* (Dioscoreae Rhizoma), *He Zi* (Chebulae Fructus), *Fu Ling* (Poria), *Bai Zhu* (Atractylodis Macrocephalae Rhizoma), *Fu Zi* (Aconiti Radix Lateralis Praeparata) und *Pao Jiang* (Zingiberis Rhizoma Praeparatum) hinzufügen.

In Kombination mit *Hu Tao Ren* (Juglandis Semen) eignet sich *Bu Gu Zhi* für die Behandlung von Asthma, das durch Nieren-Mangel verursacht wird.

Dosierung

5–10 g im Dekokt, als Pille oder Pulver. Mit Salz gebratenes *Bu Gu Zhi* reduziert seinen trocknenden Effekt und richtet die Wirkung der Arznei auf die Nieren.

Sicherheitshinweise, Kontraindikationen

- Da *Bu Gu Zhi* scharf, warm und trocknend ist, kann die Langzeitanwendung zu einer Erschöpfung des *Yin* führen, die durch Nebenwirkungen wie trockener Mund, trockene Zunge und wunder Rachen charakterisiert ist.
- *Bu Gu Zhi* ist kontraindiziert bei *Yin*-Mangel-Hitze, Verstopfung, nächtlichem Samenerguss, Hämaturie, Zystitis oder Harnweginfektionen, roten Augen und einem bitteren Mundgeschmack mit trockener Zunge.
- *Bu Gu Zhi* sollte während der Schwangerschaft mit Vorsicht angewendet werden.

Chemische Zusammensetzung

Psoralen, Isopsoralen, Coryfolin, Corylifolinin, Psoralidin, Isopsoralidin, Corylidin, 8-Methoxypsoralen, Isobavahin, Bavachinin, Bavachalcon, Bavachromen, Bavachromanol, Corylin, Neobavaisoflavon, Corylinal, Bakuchiol, Psoraldehyd, Isoneobavachalcon, Dihydrofuranochalcon-Bakuchalcon, Chalcon-Bavachromanol, Neobavachalcon, Limonen, Terpineol, Stigmasterol, Trilaurin, Daidzin, Coumstrol, Angelicin.[1]

Pharmakologische Wirkungen

- **Kardiovaskulär**: *Bu Gu Zhi* erweitert die Koronararterien und erhöht die Durchblutung des Herzmuskels bei Mäusen.[2]
- **Respiratorisch**: In einer Laborstudie konnte nachgewiesen werden, dass eine *Bu-Gu-Zhi*-Zubereitung im Vergleich zu Plazebo ausgeprägte antiasthmatische Eigenschaften aufweist.[3]
- **Antibiotisch**: *Bu Gu Zhi* hemmt u.a. *Staphylococcus aureus* und *Staphylococcus albus*.[4]
- **Immunstimulierend**: Die Verabreichung von *Bu Gu Zhi* wird mit einer Erhöhung der Leukozytenzahl bei Ratten in Verbindung gebracht.[5]
- **Wirkung auf die glatte Muskulatur**: In Tierstudien stimulierte ein *Bu-Gu-Zhi*-Extrakt die glatte Darmmuskulatur, entspannte jedoch die glatte Muskulatur des Uterus.[6]
- **Antineoplastisch**: Vorstudien haben gezeigt, dass Psoralen in einer Dosierung von 250 mg/ml die DNA-Synthese von Tumorzellen bei Patienten mit Sarkomen hemmt.[7]

Klinische und wissenschaftliche Studien

- **Psoriasis**: In einer Studie wurden 800 Psoriasis-Patienten mit einer 93-prozentigen Wirksamkeitsrate behandelt. Sie bekamen jeden Tag über einen Zeitraum von insgesamt zehn Tagen (= ein Behandlungszyklus) eine intramuskuläre Injektion eines alkoholischen *Bu-Gu-Zhi*-Extrakts. Bei Bedarf wurde die Behandlung mit einer dreitägigen Pause zwischen den Behandlungszyklen wiederholt.[8]
- **Neutropenie**: Vier Wochen lang (= ein Behandlungszyklus) wurden dreimal täglich 3 g *Bu-Gu-Zhi*-Pulver verabreicht. Die Behandlung zeigte eine deutliche Wirkung bei der Behandlung von Neutropenie. Von 19 Patienten wurden 14 vollständig gesund, vier zeigten eine leichte Besserung, ein Patient zeigte keine Reaktion.[9]
- **Alopezie**: In einer Untersuchung wurden 45 Patienten mit Alopezie mit einer intramuskulären *Bu-Gu-Zhi*-Injektion und einer Lichttherapie mit UV-Strahlen behandelt. Die Wirksamkeitsrate lag bei 84,4%.[10]
- **Weiße Läsionen der Vulva**: Die lokale Applikation von *Bu Gu Zhi* auf die betroffenen Stellen war bei 50 von 53 Patientinnen mit weißen Läsionen der Vulva wirksam. Die Behandlung wurde jeden zweiten Tag durchgeführt. Zur Herstellung der Paste wurden *Bu Gu Zhi* und 95-prozentiger Alkohol zu gleichen Teilen gemischt und eine Woche lang inkubiert. Anschließend wurde die Mischung sanft geköchelt, bis aus der Flüssigkeit eine Paste wurde. 500 ml der Lösung ergibt in der Regel 50 ml Paste.[11]
- **Uterusblutungen**: In einer Studie wurden 326 Patientinnen mit Uterusblutungen unterschiedlicher Genese mit einer Wirksamkeitsrate von über 90% behandelt. Laut Behandlungsprotokoll wurden jeweils 1,5 g *Bu Gu Zhi* und *Chi Shi Zhi* (Halloysitum Rubrum) dreimal täglich verabreicht. Die Anwendung dauerte drei Tage, bei Bedarf länger.[12]
- **Enuresis**: Einem Bericht zufolge wurden sechs bettnässende Kinder im Alter zwischen drei und zwölf Jahren einmal täglich vor dem Schlafengehen mit eindeutigem Erfolg mit trocken-gebratenem *Bu Gu Zhi* als Pulver behandelt. Die Dosierung betrug für Kinder zwischen drei und neun Jahren 1,5 g, für Kinder zwischen zehn und zwölf Jahren 2,5 g.[13]

Toxikologie

Die Injektion von *Bu Gu Zhi* wird in einigen Fällen mit heftigen allergischen Reaktionen in Verbindung gebracht.[14]

Kommentar der Autoren

Bu Gu Zhi und *Yi Zhi* (Alpiniae Oxyphyllae Fructus) tonisieren die Nieren, festigen das *Jing* (Essenz) und behandeln Impotenz, Spermatorrhö, Harninkontinenz und Diarrhö aufgrund von Nieren-*Yang*-Mangel. *Bu Gu Zhi* tonisiert stärker die Nieren und behandelt Rückenschmerzen und Spermatorrhö. *Yi Zhi* wärmt wirksamer den Mittleren *Jiao* (Mittlerer Erwärmer) und behandelt Appetitmangel und erhöhtes Schlafbedürfnis.

Asthma, das durch Lungen- und Nieren-Mangel charakterisiert ist, kann wirkungsvoll mit *Bu Gu Zhi*, *Ge Jie* (Gecko) und *Dong Chong Xia Cao* (Cordyceps) behandelt werden.

Referenzen

1. *Xian Dai Zhong Yao Yao Li Xue* (Contemporary Pharmacology of Chinese Herbs), 1997; 1244
2. *Zhong Cheng Yao Yan Jiu* (Research of Chinese Patent Medicine), 1987; (12):24
3. *Guang Dong Yi Xue* (Guangdong Medicine), 1984; 5(11):29
4. *Zhong Yao Xue* (Chinese Herbology), 1998; 804–806
5. *Zhong Cheng Yao Yan Jiu* (Research of Chinese Patent Medicine), 1987; (12):24
6. *Zhong Yao Xue* (Chinese Herbology), 1998; 804–806
7. *Shi Yong Kou Qiang Yi Xue Za Zhi* (Journal of Medical Stomatology), 1990; 11(9):427
8. *Zhong Yi Za Zhi* (Journal of Chinese Medicine), 1982; 9:31
9. *Xin Yi Xue* (New Medicine), 1975; 10:497
10. *Zhong Cao Yao Tong Xun* (Journal of Chinese Herbal Medicine), 1972; 1:41
11. *Xin Yi Xue* (New Medicine), 1977; 7:319
12. *Tian Jing Yi Yao* (TianJing Medicine and Herbology), 1973; 1:36
13. *Xin Zhong Yi* (New Chinese Medicine), 1977; 7:319
14. *Zhong Hua Pi Fu Ke Xue Za Zhi* (Chinese Journal of Dermatology), 1983; (4):267

Dōng Chóng Xià Căo

Cordyceps

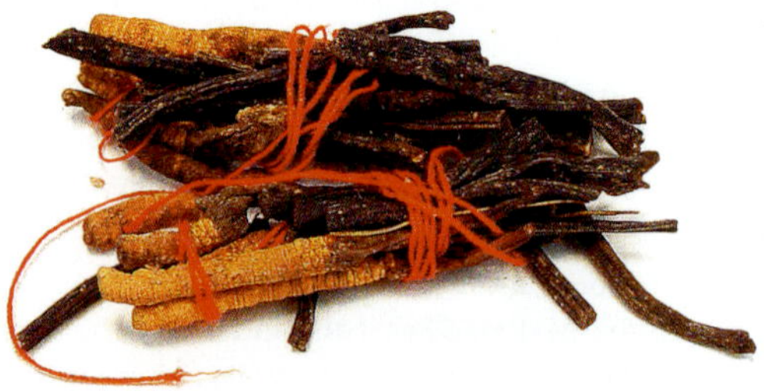

冬蟲夏草 冬虫夏草

Pinyin-Name *Dōng Chóng Xià Căo*

Wörtliche Übersetzung „Winterungeziefer Sommerkraut"

Andere chinesische Namen *Chong Cao, Dong Chong Cao, Xia Cao Dong Chong*

17

Originalquelle *Ben Cao Cong Xin* (Gründlich überarbeitete Materia Medica) von Wu Yi-Luo aus dem Jahr 1751
Deutscher Name Puppenkernkeule
Botanischer Name *Cordyceps sinensis* (Berk.) Sacc. (*Dong Chong Xia Cao*); es wird in der Regel mit den Überresten der Larven von *Hepialus varians* Staudinger kombiniert
Pharmazeutischer Name Cordyceps
Eigenschaften Süß, warm
Leitbahnen Lunge, Nieren

Chinesische therapeutische Wirkungen

Tonisiert das Nieren-Yang und vermehrt das Jing (Essenz)

Nieren-Yang- und Jing-(Essenz-)Mangel: Dieser Zustand ist charakterisiert durch ein allgemeines Wundheitsgefühl, Schwäche und Schmerzen im unteren Rücken und in den Knien, Spermatorrhö, häufiges Wasserlassen, nächtliche Samenergüsse, Impotenz, Schmerzen, vorzeitiger Samenerguss, Tinnitus, Vergesslichkeit und ein schwaches Gedächtnis. *Dong Chong Xia Cao* (Cordyceps) ist außerdem ideal für rekonvaleszente Patienten oder bei extremer Schwäche und spontanem Schwitzen.

- Knochen- und Gelenkerkrankungen: *Dong Chong Xia Cao* mit *Du Zhong* (Eucommiae Cortex) und *Xu Duan* (Dipsaci Radix) kombinieren.
- Impotenz: mit *Lu Rong* (Cervi Pantotrichum Cornu) und *Yin Yang Huo* (Epimedii Herba) kombinieren.
- Tinnitus: mit *Gou Qi Zi* (Lycii Fructus) und *Shan Zhu Yu* (Corni Fructus) kombinieren.
- Spontanes Schwitzen während der Genesung von einer chronischen Krankheit: zusammen mit *Huang Qi* (Astragali Radix) verwenden, um das *Wei*-(Abwehr-)*Qi* zu tonisieren. Die Arzneidrogen werden als Suppe mit Rind, Lamm oder Ente gekocht.

Tonisiert die Lunge, stoppt Blutungen und löst Schleim auf

Chronische Atemwegserkrankungen, Husten: *Dong Chong Xia Cao* behandelt chronische Atemwegserkrankungen mit Lungen- und Nieren-Mangel, die sich in einem auszehrenden Husten mit blutigem Auswurf manifestieren. Es hilft, Husten und Blutungen zu stoppen sowie Auswurf abzuleiten. Da *Dong Chong Xia Cao* eine mäßig nährende Wirkung hat, ist es für die Behandlung von chronischem Husten aufgrund von *Yin*- und *Qi*-Mangel geeignet.

- Chronischer Husten aufgrund von Nieren- und Lungen-*Yin*-Mangel, der sich in spärlichem blutigem Auswurf manifestiert: *Dong Chong Xia Cao* mit *Mai Dong* (Ophiopogonis Radix), *E Jiao* (Asini Corii Colla), *Bai He* (Lilii Bulbus) und *Chuan Bei Mu* (Fritillariae Cirrhosae Bulbus) kombinieren.
- Chronischer Husten aufgrund von Nieren- und Lungen-*Qi*-Mangel, der sich in schwachem Husten und Schwäche manifestiert: zu *Ge Jie* (Gecko), *Ren Shen* (Ginseng Radix et Rhizoma) und *Wu Wei Zi* (Schisandrae Fructus) hinzufügen.

Dosierung

5–10 g im Dekokt, in Form von Pillen oder als Pulver.

Sicherheitshinweise, Kontraindikationen

- *Dong Chong Xia Cao* darf bei Fülle-Zuständen nur mit Vorsicht angewendet werden.
- Nebenwirkungen von *Dong Chong Xia Cao* sind u.a. Kopfschmerzen, Reizbarkeit, Ruhelosigkeit, Ödeme und Schwellungen im Gesicht und an den Extremitäten, Nasenbluten, reduzierte Harnmenge, gelber, öliger Zungenbelag und ein dünner, schneller Puls.[1]

Chemische Zusammensetzung

Cordycepssäure 7–9%, Cordycepin, 3-Deoxyadenosin, Aminosäure ca. 25%.[2, 3]

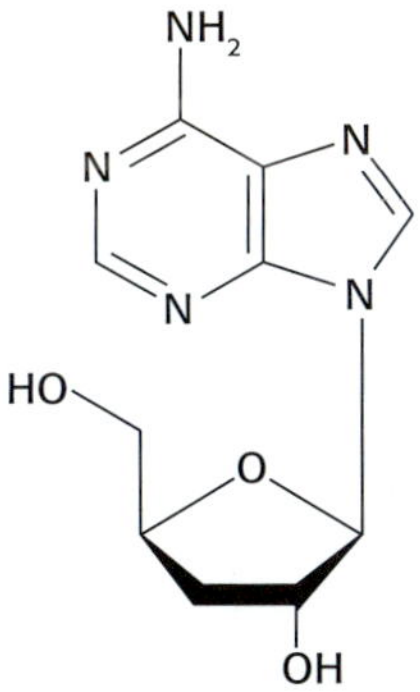

Abb. 17.5 Cordycepin

Pharmakologische Wirkungen

- **Adrenokortikal**: *Dong Chong Xia Cao* stimuliert nachweislich die Sekretion der Nebennierenhormone bei Mäusen.[4]
- **Immunstimulierend**: *Dong Chong Xia Cao* steigert erwiesenermaßen die Phagozytoseaktivität der Makrophagen.[5]
- **Wirkung auf die männlichen Fortpflanzungsorgane**: *Dong Chong Xia Cao* als Dekokt hat in einer Unter-

suchung die Spermienzahl und die Spermienmotilität bei Mäusen gesteigert.[6]

- **Sedierend und schlafördernd**: Ein täglich verabreichtes *Dong-Chong-Xia-Cao*-Dekokt erhöhte bei Mäusen die Schlafdauer und verbesserte die Schlafqualität.[7]
- **Kardiovaskulär**: *Dong Chong Xia Cao* führt zu einer mehr als einstündigen Senkung der Herzfrequenz und des Blutdrucks. Außerdem senkt es den Sauerstoffbedarf des Herzmuskels bei Mäusen.[8]
- **Antiarrhythmisch**: *Dong Chong Xia Cao* führt zu einer Reduzierung von Länge und Schwere Akonit-induzierter Herzrhythmusstörungen bei Mäusen.[9]
- **Antihyperlipidämisch**: Die Verabreichung von *Dong Chong Xia Cao* senkt bei Ratten die Werte von TG, TC, LDL und VLDL, während sie die HDL-Werte erhöht.[10]
- **Antibiotisch**: *Dong Chong Xia Cao* wirkt antibiotisch auf *Staphylococcus* spp., *Streptococcus* spp., *Bacillus anthracis* und einige Dermatophyten.[11]
- **Antineoplastisch**: *Dong Chong Xia Cao* hat in vorläufigen Untersuchungen Wirkung gegen die Aktivität von Tumorzellen bei Mäusen gezeigt.[12]
- **Respiratorisch**: *Dong Chong Xia Cao* erweitert und entspannt die Muskulatur der Bronchien und lindert auf diese Weise Asthma. Es besitzt jedoch keine hustenstillende oder auswurffördernde Wirkung.[13]
- **Weitere Wirkungen**: Studien haben gezeigt, dass *Dong Chong Xia Cao* die Anzahl von CFU (colony forming unit) und die Thrombozytenzahl erhöht.[14, 15]

Klinische und wissenschaftliche Studien

- **Sexuelle Dysfunktion**: In einer Studie wurden 197 Patienten mit sexuellen Störungen über einen Zeitraum von 40 Tagen dreimal täglich mit 1 g *Dong Chong Xia Cao* behandelt. Die Wirksamkeitsrate betrug 64,15% bei 159 Patienten, die kultiviertes *Dong Chong Xia Cao* und 31,57% bei 38 Patienten, die wild wachsendes *Dong Chong Xia Cao* eingenommen hatten.[16]
- **Hyperlipidämie**: Die dreimal tägliche Gabe von 1 g *Dong Chong Xia Cao* zeigte bei 273 Hyperlipidämie-Patienten einen deutlichen Rückgang der LDL- und Triglyceridwerte und eine Erhöhung der HDL-Werte. Eine andere Studie mit 204 Patienten beschreibt einen Rückgang der LDL-Werte und eine Erhöhung der Triglyceridwerte nach Einnahme von *Dong Chong Xia Cao*.[17, 18]
- **Niedrige Thrombozytenzahl**: Die Verabreichung von *Dong Chong Xia Cao* wird mit einer 83,3-prozentigen Erfolgsrate bei 30 Patienten assoziiert, bei denen es zu einem Anstieg der Thrombozytenzahl kam.[19]
- **Eingeschränkte Nierenleistung**: Störungen der Nierenfunktion wurden bei 117 Patienten mit *Dong Chong Xia Cao* (dreimal täglich 6 g) mit guten Ergebnissen behandelt.[20]
- **Tinnitus**: Einem Bericht zufolge wurden 23 Patienten mit Tinnitus erfolgreich mit *Dong Chong Xia Cao* (dreimal täglich 6 g für die Dauer von bis zu vier Wochen) mit guten Resultaten behandelt.[21]
- **Herzrhythmusstörungen**: 57 Patienten mit Herzrhythmusstörungen wurden über einen Zeitraum von zwei Wochen dreimal täglich mit 0,5 g *Dong Chong Xia Cao* behandelt. Die Wirksamkeitsrate lag bei 64,9%.[22]
- **Chronische Tracheitis**: In einer Studie wurden 656 Patienten mit chronischer Tracheitis 40 Tage lang dreimal täglich mit *Dong Chong Xia Cao* mit guten Ergebnissen behandelt.[23]
- **Allergische Rhinitis**: Die Verabreichung von 6 g *Dong Chong Xia Cao* (dreimal täglich über vier Wochen) zeigte eine 93-prozentige Wirksamkeitsrate bei der Behandlung von 43 Patienten mit allergischer Rhinitis.[24]
- **Tumorerkrankungen**: Bösartige Tumoren wurden bei 30 Patienten über einen Zeitraum von zwei Monaten dreimal täglich mit 1,5 g *Dong Chong Xia Cao* behandelt. Die anschließende Symptombeurteilung zeigte in 93% der Fälle eine Besserung.[25]

Toxikologie

Dong Chong Xia Cao hat ein sehr niedriges Toxizitätsniveau. Mäuse tolerieren nachweislich bis zu 45 g/kg *Dong Chong Xia Cao*, was ungefähr der 250-fachen Menge der therapeutischen Dosis beim Menschen entspricht. Die LD_{50} bei Mäusen beträgt bei intraperitonealer Injektion 21,7 ± 1,3 g/kg. Symptome einer Überdosierung äußern sich in einer anfänglichen generalisierten Hemmung, auf die eine generalisierte Erregbarkeit sowie Spasmen, Konvulsionen und Atemdepression folgen.[26]

Kommentar der Autoren

Dong Chong Xia Cao wird seit einiger Zeit eingesetzt, um Tumorerkrankungen, Hyperlipidämie und Hypertonie zu behandeln. Die kultivierte Arzneidroge hat mittlerweile eine breite Anwendung gefunden. Sie ist deutlich günstiger als der wild wachsende Pilz.

Nach Dr. Cheng Jian-Hua unterstützen *Dong Chong Xia Cao*, *Mai Dong* (Ophiopogonis Radix), *Shi Hu* (Dendrobii Caulis) und *Di Huang* (Rehmanniae Radix) die Behandlung von Lungenkrebs. Die Arzneidrogen werden dabei täglich als Getränk eingenommen.

Referenzen

1. *Zhong Yao Bu Liang Fan Ying Yu Zhi Liao* (Adverse Reactions and Treatment of Chinese Herbal Medicine), 1996; 218–220, 1996; 194–195
2. *Xian Dai Zhong Yao Yao Li Xue* (Contemporary Pharmacology of Chinese Herbs), 1997; 1250–1251
3. The Merck Index 12th edition, Chapman and Hall/CRCnetBASE/Merck, 2000
4. *Zhong Xi Yi Jie He Za Zhi* (Journal of Integrated Chinese and Western Medicine), 1990; 10(9):570

5. *Shang Hai Yi Yao Za Zhi* (Shanghai Journal of Medicine and Herbology), 1988; 1:48
6. *Zhong Yao Xue* (Chinese Herbology), 1998; 785–788
7. *Zhong Cao Yao* (Chinese Herbal Medicine), 1983; 14(5):32
8. Ibid. 1986; 17(5):17
9. Ibid. 1983; 14(5):32
10. *Zhong Yao Xue* (Chinese Herbology), 1998; 785–788
11. *Ren Min Wei Sheng Chu Ban She* (Journal of People's Public Health), 1983; 358
12. *Zhong Yao Tong Bao* (Journal of Chinese Herbology), 1987; 12(2):53
13. *Fu Jian Yi Yao Za Zhi* (Fujian Journal of Medicine and Herbology), 1983; 5:311
14. *Hu Nan Yi Ke Da Xue Xue Bao* (Journal of Hunan University School of Medicine), 1989; 14(2):147
15. *Zhong Yao Tong Bao* (Journal of Chinese Herbology), 1987; 12(1):47
16. *Jiang Su Zhong Yi Yao* (Jiangsu Medicine and Herbology), 1985; 5:46
17. *Zhong Xi Yi Jie He Za Zhi* (Journal of Integrated Chinese and Western Medicine), 1985; 11:652
18. *Qing Hai Yi Yao Za Zhi* (Qinghai Journal of Medicine and Herbology), 1986; 3:22
19. *Hai Jun Yi Xue* (Navy Medicine), 1986; 2:10
20. *Shang Hai Zhong Yi Yao Za Zhi* (Shanghai Journal of Chinese Medicine and Herbology), 1986; 8:29
21. *Fu Jian Yi Yao Za Zhi* (Fujian Journal of Medicine and Herbology), 1985; 6:42
22. *Zhe Jiang Zhong Yi Xue Yuan Xue Bao* (Journal of Zhejiang University of Chinese Medicine), 1985; 6:28
23. *Zhong Cao Yao* (Chinese Herbal Medicine), 1987; 10:8
24. *Zhong Xi Yi Jie He Za Zhi* (Journal of Integrated Chinese and Western Medicine), 1987; 1:43
25. *Shang Hai Zhong Yi Yao Za Zhi* (Shanghai Journal of Chinese Medicine and Herbology), 1986; 10:25
26. *Zhong Yao Yao Li Yu Ying Yong* (Pharmacology and Applications of Chinese Herbs), 1983; 358

Dù Zhòng

Eucommiae Cortex

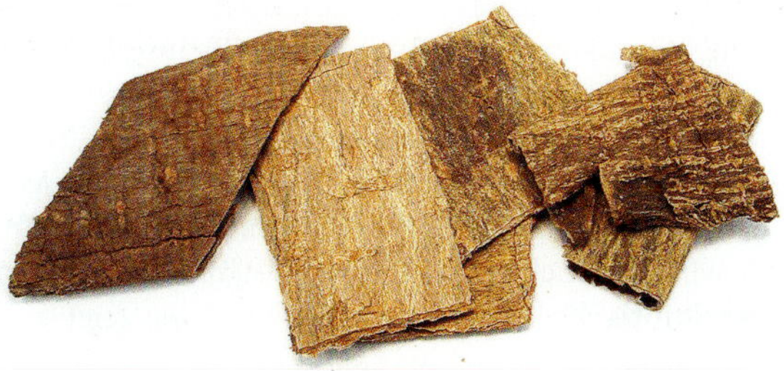

杜仲

Pinyin-Name *Dù Zhòng*
Andere chinesische Namen *Bei Zhong, Si Mian Pi, Yu Zi Pi, Mu Mian*
Originalquelle *Shen Nong Ben Cao Jing* (Die Materia Medica des göttlichen Landmannes), vermutlich Östliche Han-Dynastie
Deutscher Name Chinesische Guttapercharinde
Botanischer Name *Eucommia ulmoides* Oliv. (*Du Zhong*)
Pharmazeutischer Name Eucommiae Cortex
Eigenschaften Süß, warm
Leitbahnen Nieren, Leber

Chinesische therapeutische Wirkungen

Tonisiert Leber und Nieren, stärkt Knochen und Sehnen

Rückenschmerzen aufgrund von Nieren-Mangel: Blut- und *Jing*-(Essenz-)Mangel der Nieren und Leber führen häufig zu Schwäche und Wundheit des unteren Rückens und der Knie. *Du Zhong* (Eucommiae Cortex) nährt die Leber, um die Sehnen und Bänder zu unterstützen, und tonisiert die Nieren, um die Knochen zu stärken. Diese Arznei kann auch bei Rückenschmerzen und Wundheitsgefühl während der Menstruation angewendet werden.

- Schmerzen des unteren Rückens: *Du Zhong* mit Salz braten, um es in die Nieren-Leitbahn zu lenken. *Du Zhong* wird allein verwendet oder zusammen mit *Gou Qi Zi* (Lycii Fructus) in Getreideschnaps eingeweicht.
- Kalte Beine und Kälteintoleranz: *Du Zhong* mit *Fu Zi* (Aconiti Radix Lateralis Praeparata), *Rou Gui* (Cinnamomi Cortex) und *Yin Yang Huo* (Epimedii Herba) kombinieren.
- Schmerzen im unteren Rücken während und nach der Menstruation: zu *Sang Ji Sheng* (Taxilli Herba), *Dang Gui* (Angelicae Sinensis Radix) und *Chuan Xiong* (Chuanxiong Rhizoma) hinzufügen.
- Schmerzen im unteren Rücken in den ersten drei Monaten der Schwangerschaft mit dem Gefühl eines Abdominalprolaps: *Du Zhong* zusammen mit *Sang Ji Sheng* (Taxilli Herba), *Xu Duan* (Dipsaci Radix), *Bai Zhu* (Atractylodis Macrocephalae Rhizoma), *Shu Di Huang* (Rehmanniae Radix Praeparata), *Bai Shao* (Paeoniae Radix Alba), *Zi Su Geng* (Perillae Caulis) und *Dang Gui* (Angelicae Sinensis Radix) verwenden.
- Knochenbrüche: mit *Xu Duan* (Dipsaci Radix) kombinieren, um die Knochenheilung zu fördern.

Beruhigt den Fötus

Unruhiger Fötus, Blutungen oder Fehlgeburt: Leber- und Nieren-Mangel verursachen einen unruhigen Fötus, Blutungen oder eine Fehlgeburt. *Du Zhong* tonisiert diese beiden Organe, um den Fötus zu stabilisieren und eine Fehlgeburt zu verhindern.

- Instabile Schwangerschaft mit unruhigem Fötus, Fehlgeburt im ersten Trimenon in der Vorgeschichte: *Du Zhong* mit *Da Zao* (Jujubae Fructus), *Xu Duan* (Dipsaci Radix) und *Shan Yao* (Dioscoreae Rhizoma) kombinieren.
- Andauernde Blutungen nach einer Fehlgeburt: verkohltes *Du Zhong* mit verkohltem *Xu Duan* (Dipsaci Radix), *Dang Gui* (Angelicae Sinensis Radix), *Bai Shao* (Paeoniae Radix Alba), *E Jiao* (Asini Corii Colla) und *Ai Ye* (Artemisiae Argyi Folium) kombinieren.

Tonisiert das Nieren-Yang

Du Zhong tonisiert das Nieren-*Yang*, um Erkrankungen der Geschlechtsorgane und der Harnwege wie z.B. Impotenz und Inkontinenz zu behandeln.

- Impotenz: *Du Zhong* mit *Shan Zhu Yu* (Corni Fructus), *Xiao Hui Xiang* (Foeniculi Fructus) und *Che Qian Zi* (Plantaginis Semen) kombinieren.
- Harninkontinenz und Harnträufeln: zusammen mit *Shan Zhu Yu* (Corni Fructus), *Xiao Hui Xiang* (Foeniculi Fructus) und *Che Qian Zi* (Plantaginis Semen) verwenden.

Senkt den Blutdruck

Hypertonie: *Du Zhong* wurde kürzlich verwendet, um Hypertonie mit gutem Erfolg zu behandeln. Es kann allein oder in Kombination mit *Huang Qin* (Scutellariae Radix) und *Xia Ku Cao* (Prunellae Spica) im Dekokt verwendet werden.

Dosierung

10–15 g im Dekokt oder als Pille. Trocken-gebratenes *Du Zhong* ist wirksamer als die unverarbeitete Arzneidroge. Mit Salz Anbraten steigert die Extraktion aktiver Bestandteile (um mehr als 100%) und verstärkt die Funktion, Leber und Nieren zu tonisieren. In Salz gebratenes *Du Zhong* ist die bevorzugte Form für die Behandlung von Schmerzen im unteren Rücken, spontanen Samenergüssen und instabiler Schwangerschaft.

Sicherheitshinweise, Kontraindikationen

Du Zhong sollte mit Vorsicht bei *Yin*-Mangel-Feuer verwendet werden.

Chemische Zusammensetzung

Pinoresinol, Guttapercha, Eucommiosid I, Eucommiol, Ulmoprenol, Eucommiosid, Alkaloide, Proteine, Aminosäure, organische Säure, Vitamine, Mikroelemente.[1]

Pharmakologische Wirkungen

- **Sedierend**: *Du Zhong* hat eine beruhigende Wirkung auf das Zentralnervensystem. Die Verabreichung von *Du Zhong* an Mäuse führte im Vergleich zur Verabreichung einer normalen Salzlösung zu einem signifikanten Rückgang der körperlichen Spontanaktivität.[2]
- **Immunstimulierend**: *Du Zhong* als Dekokt in einer Dosierung von 12 g/kg steigerte die Phagozytoseaktivität der Makrophagen bei Mäusen. Ähnliche Effekte wurden auch bei der Anwendung der Rinde, Blätter und Zweige beobachtet.[3]
- **Entzündungshemmend**: *Du Zhong* hat stark entzündungshemmende Wirkungen bei Ratten gezeigt. Der Wirkmechanismus wird einem stimulierenden Effekt auf das Hormonsystem und der damit verbundenen Sekretion von Steroiden in der Nebennierenrinde zugeschrieben. Bei der Rinde und bei den Blättern ist diese Funktion stärker ausgeprägt als bei den Zweigen.[4]
- **Antihypertensiv**: *Du Zhong* senkte in verschiedenen Zubereitungsarten signifikant den Blutdruck bei anästhesierten Kaninchen und Hunden. Der wässrige Extrakt wirkt erwiesenermaßen stärker als der alkoholische, und trocken-gebratenes *Du Zhong* ist wirksamer als die unbehandelte Arzneidroge. Nach wiederholten intravenösen Injektionen innerhalb kurzer Zeit wurde eine Toleranzentwicklung festgestellt. Der blutdrucksenkende Wirkmechanismus wurde einer Erweiterung der Blutgefäße zugeschrieben.[5]
- **Relaxierende Wirkung auf den Uterus**: Die Verabreichung von *Du Zhong* blockiert dosisabhängig die Stimulation und Kontraktion des Uterus. Der wässrige und der alkoholische Extrakt sind in ihrer Wirkung vergleichbar. In Salz gebratenes *Du Zhong* ist jedoch wirksamer als die unbehandelte Arzneidroge.[6]
- **Adaptogen**: Die Verabreichung von *Du Zhong* an Mäuse verlängert signifikant die Schwimmdauer. Die Blätter bewirken jedoch keinen statistisch signifikanten Effekt.[7]
- **Antibiotisch**: Das Dekokt von *Du Zhong* zeigt einen hemmenden Einfluss auf *Staphylococcus aureus*, *Bacillus dysenteriae*, *Pseudomonas aeruginosa*, *Bacillus anthracis*, *Diplococcus pneumoniae* und betahämolysierende Streptokokken.[8]

Klinische und wissenschaftliche Studien

- **Hypertonie**: In einer Studie wurden 251 Hypertonie-Patienten in zwei Gruppen eingeteilt. Eine Gruppe bekam *Du Zhong*, die andere *Du Zhong Ye* (Eucommiae Folium). Die Dosierung von *Du Zhong Ye* war dreimal so hoch wie die von *Du Zhong*, alle anderen Bestandteile der Rezeptur waren gleich hoch dosiert. Alle Patienten bekamen die Arzneien dreimal täglich über einen Zeitraum von 30 Tagen. Von den 104 Patienten, die *Du Zhong* erhielten, zeigten 44 signifikante Besserungen, 36 zeigten leichte Besserungen, 24 Patienten zeigten keine Reaktion (die Gesamtwirksamkeitsrate betrug 76,9%). Von den 147 Patienten, die *Du Zhong Ye* erhielten, zeigten 81 signifikante Besserungen, 44 leichte Besserungen, 22 Patienten sprachen nicht auf die Behandlung an (die Gesamtwirksamkeitsrate betrug 85%).[9]
- **Ischiassyndrom**: Sechs Patienten mit Ischiassymdrom wurden erfolgreich mit einer Arzneirezeptur behandelt (einmal täglich, insgesamt sieben- bis zehnmal). Das Behandlungprotokoll sah vor, 30 g *Du Zhong* mit zwei Schweinenieren eine halbe Stunde zu kochen, die Arzneien anschließend abzuseihen und das Dekokt als Suppe mit den Nieren einzunehmen.[10]

Toxikologie

Es wurden keine Todesfälle bei Mäusen beobachtet, die sechs Tage lang einmal täglich intraperitoaneale *Du-Zhong*-Injektionen (500 g/kg) bekamen. Die intraperitoneale Injektion von *Du Zhong* in einer Dosierung von 600 mg/kg führte für zwei Stunden zu einer reduzierten körperlichen Aktivität, jedoch ohne Langzeitwirkung. Die LD_{50} für die intravenöse Injektion von *Du Zhong* beträgt bei Mäusen 574,1 g/kg.[11]

Ergänzung

杜仲葉/杜仲叶 *Dù Zhòng Yè* (Eucommiae Folium) stammt von den Blättern derselben Pflanze ab wie *Du Zhong*. Laboranalysen haben bestätigt, dass *Du Zhong* und *Du Zhong Ye* im Wesentlichen dieselben Inhaltsstoffe besitzen. Daher wird *Du Zhong Ye* mittlerweile als akzeptabler Ersatz für *Du Zhong* eingesetzt.

Kommentar der Autoren

Du Zhong und *Xu Duan* (Dipsaci Radix) tonisieren beide die Leber und die Nieren, stärken die Sehnen und Knochen, besänftigen einen unruhigen Fötus, stoppen Uterusblutungen und behandeln Schwäche sowie Wundheit und Schmerzen im unteren Rücken und in den Knien. *Du Zhong* tonisiert stärker die Leber und die Nieren und wird daher bevorzugt für die Behandlung von Schmerzen im unteren Rücken, Impotenz, Polyurie und Schwindel verwendet. *Xu Duan* wirkt weniger stärkend, belebt jedoch wirksamer den Blutfluss in den Leitbahnen und Kollateralen. Es wird bei Traumaschmerzen, Knochenfrakturen oder Knochenbrüchen, *Bi Zheng* (schmerzhaftes Blockade-Syndrom) und Wunden verwendet.

Du Zhong und *Gou Ji* (Cibotii Rhizoma) wärmen beide und tonisieren die Nieren und die Leber, um Wundheit und Schmerzen im unteren Rücken und in den Knien, Impotenz und Polyurie zu behandeln. *Du Zhong* ist wärmer und besänftigt den Fötus, während *Gou Ji* wirksamer *Bi Zheng* (schmerzhaftes Blockade-Syndrom) behandelt.

Weil *Du Zhong* von Natur aus warm und trocknend ist, wird es manchmal mit *Shu Di Huang* (Rehmanniae Radix Praeparata) kombiniert, um die stagnierenden, klebrigen Nebenwirkungen von *Shu Di Huang* zu reduzieren.

Du Zhong wurde kürzlich erfolreich bei der Behandlung von Hypertonie eingesetzt. Der blutdrucksenkende Wirkmechanismus wird einer Erweiterung der Blutgefäße zugeschrieben. Diese Funktion ist bei trocken-gebratenem *Du Zhong* am stärksten ausgeprägt. *Du Zhong* sollte nicht in Salz gebraten werden, weil Salz eine Wasserretention bewirken kann. Sind Hitze-Zeichen vorherrschend, können *Huang Qin* (Scutellariae Radix) und *Xia Ku Cao* (Prunellae Spica) hinzugefügt werden.

Es gibt vier Arzneien, die normalerweise eingesetzt werden, um die Schwangerschaft zu stabilisieren:

- *Du Zhong* (Eucommiae Cortex) ist die gebräuchlichste Arznei, um einen unruhigen Fötus aufgrund von Nieren- und Leber-Mangel zu behandeln.
- *Sha Ren* (Amomi Fructus) reguliert das *Qi* und besänftigt einen unruhigen Fötus in Anwesenheit von *Qi*-Stagnation und Mangel des Mittleren *Jiao* (Mittlerer Erwärmer).
- *Huang Qin* (Scutellariae Radix) besänftigt einen unruhigen Fötus aufgrund von Hitze.
- *Bai Zhu* (Atractylodis Macrocephalae Rhizoma) behandelt einen unruhigen Fötus aufgrund von Milz-*Qi*-Mangel.

Referenzen

1. *Xian Dai Zhong Yao Yao Li Xue* (Contemporary Pharmacology of Chinese Herbs), 1995; 1259–1262
2. *Tong Ji Yi Ke Da Xue Xue Bao* (Journal of Tongji University of Medicine), 1989; (3):198
3. *Zhong Cao Yao* (Chinese Herbal Medicine), 1983; 14(8):27
4. Ibid. 1982; 13(6):24
5. *Zhong Yao Cai* (Study of Chinese Herbal Material), 1986; 6:33
6. Ibid.
7. *Tong Ji Yi Ke Da Xue Xue Bao* (Journal of Tongji University of Medicine), 1989; (3):198
8. *Zhong Yao Xue* (Chinese Herbology), 1998; 797–799
9. *Xin Yi Yao Xue Za Zhi* (New Journal of Medicine and Herbology), 1978; 10:30
10. *Zhong Yao Xue* (Chinese Herbology), 1998; 797–799
11. *Zhong Cao Yao* (Chinese Herbal Medicine), 1982; 13(6):24

Gé Jiè
Gecko

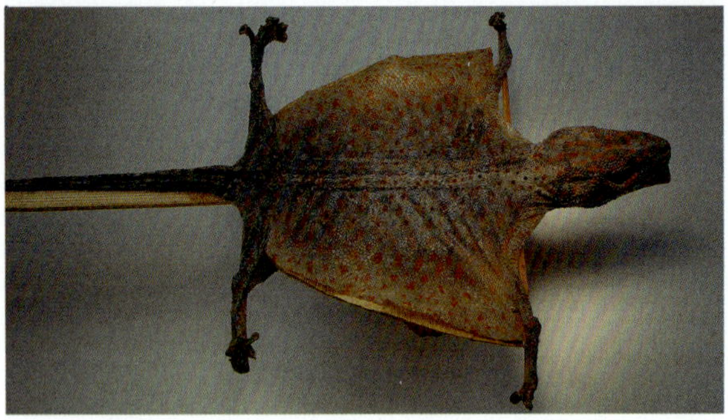

蛤蚧

Pinyin-Name *Gé Jiè*
Andere chinesische Namen *Xian Dan*
Originalquelle *Shen Nong Ben Cao Jing* (Die Materia Medica des göttlichen Landmannes), vermutlich Östliche Han-Dynastie
Deutscher Name Gecko
Zoologischer Name *Gekko gecko* L. (*Ge Jie*)
Pharmazeutischer Name Gecko
Eigenschaften Salzig, neutral
Leitbahnen Lunge, Nieren

Chinesische therapeutische Wirkungen

Tonisiert das Lungen-Qi und lindert Husten und Dyspnoe

Chronischer Husten, Dyspnoe und Keuchatmung aufgrund von Lungen- und Nieren-Mangel: Die Lunge beherrscht das *Qi*, die Nieren sind die Wurzeln des *Qi*. Chronische Atemwegserkrankungen sind häufig sowohl durch einen Lungen- als auch durch einen Nieren-*Qi*-Mangel charakterisiert. *Ge Jie* (Gecko) eignet sich für die Behandlung von Lungen- und Nieren-Mangel, mit Symptomen wie schwerfällige Atmung, chronischer Husten, auszehrender Husten mit bluttingiertem Sputum, Keuchatmung, leise Stimme oder die Unfähigkeit, ein Gespräch zu beenden (der Patient benötigt Pausen, um nach Luft zu schnappen), verkürzte Einatmung und verlängerte Ausatmung, verkümmerter *Shen* (Geist), spontanes Schwitzen, Wundheit, Ödeme der Gliedmaßen, Schwäche des unteren Rückens und der Knie. Die genannten Symptome verschlechtern sich bei Anstrengung.

- Chronische Erkrankungen der Atemwege mit Mangel- und Kälte-Zeichen: *Ge Jie* mit *Ren Shen* (Ginseng Radix et Rhizoma), *Bu Gu Zhi* (Psoraleae Fructus) und *Hu Tao Ren* (Juglandis Semen) kombinieren. **Beispiel-Rezeptur**: *Ren Shen Ge Jie San* (Ginseng Radix et Rhizoma und Gecko Pulver).
- Chronische Erkrankungen der Atemwege mit *Yin*-Mangel-Zeichen wie z.B. undulierendes Fieber oder das Gefühl von Knochendampfen: mit *Xi Yang Shen* (Panacis Quinquefolii Radix), *Hu Huang Lian* (Picrorhizae Rhizoma), *Xuan Shen* (Scrophulariae Radix) und *Shu Di Huang* (Rehmanniae Radix Praeparata) kombinieren.

Tonisiert das Nieren-Yang, das Jing (Essenz) und vermehrt das Blut

Gesteigerte sexuelle Aktivität verletzt *Jing* (Essenz) und Blut. *Jing*-Mangel kann unter Umständen Nieren-Mangel auslösen, und chronischer Blut-Mangel verursacht Leber-Mangel. Chronischer Mangel von Nieren-*Jing* und Leber-Blut führt zu einer Unterversorgung der Bänder und Sehnen, was Schwäche und Wundheit des unteren Rückens und der Knie verursacht.

- Impotenz: *Ge Jie* mit *Yin Yang Huo* (Epimedii Herba), *Lu Rong* (Cervi Pantotrichum Cornu) und *Shan Yao* (Dioscoreae Rhizoma) kombinieren. Diese vier Arzneien können in Getreideschnaps eingeweicht werden, um eine medizinische Tinktur herzustellen.
- Schwäche und Wundheit der Knochen und Gelenke: mit *Du Zhong* (Eucommiae Cortex), *Xu Duan* (Dipsaci Radix) und *Du Huo* (Angelicae Pubescentis Radix) kombinieren.
- Frühmorgendliche Diarrhö (bei Tagesanbruch): *Ge Jie* zu *Bu Gu Zhi* (Psoraleae Fructus), *Rou Dou Kou* (Myristicae Semen) und *Wu Wei Zi* (Schisandrae Fructus) hinzufügen.

Dosierung

3–7 g im Dekokt, 1–2 g als Pulver. *Ge Jie* kommt außerdem als Tinktur oder eingeweicht in Getreideschnaps zur Anwendung. In Getreideschnaps gebratenes *Ge Jie* hat die stark ausgeprägte Eigenschaft, die Nieren zu tonisieren. Zusätzlich vereinfacht diese Verarbeitungsart das Zerkleinern und die Extraktion aktiver Bestandteile.

Sicherheitshinweise, Kontraindikationen

Ge Jie ist bei Husten, der durch äußere Umstände verursacht wird, oder bei Fülle-Hitze kontraindiziert.

Chemische Zusammensetzung

Carnosid, Carnitin, Guanin, Albumin, Cholesterin, Fettsäure, Calcium, Magnesium, Eisen, Zink, Kupfer, Natrium.[1]

Pharmakologische Wirkungen

- **Wirkung auf das Fortpflanzungssystem**: Bei männlichen Mäusen erhöhte *Ge Jie* das Gewicht der Hoden. Bei weiblichen Mäusen verlängerte es die Brunstphase, erhöhte das Gewicht der Fortpflanzungsorgane und leitete die Bildung von Östrogen bei Mäusen ein, deren Eierstöcke entfernt worden waren.[2]
- **Respiratorisch**: Der alkoholische Extrakt von *Ge Jie* entspannt die Bronchien und hat eine deutliche therapeutische Wirkung bei Asthma. Der wässrige Extrakt hat dagegen keine signifikante Wirkung.[3]
- **Immunstimulierend**: Der alkoholische Extrakt des Körpers und des Schwanzes von *Ge Jie* erhöht bei Mäusen die Leukozytenzahl und die Phagozytoseaktivität der Makrophagen sowie das Gewicht der Milz.[4]
- **Adrenokortikal**: *Ge Jie* wird mit einer gesteigerten Bildung von Nebennierenrindenhormonen assoziiert.[5]

Klinische und wissenschaftliche Studien

- **Sexuelle Störungen beim Mann**: Patienten, die an Impotenz und Infertilität litten, wurden mit einer Rezeptur behandelt, die *Ge Jie* enthielt. Die Therapieergebnisse nach drei Behandlungen waren befriedigend. Die Rezeptur wurde mit Getreideschnaps zwei Stunden vor dem Geschlechtsverkehr verabreicht.[6]
- **Bronchitis**: In einer Studie wurden 128 geriatrische Patienten mit chronischer Bronchitis mit einer Arzneirezeptur behandelt, die als Hauptkomponente *Ge Jie* enthielt. Die Gesamtwirksamkeitsrate lag bei 85,9%.[7]

Toxikologie

Es gibt keine Angaben zur LD_{50} für die orale Aufnahme bei Mäusen, da eine Dosierung von 135 g/kg keinen Todesfall verursachte. Die LD_{50} bei Mäusen für den wässrigen und alkoholischen Extrakt von *Ge Jie* bei intraperitonealer Injektion beträgt ca. 5,24 g/kg.[8]

Kommentar der Autoren

Lange Zeit galt der Schwanz als potentester Teil von *Ge Jie*. Die Gültigkeit dieser Behauptung wird jedoch zunehmend infrage gestellt. Studien haben gezeigt, dass sowohl der Schwanz als auch der Körper ähnlich aktive Bestandteile besitzen und ähnliche therapeutische Eigenschaften haben, wenn Äthanol verwendet wird, um die aktiven Bestandteile zu extrahieren. Deshalb verwenden die meisten Arzneihersteller heute sowohl den Schwanz als auch den Körper.[9]

Referenzen

1. *Xian Dai Zhong Yao Yao Li Xue* (Contemporary Pharmacology of Chinese Herbs), 1997; 1266
2. *Zhong Yao Xue* (Chinese Herbology), 1998; 783–785
3. *Chang Yong Zhong Yao Cheng Fen Yu Yao Li Shou Ce* (A Handbook of the Composition and Pharmacology of Common Chinese Drugs), 1994; 1682–1685
4. *Zhong Cheng Yao Yan Jiu* (Research of Chinese Patent Medicine), 1991; 13(5):36
5. *Zhong Yao Xue* (Chinese Herbology), 1998; 783–785
6. *Xin Zhong Yi* (New Chinese Medicine), 1987; 2:3
7. *Zhong Yi Yao Yan Jiu* (Research of Chinese Medicine and Herbology), 1990; (2):36
8. *Zhong Cheng Yao Yan Jiu* (Research of Chinese Patent Medicine), 1991; 13(5):36
9. *Guang Xi Zhong Yi Yao* (Guangxi Chinese Medicine and Herbology), 1984; 5:48

Gǒu Jí

Cibotii Rhizoma

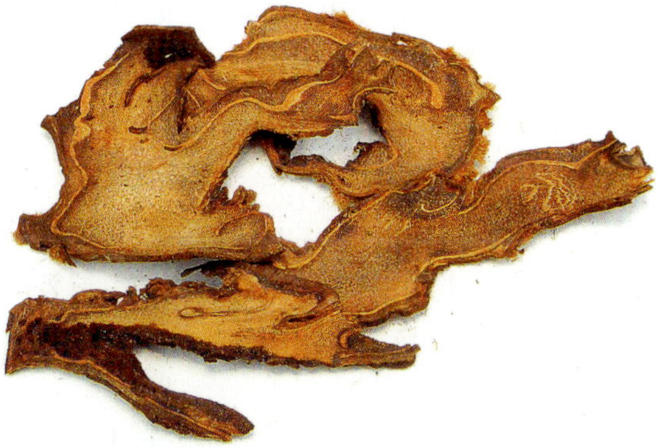

狗脊

Pinyin-Name *Gǒu Jí*
Wörtliche Übersetzung „Rückgrat des Hundes"
Andere chinesische Namen *Jin Mao Gou Ji, Fu Jin, Gou Qing, Chi Jie*
Originalquelle *Shen Nong Ben Cao Jing* (Die Materia Medica des göttlichen Landmannes), vermutlich Östliche Han-Dynastie
Deutscher Name Cobotium-Wurzelstock (Farnart)
Botanischer Name *Cibotium barometz* (L.) J. Sm. (*Jin Mao Gou Ji*)

Pharmazeutischer Name Cibotii Rhizoma
Eigenschaften Süß, bitter, warm
Leitbahnen Leber, Nieren

Chinesische therapeutische Wirkungen

Tonisiert Leber und Nieren, stärkt Knochen und Sehnen

Rückenschmerzen und Steifheit durch Nieren-Mangel: *Gou Ji* (Cibotii Rhizoma) behandelt chronischen Leber- und Nieren-Mangel, der durch Invasion von Kälte, Feuchtigkeit und Wind verkompliziert wird. Die klinischen Hauptsymptome sind Schmerzen und Schwäche im Rücken und in den Knien, mit Steifheit und der Unfähigkeit, ohne Schmerzen flach auf dem Boden zu liegen.

- Rückenschmerzen: *Gou Ji* mit *Du Zhong* (Eucommiae Cortex), *Xu Duan* (Dipsaci Radix) und *Shu Di Huang* (Rehmanniae Radix Praeparata) kombinieren.

Zerstreut Wind-Feuchtigkeit und lindert Bi Zheng (schmerzhaftes Blockade-Syndrom)

Bi Zheng: *Gou Ji* lindert Schmerzen und Steifheit, die bei Menschen mit schwacher Konstitution durch die Invasion von pathogenem Wind, Feuchtigkeit und Kälte verursacht werden.

- Chronische Schmerzen des unteren Rückens mit Wind-Kälte-Feuchte: *Gou Ji* mit *Du Zhong* (Eucommiae Cortex), *Xu Duan* (Dipsaci Radix), *Hai Feng Teng* (Piperis Kadsurae Caulis), *Qin Jiao* (Gentianae Macrophyllae Radix) und *Du Huo* (Angelicae Pubescentis Radix) kombinieren.

Festigt das Jing (Essenz) und verhindert Flüssigkeitsverlust

Harninkontinenz, Spermatorrhö und starker, klarer, Vaginalausfluss oder Hypermenorrhö: Diese Symptome des Verlusts sind mit Nieren-*Yang*-Mangel verbunden, mit der Unfähigkeit, das *Jing* (Essenz) zu halten. *Gou Ji* besitzt adstringierende Eigenschaften, um den Verlust zu verhindern. Es ist ein leichtes Nieren-Tonikum und sollte immer mit anderen Nieren-Tonika kombiniert werden.

- Harninkontinenz oder beständiges Harnträufeln: *Gou Ji* mit *Du Zhong* (Eucommiae Cortex), *Wu Jia Pi* (Acanthopanacis Cortex) und *Mu Gua* (Chaenomelis Fructus) kombinieren.
- Häufiges Wasserlassen: zusammen mit *Tu Si Zi* (Cuscutae Semen), *Wu Wei Zi* (Schisandrae Fructus) und *Sang Piao Xiao* (Mantidis Ootheca) verwenden.
- Starker, klarer Vaginalausfluss: *Gou Ji* zu *Bai Lian* (Ampelopsis Radix), *Ai Ye* (Artemisiae Argyi Folium), *Bai Zhu* (Atractylodis Macrocephalae Rhizoma), *Lu Rong* (Cervi Pantotrichum Cornu) und *Ji Guan Hua* (Celosiae Cristatae Flos) hinzufügen. Mit warmem Alkohol einnehmen.

Dosierung

10–15 g. Das Trocken-Braten von *Gou Ji* erleichtert die Entfernung seiner haarähnlichen Verlängerungen und hilft, die aktiven Bestandteile zu extrahieren. Die goldene, haarähnliche Substanz von *Gou Ji* kann äußerlich angewendet werden, um Blutungen zu stoppen.

Sicherheitshinweise, Kontraindikationen

Gou Ji ist kontraindiziert bei Patienten mit Nieren-*Yin*-Mangel mit Hitze-Zeichen wie Dysurie, spärlichem oder dunkelgelbem Urin oder trockenem Mund mit bitterem Geschmack.

Chemische Zusammensetzung

Onitin, Stärke, Magnesium, Calcium, Kalium, Aluminium.[1]

Pharmakologische Wirkungen

Hämostatisch: Die haarähnlichen Bestandteile von *Gou Ji* haben eine blutstillende Wirkung.[2]

Klinische und wissenschaftliche Studien

Zahnextraktion: In einer Studie wurden 213 Patienten mit Blutungen nach Zahnextraktionen mit guten Ergebnissen äußerlich mit einer Arzneizubereitung behandelt, die *Gou Ji* enthielt.[3]

Kommentar der Autoren
Die Eigenschaft von *Gou Ji*, das Nieren-*Yang* zu tonisieren, um sexuelle Dysfunktionen zu bessern, ist schwach ausgeprägt. Die Stärke dieser Arznei liegt in der Behandlung von Schmerzen, die mit Nieren-Mangel assoziiert sind oder mit der Invasion von Wind-Feuchtigkeit.

Referenzen

1. *Xian Dai Zhong Yao Yao Li Xue* (Contemporary Pharmacology of Chinese Herbs), 1997; 1264

2. *Zhong Yao Xue* (Chinese Herbology), 1998; 801–802
3. *Zhong Xi Yi Jie He Za Zhi* (Journal of Integrated Chinese and Western Medicine), 1985; 8:483

Gǔ Suì Bǔ
Drynariae Rhizoma

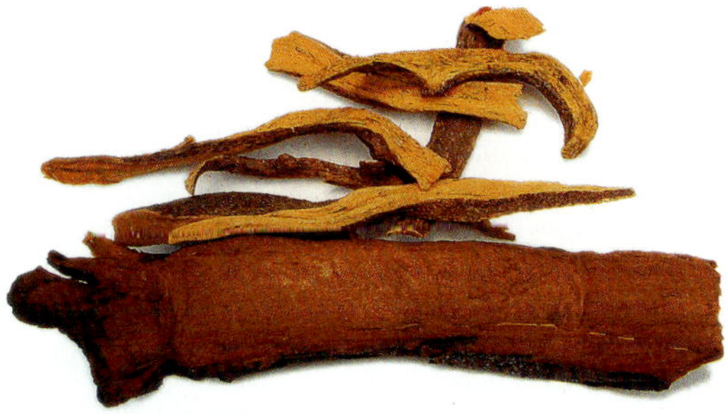

骨碎補 骨碎补

Pinyin-Name *Gǔ Suì Bǔ*
Wörtliche Übersetzung „Heiler zerschmetterter Knochen", „Mittel für Knochenbruch"
Andere chinesische Namen *Hou Jiang, Hu Sun Jiang, Kun Jiang, Shen Jiang, Mao Jiang*
Originalquelle *Yao Xing Ben Cao* (Materia Medica der medizinischen Eigenschaften) aus dem Jahr 600 von Zhen Quan
Deutscher Name Drynaria-Wurzelstock
Botanischer Name *Drynaria fortunei* (Kunze) J. Sm. (*Hu Jue*)
Pharmazeutischer Name Drynariae Rhizoma
Eigenschaften Bitter, warm
Leitbahnen Leber, Nieren

Chinesische therapeutische Wirkungen

Tonisiert die Nieren und stärkt die Knochen

Nieren-Mangel: *Gu Sui Bu* (Drynariae Rhizoma) behandelt Nieren-Mangel-Symptome wie lockere Zähne, Wundheit und Schwäche der Knochen (besonders des Rückens und der Knie), Tinnitus oder Gehörverlust, häufiges Wasserlassen und Diarrhö.

- Schmerzen im unteren Rücken und in den Knien: *Gu Sui Bu* mit *Niu Xi* (Achyranthis Radix), *Bu Gu Zhi* (Psoraleae Fructus) und *Gui Xin* (Cinnamomi Cortex Rasus) kombinieren.
- Zahnschmerzen, Zahnfleischbluten oder lockere Zähne: frisches *Gu Sui Bu* als Einzelarznei einsetzen. Es kann im Dekokt verwendet werden oder als Pulver zum Zähneputzen.
- Tinnitus, Taubheit, allmähliche Lockerung der Zähne: zusammen mit *Shu Di Huang* (Rehmanniae Radix Praeparata), *Shan Zhu Yu* (Corni Fructus), *Fu Ling* (Poria) und *Ze Xie* (Alismatis Rhizoma) verwenden.

Tonisiert die Nieren und hilft den Ohren

Die Nieren öffnen sich in die Ohren. Daher werden durch die Tonisierung der Nieren unmittelbar die Gehörfunktionen unterstützt.

- Tinnitus oder Gehörverlust: *Gu Sui Bu* mit *Shu Di Huang* (Rehmanniae Radix Praeparata), *Shan Zhu Yu* (Corni Fructus), *Fu Ling* (Poria) und *Ze Xie* (Alismatis Rhizoma) kombinieren.

Fördert die Knochenheilung und lindert Schmerzen

Traumata, Knochenbrüche, Verstauchungen und Verrenkungen: *Gu Sui Bu* zerstreut Blut-Stase, lindert Schwellungen und stoppt Schmerzen und Blutungen. Es ist eine unentbehrliche Arznei für die Behandlung von Knochenbrüchen oder anderen Verletzungen wie traumatischen Quetschungen, Verstauchungen und Bänderschäden. Es fördert darüber hinaus den Heilungsprozess nach Operationen.

- Traumatische Verletzungen mit Knochenbrüchen, Genesung nach Operationen: *Gu Sui Bu* zu *Xu Duan, Zi Ran Tong* (Pyritum), *Gui Ban* (Testudinis Plastrum) und *Mo Yao* (Myrrha) hinzufügen. Das Dekokt wird mit warmem Alkohol getrunken.

Dosierung

10–20 g im Dekokt. *Gu Sui Bu* muss sorgfältig gereinigt und trocken-gebraten werden, um die Extraktion aktiver Bestandteile zu erleichtern. Um Schmerzen zu lindern, wird frisches *Gu Sui Bu* mit Alkohol gemischt und äußerlich aufgetragen.

Sicherheitshinweise, Kontraindikationen

Die Verwendung von *Gu Sui Bu* ist kontraindiziert bei *Yin*-Mangel-Hitze oder wenn keine Blut-Stagnation vorliegt.

Überdosierung

Nach einer Überdosierung mit *Gu Sui Bu* (250 g in zwei Tagen) traten u.a. die folgenden akuten Nebenwirkungen auf: trockener Mund, Logorrhö, Palpitationen, Furcht sowie Druckgefühl in der Brust.[1]

Chemische Zusammensetzung

Naringin, Naringenin, Zucker.[2]

Pharmakologische Wirkungen

- **Wirkung auf den Calciumhaushalt**: *Gu Sui Bu* erhöht die Calciumresorption in den Knochen. Es wird normalerweise verwendet, um Patienten mit Knochenbrüchen zu behandeln.[3]
- **Osteoarthritis**: Die Verabreichung von *Gu Sui Bu* hat günstige Effekte bei 160 Mäusen mit Osteoarthritis gezeigt.[4]
- **Antihyperlipidämisch**: *Gu Sui Bu* hat vorbeugende und therapeutische Effekte bei hohen Plasma-Cholesterinwerten gezeigt.[5]

Klinische und wissenschaftliche Studien

Warzen: Die lokale Applikation einer Tinktur war bei der Behandlung von Warzen wirksam. Zur Herstellung der Tinktur wurden 9 g *Gu-Sui-Bu*-Pulver drei Tage lang in 100 ml 95-prozentigem Alkohol eingeweicht.[6]

Wechselwirkung mit anderen Medikamenten

- **Kanamycin**: Die gleichzeitige Gabe von *Gu Sui Bu* und Kanamycin hat eine präventive Wirkung auf medikamenteninduzierte Ototoxizität bei Mäusen. Es kann jedoch Taubheit nicht rückgängig machen, wenn bereits eine Schädigung vorhanden ist.[7]
- **Streptomycin**: In einer Untersuchung zeigte ein Dekokt aus 30 g *Gu Sui Bu* eine therapeutische Wirkung bei der Behandlung von 32 Patienten mit Tinnitus und Taubheit, die durch Streptomycin verursacht wurden. In einer anderen Studie wurden 200 Patienten mit Streptomycin-Nebenwirkungen mit *Gu Sui Bu* behandelt. Die Wirksamkeitsrate betrug 89,6%.[8, 9]

Kommentar der Autoren
Gu Sui Bu und *Xu Duan* (Dipsaci Radix) tonisieren beide Leber und Nieren. Dadurch werden die Sehnen und Knochen gestärkt und die Blutzirkulation belebt, um traumatische Verletzungen zu behandeln. Diese beiden Arzneien passen hervorragend zusammen, um Patienten mit Knochenbrüchen zu behandeln. Sie verhindern und behandeln außerdem Osteoporose durch Erhöhung der Knochendichte. *Gu Sui Bu* tonisiert stärker die Nieren, um Tinnitus, Zahnschmerzen, chronische Diarrhö und Gehörverlust zu behandeln. *Xu Duan* behandelt außerdem einen unruhigen Fötus und stoppt Blutungen.

Referenzen

1. *Zhe Jiang Zhong Yi Za Zhi* (Zhejiang Journal of Chinese Medicine), 1989; 24(12):546
2. *Xian Dai Zhong Yao Yao Li Xue* (Contemporary Pharmacology of Chinese Herbs), 1997; 1269
3. *Zhong Yao Xue* (Chinese Herbology), 1998; 802–803
4. *Zhong Yao Tong Bao* (Journal of Chinese Herbology), 1987; 12(10):41
5. *Zhong Yao Xue* (Chinese Herbology), 1998; 802–803
6. *Zhong Yi Za Zhi* (Journal of Chinese Medicine), 1964; 8:37
7. *Zhong Yao Xue* (Chinese Herbology), 1998; 802–803
8. *Zhong Yuan Yi Kan* (Resource Journal of Chinese Medicine), 1987; 2:33
9. Antibiotic, 1981; 4:52

Hǎi Gǒu Shèn

Callorhini Testes et Penis

海狗腎 海狗肾

Pinyin-Name *Hǎi Gǒu Shèn*
Wörtliche Übersetzung „Seehundnieren"
Andere chinesische Namen *Hai Gou Bian*
Deutscher Name Hoden und Penis des Seehundes
Zoologischer Name *Callorhinus ursinus* L.; *Phoca vitulina* (L.)
Pharmazeutischer Name Callorhini Testes et Penis
Eigenschaften Salzig, heiß
Leitbahnen Nieren, Leber

Chinesische therapeutische Wirkungen

Tonisiert das Nieren-Yang und das Jing (Essenz)

Hai Gou Shen (Callorhini Testes et Penis) behandelt Nieren-*Yang*- und *Jing*-(Essenz-)Mangel. Diese Zustände äußern sich in Impotenz, geringem sexuellem Verlangen, Kälteintoleranz und kalten Extremitäten.

- Impotenz: *Hai Gou Shen* mit *Lu Rong* (Cervi Pantotrichum Cornu) und *Yin Yang Huo* (Epimedii Herba) kombinieren.
- Vermindertes sexuelles Verlangen: zusammen mit *Dong Chong Xia Cao* (Cordyceps) verwenden.

Dosierung

3–15 g. Aufgrund seines unangenehmen Geschmacks wird *Hai Gou Shen* in der Regel als Pulver eingenommen.

Sicherheitshinweise, Kontraindikationen

Hai Gou Shen ist bei Patienten mit *Yin*-Mangel-Feuer kontraindiziert.

Kommentar der Autoren
Die Sexualorgane vom Hirsch und von anderen Tieren sind ein nützlicher Ersatz für die tonisierende Wirkung der Hoden und des Penis vom Seehund.

Hăi Lóng
Syngnathus

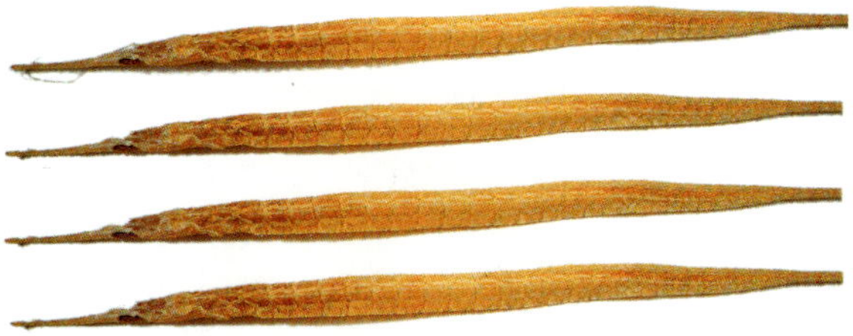

海龍 海龙

Pinyin-Name *Hăi Lóng*
Wörtliche Übersetzung „Seedrachen"
Deutscher Name Grasnadel
Zoologischer Name *Syngnathus acus* L.; *Solenognathus hardwickii* (Gray); *Syngnathoides biaculeatus* (Bloch)
Pharmazeutischer Name Syngnathus
Eigenschaften Süß, salzig, leicht warm
Leitbahnen Nieren

Chinesische therapeutische Wirkungen

Tonisiert die Nieren und stärkt das Yang

Hai Long (Syngnathus) behandelt Nieren-*Yang*-Mangel, der sich in Impotenz und Schwäche besonders bei älteren Menschen manifestiert.

Reduziert Schwellungen und zerstreut Knoten

Hai Long eignet sich für die Behandlung von Skrofulose. Es reduziert Größe und Schwellung der Knoten.

Dosierung

3–9 g im Dekokt; 1,5–4 g als Pille oder Pulver.

Chemische Zusammensetzung

Protein, Cholesterin, Palmitinsäure, Stearinsäure, Calcium, Magnesium, Natrium, Phosphor.[1]

Referenzen
1. *Xian Dai Zhong Yao Yao Li Xue* (Contemporary Pharmacology of Chinese Herbs), 1997; 1281

Hăi Mă
Hippocampus

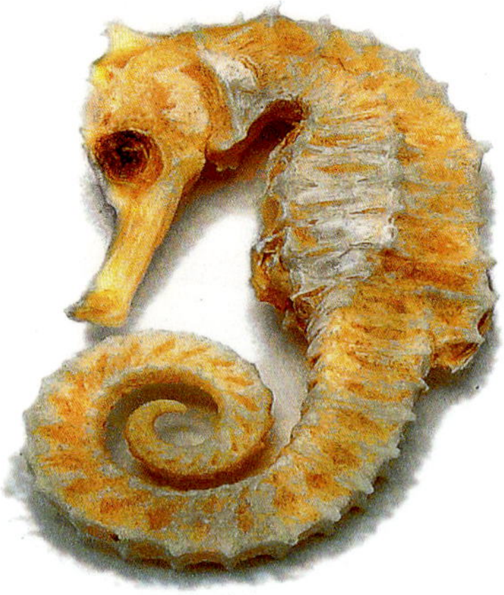

海馬 海马

Pinyin-Name *Hăi Mă*
Wörtliche Übersetzung „Seepferd"
Andere chinesische Namen *Shui Ma*
Deutscher Name Seepferd
Zoologischer Name *Hippocampus kelloggi* Jordan et Snyder H. histrix Kaup; *Hippocampus trimacullatus* Leach
Pharmazeutischer Name Hippocampus
Eigenschaften Süß, salzig, warm
Leitbahnen Nieren, Leber

Chinesische therapeutische Wirkungen

Tonisiert die Nieren und stärkt das Yang

Hai Ma (Hippocampus) behandelt Muster von Nieren-*Yang*-Mangel wie Impotenz, Harninkontinenz, chronische Keuchatmung und Schwäche bei älteren Menschen.

Belebt das Blut

Hai Ma belebt die Blutzirkualtion und behandelt auf diese Weise Tumoren im Bauchraum.

Dosierung

3–9 g. *Hai Ma* wird häufig in Getreideschnaps eingeweicht.

Sicherheitshinweise, Kontraindikationen

Hai Ma sollte während der Schwangerschaft und bei Patienten mit *Yin*-Mangel-Feuer vorsichtig angewendet werden.

Chemische Zusammensetzung

Glutaminsäure, Glycin, Arginin, Natrium, Kalium, Magnesium, Calcium, Eisen.[1]

Pharmakologische Wirkungen

- **Wirkung auf die Fortpflanzungsorgane**: Bei weiblichen Mäusen wird die Verabreichung von *Hai Ma* mit einer verlängerten Brunstperiode und einem erhöhten Gewicht von Uterus und Eierstöcken in Verbindung gebracht. Bei männlichen Mäusen wird die Verabreichung von *Hai Ma* mit einer androgenen Wirkung auf Prostata und Hoden assoziiert. Im Arzneivergleich ist die stimulierende Funktion von *Hai Ma* auf die Sexualorgane stärker als die von *Ge Jie* (Gecko), aber schwächer als die von *She Chuang Zi* (Cnidii Fructus) und *Yin Yang Huo* (Epimedii Herba).[2]
- **Adaptogen**: In Tierstudien hat sich gezeigt, dass *Hai Ma* sowohl die mentale als auch die körperliche Leistungsfähigkeit steigert. Bei Mäusen erhöht es die Schwimmdauer. Bei anderen Tierarten verbessert es die Gedächtnisleistung.[3]

Klinische und wissenschaftliche Studien

Impotenz: In einer klinischen Studie wurden 107 Patienten mit Impotenz für die Dauer von zwei Monaten täglich mit einer Tinktur behandelt. Die Gesamtwirksamkeitsrate lag bei 83,2%. Zur Herstellung der Tinktur wurden *Hai Ma*, *Ge Jie* (Gecko), *Lu Rong* (Cervi Pantotrichum Cornu), *Hai Shen* (Strichopus), *Gou Qi Zi* (Lycii Fructus), *Yin Yang Huo* (Epimedii Herba) und *Wu Wei Zi* (Schisandrae Fructus) vor dem Gebrauch sieben Tage lang in Getreideschnaps eingeweicht. Laut Behandlungsprotokoll nahmen die Patienten 35 g der Tinktur vor dem Schlafengehen ein.[4]

Referenzen

1. *Xian Dai Zhong Yao Yao Li Xue* (Contemporary Pharmacology of Chinese Herbs), 1997; 1280
2. *Zhong Yao Da Ci Dian* (Dictionary of Chinese Herbs), 1977; 1923
3. *Xian Dai Shi Yong Yao Xue* (Practical Applications of Modern Herbal Medicine), 1991; 8(3):1
4. *Ji Lin Zhong Yi Yao* (Jilin Chinese Medicine and Herbology), 1981; (1):17

Hǎi Shēn
Strichopus

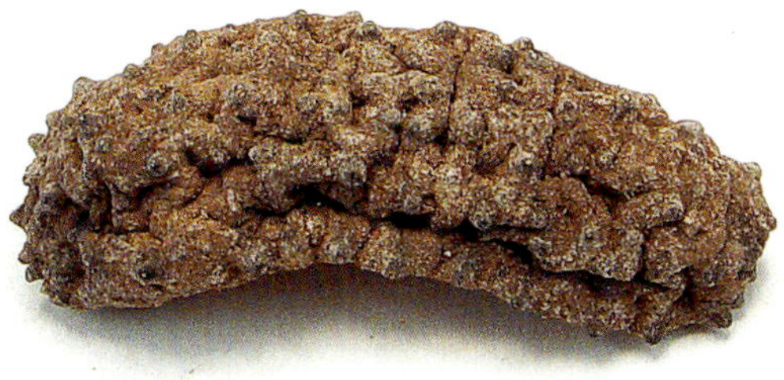

海參 海参

Pinyin-Name *Hǎi Shēn*
Wörtliche Übersetzung „Seewurzel"
Deutscher Name Seegurke
Zoologischer Name *Strichopus japonicus* Selenka
Pharmazeutischer Name Strichopus
Eigenschaften Süß, salzig, warm
Leitbahnen Herz, Nieren

Chinesische therapeutische Wirkungen

Tonisiert das Nieren-Yang und das Jing (Essenz)

Hai Shen (Strichopus) behandelt Nieren-*Yang*- und *Jing*-(Essenz-)Mangel. Diese Zustände manifestieren sich in Impotenz, nächtlichen Samenergüssen und häufigem Wasserlassen.

Dosierung

30–60 g. *Hai Shen* wird normalerweise als Nahrungsmittel verwendet.

Chemische Zusammensetzung

Mucopolysaccharid (SJAMO), Holotoxin, Holothurin, Holothrin A, Echinosid, Stichoposide.[1]

Referenzen

1. *Xian Dai Zhong Yao Yao Li Xue* (Contemporary Pharmacology of Chinese Herbs), 1997; 1274

Hú Lú Bā
Trigonellae Semen

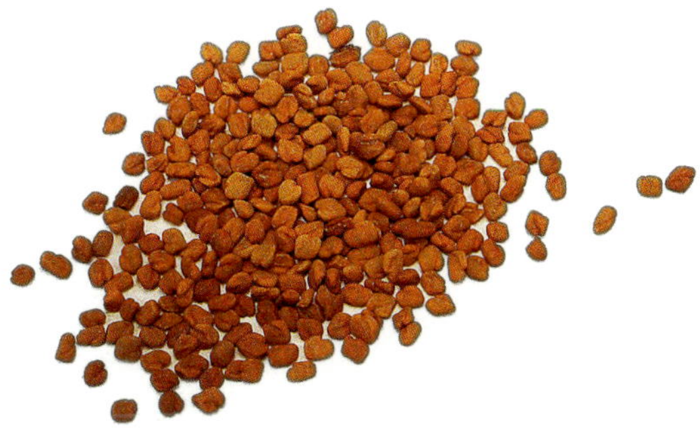

胡蘆巴 胡芦巴

Pinyin-Name *Hú Lú Bā*
Andere chinesische Namen *Lu Ba Zi*
Originalquelle *Jia You Ben Cao* (Materia Medica der Jia-You-Ära), verfasst in den Jahren von 1057 bis 1060 von Zhang Yu-Xi und Su Song
Deutscher Name Bockshornkleesamen
Botanischer Name *Trigonella foenum-graecum* L. (*Hu Lu Ba*)
Pharmazeutischer Name Trigonellae Semen
Eigenschaften Bitter, warm
Leitbahnen Nieren, Leber

Chinesische therapeutische Wirkungen

Wärmt das Nieren-Yang

Kälte und Schmerzen im Abdomen, Hernienschmerzen: Bei Nieren-*Yang*-Mangel lässt die Fähigkeit der Niere nach, den Mittleren *Jiao* (Mittlerer Erwärmer) zu wärmen. In der Folge führt dies zu einem Milz-*Yang*-Mangel, wodurch eine Kälte-Akkumulation mit *Qi*-Stagnation begünstigt wird. *Hu Lu Ba* (Trigonellae Semen) behandelt Nieren- und Milz-*Yang*-Mangel mit Symptomen wie Kälte, Völlegefühl und Blähungen im Abdomen oder Schmerzen im Hypochondrium. Hernienschmerzen und Kälteempfindungen des Skrotums sind das Ergebnis einer mangelnden Wärme in der Leber-Leitbahn.

- Nieren-*Yang*-Mangel mit Kälte, charakterisiert durch Völlegfühl und Schmerzen in Abdomen und Hypochondrium: *Hu Lu Ba* mit *Fu Zi* (Aconiti Radix Lateralis Praeparata) und *Wu Zhu Yu* (Evodiae Fructus) kombinieren.

17 Abschnitt 2: Yang tonisierend

- Heftige Hernienschmerzen: zu *Wu Zhu Yu* (Evodiae Fructus) und *Xiao Hui Xiang* (Foeniculi Fructus) hinzufügen. Auf nüchternen Magen mit warmer Flüssigkeit einnehmen.
- Blähungen im Darmtrakt, Kolikschmerzen, Gefühl eines Genitalprolaps: *Hu Lu Ba* zusammen mit *Wu Zhu Yu* (Evodiae Fructus), *Zhi Chuan Wu* (Aconiti Radix Praeparata) und *Xiao Hui Xiang* (Foeniculi Fructus) verwenden. Mit Getreideschnaps einnehmen.

Zerstreut Feuchte-Kälte und lindert Schmerzen

Bein-Qi aufgrund von Feuchte-Kälte: Schmerzen und Kälteempfindungen in den Knien und Füßen sind Hinweise auf Kälte-Feuchte-Akkumulation in den unteren Extremitäten, die durch Nieren-*Yang*-Mangel und die Unfähigkeit, das *Qi* und das Blut zu den entsprechenden Gebieten zu bringen, verursacht wird.

- Schmerzen in den unteren Extremitäten: *Hu Lu Ba* mit *Bu Gu Zhi* (Psoraleae Fructus) und *Mu Gua* (Chaenomelis Fructus) kombinieren.

Dosierung

3–10 g im Dekokt. *Hu Lu Ba* wird außerdem in Form von Pulver oder Pillen verwendet. Das Trocken-Braten der Arzneidroge erleichtert das Aufschließen und Extrahieren der aktiven Bestandteile. Das Braten mit Salz lenkt die Funktion der Arznei zu den Nieren.

Sicherheitshinweise, Kontraindikationen

- *Hu Lu Ba* ist bei *Yin*-Mangel-Feuer oder Feuchte-Hitze kontraindiziert.
- *Hu Lu Ba* sollte während der Schwangerschaft aufgrund seiner emmenagogen Eigenschaft mit Vorsicht angewendet werden.[1]

Chemische Zusammensetzung

Teigonelline, Cholin, Diosgenin, Yamogenin, Tigogenin, Neotigogenin, Sitogenin, Vitexin, Saponaretin, Vitexin-7-glucosid, Orientin, Isoorientin, Vicenin I, Vicenin, Cholesterin, 4-Hydroxyisoleucin, Galactomannan, Laurinsäure, Carpain.[2]

Pharmakologische Wirkungen

Antidiabetisch: Galactomannan senkt den Glukosespiegel.[3]

Klinische und wissenschaftliche Studien

Diabetes mellitus: Die tägliche Einnahme von 25 g *Hu Lu Ba* über einen Zeitraum von 21 Tagen senkt nachweislich den Blutzuckerwert in Blut und Urin.[4]

Toxikologie

Carpain hat eine beruhigende Wirkung auf das Zentralnervensystem. Bei Mäusen wird eine Überdosis mit Atemdepression und Herzstillstand assoziiert.[5]

Kommentar der Autoren

Hu Lu Ba, *Fu Zi* (Aconiti Radix Lateralis Praeparata) und *Xian Mao* (Curculiginis Rhizoma) wärmen das Nieren-*Yang* und lindern Schmerzen. *Hu Lu Ba* ist die mildeste der drei Arzneidrogen.

Referenzen

1. Brinker, F. Herb Contraindications and Drug Interactions, 1997; 47
2. *Xian Dai Zhong Yao Yao Li Xue* (Contemporary Pharmacology of Chinese Herbs), 1997; 1258
3. CA, 1984; 100:99862a
4. *Zhong Yao Xue* (Chinese Herbology), 1987; 812–813
5. *Zhi Wu Yao You Xiao Cheng Fen Shou Ce* (Manual of Plant Medicinals and Their Active Constituents), 1986; 177

Hú Táo Rén

Juglandis Semen

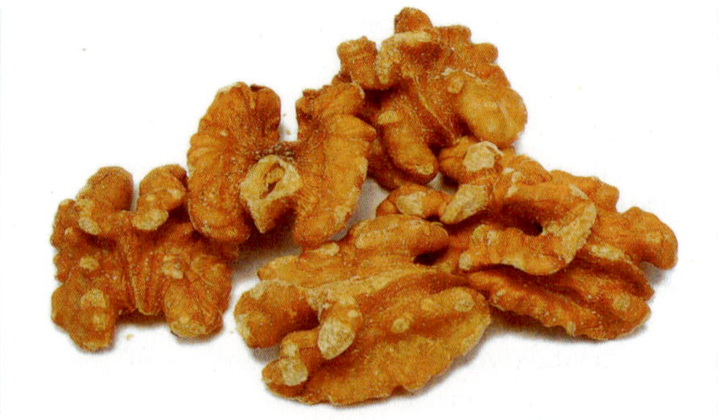

胡桃仁

Pinyin-Name *Hú Táo Rén*
Wörtliche Übersetzung „Kern des Barbarenpfirsichs“
Andere chinesische Namen *He Tao Ren, He Tao, Qiang Tao, Hu Tao Rou*

Originalquelle *Bei Ji Qian Jin Yao Fang* (Tausende Goldverschreibungen für den Notfall)
Deutscher Name Walnuss, Baumnuss
Botanischer Name *Juglans regia* L. (*Hu Tao*)
Pharmazeutischer Name Juglandis Semen
Eigenschaften Süß, warm
Leitbahnen Nieren, Lunge, Dickdarm

Chinesische therapeutische Wirkungen

Tonisiert die Nieren und füllt das Jing (Essenz) auf

Nieren-Yang- und Jing-(Essenz-)Mangel: Zu den klinischen Manifestationen dieses Zustands gehören Schwäche der Sehnen und Knochen, Rückenschmerzen, vorzeitiges Ergrauen der Haare und verschwommenes Sehen. *Hu Tao Ren* (Juglandis Semen) ist süß und ölhaltig und nährt das Nieren-*Jing*. Es ist außerdem eine wichtige Arznei, um die Knochen zu stärken.

- Vorzeitig ergraute Haare: *Hu Tao Ren* mit *He Shou Wu* (Polygoni Multiflori Radix), *Nu Zhen Zi* (Ligustri Lucidi Fructus) und *Dang Gui* (Angelicae Sinensis Radix) kombinieren.
- Verschwommenes Sehen: zusammen mit *Gou Qi Zi* (Lycii Fructus) verwenden.
- Wundheit und Schwäche des unteren Rückens und der Knie: zu *Du Zhong* (Eucommiae Cortex) und *Xu Duan* (Dipsaci Radix) hinzufügen.
- Arthritis: mit *Yin Yang Huo* (Epimedii Herba) kombinieren.

Wärmt die Lunge und stoppt Keuchatmung

Husten und Dyspnoe aufgrund von Kälte und Mangel der Lunge: Nieren-Mangel ist durch die Unfähigkeit charakterisiert, das *Qi* nach unten zu lenken, was zu Schwierigkeiten bei der Einatmung führt. Wenn sowohl die Lunge als auch die Nieren in einem Mangel-Zustand sind, kommt es zu einem chronischen, schwachen Husten, der sich bei Anstrengung verschlechtert. *Hu Tao Ren* ist besonders für diese Art von chronischem Husten geeignet, weil es sowohl die Lunge als auch die Nieren tonisiert.

- Chronischer Husten und Dyspnoe: *Hu Tao Ren* mit Honig einnehmen.

Befeuchtet den Darmtrakt und fördert den Stuhlabgang

Stuhlverstopfung: Ein Mangel an *Jing* (Essenz) oder Blut oder von beidem führt zu trockenen Stühlen oder Verstopfung. *Hu Tao Ren* enthält reichlich Öl, das die Darminnenwände befeuchtet. Deshalb eignet sich *Hu Tao Ren* für die Behandlung von Stuhlverstopfung, die als Folge chronischer Krankheiten mit verletztem *Yin* auftritt, oder für die Behandlung von trockenen, schwierig abzusetzenden Stühlen bei älteren Patienten.

- Stuhlverstopfung: *Hu Tao Ren* mit *Rou Cong Rong* (Cistanches Herba), *E Jiao* (Asini Corii Colla) und *Dang Gui* (Angelicae Sinensis Radix) kombinieren.

Dosierung

10–30 g.

Sicherheitshinweise, Kontraindikationen

Hu Tao Ren sollte mit Vorsicht bei Patienten mit *Yin*-Mangel-Feuer, Husten mit gelbem Schleim oder weichen Stühlen angewendet werden.

Chemische Zusammensetzung

Linolsäure, Linolensäure, Ölsäure, Carotin, Vitamin B, Vitamin E, Calcium, Phosphor, Eisen.[1]

Pharmakologische Wirkungen

- **Hämatologisch**: Die Injektion von *Hu Tao Ren* wird bei Hunden mit leichten gerinnungshemmenden und thrombolytischen Effekten in Verbindung gebracht.[2]
- **Entzündungshemmend**: Die intravenöse Injektion einer *Hu-Tao-Ren*-Zubereitung hemmte den Entzündungsprozess bei Mäusen mit Otitis media.[3]

Klinische und wissenschaftliche Studien

- **Harnsteine**: In zwei unterschiedlichen klinischen Studien wurde nachgewiesen, dass *Hu Tao Ren* eine günstige Wirkung bei der Behandlung von Steinen in den Harnwegen ausübt.[4, 5]
- **Dermatologische Erkrankungen**: In einer Studie wurden 170 Patienten mit Ekzemen oder Dermatitis äußerlich mit einer *Hu-Tao-Ren*-Zubereitung mit einer 76,2-prozentigen Wirksamkeitsrate behandelt. Die Paste bestand aus 30% *Hu-Tao-Ren*-Öl und wurde unter ständigem Rühren gebraten, um das Öl zu extrahieren.[6]

Wechselwirkung mit anderen Medikamenten

Gerinnungshemmende oder thrombozytenaggregationshemmende Medikamente: *Hu Tao Ren* hat gerinnungshemmende und thrombolytische Eigenschaften und sollte mit Vorsicht bei Patienten angewendet werden, die eine gerinnungshemmende oder thrombozytenaggregationshemmende Medikation erhalten. Obwohl eine potentielle Wechselwirkung bislang nicht dokumentiert ist, kann diese Arzneidroge die Wirkung von Medikamenten wie Warfarin potenzieren.[7] (Hinweis: Beispiele für Antikoagulanzien sind Heparin, Warfarin und Enoxaparin; Beispiele für thrombozytenaggregationshemmende Medikamente sind Acetylsalicylsäure, Dipyridamol und Clopidogrel.)

Kommentar der Autoren

Um Husten zu stoppen, wird *Hu Tao Ren* mit der intakten Haut verwendet. Um den Darmtrakt zu „schmieren", wird *Hu Tao Ren* geschält und die Haut verworfen.

Referenzen

1. *Xian Dai Zhong Yao Yao Li Xue* (Contemporary Pharmacology of Chinese Herbs), 1997; 1286
2. *Shang Hai Zhong Yi Yao Za Zhi* (Shanghai Journal of Chinese Medicine and Herbology), 1985; (7):45
3. *Zhong Yao Tong Bao* (Journal of Chinese Herbology), 1986; 11(11):37
4. *Zhong Hua Wai Ke Za Zhi* (Chinese Journal of External Medicine), 1957; 8:681
5. *Shan Dong Yi Yao* (Shandong Medicine and Herbology), 1980; 9:55
6. *Xin Yi Yao Xue Za Zhi* (New Journal of Medicine and Herbology), 1973; 4:24
7. Chen, J. Recognition and Prevention of Herb-Drug Interactions, Medical Acupuncture, Fall/Winter 1998/1999; 10(2):9–13

Jiǔ Cài Zǐ

Allii Tuberosi Semen

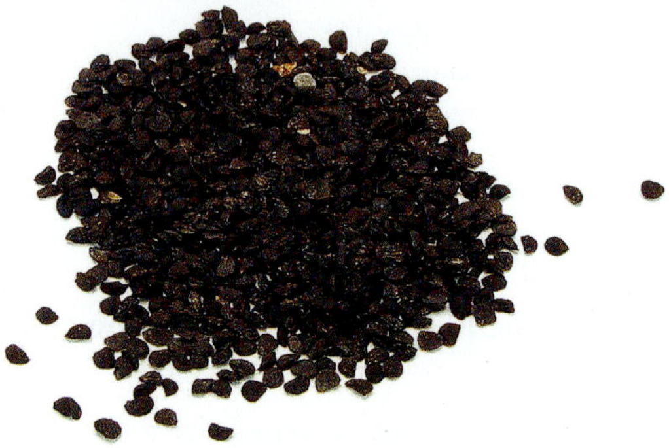

韭菜子

Pinyin-Name *Jiǔ Cài Zǐ*
Andere chinesische Namen *Jiu Zi, Cao Zhong Ru, Qi Yang Cao*
Originalquelle *Ming Yi Za Zhu* (Verschiedene Aufzeichnungen berühmter Ärzte) aus dem Jahr 500 von Tao Hong-Jing
Deutscher Name Knoblauchsamen
Botanischer Name *Allium tuberosum* Rottler (*Jiu Cai*)
Pharmazeutischer Name Allii Tuberosi Semen
Eigenschaften Scharf, süß, warm
Leitbahnen Leber, Nieren

Chinesische therapeutische Wirkungen

Tonisiert Leber und Nieren, stärkt das Yang und festigt das Jing (Essenz)

Leber- und Nieren-Mangel mit Yang-Mangel: *Jiu Cai Zi* (Allii Tuberosi Semen) behandelt Schmerzen und Kälte im Rückens und in den Knien, Impotenz mit Spermatorrhö, klare Leukorrhö, Polyurie, Infertilität und andere Zustände, die durch Leber- und Nieren-Mangel bedingt sind.

- Nieren-*Yang*-Mangel: *Jiu Cai Zi* allein als Pulver verwenden und mit warmer Flüssigkeit einnehmen oder mit *Tu Si Zi* (Cuscutae Semen) und *Lu Rong* (Cervi Pantotrichum Cornu) kombinieren.
- Starker, klarer Vaginalausfluss: mit *Long Gu* (Fossilia Ossis Mastodi) und *Hai Piao Xiao* (Sepiae Endoconcha) kombinieren.
- Polyurie: zu *Bu Gu Zhi* (Psoraleae Fructus), *Yi Zhi* (Alpiniae Oxyphyllae Fructus) und *Sang Piao Xiao* (Mantidis Ootheca) hinzufügen.

Wärmt den Magen und behandelt chronisch gegenläufiges Magen-Qi

Jiu Cai Zi behandelt Erbrechen und chronischen, hartnäckigen Schluckauf aufgrund von Magen-Kälte.

- Erbrechen, Schluckauf: *Jiu Cai Zi* mit *Wu Zhu Yu* (Evodiae Fructus) und *Gao Liang Jiang* (Alpiniae Officinarum Rhizoma) kombinieren.

Dosierung

5–15 g im Dekokt. *Jiu Cai Zi* wird außerdem in Form von Pillen oder Pulver verwendet.

Sicherheitshinweise, Kontraindikationen

Jiu Cai Zi ist bei *Yin*-Mangel-Feuer kontraindiziert.

Chemische Zusammensetzung

Alkaloide, Saponin.[1]

Klinische und wissenschaftliche Studien

Übelkeit: In einer Untersuchung wurden fünf Patienten zweimal täglich mit guten Ergebnissen mit 9 g *Jiu-Cai-Zi*-Pulver behandelt. In einer anderen Studie zeigten 33 von 38 Patienten mit Übelkeit im Zusammenhang mit einer Tumorerkrankung nach einer Behandlung mit 1,5–3,0 g trocken-gebratenem *Jiu-Cai-Zi*-Pulver (ein- bis dreimal täglich) gute Ergebnisse.[2, 3]

Referenzen

1. *Chang Yong Zhong Yao Cheng Fen Yu Yao Li Shou Ce* (A Handbook of the Composition und Pharmacology of Common Chinese Drugs), 1994; 1415
2. *Xin Yi Yao Xue Za Zhi* (New Journal of Medicine and Herbology), 1975; 1:44
3. *Shang Hai Chi Jiao Yi Sheng Za Zhi* (Shanghai Journal of Barefoot Doctors), 1978; 5:53

Lù Jiǎo

Cervi Cornu

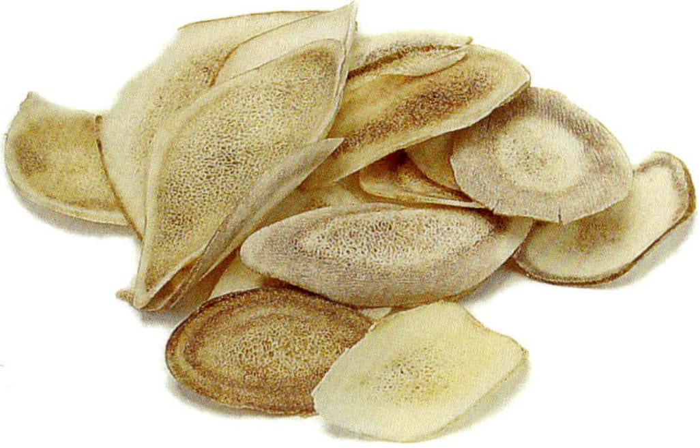

鹿角

Pinyin-Name *Lù Jiǎo*
Wörtliche Übersetzung „Hirschhorn"
Originalquelle *Shen Nong Ben Cao Jing* (Die Materia Medica des göttlichen Landmannes), vermutlich Östliche Han-Dynastie
Deutscher Name Hirschhorn
Zoologischer Name *Cervus nippon* Temmiinck (*Mei Hua Lu*); *Cervus elaphus* L. (*Ma Lu*)
Pharmazeutischer Name Cervi Cornu
Eigenschaften Salzig, warm
Leitbahnen Nieren, Leber

Chinesische therapeutische Wirkungen

Tonisiert das Nieren-Yang

Nieren-Yang-Mangel: *Lu Jiao* (Cervi Cornu) wird als günstiger Ersatz für *Lu Rong* (Cervi Pantotrichum Cornu) verwendet. *Lu Jiao* ist jedoch viel weniger wirksam als *Lu Rong*. *Lu Jiao* kommt bei Patienten mit Uterusblutungen, klarem Vaginalausfluss, Diarrhö und Appetitmangel aufgrund von Milz- und Nieren-*Yang*-Mangel und von Mangel im *Ren Mai* (Konzeptionsgefäß) und im *Chong Mai* (Durchdringungsgefäß) zum Einsatz.

- Rückenschmerzen durch *Yang*-Mangel: *Lu Jiao* mit *Du Zhong* (Eucommiae Cortex), *Xu Duan* (Dipsaci Radix), *Bu Gu Zhi* (Psoraleae Fructus) und *Fu Zi* (Aconiti Radix Lateralis Praeparata) kombinieren.

Belebt die Blutzirkulation und zerstreut Blut-Stase

Lu Jiao behandelt Schmerzen des unteren Rückens und der Gelenke, indem es die Nieren tonisiert und die Blutzirkulation reguliert.

- Rücken- und Gelenkschmerzen: *Lu Jiao* wird als Einzelarznei oder in Kombination mit anderen Arzneien eingenommen, um Schmerzen zu lindern.

Reduziert Schwellungen

Lu Jiao behandelt toxische Wunden, Brustabszesse und Schwellungen aufgrund von Blut-Stagnation.

- Wunden: *Lu Jiao* lokal als Pulver auftragen.

Dosierung

5–10 g. *Lu Jiao* wird im Dekokt gekocht, als Pulver innerlich eingenommen oder äußerlich aufgetragen.

Sicherheitshinweise, Kontraindikationen

Lu Jiao ist kontraindiziert bei Patienten mit *Yin*-Mangel-Hitze, Schleim-Hitze in der Lunge, Magen-Feuer sowie Fülle-Zuständen oder Stagnationen aufgrund von Hitze. Es sollte nicht verwendet werden bei Blutungen aufgrund von *Yin*-Mangel-Feuer.

Chemische Zusammensetzung

Gelatine 25%, Calciumphosphat 50–60%, Calciumcarbonat, Aminosäuren.[1]

Ergänzung

麋角 *Mí Jiǎo* (Elaphuri Cornu) wird erstmals im *Ming Yi Za Zhu* (Verschiedene Aufzeichnungen berühmter Ärzte) von Tao Hong-Jing aus dem Jahr 500 erwähnt. Es handelt sich um getrocknetes Hirschgeweih. Geschmack, Eigenschaften, Leitbahnbezüge und Funktionen sind denen von *Lu Jiao* (Cervi Cornu) ähnlich.

Kommentar der Autoren

Lu Jiao ist das Horn des ausgewachsenen männlichen Hirsches. Im Vergleich zu *Lu Rong* (Cervi Pantotrichum Cornu) reduziert *Lu Jiao* effektiver Schwellungen und belebt stärker die Blutzirkulation. Dafür ist seine *Yang* tonisierende Wirkung schwächer ausgeprägt. *Lu Jiao* ist billiger und wird gelegentlich als Ersatz für *Lu Rong* verwendet.

Referenzen

1. *Chang Yong Zhong Yao Cheng Fen Yu Yao Li Shou Ce* (A Handbook of the Composition and Pharmacology of Common Chinese Drugs), 1994; 1615

Lù Jiǎo Jiāo

Cervi Cornus Colla

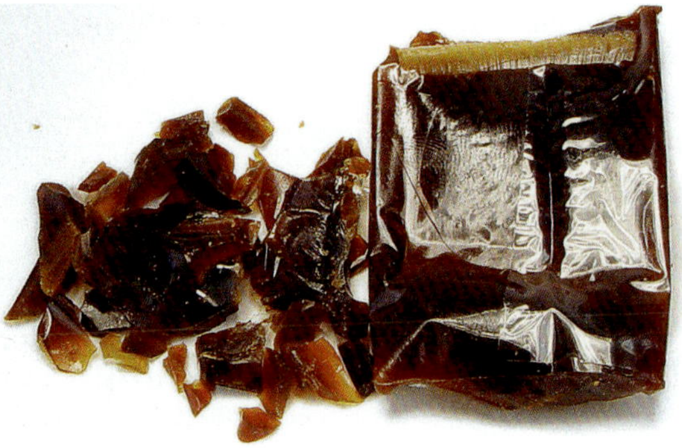

鹿角膠 鹿角胶

Pinyin-Name *Lù Jiǎo Jiāo*
Wörtliche Übersetzung „Hirschhorngelatine"
Andere chinesische Namen *Bai Jiao*
Deutscher Name Hirschhorngelatine
Zoologischer Name *Cervus nippon* Temmiinck (*Mei Hua Lu*); *Cervus elaphus* L. (*Ma Lu*)
Pharmazeutischer Name Cervi Cornus Colla
Eigenschaften Süß, salzig, warm
Leitbahnen Leber, Nieren

Chinesische therapeutische Wirkungen

Tonisiert die Leber und die Nieren

Nieren-Yang und Jing-(Essenz-)Mangel: Obwohl die Fähigkeit von *Lu Jiao Jiao* (Cervi Cornus Colla), die Nieren zu tonisieren, nicht stärker ausgeprägt ist als bei *Lu Rong* (Cervi Pantotrichum Cornu), wird es häufig als Ersatzmittel verwendet, weil es günstiger ist. Sein Einsatz ist am sinnvollsten, wenn der Patient sowohl einen Nieren-*Yang*-Mangel als auch eine Erschöpfung des *Jing* (Essenz) aufweist. Zu seinen Anwendungsgebieten gehören *Wei*-

(Atrophie-)Syndrom, Gewichtsverlust und unterschiedliche Blutungszeichen wie z.B. abnorme Uterusblutungen, Nasenbluten, Harnblutungen oder Bluterbrechen.

- Uterusblutungen oder klare, wässrige Leukorrhö: *Lu Jiao Jiao* mit *Pu Huang* (Typhae Pollen) und *Hai Piao Xiao* (Sepiae Endoconcha) kombinieren.
- Impotenz: zusammen mit *Du Zhong* (Eucommiae Cortex), *Rou Cong Rong* (Cistanches Herba) und *Yin Yang Huo* (Epimedii Herba) verwenden.
- Unterernährung und Wachstumsverzögerung bei Kindern: zusammen mit *Shu Di Huang* (Rehmanniae Radix Praeparata), *Shan Zhu Yu* (Corni Fructus), *Shan Yao* (Dioscoreae Rhizoma) und *Fu Ling* (Poria) einsetzen.

Yin-Wunden

Lu Jiao Jiao wird innerlich und äußerlich angewendet, um unterschiedliche Arten von Wunden und Hautläsionen zu behandeln.

- *Yin*-Wunden: *Lu Jiao Jiao* zusammen mit *Ma Huang* (Ephedrae Herba), *Shu Di Huang* (Rehmanniae Radix Praeparata), *Bai Jie Zi* (Sinapis Semen) und *Rou Gui* (Cinnamomi Cortex) verwenden.
- Chronische *Yin*-Wunden und Furunkel von konkaver Form, aus denen klare Flüssigkeit austritt mit schlechter Heilungstendenz: *Lu Jiao Jiao* lokal als Pulver auftragen.

Dosierung

5 bis10 g. *Lu Jiao Jiao* in heißem Wasser oder in angewärmtem Getreideschnaps auflösen. Es kann auch in Form von Pillen, Pulver oder Pasten verwendet werden.

Sicherheitshinweise, Kontraindikationen

- *Lu Jiao Jiao* ist bei *Yin*-Mangel-Hitze kontraindiziert.
- Es ist bei fehlender Erschöpfung von *Jing* (Essenz) und Blut kontraindiziert.
- Es ist auch in Fällen kontraindiziert, bei denen kein Mangel des *Ming-Men*-(Lebenstor-)Feuers vorliegt.

Chemische Zusammensetzung

▸ Arzneimonographie von *Lu Jiao* (Cervi Cornu).

Kommentar der Autoren

Lu Jiao Jiao wird hauptsächlich angewendet, um den Unteren *Jiao* (Unterer Erwärmer) (vorzugsweise die Nieren) zu wärmen, das *Yin* innerhalb des *Yang*s zu tonisieren, das *Jing* (Essenz) zu bilden und Uterusblutungen zu stoppen. Es hat ähnliche, aber schwächer ausgeprägte Eigenschaften wie *Lu Rong* (Cervi Pantotrichum Cornu).

Lù Jiǎo Shuāng

Cervi Cornu Degelatinatum

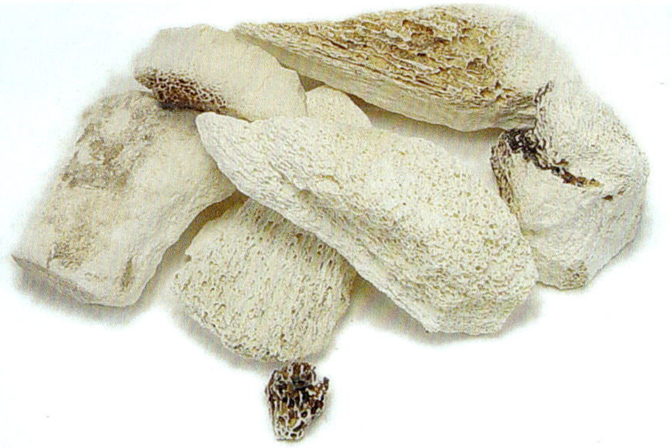

鹿角霜

Pinyin-Name *Lù Jiǎo Shuāng*
Wörtliche Übersetzung „Hirschhornfragmente"
Originalquelle *Ben Cao Pin Hui Jing Yao* (Wesentliches der Materia Medica) aus dem Jahr 1505 von Liu Wen-Tai
Deutscher Name Degelatiniertes Hirschhorn
Zoologischer Name *Cervus nippon* Temmiinck (*Mei Hua Lu*); *Cervus elaphus* L. (*Ma Lu*)
Pharmazeutischer Name Cervi Cornu Degelatinatum
Eigenschaften Süß, sazig, leicht warm
Leitbahnen Nieren, Leber, Herz, Perikard

Chinesische therapeutische Wirkungen

Tonisiert Nieren-Yang, nährt das Blut in Ren Mai (Konzeptionsgefäß) und Chong Mai (Durchdringungsgefäß)

Milz- und Nieren-Yang-Mangel: *Lu Jiao Shuang* (Cervi Cornu Degelatinatum) ist das Sediment, das übrigbleibt, nachdem *Lu Jiao* (Cervi Cornu) gekocht und zu *Lu Jiao Jiao* (Cervi Cornus Colla) verarbeitet wurde. Die *Yang* tonisierende Funktion dieser Substanz ist schwächer als die von *Lu Rong* (Cervi Pantotrichum Cornu), *Lu Jiao* und *Lu Jiao Jiao*. *Lu Jiao Shuang* ist jedoch von Natur aus nicht klebrig, und diese Eigenschaft macht es für eine Langzeitanwendung geeignet. Es besitzt außerdem eine adstringierende Wirkung, die es besonders für Patienten mit Diarrhö und Appetitmangel aufgrund von Milz- und Nieren-*Yang*-Mangel geeignet macht. Frauen mit Uterusblutungen und reichlich klarem Vaginalausfluss aufgrund von Nieren-*Yang*-Mangel können ebenfalls *Lu Jiao Shuang* verwenden.

Heilt Geschwüre und stoppt Blutungen

- Langsam heilende Wunden: *Lu Jiao Shuang* lokal als Pulver auftragen.
- Blutungen durch Messerschnitte: *Lu Jiao Shuang* äußerlich anwenden.

Dosierung

10–15 g, maximal 25–30 g.

Sicherheitshinweise, Kontraindikationen

- *Lu Jiao Shuang* ist kontraindiziert bei Patienten mit *Yin*-Mangel-Hitze, Schleim-Hitze in der Lunge, Magen-Feuer und durch Hitze verursachte Fülle-Zustände oder Stagnation.
- *Lu Jiao Shuang* sollte nicht verwendet werden bei Blutungen aufgrund von *Yin*-Mangel-Feuer.

Klinische und wissenschaftliche Studien

Steine im Harntrakt: In einer Untersuchung wurden zwölf Patienten mit Steinen im Harntrakt mit befriedigenden Ergebnissen mit einer Rezeptur behandelt, die 30 g *Lu Jiao Shuang* als Hauptbestandteil enthielt.[1]

Referenzen

1. *Shang Hai Zhong Yi Yao Za Zhi* (Shanghai Journal of Chinese Medicine and Herbology), 1982; 10:3

Lù Róng

Cervi Pantotrichum Cornu

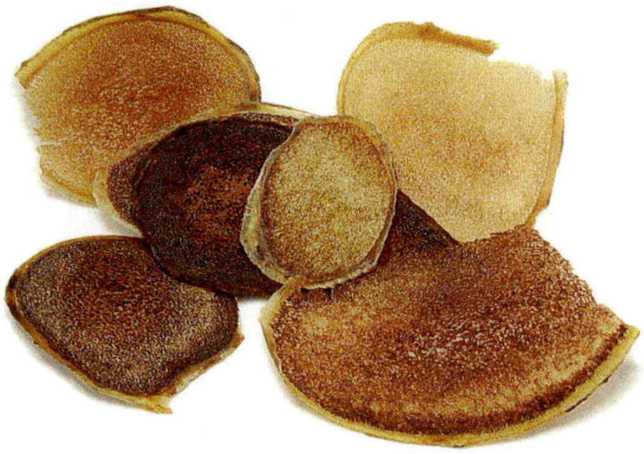

鹿茸 鹿茸

Pinyin-Name *Lù Róng*
Wörtliche Übersetzung „Hischgeweih"
Originalquelle *Shen Nong Ben Cao Jing* (Die Materia Medica des göttlichen Landmannes), vermutlich Östliche Han-Dynastie
Deutscher Name Hirschhorn, Hirschgeweih
Zoologischer Name *Cervus nippon* Temmiinck (*Mei Hua Lu*); *Cervus elaphus* L. (*Ma Lu*)
Pharmazeutischer Name Cervi Pantotrichum Cornu
Eigenschaften Süß, salzig, warm
Leitbahnen Nieren, Leber

Chinesische therapeutische Wirkungen

Tonisiert das Nieren-Yang und füllt das Nieren-Jing (Essenz) auf

Nieren-Yang-Mangel mit Impotenz: *Lu Rong* (Cervi Pantotrichum Cornu) behandelt Nieren-*Yang* und *Jing*-(Essenz-)Mangel mit Symptomen wie z.B. Spermatorrhö, nächtliche Samenergüsse, Wundheit und Schwäche des unteren Rückens und der Knie, Schwäche der Sehnen und Gelenke, Schwindel, Mattigkeit und Tinnitus.

- Impotenz oder Spermatorrhö: *Lu Rong* mit *Ren Shen* (Ginseng Radix et Rhizoma), *Shu Di Huang* (Rehmanniae Radix Praeparata), *Shan Yao* (Dioscoreae Rhizoma), *Gou Qi Zi* (Lycii Fructus) und *Yin Yang Huo* (Epimedii Herba) kombinieren. Dieses Rezept kann als Pulver eingenommen oder in Getreideschnaps eingeweicht werden, um eine medizinische Tinktur herzustellen.

Infertilität, Leukorrhö: Ungenügendes Nieren-Feuer führt zu Mangel-Zuständen des *Ren Mai* (Konzeptionsgefäß) und *Chong Mai* (Durchdringungsgefäß). Zu den klinischen Manifestationen gehören klare, wässrige Leukorrhö, konstante Uterusblutungen oder Infertilität bei Frauen. *Lu Rong* wärmt das Nieren-*Yang* und den Uterus, reguliert die Menstruation und fördert die Uteruskontraktion, um Blutungen zu stoppen.

- Infertilität aufgrund eines Mangel-Zustands von Nieren-*Yang*, *Ren Mai* (Konzeptionsgefäß) und *Chong Mai* (Durchdringungsgefäß): *Lu Rong* einzeln als Pulver verwenden.
- Uterusblutungen, klarer Vaginalausfluss: mit *Shu Di Huang* (Rehmanniae Radix Praeparata), *Rou Cong Rong* (Cistanches Herba) und *Hai Piao Xiao* (Sepiae Endoconcha) kombinieren.

Nährt das Blut, den Ren Mai (Konzeptionsgefäß) und den Chong Mai (Durchdringungsgefäß)

Schwere Anämie aufgrund von Blut- und Nieren-Jing-(Essenz-)Mangel: Blut und *Jing* entspringen aus derselben Quelle. Bei schwerem Blut-Mangel oder Blutverlust geht das *Jing* ebenfalls verloren. *Lu Rong* tonisiert das Blut und nährt das *Jing*, um die Bildung von Erythrozyten und Retikulozyten zu fördern. Daher ist *Lu Rong* besonders für dünne und schwache Patienten mit schwerem Blut- und *Jing*-Mangel geeignet.

- Schwere Anämie: *Lu Rong* mit *Huang Qi* (Astragali Radix), *Dang Shen* (Codonopsis Radix) und *Dang Gui* (Angelicae Sinensis Radix) kombinieren.

Stärkt die Sehnen und Knochen

Schwäche von Sehnen und Knochen: Die Nieren speichern das *Jing* (Essenz), was unerlässlich für starke Knochen ist. Die Leber speichert das Blut und kontrolliert die Sehnen. Sind Leber und Nieren in einem Mangel-Zustand, werden die Knochen, Sehnen und Gelenke schwach. Bei Kindern manifestiert sich ein Mangel an Nieren-*Yang* und -*Jing* in Intelligenzminderung, Lernbehinderung und in einer geistigen und körperlichen Entwicklungsverzögerung. Ein Mangel an Nieren-*Yang* und -*Jing* kann bei älteren Patienten zum *Wei*-(Atrophie-)Syndrom führen.

- Schwäche von Sehnen und Knochen: *Lu Rong* einzeln als Pulver verwenden.
- Entwicklungsverzögerung bei Kindern: *Lu Rong* einzeln als Pulver anwenden.
- *Wei*-(Atrophie-)Syndrom: mit *Suo Yang* (Cynomorii Herba), *Niu Xi* (Achyranthis Radix), *Shu Di Huang* (Rehmanniae Radix Praeparata), *Xu Duan* (Dipsaci Radix) und *Ji Xue Teng* (Spatholobi Caulis) kombinieren.

Verzögerte Heilung von Knochenbrüchen: *Lu Rong* wird häufig in Traumaabteilungen chinesischer Krankenhäuser eingesetzt, um die Heilung von Knochenbrüchen zu fördern.

- Verzögerte Heilung von Knochenbrüchen: *Lu Rong* mit *Huang Qi* (Astragali Radix), *Wu Jia Pi* (Acanthopanacis Cortex), *Gu Sui Bu* (Drynariae Rhizoma) und *Yin Yang Huo* (Epimedii Herba) kombinieren.

Heilt chronische Yin-Wunden und Furunkel

- Chronische *Yin*-Wunden und Furunkel mit konkaver Form, die eine klare Flüssigkeit absondern, langsam heilen und eine dunkle, glanzlose Haut um die Läsion herum aufweisen: *Lu-Rong*-Pulver lokal auftragen.

Dosierung

1–2 g. Da *Lu Rong* recht teuer ist, wird es meistens nicht zusammen mit anderen Arzneien zu einem Dekokt verarbeitet. In Pulverform wird es zusammen mit dem Dekokt eingenommen. Es kann als Pulver verwendet oder in Getreideschnaps eingeweicht werden, um die wärmende Wirkung zu verstärken.

Sicherheitshinweise, Kontraindikationen

- Die Anwendung von *Lu Rong* ist kontraindiziert bei Patienten mit *Yin*-Mangel-Hitze, Schleim-Hitze in der Lunge, Magen-Feuer und bei Fülle-Zuständen und Stagnationen aufgrund von Hitze.
- Es sollte nicht bei Blutungen aufgrund von *Yin*-Mangel-Feuer eingesetzt werden.

Überdosierung

Eine akute Überdosierung mit *Lu Rong* ist charakterisiert durch Tremor, Dyspnoe, Tränenfluss, gastrointestinale Störungen und Hautrötung sowie Juckreiz.[1]

Chemische Zusammensetzung

Pantocrin, Lysophosphatidylcholin, Gangliosid, Putrescin, Spermindin, Spermin, PGE_1, PGE_2, PGF, Condroitinsulfat, Androgen, Estradiol, Östron, Ceramid, Lecithin, Cephalin, Cholesterin, Lipide, Gangliosid, Sphingomyelin, Calciumphosphat, Calciumcarbonat.[2]

Pharmakologische Wirkungen

- **Kardiovaskulär**: In zahlreichen Tierstudien wurde nachgewiesen, dass die kardiovaskuläre Wirkung von *Lu Rong* dosisabhängig variiert. In niedriger Dosierung bewirkt es keine Veränderung. In mäßiger Dosierung zeigt es positiv chronotrope und inotrope Effekte, die zu einem erhöhten Herzminutenvolumen führen. Hohe *Lu-Rong*-Dosen haben negativ chronotrope und inotrope Auswirkungen, die zur Erweiterung der Blutgefäße und zu einem erniedrigten Blutdruck führen. Zu den klinischen Anwendungsgebieten gehören Herzrhythmusstörungen und Hypotonie, die durch einen starken Blutverlust verursacht werden.[3]
- **Endokrinologisch**: Die Plasmaspiegel von Testosteron wurden bei Mäusen untersucht, die *Lu Rong* oral in einer Dosierung von 100–200 mg/kg erhielten. Die Testosteronspiegel erhöhten sich bei alten und jungen Mäusen signifikant, bei normalen ausgewachsenen Tieren wurde jedoch keine Veränderung beobachtet.[4]
- **Gastrointestinal**: *Lu Rong* stimuliert die Bildung von PGE_2 und wird häufig bei der Behandlung von Magengeschwüren eingesetzt.[5]
- **Förderung des Heilungsprozesses**: Pantocrin ist eine Komponente von *Lu Rong* und verbessert nachweislich die Heilung chronischer Wunden, Ulzerationen und Knochenbrüche.[6]
- **Allgemeine Stärkung**: Pantocrin ist eine Komponente von *Lu Rong* und wird als allgemeines Tonikum eingesetzt. Es trägt deutlich zur Steigerung der Leistungsfähigkeit bei, verbessert die Schlafqualität, regt den Appetit an und bewirkt einen Rückgang von Muskelschwäche. Die Langzeitanwendung von *Lu Rong* wird mit einer Gewichtszunahme und einem Anstieg der Erythrozytenzahl assoziiert.[7]

Klinische und wissenschaftliche Studien

- **Hyperplasie der Brustdrüsen**: 86 Frauen mit Brustdrüsenhyperplasie wurden mit einem injizierbaren *Lu-Rong*-Präparat behandelt. Die Wirksamkeitsrate lag bei 87,2%. Laut Behandlungsprotokoll wurden über einen Zeitraum von 10 bis 15 Tagen vor der Menstruation zweimal täglich 2 ml intramuskulär injiziert.[8]
- **Diarrhö**: Patienten mit Diarrhö aufgrund von Nieren-*Yang*-Mangel wurden mit einer intramuskulären *Lu-Rong*-Injektion (täglich oder jeden zweiten Tag, insgesamt zwei Dosen) behandelt. Von 16 Patienten wurden zwölf vollständig gesund, drei zeigten eine mäßige Besserung, ein Patient zeigte keine Reaktion.[9]
- **Impotenz**: 42 Patienten mit Impotenz wurden jeden zweiten Tag mit intramuskulären *Lu-Rong*-Injektionen und täglich mit einer oralen Arzneianwendung behandelt. Die Wirksamkeit der Therapiemaßnahmen war deutlich spürbar. Laut Behandlungsprotokoll wurden 0,5 ml *Lu Rong* in die Akupunkturpunkte *Qihai* (Ren 6), *Guanyuan* (Ren 4), *Zhongji* (Ren 3), *Qugu* (Ren 2) und *Zusanli* (Ma 36) injiziert sowie 1 ml in *Mingmen* (Du 4). Die Zusammensetzung der Rezeptur variierte je nach Zustand des einzelnen Patienten.[10]
- **Atrioventrikulärer Block**: In einer Untersuchung wurden 20 Patienten mit AV-Block über einen Zeitraum von 25 bis 30 Tagen mit intramuskulären *Lu-Rong*-Injektionen (2 ml) behandelt. Die Wirksamkeitsrate lag bei 85%.[11]

Toxikologie

Die LD_{50} von Pantocrin beträgt bei Mäusen bei intravenöser Injektion 34 ml/kg, bei intraperitonealer Injektion 104 ml/kg, bei subkutaner Injektion 114 ml/kg, bei intramuskulärer Injektion 97,8 ml/kg und bei oraler Aufnahme 117 ml/kg.[12]

Ergänzung

麋茸 *Mí Róng* (Elaphuri Cornu Parvum) wird erstmals in der *Xin Xiu Ben Cao* (Neu überarbeitete Materia Medica) erwähnt, die Su Jing zwischen 657 und 659 vefasst hat. Es handelt sich um unreifes, behaartes Hirschgeweih. Geschmack, Eigenschaften, Leitbahnbezüge, Funktionen und Kontraindikationen entsprechen denen von *Lu Rong*.

Kommentar der Autoren

Nach der Ähnlichkeitslehre wird allgemein angenommen, dass tierische Substanzen das *Jing* (Essenz) des Körpers besser tonisieren als Pflanzen oder Mineralien, da Tiere dem Menschen näherstehen als Pflanzen oder andere Substanzen.

Gemäß *Ben Cao Gang Mu* (Die Große Materia Medica) gilt der Hirsch als das nützlichste Tier, um das *Yang* und das *Jing* (Essenz) zu tonisieren. Zusätzlich zu Horn und Geweih tonisieren viele andere Körperbestandteile des Hirsches das *Yang* und füllen das *Jing* auf wie z.B. Blut, Knochenmark, Nieren und Plazenta.

Referenzen

1. *Yao Xue Xue Bao* (Journal of Herbology), 1991; 26(9):714
2. *Xian Dai Zhong Yao Yao Li Xue* (Contemporary Pharmacology of Chinese Herbs), 1997; 1232–1233
3. *Yi Xue Xue Bao* (Report of Medicine), 1991; 26(9):714
4. Chem Pharm Bull, 1988; 36:2587–2593
5. *Yao Xue Xue Bao* (Journal of Herbology), 1985; 20:321
6. Ibid. 1991; 26(9):714

7. *Zhong Yao Da Ci Dian* (Dictionary of Chinese Herbs), 1977; 2232
8. *Shang Hai Zhong Yi Yao Za Zhi* (Shanghai Journal of Chinese Medicine and Herbology), 1980; 3:31
9. *Ji Lin Zhong Yi Yao* (Jilin Chinese Medicine and Herbology), 1985; 2:22
10. *Zhe Jiang Zhong Yi Za Zhi* (Zhejiang Journal of Chinese Medicine), 1983; 11:498
11. *Zhe Jiang Yi Xue* (Zhejiang Journal of Medicine), 1988; 1:22
12. *Yao Xue Xue Bao* (Journal of Herbology), 1991; 26(9):714

Ròu Cōng Róng

Cistanches Herba

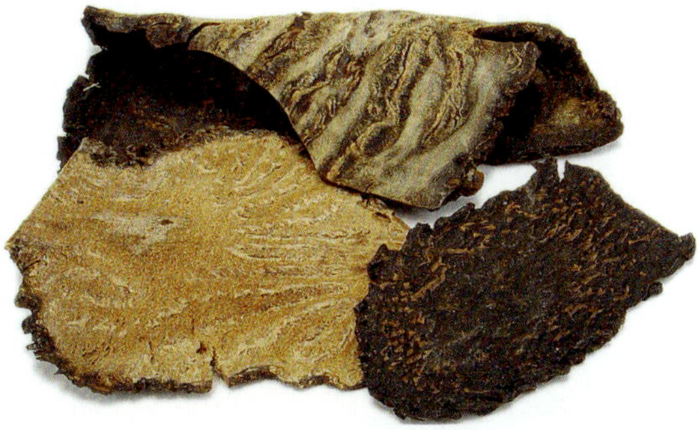

肉蓯蓉 肉苁蓉

Pinyin-Name *Ròu Cōng Róng*
Andere chinesische Namen *Dan Da Yun, Da Yun, Cong Rong, Chang Yang*
Originalquelle *Shen Nong Ben Cao Jing* (Die Materia Medica des göttlichen Landmannes), vermutlich Östliche Han-Dynastie
Deutscher Name Wüstencistanchenkraut
Botanischer Name *Cistanche salsa* (C.A. Mey.) G. Beck (*Rou Cong Rong*); *Cistanche deserticola* Y.C. Ma. (*Rou Cong Rong*)
Pharmazeutischer Name Cistanches Herba
Eigenschaften Süß, salzig, warm
Leitbahnen Nieren, Dickdarm

Chinesische therapeutische Wirkungen

Tonisiert das Nieren-Yang, das Jing (Essenz) und das Blut

Impotenz, Infertilität: *Rou Cong Rong* (Cistanches Herba) behandelt Impotenz bei Männern und Infertilität bei Frauen aufgrund von Nieren-*Yang*-Mangel mit einem Mangel von *Jing* (Essenz) und Blut. *Rou Cong Rong* ist ein mildes Kraut. Daher wird es in einer Rezeptur normalerweise in hoher Dosierung und über einen längeren Zeitraum angewendet, um eine therapeutische Wirkung zu erzielen.

- Impotenz, Infertilität, Spermatorrhö: Eine hohe Dosis *Rou Cong Rong* zusammen mit *Lu Rong* (Cervi Pantotrichum Cornu), *Shan Yao* (Dioscoreae Rhizoma) und *Fu Ling* (Poria) verwenden.
- Vermindertes sexuelles Verlangen: *Rou Cong Rong* mit *Yin Yang Huo* (Epimedii Herba) kombinieren.
- Vergesslichkeit, Gehörverlust: zusammen mit *Lu Rong* (Cervi Pantotrichum Cornu), *Shan Yao* (Dioscoreae Rhizoma) und *Fu Ling* (Poria) anwenden.

Rou Cong Rong behandelt Nieren-*Yang*-Mangel mit Symptomen wie Wundheit und Schmerzen im unteren Rücken und in den Knien, Schwäche in den Gelenken und Sehnen, Tinnitus, Schwindel, Vergesslichkeit, Gehörverlust, klarer Vaginalausfluss, Amenorrhö oder spärliche Menstruationsblutung.

- Wundheit und Schwäche der Gelenke: *Rou Cong Rong* mit *Xu Duan* (Dipsaci Radix) und *Lu Rong* (Cervi Pantotrichum Cornu) kombinieren.

Befeuchtet den Dickdarm und erleichtert die Stuhlpassage

Stuhlverstopfung aufgrund von Trockenheit: Chronische Verstopfung kann unterschiedliche Ursachen haben wie z.B. plötzlichen starken Blutverlust, übermäßiges Schwitzen, übermäßigen Gebrauch von Diurektika oder sie kann einfach als Folge chronischer Krankheiten auftreten. *Rou Cong Rong* ist zwar warm, aber nicht trocknend. Tatsächlich befeuchtet es den Dickdarm und fördert die Stuhlbewegung. Es ist besonders für Stuhlverstopfung geeignet, die durch *Yang*-Mangel mit Flüssigkeitsmangel und Trockenheit verursacht wird.

- Stuhlverstopfung: *Rou Cong Rong* mit *Huo Ma Ren* (Cannabis Fructus) und *Hei Zhi Ma* (Sesami Semen Nigrum) kombinieren.

Dosierung

10–20 g. Die empfohlene Dosierung für *Rou Cong Rong* ist relativ hoch, da bei niedrigen Dosierungen in der Regel keine sofortige Wirkung eintritt. *Rou Cong Rong* wird normalerweise mit Salz gebraten oder mit Getreideschnaps gedünstet, um die Arznei zu den Nieren zu lenken und seine Wirkung bei der Behandlung von Impotenz, Schmerzen im unteren Rücken und Infertilität zu steigern.

Sicherheitshinweise, Kontraindikationen

- *Rou Cong Rong* ist kontraindiziert bei Patienten mit Diarrhö oder Verstopfung aufgrund von Fülle-Hitze.
- Die Anwendung dieses Krauts ist kontraindiziert bei Nieren-*Yin*-Mangel oder bei sexuell leicht erregbaren Patienten, die unter vorzeitigem Samenerguss leiden.

Chemische Zusammensetzung

β-Sitosterol, Bernsteinsäure, Kaffeesäure, Aminosäuren, Kalium, Natrium, Calcium, Magnesium, Eisen und Zink.[1]

Pharmakologische Wirkungen

- **Immunstimulierend**: Der wässrige *Rou-Cong-Rong*-Extrakt in einer Dosierung von 50–100 mg/kg wird mit einer Gewichtszunahme der Milz und mit einer gesteigerten Phagozytoseaktivität der Makrophagen assoziiert.[2]
- **Endokrinologisch**: *Rou Cong Rong* hat eine stimulierende Wirkung auf das Hormonsystem. Es steigert die Hormonausschüttung des Hypothalamus, der Hirnanhangdrüse und der Fortpflanzungsorgane.[3]
- **Gastrointestinal**: *Rou Cong Rong* steigert die Darmperistaltik, senkt die Wasserresorption im Dickdarm und lindert Stuhlverstopfung.[4]

Wechselwirkung mit anderen Medikamenten

Allgemein: *Rou Cong Rong* steigert die Neurotransmitteraktivität (z.B. Norepinephrin, Dopamin, Serotonin) im Hypothalamus, sodass es unter Umständen zu Wechselwirkungen mit Medikamenten wie Sympathomimetika, Monoaminoxidasehemmern, Serotoninwiederaufnahmehemmern und trizyklischen Antidepressiva kommen kann.[5]

Kommentar der Autoren

Rou Cong Rong ist ein gutes Nieren-*Yang*-Tonikum, da es nicht die stagnierenden Eigenschaften anderer Tonika besitzt. Eine hohe Dosis von *Rou Cong Rong* wird gewöhnlich mit Lamm kombiniert, um unterschiedliche Zeichen von Nieren-*Yang*-Mangel zu behandeln.

Die Wirkung von *Rou Cong Rong* ähnelt der von *Suo Yang* (Cynomorii Herba). *Rou Cong Rong* nährt *Yang*, *Jing* (Essenz) und Blut. *Suo Yang* übt ebenfalls diese Funktionen aus, wirkt aber stärker als *Yang*-Tonikum und weniger stark als *Jing*- und Blut-Tonikum. Beide Arzneien werden als „komplementäres Team" bei der Behandlung von Symptomen eingesetzt, die mit Nieren-*Yang*-Mangel mit Erschöpfung des *Jing* (Essenz) verbunden sind.

Referenzen

1. *Chang Yong Zhong Yao Cheng Fen Yu Yao Li Shou Ce* (A Handbook of the Composition and Pharmacology of Common Chinese Drugs), 1994; 858–859
2. *Zhong Xi Yi Jie He Za Zhi* (Journal of Integrated Chinese and Western Medicine), 1988; 8(12):736
3. *Zhong Yi Za Zhi* (Journal of Chinese Medicine), 1984; 7(7):63
4. *Chang Yong Zhong Yao Cheng Fen Yu Yao Li Shou Ce* (A Handbook of the Composition and Pharmacology of Common Chinese Drugs), 1994; 858–862
5. *Shang Hai Zhong Yi Xue Yuan Xue Bao* (Journal of Shanghai University of Chinese Medicine), 1987; 1(1):37

Shā Yuàn Zǐ

Astragali Complanati Semen

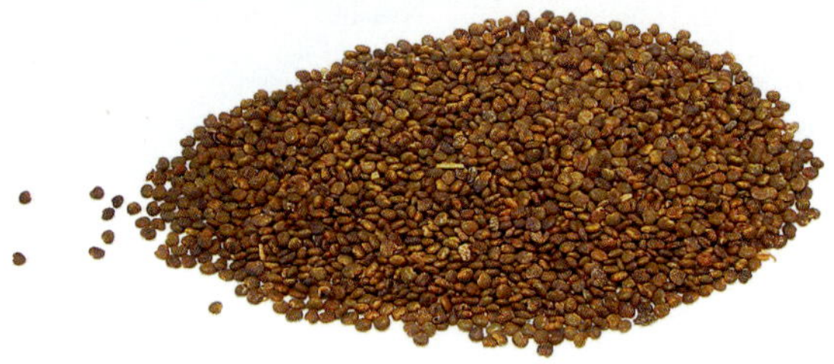

沙苑子

Pinyin-Name *Shā Yuàn Zǐ*
Andere chinesische Namen *Sha Yuan Ji Li, Tong Ji Li, Wai Sha Yuan, Tong Xi Li*
Originalquelle *Tu Jing Ben Cao* (Illustrierter Klassiker der Materia Medica) von Su Song aus dem Jahr 1061
Deutscher Name Tragantsamen
Botanischer Name *Astragalus complanatus* R. Br. (*Sha Yuan Zi*)
Pharmazeutischer Name Astragali Complanati Semen
Eigenschaften Süß, warm
Leitbahnen Nieren, Leber

Chinesische therapeutische Wirkungen

Tonisiert die Nieren und festigt das Jing (Essenz)

Verlust von Körpersäften: Leber- und Nieren-Mangel führen zum Verlust von *Jing* (Essenz). Symptome dieser Störung sind u.a. Spermatorrhö, Harninkontinenz, vorzeitiger Samenerguss, starker klarer Vaginalausfluss und Polyurie. *Sha Yuan Zi* (Astragali Complanati Semen) stärkt die Nieren und hilft, das *Jing* zu festigen und seinen Verlust zu verhindern.

- Allgemeiner Nieren-Mangel mit Verlust von *Jing* (Essenz): *Sha Yuan Zi* mit *Lu Jiao Shuang* (Cervi Cornu Degelatinatum), *Qian Shi* (Euryales Semen) und *Shan Zhu Yu* (Corni Fructus) kombinieren.
- Impotenz, Spermatorrhö: mit *Shan Zhu Yu* (Corni Fructus), *Wu Wei Zi* (Schisandrae Fructus), *Lian Xu* (Nelumbinis Stamen), *Long Gu* (Fossilia Ossis Mastodi), *Ba Ji Tian* (Morindae Officinalis Radix) und *Xian Mao* (Curculiginis Rhizoma) kombinieren.
- Polyurie oder Harninkontinenz: *Sha Yuan Zi* zusammen mit *Sang Piao Xiao* (Mantidis Ootheca), *Tu Si Zi* (Cuscutae Semen), *Fu Pen Zi* (Rubi Fructus), *Yi Zhi* (Alpiniae Oxyphyllae Fructus) und *Bu Gu Zhi* (Psoraleae Fructus) verwenden.

Nährt die Leber und erhellt die Augen

Störungen des Sehvermögens aufgrund von Leber- und Nieren-Mangel: Die Leber öffnet sich in die Augen. Ein Ernährungsmangel der Leber verursacht verschwommenes Sehen, verminderte Sehschärfe und Schwindel. *Sha Yuan Zi* ist warm, aber nicht trocknend. Es festigt *Jing* und nährt das Leber-Blut, um die Augen zu unterstützen.

- Sehstörungen: *Sha Yuan Zi* mit *Gou Qi Zi* (Lycii Fructus), *Tu Si Zi* (Cuscutae Semen), *Ji Li* (Tribuli Fructus), *Jue Ming Zi* (Cassiae Semen) und *Ju Hua* (Chrysanthemi Flos) kombinieren.

Dosierung

10–20 g im Dekokt. *Sha Yuan Zi* wird außerdem in Form von Pillen oder als Pulver angewendet. Die in Salz gebratene Arzneidroge tonisiert sowohl das *Yin* als auch das *Yang* und wird häufig verwendet, um Spermatorrhö, nächtlichen Samenerguss und Inkontinenz zu behandeln.

Sicherheitshinweise, Kontraindikationen

Die Anwendung von *Sha Yuan Zi* ist bei *Yin*-Mangel und Hitze-Zeichen oder bei übermäßigem sexuellem Verlangen kontraindiziert.

Chemische Zusammensetzung

Complanatusid, Neocomplanosid, Myricomplanosid, Astragalin, Kaempferid, Myricetin, Threonin, Valin, Methionin, Leucin, Isoleucin, Phenylalanin.[1]

Pharmakologische Wirkungen

Kardiovaskulär: In Tierstudien hat die Injektion von *Sha Yuan Zi* den Blutdruck, die Herzfrequenz und den peripheren Gefäßwiderstand gesenkt und die Durchblutung des Gehirns gesteigert.[2]

Toxikologie

Die LD_{50} für die intraperitoneale Injektion von *Sha Yuan Zi* beträgt bei Mäusen 37,75 g/kg.[3]

Kommentar der Autoren

Sha Yuan Ji Li ist der alternative *Pinyin*-Name für *Sha Yuan Zi* und wird häufig mit *Ji Li* (Tribuli Fructus) verwechselt. Obwohl beide Arzneien Erkrankungen der Augen behandeln, haben sie unterschiedliche Funktionen. *Sha Yuan Zi* tonisiert Leber und Nieren, festigt das *Jing* (Essenz) und verbessert das Sehen. Es wird meistens bei verschwommenem Sehen oder verminderter Sehschärfe verwendet. *Ji Li* besänftigt die Leber und zerstreut Wind-Hitze, um die Augen zu erhellen. Es behandelt rote Augen mit Tränenfluss oder Schmerzen.

Sha Yuan Zi und *Tu Si Zi* (Cuscutae Semen) tonisieren beide die Nieren und unterstützen das *Jing* (Essenz). *Sha Yuan Zi* wärmt das Nieren-*Yang*, festigt das *Jing* (Essenz) und ist besonders dafür geeignet, Impotenz und Spermatorrhö zu behandeln. *Tu Si Zi* ist warm, aber nicht trocknend. Es ist am besten für die Behandlung von Unfruchtbarkeit geeignet.

Referenzen

1. *Xian Dai Zhong Yao Yao Li Xue* (Contemporary Pharmacology of Chinese Herbs), 1997; 1270–1271
2. *Xi Bei Yi Yao Za Zhi* (Northwest Journal of Herbal Medicine), 1988, 3(2):17
3. *Shan Xi Yi Kan* (Shanxi Journal of Medicine), 1987; 16(5):61

Suǒ Yáng
Cynomorii Herba

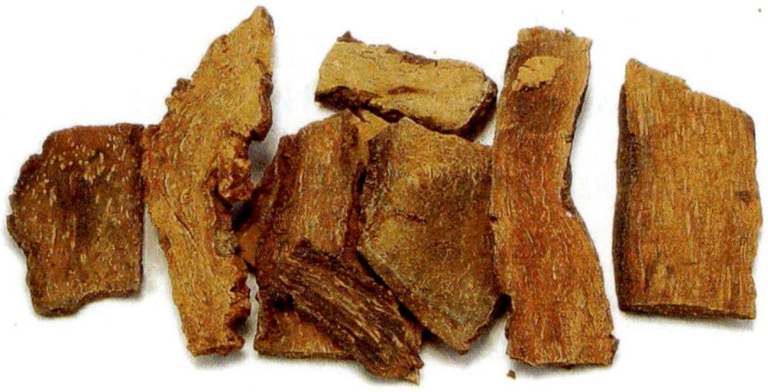

鎖陽 锁阳

Pinyin-Name *Suǒ Yáng*
Wörtliche Übersetzung „*Yang* verschließen", „*Yang*-Verschluss"
Originalquelle *Ben Cao Gang Mu Shi Yi* (Auslassungen aus der Großen Materia Medica) von Zhao Xue-Min aus dem Jahr 1765
Deutscher Name Hundskolbenkraut, Feuerspornkraut
Botanischer Name *Cynomorium songaricum* Rupr. (*Suo Yang*)
Pharmazeutischer Name Cynomorii Herba
Eigenschaften Süß, warm
Leitbahnen Leber, Nieren, Dickdarm

Chinesische therapeutische Wirkungen

Tonisiert das Nieren-Yang

Impotenz, Infertilität: Nieren-*Jing*-(Essenz-)Mangel bedeutet die Unfähigkeit, das *Yang* zu unterstützen, und verursacht Impotenz, Amenorrhö und Infertilität. *Suo Yang* (Cynomorii Herba) nährt das Leber-*Yin* und wärmt das Nieren-*Yang*. Es fördert stärker das *Yang* und nährt leicht *Jing* und Blut.

- Nächtlicher Samenerguss, Impotenz: *Suo Yang* zusammen mit *Rou Cong Rong* (Cistanches Herba), *Fu Ling* (Poria) und *Sang Piao Xiao* (Mantidis Ootheca) mit Honig verwenden.
- Wundheit und Schwäche des Rückens und der Knie: mit *Shu Di Huang* (Rehmanniae Radix Praeparata) und *Gui Ban* (Testudinis Plastrum) kombinieren. **Beispiel-Rezeptur**: *Hu Qian Wan* (Pille des auf der Lauer liegenden Tigers).

Befeuchtet den Darmtrakt und fördet die Stuhlbewegung

Stuhlverstopfung aufgrund von Trockenheit: Eine mangelnde Darmernährung verursacht Verstopfung oder trockene Stühle. Wird *Suo Yang* in hohen Dosierungen und über einen längeren Zeitraum angewendet, befeuchtet es den Darmtrakt.

- Stuhlverstopfung: *Suo Yang* zusammen mit Honig oder mit *Sang Shen* (Mori Fructus) verwenden.

Dosierung

10–15 g im Dekokt oder in Pillenform.

Sicherheitshinweise, Kontraindikationen

- *Suo Yang* ist kontraindiziert bei Diarrhö aufgrund von Milz-Mangel oder bei Verstopfung aufgrund von Fülle-Hitze.
- Es ist bei Patienten mit *Yin*-Mangel kontraindiziert, die sexuell leicht erregbar sind.

Chemische Zusammensetzung

Ätherische Öle (Ethylacetat, Essigsäure, Pyridin, N-Hexanal, 2-Furaldehyd, 2-Furanacabinol, 2-Heptanon, N-Heptanal, 2,3,5-Trimethylpyrazin, 2-Ethylhexanol, Tetramethylpyrazin, N-Nonanol, Methyl-N-nonanoat, Ethylnonanoat, Tetradecansäure, Methylhexadecanoat, 2,6-Diethylmethylpyrarin, Palmitinsäure, 9-Octadecensäure), β-Sitosterol, Ursolsäure, Daucosterol, Gallsäure, Protocatechusäure, Catechin und andere anorganische Bestandteile.[1, 2]

Pharmakologische Wirkungen

- **Gastrointestinal**: Die orale Verabreichung des wässrigen Extrakts von *Suo Yang* in einer Dosierung von 1,5 g/kg reguliert die Stuhlbewegung bei Mäusen. Die Wirkung setzt 20 Minuten nach der Einnahme ein.[3]
- **Immunstimulierend**: Die orale Verabreichung des alkoholischen Extrakts von *Suo Yang* an Mäuse (0,5 g/kg/Tag über einen Zeitraum von sieben Tagen) erhöht die Phagozytoseaktivität der Makrophagen.[4]

Referenzen

1. *Xian Dai Zhong Yao Yao Li Xue* (Contemporary Pharmacology of Chinese Herbs), 1997; 1272
2. *Chang Yong Zhong Yao Cheng Fen Yu Yao Li Shou Ce* (A Handbook of the Composition and Pharmacology of Common Chinese Drugs), 1994; 1686–1691

3. *Zhong Yao Cai* (Study of Chinese Herbal Material), 1990; 13(10):36
4. *Zhong Guo Yi Yao Xue Bao* (Chinese Journal of Medicine and Herbology), 1989; 4(3):187

Tù Sī Zǐ
Cuscutae Semen

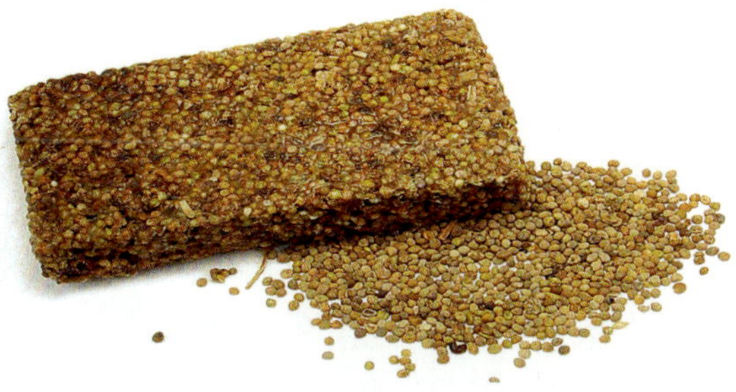

菟絲子 菟丝子

Pinyin-Name *Tù Sī Zǐ*
Wörtliche Übersetzung „Teufelszwirn"
Andere chinesische Namen *Tu Si Bing, Jin Qian Cao Zi*
Originalquelle *Shen Nong Ben Cao Jing* (Die Materia Medica des göttlichen Landmannes), vermutlich Östliche Han-Dynastie
Deutscher Name Teufelszwirnsamen
Botanischer Name *Cuscuta chinensis* Lam. (*Tu Si Zi*); *Cuscuta japonica* Choisy (*Da Tu Si Zi*)
Pharmazeutischer Name Cuscutae Semen
Eigenschaften Scharf, süß, neutral
Leitbahnen Leber, Nieren

Chinesische therapeutische Wirkungen

Tonisiert Nieren-Yin und Nieren-Yang

Impotenz, chronische Uterusblutungen, Leukorrhö: *Tu Si Zi* (Cuscutae Semen) behandelt auffallende Zeichen von Nieren-*Yin*- und Nieren-*Yang*-Mangel wie Impotenz, Rückenschmerzen, Harninkontinenz, Spermatorrhö, Uterusblutungen und starken, klaren Vaginalausfluss. *Tu Si Zi* ist neutral und kann als Einzelarznei in hohen Dosierungen verwendet werden, um die genannten Symptome zu behandeln.

- Spermatorrhö, häufige Träume: *Tu Si Zi* als Einzelarznei in hoher Dosierung verwenden oder mit *Wu Wei Zi* (Schisandrae Fructus), *Lian Zi* (Nelumbinis Semen), *Yuan Zhi* (Polygalae Radix) und *Qian Shi* (Euryales Semen) kombinieren.
- Uterusblutungen, unruhiger Fötus, Rückenschmerzen mit Prolapsgefühl: mit *Du Zhong* (Eucommiae Cortex), *Sang Ji Sheng* (Taxilli Herba) und *E Jiao* (Asini Corii Colla) kombinieren.
- Impotenz: *Tu Si Zi* zu *Ji Li* (Tribuli Fructus), *Yin Yang Huo* (Epimedii Herba), *Gou Qi Zi* (Lycii Fructus) und *Ba Ji Tian* (Morindae Officinalis Radix) hinzufügen.
- Herz-*Qi*-Mangel aufgrund von übermäßigem Sich-Sorgen, mit Harnträufeln, weißem, trübem Urin und Enuresis: *Tu Si Zi* zusammen mit *Fu Ling* (Poria) und *Lian Zi* (Nelumbinis Semen) verwenden.

Festigt das Nieren-Jing (Essenz) und hält den Harn zurück

Enuresis: Nieren-*Qi*-Mangel führt dazu, dass die Harnblase unfähig ist, den Harn zu halten. *Tu Si Zi* behandelt Harnwegerkrankungen wie z.B. Inkontinenz, Harnträufeln am Ende des Wasserlassens, häufigen Harndrang, Polyurie oder trüben Harn aufgrund von *Qi*- und *Yang*- Mangel.

- Harninkontinenz, häufiger Harndrang, Tröpfeln von trübem Urin am Ende des Wasserlassens: *Tu Si Zi* mit *Fu Ling* (Poria) und *Lian Zi* (Nelumbinis Semen) kombinieren.

Erhellt die Augen

Vermindertes Sehvermögen: Die Leber öffnet sich in die Augen. Mangelernährung führt zu verschwommenem Sehen, Flecken vor den Augen, Augentrockenheit und Schwindel.

- Verschwommenes Sehen: *Tu Si Zi* mit *Shan Zhu Yu* (Corni Fructus), *Ju Hua* (Chrysanthemi Flos) und *Shu Di Huang* (Rehmanniae Radix Praeparata) kombinieren.

Stoppt Diarrhö

Diarrhö und Appetitmangel sind das Ergebnis von Nieren-*Yang*-Mangel und dem Unvermögen, das Milz-*Yang* zu wärmen. Werden Nahrungsmittel, Wasser und Feuchtigkeit nicht transformiert oder transportiert, akkumulieren sie im Darmtrakt und verursachen Diarrhö. *Tu Si Zi* wärmt die Milz und die Nieren, um die Verdauung zu normalisieren und Diarrhö zu stoppen.

- Diarrhö: *Tu Si Zi* mit *Bu Gu Zhi* (Psoraleae Fructus), *Huang Qi* (Astragali Radix) und *Bai Zhu* (Atractylodis Macrocephalae Rhizoma) kombinieren.

Behandelt Xiao Ke (Auszehrung und Dürsten)

Tu Si Zi wird häufig eingesetzt, um das *Xiao-Ke*-Syndrom zu behandeln. Der frische Saft der Samen kann als Einzelmittel verwendet werden. Getrocknetes *Tu Si Zi* wird gewöhnlich mit anderen Arzneien in einer Rezeptur kombiniert.

Dosierung

10–15 g.

Sicherheitshinweise, Kontraindikationen

Obwohl die thermische Eigenschaft von *Tu Si Zi* neutral ist, tonisiert es mehr das Nieren-*Yang* als das Nieren-*Yin*. Daher sollte es mit Vorsicht bei *Yin*-Mangel-Hitze (besonders bei sexuell leicht erregbaren Patienten) oder bei Trockenheit, Stuhlverstopfung und spärlichem, dunklem Harn verwendet werden.

Chemische Zusammensetzung

Cholesterin, Campesterol, β-Sitosterol, Stigmasterol, β-Amyrin.[1]

Pharmakologische Wirkungen

- **Hepatoprotektiv**: Die Verabreichung eines 20-prozentigen *Tu-Si-Zi*-Dekokts hat bei Mäusen deutlich hepatoprotektiv gewirkt, inbesonders gegenüber Tetrachlorkohlenstoff.[2]
- **Allgemeine Stärkung**: *Tu Si Zi* als Dekokt steigert bei Mäusen nachweislich die Widerstandsfähigkeit gegenüber Hypoxie sowie die Schwimmdauer.[3]

Klinische und wissenschaftliche Studien

Vitiligo: Die zwei- bzw. dreimal tägliche lokale Anwendung einer Tinktur zeigte bei acht von zehn Patienten mit Vitiligo gute Ergebnisse. Die Tinktur wurde durch 48-stündiges Einweichen von 25 g Teufelszwirnsamen und -zweigen in 100 ml 95-prozentigem Alkohol hergestellt.[4]

Referenzen

1. *Xian Dai Zhong Yao Yao Li Xue* (Contemporary Pharmacology of Chinese Herbs), 1997; 1248
2. *Chang Yong Zhong Yao Cheng Fen Yu Yao Li Shou Ce* (A Handbook of the Composition and Pharmacology of Common Chinese Drugs), 1994; 1563–1564
3. Ibid.
4. *Xi An Yi Ke Da Xue Xue Bao* (Journal of Xian University School of Medicine), 1959; 6:88

Xiān Máo

Curculiginis Rhizoma

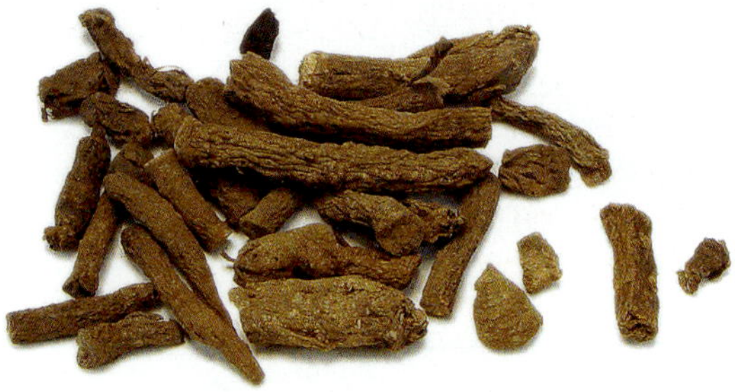

仙茅

Pinyin-Name *Xiān Máo*
Wörtliche Übersetzung „Unsterbliches Gras"
Originalquelle *Hai Yao Ben Cao* (Materia Medica der Kräuter von [über] den Meeren), verfasst in den Jahren von 907 bis 960 von Li Xun
Deutscher Name Rüssellilienwurzelstock
Botanischer Name *Curculigo orchioides* Gaertz. (*Xian Mao*)
Pharmazeutischer Name Curculiginis Rhizoma
Eigenschaften Scharf, heiß
Leitbahnen Nieren
Sicherheitshinweis Toxisch

Chinesische therapeutische Wirkungen

Wärmt die Nieren und stärkt das Yang

Nieren-Yang-Mangel: *Xian Mao* (Curculiginis Rhizoma) ist eine der potentesten Nieren-*Yang* tonisierenden Arzneien. Es behandelt Harninkontinenz, Polyurie, Impotenz und Spermatorrhö bei Männern. Bei Frauen gehören zu den Manifestationen von Nieren-*Yang*-Mangel unregelmäßige Menstruation und Unfruchtbarkeit.

17

Abschnitt 2: Yang tonisierend

- Impotenz: *Xian Mao* mit *Yin Yang Huo* (Epimedii Herba) und *Ba Ji Tian* (Morindae Officinalis Radix) in Getreideschnaps kombinieren.
- Polyurie, Tinnitus oder Gehörverlust: mit *Jin Ying Zi* (Rosae Laevigatae Fructus) kombinieren.
- Milz- und Nieren-*Yang*-Mangel mit Völlegefühl und Schmerzen im Epigastrium, Appetitmangel und Erbrechen von klarer Flüssigkeit: *Xian Mao* zu *Sha Ren* (Amomi Fructus), *Wu Zhu Yu* (Evodiae Fructus), *Mu Xiang* (Aucklandiae Radix) und *Gao Liang Jiang* (Alpiniae Officinarum Rhizoma) hinzufügen.
- Harninkontinenz und häufiges Wasserlassen: *Xian Mao* als Einzelarznei anwenden.
- Unregelmäßige Menstruation oder Hypertonie während der Menopause: zusammen mit *Yin Yang Huo* (Epimedii Herba), *Dang Gui* (Angelicae Sinensis Radix) und *Zhi Mu* (Anemarrhenae Rhizoma) verwenden.
- Kälte im Epigastrium mit saurem Aufstoßen und Appetitmangel: zusammen mit *Sha Ren* (Amomi Fructus), *Wu Zhu Yu* (Evodiae Fructus), *Mu Xiang* (Aucklandiae Radix) und *Gao Liang Jiang* (Alpiniae Officinarum Rhizoma) anwenden.

Zerstreut Kälte und Feuchtigkeit, behandelt Bi Zheng (schmerzhaftes Blockade-Syndrom)

Bi Zheng (schmerzhaftes Blockade-Syndrom): Arthritis, Schmerzen, Taubheitsgefühl und Steifheit treten häufig als Ergebnis eines konstitutionellen Nieren-*Yang*-Mangels auf, verkompliziert durch die Invasion von Kälte und Feuchtigkeit, die die Leitbahnen blockieren. *Xian Mao* stärkt die Knochen und zerstreut Kälte und Feuchtigkeit in den Leitbahnen, um Schmerzen zu lindern.

- Schwächegefühl in den Knochen und Sehnen und/oder Schmerzen im unteren Rücken und in den Knien: *Xian Mao* mit *Xu Duan* (Dipsaci Radix), *Du Zhong* (Eucommiae Cortex), *Yin Yang Huo* (Epimedii Herba) und *Wu Jia Pi* (Acanthopanacis Cortex) kombinieren. *Zhi Cao Wu* (Aconiti Kusnezoffii Radix Praeparata) oder *Zhi Chuan Wu* (Aconiti Radix Praeparata) können zur Rezeptur hinzugefügt werden, um Kälte zu zerstreuen.

Dosierung

3–10 g im Dekokt. *Xian Mao* wird auch als medizinische Tinktur, in Pillenform oder als Pulver angewendet.

Sicherheitshinweise, Kontraindikationen

- *Xian Mao* ist bei Patienten mit *Yin*-Mangel-Feuer oder Fülle-Hitze-Syndromen kontraindiziert. *Xian Mao* ist toxisch und scharf und wird nicht für eine Langzeitanwendung empfohlen.
- Die Anwendung von *Xian Mao* kann zu Nebenwirkungen wie Taubheitsgefühl oder Schwellung der Zunge führen, die jedoch durch die Einnahme von *Da Huang* (Rhei Radix et Rhizoma) oder *Huang Qin* (Scutellariae Radix) gelindert werden können.

Chemische Zusammensetzung

Lycorin, Yuccagenin, β-Sitosterol, Curculigosid, Corchiosid A, Curculigosid B, Curculigin A, B, C; Orcinolglucosid.[1]

Pharmakologische Wirkungen

- **Immunstimulierend**: Die einmal tägliche Verabreichung eines 70-prozentigen alkoholischen Extrakts von *Xian Mao* an Mäuse über einen Zeitraum von sieben Tagen bewirkte einen Anstieg der Phagozytoseaktivität der Makrophagen.[2]
- **ZNS beruhigend**: Die intraperitoneale Injektion eines alkoholischen *Xian-Mao*-Extrakts in einer Dosierung von 10 g/kg verlängerte bei Mäusen die Phenobarbital-induzierte (40 mg/kg) Schlafdauer.[3]
- **Wirkung auf die Fortpflanzungsorgane**: *Xian Mao* stimuliert das Fortpflanzungssystem und erhöht das Gewicht der Eierstöcke und des Uterus bei weiblichen Mäusen[4] sowie das Gewicht der Hoden bei männlichen Ratten.[5]

Toxikologie

Xian Mao besitzt eine relativ geringe Toxizität. Es wurden keine Todesfälle bei Mäusen nach der oralen Aufnahme von 150 g/kg beobachtet.[6]

Referenzen

1. *Xian Dai Zhong Yao Yao Li Xue* (Contemporary Pharmacology of Chinese Herbs), 1997; 1256
2. *Zhong Guo Zhong Yao Za Zhi* (People's Republic of China Journal of Chinese Herbology), 1989; 14(10):42
3. Ibid.
4. *Zhong Yi Za Zhi* (Journal of Chinese Medicine), 1984; (7):63
5. *Zhong Guo Zhong Yao Za Zhi* (People's Republic of China Journal of Chinese Herbology), 1989; 14(10):42
6. Ibid.

Xú Duàn

Dipsaci Radix

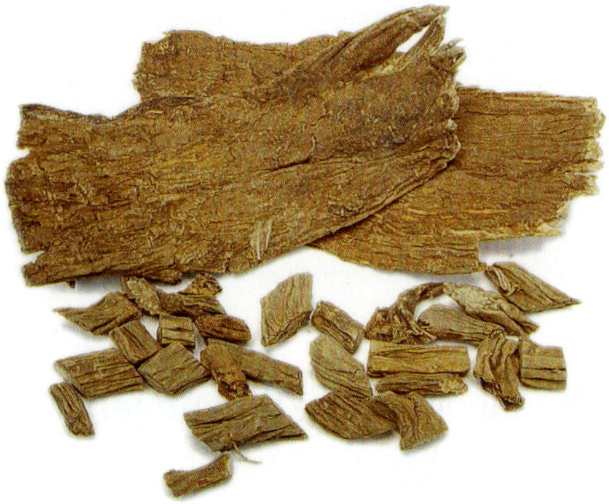

續斷 续断

Pinyin-Name *Xú Duàn*
Wörtliche Übersetzung „Stellt wieder her, was gebrochen ist", „stellt das Gebrochene wieder her", „verbindet gebrochene Teile wieder"
Andere chinesische Namen *Chuan Duan*, *Jie Gu Cao*
Originalquelle *Shen Nong Ben Cao Jing* (Die Materia Medica des göttlichen Landmannes), vermutlich Östliche Han-Dynastie
Deutscher Name Chinesische Kardenwurzel
Botanischer Name *Dipsacus asper* Wall. (*Chuan Xu Duan*)
Pharmazeutischer Name Dipsaci Radix
Eigenschaften Bitter, süß, scharf, leicht warm
Leitbahnen Leber, Nieren

Chinesische therapeutische Wirkungen

Tonisiert Leber und Nieren

Leber- und Nieren-Mangel: Leber- und Nieren-Mangel sind durch die Unfähigkeit gekennzeichnet, Muskeln und Sehnen zu nähren. Dies verursacht starke Schmerzen in den unteren Extremitäten. Außerdem führt ein Nieren-*Yang*-Mangel zu einer eingeschränkten Fähigkeit der Organe, Körperflüssigkeiten zu halten, was Symptome wie Polyurie und Spermatorrhö verursacht. *Xu Duan* (Dipsaci Radix) tonisiert Leber und Nieren, um Beschwerden des Bewegungsapparats und Erkrankungen des Urogenitalsystems zu behandeln.

- Wundheit und Schmerzen im unteren Rücken und in den Knien: *Xu Duan* mit *Du Zhong* (Eucommiae Cortex), *Niu Xi* (Achyranthis Radix), *Gou Ji* (Cibotii Rhizoma), *Di Huang* (Rehmanniae Radix), *Shu Di Huang* (Rehmanniae Radix Praeparata) und *Tu Si Zi* (Cuscutae Semen) kombinieren.
- Polyurie, Spermatorrhö: *Xu Duan* als Einzelarznei verwenden.

Besänftigt den Fötus und stoppt Uterusblutungen

Unruhiger Fötus, habituelle Fehlgeburten oder Uterusblutungen während der Schwangerschaft: Diese Zustände sind häufig auf Leber- und Nieren-Mangel und auf die Instabilität von *Ren Mai* (Konzeptionsgefäß) und *Chong Mai* (Durchdringungsgefäß) zurückzuführen.

- Uterusblutungen aufgrund von Nieren-Mangel: *Xu Duan* mit *Tu Si Zi* (Cuscutae Semen), *E Jiao* (Asini Corii Colla) und *Sang Ji Sheng* (Taxilli Herba) kombinieren.
- Instabile Schwangerschaft aufgrund von Nieren-Mangel: zusammen mit *Du Zhong* (Eucommiae Cortex) verwenden.
- Unruhiger Fötus oder habituelle Fehlgeburten im ersten Trimenon mit Uterusblutungen und heftigen Schmerzen im unteren Rücken: *Xu Duan* mit *Du Zhong* (Eucommiae Cortex), *Da Zao* (Jujubae Fructus) und Reis kombinieren.

Belebt die Blutzirkulation und stärkt Sehnen und Knochen

Traumata, Knochenfrakturen, Verstauchungen und Verrenkungen: Traumata verursachen Knochenbrüche, Sehnenschädigungen und Blut-Stagnationen in den Leitbahnen und Kollateralen. Dies führt zu Rötungen, Schwellungen und Schmerzen. Wird die Blut-Stagnation nicht aufgelöst, können sich die Schwellungen, Schmerzen und Entzündungen nicht zurückbilden. *Xu Duan* belebt das Blut, stärkt die Sehnen und Knochen und lindert Schmerzen. Es fördert das Knochen- und Gewebewachstum und unterstützt damit die Genesung. Es ist eine der am häufigsten eingesetzten Arzneien in den Traumatologieabteilungen chinesischer Krankenhäuser.

- Traumatische Verletzungen mit heftigen Schmerzen, Schwellungen oder Knochenbrüchen: *Xu Duan*, *Gu Sui Bu* (Drynariae Rhizoma), *Dang Gui* (Angelicae Sinensis Radix) und *Da-Huang*-(Rhei Radix et Rhizoma-)Pulver mit Getreideschnaps mischen und äußerlich auf die Verletzung auftragen.

- Traumatische Verletzungen: *Xu Duan* mit *Dang Gui* (Angelicae Sinensis Radix), *Chuan Xiong* (Chuanxiong Rhizoma), *Ru Xiang* (Olibanum), *Mo Yao* (Myrrha), *San Qi* (Notoginseng Radix et Rhizoma), *Du Zhong* (Eucommiae Cortex), *Niu Xi* (Achyranthis Radix) und *Gu Sui Bu* (Drynariae Rhizoma) kombinieren, um ein Dekokt herzustellen.

Reduziert Schwellungen, Abszesse und Wunden

Abszesse und Wunden: *Xu Duan* macht die Leitbahnen und Kollateralen frei und reduziert Schwellungen und Schmerzen. Es wird häufig mit Hitze klärenden und Toxine eliminierenden Arzneien wie *Pu Gong Ying* (Taraxaci Herba) angewendet, um toxische Abszesse und Wunden zu behandeln.

- Brustabszesse: *Xu Duan* zusammen mit *Pu Gong Ying* (Taraxaci Herba) einsetzen und äußerlich auftragen.

Dosierung

10–20 g im Dekokt, in schweren Fällen bis zu 30 g. Die trocken-gebratene Arzneidroge stoppt stärker Uterusblutungen. *Xu Duan* wird auch in Form von Pulver oder Pillen verwendet.

Chemische Zusammensetzung

β-Sitosterol, Hederagenin, Ursolaldehyd, Ursolsäure.[1]

Pharmakologische Wirkungen

Wirkung bei Mangelernährung: *Xu Duan* hatte eine günstige Wirkung bei Mäusen mit Vitamin-E-Mangel.[2]

Toxikologie

In drei Fällen wurde die Anwendung von *Xu Duan* mit der Entwicklung von Hautallergien assoziiert, die durch Rötung, Juckreiz und Brennen charakterisiert waren.[3, 4]

Kommentar der Autoren

Xu Duan und *Du Zhong* (Eucommiae Cortex) tonisieren beide Leber und Nieren, stärken die Sehnen und die Knochen, besänftigen einen unruhigen Fötus, stoppen Uterusblutungen und werden bei Schwäche, Wundheit und Schmerzen im unteren Rücken und in den Knien angewendet. *Xu Duan* hat eine mildere tonisierende Wirkung, belebt jedoch stärker den Blutfluss in den Leitbahnen und Kollateralen. Es lindert Traumaschmerzen, Knochenfrakturen, *Bi Zheng* (schmerzhaftes Blockade-Syndrom) und Wunden. Die Funktion, Leber und Nieren zu tonisieren, ist bei *Du Zhong* stärker ausgeprägt. Deshalb wird es häufiger bei Schmerzen im unteren Rücken, Impotenz, Polyurie und Schwindel eingesetzt.

Referenzen

1. *Xian Dai Zhong Yao Yao Li Xue* (Contemporary Pharmacology of Chinese Herbs), 1997; 1263
2. *Zhong Cao Yao Xue* (Study of Chinese Herbal Medicine), 1980; 1089
3. *Si Chuan Zhong Yi* (Sichuan Chinese Medicine), 1984; 2(4):25
4. *Hei Long Jiang Zhong Yi Yao* (Heilongjiang Chinese Medicine and Herbology), 1989; (2):40

Yáng Qĭ Shí

Actinolitum

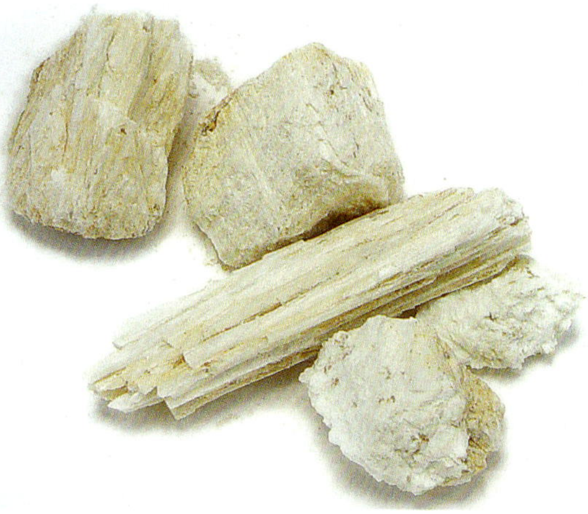

陽起石 阳起石

Pinyin-Name *Yáng Qĭ Shí*
Wörtliche Übersetzung „Stein, der das *Yang* aufsteigen lässt"
Andere chinesische Namen *Bai Shi, Shi Sheng, Tou Shan Shi*
Originalquelle *Shen Nong Ben Cao Jing* (Die Materia Medica des göttlichen Landmannes), vermutlich Östliche Han-Dynastie
Deutscher Name Aktinolith
Pharmazeutischer Name Actinolitum
Eigenschaften Salzig, leicht warm
Leitbahnen Nieren

Chinesische therapeutische Wirkungen

Wärmt die Nieren und stärkt das Yang

Impotenz, Infertilität bei Frauen aufgrund von Nieren-Yang-Mangel: *Yang Qi Shi* (Actinolitum) behandelt am häufigsten Impotenz aufgrund von Nieren-*Yang*-Mangel. Weitere Symptome sind u.a. Spermatorrhö, weiche Stühle, Wundheit des unteren Rückens und der Knie, vorzeitiger Samenerguss und Kälte der Extremitäten. Bei Frauen manifestiert sich ein Nieren-*Yang*-Mangel in Infertilität oder mangelndem sexuellem Verlangen.

- Nieren-*Yang*-Mangel bei Männern: *Yang Qi Shi* mit *Lu Rong* (Cervi Pantotrichum Cornu) und *Tu Si Zi* (Cuscutae Semen) kombinieren.
- Infertilität bei Frauen: *Yang Qi Shi* zu *Wu Zhu Yu* (Evodiae Fructus), *Gan Jiang* (Zingiberis Rhizoma), *Shu Di Huang* (Rehmanniae Radix Praeparata) und *Niu Xi* (Achyranthis Radix) hinzufügen.

Dosierung

3–6 g in Pillenform. *Yang Qi Shi* sollte kalziniert werden, um das Aufbrechen und Extrahieren seiner aktiven Bestandteile zu vereinfachen.

Sicherheitshinweise, Kontraindikationen

- *Yang Qi Shi* ist nicht für eine Langzeitanwendung geeignet.
- *Yang Qi Shi* ist kontraindiziert bei Patienten mit *Yin*-Mangel-Hitze.

Chemische Zusammensetzung

Aktinolith.[1]

Referenzen

1. *Zhong Yao Xue* (Chinese Herbology), 1998; 814–815

Yì Zhì

Alpiniae Oxyphyllae Fructus

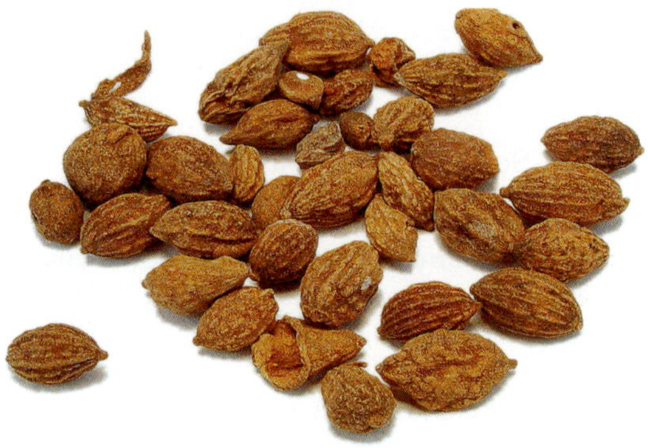

益智

Pinyin-Name *Yì Zhì*
Wörtliche Übersetzung „Begünstigt die Intelligenz“
Andere chinesische Namen *Yi Zhi Ren*, *Yi Zhi* Zi
Originalquelle *Ben Cao Shi Yi* (Auslassungen aus der Klassischen Materia Medica) aus dem Jahr 741 von Chen Cang-Qi
Deutscher Name Schwarzer Kardamom
Botanischer Name *Alpinia oxyphylla* Miq. (*Yi Zhi*)
Pharmazeutischer Name Alpiniae Oxyphyllae Fructus
Eigenschaften Scharf, warm
Leitbahnen Nieren, Milz

Traditionell ist 益智仁 *Yì Zhì Rén* der in Lehrbüchern und unter Therapeuten der Chinesischen Arzneimedizin häufiger verwendete Name. Heutzutage ist jedoch 益智 *Yì Zhì* der offizielle Name, der von der Pharmakopöe der Volksrepublik China 2005 übernommen wurde. Dieser wird daher auch in diesem Buch durchgängig als Standardname verwendet.

Chinesische therapeutische Wirkungen

Wärmt die Milz, fördert den Appetit, stoppt übermäßigen Speichelfluss und Diarrhö

Diarrhö, Kälte und Schmerzen in Epigastrium und Abdomen, übermäßiger Speichelfluss: Mangel und Kälte des Mittleren *Jiao* (Mittlerer Erwärmer) manifestie-

Radix) und *Du Zhong* (Eucommiae Cortex) hinzufügen.

Dosierung

10–15 g im Dekokt. *Yin Yang Huo* wird in der Regel als Tinktur, Paste oder in Pillenform angewendet. Das unverarbeitete Kraut zerstreut stärker Wind und Feuchtigkeit und lindert effektiver *Bi Zheng* (schmerzhaftes Blockade-Syndrom). Wird das Kraut in Öl (Sesamöl oder Lammfett) angebraten, verstärkt dies seine Eigenschaft, das Nieren-*Yang* zu tonisieren und Impotenz, vorzeitigen Samenerguss und andere sexuelle Störungen zu behandeln.

Sicherheitshinweise, Kontraindikationen

Yin Yang Huo sollte mit Vorsicht bei Patienten mit *Yin*-Mangel-Feuer angewendet werden.

Chemische Zusammensetzung

Icariin, Des-O-Methylicariin, β-Anhydroicaritin, Des-O-Methyl-β-anhydroicaritin, Icarisid I, Isoquercetin, Icariin-3-O-D-rhamnosid, Hyperin, Sagittatoside A, B, C; Epimedine A, B, C; Wushanicariin.[1]

Pharmakologische Wirkungen

- **Wirkung auf die Fortpflanzungsorgane**: Die Verabreichung von *Yin Yang Huo* erhöht die Spermienbildung, stimuliert die sensorischen Nerven und erhöht das sexuelle Verlangen sowie die sexuelle Aktivität. Blätter und Wurzeln besitzen die stärkste therapeutische Wirkung, gefolgt von der Frucht und dem Stiel. Studien haben gezeigt, dass *Yin Yang Huo* die Sekretion endogener Hormone wie z.B. Kortikosteron, Kortison und Testosteron steigert.[2, 3]
- **Respiratorisch**: *Yin-Yang-Huo*-Zubereitungen haben eine ausgeprägte hustenstillende, auswurffördernde und antiasthmatische Wirkung. Der hustenstillende Effekt dieser Arznei wird ihrem Einfluss auf das Zentralnervensystem zugeschrieben.[4]
- **Antibiotisch**: *Yin Yang Huo* hemmt *Staphylococcus albus, Staphylococcus aureus, Diplococcus pneumoniae* und *Mycobacterium tuberculosis*.[5]
- **Kardiovaskulär**: In Studien mit Kaninchen, Katzen, Ratten und anderen Tierarten wurde nachgewiesen, dass wässrige und alkoholische *Yin-Yang-Huo*-Extrakte eine blutdrucksenkende Wirkung haben. Bei Ratten mit renaler Hypertonie zeigte *Yin Yang Huo* eine sofort einsetzende antihypertensive Wirkung, obwohl der Blutdruck nach Absetzen der Arznei wieder anstieg. Die blutdrucksenkende Wirkung von *Yin Yang Huo* bei Katzen wurde durch die Injektion von Atropin nicht aufgehoben.[6]
- **Antihyperlipidämisch**: Kaninchen mit hohen Plasma-Cholesterinspiegeln wurden 30 Tage lang zweimal täglich mit 5 ml eines *Yin-Yang-Huo*-Dekokts behandelt. Die Studie berichtete von einem Rückgang der Cholesterinspiegel, jedoch von einem Anstieg der Triglyceridspiegel.[7]
- **Antidiabetisch**: Ein oral verabreichter *Yin-Yang-Huo*-Extrakt senkte bis zu 60 Minuten lang signifikant die Plasma-Glukosespiegel bei Ratten.[8]
- **Entzündungshemmend**: Eine subkutan injizierte *Yin-Yang-Huo*-Zubereitung führte zu einer Abnahme der Gefäßdurchlässigkeit und reduzierte Schwellungen und Entzündungen bei Ratten.[9]

Klinische und wissenschaftliche Studien

- **Koronare Herzkrankheit**: In einer Studie wurden 130 Patienten mit koronarer Herzkrankheit einen Monat lang zweimal täglich mit vier bis sechs *Yin-Yang-Huo*-Tabletten (jede Tablette entsprach 2,7 g des getrockneten Krauts) mit deutlicher symptomatischer Besserung behandelt.[10]
- **Neutropenie**: Die Verabreichung von 15 g *Yin Yang Huo* als Tee für die Dauer von 30 bis 45 Tagen (in der ersten Woche dreimal täglich, danach zweimal täglich) hatte positive Effekte bei der Behandlung von Patienten mit Neutropenie. Im Studienverlauf wurden keine anderen immunstimulierenden Mittel oder Vitamine gegeben. Von 22 Studienteilnehmern beendeten 14 Patienten die Studie mit 100-prozentiger Compliance. Von diesen 14 Patienten zeigten drei eine signifikante Besserung, vier zeigten eine deutliche Besserung, vier eine leichte Besserung. Drei Patienten sprachen nicht auf die Behandlung an.[11]
- **Chronische Bronchitis**: In einer Studie wurden 1066 Patienten mit chronischer Bronchitis mit *Yin-Yang-Huo*-Pillen mit einer Gesamtwirksamkeitsrate von 74,6% behandelt. Die Wirksamkeitsrate für die hustenstillende Funktion betrug 86,8%, für die auswurffördernde Funktion 87,9% und für die antiasthmatische Funktion 73,8%.[12]
- **Kinderlähmung**: Die Injektion von *Yin Yang Huo* und *Sang Ji Sheng* (Taxilli Herba) ist nachweislich wirksam bei der Behandlung von Patienten mit akuter Poliomyelitis oder mit Folgeerscheinungen einer Poliomyelitis.[13]
- **Neurasthenie**: Einem Bericht zufolge wurden 228 Neurasthenie-Patienten mit drei verschiedenen Zubereitungen von *Yin Yang Huo* behandelt. Die Wirksamkeitsrate lag in allen drei Gruppen bei ca. 90%.[14]

- **Virale Myokarditis**: Die dreimal tägliche Verabreichung von sieben bis zehn *Yin-Yang-Huo*-Tabletten (jede Tablette entsprach 2,7 g des getrockneten Krauts) über einen Zeitraum von zwei Monaten hatte günstige Auswirkungen bei 36 Patienten mit viraler Myokarditis.[15]

Toxikologie

Die LD_{50} für einen *Yin-Yang-Huo*-Extrakt betrug bei Mäusen bei intraperitonealer Injektion 36 g/kg, bei intravenöser Injektion 56,8 g/kg. Die orale Aufnahme von *Yin Yang Huo* in einer Dosierung von 450 g/kg über drei Tage zeigte keine anormalen Wirkungen. Symptome einer Überdosierung sind u.a. Pupillenerweiterung, gesteigerte körperliche Bewegung, leichte Spasmen und Krämpfe und in schweren Fällen Atemdepression.[16, 17]

Kommentar der Autoren

Bei sexuellen Störungen sind häufig sowohl Nieren-*Yin*- als auch Nieren-*Yang*-Mangel beteiligt. Wird das Nieren-*Yang* tonisiert, müssen zum Ausgleich *Yin* tonisierende Arzneien zur Rezeptur hinzugefügt werden. Dadurch wird die Entstehung ungewollter Hitze durch *Yang* tonisierende Arzneien vermieden. *Yin Yang Huo* wird *nicht* für eine Langzeitanwendung empfohlen, da es das *Yin* schädigen kann.

Bei der Behandlung von Impotenz kommt *Yin Yang Huo* häufig als medizinische Tinktur zum Einsatz, wobei die Arzneidroge mit anderen Arzneien wie *Shan Zhu Yu* (Corni Fructus), *Xiao Mai* (Tritici Fructus), *Shu Di Huang* (Rehmanniae Radix Praeparata), *Rou Cong Rong* (Cistanches Herba), *Gou Qi Zi* (Lycii Fructus), *Ba Ji Tian* (Morindae Officinalis Radix) und *Yang Qi Shi* (Actinolitum) in Getreideschnaps eingeweicht wird. *Yin Yang Huo* wird auch zu Pillen verarbeitet.

Referenzen

1. *Xian Dai Zhong Yao Yao Li Xue* (Contemporary Pharmacology of Chinese Herbs), 1997; 1238
2. *Zhong Yao Da Ci Dian* (Dictionary of Chinese Herbs), 1977; 2251
3. *Zhong Xi Yi Jie He Za Zhi* (Journal of Integrated Chinese and Western Medicine), 1989; 9(12):737–8,710
4. *Zhong Yao Yao Li Yu Ying Yong* (Pharmacology and Applications of Chinese Herbs), 1983; 1102
5. Ibid.
6. Ibid.
7. Ibid.
8. Ibid.
9. Ibid.
10. *Xin Yi Yao Xue Za Zhi* (New Journal of Medicine and Herbology), 1975; 12:26
11. *Zhong Xi Yi Jie He Za Zhi* (Journal of Integrated Chinese and Western Medicine), 1985; 12:719
12. *Hu Bei Wei Sheng* (Hubei Health), 1972; 7:15
13. *Zhong Cao Yao Tong Xun* (Journal of Chinese Herbal Medicine), 1972; 2:28
14. *Zhong Yi Za Zhi* (Journal of Chinese Medicine), 1982; 11:70
15. *Zhong Xi Yi Jie He Za Zhi* (Journal of Integrated Chinese and Western Medicine), 1984; 9:523
16. *Zhong Yao Da Ci Dian* (Dictionary of Chinese Herbs), 1977; 2251
17. *Zhong Xi Yi Jie He Za Zhi* (Journal of Integrated Chinese and Western Medicine), 1985; 12:719

Zǐ Hé Chē

Placenta Hominis

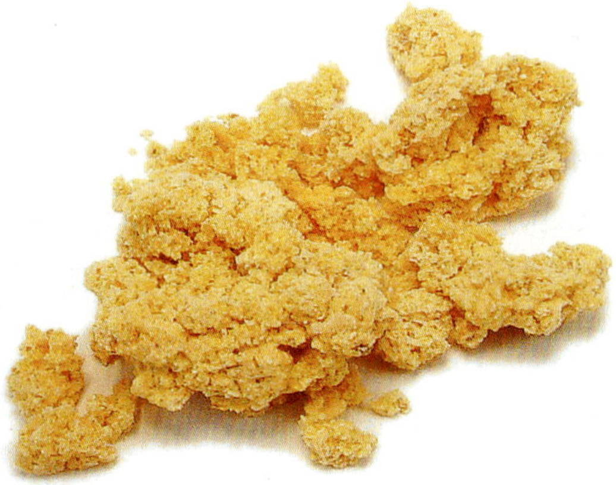

紫河車 紫河车

Pinyin-Name *Zǐ Hé Chē*
Wörtliche Übersetzung „Dunkelrotes Flussfahrzeug"
Andere chinesische Namen *Tai Pan, Ren Bao, Bai Yi, Hun Yuan Mu, Hun Tun Yi*
Originalquelle *Ben Cao Shi Yi* (Auslassungen aus der Klassischen Materia Medica) von Chen Cang-Qi aus dem Jahr 741
Deutscher Name Menschliche Plazenta
Zoologischer Name *Homo sapiens* (*Ren Bao*)
Pharmazeutischer Name Placenta Hominis
Eigenschaften Süß, salzig, warm
Leitbahnen Nieren, Lunge, Leber

Chinesische therapeutische Wirkungen

Füllt das Jing (Essenz) auf

Pränataler Mangel-Zustand mit mangelndem Jing (Essenz): Das Nieren-*Jing* kommt von den Eltern. Wenn es im Mangel ist, zeigen Patienten Symptome, die mit Nieren-*Yang*-, *Jing*- und Blut-Mangel verbunden sind. Typische Symptome sind u.a. mangelnde Entwicklung der Sexualorgane, Infertilität bei Männern und Frauen, geringes sexuelles Verlangen, Impotenz, Spermatorrhö, unregelmäßige Menstruation, Wundheit und Schwäche im Rücken und in den Knien, Tinnitus und Schwindel. *Zi He Che* (Placenta Hominis) ist die Arznei der Wahl, um das *Jing* zu tonisieren, da es der Teil des Körpers ist, der am unmittelbarsten mit der menschlichen Entwicklung zu tun hat. Es ist das Produkt von *Jing* und Blut sowohl vom Vater als auch von der Mutter. Es wird demnach eingesetzt, um das Blut in der *Ying*-(Nähr-)Schicht stark zu tonisieren. Die Anwendung von *Zi He Che* verstärkt bei Frauen die Entwicklung der Fortpflanzungsorgane (z.B. Brust, Vagina, Uterus, Eierstöcke). Es kann außerdem verwendet werden, um eine Atrophie der Fortpflanzungsorgane zu lindern. Die Anwendung von *Zi He Che* bei Männern hilft bei der Entwicklung der Geschlechtsorgane und behandelt zusätzlich Impotenz, Spermatorrhö, vorzeitigen Samenerguss und Infertilität.

- *Jing*-(Essenz-)Mangel: *Zi He Che* mit *Shu Di Huang* (Rehmanniae Radix Praeparata), *Dong Chong Xia Cao* (Cordyceps), *Lu Jiao Jiao* (Cervi Cornus Colla) und *Yin Yang Huo* (Epimedii Herba) kombinieren.

Nährt das Blut

Ungenügende Laktation: *Zi He Che* behandelt Frauen, die nach der Geburt extrem schwach sind, mit spärlicher oder ungenügender Milchbildung, die durch Blut- und *Jing*-(Essenz-)Mangel verursacht wird.

- Ungenügende Milchbildung aufgrund von Blut-Mangel: *Zi He Che* mit *Dang Gui* (Angelicae Sinensis Radix) und *Shu Di Huang* (Rehmanniae Radix Praeparata) kombinieren.
- Ungenügende Milchbildung aufgrund von *Qi*- und Blut-Mangel: *Zi He Che* mit *Huang Qi* (Astragali Radix), *Ren Shen* (Ginseng Radix et Rhizoma), *Dang Gui* (Angelicae Sinensis Radix) und *Shu Di Huang* (Rehmanniae Radix Praeparata) kombinieren.

Qi- und Blut-Mangel: *Zi He Che* ist ausgezeichnet für Patienten geeignet, die sich von chronischen Krankheiten erholen. Weitere Symptome können Müdigkeit, Gewichtsverlust, Kurzatmigkeit, Unlust zu sprechen und eine bleiche oder dunkle und matte Gesichtsfarbe sein.

- Anämie: *Zi He Che* mit *Dang Gui* (Angelicae Sinensis Radix) und *Shu Di Huang* (Rehmanniae Radix Praeparata) kombinieren.
- *Qi*- und Blut-Mangel: mit *Huang Qi* (Astragali Radix), *Ren Shen* (Ginseng Radix et Rhizoma), *Dang Gui* (Angelicae Sinensis Radix) und *Shu Di Huang* (Rehmanniae Radix Praeparata) kombinieren.

Unterstützt das Lungen-Qi

Chronische Dyspnoe und Husten: Die Lunge herrscht über das *Qi*, und die Nieren empfangen es. Sind beide Organe durch chronischen Husten geschwächt, treten folgende Symptome auf: Kurzatmigkeit, unterbrochene Atmung und Keuchatmung. *Zi He Che* wird gewöhnlich als Langzeitanwendung gegeben, um das Wohlbefinden zu fördern und das Wiederaufflammen des Hustens zu verhindern.

- Chronische Atemwegserkrankungen: *Zi He Che* mit *Ge Jie* (Gecko) kombinieren.
- Chronischer Husten mit *Yin*-Mangel-Hitze, die sich in spärlichem gelbem Auswurf manifestiert: *Zi He Che* zusammen mit *Tian Dong* (Asparagi Radix), *Gui Ban* (Testudinis Plastrum) und *Huang Bo* (Phellodendri Cortex) verwenden.

Dosierung

1,5–3 g als Pulver zwei- oder dreimal täglich. Die Dosis von *Zi He Che* kann in schweren Fällen verdoppelt werden.

Sicherheitshinweise, Kontraindikationen

Zi He Che sollte bei *Yin*-Mangel-Patienten mit Hitze-Zeichen nicht allein angewendet werden.

Chemische Zusammensetzung

Die Zusammensetzung von *Zi He Che* ist äußerst komplex. Zu den Hauptkomponenten gehören Protein, Aminosäuren, Enzyme und Hormone (humanes Choriongonadotropin, Prolactin, Oxytocin, thyreoidstimulierendes Hormon und Sexualhormone).[1,2]

Pharmakologische Wirkungen

Immunstimulierend: Die orale Verabreichung von *Zi He Che* an Mäuse (einmal täglich 6,6 g/kg für sieben Tage) wird mit einer gesteigerten Immunität und erhöhten IgM-Werten assoziiert.[3]

Klinische und wissenschaftliche Studien

- **Chronische Tracheitis**: In einer Studie wurden 609 Patienten mit chronischer Tracheitis täglich bzw. jeden zweiten Tag mit intramuskulären *Zi-He-Che*-Injektionen behandelt. Die Gesamtwirksamkeitsrate lag zwischen 82,37 und 87,6%.[4]

- **Asthma bronchiale**: Zwei Patienten mit Asthma bronchiale wurden dreimal täglich nach den Mahlzeiten erfolgreich mit 2–4 g *Zi He Che* behandelt.[5]
- **Lungenkarzinom**: Einem Bericht zufolge besserte sich bei 31 von 33 Patienten der Zustand nach der täglichen Behandlung mit einem Dekokt, das *Zi He Che, Gua Lou* (Trichosanthis Fructus), *Chen Pi* (Citri Reticulatae Pericarpium), *Yi Yi Ren* (Coicis Semen), *E Zhu* (Curcumae Rhizoma), *Xia Ku Cao* (Prunellae Spica), *Shan Dou Gen* (Sophorae Tonkinensis Radix et Rhizoma) und *Bai Guo* (Ginkgo Semen) enthielt.[6]

Toxikologie

Bei Mäusen zeigte die subkutane Injektion von *Zi He Che* in normalen therapeutischen Dosen über einen Zeitraum von drei bis sechs Monaten keine Auffälligkeiten in den Körperfunktionen oder in der Entwicklung. Hohe Dosierungen verursachten jedoch Tremor, ein Zusammenziehen der Poren und Schwellungen an der Injektionsstelle. Die 300-fache therapeutische Dosis führt zu anormalen Effekten in Leber, Nieren und Milz.[7]

Ergänzung

臍帶/脐带 *Qǐ Dài* (Umbilicalis Hominis Corda) ist die Nabelschnur und wird erstmals in den *Ben Cao Shi Yi* (Auslassungen aus der Klassischen Materia Medica) von Chen Cang-Qi aus dem Jahr 741 erwähnt. *Qi Dai* behandelt Keuchatmung und Nachtschweiß aufgrund von Nieren-*Yang*- und *Jing*-(Essenz-)Mangel. Es wird häufig im Dekokt zusammen mit *Jin Yin Hua* (Lonicerae Flos) und *Gan Cao* (Glycyrrhizae Radix et Rhizoma) in Getreideschnaps verwendet.

Kommentar der Autoren

Es gibt viele Gründe, warum die menschliche Plazenta normalerweise nicht verwendet wird. Als Ersatz wird die Plazenta von Schweinen und Rindern eingesetzt.

Referenzen

1. *Xian Dai Zhong Yao Yao Li Xue* (Contemporary Pharmacology of Chinese Herbs), 1997; 1268
2. *Xian Dai Ben Cao Gang Mu* (Contemporary Materia Medica), 2000; 2802
3. *Shan Xi Yi Yao Za Zhi* (Shanxi Journal of Medicine and Herbology), 1988; 17(9):53
4. *Hu Nan Yi Yao Za Zhi* (Hunan Journal of Medicine and Herbology), 1979; 2:8
5. *Ji Lin Yi Sheng* (Jilin Doctor), 1960; (11):4
6. *He Bei Zhong Yi* (Hebei Chinese Medicine), 1991; 13(5):19
7. *Chang Yong Zhong Yao Xian Dai Yan Jiu Yu Lin Chuan* (Recent Study and Clinical Application of Common Traditional Chinese Medicine), 1995; 616–618

Bái Sháo

Paeoniae Radix Alba

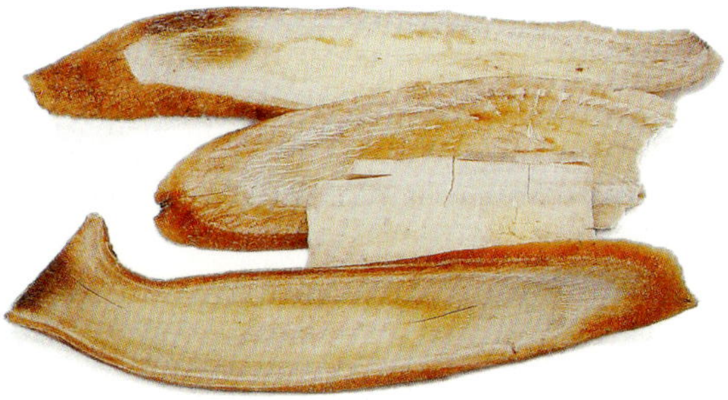

白芍

Pinyin-Name *Bái Sháo*
Wörtliche Übersetzung „Weiße Päonie"
Andere chinesische Namen *Bai Shao Yao, Shao Yao, Hao Bai Shao, Jin Shao Yao*
Originalquelle *Shen Nong Ben Cao Jing* (Die Materia Medica des göttlichen Landmannes), vermutlich Östliche Han-Dynastie
Deutscher Name Pfingstrosenwurzel
Botanischer Name *Paeonia lactiflora* Pall. (*Shao Yao*)
Pharmazeutischer Name Paeoniae Radix Alba
Eigenschaften Bitter, sauer, kühl
Leitbahnen Leber, Milz

Chinesische therapeutische Wirkungen

Nährt das Blut und bewahrt das Yin

Leber-Blut-Mangel: Zu den Hauptmanifestationen von Leber-Blut-Mangel gehören eine stumpfe und blasse Gesichtsfarbe, Schwindel, Tinnitus und spröde, blasse Nägel. Die thermische Eigenschaft von *Bai Shao* (Paeoniae Radix Alba) ist kühl. Es nährt Blut und *Yin* und ist besonders für Patienten mit Blut-Mangel mit Hitze-Zeichen geeignet.

- Blut-Mangel oder Anämie: *Bai Shao* mit *Shu Di Huang* (Rehmanniae Radix Praeparata), *Dang Gui* (Angelicae Sinensis Radix), *He Shou Wu* (Polygoni Multiflori Radix), *E Jiao* (Asini Corii Colla) und *Lu Jiao Jiao* (Cervi Cornus Colla) kombinieren.

Geburtshilfliche bzw. gynäkologische Erkrankungen, unregelmäßige Menstruation, Erkrankungen während der Schwangerschaft und nach der Geburt: Chronischer Leber-Blut-Mangel führt zu einem Mangelzustand des *Ren Mai* (Konzeptionsgefäß) und des *Chong Mai* (Durchdringungsgefäß). Dieser Zustand äußert sich in Symptomen wie z.B. unregelmäßige Menstruation, Dysmenorrhö, Uterusblutungen und Erkrankungen während der Schwangerschaft und nach der Geburt. *Bai Shao* nährt das Blut, erweicht die Leber und ist eine wichtige Arznei für die Regulierung der Menstruation und die Schmerzlinderung. Es ist v.a. für Patienten mit Blut-Mangel-Hitze oder mit aufsteigendem Leber-*Yang* mit zugrunde liegendem *Yin*- oder Blut-Mangel geeignet.

- Menstruationsbeschwerden mit Zeichen von Blut-Stagnation wie z.B. Dysmenorrhö und Blutklümpchen, verzögerte Menstruation oder Amenorrhö: *Bai Shao* mit *Wu Ling Zhi* (Trogopterori Faeces), *Pu Huang* (Typhae Pollen), *Gan Cao* (Glycyrrhizae Radix et Rhizoma), *Yan Hu Suo* (Corydalis Rhizoma), *Tao Ren* (Persicae Semen) und *Hong Hua* (Carthami Flos) kombinieren.
- Menstruationsbeschwerden mit Kälte-Zeichen wie z.B. kalte Extremitäten, dunkelrote Blutklümpchen, Schmerzen, die sich bei Kälte verschlimmern, verspätete Menstruation: gebackenes *Bai Shao* zusammen mit *Pao Jiang* (Zingiberis Rhizoma Praeparatum), *Rou Gui* (Cinnamomi Cortex) und *Ai Ye* (Artemisiae Argyi Folium) verwenden.
- Menstruationsbeschwerden mit Hitze-Zeichen wie starke Blutung mit frischem rotem Blut, Hitzeempfindungen oder verfrühte Menstruation: *Bai Shao* mit *Huang Qin* (Scutellariae Radix), *Huang Lian* (Coptidis Rhizoma) und *Mu Dan Pi* (Moutan Cortex) kombinieren.
- Menstruationsbeschwerden mit Leber-*Qi*-Stagnation, prämenstruellem Syndrom, Blähungen, Reizbarkeit, Spannungsgefühl der Brust: zu *Chai Hu* (Bupleuri Radix), *Xiang Fu* (Cyperi Rhizoma), *Zi Su Geng* (Perillae Caulis) und *Qing Pi* (Citri Reticulatae Viride Pericarpium) hinzufügen.
- Menstruationsbeschwerden mit *Qi*-Mangel-Zeichen wie z.B. Müdigkeit, Schwäche, blasses und spärliches Menstruationsblut: Kombination mit *Dang Shen* (Codonopsis Radix), *Huang Qi* (Astragali Radix), *Ren Shen* (Ginseng Radix et Rhizoma) und *Bai Zhu* (Atractylodis Macrocephalae Rhizoma).
- Schmerzen im unteren Rücken oder unruhiger Fötus aufgrund von Nieren-Mangel: zu *Du Zhong* (Eucommiae Cortex), *Xu Duan* (Dipsaci Radix), *Sang Ji Sheng* (Taxilli Herba) und *Tu Si Zi* (Cuscutae Semen) hinzufügen.
- Abnorme Uterusblutungen: Kombination mit *E Jiao* (Asini Corii Colla), *Mo Han Lian* (Ecliptae Herba), *Xian He Cao* (Agrimoniae Herba) und *Hai Piao Xiao* (Sepiae Endoconcha), um Blutungen zu stoppen.

Schwache Konstitution mit spontanem oder nächtlichem Schwitzen: Nächtliches Schwitzen deutet auf einen *Yin*-Mangel hin, spontanes Schwitzen auf einen *Qi*-Mangel. Nächtliches Schwitzen findet definitionsgemäß während des Schlafens statt und hört nach dem Aufwachen auf. Nächtliches Schwitzen muss demnach nicht notwendigerweise nachts auftreten, vielmehr wird jedes Schwitzen während des Schlafens als nächtliches Schwitzen bezeichnet. Dieses Schwitzen tritt als *Yang* auf, das sich während des Schlafens in das Innere zurückzieht und Körperflüssigkeiten nach Außen drückt. Spontanes Schwitzen tritt im Wachzustand auf, unabhängig davon, ob es Tag oder Nacht ist, bei Anstrenung oder ohne Anstrengung. Spontanes Schwitzen ist eine Schäche des *Wei*-(Abwehr-)*Qi*, mit der Unfähigkeit, das Öffnen und Schließen der Poren zu kontrollieren. *Bai Shao* wird verwendet, um nächtliches und spontanes Schwitzen zu stoppen, indem es die *Ying*-(Nähr-)Ebene nährt und das *Yin* bewahrt.

- Nächtliches Schwitzen: *Bai Shao* mit *Wu Wei Zi* (Schisandrae Fructus), *Fu Xiao Mai* (Tritici Fructus Levis), *Bai Zi Ren* (Platycladi Semen) und *Mu Li* (Ostreae Concha) kombinieren.
- Spontanes Schwitzen: zusammen mit *Gui Zhi* (Cinnamomi Ramulus), *Sheng Jiang* (Zingiberis Rhizoma Recens), *Da Zao* (Jujubae Fructus), *Long Gu* (Fossilia Ossis Mastodi) und *Mu Li* (Ostreae Concha) verwenden, um die Stärkung der *Ying*-(Nähr-)- und *Wei*-(Abwehr-) Ebene zu unterstützen und den Verlust von Schweiß zu verhindern. **Beispiel-Rezeptur**: *Gui Zhi Jia Long Gu Mu Li Tang* (Cinnamomi Ramulus Dekokt mit Fossilia Ossis Mastodi und Ostreae Concha).
- Wind-Kälte mit Mangel und Schwitzen: Kombination mit *Gui Zhi* (Cinnamomi Ramulus), *Sheng Jiang* (Zingiberis Rhizoma Recens) und *Da Zao* (Jujubae Fructus). **Beispiel-Rezeptur**: *Gui Zhi Tang* (Cinnamomi Ramulus Dekokt).
- Übermäßiges Schwitzen nach einem Missbrauch von schweißtreibenden Arzneien, um Wind-Kälte-Syndrom zu behandeln: *Bai Shao* zusammen mit *Gui Zhi* (Cinnamomi Ramulus), *Fu Zi* (Aconiti Radix Lateralis Praeparata), *Sheng Jiang* (Zingiberis Rhizoma Recens) und *Da Zao* (Jujubae Fructus) einnehmen.

Aufkommender Leber-Wind mit Yin- und Blut-Mangel: Leber-*Yin*- und Blut-Mangel treten häufig auf, wenn eine lang anhaltende Retention pathogener Hitze durch eine fiebrige Wärme-Erkrankung zugrunde liegt. Oder sie werden durch einen Missbrauch von Hitze klärenden, abführenden oder schweißtreibenden Arzneien verursacht. Symptome sind u.a. Muskelspasmen, Zuckungen, Tremor, abwechselnde Flexion und Extension der Extremitäten und in schweren Fällen tonisch-klonische Spasmen oder Krämpfe.

- Muskelspasmen: *Bai Shao* mit *Di Huang* (Rehmanniae Radix), *E Jiao* (Asini Corii Colla), *Mu Li* (Ostreae Concha), *Bie Jia* (Trionycis Carapax), *Gui Ban* (Testudinis Plastrum), *Mai Dong* (Ophiopogonis Radix) und Eigelb kombinieren. **Beispiel-Rezeptur**: *Da Ding Feng Zhu* (Große Perle, die den Wind einsperrt).

Bi Zheng (schmerzhaftes Blockade-Syndrom): *Bi Zheng* aufgrund von Blut-Mangel verursacht häufig Symptome wie Taubheitsgefühl (besonders in den Extremitäten), Steifheit der Sehnen und eingeschränkte Beweglichkeit.

- *Bi Zheng*: *Bai Shao* mit *Huang Qi* (Astragali Radix), *Gui Zhi* (Cinnamomi Ramulus), *Sheng Jiang* (Zingiberis Rhizoma Recens) und *Da Zao* (Jujubae Fructus) kombinieren.
- Knochensporn: Kombination mit *Mu Gua* (Chaenomelis Fructus), *Ji Xue Teng* (Spatholobi Caulis), *Wei Ling Xian* (Clematidis Radix et Rhizoma), *Gan Cao* (Glycyrrhizae Radix et Rhizoma) und *Po Bu Zi Ye* (Cordia Dichotoma Folium).

Nährt die Leber, um Leber-Yang und Leber-Wind zu besänftigen

Aufsteigendes Leber-Yang: Symptome von aufsteigendem Leber-*Yang* aufgrund von mangelndem Leber-*Yin* und Leber-Blut sind u.a. Schwindel, Tinnitus, rotes Gesicht, rote Augen, Reizbarkeit, schlechte Laune, Kopfschmerzen, Vertigo und schlechte Balance (oben Gefühl von Schwere, Leichtigkeit an den Füßen). In schweren Fällen können Konvulsionen, Delirium und Bewusstseinsverlust auftreten. *Bai Shao* nährt das Blut, bewahrt das *Yin* und macht die Leber weich. Es ist von Natur aus kühl und hilft dadurch, Hitze zu zerstreuen. Die Leber regiert die Sehnen: Übermäßige Hitze-Akkumulation im Körper verletzt die Flüssigkeiten und behindert die Ernährung der Sehnen und Bänder.

- Aufsteigendes Leber-*Yang*: *Bai Shao* mit *Di Huang* (Rehmanniae Radix), *Niu Xi* (Achyranthis Radix), *Zhe Shi* (Haematitum) und *Mu Li* (Ostreae Concha) kombinieren, um das *Yin* zu nähren und das *Yang* zu besänftigen. **Beispiel-Rezeptur**: *Jian Ling Tang* (Dekokt, das Dachziegel errichtet).
- Aufsteigendes Leber-*Yang* mit Leber-Wind: *Bai Shao* mit *Ju Hua* (Chrysanthemi Flos), *Sang Ye* (Mori Folium), *Di Huang* (Rehmanniae Radix), *Mu Li* (Ostreae Concha), *Shi Jue Ming* (Haliotidis Concha) und *Tian Ma* (Gastrodiae Rhizoma) kombinieren, um diese Symptome zu behandeln.

Macht die Leber weich und lindert Schmerzen

Schmerzen und Spasmen: *Bai Shao* wird häufig bei Schmerzen in Muskeln, Sehnen und Bändern verwendet, die durch mangelnde Ernährung verursacht werden. *Bai Shao* macht die Leber weich und lindert außerdem epigastrische, interkostale, hypochondriale und abdominale

Schmerzen sowie Spasmen und Krämpfe der glatten Muskulatur und der Sehnen.

- Epigastrische, hypochondriale oder Seitenschmerzen, Spasmen: *Bai Shao* mit *Gan Cao* (Glycyrrhizae Radix et Rhizoma) kombinieren, um Spasmen der glatten Muskeln zu lindern. **Beispiel-Rezeptur**: *Shao Yao Gan Cao Tang* (Paeoniae Radix und Glycyrrhizae Radix et Rhizoma Dekokt).
- Starke Schmerzen in Epigastrium und Abdomen oder Krämpfe, die durch die Leber verursacht werden, die auf einen mangelhaften, kalten Mittleren *Jiao* (Mittlerer Erwärmer) übergreift: *Bai Shao* zu *Gui Zhi* (Cinnamomi Ramulus), *Yi Tang* (Maltosum), *Da Zao* (Jujubae Fructus), *Gan Cao* (Glycyrrhizae Radix et Rhizoma) und *Sheng Jiang* (Zingiberis Rhizoma Recens) hinzufügen, um den Mittleren *Jiao* (Mittlerer Erwärmer) zu wärmen und Kälte zu zerstreuen. **Beispiel-Rezeptur**: *Xiao Jian Zhong Tang* (Kleineres Dekokt, das die Mitte aufbaut).
- Taubheitsgefühl, Spasmen und Schmerzen in den Gliedmaßen aufgrund von Blut-Mangel: Kombination mit *Gan Cao* (Glycyrrhizae Radix et Rhizoma).
- *Bi Zheng* (schmerzhaftes Blockade-Syndrom) aufgrund von Kälte und Blut-Mangel: zusammen mit *Mu Gua* (Chaenomelis Fructus), *Gui Zhi* (Cinnamomi Ramulus), *Ji Xue Teng* (Spatholobi Caulis), *Dang Gui Wei* (Angelicae Sinensis Extremitas Radicis) und *Shen Jin Cao* (Lycopodii Herba) einnehmen.
- Chronisches *Bi Zheng* (schmerzhaftes Blockade-Syndrom) aufgrund von Wind, Kälte und Feuchtigkeit mit Blut-Mangel: *Bai Shao* mit *Du Huo* (Angelicae Pubescentis Radix), *Qin Jiao* (Gentianae Macrophyllae Radix), *Ren Shen* (Ginseng Radix et Rhizoma), *Dang Gui* (Angelicae Sinensis Radix) und *Gan Cao* (Glycyrrhizae Radix et Rhizoma) kombinieren. **Beispiel-Rezeptur**: *San Bi Tang* (Drei schmerzhafte Blockaden Dekokt).

Brustspannen, prämenstruelles Syndrom (PMS): Brustspannen und PMS-Symptome wie Stimmungsschwankungen, Reizbarkeit, Ruhelosigkeit und schlechte Laune treten im Zusammenhang mit Leber-*Qi*-Stagnation auf mit zugrunde liegendem Leber-Blut- und *Yin*-Mangel.

- Prämenstruelles Syndrom: *Bai Shao* mit *Chai Hu* (Bupleuri Radix), *Dang Gui* (Angelicae Sinensis Radix), *Bai Zhu* (Atractylodis Macrocephalae Rhizoma) und *Gan Cao* (Glycyrrhizae Radix et Rhizoma) kombinieren, um Leber-*Qi*-Stagnation zu lindern, das Blut zu nähren und Schmerzen zu stoppen. **Beispiel-Rezeptur**: *Xiao Yao San* (Umherstreifen Pulver).

Diarrhö, Borborygmus mit Bauchschmerzen: Die Leber, die auf die Milz übergreift, verursacht stagnierendes *Qi* mit Symptomen wie Borborygmus und Bauchschmerzen, die durch Diarrhö gelindert werden.

- Diarrhö, Borborygmus und Bauchschmerzen: trocken-gebratenes *Bai Shao* mit trocken-gebratenem *Bai Zhu* (Atractylodis Macrocephalae Rhizoma), *Chen Pi* (Citri Reticulatae Pericarpium) und *Fang Feng* (Saposhnikoviae Radix) kombinieren. **Beispiel-Rezeptur**: *Tong Xie Yao Fang* (Wichtiges Rezept für schmerzhafte Diarrhö).

Dysenterische Erkrankungen mit schmerzhaftem Stuhldrang: Dysenterische Erkrankungen aufgrund von Feuchte-Hitze-Akkumulation im Unteren *Jiao* (Unterer Erwärmer) können brennende Diarrhö mit schmerzhaftem Stuhldrang und brennenden Empfindungen im Anus verursachen.

- Dysenterische Erkrankungen mit schmerzhaftem Stuhldrang: *Bai Shao* zusammen mit *Huang Qin* (Scutellariae Radix), *Huang Lian* (Coptidis Rhizoma), *Da Huang* (Rhei Radix et Rhizoma), *Ge Gen* (Puerariae Radix Lobatae), *Bai Tou Weng* (Pulsatillae Radix), *Mu Xiang* (Aucklandiae Radix) und *Gan Cao* (Glycyrrhizae Radix et Rhizoma) einnehmen. **Beispiel-Rezeptur**: *Shao Yao Tang* (Paeoniae Radix Dekokt).

Dosierung

5–10 g im Dekokt. In schweren Fällen können bis zu 30 g *Bai Shao* verwendet werden. *Bai Shao* kommt auch in Form von Pillen oder Pulver zum Einsatz. Die frische oder unverarbeitete Form bewahrt effektiver das *Yin* und besänftigt stärker die Leber und wird in der Regel verwendet, um Kopfschmerzen, Schwindel, Tinnitus und andere Zustände zu behandeln, die durch aufsteigendes Leber-*Yang* verursacht werden. Die trocken-gebratene Form ist wärmer, tonisiert wirksamer das Blut und bewahrt effektiver das *Yin*. Trocken-gebratenes *Bai Shao* eignet sich besonders gut für Bauchschmerzen, Diarrhö und Borborygmus. Das Braten von *Bai Shao* mit Getreideschnaps wandelt seine kühle Eigenschaft ins Neutrale um und verbessert seine blutbelebende Wirkung. Es eignet sich besonders für die Behandlung von Spasmen, Krämpfen und Schmerzen in Hypochondrium und Abdomen, die durch *Qi*- und Blut-Stagnation hervorgerufen werden.

Sicherheitshinweise, Kontraindikationen

- *Bai Shao* ist inkompatibel mit *Li Lu* (Veratri Radix et Rhizoma).
- *Bai Shao* ist bei *Yang*-Mangel und Kälte des Mittleren *Jiao* (Mittlerer Erwärmer) kontraindiziert.
- Wegen seiner adstringierenden Natur ist *Bai Shao* bei unvollständig ausgebrochenen Ekzemen oder Hautausschlägen aufgrund eines äußeren Windangriffs kontraindiziert.

- Die Anwendung von *Bai Shao* ist bei postpartalen Patientinnen mit Blut-Stagnation oder mit anhaltenden Blutungen kontraindiziert.
- Die Anwendung von *Bai Shao* kann Schläfrigkeit und Sedierung hervorrufen. Daher sollten Personen, die diese Arznei einnehmen, beim Autofahren und beim Umgang mit schweren Maschinen vorsichtig sein.

Chemische Zusammensetzung

Paeoniflorin, Albiflorin, Oxypaeoniflorin, Benzoylpaeoniflorin, Paeonin, Hydroxypaeoniflorin.[1]

Pharmakologische Wirkungen

- **ZNS beruhigend**: Die subkutane Injektion von *Bai Shao* hatte bei Mäusen eine deutlich beruhigende und dämpfende Wirkung auf das Zentralnervensystem. *Bai Shao* verlängert die Barbiturat-induzierte Schlafdauer und schützt vor Cardiazol-induzierten Krampfanfällen.[2]
- **Gastrointestinal**: *Bai Shao* hat einen hemmenden Einfluss auf die glatte Darm- und Uterusmuskulatur. Zusätzlich hemmt es die Sekretion von Magensäure und behandelt Magengeschwüre bei Mäusen.[3]
- **Antibiotisch**: *Bai Shao* als Dekokt hat eine hemmende Wirkung auf *Bacillus dysenteriae, E. coli, Salmonella typhi, Pseudomonas aeruginosa, Staphylococcus aureus*, betahämolysierende Streptokokken, *Diplococcus pneumoniae* und einige Dermatophyten.[4]
- **Fiebersenkend und entzündungshemmend**: Paeoniflorin hat ausgeprägte fiebersenkende und entzündungshemmende Eigenschaften.[5]
- **Thrombozytenaggregationshemmend**: Paeoniflorin hemmt durch eine Verzögerung der Thrombozytenaggregation auf milde Weise das Auftreten von Embolien.[6]
- **Kardiovaskulär**: *Bai Shao* führt zu einer Entspannung der Blutgefäße, erweitert merklich die peripheren Blutgefäße und verursacht eine leichte Blutdrucksenkung.[7]

Klinische und wissenschaftliche Studien

- **Darmkrämpfe**: In einer Untersuchung wurden 85 Patienten mit Krämpfen und Spasmen im Darm täglich mit einer Dosis eines Dekokts behandelt. Die meisten Patienten berichteten von einem vollständigen Rückgang der Spasmen und Krämpfe ohne Rückfall. Die Rezeptur enthielt *Bai Shao* 30 g, *Gui Zhi* (Cinnamomi Ramulus) 15 g, *Gan Cao* (Glycyrrhizae Radix et Rhizoma) 15 g und *Mu Gua* (Chaenomelis Fructus) 10 g.[8]
- **Schmerzen**: Die intramuskuläre Injektion von 4 ml einer Arzneizubereitung (entsprechend 4 g *Bai Shao* und 1 g *Gan Cao* [Glycyrrhizae Radix et Rhizoma]) zeigte innerhalb von 30 Minuten eine ausgeprägt analgetische Wirkung ohne signifikante Nebenwirkungen. Die analgetische Wirkung war bei Patienten mit Schmerzen vom Mangel-Typ in 84,67% der Fälle (bei 105 von 124 Patienten) erfolgreich, bei Patienten mit Schmerzen vom Fülle-Typ in 50,98% der Fälle (bei 26 von 51 Patienten).[9]
- **Trigeminusneuralgie**: Die Kombination von *Bai Shao* und *Gan Cao* (Glycyrrhizae Radix et Rhizoma) linderte bei 30 von 42 Patienten erfolgreich die Schmerzen.[10]
- **Muskelspasmen und Zuckungen im Gesicht**: Die Kombination von *Bai Shao* und *Gan Cao* (Glycyrrhizae Radix et Rhizoma) reduzierte effektiv bei allen elf Patienten Häufigkeit und Schwere von Muskelspasmen und Zuckungen.[11]
- **Schmerzen im unteren Rücken und in den Beinen**: Die Kombination von *Bai Shao* und *Gan Cao* (Glycyrrhizae Radix et Rhizoma) linderte wirksam Schmerzen. Von insgesamt 33 älteren Patienten kam es bei zwölf zu einer signifikanten Besserung, bei 16 Patienten zu einer deutlichen Besserungen, bei vier Patienten zu einer leichten Besserung. Ein Patient sprach nicht auf die Behandlung an.[12]
- **Myotonie**: Ein Dekokt wurde 50 Tage lang einmal täglich oral verabreicht, um Myotonie zu behandeln. Von zehn Patienten mit kongenitaler Myotonie zeigte einer eine deutliche Besserung, vier zeigten moderate Besserungen, fünf zeigten leichte Besserungen. Von zehn Patienten mit atrophischer Myotonie kam es bei zwei Patienten zu deutlichen Besserungen, bei vier zu moderaten Besserungen und bei vier weiteren zu leichten Besserungen. Die Rezeptur enthielt *Bai Shao* 40 g, *Gan Cao* (Glycyrrhizae Radix et Rhizoma) 25 g, *Mu Gua* (Chaenomelis Fructus) 25 g, *Niu Xi* (Achyranthis Radix) 25 g, *Chan Tui* (Cicadae Periostracum) 12 g, *Jiang Can* (Bombyx Batryticatus) 12 g und *Yi Yi Ren* (Coicis Semen) 30 g.[13]
- **Habituelle Stuhlverstopfung**: Einem Bericht zufolge wurden mehr als 60 Patienten mit chronischer, habitueller Stuhlverstopfung erfolgreich mit chinesischen Arzneien behandelt. Die Basisrezeptur, die zweimal täglich als Dekokt eingenommen wurde, enthielt 24–40 g frisches *Bai Shao* und 10–15 g frisches *Gan Cao* (Glycyrrhizae Radix et Rhizoma). Die Rezeptur wurde bei folgenden Zuständen modifiziert: 24–32 g frisches *Bai Zhu* (Atractylodis Macrocephalae Rhizoma) wurden bei *Qi*-Mangel hinzugefügt; 10–15 g *Fu Zi* (Aconiti Radix Lateralis Praeparata) wurden bei Fülle-Kälte mit Stagnation hinzugefügt; 9–15 g *E Jiao* (Asini Corii Colla) wurden bei *Yin*-Mangel und Blut-Trockenheit hinzugefügt; 9–15 g *Dang Gui* (Angelicae Sinensis Radix) wurden bei Blut-Mangel mit Kälte hinzugefügt; 10 g *Mai Ya* (Hordei Fructus Germinatus) wurden bei *Qi*-

Stagnation hinzugefügt; bei Hypertonie mit Leber-*Yang*-Fülle wurden 20–30 g *Zhe Shi* (Haematitum) hinzugefügt und *Gan Cao* (Glycyrrhizae Radix et Rhizoma) entfernt; bei Hypertonie mit übermäßiger Feuchtigkeit-Akkumulation wurden *Ban Xia* (Pinelliae Rhizoma) und *Chen Pi* (Citri Reticulatae Pericarpium) hinzugefügt und *Gan Cao* (Glycyrrhizae Radix et Rhizoma) entfernt. Die meisten Patienten berichteten von einer Normalisierung der Stuhlbewegung nach zwei bis vier Dosen ohne Wiederauftreten der Stuhlverstopfung. Schwere Stuhlverstopfung wurde über einen Zeitraum von bis zu einer Woche kontinuierlich mit Arzneien behandelt.[14]

- **Ulcus pepticum**: In einer Studie wurden Patienten mit Magengeschwüren erfolgreich mit chinesischen Arzneien behandelt. Von 120 Patienten berichteten 83 von einer deutlichen Besserung, 33 gaben eine moderate Besserungen an, vier Patienten sprachen nicht auf die Behandlung an. Patienten mit Magengeschwüren aufgrund von *Qi*- und Blut-Stagnation sprachen am besten auf die Behandlung an. Die Rezeptur enthielt als Hauptkomponenten *Bai Shao* 15–20 g und *Zhi Gan Cao* (Glycyrrhizae Radix et Rhizoma Praeparata cum Melle) 12–15 g. Die Rezeptur wurde bei folgenden Zuständen entsprechend modifiziert: *Dang Shen* (Codonopsis Radix) 12 g, *Huang Qi* (Astragali Radix) 12 g, *Fu Ling* (Poria) 20 g und *Gan Jiang* (Zingiberis Rhizoma) 10 g bei Mangel- und Kälte-Zuständen von Milz und Magen; *Sha Shen* (Glehniae seu Adenophorae Radix) 10 g, *Mai Dong* (Ophiopogonis Radix) 12 g, *Dang Gui* (Angelicae Sinensis Radix) 12 g und *Di Huang* (Rehmanniae Radix) 15 g bei Magen-*Yin*-Mangel; *Ru Xiang* (Olibanum) 10 g, *Mo Yao* (Myrrha) 10 g, *Dan Shen* (Salviae Miltiorrhizae Radix et Rhizoma) 15 g und *Chuan Xiong* (Chuanxiong Rhizoma) 15 g bei *Qi*- und Blut-Stagnation; *Chai Hu* (Bupleuri Radix) 10 g, *Bai Zhu* (Atractylodis Macrocephalae Rhizoma) 10 g, *Chen Pi* (Citri Reticulatae Pericarpium) 10 g und *Fu Ling* (Poria) 20 g bei Leber- und Magen-Disharmonie.[15]
- **Hyperosteogenie**: In einer Studie wurden 160 Patienten mit Hyperosteogenie einmal täglich erfolgreich mit einem Dekokt behandelt. Bei 109 Patienten war eine deutliche Besserung zu beobachten, bei 42 Patienten eine moderate Besserung, bei neun Patienten eine leichte Besserung. Die Rezeptur enthielt *Bai Shao* 30–60 g, *Mu Gua* (Chaenomelis Fructus) 12 g, *Ji Xue Teng* (Spatholobi Caulis) 15 g, *Wei Ling Xian* (Clematidis Radix et Rhizoma) 15 g, *Gan Cao* (Glycyrrhizae Radix et Rhizoma) 12 g und bei Bedarf weitere Arzneien.[16]
- **Keuchhusten**: Einem Bericht zufolge wurden 33 Patienten mit Keuchhusten erfolgreich mit einem Dekokt behandelt. Die Hauptkomponenten waren 15 g *Bai Shao* und 5 g *Gan Cao* (Glycyrrhizae Radix et Rhizoma). *Bai Bu* (Stemonae Radix) und *Bai He* (Lilii Bulbus) wurden hinzugefügt, um den Husten zu unterdrücken; *Di Long* (Pheretima), *Ting Li Zi* (Lepidii seu Descurainiae Semen) und *Wu Gong* (Scolopendra) wurden ergänzt, um Keuchatmung zu lindern und die Schleimproduktion einzudämmen. Während der Behandlung mit Arzneidrogen wurden keine Antibiotika gegeben.[17]
- **Asthma**: Patienten mit akuter Keuchatmung und Dyspnoe wurden mit einem Dekokt behandelt, das 20 g *Bai Shao* und 10 g *Gan Cao* (Glycyrrhizae Radix et Rhizoma) in Pulverform enthielt und mit 100–150 ml Wasser drei bis fünf Minuten lang gekocht wurde. Von 35 Patienten zeigten acht signifikante Reaktionen auf die Arzneien, 23 zeigten deutliche Reaktionen, vier Patienten sprachen nicht auf die Behandlung an. 26 Patienten gaben beim Wirkeintritt eine deutliche Besserung innerhalb von 30 bis 60 Minuten an, vier Patienten verspürten innerhalb von ein bis zwei Stunden eine deutliche Besserung.[18]
- **Restless Legs**: Ein Dekokt (15 g *Bai Shao* und 15 g *Gan Cao* [Glycyrrhizae Radix et Rhizoma]) wurde zweimal täglich oral verabreicht, um das Syndrom der unruhigen Beine zu behandeln. Die Therapie war bei 54 Patienten zu 100% wirksam. Nach Therapieende kam es jedoch bei sechs Patienten zu Rückfällen.[19]
- **Diabetes mellitus**: Eine Fachzeitschrift beschreibt, dass 180 Patienten mit Diabetes mellitus dreimal täglich eine Arzneirezeptur verabreicht wurde. Die Rezeptur enthielt 40 g *Bai Shao* und 8 g *Gan Cao* (Glycyrrhizae Radix et Rhizoma). Die Behandlung senkte in 73,9% der Fälle den Blutzuckerspiegel (54 Patienten mit deutlicher Wirkung, 67 mit moderater Wirkung, zwölf mit leichten Reaktionen, 47 Patienten zeigten keine Reaktion).[20]

Wechselwirkung mit anderen Medikamenten

- **Gerinnungshemmende oder thrombozytenaggregationshemmende Medikamente**: *Bai Shao* hat nachweislich eine mild hemmende Wirkung auf die Thrombozytenaggregation und beugt der Entstehung von Embolien vor. Daher sollte es mit Vorsicht bei Patienten angewendet werden, die gerinnungshemmende oder thrombozytenaggregationshemmende Medikamente einnehmen.[21] (Hinweis: Beispiele für Antikoagulanzien sind unter anderem Heparin, Warfarin und Enoxaparin; Beispiele für thrombozytenaggregationshemmende Medikamente sind Acetylsalicylsäure, Dipyridamol und Clopidogrel.)
- **Antidiabetika**: *Bai Shao* sollte vorsichtig zusammen mit Insulin, Sulfonylharnstoffen und anderen Antidiabetika angewendet werden, da eine Kombinationsbehandlung synergistische Wirkungen haben und zu Hypoglykämie führen kann.[22] (Hinweis: Beispiele für Antidiabetika sind Insulin, Tolbutamid, Glipizid und Glyburid.)

- **Sedativa**: *Bai Shao* wirkt sedierend und analgetisch auf das Zentralnervensystem. Es verlängerte die Barbiturat-induzierte Schlafdauer und schützt vor Cardiazol-induzierten Krampfanfällen.[23] (Hinweis: Viele Medikamentengruppen besitzen sedierende Eigenschaften wie z.B. Antihistaminika, Narkoanalgetika, Barbiturate, Benzodiazepine.)

Toxikologie

Die LD_{50} für Paeoniflorin beträgt bei Mäusen 3530 mg/kg bei intravenöser Injektion und 9530 mg/kg bei intraperitonealer Injektion.

Kommentar der Autoren

Bai Shao wird häufig mit *Gui Zhi* (Cinnamomi Ramulus) kombiniert, um äußere Beschwerden bei Patienten mit Mangel-Zuständen zu lindern. *Bai Shao* und *Gui Zhi* harmonisieren zusammen die *Ying*-(Nähr-) und die *Wei*-(Abwehr-)Ebene, um Schwitzen zu fördern und gleichzeitig den Verlust von Schweiß zu verhindern und Flüssigkeiten zu nähren.

Nach Dr. Zhang Liang-Lin sind *Bai Shao* und *Wu Yao* (Linderae Radix) eine ausgezeichnete Kombination, um Blähungen im unteren Abdomen zu behandeln und Schmerzen zu lindern, die mit Dysmenorrhö verbunden sind.

Der Vergleich von *Bai Shao* und *Chi Shao* (Paeoniae Radix Rubra) findet sich in der Arzneimonographie von *Chi Shao* (► **II**/Kap. 2).

Referenzen

1. *Xian Dai Zhong Yao Yao Li Xue* (Contemporary Pharmacology of Chinese Herbs), 1997; 1313
2. *Zhong Yao Tong Bao* (Journal of Chinese Herbology), 1985; 10(6):43
3. *Zhong Yao Zhi* (Chinese Herbology Journal), 1993:183
4. *Xin Zhong Yi* (New Chinese Medicine), 1989; 21(3):51
5. *Zhong Yao Zhi* (Chinese Herbology Journal), 1993:183
6. *Zhong Yao Xue* (Chinese Herbology), 1998; 831:836
7. *Zhong Guo Yao Li Xue Tong Bao* (Journal of Chinese Herbal Pharmacology), 1986; 2(5):26
8. *Zhong Yi Za Zhi* (Journal of Chinese Medicine), 1985; 6:50
9. *Shang Hai Zhong Yi Yao Za Zhi* (Shanghai Journal of Chinese Medicine and Herbology), 1983; 4:14
10. *Zhong Yi Za Zhi* (Journal of Chinese Medicine), 1983; 11:9
11. *Hu Nan Zhong Yi* (Hunan Journal of Traditional Chinese Medicine), 1989; 2:7
12. *Yun Nan Zhong Yi* (Yunnan Journal of Traditional Chinese Medicine), 1990; 4:15
13. *Zhong Xi Yi Jie He Za Zhi* (Journal of Integrated Chinese and Western Medicine), 1984; 8:497
14. *Zhong Yi Za Zhi* (Journal of Chinese Medicine), 1983; 8:79
15. *Shan Dong Zhong Yi Za Zhi* (Shandong Journal of Chinese Medicine), 1984; 2:22
16. *Xin Zhong Yi* (New Chinese Medicine), 1980; 1:18
17. *Hu Nan Zhong Yi Za Zhi* (Hunan Journal of Chinese Medicine), 1988; 1:48
18. *Zhong Yi Za Zhi* (Journal of Chinese Medicine), 1987; 9:66
19. *He Bei Zhong Yi* (Hebei Chinese Medicine), 1984; 3:29
20. *Zhong Xi Yi Jie He Za Zhi* (Journal of Integrated Chinese and Western Medicine), 1986; 10:593
21. Chen, J. Recognition and Prevention of Herb-Drug Interactions, Medical Acupuncture, Fall/Winter 1998/1999; 10(2):9–13
22. Ibid.
23. *Zhong Yao Tong Bao* (Journal of Chinese Herbology), 1985; 10(6):43

Dāng Guī

Angelicae Sinensis Radix

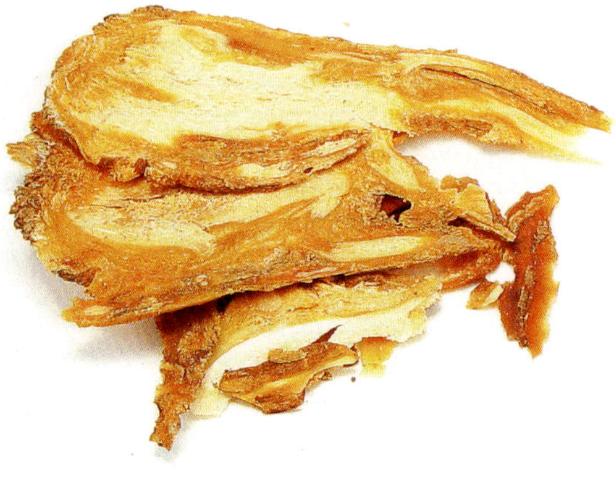

當歸 当归

Pinyin-Name *Dāng Guī*
Wörtliche Übersetzung „Zustand der Rückkehr", „[Du] sollst zurückkehren"
Andere chinesische Namen *Xi Gui, Gan Gui, Quan Dang Gui, Qin Dang Gui, Yun Dang Gui, Chuan Dang Gui*
Originalquelle *Shen Nong Ben Cao Jing* (Die Materia Medica des göttlichen Landmannes), vermutlich Östliche Han-Dynastie
Deutscher Name Chinesische Engelwurzwurzel
Botanischer Name *Angelica sinensis* (Oliv.) Diels (*Dang Gui*)
Pharmazeutischer Name Angelicae Sinensis Radix
Eigenschaften Süß, scharf, warm
Leitbahnen Herz, Leber, Milz

Chinesische therapeutische Wirkungen

Tonisiert das Blut

Herz- und Leber-Blut-Mangel: Zu den Symptomen eines Herz- und Leber-Blut-Mangels gehören Anämie, blasse

Gesichtfarbe, spröde Nägel, trockene Haare, Schwindel, verschwommenes Sehen und Palpitationen. *Dang Gui* (Angelicae Sinensis Radix) ist von Natur aus warm und eignet sich deshalb am besten für Kälte-Typ-Patienten mit Blut-Mangel. Es behandelt außerdem Bauchschmerzen, die auf Blut-Mangel und Kälte zurückzuführen sind.

- Blut-Mangel: *Dang Gui* mit *Shu Di Huang* (Rehmanniae Radix Praeparata), *Bai Shao* (Paeoniae Radix Alba) und *Chuan Xiong* (Chuanxiong Rhizoma) kombinieren, um die Blut tonisierende Wirkung zu steigern. **Beispiel-Rezeptur**: *Si Wu Tang* (Vier Arzneien Dekokt). Diese Rezeptur tonisiert das Blut, reguliert den Menstruationszyklus und wird bei unterschiedlichen Mustern von Blut-Mangel eingesetzt.
- Blut- und *Qi*-Mangel: mit *Huang Qi* (Astragali Radix) kombinieren. **Beispiel-Rezeptur**: *Dang Gui Bu Xue Tang* (Angelicae Sinensis Radix Dekokt zur Tonisierung des Blutes). Diese Rezeptur wird allgemein als Tonikum bei Müdigkeit und Schwäche nach der Geburt verwendet.
- Milz- und Herz-Mangel, die durch Schlaflosigkeit mit übermäßigem Träumen und Sich-Sorgen, Müdigkeit, Palpitationen, Vergesslichkeit und Einschlafschwierigkeiten charakterisiert sind: *Dang Gui* mit *Ren Shen* (Ginseng Radix et Rhizoma), *Bai Zhu* (Atractylodis Macrocephalae Rhizoma), *Long Yan Rou* (Longan Arillus), *Suan Zao Ren* (Ziziphi Spinosae Semen) und ähnlichen tonisierenden Arzneien kombinieren. **Beispiel-Rezeptur**: *Gui Pi Tang* (Dekokt, das die Milz wiederherstellt).
- Blut-Mangel mit Mangel-Hitze-Symptomen, Hitzewallungen, Reizbarkeit, rote Wangen: zusammen mit *Mu Dan Pi* (Moutan Cortex), *Di Huang* (Rehmanniae Radix), *Chi Shao* (Paeoniae Radix Rubra) und *Huang Qin* (Scutellariae Radix) verwenden.
- Schmerzen und Kälte in Epigastrium und Abdomen aufgrund von Blut-Mangel sowie Milz- und Magen-Mangel: *Dang Gui* zusammen mit *Sheng Jiang* (Zingiberis Rhizoma Recens), *Gui Zhi* (Cinnamomi Ramulus), *Bai Shao* (Paeoniae Radix Alba) und *Yi Tang* (Maltosum) verwenden. *Dang Gui* wird gewöhnlich mit Lamm gekocht, um eine Suppe zuzubereiten.

Belebt die Blutzirkulation und lindert Schmerzen

Menstruationsstörungen: Blut-Mangel, Blut-Stagnation oder *Qi*-Stagnation verursachen Menstruationsstörungen wie z.B. einen unregelmäßigen Menstruationszyklus, Dysmenorrhö, Amenorrhö und andere gynäkologische Erkrankungen. Wegen seiner warmen Eigenschaft und seiner Funktion, das Blut zu nähren und die Blutzirkulation zu beleben, ist *Dang Gui* am besten für die Behandlung von Menstruationsstörungen vom Kälte-Typ mit Blut- und *Qi*-Stagnation geeignet.

- Amenorrhö aufgrund von Blut-Mangel und -Stagnation: *Dang Gui* mit *Hong Hua* (Carthami Flos), *Tao Ren* (Persicae Semen), *Chuan Xiong* (Chuanxiong Rhizoma) und *Chi Shao* (Paeoniae Radix Rubra) kombinieren. **Beispiel-Rezepturen**: *Tao Hong Si Wu Tang* (Vier Arzneien Dekokt mit Carthami Flos und Persicae Semen) und *Shao Fu Zhu Yu Tang* (Dekokt, das Blut-Stasen im unteren Abdomen eliminiert).
- Amenorrhö oder unregelmäßige Menstruation aufgrund von Kälte und Mangel-Zuständen: mit *Wu Zhu Yu* (Evodiae Fructus), *Gui Zhi* (Cinnamomi Ramulus), *Ren Shen* (Ginseng Radix et Rhizoma) und *Chuan Xiong* (Chuanxiong Rhizoma) kombinieren. **Beispiel-Rezeptur**: *Wen Jing Tang* (Wärme die Menses Dekokt).
- Dysmenorrhö aufgrund von Kälte und Mangel-Zuständen: zusammen mit *Wu Ling Zhi* (Trogopterori Faeces), *Pu Huang* (Typhae Pollen) und *Yan Hu Suo* (Corydalis Rhizoma) verwenden. **Beispiel-Rezeptur**: *Shi Xiao San* (Plötzliches Lächeln Pulver).
- Prämenstruelles Syndrom und unregelmäßige Menstruation aufgrund von Leber-*Qi*-Stagnation: zu *Chai Hu* (Bupleuri Radix), *Bai Shao* (Paeoniae Radix Alba), *Bai Zhu* (Atractylodis Macrocephalae Rhizoma) und *Fu Ling* (Poria) hinzufügen. **Beispiel-Rezeptur**: *Xiao Yao San* (Umherstreifen Pulver).
- Vorzeitige Menstruation, Blähungen während der Menstruation, Reizbarkeit durch Hitze und *Qi*-Stagnation: *Dang Gui* zu *Mu Dan Pi* (Moutan Cortex), *Zhi Zi* (Gardeniae Fructus), *Chai Hu* (Bupleuri Radix) und *Bai Shao* (Paeoniae Radix Alba) hinzufügen. **Beispiel-Rezeptur**: *Jia Wei Xiao Yao San* (Erweitertes Umherstreifen Pulver).
- Allgemeine Menstruationsstörungen mit Müdigkeit und Schwäche aufgrund von *Qi*- und Blut-Mangel: Kombination mit *Ren Shen* (Ginseng Radix et Rhizoma), *Bai Zhu* (Atractylodis Macrocephalae Rhizoma), *Shu Di Huang* (Rehmanniae Radix Praeparata) und *Bai Shao* (Paeoniae Radix Alba). **Beispiel-Rezeptur**: *Ba Zhen Tang* (Acht Schätze Dekokt).
- Symptome in den Wechseljahren aufgrund von *Yin*-Mangel mit Hitze: *Dang Gui* zusammen mit *Xian Mao* (Curculiginis Rhizoma), *Yin Yang Huo* (Epimedii Herba), *Zhi Mu* (Anemarrhenae Rhizoma), *Huang Bo* (Phellodendri Cortex) und *Ba Ji Tian* (Morindae Officinalis Radix) verwenden. **Beispiel-Rezeptur**: *Er Xian Tang* (Zwei Unsterbliche Dekokt).

Erkrankungen während der Schwangerschaft und nach der Geburt: *Dang Gui* tritt in die *Xue*-(Blut-)Schicht ein. Seine tonisierende Funktion verursacht jedoch keine stagnierenden Nebenwirkungen, wie sie bei anderen tonisierenden Arzneien zu beobachten sind. *Dang Gui* wird darüber hinaus häufig bei Krankheiten eingesetzt, die durch Kälte, Blut-Mangel und Blut-Stagnation vor oder nach der Entbindung verursacht werden.

- Bauchschmerzen während der Schwangerschaft: *Dang Gui* mit *Chuan Xiong* (Chuanxiong Rhizoma) kombinieren.
- Schmerzen und Diarrhö während der Schwangerschaft: zusammen mit *Bai Shao* (Paeoniae Radix Alba), *Fu Ling* (Poria), *Bai Zhu* (Atractylodis Macrocephalae Rhizoma) und *Ze Xie* (Alismatis Rhizoma) verwenden.
- Unruhiger Fötus, Wundheitsgefühl im unteren Rücken, Bauchschmerzen und Steißlage des Fötus: mit *Chuan Xiong* (Chuanxiong Rhizoma), *Jing Jie* (Schizonepetae Herba), *Tu Si Zi* (Cuscutae Semen), *Ai Ye* (Artemisiae Argyi Folium) und *Hou Po* (Magnoliae Officinalis Cortex) kombinieren. **Beispiel-Rezeptur**: *Bao Chan Wu You Fang* (Schwangerschaft erhaltendes und sorgenfreies Dekokt).
- Spontanes Schwitzen nach der Geburt, Fieber, Kurzatmigkeit und Schmerzen des Rückens und der Beine, mit gleichzeitiger Unfähigkeit, sich von einer Seite auf die andere zu drehen: Kombination mit *Huang Qi* (Astragali Radix), *Bai Shao* (Paeoniae Radix Alba) und *Sheng Jiang* (Zingiberis Rhizoma Recens).
- Postpartale Blutungen, Kälte und Schmerzen im unteren Abdomen aufgrund von Blut-Mangel mit Kälte: zusammen mit *Chuan Xiong* (Chuanxiong Rhizoma), *Tao Ren* (Persicae Semen), *Pao Jiang* (Zingiberis Rhizoma Praeparatum) und *Gan Cao* (Glycyrrhizae Radix et Rhizoma) einsetzen. **Beispiel-Rezeptur**: *Sheng Hua Tang* (Dekokt zur Erzeugung und Transformation).
- Ungenügende Milchbildung aufgrund von Blut- und *Qi*-Mangel: zu *Ren Shen* (Ginseng Radix et Rhizoma), *Huang Qi* (Astragali Radix), *Mai Dong* (Ophiopogonis Radix), *Mu Tong* (Akebiae Caulis), Erdnüssen und Schweinefüßen hinzufügen.
- *Bi Zheng* (schmerzhaftes Blockade-Syndrom) nach der Geburt: *Dang Gui* mit *Qiang Huo* (Notopterygii Rhizoma seu Radix), *Chuan Xiong* (Chuanxiong Rhizoma) und *Qin Jiao* (Gentianae Macrophyllae Radix) kombinieren.

Traumata: *Dang Gui* hat einen scharfen Geschmack. Es aktiviert die Blutzirkulation und zerstreut Blut-Stagnation. Sobald die Blut-Stagnation zerstreut ist, klingt die Schwellung automatisch ab. *Dang Gui* wird häufig in den Traumaabteilungen chinesischer Krankenhäuser zusammen mit Blut belebenden Arzneien eingesetzt, um folgende Symptome zu behandeln: Blutergüsse, Knochenbrüche, Schwellungen und Verletzungen der Sehnen.

- Traumata der Brusthöhle: *Dang Gui* mit *Chai Hu* (Bupleuri Radix), *Chuan Shan Jia* (Manitis Squama), *Da Huang* (Rhei Radix et Rhizoma) und *Hong Hua* (Carthami Flos) kombinieren. **Beispiel-Rezepturen**: *Xue Fu Zhu Yu Tang* (Dekokt, das Stasen aus dem Haus des Blutes treibt) oder *Fu Yuan Huo Xue Tang* (Dekokt, das die Gesundheit wiederherstellt, indem es das Blut belebt).
- Traumabedingte Blutergüsse, Schwellungen und Rötungen: zu *Su Mu* (Sappan Lignum), *Ru Xiang* (Olibanum), *Mo Yao* (Myrrha) und *Tu Bie Chong* (Eupolyphaga seu Steleophaga) hinzufügen.
- Knochenbrüche: zusammen mit *Ru Xiang* (Olibanum), *Mo Yao* (Myrrha), *Zi Ran Tong* (Pyritum) und *Gu Sui Bu* (Drynariae Rhizoma) verwenden.

Bi Zheng (schmerzhaftes Blockade-Syndrom) mit Taubheitsgefühl und Schmerzen: *Dang Gui* tonisiert nicht nur das Blut und belebt die Blutzirkulation, sondern stoppt auch Schmerzen und zerstreut Kälte. Es zerstreut Stagnationen und fördert die Ernährung in den Leitbahnen und Sehnen und behandelt auf diese Weise Gefühllosigkeit und Schmerzen in den Gliedmaßen und Extremitäten. Es wird bei Schmerzen aufgrund von Blut-Mangel, bei Blut-Mangel mit zusätzlicher Kälte und Wind oder bei *Qi*- und Blut-Mangel angewendet.

- Gefühllosigkeit aufgrund von Blut-Mangel: *Dang Gui* mit *Huang Qi* (Astragali Radix), *Chi Shao* (Paeoniae Radix Rubra), *Shu Di Huang* (Rehmanniae Radix Praeparata) und *Chuan Xiong* (Chuanxiong Rhizoma) kombinieren.
- Kälte der Extremitäten, des Rückens und/oder des Gesäßes aufgrund von Blut- und *Yang*- Mangel: zu *Gui Zhi* (Cinnamomi Ramulus), *Bai Shao* (Paeoniae Radix Alba), *Xi Xin* (Asari Radix et Rhizoma) und *Mu Tong* (Akebiae Caulis) hinzufügen. **Beispiel-Rezeptur**: *Dang Gui Si Ni Tang* (Angelicae Sinensis Radix Dekokt für kalte Extremitäten).
- *Bi Zheng* (schmerzhaftes Blockade-Syndrom), schmerzhafte Gelenke und/oder Gefühllosigkeit aufgrund von *Ying*-(Nähr-) und *Wei*-(Abwehr-)Mangel: Kombination mit *Huang Qi* (Astragali Radix), *Jiang Huang* (Curcumae Longae Rhizoma), *Chi Shao* (Paeoniae Radix Rubra) und *Fang Feng* (Saposhnikoviae Radix). **Beispiel-Rezeptur**: *Juan Bi Tang* (Dekokt, das schmerzhafte Blockaden beseitigt).
- Wundheit und Schwäche im unteren Rücken und in den Knien aufgrund von *Qi*-, Blut-, Leber- und Nieren-Mangel: zusammen mit *Du Huo* (Angelicae Pubescentis Radix), *Sang Ji Sheng* (Taxilli Herba), *Qin Jiao* (Gentianae Macrophyllae Radix) und *Di Huang* (Rehmanniae Radix) verwenden. **Beispiel-Rezeptur**: *Du Huo Ji Sheng Tang* (Angelicae Pubescentis Radix und Taxilli Herba Dekokt).

Wunden und Abszesse: Als äußerliche Anwendung trägt *Dang Gui* zu einem Rückgang von Schwellungen bei, vertreibt Eiter, bildet Gewebe und lindert Schmerzen. *Dang Gui* ist von Natur aus warm und nährend. Deshalb ist die innere Anwendung von *Dang Gui* besonders geeignet, um langsam heilende Wunden aufgrund von *Qi*- und Blut-Mangel zu behandeln.

- Langsam heilende Wunden aufgrund von *Qi*- und Blut-Mangel: *Dang Gui* wird äußerlich als Einzelarznei verwendet oder für die innere Anwendung mit *Huang Qi* (Astragali Radix), *Jin Yin Hua* (Lonicerae Flos), *Gan Cao* (Glycyrrhizae Radix et Rhizoma), *Bai Zhi* (Angelicae Dahuricae Radix) und rotem *Da Zao* (Jujubae Fructus) kombiniert.
- Toxische Geschwüre mit Eiterbildung: zu *Huang Qi* (Astragali Radix), *Chuan Shan Jia* (Manitis Squama), *Chuan Xiong* (Chuanxiong Rhizoma) und *Zao Jiao Ci* (Gleditsiae Spina) hinzufügen, um Eiter abfließen zu lassen.
- Rötungen, Schwellungen und brennende toxische Wunden: *Dang Gui* mit *Jin Yin Hua* (Lonicerae Flos), *Chi Shao* (Paeoniae Radix Rubra), *Zhe Bei Mu* (Fritillariae Thunbergii Bulbus), *Tian Hua Fen* (Trichosanthis Radix) und *Chuan Shan Jia* (Manitis Squama) kombinieren. **Beispiel-Rezeptur**: *Zhen Ren Huo Ming Yin* (Das Dekokt des Wahren Mannes zur Wiederbelebung des Lebens).
- Ulzerierende Wunden mit Rötung, Schwellung und Schmerzen: *Dang Gui* zusammen mit einer hohen Dosis *Jin Yin Hua* (Lonicerae Flos), *Gan Cao* (Glycyrrhizae Radix et Rhizoma) und *Xuan Shen* (Scrophulariae Radix) verwenden. **Beispiel-Rezeptur**: *Si Miao Yong An Tang* (Dekokt der vier Tapferen für das Wohlbefinden).
- Chronische, nicht-heilende, ulzerierende Wunden aufgrund von *Qi*- und Blut-Mangel: *Dang Gui* zusammen mit *Huang Qi* (Astragali Radix), *Rou Gui* (Cinnamomi Cortex), *Shu Di Huang* (Rehmanniae Radix Praeparata) und *Ren Shen* (Ginseng Radix et Rhizoma) verwenden. **Beispiel-Rezeptur**: *Shi Quan Da Bu Tang* (Allumfassendes großes Tonisierungsdekokt).

Befeuchtet den Darmtrakt und fördert den Stuhlabgang

Stuhlverstopfung aufgrund von Blut-Mangel: Wird der Darmtrakt nicht richtig ernährt, entstehen trockene Stühle oder Stuhlverstopfung. Gewöhnlich leiden an dieser Art von Verstopfung ältere Menschen, Menschen mit chronischer Verstopfung, Frauen nach der Geburt oder Menschen in einem späten Stadium bzw. in der Genesungsphase einer chronischen Krankheit. *Dang Gui* nährt das Blut und befeuchtet den Darm, um die Stuhlbewegung zu fördern.

- Stuhlverstopfung aufgrund von Blut-Mangel: *Dang Gui* mit *He Shou Wu* (Polygoni Multiflori Radix), *Huo Ma Ren* (Cannabis Fructus), *Tao Ren* (Persicae Semen), *Rou Cong Rong* (Cistanches Herba), *Di Huang* (Rehmanniae Radix), *Shu Di Huang* (Rehmanniae Radix Praeparata) und *Da Huang* (Rhei Radix et Rhizoma) kombinieren. **Beispiel-Rezeptur**: *Ji Chuan Jian* (Dekokt, das dem Fluss [fließen] hilft).

Stoppt Husten und behandelt Dyspnoe

Husten und Dyspnoe: *Dang Gui* wird häufig zusammen mit Arzneien verwendet, die Schleim transformieren und Husten stoppen.

- Husten, Dyspnoe, Kurzatmigkeit und reichlicher Auswurf: *Dang Gui* mit *Zi Su Zi* (Perillae Fructus), *Ban Xia* (Pinelliae Rhizoma), *Hou Po* (Magnoliae Officinalis Cortex) und *Qian Hu* (Peucedani Radix) kombinieren. **Beispiel-Rezeptur**: *Su Zi Jiang Qi Tang* (Perillae Fructus Dekokt, das das *Qi* nach unten leitet).
- Nächtlicher Husten, Dyspnoe, reichlich salzig schmeckender Auswurf aufgrund von Nieren- und Lungen-*Yin*-Mangel: Kombination mit *Chen Pi* (Citri Reticulatae Pericarpium), *Ban Xia* (Pinelliae Rhizoma), *Fu Ling* (Poria) und *Gan Cao* (Glycyrrhizae Radix et Rhizoma) in hoher Dosierung.

Dosierung

5–15 g. *Dang Gui* wird als Dekokt in Tinktur, Pflasterform, in Pillenform oder als Pulver verwendet. Unbehandeltes *Dang Gui* wird in der Regel eingesetzt, um das Blut zu tonisieren, die Menstruation zu regulieren und den Darm zu befeuchten. *Dang Gui,* das mit Getreideschnaps trockengebraten wurde, bewegt das Blut stärker und wird häufig angewendet, um Menstruationsschmerzen, traumabedingte Blutergüsse und Schmerzen, *Bi Zheng* (schmerzhaftes Blockade-Syndrom) und Fälle von Blut-Stagnation zu behandeln. Das Trocken-Braten erhöht die Wärmewirkung, was *Dang Gui* zu einem idealen Mittel macht, um das Blut zu tonisieren, ohne Diarrhö zu verursachen. Die verkohlte Arzneidroge stoppt Blutungen.

Sicherheitshinweise, Kontraindikationen

- *Dang Gui* sollte bei Spannungsgefühl im Bauch, Milz-Mangel oder bei weichen Stühlen bzw. Diarrhö mit Vorsicht angewendet werden.
- *Dang Gui* ist kontraindiziert bei Fülle-Zuständen oder bei *Yin*-Mangel und Hitze-Zeichen.

Chemische Zusammensetzung

Ätherische Öle 0,2–0,4% (Ligustilid, N-Butylidenphthalid, N-Butylphthalid, N-Valerophenon-O-carbonsäure); Ferulasäure, Scopletin.[1, 2]

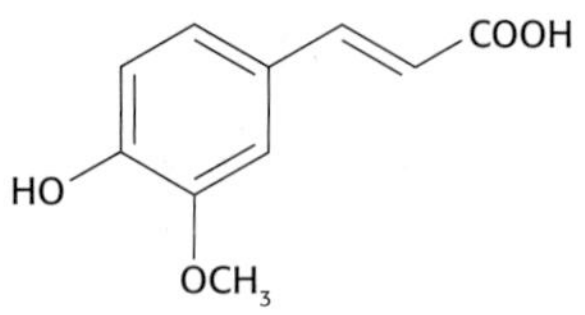

Abb. 17.6 Ferulasäure

Pharmakologische Wirkungen

- **Wirkungen auf den Uterus**: *Dang Gui* wird sowohl mit einem stimulierenden als auch mit einem hemmenden Einfluss auf die glatte Muskulatur des Uterus in Verbindung gebracht. Laborstudien haben gezeigt, dass der wässrige und der alkoholische Extrakt dazu tendieren, den Uterus zu stimulieren, während das ätherische Öl eine hemmende Wirkung gezeigt hat.[3] Außerdem haben klinische Studien gezeigt, dass *Dang Gui* Uteruskontraktionen einleitet, wenn der Uterus in einem Zustand der Entspannung ist. Umgekehrt fördert *Dang Gui* die Entspannung, wenn der Uterus in einem kontrahierten Zustand ist. Diese Doppelfunktion wird der therapeutischen Eigenschaft von *Dang Gui* zugeschrieben, Spasmen zu lindern und Schmerzen zu stoppen.[4]
- **Kardiovaskulär**: In einer Laborstudie hatten intravenöse *Dang-Gui*-Injektionen bei isolierten Froschherzen initial einen hemmenden Einfluss auf das Herz, gefolgt von einer negativ chronotropen und einer positiv inotropen Wirkung. Durch die Verringerung der spezifischen Blutviskosität bzw. durch die Veränderung der Fließeigenschaften des Bluts bei „Blut-Stagnation" bewirkten sie insgesamt eine Verbesserung der Blutzirkulation. *Dang Gui* hat darüber hinaus antiarrhythmische Eigenschaften, speziell bei Herzrhythmusstörungen, die auf Epinephrin, Herzglykoside, Aconitin oder Bariumchlorid zurückzuführen sind. In Laborstudien hat sich herausgestellt, dass *Dang Gui* die Plasma-Cholesterin- und Triglyceridspiegel sowie das Atheroskleroserisiko senkt.[5, 6, 7, 8]
- **Thrombozytenaggregationshemmend**: Die Verabreichung von *Dang Gui* wird bei Ratten mit einer deutlichen thrombozytenaggregationshemmenden Wirkung assoziiert, ähnlich der von Acetylsalicylsäure.[9] Weitere Studien haben gezeigt, dass *Dang Gui* außerdem die Thrombusbildung hemmt.[10]
- **Immunstimulierend**: Die Verabreichung von *Dang Gui* ist mit einem Anstieg der Phagozytoseaktivität der Makrophagen verbunden.[11]
- **Respiratorisch**: *Dang Gui* hat bei der Behandlung von Keuchatmung und Dyspnoe aufgrund von Bronchospasmen eine unterstützende Wirkung gezeigt.[12]
- **Hepatoprotektiv**: *Dang Gui* fördert die Bildung von Hepatozyten und wirkt stark hepatoprotektiv.[13]
- **Antibiotisch**: *Dang Gui* hemmt *Salmonella typhi*, *E. coli*, *Corynebacterium diphtheriae*, *Vibrio cholerae* sowie alpha- und betahämolysierende Streptokokken.[14]
- **Schmerzstillend und entzündungshemmend**: Der Extrakt von *Dang Gui* hat schmerzstillende und entzündungshemmende Eigenschaften, die denen von Acetylsalicylsäure vergleichbar sind. Es verringert die Gefäßdurchlässigkeit und senkt dadurch Entzündungsvorgänge.[15] Seine entzündungshemmende Wirkung ist ungefähr 1,1-mal, seine analgetische Wirkung etwa 1,7-mal stärker als die von Acetylsalicylsäure.[16, 17]

Klinische und wissenschaftliche Studien

- **Husten und Keuchatmung**: Eine klinische Studie hat gezeigt, dass das ätherische Öl von *Dang Gui* bei der Behandlung von 51 Patienten mit Husten und Keuchatmung in 90,2% der Fälle wirksam war. Es wurde dreimal täglich für die Dauer von sieben Tage gegeben. Die meisten Patienten sprachen innerhalb von zwei bis drei Stunden auf die Behandlung an, die maximale Wirkung war nach 8 bis 24 Stunden zu beobachten.[18]
- **Schmerzen im unteren Rücken und in den Beinen**: Injektionen, die *Dang Gui* und *Chuan Xiong* (Chuanxiong Rhizoma) enthielten, bewirkten erwiesenermaßen in 97% der Fälle eine Schmerzlinderung. Die Injektionen wurden über einen Zeitraum von zehn Tagen täglich oder jeden zweiten Tag in die betroffenen Stellen injiziert.[19]
- **Herzrhythmusstörungen**: Einem Bericht zufolge wurden 100 Patienten mit Herzrhythmusstörungen mit zwei verschiedenen *Dang-Gui*-Zubereitungen behandelt. Die Wirksamkeitsrate lag bei 83,3%. Die erste *Dang-Gui*-Zubereitung war eine intravenöse 25–50-prozentige Infusion (60–120 ml), die einmal täglich für 15 Tage verabreicht wurde. Die zweite Zubereitung war ein 150-prozentiger *Dang-Gui*-Sirup (20 ml), der dreimal täglich über einen Zeitraum von 15 Tagen gegeben wurde.[20]
- **Schlaganfall**: Patienten mit ischämischem Hirninfarkt wurden einmal täglich mit intravenösen *Dang-Gui*-Infusionen (15 bis 30 Dosen pro Behandlungszyklus) behandelt. Der Untersuchungsbericht beschreibt, dass 12 von 40 Patienten vollständig gesund wurden. Bei 13 Patienten besserte sich der Zustand deutlich, bei elf Patienten leicht, vier Patienten sprachen nicht auf die Behandlung an.[21]
- **Migräne**: Ein *Dang-Gui*-Präparat zeigte eine 82,9-prozentige Wirksamkeitsrate bei 35 Patienten mit Migränekopfschmerzen.[22]
- **Nephritis**: In einer Untersuchung wurden 33 Patienten mit akuter Nephritis täglich mit guten Ergebnissen mit einer Injektion einer 20-prozentigen *Dang-Gui*-Lösung in Akupunkturpunkte behandelt. Die Patienten unterlagen keinen Beschränkungen bei der Aufnahme von

Wasser und Salz. Zu den ausgewählten Akupunkturpunkten gehörten *Shenshu* (Bl 23), *Zhongji* (Ren 3), *Shuiquan* (Ni 5) und *Ah-Shi*-Punkte. Von den 33 teilnehmenden Patienten erhielten elf zusätzlich eine Therapie mit pharmazeutischen Medikamenten.[23]

- **Schmerzen**: Lokale Injektionen einer 5-prozentigen *Dang-Gui*-Lösung haben eine befriedigende schmerzstillende Wirkung nach Brustoperationen. Von 105 Patienten zeigten 84 ausgezeichnete Ergebnisse, 16 zeigten gute Ergebnisse, fünf Patienten sprachen nicht auf die Behandlung an.[24]
- **Blutungen im oberen Magen-Darm-Trakt**: In einer Untersuchung wurden 40 Patienten mit Blutungen im oberen Magen-Darm-Trakt wirksam dreimal täglich mit 4,5 g pulverisiertem *Dang Gui* behandelt. Bei 30 Patienten trat eine signifikante Besserung ein, bei vier Patienten eine deutliche Besserung, sechs Patienten sprachen nicht auf die Behandlung an.[25]
- **Lebererkrankungen**: Die tägliche intramuskuläre Injektion von *Dang Gui* (entsprechend 4 g der getrockneten Arzneidroge) über einen Zeitraum von zwei Monaten führte zu einer symptomatischen Besserung bei 17 Patienten mit chronischer Hepatitis und bei zehn Patienten mit Leberzirrhose.[26]
- **Enuresis**: Einem Bericht zufolge wurden 87 Patienten, die seit mehr als zwei Jahren unter Enuresis litten, einmal täglich mit einer Injektion einer 5-prozentigen *Dang-Gui*-Lösung in Akupunkturpunkte behandelt. Die Behandlung wurde eine Woche lang durchgeführt und war in 90% der Fälle wirksam. Laut Behandlungsprotokoll wurde einmal täglich 0,5–1 ml *Dang-Gui*-Lösung in jeden Akupunkturpunkt injiziert. Bei jeder Behandlung wurden drei bis vier Akupunkturpunkte ausgewählt. Zu den ausgewählten Punkten gehörten *Shenshu* (Bl 23), *Dachangshu* (Bl 25), *Pangguangshu* (Bl 28), *Guanyuan* (Ren 4), *Zhongji* (Ren 3), *Sanyinjiao* (Mp 6) und *Yiniao* (Extra).[27]
- **Menstruationsschmerzen**: Das ätherische Öl von *Dang Gui* (dreimal täglich über einen Zeitraum von 15 bis 20 Tagen) linderte bei 112 Patientinnen wirksam (76,79%) Menstruationsschmerzen.[28]
- **Uterusprolaps**: In einer klinischen Untersuchung wurden 67 Patientinnen mit Uterusprolaps mit *Dang-Gui*-Injektionen behandelt. 27 Patientinnen wurden vollständig gesund, 34 Patientinnen berichteten über eine deutliche Besserung, bei sechs Patientinnen blieb die Behandlung ohne Erfolg. Die Gesamtwirksamkeitsrate betrug 90%. Laut Behandlungsprotokoll wurden täglich 2 ml einer 50-prozentigen *Dang-Gui*-Lösung bei jeder Behandlung abwechselnd in die Akupunkturpunkte *Sanyinjiao* (Mp 6) und *Zusanli* (Ma 36) injiziert.[29]
- **Schlaflosigkeit**: Die bilaterale Injektion einer 5-prozentigen *Dang-Gui*-Lösung (2 ml) in *Anmian*-Punkte (einmal täglich oder jeden zweiten Tag, insgesamt zehn Behandlungen) war in 88% der Fälle bei der Behandlung von 50 Patienten wirksam, die unter Schlaflosigkeit litten.[30]
- **Thrombangiitis obliterans**: In einer Untersuchung wurden 52 Patienten täglich mit einer Injektion einer 5-prozentigen *Dang-Gui*-Lösung behandelt. Die Behandlung erfolgte an sechs Tagen pro Woche für insgesamt vier Wochen. Die Wirksamkeitsrate betrug 88,5%. Die Kritierien zu Beurteilung der Wirksamkeit waren die Schmerzlinderung, die Verbesserung der Blutzirkulation, der Anstieg der peripheren Körpertemperatur und die Verbesserung des Heilungsprozesses.[31]
- **Herpes zoster**: Ein Bericht beschreibt 54 Patienten mit Herpes zoster, die innerhalb von sechs bis sieben Tagen gesund wurden, nachdem sie alle vier bis sechs Stunden mit 0,5–1 g *Dang-Gui*-Pulver behandelt worden waren.[32]
- **Alopecia areata**: Die orale Verabreichung von 9 g einer Arzneirezeptur (dreimal täglich nach den Mahlzeiten) zeigte befriedigende Ergebnisse bei 40 Patienten mit Alopecia areata. Für die Zubereitung der Rezeptur wurden jeweils 500 g *Dang Gui* und *Bai Zi Ren* (Platycladi Semen) mit Honig gemischt und aus der Mischung Pillen hergestellt.[33]
- **Psoriasis**: In einer klinischen Untersuchung wurden 100 Psoriasis-Patienten mit Injektionen eines Kombinationspräparats behandelt. 80 Patienten wurden vollständig gesund, 15 Patienten zeigten eine deutliche Besserung, fünf Patienten eine leichte Besserung. Das Behandlungsprotokoll schrieb eine tägliche Injektion mit einer 2-prozentigen *Dang-Gui*-Lösung und 2-prozentigem Procain vor.[34]
- **Dermatologische Erkrankungen**: In einer Studie wurden 353 Patienten mit unterschiedlichen Hauterkrankungen jeden zweiten Tag über einen Zeitraum von 10 bis 20 Tagen (= ein Behandlungzyklus) mit 0,1–0,2 ml 0,5-prozentigem *Dang Gui* behandelt, das in Ohrpunkte injiziert wurde. Zu den ausgewählten Ohrpunkten gehörten Nebennierenrinde, Endokrinum, *Shenmen*, Hirnanhangdrüse und Lunge.[35]
- **Taubheit**: Patienten mit Hörsturz wurden mit intravenösen Infusionen (20 ml) einer 200-prozentigen *Dang-Gui*-Lösung in 20 ml 5-prozentiger Glukoselösung behandelt. Laut Behandlungsprotokoll wurde fünf Tage lang (= ein Behandlungszyklus) täglich eine Infusion verabreicht. Insgesamt wurden vier bis fünf Behandlungszyklen durchgeführt. Von 105 Patienten wurden 21 vollständig gesund, 29 Patienten zeigten eine deutliche Besserung, 26 Patienten sprachen nicht auf die Behandlung an. Die Gesamtwirksamkeitsrate betrug 75%.[36]
- **Analfissuren**: In einer Studie zeigte die kombinierte Injektion von *Dang Gui* und 1% Lidocain in die betroffene Stelle bei 114 Patienten eine Wirksamkeitsrate von 96,5%.[37]
- **Chronische Rhinitis hypertrophicans**: Einem Bericht zufolge wurden 43 Patienten mit Arzneiinjektio-

nen behandelt. Die Wirksamkeitsrate lag bei 90,7%. Laut Behandlungsprotokoll wurden 0,5 ml einer 5-prozentigen *Dang-Gui*-Lösung und 0,3 ml einer 0,1-prozentigen Lösung von *Hong Hua* (Carthami Flos) in die betroffenen Stellen injiziert.[38]

- **Chronische Pharyngitis**: In einer klinischen Untersuchung mit 130 Patienten zeigten *Dang-Gui*-Injektionen (einmal täglich über zehn Tage) befriedigende Ergebnisse. Laut Behandlungsprotokoll wurde die Arznei in die *Ah-Shi*-Punkte um T3 und T4 injiziert.[39]
- **Schwellkörperschwielen des Penis**: Zwei Patienten wurden nach der wöchentlichen Behandlung mit einer Injektion von 10 ml 10-prozentigem *Dang Gui* und 1 ml 2-prozentigem Procain in die betroffenen Stellen vollständig gesund. Die Behandlung wurde über einen Zeitraum von fünf bis zehn Wochen durchgeführt.[40]

Wechselwirkung mit anderen Medikamenten

- **Gerinnungshemmende oder thrombozytenaggregationshemmende Medikamente**: Es gibt Hinweise, dass die gleichzeitige Anwendung von *Dang Gui* und Warfarin möglicherweise die Wirkung von Warfarin potenziert. Eine In-vitro-Studie hat gezeigt, dass die alleinige Behandlung mit *Dang Gui* die Prothrombinzeit nicht verändert, während die gleichzeitige Behandlung mit Warfarin die Prothrombinzeit signifikant senkt.[41, 42, 43] (Hinweis: Beispiele für gerinnungshemmende Medikamente sind Heparin, Warfarin und Enoxaparin; Beispiele für thrombozytenaggregationshemmende Medikamente sind Acetylsalicylsäure, Dipyridamol und Clopidogrel.)
- **Scopolamin und Cycloheximid**: Die Verabreichung eines *Dang-Gui*-Extrakts in einer Dosierung von 1 g/kg ist erwiesenermaßen bei der Behandlung von Scopolamin- und Cycloheximid-induzierter Amnesie bei Ratten wirksam.[44]
- **Paracetamol**: *Dang Gui* behandelt einen Paracetamol-induzierten Leberschaden. Diese Funktion von *Dang Gui* ist vermutlich darauf zurückzuführen, dass es die Bildung von Hepatozyten fördert.[45, 46]

Toxikologie

Dang Gui hat eine sehr geringe Toxizität. Die LD_{50} von *Dang Gui* beträgt bei Mäusen 100 g/kg bei Injektionen. Eine Überdosierung ist durch Müdigkeit, Schläfrigkeit, Juckreiz, Unwohlsein im Magen und Bauchschmerzen charakterisiert. Eine Langzeitanwendung von 6 g/kg zeigte keine auffälligen Veränderungen der körperlichen Aktivität, der Nahrungsaufnahme, des Körpergewichts, bei Harn- oder Blutuntersuchungen. Es gab einen leichten Anstieg von Zytochrom P 450.[47, 48]

Ergänzung

In traditionellen Texten wird erwähnt, dass unterschiedliche Teile von *Dang Gui* Wirkungen haben, die sich leicht unterscheiden:

- 當歸頭/当归头 *Dāng Guī Tóu* (Angelicae Sinensis Caput Radicis) ist der Kopf der Wurzel. Dieser Teil gilt als der am stärksten tonisierende. *Dang Gui Tou* hat hämolytische Eigenschaften und eine aufsteigende Natur, die den Blutfluss nach oben lenkt.
- 當歸身/当归身 *Dāng Guī Shēn* (Angelicae Sinensis Corpus Radicis) ist der Körper. Er hat stärker Blut nährende als Blut belebende Eigenschaften.
- 當歸尾/当归尾 *Dāng Guī Wěi* (Angelicae Sinensis Extremitas Radicis) ist der Schwanz, der am wirksamsten das Blut belebt und am effektivsten den Blutfluss nach außen zu den Leitbahnen und Kollateralen der Extremitäten lenkt.

Kommentar der Autoren

Die Traditionelle Chinesische Medizin betrachtet *Dang Gui* als Bluttonikum. In dieser Funktion wird es häufig verwendet, um schwangere Frauen mit Blut-Mangel zu behandeln. Tatsächlich verwenden viele klassische Rezepturen *Dang Gui*, um das Blut zu tonisieren und die Schwangerschaft zu stabilisieren wie z.B. die Rezeptur *Bao Chan Wu You Fang* (Schwangerschaft erhaltendes und sorgenfreies Dekokt) aus *Zeng Bu Nei Jing Shi Yi* (Ergänzung der Rezepturen des Inneren Klassikers). Dennoch sollte man immer vorsichtig bei der Behandlung von schwangeren Frauen sein und medizinische Substanzen nur dann verwenden, wenn der Nutzen der Behandlung die Risiken überwiegt.

Dang Gui und *Bai Shao* (Paeoniae Radix Alba) sind Bluttonika. *Dang Gui* ist warm und zerstreuend und besser für Patienten mit Blut-Mangel sowie *Yang*-Mangel und Kälte geeignet. *Bai Shao* ist kühl und sicher und wird bei Blut- und *Yin*-Mangel-Patienten mit Hitze verwendet.

Nach Dr. Richard Tan können *Dang Gui* und *Huang Qi* (Astragali Radix) – wie in der Rezeptur *Dang Gui Bu Xue Tang* (Angelicae Sinensis Radix Dekokt zur Tonisierung des Blutes) – verwendet werden, um bei Patienten unter Chemo- oder Strahlentherapie die Anzahl der weißen und roten Blutkörperchen zu erhöhen.

Referenzen

1. *Xian Dai Zhong Yao Yao Li Xue* (Contemporary Pharmacology of Chinese Herbs), 1997; 1290–1291
2. The Merck Index 12th edition, Chapman and Hall/CRCnetBASE/Merck, 2000
3. *Zhong Hua Yi Xue Za Zhi* (Chinese Journal of Medicine), 1954; 40(9):670
4. *Zhong Yao Xue* (Chinese Herbology), 1998; 815–823
5. *Jiang Su Zhong Yi* (Jiangsu Chinese Medicine), 1965; (3):22
6. Xue, JX. et al. Effects of the combination of Astragalus membranaceus (Fisch.) Bge. (AM), Angelica sinensis (Oliv.)

17

Abschnitt 3: Blut tonisierend

Diels (TAS), Cyperus rotundus L. (CR), Ligusticum chuanxiong Hort (LC) and Paeonia veitchii lynch (PV) on the hemorrheological changes in „blood stagnating" rats. Chung Kuo Chung Yao Tsa Chih, 1994; 19(2):108–10, 128

7. *Lan Zhou Yi Xue Yuan Xue Bao* (Journal of Lanzhou University of Medicine), 1989; 15(3):125
8. *Zhong Cao Yao Tong Xun* (Journal of Chinese Herbal Medicine), 1976; (3):30
9. *Yao Xue Xue Bao* (Journal of Herbology), 1980; 15(6):321
10. *Zhong Guo Yao Li Xue Tong Bao* (Journal of Chinese Herbal Pharmacology), 1981; 2(1):35
11. *Zhong Hua Yi Xue Za Zhi* (Chinese Journal of Medicine), 1978; 17(8):87
12. *Zhong Cao Yao* (Chinese Herbal Medicine), 1983; 14(8):45
13. *Chong Qing Yi Yao* (Chongching Medicine and Herbology), 1989; 18(4):39
14. *Huo Xue Hua Yu Yan Jiu* (Research on Blood-Activating and Stasis-Eliminating Herbs), 1981; 335
15. *Xin Yi Yao Xue Za Zhi* (New Journal of Medicine and Herbology), 1975; (6):34
16. *Yao Xue Za Zhi* (Journal of Medicinals), 1971; (91):1098
17. Ibid.
18. *Tian Jing Zhong Yi* (TianJing Chinese Medicine), 1986; 1:4
19. *Xin Zhong Yi* (New Chinese Medicine), 1980; 2:34
20. *Zhong Yi Za Zhi* (Journal of Chinese Medicine), 1981; 7:54
21. *Shen Jing Jing Shen Ji Bing Za Zhi* (Journal of Psychiatric Disorders), 1981; 4:222
22. *Bei Jing Yi Xue* (BeiJing Medicine), 1988; 2:95
23. *Xin Yi Xue* (New Medicine), 1976; 6:294
24. *Xin Yi Yao Xue Za Zhi* (New Journal of Medicine and Herbology), 1976; 12:26
25. *Liao Ning Zhong Yi Za Zhi* (Liaoning Journal of Chinese Medicine), 1982; 6:40
26. *Zhong Yi Yao Xin Xi* (Information on Chinese Medicine and Herbology), 1985; 3:18
27. *Chi Jiao Yi Sheng Za Zhi* (Journal of Barefoot Doctors), 1977; 4:21
28. *Lan Zhou Yi Xue Yuan Xue Bao* (Journal of Lanzhou University of Medicine), 1988; 1:36
29. *Yao Xue Tong Bao* (Report of Herbology), 1979; 7:310
30. *Zhong Xi Yi Jie He Za Zhi* (Journal of Integrated Chinese and Western Medicine), 1983; 5:319
31. *Xin Yi Yao Xue Za Zhi* (New Journal of Medicine and Herbology), 1977; 11:35
32. *Zhong Hua Yi Xue Za Zhi* (Chinese Journal of Medicine), 1961; 5:317
33. *Shan Xi Zhong Yi* (Shanxi Chinese Medicine), 1987; 9:419
34. *Zhong Yi Yao Xue Bao* (Report of Chinese Medicine and Herbology), 1981; 4:34
35. *Shan Xi Yi Yao Za Zhi* (Shanxi Journal of Medicine and Herbology), 1975; 5:69
36. *Zhong Xi Yi Jie He Za Zhi* (Journal of Integrated Chinese and Western Medicine), 1986; 9:536
37. *Tian Jing Zhong Yi* (TianJing Chinese Medicine), 1986; 4:10
38. *Hu Bei Zhong Yi Za Zhi* (Hubei Journal of Chinese Medicine), 1986; 5:49
39. *Liao Ning Zhong Yi Za Zhi* (Liaoning Journal of Chinese Medicine), 1986; 4:36
40. *Bei Jing Yi Xue* (BeiJing Medicine), 1980; 1:47
41. Chan, K., Lo, A.C., Yeung, J.H., Woo, K.S. Journal of Pharmacy and Pharmacology, 1995, May; 47(5):402–6
42. PharmacoTherapie 1999, July; 19(7):870–876
43. European Journal of Drug Metabolism and Pharmacokinetics. 1995; 20(1):55–60
44. Hsieh, M.T. et al. Radix Angelica Sinensis extracts ameliorate scopolamine- and cycloheximide-induced amnesia, but not p-chloroamphetamine-induced amnesia in rats. American Journal of Chinese Medicine. 2000; 28(2):263–72
45. *Zhong Guo Yao Li Tong Xun* (Journal of Chinese Herbal Studies), 1992; 9(1):52
46. *Chong Qing Yi Yao* (Chongching Medicine and Herbology), 1989; 18(4):39
47. *Zhong Cao Yao* (Chincse Herbal Medicine), 1981; 12(7):33
48. *Guo Wai Yi Yao Zhi Wu Yao Fen Ce* (Monograph of Foreign Botanical Medicine), 1993; 8(3):116

Ē Jiāo

Asini Corii Colla

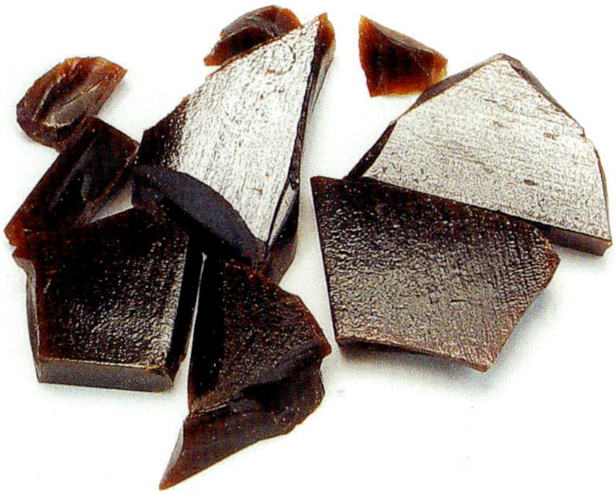

阿膠 阿胶

Pinyin-Name *Ē Jiāo*

Wörtliche Übersetzung „Gelatine"

Andere chinesische Namen *Lu Pi Jiao, Pen Fu Jiao, Bo Zhi Jiao, Yang Jiao, E Jiao Zhu*

Originalquelle *Shen Nong Ben Cao Jing* (Die Materia Medica des göttlichen Landmannes), vermutlich Östliche Han-Dynastie

Deutscher Name Schwarze Gelatine (aus Eselhaut gewonnen)

Zoologischer Name *Equus asinus* L. (*Lu*)

Pharmazeutischer Name Asini Corii Colla

Eigenschaften Süß, neutral

Leitbahnen Lunge, Leber, Nieren

Chinesische therapeutische Wirkungen

Tonisiert das Blut und stoppt Blutungen

Blut-Mangel von Leber und Herz: Zu den klinischen Manifestationen gehören ein blasses oder bleiches Gesicht, Schwindel und Palpitationen. *E Jiao* (Asini Corii Colla) tonisiert das Blut und behandelt unterschiedliche Menstruationsbeschwerden wie z.B. unregelmäßige Menstruation, Dysmenorrhö und Erkrankungen während der Schwangerschaft und nach der Geburt.

- Anämie: *E Jiao* mit *Dang Gui* (Angelicae Sinensis Radix), *Bai Shao* (Paeoniae Radix Alba) und *Shu Di Huang* (Rehmanniae Radix Praeparata) kombinieren.
- Anämie mit *Qi*-Mangel: Kombination mit *Huang Qi* (Astragali Radix), *Dang Gui* (Angelicae Sinensis Radix), *Shu Di Huang* (Rehmanniae Radix Praeparata) und *Dang Shen* (Codonopsis Radix).

Blutungen: *E Jiao* ist neutral, süß und von klebriger Natur. Es stoppt Blutungen, die durch *Yin*-Mangel in verschiedenen Bereichen des Körpers verursacht werden (Bluterbrechen, Nasenbluten, Zahnfleischblutungen, Hämatochezie, Hämaturie und Uterusblutungen). Die verkohlte Form wird bevorzugt eingesetzt, da sie eine stärkere hämostatische Funktion hat. *E Jiao* wird als Einzelarznei oder in Kombination mit anderen hämostatischen Arzneien angewendet.

- Blutungen während der Schwangerschaft: trocken-gebratenes *E Jiao* als Pulver verwenden.
- Starkes Bluterbrechen oder Blutungen aus dem Ohr: *E Jiao* mit *Pu Huang* (Typhae Pollen) und dem Saft von *Di Huang* (Rehmanniae Radix) kombinieren.
- Blutungen im Zusammenhang mit Milz-*Qi*- und *Yang*-Mangel wie z.B. Bluterbrechen, Nasenbluten, Hämatochezie und Uterusblutungen: Kombination mit *Shu Di Huang* (Rehmanniae Radix Praeparata), *Bai Zhu* (Atractylodis Macrocephalae Rhizoma) und *Fu Zi* (Aconiti Radix Lateralis Praeparata).
- Hypermenorrhö, Uterusblutungen, Blutungen während der Schwangerschaft oder Blutungen durch eine Fehlgeburt: zu *Ai Ye* (Artemisiae Argyi Folium), *Shu Di Huang* (Rehmanniae Radix Praeparata), *Bai Shao* (Paeoniae Radix Alba) und *Gan Cao* (Glycyrrhizae Radix et Rhizoma) hinzufügen.
- Hämatochezie oder blutende Hämorrhoiden: zusammen mit *Huang Qin* (Scutellariae Radix), *Ku Shen* (Sophorae Flavescentis Radix), verkohltem *Huai Hua* (Sophorae Flos), verkohltem *Di Yu* (Sanguisorbae Radix) und *Fang Feng* (Saposhnikoviae Radix) verwenden.
- Bluthusten: *E Jiao* mit *Mai Dong* (Ophiopogonis Radix), *Bai He* (Lilii Bulbus), *Bai Ji* (Bletillae Rhizoma), *Sha Shen* (Glehniae seu Adenophorae Radix), verkohltem *Zhi Zi* (Gardeniae Fructus) und *Ou Jie* (Nelumbinis Nodus Rhizomatis) kombinieren.

Nährt das Yin und befeuchtet die Lunge

Lungen-Yin-Mangel: Die Lunge ist das zarteste Organ im Organismus und ist besonders anfällig für Schädigungen, speziell durch Trockenheit. Trockenheit ergibt sich gewöhnlich durch chronische Atemwegserkrankungen und manifestiert sich in Symptomen wie Husten, Dyspnoe und Kurzatmigkeit bei Anstrengung. *E Jiao* ist süß, neutral und befeuchtend und nährt wirksam das Lungen-*Yin*. Trotzdem sollte es in Kombination mit Schleim eliminierenden Arzneien verwendet werden, um die Produktion von Schleim zu verhindern, sodass sowohl die Ursache des *Yin*-Mangels als auch die Symptome behandelt werden.

- Laute, angestrengte und beschleunigte Atmung, die durch Lungen-*Yin*-Mangel mit Feuer verursacht wird: *E Jiao* mit *Niu Bang Zi* (Arctii Fructus), *Ku Xing Ren* (Armeniacae Semen) und *Gan Cao* (Glycyrrhizae Radix et Rhizoma) kombinieren.
- Chronischer Husten, Asthma und spontanes Schwitzen aufgrund von Lungen-*Qi*- und Lungen-*Yin*-Mangel: Kombination mit *Wu Wei Zi* (Schisandrae Fructus), *Ren Shen* (Ginseng Radix et Rhizoma), *Kuan Dong Hua* (Farfarae Flos) und *Bei Mu* (Fritillariae Bulbus).
- Chronisches Aushusten von Blut aufgrund von Lungen- und Nieren-*Yin*-Mangel: *E Jiao* zu *Tian Dong* (Asparagi Radix), *Di Huang* (Rehmanniae Radix), *Shu Di Huang* (Rehmanniae Radix Praeparata), *Bai He* (Lilii Bulbus), *Bei Mu* (Fritillariae Bulbus) und *Bai Bu* (Stemonae Radix) hinzufügen. **Beispiel-Rezeptur**: *Yue Hua Wan* (Mondlicht Pillen).

Trockenheit, die das Lungen-Yin verletzt: Die Lunge ist die erste Abwehrlinie gegenüber Umweltfaktoren. Sie ist das Organ, das am meisten durch den pathogenen Faktor Trockenheit angegriffen wird. Zu den allgemeinen Manifestationen gehören Trockenheit von Nase und Rachen, trockener Husten ohne Auswurf oder mit spärlichem Auswurf, der schwierig abzuhusten ist. *E Jiao* ist die Arznei der Wahl, wenn die Lunge durch Trockenheit angegriffen wird, da es die Lunge am besten nährt.

- Symptome von Trockenheit, die das Lungen-*Yin* verletzen: *E Jiao* mit *Sang Ye* (Mori Folium), *Shi Gao* (Gypsum Fibrosum), *Mai Dong* (Ophiopogonis Radix), *Pi Pa Ye* (Eriobotryae Folium) und *Ku Xing Ren* (Armeniacae Semen) kombinieren. **Beispiel-Rezeptur**: *Qing Zao Jiu Fei Tang* (Dekokt, das Trockenheit eliminiert und die Lunge rettet).

Chronische Krankheiten im Spätstadium mit Mangel-Hitze-Zeichen: Chronische Krankheiten konsumieren häufig das *Yin* und die Körpersäfte, was zu *Yin*-Mangel-Hitze mit mäßigem Fieber und dem Gefühl von Knochendampfen führt.

- Mäßig erhöhte Körpertemperatur, Gefühl von Knochendampfen: *E Jiao* mit *Di Huang* (Rehmanniae Radix), *Bie Jia* (Trionycis Carapax), *Gui Ban* (Testudinis Plastrum), *Qin Jiao* (Gentianae Macrophyllae Radix), *Yin Chai Hu* (Stellariae Radix) und *Qing Hao* (Artemisiae Annuae Herba) kombinieren.

Befeuchtet den Darmtrakt und bewegt den Stuhl

Eine regelmäßige Stuhlbewegung ist abhängig von der richtigen Ernährung des Darms. Sind die Körperflüssigkeiten und das Blut in einem Mangel-Zustand, entstehen Stuhlverstopfung oder trockene Stühle. Dieser Zustand tritt gewöhnlich bei anämischen, postpartalen oder älteren Patienten auf oder bei Patienten, die sich von einer chronischen Krankheit erholen.

- Stuhlverstopfung oder trockene Stühle: *E Jiao* mit Honig, *Cong Bai* (Allii Fistulosi Bulbus) und *Zhi Qiao* (Aurantii Fructus) kombinieren.

Weitere Wirkungen

- Wasserretention, die sich in Dysurie mit Ödemen manifestiert: *E Jiao* zusammen mit *Zhu Ling* (Polyporus), *Hua Shi* (Talcum), *Ze Xie* (Alismatis Rhizoma) und *Fu Ling* (Poria) verwenden, um das *Yin* zu tonisieren und Hitze zu klären. **Beispiel-Rezeptur**: *Zhu Ling Tang* (Polyporus Dekokt).
- Diarrhö während der Schwangerschaft mit Bauchschmerzen: zusammen mit *Huang Lian* (Coptidis Rhizoma), *Shi Liu Pi* (Granati Pericarpium) und *Dang Gui* (Angelicae Sinensis Radix) einsetzen.

Dosierung

5–10 g. *E Jiao* wird in einem warmen Dekokt, in heißem Wasser oder in erhitztem Getreideschnaps aufgelöst und oral eingenommen. Es wird auch in Pulver- oder Pillenform verwendet. *E Jiao* wird manchmal mit anderen Arzneidrogen trocken-gebraten, um seinen Geruch zu reduzieren und seine Klebrigkeit zu minimieren.

Sicherheitshinweise, Kontraindikationen

- *E Jiao* ist klebrig und deshalb bei Patienten mit Milz- und Magen-Mangel kontraindiziert, der sich in weichen Stühlen, Diarrhö oder Appetitmangel äußert.
- *E Jiao* sollte nicht bei Patienten mit Schleim oder Feuchtigkeit-Akkumulation verwendet werden.

Chemische Zusammensetzung

Kollagen, Aminsäuren (Lysin, Arginin, Histadin, Glycin, Cystein), Natrium, Kalium, Calcium, Magnesium, Aluminium und Zink.[1]

Pharmakologische Wirkungen

- **Hämatologisch**: Eine Gruppe von Hunden mit posthämorrhagischer Anämie wurde in drei Gruppen eingeteilt: Eine Gruppe erhielt ein Plazebo, eine Gruppe erhielt Eisen und die dritte Gruppe *E Jiao*. Ein Anstieg der Erythrozytenzahl und des Hämoglobins war am deutlichsten in der Gruppe zu beobachten, die *E Jiao* erhielt, gefolgt von der Eisen- und der Plazebo-Gruppe.[2]
- **Kardiovaskulär**: Die intravenöse Infusion von 5–6-prozentigem *E Jiao* erwies sich als effektiv bei der Behandlung von Katzen mit posthämorrhagischem Schock.[3]
- **Wirkung auf den Calciummetabolismus**: Die tägliche Aufnahme von 30 g *E Jiao* erhöhte bei Hunden die Resorption und die Verwertung von Calciumcarbonat. Die Plasmaspiegel von Calcium erhöhten sich ebenfalls.[4]

Klinische und wissenschaftliche Studien

- **Lungentuberkulose**: In einer klinischen Untersuchung wurden 56 Lungentuberkulose-Patienten mit Bluthusten zwei- bis dreimal täglich mit 20–30 g *E-Jiao*-Pulver behandelt, das in warmem Wasser aufgelöst wurde. Patienten mit starkem Bluthusten wurden außerdem mit konventionellen Medikamenten behandelt, um die Blutungen zu stoppen. Zusätzlich zur Behandlung mit chinesischen Arzneien erhielten alle Patienten Antibiotika für die Behandlung der Tuberkulose. Die Studie beschreibt eine deutliche Besserung bei 37 Patienten und eine moderate Besserung bei 15 Patienten. Vier Patienten sprachen nicht auf die Behandlung an. Die Linderung des Bluthustens wies eine Gesamtwirksamkeitsrate von 92,7% auf.[5]
- **Chronische Ulzeration der Beine**: In einer Untersuchung wurden 24 Patienten mit chronischen Ulzerationen der Beine nach der äußerlichen Anwendung einer *E-Jiao*-Creme über 20 Tage vollständig geheilt. Für die Herstellung der Creme wurden 30 g *E Jiao* mit 70 ml Wasser gemischt und so lange gekocht, bis die Zubereitung die Konsistenz einer Paste hatte. Das Behand-

lungsprotokoll schrieb vor, jeden Tag zuerst die betroffene Stelle zu reinigen und dann die Creme aufzutragen. Danach wurde die Stelle mit Gaze bedeckt. Der Vorgang wurde täglich bis zum vollständigen Abheilen wiederholt.[6]

- **Leukopenie und Anämie**: Eine Rezeptur, die *E Jiao*, *Ren Shen* (Ginseng Radix et Rhizoma), *Shu Di Huang* (Rehmanniae Radix Praeparata), *Dang Shen* (Codonopsis Radix), *Shan Zha* (Crataegi Fructus) und weitere Arzneien enthielt, bewirkte in 79,33% der Fälle einen Anstieg der Leukozytenzahl. In 67,8% der Fälle behandelte sie wirksam eine Eisenmangelanämie.[7]
- **Instabile Schwangerschaft**: Eine Rezeptur, die 12 g *E Jiao*, zwei Eier und 30 g Zucker enthielt, wurde mit einer Wirksamkeitsrate von 83,3% bei der Behandlung von 36 Patientinnen mit unruhigem Fötus oder instabiler Schwangerschaften eingesetzt.[8]

Kommentar der Autoren

E Jiao wird schätzungsweise seit der Tang-Dynastie eingesetzt. Zu dieser Zeit wurde die Gelatine vieler Tiere verwendet, z.B. die von Rindern, Schweinen, Pferden, Eseln und Kamelen. Rindergelatine besitzt schwächere tonisierende Eigenschaften, aber stärkere Blut belebende und Toxine eliminierende Wirkungen. Die Gelatine von Schweinen hat ähnliche Blut tonisierende und hämostatische Funktionen. In der klinischen Praxis behandeln diese Gelatinearten Anämie, primäre Thrombozytopenie, dysfunktionelle Uterusblutungen und aplastische Anämie.
Für eine Verstärkung seiner hämostatischen Eigenschaften sollte *E Jiao* mit *Pu Huang* (Typhae Pollen) verarbeitet werden. Für eine Stärkung der Lungen nährenden Funktion sollte *E Jiao* mit *Ge Qiao* (Meretricis seu Cyclinae Concha) verarbeitet werden.

Referenzen

1. *Xian Dai Zhong Yao Yao Li Xue* (Contemporary Pharmacology of Chinese Herbs), 1997; 1320
2. *Zhong Cheng Yao Yan Jiu* (Research of Chinese Patent Medicine), 1981; (5):31
3. *Chang Yong Zhong Yao Cheng Fen Yu Yao Li Shou Ce* (A Handbook of the Composition and Pharmacology of Common Chinese Drugs), 1994; 1124:1131
4. Chin J Physiol, 1935; 9(4):383
5. *Liao Ning Zhong Yi Za Zhi* (Liaoning Journal of Chinese Medicine), 1987; 9:39
6. *Zhong Xi Yi Jie He Za Zhi* (Journal of Integrated Chinese and Western Medicine), 1987; 4:241
7. *Shan Dong Yi Yao Gong Ye* (Shandong Pharmaceutical Industry), 1986; 3:21
8. *Shan Xi Zhong Yi* (Shanxi Chinese Medicine), 1987; 2:35

Hé Shǒu Wū

Polygoni Multiflori Radix

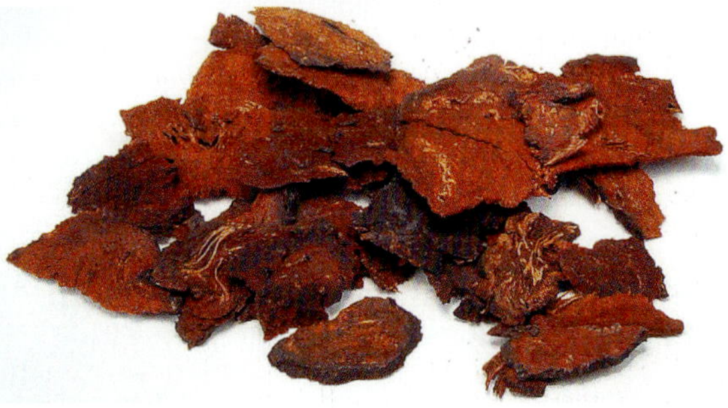

何首烏 何首乌

Pinyin-Name *Hé Shǒu Wū*
Wörtliche Übersetzung „Schwarzhaariger Herr He", „die schwarzen Haare von Herrn He"
Andere chinesische Namen *Shou Wu*, *Sheng Shou Wu*, *Zhi Shou Wu*
Originalquelle *Ri Hua Zi Ben Cao* (Materia Medica von Ri Hua-Zi) aus dem Jahr 713 von Ri Hua-Zi
Deutscher Name Wurzel des vielblütigen Knöterich
Botanischer Name *Polygonum multiflorum* Thunb. (*He Shou Wu*)
Pharmazeutischer Name Polygoni Multiflori Radix
Eigenschaften Süß, bitter, astringierend, leicht warm
Leitbahnen Nieren, Leber

Chinesische therapeutische Wirkungen

Füllt das Jing (Essenz) auf und nährt das Leber-Blut und die Nieren

Blut- und Jing-(Essenz-)Mangel: *He Shou Wu* (Polygoni Multiflori Radix) behandelt Blut- und *Jing*-(Essenz-)Mangel. Dieser Mangel-Zustand manifestiert sich in Schwindel, verschwommenem Sehen, grauen Haare, Wundheit und Schwäche des unteren Rückens und der Knie und Spermatorrhö. Es tonisiert das *Jing* (Essenz) und das Blut der Leber und Nieren. *He Shou Wu* ist eines der besten Tonika, da es warm, aber nicht trocknend ist, tonisierend, jedoch nicht stagnierend wie andere Tonika. Verarbeitetes *He Shou Wu* erfüllt diese Funktion am wirksamstsen.

- Vorzeitig ergraute Haare: *He Shou Wu* mit *Da Zao* (Jujubae Fructus), *Gou Qi Zi* (Lycii Fructus), *Tu Si Zi* (Cuscutae Semen), *Dang Gui* (Angelicae Sinensis Radix), *Niu Xi* (Achyranthis Radix), *Nu Zhen Zi* (Ligustri Lucidi Fructus), *Mo Han Lian* (Ecliptae Herba) und *Hei Zhi Ma* (Sesami Semen Nigrum) kombinieren. **Beispiel-Rezeptur**: *Qi Bao Mei Ran Wan* (Besondere Sieben Schätze Pille für schöne Barthaare).

- Frühe Anzeichen des Alterns (wie oben beschrieben): Kombination mit *Sang Shen* (Mori Fructus), *Hei Zhi Ma* (Sesami Semen Nigrum), *Shu Di Huang* (Rehmanniae Radix Praeparata) und *Du Zhong* (Eucommiae Cortex).
- Nächtliche Samenergüsse, Spermatorrhö, Vaginalausfluss: zu *Shan Zhu Yu* (Corni Fructus), *Shan Yao* (Dioscoreae Rhizoma), *Qian Shi* (Euryales Semen), *Wu Wei Zi* (Schisandrae Fructus), *Long Gu* (Fossilia Ossis Mastodi), *Mu Li* (Ostreae Concha) und *Yuan Zhi* (Polygalae Radix) hinzufügen.
- Anämie: zusammen mit *Dang Gui* (Angelicae Sinensis Radix), *Bai Shao* (Paeoniae Radix Alba), *Chuan Xiong* (Chuanxiong Rhizoma) und *Shu Di Huang* (Rehmanniae Radix Praeparata) verwenden.
- Schwindel, verschwommenes Sehen, Tinnitus, Gefühllosigkeit der Gliedmaßen, Wundheit und Schwäche des unteren Rückens und der Knie: *He Shou Wu* zusammen mit *Xi Xian Cao* (Siegesbeckiae Herba), *Sang Shen* (Mori Fructus), *Hei Zhi Ma* (Sesami Semen Nigrum), *Shu Di Huang* (Rehmanniae Radix Praeparata) und *Du Zhong* (Eucommiae Cortex) verwenden.

Menstruationsbeschwerden: Die Leber speichert das Blut und ist wesentlich für die Regulierung der Periode verantwortlich. Leber-Blut-Mangel führt in der Regel zu Symptomen wie unregelmäßiger Menstruation und abnormer Uterusblutungen. Trocken-gebratenes *He Shou Wu* wird bei dieser Anwendung bevorzugt.

- Menstruationsbeschwerden: trocken-gebratenes *He Shou Wu* mit *Dang Gui* (Angelicae Sinensis Radix), *Bai Shao* (Paeoniae Radix Alba), *Chuan Xiong* (Chuanxiong Rhizoma) und *Shu Di Huang* (Rehmanniae Radix Praeparata) kombinieren.

Eliminiert Toxine

Toxische Wunden: Unverarbeitetes *He Shou Wu* ist kalt, klärt wirkungsvoll Hitze und eliminiert Toxine. Es behandelt Abszesse, Skrofulose, Kropf und Nackengeschwülste, chronische, nicht-heilende Wunden mit Eiterbildung und Ulzerationen, die *Yin* und Blut schädigen.

- Skrofulose, Kropf und Nackengeschwülste: unverarbeitetes *He Shou Wu* zusammen mit *Ku Shen* (Sophorae Flavescentis Radix), *Fang Feng* (Saposhnikoviae Radix), *Bo He* (Menthae Haplocalycis Herba) und Alkohol verwenden.
- Abszesse und Schwellungen an unterschiedlichen Stellen des Körpers: Kombination mit *Fang Feng* (Saposhnikoviae Radix), *Jing Jie* (Schizonepetae Herba), *Jin Yin Hua* (Lonicerae Flos) und *Ku Shen* (Sophorae Flavescentis Radix).
- Schwellungen und Knoten aufgrund von Feuer-Toxinen sowie *Yin*- und Blut-Mangel: Kombination mit *Xia Ku Cao* (Prunellae Spica), *Chuan Xiong* (Chuanxiong Rhizoma), *Dang Gui* (Angelicae Sinensis Radix), *Bai Zhi* (Angelicae Dahuricae Radix) und *Mu Tong* (Akebiae Caulis). *He Shou Wu* kann äußerlich auch als Einzelarznei angewendet werden, um Toxine zu eliminieren und Schwellungen zu lindern.

Behandelt Malaria

Unverarbeitetes *He Shou Wu* tonisiert und eliminiert gleichzeitig Toxine. Es wird bei der Behandlung von Malaria eingesetzt, die durch *Yin*- und Blut-Mangel charakterisiert ist und bei der mehr Hitze als Kälte beteiligt ist.

- Malaria: 25–30 g *He Shou Wu* mit 3 g *Gan Cao* (Glycyrrhizae Radix et Rhizoma) kombinieren.
- Malaria mit mehr Fieber als Schüttelfrost (aufgrund von *Yin*- und Blut-Mangel): mit *Bie Jia* (Trionycis Carapax) und *Zhu Sha* (Cinnabaris) kombinieren.
- Malaria mit *Qi*-Mangel im Vordergrund: zu *Qing Hao* (Artemisiae Annuae Herba) und *Chang Shan* (Dichroae Radix) hinzufügen.

Befeuchtet den Darmtrakt und fördert den Stuhlabgang

Stuhlverstopfung aufgrund von Darmtrockenheit: Die gleichmäßige Bewegung des Stuhls ist von der richtigen Ernährung des Darms abhängig. Sind Körperflüssigkeiten und Blut im Mangel, können Stuhlverstopfung oder trockene Stühle entstehen. Dieser Zustand findet sich gewöhnlich bei anämischen Patienten, bei Frauen nach der Geburt, bei älteren Menschen oder bei Patienten, die gerade von einer chronischen Krankheit genesen sind. Unverarbeitetes *He Shou Wu* wird für diese Anwendung bevorzugt.

- Stuhlverstopfung oder trockene Stühle: *He Shou Wu* als Einzelarznei oder in Kombination mit *Dang Gui* (Angelicae Sinensis Radix), *Huo Ma Ren* (Cannabis Fructus) und *Hei Zhi Ma* (Sesami Semen Nigrum) verwenden, um den Darmtrakt zu befeuchten.

Senkt das Cholesterin, behandelt Herz-Kreislauf-Erkrankungen

He Shou Wu wird neuerdings eingesetzt, um Cholesterin zu senken, Atherosklerose zu behandeln und um vorzubeugen, dass Cholesterin in der Leber zurückbleibt. Für diese Anwendung werden gleich große Mengen von unverarbeitetem und trocken-gebratenem *He Shou Wu* verwendet.

- Angina pectoris, koronare Herzkrankheit, Hypertonie oder Schmerzen im Epigastrium: Kombination der verarbeiteten und der unverarbeiteten Form von *He Shou Wu* mit *Dan Shen* (Salviae Miltiorrhizae Radix et Rhizoma).

Dosierung

10–30 g im Dekokt. *He Shou Wu* wird in Pillenform, als Dekokt, mit Getreideschnaps, als Pulver oder Paste verwendet. Die äußerliche Anwendung erfolgt sowohl in Form von Pulver als auch mit getränkten Arzneidrogen. Die unverarbeitete Arzneidroge ist bitter und eliminiert stark Hitze, zerstreut effektiv Knoten und regt die Darmbewegung stark an. Wird die Arzneidroge unverarbeitet eingenommen, können Nebenwirkungen wie Diarrhö oder weiche Stühle auftreten. Um diese Wirkung zu minimieren, wird *He Shou Wu* mit dem Saft der schwarzen Bohnen gedämpft und dann in der Sonne getrocknet. Die Verarbeitung der Arzneidroge mit schwarzen Bohnen beseitigt Nebenwirkungen wie Diarrhö und potenziert die therapeutischen Eigenschaften, die Leber und Nieren zu stärken, das Blut und das *Jing* (Essenz) zu unterstützen sowie seinen positiven Einfluss auf die Haare.

Sicherheitshinweise, Kontraindikationen

- *He Shou Wu* sollte weder in Metallgefäßen gekocht noch darin aufbewahrt werden. Es sollte nicht mit *Ci Shi* (Magnetitum), *Zhe Shi* (Haematitum), *Yu Yu Liang* (Limonitum) oder *Sheng Tie Luo* (Ferri Frusta) kombiniert werden.
- *He Shou Wu* sollte bei Patienten mit Milz-Mangel, weichen Stühlen oder Diarrhö vorsichtig angewendet werden. Es ist nicht geeignet für Patienten mit Feuchtigkeit oder Schleim.

Chemische Zusammensetzung

Chrysophanol, Emodin, Sennosid, Physcion, Questin, Citrosein, Questinol, 2-Acetylemodin, Chein, Chrysophanolanthron, Rhapontin, Tricin, Calcium, Eisen, Zink, Kupfer.[1]

Pharmakologische Wirkungen

- **Kardiovaskulär**: Die Injektion einer 20-prozentigen *He-Shou-Wu*-Zubereitung reduziert deutlich die Herzfrequenz bei Froschpräparaten. Dieser Effekt ist milder als der von Meperidinhydrochlorid.[2]
- **Antihyperlipidämisch**: In verschiedenen Laborstudien wurde *He Shou Wu* mit einer Erhöhung des HDL-Spiegels und einer Senkung der Triglyceride und des Cholesterins in Verbindung gebracht.[3]
- **Anti-Aging-Wirkung**: Die Verabreichung von *He Shou Wu* verzögerte in vielen Laborstudien den Alterungsprozess und erhöhte die Lebenserwartung.[4]
- **Immunstimulierend**: Die Verabreichung von *He Shou Wu* wird mit einem Anstieg der T-Lymphozytenzahl und der Leukozytenzahl sowie mit einer erhöhten Aktivität der Makrophagen bei Mäusen in Verbindung gebracht.[5]
- **Gastrointestinal**: *He Shou Wu* erhöht die Darmperistaltik, befeuchtet den Darm und fördert die Stuhlbewegung.[6]
- **Endokrinologisch**: Die Verabreichung von *He Shou Wu* wird mit einer Steigerung der Hormonsekretion der Nebennieren und der Schilddrüse assoziiert.[7]

Klinische und wissenschaftliche Studien

- **Hypercholesterolämie**: In einer Studie wurden 178 Patienten mit Hypercholesterolämie mit einem *He-Shou-Wu*-Extrakt (die Dosierung entsprach 4–5 g der getrockneten Arzneidroge) dreimal täglich über einen Zeitraum von zwei bis zwölf Wochen (in seltenen Fällen bis zu 14 Monaten) behandelt. In 38,2% der Fälle zeigte sich eine deutliche Besserung, in 23,6% der Fälle eine mäßige Besserung. Der durchschnittliche Rückgang der Cholesterinwerte betrug 39 mg/dl.[8]
- **Keuchhusten**: Ein Dekokt, das 6–12 g *He Shou Wu* und 1,5–3 g *Gan Cao* (Glycyrrhizae Radix et Rhizoma) enthielt, wurde in vier bis sechs gleich großen Portionen eingenommen, um Keuchhusten zu behandeln. Bei Bedarf wurden geringe Mengen *He Zi* (Chebulae Fructus) oder *Ying Su Ke* (Papaveris Pericarpium) hinzugefügt, um Diarrhö zu stoppen. Von 35 Patienten wurden 19 vollständig gesund, acht zeigten eine signifikante Besserung, vier eine mäßige Besserung, vier Patienten sprachen nicht auf die Behandlung an.[9]
- **Schlaflosigkeit**: 141 Patienten, die unter Schlaflosigkeit litten, wurden für die Dauer von 20 bis 30 Tagen sowohl mit intramuskulären Injektionen als auch mit oralen Verabreichungen von *He Shou Wu* behandelt. In 53,9% der Fälle war eine deutliche, in 44,7% eine mäßige Besserung zu verzeichnen. Die Gesamtwirksamkeitsrate betrug 98,6%.[10]
- **Schizophrenie**: In einer Studie wurde die Kombination aus einem Arzneidekokt und konventionellen verschreibungspflichtigen Medikamenten eingesetzt, um 95 Patienten mit Schizophrenie zu behandeln. Das Dekokt wurde zweimal täglich gegeben und enthielt 94 g frisches *He Shou Wu*, 94 g frisches *Shou Wu Teng* (Polygoni Multiflori Caulis) und zwei bis sechs Stück *Da Zao* (Jujubae Fructus). Bei Bedarf wurden den Patienten zusätzlich Promethazin und Chlorpromazin gegeben.

Acht Patienten wurden vollständig gesund, bei 47 Patienten trat eine signifikante Besserung, bei elf eine mäßige Besserung ein. 29 Patienten zeigten keine Besserung. Die Gessamtwirksamkeitsrate betrug 58%.[11]

- **Vorzeitig ergraute Haare**: In einer klinischen Untersuchung erwies sich eine Arzneirezeptur bei der Behandlung von 36 Patienten mit vorzeitig ergrauten Haaren in 88,98% der Fälle als wirksam. Für die Zubereitung der Rezeptur wurden 30 g verarbeitetes *He Shou Wu*, 30 g *Shu Di Huang* (Rehmanniae Radix Praeparata) und 15 g *Dang Gui* (Angelicae Sinensis Radix) 10 bis 15 Tage vor der Einnahme in 1000 ml Reiswein eingeweicht. Die Patienten nahmen täglich 15–30 ml der Tinktur ein.[12]
- **Malaria**: 17 Kinder mit Malaria wurden mit befriedigenden Ergebnissen mit einem Dekokt behandelt, das 18–25 g *He Shou Wu* und 1,5–3 g *Gan Cao* (Glycyrrhizae Radix et Rhizoma) enthielt. Die Arzneidrogen wurden zwei Stunden gekocht und das Dekokt dreimal täglich in drei gleich großen Portionen vor den Mahlzeiten eingenommen.[13]

Toxikologie

Die Verabreichung von *He Shou Wu* in einer Dosierung bis zu 1000 g/kg an Mäuse hatte keine Todesfolgen. Die LD_{50} beträgt für *He Shou Wu* bei Mäusen bei intraperitonealer Injektion 169,4 g/kg.[14]

Kommentar der Autoren

Nach Dr. Tsai Wen-Qi fördert *He Shou Wu* – wie z.B. in der Rezeptur *Qi Bao Mei Ran Wan* (Besondere Sieben Schätze Pille für schöne Barthaare) – das Haarwachstum und erhöht die Spermienanzahl und -motilität.

Referenzen

1. *Xian Dai Zhong Yao Yao Li Xue* (Contemporary Pharmacology of Chinese Herbs), 1997; 1306
2. *Zhong Yao Yao Li Yu Ying Yong* (Pharmacology and Applications of Chinese Herbs), 1983:533
3. *Zhong Cao Yao* (Chinese Herbal Medicine), 1991; 22(3):117
4. *Zhong Yao Yao Li Yu Lin Chuang* (Pharmacology and Clinical Applications of Chinese Herbs), 1989; 5(3):19
5. Ibid. 5(1):24
6. *Chang Yong Zhong Yao De Ying Yong* (Application of Commonly-Used Chinese Herbs), 1983:117–118
7. *Zhong Yao Yao Li Yu Lin Chuang* (Pharmacology and Clinical Applications of Chinese Herbs), 1989; 5(3):19
8. *Yi Yao Gong Ye* (Pharmaceutical Industry), 1974; 6:1
9. *Jiang Su Zhong Yi* (Jiangsu Chinese Medicine), 1965; 3:10
10. *Zhong Cao Yao Tong Xun* (Journal of Chinese Herbal Medicine), 1974; 5:38
11. *Yi Xue Yan Jiu Tong Xun* (Report of Medical Studies), 1976; 4:30
12. *Shan Dong Zhong Yi Za Zhi* (Shandong Journal of Chinese Medicine), 1983; 4:41
13. *Guang Dong Yi Xue* (Guangdong Medicine), 1964; 4:31
14. *Zhong Cheng Yao Yan Jiu* (Research of Chinese Patent Medicine), 1982; (1):21

Lóng Yǎn Roù

Longan Arillus

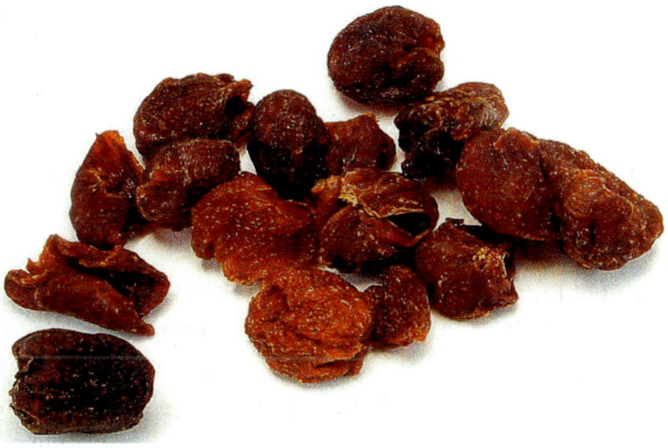

龍眼肉 龙眼肉

Pinyin-Name *Lóng Yǎn Roù*
Wörtliche Übersetzung „Drachenaugenfleisch"
Andere chinesische Namen *Gui Yuan Rou, Gui Yuan, Yi Zhi*
Originalquelle *Shen Nong Ben Cao Jing* (Die Materia Medica des göttlichen Landmannes), vermutlich Östliche Han-Dynastie
Deutscher Name Longanfrucht, Drachenaugenfrucht
Botanischer Name *Euphoria longan* (Lour.) [*Dimocarpus longan*] Steud. (*Long Yan*)
Pharmazeutischer Name Longan Arillus
Eigenschaften Süß, warm
Leitbahnen Herz, Milz

Chinesische therapeutische Wirkungen

Tonisiert Herz und Milz

Milz- und Herz-Mangel: Das Herz herrscht über Blutgefäße und den *Shen* (Geist). Die Milz transformiert die Nahrung in *Gu Qi* (Nahrungs-*Qi*). Übermäßiges Sich-Sorgen oder übermäßige Nachdenklichkeit schädigen das Herz und die Milz und verursachen Palpitationen, Schlaflosigkeit, Ein- und Durchschlafschwierigkeiten, Vergesslichkeit, verkümmerten *Shen* (Geist) und Müdigkeit. *Long Yan Rou* (Longan Arillus) ist von Natur aus süß, warm und nicht-stagnierend. Es tritt in Herz und Milz ein, nährt diese und wird als Einzelarznei oder in Kombination mit anderen tonisierenden Arzneien verwendet.

- Milz- und Herz-Mangel mit den oben genannten Symptomen: *Long Yan Rou* als Einzelarznei oder zusammen

mit *Ren Shen* (Ginseng Radix et Rhizoma), *Huang Qi* (Astragali Radix), *Dang Gui* (Angelicae Sinensis Radix) und *Suan Zao Ren* (Ziziphi Spinosae Semen) verwenden. **Beispiel-Rezeptur**: *Gui Pi Tang* (Dekokt, das die Milz wiederherstellt).
- Diarrhö aufgrund von Milz-Mangel: Kombination mit *Sheng Jiang* (Zingiberis Rhizoma Recens), *Bai Zhu* (Atractylodis Macrocephalae Rhizoma), *Shan Yao* (Dioscoreae Rhizoma) und *Yi Yi Ren* (Coicis Semen).

Unterstützt Qi und Blut

Qi- und Blut-Mangel: Dieser Zustand ist in der Regel bei chronisch Kranken und bei älteren Personen zu beobachten. Zu den typischen Symptomen, die mit *Qi*- und Blut-Mangel einhergehen, gehören Müdigkeit, Schwäche, Kurzatmigkeit, spontanes Schwitzen und ein blasses oder bleiches Gesicht.

- *Qi*- und Blut-Mangel: *Long Yan Rou* mit *Huang Qi* (Astragali Radix) und *Ren Shen* (Ginseng Radix et Rhizoma) oder *Xi Yang Shen* (Panacis Quinquefolii Radix) kombinieren.
- Ödeme bei Frauen nach der Geburt: zusammen mit *Sheng Jiang* (Zingiberis Rhizoma Recens) und *Da Zao* (Jujubae Fructus) verwenden.
- *Qi*- und Blut-Mangel mit Kälte aufgrund von *Yang*-Mangel: *Long Yan Rou* in Getreideschnaps einweichen und täglich trinken.

Dosierung

10–15 g im Dekokt. Die maximale Dosierung beträgt 30 g. *Long Yan Rou* wird außerdem als Paste, mit Getreideschnaps oder in Pillenform angewendet.

Sicherheitshinweise, Kontraindikationen

- *Long Yan Rou* ist bei Patienten mit Schleim-Feuer und Feuchtigkeit oder Stagnation im Mittleren *Jiao* (Mittlerer Erwärmer) kontraindiziert.
- *Long Yan Rou* ist warm und daher bei Fülle- oder Mangel-Hitze oder äußeren Erkrankungen kontraindiziert.

Chemische Zusammensetzung

Vitamin A, B_1, B_2, C; Adenin, Cholin, Glucose, Sucrose.[1]

Pharmakologische Wirkungen

Antibiotisch: Der wässrige Extrakt von *Long Yan Rou* (1:2) hemmt einige pathogene Pilze.[2]

Ergänzung

龍眼花/龙眼花 *Lóng Yăn Huā* (Longan Flos) wird aus der Blüte derselben Pflanze wie *Long Yan Rou* gewonnen. *Long Yan Hua* ist mild, sauer, adstringierend und kalt und tritt in die Leber- und Nieren-Leitbahnen ein. Es festigt das Nieren-*Jing* (Essenz) und hält Vaginalausfluss zurück. Bei Nierenfunktionsstörungen mit Proteinurie wird *Long Yan Hua* zusammen mit *Xian Feng Cao* (Bidentis Herba) und *Ding Shu Xiu* (Elephantopus Scaber Herba) verwendet. Bei weißem Vaginalausfluss wird es mit *Ji Guan Hua* (Celosiae Cristatae Flos), *Fu Ling* (Poria), *Chen Pi* (Citri Reticulatae Pericarpium), *Ban Xia* (Pinelliae Rhizoma) und *Gan Cao* (Glycyrrhizae Radix et Rhizoma) kombiniert. Bei faulig riechendem, gelbem Vagninalausfluss wird *Long Yan Hua* zu *Long Dan* (Gentianae Radix et Rhizoma), *Qu Mai* (Dianthi Herba), *Bian Xu* (Polygoni Avicularis Herba), *Huang Bo* (Phellodendri Cortex) und *Ku Shen* (Sophorae Flavescentis Radix) hinzugefügt. Bei Diabetes mellitus wird es zusammen mit *Bi Zi Cao* (Pogonantheri Criniti Herba) verwendet. Die Dosierung von *Long Yan Hua* beträgt 6–15 g im Dekokt.

Kommentar der Autoren

In Getreideschnaps eingeweichtes *Long Yan Rou* wird bei Patienten eingesetzt, die an Mangel und Kälte leiden und über Schlaflosigkeit oder Schlafschwierigkeiten klagen. Vor dem Schlafengehen wird eine kleine Menge davon eingenommen.

Long Yan Rou, *Sang Shen* (Mori Fructus) und *Gou Qi Zi* (Lycii Fructus) sind Tonika, die ohne Risiko über einen längeren Zeitraum eingenommen werden können, ohne ein Ungleichgewicht im Körper zu verursachen.

Referenzen

1. *Xian Dai Zhong Yao Yao Li Xue* (Contemporary Pharmacology of Chinese Herbs), 1997; 1335
2. *Zhong Yao Xue* (Chinese Herbology), 1998; 840–841

Shú Dì Huáng

Rehmanniae Radix Praeparata

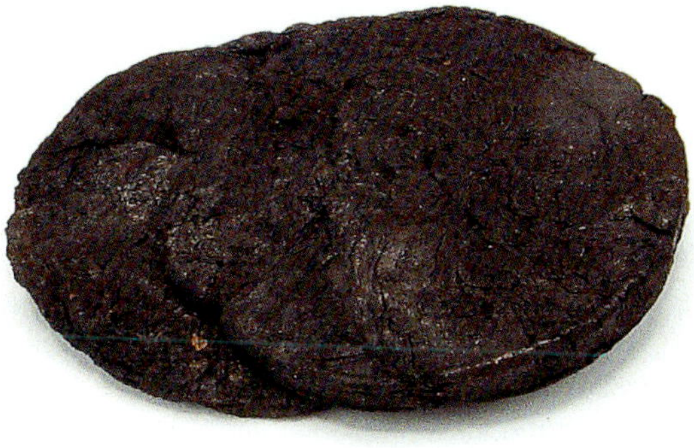

熟地黃 熟地黄

Pinyin-Name *Shú Dì Huáng*
Wörtliche Übersetzung „Gekochte Gelbheit der Erde", „gekochte gelbe Erde"
Andere chinesische Namen *Shu Di, Da Di Huang*
Originalquelle *Bei Ji Qian Jin Yao Fang* (Tausende Goldverschreibungen für den Notfall)
Deutscher Name Rehmannia-Wurzel, Braunwurzgewächs
Botanischer Name *Rehmannia glutinosa* Libosch (*Di Huang*)
Pharmazeutischer Name Rehmanniae Radix Praeparata
Eigenschaften Süß, leicht warm
Leitbahnen Leber, Nieren

Chinesische therapeutische Wirkungen

Nährt das Blut

Blut-Mangel: *Shu Di Huang* (Rehmanniae Radix Praeparata) behandelt Blut-Mangel und den daraus resultierenden Ernährungsmangel von Leber und Herz. Die korrekte Blutzirkulation ist von der zirkulierenden Blutmenge abhängig. Bei anämischen Patienten oder Patienten mit Blut-Mangel ist nicht genügend Blut vorhanden, um die Organe zu ernähren. Typische Zeichen sind eine blasse oder bleiche Gesichtsfarbe, Schwindel, Palpitationen und Schlaflosigkeit. *Shu Di Huang* nährt und tonisiert stark das Blut.

- Anämie: *Shu Di Huang* mit *Dang Gui* (Angelicae Sinensis Radix), *Bai Shao* (Paeoniae Radix Alba) und *Chuan Xiong* (Chuanxiong Rhizoma) kombinieren. **Beispiel-Rezeptur**: *Si Wu Tang* (Vier Arzneien Dekokt).
- Anämie mit Müdigkeit und Schwäche: zusammen mit *Ren Shen* (Ginseng Radix et Rhizoma), *Bai Zhu* (Atractylodis Macrocephalae Rhizoma), *Fu Ling* (Poria), *Dang Gui* (Angelicae Sinensis Radix) und *Bai Shao* (Paeoniae Radix Alba) verwenden. **Beispiel-Rezeptur**: *Ba Zhen Tang* (Acht Schätze Dekokt).

Menstruationsbeschwerden: Blut gehört zum *Yin*-Element und ist die Grundlage weiblicher Gesundheit. Unregelmäßige Menstruation wird häufig durch Blut-Stagnation und Blut-Mangel verursacht. Aufgrund seiner reichhaltigen Natur kann *Shu Di Huang* Stagnationen verursachen. Es sollte deshalb nur bei Patientinnen mit unregelmäßiger Menstruation aufgrund von Blut-Mangel angewendet werden und *nicht* bei Frauen mit Blut-Stagnation.

- Unregelmäßige Menstruation: Kombination mit *Dang Gui* (Angelicae Sinensis Radix), *Chuan Xiong* (Chuanxiong Rhizoma), *Yi Mu Cao* (Leonuri Herba) und *Bai Shao* (Paeoniae Radix Alba).
- Hypermenorrhö aufgrund von Blut-Mangel: verkohltes *Shu Di Huang* mit *Bai Shao* (Paeoniae Radix Alba), *Dang Gui* (Angelicae Sinensis Radix), *Shan Zhu Yu* (Corni Fructus) und verkohltem *Jing Jie* (Schizonepetae Herba) verwenden.
- Chronische Uterusblutungen, die *Yin*- und Blut-Mangel verursachen: zusammen mit verkohltem *Jing Jie* (Schizonepetae Herba), *Hai Piao Xiao* (Sepiae Endoconcha), *E Jiao* (Asini Corii Colla) und verkohltem *Ai Ye* (Artemisiae Argyi Folium) einsetzen.
- Infertilität aufgrund von Mangel-Zuständen in den Leitbahnen von *Ren Mai* (Konzeptionsgefäß) und *Chong Mai* (Durchdringungsgefäß) mit Blut-Mangel und Hitze: zusammen mit *Huang Lian* (Coptidis Rhizoma) und *Dang Gui* (Angelicae Sinensis Radix) verwenden.

Erkrankungen während der Schwangerschaft und nach der Geburt: *Shu Di Huang* behandelt einen unruhigen Fötus, habituelle Fehlgeburt und Komplikationen nach der Geburt. Es wird als Hauptarznei in Rezepturen verwendet, die folgende Symptome behandeln: Schmerzen im unteren Abdomen, Ödeme, Übelkeit und Erbrechen aufgrund von Mangel-Zuständen nach plötzlichem Blutverlust bei postpartalen Frauen.

- Unruhiger Fötus oder habituelle Fehlgeburt: *Ren Mai* mit *Ren Shen* (Ginseng Radix et Rhizoma), *Bai Zhu* (Atractylodis Macrocephalae Rhizoma), *Dang Gui* (Angelicae Sinensis Radix), *Xu Duan* (Dipsaci Radix) und *Sha Ren* (Amomi Fructus) kombinieren. **Beispiel-Rezeptur**: *Tai Shan Pan Shi San* (Pulver, das die Stabilität des Berges Tai verleiht).

Tonisiert Leber- und Nieren-Yin

Leber- und Nieren-Yin-Mangel: Zu den klinischen Symptomen gehören Wundheit und Schwäche im unteren Rücken und in den Knien, Schwindel, Vertigo, Tinnitus, vermindertes Hörvermögen, undulierendes Fieber, Nachtschweiß, nächtlicher Samenerguss, ein fadenförmiger, schneller Puls und eine trockene, rissige Zunge mit wenig oder keinem Belag. *Shu Di Huang* nährt das *Yin* und das Blut der Leber und der Nieren. Es wird häufig mit *Yang* tonisierenden Arzneien verwendet, um außerdem das Nieren-*Yang* zu festigen.

- Leber- und Nieren-*Yin*-Mangel: *Shu Di Huang* mit *Shan Yao* (Dioscoreae Rhizoma), *Shan Zhu Yu* (Corni Fructus), *Mu Dan Pi* (Moutan Cortex), *Fu Ling* (Poria) und *Ze Xie* (Alismatis Rhizoma) kombinieren. **Beispiel-Rezeptur**: *Liu Wei Di Huang Wan* (Sechs Bestandteile Pille mit Rehmanniae Radix Praeparata).
- Nieren-*Yin*-Mangel-Feuer: zusammen mit *Zhi Mu* (Anemarrhenae Rhizoma), *Huang Bo* (Phellodendri Cortex), *Gui Ban* (Testudinis Plastrum) und dem Knochenmark von Schweinen verwenden. **Beispiel-Rezeptur**: *Da Bu Yin Wan* (Pille, die das *Yin* großartig tonisiert).
- Schwäche und Wundheit der Knie aufgrund von Nieren-*Yin*-Mangel-Feuer: *Shu Di Huang* zu *Gui Ban* (Testudinis Plastrum), *Suo Yang* (Cynomorii Herba) und *Zhi Mu* (Anemarrhenae Rhizoma) hinzufügen. **Beispiel-Rezeptur**: *Hu Qian Wan* (Pille des auf der Lauer liegenden Tigers).
- Nieren-*Yin*- und Nieren-*Yang*-Mangel: Kombination mit *Gou Qi Zi* (Lycii Fructus), *Shan Yao* (Dioscoreae Rhizoma), *Shan Zhu Yu* (Corni Fructus), *Fu Zi* (Aconiti Radix Lateralis Praeparata) und *Rou Gui* (Cinnamomi Cortex). **Beispiel-Rezeptur**: *You Gui Wan* (Pille, die die Rechte [Niere] wiederherstellt).

Xiao Ke (Auszehrung und Dürsten): *Shu Di Huang* tonisiert stark das *Yin* bei der Behandlung von *Xiao Ke* und ist besonders wirksam bei der Behandlung von Polyurie.

- *Xiao-Ke*-Syndrom mit vorherrschender Polyurie: *Shu Di Huang* mit *Shan Yao* (Dioscoreae Rhizoma), *Shan Zhu Yu* (Corni Fructus) und *Ze Xie* (Alismatis Rhizoma) kombinieren.
- *Xiao-Ke*-Syndrom mit *Qi*-Mangel: zu *Ren Shen* (Ginseng Radix et Rhizoma), *Huang Qi* (Astragali Radix) und *Xi Yang Shen* (Panacis Quinquefolii Radix) hinzufügen.
- *Xiao-Ke*-Syndrom mit *Yin*-Mangel-Feuer: *Shu Di Huang* zusammen mit *Shi Gao* (Gypsum Fibrosum), *Zhi Mu* (Anemarrhenae Rhizoma), *Di Gu Pi* (Lycii Cortex) und *Tian Hua Fen* (Trichosanthis Radix) verwenden.

Füllt das Jing (Essenz) und das Mark auf

Entwicklungsverzögerung und vorzeitiges Altern: *Jing* (Essenz) und Blut haben denselben Ursprung. *Shu Di Huang* tonisiert das Blut und nährt das *Jing*. *Jing*- und Blut-Mangel verursachen beide körperliche und geistige Entwicklungsverzögerungen bei Kindern. Zu den Manifestationen dieses Mangels gehören bei Erwachsenen graue Haare, Vergesslichkeit, Schwindel, verschwommenes Sehen, Impotenz, Tinnitus und andere Zeichen frühzeitigen Alterns.

- Entwicklungsverzögerung bei Kindern und vorzeitiges Altern: *Shu Di Huang* mit *He Shou Wu* (Polygoni Multiflori Radix), *Gou Qi Zi* (Lycii Fructus), *Lu Jiao Jiao* (Cervi Cornus Colla), *Gui Ban Jiao* (Testudinis Plastri Colla) und *Tu Si Zi* (Cuscutae Semen) kombinieren.

Stoppt Husten und Keuchatmung

Atemwegserkrankungen: Diese Art von Mangel-Husten, Keuchatmung und Asthma ist verbunden mit Nieren-Mangel mit der Unfähigkeit, das *Qi* nach unten zu leiten. Der verlängerte, anstrengende Inhalationsprozess resultiert in beschleunigter Atmung und Kurzatmigkeit.

- Husten, Keuchatmung und Auswurf aufgrund von Nieren-Mangel: *Shu Di Huang* mit *Ban Xia* (Pinelliae Rhizoma), *Chen Pi* (Citri Reticulatae Pericarpium), *Fu Ling* (Poria), *Gan Cao* (Glycyrrhizae Radix et Rhizoma) und *Dang Gui* (Angelicae Sinensis Radix) kombinieren.
- Husten, Kurzatmigkeit, beschleunigte Atmung: zusammen mit *Wu Wei Zi* (Schisandrae Fructus), *Shan Yao* (Dioscoreae Rhizoma), *Fu Ling* (Poria) und *Shan Zhu Yu* (Corni Fructus) einnehmen.

Dosierung

10–30 g im Dekokt. *Shu Di Huang* wird auch in Pillen- und Pulverform und als Paste verwendet. Es wird zubereitet, indem die Arzneidroge mit Wasser oder Getreideschnaps gedünstet und anschließend geschnitten und getrocknet wird. Verkohltes *Shu Di Huang* wird traditionell verwendet, um Blutungen zu stoppen.

Sicherheitshinweise, Kontraindikationen

Shu Di Huang sollte mit Vorsicht bei Patienten mit Milz- und Magen-Mangel verwendet werden. *Shu Di Huang* kann aufgrund seiner stagnierenden und klebrigen Natur die Verdauung beeinträchtigen und ist deshalb bei Fülle-Zuständen mit Feuchtigkeit, Schleim oder *Qi*-Stagnation kontraindiziert.

Chemische Zusammensetzung

Catalpol, 6-O-Acetylcatalpol, Aucubin, Melittosid, Rehmannioside A, B, C, D; Rehmaglutine A, B, C, D; Glutinosid, Rehmannane A, B, C; Stachyose, D-Mannitol.[1]

Pharmakologische Wirkungen

► Arzneimonographie von *Di Huang* (Rehmanniae Radix) (► **II**/Kap. 2).

Klinische und wissenschaftliche Studien

- **Hypertonie**: Einem Bericht zufolge wurden 62 Patienten mit kardiovaskulären Erkrankungen für die Dauer von zwei Wochen täglich mit 30–50 g *Shu Di Huang* behandelt. Das Resultat war eine Senkung des Blutdrucks, des Gesamtcholesterinspiegels und der Triglyceride. Außerdem besserten sich die Durchblutung des Gehirns und die EKG-Ergebnisse.[2]
- **Myelitis**: In einer klinischen Studie wurden 1000 Patienten mit rückläufiger Myelitis zwei- bis dreimal täglich über einen Zeitraum von ein bis zwei Monaten mit einer Arzneirezeptur behandelt. Die Behandlung führte bei 803 Patienten zu einer signifikanten Besserung, bei 141 Patienten zu einer deutlichen Besserung, 56 Patienten sprachen nicht auf die Behandlung an. Die Rezeptur enthielt *Shu Di Huang, Rou Cong Rong* (Cistanches Herba), *Lu Xian Cao* (Pyrolae Herba), *Gu Sui Bu* (Drynariae Rhizoma), *Yin Yang Huo* (Epimedii Herba), *Ji Xue Teng* (Spatholobi Caulis) und *Lai Fu Zi* (Raphani Semen).[3]
- **Schneeblindheit bzw. Verblitzung (Lichtstrahlenkeratokonjunktivitis)**: Eine Studie beschreibt gute Therapieergebnisse bei Patienten mit Verblitzung, die mit *Shu Di Huang* behandelt wurden, indem eine 2 mm dicke Scheibe *Shu Di Huang* auf das Auge gelegt wurde.[4]

Kommentar der Autoren

Shu Di Huang wird häufig zusammen mit *Dang Gui* (Angelicae Sinensis Radix) und *Chuan Xiong* (Chuanxiong Rhizoma) angewendet. Die Kombination dieser drei Arzneien hat eine maximale tonisierende Wirkung mit minimalen Nebenwirkungen, da die stagnierenden Tendenzen dieser Tonika durch ihre Blut bewegenden Eigenschaften ausgeglichen werden.

Sha Ren (Amomi Fructus) oder *Chen Pi* (Citri Reticulatae Pericarpium) wird häufig zusammen mit *Shu Di Huang* verwendet, um die stagnierende Natur auszugleichen. Zusätzlich schützt die gleichzeitige Anwendung von *Sha Ren* oder *Chen Pi* die Milz und den Magen und fördert die Verdauung.

Zum Vergleich von *Sang Shen* (Mori Fructus) und *Shu Di Huang* ► Arzneimonographie von *Sang Shen* (Mori Fructus) (► Abschnitt 4).

Es gibt drei Arten von *Di Huang* (Rehmanniae Radix): *Xian Di Huang* (Rehmanniae Radix Recens), *Di Huang* (Rehmanniae Radix) und *Shu Di Huang* (Rehmanniae Radix Praeparata). Alle drei nähren das *Yin* und erzeugen Körpersäfte, um *Yin-* und Blut-Mangel zu behandeln. Trotz der Ähnlichkeiten gibt es Unterschiede.

- *Xian Di Huang* ist die frische Wurzel. Sie ist bitter, süß und sehr kalt. Im Vergleich zu den anderen *Di-Huang*-Arten nährt *Xian Di Huang* weniger stark das *Yin*, klärt aber stärker Hitze, kühlt effektiver Blut und lindert und zerstreut besser Reizbarkeit. Es wirkt außerdem weniger stagnierend und kommt daher meistens bei Patienten mit Hitze im Blut und *Yin*-Mangel zum Einsatz.
- *Di Huang* ist die getrocknete, unverarbeitete Wurzel. Sie klärt schwächer die Hitze und kühlt schwächer das Blut als *Xian Di Huang*. Sie wird meistens verwendet, um Hitze im Blut zu behandeln, die Körperflüssigkeiten, *Jing* (Essenz) oder Blut verletzt.
- *Shu Di Huang* ist die verarbeitete Wurzel (mit Wasser oder Getreideschnaps gedünstet). Es verfügt von allen drei Arzneien über die stärksten tonisierenden Eigenschaften und wird meistens verwendet, um *Jing*-(Essenz-), Blut- und *Yin*-Mangel zu lindern.

Referenzen

1. *Chang Yong Zhong Yao Cheng Fen Yu Yao Li Shou Ce* (A Handbook of the Composition and Pharmacology of Common Chinese Drugs), 1994; 792–793
2. Ibid.
3. *Liao Ning Zhong Yi Za Zhi* (Liaoning Journal of Chinese Medicine), 1982; 3:40
4. *Xin Zhong Yi* (New Chinese Medicine), 1979; 5:41

Băi Hé
Lilii Bulbus

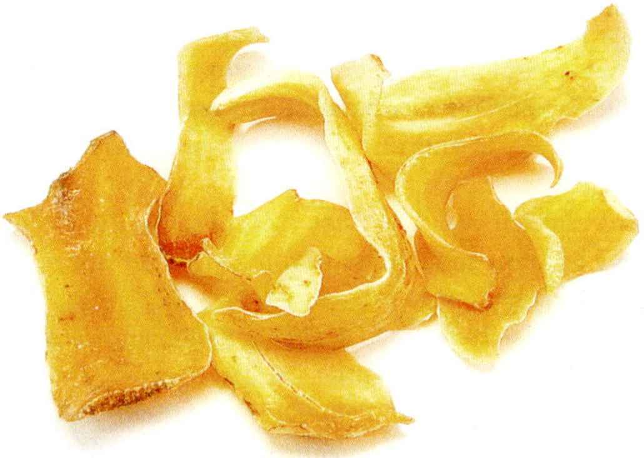

百合

Pinyin-Name *Băi Hé*
Wörtliche Übersetzung „Hundert Begegnungen"
Andere chinesische Namen *Bai Hua Bai He*
Originalquelle *Shen Nong Ben Cao Jing* (Die Materia Medica des göttlichen Landmannes), vermutlich Östliche Han-Dynastie
Deutscher Name Lilienzwiebel
Botanischer Name *Lilium brownii* F. E. Brown. (*Bai He*); *Lilium alancifolium* Thunb. (*Juan He*); *Lilium pumilum* DC. (*Xi Ye Bai He*)
Pharmazeutischer Name Lilii Bulbus
Eigenschaften Süß, kühl
Leitbahnen Lunge, Herz

Chinesische therapeutische Wirkungen

Befeuchtet die Lunge und stoppt Husten

Auszehrender Husten aufgrund von Lungen-Mangel: chronischer Husten aufgrund von *Qi*-Mangel und dem Verlust von Feuchtigkeit in der Lunge. Zu den Hauptsymptomen von Lungen-*Yin*-Mangel gehören chronischer, konsumierender, trockener Husten, Kurzatmigkeit und schwierig abzuhustender, weißer oder gelber, spärlicher, klebriger Auswurf, der Spuren von Blut enthalten kann. *Bai He* (Lilii Bulbus) befeuchtet die Lunge und behandelt Lungen-*Yin*-Mangel mit Hitze-Zeichen wie z.B. undulierendes Fieber, Nachtschweiß, fehlender Auswurf und Bluthusten. Zu den klinischen Anwendungsgebieten gehören chronische Atemwegserkrankungen wie Tuberkulose, Bronchiektasen, Asthma und Lungenabszesse.

- Trockener Husten: *Bai He* mit *Kuan Dong Hua* (Farfarae Flos), *Di Huang* (Rehmanniae Radix), *Mai Dong* (Ophiopogonis Radix), *Sha Shen* (Glehniae seu Adenophorae Radix) und Birnenhaut kombinieren.
- Trockener Husten mit blutig tingiertem Auswurf: *Bai He* zu *Di Huang* (Rehmanniae Radix), *Xuan Shen* (Scrophulariae Radix), *Chuan Bei Mu* (Fritillariae Cirrhosae Bulbus) und *Mai Dong* (Ophiopogonis Radix) hinzufügen. **Beispiel-Rezeptur**: *Bai He Gu Jin Tang* (Lilii Bulbus Dekokt zur Erhaltung des Metalls).
- Bronchiektasen, Bluthusten: zusammen mit *Bai Ji* (Bletillae Rhizoma), *Bai Bu* (Stemonae Radix) und dem Pulver von *Ge Qiao* (Meretricis seu Cyclinae Concha) mit Honig verwenden, um Pillen herzustellen.
- Lungenabszesse: *Bai He* als Einzelarznei verwenden. Das Dekokt trinken und die Arzneidroge essen.
- Nicht-ulzerierende Wunden: frisches *Bai He* zerkleinern und äußerlich als Paste auftragen.

Klärt das Herz und besänftigt den Shen (Geist)

Ruheloser Shen (Geist): Das Herz regiert die Blutgefäße und beherbergt den *Shen* (Geist). Lungen-*Yin*-Mangel hat unmittelbare Auswirkungen auf seinen Nachbarn, das Herz. Zu den möglichen Symptomen gehören die Unfähigkeit, sich zu konzentrieren, Desorientiertheit in der Sprache und im Handeln, sensorische Beeinträchtigungen, ein bitterer Mundgeschmack, dunkler, gelber Urin und ein fadenförmiger, schneller Puls. *Bai He* ist süß und kühl, nährt das Lungen-*Yin* und klärt Herz-Feuer. Es tonisiert Mangel-Zustände und beruhigt gleichzeitig den *Shen* (Geist).

- Palpitationen, Schlaflosigkeit, Ruhelosigkeit, dunkler Urin und die Unfähigkeit, sich zu konzentrieren; Ursache sind die Nachwirkungen einer fieberhaften Erkrankung: *Bai He* mit *Zhi Mu* (Anemarrhenae Rhizoma) und *Di Huang* (Rehmanniae Radix) kombinieren.
- Ein- und Durchschlafschwierigkeiten: zusammen mit *Suan Zao Ren* (Ziziphi Spinosae Semen) verwenden.
- Reizbarkeit und Durst aufgrund von Schwitzen, das durch Diuretikamissbrauch verursacht wird: *Bai He* zu *Zhi Mu* (Anemarrhenae Rhizoma) hinzufügen.
- Dunkler Urin oder Dysurie: *Bai He* zusammen mit *Hua Shi* (Talcum) verwenden.
- Erbrechen oder Schluckauf: zusammen mit *Zhe Shi* (Haematitum) einsetzen.

Nährt das Magen-Yin und harmonisiert den Mittleren Jiao (Mittlerer Erwärmer)

Kürzlich hat sich herausgestellt, dass *Bai He* bei der Harmonisierung des Mittleren *Jiao* (Mittlerer Erwärmer) wirksam ist und die dumpfen Schmerzen lindert, die bei Magen-*Yin*-Mangel auftreten. Es wird häufig bei Magenerkrankungen im Spätstadium verwendet wie z.B. bei atrophischer Gastritis, Geschwüren und Magenkrebs.

- Atrophische Gastritis aufgrund von Magen-*Yin*-Mangel: *Bai He* zusammen mit *Bai Shao* (Paeoniae Radix Alba), *Shan Yao* (Dioscoreae Rhizoma) und *Huang Qi* (Astragali Radix) verwenden.
- Chronische Magenschmerzen unbekannter Ursache: *Bai He* (Lilii Bulbus) 30 g, *Wu Yao* (Linderae Radix) 9 g, *Dan Shen* (Salviae Miltiorrhizae Radix et Rhizoma) 30 g, *Tan Xiang* (Santali Albi Lignum) 6 g, *Cao Dou Kou* (Alpiniae Katsumadai Semen) 9 g, *Gao Liang Jiang* (Alpiniae Officinarum Rhizoma) 9 g, *Xiang Fu* (Cyperi Rhizoma) 9 g und *Chuan Lian Zi* (Toosendan Fructus) 6 g als Basisrezeptur einsetzen und die Rezeptur nach Bedarf modifizieren.

Dosierung

10–30 g im Dekokt. *Bai He* wird häufig als Nahrungsmittel in Brei oder Suppen verwendet. Die frische Arzneidroge kann äußerlich angewendet werden.

Sicherheitshinweise, Kontraindikationen

- Aufgrund seiner kalten und befeuchtenden Eigenschaften ist *Bai He* bei Mangel-Zuständen im Mittleren *Jiao* (Mittlerer Erwärmer), Diarrhö oder weichen Stühlen kontraindiziert.
- *Bai He* ist ebenfalls kontraindiziert bei Husten aufgrund von Wind-Kälte oder Schleim.
- Die Anwendung von *Bai He* kann mit Schläfrigkeit und Sedierung verbunden sein. Daher sollten Personen, die diese Arznei einnehmen, beim Autofahren oder beim Umgang mit schweren Maschinen vorsichtig sein.

Überdosierung

Eine starke Überdosierung mit *Bai He* führt zu Nebenwirkungen wie Übelkeit, Erbrechen, vermindertem Appetit, Diarrhö und Stuhlverstopfung. In seltenen Fällen wurde von Haarausfall und EKG-Veränderungen berichtet. Die Injektion dieser Arznei wurde mit Nekrosen des äußeren Gewebes assoziiert.[1]

Chemische Zusammensetzung

Colchicin, Stärke, Protein, Lipide, Zucker, organische Säuren, Calcium, Magnesium, Eisen, Aluminium, Kalium, Zink.[2]

Pharmakologische Wirkungen

- **Respiratorisch**: Die Verabreichung von *Bai He* an Mäuse wirkt stark hustenstillend und auswurffördernd.[3]
- **Adaptogen**: Die Verabreichung von *Bai He* führt bei Mäusen zu einer gesteigerten Wiederstandsfähigkeit gegenüber Hypoxie und zu einer erhöhten Schwimmdauer.[4]

Klinische und wissenschaftliche Studien

- **Atrophische Gastritis**: In einer Untersuchung wurden 56 Patienten mit atrophischer Gastritis drei Monate lang mit Arzneidrogen behandelt. In 22 Fällen war eine deutliche Wirkung zu beobachten, in 28 Fällen eine moderate Wirkung. Sechs Patienten sprachen nicht auf die Behandlung an. Die Gesamtwirksamkeitsrate betrug 89,3%. Das Dekokt enthielt *Bai He* 30 g, *Wu Yao* (Linderae Radix) 9 g, *Bai Shao* (Paeoniae Radix Alba) 15 g, *Hong Hua* (Carthami Flos) 15 g, *Shan Yao* (Dioscoreae Rhizoma) 20 g, *Huang Qi* (Astragali Radix) 20 g, *Chen Pi* (Citri Reticulatae Pericarpium) 10 g, *Gan Cao* (Glycyrrhizae Radix et Rhizoma) 5 g, *Huang Lian* (Coptidis Rhizoma) 3 g und in Abhängigkeit vom Zustand des Patienten weitere Arzneidrogen.[5]
- **Wunden**: Die äußerliche Anwendung von *Bai-He*-Pulver behandelt wirksam Wunden. Einem Bericht zufolge führte die lokale Anwendung des Pulvers an der betroffenen Stelle, die mit Gaze bedeckt wurde, zu guten Ergebnissen. Der Verband wurde im Sommer alle zwei bis drei Tage, im Winter alle fünf bis acht Tage gewechselt.[6]
- **Blutungen**: Einem Bericht zufolge wurden 100 Patienten mit Nasenbluten nach einer Operation äußerlich mit guten Ergebnissen mit einer *Bai-He*-Creme behandelt. Für die Herstellung der Creme wurden 15 g *Bai-He*-Pulver mit destilliertem Wasser gemischt und bei ansteigender Hitze bis auf 60 °C zu einer pastenähnlichen Creme verrührt. Anschließend wurde die Creme gekühlt und vor der lokalen Anwendung sterilisiert. Das Behandlungsprotokoll schrieb vor, etwas Creme in die Nasenhöhle einzubringen, um Blutungen zu stoppen. In der Regel löst sich die Creme nach drei Stunden langsam auf und ist nach 14 Stunden vollständig aufgelöst. Es gab keine allergischen Reaktionen oder Nebenwirkungen.[7]

Wechselwirkung mit anderen Medikamenten

Sedativa: Die orale Aufnahme von *Bai He* verlängerte die Barbiturat-induzierte Schlafdauer.[8] (Hinweis: Viele Medikamentengruppen wirken sedierend wie z.B. Antihistaminika, Narkoanalgetika, Barbiturate, Benzodiazepine.)

Kommentar der Autoren

Wegen seines angenehmen Geschmacks und seiner neutralen Eigenschaft wird *Bai He* oft als Nahrungsmittel verwendet und mit Haferbrei gekocht, um das Lungen-*Yin* zu nähren.

Referenzen

1. *Zhong Yao Yao Li Du Li Yu Lin Chuang* (Pharmacology, Toxicology and Clinical Applications of Chinese Herbs), 1992; 376
2. *Xian Dai Zhong Yao Yao Li Xue* (Contemporary Pharmacology of Chinese Herbs), 1997; 1361
3. *Zhong Yao Cai* (Study of Chinese Herbal Material), 1990; 13(6):31
4. Ibid.
5. *Liao Ning Zhong Yi Za Zhi* (Liaoning Journal of Chinese Medicine), 1988; 4:18
6. *Zhong Cheng Yao Yan Jiu* (Research of Chinese Patent Medicine), 1985; 1:45
7. *Zhong Hua Er Bi Hou Ke Za Zhi* (Chinese Journal of ENT), 1954; 1:20
8. *Zhong Yao Cai* (Study of Chinese Herbal Material), 1990; 13(6):31

Bái Mù Ěr

Tremella

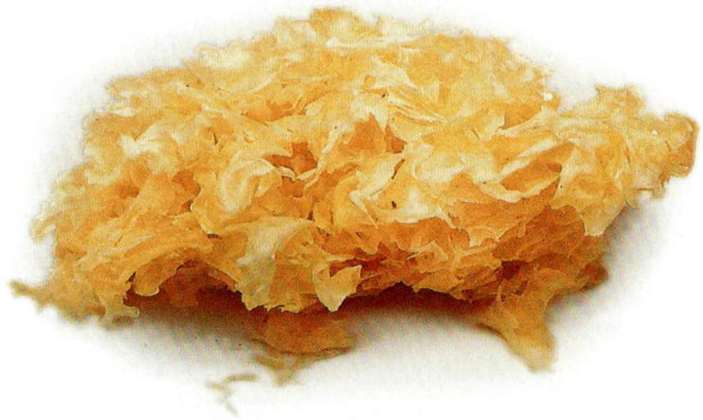

白木耳

Pinyin-Name *Bái Mù Ěr*
Wörtliche Übersetzung „Weißes Holzohr"
Andere chinesische Namen *Mu Er, Yin Er*
Deutscher Name Baumohrpilz, Fruchtkörper des Zitterpilzes
Botanischer Name *Tremella fuciformis* Berk.
Pharmazeutischer Name Tremella
Eigenschaften Süß, fad, neutral
Leitbahnen Lunge, Magen

Chinesische therapeutische Wirkungen

Nährt das Magen-Yin und bildet Körperflüssigkeiten

Yin-Mangel mit Hitze: *Bai Mu Er* (Tremella) behandelt *Yin*-Mangel-Hitze mit Abmagerung und *Wu Xin Re* (Hitze in den fünf Zentren).

- *Wu Xin Re* (Hitze in den fünf Zentren): *Bai Mu Er* mit *Di Gu Pi* (Lycii Cortex), *Mu Dan Pi* (Moutan Cortex) und *Yin Chai Hu* (Stellariae Radix) kombinieren.

Nährt das Lungen-Yin und befeuchtet Trockenheit

Lungen-Yin-Mangel: *Bai Mu Er* behandelt auszehrenden, trockenen Husten, der unproduktiv ist oder von spärlichem, blutig tingiertem und schwierig abzuhustendem Auswurf begleitet ist.

Dosierung

3–9 g.

Chemische Zusammensetzung

Tremellapolysaccharid.[1]

Kommentar der Autoren

Wegen seines angenehmen Geschmacks wird *Bai Mu Er* häufig mit *Lian Zi* (Nelumbinis Semen) und Kandiszucker in Wasser gekocht und als Dessert gegessen.

Referenzen

1. *Xian Dai Zhong Yao Yao Li Xue* (Contemporary Pharmacology of Chinese Herbs), 1997; 1381

Běi Shā Shēn

Glehniae Radix

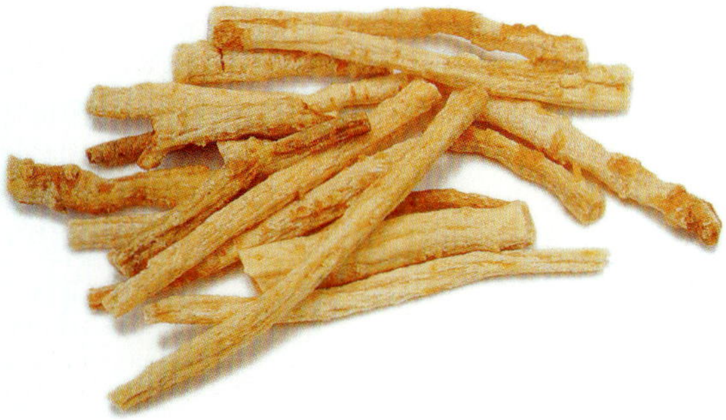

北沙參 北沙参

Pinyin-Name *Běi Shā Shēn*
Wörtliche Übersetzung „Sandwurzel vom Norden"
Andere chinesische Namen *Yin Tiao Shen, Lai Yang Sha Shen, Liao Sha Shen*
Originalquelle *Ben Cao Hui Yan* (Sammlung von Zitaten zur Materia Medica) aus dem Jahr 1624 von Ni Zhu-Mo
Deutscher Name Glehnia-Wurzel
Botanischer Name *Glehnia littoralis* F. Schmidt ex Miq. (*Shan Hu Cai*)
Pharmazeutischer Name Glehniae Radix
Eigenschaften Süß, kühl
Leitbahnen Lunge, Magen

Chinesische therapeutische Wirkungen

Nährt das Yin, klärt die Lunge

Lungen-Trockenheit: *Bei Sha Shen* (Glehniae Radix) behandelt Lungen-*Yin*-Mangel mit Feuer, der sich in trockenem Mund, trockenem Rachen, Trockenheit der Nasenhöhlen, Stimmverlust, wundem Rachen, trockenem Husten ohne Auswurf oder mit spärlichem oder schwierig abzuhustendem Auswurf manifestiert. In einigen Fällen kann blutiger Auswurf vorhanden sein. *Bei Sha Shen* befeuchtet die Lunge und behandelt trockenen Husten mit Hitze-Zeichen. Es wird häufig bei chronischen Atemwegserkrankungen eingesetzt wie z.B. Tuberkulose oder chronische Bronchitis.

- Trockener Husten: *Bei Sha Shen* mit *Mai Dong* (Ophiopogonis Radix), *Tian Hua Fen* (Trichosanthis Radix), *Yu Zhu* (Polygonati Odorati Rhizoma) und *Sang Ye* (Mori Folium) kombinieren.
- Trockener Husten mit Feuer: zusammen mit *Shi Gao* (Gypsum Fibrosum), *Zhi Mu* (Anemarrhenae Rhizoma), *Zhe Bei Mu* (Fritillariae Thunbergii Bulbus), *Sang Bai Pi* (Mori Cortex), *Di Gu Pi* (Lycii Cortex), *Qian Hu* (Peucedani Radix), *Gua Lou* (Trichosanthis Fructus) und *Tian Dong* (Asparagi Radix) verwenden.
- Trockener Husten mit spärlichem gelbem, schwierig abzuhustendem Auswurf: Kombination mit *Mai Dong* (Ophiopogonis Radix), *Zhi Mu* (Anemarrhenae Rhizoma), *Chuan Bei Mu* (Fritillariae Cirrhosae Bulbus), *Bie Jia* (Trionycis Carapax) und *Di Gu Pi* (Lycii Cortex).
- Trockener Husten mit Blut oder blutigem Auswurf: zu *E Jiao* (Asini Corii Colla), *Bai Ji* (Bletillae Rhizoma) und *Bai Mao Gen* (Imperatae Rhizoma) hinzufügen.
- Wind-Hitze mit Kälteaversion: zusammen mit *Sang Ye* (Mori Folium), *Dan Dou Chi* (Sojae Semen Praeparatum), *Ku Xing Ren* (Armeniacae Semen) und *Zhe Bei Mu* (Fritillariae Thunbergii Bulbus) verwenden.

Husten aufgrund von Lungen-Hitze: *Bei Sha Shen* klärt Lungen-Hitze und lindert Husten. Es nährt das *Yin* und behandelt Husten mit klebrigem, spärlichem gelbem Auswurf.

- Lungen-Hitze mit Husten und gelbem Auswurf: *Bei Sha Shen* zusammen mit *Sang Bai Pi* (Mori Cortex), *Di Gu Pi* (Lycii Cortex), *Qian Hu* (Peucedani Radix) und *Gua Lou* (Trichosanthis Fructus) verwenden.

Lungen-Yin-Mangel mit Trockenheit: Zu den Hauptmanifestationen dieses Ungleichgewichts gehören trockener Husten ohne Auswurf oder mit spärlichem, schwierig abzuhustendem Auswurf. In einigen Fällen kann es auch zu Bluthusten oder blutigem Auswurf kommen. *Bei Sha Shen* nährt stark das Lungen-*Yin* und ist besonders dafür geeignet, *Yin*-Mangel mit loderndem Feuer zu behandeln.

- Lungen-*Yin*-Mangel mit Trockenheit und loderndem Mangel-Feuer, das trockenen Husten und wenig oder keinen Auswurf erzeugt: *Bei Sha Shen* zusammen mit *Mai Dong* (Ophiopogonis Radix), *Zhi Mu* (Anemarrhenae Rhizoma), *Chuan Bei Mu* (Fritillariae Cirrhosae Bulbus), *Bie Jia* (Trionycis Carapax) und *Di Gu Pi* (Lycii Cortex) verwenden.
- Husten mit Blut oder blutigem Auswurf: Kombination mit *E Jiao* (Asini Corii Colla), *Bai Ji* (Bletillae Rhizoma) und *Bai Mao Gen* (Imperatae Rhizoma).

Nährt den Magen und bildet Körpersäfte

Chronischer Magen-Yin-Mangel: Zu den Manifestationen dieses chronischen Mangel-Zustands gehören trockener Rachen, Durst, Stuhlverstopfung und eine trockene, rote Zunge.

- Chronischer Magen-*Yin*-Mangel: *Bei Sha Shen* zusammen mit *Mai Dong* (Ophiopogonis Radix), *Yu Zhu* (Polygonati Odorati Rhizoma) und *Shi Hu* (Dendrobii Caulis) verwenden.
- Chronischer Magen-*Yin*-Mangel verbunden mit Appetitmangel oder Nahrungsmittel-Stagnation: Kombination mit *Gu Ya* (Setariae Fructus Germinatus), *Mai Ya* (Hordei Fructus Germinatus) und *Ji Nei Jin* (Gigeriae Galli Endothelium Corneum).
- Chronischer Magen-*Yin*-Mangel mit Milz-*Qi*-Mangel: zu *Shan Yao* (Dioscoreae Rhizoma), *Bai Bian Dou* (Lablab Semen Album), *Tai Zi Shen* (Pseudostellariae Radix) und *Xi Yang Shen* (Panacis Quinquefolii Radix) hinzufügen.

Tonisiert Leber- und Nieren-Yin

Bei Sha Shen behandelt Leber- und Nieren-*Yin*-Mangel, die durch Trockenheit oder Blut- und *Qi*-Stagnation charakterisiert sind und Schmerzen im Hypochondrium, Säurereflux, trockenen Mund und Rachen sowie eine rote Zunge verursachen.

- Leber- und Nieren-*Yin*-Mangel mit den oben genannten Symptomen: *Bei Sha Shen* zusammen mit *Mai Dong* (Ophiopogonis Radix), *Di Huang* (Rehmanniae Radix), *Gou Qi Zi* (Lycii Fructus) und *Chuan Lian Zi* (Toosendan Fructus) verwenden. **Beispiel-Rezeptur**: *Yi Guan Jian* (Verbindungsdekokt).

Dosierung

Im Dekokt 10–15 g für die getrocknete Arzneidroge, 20–30 g für frisches *Bei Sha Shen*. *Bei Sha Shen* wird außerdem in Form von Pillen, Pulver oder als Paste verwendet.

Sicherheitshinweise, Kontraindikationen

- *Bei Sha Shen* ist kontraindiziert bei Husten, der durch Wind-Kälte oder Kälte-Feuchtigkeit verursacht wird, oder bei Mangel und Kälte der Milz und des Magens.
- *Bei Sha Shen* ist ein Antagonist von *Fang Ji* (Stephaniae Tetrandrae Radix).
- *Bei Sha Shen* ist inkompatibel mit *Li Lu* (Veratri Radix et Rhizoma).

Chemische Zusammensetzung

Phellopterin, Bergapten, Psoralen, Xanthotoxin, Marmesin, Bergaptin, Imperatorin, Isoimperatorin, Cnidilin.[1,2]

Pharmakologische Wirkungen

- **Einfluss auf die Temperaturregulation**: Der alkoholische Extrakt von *Bei Sha Shen* senkt erwiesenermaßen die Körpertemperatur bei Kaninchen mit normaler Temperatur, aber auch bei Kaninchen, bei denen durch eine Thyphusimpfung Fieber ausgelöst wurde.[3]
- **Kardiovaskulär**: Der wässrige Extrakt von *Bei Sha Shen* hat eine herzstärkende Wirkung auf Untersuchungsproben von Froschherzen. In hoher Dosierung hemmt es jedoch die Herzkontraktion. Bei anästhesierten Kaninchen erhöhte die intravenöse Injektion Blutdruck und Atmung.[4]

Ergänzung

沙參/沙参 *Shā Shēn* (Glehniae seu Adenophorae Radix) ist der Sammelbegriff, der sich sowohl auf *Bei Sha Shen* (Glehniae Radix) als auch auf *Nan Sha Shen* (Adenophorae Radix) bezieht. Viele klassische Texte unterscheiden nicht zwischen diesen beiden Arzneien, da sie ähnliche Funktionen haben und früher gegeneinander ausgetauscht wurden.

Kommentar der Autoren

Bei Sha Shen (Glehniae Radix) und *Nan Sha Shen* (Adenophorae Radix) sind süß und kühl, befeuchten das Lungen-*Yin*, nähren den Magen und bilden Körpersäfte. *Bei Sha Shen* nährt stärker das *Yin*, klärt stärker Hitze und wird häufig nach fiebrigen Erkrankungen eingesetzt, wenn das *Yin* verletzt wurde, was sich in Durst, trockenem Rachen und einer trockenen, scharlachroten Zunge äußert. *Nan Sha Shen* nährt das *Yin*, zerstreut Schleim und eignet sich besser bei Trockenheit und Hitze, die das Lungen-*Yin* schädigen. Dies führt zu Symptomen wie trockener Husten, spärlicher, blutig tingierter Auswurf oder Bluthusten mit Durst und Trockenheit.

Behandlung von Husten: *Bei Sha Shen* ist von stärkerer Konsistenz und nur für trockenen Husten aufgrund von Lungen-*Yin*-Mangel geeignet; *Nan Sha Shen* ist von schwächerer Konsistenz und geeigneter für trockenen Husten, der durch Lungen-*Yin*-Mangel oder Wind-Hitze verursacht wird.

Referenzen

1. *Chang Yong Zhong Yao Cheng Fen Yu Yao Li Shou Ce* (A Handbook of the Composition and Pharmacology of Common Chinese Drugs), 1994; 708–709
2. *Xian Dai Zhong Yao Yao Li Xue* (Contemporary Pharmacology of Chinese Herbs), 1997; 1342
3. *Yi Xue Zhong Yang Za Zhi* (Central Journal of Medicine), 1961; 164:154
4. *Chang Yong Zhong Yao Cheng Fen Yu Yao Li Shou Ce* (A Handbook of the Composition and Pharmacology of Common Chinese Drugs), 1994, 708–709

Biē Jiǎ
Trionycis Carapax

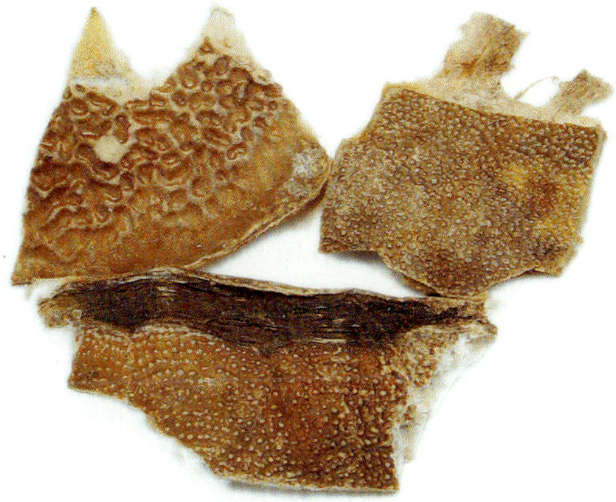

鱉甲 鳖甲

Pinyin-Name *Biē Jiǎ*
Wörtliche Übersetzung „Schildkrötenmuschel"
Originalquelle *Shen Nong Ben Cao Jing* (Die Materia Medica des göttlichen Landmannes), vermutlich Östliche Han-Dynastie
Deutscher Name Schildkrötenpanzer (Dorsalseite)
Zoologischer Name *Trionyx sinensis* Wiegmann (*Bie*)
Pharmazeutischer Name Trionycis Carapax
Eigenschaften Salzig, kalt
Leitbahnen Leber

Chinesische therapeutische Wirkungen

Nährt das Yin und verankert das Yang

Yin-Mangel mit Leber-Wind: Die Leber regiert die Sehnen und speichert das Blut. Leber-*Yin*-Mangel kann steife Sehnen hervorrufen. Anhaltender Leber-*Yin*-Mangel verursacht nicht nur aufsteigendes *Yang*, sondern auch eine innere Bewegung von Leber-Wind, was sich in Tremor, Schwindel, Tinnitus, Kopfschmerzen, rotem Gesicht, roten Augen, hitzigem Gemüt, Muskelspasmen und Konvulsionen sowie in schweren Fällen in Schlaganfall und Lähmung manifestiert. *Bie Jia* (Trionycis Carapax) nährt das *Yin*, verankert das *Yang* und eignet sich besonders für die Behandlung von fieberhaften Erkrankungen im Spätstadium mit verletztem *Yin* und Blut.

- Leber-Wind: *Bie Jia* mit einer hohen Dosis *Bai Shao* (Paeoniae Radix Alba), *Di Huang* (Rehmanniae Radix), *E Jiao* (Asini Corii Colla) und *Mai Dong* (Ophiopogonis Radix) kombinieren. **Beispiel-Rezeptur**: *Da Ding Feng Zhu* (Große Perle, die den Wind einsperrt).

Yin-Mangel-Hitze: *Bie Jia* behandelt Mangel-Hitze-Symptome nach fieberhaften Erkrankungen wie z.B. konstant niedriges Fieber, Nachmittagsfieber, das Gefühl von Knochendampfen, Durst und Nachtschweiß. *Bie Jia* nährt gleichzeitig das *Yin* und zerstreut Mangel-Hitze.

- *Yin*-Mangel-Hitze mit nächtlichen Hitzewallungen und Kälte tagsüber, niedrigem Fieber ohne Schwitzen, roter Zunge mit spärlichem Belag und mit einem fadenförmigen, schnellen Puls: *Bie Jia* mit *Qing Hao* (Artemisiae Annuae Herba), *Mu Dan Pi* (Moutan Cortex), *Di Huang* (Rehmanniae Radix) und *Zhi Mu* (Anemarrhenae Rhizoma) kombinieren. **Beispiel-Rezeptur**: *Qing Hao Bie Jia Tang* (Artemisiae Annuae Herba und Trionycis Carapax Dekokt).
- Gefühl von Knochendampfen, nächtliches Fieber und Nachtschweiß, Gewichtsverlust, Husten und Müdigkeit: *Bie Jia* mit *Qin Jiao* (Gentianae Macrophyllae Radix), *Di Gu Pi* (Lycii Cortex), *Chai Hu* (Bupleuri Radix) und *Zhi Mu* (Anemarrhenae Rhizoma) kombinieren. **Beispiel-Rezeptur**: *Qin Jiao Bie Jia San* (Gentianae Macrophyllae Radix und Trionycis Carapax Pulver).
- Ausgeprägtes Gefühl von Knochendampfen: zu *Di Gu Pi* (Lycii Cortex), *Yin Chai Hu* (Stellariae Radix), *Qing Hao* (Artemisiae Annuae Herba) und *Hu Huang Lian* (Picrorhizae Rhizoma) hinzufügen. **Beispiel-Rezeptur**: *Qing Gu San* (Pulver, das die Knochen kühlt).
- Tuberkulose mit chronischem, auszehrendem, trocknem Husten, blutiger Auswurf: *Bie Jia* mit *Yin Chai Hu* (Stellariae Radix), *Qin Jiao* (Gentianae Macrophyllae Radix), *Qing Hao* (Artemisiae Annuae Herba), *Di Gu Pi* (Lycii Cortex), *Zhi Mu* (Anemarrhenae Rhizoma), *Dang Gui* (Angelicae Sinensis Radix), *Wu Mei* (Mume Fructus), *Bai Shao* (Paeoniae Radix Alba), *Di Huang* (Rehmanniae Radix) und *Xuan Shen* (Scrophulariae Radix) kombinieren.

Erweicht Verhärtungen und zerstreut Knoten

Amenorrhö: *Bie Jia* erweicht Verhärtungen und zerstreut Knoten, um Amenorrhö und Schwellungen im Unteren *Jiao* (Unterer Erwärmer) zu behandeln, die durch Blut-Stagnation charakterisiert sind. Es behandelt Amenorrhö aufgrund von *Yin*- und Blut-Mangel, was eine mangelhafte Ernährung *Ren Mai* (Konzeptionsgefäß) und des *Chong Mai* (Durchdringungsgefäß) zur Folge hat. *Bie Jia* sollte mit anderen, Blut belebenden Arzneien kombiniert werden, um die Gesamtwirkung zu verstärken. Zu diesem Zweck wird häufig die mit Essig verarbeitete Substanz verwendet.

- Amenorrhö oder Schwellungen aufgrund von Blut-Stagnation: *Bie Jia* mit *Da Huang* (Rhei Radix et Rhizoma), *Tao Ren* (Persicae Semen), *Hong Hua* (Carthami Flos), *Dang Gui Wei* (Angelicae Sinensis Extremitas Radicis), *Chi Shao* (Paeoniae Radix Rubra), *San Leng* (Sparganii Rhizoma), *E Zhu* (Curcumae Rhizoma), *Gui Zhi* (Cinnamomi Ramulus) und *Chuan Shan Jia* (Manitis Squama) kombinieren.

Chronische Malariabeschwerden: *Bie Jia* wird häufig bei Patienten eingesetzt, die an chronischen Malariabeschwerden mit der Bildung von Schwellungen oder Knoten leiden. *Bie Jia* erweicht Verhärtungen und zerstreut Knoten. Als Einzelarznei ist *Bie Jia* relativ schwach. Deshalb wird es in der Regel mit anderen Arzneien kombiniert, um seine Wirkungen zu verstärken.

- Abdominale Schwellungen durch Malaria: *Bie Jia* zusammen mit *She Gan* (Belamcandae Rhizoma), *Meng Chong* (Tabanus), *Tao Ren* (Persicae Semen) und *Da Huang* (Rhei Radix et Rhizoma) verwenden.
- Chronische Malariabeschwerden: Kombination mit *Chang Shan* (Dichroae Radix), *Sheng Ma* (Cimicifugae Rhizoma), *Fu Zi* (Aconiti Radix Lateralis Praeparata) und *Hai Piao Xiao* (Sepiae Endoconcha).
- Warme Malariabeschwerden: *Bie Jia* zusammen mit *Chang Shan* (Dichroae Radix), *Zhi Mu* (Anemarrhenae Rhizoma), *Di Gu Pi* (Lycii Cortex), *Zhu Ye* (Phyllostachys Herba) und *Shi Gao* (Gypsum Fibrosum) verwenden.

Organvergrößerung: *Bie Jia* behandelt Vergrößerungen innerer Organe, z.B. von Leber, Milz und Schilddrüse).

- Hepatomegalie oder Splenomegalie: *Bie Jia* mit *Dan Shen* (Salviae Miltiorrhizae Radix et Rhizoma), *Hu Zhang* (Polygoni Cuspidati Rhizoma), *Yu Jin* (Curcumae Radix), *Xuan Shen* (Scrophulariae Radix) und *Bai Shao* (Paeoniae Radix Alba) kombinieren.
- Kropf: *Bie Jia* zusammen mit *Xuan Shen* (Scrophulariae Radix), *Zhi Mu* (Anemarrhenae Rhizoma), *Zhi Zi* (Gardeniae Fructus), *Xia Ku Cao* (Prunellae Spica), *Chuan Niu Xi* (Cyathulae Radix) und *Mu Li* (Ostreae Concha) verwenden.
- Darmabszesse und Bauchschmerzen: Die kalzinierte Form des *Bie-Jia*-Pulvers einsetzen.

Dosierung

10–30 g im Dekokt. *Bie Jia* wird auch als Paste und in Form von Pillen oder Pulver eingesetzt. Um die Oberfläche zu vergrößern, sollte es zerkleinert werden. Für die Extraktion seiner Bestandteile sollte es vorgekocht werden. Die kalzinierte Pulverform wird äußerlich angewendet. Die unverarbeitete Form nährt das *Yin* und zerstreut Mangel-Hitze. Die mit Essig verarbeitete Form zerstreut Knoten und macht Schwellungen weich.

Sicherheitshinweise, Kontraindikationen

- *Bie Jia* ist während der Schwangerschaft kontraindiziert, da es auflösende und zerstreuende Eigenschaften hat.
- Es ist ebenfalls kontraindiziert bei Milz-Mangel-Patienten mit weichen Stühlen oder Diarrhö sowie bei Patienten, die sich von einer äußeren Erkrankung noch nicht vollständig erholt haben.
- Die Anwendung von *Bie Jia* wird mit gelegentlichen allergischen Reaktionen in Verbindung gebracht.[1]

Chemische Zusammensetzung

Gelatine, Kollagen, Kolloid, Keratin, Jod, Vitamin D.[2]

Pharmakologische Wirkungen

- **Wirkung auf das Bindegewebe**: *Bie Jia* hemmt erwiesenermaßen die Proliferation von Bindegewebe und löst Schwellungen und Knoten auf.[3]
- **Hämatologisch**: *Bie Jia* erhöht das Plasmaprotein und behandelt Anämie bei Lebererkrankungen.[4]

Klinische und wissenschaftliche Studien

Rippenknorpelentzündung: In einer Untersuchung wurden 48 Patienten mit Rippenknorpelentzündungen in zwei Gruppen eingeteilt: 30 Patienten wurden mit chinesischen Arzneidrogen, 18 Patienten mit konventionellen Medikamenten behandelt. Die meisten Probanden waren junge Erwachsene mit einem leicht überwiegenden Anteil an Frauen. Die betroffenen Stellen erstreckten sich in der Regel von der zweiten bis zur vierten Rippe. Der Untersuchungsbericht nennt eine Wirksamkeitsrate von 96,67% für die Gruppe, die mit chinesischen Arzneidrogen behandelt wurde, und von 55,56% für die Gruppe, die mit konventionellen Medikamenten behandelt wurde. Die Arzneirezeptur enthielt *Bie Jia*, *Gui Ban* (Testudinis Plastrum), *Chuan Shan Jia* (Manitis Squama), *San Leng* (Sparganii Rhizoma), *Zhi Qiao* (Aurantii Fructus), *Ding Xiang* (Caryophylli Flos) und *Gan Cao* (Glycyrrhizae Radix et Rhizoma). Einzelheiten über die Therapie mit konventionellen Medikamenten waren zum Zeitpunkt der Publikation nicht verfügbar.[5]

Ergänzung

鱉甲膠/鳖甲胶 *Biē Jiă Jiāo* (Carapax Trionycis Gelatinum) ist die Gelatine, die bei der Verarbeitung von *Bie Jia* gewonnen wird. Sie hat ähnliche Eigenschaften wie *Bie Jia*, nährt jedoch stärker das *Yin* und wird gewöhnlich angewendet, um Mangel-Hitze-Symptome, einschließlich Blutungen, zu behandeln. *Bie Jia Jiao* wird vor der Einnahme im Dekokt aufgelöst oder separat mit heißem Wasser oder warmem Getreideschnaps eingenommen. Während der Schwangerschaft sowie bei Milz-Mangel mit weichen Stühlen oder Diarrhö oder bei Patienten, die von einer äußeren Erkrankung noch nicht vollständig genesen sind, ist *Bie Jia Jiao* kontraindiziert. Die übliche Dosierung von *Bie Jia Jiao* beträgt 3–10 g.

Kommentar der Autoren

Bie Jia und *Gui Ban* (Testudinis Plastrum) nähren beide das Leber-*Yin* und verankern das *Yang*. Gemeinsam werden sie z.B. bei dem Gefühl von Knochendampfen, bei Nachtschweiß, nächtlichem Samenerguss, Tremor oder Konvulsionen eingesetzt. *Bie Jia* erweicht Knoten und bricht Stagnationen auf. Es eignet sich besonders für die Behandlung von Organvergrößerungen oder von tastbaren Schwellungen im Abdomen. *Gui Ban* stärkt die Knochen, um Sehnen- und Knochenschwäche sowie Wundheit und Schmerzen im Rücken und in den Knien oder eine offene Fontanelle zu behandeln. Es besänftigt darüber hinaus den *Shen* (Geist) und behandelt Palpitationen und Schlaflosigkeit.

Referenzen

1. *Zhong Yao Tong Bao* (Journal of Chinese Herbology), 1987; 12(6):57
2. *Xian Dai Zhong Yao Yao Li Xue* (Contemporary Pharmacology of Chinese Herbs), 1997; 1373
3. *Zhong Cao Yao Xue* (Study of Chinese Herbal Medicine), 1980:1445
4. Ibid.
5. *Zhong Xi Yi Jie He Za Zhi* (Journal of Integrated Chinese and Western Medicine), 1989; 9(3):179

Chū Shí Zǐ

Broussonetiae Fructus

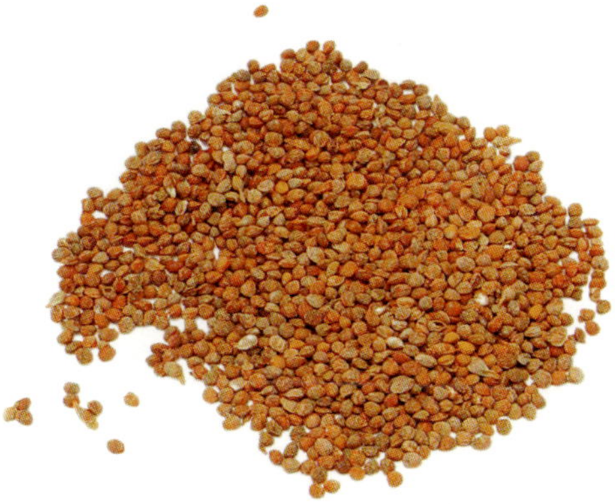

楮實子 楮实子

Pinyin-Name *Chū Shí Zǐ*
Originalquelle *Shen Nong Ben Cao Jing* (Die Materia Medica des göttlichen Landmannes), vermutlich Östliche Han-Dynastie
Deutscher Name Frucht des Papiermaulbeerbaums
Botanischer Name *Broussonetia papyrifera* (L.) Vent.
Pharmazeutischer Name Broussonetiae Fructus
Eigenschaften Süß, kalt
Leitbahnen Nieren, Leber

Chinesische therapeutische Wirkungen

Tonisiert die Nieren und die Leber

Chu Shi Zi (Broussonetiae Fructus) tonisiert die Nieren und die Leber, um Erkrankungen wie z.B. Schwäche und Mangel-Zustände, Schwindel, verschwommenes Sehen und Ödeme zu behandeln. Es wird innerlich und äußerlich angewendet.

Dosierung

6–15 g.

Gǒu Qǐ Zǐ

Lycii Fructus

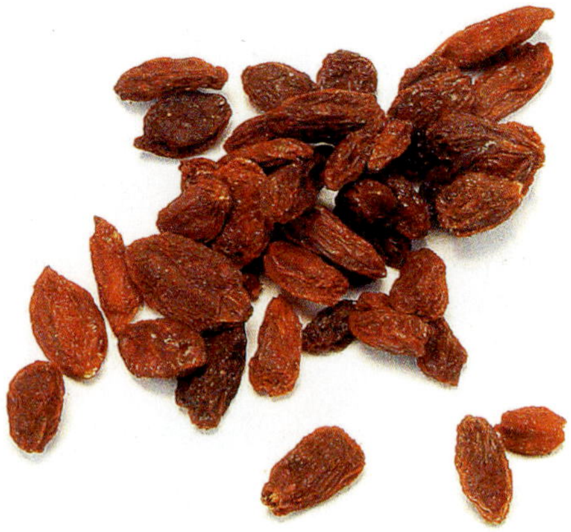

枸杞子

Pinyin-Name *Gǒu Qǐ Zǐ*
Wörtliche Übersetzung „Dorniger Stielsamen", „Frucht der Zitterpappel-Weide"
Andere chinesische Namen *Di Gu Zi, Gan Qi, Qi Zi, Xue Qi, Ku Qi, Gou Ji, Tian Jing Zi, Tu Gou Qi*
Originalquelle *Ming Yi Za Zhu* (Verschiedene Aufzeichnungen berühmter Ärzte) aus dem Jahr 500 von Tao Hong-Jing
Deutscher Name Bocksdornfrucht
Botanischer Name *Lycium barbarum* L. (*Ning Xia Gou Qi*); *Lycium chinense* Mill. (*Gou Qi*)
Pharmazeutischer Name Lycii Fructus
Eigenschaften Süß, neutral
Leitbahnen Leber, Nieren, Lunge

Chinesische therapeutische Wirkungen

Tonisiert die Leber und das Nieren-Yin, erhellt die Augen

Leber- und Nieren-Yin-Mangel: Die Leber öffnet sich in die Augen. Ungenügendes Leber- und Nieren-*Yin* kann zu Schwindel, verschwommenem Sehen, nächtlichen Samenergüssen, Infertilität, Wundheit und Schwäche des unteren Rückens und der Knie, vorzeitig ergrauten Haaren, *Xiao Ke* (Auszehrung und Dürsten), Nachtschweiß, Durst und nachlassender Sehschärfe führen. *Gou Qi Zi* (Lycii Fructus) ist neutral und hat leicht befeuchtende, jedoch nicht stagnierende Eigenschaften. Es nährt wirksam unterschiedliche Körperbereiche, ohne als Nebenwirkung Stagnationen zu verursachen. Es ist hervorragend für Mangel-Patienten geeignet, die für einen längeren Zeitraum milde Tonika benötigen. *Gou Qi Zi* ist die Arznei der Wahl, um Sehstörungen zu behandeln, die durch Leber- und Nieren-*Yin*-Mangel verursacht werden.

- Verschwommenes Sehen: in Getreideschnaps eingeweichtes *Gou Qi Zi* als Einzelarznei anwenden.
- Schwindel, verminderte Sehschärfe, Trockenheit und Tränenfluss bei Windexposition: Kombination mit *Ju Hua* (Chrysanthemi Flos) und *Liu Wei Di Huang Wan* (Sechs Bestandteile Pille mit Rehmanniae Radix Praeparata). **Beispiel-Rezeptur**: *Qi Ju Di Huang Wan* (Lycii Fructus, Chrysanthemi Flos und Rehmanniae Radix Praeparata Pille).
- Wundheit und Schwäche des unteren Rückens und der Knie: *Gou Qi Zi* zu *Gu Sui Bu* (Drynariae Rhizoma), *Du Zhong* (Eucommiae Cortex), *Xu Duan* (Dipsaci Radix) und *Sang Ji Sheng* (Taxilli Herba) hinzufügen.
- Nächtliche Samenergüsse, Nachtschweiß, verschwommenes Sehen, Tinnitus: mit *Shu Di Huang* (Rehmanniae Radix Praeparata), *Shan Yao* (Dioscoreae Rhizoma), *Shan Zhu Yu* (Corni Fructus) und *Gui Ban Jiao* (Testudinis Plastri Colla) kombinieren. **Beispiel-Rezeptur**: *Zuo Gui Wan* (Pille, die die Linke [Niere] wiederherstellt).
- Impotenz und nächtliche Samenergüsse aufgrund von Nieren-*Yin*- und -*Yang*-Mangel: *Gou Qi Zi* zusammen mit *Shu Di Huang* (Rehmanniae Radix Praeparata), *Shan Zhu Yu* (Corni Fructus), *Rou Gui* (Cinnamomi Cortex) und *Fu Zi* (Aconiti Radix Lateralis Praeparata) einnehmen. **Beispiel-Rezeptur**: *You Gui Wan* (Pille, die die Rechte [Niere] wiederherstellt).
- *Xiao Ke* (Auszehrung und Dürsten): *Gou Qi Zi* mit *Tian Dong* (Asparagi Radix), *Mai Dong* (Ophiopogonis Radix), *Shan Yao* (Dioscoreae Rhizoma), *Yu Zhu* (Polygonati Odorati Rhizoma), *Di Huang* (Rehmanniae Radix), *Zhi Mu* (Anemarrhenae Rhizoma) und *Shi Gao* (Gypsum Fibrosum) kombinieren.
- Bleiche Erscheinung, vorzeitiges Ergrauen der Haare, Schlaflosigkeit und häufige Träume: *Gou Qi Zi* zusammen mit *Long Yan Rou* (Longan Arillus) und *He Shou Wu* (Polygoni Multiflori Radix) verwenden.
- Vorzeitiges Ergrauen der Haare, lockere Zähne: Kombination mit *He Shou Wu* (Polygoni Multiflori Radix), *Dang Gui* (Angelicae Sinensis Radix), *Niu Xi* (Achyranthis Radix) und *Tu Si Zi* (Cuscutae Semen).
- Gefühl von Knochendampfen: *Gou Qi Zi* mit *Di Gu Pi* (Lycii Cortex) kombinieren.
- Abmagerung, Spermatorrhö, Impotenz, Schwindel und verschwommenes Sehen: zu *Ren Shen* (Ginseng Radix et Rhizoma), *Lu Jiao* (Cervi Cornu) und *Gui Ban* (Testudinis Plastrum) hinzufügen. **Beispiel-Rezeptur**: *Gui Lu Er Xian Jiao* (Testudinis Plastri Colla und Cervi Cornu Sirup).

Befeuchtet das Lungen-Yin

Chronische Atemwegserkrankungen mit Lungen-Yin-Mangel: Zu den Symptomen dieses Zustands gehören trockener Husten ohne Auswurf oder mit spärlichem Sputum, das schwierig abzuhusten ist, eventuell Husten mit Blut oder Spuren von Blut, Gefühl von Knochendampfen und Nachmittagsfieber. *Gou Qi Zi* nährt nicht nur das Leber- und Nieren-*Yin*, sondern befeuchtet auch die Lunge, um Lungen-*Yin*-Mangel zu behandeln.

- Trockener Husten: *Gou Qi Zi* mit *Zhi Mu* (Anemarrhenae Rhizoma), *Mai Dong* (Ophiopogonis Radix), *Zhe Bei Mu* (Fritillariae Thunbergii Bulbus) und *Bai Bu* (Stemonae Radix) kombinieren.
- Bluthusten: Kombination mit *Mo Han Lian* (Ecliptae Herba), *E Jiao* (Asini Corii Colla), *Bai Ji* (Bletillae Rhizoma) und *Zi Zhu* (Callicarpae Formosanea Folium).

Dosierung

5–15 g im Dekokt. *Gou Qi Zi* wird außerdem in Form von Pasten, medizinischen Tinkturen, Pillen oder Pulver verwendet.

Sicherheitshinweise, Kontraindikationen

- Obwohl *Gou Qi Zi* von Natur aus nicht stagnierend ist, sollte es trotzdem mit Vorsicht bei Patienten mit Diarrhö aufgrund von Milz- und Magen-Mangel eingesetzt werden.
- Die Anwendung von *Gou Qi Zi* ist bei Patienten mit Fülle oder äußeren Erkrankungen kontraindiziert.
- *Gou Qi Zi* sollte während der Schwangerschaft mit Vorsicht angewendet werden, da es Uteruskontraktionen auslöst.

Chemische Zusammensetzung

Betain, Solavetivon, Zeaxanthin, Physalien, β-Sitosterol, Linolsäure, Natrium, Calcium, Kalium, Magnesium, Kupfer, Zink, Eisen.[1]

Pharmakologische Wirkungen

- **Immunstimulierend**: Die Anwendung von *Gou Qi Zi* wird mit einer Steigerung der unspezifischen Immunität in Verbindung gebracht. Es erhöht die Phagozytoseaktivität der Makrophagen und die Gesamtzahl der T-Zellen.[2]
- **Hämatologisch**: Das Dekokt von *Gou Qi Zi* hat bei Mäusen erwiesenermaßen die Produktion von roten und weißen Blutkörperchen gesteigert.[3]
- **Kardiovaskulär**: Die intravenöse Injektion eines wässrigen *Gou-Qi-Zi*-Extrakts in einer Dosierung von 20 mg/kg senkt den Blutdruck bei Kaninchen. Diese kardiovaskuläre Wirkung wird durch die Injektion von Atropin rückgängig gemacht.[4]
- **Uterusstimulierend**: Das Dekokt von *Gou Qi Zi* hat eine stimulierende Wirkung auf den Uterus bei Kaninchen.[5]
- **Antineoplastisch**: *Gou Qi Zi* regt das Immunsystem an und unterdrückt das Wachstum von Tumorzellen bei Mäusen.[6]

Klinische und wissenschaftliche Studien

- **Infertilität beim Mann**: In einer klinischen Untersuchung wurden 42 Männer mit einer niedrigen Spermienzahl und einer geringen Spermienmotilität mit 15 g frischem *Gou Qi Zi* behandelt, das sie einen Monat lang (= ein Behandlungszyklus) jeden Abend als Nahrungsmittel zu sich nahmen. Die Patienten wurden dazu angehalten, während der Behandlung sexuell abstinent zu bleiben. Bei 23 Patienten hatten sich nach einem Monat Spermienzahl und Spermienbeweglichkeit normalisiert, bei zehn Patienten waren nach zwei Monaten ähnliche Ergebnisse zu beobachten, bei neun Patienten gab es keine Veränderungen. Bei Folgeuntersuchungen nach zwei Jahren stellte sich heraus, dass die 33 Männer, bei denen sich Spermienzahl und -motilität normalisiert hatten, Väter geworden waren.[7]
- **Chronische atrophische Gastritis**: 20 Patienten mit chronischer atrophischer Gastritis wurden zwei Monate lang (= ein Behandlungszyklus) zweimal täglich auf nüchternen Magen mit 10 g *Gou Qi Zi* (20 g pro Tag) behandelt. Alle anderen Behandlungen mit chinesischen Arzneien oder pharmazeutischen Medikamenten wurden während der *Gou-Qi-Zi*-Therapie unterbrochen. Die Studie beschreibt, dass nach zwei- bis viermonatiger Behandlungszeit bei 15 Patienten eine deutliche Besserung und bei fünf Patienten eine moderate Besserung eintrat.[8]

Toxikologie

Die LD_{50} für die intraperitoneale Injektion eines wässrigen *Gou-Qi-Zi*-Extrakts beträgt bei Mäusen 83,2 g/kg.[9]

Ergänzung

枸杞葉/枸杞叶 *Gǒu Qǐ Yè* (Lycii Folium) ist das Blatt der Pflanze, das manchmal als Ersatz für *Gou Qi Zi* eingesetzt wird.

Kommentar der Autoren

Gou Qi Zi wird mit einer hohen Dosis *Bai Mao Gen* (Imperatae Rhizoma) verwendet, um Lebererkrankungen und Zahnfleischblutungen zu behandeln.

Verbrennungen, Rötungen und Schwellungen werden mit einer hohen Dosis *Gou-Qi-Zi*-Pulver als Lokalanwendung behandelt. Das Pulver wird zu diesem Zweck mit Vaseline oder Olivenöl gemischt.

Gou Qi Zi und *Ju Hua* (Chrysanthemi Flos) erhellen beide die Augen. Schwerpunktmäßig nährt *Gou Qi Zi* die Leber und die Nieren, um die Augen zu erhellen. Es wird bei Augenerkrankungen vom Mangel-Typ mit Trockenheit und Wundheit angewendet. *Ju Hua* zerstreut Wind, klärt Hitze und erhellt die Augen, indem es aufsteigendes Leber-*Yang* besänftigt. Es wird bei Augenerkrankungen vom Fülle-Typ mit Rötung, Schwellungen und Schmerzen angewendet. Die beiden Arzneien werden häufig gemeinsam bei Leber-*Yin*-Mangel und aufsteigendem Leber-*Yang* verwendet.

Referenzen

1. *Xian Dai Zhong Yao Yao Li Xue* (Contemporary Pharmacology of Chinese Herbs), 1997; 1343
2. *Zhong Cao Yao* (Chinese Herbal Medicine), 19(7):25
3. *Zhong Yao Xue* (Chinese Herbology), 1998; 860:862
4. *Zhong Yao Zhi* (Chinese Herbology Journal), 1984:484
5. *Zhong Yao Xue* (Chinese Herbology), 1998; 860:862
6. *Zhong Guo Yao Li Xue Yu Du Li Xue Za Zhi* (Journal of Herbology and Toxicology), 1985; 2(2):127
7. *Xin Zhong Yi* (New Chinese Medicine), 1988; 2:20
8. *Zhong Yi Za Zhi* (Journal of Chinese Medicine), 1987; 2:92
9. *Zhong Yao Zhi* (Chinese Herbology Journal), 1984:484

Guī Bǎn

Testudinis Plastrum

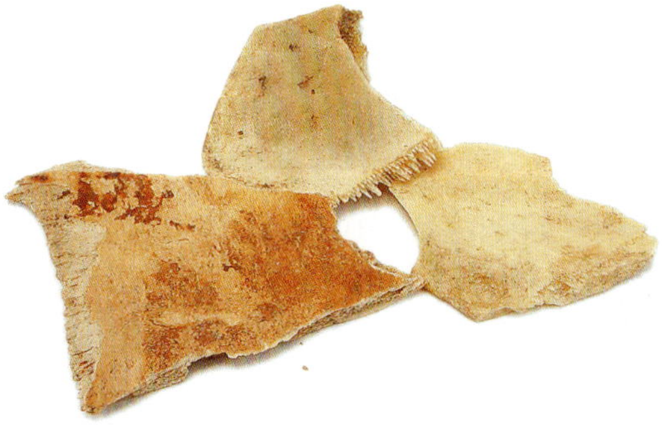

龜板 龟板

Pinyin-Name *Guī Bǎn*
Wörtliche Übersetzung „Schildkrötenpanzer"
Andere chinesische Namen *Gui Jia, Bai Gui Ban, Zhi Kan Ban, Yuan Wu Ban*
Originalquelle *Shen Nong Ben Cao Jing* (Die Materia Medica des göttlichen Landmannes), vermutlich Östliche Han-Dynastie
Deutscher Name Schildkrötenpanzer
Zoologischer Name *Chinemys reevesii* (Gray) (*Wu Gui*)
Pharmazeutischer Name Testudinis Plastrum
Eigenschaften Salzig, süß, kalt
Leitbahnen Leber, Nieren, Herz

Chinesische therapeutische Wirkungen

Nährt das Yin und verankert das Yang

Leber-Yin-Mangel mit aufsteigendem Feuer: Schwindel, Vertigo, Kopfschmerzen, rotes Gesicht, rote Augen, Reizbarkeit und hitziges Gemüt sind Manifestationen von Leber- und Nieren-*Yin*-Mangel mit der Unfähigkeit, aufsteigendes Leber-*Yang* zu kontrollieren. *Gui Ban* (Testudinis Plastrum) ist von Natur aus kalt und schwer und hat eine sinkende Tendenz, die dabei hilft, *Yang* zu verankern und *Yin* zu nähren.

- Aufsteigendes Leber-*Yang*: *Gui Ban* mit *Bai Shao* (Paeoniae Radix Alba), *Niu Xi* (Achyranthis Radix), *Zhe Shi* (Haematitum), *Long Gu* (Fossilia Ossis Mastodi) und *Shi Jue Ming* (Haliotidis Concha) kombinieren. **Beispiel-Rezeptur**: *Zhen Gan Xi Feng Tang* (Dekokt zur Beruhigung der Leber und Beseitigung von Wind).
- Rote und schmerzhafte Augen: zusammen mit *Jue Ming Zi* (Cassiae Semen), *Ju Hua* (Chrysanthemi Flos), *Shi Jue Ming* (Haliotidis Concha) und *Xia Ku Cao* (Prunellae Spica) verwenden.
- Gefühl von Knochendampfen, undulierendes Fieber, Nachtschweiß, nächtliche Samenergüsse: *Gui Ban* mit *Shu Di Huang* (Rehmanniae Radix Praeparata), *Zhi Mu* (Anemarrhenae Rhizoma), *Mu Dan Pi* (Moutan Cortex) und *Di Gu Pi* (Lycii Cortex) kombinieren.

Leber-Yin-Mangel mit Leber-Wind: Die Leber herrscht über die Sehnen. Ein Mangel an Blut und eine mangelhafte Ernährung des Leber-*Yin* verursachen Steifheit. Anhaltender *Yin*-Mangel aufgrund einer fieberhaften Erkrankung führt zu einer inneren Bewegung von Leber-Wind. Zu den Manifestationen dieser kombinierten Pathologie gehören Tremor, Schwindel, Tinnitus, Kopfschmerzen, rotes Gesicht, rote Augen, hitziges Gemüt, Nachmittagsfieber, nächtliche Reizbarkeit, Konvulsionen und in schweren Fällen Schlaganfall und Lähmung.

- Leber-Wind: *Gui Ban* mit einer hohen Dosis *Bai Shao* (Paeoniae Radix Alba), *Gou Teng* (Uncariae Ramulus cum Uncis), *E Jiao* (Asini Corii Colla), *Bie Jia* (Trionycis Carapax) und *Mu Li* (Ostreae Concha) kombinieren.

Yin-Mangel-Hitze: *Gui Ban* nährt stark das *Yin* und zerstreut Mangel-Hitze. Es behandelt aufloderndes Mangel-Feuer, das sich im Gefühl von Knochendampfen, undulierendem Fieber, Nachtschweiß, nächtlichen Samenergüssen und Reizbarkeit manifestiert.

- *Yin*-Mangel-Hitze: *Gui Ban* zusammen mit *Shu Di Huang* (Rehmanniae Radix Praeparata), *Zhi Mu* (Anemarrhenae Rhizoma) und *Huang Bo* (Phellodendri Cortex) verwenden.

Tonisiert die Nieren und stärkt die Knochen

Nieren-Yin- und Jing-(Essenz-)Mangel mit schwachen Knochen: Nieren-*Jing*, das im Mark gespeichert ist, ist unverzichtbar für die Gesundheit und die Entwicklung der Knochen. *Jing*-Mangel äußert sich in Schwäche und Wundheit des unteren Rückens und der Knie, Schwäche in den Beinen, verzögerter Knochenentwicklung bei Kindern oder offener Fontanelle. *Gui Ban* stärkt die Knochen und die Sehnen.

- Schwäche und Wundheit des Rückens und der Knie: *Gui Ban* mit *Shu Di Huang* (Rehmanniae Radix Praeparata), *Niu Xi* (Achyranthis Radix), *Shan Yao* (Dioscoreae Rhizoma), *Shan Zhu Yu* (Corni Fructus), *Xu Duan* (Dipsaci Radix), *Du Zhong* (Eucommiae Cortex), *Zhi Mu* (Anemarrhenae Rhizoma) und *Bai Shao* (Paeoniae Radix Alba) kombinieren.
- Nieren-*Yin*- und -*Yang*-Mangel mit schwachen Knochen, Spermatorrhö oder nächtlichen Samenergüssen, Gewichtsverlust und verschwommenem Sehen: *Gui Ban* zu *Lu Rong* (Cervi Pantotrichum Cornu), *Gou Qi Zi* (Lycii Fructus) und *Ren Shen* (Ginseng Radix et Rhizoma) hinzufügen. **Beispiel-Rezeptur**: *Gui Lu Er Xian Jiao* (Testudinis Plastri Colla und Cervi Cornu Sirup).

Nährt das Blut und tonisiert das Herz

Herz-Blut-Mangel: Mangelnde Ernährung des *Shen* (Geist) des Herzens mit Blut manifestiert sich in Schlaflosigkeit, Palpitationen, Vergesslichkeit und Ängstlichkeit. *Gui Ban* ist süß und nährt das Herz-Blut.

- Schlaflosigkeit und Ängstlichkeit aufgrund von Herz-Blut-Mangel: *Gui Ban* mit *Long Gu* (Fossilia Ossis Mastodi), *Yuan Zhi* (Polygalae Radix), *Shi Chang Pu* (Acori Tatarinowii Rhizoma) und *Shou Wu Teng* (Polygoni Multiflori Caulis) kombinieren.

Stoppt Blutungen

Menstruationsbeschwerden: Irreguläre Uterusblutungen können durch *Yin*-Mangel mit Mangel-Hitze, die das Blut aus den Gefäßen treibt, verursacht werden. *Gui Ban* behandelt solche Zustände, indem es das *Yin* und das Blut nährt und Blutungen stoppt.

- Uterusblutungen oder Hypermenorrhö: *Gui Ban* mit *Di Huang* (Rehmanniae Radix), *Xuan Shen* (Scrophulariae Radix), *E Jiao* (Asini Corii Colla), *Huang Qin* (Scutellariae Radix), *Bai Shao* (Paeoniae Radix Alba), *Huang Bo* (Phellodendri Cortex), *Bai Mao Gen* (Imperatae Rhizoma), verkohltem *Ce Bai Ye* (Platycladi Cacumen) und *Qian Cao* (Rubiae Radix et Rhizoma) kombinieren.

Fördert die Wundheilung

Nicht-heilende Wunden und Ulzerationen: Kalziniertes *Gui-Ban*-Pulver wird äußerlich bei nicht-heilenden Wunden und Ulzerationen angewendet.

Dosierung

10–30 g im Dekokt. *Gui Ban* wird außerdem als Paste und in Form von Pillen oder Pulver angewendet. Um die Oberfläche zu vergrößern, sollte es zerkleinert werden. Um die Extraktion zu erleichtern, sollte es vorgekocht werden. Die unverarbeitete Form wird angewendet, um das *Yin* zu nähren und Mangel-Hitze zu zerstreuen. Die mit Essig verarbeitete Form zerstreut Knoten und erweicht Schwellungen.

Sicherheitshinweise, Kontraindikationen

Die Anwendung von *Gui Ban* ist während der Schwangerschaft und bei Diarrhö, Mangel-bezogener Kälte oder Feuchte-Kälte kontraindiziert.

Chemische Zusammensetzung

Kollagen, Protein, Lipide, Aminosäuren, Calcium, Phosphor.[1]

Pharmakologische Wirkungen

Wirkung auf die Leber: Berichte haben darauf hingewiesen, dass *Gui Ban* die Behandlung von Sarkomen und Leberzirrhose mit Aszites günstig beeinflusst.[2]

Klinische und wissenschaftliche Studien

- **Skrofulose**: Eine Salbe, die *Gui-Ban*-Pulver und Vaseline enthielt, hatte erwiesenermaßen positive Effekte bei der Behandlung von Skrofulose. Bei täglicher Anwendung wurde von einer Genesung nach sechs bis sieben Behandlungen berichtet.[3]
- **Verbrennungen**: In einer Untersuchung wurden 53 Patienten mit Verbrennungen lokal sehr erfolgreich mit einer Arzneizubereitung behandelt. Für die Zubereitung der Rezeptur wurden gleiche Teile eines feinen Pulvers von verkohltem *Gui Ban* und verkohltem *Di Yu* (Sanguisorbae Radix) mit Sesamöl gemischt, um eine Paste herzustellen. Nach der Wundreinigung wurde die Paste zweimal täglich bis zur Heilung auf die betroffene Stelle aufgetragen.[4]

Ergänzung

龜板膠/龟板胶 *Guī Bǎn Jiāo* (Testudinis Plastri Colla) wird erstmals im *Ben Cao Zheng* (Korrektur der Materia Medica) erwähnt. Es handelt sich um die Gelatine, die aus dem Schildkrötenpanzer gewonnen wird. *Gui Ban Jiao* hat ähnliche Eigenschaften wie *Gui Ban*, aber stärker ausgeprägte *Yin* tonisierende und Blutungen stoppende Eigenschaften. Die übliche Dosierung von *Gui Ban Jiao* beträgt 3–10 g. In der Regel wird es nicht im Dekokt gekocht, sondern vor der Einnahme im Dekokt aufgelöst.

Kommentar der Autoren

Gui Ban und *Bie Jia* (Trionycis Carapax) nähren beide das Leber-*Yin* und verankern das *Yang*. Ein Vergleich der Funktionen ist in der Arzneimongraphie von *Bie Jia* nachzulesen (s.o.).

Ursprünglich wurde nur die ventrale Seite (*Yin*-Seite) des Panzers als *Yin*-Tonikum verwendet. Neuerdings werden sowohl die ventrale als auch die dorsale Seite eingesetzt. Forschungen haben gezeigt, dass in der dorsalen und in der ventralen Seite dieselben aktiven Bestandteile enthalten sind. Es hat sich außerdem herausgestellt, dass der dorsale Panzer doppelt so viel Gelatine wie der ventrale Teil enthält.

Referenzen

1. *Xian Dai Zhong Yao Yao Li Xue* (Contemporary Pharmacology of Chinese Herbs), 1997; 1370
2. *Chang Yong Zhong Yao Xian Dai Yan Jiu Yu Lin Chuan* (Recent Study and Clinical Application of Common Traditional Chinese Medicine), 1995:660–661
3. *Zhong Ji Yi Kan* (Medium Medical Journal), 1960; (5):34
4. *Chi Jiao Yi Sheng Za Zhi* (Journal of Barefoot Doctors), 1974; (4):44

Hēi Zhī Má

Sesami Semen Nigrum

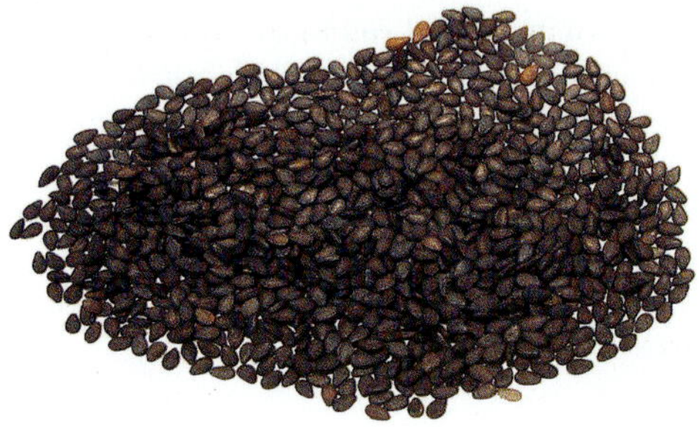

黑芝麻

Pinyin-Name *Hēi Zhī Má*
Wörtliche Übersetzung „Schwarzer Sesamsame"
Andere chinesische Namen *Hu Ma Ren*, *Zi Ma*, *Ju Sheng Zi*
Originalquelle *Shen Nong Ben Cao Jing* (Die Materia Medica des göttlichen Landmannes), vermutlich Östliche Han-Dynastie
Deutscher Name Sesamsamen
Botanischer Name *Sesamum indicum* L. (*Zhi Ma*)
Pharmazeutischer Name Sesami Semen Nigrum
Eigenschaften Süß, neutral
Leitbahnen Leber, Nieren

Chinesische therapeutische Wirkungen

Tonisiert Jing (Essenz) und Blut

Jing- und Blut-Mangel: Leber-Blut- und Nieren-*Jing*-Mangel verursachen ein vorzeitiges Ergrauen der Haare, Schwindel und verschwommenes Sehen. *Hei Zhi Ma* (Sesami Semen Nigrum) ist mild. Deshalb ist es unwahrscheinlich, dass es Stagnationen oder Milz- und Magen-Schäden verursacht. Es eignet sich allein oder in Kombination mit anderen Arzneien für den Langzeitgebrauch. *Hei Zhi Ma* wird häufig als Nahrungsmittel mit Honig oder Datteln gereicht, in Brei verarbeitet oder mit Pfannkuchen gegessen.

- Vorzeitiges Ergrauen der Haare: *Hei Zhi Ma* mit *He Shou Wu* (Polygoni Multiflori Radix), *Sang Shen* (Mori Fructus), *Mo Han Lian* (Ecliptae Herba) und *Nu Zhen Zi* (Ligustri Lucidi Fructus) kombinieren.
- Verschwommenes Sehen: zu *Gou Qi Zi* (Lycii Fructus), *Ji Li* (Tribuli Fructus), *Ju Hua* (Chrysanthemi Flos), *Shu*

17 Abschnitt 4: Yin tonisierend

Di Huang (Rehmanniae Radix Praeparata) und *Sang Ye* (Mori Folium) mit Honig hinzufügen.

- Schwindel und Tinnitus: *Hei Zhi Ma* zusammen mit *Dang Gui* (Angelicae Sinensis Radix), *Shu Di Huang* (Rehmanniae Radix Praeparata), *Huang Jing* (Polygonati Rhizoma), *E Jiao* (Asini Corii Colla) und *Nu Zhen Zi* (Ligustri Lucidi Fructus) einnehmen.
- Ungenügende Milchmenge bei stillenden Müttern aufgrund von Blut-Mangel: *Hei Zhi Ma* mit *Huang Qi* (Astragali Radix), *Dang Gui* (Angelicae Sinensis Radix), *Dang Shen* (Codonopsis Radix), *Chuan Shan Jia* (Manitis Squama) und *Wang Bu Liu Xing* (Vaccariae Semen) kombinieren.

Befeuchtet Trockenheit und schmiert den Darmtrakt

Stuhlverstopfung oder trockene Stühle: *Hei Zhi Ma* ist ölhaltig und schmiert den Darm, um Verstopfung aufgrund von Mangel an Blut und Körperflüssigkeiten zu behandeln.

- Stuhlverstopfung: *Hei Zhi Ma* mit *Dang Gui* (Angelicae Sinensis Radix), *Huo Ma Ren* (Cannabis Fructus), *Bai Zi Ren* (Platycladi Semen) und *Rou Cong Rong* (Cistanches Herba) kombinieren.

Dosierung

10–30 g im Dekokt. *Hei Zhi Ma* wird auch in Form von Pillen und Pulver verwendet. Äußerlich wird es als Waschung, Paste oder Pulver angewendet. Die getrocknete Arzneidroge ist am besten für die innere Anwendung geeignet.

Sicherheitshinweise, Kontraindikationen

- *Hei Zhi Ma* sollte mit Vorsicht bei Patienten mit Diarrhö angewendet werden.
- Es sollte bei Zahnschmerzen mit loderndem Feuer vorsichtig verwendet werden.

Überdosierung

Eine Überdosis von *Hei Zhi Ma* kann weiche Stühle und Diarrhö verursachen.[1]

Chemische Zusammensetzung

Lignane, Sesamin, Sesamdin, Sesamol, Vitamin E, Pedaliin, Protein, Planteose, Sesamose, Cytochrom C.[2]

Pharmakologische Wirkungen

- **Metabolisch**: Die Verabreichung von *Hei Zhi Ma* an Mäuse führt zu einer Senkung des Plasma-Glukosespiegels und zu einer erhöhten Glykogenspeicherung im Leber- und Muskelgewebe. In sehr hohen Dosierungen senkt es die Glykogenspeicherung.[3]
- **Gastrointestinal**: Der Lipidgehalt von *Hei Zhi Ma* hilft, den Darm zu schmieren und Stuhlverstopfung zu lindern.[4]

Klinische und wissenschaftliche Studien

Proteinurie: Proteinurie aufgrund von chronischer Nephritis und einer allgemein eingeschränkten Nierenfunktion kann wirkungsvoll mit einer Arzneirezeptur behandelt werden, die jeweils 500 g *Hei Zhi Ma*, *Hu Tao Ren* (Juglandis Semen) und *Da Zao* (Jujubae Fructus) enthält. Laut Behandlungsprotokoll werden dreimal täglich 20 g des Pulvers mit sieben Stück *Da Zao* eingenommen.[5]

Kommentar der Autoren

Hei Zhi Ma behandelt Wunden und Insektenstiche. Zu diesem Zweck wird es zerkleinert und lokal aufgetragen. Lokal aufgetragenes Sesamöl behandelt außerdem akute Verbrennungen.

Hei Zhi Ma ist auch unter dem Alternativnamen *Hu Ma Ren* bekannt. *Hu Ma Ren* (Sesami Semen Nigrum) und *Huo Ma Ren* (Cannabis Fructus) haben ähnliche *Pinyin*-Namen, aber unterschiedliche Funktionen. *Hu Ma Ren* tonisiert die Leber und die Nieren, nährt das Blut und das *Jing* (Essenz), um Trockenheit zu befeuchten. *Huo Ma Ren* bildet Körpersäfte und behandelt Stuhlverstopfung.

Ein anderer Samen, der nicht mit *Hei Zhi Ma* verwechselt werden und nicht dagegen ausgetauscht werden sollte, ist das dreieckförmige *Chong Wei Zi* (Leonuri Fructus), das süß und kalt ist und die Blutzirkulation belebt, Stagnation zerstreut, die Leber kühlt und das Sehen erhellt.

Referenzen

1. CA, 1987; 106:192768h
2. *Xian Dai Zhong Yao Yao Li Xue* (Contemporary Pharmacology of Chinese Herbs), 1997; 1380
3. *Zhong Yao Da Ci Dian* (Dictionary of Chinese Herbs), 1977:2388
4. *Zhong Yao Xue* (Chinese Herbology), 1998; 873:874
5. *He Bei Zhong Yi* (Hebei Chinese Medicine), 1985; 6:21

Huáng Jīng
Polygonati Rhizoma

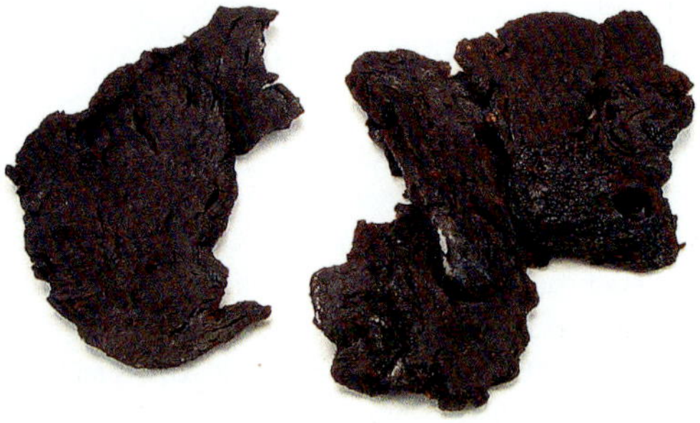

黄精 黄精

Pinyin-Name *Huáng Jīng*
Wörtliche Übersetzung „Gelbe Essenz", „gelbe reine Substanz"
Andere chinesische Namen *Mi Pu*
Originalquelle *Ming Yi Za Zhu* (Verschiedene Aufzeichnungen berühmter Ärzte) aus dem Jahr 500 von Tao Hong-Jing
Deutscher Name Sibirischer Weißwurzwurzelstock
Botanischer Name *Polygonatum kingianum* Coll et hemsl. (*Dian Huang Jing*); *Polygonatum sibiricum* Red. (*Huang Jing*); *Polygonatum cyrtonema* Hua. (*Nang Si Huang Jing*)
Pharmazeutischer Name Polygonati Rhizoma
Eigenschaften Süß, neutral
Leitbahnen Milz, Lunge, Nieren

Chinesische therapeutische Wirkungen

Nährt das Yin, befeuchtet die Lunge

Chronischer Yin-Mangel-Husten: *Huang Jing* (Polygonati Rhizoma) ist süß und neutral. Es nährt das *Yin*, befeuchtet die Lunge und tonisiert das *Qi*. Es wird in der Regel eingesetzt, um Husten zu behandeln, der durch *Yin*-Mangel oder *Yin*-Mangel-Hitze verursacht wird. Dies äußert sich in einem trockenen, unproduktiven Husten. Trocknet Hitze die Flüssigkeiten aus und schädigt die Lunge, können beim Husten oder im Auswurf Blutspuren auftreten. Patienten mit Mangel-Hitze haben unter Umständen heiße Wangen und sind reizbar. Chronischer Husten verbraucht Lungen-*Qi*, was zu Kurzatmigkeit und Müdigkeit führt. *Huang Jing* ist die ideale Arznei, um *Yin*-Mangel-Husten zu behandeln, die Lunge zu nähren und das *Qi* zu unterstützen. *Huang Jing* wird als Einzelarznei oder in Kombination mit anderen Arzneien angewendet.

- Chronischer Husten in Verbindung mit *Yin*-Mangel: *Huang Jing* zusammen mit *Sha Shen* (Glehniae seu Adenophorae Radix), *Zhi Mu* (Anemarrhenae Rhizoma), *Bei Mu* (Fritillariae Bulbus) und *Bai Bu* (Stemonae Radix) verwenden.
- Husten mit Blutspuren: zusammen mit *E Jiao* (Asini Corii Colla), *Bai Ji* (Bletillae Rhizoma) und *Mo Han Lian* (Ecliptae Herba) verwenden.

Husten aufgrund von Trockenheit: *Huang Jing* wird häufig verwendet, um Husten zu behandeln. Es nährt das *Yin* und befeuchtet Trockenheit. Trockenheit in der Lunge verbraucht Körperflüssigkeiten und führt zu trockener Nase, juckendem Rachen, trockenem, unproduktivem Husten oder klebrigem, schwierig abzuhustendem Auswurf, der mit Blut durchzogen sein kann. Trockenheit kann mit Hitze- oder Kälte-Faktoren verbunden sein und muss dementsprechend behandelt werden. *Huang Jing* ist neutral und daher für die Behandlung von Husten geeignet, der durch Kälte oder Hitze verursacht wird.

- Husten aufgrund von Kälte und Trockenheit: *Huang Jing* zusammen mit *Zi Su Ye* (Perillae Folium), *Ku Xing Ren* (Armeniacae Semen), *Zi Wan* (Asteris Radix et Rhizoma) und *Kuan Dong Hua* (Farfarae Flos) verwenden.
- Husten aufgrund von Hitze und Trockenheit: mit *Sang Ye* (Mori Folium), *Ku Xing Ren* (Armeniacae Semen), *Zhe Bei Mu* (Fritillariae Thunbergii Bulbus) und *Nan Sha Shen* (Adenophorae Radix) kombinieren.

Tonisiert das Nieren-Jing (Essenz)

Huang Jing tritt in die Nieren ein, um das *Jing* (Essenz) zu tonisieren, die Bildung von Mark zu fördern und die kognitiven Funktionen zu verbessern. Es wird allgemein verwendet, um Nieren-Mangel zu behandeln, der durch Symptome wie Wundheitsgefühl des Rückens, Schwäche der Knie, Schwindel, Vertigo, vorzeitiges Ergrauen der Haare und verschwommenes Sehen charakterisiert ist. Es kann als Einzelsubstanz zusammen mit Schwein, Rind oder Huhn in einer Suppe oder in Kombination mit anderen Arzneien als Pulver, in Pillenform oder als Dekokt eingesetzt werden.

- Nieren-*Jing*-(Essenz-)Mangel: *Huang Jing* mit einer kleinen Portion *Gan Jiang* (Zingiberis Rhizoma) und *Rou Gui* (Cinnamomi Cortex) verwenden, um die tonisierende Wirkung zu verstärken.
- Nieren-*Jing*-(Essenz)- und Leber-*Yin*-Mangel: Kombination mit *Gou Qi Zi* (Lycii Fructus).
- Nieren-*Jing*-(Essenz)- und Blut-Mangel: *Dang Gui* (Angelicae Sinensis Radix) hinzufügen.

Lindert Xiao Ke (Auszehrung und Dürsten)

Xiao Ke (Auszehrung und Dürsten): Dieses Syndrom ist durch *Yin*-Mangel-Hitze charakterisiert, mit Symptomen wie Polyurie, Hyperphagie und Polydipsie. Andere Symptome sind Abmagerung, Reizbarkeit und Müdigkeit. *Huang Jing* tritt in Lunge, Milz und Nieren ein und nährt diese Organe, die am häufigsten von diesem Syndrom betroffen sind. Daher wird diese Arznei eingesetzt, um das obere, mittlere und untere *Xiao-Ke*-Syndrom zu behandeln. *Huang Jing* kann in Kombination mit anderen Arzneien verwendet werden oder als Einzelarznei in hoher Dosierung. Die thermische Eigenschaft von *Huang Jing* ist neutral. Es tonisiert sowohl das *Qi* als auch das *Yin* und ist die ideale Arznei für die Behandlung des chronischen *Xiao-Ke*-Syndroms mit *Yin*- und *Qi*-Mangel.

- *Xiao Ke* (Auszehrung und Dürsten) vorwiegend mit Hitze: *Huang Jing* zusammen mit *Tian Hua Fen* (Trichosanthis Radix), *Shi Gao* (Gypsum Fibrosum), *Zhi Mu* (Anemarrhenae Rhizoma) und *Huang Lian* (Coptidis Rhizoma) verwenden.
- *Xiao Ke* (Auszehrung und Dürsten) mit schwerem *Yin*-Mangel: mit *Di Huang* (Rehmanniae Radix), *Shu Di Huang* (Rehmanniae Radix Praeparata), *Tian Dong* (Asparagi Radix) und *Shi Hu* (Dendrobii Caulis) kombinieren.
- *Xiao Ke* (Auszehrung und Dürsten) mit *Yin*- und *Yang*-Mangel: zusammen mit *Shu Di Huang* (Rehmanniae Radix Praeparata), *Shan Yao* (Dioscoreae Rhizoma), *Shan Zhu Yu* (Corni Fructus), *Rou Gui* (Cinnamomi Cortex) und *Fu Zi* (Aconiti Radix Lateralis Praeparata) verwenden.
- *Xiao Ke* (Auszehrung und Dürsten) mit *Qi*- und *Yin*-Mangel: *Huang Jing* mit *Huang Qi* (Astragali Radix), *Shan Yao* (Dioscoreae Rhizoma), *Xi Yang Shen* (Panacis Quinquefolii Radix) und *Tai Zi Shen* (Pseudostellariae Radix) kombinieren.

Tonisiert die Milz und unterstützt das Qi

Milz- und Magen-Mangel: *Huang Jing* tonisiert das Milz-*Qi* und das *Yin*, um Symptome wie Müdigkeit, Appetitmangel, schwachen Puls, trockenen Mund und eine rote Zunge ohne Belag zu lindern. In diesen Fällen wird *Huang Jing* generell mit anderen Arzneien verwendet, da seine Milz tonisierende Funktion eher mild ist.

- Milz- und Magen-*Qi*-Mangel: *Huang Jing* zusammen mit *Dang Shen* (Codonopsis Radix), *Fu Ling* (Poria), *Bai Zhu* (Atractylodis Macrocephalae Rhizoma) und *Yi Yi Ren* (Coicis Semen) einsetzen.
- Milz- und Magen-*Yin*-Mangel: mit *Sha Shen* (Glehniae seu Adenophorae Radix), *Mai Dong* (Ophiopogonis Radix), *Yu Zhu* (Polygonati Odorati Rhizoma) und *Gu Ya* (Setariae Fructus Germinatus) kombinieren.
- Milz- und Magen-*Qi*- und -*Yin*-Mangel: zusammen mit *Dang Shen* (Codonopsis Radix), *Mai Dong* (Ophiopogonis Radix), *Wu Wei Zi* (Schisandrae Fructus) und *Shan Yao* (Dioscoreae Rhizoma) verwenden.

Dosierung

Im Dekokt 10–15 g für getrocknetes *Huang Jing*, 30–60 g für die frische Arzneidroge. *Huang Jing* wird normalerweise im Dekokt und in Form von Pillen und Pulver verwendet. Für die äußerliche Anwendung wird es in der Regel zuerst durch Kochen in Wasser oder Einweichen in Alkohol oder Essig verarbeitet. Für die orale Anwendung wird *Huang Jing* häufig in Wasser oder Getreideschnaps gedünstet, da die unverarbeitete Form leicht den Rachen reizt.

Sicherheitshinweise, Kontraindikationen

- *Huang Jing* kann Feuchtigkeit und Stagnation verursachen, da es von Natur aus klebrig und ölig ist.
- Wegen der Möglichkeit, Stagnation hervorzurufen, ist *Huang Jing* nicht empfehlenswert bei Feuchtigkeit mit Milz-Mangel, Husten mit viel Auswurf, Diarrhö aufgrund von Kälte oder bei Völle- und Spannungsgefühl, die durch *Qi*-Stagnation verursacht werden.

Chemische Zusammensetzung

Azetidin-2-carbonsäure Asparaginsäure, Homoserin, Diaminobuttersäure, Digitalisglycosid, Vitexinxylosid.[1]

Pharmakologische Wirkungen

- **Antibiotisch**: Der Extrakt von *Huang Jing* hemmt *Staphylococcus aureus*, säureresistente Bazillen und einige Dermatophyten.[2]
- **Antidiabetisch**: Die Verabreichung eines *Huang-Jing*-Extrakts an Kaninchen wird mit einem initialen Anstieg, gefolgt von einem Absinken des Plasma-Glukosespiegels in Verbindung gebracht. Der Extrakt von *Huang Jing* senkt besonders wirksam einen adrenalinbedingten Anstieg der Plasma-Glukosespiegel.[3]
- **Adaptogen**: Die intraperitoneale Injektion von *Huang Jing* verlängert die Schwimmdauer bei Mäusen.[4]
- **Kardiovaskulär**: *Huang Jing* wird mit einer Erhöhung der Herzfrequenz, einer Blutdrucksenkung und einer Erweiterung der Koronararterien assoziiert.[5, 6, 7]
- **Antihyperlipidämisch**: Die Verabreichung eines *Huang-Jing*-Extrakts für 30 Tage zeigte eine signifikante

Senkung der Triglyzerid- und der Cholesterinspiegel bei Ratten.[8]

Klinische und wissenschaftliche Studien

- **Hypotonie**: Zehn Patienten mit Hypotonie wurden mit guten Sofortergebnissen mit einem Dekokt behandelt, die Langzeitwirkung fiel jedoch weniger befriedigend aus. Die Rezeptur enthielt 30 g *Huang Jing*, 30 g *Dang Shen* (Codonopsis Radix) und 10 g *Zhi Gan Cao* (Glycyrrhizae Radix et Rhizoma Praeparata cum Melle).[9]
- **Hypercholesterolämie**: Hohe Plasma-Cholesterinspiegel bei 86 Patienten gingen nach einer zweimonatigen Behandlung mit einer Arzneirezeptur durchschnittlich um 38,2 mg/dl zurück. Die Rezeptur enthielt *Huang Jing*, *He Shou Wu* (Polygoni Multiflori Radix) und *Sang Ji Sheng* (Taxilli Herba).[10]
- **Kurzsichtigkeit**: Eine Arzneirezeptur, die *Huang Jing* und *Hei Dou* (Sojae Semen) enthielt, verbesserte das Sehvermögen bei 41 kurzsichtigen Patienten. Die Wirksamkeitsrate betrug 59,75%.[11]
- **Lungentuberkulose**: In einer Untersuchung wurden 19 Patienten mit Lungentuberkulose viermal täglich für die Dauer von zwei Monaten mit *Huang Jing* behandelt. Die Behandlungsergebnisse waren befriedigend. Die Befunde im Sputum waren negativ, die BKS-Werte normal, die Symptome besserten sich und die Patienten nahmen an Gewicht zu.[12]
- **Pilzinfektion**: Die äußere Anwendung einer *Huang-Jing*-Tinktur war bei der Behandlung von Pilzinfektionen bei 55 von 67 Patienten wirksam. Für die Herstellung der Tinktur wurden 100 g Arzneidroge 15 Tage lang in 250 ml Alkohol eingeweicht. Die Tinktur wurde vor der Anwendung mit 150 ml Reisessig gemischt.[13]
- **Taubheit**: Patienten mit Taubheit aufgrund von Vergiftungen wurden dreimal täglich mit intramuskulären Injektionen von *Huang Jing*, Vitamin B_1 und Vitamin A behandelt. Von 100 Patienten wurden neun vollständig gesund, bei 22 Patienten kam es zu einer leichten Besserung, bei drei zu einer geringfügigen Besserung, die übrigen Patienten sprachen nicht auf die Behandlung an.[14]

Kommentar der Autoren

Huang Jing und *Yu Zhu* (Polygonati Odorati Rhizoma) nähren beide die Lunge und den Magen. *Huang Jing* tonisiert stärker das Nieren-*Yin* und behandelt Symptome wie Schwindel sowie Wundheit und Schwäche des unteren Rückens und der Knie. *Yu Zhu* tonisiert stärker das Magen-*Yin* und behandelt Symptome wie trockenen Mund und Durst.

Referenzen

1. *Xian Dai Zhong Yao Yao Li Xue* (Contemporary Pharmacology of Chinese Herbs), 1997; 1353
2. *Gui Zhou Yao Xun* (Guizhou Journal of Herbology), 1988; 1:3
3. *Ri Ben Yao Wu Xue Za Zhi* (Japan Journal of Pharmacology), 1927; 6(4):466
4. *Zhong Yao Yao Li Du Li Yu Lin Chuang* (Pharmacology, Toxicology and Clinical Applications of Chinese Herbs), 1990; 6(3):28
5. *Zhong Yao Yao Li Yu Ying Yong* (Pharmacology and Applications of Chinese Herbs), 1983:998
6. *Zhong Guo Yi Yao Ke Xue Yuan Lun Wen Zhai Yao* (Abstract from Chinese University of Medicine and Science), 1956; II:70
7. *Si Chuan Zhong Cao Yao Tong Xun* (Sichuan Journal of Chinese Herbology), 1974; (2):20
8. *Jiang Su Zhong Yi* (Jiangsu Chinese Medicine), 1988; (7):41
9. *Hu Bei Zhong Yi Za Zhi* (Hubei Journal of Chinese Medicine), 1981; 12:31
10. *Xin Yi Xue* (New Medicine), 1977; 45:211
11. Ibid., 1981; 6:40
12. *Zhe Jiang Yi Xue* (Zhejiang Journal of Medicine), 1960; 4:43
13. *Shan Dong Zhong Yi Za Zhi* (Shandong Journal of Chinese Medicine), 1986; 5:47
14. *Zhong Xi Yi Jie He Za Zhi* (Journal of Integrated Chinese and Western Medicine), 1982; 1:19

Mài Dōng

Ophiopogonis Radix

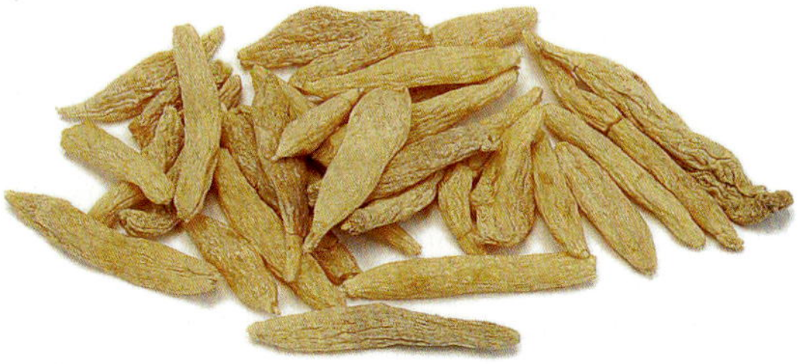

麥冬 麦冬

Pinyin-Name *Mài Dōng*
Wörtliche Übersetzung „Winterweizen“
Andere chinesische Namen *Mai Men Dong, Cun Dong, Da Mai Dong*
Originalquelle *Shen Nong Ben Cao Jing* (Die Materia Medica des göttlichen Landmannes), vermutlich Östliche Han-Dynastie
Deutscher Name Schlangenbartwurzel
Botanischer Name *Ophiopogon japonicus* Ker-Gawl (*Men Dong*)
Pharmazeutischer Name Ophiopogonis Radix
Eigenschaften Süß, leicht bitter, kühl
Leitbahnen Milz, Magen, Herz

Traditionell ist 麥門冬 *Mài Mén Dōng* der in Lehrbüchern und unter Therapeuten der Chinesischen Arzneimedizin häufiger verwendete Name. Heutzutage ist jedoch 麥冬 *Mài Dōng* der offizielle Name, der von der Pharmakopöe der Volksrepublik China 2005 übernommen wurde. Dieser wird daher auch in diesem Buch durchgängig als Standardname verwendet.

Chinesische therapeutische Wirkungen

Nährt das Yin und befeuchtet die Lunge

Pathogene Trockenheit, die die Lunge angreift: Verletztes Lungen-*Yin* als Ergebnis von Trockenheit, die die Lunge angreift, kann zu folgenden Symptomen führen: trockener Mund, trockener Rachen, trockener Husten ohne Auswurf oder mit spärlichem, schwierig abzuhustendem Auswurf. In einigen Fällen kann Bluthusten oder blutiger Auswurf auftreten. *Mai Dong* (Ophiopogonis Radix) befeuchtet die Lunge und besänftigt gleichzeitig Lungen-Hitze. Deshalb ist es besonders für die Behandlung von fiebrigen Erkrankungen geeignet, bei denen Trockenheit oder Feuer beteiligt ist wie z.B. bei Bronchitis, Tuberkulose und Keuchhusten.

- Hitze und Trockenheit in der Lunge, charakterisiert durch Dyspnoe, trockenen Husten, Völlegefühl und Schmerzen in der Brust: *Mai Dong* mit *Sang Ye* (Mori Folium), *Shi Gao* (Gypsum Fibrosum), *Pi Pa Ye* (Eriobotryae Folium) und *E Jiao* (Asini Corii Colla) kombinieren. **Beispiel-Rezeptur**: *Qing Zao Jiu Fei Tang* (Dekokt, das Trockenheit eliminiert und die Lunge rettet).
- Feuer und Trockenheit in der Lunge, charakterisiert durch Husten mit Blut und/oder dickem, gelbem, schwierig abzuhustendem Auswurf und Brustschmerzen: *Mai Dong* zusammen mit *Tian Dong* (Asparagi Radix), *Zhi Mu* (Anemarrhenae Rhizoma), *Bei Mu* (Fritillariae Bulbus), *Gua Lou* (Trichosanthis Fructus), *Huang Qin* (Scutellariae Radix), *Zhi Zi* (Gardeniae Fructus), *Bai Ji* (Bletillae Rhizoma), *Mo Han Lian* (Ecliptae Herba) und *Bai Mao Gen* (Imperatae Rhizoma) einnehmen.

Chronischer trockener Husten aufgrund von Lungen-Yin-Mangel: Chronische Fiebererkrankungen verbrauchen eine große Menge *Yin* und führen zu chronischem Husten mit blutigem Auswurf. Mangel-Hitze-Zeichen wie mäßiges Fieber, gerötete Wangen und Reizbarkeit können ebenfalls vorhanden sein. *Mai Dong* ist zu mild, um in diesem Fall allein angewendet zu werden. Es wird gewöhnlich mit anderen *Yin*-Tonika kombiniert, um eine maximale Wirksamkeit zu erreichen.

- Wunder Rachen mit Nasenbluten, Bluterbrechen oder blutigem Auswurf: *Mai Dong* mit *Di Huang* (Rehmanniae Radix), *Xuan Shen* (Scrophulariae Radix), *Bei Mu* (Fritillariae Bulbus) und *Mu Dan Pi* (Moutan Cortex) kombinieren. **Beispiel-Rezeptur**: *Yang Yin Qing Fei Tang* (Dekokt, das das *Yin* nährt und die Lunge klärt).
- Stimmverlust, trockener Rachen, Durst: Kombination von *Mai Dong* mit *Xuan Shen* (Scrophulariae Radix), *Di Huang* (Rehmanniae Radix), *Jie Geng* (Platycodi Radix), *Gan Cao* (Glycyrrhizae Radix et Rhizoma), *Shan Dou Gen* (Sophorae Tonkinensis Radix et Rhizoma) und *Zhi Mu* (Anemarrhenae Rhizoma).
- Lungen- und Nieren-*Yin*-Mangel mit starkem Bluthusten: zusammen mit *Bai Ji* (Bletillae Rhizoma), *Bai Mao Gen* (Imperatae Rhizoma) und *Mo Han Lian* (Ecliptae Herba) verwenden.

Yin-Mangel-Hitze: Bei Patienten mit chronischem *Yin*-Mangel kann sich der Zustand durch die Anwesenheit von Fülle-Hitze im Körper verkomplizieren. Zu den klinischen Manifestationen gehören Wundheit und Schwellung des Rachens, Bluterbrechen oder Nasenbluten. *Mai Dong* muss gleichzeitig mit Arzneien, die Fülle-Hitze klären, eingesetzt werden.

- Wundheit und Schwellung des Rachens aufgrund von *Yin*-Mangel und Fülle-Hitze: *Mai Dong* mit *Di Huang* (Rehmanniae Radix), *Xuan Shen* (Scrophulariae Radix), *Bei Mu* (Fritillariae Bulbus) und *Mu Dan Pi* (Moutan Cortex) kombinieren. **Beispiel-Rezeptur**: *Yang Yin Qing Fei Tang* (Dekokt, das das *Yin* nährt und die Lunge klärt).
- Diphtherie mit wundem Rachen: mit *Di Huang* (Rehmanniae Radix), *Xuan Shen* (Scrophulariae Radix), *Bei Mu* (Fritillariae Bulbus) und *Mu Dan Pi* (Moutan Cortex) kombinieren.
- Bluterbrechen oder Nasenbluten aufgrund von *Yin*-Mangel und Fülle-Hitze: zusammen mit *Di Huang* (Rehmanniae Radix) verwenden.

Nährt den Magen und bildet Flüssigkeiten

Magen-Yin-Mangel: Durst und trockener Mund sind die Hauptmerkmale von Magen-*Yin*-Mangel. *Mai Dong* ist von Natur aus süß ist und tritt in den Magen ein, um das *Yin* zu nähren und die Bildung von Flüssigkeiten zu fördern. Es gilt häufig als Arznei der Wahl, um das Magen-*Yin* zu tonisieren, da seine tonisierende Wirkung weit weniger stagnierend ist als die von anderen tonisierenden Arzneien.

- Magen-*Yin*-Mangel mit Durst und trockenem Mund: *Mai Dong* mit *Sha Shen* (Glehniae seu Adenophorae Radix), *Shu Di Huang* (Rehmanniae Radix Praeparata), *Yu Zhu* (Polygonati Odorati Rhizoma) und Kandiszucker kombinieren.
- Magen-*Yin*-Mangel mit Schluckauf und Erbrechen: zu *Ban Xia* (Pinelliae Rhizoma), *Geng Mi* (Oryzae Semen) und *Gan Cao* (Glycyrrhizae Radix et Rhizoma) hinzufügen. **Beispiel-Rezeptur**: *Mai Men Dong Tang* (Ophiopogonis Radix Dekokt).
- *Qi*- und *Yin*-Mangel mit Müdigkeit, Kurzatmigkeit, Durst und trockenem Mund: Kombination mit *Ren Shen* (Ginseng Radix et Rhizoma) und *Wu Wei Zi* (Schisandrae Fructus). **Beispiel-Rezeptur**: *Sheng Mai San* (Pulver, das den Puls erzeugt).

Xiao Ke (Auszehrung und Dürsten): Dieser Zustand ist häufig das Ergebnis chronischer Fiebererkrankungen, die das *Yin* im Körper schädigen. *Mai Dong* tritt in Milz und Magen ein und wird häufig eingesetzt, um das *Xiao-Ke*-Syndrom des Unteren und Mittleren Erwärmers zu behandeln, das durch einen trockenen Mund, Durst, Polydipsie und Hyperphagie charakterisiert ist.

- *Xiao-Ke*-Syndrom mit extremem Durst: *Mai Dong* mit *Xi Yang Shen* (Panacis Quinquefolii Radix), *Shan Yao* (Dioscoreae Rhizoma), *Tian Hua Fen* (Trichosanthis Radix), *Shi Gao* (Gypsum Fibrosum), *Zhi Mu* (Anemarrhenae Rhizoma) und *Wu Mei* (Mume Fructus) kombinieren.
- *Xiao-Ke*-Syndrom mit Hitze und Durst: zusammen mit *Huang Lian* (Coptidis Rhizoma), dem Saft von *Xian Di Huang* (Rehmanniae Radix Recens) und von frischem *Tian Hua Fen* (Trichosanthis Radix) und Milch verwenden.

Klärt das Herz und eliminiert Reizbarkeit

Reizbarkeit und Schlaflosigkeit: Bei *Yin*- und Blut-Mangel steigt Hitze noch oben und stört den *Shen* (Geist) des Herzens. Zu den klinischen Manifestationen dieses Zustands gehören Schlaflosigkeit, Ruhelosigkeit und Reizbarkeit. *Mai Dong* ist von Natur aus süß und kalt ist. Es tritt in das Herz ein, klärt Hitze und nährt *Yin* und Blut, um Reizbarkeit zu lindern.

- *Yin*- und Blut-Mangel des Herzens mit Hitze, verbunden mit Schlaflosigkeit, Palpitationen, Reizbarkeit, nächtlichem Fieber oder ruhelosem Schlaf: *Mai Dong* mit *Huang Lian* (Coptidis Rhizoma), *E Jiao* (Asini Corii Colla), *Bei Mu* (Fritillariae Bulbus), *Di Huang* (Rehmanniae Radix), *Xuan Shen* (Scrophulariae Radix), *Dan Shen* (Salviae Miltiorrhizae Radix et Rhizoma), *Zhen Zhu Mu* (Margaritiferae Concha Usta) und *Yuan Zhi* (Polygalae Radix) kombinieren.
- Hitze in der *Ying*-(Nähr-)Ebene mit nächtlichem Fieber, Reizbarkeit und Schlaflosigkeit: zusammen mit *Di Huang* (Rehmanniae Radix), *Dan Shen* (Salviae Miltiorrhizae Radix et Rhizoma) und *Jin Yin Hua* (Lonicerae Flos) verwenden. **Beispiel-Rezeptur**: *Qing Ying Tang* (Dekokt, das die Nähr-Schicht klärt).
- *Qi*- und Blut-Mangel aufgrund von chronischen Fiebererkrankungen, mit Reizbarkeit und Schlaflosigkeit: Kombination mit *Zhu Ye* (Phyllostachys Herba), *Shi Gao* (Gypsum Fibrosum), *Ren Shen* (Ginseng Radix et Rhizoma) und *Ban Xia* (Pinelliae Rhizoma). **Beispiel-Rezeptur**: *Zhu Ye Shi Gao Tang* (Lophatheri Herba, Tamaricis Cacumen und Arctii Fructus Dekokt).
- *Yin*- und Blut-Mangel, charakterisiert durch Ruhelosigkeit, Reizbarkeit, Schlaflosigkeit, Palpitationen, Müdigkeit, eine rote Zunge und wenig Zungenbelag: *Mai Dong* zusammen mit *Di Huang* (Rehmanniae Radix), *Dan Shen* (Salviae Miltiorrhizae Radix et Rhizoma), *Yuan Zhi* (Polygalae Radix) und *Suan Zao Ren* (Ziziphi Spinosae Semen) verwenden. **Beispiel-Rezeptur**: *Tian Wang Bu Xin Dan* (Besondere Pille des himmlischen Kaisers, die das Herz tonisiert).
- Disharmonie von Nieren und Herz, charakterisiert durch Schlaflosigkeit, Vergesslichkeit, Nachtschweiß und Palpitationen: Kombination mit *Bai Zi Ren* (Platycladi Semen), *Gou Qi Zi* (Lycii Fructus), *Fu Shen* (Poriae Sclerotium Paradicis) und *Shi Chang Pu* (Acori Tatarinowii Rhizoma).

Befeuchtet den Darmtrakt

Darmtrockenheit, Stuhlverstopfung: Mangel von *Yin* und von Flüssigkeiten, der zu Trockenheit führt, ist eine der Hauptursachen für Stuhlverstopfung. *Mai Dong* nährt das *Yin*, befeuchtet den Darm und fördert die Stuhlbewegung.

- Stuhlverstopfung: *Mai Dong* mit *Xuan Shen* (Scrophulariae Radix) und *Shu Di Huang* (Rehmanniae Radix Praeparata) kombinieren.
- Beschwerden nach einer Fiebererkrankung mit Stuhlverstopfung: zusammen mit *Huo Ma Ren* (Cannabis Fructus), *Di Huang* (Rehmanniae Radix), *Xuan Shen* (Scrophulariae Radix), *Gua Lou Zi* (Trichosanthis Semen) und *Zhi Shi* (Aurantii Fructus Immaturus) verwenden.

Dosierung

10–15 g im Dekokt. *Mai Dong* sollte zerkleinert werden, um die Oberfläche zu vergrößern und die Extraktion aktiver Bestandteile zu erleichtern. Es wird außerdem als Paste oder Pulver verwendet.

Sicherheitshinweise, Kontraindikationen

- Die Anwendung von *Mai Dong* ist kontraindiziert bei Patienten mit Husten, der durch Wind-Kälte oder Akkumulation von feuchtem Schleim verursacht wird.
- Es ist ebenfalls kontraindiziert bei Patienten mit Diarrhö aufgrund von Kälte und Mangel des Mittleren *Jiao* (Mittlerer Erwärmer).
- Die Anwendung von *Mai Dong* kann mit Schläfrigkeit und Sedierung einhergehen. Daher sollten Personen, die diese Arznei einnehmen, beim Autofahren und beim Umgang mit schweren Maschinen vorsichtig sein.

Chemische Zusammensetzung

Ophiopogonin A, B, C, D; Ruscogenin, β-Sitosterol, Stigmasterol, β-Sitosterol-β-glucosid, Ophiosid, Kaempferol-3-galactoglucosid.[1]

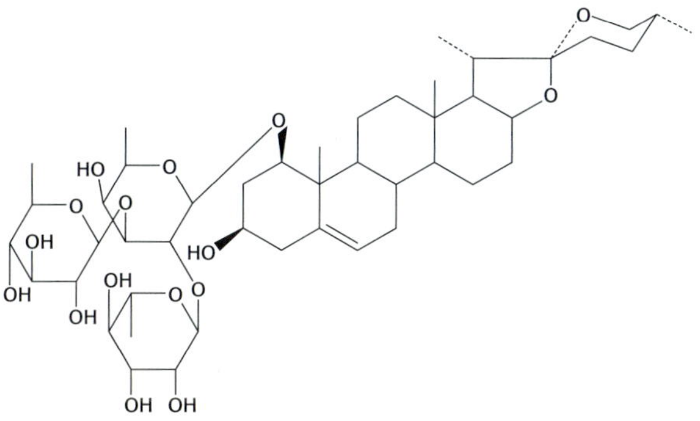

Abb. 17.7 Ophiopogonin D

Pharmakologische Wirkungen

- **Antiarrhythmisch**: Die intravenöse Injektion von *Mai Dong* behandelt wirksam medikamenteninduzierte Herzrhythmusstörungen bei Ratten. Die antiarrhythmische Wirkung hält jedoch nur relativ kurze Zeit an, da Arrhythmien dazu tendieren, wiederholt aufzutreten.[2]
- **Kardiovaskulär**: Ophiopogonin hat eine positiv inotrope Wirkung und erhöht das Herzminutenvolumen bei Untersuchungsproben von Froschherzen. In hohen Dosierungen führt es jedoch zu einer Senkung der Herzkontraktilität und des Herzminutenvolumens.[3]
- **Antibiotisch**: *Mai Dong* hemmt *Staphylococcus albus, Bacillus subtilis, E. coli* und *Salmonella typhi*.[4]

Klinische und wissenschaftliche Studien

- **Koronare Herzkrankheit**: In einer klinischen Studie wurden 101 Patienten mit koronarer Herzkrankheit in drei Gruppen eingeteilt und mit oralen *Mai-Dong*-Gaben sowie mit intramuskulären und intravenösen *Mai-Dong*-Injektionen behandelt. Für die orale Behandlung wurden dreimal täglich 10 ml des Dekokts (entsprechend 45 g der getrockneten Arzneidroge pro Tag) über einen Zeitraum von 3 bis 18 Monaten verabreicht. Bei der intramuskulären Injektion wurden täglich 4 ml, die in ein oder zwei gleich große Injektionen aufgeteilt wurden (entsprechend 8 g der getrockneten Arzneidroge pro Tag), für die Dauer von zwei bis vier Monaten injiziert. Bei der intravenösen Injektion wurden täglich 40 ml (entsprechend 40 g der getrockneten Arzneidroge pro Tag) eine Woche lang injiziert. Die Wirksamkeitsrate betrug 74% für die 50 Patienten, die eine orale Behandlung erhielten, 83,7% für die 31 Patienten, die intramuskuläre Injektionen erhielten und 80% für die 20 Patienten, die intravenöse Injektionen erhielten.[5]
- **Anwendung bei älteren Patienten**: Einem Bericht zufolge war bei 100 geriatrischen Patienten, die über einen Zeitraum von vier Monaten täglich mit *Mai Dong* behandelt wurden, eine signifikante Besserung des allgemeinen Gesundheitszustands zu verzeichnen. Es kam zu einem deutlichen Rückgang von Schwindel, verschwommenem Sehen, Tinnitus, Rückenschmerzen, Müdigkeit, Spannungsgefühl im Bauch und Palpitationen. Darüber hinaus kam es bei Hypertonie-Patienten zu einer Senkung sowohl des systolischen als auch des diastolischen Blutdrucks. Patienten mit vorbestehender chronischer Gastritis entwickelten Diarrhö, die jedoch nach Absetzen der Arznei wieder aufhörte. Die Untersuchung von Herz, Leber, Nieren und Blut ergab keine signifikanten Auffälligkeiten.[6]

Toxikologie

Mäuse und Ratten, die über einen Zeitraum von 90 Tagen mit *Mai Dong* in hohen Dosierungen gefüttert wurden, zeigten keine Auffälligkeiten der Leber-, Nieren- und Blutwerte.[7]

Kommentar der Autoren

Einige klassische Texte behaupten, dass der innere Teil von *Mai Dong* vor dem Kochen entfernt werden muss. Es hat sich jedoch herausgestellt, dass das Innere nur ungefähr 3% der Arzneidroge ausmacht und dass dieser Pflanzenteil im Wesentlichen dieselben chemischen Grundbestandteile enthält wie der Rest der Arzneidroge. Zudem haben einige Arzneispezialisten *Mai Dong* (15–30 g) in einem Selbstversuch *mit* dem intakten inneren Teil für fünf bis zehn Tage eingenommen und keine unerwünschten Nebenwirkun-

gen festgestellt. Daher wird mittlerweile allgemein akzeptiert, dass das Entfernen des inneren Teils nicht notwendig ist.
Mai Dong, *Mu Tong* (Akebiae Caulis), *Huang Lian* (Coptidis Rhizoma) und *Tian Zhu Huang* (Bambusae Concretio Silicea) klären das Herz und eliminieren Reizbarkeit.

- *Mai Dong* ist ein Tonikum, das bei Herz-*Yin*-Mangel mit Hitze eingesetzt wird, der sich in Reizbarkeit und Schlaflosigkeit manifestiert.
- *Mu Tong* ist ein Diuretikum, das Feuchte-Hitze klärt und Reizbarkeit mit Mundulzerationen und gelbem Urin lindert.
- *Huang Lian* kommt zum Einsatz bei fiebrigen Erkrankungen mit Fülle-Hitze im Herzen, die den *Shen* (Geist) stört, was sich in Reizbarkeit und Schlaflosigkeit manifestiert.
- *Tian Zhu Huang* löst heißen Schleim und ist besonders bei Reizbarkeit mit Spasmen und Konvulsionen geeignet.

Referenzen

1. *Xian Dai Zhong Yao Yao Li Xue* (Contemporary Pharmacology of Chinese Herbs), 1997; 1337
2. *Zhong Cao Yao* (Chinese Herbal Medicine), 1982; 13(9); 27–32
3. *Hua Xi Yao Xue Za Zhi* (Huaxi Herbal Journal), 1991; 6(1):13
4. *Zhong Yao Xue* (Chinese Herbology), 1998; 845–848
5. *Xin Yi Yao Xue Za Zhi* (New Journal of Medicine and Herbology), 1977; 5:39
6. *Zhong Guo Zhong Yao Za Zhi* (People's Republic of China Journal of Chinese Herbology), 1992; 17(1):21
7. *Zhong Guo Zhong Yao Za Zhi* (People's Republic of China Journal of Chinese Herbology), 1992; 17(1):21

Mò Hàn Lián

Ecliptae Herba

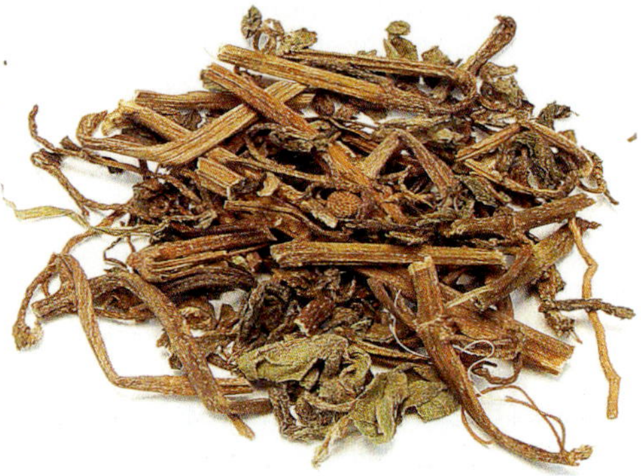

墨旱蓮 墨旱莲

Pinyin-Name *Mò Hàn Lián*
Andere chinesische Namen *Han Lian Cao, Li Chang*
Deutscher Name Eclipta-Kraut
Botanischer Name *Eclipta prostrata* L.
Pharmazeutischer Name Ecliptae Herba
Eigenschaften Süß, sauer, kalt
Leitbahnen Leber, Nieren

Traditionell ist 旱蓮草 *Hàn Lián Căo* der in Lehrbüchern und unter Therapeuten der Chinesischen Arzneimedizin häufiger verwendete Name. Heutzutage ist jedoch 墨旱莲 *Mò Hàn Lián* der offizielle Name, der von der Pharmakopöe der Volksrepublik China 2005 übernommen wurde. Dieser wird daher auch in diesem Buch durchgängig als Standardname verwendet.

Chinesische therapeutische Wirkungen

Nährt das Yin und tonisiert die Nieren

Leber- und Nieren-Yin-Mangel: Die Leber speichert das Blut und öffnet sich in die Augen. Die Nieren beherrschen die Knochen und bilden *Jing* (Essenz) und Mark. Zeichen von Leber- und Nieren-*Yin*-Mangel sind u.a. Schwindel, Vertigo, verschwommenes Sehen, vorzeitig ergraute Haare sowie Wundheit und Schwäche des unteren Rückens und der Knie. *Mo Han Lian* (Ecliptae Herba) ist sauer und kalt und deshalb besonders geeignet, um *Yin*-Mangel-Hitze zu behandeln.

- *Yin*-Mangel der Leber und der Nieren: *Mo Han Lian* zusammen mit *Nu Zhen Zi* (Ligustri Lucidi Fructus) einnehmen. **Beispiel-Rezeptur**: *Er Zhi Wan* (Zweifach größte Pille).
- Vorzeitiges Ergrauen der Haare: Kombination mit *He Shou Wu* (Polygoni Multiflori Radix), *Sang Shen* (Mori Fructus) und *Nu Zhen Zi* (Ligustri Lucidi Fructus).

Kühlt das Blut und stoppt Blutungen

Blutungen aufgrund von Hitze in den Blutgefäßen: Fülle-Hitze in den Blutgefäßen drückt das Blut heraus und verursacht Symptome wie z.B. Erbrechen, Bluthusten, Nasenbluten, Uterusblutungen, Hämaturie, Hämatochezie, subkutane Blutungen oder Purpura. *Mo Han Lian* ist eine wichtige Arznei, die in die Leber-Leitbahn eintritt, um das Blut zu kühlen und Blutungen zu stoppen. Für diese Funktion wird in der Regel das frische Kraut verwendet, da es das Blut stärker kühlt als die getrocknete Form.

- Blutungen allgemein: *Mo Han Lian* mit *Di Huang* (Rehmanniae Radix), *Bai Mao Gen* (Imperatae Rhizoma), *E Jiao* (Asini Corii Colla), *Ce Bai Ye* (Platycladi Cacumen) und *Pu Huang* (Typhae Pollen) kombinieren.
- Hämaturie: *Mo Han Lian* zusammen mit *Di Huang* (Rehmanniae Radix), *Xuan Shen* (Scrophulariae Radix), *Bai Mao Gen* (Imperatae Rhizoma), verkohltem *Huang Bo* (Phellodendri Cortex), *Da Ji* (Cirsii Japonici Herba), *Xiao Ji* (Cirsii Herba), *Qu Mai* (Dianthi Herba) und *Ze Xie* (Alismatis Rhizoma) einnehmen.
- Bluterbrechen: zusammen mit *Shi Gao* (Gypsum Fibrosum), *Zhi Mu* (Anemarrhenae Rhizoma), *Huang Qin* (Scutellariae Radix), *Bai Ji* (Bletillae Rhizoma) und verkohltem *Ou Jie* (Nelumbinis Nodus Rhizomatis) verwenden.
- Hämatochezie: *Mo Han Lian* mit *Di Yu* (Sanguisorbae Radix), verkohltem *Huai Hua* (Sophorae Flos), *Huang Bo* (Phellodendri Cortex) und *Fang Feng* (Saposhnikoviae Radix) kombinieren.
- Äußerliche traumabedingte Blutungen: frisches *Mo Han Lian* zu einer Paste zerstampfen oder die pulverisierte Form verwenden und äußerlich auftragen, um Blutungen zu stoppen.

Dosierung

10–30 g im Dekokt. *Mo Han Lian* wird auch als Paste, Saft und in Form von Pillen oder Pulver verwendet. Die frische Arzneidroge klärt stärker Hitze und kühlt effektiver Blut als die getrocknete Form.

Sicherheitshinweise, Kontraindikationen

- *Mo Han Lian* sollte bei Milz- und Nieren-Mangel und bei Patienten mit Kälte und Diarrhö mit Vorsicht angewendet werden.
- *Mo Han Lian* sollte mit Vorsicht bei Milz-*Qi*-Mangel und Nahrungsmittel-Stagnation verwendet werden.

Chemische Zusammensetzung

Wedelolacton, Demethylwedelolacton, α-Terthienyl, α-Terthienylmethanol, α-Formyl-α-terthienyl, Ecliptin.[1]

Pharmakologische Wirkungen

- **Hämostatisch**: Bei Hunden mit äußerlichen Blutungen zeigte *Mo Han Lian* gute blutstillende Ergebnisse. *Mo Han Lian* wurde als Pulver oder pulverisierter Extrakt mit leichtem Druck auf die Wunde aufgebracht.[2]
- **Antibiotisch**: Mo Han Lian hemmt *Staphylococcus aureus* und *Bacillus dysenteriae*.[3]

Klinische und wissenschaftliche Studien

- **Dysenterie**: Ein Dekokt, das *Mo Han Lian* und Zucker enthielt, hatte eine beachtliche Wirkung bei der Behandlung von Dysenterie. Die Wirkung trat nach der ersten Dosis ein. In den meisten Fällen erfolgte nach drei bis vier Dosen eine vollständige Genesung. Die Rezeptur enthielt 125 g *Mo Han Lian* und 31 g Zucker. Bei Patienten mit blutiger Dysenterie kam weißer, raffinierter Zucker, bei Patienten mit weißer, schleimiger Dysenterie kam brauner Zucker zum Einsatz.[4]
- **Koronare Herzkrankheit (KHK)**: In einer Untersuchung wurden 30 KHK-Patienten mit 96,7-prozentiger Wirksamkeit mit einem wässrigen *Mo-Han-Lian*-Extrakt behandelt. Laut Behandlungsprotokoll wurden einen Monat lang (= ein Behandlungszyklus) zweimal täglich 15 g Extrakt (entsprechend 30 g der getrockneten Arzneidroge) verabreicht. Bei den meisten Patienten war nach zwei bis vier Monaten Arzneitherapie eine Besserung festzustellen. Die Wirksamkeit der Arzneitherapie wird der Fähigkeit von *Mo Han Lian* zugeschrieben, die Koronararterien zu erweitern sowie die Durchblutung des Herzmuskels und die Widerstandsfähigkeit gegenüber Hypoxie zu steigern.[5]
- **Blutungen**: Zwei Patienten mit starken Blutungen wurden nach der Behandlung mit *Mo Han Lian* vollständig wiederhergestellt. Die Diagnose der Traditionellen Chinesischen Medizin lautete „Fülle-Hitze im Inneren mit *Yin*-Mangel“, was zu gefährlicher Bewegung des Blutes

führt. Laut Behandlungsprotokoll wurden 2000 ml frischer *Mo-Han-Lian*-Saft verabreicht. Außerdem wurde ein Dekokt mit weiteren Arzneidrogen zur unterstützenden Behandlung eingesetzt.[6]

Ergänzung

紅旱連/红旱连 *Hóng Hàn Lián* (Hypericum Ascyron Herba) wird manchmal als Ersatz für *Mo Han Lian* verwendet. *Hong Han Lian* kühlt stärker das Blut, belebt stärker die Blutzirkulation und heilt besser Wunden und Geschwüre. *Mo Han Lian* tonisiert wirksamer das Nieren-*Yin* und stoppt Blutungen.

Kommentar der Autoren

Die orale Anwendung von *Mo-Han-Lian*-Saft behandelt Diphtherie und Dysenterie. Als lokale Anwendung behandelt es Kopfschmerzen, indem es äußerlich auf die Nasenhöhle aufgetragen wird.

Mo Han Lian und *Nu Zhen Zi* (Ligustri Lucidi Fructus) tonisieren beide das Leber- und das Nieren-*Yin* und behandeln Symptome wie Schwindel, Tinnitus, Vertigo, vorzeitiges Ergrauen der Haare sowie Wundheit und Schwäche des unteren Rückens und der Knie. *Mo Han Lian* kühlt stärker das Blut, um unterschiedliche Arten von Blutungen zu stoppen. *Nu Zhen Zi* behandelt Hitzewallungen und das Gefühl von Knochendampfen, die durch Mangel-Hitze verursacht werden.

Nach Dr. Zhang You-Fen unterstützt die folgende Tinktur-Anwendung das Haarwachstum: 20 g *Mo Han Lian* werden 20 Minuten lang gedünstet. Nach dem Abkühlen wird die gedünstete Arzneidroge drei Tage lang in 75-prozentigem Alkohol eingeweicht. Die Tinktur wird großzügig auf die kahlen Stellen aufgetragen. Nachdem sie getrocknet ist, werden die behandelten Stellen fünf Minuten lang mit einem Pflaumenblütenhämmerchen behandelt. Die Anwendung wird täglich wiederholt.

Referenzen

1. *Xian Dai Zhong Yao Yao Li Xue* (Contemporary Pharmacology of Chinese Herbs), 1997; 1366–1367
2. *Yi Yao Za Zhi* (Journal of Medicine and Herbology), 1981; 101(6):501
3. *Xin Hua Ben Cao Gang Mu* (New Chinese Materia Medica), 1990:415
4. *Zhong Yi Za Zhi* (Journal of Chinese Medicine), 1965; 5:29
5. *Tian Jing Yi Yao* (TianJing Medicine and Herbology), 1986; 8:490
6. *Zhe Jiang Zhong Yi Za Zhi* (Zhejiang Journal of Chinese Medicine), 1988; 2:55

Nán Shā Shēn

Adenophorae Radix

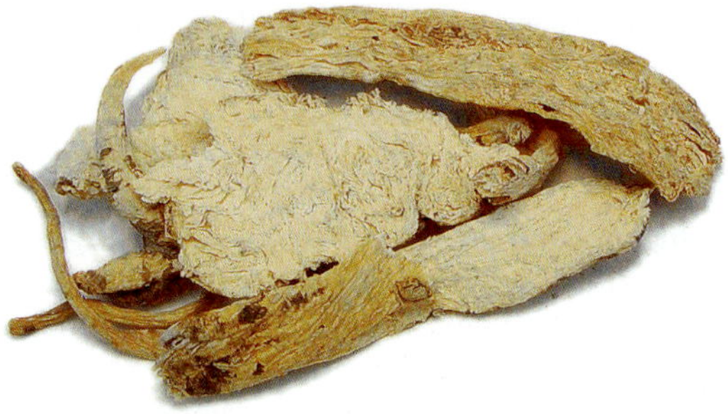

南沙參 南沙参

Pinyin-Name *Nán Shā Shēn*
Wörtliche Übersetzung „Sandwurzel vom Süden"
Originalquelle *Shen Nong Ben Cao Jing* (Die Materia Medica des göttlichen Landmannes), vermutlich Östliche Han-Dynastie
Deutscher Name Becherglockenwurzel
Botanischer Name *Adenophora tetraphylla* (Thunb.) Fisch. (*Lun Ye Sha Shen*); *Adenophora stricta* Miq. (*Sha Shen*); *Adenophora hunanensis* Nannf. (*Xing Ye Sha Shen*)
Pharmazeutischer Name Adenophorae Radix
Eigenschaften Süß, leicht bitter, kühl
Leitbahnen Lunge, Magen

Chinesische therapeutische Wirkungen

Nährt das Yin, klärt die Lunge und zerstreut Schleim

Lungen-Trockenheit: *Nan Sha Shen* (Adenophorae Radix) behandelt pathogene Trockenheit, die die Lunge angreift, was zu einer Verletzung des Lungen-*Yin* führt und sich in Symptomen wie trockenem Mund, trockenem Rachen, Trockenheit der Nasenhöhlen, Stimmverlust, wundem Rachen, trockenem Husten ohne Auswurf oder mit spärlichem, schwierig abzuhustendem Auswurf äußert. In einigen Fällen kann es auch zu blutigem Auswurf kommen. *Nan Sha Shen* befeuchtet die Lunge und behandelt trockenen Husten mit Hitze-Zeichen. Es wird sowohl bei chronischem Lungen-*Yin*-Mangel-Husten als auch bei Husten eingesetzt, der durch einen Angriff äußerer pathogener Trockenheit verursacht wird.

- Anfängliches äußeres Stadium einer warmen, fiebrigen Erkrankung mit Trockenheit, das durch akuten trockenen Husten mit gelbem Auswurf, Fieber und Kälteaversion charakterisiert ist: *Nan Sha Shen* mit *Sang Ye* (Mori Folium), *Dan Dou Chi* (Sojae Semen Praeparatum), *Zhe Bei Mu* (Fritillariae Thunbergii Bulbus) und *Ku Xing Ren* (Armeniacae Semen) kombinieren. **Beispiel-Rezeptur**: *Sang Xing Tang* (Mori Folium und Armeniacae Semen Dekokt).

- Trockene Hitze, die das Lungen- und Magen-*Yin* schädigt, mit trockenem Husten und trockenem Rachen, Durst oder wenig Auswurf: zusammen mit *Mai Dong* (Ophiopogonis Radix), *Yu Zhu* (Polygonati Odorati Rhizoma), *Tian Hua Fen* (Trichosanthis Radix) und *Sang Ye* (Mori Folium) verwenden. **Beispiel-Rezeptur**: *Sha Shen Mai Dong Tang* (Adenophorae seu Glehniae Radix und Ophiopogonis Tuber Dekokt).
- Trockener Husten mit blutigem Auswurf aufgrund von Trockenheit und Hitze, die sich in Feuer umwandeln: *Nan Sha Shen* zu *Tian Dong* (Asparagi Radix), *Zhi Mu* (Anemarrhenae Rhizoma), *Zhe Bei Mu* (Fritillariae Thunbergii Bulbus), *Di Gu Pi* (Lycii Cortex) und *Zi Zhu* (Callicarpae Formosanea Folium) hinzufügen.
- Trockener Husten mit schwierig abzuhustendem Auswurf: Kombination mit *Sang Bai Pi* (Mori Cortex), *Di Gu Pi* (Lycii Cortex), *Zhe Bei Mu* (Fritillariae Thunbergii Bulbus), *Gua Lou* (Trichosanthis Fructus), *Shi Gao* (Gypsum Fibrosum) und *Huang Qin* (Scutellariae Radix).
- Chronischer trockener Husten ohne Auswurf: *Nan Sha Shen* zusammen mit *Tian Dong* (Asparagi Radix), *Di Huang* (Rehmanniae Radix), *Chuan Bei Mu* (Fritillariae Cirrhosae Bulbus), *Bai Bu* (Stemonae Radix) und *E Jiao* (Asini Corii Colla) verwenden. **Beispiel-Rezeptur**: *Yue Hua Wan* (Mondlicht Pille).
- Tuberkulose oder andere Atemwegserkrankungen mit trockenem Husten, spärlichem oder blutigem Auswurf, undulierendem Fieber, heißen Wangen, Nachtschweiß, *Wu Xin Re* (Hitze in den fünf Zentren) und Gewichtsverlust: *Nan Sha Shen* mit *Di Huang* (Rehmanniae Radix), *Xuan Shen* (Scrophulariae Radix), *Bie Jia* (Trionycis Carapax), *Qin Jiao* (Gentianae Macrophyllae Radix), *Di Gu Pi* (Lycii Cortex), *Yin Chai Hu* (Stellariae Radix), *Chuan Bei Mu* (Fritillariae Cirrhosae Bulbus), *Bai Bu* (Stemonae Radix) und *Bai Ji* (Bletillae Rhizoma) kombinieren.

Husten aufgrund von Lungen-Hitze: Hitze, die in die Lunge eindringt, verursacht Symptome wie Husten oder Dyspnoe mit klebrigem, gelbem Auswurf. *Nan Sha Shen* klärt und befeuchtet die Lunge, ohne Feuchtigkeit zu verursachen. Es zerstreut außerdem Schleim und ist deshalb die ideale Arznei für die Behandlung von Lungen-Hitze mit gelbem, schwierig abzuhustendem Auswurf.

- Lungen-Hitze mit Husten und gelbem Schleim: *Nan Sha Shen* zusammen mit *Sang Bai Pi* (Mori Cortex), *Di Gu Pi* (Lycii Cortex), *Zhe Bei Mu* (Fritillariae Thunbergii Bulbus), *Gua Lou* (Trichosanthis Fructus), *Shi Gao* (Gypsum Fibrosum) und *Huang Qin* (Scutellariae Radix) verwenden.

Yin-Mangel-Husten: Bei chronischen Atemwegserkrankungen mit Lungen-*Yin*-Mangel ist das Hauptsymptom trockener Husten mit spärlichem, schwierig abzuhustendem Auswurf. In einigen Fällen treten Blutspuren im Sputum auf. *Nan Sha Shen* nährt das *Yin* und befeuchtet die Lunge. Es behandelt Lungen-*Yin*-Mangel mit spärlichem Auswurf oder ohne Auswurf.

- Lungen-*Yin*-Mangel mit trockenem Husten mit oder ohne Auswurf: *Nan Sha Shen* zusammen mit *Tian Dong* (Asparagi Radix), *Di Huang* (Rehmanniae Radix), *Chuan Bei Mu* (Fritillariae Cirrhosae Bulbus), *Bai Bu* (Stemonae Radix) und *E Jiao* (Asini Corii Colla) einsetzen.

Nährt den Magen und bildet Körpersäfte

Chronischer Magen-Yin-Mangel: Zu den klinischen Manifestationen dieses Ungleichgewichts gehören trockener Rachen, Durst, Stuhlverstopfung und eine trockene, rote Zunge. *Nan Sha Shen* behandelt Patienten mit Magen-*Yin*-Mangel und sich schälendem Zungenbelag aufgrund von Fiebererkrankungen im Spätstadium oder bei chronischen Krankheiten.

- Magen-*Yin*-Mangel mit den oben beschriebenen Symptomen: *Nan Sha Shen* mit *Yu Zhu* (Polygonati Odorati Rhizoma), *Mai Dong* (Ophiopogonis Radix), *Di Huang* (Rehmanniae Radix), *Shi Hu* (Dendrobii Caulis), *Tian Hua Fen* (Trichosanthis Radix) und *Bai Shao* (Paeoniae Radix Alba) kombinieren.
- Magen-*Yin*-Mangel mit Appetitmangel: zu *Mai Ya* (Hordei Fructus Germinatus), *Mu Gua* (Chaenomelis Fructus) und *Ji Nei Jin* (Gigeriae Galli Endothelium Corneum) hinzufügen.

Dosierung

Im Dekokt 10–15 g für die getrocknete Arzneidroge, 15–60 g für frisches *Nan Sha Shen*. *Nan Sha Shen* wird außerdem in Form von Pillen oder Pulver verwendet. Frisches *Nan Sha Shen* klärt wirksamer Lungen-Hitze und bildet Flüssigkeiten. Deshalb wird es häufig bei der Behandlung von Lungen-Hitze mit verletztem *Yin* eingesetzt.

Sicherheitshinweise, Kontraindikationen

- *Nan Sha Shen* ist bei Husten kontraindiziert, der durch Wind-Kälte verursacht wird.

- *Nan Sha Shen* ist ein Antagonist von *Fang Ji* (Stephaniae Tetrandrae Radix).
- *Nan Sha Shen* ist inkompatibel mit *Li Lu* (Veratri Radix et Rhizoma).

Chemische Zusammensetzung

Taraxeron, β-Sitosterol, Shashenosid I, II, III; Syringinosid, Linolsäure, Ikshusterol, *sessiles Fol-3-O-Isovalerat*, Camphen, Eucalyptol, Campher, Azulen, Bornylacetat, Daucosterol.[1, 2]

Pharmakologische Wirkungen

- **Hustenstillend**: *Nan Sha Shen* hat als Dekokt eine hustenstillende Wirkung bei Kaninchen, die ca. vier Stunden anhält.[3]
- **Kardiovaskulär**: Die Verabreichung einer 1-prozentigen Lösung von *Nan Sha Shen* zeigte bei Untersuchungsproben von Froschherzen eine herzstärkende Wirkung, die ca. fünf Minuten anhielt.[4]
- **Antibiotisch**: *Nan Sha Shen* wirkt antimykotisch auf unterschiedliche pathogene Pilze und Dermatophyten.[5]

Kommentar der Autoren

Nan Sha Shen ist ein leichtes, befeuchtendes Tonikum, das keine Stagnation im Körper verursacht und keine Schleimbildung hervorruft. Aus diesem Grund wird es häufig bei chronischen Atemwegserkrankungen eingesetzt, bei denen Lungen-*Yin*-Mangel im Spiel ist. Frisches *Nan Sha Shen* klärt stärker Hitze und bildet Körperflüssigkeiten. Es wird häufig bei Fülle-Hitze verwendet, die Körperflüssigkeiten schädigt, und seltener bei Mangel-Patienten mit verletztem *Yin*.

Eine Apotheke wird in der Regel *Bei Sha Shen* (Glehniae Radix) anbieten, wenn „*Sha Shen*" verschrieben wird. Therapeuten müssen „*Nan*" hinzufügen, wenn *Nan Sha Shen* (Adenophorae Radix) verschrieben werden soll. Ein Vergleich beider Arzneien ist in der Arzneimonographie von *Bei Sha Shen* zu finden (s.o.).

In der Volksmedizin behandeln *Nan Sha Shen* und *Xing Ren Ye* (Armeniacae Folium) in hohen Dosierungen und mit Eiern gekocht Zahnschmerzen, die durch *Yin*-Mangel-Feuer verursacht werden. Andere Aufzeichnungen weisen nach, dass dieses Paar in Kombination mit Schweinefleisch ungenügende Milchbildung nach der Geburt behandelt.

Referenzen

1. *Xian Dai Zhong Yao Yao Li Xue* (Contemporary Pharmacology of Chinese Herbs), 1997; 1363
2. *Chang Yong Zhong Yao Cheng Fen Yu Yao Li Shou Ce* (A Handbook of the Composition and Pharmacology of Common Chinese Drugs), 1994; 1352–1353
3. *Zhong Hua Yi Xue Za Zhi* (Chinese Journal of Medicine), 1956; 42(10):959
4. *Chang Yong Zhong Yao Cheng Fen Yu Yao Li Shou Ce* (A Handbook of the Composition and Pharmacology of Common Chinese Drugs), 1994; 1352–1353
5. *Zhong Hua Pi Fu Ke Xue Za Zhi* (Chinese Journal of Dermatology), 1957; 5(4):286

Nǔ Zhēn Zǐ

Ligustri Lucidi Fructus

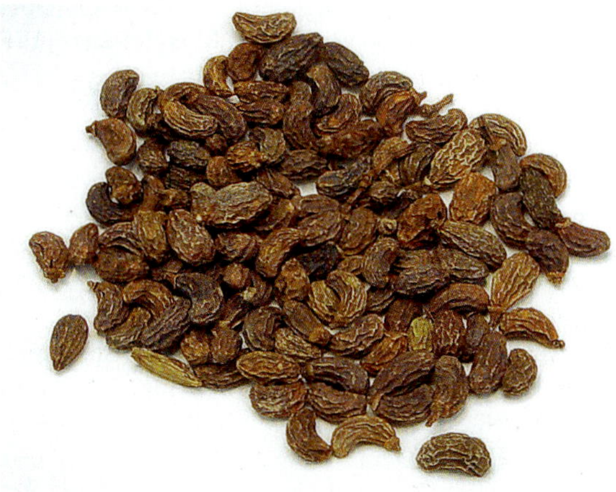

女貞子 女贞子

Pinyin-Name *Nǔ Zhēn Zǐ*
Wörtliche Übersetzung „Weiblicher Keuschheitssamen"
Andere chinesische Namen *Nu Zhen, Dong Qing Zi, Nu Zhen Shi*
Originalquelle *Shen Nong Ben Cao Jing* (Die Materia Medica des göttlichen Landmannes), vermutlich Östliche Han-Dynastie
Deutscher Name Ligusterfrucht
Botanischer Name *Ligustrum lucidum* Ait. (*Nu Zhen*)
Pharmazeutischer Name Ligustri Lucidi Fructus
Eigenschaften Süß, bitter, kühl
Leitbahnen Leber, Nieren

Chinesische therapeutische Wirkungen

Tonisiert die Leber und die Nieren

Leber- und Nieren-Yin- und Jing-(Essenz-)Mangel: Zu den Manifestationen dieses Mangel-Zustands gehören Schwindel, Tinnitus, Vertigo, vorzeitiges Ergrauen der Haare sowie Wundheit und Schwäche des unteren Rückens und der Knie. *Nu Zhen Zi* (Ligustri Lucidi Fructus) ist ein leichtes Tonikum, das keine stagnierenden Eigenschaften hat und sich für die Langzeitanwendung eignet. Es ist besonders für die Behandlung von *Yin*-Mangel mit Hitze geeignet.

- Vorzeitiges Ergrauen der Haare: *Nu Zhen Zi* mit *Mo Han Lian* (Ecliptae Herba), *He Shou Wu* (Polygoni Multiflori Radix), *Sang Shen* (Mori Fructus) und *Hei Zhi Ma* (Sesami Semen Nigrum) kombinieren.
- Schwindel, Tinnitus, lockere Zähne sowie Wundheit und Schwäche des unteren Rückens und der Knie: zu *Sang Shen* (Mori Fructus), *Shu Di Huang* (Rehmanniae Radix Praeparata), *Du Zhong* (Eucommiae Cortex), *Shan Yao* (Dioscoreae Rhizoma) und *Mo Han Lian* (Ecliptae Herba) hinzufügen.
- Stuhlverstopfung: Kombination mit *Huo Ma Ren* (Cannabis Fructus) und *Yu Li Ren* (Pruni Semen).

Menopausal bedingte Yin-Mangel-Hitze: *Nu Zhen Zi* nährt das *Yin* und zerstreut Mangel-Hitze, um Symptome wie Reizbarkeit, undulierendes Fieber, Hitzewallungen, Durst, Nachtschweiß, Stimmungsschwankungen, das Gefühl von Knochendampfen und weitere Symptome und Zeichen von Leber- und Nieren-*Yin*- und *Jing*-Mangel zu behandeln.

- Reizbarkeit und Stimmungsschwankungen: *Nu Zhen Zi* mit *Mo Han Lian* (Ecliptae Herba), *Yin Chai Hu* (Stellariae Radix), *He Huan Hua* (Albiziae Flos), *Long Gu* (Fossilia Ossis Mastodi) und *Mu Li* (Ostreae Concha) kombinieren.
- Hitzewallungen und das Gefühl von Knochendampfen: zu *Di Gu Pi* (Lycii Cortex), *Mu Dan Pi* (Moutan Cortex), *Qing Hao* (Artemisiae Annuae Herba), *Bai Wei* (Cynanchi Atrati Radix et Rhizoma) und *Hu Huang Lian* (Picrorhizae Rhizoma) hinzufügen.
- Durst: *Nu Zhen Zi* mit *Mai Dong* (Ophiopogonis Radix), *Di Huang* (Rehmanniae Radix), und *Zhi Mu* (Anemarrhenae Rhizoma) kombinieren.
- Nachtschweiß: zusammen mit *Fu Xiao Mai* (Tritici Fructus Levis) und *Wu Wei Zi* (Schisandrae Fructus) einnehmen.

Klärt Hitze und erhellt die Augen

Augenerkrankungen: Die Leber öffnet sich in die Augen. Ein Ernährungsmangel der Leber verursacht verschwommenes Sehen und trockene Augen. Aufsteigendes Leber-*Yang* verursacht außerdem Rötung und Schmerzen der Augen. *Nu Zhen Zi* wird bei Augenerkrankungen sowohl vom Fülle-Typ als auch vom Leere-Typ eingesetzt.

- Rote und schmerzhafte Augen aufgrund von aufsteigendem Leber-*Yang*: *Nu Zhen Zi* mit *Jue Ming Zi* (Cassiae Semen), *Xia Ku Cao* (Prunellae Spica) und *Qing Xiang Zi* (Celosiae Semen) kombinieren.
- Verschwommenes Sehen aufgrund eines Mangel-Zustands: zusammen mit *Gou Qi Zi* (Lycii Fructus), *Shu Di Huang* (Rehmanniae Radix Praeparata), *Tu Si Zi* (Cuscutae Semen), *Fu Pen Zi* (Rubi Fructus) und *Chu Shi Zi* (Broussonetiae Fructus) anwenden.

Dosierung

10–15 g im Dekokt. *Nu Zhen Zi* wird auch als Paste oder Pille verwendet. Die unverarbeitete Arzneidroge nährt stärker das *Yin* und befeuchtet stärker und wird gewöhnlich eingesetzt, um Schwindel, Vertigo und Stuhlverstopfung zu behandeln. Die (mit Getreideschnaps) gedünstete Arzneidroge tonisiert stärker die Leber und die Nieren und wird in der Regel verwendet, um Schwindel, Vertigo, Tinnitus, verschwommenes Sehen und vorzeitiges Ergrauen der Haare zu behandeln.

Sicherheitshinweise, Kontraindikationen

Die Anwendung von *Nu Zhen Zi* ist kontraindiziert bei Patienten mit *Yang*-Mangel oder Kälte von Milz und Magen, die durch Diarrhö charakterisiert ist.

Chemische Zusammensetzung

Oleanolsäure, Nuzhenid, Ligustrosid, Oleuropein, Betulin, Lupeol, Salidrosid, Ursolsäure, Palmitinsäure, Rutin, Quercetin.[1,2]

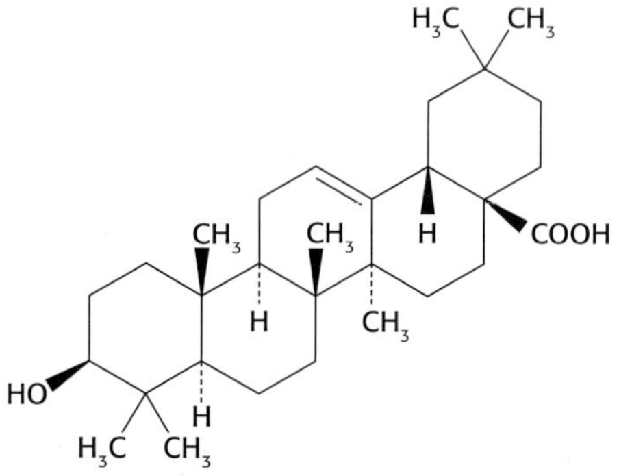

Abb. 17.8 Oleanolsäure

Pharmakologische Wirkungen

- **Immunstimulierend**: Die Verabreichung von *Nu Zhen Zi* wird mit einer Erhöhung der Leukozytenzahl assoziiert. *Nu Zhen Zi* behebt außerdem wirkungsvoll medikamentös induzierte Neutropenie infolge einer Chemotherapie.[3]

- **Antidiabetisch**: Das Dekokt von *Nu Zhen Zi* wird mit einer signifikanten Senkung der Plasma-Glukosespiegel assoziiert. *Nu Zhen Zi* neutralisiert außerdem den starken Anstieg der Plasma-Glukosespiegel nach der Einnahme von Epinephrin und Glukose. Es wird allgemein zur Vorbeugung und Behandlung von Diabetes mellitus verwendet.[4]
- **Antihyperlipidämisch**: Bei Kaninchen zeigte die Verabreichung von *Nu-Zhen-Zi*-Pulver in einer Dosierung von 20 g pro Tag über einen Zeitraum von 46 Tagen einen signifikanten Rückgang der Plasma-Cholesterin- und Triglyceridspiegel.[5]
- **Hämatologisch**: Die Verabreichung von *Nu Zhen Zi* stimuliert bei Mäusen die Blutbildung.[6]
- **Entzündungshemmend**: Die Verabreichung von *Nu Zhen Zi* in einer Dosierung von 12,5–25 g/kg an Mäuse wird mit einem Rückgang von Schwellungen, Entzündungen und mit einer verminderten Durchlässigkeit der Blutgefäße in Verbindung gebracht.[7]
- **Hepatoprotektiv**: Oleanolsäure führt erwiesenermaßen zu einer Senkung von erhöhten Leberenzymspiegeln und beugt Tetrachlorkohlenstoff-bedingten Leberschäden vor.[8]
- **Antibiotisch**: *Nu Zhen Zi* hemmt *Staphylococcus aureus, Bacillus dysenteriae, Salmonella typhi, Pseudomonas aeruginosa* und *E. coli*.[9]

Klinische und wissenschaftliche Studien

- **Chronische Hepatitis**: In einer Studie wurden 222 Patienten mit chronischer Hepatitis mit einer Arzneizubereitung behandelt. Die Gesamtwirksamkeitsrate betrug 69,8%. Die Behandlung wurde mit Oleanolsäure durchgeführt, die aus *Nu Zhen Zi* und *Qing Ye Dan* (Swertiae Mileensis Herba) isoliert wurde.[10]
- **Neutropenie**: Intramuskuläre Injektionen von 100-prozentigem *Nu Zhen Zi* werden häufig als Zusatzbehandlung bei Patienten mit Neutropenie infolge einer Chemo- oder Strahlentherapie angewendet.[11]
- **Hypercholesterolämie**: Einem Bericht zufolge wurden 30 Patienten mit hohen Cholesterinwerten einen Monat lang mit einer *Nu-Zhen-Zi*-Zubereitung (entsprechend 5,3 g der getrockneten Arzneidroge pro Tag) behandelt. In 70,6% der Fälle gingen die Gesamtcholesterin- und Betalipoproteinspiegel zurück.[12]

Wechselwirkung mit anderen Medikamenten

Antidiabetika: Arzneidrogen wie z.B. *Nu Zhen Zi*, die den Blutzuckerwert im Plasma senken, sollten vorsichtig zusammen mit Insulin, Sulfonylharnstoffen und anderen Antidiabetika angewendet werden, da die Kombinationstherapie synergistische Wirkung haben und zu Hypoglykämie führen kann.[13] (Hinweis: Beispiele für Antidiabetika sind Insulin, Tolbutamid, Glipizid und Glyburid.)

Toxikologie

Die Anwendung von *Nu Zhen Zi* ist sehr sicher. Bei Kaninchen wurden nach der Aufnahme einer Einzeldosis dieser Arznei in einer Dosierung von 75 g keine Nebenwirkungen oder unerwünschten Reaktionen beobachtet.[14]

Kommentar der Autoren

Nu Zhen Zi behandelt auch Tuberkulose der Lunge und der Lymphknoten bei Patienten mit Anzeichen von *Yin*-Mangel und undulierendem Fieber.

Nu Zhen Zi und *Gou Qi Zi* (Lycii Fructus) sind beides milde Tonika für die Leber und die Nieren. *Nu Zhen Zi* nährt nur das *Yin*. *Gou Qi Zi* tonisiert sowohl *Yin* als auch *Qi*.

Nu Zhen Zi und *Mo Han Lian* (Ecliptae Herba) tonisieren beide das Leber- und das Nieren-*Yin* und behandeln gemeinsam Symptome wie Schwindel, Tinnitus, Vertigo, vorzeitiges Ergrauen der Haare sowie Wundheit und Schwäche des unteren Rückens und der Knie. *Nu Zhen Zi* behandelt außerdem Hitzewallungen und das Gefühl von Knochendampfen aufgrund von Mangel-Hitze. *Mo Han Lian* kühlt stärker das Blut, um unterschiedliche Arten von Blutungen zu stoppen.

Referenzen

1. *Xian Dai Zhong Yao Yao Li Xue* (Contemporary Pharmacology of Chinese Herbs), 1997; 1374
2. The Merck Index 12th edition, Chapman and Hall/CRCnetBASE/Merck, 2000
3. *Zhong Cheng Yao Yan Jiu* (Research of Chinese Patent Medicine), 1982; (1):42
4. Zhong Guo Zhong Yao Za Zhi (People's Republic of China Journal of Chinese Herbology), 1992; 17(7):429
5. *Jin Zhou Yi Xue Yuan Xue Bao* (Journal of Jinzhou University of Medicine), 1983; 4(1):40
6. *Zhong Yao Tong Bao* (Journal of Chinese Herbology), 1983; 8(6):35
7. Zhong Guo Zhong Yao Za Zhi (People's Republic of China Journal of Chinese Herbology), 1989; 14(7):47
8. Ibid. 1992; 17(9):531
9. *Zhong Yao Xue* (Chinese Herbology), 1998; 865:867
10. *Zhong Cao Yao* (Chinese Herbal Medicine), 1980; 10:443
11. *Zhong Yao Yao Li Yu Ying Yong* (Pharmacology and Applications of Chinese Herbs), 1983
12. *Liao Ning Zhong Yi Za Zhi* (Liaoning Journal of Chinese Medicine), 1981; 6:36
13. Chen, J. Recognition and prevention of herb-drug interactions, Medical Acupuncture, Fall/Winter 1998/1999; 10 (2); 9–13
14. *Zhong Yao Yao Li Yu Ying Yong* (Pharmacology and Applications of Chinese Herbs), 1983:130

Sāng Shèn
Mori Fructus

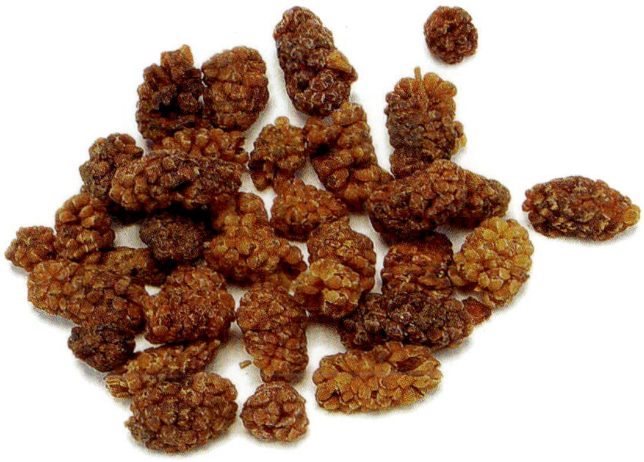

桑椹

Pinyin-Name *Sāng Shèn*
Wörtliche Übersetzung „Morisamen"
Andere chinesische Namen *Sang Shen Zi*
Originalquelle *Xin Xiu Ben Cao* (Neu überarbeitete Materia Medica), verfasst in den Jahren von 657 bis 659 von Su Jing
Deutscher Name Maulbeerfrüchte
Botanischer Name *Morus alba* L. (*Sang*)
Pharmazeutischer Name Mori Fructus
Eigenschaften Süß, kalt
Leitbahnen Herz, Leber, Nieren

Traditionell ist 桑椹子 *Sāng Shèn Zǐ* der in Lehrbüchern und unter Therapeuten der Chinesischen Arzneimedizin häufiger verwendete Name. Heutzutage ist jedoch 桑椹 *Sāng Shèn* der offizielle Name, der von der Pharmakopöe der Volksrepublik China 2005 übernommen wurde. Dieser wird daher auch in diesem Buch durchgängig als Standardname verwendet.

Chinesische therapeutische Wirkungen

Tonisiert das Yin und nährt das Blut

Yin- und Blut-Mangel von Leber und Nieren: Dieser Zustand ist charakterisiert durch Symptome wie Schwindel, Vertigo, verschwommenes Sehen, vorzeitiges Ergrauen der Haare, Wundheit und Schwäche des unteren Rückens und der Knie, Tinnitus und Schlaflosigkeit. *Sang Shen* (Mori Fructus) ist eine süße Frucht mit leicht tonisierenden Eigenschaften. Deshalb eignet sie sich für die Langzeitanwendung. Das Dekokt, die pulverisierte und die frische Form dieser Frucht werden häufig mit Honig gemischt.

- *Yin*- und Blut-Mangel von Leber und Nieren: *Sang Shen* mit Honig kombinieren.
- Vorzeitiges Ergrauen der Haare: zusammen mit *He Shou Wu* (Polygoni Multiflori Radix), *Mo Han Lian* (Ecliptae Herba), *Nu Zhen Zi* (Ligustri Lucidi Fructus) und *Di Huang* (Rehmanniae Radix) verwenden.
- Amenorrhö aufgrund von Anämie: zu *Ji Xue Teng* (Spatholobi Caulis) und *Hong Hua* (Carthami Flos) hinzufügen und mit Getreideschnaps und Wasser kochen.

Bildet Körpersäfte

Durst und Mangel an Körpersäften: *Sang Shen* bildet Körpersäfte, füllt das *Yin* auf und tonisiert das Blut.

- Durst mit Hitzeempfindungen: *Sang Shen* mit *Di Huang* (Rehmanniae Radix), *Shi Hu* (Dendrobii Caulis), *Mai Dong* (Ophiopogonis Radix), *Yu Zhu* (Polygonati Odorati Rhizoma) und *Sha Shen* (Glehniae seu Adenophorae Radix) kombinieren.
- Durst und Hitzewallungen: zu *Shi Gao* (Gypsum Fibrosum), *Zhi Mu* (Anemarrhenae Rhizoma), *Tian Dong* (Asparagi Radix) und *Tian Hua Fen* (Trichosanthis Radix) hinzufügen.
- Durst und Müdigkeit durch *Qi*-Mangel: zusammen mit *Xi Yang Shen* (Panacis Quinquefolii Radix), *Tai Zi Shen* (Pseudostellariae Radix) und *Huang Qi* (Astragali Radix) verwenden.

Befeuchtet den Darmtrakt

Stuhlverstopfung aufgrund von Trockenheit: Ernährungsmangel des Darms führt zu trockenem Stuhl oder zu Verstopfung. *Sang Shen* nährt *Yin* und Blut, um den Dickdarm zu befeuchten und die Stuhlbewegung zu fördern. Bei leichter Stuhlverstopfung wird es als Einzelarznei angewendet.

- Stuhlverstopfung oder trockene Stühle: *Sang Shen* als Einzelarznei anwenden. In reichlich Wasser kochen und mit Honig servieren.
- Chronische Stuhlverstopfung: mit *He Shou Wu* (Polygoni Multiflori Radix), *Rou Cong Rong* (Cistanches Herba), *Hei Zhi Ma* (Sesami Semen Nigrum) und *Huo Ma Ren* (Cannabis Fructus) kombinieren.
- Stuhlverstopfung und trockene Stühle mit abdominalen Blähungen: zusammen mit *Zhi Qiao* (Aurantii Fructus) verwenden.

Dosierung

10–15 g im Dekokt. *Sang Shen* wird auch als Paste, mit Getreideschnaps und in Form von Pillen oder Pulver angewendet.

Sicherheitshinweise, Kontraindikationen

Sang Shen sollte bei Patienten mit Milz- und Magen-Mangel, die Diarrhö oder weiche Stühle haben, mit Vorsicht angewendet werden.

Chemische Zusammensetzung

Rutin, Carotin, Vitamin A, B_1, B_2, C, Protein, Zucker, Anthocyanidinglucosid, Lipide, Cyanidin.

Kommentar der Autoren

Sang Shen und *Gou Qi Zi* (Lycii Fructus) sind milde Tonika, die über einen längeren Zeitraum eingenommen werden können. Sie stärken den allgemeinen Gesundheitszustand und fördern die Langlebigkeit.

Sang Shen und *Shu Di Huang* (Rehmanniae Radix Praeparata) sind beide hervorragende *Yin*- und Blut-Tonika. *Sang Shen* ist kühl und tonisiert die Leber und die Nieren. Es hat eine sanfte und feine Wirkung und ist ein gutes Langzeittonikum. *Shu Di Huang* ist dagegen warm, nährt stark das *Yin* und tonisiert das Blut. Seine Wirkung ist stark und tritt sofort ein.

Referenzen

1. *Xian Dai Zhong Yao Yao Li Xue* (Contemporary Pharmacology of Chinese Herbs), 1997; 1364

Shí Hú

Dendrobii Caulis

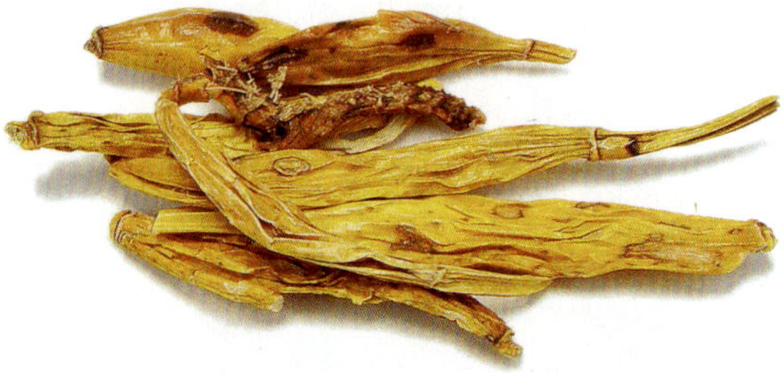

石斛

Pinyin-Name *Shí Hú*
Wörtliche Übersetzung „Steinscheffel", „Scheffel aus Stein"
Andere chinesische Namen *Jin Chai Shi Hu, Tie Pi Shi Hu, Huo Shan Shi Hu, Er Huan Shi Hu, Jin Shi Hu, Huang Cao, Jin Si Hu, Jin Shu Hu, Xiao Huan Chai*
Originalquelle *Shen Nong Ben Cao Jing* (Die Materia Medica des göttlichen Landmannes), vermutlich Östliche Han-Dynastie
Deutscher Name Knotenstendel-Stängel
Botanischer Name *Dendrobium loddigesii* Rolfe. (*Huan Cao Shi Hu*); *Dendrobium fimbriatum* Hook. var. *oculatum* Hook. (*Ma Bian Shi Hu*); *Dendrobium chrysanthum* Wall. (*Huang Cao Shi Hu*); *Dendrobium cundidum* Wall. ex Lindl. (*Tie Pi Shi Hu*); *Dendrobium nobile* Lindl. (*Jin Cha Shi Hu*)
Pharmazeutischer Name Dendrobii Caulis
Eigenschaften Süß, kühl
Leitbahnen Nieren, Magen

Chinesische therapeutische Wirkungen

Nährt den Magen und bildet Körpersäfte

Fiebrige Erkrankungen mit verletztem Yin: Durst, trockener Mund und Rachen, Reizbarkeit und Schwitzen sind Symptome fiebriger Erkrankungen, die Körperflüssigkeiten verletzen. Insbesondere die frische Form von *Shi Hu* (Dendrobii Caulis) ist dafür geeignet, Hitze zu klären und Körpersäfte zu bilden. Da die Arznei eine relativ milde Wirkung hat, wird sie gewöhnlich mit anderen Arzneien kombiniert, die das *Yin* nähren, Hitze klären und die Bildung von Körpersäften fördern.

- Bei starker Hitze mit extremem Durst und Reizbarkeit, trockener Zunge mit einem schwarzen Belag: *Shi Hu* mit *Tian Hua Fen* (Trichosanthis Radix), *Di Huang* (Rehmanniae Radix), *Mai Dong* (Ophiopogonis Radix) und *Lian Qiao* (Forsythiae Fructus) kombinieren.
- Beschwerden nach einer Fiebererkrankung mit *Qi*- und *Yin*-Mangel, charakterisiert durch Müdigkeit, Abneigung gegen Sprechen, trockene Lippen und in schweren Fällen Zerfahrenheit: zusammen mit *Ren Shen* (Ginseng Radix et Rhizoma) oder *Xi Yang Shen* (Panacis Quinquefolii Radix), *Mai Dong* (Ophiopogonis Radix), *Mu Gua* (Chaenomelis Fructus) und *Lian Zi* (Nelumbinis Semen) verwenden.
- *Xiao Ke* (Auszehrung und Dürsten): Kombination mit *Shi Gao* (Gypsum Fibrosum), *Tian Hua Fen* (Trichosanthis Radix) und *Shan Yao* (Dioscoreae Rhizoma).

Magen-Yin-Mangel: Trockener Mund und Rachen, trockene rote Zunge, Durst, trockener Würgreiz, dumpfe Schmerzen im Epigastrium und Stuhlverstopfung sind Hinweise auf einen Magen-*Yin*-Mangel. *Shi Hu* ist süß und kühl und tritt in den Magen ein, um das *Yin* zu nähren und Hitze zu klären.

- Milde Fälle von Magen-*Yin*-Mangel: *Shi Hu* täglich als Tee trinken.
- Moderate Fälle von Magen-*Yin*-Mangel: mit *Sha Shen* (Glehniae seu Adenophorae Radix), *Mai Dong* (Ophiopogonis Radix), *Yu Zhu* (Polygonati Odorati Rhizoma), *Mu Gua* (Chaenomelis Fructus), *Gu Ya* (Setariae Fructus Germinatus) und *Shan Zha* (Crataegi Fructus) kombinieren.

Nährt das Yin und klärt Hitze

Yin-Mangel mit Hitze: *Yin*-Mangel mit innerer Hitze ist durch konstantes niedriges Fieber charakterisiert. Dieser Zustand wird mit Arzneien behandelt, die das *Yin* nähren und Mangel-Hitze eliminieren.

- Konstantes niedriges Fieber: *Shi Hu* mit *Di Huang* (Rehmanniae Radix), *Mai Dong* (Ophiopogonis Radix), *Bai Wei* (Cynanchi Atrati Radix et Rhizoma) und *Qing Hao* (Artemisiae Annuae Herba) kombinieren.
- Chronischer trockener Husten mit niedrigem Fieber, Nachtschweiß und trockenem Mund: zu *Di Huang* (Rehmanniae Radix), *Mai Dong* (Ophiopogonis Radix), *Bai He* (Lilii Bulbus), *Qin Jiao* (Gentianae Macrophyllae Radix), *Yin Chai Hu* (Stellariae Radix) und *Di Gu Pi* (Lycii Cortex) hinzufügen.

Erhellt die Augen und stärkt Rücken, Sehnen und Knochen

Verschwommenes Sehen und Schwindel aufgrund von Yin-Mangel: Die Leber öffnet sich in die Augen, und das Vorhandensein von Leber-*Yin* ist unmittelbar abhängig von der Verfügbarkeit des Nieren-*Yin*. Nieren-*Yin*-Mangel führt zu Leber-*Yin*-Mangel, was zu einer Unterernährung der Augen und somit zu einer Einschränkung der Sehfunktion führen kann, die sich in verminderter Sehschärfe, verschwommenem Sehen, Schwindel, Pupillenerweiterung oder Flecken vor den Augen zeigt. *Shi Hu* ist süß und kalt und eignet sich besonders für die Behandlung von Zuständen, die durch *Yin*-Mangel mit aufsteigender Mangel-Hitze charakterisiert sind.

- Verschwommenes Sehen, erweiterte Pupillen und Schwindel aufgrund von *Yin*-Mangel mit Hitze: *Shi Hu* mit *Gou Qi Zi* (Lycii Fructus), *Shu Di Huang* (Rehmanniae Radix Praeparata), *Tian Dong* (Asparagi Radix), *Ju Hua* (Chrysanthemi Flos), *Sha Yuan Zi* (Astragali Complanati Semen) und *Jue Ming Zi* (Cassiae Semen) kombinieren. **Beispiel-Rezeptur**: *Shi Hu Ye Guang Wan* (Dendrobii Herba Pille für das Sehvermögen in der Nacht).
- Flecken vor den Augen: zu *Cang Zhu* (Atractylodis Rhizoma) und *Yin Yang Huo* (Epimedii Herba) hinzufügen.

Schmerzen, Wundheit und Schwäche des Rückens und der Knie: Die Nieren sind im unteren Rücken beherbergt, speichern das *Jing* (Essenz) und beherrschen die Knochen. Ein Ernährungsmangel der Nieren verursacht dumpfe, wunde Schmerzen. *Shi Hu* nährt das Nieren-*Yin* und stärkt den Rücken.

- Wundheit, Schwäche und Schmerzen im Rücken und in den Knien: *Shi Hu* mit *Shu Di Huang* (Rehmanniae Radix Praeparata), *Niu Xi* (Achyranthis Radix), *Sang Ji Sheng* (Taxilli Herba) und *Fu Pen Zi* (Rubi Fructus) kombinieren.
- Gefühllosigkeit der Extremitäten oder *Wei*-(Atrophie-) Syndrom: zusammen mit *Niu Xi* (Achyranthis Radix), *Huang Bo* (Phellodendri Cortex), *Xu Duan* (Dipsaci Radix), *Shu Di Huang* (Rehmanniae Radix Praeparata), *Shan Yao* (Dioscoreae Rhizoma), *Qin Jiao* (Gentianae Macrophyllae Radix) und *Mu Gua* (Chaenomelis Fructus) einnehmen.

Dosierung

Im Dekokt 6–15 g der getrockneten Arzneidroge, 15–30 g frisches *Shi Hu*. *Shi Hu* wird auch in Pillen-, Pasten- oder Pulverform verwendet. Bei der Zubereitung als Dekokt sollte *Shi Hu* vorgekocht werden. Frisches *Shi Hu* klärt stark Hitze und fördert die Bildung von Körperflüssigkeiten, um fiebrige Erkrankungen mit geschädigten Körpersäften, Durst und eine rote Zunge zu behandeln. Getrocknetes *Shi Hu* klärt mäßig stark Hitze und fördert die Bildung von Körperflüssigkeiten in milden bis mäßig schweren Fällen. Beide Formen werden verwendet, um fiebrige Erkrankungen mit verletztem *Yin* zu behandeln.

Sicherheitshinweise, Kontraindikationen

- Die Anwendung von *Shi Hu* ist bei fiebrigen Erkrankungen mit Fülle, Feuchtigkeit- und Schleim-Akkumulation sowie im äußeren Stadium einer Erkrankung kontraindiziert.
- *Shi Hu* ist nicht für den Gebrauch in frühen Stadien von warmen fiebrigen Erkrankungen geeignet.

Chemische Zusammensetzung

Dendrobin, Nobilonin, Dendramin, Dendroxin, Dendrin und 6-Hydroxydendroxin.[1]

Pharmakologische Wirkungen

- **Gastrointestinal**: Die Verabreichung einer verdünnten *Shi-Hu*-Lösung wird mit einer erhöhten Sekretion von Magensäure und einer gesteigerten Darmperistaltik in Verbindung gebracht. Eine konzentrierte Lösung hemmt dagegen die Darmperistaltik.[2]
- **Fiebersenkend und schmerzstillend**: Die fiebersenkenden und schmerzstillenden Eigenschaften von Dendrobin ähneln denen von Phenacetin, sind jedoch etwas schwächer ausgeprägt.[3]

Klinische und wissenschaftliche Studien

Atrophische Gastritis: In einer klinischen Studie wurden 156 Patienten mit atrophischer Gastritis mit Arzneirezepturen behandelt. Die Behandlung führte bei 87 Patienten zu einer vollständigen Heilung, bei 66 Patienten zu einer Besserung, drei Patienten sprachen nicht auf die Behandlung an. Die Standardrezeptur enthielt *Shi Hu*, *Mai Dong* (Ophiopogonis Radix), *Di Huang* (Rehmanniae Radix), *Yu Zhu* (Polygonati Odorati Rhizoma), *Tian Hua Fen* (Trichosanthis Radix), *Wu Mei* (Mume Fructus), *Shan Zha* (Crataegi Fructus), *Bai Shao* (Paeoniae Radix Alba), *Gan Cao* (Glycyrrhizae Radix et Rhizoma) und *San Qi* (Notoginseng Radix et Rhizoma). *Shi Gao* (Gypsum Fibrosum) und *Pu Gong Ying* (Taraxaci Herba) wurden bei Fülle-Magen-Hitze hinzugefügt. *Zhi Shi* (Aurantii Fructus Immaturus) und *Hou Po* (Magnoliae Officinalis Cortex) wurden bei Spannungsgefühl im Epigastrium aufgrund von *Qi*-Stagnation ergänzt. *Pu Huang* (Typhae Pollen) und *Wu Ling Zhi* (Trogopterori Faeces) wurden bei stechenden Schmerzen im Epigastrium dazugegeben. *Huo Ma Ren* (Cannabis Fructus) und *Yu Li Ren* (Pruni Semen) wurden bei trockenen Stühlen oder Stuhlverstopfung hinzugefügt. Die Rezeptur wurde zweimal täglich für die Dauer von drei Monaten als Dekokt verabreicht.[4]

Toxikologie

Der Gebrauch von *Shi Hu* ist sehr sicher. Die Einnahme einer hohen Überdosis wurde jedoch mit dem Auftreten von Krämpfen in Verbindung gebracht.[5]

Kommentar der Autoren

Shi Hu und *Yu Zhu* (Polygonati Odorati Rhizoma) tonisieren beide das *Yin*, bilden Körperflüssigkeiten und nähren das Magen-*Yin*. Gemeinsame Symptome dieses Mangel-Zustands sind z.B. trockener Husten, Reizbarkeit und Stuhlverstopfung. *Shi Hu* bildet stärker Körperflüssigkeiten und lindert Durst. Es nährt außerdem das Nieren-*Yin*, um Mangel-Feuer zu zerstreuen. *Yu Zhu* ist milder und leichter und verursacht keine Stagnation wie andere Tonika. Es wird außerdem bei Patienten mit *Yin*-Mangel verwendet, die unter Wind-Hitze mit trockenem Husten, wundem Rachen und Durst leiden.

Shi Hu und *Tian Hua Fen* (Trichosanthis Radix) bilden beide Körperflüssigkeiten und lindern Durst. *Shi Hu* nährt stärker das Nieren-*Yin* und erhellt die Augen. *Tian Hua Fen* besänftigt wirksamer Feuer und nährt das Magen-*Yin*.

Referenzen

1. *Zhong Cao Yao Cheng Fen Hua Xue* (Composition and Chemistry of Chinese Herbs), 1977:814
2. *Zhong Yao Xue* (Chinese Herbology), 1998; 851–852
3. *J Am Chem Soc*, 1977; 99(3):1612
4. *Shan Xi Zhong Yi* (Shanxi Chinese Medicine), 1990; 11(8):344
5. *Chang Yong Zhong Yao Xian Dai Yan Jiu Yu Lin Chuan* (Recent Study and Clinical Application of Common Traditional Chinese Medicine), 1995; 649–651

Tiān Dōng
Asparagi Radix

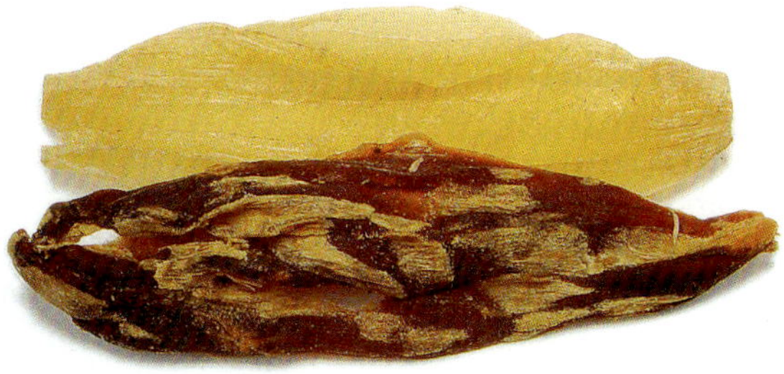

天冬 天冬

Pinyin-Name *Tiān Dōng*
Wörtliche Übersetzung „Winterantenne“
Andere chinesische Namen *Tian Men Dong, Ming Tian Dong, Wan Sui Teng*
Originalquelle *Shen Nong Ben Cao Jing* (Die Materia Medica des göttlichen Landmannes), vermutlich Östliche Han-Dynastie
Deutscher Name Chinesische Spargelwurzel
Botanischer Name *Asparagus cochinchinensis* (Lour.) Merr. (*Tian Men Dong*)
Pharmazeutischer Name Asparagi Radix
Eigenschaften Süß, bitter, sehr kalt
Leitbahnen Lunge, Nieren

Traditionell ist 天門冬 *Tiān Mén Dōng* der in Lehrbüchern und unter Therapeuten der Chinesischen Arzneimedizin häufiger verwendete Name. Heutzutage ist jedoch 天冬 *Tiān Dōng* der offizielle Name, der von der Pharmakopöe der Volksrepublik China 2005 übernommen wurde. Dieser wird daher auch in diesem Buch durchgängig als Standardname verwendet.

Chinesische therapeutische Wirkungen

Klärt Lungen-Hitze, besänftigt Feuer

Tian Dong (Asparagi Radix) befeuchtet Trockenheit und ist sehr kalt. Es ist besonders dafür geeignet, Lungen-Hitze zu klären und Feuer zu besänftigen mit Symptomen wie Fieber, Wind- und Kälteaversion, Brustschmerzen und blutiger Auswurf oder Bluthusten. *Tian Dong* kommt zum Einsatz, wenn pathogene Trockenheit die Lunge angreift. Dieser Zustand äußert sich in Symptomen wie unproduktiver, trockener Husten oder trockener Husten mit spärlichem, klebrigem Auswurf, der unter Umständen blutig und schwierig abzuhusten ist.

- Wind-Hitze-Angriff mit Trockenheit: *Tian Dong* mit *Sang Ye* (Mori Folium), *Dan Dou Chi* (Sojae Semen Praeparatum), *Nan Sha Shen* (Adenophorae Radix) und *Ku Xing Ren* (Armeniacae Semen) kombinieren.
- Milder trockener Husten: *Tian Dong* als Einzelarznei einsetzen.
- Mäßig ausgeprägter trockener Husten: Kombination mit *Mai Dong* (Ophiopogonis Radix).
- Chronischer trockener Husten mit Blutbeimengung: mit *Zhi Mu* (Anemarrhenae Rhizoma), *Bei Mu* (Fritillariae Bulbus), *E Jiao* (Asini Corii Colla), *Ce Bai Ye* (Platycladi Cacumen) und *Gua Lou* (Trichosanthis Fructus) kombinieren.
- Chronischer Husten aufgrund von Lungen-Hitze, mit spärlichem gelbem, schwierig abzuhustendem Auswurf: zusammen mit *Di Gu Pi* (Lycii Cortex), *Sang Bai Pi* (Mori Cortex), *Shi Gao* (Gypsum Fibrosum), *Gua Lou* (Trichosanthis Fructus) und *Zhe Bei Mu* (Fritillariae Thunbergii Bulbus) einsetzen.

Nährt das Yin und befeuchtet Trockenheit

Chronische Fiebererkrankungen, die das Yin verletzen: Chronische Fiebererkrankungen verbrauchen eine große Menge Körper-*Yin*. Mit fortschreitender Genesung verschwindet langsam die Hitze, dafür wird der *Yin*-Mangel auffälliger. Zu den klinischen Manifestationen gehören Muskelschwund, Durst, auszehrender Husten mit blutig tingiertem Auswurf, niedriges Fieber oder Nachmittagsfieber, Stuhlverstopfung oder trockene Stühle. Diese Zeichen stehen für die Erschöpfung des *Yin*, besonders des Nieren-*Yin*. Die westlichen Diagnosen dieser Krankheitszustände sind z.B. Tuberkulose, Diabetes mellitus und Tumorerkrankungen.

- Nachwirkungen fiebriger Erkrankungen mit Hitze- und Trockenheitssymptomen: *Tian Dong* mit *Mai Dong* (Ophiopogonis Radix) kombinieren.
- *Yin*- und *Qi*-Mangel: Kombination mit *Xi Yang Shen* (Panacis Quinquefolii Radix) und *Shu Di Huang* (Rehmanniae Radix Praeparata).
- Gefühl von Knochendampfen, gerötete Wangen, Nachtschweiß: zu *Qin Jiao* (Gentianae Macrophyllae Radix), *Bai Wei* (Cynanchi Atrati Radix et Rhizoma), *Bie Jia* (Trionycis Carapax), *Di Gu Pi* (Lycii Cortex), *Yin Chai Hu* (Stellariae Radix), *Di Huang* (Rehmanniae Radix), *Gui Ban* (Testudinis Plastrum), *Huang Bo* (Phellodendri Cortex) und *Zhi Mu* (Anemarrhenae Rhizoma) hinzufügen.
- *Xiao Ke* (Auszehrung und Dürsten) im Oberen *Jiao* (Oberer Erwärmer) mit Polydipsie: *Tian Dong* mit *Mai*

Dong (Ophiopogonis Radix), *Tian Hua Fen* (Trichosanthis Radix), *Zhi Mu* (Anemarrhenae Rhizoma) und *Huang Qin* (Scutellariae Radix) kombinieren.
- *Xiao Ke* (Auszehrung und Dürsten) im Mittleren *Jiao* (Mittlerer Erwärmer) mit Hyperphagie: *Tian Dong* zusammen mit *Shi Gao* (Gypsum Fibrosum), *Zhi Mu* (Anemarrhenae Rhizoma) und *Di Huang* (Rehmanniae Radix) einnehmen.
- *Xiao Ke* (Auszehrung und Dürsten) im Unteren *Jiao* (Unterer Erwärmer) mit Polyurie: mit *Zhi Mu* (Anemarrhenae Rhizoma), *Huang Bo* (Phellodendri Cortex), *Shu Di Huang* (Rehmanniae Radix Praeparata), *Wu Wei Zi* (Schisandrae Fructus), *Shan Zhu Yu* (Corni Fructus) und *Lian Xu* (Nelumbinis Stamen) kombinieren.
- Chronische Atemwegserkrankungen wie Tuberkulose oder Tumorerkrankung der Atemwege: Kombination mit *Mai Dong* (Ophiopogonis Radix), *Bai Bu* (Stemonae Radix), *Di Huang* (Rehmanniae Radix), *Shi Hu* (Dendrobii Caulis) und *E Jiao* (Asini Corii Colla).

Befeuchtet den Darmtrakt: *Tian Dong* ist sehr kalt und befeuchtend und eignet sich besonders für die Behandlung von Stuhlverstopfung, die durch Trockenheit und Hitze-Akkumulation verursacht wird.

- Stuhlverstopfung aufgrund von *Yin*-Mangel und Hitze: *Tian Dong* mit *Xuan Shen* (Scrophulariae Radix), *Mai Dong* (Ophiopogonis Radix), *Di Huang* (Rehmanniae Radix) und *Zhi Mu* (Anemarrhenae Rhizoma) kombinieren.
- Stuhlverstopfung durch Blut-Mangel mit Hitze: zu *Dang Gui* (Angelicae Sinensis Radix), einer hohen Dosis *Bai Shao* (Paeoniae Radix Alba), *He Shou Wu* (Polygoni Multiflori Radix) und Honig hinzufügen.

Wunder Rachen: Die Nieren-Leitbahn zieht durch den Rachen und in die Zunge. Nieren-*Yin*-Mangel mit loderndem Feuer verursacht Schwellungen und Schmerzen im Rachen.

- Wunder Rachen aufgrund von Mangel-Feuer: *Tian Dong* mit *Shu Di Huang* (Rehmanniae Radix Praeparata), *Xuan Shen* (Scrophulariae Radix), *Mai Dong* (Ophiopogonis Radix) und *Shi Hu* (Dendrobii Caulis) kombinieren.
- Wunder Rachen aufgrund von Lungen-Hitze: zu *Ban Lan Gen* (Isatidis Radix), *Shan Dou Gen* (Sophorae Tonkinensis Radix et Rhizoma), *Jie Geng* (Platycodi Radix) und *Gan Cao* (Glycyrrhizae Radix et Rhizoma) hinzufügen.

Dosierung

6–15 g im Dekokt. *Tian Dong* wird außerdem als Paste, Pulver oder in Pillenform verwendet.

Sicherheitshinweise, Kontraindikationen

Die Anwendung von *Tian Dong* ist kontraindiziert bei Diarrhö aufgrund von Mangel und Kälte des Mittleren *Jiao* (Mittlerer Erwärmer) oder bei Husten aufgrund von Wind-Kälte.

Chemische Zusammensetzung

Asparagin, β-Sitosterol, 5-Methoxymethylfurfural, Smilagenin, Neoketose.[1] a

Pharmakologische Wirkungen

- **Antibiotisch**: *Tian Dong* als Dekokt hat eine hemmende Wirkung auf *Bacillus anthracis*, alpha- und betahämolysierende Streptokokken, *Diplococcus pneumoniae*, *Staphylococcus aureus*, *Corynebacterium diphtheriae* und *Bacillus subtilis*.[2]
- **Antineoplastisch**: Der alkoholische Extrakt von *Tian Dong* hat bei Mäusen eine hemmende Wirkung bei Sarkomen gezeigt.[3]

Klinische und wissenschaftliche Studien

- **Brusttumor**: In einer klinischen Untersuchung wurden 42 Patienten mit lobulärer Hypertrophie der Brustdrüsen mit einer Gesamtwirksamkeitsrate von 83% mit oralen Verabreichungen bzw. intramuskulären und intravenösen Injektionen von *Tian Dong* behandelt. In einer anderen Untersuchung kam es bei 72 Patientinnen mit Brustkrebs nach Anwendung desselben Behandlungsprotokolls zu deutlichen Besserungen. Für den oralen Gebrauch wurden 63 g der Arzneidroge abgewogen und die äußerste Schicht der Wurzel entfernt. Dann wurde etwas Getreideschnaps hinzugefügt und die Zubereitung 30 Minuten lang gedünstet. Die verarbeitete Arzneidroge wurde täglich in drei gleich großen Dosen eingenommen. Detaillierte Angaben zu den intramuskulären oder intravenösen Injektionen waren zum Zeitpunkt der Publikation nicht verfügbar.[4]
- **Malignes Lymphom**: Einem Bericht zufolge wurden 41 Patienten nach einem integrativen Ansatz mit chinesischer und westlicher Medizin behandelt. Die Gesamtwirksamkeitsrate betrug 87,9%. 23 Patienten wurden

ausschließlich mit Arzneidrogen behandelt, 18 erhielten eine Kombinationstherapie aus Arzneidrogen und Chemotherapie. Der Untersuchungsbericht beschreibt eine 82,5-prozentige Wirksamkeitsrate für die Behandlung mit Arzneidrogen, die aus der intravenösen Injektion von *Tian Dong* und der intramuskulären Injektion von *Bai Hua She She Cao* (Hedyotidis Diffusae Herba) bestand (zweimal täglich für drei bis sechs Monate). Die Dosierung der Injektionen entsprach 10–40 g im Dekokt (maximal 120 g) für *Tian Dong* und 8 g für *Bai Hua She She Cao*. Patienten, die die Injektionen nicht vertrugen, erhielten die Arzneien dreimal täglich als orale Gabe.[5]

Kommentar der Autoren

In einigen Texten wird erwähnt, dass die Aufnahme von *Tian Dong* mit Fleisch die Milchbildung bei stillenden Müttern fördert.

Neuerdings werden *Tian Dong* und *Bai Hua She She Cao* (Hedyotidis Diffusae Herba) zusammen eingesetzt, um fibrozystische Brusterkrankungen, Brustkrebs und Tumorerkrankungen des lymphatischen Systems zu behandeln.

Tian Dong und *Mai Dong* (Ophiopogonis Radix) klären Hitze, nähren das *Yin* und befeuchten Trockenheit. Sie werden bei Patienten mit Lungen-*Yin*-Mangel mit trockenem Husten, spärlichem Auswurf, Abhusten von Blut und Stuhlverstopfung angewendet. *Tian Dong* ist jedoch sehr kalt und wird in der Regel in Kombination mit anderen Arzneien eingesetzt, die Mangel-Hitze klären, um Nieren-*Yin*-Mangel-Feuer mit niedrigem Fieber, Nachtschweiß und nächtlichen Samenergüssen zu behandeln. *Mai Dong* behandelt Herz-*Yin*-Mangel mit Feuer, das durch Hitze in der *Ying*-(Nähr-)Ebene verursacht wird und sich in Reizbarkeit, Schlaflosigkeit und Palpitationen manifestiert.

Referenzen

1. *Xian Dai Zhong Yao Yao Li Xue* (Contemporary Pharmacology of Chinese Herbs), 1997; 1369
2. *Jiang Su Yi Yao* (Jiangsu Journal of Medicine and Herbology), 1976; (4):33
3. *Yao Li Shi Yan Fang Fa Xue* (Research Methodology of Herbal Medicine), 1982; 363
4. *Jiang Su Yi Yao* (Jiangsu Journal of Medicine and Herbology), 1976; 4:33
5. *Xin Yi Xue* (New Medicine), 1975; 4:193

Yù Zhú

Polygonati Odorati Rhizoma

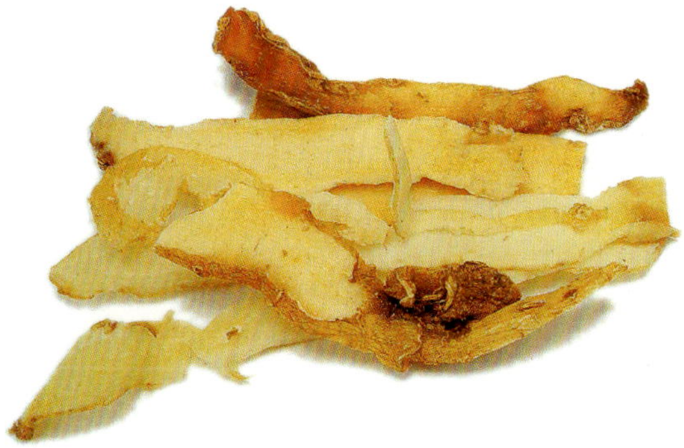

玉竹

Pinyin-Name *Yù Zhú*
Wörtliche Übersetzung „Jadebambus“
Andere chinesische Namen *Wei Rui, Ming Yu Zhu, Shan Wei Shen, Di Jie*
Originalquelle *Shen Nong Ben Cao Jing* (Die Materia Medica des göttlichen Landmannes), vermutlich Östliche Han-Dynastie
Deutscher Name Wohlriechender Weißwurzwurzelstock
Botanischer Name *Polygonatum odoratum* (Mill.) Druce (*Yu Zhu*)
Pharmazeutischer Name Polygonati Odorati Rhizoma
Eigenschaften Süß, neutral
Leitbahnen Lunge, Magen

Chinesische therapeutische Wirkungen

Nährt das Yin und befeuchtet die Lunge

Trockenheit greift die Lunge an: Pathogene Trockenheit greift im Herbst häufig die Lunge an. Bei Trockenheit mit verletztem Lungen-*Yin* können ein unproduktiver trockener Husten oder ein trockener Husten mit spärlichem und klebrigem Sputum sowie ein trockener Mund und ein trockener Rachen auftreten. *Yu Zhu* (Polygonati Odorati Rhizoma) besitzt reichlich Säfte, die dabei helfen, sowohl die Lunge als auch den Magen zu befeuchten. *Yu Zhu* tonisiert, ohne zu stagnieren. Deshalb ist es die ideale Arznei für die Behandlung von *Yin*-Mangel mit Hitze.

- Trockener Husten: *Yu Zhu* mit *Nan Sha Shen* (Adenophorae Radix), *Bei Sha Shen* (Glehniae Radix), *Shi Hu*

(Dendrobii Caulis), *Mai Dong* (Ophiopogonis Radix), *Sang Ye* (Mori Folium) und *Tian Hua Fen* (Trichosanthis Radix) kombinieren. **Beispiel-Rezeptur**: *Sha Shen Mai Dong Tang* (Adenophorae seu Glehniae Radix und Ophiopogonis Tuber Dekokt).
- Lungen-Trockenheit und -Kälte: zusammen mit *Sang Ye* (Mori Folium), *Ku Xing Ren* (Armeniacae Semen), *Qian Hu* (Peucedani Radix) und *Jie Geng* (Platycodi Radix) verwenden.

Auszehrender Husten: Chronische Atemwegserkrankungen führen häufig zum Verbrauch von Lungen-*Yin*. Dieser Zustand ist durch einen schwachen, trockenen Husten mit spärlichem, schwierig abzuhustendem Auswurf charakterisiert. *Yu Zhu* ist von Natur aus süß und tritt in die Lunge ein, um das *Yin* zu nähren. Es besänftigt jedoch weder Mangel-Feuer noch zerstreut es Schleim. Daher muss es mit anderen Arzneien kombiniert werden, die solche Funktionen erfüllen.

- Chronischer Husten vorwiegend mit Mangel-Hitze: *Yu Zhu* mit *Di Huang* (Rehmanniae Radix), *Zhi Mu* (Anemarrhenae Rhizoma) und *Di Gu Pi* (Lycii Cortex) kombinieren.
- Chronischer Husten vorwiegend mit *Yin*-Mangel: zusammen mit *Bei Mu* (Fritillariae Bulbus) und *Bai Bu* (Stemonae Radix) verwenden.

Bildet Körpersäfte und nährt den Magen

Magen-Yin-Mangel: Dieser Zustand wird durch fieberhafte Erkrankungen oder Hitze im Inneren hervorgerufen. Zu den klinischen Manifestationen gehören Hunger ohne das Verlangen zu essen, dumpfe Schmerzen im Epigastrium, Unwohlsein im Magen sowie trockener Mund und trockene Zunge. *Yu Zhu* ist von Natur aus süß und tritt in den Magen ein, um das *Yin* zu nähren und die Bildung von Flüssigkeiten zu fördern. Es ist besonders für die Behandlung von fiebrigen Erkrankungen im Spätstadium geeignet, mit *Yin*-Mangel oder Disharmonien zwischen Organen, die durch Hitze verursacht werden und die Körpersäfte schädigen.

- Magen-*Yin*-Mangel: *Yu Zhu* mit *Sha Shen* (Glehniae seu Adenophorae Radix), *Shi Hu* (Dendrobii Caulis), *Mai Dong* (Ophiopogonis Radix), *Mai Ya* (Hordei Fructus Germinatus) und Kandiszucker kombinieren.

Yin-Mangel mit äußerer Wind-Hitze-Invasion: Dieser chronische *Yin*-Mangel wird durch das Eindringen äußerer Pathogene verkompliziert. Zu den klinischen Anwendungsgebieten gehören Windaversion, Fieber, trockener Husten, spärlicher Auswurf, Schwindel, Reizbarkeit und trockener Mund. Diese Zustände müssen mit Arzneien behandelt werden, die gleichzeitig das *Yin* tonisieren und äußere Wind-Hitze eliminieren. *Yu Zhu* ist mäßig in seiner Wirkung und von Natur aus nicht-stagnierend, nährt das *Yin* und hält wahrscheinlich weniger äußere pathogene Faktoren im Körper zurück als andere *Yin*-Tonika.

- *Yin*-Mangel mit äußerer Wind-Hitze: *Yu Zhu* mit *Bo He* (Menthae Haplocalycis Herba), *Bai Wei* (Cynanchi Atrati Radix et Rhizoma), *Dan Dou Chi* (Sojae Semen Praeparatum) und *Jie Geng* (Platycodi Radix) kombinieren.

Xiao Ke (Auszehrung und Dürsten): *Yu Zhu* behandelt das *Xiao-Ke*-Syndrom, das durch *Yin*-Mangel von Lunge, Magen und Nieren charakterisiert ist. *Yu Zhu* nährt das *Yin* und fördert die Bildung von Körpersäften.

- Xiao Ke (Auszehrung und Dürsten): *Yu Zhu* mit *Tian Hua Fen* (Trichosanthis Radix), frischem *Ge Gen* (Puerariae Radix Lobatae), frischem *Shan Yao* (Dioscoreae Rhizoma) und frischem *Shu Di Huang* (Rehmanniae Radix Praeparata) kombinieren.
- Xiao Ke (Auszehrung und Dürsten) im Oberen *Jiao* (Oberer Erwärmer) mit Polydipsie: zusammen mit *Mai Dong* (Ophiopogonis Radix), *Zhi Mu* (Anemarrhenae Rhizoma), *Huang Qin* (Scutellariae Radix) und *Tian Hua Fen* (Trichosanthis Radix) verwenden.
- Xiao Ke (Auszehrung und Dürsten) im Mittleren *Jiao* (Mittlerer Erwärmer) mit Hyperphagie: zu *Shi Gao* (Gypsum Fibrosum), *Zhi Mu* (Anemarrhenae Rhizoma) und *Di Huang* (Rehmanniae Radix) hinzufügen.
- Xiao Ke (Auszehrung und Dürsten) im Unteren *Jiao* (Unterer Erwärmer) mit Polyurie: Kombination mit *Zhi Mu* (Anemarrhenae Rhizoma), *Huang Bo* (Phellodendri Cortex), *Shu Di Huang* (Rehmanniae Radix Praeparata), *Wu Wei Zi* (Schisandrae Fructus) und *Shan Zhu Yu* (Corni Fructus).

Dosierung

10–15 g im Dekokt. *Yu Zhu* wird auch in Form von Pasten, Pillen oder Pulver angewendet. Frisches *Yu Zhu* behandelt wirksamer *Yin*-Mangel-Hitze. Die getrocknete Arzneidroge ist besser geeignet, um milde *Yin*-Mangel-Hitze zu beheben.

Sicherheitshinweise, Kontraindikationen

Der Einsatz von *Yu Zhu* wird bei Milz-Mangel, Feuchtigkeit-Akkumulation, Schleim- oder *Qi*-Stagnation nicht empfohlen.

Chemische Zusammensetzung

Convallamarin, Convallarin, Polygonatiin, Polygonotin, Quercitol, Vitamin A, Stärke.[1]

Pharmakologische Wirkungen

- **Kardiovaskulär**: Die Anwendung von *Yu Zhu* bei Labortieren wird mit einer Erweiterung der Blutgefäße und einer Senkung des Blutdrucks in Verbindung gebracht. Bei Untersuchungsproben von Froschherzen hat *Yu Zhu* in niedriger Dosierung eine positiv inotrope Wirkung, während eine hohe Dosis eine negativ inotrope Wirkung hat. Es wurde keine signifikante Veränderung der Herzfrequenz beobachtet.[2]
- **Wirkung auf die glatte Muskulatur**: Ein 20-prozentiges Dekokt von *Yu Zhu* hat eine milde stimulierende Wirkung auf den Uterus von Mäusen. Bei Mäusen hat es außerdem eine anfänglich stimulierende und dann hemmende Wirkung auf die glatte Darmmuskulatur.[3]
- **Antidiabetisch**: Die orale Aufnahme von *Yu Zhu* verhindert eine Hyperglykämie, die nach der Einnahme von Epinephrin und Glukose auftritt.[4]

Klinische und wissenschaftliche Studien

Stauungsinsuffizienz des Herzens: Einem Bericht zufolge konnte bei fünf Patienten eine Stauungsinsuffizienz durch die tägliche Behandlung mit 15 g *Yu Zhu* im Dekokt innerhalb von fünf bis zehn Tagen stabilisiert werden.[5]

Toxikologie

Bei Mäusen traten nach der oralen Aufnahme von *Yu Zhu* als Dekokt (10 g/kg für eine Woche) keine Todesfälle auf. Die LD_{50} für die 100-prozentige *Yu-Zhu*-Lösung betrug 11,5 g/kg.[6]

Kommentar der Autoren

Yu Zhu und *Huang Jing* (Polygonati Rhizoma) nähren beide die Lunge und den Magen. *Yu Zhu* tonisiert stärker das Magen-*Yin* und behandelt Symptome wie trockenen Mund und Durst, während *Huang Jing* wirksamer das Nieren-*Yin* tonisiert und bei Symptomen wie Schwindel sowie Wundheit und Schwäche des unteren Rückens und der Knie eingesetzt wird. Ein Vergleich dieser beiden Arzneien ist in der Arzneimonographie von *Shi Hu* (Dendrobii Caulis) nachzulesen (s.o.).

Referenzen

1. *Xian Dai Zhong Yao Yao Li Xue* (Contemporary Pharmacology of Chinese Herbs), 1997; 1358
2. *Jin Yi Ke Ji* (Jinyi Science and Technology), 1979; (9):5
3. *Qing Dao Yi Xue Yuan Xue Bao* (Journal of Qingdao Institution of Medicine), 1959; (2):11
4. *Yi Xue Zhong Yang Za Zhi* (Central Journal of Medicine), 1972; 280:718
5. *Ke Ji Tong Xun* (Journal of Science and Technology), 1972; (1):26
6. *Ha Er Bing Yi Ke Da Xue* (Haerbing University of Medicine), 1959:14

Zhĭ Jù Zĭ

Hoveniae Fructus

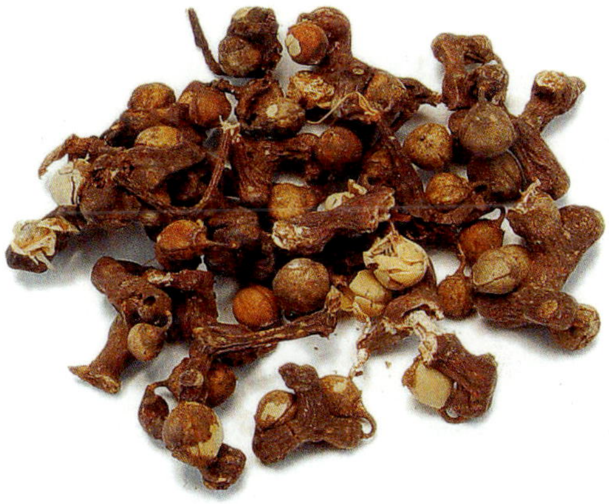

枳椇子

Pinyin-Name *Zhĭ Jù Zĭ*
Andere chinesische Namen *Ji Ju Zi, Zhi Ju Zi, Mu Shan Hu, Guai Zao Zi, Ji Zua Zi*
Deutscher Name Frucht des japanischen Mahagoni
Botanischer Name *Hovenia dulcis* Thunb.
Pharmazeutischer Name Hoveniae Fructus
Eigenschaften Süß, neutral
Leitbahnen Magen

Chinesische therapeutische Wirkungen

Bildet Körperflüssigkeiten

Zhi Ju Zi (Hoveniae Fructus) bildet Körperflüssigkeiten und lindert Durst bei fiebrigen Erkrankungen oder Diabetes mellitus.

- Fiebrige Erkrankungen mit Durst: *Zhi Ju Zi* zusammen mit *Shi Hu* (Dendrobii Caulis), *Mai Dong* (Ophiopogonis Radix), *Shi Gao* (Gypsum Fibrosum) und *Zhi Mu* (Anemarrhenae Rhizoma) verwenden.
- Diabetes mellitus mit Durst: Kombination mit *Shi Gao* (Gypsum Fibrosum), *Zhi Mu* (Anemarrhenae Rhizoma) und *Geng Mi* (Oryzae Semen).

17

Abschnitt 4: Yin tonisierend

Löst Alkoholtoxizität auf

- Kater oder Alkoholvergiftung: *Zhi Ju Zi* zusammen mit *Ge Hua* (Puerariae Flos) verwenden.

Dosierung

3–9 g.

Chemische Zusammensetzung

Zucker, K_2O, Kalium, Magnesium.

Zusammenfassung: tonisierende Arzneien

Allgemeine Eigenschaften Qi tonisierender Arzneien

- **Geschmack**: süß
- **Thermische Eigenschaft**: warm
- **Leitbahnbezug**: Milz, Lunge
- **Therapeutische Wirkungen**: tonisieren Milz- und Lungen-*Qi*

Die in Tabelle 17.1 aufgelisteten Arzneien tonisieren das Milz- und das Lungen-*Qi*, um Müdigkeit, Lethargie, eine schwache Stimme, Husten oder Dyspnoe, minimalistische Körperbewegung, Appetitmangel, Erbrechen, Diarrhö oder spontanes Schwitzen zu behandeln.
Ren Shen (Ginseng Radix et Rhizoma), **Xi Yang Shen** (Panacis Quinquefolii Radix), **Dang Shen** (Codonopsis Radix), **Tai Zi Shen** (Pseudostellariae Radix) und **Dong Yang Shen** (Ginseng Japonica Radix) tonisieren alle das Milz- und Lungen-*Qi*.

- *Ren Shen* ist die unverzichtbare Arznei, um das *Qi* zu tonisieren und *Qi*-Kollaps zu behandeln. Es tonisiert überaus stark das *Yuan*-(Quellen-)*Qi*, die Milz und die Lunge, bildet Körperflüssigkeiten, lindert Durst und verbessert die Wahrnehmung. Es eignet sich besonders für die Behandlung von *Qi*-Mangel, *Qi*-Kollaps, Mangel-Zustände von Lunge und Milz, Durst und Mangelernährung des *Shen* (Geist).
- *Xi Yang Shen* ist kalt, tonisiert das *Qi*, nährt das *Yin*, klärt Feuer und bildet Körperflüssigkeiten. Obwohl *Xi Yang Shen* und *Ren Shen* beide als „Ginseng" bezeichnet werden, unterscheiden sie sich stark in ihren therapeutischen Eigenschaften und Funktionen.
- *Dang Shen* ist süß und neutral und weniger wirksam als *Ren Shen*. *Dang Shen* tonisiert den Mittleren *Jiao* (Mittlerer Erwärmer), unterstützt das *Qi*, bildet Körperflüssigkeiten und nährt das Blut. Es eignet sich besonders für Patienten mit *Qi*-Mangel der Lunge und der Milz, mit Verlust von Körpersäften oder Blut-Mangel. *Dang Shen* wird häufig als wirksamer und bezahlbarer Ersatz für *Ren Shen* verwendet.
- *Tai Zi Shen* ist süß und neutral und hat ähnliche Funktionen wie *Xi Yang Shen:* Tonisierung des *Qi* und Bildung von Körperflüssigkeiten. *Tai Zi Shen* ist mild und besonders geeignet für die Behandlung von Mangel an *Qi* und Körperflüssigkeiten mit wenigen oder fehlenden Anzeichen von Hitze.
- *Dong Yang Shen* (in Japan kultiviert) ist dieselbe Pflanze wie *Ren Shen* (wächst in Nordchina und Korea). Die beiden Arzneidrogen haben im Wesentlichen dieselben Funktionen. *Dong Yang Shen* wird als etwas weniger wirksam bei der Tonisierung von *Qi* beschrieben, aber als effektiver bei der Regulierung des Mittleren *Jiao* (Mittlerer Erwärmer).

Huang Qi (Astragali Radix) ist süß und warm, hebt das *Yang-Qi* an und ist eine der wichtigsten Arzneien bei der Behandlung von chronischen Mangel-Zuständen. Es tonisiert den Mittleren *Jiao* (Mittlerer Erwärmer), hebt das *Yang-Qi*, um Prolaps zu behandeln, tonisiert die Lunge, um das *Wei*-(Abwehr-)*Qi* zu stärken und spontanes Schwitzen zu stoppen. Es fördert die Heilung von Wunden und Karbunkeln durch die Neubildung von Gewebe und zerstreut Wasser, um Ödeme zu lindern. *Huang Qi* bildet Blut und tonisiert gleichzeitig das *Qi* und ist deshalb für die Behandlung von *Xiao Ke* (Auszehrung und Dürsten), von Gefühllosigkeit durch Blut-Mangel oder von Symptomen nach einem Schlaganfall geeignet.
Jiao Gu Lan (Gynostemmatis Rhizoma seu Herba) gehört zwar nicht zur „Ginsengfamilie", enthält jedoch Ginsenoside und hat *Qi* tonisierende Eigenschaften. Es stärkt die Lunge und fördert die Bildung von Flüssigkeiten. Es klärt außerdem Hitze, eliminiert Toxine und reduziert Entzündungen, um Infektionen zu behandeln.
Bai Zhu (Atractylodis Macrocephalae Rhizoma), **Shan Yao** (Dioscoreae Rhizoma) und **Bai Bian Dou** (Lablab Semen Album) stärken alle die Milz und stoppen Diarrhö.

Tab. 17.1 *Qi* tonisierende Arzneien (Abschnitt 1)

Name	Gemeinsamkeiten	Unterschiede
Dang Shen (Codonopsis Radix)	Tonisieren Milz- und Lungen-*Qi*	Wie *Ren Shen*, aber schwächer
Dong Yang Shen (Ginseng Japonica Radix)		Harmonisiert den Mittleren *Jiao* (Mittlerer Erwärmer), verbessert den Appetit
Huang Qi (Astragali Radix)		Hebt das Yang-*Qi*, festigt das Wei-(Abwehr-)*Qi*, zerstreut Wasser, fördert die Heilung von Wunden und Karbunkeln
Ren Shen (Ginseng Radix et Rhizoma)		Tonisiert stark das *Yuan*-(Quellen-)*Qi*, behandelt *Qi*-Kollaps, bildet Flüssigkeiten
Tai Zi Shen (Pseudostellariae Radix)		Wie *Ren Shen*, aber schwächer; besser für schwache Patienten geeignet, die keine Tonika in hohen Dosierungen aufnehmen können
Xi Yang Shen (Panacis Quinquefolii Radix)		Wie *Ren Shen*, jedoch kalt und mit stärker ausgeprägter Eigenschaft, die Körperflüssigkeiten zu nähren
Jiao Gu Lan (Gynostemmatis Rhizoma seu Herba)	Tonisiert Lunge und Herz	Klärt Hitze, eliminiert Toxine
Bai Bian Dou (Lablab Semen Album)	Tonisieren Milz	Zerstreut Feuchtigkeit
Bai Zhu (Atractylodis Macrocephalae Rhizoma)		Trocknet Feuchtigkeit, zerstreut Wasser, stoppt Schwitzen, stabilisiert den Fötus
Ci Wu Jia (Acanthopanacis Senticosi Radix)		Tonisiert Milz und Nieren, besänftigt *Shen* (Geist)
Shan Yao (Dioscoreae Rhizoma)		Nährt das *Yin*, unterstützt die Lunge und die Nieren
Da Zao (Jujubae Fructus)	Tonisieren Milz und harmonisieren Arzneirezepturen	Tonisiert das Blut
Feng Mi (Mel)		Befeuchtet die Lunge und den Darmtrakt, klärt Hitze und eliminiert Toxine
Gan Cao (Glycyrrhizae Radix et Rhizoma)		Tonisiert das Herz-*Qi*, befeuchtet die Lunge, besänftigt Feuer, entgiftet
Geng Mi (Oryzae Semen)		Stärkt die Milz und den Magen
Yi Tang (Maltosum)		Reduziert Schmerzen, lindert Husten

- *Bai Zhu* tonisiert am stärksten das *Qi* des Mittleren *Jiao* (Mittlerer Erwärmer), trocknet Feuchtigkeit, zerstreut Wasser, lindert Schwitzen und stabilisiert den Fötus. *Bai Zhu* eignet sich besonders für die Behandlung von Milz-*Qi*-Mangel mit akkumulierter Feuchtigkeit, der sich in Ödemen und Schleim-Akkumulation manifestiert, und für die Behandlung von spontanem Schwitzen und unruhigem Fötus aufgrund von *Qi*-Mangel.
- *Shan Yao* tonisiert das *Qi*, nährt das *Yin* und unterstützt die Lunge und die Nieren. Obwohl es mild wirkt, übt es einen adstringierenden Effekt aus, um chronischen oder schwachen Husten, Spermatorrhö und *Xiao Ke* (Auszehrung und Dürsten) zu behandeln.
- *Bai Bian Dou* ist ein weniger wirksames *Qi*-Tonikum als die anderen beiden. Es ist jedoch von Natur aus nicht stagnierend und ein ausgezeichnetes mildes Tonikum für Patienten in der Rekonvaleszenz, die keine starken Tonika nehmen können. Es zerstreut Sommer-Feuchtigkeit und klärt Sommer-Hitze mit Reizbarkeit und Durst.

Ci Wu Jia (Acanthopanacis Senticosi Radix) wird manchmal als kostengünstiger Ersatz für *Ren Shen* (Ginseng Radix et Rhizoma) verwendet. Es hat nicht dieselbe Wirkung, tonisiert aber ausreichend die Milz und die Nieren und besänftigt *Shen* (Geist).

Gan Cao (Glycyrrhizae Radix et Rhizoma) und **Da Zao** (Jujubae Fructus) tonisieren die Milz und werden häufig verwendet, um Arzneirezepturen zu harmonisieren.

- *Gan Cao* tonisiert die Milz, unterstützt das *Qi*, befeuchtet die Lunge, lindert Husten, klärt Hitze, eliminiert Toxine und lindert Schmerzen. Es hat ein breites Funktionsspektrum und behandelt unterschiedliche Erkrankungen. Es wird in vielen Rezepturen eingesetzt, um andere Arzneidrogen zu harmonisieren und unerwünschte Nebenwirkungen zu beseitigen.

Tab. 17.2 *Yang* tonisierende Arzneien (Abschnitt 2)

Name	Gemeinsamkeiten	Unterschiede
Lu Jiao (Cervi Cornu)	Tonisieren das Nieren-*Yang*	Tonisiert stark das Nieren-*Yang*, belebt die Blutzirkulation und zerstreut Blut-Stase
Lu Jiao Jiao (Cervi Cornus Colla)		Tonisiert leicht das Nieren-*Yang* und das *Jing* (Essenz)
Lu Jiao Shuang (Cervi Cornu Degelatinatum)		Tonisiert mild das Milz- und Nieren-*Yang*
Lu Rong (Cervi Pantotrichum Cornu)		Tonisiert das Nieren-*Yang* am stärksten, füllt *Jing* (Essenz) und Blut auf, stärkt die Knochen und Sehnen
Dong Chong Xia Cao (Cordyceps)	Tonisieren Lunge und Nieren, um Husten und Keuchatmung zu stoppen	Tonisiert das Nieren-*Yang* und nährt das Lungen-*Yin*
Ge Jie (Gecko)		Stoppt Keuchatmung
Hu Tao Ren (Juglandis Semen)		Stärkt den Rücken, befeuchtet den Darm, lindert Verstopfung
Ba Ji Tian (Morindae Officinalis Radix)	Tonisieren das Nieren-*Yang*, um Erkrankungen der Fortpflanzungsorgane zu behandeln	Zerstreut Wind-Kälte-Feuchte
Rou Cong Rong (Cistanches Herba)		Befeuchtet den Darm, lindert Stuhlverstopfung, füllt *Jing* (Essenz) und Blut auf
Suo Yang (Cynomorii Herba)		Befeuchtet den Darm, lindert Stuhlverstopfung
Xian Mao (Curculiginis Rhizoma)		Zerstreut Wind-Kälte-Feuchte, ist nicht für die Langzeitanwendung geeignet
Yang Qi Shi (Actinolitum)		Behandelt Impotenz und Infertilität, ist nicht für die Langzeitanwendung geeignet
Yin Yang Huo (Epimedii Herba)		Zerstreut Wind-Kälte-Feuchte, steigert die Libido, ist nicht für die Langzeitanwendung geeignet
Hai Gou Shen (Callorhini Testes et Penis)	Tonisieren das Nieren-*Yang*	Tonisiert das Nieren-*Yang* und das *Jing* (Essenz)
Hai Long (Syngnathus)		Tonisiert das Nieren-*Yang*
Hai Ma (Hippocampus)		Tonisiert das Nieren-*Yang*, belebt die Blutzirkulation
Hai Shen (Strichopus)		Tonisiert das Nieren-*Yang* und das *Jing* (Essenz)
Du Zhong (Eucommiae Cortex)	Tonisieren die Leber und die Nieren, um die Knochen und Sehnen zu stärken	Stabilisiert die Schwangerschaft, lindert aufsteigendes Leber-*Yang*
Gou Ji (Cibotii Rhizoma)		Zerstreut Wind und Feuchtigkeit, verhindert den Verlust von Körpersäften
Gu Sui Bu (Drynariae Rhizoma)		Verbindet Knochen und Sehnen
Hu Lu Ba (Trigonellae Semen)		Wärmt das Nieren-*Yang*, behandelt Hernien aufgrund von Kälte, zerstreut Wind, Kälte oder Feuchtigkeit
Xu Duan (Dipsaci Radix)		Stabilisiert die Schwangerschaft, verbindet Knochen und Sehnen
Bu Gu Zhi (Psoraleae Fructus)	Wärmen die Milz und das Nieren-*Yang*, um Diarrhö zu behandeln	Wärmt das Nieren-*Yang*
Yi Zhi (Alpiniae Oxyphyllae Fructus)		Wärmt die Milz, hält Körperflüssigkeiten zurück
Jiu Cai Zi (Allii Tuberosi Semen)	Tonisieren die Nieren und die Leber, festigen das *Jing* (Essenz)	Stärkt das *Yang* und festigt das *Yin*
Sha Yuan Zi (Astragali Complanati Semen)		Hält das *Jing* (Essenz) zurück, unterstützt die Augen
Tu Si Zi (Cuscutae Semen)		Hält das *Jing* (Essenz) zurück, unterstützt die Augen, stoppt Diarrhö
Zi He Che (Placenta Hominis)		Füllt *Jing* (Essenz) und Blut auf, behandelt degenerative Erkrankungen, unterstützt das Lungen-*Qi*

17

- *Da Zao* tonisiert den Mittleren *Jiao* (Mittlerer Erwärmer), unterstützt das *Qi* und nährt das Blut, um *Shen* (Geist) zu beruhigen.

Geng Mi (Oryzae Semen) tonisiert die Milz und den Magen und behandelt Erkrankungen des Verdauungssystems. Es verhindert, dass kalte oder herbe Arzneidrogen den Mittleren *Jiao* (Mittlerer Erwärmer) schädigen.
Feng Mi (Mel) befeuchtet Trockenheit der Lunge, lindert Husten, tonisiert den Mittleren *Jiao* (Mittlerer Erwärmer), schmiert den Darmtrakt und lindert Schmerzen. Es behandelt Bauchschmerzen aufgrund von Mangel-Zuständen, Lungen-Mangel mit schwachem trockenem Husten sowie Stuhlverstopfung und trockene Stühle. Es klärt Toxine, um Wunden, Karbunkel, Abszesse, Verbrennungen und Augenerkrankungen zu behandeln.
Yi Tang (Maltosum) tonisiert die Milz, unterstützt das *Qi* und befeuchtet die Lunge, um Husten zu lindern.

Allgemeine Eigenschaften Yang tonisierender Arzneien

- **Geschmack**: süß
- **Thermische Eigenschaft**: warm
- **Leitbahnbezug**: Nieren, Milz, Herz
- **Therapeutische Wirkungen**: tonisieren Nieren-, Milz- und Herz-*Yang*

Yang-tonisierende Arzneien (► Tab. 17.2) stärken das *Yang* und sind für die Behandlung von Kälteintoleranz, kalten Extremitäten, Wundheit und Schwäche des unteren Rückens und der Knie, Diarrhö, Polyurie, Enuresis, häufigem Harndrang (v.a. nachts), Impotenz, Infertilität und Libidoverlust bei Männern und Frauen geeignet.

Lu Rong (Cervi Pantotrichum Cornu), **Lu Jiao** (Cervi Cornu), **Lu Jiao Jiao** (Cervi Cornus Colla) und **Lu Jiao Shuang** (Cervi Cornu Degelatinatum) sind Nieren-*Yang*-Tonika, die vom Hirsch stammen.

- *Lu Rong* tonisiert das Nieren-*Yang*, unterstützt das *Jing* (Essenz) und das Blut, stärkt Sehnen und Knochen und baut extrem wirksam die körperliche Konstitution auf.
- *Lu Jiao* wirkt ähnlich, ist jedoch ein schwächerer Ersatz für *Lu Rong*. Es belebt die Blutzirkulation und reduziert Schwellungen, um Wunden, Schwellungen und Schmerzen im unteren Rücken oder Schmerzen der Knochen und Sehnen zu behandeln.
- *Lu Jiao Jiao* tonisiert leicht die Leber und die Nieren und unterstützt das *Jing* (Essenz) und das Blut. Es behandelt Nieren-*Yang*-, *Jing*- und Blut-Mangel bei Patienten, die dünn sind oder Blutungen aufgrund von Mangel und Kälte haben.
- *Lu Jiao Shuang* tonisiert mäßig das Nieren-*Yang*. Es hat den Vorteil, dass es bei Patienten mit Nieren-*Yang*-Mangel und schwachen Verdauungsfunktionen keine Magenverstimmung oder Völle- oder Spannungsgefühl im Abdomen verursacht. Es hat außerdem eine adstringierende Wirkung, die Blutungen stoppt.

Dong Chong Xia Cao (Cordyceps), **Ge Jie** (Gecko) und **Hu Tao Ren** (Juglandis Semen) tonisieren die Lunge und die Nieren, um Atemwegserkrankungen zu behandeln.

- *Dang Chong Xia Cao* tonisiert wirksam die Lunge und die Nieren, um chronischen Husten, Keuchatmung und Dyspnoe mit blutigem Auswurf zu behandeln. Es eignet sich darüber hinaus für den Einsatz bei Impotenz oder spontanem Schwitzen aufgrund von extremen Mangel-Zuständen.
- *Ge Jie* tonisiert das Lungen-*Qi*, stärkt das Nieren-*Yang*, unterstützt das *Jing* (Essenz) und das Blut und behandelt chronischen Husten, Dyspnoe und Keuchatmung. Diese Arzneidroge behandelt außerdem Impotenz aufgrund von Nieren-*Yang*-Mangel.
- *Hu Tao Ren* tonisiert die Nieren, unterstützt das *Jing* (Essenz) und wärmt die Lunge, um Husten aufgrund von Lungen-*Qi* und Nieren-*Yang*-Mangel zu lindern. Es befeuchtet darüber hinaus den Darm und behandelt Stuhlverstopfung aufgrund von Trockenheit im Darmtrakt.

Rou Cong Rong (Cistanches Herba) und **Suo Yang** (Cynomorii Herba) tonisieren das Nieren-*Yang*, um die sexuellen und reproduktiven Funktionen zu verbessern.

- *Rou Cong Rong* tonisiert wirksamer das *Jing* (Essenz) und das Blut.
- *Suo Yang* tonisiert stärker das Nieren-*Yang*, um Impotenz und Infertilität zu behandeln. Da *Suo Yang* eine wärmere Arznei ist, verursacht es auch eher Nebenwirkungen wie Trockenheit oder Durst.

Ba Ji Tian (Morindae Officinalis Radix), **Yin Yang Huo** (Epimedii Herba) und **Xian Mao** (Curculiginis Rhizoma) tonisieren die Nieren und stärken das *Yang*, um Infertilität und Impotenz zu behandeln. Zusätzlich zerstreuen sie Wind-Feuchtigkeit, um *Bi Zheng* (schmerzhaftes Blockade-Syndrom) zu lindern.

- *Ba Ji Tian* ist scharf und leicht warm, tonisiert das *Jing* (Essenz) und das Blut und behandelt unregelmäßige Menstruation aufgrund von Mangel und Kälte.
- *Yin Yang Huo* ist scharf, süß und warm und tonisiert stärker die Nieren. Es wird als Einzelarznei oder in Kombination mit anderen Arzneien verwendet.
- *Xian Mao* ist scharf, heiß und toxisch. Es tonisiert am stärksten die Nieren und zerstreut Kälte und Feuchtigkeit. Im Vergleich zu den oben genannten Arzneidrogen ist *Xian Mao* trockener und heißer und muss mit

Vorsicht angewendet werden, da eine Überdosis das *Yin* schädigen kann.

Yang Qi Shi (Actinolitum) wärmt und stärkt das Nieren-*Yang*, um Impotenz zu behandeln.
Hai Gou Shen (Callorhini Testes et Penis), **Hai Shen** (Strichopus), **Hai Long** (Syngnathus) und **Hai Ma** (Hippocampus) sind vier Substanzen aus dem Meer, die das *Yang* tonisieren.

- *Hai Gou Shen* und *Hai Shen* tonisieren das Nieren-*Yang* und das *Jing* (Essenz).
- *Hai Long* tonisiert das Nieren-*Yang*, reduziert Schwellungen und zerstreut Knoten.
- *Hai Ma* tonisiert das Nieren-*Yang* und belebt die Blutzirkulation.

Du Zhong (Eucommiae Cortex), **Xu Duan** (Dipsaci Radix), **Gu Sui Bu** (Drynariae Rhizoma) und **Gou Ji** (Cibotii Rhizoma) tonisieren die Leber und die Nieren und stärken Sehnen und Knochen. Sie behandeln Schwäche und Wundheitsgefühl des Rückens, der Beine und der Sehnen. Sie werden häufig zusammen verwendet, um eine synergistische Wirkung zu erzielen.

- *Du Zhong* ist von den genannten vier Arzneien das stärkste *Yang*-Tonikum. Es beruhigt außerdem den Fötus und senkt den Blutdruck.
- *Xu Duan* tonisiert leicht das *Yang* und stabilisiert den Fötus. Seine Stärke besteht darin, die Blutzirkulation zu beleben und Sehnen und Knochen wieder zu verbinden. Es belebt die Blutzirkulation und besitzt die ausgezeichnete Eigenschaft zu tonisieren, ohne Stagnation zu verursachen.
- *Gu Sui Bu* tonisiert die Nieren, stärkt die Knochen, lindert Schmerzen und erleichtert die Wiederverbindung von Knochen und Sehnen.
- *Gou Ji* zerstreut Wind-Feuchtigkeit und lindert nachhaltig Schmerzen in und um das Rückgrat herum, wie sie bei *Bi Zheng* (schmerzhaftes Blockade-Syndrom) auftreten, mit Schmerzen und Schwierigkeiten beim Beugen. *Gou Ji* festigt das Nieren-*Qi*, um Harninkontinenz und starken Vaginalausfluss zu behandeln.

Hu Lu Ba (Trigonellae Semen) ist bitter und warm. Es wärmt das Nieren-*Yang*, zerstreut Kälte und Feuchtigkeit und zerstreut Kälte, die die Leber-Leitbahn angreift.
Bu Gu Zhi (Psoraleae Fructus) und **Yi Zhi** (Alpiniae Oxyphyllae Fructus) sind warm und tonisieren Milz- und Nieren-*Yang*, festigen das *Jing* (Essenz) und halten den Urin zurück.

- *Bu Gu Zhi* ist heiß und besitzt eine stark ausgeprägte *Yang* tonisierende Funktion, um die Nieren und das *Yang* zu stärken. Es wärmt außerdem die Milz, um Diarrhö zu stoppen. Zu den klinischen Manifestationen gehören Impotenz, Spermatorrhö, Enuresis, Husten, Dyspnoe und chronische Diarrhö. In Alkohol eingeweicht, behandelt *Bu Gu Zhi* als lokale Anwendung Vitiligo.
- *Yi Zhi* ist warm und hat eine schwächere Funktion bei der Stärkung des *Yang* als *Bu Gu Zhi*. Es tonisiert die Milz, um Kälte zu zerstreuen und übermäßigen Speichelfluss und Sabbern zu lindern. Es wärmt die Nieren, um das *Jing* (Essenz) zu festigen und den Urin zurückzuhalten. Zu den klinischen Anwendungsgebieten gehören abdominale Kälte und Schmerzen, Erbrechen, Diarrhö, Appetitmangel, übermäßiger Speichelfluss und Spermatorrhö.

Tu Si Zi (Cuscutae Semen) und **Sha Yuan Zi** (Astragali Complanati Semen) tonisieren die Nieren und die Leber, stärken das *Yang*, erhellen die Augen, festigen das *Jing* (Essenz) und halten den Urin zurück. Zu den klinischen Anwendungsgebieten gehören Rückenschmerzen, Spermatorrhö, Enuresis, vermindertes Sehen, Schwindel und starker Vaginalausfluss aufgrund von Nieren-*Yang*-Mangel.

- *Tu Si Zi* ist scharf und neutral und tonisiert das Nieren-*Yin* und das Nieren-*Yang*. Es ist nicht trocknend oder stagnierend und daher einfach zu verdauen und zu resorbieren. Es tonisiert die Milz, um Diarrhö zu lindern, stabilisiert den Fötus und hilft bei *Xiao Ke* (Auszehrung und Dürsten).
- *Sha Yuan Zi* ist süß, warm und nicht trocknend und verfestigt stark die Flüssigkeiten.

Jiu Cai Zi (Allii Tuberosi Semen) ist warm, tonisiert die Leber und die Nieren, wärmt den Rücken und die Knie, festigt das *Jing* (Essenz) und stärkt das *Yang*.
Zi He Che (Placenta Hominis) gilt bei einigen als die wichtigste und unersetzbare Arznei, um Nieren-*Jing* (Essenz) zu tonisieren. Es heißt, dass sie große Wirksamkeit bei der Behandlung von Erkrankungen der Fortpflanzungsorgane, bei der Förderung der normalen Organentwicklung, bei der Ernährung des Blutes und bei der Unterstützung des Lungen-*Qi* hat.

Allgemeine Eigenschaften Blut tonisierender Arzneien

- **Geschmack**: süß
- **Thermische Eigenschaft**: warm
- **Leitbahnbezug**: Milz, Leber, Herz
- **Therapeutische Wirkungen**: tonisieren Blut, nähren *Yin*

Blut tonisierende Arzneien (► Tab. 17.3) tonisieren das Blut und nähren das *Yin*, um blasse Lippen, blasses Gesicht und blasse Nägel, Schwindel, Tinnitus, Palpitationen,

Tab. 17.3 Blut tonisierende Arzneien (Abschnitt 3)

Name	Gemeinsamkeiten	Unterschiede
Dang Gui (Angelicae Sinensis Radix)	Tonisieren das Blut	Belebt die Blutzirkulation, reguliert die Menstruation, lindert Schmerzen, schmiert den Darmtrakt
Shu Di Huang (Rehmanniae Radix Praeparata)		Tonisiert das Nieren- und das Leber-Yin
He Shou Wu (Polygoni Multiflori Radix)		Tonisiert das Nieren- und das Leber-Yin, nährt das Jing (Essenz), lässt die Haare wachsen, schmiert den Darmtrakt, eliminiert Toxine
Bai Shao (Paeoniae Radix Alba)		Erweicht die Leber, lindert Schmerzen und Krämpfe der glatten Muskulatur und der Skelettmuskulatur
E Jiao (Asini Corii Colla)		Stoppt Blutungen, nährt das Yin, befeuchtet Trockenheit
Long Yan Rou (Longan Arillus)		Beruhigt den Shen (Geist)

Schlaflosigkeit, unregelmäßige Menstruation und Anämie zu behandeln.

Dang Gui (Angelicae Sinensis Radix) ist warm und eine ausgezeichnete Arzneidroge, um das Blut zu tonisieren, die Blutzirkulation zu beleben und Schmerzen bei Patienten mit Blut-Mangel oder Blut-Stagnation zu lindern. Symptome sind u.a. unregelmäßige Menstruation, Amenorrhö, Dysmenorrhö, Erkrankungen während der Schwangerschaft und nach der Geburt, Wunden, Abszesse, traumabedingte Schmerzen, *Bi Zheng* (schmerzhaftes Blockade-Syndrom) und Beschwerden bei Blut-Mangel und Blut-Stagnation. *Dang Gui* schmiert außerdem den Darmtrakt und behandelt Stuhlverstopfung oder trockene Stühle, die durch Blut-Mangel verursacht werden.

Shu Di Huang (Rehmanniae Radix Praeparata) ist süß und leicht warm und nährt sowohl das Blut als auch das *Yin*. Es ist eine unverzichtbare Arzneidroge, um das *Jing* (Essenz) und das Mark wieder aufzufüllen, und behandelt Leber-Blut-Mangel und Nieren-*Yin*- und *Jing*-Mangel. Da *Shu Di Huang* von Natur aus schwer und stagnierend ist, sollte es mit *Sha Ren* (Amomi Fructus) oder anderen verdauungsfördernden Arzneien kombiniert werden.

He Shou Wu (Polygoni Multiflori Radix) ist in seiner tonisierenden Wirkung ähnlich wie *Shu Di Huang* (Rehmanniae Radix Praeparata), aber etwas milder, mit dem Vorteil, dass es keine Stagnationen verursacht, während es leicht stabilisierend und bindend ist.

- Verarbeitetes *He Shou Wu* tonisiert Blut, *Yin* und *Jing* (Essenz).
- Nicht-verarbeitetes *He Shou Wu* eliminiert Hitze, zerstreut Knoten und leitet die Stuhlbewegung ein.

Bai Shao (Paeoniae Radix Alba) ist kühl. Es nährt das Blut, hält das *Yin* zusammen, besänftigt aufsteigendes Leber-*Yang*, erweicht die Leber und lindert Schmerzen. Zu den klinischen Anwendungsgebieten gehören Leber-Blut-Mangel, unregelmäßige Menstruation, geburtshilfliche bzw. gynäkologische Beschwerden, Mangel-Zustände mit Schwitzen, *Yin*-Mangel mit Leber-Wind, aufsteigendes Leber-*Yang* und Schmerzen als Folge einer Mangelernährung der Leber.

- *Dang Gui* eignet sich besser für Blut-Mangel-Patienten mit Kälte oder Blut-Stagnation.
- *Bai Shao* ist nützlicher bei Blut-Mangel mit Hitze, aufsteigendem Leber-*Yang* oder Leber-*Qi*- Stagnation.

E Jiao (Asini Corii Colla) ist neutral und süß, tonisiert wirkungsvoll das Blut, stoppt Blutungen, nährt das *Yin* und befeuchtet die Lunge. Es behandelt Blut-Mangel und Lungen-*Yin*-Mangel mit trockenem, schwachem Husten (evtl. mit Blutbeimengung). *E Jiao* ist klebrig und nicht geeignet für Patienten mit schwachem Magen.

Long Yan Rou (Longan Arillus) tonisiert das Blut und besänftigt den *Shen* (Geist). Es hat die hervorragende Eigenschaft, *Qi* und Blut zu tonisieren, ohne Stagnationen wie z.B. Magenverstimmung, Völlegefühl oder Blähungen zu verursachen.

Allgemeine Eigenschaften Yin tonisierender Arzneien

- **Geschmack**: süß
- **Thermische Eigenschaft**: neutral, kühl
- **Leitbahnbezug**: Nieren, Leber, Magen, Lunge
- **Therapeutische Wirkungen**: tonisieren das *Yin*, fördern die Bildung von Körperflüssigkeiten, verankern das *Yang*

Yin tonisierende Arzneien (► Tab. 17.4) nähren das *Yin*, bilden Körpersäfte und befeuchten Trockenheit. Sie behandeln *Yin*-Mangel mit Abmagerung, trockenem Mund, trockenem Rachen, undulierendem Fieber, Nachtschweiß,

Tab. 17.4 *Yin* tonisierende Arzneien (Abschnitt 4)

Name	Gemeinsamkeiten	Unterschiede
Bai He (Lilii Bulbus)	Tonisieren das Lungen-*Yin* und fördern die Bildung von Körperflüssigkeiten	Nährt das Magen-*Yin*, klärt das Herz und besänftigt *Shen* (Geist)
Bei Sha Shen (Glehniae Radix)		Nährt das Magen-*Yin*
Huang Jing (Polygonati Rhizoma)		Tonisiert die Milz
Mai Dong (Ophiopogonis Radix)		Nährt das Herz- und Milz-*Yin*, lindert Verstopfung
Nan Sha Shen (Adenophorae Radix)		Nährt das Magen-*Yin*, löst Schleim auf
Shi Hu (Dendrobii Caulis)		Nährt das Magen-*Yin*, unterstützt die Augen
Tian Dong (Asparagi Radix)		Nährt das Nieren-*Yin*, klärt Lungen-Hitze und Feuer
Yu Zhu (Polygonati Odorati Rhizoma)		Nährt das Lungen- und Magen-*Yin*
Chu Shi Zi (Broussonetiae Fructus)	Tonisieren das Leber- und das Nieren-*Yin*	Behandelt Schwindel und verschwommenes Sehen
Gou Qi Zi (Lycii Fructus)		Nährt die Leber, unterstützt die Augen
Mo Han Lian (Ecliptae Herba)		Tonisiert das Yin, kühlt das Blut und stoppt Blutungen
Nu Zhen Zi (Ligustri Lucidi Fructus)		Klärt Hitze, erhellt die Augen und erhöht die Zahl der weißen Blutkörperchen
Sang Shen (Mori Fructus)		Tonisiert das Lungen-*Yin*, fördert die Bildung von Körperflüssigkeiten, tonisiert das Blut
Bie Jia (Trionycis Carapax)	Nähren das *Yin* und verankern das *Yang*	Klärt Mangel-Hitze, erweicht Verhärtungen und Knoten
Gui Ban (Testudinis Plastrum)		Nährt das Nieren-*Yin*, um die Knochen zu stärken, stoppt Blutungen
Hei Zhi Ma (Sesami Semen Nigrum)	Tonisiert das *Jing* (Essenz) und das Blut	Lindert Stuhlverstopfung
Bai Mu Er (Tremella)	Nähren das Magen-*Yin*	Nährt das Lungen- und Magen-*Yin*
Zhi Ju Zi (Hoveniae Fructus)		Lindert Alkoholvergiftung

chronischem Husten mit klebrigem, spärlichem, schwierig abzuhustendem Auswurf, außerdem nächtlichen Samenerguss, trockenen Stuhl oder Stuhlverstopfung.

Bei Sha Shen (Glehniae Radix) und **Nan Sha Shen** (Adenophorae Radix) sind kühl. Sie nähren das *Yin*, klären und unterstützen die Lunge und bilden Körperflüssigkeiten bei allen Arten von Lungen- und Magen-*Yin*-Mangel, bei denen Hitze oder die Verletzung von Körpersäften beteiligt ist.

- *Bei Sha Shen* (aus Nordchina) nährt stärker das *Yin*.
- *Nan Sha Shen* (aus Südchina) eliminiert wirkungsvoller Schleim.

Mai Dong (Ophiopogonis Radix) und **Tian Dong** (Asparagi Radix) nähren das *Yin*, klären die Lunge, befeuchten Trockenheit und bilden Körperflüssigkeiten bei verletztem *Yin*, wenn Durst, chronischer, trockener Husten, trockene Stühle oder Stuhlverstopfung beteiligt sind.

- *Mai Dong* ist kühl. Es klärt das Herz, reduziert Reizbarkeit und nährt das Magen-*Yin*. Es ist milder, aber weniger stagnierend als *Tian Dong*.
- *Tian Dong* nährt stärker das *Yin*, befeuchtet Trockenheit, um Hitze zu klären und Körperflüssigkeiten zu bilden, behandelt Nieren-*Yin*-Mangel und eliminiert Brustknoten.

Shi Hu (Dendrobii Caulis) ist kühl. Es nährt das Magen-*Yin*, bildet Körperflüssigkeiten und vertreibt Hitze. Es erhellt darüber hinaus die Augen, stärkt den Rücken und die Knie und behandelt nachlassendes Sehvermögen aufgrund von Leber- und Nieren-Mangel.

Yu Zhu (Polygonati Odorati Rhizoma) ist neutral, mild und befeuchtend. Es nährt das Lungen-*Yin*, bildet Körperflüssigkeiten und nährt den Magen, behandelt Lungen- und Magen-*Yin*-Mangel, Husten aufgrund von Trockenheit und Hitze sowie Durst mit einem trockenen Zungenbelag. *Yu Zhu* wirkt mild und übt seine therapeutischen Fähigkeiten sanft aus. Es ist weniger stagnierend als

andere *Yin*-Tonika und verursacht eher weniger Nebenwirkungen.
Huang Jing (Polygonati Rhizoma) ist neutral, süß und reich an Flüssigkeiten. Es nährt besonders gut das Lungen-*Yin* und unterstützt das Milz-*Qi* bei *Yin*-Mangel mit chronischem, trockenem Husten, *Xiao Ke* (Auszehrung und Dürsten) und Milz- und Magen-Mangel. Es füllt das *Jing* (Essenz) auf, bildet das Mark und wird bei unterschiedlichen Zeichen und Symptomen von Nieren-*Jing*-Mangel verwendet.
Bai He (Lilii Bulbus) befeuchtet die Lunge, um Husten aufgrund von Lungen-Hitze oder chronischen Husten mit Blutbeimengung zu lindern. Es klärt das Herz und besänftigt den *Shen* (Geist), um Reizbarkeit, Palpitationen, Schlaflosigkeit und übermäßiges Träumen zu behandeln.
Gou Qi Zi (Lycii Fructus) ist süß und neutral. Es nährt die Leber und die Nieren, erhellt die Augen und behandelt Schwindel und verschwommenes Sehen aufgrund von Nieren- und Leber-*Yin*-Mangel. Es nährt außerdem die Lunge, um *Yin*-Mangel-Husten zu behandeln. Da seine tonisierende Wirkung mild und nicht stagnierend ist, verursacht *Gou Qi Zi* bei der Langzeitanwendung weder Stagnation noch Feuchtigkeit im Mittleren *Jiao* (Mittlerer Erwärmer).
Sang Shen (Mori Fructus) ist süß, kalt und befeuchtend, nährt das *Yin*, tonisiert das Blut, bildet Körpersäfte und schmiert den Darmtrakt. Es behandelt alle *Yin*-Mangel-Zustände mit verletzten Körpersäften und Darmtrockenheit. *Sang Shen* hat einen angenehmen Geschmack, ist mild und für die Langzeitanwendung geeignet, jedoch kontraindiziert bei Kälte durch *Yang*-Mangel, bei Feuchtigkeit aufgrund von Milz- und Magen-*Yang*-Mangel oder bei Nahrungsmittel-Stagnation.
Mo Han Lian (Ecliptae Herba) und **Nu Zhen Zi** (Ligustri Lucidi Fructus) nähren das Leber- und Nieren-*Yin*, um Schwindel, Vertigo, Wundheitsgefühl und Schwäche des unteren Rückens und der Knie sowie vorzeitiges Ergrauen der Haare zu behandeln.

- *Mo Han Lian* ist kalt, klärt Hitze, stoppt Blutungen und behandelt unterschiedliche Erkrankungen mit Blutungen, die durch *Yin*-Mangel mit Hitze im Blut verursacht werden.
- *Nu Zhen Zi* ist kühl, tonisiert, ohne Stagnation zu verursachen, erhellt die Augen, behandelt vermindertes und verschwommenes Sehen aufgrund von Leber- und Nieren-Mangel und klärt *Yin*-Mangel-Hitze.

Chu Shi Zi (Broussonetiae Fructus) tonisiert mild die Leber und die Nieren.
Gui Ban (Testudinis Plastrum) und **Bie Jia** (Trionycis Carapax) nähren das *Yin*, verankern das *Yang* und klären Mangel-Hitze. Sie behandeln das Gefühl von Knochendampfen aufgrund von *Yin*-Mangel, aufkommenden Leber-Wind aufgrund von *Yin*-Mangel und aufsteigendes Leber-*Yang*.

- *Gui Ban* nährt stärker das *Yin*. Es tonisiert außerdem die Nieren, stärkt die Knochen, nährt das Blut, tonisiert das Herz, erweicht Verhärtungen, zerstreut Blut-Stagnationen und stoppt Blutungen.
- *Bie Jia* klärt wirksamer Hitze, erweicht effektiver Verhärtungen und zerstreut besser Stagnationen.

Hei Zhi Ma (Sesami Semen Nigrum) ist süß, neutral und ölhaltig. Es tonisiert das *Jing* (Essenz) und das Blut, schmiert den Darmtrakt und behandelt Blut-Mangel mit Darmtrockenheit.
Bai Mu Er (Tremella) und **Zhi Ju Zi** (Hoveniae Fructus) nähren das Magen-*Yin*.

- *Bai Mu Er* nährt sowohl Lunge als auch Magen, fördert die Bildung von Flüssigkeiten und befeuchtet Trockenheit.
- *Zhi Ju Zi* nährt das Magen-*Yin* und behandelt Alkoholvergiftung und Kater.

Tab. 17.5 Arzneien aus anderen Wirkungskategorien mit tonisierenden Funktionen

Name	Wirkungskategorie
Bai Zi Ren (Platycladi Semen)	*Shen* (Geist) besänftigende Arzneien (▸ II/Kap. 14)
Di Huang (Rehmanniae Radix)	Hitze klärende Arzneien (▸ II/Kap. 2)
Fu Ling (Poria)	Wasser regulierende und Feuchtigkeit ausleitende Arzneien (▸ II/Kap. 6)
Fu Pen Zi (Rubi Fructus)	Adstringierende Arzneien (▸ II/Kap. 18)
Fu Zi (Aconiti Radix Lateralis Praeparata)	Arzneien zur Erwärmung des Inneren (▸ II/Kap. 7)
Lian Zi (Nelumbinis Semen)	Adstringierende Arzneien (▸ II/Kap. 18)
Niu Xi (Achyranthis Radix)	Blut belebende und Stase auflösende Arzneien (▸ II/Kap. 12)
Rou Gui (Cinnamomi Cortex)	Arzneien zur Erwärmung des Inneren (▸ II/Kap. 7)
Sang Ji Sheng (Taxilli Herba)	Wind-Feuchtigkeit vertreibende Arzneien (▸ II/Kap. 4)

Tab. 17.5 Arzneien aus anderen Wirkungskategorien mit tonisierenden Funktionen *(Fortsetzung)*

Name	Wirkungskategorie
Shan Zhu Yu (Corni Fructus)	Adstringierende Arzneien (► II/Kap. 18)
Suan Zao Ren (Ziziphi Spinosae Semen)	*Shen* (Geist) besänftigende Arzneien (► II/Kap. 14)
Wu Wei Zi (Schisandrae Fructus)	Adstringierende Arzneien (► II/Kap. 18)
Xiao Mai (Tritici Fructus)	*Shen* (Geist) besänftigende Arzneien (► II/Kap. 14)
Xuan Shen (Scrophulariae Radix)	Hitze klärende Arzneien (► II/Kap. 2)
Yi Yi Ren (Coicis Semen)	Wasser regulierende und Feuchtigkeit ausleitende Arzneien (► II/Kap. 6)

18 Adstringierende Arzneien

收涩药

Definition

Adstringierende Arzneien festigen, bewahren, halten zurück und verhindern den Verlust von wertvollen Körpersäften und Substanzen.

Qi, Blut, *Jing* (Essenz) und *Jin Ye* (Körpersäfte) sind Körpersubstanzen, die für die Erhaltung der Gesundheit wesentlich sind. Während des normalen Lebenszyklus werden diese vier Substanzen kontinuierlich gebildet und verbraucht. Für die Aufrechterhaltung der Gesundheit müssen diese Substanzen in gleichem oder größerem Maß gebildet werden, wie sie verbraucht werden. Übersteigt der Verbrauch die Erzeugung, ist die Organfunktion eingeschränkt. Dies führt zu einer Verschlechterung des gesamten Gesundheitszustands. Dieses Ungleichgewicht muss so früh wie möglich behandelt werden, um ein normales Gleichgewicht wiederherzustellen. Geschieht dies nicht, verschlechtert sich der Zustand kontinuierlich, sodass schließlich ein schwerer Mangel-Zustand entsteht. Im Anfangsstadium eines Mangel-Zustands sind oft tonisierende Arzneien von Vorteil (► II/Kap. 17). In chronischen Fällen sind sie jedoch weniger nützlich, da der Patient häufig zu schwach ist, um die Tonika zu verstoffwechseln, sodass er von den tonisierenden Substanzen nicht in vollem Umfang profitieren kann. In solchen Fällen werden adstringierende Arzneidrogen verschrieben, um einen weiteren Verlust dieser vier Substanzen zu verhindern.

Adstringierende Arzneidrogen sind sauer im Geschmack und dringen in **Herz, Lunge, Leber, Nieren** und **Dickdarm** ein, um zu festigen, zu bewahren und den Verlust von wertvollen Körpersäften und anderen Substanzen zu verhindern. Sie werden häufig chronisch kranken Patienten verschrieben, die einen starken Mangel-Zustand aufweisen und unfähig sind, die Flüssigkeiten im Körper zu halten, was in der Folge zu einem Verlust führt. Zu den klinischen Indikationen für die Anwendung adstringierender Arzneien gehören übermäßige Menstruation, Schweißabsonderung, Diarrhö, Husten, Spermatorrhö, nächtliche Samenergüsse, häufiges Wasserlassen und Blutungen.

Differentialdiagnose und Behandlung

Man sollte sich immer vor Augen halten, dass adstringierende Arzneien für sich genommen das normale Gleichgewicht nicht wiederherstellen, obwohl sie den Verlust von Körpersubstanzen verhindern. Das bedeutet, dass Adstringenzien zwar bei chronisch kranken Patienten eingesetzt werden dürfen, jedoch nicht über einen längeren Zeitraum angewendet werden sollten. Sie sollten kurzzeitig eingesetzt werden, um einen weiteren Verlust von Körpersubstanzen bei chronischen Krankheiten zu verhindern. Hat sich der Zustand stabilisiert, muss erneut eine Differentialdiagnose erfolgen und die Arzneiverschreibung entsprechend angepasst werden. Beispielsweise sollten Patienten mit spontanem Schwitzen aufgrund von *Qi*-Mangel, die wieder stabil sind, mit *Qi*-Tonika behandelt werden. Patienten mit weichen Stühlen und Diarrhö aufgrund von Milz- und Magen-Mangel müssen mit Milz- und Magen-Tonika behandelt werden. Patienten mit häufigem Wasserlassen und Inkontinenz im Zusammenhang mit Nieren-Mangel müssen Nieren-Tonika erhalten.

Eine adäquate Behandlung bedeutet, dass zunächst adstringierende Arzneidrogen eingesetzt werden, um die Dringlichkeit des Zustands zu lindern, und danach Tonika, um die zugrunde liegende Ursache der Erkrankung zu behandeln.

Sicherheitshinweise, Kontraindikationen

Da adstringierende Arzneidrogen festigen und zurückhalten, werden bei ihrer Anwendung alle pathogenen Faktoren im Körper zurückbehalten. Daher sollten adstringierende Arzneien nicht bei Zuständen verwendet werden, die durch die Anwesenheit pathogener Faktoren im Körper charakterisiert sind wie z.B. bei Schwitzen aufgrund von fiebrigen Erkrankungen, bei Nahrungsmittel-Stagnation mit Diarrhö, bei übermäßigen Monatsblutungen aufgrund von Hitze im Blut oder bei häufigem Wasserlassen aufgrund von Hitze im Unteren *Jiao* (Unterer Erwärmer).

Pharmakologische Wirkungen

- **Hämostatisch**: Viele adstringierende Arzneidrogen stoppen Blutungen, z.B. *Wu Bei Zi* (Galla Chinensis), *Shi Liu Pi* (Granati Pericarpium), *He Zi* (Chebulae Fructus) und *Chi Shi Zhi* (Halloysitum Rubrum).
- **Antidiarrhoisch**: Viele Arzneidrogen dieser Kategorie stoppen mit unterschiedlichen Wirkmechanismen Diarrhö. *Chi Shi Zhi* (Halloysitum Rubrum) hat eine absorbierende Wirkung, indem es an verschiedene Endotoxine und Reizmittel bindet. *Rou Dou Kou* (Myristicae Semen) hat einen regulierenden Einfluss auf die Darmperistaltik, hemmt in hoher Dosierung die Darmbewegung und befreit auf diese Weise von Diarrhö. *Ying Su Ke* (Papaveris Pericarpium) verlangsamt die Darmbewegung und reduziert die Flüssigkeit im Darmtrakt, um Diarrhö zu lindern.
- **Antibiotisch**: Viele adstringierende Arzneidrogen haben antibakterielle und antivirale Wirkungen. Zu den Arzneidrogen mit antibakteriellen Eigenschaften gehören *Wu Bei Zi* (Galla Chinensis), *Wu Mei* (Mume Fructus), *Jin Ying Zi* (Rosae Laevigatae Fructus), *Shi Liu Pi*

(Granati Pericarpium), *Fu Pen Zi* (Rubi Fructus) und *He Zi* (Chebulae Fructus). Arzneidrogen mit antiviralen Eigenschaften sind z.B. *Wu Bei Zi* (Galla Chinensis), *Jin Ying Zi* (Rosae Laevigatae Fructus) und *Shi Liu Pi* (Granati Pericarpium).

- **Immunstimulierend**: Einige Arzneidrogen dieser Kategorie regen das Immunsystem an wie z.B. *Shan Zhu Yu* (Corni Fructus) und *Jin Ying Zi* (Rosae Laevigatae Fructus).

Mögliche Wechselwirkungen mit anderen Medikamenten

Resorption: *Yu Yu Liang* (Limonitum) und *Chi Shi Zhi* (Halloysitum Rubrum) haben eine stark festigende Wirkung und werden gewöhnlich verwendet, um Diarrhö und eine unbeabsichtigte Einnahme von Toxinen und/oder Giften zu behandeln. Wegen ihrer stark festigenden Wirkung sollten sie nicht gleichzeitig mit Pharmazeutika eingenommen werden, da ihre festigende Wirkung die Resorption von Medikamenten grundsätzlich herabsetzt. Diese beiden Arzneidrogen sollten getrennt von pharmazeutischen Medikamenten und im Abstand von mindestens zwei bis drei Stunden verabreicht werden.

Chì Shí Zhī

Halloysitum Rubrum

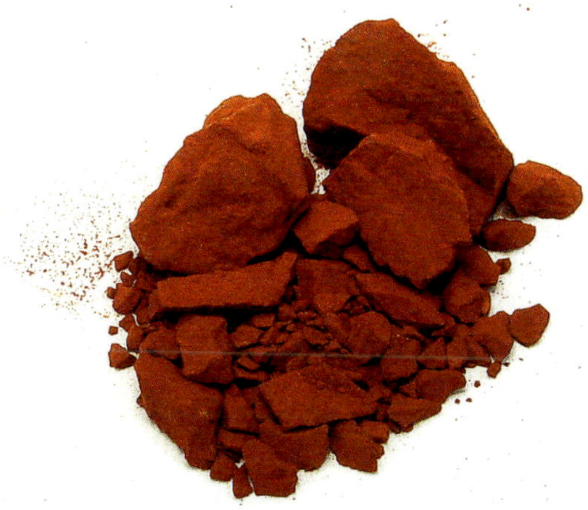

赤石脂

Pinyin-Name *Chì Shí Zhī*
Wörtliche Übersetzung „Purpurrotes Steinharz"
Andere chinesische Namen *Hong Gao Ling, Chi Shi Tu*
Originalquelle *Shen Nong Ben Cao Jing* (Die Materia Medica des göttlichen Landmannes), vermutlich Östliche Han-Dynastie
Deutscher Name Halloysit, roter Ton
Pharmazeutischer Name Halloysitum Rubrum
Eigenschaften Süß, sauer, adstringierend, warm
Leitbahnen Magen, Dickdarm

Chinesische therapeutische Wirkungen

Festigt den Darmtrakt und stoppt Diarrhö

Chronische ununterbrochene Diarrhö oder Dysenterie, Rektumprolaps: *Qi*-Mangel des Dickdarms tritt nach Diarrhö auf, die über einen langen Zeitraum anhält. Wenn das Milz-*Qi* ebenfalls in einen Mangel-Zustand gerät, kommt es zum Organprolaps, speziell des Rektums. Zusätzlich zur Diarrhö fühlt sich der Patient müde, hat schwache Gliedmaßen, dumpfe Bauchschmerzen und eine Vorliebe für Druck und Wärme. *Chi Shi Zhi* (Halloysitum Rubrum) stoppt chronische Diarrhö bei Colitis ulcerosa, chronischer Enteritis, Dysenterie und Darmtuberkulose.

- Chronische Diarrhö und/oder Rektumprolaps: *Chi Shi Zhi* mit *Yu Yu Liang* (Limonitum) kombinieren.
- Dysenterie mit Eiter und Blutungen aufgrund von Mangel und Kälte: zusammen mit *Gan Jiang* (Zingiberis Rhizoma) und *Geng Mi* (Oryzae Semen) verwenden.

18

Stoppt Blutungen

Uterusblutungen und Leukorrhö: Starke Uterusblutungen oder Zwischenblutungen sind das Resultat von Leber- und Nieren-Mangel mit der Unfähigkeit, den *Ren Mai* (Konzeptionsgefäß) und den *Chong Mai* (Durchdringungsgefäß) zu nähren.

- Uterusblutungen: *Chi Shi Zhi* zusammen mit *Hai Piao Xiao* (Sepiae Endoconcha), verkohltem *Ai Ye* (Artemisiae Argyi Folium), *E Jiao* (Asini Corii Colla), *Bai Shao* (Paeoniae Radix Alba) und *Huang Qi* (Astragali Radix) verwenden.
- Blutiger Vaginalausfluss: zusammen mit *Qian Shi* (Euryales Semen), *Lu Jiao Shuang* (Cervi Cornu Degelatinatum) und *She Chuang Zi* (Cnidii Fructus) verwenden.

Fördert die Heilung von Wunden und Geschwüren

Chronische nicht-heilende Geschwüre, nässende, feuchte Wunden oder Blutungen: *Chi Shi Zhi* als Pulver mit *Ru Xiang* (Olibanum) und *Xue Jie* (Daemonoropis Resina) verwenden. Äußerlich auftragen.

18

Dosierung

10–20 g. Die maximale Dosis für *Chi Shi Zhi* beträgt 30 g. Die Arznei wird äußerlich als Pulver angewendet.

Sicherheitshinweise, Kontraindikationen

- *Chi Shi Zhi* ist bei Patienten mit Feuchte-Hitze und Stagnation kontraindiziert.
- Es ist ebenfalls bei heißer Diarrhö oder bei dysenterischen Erkrankungen im Frühstadium kontraindiziert.
- *Chi Shi Zhi* sollte Schwangeren mit Vorsicht verschrieben werden.

Chemische Zusammensetzung

Aluminiumsilikat, $Al_4 (Si_4O_{10})(OH)_{8+} 4H_2O$.[1]

Pharmakologische Wirkungen

- **Bindend**: *Chi Shi Zhi* enthält viel Aluminiumsilikat. Nach der oralen Einnahme von *Chi Shi Zhi* bindet das Aluminiumsilikat an verschiedene Substanzen, die im Magen-Darm-Trakt vorhanden sind, und leitet sie anschließend aus (z.B. Phosphor, Quecksilber und bakterielle Endotoxine).[2]
- **Hämostatisch**: *Chi Shi Zhi* setzt die Blutungszeit bei Kaninchen herab.[3]

Klinische und wissenschaftliche Studien

Rektumprolaps: Einem Bericht zufolge wurden 14 Patienten mit Rektumprolaps erfolgreich mit einem Dekokt behandelt. Das Dekokt enthielt *Chi Shi Zhi* 15 g, *Yu Yu Liang* (Limonitum) 15 g, *Tu Si Zi* (Cuscutae Semen) 9 g, *Bai Zhu* (Atractylodis Macrocephalae Rhizoma) 9 g, *Bu Gu Zhi* (Psoraleae Fructus) 6 g, *Zhi Gan Cao* (Glycyrrhizae Radix et Rhizoma Praeparata cum Melle) 4,5 g, *Sheng Ma* (Cimicifugae Rhizoma) 4,5 g und *Pao Jiang* (Zingiberis Rhizoma Praeparatum) 4,5 g. Je nach Zustand des Patienten wurden weitere Arzneien hinzugefügt.[4]

Wechselwirkung mit anderen Medikamenten

Resorption: *Chi Shi Zhi* hat eine stark bindende Affinität. Wenn es an eine andere Substanz bindet, wird ein großer unlöslicher Komplex gebildet, der nicht vom Darm absorbiert werden kann. Daher wird empfohlen, zwischen der Einnahme von *Chi Shi Zhi* und anderen Medikamenten einen Abstand von zwei Stunden einzuhalten, um eine angemessene Resorption zu gewährleisten.[5]

Kommentar der Autoren

Chi Shi Zhi wurde früher häufig als Antidot verwendet, um eine versehentliche Einnahme giftiger Substanzen zu behandeln. Es besitzt eine stark bindende Affinität. Wenn es an andere Substanzen bindet, bildet es einen großen unlöslichen Komplex, der vom Magen-Darm-Trakt nicht absorbiert werden kann. Die giftige Substanz wird mit dem Stuhl ausgeschieden und nur minimal vom Körper aufgenommen.

Referenzen

1. *Zhong Yao Xue* (Chinese Herbology), 1998; 892–893
2. *Chang Yong Zhong Yao Xian Dai Yan Jiu Yu Lin Chuan* (Recent Study and Clinical Application of Common Traditional Chinese Medicine), 1995, 679:680
3. *Zhong Yao Xue* (Chinese Herbology), 1998; 892:893
4. *Zhe Jiang Zhong Yi Za Zhi* (Zhejiang Journal of Chinese Medicine), 1966; 9(2):22
5. Chen, J. The Herbal Safety Course, National Alliance Conference, 2002

Chūn Pí

Ailanthi Cortex

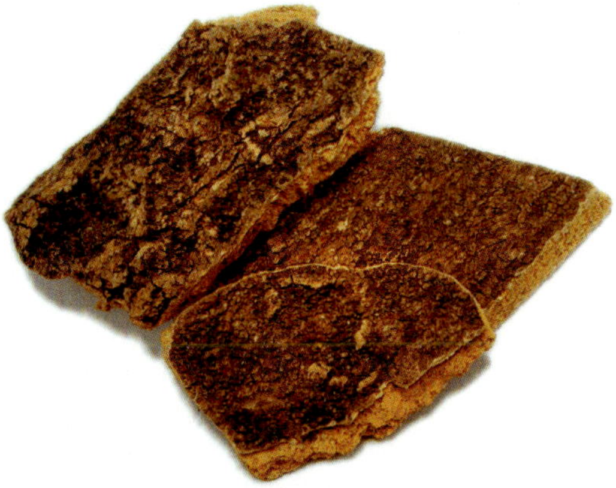

椿皮 椿皮

Pinyin-Name *Chūn Pí*
Andere chinesische Namen *Chun Gen Pi, Chou Chun Pi, Chu Bai Pi*
Originalquelle *Yao Xing Ben Cao* (Materia Medica der medizinischen Eigenschaften) aus dem Jahr 600 von Zhen Quan
Deutscher Name Rinde des Götterbaums
Botanischer Name *Ailanthus altissima* (Mill.) Swingle (*Chou Chun*)
Pharmazeutischer Name Ailanthi Cortex
Eigenschaften Bitter, adstringierend, kalt
Leitbahnen Dickdarm, Magen, Leber

Traditionell ist 椿根皮 *Chūn Gēn Pí* der in Lehrbüchern und unter Therapeuten der Chinesischen Arzneimedizin häufiger verwendete Name. Heutzutage ist jedoch 椿皮 *Chūn Pí* der offizielle Name, der von der Pharmakopöe der Volksrepublik China 2005 übernommen wurde. Dieser wird daher auch in diesem Buch durchgängig als Standardname verwendet.

Chinesische therapeutische Wirkungen

Klärt Hitze, trocknet Feuchtigkeit und festigt den Darmtrakt

Dysenterie oder Diarrhö: *Chun Pi* (Ailanthi Cortex) ist bitter und kalt und tritt in den Dickdarm ein, um Hitze zu klären und Feuchtigkeit zu trocknen. Es ist adstringierend und festigt auf diese Weise außerdem den Darm. Es behandelt in der Regel chronische Diarrhö oder Dysenterie, begleitet von Feuchte-Hitze-Akkumulation im Dickdarm. *Chun Pi* eignet sich besonders für die Behandlung von Diarrhö oder Dysenterie mit Blut oder Eiter. Es wird als Einzelarznei oder in Kombination mit anderen Arzneidrogen als Dekokt oder Einlauf verwendet.

- Chronische Dysenterie oder Diarrhö mit Eiter und Blut: *Chun Pi* einzeln als Einlauf verwenden oder in Kombination mit *Huang Lian* (Coptidis Rhizoma), *Huang Bo* (Phellodendri Cortex) und *Huang Qin* (Scutellariae Radix) anwenden.
- Chronische Diarrhö mit Mangel- und Kälte-Zeichen: mit *Bu Gu Zhi* (Psoraleae Fructus), *Wu Zhu Yu* (Evodiae Fructus) und *Rou Dou Kou* (Myristicae Semen) kombinieren.
- Dysenterie aufgrund von toxischer Hitze: zu *Huang Lian* (Coptidis Rhizoma), *Huang Bo* (Phellodendri Cortex) und *Huang Qin* (Scutellariae Radix) hinzufügen.

Stoppt Blutungen

Uterusblutungen, rote oder weiße Leukorrhö: *Chun Pi* ist von Natur aus adstringierend und behandelt unterschiedliche Blutungsursachen, z.B. Uterusblutungen aufgrund von *Yin*-Mangel und Vaginalausfluss oder Blutungen aufgrund von Feuchte-Hitze-Akkumulation.

- Uterusblutungen: *Chun Pi* mit *Gui Ban* (Testudinis Plastrum), *Bai Shao* (Paeoniae Radix Alba), *Xiang Fu* (Cyperi Rhizoma) und *Huang Qin* (Scutellariae Radix) kombinieren.
- Vaginalblutungen aufgrund von Feuchte-Hitze mit rotem und weißem Vaginalausfluss: zu *Huang Bai* (Phellodendri Cortex), *Zhi Zi* (Gardeniae Fructus), *Qian Shi* (Euryales Semen) und *Lian Zi* (Nelumbinis Semen) hinzufügen.
- Postpartaler Rektumprolaps: zusammen mit *Hua Jiao* (Zanthoxyli Pericarpium) als Waschung verwenden.

Tötet Parasiten ab

Schlauchwürmer, Pilzbefall: *Chun Pi* behandelt erfolgreich Darmparasiten und Pilzbefall. Es wird als Einzelarznei oder in Kombination mit anderen Arzneien eingesetzt.

Als Einzelarznei sind jedoch hohe Dosierungen erforderlich, die Nebenwirkungen wie Übelkeit und Erbrechen auslösen können. Um eine angemessene Dosierung ohne Nebenwirkungen einhalten zu können, sollten weitere, antiparasitär wirkende Arzneien hinzugefügt werden.

- Schlauchwürmer: *Chun Pi* als Einzelarznei oder in Kombination mit *Shi Jun Zi* (Quisqualis Fructus) und *Mian Ma Guan Zhong* (Dryopteridis Crassirhizomatis Rhizoma) verwenden.
- Pilzinfektion mit Juckreiz: *Chun Pi* zusammen mit *Hua Jiao* (Zanthoxyli Pericarpium), *Bai Fan* (Alumen) und *Li Lu* (Veratri Radix et Rhizoma) äußerlich als Waschung anwenden.

Dosierung

3–5 g für die innerliche Anwendung. Äußerlich wird *Chun Pi* als Waschung oder Salbe eingesetzt. Die verkohlte Form festigt stärker den Darm und lindert effektiver Diarrhö.

Sicherheitshinweise, Kontraindikationen

18

Chun Pi wird häufig in niedriger Dosierung oder in Kombination mit anderen antiparasitären Arzneien verwendet, um Schlauchwürmer zu behandeln, da höhere Dosen Übelkeit und Erbrechen verursachen können.

Chemische Zusammensetzung

Quassin, Ailanthon.[1, 2]

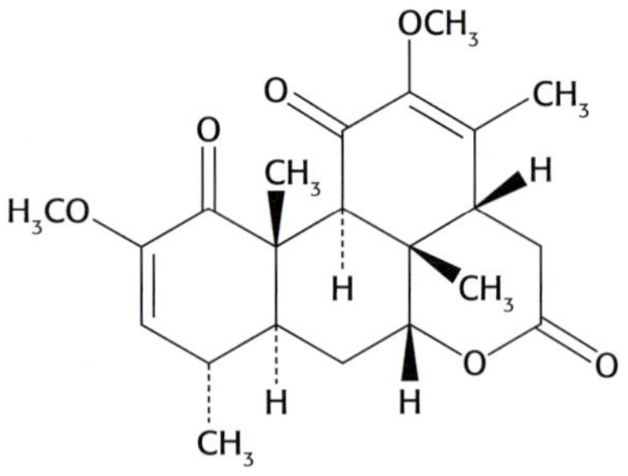

Abb. 18.1 Quassin

Pharmakologische Wirkungen

Antineoplastisch: Quassin und Ailanthon haben in Vorstudien bei Tumorerkrankungen der Nase und des Rachens antineoplastisch gewirkt.[3]

Klinische und wissenschaftliche Studien

Hämatochezie: In einer Studie half ein Dekokt erfolgreich bei allen 46 Patienten mit Blut im Stuhl aufgrund unterschiedlicher Ursachen. In der Rezeptur wurden 120 g *Chun Pi* als Hauptbestandteil verwendet. Das Dekokt wurde dreimal täglich eingenommen.[4]

Ergänzung

椿根/樁根 *Chūn Gēn* (Ailanthi Radix) ist die ganze Wurzel, die als medizinischer Pflanzenteil verwendet wird, während *Chun Pi* die Wurzelrinde ist. *Chun Gen* ist bitter und adstringierend und tritt in die Magen-Leitbahn ein. Es trocknet Feuchtigkeit vom Mittleren *Jiao* (Mittlerer Erwärmer), festigt den Darmtrakt, um Diarrhö zu lindern, klärt Hitze, um Schwellungen und Entzündungen zu reduzieren, und befreit das Äußere, um den Ausbruch von Masern zu fördern. Zu den klinischen Anwendungsgebieten gehören chronische Diarrhö, chronische Dysenterie, Hämatochezie, übermäßige Menstruationsblutung sowie Rektum- und Zervixkarzinom. Es ist bei Mangel und Kälte von Milz und Magen kontraindiziert. Die Dosierung für *Chun Gen* beträgt 3–5 g.

Kommentar der Autoren

Chun Pi und *Shi Liu Pi* (Granati Pericarpium) festigen den Darmtrakt, stoppen Diarrhö und töten Parasiten ab. Beide Arzneien werden innerlich und äußerlich angewendet.

- *Chun Pi* ist kalt und behandelt chronische Feuchte-Hitze-Diarrhö, evtl. mit Blut oder Schleim im Stuhl. Äußerlich wird *Chun Pi* als Waschung oder Paste verwendet, um Hauterkrankungen zu behandeln.
- *Shi Liu Pi* ist warm und behandelt chronische Diarrhö mit Rektumprolaps aufgrund von Milz-*Qi*- oder Milz-*Yang*-Mangel. Es wird außerdem äußerlich als Sitzbad oder Pulver eingesetzt.

Referenzen

1. *Zhong Yao Xue* (Chinese Herbology), 1998; 888
2. The Merck Index 12th edition, Chapman and Hall/CRCnetBASE/Merck, 2000
3. *Zhi Wu Yao You Xiao Cheng Fen Shou Ce* (Manual of Plant Medicinals and Their Active Constituents), 1986: 26:875
4. *An Hui Zhong Yi Xue Yuan Xue Bao* (Journal of Anhui University School of Medicine); 1985; 2:62

Fù Pén Zǐ

Rubi Fructus

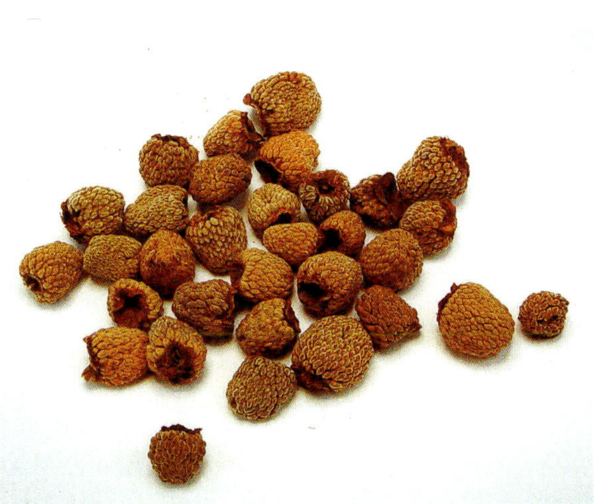

覆盆子

Pinyin-Name *Fù Pén Zǐ*
Wörtliche Übersetzung „Umgekippte Schüsselfrucht"
Andere chinesische Namen *Fu Pen*
Originalquelle *Ming Yi Za Zhu* (Verschiedene Aufzeichnungen berühmter Ärzte) aus dem Jahr 500 von Tao Hong-Jing
Deutscher Name Chinesische Wildhimbeerfrucht
Botanischer Name *Rubus chingii* Hu. (*Fu Peng Zi*)
Pharmazeutischer Name Rubi Fructus
Eigenschaften Süß, sauer, leicht warm
Leitbahnen Nieren, Leber

Chinesische therapeutische Wirkungen

Tonisiert die Nieren, festigt das Jing (Essenz) und hält den Urin zurück

Spermatorrhö und Polyurie aufgrund von Nieren-Mangel: *Fu Pen Zi* (Rubi Fructus) behandelt Nieren-Mangel mit Symptomen wie Spermatorrhö, vorzeitiger Samenerguss, nächtlicher Samenerguss und häufiges Wasserlassen oder Enuresis. Es wird als Einzelarznei oder in Kombination mit anderen Arzneien verwendet.

- Spermatorrhö, nächtliche Samenergüsse, vorzeitiger Samenerguss, Impotenz: *Fu Pen Zi* einzeln als Pulver oder zusammen mit *Sha Yuan Zi* (Astragali Complanati Semen), *Shan Zhu Yu* (Corni Fructus) und *Qian Shi* (Euryales Semen) einsetzen.
- Häufiges Wasserlassen oder Enuresis: mit *Sang Piao Xiao* (Mantidis Ootheca), *Yi Zhi* (Alpiniae Oxyphyllae Fructus) und *Jin Ying Zi* (Rosae Laevigatae Fructus) kombinieren.
- Diabetes insipidus mit Polyurie: zu *Sang Piao Xiao* (Mantidis Ootheca), *Wu Wei Zi* (Schisandrae Fructus), *Shan Zhu Yu* (Corni Fructus), *Wu Yao* (Linderae Radix) und *Yi Zhi* (Alpiniae Oxyphyllae Fructus) hinzufügen.

Tonisiert die Leber und verbessert das Sehen

Sehstörung: *Fu Pen Zi* tonisiert die Leber und die Nieren, nährt das Blut und das *Jing* (Essenz) und behandelt somit eine Verschlechterung der Sehschärfe, die durch verschwommenes Sehen, Benommenheit und eingeschränktes Sehvermögen charakterisiert ist.

- Sehstörung: *Fu Pen Zi* zusammen mit *Gou Qi Zi* (Lycii Fructus), *Che Qian Zi* (Plantaginis Semen), *Tu Si Zi* (Cuscutae Semen), *Wu Wei Zi* (Schisandrae Fructus), *Sha Yuan Zi* (Astragali Complanati Semen) und *Ye Ming Sha* (Vespertilionis Faeces) verwenden.

Dosierung

3–10 g.

Sicherheitshinweise, Kontraindikationen

- Die Anwendung von *Fu Pen Zi* ist nicht für Patienten mit brennender Dysurie geeignet, die durch Feuchte-Hitze-Akkumulation im Unteren *Jiao* (Unterer Erwärmer) verursacht wird.
- *Fu Pen Zi* sollte bei Patienten mit Nieren-*Yin*-Mangel und Hitze mit Vorsicht angewendet werden.

Chemische Zusammensetzung

Rubusosid, Fupenzinsäure, Ellagsäure, β-Sitosterol.[1]

Pharmakologische Wirkungen

- **Antibiotisch**: Das Dekokt von *Fu Pen Zi* hat eine hemmende Wirkung auf *Staphylococcus aureus* und *Vibrio cholerae*.[2]
- **Hormonell**: *Fu Pen Zi* übt bei Ratten und Kaninchen eine östrogenartige Wirkung auf die Vaginalschleimhaut aus.[3]

Referenzen
1. *Chang Yong Zhong Yao Cheng Fen Yu Yao Li Shou Ce* (A Handbook of the Composition and Pharmacology of Common Chinese Drugs), 1994; 1843
2. *Zhong Cao Yao Xue* (Study of Chinese Herbal Medicine), 425
3. *Chang Yong Zhong Yao Xian Dai Yan Jiu Yu Lin Chuan* (Recent Study and Clinical Application of Common Traditional Chinese Medicine), 1995; 691:692

Fú Xiăo Mài

Tritici Fructus Levis

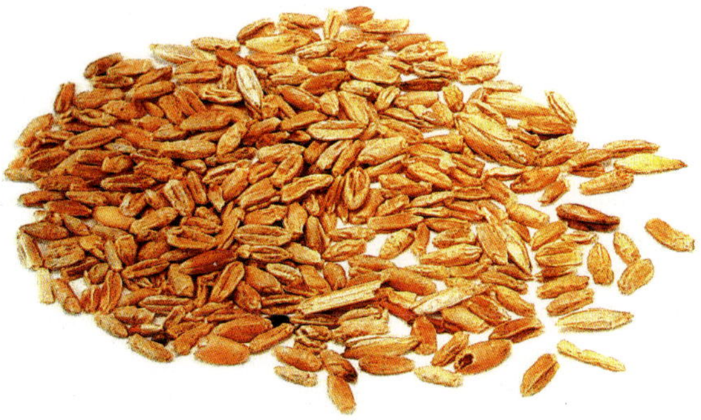

浮小麥 浮小麦

Pinyin-Name *Fú Xiăo Mài*
Wörtliche Übersetzung „Schwimmender kleiner Weizen"
Andere chinesische Namen *Fu Sui Mai*, *Fu Mai*
Original Sauerce *Ben Cao Meng Quan* (Enthüllung der Materia Medica) aus dem Jahr 1565 von Chen Jia-Mo
Deutscher Name Gekeimtes Weizenkorn
Botanischer Name *Triticum aestivum* L. (*Xiao Mai*)
Pharmazeutischer Name Tritici Fructus Levis
Eigenschaften Süß, kühl
Leitbahnen Herz

Chinesische therapeutische Wirkungen

Unterstützt das Qi, klärt Hitze und stoppt Schwitzen

Spontanes Schwitzen: *Fu Xiao Mai* (Tritici Fructus Levis) hat einen süßen Geschmack und tonisiert die Milz und das Lungen-*Qi*, stärkt das *Wei*-(Abwehr-)*Qi*, kontrolliert das Öffnen und Schließen der Hautporen und stoppt spontanes Schwitzen. Seine thermische Eigenschaft ist kühl, was das Herz-*Yin* unterstützt und Hitze zerstreut, die das Schwitzen verursacht.

- Spontanes Schwitzen aufgrund von *Qi*-Mangel: *Fu Xiao Mai* mit *Huang Qi* (Astragali Radix), *Ma Huang Gen* (Ephedrae Radix et Rhizoma), *Wu Wei Zi* (Schisandrae Fructus) und *Mu Li* (Ostreae Concha) kombinieren. **Beispiel-Rezeptur**: *Mu Li San* (Ostreae Concha Pulver).

Nächtliches Schwitzen: *Fu Xiao Mai* klärt *Yin*-Mangel-Hitze und stoppt nächtliches Schwitzen. Weitere Symptome von *Yin*-Mangel-Hitze sind eine niedrige Körpertemperatur, das Gefühl von Knochendampfen und Wärmegefühl in den Handflächen und an den Fußsohlen.

- Nachtschweiß aufgrund von *Yin*-Mangel-Hitze: *Fu Xiao Mai* zusammen mit *Di Huang* (Rehmanniae Radix), *Mai Dong* (Ophiopogonis Radix), *Di Gu Pi* (Lycii Cortex) und *Xuan Shen* (Scrophulariae Radix) verwenden.

Gefühl von Knochendampfen: Diese Empfindung tritt auf, wenn eine Erschöpfung des *Yin* und des *Qi* vorliegt. *Fu Xiao Mai* tonisiert das *Qi*, nährt den Körper und behandelt das Gefühl von Knochendampfen und Hitzeempfindungen aufgrund von *Yin*-Mangel.

- Gefühl von Knochendampfen: *Fu Xiao Mai* mit *Di Huang* (Rehmanniae Radix), *Mai Dong* (Ophiopogonis Radix), *Di Gu Pi* (Lycii Cortex) und *Xuan Shen* (Scrophulariae Radix) kombinieren.

Dosierung

15–30 g. *Fu Xiao Mai* wird als Dekokt oder als Pulver verwendet.

Chemische Zusammensetzung

Stärke, Pro teine, Kohlenhydrate, Lipide, Ballaststoffe, Enzyme, Vitamine.[1]

Kommentar der Autoren
Fu Xiao Mai (Tritici Fructus Levis) und *Xiao Mai* (Tritici Fructus) werden aus derselben Pflanze gewonnen, haben aber unterschiedliche Charakteristika und Funktionen. Im Wasser schwimmt *Fu Xiao Mai* oben, *Xiao Mai* sinkt ab. *Fu Xiao Mai* hat eine adstringierende Funktion, um Schwitzen zu stoppen, während *Xiao Mai* das Herz nährt und den *Shen* (Geist) besänftigt.

Referenzen
1. *Xian Dai Ben Cao Gang Mu* (Contemporary Materia Medica), 2000; 200

Hăi Piāo Xiāo

Sepiae Endoconcha

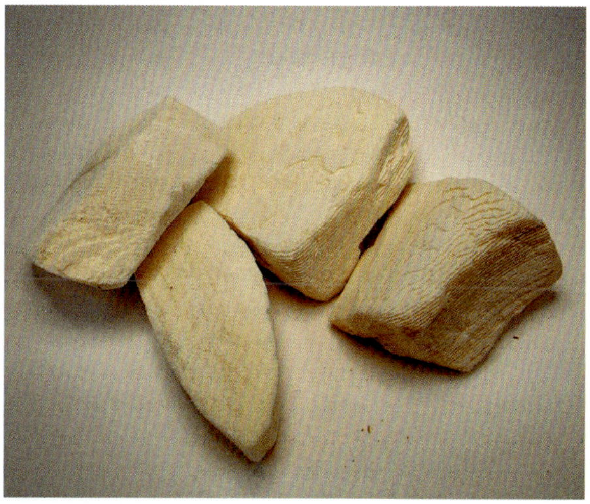

海螵蛸

Pinyin-Name *Hăi Piāo Xiāo*
Andere chinesische Namen *Wu Zei Gu*
Originalquelle *Shen Nong Ben Cao Jing* (Die Materia Medica des göttlichen Landmannes), vermutlich Östliche Han-Dynastie
Deutscher Name Tintenfischknochen
Zoologischer Name *Sepiella maindroni* de Rochebrune. (*Wu Zhen Wu Ce*); *Sepia esculenta* Hoyle. (*Jin Wu Ce*)
Pharmazeutischer Name Sepiae Endoconcha
Eigenschaften Salzig, adstringierend, leicht warm
Leitbahnen Leber, Nieren

Chinesische therapeutische Wirkungen

Stoppt Blutungen

Hai Piao Xiao (Sepiae Endoconcha) eignet sich besonders für die Behandlung von Blutungen der Lunge, des Magens und des Uterus, die durch *Qi*-Mangel und der damit verbundenen Unfähigkeit der Milz, das Blut in den Blutgefäßen zu halten, verursacht werden. Es wird außerdem äußerlich für die Behandlung von traumabedingten Blutungen verwendet. Es wird innerlich oder äußerlich als Einzelarznei oder in Kombination mit anderen Arzneien eingesetzt.

- Bluterbrechen: *Hai Piao Xiao* zusammen mit *Bai Ji* (Rhizoma Bletillae) und *Chuan Bei Mu* (Fritillariae Cirrhosae Bulbus) verwenden.
- Lungen- oder Magenblutungen: mit *Bai Ji* (Bletillae Rhizoma), *Zhe Bei Mu* (Fritillariae Thunbergii Bulbus), *Da Huang* (Rhei Radix et Rhizoma) und *Gan Cao* (Glycyrrhizae Radix et Rhizoma) kombinieren.
- Uterusblutungen: zu kalziniertem *Long Gu* (Fossilia Ossis Mastodi), kalziniertem *Mu Li* (Ostreae Concha), *Shan Zhu Yu* (Corni Fructus), *Huang Qi* (Astragali Radix), *Wu Wei Zi* (Schisandrae Fructus), *Tu Si Zi* (Cuscutae Semen), *Qian Cao* (Rubiae Radix et Rhizoma) und *Wu Bei Zi* (Galla Chinensis) hinzufügen.
- Traumabedingte äußere Blutungen: zusammen mit *San Qi* (Notoginseng Radix et Rhizoma) äußerlich auftragen.
- Blutungen durch Zahnextraktion oder Nasenoperation: *Hai Piao Xiao* als Pulver äußerlich verwenden, um Blutungen zu stoppen.

Festigt das Jing (Essenz) und stoppt Leukorrhö

Spermatorrhö und Leukorrhö: *Hai Piao Xiao* behandelt den Verlust von Nieren-*Jing*, der durch Nieren-*Qi*-Mangel und der Unfähigkeit, das *Jing* zu halten, verursacht wird.

- Spermatorrhö: *Hai Piao Xiao* zusammen mit *Shan Zhu Yu* (Corni Fructus), *Sha Yuan Zi* (Astragali Complanati Semen) und *Tu Si Zi* (Cuscutae Semen) verwenden.
- Starker roter, weißer oder klarer Vaginalausfluss: zusammen mit *Shan Yao* (Dioscoreae Rhizoma), *Long Gu* (Fossilia Ossis Mastodi) und *Mu Li* (Ostreae Concha) verwenden.

Neutralisiert die Magensäure und lindert Schmerzen

Magenschmerzen mit Säurereflux: Brennender Magen oder Schmerzen im Epigastrium, Säurereflux und unangenehmes Aufstoßen sind typische Zeichen bei Patienten mit Gastritis bzw. mit Magen- oder Zwölffingerdarmgeschwüren. *Hai Piao Xiao* wird einzeln oder in Kombination mit anderen Arzneien eingesetzt, um die Säure zu neutralisieren und Schmerzen zu lindern.

- Magenschmerzen mit Säurereflux: *Hai Piao Xiao* zusammen mit *Zhe Bei Mu* (Fritillariae Thunbergii Bulbus) verwenden.
- Magenschmerzen mit Blutungen: mit *Bai Ji* (Bletillae Rhizoma) und *Zhe Bei Mu* (Fritillariae Thunbergii Bulbus) kombinieren.
- Bitterer Mundgeschmack: zu *Huang Lian* (Coptidis Rhizoma) und *Wu Zhu Yu* (Evodiae Fructus) hinzufügen. **Beispiel-Rezeptur**: *Zuo Jin Wan* (Linkes Metall Pille).

- Magenschmerzen aufgrund von Stress: *Hai Piao Xiao* mit *Xiao Yao San* (Umherstreifen Pulver) kombinieren.

Vertreibt Feuchtigkeit und fördert die Heilung

Chronische nicht-heilende Wunden, Geschwüre oder feuchte Exantheme: Als lokale Anwendung reduziert *Hai Piao Xiao* Absonderungen, regt neues Hautwachstum an und fördert die Heilung.

- Ekzeme und Dermatitis: *Hai Piao Xiao* mit *Huang Bo* (Phellodendri Cortex), *Qing Dai* (Indigo Naturalis) und *Bing Pian* (Borneolum) kombinieren und äußerlich als Pulver auftragen.

Dosierung

6–12 g im Dekokt, 1,5–3 g als Pulver.

Sicherheitshinweise, Kontraindikationen

18

Hai Piao Xiao sollte mit Vorsicht bei Patienten mit *Yin*-Mangel und Hitze oder bei äußeren Zuständen angewendet werden.

Chemische Zusammensetzung

Calciumcarbonat, Natriumchlorid, Calciumphosphat, Magnesiumchlorid, Chitin.[1]

Pharmakologische Wirkungen

- **Gastrointestinal**: Der hohe Gehalt an Calciumcarbonat macht *Hai Piao Xiao* zu einem wirkungsvollen Antazidum, um Magensäure zu neutralisieren.[2]
- **Wirkung auf die Heilung von Knochenbrüchen**: Die Anwendung von *Hai Piao Xiao* bewirkte bei Kaninchen eine kürzere Heilungsphase bei Knochenbrüchen.[3]

Klinische und wissenschaftliche Studien

- **Hautgeschwüre**: Die äußerliche Behandlung mit *Hai-Piao-Xiao*-Pulver von 100 Patienten mit Hautgeschwüren führte zu ausgezeichneten Ergebnissen. Nach drei bis fünf Behandlungen kam es bei 83 Patienten zu einer vollständigen Heilung, bei elf Patienten zu einer moderaten Besserung. Laut Behandlungsprotokoll wurde pulverisiertes *Hai Piao Xiao* auf die betroffene Stelle aufgetragen und mit einem Verband abgedeckt. Die Behandlung wurde alle zwei bis drei Tage wiederholt.[4]
- **Blutungen im oberen Magen-Darm-Trakt**: Gleich große Anteile von *Hai Piao Xiao* und *Da Huang* (Rhei Radix et Rhizoma) wurden pulverisiert und in Kapseln gefüllt (500 mg Nettogewicht pro Kapsel). Laut Behandlungsprotokoll wurden alle vier bis sechs Stunden vier bis sechs Kapseln mit warmem Wasser eingenommen. Die Behandlung war bei 49 von 50 Patienten mit Blutungen im oberen Magen-Darm-Trakt erfolgreich. Die Blutungen kamen innerhalb von 12 bis 72 Stunden zum Stillstand.[5]
- **Ulcus pepticum**: In einer Studie kam es bei 58 von 62 Patienten mit Magen- oder Zwölffingerdarmgeschwüren nach der dreimal täglichen Behandlung mit 2–5 g einer Arzneirezeptur zu signifikanten Besserungen. Die Rezeptur enthielt 85% *Hai Piao Xiao* und 15% *Zhe Bei Mu* (Fritillariae Thunbergii Bulbus). Einer anderen Studie zufolge führte die Behandlung mit einer Rezeptur, die zehn Teile *Hai Piao Xiao* und einen Teil *Ban Xia* (Pinelliae Rhizoma) enthielt und in Dosen von 2–5 g pro Dosis dreimal täglich vor den Mahlzeiten gegeben wurde, zu einem deutlichen Erfolg bei der Behandlung von Ulcus pepticum.[6,7]

Kommentar der Autoren

Hai Piao Xiao ist erwiesenermaßen eine ausgezeichnete Calcium- und Kollagenquelle. Sein hoher Calciumanteil macht es zu einem guten Antazidum mit sofortigem Wirkungseintritt.

Der Gebrauch von *Hai Piao Xiao* verursacht gelegentlich Stuhlverstopfung. Fügt man ein wenig *Da Huang* (Rhei Radix et Rhizoma) hinzu, lässt sich diese Nebenwirkung abmildern.

Referenzen

1. *Xian Dai Zhong Yao Yao Li Xue* (Contemporary Pharmacology of Chinese Herbs), 1997; 859
2. *Zhong Yao Xue* (Chinese Herbology), 1998; 903:904
3. *Fu Jian Zhong Yi Yao* (Fujian Chinese Medicine and Herbology), 1988; 19(3):49
4. *Zhong Xi Yi Jie He Za Zhi* (Journal of Integrated Chinese and Western Medicine), 1987; 11:697
5. Ibid., 1986; (11):665
6. *Zhong Hua Nei Ke Za Zhi* (Chinese Journal of Internal Medicine), 1959; 7(11):8
7. *Zhong Yao Tong Bao* (Journal of Chinese Herbology), 1958; 4(6):194

Hé Zí

Chebulae Fructus

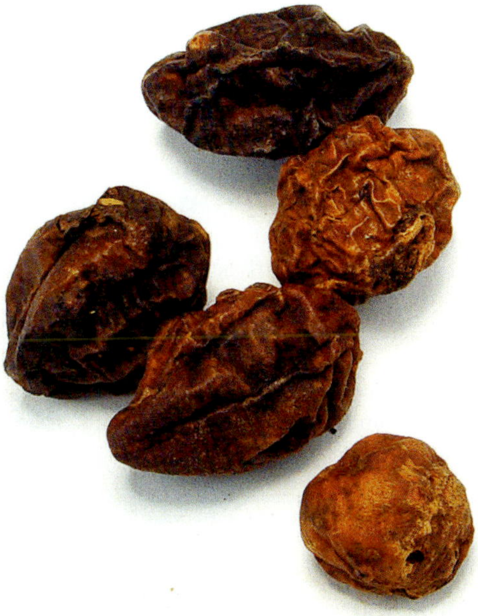

訶子 诃子

Pinyin-Name *Hé Zí*
Andere chinesische Namen *He Li Le, He Li*
Originalquelle *Yao Xing Ben Cao* (Materia Medica der medizinischen Eigenschaften) aus dem Jahr 600 von Zhen Quan
Deutscher Name Terminalia-Frucht, Myrobalani-Frucht
Botanischer Name *Terminalia chebula* Retz. (*He Zi*); *Terminalia chebula* Retz. var. *tomentella* Kurt. (*Rong Mao He Zi*)
Pharmazeutischer Name Chebulae Fructus
Eigenschaften Bitter, adstringierend, neutral
Leitbahnen Lunge, Dickdarm

Chinesische therapeutische Wirkungen

Beherrscht die Lunge, senkt das Lungen-Qi ab, unterstützt die Kehle

Husten und Dyspnoe durch Lungen-Mangel, Stimmverlust: *He Zi* (Chebulae Fructus) behandelt sehr wirkungsvoll Lungen-Mangel, bei dem sich rebellierendes, mangelhaftes *Qi* in chronischem Husten, Dyspnoe und Stimmverlust manifestiert. Zu den klinischen Anwendungsgebieten gehören chronische Dyspnoe, Husten, Stimmverlust, Kurzatmigkeit aufgrund chronischer Atemwegserkrankungen, chronische Pharyngitis und Laryngitis.

- Lungen-*Qi*-Mangel mit chronischem Husten, Dyspnoe und Asthma: *He Zi* zusammen mit *Ge Jie* (Gecko), *Wu Wei Zi* (Schisandrae Fructus) und *Ren Shen* (Ginseng Radix et Rhizoma) verwenden.
- Chronischer Husten: zusammen mit *Bai He* (Lilii Bulbus), *Wu Mei* (Mume Fructus), *Wu Wei Zi* (Schisandrae Fructus), *Mai Dong* (Ophiopogonis Radix) und *Ma Dou Ling* (Aristolochiae Fructus) einsetzen.
- Chronische Laryngitis und Pharyngitis mit Stimmverlust: Kombination mit *Wu Mei* (Mume Fructus), *She Gan* (Belamcandae Rhizoma), *Chan Tui* (Cicadae Periostracum) und *Xuan Fu Hua* (Inulae Flos).
- Chronischer Husten, der zu Stimmverlust führt: täglich ein *He-Zi*-Dekokt trinken.

Festigt den Darmtrakt und stoppt Diarrhö

He Zi behandelt chronische Diarrhö aufgrund von Mangel und Kälte oder von Hitze, abhängig davon, mit welchen anderen Arzneidrogen es in der Rezeptur kombiniert wird. Nach der Verarbeitung hat *He Zi* eine warme Eigenschaft. Als Einzelarznei eignet es sich besonders für die Behandlung von chronischer Diarrhö oder Dysenterie aufgrund von Mangel und Kälte.

- Chronische Diarrhö aufgrund von Mangel und Kälte: *He Zi* mit *Rou Dou Kou* (Myristicae Semen), *Qian Shi* (Euryales Semen), *Mu Xiang* (Aucklandiae Radix), *Wu Zhu Yu* (Evodiae Fructus), *Bu Gu Zhi* (Psoraleae Fructus) und *Bai Zhu* (Atractylodis Macrocephalae Rhizoma) kombinieren.
- Chronische Dysenterie: *He Zi* zusammen mit *Chi Shi Zhi* (Halloysitum Rubrum), *Wu Mei* (Mume Fructus) und *Si Shen Wan* (Vier Wunder Pille) verwenden.
- Chronische Diarrhö aufgrund von Feuchte-Hitze: zu *Huang Lian* (Coptidis Rhizoma), *Mu Xiang* (Aucklandiae Radix) und *Gan Cao* (Glycyrrhizae Radix et Rhizoma) hinzufügen.
- Blutige Diarrhö: Kombination mit *Fang Feng* (Saposhnikoviae Radix), verkohltem *Huai Hua* (Sophorae Flos), verkohltem *Di Yu* (Sanguisorbae Radix), verkohltem *Huang Bo* (Phellodendri Cortex) und *Bai Zhu* (Atractylodis Macrocephalae Rhizoma).

Dosierung

3–10 g. Die unverarbeitete Arzneidroge klärt die Lunge und unterstützt die Stimme. Geröstetes *He Zi* stoppt Diarrhö.

Sicherheitshinweise, Kontraindikationen

He Zi sollte bei der Behandlung von äußeren Erkrankungen oder innerer Akkumulation von Feuchte-Hitze nicht als Einzelarznei angewendet werden. Vor der Anwendung sollte abgeklärt werden, dass keine pathogenen Faktoren in der Lunge oder im Darmtrakt zurückgeblieben sind.

Chemische Zusammensetzung

Chebulininsäure, Chebulagsäure, Corilagin, Terchebin, Glucogallin, Ellagsäure, Gallsäure, Chebulin, Sennosid A, Terchebulin, Punicalagin, Terflavin A, Shikimisäure, Dehydroshikimisäure, Chinasäure, Arabinose, Fructose, Glucose, Sucrose, Rhamnose, Aminosäuren, Tannase, Polyphenoloxidase, Peroxydase, Ascorbinsäureoxidase, β-Sitosterol, Daucosterol, Triacontansäure, Palmitinsäure.[1]

Pharmakologische Wirkungen

- **Antibiotisch**: Das Dekokt von *He Zi* hat eine hemmende Wirkung auf *Pseudomonas aeruginosa, Corynebacterium diphtheriae, Staphylococcus aureus, E. coli, Diplococcus pneumoniae*, betahämolysierende Streptokokken und *Bacillus proteus*.[2]
- **Krampflösend**: Chebulin lindert Spasmen und Krämpfe der glatten Muskulatur. Seine Wirkung ähnelt der von Papaverin.[3]
- **Gastrointestinal**: *He Zi* hat einen komplexen Einfluss auf den Magen-Darm-Trakt, z.B. eine initial abführende und anschließend adstringierende Wirkung. Die anfänglich abführende Wirkung wird Sennosid A (► Abb. 3.2) zugeschrieben, das milde bis moderate abführende Eigenschaften hat. Für die folgende adstringierende Wirkung wird der hohe Gehalt an Tannin verantwortlich gemacht, das Diarrhö stoppt.[4]

Klinische und wissenschaftliche Studien

- **Diarrhö bei Kindern**: In einer Studie wurden 227 von 230 Kindern erfolgreich mit einer Arzneirezeptur behandelt, die *He Zi* 5–10 g, *Fang Feng* (Saposhnikoviae Radix) 5–10 g, *Chen Pi* (Citri Reticulatae Pericarpium) 5–10 g, *Mai Ya* (Hordei Fructus Germinatus) 5–10 g, *Ge Gen* (Puerariae Radix Lobatae) 5–20 g und *Shan Zha* (Crataegi Fructus) 5–20 g enthielt. Bei übermäßiger Feuchte-Hitze wurden *Huang Qin* (Scutellariae Radix) 5–10 g und *Qin Pi* (Fraxini Cortex) 5–10 g hinzugefügt. Bei Milz-Mangel wurden *Wu Yao* (Linderae Radix) 5–10 g und *Ying Su Ke* (Papaveris Pericarpium) 3–5 g dazugegeben.[5]
- **Bakterielle Dysenterie**: Einem Bericht zufolge wurden 23 von 25 Patienten nach der Behandlung mit einem *He Zi*-Präparat innerhalb von drei Tagen vollständig von bakterieller Dysenterie geheilt. Laut Behandlungsprotokoll wurde *He Zi* oral und rektal verabreicht. Für die orale Behandlung wurden drei- bis viermal täglich zwei Stunden vor den Mahlzeiten *He-Zi*-Tabletten (mit Schutzhüllen) gegeben. Für die rektale Behandlung wurden zweimal täglich 10–40 ml einer 20-prozentigen *He-Zi*-Lösung als Einlauf verabreicht.[6]
- **Lobärpneumonie**: Ein Dekokt aus *He Zi* 15 g, *Gua Lou* (Trichosanthis Fructus) 15 g und *Bai Bu* (Stemonae Radix) 9 g behandelte erfolgreich 20 Patienten mit Lobärpneumonie. Es kam zu einem Rückgang des Fiebers innerhalb von ein bis drei Tagen, zu einem graduellen Rückgang der Leukozytenzahl bis zu Normalwerten innerhalb von ein bis drei Tagen und zu einer vollständigen Genesung innerhalb von sechs bis elf Tagen. Es traten keine Nebenwirkungen auf.[7]

Toxikologie

Die LD_{50} für Chebulin beträgt bei Mäusen 550 mg/kg.[8]

Kommentar der Autoren

He Zi und *Rou Dou Kou* (Myristicae Semen) behandeln chronische Diarrhö. *He Zi* hat seinen Wirkungsschwerpunkt im Oberen *Jiao* (Oberer Erwärmer) und behandelt Keuchatmung und chronischen Husten mit Stimmverlust aufgrund von Lungen-*Qi*-Mangel. Die Wirkung von *Rou Dou Kou* zielt auf den Mittleren *Jiao* (Mittlerer Erwärmer). Es behandelt Völlegefühl und Schmerzen im Abdomen, Appetitmangel und Übelkeit aufgrund von Kälte, Milz-Mangel und *Qi*-Stagnation.

Nach Dr. Lu Zhi-Zheng festigen *He Zi* und *Wu Mei* (Mume Fructus) bei Kolitis-Patienten mit Diarrhö den Darm und verhindern einen Prolaps.

Referenzen

1. *Chang Yong Zhong Yao Cheng Fen Yu Yao Li Shou Ce* (A Handbook of the Composition and Pharmacology of Common Chinese Drugs), 1994; 1110–1111
2. *Zhi Wu Yao You Xiao Cheng Fen Shou Ce* (Manual of Plant Medicinals and Their Active Constituents), 1986: 952
3. *Zhong Yao Zhi* (Chinese Herbology Journal), 1984; 428
4. *Zhi Wu Yao You Xiao Cheng Fen Shou Ce* (Manual of Plant Medicinals and Their Active Constituents), 1986: 952
5. *Ji Lin Zhong Yi Yao* (Jilin Chinese Medicine and Herbology), 1983; 1:25
6. *Zhong Hua Nei Ke Za Zhi* (Chinese Journal of Internal Medicine), 1960; (4):361
7. *Wu Han Xin Yi Yao* (Wuhan New Medicine and Herbology), 1971; (1):25
8. *Zhi Wu Yao You Xiao Cheng Fen Shou Ce* (Manual of Plant Medicinals and Their Active Constituents), 1986: 952

Jīn Yīng Zǐ
Rosae Laevigatae Fructus

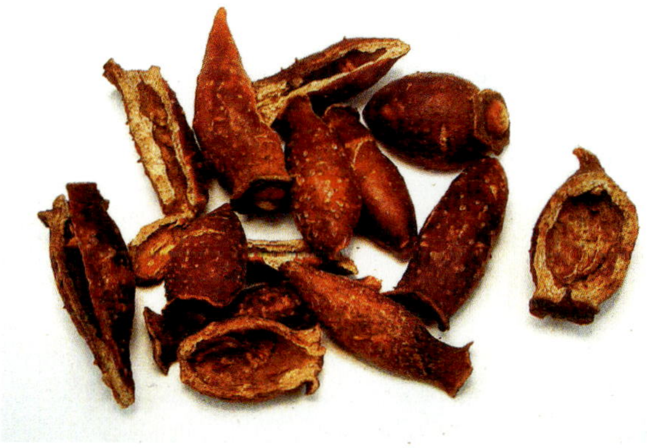

金樱子 金櫻子

Pinyin-Name *Jīn Yīng Zǐ*
Wörtliche Übersetzung „Goldene Kirschfrucht", „goldene Quaste Samen", „goldener Kirschsamen"
Originalquelle *Shu Ben Cao* (Materia Medica von Sichuan), verfasst in den Jahren von 935 bis 960 von Han Bao-Sheng
Deutscher Name Rosa-laevigata-Frucht
Botanischer Name *Rosa laevigata* Michx.
Pharmazeutischer Name Rosae Laevigatae Fructus
Eigenschaften Sauer, adstringierend, neutral
Leitbahnen Nieren, Harnblase, Dickdarm

Chinesische therapeutische Wirkungen

Festigt das Jing (Essenz) und hält den Urin zurück

Spermatorrhö, Polyurie, starker Vaginalausfluss: *Jin Ying Zi* (Rosae Laevigatae Fructus) behandelt unterschiedliche Erkrankungen, die durch den Verlust von Körpersäften des Unteren *Jiao* (Unterer Erwärmer) charakterisiert sind wie z.B. häufiges Wasserlassen, Harninkontinenz, Spermatorrhö, starker Vaginalausfluss sowie Harnerkrankungen aufgrund von Nieren-Mangel. *Jin Ying Zi* wird als Einzelarznei oder in Kombination mit anderen Arzneien angewendet.

- Miktionsstörungen: *Jin Ying Zi* mit *Qian Shi* (Euryales Semen) kombinieren.
- Spermatorrhö oder nächtliche Samenergüsse: *Jin Ying Zi* als Einzelarznei verwenden.

Festigt den Darmtrakt und stoppt Diarrhö

Chronische Diarrhö: *Jin Ying Zi* behandelt chronische Diarrhö oder Dysenterie aufgrund von Milz-*Qi*-Mangel. Es behandelt effektiv Rektum- oder Uterusprolaps oder starke Uterusblutungen. Es kommt einzeln oder in Kombination mit anderen Arzneien zur Anwendung.

- Chronische Diarrhö: *Jin Ying Zi* mit *Bai Zhu* (Atractylodis Macrocephalae Rhizoma), *Dang Shen* (Codonopsis Radix), *Shan Yao* (Dioscoreae Rhizoma) und *Fu Ling* (Poria) kombinieren.

Dosierung

6–18 g im Dekokt.

Sicherheitshinweise, Kontraindikationen

- *Jin Ying Zi* ist bei Fülle-Feuer oder äußeren Erkrankungen kontraindiziert.
- Zu den möglichen Nebenwirkungen von *Jin Ying Zi* gehören Stuhlverstopfung, Bauchschmerzen, abdominales Völlegefühl und Husten.[1]

Chemische Zusammensetzung

Saponine, Limonen, Citronensäure, Äpfelsäure, Fructose, Sucrose, Tannin, Harz, Vitamin C.[2]

Pharmakologische Wirkungen

- **Antihyperlipidämisch**: Bei Kaninchen mit künstlich induzierter Atherosklerose führte die tägliche Verabreichung von *Jin Ying Zi* über einen Zeitraum von zwei bis drei Wochen, verglichen mit der Plazebogruppe, zu einer signifikanten Senkung des Gesamtcholesterinspiegels und der Betalipoproteinwerte. Außerdem wurde eine Abnahme des Fettgehalts des Herzens und der Leber beobachtet.[3]
- **Antibiotisch**: Das Dekokt von *Jin Ying Zi* hat eine hemmende Wirkung auf verschiedene Influenzaviren. Eine 25-prozentige Lösung hat eine limitierende Wirkung auf *Staphylococcus aureus*, *E. coli* und *Pseudomonas aeruginosa*.[4]

18

Klinische und wissenschaftliche Studien

- **Uterusprolaps**: In einer klinischen Studie wurden 203 Patientinnen mit Uterusprolaps mit einer 76-prozentigen Erfolgsrate mit einem Dekokt behandelt. Für die Zubereitung des Dekokts wurden 3000 g *Jin Ying Zi* 24 Stunden lang in Wasser eingeweicht und dann langsam in Wasser gekocht, um einen Dekokt von 3000 ml herzustellen. Die Patienten wurden angewiesen, zweimal täglich für drei Tage 60 ml Dekokt mit warmem Wasser einzunehmen. Darauf folgten drei Tage Pause und eine weitere dreitägige Behandlung. Von den 203 Studienteilnehmetinnen wurden 16 vollständig gesund. Bei 138 Patientinnen besserte sich der Zustand.[5]
- **Diarrhö bei Kindern**: Einem Bericht zufolge wurden 20 Kinder mit Diarrhö mit einem *Jin-Ying-Zi*-Dekokt behandelt. In 13 Fällen führte die Behandlung zu einer vollständigen Heilung, in fünf Fällen zu einer Besserung, ein Kind sprach nicht auf die Behandlung an. Für das Dekokt wurden 3000 g Arzneidroge in 3000 ml Wasser auf 1500 ml Dekokt eingekocht. Die Patienten bekamen das Dekokt dreimal täglich auf nüchternen Magen. Die Dosierung betrug 10 ml für Kinder unter einem Jahr, 15 ml für Kinder zwischen ein und zwei Jahren und 20 ml für Kinder über zwei Jahren.[6]

18

Toxikologie

Die subkutane Injektion von *Jin Ying Zi* in einer Dosierung von 500–1100 mg/kg führte bei heranwachsenden Mäusen zu einer verlangsamten Gewichtszunahme, zu einem Anstieg der Leukozytenzahl und zu einer Senkung der Erythrozytenzahl. Die Leberenzymwerte und die Blutuntersuchung zeigten keine Auffälligkeiten, ebenso die Biopsie von Herz, Leber, Nieren, Milz, Dickdarm und von den Geweben der Nebennierenrinde.[7]

Kommentar der Autoren

Jin Ying Zi und *He Zi* (Chebulae Fructus) wirken adstringierend. *Jin Ying Zi* festigt stärker das *Jing* (Essenz), während *He Zi* erfolgreicher den Darm festigt, um Diarrhö zu stoppen.

Jin Ying Zi und *Fu Pen Zi* (Rubi Fructus) behandeln Spermatorrhö und vorzeitigen Samenerguss. *Jin Ying Zi* behandelt jedoch auch Diarrhö und Dysenterie. *Fu Pen Zi* behandelt Harninkontinenz und Enuresis.

Referenzen

1. *Chang Yong Zhong Yao Xian Dai Yan Jiu Yu Lin Chuan* (Recent Study and Clinical Application of Common Traditional Chinese Medicine), 1995; 489:690
2. *Zhong Yao Xue* (Chinese Herbology), 1998; 900–901
3. *Chang Yong Zhong Yao Xian Dai Yan Jiu Yu Lin Chuan* (Recent Study and Clinical Application of Common Traditional Chinese Medicine), 1995; 489:690
4. Ibid.
5. *Zhe Jiang Zhong Yi Za Zhi* (Zhejiang Journal of Chinese Medicine), 1960; (3):126
6. *Zhong Yi Za Zhi* (Journal of Chinese Medicine), 1985; 26(6):71
7. *Chang Yong Zhong Yao Xian Dai Yan Jiu Yu Lin Chuan* (Recent Study and Clinical Application of Common Traditional Chinese Medicine), 1995; 489:690

Lián Xū

Nelumbinis Stamen

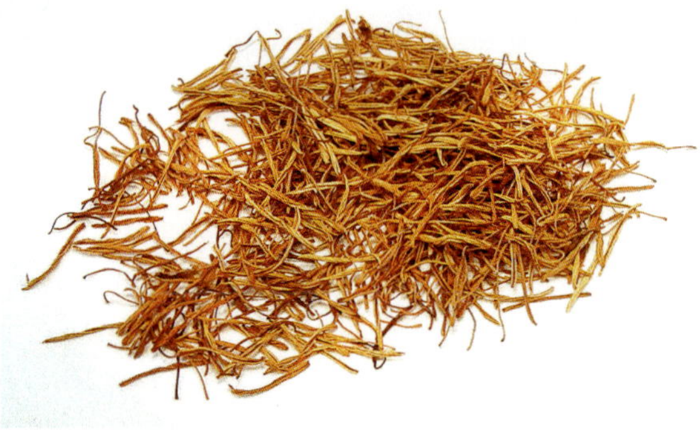

蓮鬚 莲须

Pinyin-Name *Lián Xū*
Andere chinesische Namen *Jin Ying Cao*
Originalquelle *Ben Cao Pin Hui Jing Yao* (Wesentliches der Materia Medica) aus dem Jahr 1505 von Liu Wen-Tai
Deutscher Name Lotosstaubgefäß
Botanischer Name *Nelumbo nucifera* Gaertn. (*Lian*)
Pharmazeutischer Name Nelumbinis Stamen
Eigenschaften Süß, adstringierend, neutral
Leitbahnen Herz, Nieren

Chinesische therapeutische Wirkungen

Festigt die Nieren

Lian Xu (Nelumbinis Stamen) verhindert den Verlust von Körpersäften aufgrund von Nieren-Mangel. Klinisch behandelt es Spermatorrhö, nächtliche Samenergüsse und häufiges Wasserlassen.

- Spermatorrhö oder nächtliche Samenergüsse: *Lian Xu* zusammen mit *Sha Yuan Zi* (Astragali Complanati Semen), *Qian Shi* (Euryales Semen), *Long Gu* (Fossilia Ossis Mastodi) und *Mu Li* (Ostreae Concha) verwenden. **Beispiel-Rezeptur**: *Jin Suo Gu Jing Wan* (Metallschlosspille zur Stabilisierung der Essenz).

Klärt das Herz

Lian Xu klärt das Herz und stoppt übermäßiges Träumen in der Nacht.

Stoppt Blutungen

Lian Xu behandelt außerdem Blutungsstörungen wie z.B. Nasenbluten, Bluterbrechen und starke Uterusblutungen.

Dosierung

1,5–5,0 g.

Kommentar der Autoren
Acht Teile der Lotospflanze werden medizinisch verwendet. Die vollständige Beschreibung der Substanzen und ihrer Verwendung ist in der Arzneimonographie von *Lian Zi* (Nelumbinis Semen) nachzulesen (s.u.).

Lián Zǐ

Nelumbinis Semen

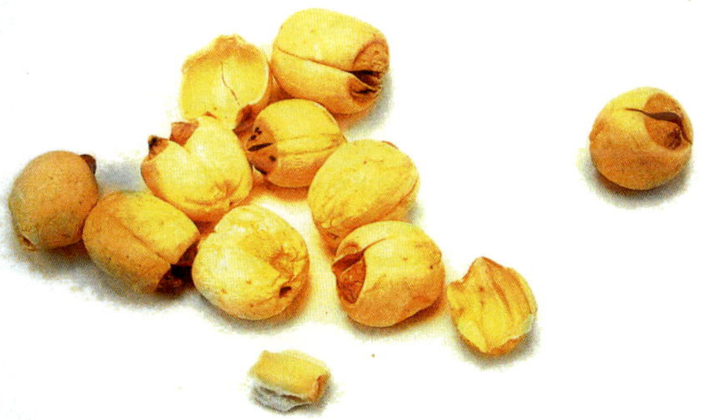

蓮子 莲子

Pinyin-Name *Lián Zǐ*
Wörtliche Übersetzung „Lotossamen"
Andere chinesische Namen *Lian Zi Rou, Ou Shi, Lian Rou, Lian Shi, Lian Ren*
Originalquelle *Shen Nong Ben Cao Jing* (Die Materia Medica des göttlichen Landmannes), vermutlich Östliche Han-Dynastie
Deutscher Name Lotossamen
Botanischer Name *Nelumbo nucifera* Gaertn. (*Lian*)
Pharmazeutischer Name Nelumbinis Semen
Eigenschaften Süß, adstringierend, neutral
Leitbahnen Herz, Nieren, Milz

Chinesische therapeutische Wirkungen

Tonisiert die Milz und stoppt Diarrhö

Chronische Diarrhö: *Lian Zi* (Nelumbinis Semen) behandelt in der Regel chronische Diarrhö aufgrund von Milz-Mangel und der Unfähigkeit der Milz, Wasser zu transportieren und zu transformieren. Aus diesem Grund sammelt sich Wasser im Dickdarm an, was zu Diarrhö führt. Weitere Symptome im Zusammenhang mit Milz-Mangel sind Appetitmangel, Gewichtsverlust, fahle Gesichtsfarbe, schlechte Verdauung und generalisierte Schwäche. *Lian Zi* behandelt die zugrunde liegende Ursache und die Symptome der Diarrhö aufgrund von Milz-Mangel, indem es das Organ tonisiert und den Verlust von Körperflüssigkeiten stoppt.

- Chronische Diarrhö: *Lian Zi* zusammen mit *Ren Shen* (Ginseng Radix et Rhizoma), *Bai Zhu* (Atractylodis Macrocephalae Rhizoma) und *Shan Yao* (Dioscoreae Rhizoma) verwenden. **Beispiel-Rezeptur**: *Shen Ling Bai Zhu San* (Ginseng Radix, Poriae Sclerotium Paradicis und Atractylodis Macrocephalae Rhizoma Pulver).

Tonisiert die Nieren und festigt das Jing (Essenz)

Spermatorrhö, Leukorrhö aufgrund von Nieren-Mangel: *Lian Zi* behandelt Nieren-Mangel, der durch vorzeitigen Samenerguss, Spermatorrhö oder starken, klaren bzw. weißen Vaginalausfluss charakterisiert ist. Es tonisiert nicht nur Milz und Nieren, sondern hat auch eine adstringierende Wirkung und stoppt den Verlust von Körpersäften.

- Vorzeitiger Samenerguss, Spermatorrhö: *Lian Zi* zusammen mit *Sha Yuan Zi* (Astragali Complanati Semen), *Tu Si Zi* (Cuscutae Semen), *Lian Xu* (Nelumbinis Stamen) und *Lu Rong* (Cervi Pantotrichum Cornu) verwenden.
- Vaginalausfluss: Kombination mit *Bai Guo* (Ginkgo Semen), *Qian Shi* (Euryales Semen), *Ji Guan Hua* (Celosiae Cristatae Flos) und *Jin Ying Zi* (Rosae Laevigatae Fructus).

Nährt das Herz und besänftigt den Shen (Geist)

Reizbarkeit, Palpitationen, Schlaflosigkeit: Liegt ein Ernährungsmangel von *Yin* und Blut für das *Shen* des Herzens vor, können Symptome wie Reizbarkeit, Ängstlichkeit, traumgestörter Schlaf oder Schlaflosigkeit entstehen.

- Reizbarkeit, Ängstlichkeit, traumgestörter Schlaf oder Schlaflosigkeit: *Lian Zi* mit *Mai Dong* (Ophiopogonis Radix), *Bai Zi Ren* (Platycladi Semen), *Fu Shen* (Poriae Sclerotium Paradicis), *Yuan Zhi* (Polygalae Radix), *Zhen Zhu Mu* (Margaritiferae Concha Usta) und *Suan Zao Ren* (Ziziphi Spinosae Semen) kombinieren.

Dosierung

6–15 g.

Sicherheitshinweise, Kontraindikationen

Der Gebrauch von *Lian Zi* ist nicht für Patienten mit trockenen Stühlen oder Stuhlverstopfung geeignet.

Chemische Zusammensetzung

Liensinin, Raffinose, Oxoushisunin, N-Norarmepavin, Calcium, Phosphor, Eisen, Natrium, Zink, Magnesium.[1,2]

Pharmakologische Wirkungen

Antihypertensiv: Bei anästhesierten Katzen senkte eine *Lian-Zi*-Injektion (1–2 mg/kg) für zwei bis drei Stunden den Blutdruck um bis zu 50%. Die Wirkungsdauer derselben *Lian-Zi*-Zubereitung betrug bei Hunden nur 30 Minuten und zeigte bei Kaninchen keine Wirkung.[3,4]

Ergänzung

Der Lotos und seine verschiedenen Pflanzenteile gehören zu den vielseitigsten Arzneidrogen in der Chinesischen Arzneimedizin. Jeder Teil dieser Pflanze besitzt eigene, klar unterscheidbare Eigenschaften. Acht verschiedene Teile der Lotospflanze werden medizinisch verwendet. Die folgende Aufzählung bietet eine kurze Zusammenfassung aller Teile im Vergleich. (Hinweis: Zusätzliche Informationen zu diesen Arzneidrogen finden sich in den jeweiligen Arzneimononographien. *He Di* (Nelumbinis Calyx) und *He Geng* (Nelumbinis Caulis) werden nur selten verwendet und deshalb nur hier kurz beschrieben.)

- 蓮子/莲子 *Lián Zǐ* (Nelumbinis Semen) ist süß, adstringierend und neutral und tonisiert Milz und Nieren, um Diarrhö, Spermatorrhö, Uterusblutungen und Vaginalausfluss zu stoppen. Es nährt außerdem das Herz und besänftigt den *Shen* (Geist).
- 蓮子心/莲子心 *Lián Zǐ Xīn* (Nelumbinis Plumula) ist bitter und kalt und klärt Hitze. Es behandelt Reizbarkeit, Delirium und andere Hitze-Zeichen, die mit fiebrigen Erkrankungen verbunden sind.
- 蓮鬚/莲须 *Lián Xū* (Nelumbinis Stamen) ist adstringierend und neutral. Es klärt Hitze, festigt das *Jing* (Essenz) und stoppt Blutungen. Es wird häufig verwendet, um nächtliche Samenergüsse, Spermatorrhö, häufiges Wasserlassen, Enuresis, Uterusblutungen und Bluterbrechen zu behandeln.
- 蓮房/莲房 *Lián Fáng* (Nelumbinis Receptaculum) ist bitter, adstringierend und warm. Es tritt in die *Xue*-(Blut-)Schicht ein und zerstreut Blut-Stagnation, stoppt Blutungen und behandelt Uterusblutungen sowie Blut im Stuhl oder im Urin. Es behandelt außerdem Hämorrhoiden, Rektumprolaps und Ekzeme.
- 藕節/藕节 *Ǒu Jié* (Nelumbinis Nodus Rhizomatis) ist süß, adstringierend und neutral und zerstreut Blut-Stagnation.
- 荷葉/荷叶 *Hé Yè* (Nelumbinis Folium) ist adstringierend, bitter und neutral. Es klärt Sommer-Hitze, hebt das klare *Yang*, stoppt Blutungen und kommt bei Störungen im Zusammenhang mit Hitzschlag zum Einsatz. Es behandelt darüber hinaus Diarrhö oder Blutungen aufgrund von Milz-Mangel.
- 荷蒂 *Hé Dì* (Nelumbinis Calyx) ist bitter und süß. Es klärt Sommer-Hitze, harmonisiert den Mittleren *Jiao* (Mittlerer Erwärmer), beruhigt einen unruhigen Fötus und behandelt Diarrhö oder Dysenterie, die von Blut und Schleim begleitet werden.
- 荷梗 *Hé Gěng* (Nelumbinis Caulis) ist bitter und neutral. Es reguliert das Brust-*Qi* und eignet sich besonders für die Behandlung von Brustenge, die durch Sommer-Feuchtigkeit verursacht wird.

Referenzen

1. *Zhong Yao Xue* (Chinese Herbology), 1998; 897
2. *Xian Dai Ben Cao Gang Mu* (Contemporary Materia Medica), 2000; 2115
3. *Zhong Yao Xue* (Chinese Herbology), 1998; 897
4. *Chang Yong Zhong Yao Xian Dai Yan Jiu Yu Lin Chuan* (Recent Study and Clinical Application of Common Traditional Chinese Medicine), 1995; 685:686

Lián Zǐ Xīn
Nelumbinis Plumula

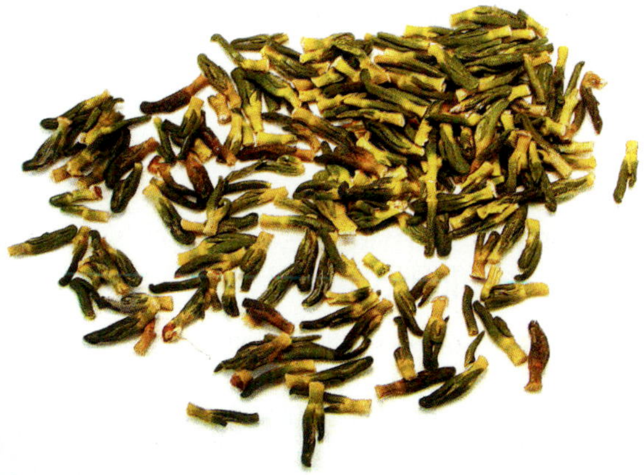

蓮子心 莲子心

Pinyin-Name *Lián Zǐ Xīn*
Wörtliche Übersetzung „Herz des Lotossamen"
Andere chinesische Namen *Lian Yi*
Deutscher Name Lotoskeim
Botanischer Name *Nelumbo nucifera* Gaertn. (*Lian*)
Pharmazeutischer Name Nelumbinis Plumula
Eigenschaften Bitter, kalt
Leitbahnen Herz, Perikard

Chinesische therapeutische Wirkungen

Klärt das Herz und lindert Reizbarkeit

Lian Zi Xin (Nelumbinis Plumula) ist bitter und kalt und klärt Hitze von Herz und Perikard. Leichte Fälle von Hitze, die sich auf das Herz auswirkt, sind durch Reizbarkeit charakterisiert. Schwere Fälle von Hitze, die das Herz angreift und das Perikard umschließt, zeichnen sich durch Reizbarkeit, Fieber und Delirium aus.

- Reizbarkeit aufgrund von Hitze, die sich auf das Herz auswirkt: *Lian Zi Xin* zusammen mit *Dan Zhu Ye* (Lophatheri Herba), *Deng Xin Cao* (Junci Medulla) und *Zhi Zi* (Gardeniae Fructus) verwenden.
- Reizbarkeit, Fieber und Delirium aufgrund von Hitze, die Herz und Perikard angreift: mit *Xuan Shen* (Scrophulariae Radix), *Mai Dong* (Ophiopogonis Radix) und *Zhu Ye* (Phyllostachys Herba) kombinieren.

Klärt Blut-Hitze und stoppt Blutungen

Lian Zi Xin klärt Hitze, kühlt das Blut und stoppt Blutungen. Es behandelt unterschiedliche Blutungsstörungen wie z.B. Bluterbrechen, Nasenbluten und übermäßige Menstruationsblutung, die durch Hitze im Blut verursacht werden.

- Blutungen aufgrund von Hitze im Blut: *Lian Zi Xin* zusammen mit *Di Huang* (Rehmanniae Radix) und *Bai Mao Gen* (Imperatae Rhizoma) verwenden, um das Blut zu kühlen und Blutungen zu stoppen.

Behandelt Spermatorrhö aufgrund von Nieren-Mangel

Lian Zi Xin hat adstringierende Eigenschaften und behandelt Spermatorrhö aufgrund von Nieren-Mangel.

- Spermatorrhö: zusammen mit *Sang Piao Xiao* (Mantidis Ootheca), *Sha Yuan Zi* (Astragali Complanati Semen) und *Jin Ying Zi* (Rosae Laevigatae Fructus) .

Dosierung

1,5–3 g. Die maximale Dosis für *Lian Zi Xin* beträgt 10 g.

18

Sicherheitshinweise, Kontraindikationen

Lian Zi Xin ist bei Patienten mit Schwellungen im Bauch und mit Stuhlverstopfung kontraindiziert.

Chemische Zusammensetzung

Liensinin, Isoliensinin, Alkaloide.[1]

Pharmakologische Wirkungen

Antihypertensiv: Liensinin senkt den Blutdruck durch Erweiterung der peripheren Blutgefäße. Es hat eine kurze Wirkungsdauer.[2]

Kommentar der Autoren
Acht Teile der Lotospflanze werden medizinisch verwendet. Die vollständige Beschreibung der Substanzen und ihrer Verwendung ist in der Arzneimonographie von *Lian Zi* (Nelumbinis Semen) nachzulesen (s.o.).

Referenzen

1. *Xian Dai Zhong Yao Yao Li Xue* (Contemporary Pharmacology of Chinese Herbs), 1997; 298
2. *Zhong Yao Xue* (Chinese Herbology), 1998; 897

Má Huáng Gēn

Ephedrae Radix et Rhizoma

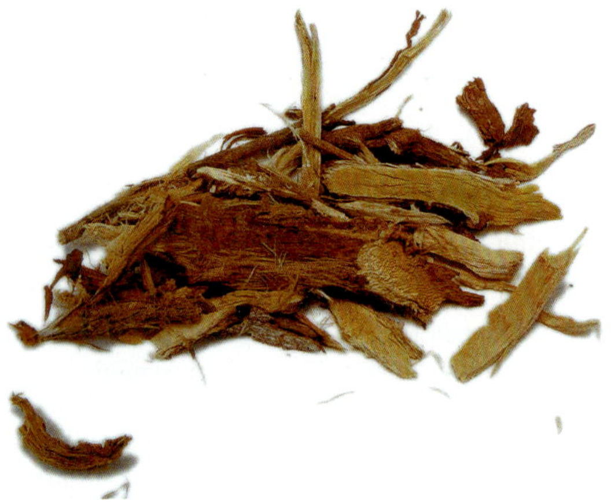

麻黄根 麻黃根

Pinyin-Name *Má Huáng Gēn*
Wörtliche Übersetzung „Hanf gelbe Wurzel", „Ephedra-Wurzel"
Originalquelle *Ming Yi Za Zhu* (Verschiedene Aufzeichnungen berühmter Ärzte) aus dem Jahr 500 von Tao Hong-Jing
Deutscher Name Meerträubelwurzel
Botanischer Name *Ephedra sinica* Stapf. (*Cao Ma Huang*); *Ephedra equisetina* Bge. (*Mu Zei Ma Huang*); *Ephedra intermedia* Schrenk et Mey. (*Zhong Ma Huang*)
Pharmazeutischer Name Ephedrae Radix et Rhizoma
Eigenschaften Süß, neutral
Leitbahnen Lunge

Chinesische therapeutische Wirkungen

Stoppt Schwitzen

Ma Huang Gen (Ephedrae Radix et Rhizoma) ist besonders geeignet für die Behandlung sowohl von spontanem als auch von nächtlichem Schwitzen aufgrund von *Qi*- oder *Yin*-Mangel. *Ma Huang Gen* behandelt jedoch nur die Symptome des Schwitzens und nicht die Ursache.

- Spontanes Schwitzen: *Ma Huang Gen* mit *Huang Qi* (Astragali Radix) und *Fu Xiao Mai* (Tritici Fructus Levis) kombinieren.
- Nachtschweiß oder Schwitzen nach der Geburt: zusammen mit *Mu Li* (Ostreae Concha), *Wu Wei Zi* (Schisandrae Fructus), *Di Huang* (Rehmanniae Radix), *Shan Zhu Yu* (Corni Fructus) und *Long Gu* (Fossilia Ossis Mastodi) verwenden.

Dosierung

3–10 g. *Ma Huang Gen* wird auch als Pulver verwendet.

Sicherheitshinweise, Kontraindikationen

Der Gebrauch von *Ma Huang Gen* ist bei äußeren Erkrankungen kontraindiziert, da die adstringierenden Eigenschaften von *Ma Huang Gen* den pathogenen Faktor im Körper zurückhalten.

Chemische Zusammensetzung

Maokonin, Tyrosinbetain, Ephedradine A, B, C, D; Mahuannine A, B, C, D; Ephedrannin.[1]

Pharmakologische Wirkungen

- **Kardiovaskulär**: In Tierstudien erhöht Maokonin den Blutdruck, Ephedradin A senkt den Blutdruck und Extrakte von *Ma Huang Gen* senken die Kontraktilität des Herzens.[2]
- **Stimulans für die glatte Muskulatur**: *Ma Huang Gen* hat eine stimulierende Wirkung auf die glatte Darm- und Uterusmuskulatur.[3]

Kommentar der Autoren

Ma Huang (Ephedrae Herba) und *Ma Huang Gen* (Ephedrae Radix et Rhizoma) werden aus unterschiedlichen Teilen derselben Pflanze gewonnen, haben aber ganz unterschiedliche und gegensätzliche Wirkungen. *Ma Huang* ist ein Diaphoretikum und leitet Schwitzen ein. Der Gebrauch von *Ma Huang* ist bei Schwitzen aufgrund von *Qi*- oder *Yin*-Mangel kontraindiziert. *Ma Huang Gen* stoppt dagegen spontanes oder nächtliches Schwitzen. Der Gebrauch von *Ma Huang Gen* ist bei äußeren Wind-Hitze- oder Wind-Kälte-Erkrankungen kontraindiziert.

Referenzen

1. *Chang Yong Zhong Yao Cheng Fen Yu Yao Li Shou Ce* (A Handbook of the Composition and Pharmacology of Common Chinese Drugs), 1994; 1630
2. *Zhong Cheng Yao Yan Jiu* (Research of Chinese Patent Medicine), 1985; (10):20
3. *Zhong Yao Xue* (Chinese Herbology), 1998; 886:887

Qiàn Shí
Euryales Semen

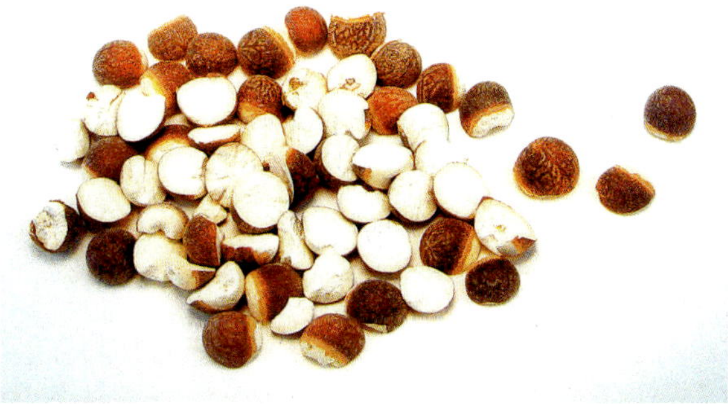

芡實 芡实

Pinyin-Name *Qiàn Shí*
Wörtliche Übersetzung „Drachenfrucht"
Andere chinesische Namen *Ji Tou Shi, Ji Tou, Yan Tou, Ji Tou Mi*
Deutscher Name Makanasternsamen, Seerosengewächs
Botanischer Name *Euryale ferox* Salisb.
Pharmazeutischer Name Euryales Semen
Eigenschaften Süß, adstringierend, neutral
Leitbahnen Nieren, Milz

Chinesische therapeutische Wirkungen

Tonisiert die Milz und zerstreut Feuchtigkeit

Chronische Diarrhö: *Qian Shi* (Euryales Semen) behandelt in der Regel chronische Diarrhö aufgrund von Milz-Mangel. Dieser Mangel-Zustand beeinträchtigt die Funktion der Milz, das Wasser im Körper zu absorbieren, was nachfolgend zu einem Wassereinstrom in den Darmtrakt und schließlich zu Diarrhö führt. *Qian Shi* lindert Diarrhö, indem es die Milz tonisiert und Feuchtigkeit im Darm trocknet.

- Chronische Diarrhö aufgrund von Milz-Mangel: *Qian Shi* zusammen mit *Bai Zhu* (Atractylodis Macrocephalae Rhizoma), *Dang Shen* (Codonopsis Radix) und *Fu Ling* (Poria) verwenden.

Tonisiert die Nieren und festigt das Jing (Essenz)

Spermatorrhö, Enuresis, starker Vaginalausfluss: Der Verlust von Nieren-*Jing* ist teilweise auf ein mangelndes Nieren-*Qi* zurückzuführen, das unfähig ist, das *Jing* zu halten. Zu den klinischen Anwendungsgebieten von *Qian Shi* gehören Spermatorrhö, starker Vaginalausfluss und Harninkontinenz.

- Spermatorrhö: *Qian Shi* mit *Jin Ying Zi* (Rosae Laevigatae Fructus) kombinieren.
- Harninkontinenz: zu *Jin Ying Zi* (Rosae Laevigatae Fructus) und *Sang Piao Xiao* (Mantidis Ootheca) hinzufügen.
- Starker, klarer Vaginalausfluss: zusammen mit *Jin Ying Zi* (Rosae Laevigatae Fructus) und *Shan Yao* (Dioscoreae Rhizoma) verwenden.
- Starker, gelber, faulig riechender Vaginalausfluss aufgrund von Feuchte-Hitze-Akkumulation: *Qian Shi* zusammen mit *Huang Bo* (Phellodendri Cortex), *Ku Shen* (Sophorae Flavescentis Radix) und *Che Qian Zi* (Plantaginis Semen) einnehmen.

Dosierung

10–15 g. Die maximale Dosis von *Qian Shi* beträgt 30 g. Die trocken-gebratene Arzneidroge tonisiert besser die Milz, um Diarrhö zu stoppen, und wärmt effektiver die Nieren, um den Verlust von *Jing* (Essenz) zu verhindern.

Chemische Zusammensetzung

Stärke, Protein, Lipid, Kohlenhydrate, Ballaststoffe, Thiamin, Riboflavin, Nicotinsäure, Carotin, Tryptophan, Cystein, Cystin, Amylose, Amylopektin.[1]

Klinische und wissenschaftliche Studien

Proteinurie: In einer Studie wurden 73 Patienten mit Proteinurie aufgrund von Glomerulonephritis mit einer 89,1-prozentigen Wirksamkeitsrate behandelt. Laut Behandlungsprotokoll wurde über einen Zeitraum von zehn Tagen (= ein Behandlungszyklus) täglich eine Arzneirezeptur als Brei eingenommen. Insgesamt wurden zwei bis vier Behandlungszyklen mit zwei Tagen Pause zwischen jeder Folge durchgeführt. Die Rezeptur enthielt 30 g *Qian Shi*, 10 Stück *Bai Guo* (Ginkgo Semen) und 30 g Klebreis.[2]

Kommentar der Autoren

Nach Dr. Zhu Lang-Chun wirken *Qian Shi*, *Jin Ying Zi* (Rosae Laevigatae Fructus) und *Yi Zhi* (Alpiniae Oxyphyllae Fructus) synergistisch bei der Behandlung von Proteinurie.

Referenzen

1. *Chang Yong Zhong Yao Cheng Fen Yu Yao Li Shou Ce* (A Handbook of the Composition and Pharmacology of Common Chinese Drugs), 1994; 988
2. *Zhong Yi Za Zhi* (Journal of Chinese Medicine), 1985; 9:47

Ròu Dòu Kòu

Myristicae Semen

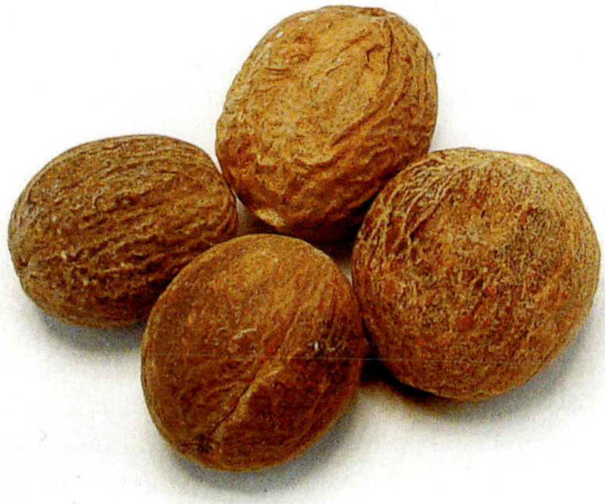

肉豆蔻

Pinyin-Name *Ròu Dòu Kòu*
Wörtliche Übersetzung „Fleischiger Kardamom"
Andere chinesische Namen *Rou Guo*, *Yu Guo*
Originalquelle *Yao Xing Ben Cao* (Materia Medica der medizinischen Eigenschaften) aus dem Jahr 600 von Zhen Quan
Deutscher Name Muskatnuss
Botanischer Name *Myristica fragrans* Houtt. (*Rou Dou Kou Shu*)
Pharmazeutischer Name Myristicae Semen
Eigenschaften Scharf, warm
Leitbahnen Dickdarm, Milz, Magen

18

Chinesische therapeutische Wirkungen

Festigt den Darmtrakt und stoppt Diarrhö

Milz-Yang-Mangel: *Rou Dou Kou* (Myristicae Semen) behandelt chronische Diarrhö aufgrund von Milz-*Yang*-Mangel, mit Rektumprolaps, Völle- und Spannungsgefühl im Abdomen, Erbrechen und Appetitmangel. In schweren Fällen, wenn zusätzlich ein Nieren-*Yang*-Mangel besteht, tritt frühmorgendliche Diarrhö auf („Fünf-Uhr-Diarrhö").

- Milz-*Yang*-Mangel: *Rou Dou Kou* mit *Bai Zhu* (Atractylodis Macrocephalae Rhizoma), *Dang Shen* (Codonopsis Radix), *Fu Ling* (Poria), *Mu Xiang* (Aucklandiae Radix), *Qian Shi* (Euryales Semen) und *Sha Ren* (Amomi Fructus) kombinieren.
- Diarrhö am frühen Morgen (Fünf-Uhr-Diarrhö) mit kaltem Abdomen: zu *Wu Zhu Yu* (Evodiae Fructus), *Wu Wei Zi* (Schisandrae Fructus) und *Bu Gu Zhi* (Psoraleae Fructus) hinzufügen. **Beispiel-Rezeptur**: *Si Shen Wan* (Vier Wunder Pille).
- Chronische Enteritis oder Dysenterie mit Diarrhö: zusammen mit *Wu Zhu Yu* (Evodiae Fructus), *Wu Wei Zi* (Schisandrae Fructus), *Bu Gu Zhi* (Psoraleae Fructus), *Dang Shen* (Codonopsis Radix), *Bai Zhu* (Atractylodis Macrocephalae Rhizoma), *Fu Ling* (Poria), *He Zi* (Chebulae Fructus), *Shan Yao* (Dioscoreae Rhizoma), *Shan Zhu Yu* (Corni Fructus), *Rou Gui* (Cinnamomi Cortex), *Fu Zi* (Aconiti Radix Lateralis Praeparata), *Gan Jiang* (Zingiberis Rhizoma) und *Wu Yao* (Linderae Radix) einnehmen, bei Bedarf modifizieren.

Wärmt den Mittleren Jiao (Mittlerer Erwärmer), reguliert das Qi und stoppt Schmerzen

Kälte, Schmerzen sowie Spannungs- und Völlegfühl in Epigastrium und Abdomen: Milz-*Yang*-Mangel mit *Qi*-Stagnation verursacht Blähungen sowie Völle- und Spannungsgefühl in Epigastrium und Adomen, Appetitmangel, Verdauungsstörungen und ein Gefühl von Kälte im Abdomen.

- Chronische Diarrhö mit Blähungen und Völlegefühl: *Rou Dou Kou* zu *Mu Xiang* (Aucklandiae Radix) und *Xiang Fu* (Cyperi Rhizoma) hinzufügen.
- Chronische Diarrhö mit abdominaler Kälteempfindung: zusammen mit *Fu Zi* (Aconiti Radix Lateralis Praeparata) und *Gao Liang Jiang* (Alpiniae Officinarum Rhizoma) verwenden.
- Chronische Diarrhö mit Bauchschmerzen: Kombination mit *Ying Su Ke* (Papaveris Pericarpium) und *Bai Shao* (Paeoniae Radix Alba).

- Chronische Diarrhö mit Appetitmangel und Schwäche: *Rou Dou Kou* zusammen mit *Dang Shen* (Codonopsis Radix), *Huang Qi* (Astragali Radix), *Bai Zhu* (Atractylodis Macrocephalae Rhizoma) und *Fu Ling* (Poria) verwenden.

Dosierung

3–10 g im Dekokt; 1,5–3 g als Pulver. *Rou Dou Kou* wird für die oben beschriebenen Funktionen meistens geröstet verwendet und ist besonders dafür geeignet, den Mittleren *Jiao* (Mittlerer Erwärmer) zu wärmen und Diarrhö zu stoppen. Die frische oder unverarbeitete Form ist bei Patienten mit Mangel und Kälte des Mittleren *Jiao* (Mittlerer Erwärmer) kontraindiziert, da sie ätherische Öle enthält, die den Darm anregen und Diarrhö verursachen.

Sicherheitshinweise, Kontraindikationen

Der Gebrauch von *Rou Dou Kou* ist bei Patienten kontraindiziert, die unter Fülle- oder Hitze-Zuständen leiden (z.B. Diarrhö oder Dysenterie aufgrund von Hitze).

Überdosierung

Nach der Einnahme von ≥ 7,5 g *Rou-Dou-Kou*-Pulver wurden Benommenheit, Zerfahrenheit beim Sprechen oder Stupor sowie Hypersomnie beobachtet. Der Gebrauch von Myristicin wird beim Menschen mit Halluzinationen assoziiert.[1]

Chemische Zusammensetzung

Pinen, Sabinen, Camphen, Myristicin, Eugenol, Safrol, Elemicin, α-Thujen, Caren, Dipenten, Geraniol, Dehydroisoeugenol, Terpinen, Myristin, Olein, Diarylpropanoide.[2, 3]

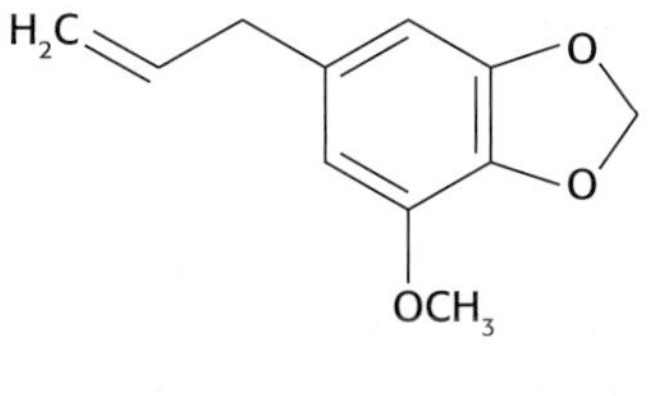

Abb. 18.2 Myristicin

Pharmakologische Wirkungen

- **Sedierend und schlaffördernd**: Das ätherische Öl von *Rou Dou Kou* hat eine hemmende Wirkung auf das Zentralnervensystem. Nach der intravenösen Injektion einer Dosis von 50 mg/kg zeigt sich eine signifikante Hemmung der Schmerzwahrnehmung und der Geruchsstimulation bei Kaninchen. Es verlängert außerdem die Phenobarbital-induzierte Schlafdauer.[4]
- **Antibiotisch**: *Rou Dou Kou* hemmt *Staphylococcus aureus*, *Diplococcus pneumoniae* und *Bacillus subtilis*.[5]
- **Anästhetisch**: In Studien mit Mäusen, Ratten, Katzen und Hunden hat das ätherische Öl von *Rou Dou Kou* eine anästhesierende Wirkung gezeigt.[6]

Klinische und wissenschaftliche Studien

- **Colitis ulcerosa**: Bei 62 Patienten wurde Colitis ulcerosa mit einem Dekokt behandelt. 44 Patienten wurden vollständig gesund, 16 Patienten zeigten eine leichte Besserung, zwei Patienten sprachen nicht auf die Behandlung an. Das Dekokt enthielt *Rou Dou Kou*, *Bai Zhu* (Atractylodis Macrocephalae Rhizoma), *He Zi* (Chebulae Fructus), *Ren Shen* (Ginseng Radix et Rhizoma), *Mu Xiang* (Aucklandiae Radix), *Dang Gui* (Angelicae Sinensis Radix), *Rou Gui* (Cinnamomi Cortex), *Zhi Gan Cao* (Glycyrrhizae Radix et Rhizoma Praeparata cum Melle), *Bai Shao* (Paeoniae Radix Alba) und *Ying Su Ke* (Papaveris Pericarpium). Bei Feuchtigkeit wurden *Fu Ling* (Poria) und *Yi Yi Ren* (Coicis Semen) hinzugefügt; bei *Qi*-Mangel wurden *Huang Qi* (Astragali Radix) und *Sheng Ma* (Cimicifugae Rhizoma) hinzugefügt; bei Fülle-Kälte wurden *Fu Zi* (Aconiti Radix Lateralis Praeparata) und *Pao Jiang* (Zingiberis Rhizoma Praeparatum) ergänzt; bei Fülle-Hitze wurden *Huang Lian* (Coptidis Rhizoma) und *Da Huang* (Rhei Radix et Rhizoma) dazugegeben; bei Nahrungsmittel-Stagnation wurden *Shan Zha* (Crataegi Fructus) und *Bing Lang* (Arecae Semen) ergänzt; bei Fülle-Schmerzen wurden *Yan Hu Suo* (Corydalis Rhizoma) und eine hohe Dosis *Bai Shao* (Paeoniae Radix Alba) beigefügt; bei rektalen Blutungen wurden verkohltes *Di Yu* (Sanguisorbae Radix) und *San Qi* (Notoginseng Radix et Rhizoma) ergänzt.[7]
- **Diarrhö bei Kindern**: Einem Bericht zufolge wurden 285 Kinder erfolgreich mit einer Arzneirezeptur behandelt, die folgende Arzneidrogen enthielt: *Shan Yao* (Dioscoreae Rhizoma), *Ma Chi Xian* (Portulacae Herba), *Cang Zhu* (Atractylodis Rhizoma), *Che Qian Zi* (Plantaginis Semen), *Rou Dou Kou* (Myristicae Semen), *Gan Cao* (Glycyrrhizae Radix et Rhizoma), *Da Huang* (Rhei Radix et Rhizoma) und *Ding Xiang* (Caryophylli Flos). Die Arzneien wurden viermal täglich in Pulverform gegeben.[8]

Toxikologie

Die LD_{50} für Myristicin beträgt bei Katzen 0,5–1 ml/kg. Die subkutane Injektion von Myristicin in einer Dosierung von 0,12 ml kann zu Lebererkrankungen führen. Die Einnahme von *Rou-Dou-Kou*-Pulver in einer Dosierung von 1,8 g/kg kann bei Katzen Benommenheit hervorrufen und unter Umständen innerhalb von 24 Stunden zu Todesfällen führen.[9]

Ergänzung

肉豆根 *Ròu Dòu Gēn* (Myristicae Radix) wird aus der Wurzel derselben Pflanze gewonnen wie *Rou Dou Kou*. Es ist scharf, bitter und kalt. Zu seinen Funktionen und Indikationen gehören die Regulierung der Menstruation, um unregelmäßige Menstruation zu behandeln, die Förderung der Harnausscheidung, um Dysurie zu behandeln, und das Klären von Hitze, um Schmerzen und Entzündungen der Augen und Ohren zu lindern. Die Dosierung von *Rou Dou Gen* beträgt 10–15 g.

Kommentar der Autoren

Rou Dou Kou und *He Zi* (Chebulae Fructus) behandeln chronische Diarrhö. *Rou Dou Kou* wirkt v.a. auf den Mittleren *Jiao* (Mittlerer Erwärmer) und behandelt Völlegefühl und Schmerzen im Abdomen, Appetitmangel und Übelkeit aufgrund von Kälte, Milz-Mangel und *Qi*-Stagnation. Der Wirkungsschwerpunkt von *He Zi* ist auf den Unteren *Jiao* (Unterer Erwärmer) gerichtet. Es behandelt Keuchatmung und chronischen Husten mit Stimmverlust aufgrund von Lungen-*Qi*-Mangel.

Rou Dou Kou und *Dou Kou* (Amomi Fructus Rotundus) wärmen den Mittleren *Jiao* (Mittlerer Erwärmer) und regulieren das *Qi*. Sie eignen sich beide für die Behandlung von Mangel und Kälte der Milz und des Magens mit *Qi*-Stagnation, mit Symptomen wie Völlegefühl und Schmerzen in Epigastrium und Abdomen, Diarrhö und Erbrechen. *Rou Dou Kou* wirkt außerdem adstringierend und stoppt chronische Diarrhö (v.a. Diarrhö am frühen Morgen aufgrund von Milz- und Nieren-*Yang*-Mangel). *Dou Kou* reguliert das *Qi* und lindert Übelkeit und Erbrechen. Es wird meistens eingesetzt, um Feuchtigkeit des Mittleren *Jiao* (Mittlerer Erwärmer) zu trocknen und abdominales Völlegefühl und Appetitmangel zu lindern.

Rou Dou Kou (Myristicae Semen), *Dou Kou* (Amomi Fructus Rotundus) und *Cao Dou Kou* (Alpiniae Katsumadai Semen) haben ähnliche *Pinyin*-Namen, aber unterschiedliche Funktionen.

- *Rou Dou Kou* festigt den Darm und stoppt Diarrhö.
- *Dou Kou* reguliert das *Qi*, löst Feuchtigkeit auf und stärkt den Magen.
- *Cao Dou Kou* wärmt den Mittleren *Jiao* (Mittlerer Erwärmer) und trocknet Feuchtigkeit.

Referenzen

1. *Zhong Yao Xue* (Chinese Herbology), 1998; 891:892
2. *Xian Dai Zhong Yao Yao Li Xue* (Contemporary Pharmacology of Chinese Herbs), 1997; 1401
3. The Merck Index 12th edition, Chapman and Hall/CRCnetBASE/Merck, 2000
4. *Zhi Wu Yao You Xiao Cheng Fen Shou Ce* (Manual of Plant Medicinals and Their Active Constituents), 1986: 722
5. J of Nat Prod, 1991; 54(3):856
6. *Zhong Cao Yao Tong Xun* (Journal of Chinese Herbal Medicine), 1978; (9):7
7. *Shan Dong Yi Yao* (Shandong Medicine and Herbology), 1990; 30(9):29
8. *Si Chuan Zhong Yi* (Sichuan Chinese Medicine), 1990; 8(6):27
9. *Chang Yong Zhong Yao Cheng Fen Yu Yao Li Shou Ce* (A Handbook of the Composition and Pharmacology of Common Chinese Drugs), 1994; 855:858

Sāng Piāo Xiāo

Mantidis Ootheca

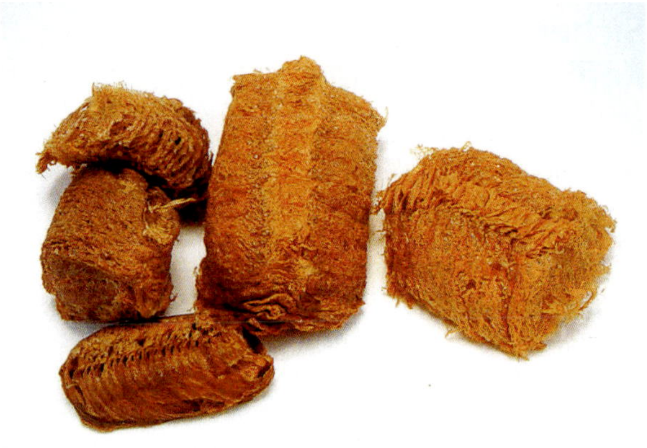

桑螵蛸

Pinyin-Name *Sāng Piāo Xiāo*
Originalquelle *Shen Nong Ben Cao Jing* (Die Materia Medica des göttlichen Landmannes), vermutlich Östliche Han-Dynastie
Deutscher Name Eitasche der Gottesanbeterin
Zoologischer Name *Mantis religiosa* L. (*Bao Chi Tang Lang*); *Paratenodera sinensis* Saussure (*Da Dao Lang*); *Statilia maculata* Thunb. (*Xiao Dao Lang*); *Hierodula patellifera* Serville (*Ju Fu Tang Lang*)
Pharmazeutischer Name Mantidis Ootheca
Eigenschaften Süß, salzig, neutral
Leitbahnen Leber, Nieren

Chinesische therapeutische Wirkungen

Tonisiert das Nieren-Yang, festigt das Jing (Essenz) und hält den Urin zurück

Spermatorrhö, häufiges Wasserlassen, starker Vaginalausfluss: *Sang Piao Xiao* (Mantidis Ootheca) behandelt Nieren-*Yang*-Mangel, der sich in der Unfähigkeit zeigt, das *Jing* (Essenz) zu bewahren. Symptome dieses Mangels sind z.B. Spermatorrhö, Polyurie, häufiges Wasserlassen, starker weißer Vaginalausfluss, Harnträufeln, nächtlicher Samenerguss, häufiges Wasserlassen bei schwangeren Frauen und Enuresis bei Kindern. *Sang Piao Xiao* behandelt außerdem in Pulverform ungenügende Harnausscheidung oder Harnblockaden. *Sang Piao Xiao* reguliert die Harnblase demnach in doppelter Funktion: Es hält Harn zurück und fördert die Harnausscheidung.

- Spermatorrhö und nächtliche Samenergüsse aufgrund von Herz- und Nieren-Mangel: *Sang Piao Xiao* mit *Long Gu* (Fossilia Ossis Mastodi), *Gui Ban* (Testudinis Plastrum), *Fu Shen* (Poriae Sclerotium Paradicis) und *Yuan Zhi* (Polygalae Radix) kombinieren. **Beispiel-Rezeptur**: *Sang Piao Xiao San* (Mantidis Ootheca Pulver).
- Enuresis aufgrund von Nieren-*Yang*-Mangel: ein Dekokt aus *Sang Piao Xiao* 12 g, *Yi Zhi* (Alpiniae Oxyphyllae Fructus) 9 g, *Wu Yao* (Linderae Radix) 12 g, *Fu Pen Zi* (Rubi Fructus) 12 g, *Xu Duan* (Dipsaci Radix) 15 g, *Yin Yang Huo* (Epimedii Herba) 12 g, *Rou Gui* (Cinnamomi Cortex) 4 g, *Fu Zi* (Aconiti Radix Lateralis Praeparata) 6 g, *Suo Yang* (Cynomorii Herba) 12 g, *Ji Nei Jin* (Gigeriae Galli Endothelium Corneum) 12 g, *Shu Di Huang* (Rehmanniae Radix Praeparata) 24 g und *Sang Ji Sheng* (Taxilli Herba) 30 g herstellen.
- Häufiges Wasserlassen während der Schwangerschaft: *Sang Piao Xiao* einzeln als Pulver anwenden.
- Dysurie: einzeln als Pulver verwenden und mit Reissuppe reichen.
- Häufiges Wasserlassen und Spermatorrhö aufgrund von Nieren-Mangel: zusammen mit *Ren Shen* (Ginseng Radix et Rhizoma), *Suan Zao Ren* (Ziziphi Spinosae Semen), *Lian Zi* (Nelumbinis Semen), *Shi Chang Pu* (Acori Tatarinowii Rhizoma) und *Yuan Zhi* (Polygalae Radix) verwenden.

Starker Vaginalausfluss, Impotenz: *Sang Piao Xiao* tonisiert das Nieren-*Yang* und hält die Essenz zurück. Da es neutral ist, wird es häufig zusammen mit Nieren-Tonika verwendet.

- Starker Vaginalausfluss oder Impotenz aufgrund von Nieren-*Yang*-Mangel: *Sang Piao Xiao* zu *Bu Gu Zhi* (Psoraleae Fructus), *Tu Si Zi* (Cuscutae Semen), *Sha Yuan Zi* (Astragali Complanati Semen), *She Chuang Zi* (Cnidii Fructus) und *Lu Jiao Shuang* (Cervi Cornu Degelatinatum) hinzufügen.

Dosierung

3–10 g. Unverarbeitetes *Sang Piao Xiao* kann Diarrhö verursachen. Die gedünstete Form ist wärmer als die unverarbeitete und verursacht seltener Diarrhö.

Sicherheitshinweise, Kontraindikationen

Sang Piao Xiao ist bei Patienten mit *Yin*-Mangel-Feuer oder Blasenentzündung mit Hitze-Akkumulation in der Harnblase kontraindiziert.

Chemische Zusammensetzung

Protein, Aminosäuren, Eisen, Calcium.[1]

Klinische und wissenschaftliche Studien

Enuresis: Einem Bericht zufolge wurden elf Patienten, die unter Bettnässen litten, einmal täglich mit einem Dekokt behandelt, das *Sang Piao Xiao* und *Yi Zhi* (Alpiniae Oxyphyllae Fructus) enthielt. Die Behandlung führte zu einer deutlichen Besserung. Die Dosis enthielt bei Erwachsenen 47 g von jeder Arzneidroge, bei Kindern zwischen fünf und zwölf Jahren 31 g von jeder Arzneidroge.[2] In einer anderen Studie wurden 45 von 50 bettnässenden Patienten nach der Behandlung mit einem Dekokt mit *Sang Piao Xiao*, kalziniertem *Mu Li* (Ostreae Concha), *Jiu Cai Zi* (Allii Tuberosi Semen) und anderen Arzneien vollständig gesund.[3]

Kommentar der Autoren

Sang Piao Xiao, *Yi Zhi* (Alpiniae Oxyphyllae Fructus), *Fu Pen Zi* (Rubi Fructus) und *Wu Yao* (Linderae Radix) bewirken alle eine angemessene Harnretention.

- *Sang Piao Xiao* festigt das *Jing* (Essenz).
- *Yi Zhi* tonisiert stärker die Milz und die Nieren.
- *Fu Pen Zi* tonisiert wirkungsvoller die Leber und die Nieren.
- *Wu Yao* wärmt die Nieren und die Harnblase, um das *Qi* zu regulieren und häufiges Wasserlassen zu behandeln.

Referenzen

1. *Chang Yong Zhong Yao Cheng Fen Yu Yao Li Shou Ce* (A Handbook of the Composition and Pharmacology of Common Chinese Drugs), 1994; 1559–1560
2. *Zhong Yi Za Zhi* (Journal of Chinese Medicine), 1965; 11:30
3. *Xin Yi Xue* (New Medicine), 1974; 3:139

Shān Zhū Yú

Corni Fructus

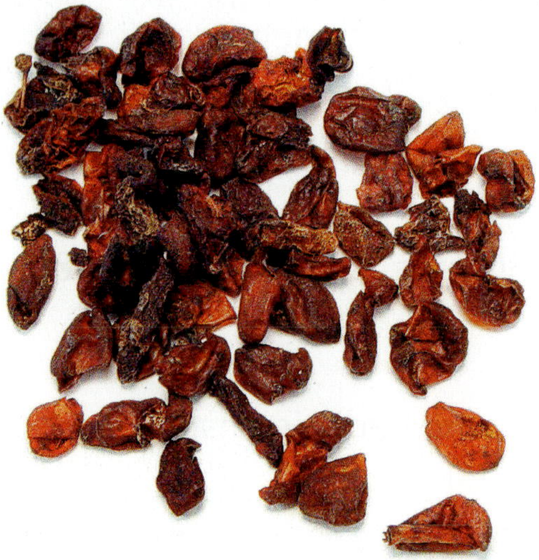

山茱萸

Pinyin-Name *Shān Zhū Yú*
Wörtliche Übersetzung „Saures Bergkraut", „wilde Dattel"
Andere chinesische Namen *Zao Rou, Shan Yu Rou, Zao Pi*
Originalquelle *Shen Nong Ben Cao Jing* (Die Materia Medica des göttlichen Landmannes), vermutlich Östliche Han-Dynastie
Deutscher Name Kornelkirschenfrucht
Botanischer Name *Cornus officinalis* Sieb. et Zucc. (*Shan Zhu Yu*)
Pharmazeutischer Name Corni Fructus
Eigenschaften Sauer, leicht warm
Leitbahnen Nieren, Leber

Chinesische therapeutische Wirkungen

Tonisiert die Leber und die Nieren

Leber- und Nieren-Mangel: Eine Mangelernährung des Leber-Blutes und des Nieren-*Jing* (Essenz) führt zu Symptomen wie Benommenheit, Vertigo, Schwindel, Wundheit und Schwäche des unteren Rückens und der Knie, Impotenz und Spermatorrhö. *Shan Zhu Yu* (Corni Fructus) tonisiert das Leber-Blut, das Nieren-*Jing* und das Nieren-*Yang*.

- Leber- und Nieren-*Yin*-Mangel: *Shan Zhu Yu* mit *Shu Di Huang* (Rehmanniae Radix Praeparata), *Shan Yao* (Dioscoreae Rhizoma), *Mu Dan Pi* (Moutan Cortex), *Ze Xie* (Alismatis Rhizoma) und *Fu Ling* (Poria) kombinieren. **Beispiel-Rezeptur**: *Liu Wei Di Huang Wan* (Sechs Bestandteile Pille mit Rehmanniae Radix Praeparata).
- Tinnitus, verschwommenes Sehen aufgrund von Nieren-*Yin*-Mangel: zu *Shu Di Huang* (Rehmanniae Radix Praeparata), *Shan Yao* (Dioscoreae Rhizoma), *Gui Ban Jiao* (Testudinis Plastri Colla), *Lu Jiao Jiao* (Cervi Cornus Colla) und *Gou Qi Zi* (Lycii Fructus) hinzufügen.
- Impotenz und Spermatorrhö aufgrund von Nieren-*Yang*-Mangel: Kombination mit *Bu Gu Zhi* (Psoraleae Fructus), *Suo Yang* (Cynomorii Herba), *Jin Ying Zi* (Rosae Laevigatae Fructus) und *Yin Yang Huo* (Epimedii Herba).
- Rückenschmerzen: *Shan Zhu Yu* zusammen mit *Xu Duan* (Dipsaci Radix) und *Du Zhong* (Eucommiae Cortex) verwenden.

Hält das Jing (Essenz) und Körperflüssigkeiten zurück

Übermäßiges Schwitzen aufgrund von Mangel-Zuständen: Bei Mangel des *Zheng*-(aufrechtes)*Qi* kommt es zu Schweißabsonderung, da nicht ausreichend *Qi* vorhanden ist, um die Poren zu schließen. Wie auch beim Schock und bei vernichtetem *Yang* oder Kollaps zu beobachten ist, ist das *Qi* unfähig, die Poren zu kontrollieren, sodass es zu übermäßigem Schwitzen und Kälte kommt.

- Übermäßiges Schwitzen: *Shan Zhu Yu* mit *Wu Wei Zi* (Schisandrae Fructus), *Mai Dong* (Ophiopogonis Radix), *Huang Qi* (Astragali Radix), *Long Gu* (Fossilia Ossis Mastodi) und *Mu Li* (Ostreae Concha) kombinieren.
- Schock, drastischer Blutdruckabfall und übermäßiges Schwitzen: *Shan Zhu Yu* zusammen mit *Ren Shen* (Ginseng Radix et Rhizoma) und *Fu Zi* (Aconiti Radix Lateralis Praeparata) einnehmen.

Uterusblutungen

- Übermäßige Uterusblutungen: *Shan Zhu Yu* mit verkohltem *Huang Bo* (Phellodendri Cortex), *E Jiao* (Asini Corii Colla) und verkohltem *Ai Ye* (Artemisiae Argyi Folium) kombinieren.

Harninkontinenz oder Polyurie: Nieren-*Yang*-Mangel ist eine häufige Ursache für die Unfähigkeit, Urin zurückzuhalten.

- Häufiges Wasserlassen, Polyurie (von heller Farbe, ohne Dysurie): *Shan Zhu Yu* mit *Sang Piao Xiao* (Mantidis Ootheca), *Yi Zhi* (Alpiniae Oxyphyllae Fructus), *Fu Pen Zi* (Rubi Fructus), *Wu Yao* (Linderae Radix), *Shu Di Huang* (Rehmanniae Radix Praeparata), *Shan Yao* (Dioscoreae Rhizoma) und *Wu Wei Zi* (Schisandrae Fructus) kombinieren.
- Tröpfeln nach dem Wasserlassen: zusammen mit *Fu Pen Zi* (Rubi Fructus), *Tu Si Zi* (Cuscutae Semen), *Jin Ying Zi* (Rosae Laevigatae Fructus) und *Sha Yuan Zi* (Astragali Complanati Semen) verwenden.

Dosierung

6–12 g, in schweren Fällen bis zu 30 g. Die festigende Eigenschaft der unverarbeiteten Arzneidroge, spontanes oder nächtliches Schwitzen zu behandeln, ist stärker ausgeprägt. Die (mit Getreideschnaps) gedämpfte Form hat eine wärmere und stärker tonisierende Wirkung auf die Leber und die Nieren und wird häufig verwendet, um Schmerzen im unteren Rücken, Benommenheit, Vertigo, Tinnitus, Impotenz, vorzeitigen Samenerguss und Inkontinenz zu behandeln.

Sicherheitshinweise, Kontraindikationen

Der Gebrauch von *Shan Zhu Yu* ist bei Nieren-Mangel-Feuer oder bei Dysurie aufgrund von Hitze im Unteren *Jiao* (Unterer Erwärmer) kontraindiziert.

Chemische Zusammensetzung

Cornin, Verbenalin, Ursolsäure, Morronisid, Swerosid, Loganin, Tellimagrandin I, II; Isoterchebin, Gemin D, Cornusin A, B; Eisen, Aluminum und Magnesium.[1]

Pharmakologische Wirkungen

- **Metabolisch**: Die Anwendung von *Shan Zhu Yu* verhindert bei Mäusen den starken Anstieg des Plasma-Glukosespiegels nach der Verabreichung von Epinephrin oder einer hohen Dosis Glukose. Die Langzeiteinnahme von *Shan Zhu Yu* führt zu einer gesteigerten Glykogenspeicherung, jedoch zu keiner signifikanten Veränderung der Triglycerid- und Cholesterinspiegel.[2]
- **Entzündungshemmend**: In einer Laborstudie mit Mäusen wirkten 5 g/kg *Shan Zhu Yu* entzündungshemmend. Die Wirkung ist der von 50 mg/kg Acetylsalicylsäure vergleichbar. Beide Behandlungen führten zu einer signifikanten Abnahme von Schwellungen.[3]
- **Antibiotisch**: *Shan Zhu Yu* hemmt *Staphylococcus aureus*, *Salmonella typhi*, *Bacillus dysenteriae* und einige pathogene Pilze.[4]
- **Diuretisch**: Bei anästhesierten Hunden leitet der Extrakt von *Shan Zhu Yu* die Diurese ein und senkt den Blutdruck.[5]

Wechselwirkung mit anderen Medikamenten

Diuretika: *Shan Zhu Yu* wirkt diuretisch. Obwohl diese potentielle Wechselwirkung bislang nicht dokumentiert ist, kann die gleichzeitige Anwendung von *Shan Zhu Yu* und Diuretika die Ausscheidung von Wasser und/oder Elektrolyten erhöhen.[6] (Hinweis: Beispiele für Diuretika sind Chlorothiazid, Hydrochlorothiazid, Furosemid, Bumetanid und Torasemid.)

Toxikologie

Die Toxizität von *Shan Zhu Yu* ist sehr gering ausgeprägt.[7]

Referenzen

1. *Chang Yong Zhong Yao Cheng Fen Yu Yao Li Shou Ce* (A Handbook of the Composition and Pharmacology of Common Chinese Drugs), 1994; 368–369
2. *Zhong Yao Yao Li Yu Lin Chuang* (Pharmacology and Clinical Applications of Chinese Herbs), 1989; 5(1):36
3. *Chang Yong Zhong Yao Cheng Fen Yu Yao Li Shou Ce* (A Handbook of the Composition and Pharmacology of Common Chinese Drugs), 1994, 368:376
4. CA, 1953; 47:12652g
5. *Chang Yong Zhong Yao Cheng Fen Yu Yao Li Shou Ce* (A Handbook of the Composition and Pharmacology of Common Chinese Drugs), 1994, 368:376
6. Chen, J. Recognition and prevention of herb-drug interactions, Medical Acupuncture, Fall/Winter 1998/1999; 10 (2); 9–13
7. *Zhong Yao Tong Bao* (Journal of Chinese Herbology), 1987; 12:(11):38

18

Shí Liú Pí

Granati Pericarpium

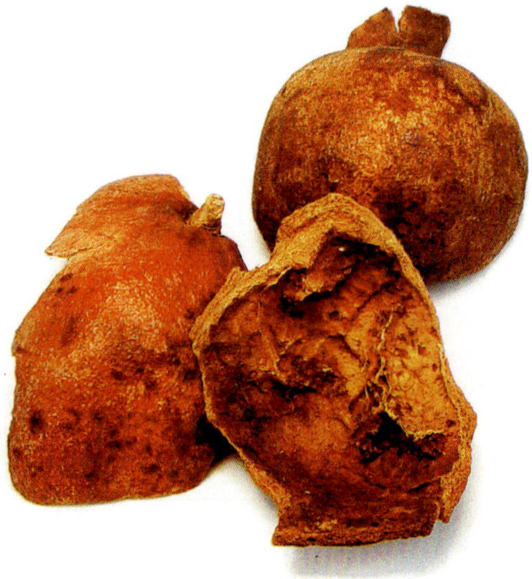

石榴皮

Pinyin-Name *Shí Liú Pí*
Andere chinesische Namen *Shi Liu Ke, Suan Liu Pi, Suan Shi Liu Pi*
Originalquelle *Ming Yi Za Zhu* (Verschiedene Aufzeichnungen berühmter Ärzte) aus dem Jahr 500 von Tao Hong-Jing
Deutscher Name Granatapfelschale
Botanischer Name *Punica granatum* L. (*Shi Liu*)
Pharmazeutischer Name Granati Pericarpium
Eigenschaften Sauer, adstringierend, warm
Leitbahnen Magen, Dickdarm

Chinesische therapeutische Wirkungen

Festigt den Darmtrakt und stoppt Diarrhö

Chronische Diarrhö, Dysenterie und Rektumprolaps: *Shi Liu Pi* (Granati Pericarpium) ist sauer und adstringierend und tritt in den Dickdarm ein, um chronische, wässrige Diarrhö zu binden und zu stoppen. Es wird in der Regel eingesetzt, um chronische Diarrhö, Dysenterie und Rektumprolaps aufgrund von Milz-*Yang*-Mangel oder Feuchte-Hitze-Akkumulation zu behandeln. *Shi Liu Pi* wird als Einzelarznei oder in Kombination mit anderen Arzneien angewendet.

- Chronische Diarrhö aufgrund von Milz-*Yang*-Mangel: *Shi Liu Pi* mit *Bai Zhu* (Atractylodis Macrocephalae Rhizoma), *Dang Shen* (Codonopsis Radix) und *Fu Ling* (Poria) kombinieren.
- Chronische Feuchte-Hitze-Dysenterie: zusammen mit *Huang Lian* (Coptidis Rhizoma) und *Huang Bo* (Phellodendri Cortex) verwenden.
- Rektumprolaps: zusammen mit *Bai Fan* (Alumen) und *Jin Ying Zi* (Rosae Laevigatae Fructus) als Sitzbad zur äußeren Anwendung verwenden. Zusätzlich *Wu Bei Zi* (Galla Chinensis) als Pulver lokal auf die betroffene Stelle auftragen.

Tötet Parasiten ab

Shi Liu Pi tötet Darmparasiten ab und lindert Schmerzen.

- Befall mit Bandwürmern und Schlauchwürmern mit Bauchschmerzen: *Shi Liu Pi* zusammen mit *Bing Lang* (Arecae Semen) einsetzen.
- Amöbenruhr: *Shi Liu Pi* einzeln als Dekokt dreimal täglich für sechs Tage verwenden.

Stoppt Blutungen

Shi Liu Pi wird lokal als Pulver angewendet, um traumabedingte Blutungen zu stoppen. Innerlich wird es im Dekokt verwendet, um Uterusblutungen und Leukorrhö zu behandeln.

- Traumabedingte Blutungen: *Shi Liu Pi* lokal als Pulver auftragen.
- Uterusblutungen: *Shi Liu Pi* mit verkohltem *Di Yu* (Sanguisorbae Radix), verkohltem *Jing Jie* (Schizonepetae Herba), *Da Ji* (Cirsii Japonici Herba) und *Xiao Ji* (Cirsii Herba) kombinieren.

Shi Liu Pi kommt außerdem als Lokalanwendung zum Einsatz, um Psoriasis zu behandeln.

Dosierung

3–10 g im Dekokt. *Shi Liu Pi* äußerlich als Pulver oder Waschung verwenden.

Sicherheitshinweise, Kontraindikationen

Shi Liu Pi ist im akuten oder im Anfangsstadium von Diarrhö oder Dysenterie kontraindiziert. Wird diese Arznei verwendet, um Parasiten abzutöten, sollten Nahrungsfette und -öle vermieden werden, da sie die Resorption der Arzneidroge beeinflussen können.

Chemische Zusammensetzung

Pelletierin, Methylpelletierin, Pseudopelletierin, DL-Isopelletierin, Methyl-DL-isopelletierin, Isoquercitrin, Inulin, Mannitol, Tannin, Äpfelsäure, Punicin, Calciumoxalat.[1]

Pharmakologische Wirkungen

- **Antibiotisch**: Das Dekokt von *Shi Liu Pi* wirkt hemmend auf *Corynebacterium diphtheriae*, *Staphylococcus aureus*, *Bacillus dysenteriae* und verschiedene pathogene Pilze und Dermatophyten.[2]
- **Antiparasitär**: Das Dekokt von *Shi Liu Pi* hat eine ausgeprägt antiparasitäre Wirkung bei Befall mit Bandwürmern gezeigt.[3]

Klinische und wissenschaftliche Studien

Verbrennungen: In einer Studie mit 45 Patienten mit Verbrennungen 1. und 2. Grades kam es nach einer äußerlichen Behandlung mit einer *Shi-Liu-Pi*-Lösung zu einer deutlichen Besserung bzw. zu einer vollständigen Heilung. Laut Behandlungsprotokoll wurden 500 g Arzneidroge in Wasser eingeweicht, um eine Lösung von 250 ml herzustellen. Der Rückstand der Arzneidroge wurde herausgefiltert und die Lösung lokal auf die verbrannten Bereiche aufgetragen.[4]

Toxikologie

Die Alkaloide von *Shi Liu Pi* sind ungefähr 25-mal toxischer als die frische Arzneidroge und für die meisten Nebenwirkungen wie Benommenheit, Schwäche, Sehstörungen, Tinnitus, Tremor, Übelkeit, Erbrechen, Bauchschmerzen und Diarrhö verantwortlich. Die Nebenwirkungen bilden sich nach Absetzen der Arznei wieder zurück. In Toxikologiestudien an Tieren wurde nach hohen Überdosierungen von Atemstillstand berichtet.[5]

Kommentar der Autoren

Gemäß Dr. Gan Zhu-Wang behandeln *Shi Liu Pi*, *He Zi* (Chebulae Fructus) und *Yi Zhi* (Alpiniae Oxyphyllae Fructus), die zu einer Basisrezeptur zugefügt werden, unstillbares Nasenlaufen.

Referenzen

1. *Xian Dai Zhong Yao Yao Li Xue* (Contemporary Pharmacology of Chinese Herbs), 1997; 755
2. *Zhong Cao Yao Xue* (Study of Chinese Herbal Medicine), 1976; 694
3. *Chang Yong Zhong Yao Xian Dai Yan Jiu Yu Lin Chuan* (Recent Study and Clinical Application of Common Traditional Chinese Medicine), 1995; 675:676
4. *Ji Lin Zhong Yi Yao* (Jilin Chinese Medicine and Herbology), 1983; 4:29
5. *Chang Yong Zhong Yao Xian Dai Yan Jiu Yu Lin Chuan* (Recent Study and Clinical Application of Common Traditional Chinese Medicine), 1995; 675:676

Wŭ Bèi Zĭ

Galla Chinensis

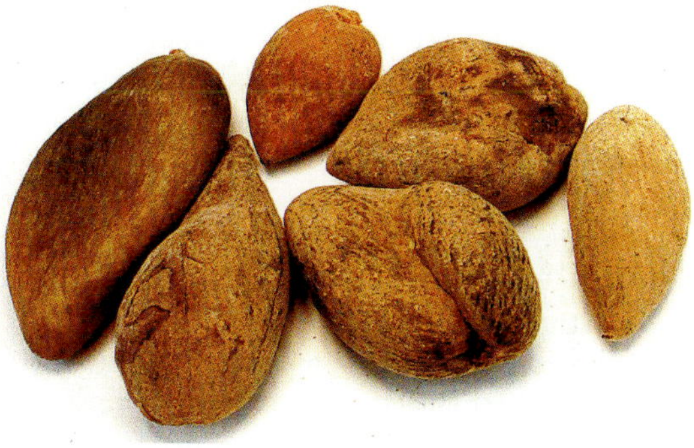

五倍子

Pinyin-Name *Wŭ Bèi Zĭ*
Wörtliche Übersetzung „Fünffache Samen"
Andere chinesische Namen *Wen Ge, Bai Chong Chang*
Originalquelle *Ben Cao Shi Yi* (Auslassungen aus der [klassischen] Materia Medica) aus dem Jahr 741 von Chen Cang-Qi
Deutscher Name Chinesischer Gallapfel
Botanischer Name *Rhus chinensis* Mill. (*Yan Fu Mu*); *Rhus potaninii* Maxim. (*Qing Fu Yang*); *Rhus punjabensis* Stew. var. *sinica* (Diels) Rehd. et Wils. (*Hong Fu Yang*); *Melaphis chinensis* (Bell) Baker (*Wu Bei Zi Ya*)
Pharmazeutischer Name Galla Chinensis
Eigenschaften Salzig, sauer, kalt
Leitbahnen Lunge, Dickdarm, Nieren

Chinesische therapeutische Wirkungen

Verhindert den Verlust des Lungen-Qi, um Husten zu stoppen, kühlt Mangel-Feuer

Chronischer Husten aufgrund von Lungen-Mangel: *Wu Bei Zi* (Galla Chinensis) ist sauer, adstringierend und kalt. Es tritt in die Lunge ein, um den Verlust von Lungen-*Qi* einzudämmen und Mangel-Feuer zu klären. Es wird allgemein verwendet, um chronischen Husten mit Blutbeimengung oder mit blutigem Auswurf aufgrund von *Yin*-

Mangel und Mangel-Hitze der Lunge zu behandeln. Es kühlt Mangel-Feuer, um einen weiteren Verlust von Lungen-*Yin* zu verhindern, und stoppt Husten, um den Verlust von Lungen-*Qi* zu bekämpfen.

- Chronischer Husten: *Wu Bei Zi* zusammen mit *Wu Wei Zi* (Schisandrae Fructus), *Tian Dong* (Asparagi Radix) und *Xuan Shen* (Scrophulariae Radix) verwenden.

Festigt den Darmtrakt

Chronische Diarrhö, Dysenterie oder Rektumprolaps: *Wu Bei Zi* festigt den Darmtrakt und behandelt chronische Diarrhö, chronische Dysenterie und Rektumprolaps. Es wird als Einzelarznei oder in Kombination mit anderen Arzneien verwendet.

- Chronische Diarrhö, Dysenterie im Sommer: *Wu Bei Zi* mit Essig anbraten, ein Pulver daraus herstellen und mit Reissuppe servieren.
- Rektumprolaps: zusammen mit *Bai Fan* (Alumen) äußerlich als Waschung oder Sitzbad anwenden.
- Uterusprolaps nach der Geburt: *Wu Bei Zi* einzeln als Pulver verwenden.

Festigt das Nieren-Jing (Essenz)

Verlust von Jing (Essenz): *Wu Bei Zi* behandelt Nieren-Mangel mit Verlust von *Jing* (Essenz). Symptome dieses Mangels sind u.a. Spermatorrhö, Enuresis, weißer oder trüber Urin, nächtliche Samenergüsse, nächtliches Fieber, Reizbarkeit und ein glanzloser, dunkler Teint.

- Verlust von *Jing* (Essenz): *Wu Bei Zi* zusammen mit *Long Gu* (Fossilia Ossis Mastodi) und *Fu Ling* (Poria) verwenden. Ein wenig Salz zum Dekokt hinzufügen und auf nüchternen Magen trinken.

Stoppt Schwitzen

Spontanes oder nächtliches Schwitzen: *Wu Bei Zi* wirkt sowohl bei spontanem als auch nächtlichem Schwitzen. Die Arzneidroge wird mit Wasser gemischt, um eine Paste herzustellen, und äußerlich auf den Bauchnabel aufgetragen.

Stoppt Blutungen

Unterschiedliche Blutungsstörungen: *Wu Bei Zi* hat eine adstringierende Wirkung und behandelt Blutungsstörungen unterschiedlicher Art wie z.B. Uterusblutungen, Hämatochezie, Zahnfleischbluten, Hämaturie und Nasenbluten. Es wird als Einzelarznei oder in Kombination mit anderen Arzneien sowohl im Dekokt als auch lokal angewendet.

- Uterusblutungen, Blutungen aufgrund von Fehlgeburt: *Wu Bei Zi* zusammen mit *Bai Fan* (Alumen), *He Zi* (Chebulae Fructus) und *Hai Piao Xiao* (Sepiae Endoconcha) verwenden.
- Hämatochezie, Hämaturie: *Wu Bei Zi* einzeln als Pulver anwenden.
- Nasenbluten, Zahnfleischbluten: *Wu Bei Zi* als Pulver verwenden und lokal auftragen.

Eliminiert Toxine und reduziert Schwellungen

Wu Bei Zi heilt Wunden, indem es Toxine eliminiert und Schwellungen reduziert. Es wird äußerlich für die Behandlung unterschiedlicher Arten von Karbunkeln, Wunden, Schwellungen und bei nässenden oder ulzerierenden Verletzungen eingesetzt.

- Nicht-heilende Wunden, Geschwüre und Karbunkel mit austretenden Sekreten: *Wu Bei Zi* äußerlich als Pulver auftragen oder als Waschung verwenden.

Dosierung

1,5–6 g.

Sicherheitshinweise, Kontraindikationen

Wu Bei Zi sollte mit Vorsicht bei Fülle, Hitze, Akkumulation oder Stagnation angewendet werden.

Chemische Zusammensetzung

Gallotannin, Gallotanninsäure, Gallsäure.[1]

Pharmakologische Wirkungen

Antibiotisch: *Wu Bei Zi* hat in vitro eine hemmende Wirkung auf *Staphylococcus aureus*, *Diplococcus pneumoniae*, *Salmonella typhi* und *Pseudomonas aeruginosa*.[2]

Klinische und wissenschaftliche Studien

- **Gastrointestinale Blutungen**: In einer klinischen Untersuchung wurden 33 Patienten mit Blutungen im oberen Magen-Darm-Trakt erfolgreich mit einer Arzneirezeptur behandelt. Laut Behandlungsprotokoll wurden 6 g *Wu Bei Zi* in Wasser gekocht, um ein Dekokt von 100 ml zu erhalten, das täglich in drei gleich großen Dosen getrunken wurde. Patienten mit schwerem Blutverlust erhielten Infusionen. Patienten mit Bluterbrechen durften oral keine Nahrung zu sich zu nehmen. Nach einer Behandlungswoche fiel der Test auf Blut im Stuhl bei 29 von 33 Patienten (91%) negativ aus. Drei weitere Patienten wurden nach neun bis elf Tagen negativ getestet. Ein Patient mit Magenkarzinom sprach nicht auf die Arzneibehandlung an.[3]

- **Spermatorrhö**: Einem Bericht zufolge wurden 35 Patienten mit Spermatorrhö mit Lokalanwendungen von Arzneidrogen behandelt. Bei neun Patienten trat eine deutliche Besserung, bei 19 eine leichte Besserung ein. Bei sieben Patienten änderte sich der Zustand nicht. Für die Herstellung der Paste wurde pulverisiertes *Wu Bei Zi* mit normaler Kochsalzlösung gemischt. Die Paste wurde bilateral auf *Siman* (Ni 14) aufgetragen und mit Gaze bedeckt. Alle drei Tage wurde die Behandlung wiederholt. *Siman* (Ni 14) befindet sich 2 *Cun* unterhalb und 0,5 *Cun* lateral des Bauchnabels.[4]
- **Narben von Verbrennungen**: Die lokale Anwendung einer Arzneizubereitung zeigte eine gute therapeutische Wirkung bei der Behandlung von Patienten mit Verbrennungsnarben. Die Zubereitung enthielt 100 g *Wu Bei Zi* als Pulver, ein Stück *Wu Gong* (Scolopendra) und 18 g Honig und wurde mit 250 ml schwarzem Essig zu einer Paste vermischt. Diese Paste wurde lokal auf die Wunde aufgetragen. Die Anwendung wurde alle drei bis fünf Tage wiederholt.[5]
- **Candidose der Mundschleimhaut**: In einer Studie wurden 20 Patienten mit Mundsoor bzw. mit Stomatitis mycotica (*Monilia candida*) nach einer Arzneibehandlung vollständig gesund. Die Patienten wurden zweimal täglich lokal mit einem Arzneipulver behandelt, das 20 g *Wu Bei Zi* und 3 g *Bing Pian* (Borneolum) enthielt.[6]

Wechselwirkung mit anderen Medikamenten

Resorption: *Wu Bei Zi* hat eine stark bindende Affinität. Wenn es an eine andere Substanz bindet, entsteht ein großer unlöslicher Komplex, der nicht resorbiert werden kann. Daher wird empfohlen, dass zwischen der Einnahme von *Wu Bei Zi* und anderen Medikamenten ein Zeitraum von zwei Stunden eingehalten werden sollte, damit die Resorption nicht beeinträchtigt wird.[7]

Toxikologie

Das Dekokt von *Wu Bei Zi* führte bei Mäusen in einer Dosierung von 20 g/kg zu keinen Auffälligkeiten. Die subkutane Injektion von *Wu Bei Zi* in einer Dosierung von 20 g/kg verursacht jedoch bei Mäusen Gewebenekrosen und innerhalb von 24 Stunden einige Todesfälle.[8]

Kommentar der Autoren

Ein Vergleich von *Wu Bei Zi* und *Wu Wei Zi* (Schisandrae Fructus) findet sich in der Arzneimonographie von *Wu Wei Zi* (s.u.).

Früher wurde *Wu Bei Zi* allgemein als Antidot bei versehentlicher Einnahme von giftigen Substanzen angewendet. Es hat eine stark bindende Affinität. Wenn es an eine andere Substanz bindet, bildet sich ein großer, unlöslicher Komplex, der nicht resorbiert werden kann. Die giftige Substanz wird über den Stuhl ausgeschieden und vom Körper nur minimal aufgenommen.

Referenzen

1. *Xian Dai Zhong Yao Yao Li Xue* (Contemporary Pharmacology of Chinese Herbs), 1997; 848
2. *Zhong Yao Da Ci Dian* (Dictionary of Chinese Herbs), 1975; 391
3. *Zhe Jiang Zhong Yi Xue Yuan Xue Bao* (Journal of Zhejiang University of Chinese Medicine), 1987; 6:20
4. *Xin Jiang Zhong Yi Yao* (Xinjiang Chinese Medicine and Herbology), 1986; 4:4
5. *Xin Zhong Yi* (New Chinese Medicine), 1986; 12:8
6. *He Bei Zhong Yi* (Hebei Chinese Medicine), 1987; 6:48
7. Chen, J. The Herbal Safety Course, National Alliance Conference, 2002
8. *Zhong Yao Da Ci Dian* (Dictionary of Chinese Herbs), 1975; 391

Wū Méi

Mume Fructus

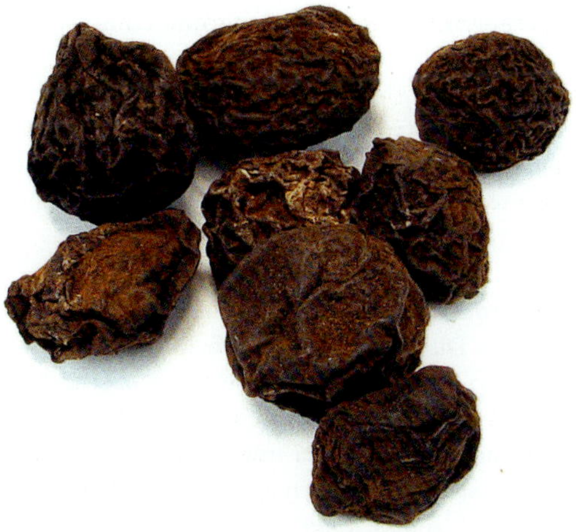

烏梅 乌梅

Pinyin-Name *Wū Méi*
Wörtliche Übersetzung „Dunkle Pflaume“
Andere chinesische Namen *Suan Mei, Mei Shi, Xun Mei, Chun Mei, Mei Zi, Mei*

Originalquelle *Shen Nong Ben Cao Jing* (Die Materia Medica des göttlichen Landmannes), vermutlich Östliche Han-Dynastie
Deutscher Name Japanaprikosenfrucht
Botanischer Name *Prunus mume* (Sieb.) Sieb. et Zucc. (*Mei Shu*)
Pharmazeutischer Name Mume Fructus
Eigenschaften Sauer, neutral
Leitbahnen Leber, Milz, Lunge, Dickdarm

Chinesische therapeutische Wirkungen

Verhindert den Verlust von Lungen-Qi und stoppt den Verlust von Schweiß

Lungen-Qi-Mangel: *Wu Mei* (Mume Fructus) behandelt chronische Atemwegserkrankungen, die durch einen trockenen, schwachen Husten und eine schwache Stimme charakterisiert sind.

- Chronischer Husten: *Wu Mei* zusammen mit *Wu Wei Zi* (Schisandrae Fructus), *Bai He* (Lilii Bulbus), *Zi Wan* (Asteris Radix et Rhizoma), *Ku Xing Ren* (Armeniacae Semen), *E Jiao* (Asini Corii Colla) und *Ban Xia* (Pinelliae Rhizoma) verwenden.

18

Festigt den Darmtrakt

Diarrhö oder Dysenterie: *Wu Mei* behandelt chronische Diarrhö oder Dysenterie, die aufgrund eines *Qi*-Mangels nicht abklingen.

- Chronische Diarrhö oder Dysenterie: verkohltes *Wu Mei* einzeln oder in Kombination mit *He Zi* (Chebulae Fructus), *Ying Su Ke* (Papaveris Pericarpium) und *Rou Dou Kou* (Myristicae Semen) verwenden.

Rektumprolaps: Dieser tritt gewöhnlich als Ergebnis chronischer Diarrhö aufgrund von Milz-*Qi*-Erschöpfung auf.

- Rektumprolaps: *Wu Mei* mit *Huang Qi* (Astragali Radix), *Dang Shen* (Codonopsis Radix), *Sheng Ma* (Cimicifugae Rhizoma), *Chai Hu* (Bupleuri Radix) und *Bai Zhu* (Atractylodis Macrocephalae Rhizoma) kombinieren.

Dysenterie: *Wu Mei* wird mit Arzneien, die Hitze klären und Feuchtigkeit trocknen, kombiniert, um die Symptome und die Ursachen von Dysenterie zu behandeln.

- Dysenterie mit Brennen aufgrund von Feuchte-Hitze: *Wu Mei* zusammen mit *Huang Lian* (Coptidis Rhizoma) verwenden.

Bildet Körpersäfte

Durst: *Wu Mei* lindert Durst und bildet Körpersäfte. Es behandelt Patienten mit chronischer *Yin*-Mangel-Hitze, was sich in Durst, Gewichtsverlust und Reizbarkeit manifestiert.

- Durst bei Diabetes mellitus, Diabetes insipidus und Hyperthyreose: mit *Xi Yang Shen* (Panacis Quinquefolii Radix), *Mai Dong* (Ophiopogonis Radix), *Tian Hua Fen* (Trichosanthis Radix), *Di Huang* (Rehmanniae Radix), *Shi Gao* (Gypsum Fibrosum), *Shan Yao* (Dioscoreae Rhizoma) oder *Ge Gen* (Puerariae Radix Lobatae) kombinieren.
- Durst und Sommer-Hitze: *Wu Mei* wird im Sommer häufig mit Zucker als Getränk getrunken, um Flüssigkeiten zu bilden.

Stößt Parasiten aus

Bauchschmerzen und Erbrechen aufgrund von Parasitenbefall: *Wu Mei* lindert nicht nur Schmerzen, die mit dem Befall von Parasiten verbunden sind, sondern dämpft und schwächt durch seinen sauren Geschmack die Parasiten und erleichtert ihren Ausstoß, wenn es mit anderen abführenden und antiparasitären Arzneien kombiniert wird. *Wu Mei* wurde kürzlich erfolgreich eingesetzt, um Askariasis in den Gallengängen zu behandeln.

- Schlauch- und Hakenwürmerbefall: *Wu Mei* zusammen mit *Xi Xin* (Asari Radix et Rhizoma), *Fu Zi* (Aconiti Radix Lateralis Praeparata), *Huang Lian* (Coptidis Rhizoma), *Shi Jun Zi* (Quisqualis Fructus) und *Hua Jiao* (Zanthoxyli Pericarpium) verwenden. **Beispiel-Rezeptur**: *Wu Mei Wan* (Mume Fructus Pille).

Stoppt Uterusblutungen

Verkohltes *Wu Mei* behandelt chronische Uterusblutungen, die durch einen Mangel-Zustand verursacht werden.

Behandelt Hühneraugen und Warzen

Hühneraugen und Warzen: 30 g *Wu Mei* werden 24 Stunden lang in Salzwasser eingeweicht. Anschließend werden die Früchte entsteint und Essig zugefügt, um eine Paste herzustellen. Die Paste wird auf die betroffenen Stellen aufgetragen und nach zwei oder drei Tagen entfernt. Diese Lokalanwendung wird auch zur Behandlung von Geschwüren und Wunden eingesetzt.

Dosierung

10–30 g im Dekokt, maximal 30 g. Unverarbeitetes *Wu Mei* wird häufig verwendet, um den Verlust von Lungen-*Qi* zu hemmen, den Darmtrakt zu festigen, um Diarrhö zu stoppen, und um die Bildung von Flüssigkeiten zu fördern und Parasiten abzutöten. Die verkohlte Arzneidroge stoppt Blutungen und Diarrhö.

Sicherheitshinweise, Kontraindikationen

- *Wu Mei* hat eine zurückhaltende Wirkung und eignet sich deshalb nicht als Einzelarznei bei akuter Diarrhö oder bei Diarrhö, die durch Nahrungsmittelvergiftung oder Infektionen verursacht wird. Es sollte mit anderen Arzneien kombiniert werden, um die Ursache der Erkrankung zu behandeln.
- *Wu Mei* ist bei Patienten mit Fülle-Hitze oder Stagnation kontraindiziert.

Chemische Zusammensetzung

Organische Säuren, Oleanolsäure, Sitosterol.[1]

Pharmakologische Wirkungen

- **Antibiotisch**: *Wu Mei* hemmt *Staphylococcus aureus, Salmonella typhi, Bacillus subtilis, Bacillus dysenteriae, E. coli, Mycobacterium tuberculosis* und einige Dermatophyten.[2]
- **Skelettmuskelrelaxans**: Die Anwendung eines 100-prozentigen *Wu-Mei*-Dekokts hat eine hemmende Wirkung auf den Darmtrakt von Kaninchen.[3]
- **Antiparasitär**: Laborstudien haben gezeigt, dass die Bewegung von Schlauchwürmern in einer 5-prozentigen *Wu-Mei*-Lösung leicht und in einer 30-prozentigen Lösung signifikant vermindert wird.[4]
- **Anti-Aging-Wirkung**: *Wu Mei* hat eine Anti-Aging-Wirkung.[5]

Klinische und wissenschaftliche Studien

- **Innere Hämorrhoiden**: Die Injektion einer *Wu-Mei*-Lösung in die betroffene Stelle war bei der Behandlung von 110 Patienten mit inneren Hämorrhoiden wirksam. Die meisten Patienten erhielten pro Injektion 5–20 ml (maximal 30 ml), wobei jeder Injektions-Milliliter 0,4 g getrocknete Arzneidrogen als Lösung enthielt.[6]
- **Virushepatitis**: Einem Bericht zufolge trat bei 66 von 74 Patienten nach einer Arzneibehandlung eine signifikante Besserung ein (erniedrigte Leberenzymwerte, Linderung des Ikterus, symptomatische Besserung). Laut Behandlungsprotokoll wurden 40–50 g *Wu Mei* in 500 ml Wasser zu einem Dekokt von 250 ml eingekocht, das täglich in zwei gleich großen Dosen eingenommen wurde. Die Patienten wurden außerdem dazu angehalten, Vitamin B und C einzunehmen.[7]
- **Bakterielle Dysenterie**: Patienten mit bakterieller Dysenterie wurden erfolgreich mit 5 g *Wu-Mei*-Pulver (0,1 g/kg bei Kindern) alle sechs Stunden behandelt.[8]
- **Chronische Gallenblasenentzündung**: Patienten mit Gallenblasenentzündung wurden mit guten Ergebnissen mit einem Dekokt behandelt. Das Dekokt enthielt *Wu Mei* 5 g, *Jiang Huang* (Curcumae Longae Rhizoma) 9 g, *Yin Chen* (Artemisiae Scopariae Herba) 15 g, *Zhi Zi* (Gardeniae Fructus) 10 g, *Da Huang* (Rhei Radix et Rhizoma) 9 g, *Ji Nei Jin* (Gigeriae Galli Endothelium Corneum) 9 g, *Fo Shou* (Citri Sarcodactylis Fructus) 9 g, *Zhi Shi* (Aurantii Fructus Immaturus) 9 g, *Hua Shi* (Talcum) 30 g und *Gan Cao* (Glycyrrhizae Radix et Rhizoma) 3 g.[9]
- **Diarrhö bei Kindern**: In einer Studie wurden 65 von 67 Kindern (98,5%) mit Diarrhö nach einer Arzneibehandlung vollständig gesund. Kinder unter einem Jahr bekamen 1 g *Wu Mei* und 0,25 g Natron, Kinder über einem Jahr erhielten 1,5 g *Wu Mei* und 0,25 g Natron. Die Arzneien wurden dreimal täglich für die Dauer von drei Tagen pro Behandlungszyklus verabreicht.[10]
- **Askariasis in den Gallengängen**: Patienten mit Askariasis in den Gallengängen wurden mit bemerkenswerten Ergebnissen mit einer *Wu-Mei*-Essiglösung behandelt. Bei 30 von 50 Patienten gingen die Schmerzen innerhalb von einer halben Stunde zurück. Eine vollständige Genesung war innerhalb von zwei Tagen bei 48 Patienten zu verzeichnen. Für die Arzneilösung wurden 500 g *Wu Mei* 24 Stunden in 1000 ml Essig eingeweicht. Die Patienten erhielten dreimal täglich 10–20 ml Essiglösung.[11]
- **Behandlung von Hakenwürmern**: 14 von 20 Patienten wurden nach einer Arzneibehandlung innerhalb von 5 bis 23 Tagen von einem Befall mit Hakenwürmern geheilt. Laut Behandlungsprotokoll wurden 15–30 g *Wu Mei* in 500 ml Wasser zu einem Dekokt von 120 ml eingekocht. Das Dekokt wurde zweimal täglich auf nüchternen Magen vor dem Frühstück und vor dem Mittagessen eingenommen.[12]

Kommentar der Autoren

Aufzeichnungen zeigen auf, dass Arzneien, die Parasitenbefall behandeln, gewöhnlich sauer, bitter, scharf und warm sind. Der saure Geschmack macht die Würmer weich, der bittere führt sie ab, der scharfe Geschmack schwächt die Würmer und die Hitze stellt sie ruhig. *Wu*

Mei Wan (Mume Fructus Pille) ist die repräsentative Rezeptur für dieses Prinzip, da sie alle vier Geschmäcker und Eigenschaften enthält.

Referenzen

1. *Xian Dai Zhong Yao Yao Li Xue* (Contemporary Pharmacology of Chinese Herbs), 1997; 747
2. *Zhong Yi Za Zhi* (Journal of Chinese Medicine), 1984:262
3. Ibid.
4. *Chang Yong Zhong Yao Xian Dai Yan Jiu Yu Lin Chuan* (Recent Study and Clinical Application of Common Traditional Chinese Medicine), 1995, 669:672
5. Ibid.
6. *Jiang Su Zhong Yi Za Zhi* (Jiangsu Journal of Chinese Medicine), 1980; 5:29
7. *Zhong Xi Yi Jie He Za Zhi* (Journal of Integrated Chinese and Western Medicine), 1986; 11:694
8. *Liao Ning Zhong Yi Za Zhi* (Liaoning Journal of Chinese Medicine), 1979; (4):15
9. *Shang Hai Zhong Yi Yao Za Zhi* (Shanghai Journal of Chinese Medicine and Herbology), 1981; (12):27
10. *Zhong Xi Yi Jie He Za Zhi* (Journal of Integrated Chinese and Western Medicine), 1988; 6:566
11. *Fu Jian Zhong Yi Yao* (Fujian Chinese Medicine and Herbology), 1982; (2):54
12. *Zhong Yi Za Zhi* (Journal of Chinese Medicine), 1959; (3):153

Wǔ Wèi Zǐ
Schisandrae Fructus

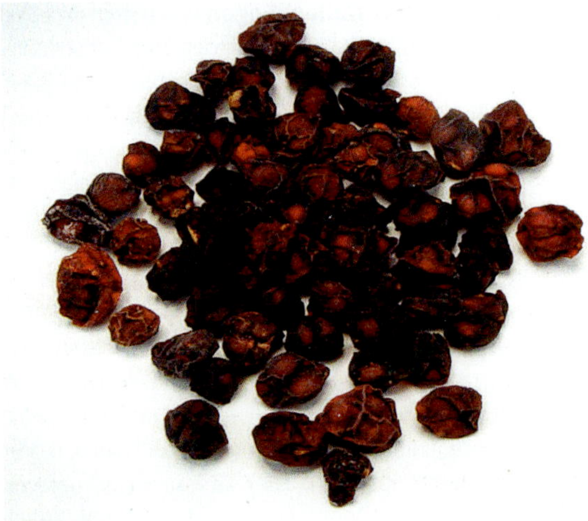

五味子

Pinyin-Name *Wǔ Wèi Zǐ*
Wörtliche Übersetzung „Fünf Geschmäcker Samen"
Andere chinesische Namen *Bei Wu Wei, Wu Mei Zi, Bei Wu Wei Zi*
Originalquelle *Shen Nong Ben Cao Jing* (Die Materia Medica des göttlichen Landmannes), vermutlich Östliche Han-Dynastie
Deutscher Name Schisandra-Frucht, chinesische Beerentraubenfrucht
Botanischer Name *Schisandra chinensis* Baill. (*Bei Wu Wei Zi*); *Schisandra sphenanthera Rehd.* et Wils. (*Nan Wu Wei Zi*)
Pharmazeutischer Name Schisandrae Fructus
Eigenschaften Sauer, warm
Leitbahnen Nieren, Lunge, Herz

Chinesische therapeutische Wirkungen

Dämmt den Verlust von Lungen-Qi ein, stoppt Husten, nährt die Nieren

Chronischer Husten, Dyspnoe oder Asthma: Chronischer trockener Husten kann *Yin*- und *Qi*-Mangel von Lunge und Nieren verursachen. Zu den Manifestationen gehören trockener Husten, Stimmverlust, Kurzatmigkeit, erschwerte Atmung, Müdigkeit, Schwäche und ein glanzloser Teint. *Wu Wei Zi* (Schisandrae Fructus) tritt in die Lunge ein, um den Verlust von Lungen-*Qi* zu stoppen, und dringt in die Nieren ein, um die Nieren zu nähren und sie dabei zu unterstützen, das *Qi* zu halten.

- Chronischer auszehrender Husten: *Wu Wei Zi* mit *Bai He* (Lilii Bulbus), *Di Huang* (Rehmanniae Radix), *Shan Zhu Yu* (Corni Fructus), *Zi Wan* (Asteris Radix et Rhizoma) und *Pi Pa Ye* (Eriobotryae Folium) kombinieren.
- Asthma: mit *Ren Shen* (Ginseng Radix et Rhizoma) und *Ge Jie* (Gecko) kombinieren.
- Husten aufgrund von Wind-Kälte: eine kleine Menge *Wu Wei Zi* zusammen mit *Ma Huang* (Ephedrae Herba) und *Xi Xin* (Asari Radix et Rhizoma) einsetzen. **Beispiel-Rezeptur**: *Xiao Qing Long Tang* (Kleines Blaugrüner Drachen Dekokt).

Bildet Körpersäfte, hemmt Schwitzen

Spontanes Schwitzen: Sind Lungen-*Qi* und *Wei*-(Abwehr-)*Qi* unfähig, die Poren zu kontrollieren, treten Körperflüssigkeiten aus, sodass zu jeder Tageszeit spontanes Schwitzen auftritt.

- Spontanes Schwitzen: *Wu Wei Zi* mit *Huang Qi* (Astragali Radix), *Fu Xiao Mai* (Tritici Fructus Levis), *Ma Huang Gen* (Ephedrae Radix et Rhizoma) und *Suan Zao Ren* (Ziziphi Spinosae Semen) kombinieren.
- Spontanes nächtliches Schwitzen mit *Qi*-Mangel: zu *Ren Shen* (Ginseng Radix et Rhizoma) und *Mai Dong* (Ophiopogonis Radix) hinzufügen. **Beispiel-Rezeptur**: *Sheng Mai San* (Pulver, das den Puls erzeugt).

Nächtliches Schwitzen: *Yang-Qi* steigt auf, um tagsüber in der *Wei*-(Abwehr-) und *Qi*-(Energie-)Schicht zu zirkulieren. Nachts kehrt es in die *Ying*-(Nähr-) und *Xue*-(Blut-) Schicht zurück. Können mangelndes *Yin* oder *Jing* (Essenz) das *Yang* nicht unter Kontrolle halten, drängt das *Yang*, wenn es nachts in die *Ying*-(Nähr-) und *Xue*-(Blut-) Schicht zurückkehrt, das *Yin* oder *Jing* (Essenz) nach außen (in Form von Schwitzen). D.h., dass Nachtschweiße den Verlust von Körpersäften repräsentieren, was paradoxerweise durch *Yin*- oder *Jing*-Mangel verursacht wird.

- Nachtschweiße: *Wu Wei Zi* mit *Mai Dong* (Ophiopogonis Radix), *Di Huang* (Rehmanniae Radix), *Xuan Shen* (Scrophulariae Radix), *Shan Zhu Yu* (Corni Fructus), *Long Gu* (Fossilia Ossis Mastodi), *Mu Li* (Ostreae Concha), *Huang Bo* (Phellodendri Cortex) und *Wu Mei* (Mume Fructus) kombinieren.

Durst: Übermäßiger Verlust von Körperflüssigkeiten verursacht Durst wie z.B. bei Leber- und Nieren-*Yin*-Mangel. *Wu Wei Zi* wird erfolgreich mit *Yin*-Tonika kombiniert, um Körperflüssigkeiten zu bewahren. *Wu Wei Zi* kommt häufig bei *Xiao Ke* (Auszehrung und Dürsten) zum Einsatz, wenn der Patient extremen Durst hat.

- Durst: *Wu Wei Zi* mit *Mai Dong* (Ophiopogonis Radix), *Shi Hu* (Dendrobii Caulis), *Di Huang* (Rehmanniae Radix), *Xuan Shen* (Scrophulariae Radix) und *Wu Mei* (Mume Fructus) kombinieren.
- Durst bei *Xiao-Ke*-Erkrankungen: zu *Shu Di Huang* (Rehmanniae Radix Praeparata), *Shan Yao* (Dioscoreae Rhizoma), *Tian Hua Fen* (Trichosanthis Radix), *Shi Gao* (Gypsum Fibrosum) und *Zhi Mu* (Anemarrhenae Rhizoma) hinzufügen.

Festigt Nieren-Jing (Essenz), stoppt Diarrhö und Spermatorrhö

Chronische Diarrhö: Chronische Diarrhö oder Dysenterie aufgrund von Milz-*Yang*-Mangel, *Jing*-Mangel und Dickdarm-*Qi*-Mangel. Diese Art Diarrhö ist in der Regel wässrig, enthält unter Umständen unverdaute Nahrungsbestandteile und tritt gewöhnlich am frühen Morgen auf.

- Chronische Diarrhö (besonders am frühen Morgen): *Wu Wei Zi* zusammen mit *Bu Gu Zhi* (Psoraleae Fructus), *Wu Zhu Yu* (Evodiae Fructus), *Rou Dou Kou* (Myristicae Semen), *Shan Yao* (Dioscoreae Rhizoma), *Bai Zhu* (Atractylodis Macrocephalae Rhizoma) und *Ren Shen* (Ginseng Radix et Rhizoma) verwenden. **Beispiel-Rezeptur**: *Si Shen Wan* (Vier Wunder Pille).

Spermatorrhö, nächtlicher Samenerguss: Unfähigkeit der Nieren, das *Jing* (Essenz) aufgrund eines Mangel-Zustands zurückzuhalten.

- Spermatorrhö: *Wu Wei Zi* mit *Sang Piao Xiao* (Mantidis Ootheca), *Jin Ying Zi* (Rosae Laevigatae Fructus) und *Shan Zhu Yu* (Corni Fructus) kombinieren.
- Nächtliche Samenergüsse: zu *Long Gu* (Fossilia Ossis Mastodi), *Mu Li* (Ostreae Concha), *Di Huang* (Rehmanniae Radix), *Shan Zhu Yu* (Corni Fructus), *Jin Ying Zi* (Rosae Laevigatae Fructus) und *Mu Dan Pi* (Moutan Cortex) hinzufügen.

Polyurie oder Harninkontinenz: Diese Art von übermäßigem Wasserlassen geht auf die Unfähigkeit des Nieren-*Qi* zurück, den Harn zurückzuhalten. Der Harn hat in der Regel eine helle Farbe. Das Wasserlassen ist nicht von brennenden Empfindungen begleitet.

- Polyurie: *Wu Wei Zi* mit *Wu Yao* (Linderae Radix), *Yi Zhi* (Alpiniae Oxyphyllae Fructus), *Shan Zhu Yu* (Corni Fructus), *Shan Yao* (Dioscoreae Rhizoma) und *Dang Shen* (Codonopsis Radix) kombinieren.
- Enuresis oder Harninkontinenz: zu *Sang Piao Xiao* (Mantidis Ootheca), *Shu Di Huang* (Rehmanniae Radix Praeparata), *Shan Zhu Yu* (Corni Fructus), *Shan Yao* (Dioscoreae Rhizoma), *Yi Zhi* (Alpiniae Oxyphyllae Fructus), *Fu Pen Zi* (Rubi Fructus), *Ji Nei Jin* (Gigeriae Galli Endothelium Corneum) und *Xu Duan* (Dipsaci Radix) hinzufügen.

Beruhigt das Herz, besänftigt den Shen (Geist)

Yin- und Blut-Mangel: Zu den allgemeinen Symptomen dieses Zustands, die durch die Unfähigkeit des Blutes, den *Shen* (Geist) zu nähren, hervorgerufen werden, gehören Palpitationen, Ängstlichkeit, Schlaflosigkeit und traumgestörter Schlaf. *Wu Wei Zi* wird häufig mit tonisierenden Arzneien kombiniert, um das Herz zu nähren und den *Shen* (Geist) zu besänftigen.

- Schlaflosigkeit aufgrund von Herz- und Nieren-*Yin*- und Blut-Mangel: *Wu Wei Zi* mit *Bai Zi Ren* (Platycladi Semen), *Yuan Zhi* (Polygalae Radix), *Fu Shen* (Poriae Sclerotium Paradicis), *Long Chi* (Draconis Dens), *Zhen Zhu Mu* (Margaritiferae Concha Usta), *Long Yan Rou* (Longan Arillus) und *Dang Shen* (Codonopsis Radix) kombinieren. **Beispiel-Rezeptur**: *Tian Wang Bu Xin Dan* (Besondere Pille des himmlischen Kaisers, die das Herz tonisiert).

Dosierung

2–6 g im Dekokt, 1–3 g als Pulver.

- Unverarbeitetes *Wu Wei Zi* fördert stärker die Bildung von Körperflüssigkeiten und stoppt Schwitzen. Es wird allgemein verwendet, um spontanes und nächtliches

Schwitzen und Durst nach dem Verlust von Körperflüssigkeiten zu behandeln.

- Das Einweichen in Essig verstärkt den sauren Geschmack und steigert die adstringierende Funktion dieser Arznei. Sie behandelt Husten, Keuchatmung, Spermatorrhö und chronische Diarrhö.
- Das Dünsten von *Wu Wei Zi* mit Getreideschnaps erhöht die Nieren tonisierende und die *Jing* (Essenz) festigende Wirkung. Diese Zubereitungsform behandelt Spermatorrhö und nächtlichen Samenerguss.

Sicherheitshinweise, Kontraindikationen

- Der Gebrauch von *Wu Wei Zi* ist kontraindiziert bei Fülle-Zuständen wie Hitze, feuchter Schleim, Leber-Feuer, Wind-Hitze oder Exanthemen, die noch nicht abeklungen sind.
- Es ist ebenfalls im Anfangsstadium grippaler Infekte, bei Husten, Exanthemen oder bei allen äußeren Beschwerden kontraindiziert, da *Wu Wei Zi* pathogene Faktoren im Körper einschließen kann.
- In zwei (seltenen) Fällen sind bei der Anwendung von *Wu Wei Zi* Nebenwirkungen aufgetreten. Im ersten Fall berichtete der Patient nach der Einnahme eines Dekokts, das *Wu Wei Zi* enthielt, von Palpitationen, Kurzatmigkeit, Engegefühl in der Brust, gesteigerter Herzfrequenz und Extrasystolen.[1] Im zweiten Fall berichtete der Patient von Atemdepression, nachdem er ein Dekokt mit *Wu Wei Zi* eingenommen hatte.[2]

18

Chemische Zusammensetzung

Deoxyschizandrin, Kadsuranin, Schisanhenol, Schisanhenolacetat, Gomisin, Schisundrin, Isoschisundrin, Schizandrol, Angeloylgomisin, Tiggoylgomisin, Benzoylgomisin, Rubschisundrin, Epigomisin, Schisantherin, Undeloylgomisin, Tigloylgomisin, Binankadsurin, Angeloylbinankadsurin, Isobutyroylibinankadsurin, Benzoylbinankadsurin, Rubschisantherin.[3]

Pharmakologische Wirkungen

- **ZNS stimulierend**: *Wu Wei Zi* stimuliert das Zentralnervensystem. Es erhöht die geistige Aufmerksamkeit, verbessert die Arbeitseffizienz und beschleunigt die Reflexe.[4]
- **Hepatoprotektiv**: Die Anwendung von *Wu Wei Zi* wird mit einer ausgeprägten hepatoprotektiven Wirkung gegenüber unterschiedlichen Medikamenten und/oder chemisch-induzierter Toxizität assoziiert.[5] In einer Studie führte ein *Wu-Wei-Zi*-Präparat zu einer signifikanten Senkung die Leberenzymwerte bei Mäusen mit erhöhten SGPT-Spiegeln nach der intraperitonealen Injektion von 0,1-prozentigem Tetrachlorkohlenstoff. In einer Follow-up-Studie mit Ratten, Mäusen und Kaninchen hatte Schizandrol (Dosis entsprechend 2,5 und 10 g/kg der getrockneten Arzneidroge) eine deutliche präventive und therapeutische Wirkung bei Leberschäden, die durch Tetrachlorkohlenstoff verursacht wurden. Die Mechanismen der leberschützenden Wirkung von *Wu Wei Zi* werden zum einen einer Veränderung der Membrandurchlässigkeit von Leberzellen zugeschrieben, wodurch der Eintritt toxischer Substanzen verhindert wird, zum anderen einem gesteigerten Blutfluss zur Leber und somit einer Regenerationssteigerung von Leberzellen.[6, 7]
- **Gastrointestinal**: Deoxyschizandrin hemmt bei Ratten die Magensäuresekretion und hat positive Effekte bei der Behandlung von Magengeschwüren gezeigt. Die wirksame Dosis von Deoxyschizandrin beträgt 50–100 mg/kg.[8]
- **Kardiovaskulär**: *Wu Wei Zi* scheint einen regulierenden Einfluss auf das Herz-Kreislauf-System zu haben. Bei Gesunden führt *Wu Wei Zi* zu einer Senkung des Blutdrucks, bei Menschen mit geschwächter Konstitution erhöht es den Blutdruck. Laborstudien deuten darauf hin, dass *Wu Wei Zi* gefäßerweiternde und herzstärkende Eigenschaften hat.[9]
- **Respiratorisch**: Sowohl der wässrige als auch der alkoholische Extrakt von *Wu Wei Zi* regt die Lunge an, die Atemfrequenz und die Atemtiefe zu erhöhen. Auch eine Atemdepression nach der Einnahme von Morphin kann damit aufgehoben werden.[10]
- **Wirkung auf das Fortpflanzungssystem**: Die Anwendung eines *Wu-Wei-Zi*-Pulvers in einer Dosierung von 1 g/kg über einen Zeitraum von 30 Tagen bei Mäusen wird mit einer stimulierenden Wirkung auf die Fortpflanzungsorgane assoziiert. Die Studie beschreibt eine Gewichtszunahme der Hoden bei den Männchen und eine gesteigerte Ovulation bei den Weibchen.[11]
- **Immunstimulierend**: Die Anwendung von *Wu Wei Zi* wird mit einer Stimulation der unspezifischen Immunität in Verbindung gebracht.[12]
- **Antibiotisch**: Der Alkoholextrakt von *Wu Wei Zi* hat in vitro eine hemmende Wirkung auf *Staphylococcus aureus, Bacillus anthracis, Salmonella typhi, Bacillus dysenteriae, Diplococcus pneumoniae, Vibrio cholerae* und *Pseudomonas aeruginosa*.[13]

Klinische und wissenschaftliche Studien

- **Dysenterie**: Kinder mit Dysenterie wurden erfolgreich mit unterschiedlichen *Wu-Wei-Zi*-Zubereitungen behandelt, u.a. mit 0,25–0,5 g getrockneten Arzneidrogen, 30–40 Tropfen einer Tinktur und 0,5 g eines Extrakts.[14]

- **Menière-Krankheit**: In einer Untersuchung erhielten 20 Patienten mit signifikantem therapeutischem Erfolg vier bis fünf Dosen einer Arzneirezeptur, die *Wu Wei Zi*, *Suan Zao Ren* (Ziziphi Spinosae Semen), *Dang Gui* (Angelicae Sinensis Radix), *Long Yan Rou* (Longan Arillus) und weitere Arzneidrogen enthielt.[15]
- **Hepatitis**: Eine Arzneirezeptur wurde mit einer 97-prozentigen Wirksamkeitsrate (33 von 34 Patienten) bei der Behandlung chronischer Hepatitis eingesetzt. Die Rezeptur enthielt *Wu Wei Zi*, *Ling Zhi* (Ganoderma), *Dan Shen* (Salviae Miltiorrhizae Radix et Rhizoma) und *Chai Hu* (Bupleuri Radix). Die Patienten wurden angewiesen, die Arzneidrogen 30 Minuten nach den Mahlzeiten einzunehmen. Ein Behandlungszyklus dauerte 30 Tage, insgesamt wurden drei Behandlungszyklen durchgeführt.[16]
- **Asthma**: In einer Untersuchung wurden 50 Patienten mit schwerem Asthma mit einer Arzneirezeptur behandelt. Die Behandlung wurde über einen Zeitraum von sieben Monaten bis zu zwei Jahren durchgeführt und führte zu guten Ergebnissen. Ein Patient wurde vollständig gesnd, in 47 Fällen trat eine Stabilisierung ein, zwei Patienten sprachen nicht auf die Behandlung an. Die Rezeptur enthielt 30–50 g *Wu Wei Zi*, 9–12 g *Di Long* (Pheretima) und 30–80 g *Yu Xing Cao* (Houttuyniae Herba). Die Patienten wurden angewiesen, die Arzneidrogen zuerst zwei bis vier Stunden lang in Wasser einzuweichen, dann 15 bis 20 Minuten lang zu kochen und das Dekokt zweimal täglich um 16 und 20 Uhr einzunehmen.[17]
- **Protrahierte Geburt**: Einem Bericht zufolge wurden 72 von 80 Frauen bei verlängertem Geburtsvorgang mit guten Ergebnissen behandelt. Die Frauen nahmen stündlich für die Dauer von insgesamt drei Stunden 20–25 Tropfen einer 70-prozentigen *Wu-Wei-Zi*-Tinktur ein. Der Wirkmechanismus ist auf die uterusstimulierende Wirkung dieser Arznei zurückzuführen.[18]

Toxikologie

In einer Studie erhielten 70 Mäusen eine Bolusgabe *Wu Wei Zi* (15 g/kg). Im Beobachtungszeitraum der folgenden 72 Stunden wurden keine Auffälligkeiten beim Appetit, im Verhalten und keine Todesfälle verzeichnet. Dennoch beträgt die LD_{50} für die orale Einnahme des ätherischen Öls von *Wu Wei Zi* bei Mäusen 8,75 ± 2,41 g/kg.[19]

Wechselwirkung mit anderen Medikamenten

Cycloheximid: *Wu Wei Zi* hebt erwiesenermaßen eine Cycloheximid-induzierte Amnesie bei Ratten auf. Diese günstige Wirkung wird durch Serotonin-Antagonisten verstärkt und durch Serotonin-Agonisten sowie durch $GABA_A$- und Cholinrezeptoren-Antagonisten reduziert.[20]

Kommentar der Autoren

Wu Wei Zi und *Wu Bei Zi* (Galla Chinensis) stoppen Schwitzen, Diarrhö und Spermatorrhö. *Wu Wei Zi* tonisiert die Nieren und bildet Körpersäfte, nährt das Herz und besänftigt den *Shen* (Geist), während *Wu Bei Zi* Mangel-Hitze kühlt und Blutungen stoppt.

Referenzen

1. *He Bei Zhong Yi* (Hebei Chinese Medicine), 1991; (4):21
2. *Hei Long Jiang Zhong Yi Yao* (Heilongjiang Chinese Medicine and Herbology), 1987; (5):469
3. *Xian Dai Zhong Yao Yao Li Xue* (Contemporary Pharmacology of Chinese Herbs), 1997; 1388–1390
4. *Zhong Yao Xue* (Chinese Herbology), 1998; 878:881
5. *Zhong Hua Yi Xue Za Zhi* (Chinese Journal of Medicine), 1974; (5):275
6. Nagai, H. et al. Planta Medica. 55(1):13–17. 1989
7. Takeda, S. et al. Nippon Yakurigaku Zasshi. 1986; 88(4):321–30
8. *Ri Ben Yao Li Xue Za Zhi* (Japanese Journal of Herbology), 1986; 87(3):209
9. *Zhong Yao Xue* (Chinese Herbology), 1998; 878:890
10. *Zhong Yao Yao Li Yu Ying Yong* (Pharmacology and Applications of Chinese Herbs), 1983, 1983: 177
11. *Shang Hai Zhong Yi Yao Za Zhi* (Shanghai Journal of Chinese Medicine and Herbology), 1989; 2:43
12. *Zhong Yao Xue* (Chinese Herbology), 1998; 878:881
13. Ibid.
14. *Tian Jing Yi Xue Za Zhi* (Journal of Tianjing Medicine and Herbology), 1965; 4:338
15. *Zhong Hua Er Bi Hou Ke Za Zhi* (Chinese Journal of ENT), 1960; 1:25
16. *Shan Xi Zhong Yi* (Shanxi Chinese Medicine), 1988; 3:106
17. *Zhong Yi Za Zhi* (Journal of Chinese Medicine), 1988; 9:47
18. *Zhong Yao Xue* (Chinese Herbology), 1998; 878:881
19. *Bei Jing Yi Ke Da Xue Xue Bao* (Journal of Beijing University of Medicine), 1988, 20(10):457
20. Hsieh M.T., Wu C.R., Wang W.H., Lin L.W. The ameliorating effect of the water layer of Fructus Schisandrae on cycloheximide-induced amnesia in rats: interaction with drugs acting at neurotransmitter receptors. *Pharmacological Research*, 2001 Jan; 43(1):17–22

18

Yě Yīng Pí
Prunus Pseudocerasus Pericarpium

野櫻皮 野樱皮

Pinyin-Name *Yě Yīng Pí*
Wörtliche Übersetzung „Wilde Kirschbarke"
Deutscher Name Schale der wilden Schwarzkirsche
Botanischer Name *Prunus serotina*
Pharmazeutischer Name Prunus Pseudocerasus Pericarpium
Eigenschaften Sauer, bitter, kühl
Leitbahnen Lunge

Chinesische therapeutische Wirkungen

Lindert Husten

Ye Ying Pi (Prunus Pseudocerasus Pericarpium) kehrt aufsteigendes Lungen-*Qi* um und lindert Husten. Als hustenstillendes Mittel kann es als Einzelarznei oder in Kombination mit anderen Arzneien verwendet werden.

- Husten: *Ye Ying Pi* mit *Ku Xing Ren* (Armeniacae Semen) und *Ma Huang* (Ephedrae Herba) kombinieren.

Dosierung

3–5 g.

Chemische Zusammensetzung

Cyanogene Glykoside, Cumarine, flüchtiges Öl, Tannine, Harze.

Pharmakologische Wirkungen

Hustenstillend: *Ye Ying Pi* behandelt Husten. Nach der Einnahme werden die zyanogenen Glykoside der Arznei im Körper zu Blausäure umgewandelt. Anfänglich steigert Blausäure die Atemfunktion der Lunge, gefolgt von der Sedierung des sensorischen Nervs, der Husten auslöst.

Toxikologie

Blausäure ist leicht toxisch. Trotzdem ist der Gebrauch dieser Arznei sicher, da der Gehalt von zyanogenen Glykosiden und das Ausmaß, indem es zu Blausäure umgewandelt wird, relativ gering ist (0,07–0,16%).

Yīng Sù Ké
Papaveris Pericarpium

罌粟殼 罂粟壳

Pinyin-Name *Yīng Sù Ké*
Andere chinesische Namen *Mi Ke*, *Yu Mi Ke*
Originalquelle *Yi Xue Qi Yuan* (Ursprünge der Medizin) von Zhang Yuan-Su zur Zeit der Yuan-Dynastie
Deutscher Name Schale des Schlafmohns
Botanischer Name *Papaver somniferum* L. (*Ying Su*)
Pharmazeutischer Name Papaveris Pericarpium
Eigenschaften Sauer, adstringierend, neutral
Leitbahnen Nieren, Dickdarm, Lunge
Sicherheitshinweis Toxisch

Chinesische therapeutische Wirkungen

Kontrolliert die Lunge

Chronischer Husten aufgrund von Lungen-Qi-Mangel: *Ying Su Ke* (Papaveris Pericarpium) hält den Verlust von Lungen-*Qi* zurück, um chronischen Husten zu behandeln.

- Husten: *Ying Su Ke* als Einzelarznei für die symptomatische Behandlung von Husten verwenden.
- Chronischer Husten: zusammen mit *Bai Zhu* (Atractylodis Macrocephalae Rhizoma), *Shan Yao* (Dioscoreae Rhizoma) und *Gan Cao* (Glycyrrhizae Radix et Rhizoma) verwenden.

Festigt den Dickdarm

Chronische Diarrhö mit Schmerzen: *Ying Su Ke* hält den Verlust von Flüssigkeiten über den Dickdarm zurück, um Diarrhö zu stoppen.

- Diarrhö: *Ying Su Ke* zusammen mit *He Zi* (Chebulae Fructus) und *Rou Dou Kou* (Myristicae Semen) verwenden.

- Diarrhö mit Milz-Mangel: Kombination mit *Ren Shen* (Ginseng Radix et Rhizoma), *Bai Zhu* (Atractylodis Macrocephalae Rhizoma) und *Fu Ling* (Poria).

Lindert Schmerzen

Schmerzen in Brust, Abdomen, Sehnen und Knochen: *Ying Su Ke* hat eine stark schmerzlindernde Funktion. Es wird in der Regel bei akuten Schmerzen eingesetzt, z.B. bei Magen- oder Bauchschmerzen, Schmerzen in Zusammenhang mit einer Tumorerkrankung und Schmerzen durch äußere Verletzungen. Es wird als Einzelarznei oder in Kombination mit anderen Arzneien angewendet.

Dosierung

10–30 g im Dekokt. Mit Honig verarbeitetes *Ying Su Ke* hat eine stärkere hustenstillende Wirkung. Die mit Essig verarbeitete Arzneidroge verhütet wirksamer Diarrhö und lindert effektiver Schmerzen.

Sicherheitshinweise, Kontraindikationen

- Husten, Diarrhö oder Dysenterie im Frühstadium sollten nicht allein mit *Ying Su Ke* behandelt werden.
- Der Gebrauch von *Ying Su Ke* oder seiner Komponenten macht abhängig. Deshalb sollte eine Langzeitanwendung vermieden werden.

Überdosierung

Bei einer Überdosierung von *Ying So Ke* treten u.a. folgende Symptome auf: Kopfschmerzen, Benommenheit, Übelkeit, Erbrechen, Stuhlverstopfung, Schwierigkeiten beim Wasserlassen, Schwitzen und Gallenkolik. Atemdepression ist die gefährlichste Nebenwirkung und der limitierende Faktor dafür, dass bei allen Opioiden hohe Dosierungen beschränkt werden. Bei einer Überdosis kann die Atmung auf zwei bis vier Atemzüge pro Minute sinken. Die Zeichen für eine akute Überdosierung sind normalerweise Benommenheit, Pupillenverengung und Atemdepression. Vom Opioidgebrauch bei Neugeborenen, Kleinkindern und Patienten mit Schilddrüsenunterfunktion oder bereits bestehenden Atemschwierigkeiten wird strikt abgeraten. Außerdem sollte eine Langzeitanwendung von Opioiden wegen des Risikos der Toleranz- und Abhängigkeitsentwicklung möglichst vermieden werden. Das hohe Missbrauchspotential dieser Substanz ist der Grund dafür, dass in den meisten Ländern der Gebrauch dieser Arzneidroge und ihrer Komponenten stark reglementiert wird.[1]

Chemische Zusammensetzung

Morphin, Codein, Thebain, Narcotin, Papaverin, Narcotolin, Sedoheptulose, D-Mannoheptulose, Myo-Inositol, Erythritol.[2, 3]

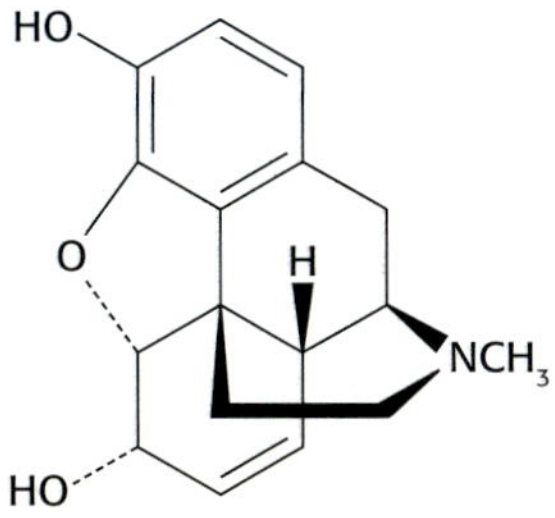

Abb. 18.3 Morphin

Pharmakologische Wirkungen

- **Schmerzstillend**: Morphin ist ein Bestandteil von *Ying Su Ke* und eine der stärksten analgetischen Substanzen, um Schmerzen aller Art zu lindern – viszerale, somatische und kutane. Morphin ist der Standard, an dem Dosierung und Anwendung aller anderen analgetischen Medikationen bemessen werden. Morphin lindert Schmerzen, indem es die Schwelle der Schmerzwahrnehmung anhebt und das Unwohlsein mindert. Demnach kann ein Patient unter Morphin sich seiner Schmerzen bewusst sein, ohne unter ihnen zu leiden.[4]
- **Hustenstillend**: Sowohl Morphin als auch Codein haben eine ausgeprägt hustenstillende Wirkung. Morphin ist jedoch wegen seines Nebenwirkungsprofils und der nachteiligen Reaktionen (z.B. Toleranzentwicklung, Stuhlverstopfung, Atemdepression) kein ideales Mittel, um Husten zu stillen.[5]
- **Respiratorisch**: Atemdepression und respiratorische Störungen sind die Hauptkomplikationen bei der Morphinanwendung und bei der Anwendung von Opioiden. Tatsächlich können Patienten respiratorische Schwierigkeiten entwickeln, bevor sie schmerzfrei sind. Es kommt zur Atemdepression, weil die Medikation dazu führt, dass die Empfindlichkeit des Atemzentrums gegenüber Kohlendioxid abnimmt.[6]
- **ZNS beruhigend**: Die Anwendung von *Ying Su Ke* geht mit einer Sedierung und mit Benommenheit einher. Es ist kein probates Schlafmittel, weil der Schlaf oberflächlich ist und der Schlafende leicht geweckt werden kann.[7]
- **Gastrointestinal**: Morphin und Codein verursachen durch eine Verlängerung der Magenentleerungszeit, eine Herabsetzung der Darmperistaltik und eine Verringerung der Sekretion von Verdauungssäften Stuhlverstopfung. Außerdem rufen sie durch die Stimulierung der Chemorezeptorzone Übelkeit und Erbrechen hervor.[8]
- **Weitere Wirkungen**: Zusätzlich zu den oben angeführten pharmakologischen Wirkungen können Opioide paradoxe Erregungszustände, Veränderungen im

Hormonsystem, Veränderungen der Körpertemperatur, Histaminausschüttung und allergische Reaktionen verursachen.

Klinische und wissenschaftliche Studien

Chronische Gastroenteritis: Patienten mit chronischer Gastroenteritis wurden mit einer Arzneirezeptur behandelt, die 10 g *Ying Su Ke*, 30 g *Jin Yin Hua* (Lonicerae Flos) und 30 g *Shan Yao* (Dioscoreae Rhizoma) enthielt. Die Rezeptur wurde zweimal täglich als Dekokt gegeben.[9]

Wechselwirkung mit anderen Medikamenten

Dämpfende Wirkung: Phenothiazin, Monoaminoxidasehemmer (MAOH) und trizyklische Antidepressiva können die dämpfende Wirkung von *Ying Su Ke* steigern und verlängern.[10]

Toxikologie

Die LD_{50} für die orale Einnahme von *Ying Su Ke* beträgt bei Mäusen, Kaninchen, Katzen und Hunden ca. 1,8–2,2 g/kg. Für die Bestandteile von *Ying Su Ke* beträgt die LD_{50} für Morphin bei Mäusen 531 mg/kg bei subkutaner Injektion und 500 mg/kg bei intraperitonealer Injektion. Die LD_{50} für Codein beträgt bei Mäusen 300 mg/kg bei subkutaner Injektion. Die LD_{50} für Papaverin beträgt bei Mäusen 2500 mg/kg bei oraler Einnahme.[11]

Kommentar der Autoren

Die erste Dokumentation über die Anwendung von Opium ist in den Schriften des Griechen Theophrast im dritten Jahrhundert v. Chr. zu finden. Seitdem wird Opium medizinisch angewendet, jedoch auch in vielen Kulturen weltweit missbraucht. 1806 isolierte Friedrich Wilhelm Sertürner erfolgreich Morphin aus Opium. Dies wird als der größte Durchbruch in der Geschichte der allopathischen Medizin angesehen, da die meisten heute verschriebenen Analgetika ursprünglich von Opiumkomponenten oder -derivaten abstammen.

Für Patienten mit starken Schmerzen kann *Yan Hu Suo* (Corydalis Rhizoma) als Ersatz verwendet werden, da *Ying Su Ke* in vielen Ländern nicht erhältlich ist.

Referenzen

1. *Zhong Yao Da Ci Dian* (Dictionary of Chinese Herbs), 1977; 2650
2. *Chang Yong Zhong Yao Cheng Fen Yu Yao Li Shou Ce* (A Handbook of the Composition and Pharmacology of Common Chinese Drugs), 1994
3. The Merck Index 12th edition, Chapman and Hall/CRCnetBASE/Merck, 2000
4. Kalant H., Roschlau W. Principles of Medical Pharmacology, 6th edition, Oxford University Press, 1998; 262–277
5. *Zhong Cao Yao Xue* (Study of Chinese Herbal Medicine), 1976; 355
6. Ibid.
7. Ibid.
8. *Zhong Yao Da Ci Dian* (Dictionary of Chinese Herbs), 1977; 2650
9. *Si Chuan Zhong Yi* (Sichuan Chinese Medicine), 1985; 3(2):18
10. Gilman A., Rall T. et al. Goodman and Gilman's *The Pharmacological Basis of Therapeutics*, 8th edition, Pergamon Press, 1990;99
11. *Chang Yong Zhong Yao Cheng Fen Yu Yao Li Shou Ce* (A Handbook of the Composition and Pharmacology of Common Chinese Drugs), 1994

Yŭ Yú Liáng

Limonitum

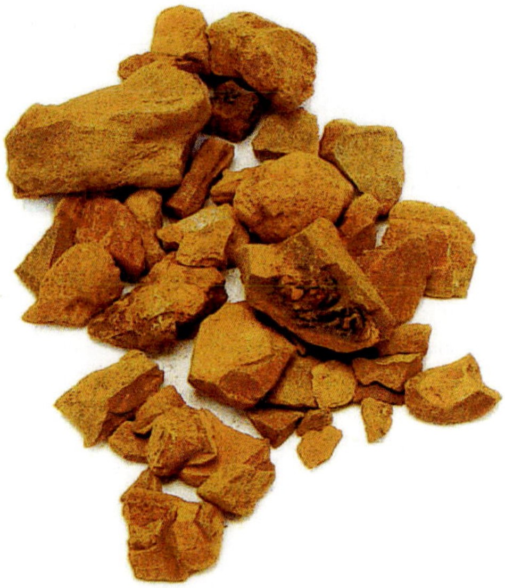

禹餘糧 禹余粮

Pinyin-Name *Yŭ Yú Liáng*
Wörtliche Übersetzung „Lagergetreide"
Andere chinesische Namen *Yu Liang Shi*, *Yu Lang Shi*, *Tai Yi Yu Liang*
Originalquelle *Shen Nong Ben Cao Jing* (Die Materia Medica des göttlichen Landmannes), vermutlich Östliche Han-Dynastie
Deutscher Name Limonit, braune Eisenerde
Pharmazeutischer Name Limonitum
Eigenschaften Süß, adstringierend, neutral
Leitbahnen Dickdarm, Magen

Chinesische therapeutische Wirkungen

Festigt den Darm, stoppt Diarrhö

Chronische Diarrhö und Dysenterie: *Yu Yu Liang* (Limonitum) ist süß und adstringierend und festigt den Darm, um chronische Diarrhö aufgrund von *Qi*-Mangel des Dickdarms und seiner Unfähigkeit, Flüssigkeiten zurückzuhalten, zu beenden. Seine adstringierende Wirkung bei der Behandlung von Diarrhö ist der von *Chi Shi Zhi* (Halloysitum Rubrum) vergleichbar.

- Diarrhö aufgrund eines Mangel-Zustands des Mittleren *Jiao* (Mittlerer Erwärmer): *Yu Yu Liang* zusammen mit *Gui Zhi* (Cinnamomi Ramulus), *Gan Jiang* (Zingiberis Rhizoma) und *Bai Zhu* (Atractylodis Macrocephalae Rhizoma) verwenden.

Dämmt den Verlust von Körpersäften ein, stoppt Blutungen

Uterusblutungen, Leukorrhö: *Yu Yu Liang* dämmt den Verlust von Körpersäften ein, um Blutungen und starke Leukorrhö zu stoppen.

- Starke Menstruationsblutungen: *Yu Yu Liang* zusammen mit *Chi Shi Zhi* (Halloysitum Rubrum), verkohltem *Mian Ma Guan Zhong* (Dryopteridis Crassirhizomatis Rhizoma) und verkohltem *Lian Fang* (Nelumbinis Receptaculum) verwenden.
- Starke Leukorrhö und Gefühl von Feuchtigkeit und Kälte in der Genitalregion aufgrund von *Yang*-Mangel: mit *Hua Jiao* (Zanthoxyli Pericarpium) und *She Chuang Zi* (Cnidii Fructus) kombinieren.

Dosierung

10–20 g.

Sicherheitshinweise, Kontraindikationen

Yu Yu Liang ist in Fällen von Fülle kontraindiziert, um das Zurückhalten jeglicher pathogener Faktoren zu vermeiden.

Chemische Zusammensetzung

Aluminium, Magnesium, Kalium, Natrium, FeO_3.[1]

Wechselwirkung mit anderen Medikamenten

Resorption: *Yu Yu Liang* besitzt eine stark bindende Affinität. Wenn es an andere Substanzen bindet, bildet es einen großen unlöslichen Komplex, der vom Darm nicht aufgenommen werden kann. Daher wird empfohlen, zwischen der Einnahme von *Yu Yu Liang* und anderen Medikamenten einen Abstand von zwei Stunden einzuhalten, um eine angemessene Resorption zu gewährleisten.[2]

Kommentar der Autoren

Yu Yu Liang wurde früher häufig als Antidot für die Behandlung einer versehentlichen Einnahme giftiger Substanzen verwendet. Es besitzt eine stark bindende Affinität. An andere Substanzen gebunden, bildet es einen großen unlöslichen Komplex, der vom Magen-Darm-Trakt nicht absorbiert werden kann. Die giftige Substanz wird mit dem Stuhl ausgeschieden und nur minimal vom Körper aufgenommen.

Referenzen

1. *Chang Yong Zhong Yao Cheng Fen Yu Yao Li Shou Ce* (A Handbook of the Composition and Pharmacology of Common Chinese Drugs), 1994; 680–681
2. Chen, J. The Herbal Safety Course, National Alliance Conference, 2002

18

Zusammenfassung: adstringierende Arzneien

Allgemeine Eigenschaften adstringierender Arzneien

- **Geschmack**: sauer, adstringierend
- **Thermische Eigenschaft**: unterschiedlich
- **Leitbahnbezug**: Herz, Lunge, Leber, Nieren, Dickdarm
- **Therapeutische Wirkungen**: verhindern den Verlust von *Qi* und Körpersäften

Die in Tabelle 18.1 aufgeführten adstringierenden Arzneidrogen festigen Körpersubstanzen und minimieren deren Verlust. Sie werden hauptsächlich bei Patienten mit Mangel-Zuständen und Verlust von Körpersäften eingesetzt. Dieser Zustand äußert sich in spontanem Schwitzen, nächtlichem Schwitzen, chronischer Diarrhö, chronischer Dysenterie, Rektumprolaps, Spermatorrhö, vorzeitigem Samenerguss, Enuresis, häufigem Wasserlassen, Leukorrhö, Uterusblutungen und chronischem Husten aufgrund von Mangel-Zuständen. Der Verlust von Flüssigkeiten tritt ein, wenn ein Mangel-Zustand den Organismus unfähig macht, Flüssigkeiten zurückzuhalten. Obwohl adstringierende Arzneien zurückhalten und den Verlust von Flüssigkeiten verhindern, haben die meisten keine tonisierende Wirkung, um die Wurzel des Problems zu behandeln. Daher werden sie hauptsächlich verwendet, um die Symptome zu behandeln, nicht aber die Krankheitsursache. Aus diesem Grund werden die meisten Arzneien dieser Kategorie mit tonisierenden Arzneien kombiniert, um maximale Therapieergebnisse zu erzielen. In Fällen, bei denen Feuchtigkeit, Fülle-Hitze oder äußere Pathogene beteiligt sind, ist die zurückhaltende Wirkung adstringierender Arzneien kontraindiziert.

Wu Wei Zi (Schisandrae Fructus), **Wu Mei** (Mume Fructus), **Wu Bei Zi** (Galla Chinensis), **He Zi** (Chebulae Fructus), **Ying Su Ke** (Papaveris Pericarpium) und **Ye Ying Pi** (Prunus Pseudocerasus Pericarpium) halten die Lunge in Schranken, um Husten zu beenden, und festigen den Darm, um Diarrhö zu stoppen. Zu den klinischen Anwendungsgebieten gehören chronischer Lungen-Mangel-Husten, chronische Diarrhö oder Dysenterie.

- *Wu Wei Zi* hat die Funktion zu festigen und zu stabilisieren sowie die Lunge und die Nieren zu nähren und zu befeuchten. Es behandelt Erkrankungen der Lunge und der Nieren wie z.B. chronischen Husten, Durst mit trockenem Mund, spontanes Schwitzen, nächtliches Schwitzen, Spermatorrhö, Diarrhö, Enuresis, Polyurie, chronische Diarrhö und Zustände, die durch einen Mangel-Zustand dieser beiden Organe charakterisiert sind.
- *Wu Mei* bildet Körperflüssigkeiten, um Durst zu lindern, den Appetit zu verbessern und die Verdauung zu fördern. Es wird meistens bei Patienten mit Mangel an Körpersäften angewendet, der sich in Durst, Appetitmangel und verminderter Nahrungsaufnahme manifestiert. Mit seinem sauren Geschmack dämpft und vertreibt *Wu Mei* außerdem Parasiten und lindert Schmerzen aufgrund von Parasitenbefall. Wird diese Arznei äußerlich eingesetzt, behandelt es Hühneraugen, Warzen, Geschwüre und Wunden.
- *Wu Bei Zi* ist sauer und hat in dieser Gruppe die am stärksten ausgeprägte Eigenschaft zu stabilisieren und zu festigen. Seine thermische Eigenschaft ist kalt, sodass es Hitze klärt und Feuer abfließen lässt. *Wu Bei Zi* wird allgemein verwendet, um einen Mangel-Zustand der Lunge mit Hitze, chronischen Husten mit Feuchtigkeit und Blutspuren, chronische Diarrhö, Rektumprolaps oder ununterbrochene Dysenterie zu behandeln. Es eignet sich darüber hinaus für die Behandlung von starkem Schwitzen, Hämatochezie, Spermatorrhö, nächtlichem Samenerguss, starken Uterusblutungen und nächtlichem Wasserlassen. Als äußerliche Anwendung behandelt es unterschiedliche Arten von Wunden, Karbunkeln, Furunkeln und Hautläsionen.
- *He Zi* ist von Natur aus sauer, adstringierend, bitter und absenkend. Es klärt die Lunge und unterstützt den Rachen und die Stimmbänder. Es ist am besten für chronischen Husten mit Stimmverlust aufgrund von Lungen-Mangel geeignet. Die geröstete Form festigt den Darmtrakt, um Diarrhö zu stoppen, während die unverarbeitete Form die Lunge in Schranken hält, rebellierendes Lungen-*Qi* wieder nach unten leitet und Husten lindert.
- *Ying Su Ke* hat die Fähigkeit zu stabilisieren und zu festigen und behandelt chronischen Husten aufgrund von Lungen-Mangel sowie chronische Diarrhö oder Dysenterie. Es besitzt ausgezeichnete analgetische Eigenschaften und behandelt Schmerzen in der Brust, im Abdomen sowie in den Sehnen und Knochen.
- *Ye Ying Pi* wird in erster Linie verwendet, um Husten zu lindern.

Chi Shi Zhi (Halloysitum Rubrum), **Yu Yu Liang** (Limonitum), **Rou Dou Kou** (Myristicae Semen), **Shi Liu Pi** (Granati Pericarpium), und **Chun Pi** (Ailanthi Cortex) festigen den Darmtrakt, um chronische Diarrhö und Dysenterie zu stoppen.

Tab. 18.1 Adstringierende Arzneien

Name	Gemeinsamkeiten	Unterschiede
He Zi (Chebulae Fructus)	Ziehen die Lunge zusammen, um Husten zu beenden; festigen den Darmtrakt, um Diarrhö zu stoppen	Unterstützt die Stimme
Wu Bei Zi (Galla Chinensis)		Beendet Schwitzen und den Verlust von Sperma und Urin
Wu Mei (Mume Fructus)		Fördert die Bildung von Körpersäften, tötet Parasiten ab
Wu Wei Zi (Schisandrae Fructus)		Stoppt den Verlust von Körpersäften (Schwitzen, Diarrhö, Sperma), fördert die Bildung von Körperflüssigkeiten
Ye Ying Pi (Prunus Pseudocerasus Pericarpium)		Lindert Husten
Ying Su Ke (Papaveris Somniferi Pericarpium)		Lindert Schmerzen
Chi Shi Zhi (Halloysitum Rubrum)	Festigen den Darmtrakt, um Diarrhö zu stoppen	Festigt den Darmtrakt, stoppt vaginale und uterine Blutungen
Chun Pi (Ailanthi Cortex)		Stoppt Blutungen, tötet Parasiten ab
Rou Dou Kou (Myristicae Semen)		Wärmt den Mittleren *Jiao* (Mittlerer Erwärmer), reguliert die *Qi*-Zirkulation
Shi Liu Pi (Granati Pericarpium)		Stoppt Blutungen, tötet Parasiten ab, ist erfolgreicher bei Milz-*Yang*-Mangel
Yu Yu Liang (Limonitum)		Beendet Uterusblutungen und Leukorrhö
Fu Pen Zi (Rubi Fructus)	Verhindern den Verlust von Flüssigkeiten des Unteren *Jiao* (Unterer Erwärmer)	Tonisiert die Nieren, verbessert das Sehen
Hai Piao Xiao (Sepiae Endoconcha)		Stoppt Blutungen, behandelt Erkrankungen des Magen-Darm-Trakts
Jin Ying Zi (Rosae Laevigatae Fructus)		Festigt den Darmtrakt, behandelt Rektum- und Uterusprolaps
Lian Xu (Nelumbinis Stamen)		Klärt das Herz, stoppt Blutungen
Lian Zi (Nelumbinis Semen)		Tonisiert die Milz, um Diarrhö zu beenden, nährt das Herz
Lian Zi Xin (Nelumbinis Plumula)		Klärt das Herz, lindert Reizbarkeit, klärt Hitze vom Blut, stoppt Blutungen
Qian Shi (Euryales Semen)		Tonisiert die Milz, um Diarrhö zu beenden
Sang Piao Xiao (Mantidis Ootheca)		Tonisiert Nieren-*Yang*
Shan Zhu Yu (Corni Fructus)		Tonisiert Leber- und Nieren-*Yin*
Fu Xiao Mai (Tritici Fructus Levis)	Beenden Schwitzen	Stoppt spontanes und nächtliches Schwitzen
Ma Huang Gen (Ephedrae Radix et Rhizoma)		Stoppt spontanes und nächtliches Schwitzen

- *Chi Shi Zhi* ist sauer, süß und warm mit einer stabilisierenden, festigenden und tonisierenden Wirkung. Es wird in der Regel verwendet, um zu tonisieren. Es reguliert den Mittleren *Jiao* (Mittlerer Erwärmer), um chronische Diarrhö, Rektumprolaps, Blut im Stuhl, Uterusblutungen oder starke Leukorrhö aufgrund von *Qi*-Mangel zu behandeln. *Chi Shi Zhi* fördert die Bildung von Gewebe und kann daher auch äußerlich angewendet werden, um Geschwüre zu behandeln, die nicht abheilen.
- *Yu Yu Liang* festigt ähnlich wie *Chi Shi Zhi* den Darmtrakt und stoppt Diarrhö, Uterusblutungen und Leukorrhö. Sie werden häufig zusammen eingesetzt, um eine stärkere synergistische Wirkung zu erzielen. Der Hauptunterschied zwischen den beiden Arzneidrogen besteht darin, dass *Chi Shi Zhi* warm ist, das *Qi* toni-

siert und den Mittleren *Jiao* (Mittlerer Erwärmer) reguliert, während *Yu Yu Liang* neutral ist und besser Blutungen und Leukorrhö stoppt.

- *Rou Dou Kou* ist scharf, aromatisch und warm und wirkt als Adstringens im Darmtrakt, um Diarrhö zu stoppen. Es reguliert den Mittleren *Jiao* (Mittlerer Erwärmer), um die Milz zu wecken und den Appetit zu verbessern. Zu den klinischen Anwendungsgebieten gehören Blähungen, Bauchschmerzen, Rektumprolaps, chronische Diarrhö und Beschwerden, die durch Mangel und Kälte von Milz und Magen charakterisiert sind.
- *Shi Liu Pi* ist adstringierend und warm. Es festigt den Darmtrakt und beendet Diarrhö. Es stoppt außerdem Uterusblutungen und traumabedingte Blutungen. Zusätzlich tötet *Shi Liu Pi* Parasiten ab, v.a. Schlauchwürmer und Madenwürmer.
- *Chun Pi* festigt den Darmtrakt und klärt Feuchte-Hitze. Es behandelt erfolgreich sowohl Diarrhö als auch Dysenterie. Zusätzlich stoppt es Uterusblutungen und vaginale Blutungen.

Shan Zhu Yu (Corni Fructus), **Jin Ying Zi** (Rosae Laevigatae Fructus), **Sang Piao Xiao** (Mantidis Ootheca), **Fu Pen Zi** (Rubi Fructus), **Hai Piao Xiao** (Sepiae Endoconcha) und **Qian Shi** (Euryales Semen) festigen die Nieren und bewahren das *Jing* (Essenz) und den Urin. Sie behandeln Spermatorrhö, vorzeitigen Samenerguss und Enuresis, Harntröpfeln oder Polyurie aufgrund von Nieren-Mangel.

18

- *Shan Zhu Yu* ist sauer und leicht warm. Es tonisiert die Leber und die Nieren und ergänzt das Blut, das *Jing* und das *Yang*. Zu den klinischen Anwendungsgebieten gehören Schwitzen, übermäßige Menstruationsblutung, Spermatorrhö, Polyurie und Uterusblutungen.
- *Jin Ying Zi* ist sauer und hat ausgeprägt stabilisierende und festigende Eigenschaften. Es wird am häufigsten eingesetzt, um Urin zurückzuhalten und Diarrhö zu beenden.
- *Sang Piao Xiao* ist süß, salzig und neutral. Es stabilisiert, festigt und tonisiert. Es behandelt Spermatorrhö, Leukorrhö, Impotenz, Enuresis, Polyurie und andere Erkrankungen aufgrund von Nieren-*Yang*-Mangel.
- *Fu Pen Zi* ist süß, sauer und leicht warm, jedoch nicht trocknend. Es ist besonders dazu geeignet, die Nieren zu tonisieren, das *Jing* (Essenz) zu festigen und Urin zurückzuhalten. Zu den klinischen Anwendungsgebieten gehören Impotenz, vorzeitiger Samenerguss, Enuresis und häufiges Wasserlassen im Zusammenhang mit einem Nieren-*Yang*-Mangel. Es kann außerdem eingesetzt werden, um vermindertes oder schwächer werdendes Sehvermögen aufgrund von *Jing*- und Blut-Mangel zu behandeln.
- *Hai Piao Xiao* stoppt Blutungen und Leukorrhö, neutralisiert Säure und hilft bei der Heilung von nässenden Wunden bzw. von Wunden im Allgemeinen. Es behandelt Uterusblutungen, Bluterbrechen, blutende Geschwüre und Säurereflux mit Magenschmerzen.
- *Qian Shi* ist süß, adstringierend und neutral. Es tonisiert die Milz, um Diarrhö zu lindern, und festigt die Nieren, um Spermatorrhö und Leukorrhö zu beenden.

Lian Zi (Nelumbinis Semen), **Lian Zi Xin** (Nelumbinis Plumula) und **Lian Xu** (Nelumbinis Stamen) sind drei adstringierende Arzneidrogen, die aus derselben Pflanze gewonnen werden.

- *Lian Zi* ist süß, adstringierend und neutral. Es tonisiert die Nieren, um das *Jing* (Essenz) zu festigen, tonisiert die Milz, um Diarrhö zu stoppen, und nährt das Herz, um den *Shen* (Geist) zu besänftigen. Zu den klinischen Anwendungsgebieten gehören Schlaflosigkeit, Angst und Schreckhaftigkeit, Spermatorrhö, Leukorrhö und chronische Diarrhö aufgrund von Milz-Mangel.
- *Lian Zi Xin* klärt Hitze vom Herz, um Reizbarkeit zu lindern, und kühlt das Blut, um Blutungen zu stoppen.
- *Lian Xu* hat ähnliche, aber schwächer ausgeprägte Eigenschaften als *Lian Zi Xin*.

Ma Huang Gen (Ephedrae Radix et Rhizoma) und **Fu Xiao Mai** (Tritici Fructus Levis) stoppen nächtliches oder spontanes Schwitzen.

- *Ma Huang Gen* wird meistens verwendet, um übermäßiges Schwitzen aufgrund von Schwäche des *Wei*-(Abwehr-)*Qi* zu beenden.
- *Fu Xiao Mai* ist süß und kühl und stoppt spontanes oder nächtliches Schwitzen. Zusätzlich klärt es in chronischen Fällen Mangel-Hitze und behandelt das Gefühl von Knochendampfen aufgrund von *Yin*-Mangel. Es tonisiert außerdem das *Qi* und unterstützt das Herz.

Tab. 18.2 Arzneien aus anderen Wirkungskategorien mit adstringierenden Funktionen

Name	Wirkungskategorie
Bai Fan (Alumen)	Substanzen für die äußerliche Anwendung (► II/Kap. 20)
Bai Ji (Bletillae Rhizoma)	Blutungen stoppende Arzneien (► II/Kap. 11)
Da Huang (Rhei Radix et Rhizoma), verkohltes	Nach unten ableitende Arzneien (► II/Kap. 3)
Er Cha (Catechu)	Substanzen für die äußerliche Anwendung (► II/Kap. 20)
Long Gu (Fossilia Ossis Mastodi)	*Shen* (Geist) besänftigende Arzneien (► II/Kap. 14)
Mu Li (Ostreae Concha)	Leber besänftigende und Wind eliminierende Arzneien (► II/Kap. 15)
Xian He Cao (Agrimoniae Herba)	Blutungen stoppende Arzneien (► II/Kap. 11)
Xue Jie (Daemonoropis Resina)	Substanzen für die äußerliche Anwendung (► II/Kap. 20)
Zi Zhu (Callicarpae Formosanea Folium)	Blutungen stoppende Arzneien (► II/Kap. 11)

19 Erbrechen auslösende Arzneien

涌吐药

Definition

Erbrechen auslösende Arzneien (Emetika) rufen Erbrechen hervor, indem sie den Magen veranlassen, seinen Inhalt auszustoßen (z.B. stagnierende Nahrungsmittel, übermäßigen Schleim oder Toxine).

Erbrechen ist eine Behandlungsstrategie, die Fällen von versehentlichen Vergiftungen, Nahrungsmittel-Stagnation und Schleim-Obstruktion vorbehalten ist. Arzneidrogen, die Erbrechen auslösen, beseitigen pathogene und/oder blockierende Elemente oder unterstützen den Körper beim Ausscheiden dieser Elemente. Ist der Körper von den Pathogenen befreit, kann er zur Selbstregulation zurückkehren.

Differentialdiagnose und Behandlung

Erbrechen auslösende Arzneidrogen werden für die Behandlung von versehentlichen Vergiftungen, Nahrungsmittel-Stagnation und Schleim-Obstruktion verwendet.

- **Unbeabsichtigte Vergiftungen** zeigen je nach aufgenommener Substanz unterschiedliche Symptome und Zeichen. Der Gebrauch von emetischen Arzneidrogen ist auf einen kurzen Zeitraum nach der Einnahme giftiger Substanzen beschränkt, wenn der schädliche Stoff noch im Magen ist und durch Erbrechen ausgestoßen werden kann.
- **Nahrungsmittel-Stagnation** ist durch die Blockierung des Epigastriums mit unverdauten Lebensmitteln charakterisiert, die zu Völlegefühl, Spannungsgefühl und Schmerzen führt.
- **Schleim-Obstruktion** zeigt sich in Bewusstseinsänderungen, Manie und/oder Anfällen.

Sicherheitshinweise, Kontraindikationen

- Einige Emetika sind extrem toxisch, reizend und stark. Daher müssen sie mit äußerster Vorsicht und in Einklang mit den geltenden Richtlinien angewendet werden. Sie dürfen nur im Notfall zum Einsatz kommen. Die Behandlungsergebnisse zeigen sich normalerweise sofort oder sind nach kurzer Zeit sichtbar. Die Dosierungen sollten zu Behandlungsbeginn niedrig sein und bei Bedarf schrittweise erhöht werden. Nach Eintritt der gewünschten Wirkung muss die Anwendung der Arzneidrogen eingestellt werden. Um das Erbrechen zu erleichtern, sollte der Patient die Arzneien mit warmem Wasser einnehmen und das Erbrechen einleiten, indem er den Finger in den Rachen steckt. Zeigt der Patient auf die Brechreiz auslösenden Arzneidrogen keine Reaktion oder bleibt eine Erleichterung aus, muss unverzüglich eine Notfalltherapie eingeleitet werden.
- Emetische Arzneidrogen *verletzen* die **Milz** und den **Magen**, indem sie **Qi** und **Yin** verbrauchen. Deshalb dürfen sie auch im Notfall nur mit äußerster Vorsicht angewendet werden, v.a. bei sehr jungen oder sehr alten Patienten, bei schwangeren Frauen, Frauen nach der Geburt, bei anämischen Patienten, bei Bluthochdruck-Patienten oder bei Patienten mit Herzerkrankungen oder Magengeschwüren.
- Nach dem Erbrechen müssen die Patienten dazu angehalten werden, nicht sofort wieder feste Nahrung zu sich zu nehmen, da die Milz-Energie und die Magen-Energie unter Umständen noch durcheinander, schwach oder verletzt sind. Stattdessen sollten leicht verdauliche Säfte oder flüssige Nahrungsmittel gegeben werden, bis der Patient soweit wiederhergestellt ist, dass er wieder kleine Mengen leicht verdaulicher Nahrung zu sich nehmen kann.
- Emetika sollten nicht verwendet werden, um das Erbrechen ätzender Substanzen auszulösen. Es würde nur zusätzlichen Schaden im oberen Magen-Darm-Trakt verursachen, wenn die ätzenden Stoffe mit dem Erbrochenen ausgestoßen werden. Um diese Art toxischer Substanzen zu neutralisieren oder zu entfernen, müssen andere Methoden gewählt werden.

Pharmakologische Wirkungen

Emetisch: Die Arzneien dieser Kategorie lösen durch die direkte Stimulation des Magen-Darm-Trakts oder des Zentralnervensystems Erbrechen aus.

Mögliche Wechselwirkungen mit anderen Medikamenten

Resorption: Emetische Arzneidrogen führen Erbrechen herbei und sollten deshalb nicht gleichzeitig mit anderen Arzneidrogen oder mit pharmazeutischen Medikamenten verwendet werden. Bei gleichzeitiger Einnahme würde die emetische Wirkung der Arzneidrogen den Ausstoß der anderen Substanzen bewirken, bevor diese resorbiert oder in den Körper aufgenommen werden können.

Cháng Shān
Dichroae Radix

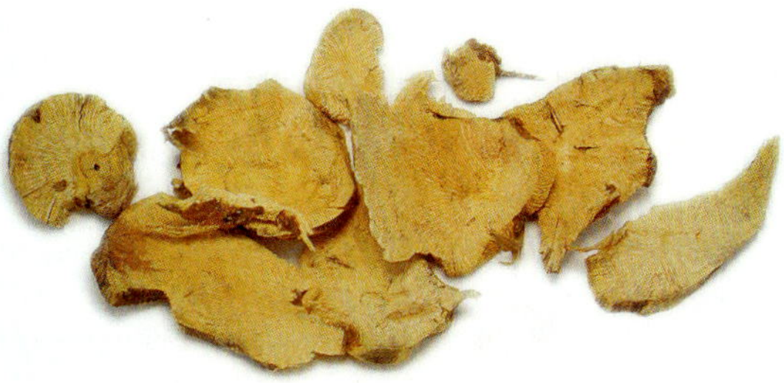

常山

Pinyin-Name *Cháng Shān*
Wörtliche Übersetzung „Ewiger Berg", „konstanter Berg"
Andere chinesische Namen *Heng Shan, Ji Gu Chang Shan*
Originalquelle *Shen Nong Ben Cao Jing* (Die Materia Medica des göttlichen Landmannes), vermutlich Östliche Han-Dynastie
Deutscher Name Dichroae-Wurzel, Fiebertrugblumenwurzel
Botanischer Name *Dichroa febrifuga* Lour. (*Huang Chang Shan*)
Pharmazeutischer Name Dichroae Radix
Eigenschaften Sauer, bitter, kalt
Leitbahnbezug Lunge, Herz, Leber
Sicherheitshinweis Toxisch

Chinesische therapeutische Wirkungen

Vertreibt Schleim, indem es Erbrechen auslöst

Schleim, der die Brust und das Zwerchfell blockiert, verhindert den geschmeidigen *Qi*-Fluss. Dieser Zustand manifestiert sich in Völlegefühl, Spannungsgefühl und Schmerzen in Brust und Epigastrium. *Chang Shan* (Dichroae Radix) zerstreut nachhaltig Stagnationen und tritt in die Herz- und Lungen-Leitbahn ein, um die Brust zu entspannen, indem es Erbrechen hervorruft. Es wird einzeln oder in Kombination mit anderen Arzneien eingesetzt.

- Schleim-Obstruktion in der Brust: *Chang Shan* zusammen mit *Gan Cao* (Glycyrrhizae Radix et Rhizoma) und Honig verwenden.

Behandelt Malaria

Chang Shan wird häufig verwendet, um unterschiedliche Malariabeschwerden zu behandeln, die durch Fieber und Frösteln im Wechsel charakterisiert sind.

- Malaria: *Chang Shan* in Getreideschnaps einweichen und täglich reichen, bis sich die Symptome legen. In der Regel wird gleichzeitig *Bing Lang* (Arecae Semen) gegeben, um den Brechreiz zu lindern.

Dosierung

5–10 g. Die frische Arzneidroge wird häufig eingesetzt, um Erbrechen auszulösen. Um Malaria zu behandeln, wird normalerweise mit Getreideschnaps verarbeitetes *Chang Shan* verwendet.

Sicherheitshinweise, Kontraindikationen

Chang Shan wirkt stark emetisch und kann das *Qi* verletzen. Es sollte mit Vorsicht bei schwachen Patienten und bei Patienten mit einem Mangel-Zustand verschrieben werden.

Chemische Zusammensetzung

α-Dichroin, β-Dichroin, γ-Dichroin, Isofrifugin, Febrifugin, Dichroidin, 4-Quinazolon, Umbelliferon.[1]

Pharmakologische Wirkungen

- **Wirkung gegen Malaria**: *Chang Shan* hat in verschiedenen Studien eine starke Wirkung gegen Malaria gezeigt. Im Vergleich zu Chinin ist γ-Dichroin 150-mal stärker, β-Dichroin 100-mal stärker und α-Dichroin gleich stark. Die Blätter wirken bei der Malariabehandlung ungefähr fünfmal stärker als die Wurzel. Sowohl der wässrige als auch der alkoholische Extrakt von *Chang Shan* ist bei *Plasmodium gallinaceum, P. lophurae, P. relictum* und *P. cynomolgi* wirksam.[2]
- **Amöbizid**: β-Dichroin hat in vitro eine hemmende Wirkung auf Amöben. Der Effekt ist 100% stärker als der von Hydrochlorid. Die minimale Hemmkonzentration beträgt bei oraler Einnahme für β-Dichroin 1 mg/kg.[3]
- **Fiebersenkend**: Die orale Einnahme eines *Chang-Shan*-Dekokts in einer Dosierung von 2 g/kg führte bei Kaninchen mit künstlich induziertem Fieber zu einem Rückgang der Körpertemperatur.[4] Die antipyretische Wirkung von *Chang Shan* ist stärker als die von *Chai*

19

Hu (Bupleuri Radix) und der von Acetylsalicylsäure vergleichbar.[5]

- **Kardiovaskulär**: α-, β- und γ-Dichroin senken den Blutdruck vermutlich durch eine Hemmung des Herz-Kreislauf-Systems sowie durch eine Erweiterung der Blutgefäße. Es existiert eine positive Wechselbeziehung zwischen der Dosis, der therapeutischen Wirkung und der Dauer der Wirkung.[6]
- **Emetisch**: α-, β- und γ-Dichroin wirken bei Hunden, Katzen und Tauben emetisch. Die wirksame Dosis beträgt bei Hunden und Katzen 0,04 bzw. 0,15 mg/kg.[7]

Klinische und wissenschaftliche Studien

- **Malaria**: Einem Bericht zufolge wurden 5984 Malariaträger mit guten Ergebnissen mit zwei *Chang-Shan*-Injektionen behandelt. Alle Malariaträger waren zehn Jahre alt oder jünger. Die beiden Injektionen wurden im Abstand von 25 Tage gegeben.[8]
- **Herzrhythmusstörungen**: In einer klinischen Untersuchung wurden 35 Patienten mit Extrasystolen zweimal täglich über einen Zeitraum von 30 Tagen mit einem Arzneidekokt behandelt. Bei zwölf Patienten kam es zu einer deutlichen, bei 16 Patienten zu einer moderaten Besserung. Die Rezeptur enthielt jeweils 10 g *Chang Shan*, *Bai Zi Ren* (Platycladi Semen) und *Zhi Gan Cao* (Glycyrrhizae Radix et Rhizoma Praeparata cum Melle) sowie jeweils 30 g *Ku Shen* (Sophorae Flavescentis Radix), *Dan Shen* (Salviae Miltiorrhizae Radix et Rhizoma) und *Dang Shen* (Codonopsis Radix). Jede weitere Medikation mit Arzneidrogen oder Pharmazeutika wurde während des Studienverlaufs unterbrochen.[9]

Toxikologie

Die LD_{50} bei Mäusen für α-Dichroin beträgt bei oraler Einnahme 570 mg/kg, für β-Dichroin 6,57 mg/kg, für γ-Dichroin 6,45 mg/kg und für die Gesamtalkaloide 7,79 mg/kg.[10] Die häufigsten Nebenwirkungen sind bei oraler Einnahme bei Mäusen Erbrechen, Diarrhö und Blut im Stuhl.[11]

Ergänzung

蜀漆 *Shǔ Qī* (Dichroae Folium) wird erstmals im *Shen Nong Ben Cao Jing* (Die Materia Medica des göttlichen Landmannes) aus dem 2. Jahrhundert erwähnt. Es handelt sich um die weichen Zweige und die Blätter derselben Pflanze wie bei *Chang Shan*. *Chang Shan* und *Shu Qi* haben ähnliche Geschmäcker, Leitbahnbezüge, Funktionen und Indikationen. Für beide gelten die gleichen Vorsichtsmaßnahmen. Der einzige Unterschied besteht darin, dass *Shu Qi* wirksamer bei der Behandlung von Malaria ist. Die Dosis für *Shu Qi* beträgt 3–6 g.

Kommentar Der Autoren

Gemäß Dr. Zhang Xiao-Ping können Extrasystolen erfolgreich mit *Chang Shan*, *Ku Shen* (Sophorae Flavescentis Radix), *Ban Xia* (Pinelliae Rhizoma) und *Zhi Gan Cao* (Glycyrrhizae Radix et Rhizoma Praeparata cum Melle) behandelt werden.

Referenz

1. *Xian Dai Zhong Yao Yao Li Xue* (Contemporary Pharmacology of Chinese Herbs), 1997; 764
2. *Zhong Yao Yao Li Yu Ying Yong* (Pharmacology and Applications of Chinese Herbs), 1983, 1983: 1024
3. *Wu Han Yi Xue Yuan Xue Bao* (Journal of Wuhan University School of Medicine), 1958; 1:11
4. *Zhong Hua Yi Xue Za Zhi* (Chinese Journal of Medicine), 1956; 42(10):964
5. Ibid., 1954; 40(11):873
6. *Sheng Li Xue Bao* (Physiology News), 1956; 20(1):30
7. Ibid., 1961; 24(3,4):180
8. *Yun Nan Yi Xue Za Zhi* (Yunan Journal of Medicine), 1961; 3:8
9. *Fu Jian Zhong Yi Yao* (Fujian Chinese Medicine and Herbology), 1983; 6:26
10. *Zhong Yao Yao Li Yu Ying Yong* (Pharmacology and Applications of Chinese Herbs), 1983, 1983: 1024
11. *Zhong Yao Yao Li Du Li Yu Lin Chuang* (Pharmacology, Toxicology and Clinical Applications of Chinese Herbs), 1992:135

Guā Dì

Mela Pedicellus

瓜蒂

Pinyin-Name *Guā Dì*
Wörtliche Übersetzung „Melonenstiel"
Andere chinesische Namen *Gua Ding*, *Ku Ding Xiang*
Originalquelle *Shen Nong Ben Cao Jing* (Die Materia Medica des göttlichen Landmannes), vermutlich Östliche Han-Dynastie
Deutscher Name Melonenstiel
Botanischer Name *Cucumis melo* L. (*Tian Gua*)
Pharmazeutischer Name Mela Pedicellus
Eigenschaften Bitter, kalt
Leitbahnen Magen
Sicherheitshinweis Toxisch

Chinesische therapeutische Wirkungen

Löst Brechreiz aus

Akkumulation von heißem Schleim: *Gua Di* (Mela Pedicellus) löst Brechreiz aus, um die Akkumulation von heißem Schleim zu beseitigen. Dieser Zustand ist durch Anfälle, Epilepsie, wunden Rachen, Keuchatmung, Dyspnoe, Reizbarkeit, Ruhelosigkeit und Schlaflosigkeit charakterisiert.

- Heißer Schleim: *Gua Di* zusammen mit *Chi Xiao Dou* (Phaseoli Semen) und *Xiang Fu* (Cyperi Rhizoma) verwenden.

Nahrungsmittel-Retention: *Gua Di* löst Erbrechen aus, um Nahrungsmittel-Retention zu beseitigen. Dieser Zustand zeichnet sich durch Völlegefühl und Schmerzen in Brust und Epigastrium, Übelkeit und Erbrechen aus.

- Nahrungsmittel-Retention: *Gua Di* als Einzelarznei verwenden.

Zerstreut Feuchte-Hitze

Kopfschmerzen und Ikterus: Um Kopfschmerzen und Ikterus aufgrund von Feuchte-Hitze zu behandeln, wird *Gua-Di*-Pulver in die Nasenlöcher geblasen. Dies führt dazu, dass gelber Ausfluss aus der Nase tropft, was als Zeichen dafür zu werten ist, dass Feuchte-Hitze erfolgreich aus dem Körper eliminiert wird. Die Anwendung sollte beendet werden, sobald gelbe Flüssigkeit aus der Nase austritt.

Dosierung

2,5–5 g im Dekokt und 0,3–1 g in Pulverform. Die emetische Wirkung von *Gua Di* kann mit der Einnahme von Kandiszucker sofort nach Aufnahme der Arzneidroge gesteigert werden.

Sicherheitshinweise, Kontraindikationen

Der Gebrauch von *Gua Di* ist bei Mangel-Zuständen, Blutungen oder bei Patienten ohne Fülle-Zustände kontraindiziert.

Überdosierung

Symptome einer Überdosierung von *Gua Di* treten in der Regel 30 Minuten nach der Einnahme auf. Klinische Zeichen sind u.a. Schwindel, Benommenheit, Unwohlsein im oberen Abdomen, Brennen und Schmerzen im Magen, Übelkeit, Erbrechen, Erbrechen von Nahrungsmitteln und Galle, schwere Diarrhö, Rastlosigkeit, Durst, kalte Extremitäten und Hypertonie. Die Laboruntersuchung zeigt unter Umständen erhöhte Leukozytenwerte, erniedrigte Thrombozytenwerte sowie Protein im Urin.

Im Falle einer Überdosierung

Nebenwirkungen, die durch Übelkeit und Erbrechen charakterisiert sind, können mit 5 ml Saft von *Sheng Jiang* (Zingiberis Rhizoma Recens) behandelt werden. Ein Dekokt aus 10 g *Ban Xia* (Pinelliae Rhizoma) und 6 g *Gan Cao* (Glycyrrhizae Radix et Rhizoma) wirkt ebenfalls. Die Einnahme von 0,1–0,15 g *She Xiang* (Moschus) wurde ebenfalls erfolgreich eingesetzt, um anhaltende Übelkeit und Erbrechen zu lindern.

Chemische Zusammensetzung

Cucurbitacin B, Cucurbitacin E, Cucurbitacin D, Isocucurbitacin B, Cucurbitacin, β-2-O-β-D-Pyranoglucosid.[1, 2]

19

Pharmakologische Wirkungen

- **Emetisch**: Die Gabe von *Gua Di* stimuliert das Zentralnervensystem und den Magen-Darm-Trakt und löst dadurch Brechreiz aus.[3]
- **Hepatoprotektiv**: Eine *Gua-Di*-Zubereitung hat erwiesenermaßen einen hepatoprotektiven Effekt. Sie minimiert Leberschäden und beschleunigt die Regeneration der Leber.[4]

Klinische und wissenschaftliche Studien

- **Hepatitis**: Die Verabreichung von *Gua Di* oral oder über die Nase hat sich als wirksam bei der Behandlung von akuter und chronischer Hepatitis herausgestellt. Bei 103 Patienten mit akuter Hepatitis wurden laut Behandlungsprotokoll 5 g *Gua Di* zehn Tage lang in 100 ml Wasser eingeweicht, die Lösung in zwei gleich große Dosen aufgeteilt und nach den Mahlzeiten eingenommen. Bei 18 Patienten mit chronischer Hepatitis ohne Ikterus wurde *Gua-Di*-Pulver über die Nasenlöcher verabreicht.[5]

- **Leberkarzinom**: Einem Bericht zufolge wurden 169 Patienten mit Leberkarzinom dreimal täglich nach den Mahlzeiten für die Dauer von drei Monaten (= ein Behandlungszyklus) mit einem *Gua-Di*-Präparat behandelt. Die Studie beschreibt eine deutliche Zustandsbesserung (Schmerzlinderung, Tumorverkleinerung, zunehmende Kräftigung der Patienten). Es wurden keine signifikanten Nebenwirkungen beobachtet.[6]

Toxikologie

Die LD_{50} eines *Gua-Di*-Präparats beträgt in Laborstudien 1,1 g/kg. Die Autopsie zeigte unterschiedliche Blutungsgrade innerer Organe.[7]

Referenz

1. *Xian Dai Ben Cao Gang Mu* (Contemporary Materia Medica), 2000; 871
2. *Zhong Yao Xue* (Chinese Herbology), 1998; 908–909
3. Ibid., 908–910
4. Ibid., 908–910
5. *Xin Yi Yao Xue Za Zhi* (New Journal of Medicine and Herbology), 1976; 9:42
6. *Zhong Cao Yao* (Chinese Herbal Medicine), 1987; 18(10):21
7. *Zhong Yao Xue* (Chinese Herbology), 1998; 908:910

19

Lí Lú

Veratri Radix et Rhizoma

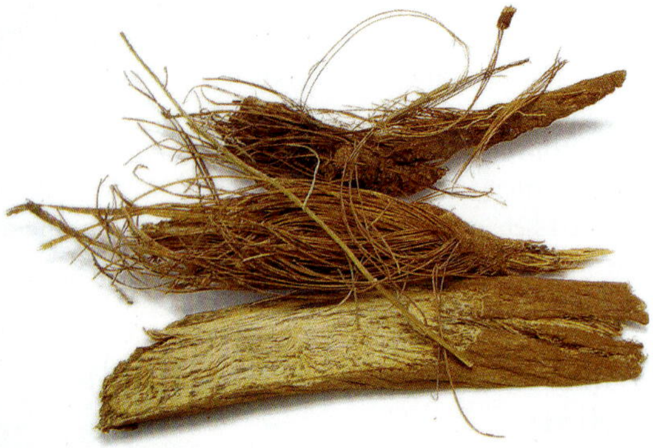

黎蘆 黎芦

Pinyin-Name *Lí Lú*
Wörtliche Übersetzung „Fehlende falsche Nieswurz“, „Eitelkeitsgras“
Andere chinesische Namen *Shan Cong, Lu Cong*
Originalquelle *Shen Nong Ben Cao Jing* (Die Materia Medica des göttlichen Landmannes), vermutlich Östliche Han-Dynastie
Deutscher Name Germerwurzel und -wurzelstock
Botanischer Name *Veratrum nigrum* L. (*Hei Li Lu*)
Pharmazeutischer Name Veratri Radix et Rhizoma
Eigenschaften Sauer, bitter, kalt
Leitbahnen Lunge, Leber, Magen
Sicherheitshinweis Toxisch

Chinesische therapeutische Wirkungen

Löst Erbrechen aus

Starke Schleim-Akkumulation, Aufnahme einer toxischen Substanz: *Li Lu* (Veratri Radix et Rhizoma) löst Erbrechen aus, um Schleim, Gifte und toxische Substanzen aus dem Magen zu entfernen.

- Aufnahme einer toxischen Substanz: *Li Lu* als Einzelarznei in Pulverform verwenden.

Li Lu behandelt außerdem Wind-Schlaganfall, Epilepsie, Anfälle und schmerzhafte Blockaden des Rachens.

- Schleim-Obstruktion: *Li Lu* zusammen mit *Yu Jin* (Curcumae Radix) oder *Tian Nan Xing* (Arisaematis Rhizoma) verwenden.

Tötet Parasiten ab und lindert Juckreiz

Li Lu behandelt Krätze, Dermatomykosen, Läuse und Pilze. Die Arzneidroge wird mit Öl vermischt und lokal aufgetragen. *Li Lu* wird außerdem eingesetzt, um Mücken, Fliegen, Maden und Larven zu töten.

Dosierung

0,3–0,9 g in Pulver- oder Pillenform. *Li Lu* darf nur mit äußerster Vorsicht innerlich angewendet werden. Als äußerliche Anwendung wird es mit Öl vermischt.

Sicherheitshinweise, Kontraindikationen

- Als orale Anwendung sollte *Li Lu* wegen der möglichen Nebenwirkungen nur mit äußerster Vorsicht angewendet werden.
- *Li Lu* ist bei Mangel-Zuständen, Blutverlust und Schwangerschaft kontraindiziert.
- *Li Lu* ist inkompatibel mit *Xi Xin* (Asari Radix et Rhizoma), *Bai Shao* (Paeoniae Radix Alba), *Ren Shen* (Gin-

seng Radix et Rhizoma), *Dang Shen* (Codonopsis Radix), *Sha Shen* (Glehniae seu Adenophorae Radix) und *Ku Shen* (Sophorae Flavescentis Radix).

Überdosierung

In einer Toxikologiestudie mit gesunden Freiwilligen wurde beobachtet, dass 70 mg *Li Lu* Reaktionen wie Taubheitsgefühl im Mund, Schluckbeschwerden, Diarrhö und Druckgefühl in der Brust hervorrufen. Andere Nebenwirkungen, die mit der Einnahme von *Li Lu* in Verbindung gebracht werden, sind u.a. Erbrechen, unregelmäßiger Herzschlag, Hypotonie und Atemdepression.[1]

Im Falle einer Überdosierung

Ununterbrochenes Erbrechen infolge einer Überdosierung mit *Li Lu* kann mit einem Dekokt gelindert werden, das 3 g *Rou Gui* (Cinnamomi Cortex) oder 5 ml *Sheng Jiang* (Zingiberis Rhizoma Recens) enthält.

Bei systemischer Toxizität, die durch Sehstörungen (sichtbare Gelbfärbung) charakterisiert ist, sollte eine Antidot-Rezeptur mit Arzneidrogen wie *Long Yan Rou* (Longan Arillus) 30 g, *Gou Qi Zi* (Lycii Fructus) 15 g, *Huang Qi* (Astragali Radix) 45 g, *Yin Chen* (Artemisiae Scopariae Herba) 20 g, *Che Qian Zi* (Plantaginis Semen) 15 g und *Fu Pen Zi* (Rubi Fructus) 15 g eingesetzt werden.

Eine weitere Rezeptur, die erfolgreich für die allgemeine Entgiftung verwendet wurde, enthält *Jin Yin Hua* (Lonicerae Flos), *Gan Cao* (Glycyrrhizae Radix et Rhizoma), *Hei Dou* (Sojae Semen), *Lu Dou* (Phaseoli Radiati Semen), *Chi Xiao Dou* (Phaseoli Semen) und Honig.[2]

Chemische Zusammensetzung

Veratrinsäure, Verazin, Veramarin, Protoveratrin A, Germidin, Veratroylzygadenin, Rubijervin, Isorubijervin, Pseudojervin, Jervin, Veramin, Verussurinin.[3, 4, 5]

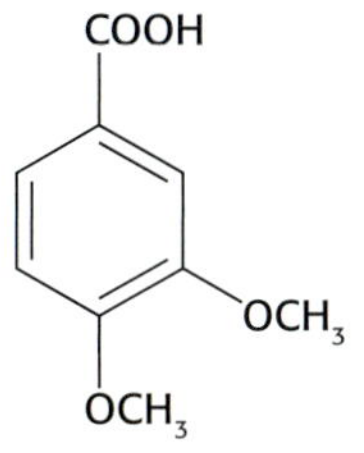

Abb. 19.1 Veratrinsäure

Kommentar der Autoren

Es ist zu beachten, dass Erbrechen situationsabhängig sowohl eine erwünschte Wirkung als auch eine unerwünschte Nebenwirkung sein kann. Wird *Li Lu* verwendet, um die Aufnahme einer toxischen Substanz zu behandeln, ist das Erbrechen eine erwünschte Wirkung. Übermäßiges und lang anhaltendes Erbrechen kann jedoch Dehydratation und einen Verlust an Körpersäften verursachen. Daher ist es wichtig, diese Arznei nur anzuwenden, wenn der Nutzen das Risiko überwiegt.

Referenz

1. *Zhong Yao Xue* (Chinese Herbology), 1998; 912:914
2. *Lin Chuang Shou Ce You Du Zhong Yao Shi Yong* (Clinical Handbook on Applications of Toxic Chinese Herbs), 1992; 71–72
3. *Xian Dai Ben Cao Gang Mu* (Contemporary Materia Medica), 2000; 3208
4. *Zhong Yao Xue* (Chinese Herbology), 1998; 912–914
5. The Merck Index 12th edition, Chapman and Hall/CRCnetBASE/Merck, 2000

Zusammenfassung: Erbrechen auslösende Arzneien

Tab. 19.1 Erbrechen auslösende Arzneien

Name	Gemeinsamkeiten	Unterschiede
Chang Shan (Dichroae Radix)	Rufen Erbrechen hervor	Behandelt Malaria und Herzrhythmusstörungen
Gua Di (Mela Pedicellus)		Behandelt Ikterus und Migränekopfschmerz
Li Lu (Veratri Radix et Rhizoma)		Tötet als äußerliche Anwendung Parasiten ab und lindert Juckreiz

Allgemeine Eigenschaften Erbrechen auslösender Arzneien

Geschmack: sauer, bitter
Thermische Eigenschaft: kalt
Leitbahnbezug: Magen
Therapeutische Wirkungen: Erbrechen
Sicherheitshinweis: toxisch

Erbrechen auslösende Arzneidrogen (► Tab. 19.1) wirken sehr stark und werden nur bei Fülle-Zuständen verwendet. Sie kommen vor allem nach der Aufnahme toxischer Substanzen zum Einsatz, um Erbrechen hervorzurufen. Außerdem behandeln sie Lebensmittel-Stagnation und Schleim-Akkumulation in der Brust oder im Rachen. Die Toxizität dieser Substanzen ist unterschiedlich stark ausgeprägt. Ein unangemessenes oder nachlässiges Vorgehen kann den Mittleren *Jiao* (Mittlerer Erwärmer), die Körpersäfte und das *Qi* verletzen. Daher werden sie in niedrigen Dosierungen eingesetzt und die Dosierung schrittweise gesteigert, um die gewünschte Wirkung zu erzielen. Die emetische Behandlung sollte sofort eingestellt werden, wenn sich die Fülle-Symptome zurückgebildet haben.

Gua Di (Mela Pedicellus), **Chang Shan** (Dichroae Radix) und **Li Lu** (Veratri Radix et Rhizoma) rufen Erbrechen hervor, um Nahrungsmittel- und Schleim-Akkumulation sowie die Aufnahme toxischer Substanzen zu behandeln. Alle drei Arzneien sind toxisch und müssen mit äußerster Vorsicht verwendet werden.

19

Tab. 19.2 Arzneien aus anderen Wirkungskategorien mit emetischen Funktionen

Name	Wirkungskategorie
Bai Fan (Alumen)	Substanzen für die äußerliche Anwendung (► II/Kap. 20)
Yuan Zhi (Polygalae Radix)	*Shen* (Geist) besänftigende Arzneien (► II/Kap. 14)
Zao Jiao (Gleditsiae Fructus)	Schleim umwandelnde sowie Husten- und Keuchatmung stillende Arzneien (► II/Kap. 13)

20 Substanzen für die äußerliche Anwendung

外用药

Definition

Arzneien für die äußerliche Anwendung eliminieren Toxine, töten Parasiten ab, reduzieren Schwellungen, lindern Schmerzen, behandeln Ulzerationen, drainieren Eiter und Abszesse, fördern die Neubildung von Gewebe und stoppen Blutungen.

Substanzen für die äußerliche Anwendung sind im Allgemeinen für die lokale Anwendung bestimmt, um Erkrankungen zu behandeln, die die äußeren Teile des Körpers betreffen. Bei Bedarf können diese Substanzen eingesetzt werden, um innere Erkrankungen zu behandeln. Zu diesem Zweck werden sie entweder lokal angewendet oder innerlich eingenommen.

Arzneidrogen für die äußerliche Anwendung besitzen eine große Bandbreite an Eigenschaften, die eine vielseitige Anwendung für ein breites Spektrum an Ungleichgewichten erlauben. Sie helfen, Störungen zu behandeln, die die Haut und die oberflächlichen Schichten betreffen, stellen die Gesundheit und die Funktionstüchtigkeit der Haut wieder her und/oder durchdringen die Oberfläche, um Pathogene zu entfernen und das innere Gleichgewicht wiederherzustellen.

- Bei **äußeren** Erkrankungen werden die Arzneien in dem betroffenen Bereich von der Haut, den Membranen und oberflächlichen Schichten absorbiert. Die lokale Anwendung ist am wirkungsvollsten bei Ausschlägen, Juckreiz, Ekzemen, Karbunkeln, Krätze, Arthritis, Verbrennungen, Insektenstichen und Tierbissen, traumatischen Verletzungen sowie anderen Haut- und Weichteilerkrankungen. Die Arzneidrogen werden außerdem äußerlich zur Behandlung von Hals-Nasen-Ohren-Erkrankungen verwendet.
- Bei **inneren** Erkrankungen werden die lokal aufgetragenen Arzneien über die Haut ins Blut aufgenommen und im Körper verteilt. Zu den Erkrankungen, die mit Lokalanwendungen dieser Arzenien behandelt werden, gehören z.B. Asthma, Malaria, Ikterus, Ödeme und eine Vielzahl pädiatrischer und gynäkologischer Erkrankungen.

20

Form und Art der Anwendung variieren je nach den medizinischen Substanzen und den zu behandelnden Erkrankungen. Die gängigsten Darreichungsformen sind Cremes, Salben, Pasten und Pflaster, Pulver, Pillen, Kügelchen, Kapseln, Tabletten, Lösungen und Dekokte.

Substanzen für die äußerliche Anwendung werden auf unterschiedlichen Wegen zu den betroffenen Bereichen geleitet, z.B. durch lokale Anwendungen (Cremes, Salben, Pasten, Pflaster, Pulver), durch die orale Einnahme (Pillen, Kügelchen, Kapseln, Tabletten), durch lokale Verabreichungen (Ohrentropfen, Augentropfen) und durch weitere Anwendungsformen (Gurgellösung, Dekokt als Waschung, Dampf zur Inhalation etc). Es gibt demnach viele Anwendungsformen und -wege für die Behandlung von äußeren und inneren Erkrankungen.

Untergeordnete Wirkungskategorien

Substanzen für die lokale Anwendung werden aus einer Vielzahl von pflanzlichen, tierischen und mineralischen Quellen gewonnen. Obwohl sie nicht in Untergruppen unterteilt sind, weisen sie ausgeprägte Charakteristika auf. Einige sind kalt, andere sind heiß. Einige starke Arzneien wirken sofort, während mildere Arzneien eine anhaltende Wirkung zeigen. Manche sind toxisch und sollten nur lokal aufgetragen werden. Es gibt Arzneien, die Hitze und Toxine eliminieren, um Wunden und Ulzerationen zu behandeln, und andere, die Wind eliminieren und Juckreiz lindern. Einige drainieren Eiter und Abszesse, während andere unmittelbar die Wundheilung fördern.

Differentialdiagnose und Behandlung

Genau wie in der inneren Medizin ist die Differentialdiagnose auch bei der Behandlung mit topischen Substanzen Voraussetzung für den Therapieerfolg. Es muss klar unterschieden werden, ob es sich um eine Mangel- oder eine Fülle-Erkrankung handelt, ob Kälte oder Hitze vorliegt, ob primär das Innere oder das Äußere betroffen ist und ob Toxine vorhanden sind oder nicht. Eine optimale Behandlung erfordert die präzise Bestimmung der Krankheitsmuster und die genaue Anwendung der Arzneien. Um eine maximale Wirksamkeit zu erreichen, werden bei Bedarf Arzneien anderer Wirkungskategorien hinzugefügt.

Die folgenden Beispiele für Dosierungs- und Anwendungsarten verdeutlichen zwei charakteristische Faktoren:

- **Feuchte** Erkrankungen wie z.B. Ulzerationen mit Eiterbildung und Abszessen werden mit **pulverisierten** Arzneidrogen behandelt, um den betroffenen Bereich zu trocknen.
- **Trockene** Erkrankungen wie z.B. Ausschläge und Juckreiz werden mit Arzneipasten behandelt, um die Haut zu befeuchten und die Heilung zu fördern.

Arthritis und **Weichteilverletzungen** werden mit **Arzneipflastern** für eine dauerhafte, ununterbrochene therapeutische Wirkung behandelt.

Sicherheitshinweise, Kontraindikationen

- Viele Arzneidrogen für die äußerliche Anwendung sind toxisch und sollten daher nicht innerlich, nicht über einen langen Zeitraum oder in hohen Dosierungen angewendet werden.
- Toxische Substanzen sollten nicht großflächig oder in der Nähe von Sinnesöffnungen aufgetragen werden. Andernfalls besteht das erhöhte Risiko einer lokalen Reizung oder einer zu starken systemischen Aufnahme. Treten Nebenwirkungen auf, sollte eine sofortige und angemessene Behandlung eingeleitet werden.
- Werden Arzneidrogen großflächig lokal auf geschädigte oder aufgebrochene Haut aufgetragen wie z.B. bei schweren Verbrennungen, sollten sie vorsichtig angewendet werden, um das Risiko einer Überdosierung zu vermeiden.

Verarbeitung

Viele Substanzen in diesem Kapitel müssen sachgemäß verarbeitet werden, um sowohl für den äußerlichen als auch den innerlichen Gebrauch Sicherheit zu gewährleisten, insbesondere um ihre Toxizität zu verringern.

Pharmakologische Wirkungen

Als Faustregel für die Anwendung topischer Arzneidrogen gilt, dass Arzneien, die oral angewendet werden, auch äußerlich eingesetzt werden können, dass aber umgekehrt topische Arzneien *nur unter bestimmten Umständen* oral verwendet werden dürfen. Viele Arzneien, die oral verwendet werden (besprochen in Teil II in den Kapiteln 1 bis 19), können auch äußerlich angewendet werden (► Tab. 20.1). Die pharmakologischen Wirkungen topischer Substanzen sind folgende:

- **Antibiotisch**: Viele Substanzen für die äußerliche Anwendung töten Bakterien, Viren, Pilze, Parasiten und Dermatophyten ab.
- **Stimulierend**: Stimulierende topische Substanzen haben die Eigenschaft, Entzündungen und Schwellungen zu reduzieren. Zu diesen Arzneidrogen gehören z.B. *Bo He* (Menthae Haplocalycis Herba) und *Zhang Nao* (Camphora). Die Stimulation kann jedoch Reizungen mit Rötung, Hitzewallung und Bläschenbildung verursachen. Stimulierende Arzneien mit stark hautreizenden Eigenschaften sind u.a. *Ba Dou* (Crotonis Semen), *Ya Dan Zi* (Bruceae Fructus) und *Ban Mao* (Mylabris).
- **Hämostatisch**: Bestimmte Substanzen für die lokale Anwendung stoppen Blutungen, z.B. *Er Cha* (Catechu), *Wu Bei Zi* (Galla Chinensis), *Hu Zhang* (Polygoni Cuspidati Rhizoma) und *Di Yu* (Sanguisorbae Radix).
- **Adstringierend**: Bindende und eindämmende Substanzen für die äußerliche Anwendung erleichtern die Heilung, mindern Ausfluss und fördern die Regeneration von Gewebe. Zu dieser Kategorie gehören z.B. *Er Cha* (Catechu), *Wu Bei Zi* (Galla Chinensis) und *Bai Fan* (Alumen).
- **Analgetisch und anästhetisch**: Zu den topischen Arzneien mit schmerzlindernder Wirkung gehören z.B. *Zhi Chuan Wu* (Aconiti Radix Praeparata), *Ban Xia* (Pinelliae Rhizoma), *Tian Nan Xing* (Arisaematis Rhizoma), *Xi Xin* (Asari Radix et Rhizoma) und *Bai Fu Zi* (Typhonii Rhizoma).
- **Befeuchtend**: Einige Arzneidrogen wie z.B. *Hei Zhi Ma* (Sesami Semen Nigrum) sind öllöslich. Werden sie äußerlich aufgetragen, bilden sie eine schützende Barriere, befeuchten die Haut und verhindern ein Austrocknen. Andere Arzneien wie z.B. *Hua Shi* (Talcum) reduzieren als Lokalanwendung Schwellungen und Entzündungen, indem sie das Wasser aus dem betroffenen Bereich an die Oberfläche des Körpers ziehen.

Mögliche Wechselwirkungen mit anderen Medikamenten

Zum Zeitpunkt der Publikation dieses Buchs waren keine Wechselwirkungen zwischen topischen Arzneidrogen und pharmazeutischen Medikamenten bekannt.

Obwohl zahlreiche Substanzen, die in diesem Kapitel besprochen werden, die Fähigkeit haben, innere Zustände zu beeinflussen, sind viele von ihnen zu stark toxisch für die innerliche Anwendung und werden deshalb ausschließlich äußerlich angewendet. Viele dieser Arzneidrogen sind nicht mehr in Gebrauch. Aus akademischen Gründen und zum Zweck der Information ist es jedoch wichtig, sie ebenfalls anzuführen. Das Wissen um den historischen Gebrauch dieser Substanzen in der Traditionellen Chinesischen Medizin dient als Gedächtnisstütze und als mögliche Vorlage für zukünftige Verfeinerungen und Forschungen.

Bái Fán

Alumen

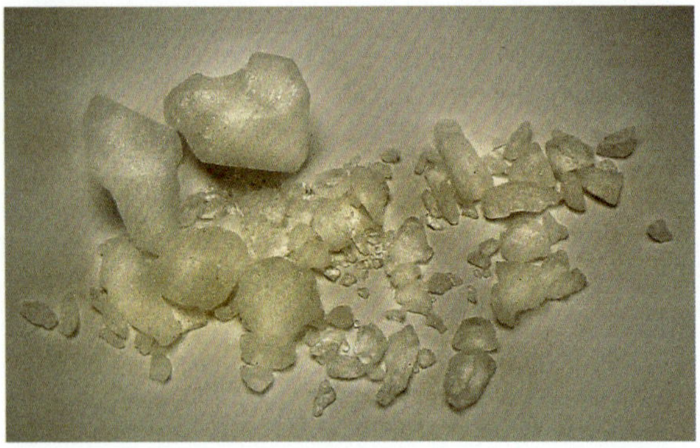

白礬 白矾

Pinyin-Name *Bái Fán*
Andere chinesische Namen *Ming Fan*
Originalquelle *Shen Nong Ben Cao Jing* (Die Materia Medica des göttlichen Landmannes), vermutlich Östliche Han-Dynastie
Deutscher Name Alaun
Pharmazeutischer Name Alumen
Eigenschaften Sauer, kalt
Leitbahnen Lunge, Leber, Milz, Magen, Dickdarm
Sicherheitshinweis Toxisch

Traditionell ist 明礬 *Míng Fán* der in Lehrbüchern und unter Therapeuten der Chinesischen Arzneimedizin häufiger verwendete Name. Heutzutage ist jedoch 白矾 *Bái Fán* der offizielle Name, der von der Pharmakopöe der Volksrepublik China 2005 übernommen wurde. Dieser wird daher auch in diesem Buch durchgängig als Standardname verwendet.

Chinesische therapeutische Wirkungen

Eliminiert Toxine, tötet Parasiten ab, trocknet Feuchtigkeit und stoppt Juckreiz

Dermatologische Erkrankungen: *Bai Fan* (Alumen) behandelt Krätze, Dermatomykose, Ausschläge, wunde Stellen im Mund, Ekzeme, Vaginalausfluss, genitalen Juckreiz und juckende Läsionen. *Bai Fan* eliminiert außerdem Toxine, um Lungen- und Brustabszesse, Hämorrhoiden und andere Erkrankungen im Zusammenhang mit toxischen Schwellungen zu behandeln.

- Vaginalausfluss, genitaler Juckreiz, Ekzeme: *Bai Fan* mit *She Chuang Zi* (Cnidii Fructus) kombinieren und äußerlich als Bad oder Waschung anwenden.
- Schwellungen mit oder ohne Eiterbildung: *Bai Fan* zusammen mit *Cong Bai* (Allii Fistulosi Bulbus) zerkleinern und mit Getreideschnaps einnehmen.

Stoppt Blutungen, lindert Diarrhö

Blutungen und Diarrhö: *Bai Fan* hat adstringierende Eigenschaften, die den Verlust von Körpersäften und Blutungen beenden und Diarrhö stoppen. Zu den klinischen Anwendungsgebieten gehören Bluthusten, Nasenbluten, gastrointestinale Blutungen, traumabedingte Blutungen, Diarrhö und Dysenterie.

- Nasenbluten, Bluthusten, Blutungen des oberen Magen-Darm-Trakts: *Bai Fan* zusammen mit *Er Cha* (Catechu) innerlich anwenden oder äußerlich auftragen.
- Chronische Diarrhö oder Dysenterie: Kombination mit *He Zi* (Chebulae Fructus), *Liu Huang* (Sulfur), *Bai Tou Weng* (Pulsatillae Radix) und *Huang Lian* (Coptidis Rhizoma).

Klärt Hitze und vertreibt Schleim

Wind-Schleim-Erkrankungen: Reizbarkeit, Manie, Epilepsie und Erbrechen von Schleim sind häufige Erscheinungen dieses Zustands.

- Wind-Schleim-Erkrankungen: *Bai Fan* zusammen mit *Yu Jin* (Curcumae Radix), *Bo He* (Menthae Haplocalycis Herba) und *Zao Jiao* (Gleditsiae Fructus) verwenden.

Klärt Feuchte-Hitze

Ikterus: *Bai Fan* behandelt Ikterus aufgrund von Feuchte-Hitze.
Ikterus: zusammen mit *Yin Chen* (Artemisiae Scopariae Herba) verwenden.

Dosierung

Bai Fan wird normalerweise nur äußerlich angewendet. Die Dosierung für die orale Anwendung, die selten ist , beträgt 1–3 g.

Sicherheitshinweise, Kontraindikationen

- *Bai Fan* wird in der Regel lokal angewendet und sollte innerlich nur mit äußerster Vorsicht verwendet werden.
- Der Gebrauch von *Bai Fan* ist bei Patienten mit Milz- und Magen-Mangel oder bei Patienten ohne Feuchte-Hitze-Symptome kontraindiziert.

Überdosierung

Der orale Gebrauch von *Bai Fan* führt evtl. zu Reizungen und in der Folge zu Nebenwirkungen wie z.B. Übelkeit, Erbrechen, Diarrhö, Dehydratation und Ulzerationen von Mund, Zunge und Rachen. Eine Überdosierung kann Erbrechen, Diarrhö und Schock verursachen. Daher wird *Bai Fan* meistens äußerlich verwendet.[1]

Chemische Zusammensetzung

$KAl_2(SO_4)_2(OH)_6$.[2]

Pharmakologische Wirkungen

Antibiotisch: *Bai Fan* hat in vitro eine hemmende Wirkung auf *Bacillus proteus*, *Pseudomonas aeruginosa*, *Staphylococcus aureus* und *Candida albicans*. Es hat einen hemmenden Effekt auf grampositive und gramnegative Bakterien, z.B. auf *Staphylococcus aureus*, *Bacillus proteus*, *E. coli*, *Pseudomonas aeruginosa*, *Bacillus anthracis*, *Bacillus dysenteriae*, *Salmonella typhi*, betahämolysierende Streptokokken, *Diplococcus* und *Streptococcus pneumoniae*.[3,4]

Klinische und wissenschaftliche Studien

Infektiöse Parotitis: Einem Bericht zufolge wurden 16 Patienten mit Parotitis mit einer topischen Rezeptur behandelt. Die Behandlung führte innerhalb von drei Tagen zu einer vollständigen Genesung. Für die Herstellung der Paste wurden *Bai Fan*, *Xiong Huang* (Realgar) und *Bing Pian* (Borneolum) mit Franzbranntwein vermischt.[5]

Toxikologie

Die intramuskuläre Injektion einer 8-prozentigen *Bai-Fan*-Lösung verursachte bei Ratten und Hunden schwere Reizungen und Nekrosen des lokalen Gewebes. Die orale Verabreichung einer *Bai-Fan*-Lösung führt zu starkem Brennen, Übelkeit, Erbrechen, Diarrhö und Dehydratation.[6]

Referenzen

1. *Zhong Yao Da Ci Dian* (Dictionary of Chinese Herbs), 1986; 680
2. *Xian Dai Zhong Yao Yao Li Xue* (Contemporary Pharmacology of Chinese Herbs), 1997; 1416
3. Ibid., 1416–1417
4. *Chang Yong Zhong Yao Xian Dai Yan Jiu Yu Lin Chuan* (Recent Study and Clinical Application of Common Traditional Chinese Medicine), 1995; 705:707
5. *Wu Han Yi Xue Za Zhi* (Wuhan Journal of Medicine), 1965; (3):24
6. *Chang Yong Zhong Yao Xian Dai Yan Jiu Yu Lin Chuan* (Recent Study and Clinical Application of Common Traditional Chinese Medicine), 1995; 705:707

Bān Máo

Mylabris

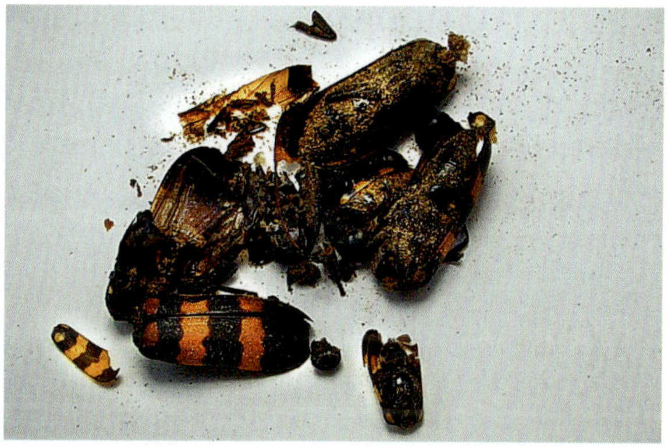

20

斑蝥

Pinyin-Name *Bān Máo*
Andere chinesische Namen *Hua Ban Mao*
Originalquelle *Shen Nong Ben Cao Jing* (Die Materia Medica des göttlichen Landmannes), vermutlich Östliche Han-Dynastie
Deutscher Name Kantharide, Blasenkäfer
Zoologischer Name *Mylabris phalerata* Pall. (*Da Ban Mao*); *Mylabris cichorii* L. (*Huang Hei Xiao Ban Mao*)
Pharmazeutischer Name Mylabris
Eigenschaften Scharf, kalt
Leitbahnen Dickdarm, Dünndarm, Leber, Nieren
Sicherheitshinweis Toxisch

Chinesische therapeutische Wirkungen

Bekämpft Toxine und zerstreut Wunden

Die Ähnlichkeitslehre besagt, dass die toxische Wirkung von *Ban Mao* (Mylabris) Toxine bekämpft. Zu den klinischen Anwendungsgebieten gehören Wunden, Karbunkel, Furunkel, Skrofulose, Psoriasis, toxische Knoten und andere Zustände, die durch Hitze und Toxine charakterisiert sind.

- Wunden, Karbunkel und Furunkel: *Ban Mao* mit Knoblauch mischen und äußerlich auftragen. Weitere Substanzen, die zu diesem Zweck verwendet werden können, sind z.B. *Xiong Huang* (Realgar), *Pi Shi* (Arsenit) und *Peng Sha* (Borax).
- Psoriasis oder Pilzinfektionen: mit *Gan Sui* (Kansui Radix) und Essig mischen und mehrmals täglich auftragen.
- Skrofulose: mit *Bo He* (Menthae Haplocalycis Herba) und Eiweiß kombinieren und innerlich einnehmen.

Bricht Blut-Stagnation auf, um Knoten zu zerstreuen und die Blutzirkulation zu öffnen

Ban Mao behandelt tastbare Schwellungen oder Knoten. Es eignet sich außerdem für die Behandlung von Amenorrhö aufgrund von Blut-Stagnation.

- Leberkarzinom oder Tumoren des Magen-Darm-Trakts und andere Tumorerkrankungen: *Ban Mao* oral verwenden.
- Amenorrhö aufgrund von Blut-Stagnation: Kombination mit *Tao Ren* (Persicae Semen) und *Da Huang* (Rhei Radix et Rhizoma).

Ban Mao hilft bei Fazialisparese, *Bi Zheng* (schmerzhaftes Blockade-Syndrom), Alopecia areata und Warzen.

Dosierung

0,03–0,06 g (30–60 mg) für den oralen Gebrauch. Die unverarbeitete Form von *Ban Mao* ist toxisch und hat einen ausgeprägten Geruch. Daher muss sie trocken-gebraten werden, um die Toxizität und den Geruch zu reduzieren.

Sicherheitshinweise, Kontraindikationen

- *Ban Mao* hat eine sehr starke stimulierende und reizende Wirkung auf Haut und Schleimhäute. Die lokale Anwendung kann Rötungen, Brennen, Reizungen und Nekrosen des umgebenden Gewebes verursachen. Deshalb sollte es nicht großflächig aufgetragen oder über einen längeren Zeitraum verwendet werden.
- Der Gebrauch von *Ban Mao* ist bei allgemeinen Mangel-Zuständen oder in der Schwangerschaft kontraindiziert.

Überdosierung

Ban Mao ist sehr toxisch, auch in niedriger Dosierung. Erste negative Reaktionen wie Übelkeit, Erbrechen, Speichelfluss und Bluterbrechen treten in der Regel zehn Minuten bis zwei Stunden nach der Einnahme auf. Starke Nebenwirkungen treten normalerweise zwei bis zehn Stunden nach der Einnahme auf und zeigen sich durch starke Ulzerationen des Mundes, der Zunge und des Rachens sowie durch Anurie, Oligurie, häufiges Wasserlassen und Proteinurie. Vergiftungserscheinungen treten nach der Einnahme von 0,6 g auf, von Todesfällen wurde nach der Einnahme von 1,3–3 g *Ban Mao* berichtet. Cantharidin ist nephrotoxisch und kann ab 30 mg tödlich sein.[1]

Im Falle einer Überdosierung

Eine Überdosierung mit dieser Substanz sollte nicht mit emetischen Methoden behandelt werden, da *Ban Mao* irritierend auf die Schleimhäute des Magen-Darm-Trakts wirkt. Stattdessen sollten Arzneien verwendet werden, die die Magenschleimhaut schützend überziehen und die Resorption der schädigenden Substanz verringern wie z.B. 30 g *Chi Shi Zhi* (Halloysitum Rubrum) oder fünf bis zehn Eiweiße. Leichte Fälle einer Überdosierung können mit einem Dekokt behandelt werden, das 30 g *Lu Dou* (Phaseoli Radiati Semen), 10 g *Gan Cao* (Glycyrrhizae Radix et Rhizoma) und 3 g *Huang Lian* (Coptidis Rhizoma) enthält. Ein Dekokt mit 60 g *Cha Ye* (Camelliae Folium) kann ebenfalls verwendet werden, um Hitze zu klären, die Harnausscheidung zu fördern und die Elimination des Toxins zu erleichtern. Eine weitere wirkungsvolle Rezeptur enthält 30 g *Gan Cao* (Glycyrrhizae Radix et Rhizoma) und 15 g *Da Qing Ye* (Isatidis Folium). Nebenwirkungen bei der äußerlichen Anwendung von *Ban Mao* können mit der topischen Anwendung von *Huang Lian* (Coptidis Rhizoma) oder *Bing Pian* (Borneolum) gelindert werden. Patienten mit einer Überdosierung von *Ban Mao* sollten lipophile Nahrungsmittel wie Fett, Fleisch und Milch vermeiden, da diese die Resorption der Substanz erhöhen und die Toxizität steigern.[2]

Chemische Zusammensetzung

Cantharidin 1–1,2%.[3,4]

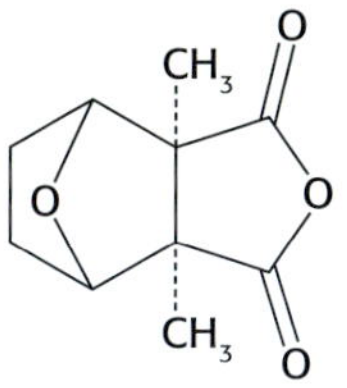

Abb. 20.1 Cantharidin

Pharmakologische Wirkungen

- **Immunologisch**: Eine geringe Dosis Cantharidin erhöht erwiesenermaßen die Leukozytenzahl und stärkt bei einigen Patienten die Immunabwehr, während eine hohe Dosis das Immunsystem unterdrückt.[5]
- **Antineoplastisch**: Cantharidin hat bei Mäusen eine hemmende Wirkung auf Tumorzellen, z.B. bei Leberkarzinomen und -sarkomen.[6]

Klinische und wissenschaftliche Studien

- **Leberkarzinom**: Einem Bericht zufolge wurden 300 Patienten mit Leberkarzinom mit Cantharidin und Chemo- oder Strahlentherapie behandelt. Laut Behandlungsprotokoll wurde dreimal täglich 0,25–0,5 mg Cantharidin gegeben. Zusätzlich wurden die Patienten dazu angehalten, täglich grünen Tee zu trinken. Die Studie beschreibt nach der symptomatischen Beurteilung und der Einschätzung der Tumorgröße eine Gesamtwirksamkeitsrate von 65%.[7] In einer anderen Studie wurden 800 Patienten mit Leberkarzinom dreimal täglich zwei bis sechs Pillenpräparate gegeben [jede Pille enthielt u.a. 0,25 mg Cantharidin, *Bai Ji* (Bletillae Rhizoma) und Aluminumhydroxid]. Die Behandlung führte in 45–60% der Fälle zu positiven Ergebnissen. Es kam zu einer Reduktion der Symptome und einem Rückgang der Tumorgröße. Die Einjahresüberlebensrate betrug 2,7%.[8]
- **Fazialisparese**: Die lokale Anwendung von *Ban Mao* und *Ba Dou* (Crotonis Semen) auf Akupunkturpunkten war bei der Behandlung von Patienten mit Fazialisparese wirksam. Zu den ausgewählten Punkten gehörten u.a. *Xiaguan* (Ma 7), *Taiyang* (Extrapunkt), *Sibai* (Ma 2) und *Yingxiang* (Di 20). In 30 von 38 Fällen wurde von einer vollständigen Genesung berichtet, in vier Fällen zeigte sich eine deutliche Besserung, in zwei Fällen eine leichte Besserung. Zwei Patienten sprachen nicht auf die Behandlung an.[9]

Referenzen

1. *Zhong Yao Du Li Xue* (Toxicology of Chinese Herbs), 1989; 174-176
2. Ibid.
3. *Xian Dai Zhong Yao Yao Li Xue* (Contemporary Pharmacology of Chinese Herbs), 1997; 1408
4. The Merck Index 12th edition, Chapman and Hall/CRCnetBASE/Merck, 2000
5. *Yao Xue Tong Bao* (Report of Herbology), 1987; 22(9): 517
6. *Zhong Yao Yao Li Yu Ying Yong* (Pharmacology and Applications of Chinese Herbs), 1983, 1983; 1113
7. *Zhong Hua Yi Xue Za Zhi* (Chinese Journal of Medicine), 1975; 7:503
8. *Yao Xue Tong Bao* (Report of Herbology), 1980; 3:23
9. *Zhong Guo Kang Fu Yi Xue Za Zhi* (Chinese Journal of Rehabilitation), 1987; 3:130

Chán Sū

Bufonis Venenum

蟾酥

Pinyin-Name *Chán Sū*
Originalquelle *Yao Xing Ben Cao* (Materia Medica der medizinischen Eigenschaften) aus dem Jahr 600 von Zhen Quan
Deutscher Name Krötengift
Zoologischer Name *Bufo bufo gargarizans* Cantor (*Zhong Hua Da Chan Su*); *Bufo bufo melanostictus* Schneider (*Hei Kuang Chan Su*)
Pharmazeutischer Name Bufonis Venenum
Eigenschaften Scharf, süß, warm
Leitbahnen Herz
Sicherheitshinweis Toxisch

Chinesische therapeutische Wirkungen

Lindert Toxizität, reduziert Schwellungen

Chan Su (Bufonis Venenum) wird äußerlich und innerlich angewendet und behandelt unterschiedliche Erkrankungen, die durch Hitze, Toxine und Schwellungen gekennzeichnet sind, z.B. Wunden, Karbunkel, Geschwüre, wunder Rachen, Tumorerkrankungen, Knoten und Skrofulose.

- Dermatologische Erkrankungen, die durch Hitze und Toxine charakterisiert sind: *Chan Su* zusammen mit *Xiong Huang* (Realgar), *She Xiang* (Moschus) und *Zhu Sha* (Cinnabaris) verwenden.
- Extremes Wundsein und Schmerzen im Rachen, Scharlach, Tonsillitis: mit *Niu Huang* (Bovis Calculus), *Xiong Huang* (Realgar), *She Xiang* (Moschus) und *Bing Pian* (Borneolum) kombinieren.
- Tumorerkrankungen im Darm: zusammen mit *Bai Hua She She Cao* (Hedyotidis Diffusae Herba) und *Ban Zhi Lian* (Scutellariae Barbatae Herba) verwenden.

- Skrofulose: zu *Han Shui Shi* (Mirabilite) und *Ba Dou* (Crotonis Semen) hinzufügen.
- Leberkarzinom: Kombination mit *Long Kui* (Solani Nigri Herba), *Xia Ku Cao* (Prunellae Spica) und *Hu Zhang* (Polygoni Cuspidati Rhizoma).

Lindert Schmerzen

Chan Su hat sehr stark ausgeprägte analgetische Eigenschaften. Es ist besonders wirksam bei jeder Art von Zahnschmerzen. Es wird als topisches Anästhetikum bei kleineren Operationen verwendet.

- Zahnschmerzen: 30% *Chan Su*, 30% *Xion Huang* (Realgar), 20% *Gan Cao* (Glycyrrhizae Radix et Rhizoma) und 20% *Peng Sha* (Borax) mischen. Die Arzneidrogen fein pulverisieren und eine kleine Menge äußerlich auf den betroffenen Zahn auftragen.
- Lokalanästhetikum bei kleineren Operationen der fünf Sinnesorgane: *Chan Su* mit unverarbeitetem *Chuan Wu* (Aconiti Radix), unverarbeitetem *Cao Wu* (Aconiti Kusnezoffii Radix), unverarbeitetem *Tian Nan Xing* (Arisaematis Rhizoma), unverarbeitetem *Ban Xia* (Pinelliae Rhizoma) und warmem Getreideschnaps mischen. Die Arzneidrogen äußerlich auftragen und mit dem Eingriff beginnen, wenn die Betäubung einsetzt.

Die Kombination der oben aufgelisteten unverarbeiteten Arzneidrogen als Lokalanästhetikum darf *nur äußerlich* angewendet werden. *Die genannten unverarbeiteten Arzneiddrogen dürfen wegen des hohen Vergiftungsrisikos nicht innerlich angewendet werden.*

20

Öffnet die Sinne und weckt den Shen (Geist)

Chan Su behandelt Patienten mit Übelkeit, Erbrechen und Diarrhö in extremen Fällen von trüber Sommer-Hitze. *Chan Su* kann wie Riechsalz verwendet werden, um bewusstlose Patienten zu wecken.

- Übelkeit, Erbrechen und Diarrhö in extremen Fällen von trüber Sommer-Hitze: *Chan Su* zusammen mit *Cang Zhu* (Atractylodis Rhizoma), *She Xiang* (Moschus), *Ding Xiang* (Caryophylli Flos) und *Xiong Huang* (Realgar) verwenden und das Pulver in die Nasenlöcher des Patienten blasen.

Dosierung

0,015–0,03 g (15–30 mg) für den oralen Gebrauch. Wegen seiner drastischen und toxischen Wirkung darf *Chan Su* nur in niedriger Dosierung und nur kurzfristig verwendet werden. Es wird auch äußerlich als Pulver oder als Paste angewendet. Das Braten mit Getreideschnaps erleichtert das Zerkleinern und die Extraktion aktiver Komponenten.

Sicherheitshinweise, Kontraindikationen

- *Chan Su* ist toxisch. Für den oralen Gebrauch muss es mit äußerster Vorsicht und nach präzisen Anweisungen angewendet werden.
- *Chan Su* ist während der Schwangerschaft kontraindiziert, da es Uteruskontraktionen auslöst.

Überdosierung

Nebenwirkungen von *Chan Su* durch eine Überdosierung treten innerhalb von 30 Minuten bis zwei Stunden nach der Einnahme auf. Eine Überdosierung ist durch Störungen des Magen-Darm-Trakts (schwere, rezidivierende Übelkeit, Erbrechen, Bauchschmerzen, Diarrhö, evtl. Dehydratation), des Herz-Kreislauf-Systems (Brustenge, Palpitationen, Bradykardie, Herzrhythmusstörungen, dünner, fadenförmiger Puls, kalte Extremitäten, Hypotonie und Schock) und des Nervensystems (Benommenheit, Kopfschmerzen, Taubheit von Mund und Lippen, Gefühllosigkeit der Extremitäten, Lethargie, Schwitzen, verzögerte Reaktionsfähigkeit, fehlender Patellarreflex und evtl. Anfälle und Konvulsionen) gekennzeichnet.[1]

Im Falle einer Überdosierung

Im Fühstadium kann eine Überdosierung mit emetischen Methoden oder mit der Einnahme von Eiweißen behandelt werden. Das Trinken großer Wassermengen oder von konzentriertem Tee hilft ebenfalls. Falls vorhanden, kann dem Patienten auch 120 g frisches *Lu Gen* (Phragmitis Rhizoma) als Saft gegeben werden. Eine abführende Methode mit der Einnahme von 15 g *Da Huang* (Rhei Radix et Rhizoma) eliminiert darüber hinaus die schädliche Substanz aus dem Verdauungstrakt.

Eine milde systemische Reaktion kann durch die Einnahme von *Sheng Jiang* (Zingiberis Rhizoma Recens) oder *Gan Cao* (Glycyrrhizae Radix et Rhizoma) behandelt werden. Nebenwirkungen wie Übelkeit und Erbrechen, Bauchschmerzen und Diarrhö sowie ein langsamer Puls können mit *Huo Xiang Zheng Qi San* (Agastaches Herba Pulver, das das *Qi* korrigiert) behandelt werden.

Der direkte Kontakt von *Chan Su* mit den Augen kann extreme Rötung, Schwellung und Schmerzen verursachen. Solche Reaktionen können durch das Auswaschen mit physiologischer Kochsalzlösung oder mit dem Saft von *Zi Cao* (Arnebiae seu Lithospermi Radix) gelindert werden.

Atropin wurde erfolgreich zur Behandlung einer Überdosierung mit *Chan Su* eingesetzt, während Epinephrin unwirksam ist.[1, 2]

Chemische Zusammensetzung

Bufotoxine, Bufogenine, Cinobufalin, Cinobufotalin, Cinobufagin, Cinobufatalin, Telocinobufagin, Gamabufotalin, Gamabufogenin, Resibufogenin, Bufotalin, Bufotanin, Bufalin, Bufotalinin, Bufotalidin, Bufotenin, Bufotenidin.[3, 4]

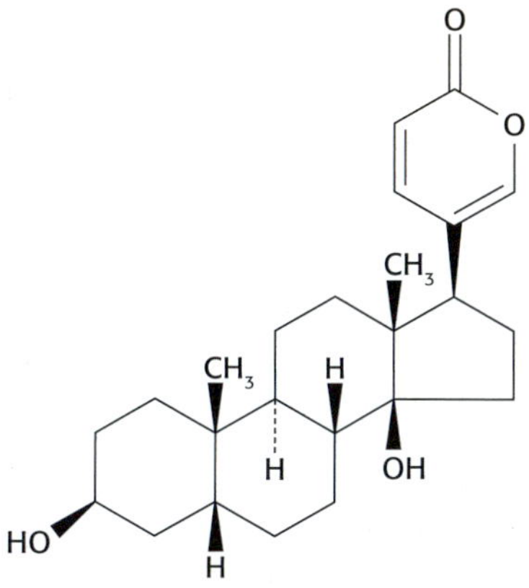

Abb. 20.2 Bufalin

Pharmakologische Wirkungen

- **Herzstärkend**: Laborstudien mit anästhesierten Katzen, Hunden, Kaninchen und Fröschen haben gezeigt, dass geringe Mengen *Chan Su* eine starke inotrope Wirkung haben, während eine hohe Dosis eine anästhesierende Wirkung zeigte. Die herzstärkende Wirkung ist mit der von Digitalis vergleichbar, jedoch schwächer ausgeprägt und von kürzerer Dauer.[5]
- **Respiratorisch**: Cinobufalin, Cinobufotalin und zahlreiche weitere Bestandteile von *Chan Su* stimulieren die Atemwege. Sie erhöhten die Atemfrequenz bei anästhesierten Tieren.[6] Außerdem hat sich herausgestellt, dass die stimulierende Wirkung einer Morphin-induzierten Atemdepression entgegenwirkt.[7]
- **Antineoplastisch**: Die Verabreichung von *Chan Su* wird bei Mäusen mit Lebertumoren mit einem hemmenden Einfluss auf Tumorzellen assoziiert. Die Lebenserwartung der Mäuse erhöhte sich durch die Behandlung mit *Chan Su*.[8]

Toxikologie

Die LD_{50} für *Chan Su* bei intravenöser Injektion beträgt bei Mäusen 41,0 mg/kg, bei subkutaner Injektion 96,6 mg/kg und bei intraperitonealer Injektion 26,81 mg/kg.[9]

Kommentar der Autoren
Zahlreiche wissenschaftliche Studien haben eine erfolgreiche Anwendung von *Chan Su* bei der Behandlung unterschiedlicher Tumorerkrankungen nachgewiesen wie z.B. Leukämie, Lungen-, Leber- und Brustkrebs.

Referenzen

1. *Zhong Yao Xue* (Chinese Herbology), 1998; 962:966
2. *Zhong Yao Du Li Xue* (Toxicology of Chinese Herbs), 1989; 181–184
3. *Xian Dai Zhong Yao Yao Li Xue* (Contemporary Pharmacology of Chinese Herbs), 1997; 1412
4. The Merck Index 12th edition, Chapman and Hall/CRCnetBASE/Merck, 2000
5. *Zhong Guo Yi Yuan Yao Xue Za Zhi* (Chinese Hospital Journal of Herbology), 1991; 302
6. *Zhong Yao Yao Li Yu Ying Yong* (Pharmacology and Applications of Chinese Herbs), 1983, 1983; 1258
7. *Zhong Yao Yao Li Yu Du Li Za Zhi* (Journal of Pharmacology and Toxicology of Chinese Herbs), 1990; (1):71
8. *Zhong Yao Yao Li Yu Ying Yong* (Pharmacology and Applications of Chinese Herbs), 1983, 1983; 1258
9. *Zhong Yao Xue* (Chinese Herbology), 1998; 962:966

Dà Fēng Zǐ
Hydnocarpi Semen

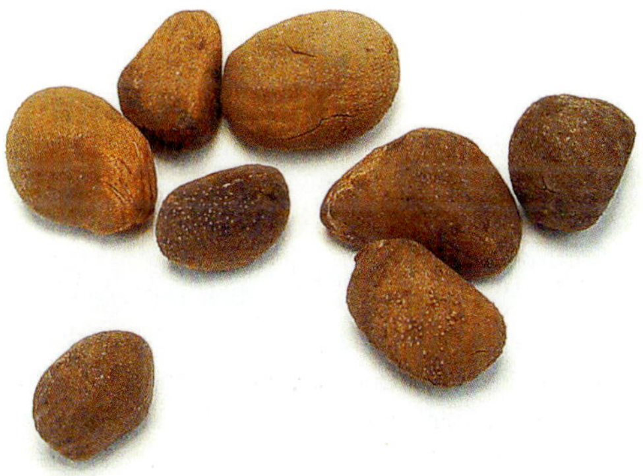

大風子 大风子

Pinyin-Name *Dà Fēng Zǐ*
Wörtliche Übersetzung „Großer Windsamen“, „große Ahornsamen“
Originalquelle *Ben Cao Pin Hui Jing Yao* (Wesentliches der Materia Medica) aus dem Jahr 1505 von Liu Wen-Tai
Deutscher Name Hydnocarpus-Samen
Botanischer Name *Hydnocarpus anthelmintica* Pier. (*Tai Guo Da Feng Zi*); *Hydnocarpus hainanensis* (Merr.) Sleum (*Hai Nan Da Feng Zi*)

Pharmazeutischer Name Hydnocarpi Semen
Eigenschaften Scharf, heiß
Leitbahnen Leber, Milz, Nieren
Sicherheitshinweis Extrem toxisch

Chinesische therapeutische Wirkungen

Vertreibt Wind, trocknet Feuchtigkeit, eliminiert Toxine und tötet Parasiten ab

Lepra, Syphilis, Milbenbefall, Krätze, Dermatomykose, Ausschlag und Juckreiz: *Da Feng Zi* (Hydnocarpi Semen) ist scharf, heiß, trocknend, kräftig und toxisch. Es tötet Parasiten ab und wird in der Regel für die Behandlung von Lepra verwendet. Die Arzneidroge behandelt außerdem Rosacea, Pickel und Hautfissuren. Es wird selten einzeln angewendet und normalerweise für die innerliche oder lokale Anwendung mit anderen Arzneien kombiniert. Nach sorgfältiger Verarbeitung kann *Da Feng Zi* auch innerlich angewendet werden, was heute aber aufgrund seiner Toxizität selten der Fall ist.

- Lepra: *Da Feng Zi* zusammen mit *Ku Shen* (Sophorae Flavescentis Radix), *Fang Feng* (Saposhnikoviae Radix), *Chan Tui* (Cicadae Periostracum) und *Quan Xie* (Scorpio) verwenden. Mit Tee verabreichen.
- Geschwüre im Zusammenhang mit Lepra: das Pulver von *Da Feng Zi* zusammen mit *Qing Fen* (Calomelas) verwenden und mit Sesamöl mischen, um es äußerlich aufzutragen.
- Nässende Geschwüre: das Pulver von *Da Feng Zi* zusammen mit *Qing Fen* (Calomelas) verwenden und äußerlich auftragen.
- Syphilitische Wunden: 6 g *Da Feng Zi* mit 3 g *Qing Fen* (Calomelas) mischen und äußerlich auftragen.
- Milbenbefall, Ausschlag, Juckreiz, Eiterbildung und wunde Stellen: mit *Bai Fan* (Alumen) und *Qing Fen* (Calomelas) in Sesamöl mischen und äußerlich auftragen.
- Juckreiz bei unterschiedlichen dermatologischen Erkrankungen: *Da Feng Zi* mit *Liu Huang* (Sulfur), *Xiong Huang* (Realgar), *Bai Fan* (Alumen) mischen und äußerlich auftragen.

Dosierung

Die kalzinierte Form oder das Pulver von *Da Feng Zi* wird äußerlich als Paste oder Pulver verwendet. Für die innere Anwendung wird 0,3–1 g der korrekt verarbeiteten Substanz in Pillenform verabreicht.

Sicherheitshinweise, Kontraindikationen

- *Da Feng Zi* ist äußerst toxisch und sollte nur äußerlich verwendet werden.
- Sollte die Arznei ausnahmsweise innerlich angewendet werden, dann nur mit äußerster Vorsicht. *Da Feng Zi* ist für eine Langzeitanwendung oder für eine Anwendung in hohen Dosierungen kontraindiziert.

Überdosierung

Eine Überdosierung mit *Da Feng Zi* kann hämolytische Anämie, Proteinurie, Nephritis, Kopfschmerzen, Brustschmerzen, Fieber, Schlaflosigkeit und Fettleber verursachen.[1]

Im Falle einer Überdosierung

Eine Überdosierung im Frühstadium wird mit emetischen und abführenden Mitteln behandelt. Die Einnahme von Aktivkohle hilft darüber hinaus, die Resorption der schädigenden Substanz zu reduzieren. Die folgende Arzneirezeptur wurde mit Erfolg bei einer Überdosierung mit *Da Feng Zi* verwendet: *Lu Dou* (Phaseoli Radiati Semen) 60 g, *Hei Dou* (Sojae Semen) 30 g, *Chi Xiao Dou* (Phaseoli Semen) 30 g, *Bai Mao Gen* (Imperatae Rhizoma) 30 g, *Che Qian Zi* (Plantaginis Semen) 30 g und *Gan Cao* (Glycyrrhizae Radix et Rhizoma) 9 g.[2]

Chemische Zusammensetzung

Chaulmoogrinsäure, Hydnocarpinsäure.[3]

Referenzen

1. *Yao Li Xue* (Pharmacology), 1965; 319
2. Ibid.
3. *Xian Dai Zhong Yao Yao Li Xue* (Contemporary Pharmacology of Chinese Herbs), 1997; 1428

20

Dà Suàn
Alli Sativi Bulbus

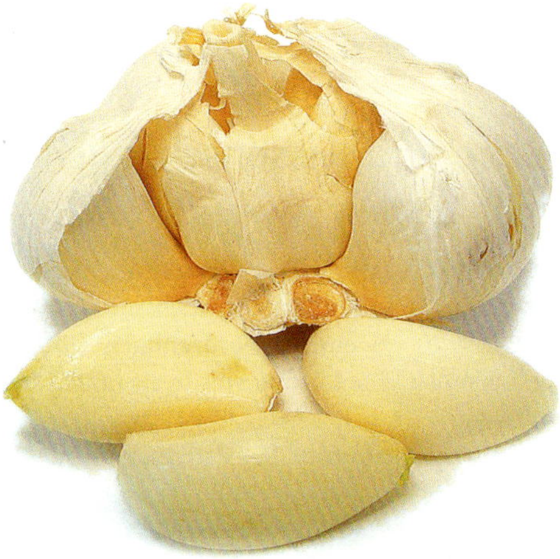

大蒜

Pinyin-Name *Dà Suàn*
Originalquelle *Ming Yi Za Zhu* (Verschiedene Aufzeichnungen berühmter Ärzte) aus dem Jahr 500 von Tao Hong-Jing
Deutscher Name Knoblauchknolle
Botanischer Name *Allium sativum* L. (*Da Suan*)
Pharmazeutischer Name Alli Sativi Bulbus
Eigenschaften Scharf, warm
Leitbahnen Milz, Magen, Lunge

Chinesische therapeutische Wirkungen

Reduziert Schwellungen, lindert Toxizität

Dermatologische Erkrankungen: *Da Suan* (Alli Sativi Bulbus) wird erfolgreich bei unterschiedlichen Erkrankungen eingesetzt, die durch Schwellungen und Toxine charakterisiert sind. Es wird sowohl innerlich als auch äußerlich, einzeln oder in Kombination mit anderen Arzneien verwendet. Zu den klinischen Anwendungsgebieten gehören Wunden, Schwellungen, Karbunkel, Tuberkulose, Keuchatmung, Dysenterie, Diarrhö und Influenza.

- Ausschläge, Juckreiz und Schwellungen der Haut: zerkleinertes *Da Suan* mit Sesamöl und Salz zu einer Paste vermischen und äußerlich auftragen.
- Keuchhusten: 30 g *Da Suan* zu einer Paste zerdrücken und (in zweimal soviel Wasser wie Knoblauch) zwölf Stunden einweichen. Die Lösung filtern und mit etwas Zucker mischen. Das endgültige Präparat wird dreimal täglich für die Dauer von 10 bis 15 Tagen pro Behandlungszyklus verabreicht.
- Diarrhö oder Dysenterie: die frische Arzneidroge oder ihr Dekokt einmal täglich für die Dauer von sechs Tagen anwenden. Es kann auch als Einlauf verwendet werden.
- Vorbeugung gegen Virusinfektionen: 5–10 g *Da Suan* täglich mit Fleisch einnehmen oder eine 10-prozentige *Da-Suan*-Lösung als Nasentropfen verwenden.
- Tuberkulose: jeweils 30 g *Da Suan*, *Geng Mi* (Oryzae Semen) mit 3 g *Bai Ji* (Bletillae Rhizoma) verwenden. Die Rezeptur wird zubereitet, indem die Haut von *Da Suan* entfernt und verworfen und die Arzneidroge ein bis zwei Minuten lang in siedendem Wasser gekocht wird. Dann wird *Da Suan* entfernt und *Geng Mi* hinzugefügt und so lange gekocht, bis das Dekokt zu Brei wird. Vor der Einnahme wird das bereits gekochte *Da Suan* mit 3 g *Bai Ji* zum Brei hinzugefügt. Der Brei wird zweimal täglich (morgens und abends) für die Dauer von drei Monaten eingenommen.

Tötet Parasiten ab

Da Suan ist eine wirksame Präventiv- und Therapiemaßnahme zur Bekämpfung von Darmparasiten wie z.B. Haken- und Madenwürmer.

- Darmparasitenbefall: *Da Suan* zusammen mit *Bing Lang* (Arecae Semen), *Ku Lian Pi* (Meliae Cortex) und *He Shi* (Carpesi Fructus) verwenden.
- Vorbeugung gegen Hakenwürmer: *Da Suan* äußerlich auf die Extremitäten auftragen, bevor der Betroffene landwirtschaftlicher Feldarbeit nachgeht.
- Madenwürmerbefall: Die Arzneidroge mit pflanzlichem Öl mischen und äußerlich um den Anus herum auftragen.
- Vaginitis aufgrund von Amöben und Trichomonaden: *Da-Suan*-Paste äußerlich auftragen.
- Influenza, Enzephalitis und andere Infektionskrankheiten: 10-prozentigen *Da-Suan*-Saft in die Nasenlöcher träufeln und 5–10 g *Da Suan* zu jeder Mahlzeit einnehmen.

Lindert Nahrungsmittelvergiftungen

Das Dekokt von *Da Suan* hilft bei Fisch- und Krabbenvergiftungen. Es wird in der Regel mit *Zi Su Ye* (Perillae Folium) und *Sheng Jiang* (Zingiberis Rhizoma Recens) kombiniert, um unterschiedliche Arten von Nahrungsmittelvergiftungen zu behandeln. *Da Suan* hilft auch, Toxine zu neutralisieren und Schmerzen aufgrund von Hundertfüßlerbissen zu lindern.

Dosierung

3–5 Stück. *Da Suan* wird normalerweise sowohl innerlich als auch äußerlich verwendet. Es kann als frische Arzneidroge, im Dekokt, als Nahrungsergänzung oder Sirup eingenommen werden. Der Saft kann als rektaler Einlauf eingesetzt werden. Um die Moxawirkung zu erhöhen, wird *Da Suan* vor der Moxaanwendung in dünne Scheiben geschnitten und auf die ausgewählten Punkte der Haut gelegt.

Sicherheitshinweise, Kontraindikationen

- *Da Suan* ist scharf und warm und bei *Yin*-Mangel-Hitze kontraindiziert.
- *Da Suan* ist bei Fülle-Hitze, die Augen, Rachen, Mund, Zunge und Zahnfleisch betrifft, kontraindiziert.
- Die lokale Anwendung von *Da Suan* kann gelegentlich zu Rötungen, Brennen und Blasenbildung auf der Haut führen.
- Die Verwendung von *Da Suan* als rektaler Einlauf wird bei schwangeren Frauen nicht empfohlen.

Chemische Zusammensetzung

Allicin, Alliin, Alliinase, Diallyldisulfid, Allistatin, Glucominol, Diallylthiosulfonat.[1, 2]

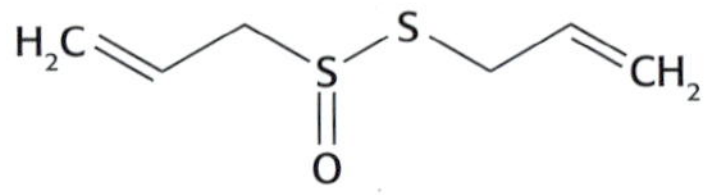

Abb. 20.3 Allicin

Pharmakologische Wirkungen

- **Antineoplastisch**: Die Verabreichung von *Da Suan* wird mit einer antineoplastischen Wirkung bei Nasen- und Rachentumoren, Leukämie, Magenkarzinom, Leberkarzinom mit Aszites und bei Tumoren des lymphatischen Systems assoziiert. Allicin und Allitridin sind zwei der aktiven Komponenten, die für die antineoplastische Wirkung verantwortlich sind.[3, 4, 5, 6, 7]
- **Kardiovaskulär**: Die Verabreichung von *Da Suan* führt zu einer Senkung des Blutdrucks, der Blut-Cholesterinwerte und zu einem Rückgang von Atherosklerose. Bei Hunden senkte die tägliche Gabe von *Da Suan* für die Dauer von sieben bis zehn Tagen den Blutdruck um mehr als 50 mmHg.[8] *Da Suan* senkte ebenfalls signifikant die Plasma-Cholesterin- und Triglyceridspiegel bei Kaninchen und senkte das Atheroskleroserisiko.[9]
- **Antibiotisch**: *Da Suan* hat eine antivirale Wirkung auf Zytomegalieviren und eine antibiotische Wirkung auf *Candida albicans, Mycobacterium tuberculosis, Bacillus dysenteriae, Salmonella typhi, Vibrio cholerae* und *Bacillus paratyphosus.*[10]
- **Hepatoprotektiv**: *Da Suan* schützt bei Ratten die Leber vor Tetrachlorkohlenstoff-induzierten Schädigungen.[11]
- **Antidiabetisch**: Die orale Verabreichung von *Da Suan* führt bei Mäusen zu einem 17,9–26,2-prozentigen Abfall im Plasma-Glukosespiegel (zwei Stunden nach der ersten Dosis).[12]

Klinische und wissenschaftliche Studien

- **Pneumomoniliasis**: Zwei Patienten mit antibiotikaresistenter Pneumomoniliasis wurden mit guten Ergebnissen mit 20 ml einer 10-prozentigen *Da-Suan*-Lösung behandelt. Die Lösung wurde als orale Inhalation verabreicht.[13]
- **Hypercholesterolämie**: 274 Patienten wurde 30 Tage lang eine *Da-Suan*-Zubereitung (entsprechend 50 g Arzneidroge pro Tag) oral gegeben. Die Studie berichtet von erhöhten HDL- und erniedrigten LDL-Werten.[14]
- **Nephritis**: Eine akute Nephritis wurde bei 21 Patienten mit *Da Suan* und *Xi Gua* (Citrulli Fructus) behandelt. 14 Patienten wurden vollständig gesund, bei fünf Patienten kam es zu einer moderaten Besserung, zwei Patienten sprachen nicht auf die Behandlung an. Laut Behandlungsprotokoll wurden 250 g *Da Suan* durch ein kleines Loch in eine Wassermelone gefüllt und die äußere Haut abgeschält. Die mit *Da Suan* injizierte *Xi Gua* (Citrulli Fructus) wird gedünstet und innerhalb von einem Tag gegessen; die äußere Haut wird gekocht und als Tee eingenommen.[15]
- **Alopecia areata**: Die äußerliche Anwendung von *Da Suan* und die orale Einnahme von *Shi Quan Da Bu Tang* (Allumfassendes großes Tonisierungsdekokt) war bei 856 Patienten mit Alopecia areata wirksam. Der Behandlungszeitraum variierte zwischen 17 und 46 Tagen.[16]

Wechselwirkung mit anderen Medikamenten

- **Antidiabetika**: Arzneien, die den Plasma-Glukosespiegel senken wie z.B. *Da Suan,* sollten vorsichtig zusammen mit Insulin, Sulfonylharnstoffen und anderen Antidiabetika verwendet werden, da die Kombination zu einer synergistischen Wirkung und in der Folge zu Hypoglykämie führen kann.[17] (Hinweis: Beispiele für Antidiabetika sind Insulin, Tolbutamid, Glipizid und Glyburid.)
- **Antibiotika**: Frisches *Da Suan* und sein Bestandteil Allicin reduzierten die minimale Hemmkonzentration von Vancomycin bei Vancomycin-resistenten Enterokokken.[18]

Toxikologie

Die LD_{50} für die orale Einnahme von Allicin bei Ratten beträgt 265 mg/kg, die LD_{50} für die intravenöse Injektion des ätherischen Öls von *Da Suan* beträgt bei Mäusen 134 mg/kg.[19]

Kommentar der Autoren
Da Suan wird gewöhnlich als Nahrungsmittel verwendet. Verschiedene aktuelle Studien belegen, dass diese Arznei das Herz-Kreislauf-System positiv beeinflusst und darüber hinaus antikanzerogene Eigenschaften hat. Es kann täglich verwendet werden, um die Gesundheit zu fördern. Der übermäßige Gebrauch kann jedoch zu einer Augenverschlechterung führen.
Die Einnahme von *Da Suan* führt zu Atemgeruch, der durch Kauen einer kleinen Menge Teeblätter oder eines kleinen Stücks *Dang Gui* (Angelicae Sinensis Radix) neutralisiert werden kann.

Referenzen

1. *Xian Dai Zhong Yao Yao Li Xue* (Contemporary Pharmacology of Chinese Herbs), 1997; 757
2. The Merck Index 12th edition, Chapman and Hall/CRCnetBASE/Merck, 2000
3. *Shi Yong Zhong Liu Xue Za Zhi* (Practical Journal of Cancer), 1990; 4:25
4. *Zhong Hua Zhong Liu Za Zhi* (Chinese Journal of Cancer), 1985; 7(2)103
5. *Zhong Cheng Yao Yan Jiu* (Research of Chinese Patent Medicine), 1987; 10:26
6. *Chang Yong Zhong Yao Cheng Fen Yu Yao Li Shou Ce* (A Handbook of the Composition and Pharmacology of Common Chinese Drugs), 1994; 328:351
7. *Zhong Yao Xue* (Chinese Herbology), 1998; 956:959
8. *Qing Dao Yi Xue Yuan Xue Bao* (Journal of Qingdao Institution of Medicine), 1957; 1:14
9. *Chang Yong Zhong Yao Cheng Fen Yu Yao Li Shou Ce* (A Handbook of the Composition and Pharmacology of Common Chinese Drugs), 1994; 328:351
10. *Zhong Ji Yi Kan* (Medium Medical Journal), 1981; 8:7
11. Planta Medica, 1986; 3:163
12. *Shang Hai Zhong Yi Yao Za Zhi* (Shanghai Journal of Chinese Medicine and Herbology), 1989; 5:45
13. *Zhong Xi Yi Jie He Za Zhi* (Journal of Integrated Chinese and Western Medicine), 1986; 12:760
14. *Zhong Yi Za Zhi* (Journal of Chinese Medicine), 1985; 2:42
15. *Zhong Xi Yi Jie He Za Zhi* (Journal of Integrated Chinese and Western Medicine), 1983; 4:228
16. *Ji Lin Yi Xue* (Jilin Medicine), 1985; 5:24
17. Chen, J. Recognition and prevention of herb-drug interactions, Medical Acupuncture, Fall/Winter 1998/1999; 10 (2); 9–13
18. Abascal, K., Yarnell, E. Herb and Drug Resistance – Clinical Implications of Research on Microbial Resistance to Antibiotischs, Alternative and Complementary Therapies; 2002 October; 8(5)
19. *Chang Yong Zhong Yao Cheng Fen Yu Yao Li Shou Ce* (A Handbook of the Composition and Pharmacology of Common Chinese Drugs), 1994; 328:351

Ér Chá

Catechu

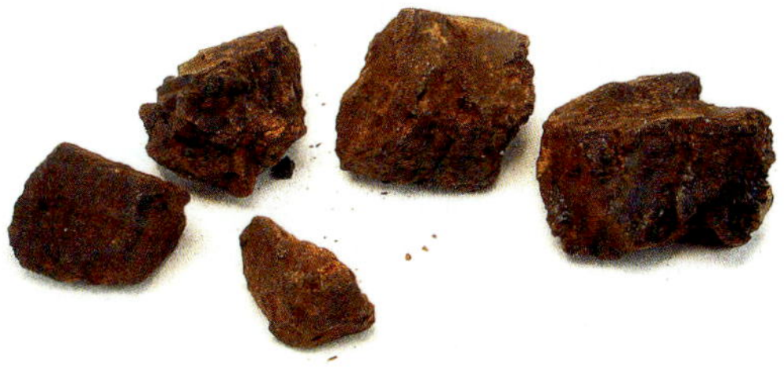

兒茶 儿茶

Pinyin-Name *Ér Chá*
Wörtliche Übersetzung „Der Tee des Kindes"
Andere chinesische Namen *Wu Die Ni, Hai Er Cha*
Originalquelle *Yin Shan Zheng Yao* (Der richtige Führer für Essen und Trinken)
Deutscher Name Gerberakazie
Botanischer Name *Acacia catechu* (L.) Willd. (*Er Cha*); *Uncaria gambier* Roxb. (*Er Cha Gou Teng*)
Pharmazeutischer Name Catechu
Eigenschaften Bitter, astringierend, kühl
Leitbahnen Lunge

Chinesische therapeutische Wirkungen

Leitet Feuchtigkeit ab und absorbiert (sickernde) Flüssigkeiten

Nässende Wunden, nicht-heilende Ulzerationen, Ulkuswunden aufgrund von Feuchtigkeit: Zu den klinischen Manifestationen gehören Wunden, die sich mit eitriger Flüssigkeit füllen, chronische nicht-heilende Wunden sowie Geschwüre oder Wunden der Mundhöhle. *Er Cha* (Catechu) wird einzeln verwendet oder mit anderen Arzneien kombiniert, um eine maximale Wirksamkeit zu erzielen.

- Nicht-heilende Wunden, nässende Läsionen: *Er Cha* mit *Ru Xiang* (Olibanum), *Mo Yao* (Myrrha), *Bing Pian* (Borneolum), *Xue Jie* (Daemonoropis Resina) und *Long Gu* (Fossilia Ossis Mastodi) mischen. Äußerlich als Pulver auftragen.

20

- Geschwüre mit Gewebenekrosen: *Er Cha* äußerlich als Pulver zusammen mit *Qing Fen* (Calomelas) und *Xue Jie* (Daemonoropis Resina) auftragen.
- Mundulzerationen, wunde Stellen im Mund: *Er Cha* als Pulver zusammen mit *Peng Sha* (Borax) äußerlich auftragen.
- Wunden im Genitalbereich: *Er-Cha*-Pulver zusammen mit *Hu Huang Lian* (Picrorhizae Rhizoma) äußerlich auftragen.
- Hämorrhoiden: *Er Cha* zusammen mit *She Xiang* (Moschus) äußerlich auftragen.

Fördert die Bildung von Gewebe und stoppt Blutungen

Blutungen: *Er Cha* als topisches Pulver oder als Dekokt für den inneren Gebrauch stoppt Blutungen, insbesondere Blutungen, die durch Hitze verursacht werden. Zu den klinischen Anwendungsgebieten gehören gastrointestinale Blutungen, Zahnfleischbluten, Nasenbluten, Hämatochezie, traumabedingte Hämorrhagie oder abnorme Uterusblutungen.

- Traumabedingte Blutungen: *Er-Cha*-Pulver zusammen mit kalziniertem *Long Gu* (Fossilia Ossis Mastodi), *Xue Jie* (Daemonoropis Resina) und *Bai Ji* (Bletillae Rhizoma) äußerlich auftragen.
- Andere Blutungsarten: zusammen mit *San Qi* (Notoginseng Radix et Rhizoma) und *Hai Piao Xiao* (Sepiae Endoconcha) innerlich oder äußerlich anwenden.
- Verbrennungen: *Er Cha* zusammen mit *Bing Pian* (Borneolum) und *Ge Jie* (Gecko) äußerlich auftragen.

Klärt Hitze und vertreibt Schleim

Lungen-Hitze mit Schleim: *Er Cha* behandelt Husten mit gelbem Schleim.

- Husten mit gelbem Schleim: *Er Cha* zusammen mit *Ma Huang* (Ephedrae Herba), *Ku Xing Ren* (Armeniacae Semen), *Shi Gao* (Gypsum Fibrosum) und *Gan Cao* (Glycyrrhizae Radix et Rhizoma) verwenden.

Bildet Flüssigkeiten und stoppt Diarrhö

Sommer-Hitze: *Er Cha* behandelt Durst, Diarrhö und dysenterische Erkrankungen aufgrund von Sommer-Hitze.

- Durst: *Er Cha* mit *He Ye* (Nelumbinis Folium), *Gan Cao* (Glycyrrhizae Radix et Rhizoma), *Hua Shi* (Talcum) und *Qing Hao* (Artemisiae Annuae Herba) kombinieren.
- Diarrhö und dysenterische Erkrankungen mit schmerzhaftem Stuhldrang oder Brennen: zusammen mit *Ge Gen* (Puerariae Radix Lobatae), *Huang Lian* (Coptidis Rhizoma), *Huang Qin* (Scutellariae Radix) und *Huang Bo* (Phellodendri Cortex) verwenden.

Lindert Nahrungsmittel-Stagnation bei Kindern und fördert die Verdauung

Verdauungsstörungen oder Nahrungsmittel-Stagnation bei Kindern: *Er Cha* zusammen mit *Ji Nei Jin* (Gigeriae Galli Endothelium Corneum) verwenden. Das Pulver mit Wasser einnehmen.

Dosierung

1–3 g im Dekokt, 0,1–0,9 g als Pillen oder Pulver. Als äußerliche Anwendung wird *Er Cha* in der Regel pulverisiert und mit anderen Arzneidrogen zu einer Paste verarbeitet.

Chemische Zusammensetzung

Catechim, Catechu-Tanninsäure, DL-Catechin, DL-Epicatechin, Phlobatannin, Fisetin, Quercetin, Quercetagenin, Kaempferol, Dihydrokaempferol, Taxifolin, Isorhamnetin, Protocatechu-Tannine, Pyrogall-Tannine.[1]

Pharmakologische Wirkungen

- **Antibiotisch**: Der wässrige Extrakt von *Er Cha* hat in vitro eine hemmende Wirkung auf *Staphylococcus aureus*, *Pseudomonas aeruginosa*, *Corynebacterium diphtheriae*, *Bacillus proteus*, *Bacillus dysenteriae* und *Salmonella typhi*.[2]
- **Hepatoprotektiv**: Einem Bericht zufolge hat Catechim eine ausgeprägt hepatoprotektive Wirkung. Catechim reduzierte bei 24 Ratten wirkungsvoll eine durch Tetrachlorkohlenstoff induzierte Erhöhung der SGPT-Werte.[3]

Klinische und wissenschaftliche Studien

- **Verbrennungen**: Die äußerliche Anwendung einer Rezeptur mit *Er Cha* und *Bing Pian* (Borneolum) als Hauptbestandteile linderte Schmerzen und förderte die Heilung bei Patienten mit Verbrennungen.[4]
- **Ulzerationen**: Zehn Patienten mit Haut- und Gewebeulzerationen der unteren Extremitäten wurden mit *Er Cha*, *Huang Lian* (Coptidis Rhizoma), *Huang Bo* (Phellodendri Cortex) und weiteren Arzneien behandelt. Innerhalb von fünf bis zehn Tagen wurden die Patienten vollständig gesund.[5]

- **Ulkuskrankheit**: In einer klinischen Studie wurden Patienten mit Magen- und Zwölffingerdarmgeschwüren in drei Gruppen zu je 34 Probanden eingeteilt. Gruppe 1 erhielt *Er Cha* und *Da Huang* (Rhei Radix et Rhizoma) als Pulver, Gruppe 2 bekam *Er Cha* und *San Qi* (Notoginseng Radix et Rhizoma), Gruppe 3 erhielt eine Therapie mit konventionellen Medikamenten (Aminocapronsäure, Adrenosemsalicylat und Vitamin K). Die Wirksamkeitsrate in Gruppe 1 (16 Patienten mit einer signifikanten und 14 Patienten mit einer leichten Besserung) betrug 88,24%, in Gruppe 2 (neun Patienten mit einer signifikanten und 20 Patienten mit einer leichten Besserungen) 85,29%, in Gruppe 3 (sieben Patienten mit einer signifikanten und 13 Patienten mit einer leichten Besserungen) 58,82%.[6]
- **Diarrhö**: In einer Studie wurden 110 Patienten mit Diarrhö mit oralen *Er-Cha*-Gaben mit befriedigenden Ergebnissen behandelt. Die Dosis betrug 6–9 g/Tag für Erwachsene und 150–250 mg/kg/Tag für Kinder. Die Arznei wurde in drei bis vier gleich großen Dosen mit warmem Wasser eingenommen.[7]
- **Galakturie**: Einem Bericht zufolge wurden für die Behandlung von Galakturie jeweils 60 g *Er Cha, Bai Fan* (Alumen) und *Shen Qu* (Massa Medicata Fermentata) pulverisiert und in Kapseln gegeben. Die Patienten wurden angehalten, zweimal täglich für die Dauer von zehn Tagen (= ein Behandlungszyklus) 15 Kapseln (0,3 g pro Kapsel, 4,5 g Arzneidroge pro Dosis) einzunehmen. Ärzte, die diese Behandlung in der klinischen Praxis über zehn Jahre angewendet haben, berichten von zufriedenstellenden Ergebnissen.[8]

Toxikologie

Die LD_{50} für Catechim beträgt bei Mäusen 1,37 g/kg.[9]

Referenzen

1. *Xian Dai Zhong Yao Yao Li Xue* (Contemporary Pharmacology of Chinese Herbs), 1997; 1420
2. *Zhong Cao Yao Xue* (Study of Chinese Herbal Medicine), 1976; 431
3. *Zhong Guo Yi Xue Ke Xue Xue Bao* (Journal of Chinese Medical Science University), 1990; 12(5):379
4. *He Bei Zhong Yi* (Hebei Chinese Medicine), 1984; 3:11
5. *Si Chuan Zhong Yi* (Sichuan Chinese Medicine), 1987; 5:29
6. *Zhong Xi Yi Jie He Za Zhi* (Journal of Integrated Chinese and Western Medicine), 1984; 4(4):226
7. *Liao Ning Zhong Yi Za Zhi* (Liaoning Journal of Chinese Medicine), 1980; 5:48
8. *Shan Dong Zhong Yi Za Zhi* (Shandong Journal of Chinese Medicine), 1987; 6:43
9. *Xian Dai Shi Yong Yao Xue* (Practical Applications of Modern Herbal Medicine), 1987; 4(3): 17

Fēng Fáng

Vespae Nidus

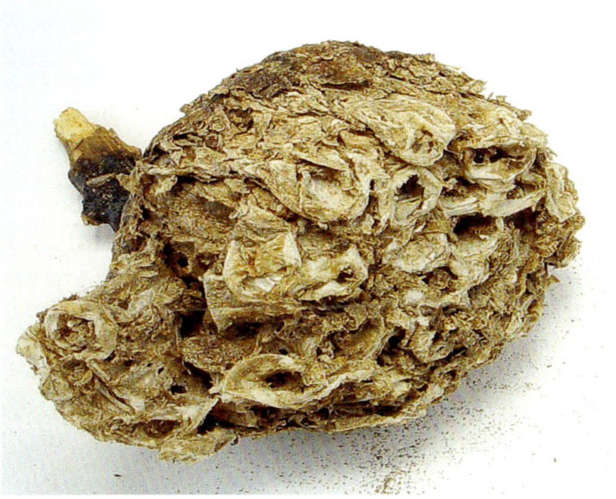

蜂房

Pinyin-Name *Fēng Fáng*
Andere chinesische Namen *Lu Feng Fang*
Originalquelle *Shen Nong Ben Cao Jing* (Die Materia Medica des göttlichen Landmannes), vermutlich Östliche Han-Dynastie
Deutscher Name Wespennest
Zoologischer Name *Polistes olivaceous* (De Geer) (*Guo Ma Feng*); *Polistes japonicus* Saussure (*Ri Ben Chang Jiao Hu Feng*); *Parapolybia varia* Fabricius (*Yi Fu Hu Feng*)
Pharmazeutischer Name Vespae Nidus
Eigenschaften Süß, neutral
Leitbahnen Magen, Lunge
Sicherheitshinweis Toxisch

Traditionell ist 露蜂房 *Lù Fēng Fáng* der in Lehrbüchern und unter Therapeuten der Chinesischen Arzneimedizin häufiger verwendete Name. Heutzutage ist jedoch 蜂房 *Fēng Fáng* der offizielle Name, der von der Pharmakopöe der Volksrepublik China 2005 übernommen wurde. Dieser wird daher auch in diesem Buch durchgängig als Standardname verwendet.

Chinesische therapeutische Wirkungen

Lindert Toxizität, vertreibt Wind, stoppt Schmerzen

Toxizität, Wunden und Karbunkel, Mastitis: *Feng Fang* (Vespae Nidus) ist toxisch und behandelt toxische Erkrankungen wie z.B. Wunden, Mastitis und Karbunkel, die sich kürzlich entwickelt haben oder schon länger bestehen.

- Wunden und Karbunkel: *Feng Fang* mit *Tian Nan Xing* (Arisaematis Rhizoma), *Bai Fan* (Alumen), unverarbeitetem *Cao Wu* (Aconiti Kusnezoffii Radix), *Chi Xiao Dou* (Phaseoli Semen) und Essig mischen und äußerlich auftragen.
- Mastitis: 6 g trocken-gebratenes *Feng Fang* im Dekokt verwenden.
- Weiche oder ulzerierte Wunden: 21 Stück *Ba Dou* (Crotonis Semen) in Sesamöl stark anbraten und das Öl verwenden, um es mit pulverisiertem *Feng Fang* zu mischen. Äußerlich auftragen.
- Ulzerationen mit Eiterbildung: *Feng Fang* mit *Wu Gong* (Scolopendra) und *Xiong Huang* (Realgar) kombinieren.

Urtikaria, frischer oder chronischer Ausschlag mit oder ohne Juckreiz, Röteln, Krätze

- Wind-Ausschlag mit extremem Juckreiz: trocken-gebratene *Feng Fang* zusammen mit *Chan Tui* (Cicadae Periostracum) als Pulver verwenden und mit Getreideschnaps einnehmen.

Wunder Rachen, Zahnschmerzen, geschwollene und schmerzhafte Zunge: *Feng Fang* tritt in die Magen-Leitbahn ein und behandelt Schmerzen im Verdauungstrakt.

- Geschwollener, schmerzhafter Rachen bei Kindern: trocken-gebratenes *Feng Fang* zusammen mit *Jiang Can* (Bombyx Batryticatus) pulverisieren, 1,5 g davon mit einem Dekokt von *Ru Xiang* (Olibanum) einnehmen.
- Zahnschmerzen, die ins Gesicht ausstrahlen, geschwollenes Zahnfleisch (manifestiert sich möglicherweise in einem Gefühl, als würden sich Würmer in den Zähnen bewegen oder als Kribbeln): *Feng Fang* zusammen mit *Xi Xin* (Asari Radix et Rhizoma) und *Ru Xiang* (Olibanum) als Gurgelwasser verwenden. Es können auch 3 g *Feng Fang* und 3 g *Bai Fan* (Alumen) gemischt und als Gurgelwasser eingesetzt werden.
- Geschwollene und schmerzhafte Zunge bei Kindern: *Feng-Fang*-Pulver mit Getreideschnaps mischen und äußerlich auftragen.

Karzinome, Tumoren, tastbare Geschwülste, Skrofulose

- Skrofulose bzw. behandlungsresistente eitrige Skrofulose: *Feng Fang* äußerlich zusammen mit *Huang Qi* (Astragali Radix), *She Tui* (Serpentis Periostracum) und *Xuan Shen* (Scrophulariae Radix) als Paste auftragen.
- Brusttumoren, Mastitis, fibrozystische Brusterkrankungen, Abszesse oder nekrotisierende Knoten in der Brust mit Schmerzen: zusammen mit *Ku Lian Pi* (Meliae Cortex) und *Qing Pi* (Citri Reticulatae Viride Pericarpium) verwenden. 10 g einsetzen und alle zwei Tage eine Dosis mit Getreideschnaps verabreichen.
- Nasopharyngeale Karzinome, Laryngokarzinome, Metastasen des lymphatischen Systems: *Feng Fang* mit *Quan Xie* (Scorpio) und *Jiang Can* (Bombyx Batryticatus) kombinieren.

Bi Zheng (schmerzhaftes Blockade-Syndrom): Zu den klinischen Anwendungsgebieten von *Feng Fang* gehören rheumatoide Arthritis, eingeschränkte Beweglichkeit der Gelenke und geschwollene oder deformierte Gelenke.

- Rheumatoide Arthritis: *Feng Fang* äußerlich zusammen mit *Da Suan* (Alli Sativi Bulbus) anwenden.
- Arthritis, Osteomyelitis: *Feng Fang* mit *Quan Xie* (Scorpio), *Wu Gong* (Scolopendra) und *Tu Bie Chong* (Eupolyphaga seu Steleophaga) mischen, um ein Pulver herzustellen. Zweimal täglich 3 g davon einnehmen.

Tötet Parasiten ab

Dermatomykose und Madenwürmerbefall: *Feng Fang* ist wirksam bei Dermatomykose und Madenwürmern. Trotz des traditionellen Gebrauchs dieser Substanzen bei der Behandlung von Parasitenbefall wird es in der Klinik selten verwendet, da es toxisch ist. Stattdessen werden antiparasitär wirkende Arzneidrogen verwendet.

Dosierung

2,5–4,5 g im Dekokt. *Feng Fang* wird in einer Dosierung von 1–2 g auch zweimal täglich in Pulver- oder Pillenform eingenommen. Diese Substanz kann als Pulver oder Waschung auch äußerlich verwendet werden.

Sicherheitshinweise, Kontraindikationen

Die Anwendung von *Feng Fang* ist kontraindiziert bei *Qi*- und Blut-Mangel oder bei eiternden Wunden

Chemische Zusammensetzung

Bienenwachs, Harz, Calcium, Eisen, Protein.[1]

Pharmakologische Wirkungen

- **Hämatologisch**: Alkohol-, Äther- und Azetonextrakte von *Feng Fang* verkürzen die Koagulationszeit, wobei der Azetonextrakt am stärksten wirkt.[2]
- **Antiparasitär**: Das ätherische Öl von *Feng Fang* tötet wirksam Bandwürmer und Spulwürmer ab.[3]
- **Antineoplastisch**: *Feng Fang* hat in vitro eine hemmende Wirkung auf Leber- und Magentumorzellen.[4]

Klinische und wissenschaftliche Studien

- **Akute Mastitis**: Vier Patientinnen mit akuter Mastitis wurden erfolgreich mit *Feng Fang* behandelt. Die Arzneidrogen wurde trocken-gebraten, bis sie eine leicht gelbe Farbe angenommen hatten. Die Patientinnen erhielten alle sechs Stunden 1–2 g des Pulvers mit 30 ml Getreideschnaps. In einer Folgeuntersuchung wurde dasselbe Behandlungsprotokoll bei 26 Frauen mit akuter Mastitis angewendet, um die Wirksamkeit zu bestätigen. Der Untersuchungsbericht beschreibt eine vollständige Heilung bei 23 Patientinnen und eine signifikante Besserung bei einer Patientin. Zwei Patientinnen sprachen nicht auf die Behandlung an. Die Gesamtwirksamkeitsrate betrug 92,3%.[5]
- **Eitrige Infektionen**: Einem Bericht zufolge wurden 30 g *Feng Fang* in 1000 ml siedendem Wasser 15 Minuten lang gekocht, um eine Arzneilösung für die äußerliche Anwendung herzustellen. Die Lösung wurde ein- oder zweimal täglich als Waschung oder zum Einweichen verwendet, um unterschiedliche eiternde Hautinfektionen mit guten Ergebnissen zu behandeln.[7]
- **Zahnschmerzen**: In einer klinischen Studie wurde eine kleine Menge *Feng Fang* in Alkohol zu Asche verbrannt. Die Asche wurde äußerlich auf die betroffene Stelle aufgetragen. Die Behandlung führte bei den meisten Patienten innerhalb von vier bis fünf Minuten zu einer Schmerzlinderung. An der Untersuchung nahmen 58 Patienten teil. Der Untersuchungsbericht beschreibt eine signifikante Besserung bei 21 Patienten und eine mäßige Wirkung bei 33 Patienten. Vier Patienten sprachen nicht auf die Behandlung an.[8]
- **Chronische Sinusitis**: Ein *Feng-Fang*-Extrakt wurde verwendet, um 158 Patienten mit chronischer Sinusitis zu behandeln, und war in 85% der Fälle wirksam.[9]

Referenzen

1. *Xian Dai Zhong Yao Yao Li Xue* (Contemporary Pharmacology of Chinese Herbs), 1997; 1424
2. *Zhong Yao Xue* (Chinese Herbology), 1998; 972:975
3. Ibid.
4. Ibid.
5. *Zhong Yi Za Zhi* (Journal of Chinese Medicine), 1959; 5:40
6. Journal of Chinese Medicine, 1963; 11:407
7. *Zhong Yao Xue* (Chinese Herbology), 1998; 972:975
8. *Xin Zhong Yi* (New Chinese Medicine), 1982; 12:51
9. *Zhong Cao Yao Tong Xun* (Journal of Chinese Herbal Medicine), 1979; 10:22

Liú Huáng

Sulfur

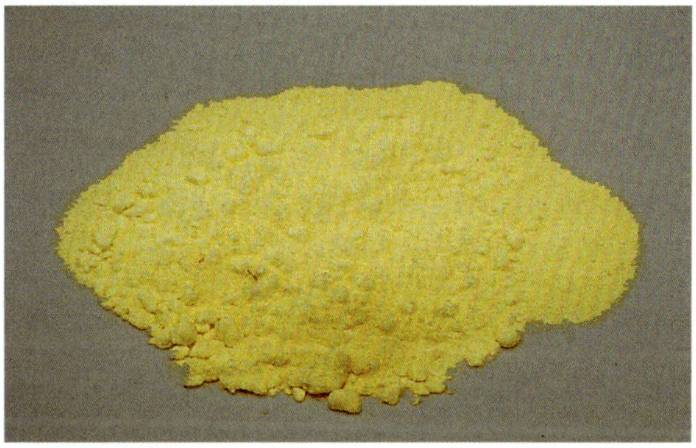

硫黃 硫黄

Pinyin-Name *Liú Huáng*
Wörtliche Übersetzung „Gelber Schwefel"
Andere chinesische Namen *Shi Liu Huang*
Originalquelle *Shen Nong Ben Cao Jing* (Die Materia Medica des göttlichen Landmannes), vermutlich Östliche Han-Dynastie
Deutscher Name Schwefel
Pharmazeutischer Name Sulfur
Eigenschaften Sauer, warm
Leitbahnen Nieren, Dickdarm
Sicherheitshinweis Toxisch

20

Chinesische therapeutische Wirkungen

Lindert Toxizität, tötet Parasiten ab und stoppt Juckreiz

Dermatologische Erkrankungen: Durch die äußerliche Anwendung von *Liu Huang* (Sulfur) werden Parasiten abgetötet und Juckreiz gelindert. Zu den klinischen Anwendungen gehören Ekzeme, Krätze, Dermatomykosen, *Yin*-Wunden, feuchte Wunden, Geschwüre und Karbunkel. *Liu Huang* wird äußerlich als Einzelarznei mit Sesamöl oder in Kombination mit anderen Arzneien angewendet.

- Krätze, Herpesläsionen, Wunden und Pilzinfektionen: *Liu Huang* einzeln und äußerlich verwenden.
- Krätze: Kombination mit *Xiong Huang* (Realgar) und Schweineschmalz.
- Ausschlag am Skrotum: zusammen mit *Qing Dai* (Indigo Naturalis) verwenden.
- Windelausschlag: mit *Xiong Huang* (Realgar), *Han Shui Shi* (Mirabilite) und *Zhang Nao* (Camphora) kombinieren.

Tonisiert das Yang des Ming Men (Lebenstor)

Nieren-Yang-Mangel oder Kollaps: *Liu Huang* wird innerlich für die Behandlung von Wundsein, Schwäche und Kälte der unteren Extremitäten, Enuresis, Impotenz, Libidomangel, Asthma und Stuhlverstopfung verwendet.

- Impotenz, schwache und kalte untere Extremitäten: *Liu Huang* mit *Shu Di Huang* (Rehmanniae Radix Praeparata), *Ba Ji Tian* (Morindae Officinalis Radix), *Yin Yang Huo* (Epimedii Herba), *Rou Gui* (Cinnamomi Cortex), *Fu Zi* (Aconiti Radix Lateralis Praeparata) und *Ren Shen* (Ginseng Radix et Rhizoma) verwenden.
- Asthma aufgrund von Nieren-*Yang*-Mangel und Kälte: zusammen mit *Fu Zi* (Aconiti Radix Lateralis Praeparata), *Chen Xiang* (Aquilariae Lignum Resinatum) und *Rou Gui* (Cinnamomi Cortex) verwenden.

Stuhlverstopfung durch Mangel und Kälte: *Liu Huang* revitalisiert den Darmtrakt und fördert den Stuhlgang.

- Stuhlverstopfung durch Kälte und Mangel: zusammen mit *Ban Xia* (Pinelliae Rhizoma) und *Sheng Jiang* (Zingiberis Rhizoma Recens) verwenden.

Dosierung

1–3 g für die innere Anwendung in Pillen- oder Pulverform. *Liu Huang* wird meistens äußerlich als Pulver, Paste oder Salbe angewendet.

Sicherheitshinweise, Kontraindikationen

- *Liu Huang* ist toxisch und während der Schwangerschaft und bei *Yin*-Mangel sowie bei Hitze-Zeichen kontraindiziert.
- Hohe Dosierungen und Langzeitanwendungen von *Liu Huang* sollten vermieden werden.

Überdosierung

Nebenwirkungen beim Gebrauch *Liu Huang* treten innerhalb weniger Minuten nach Aufnahme der Substanz auf. Die toxische Dosierung für den Menschen beträgt 10–20 g pro Dosis. Warnzeichen sind Appetitmangel, Abnahme der Spontanaktivität, Spannungsgefühl im Abdomen und Atembeschwerden.
Eine leichte Überdosierung mit *Liu Huang* ist durch erhöhte Lichtempfindlichkeit, Tränenfluss, laufende Nase, Brennen der Nase und des Rachens sowie durch Sehstörungen charakterisiert.
Eine mäßige Überdosierung ist durch Kopfschmerzen, Benommenheit, Lethargie, Übelkeit, Erbrechen, Dyspnoe, zyanotisches Gesicht, Hepatomegalie, Ikterus, nachlassende Leberfunktion und Sehstörungen gekennzeichnet.
Eine schwere Überdosierung ist durch Kopfschmerzen, Palpitationen, Delirium, Ängstlichkeit, Ruhelosigkeit, Konvulsionen und Bewusstlosigkeit charaktersiert. Unbehandelt kann es zu Atemdepression und Todesfällen kommen.[1]

Im Falle einer Überdosierung

Eine Überdosierung wird mit folgenden Methoden behandelt:

- Dekokt aus 30 g *Hei Dou* (Sojae Semen) und 15 g *Gan Cao* (Glycyrrhizae Radix et Rhizoma).
- 15 g *Lu Dou* (Phaseoli Radiati Semen) als Pulver in warmem Wasser verabreichen.
- 30 g *Wu Mei* (Mume Fructus) und 15 g Zucker mit Wasser verabreichen.
- Lösung aus 250 g *Lu Dou* (Phaseoli Radiati Semen) und 60 g *Gan Cao* (Glycyrrhizae Radix et Rhizoma).[2]

Chemische Zusammensetzung

Schwefel. Andere Verunreinigungen können auftreten.[3]

Pharmakologische Wirkungen

- **Gastrointestinal**: Die orale Verabreichung von *Liu Huang* stimuliert den Magen-Darm-Trakt, erhöht die Darmperistaltik und regt den Stuhlgang an.[4]
- **Respiratorisch**: Die orale Verabreichung von *Liu Huang* wird mit einer deutlich hustenstillenden Wirkung bei Mäusen assoziiert.[5]

Toxikologie

Die LD_{50} für die orale Verabreichung von *Liu Huang* beträgt bei Mäusen 20 g/kg.[6]

Kommentar der Autoren
Als Verunreinigung ist manchmal Arsen in *Liu Huang* enthalten. Die Verarbeitung von *Liu Huang* mit Hitze ist die übliche Methode, um die Toxizität zu minimieren und eine Arsenvergiftung zu verhindern.[7]

Referenzen

1. *Zhong Yao Bu Liang Fan Ying Yu Zhi Liao* (Adverse Reactions and Treatment of Chinese Herbal Medicine), 1996; 218:220, 1996; 270:272
2. Ibid.
3. *Xian Dai Zhong Yao Yao Li Xue* (Contemporary Pharmacology of Chinese Herbs), 1997; 1405
4. *Zhong Yao Da Ci Dian* (Dictionary of Chinese Herbs), 1986; 616
5. *Zhong Yao Yao Li Xue* (Study of Chinese Herbology), 1985; 312
6. *Zhong Yao Xue* (Chinese Herbology), 1998; 908
7. Ibid.

Lú Gān Shí

Calamina

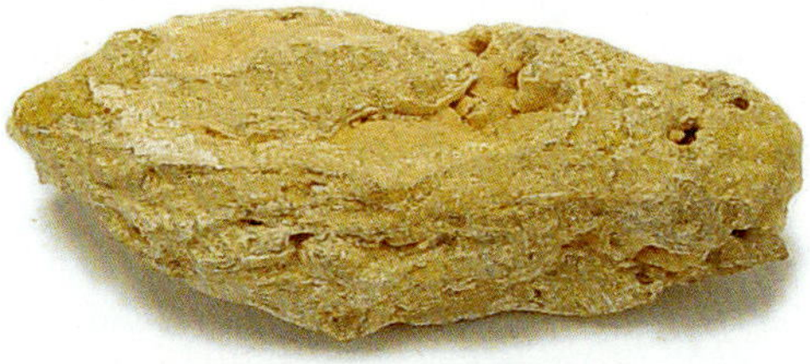

爐甘石 炉甘石

Pinyin-Name *Lú Gān Shí*
Wörtliche Übersetzung „Ofen süßer Stein"
Andere chinesische Namen *Gan Shi, Bai Gan Shi*
Originalquelle *Wai Dan Ben Cao* (Materia Medica der äußerlichen Elixiere)
Deutscher Name Calamina, Carbonat-Mineral
Pharmazeutischer Name Calamina
Eigenschaften Süß, neutral
Leitbahnen Leber, Magen

Chinesische therapeutische Wirkungen

Eliminiert Toxine und erhellt die Augen

Lu Gan Shi (Calamina) wird in der Regel äußerlich verwendet und behandelt unterschiedliche Augenprobleme wie z.B. Rötung, Schwellung und Schmerzen, übermäßigen Tränenfluss, erhöhte Lichtempfindlichkeit und Pterygium.

- Rötung und Schwellung der Augen: *Lu Gan Shi* mit *Xuan Ming Fen* (Natrii Sulfas Exsiccatus) kombinieren.
- Übermäßiger Tränenfluss: zusammen mit *Hai Piao Xiao* (Sepiae Endoconcha) verwenden.
- Allgemeine Augenprobleme: *Lu Gan Shi* zu *Zhu Sha* (Cinnabaris), *Peng Sha* (Borax) und *She Xiang* (Moschus) zu *Lu Gan Shi* hinzufügen.

Trocknet Feuchtigkeit, fördert die Bildung von Gewebe und lindert Juckreiz

Lu Gan Shi beseitigt Feuchtigkeit und Toxine von der Haut und behandelt unterschiedliche Hautkrankheiten. Für die Behandlung von Hautkrankheiten mit oder ohne offene Wunden wird es normalerweise topisch in Kombination mit anderen Arzneien verwendet.

- Windelausschlag: 30 g kalziniertes *Lu Gan Shi* und 3 g *Qing Fen* (Calomelas) mischen und äußerlich auf den betroffenen Bereich auftragen.
- Chronische Ulzerationen: zusammen mit kalziniertem *Long Gu* (Fossilia Ossis Mastodi) und kalziniertem *Shi Gao* (Gypsum Fibrosum) äußerlich anwenden.
- Dermatitis: mit Glyzerin mischen und lokal auftragen.
- Ekzeme im Genitalbereich: *Lu Gan Shi* äußerlich als Pulver auftragen.
- Geschwüre im Genitalbereich: *Lu Gan Shi* mit *Er Cha* (Catechu) und Sesamöl mischen und lokal auftragen.

Dosierung

Für die Anwendung als Augenmittel muss *Lu Gan Shi* mit der *Shui-Fei*-Methode (Verfeinern mit Wasser) verarbeitet werden. *Lu Gan Shi* darf nicht innerlich angewendet werden.

Sicherheitshinweise, Kontraindikationen

Lu Gan Shi darf nicht innerlich verwendet werden.

Chemische Zusammensetzung

Zinkcarbonat, Calciumoxid, Magnesiumoxid, Eisenoxid, Manganoxid, Kupfer und Blei.[1]

Klinische und wissenschaftliche Studien

Aufgesprungene Brustwarzen: Die zwei- bis dreimal tägliche lokale Anwendung einer Rezeptur für aufgesprungene Brustwarzen hat bei zahlreichen Patienten befriedigende Ergebnisse gezeigt. Laut Rezeptur wurden jeweils 10 g *Lu Gan Shi*, *Hua Rui Shi* (Ophicalcitum), *Han Shui Shi* (Mirabilite) und eine geringe Menge *Bing Pian* (Borneolum) auf Ölbasis gemischt.[2]

Referenzen

1. *Xian Dai Zhong Yao Yao Li Xue* (Contemporary Pharmacology of Chinese Herbs), 1997; 1416
2. *Xin Zhong Yi* (New Chinese Medicine), 1974; 6:53

Mă Qián Zĭ

Strychni Semen

20

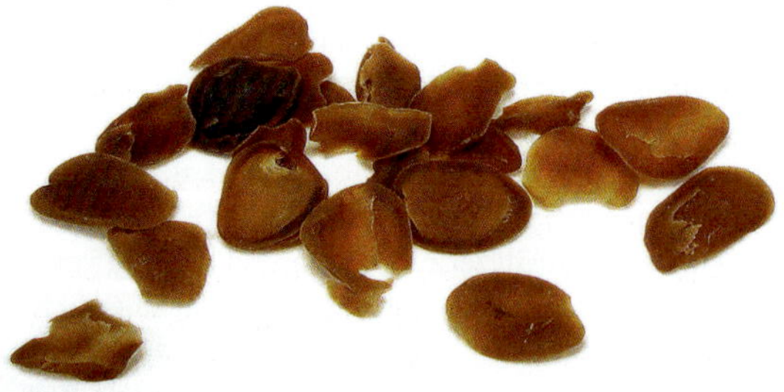

馬錢子 马钱子

Pinyin-Name *Mă Qián Zĭ*
Wörtliche Übersetzung „Pferdegeldsamen"
Andere chinesische Namen *Ma Qian*
Originalquelle *Ben Cao Gang Mu* (Die Große Materia Medica) aus dem Jahr 1578 von Li Shi-Zhen
Deutscher Name Samen des Brechnussbaums, Krähenfüße
Botanischer Name *Strychnos pierriana* A.W. Hill (*Yun Nan Ma Qian*); *Strychnos nux-vomica* L. (*Ma Qian*)
Pharmazeutischer Name Strychni Semen
Eigenschaften Bitter, kalt
Leitbahnen Leber, Milz
Sicherheitshinweis Extrem toxisch

Chinesische therapeutische Wirkungen

Reduziert Schwellungen, zerstreut Knoten

Abszesse, Wunden, Karbunkel: *Ma Qian Zi* (Strychni Semen) ist bitter und ableitend und eliminiert Toxine, um Schwellungen und Schmerzen zu reduzieren. Es wird normalerweise verwendet, um dermatologische Erkrankungen unterschiedlicher Art wie z.B. Abszesse, Wunden und Ulzerationen zu behandeln. Es wird in der Regel äußerlich aufgetragen und einzeln oder in Kombination mit anderen Arzneien angewendet.

- Wunder und entzündeter Rachen: *Ma Qian Zi* in Sesamöl stark anbraten, pulverisieren und äußerlich im Rachen aufbringen.
- Läsionen oder Ulzerationen der weiblichen Genitalien: *Ma Qian Zi* für einige Tage in Wasser einweichen, die Haut entfernen, in der Sonne trocknen lassen, stark in Sesamöl anbraten, pulverisieren und äußerlich aufbringen.
- Wunden mit oder ohne Eiterbildung: zusammen mit *Chuan Shan Jia* (Manitis Squama) und *Ru Xiang* (Olibanum) verwenden.

Macht die Leitbahnen und Kollateralen durchgängig und lindert Schmerzen

Unterschiedliche Erkrankungen des Bewegungsapparats, die durch Stagnation und Schmerzen charakterisiert sind: Zu den klinischen Anwendungsgebieten gehören Muskelspasmen und Krämpfe, Gefühllosigkeit, Lähmungen und arthritische Schmerzen.

- Starke Muskelschmerzen: *Ma Qian Zi*, *Ma Huang* (Ephedrae Herba), *Ru Xiang* (Olibanum) und *Mo Yao* (Myrrha) zu gleichen Teilen verwenden und nach Bedarf alle drei Stunden mit Getreideschnaps einnehmen, um die Schmerzen zu lindern. Dieselbe Kombination kann äußerlich eingesetzt werden, um Schwellungen zu reduzieren und Schmerzen zu lindern.
- Chronisches und schweres *Bi Zheng* (schmerzhaftes Blockade-Syndrom) aufgrund von Wind und Feuchtigkeit: *Ma Qian Zi* zusammen mit *Ma Huang* (Ephedrae Herba), *Ru Xiang* (Olibanum), *Quan Xie* (Scorpio), *Cang Zhu* (Atractylodis Rhizoma) und *Niu Xi* (Achyranthis Radix) verwenden.

- Gefühllosigkeit und Lähmung der Extremitäten: Kombination mit *Gan Cao* (Glycyrrhizae Radix et Rhizoma).
- Fazialisparese, Myasthenia gravis, Atrophie und Gefühllosigkeit der Extremitäten: *Ma Qian Zi* zu *Ren Shen* (Ginseng Radix et Rhizoma), *Dang Gui* (Angelicae Sinensis Radix), *Ru Xiang* (Olibanum) und *Chuan Shan Jia* (Manitis Squama) hinzufügen.

Dosierung

0,3–0,6 g für die innere Anwendung. Die unverarbeitete Form ist extrem toxisch und für die innerliche Anwendung kontraindiziert. *Ma Qian Zi* muss trocken-gebraten werden, um die Toxizität zu reduzieren und die Extraktion aktiver Bestandteile zu erleichtern. Die trocken-gebratene Arzneidroge wird innerlich entweder als Pulver oder als Pille verabreicht. Für die äußerliche Anwendung wird die pulverisierte Arzneidroge entweder auf den Rachen gesprüht oder mit Essig aufgetragen.

Sicherheitshinweise, Kontraindikationen

- Die orale Anwendung von unverarbeitetem *Ma Qian Zi* ist kontraindiziert.
- *Ma Qian Zi* ist während der Schwangerschaft und bei allgemeinen Mangel-Zuständen kontraindiziert.
- Die Langzeitanwendung von *Ma Qian Zi* oder hohe Dosierungen sollten wegen seiner Toxizität vermieden werden.
- Für die innerliche Anwendung muss *Ma Qian Zi* verarbeitet werden, um die Toxizität zu reduzieren, entweder durch Trocken-Braten oder durch starkes Anbraten in Sesamöl.
- Die topische Anwendung von *Ma Qian Zi* führt zu einer systemischen Resorption. Daher sollte *Ma Qian Zi* mit äußerster Vorsicht angewendet werden, wenn es auf einer größeren Hautoberfläche oder auf Schleimhäuten aufgetragen wird.

Überdosierung

Eine Überdosierung mit *Ma Qian Zi* zeigt sich durch einen trockenen Mund, Benommenheit, Gefühllosigkeit der Extremitäten, Kopfschmerzen, Palpitationen, tonisch-klonische Krämpfe, Schluckbeschwerden und Atemdpression. Licht- und Geräuschreize führen meist zu einer Verstärkung der toxischen Wirkung auf das Nervensystem.[1]

Im Falle einer Überdosierung

Bei Überdosierung und Überdosierungsreaktionen sollten die Patienten zunächst in einen abgedunkelten, ruhigen Raum gebracht werden, um eine Reizung durch Licht und Geräusche zu vermeiden. Milde Fälle einer Überdosierung können durch ein Dekokt mit *Rou Gui* (Cinnamomi Cortex) 6 g, *Gan Cao* (Glycyrrhizae Radix et Rhizoma) 60 g und *Wu Bei Zi* (Galla Chinensis) 12 g gelindert werden. Schwere Fälle mit Muskelkrämpfen können mit einem Dekokt behandelt werden, das *Tian Nan Xing* (Arisaematis Rhizoma) 12 g, *Fang Feng* (Saposhnikoviae Radix) 12 g, *Tian Ma* (Gastrodiae Rhizoma) 12 g, *Wu Gong* (Scolopendra) 3 Stück, *Jiang Can* (Bombyx Batryticatus) 15 g, *Quan Xie* (Scorpio) 6 g und *Gan Cao* (Glycyrrhizae Radix et Rhizoma) 10 g enthält.[2]

Chemische Zusammensetzung

Strychnin, Brucin, Isobrucin, α-Colubrin, β-Colubrin, Pseudostrychnin, Strychnin-N-oxid, Brucin-N-oxid, Novacin, Icajin, Vomicin, Protostrychnin, 15-Hydroxystrychnin, Loganin, Chlorogensäure.[3, 4]

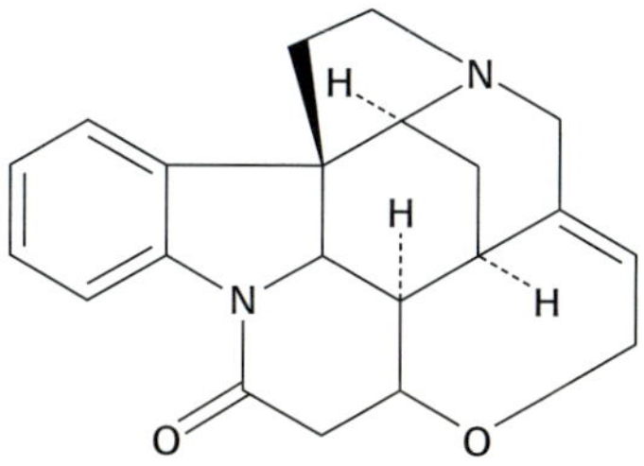

Abb. 20.4 Strychnin

Pharmakologische Wirkungen

- **ZNS stimulierend**: Strychnin wirkt stark stimulierend auf das Zentralnervensystem. Die Wirkung ist durch einen Anstieg in den spinalen Reflexen und sensorischen Zentren der Großhirnrinde gekennzeichnet.[5]
- **Respiratorisch**: Die orale Verabreichung von Isobrucin (50 mg/kg) wirkt hustenstillend und auswurffördernd sowie mild antiasthmatisch. Die auswurffördernde Wirkung ist der von Ammoniumchlorid vergleichbar.[6]
- **Gastrointestinal**: *Ma Qian Zi* wirkt stimulierend auf den Magen-Darm-Trakt, erhöht die Sekretion von Magensäure und verbessert den Appetit. Es hat keinen Einfluss auf die glatte Darmmuskulatur.[7]

Klinische und wissenschaftliche Studien

- **Myasthenia gravis**: In einer Untersuchung wurden acht Patienten mit Myasthenia gravis mit *Ma Qian Zi* behandelt. Vier Patienten wurden vollständig gesund, bei einem Patienten trat eine Besserung ein, drei Patienten sprachen nicht auf die Behandlung an. Laut Behandlungsprotokoll wurde die Behandlung mit 0,2 g der Arzneidroge in Kapselform eingeleitet. Die Einnahme erfolgte dreimal täglich nach den Mahlzeiten mit warmem Wasser. Die Dosis wurde allmählich erhöht, indem alle zwei bis vier Tage eine weitere Kapsel hinzugefügt wurde bis zur Maximaldosis von sieben Kapseln pro Tag. Bei einigen Patienten traten während der Behandlung Muskelspasmen und Zuckungen auf. In diesen Fällen wurde die Dosierung reduziert bzw. die Arznei abgesetzt. Zur unterstützenden Behandlung wurden bei Bedarf weitere Arzneien gegeben.[8]

- **Fazialisparese**: Einem Bericht zufolge war die ein- bzw. zweimalige Behandlung von 52 Patienten innerhalb von 6 bis 21 Tagen nach Auftreten der Fazialisparese in 100% der Fälle wirksam. Laut Behandlungsprotokoll wurde die Arzneidroge 24 Stunden in Wasser eingeweicht, in 0,1 cm große Stücke geschnitten und äußerlich auf die betroffene Stelle aufgebracht. Alle sieben Tage wurde das alte Stück entfernt und ein neues aufgelegt.[9]
- **Bi Zheng (schmerzhaftes Blockade-Syndrom) aufgrund von Wind-Kälte-Feuchtigkeit**: Chronisches *Bi Zheng*, das nicht auf andere Therapien ansprach, wurde bei 16 Patienten mit ein bzw. zwei Dosen einer Arzneirezeptur mit großem Erfolg behandelt. Laut Behandlungsprotokoll wurden 30 g verarbeitetes *Ma Qian Zi* und 60 g *Xue Jie* (Daemonoropis Resina) pulverisiert und davon zweimal täglich 1,5 g verabreicht. *Ma Qian Zi* wird stark angebraten, bis es goldgelb ist.[10]

20

Toxikologie

Die LD_{50} für die orale Verabreichung von Strychnin und Isobrucin beträgt bei Mäusen 3,27 bzw. 233 mg/kg. Die LD_{50} für die intraravenöse Verabreichung von Isobrucin beträgt bei Hunden 8 mg/kg. Beim Menschen kann die orale Einnahme von Strychnin in einer Dosierung von 5–10 mg zu Vergiftungen und ab einer Dosierung von 30 mg zum Tod führen.[11]

Referenzen

1. *Zhong Yao Xue* (Chinese Herbology), 1998; 966:969
2. *Zhong Yao Du Li Xue* (Toxicology of Chinese Herbs), 48-51; 1989
3. *Xian Dai Zhong Yao Yao Li Xue* (Contemporary Pharmacology of Chinese Herbs), 1997; 430
4. The Merck Index 12th edition, Chapman and Hall/CRCnetBASE/Merck, 2000
5. *Zhong Yao Xue* (Chinese Herbology), 1998; 966:969
6. *Zhong Yao Yao Li Yu Ying Yong* (Pharmacology and Applications of Chinese Herbs), 1983, 1983; 137
7. Pharmacology, 1962; 92
8. *Zhe Jiang Zhong Yi Za Zhi* (Zhejiang Journal of Chinese Medicine), 1986; 1:27
9. *Zhong Ji Yi Kan* (Medium Medical Journal), 1989; 1:45
10. *Shan Dong Zhong Yi Za Zhi* (Shandong Journal of Chinese Medicine), 1986; 1:49
11. *Zhong Yao Yao Li Yu Ying Yong* (Pharmacology and Applications of Chinese Herbs), 1983, 1983; 137

Mì Tuó Sēng

Lithargyrum

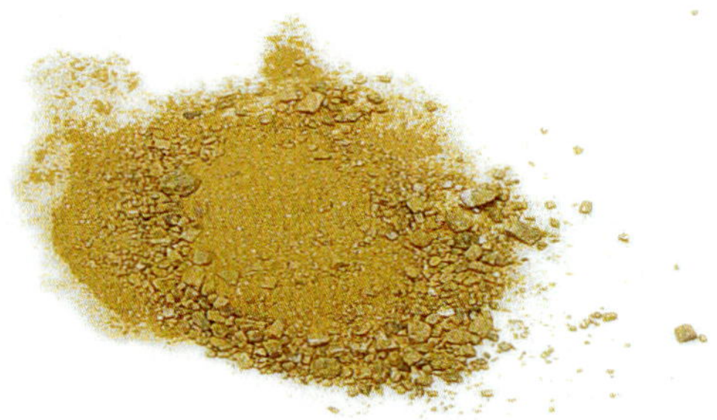

密陀僧

Pinyin-Name *Mì Tuó Sēng*
Wörtliche Übersetzung „Schwer definierbarer Einsiedlermönch"
Andere chinesische Namen *Mo Duo Seng, Yin Chi, Jin Lu Di*
Originalquelle *Lei Gong Pao Zhi Lun* (Großvater Leis Abhandlungen über die Arzneizubereitung) aus dem Jahr 470 von Lei Xiao
Deutscher Name Bleioxid
Pharmazeutischer Name Lithargyrum
Eigenschaften Salzig, scharf, neutral
Leitbahnen Leber, Milz
Sicherheitshinweis Toxisch

Chinesische therapeutische Wirkungen

Eliminiert Toxine

Mi Tuo Seng (Lithargyrum) eliminiert Toxine und behandelt als topische Anwendung unterschiedliche dermatologische Beschwerden. Für die Behandlung von chronischen Geschwüren und Wunden mit Eiterbildung wird es häufig als Salbe oder Paste angewendet. Zu den klinischen Anwendungsgebieten gehören Krätze, Dermatomykose, feuchte Ausschläge, Abszesse, eitrige Entzündungen, Ulzerationen, Wunden und andere Hauterkrankungen. *Mi Tuo Seng* darf bei allen im Folgenden genannten Indikationen ausschließlich *äußerlich* angewendet werden:

- Chronische, nicht-heilende Druckgeschwüre und Ulzerationen: *Mi Tuo Seng* mit *Xiong Huang* (Realgar) und *Liu Huang* (Sulfur) verwenden.
- Pilzinfektion: *Mi Tuo Seng* einzeln verwenden.
- Allgemeine dermatologische Erkrankungen: 30 g *Mi Tuo Seng* und 3 g *Qing Fen* (Calomelas) fein pulverisieren, mit Vaseline mischen und auf den betroffenen Bereich auftragen.
- Körpergeruch oder übermäßiges Schwitzen: zusammen mit *Qing Fen* (Calomelas), *Bai Fan* (Alumen) und *Bing Pian* (Borneolum) verwenden und auf den betroffenen Bereich auftragen.

Tötet Parasiten ab

Die Fähigkeit von *Mi Tuo Seng*, Parasiteninfektionen zu behandeln, ist nur mäßig stark ausgeprägt. Deshalb muss es mit anderen Arzneien kombiniert werden, um eine maximale Wirkung zu erreichen. Zu den klinischen Anwendungsgebieten gehören Tinea versicolor, Vitiligo, Krätze und Rosazea.

Dosierung

Mi Tuo Seng wird bevorzugt äußerlich angewendet. Die maximale Dosis für die orale Einnahme beträgt 0,3–1,0 g täglich.

Sicherheitshinweise, Kontraindikationen

Mi Tuo Seng ist als orale Anwendung gewöhnlich toxisch und wird leicht überdosiert. Daher sind eine Langzeitanwendung und hohe Dosierungen streng verboten.

Chemische Zusammensetzung

Bleioxid (PbO).[1]

Pharmakologische Wirkungen

Antibiotisch: *Mi Tuo Seng* hat einen milden hemmenden Einfluss auf einige pathogene Pilze bei Konzentrationen zwischen 2% und 4%.[2]

Klinische und wissenschaftliche Studien

- **Ekzeme**: In einer Untersuchung wurden 48 von 50 Patienten vollständig gesund, nachdem sie mit einer Arzneirezeptur behandelt wurden, die 10 g *Mi Tuo Seng*, 5 g *Huang Bo* (Phellodendri Cortex) und 2,5 g *Bing Pian* (Borneolum) enthielt. Die Arzneidrogen wurden fein pulverisiert, mit einem Trägeröl gemischt und äußerlich aufgetragen.[3]
- **Tinea versicolor**: Die Behandlung von 40 Patienten mit Tinea versicolor führte nach ein bis zwei topischen Anwendungen von *Mi Tuo Seng* und *Liu Huang* (Sulfur) zu einer vollständigen Heilung. Die Substanzen wurden fein pulverisiert, mit 76-prozentigem Franzbranntwein gemischt, um eine Paste herzustellen, und äußerlich auf den betroffenen Bereich aufgetragen.[4]

Referenzen

1. *Zhong Yao Xue* (Chinese Herbology), 1998; 934-936
2. Ibid., 934:935
3. *Zhong Hua Pi Fu Ke Xue Za Zhi* (Chinese Journal of Dermatology), 1966; 1:44
4. *Fu Jian Yi Yao Za Zhi* (Fujian Journal of Medicine and Herbology), 1980; 5:48

Mù Biē Zǐ

Momordicae Semen

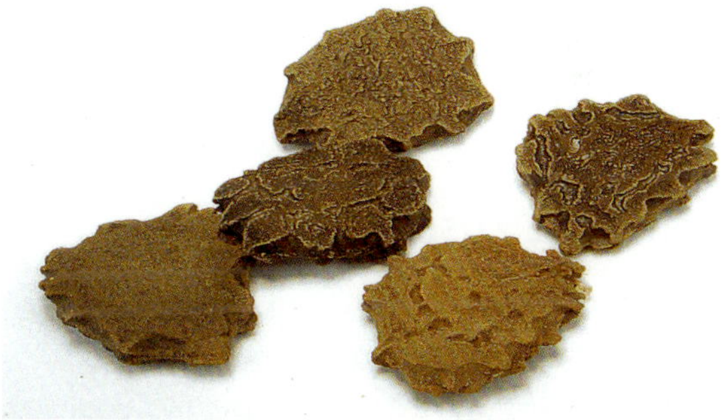

木鱉子 木鼈子

Pinyin-Name *Mù Biē Zǐ*
Wörtliche Übersetzung „Hölzerne Schildkrötensamen"
Originalquelle *Ri Hua Zi Ben Cao* (Materia Medica von Ri Hua-Zi) aus dem Jahr 713 von Ri Hua-Zi
Deutscher Name Holzschildkrötensamen
Botanischer Name *Momordica cochinchinensis* (Lour.) Spreng. (*Mu Bie Zi*)
Pharmazeutischer Name Momordicae Semen
Eigenschaften Bitter, leicht süß, warm
Leitbahnen Dickdarm, Leber, Magen
Sicherheitshinweis Toxisch

20

Chinesische therapeutische Wirkungen

Reduziert Schwellungen, zerstreut Knoten und eliminiert Toxine

Mu Bie Zi (Momordicae Semen) behandelt Wunden, Ulzerationen, Abszesse, Knoten, Zysten, Hämorrhoiden, Skrofulose und Erkrankungen, die durch Hitze und Toxine verursacht werden. Es wird innerlich und äußerlich verwendet.

- Wunder, geschwollener und schmerzender Rachen: *Mu Bie Zi* mit *Shan Dou Gen* (Sophorae Tonkinensis Radix et Rhizoma) kombinieren.
- Abszesse: zusammen mit *Huang Qin* (Scutellariae Radix) und *Huang Bo* (Phellodendri Cortex) verwenden.

Dosierung

0,5–1,0 g als Pillen.

Sicherheitshinweise, Kontraindikationen

Mu Bie Zi ist in der Schwangerschaft oder bei Personen mit schwacher Konstitution kontraindiziert.

20

Chemische Zusammensetzung

Momordin, Gypsogenin, Momordsäure, D-Eleostearinsäure.[1]

Toxikologie

Die LD_{50} für die intravenöse Injektion von *Mu Bie Zi* bei Mäusen beträgt 32,35 mg/kg, für die intraperitoneale Injektion 37,34 mg/kg.[2]

Referenzen

1. *Chang Yong Zhong Yao Cheng Fen Yu Yao Li Shou Ce* (A Handbook of the Composition and Pharmacology of Common Chinese Drugs), 1994; 514
2. *Zhong Yao Da Ci Dian* (Dictionary of Chinese Herbs), 1975: 369

Péng Shā

Borax

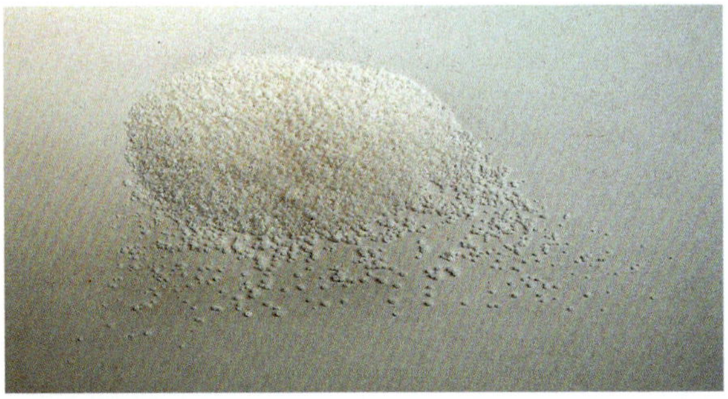

硼砂

Pinyin-Name *Péng Shā*
Andere chinesische Namen *Yue Shi, Pen Sha*
Originalquelle *Ri Hua Zi Ben Cao* (Materia Medica von Ri Hua-Zi) aus dem Jahr 713 von Ri Hua-Zi
Deutscher Name Borax
Pharmazeutischer Name Borax
Eigenschaften Süß, salzig, kühl
Leitbahnen Lunge, Magen

Chinesische therapeutische Wirkungen

Klärt Hitze, eliminiert Toxine und reduziert Schwellungen

Wunder und geschwollener Rachen, Mundulzerationen, Rötung und Schwellungen der Augen, Konjunktivitis: *Peng Sha* (Borax) ist süß, salzig und kühl und behandelt Erkrankungen, die durch Hitze und Toxine gekennzeichnet sind, z.B. Soor, Stomatitis, Rachenerkrankungen mit Schwierigkeiten beim Sprechen und Schlucken, blockierter Kiefer, Aphasie, Zyanose, Racheninfektion, Tonsillitis und das Gefühl einer schweren Zunge.

- Mundulzerationen oder wunder Rachen: *Peng Sha* mit *Mang Xiao* (Natrii Sulfas), *Bing Pian* (Borneolum), *Zhen Zhu* (Margarita) und *Zhu Sha* (Cinnabaris) kombinieren. Alle Bestandteile pulverisieren und äußerlich auftragen.
- Allgemeine Erkrankungen der Mundhöhle: mit *Er Cha* (Catechu) und *Zhen Zhu* (Margarita) kombinieren.
- Allgemeine Erkrankungen der Mundhöhle, die durch Hitze und Toxine gekennzeichnet sind: zusammen mit

Qing Dai (Indigo Naturalis) und *Huang Lian* (Coptidis Rhizoma) verwenden.

- Wunde Hautstellen und Ulzerationen: unverarbeitetes *Peng Sha* verwenden, um Hitze zu klären und Toxine zu eliminieren. Kalziniertes *Peng Sha* verwenden, um Eiter abzuleiten und die Heilung zu beschleunigen.
- Rötung, Schwellung und Schmerzen der Augen: *Peng Sha* in Wasser kochen, abkühlen lassen und als Augenspülung verwenden. Oder pulverisiertes *Peng Sha* zusammen mit *Bing Pian* (Borneolum) und dem Pulver von *Xuan Ming Fen* (Natrii Sulfas Exsiccatus) dreimal täglich in den Augenwinkel einbringen.
- Blutende Läsionen: *Peng Sha* zusammen mit zu Asche verkohltem *Pu Huang* (Typhae Pollen) verwenden.

Klärt Lungen-Hitze, löst Schleim

Husten aufgrund von heißem Schleim: Die orale Einnahme von *Peng Sha* klärt Hitze, löst Schleim und eliminiert Toxine. Es behandelt Husten, einen wunden Rachen oder Heiserkeit aufgrund von Schleim und Hitze, die die Lunge attackieren.

- Chronischer Husten mit wundem Rachen, gelbem, klebrigem, schwierig abzuhustendem Auswurf: *Peng Sha* zusammen mit *Nan Sha Shen* (Adenophorae Radix), *Bei Mu* (Fritillariae Bulbus), *Gua Lou* (Trichosanthis Fructus), *Sang Bai Pi* (Mori Cortex) und *Huang Qin* (Scutellariae Radix) verwenden.

Dosierung

1,5–3,0 g in Pillen- oder Pulverform für den oralen Gebrauch. *Peng Sha* wird auch äußerlich als feines Pulver oder als Waschung verwendet. Die unverarbeitete Form klärt stärker Hitze und eliminiert Toxine, während die kalzinierte Form wirksamer Schwellungen reduziert und Feuchtigkeit eliminiert, um Mundulzerationen zu behandeln.

Sicherheitshinweise, Kontraindikationen

- *Peng Sha* sollte bei oralem Gebrauch mit Vorsicht angewendet werden.
- *Peng Sha* sollte bei *Yin*-Mangel mit Trockenheit und *Yin*-Mangel mit Hitze vorsichtig angewendet werden.

Chemische Zusammensetzung

Natriumtetraborat.[1]

Pharmakologische Wirkungen

Antibiotisch: *Peng Sha* hat eine hemmende Wirkung auf *E. coli, Pseudomonas aeruginosa, Bacillus anthracis, Bacillus dysenteriae, Salmonella typhi, Bacillus proteus, Staphylococcus aureus, Corynebacterium diphtheriae, Diplococcus meningitidis*, betahämolysierende Streptokokken und einige pathogene Pilze.[2]

Referenzen

1. *Xian Dai Zhong Yao Yao Li Xue* (Contemporary Pharmacology of Chinese Herbs), 1997; 1418
2. *Zhong Yao Xue* (Chinese Herbology), 1998; 937:940

Qiān Dān

Minium

鉛丹 铅丹

Pinyin-Name *Qiān Dān*
Wörtliche Übersetzung „Bleielixier", „Bleipillen"
Andere chinesische Namen *Guang Dan, Huang Dan, Dong Dan*
Originalquelle *Shen Nong Ben Cao Jing* (Die Materia Medica des göttlichen Landmannes), vermutlich Östliche Han-Dynastie
Deutscher Name Rotes Bleioxid
Pharmazeutischer Name Minium
Eigenschaften Bitter, kühl
Leitbahnen Herz, Leber
Sicherheitshinweis Toxisch

Chinesische therapeutische Wirkungen

Äußerliche Anwendung

Die topische Anwendung von *Qian Dan* (Minium) eliminiert Toxine, zerstreut Feuchtigkeit, fördert die Bildung von Gewebe und erleichtert die Heilung von Wunden und Ulzerationen. Zu den klinischen Anwendungsgebieten von *Qian Dan* gehören Wunden, Ulzerationen, Abszesse, Ekzeme, Körpergeruch und ähnliche feuchte Hautprobleme. *Qian Dan* darf bei allen unten aufgelisteten Beschwerden ausschließlich *äußerlich* angewendet werden:

- Wunden mit oder ohne Eiterbildung: jeweils 30 g *Qian Dan* und *E Jiao* (Asini Corii Colla) mischen und die Substanzen kochen, bis sie flüssig geworden sind.

- Chronische Ulzerationen mit Nekrosen des lokalen Gewebes: *Qian Dan* zusammen mit kalziniertem *Shi Gao* (Gypsum Fibrosum), *Qing Fen* (Calomelas) und *Bing Pian* (Borneolum) verwenden.
- Chronische, nicht-heilende Ulzerationen mit Eiter und Abszessen: mit kalziniertem *Shi Gao* (Gypsum Fibrosum), *Qing Fen* (Calomelas), *Long Gu* (Fossilia Ossis Mastodi), *Ru Xiang* (Olibanum) und *Mo Yao* (Myrrha) kombinieren.
- Körpergeruch: zusammen mit *Qing Fen* (Calomelas), *Huang Bo* (Phellodendri Cortex), *Huang Lian* (Coptidis Rhizoma) und *She Xiang* (Moschus) verwenden.
- Allgemeiner Juckreiz und Schmerzen: zu *Qing Fen* (Calomelas) und *Chuan Shan Jia* (Manitis Squama) hinzufügen.

Innerliche Anwendung

Die innerliche Einnahme von *Qian Dan* zerstreut wirkungsvoll Schleim, um Anfälle und Konvulsionen zu beenden. Traditionelle Rezepturen verwenden manchmal *Qian Dan* für die Behandlung von Anfällen, Konvulsionen, Epilepsie und Delirium. Wegen der Toxizität dieser Substanz sollte die innerliche Einnahme jedoch möglichst vermieden werden.

- Anfälle oder Epilepsie: Früher wurde *Qian Dan* zusammen mit *Chai Hu Jia Long Gu Mu Li Tang* (Bupleuri Radix, Fossilia Ossis Mastodi und Ostreae Concha Dekokt) eingesetzt.

Qian Dan wurde früher als innerliche Anwendung verwendet, um Toxine zu eliminieren und Parasiten abzutöten. Es wurde einzeln oder in Kombination mit anderen Arzneien eingesetzt.

20

- Malaria: *Qian Dan* wurde zusammen mit *Chang Shan* (Dichroae Radix), *Qing Hao* (Artemisiae Annuae Herba) und *Da Suan* (Alli Sativi Bulbus) angewendet.

Dosierung

0,3–0,6 g für den inneren Gebrauch. *Qian Dan* kann als Pille oder Pulver verwendet werden.

Sicherheitshinweise, Kontraindikationen

- *Qian Dan* ist kalt und toxisch und bei schwangeren Frauen oder in Fällen von Übelkeit und Erbrechen, die durch Kälte im Körper charakterisiert sind, kontraindiziert.
- *Qian Dan* ist toxisch, wenn es systemisch resorbiert wird. Daher kann eine Langzeitanwendung oder das großflächige Auftragen auf den Körper gefährlich sein.
- Die innerliche Anwendung von *Qian Dan* ist häufig toxisch. Daher darf es innerlich nur mit äußerster Vorsicht angewendet werden.
- Aufgrund der Toxizität dieser Substanz wird die orale Einnahme von *Qian Dan* selten empfohlen.

Überdosierung

Die orale Einnahme von *Qian Dan* ist für den Magen-Darm-Trakt, das Zentralnervensystem sowie für den Blutkreislauf und das Herz-Kreislauf-System toxisch. Eine akute Überdosierung mit *Qian Dan* ist durch Trockenheit von Mund und Rachen, Durst, Brennen und Schmerzen im oberen Ösophagus, einen metallischen Geschmack im Mund, Speichelfluss, Übelkeit, Erbrechen, starke Bauchschmerzen, Stuhlverstopfung oder Diarrhö sowie durch einen schwarzen Teerstuhl charakterisiert. In schweren Fällen kann es zum Schock kommen. Eine chronische Überdosierung mit *Qian Dan* ist im Frühstadium durch fehlende diagnostische Symptome gekennzeichnet. Im weiteren Verlauf treten folgende Symptome auf: Bauchschmerzen, Anämie, ZNS-Störungen, Gelenkschmerzen, Muskelspasmen und Krämpfe, Muskellähmung, dunkelviolette Verfärbung des Zahnfleischs, Appetitmangel, Spannungsgefühl und Schmerzen im Abdomen, leichte Schmerzlinderung auf Druck, Palpitationen, Kurzatmigkeit, Müdigkeit, Lebervergrößerung, Proteinurie und unregelmäßige Menstruation. Eine akute Vergiftung kann ab einer Dosis von 15 g *Qian Dan* auftreten. Chronische Vergiftungen sind nach der täglichen Einnahme von 2 mg dieses Minerals dokumentiert.[1]

Im Falle einer Überdosierung

Eine Überdosierung kann durch eine oder mehrere der folgenden Methoden behandelt werden:

- Dekokt mit *Hai Zao* (Sargassum) und *Kun Bu* (Eckloniae Thallus).
- Dekokt mit *Jin Qian Cao* (Lysimachiae Herba), *Ju Hua* (Chrysanthemi Flos) und *Gan Cao* (Glycyrrhizae Radix et Rhizoma).
- Einnahme von Eiweiß, Milch, Sojamilch oder *Lu Dou* (Phaseoli Radiati Semen).[2]

Chemische Zusammensetzung

Rotes Bleioxid (Pb_3O_4).[3]

Referenzen

1. *Xian Dai Zhong Yao Yao Li Xue* (Contemporary Pharmacology of Chinese Herbs), 1997; 1425
2. Ibid.
3. Ibid.

Qīng Fěn
Calomelas

輕粉 轻粉

Pinyin-Name *Qīng Fěn*
Wörtliche Übersetzung „Leichtes Pulver"
Andere chinesische Namen *Xiao Fen, Ni Fen*
Originalquelle *Ben Cao Shi Yi* (Auslassungen aus der [klassischen] Materia Medica) aus dem Jahr 741 von Chen Cang-Qi
Deutscher Name Quecksilberchlorid
Pharmazeutischer Name Calomelas
Eigenschaften Scharf, kalt
Leitbahnen Leber, Nieren
Sicherheitshinweis Toxisch

Chinesische therapeutische Wirkungen

Eliminiert Toxine

Ulzerationen, Syphilis, dermatologische Erkrankungen, Rosazea, Pickel: *Qing Fen* (Calomelas) wird eingesetzt, um dermatologische Erkrankungen zu behandeln, die durch Toxine verursacht werden wie z.B. Haut- und Gewebeulzerationen, Absonderung von Eiter sowie Infektionen. Es zerstreut Hitze, eliminiert Toxine und lindert Juckreiz. *Qing Fen* ist trocken, kräftig und extrem toxisch. Es wird am häufigsten für dermatologische Erkrankungen aufgrund von Hitze und Toxizität äußerlich in Pulverform verwendet.

- Haut- und Gewebeulzerationen: *Qing Fen* mit *Huang Bo* (Phellodendri Cortex) und kalziniertem *Shi Gao* (Gypsum Fibrosum) kombinieren. Alle Arzneidrogen werden fein pulverisiert, mit Wasser oder Sesamöl gemischt und äußerlich aufgetragen.
- Wunde Hautstellen: zusammen mit *Huang Lian* (Coptidis Rhizoma) und *Zhu Dan* (Porci Fel) äußerlich anwenden.
- Rosazea und Pickel: mit *Da Huang* (Rhei Radix et Rhizoma), *Liu-Huang*-(Sulfur-)Pulver, Sesamöl, Vaseline, Honig und kaltem Wasser mischen und äußerlich auftragen.
- Schanker: *Qing Fen* zusammen mit *Hu Tao Ren* (Juglandis Semen), *Huai Hua* (Sophorae Flos) und *Da Zao* (Jujubae Fructus) einnehmen. Diese Methode wird aufgrund der Toxizität von *Qing Fen* nicht mehr empfohlen.

Tötet Parasiten ab

Qing Fen behandelt als topische Anwendung effektiv den Befall mit Hautparasiten und hemmt das Wachstum von Dermatophyten. Es behandelt Krätze sowie Pilzinfektionen der Haut und lindert Juckreiz.

- Krätze: *Qing Fen* zusammen mit *Xiong Huang* (Realgar) und *Da Feng Zi* (Hydnocarpi Semen) äußerlich als Pulver verwenden.
- Allgemeine Pilzinfektionen: mit *Liu Huang* (Sulfur) und *Qian Dan* (Minium) kombinieren und äußerlich anwenden.
- Pilzinfektion mit starkem Juckreiz: zusammen mit *Lang Du* (Euphorbiae Fischerianae Radix), *Xi Xin* (Asari Radix et Rhizoma) und *Shui Yin* (Hydrargyrum) verwenden. Die Arzneidrogen werden fein pulverisiert, mit Bienenwachs gemischt und äußerlich angewendet.

Normalisiert Harnausscheidung und Stuhlgang

Die orale Einnahme von *Qing Fen* macht die Harnblase und den Darm durchgängig. Es behandelt Ödeme, Harnverhalt und Stuhlverstopfung und kann mit abführenden Arzneien verwendet werden, um innere Stagnationen zu zerstreuen.

- Milde Ödeme mit Schwierigkeiten beim Wasserlassen und beim Stuhlgang: *Qing Fen* einzeln verwenden.
- Mäßige Ödeme mit Schwierigkeiten beim Wasserlassen und beim Stuhlgang: zu *Da Ji* (Knoxiae Radix seu Euphorbiae Pekinensis Radix), *Yuan Hua* (Genkwa Flos) und *Qian Niu Zi* (Pharbitidis Semen) hinzufügen.
- Stark ausgeprägte Ödeme mit Schwierigkeiten beim Wasserlassen und beim Stuhlgang: Kombination mit *Da Ji* (Knoxiae Radix seu Euphorbiae Pekinensis Radix), *Yuan Hua* (Genkwa Flos), *Qian Niu Zi* (Pharbitidis Semen), *Qing Pi* (Citri Reticulatae Viride Pericarpium) und *Bing Lang* (Arecae Semen).
- Stuhlverstopfung: zusammen mit *Da Zao* (Jujubae Fructus) verwenden.

Dosierung

Qing Fen wird für die äußerliche Anwendung pulverisiert. Für den oralen Gebrauch beträgt die Dosis 0,06–0,15 g (60–150 mg); es sollte *nicht* öfter als zweimal täglich eingenommen werden. Der Gebrauch von *Qing Fen* im Dekokt ist kontraindiziert, da das Kochen die Toxizität erhöht.

Sicherheitshinweise, Kontraindikationen

- *Qing Fen* ist äußerst toxisch. Wird es innerlich verwendet, muss es mit äußerster Vorsicht verschrieben werden. Es ist während der Schwangerschaft und bei Patienten mit einer Mangel-Konstitution kontraindiziert.
- *Qing Fen* kann bei Ödemen im Zusammenhang mit Herz-Kreislauf-Erkrankungen eingesetzt werden. Bei Ödemen oder Aszites aufgrund von Nieren- oder Lebererkrankungen ist es jedoch kontraindiziert.
- Da Berichte über Kontaktdermatitis vorliegen, sollte *Qing Fen* mit Vorsicht bei Patienten mit hypersensitiver Haut verwendet werden.
- Hitze steigert die Toxizität von *Qing Fen*. Deshalb muss dieses Mineral mit Vorsicht gehandhabt werden. Bei der Herstellung eines topischen Präparats sollte *Qing Fen* ganz zum Schluss hinzugefügt werden, nachdem das Wasser oder das Bienenwachs bis auf Raumtemperatur abgekühlt ist. Das Vermischen von *Qing Fen* mit einer heißen Substanz erhöht das Risiko einer Kontaktallergie.

20

Überdosierung

Eine Überdosierung von *Qing Fen* ist durch erosive Gastritis, einen metallischen Geschmack im Mund, Rötungen und Schwellungen der Mundhöhle, Durst, Übelkeit, Erbrechen, Bluterbrechen, Hämaturie, verringertes Harnvolumen oder Atmenbeschwerden charakterisiert. In schweren Fällen kann es zu einer Nekrose des Nierengewebes kommen.

Im Falle einer Überdosierung

Eine Überdosierung kann durch die Aufnahme von Milch oder Eiweiß behandelt werden, um die Resorption von *Qing Fen* zu verringern. Sie kann außerdem mit einem Dekokt mit *Jin Yin Hua* (Lonicerae Flos), *Lu Dou* (Phaseoli Radiati Semen), *Gan Cao* (Glycyrrhizae Radix et Rhizoma) und *Tu Fu Ling* (Smilacis Glabrae Rhizoma) behandelt werden.

Chemische Zusammensetzung

Quecksilberchlorid (Hg_2Cl_2) 99,6%.[1]

Pharmakologische Wirkungen

- **Antibiotisch**: *Qing Fen* hat eine hemmende Wirkung auf verschiedene pathogene Bakterien und Pilze.[2]
- **Gastrointestinal**: Nach der oralen Einnahme verbindet sich *Qing Fen* mit der Gallenflüssigkeit, wodurch bivalente Quecksilberionen entstehen, die den normalen Abbau und die normale Verdauung der Nahrung im Darm behindern, was zu einer erhöhten Ausscheidung von Elektrolyten, Wasser und Galle führt. Daher treten nach der Einnahme dieser Substanz in der Regel Diarrhö und ein grün verfärbter Stuhl auf.[3]
- **Harnausscheidung**: Eine systemische Resorption von bivalenten Quecksilberionen beeinträchtigt die Rückresorption von Wasser in den Nieren, was zu vermehrter Harnausscheidung und Diurese führt.[4]

Klinische und wissenschaftliche Studien

Körpergeruch: Einem Bericht zufolge wurde bei 100 Patienten mit Körpergeruch *Qing Fen* und *Hua Shi* (Talcum) mit guten Ergebnissen äußerlich auf den Unterarm appliziert.[5]

Toxikologie

Die LD_{50} für *Qing Fen* beträgt bei Mäusen 410 mg/kg, bei Ratten 1740 mg/kg.[6]

Referenzen

1. *Zhong Yao Xue* (Chinese Herbology), 1998; 925–927
2. *Chang Yong Zhong Yao Xian Dai Yan Jiu Yu Lin Chuan* (Recent Study and Clinical Application of Common Traditional Chinese Medicine), 1995; 699:701
3. *Zhong Yao Xue* (Chinese Herbology), 1998; 925:928
4. Ibid.
5. *Zhong Cheng Yao Yan Jiu* (Research of Chinese Patent Medicine), 1982; 7:45
6. *Zhong Yao Xue* (Chinese Herbology), 1998; 925:928

Shé Chuáng Zǐ

Cnidii Fructus

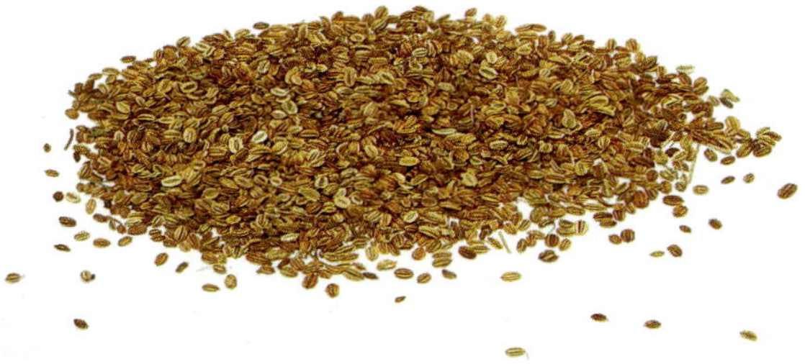

蛇床子

Pinyin-Name *Shé Chuáng Zǐ*
Wörtliche Übersetzung „Samen des Schlangenbettes"
Andere chinesische Namen *She Chuang Shi*
Originalquelle *Shen Nong Ben Cao Jing* (Die Materia Medica des göttlichen Landmannes), vermutlich Östliche Han-Dynastie
Deutscher Name Brenndoldenfrucht
Botanischer Name *Cnidium monnieri* (L.) Cusson (*She Chuan*)
Pharmazeutischer Name Cnidii Fructus
Eigenschaften Scharf, bitter, warm
Leitbahnen Nieren

Chinesische therapeutische Wirkungen

Trocknet Feuchtigkeit, tötet Parasiten ab und stoppt Juckreiz

Zu den klinischen Manifestationen gehört Feuchtigkeit-Akkumulation im unteren Körperabschnitt, die sich in nässenden, juckenden Hautläsionen v.a. im Genitalbereich und an den Zehen manifestiert. Weitere Hauterkrankungen sind Ekzeme (Skrotum, Genitalbereich, Füße, Anus), Trichomoniasis, genitaler Juckreiz oder Vaginalausfluss bei Frauen aufgrund von Vaginitis, Hämorrhoiden, Krätze und Dermatomykose. *She Chuang Zi* (Cnidii Fructus) ist warm und eignet sich besonders für die Behandlung dermatologischer Erkrankungen, die durch Wind und Kälte verursacht werden. Bei Läsionen aufgrund von Hitze oder Feuchtigkeit sollten Hitze klärende und Feuchtigkeit trocknende Arzneien hinzugefügt werden. *She Chuang Zi* wird sowohl innerlich als auch äußerlich verwendet. Es trocknet Feuchtigkeit und zerstreut wirkungsvoll Wind, um Juckreiz zu lindern.

- Genitaler Juckreiz: *She Chuang Zi* zusammen mit *Hua Jiao* (Zanthoxyli Pericarpium), *Bai Bu* (Stemonae Radix), *Bai Fan* (Alumen) und *Ku Shen* (Sophorae Flavescentis Radix) lokal als Waschung anwenden. Täglich ein 10- bis 15-minütiges Sitzbad durchführen, um die betroffene Stelle zu behandeln. Für die innerliche Anwendung *She Chuang Zi* zusammen mit *Long Dan Xie Gan Tang* (Gentianae Radix Dekokt, das die Leber entlastet) einnehmen.
- Geschwollenes, schmerzhaftes Skrotum: pulverisiertes *She Chuang Zi* mit Eigelb vermischen und äußerlich auftragen.
- Schmerzende Hämorrhoiden: *She Chuang Zi* einzeln als Waschung oder Sitzbad verwenden.
- Krätze: *She Chuang Zi* einzeln als Sitzbad anwenden.
- Nässende, juckende Hautläsionen: zusammen mit *Bai Fan* (Alumen), *Liu Huang* (Sulfur) und *Xiong Huang* (Realgar) verwenden.
- Fleckige, juckende Läsionen: pulverisiertes *She Chuang Zi* mit Sesamöl mischen und äußerlich auftragen.

Zerstreut Kälte und vertreibt Wind

Trüber weißer Vaginalausfluss: Diese Störung wird häufig durch einen Mangel-Zustand von Milz, Nieren, *Ren Mai* (Konzeptionsgefäß) und *Chong Mai* (Durchdringungsgefäß) verursacht.

- Vaginalausfluss: pulverisiertes *She Chuang Zi* als vaginales Zäpfchen verwenden, das mit *Bai Fan* (Alumen) kombiniert werden kann. Für die innerliche Anwendung zusammen mit *Sha Yuan Zi* (Astragali Complanati Semen), *Shan Zhu Yu* (Corni Fructus), *Hai Piao Xiao* (Sepiae Endoconcha) und *Lu Rong* (Cervi Pantotrichum Cornu) einnehmen.

Unterer Rücken: *She Chuang Zi* behandelt wirkungsvoll Schmerzen im unteren Rücken, die durch Wind-Feuchte-Kälte und Nieren-*Yang*-Mangel verursacht werden.

- Schmerzen im unteren Rücken: *She Chuang Zi* zusammen mit *Sang Ji Sheng* (Taxilli Herba), *Du Zhong* (Eucommiae Cortex), *Gou Ji* (Cibotii Rhizoma) und *Du Huo* (Angelicae Pubescentis Radix) verwenden.

Wärmt die Nieren und stärkt das Yang

Impotenz und Infertilität: *She Chuang Zi* behandelt wirkungsvoll Impotenz sowie Infertitlität bei Männern und Frauen aufgrund von Nieren-*Yang*-Mangel.

- Impotenz oder Infertilität: *She Chuang Zi* zusammen mit *Yin Yang Huo* (Epimedii Herba), *Tu Si Zi* (Cuscutae Semen), *Wu Wei Zi* (Schisandrae Fructus) und *Du Zhong* (Eucommiae Cortex) kombinieren. Mit Alkohol und Honig einnehmen.

Dosierung

15–30 g mit Wasser oder Öl mischen, wenn *She Chuang Zi* äußerlich als Waschung oder Sitzbad angewendet wird. Bei oraler Anwendung 3–9 g im Dekokt, als Pille oder Pulver einnehmen.

Sicherheitshinweise, Kontraindikationen

Die Verwendung von *She Chuang Zi* ist bei Nieren-*Yin*-Mangel mit Hitze-Zeichen, bei Fülle-Hitze oder bei Feuchte-Hitze im Unteren *Jiao* (Unterer Erwärmer) kontraindiziert.

Chemische Zusammensetzung

L-Pinen, L-Camphen, Bornylacetat, Borylosovalerat, Osthol, Bergapten, β-Eudesmol, Columbianetin, Columbianadin, Archangelicin, Edultin, Isopimpinellin, O-Isovalerylcolumbianetin, Anthotoxol.[1]

Pharmakologische Wirkungen

- **Endokrinologisch**: Die tägliche subkutane Injektion eines Alkoholextrakts von *She Chuang Zi* für die Dauer von 32 Tagen verlängerte bei Mäusen die Latenzzeit und verkürzte die Brunstphase. Zusätzlich kam es bei Mäusen zu einer Gewichtszunahme des Uterus, der Eierstöcke und der Hoden.[2]
- **Antibiotisch**: *She Chuang Zi* hat eine hemmende Wirkung auf *Trichomonas vaginalis* und Dermatophyten.[3]

20

Klinische und wissenschaftliche Studien

- **Infektion mit Trichomonas vaginalis**: Patientinnen mit trichomonadenbedingter Vaginitis wurden mit großem Erfolg mit Vaginalwaschungen und Vaginalzäpfchen auf der Basis von *She Chuang Zi* behandelt. Laut Behandlungsprotokoll wurden zuerst 500 ml einer 10-prozentigen Lösung als Vaginalwaschung verwendet und danach zwei Vaginalzäpfchen (0,5 g pro Zäpfchen) eingeführt. Ein Behandlungszyklus dauerte fünf bis sieben Tage bei einer Behandlungsdauer von insgesamt zwei Monaten.[4]
- **Akute Ekzeme oder Dermatitis**: In einer Studie wurden 280 Patienten mit akuten Ekzemen und 100 Patienten mit akuter Dermatitis erfolgreich äußerlich mit einer Arzneilösung behandelt. Für die Herstellung der Lösung wurden 60 g *She Chuang Zi* als Einzelarznei oder die Kombination von jeweils 15 g *She Chuang Zi*, *Fang Feng* (Saposhnikoviae Radix), *Jing Jie* (Schizonepetae Herba) und *Dang Shen* (Codonopsis Radix) gekocht.[5]
- **Juckreiz**: Die zweimal tägliche intramuskuläre Injektion von *She Chuang Zi* und *Cang Er Cao* (Xanthii Herba) für die Dauer von 10 bis 15 Tagen pro Behandlungszyklus war bei der Behandlung von 607 Patienten mit starkem Juckreiz der Haut in 83,6% der Fälle erfolgreich.[6]
- **Pilzinfektion**: Eine Arzneizubereitung wurde erfolgreich als topische Behandlung von 28 Patienten mit Hautpilzinfektionen eingesetzt. Die Zubereitung wurde durch Mischen von 500 g *She Chuang Zi*, 250 g *Qing Dai* (Indigo Naturalis), 50 g Fischleberöl und Vaseline hergestellt und zwei- bis viermal täglich für die Dauer von zwei Monaten angewendet.[7]

Referenzen

1. *Xian Dai Zhong Yao Yao Li Xue* (Contemporary Pharmacology of Chinese Herbs), 1997; 1282
2. *Zhong Yao Da Ci Dian* (Dictionary of Chinese Herbs), 1977; 2121
3. *Zhong Yao Xue* (Chinese Herbology), 1998; 969:972
4. *Zhong Yi Za Zhi* (Journal of Chinese Medicine), 1956; 5:250
5. *Wu Han Xin Yi Yao* (Wuhan New Medicine and Herbology), 1972; 1:36
6. *Lin Chuang Pi Fu Ke Za Zhi* (Journal of Clinical Dermatology), 1983; 1:15
7. *Zhong Guo Yi Yuan Yao Xue Za Zhi* (Chinese Hospital Journal of Herbology), 1988; 8:379

Sī Guā Luò

Luffae Fructus Retinervus

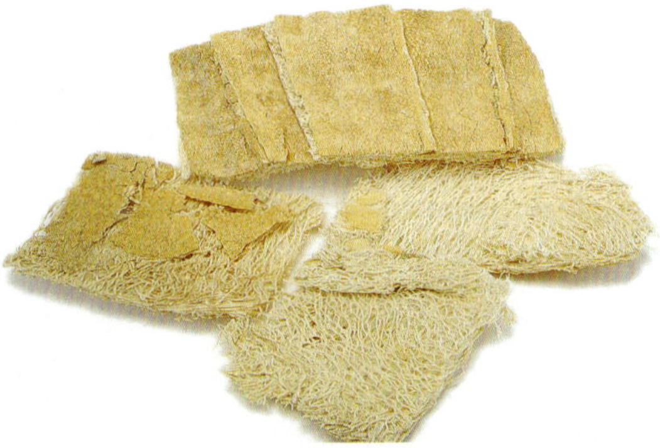

絲瓜絡 丝瓜络

Pinyin-Name *Sī Guā Luò*
Wörtliche Übersetzung „Netz eines Kürbis"

Originalquelle *Ben Cao Meng Quan* (Enthüllung der Materia Medica) aus dem Jahr 1565 von Chen Jia-Mo
Deutscher Name Schwammkürbis
Botanischer Name *Luffa cylindrica* (L.) Roem. (*Si Gua*)
Pharmazeutischer Name Luffae Fructus Retinervus
Eigenschaften Süß, neutral
Leitbahnen Lunge, Magen, Leber

Chinesische therapeutische Wirkungen

Eliminiert Toxine, löst Schleim auf

Toxisch Schwellungen, Wunden, Abszesse und Läsionen: *Si Gua Luo* (Luffae Fructus Retinervus) behandelt Akkumulation von Toxinen und Schleim, indem es Hitze klärt und Schwellungen reduziert. *Si Gua Luo* wird in der Regel in kalzinierter Form einzeln oder mit Getreideschnaps verwendet.

- Brustabszesse: kalziniertes *Si Gua Luo* zusammen mit *Jin Yin Hua* (Lonicerae Flos), *Lian Qiao* (Forsythiae Fructus), *Pu Gong Ying* (Taraxaci Herba) und *Zi Hua Di Ding* (Violae Herba) verwenden. *Si Gua Luo* wird auch mit Sesamöl gemischt und äußerlich aufgetragen.

Öffnet die peripheren Leitbahnen und Kollateralen und vertreibt Wind

Bi Zheng (schmerzhaftes Blockade-Syndrom), Steifigkeit, Anspannung der Sehnen: *Si Gua Luo* vertreibt Wind und Feuchtigkeit aus den peripheren Leitbahnen und Kollateralen, um Schmerzen, Krämpfe und Spasmen zu lindern. Es lindert außerdem Schmerzen in der Brust und im Hypochondrium, indem es Stagnation von Schleim, *Qi* oder Blut auflöst. Da diese Arzneidroge neutral bis kühl ist, eignet sie sich besonders für *Bi Zheng* aufgrund von Hitze.

- *Bi Zheng* (schmerzhaftes Blockade-Syndrom): *Si Gua Luo* zusammen mit *Sang Zhi* (Mori Ramulus), *Luo Shi Teng* (Trachelospermi Caulis), *Qin Jiao* (Gentianae Macrophyllae Radix) und *Hai Feng Teng* (Piperis Kadsurae Caulis) verwenden.
- Schmerzen aufgrund von *Qi*- und Blut-Stagnation: zusammen mit *Gua Lou Pi* (Trichosanthis Pericarpium), *Zhi Qiao* (Aurantii Fructus), *Yu Jin* (Curcumae Radix), *Chai Hu* (Bupleuri Radix) und *Chuan Xiong* (Chuanxiong Rhizoma) verwenden.
- Schmerzen aufgrund von Schleim-Stagnation: zu *Gua Lou* (Trichosanthis Fructus), *Xie Bai* (Allii Macrostemi Bulbus), *Ban Xia* (Pinelliae Rhizoma), *Bei Mu* (Fritillariae Bulbus) und *Qing Pi* (Citri Reticulatae Viride Pericarpium) hinzufügen.

Öffnet die peripheren Leitbahnen und Kollateralen in der Brust

Spannungsgefühl in der Brust, Brustempfindlichkeit, unzureichende Milchbildung oder Blockaden: *Si Gua Luo* fördert die Laktation, behandelt Laktationsstörungen und lindert Spannungsgefühl und Schmerzen in der Brust. Abhängig vom vorliegenden Ungleichgewicht sollten angemessene Arzneien anderer Kategorien hinzugefügt werden, da *Si Gua Luo* als Einzelarznei zu mild ist.

- Unterstützung der Laktation: *Si Gua Luo* zusammen mit *Chuan Shan Jia* (Manitis Squama), *Wang Bu Liu Xing* (Vaccariae Semen) und *Lu Lu Tong* (Liquidambaris Fructus) verwenden.
- Fehlende Milchbildung aufgrund von *Qi*-Mangel: Kombination mit *Dang Shen* (Codonopsis Radix) und *Huang Qi* (Astragali Radix).
- Fehlende Milchbildung aufgrund von Blut-Mangel: zu *Shu Di Huang* (Rehmanniae Radix Praeparata) und *Dang Gui* (Angelicae Sinensis Radix) hinzufügen.
- Spannungsgefühl und Schmerzen in der Brust aufgrund von Leber-*Qi*-Stagnation: zusammen mit *Chai Hu* (Bupleuri Radix) und *Xiang Fu* (Cyperi Rhizoma) verwenden.
- Schwellungen und Brennen in der Brust: *Si Gua Luo* zusammen mit *Pu Gong Ying* (Taraxaci Herba), *Jin Yin Hua* (Lonicerae Flos) und *Tian Dong* (Asparagi Radix) einnehmen.

Löst Schleim auf

Husten mit reichlich Schleim und Brustschmerzen: *Si Gua Luo* behandelt Husten, Brustenge und Schmerzen in der Brust, die durch Schleim-Obstruktion in der Brust verursacht werden. Da seine Funktion sehr mild ist, muss es mit anderen Arzneien kombiniert werden, um Hitze zu klären und Schleim zu eliminieren.

- Husten mit Auswurf aufgrund von Lungen-Hitze: *Si Gua Luo* mit *Gua Lou* (Trichosanthis Fructus), *Sang Bai Pi* (Mori Cortex), *Bei Mu* (Fritillariae Bulbus) und *Qian Hu* (Peucedani Radix) kombinieren.
- Husten mit Auswurf als Folge einer äußeren Erkrankung: zu *Niu Bang Zi* (Arctii Fructus), *Sang Ye* (Mori Folium), *Qian Hu* (Peucedani Radix) und *Ku Xing Ren* (Armeniacae Semen) hinzufügen.
- Husten aufgrund von Kälte: zusammen mit *Ku Xing Ren* (Armeniacae Semen), *Kuan Dong Hua* (Farfarae Flos), *Zi Wan* (Asteris Radix et Rhizoma) und *Bai Bu* (Stemonae Radix) verwenden.

Stoppt Blutungen

Zu Asche verkohltes *Si Gua Luo* stoppt Blutungen wie Hämatochezie oder starke Menstruationsblutungen.

Dosierung

Für die innere Anwendung 10–15 g im Dekokt oder als Pulver. *Si Gua Luo* wird in der Regel innerlich und äußerlich in kalzinierter Form verwendet.

Chemische Zusammensetzung

Xylan, Mannan, Galactan.[1]

Pharmakologische Wirkungen

- **Hepatoprotektiv**: Die Verabreichung von *Si Gua Luo* schützt bei Ratten die Leber vor Tetrachlorkohlenstoff-induzierten Schäden.[2]
- **Weitere Wirkungen**: *Si Gua Luo* hat leichte herzstärkende und diuretische Eigenschaften.[3]

Toxikologie

Die orale Verabreichung von *Si Gua Luo* an Tiere in einer 100-facher höheren Dosierung als die therapeutische Dosis für den Menschen für die Dauer von zehn Tagen zeigte keine signifikanten Veränderungen in Gehirn, Herz, Leber, Nieren und anderen inneren Organen. Der Gebrauch dieser Arznei gilt als sehr sicher, mit wenig oder keiner Toxizität.[4]

Referenzen

1. *Xian Dai Zhong Yao Yao Li Xue* (Contemporary Pharmacology of Chinese Herbs), 1997; 442
2. *Zhong Yao Yao Li Du Li Yu Lin Chuang* (Pharmacology, Toxicology und Clinical Applications of Chinese Herbs), 1992:58
3. Ibid.
4. Ibid.

Wǎ Lèng Zǐ

Arcae Concha

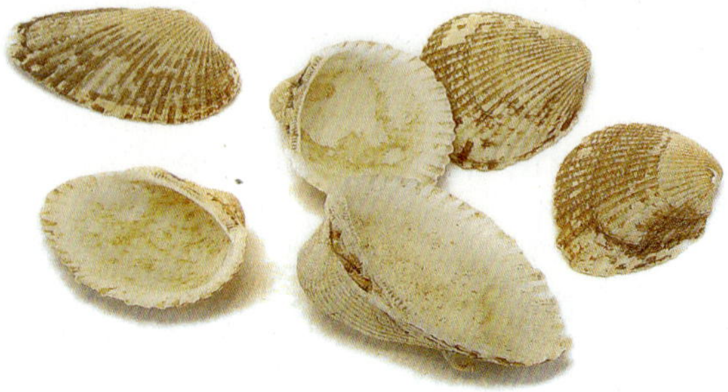

瓦楞子

Pinyin-Name *Wǎ Lèng Zǐ*
Originalquelle *Ben Cao Shi Yi* (Auslassungen aus der [klassischen] Materia Medica) aus dem Jahr 741 von Chen Cang-Qi
Deutscher Name Arca-Muschel
Zoologischer Name *Arca subcrenata* Lischke (*Mao Han*); *Arca granosa* Linnaeus (*Ni Han*); *Arca inflata* Reeve (*Gui Han*)
Pharmazeutischer Name Arcae Concha
Eigenschaften Salzig, neutral
Leitbahnen Leber, Magen, Lunge

Chinesische therapeutische Wirkungen

Löst Schleim und Stagnationen auf, erweicht Verhärtungen, zerstreut Knoten

Verschiebliche und nicht-verschiebliche Geschwülste, die durch Akkumulation von Qi, Blut oder Schleim charakterisiert sind: Zu den klinischen Anwendungsgebieten von *Wa Leng Zi* (Arcae Concha) gehören Skrofulose, Kropf, abdominale Geschwülste, Hepatomegalie und Splenomegalie. Es behandelt außerdem chronischen, hartnäckigen Schleim, z.B. bei chronischem Husten. Die Wirkung von *Wa Leng Zi* als Einzelarznei ist mild. Daher wird es in der Regel mit anderen Arzneien kombiniert, um eine maximale Wirkung zu erreichen. *Wa Leng Zi* wird außerdem erfolgreich bei der Behandlung von Kropf aufgrund von Leber-*Qi*-Stagnation sowie bei unsachgemäßer Nahrungsaufnahme eingesetzt.

- Skrofulose aufgrund von Schleim und Feuer: *Wa Leng Zi* zusammen mit *Bei Mu* (Fritillariae Bulbus), *Xia Ku Cao* (Prunellae Spica) und *Lian Qiao* (Forsythiae Fructus) verwenden.
- Kropf aufgrund von Blut- und Schleim-Akkumulation: mit *Hai Zao* (Sargassum), *Kun Bu* (Eckloniae Thallus) und *Hai Dai* (Laminariae Thallus) kombinieren.
- Verschiebliche oder nicht-verschiebliche Geschwülste, die durch *Qi*-, Blut- und Schleim-Akkumulation gekennzeichnet sind: zusammen mit *E Zhu* (Curcumae Rhizoma), *San Leng* (Sparganii Rhizoma), *Bie Jia* (Trionycis Carapax) und *Dan Shen* (Salviae Miltiorrhizae Radix et Rhizoma) verwenden. Diese Arzneien werden auch bei Hepatomegalie, Splenomegalie und Tumoren des Magen-Darm-Trakts eingesetzt.
- Chronischer Husten und Schleim: zu *Bei Mu* (Fritillariae Bulbus), *Zi Wan* (Asteris Radix et Rhizoma), *Kuan Dong Hua* (Farfarae Flos) und *Fu Hai Shi* (Pumice) hinzufügen.

Kontrolliert die Magensäure, lindert Schmerzen

Magenschmerzen mit Säurereflux: Mit Essig verarbeitetes *Wa Leng Zi* stoppt wirksam die Sekretion von Magensäure und lindert Schmerzen. Es behandelt Säurereflux sowie Magen- und Zwölffingerdarmgeschwüre.

- Säurereflux: *Wa Leng Zi* zusammen mit *Hai Piao Xiao* (Sepiae Endoconcha) und *Chen Pi* (Citri Reticulatae Pericarpium) verwenden.
- Magen- und Zwölffingerdarmgeschwüre: je nach Differentialdiagnose mit anderen Arzneien kombinieren.

Reguliert die Qi- und Blutzirkulation, lindert Schmerzen

Wa Leng Zi behandelt Menstruationsschmerzen, die durch *Qi*- und Blut-Stagnation verursacht werden.

- Menstruationsschmerzen: *Wa Leng Zi* zusammen mit *Xiang Fu* (Cyperi Rhizoma), *Tao Ren* (Persicae Semen), *Mu Dan Pi* (Moutan Cortex) und *Dang Gui* (Angelicae Sinensis Radix) verwenden.

Dosierung

10–30 g im Dekokt, 1–3 g als Pulver oder in Pillenform. *Wa Leng Zi* sollte lange gekocht werden, um die maximale Extraktion der aktiven Bestandteile zu gewährleisten. Frisches *Wa Leng Zi* zerstreut effektiv Knoten und erweicht Verhärtungen. Mit Essig behandeltes *Wa Leng Zi* stoppt wirksamer die Sekretion von Magensäure und lindert Schmerzen.

Chemische Zusammensetzung

Calciumcarbonat, Magnesium, Eisen, Natriumphosphat.[1]

Klinische und wissenschaftliche Studien

Ulcus pepticum: Die Behandlung von Patienten mit Magen- oder Zwölffingerdarmgeschwüren mit einer Arzneirezeptur führte zu signifikanten Besserungen. Die Rezeptur (in Pulverform) enthielt fünf Teile kalziniertes *Wa Leng Zi* und einen Teil *Gan Cao* (Glycyrrhizae Radix et Rhizoma). Die Patienten erhielten dreimal täglich vor den Mahlzeiten 10 g Pulver. Patienten mit rhythmischen Schmerzzyklen erhielten 20 Minuten vor der nächsten „Schmerzattacke" 20 g Pulver. Die Dauer der Behandlung betrug 20 bis 56 Tage. Von 124 Patienten wurden 59 vollständig geheilt, 48 Patienten berichteten von einer Besserung, 17 Patienten sprachen nicht auf die Behandlung an. Die Gesamtwirksamkeitsrate betrug 89,12%.[2]

Referenzen

1. *Xian Dai Zhong Yao Yao Li Xue* (Contemporary Pharmacology of Chinese Herbs), 1997
2. *Liao Ning Yi Yao* (Liaoning Medicine and Herbology), 1971; 3:25

Wú Míng Yì

Pyrolusitum

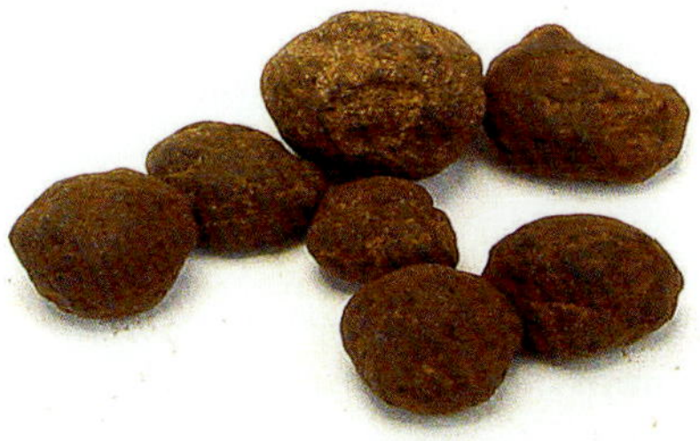

無名異 无名异

Pinyin-Name *Wú Míng Yì*
Originalquelle *Shen Nong Ben Cao Jing* (Die Materia Medica des göttlichen Landmannes), vermutlich Östliche Han-Dynastie
Deutscher Name Pyrolusit, Braunstein
Pharmazeutischer Name Pyrolusitum
Eigenschaften Süß, neutral
Leitbahnen Leber, Nieren

Chinesische therapeutische Wirkungen

Reduziert Schwellungen und Schmerzen, stoppt Blutungen, fördert die Gewebebildung

Wu Ming Yi (Pyrolusitum) wird in der Regel für die Behandlung unterschiedlicher traumatischer und äußerer Verletzungen verwendet. Zu den klinischen Indikationen gehören Traumata, Knochenbrüche, Wunden, Hämatome, Blutungen, Schwellungen, Entzündungen und Infektionen.

- Trauma mit Schmerzen und Entzündung: *Wu Ming Yi* äußerlich auftragen.
- Knochenbrüche: zusammen mit *Ru Xiang* (Olibanum) und *Mo Yao* (Myrrha) verwenden.

Dosierung

6–15 g.

Chemische Zusammensetzung

MnO_2.

Xióng Huáng

Realgar

雄黃 雄黄

Pinyin-Name *Xióng Huáng*
Wörtliche Übersetzung „Männliches Gelb"
Andere chinesische Namen *Ming Xiong Huang, Xiong Jing, Yao Huang*
Originalquelle *Shen Nong Ben Cao Jing* (Die Materia Medica des göttlichen Landmannes), vermutlich Östliche Han-Dynastie
Deutscher Name Realgar, Rubinschwefel
Pharmazeutischer Name Realgar
Eigenschaften Scharf, bitter, warm
Leitbahnen Herz, Leber, Nieren
Sicherheitshinweis Toxisch

Chinesische therapeutische Wirkungen

Eliminiert Toxine, trocknet Feuchtigkeit

Wunden und Geschwüre: *Xiong Huang* (Realgar) wird verwendet, um Läsionen zu behandeln, die durch Schwellungen, Abszesse und Ulzerationen gekennzeichnet sind. Es wird innerlich und äußerlich, als Einzelarznei oder in Kombination mit anderen Arzneien angewendet.

- Wunden mit Rötung, Schwellung, Juckreiz und Schmerzen: *Xiong Huang* mit *Bai Fan* (Alumen) mischen und das Pulver äußerlich auftragen.
- Abszesse und stark eiternde Läsionen: zusammen mit *She Xiang* (Moschus), *Ru Xiang* (Olibanum) und *Mo Yao* (Myrrha) verwenden.
- Toxische Wunden und Schwellungen: den Eiter drainieren und dann das Pulver äußerlich auftragen.

Pilzinfektion: *Xiong Huang* behandelt als topische Anwendung wirkungsvoll Pilzinfektionen.

- Pilzinfektion: *Xiong Huang* mit *Huang Lian* (Coptidis Rhizoma) mischen und äußerlich auftragen.

Insektenstiche oder Tierbisse: *Xiong Huang* eignet sich für die Behandlung von Insektenstichen und Tierbissen. Milde Fälle werden nur äußerlich, schwere Fälle werden sowohl äußerlich als auch innerlich behandelt.

- Insektenstiche und Schlangenbisse: *Xiong Huang* zusammen mit *Wu Ling Zhi* (Trogopterori Faeces) und Getreideschnaps anwenden. Das Pulver kann äußerlich aufgetragen oder innerlich eingenommen werden.
- Tollwut: in Getreideschnaps mit *Xi Xin* (Asari Radix et Rhizoma), *Bi Bo* (Piperis Longi Fructus) und *She Xiang* (Moschus) kombinieren.

Syphilitischer Schanker

- Syphilitischer Schanker: *Xiong Huang* mit *Ku Xing Ren* (Armeniacae Semen), *Qing Fen* (Calomelas) und *Zhu Dan* (Porci Fel) mischen und äußerlich auftragen.

Tötet Parasiten ab

Durch die orale Einnahme von *Xiong Huang* werden unterschiedliche Parasiten wirksam abgetötet. *Xiong Huang* behandelt außerdem Bauchschmerzen, die durch eine Akkumulation von Parasiten verursacht werden.

- Darmparasiten mit Bauchschmerzen: *Xiong Huang* mit verarbeitetem *Ba Dou* (Crotonis Semen), *Ku Lian Pi*

(Meliae Cortex), *Bing Lang* (Arecae Semen) und *Gan Qi* (Toxicodendri Resina) verwenden.

- Zerebrale Zystizerkose: *Xiong Huang* mit *Gan Qi* (Toxicodendri Resina), *Chuan Shan Jia* (Manitis Squama) und *Lei Wan* (Omphalia) kombinieren.

Eliminiert Schleim, behandelt Malaria und besänftigt Wind

Xiong Huang eliminiert Schleim, um Erkrankungen wie Asthma, Malaria, Krämpfe und Tetanus zu behandeln. Es wird in der Regel für eine synergistische Wirkung innerlich in einer Arzneirezeptur angewendet.

- Asthma: *Xiong Huang* dreimal täglich als Einzelarznei mit warmem Wasser einnehmen.
- Malaria: Kombination mit *Shan Ci Gu* (Cremastrae seu Pleiones Pseudobulbus), *Zhu Sha* (Cinnabaris) und *Qian Jin Zi* (Euphorbiae Semen).
- Krämpfe, Epilepsie und Konvulsionen: zusammen mit *Zhu Sha* (Cinnabaris) verwenden.
- Tetanus: *Xiong Huang* mit *Fang Feng* (Saposhnikoviae Radix) und *Zhi Cao Wu* (Aconiti Kusnezoffii Radix Praeparata) mit warmem Getreideschnaps anwenden.

Xiong Huang wird neuerdings bei der Behandlung von Tumorerkrankungen eingesetzt. Es wird in der Regel zusammen mit anderen Arzneidrogen innerlich angewendet oder äußerlich aufgetragen. Es kommt v.a. bei der Behandlung von Haut- oder Zervixkarzinomen zum Einsatz.

Dosierung

0,15–0,3 g für den innerlichen Gebrauch in Form von Pillen.

Sicherheitshinweise, Kontraindikationen

- *Xiong Huang* ist bei *Yin*-Mangel und Blut-Mangel sowie während der Schwangerschaft kontraindiziert.
- *Xiong Huang* ist toxisch. Daher ist es nicht für eine Langzeitanwendung oder für eine großflächige Anwendung geeignet.
- *Xiong Huang* sollte *nicht* im Dekokt verwendet oder mit heißem Wasser gemischt werden. Wird es Hitze ausgesetzt, bildet sich extrem toxisisches As_2S_2.

Überdosierung

Eine akute Überdosierung ist durch starkes Erbrechen und Diarrhö gekennzeichnet. Eine chronische Überdosierung zeigt sich in Appetitmangel, Müdigkeit, verlangsamten Reaktionen, Haarausfall, verschwommenem Sehen, Benommenheit, Ruhelosigkeit, Reizbarkeit, Gefühllosigkeit der Extremitäten und Beinschmerzen.[1]

Im Falle einer Überdosierung

Eine leichte Überdosierung kann mit einem Dekokt behandelt werden, das *Gan Cao* (Glycyrrhizae Radix et Rhizoma) und *Lu Dou* (Phaseoli Radiati Semen) enthält. Patienten mit einer schweren Überdosierung müssen sofort in ein Krankenhaus eingewiesen werden.[2]

Chemische Zusammensetzung

Arsensulfid (AsS oder As_2S_2).[3]

Pharmakologische Wirkungen

Antibiotisch: *Xiong Huang* hat eine hemmende Wirkung auf verschiedene pathogene Bakterien und Dermatophyten.[4]

Klinische und wissenschaftliche Studien

- **Malaria**: Chronische Malaria wurde bei 29 Patienten erfolgreich mit einer Arzneirezeptur behandelt, die 0,3 g *Xiong Huang* und 2 g *Liu Yi San* (Sechs zu Eins Pulver) enthielt. Das Pulver wurde in zwei Dosen aufgeteilt, die erste Dosis wurde zwei Stunden vor dem Ausbruch, die andere Dosis zwei bis sechs Stunden später eingenommen.[5]
- **Madenwürmerbefall**: In einer klinischen Studie wurden 240 Patienten mit Madenwurminfektionen mit einer Arzneirezeptur behandelt. 203 Patienten wurden vollständig gesund. Die Rezeptur enthielt *Xiong Huang* 6 g, *Shi Jun Zi* (Quisqualis Fructus) 6 g, *Gan Cao* (Glycyrrhizae Radix et Rhizoma) 3 g, *Ku Xing Ren* (Armeniacae Semen) 3 g, *Yu Jin* (Curcumae Radix) 3 g und *Ba Dou* (Crotonis Semen) 2 g. Alle Arzneidrogen wurden pulverisiert und mit Honig gemischt. Aus der Mischung wurden 48 Pillen geformt. Laut Behandlungsprotokoll nahmen Kinder im Alter zwischen sechs Monaten und einem Jahr zwei Pillen ein, Kinder zwischen einem und zwei Jahren vier Pillen und Kinder zwischen zwei und drei Jahren sechs Pillen. Die Patienten erhielten die Anweisung, eine Dosis täglich morgens auf nüchternen Magen einzunehmen.[6]
- **Dysenterie**: Zehn Patienten mit Dysenterie und Schleimabsonderungen wurden erfolgreich mit einer Arzneirezeptur behandelt. Die Rezeptur enthielt zu gleichen Teilen *Xiong Huang*, *Da Huang* (Rhei Radix et

Rhizoma) und *Huang Bo* (Phellodendri Cortex). Den Patienten wurden über einen Zeitraum von zehn Tagen dreimal täglich 1,5 g der Rezeptur in Pulverform verabreicht.[7]

- **Lungentuberkulose**: In einer Studie reagierten sechs von neun Patienten mit Lungentuberkulose gut auf die Behandlung mit einer Rezeptur, die zu gleichen Teilen *Xiong Huang* und *Liu Huang* (Sulfur) enthielt. Die Substanzen wurden pulverisiert, mit Rindergalle gemischt und zu Pillen verarbeitet. Die Patienten wurden angewiesen, dreimal täglich 0,3 g der Pillen einzunehmen.[8]

Referenzen

1. *Zhong Yao Du Li Xue* (Toxicology of Chinese Herbs), 1989; 193:194
2. Ibid.
3. *Xian Dai Zhong Yao Yao Li Xue* (Contemporary Pharmacology of Chinese Herbs), 1997; 1406
4. *Zhong Yao Xue* (Chinese Herbology), 1998; 919:922
5. *Zhong Cheng Yao Yan Jiu* (Research of Chinese Patent Medicine), 1982; 7:46
6. *He Bei Zhong Yi* (Hebei Chinese Medicine), 1988; 5:17
7. *Zhong Yao Xue* (Chinese Herbology), 1998; 919:922
8. Ibid.

Xuè Jié

Daemonoropis Resina

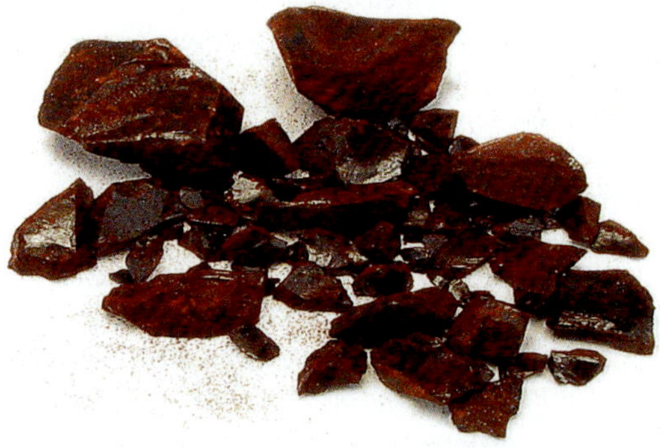

血竭

Pinyin-Name *Xuè Jié*
Wörtliche Übersetzung „Erschöpftes Blut"
Andere chinesische Namen *Qi Lin Xue*
Originalquelle *Lei Gong Pao Zhi Lun* (Großvater Leis Abhandlungen über die Arzneizubereitung) aus dem Jahr 470 von Lei Xiao
Deutscher Name Harz des Drachenblutbaums
Botanischer Name *Daemonorops draco* Bl. (*Qi Lin Jie*)
Pharmazeutischer Name Daemonoropis Resina
Eigenschaften Süß, salzig, neutral
Leitbahnen Herz, Leber

Chinesische therapeutische Wirkungen

Äußerliche Anwendung: stoppt Blutungen, fördert die Bildung von Gewebe, dämmt Ulzerationen ein

Traumabedingte Blutungen, nicht-heilende Geschwüre, Hämorrhoiden mit Schwellungen und Schmerzen: *Xue Jie* (Daemonoropis Resina) behandelt als topische Anwendung sowohl akute als auch chronische Hauterkrankungen. Es stoppt Blutungen bei akuten Störungen und fördert die Heilung von Wunden bei chronischen Störungen, indem es die Gewebebildung erleichtert und die Ausbreitung von Ulzerationen verhindert. Es wird äußerlich einzeln eingesetzt oder in Kombination mit anderen Arzneien, um eine maximale Wirksamkeit zu erzielen.

- Blutungen aufgrund äußerer Verletzungen: *Xue Jie* zusammen mit *Er Cha* (Catechu), *Ru Xiang* (Olibanum) und *Mo Yao* (Myrrha) äußerlich verwenden. **Beispiel-Rezeptur**: *Qi Li San* (Sieben Tausendstel eines Tael Pulver).
- Offene Wunden mit Eiterabsonderung: mit *Da Huang* (Rhei Radix et Rhizoma) und *Da Zao* (Jujubae Fructus) kombinieren und äußerlich anwenden.

Innerliche Anwendung: aktiviert die Blutzirkulation, löst Blut-Stase, lindert Schmerzen

Blut-Stagnation mit Schwellungen und Schmerzen, Amenorrhö, Dysmenorrhö: Die innerliche Anwendung von *Xue Jie* behandelt sowohl akute als auch chronische Erkrankungen, die durch Blut-Stase, Schwellungen und Schmerzen charakterisiert sind. *Xue Jie* aktiviert das Blut und behandelt unterschiedliche Arten von akuten und chronischen Schmerzen oder Erkrankungen aufgrund von Blut-Stagnation. Zu den klinischen Anwendungsgebieten gehören Amenorrhö, Menstruationsschmerzen und äußere oder traumatische Verletzungen.

- Amenorrhö und Menstruationsschmerzen mit abdominalen Schwellungen aufgrund von Blut-Stase: *Xue Jie* zusammen mit *Mo Yao* (Myrrha), *Hua Shi* (Talcum) und *Mu Dan Pi* (Moutan Cortex) einsetzen.
- Äußere oder traumatische Verletzungen mit qualvollen Schmerzen: mit *Dang Gui* (Angelicae Sinensis Radix), *Mo Yao* (Myrrha), *Chi Shao* (Paeoniae Radix Rubra), *Bai Zhi* (Angelicae Sinensis Radix) und *Gui Xin* (Cortex

Rasus Cinnamomi) als Pulver kombinieren. Die Kombination mit Getreideschnaps verabreichen.

- Brustenge nach der Geburt und Dyspnoe: *Xue Jie* zu *Mo Yao* (Myrrha), *Hua Shi* (Talcum) und *Mu Dan Pi* (Moutan Cortex) hinzufügen, mit Essig kombinieren und zusammen mit Getreideschnaps und dem Harn eines Kindes verabreichen.

Dosierung

1,0–1,5 g innerlich als Pulver oder Pillen. *Xue Jie* wird äußerlich als Pulver, Paste oder Pflaster verwendet.

Sicherheitshinweise, Kontraindikationen

Die Anwendung von *Xue Jie* ist während der Schwangerschaft oder bei fehlender Blut-Stase kontraindiziert.

Chemische Zusammensetzung

Dracorubin, Dracorhodin, Nordracorhodin, Nordracorubin, Dracoresen, Pimarsäure, Sandaracopimarsäure.[1]

Pharmakologische Wirkungen

Antibiotisch: *Xue Jie* hemmt verschiedene pathogene Pilzarten und Dermatophyten.[2]

Klinische und wissenschaftliche Studien

- **Arthritis**: Patienten mit chronischer Arthritis, die durch Wind-Feuchtigkeit gekennzeichnet war, wurden für die Dauer von 45 Tagen zweimal täglich mit einer Arzneirezeptur behandelt. Für die Herstellung der Rezeptur wurden das Pulver von 120 g *Xue Jie* und das Pulver von 30 g *Ma Qian Zi* (Strychni Semen) gemischt. Das Arzneipulver wurde in 80 Portionen aufgeteilt (eine Portion entsprach einer Dosis). Die Studie beschreibt eine deutliche Wirkung bei 126 von 150 Patienten und eine moderate Wirkung bei 15 Patienten. Neun Patienten sprachen nicht auf die Behandlung an.[3]
- **Blutungen des oberen Magen-Darm-Trakts**: In einer Studie wurden 270 Patienten mit Blutungen im oberen Magen-Darm-Trakt viermal täglich mit 1 g *Xue Jie* mit warmem Wasser behandelt. Nachdem die Blutungen nachgelassen hatten, wurde die Dosis auf zweimal täglich 1 g für die Dauer von zwei Tagen herabgesetzt. Die Gesamtwirksamkeitsrate betrug 95,8%.[4]

Referenzen

1. *Xian Dai Zhong Yao Yao Li Xue* (Contemporary Pharmacology of Chinese Herbs), 1997; 930
2. *Zhong Yao Xue* (Chinese Herbology), 1998; 987:988
3. *Shan Xi Zhong Yi* (Shanxi Chinese Medicine), 1985; 6(4):162
4. *Zhe Jiang Zhong Yi Za Zhi* (Zhejiang Journal of Chinese Medicine), 1984; 7:303

Zhāng Nǎo

Camphora

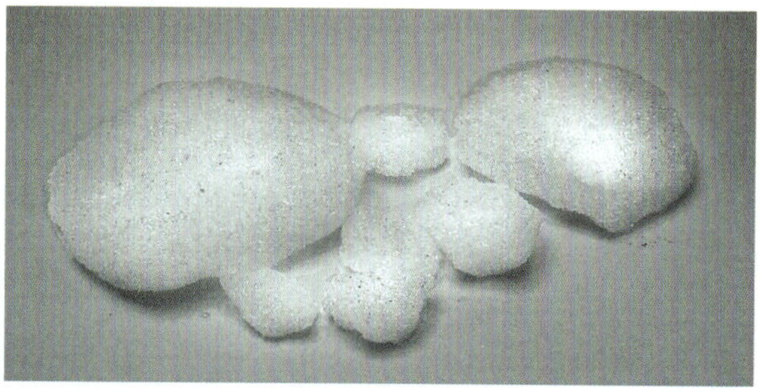

樟腦 樟脑

Pinyin-Name *Zhāng Nǎo*
Andere chinesische Namen *Chao Nao, Nao Zi*
Originalquelle *Ben Cao Pin Hui Jing Yao* (Wesentliches der Materia Medica) aus dem Jahr 1505 von Liu Wen-Tai
Deutscher Name Kampfer
Botanischer Name *Cinnamomum camphora* (L.) Presl (*Mu Zhang*)
Pharmazeutischer Name Camphora
Eigenschaften Scharf, heiß
Leitbahnen Herz, Milz
Sicherheitshinweis Toxisch

Chinesische therapeutische Wirkungen

Zerstreut Feuchtigkeit, tötet Parasiten ab

Zhang Nao (Camphora) wird normalerweise äußerlich angewendet und behandelt unterschiedliche dermatologische Erkrankungen wie z.B. Krätze, Dermatomykose, Wunden und Pilzinfektionen. Es wird am häufigsten in Arzneirezepturen verwendet, da seine antiparasitäre Wirkung als Einzelarznei ziemlich schwach ist. *Zhang Nao* wird außerdem für die Behandlung von Verbrennungen verwendet.

- Juckreiz: *Zhang Nao* zusammen mit *Liu Huang* (Sulfur) und *Qing Fen* (Calomelas) äußerlich anwenden.
- Krätze oder Wunden und Furunkel mit Eiter: *Zhang Nao* mit *Liu Huang* (Sulfur) und *Bai Fan* (Alumen) kombinieren und äußerlich verwenden.
- Pilzinfektion: zusammen mit *Tian Nan Xing* (Arisaematis Rhizoma), *Mu Bie Zi* (Momordicae Semen), *Ban Mao* (Mylabris) und *Chan Su* (Bufonis Venenum) verwenden. Mit Franzbranntwein mischen.
- Juckende Hautausschläge, Schwellungen und Ulzerationen aufgrund von Wind und Hitze im Blut: zu *Huang Lian* (Coptidis Rhizoma), *Bai Zhi* (Angelicae Sinensis Radix), *Hua Jiao* (Zanthoxyli Pericarpium) und *Qing Fen* (Calomelas) hinzufügen. Mit Pflanzenöl mischen.
- Trockene Wunden an den Füßen: mit Sesamöl, *Bai Fan* (Alumen) und *Qing Fen* (Calomelas) mischen und äußerlich auftragen.
- Nässende Wunden an den Füßen: *Zhang Nao* mit *Bai Fan* (Alumen) und *Qing Fen* (Calomelas) mischen und als Pulver auftragen.
- Verbrennungen: *Zhang Nao* zusammen mit Sesamöl auftragen. Sind Bläschen vorhanden, nur das Pulver auftragen und das Öl weglassen.
- Pilzinfektionen der Füße: 3 g *Zhang Nao* und zwei Stück Tofu mischen und äußerlich auftragen.

Zerstreut Kälte und lindert Schmerzen

Zahnschmerzen, Traumaschmerzen: *Zhang Nao* ist scharf und warm und hat eine stark zerstreuende Wirkung, um Kälte zu vertreiben und Schmerzen zu lindern.

20

- Frostbeulen: 10 g *Zhang Nao* und 30 g Schweineschmalz zehn Minuten lang kochen, um ein Gel zu erhalten. Äußerlich auftragen.
- Unterschiedliche Arten von Schwellungen und Schmerzen: 9 g *Zhang Nao* mit 500 ml 60-prozentigem Alkohol mischen und äußerlich auftragen.
- Zahnschmerzen: mit *Zhu Sha* (Cinnabaris) mischen und äußerlich auftragen.

Öffnet die Sinne

Zhang Nao ist aromatisch und durchdringend und eliminiert Stagnationen von Feuchtigkeit und Trübem aufgrund von Sommer-Feuchte oder Wind-Kälte. Patienten entwickeln diese Art Feuchtigkeitserkrankung in der Regel im Spätsommer oder Frühherbst. Zu den klinischen Manifestationen gehören Fieber, dumpfes Gefühl in der Brust und abdominales Spannungsgefühl oder Erbrechen sowie Diarrhö. *Zhang Nao* wird oral eingesetzt, um Delirium und plötzliche Bewusstlosigkeit zu behandeln.

Dosierung

0,1–0,2 g für die orale Anwendung, entweder in Form von Pulver oder als Tinktur. *Zhang Nao* wird außerdem äußerlich angewendet. Es darf nicht mit Hitze verarbeitet werden, da Hitze die Wirksamkeit beeinträchtigt.

Sicherheitshinweise, Kontraindikationen

- Die lokale Anwendung von *Zhang Nao* auf einer großen Hautoberfläche kann Reizungen und Schmerzen verursachen.
- *Zhang Nao* ist scharf, warm und trocknend und bei Fülle-Hitze oder bei *Qi*- und *Yin*-Mangel kontraindiziert.
- *Zhang Nao* ist während der Schwangerschaft kontraindiziert.

Überdosierung

Zhang Nao ist als innerliche Anwendung toxisch. Eine Überdosierung kann nach der Einnahme von 0,5–1 g auftreten und zeigt sich in Benommenheit, Kopfschmerzen, Wärmeempfindung im ganzen Körper, Erregung und Delirium. Eine Dosis ≥ 2 g kann schwere Muskelspasmen und Krämpfe verursachen. Eine Dosis zwischen 7 und 15 g kann tödlich sein.[1]

Im Falle einer Überdosierung

Eine Überdosierung kann über den Atemgeruch des Patienten diagnostiziert werden, da er stark und charakteristisch nach Kampfer riecht. Eine akute Überdosierung (innerhalb von zwei bis drei Stunden) sollte zunächst mit emetischen Methoden behandelt werden, gefolgt von der Einnahme von sieben Eiweißen. Ein Dekokt, das mit guten Ergebnissen verwendet wurde, enthält u.a. *Shan Zhu Yu* (Corni Fructus) 15 g, *Hu Zhang* (Polygoni Cuspidati Rhizoma) 10 g, *Nu Zhen Zi* (Ligustri Lucidi Fructus) 15 g, *Mo Han Lian* (Ecliptae Herba) 15 g, *Dan Shen* (Salviae Miltiorrhizae Radix et Rhizoma) 20 g, *Long Yan Rou* (Longan Arillus) 30 g und *He Ye* (Nelumbinis Folium) 10 g.[2]

Bei der Behandlung einer Überdosis *Zhang Nao* sind Antidote, die Opium oder Opiumderivate enthalten, *kontraindiziert*, da sie eine hemmende Wirkung auf die Atmung haben. Öl, Milch und Alkohol sind ebenfalls *kontraindiziert*, da sie das Aufspalten des im Verdauungstrakt verbliebenen *Zhang Nao* fördern.

Chemische Zusammensetzung

D-Camphora.[3]

Pharmakologische Wirkungen

- **ZNS stimulierend**: Die subkutane Injektion von *Zhang Nao* wirkt stark stimulierend auf das Zentralnervensystem und auf die Atemwege.[4]
- **Kardiovaskulär**: *Zhang Nao* hat eine gemischte Wirkung auf den Herzmuskel. Bei gesunden Personen zeigt *Zhang Nao* in normaler Dosierung wenig oder keine Wirkung, während eine hohe Dosis eine hemmende Wirkung auf das Herz ausübt. Bei Personen mit Herzfehlern hat *Zhang Nao* eine stimulierende Wirkung.[5]
- **Gastrointestinal**: Eine niedrige Dosis *Zhang Nao* wirkt leicht stimulierend auf den Magen, während eine hohe Dosis Übelkeit und Erbrechen verursachen kann.[6]

Klinische und wissenschaftliche Studien

Ausschlag und Juckreiz am Anus: Das folgende Behandlungsprotokoll wurde in einem Bericht empfohlen: 2 g *Zhang Nao*, 2 g *Bai Fan* (Alumen) und 20 g *Mang Xiao* (Natrii Sulfas) in 600 ml heißem Wasser vermischen. Zweimal täglich ein Sitzbad durchführen.[7]

Referenzen

1. *Zhong Yao Xue* (Chinese Herbology), 1998; 989:991
2. *Zhong Yao Du Li Xue* (Toxicology of Chinese Herbs), 1989; 161-162
3. *Xian Dai Zhong Yao Yao Li* Xue (Contemporary Pharmacology of Chinese Herbs), 1997; 1138
4. *Zhong Yao Xue* (Chinese Herbology), 1998; 989:991
5. Ibid.
6. Ibid.
7. Ibid.

Zusammenfassung: Substanzen für die äußerliche Anwendung

Obwohl viele Substanzen, die in diesem Kapitel besprochen werden, in der Lage sind, innere Störungen zu beeinflussen, sind etliche dieser Arzneien zu stark toxisch für die innerliche Anwendung und werden daher ausschließlich topisch verwendet. Einige werden gar nicht mehr verwendet, werden aber aus akademischem Interesse oder zum Zweck der Information erwähnt. Das Wissen um den historischen Gebrauch dieser Substanzen in der Traditionellen Chinesischen Medizin dient als Gedächtnisstütze und als mögliche Vorlage für künftige Verfeinerungen und Forschungen.

Tabelle 20.1 gibt eine Übersicht über die Eingeschaften und den korrekten Gebrauch der besprochenen Arzneien. Zur Erläuterung der in der Tabelle verwendeten Abkürzungen:

- **Tox** (Toxizität): Anwesenheit von Toxizität.
- **Drm** (Dermatologie): dermatologische Anwendung, um Juckreiz, Ekzeme, Parasitenbefall oder Pilzinfektionen zu behandeln.
- **Trm** (Trauma): Trauma oder äußere Verletzungen wie z.B. Wunden, Geschwüre, Abszesse, Gewebeschäden, Hämatome.

In TCM-Kliniken in China werden Substanzen für die lokale Anwendung in der Chirurgie, in Trauma-, Dermatologie- und HNO-Abteilungen angewendet. Sie werden außerdem in der inneren Medizin eingesetzt und bei geburtshilflichen bzw. gynäkologischen und pädiatrischen Erkrankungen. Die meisten Arzneidrogen dieser Kategorie sind toxisch und sollten vorsichtig und den Richtlinien entsprechend angewendet werden.

Bai Fan (Alumen) klärt Toxine, tötet Parasiten ab, trocknet Feuchtigkeit, lindert Juckreiz und stoppt Blutungen. Als topische Anwendung behandelt es Wunden, Karbunkel, Ekzeme, Krätze, Pilzinfektionen und Juckreiz. Als innere Anwendung stoppt es Diarrhö und Blutungen, klärt Hitze und vertreibt Schleim. Zu den klinischen Indikationen von *Bai Fan* gehören Bluterbrechen, Nasenbluten, Epilepsie, Manie und Ikterus.

Ban Mao (Mylabris) eliminiert als äußerliche Anwendung Hitze und Toxine und belebt bei innerlicher Anwendung die Blutzirkulation.

Chan Su (Bufonis Venenum) eliminiert Toxine, reduziert Schwellungen, lindert Schmerzen und öffnet die Sinne, um Stagnationen zu zerstreuen. Es behandelt äußerlich und innerlich Schwellungen, Wunden, Skrofulose, Schmerzen von Verhärtungen (Geschwülsten) und Bauchschmerzen mit Erbrechen und Diarrhö.

Da Feng Zi (Hydnocarpi Semen) ist äußerst toxisch, vertreibt Wind, trocknet Feuchtigkeit, eliminiert Toxine, tötet Parasiten ab und behandelt Lepra und Syphilis. Innerlich eingenommen, behandelt es Leukorrhö, Dysenterie, Hämatochezie und Blutungen.

Da Suan (Alli Sativi Bulbus) reduziert Schwellungen, eliminiert Toxine und tötet Parasiten ab. Es wird äußerlich

Tab. 20.1 Eigenschaften und Anwendung topischer Substanzen

Name	Tox	Drm	Trm	Spezielle Fähigkeit
Bai Fan (Alumen)	–	x	x	Äußerlich: behandelt unterschiedliche juckende Hauterkrankungen Innerlich: stoppt Blutungen, vertreibt Schleim
Ban Mao (Mylabris)	x	x	–	Äußerlich: eliminiert Hitze-Toxine Innerlich: bricht Blut-Stagnation auf, zerstreut Stagnation
Chan Su (Bufonis Venenum)	x	x	x	Äußerlich: eliminiert Toxine, reduziert Schwellungen, lindert Schmerzen Innerlich: öffnet die Sinne, eliminiert Toxine, lindert Schmerzen
Da Feng Zi (Hydnocarpi Semen)	x	x		Äußerlich: vertreibt Wind, trocknet Feuchtigkeit, eliminiert Toxine, tötet Parasiten Innerlich: vom inneren Gebrauch wird abgeraten
Da Suan (Alli Sativi Bulbus)	–	x	–	Äußerlich: reduziert Schwellungen, eliminiert Toxine, tötet Parasiten ab Innerlich: behandelt Atemwegserkrankungen, beugt Infektionskrankheiten vor
Er Cha (Catechu)	–	–	x	Äußerlich: trocknet Feuchtigkeit, behandelt Geschwüre, fördert die Bildung von Gewebe, stoppt Blutungen Innerlich: klärt Hitze, lindert Husten, bildet Körperflüssigkeiten, stoppt Diarrhö
Feng Fang (Vespae Nidus)	x	x	x	Äußerlich: eliminiert Toxine, vertreibt Wind, tötet Parasiten ab, lindert Schmerzen Innerlich: zerstreut Knoten, um Karzinome, Tumoren, tastbare Gschwülste und Skrofulose zu behandeln
Liu Huang (Sulfur)	x	x	–	Äußerlich: behandelt Juckreiz, tötet Parasiten und Pilze ab Innerlich: tonisiert Nieren-*Yang*, fördert den Stuhlgang
Lu Gan Shi (Calamina)	–	x	x	Äußerlich: eliminiert Toxine, trocknet Feuchtigkeit, bildet Gewebe, lindert Juckreiz Innerlich: keine innerliche Anwendung
Ma Qian Zi (Strychni Semen)	x	x	x	Äußerlich: reduziert Schwellungen, zerstreut Stagnation, öffnet die Leitbahnen und lindert Schmerzen Innerlich: lindert Muskeltaubheit und Lähmungen
Mi Tuo Seng (Lithargyrum)	x	x	x	Äußerlich: behandelt nässende, nicht-heilende Wunden Innerlich: zu stark toxisch für den innerlichen Gebrauch
Mu Bie Zi (Momordicae Semen)	x	x	x	Äußerlich: reduziert Schwellungen, zerstreut Knoten, eliminiert Toxine Innerlich: behandelt Wunden und Geschwüre
Peng Sha (Borax)	x	–	x	Äußerlich: bricht Blut-Stagnation auf, zerstreut Knoten, erweicht Verhärtungen Innerlich: behandelt Wunden, Geschwüre, geschwollenen Rachen
Qian Dan (Minium)	x	–	x	Äußerlich: fördert die Gewebebildung, behandelt Geschwüre Innerlich: vertreibt Schleim, behandelt Krämpfe
Qing Fen (Calomelas)	x	x	–	Äußerlich: behandelt Geschwüre, Wunden und Syphilis Innerlich: vertreibt Wasser, fördert den Stuhlgang
She Chuang Zi (Cnidii Fructus)	–	x	x	Äußerlich: lindert Juckreiz, tötet Parasiten ab, vertreibt Wind-Kälte Innerlich: tonisiert Nieren-*Yang*
Si Gua Luo (Luffae Fructus Retinervus)	–	x	x	Äußerlich: eliminiert Toxine, vertreibt Schleim, vertreibt Wind, öffnet die Leitbahnen und Kollateralen Innerlich: lindert Schmerzen, lindert Husten und Brustschmerzen
Wa Leng Zi (Arcae Concha)	–	–	–	Äußerlich: vertreibt Schleim, löst Hämatome auf, erweicht Verhärtungen, zerstreut Knoten Innerlich: neutralisiert Magensäure, lindert Magenschmerzen
Wu Ming Yi (Pyrolusitum)	–	x	x	Äußerlich: reduziert Schwellungen und Schmerzen, stoppt Blutungen, fördert die Bildung von Gewebe Innerlich: Trauma
Xiong Huang (Realgar)	x	x	–	Äußerlich: tötet Pilze ab, behandelt Insekten- und Schlangenbisse Innerlich: vertreibt Schleim, behandelt Anfälle und Malaria
Xue Jie (Daemonoro-pis Resina)	–	–	x	Äußerlich: fördert die Blut- und Gewebebildung, heilt Wunden Innerlich: belebt die Blutzirkulation, eliminiert Blut-Stase
Zhang Nao (Camphora)	x	x	x	Äußerlich: trocknet Feuchtigkeit, tötet Parasiten ab, lindert Schmerzen Innerlich: öffnet die Sinne, lindert Schmerzen

angewendet, um Schwellungen und Wunden zu behandeln und Juckreiz aufgrund von Pilzinfektionen zu lindern. Als innerliche Anwendung behandelt es chronische Lungenerkrankungen wie Tuberkulose und Keuchatmung. Es eignet sich außerdem für die Behandlung von Dysenterie und zur Vorbeugung von Infektionskrankheiten.

Er Cha (Catechu) trocknet Feuchtigkeit und behandelt feuchte Wunden und Läsionen. Es ist besonders dafür geeignet, Gewebe zu bilden, Blutungen zu stoppen und nicht-heilende Geschwüre, feuchte Läsionen, Mundulzera und unterschiedliche Blutungsstörungen zu behandeln. Innerlich eingenommen, klärt *Er Cha* Hitze, vertreibt Schleim, stoppt Diarrhö, bildet Körperflüssigkeiten, stoppt Husten aufgrund von Lungen-Hitze und lindert im Sommer Diarrhö und Durst.

Feng Fang (Vespae Nidus) vertreibt Wind, tötet Parasiten ab, lindert Schmerzen und eliminiert Toxine. Es behandelt toxische Wunden, Karbunkel, Geschwülste und Schwellungen, einen wunden Rachen, Zahnschmerzen und juckende Hauterkrankungen.

Liu Huang (Sulfur) ist am wirksamsten bei Furunkeln und Krätze. Wird es innerlich verwendet, stärkt es das Nieren-*Yang*, um Impotenz zu behandeln.

Lu Gan Shi (Calamina) eliminiert Toxine, trocknet Feuchtigkeit, bildet Gewebe und lindert Juckreiz, v.a. bei Haut- und Augenerkrankungen.

Ma Qian Zi (Strychni Semen) reduziert Schwellungen, zerstreut Stagnation, öffnet die Leitbahnen und Kollateralen, lindert Schmerzen bei Schwellungen und Wunden und behandelt Schmerzen, Steifheit und Lähmungen aufgrund von traumatischen Verletzungen.

Mi Tuo Seng (Lithargyrum) enthält Blei und wird äußerlich eingesetzt, um die Bildung von Gewebe zu fördern sowie Wunden, Geschwüre und nässende Wunden zu behandeln. Es behandelt außerdem Ekzeme. Wegen seiner Toxizität wird es selten innerlich verwendet.

Mu Bie Zi (Momordicae Semen) reduziert Schwellungen, zerstreut Knoten, eliminiert Toxine und behandelt Wunden und Abszesse.

Peng Sha (Borax) ist nicht toxisch und wird äußerlich eingesetzt, um Hitze zu klären, Toxine zu eliminieren, Schwellungen zu reduzieren und einen Gewebezerfall zu verhindern. Es eignet sich für die Behandlung eines geschwollenen und schmerzhaften Rachens, von Mundgeschwüren sowie von Schwellungen und Schmerzen in den Augen. Als innerliche Anwendung klärt es die Lunge, löst Schleim und behandelt Husten mit Schleim aufgrund von Lungen-Hitze.

Qian Dan (Minium) enthält Blei und wird äußerlich zur Behandlung von Geschwüren und zur Unterstützung der Geweberegeneration verwendet. Wird es innerlich eingenommen, vertreibt es Schleim und behandelt Anfälle.

Qing Fen (Calomelas) enthält Quecksilber und wird äußerlich verwendet, um Toxine zu eliminieren und Parasiten abzutöten.

She Chuang Zi (Cnidii Fructus) trocknet Feuchtigkeit, tötet Parasiten ab, zerstreut Kälte und Wind und tonisiert Nieren-*Yang*. Als Lokalanwendung behandelt es unterschiedliche juckende Hauterkrankungen. Bei innerlicher Anwendung behandelt es Leukorrhö, Rückenschmerzen oder Impotenz aufgrund von Kälte und Feuchtigkeit.

Si Gua Luo (Luffae Fructus Retinervus) eliminiert Toxine, löst Schleim auf, vertreibt Wind, öffnet die Leitbahnen und Kollateralen und behandelt Wunden und Schwellungen. Als innerliche Anwendung wird es bei *Bi Zheng* (schmerzhaftes Blockade-Syndrom), Husten mit Brustschmerzen oder Milchstau eingesetzt. *Si Gua Luo* ist relativ mild und sollte in hohen Dosierungen angewendet werden, um maximale Ergebnisse zu erzielen.

Unverarbeitetes **Wa Leng Zi** (Arcae Concha) vertreibt Schleim, zerstreut Stagnation und erweicht Verhärtungen bei der Behandlung von Skrofulose, Kropf und chronischem Husten mit gelbem, klebrigem, schwierig abzuhustendem Auswurf. Verarbeitetes *Wa Leng Zi* wird häufig innerlich eingesetzt, um Magenschmerzen mit Säurereflux zu behandeln.

Wu Ming Yi (Pyrolusitum) reduziert Schwellungen und Schmerzen, stoppt Blutungen und fördert die Bildung von Gewebe bei traumatischen und äußeren Verletzungen.

Xiong Huang (Realgar) enthält Arsen und wird äußerlich zur Behandlung von Wunden und Karbunkeln sowie von Insekten- und Schlangenbissen angewendet. Als innerliche Anwendung wandelt es Schleim um, behandelt Malaria und senkt Wind ab, um Angst zu behandeln.

Xue Jie (Daemonoropis Resina) fördert die Bildung von Gewebe, heilt Wunden und behandelt als topische Anwendung nicht-heilende wunde Stellen und Wunden oder Blutungen aufgrund von traumatischen Verletzungen. Innerlich angewendet, belebt *Xue Jie* das Blut, zerstreut Stagnation und lindert Schmerzen. Zu den klinischen Anwendungsgebieten von *Xue Jie* gehören Blut-Stagnation, Schwellungen, Schmerzen, Amenorrhö und Dysmenorrhö.

Zhang Nao (Camphora) ist aromatisch, trocken und toxisch. Bei äußerlicher Anwendung vertreibt es Feuchtigkeit, tötet Parasiten ab und lindert Schmerzen. Es behandelt Krätze, Dermatomykose, Pilzinfektionen und Zahnschmerzen. Innerlich eingenommen, öffnet es die Sinne und wärmt den Körper, um Schmerzen zu lindern.

Arzneien anderer Wirkungskategorien für die Lokalanwendung

Viele Substanzen, die in erster Linie innerlich angewendet werden, haben auch einen äußerlichen Verwendungszweck. Detaillierte Informationen sind bei der jeweiligen Arzneimonographie nachzulesen.

III Anhang

1 Arzneiverweise nach TCM-Diagnose

1

1.	Anfälle	**23.**	Husten	**46.**	Schluckauf
2.	Angst	**24.**	Hypochondriumschmerzen	**47.**	Schmerzen
3.	Augenerkrankungen	**25.**	Instabile Schwangerschaft	**48.**	Schmerzen im unteren Rücken
4.	Bauchschmerzen	**26.**	Karbunkel und Furunkel	**49.**	Schwindel
5.	Bein-*Qi*	**27.**	Keuchatmung und Dyspnoe	**50.**	Schwitzen
6.	*Ben Tun* (rennendes Ferkel)	**28.**	Knoten	**51.**	Spermatorrhö
7.	Benommenheit	**29.**	Konvulsionen	**52.**	Stimmverlust
8.	*Bi Zheng* (geschlossene Erkrankung)	**30.**	Kopfschmerzen	**53.**	Stuhlverstopfung
9.	*Bi Zheng* (schmerzhaftes Blockade-Syndrom)	**31.**	Laktationsstörung	**54.**	Syphilis und Lepra
10.	Blutung	**32.**	Leukorrhö	**55.**	Trauma
11.	Brustabszess	**33.**	*Lin Zheng* (Dysurie-Syndrom)	**56.**	Tumorerkrankung
12.	Brustschmerzen	**34.**	Lungenabszess	**57.**	Übelkeit und Erbrechen
13.	*Chang Feng* (Wind im Darm)	**35.**	Maculae und Papeln	**58.**	Unruhiger Fötus
14.	Darmabszess	**36.**	Magenschmerzen	**59.**	Verbrennungen
15.	Diarrhö	**37.**	Malaria	**60.**	Verdauungsstörungen
16.	Durst	**38.**	Menstruationsschmerzen	**61.**	Vergiftung
17.	Dysenterie	**39.**	Ödem	**62.**	*Wu Xin Re* (Hitze in den fünf Zentren)
18.	Fieber	**40.**	Parasitenbefall	**63.**	Wunder Rachen
19.	*Gan Ji* (Unterernährung bei Kindern)	**41.**	Pflaumenstein-Syndrom	**64.**	*Xiao Ke* (Auszehrung und Dürsten)
20.	Gelbsucht	**42.**	Pilzinfektion	**65.**	Zahnschmerzen
21.	Hepatitis	**43.**	Rektumprolaps	**66.**	*Zang Zao* (trockenes Organ)
22.	Hernienschmerzen	**44.**	Schlaflosigkeit		
		45.	Schlangenbisse und Insektenstiche		

Die Nennung einer Arzneidroge unter einer Diagnose stellt keine Gewährleistung dafür dar, dass die Substanz bedingungslos für das aufgeführte Symptom oder Syndrom verschrieben werden kann. Eine Auswahl und Kombination von Arzneidrogen muss auf einer sorgfältigen Differentialdiagnose gründen, geleitet von sachkundigem Wissen und Ausbildung in chinesischer Arzneimitteltherapie.

1. Anfälle
Chai Hu (Bupleuri Radix)
Gan Song (Nardostachydis Radix et Rhizoma)
Gui Zhi (Cinnamomi Ramulus)
Hai Shen (Strichopus)
Hu Jiao (Piperis Fructus)
Jiang Can (Bombyx Batryticatus)
Peng Sha (Borax)
Quan Xie (Scorpio)
Shi Chang Pu (Acori Tatarinowii Rhizoma)
Tian Ma (Gastrodiae Rhizoma)
Tian Nan Xing (Arisaematis Rhizoma)
Wu Mei (Mume Fructus)

2. Angst

Herz-Feuer
Zhu Sha (Cinnabaris)

Aufsteigendes Leber-Yang
Ci Shi (Magnetitum)
Long Gu (Fossilia Ossis Mastodi)
Mu Li (Ostreae Concha)
Zhen Zhu (Margarita)

Schleim-Stagnation
Yuan Zhi (Polygalae Radix)
Zhu Li (Bambusae Succus)

Hitze
Ling Yang Jiao (Saigae Tataricae Cornu)

Yin-Mangel
Bai He (Lilii Bulbus)
Mai Dong (Ophiopogonis Radix)
Tian Dong (Asparagi Radix)

Blut-Mangel
Bai Zi Ren (Platycladi Semen)
E Jiao (Asini Corii Colla)
Gui Ban (Testudinis Plastrum)
He Huan Pi (Albiziae Cortex)
Lian Zi (Nelumbinis Semen)
Long Yan Rou (Longan Arillus)
Sang Shen (Mori Fructus)
Shou Wu Teng (Polygoni Multiflori Caulis)
Suan Zao Ren (Ziziphi Spinosae Semen)

Qi- und Blut-Mangel
Ren Shen (Ginseng Radix et Rhizoma)
Sha Shen (Glehniae seu Adenophorae Radix)
Xi Yang Shen (Panacis Quinquefolii Radix)

Qi- und Yin-Mangel
Wu Wei Zi (Schisandrae Fructus)

3. Augenerkrankungen

Wind-Hitze
Bo He (Menthae Haplocalycis Herba)
Chan Tui (Cicadae Periostracum)
Chi Shao (Paeoniae Radix Rubra)
Gu Jing Cao (Eriocauli Flos)
Ji Li (Tribuli Fructus)
Jiang Can (Bombyx Batryticatus)
Ju Hua (Chrysanthemi Flos)
Jue Ming Zi (Cassiae Semen)
Man Jing Zi (Viticis Fructus)
Mu Zei (Equiseti Hiemalis Herba)
Sang Ye (Mori Folium)

Leber-Hitze
Che Qian Cao (Plantaginis Herba)
Chi Shao (Paeoniae Radix Rubra)
Chong Wei Zi (Leonuri Fructus)
Da Huang (Rhei Radix et Rhizoma)
Jiang Can (Bombyx Batryticatus)
Ju Hua (Chrysanthemi Flos)
Jue Ming Zi (Cassiae Semen)
Ling Yang Jiao (Saigae Tataricae Cornu)
Mang Xiao (Natrii Sulfas)
Mi Meng Hua (Buddlejae Flos)
Qing Pi (Citri Reticulatae Viride Pericarpium)
Qing Xiang Zi (Celosiae Semen)
Sang Ye (Mori Folium)
Shi Jue Ming (Haliotidis Concha)
Xia Ku Cao (Prunellae Spica)
Zhen Zhu Mu (Margaritiferae Concha Usta)
Zi Hua Di Ding (Violae Herba)

Schwindel aufgrund eines Mangel-Zustands der Leber
Gou Qi Zi (Lycii Fructus)
Hei Zhi Ma (Sesami Semen Nigrum)
Nu Zhen Zi (Ligustri Lucidi Fructus)
Sang Shen (Mori Fructus)
Sha Yuan Zi (Astragali Complanati Semen)
Shi Hu (Dendrobii Caulis)
Tu Si Zi (Cuscutae Semen)

4. Bauchschmerzen

Qi-Stagnation
Chen Xiang (Aquilariae Lignum Resinatum)
Chuan Lian Zi (Toosendan Fructus)
Fo Shou (Citri Sarcodactylis Fructus)
Hou Po (Magnoliae Officinalis Cortex)
Mu Xiang (Aucklandiae Radix)
Qing Mu Xiang (Aristolochiae Radix)
Qing Pi (Citri Reticulatae Viride Pericarpium)
Rou Dou Kou (Myristicae Semen)
Sha Ren (Amomi Fructus)
Tan Xiang (Santali Albi Lignum)
Wu Yao (Linderae Radix)
Xiang Fu (Cyperi Rhizoma)
Yi Zhi (Alpiniae Oxyphyllae Fructus)
Zhi Shi (Aurantii Fructus Immaturus)

Blut-Stagnation
Bai Jiang Cao (Patriniae Herba)
E Zhu (Curcumae Rhizoma)
Gui Zhi (Cinnamomi Ramulus)
Hong Hua (Carthami Flos)
Liu Ji Nu (Artemisiae Anomalae Herba)
San Leng (Sparganii Rhizoma)
Shan Zha (Crataegi Fructus)
Su Mu (Sappan Lignum)
Tao Ren (Persicae Semen)
Wu Ling Zhi (Trogopterori Faeces)
Yan Hu Suo (Corydalis Rhizoma)
Yi Mu Cao (Leonuri Herba)

Nahrungsmittel-Stagnation
Mai Ya (Hordei Fructus Germinatus)
Shan Zha (Crataegi Fructus)
Shen Qu (Massa Medicata Fermentata)

Blut-Mangel
Dang Gui (Angelicae Sinensis Radix)
Shu Di Huang (Rehmanniae Radix Praeparata)

Mangel-Zustand und Kälte
Ai Ye (Artemisiae Argyi Folium)
Yi Tang (Maltosum)

Darmabszess
Bai Jiang Cao (Patriniae Herba)
Chi Shao (Paeoniae Radix Rubra)
Da Huang (Rhei Radix et Rhizoma)
Da Xue Teng (Sargentodoxae Caulis)
Mu Dan Pi (Moutan Cortex)
Tao Ren (Persicae Semen)

5. Bein-Qi
Bing Lang (Arecae Semen)
Ding Shu Xiu (Elephantopus Scaber Herba)
Gan Song (Nardostachydis Radix et Rhizoma)
Hu Lu Ba (Trigonellae Semen)
Ma Bian Cao (Verbenae Herba)
Qing Feng Teng (Sinomenii Caulis)

6. Ben Tun (rennendes Ferkel)
Li Zhi He (Litchi Semen)

7. Benommenheit

Fiebererkrankungen
Bing Pian (Borneolum)
She Xiang (Moschus)
Su He Xiang (Styrax)

Feuchtigkeit-Akkumulation
Shi Chang Pu (Acori Tatarinowii Rhizoma)
Yuan Zhi (Polygalae Radix)

8. Bi Zheng (geschlossene Erkrankung)
She Xiang (Moschus)
Su He Xiang (Styrax)
Zao Jiao (Gleditsiae Fructus)
Zhu Li (Bambusae Succus)

9. Bi Zheng (schmerzhaftes Blockade-Syndrom)

Xing Bi (wandernde, schmerzhafte Blockade)
Chuan Xiong (Chuanxiong Rhizoma)
Fang Feng (Saposhnikoviae Radix)
Feng Fang (Vespae Nidus)
Gao Ben (Ligustici Rhizoma)
Hai Feng Teng (Piperis Kadsurae Caulis)
Jin Qian Bai Hua She (Bungarus Parvus)
Luo Shi Teng (Trachelospermi Caulis)
Ma Qian Zi (Strychni Semen)
Man Jing Zi (Viticis Fructus)
Qian Nian Jian (Homalomenae Rhizoma)
Qiang Huo (Notopterygii Rhizoma seu Radix)
Qin Jiao (Gentianae Macrophyllae Radix)
Quan Xie (Scorpio)
She Tui (Serpentis Periostracum)
Si Gua Luo (Luffae Fructus Retinervus)
Tian Ma (Gastrodiae Rhizoma)
Wu Gong (Scolopendra)
Wu Shao She (Zaocys)
Xu Chang Qing (Cynanchi Paniculati Radix et Rhizoma)
Xun Gu Feng (Aristolochiae Mollissimae Herba)

Tong Bi (extrem schmerzhafte Blockade)
Fu Zi (Aconiti Radix Lateralis Praeparata)
Gao Ben (Ligustici Rhizoma)
Gui Zhi (Cinnamomi Ramulus)
Hu Lu Ba (Trigonellae Semen)
Ma Huang (Ephedrae Herba)
Rou Gui (Cinnamomi Cortex)
Xi Xin (Asari Radix et Rhizoma)
Xian Mao (Curculiginis Rhizoma)
Yin Yang Huo (Epimedii Herba)
Zhi Cao Wu (Aconiti Kusnezoffii Radix Praeparata)
Zhi Chuan Wu (Aconiti Radix Praeparata)

Zhuo Bi (fixierte schmerzhafte Blockade)
Can Sha (Bombycis Faeces)
Cang Er Zi (Xanthii Fructus)
Cang Zhu (Atractylodis Rhizoma)
Du Huo (Angelicae Pubescentis Radix)
Fen Bi Xie (Dioscoreae Hypoglaucae Rhizoma)
Mu Gua (Chaenomelis Fructus)
Qiang Huo (Notopterygii Rhizoma seu Radix)
Shi Chang Pu (Acori Tatarinowii Rhizoma)
Song Jie (Pini Nodi Lignum)
Yi Yi Ren (Coicis Semen)

Shi Re Bi (schmerzhafte Feuchte-Hitze-Blockade)
Chou Wu Tong (Clerodendri Folium)
Di Long (Pheretima)
Fang Ji (Stephaniae Tetrandrae Radix)
Hai Tong Pi (Erythrinae Cortex)
Huang Bo (Phellodendri Cortex)
Luo Shi Teng (Trachelospermi Caulis)
Mu Tong (Akebiae Caulis)
Qin Jiao (Gentianae Macrophyllae Radix)
Xi Xian Cao (Siegesbeckiae Herba)

Re Bi (schmerzhafte Hitze-Blockade)
Bai Xian Pi (Dictamni Cortex)
Da Xue Teng (Sargentodoxae Caulis)
Ren Dong Teng (Lonicerae Caulis)
Sang Zhi (Mori Ramulus)

10. Blutung

Kälte im Blut
Ai Ye (Artemisiae Argyi Folium)
Fu Long Gan (Terra Flava Usta)

Hitze im Blut
Bai Mao Gen (Imperatae Rhizoma)
Ce Bai Ye (Platycladi Cacumen)
Da Huang (Rhei Radix et Rhizoma)
Da Ji (Cirsii Japonici Herba)
Di Gu Pi (Lycii Cortex)
Di Yu (Sanguisorbae Radix)
Huai Hua (Sophorae Flos)
Huai Jiao (Sophorae Fructus)
Huang Qin (Scutellariae Radix)
Ma Bo (Lasiosphaera seu Calvatia)
Mian Ma Guan Zhong (Dryopteridis Crassirhizomatis Rhizoma)
Mu Zei (Equiseti Hiemalis Herba)
Niu Xi (Achyranthis Radix)
Qian Cao (Rubiae Radix et Rhizoma)
Sang Ye (Mori Folium)
Shi Wei (Pyrrosiae Folium)
Xi Yang Shen (Panacis Quinquefolii Radix)
Xiao Ji (Cirsii Herba)
Yu Jin (Curcumae Radix)
Zhe Shi (Haematitum)
Zhi Zi (Gardeniae Fructus)

Blut-Stagnation
Hua Rui Shi (Ophicalcitum)
San Qi (Notoginseng Radix et Rhizoma)

Andere Blutungsarten
Bai Ji (Bletillae Rhizoma)
Hai Piao Xiao (Sepiae Endoconcha)
Ou Jie (Nelumbinis Nodus Rhizomatis)
Pu Huang (Typhae Pollen)
Xian He Cao (Agrimoniae Herba)
Zi Zhu (Callicarpae Formosanea Folium)
Zong Lu (Trachycarpi Petiolus)

11. Brustabszess
Bai Fan (Alumen)
Bai Zhi (Angelicae Dahuricae Radix)
Ban Xia (Pinelliae Rhizoma)
Chuan Bei Mu (Fritillariae Cirrhosae Bulbus)
Gua Lou Zi (Trichosanthis Semen)
Lou Lu (Rhapontici Radix)
Mang Xiao (Natrii Sulfas)
Pu Gong Ying (Taraxaci Herba)
Si Gua Luo (Luffae Fructus Retinervus)
Tian Hua Fen (Trichosanthis Radix)
Wang Bu Liu Xing (Vaccariae Semen)

12. Brustschmerzen

Qi-Mangel
Dang Shen (Codonopsis Radix)
Huang Qi (Astragali Radix)
Ren Shen (Ginseng Radix et Rhizoma)
Tai Zi Shen (Pseudostellariae Radix)
Wu Wei Zi (Schisandrae Fructus)
Xi Yang Shen (Panacis Quinquefolii Radix)

Qi-Stagnation
Chen Xiang (Aquilariae Lignum Resinatum)
Qing Mu Xiang (Aristolochiae Radix)
Tan Xiang (Santali Albi Lignum)
Wu Yao (Linderae Radix)
Zhi Qiao (Aurantii Fructus)
Zhi Shi (Aurantii Fructus Immaturus)

Blut-Stagnation
Bai Jiang Cao (Patriniae Herba)
Chuan Xiong (Chuanxiong Rhizoma)
Dan Shen (Salviae Miltiorrhizae Radix et Rhizoma)
Hong Hua (Carthami Flos)
Jiang Huang (Curcumae Longae Rhizoma)
Jiang Xiang (Dalbergiae Odoriferae Lignum)
Mao Dong Qing (Ilicis Pubescentis Radix)
Shan Zha (Crataegi Fructus)
Wu Ling Zhi (Trogopterori Faeces)
Yan Hu Suo (Corydalis Rhizoma)
Yu Jin (Curcumae Radix)

Schleim-Stagnation
Bai Jie Zi (Sinapis Semen)
Ban Xia (Pinelliae Rhizoma)
Chen Pi (Citri Reticulatae Pericarpium)
Gua Lou (Trichosanthis Fructus)
Gui Zhi (Cinnamomi Ramulus)
Hou Po (Magnoliae Officinalis Cortex)
Xie Bai (Allii Macrostemi Bulbus)
Zhi Shi (Aurantii Fructus Immaturus)

Yang-Mangel
Fu Zi (Aconiti Radix Lateralis Praeparata)
Gui Zhi (Cinnamomi Ramulus)
Xie Bai (Allii Macrostemi Bulbus)
Yin Yang Huo (Epimedii Herba)

13. Chang Feng (Wind im Darm)
Ding Shu Xiu (Elephantopus Scaber Herba)
Fang Feng (Saposhnikoviae Radix)
Guan Ye Jin Si Tao (Hyperici Perforati Herba)
Pao Zai Cao (Physalis Angulatae Herba)
Zong Lu (Trachycarpi Petiolus)

1

14. Darmabszess

Bai Hua She She Cao (Hedyotidis Diffusae Herba)
Bai Jiang Cao (Patriniae Herba)
Da Xue Teng (Sargentodoxae Caulis)
Dong Gua Zi (Benincasae Semen)
Gua Lou (Trichosanthis Fructus)
Gua Lou Zi (Trichosanthis Semen)
Hong Hua (Carthami Flos)
Jin Yin Hua (Lonicerae Flos)
Ma Chi Xian (Portulacae Herba)
Mo Yao (Myrrha)
Mu Dan Pi (Moutan Cortex)
Ru Xiang (Olibanum)
Tao Ren (Persicae Semen)
Yi Yi Ren (Coicis Semen)
Zi Hua Di Ding (Violae Herba)

15. Diarrhö

Qi-Stagnation
Bing Lang (Arecae Semen)
Xiang Fu (Cyperi Rhizoma)

Feuchte-Kälte
Cao Dou Kou (Alpiniae Katsumadai Semen)
Cao Guo (Tsaoko Fructus)
Sha Ren (Amomi Fructus)

Akkumulation von Wasser und Feuchtigkeit
Fu Ling (Poria)
Ze Xie (Alismatis Rhizoma)

Akkumulation von Sommer-Hitze und -Feuchtigkeit
Che Qian Zi (Plantaginis Semen)
Hua Shi (Talcum)

Mangel-Zustand der Milz
Ai Ye (Artemisiae Argyi Folium)
Bai Bian Dou (Lablab Semen Album)
Bai Zhu (Atractylodis Macrocephalae Rhizoma)
Fu Ling (Poria)
Gan Cao (Glycyrrhizae Radix et Rhizoma)
Ge Gen (Puerariae Radix Lobatae)
Lian Zi (Nelumbinis Semen)
Qian Shi (Euryales Semen)
Shan Yao (Dioscoreae Rhizoma)
Sheng Ma (Cimicifugae Rhizoma)
Tu Si Zi (Cuscutae Semen)
Xian He Cao (Agrimoniae Herba)
Yi Yi Ren (Coicis Semen)

Mangel-Zustand der Niere
Bu Gu Zhi (Psoraleae Fructus)
Wu Wei Zi (Schisandrae Fructus)
Wu Zhu Yu (Evodiae Fructus)
Yi Zhi (Alpiniae Oxyphyllae Fructus)

Mangel-Zustand der Milz und der Niere
Chi Shi Zhi (Halloysitum Rubrum)
Chun Pi (Ailanthi Cortex)
He Zi (Chebulae Fructus)
Jin Ying Zi (Rosae Laevigatae Fructus)
Rou Dou Kou (Myristicae Semen)
Shi Liu Pi (Granati Pericarpium)
Wu Bei Zi (Galla Chinensis)
Wu Mei (Mume Fructus)
Wu Wei Zi (Schisandrae Fructus)
Ying Su Ke (Papaveris Pericarpium)
Yu Yu Liang (Limonitum)

16. Durst

Wind-Hitze
Ge Gen (Puerariae Radix Lobatae)
Lu Gen (Phragmitis Rhizoma)

Sommer-Hitze
Shi Gao (Gypsum Fibrosum)
Zhi Mu (Anemarrhenae Rhizoma)

Hitze im Darm
Da Huang (Rhei Radix et Rhizoma)
Mang Xiao (Natrii Sulfas)

Hitze-Toxine
Di Huang (Rehmanniae Radix)
Xuan Shen (Scrophulariae Radix)

Geschädigtes Yin
Shi Hu (Dendrobii Caulis)
Tian Hua Fen (Trichosanthis Radix)
Yu Zhu (Polygonati Odorati Rhizoma)

Wasser-Akkumulation
Ban Xia (Pinelliae Rhizoma)
Fu Ling (Poria)

Mit einem bitteren Geschmack im Mund
Long Dan (Gentianae Radix et Rhizoma)
Yin Chen (Artemisiae Scopariae Herba)

Mit einem süßlichen Geschmack im Mund
Fu Ling (Poria)
Pei Lan (Eupatorii Herba)

17. Dysenterie

Feuchte-Hitze
Bai Tou Weng (Pulsatillae Radix)
Chuan Xin Lian (Andrographitis Herba)
Da Huang (Rhei Radix et Rhizoma)
Huang Bo (Phellodendri Cortex)
Huang Lian (Coptidis Rhizoma)

Huang Qin (Scutellariae Radix)
Jin Yin Hua (Lonicerae Flos)
Ku Shen (Sophorae Flavescentis Radix)
Ma Chi Xian (Portulacae Herba)
Qin Pi (Fraxini Cortex)
Xian He Cao (Agrimoniae Herba)
Ya Dan Zi (Bruceae Fructus)

Feuchte-Kälte
Cang Zhu (Atractylodis Rhizoma)
Hou Po (Magnoliae Officinalis Cortex)
Mu Xiang (Aucklandiae Radix)
Pao Jiang (Zingiberis Rhizoma Praeparatum)
Rou Gui (Cinnamomi Cortex)

Plötzlich einsetzende Dysenterie
Bai Tou Weng (Pulsatillae Radix)
Chi Shao (Paeoniae Radix Rubra)
Huang Bo (Phellodendri Cortex)
Huang Lian (Coptidis Rhizoma)
Jin Yin Hua (Lonicerae Flos)
Qin Pi (Fraxini Cortex)
Ya Dan Zi (Bruceae Fructus)
Zhu Dan (Porci Fel)

Rezidivierende Dysenterie
Bai Tou Weng (Pulsatillae Radix)
Huang Lian (Coptidis Rhizoma)
Ku Shen (Sophorae Flavescentis Radix)
Ya Dan Zi (Bruceae Fructus)

Anorektische Dysenterie
Shi Chang Pu (Acori Tatarinowii Rhizoma)
Shi Lian Zi (Sinocrassulae Indicae Herba)

18. Fieber

Yin-Mangel-Hitze
Bai Wei (Cynanchi Atrati Radix et Rhizoma)
Bie Jia (Trionycis Carapax)
Di Gu Pi (Lycii Cortex)
Hu Huang Lian (Picrorhizae Rhizoma)
Huang Lian (Coptidis Rhizoma)
Mu Dan Pi (Moutan Cortex)
Qin Jiao (Gentianae Macrophyllae Radix)
Qing Hao (Artemisiae Annuae Herba)
Yin Chai Hu (Stellariae Radix)
Zhi Mu (Anemarrhenae Rhizoma)

Qi-Mangel mit Hitze
Gan Cao (Glycyrrhizae Radix et Rhizoma)
Huang Qi (Astragali Radix)
Ren Shen (Ginseng Radix et Rhizoma)

Leber-Qi-Stagnation und Leber-Hitze
Bo He (Menthae Haplocalycis Herba)
Chai Hu (Bupleuri Radix)
Long Dan (Gentianae Radix et Rhizoma)
Mu Dan Pi (Moutan Cortex)
Zhi Zi (Gardeniae Fructus)

Blut-Stagnation mit Hitze
Chi Shao (Paeoniae Radix Rubra)
Dan Shen (Salviae Miltiorrhizae Radix et Rhizoma)
Mu Dan Pi (Moutan Cortex)
Niu Xi (Achyranthis Radix)
Pu Huang (Typhae Pollen)
Wu Ling Zhi (Trogopterori Faeces)
Yi Mu Cao (Leonuri Herba)

19. Gan Ji (Unterernährung bei Kindern)
Di Gu Pi (Lycii Cortex)
Hu Huang Lian (Picrorhizae Rhizoma)
Ji Nei Jin (Gigeriae Galli Endothelium Corneum)
Shi Jun Zi (Quisqualis Fructus)
Yi Tang (Maltosum)
Yin Chai Hu (Stellariae Radix)

20. Gelbsucht

Feuchte-Hitze
Bai Mao Gen (Imperatae Rhizoma)
Bai Xian Pi (Dictamni Cortex)
Chi Xiao Dou (Phaseoli Semen)
Da Huang (Rhei Radix et Rhizoma)
Hu Zhang (Polygoni Cuspidati Rhizoma)
Huang Bo (Phellodendri Cortex)
Huang Lian (Coptidis Rhizoma)
Huang Qin (Scutellariae Radix)
Jin Qian Cao (Lysimachiae Herba)
Ku Shen (Sophorae Flavescentis Radix)
Long Dan (Gentianae Radix et Rhizoma)
Pu Gong Ying (Taraxaci Herba)
Qin Jiao (Gentianae Macrophyllae Radix)
Shan Dou Gen (Sophorae Tonkinensis Radix et Rhizoma)
Yin Chen (Artemisiae Scopariae Herba)
Yu Jin (Curcumae Radix)
Zhi Zi (Gardeniae Fructus)
Zhu Dan (Porci Fel)

Feuchte-Kälte
Bai Zhu (Atractylodis Macrocephalae Rhizoma)
Fu Ling (Poria)
Fu Zi (Aconiti Radix Lateralis Praeparata)
Gan Jiang (Zingiberis Rhizoma)
Rou Gui (Cinnamomi Cortex)
Yin Chen (Artemisiae Scopariae Herba)

21. Hepatitis

Ai Ye (Artemisiae Argyi Folium)
Bai Fan (Alumen)
Bai Shao (Paeoniae Radix Alba)
Bai Tou Weng (Pulsatillae Radix)
Ban Lan Gen (Isatidis Radix)
Ban Mao (Mylabris)
Chai Hu (Bupleuri Radix)
Che Qian Cao (Plantaginis Herba)
Chi Shao (Paeoniae Radix Rubra)
Chui Pen Cao (Sedi Herba)
Da Ji (Knoxiae Radix seu Euphorbiae Pekinensis Radix)
Da Qing Ye (Isatidis Folium)
Dan Shen (Salviae Miltiorrhizae Radix et Rhizoma)
Dang Gui (Angelicae Sinensis Radix)
Dong Chong Xia Cao (Cordyceps)
Fo Shou (Citri Sarcodactylis Fructus)
Gou Qi Zi (Lycii Fructus)
Hai Jin Sha (Lygodii Spora)
Hu Zhang (Polygoni Cuspidati Rhizoma)
Huang Jing (Polygonati Rhizoma)
Huang Qi (Astragali Radix)
Huang Qin (Scutellariae Radix)
Huo Xiang (Agastaches Herba)
Jiao Gu Lan (Gynostemmatis Rhizoma seu Herba)
Ling Zhi (Ganoderma)
Lu Cha (Camelliae Viride Folium)
Lu Hui (Aloe)
Ma Bian Cao (Verbenae Herba)
Ma Dou Ling (Aristolochiae Fructus)
Mian Ma Guan Zhong (Dryopteridis Crassirhizomatis Rhizoma)
Mu Gua (Chaenomelis Fructus)
Mu Zei (Equiseti Hiemalis Herba)
Nu Zhen Zi (Ligustri Lucidi Fructus)
Qin Jiao (Gentianae Macrophyllae Radix)
Ren Dong Teng (Lonicerae Caulis)
Shan Dou Gen (Sophorae Tonkinensis Radix et Rhizoma)
Shan Yao (Dioscoreae Rhizoma)
Shan Zha (Crataegi Fructus)
Shang Lu (Phytolaccae Radix)
She Xiang (Moschus)
Shui Niu Jiao (Bubali Cornu)
Wu Gong (Scolopendra)
Wu Long Cha (Camelliae Fermentata Folium)
Wu Mei (Mume Fructus)
Wu Wei Zi (Schisandrae Fructus)
Xia Ku Cao (Prunellae Spica)
Xiao Ji (Cirsii Herba)
Yi Yi Ren (Coicis Semen)
Yin Chen (Artemisiae Scopariae Herba)
Zhu Dan (Porci Fel)

22. Hernienschmerzen

Chuan Lian Zi (Toosendan Fructus)
Li Zhi He (Litchi Semen)
Qing Pi (Citri Reticulatae Viride Pericarpium)
Wu Yao (Linderae Radix)
Wu Zhu Yu (Evodiae Fructus)
Xiao Hui Xiang (Foeniculi Fructus)

23. Husten

Wind-Kälte
Bai Qian (Cynanchi Stauntonii Rhizoma)
Ku Xing Ren (Armeniacae Semen)
Ma Huang (Ephedrae Herba)
Sheng Jiang (Zingiberis Rhizoma Recens)
Zi Su Ye (Perillae Folium)

Wind-Hitze
Jie Geng (Platycodi Radix)
Ju Hua (Chrysanthemi Flos)
Lu Gen (Phragmitis Rhizoma)
Niu Bang Zi (Arctii Fructus)
Qian Hu (Peucedani Radix)
Sang Ye (Mori Folium)

Trockenheit-Hitze
Bai Bu (Stemonae Radix)
Chuan Bei Mu (Fritillariae Cirrhosae Bulbus)
Fei Zi (Torreyae Semen)
Gan Cao (Glycyrrhizae Radix et Rhizoma)
Kuan Dong Hua (Farfarae Flos)
Sang Ye (Mori Folium)
Zhi Mu (Anemarrhenae Rhizoma)
Zi Wan (Asteris Radix et Rhizoma)

Kalter Schleim
Bai Jie Zi (Sinapis Semen)
Bai Qian (Cynanchi Stauntonii Rhizoma)
Gan Jiang (Zingiberis Rhizoma)
Lai Fu Zi (Raphani Semen)
Tian Nan Xing (Arisaematis Rhizoma)
Xuan Fu Hua (Inulae Flos)
Yuan Hua (Genkwa Flos)

Feuchter Schleim
Ban Xia (Pinelliae Rhizoma)
Chen Pi (Citri Reticulatae Pericarpium)
Lai Fu Zi (Raphani Semen)
Tian Nan Xing (Arisaematis Rhizoma)
Xiang Yuan (Citri Fructus)
Yuan Hua (Genkwa Flos)
Zi Su Zi (Perillae Fructus)

Heißer Schleim
Ce Bai Ye (Platycladi Cacumen)
Che Qian Zi (Plantaginis Semen)
Chuan Bei Mu (Fritillariae Cirrhosae Bulbus)
Chuan Xin Lian (Andrographitis Herba)
Dan Nan Xing (Arisaema cum Bile)

Di Gu Pi (Lycii Cortex)
Ge Qiao (Meretricis seu Cyclinae Concha)
Gua Lou (Trichosanthis Fructus)
Hu Zhang (Polygoni Cuspidati Rhizoma)
Ma Dou Ling (Aristolochiae Fructus)
Meng Shi (Micae seu Chloriti Lapis)
Pang Da Hai (Sterculiae Lychnophorae Semen)
Peng Sha (Borax)
Qian Hu (Peucedani Radix)
Qing Dai (Indigo Naturalis)
Sang Bai Pi (Mori Cortex)
Shan Dou Gen (Sophorae Tonkinensis Radix et Rhizoma)
She Gan (Belamcandae Rhizoma)
Shi Wei (Pyrrosiae Folium)
Tian Zhu Huang (Bambusae Concretio Silicea)
Zhe Bei Mu (Fritillariae Thunbergii Bulbus)
Zhi Mu (Anemarrhenae Rhizoma)
Zhu Dan (Porci Fel)
Zhu Li (Bambusae Succus)
Zhu Ru (Bambusae Caulis in Taeniam)

Qi-Mangel
Dang Shen (Codonopsis Radix)
Feng Mi (Mel)
Ge Jie (Gecko)
He Zi (Chebulae Fructus)
Hu Tao Ren (Juglandis Semen)
Huang Qi (Astragali Radix)
Ren Shen (Ginseng Radix et Rhizoma)
Shan Yao (Dioscoreae Rhizoma)
Tai Zi Shen (Pseudostellariae Radix)
Wu Bei Zi (Galla Chinensis)
Wu Mei (Mume Fructus)
Wu Wei Zi (Schisandrae Fructus)
Xi Yang Shen (Panacis Quinquefolii Radix)
Yi Tang (Maltosum)
Ying Su Ke (Papaveris Pericarpium)

Yin-Mangel
Bai Bu (Stemonae Radix)
Bai He (Lilii Bulbus)
Chuan Bei Mu (Fritillariae Cirrhosae Bulbus)
E Jiao (Asini Corii Colla)
Gou Qi Zi (Lycii Fructus)
Huang Jing (Polygonati Rhizoma)
Mai Dong (Ophiopogonis Radix)
Sha Shen (Glehniae seu Adenophorae Radix)
Tian Dong (Asparagi Radix)
Yu Zhu (Polygonati Odorati Rhizoma)
Zhi Mu (Anemarrhenae Rhizoma)

Lungen-Hitze
Bai Mao Gen (Imperatae Rhizoma)
Che Qian Zi (Plantaginis Semen)
Chuan Xin Lian (Andrographitis Herba)
Di Gu Pi (Lycii Cortex)
Er Cha (Catechu)
Hu Zhang (Polygoni Cuspidati Rhizoma)
Huang Qin (Scutellariae Radix)
Lu Gen (Phragmitis Rhizoma)
Ma Bo (Lasiosphaera seu Calvatia)
Ma Dou Ling (Aristolochiae Fructus)
Shi Gao (Gypsum Fibrosum)
Shi Wei (Pyrrosiae Folium)
Tian Hua Fen (Trichosanthis Radix)
Xia Ku Cao (Prunellae Spica)
Yu Xing Cao (Houttuyniae Herba)
Zhi Mu (Anemarrhenae Rhizoma)
Zhu Dan (Porci Fel)
Zhu Ru (Bambusae Caulis in Taeniam)

24. Hypochondriumschmerzen

Qi-Stagnation
Bo He (Menthae Haplocalycis Herba)
Chai Hu (Bupleuri Radix)
Chuan Lian Zi (Toosendan Fructus)
Fo Shou (Citri Sarcodactylis Fructus)
Li Zhi He (Litchi Semen)
Qing Mu Xiang (Aristolochiae Radix)
Qing Pi (Citri Reticulatae Viride Pericarpium)
Wu Yao (Linderae Radix)
Xiang Fu (Cyperi Rhizoma)
Yu Zhi Zi (Akebiae Fructus)
Zhi Qiao (Aurantii Fructus)

Blut-Stagnation
Chuan Xiong (Chuanxiong Rhizoma)
Jiang Xiang (Dalbergiae Odoriferae Lignum)
Pu Huang (Typhae Pollen)
Yan Hu Suo (Corydalis Rhizoma)
Yu Jin (Curcumae Radix)

Kälte und Hitze im Wechsel
Chai Hu (Bupleuri Radix)
Huang Qin (Scutellariae Radix)
Yu Jin (Curcumae Radix)

Völlegefühl und Schmerzen im Hypochondrium
Chai Hu (Bupleuri Radix)
Qing Pi (Citri Reticulatae Viride Pericarpium)
Xiang Fu (Cyperi Rhizoma)
Zhi Qiao (Aurantii Fructus)

Stechende Hypochondriumschmerzen
Chuan Xiong (Chuanxiong Rhizoma)
Dan Shen (Salviae Miltiorrhizae Radix et Rhizoma)
Hong Hua (Carthami Flos)
Yan Hu Suo (Corydalis Rhizoma)

Verhärtung und Schmerzen im Hypochondrium
Bie Jia (Trionycis Carapax)
Chuan Shan Jia (Manitis Squama)
Gui Ban (Testudinis Plastrum)
Mu Li (Ostreae Concha)

Mit hartnäckigen Ödemen
Ting Li Zi (Lepidii seu Descurainiae Semen)

Mit Leberabszessen
Bai Shao (Paeoniae Radix Alba)
Chuan Lian Zi (Toosendan Fructus)
He Huan Pi (Albiziae Cortex)
Mu Dan Pi (Moutan Cortex)

25. Instabile Schwangerschaft

Qi-Mangel
Bai Zhu (Atractylodis Macrocephalae Rhizoma)
Huang Qi (Astragali Radix)
Ren Shen (Ginseng Radix et Rhizoma)

Blut-Mangel
Bai Shao (Paeoniae Radix Alba)
Dang Gui (Angelicae Sinensis Radix)
E Jiao (Asini Corii Colla)
Shu Di Huang (Rehmanniae Radix Praeparata)

Mangel-Zustand der Niere
Du Zhong (Eucommiae Cortex)
Sang Ji Sheng (Taxilli Herba)
Tu Si Zi (Cuscutae Semen)
Xu Duan (Dipsaci Radix)

Hitze im Blut
Huang Qin (Scutellariae Radix)

Qi-Stagnation
Sha Ren (Amomi Fructus)
Zi Su Geng (Perillae Caulis)

26. Karbunkel und Furunkel

Yang-Typ
Bai Fan (Alumen)
Bai Hua She She Cao (Hedyotidis Diffusae Herba)
Bai Ji (Bletillae Rhizoma)
Bai Jiang Cao (Patriniae Herba)
Bai Wei (Cynanchi Atrati Radix et Rhizoma)
Bai Xian Pi (Dictamni Cortex)
Bai Zhi (Angelicae Dahuricae Radix)
Ban Mao (Mylabris)
Ban Xia (Pinelliae Rhizoma)
Bei Mu (Fritillariae Bulbus)
Chi Shao (Paeoniae Radix Rubra)
Chi Xiao Dou (Phaseoli Semen)
Chuan Shan Jia (Manitis Squama)
Chuan Xin Lian (Andrographitis Herba)
Chuan Xiong (Chuanxiong Rhizoma)
Cong Bai (Allii Fistulosi Bulbus)
Da Huang (Rhei Radix et Rhizoma)
Da Ji (Knoxiae Radix seu Euphorbiae Pekinensis Radix)
Dan Shen (Salviae Miltiorrhizae Radix et Rhizoma)
Gan Cao (Glycyrrhizae Radix et Rhizoma)
Gan Sui (Kansui Radix)
He Huan Pi (Albiziae Cortex)
He Shou Wu (Polygoni Multiflori Radix)
Hu Zhang (Polygoni Cuspidati Rhizoma)
Huang Bo (Phellodendri Cortex)
Huang Lian (Coptidis Rhizoma)
Huang Qin (Scutellariae Radix)
Huang Yao Zi (Dioscoreae Bulbiferae Herba)
Jiang Can (Bombyx Batryticatus)
Jin Qian Cao (Lysimachiae Herba)
Jin Yin Hua (Lonicerae Flos)
Jing Jie (Schizonepetae Herba)
Lian Qiao (Forsythiae Fructus)
Lou Lu (Rhapontici Radix)
Lu Dou (Phaseoli Radiati Semen)
Ma Chi Xian (Portulacae Herba)
Mang Xiao (Natrii Sulfas)
Mu Dan Pi (Moutan Cortex)
Niu Bang Zi (Arctii Fructus)
Niu Huang (Bovis Calculus)
Pu Gong Ying (Taraxaci Herba)
Qian Niu Zi (Pharbitidis Semen)
Qing Dai (Indigo Naturalis)
Quan Xie (Scorpio)
Ru Xiang (Olibanum)
Shan Ci Gu (Cremastrae seu Pleiones Pseudobulbus)
Shan Dou Gen (Sophorae Tonkinensis Radix et Rhizoma)
Sheng Ma (Cimicifugae Rhizoma)
Si Gua Luo (Luffae Fructus Retinervus)
Tian Hua Fen (Trichosanthis Radix)
Tu Fu Ling (Smilacis Glabrae Rhizoma)
Wu Gong (Scolopendra)
Xi Xian Cao (Siegesbeckiae Herba)
Xia Ku Cao (Prunellae Spica)
Xiao Ji (Cirsii Herba)
Xiong Huang (Realgar)
Xu Duan (Dipsaci Radix)
Xuan Shen (Scrophulariae Radix)
Yi Mu Cao (Leonuri Herba)
Yu Xing Cao (Houttuyniae Herba)
Yuan Zhi (Polygalae Radix)
Zao Jiao (Gleditsiae Fructus)
Zao Jiao Ci (Gleditsiae Spina)
Ze Lan (Lycopi Herba)
Zhu Dan (Porci Fel)
Zhu Sha (Cinnabaris)
Zi Hua Di Ding (Violae Herba)
Zi Zhu (Callicarpae Formosanea Folium)

Yin-Typ
Bai Fan (Alumen)
Bai Ji (Bletillae Rhizoma)
Bai Jie Zi (Sinapis Semen)
Ban Mao (Mylabris)
Ban Xia (Pinelliae Rhizoma)
Chuan Shan Jia (Manitis Squama)
Dang Gui (Angelicae Sinensis Radix)
Dang Shen (Codonopsis Radix)
E Jiao (Asini Corii Colla)
Er Cha (Catechu)
Hai Piao Xiao (Sepiae Endoconcha)
Huang Qi (Astragali Radix)
Long Gu (Fossilia Ossis Mastodi)
Lu Lu Tong (Liquidambaris Fructus)
Ma Huang (Ephedrae Herba)
Ma Qian Zi (Strychni Semen)
Mo Yao (Myrrha)
Qian Dan (Minium)
Qing Fen (Calomelas)
Ren Shen (Ginseng Radix et Rhizoma)
Rou Gui (Cinnamomi Cortex)
Ru Xiang (Olibanum)
Shi Gao (Gypsum Fibrosum)
Shu Di Huang (Rehmanniae Radix Praeparata)
Xue Jie (Daemonoropis Resina)
Zao Jiao Ci (Gleditsiae Spina)
Zhen Zhu (Margarita)

27. Keuchatmung und Dyspnoe

Kälte
Bai Jie Zi (Sinapis Semen)
Ci Shi (Magnetitum)
Gan Jiang (Zingiberis Rhizoma)
Ku Xing Ren (Armeniacae Semen)
Lai Fu Zi (Raphani Semen)
Ma Huang (Ephedrae Herba)
Xi Xin (Asari Radix et Rhizoma)
Zi Su Zi (Perillae Fructus)

Hitze
Bai Guo (Ginkgo Semen)
Ge Qiao (Meretricis seu Cyclinae Concha)
Huang Qin (Scutellariae Radix)
Ma Dou Ling (Aristolochiae Fructus)
Pi Pa Ye (Eriobotryae Folium)
Qian Hu (Peucedani Radix)
Sang Bai Pi (Mori Cortex)
Shi Wei (Pyrrosiae Folium)
Ting Li Zi (Lepidii seu Descurainiae Semen)

Schleim
Hou Po (Magnoliae Officinalis Cortex)
Xiong Huang (Realgar)
Yin Xing Ye (Ginkgo Folium)

Mangel-Zustand der Lunge
Dang Shen (Codonopsis Radix)
Mai Dong (Ophiopogonis Radix)
Ren Shen (Ginseng Radix et Rhizoma)
Shan Yao (Dioscoreae Rhizoma)
Wu Wei Zi (Schisandrae Fructus)

Nieren-Yang-Mangel
Bu Gu Zhi (Psoraleae Fructus)
Fu Zi (Aconiti Radix Lateralis Praeparata)
Ge Jie (Gecko)

Mangel-Zustand der Lunge und der Niere
Ci Shi (Magnetitum)
Dong Chong Xia Cao (Cordyceps)
Ge Jie (Gecko)
Hu Tao Ren (Juglandis Semen)
Zi He Che (Placenta Hominis)

28. Knoten

Bai Fu Zi (Typhonii Rhizoma)
Ban Mao (Mylabris)
Bei Mu (Fritillariae Bulbus)
Chuan Shan Jia (Manitis Squama)
Da Ji (Knoxiae Radix seu Euphorbiae Pekinensis Radix)
Feng Fang (Vespae Nidus)
Ge Qiao (Meretricis seu Cyclinae Concha)
Hai Zao (Sargassum)
Huang Yao Zi (Dioscoreae Bulbiferae Herba)
Jiang Can (Bombyx Batryticatus)
Kun Bu (Eckloniae Thallus)
Lian Qiao (Forsythiae Fructus)
Mu Li (Ostreae Concha)
Quan Xie (Scorpio)
She Xiang (Moschus)
Wa Leng Zi (Arcae Concha)
Wu Gong (Scolopendra)
Xia Ku Cao (Prunellae Spica)
Xiong Huang (Realgar)
Xuan Shen (Scrophulariae Radix)

29. Konvulsionen

Übermäßige Hitze
Long Dan (Gentianae Radix et Rhizoma)
Niu Huang (Bovis Calculus)
Qing Dai (Indigo Naturalis)

Fiebererkrankungen
Ling Yang Jiao (Saigae Tataricae Cornu)
Niu Huang (Bovis Calculus)
She Xiang (Moschus)

Hitze und Schleim
Jiang Can (Bombyx Batryticatus)
Niu Huang (Bovis Calculus)

Aufsteigendes Leber-Yang
Gui Ban (Testudinis Plastrum)
Hu Po (Succinum)
Long Gu (Fossilia Ossis Mastodi)
Zhen Zhu (Margarita)

Wind und Schleim
Bai Fan (Alumen)
Bai Fu Zi (Typhonii Rhizoma)
Gan Sui (Kansui Radix)
Hu Po (Succinum)
Jin Qian Bai Hua She (Bungarus Parvus)
Li Lu (Veratri Radix et Rhizoma)
Meng Shi (Micae seu Chloriti Lapis)
Quan Xie (Scorpio)
Tian Nan Xing (Arisaematis Rhizoma)
Tian Zhu Huang (Bambusae Concretio Silicea)
Wu Gong (Scolopendra)
Wu Shao She (Zaocys)
Xiong Huang (Realgar)
Zao Jiao (Gleditsiae Fructus)
Zhu Li (Bambusae Succus)

30. Kopfschmerzen

Wind-Kälte
Bai Zhi (Angelicae Dahuricae Radix)
Cang Er Zi (Xanthii Fructus)
Chuan Xiong (Chuanxiong Rhizoma)
Du Huo (Angelicae Pubescentis Radix)
Fang Feng (Saposhnikoviae Radix)
Gao Ben (Ligustici Rhizoma)
Gui Zhi (Cinnamomi Ramulus)
Jing Jie (Schizonepetae Herba)
Ma Huang (Ephedrae Herba)
Qiang Huo (Notopterygii Rhizoma seu Radix)
Xi Xin (Asari Radix et Rhizoma)
Xiang Ru (Moslae Herba)
Xin Yi Hua (Magnoliae Flos)
Zi Su Ye (Perillae Folium)

Wind-Hitze
Bo He (Menthae Haplocalycis Herba)
Chan Tui (Cicadae Periostracum)
Dan Dou Chi (Sojae Semen Praeparatum)
Jiang Can (Bombyx Batryticatus)
Jin Yin Hua (Lonicerae Flos)
Jing Jie (Schizonepetae Herba)
Ju Hua (Chrysanthemi Flos)
Lian Qiao (Forsythiae Fructus)
Mu Zei (Equiseti Hiemalis Herba)
Niu Bang Zi (Arctii Fructus)
Sang Ye (Mori Folium)

Wind-Feuchtigkeit
Bai Zhi (Angelicae Dahuricae Radix)
Cang Er Zi (Xanthii Fructus)
Chuan Xiong (Chuanxiong Rhizoma)
Du Huo (Angelicae Pubescentis Radix)
Fang Feng (Saposhnikoviae Radix)
Gao Ben (Ligustici Rhizoma)
Qiang Huo (Notopterygii Rhizoma seu Radix)

Aufsteigendes Leber-Yang
Ci Shi (Magnetitum)
Gou Teng (Uncariae Ramulus cum Uncis)
Huai Hua (Sophorae Flos)
Huai Jiao (Sophorae Fructus)
Ji Li (Tribuli Fructus)
Ju Hua (Chrysanthemi Flos)
Ling Yang Jiao (Saigae Tataricae Cornu)
Long Gu (Fossilia Ossis Mastodi)
Mu Li (Ostreae Concha)
Shi Jue Ming (Haliotidis Concha)
Tian Ma (Gastrodiae Rhizoma)
Zhe Shi (Haematitum)
Zhen Zhu Mu (Margaritiferae Concha Usta)

Qi-Mangel
Chai Hu (Bupleuri Radix)
Dang Shen (Codonopsis Radix)
Ge Gen (Puerariae Radix Lobatae)
Huang Qi (Astragali Radix)
Ren Shen (Ginseng Radix et Rhizoma)
Sheng Ma (Cimicifugae Rhizoma)
Tai Zi Shen (Pseudostellariae Radix)
Xi Yang Shen (Panacis Quinquefolii Radix)

Mangel-Zustand der Niere
Gou Qi Zi (Lycii Fructus)
He Shou Wu (Polygoni Multiflori Radix)
Shan Zhu Yu (Corni Fructus)
Shu Di Huang (Rehmanniae Radix Praeparata)

Blut-Mangel
Bai Shao (Paeoniae Radix Alba)
Dang Gui (Angelicae Sinensis Radix)
Gou Qi Zi (Lycii Fructus)
He Shou Wu (Polygoni Multiflori Radix)
Lu Dou Yi (Phaseoli Radiati Pericarpium)
Sang Shen (Mori Fructus)
Shu Di Huang (Rehmanniae Radix Praeparata)

Blut-Stagnation
Chuan Niu Xi (Cyathulae Radix)
Chuan Xiong (Chuanxiong Rhizoma)

Schleim-Stagnation
Bai Fu Zi (Typhonii Rhizoma)
Bai Zhu (Atractylodis Macrocephalae Rhizoma)
Ban Xia (Pinelliae Rhizoma)

Hartnäckige Kopfschmerzen
Bai Fu Zi (Typhonii Rhizoma)
Quan Xie (Scorpio)
Wu Gong (Scolopendra)
Xi Xin (Asari Radix et Rhizoma)

Meldearzneien
Taiyang-Leitbahnen: *Qiang Huo* (Notopterygii Rhizoma seu Radix)
Shaoyang-Leitbahnen: *Chai Hu* (Bupleuri Radix)
Yangmin-Leitbahnen: *Bai Zhi* (Angelicae Dahuricae Radix)
Taiyin-Leitbahnen: *Cang Zhu* (Atractylodis Rhizoma)
Shaoyin-Leitbahnen: *Xi Xin* (Asari Radix et Rhizoma)
Jueyin-Leitbahnen: *Wu Zhu Yu* (Evodiae Fructus)

31. Laktationsstörung
Chuan Shan Jia (Manitis Squama)
Dong Kui Zi (Malvae Semen)
Ji Li (Tribuli Fructus)
Lou Lu (Rhapontici Radix)
Lu Lu Tong (Liquidambaris Fructus)
Mu Tong (Akebiae Caulis)
Si Gua Luo (Luffae Fructus Retinervus)
Tong Cao (Tetrapanacis Medulla)
Wang Bu Liu Xing (Vaccariae Semen)

32. Leukorrhö

Feuchte-Hitze
Huang Bo (Phellodendri Cortex)
Huang Lian (Coptidis Rhizoma)
Ku Shen (Sophorae Flavescentis Radix)
Ze Xie (Alismatis Rhizoma)

Mangel-Zustand und Kälte
Ai Ye (Artemisiae Argyi Folium)
Gou Ji (Cibotii Rhizoma)
Lu Lu Tong (Liquidambaris Fructus)
Yin Xing Ye (Ginkgo Folium)

Feuchte-Kälte
Ai Ye (Artemisiae Argyi Folium)
Bai Zhi (Angelicae Dahuricae Radix)
Bai Zhu (Atractylodis Macrocephalae Rhizoma)
Cang Zhu (Atractylodis Rhizoma)
Hai Piao Xiao (Sepiae Endoconcha)

Mangel-Zustand der Niere
Hai Piao Xiao (Sepiae Endoconcha)
Jin Ying Zi (Rosae Laevigatae Fructus)
Lian Zi (Nelumbinis Semen)
Long Gu (Fossilia Ossis Mastodi)
Mu Li (Ostreae Concha)
Qian Shi (Euryales Semen)
Sang Piao Xiao (Mantidis Ootheca)
Sha Yuan Zi (Astragali Complanati Semen)
Tu Si Zi (Cuscutae Semen)

Schwellung und Juckreiz im Genitalbereicht
Bai Bu (Stemonae Radix)
Bai Xian Pi (Dictamni Cortex)
Bian Xu (Polygoni Avicularis Herba)
Cang Zhu (Atractylodis Rhizoma)
Di Fu Zi (Kochiae Fructus)
Hua Jiao (Zanthoxyli Pericarpium)
Huang Bo (Phellodendri Cortex)
Ku Shen (Sophorae Flavescentis Radix)
Long Dan (Gentianae Radix et Rhizoma)
She Chuang Zi (Cnidii Fructus)
Xian He Cao (Agrimoniae Herba)

33. Lin Zheng (Dysurie-Syndrom)

Re Lin (Hitze-Dysurie)
Bai Mao Gen (Imperatae Rhizoma)
Bai Wei (Cynanchi Atrati Radix et Rhizoma)
Bian Xu (Polygoni Avicularis Herba)
Che Qian Zi (Plantaginis Semen)
Chi Shao (Paeoniae Radix Rubra)
Chuan Xin Lian (Andrographitis Herba)
Da Huang (Rhei Radix et Rhizoma)
Deng Xin Cao (Junci Medulla)
Di Fu Zi (Kochiae Fructus)
Di Long (Pheretima)
Dong Kui Zi (Malvae Semen)
Hai Jin Sha (Lygodii Spora)
Hu Po (Succinum)
Hu Zhang (Polygoni Cuspidati Rhizoma)
Hua Shi (Talcum)
Huang Bo (Phellodendri Cortex)
Huang Qin (Scutellariae Radix)
Jin Qian Bai Hua She (Bungarus Parvus)
Jin Qian Cao (Lysimachiae Herba)
Ku Shen (Sophorae Flavescentis Radix)
Lu Gen (Phragmitis Rhizoma)
Mu Tong (Akebiae Caulis)
Pu Gong Ying (Taraxaci Herba)
Qu Mai (Dianthi Herba)
Shi Wei (Pyrrosiae Folium)
Tong Cao (Tetrapanacis Medulla)
Tu Fu Ling (Smilacis Glabrae Rhizoma)
Yu Xing Cao (Houttuyniae Herba)
Ze Xie (Alismatis Rhizoma)
Zhi Zi (Gardeniae Fructus)
Zhu Ye (Phyllostachys Herba)

Xue Lin (blutige Dysurie)
Bai Mao Gen (Imperatae Rhizoma)
Bai Wei (Cynanchi Atrati Radix et Rhizoma)
Chi Shao (Paeoniae Radix Rubra)
Da Ji (Cirsii Japonici Herba)
Di Huang (Rehmanniae Radix)
Hai Jin Sha (Lygodii Spora)
Hu Po (Succinum)
Niu Xi (Achyranthis Radix)
Pu Huang (Typhae Pollen)
Shi Wei (Pyrrosiae Folium)
Xiao Ji (Cirsii Herba)

Shi Lin (Stein-Dysurie)
Hai Jin Sha (Lygodii Spora)
Hu Po (Succinum)
Ji Nei Jin (Gigeriae Galli Endothelium Corneum)
Jin Qian Cao (Lysimachiae Herba)
Shi Wei (Pyrrosiae Folium)

Gao Lin (trübe Dysurie)
Fen Bi Xie (Dioscoreae Hypoglaucae Rhizoma)
Hai Jin Sha (Lygodii Spora)
Shi Chang Pu (Acori Tatarinowii Rhizoma)

Lin Zheng (Dysurie-Syndrom) aufgrund von Yin-Mangel
Di Huang (Rehmanniae Radix)
Huang Bo (Phellodendri Cortex)
Zhi Mu (Anemarrhenae Rhizoma)

34. Lungenabszess
Bai Jiang Cao (Patriniae Herba)
Chuan Xin Lian (Andrographitis Herba)
Dong Gua Zi (Benincasae Semen)
Jie Geng (Platycodi Radix)
Jin Yin Hua (Lonicerae Flos)
Lu Gen (Phragmitis Rhizoma)
Pu Gong Ying (Taraxaci Herba)
Xia Ku Cao (Prunellae Spica)
Yi Yi Ren (Coicis Semen)
Yu Xing Cao (Houttuyniae Herba)

35. Maculae und Papeln

Hitze im Blut
Chi Shao (Paeoniae Radix Rubra)
Da Qing Ye (Isatidis Folium)
Di Huang (Rehmanniae Radix)
Mu Dan Pi (Moutan Cortex)
Qing Dai (Indigo Naturalis)
Xi Hong Hua (Croci Stigma)
Xuan Shen (Scrophulariae Radix)
Zi Cao (Arnebiae seu Lithospermi Radix)

Masern
Bo He (Menthae Haplocalycis Herba)
Chan Tui (Cicadae Periostracum)
Fu Ping (Spirodelae Herba)
Ge Gen (Puerariae Radix Lobatae)
Jing Jie (Schizonepetae Herba)
Niu Bang Zi (Arctii Fructus)
Sheng Ma (Cimicifugae Rhizoma)
Xiang Ru (Moslae Herba)
Zi Cao (Arnebiae seu Lithospermi Radix)

Urtikaria
Bai Zhi (Angelicae Dahuricae Radix)
Chan Tui (Cicadae Periostracum)
Di Fu Zi (Kochiae Fructus)
Fang Feng (Saposhnikoviae Radix)
Ji Li (Tribuli Fructus)
Jing Jie (Schizonepetae Herba)
Ku Shen (Sophorae Flavescentis Radix)
She Chuang Zi (Cnidii Fructus)

Ekzem
Bai Fan (Alumen)
Bai Xian Pi (Dictamni Cortex)
Can Sha (Bombycis Faeces)
Chuan Xin Lian (Andrographitis Herba)
Di Yu (Sanguisorbae Radix)
Hai Piao Xiao (Sepiae Endoconcha)
Hai Tong Pi (Erythrinae Cortex)
Huang Qin (Scutellariae Radix)
Huo Xiang (Agastaches Herba)
Liu Huang (Sulfur)
Long Gu (Fossilia Ossis Mastodi)
She Chuang Zi (Cnidii Fructus)
Tong Cao (Tetrapanacis Medulla)
Xu Chang Qing (Cynanchi Paniculati Radix et Rhizoma)
Zhen Zhu Mu (Margaritiferae Concha Usta)

36. Magenschmerzen

Mangel-Zustand
Bai Zhu (Atractylodis Macrocephalae Rhizoma)
Dang Shen (Codonopsis Radix)
Gan Cao (Glycyrrhizae Radix et Rhizoma)
Huang Qi (Astragali Radix)
Shan Yao (Dioscoreae Rhizoma)
Yi Tang (Maltosum)

Qi-Stagnation
Chen Pi (Citri Reticulatae Pericarpium)
Chuan Lian Zi (Toosendan Fructus)
Fo Shou (Citri Sarcodactylis Fructus)
Gan Song (Nardostachydis Radix et Rhizoma)
Li Zhi He (Litchi Semen)
Mu Xiang (Aucklandiae Radix)
Qing Mu Xiang (Aristolochiae Radix)

Sha Ren (Amomi Fructus)
Tan Xiang (Santali Albi Lignum)
Wu Yao (Linderae Radix)
Xiang Fu (Cyperi Rhizoma)
Xiang Yuan (Citri Fructus)
Yu Zhi Zi (Akebiae Fructus)
Zhi Qiao (Aurantii Fructus)

Kälte
Bi Cheng Qie (Litseae Fructus)
Cao Guo (Tsaoko Fructus)
Dou Kou (Amomi Fructus Rotundus)
Fu Zi (Aconiti Radix Lateralis Praeparata)
Gan Jiang (Zingiberis Rhizoma)
Gan Song (Nardostachydis Radix et Rhizoma)
Gao Liang Jiang (Alpiniae Officinarum Rhizoma)
Hua Jiao (Zanthoxyli Pericarpium)
Rou Gui (Cinnamomi Cortex)
Sha Ren (Amomi Fructus)
Sheng Jiang (Zingiberis Rhizoma Recens)
Tan Xiang (Santali Albi Lignum)
Wu Zhu Yu (Evodiae Fructus)

Hitze
Chuan Lian Zi (Toosendan Fructus)
Da Huang (Rhei Radix et Rhizoma)
Huang Lian (Coptidis Rhizoma)
Shi Gao (Gypsum Fibrosum)
Zhi Zi (Gardeniae Fructus)
Zhu Ru (Bambusae Caulis in Taeniam)

Stagnation
Chuan Lian Zi (Toosendan Fructus)
E Zhu (Curcumae Rhizoma)
Mo Yao (Myrrha)
Pu Huang (Typhae Pollen)
Ru Xiang (Olibanum)
San Leng (Sparganii Rhizoma)
Wu Ling Zhi (Trogopterori Faeces)
Yan Hu Suo (Corydalis Rhizoma)

Schmerzen während der Nahrungsaufnahme
Gu Ya (Setariae Fructus Germinatus)
Ji Nei Jin (Gigeriae Galli Endothelium Corneum)
Liu Ji Nu (Artemisiae Anomalae Herba)
Mai Ya (Hordei Fructus Germinatus)
Qing Pi (Citri Reticulatae Viride Pericarpium)
Shan Zha (Crataegi Fructus)
Shen Qu (Massa Medicata Fermentata)

Parasitenbefall
Bing Lang (Arecae Semen)
Ku Lian Pi (Meliae Cortex)
Qian Niu Zi (Pharbitidis Semen)
Shi Jun Zi (Quisqualis Fructus)
Wu Mei (Mume Fructus)

37. Malaria
Bing Lang (Arecae Semen)
Cao Guo (Tsaoko Fructus)
Chai Hu (Bupleuri Radix)
Chang Shan (Dichroae Radix)
He Shou Wu (Polygoni Multiflori Radix)
Huang Qin (Scutellariae Radix)
Ma Bian Cao (Verbenae Herba)
Qian Dan (Minium)
Qing Hao (Artemisiae Annuae Herba)
Xian He Cao (Agrimoniae Herba)
Xiong Huang (Realgar)
Ya Dan Zi (Bruceae Fructus)
Zhu Sha (Cinnabaris)

38. Menstruationsschmerzen

Qi-Stagnation
Bo He (Menthae Haplocalycis Herba)
Chai Hu (Bupleuri Radix)
Chuan Lian Zi (Toosendan Fructus)
Li Zhi He (Litchi Semen)
Wu Yao (Linderae Radix)
Xiang Fu (Cyperi Rhizoma)
Yu Jin (Curcumae Radix)

Blut-Stagnation
Chi Shao (Paeoniae Radix Rubra)
Chuan Shan Jia (Manitis Squama)
Chuan Xiong (Chuanxiong Rhizoma)
Da Xue Teng (Sargentodoxae Caulis)
Dan Shen (Salviae Miltiorrhizae Radix et Rhizoma)
Dang Gui (Angelicae Sinensis Radix)
E Zhu (Curcumae Rhizoma)
Gui Zhi (Cinnamomi Ramulus)
Hong Hua (Carthami Flos)
Hu Po (Succinum)
Hu Zhang (Polygoni Cuspidati Rhizoma)
Ji Xue Teng (Spatholobi Caulis)
Jiang Huang (Curcumae Longae Rhizoma)
Jin Qian Bai Hua She (Bungarus Parvus)
Liu Ji Nu (Artemisiae Anomalae Herba)
Mo Yao (Myrrha)
Mu Dan Pi (Moutan Cortex)
Niu Xi (Achyranthis Radix)
Pu Huang (Typhae Pollen)
Qian Cao (Rubiae Radix et Rhizoma)
Qu Mai (Dianthi Herba)
Ru Xiang (Olibanum)
San Leng (Sparganii Rhizoma)
Shan Zha (Crataegi Fructus)
She Xiang (Moschus)
Shui Zhi (Hirudo)
Su Mu (Sappan Lignum)
Tao Ren (Persicae Semen)
Wang Bu Liu Xing (Vaccariae Semen)

Wu Ling Zhi (Trogopterori Faeces)
Xue Jie (Daemonoropis Resina)
Yan Hu Suo (Corydalis Rhizoma)
Yi Mu Cao (Leonuri Herba)
Yu Jin (Curcumae Radix)
Ze Lan (Lycopi Herba)

Feuchte-Kälte
Ai Ye (Artemisiae Argyi Folium)
Gui Zhi (Cinnamomi Ramulus)
Pao Jiang (Zingiberis Rhizoma Praeparatum)
Rou Gui (Cinnamomi Cortex)
Wu Yao (Linderae Radix)
Wu Zhu Yu (Evodiae Fructus)

Qi-Mangel
Dang Shen (Codonopsis Radix)
Huang Qi (Astragali Radix)
Ren Shen (Ginseng Radix et Rhizoma)

Blut-Mangel
Bai Shao (Paeoniae Radix Alba)
Dang Gui (Angelicae Sinensis Radix)
Ji Xue Teng (Spatholobi Caulis)
Shu Di Huang (Rehmanniae Radix Praeparata)

39. Ödem

Ödem mit äußerem Syndrom
Fu Ping (Spirodelae Herba)
Gui Zhi (Cinnamomi Ramulus)
Ma Huang (Ephedrae Herba)
Xiang Ru (Moslae Herba)

Ödem (allgemein)
Da Fu Pi (Arecae Pericarpium)
Sang Bai Pi (Mori Cortex)
Sheng Jiang Pi (Zingiberis Pericarpium Recens)
Wu Jia Pi (Acanthopanacis Cortex)

Yang-Mangel
Fu Zi (Aconiti Radix Lateralis Praeparata)
Gui Zhi (Cinnamomi Ramulus)
Rou Gui (Cinnamomi Cortex)

Mangel-Zustand der Milz
Bai Zhu (Atractylodis Macrocephalae Rhizoma)
Fu Ling (Poria)
Yi Yi Ren (Coicis Semen)

Feuchte-Kälte
Fu Zi (Aconiti Radix Lateralis Praeparata)
Gui Zhi (Cinnamomi Ramulus)
Wu Jia Pi (Acanthopanacis Cortex)

Wasser-Akkumulation
Chi Xiao Dou (Phaseoli Semen)
Sang Bai Pi (Mori Cortex)
Shi Wei (Pyrrosiae Folium)
Ting Li Zi (Lepidii seu Descurainiae Semen)
Wu Jia Pi (Acanthopanacis Cortex)
Yi Mu Cao (Leonuri Herba)
Ze Lan (Lycopi Herba)
Ze Xie (Alismatis Rhizoma)

Feuchte-Hitze
Ba Dou (Crotonis Semen)
Bai Mao Gen (Imperatae Rhizoma)
Ban Bian Lian (Lobeliae Chinensis Herba)
Che Qian Zi (Plantaginis Semen)
Da Ji (Knoxiae Radix seu Euphorbiae Pekinensis Radix)
Dong Gua Pi (Benincasae Exocarpium)
Dong Kui Zi (Malvae Semen)
Fang Ji (Stephaniae Tetrandrae Radix)
Gan Sui (Kansui Radix)
Hai Zao (Sargassum)
Kun Bu (Eckloniae Thallus)
Qian Niu Zi (Pharbitidis Semen)
Shi Wei (Pyrrosiae Folium)
Ting Li Zi (Lepidii seu Descurainiae Semen)
Yuan Hua (Genkwa Flos)

40. Parasitenbefall

Schlauchwürmer
Bing Lang (Arecae Semen)
Chuan Lian Zi (Toosendan Fructus)
Fei Zi (Torreyae Semen)
He Shi (Carpesi Fructus)
Hua Jiao (Zanthoxyli Pericarpium)
Lei Wan (Omphalia)
Lu Hui (Aloe)
Nan Gua Zi (Cucurbitae Moschatae Semen)
Qian Niu Zi (Pharbitidis Semen)
Shi Jun Zi (Quisqualis Fructus)
Wu Mei (Mume Fructus)
Wu Yi (Ulmi Fructus Praeparatus)
Xiong Huang (Realgar)

Hakenwürmer
Bing Lang (Arecae Semen)
Fei Zi (Torreyae Semen)
Ku Lian Pi (Meliae Cortex)
Lei Wan (Omphalia)
Mian Ma Guan Zhong (Dryopteridis Crassirhizomatis Rhizoma)

Madenwürmer
Bai Bu (Stemonae Radix)
Bing Lang (Arecae Semen)
Fei Zi (Torreyae Semen)

Ku Lian Pi (Meliae Cortex)
Mian Ma Guan Zhong (Dryopteridis Crassirhizomatis Rhizoma)

Bandwürmer
Bing Lang (Arecae Semen)
Fei Zi (Torreyae Semen)
Lei Wan (Omphalia)
Mian Ma Guan Zhong (Dryopteridis Crassirhizomatis Rhizoma)
Nan Gua Zi (Cucurbitae Moschatae Semen)

41. Pflaumenstein-Syndrom
Ban Xia (Pinelliae Rhizoma)
Fu Ling (Poria)
Hou Po (Magnoliae Officinalis Cortex)
Sheng Jiang (Zingiberis Rhizoma Recens)
Zi Su Ye (Perillae Folium)

42. Pilzinfektion
Ba Dou (Crotonis Semen)
Ban Mao (Mylabris)
Chuan Lian Zi (Toosendan Fructus)
Ci Shi (Magnetitum)
Da Feng Zi (Hydnocarpi Semen)
Da Suan (Alli Sativi Bulbus)
Hai Tong Pi (Erythrinae Cortex)
Ku Lian Zi (Meliae Fructus)
Lu Hui (Aloe)
Qing Fen (Calomelas)
She Chuang Zi (Cnidii Fructus)
Wu Yi (Ulmi Fructus Praeparatus)
Xiong Huang (Realgar)
Xu Chang Qing (Cynanchi Paniculati Radix et Rhizoma)
Yuan Hua (Genkwa Flos)
Zhang Nao (Camphora)

43. Rektumprolaps
Chai Hu (Bupleuri Radix)
Ge Gen (Puerariae Radix Lobatae)
Huang Qi (Astragali Radix)
Jie Geng (Platycodi Radix)
Sheng Ma (Cimicifugae Rhizoma)
Wu Bei Zi (Galla Chinensis)
Zhi Qiao (Aurantii Fructus)
Zhi Shi (Aurantii Fructus Immaturus)

44. Schlaflosigkeit
Bai He (Lilii Bulbus)
Bai Jiang Cao (Patriniae Herba)
Bai Shao (Paeoniae Radix Alba)
Chan Tui (Cicadae Periostracum)
Hou Po (Magnoliae Officinalis Cortex)
Jiao Gu Lan (Gynostemmatis Rhizoma seu Herba)
Long Dan (Gentianae Radix et Rhizoma)
Mai Dong (Ophiopogonis Radix)
Qin Jiao (Gentianae Macrophyllae Radix)
Suan Zao Ren (Ziziphi Spinosae Semen)
Tian Ma (Gastrodiae Rhizoma)
Tian Nan Xing (Arisaematis Rhizoma)
Wu Jia Pi (Acanthopanacis Cortex)
Xie Cao (Valerianae Radix et Rhizoma)
Zhi Zi (Gardeniae Fructus)

45. Schlangenbisse und Insektenstiche
Bai Fu Zi (Typhonii Rhizoma)
Bai Hua She She Cao (Hedyotidis Diffusae Herba)
Ban Bian Lian (Lobeliae Chinensis Herba)
Ban Zhi Lian (Scutellariae Barbatae Herba)
Chuan Xin Lian (Andrographitis Herba)
Hu Zhang (Polygoni Cuspidati Rhizoma)
Huang Yao Zi (Dioscoreae Bulbiferae Herba)
Jin Qian Cao (Lysimachiae Herba)
Ma Chi Xian (Portulacae Herba)
Qing Mu Xiang (Aristolochiae Radix)
Wu Ling Zhi (Trogopterori Faeces)
Xiong Huang (Realgar)
Xu Chang Qing (Cynanchi Paniculati Radix et Rhizoma)
Zi Hua Di Ding (Violae Herba)

46. Schluckauf
Bi Cheng Qie (Litseae Fructus)
Chen Xiang (Aquilariae Lignum Resinatum)
Dao Dou (Canavaliae Semen)
Ding Xiang (Caryophylli Flos)
Shi Di (Kaki Calyx)
Xuan Fu Hua (Inulae Flos)
Zhe Shi (Haematitum)

47. Schmerzen
Bai Jie Zi (Sinapis Semen)
Bai Zhi (Angelicae Dahuricae Radix)
Ban Xia (Pinelliae Rhizoma)
Bi Bo (Piperis Longi Fructus)
Bi Cheng Qie (Litseae Fructus)
Bian Xu (Polygoni Avicularis Herba)
Bing Lang (Arecae Semen)
Chuan Xiong (Chuanxiong Rhizoma)
Dang Gui (Angelicae Sinensis Radix)
Di Fu Zi (Kochiae Fructus)
Di Yu (Sanguisorbae Radix)
Ding Xiang (Caryophylli Flos)
Fang Feng (Saposhnikoviae Radix)
Gan Jiang (Zingiberis Rhizoma)
Gao Ben (Ligustici Rhizoma)
Ge Gen (Puerariae Radix Lobatae)
Hai Shen (Strichopus)
Hong Hua (Carthami Flos)
Huang Jing (Polygonati Rhizoma)
Ku Lian Pi (Meliae Cortex)
Lian Zi Xin (Nelumbinis Plumula)
Ma Ti Jin (Dichondrae Repentis Herba)

Mo Han Lian (Ecliptae Herba)
Qin Jiao (Gentianae Macrophyllae Radix)
Qing Mu Xiang (Aristolochiae Radix)
San Qi (Notoginseng Radix et Rhizoma)
Shan Zha (Crataegi Fructus)
Sheng Jiang (Zingiberis Rhizoma Recens)
Sheng Ma (Cimicifugae Rhizoma)
Su He Xiang (Styrax)
Su Mu (Sappan Lignum)
Suan Zao Ren (Ziziphi Spinosae Semen)
Tian Nan Xing (Arisaematis Rhizoma)
Tian Zhu Huang (Bambusae Concretio Silicea)
Wei Ling Xian (Clematidis Radix et Rhizoma)
Wu Mei (Mume Fructus)
Xi Xin (Asari Radix et Rhizoma)
Xiang Fu (Cyperi Rhizoma)
Xu Chang Qing (Cynanchi Paniculati Radix et Rhizoma)
Xun Gu Feng (Aristolochiae Mollissimae Herba)
Yan Hu Suo (Corydalis Rhizoma)
Yi Yi Ren (Coicis Semen)
Ze Lan (Lycopi Herba)
Zhu Sha (Cinnabaris)

48. Schmerzen im unteren Rücken

Mangel-Zustand der Niere
Bu Gu Zhi (Psoraleae Fructus)
Dong Chong Xia Cao (Cordyceps)
Du Zhong (Eucommiae Cortex)
Gou Ji (Cibotii Rhizoma)
Gu Sui Bu (Drynariae Rhizoma)
Hu Tao Ren (Juglandis Semen)
Sang Ji Sheng (Taxilli Herba)
Sha Yuan Zi (Astragali Complanati Semen)
Tu Si Zi (Cuscutae Semen)
Xu Duan (Dipsaci Radix)

49. Schwindel

Aufsteigendes Leber-Yang
Bai Shao (Paeoniae Radix Alba)
Ci Shi (Magnetitum)
Du Zhong (Eucommiae Cortex)
Gou Teng (Uncariae Ramulus cum Uncis)
Gui Ban (Testudinis Plastrum)
Ji Li (Tribuli Fructus)
Ju Hua (Chrysanthemi Flos)
Jue Ming Zi (Cassiae Semen)
Ling Yang Jiao (Saigae Tataricae Cornu)
Long Gu (Fossilia Ossis Mastodi)
Lu Dou Yi (Phaseoli Radiati Pericarpium)
Mu Li (Ostreae Concha)
Qing Xiang Zi (Celosiae Semen)
Shi Jue Ming (Haliotidis Concha)
Tian Ma (Gastrodiae Rhizoma)
Xia Ku Cao (Prunellae Spica)
Zhe Shi (Haematitum)
Zhen Zhu Mu (Margaritiferae Concha Usta)

Aufsteigendes Leber-Feuer
Gou Teng (Uncariae Ramulus cum Uncis)
Hua Jiao (Zanthoxyli Pericarpium)
Huai Hua (Sophorae Flos)
Ju Hua (Chrysanthemi Flos)
Ling Yang Jiao (Saigae Tataricae Cornu)
Long Dan (Gentianae Radix et Rhizoma)
Lu Hui (Aloe)
Qing Xiang Zi (Celosiae Semen)
Xia Ku Cao (Prunellae Spica)

Aufsteigender Leber-Wind
Gou Teng (Uncariae Ramulus cum Uncis)
Ju Hua (Chrysanthemi Flos)
Ling Yang Jiao (Saigae Tataricae Cornu)
Tian Ma (Gastrodiae Rhizoma)

Blut-Mangel
Bai Shao (Paeoniae Radix Alba)
Dang Gui (Angelicae Sinensis Radix)
E Jiao (Asini Corii Colla)
He Shou Wu (Polygoni Multiflori Radix)
Long Yan Rou (Longan Arillus)
Lu Dou Yi (Phaseoli Radiati Pericarpium)
Sang Shen (Mori Fructus)
Shu Di Huang (Rehmanniae Radix Praeparata)
Zi He Che (Placenta Hominis)

Qi-Mangel
Dang Shen (Codonopsis Radix)
Huang Qi (Astragali Radix)
Ren Shen (Ginseng Radix et Rhizoma)
Tai Zi Shen (Pseudostellariae Radix)
Xi Yang Shen (Panacis Quinquefolii Radix)

Yin-Mangel
Gou Qi Zi (Lycii Fructus)
He Shou Wu (Polygoni Multiflori Radix)
Hei Zhi Ma (Sesami Semen Nigrum)
Huang Jing (Polygonati Rhizoma)
Nu Zhen Zi (Ligustri Lucidi Fructus)
Sang Shen (Mori Fructus)
Shan Yao (Dioscoreae Rhizoma)
Shan Zhu Yu (Corni Fructus)
Shu Di Huang (Rehmanniae Radix Praeparata)
Zi He Che (Placenta Hominis)

Yang-Mangel
Lu Lu Tong (Liquidambaris Fructus)
Sha Yuan Zi (Astragali Complanati Semen)
Shan Zhu Yu (Corni Fructus)
Tu Si Zi (Cuscutae Semen)
Zi He Che (Placenta Hominis)

Schleim-Stagnation
Bai Zhu (Atractylodis Macrocephalae Rhizoma)
Ban Xia (Pinelliae Rhizoma)
Fu Ling (Poria)
Tian Nan Xing (Arisaematis Rhizoma)
Ze Xie (Alismatis Rhizoma)
Zhu Ru (Bambusae Caulis in Taeniam)

50. Schwitzen

Spontanes Schwitzen aufgrund einer Disharmonie zwischen Wei-(Abwehr-)Schicht und Ying-(Nähr-)Schicht
Bai Shao (Paeoniae Radix Alba)
Gui Zhi (Cinnamomi Ramulus)

Spontanes Schwitzen aufgrund von Lungen-Qi-Mangel
Huang Qi (Astragali Radix)
Wu Wei Zi (Schisandrae Fructus)

Nachtschweiß aufgrund eines Herz-Blut-Mangels
Fu Xiao Mai (Tritici Fructus Levis)
Suan Zao Ren (Ziziphi Spinosae Semen)
Wu Wei Zi (Schisandrae Fructus)

Nachtschweiß aufgrund von Mangel-Hitze
Di Gu Pi (Lycii Cortex)
Ma Huang Gen (Ephedrae Radix et Rhizoma)
Shan Zhu Yu (Corni Fructus)
Wu Mei (Mume Fructus)
Zhi Mu (Anemarrhenae Rhizoma)

Schwitzen aufgrund eines Schocks
Bai Zhu (Atractylodis Macrocephalae Rhizoma)
Fu Zi (Aconiti Radix Lateralis Praeparata)
Huang Qi (Astragali Radix)
Long Gu (Fossilia Ossis Mastodi)
Mu Li (Ostreae Concha)
Ren Shen (Ginseng Radix et Rhizoma)
Wu Wei Zi (Schisandrae Fructus)

Gelber Schweiß
Yin Chen (Artemisiae Scopariae Herba)
Zhi Zi (Gardeniae Fructus)

51. Spermatorrhö

Ba Ji Tian (Morindae Officinalis Radix)
Bai Guo (Ginkgo Semen)
Bu Gu Zhi (Psoraleae Fructus)
Dong Chong Xia Cao (Cordyceps)
Fu Pen Zi (Rubi Fructus)
Gou Ji (Cibotii Rhizoma)
Hai Piao Xiao (Sepiae Endoconcha)
He Shou Wu (Polygoni Multiflori Radix)
Jiu Cai Zi (Allii Tuberosi Semen)
Lian Xu (Nelumbinis Stamen)
Lian Zi Xin (Nelumbinis Plumula)
Long Gu (Fossilia Ossis Mastodi)
Lu Rong (Cervi Pantotrichum Cornu)
Mu Li (Ostreae Concha)
Qian Shi (Euryales Semen)
Rou Cong Rong (Cistanches Herba)
Sha Yuan Zi (Astragali Complanati Semen)
Shan Yao (Dioscoreae Rhizoma)
Shan Zhu Yu (Corni Fructus)
Tu Si Zi (Cuscutae Semen)
Wu Bei Zi (Galla Chinensis)
Wu Wei Zi (Schisandrae Fructus)
Xian Mao (Curculiginis Rhizoma)
Xu Duan (Dipsaci Radix)
Yi Zhi (Alpiniae Oxyphyllae Fructus)
Yin Yang Huo (Epimedii Herba)
Yuan Zhi (Polygalae Radix)

52. Stimmverlust

Wind-Kälte
Gan Cao (Glycyrrhizae Radix et Rhizoma)
Ma Huang (Ephedrae Herba)
Ku Xing Ren (Armeniacae Semen)

Wind-Hitze
Chan Tui (Cicadae Periostracum)
Pang Da Hai (Sterculiae Lychnophorae Semen)

Lungen-Yin-Mangel
He Zi (Chebulae Fructus)
Mai Dong (Ophiopogonis Radix)
Sha Shen (Glehniae seu Adenophorae Radix)

53. Stuhlverstopfung

Übermäßige Hitze
Da Huang (Rhei Radix et Rhizoma)
Fan Xie Ye (Sennae Folium)
Hou Po (Magnoliae Officinalis Cortex)
Hu Zhang (Polygoni Cuspidati Rhizoma)
Jue Ming Zi (Cassiae Semen)
Lu Hui (Aloe)
Mang Xiao (Natrii Sulfas)
Zhi Shi (Aurantii Fructus Immaturus)
Zhu Dan (Porci Fel)

Hitze und Trockenheit
Dang Gui (Angelicae Sinensis Radix)
Di Huang (Rehmanniae Radix)
Dong Kui Zi (Malvae Semen)
Feng Mi (Mel)
Gua Lou Zi (Trichosanthis Semen)
He Shou Wu (Polygoni Multiflori Radix)
Hei Zhi Ma (Sesami Semen Nigrum)
Hu Tao Ren (Juglandis Semen)
Huo Ma Ren (Cannabis Fructus)

Jue Ming Zi (Cassiae Semen)
Ku Xing Ren (Armeniacae Semen)
Rou Cong Rong (Cistanches Herba)
Sang Shen (Mori Fructus)
Suo Yang (Cynomorii Herba)
Tao Ren (Persicae Semen)
Tian Dong (Asparagi Radix)
Yu Li Ren (Pruni Semen)
Zi Su Zi (Perillae Fructus)

Qi-Stagnation
Bing Lang (Arecae Semen)
Chen Xiang (Aquilariae Lignum Resinatum)
Zhi Qiao (Aurantii Fructus)

Mangel-Zustand
Bai Zhu (Atractylodis Macrocephalae Rhizoma)
Bai Zi Ren (Platycladi Semen)
Feng Mi (Mel)
Hei Zhi Ma (Sesami Semen Nigrum)

Kälte
Ba Dou (Crotonis Semen)
Hei Zhi Ma (Sesami Semen Nigrum)
Liu Huang (Sulfur)
Rou Cong Rong (Cistanches Herba)

Kollaps des Zhong-(Mitte-)Qi
Chai Hu (Bupleuri Radix)
Ge Gen (Puerariae Radix Lobatae)
Gui Zhi (Cinnamomi Ramulus)
Huang Qi (Astragali Radix)
Ren Shen (Ginseng Radix et Rhizoma)
Sheng Ma (Cimicifugae Rhizoma)
Zhi Qiao (Aurantii Fructus)
Zhi Shi (Aurantii Fructus Immaturus)

54. Syphilis und Lepra

Syphilis
Da Feng Zi (Hydnocarpi Semen)
Ku Shen (Sophorae Flavescentis Radix)
Tu Fu Ling (Smilacis Glabrae Rhizoma)

Lepra
Da Feng Zi (Hydnocarpi Semen)
Ku Shen (Sophorae Flavescentis Radix)
She Tui (Serpentis Periostracum)
Zao Jiao (Gleditsiae Fructus)
Zao Jiao Ci (Gleditsiae Spina)

55. Trauma
Chi Shao (Paeoniae Radix Rubra)
Chuan Xiong (Chuanxiong Rhizoma)
Da Huang (Rhei Radix et Rhizoma)
Da Xue Teng (Sargentodoxae Caulis)
Dang Gui (Angelicae Sinensis Radix)
Hai Feng Teng (Piperis Kadsurae Caulis)
He Huan Pi (Albiziae Cortex)
Hong Hua (Carthami Flos)
Hu Zhang (Polygoni Cuspidati Rhizoma)
Jiang Xiang (Dalbergiae Odoriferae Lignum)
Liu Ji Nu (Artemisiae Anomalae Herba)
Ma Qian Zi (Strychni Semen)
Meng Chong (Tabanus)
Mo Yao (Myrrha)
Mu Dan Pi (Moutan Cortex)
Niu Xi (Achyranthis Radix)
Ru Xiang (Olibanum)
San Qi (Notoginseng Radix et Rhizoma)
She Xiang (Moschus)
Shui Zhi (Hirudo)
Song Jie (Pini Nodi Lignum)
Su Mu (Sappan Lignum)
Tao Ren (Persicae Semen)
Xu Chang Qing (Cynanchi Paniculati Radix et Rhizoma)
Xu Duan (Dipsaci Radix)
Xue Jie (Daemonoropis Resina)
Xun Gu Feng (Aristolochiae Mollissimae Herba)
Ze Lan (Lycopi Herba)
Zhang Nao (Camphora)
Zi Ran Tong (Pyritum)

56. Tumorerkrankung

Magen
Bai Hua She She Cao (Hedyotidis Diffusae Herba)
Long Kui (Solani Nigri Herba)
Peng Sha (Borax)

Lunge
Bai Hua She She Cao (Hedyotidis Diffusae Herba)
Ban Zhi Lian (Scutellariae Barbatae Herba)

Leber
Ban Mao (Mylabris)
Ban Zhi Lian (Scutellariae Barbatae Herba)
Ma Qian Zi (Strychni Semen)

Hals, Rachen
Shan Dou Gen (Sophorae Tonkinensis Radix et Rhizoma)
Tian Kui Zi (Semiaquilegiae Radix)

Harnblase
Tian Kui Zi (Semiaquilegiae Radix)

Rektum
Er Cha (Catechu)
Huang Jing (Polygonati Rhizoma)
Peng Sha (Borax)

Lymphatisches System
Tian Kui Zi (Semiaquilegiae Radix)

Brust
Feng Fang (Vespae Nidus)
Shan Ci Gu (Cremastrae seu Pleiones Pseudobulbus)
Tian Kui Zi (Semiaquilegiae Radix)

Zervix
E Zhu (Curcumae Rhizoma)
Long Kui (Solani Nigri Herba)

57. Übelkeit und Erbrechen

Wind-Kälte
Huo Xiang (Agastaches Herba)
Pei Lan (Eupatorii Herba)
Sheng Jiang (Zingiberis Rhizoma Recens)
Xiang Ru (Moslae Herba)
Zi Su Ye (Perillae Folium)

Magen-Kälte
Ban Xia (Pinelliae Rhizoma)
Bi Cheng Qie (Litseae Fructus)
Cao Guo (Tsaoko Fructus)
Chen Xiang (Aquilariae Lignum Resinatum)
Dao Dou (Canavaliae Semen)
Ding Xiang (Caryophylli Flos)
Dou Kou (Amomi Fructus Rotundus)
Gan Jiang (Zingiberis Rhizoma)
Gao Liang Jiang (Alpiniae Officinarum Rhizoma)
Hu Jiao (Piperis Fructus)
Hua Jiao (Zanthoxyli Pericarpium)
Sha Ren (Amomi Fructus)
Sheng Jiang (Zingiberis Rhizoma Recens)
Tan Xiang (Santali Albi Lignum)
Wu Zhu Yu (Evodiae Fructus)
Xiao Hui Xiang (Foeniculi Fructus)

Magen-Hitze
Bai Mao Gen (Imperatae Rhizoma)
Huang Lian (Coptidis Rhizoma)
Lu Gen (Phragmitis Rhizoma)
Pi Pa Ye (Eriobotryae Folium)
Zhu Ru (Bambusae Caulis in Taeniam)

Qi-Stagnation
Cao Dou Kou (Alpiniae Katsumadai Semen)
Chen Pi (Citri Reticulatae Pericarpium)
Chen Xiang (Aquilariae Lignum Resinatum)
Dao Dou (Canavaliae Semen)
Dou Kou (Amomi Fructus Rotundus)
Fo Shou (Citri Sarcodactylis Fructus)
Mu Xiang (Aucklandiae Radix)
Sha Ren (Amomi Fructus)
Shi Di (Kaki Calyx)
Tan Xiang (Santali Albi Lignum)
Wu Zhu Yu (Evodiae Fructus)
Xiang Yuan (Citri Fructus)
Xuan Fu Hua (Inulae Flos)
Zi Su Ye (Perillae Folium)

Übermäßiger Genuss von Speisen
Ji Nei Jin (Gigeriae Galli Endothelium Corneum)
Lai Fu Zi (Raphani Semen)
Mai Ya (Hordei Fructus Germinatus)
Shan Zha (Crataegi Fructus)
Shen Qu (Massa Medicata Fermentata)

Schleim-Stagnation
Ban Xia (Pinelliae Rhizoma)
Chen Pi (Citri Reticulatae Pericarpium)
Fu Ling (Poria)
Sheng Jiang (Zingiberis Rhizoma Recens)
Xuan Fu Hua (Inulae Flos)

Feuchte-Hitze
Huang Lian (Coptidis Rhizoma)
Huang Qin (Scutellariae Radix)
Long Dan (Gentianae Radix et Rhizoma)

Brechreiz
Ban Xia (Pinelliae Rhizoma)
Chen Xiang (Aquilariae Lignum Resinatum)
Ding Xiang (Caryophylli Flos)

58. Unruhiger Fötus
Bai Shao (Paeoniae Radix Alba)
Bai Zhu (Atractylodis Macrocephalae Rhizoma)
Dang Gui (Angelicae Sinensis Radix)
Du Zhong (Eucommiae Cortex)
E Jiao (Asini Corii Colla)
Gu Sui Bu (Drynariae Rhizoma)
Huang Qin (Scutellariae Radix)
Sang Ji Sheng (Taxilli Herba)
Sha Ren (Amomi Fructus)
Shu Di Huang (Rehmanniae Radix Praeparata)
Tu Si Zi (Cuscutae Semen)
Xu Duan (Dipsaci Radix)
Yi Tang (Maltosum)
Zi Su Ye (Perillae Folium)
Zong Lu (Trachycarpi Petiolus)

59. Verbrennungen
Bai Wei (Cynanchi Atrati Radix et Rhizoma)
Ce Bai Ye (Platycladi Cacumen)
Da Huang (Rhei Radix et Rhizoma)
Di Yu (Sanguisorbae Radix)
Han Shui Shi (Mirabilite)
Hu Zhang (Polygoni Cuspidati Rhizoma)

Huang Bo (Phellodendri Cortex)
Shi Gao (Gypsum Fibrosum)
Zi Zhu (Callicarpae Formosanea Folium)

60. Verdauungsstörungen

Ban Xia (Pinelliae Rhizoma)
Cang Zhu (Atractylodis Rhizoma)
Da Huang (Rhei Radix et Rhizoma)
Ji Nei Jin (Gigeriae Galli Endothelium Corneum)
Lu Cha (Camelliae Viride Folium)
Mai Ya (Hordei Fructus Germinatus)
Rou Dou Kou (Myristicae Semen)
Shan Zha (Crataegi Fructus)
Wu Long Cha (Camelliae Fermentata Folium)
Wu Zhu Yu (Evodiae Fructus)
Zhu Dan (Porci Fel)

61. Vergiftung

Quecksilber
Tu Fu Ling (Smilacis Glabrae Rhizoma)

Arsen
Fang Feng (Saposhnikoviae Radix)
Gan Cao (Glycyrrhizae Radix et Rhizoma)
Lu Dou (Phaseoli Radiati Semen)

Fische und Meeresfrüchte
Lu Gen (Phragmitis Rhizoma)
Sheng Jiang (Zingiberis Rhizoma Recens)
Zi Su Ye (Perillae Folium)

Akonit
Lu Dou (Phaseoli Radiati Semen)
Sheng Jiang (Zingiberis Rhizoma Recens)

Chan Su (Bufonis Venenum)
Zi Cao (Arnebiae seu Lithospermi Radix)

Bai Guo (Ginkgo Semen)
Gan Cao (Glycyrrhizae Radix et Rhizoma)

Ku Xing Ren (Armeniacae Semen)
Gan Cao (Glycyrrhizae Radix et Rhizoma)
Lu Dou (Phaseoli Radiati Semen)

Ban Xia (Pinelliae Rhizoma) und Tian Nan Xing (Arisaematis Rhizoma)
Gan Cao (Glycyrrhizae Radix et Rhizoma)
Lu Dou (Phaseoli Radiati Semen)
Sheng Jiang (Zingiberis Rhizoma Recens)

Vergiftung allgemein
Gan Cao (Glycyrrhizae Radix et Rhizoma)
Lu Dou (Phaseoli Radiati Semen)

Streptomycin
Gu Sui Bu (Drynariae Rhizoma)

62. Wu Xin Re (Hitze in den fünf Zentren)

Bai Bu (Stemonae Radix)
Bai Mu Er (Tremella)
Bai Wei (Cynanchi Atrati Radix et Rhizoma)
Di Huang (Rehmanniae Radix)
Huang Lian (Coptidis Rhizoma)
Nan Sha Shen (Adenophorae Radix)
Qing Hao (Artemisiae Annuae Herba)
Yin Chai Hu (Stellariae Radix)
Zhi Mu (Anemarrhenae Rhizoma)

63. Wunder Rachen

Wind-Hitze
Bo He (Menthae Haplocalycis Herba)
Jiang Can (Bombyx Batryticatus)
Niu Bang Zi (Arctii Fructus)
Sang Ye (Mori Folium)
Sheng Ma (Cimicifugae Rhizoma)

Mangel-Hitze
Di Huang (Rehmanniae Radix)
Huang Bo (Phellodendri Cortex)
Xuan Shen (Scrophulariae Radix)
Zhi Mu (Anemarrhenae Rhizoma)

Übermäßige Hitze
Gan Cao (Glycyrrhizae Radix et Rhizoma)
Jie Geng (Platycodi Radix)
Jing Jie (Schizonepetae Herba)
Lian Qiao (Forsythiae Fructus)
Ma Bo (Lasiosphaera seu Calvatia)
Niu Bang Zi (Arctii Fructus)
Shan Dou Gen (Sophorae Tonkinensis Radix et Rhizoma)
She Gan (Belamcandae Rhizoma)

Hitze-Toxine
Bai Hua She She Cao (Hedyotidis Diffusae Herba)
Ban Lan Gen (Isatidis Radix)
Chuan Xin Lian (Andrographitis Herba)
Da Huang (Rhei Radix et Rhizoma)
Da Qing Ye (Isatidis Folium)
Deng Xin Cao (Junci Medulla)
Han Shui Shi (Mirabilite)
Jin Yin Hua (Lonicerae Flos)
Lian Qiao (Forsythiae Fructus)
Mang Xiao (Natrii Sulfas)
Niu Huang (Bovis Calculus)
Xia Ku Cao (Prunellae Spica)
Zhu Dan (Porci Fel)
Zhu Sha (Cinnabaris)

Mit Ulzerationen
Bing Pian (Borneolum)
Chan Su (Bufonis Venenum)
Ma Bo (Lasiosphaera seu Calvatia)

64. Xiao Ke (Auszehrung und Dürsten)

Oberer Jiao (Oberer Erwärmer)
Mai Dong (Ophiopogonis Radix)
Ren Shen (Ginseng Radix et Rhizoma)
Tian Hua Fen (Trichosanthis Radix)
Wu Wei Zi (Schisandrae Fructus)

Mittlerer Jiao (Mittlerer Erwärmer)
Ge Gen (Puerariae Radix Lobatae)
Huang Jing (Polygonati Rhizoma)
Shi Hu (Dendrobii Caulis)
Tian Hua Fen (Trichosanthis Radix)

Unterer Jiao (Unterer Erwärmer)
Shan Zhu Yu (Corni Fructus)
Shu Di Huang (Rehmanniae Radix Praeparata)
Wu Wei Zi (Schisandrae Fructus)
Zhi Mu (Anemarrhenae Rhizoma)

65. Zahnschmerzen

Magen-Feuer
Bai Zhi (Angelicae Dahuricae Radix)
Da Huang (Rhei Radix et Rhizoma)
Huang Lian (Coptidis Rhizoma)
Sheng Ma (Cimicifugae Rhizoma)
Shi Gao (Gypsum Fibrosum)
Zhu Ye (Phyllostachys Herba)

Mangel-Zustand der Niere
Gu Sui Bu (Drynariae Rhizoma)
Niu Xi (Achyranthis Radix)
Xi Xin (Asari Radix et Rhizoma)

Wind-Kälte
Bai Zhi (Angelicae Dahuricae Radix)
Gao Ben (Ligustici Rhizoma)
Xi Xin (Asari Radix et Rhizoma)

Kälte-Stagnation
Bi Bo (Piperis Longi Fructus)

Wind
Xu Chang Qing (Cynanchi Paniculati Radix et Rhizoma)
Xun Gu Feng (Aristolochiae Mollissimae Herba)

66. Zang Zao (trockenes Organ)
Da Zao (Jujubae Fructus)
Gan Cao (Glycyrrhizae Radix et Rhizoma)
Xiao Mai (Tritici Fructus)

2 Arzneiverweise nach westlicher Diagnose

1.	Adipositas	**40.**	Hauterkrankungen	**79.**	Neuralgie
2.	Allergie	**41.**	Hepatitis	**80.**	Neurodermitis
3.	Amöben	**42.**	Hepatomegalie	**81.**	Neurose
4.	Anämie	**43.**	Herpes Zoster	**82.**	Ödem
5.	Anfälle	**44.**	Herzinfarkt	**83.**	Osteoporose
6.	Angina pectoris	**45.**	Herzinsuffizienz	**84.**	Otitis media
7.	Appendizitis	**46.**	Herzrhythmusstörungen	**85.**	Pankreatitis
8.	Arthritis	**47.**	Husten und Keuchatmung	**86.**	Parotitis
9.	Asthma	**48.**	Hyperlipidämie	**87.**	Parotitis und Tonsillitis
10.	Aszites	**49.**	Hyperosteogenie	**88.**	Phlebitis
11.	Atherosklerose	**50.**	Hyperthyreose	**89.**	Psoriasis
12.	Bandwurmbefall	**51.**	Hypertonie	**90.**	Purpura durch Thrombozytopenie
13.	Blutungsstörung	**52.**	Hypothyreose	**91.**	Säurereflux
14.	Bronchiektasen	**53.**	Hypoxie	**92.**	Schistosoma
15.	Bronchitis	**54.**	Impotenz	**93.**	Schizophrenie
16.	COPD	**55.**	Infektion	**94.**	Schlaganfall
17.	(Darm-)Parasitenbefall	**56.**	Obere Atemwegsinfektion	**95.**	Schlangenbisse, Insektenstiche
18.	Darmverschluss	**57.**	Infertilität	**96.**	Schlauchwürmerbefall
19.	Demenzerkrankung	**58.**	Ischämische Herzerkrankung	**97.**	Schmerzen
20.	Diabetes mellitus	**59.**	Karbunkel, Furunkel, Wundsein	**98.**	Schnupfen
21.	Diarrhö	**60.**	Keuchhusten	**99.**	Schock
22.	Diphtherie	**61.**	Kinderlähmung	**100.**	Schwindel
23.	Dysenterie	**62.**	Knochenbruch	**101.**	Sexuelle Dysfunktion
24.	Enteritis	**63.**	Konjunktivitis	**102.**	Steinleiden
25.	Entzündung der männlichen Fortpflanzungsorgane	**64.**	Kopfschmerzen	**103.**	Stomatitis and Ösophagitis
26.	Entzündung der weiblichen Fortpflanzungsorgane	**65.**	Koronare Herzkrankheit	**104.**	Stomatitis bei Kindern (Stomatitis aphthosa)
27.	Enzephalitis	**66.**	Lähmung	**105.**	Stuhlverstopfung
28.	Erkältung und Influenza	**67.**	Lebererkrankungen	**106.**	Tetanus
29.	Fazialisparese	**68.**	Leberzirrhose	**107.**	Trauma
30.	Fieber	**69.**	Lepra	**108.**	Trichomoniasis
31.	Frostbeulen	**70.**	Leptospirose	**109.**	Tuberkulose
32.	Gallenblasenentzündung	**71.**	Leukopenie	**110.**	Tumorerkrankung
33.	Gastritis	**72.**	Lungenentzündung	**111.**	Übelkeit und Erbrechen
34.	Gelbsucht	**73.**	Malaria	**112.**	Ulcus pepticum
35.	Gerinnungsstörungen	**74.**	Mastitis	**113.**	Verbrennungen
36.	Geschwüre	**75.**	Myelitis	**114.**	Verdauungsstörungen
37.	Gicht	**76.**	Myokarditis	**115.**	Vergiftung
38.	Hämorrhoiden	**77.**	Nephritis		
39.	Harnweginfektion	**78.**	Nephrotisches Syndrom		

Die Nennung einer Arzneidroge unter einer Diagnose stellt keine Gewährleistung dafür dar, dass die Substanz bedingungslos für das aufgeführte Symptom oder Syndrom verschrieben werden kann. Eine Auswahl und Kombination von Arzneidrogen muss auf einer sorgfältigen Differentialdiagnose gründen, geleitet von sachkundigem Wissen und Ausbildung in chinesischer Arzneimitteltherapie.

1. Adipositas
He Ye (Nelumbinis Folium)
Lu Cha (Camelliae Viride Folium)
Zao Jiao (Gleditsiae Fructus)

2. Allergie
Chan Tui (Cicadae Periostracum)
Fang Feng (Saposhnikoviae Radix)
Zi Su Ye (Perillae Folium)

3. Amöben
Bai Tou Weng (Pulsatillae Radix)
Bi Cheng Qie (Litseae Fructus)
Lu Cha (Camelliae Viride Folium)
Wu Long Cha (Camelliae Fermentata Folium)
Ya Dan Zi (Bruceae Fructus)

4. Anämie
Dang Shen (Codonopsis Radix)
E Jiao (Asini Corii Colla)
Hai Shen (Strichopus)
Lu Lu Tong (Liquidambaris Fructus)
Ma Qian Zi (Strychni Semen)
Ren Shen (Ginseng Radix et Rhizoma)
Sang Shen (Mori Fructus)

5. Anfälle
Chai Hu (Bupleuri Radix)
Gan Song (Nardostachydis Radix et Rhizoma)
Gui Zhi (Cinnamomi Ramulus)
Hai Shen (Strichopus)
Hu Jiao (Piperis Fructus)
Jiang Can (Bombyx Batryticatus)
Peng Sha (Borax)
Quan Xie (Scorpio)
Shi Chang Pu (Acori Tatarinowii Rhizoma)
Tian Ma (Gastrodiae Rhizoma)
Tian Nan Xing (Arisaematis Rhizoma)
Wu Mei (Mume Fructus)

6. Angina pectoris
Chen Xiang (Aquilariae Lignum Resinatum)
Chuan Xiong (Chuanxiong Rhizoma)
Dan Shen (Salviae Miltiorrhizae Radix et Rhizoma)
Ge Gen (Puerariae Radix Lobatae)
Gua Lou (Trichosanthis Fructus)
Gui Zhi (Cinnamomi Ramulus)
Hong Hua (Carthami Flos)
San Qi (Notoginseng Radix et Rhizoma)
Shan Zha (Crataegi Fructus)
She Xiang (Moschus)
Su He Xiang (Styrax)
Tan Xiang (Santali Albi Lignum)
Xie Bai (Allii Macrostemi Bulbus)
Yan Hu Suo (Corydalis Rhizoma)
Zhi Shi (Aurantii Fructus Immaturus)

7. Appendizitis
Ba Dou (Crotonis Semen)
Gua Lou (Trichosanthis Fructus)
Shi Liu Pi (Granati Pericarpium)
Yi Yi Ren (Coicis Semen)

8. Arthritis
Ba Ji Tian (Morindae Officinalis Radix)
Chai Hu (Bupleuri Radix)
Chou Wu Tong (Clerodendri Folium)
Du Huo (Angelicae Pubescentis Radix)
Du Zhong (Eucommiae Cortex)
Fang Feng (Saposhnikoviae Radix)
Gan Jiang (Zingiberis Rhizoma)
Gou Ji (Cibotii Rhizoma)
Gui Zhi (Cinnamomi Ramulus)
Hai Ma (Hippocampus)
Lao Guan Cao (Erodii seu Geranii Herba)
Lei Gong Teng (Tripterygium Wilfordii Radix)
Ma Huang (Ephedrae Herba)
Mu Gua (Chaenomelis Fructus)
Qin Jiao (Gentianae Macrophyllae Radix)
Qing Feng Teng (Sinomenii Caulis)
Sang Zhi (Mori Ramulus)
Sheng Jiang (Zingiberis Rhizoma Recens)
Shui Niu Jiao (Bubali Cornu)
Wei Ling Xian (Clematidis Radix et Rhizoma)
Wu Jia Pi (Acanthopanacis Cortex)
Wu Yao (Linderae Radix)
Xi Xian Cao (Siegesbeckiae Herba)
Xu Chang Qing (Cynanchi Paniculati Radix et Rhizoma)
Xun Gu Feng (Aristolochiae Mollissimae Herba)
Zao Xiu (Paridis Rhizoma)
Zhi Cao Wu (Aconiti Kusnezoffii Radix Praeparata)
Zhi Chuan Wu (Aconiti Radix Praeparata)

9. Asthma
Bai Jie Zi (Sinapis Semen)
Chen Xiang (Aquilariae Lignum Resinatum)
E Jiao (Asini Corii Colla)
Fo Shou (Citri Sarcodactylis Fructus)
Ge Jie (Gecko)
Gui Zhi (Cinnamomi Ramulus)

Hai Piao Xiao (Sepiae Endoconcha)
Jie Geng (Platycodi Radix)
Jing Jie (Schizonepetae Herba)
Ku Shen (Sophorae Flavescentis Radix)
Ma Huang (Ephedrae Herba)
Mu Xiang (Aucklandiae Radix)
Qian Niu Zi (Pharbitidis Semen)
Rou Gui (Cinnamomi Cortex)
Shan Dou Gen (Sophorae Tonkinensis Radix et Rhizoma)
She Chuang Zi (Cnidii Fructus)
She Gan (Belamcandae Rhizoma)
Shi Chang Pu (Acori Tatarinowii Rhizoma)
Shi Wei (Pyrrosiae Folium)
Wei Ling Xian (Clematidis Radix et Rhizoma)
Xie Bai (Allii Macrostemi Bulbus)
Xiong Huang (Realgar)
Zao Xiu (Paridis Rhizoma)

10. Aszites

Ba Dou (Crotonis Semen)
Ban Bian Lian (Lobeliae Chinensis Herba)
Ban Zhi Lian (Scutellariae Barbatae Herba)
Bing Lang (Arecae Semen)
Chi Xiao Dou (Phaseoli Semen)
Da Ji (Knoxiae Radix seu Euphorbiae Pekinensis Radix)
Da Suan (Alli Sativi Bulbus)
Gan Sui (Kansui Radix)
Ma Bian Cao (Verbenae Herba)
Qian Niu Zi (Pharbitidis Semen)
Qing Fen (Calomelas)
Shang Lu (Phytolaccae Radix)
She Xiang (Moschus)
Yuan Hua (Genkwa Flos)
Ze Qi (Euphorbiae Helioscopiae Herba)

11. Atherosklerose

Chen Pi (Citri Reticulatae Pericarpium)
Chi Shao (Paeoniae Radix Rubra)
Chuan Shan Long (Dioscoreae Nipponicae Rhizoma)
Da Suan (Alli Sativi Bulbus)
Dang Gui (Angelicae Sinensis Radix)
Gu Sui Bu (Drynariae Rhizoma)
Gui Ban (Testudinis Plastrum)
He Shou Wu (Polygoni Multiflori Radix)
Jiao Gu Lan (Gynostemmatis Rhizoma seu Herba)
Jin Ying Zi (Rosae Laevigatae Fructus)
Jue Ming Zi (Cassiae Semen)
Kun Bu (Eckloniae Thallus)
Mu Dan Pi (Moutan Cortex)
Pu Huang (Typhae Pollen)
Ren Shen (Ginseng Radix et Rhizoma)
San Qi (Notoginseng Radix et Rhizoma)
Shan Zha (Crataegi Fructus)
Xie Bai (Allii Macrostemi Bulbus)
Xu Chang Qing (Cynanchi Paniculati Radix et Rhizoma)

12. Bandwurmbefall

Bai Jie Zi (Sinapis Semen)
Ban Xia (Pinelliae Rhizoma)
Bing Lang (Arecae Semen)
Chuan Lian Zi (Toosendan Fructus)
Fei Zi (Torreyae Semen)
Hua Jiao (Zanthoxyli Pericarpium)
Lei Wan (Omphalia)
Nan Gua Zi (Cucurbitae Moschatae Semen)
Shi Liu Pi (Granati Pericarpium)
Xian He Cao (Agrimoniae Herba)

13. Blutungsstörung

Ai Ye (Artemisiae Argyi Folium)
Bai Guo (Ginkgo Semen)
Bai He (Lilii Bulbus)
Bai Ji (Bletillae Rhizoma)
Bai Mao Gen (Imperatae Rhizoma)
Can Sha (Bombycis Faeces)
Che Qian Zi (Plantaginis Semen)
Chen Pi (Citri Reticulatae Pericarpium)
Da Huang (Rhei Radix et Rhizoma)
Da Ji (Cirsii Japonici Herba)
Dang Gui (Angelicae Sinensis Radix)
Di Gu Pi (Lycii Cortex)
Di Jin Cao (Euphorbiae Humifusae Herba)
Di Yu (Sanguisorbae Radix)
Fan Xie Ye (Sennae Folium)
Fu Long Gan (Terra Flava Usta)
Gu Sui Bu (Drynariae Rhizoma)
Hai Piao Xiao (Sepiae Endoconcha)
Hu Zhang (Polygoni Cuspidati Rhizoma)
Hua Rui Shi (Ophicalcitum)
Huai Hua (Sophorae Flos)
Ji Guan Hua (Celosiae Cristatae Flos)
Lian Fang (Nelumbinis Receptaculum)
Long Gu (Fossilia Ossis Mastodi)
Lu Hui (Aloe)
Ma Huang (Ephedrae Herba)
Mian Ma Guan Zhong (Dryopteridis Crassirhizomatis Rhizoma)
Mo Han Lian (Ecliptae Herba)
Ou Jie (Nelumbinis Nodus Rhizomatis)
San Qi (Notoginseng Radix et Rhizoma)
Wu Bei Zi (Galla Chinensis)
Wu Zhu Yu (Evodiae Fructus)
Xian He Cao (Agrimoniae Herba)
Xiao Ji (Cirsii Herba)
Xue Jie (Daemonoropis Resina)
Xue Yu Tan (Crinis Carbonisatus)
Yi Mu Cao (Leonuri Herba)
Yu Xing Cao (Houttuyniae Herba)
Zhi Zi (Gardeniae Fructus)
Zi Su Zi (Perillae Fructus)
Zi Zhu (Callicarpae Formosanea Folium)
Zong Lu (Trachycarpi Petiolus)

14. Bronchiektasen

Bai He (Lilii Bulbus)
Bai Ji (Bletillae Rhizoma)
San Qi (Notoginseng Radix et Rhizoma)

15. Bronchitis

Ai Ye (Artemisiae Argyi Folium)
Bai Bu (Stemonae Radix)
Bai He (Lilii Bulbus)
Bai Jie Zi (Sinapis Semen)
Bai Mao Gen (Imperatae Rhizoma)
Bi Cheng Qie (Litseae Fructus)
Bu Gu Zhi (Psoraleae Fructus)
Cang Zhu (Atractylodis Rhizoma)
Che Qian Cao (Plantaginis Herba)
Chuan Bei Mu (Fritillariae Cirrhosae Bulbus)
Di Long (Pheretima)
E Jiao (Asini Corii Colla)
Fang Feng (Saposhnikoviae Radix)
Fo Shou (Citri Sarcodactylis Fructus)
Gua Di (Mela Pedicellus)
He Shi (Carpesi Fructus)
Huang Jing (Polygonati Rhizoma)
Jie Geng (Platycodi Radix)
Kuan Dong Hua (Farfarae Flos)
Ling Zhi (Ganoderma)
Liu Huang (Sulfur)
Ma Dou Ling (Aristolochiae Fructus)
Ma Huang (Ephedrae Herba)
Man Jing Zi (Viticis Fructus)
Nan Sha Shen (Adenophorae Radix)
Nu Zhen Zi (Ligustri Lucidi Fructus)
Pi Pa Ye (Eriobotryae Folium)
Qin Pi (Fraxini Cortex)
Qing Hao (Artemisiae Annuae Herba)
Ren Dong Teng (Lonicerae Caulis)
Sang Bai Pi (Mori Cortex)
She Chuang Zi (Cnidii Fructus)
She Gan (Belamcandae Rhizoma)
Tu Si Zi (Cuscutae Semen)
Wu Mei (Mume Fructus)
Xiong Huang (Realgar)
Xuan Fu Hua (Inulae Flos)
Yin Xing Ye (Ginkgo Folium)
Yin Yang Huo (Epimedii Herba)
Yuan Zhi (Polygalae Radix)
Ze Qi (Euphorbiae Helioscopiae Herba)
Zhu Dan (Porci Fel)
Zi He Che (Placenta Hominis)
Zi Wan (Asteris Radix et Rhizoma)

16. COPD (chronisch-obstruktive Lungenerkrankungen)

E Zhu (Curcumae Rhizoma)
Fang Ji (Stephaniae Tetrandrae Radix)
Ma Bian Cao (Verbenae Herba)

17. (Darm-)Parasitenbefall

Ai Ye (Artemisiae Argyi Folium)
Bai Bu (Stemonae Radix)
Bing Lang (Arecae Semen)
Chang Shan (Dichroae Radix)
Chuan Lian Zi (Toosendan Fructus)
Cong Bai (Allii Fistulosi Bulbus)
Fei Zi (Torreyae Semen)
He Shi (Carpesi Fructus)
Ku Lian Pi (Meliae Cortex)
Lei Wan (Omphalia)
Ma Bian Cao (Verbenae Herba)
Mian Ma Guan Zhong (Dryopteridis Crassirhizomatis Rhizoma)
Nan Gua Zi (Cucurbitae Moschatae Semen)
Pi Pa Ye (Eriobotryae Folium)
Shi Jun Zi (Quisqualis Fructus)
Wei Ling Xian (Clematidis Radix et Rhizoma)
Wu Mei (Mume Fructus)
Xun Gu Feng (Aristolochiae Mollissimae Herba)

18. Darmverschluss

Ba Dou (Crotonis Semen)
Ding Xiang (Caryophylli Flos)
Fan Xie Ye (Sennae Folium)
Gan Jiang (Zingiberis Rhizoma)
Hua Jiao (Zanthoxyli Pericarpium)
Wu Mei (Mume Fructus)
Zhu Dan (Porci Fel)

19. Demenzerkrankung

Shi Chang Pu (Acori Tatarinowii Rhizoma)
Yin Xing Ye (Ginkgo Folium)

20. Diabetes mellitus

Di Gu Pi (Lycii Cortex)
Hei Zhi Ma (Sesami Semen Nigrum)
Huang Jing (Polygonati Rhizoma)
Huang Lian (Coptidis Rhizoma)
Jiang Can (Bombyx Batryticatus)
Kun Bu (Eckloniae Thallus)
Li Zhi He (Litchi Semen)
Mai Ya (Hordei Fructus Germinatus)
Nu Zhen Zi (Ligustri Lucidi Fructus)
Ren Shen (Ginseng Radix et Rhizoma)
Shan Yao (Dioscoreae Rhizoma)
Wu Bei Zi (Galla Chinensis)
Wu Mei (Mume Fructus)
Yu Mi Xu (Maydis Stigma)
Ze Xie (Alismatis Rhizoma)

21. Diarrhö

Che Qian Zi (Plantaginis Semen)

Da Suan (Alli Sativi Bulbus)
Fu Ling (Poria)
Fu Long Gan (Terra Flava Usta)
Ge Gen (Puerariae Radix Lobatae)
Huo Xiang (Agastaches Herba)
Lian Fang (Nelumbinis Receptaculum)
Ma Huang (Ephedrae Herba)
Shan Yao (Dioscoreae Rhizoma)
Sheng Jiang (Zingiberis Rhizoma Recens)
Shi Liu Pi (Granati Pericarpium)
Shu Di Huang (Rehmanniae Radix Praeparata)
Wu Bei Zi (Galla Chinensis)
Wu Mei (Mume Fructus)
Wu Zhu Yu (Evodiae Fructus)
Xiang Ru (Moslae Herba)
Ze Xie (Alismatis Rhizoma)
Zhu Ling (Polyporus)

22. Diphtherie
Ba Dou (Crotonis Semen)
Ma Bian Cao (Verbenae Herba)
Zhu Dan (Porci Fel)

23. Dysenterie
Ba Dou (Crotonis Semen)
Bai Tou Weng (Pulsatillae Radix)
Bi Cheng Qie (Litseae Fructus)
Bing Lang (Arecae Semen)
Che Qian Cao (Plantaginis Herba)
Chuan Xin Lian (Andrographitis Herba)
Di Yu (Sanguisorbae Radix)
Gan Jiang (Zingiberis Rhizoma)
Hai Piao Xiao (Sepiae Endoconcha)
Huang Lian (Coptidis Rhizoma)
Huang Qin (Scutellariae Radix)
Ji Guan Hua (Celosiae Cristatae Flos)
Jin Yin Hua (Lonicerae Flos)
Lu Cha (Camelliae Viride Folium)
Ma Bian Cao (Verbenae Herba)
Mu Gua (Chaenomelis Fructus)
Nu Zhen Zi (Ligustri Lucidi Fructus)
Qin Pi (Fraxini Cortex)
Ren Dong Teng (Lonicerae Caulis)
Rou Gui (Cinnamomi Cortex)
Shan Dou Gen (Sophorae Tonkinensis Radix et Rhizoma)
Shan Zha (Crataegi Fructus)
Sheng Jiang (Zingiberis Rhizoma Recens)
Sheng Ma (Cimicifugae Rhizoma)
Shi Liu Pi (Granati Pericarpium)
Shi Wei (Pyrrosiae Folium)
Wu Bei Zi (Galla Chinensis)
Wu Long Cha (Camelliae Fermentata Folium)
Wu Mei (Mume Fructus)
Wu Wei Zi (Schisandrae Fructus)
Xia Ku Cao (Prunellae Spica)
Xian He Cao (Agrimoniae Herba)
Xiang Ru (Moslae Herba)
Xiao Ji (Cirsii Herba)
Ya Dan Zi (Bruceae Fructus)
Ze Qi (Euphorbiae Helioscopiae Herba)
Zong Lu (Trachycarpi Petiolus)

24. Enteritis
Ba Dou (Crotonis Semen)
Bai Zhi (Angelicae Dahuricae Radix)
Bing Lang (Arecae Semen)
Chuan Xin Lian (Andrographitis Herba)
Da Huang (Rhei Radix et Rhizoma)
Er Cha (Catechu)
Hai Piao Xiao (Sepiae Endoconcha)
Ku Shen (Sophorae Flavescentis Radix)
Lao Guan Cao (Erodii seu Geranii Herba)
Lu Xian Cao (Pyrolae Herba)
Ma Bian Cao (Verbenae Herba)
Qin Jiao (Gentianae Macrophyllae Radix)
Ren Dong Teng (Lonicerae Caulis)
Shan Zha (Crataegi Fructus)
Wu Bei Zi (Galla Chinensis)
Wu Mei (Mume Fructus)
Xian He Cao (Agrimoniae Herba)
Ya Dan Zi (Bruceae Fructus)
Zao Xiu (Paridis Rhizoma)
Zhu Dan (Porci Fel)

25. Entzündung der männlichen Fortpflanzungsorgane
Che Qian Cao (Plantaginis Herba)
Che Qian Zi (Plantaginis Semen)
Chi Xiao Dou (Phaseoli Semen)
Chuan Bei Mu (Fritillariae Cirrhosae Bulbus)
Dang Gui (Angelicae Sinensis Radix)
Guan Mu Tong (Aristolochiae Manshuriensis Caulis)
Huang Bo (Phellodendri Cortex)
Long Dan (Gentianae Radix et Rhizoma)
Mian Ma Guan Zhong (Dryopteridis Crassirhizomatis Rhizoma)
Mu Tong (Akebiae Caulis)
Pu Gong Ying (Taraxaci Herba)
Qu Mai (Dianthi Herba)
Tu Si Zi (Cuscutae Semen)
Wei Ling Xian (Clematidis Radix et Rhizoma)
Wu Mei (Mume Fructus)
Xuan Shen (Scrophulariae Radix)
Ye Ju Hua (Chrysanthemi Indici Flos)
Yu Xing Cao (Houttuyniae Herba)
Ze Xie (Alismatis Rhizoma)
Zhi Mu (Anemarrhenae Rhizoma)

26. Entzündung der weiblichen Fortpflanzungsorgane
Bai Jie Zi (Sinapis Semen)
Bai Tou Weng (Pulsatillae Radix)

Hu Zhang (Polygoni Cuspidati Rhizoma)
Hua Jiao (Zanthoxyli Pericarpium)
Huang Bo (Phellodendri Cortex)
Huang Qi (Astragali Radix)
Jue Ming Zi (Cassiae Semen)
Long Dan (Gentianae Radix et Rhizoma)
Ma Bian Cao (Verbenae Herba)
Peng Sha (Borax)
Shan Dou Gen (Sophorae Tonkinensis Radix et Rhizoma)
She Chuang Zi (Cnidii Fructus)
Shi Liu Pi (Granati Pericarpium)
Wu Bei Zi (Galla Chinensis)
Ya Dan Zi (Bruceae Fructus)
Ye Ju Hua (Chrysanthemi Indici Flos)
Yu Xing Cao (Houttuyniae Herba)
Yuan Zhi (Polygalae Radix)
Zhu Dan (Porci Fel)
Zi Cao (Arnebiae seu Lithospermi Radix)

27. Enzephalitis
Da Qing Ye (Isatidis Folium)
Da Suan (Alli Sativi Bulbus)
Di Long (Pheretima)
Qin Jiao (Gentianae Macrophyllae Radix)
Shan Dou Gen (Sophorae Tonkinensis Radix et Rhizoma)
Shi Chang Pu (Acori Tatarinowii Rhizoma)

28. Erkältung und Influenza
Bi Bo (Piperis Longi Fructus)
Bo He (Menthae Haplocalycis Herba)
Cang Zhu (Atractylodis Rhizoma)
Cong Bai (Allii Fistulosi Bulbus)
Fang Feng (Saposhnikoviae Radix)
Gui Zhi (Cinnamomi Ramulus)
Huo Xiang (Agastaches Herba)
Jin Yin Hua (Lonicerae Flos)
Jing Jie (Schizonepetae Herba)
Ma Bian Cao (Verbenae Herba)
Ma Huang (Ephedrae Herba)
Mian Ma Guan Zhong (Dryopteridis Crassirhizomatis Rhizoma)
Niu Bang Zi (Arctii Fructus)
Sang Ye (Mori Folium)
Sheng Jiang (Zingiberis Rhizoma Recens)
Xiang Ru (Moslae Herba)
Xin Yi Hua (Magnoliae Flos)
Yin Chen (Artemisiae Scopariae Herba)

29. Fazialisparese
Ba Dou (Crotonis Semen)
Bai Jie Zi (Sinapis Semen)
Ban Mao (Mylabris)
E Bu Shi Cao (Centipedae Herba)
Fang Feng (Saposhnikoviae Radix)
Ma Qian Zi (Strychni Semen)
Niu Bang Zi (Arctii Fructus)
Quan Xie (Scorpio)
Zhang Nao (Camphora)
Zhi Cao Wu (Aconiti Kusnezoffii Radix Praeparata)

30. Fieber
Bie Jia (Trionycis Carapax)
Chai Hu (Bupleuri Radix)
Fu Long Gan (Terra Flava Usta)
Ge Gen (Puerariae Radix Lobatae)
Ling Yang Jiao (Saigae Tataricae Cornu)
Mo Han Lian (Ecliptae Herba)
Niu Huang (Bovis Calculus)
Qing Hao (Artemisiae Annuae Herba)
Shi Gao (Gypsum Fibrosum)

31. Frostbeulen
Bai Ji (Bletillae Rhizoma)
Gui Zhi (Cinnamomi Ramulus)
Sang Ji Sheng (Taxilli Herba)
Zhang Nao (Camphora)

32. Gallenblasenentzündung
Ba Dou (Crotonis Semen)
Bai Tou Weng (Pulsatillae Radix)
Chai Hu (Bupleuri Radix)
Jin Qian Cao (Lysimachiae Herba)
Mang Xiao (Natrii Sulfas)
Wei Ling Xian (Clematidis Radix et Rhizoma)
Wu Mei (Mume Fructus)
Yin Chen (Artemisiae Scopariae Herba)
Zao Xiu (Paridis Rhizoma)

33. Gastritis
Bai He (Lilii Bulbus)
Bing Lang (Arecae Semen)
Da Huang (Rhei Radix et Rhizoma)
Da Suan (Alli Sativi Bulbus)
Er Cha (Catechu)
Fo Shou (Citri Sarcodactylis Fructus)
Huang Lian (Coptidis Rhizoma)
Lu Cha (Camelliae Viride Folium)
Ma Bian Cao (Verbenae Herba)
Wu Long Cha (Camelliae Fermentata Folium)
Wu Mei (Mume Fructus)

34. Gelbsucht
Bai Mao Gen (Imperatae Rhizoma)
Bai Xian Pi (Dictamni Cortex)
Bai Zhu (Atractylodis Macrocephalae Rhizoma)
Chi Xiao Dou (Phaseoli Semen)
Da Huang (Rhei Radix et Rhizoma)
Fu Ling (Poria)
Fu Zi (Aconiti Radix Lateralis Praeparata)
Gan Jiang (Zingiberis Rhizoma)
Hu Zhang (Polygoni Cuspidati Rhizoma)
Huang Bo (Phellodendri Cortex)

Huang Lian (Coptidis Rhizoma)
Huang Qin (Scutellariae Radix)
Jin Qian Cao (Lysimachiae Herba)
Ku Shen (Sophorae Flavescentis Radix)
Long Dan (Gentianae Radix et Rhizoma)
Pu Gong Ying (Taraxaci Herba)
Qin Jiao (Gentianae Macrophyllae Radix)
Rou Gui (Cinnamomi Cortex)
Shan Dou Gen (Sophorae Tonkinensis Radix et Rhizoma)
Yin Chen (Artemisiae Scopariae Herba)
Yu Jin (Curcumae Radix)
Zhi Zi (Gardeniae Fructus)
Zhu Dan (Porci Fel)

35. Gerinnungsstörungen
Bi Cheng Qie (Litseae Fructus)
Ci Wu Jia (Acanthopanacis Senticosi Radix)
Dang Gui (Angelicae Sinensis Radix)
Di Long (Pheretima)
Ge Gen (Puerariae Radix Lobatae)
Hai Feng Teng (Piperis Kadsurae Caulis)
Hai Shen (Strichopus)
Hong Hua (Carthami Flos)
Mao Dong Qing (Ilicis Pubescentis Radix)
Shui Zhi (Hirudo)
Xuan Shen (Scrophulariae Radix)

36. Geschwüre
Bai He (Lilii Bulbus)
Bai Zhi (Angelicae Dahuricae Radix)
Chui Pen Cao (Sedi Herba)
Dang Shen (Codonopsis Radix)
Gan Cao (Glycyrrhizae Radix et Rhizoma)
Hai Ma (Hippocampus)
Hai Piao Xiao (Sepiae Endoconcha)
Hai Zao (Sargassum)
Huang Lian (Coptidis Rhizoma)
Mao Dong Qing (Ilicis Pubescentis Radix)
Mu Xiang (Aucklandiae Radix)
Pu Gong Ying (Taraxaci Herba)
Shan Yao (Dioscoreae Rhizoma)
Sheng Jiang (Zingiberis Rhizoma Recens)
Sheng Ma (Cimicifugae Rhizoma)
Wu Bei Zi (Galla Chinensis)
Wu Gong (Scolopendra)
Xuan Shen (Scrophulariae Radix)
Xue Yu Tan (Crinis Carbonisatus)
Ze Qi (Euphorbiae Helioscopiae Herba)
Zhu Dan (Porci Fel)
Zi Cao (Arnebiae seu Lithospermi Radix)

37. Gicht
Ding Shu Xiu (Elephantopus Scaber Herba)
Pu Yin (Wikstroemiae Indicae Radix)
Wan Dian Jin (Ilicis Asprellae Radix)

38. Hämorrhoiden
Bai Fan (Alumen)
Bai Guo (Ginkgo Semen)
Bai Ji (Bletillae Rhizoma)
Chi Xiao Dou (Phaseoli Semen)
Huai Hua (Sophorae Flos)
Lian Fang (Nelumbinis Receptaculum)
Wang Bu Liu Xing (Vaccariae Semen)
Wu Bei Zi (Galla Chinensis)
Xian He Cao (Agrimoniae Herba)
Ya Dan Zi (Bruceae Fructus)
Zi Zhu (Callicarpae Formosanea Folium)

39. Harnweginfektion
Bai Tou Weng (Pulsatillae Radix)
Che Qian Cao (Plantaginis Herba)
Che Qian Zi (Plantaginis Semen)
Di Yu (Sanguisorbae Radix)
Guang Jin Qian Cao (Desmodii Styracifolii Herba)
Hai Jin Sha (Lygodii Spora)
Ma Bian Cao (Verbenae Herba)
Mu Tong (Akebiae Caulis)
Nan Gua Zi (Cucurbitae Moschatae Semen)
Qu Mai (Dianthi Herba)
Yu Mi Xu (Maydis Stigma)
Ze Xie (Alismatis Rhizoma)
Zhi Mu (Anemarrhenae Rhizoma)
Zhu Ling (Polyporus)

40. Hauterkrankungen
Bai Ji (Bletillae Rhizoma)
Bai Zhi (Angelicae Dahuricae Radix)
Ban Mao (Mylabris)
Ban Xia (Pinelliae Rhizoma)
Bing Lang (Arecae Semen)
Bu Gu Zhi (Psoraleae Fructus)
Cang Zhu (Atractylodis Rhizoma)
Chi Xiao Dou (Phaseoli Semen)
Da Suan (Alli Sativi Bulbus)
Da Zao (Jujubae Fructus)
Dang Gui (Angelicae Sinensis Radix)
Dang Shen (Codonopsis Radix)
Di Fu Zi (Kochiae Fructus)
Di Yu (Sanguisorbae Radix)
Ding Xiang (Caryophylli Flos)
Fang Feng (Saposhnikoviae Radix)
Ge Gen (Puerariae Radix Lobatae)
Gou Qi Zi (Lycii Fructus)
Hai Shen (Strichopus)
Huai Hua (Sophorae Flos)
Huang Bo (Phellodendri Cortex)
Huo Xiang (Agastaches Herba)
Jin Yin Hua (Lonicerae Flos)
Ku Lian Pi (Meliae Cortex)
Lei Gong Teng (Tripterygium Wilfordii Radix)
Liu Huang (Sulfur)

Long Dan (Gentianae Radix et Rhizoma)
Mu Zei (Equiseti Hiemalis Herba)
Qian Dan (Minium)
San Qi (Notoginseng Radix et Rhizoma)
She Chuang Zi (Cnidii Fructus)
Sheng Ma (Cimicifugae Rhizoma)
Shi Liu Pi (Granati Pericarpium)
Wei Ling Xian (Clematidis Radix et Rhizoma)
Wu Bei Zi (Galla Chinensis)
Wu Mei (Mume Fructus)
Xu Chang Qing (Cynanchi Paniculati Radix et Rhizoma)
Ya Dan Zi (Bruceae Fructus)
Yin Chen (Artemisiae Scopariae Herba)
Zhu Ling (Polyporus)
Zi Su Ye (Perillae Folium)

41. Hepatitis

Ai Ye (Artemisiae Argyi Folium)
Bai Fan (Alumen)
Bai Shao (Paeoniae Radix Alba)
Bai Tou Weng (Pulsatillae Radix)
Ban Lan Gen (Isatidis Radix)
Ban Mao (Mylabris)
Chai Hu (Bupleuri Radix)
Che Qian Cao (Plantaginis Herba)
Chi Shao (Paeoniae Radix Rubra)
Chui Pen Cao (Sedi Herba)
Da Ji (Knoxiae Radix seu Euphorbiae Pekinensis Radix)
Da Qing Ye (Isatidis Folium)
Dan Shen (Salviae Miltiorrhizae Radix et Rhizoma)
Dang Gui (Angelicae Sinensis Radix)
Dong Chong Xia Cao (Cordyceps)
Fo Shou (Citri Sarcodactylis Fructus)
Gou Qi Zi (Lycii Fructus)
Hai Jin Sha (Lygodii Spora)
Hu Zhang (Polygoni Cuspidati Rhizoma)
Huang Jing (Polygonati Rhizoma)
Huang Qi (Astragali Radix)
Huang Qin (Scutellariae Radix)
Huo Xiang (Agastaches Herba)
Jiao Gu Lan (Gynostemmatis Rhizoma seu Herba)
Ling Zhi (Ganoderma)
Lu Cha (Camelliae Viride Folium)
Lu Hui (Aloe)
Ma Bian Cao (Verbenae Herba)
Ma Dou Ling (Aristolochiae Fructus)
Mian Ma Guan Zhong (Dryopteridis Crassirhizomatis Rhizoma)
Mu Gua (Chaenomelis Fructus)
Mu Zei (Equiseti Hiemalis Herba)
Nu Zhen Zi (Ligustri Lucidi Fructus)
Qin Jiao (Gentianae Macrophyllae Radix)
Ren Dong Teng (Lonicerae Caulis)
Shan Dou Gen (Sophorae Tonkinensis Radix et Rhizoma)
Shan Yao (Dioscoreae Rhizoma)
Shan Zha (Crataegi Fructus)
Shang Lu (Phytolaccae Radix)
She Xiang (Moschus)
Shui Niu Jiao (Bubali Cornu)
Wu Gong (Scolopendra)
Wu Long Cha (Camelliae Fermentata Folium)
Wu Mei (Mume Fructus)
Wu Wei Zi (Schisandrae Fructus)
Xia Ku Cao (Prunellae Spica)
Xiao Ji (Cirsii Herba)
Yi Yi Ren (Coicis Semen)
Yin Chen (Artemisiae Scopariae Herba)
Zhu Dan (Porci Fel)

42. Hepatomegalie

Bie Jia (Trionycis Carapax)
Dan Shen (Salviae Miltiorrhizae Radix et Rhizoma)
Hong Hua (Carthami Flos)
Ku Lian Pi (Meliae Cortex)
Ku Xing Ren (Armeniacae Semen)
Kun Bu (Eckloniae Thallus)
Liu Ji Nu (Artemisiae Anomalae Herba)
Mu Li (Ostreae Concha)
San Leng (Sparganii Rhizoma)
She Gan (Belamcandae Rhizoma)
Xia Ku Cao (Prunellae Spica)

43. Herpes zoster

Dang Gui (Angelicae Sinensis Radix)
Jiang Huang (Curcumae Longae Rhizoma)
Si Gua Luo (Luffae Fructus Retinervus)
Wang Bu Liu Xing (Vaccariae Semen)
Xiong Huang (Realgar)
Zao Xiu (Paridis Rhizoma)

44. Herzinfarkt

Dan Shen (Salviae Miltiorrhizae Radix et Rhizoma)
Gui Zhi (Cinnamomi Ramulus)
Sang Ji Sheng (Taxilli Herba)
Tian Ma (Gastrodiae Rhizoma)
Yan Hu Suo (Corydalis Rhizoma)

45. Herzinsuffizienz

Chan Su (Bufonis Venenum)
Fu Zi (Aconiti Radix Lateralis Praeparata)
Ting Li Zi (Lepidii seu Descurainiae Semen)
Yu Zhu (Polygonati Odorati Rhizoma)
Zhi Shi (Aurantii Fructus Immaturus)

46. Herzrhythmusstörungen

Bai Jie Zi (Sinapis Semen)
Chang Shan (Dichroae Radix)
Dang Gui (Angelicae Sinensis Radix)
Dong Chong Xia Cao (Cordyceps)
Fu Zi (Aconiti Radix Lateralis Praeparata)
Gan Song (Nardostachydis Radix et Rhizoma)
Ge Gen (Puerariae Radix Lobatae)

Gua Lou (Trichosanthis Fructus)
Huang Lian (Coptidis Rhizoma)
Ku Shen (Sophorae Flavescentis Radix)
Ling Zhi (Ganoderma)
Qiang Huo (Notopterygii Rhizoma seu Radix)
Sang Ji Sheng (Taxilli Herba)
Shan Dou Gen (Sophorae Tonkinensis Radix et Rhizoma)

47. Husten und Keuchatmung

Bai He (Lilii Bulbus)
Ge Jie (Gecko)
Liu Huang (Sulfur)
Luo Han Guo (Momordicae Fructus)
Mu Hu Die (Oroxyli Semen)
Tian Nan Xing (Arisaematis Rhizoma)
Ting Li Zi (Lepidii seu Descurainiae Semen)
Wang Bu Liu Xing (Vaccariae Semen)
Xian He Cao (Agrimoniae Herba)
Zhe Bei Mu (Fritillariae Thunbergii Bulbus)
Zhu Li (Bambusae Succus)

48. Hyperlipidämie

Chai Hu (Bupleuri Radix)
Ci Wu Jia (Acanthopanacis Senticosi Radix)
Cong Bai (Allii Fistulosi Bulbus)
Da Huang (Rhei Radix et Rhizoma)
Da Suan (Alli Sativi Bulbus)
Dang Gui (Angelicae Sinensis Radix)
E Zhu (Curcumae Rhizoma)
Ge Gen (Puerariae Radix Lobatae)
He Shou Wu (Polygoni Multiflori Radix)
Hu Zhang (Polygoni Cuspidati Rhizoma)
Huang Jing (Polygonati Rhizoma)
Jiang Huang (Curcumae Longae Rhizoma)
Jiao Gu Lan (Gynostemmatis Rhizoma seu Herba)
Jue Ming Zi (Cassiae Semen)
Kun Bu (Ecklonia Thallus)
Lu Cha (Camelliae Viride Folium)
Nu Zhen Zi (Ligustri Lucidi Fructus)
Ren Shen (Ginseng Radix et Rhizoma)
San Qi (Notoginseng Radix et Rhizoma)
Shan Zha (Crataegi Fructus)
Shui Zhi (Hirudo)
Tian Ma (Gastrodiae Rhizoma)
Tian Nan Xing (Arisaematis Rhizoma)
Wu Long Cha (Camelliae Fermentata Folium)
Xiang Ru (Moslae Herba)
Xie Bai (Allii Macrostemi Bulbus)
Xu Chang Qing (Cynanchi Paniculati Radix et Rhizoma)
Ye Ju Hua (Chrysanthemi Indici Flos)
Yin Xing Ye (Ginkgo Folium)
Yu Zhu (Polygonati Odorati Rhizoma)
Ze Xie (Alismatis Rhizoma)

49. Hyperosteogenie

Bai Shao (Paeoniae Radix Alba)
Du Huo (Angelicae Pubescentis Radix)
Gui Zhi (Cinnamomi Ramulus)
Lei Gong Teng (Tripterygium Wilfordii Radix)
Ma Qian Zi (Strychni Semen)
She Xiang (Moschus)
Wei Ling Xian (Clematidis Radix et Rhizoma)
Xu Duan (Dipsaci Radix)
Zhi Cao Wu (Aconiti Kusnezoffii Radix Praeparata)
Zhi Chuan Wu (Aconiti Radix Praeparata)

50. Hyperthyreose

Hai Zao (Sargassum)
Huang Yao Zi (Dioscoreae Bulbiferae Herba)
Kun Bu (Eckloniae Thallus)
Mu Li (Ostreae Concha)
Shi Gao (Gypsum Fibrosum)
Tian Hua Fen (Trichosanthis Radix)
Zhi Mu (Anemarrhenae Rhizoma)

51. Hypertonie

Bo He (Menthae Haplocalycis Herba)
Che Qian Zi (Plantaginis Semen)
Chou Wu Tong (Clerodendri Folium)
Da Ji (Cirsii Japonici Herba)
Di Gu Pi (Lycii Cortex)
Di Long (Pheretima)
Du Zhong (Eucommiae Cortex)
Fang Ji (Stephaniae Tetrandrae Radix)
Gou Teng (Uncariae Ramulus cum Uncis)
Huai Hua (Sophorae Flos)
Huang Lian (Coptidis Rhizoma)
Ju Hua (Chrysanthemi Flos)
Jue Ming Zi (Cassiae Semen)
Lai Fu Zi (Raphani Semen)
Ling Zhi (Ganoderma)
Liu Huang (Sulfur)
Lu Cha (Camelliae Viride Folium)
Mu Zei (Equiseti Hiemalis Herba)
Qing Mu Xiang (Aristolochiae Radix)
Sang Shen (Mori Fructus)
Shan Zha (Crataegi Fructus)
Shui Zhi (Hirudo)
Wang Bu Liu Xing (Vaccariae Semen)
Wu Long Cha (Camelliae Fermentata Folium)
Wu Mei (Mume Fructus)
Wu Zhu Yu (Evodiae Fructus)
Xi Xian Cao (Siegesbeckiae Herba)
Xia Ku Cao (Prunellae Spica)
Xia Tian Wu (Corydalis Decumbentis Rhizoma)
Xuan Shen (Scrophulariae Radix)
Ye Ju Hua (Chrysanthemi Indici Flos)
Yin Yang Huo (Epimedii Herba)
Ze Xie (Alismatis Rhizoma)
Zong Lu (Trachycarpi Petiolus)

52. Hypothyreose
Fu Zi (Aconiti Radix Lateralis Praeparata)
Hai Zao (Sargassum)
Kun Bu (Eckloniae Thallus)
Rou Gui (Cinnamomi Cortex)

53. Hypoxie
Bai He (Lilii Bulbus)
Bai Shao (Paeoniae Radix Alba)
Bi Bo (Piperis Longi Fructus)
Bie Jia (Trionycis Carapax)
Ci Wu Jia (Acanthopanacis Senticosi Radix)
Dan Shen (Salviae Miltiorrhizae Radix et Rhizoma)
Dang Gui (Angelicae Sinensis Radix)
Ding Xiang (Caryophylli Flos)
E Jiao (Asini Corii Colla)
Gan Jiang (Zingiberis Rhizoma)
Gan Song (Nardostachydis Radix et Rhizoma)
Ge Gen (Puerariae Radix Lobatae)
Gua Lou (Trichosanthis Fructus)
Gui Ban (Testudinis Plastrum)
Hai Feng Teng (Piperis Kadsurae Caulis)
Hai Long (Syngnathus)
Ling Zhi (Ganoderma)
Mai Dong (Ophiopogonis Radix)
Mo Han Lian (Ecliptae Herba)
Nu Zhen Zi (Ligustri Lucidi Fructus)
Ren Shen (Ginseng Radix et Rhizoma)
Suan Zao Ren (Ziziphi Spinosae Semen)
Tian Ma (Gastrodiae Rhizoma)
Xi Yang Shen (Panacis Quinquefolii Radix)

54. Impotenz
Ba Ji Tian (Morindae Officinalis Radix)
Bu Gu Zhi (Psoraleae Fructus)
Dong Chong Xia Cao (Cordyceps)
Du Zhong (Eucommiae Cortex)
Fu Zi (Aconiti Radix Lateralis Praeparata)
Ge Jie (Gecko)
Gou Qi Zi (Lycii Fructus)
Hai Ma (Hippocampus)
Jiu Cai Zi (Allii Tuberosi Semen)
Lu Rong (Cervi Pantotrichum Cornu)
Ren Shen (Ginseng Radix et Rhizoma)
Rou Cong Rong (Cistanches Herba)
Rou Gui (Cinnamomi Cortex)
Sha Yuan Zi (Astragali Complanati Semen)
She Chuang Zi (Cnidii Fructus)
Shu Di Huang (Rehmanniae Radix Praeparata)
Suo Yang (Cynomorii Herba)
Tu Si Zi (Cuscutae Semen)
Xian Mao (Curculiginis Rhizoma)
Xu Duan (Dipsaci Radix)
Yin Yang Huo (Epimedii Herba)
Zi He Che (Placenta Hominis)

55. Infektion
Bing Pian (Borneolum)
Chi Shao (Paeoniae Radix Rubra)
Chi Xiao Dou (Phaseoli Semen)
E Bu Shi Cao (Centipedae Herba)
Huang Bo (Phellodendri Cortex)
Huang Lian (Coptidis Rhizoma)
Huang Qin (Scutellariae Radix)
Lian Qiao (Forsythiae Fructus)
Ma Qian Zi (Strychni Semen)
Mao Dong Qing (Ilicis Pubescentis Radix)
Pu Gong Ying (Taraxaci Herba)
Qing Mu Xiang (Aristolochiae Radix)
She Tui (Serpentis Periostracum)
Xiao Ji (Cirsii Herba)
Xun Gu Feng (Aristolochiae Mollissimae Herba)
Ye Ju Hua (Chrysanthemi Indici Flos)
Ze Qi (Euphorbiae Helioscopiae Herba)

56. Obere Atemwegsinfektion
Ban Lan Gen (Isatidis Radix)
Chang Shan (Dichroae Radix)
Chuan Xin Lian (Andrographitis Herba)
Da Qing Ye (Isatidis Folium)
Huang Qin (Scutellariae Radix)
Jin Yin Hua (Lonicerae Flos)
Jing Jie (Schizonepetae Herba)
Lian Qiao (Forsythiae Fructus)
Ma Huang (Ephedrae Herba)
Man Jing Zi (Viticis Fructus)
Niu Huang (Bovis Calculus)
Pu Gong Ying (Taraxaci Herba)
Sang Ye (Mori Folium)
Sang Zhi (Mori Ramulus)
Shi Gao (Gypsum Fibrosum)
Xi Xin (Asari Radix et Rhizoma)
Ye Ju Hua (Chrysanthemi Indici Flos)
Yu Xing Cao (Houttuyniae Herba)
Zi Su Ye (Perillae Folium)

57. Infertilität
Bie Jia (Trionycis Carapax)
E Jiao (Asini Corii Colla)
Gui Ban (Testudinis Plastrum)
Huang Jing (Polygonati Rhizoma)
She Chuang Zi (Cnidii Fructus)
Tu Si Zi (Cuscutae Semen)
Xu Duan (Dipsaci Radix)
Zi He Che (Placenta Hominis)

58. Ischämische Herzerkrankung
Bi Bo (Piperis Longi Fructus)
Bi Cheng Qie (Litseae Fructus)
Bing Pian (Borneolum)
Chuan Xiong (Chuanxiong Rhizoma)

Ci Wu Jia (Acanthopanacis Senticosi Radix)
Dang Gui (Angelicae Sinensis Radix)
Dang Shen (Codonopsis Radix)
Fang Ji (Stephaniae Tetrandrae Radix)
Gan Song (Nardostachydis Radix et Rhizoma)
Ge Gen (Puerariae Radix Lobatae)
Gou Ji (Cibotii Rhizoma)
Gua Lou (Trichosanthis Fructus)
He Shou Wu (Polygoni Multiflori Radix)
Hong Hua (Carthami Flos)
Huang Jing (Polygonati Rhizoma)
Jiang Huang (Curcumae Longae Rhizoma)
Jiao Gu Lan (Gynostemmatis Rhizoma seu Herba)
Ku Shen (Sophorae Flavescentis Radix)
Mai Dong (Ophiopogonis Radix)
Mao Dong Qing (Ilicis Pubescentis Radix)
Mu Dan Pi (Moutan Cortex)
Qiang Huo (Notopterygii Rhizoma seu Radix)
Ren Shen (Ginseng Radix et Rhizoma)
Rou Gui (Cinnamomi Cortex)
San Qi (Notoginseng Radix et Rhizoma)
Yan Hu Suo (Corydalis Rhizoma)
Ye Ju Hua (Chrysanthemi Indici Flos)
Yi Mu Cao (Leonuri Herba)
Yin Yang Huo (Epimedii Herba)

59. Karbunkel, Furunkel, Wundsein
Ba Dou (Crotonis Semen)
Bai He (Lilii Bulbus)
Bai Tou Weng (Pulsatillae Radix)
Di Jin Cao (Euphorbiae Humifusae Herba)
Hai Piao Xiao (Sepiae Endoconcha)
Hai Zao (Sargassum)
Kun Bu (Eckloniae Thallus)
Ma Bian Cao (Verbenae Herba)
Pi Pa Ye (Eriobotryae Folium)
Shui Zhi (Hirudo)
Wu Bei Zi (Galla Chinensis)

60. Keuchhusten
Bai Bu (Stemonae Radix)
Bai Ji (Bletillae Rhizoma)
Bo He (Menthae Haplocalycis Herba)
Chuan Bei Mu (Fritillariae Cirrhosae Bulbus)
Da Suan (Alli Sativi Bulbus)
E Bu Shi Cao (Centipedae Herba)
Ma Huang (Ephedrae Herba)
Nan Gua Zi (Cucurbitae Moschatae Semen)
Pi Pa Ye (Eriobotryae Folium)
Sang Ye (Mori Folium)
Zhu Dan (Porci Fel)
Zi Wan (Asteris Radix et Rhizoma)

61. Kinderlähmung
Dang Gui (Angelicae Sinensis Radix)
Xia Tian Wu (Corydalis Decumbentis Rhizoma)
Yin Yang Huo (Epimedii Herba)

62. Knochenbruch
Gu Sui Bu (Drynariae Rhizoma)
Ju Ye San Qi (Gynura Segetum Herba seu Radix)
Ma Ti Jin (Dichondrae Repentis Herba)

63. Konjunktivitis
Bai Tou Weng (Pulsatillae Radix)
Bo He (Menthae Haplocalycis Herba)
Chai Hu (Bupleuri Radix)
Chan Tui (Cicadae Periostracum)
Da Qing Ye (Isatidis Folium)
Fang Feng (Saposhnikoviae Radix)
Lao Guan Cao (Erodii seu Geranii Herba)
Qiang Huo (Notopterygii Rhizoma seu Radix)
Wu Mei (Mume Fructus)
Zi Cao (Arnebiae seu Lithospermi Radix)

64. Kopfschmerzen
Bai Zhi (Angelicae Dahuricae Radix)
Bo He (Menthae Haplocalycis Herba)
Chai Hu (Bupleuri Radix)
Chuan Xiong (Chuanxiong Rhizoma)
Dang Gui (Angelicae Sinensis Radix)
Du Huo (Angelicae Pubescentis Radix)
Fang Feng (Saposhnikoviae Radix)
Gao Ben (Ligustici Rhizoma)
Ge Gen (Puerariae Radix Lobatae)
Gou Teng (Uncariae Ramulus cum Uncis)
Gui Zhi (Cinnamomi Ramulus)
He Shou Wu (Polygoni Multiflori Radix)
Jing Jie (Schizonepetae Herba)
Ju Hua (Chrysanthemi Flos)
Qiang Huo (Notopterygii Rhizoma seu Radix)
Tian Ma (Gastrodiae Rhizoma)
Wu Zhu Yu (Evodiae Fructus)
Xi Xin (Asari Radix et Rhizoma)

65. Koronare Herzkrankheit
Bai Jie Zi (Sinapis Semen)
Ban Xia (Pinelliae Rhizoma)
Bi Cheng Qie (Litseae Fructus)
Bing Pian (Borneolum)
Chi Shao (Paeoniae Radix Rubra)
Chuan Shan Long (Dioscoreae Nipponicae Rhizoma)
Chuan Xiong (Chuanxiong Rhizoma)
Ci Wu Jia (Acanthopanacis Senticosi Radix)
Dan Shen (Salviae Miltiorrhizae Radix et Rhizoma)
Dang Shen (Codonopsis Radix)
Fang Ji (Stephaniae Tetrandrae Radix)
Gao Liang Jiang (Alpiniae Officinarum Rhizoma)
Ge Gen (Puerariae Radix Lobatae)
Gua Lou (Trichosanthis Fructus)
Gui Zhi (Cinnamomi Ramulus)
Hai Feng Teng (Piperis Kadsurae Caulis)

Hong Hua (Carthami Flos)
Huang Jing (Polygonati Rhizoma)
Ji Li (Tribuli Fructus)
Jiang Huang (Curcumae Longae Rhizoma)
Ju Hua (Chrysanthemi Flos)
Ling Zhi (Ganoderma)
Lu Cha (Camelliae Viride Folium)
Mai Dong (Ophiopogonis Radix)
Mo Han Lian (Ecliptae Herba)
Nan Sha Shen (Adenophorae Radix)
Ren Shen (Ginseng Radix et Rhizoma)
San Qi (Notoginseng Radix et Rhizoma)
Sang Ji Sheng (Taxilli Herba)
Shan Zha (Crataegi Fructus)
She Xiang (Moschus)
Shui Zhi (Hirudo)
Su He Xiang (Styrax)
Tian Nan Xing (Arisaematis Rhizoma)
Tian Zhu Huang (Bambusae Concretio Silicea)
Wu Bei Zi (Galla Chinensis)
Wu Long Cha (Camelliae Fermentata Folium)
Xi Xian Cao (Siegesbeckiae Herba)
Ye Ju Hua (Chrysanthemi Indici Flos)
Yi Mu Cao (Leonuri Herba)
Yin Xing Ye (Ginkgo Folium)
Yin Yang Huo (Epimedii Herba)
Yuan Zhi (Polygalae Radix)

66. Lähmung
Da Suan (Alli Sativi Bulbus)
Fang Feng (Saposhnikoviae Radix)
He Shou Wu (Polygoni Multiflori Radix)

67. Lebererkrankungen
Bai Zhi (Angelicae Dahuricae Radix)
Bie Jia (Trionycis Carapax)
Gan Sui (Kansui Radix)
Gou Qi Zi (Lycii Fructus)
Hua Shi (Talcum)
Jin Qian Cao (Lysimachiae Herba)
Ma Dou Ling (Aristolochiae Fructus)
San Qi (Notoginseng Radix et Rhizoma)
Shan Yao (Dioscoreae Rhizoma)
Shen Qu (Massa Medicata Fermentata)
Shui Zhi (Hirudo)
Wu Mei (Mume Fructus)
Zhi Zi (Gardeniae Fructus)

68. Leberzirrhose
Ban Bian Lian (Lobeliae Chinensis Herba)
Ban Zhi Lian (Scutellariae Barbatae Herba)
Chai Hu (Bupleuri Radix)
Dan Shen (Salviae Miltiorrhizae Radix et Rhizoma)
Gui Ban (Testudinis Plastrum)
Ling Zhi (Ganoderma)
She Xiang (Moschus)
Tai Zi Shen (Pseudostellariae Radix)
Tao Ren (Persicae Semen)

69. Lepra
Cang Er Zi (Xanthii Fructus)
Da Feng Zi (Hydnocarpi Semen)
Mao Dong Qing (Ilicis Pubescentis Radix)
Xia Tian Wu (Corydalis Decumbentis Rhizoma)

70. Leptospirose
Jin Yin Hua (Lonicerae Flos)
Shan Dou Gen (Sophorae Tonkinensis Radix et Rhizoma)
Xian He Cao (Agrimoniae Herba)

71. Leukopenie
Bu Gu Zhi (Psoraleae Fructus)
Can Sha (Bombycis Faeces)
Chan Su (Bufonis Venenum)
Ci Wu Jia (Acanthopanacis Senticosi Radix)
Huang Jing (Polygonati Rhizoma)
Ling Zhi (Ganoderma)
Lu Lu Tong (Liquidambaris Fructus)
Nu Zhen Zi (Ligustri Lucidi Fructus)
Rou Gui (Cinnamomi Cortex)
Shan Dou Gen (Sophorae Tonkinensis Radix et Rhizoma)
Yin Yang Huo (Epimedii Herba)

72. Lungenentzündung
Bing Lang (Arecae Semen)
Da Suan (Alli Sativi Bulbus)
He Shi (Carpesi Fructus)
Hu Zhang (Polygoni Cuspidati Rhizoma)
Jin Yin Hua (Lonicerae Flos)
Lu Xian Cao (Pyrolae Herba)
Ma Dou Ling (Aristolochiae Fructus)
Ma Huang (Ephedrae Herba)
She Gan (Belamcandae Rhizoma)
Sheng Ma (Cimicifugae Rhizoma)

73. Malaria
Ai Ye (Artemisiae Argyi Folium)
Ba Dou (Crotonis Semen)
Chang Shan (Dichroae Radix)
Chou Wu Tong (Clerodendri Folium)
Di Gu Pi (Lycii Cortex)
E Bu Shi Cao (Centipedae Herba)
Hai Piao Xiao (Sepiae Endoconcha)
Ma Bian Cao (Verbenae Herba)
Qing Hao (Artemisiae Annuae Herba)
Xian He Cao (Agrimoniae Herba)
Xiong Huang (Realgar)
Xu Chang Qing (Cynanchi Paniculati Radix et Rhizoma)
Xun Gu Feng (Aristolochiae Mollissimae Herba)
Ya Dan Zi (Bruceae Fructus)

Ze Qi (Euphorbiae Helioscopiae Herba)

74. Mastitis

Bai Jie Zi (Sinapis Semen)
Bi Bo (Piperis Longi Fructus)
Bo He (Menthae Haplocalycis Herba)
Chuan Lian Zi (Toosendan Fructus)
Cong Bai (Allii Fistulosi Bulbus)
Da Suan (Alli Sativi Bulbus)
Di Fu Zi (Kochiae Fructus)
Ding Xiang (Caryophylli Flos)
Gua Lou (Trichosanthis Fructus)
Hai Zao (Sargassum)
Huai Hua (Sophorae Flos)
Jin Qian Cao (Lysimachiae Herba)
Ju He (Citri Reticulatae Semen)
Lao Guan Cao (Erodii seu Geranii Herba)
Ma Huang (Ephedrae Herba)
Pu Gong Ying (Taraxaci Herba)
Shang Lu (Phytolaccae Radix)
Shen Qu (Massa Medicata Fermentata)
Si Gua Luo (Luffae Fructus Retinervus)
Tian Nan Xing (Arisaematis Rhizoma)
Xia Tian Wu (Corydalis Decumbentis Rhizoma)

75. Myelitis

Ba Dou (Crotonis Semen)
Huang Lian (Coptidis Rhizoma)
Kuan Dong Hua (Farfarae Flos)

76. Myokarditis

Nan Sha Shen (Adenophorae Radix)
Yin Yang Huo (Epimedii Herba)
Yuan Zhi (Polygalae Radix)

77. Nephritis

Bai Mao Gen (Imperatae Rhizoma)
Bei Sha Shen (Glehniae Radix)
Che Qian Cao (Plantaginis Herba)
Che Qian Zi (Plantaginis Semen)
Chi Xiao Dou (Phaseoli Semen)
Da Suan (Alli Sativi Bulbus)
Dang Shen (Codonopsis Radix)
Di Fu Zi (Kochiae Fructus)
Fu Ling (Poria)
Fu Ping (Spirodelae Herba)
Gui Ban (Testudinis Plastrum)
Huang Bo (Phellodendri Cortex)
Huang Lian (Coptidis Rhizoma)
Huang Qi (Astragali Radix)
Huo Xiang (Agastaches Herba)
Lei Gong Teng (Tripterygium Wilfordii Radix)
Lu Xian Cao (Pyrolae Herba)
Ma Huang (Ephedrae Herba)
Mu Tong (Akebiae Caulis)
Pi Pa Ye (Eriobotryae Folium)
San Qi (Notoginseng Radix et Rhizoma)
Shan Zha (Crataegi Fructus)
Shan Zhu Yu (Corni Fructus)
Shang Lu (Phytolaccae Radix)
Shi Wei (Pyrrosiae Folium)
Shui Zhi (Hirudo)
Xiao Ji (Cirsii Herba)
Yi Mu Cao (Leonuri Herba)
Yi Yi Ren (Coicis Semen)
Yu Mi Xu (Maydis Stigma)
Ze Qi (Euphorbiae Helioscopiae Herba)
Zhu Ling (Polyporus)

78. Nephrotisches Syndrom

Dong Chong Xia Cao (Cordyceps)
Mang Xiao (Natrii Sulfas)
Shui Zhi (Hirudo)

79. Neuralgie

Bai Shao (Paeoniae Radix Alba)
Bai Zhi (Angelicae Dahuricae Radix)
Du Huo (Angelicae Pubescentis Radix)
Fang Ji (Stephaniae Tetrandrae Radix)
Gui Zhi (Cinnamomi Ramulus)
Long Dan (Gentianae Radix et Rhizoma)
Ma Qian Zi (Strychni Semen)
Quan Xie (Scorpio)
Tian Ma (Gastrodiae Rhizoma)
Wu Mei (Mume Fructus)
Xia Tian Wu (Corydalis Decumbentis Rhizoma)
Xun Gu Feng (Aristolochiae Mollissimae Herba)
Yi Yi Ren (Coicis Semen)
Zao Xiu (Paridis Rhizoma)
Zhi Cao Wu (Aconiti Kusnezoffii Radix Praeparata)
Zhi Chuan Wu (Aconiti Radix Praeparata)

80. Neurodermitis

Bai Bu (Stemonae Radix)
Bai Tou Weng (Pulsatillae Radix)
Chi Shao (Paeoniae Radix Rubra)
Di Huang (Rehmanniae Radix)
Gao Ben (Ligustici Rhizoma)
Qing Hao (Artemisiae Annuae Herba)
Shu Di Huang (Rehmanniae Radix Praeparata)
Tian Nan Xing (Arisaematis Rhizoma)
Zi Cao (Arnebiae seu Lithospermi Radix)

81. Neurose

Ba Dou (Crotonis Semen)
Bai He (Lilii Bulbus)
Chai Hu (Bupleuri Radix)
Ci Wu Jia (Acanthopanacis Senticosi Radix)
Dang Shen (Codonopsis Radix)
Gou Teng (Uncariae Ramulus cum Uncis)

Gui Ban (Testudinis Plastrum)
He Huan Hua (Albiziae Flos)
He Huan Pi (Albiziae Cortex)
He Shou Wu (Polygoni Multiflori Radix)
Hou Po (Magnoliae Officinalis Cortex)
Huang Jing (Polygonati Rhizoma)
Ling Zhi (Ganoderma)
Lu Cha (Camelliae Viride Folium)
Lu Lu Tong (Liquidambaris Fructus)
Ren Shen (Ginseng Radix et Rhizoma)
Shan Yao (Dioscoreae Rhizoma)
Shou Wu Teng (Polygoni Multiflori Caulis)
Suan Zao Ren (Ziziphi Spinosae Semen)
Tian Ma (Gastrodiae Rhizoma)
Wang Bu Liu Xing (Vaccariae Semen)
Wu Long Cha (Camelliae Fermentata Folium)
Wu Mei (Mume Fructus)
Wu Wei Zi (Schisandrae Fructus)
Xi Yang Shen (Panacis Quinquefolii Radix)
Xie Cao (Valerianae Radix et Rhizoma)
Xu Chang Qing (Cynanchi Paniculati Radix et Rhizoma)
Yan Hu Suo (Corydalis Rhizoma)
Yin Yang Huo (Epimedii Herba)
Yuan Zhi (Polygalae Radix)

82. Ödem

Bai Zhu (Atractylodis Macrocephalae Rhizoma)
Ban Bian Lian (Lobeliae Chinensis Herba)
Che Qian Zi (Plantaginis Semen)
Chi Xiao Dou (Phaseoli Semen)
Da Fu Pi (Arecae Pericarpium)
Dong Gua Pi (Benincasae Exocarpium)
Dong Kui Zi (Malvae Semen)
Fang Ji (Stephaniae Tetrandrae Radix)
Fu Ling (Poria)
Fu Ping (Spirodelae Herba)
Gan Sui (Kansui Radix)
Gui Zhi (Cinnamomi Ramulus)
Ma Huang (Ephedrae Herba)
Sang Bai Pi (Mori Cortex)
Sheng Jiang Pi (Zingiberis Pericarpium Recens)
Shi Wei (Pyrrosiae Folium)
Ting Li Zi (Lepidii seu Descurainiae Semen)
Wu Jia Pi (Acanthopanacis Cortex)
Xiang Ru (Moslae Herba)
Yi Mu Cao (Leonuri Herba)
Yi Yi Ren (Coicis Semen)
Yuan Hua (Genkwa Flos)
Ze Lan (Lycopi Herba)
Ze Xie (Alismatis Rhizoma)

83. Osteoporose

Gou Ji (Cibotii Rhizoma)
Gu Sui Bu (Drynariae Rhizoma)
Gui Ban (Testudinis Plastrum)
Lu Rong (Cervi Pantotrichum Cornu)
Xu Duan (Dipsaci Radix)

84. Otitis media

Bai Fan (Alumen)
Bing Pian (Borneolum)
Gan Cao (Glycyrrhizae Radix et Rhizoma)
Huang Bo (Phellodendri Cortex)
Long Dan (Gentianae Radix et Rhizoma)
She Tui (Serpentis Periostracum)
Xu Chang Qing (Cynanchi Paniculati Radix et Rhizoma)
Yu Xing Cao (Houttuyniae Herba)
Ze Xie (Alismatis Rhizoma)
Zhu Dan (Porci Fel)

85. Pankreatitis

Bai Shao (Paeoniae Radix Alba)
Chai Hu (Bupleuri Radix)

86. Parotitis

Bai Jie Zi (Sinapis Semen)
Bian Xu (Polygoni Avicularis Herba)
Cang Zhu (Atractylodis Rhizoma)
Chi Xiao Dou (Phaseoli Semen)
Di Long (Pheretima)
Jiang Can (Bombyx Batryticatus)
Pu Gong Ying (Taraxaci Herba)
She Tui (Serpentis Periostracum)
Tian Nan Xing (Arisaematis Rhizoma)
Wei Ling Xian (Clematidis Radix et Rhizoma)
Xiong Huang (Realgar)
Ze Qi (Euphorbiae Helioscopiae Herba)

87. Parotitis und Tonsillitis

Ban Lan Gen (Isatidis Radix)
Ban Mao (Mylabris)
Bo He (Menthae Haplocalycis Herba)
Che Qian Cao (Plantaginis Herba)
Dang Gui (Angelicae Sinensis Radix)
Hai Zao (Sargassum)
Jie Geng (Platycodi Radix)
Ju Hua (Chrysanthemi Flos)
Niu Bang Zi (Arctii Fructus)
Niu Huang (Bovis Calculus)
Pang Da Hai (Sterculiae Lychnophorae Semen)
Pu Gong Ying (Taraxaci Herba)
Shan Dou Gen (Sophorae Tonkinensis Radix et Rhizoma)
Wei Ling Xian (Clematidis Radix et Rhizoma)
Xuan Shen (Scrophulariae Radix)
Xue Yu Tan (Crinis Carbonisatus)
Yu Xing Cao (Houttuyniae Herba)
Ze Qi (Euphorbiae Helioscopiae Herba)
Zhu Sha (Cinnabaris)

88. Phlebitis
Dang Gui (Angelicae Sinensis Radix)
Ma Qian Zi (Strychni Semen)
Mao Dong Qing (Ilicis Pubescentis Radix)
Shui Zhi (Hirudo)

89. Psoriasis
Bai Zhi (Angelicae Dahuricae Radix)
Du Huo (Angelicae Pubescentis Radix)
Hu Zhang (Polygoni Cuspidati Rhizoma)
Jin Qian Bai Hua She (Bungarus Parvus)
Qing Dai (Indigo Naturalis)
Shang Lu (Phytolaccae Radix)
Tu Fu Ling (Smilacis Glabrae Rhizoma)
Wu Shao She (Zaocys)
Zhu Ling (Polyporus)

90. Purpura durch Thrombozytopenie
Bie Jia (Trionycis Carapax)
Bu Gu Zhi (Psoraleae Fructus)
Di Yu (Sanguisorbae Radix)
Dong Chong Xia Cao (Cordyceps)
Hei Zhi Ma (Sesami Semen Nigrum)
Ling Zhi (Ganoderma)
Mu Dan Pi (Moutan Cortex)
Qiang Huo (Notopterygii Rhizoma seu Radix)
Shang Lu (Phytolaccae Radix)
Shui Niu Jiao (Bubali Cornu)
Suo Yang (Cynomorii Herba)
Zhi Zi (Gardeniae Fructus)

91. Säurereflux
Bei Sha Shen (Glehniae Radix)
Ding Xiang (Caryophylli Flos)
Ge Qiao (Meretricis seu Cyclinae Concha)
Hai Piao Xiao (Sepiae Endoconcha)
Huang Lian (Coptidis Rhizoma)
Mu Li (Ostreae Concha)
Wa Leng Zi (Arcae Concha)
Wu Zhu Yu (Evodiae Fructus)
Zhe Bei Mu (Fritillariae Thunbergii Bulbus)

92. Schistosoma
Ba Dou (Crotonis Semen)
Bing Lang (Arecae Semen)
Gan Jiang (Zingiberis Rhizoma)
Hai Zao (Sargassum)
He Cao Ya (Agrimoniae Gemma)
Jin Qian Cao (Lysimachiae Herba)
Ku Lian Pi (Meliae Cortex)
Ma Bian Cao (Verbenae Herba)
Nan Gua Zi (Cucurbitae Moschatae Semen)
Qing Hao (Artemisiae Annuae Herba)
Qu Mai (Dianthi Herba)
Wa Leng Zi (Arcae Concha)
Wu Mei (Mume Fructus)
Xian He Cao (Agrimoniae Herba)
Xiong Huang (Realgar)
Ya Dan Zi (Bruceae Fructus)

93. Schizophrenie
Fu Ling (Poria)
Shui Niu Jiao (Bubali Cornu)
Wu Mei (Mume Fructus)

94. Schlaganfall
Dan Shen (Salviae Miltiorrhizae Radix et Rhizoma)
Dang Gui (Angelicae Sinensis Radix)
Fu Ling (Poria)
Hong Hua (Carthami Flos)
Huang Jing (Polygonati Rhizoma)
Kun Bu (Eckloniae Thallus)
Mao Dong Qing (Ilicis Pubescentis Radix)
She Xiang (Moschus)
Shi Chang Pu (Acori Tatarinowii Rhizoma)
Shui Zhi (Hirudo)
Tian Nan Xing (Arisaematis Rhizoma)
Xia Tian Wu (Corydalis Decumbentis Rhizoma)
Zhi Cao Wu (Aconiti Kusnezoffii Radix Praeparata)
Zhi Chuan Wu (Aconiti Radix Praeparata)
Zhu Li (Bambusae Succus)

95. Schlangenbisse, Insektenstiche
Bai Ji (Bletillae Rhizoma)
Hai Ma (Hippocampus)
Jing Tian San Qi (Sedi Aizoom Herba seu Radix)
Wei Ling Xian (Clematidis Radix et Rhizoma)
Xu Chang Qing (Cynanchi Paniculati Radix et Rhizoma)

96. Schlauchwürmerbefall
Ba Dou (Crotonis Semen)
Bing Lang (Arecae Semen)
Da Huang (Rhei Radix et Rhizoma)
Fei Zi (Torreyae Semen)
He Shi (Carpesi Fructus)
Hua Jiao (Zanthoxyli Pericarpium)
Jin Qian Cao (Lysimachiae Herba)
Ku Lian Pi (Meliae Cortex)
Lei Wan (Omphalia)
Mian Ma Guan Zhong (Dryopteridis Crassirhizomatis Rhizoma)
Nan Gua Zi (Cucurbitae Moschatae Semen)
Shi Jun Zi (Quisqualis Fructus)
Shi Liu Pi (Granati Pericarpium)
Su He Xiang (Styrax)
Wu Mei (Mume Fructus)
Yin Chen (Artemisiae Scopariae Herba)
Zi Su Zi (Perillae Fructus)

97. Schmerzen
Bai Jie Zi (Sinapis Semen)
Bai Zhi (Angelicae Dahuricae Radix)
Ban Xia (Pinelliae Rhizoma)
Bi Bo (Piperis Longi Fructus)
Bi Cheng Qie (Litseae Fructus)
Bian Xu (Polygoni Avicularis Herba)
Bing Lang (Arecae Semen)
Chuan Xiong (Chuanxiong Rhizoma)
Dang Gui (Angelicae Sinensis Radix)
Di Fu Zi (Kochiae Fructus)
Di Yu (Sanguisorbae Radix)
Ding Xiang (Caryophylli Flos)
Fang Feng (Saposhnikoviae Radix)
Gan Jiang (Zingiberis Rhizoma)
Gao Ben (Ligustici Rhizoma)
Ge Gen (Puerariae Radix Lobatae)
Hai Shen (Strichopus)
Hong Hua (Carthami Flos)
Huang Jing (Polygonati Rhizoma)
Ku Lian Pi (Meliae Cortex)
Lian Zi Xin (Nelumbinis Plumula)
Ma Ti Jin (Dichondrae Repentis Herba)
Mo Han Lian (Ecliptae Herba)
Qin Jiao (Gentianae Macrophyllae Radix)
Qing Mu Xiang (Aristolochiae Radix)
San Qi (Notoginseng Radix et Rhizoma)
Shan Zha (Crataegi Fructus)
Sheng Jiang (Zingiberis Rhizoma Recens)
Sheng Ma (Cimicifugae Rhizoma)
Su He Xiang (Styrax)
Su Mu (Sappan Lignum)
Suan Zao Ren (Ziziphi Spinosae Semen)
Tian Nan Xing (Arisaematis Rhizoma)
Tian Zhu Huang (Bambusae Concretio Silicea)
Wei Ling Xian (Clematidis Radix et Rhizoma)
Wu Mei (Mume Fructus)
Xi Xin (Asari Radix et Rhizoma)
Xiang Fu (Cyperi Rhizoma)
Xu Chang Qing (Cynanchi Paniculati Radix et Rhizoma)
Xun Gu Feng (Aristolochiae Mollissimae Herba)
Yan Hu Suo (Corydalis Rhizoma)
Yi Yi Ren (Coicis Semen)
Ze Lan (Lycopi Herba)
Zhu Sha (Cinnabaris)

98. Schnupfen
Bai Zhi (Angelicae Dahuricae Radix)
Ban Mao (Mylabris)
Cang Er Zi (Xanthii Fructus)
E Bu Shi Cao (Centipedae Herba)
Fang Feng (Saposhnikoviae Radix)
Gan Cao (Glycyrrhizae Radix et Rhizoma)
Hei Zhi Ma (Sesami Semen Nigrum)
Jie Geng (Platycodi Radix)
Jin Yin Hua (Lonicerae Flos)
Mao Dong Qing (Ilicis Pubescentis Radix)
Xin Yi Hua (Magnoliae Flos)
Yu Xing Cao (Houttuyniae Herba)
Zi Zhu (Callicarpae Formosanea Folium)

99. Schock
Chen Pi (Citri Reticulatae Pericarpium)
Mu Gua (Chaenomelis Fructus)
Qing Pi (Citri Reticulatae Viride Pericarpium)
Zhi Shi (Aurantii Fructus Immaturus)

100. Schwindel
Bai Zhu (Atractylodis Macrocephalae Rhizoma)
Ban Xia (Pinelliae Rhizoma)
Gou Teng (Uncariae Ramulus cum Uncis)
Ji Li (Tribuli Fructus)
Ju Hua (Chrysanthemi Flos)
Jue Ming Zi (Cassiae Semen)
Ling Yang Jiao (Saigae Tataricae Cornu)
Long Gu (Fossilia Ossis Mastodi)
Man Jing Zi (Viticis Fructus)
Shi Jue Ming (Haliotidis Concha)
Suan Zao Ren (Ziziphi Spinosae Semen)
Tian Ma (Gastrodiae Rhizoma)
Tian Nan Xing (Arisaematis Rhizoma)
Ze Xie (Alismatis Rhizoma)

101. Sexuelle Dysfunktion
Che Qian Zi (Plantaginis Semen)
Dang Gui (Angelicae Sinensis Radix)
Dong Chong Xia Cao (Cordyceps)
Ge Jie (Gecko)
Guan Mu Tong (Aristolochiae Manshuriensis Caulis)
Hai Ma (Hippocampus)
Hai Shen (Strichopus)
Long Gu (Fossilia Ossis Mastodi)
Ren Shen (Ginseng Radix et Rhizoma)
Xian Mao (Curculiginis Rhizoma)
Yin Yang Huo (Epimedii Herba)
Ze Xie (Alismatis Rhizoma)

102. Steinleiden
Chen Pi (Citri Reticulatae Pericarpium)
Chi Xiao Dou (Phaseoli Semen)
Di Fu Zi (Kochiae Fructus)
Gua Lou (Trichosanthis Fructus)
Guan Mu Tong (Aristolochiae Manshuriensis Caulis)
Guang Jin Qian Cao (Desmodii Styracifolii Herba)
Hai Jin Sha (Lygodii Spora)
Hua Shi (Talcum)
Jin Qian Cao (Lysimachiae Herba)
Mu Tong (Akebiae Caulis)
Shi Wei (Pyrrosiae Folium)
Su He Xiang (Styrax)

Wei Ling Xian (Clematidis Radix et Rhizoma)
Yin Chen (Artemisiae Scopariae Herba)
Yu Mi Xu (Maydis Stigma)

103. Stomatitis und Ösophagitis

Ai Ye (Artemisiae Argyi Folium)
Chan Su (Bufonis Venenum)
Er Cha (Catechu)
Hou Po (Magnoliae Officinalis Cortex)
Jiang Huang (Curcumae Longae Rhizoma)
Jie Geng (Platycodi Radix)
Jin Yin Hua (Lonicerae Flos)
Ma Bian Cao (Verbenae Herba)
Pang Da Hai (Sterculiae Lychnophorae Semen)
Qin Jiao (Gentianae Macrophyllae Radix)
Sheng Ma (Cimicifugae Rhizoma)
Shi Gao (Gypsum Fibrosum)
Yi Yi Ren (Coicis Semen)
Ze Qi (Euphorbiae Helioscopiae Herba)
Zhi Chuan Wu (Aconiti Radix Praeparata)

104. Stomatitis bei Kindern (Stomatitis aphthosa)

Ba Dou (Crotonis Semen)
Ban Lan Gen (Isatidis Radix)
Wu Zhu Yu (Evodiae Fructus)
Ye Ju Hua (Chrysanthemi Indici Flos)

105. Stuhlverstopfung

Bai Zhu (Atractylodis Macrocephalae Rhizoma)
Da Huang (Rhei Radix et Rhizoma)
Fan Xie Ye (Sennae Folium)
Fei Zi (Torreyae Semen)
Gua Lou (Trichosanthis Fructus)
Hei Zhi Ma (Sesami Semen Nigrum)
Lai Fu Zi (Raphani Semen)
Luo Han Guo (Momordicae Fructus)
Mang Xiao (Natrii Sulfas)
Sang Shen (Mori Fructus)
Zhi Shi (Aurantii Fructus Immaturus)

106. Tetanus

Chan Tui (Cicadae Periostracum)
Tian Nan Xing (Arisaematis Rhizoma)
Wu Mei (Mume Fructus)

107. Trauma

Ju Ye San Qi (Gynura Segetum Herba seu Radix)
San Qi (Notoginseng Radix et Rhizoma)
She Xiang (Moschus)
Su Mu (Sappan Lignum)
Xu Chang Qing (Cynanchi Paniculati Radix et Rhizoma)
Ze Lan (Lycopi Herba)
Zhi Zi (Gardeniae Fructus)

108. Trichomoniasis

Bai Bu (Stemonae Radix)
Bu Gu Zhi (Psoraleae Fructus)
Ku Lian Pi (Meliae Cortex)
Ku Shen (Sophorae Flavescentis Radix)
Lei Wan (Omphalia)
She Chuang Zi (Cnidii Fructus)
Shi Jun Zi (Quisqualis Fructus)
Xian He Cao (Agrimoniae Herba)
Yuan Zhi (Polygalae Radix)

109. Tuberkulose

Ai Ye (Artemisiae Argyi Folium)
Bai Bu (Stemonae Radix)
Bai Guo (Ginkgo Semen)
Bai Ji (Bletillae Rhizoma)
Bai Jie Zi (Sinapis Semen)
Bai Tou Weng (Pulsatillae Radix)
Bie Jia (Trionycis Carapax)
Chan Su (Bufonis Venenum)
Da Ji (Knoxiae Radix seu Euphorbiae Pekinensis Radix)
Da Suan (Alli Sativi Bulbus)
Di Yu (Sanguisorbae Radix)
Gan Cao (Glycyrrhizae Radix et Rhizoma)
Gui Ban (Testudinis Plastrum)
Hai Zao (Sargassum)
Hua Rui Shi (Ophicalcitum)
Hua Shi (Talcum)
Huang Jing (Polygonati Rhizoma)
Ma Dou Ling (Aristolochiae Fructus)
Shan Yao (Dioscoreae Rhizoma)
She Tui (Serpentis Periostracum)
Wu Gong (Scolopendra)
Ze Qi (Euphorbiae Helioscopiae Herba)

110. Tumorerkrankung

Ba Dou (Crotonis Semen)
Bai Tou Weng (Pulsatillae Radix)
Bai Zhu (Atractylodis Macrocephalae Rhizoma)
Ban Mao (Mylabris)
Bie Jia (Trionycis Carapax)
Chan Su (Bufonis Venenum)
Chuan Xin Lian (Andrographitis Herba)
E Zhu (Curcumae Rhizoma)
Gui Zhi (Cinnamomi Ramulus)
Huang Yao Zi (Dioscoreae Bulbiferae Herba)
Jiang Huang (Curcumae Longae Rhizoma)
Jiao Gu Lan (Gynostemmatis Rhizoma seu Herba)
Mian Ma Guan Zhong (Dryopteridis Crassirhizomatis Rhizoma)
Nu Zhen Zi (Ligustri Lucidi Fructus)
Qing Mu Xiang (Aristolochiae Radix)
San Qi (Notoginseng Radix et Rhizoma)
Sang Bai Pi (Mori Cortex)
Shan Dou Gen (Sophorae Tonkinensis Radix et Rhizoma)

She Xiang (Moschus)
Shen Qu (Massa Medicata Fermentata)
Su Mu (Sappan Lignum)
Tian Dong (Asparagi Radix)
Tian Hua Fen (Trichosanthis Radix)
Tian Nan Xing (Arisaematis Rhizoma)
Wei Ling Xian (Clematidis Radix et Rhizoma)
Wu Mei (Mume Fructus)
Xian He Cao (Agrimoniae Herba)
Xuan Shen (Scrophulariae Radix)
Ya Dan Zi (Bruceae Fructus)
Yi Yi Ren (Coicis Semen)
Zhi Chuan Wu (Aconiti Radix Praeparata)
Zhu Ling (Polyporus)
Zong Lu (Trachycarpi Petiolus)

111. Übelkeit und Erbrechen
Ban Xia (Pinelliae Rhizoma)
Fu Ling (Poria)
Fu Long Gan (Terra Flava Usta)
Gao Liang Jiang (Alpiniae Officinarum Rhizoma)
Pi Pa Ye (Eriobotryae Folium)
Sheng Jiang (Zingiberis Rhizoma Recens)
Wu Zhu Yu (Evodiae Fructus)
Xuan Fu Hua (Inulae Flos)
Zhu Ru (Bambusae Caulis in Taeniam)
Zi Su Zi (Perillae Fructus)

112. Ulcus pepticum
Bai Fan (Alumen)
Bai Ji (Bletillae Rhizoma)
Gan Jiang (Zingiberis Rhizoma)
Huang Qi (Astragali Radix)
Tian Nan Xing (Arisaematis Rhizoma)
Wa Leng Zi (Arcae Concha)
Wu Bei Zi (Galla Chinensis)
Wu Mei (Mume Fructus)
Yan Hu Suo (Corydalis Rhizoma)

113. Verbrennungen
Bai Ji (Bletillae Rhizoma)
Bai Zhi (Angelicae Dahuricae Radix)
Di Yu (Sanguisorbae Radix)
Er Cha (Catechu)
Hu Zhang (Polygoni Cuspidati Rhizoma)
Huang Bo (Phellodendri Cortex)
Huang Lian (Coptidis Rhizoma)
Xue Yu Tan (Crinis Carbonisatus)
Zi Cao (Arnebiae seu Lithospermi Radix)
Zi Zhu (Callicarpae Formosanea Folium)

114. Verdauungsstörungen
Ban Xia (Pinelliae Rhizoma)
Cang Zhu (Atractylodis Rhizoma)
Da Huang (Rhei Radix et Rhizoma)
Ji Nei Jin (Gigeriae Galli Endothelium Corneum)
Lu Cha (Camelliae Viride Folium)
Mai Ya (Hordei Fructus Germinatus)
Rou Dou Kou (Myristicae Semen)
Shan Zha (Crataegi Fructus)
Wu Long Cha (Camelliae Fermentata Folium)
Wu Zhu Yu (Evodiae Fructus)
Zhu Dan (Porci Fel)

115. Vergiftung
Can Sha (Bombycis Faeces)
Ge Gen (Puerariae Radix Lobatae)
Huang Qin (Scutellariae Radix)
Xian He Cao (Agrimoniae Herba)

3 Arzneiverweise nach pharmakologischen Wirkungen

3

1.	Abführend	**26.**	Antiparasitär (Darmparasiten)	**51.**	Immunsuppressiv
2.	Adaptogen	**27.**	Antiviral	**52.**	Kontrazeptiv
3.	Amöbizid	**28.**	Blutbildend (Erythrozyten)	**53.**	Magensäure neutralisierend
4.	Analgetisch	**29.**	Blutbildend (Leukozyten)	**54.**	Metabolisch
5.	Anästhetisch	**30.**	Bronchospasmolytisch	**55.**	Relaxierende Wirkung auf die glatte Muskulatur
6.	Anästhetisch (lokal)	**31.**	Cholagog	**56.**	Schleimlösend
7.	Angstlösend	**32.**	Diuretisch	**57.**	Schutzwirkung bei Strahlenthera-pie
8.	Anti-Aging-Wirkung	**33.**	Emetisch	**58.**	Sedierend und schlaffördernd
9.	Antiallergisch	**34.**	Entgiftend (eliminiert Toxine)	**59.**	Steinauflösend bzw. -austreibend
10.	Antiarrhythmisch	**35.**	Fiebersenkend	**60.**	Stimulierende Wirkung auf die glatte Muskulatur
11.	Antiasthmatisch	**36.**	Gefäßerweiternd (Koronararterie)	**61.**	Thrombolytisch
12.	Antibakteriell	**37.**	Gefäßerweiternd (periphere Blutgefäße)	**62.**	Thrombozytenaggregationshem-mend
13.	Antidiabetisch	**38.**	Gefäßverengend (periphere Blutgefäße)	**63.**	Uterusstimulierend
14.	Antidiarrhoisch	**39.**	Gerinnungshemmend	**64.**	Wirkung auf das (Nebennieren-) Hormonsystem
15.	Antiemetisch	**40.**	Hämostatisch	**65.**	Wirkung auf die kognitiven Funktionen
16.	Antientzündlich	**41.**	Heilungsfördernd (äußerliche Wunden)	**66.**	Wirkung gegen Dermatophyten
17.	Antiepileptisch	**42.**	Hepatoprotektiv	**67.**	Wirkung gegen Erschöpfung
18.	Antihyperlipidämisch	**43.**	Herzstärkend	**68.**	Wirkung gegen Geschwürbildung
19.	Antihypertensiv	**44.**	Histamin-antagonistisch	**69.**	Wirkung gegen Malaria
20.	Antikonvulsiv	**45.**	Hormonähnliche Wirkung (Östrogen, Testosteron)	**70.**	Wirkung gegen Trichomonas
21.	Antimutagen	**46.**	Hustenstillend	**71.**	ZNS beruhigend
22.	Antimykotisch	**47.**	Hyperglykämisch	**72.**	ZNS stimulierend
23.	Antineoplastisch	**48.**	Hypertensiv		
24.	Antioxidativ	**49.**	Hypoton		
25.	Antiparasitär	**50.**	Immunstimulierend		

Die Nennung einer Arzneidroge unter einer Diagnose stellt keine Gewährleistung dafür dar, dass die Substanz bedingungslos für das aufgeführte Symptom oder Syndrom verschrieben werden kann. Eine Auswahl und Kombination von Arzneidrogen muss auf einer sorgfältigen Differentialdiagnose gründen, geleitet von sachkundigem Wissen und Ausbildung in chinesischer Arzneimitteltherapie.

1. Abführend

Da Huang (Rhei Radix et Rhizoma)
Fan Xie Ye (Sennae Folium)
Gan Sui (Kansui Radix)
Gua Lou Zi (Trichosanthis Semen)
He Shou Wu (Polygoni Multiflori Radix)
Huo Ma Ren (Cannabis Fructus)
Liu Huang (Sulfur)
Lu Hui (Aloe)
Mang Xiao (Natrii Sulfas)

Pang Da Hai (Sterculiae Lychnophorae Semen)
Qian Niu Zi (Pharbitidis Semen)
Tao Ren (Persicae Semen)

2. Adaptogen

Dang Shen (Codonopsis Radix)
Ren Shen (Ginseng Radix et Rhizoma)
Wu Jia Pi (Acanthopanacis Cortex)
Xian Mao (Curculiginis Rhizoma)

3. Amöbizid

Ba Dou (Crotonis Semen)
Bai Tou Weng (Pulsatillae Radix)
Chang Shan (Dichroae Radix)
Da Suan (Alli Sativi Bulbus)
Ya Dan Zi (Bruceae Fructus)

4. Analgetisch

Bai Bu (Stemonae Radix)
Bai Shao (Paeoniae Radix Alba)
Bai Tou Weng (Pulsatillae Radix)
Bai Zhi (Angelicae Dahuricae Radix)
Bei Dou Gen (Menispermi Rhizoma)
Bei Sha Shen (Glehniae Radix)
Bi Cheng Qie (Litseae Fructus)
Bing Pian (Borneolum)
Chai Hu (Bupleuri Radix)
Chan Su (Bufonis Venenum)
Chan Tui (Cicadae Periostracum)
Chi Shao (Paeoniae Radix Rubra)
Chou Wu Tong (Clerodendri Folium)
Dang Gui (Angelicae Sinensis Radix)
Dang Shen (Codonopsis Radix)
Ding Xiang (Caryophylli Flos)
Du Huo (Angelicae Pubescentis Radix)
Du Zhong (Eucommiae Cortex)
Fang Feng (Saposhnikoviae Radix)
Fang Ji (Stephaniae Tetrandrae Radix)
Fu Zi (Aconiti Radix Lateralis Praeparata)
Gan Jiang (Zingiberis Rhizoma)
Gao Ben (Ligustici Rhizoma)
Gao Liang Jiang (Alpiniae Officinarum Rhizoma)
Gui Zhi (Cinnamomi Ramulus)
Hai Shen (Strichopus)
Hong Hua (Carthami Flos)
Hua Jiao (Zanthoxyli Pericarpium)
Jiao Gu Lan (Gynostemmatis Rhizoma seu Herba)
Jin Qian Cao (Lysimachiae Herba)
Jing Jie (Schizonepetae Herba)
Ju Ye San Qi (Gynura Segetum Herba seu Radix)
Ling Zhi (Ganoderma)
Man Jing Zi (Viticis Fructus)
Mu Dan Pi (Moutan Cortex)
Mu Zei (Equiseti Hiemalis Herba)
Niu Xi (Achyranthis Radix)
Qiang Huo (Notopterygii Rhizoma seu Radix)
Qin Pi (Fraxini Cortex)
Qing Feng Teng (Sinomenii Caulis)
Quan Xie (Scorpio)
Rou Gui (Cinnamomi Cortex)
San Qi (Notoginseng Radix et Rhizoma)
Sang Bai Pi (Mori Cortex)
She Xiang (Moschus)
Sheng Jiang (Zingiberis Rhizoma Recens)
Sheng Ma (Cimicifugae Rhizoma)
Suan Zao Ren (Ziziphi Spinosae Semen)
Tian Ma (Gastrodiae Rhizoma)
Tian Zhu Huang (Bambusae Concretio Silicea)
Wei Ling Xian (Clematidis Radix et Rhizoma)
Wu Zhu Yu (Evodiae Fructus)
Xi Xin (Asari Radix et Rhizoma)
Xiang Fu (Cyperi Rhizoma)
Xiao Hui Xiang (Foeniculi Fructus)
Xu Chang Qing (Cynanchi Paniculati Radix et Rhizoma)
Xun Gu Feng (Aristolochiae Mollissimae Herba)
Yan Hu Suo (Corydalis Rhizoma)
Ying Su Ke (Papaveris Pericarpium)
Zao Xiu (Paridis Rhizoma)
Zhi Cao Wu (Aconiti Kusnezoffii Radix Praeparata)
Zhi Chuan Wu (Aconiti Radix Praeparata)

5. Anästhetisch

Chan Su (Bufonis Venenum)
Da Suan (Alli Sativi Bulbus)
Zhi Chuan Wu (Aconiti Radix Praeparata)

6. Anästhetisch (lokal)

Chan Su (Bufonis Venenum)
Fo Shou (Citri Sarcodactylis Fructus)
Hua Jiao (Zanthoxyli Pericarpium)
She Chuang Zi (Cnidii Fructus)
Xi Xin (Asari Radix et Rhizoma)
Xiang Fu (Cyperi Rhizoma)
Xin Yi Hua (Magnoliae Flos)
Zhi Cao Wu (Aconiti Kusnezoffii Radix Praeparata)
Zhi Chuan Wu (Aconiti Radix Praeparata)

7. Angstlösend

Ba Ji Tian (Morindae Officinalis Radix)
Dong Chong Xia Cao (Cordyceps)
Gou Qi Zi (Lycii Fructus)
Hua Jiao (Zanthoxyli Pericarpium)
Huang Qi (Astragali Radix)
Long Yan Rou (Longan Arillus)
Lu Lu Tong (Liquidambaris Fructus)
Ren Shen (Ginseng Radix et Rhizoma)
San Qi (Notoginseng Radix et Rhizoma)
Wu Wei Zi (Schisandrae Fructus)
Xi Yang Shen (Panacis Quinquefolii Radix)

8. Anti-Aging-Wirkung

Di Huang (Rehmanniae Radix)
Dong Chong Xia Cao (Cordyceps)
Ge Jie (Gecko)
Hai Ma (Hippocampus)
He Shou Wu (Polygoni Multiflori Radix)
Ji Li (Tribuli Fructus)
Jiao Gu Lan (Gynostemmatis Rhizoma seu Herba)
Ju Hua (Chrysanthemi Flos)
Lu Cha (Camelliae Viride Folium)
Ren Shen (Ginseng Radix et Rhizoma)
San Qi (Notoginseng Radix et Rhizoma)
Shan Yao (Dioscoreae Rhizoma)
Shu Di Huang (Rehmanniae Radix Praeparata)
Tu Si Zi (Cuscutae Semen)
Wu Long Cha (Camelliae Fermentata Folium)
Wu Mei (Mume Fructus)
Yin Yang Huo (Epimedii Herba)

9. Antiallergisch

Bai He (Lilii Bulbus)
Bi Cheng Qie (Litseae Fructus)
Chan Tui (Cicadae Periostracum)
Chen Xiang (Aquilariae Lignum Resinatum)
Da Zao (Jujubae Fructus)
Di Long (Pheretima)
E Bu Shi Cao (Centipedae Herba)
Fang Feng (Saposhnikoviae Radix)
Fang Ji (Stephaniae Tetrandrae Radix)
Jing Jie (Schizonepetae Herba)
Lian Qiao (Forsythiae Fructus)
Ling Zhi (Ganoderma)
Ma Huang (Ephedrae Herba)
Qiang Huo (Notopterygii Rhizoma seu Radix)
Qin Jiao (Gentianae Macrophyllae Radix)
Qin Pi (Fraxini Cortex)
She Xiang (Moschus)
Tao Ren (Persicae Semen)
Wu Mei (Mume Fructus)
Wu Yao (Linderae Radix)
Xi Xin (Asari Radix et Rhizoma)
Xin Yi Hua (Magnoliae Flos)
Xu Chang Qing (Cynanchi Paniculati Radix et Rhizoma)
Yu Xing Cao (Houttuyniae Herba)
Zhi Shi (Aurantii Fructus Immaturus)
Zhu Dan (Porci Fel)

10. Antiarrhythmisch

Bi Bo (Piperis Longi Fructus)
Bi Cheng Qie (Litseae Fructus)
Di Long (Pheretima)
Du Huo (Angelicae Pubescentis Radix)
Fang Ji (Stephaniae Tetrandrae Radix)
Fu Zi (Aconiti Radix Lateralis Praeparata)
Gan Cao (Glycyrrhizae Radix et Rhizoma)
Gan Song (Nardostachydis Radix et Rhizoma)
Ge Gen (Puerariae Radix Lobatae)
Gou Teng (Uncariae Ramulus cum Uncis)
Gua Lou (Trichosanthis Fructus)
He Shou Wu (Polygoni Multiflori Radix)
Huang Bo (Phellodendri Cortex)
Huang Lian (Coptidis Rhizoma)
Ku Shen (Sophorae Flavescentis Radix)
Ling Zhi (Ganoderma)
Mai Dong (Ophiopogonis Radix)
Mu Dan Pi (Moutan Cortex)
Qiang Huo (Notopterygii Rhizoma seu Radix)
San Qi (Notoginseng Radix et Rhizoma)
Shan Dou Gen (Sophorae Tonkinensis Radix et Rhizoma)
She Chuang Zi (Cnidii Fructus)
Shi Di (Kaki Calyx)
Xi Yang Shen (Panacis Quinquefolii Radix)
Xie Cao (Valerianae Radix et Rhizoma)
Yin Yang Huo (Epimedii Herba)

11. Antiasthmatisch

Ai Ye (Artemisiae Argyi Folium)
Bai Bu (Stemonae Radix)
Bai He (Lilii Bulbus)
Bi Cheng Qie (Litseae Fructus)
Chan Su (Bufonis Venenum)
Che Qian Zi (Plantaginis Semen)
Chen Pi (Citri Reticulatae Pericarpium)
Dang Gui (Angelicae Sinensis Radix)
Di Long (Pheretima)
E Bu Shi Cao (Centipedae Herba)
Fo Shou (Citri Sarcodactylis Fructus)
Gao Ben (Ligustici Rhizoma)
Ge Jie (Gecko)
Gou Teng (Uncariae Ramulus cum Uncis)
Hu Zhang (Polygoni Cuspidati Rhizoma)
Jing Jie (Schizonepetae Herba)
Ku Xing Ren (Armeniacae Semen)
Kuan Dong Hua (Farfarae Flos)
Kun Bu (Eckloniae Thallus)
Lao Guan Cao (Erodii seu Geranii Herba)
Ling Zhi (Ganoderma)
Ma Dou Ling (Aristolochiae Fructus)
Ma Huang (Ephedrae Herba)
Ma Qian Zi (Strychni Semen)
Pi Pa Ye (Eriobotryae Folium)
Qin Pi (Fraxini Cortex)
Qing Pi (Citri Reticulatae Viride Pericarpium)
Ren Dong Teng (Lonicerae Caulis)
Shan Dou Gen (Sophorae Tonkinensis Radix et Rhizoma)
Shang Lu (Phytolaccae Radix)
She Chuang Zi (Cnidii Fructus)
Shi Chang Pu (Acori Tatarinowii Rhizoma)
Shou Wu Teng (Polygoni Multiflori Caulis)
Si Gua Luo (Luffae Fructus Retinervus)
Xiao Hui Xiang (Foeniculi Fructus)
Xuan Fu Hua (Inulae Flos)

Zhu Dan (Porci Fel)
Zi Su Ye (Perillae Folium)

12. Antibakteriell

Ai Ye (Artemisiae Argyi Folium)
Bai Bian Dou (Lablab Semen Album)
Bai Bu (Stemonae Radix)
Bai Fan (Alumen)
Bai Guo (Ginkgo Semen)
Bai Ji (Bletillae Rhizoma)
Bai Jie Zi (Sinapis Semen)
Bai Mao Gen (Imperatae Rhizoma)
Bai Shao (Paeoniae Radix Alba)
Bai Tou Weng (Pulsatillae Radix)
Bai Xian Pi (Dictamni Cortex)
Bai Zhi (Angelicae Dahuricae Radix)
Bai Zhu (Atractylodis Macrocephalae Rhizoma)
Ban Lan Gen (Isatidis Radix)
Bi Bo (Piperis Longi Fructus)
Bi Cheng Qie (Litseae Fructus)
Bian Xu (Polygoni Avicularis Herba)
Bing Pian (Borneolum)
Bo He (Menthae Haplocalycis Herba)
Bu Gu Zhi (Psoraleae Fructus)
Can Sha (Bombycis Faeces)
Cang Er Zi (Xanthii Fructus)
Chai Hu (Bupleuri Radix)
Chi Shao (Paeoniae Radix Rubra)
Chi Xiao Dou (Phaseoli Semen)
Chuan Bei Mu (Fritillariae Cirrhosae Bulbus)
Chuan Lian Zi (Toosendan Fructus)
Chuan Xin Lian (Andrographitis Herba)
Cong Bai (Allii Fistulosi Bulbus)
Da Feng Zi (Hydnocarpi Semen)
Da Huang (Rhei Radix et Rhizoma)
Da Ji (Knoxiae Radix seu Euphorbiae Pekinensis Radix)
Da Qing Ye (Isatidis Folium)
Da Suan (Alli Sativi Bulbus)
Dan Shen (Salviae Miltiorrhizae Radix et Rhizoma)
Dang Gui (Angelicae Sinensis Radix)
Dang Shen (Codonopsis Radix)
Di Fu Zi (Kochiae Fructus)
Di Gu Pi (Lycii Cortex)
Di Jin Cao (Euphorbiae Humifusae Herba)
Di Yu (Sanguisorbae Radix)
Ding Xiang (Caryophylli Flos)
E Zhu (Curcumae Rhizoma)
Er Cha (Catechu)
Fan Xie Ye (Sennae Folium)
Fang Feng (Saposhnikoviae Radix)
Fang Ji (Stephaniae Tetrandrae Radix)
Fu Ling (Poria)
Gan Jiang (Zingiberis Rhizoma)
Gan Song (Nardostachydis Radix et Rhizoma)
Gao Ben (Ligustici Rhizoma)
Gao Liang Jiang (Alpiniae Officinarum Rhizoma)
Gu Sui Bu (Drynariae Rhizoma)
Guan Mu Tong (Aristolochiae Manshuriensis Caulis)
Gui Zhi (Cinnamomi Ramulus)
Hai Jin Sha (Lygodii Spora)
Hai Zao (Sargassum)
He Huan Pi (Albiziae Cortex)
He Shi (Carpesi Fructus)
Hong Dou Kou (Galangae Fructus)
Hu Zhang (Polygoni Cuspidati Rhizoma)
Hua Jiao (Zanthoxyli Pericarpium)
Hua Shi (Talcum)
Huai Hua (Sophorae Flos)
Huang Bo (Phellodendri Cortex)
Huang Qin (Scutellariae Radix)
Huang Yao Zi (Dioscoreae Bulbiferae Herba)
Ji Guan Hua (Celosiae Cristatae Flos)
Jiang Huang (Curcumae Longae Rhizoma)
Jin Qian Cao (Lysimachiae Herba)
Jin Yin Hua (Lonicerae Flos)
Jing Jie (Schizonepetae Herba)
Jing Tian San Qi (Sedi Aizoom Herba seu Radix)
Ju Hua (Chrysanthemi Flos)
Jue Ming Zi (Cassiae Semen)
Ku Shen (Sophorae Flavescentis Radix)
Ku Xing Ren (Armeniacae Semen)
Lao Guan Cao (Erodii seu Geranii Herba)
Lian Fang (Nelumbinis Receptaculum)
Lian Qian Cao (Glechomae Herba)
Lian Qiao (Forsythiae Fructus)
Ling Zhi (Ganoderma)
Liu Huang (Sulfur)
Long Dan (Gentianae Radix et Rhizoma)
Long Yan Rou (Longan Arillus)
Lu Cha (Camelliae Viride Folium)
Lu Hui (Aloe)
Lu Xian Cao (Pyrolae Herba)
Ma Bian Cao (Verbenae Herba)
Ma Dou Ling (Aristolochiae Fructus)
Ma Huang (Ephedrae Herba)
Ma Qian Zi (Strychni Semen)
Ma Ti Jin (Dichondrae Repentis Herba)
Man Jing Zi (Viticis Fructus)
Mao Dong Qing (Ilicis Pubescentis Radix)
Mian Ma Guan Zhong (Dryopteridis Crassirhizomatis Rhizoma)
Mo Han Lian (Ecliptae Herba)
Mu Dan Pi (Moutan Cortex)
Mu Gua (Chaenomelis Fructus)
Mu Xiang (Aucklandiae Radix)
Mu Zei (Equiseti Hiemalis Herba)
Niu Bang Zi (Arctii Fructus)
Peng Sha (Borax)
Pi Pa Ye (Eriobotryae Folium)
Pu Gong Ying (Taraxaci Herba)
Qian Dan (Minium)
Qin Jiao (Gentianae Macrophyllae Radix)

Qin Pi (Fraxini Cortex)
Qing Hao (Artemisiae Annuae Herba)
Qing Mu Xiang (Aristolochiae Radix)
Qu Mai (Dianthi Herba)
Ren Dong Teng (Lonicerae Caulis)
Rou Dou Kou (Myristicae Semen)
Rou Gui (Cinnamomi Cortex)
Sang Ji Sheng (Taxilli Herba)
Sang Ye (Mori Folium)
Shan Dou Gen (Sophorae Tonkinensis Radix et Rhizoma)
Shan Zha (Crataegi Fructus)
She Gan (Belamcandae Rhizoma)
Sheng Jiang (Zingiberis Rhizoma Recens)
Sheng Ma (Cimicifugae Rhizoma)
Shi Liu Pi (Granati Pericarpium)
Shi Wei (Pyrrosiae Folium)
Shou Wu Teng (Polygoni Multiflori Caulis)
Si Gua Luo (Luffae Fructus Retinervus)
Su He Xiang (Styrax)
Su Mu (Sappan Lignum)
Tian Dong (Asparagi Radix)
Tian Hua Fen (Trichosanthis Radix)
Tu Si Zi (Cuscutae Semen)
Wei Ling Xian (Clematidis Radix et Rhizoma)
Wu Bei Zi (Galla Chinensis)
Wu Gong (Scolopendra)
Wu Long Cha (Camelliae Fermentata Folium)
Wu Mei (Mume Fructus)
Wu Wei Zi (Schisandrae Fructus)
Wu Yao (Linderae Radix)
Wu Yi (Ulmi Fructus Praeparatus)
Wu Zhu Yu (Evodiae Fructus)
Xi Xin (Asari Radix et Rhizoma)
Xia Ku Cao (Prunellae Spica)
Xiang Fu (Cyperi Rhizoma)
Xiang Ru (Moslae Herba)
Xiao Hui Xiang (Foeniculi Fructus)
Xiao Ji (Cirsii Herba)
Xie Bai (Allii Macrostemi Bulbus)
Xin Yi Hua (Magnoliae Flos)
Xiong Huang (Realgar)
Xu Chang Qing (Cynanchi Paniculati Radix et Rhizoma)
Xu Duan (Dipsaci Radix)
Xuan Fu Hua (Inulae Flos)
Xuan Shen (Scrophulariae Radix)
Xue Jie (Daemonoropis Resina)
Xue Yu Tan (Crinis Carbonisatus)
Xun Gu Feng (Aristolochiae Mollissimae Herba)
Ye Ju Hua (Chrysanthemi Indici Flos)
Yin Chen (Artemisiae Scopariae Herba)
Yin Yang Huo (Epimedii Herba)
Yu Xing Cao (Houttuyniae Herba)
Yuan Zhi (Polygalae Radix)
Ze Qi (Euphorbiae Helioscopiae Herba)
Zhi Mu (Anemarrhenae Rhizoma)
Zhu Dan (Porci Fel)
Zhu Ling (Polyporus)
Zhu Ru (Bambusae Caulis in Taeniam)
Zi Cao (Arnebiae seu Lithospermi Radix)
Zi Su Ye (Perillae Folium)
Zi Su Zi (Perillae Fructus)
Zi Wan (Asteris Radix et Rhizoma)
Zi Zhu (Callicarpae Formosanea Folium)

13. Antidiabetisch
Bai Zhu (Atractylodis Macrocephalae Rhizoma)
Cang Er Zi (Xanthii Fructus)
Cang Zhu (Atractylodis Rhizoma)
Da Suan (Alli Sativi Bulbus)
Di Gu Pi (Lycii Cortex)
Gan Cao (Glycyrrhizae Radix et Rhizoma)
Ge Gen (Puerariae Radix Lobatae)
Ge Jie (Gecko)
Gou Qi Zi (Lycii Fructus)
Hu Zhang (Polygoni Cuspidati Rhizoma)
Huang Jing (Polygonati Rhizoma)
Huang Lian (Coptidis Rhizoma)
Ku Xing Ren (Armeniacae Semen)
Li Zhi He (Litchi Semen)
Ling Zhi (Ganoderma)
Mai Ya (Hordei Fructus Germinatus)
Niu Bang Zi (Arctii Fructus)
Ren Shen (Ginseng Radix et Rhizoma)
Sang Ye (Mori Folium)
Shan Yao (Dioscoreae Rhizoma)
Xia Ku Cao (Prunellae Spica)
Yi Yi Ren (Coicis Semen)
Yin Yang Huo (Epimedii Herba)
Yu Zhu (Polygonati Odorati Rhizoma)
Ze Xie (Alismatis Rhizoma)
Zhi Chuan Wu (Aconiti Radix Praeparata)
Zhi Mu (Anemarrhenae Rhizoma)
Zi Cao (Arnebiae seu Lithospermi Radix)

14. Antidiarrhoisch
Ai Ye (Artemisiae Argyi Folium)
Bai Bian Dou (Lablab Semen Album)
Bai Zhu (Atractylodis Macrocephalae Rhizoma)
Bing Lang (Arecae Semen)
Bu Gu Zhi (Psoraleae Fructus)
Cao Dou Kou (Alpiniae Katsumadai Semen)
Cao Guo (Tsaoko Fructus)
Che Qian Zi (Plantaginis Semen)
Chi Shi Zhi (Halloysitum Rubrum)
Chun Pi (Ailanthi Cortex)
Fu Ling (Poria)
Gan Cao (Glycyrrhizae Radix et Rhizoma)
Ge Gen (Puerariae Radix Lobatae)
He Zi (Chebulae Fructus)
Hua Shi (Talcum)
Jin Ying Zi (Rosae Laevigatae Fructus)
Lian Zi (Nelumbinis Semen)

3

Qian Shi (Euryales Semen)
Rou Dou Kou (Myristicae Semen)
Sha Ren (Amomi Fructus)
Shan Yao (Dioscoreae Rhizoma)
Sheng Ma (Cimicifugae Rhizoma)
Shi Liu Pi (Granati Pericarpium)
Tu Si Zi (Cuscutae Semen)
Wu Bei Zi (Galla Chinensis)
Wu Mei (Mume Fructus)
Wu Wei Zi (Schisandrae Fructus)
Wu Zhu Yu (Evodiae Fructus)
Xian He Cao (Agrimoniae Herba)
Xiang Fu (Cyperi Rhizoma)
Yi Yi Ren (Coicis Semen)
Yi Zhi (Alpiniae Oxyphyllae Fructus)
Ying Su Ke (Papaveris Pericarpium)
Yu Yu Liang (Limonitum)
Ze Xie (Alismatis Rhizoma)

15. Antiemetisch

Ban Xia (Pinelliae Rhizoma)
Fu Long Gan (Terra Flava Usta)
Gan Jiang (Zingiberis Rhizoma)
Huo Xiang (Agastaches Herba)
Lian Qiao (Forsythiae Fructus)
Sheng Jiang (Zingiberis Rhizoma Recens)

16. Antientzündlich

Ba Ji Tian (Morindae Officinalis Radix)
Bai Shao (Paeoniae Radix Alba)
Bai Zhi (Angelicae Dahuricae Radix)
Bing Pian (Borneolum)
Cang Er Zi (Xanthii Fructus)
Chai Hu (Bupleuri Radix)
Chan Su (Bufonis Venenum)
Chi Shao (Paeoniae Radix Rubra)
Chou Wu Tong (Clerodendri Folium)
Chuan Xin Lian (Andrographitis Herba)
Da Huang (Rhei Radix et Rhizoma)
Da Qing Ye (Isatidis Folium)
Dan Shen (Salviae Miltiorrhizae Radix et Rhizoma)
Dang Gui (Angelicae Sinensis Radix)
Dang Shen (Codonopsis Radix)
Di Yu (Sanguisorbae Radix)
Du Huo (Angelicae Pubescentis Radix)
Du Zhong (Eucommiae Cortex)
Fang Feng (Saposhnikoviae Radix)
Fang Ji (Stephaniae Tetrandrae Radix)
Fu Zi (Aconiti Radix Lateralis Praeparata)
Gan Jiang (Zingiberis Rhizoma)
Gao Ben (Ligustici Rhizoma)
Ge Jie (Gecko)
Ge Qiao (Meretricis seu Cyclinae Concha)
Gu Sui Bu (Drynariae Rhizoma)
Guang Jin Qian Cao (Desmodii Styracifolii Herba)
Hei Zhi Ma (Sesami Semen Nigrum)
Hong Hua (Carthami Flos)
Hu Zhang (Polygoni Cuspidati Rhizoma)
Huai Hua (Sophorae Flos)
Huang Lian (Coptidis Rhizoma)
Huang Qi (Astragali Radix)
Huang Qin (Scutellariae Radix)
Jiang Huang (Curcumae Longae Rhizoma)
Jie Geng (Platycodi Radix)
Jin Qian Cao (Lysimachiae Herba)
Jin Yin Hua (Lonicerae Flos)
Jing Jie (Schizonepetae Herba)
Ju Ye San Qi (Gynura Segetum Herba seu Radix)
Ku Shen (Sophorae Flavescentis Radix)
Kuan Dong Hua (Farfarae Flos)
Lai Fu Zi (Raphani Semen)
Lei Gong Teng (Tripterygium Wilfordii Radix)
Lei Wan (Omphalia)
Lian Qiao (Forsythiae Fructus)
Liu Huang (Sulfur)
Lu Hui (Aloe)
Lu Lu Tong (Liquidambaris Fructus)
Ma Bian Cao (Verbenae Herba)
Ma Dou Ling (Aristolochiae Fructus)
Ma Huang (Ephedrae Herba)
Man Jing Zi (Viticis Fructus)
Mao Dong Qing (Ilicis Pubescentis Radix)
Mu Dan Pi (Moutan Cortex)
Niu Huang (Bovis Calculus)
Nu Zhen Zi (Ligustri Lucidi Fructus)
Pi Pa Ye (Eriobotryae Folium)
Qiang Huo (Notopterygii Rhizoma seu Radix)
Qin Jiao (Gentianae Macrophyllae Radix)
Qin Pi (Fraxini Cortex)
Qing Feng Teng (Sinomenii Caulis)
Ren Dong Teng (Lonicerae Caulis)
San Qi (Notoginseng Radix et Rhizoma)
Sha Yuan Zi (Astragali Complanati Semen)
Shan Dou Gen (Sophorae Tonkinensis Radix et Rhizoma)
Shang Lu (Phytolaccae Radix)
She Gan (Belamcandae Rhizoma)
She Tui (Serpentis Periostracum)
She Xiang (Moschus)
Sheng Jiang (Zingiberis Rhizoma Recens)
Sheng Ma (Cimicifugae Rhizoma)
Su Mu (Sappan Lignum)
Tao Ren (Persicae Semen)
Tian Ma (Gastrodiae Rhizoma)
Wu Jia Pi (Acanthopanacis Cortex)
Xi Xian Cao (Siegesbeckiae Herba)
Xi Xin (Asari Radix et Rhizoma)
Xia Ku Cao (Prunellae Spica)
Xian Mao (Curculiginis Rhizoma)
Xiang Fu (Cyperi Rhizoma)
Xiao Ji (Cirsii Herba)
Xu Chang Qing (Cynanchi Paniculati Radix et Rhizoma)
Xue Jie (Daemonoropis Resina)

Xue Yu Tan (Crinis Carbonisatus)
Xun Gu Feng (Aristolochiae Mollissimae Herba)
Ye Ju Hua (Chrysanthemi Indici Flos)
Yin Yang Huo (Epimedii Herba)
Yu Xing Cao (Houttuyniae Herba)
Ze Xie (Alismatis Rhizoma)
Zhi Cao Wu (Aconiti Kusnezoffii Radix Praeparata)
Zhi Chuan Wu (Aconiti Radix Praeparata)
Zhi Zi (Gardeniae Fructus)
Zi Cao (Arnebiae seu Lithospermi Radix)

17. Antiepileptisch
Chan Tui (Cicadae Periostracum)
Chi Shao (Paeoniae Radix Rubra)
Dang Shen (Codonopsis Radix)
Di Long (Pheretima)
Ding Xiang (Caryophylli Flos)
Gou Teng (Uncariae Ramulus cum Uncis)
Gui Zhi (Cinnamomi Ramulus)
Hu Jiao (Piperis Fructus)
Jiang Can (Bombyx Batryticatus)
Ju Ye San Qi (Gynura Segetum Herba seu Radix)
Ling Yang Jiao (Saigae Tataricae Cornu)
Ling Zhi (Ganoderma)
Long Chi (Draconis Dens)
Long Gu (Fossilia Ossis Mastodi)
Mu Dan Pi (Moutan Cortex)
Niu Huang (Bovis Calculus)
Peng Sha (Borax)
Qin Pi (Fraxini Cortex)
Quan Xie (Scorpio)
Sang Bai Pi (Mori Cortex)
Sheng Jiang (Zingiberis Rhizoma Recens)
Sheng Ma (Cimicifugae Rhizoma)
Shi Chang Pu (Acori Tatarinowii Rhizoma)
Suan Zao Ren (Ziziphi Spinosae Semen)
Tian Ma (Gastrodiae Rhizoma)
Tian Nan Xing (Arisaematis Rhizoma)
Wu Gong (Scolopendra)
Xi Yang Shen (Panacis Quinquefolii Radix)
Xian Mao (Curculiginis Rhizoma)
Xie Cao (Valerianae Radix et Rhizoma)
Zao Xiu (Paridis Rhizoma)
Zhu Sha (Cinnabaris)

18. Antihyperlipidämisch
Bi Bo (Piperis Longi Fructus)
Da Suan (Alli Sativi Bulbus)
Dan Shen (Salviae Miltiorrhizae Radix et Rhizoma)
Dang Gui (Angelicae Sinensis Radix)
Di Gu Pi (Lycii Cortex)
Du Zhong (Eucommiae Cortex)
Ge Gen (Puerariae Radix Lobatae)
Gou Qi Zi (Lycii Fructus)
Gui Ban (Testudinis Plastrum)
Hai Zao (Sargassum)
He Shou Wu (Polygoni Multiflori Radix)
Hei Zhi Ma (Sesami Semen Nigrum)
Hong Hua (Carthami Flos)
Hu Zhang (Polygoni Cuspidati Rhizoma)
Huai Hua (Sophorae Flos)
Huang Jing (Polygonati Rhizoma)
Huang Lian (Coptidis Rhizoma)
Huang Qin (Scutellariae Radix)
Huo Ma Ren (Cannabis Fructus)
Jiang Huang (Curcumae Longae Rhizoma)
Jiao Gu Lan (Gynostemmatis Rhizoma seu Herba)
Jin Yin Hua (Lonicerae Flos)
Jue Ming Zi (Cassiae Semen)
Kun Bu (Eckloniae Thallus)
Lu Cha (Camelliae Viride Folium)
Nu Zhen Zi (Ligustri Lucidi Fructus)
Ren Dong Teng (Lonicerae Caulis)
Sha Yuan Zi (Astragali Complanati Semen)
Shan Dou Gen (Sophorae Tonkinensis Radix et Rhizoma)
Shan Zha (Crataegi Fructus)
Sheng Ma (Cimicifugae Rhizoma)
Shou Wu Teng (Polygoni Multiflori Caulis)
Shui Niu Jiao (Bubali Cornu)
Shui Zhi (Hirudo)
Suan Zao Ren (Ziziphi Spinosae Semen)
Wu Long Cha (Camelliae Fermentata Folium)
Xi Yang Shen (Panacis Quinquefolii Radix)
Xu Chang Qing (Cynanchi Paniculati Radix et Rhizoma)
Yin Xing Ye (Ginkgo Folium)
Yin Yang Huo (Epimedii Herba)
Yu Zhu (Polygonati Odorati Rhizoma)
Ze Xie (Alismatis Rhizoma)
Zi Su Ye (Perillae Folium)

19. Antihypertensiv
Bo He (Menthae Haplocalycis Herba)
Che Qian Zi (Plantaginis Semen)
Chou Wu Tong (Clerodendri Folium)
Da Ji (Cirsii Japonici Herba)
Di Gu Pi (Lycii Cortex)
Di Long (Pheretima)
Du Zhong (Eucommiae Cortex)
Fang Ji (Stephaniae Tetrandrae Radix)
Gou Teng (Uncariae Ramulus cum Uncis)
Huai Hua (Sophorae Flos)
Huang Lian (Coptidis Rhizoma)
Ju Hua (Chrysanthemi Flos)
Jue Ming Zi (Cassiae Semen)
Lai Fu Zi (Raphani Semen)
Ling Zhi (Ganoderma)
Liu Huang (Sulfur)
Lu Cha (Camelliae Viride Folium)
Mu Zei (Equiseti Hiemalis Herba)
Qing Mu Xiang (Aristolochiae Radix)
Sang Shen (Mori Fructus)
Shan Zha (Crataegi Fructus)

Shui Zhi (Hirudo)
Wang Bu Liu Xing (Vaccariae Semen)
Wu Long Cha (Camelliae Fermentata Folium)
Wu Mei (Mume Fructus)
Wu Zhu Yu (Evodiae Fructus)
Xi Xian Cao (Siegesbeckiae Herba)
Xia Ku Cao (Prunellae Spica)
Xia Tian Wu (Corydalis Decumbentis Rhizoma)
Xuan Shen (Scrophulariae Radix)
Ye Ju Hua (Chrysanthemi Indici Flos)
Yin Yang Huo (Epimedii Herba)
Ze Xie (Alismatis Rhizoma)
Zong Lu (Trachycarpi Petiolus)

20. Antikonvulsiv

Gou Teng (Uncariae Ramulus cum Uncis)
Niu Huang (Bovis Calculus)
Tian Ma (Gastrodiae Rhizoma)
Tian Nan Xing (Arisaematis Rhizoma)

21. Antimutagen

Chai Hu (Bupleuri Radix)
Da Zao (Jujubae Fructus)
E Bu Shi Cao (Centipedae Herba)
Jiang Huang (Curcumae Longae Rhizoma)
Ku Xing Ren (Armeniacae Semen)
Lao Guan Cao (Erodii seu Geranii Herba)
Lu Cha (Camelliae Viride Folium)
Niu Bang Zi (Arctii Fructus)
She Chuang Zi (Cnidii Fructus)
Sheng Jiang (Zingiberis Rhizoma Recens)
Wu Long Cha (Camelliae Fermentata Folium)
Xi Yang Shen (Panacis Quinquefolii Radix)
Zhu Ling (Polyporus)

22. Antimykotisch

Ba Dou (Crotonis Semen)
Ban Mao (Mylabris)
Chuan Lian Zi (Toosendan Fructus)
Ci Shi (Magnetitum)
Da Feng Zi (Hydnocarpi Semen)
Da Suan (Alli Sativi Bulbus)
Hai Tong Pi (Erythrinae Cortex)
Ku Lian Zi (Meliae Fructus)
Lu Hui (Aloe)
Qing Fen (Calomelas)
She Chuang Zi (Cnidii Fructus)
Wu Yi (Ulmi Fructus Praeparatus)
Xiong Huang (Realgar)
Xu Chang Qing (Cynanchi Paniculati Radix et Rhizoma)
Yuan Hua (Genkwa Flos)
Zhang Nao (Camphora)

23. Antineoplastisch

Bai Xian Pi (Dictamni Cortex)
Bai Zhu (Atractylodis Macrocephalae Rhizoma)
Ban Mao (Mylabris)
Bi Bo (Piperis Longi Fructus)
Bie Jia (Trionycis Carapax)
Bu Gu Zhi (Psoraleae Fructus)
Can Sha (Bombycis Faeces)
Chai Hu (Bupleuri Radix)
Chan Su (Bufonis Venenum)
Chan Tui (Cicadae Periostracum)
Chang Shan (Dichroae Radix)
Chi Shao (Paeoniae Radix Rubra)
Chuan Xin Lian (Andrographitis Herba)
Ci Wu Jia (Acanthopanacis Senticosi Radix)
Cong Bai (Allii Fistulosi Bulbus)
Da Huang (Rhei Radix et Rhizoma)
Da Suan (Alli Sativi Bulbus)
Da Zao (Jujubae Fructus)
Dang Gui (Angelicae Sinensis Radix)
Dang Shen (Codonopsis Radix)
Dao Dou (Canavaliae Semen)
Deng Xin Cao (Junci Medulla)
Di Long (Pheretima)
Di Yu (Sanguisorbae Radix)
Dong Chong Xia Cao (Cordyceps)
Du Huo (Angelicae Pubescentis Radix)
E Zhu (Curcumae Rhizoma)
Er Cha (Catechu)
Fang Ji (Stephaniae Tetrandrae Radix)
Fu Ling (Poria)
Gan Cao (Glycyrrhizae Radix et Rhizoma)
Gan Sui (Kansui Radix)
Ge Qiao (Meretricis seu Cyclinae Concha)
Gua Lou (Trichosanthis Fructus)
Gui Ban (Testudinis Plastrum)
Hai Long (Syngnathus)
Hai Shen (Strichopus)
Hong Dou Kou (Galangae Fructus)
Hu Zhang (Polygoni Cuspidati Rhizoma)
Jiang Can (Bombyx Batryticatus)
Jiang Huang (Curcumae Longae Rhizoma)
Jiao Gu Lan (Gynostemmatis Rhizoma seu Herba)
Ju Ye San Qi (Gynura Segetum Herba seu Radix)
Ku Shen (Sophorae Flavescentis Radix)
Ku Xing Ren (Armeniacae Semen)
Kun Bu (Eckloniae Thallus)
Lao Guan Cao (Erodii seu Geranii Herba)
Lei Gong Teng (Tripterygium Wilfordii Radix)
Ling Zhi (Ganoderma)
Long Yan Rou (Longan Arillus)
Lu Cha (Camelliae Viride Folium)
Lu Hui (Aloe)
Lu Lu Tong (Liquidambaris Fructus)
Ma Qian Zi (Strychni Semen)
Mian Ma Guan Zhong (Dryopteridis Crassirhizomatis Rhizoma)
Mu Gua (Chaenomelis Fructus)
Niu Bang Zi (Arctii Fructus)

Nu Zhen Zi (Ligustri Lucidi Fructus)
Pi Pa Ye (Eriobotryae Folium)
Ren Shen (Ginseng Radix et Rhizoma)
San Qi (Notoginseng Radix et Rhizoma)
Shan Dou Gen (Sophorae Tonkinensis Radix et Rhizoma)
Shou Wu Teng (Polygoni Multiflori Caulis)
Su Mu (Sappan Lignum)
Tao Ren (Persicae Semen)
Tian Dong (Asparagi Radix)
Tian Hua Fen (Trichosanthis Radix)
Tian Nan Xing (Arisaematis Rhizoma)
Tu Si Zi (Cuscutae Semen)
Wu Long Cha (Camelliae Fermentata Folium)
Xian He Cao (Agrimoniae Herba)
Xiao Hui Xiang (Foeniculi Fructus)
Xie Cao (Valerianae Radix et Rhizoma)
Xun Gu Feng (Aristolochiae Mollissimae Herba)
Ya Dan Zi (Bruceae Fructus)
Yi Yi Ren (Coicis Semen)
Yi Zhi (Alpiniae Oxyphyllae Fructus)
Yu Xing Cao (Houttuyniae Herba)
Yuan Zhi (Polygalae Radix)
Zhi Cao Wu (Aconiti Kusnezoffii Radix Praeparata)
Zhi Chuan Wu (Aconiti Radix Praeparata)
Zhu Ling (Polyporus)
Zi Cao (Arnebiae seu Lithospermi Radix)
Zi Wan (Asteris Radix et Rhizoma)
Zong Lu (Trachycarpi Petiolus)

24. Antioxidativ

Chai Hu (Bupleuri Radix)
Chen Pi (Citri Reticulatae Pericarpium)
Da Suan (Alli Sativi Bulbus)
Da Zao (Jujubae Fructus)
Dang Gui (Angelicae Sinensis Radix)
Gan Cao (Glycyrrhizae Radix et Rhizoma)
Hu Zhang (Polygoni Cuspidati Rhizoma)
Huai Hua (Sophorae Flos)
Huang Jing (Polygonati Rhizoma)
Lao Guan Cao (Erodii seu Geranii Herba)
Lu Cha (Camelliae Viride Folium)
Lu Lu Tong (Liquidambaris Fructus)
Nu Zhen Zi (Ligustri Lucidi Fructus)
Ren Shen (Ginseng Radix et Rhizoma)
Shan Zha (Crataegi Fructus)
Wu Bei Zi (Galla Chinensis)
Wu Long Cha (Camelliae Fermentata Folium)
Wu Wei Zi (Schisandrae Fructus)
Xi Yang Shen (Panacis Quinquefolii Radix)
Xu Chang Qing (Cynanchi Paniculati Radix et Rhizoma)
Zi Su Zi (Perillae Fructus)

25. Antiparasitär

Bu Gu Zhi (Psoraleae Fructus)
Hu Jiao (Piperis Fructus)
Liu Huang (Sulfur)
Wu Yi (Ulmi Fructus Praeparatus)

26. Antiparasitär (Darmparasiten)

Bing Lang (Arecae Semen)
Chuan Lian Zi (Toosendan Fructus)
Ding Xiang (Caryophylli Flos)
Fei Zi (Torreyae Semen)
He Huan Pi (Albiziae Cortex)
He Shi (Carpesi Fructus)
Hu Lu Ba (Trigonellae Semen)
Hua Jiao (Zanthoxyli Pericarpium)
Ku Lian Pi (Meliae Cortex)
Lei Wan (Omphalia)
Mian Ma Guan Zhong (Dryopteridis Crassirhizomatis Rhizoma)
Nan Gua Zi (Cucurbitae Moschatae Semen)
Qian Dan (Minium)
Sheng Jiang (Zingiberis Rhizoma Recens)
Shi Jun Zi (Quisqualis Fructus)
Shi Liu Pi (Granati Pericarpium)
Wu Mei (Mume Fructus)
Xian He Cao (Agrimoniae Herba)
Ya Dan Zi (Bruceae Fructus)
Yin Chen (Artemisiae Scopariae Herba)

27. Antiviral

Bai Bu (Stemonae Radix)
Ban Lan Gen (Isatidis Radix)
Ban Mao (Mylabris)
Bi Bo (Piperis Longi Fructus)
Bi Cheng Qie (Litseae Fructus)
Bing Lang (Arecae Semen)
Bo He (Menthae Haplocalycis Herba)
Can Sha (Bombycis Faeces)
Chai Hu (Bupleuri Radix)
Chang Shan (Dichroae Radix)
Chen Pi (Citri Reticulatae Pericarpium)
Da Huang (Rhei Radix et Rhizoma)
Da Qing Ye (Isatidis Folium)
Da Suan (Alli Sativi Bulbus)
Gan Cao (Glycyrrhizae Radix et Rhizoma)
Gui Zhi (Cinnamomi Ramulus)
Hai Shen (Strichopus)
Hua Ju Hong (Citri Grandis Exocarpium)
Huang Lian (Coptidis Rhizoma)
Huang Yao Zi (Dioscoreae Bulbiferae Herba)
Jiang Huang (Curcumae Longae Rhizoma)
Jin Yin Hua (Lonicerae Flos)
Lao Guan Cao (Erodii seu Geranii Herba)
Lian Qiao (Forsythiae Fructus)
Ma Huang (Ephedrae Herba)
Man Jing Zi (Viticis Fructus)
Mian Ma Guan Zhong (Dryopteridis Crassirhizomatis Rhizoma)

Qing Hao (Artemisiae Annuae Herba)
San Qi (Notoginseng Radix et Rhizoma)
Sang Ji Sheng (Taxilli Herba)
Shi Liu Pi (Granati Pericarpium)
Wu Bei Zi (Galla Chinensis)
Wu Zhu Yu (Evodiae Fructus)
Xi Yang Shen (Panacis Quinquefolii Radix)
Xiang Ru (Moslae Herba)
Ye Ju Hua (Chrysanthemi Indici Flos)
Yin Chen (Artemisiae Scopariae Herba)
Yin Yang Huo (Epimedii Herba)
Zi Cao (Arnebiae seu Lithospermi Radix)

28. Blutbildend (Erythrozyten)
Can Sha (Bombycis Faeces)
Dang Gui (Angelicae Sinensis Radix)
Dang Shen (Codonopsis Radix)
E Jiao (Asini Corii Colla)
He Shou Wu (Polygoni Multiflori Radix)
Ma Huang (Ephedrae Herba)
Niu Huang (Bovis Calculus)
Sang Shen (Mori Fructus)

29. Blutbildend (Leukozyten)
Bai He (Lilii Bulbus)
Ban Mao (Mylabris)
Bu Gu Zhi (Psoraleae Fructus)
Chan Su (Bufonis Venenum)
Di Yu (Sanguisorbae Radix)
Hu Zhang (Polygoni Cuspidati Rhizoma)
Nu Zhen Zi (Ligustri Lucidi Fructus)
Rou Gui (Cinnamomi Cortex)
Sang Shen (Mori Fructus)

30. Bronchospasmolytisch
Bai Guo (Ginkgo Semen)
Di Long (Pheretima)
Jing Jie (Schizonepetae Herba)
Ma Huang (Ephedrae Herba)
Xi Xin (Asari Radix et Rhizoma)
Zi Su Ye (Perillae Folium)

31. Cholagog
Ai Ye (Artemisiae Argyi Folium)
Bi Cheng Qie (Litseae Fructus)
Bian Xu (Polygoni Avicularis Herba)
Bo He (Menthae Haplocalycis Herba)
Da Huang (Rhei Radix et Rhizoma)
Ding Xiang (Caryophylli Flos)
E Zhu (Curcumae Rhizoma)
Gan Jiang (Zingiberis Rhizoma)
Hai Jin Sha (Lygodii Spora)
Hu Huang Lian (Picrorhizae Rhizoma)
Jiang Huang (Curcumae Longae Rhizoma)
Jin Qian Cao (Lysimachiae Herba)
Jin Yin Hua (Lonicerae Flos)
Long Dan (Gentianae Radix et Rhizoma)
Niu Huang (Bovis Calculus)
Pu Gong Ying (Taraxaci Herba)
Sheng Jiang (Zingiberis Rhizoma Recens)
Wei Ling Xian (Clematidis Radix et Rhizoma)
Xiao Hui Xiang (Foeniculi Fructus)
Yin Chen (Artemisiae Scopariae Herba)
Zhi Zi (Gardeniae Fructus)

32. Diuretisch
Bai Mao Gen (Imperatae Rhizoma)
Bai Zhu (Atractylodis Macrocephalae Rhizoma)
Bian Xu (Polygoni Avicularis Herba)
Che Qian Cao (Plantaginis Herba)
Che Qian Zi (Plantaginis Semen)
Di Fu Zi (Kochiae Fructus)
Du Zhong (Eucommiae Cortex)
Fang Feng (Saposhnikoviae Radix)
Fu Ling (Poria)
Fu Ping (Spirodelae Herba)
Guan Mu Tong (Aristolochiae Manshuriensis Caulis)
Hai Jin Sha (Lygodii Spora)
Huang Qi (Astragali Radix)
Jin Qian Cao (Lysimachiae Herba)
Lian Qian Cao (Glechomae Herba)
Ma Huang (Ephedrae Herba)
Ma Ti Jin (Dichondrae Repentis Herba)
Mu Dan Pi (Moutan Cortex)
Mu Tong (Akebiae Caulis)
Qu Mai (Dianthi Herba)
Sang Bai Pi (Mori Cortex)
Sang Ji Sheng (Taxilli Herba)
Shi Hu (Dendrobii Caulis)
Ting Li Zi (Lepidii seu Descurainiae Semen)
Wu Zhu Yu (Evodiae Fructus)
Ze Xie (Alismatis Rhizoma)
Zhu Ling (Polyporus)

33. Emetisch
Chang Shan (Dichroae Radix)
Li Lu (Veratri Radix et Rhizoma)
Qing Mu Xiang (Aristolochiae Radix)

34. Entgiftend (eliminiert Toxine)
Bai Bian Dou (Lablab Semen Album)
Ban Xia (Pinelliae Rhizoma)
E Zhu (Curcumae Rhizoma)
Gan Cao (Glycyrrhizae Radix et Rhizoma)
Ge Gen (Puerariae Radix Lobatae)
Huang Qi (Astragali Radix)
Jin Yin Hua (Lonicerae Flos)
Lai Fu Zi (Raphani Semen)
Wu Bei Zi (Galla Chinensis)
Wu Wei Zi (Schisandrae Fructus)

3

35. Fiebersenkend

Bai Zhi (Angelicae Dahuricae Radix)
Bei Sha Shen (Glehniae Radix)
Chai Hu (Bupleuri Radix)
Chan Tui (Cicadae Periostracum)
Chang Shan (Dichroae Radix)
Chi Shao (Paeoniae Radix Rubra)
Chuan Xin Lian (Andrographitis Herba)
Da Qing Ye (Isatidis Folium)
Di Gu Pi (Lycii Cortex)
Di Long (Pheretima)
Fang Feng (Saposhnikoviae Radix)
Fu Ping (Spirodelae Herba)
Gan Jiang (Zingiberis Rhizoma)
Gao Ben (Ligustici Rhizoma)
Ge Gen (Puerariae Radix Lobatae)
Gui Zhi (Cinnamomi Ramulus)
Jin Yin Hua (Lonicerae Flos)
Jing Jie (Schizonepetae Herba)
Ku Shen (Sophorae Flavescentis Radix)
Lian Qiao (Forsythiae Fructus)
Ling Yang Jiao (Saigae Tataricae Cornu)
Ma Huang (Ephedrae Herba)
Mu Dan Pi (Moutan Cortex)
Niu Huang (Bovis Calculus)
Qiang Huo (Notopterygii Rhizoma seu Radix)
Qing Hao (Artemisiae Annuae Herba)
Sang Bai Pi (Mori Cortex)
Shan Dou Gen (Sophorae Tonkinensis Radix et Rhizoma)
She Gan (Belamcandae Rhizoma)
Sheng Jiang (Zingiberis Rhizoma Recens)
Sheng Ma (Cimicifugae Rhizoma)
Shi Gao (Gypsum Fibrosum)
Suan Zao Ren (Ziziphi Spinosae Semen)
Xi Xin (Asari Radix et Rhizoma)
Xiang Fu (Cyperi Rhizoma)
Xu Chang Qing (Cynanchi Paniculati Radix et Rhizoma)
Ye Ju Hua (Chrysanthemi Indici Flos)
Yin Chen (Artemisiae Scopariae Herba)
Ze Qi (Euphorbiae Helioscopiae Herba)
Zhi Mu (Anemarrhenae Rhizoma)
Zi Cao (Arnebiae seu Lithospermi Radix)
Zi Su Ye (Perillae Folium)

36. Gefäßerweiternd (Koronararterie)

Bu Gu Zhi (Psoraleae Fructus)
Chi Shao (Paeoniae Radix Rubra)
Chuan Xiong (Chuanxiong Rhizoma)
Dan Shen (Salviae Miltiorrhizae Radix et Rhizoma)
Fu Zi (Aconiti Radix Lateralis Praeparata)
Hai Feng Teng (Piperis Kadsurae Caulis)
He Shou Wu (Polygoni Multiflori Radix)
Hong Hua (Carthami Flos)
Huang Jing (Polygonati Rhizoma)
Ji Li (Tribuli Fructus)
Jing Tian San Qi (Sedi Aizoom Herba seu Radix)
Ju Hua (Chrysanthemi Flos)
Ling Zhi (Ganoderma)
Lu Xian Cao (Pyrolae Herba)
San Qi (Notoginseng Radix et Rhizoma)
Sang Ji Sheng (Taxilli Herba)
Shan Zha (Crataegi Fructus)
She Xiang (Moschus)
Shi Chang Pu (Acori Tatarinowii Rhizoma)
Shui Zhi (Hirudo)
Su He Xiang (Styrax)
Wu Wei Zi (Schisandrae Fructus)
Xie Cao (Valerianae Radix et Rhizoma)
Xuan Shen (Scrophulariae Radix)
Yan Hu Suo (Corydalis Rhizoma)
Yi Mu Cao (Leonuri Herba)
Yin Yang Huo (Epimedii Herba)
Zhi Shi (Aurantii Fructus Immaturus)

37. Gefäßerweiternd (periphere Blutgefäße)

Bai Shao (Paeoniae Radix Alba)
Chuan Xiong (Chuanxiong Rhizoma)
Ci Wu Jia (Acanthopanacis Senticosi Radix)
Dang Gui (Angelicae Sinensis Radix)
Du Zhong (Eucommiae Cortex)
Ge Gen (Puerariae Radix Lobatae)
Gua Lou (Trichosanthis Fructus)
Gui Zhi (Cinnamomi Ramulus)
Hai Feng Teng (Piperis Kadsurae Caulis)
Mu Zei (Equiseti Hiemalis Herba)
Ren Shen (Ginseng Radix et Rhizoma)
Sang Ji Sheng (Taxilli Herba)
Tao Ren (Persicae Semen)
Xie Cao (Valerianae Radix et Rhizoma)
Xin Yi Hua (Magnoliae Flos)
Yin Xing Ye (Ginkgo Folium)
Zhi Chuan Wu (Aconiti Radix Praeparata)

38. Gefäßverengend (periphere Blutgefäße)

Ma Huang (Ephedrae Herba)
Yi Zhi (Alpiniae Oxyphyllae Fructus)

39. Gerinnungshemmend

Bai Bian Dou (Lablab Semen Album)
Bi Cheng Qie (Litseae Fructus)
Chi Shao (Paeoniae Radix Rubra)
Chuan Xiong (Chuanxiong Rhizoma)
Da Fu Pi (Arecae Pericarpium)
Dan Shen (Salviae Miltiorrhizae Radix et Rhizoma)
Dang Gui (Angelicae Sinensis Radix)
Dang Shen (Codonopsis Radix)
Di Long (Pheretima)
Ding Xiang (Caryophylli Flos)
Du Huo (Angelicae Pubescentis Radix)
E Zhu (Curcumae Rhizoma)
Fu Zi (Aconiti Radix Lateralis Praeparata)
Gan Jiang (Zingiberis Rhizoma)

Gao Liang Jiang (Alpiniae Officinarum Rhizoma)
Gou Teng (Uncariae Ramulus cum Uncis)
Gui Zhi (Cinnamomi Ramulus)
Hai Zao (Sargassum)
Hong Hua (Carthami Flos)
Hua Jiao (Zanthoxyli Pericarpium)
Kun Bu (Eckloniae Thallus)
Ling Zhi (Ganoderma)
Lu Cha (Camelliae Viride Folium)
Ma Huang (Ephedrae Herba)
Man Jing Zi (Viticis Fructus)
Mao Dong Qing (Ilicis Pubescentis Radix)
Mu Dan Pi (Moutan Cortex)
Mu Xiang (Aucklandiae Radix)
Mu Zei (Equiseti Hiemalis Herba)
Nan Sha Shen (Adenophorae Radix)
Sheng Ma (Cimicifugae Rhizoma)
Shui Zhi (Hirudo)
Su He Xiang (Styrax)
Tao Ren (Persicae Semen)
Tian Zhu Huang (Bambusae Concretio Silicea)
Wu Gong (Scolopendra)
Wu Long Cha (Camelliae Fermentata Folium)
Wu Yao (Linderae Radix)
Xi Xian Cao (Siegesbeckiae Herba)
Xiao Hui Xiang (Foeniculi Fructus)
Xue Jie (Daemonoropis Resina)
Yi Mu Cao (Leonuri Herba)

40. Hämostatisch

Ai Ye (Artemisiae Argyi Folium)
Bai Ji (Bletillae Rhizoma)
Bai Mao Gen (Imperatae Rhizoma)
Da Huang (Rhei Radix et Rhizoma)
Da Ji (Cirsii Japonici Herba)
Di Jin Cao (Euphorbiae Humifusae Herba)
Fang Feng (Saposhnikoviae Radix)
Fu Long Gan (Terra Flava Usta)
Hu Zhang (Polygoni Cuspidati Rhizoma)
Hua Rui Shi (Ophicalcitum)
Huai Hua (Sophorae Flos)
Jin Yin Hua (Lonicerae Flos)
Jing Tian San Qi (Sedi Aizoom Herba seu Radix)
Ju Ye San Qi (Gynura Segetum Herba seu Radix)
Lian Fang (Nelumbinis Receptaculum)
Long Chi (Draconis Dens)
Long Gu (Fossilia Ossis Mastodi)
Ma Bian Cao (Verbenae Herba)
Mian Ma Guan Zhong (Dryopteridis Crassirhizomatis Rhizoma)
Mo Han Lian (Ecliptae Herba)
Ou Jie (Nelumbinis Nodus Rhizomatis)
San Qi (Notoginseng Radix et Rhizoma)
Shi Liu Pi (Granati Pericarpium)
Su Mu (Sappan Lignum)
Xi Yang Shen (Panacis Quinquefolii Radix)
Xian He Cao (Agrimoniae Herba)
Xiao Ji (Cirsii Herba)
Xue Yu Tan (Crinis Carbonisatus)
Yin Yang Huo (Epimedii Herba)
Zi Cao (Arnebiae seu Lithospermi Radix)
Zi Zhu (Callicarpae Formosanea Folium)
Zong Lu Zi (Trachycarpi Fructus)

41. Heilungsfördernd (äußerliche Wunden)

Di Yu (Sanguisorbae Radix)
Gu Sui Bu (Drynariae Rhizoma)
Lu Hui (Aloe)
Lu Lu Tong (Liquidambaris Fructus)
Shan Yao (Dioscoreae Rhizoma)

42. Hepatoprotektiv

Bai Shao (Paeoniae Radix Alba)
Bai Zhu (Atractylodis Macrocephalae Rhizoma)
Bie Jia (Trionycis Carapax)
Chai Hu (Bupleuri Radix)
Chuan Xin Lian (Andrographitis Herba)
Chui Pen Cao (Sedi Herba)
Da Huang (Rhei Radix et Rhizoma)
Da Suan (Alli Sativi Bulbus)
Dang Gui (Angelicae Sinensis Radix)
Dang Shen (Codonopsis Radix)
Er Cha (Catechu)
Fu Ling (Poria)
Gan Cao (Glycyrrhizae Radix et Rhizoma)
Gou Qi Zi (Lycii Fructus)
He Shou Wu (Polygoni Multiflori Radix)
Hu Zhang (Polygoni Cuspidati Rhizoma)
Hua Jiao (Zanthoxyli Pericarpium)
Jiang Huang (Curcumae Longae Rhizoma)
Jin Yin Hua (Lonicerae Flos)
Lao Guan Cao (Erodii seu Geranii Herba)
Lian Qiao (Forsythiae Fructus)
Ling Zhi (Ganoderma)
Long Dan (Gentianae Radix et Rhizoma)
Lu Hui (Aloe)
Mo Han Lian (Ecliptae Herba)
Mu Gua (Chaenomelis Fructus)
Nu Zhen Zi (Ligustri Lucidi Fructus)
Pu Gong Ying (Taraxaci Herba)
Qing Hao (Artemisiae Annuae Herba)
San Qi (Notoginseng Radix et Rhizoma)
Sha Yuan Zi (Astragali Complanati Semen)
Shan Dou Gen (Sophorae Tonkinensis Radix et Rhizoma)
Sheng Jiang (Zingiberis Rhizoma Recens)
Sheng Ma (Cimicifugae Rhizoma)
Wu Wei Zi (Schisandrae Fructus)
Wu Zhu Yu (Evodiae Fructus)
Xiao Ji (Cirsii Herba)
Xie Cao (Valerianae Radix et Rhizoma)
Yin Chen (Artemisiae Scopariae Herba)
Ze Xie (Alismatis Rhizoma)

Zhi Zi (Gardeniae Fructus)
Zhu Ling (Polyporus)

43. Herzstärkend

Chan Su (Bufonis Venenum)
Chuan Shan Long (Dioscoreae Nipponicae Rhizoma)
Chuan Xiong (Chuanxiong Rhizoma)
Du Zhong (Eucommiae Cortex)
Fang Feng (Saposhnikoviae Radix)
Fo Shou (Citri Sarcodactylis Fructus)
Fu Zi (Aconiti Radix Lateralis Praeparata)
He Shou Wu (Polygoni Multiflori Radix)
Huang Jing (Polygonati Rhizoma)
Huang Qi (Astragali Radix)
Ling Yang Jiao (Saigae Tataricae Cornu)
Ling Zhi (Ganoderma)
Ma Huang (Ephedrae Herba)
Mai Dong (Ophiopogonis Radix)
Nan Sha Shen (Adenophorae Radix)
Niu Huang (Bovis Calculus)
Qing Pi (Citri Reticulatae Viride Pericarpium)
Ren Shen (Ginseng Radix et Rhizoma)
Shan Zha (Crataegi Fructus)
She Xiang (Moschus)
Sheng Jiang (Zingiberis Rhizoma Recens)
Suan Zao Ren (Ziziphi Spinosae Semen)
Ting Li Zi (Lepidii seu Descurainiae Semen)
Wu Gong (Scolopendra)
Xi Xin (Asari Radix et Rhizoma)
Xiang Fu (Cyperi Rhizoma)
Yin Yang Huo (Epimedii Herba)
Yu Zhu (Polygonati Odorati Rhizoma)
Zhang Nao (Camphora)
Zhi Chuan Wu (Aconiti Radix Praeparata)
Zhi Qiao (Aurantii Fructus)
Zhi Shi (Aurantii Fructus Immaturus)

44. Histamin-antagonistisch

Chan Tui (Cicadae Periostracum)
Chen Pi (Citri Reticulatae Pericarpium)
Fang Feng (Saposhnikoviae Radix)

45. Hormonähnliche Wirkung (Östrogen, Testosteron)

Ba Ji Tian (Morindae Officinalis Radix)
Ban Mao (Mylabris)
Bu Gu Zhi (Psoraleae Fructus)
Ge Jie (Gecko)
Gui Ban (Testudinis Plastrum)
Hai Ma (Hippocampus)
Ji Li (Tribuli Fructus)
Lu Lu Tong (Liquidambaris Fructus)
Mian Ma Guan Zhong (Dryopteridis Crassirhizomatis Rhizoma)
She Chuang Zi (Cnidii Fructus)
She Xiang (Moschus)
Suo Yang (Cynomorii Herba)
Tu Si Zi (Cuscutae Semen)
Wu Jia Pi (Acanthopanacis Cortex)
Xian Mao (Curculiginis Rhizoma)
Xiang Fu (Cyperi Rhizoma)
Xiao Hui Xiang (Foeniculi Fructus)
Yin Yang Huo (Epimedii Herba)

46. Hustenstillend

Ai Ye (Artemisiae Argyi Folium)
Bai Bu (Stemonae Radix)
Bai He (Lilii Bulbus)
Ban Xia (Pinelliae Rhizoma)
Bi Cheng Qie (Litseae Fructus)
Chai Hu (Bupleuri Radix)
Chan Su (Bufonis Venenum)
Che Qian Cao (Plantaginis Herba)
Chuan Bei Mu (Fritillariae Cirrhosae Bulbus)
Da Zao (Jujubae Fructus)
E Bu Shi Cao (Centipedae Herba)
Gan Cao (Glycyrrhizae Radix et Rhizoma)
Hu Zhang (Polygoni Cuspidati Rhizoma)
Jie Geng (Platycodi Radix)
Ku Xing Ren (Armeniacae Semen)
Kuan Dong Hua (Farfarae Flos)
Kun Bu (Eckloniae Thallus)
Lao Guan Cao (Erodii seu Geranii Herba)
Ma Bian Cao (Verbenae Herba)
Ma Dou Ling (Aristolochiae Fructus)
Ma Qian Zi (Strychni Semen)
Pi Pa Ye (Eriobotryae Folium)
Qin Pi (Fraxini Cortex)
Qing Feng Teng (Sinomenii Caulis)
Ren Dong Teng (Lonicerae Caulis)
Sang Bai Pi (Mori Cortex)
Shi Chang Pu (Acori Tatarinowii Rhizoma)
Shi Wei (Pyrrosiae Folium)
Si Gua Luo (Luffae Fructus Retinervus)
Tao Ren (Persicae Semen)
Xuan Fu Hua (Inulae Flos)
Zhe Bei Mu (Fritillariae Thunbergii Bulbus)
Zhu Dan (Porci Fel)
Zhu Li (Bambusae Succus)
Zi Su Ye (Perillae Folium)
Zi Wan (Asteris Radix et Rhizoma)

47. Hyperglykämisch

Chai Hu (Bupleuri Radix)
Dang Shen (Codonopsis Radix)
Qin Jiao (Gentianae Macrophyllae Radix)
Xuan Shen (Scrophulariae Radix)
Zi Su Ye (Perillae Folium)

48. Hypertensiv

Chan Su (Bufonis Venenum)
Chen Pi (Citri Reticulatae Pericarpium)

Kuan Dong Hua (Farfarae Flos)
Ma Huang (Ephedrae Herba)
Qing Pi (Citri Reticulatae Viride Pericarpium)
Ze Xie (Alismatis Rhizoma)
Zhi Qiao (Aurantii Fructus)
Zhi Shi (Aurantii Fructus Immaturus)

49. Hypoton

Bai Guo (Ginkgo Semen)
Bi Bo (Piperis Longi Fructus)
Bi Cheng Qie (Litseae Fructus)
Chang Shan (Dichroae Radix)
Che Qian Zi (Plantaginis Semen)
Chen Xiang (Aquilariae Lignum Resinatum)
Chi Shao (Paeoniae Radix Rubra)
Chou Wu Tong (Clerodendri Folium)
Chuan Bei Mu (Fritillariae Cirrhosae Bulbus)
Ci Wu Jia (Acanthopanacis Senticosi Radix)
Da Ji (Cirsii Japonici Herba)
Di Gu Pi (Lycii Cortex)
Di Long (Pheretima)
Di Yu (Sanguisorbae Radix)
Er Cha (Catechu)
Fo Shou (Citri Sarcodactylis Fructus)
Gan Song (Nardostachydis Radix et Rhizoma)
Gao Ben (Ligustici Rhizoma)
Ge Gen (Puerariae Radix Lobatae)
Gou Teng (Uncariae Ramulus cum Uncis)
Hu Jiao (Piperis Fructus)
Hu Zhang (Polygoni Cuspidati Rhizoma)
Huai Hua (Sophorae Flos)
Huang Bo (Phellodendri Cortex)
Huang Lian (Coptidis Rhizoma)
Huang Qin (Scutellariae Radix)
Huo Ma Ren (Cannabis Fructus)
Ji Li (Tribuli Fructus)
Jing Tian San Qi (Sedum Aizoom Herba seu Radix)
Jue Ming Zi (Cassiae Semen)
Ku Lian Pi (Meliae Cortex)
Kun Bu (Eckloniae Thallus)
Lai Fu Zi (Raphani Semen)
Lian Zi Xin (Nelumbinis Plumula)
Ling Yang Jiao (Saigae Tataricae Cornu)
Ling Zhi (Ganoderma)
Lu Lu Tong (Liquidambaris Fructus)
Man Jing Zi (Viticis Fructus)
Mu Dan Pi (Moutan Cortex)
Mu Zei (Equiseti Hiemalis Herba)
Niu Bang Zi (Arctii Fructus)
Niu Huang (Bovis Calculus)
Pang Da Hai (Sterculiae Lychnophorae Semen)
Qing Feng Teng (Sinomenii Caulis)
Qing Hao (Artemisiae Annuae Herba)
Qing Mu Xiang (Aristolochiae Radix)
Ren Dong Teng (Lonicerae Caulis)
Ren Shen (Ginseng Radix et Rhizoma)
San Qi (Notoginseng Radix et Rhizoma)
Sang Bai Pi (Mori Cortex)
Sang Ji Sheng (Taxilli Herba)
Sha Yuan Zi (Astragali Complanati Semen)
Shan Dou Gen (Sophorae Tonkinensis Radix et Rhizoma)
Shan Zha (Crataegi Fructus)
Sheng Jiang (Zingiberis Rhizoma Recens)
Shui Niu Jiao (Bubali Cornu)
Suan Zao Ren (Ziziphi Spinosae Semen)
Tian Ma (Gastrodiae Rhizoma)
Tu Si Zi (Cuscutae Semen)
Wu Zhu Yu (Evodiae Fructus)
Xi Xian Cao (Siegesbeckiae Herba)
Xia Ku Cao (Prunellae Spica)
Xiang Fu (Cyperi Rhizoma)
Xie Cao (Valerianae Radix et Rhizoma)
Xin Yi Hua (Magnoliae Flos)
Xu Chang Qing (Cynanchi Paniculati Radix et Rhizoma)
Xuan Shen (Scrophulariae Radix)
Ye Ju Hua (Chrysanthemi Indici Flos)
Yin Yang Huo (Epimedii Herba)
Yu Zhu (Polygonati Odorati Rhizoma)
Yuan Zhi (Polygalae Radix)
Zhi Chuan Wu (Aconiti Radix Praeparata)

50. Immunstimulierend

Ba Ji Tian (Morindae Officinalis Radix)
Bai Bian Dou (Lablab Semen Album)
Bai Shao (Paeoniae Radix Alba)
Ban Lan Gen (Isatidis Radix)
Bie Jia (Trionycis Carapax)
Chan Su (Bufonis Venenum)
Ci Wu Jia (Acanthopanacis Senticosi Radix)
Da Suan (Alli Sativi Bulbus)
Dang Gui (Angelicae Sinensis Radix)
Dang Shen (Codonopsis Radix)
Dong Chong Xia Cao (Cordyceps)
Du Zhong (Eucommiae Cortex)
E Jiao (Asini Corii Colla)
Fang Feng (Saposhnikoviae Radix)
Fu Ling (Poria)
Fu Zi (Aconiti Radix Lateralis Praeparata)
Gan Cao (Glycyrrhizae Radix et Rhizoma)
Ge Jie (Gecko)
Ge Qiao (Meretricis seu Cyclinae Concha)
Gou Qi Zi (Lycii Fructus)
Gui Ban (Testudinis Plastrum)
Hai Shen (Strichopus)
He Shou Wu (Polygoni Multiflori Radix)
Huang Jing (Polygonati Rhizoma)
Huang Lian (Coptidis Rhizoma)
Huang Qi (Astragali Radix)
Jiao Gu Lan (Gynostemmatis Rhizoma seu Herba)
Jin Yin Hua (Lonicerae Flos)
Ling Zhi (Ganoderma)
Long Dan (Gentianae Radix et Rhizoma)

3

Long Yan Rou (Longan Arillus)
Lu Xian Cao (Pyrolae Herba)
Mai Dong (Ophiopogonis Radix)
Nu Zhen Zi (Ligustri Lucidi Fructus)
Pu Gong Ying (Taraxaci Herba)
Qing Mu Xiang (Aristolochiae Radix)
Ren Shen (Ginseng Radix et Rhizoma)
San Qi (Notoginseng Radix et Rhizoma)
Sang Shen (Mori Fructus)
Sha Yuan Zi (Astragali Complanati Semen)
Shan Yao (Dioscoreae Rhizoma)
Shan Zha (Crataegi Fructus)
She Xiang (Moschus)
Shi Gao (Gypsum Fibrosum)
Suan Zao Ren (Ziziphi Spinosae Semen)
Suo Yang (Cynomorii Herba)
Tian Ma (Gastrodiae Rhizoma)
Tu Si Zi (Cuscutae Semen)
Wu Mei (Mume Fructus)
Xian Mao (Curculiginis Rhizoma)
Xiang Ru (Moslae Herba)
Yin Yang Huo (Epimedii Herba)
Yu Xing Cao (Houttuyniae Herba)
Zhu Ling (Polyporus)
Zi He Che (Placenta Hominis)

51. Immunsuppressiv
Bei Sha Shen (Glehniae Radix)
Chai Hu (Bupleuri Radix)
Chan Tui (Cicadae Periostracum)
Chuan Shan Long (Dioscoreae Nipponicae Rhizoma)
Chuan Xin Lian (Andrographitis Herba)
Gan Sui (Kansui Radix)
Hong Hua (Carthami Flos)
Huang Qin (Scutellariae Radix)
Ku Shen (Sophorae Flavescentis Radix)
Lei Gong Teng (Tripterygium Wilfordii Radix)
Shan Dou Gen (Sophorae Tonkinensis Radix et Rhizoma)
She Chuang Zi (Cnidii Fructus)
Shu Di Huang (Rehmanniae Radix Praeparata)
Tian Dong (Asparagi Radix)
Tian Hua Fen (Trichosanthis Radix)
Wu Jia Pi (Acanthopanacis Cortex)
Wu Wei Zi (Schisandrae Fructus)
Xia Ku Cao (Prunellae Spica)
Ze Xie (Alismatis Rhizoma)
Zhi Chuan Wu (Aconiti Radix Praeparata)

52. Kontrazeptiv
Ban Xia (Pinelliae Rhizoma)
Bing Pian (Borneolum)
Chuan Xin Lian (Andrographitis Herba)
Di Long (Pheretima)
E Zhu (Curcumae Rhizoma)
Gan Sui (Kansui Radix)
He Huan Pi (Albiziae Cortex)
Jin Yin Hua (Lonicerae Flos)
Lei Gong Teng (Tripterygium Wilfordii Radix)
Lu Cha (Camelliae Viride Folium)
Lu Xian Cao (Pyrolae Herba)
Ma Dou Ling (Aristolochiae Fructus)
Mian Ma Guan Zhong (Dryopteridis Crassirhizomatis Rhizoma)
Mu Dan Pi (Moutan Cortex)
Niu Xi (Achyranthis Radix)
She Xiang (Moschus)
Shui Zhi (Hirudo)
Wang Bu Liu Xing (Vaccariae Semen)
Wei Ling Xian (Clematidis Radix et Rhizoma)
Wu Bei Zi (Galla Chinensis)
Wu Long Cha (Camelliae Fermentata Folium)
Xi Xian Cao (Siegesbeckiae Herba)
Xiong Huang (Realgar)
Xun Gu Feng (Aristolochiae Mollissimae Herba)
Zong Lu Zi (Trachycarpi Fructus)

53. Magensäure neutralisierend
Ge Qiao (Meretricis seu Cyclinae Concha)
Hai Piao Xiao (Sepiae Endoconcha)
Mu Li (Ostreae Concha)

54. Metabolisch
Bai Zhu (Atractylodis Macrocephalae Rhizoma)
Ci Wu Jia (Acanthopanacis Senticosi Radix)
Gou Qi Zi (Lycii Fructus)
Gui Ban (Testudinis Plastrum)
Huang Qi (Astragali Radix)
Long Yan Rou (Longan Arillus)
Lu Lu Tong (Liquidambaris Fructus)
Niu Xi (Achyranthis Radix)
Ren Shen (Ginseng Radix et Rhizoma)
San Qi (Notoginseng Radix et Rhizoma)
Wu Jia Pi (Acanthopanacis Cortex)
Wu Wei Zi (Schisandrae Fructus)
Xi Yang Shen (Panacis Quinquefolii Radix)

55. Relaxierende Wirkung auf die glatte Muskulatur
Bai Zhi (Angelicae Dahuricae Radix)
Bi Bo (Piperis Longi Fructus)
Bo He (Menthae Haplocalycis Herba)
Chan Su (Bufonis Venenum)
Chen Pi (Citri Reticulatae Pericarpium)
Chen Xiang (Aquilariae Lignum Resinatum)
Chi Shao (Paeoniae Radix Rubra)
Chuan Bei Mu (Fritillariae Cirrhosae Bulbus)
Ding Xiang (Caryophylli Flos)
Fo Shou (Citri Sarcodactylis Fructus)
Gan Jiang (Zingiberis Rhizoma)
Gan Song (Nardostachydis Radix et Rhizoma)
Gao Ben (Ligustici Rhizoma)
Ge Gen (Puerariae Radix Lobatae)

Hai Shen (Strichopus)
Huai Hua (Sophorae Flos)
Huang Yao Zi (Dioscoreae Bulbiferae Herba)
Huo Xiang (Agastaches Herba)
Kuan Dong Hua (Farfarae Flos)
Ling Zhi (Ganoderma)
Ma Huang (Ephedrae Herba)
Mu Xiang (Aucklandiae Radix)
Niu Huang (Bovis Calculus)
Qing Pi (Citri Reticulatae Viride Pericarpium)
Ren Dong Teng (Lonicerae Caulis)
Shan Dou Gen (Sophorae Tonkinensis Radix et Rhizoma)
Shan Yao (Dioscoreae Rhizoma)
She Chuang Zi (Cnidii Fructus)
Sheng Ma (Cimicifugae Rhizoma)
Wei Ling Xian (Clematidis Radix et Rhizoma)
Wu Mei (Mume Fructus)
Xi Xin (Asari Radix et Rhizoma)
Xiang Ru (Moslae Herba)
Yin Xing Ye (Ginkgo Folium)
Zao Xiu (Paridis Rhizoma)
Zhi Qiao (Aurantii Fructus)

56. Schleimlösend
Ai Ye (Artemisiae Argyi Folium)
Bai Bu (Stemonae Radix)
Bai Jie Zi (Sinapis Semen)
Ban Xia (Pinelliae Rhizoma)
Bi Cheng Qie (Litseae Fructus)
Bo He (Menthae Haplocalycis Herba)
Chan Su (Bufonis Venenum)
Che Qian Cao (Plantaginis Herba)
Chen Pi (Citri Reticulatae Pericarpium)
Chuan Bei Mu (Fritillariae Cirrhosae Bulbus)
Da Zao (Jujubae Fructus)
Fo Shou (Citri Sarcodactylis Fructus)
Gan Cao (Glycyrrhizae Radix et Rhizoma)
Gua Lou (Trichosanthis Fructus)
Hua Rui Shi (Ophicalcitum)
Jie Geng (Platycodi Radix)
Jing Jie (Schizonepetae Herba)
Kuan Dong Hua (Farfarae Flos)
Lao Guan Cao (Erodii seu Geranii Herba)
Ling Zhi (Ganoderma)
Liu Huang (Sulfur)
Ma Dou Ling (Aristolochiae Fructus)
Ma Qian Zi (Strychni Semen)
Pi Pa Ye (Eriobotryae Folium)
Qin Pi (Fraxini Cortex)
Qing Pi (Citri Reticulatae Viride Pericarpium)
Ren Dong Teng (Lonicerae Caulis)
Shang Lu (Phytolaccae Radix)
Shi Wei (Pyrrosiae Folium)
Si Gua Luo (Luffae Fructus Retinervus)
Tian Nan Xing (Arisaematis Rhizoma)
Xiao Hui Xiang (Foeniculi Fructus)
Yuan Zhi (Polygalae Radix)
Ze Qi (Euphorbiae Helioscopiae Herba)
Zhu Dan (Porci Fel)
Zhu Li (Bambusae Succus)
Zi Su Ye (Perillae Folium)
Zi Wan (Asteris Radix et Rhizoma)

57. Schutzwirkung bei Strahlentherapie
Can Sha (Bombycis Faeces)
Chai Hu (Bupleuri Radix)
Chan Su (Bufonis Venenum)
Chuan Xiong (Chuanxiong Rhizoma)
Dang Gui (Angelicae Sinensis Radix)
E Jiao (Asini Corii Colla)
Hai Piao Xiao (Sepiae Endoconcha)
Hai Shen (Strichopus)
Huai Hua (Sophorae Flos)
Kun Bu (Eckloniae Thallus)
Ling Zhi (Ganoderma)
Lu Cha (Camelliae Viride Folium)
Ren Shen (Ginseng Radix et Rhizoma)
Rou Gui (Cinnamomi Cortex)
San Qi (Notoginseng Radix et Rhizoma)
Wu Long Cha (Camelliae Fermentata Folium)
Wu Mei (Mume Fructus)
Zhu Ling (Polyporus)

58. Sedierend und schlaffördernd
Ai Ye (Artemisiae Argyi Folium)
Bai He (Lilii Bulbus)
Bai Shao (Paeoniae Radix Alba)
Bai Tou Weng (Pulsatillae Radix)
Chi Shao (Paeoniae Radix Rubra)
Di Long (Pheretima)
Dong Chong Xia Cao (Cordyceps)
Du Zhong (Eucommiae Cortex)
Fang Feng (Saposhnikoviae Radix)
Gan Song (Nardostachydis Radix et Rhizoma)
Gui Ban (Testudinis Plastrum)
He Huan Hua (Albiziae Flos)
Hong Hua (Carthami Flos)
Long Chi (Draconis Dens)
Long Gu (Fossilia Ossis Mastodi)
Mu Dan Pi (Moutan Cortex)
Mu Zei (Equiseti Hiemalis Herba)
Niu Huang (Bovis Calculus)
Sheng Jiang (Zingiberis Rhizoma Recens)
Sheng Ma (Cimicifugae Rhizoma)
Shi Chang Pu (Acori Tatarinowii Rhizoma)
Tian Ma (Gastrodiae Rhizoma)
Tian Nan Xing (Arisaematis Rhizoma)
Wu Wei Zi (Schisandrae Fructus)
Xian Mao (Curculiginis Rhizoma)
Xiao Ji (Cirsii Herba)
Yan Hu Suo (Corydalis Rhizoma)
Yu Mi Xu (Maydis Stigma)

Yuan Zhi (Polygalae Radix)
Zao Xiu (Paridis Rhizoma)
Zhu Sha (Cinnabaris)

59. Steinauflösend bzw. -austreibend

Chen Pi (Citri Reticulatae Pericarpium)
Hai Jin Sha (Lygodii Spora)
Jin Qian Cao (Lysimachiae Herba)
Shi Wei (Pyrrosiae Folium)

60. Stimulierende Wirkung auf die glatte Muskulatur

Ba Dou (Crotonis Semen)
Chuan Lian Zi (Toosendan Fructus)
Ji Nei Jin (Gigeriae Galli Endothelium Corneum)
Ku Lian Pi (Meliae Cortex)
Lai Fu Zi (Raphani Semen)
Luo Han Guo (Momordicae Fructus)
Qian Niu Zi (Pharbitidis Semen)
Qu Mai (Dianthi Herba)
Sang Bai Pi (Mori Cortex)
Shan Yao (Dioscoreae Rhizoma)
Suo Yang (Cynomorii Herba)
Xiao Hui Xiang (Foeniculi Fructus)
Xiao Ji (Cirsii Herba)
Ya Dan Zi (Bruceae Fructus)
Zhi Zi (Gardeniae Fructus)
Zi Su Ye (Perillae Folium)

61. Thrombolytisch

Qu Mai (Dianthi Herba)
Yuan Zhi (Polygalae Radix)

62. Thrombozytenaggregationshemmend

Ai Ye (Artemisiae Argyi Folium)
Ban Lan Gen (Isatidis Radix)
Chi Shao (Paeoniae Radix Rubra)
Chuan Xin Lian (Andrographitis Herba)
Da Suan (Alli Sativi Bulbus)
Dang Gui (Angelicae Sinensis Radix)
Dang Shen (Codonopsis Radix)
Ding Xiang (Caryophylli Flos)
Du Huo (Angelicae Pubescentis Radix)
Fang Feng (Saposhnikoviae Radix)
Fang Ji (Stephaniae Tetrandrae Radix)
Gan Jiang (Zingiberis Rhizoma)
Gao Liang Jiang (Alpiniae Officinarum Rhizoma)
Ge Gen (Puerariae Radix Lobatae)
Gou Teng (Uncariae Ramulus cum Uncis)
Gua Lou (Trichosanthis Fructus)
Gui Zhi (Cinnamomi Ramulus)
Hu Zhang (Polygoni Cuspidati Rhizoma)
Huang Lian (Coptidis Rhizoma)
Jiang Huang (Curcumae Longae Rhizoma)
Jiao Gu Lan (Gynostemmatis Rhizoma seu Herba)
Ling Zhi (Ganoderma)
Lu Cha (Camelliae Viride Folium)
Niu Huang (Bovis Calculus)
Ren Shen (Ginseng Radix et Rhizoma)
Rou Gui (Cinnamomi Cortex)
Sang Ji Sheng (Taxilli Herba)
Sheng Jiang (Zingiberis Rhizoma Recens)
Su He Xiang (Styrax)
Suan Zao Ren (Ziziphi Spinosae Semen)
Wu Long Cha (Camelliae Fermentata Folium)
Xia Tian Wu (Corydalis Decumbentis Rhizoma)
Xie Bai (Allii Macrostemi Bulbus)
Xin Yi Hua (Magnoliae Flos)
Xue Jie (Daemonoropis Resina)
Ye Ju Hua (Chrysanthemi Indici Flos)
Zhi Mu (Anemarrhenae Rhizoma)

63. Uterusstimulierend

Bo He (Menthae Haplocalycis Herba)
Chang Shan (Dichroae Radix)
Di Long (Pheretima)
Du Zhong (Eucommiae Cortex)
Fei Zi (Torreyae Semen)
Gui Ban (Testudinis Plastrum)
Hai Long (Syngnathus)
Hong Hua (Carthami Flos)
Niu Xi (Achyranthis Radix)
Qu Mai (Dianthi Herba)
Tao Ren (Persicae Semen)
Wu Wei Zi (Schisandrae Fructus)
Xu Duan (Dipsaci Radix)
Yi Mu Cao (Leonuri Herba)
Yuan Zhi (Polygalae Radix)

64. Wirkung auf das (Nebennieren-)Hormonsystem

Chai Hu (Bupleuri Radix)
Chuan Xin Lian (Andrographitis Herba)
Di Huang (Rehmanniae Radix)
Gan Cao (Glycyrrhizae Radix et Rhizoma)
He Shou Wu (Polygoni Multiflori Radix)
Ren Shen (Ginseng Radix et Rhizoma)
Shu Di Huang (Rehmanniae Radix Praeparata)

65. Wirkung auf die kognitiven Funktionen

Dang Shen (Codonopsis Radix)
Ling Zhi (Ganoderma)
Lu Lu Tong (Liquidambaris Fructus)
Ren Shen (Ginseng Radix et Rhizoma)
Shi Chang Pu (Acori Tatarinowii Rhizoma)

66. Wirkung gegen Dermatophyten

Bai Xian Pi (Dictamni Cortex)
Bai Zhi (Angelicae Dahuricae Radix)
Ban Mao (Mylabris)
Bing Lang (Arecae Semen)
Cong Bai (Allii Fistulosi Bulbus)

Da Huang (Rhei Radix et Rhizoma)
Da Suan (Alli Sativi Bulbus)
Hai Shen (Strichopus)
Hu Huang Lian (Picrorhizae Rhizoma)
Huang Bo (Phellodendri Cortex)
Huang Lian (Coptidis Rhizoma)
Huo Xiang (Agastaches Herba)
Ju Hua (Chrysanthemi Flos)
Ku Lian Pi (Meliae Cortex)
Ku Shen (Sophorae Flavescentis Radix)
Nan Sha Shen (Adenophorae Radix)
Qing Hao (Artemisiae Annuae Herba)
San Qi (Notoginseng Radix et Rhizoma)
Sheng Ma (Cimicifugae Rhizoma)
Shi Jun Zi (Quisqualis Fructus)
Wu Bei Zi (Galla Chinensis)
Wu Mei (Mume Fructus)
Xie Cao (Valerianae Radix et Rhizoma)
Xuan Shen (Scrophulariae Radix)
Zhang Nao (Camphora)
Zhi Zi (Gardeniae Fructus)
Zi Su Ye (Perillae Folium)

67. Wirkung gegen Erschöpfung

Bie Jia (Trionycis Carapax)
Ci Wu Jia (Acanthopanacis Senticosi Radix)
E Jiao (Asini Corii Colla)
Ma Huang (Ephedrae Herba)
Ren Shen (Ginseng Radix et Rhizoma)
Wu Mei (Mume Fructus)
Xi Yang Shen (Panacis Quinquefolii Radix)

68. Wirkung gegen Geschwürbildung

Bai Ji (Bletillae Rhizoma)
Bai Zhu (Atractylodis Macrocephalae Rhizoma)
Bi Bo (Piperis Longi Fructus)
Bi Cheng Qie (Litseae Fructus)
Cang Zhu (Atractylodis Rhizoma)
Chai Hu (Bupleuri Radix)
Da Huang (Rhei Radix et Rhizoma)
Ding Xiang (Caryophylli Flos)
Gan Cao (Glycyrrhizae Radix et Rhizoma)
Gan Jiang (Zingiberis Rhizoma)
Gua Lou (Trichosanthis Fructus)
Hai Piao Xiao (Sepiae Endoconcha)
Hou Po (Magnoliae Officinalis Cortex)
Hua Jiao (Zanthoxyli Pericarpium)
Huai Hua (Sophorae Flos)
Huang Bo (Phellodendri Cortex)
Jiao Gu Lan (Gynostemmatis Rhizoma seu Herba)
Ku Shen (Sophorae Flavescentis Radix)
Lian Qian Cao (Glechomae Herba)
Lu Lu Tong (Liquidambaris Fructus)
Mu Xiang (Aucklandiae Radix)
Pu Gong Ying (Taraxaci Herba)
Ren Shen (Ginseng Radix et Rhizoma)
Rou Gui (Cinnamomi Cortex)
Shan Dou Gen (Sophorae Tonkinensis Radix et Rhizoma)
She Xiang (Moschus)
Sheng Jiang (Zingiberis Rhizoma Recens)
Wu Jia Pi (Acanthopanacis Cortex)
Wu Wei Zi (Schisandrae Fructus)
Wu Zhu Yu (Evodiae Fructus)
Xiao Hui Xiang (Foeniculi Fructus)
Ya Dan Zi (Bruceae Fructus)
Yan Hu Suo (Corydalis Rhizoma)

69. Wirkung gegen Malaria

Chang Shan (Dichroae Radix)
He Cao Ya (Agrimoniae Gemma)
Ma Bian Cao (Verbenae Herba)
Qing Hao (Artemisiae Annuae Herba)
Wei Ling Xian (Clematidis Radix et Rhizoma)
Ya Dan Zi (Bruceae Fructus)

70. Wirkung gegen Trichomonas

Bai Fan (Alumen)
Bai Tou Weng (Pulsatillae Radix)
Bai Xian Pi (Dictamni Cortex)
Bi Cheng Qie (Litseae Fructus)
Da Suan (Alli Sativi Bulbus)
He Cao Ya (Agrimoniae Gemma)
Ku Shen (Sophorae Flavescentis Radix)
Lei Wan (Omphalia)

71. ZNS beruhigend

Cang Zhu (Atractylodis Rhizoma)
Chuan Lian Zi (Toosendan Fructus)
Dan Shen (Salviae Miltiorrhizae Radix et Rhizoma)
Fo Shou (Citri Sarcodactylis Fructus)
Fu Zi (Aconiti Radix Lateralis Praeparata)
Hou Po (Magnoliae Officinalis Cortex)
Hu Lu Ba (Trigonellae Semen)
Huang Lian (Coptidis Rhizoma)
Qin Jiao (Gentianae Macrophyllae Radix)
Rou Dou Kou (Myristicae Semen)
San Qi (Notoginseng Radix et Rhizoma)
Shan Dou Gen (Sophorae Tonkinensis Radix et Rhizoma)
Su Mu (Sappan Lignum)
Xiao Hui Xiang (Foeniculi Fructus)
Zi Su Ye (Perillae Folium)

72. ZNS stimulierend

Ma Huang (Ephedrae Herba)
Ma Qian Zi (Strychni Semen)
She Xiang (Moschus)
Wu Wei Zi (Schisandrae Fructus)
Xia Tian Wu (Corydalis Decumbentis Rhizoma)
Xin Yi Hua (Magnoliae Flos)
Zhang Nao (Camphora)

4 Einzelarzneien

4.1 Arzneien in alphabetischer Reihenfolge nach Pinyin-Namen

Tab. 4.1 Arzneinamen in alphabetischer Reihenfolge nach *Pinyin*-Namen

Pinyin-Name	Pharmazeutischer Name	Chinesischer Name	Seite
Ai Ye	Artemisiae Argyi Folium	艾叶	588
Ba Dou	Crotonis Semen	巴豆	290
Ba Ji Tian	Morindae Officinalis Radix	巴戟天	909
Ba Jiao Hui Xiang	Anisi Stellati Fructus	八角茴香	460
Bai Bian Dou	Lablab Semen Album	白扁豆	862
Bai Bu	Stemonae Radix	百部	755
Bai Fan	Alumen	白矾	1074
Bai Fu Ling	Poria Alba	白茯苓	423
Bai Fu Zi	Typhonii Rhizoma	白附子	710
Bai Guo	Ginkgo Semen	白果	757
Bai He	Lilii Bulbus	百合	974
Bai Hua She	Bungarus Parvus	白花蛇	352
Bai Hua She She Cao	Hedyotidis Diffusae Herba	白花蛇舌草	192
Bai Ji	Bletillae Rhizoma	白及	591
Bai Jiang Cao	Patriniae Herba	败酱草	194
Bai Jie Zi	Sinapis Semen	白芥子	712
Bai Lian	Ampelopsis Radix	白蔹	195
Bai Long Chuan Hua Tou	Clerodendron Paniculatum Radix	白龙船花头	406
Bai Mao Gen	Imperatae Rhizoma	白茅根	594
Bai Mao Hua	Imperatae Flos	白茅花	595
Bai Mu Er	Tremella	白木耳	976
Bai Qian	Cynanchi Stauntonii Rhizoma	白前	714
Bai Shao	Paeoniae Radix Alba	白芍	951
Bai Tou Weng	Pulsatillae Radix	白头翁	196
Bai Tou Weng Jing	Pulsatillae Caulis	白头翁茎	197
Bai Tou Weng Ye	Pulsatillae Folium	白头翁叶	197
Bai Wei	Cynanchi Atrati Radix et Rhizoma	白薇	266
Bai Xian Pi	Dictamni Cortex	白鲜皮	198
Bai Zhi	Angelicae Dahuricae Radix	白芷	51
Bai Zhu	Atractylodis Macrocephalae Rhizoma	白术	864
Bai Zi Ren	Platycladi Semen	柏子仁	792
Ban Bian Lian	Lobeliae Chinensis Herba	半边莲	199

Pinyin-Name	Pharmazeutischer Name	Chinesischer Name	Seite
Ban Lan Gen	Isatidis Radix	板蓝根	201
Ban Mao	Mylabris	斑蝥	1075
Ban Xia	Pinelliae Rhizoma	半夏	715
Ban Zhi Lian	Scutellariae Barbatae Herba	半枝莲	203
Bei Chai Hu	Bupleurum Chinensis Radix	北柴胡	93
Bei Dou Gen	Menispermi Rhizoma	北豆根	248
Bei Mu	Fritillariae Bulbus	贝母	720
Bei Sha Shen	Glehniae Radix	北沙参	977
Bei Ting Li Zi	Lepidii Semen	北葶苈子	771
Bi Bo	Piperis Longi Fructus	荜茇	461
Bi Cheng Qie	Litseae Fructus	荜澄茄	462
Bi Zi Cao	Pogonantheri Criniti Herba	笔仔草	407
Bian Dou Hua	Lablab Flos Album	扁豆花	863
Bian Dou Yi	Lablab Pericarpium Album	扁豆衣	863
Bian Xu	Polygoni Avicularis Herba	萹蓄	407
Bie Jia	Trionycis Carapax	鳖甲	979
Bie Jia Jiao	Carapax Trionycis Gelatinum	鳖甲胶	981
Bing Lang	Arecae Semen	槟榔	565
Bing Pian	Borneolum	冰片	846
Bo He	Menthae Haplocalycis Herba	薄荷	88
Bu Gu Zhi	Psoraleae Fructus	补骨脂	910
Can Sha	Bombycis Faeces	蚕砂	326
Cang Er Cao	Xanthii Herba	苍耳草	56
Cang Er Gen	Xanthii Radix	苍耳根	56
Cang Er Zi	Xanthii Fructus	苍耳子	54
Cang Zhu	Atractylodis Rhizoma	苍术	385
Cao Dou Kou	Alpiniae Katsumadai Semen	草豆蔻	387
Cao Guo	Tsaoko Fructus	草果	388
Ce Bai Ye	Platycladi Cacumen	侧柏叶	596
Cha Chi Huang	Stellariae Aquaticae Herba	茶匙癀	204
Chai Hu	Bupleuri Radix	柴胡	90
Chan Su	Bufonis Venenum	蟾酥	1077
Chan Tui	Cicadae Periostracum	蝉蜕	94
Chang Shan	Dichroae Radix	常山	1065
Che Qian Cao	Plantaginis Herba	车前草	411

4

Pinyin-Name	Pharmazeutischer Name	Chinesischer Name	Seite
Che Qian Zi	Plantaginis Semen	车前子	409
Chen Pi	Citri Reticulatae Pericarpium	陈皮	501
Chen Xiang	Aquilariae Lignum Resinatum	沉香	504
Chi Fu Ling	Poria Rubra	赤茯苓	423
Chi Shao	Paeoniae Radix Rubra	赤芍	174
Chi Shi Zhi	Halloysitum Rubrum	赤石脂	1021
Chi Xiao Dou	Phaseoli Semen	赤小豆	412
Chong Wei Zi	Leonuri Fructus	茺蔚子	696
Chou Wu Tong	Clerodendri Folium	臭梧桐	348
Chu Shi Zi	Broussonetiae Fructus	楮实子	981
Chuan Bei Mu	Fritillariae Cirrhosae Bulbus	川贝母	719
Chuan Lian Zi	Toosendan Fructus	川楝子	506
Chuan Niu Xi	Cyathulae Radix	川牛膝	638
Chuan Shan Jia	Manitis Squama	穿山甲	640
Chuan Shan Long	Dioscoreae Nipponicae Rhizoma	穿山龙	349
Chuan Xin Lian	Andrographitis Herba	穿心莲	205
Chuan Xiong	Chuanxiong Rhizoma	川芎	641
Chui Pen Cao	Sedi Herba	垂盆草	207
Chun Gen	Ailanthi Radix	椿根	1024
Chun Pi	Ailanthi Cortex	椿皮	1023
Ci Shi	Magnetitum	磁石	784
Ci Wu Jia	Acanthopanacis Senticosi Radix	刺五加	868
Cong Bai	Allii Fistulosi Bulbus	葱白	57
Da Ding Huang	Euonymi Caulis	大疔癀	126
Da Dou Huang Juan	Sojae Semen Germinatum	大豆黄卷	97
Da Feng Zi	Hydnocarpi Semen	大风子	1079
Da Fu Pi	Arecae Pericarpium	大腹皮	508
Da Huang	Rhei Radix et Rhizoma	大黄	292
Da Ji	Cirsii Japonici Herba	大蓟	598
Da Ji	Knoxiae Radix seu Euphorbiae Pekinensis Radix	大戟	308
Da Ji Gen	Cirsii Japonici Radix	大蓟根	600
Da Ji Ye	Cirsii Japonici Folium	大蓟叶	600
Da Qing Ye	Isatidis Folium	大青叶	208
Da Suan	Alli Sativi Bulbus	大蒜	1081
Da Xiao Ji	[Kombination aus *Da Ji* (Cirsii Japonici Herba) und *Xiao Ji* (CirsiiHerba)]	大小蓟	625

Pinyin-Name	Pharmazeutischer Name	Chinesischer Name	Seite
Du Zhong	Eucommiae Cortex	杜仲	915
Du Zhong Ye	Eucommiae Folium	杜仲叶	917
Duan Shi Gao	Gypsum Fibrosum Praeparatum	煅石膏	141
E Bu Shi Cao	Centipedae Herba	鹅不食草	59
E Jiao	Asini Corii Colla	阿胶	963
E Zhu	Curcumae Rhizoma	莪术	651
Er Cha	Catechu	儿茶	1083
Fan Xie Ye	Sennae Folium	番泻叶	298
Fang Feng	Saposhnikoviae Radix	防风	60
Fang Ji	Stephaniae Tetrandrae Radix	防己	329
Fang Jie Shi	Calcitum	方解石	129
Fei Zi	Torreyae Semen	榧子	568
Fen Bi Xie	Dioscoreae Hypoglaucae Rhizoma	粉萆薢	420
Feng Fang	Vespae Nidus	蜂房	1085
Feng Mi	Mel	蜂蜜	876
Feng Wei Cao	Pteris Herba	凤尾草	215
Fo Shou	Citri Sarcodactylis Fructus	佛手	510
Fo Shou Hua	Citri Sarcodactylis Flos	佛手花	512
Fu Hai Shi	Pumice	浮海石	721
Fu Ling	Poria	茯苓	421
Fu Ling Pi	Poriae Cutis	茯苓皮	423
Fu Long Gan	Terra Flava Usta	伏龙肝	604
Fu Pen Zi	Rubi Fructus	覆盆子	1025
Fu Ping	Spirodelae Herba	浮萍	98
Fu Rong	Hibisci Radix	芙蓉	180
Fu Rong Ye	Hibisci Folium	芙蓉草	180
Fu Shen	Poriae Sclerotium Paradicis	茯神	423
Fu Xiao Mai	Tritici Fructus Levis	浮小麦	1026
Fu Zi	Aconiti Radix Lateralis Praeparata	附子	465
Gan Cao	Glycyrrhizae Radix et Rhizoma	甘草	878
Gan Jiang	Zingiberis Rhizoma	干姜	470
Gan Qi	Toxicodendri Resina	干漆	653
Gan Song	Nardostachydis Radix et Rhizoma	甘松	512
Gan Sui	Kansui Radix	甘遂	310
Gao Ben	Ligustici Rhizoma	藁本	63

Pinyin-Name	Pharmazeutischer Name	Chinesischer Name	Seite
Gao Liang Jiang	Alpiniae Officinarum Rhizoma	高良姜	472
Ge Gen	Puerariae Radix Lobatae	葛根	99
Ge Hua	Puerariae Flos	葛花	101
Ge Jie	Gecko	蛤蚧	918
Ge Qiao	Meretricis seu Cyclinae Concha	蛤壳	722
Geng Mi	Oryzae Semen	粳米	884
Geng Tong Cao	Aeschynomene Indica Ramulus	梗通草	440
Gou Gu	Canitis Os	狗骨	369
Gou Ji	Cibotii Rhizoma	狗脊	919
Gou Qi Gen	Lycii Radix	枸杞根	812
Gou Qi Ye	Lycii Folium	枸杞叶	983
Gou Qi Zi	Lycii Fructus	枸杞子	982
Gou Teng	Uncariae Ramulus cum Uncis	钩藤	813
Gu Jing Cao	Eriocauli Flos	谷精草	128
Gu Sui Bu	Drynariae Rhizoma	骨碎补	921
Gu Ya	Setariae Fructus Germinatus	谷芽	547
Gua Di	Mela Pedicellus	瓜蒂	1066
Gua Lou	Trichosanthis Fructus	瓜蒌	724
Gua Lou Pi	Trichosanthis Pericarpium	瓜蒌皮	726
Gua Lou Zi	Trichosanthis Semen	瓜蒌子	727
Guan Bai Fu	Aconiti Coreani Radix	关白附	711
Guan Mu Tong	Aristolochiae Manshuriensis Caulis	关木通	424
Guan Ye Jin Si Tao	Hyperici Perforati Herba	贯叶金丝桃	215
Guang Fang Ji	Aristolochiae Fangchi Radix	广防己	331
Guang Huo Xiang	Pogostemonis Herba	广藿香	396
Guang Jin Qian Cao	Desmodii Styracifolii Herba	广金钱草	431
Gui Ban	Testudinis Plastrum	龟板	984
Gui Ban Jiao	Testudinis Plastri Colla	龟板胶	986
Gui Xin	Cinnamomi Cortex Rasus	桂心	479
Gui Zhi	Cinnamomi Ramulus	桂枝	65
Hai Dai	Laminariae Thallus	海带	735
Hai Feng Teng	Piperis Kadsurae Caulis	海风藤	350
Hai Fu Rong	Limonium Wrightii Herba	海芙蓉	333
Hai Gou Shen	Callorhini Testes et Penis	海狗肾	922
Hai Jin Sha	Lygodii Spora	海金砂	426

Pinyin-Name	Pharmazeutischer Name	Chinesischer Name	Seite
Hai Long	Syngnathus	海龙	923
Hai Ma	Hippocampus	海马	924
Hai Piao Xiao	Sepiae Endoconcha	海螵蛸	1027
Hai Shen	Strichopus	海参	925
Hai Tong Pi	Erythrinae Cortex	海桐皮	351
Hai Zao	Sargassum	海藻	728
Han Shui Shi	Mirabilite	寒水石	129
He Cao Ya	Agrimoniae Gemma	鹤草芽	570
He Di	Nelumbinis Calyx	荷蒂	1034
He Geng	Nelumbinis Caulis	荷梗	1034
He Huan Hua	Albiziae Flos	合欢花	794
He Huan Pi	Albiziae Cortex	合欢皮	793
He Shi	Carpesi Fructus	鹤虱	570
He Shou Wu	Polygoni Multiflori Radix	何首乌	966
He Tao Qiu Pi	Juglandis Cortex	核桃楸皮	241
He Ye	Nelumbinis Folium	荷叶	218
He Zi	Chebulae Fructus	诃子	1029
Hei Dou	Sojae Semen	黑豆	230
Hei Zhi Ma	Sesami Semen Nigrum	黑芝麻	986
Hong Da Ji	Knoxiae Radix	红大戟	309
Hong Dou Kou	Galangae Fructus	红豆蔻	473
Hong Gu She	Kadsurae Japonicae Radix	红骨蛇	333
Hong Han Lian	Hypericum Ascyron Herba	红旱连	996
Hong Hua	Carthami Flos	红花	654
Hong Qu	Monascus	红曲	548
Hong Shi Gao	Rubrae Gypsum	红石膏	129
Hou Po	Magnoliae Officinalis Cortex	厚朴	391
Hou Po Hua	Magnoliae Officinalis Flos	厚朴花	393
Hu Gu	Tigris Os	虎骨	369
Hu Huang Lian	Picrorhizae Rhizoma	胡黄连	270
Hu Jiao	Piperis Fructus	胡椒	474
Hu Lu Ba	Trigonellae Semen	胡芦巴	925
Hu Po	Succinum	琥珀	785
Hu Tao Ren	Juglandis Semen	胡桃仁	926
Hu Yao Huang	Leucas Mollissimae Herba	虎咬癀	218

Pinyin-Name	Pharmazeutischer Name	Chinesischer Name	Seite
Hu Zhang	Polygoni Cuspidati Rhizoma	虎杖	657
Hua Jiao	Zanthoxyli Pericarpium	花椒	475
Hua Ju Hong	Citri Grandis Exocarpium	化橘红	503
Hua Rui Shi	Ophicalcitum	花蕊石	606
Hua Shi	Talcum	滑石	427
Hua Shi Cao	Orthosiphon Aristatus Herba	化石草	429
Huai Hua	Sophorae Flos	槐花	607
Huai Jiao	Sophorae Fructus	槐角	609
Huai Tong Ma Dou Ling	Aristolochia Moupinensis Caulis	淮通马兜铃	425
Huang Bo	Phellodendri Cortex	黄柏	157
Huang Jin Gui	Vanieriae Caulis	黄金桂	352
Huang Jing	Polygonati Rhizoma	黄精	988
Huang Lian	Coptidis Rhizoma	黄连	159
Huang Niu Jiao	Bovis Cornus	黄牛角	187
Huang Qi	Astragali Radix	黄芪	885
Huang Qin	Scutellariae Radix	黄芩	164
Huang Shui Qie	Solani Herba	黄水茄	219
Huang Teng	Fibraureae Caulis	黄藤	180
Huang Yang Jiao	Procapra Gutturosa Cornu	黄羊角	823
Huang Yao Zi	Dioscoreae Bulbiferae Herba	黄药子	730
Huo Ma Ren	Cannabis Fructus	火麻仁	305
Huo Xiang	Agastaches Herba	藿香	394
Ji Gu Cao	Abri Herba	鸡骨草	220
Ji Guan Hua	Celosiae Cristatae Flos	鸡冠花	181
Ji Li	Tribuli Fructus	蒺藜	815
Ji Nei Jin	Gigeriae Galli Endothelium Corneum	鸡内金	550
Ji Xiang Teng	Paederiae Caulis	鸡香藤	68
Ji Xue Cao	Centellae Herba	积雪草	168
Ji Xue Teng	Spatholobi Caulis	鸡血藤	660
Jian Shen Qu	Massa Fermentata Praeparata	建神曲	559
Jiang Can	Bombyx Batryticatus	僵蚕	817
Jiang Huang	Curcumae Longae Rhizoma	姜黄	661
Jiang Xiang	Dalbergiae Odoriferae Lignum	降香	663
Jiao Gu Lan	Gynostemmatis Rhizoma seu Herba	绞股蓝	891
Jiao Mu	Zanthoxyli Semen	椒目	476

Pinyin-Name	Pharmazeutischer Name	Chinesischer Name	Seite
Jie Geng	Platycodi Radix	桔梗	732
Jin Bu Huan	Lycopodii Serrati Herba	金不换	664
Jin Fei Cao	Inulae Herba	金沸草	746
Jin Guo Lan	Tinosporae Radix	金果榄	221
Jin Qian Cao	Lysimachiae Herba	金钱草	429
Jin Yin Hua	Lonicerae Flos	金银花	222
Jin Ying Zi	Rosae Laevigatae Fructus	金樱子	1031
Jing Da Ji	Euphorbiae Pekinensis Radix	京大戟	309
Jing Jie	Schizonepetae Herba	荆芥	69
Jing Jie Sui	Schizonepetae Spica	荆芥穗	70
Jing Tian San Qi	Sedi Aizoom Herba seu Radix	景天三七	621
Jiu Cai Zi	Allii Tuberosi Semen	韭菜子	928
Jiu Ceng Ta	Ocimi Basilici Herba	九层塔	514
Jiu Jie Chang Pu	Anemones Altaicae Rhizoma	九节菖蒲	853
Ju He	Citri Reticulatae Semen	橘核	503
Ju Hong	Citri Reticulatae Exocarpium	橘红	503
Ju Hua	Chrysanthemi Flos	菊花	102
Ju Luo	Citri Reticulatae Vascular	橘络	503
Ju Ye	Citri Reticulatae Folium	橘叶	503
Ju Ye San Qi	Gynura Segetum Herba seu Radix	菊叶三七	620
Juan Bai	Selaginellae Herba	卷柏	610
Jue Ming Zi	Cassiae Semen	决明子	819
Ku Lian Pi	Meliae Cortex	苦楝皮	571
Ku Lian Zi	Meliae Fructus	苦楝子	508
Ku Shen	Sophorae Flavescentis Radix	苦参	169
Ku Xing Ren	Armeniacae Semen	苦杏仁	759
Kuan Dong Hua	Farfarae Flos	款冬花	762
Kun Bu	Eckloniae Thallus	昆布	734
Lai Fu Zi	Raphani Semen	莱菔子	552
Lao Guan Cao	Erodii seu Geranii Herba	老鹳草	354
Lei Gong Teng	Tripterygium Wilfordii Radix	雷公藤	334
Lei Wan	Omphalia	雷丸	574
Li Lu	Veratri Radix et Rhizoma	黎芦	1068
Li Zhi He	Litchi Semen	荔枝核	515
Lian Fang	Nelumbinis Receptaculum	莲房	611

Pinyin-Name	Pharmazeutischer Name	Chinesischer Name	Seite
Lian Qian Cao	Glechomae Herba	连钱草	431
Lian Qiao	Forsythiae Fructus	连翘	224
Lian Xu	Nelumbinis Stamen	莲须	1032
Lian Zi	Nelumbinis Semen	莲子	1033
Lian Zi Xin	Nelumbinis Plumula	莲子心	1035
Ling Yang Jiao	Saigae Tataricae Cornu	羚羊角	822
Ling Yin Chen	Siphonostegia Chinensis Herba	铃茵陈	446
Ling Zhi	Ganoderma	灵芝	794
Liu Huang	Sulfur	硫黄	1087
Liu Ji Nu	Artemisiae Anomalae Herba	刘寄奴	665
Liu Ye	Salicis Babylonicae Folium	柳叶	226
Liu Zhi Huang	Solidaginis Herba	柳枝癀	355
Long Chi	Draconis Dens	龙齿	788
Long Dan	Gentianae Radix et Rhizoma	龙胆	171
Long Gu	Fossilia Ossis Mastodi	龙骨	787
Long Kui	Solani Nigri Herba	龙葵	227
Long Yan Hua	Longan Flos	龙眼花	970
Long Yan Rou	Longan Arillus	龙眼肉	969
Lou Lu	Rhapontici Radix	漏芦	228
Lu Cha	Camelliae Viride Folium	绿茶	130
Lu Dou	Phaseoli Radiati Semen	绿豆	229
Lu Dou Yi	Phaseoli Radiati Pericarpium	绿豆衣	230
Lu Gan Shi	Calamina	炉甘石	1089
Lu Gen	Phragmitis Rhizoma	芦根	132
Lu Hui	Aloe	芦荟	301
Lu Jiao	Cervi Cornu	鹿角	929
Lu Jiao Jiao	Cervi Cornus Colla	鹿角胶	980
Lu Jiao Shuang	Cervi Cornu Degelatinatum	鹿角霜	931
Lu Lu Tong	Liquidambaris Fructus	路路通	666
Lu Rong	Cervi Pantotrichum Cornu	鹿茸	932
Lu Xian Cao	Pyrolae Herba	鹿含草	370
Luo Han Guo	Momordicae Fructus	罗汉果	736
Luo Han Guo Ye	Momordicae Folium	罗汉果叶	736
Luo Shi Teng	Trachelospermi Caulis	络石藤	356
Ma An Teng	Ipomoea Pes-caprae Herba	马鞍藤	336

Pinyin-Name	Pharmazeutischer Name	Chinesischer Name	Seite
Ma Bian Cao	Verbenae Herba	马鞭草	667
Ma Bo	Lasiosphaera seu Calvatia	马勃	230
Ma Chi Xian	Portulacae Herba	马齿苋	231
Ma Dou Ling	Aristolochiae Fructus	马兜铃	764
Ma Huang	Ephedrae Herba	麻黄	71
Ma Huang Gen	Ephedrae Radix et Rhizoma	麻黄根	1036
Ma Qian Zi	Strychni Semen	马钱子	1090
Ma Ti Jin	Dichondrae Repentis Herba	马蹄金	432
Mai Dong	Ophiopogonis Radix	麦冬	990
Mai Ya	Hordei Fructus Germinatus	麦芽	553
Man Jing Zi	Viticis Fructus	蔓荆子	104
Mang Cao	Illicium Lanceolatum Fructus	莽草	461
Mang Xiao	Natrii Sulfas	芒硝	302
Mao Dong Qing	Ilicis Pubescentis Radix	毛冬青	669
Mao Zi Dun Tou	Abutilon Indicum Herba	帽仔盾头	106
Meng Chong	Tabanus	虻虫	670
Meng Shi	Micae seu Chloriti Lapis	礞石	737
Mi Jiao	Elaphuri Cornu	麋角	930
Mi Meng Hua	Buddlejae Flos	密蒙花	134
Mi Rong	Elaphuri Cornu Parvum	麋茸	934
Mi Tuo Seng	Lithargyrum	密陀僧	1092
Mian Ma Guan Zhong	Dryopteridis Crassirhizomatis Rhizoma	绵马贯众	575
Mo Gu Xiao	Hyptis Capitatae Caulis	冇骨消	432
Mo Han Lian	Ecliptae Herba	墨旱莲	994
Mo Yao	Myrrha	没药	671
Mu Bie Zi	Momordicae Semen	木鳖子	1093
Mu Dan Pi	Moutan Cortex	牡丹皮	182
Mu Dan Ye	Moutan Folium	牡丹叶	184
Mu Ding Xiang	Caryophylli Fructus	母丁香	465
Mu Fang Ji	Cocculi Radix Trilobus	木防己	331
Mu Gua	Chaenomelis Fructus	木瓜	357
Mu Hu Die	Oroxyli Semen	木蝴蝶	765
Mu Li	Ostreae Concha	牡蛎	824
Mu Tong	Akebiae Caulis	木通	433
Mu Xiang	Aucklandiae Radix	木香	516

Pinyin-Name	Pharmazeutischer Name	Chinesischer Name	Seite
Mu Zei	Equiseti Hiemalis Herba	木贼	107
Nan Chai Hu	Bupleurum Scorzoneraefolium Radix	南柴胡	93
Nan Gua Zi	Cucurbitae Moschatae Semen	南瓜子	577
Nan Sha Shen	Adenophorae Radix	南沙参	996
Nan Ting Li Zi	Lepidii seu Descurainiae Semen	南葶苈子	770
Niao Bu Su	Kalopanax Pictus Ramus	鸟不宿	673
Niu Bang Gen	Arctii Radix	牛蒡根	110
Niu Bang Zi	Arctii Fructus	牛蒡子	108
Niu Dan	Bovis Fel	牛胆	255
Niu Huang	Bovis Calculus	牛黄	233
Niu Xi	Achyranthis Radix	牛膝	674
Nu Zhen Zi	Ligustri Lucidi Fructus	女贞子	998
Ou Jie	Nelumbinis Nodus Rhizomatis	藕节	611
Pang Da Hai	Sterculiae Lychnophorae Semen	胖大海	738
Pao Jiang	Zingiberis Rhizoma Praeparatum	炮姜	472
Pao Zai Cao	Physalis Angulatae Herba	炮仔草	235
Pei Lan	Eupatorii Herba	佩兰	396
Peng Sha	Borax	硼砂	1094
Pi Pa Ye	Eriobotryae Folium	枇杷叶	766
Po Bu Zi Ye	Cordia Dichotoma Folium	破布子叶	519
Po Xiao	Sal Glauberis	朴硝	304
Pu Gong Ying	Taraxaci Herba	蒲公英	236
Pu Huang	Typhae Pollen	蒲黄	613
Pu Yin	Wikstroemiae Indicae Radix	埔银	238
Qi Dai	Umbilicalis Hominis Corda	脐带	950
Qi She	Agkistrodon	蕲蛇	354
Qi Ye Lian	Schefflerae Radix	七叶莲	337
Qian Cao	Rubiae Radix et Rhizoma	茜草	616
Qian Dan	Minium	铅丹	1095
Qian Hu	Peucedani Radix	前胡	739
Qian Li Guang	Senecionis Scandentis Herba	千里光	239
Qian Nian Jian	Homalomenae Rhizoma	千年健	359
Qian Niu Zi	Pharbitidis Semen	牵牛子	312
Qian Shi	Euryales Semen	芡实	1037
Qiang Huo	Notopterygii Rhizoma seu Radix	羌活	76

Pinyin-Name	Pharmazeutischer Name	Chinesischer Name	Seite
Qin Jiao	Gentianae Macrophyllae Radix	秦艽	338
Qin Pi	Fraxini Cortex	秦皮	240
Qing Dai	Indigo Naturalis	青黛	241
Qing Fen	Calomelas	轻粉	1097
Qing Feng Teng	Sinomenii Caulis	青风藤	340
Qing Guo Gen	Canarii Albi Radix	青果根	135
Qing Hao	Artemisiae Annuae Herba	青蒿	271
Qing Ma Zi	Abutili Semen	苘麻子	419
Qing Mu Xiang	Aristolochiae Radix	青木香	520
Qing Niu Jiao Fen	Bovis Cornu	青牛角粉	187
Qing Pi	Citri Reticulatae Viride Pericarpium	青皮	521
Qing Xiang Zi	Celosiae Semen	青葙子	136
Qu Mai	Dianthi Herba	瞿麦	435
Quan Xie	Scorpio	全蝎	826
Ren Dong Teng	Lonicerae Caulis	忍冬藤	243
Ren Gong Niu Huang	Bovis Calculus Artifactus	人工牛黄	235
Ren Shen	Ginseng Radix et Rhizoma	人参	894
Ren Shen Ye	Ginseng Folium	人参叶	899
Ren Zhong Bai	Urinae Hominis Sedimen	人中白	137
Rou Cong Rong	Cistanches Herba	肉苁蓉	935
Rou Dou Gen	Myristicae Radix	肉豆根	1040
Rou Dou Kou	Myristicae Semen	肉豆蔻	1038
Rou Gui	Cinnamomi Cortex	肉桂	477
Ru Xiang	Olibanum	乳香	676
Rui Ren	Prinsepiae Nux	蕤仁	138
San Leng	Sparganii Rhizoma	三棱	678
San Qi	Notoginseng Radix et Rhizoma	三七	618
San Qi Ye	Notoginseng Folium	三七叶	900
Sang Bai Pi	Mori Cortex	桑白皮	768
Sang Ji Sheng	Taxilli Herba	桑寄生	371
Sang Piao Xiao	Mantidis Ootheca	桑螵蛸	1040
Sang Shen	Mori Fructus	桑椹	1001
Sang Ye	Mori Folium	桑叶	110
Sang Zhi	Mori Ramulus	桑枝	360
Sha Ren	Amomi Fructus	砂仁	397

Pinyin-Name	Pharmazeutischer Name	Chinesischer Name	Seite
Shu Qi	Dichroae Folium	蜀漆	1066
Shu Wei Huang	Rostellulariae Herba	鼠尾癀	251
Shuang Liu Huang	Vernoniae Patulae Herba	双柳黄	114
Shui Ding Xiang	Ludwigiae Prostratae Herba	水丁香	439
Shui Niu Jiao	Bubali Cornu	水牛角	186
Shui Zhi	Hirudo	水蛭	680
Si Chuan Da Jin Qian Cao	Lysimachia Christinae Herba	四川大金钱草	430
Si Gua Luo	Luffae Fructus Retinervus	丝瓜络	1100
Song Guo	Pini Fructus	松果	342
Song Jie	Pini Nodi Lignum	松节	342
Song Ye	Pini Folium	松叶	342
Su He Xiang	Styrax	苏合香	853
Su Mu	Sappan Lignum	苏木	682
Suan Zao Ren	Ziziphi Spinosae Semen	酸枣仁	797
Suo Luo Zi	Aesculi Semen	娑罗子	524
Suo Yang	Cynomorii Herba	锁阳	938
Tai Zi Shen	Pseudostellariae Radix	太子参	904
Tan Xiang	Santali Albi Lignum	檀香	524
Tao Ren	Persicae Semen	桃仁	683
Tian Dong	Asparagi Radix	天冬	1005
Tian Hua Fen	Trichosanthis Radix	天花粉	142
Tian Kui Zi	Semiaquilegiae Radix	天葵子	251
Tian Ma	Gastrodiae Rhizoma	天麻	830
Tian Nan Xing	Arisaematis Rhizoma	天南星	741
Tian Xian Teng	Aristolochiae Herba	天仙藤	525
Tian Zhu Huang	Bambusae Concretio Silicea	天竺黄	744
Ting Li Zi	Lepidii seu Descurainiae Semen	葶苈子	769
Tong Cao	Tetrapanacis Medulla	通草	439
Tou Gu Cao	Impatientis Caulis	透骨草	343
Tu Bei Mu	Bolbostematis Rhizoma	土贝母	752
Tu Bie Chong	Eupolyphaga seu Steleophaga	土鳖虫	685
Tu Fu Ling	Smilacis Glabrae Rhizoma	土茯苓	252
Tu Niu Xi	Achyranthis Longifoliae Radix	土牛膝	676
Tu Rou Gui	Cinnamomi Burmannii Cortex	土肉桂	479
Tu Si Zi	Cuscutae Semen	菟丝子	939

4

Pinyin-Name	Pharmazeutischer Name	Chinesischer Name	Seite
Tu Xi Xin	Asari Forbgesii Herba	土细辛	486
Wa Leng Zi	Arcae Concha	瓦楞子	1102
Wan Dian Jin	Ilicis Asprellae Radix	万点金	526
Wang Bu Liu Xing	Vaccariae Semen	王不留行	687
Wei Ling Xian	Clematidis Radix et Rhizoma	威灵仙	344
Wu Bei Zi	Galla Chinensis	五倍子	1045
Wu Gong	Scolopendra	蜈蚣	833
Wu Jia Pi	Acanthopanacis Cortex	五加皮	374
Wu Ling Zhi	Trogopterori Faeces	五灵脂	689
Wu Long Cha	Camelliae Fermentata Folium	乌龙茶	145
Wu Mei	Mume Fructus	乌梅	1047
Wu Ming Yi	Pyrolusitum	无名异	1103
Wu Shao She	Zaocys	乌蛸蛇	363
Wu Teng	Linderae Ramulus	乌藤	528
Wu Tian	Viticis Quinatae Radix et Folium	乌甜	115
Wu Tou	Aconiti Radix	乌头	493
Wu Wei Zi	Schisandrae Fructus	五味子	1050
Wu Yao	Linderae Radix	乌药	527
Wu Yi	Ulmi Fructus Praeparatus	芜荑	581
Wu Zhu Yu	Evodiae Fructus	吴茱萸	480
Xi Gua	Citrulli Fructus	西瓜	146
Xi Gua Cui Pi	Citrulli Exocarpium	西瓜翠皮	147
Xi Gua Pi	Citrulli Pericarpium	西瓜皮	147
Xi Hong Hua	Croci Stigma	西红花	656
Xi Jiao	Rhinocerotis Cornu	犀角	185
Xi Xian Cao	Siegesbeckiae Herba	豨莶草	364
Xi Xin	Asari Radix et Rhizoma	细辛	483
Xi Yang Shen	Panacis Quinquefolii Radix	西洋参	905
Xia Ku Cao	Prunellae Spica	夏枯草	147
Xia Ku Hua	Prunellae Flos	夏枯花	149
Xia Tian Wu	Corydalis Decumbentis Rhizoma	夏天无	366
Xian Di Huang	Rehmanniae Radix Recens	鲜地黄	178
Xian Feng Cao	Bidentis Herba	咸丰草	441
Xian He Cao	Agrimoniae Herba	仙鹤草	621
Xian Mao	Curculiginis Rhizoma	仙茅	940

Pinyin-Name	Pharmazeutischer Name	Chinesischer Name	Seite
Xiang Fu	Cyperi Rhizoma	香附	529
Xiang Ru	Moslae Herba	香薷	81
Xiang Si Cao	Eupatorii Formosani Herba	相思草	254
Xiang Si Zi	Abrus Precatoris Semen	相思子	413
Xiang Yuan	Citri Fructus	香橼	531
Xiao Hui Xiang	Foeniculi Fructus	小茴香	486
Xiao Ji	Cirsii Herba	小蓟	624
Xiao Jin Ying	Rosae Cymosae Fructus	小金樱	625
Xiao Mai	Tritici Fructus	小麦	800
Xie Bai	Allii Macrostemi Bulbus	薤白	532
Xie Cao	Valerianae Radix et Rhizoma	缬草	801
Xin Yi Hua	Magnoliae Flos	辛夷花	83
Xing Ren Shu Pi	Armeniacae Cortex	杏仁树皮	761
Xiong Dan	Ursi Fel	熊胆	254
Xiong Huang	Realgar	雄黄	1104
Xu Chang Qing	Cynanchi Paniculati Radix et Rhizoma	徐长卿	345
Xu Duan	Dipsaci Radix	续断	942
Xuan Fu Hua	Inulae Flos	旋覆花	745
Xuan Ming Fen	Natrii Sulfas Exsiccatus	元明粉	304
Xuan Shen	Scrophulariae Radix	玄参	187
Xue Jie	Daemonoropis Resina	血竭	1106
Xue Yu Tan	Crinis Carbonisatus	血余炭	625
Xun Gu Feng	Aristolochiae Mollissimae Herba	寻骨风	367
Ya Dan Zi	Bruceae Fructus	鸦胆子	256
Ya She Huang	Lippiae Herba	鸭舌癀	258
Yan Hu Suo	Corydalis Rhizoma	延胡索	690
Yang Qi Shi	Actinolitum	阳起石	943
Ye Ju Hua	Chrysanthemi Indici Flos	野菊花	259
Ye Ming Sha	Vespertilionis Faeces	夜明砂	639
Ye Ying Pi	Prunus Pseudocerasus Pericarpium	野樱皮	1054
Yi Mu Cao	Leonuri Herba	益母草	694
Yi Tang	Maltosum	饴糖	907
Yi Tiao Gen	Moghaniae Radix	一条根	368
Yi Wu Gen	Elaeagni Radix	宜梧根	347
Yi Yi Gen	Coicis Radix	薏苡根	443

Pinyin-Name	Pharmazeutischer Name	Chinesischer Name	Seite
Yi Yi Ren	Coicis Semen	薏苡仁	442
Yi Zhi	Alpiniae Oxyphyllae Fructus	益智	944
Yi Zhi Xiang	Vernoniae Cinereae Herba	一枝香	115
Yin Chai Hu	Stellariae Radix	银柴胡	274
Yin Chen	Artemisiae Scopariae Herba	茵陈	444
Yin Xing Ye	Ginkgo Folium	银杏叶	771
Yin Yang Huo	Epimedii Herba	淫羊藿	946
Ying Su Ke	Papaveris Pericarpium	罂粟壳	1054
Yu Bai Fu	Typhonii Gigantei Rhizoma	禹白附	711
Yu Jin	Curcumae Radix	郁金	697
Yu Li Ren	Pruni Semen	郁李仁	307
Yu Mi Xu	Maydis Stigma	玉米须	446
Yu Xing Cao	Houttuyniae Herba	鱼腥草	261
Yu Yu Liang	Limonitum	禹余粮	1056
Yu Zhi Zi	Akebiae Fructus	预知子	534
Yu Zhu	Polygonati Odorati Rhizoma	玉竹	1007
Yuan Hua	Genkwa Flos	芫花	316
Yuan Zhi	Polygalae Radix	远志	802
Zao Jiao	Gleditsiae Fructus	皂角	747
Zao Jiao Ci	Gleditsiae Spina	皂角刺	749
Zao Xiu	Paridis Rhizoma	蚤休	263
Ze Lan	Lycopi Herba	泽兰	699
Ze Qi	Euphorbiae Helioscopiae Herba	泽漆	448
Ze Xie	Alismatis Rhizoma	泽泻	449
Zhang Nao	Camphora	樟脑	1107
Zhe Bei Mu	Fritillariae Thunbergii Bulbus	浙贝母	750
Zhe Shi	Haematitum	赭石	835
Zhen Zhu	Margarita	珍珠	837
Zhen Zhu Mu	Margaritiferae Concha Usta	珍珠母	839
Zhi Cao Wu	Aconiti Kusnezoffii Radix Praeparata	制草乌	488
Zhi Gan Cao	Glycyrrhizae Radix et Rhizoma Praeparata cum Melle	炙甘草	884
Zhi Ju Zi	Hoveniae Fructus	枳椇子	1009
Zhi Mu	Anemarrhenae Rhizoma	知母	149
Zhi Qiao	Aurantii Fructus	枳壳	535
Zhi Shi	Aurantii Fructus Immaturus	枳实	536

4

4.2 Arzneinamen in klassischer Reihenfolge

In Tabelle 4.2 werden die Arzneinamen kapitelweise gemäß ihrer Wirkrichtung von innen nach außen aufgelistet.

Tab. 4.2 Arzneinamen gemäß der Wirkrichtung von innen nach außen

Kapitel 1: Arzneien zur Entlastung des Äußeren		Seite
Abschnitt 1: Wind-Kälte vertreibende Arzneien		
Ma Huang	Ephedrae Herba	71
Gui Zhi	Cinnamomi Ramulus	65
Zi Su Ye	Perillae Folium	85
Sheng Jiang	Zingiberis Rhizoma Recens	78
Xiang Ru	Moslae Herba	81
Jing Jie	Schizonepetae Herba	69
Fang Feng	Saposhnikoviae Radix	60
Qiang Huo	Notopterygii Rhizoma seu Radix	76
Gao Ben	Ligustici Rhizoma	63
Ji Xiang Teng	Paederiae Caulis	68
Cong Bai	Allii Fistulosi Bulbus	57
Bai Zhi	Angelicae Dahuricae Radix	51
Cang Er Zi	Xanthii Fructus	54
Xin Yi Hua	Magnoliae Flos	83
E Bu Shi Cao	Centipedae Herba	59
Abschnitt 2: Wind-Hitze vertreibende Arzneien		
Bo He	Menthae Haplocalycis Herba	88
Niu Bang Zi	Fructus Arctii	108
Chan Tui	Cicadae Periostracum	94
Sang Ye	Mori Folium	110
Ju Hua	Chrysanthemi Flos	102
Man Jing Zi	Viticis Fructus	104
Mu Zei	Equiseti Hiemalis Herba	107
Yi Zhi Xiang	Vernoniae Cinereae Herba	115
Ge Gen	Puerariae Radix Lobatae	99
Chai Hu	Bupleuri Radix	90
Sheng Ma	Cimicifugae Rhizoma	112
Dan Dou Chi	Sojae Semen Praeparatum	96
Wu Tian	Viticis Quinatae Radix et Folium	115
Fu Ping	Spirodelae Herba	98
Shuang Liu Huang	Vernoniae Patulae Herba	114
Mao Zi Dun Tou	Abutilon Indicum Herba	106

Kapitel 2: Hitze klärende Arzneien		Seite
Abschnitt 1: Hitze klärende und Feuer ableitende Arzneien		
Shi Gao	Gypsum Fibrosum	139
Zhi Mu	Anemarrhenae Rhizoma	149
Qing Guo Gen	Canarii Albi Radix	135
Han Shui Shi	Mirabilite	129
Tian Hua Fen	Trichosanthis Radix	142
Lu Gen	Phragmitis Rhizoma	132
Zhu Ye	Phyllostachys Herba	156
Dan Zhu Ye	Lophatheri Herba	126
Zhi Zi	Gardeniae Fructus	152
Xia Ku Cao	Prunellae Spica	147
Mi Meng Hua	Buddlejae Flos	134
Qing Xiang Zi	Celosiae Semen	136
Gu Jing Cao	Eriocauli Flos	128
Rui Ren	Prinsepiae Nux	138
Da Ding Huang	Euonymi Caulis	126
Ren Zhong Bai	Urinae Hominis Sedimen	137
Shi Lian Zi	Sinocrassulae Indicae Herba	142
Lu Cha	Camelliae Viride Folium	130
Wu Long Cha	Camelliae Fermentata Folium	145
Xi Gua	Citrulli Fructus	146
Xi Gua Pi	Citrulli Pericarpium	147
Abschnitt 2: Hitze klärende und Feuchtigkeit trocknende Arzneien		
Huang Qin	Scutellariae Radix	164
Huang Lian	Coptidis Rhizoma	159
Huang Bo	Phellodendri Cortex	157
Ji Xue Cao	Centellae Herba	168
Long Dan	Gentianae Radix et Rhizoma	171
Ku Shen	Sophorae Flavescentis Radix	169
Abschnitt 3: Hitze klärende und Blut kühlende Arzneien		
Xi Jiao	Rhinocerotis Cornu	185
Di Huang	Rehmanniae Radix	176
Xuan Shen	Scrophulariae Radix	187
Mu Dan Pi	Moutan Cortex	182
Chi Shao	Paeoniae Radix Rubra	174
Zi Cao	Arnebiae seu Lithospermi Radix	189

Kapitel 2: Hitze klärende Arzneien (Fortsetzung)		Seite
Fu Rong	Hibisci Radix	180
Huang Teng	Fibraureae Caulis	180
Ji Guan Hua	Celosiae Cristatae Flos	181
Dong Qing Ye	Ilexis Folium	179
Abschnitt 4: Hitze klärende und Toxine eliminierende Arzneien		
Jin Yin Hua	Lonicerae Flos	222
Ren Dong Teng	Lonicerae Caulis	243
Lian Qiao	Forsythiae Fructus	224
Guan Ye Jin Si Tao	Hyperici Perforati Herba	215
Pu Gong Ying	Taraxaci Herba	236
Zi Hua Di Ding	Violae Herba	264
Ye Ju Hua	Chrysanthemi Indici Flos	259
Lou Lu	Rhapontici Radix	228
Niu Huang	Bovis Calculus	233
Zao Xiu	Paridis Rhizoma	263
Xiong Dan	Ursi Fel	254
Bai Lian	Ampelopsis Radix	195
Bai Xian Pi	Dictamni Cortex	198
Qian Li Guang	Senecionis Scandentis Herba	239
Ji Gu Cao	Abri Herba	220
Ban Bian Lian	Lobeliae Chinensis Herba	199
Cha Chi Huang	Stellariae Aquaticae Herba	204
Dao Di Wu Gong	Heliminthostachytis Rhizoma	212
Jin Guo Lan	Tinosporae Radix	221
Liu Ye	Salicis Babylonicae Folium	226
Bai Hua She She Cao	Hedyotidis Diffusae Herba	192
Tian Kui Zi	Semiaquilegiae Radix	251
Long Kui	Solani Nigri Herba	227
Ban Zhi Lian	Scutellariae Barbatae Herba	203
Shan Ci Gu	Cremastrae seu Pleiones Pseudobulbus	244
Feng Wei Cao	Pteris Herba	215
Dong Ling Cao	Rabdosiae Herba	213
Chui Pen Cao	Sedi Herba	207
Tu Fu Ling	Smilacis Glabrae Rhizoma	252
Da Qing Ye	Isatidis Folium	208
Ban Lan Gen	Isatidis Radix	201

Kapitel 2: Hitze klärende Arzneien (Fortsetzung)		**Seite**
Qing Dai	Indigo Naturalis	241
Zhu Zi Cao	Euphorbiae Thymifoliae Herba	264
Chuan Xin Lian	Andrographitis Herba	205
Yu Xing Cao	Houttuyniae Herba	261
She Gan	Belamcandae Rhizoma	249
Shan Dou Gen	Sophorae Tonkinensis Radix et Rhizoma	246
Ma Bo	Lasiosphaera seu Calvatia	230
Pao Zai Cao	Physalis Angulatae Herba	235
Dao Diao Jin Zhong	Melothria Maderospatana	212
Ma Chi Xian	Portulacae Herba	231
Qin Pi	Fraxini Cortex	240
Bai Tou Weng	Pulsatillae Radix	196
Ya Dan Zi	Bruceae Fructus	256
Da Xue Teng	Sargentodoxae Caulis	210
Bai Jiang Cao	Patriniae Herba	194
Hu Yao Huang	Leucas Mollissimae Herba	218
Huang Shui Qie	Solani Herba	219
Shan Ma Ti	Rauvolfiae Radix	248
Pu Yin	Wikstroemiae Indicae Radix	238
Shu Wei Huang	Rostellulariae Herba	251
Xiang Si Cao	Eupatorii Formosani Herba	254
Ya She Huang	Lippiae Herba	258
Lu Dou	Phaseoli Radiati Semen	229
He Ye	Nelumbinis Folium	218
Abschnitt 5: Mangel-Hitze klärende Arzneien		
Qing Hao	Artemisiae Annuae Herba	271
Bai Wei	Cynanchi Atrati Radix et Rhizoma	266
Di Gu Pi	Lycii Cortex	267
Yin Chai Hu	Stellariae Radix	274
Hu Huang Lian	Picrorhizae Rhizoma	270

Kapitel 3: nach unten ableitende Arzneien		**Seite**
Abschnitt 1: Purgativa		
Da Huang	Rhei Radix et Rhizoma	292
Mang Xiao	Natrii Sulfas	302
Fan Xie Ye	Sennae Folium	298
Lu Hui	Aloe	301

4

Kapitel 4: Wind-Feuchtigkeit vertreibende Arzneien (Fortsetzung)		Seite
Jin Qian Bai Hua She	Bungarus Parvus	352
Wu Shao She	Zaocys	363
She Tui	Serpentis Periostracum	361
Xia Tian Wu	Corydalis Decumbentis Rhizoma	366
Chuan Shan Long	Dioscoreae Nipponicae Rhizoma	349
Lao Guan Cao	Erodii seu Geranii Herba	354
Shen Jin Cao	Lycopodii Herba	362
Xi Xian Cao	Siegesbeckiae Herba	364
Chou Wu Tong	Clerodendri Folium	348
Huang Jin Gui	Vanieriae Caulis	352
Liu Zhi Huang	Solidaginis Herba	355
Yi Tiao Gen	Moghaniae Radix	368
Abschnitt 3: Wind-Feuchtigkeit vertreibende sowie Sehnen und Knochen stärkende Arzneien		
Sang Ji Sheng	Taxilli Herba	371
Wu Jia Pi	Acanthopanacis Cortex	374
Hu Gu	Tigris Os	369
Lu Xian Cao	Pyrolae Herba	370
Shi Nan Teng	Piperis Ramulus	373
Zou Ma Tai	Ardisiae Rhizoma	376

Kapitel 5: aromatische, Feuchtigkeit auflösende Arzneien		Seite
Cang Zhu	Atractylodis Rhizoma	385
Hou Po	Magnoliae Officinalis Cortex	391
Huo Xiang	Agastaches Herba	394
Pei Lan	Eupatorii Herba	396
Sha Ren	Amomi Fructus	397
Dou Kou	Amomi Fructus Rotundus	390
Cao Guo	Tsaoko Fructus	388
Cao Dou Kou	Alpiniae Katsumadai Semen	387

Kapitel 6: Wasser regulierende und Feuchtigkeit ausleitende Arzneien		Seite
Fu Ling	Poria	421
Zhu Ling	Polyporus	451
Ze Xie	Alismatis Rhizoma	449
Yi Yi Ren	Coicis Semen	442
Che Qian Zi	Plantaginis Semen	409
Hua Shi	Talcum	427
Mu Tong	Akebiae Caulis	433

Kapitel 6: Wasser regulierende und Feuchtigkeit ausleitende Arzneien (Fortsetzung)		Seite
Guan Mu Tong	Aristolochiae Manshuriensis Caulis	424
Tong Cao	Tetrapanacis Medulla	439
Deng Xin Cao	Junci Medulla	413
Di Fu Zi	Kochiae Fructus	415
Bian Xu	Polygoni Avicularis Herba	407
Qu Mai	Dianthi Herba	435
Bai Long Chuan Hua Tou	Clerodendron Paniculatum Radix	406
Ding Shu Xiu	Elephantopus Scaber Herba	416
Shui Ding Xiang	Ludwigiae Prostratae Herba	439
Mo Gu Xiao	Hyptis Capitatae Caulis	432
Xian Feng Cao	Bidentis Herba	441
Bi Zi Cao	Pogonantheri Criniti Herba	407
Dong Gua Zi	Benincasae Semen	417
Shan Pu Tao	Vitis Amurensis Radix	436
Ma Ti Jin	Dichondrae Repentis Herba	432
Jin Qian Cao	Lysimachiae Herba	429
Hai Jin Sha	Lygodii Spora	426
Hua Shi Cao	Orthosiphon Aristatus Herba	429
Shi Wei	Pyrrosiae Folium	437
Yin Chen	Artemisiae Scopariae Herba	444
Fen Bi Xie	Dioscoreae Hypoglaucae Rhizoma	420
Dong Gua Pi	Benincasae Exocarpium	417
Chi Xiao Dou	Phaseoli Semen	412
Yu Mi Xu	Maydis Stigma	446
Ze Qi	Euphorbiae Helioscopiae Herba	448
Dong Kui Zi	Malvae Semen	418

Kapitel 7: Arzneien zur Erwärmung des Inneren		Seite
Fu Zi	Aconiti Radix Lateralis Praeparata	465
Zhi Chuan Wu	Aconiti Radix Praeparata	491
Zhi Cao Wu	Aconiti Kusnezoffii Radix Praeparata	488
Rou Gui	Cinnamomi Cortex	477
Gan Jiang	Zingiberis Rhizoma	470
Wu Zhu Yu	Evodiae Fructus	480
Xi Xin	Asari Radix et Rhizoma	483
Hua Jiao	Zanthoxyli Pericarpium	475
Gao Liang Jiang	Alpiniae Officinarum Rhizoma	472

Kapitel 9: verdauungsfördernde Arzneien (Fortsetzung)		Seite
Mai Ya	Hordei Fructus Germinatus	553
Gu Ya	Setariae Fructus Germinatus	547
Lai Fu Zi	Raphani Semen	552
Ji Nei Jin	Gigeriae Galli Endothelium Corneum	550

Kapitel 10: antiparasitär wirkende Arzneien		Seite
Shi Jun Zi	Quisqualis Fructus	579
Ku Lian Pi	Meliae Cortex	571
Bing Lang	Arecae Semen	565
Nan Gua Zi	Cucurbitae Moschatae Semen	577
Fei Zi	Torreyae Semen	568
He Shi	Carpesi Fructus	570
Wu Yi	Ulmi Fructus Praeparatus	581
Lei Wan	Omphalia	574
He Cao Ya	Agrimoniae Gemma	570
Mian Ma Guan Zhong	Dryopteridis Crassirhizomatis Rhizoma	575

Kapitel 11: Blutungen stoppende Arzneien		Seite
Da Ji	Cirsii Japonici Herba	598
Xiao Ji	Cirsii Herba	624
Di Yu	Sanguisorbae Radix	601
Bai Mao Gen	Imperatae Rhizoma	594
Huai Hua	Sophorae Flos	607
Ce Bai Ye	Platycladi Cacumen	596
Zi Zhu	Callicarpae Formosanea Folium	628
Xian He Cao	Agrimoniae Herba	621
Bai Ji	Bletillae Rhizoma	591
Zong Lu	Trachycarpi Petiolus	630
Ou Jie	Nelumbinis Nodus Rhizomatis	611
Xue Yu Tan	Crinis Carbonisatus	625
San Qi	Notoginseng Radix et Rhizoma	618
Qian Cao	Rubiae Radix et Rhizoma	616
Pu Huang	Typhae Pollen	613
Hua Rui Shi	Ophicalcitum	606
Juan Bai	Selaginellae Herba	610
Xiao Jin Ying	Rosae Cymosae Fructus	625
Lian Fang	Nelumbinis Receptaculum	611
Zhu Fan Hua Tou	Mirabilidis Rhizoma	627

4

4

Kapitel 15: Leber besänftigende und Wind eliminierende Arzneien (Fortsetzung)		**Seite**
Jue Ming Zi	Cassiae Semen	819
Gou Qi Gen	Lycii Radix	812
Zhen Zhu	Margarita	837
Zhen Zhu Mu	Margaritiferae Concha Usta	839

Kapitel 16: Arzneien zur Öffnung der Sinne		**Seite**
She Xiang	Moschus	848
Bing Pian	Borneolum	846
Su He Xiang	Styrax	853
Shi Chang Pu	Acori Tatarinowii Rhizoma	851

Kapitel 17: tonisierende Arzneien		**Seite**
Abschnitt 1: Qi tonisierende Arzneien		
Ren Shen	Ginseng Radix et Rhizoma	894
Xi Yang Shen	Panacis Quinquefolii Radix	905
Dang Shen	Codonopsis Radix	872
Tai Zi Shen	Pseudostellariae Radix	904
Dong Yang Shen	Ginseng Japonica Radix	875
Huang Qi	Astragali Radix	885
Jiao Gu Lan	Gynostemmatis Rhizoma seu Herba	891
Bai Zhu	Atractylodis Macrocephalae Rhizoma	864
Shan Yao	Dioscoreae Rhizoma	901
Bai Bian Dou	Lablab Semen Album	862
Ci Wu Jia	Acanthopanacis Senticosi Radix	868
Gan Cao	Glycyrrhizae Radix et Rhizoma	878
Da Zao	Jujubae Fructus	870
Geng Mi	Oryzae Semen	884
Feng Mi	Mel	876
Yi Tang	Maltosum	907
Abschnitt 2: Yang tonisierende Arzneien		
Lu Rong	Cervi Pantotrichum Cornu	932
Lu Jiao	Cervi Cornu	929
Lu Jiao Jiao	Cervi Cornus Colla	930
Lu Jiao Shuang	Cervi Cornu Degelatinatum	931
Dong Chong Xia Cao	Cordyceps	912
Ge Jie	Gecko	918
Hu Tao Ren	Juglandis Semen	926
Rou Cong Rong	Cistanches Herba	935

Kapitel 17: tonisierende Arzneien (Fortsetzung)		Seite
Suo Yang	Cynomorii Herba	938
Ba Ji Tian	Morindae Officinalis Radix	909
Yin Yang Huo	Epimedii Herba	946
Xian Mao	Curculiginis Rhizoma	940
Yang Qi Shi	Actinolitum	943
Hai Gou Shen	Callorhinie Testes et Penis	922
Hai Shen	Strichopus	925
Hai Long	Syngnathus	923
Hai Ma	Hippocampus	924
Du Zhong	Eucommiae Cortex	915
Xu Duan	Dipsaci Radix	942
Gu Sui Bu	Drynariae Rhizoma	921
Gou Ji	Cibotii Rhizoma	919
Hu Lu Ba	Trigonellae Semen	925
Bu Gu Zhi	Psoraleae Fructus	910
Yi Zhi	Alpiniae Oxyphyllae Fructus	944
Tu Si Zi	Cuscutae Semen	939
Sha Yuan Zi	Astragali Complanati Semen	936
Jiu Cai Zi	Allii Tuberosi Semen	928
Zi He Che	Placenta Hominis	948
Abschnitt 3: Blut tonisierende Arzneien		
Dang Gui	Angelicae Sinensis Radix	956
Shu Di Huang	Rehmanniae Radix Praeparata	971
He Shou Wu	Polygoni Multiflori Radix	966
Bai Shao	Paeoniae Radix Alba	951
E Jiao	Asini Corii Colla	963
Long Yan Rou	Longan Arillus	969
Abschnitt 4: Yin tonisierende Arzneien		
Bei Sha Shen	Glehniae Radix	977
Nan Sha Shen	Adenophorae Radix	996
Mai Dong	Ophiopogonis Radix	990
Tian Dong	Asparagi Radix	1005
Shi Hu	Dendrobii Caulis	1002
Yu Zhu	Polygonati Odorati Rhizoma	1007
Huang Jing	Polygonati Rhizoma	988
Bai He	Lilii Bulbus	974
Gou Qi Zi	Lycii Fructus	982

4

Kapitel 17: tonisierende Arzneien (Fortsetzung)		Seite
Sang Shen	Mori Fructus	1001
Mo Han Lian	Ecliptae Herba	994
Nu Zhen Zi	Ligustri Lucidi Fructus	998
Chu Shi Zi	Broussonetiae Fructus	981
Gui Ban	Testudinis Plastrum	984
Bie Jia	Trionycis Carapax	979
Hei Zhi Ma	Sesami Semen Nigrum	986
Bai Mu Er	Tremella	976
Zhi Ju Zi	Hoveniae Fructus	1009

Kapitel 18: adstringierende Arzneien		Seite
Wu Wei Zi	Schisandrae Fructus	1050
Wu Mei	Mume Fructus	1047
Wu Bei Zi	Galla Chinensis	1045
He Zi	Chebulae Fructus	1029
Ying Su Ke	Papaveris Pericarpium	1054
Ye Ying Pi	Prunus Pseudocerasus Pericarpium	1054
Chi Shi Zhi	Halloysitum Rubrum	1021
Yu Yu Liang	Limonitum	1056
Rou Dou Kou	Myristicae Semen	1038
Shi Liu Pi	Granati Pericarpium	1044
Chun Pi	Ailanthi Cortex	1023
Shan Zhu Yu	Corni Fructus	1042
Jin Ying Zi	Rosae Laevigatae Fructus	1031
Sang Piao Xiao	Mantidis Ootheca	1040
Fu Pen Zi	Rubi Fructus	1025
Hai Piao Xiao	Sepiae Endoconcha	1027
Qian Shi	Euryales Semen	1037
Lian Zi	Nelumbinis Semen	1033
Lian Zi Xin	Nelumbinis Plumula	1035
Lian Xu	Nelumbinis Stamen	1032
Fu Xiao Mai	Tritici Fructus Levis	1026
Ma Huang Gen	Ephedrae Radix et Rhizoma	1036

Kapitel 19: Erbrechen auslösende Arzneien		Seite
Gua Di	Mela Pedicellus	1066
Chang Shan	Dichroae Radix	1065
Li Lu	Veratri Radix et Rhizoma	1068

Kapitel 20: Substanzen für die äußerliche Anwendung		Seite
Liu Huang	Sulfur	1087
Xiong Huang	Realgar	1104
Qing Fen	Calomelas	1097
Qian Dan	Minium	1095
Mi Tuo Seng	Lithargyrum	1092
Bai Fan	Alumen	1074
Da Suan	Alli Sativi Bulbus	1081
Ban Mao	Mylabris	1075
Chan Su	Bufonis Venenum	1077
Ma Qian Zi	Strychni Semen	1090
She Chuang Zi	Cnidii Fructus	1099
Feng Fang	Vespae Nidus	1085
Xue Jie	Daemonoropis Resina	1106
Zhang Nao	Camphora	1107
Da Feng Zi	Hydnocarpi Semen	1079
Si Gua Luo	Luffae Fructus Retinervus	1100
Er Cha	Catechu	1083
Wa Leng Zi	Arcae Concha	1102
Peng Sha	Borax	1094
Lu Gan Shi	Calamina	1089
Mu Bie Zi	Momordicae Semen	1093
Wu Ming Yi	Pyrolusitum	1103

5 Arzneirezepturen

In der folgenden Liste (▸ Tab. 5.1) sind alle Rezepturnamen, die in diesem Buch erwähnt werden, in alphabetischer Reihenfolge nach *Pinyin*-Namen aufgeführt. Zusätzlich werden zu jeder Rezeptur die deutsche Übersetzung und der chinesische Name angegeben.

Tab. 5.1 Rezepturnamen in alphabetischer Reihenfolge nach *Pinyin*-Namen

Pinyin-Name	Deutscher Name	Chinesischer Name
An Gong Niu Huang Wan	Pille, die den Palast beruhigt mit Bovis Calculus	安宫牛黄丸
Ba Wei Di Huang Wan	Acht Bestandteile Pille mit Rehmanniae Radix	八味地黄丸
Ba Zhen Tang	Acht Schätze Dekokt	八珍汤
Ba Zheng San	Acht Arzneien Pulver zur Korrektur	八正散
Bai He Gu Jin Tang	Lilii Bulbus Dekokt zur Erhaltung des Metalls	百合固金汤
Bai Hu Jia Ren Shen Tang	Weißer Tiger Dekokt mit Ginseng Radix et Rhizoma	白虎加人参汤
Bai Hu Tang	Weißer Tiger Dekokt	白虎汤
Bai Tou Weng Tang	Pulsatillae Radix Dekokt	白头翁汤
Ban Xia Bai Zhu Tian Ma Tang	Pinelliae Rhizoma, Atractylodis Macrocephalae Rhizoma und Gastrodiae Rhizoma Dekokt	半夏白术天麻汤
Ban Xia Hou Po Tang	Pinelliae Rhizoma Praeparatum und Magnoliae Officinalis Cortex Dekokt	半夏厚朴汤
Ban Xia Xie Xin Tang	Pinelliae Rhizoma Dekokt, das das Epigastrium abfließen lässt	半夏泻心汤
Bao Chan Wu You Fang	Schwangerschaft erhaltendes und sorgenfreies Dekokt	保产无忧方
Bao He Wan	Pille, die die Harmonie erhält	保和丸
Bao Yuan Tang	Dekokt, das die Grundlage [Quelle] erhält	保元汤
Bei Mu Gua Lou San	Fritillariae Bulbus und Trichosanthis Fructus Pulver	贝母瓜蒌散
Bu Fei Tang	Dekokt, das die Lunge tonisiert	补肺汤
Bu Huan Jin Zheng Qi San	Pulver, das das *Qi* ausrichtet und mehr wert ist als Gold	不换金正气散
Bu Yang Huan Wu Tang	Dekokt, das das Yang tonisiert, um die Fünf [Zehntel] wiederherzustellen	补阳还五汤
Bu Zhong Yi Qi Tang	Dekokt, das die Mitte tonisiert und das *Qi* vermehrt	补中益气汤
Cang Er Zi San	Xanthii Fructus Pulver	苍耳子散
Chai Ge Jie Ji Tang	Bupleuri Radix und Puerariae Radix Dekokt zur Entlastung der Muskulatur	柴葛解肌汤
Chai Hu Jia Long Gu Mu Li Tang	Bupleuri Radix, Fossilia Ossis Mastodi und Ostreae Concha Dekokt	柴胡加龙骨牡蛎汤
Chai Hu Shu Gan Tang	Bupleuri Radix Dekokt, das die Leber verteilt	柴胡疏肝汤
Chuan Xiong Cha Tiao San	Chuanxiong Rhizoma Pulver, das man mit grünem Tee einnimmt	川芎茶调散
Da Bu Yin Wan	Pille, die das *Yin* großartig tonisiert	大补阴丸
Da Chai Hu Tang	Größeres Bupleuri Radix Dekokt	大柴胡汤
Da Cheng Qi Tang	Größeres Dekokt, das das *Qi* ordnet	大承气汤
Da Huang Mu Dan Tang	Rhei Radix et Rhizoma und Moutan Cortex Dekok	大黄牡丹汤
Da Jian Zhong Tang	Größeres Dekokt, das die Mitte aufbaut	大建中汤

Pinyin-Name	Deutscher Name	Chinesischer Name
Da Qing Long Tang	Größeres Blaugrüner Drachen Dekokt	大青龙汤
Da Xian Xiong Tang	Größeres Dekokt, das in den Thorax sinkt	大陷胸汤
Dang Gui Bu Xue Tang	Angelicae Sinensis Radix Dekokt zur Tonisierung des Blutes	当归补血汤
Dang Gui Jian Zhong Tang	Angelicae Sinensis Radix Dekokt, das die Mitte aufbaut	当归建中汤
Dang Gui Long Hui Wan	Angelicae Sinensis Radix, Gentianae Radix und Aloe Pille	当归龙荟丸
Dao Chi San	Pulver, das das Rote hinausleitet	导赤散
Dao Qi Tang	Dekokt, um das *Qi* zu führen	导气汤
Ding Chuan Tang	Dekokt, das dem Keuchen Einhalt gebietet	定喘汤
Ding Xian Wan	Pille, die Anfallsleiden stoppt	定痫丸
Du Huo Ji Sheng Tang	Angelicae Pubescentis Radix und Taxilli Herba Dekokt	独活寄生汤
Dun Sou San	Hustenanfall Pulver	顿嗽散
Er Chen Tang	Zweifach behandeltes Dekokt	二陈汤
Er Long Zuo Ci Wan	Pille für Taubheit, die der Linken [Niere] guttut	耳聋左慈丸
Er Miao San	Zwei Wunder Pulver	二妙散
Er Xian Tang	Zwei Unsterbliche Dekokt	二仙汤
Er Zhi Wan	Zweifach größte Pille	二至丸
Er Zhu Tang	Dekokt mit den beiden Atractylodis	二术汤
Fang Ji Fu Ling Tang	Stephaniae Tetrandrae Radix und Poria Dekokt	防己茯苓汤
Fang Ji Huang Qi Tang	Stephaniae Tetrandrae Radix und Astragali Radix Dekokt	防己黄芪汤
Fu Yuan Huo Xue Tang	Dekokt, das die Gesundheit wiederherstellt, indem es das Blut belebt	复元活血汤
Fu Zi Li Zhong Wan	Aconiti Radix Lateralis Praeparata Pille, um die Mitte zu regulieren	附子理中丸
Gan Mai Da Zao Tang	Glycyrrhizae Radix, Tritici Fructus Levis und Jujubae Fructus Dekokt	甘麦大枣汤
Ge Gen Huang Qin Huang Lian Tang	Puerariae Radix, Coptidis Rhizoma und Scutellariae Radix Dekokt	葛根黄芩黄连汤
Ge Gen Tang	Puerariae Radix Dekokt	葛根汤
Ge Hua Jie Cheng San	Puerariae Radix Pulver zur Entgiftung und zum Aufwachen	葛花解酲散
Ge Xia Zhu Yu Tang	Dekokt, das Blut-Stasen unterhalb des Diaphragmas eliminiert	膈下逐瘀汤
Gua Lou Xie Bai Ban Xia Tang	Trichosanthis Fructus, Allii Bulbus und Pinelliae Rhizoma Praeparatum Dekokt	瓜蒌薤白半夏汤
Gui Lu Er Xian Jiao	Testudinis Plastri Colla und Cervi Cornu Sirup	龟鹿二仙胶
Gui Pi Tang	Dekokt, das die Milz wiederherstellt	归脾汤
Gui Zhi Fu Ling Wan	Cinnamomi Ramulus und Poria Pille	桂枝茯苓丸
Gui Zhi Jia Ge Gen Tang	Cinnamomi Ramulus Dekokt mit Puerariae Radix	桂枝加葛根汤
Gui Zhi Jia Long Gu Mu Li Tang	Cinnamomi Ramulus Dekokt mit Fossilia Ossis Mastodi und Ostreae Concha	桂枝加龙骨牡蛎汤
Gui Zhi Tang	Cinnamomi Ramulus Dekokt	桂枝汤

Pinyin-Name	Deutscher Name	Chinesischer Name
Hai Zao Yu Hu Tang	Sargassi Thallus Dekokt für das Jadegefäß	海藻玉壶汤
Hao Qin Qing Dan Tang	Artemisiae Annuae Herba und Scutellariae Radix Dekokt, das die Gallenblase klärt	蒿芩清胆汤
Hou Po Wen Zhong Tang	Magnoliae Officinalis Cortex Dekokt zur Erwärmung der Mitte	厚朴温中汤
Hu Qian Wan	Pille des auf der Lauer liegenden Tigers	虎潜丸
Huai Hua San	Sophorae Flos Pulver	槐花散
Huang Lian Jie Du Tang	Coptidis Rhizoma Dekokt, das toxische Wirkungen lindert	黄连解毒汤
Huang Lian Shang Qing Wan	Coptidis Rhizoma Pillen, die das Obere befreien	黄连上清丸
Huang Long Tang	Gelber Drachen Dekokt	黄龙汤
Huo Xiang Zheng Qi San	Agastaches Herba Pulver, das das *Qi* korrigiert	藿香正气散
Ji Sheng Shen Qi Wan	Nieren Qi Pille aus Rezepturen, die den Lebenden helfen	济生肾气丸
Jia Wei Xiao Yao San	Erweitertes Umherstreifen Pulver	加味逍遥散
Jian Ling Tang	Dekokt, das Dachziegel errichtet	建瓴汤
Jie Geng Tang	Platycodi Radix Dekokt	桔梗汤
Jin Fei Cao San	Inulae Flos Pulver	金沸草散
Jin Jian Fei Er Wan	Goldene Pillen zur Bildung eines fetten Kindes	金鉴肥儿丸
Jin Suo Gu Jing Wan	Metallschlosspille zur Stabilisierung der Essenz	金锁固精丸
Jing Fang Bai Du San	Schizonepetae Herba und Saposhnikoviae Radix Pulver zur Überwindung pathogener Einflüsse	荆防败毒散
Jiu Wei Qiang Huo Tang	Neun Arzneien Dekokt mit Notopterygii Rhizoma seu Radix	九味羌活汤
Ju Pi Zhu Ru Tang	Citri Reticulatae Pericarpium und Bambusae Caulis in Taeniam Dekokt	橘皮竹茹汤
Juan Bi Tang	Dekokt, das schmerzhafte Blockaden beseitigt	蠲痹汤
Li Zhong Tang	Dekokt, das die Mitte reguliert	理中汤
Liang Fu Wan	Alpiniae Officinari Rhizoma und Cyperi Rhizoma Pille	良附丸
Liang Ge San	Pulver, welches das Diaphragma kühlt	凉膈散
Ling Gui Zhu Gan Tang	Poria, Cinnamomi Ramulus, Atractylodis Macrocephalae Rhizoma und Glycyrrhizeae Radix Dekokt	苓桂术甘汤
Liu Wei Di Huang Wan	Sechs Bestandteile Pille mit Rehmanniae Radix Praeparata	六味地黄丸
Liu Yi San	Sechs zu Eins Pulver	六一散
Long Dan Xie Gan Tang	Gentianae Radix Dekokt, das die Leber entlastet	龙胆泻肝汤
Ma Huang Fu Zi Xi Xin Tang	Ephedrae Herba, Asari Herba und Aconiti Radix Lateralis Praeparata Dekokt	麻黄附子细辛汤
Ma Huang Tang	Ephedrae Herba Dekokt	麻黄汤
Ma Xing Gan Shi Tang	Ephedrae Herba, Armeniacae Semen, Gypsum Fibrosum und in Honig gebratene Glycyrrhizae Radix Dekokt	麻杏甘石汤
Ma Zi Ren Wan	Cannabis Semen Pille	麻子仁丸
Mai Men Dong Tang	Ophiopogonis Radix Dekokt	麦门冬汤
Mu Li San	Ostreae Concha Pulver	牡蛎散

Pinyin-Name	Deutscher Name	Chinesischer Name
Mu Xiang Bing Lang Wan	Pille mit Aucklandiae Radix und Arecae Semen	木香槟榔丸
Ning Sou Wan	Beruhigt den Husten Pille	宁嗽丸
Pai Nong San	Pulver, das den Eiter ableitet	排脓散
Ping Wei San	Beruhige den Magen Pulver	平胃散
Qi Bao Mei Ran Wan	Besondere Sieben Schätze Pille für schöne Barthaare	七宝美髯丸
Qi Li San	Sieben Tausendstel eines Tael Pulver	七厘散
Qian Jin Nei Tuo San	Das aus dem Inneren ausleitende Pulver, das tausend Goldstücke wert ist	千金内托散
Qian Zheng San	Pulver, das zu Symmetrie führt	牵正散
Qiang Huo Sheng Shi Tang	Notopterygii Rhizoma seu Radix Dekokt, das Nässe überwindet	羌活胜湿汤
Qin Jiao Bie Jia San	Gentianae Macrophyllae Radix und Trionycis Carapax Pulver	秦艽鳖甲散
Qing Bi Tang	Dekokt, das die Nase klärt	清鼻汤
Qing Dai Tang	Dekokt, das Ausfluss beseitigt	清带汤
Qing Gu San	Pulver, das die Knochen kühlt	清骨散
Qing Hao Bie Jia Tang	Artemisiae Annuae Herba und Trionycis Carapax Dekokt	青蒿鳖甲汤
Qing Qi Hua Tan Wan	Pille, die das *Qi* klärt und Schleim transformiert	清气化痰丸
Qing Shang Fang Feng Tang	Befreie das Obere und bewache den Wind Dekokt	清上防风汤
Qing Wei San	Pulver, das den Magen klärt	清胃散
Qing Ying Tang	Dekokt, das die Nähr-Schicht klärt	清营汤
Qing Zao Jiu Fei Tang	Dekokt, das Trockenheit eliminiert und die Lunge rettet	清燥救肺汤
Ren Shen Bai Du San	Ginseng Radix et Rhizoma Pulver zur Überwindung pathogener Einflüsse	人参败毒散
Ren Shen Ge Jie San	Ginseng Radix et Rhizoma und Gecko Pulver	人参蛤蚧散
Ren Shen Yang Ying Tang	Ginseng Radix et Rhizoma Dekokt, um das Nähr-*Qi* zu nähren	人参养荣汤
Run Chang Wan	Befeuchte den Darm Pille	润肠丸
San Ao Tang	Drei Befreiungen Dekokt	三拗汤
San Bi Tang	Drei schmerzhafte Blockaden Dekokt	三痹汤
San Huang Shi Gao Tang	Dreimal Gelb und Gypsum Fibrosum Dekokt	三黄石膏汤
San Huang Xie Xin Tang	Dekokt der drei Gelben, welches das Epigastrium entlastet	三黄泻心汤
San Zi Yang Qin Tang	Drei Samen Dekokt, das die Eltern ernährt	三子养亲汤
Sang Ju Yin	Mori Folium und Chrysanthemi Flos Dekokt	桑菊饮
Sang Piao Xiao San	Mantidis Ootheca Pulver	桑螵蛸散
Sang Xing Tang	Mori Folium und Armeniacae Semen Dekokt	桑杏汤
Sha Shen Mai Dong Tang	Adenophorae seu Glehniae Radix und Ophiopogonis Tuber Dekokt	沙参麦冬汤
Shang Zhong Xia Tong Yong Tong Feng Wan	Allgemeine Pillen für Wind-Schmerzen im Oberen, Mittleren und Unteren [Erwärmer]	上中下通用痛风丸

Pinyin-Name	Deutscher Name	Chinesischer Name
Shao Fu Zhu Yu Tang	Dekokt, das Stasen im unteren Abdomen eliminiert	少腹逐瘀汤
Shao Yao Gan Cao Tang	Paeoniae Radix und Glycyrrhizae Radix et Rhizoma Dekokt	芍药甘草汤
Shao Yao Tang	Paeoniae Radix Dekokt	芍药汤
Shen Fu Tang	Ginseng Radix et Rhizoma und Aconiti Radix Lateralis Praeparata Dekokt	参附汤
Shen Ling Bai Zhu San	Ginseng Radix et Rhizoma, Poria und Atractylodis Macrocephalae Rhizoma Pulver	参苓白术散
Shen Mi Tang	Mysteriöses Dekokt	神秘汤
Sheng Hua Tang	Dekokt zur Erzeugung und Transformation	生化汤
Sheng Ma Ge Gen Tang	Cimicifugae Rhizoma und Puerariae Radix Dekokt	升麻葛根汤
Sheng Mai San	Pulver, das den Puls erzeugt	生脉散
Shi Hu Ye Guang Wan	Dendrobii Herba Pille für das Sehvermögen in der Nacht	石斛夜光丸
Shi Hui San	Pulver aus zehn teilweise verkohlten Substanzen	十灰散
Shi Quan Da Bu Tang	Allumfassendes großes Tonisierungsdekokt	十全大补汤
Shi Xiao San	Plötzliches Lächeln Pulver	失笑散
Si Jun Zi Tang	Vier Gentlemen Dekokt	四君子汤
Si Ling San	Vier Bestandteile Pulver mit Poria	四苓散
Si Miao San	Pulver aus vier wundersamen Arzneien	四妙散
Si Miao Yong An Tang	Dekokt der vier Tapferen für das Wohlbefinden	四妙勇安汤
Si Ni San	Kalte Extremitäten Pulver	四逆散
Si Ni Tang	Kalte Extremitäten Dekokt	四逆汤
Si Shen Wan	Vier Wunder Pille	四神丸
Si Sheng Wan	Vier frische Arzneien Pille	四生丸
Si Wu Tang	Vier Arzneien Dekokt	四物汤
Su He Xiang Wan	Styrax Liquidis Pille	苏合香丸
Su Zi Jiang Qi Tang	Perillae Fructus Dekokt, das das *Qi* nach unten leitet	苏子降气汤
Suan Zao Ren Tang	Ziziphi Spinosae Semen Dekokt	酸枣仁汤
Suo Quan Wan	Pille, die die Schleuse schließt	缩泉丸
Tai Shan Pan Shi San	Pulver, das die Stabilität des Berges Tai verleiht	泰山磐石散
Tao Hong Si Wu Tang	Vier Arzneien Dekokt mit Carthami Flos und Persicae Semen	桃红四物汤
Tian Ma Gou Teng Yin	Gastrodiae Rhizoma und Uncariae Ramulus cum Uncis Dekokt	天麻钩藤饮
Tian Wang Bu Xin Dan	Besondere Pille des himmlischen Kaisers, die das Herz tonisiert	天王补心丹
Tiao Wei Cheng Qi Tang	Dekokt, das den Magen reguliert und das *Qi* ordnet	调胃承气汤
Ting Li Da Zao Xie Fei Tang	Lepidii seu Descurainiae Semen und Jujubae Fructus Dekokt, das die Lungen drainiert	葶苈大枣泻肺汤
Wan Dai Tang	Dekokt, das Ausfluss beendet	完带汤

Pinyin-Name	Deutscher Name	Chinesischer Name
Wen Dan Tang	Dekokt, das die Gallenblase wärmt	温胆汤
Wen Jing Tang	Wärme die Menses Dekokt	温经汤
Wu Lin San	Erweitertes Fünf Bestandteile Pulver für schmerzhafte Miktionsdysfunktion	五淋散
Wu Ling San	Fünf Bestandteile Pulver mit Poria	五苓散
Wu Mei Wan	Mume Fructus Pille	乌梅丸
Wu Pi Yin	Fünf Schalen Dekokt	五皮饮
Wu Yao Shun Qi San	Pulver mit Linderae Radix zur Besänftigung des *Qi*-Flusses	乌药顺气散
Wu Zhu Yu Tang	Evodiae Fructus Dekokt	吴茱萸汤
Xi Jiao Di Huang Tang	Rhinocerotis Cornu und Rehmanniae Radix Dekokt	犀角地黄汤
Xiang Ru Yin	Moslae Herba Pulver	香薷饮
Xiang Sha Liu Jun Zi Tang	Sechs Gentlemen Dekokt mit Aucklandiae Radix und Amomi Fructus	香砂六君子汤
Xiao Chai Hu Tang	Kleines Bupleuri Radix Dekokt	小柴胡汤
Xiao Cheng Qi Tang	Kleineres Dekokt, das das *Qi* ordnet	小承气汤
Xiao Feng San	Pulver, das Wind eliminiert	消风散
Xiao Jian Zhong Tang	Kleineres Dekokt, das die Mitte aufbaut	小建中汤
Xiao Luo Wan	Pille, die Skrofulose vermindert	消瘰丸
Xiao Qing Long Tang	Kleines Blaugrüner Drachen Dekokt	小青龙汤
Xiao Xian Xiong Tang	Kleineres Dekokt, das in den Thorax sinkt	小陷胸汤
Xiao Yao San	Umherstreifen Pulver	逍遥散
Xie Bai San	Pulver, das das Weiße abfließen lässt	泻白散
Xin Yi San	Magnoliae Flos Pulver	辛夷散
Xing Su San	Armeniacae Semen und Perillae Folium Pulver	杏苏散
Xuan Fu Dai Zhe Shi Tang	Inulae Flos und Haematitum Dekokt	旋覆代赭石汤
Xue Fu Zhu Yu Tang	Dekokt, das Stasen aus dem Haus des Blutes treibt	血府逐瘀汤
Yang He Tang	Dekokt, das das *Yang* ermutigt	阳和汤
Yang Yin Qing Fei Tang	Dekokt, das das *Yin* nährt und die Lunge klärt	养阴清肺汤
Yi Huang Tang	Dekokt, das den Gelben [Ausfluss] verändert	易黄汤
Yi Yi Ren Tang	Coicis Semen Dekokt	薏苡仁汤
Yi Zi Tang	Hämorrhoidal Dekokt	乙字汤
Yin Chen Hao Tang	Artemisiae Scopariae Herba Dekokt	茵陈蒿汤
Yin Chen Wu Ling San	Artemisiae Scopariae Herba und Fünf Bestandteile Pulver mit Poria	茵陈五苓散
Yin Qiao San	Lonicerae Flos und Forsythiae Fructus Pulver	银翘散
You Gui Wan	Pille, die die Rechte [Niere] wiederherstellt	右归丸
Yu Ping Feng San	Jade Windschutz Pulver	玉屏风散

Pinyin-Name	Deutscher Name	Chinesischer Name
Yu Quan Wan	Jadequelle Pillen	玉泉丸
Yu Zhen San	Echte Jade Pulver	玉真散
Yue Bi Jia Zhu Tang	Magd aus Yue Dekokt mit Atractylodis Macrocephalae Rhizoma	越婢加术汤
Yue Hua Wan	Mondlicht Pillen	月华丸
Yue Ju Wan	Flucht aus der Einschnürung Pille	越鞠丸
Zhen Gan Xi Feng Tang	Dekokt zur Beruhigung der Leber und Beseitigung von Wind	镇肝熄风汤
Zhen Ren Huo Ming Yin	Dekokt des Wahren Mannes zur Wiederbelebung des Lebens	真人活命饮
Zhen Wu Tang	Wahrer Krieger Dekokt	真武汤
Zheng Gu Zi Jin Dan	Purpurne und goldene Pille, um die Knochen wiederherzu-stellen	正骨紫金丹
Zhi Bai Di Huang Wan	Anemarrhenae Radix, Phellodendri Cortex und Rehmanniae Radix Pille	知柏地黄丸
Zhi Gan Cao Tang	In Honig gebratene Glycyrrhizae Radix Dekokt	炙甘草汤
Zhi Shi Xie Bai Gui Zhi Tang	Dekokt mit Aurantii Fructus Immaturus, Allii Macrostemi Bulbus und Cinnamomi Ramulus	枳实薤白桂枝汤
Zhi Sou San	Pulver, das den Husten stoppt	止嗽散
Zhi Zi Chi Tang	Gardeniae Fructus und Sojae Semen Praeparatum Dekokt	栀子豉汤
Zhu Ling Tang	Polyporus Dekokt	猪苓汤
Zhu Sha An Shen Wan	Cinnabaris Pille zur Beruhigung des Geistes	朱砂安神丸
Zhu Ye Shi Gao Tang	Lophatheri Herba, Tamaricis Cacumen und Arctii Fructus Dekokt	竹叶石膏汤
Zi Wan Tang	Asteris Radix et Rhizoma Dekokt	紫菀汤
Zuo Gui Wan	Pille, die die Linke [Niere] wiederherstellt	左归丸
Zuo Jin Wan	Linkes Metall Pille	左金丸

6 Arzneien, die einen günstigen Einfluss auf die Schwangerschaft haben

Bestimmte Arzneien haben einen günstigen Einfluss auf die Schwangerschaft (► Tab. 6.1). Trotzdem sollten sie nur unter Aufsicht von medizinischem Fachleuten eingesetzt werden und nur, wenn die positiven Arzneiwirkungen die Risiken überwiegen.

Tab. 6.1 Arzneien, die einen günstigen Einfluss auf die Schwangerschaft haben

Arznei	Unruhiger Fötus	Übelkeit, Erbrechen	Schmerzen im unteren Rücken	Uterus-blutung	Andere Indikationen
Ai Ye (Artemisiae Argyi Folium)	–	–	–	X	–
Bai Bian Dou (Lablab Semen Album)	–	X	–	–	–
Bai Shao (Paeoniae Radix Alba)	X	–	–	–	–
Bai Zhu (Atractylodis Macrocephalae Rhizoma)	X	–	–	X	Bei Mangel-Zuständen
Ban Xia (Pinelliae Rhizoma)	–	X	–	–	–
Dang Gui (Angelicae Sinensis Radix)	X	–	X	X	Beckenendlage
Di Fu Zi (Kochiae Fructus)	–	–	–	–	Harnweginfektion
Dong Kui Zi (Malvae Semen)	–	–	–	–	Ödem, Dysurie
Du Zhong (Eucommiae Cortex)	X	–	X	X	–
E Jiao (Asini Corii Colla)	–	–	–	X	–
Fu Long Gan (Terra Flava Usta)	–	X	–	–	–
Huang Qin (Scutellariae Radix)	X	–	–	–	–
Huo Xiang (Agastaches Herba)	–	X	–	–	–
Ku Shen (Sophorae Flavescentis Radix)	–	–	–	–	Dysurie
Sang Piao Xiao (Mantidis Ootheca)	–	–	–	–	Häufiges Wasserlassen
Sha Ren (Amomi Fructus)	X	X	–	X	Bei Mangel-Zuständen
Shu Di Huang (Rehmanniae Radix Praeparata)	X	–	–	–	–
Tu Si Zi (Cuscutae Semen)		–	–	X	–
Xu Duan (Dipsaci Radix)	X			X	Bei Mangel-Zuständen
Yi Tang (Maltosum)	X	–	–	–	–
Ze Xie (Alismatis Rhizoma)	–	–	–	–	Ödem
Zhu Ru (Bambusae Caulis in Taeniam)	–	X	–	–	–
Zi Su Ye (Perillae Folium)	X	X	–	–	–
Zong Lu (Trachycarpi Fructus)	X	–	–	X	–

7 Warnhinweise und Kontraindikationen für die Arzneitherapie während der Schwangerschaft

Bestimmte Arzneien weisen ein anerkanntes Potential auf, während der Schwangerschaft den Fötus zu gefährden oder ihm Schaden zuzufügen. Sie können möglicherweise zu Geburtsfehlern oder einer Fehlgeburt führen. Als Faustregel gilt, dass Arzneidrogen mit der stark ausgeprägten Fähigkeit, *Qi* zu regulieren, Blut zu bewegen oder nach unten auszuleiten, in der Schwangerschaft vermieden werden sollten. Diese Arzneien gelten bei der Behandlung schwangerer Frauen als **kontraindiziert** oder dürfen nur **mit Vorsicht** angewendet werden. Die Übersicht in Tabelle 7.1 ist keine endgültige Liste. Zusätzliche Informationen sind in der Monographie jeder Arznei nachzulesen.

Tab. 7.1 Warnhinweise und Kontraindikationen für die Arzneitherapie während der Schwangerschaft

Arznei	Warnhinweis	Kontraindikation
Ba Dou (Crotonis Semen)	–	X
Bai Fu Zi (Typhonii Rhizoma)	–	X
Bai Guo (Ginkgo Semen)	X	–
Ban Mao (Mylabris)	–	X
Ban Xia (Pinelliae Rhizoma)	X	–
Bie Jia (Trionycis Carapax)	–	X
Bing Lang (Arecae Semen)	X	–
Bing Pian (Borneolum)	–	X
Bu Gu Zhi (Psoraleae Fructus)	X	–
Cang Er Zi (Xanthii Fructus)	X	–
Cha Chi Huang (Stellariae Aquaticae Herba)	X	–
Chan Su (Bufonis Venenum)	–	X
Chuan Niu Xi (Cyathulae Radix)	–	X
Chuan Xin Lian (Andrographitis Herba)	X	–
Da Fu Pi (Arecae Pericarpium)	X	–
Da Huang (Rhei Radix et Rhizoma)	–	X
Da Ji (Cirsii Japonici Herba)	X	–
Dan Zhu Ye (Lophatheri Herba)	X	–
Dang Gui (Angelicae Sinensis Radix)	X	–
Di Long (Pheretima)	X	–
Ding Jing Cao (Linderniae Herba)	–	X
E Zhu (Curcumae Rhizoma)	–	X
Fei Zi (Torreyae Semen)	–	X
Fu Zi (Aconiti Radix Lateralis Praeparata)	–	X
Gan Jiang (Zingiberis Rhizoma)	X	–
Gan Qi (Toxicodendri Resina)	–	X
Gan Sui (Kansui Radix)	–	X
Gou Qi Zi (Lycii Fructus)	X	–
Guan Mu Tong (Aristolochiae Manshuriensis Caulis)	–	X
Gui Ban (Testudinis Plastrum)	–	X
Hai Ma (Hippocampus)	X	–
He Huan Pi (Albiziae Cortex)	X	–
Hong Hua (Carthami Flos)	–	X
Hou Po (Magnoliae Officinalis Cortex)	X	–
Hu Jiao (Piperis Fructus)	X	–
Hu Lu Ba (Trigonellae Semen)	X	–
Hu Yao Huang (Leucas Mollissimae Herba)	–	X
Hu Zhang (Polygoni Cuspidati Rhizoma)	–	X
Hua Jiao (Zanthoxyli Pericarpium)	X	–
Hua Rui Shi (Ophicalcitum)	X	–
Ji Li (Tribuli Fructus)	–	X
Ji Xue Cao (Centellae Herba)	X	–
Ji Xue Teng (Spatholobi Caulis)	–	X
Jiang Huang (Curcumae Longae Rhizoma)	–	X
Jiu Ceng Ta (Ocimi Basilici Herba)	–	X
Jue Ming Zi (Cassiae Semen)	X	–
Lei Gong Teng (Tripterygium Wilfordii Radix)	–	X
Li Lu (Veratri Radix et Rhizoma)	–	X
Liu Huang (Sulfur)	–	X
Liu Ji Nu (Artemisiae Anomalae Herba)	–	X
Lu Cha (Camelliae Viride Folium)	X	–
Lu Hui (Aloe)	–	X
Lu Lu Tong (Liquidambaris Fructus)	–	X
Ma Bian Cao (Verbenae Herba)	X	–

Arznei	Warnhinweis	Kontraindikation
Ma Chi Xian (Portulacae Herba)	X	–
Ma Huang (Ephedrae Herba)	X	–
Ma Qian Zi (Strychni Semen)	–	X
Mang Xiao (Natrii Sulfas)	–	X
Meng Chong (Tabanus)	–	X
Mian Ma Guan Zhong (Dryopteridis Crassirhizomatis Rhizoma)	X	–
Mu Bie Zi (Momordicae Semen)	–	X
Niao Bu Su (Kalopanax Pictus Ramus)	X	–
Niu Huang (Bovis Calculus)	X	–
Niu Xi (Achyranthis Radix)	–	X
Pao Zai Cao (Physalis Angulatae Herba)	–	X
Pu Huang (Typhae Pollen)	–	X
Pu Yin (Wikstroemiae Indicae Radix)	–	X
Qi Ye Lian (Schefflerae Radix)	X	–
Qian Niu Zi (Pharbitidis Semen)	–	X
Qing Fen (Calomelas)	–	X
Quan Xie (Scorpio)	–	X
Rou Gui (Cinnamomi Cortex)	–	X
Ru Xiang (Olibanum)	–	X
San Leng (Sparganii Rhizoma)	–	X
San Qi (Notoginseng Radix et Rhizoma)	X	–
Shang Lu (Phytolaccae Radix)	–	X
She Gan (Belamcandae Rhizoma)	–	X
She Xiang (Moschus)	–	X
Shen Qu (Massa Medicata Fermentata)	X	–
Shu Wei Huang (Rostellulariae Herba)	–	X
Shui Zhi (Hirudo)	–	X
Su Mu (Sappan Lignum)	–	X
Suan Zao Ren (Ziziphi Spinosae Semen)	X	–
Tan Xiang (Santali Albi Lignum)	X	–
Tao Ren (Persicae Semen)	–	X

Arznei	Warnhinweis	Kontraindikation
Tian Hua Fen (Trichosanthis Radix)	–	X
Tian Xian Teng (Aristolochiae Herba)	–	X
Ting Li Zi (Lepidii seu Descurainiae Semen)	–	X
Tu Bie Chong (Eupolyphaga seu Steleophaga)	–	X
Wang Bu Liu Xing (Vaccariae Semen)	–	X
Wu Gong (Scolopendra)	–	X
Wu Ling Zhi (Trogopterori Faeces)	–	X
Xi Jiao (Rhinocerotis Cornu)	X	–
Xiang Yuan (Citri Fructus)	X	–
Xiao Hui Xiang (Foeniculi Fructus)	X	–
Xin Yi Hua (Magnoliae Flos)	X	–
Xiong Huang (Realgar)	–	X
Xue Jie (Daemonoropis Resina)	–	X
Ya Dan Zi (Bruceae Fructus)	–	X
Yi Mu Cao (Leonuri Herba)	X	–
Yi Yi Ren (Coicis Semen)	–	X
Yu Jin (Curcumae Radix)	X	–
Yuan Hua (Genkwa Flos)	–	X
Yuan Zhi (Polygalae Radix)	X	–
Zao Jiao (Gleditsiae Fructus)	–	X
Zao Jiao Ci (Gleditsiae Spina)	–	X
Zao Xiu (Paridis Rhizoma)	X	–
Zhang Nao (Camphora)	–	X
Zhe Shi (Haematitum)	X	–
Zhi Cao Wu (Aconiti Kusnezoffii Radix Praeparata)	–	X
Zhi Chuan Wu (Aconiti Radix Praeparata)	–	X
Zhi Qiao (Aurantii Fructus)	X	–
Zhi Shi (Aurantii Fructus Immaturus)	X	–
Zhu Fan Hua Tou (Mirabilidis Rhizoma)	X	–
Zhu Ye (Phyllostachys Herba)	X	–

8 Dosierungsrichtlinien

Die in diesem Buch genannten Dosierungen beziehen sich auf die Tagesdosis von getrockneten Arzneidrogen für einen Erwachsenen mit Durchschnittsgröße und -gewicht. Die jeweilige Dosierung kann jedoch signifikant variieren, was nicht nur von den Eigenschaften der Erkrankung und dem Allgemeinzustand des Patienten abhängt, sondern auch von der jeweiligen Körpergröße und vom Alter.
Im Allgemeinen werden Einzelarzneien höher dosiert, während Arzneien, die als Teil einer Rezeptur wirken, eher in kleineren Mengen verschrieben werden.
Bei der Behandlung von akuten Krankheiten sind höhere Dosierungen notwendig, bei milderen Zuständen reichen niedrigere Dosierungen aus. Bei der Dosierung muss stets die Konstitution eines Patienten beachtet werden. Patienten, die im Wesentlichen gesund und kräftig sind, vertragen höhere Dosierungen gut, während schwache Patienten oder solche, die an Mangel-Zuständen leiden, in der Regel eine niedrige Dosierung benötigen.
Die empfohlene Einnahmemenge muss sich ebenfalss an den Unterschieden in Alter und Körpergewicht orientieren. Die prinzipielle Regel, dass die Dosierung im richtigen Verhältnis zum Alter stehen muss, beruht auf der Einschätzung der Reife der inneren Organe und ihrer Kapazität, die Arzneidrogen zu metabolisieren, zu verwerten und zu eliminieren. Die detaillierte Liste in Tabelle 8.1 hat sich als nützlich bei der Behandlung von Kleinkindern und jüngeren Kindern erwiesen. Die Empfehlungen stammen aus dem *Zhong Cao Yao* (Chinesische Arzneimedizin), das am Nanjing College of Traditional Chinese Medicine veröffentlicht wurde.
Die prinzipielle Regel, dass die Dosierung im richtigen Verhältnis zum Gewicht stehen soll, basiert auf der effektiven Konzentration der Arzneidrogen, sobald sie in die verschiedenen Regionen des Körpers verteilt sind. Diese Dosierungsstrategie ist besonders für Patienten von Vorteil, die aus dem normalen Gewichtsbereich herausfallen. Die Berechnungen in Tabelle 8.2 beruhen auf Clarks Regeln in den „Pharmaceutical Calculations", die von Mitchell Stoklosa und Howard Ansel verfasst wurden.
Die Tabellen 8.1 und 8.2 sind als praktische Empfehlung für den Therapeut bei Dosierungen für Patienten gedacht, die sich außerhalb der Definitionen eines „Durchschnittserwachsenen" befinden. Dabei gilt es jedoch zu bedenken, dass diese Tabellen nur Richtlinien und nicht als absolut gültig anzusehen sind. Man sollte nie vergessen, jeden Patienten wie ein einzigartiges Individuum und nicht wie den Teil einer Statistik zu behandlen!

Tab. 8.1 Dosierungsrichtlinie: Alter im Verhältnis zur Dosis

Alter	Empfohlene Tagesdosis
0–1 Monat	1/18–1/14 der Dosis für einen Erwachsenen
1–6 Monat	1/14–1/7 der Dosis für einen Erwachsenen
6–12 Monat	1/7–1/5 der Dosis für einen Erwachsenen
1–2 Jahre	1/5–1/4 der Dosis für einen Erwachsenen
2–4 Jahre	1/4–1/3 der Dosis für einen Erwachsenen
4–6 Jahre	1/3–2/5 der Dosis für einen Erwachsenen
6–9 Jahre	2/5–1/2 der Dosis für einen Erwachsenen
9–14 Jahre	1/2–2/3 der Dosis für einen Erwachsenen
14–18 Jahre	2/3 oder Dosis für einen Erwachsenen
18–60 Jahre	**Dosis für einen Erwachsenen**
60 Jahre und älter	3/4 oder weniger als die Dosis für einen Erwachsenen

Tab. 8.2 Dosierungsrichtlinie: Dosierung im Verhältnis zum Gewicht

Gewicht	Empfohlene Tagesdosis
14–18 kg	20%–27% der Dosis für einen Erwachsenen
18–23 kg	27%–33% der Dosis für einen Erwachsenen
23–27 kg	33%–40% der Dosis für einen Erwachsenen
27–32 kg	40%–47% der Dosis für einen Erwachsenen
32–36 kg	47%–53% der Dosis für einen Erwachsenen
36–45 kg	53%–67% der Dosis für einen Erwachsenen
45–55 kg	67%–80% der Dosis für einen Erwachsenen
55–68 kg	80%–100% der Dosis für einen Erwachsenen
68 kg	**Dosis für einen Erwachsenen**
68–90 kg	100%–133% der Dosis für einen Erwachsenen
90–115 kg	133%–167% der Dosis für einen Erwachsenen
115–135 kg	167%–200% der Dosis für einen Erwachsenen

9 Gewichte und Maßeinheiten

9.1 Chinesisches System

Gewichtsangaben

- 1 *Jin* (斤) = 16 *Liang*
- 1 *Liang* (两) = 10 *Qian*
- 1 *Qian* (钱) = 10 *Fen*
- 1 *Fen* (分) = 10 *Li* (厘)

Volumenangaben

Die Standardeinheit für die Volumenmessung ist *Sheng* (升). Ein Sheng entsprach etwa 1000 ml. Andere Mengenangaben wie „Schüssel" und „ein Löffel voll" werden hier nicht besprochen, da sie zu vage sind und diese Vorgaben von Region zu Region sehr unterschiedlich sind.

9.2 Metrisches System

Tab. 9.1 Einheiten nach dem metrischen Systsem

Wert	Präfix	Symbol	
1.000.000.000.000	(10^{12})	tera-	T
1.000.000.000	(10^{9})	giga-	G
1.000.000	(10^{6})	mega-	M
1000	(10^{3})	kilo-	k
100	(10^{2})	hecto-	h
10	(10)	deka-	da
0,1	(10^{-1})	deci-	d
0,01	(10^{-2})	centi-	c
0,001	(10^{-3})	milli-	M
0,000.001	(10^{-6})	micro-	m oder mc
0,000.000.001	(10^{-9})	nano-	n
0,000.000.000.001	(10^{-12})	pico-	p
0,000.000.000.000.001	(10^{-15})	femto-	f
0,000.000.000.000.000.001	(10^{-18})	atto-	a

Gewichtsangaben

- 1 Kilogramm (kg) = 1000.000 Gramm
- 1 Hektogramm (hg) = 100.000 Gramm
- 1 Dekagramm (dag) = 10.000 Gramm
- 1 Gramm (g oder gm) = 1000 Gramm
- 1 Dezigramm (dg) = 0,100 Gramm
- 1 Zentigramm (cg) = 0,010 Gramm
- 1 Milligramm (mg) = 0,001 Gramm
- 1 Mikrogramm (mg oder mcg) = 0,000,001 Gramm
- **1 Gramm (g oder gm) =** 0,001 Kilogramm oder 0,010 Hektogramm oder 0,100 Dekagramm oder 10 Dezigramm oder 100 Zentigramm oder 1000 Milligramm oder 1.000.000 Mikrogramm

Volumenangaben

- 1 Kiloliter (kl) = 1000.000 Liter
- 1 Hektoliter (hl) = 100.000 Liter
- 1 Dekaliter (dal) = 10.000 Liter
- 1 Liter (l) = 1000 Liter
- 1 Deziliter (dl) = 0,100 Liter
- 1 Zentiliter (cl) = 0,010 Liter
- 1 Milliliter (ml) = 0,001 Liter
- 1 Mikroliter (ml) = 0,000.001 Liter
- **1 Liter =** 0,001 Kiloliter oder 0,010 Hektoliter oder 0,100 Dekaliter oder 10 Deziliter oder 100 Zentiliter oder 1000 Milliliter oder 1.000.000 Mikroliter

9.3 Umrechnung

Tab. 9.2 Umrechnungstabelle

Umrechnung Gewicht		
Chinesische Einheit	**Gramm (metrisch)**	**Unze (Avoirdupois)**
1 *Jin*	500	17,87
1 *Liang*	31,25	1,116875
1 *Qian*	3,125	0,111688
1 *Fen*	0,3125	0,011169
1 *Li*	0,03125	0,001117
Umrechnung Volumen		
Chinesische Einheit	**Liter (metrisch)**	**Flüssigunze (Apotheke)**
1 *Sheng*	1	33,815

10 „Washingtoner Artenschutzübereinkommen“

Die international verwendete Abkürzung „CITES" leitet sich vom englischen Originaltitel des Übereinkommens ab: Convention on International Trade in Endangered Species of Wild Fauna and Flora.

Der Handel mit Arzneidrogen und Tieren, die in Anhang I des „Washingtoner Artenschutzübereinkommens" aufgeführt sind, ist strikt verboten. Die Besprechung dieser Substanzen in diesem Buch hat lediglich den Zweck zu veranschaulichen, welchen Stellenwert sie in der traditionellen Arzneimedizin hatten, und um zu zeigen, wie man sie durch andere wirksame Substanzen ersetzen kann (► Tab. 10.1). Diese Informationen dürfen nicht so ausgelegt werden, dass der Autor den illegalen Gebrauch einer vom Aussterben bedrohten Spezies unterstützt.

Tab. 10.1 Alternative Arzneien zum Schutz gefährdeter Arten gemäß CITES (Anhang I)

Gefährdete Art	Status	Alternative
Hu Gu (Tigris Os)	Anhang I	*Zhu Gu* (Porcus Os)
Xi Jiao (Rhinocerotis Cornu)	Anhang I	*Shui Niu Jiao* (Bubali Cornu)
Xiong Dan (Ursi Fel)	Anhang I	*Niu Dan* (Bovis Fel)

11 Bibliographie klassischer Texte

Tabelle 11.1 listet in alphabetischer Reihenfolge nach ihrer *Pinyin*-Umschrift die klassischen Quellen auf, die in diesem Buch erwähnt werden. In der rechten Spalte stehen die chinesischen Namen.

Tab. 11.1 Bibliographie klassischer Texte

Pinyin-Titel (deutscher Titel)	Chinesischer Name
Bei Ji Qian Jin Yao Fang (Tausende Goldverschreibungen für den Notfall)	备急千金要方
Ben Cao Cong Xin (Gründlich überarbeitete Materia Medica) aus dem Jahr 1751 von Wu Yi-Luo	本草从新
Ben Cao Gang Mu (Die Große Materia Medica) aus dem Jahr 1578 von Li Shi-Zhen	本草纲目
Ben Cao Gang Mu Shi Yi (Auslassungen aus der Großen Materia Medica) aus dem Jahr 1765 von Zhao Xue-Min	本草纲目拾遗
Ben Cao Hui Yan (Schatzkiste von Worten zur Materia Medica) aus dem Jahr 1624 von Ni Zhu-Mo	本草汇言
Ben Cao Jing Ji Zhu (Sammlung der Kommentare zur Klassischen Materia Medica), verfasst in den Jahren von 480 bis 498 v. Chr. von Tao Hong-Jing	本草经集注
Ben Cao Meng Quan (Enthüllung der Materia Medica) aus dem Jahr 1565 von Chen Jia-Mo	本草蒙荃
Ben Cao Pin Hui Jing Yao (Wesentliches der Materia Medica) aus dem Jahr 1505 von Liu Wen-Tai	本草品汇精要
Ben Cao Shi Yi (Auslassungen aus der [klassischen] Materia Medica) aus dem Jahr 741 von Chen Cang-Qi	本草拾遗
Ben Cao Yan Yi (Erweiterungen der Materia Medica) aus dem Jahr 1116 von Kou Zong-Shi	本草衍义
Ben Cao Zai Xin (Erneuerte Materia Medica)	本草再新
Ben Cao Zheng (Korrektur der Materia Medica)	本草正
Ben Jing Feng Yuan (Reise zum Ursprung der Klassiker der Materia Medica) aus dem Jahr 1670 von Zhang Lu	本经逢原
Dan Xi Xin Fa (Die Lehren des [Zhu] Dan-Xi) aus dem Jahr 1481 von Zhu Zhen-Heng	丹溪心法
Guangxi Zhong Yao Zhi (Guangxi-Journal der Chinesischen Kräuter-Arzneimittel)	广西中药志
Hai Yao Ben Cao (Materia Medica der Kräuter von [über] den Meeren), verfasst in den Jahren von 907 bis 960 von Li Xun	海药本草
Jia You Ben Cao (Materia Medica der Jia-You-Ära), verfasst zwischen 1057 und 1060 von Zhang Yu-Xi and Su Song	嘉佑本草
Jiang Su Zhi Wu Zhi (Jiangsu Journal der Botanik)	江苏植物志
Jing Shi Zheng Lei Bei Ji Ben Cao (Differenzierung und Anwendung der Materia Medica) aus dem Jahr 1082 von Tang Shen-Wei	经史证类备急本草
Jiu Huang Ben Cao (Materia Medica zur Rettung in Notfällen)	救荒本草
Kai Bao Ben Cao (Materia Medica der Kai-Bao-Ära), verfasst von 973 bis 974 von Ma Zhi	开宝本草
Lei Gong Pao Zhi Lun (Großvater Leis Abhandlungen über die Arzneizubereitung) aus dem Jahr 470 von Lei Xiao	雷公炮制抡
Ling Nan Cai Yao Lu (Berichte über das Sammeln von Kräutern in Guangdong)	岭南采药录
Ming Yi Za Zhu (Verschiedene Aufzeichnungen berühmter Ärzte) aus dem Jahr 500 von Tao Hong-Jing	名医杂著
Ri Hua Zi Ben Cao (Materia Medica von Ri Hua-Zi) aus dem Jahr 713 von Ri Hua-Zi	日华子本草
Ri Yong Ben Cao (Materia Medica für den Hausgebrauch) aus dem Jahr 1330 von Wu Rui	日用本草
Shang Han Lun (Abhandlung über Kälte-induzierte Erkrankungen) von Zhang Zhong-Jing, Östliche Han-Dynastie	伤寒论
Shen Nong Ben Cao Jing (Die Materia Medica des göttlichen Landmannes), vermutlich Östliche Han-Dynastie	神农本草经
Shi Liao Ben Cao (Materia Medica der Therapie mit Nahrungsmitteln) aus dem 7. Jahrhundert von Meng Shan	食疗本草
Shu Ben Cao (Materia Medica von Sichuan), verfasst zwischen 935 und 960 von Han Bao-Sheng	蜀本草

Pinyin-Titel (deutscher Titel)	Chinesischer Name
Tai Wan Min Jian Yao (Volksmedizin aus Taiwan) aus dem Jahr 1985 von Gao Mu-Chun	台湾民间药
Tang Ben Cao (Tang Materia Medica) aus dem Jahr 659 von Su Jing	唐本草
Tu Jing Ben Cao (Illustrierter Klassiker der Materia Medica) aus dem Jahr 1061 von Su Song	图经本草
Wai Dan Ben Cao (Materia Medica der äußerlichen Elixiere)	外丹本草
Xin Xiu Ben Cao (Neu überarbeitete Materia Medica), verfasst in den Jahren 657 bis 659 von Su Jing	新修本草
Yao Xing Ben Cao (Materia Medica der medizinischen Eigenschaften) aus dem Jahr 600 von Zhen Quan	药性本草
Yi Xue Qi Yuan (Ürsprünge der Medizin) von Zhang Yuan-Su (Yuan-Dynastie)	医学启原
Yin Shan Zheng Yao (Der richtige Führer für Essen und Trinken)	饮膳正要
Zhen Nan Ben Cao (Materia Medica von Süd-Yunnan) von Lan Mao (Qing-Dynastie)	滇南本草
Zeng Bu Nei Jing Shi Yi (Ergänzung der Rezepturen des Inneren Klassikers)	增补内经拾遗
Zhi Wu Ming Shi Tu Kao (Illustrierter Führer für die Benennung und Identifizierung botanischer Produkte)	植物名实图考
Zhong Guo Yao Dian (Wörterbuch der chinesischen Medizin) aus dem Jahr 1977	中国药典
Zhong Guo Yao Yong Zhi Wu Zi (Chinesisches Journal der Arzneipflanzen)	中国药用植物志
Zhong Guo Zhi Wu Zi (Chinesische Zeitschrift der Botanik)	中国植物志

12 Bibliographie zeitgenössischer Quellen

Tabelle 12.1 gibt einen Überblick über die zeitgenössische chinesische Fachliteratur. Die Quellen sind in alphabetischer Reihenfolge nach der *Pinyin*-Umschrift sortiert. Zusätzlich ist in Klammern der international verwendete englische Titel angegeben. In der rechten Spalte finden sich die chinesischen Namen der Publikationen.

Tab. 12.1 Bibliographie zeitgenössischer Quellen

Pinyin-Titel (englischer Titel)	Chinesischer Name
Ai Zheng (Cancer)	癌症
An Hui Yi Xue (Anhui Medicine)	安徽医学
An Hui Zhong Yi Xue Yuan Xue Bao (Journal of Anhui University School of Medicine)	安徽中医学院学报
An Yi Xue Bao (Anyi Medical Journal)	安医学报
Bai Qiu En Yi Ke Da Xue Xue Bao (Journal of Baiqiuen University of Medicine)	白求恩医科大学学报
Bei Jing Yi Ke Da Xue Xue Bao (Journal of Beijing University of Medicine)	北京医科大学学报
Bei Jing Yi Xue (Beijing Medicine)	北京医学
Bei Jing Yi Xue Yuan Xue Bao (Journal of Beijing School of Medicine)	北京医学院学报
Bei Jing Zhong Yi (Beijing Chinese Medicine)	北京中医
Bei Jing Zhong Yi Xue Yuan Xue Bao (Journal of Beijing University School of Medicine)	北京中医学院学报
Bei Jing Zhong Yi Yao Da Xue Xue Bao (Journal of Beijing University of Medicine and Medicinals)	北京中医药大学学报
Bei Jing Zhong Yi Za Zhi (Beijing Journal of Chinese Medicine)	北京中医杂志
Ben Cao Cong Xin (Revised Herbal Materia Medica)	本草从新
Chang Chun Zhong Yi Xue Yuan Xue Bao (Journal of Changchun University of Chinese Medicine)	长春中医学院学报
Chang Yong Zhong Yao Cheng Fen Yu Yao Li Shou Ce (A Handbook of the Composition and Pharmacology of Common Chinese Drugs)	常用中药成分与药理手册
Chang Yong Zhong Yao De Ying Yong (Application of Commonly-Used Chinese Herbs)	常用中药的应用
Chang Yong Zhong Yao Xian Dai Yan Jiu Yu Lin Chuang (Recent Study & Clinical Application of Common Traditional Chinese Medicine)	常用中药现代研究与临床
Chen Tzu Yen Chiu (Acupuncture Research)	针灸研究
Cheng Du Zhong Yi Xue Yuan Xue Bao (Journal of Chengdu University of Traditional Chinese Medicine)	成都中医学院学报
Chi Jiao Yi Sheng Za Zhi (Journal of Barefoot Doctors)	赤脚医生杂志
Chong Qing Yi Yao (Chongching Medicine and Herbology)	重庆医药
Chuan Dong Zhong Yi Za Zhi (Chuandong Journal of Chinese Medicine)	川东中医杂志
Da Zhong Yi Xue (Public Medicine)	大众医学
Dang Dai Ming Yi Lin Zhen Jing Hua Zhong Liu Juan Ji (Essential Clinical Experience of Famous Modern Doctors- Cancer Volume)	当代明医临证精华-肿瘤卷辑
Di Er Jun Yi Da Xue Xue Bao (Journal of Second Military University of Medicine)	第二军医大学学报
Di Yi Jun Yi Da Xue Xue Bao (Journal of First Military University of Medicine)	第一军医大学学报
Dong Bei Zhi Wu Zhi (Northeast Journal of Herbal Medicine)	东北植物志
Dong Jing Yi Shi Xin Zhi (Tokyo Journal of Medicine)	东京医师新知
Dong Wu Xue Za Zhi (Journal of Zoology)	动物学杂志
Fang She Yi Xue (Journal of Radiology)	放射医学
Fu Chan Ke Bing Shi Yong Fang (Practical Formulas for OB/GYN Disorders)	妇产科病实用方

Pinyin-Titel (englischer Titel)	Chinesischer Name
Fu Chan Ke Qing Bao Zi Liao (Journal of gynecology)	妇产科情报资料
Fu Jian Jun Qu Wei Sheng Bu (Health Department of Fujian Military)	福建军区卫生部
Fu Jian Sheng Yi Yao Yan Jiu Suo (Fujian Province Institute of Medicine and Herbal Research)	福建生医药研究所
Fu Jian Yi Xue Yuan Xue Bao (Journal of Fujian University of Medicine)	福建医学院学报
Fu Jian Yi Yao Za Zhi (Fujian Journal of Medicine and Herbology)	福建医药杂志
Fu Jian Yi Za Zhi (Fujian Journal of Chinese Medicine)	福建医杂志
Fu Jian Zhong Yi Yao (Fujian Chinese Medicine and Herbology)	福建中医药
Fu Ke Jing Sui (Essence of Ob/Gyn)	妇科精髓
Fu Ke Lin Chuang Jing Hua (Clinical Pearl of Ob/Gyn)	妇科临床精华
Fu Zhou Yi Yao (Fuzhou Medicine and Medicinals)	福州医药
Gan Su Zhong Yi Xue Yuan Xue Bao (Journal of Gansu University of Chinese Medicine)	甘肃中医学院学报
Guang Dong Yi Xue (Guangdong Medicine)	广东医学
Guang Dong Yi Yao Za Zhi (Guangdong Journal of Medicine and Herbology)	广东医药杂志
Guang Dong Zhong Yi (Guangdong Chinese Medicine)	广东中医
Guang Xi Chi Jiao Yi Sheng (Guangxi Barefoot Doctor)	广西赤脚医生
Guang Xi Wei Sheng (Guangxi Province Public Health)	广西卫生
Guang Xi Yi Xue (Guangxi Medicine)	广西医学
Guang Xi Yi Xue Yuan Xue Bao (Journal of Guangxi University of Medicine)	广西医学院学报
Guang Xi Zhi Wu (Guangxi Plants)	广西植物
Guang Xi Zhong Yi Yao (Guangxi Chinese Medicine and Herbology)	广西中医药
Guang Zhou Yi Yao (Guangzhou Medicine and Medicinals)	广州医药
Guang Zhou Zhong Yi Xue Yuan Xue Bao (Journal of Guangzhou University of Chinese Medicine)	广州中医学院学报
Gui Yang Yi Xue Yuan Xue Bao (Journal of Guiyang Medical University)	贵阳医学院学报
Gui Zhou Yao Xun (Guizhou Journal of Herbology)	贵州药讯
Gui Zhou Yi Yao (Medicine and Medicinals from Guizhou)	贵州医药
Guo Wai Yao Xue Zhi Wu Yao Fen Ce (Foreign Study of Medicine: Herbology)	国外药学植物药分册
Guo Wai Yi Xue (Foreign Medicine)	国外医学
Guo Wai Yi Xue Can Kao Za Zhi (Foreign Journal of Medicine)	国外医学参考杂志
Guo Wai Yi Xue Can Kao Zi Liao (Foreign Reference of Medicine)	国外医学参考资料
Guo Wai Yi Xue Zhong Yi Zhong Yao Fen Ce (Monograph of Chinese Herbology from Foreign Medicine)	国外医学中医中药分册
Guo Wai Yi Yao Zhi Wu Yao Fen Ce (Monograph of Foreign Botanical Medicine)	国外医药植物药分册
Ha Er Bing Yi Ke Da Xue (Haerbing University of Medicine)	哈尔滨医科大学
Ha Er Bing Yi Ke Da Xue Xue Bao (Journal of Haerbing University of Medicine)	哈尔滨医科大学学报
Ha Er Bing Zhong Yi (Haerbing Chinese Medicine)	哈尔滨中医
Ha Yi Da Xue Bao (Journal of Ha Medical University)	哈医大学报

Pinyin-Titel (englischer Titel)	Chinesischer Name
Hai Jun Yi Xue (Navy Medicine)	海军医学
Hai Yang Yao Wu Za Zhi (Journal of Herbs from the Sea)	海洋药物杂志
Hai Yao Ben Cao (Sea of Herbal Pharmacopia)	海药本草
Han Fang Yi Xue (Kampo Medicine)	汉方医学
He Bei Xin Yi Yao (Hebei New Medicine and Herbology)	河北新医药
He Bei Yi Yao (Hebei Medicine and Herbology)	河北医药
He Bei Zhong Yi (Hebei Chinese Medicine)	河北中医
He Bei Zhong Yi Za Zhi (Hebei Journal of Chinese Medicine)	河北中医杂志
He Han Yi Yao Xue Hui Zhi (Hehan Journal of Medicine and Herbology)	和汉医药学会志
He Nan Yi Ke Da Xue Xue Bao (Journal of Henan University School of Medicine)	河南医科大学学报
He Nan Yi Xue Yuan Xue Bao (Journal of Henan University of Medicine)	河南医学院学报
He Nan Yi Yao (Henan Medicine and Herbology)	河南医药
He Nan Zhong Yi (Henan Chinese Medicine)	河南中医
He Nan Zhong Yi Xue Yuan Xue Bao (Journal of University of Henan School of Medicine)	河南中医学院学报
Hei Long Jiang Zhong Yi Yao (Heilongjiang Chinese Medicine and Herbology)	黑龙江中医药
Hu Bei Wei Sheng (Hubei Health)	湖北卫生
Hu Bei Yi Sheng (Hubei Doctor)	湖北医生
Hu Bei Yi Xue Yuan Xue Bao (Journal of Hubei College of Medicine)	湖北医学院学报
Hu Bei Zhong Yi Xue Yuan Xue Bao (Journal of Hubei University of Medicine)	湖北中医学院学报
Hu Bei Zhong Yi Za Zhi (Hubei Journal of Chinese Medicine)	湖北中医杂志
Hu Nan Sheng Jie He Bing Yan Jiu Yuan (Hunan Treatment and Research Center of Tuberculosis)	湖南省结核病研究院
Hu Nan Wei Sheng Fang Yi Tong Xun (Hunan Journal of Preventative Health)	湖南卫生防疫通讯
Hu Nan Yi Cao Gong Ye Yan Jiu (Hunan Research and Industry of Medicine and Medicinals)	湖南医草工业研究
Hu Nan Yi Ke Da Xue Xue Bao (Journal of Hunan University School of Medicine)	湖南医科大学学报
Hu Nan Yi Xue (Hunan Medicine)	湖南医学
Hu Nan Yi Xue Yuan Xue Bao (Medical Journal of Hunan University of Medicine)	湖南医学院学报
Hu Nan Yi Yao Za Zhi (Hunan Journal of Medicine and Herbology)	湖南医药杂志
Hu Nan Zhong Yi (Hunan Journal of Traditional Chinese Medicine)	湖南中医
Hu Nan Zhong Yi Xue Yuan Xue Bao (Journal of Hunan University of Traditional Chinese Medicine)	湖南中医学院学报
Hu Nan Zhong Yi Za Zhi (Hunan Journal of Chinese Medicine)	湖南中医杂志
Hua Xi Kou Qiang Yi Xue Za Zhi (Huaxi Journal of Stomatology)	华西口腔医学杂志
Hua Xi Yao Xue Za Zhi (Huaxi Herbal Journal)	华西药学杂志
Hua Xi Yi Xue Za Zhi (Huaxi Medical Journal)	华西医学杂志
Hua Xue Xue Bao (Journal of Chemistry)	化学学报
Huo Xue Hua Yu Yan Jiu (Research on Blood-Activating and Stasis-Eliminating Herbs)	活血化瘀研究
Ji Lin Wei Sheng (Jilin Public Health)	吉林卫生

Pinyin-Titel (englischer Titel)	Chinesischer Name
Ji Lin Yi Sheng (Jilin Doctor)	吉林医生
Ji Lin Yi Xue (Jilin Medicine)	吉林医学
Ji Lin Yi Xue Yuan Xue Bao (Journal of Jilin University of Medicine)	吉林医学院学报
Ji Lin Zhong Yi Yao (Jilin Chinese Medicine and Herbology)	吉林中医药
Jiang Su Xin Yi Xue Yuan (New Jiangsu University of Medicine)	江苏新医学院
Jiang Su Yi Ke Da Xue Xue Bao (Journal of Jiangsu Universidy of Medicine)	江苏医科大学学报
Jiang Su Yi Xue (Jiangsu Medical Journal)	江苏医学
Jiang Su Yi Yao (Jiangsu Journal of Medicine and Herbology)	江苏医药
Jiang Su Zhong Yi (Jiangsu Chinese Medicine)	江苏中医
Jiang Su Zhong Yi Yao (Jiangsu Medicine and Herbology)	江苏中医药
Jiang Su Zhong Yi Za Zhi (Jiangsu Journal of Chinese Medicine)	江苏中医杂志
Jiang Xi Xin Yi Yao (Jiangxi New Medicine and Herbology)	江西新医药
Jiang Xi Yi Xue Yuan Xue Bao (Medical Journal of Jiangxi University of Medicine)	江西医学院学报
Jiang Xi Yi Yao (Jiangxi Medicine and Herbology)	江西医药
Jiang Xi Yi Yao Za Zhi (Jiangxi Journal of Medicine and Herbology)	江西医药杂志
Jiang Xi Zhong Yi Yao (Jiangxi Chinese Medicine and Herbology)	江西中医药
Jing Xian Dai 25 Wei Zhong Yi Ming Jia Fu Ke Jing Yan (Experiences of 25 Modern Ob/Gyn Experts)	近现代二十五位中医名家妇科经验
Jin Yi Ke Ji (Jinyi Science and Technology)	锦医科技
Jin Zhou Yi Xue Yuan Xue Bao (Journal of Jinzhou University of Medicine)	锦州医学院学报
Jing Fang Yan Jiu (Research of Experienced Formulas)	经方研究
Jun Shi Yi Xue Jian Xun (Military Medicine Notes)	军事医学简讯
Kang Sheng Su (Antibiotic)	抗生素
Ke Ji Tong Bao (Newspaper of Science and Technology)	科技通报
Ke Ji Tong Xun (Journal of Science and Technology)	科技通讯
Ke Ji Zi Liao (Scientific Techniques and Knowledge)	科技资料
Ke Xue Chu Ban She (Scientific Press)	科学出版社
Ke Xue Tong Bao (Journal of Science)	科学通报
Ke Yan Tong Xun (Journal of Science and Research)	科研通讯
Lan Zhou Yi Xue Yuan Xue Bao (Journal of Lanzhou University of Medicine)	兰州医学院学报
Lao Nian Xue Za Zhi (Journal of Geriatrics)	老年学杂志
Liao Ning Yi Xue (Liaoning Medicine)	辽宁医学
Liao Ning Yi Xue Za Zhi (Liaoning Journal of Medicine)	辽宁医学杂志
Liao Ning Yi Yao (Liaoning Medicine and Herbology)	辽宁医药
Liao Ning Zhong Ji Yi Kan (Liaoning Journal of Medium Medicine)	辽宁中级医刊
Liao Ning Zhong Yi (Liaoning Chinese Medicine)	辽宁中医

Pinyin-Titel (englischer Titel)	Chinesischer Name
Liao Ning Zhong Yi Za Zhi (Liaoning Journal of Chinese Medicine)	辽宁中医杂志
Lin Chuang Gan Dan Bing Za Zhi (Clinical Journal of Hepatic and Gallbladder Diseases)	临床肝胆病杂志
Lin Chuang Pi Fu Ke Za Zhi (Clinical Journal of Dermatology)	临床皮肤科杂志
Lin Chuang Pi Fu Ke Za Zhi (Journal of Clinical Dermatology)	临床皮肤科杂志
Lin Chuang Shou Ce You Du Zhong Yao Shi Yong (Clinical Handbook on Applications of Toxic Chinese Herbs)	临床手册有毒中药实用
Lin Chuang Yi Shi Zhen Liao Ji Qiao (Clinical Treatment & Techniques)	临床医师诊疗技巧
Lin Chuang Zhong Yao Xue (Clinical Chinese Pharmacology)	临床中药学
Liu Feng Wu Fu Ke Jing Yen (Experience of OB/GYN Master Liu Feng Wu)	刘奉五妇科经验
Lu Zhou Yi Xue Yuan Xue Bao (Journal of Luzhou Institution of Medicine)	泸州医学院学报
Mei Rong Mei Fa Zhong Yi Gu Fang (Ancient Chinese Formulas for Beautiful Face and Hair)	美容美发中医古方
Mei Rong Yu Wu Guan Bing Wai Zhi Du Te Xin Liao Fa (New Treatments for Cosmetology and the Five Senses)	美容与五官病外之独特新疗法
Min Guo Yi Xue Za Zhi (Medical Journal of People's Repblic of China)	民国医学杂志
Ming Yi Bie Lun (Theories of Famous Doctors)	名医别论
Nan Jing Yi Xue Yuan Xue Bao (Journal of Nanjing University of Medicine)	南京医学院学报
Nan Jing Zhong Yi Xue Yuan Xue Bao (Journal of Nanjing University of Traditional Chinese Medicine)	南京中医学院学报
Nan Jing Zhong Yi Yao Da Xue Xue Bao (Journal of Nanjing University of Traditional Chinese Medicine and Medicinals)	南京中医药大学学报
Nei Ke (Internal Medicine)	内科
Nei Meng Gu Zhong Yi Yao (Traditional Chinese Medicine and Medicinals of Inner Mongolia)	内蒙古中医药
Pi Fu Bing Fang Zhi Yan Jiu Tong Xun (Research Journal on Prevention and Treatment of Dermatological Disorders)	皮肤病防治研究通讯
Qing Dao Yi Xue Yuan Bao Dao (Medical Journal of Qingdao Institution)	青岛医学院报道
Qing Dao Yi Xue Yuan Xue Bao (Journal of Qingdao Institution of Medicine)	青岛医学院学报
Qing Hai Yi Yao Za Zhi (Qinghai Journal of Medicine and Herbology)	青海医药杂志
Quan Guo Zhong Yi Er Ke Xue (National Chinese Pediatrics)	全国中医儿科学
Ren Min Jun Yi (Military Reserve Medicine)	人民军医
Ren Min Wei Sheng Chu Ban She (Journal of People's Public Health)	人民卫生出版社
Ri Ben Yao Li Xue Za Zhi (Japanese Journal of Herbology)	日本药理学杂志
Ri Ben Yao Wu Xue Za Zhi (Japan Journal of Pharmacology)	日本药物学杂志
Shan Dong Ke Xue Ji Shu Chu Ban She (Shandong Science Publication)	山东科学技术出版社
Shan Dong Yi Kan (Shandong Medical Journal)	山东医刊
Shan Dong Yi Ke Da Xue Xue Bao (Journal of Shandong University of Medicine)	山东医科大学学报
Shan Dong Yi Xue Yuan Xue Bao (Journal of Shandong University School of Medicine)	山东医学院学报
Shan Dong Yi Yao (Shandong Medicine and Herbology)	山东医药
Shan Dong Yi Yao Gong Ye (Shandong Pharmaceutical Industry)	山东医药工业
Shan Dong Zhong Yi Xue Yuan Xue Bao (Journal of Shandong University School of Chinese Medicine)	山东中医学院学报

Pinyin-Titel (englischer Titel)	Chinesischer Name
Shan Dong Zhong Yi Za Zhi (Shandong Journal of Chinese Medicine)	山东中医杂志
Shan Xi Xin Yi Yao (New Medicine and Herbology of Shanxi)	陕西新医药
Shan Xi Xin Zhong Yi (New Shanxi Chinese Medicine)	陕西新中医
Shan Xi Yi Kan (Shanxi Journal of Medicine)	陕西医刊
Shan Xi Yi Xue Za Zhi (Shanxi Journal of Medicine)	陕西医学杂志
Shan Xi Yi Yao (Shanxi Medicine and Herbology)	陕西医药
Shan Xi Yi Yao Za Zhi (Shanxi Journal of Medicine and Herbology)	陕西医药杂志
Shan Xi Zhong Yi (Shanxi Chinese Medicine)	陕西中医
Shan Xi Zhong Yi Xue Yuan Xue Bao (Journal of Shanxi University School of Chinese Medicine)	陕西中医学院学报
Shan Xi Zhong Yi Za Zhi (Shanxi Journal Chinese Medicine)	陕西中医杂志
Shang Hai Chi Jiao Yi Sheng Za Zhi (Shanghai Journal of Barefoot Doctors)	上海赤脚医生杂志
Shang Hai Di Er Yi Ke Da Xue Xue Bao (Journal of Second Shanghai University College of Medicine)	上海第二医科大学学报
Shang Hai Di Yi Xue Yuan Xue Bao (Journal of First Shanghai Medical College)	上海第一学院学报
Shang Hai Ke Xue Ji Shu Chu Ban She (Shanghi Science and Technology Publishing Company)	上海科学技术出版社
Shang Hai Ren Min Chu Ban She (People's Press of Shanghai)	上海人民出版社
Shang Hai Yao Wu Shi Yan (Shanghai Research of Medicine)	上海药物实验
Shang Hai Yi Ke Da Xue Xue Bao (Journal of Shanghai University of Medicine)	上海医科大学学报
Shang Hai Yi Xue (Shanghai Medicine)	上海医学
Shang Hai Yi Yao Za Zhi (Shanghai Journal of Medicine and Herbology)	上海医药杂志
Shang Hai Zhong Yi Xue Yuan Xue Bao (Journal of Shanghai University of Chinese Medicine)	上海中医学院学报
Shang Hai Zhong Yi Yao Za Zhi (Shanghai Journal of Chinese Medicine and Herbology)	上海中医药杂志
Shen De Yan Jiu (Research of Kidney)	肾的研究
Shen Jing Jing Shen Ji Bing Za Zhi (Journal of Psychiatric Disorders)	神经精神疾病杂志
Shen Nong Ben Cao Jing (Shen Nong Materia Medica)	神农本草经
Shen Yang Yao Xue Yuan Xue Bao (Journal of Shenyang College of Pharmacy)	沈阳药学院学报
Shen Yang Yi Xue Yuan Xue Bao (Journal of Shenyang University of Medicine)	沈阳医学院学报
Sheng Li Xue Bao (Physiology News)	生理学报
Sheng Wu Hua Xue Yu Sheng Wu Wu Li Xue Bao (Journal of Biochemistry and Biophysiology)	生物化学与生物物理学报
Sheng Yao Xue Za Zhi (Journal of Raw Herbology)	生药学杂志
Shi Yong Kou Qiang Yi Xue Za Zhi (Journal of Medical Stomatology)	实用口腔医学杂志
Shi Yong Nei Ke Za Zhi (Practical Journal of Internal Medicine)	实用内科杂志
Shi Yong Yi Xue Za Zhi (Practical Journal of Medicine)	实用医学杂志
Shi Yong Zhong Liu Xue Za Zhi (Practical Journal of Cancer)	实用肿瘤学杂志
Shi Yong Zhong Xi Yi Jie He Fu Ke Xue (Practical Integrated Medicine: OB/GYN)	实用中西医结合妇科学

Pinyin-Titel (englischer Titel)	Chinesischer Name
Shi Yong Zhong Xi Yi Jie He Za Zhi (Practical Journal of Integrated Chinese and Western Medicines)	实用中西医结合杂志
Shi Yong Zhong Xi Yi Jie He Zhen Duan Zhi Liao Xue (Practical Diagnostic and Therapeutics of Integrated Traditional Chinese and Western Medicine)	实用中西医结合诊断治疗学
Shi Yong Zhong Yi Mei Rong Jian Shen 3000 Fang (3000 Practical TCM Cosmetology Formulas)	实用中医美容健身3000方
Shi Yong Zhong Yi Nei Ke Za Zhi (Journal of Practical Chinese Internal Medicine)	实用中医内科杂志
Shi Yong Zhong Yi Za Zhi (Journal of Practical Chinese Medicine)	实用中医杂志
Shi Zhen Guo Yao Yan Jiu (Research of Shizhen Herbs)	时珍国药研究
Shou Pi Guo Jia Ji Ming Lao Zhong Yi Xiao Yan Mi Fang Jing Xuan (Experienced Secret Formulas from Nationally Infamous TCM Doctors)	首批国家级名老中医效验秘方精选
Si Chuan Sheng Zhong Liu Fang Zhi Zi Liao Xuan Bian (Sichuan Journal of Cancer Prevention and Treatment)	四川省肿瘤防治资料选编
Si Chuan Yi Xue (Sichuan Medicine)	四川医学
Si Chuan Yi Xue Yuan Xue Bao (Journal of Sichuan School of Medicine)	四川医学院学报
Si Chuan Zhong Cao Yao Tong Xun (Sichuan Journal of Chinese Herbology)	四川中草药通讯
Si Chuan Zhong Yi (Sichuan Chinese Medicine)	四川中医
Su Zhou Yi Xue Yuan Xue Bao (Journal of Suzhou University of Medicine)	苏州医学院学报
Tai Wan Yi Xue Hui Za Zhi (Journal of Taiwan Medical Association)	台湾医学会杂志
Tai Wan Zhi Wu Yao Cao (Manual of Vegetable Drugs in Taiwan)	台湾植物药草
Te Chan Ke Xue Shi Yan (Research of Special Scientific Projects)	特产科学实验
Tian Jing Yi Xue Za Zhi (Journal of Tianjing Medicine and Herbology)	天津医学杂志
Tian Jing Yi Yao (Tianjing Medicine and Herbology)	天津医药
Tian Jing Yi Yao Tong Xun (Publication of Tianjing Medicine and Herbology)	天津医药通讯
Tian Jing Yi Yao Za Zhi (Journal of Tianjing Medicine and Herbology)	天津中医药杂志
Tian Jing Zhong Yi (Tianjing Chinese Medicine)	天津中医
Tie Dao Yi Xue (Tiedao Medicine)	铁道医学
Tong Ji Yi Ke Da Xue Xue Bao (Journal of Tongji University of Medicine)	同济医科大学学报
Wu Han Xin Yi Yao (Wuhan New Medicine and Herbology)	武汉新医药
Wu Han Xin Zhong Yi (Wuhan New Chinese Medicine)	武汉新中医
Wu Han Yi Xue Yuan Xue Bao (Journal of Wuhan University School of Medicine)	武汉医学院学报
Wu Han Yi Xue Za Zhi (Wuhan Journal of Medicine)	武汉医学杂志
Wu Shi Er Bing Fang (Fivety-two Disease Patterns & Formulas)	五十二病方
Xi An Yi Ke Da Xue Xue Bao (Journal of Xian University School of Medicine)	西安医科大学学报
Xi An Yi Xue Yuan Xue Bao (Journal of Xian University School of Medicine)	西安医学院学报
Xi Bei Yi Yao Za Zhi (Northwest Journal of Herbal Medicine)	西北医药杂志
Xi Xue Xue Bao (Academic Journal of Medicine)	西学学报
Xi Yao Yan Jiu Tong Xun (Research Journal of Medicine and Herbology)	西药研究通讯
Xian Dai Ben Cao Gang Mu (Contemporary Materia Medica)	现代本草纲目

Pinyin-Titel (englischer Titel)	Chinesischer Name
Xian Dai Shi Yong Yao Xue (Practical Applications of Modern Herbal Medicine)	现代实用药学
Xian Dai Zhong Yao Yao Li Xue (Contemporary Pharmacology of Chinese Herbs)	现代中药药理学
Xiang Cun Yi Xue (Suburban Medicine)	乡村医学
Xiang Gang Zhong Yi Yao Nian Jian (Chinese Medicine and Medicinals of Hong Kong)	香港中医药年鉴
Xin Hua Ben Cao Gang Mu (New Chinese Materia Medica)	新华本草纲目
Xin Jiang Zhong Yi Yao (Xinjiang Chinese Medicine and Herbology)	新疆中医药
Xin Yao Yu Lin Chuang (New Medicine and the Clinical Application)	新药与临床
Xin Yi Xue (New Medicine)	新医学
Xin Yi Yao Tong Xun (Journal of New Medicine and Herbology)	新医药通讯
Xin Yi Yao Xue Za Zhi (New Journal of Medicine and Herbology)	新医药学杂志
Xin Zhang Xue Guan Ji Bing (Cardiovascular Diseases)	心脏血管疾病
Xin Zhong Yao Xue (New Chinese Herbal Medicine)	新中药学
Xin Zhong Yi (New Chinese Medicine)	新中医
Yao Jian Gong Zuo Tong Xun (Journal of Herbal Preparations)	药检工作通讯
Yao Li Shi Yan Fang Fa Xue (Research Methodology of Herbal Medicine)	药理实验方法学
Yao Li Xue (Pharmacology)	药理学
Yao Wu Fen Xi Za Zhi (Journal of Herbal Analysis)	药物分析杂志
Yao Xue Qing Bao Tong Xun (Journal of Herbal Information)	药学情报通讯
Yao Xue Tong Bao (Report of Herbology)	药学通报
Yao Xue Xue Bao (Journal of Herbology)	药学学报
Yao Xue Za Zhi (Journal of Medicinals)	药学杂志
Yao Yong Zhi Wu Da Ci Dian (Encyclopedia of Medicinal Herbs)	药用植物大辞典
Yi Fang Xin Jie (New Explanation for Medical Formulas)	医方新解
Yi Xue Ji Shu Zi Liao (Resource of Medical Techniques)	医学技术资料
Yi Xue Qing Kuang Jiao Liu (Medical Information Exchange)	医学情况交流
Yi Xue Wei Sheng Tong Xun (Journal of Medicine and Sanitation)	医学卫生通讯
Yi Xue Xue Bao (Report of Medicine)	医学学报
Yi Xue Yan Jiu Tong Xun (Report of Medical Studies)	医学研究通讯
Yi Xue Zhong Yang Za Zhi (Central Journal of Medicine)	医学中央杂志
Yi Yao Gong Ye (Pharmaceutical Industry)	医药工业
Yi Yao Ke Ji Za Zhi (Journal of Medical Technology)	医药科技杂志
Yi Yao Wei Sheng (Medicine, Medicinals, and Sanitation)	医药卫生
Yi Yao Xue (Study of Medicine and Medicinals)	医药学
Yi Yao Yan Jiu Tong Xun (Research Journal of Medicine and Medicinals)	医药研究通讯
Yi Yao Za Zhi (Journal of Medicine and Herbology)	医药杂志
Ying Yang Xue Bao (Report of Nutrition)	营养学报

Pinyin-Titel (englischer Titel)	Chinesischer Name
Yu Bei Yi Xue Zhuan Ke Xue Xiao (Yubei University of Medicine)	预备医学专科科学校
Yun Nan Yi Xue Za Zhi (Yunan Journal of Medicine)	云南医学杂志
Yun Nan Yi Yao (Yunan Medicine and Herbology)	云南医药
Yun Nan Zhong Yao Zhi (Yunan Journal of Chinese Herbal Medicine)	云南中药志
Yun Nan Zhong Yi (Yunnan Journal of Traditional Chinese Medicine)	云南中医
Yun Nan Zhong Yi Xue Yuan Xue Bao (Journal of Yunnan University School of Medicine)	云南中医学院学报
Yun Nan Zhong Yi Za Zhi (Yunan Journal of Chinese Medicine)	云南中医杂志
Zhe Jiang Min Jian Chang Yong Cao Yao (Commonly Used Herbs in Zhejiang)	浙江民间常用草药
Zhe Jiang Wei Sheng Shi Yan Yuan (Zhejiang Department of Health Research)	浙江卫生实验院
Zhe Jiang Yao Xue (Zhejiang Journal of Chinese Herbology)	浙江药学
Zhe Jiang Yi Ke Da Xue Xue Bao (Journal of Zhejiang Province School of Medicine)	浙江医科大学学报
Zhe Jiang Yi Xue (Zhejiang Journal of Medicine)	浙江医学
Zhe Jiang Zhong Yi Xue Yuan Xue Bao (Journal of Zhejiang University of Chinese Medicine)	浙江中医学院学报
Zhe Jiang Zhong Yi Yao (Zhejiang Chinese Medicine and Herbology)	浙江中医药
Zhe Jiang Zhong Yi Za Zhi (Zhejiang Journal of Chinese Medicine)	浙江中医杂志
Zhi Wu Yao You Xiao Cheng Fen Shou Ce (Manual of Plant Medicinals and Their Active Constituents)	植物药有效成份手册
Zhi Wu Zi Yuan Yu Huan Jing (Source and Environment of Plants)	植物资源与环境
Zhong Cao Tong Xun (Journal of Chinese Herbs)	中草通讯
Zhong Cao Yao (Chinese Herbal Medicine)	中草药
Zhong Cao Yao Cheng Fen Hua Xue (Composition and Chemistry of Chinese Herbs)	中草药成分化学
Zhong Cao Yao Fang Ji De Ying Yong (Applications of Chinese Herbal Formulas)	中草药方剂的应用
Zhong Cao Yao Tong Xun (Journal of Chinese Herbal Medicine)	中草药通讯
Zhong Cao Yao Xue (Study of Chinese Herbal Medicine)	中草药学
Zhong Cao Yao Yao Li Xue (Herbology of Chinese Medicinals)	中草药药理学
Zhong Cheng Yao (Study of Chinese Patent Medicine)	中成药
Zhong Cheng Yao Yan Jiu (Research of Chinese Patent Medicine)	中成药研究
Zhong Guo Bing Li Sheng Li Za Zhi (Chinese Journal of Pathology and Biology)	中国病理生理杂志
Zhong Guo Fang Lao (Chinese Prevention of Tuberculosis)	中国防劳
Zhong Guo Fang Lao Za Zhi (Chinese Journal on Prevention of Tuberculosis)	中国防劳杂志
Zhong Guo Gang Chang Bing Za Zhi (Chinese Journal of Proctology)	中国肛肠病杂志
Zhong Guo Gang Chang Za Zhi (Chinese Journal of Anus and Intestines)	中国肛肠杂志
Zhong Guo Kang Fu Yi Xue Za Zhi (Chinese Journal of Rehabilitation)	中国康复医学杂志
Zhong Guo Mian Yi Xue Za Zhi (Chinese Journal of Immunology)	中国免疫学杂志
Zhong Guo Nong Cun Yi Xue (Chinese Agricultural Medicine)	中国农村医学
Zhong Guo Shen Jing Jing Shen Ke Za Zhi (Chinese Journal of Psychiatric Disorders)	中国神经精神科杂志

Pinyin-Titel (englischer Titel)	Chinesischer Name
Zhong Guo Sheng Li Ke Xue Hui, Di Er Ci Hui (Chinese Convention on Biophysiology, 2nd Annual Convention)	中国生理科学会第二次会
Zhong Guo Shi Yong Nei Ke Za Zhi (Chinese Journal of Practical Internal Medicine)	中国实用内科杂志
Zhong Guo Shou Yi Za Zhi (Chinese Journal of Husbandry)	中国兽医杂志
Zhong Guo Xiang Cun Xin Xi (Suburb Doctors of China)	中国乡村信息
Zhong Guo Yao Chai Xue (Chinese Herbal Botany)	中国药柴学
Zhong Guo Yao Ci Dian (Journal of Chinese Medicinal Plants)	中国药辞典
Zhong Guo Yao Ke Da Xue Xue Bao (Journal of University of Chinese Herbology)	中国药科大学学报
Zhong Guo Yao Li Tong Xun (Journal of Chinese Herbal Studies)	中国药理通讯
Zhong Guo Yao Li Xue Bao (Chinese Herbal Pharmacology Journal)	中国药理学报
Zhong Guo Yao Li Xue Tong Bao (Journal of Chinese Herbal Pharmacology)	中国药理学通报
Zhong Guo Yao Li Xue Yu Du Li Xue Za Zhi (Journal of Herbology and Toxicology)	中国药理学与毒理学杂志
Zhong Guo Yao Xue Da Ci Dian (Grand Dictionary of Chinese Herbal Medicine)	中国药学大辞典
Zhong Guo Yi Ke Da Xue Xue Bao (Journal of University of Chinese Medicine)	中国医科大学学报
Zhong Guo Yi Xue Ke Xue Xue Bao (Journal of Chinese Medical Science University)	中国医学科学学报
Zhong Guo Yi Yao Bao (Chinese Journal of Medicine and Medicinals)	中国医药报
Zhong Guo Yi Yao Ke Xue Yuan Lun Wen Zhai Yao (Abstract from Chinese University of Medicine and Science)	中国医药科学院论文摘要
Zhong Guo Yi Yao Xue Bao (Chinese Journal of Medicine and Herbology)	中国医药学报
Zhong Guo Yi Yuan Yao Xue Za Zhi (Chinese Hospital Journal of Herbology)	中国医院药学杂志
Zhong Guo Zhong Xi Yi Jie He Za Zhi (Chinese Journal of Integrative Chinese and Western Medicine)	中国中西医结合杂志
Zhong Guo Zhong Yao Za Zhi (People's Republic of China Journal of Chinese Herbology)	中国中药杂志
Zhong Hua Bing Li Xue Za Zhi (Chinese Journal of Pathology)	中华病理学杂志
Zhong Hua Er Bi Hou Ke Za Zhi (Chinese Journal of ENT)	中华耳鼻喉科杂志
Zhong Hua Er Ke Za Zhi (Chinese Journal of Pediatrics)	中华儿科杂志
Zhong Hua Fu Chan Ke Za Zhi (Chinese Journal of OB/GYN)	中华妇产科杂志
Zhong Hua Ji Sheng Chong Chuan Ran Bing Za Zhi (Chinese Journal of Infectious Parasitic Diseases)	中华寄生虫传染病杂志
Zhong Hua Jie He Bing Ke Za Zhi (Chinese Journal of Tuberculosis)	中华结核病科杂志
Zhong Hua Kou Qiang Ke Za Zhi (Chinese Journal of Stomatology)	中华口腔科杂志
Zhong Hua Mi Niao Wai Ke (Chinese Journal of Urology and External Medicine)	中华泌尿外科
Zhong Hua Nei Ke Xue Za Zhi (Journal of Chinese Internal Medicine)	中华内科学杂志
Zhong Hua Nei Ke Za Zhi (Chinese Journal of Internal Medicine)	中华内科杂志
Zhong Hua Pi Fu Ke Xue Za Zhi (Chinese Journal of Dermatology)	中华皮肤科学杂志
Zhong Hua Ren Min Gong He Guo Yao Dian (Chinese Herbal Pharmacopoeia by People's Republic of China)	中华人民共和国药典
Zhong Hua Shen Jing Jing Shen Ke Za Zhi (Chinese Journal of Neurology and Psychiatry)	中华神经精神科杂志

Pinyin-Titel (englischer Titel)	Chinesischer Name
Zhong Hua Wai Ke Za Zhi (Chinese Journal of External Medicine)	中华外科杂志
Zhong Hua Xin Xue Guan Bing Za Zhi (Chinese Journal of Cardiology)	中华心血管病杂志
Zhong Hua Xin Yi Xue Bao (Chinese Journal of New Medicine)	中华新医学报
Zhong Hua Xue Yi Xue Za Zhi (Chinese Journal on Study of Hematology)	中华血液学杂志
Zhong Hua Xue Yi Za Zhi (Chinese Journal of Hematology)	中华血液杂志
Zhong Hua Yan Ke Za Zhi (Chinese Journal of Ophthalmology)	中华眼科杂志
Zhong Hua Yi Liao Za Zhi (Journal of Chinese Therapies)	中华医疗杂志
Zhong Hua Yi Xue Za Zhi (Chinese Journal of Medicine)	中华医学杂志
Zhong Hua Yi Yao Xue Bao (Chinese Journal of Medicinal and Herbology)	中华医药学报
Zhong Hua Yu Fang Yi Xue Za Zhi (Chinese Journal of Preventative Medicine)	中华预防医学杂志
Zhong Hua Zhong Liu Za Zhi (Chinese Journal of Cancer)	中华肿瘤杂志
Zhong Ji Yi Kan (Medium Medical Journal)	中级医刊
Zhong Liu Bian Bing Zhuan Fang Zhi Liao (Differential Diagnosis and Treatment for Cancer)	肿瘤辨病专方治疗
Zhong Liu Yu Fang Yan Jiu (Tumor Prevention and Research)	肿瘤预防研究
Zhong Liu Yu Zhi Tong Xun (Journal of Prevention and Treatment of Cancer)	肿瘤预治通讯
Zhong Xi Yi Jie He Fang Zhi Yan Jiu Xue Guan Zhi Liao (Research on Prevention and Treatment of Cardiovascular Disorders Using Integrated Chinese and Western Medicines)	中西医结合防治研究血管治疗
Zhong Xi Yi Jie He Yan Jiu Zi Liao (Research Information on Ingration of Chinese and Western Medicine)	中西医结合研究资料
Zhong Xi Yi Jie He Za Zhi (Journal of Integrated Chinese and Western Medicine)	中西医结合杂志
Zhong Xi Yi Yao Za Zhi (Journal of Chinese and Western Medicine)	中西医药杂志
Zhong Yao Bu Liang Fan Ying Yu Zhi Liao (Adverse Reactions and Treatment of Chinese Herbal Medicine)	中药不良反应与治疗
Zhong Yao Cai (Study of Chinese Herbal Material)	中药材
Zhong Yao Cai Ke Ji (Science and Technology of Chinese Herbal Material)	中药材科技
Zhong Yao Ci Hai (Encyclopedia of Chinese Herbs)	中药辞海
Zhong Yao Da Ci Dian (Dictionary of Chinese Herbs)	中药大辞典
Zhong Yao Du Li Xue (Toxicology of Chinese Herbs)	中药毒理学
Zhong Yao Lin Zheng Ying Yong (Clinical Applications of Chinese Herbs)	中药淋症应用
Zhong Yao Tong Bao (Journal of Chinese Herbology)	中药通报
Zhong Yao Xian Dai Yan Jiu Yu Ying Yong (Modern Study of Traditional Chinese Medicine)	中药现代研究与应用
Zhong Yao Xue (Chinese Herbology)	中药学
Zhong Yao Yan Jiu (Research of Chinese Herbology)	中药研究
Zhong Yao Yao Li Du Li Yu Lin Chuang (Pharmacology, Toxicology and Clinical Applications of Chinese Herbs)	中药药理毒理与临床
Zhong Yao Yao Li Xue (Study of Chinese Herbology)	中药药理学
Zhong Yao Yao Li Yu Du Li Za Zhi (Journal of Pharmacology and Toxicology of Chinese Herbs)	中药药理与毒理杂志
Zhong Yao Yao Li Yu Lin Chuang (Pharmacology and Clinical Applications of Chinese Herbs)	中药药理与临床
Zhong Yao Yao Li Yu Ying Yong (Pharmacology and Applications of Chinese Herbs)	中药药理与应用

Pinyin-Titel (englischer Titel)	Chinesischer Name
Zhong Yao Yu Jian Mei (Chinese Herbs and Beauty)	中药与健美
Zhong Yao Zhi (Chinese Herbology Journal)	中药志
Zhong Yi Er Ke Za Zhi (Chinese Medical Journal of Pediatrics)	中医儿科杂志
Zhong Yi Fang Ji De Yao Li Yu Ying Yong (Pharmacology and Applications of Chinese Herbal Formulas)	中医方剂的药理与应用
Zhong Yi Fang Ji Xian Dai Yan Jiu (Modern Study of Medical Formulae in Traditional Chinese Medicine)	中医方剂现代研究
Zhong Yi Fu Ke Xue (TCM OB/GYN)	中医妇科学
Zhong Yi Han Shou Tong Xun (Reports of Chinese Medicine)	中医函授通讯
Zhong Yi Yan Jiu Yuan (Research Hospital of Chinese Medicine)	中医研究院
Zhong Yi Yao Li (Pharmacology of Chinese Herbs)	中医药理
Zhong Yi Yao Xin Xi (Information on Chinese Medicine and Herbology)	中医药信息
Zhong Yi Yao Xue Bao (Report of Chinese Medicine and Herbology)	中医药学报
Zhong Yi Yao Yan Jiu (Research of Chinese Medicine and Herbology)	中医药研究
Zhong Yi Yao Yan Jiu Can Kao (Research and Discussion of Chinese Medicine and Herbology)	中医药研究参考
Zhong Yi Yao Yan Jiu Zi Liao (Research and Resource of Chinese Medicine and Herbology)	中医药研究资料
Zhong Yi Za Zhi (Journal of Chinese Medicine)	中医杂志
Zhong Yuan Yi Kan (Resource Journal of Chinese Medicine)	中原医刊

13 Glossar

Die Erläuterungen im Glossar (▸ Tab. 13.1) dienen der Klärung spezieller Begriffe, die im Buch immer wieder verwendet werden. In der ersten Spalte stehen die Begriffe, wie sie im Text verwendet werden. Die weiteren Spalten enthalten die chinesische Schreibweise, die *Pinyin*-Namen, die Übersetzung nach Nigel Wiseman und Ye Feng[1] sowie die Begrifssdefinition. Ist für das Verständnis eines theoretischen oder klinischen Konzepts ein chinesischer Begriff von Bedeutung, oder handelt es sich um einen gängigen Begriff, den viele Therapeuten der Chinesischen Arzneimedizin verwenden, steht in der ersten Spalte die *Pinyin*-Bezeichnung, ggf. mit der entsprechenden Übersetzung in Klammern. Für weniger bekannte Begriffe wird jedoch immer die Übersetzung verwendet. Das Glossar soll interessierten Lesern dabei helfen, mit dem Chinesischen in Kontakt zu kommen.

Die Autoren und die Übersetzer der deutschen Ausgabe haben jeden einzelnen Begriff sorgfältig übersetzt und die klarste und praktikabelste Übersetzung verwendet, die sie finden konnten. Der Übersetzung liegen Überlegungen über die chinesische Terminologie und die Nuancen der englischen bzw. deutschen Sprache zugrunde. In einigen Fällen unterscheidet sich die (englische Original-)Übersetzung von Wiseman und Feng. Deren Übersetzung führen wir für diejenigen zusätzlich an, die mit dem Werk von Wiseman und Feng bereits vertraut sind. Die kleinen Unterschiede bei der Übersetzung verringern keinesfalls unseren Respekt und unsere Wertschätzung für den Fleiß und die Gewissenhaftigkeit, mit dem unsere hochgeschätzten Kollegen gearbeitet haben, damit uns gründliche, umfangreiche und wirkungsvolle Verständnisbrücken zur Verfügung stehen.

Tab. 13.1 Glossar spezieller Begriffe mit chinesischer Schreibweise, *Pinyin*-Schreibweise, englischer Übersetzung und Begriffsdefinition

Terminologie	Chinesisch	Pinyin	Wiseman und Feng (1998)	Definition
Akkumulation	积聚	*Ji Ju*	accumulation and gathering	Ein umfassender Begriff, der die Akkumulation von *Ji* (*Yin*-Substanzen) und *Ju* (*Yang*-Substanzen) beschreibt, die in jedem Organ vorkommen kann. Die klinischen Anzeichen sind unterschiedlich und abhängig davon, welche Areale und Organe betroffen sind.
Angst und Palpitationen	惊悸	*Jing Ji*	fright palpitations	Zustand emotionaler Instabilität und erhöhter Empfindlichkeit gegenüber Stimuli aufgrund von Herz-*Qi*-Mangel.
Ashi-Punkt	阿是穴	*Ah Shi Xue*	a-shi point	Spezielle Akupunkturpunkte, die keine feste Lokalisation und keine festen Namen haben, die jedoch mit einer zugrunde liegenden Erkrankung korrespondieren. Die Stimulation eines *Ashi*-Punktes ruft Empfindlichkeit und Schmerzen hervor.
Außen und innen	表里	*Biao Li*	exterior and interior	Mit diesem Begriff wird der Unterschied zwischen den äußeren und den inneren Teilen des Körpers angezeigt.
Außen	表	*Biao*	exterior	Mit diesem Begriff wird das Äußere des Körpers bezeichnet wie z.B. Haut, Mund, Nase oder Nasenlöcher. Häufig findet man die Wendung, dass pathogene Faktoren das Außen angreifen, bevor sie in das Innere eindringen. Zu den klinischen Anzeichen eines äußeren Syndroms gehören Kopfschmerzen, Muskelschmerzen, Schnupfen und Husten.
Austrocknung durch Sickerblutung	血枯	*Xue Ku*	blood desiccation	Zustand nach starkem Blutverlust mit Benommenheit, dem Gefühl von Schwerelosigkeit der Extremitäten und Amenorrhö.
Ba Gang Bian Zheng (Diagnose anhand der acht Leitkriterien)	八纲辨证	*Ba Gang Bian Zheng*	eight-principle pattern identification	Ein System der Differentialdiagnose, das auf dem Muster von Ungleichgewicht oder Disharmonie der acht Faktoren äußerer und innerer Lokalisation beruht: Kälte- und Hitze-Merkmale, Mangel- und Fülle-Zustände sowie *Yin*- und *Yang*-Qualitäten.
Bein-*Qi*	脚气	*Jiao Qi*	leg qi	Erkrankung der Beine, die durch Taubheitsgefühl, Wundheitsgefühl, Schmerzen, Schwäche, evtl. durch Schwellungen und Krämpfe sowie möglicherweise durch eine Atrophie der Beinmuskulatur charakterisiert ist. Mögliche Begleitsymptome sind Übelkeit, Erbrechen, Dyspnoe, inkohärente Sprache und Palpitationen. Die häufigsten Urschen für Bein-*Qi* sind Wind, Feuchtigkeit und Toxine, die die Beine angreifen. Die Symptomatik von Bein-*Qi* und Beriberi stimmen teilweise überein.

1. Wiseman, N., Feng, Y. A Practical Dictionary of Chinese Medicine“, 2nd ed., Paradigm Publications, Taos 1998

Terminologie	Chinesisch	Pinyin	Wiseman und Feng (1998)	Definition
Ben Tun (rennendes Ferkel)	奔豚	*Ben Tun*	running piglet	Eine Empfindung von hochschießendem *Qi*, das vom unteren Abdomen ausgeht und sich zu Brust, Epigastrium und Kehle ausbreitet. Gewöhnlich treten gleichzeitig Schmerzen, Unwohlsein, Wechsel von Hitze und Kälte und Palpitationen auf.
Beng Lou (starke Menstruationsblutung)	崩漏	*Beng Lou*	flooding and spotting	Ein Zustand, der durch massive Uterusblutungen in unregelmäßigen Abständen sowie ununterbrochenes Tröpfeln von Blut aus dem Uterus gekennzeichnet ist.
Bi Zheng (geschlossene Erkrankung)	闭证	*Bi Zheng*	block pattern	Dieser Zustand ist charakterisiert durch zusammengebissene Kiefer, fest geschlossene Fäuste, Bewusstlosigkeit, einen warmen Körper und kalte Extremitäten. Die genannten Symptome treten gewöhnlich bei einem Wind-Schlaganfall oder bei Fiebererkrankungen auf, wobei die Hitze die *Ying*-(Nähr-) und *Xue*-(Blut-)Schicht angreift.
Bi Zheng (schmerzhaftes Blockade-Syndrom)	痹证	*Bi Zheng*	impediment pattern	Ein Schmerzzustand, der durch Stagnation und Blockade charakterisiert ist und jedes Gewebe und/oder Organ betreffen kann.
Blut	血	*Xue*	blood	Die rote, viskose Flüssigkeit im Körper, die aus Nährstoffen, Körperflüssigkeiten und Nieren-*Jing* (Essenz) besteht.
Blut-Mangel	血虚	*Xue Xu*	blood vacuity	Dieser Zustand ist gekennzeichnet durch ein blasses, glanzloses Gesicht, blasse Lippen, Benommenheit, Vertigo, Palpitationen, Schlaflosigkeit, Kälte und Taubheit der Extremitäten sowie einen fadenförmigen, schwachen Puls. Er wird durch Blutverlust, übermäßiges Denken und Sich-Sorgen, durch Parasitenbefall oder Verletzungen der inneren Organe verursacht.
Blut-Stagnation/-Stase	血瘀	*Xue Yu*	blood stasis	Ein Zustand, der durch einen blockierten Blutfluss charakterisiert ist mit folgenden Zeichen: dunkellila Hautfarbe, trockene oder schuppige Haut, Schmerzen an einer bestimmten Stelle, Schmerzen, die durch Druck verstärkt werden, Völle- und Spannungsgefühl im unteren Abdomen, Amenorhhö, schwarzer Teerstuhl, dunkelrote Zunge mit schwarzen Punkten. Blut-Stagnation bzw. Blut-Stase kann durch äußere Verletzungen entstehen, Unregelmäßigkeiten während der Menstruation sowie *Qi*- und Kälte-Stagnation. Blut-Stagnation ist Zeichen einer milden bis mäßigen Blockade der Blutzirkulation. Blut-Stase weist auf eine mäßige bis starke Blockade der Blutzirkulation hin, möglicherweise mit Klumpen.
Brustabszess	乳痈	*Ru Yong*	mammary welling-abscess	Ein harter Brustabszess mit Spannungen und Schmerzen, Schüttelfrost und Fieber sowie blockiertem Milchfluss. Ursache ist in der Regel Leber-*Qi*-Stagnation, Magen-Hitze und eine Stase des Milchflusses.
Brustabszess, steinartiger	乳石痈	*Ru Shi Yong*	rock-like mammary welling-abscess	Steinharter Brustabszess.
Chang Feng (Wind im Darm)	肠风	*Chang Feng*	intestinal wind	Ursache ist Wind, der den Darm angreift, und zu hellem rotem Blut im Stuhl führt.
Chi-Position	尺	*Chi*	cubit	Die dritte (proximale) Position am Handgelenk für die Pulsdiagnose. Sie repräsentiert das Nieren-*Yang* (rechte Hand) und das Nieren-*Yin* (linke Hand).
Chong Mai (Durchdringungsgefäß)	冲脉	*Chong Mai*	thoroughfare vessel	Gehört zu den acht außerordentlichen Gefäßen und kontrolliert die zwölf Kanäle. Es ist ebenfalls bekannt als „See des Blutes", da es blutregulierende und gynäkologische Funktionen ausübt.
Cun-Position	寸	*Cun*	cun	Die erste (distale) Position am Handgelenk für die Pulsdiagnose. Sie repräsentiert die Lunge (rechte Hand) und das Herz (linke Hand).

Terminologie	Chinesisch	Pinyin	Wiseman und Feng (1998)	Definition
Dai Mai (Gürtelgefäß)	带脉	*Dai Mai*	girdling vessel	Gehört zu den acht außerordentlichen Gefäßen. Es hilft, alle Gefäße miteinander zu verbinden und beeinflusst die Funktion der unteren Extremitäten.
Darmabszess	肠痈	*Chang Yong*	intestinal welling-abscess	Darmabszesse entstehen in der Regel durch unangemessene Ernährung oder emotionalen Stress (übermäßiger Ärger oder Stress) und sind durch Bauchschmerzen charakterisiert.
De Qi (Erreichen des *Qi*)	的气	*De Qi*	obtaining qi	*Qi*-Empfindung (z.B. Gefühllosigkeit, Druck, Anschwellen, Wärme), die nach dem Setzen und Manipulieren der Akupunkturnadeln ausgelöst wird.
Dian Kuang (manisch-depressiv)	癫狂	*Dian Kuang*	mania and withdrawal	Ein Begriff für unterschiedliche psychische Erkrankungen. *Dian* (depressiv) steht für *Yin*-Erkrankungen: der Betroffene ist ruhig und sozial inaktiv. *Kuang* (manisch) steht für *Yang*-Erkrankungen: der Betroffene ist erregt, ruhelos und körperlich aktiv.
Dickdarm	大肠	*Da Chang*	large intestine	Der Dickdarm ist mit dem Dünndarm verbunden und absorbiert Nährstoffe und Wasser aus der Nahrung.
Druckgefühl	闷	*Men*	oppression	Druck- und Stauungsgefühl in der Brust, das zu Atemschwierigkeiten bei tiefer Atmung führt.
Du Mai (Lenkergefäß)	督脉	*Du Mai*	governing vessel	Zusammenfluss aller *Yang*-Gefäße. Eines der acht außerordentlichen Gefäße, das auch als „See des *Yang-Qi*" bekannt ist. Es beeinflusst die Funktionen des Gehirns und der Wirbelsäule.
Dünndarm	小肠	*Xiao Chang*	small intestine	Der Dünndarm ist mit Magen und Dickdarm verbunden und absorbiert Nährstoffe aus der Nahrung.
Dysenterie	痢疾	*Li Ji*	dysentery	Eine Erkrankung, die durch Bauchschmerzen, zunehmende Häufigkeit des Stuhlgangs und abnehmendes Volumen des Stuhls, schmerzhaften Stuhldrang sowie unverdaute Nahrungsbestandteile, Schleim und Blut im Stuhl charakterisiert ist.
Entkräftung	劳	*Lao*	taxation	Allgemeine Schwäche aufgrund von andauernder mentaler und physischer Belastung.
Epilepsie	痫证	*Xian Zheng*	epilepsy pattern	Charakterisiert durch ein verändertes Bewusstsein und Muskelkrämpfe. Diese Erkrankung tritt häufig bei Kindern auf, da sie noch keine voll ausgebildete Abwehr gegen äußere Pathogene entwickelt haben. Faktoren, die epileptische Anfälle verursachen, sind Wind, Hitze, Schleim und Fehlernährung.
Erde	土	*Tu*	earth	Eines der fünf Elemente. Die Erde entspricht der Reife und dem Spätsommer, dem süßen Geschmack, der Transformation und der Zentriertheit. Das zugehörige Organ ist die Milz.
Feuchte (Feuchtigkeit)	湿	*Shi*	damp	Feuchte bzw. Feuchtigkeit ist ein pathogener Faktor, der hauptsächlich im Spätsommer auftritt oder an Orten mit hoher Luftfeuchtigkeit. Er ist durch Schwere und Trübheit charakterisiert, die zu Symptomen wie Schweregefühl in Kopf und Extremitäten, allgemeiner Müdigkeit sowie Völlegefühl in Brust und Epigastrium führen kann. Feuchte bzw. Feuchtigkeit ist außerdem durch eine erhöhte Zähflüssigkeit von Substanzen und durch Stagnation charakterisiert wie z.B. bei Abszessen, „sickernden" Geschwüren, Leukorrhö mit übel riechenden Absonderungen und Arthritis.
Feuer	火	*Huo*	fire	Feuer gehört zu den fünf Elementen und steht für die Aufwärtsbewegung von Energie, für das funkelnde Auflodern von Feuer und für den Sommer. Das korrespondierende Organ ist das Herz. Bei der Beschreibung von Krankheiten ist Feuer ein *Yang*-pathogener Faktor, der eine schwere Form von Hitze darstellt.

Terminologie	Chinesisch	Pinyin	Wiseman und Feng (1998)	Definition
Fiebererkrankungen	热病	*Re Bing*	heat disease	Alle äußeren Erkrankungen, die durch Hitze charakterisiert sind.
Fötus, unruhiger	胎动不安	*Tai Dong Bu An*	stirring fetus	Eine konstant nach unten gerichtete Bewegung des Fötus, Bauchschmerzen, wunder Rücken und eventuelle Blutungen werden in der Regel durch *Qi*-, Blut- und Nieren-Mangel sowie durch Hitze im Blut oder äußere Verletzungen hervorgerufen.
Fu (Hohlorgan)	腑	*Fu*	bowel	Die Hohlorgane des Körpers sind Dünndarm, Dickdarm, Gallenblase, Magen und Harnblase.
Fülle/übermäßig	实	*Shi*	repletion	Zustand eines Überschusses oder einer Überbelastung, der einen pathogenen Zustand im Körper verursacht, z.B. bei übermäßiger Hitze, Bildung oder Akkumulation von Schleim oder Blut-Stagnation. Fülle-Zustände treten auf, wenn exogene pathogene Faktoren eindringen, oder bei einer Disharmonie innerer Organe.
Fünf Elemente	五行	*Wu Xing*	five phases	Eine Theorie, die alle Dinge den Elementen Wasser, Holz, Feuer, Erde und Metall zuordnet. Die Fünf-Elemente-Theorie wird außerdem verwendet, um die Anatomie, Physiologie und Pathologie des menschlichen Körpers sowie Behandlungsstrategien zu erklären.
Fünf-Uhr-Diarrhö	五更泄	*Wu Geng Xie*	fifth-watch diarrhea	Diarrhö am frühen Morgen (gegen 5 Uhr). Eine häufige Ursache ist Nieren-Mangel.
Gallenblase	胆	*Dan*	gallbladder	Die Gallenblase ist mit der Leber verbunden, speichert Galle und sondert sie in den Darm ab, um die Verdauung zu erleichtern.
Gan Ji (Unterernährung bei Kindern)	疳疾	*Gan Ji*	gan disease	Erkrankung, die durch die Unfähigkeit der Milz und des Magens gekennzeichnet ist, die Nahrung korrekt zu transformieren und zu transportieren. Gewöhnlich tritt sie bei Kindern unter fünf Jahren auf. Charakteristische Anzeichen von *Gan Ji* sind eine blasse Gesichtsfarbe, Gewichtsverlust, dünne Haare, Appetitmangel, Spannungsgefühl im Abdomen und unregelmäßiger Stuhlgang.
Gao Lin (trübe Dysurie)	膏淋	*Gao Lin*	unctuous strangury	Erkrankung des Harntrakts, bei der der Urin ein milchiges oder trübes, evtl. auch leicht rötliches (Anzeichen für Blutungen) Aussehen hat. *Gao Lin* wird durch Feuchte-Hitze verursacht, die die Harnblase angreift. Dies führt dazu, dass die Harnblase nicht mehr fähig ist, trübe Substanzen zu klären.
Geschwüre	疮疡	*Chuang Yang*	sore	Ein weit gefasster Begriff, der Hautläsionen, Beulen, Furunkel, Geschwüre und Karbunkel umfasst.
Gu Qi (Nahrungs-*Qi*)	谷气	*Gu Qi*	–	*Qi*, das aus der Aufnahme und Resorption der Nahrung stammt.
Guan-Position	关	*Guan*	bar	Die zweite (mittlere) Position am Handgelenk für die Pulsdiagnose. Sie repräsentiert die Milz (rechte Hand) und die Leber (linke Hand).
Harnblase	膀胱	*Pang Guang*	bladder	Die Harnblase speichert und scheidet Urin aus.
Harnstau	癃闭	*Long Bi*	dribbling urinary block	Störung, die durch spärliches oder ausbleibendes Wasserlassen gekennzeichnet ist. Mögliche Ursachen sind Hitze in der Harnblase, Nieren-*Yang*-Mangel, *Qi*-Mangel, *Qi*-Stagnation oder ein Körpersäftemangel.
He Xi Feng (Kranichsknie-Wind)	鹤膝风	*He Xi Feng*	crane's-knee wind	Ein Zustand, bei dem die Knie geschwollen und vergrößert sind, die Muskeln ober- und unterhalb jedoch atrophiert.
He-(Vereinigungs-) Punkt)	合穴	*He Xue*	uniting point	Die als „Vereinigungs-" oder „Meer-"Punkte bekannten Punkte repräsentieren den weiten und tiefen *Qi*-Fluss in der Nähe der Ellbogen oder Knie.

Terminologie	Chinesisch	Pinyin	Wiseman und Feng (1998)	Definition
Hernienerkrankung	疝气	*Shan Qi*	mounting qi	Dieser historische TCM-Begriff stand früher für eine große Anzahl unterschiedlicher Erkrankungen sowohl der inneren als auch der äußeren männlichen und weiblichen Genitalien. Neuerdings bezieht er sich auf bestimmte Erkrankungen der äußeren männlichen Genitalien (Hoden und Skrotum).
Hervorbringungszyklus	相生	*Xiang Sheng*	engendering	Ein Konzept der *Wu-Xing*-(Fünf Elemente-)Theorie, das den geregelten Zyklus beschreibt, in dem ein Element die Erzeugung des anderen hervorbringt.
Herz	心	*Xin*	heart	Das Herz kontrolliert die Blut-Leitbahnen und beherbergt den *Shen* (Geist). Es ist mit dem Dünndarm verbunden, öffnet sich in die Zunge und steht mit dem Feuerelement in Verbindung.
Hinzufügen zum Dekokt	后下	*Hou Xia*	add at end	Spezielle Anweisung bei der Zubereitung des Dekokts über die Zugabe und das Weiterkochen von Arzneidrogen kurz vor Ende des Kochvorgangs für ungefähr weitere fünf bis zehn Minuten.
Hitze	热	*Re*	heat	Hitze ist ein *Yang*-pathogener Faktor, der sowohl äußere als auch innere Bereiche des Körpers angreift. Charakteristisch ist die Tendenz, nach außen zu streuen und *Yin* und Flüssigkeiten zu verbrauchen. Zu den klinischen Anzeichen von Hitze gehört eine große Vielfalt von Zeichen und Symptomen wie z.B. Fieber, Entzündungen, Infektionen und Blutungen.
Hitze im Blut	血热	*Xue Re*	blood heat	Zustand, der durch Nasenbluten, Bluthusten und Fieber am späten Nachmittag charakterisiert ist, da die Hitze die *Xue*-(Blut-)Schicht angreift.
Holz	木	*Mu*	wood	Die Wandlungsphase Holz repräsentiert die expansive Energie des Frühlings, die sich nach außen in alle Richtungen bewegt und mit der Leber in Verbindung gebracht wird.
Hui-(einflussreicher) Punkt	会穴	*Hui Xue*	meeting point	Punkte, die sich „treffen" oder „einflussreiche" Punkte. Diese acht Punkte repräsentieren entweder *Zang, Fu, Qi*, Blut, Sehnen, Leitbahnen, Knochen oder Knochenmark.
Hun (Wanderseele)	魂	*Hun*	ethereal soul	Ähnlich der westlichen Interpretation von „Seele" oder „Geist" erhalten die *Hun*-Funktionen die mentale und seelische Gesundheit und das Wohlergehen. Es heißt, dass die Leber das Blut speichert, und dass das Blut *Hun* enthält. Daher sind Erkrankungen des *Hun* häufig eine Folge der Unfähigkeit der Leber, Blut zu speichern oder von Leber-Blut-Mangel.
Hunger, unbestimmter, nagender	嘈杂	*Cao Za*	clamoring stomach	Eine unangenehme Empfindung, die sich wie Schmerz anfühlt, aber nicht schmerzhaft ist, die sich wie Hunger anfühlt, jedoch kein Hunger ist. Dieser Zustand wird gewöhnlich durch Feuer-Schleim-Akkumulation, *Qi*-Stagnation oder Nahrungsmittel-Retention verursacht.
Innen (das Innere)	里	*Li*	interior	Innere Aspekte des Körpers wie Organe und Knochenmark, außerdem die *Qi*-(Energie)- und Blut-(*Xue*-)Schicht. Pathogene Faktoren können das Körperinnere direkt oder indirekt (über das Äußere) beeinflussen. Klinisch bedeutsame Symptome innerer Erkrankungen variieren signifikant, abhängig von den betroffenen Bereichen und/oder Organen.
Jin (dünnflüssige Körperflüssigkeit)	津	*Jin*	liquid	Ein Begriff, der Körperflüssigkeiten geringerer Dichte beschreibt wie Tränen, Speichel und Schweiß.
Jing (Essenz)	精	*Jing*	essence	Die Grundsubstanz, die den menschlichen Körper bildet und die vitalen Funktionen der inneren Organe erhält. Die pränatale Essenz stammt von den Eltern, die postnatale Essenz wird aus der Nahrung gewonnen. Die Essenz wird in den Nieren gespeichert.

Terminologie	Chinesisch	Pinyin	Wiseman und Feng (1998)	Definition
Jing-(Brunnen-)Punkt	井穴	*Jing Xue*	well point	Der „Brunnen"-Punkt markiert den Anfang der *Qi*-Zirkulation in den Leitbahnen, an den distalsten Körperteilen, wo der *Qi*-Fluss noch gering und oberflächlich ist.
Jing-(Fluss-)Punkt	经穴	*Jing Xue*	river point	Wird normalerweise entweder als „Durchfluss"- oder „Fluss"-Punkt bezeichnet. Dieser Gebrauch des Begriffs deutet darauf hin, dass der *Qi*-Fluss in den Unterarmen oder Unterschenkeln ein großes Volumen erreicht hat.
Jueyin (Umkehr-*Yin*)	厥阴	*Jue Yin*	reverting yin	Das letzte von sechs Stadien im Muster von *Yin* und *Yang*. Es beschreibt den Grad der Krankheit gemäß den Texten des *Shang Han Lun* (Abhandlung über Kälte-induzierte Erkrankungen). Es bezeichnet außerdem die Ebene, die den Leitbahnen von Leber und Perikard zugeschrieben wird, die den Körper durchziehen.
Kälte	寒	*Han*	cold	Kälte ist ein *Yin*-pathogener Faktor, der sowohl das Äußere als auch das Innere des Körpers angreift und durch Kontraktion und Stagnation charakterisiert ist. Zu den klinische Anzeichen von Kälte gehören Schüttelfrost, Frösteln, Kälteaversion, kalte Extremitäten, blasses Gesicht und blasse Lippen, unverdaute Nahrungsreste im Stuhl und ein klarer Urin.
Keuchatmung und Dyspnoe	哮喘	*Xiao Chuan*	wheezing and panting	Störung, die durch Keuchatmung, Dyspnoe und eine beschleunigte Atmung gekennzeichnet ist.
Knochendampfen	骨蒸	*Gu Zheng*	steaming bone	Störung des Nieren-Funktionskreises, die durch Hitze und ein dampfendes Gefühl im Knochenmark gekennzeichnet ist. Begleitende Symptome: körperliche Kälte morgens und Wärmeempfindung abends, Reizbarkeit, gestörter Schlaf, rötlicher Urin, Schmerzen im unteren Rücken, kalte Hände und Füße, warme Handflächen und Fußsohlen.
Kollaps	厥	*Jue*	Reversal	Zustand eines plötzlichen Kräfteverfalls und Bewusstseinsverlust, der gewöhnlich reversibel ist. Zu den möglichen Ursachen eines Kollaps gehören Kälte, Hitze, Schleim und Ernährungsfehler.
Kontrollzyklus	相克	*Xiang Ke*	restraining	Ein Konzept der *Wu-Xing*-(Fünf Elemente-)Theorie, das die geregelte Abfolge beschreibt, bei der ein Element das Wachstum des anderen kontrolliert.
Konvulsionen bei Kindern (kindlicher Fieberkrampf)	惊风	*Jing Feng*	fright wind	Wörtlich übersetzt bedeutet der Begriff „erschrockener Wind" und beschreibt Krämpfe und Konvulsionen bei Kindern, die häufig bei Kindern unter fünf Jahren auftreten, mit abnehmender Häufigkeit bei zunehmendem Alter. Zu den klinischen Symptomen gehören hohes Fieber, rote Augen, Krämpfe, Opisthotonus, zusammengebissener Kiefer, fest geschlossene Fäuste, nach oben verdrehte Augen sowie Harn- und Stuhlinkontinenz.
Körpersäfte/-flüssigkeiten	津液	*Jin Ye*	fluids	Ein allumfassender Begriff, der alle Flüssigkeiten im Körper beschreibt, einschließlich Tränen, Speichel, Schweiß, Blut und Gelenkflüssigkeiten.
Lao Lin (Schwäche-Dysurie)	劳淋	*Lao Lin*	taxation strangury	Erkrankung des Harntrakts mit häufigem Wasserlassen, insbesondere bei körperlichem Stress und Anstrengung. Begleitsymptome sind Erschöpfung, Wundheitsgefühl und Schmerzen im unteren Rücken und in den Knien, Harnträufeln, jedoch keine Schmerzen während der Miktion. Schmerzen werden verursacht, wenn die andauernde Anstrengung zu Milz- und Nieren-Erschöpfung führt und damit zur Unfähigkeit, den normalen Wasserfluss und die Harnausscheidung zu kontrollieren.

Terminologie	Chinesisch	Pinyin	Wiseman und Feng (1998)	Definition
Leber	肝	*Gan*	liver	Die Leber speichert das Blut, gewährleistet einen geschmeidigen *Qi*-Fluss und kontrolliert die Sehnen. Sie ist mit der Gallenblase verbunden, öffnet sich in die Augen und wird mit dem Holz-Element assoziiert.
Lin Zheng (Dysurie-Syndrom)	淋证	*Lin Zheng*	strangury pattern	Das Dysurie-Syndrom umfasst Symptome wie häufiges und schmerzhaftes Wasserlassen, Bauchschmerzen und/oder Schmerzen, die bis in den unteren Rücken ausstrahlen.
Liu Jing Bian Zheng (Sechs-Schichten-Differenzierung)	六经辨证	*Liu Jing Bian Zheng*	six-channel pattern identification	Ein System der Differentialdiagnose, das darauf basiert, Disharmoniemuster aufgrund ihrer Beziehung zu folgenden energetischen Schichten zu identifizieren: *Taiyang, Yangming, Shaoyang, Taiyin, Shaoyin* und *Jueyin*.
Lunge	肺	*Fei*	lung	Die Lunge kontrolliert die Atmung und das Fließen der Luft, sie reguliert die Wasserwege und kontrolliert Haut und Haare. Sie ist mit dem Dickdarm verbunden, öffnet sich in die Nase und wird mit dem Metall-Element assoziiert.
Lungenabszess	肺痈	*Fei Yong*	pulmonary welling-abscess	Erkrankung, die durch Husten, Völlegefühl in der Brust, Fieber und Frösteln, schnellen Puls, trockenen Rachen ohne Durst und übel riechenden, reichlichen Auswurf charakterisiert ist. Ursache ist in der Regel Wind-Hitze, die die Lunge angreift.
Luo-(Verbindungs-) Punkt	络穴	*Luo Xue*	network point	„Verbindungs"- oder „Gefäß"-Punkte, die den Austausch zwischen den äußeren *Yang*- und den inneren *Yin*-Leitbahnen unterstützen. Insgesamt gibt es 15 Punkte, die jeweils eine der zwölf Leitbahnen repräsentieren. Außerdem gibt es je einen Punkt auf der Vorder-, Rück- und Rumpfseite.
Magen	胃	*Wei*	stomach	Der Magen ist durch die Speiseröhre mit dem Mund verbunden und nimmt über diese Verbindung Nahrung auf. Er zersetzt die Nahrung, um ihre Verdauung zu ermöglichen.
Malaria	疟疾	*Nue Ji*	malaria	Infektionskrankheit, die durch den Wechsel von Frösteln, Fieber und Schwitzen gekennzeichnet ist. Sie tritt meistens im Sommer und Herbst auf und wird als Wind, Kälte und Sommer-Feuchtigkeit diagnostiziert sowie als Feuchtigkeit, die die *Ying*-(Nähr-) und die *Wei*-(Abwehr-)Schicht angreift.
Mammaknoten, (harter)	乳岩	*Ru Yan*	mammary rock	Einzelne oder viele Brustknoten, etwa in der Größe von Jujubenfrüchten. Sie verursachen weder Schmerzen noch Juckreiz, Rötung oder Hitzeempfindungen und können an Größe zunehmen. Sie treten in der Regel bei Frauen jenseits der Lebensmitte auf und werden durch emotionale Zwänge und blockierten Leber- und Milz-*Qi*-Fluss verursacht.
Mangel	虚	*Xu*	vacuity	Zustand von Knappheit (z.B. *Qi*-, Blut-, *Yin*- oder *Yang*-Mangel) oder Funktionsschwäche eines Organs, die darin besteht, dass es seine normalen physiologischen Funktionen (Milz-, Nieren-Mangel etc.) nicht ausführen kann. Ein Mangel-Zustand entsteht aufgrund von angeborenem Mangel, Mangelernährung oder einer lang anhaltenden Erkrankung.
Metall	金	*Jin*	metal	Eines der fünf Elemente. Metall zeichnet sich durch eine nach innen gerichtete oder zusammenziehende Bewegung aus, repräsentiert den Herbst und die Ernte und wird mir der Lunge in Verbindung gebracht.
Milz	脾	*Pi*	spleen	Die Milz ist verantwortlich für den Transport und die Umwandlung von Nahrung. Sie kontrolliert das Blut und herrscht über die Muskulatur. Sie verbindet sich mit dem Magen und öffnet sich in den Mund. Die Milz repräsentiert das Element Erde.

Terminologie	Chinesisch	Pinyin	Wiseman und Feng (1998)	Definition
Ming Men (Lebenstor)	命门	*Ming Men*	life gate	Schlüssel zur allgemeinen Vitalität eines Individuums. Ein starkes *Ming Men* zeigt häufig an, dass eine Person einen guten Gesundheitszustand hat und langsam altert. Ein schwaches *Ming Men* tritt oft bei Personen auf, die älter aussehen als sie tatsächlich sind und die unter einer Vielzahl altersbedingter Krankheiten leiden.
Mittlerer *Jiao* (Mittlerer Erwärmer)	中焦	*Zhong Jiao*	middle burner	Der Mittlere *Jiao* repräsentiert das Epigastrium und beinhaltet die Funktionen der Milz und des Magens.
Mu-(Sammel-)Punkt	募穴	*Mu Xue*	alarm point	Werden üblicherweise als „Alarm"- oder „Sammel"-Punkte bezeichnet. Die zwölf Punkte zeigen an, wo das *Qi* eines spezifischen inneren Organs auf Brust und Abdomen fließt.
Mumps	痄腮	*Zha Sai*	mumps	Akute Infektionskrankheit, die häufig bei Kindern auftritt. Klinische Zeichen sind Schwellung und Schmerzen der Ohrspeicheldrüse, Frösteln und Fieber, Schwierigkeit beim Kauen und Unbehagen im ganzen Körper. Mumps kann zu jeder Jahreszeit auftreten, gewöhnlich jedoch im Winter und Frühjahr. Mumps wird durch Wind-Hitze verursacht, die durch Nase und Mund in den Körper eindringt und in den *Shaoyan*-Leitbahnen blockiert wird.
Nachtschweiß	盗汗	*Dao Han*	night sweating	Schwitzen, das während des Schlafs auftritt und nach dem Aufwachen aufhört. Nachtschweiß ist ein Zeichen für *Yin*-Mangel.
Niere	肾	*Shen*	kidney	Die Niere kontrolliert Wachstum, Reifung, Reproduktion und Altern. Sie produziert das Mark, aus dem Gehirn und Rückenmark gebildet werden, und fördert die Knochen- und Blutbildung. Darüber hinaus dominiert sie die Körperflüssigkeiten und erhält über die Lunge das *Qi* aus der Luft. Durch ihre Verbindung mit dem Wasser-Element ist die Niere mit der Harnblase verbunden, öffnet sich in die Ohren und beherbergt die Willenskraft *Zhi*.
Oberer *Jiao* (Oberer Erwärmer)	上焦	*Shang Jiao*	Upper burner	Der Obere *Jiao* repräsentiert die Brust und schließt die Funktionen des Herzens und der Lunge ein.
Ödem, oberflächliches	浮肿	*Fu Zhong*	puffy swelling	Symptom, das durch die Akkumulation von Flüssigkeiten in oberflächlichen Körperteilen charakterisiert ist. Dieser Zustand wird in der Regel durch Lungen-, Milz- oder Nieren-Mangel verursacht sowie durch die nachfolgende Unfähigkeit, die Wege des Wasserhaushalts korrekt zu regulieren.
Perikard	心包	*Xin Bao*	pericardium	Äußere Hülle des Herzens, die dem Herzen als schützende Barriere gegen pathogene Faktoren dient und es mit dem *San Jiao* (Dreifacher Erwärmer) verbindet.
Pflaumenstein-*Qi* (Pflaumenstein-Syndrom)	梅核气	*Mei He Qi*	plum-pit qi	Globus hystericus – das Gefühl, einen Fremdkörper im Rachen zu haben, der weder ausgespuckt noch heruntergeschluckt werden kann.
Plötzliche tumultartige Störung	霍乱	*Huo Luan*	sudden turmoil	Eine akute Störung, die durch plötzlich eintretende Übelkeit, Erbrechen sowie Brust- und Bauchschmerzen gekennzeichnet ist. In der Regel tritt sie im Sommer und Herbst auf und wird häufig durch unangemessene Ernährung verursacht, die zu einer Dysfunktion von Magen und Dickdarm führt.
Po (Körperseele)	魄	*Po*	corporeal soul	Ein Begriff, der sich auf ursprüngliche menschliche Instinkte und Reaktionen bezieht wie z.B. die Fähigkeit zu riechen, zu schmecken, zu sehen, zwischen kalt und heiß zu unterscheiden sowie auf die Fähigkeit des Neugeborenen, seine Bedürfnisse zu äußern und sich zu „ernähren". Die Hauptfunktion der Körperseele *Po*, die in der Lunge beheimatet ist, besteht in der Aufrechterhaltung des körperlichen Bewusstseins, um sich an die äußere Umwelt anpassen und auf sie reagieren zu können.

Terminologie	Chinesisch	Pinyin	Wiseman und Feng (1998)	Definition
Qi Lin (*Qi*-Dysurie)	气淋	*Qi Lin*	qi strangury	Erkrankung des Harntrakts, die durch Schwierigkeiten bei der Harnausscheidung, Blähungen, Schmerzen im Unterbauch und eine grünblaue Zungenfarbe gekennzeichnet ist. Sie wird durch Leber-Stagnation verursacht, die zu einem blockierten Fluss von *Qi* und Harn führt.
Qi	气	*Qi*	qi	*Qi* repräsentiert die Vitalenergie, die für die reibungslose Funktion und die Existenz der Organe und des Körpers gebraucht wird.
Qi, rebellierendes	气逆	*Qi Ni*	qi counterflow	*Qi*-Fluss, der entgegengesetzt zu seiner normalen bzw. angemessenen Richtung verläuft. So führt z.B. aufsteigendes Lungen-*Qi* zu Husten.
Qi- und Blut-Mangel	气血两虚	*Qi Xue Liang Xu*	dual vacuity of qi and blood	*Qi*- und Blut-Mangel zusammen beeinflussen die grundlegenden Organfunktionen stärker als der Mangel von *Qi* oder Blut allein.
Qi- und Blut-Stagnation	气滞血瘀	*Qi Zhi Xue Yu*	qi stagnation and blood stasis	Blockierter *Qi*- und Blutfluss.
Qi Xue Jin Ye Bian Zheng (Differenzierung nach *Qi*, Blut, und Körperflüssigkeiten)	气血津液辨证	*Qi Xue Jin Ye Bian Zheng*	qi, blood and fluids pattern identification	System der Differentialdiagnose, das auf Disharmoniemustern von *Qi*, Blut und Körperflüssigkeiten basiert.
Qi-(Energie-)Schicht	气分	*Qi Fen*	qi aspect	Zweite von vier Ebenen, die bei fieberhaften Infektionen unterschieden werden. Hitze, die die *Qi*-Schicht angreift, kann Auswirkungen auf die Organe Magen, Lunge, Darmtrakt, Gallenblase und Milz haben. Die Ausprägung der klinischen Anzeichen ist abhängig von den betroffenen Organen.
Qi-Kollaps	气陷	*Qi Xian*	qi fall	Starker *Qi*-Mangel, der zum Kollaps der Vitalfunktionen führt.
Qi-Mangel	气虚	*Qi Xu*	qi vacuity	Zustand, bei dem eine ungenügende *Qi*-Menge Auswirkungen auf die Körper- oder Organfunktionen hat.
Qi-Mangel-Blutung	气虚失血	*Qi Xu Shi Xue*	qi vacuity bleeding	Blutung, die durch *Qi*-Mangel verursacht wird, und die daraus resultierende Unfähigkeit, den Blutfluss richtig zu leiten.
Qi-Stagnation	气滞	*Qi Zhi*	qi stagnation	Blockierter *Qi*-Fluss in den inneren Organen oder peripheren Leitbahnen und Kollateralen, der durch eine Vielzahl von Faktoren verursacht wird, u.a. durch Fehlernährung, emotionale Störungen, Umweltfaktoren oder äußere Verletzungen.
Qi-Verlust durch Blutung	气随血脱	*Qi Sui Xue Tuo*	qi deserting with the blood	Eine gefährliche Dynamik, bei der *Qi* verloren geht, da es bei starker Blutung mit dem Blut ausfließt.
Re Bi (schmerzhafte Hitze-Blockade)	热痹	*Re Bi*	heat impediment	Eine Art von *Bi Zheng* (schmerzhaftes Blockade-Syndrom), das durch lokale Rötung, Schwellung, Brennen und Schmerzen charakterisiert ist. Die Entwicklung von Hitze wird häufig durch eine lang anhaltende Blockierung der Leitbahnen und Kollateralen durch Wind, Kälte oder Feuchtigkeit verursacht.
Re Lin (Hitze-Dysurie)	热淋	*Re Lin*	heat strangury	Erkrankung des Harntrakts, die sich durch häufiges Wasserlassen, gelben Harn, Muskelkrämpfe und Schmerzen im Unterbauch sowie einen bitteren Mundgeschmack auszeichnet. Dieser Zustand wird durch Feuchte-Hitze verursacht, die den Unteren *Jiao* (Unterer Erwärmer) angreift.
Reizbarkeit	烦	*Fan*	vexation	Zustand, der durch Ungeduld, Zorn, Ärger und erhöhte Empfindlichkeit gegenüber Stimuli gekennzeichnet ist.
Ren Mai (Konzeptionsgefäß)	任脉	*Ren Mai*	conception vessel	Der Zusammenfluss aller Yin-Gefäße. Eines der acht außerordentlichen Gefäße. Auch als „See des *Yin-Qi*" bekannt. Es hat Verbindung zu urogenitalen und gynäkologischen Funktionen sowie zu Funktionen des Geburtsvorgangs.

Terminologie	Chinesisch	Pinyin	Wiseman und Feng (1998)	Definition
Sabbern	痰涎	*Tan Xian*	phlegm-drool	Starkes Speicheltropfen bei Kindern, das normalerweise durch Wind-Hitze verursacht wird, die die Milz angreift. Dies führt dazu, dass das Wasser nicht richtig verarbeitet werden kann.
San Jiao (Dreifacher Erwärmer)	三焦	*San Jiao*	triple burner	Der *San Jiao* ist kein anatomisches Organ, sondern ein Oberbegriff für unterschiedliche Körperabschnitte. Der *San Jiao* wird in den oberen, mittleren und unteren Sektor unterteilt.
San Jiao Bian Zheng (Musteridentifizierung gemäß den drei Erwärmern)	三焦辨证	*San Jiao Bian Zheng*	triple burner pattern identification	System der Differentialdiagnose, das auf Disharmoniemustern im Oberen, Mittleren und Unteren Erwärmer basiert.
Schleim	痰	*Tan*	phlegm	Schleim ist ein Nebenprodukt und entsteht aus Stagnation von Wasser und Feuchtigkeit. Die Anwesenheit von Schleim kann den gesunden Fluss blockieren und im ganzen Körper Krankheiten verursachen. Er kann Lunge, Herz, Magen, periphere Leitbahnen und Kollateralen sowie Rachen und Haut schädigen.
Schwitzen, „frösteliges"	战津液汗	*Zhan Han*	shivering	„Frösteliges" Schwitzen tritt auf, wenn der Körper gegen pathogene Faktoren kämpft. Die Prognose ist gut, wenn sich die Körpertemperatur des Patienten nach dem Schwitzen normalisiert. Die Prognose ist schlecht, wenn der Patient nach dem Schwitzen unruhig und reizbar wird.
Schwitzen, halbseitiges	半身汗	*Ban Shen Han*	–	Schwitzen nur einer Körperhälfte (linke/rechte Seite oder obere/untere Hälfte). Dieser Zustand tritt wegen der Blockierung der Leitbahnen oder Kollateralen aufgrund von Wind-Schleim oder Wind-Feuchte auf. Er kann außerdem durch die Disharmonie von *Qi* und Blut oder der *Ying*-(Nähr-) und der *Wei*-(Abwehr)-Schicht verursacht werden.
Schwitzen, spontanes	自汗	*Zi Han*	spontaneous sweating	Spontanes Schwitzen ist insbesondere nach nur leichter körperlicher Aktivität ein Zeichen für eine Schwäche des *Wei-*(Abwehr-)*Qi*.
Schwitzen der Handinnenflächen und Fußsohlen	手足心汗	*Shou Zhu Xin Han*	sweating in the (heart of the) palms and soles	Starkes Schwitzen der Hände und Füße ist ein Anzeichen für *Yin*-Mangel mit Hitze. Es wird oft durch übermäßiges Denken und Sich-Sorgen verursacht, was zu einer Schädigung des Herzens und der Milz führt.
Schwitzen am Kopf	头汗	*Tou Han*	sweating head	Schwitzen im Kopfbereich wird meist durch Hitze im Mittleren und Oberen *Jiao* (Erwärmer) verursacht. Begleiterscheinungen können Reizbarkeit, Durst, ein gelber Zungenbelag und ein schneller Puls sein.
Schwitzen, übermäßiges	大汗	*Da Han*	great sweating	Starkes Schwitzen führt häufig zur Erschöpfung von Körpersäften. Starkes Schwitzen kann auf heftige Hitze oder einen *Yang*-Kollaps zurückgehen.
Shang Han (Kälte-Schäden)	伤寒	*Shang Han*	cold damage	Sammelbegriff für Erkrankungen, die durch Kälte aufgrund von äußeren, krankmachenden Pathogenen verursacht werden. Sie werden gemäß *Liu Jing Bian Zheng* (Sechs-Schichten-Differenzierung) diagnostiziert und behandelt.
Shang Han Lun (Abhandlung über Kälte-induzierte Erkrankungen)	伤寒论	*Shang Han Lun*	On Cold Damage	Ein von Zhang Zhong-Jing zur Zeit der Östlichen Han-Dynastie (► III/Kap. 11) geschriebener Text über die Diagnostik und Behandlung von Kälte-induzierten Erkrankungen. Die grundlegenden Regeln für die Diagnosestellung und Behandlung basieren auf dem *Liu Jing Bian Zheng* (Sechs-Schichten-Differenzierung).

Terminologie	Chinesisch	Pinyin	Wiseman und Feng (1998)	Definition
Shaoyang	少阳	*Shao Yang*	lesser yang	Das dritte von sechs Stadien im Muster von *Yin* und *Yang*. Der Begriff beschreibt den Krankheitsgrad nach Maßgabe des *Shang Han Lun* (Abhndlung über Kälte-induzierte Erkrankungen). Er bezeichnet außerdem die Ebene, die den Leitbahnen von Gallenblase und *San Jiao* (Dreifacher Erwärmer) zugeschrieben wird, die den Körper durchziehen.
Shaoyin	少阴	*Shao Yin*	lesser yin	Das fünfte von sechs Stadien im Muster von *Yin* und *Yang*. Der Begriff beschreibt den Krankheitsgrad nach Maßgabe des *Shang Han Lun* (Abhandlung über Kälte-induzierte Erkrankungen). Er beschreibt außerdem die Ebene, die den Leitbahnen von Herz und Niere zugeschrieben wird, die den Körper durchziehen.
Shen (Geist)	神	*Shen*	spirit	Dieser Begriff bezieht sich auf die ganze menschliche Erscheinung, einschließlich der Energieebenen, des Bewusstseins und der Fähigkeit zu denken und zu argumentieren. Da der *Shen* (Geist) im Herz beheimatet ist, können Erkrankungen, die das Herz betreffen, Störungen des Geistes verursachen.
Shi Lin (Stein-Dysurie)	石淋	*Shi Lin*	stone strangury	Erkrankung des Harntrakts, die durch Spannung und Schmerzen im Unterbauch, Harngrieß (und evtl. Blut), schwierige und schmerzhafte Miktion oder einen plötzlichen Stopp des Urinstrahls charakterisiert ist. *Shi Lin* wird durch Feuchte-Hitze verursacht, die den Unteren *Jiao* (Unterer Erwärmer) angreift, Flüssigkeiten austrocknet und zur Steinbildung führt.
Shi Re Lin (Feuchte-Hitze-Dysurie)	湿热淋	*Shi Re Lin*	damp-heat strangury	Erkrankung des Harntrakts, die sich durch häufiges Wasserlassen, Schmerzen und Brennen beim Wasserlassen, gelben Urin, Muskelkrämpfe, Schmerzen im Unterbauch und einen bitteren Mundgeschmack auszeichnet. *Shi Re Lin* wird durch Feuchte-Hitze verursacht, die den Unteren *Jiao* (Unterer Erwärmer) angreift. Weitere Symptome von Feuchte-Hitze können Übelkeit, Erbrechen, Stuhlverstopfung, ein gelber, öliger Zungenbelag und ein schlüpfriger, schneller Puls sein.
Shu-(Bach-)Punkt	输穴	*Shu Xue*	stream point	Wird üblicherweise als „Bach"- oder „Transport"-Punkt bezeichnet. Diese Punkte sind in der Nähe der Handgelenke oder von Knöcheln lokalisiert und deuten darauf hin, dass der *Qi*-Fluss nun in ausreichender Menge vorhanden ist, um seine Funktionen auszuüben.
Shu-(Transport-) Punkt	俞穴	*Shu Xue*	transport point	Bekannt als „Zustimmungs"- oder „Transport-Punkte". Durch diese zwölf Punkte, die am oberen und unteren Rücken lokalisiert sind, zieht das *Qi* der inneren Organe. Jeder Punkt repräsentiert ein Organ.
Sieben Emotionen	七情	*Qi Qing*	seven affects	Freude, Zorn, Trauer, Grübeln, Sorge, Angst und Schock. Übermäßige Emotionen können Krankheiten verursachen.
Sommer-Hitze	暑	*Shu*	sommerheat	Sommer-Hitze ist ein *Yang*-pathogener Faktor, der ausschließlich im Sommer auftritt. Er weist sowohl Hitze- als auch Feuchtigkeitszeichen auf, einschließlich einer nach oben gerichteten Bewegung und einer zerstreuenden Wirkung. Zu den klinischen Zeichen von Sommer-Hitze gehören übermäßiges Schwitzen, Durst, Kurzatmigkeit, Müdigkeit, erhöhte Körpertemperatur, Schweregefühl der Extremitäten, Appetitmangel und Engegefühl in der Brust.
Spannungsegefühl im Abdomen, trommel-ähnliches	鼓胀	*Gu Zhang*	drum distention	Schweres Völle- und Spannungsgefühl, das dazu führt, dass das Abdomen einer Trommel gleicht. Als Ursachen kommen emotionale Zwänge, Fehlernährung, übermäßiger Alkoholkonsum oder Darmparasitenbefall infrage.
Spannungsgefühl, fokussiertes	痞满	*Pi Man*	glomus fullness	Völle-, Spannungs- und Druckgefühl in Brust und Abdomen, das durch Nahrungsmittel-Retention, Schleim-Stagnation und/oder Feuchte-Hitze-Akkumulation verursacht wird.

Terminologie	Chinesisch	Pinyin	Wiseman und Feng (1998)	Definition
Stagnation von Wasser und Flüssigkeiten	水液停滞	*Shui Ye Ting Zhi*	–	Blockierter Fluss von Wasser und trüben Körperflüssigkeiten.
Taiyang	太阳	*Tai Yang*	greater yang	Erste der sechs Schichten innerhalb des Paradigmas von *Yin* und *Yang*. Der Begriff *Taiyang* beschreibt das Ausmaß der Pathologie nach Maßgabe des *Shang Han Lun* (Abhandlung über Kälte-induzierte Erkrankungen). Er benennt außerdem die Lage der Leitbahnen des Dünndarms und der Blase, die durch den gesamten Körper ziehen.
Taiyin	太阴	*Tai Yin*	greater yin	Vierte der sechs Schichten innerhalb des Paradigmas von *Yin* und *Yang*. Der Begriff *Taiyin* beschreibt das Ausmaß der Pathologie nach Maßgabe des *Shang Han Lun* (Abhandlung über Kälte-induzierte Erkrankungen). Er bezeichnet außerdem die Lage der Leitbahnen der Milz und der Lunge, die durch den gesamten Körper ziehen.
Tan Yin (Schleimretention)	痰饮	*Tan Yin*	Phlegm-rheum	Die durch eine Akkumulation von Wasser und Feuchtigkeit verursachte Schleimretention kann in verschiedenen Organen und Geweben des Körpers auftreten und führt zu unterschiedlichen Erkrankungen und klinischen Manifestationen.
Tong Bi (extrem schmerzhafte Blockade)	痛痹	*Tong Bi*	painful impediment	Eine Form des *Bi Zheng* (schmerzhaftes Blockade-Syndrom), das durch Kälte charakterisiert ist. *Tong Bi* zeichnet sich durch starke lokalisierte Schmerzen aus, ähnlich wie Kälte, die stationär und zusammenziehend ist. Die Schmerzen verstärken sich bei Kontakt mit Kälte und verbessern sich durch Wärme.
Toxin	毒	*Du*	toxin	Jede Substanz, die den Körper schädigen kann. Der Begriff „Toxin" steht außerdem für einen pathogenen Faktor, der eine Krankheit im Äußeren oder im Inneren des Körpers verursacht. Zu den klinischen Manifestationen von Toxinen gehören Eiterbildung, Abzesse, Geschwüre, Ulzerationen, Schwellungen und Entzündungen.
Toxin, epidemisches	疫毒	*Yi Du*	epidemic toxin	Epidemischer pathogener Faktor, der eine ganze Populaltion angreift und beeinflusst, unabhängig von individueller Gesundheit oder Konstitution.
Trockenheit	乾	*Gan*	dry	Trockenheit ist ein pathogener Faktor, der im Spätherbst in den Körper eindringt, wenn in der Umwelt ein Mangel an Feuchtigkeit auftritt. Trockenheit verbraucht *Yin* und Körperflüssigkeiten. Zu den klinischen Anzeichen gehören trockene und aufgesprungene Haut, Trockenheit von Mund und Rachen, Durst, trockener Husten mit wenig Sputum.
Tuo Zheng (Verlassenheitssyndrom)	脱证	*Tuo Zheng*	desertion pattern	Charakterisiert durch übermäßiges Schwitzen, kalte Extremitäten, offenen Mund und geschlossene Augen sowie durch Harninkontinenz. Dieser Zustand tritt ein, wenn eine ernsthafte Erschöpfung von *Yin, Yang, Qi* und Blut vorliegt.
Überwindungszyklus	相乘	*Xiang Cheng*	overwhelming	Ein Konzept der *Wu-Xing*-(Fünf Elemente-)Theorie, das die Situation beschreibt, wenn ein Kontrollelement das kontrollierte unterdrückt oder schwächt, anstatt dessen Wachstum oder Aktivität zu kontrollieren.
Unterer *Jiao* (Unterer Erwärmer)	下焦	*Xia Jiao*	lower burner	Der Untere *Jiao* repräsentiert das Hypogastrium und schließt die Funktionen von Nieren und Harnblase mit ein.
Verklumpen	结	*Jie*	bind	Dieser Begriff beschreibt die Bildung fester Massen oder Geschwülste, die aus einer oder mehreren Substanzen bestehen (Schleim, Hitze, Kälte).

13

Terminologie	Chinesisch	Pinyin	Wiseman und Feng (1998)	Definition
Verspottungszyklus	相侮	*Xiang Wu*	rebellion	Ein Konzept der *Wu-Xing*-(Fünf Elemente-)Theorie, das die Situation beschreibt, bei der ein Element, das normalerweise durch ein anderes kontrolliert wird, die Folge umkehrt und das normalerweise kontrollierende Element unterdrückt oder reduziert.
Vorkochen	先煎	*Xian Jian*	predecoct	Anweisung, eine oder mehrere Arzneidrogen zuerst zu kochen (in der Regel 30 Minuten, was jedoch variiert), bevor die restlichen Arzneidrogen dazugegeben werden, um das Dekokt zu kochen.
Wan Bi (hartnäckige schmerzhafte Blockade)	顽痹	*Wan Bi*	insensitive impediment	Eine Form des *Bi Zheng* (schmerzhaftes Blockade-Snydrom), die in der Regel nach chronischen oder wiederholten Verletzungen in derselben Region auftritt und Steifigkeit, Taubheitsgefühl und Bewegungseinschränkung verursacht.
Wasser	水	*Shui*	water	Eine der fünf Wandlungsphasen. Wasser wird mit dem Winter assoziiert, mit den Nieren, einer nach unten gerichteten Bewegung und der Fähigkeit zu speichern oder zu akkumulieren.
Wei Bi (atrophische schmerzhafte Blockade)	痿痹	*Wei Bi*	wilting impediment	Eine Form des *Bi Zheng* (schmerzhaftes Blockade-Syndrom), die durch eine Schwäche der Leber und Nieren charakterisiert ist. *Wei Bi* manifestiert sich in Atrophie, Schwäche und Schmerzen der Muskeln und Knochen.
Wei Qi Ying Xue Bian Zheng (Differenzierung nach Abwehr-, *Qi*-, Nähr- und Blut-Schicht)	卫气营血辨证	*Wei Qi Ying Xue Bian Zheng*	four aspect pattern identification	System der Differentialdiagnose, das auf Disharmoniemustern basiert, die in der *Wei*-(Abwehr-)Schicht, *Qi*-(Energie-)Schicht, *Ying*-(Nähr-)Schicht und *Xue*-(Blut-)Schicht zu finden sind.
Wei-(Abwehr-)*Qi*	卫气	*Wei Qi*	defense qi	Eine Form von *Yang-Qi*, das für die Erwärmung des Äußeren sowie für die Ernährung von Haut und Muskeln verantwortlich ist. *Wei*-(Abwehr-)*Qi* zirkuliert unter der Haut, um einen Angriff durch äußere pathogene Faktoren zu verhindern. Es kontrolliert die Hautporen und das Schwitzen. Es wird von Milz und Magen durch die Nahrungsessenz erzeugt, durch die Lunge kontrolliert und hat seinen Sitz im Oberen *Jiao* (Oberer Erwärmer).
Wei-(Abwehr-)Schicht	卫分	*Wei Fen*	defense aspect	Erste der vier Schichten, die durch eine fieberhafte Erkrankung beeinträchtigt wird. Hitze greift die *Wei*-(Abwehr-)Schicht an. Dieser Zustand zeichnet sich durch Störungen der Lungenfunktion aus, mit Symptomen wie Fieber, Kopfschmerzen, trockener Mund, Durst, Husten, Halsschmerzen sowie ein roter Zungenkörper und ein oberflächlicher, schneller Puls.
Wei-(Atrophie-) Syndrom	痿证	*Wei Zheng*	wilting pattern	Diese Störung führt zu einer Abnahme der Muskelmasse und der physischen Kraft der Extremitäten, insbesondere der Beine. Ursache ist in der Regel die Präsenz von gleichzeitig auftretenden Aspekten der Fülle und Leere.
Wen Bing (Wärme-Erkrankung)	温病	*Wen Bing*	warm disease	Akute Erkrankung aufgrund äußerer pathogener Hitze-Faktoren. *Wen Bing* wird auf der Basis von *Wei Qi Ying Xue Bian Zheng* (Differenzierung nach Abwehr-, *Qi*-, Nähr- und Blut-Schicht) und *San Jiao Bian Zheng* (Musteridentifizierung gemäß den drei Erwärmern) diagnostiziert und behandelt.
Wind	风	*Feng*	wind	Pathogener Faktor, der den Körper über die Poren der Haut angreift. Wind ist ein *Yang*-pathogener Faktor, der durch seine nach oben gerichtete Bewegung und seine nach außen zerstreuende Wirkung charakterisiert ist. Zu den klinischen Zeichen von äußerem Wind gehören Kopfschmerzen, verstopfte Nase, Halsschmerzen, Abneigung gegen Wind und Schwitzen.

Terminologie	Chinesisch	Pinyin	Wiseman und Feng (1998)	Definition
Wind-Hautausschlag	风疹	*Feng Zhen*	wind papules	Infektiöse Hautkrankeit, die häufig im Frühjahr oder Winter bei Kindern unter fünf Jahren auftritt. Sie wird in der Regel durch einen Wind-Hitze-Angriff verursacht und ist charakterisiert durch Juckreiz, Hautausschlag und Quaddeln unterschiedlicher Größe.
Wu Shu (fünf Transport-Punkte)	五输穴	*Wu Shu Xue*	five transport points	Diese Punkte sind unterhalb der Knie und Ellbogen lokalisiert. Sie repräsentieren das Wachstum von *Qi* von einem kleinen zu einem großen Volumen. Ihre Bezeichnungen rufen Bilder eines Wasserlaufs hervor. Er beginnt mit einer nur kleinen Menge in einem *Jing*-(Brunnen-)Punkt, quellt hervor am *Ying*-(Quell-)Punkt, fließt vom Flachen in die Tiefe als ein *Shu*-(Bach-)Punkt, zieht wie ein *Jing*-(Fluss-)Punkt durch den Kontinent und verbindet sich schließlich mit dem *He*-(Vereinigungs-)Punkt.
Wu Xin Re (Hitze in den fünf Zentren)	五心热	*Wu Xin Re*	vexing heat in the five hearts	Zustand, der durch Hitze aufgrund eines *Yin*-Mangels verursacht wird. *Wu Xin Re* ist durch warme Handinnenflächen, Fußsohlen sowie ein Wärmegefühl in der Brust gekennzeichnet.
Xi-(Grenz-)Punkt	郗穴	*Xi Xue*	cleft point	Die „Akkumulations-" oder „Grenz-"Punkte repräsentieren einen Spalt bzw. eine Öffnung, wo sich das *Qi* sammelt. Insgesamt gibt es 16 Punkte innerhalb dieser Punktgruppe, einen für jede der zwölf Hauptleitbahnen sowie je einen für die *Yang-Qiao-*, *Yin-Qiao-*, *Yang-Wei-* und *Yin-Wei-*Leitbahn.
Xiao Ke (Auszehrung und Dürsten)	消渴	*Xiao Ke*	dispersion-thirst	Erkrankung, die durch vermehrte Aufnahme von Wasser und Nahrung, häufiges Wasserlassen und Gewichtsabnahme gekennzeichnet ist.
Xing Bi (wandernde schmerzhafte Blockade)	行痹	*Xing Bi*	moving impediment	Eine Form des *Bi Zheng* (schmerzhaftes Blockade-Syndrom), die durch Wind verursacht wird, der den Körper angreift. Ähnlich wie der Wind, der leicht und beweglich ist, ist *Xing Bi* durch Schmerzen im oberen Teil des Körpers gekennzeichnet, die häufig von einer Region zu anderen wandern.
Xiong Bi (schmerzhafte Blockade der Brust)	胸痹	*xiong bi*	chest impediment	Diese Störung wird in der Regel durch Fülle-Kälte, *Yang*-Mangel oder durch Schleim-Stagnation ausgelöst und ist gekennzeichnet durch ein Engegefühl, Schmerzen und Unwohlsein in der Brust.
Xue Bi (schmerzhafte Blockade des Blutes)	血痹	*xue bi*	blood impediment	Eine Form des *Bi Zheng* (schmerzhaftes Blockade-Syndrom), die sich auf das Blut bezieht. Ein dumpfer Schmerz kann durch einen Blut-Mangel bedingt sein, sodass Sehnen und Knochen nicht ausreichend ernährt werden. Ein scharfer Schmerz ist häufig mit Blut-Stase verbunden, sodass die Kanäle und Kollateralen blockiert werden.
Xue Lin (blutige Dysurie)	血淋	*xue lin*	blood strangury	Eine Erkrankung der Harnwege, die durch Blut oder blutige Koagel im Urin sowie durch ein brennendes Gefühl und Schmerzen beim Wasserlassen gekennzeichnet ist. Zu den begleitenden Symptomen gehören Erschöpfung, Rückenschmerzen, ein blassroter Zungenkörper und ein dünner schneller Puls. Dieser Zustand wird durch Feuchte-Hitze verursacht, die in den unteren *Jiao* (Unterer Erwärmer) fließt, was zu Blutungen und einem blockierten Fluss von *Qi* und Urin führt.
Xue-(Blut-)Schicht	血分	*xue fen*	blood aspect	Vierte Schicht der Theorie von fieberhaften Erkrankungen. Hitze greift die *Xue*-(Blut-)*Schicht* an und ist gekennzeichnet durch Störungen von Herz und Leber mit folgenden Symptomen: hohes Fieber, Wut, Manie, verschiedene Formen von Blutungen, Delirium, Konvulsionen sowie zusammengebissener Kiefer.

13

Terminologie	Chinesisch	Pinyin	Wiseman und Feng (1998)	Definition
Yang Qiao (Fersengefäß)	阳跷脉	*yang qiao mai*	yang springing vessel	Eines der acht außerordentlichen Gefäße, das sich mit dem *Yin Qiao* (Fersengefäß) verbindet, um die Schlafzyklen zu regulieren und die Körperbewegung und das -gleichgewicht zu kontrollieren.
Yang Wei (Verbindungsgefäß)	阳维脉	*yang wei mai*	yang linking vessel	Eines der acht außerordentlichen Gefäße, das zusammen mit dem *Yin Wei* (Verbindungsgefäß) das Äußere dominiert, um *Yin* und *Yang* der vier Extremitäten zu balancieren.
Yang	阳	*yang*	yang	*Yang* ist die Ergänzung und der Gegensatz zu *Yin*. Aus anatomischer Sicht repräsentiert *Yang* den oberen, hinteren und äußeren Teil des Körpers. Aus physiologischer Sicht steht *Yang* für die körperlichen Funktionen wie Energieniveau, Stoffwechsel und Bewusstseinszustand. Aus pathologischer Sicht verkörpert *Yang* die Disharmonie und das Ungleichgewicht der Organe im Körper.
Yangming	阳明	*yang ming*	yang brightness	Zweite Schicht innerhalb des Sechs-Schichten-Modells. Der Begriff beschreibt das Ausmaß einer Erkrankung nach Maßgabe des *Shang Han Lun* (Abhandlung über Kälte-induzierte Erkrankungen) und bestimmt außerdem die involvierte Schicht. Betroffen sind die Magen- und Dickdarm-Leitbahnen, die durch den gesamten Körper ziehen.
Ye (trübe Körperflüssigkeit)	液	*ye*	humor	Ein weit gefasster Begriff für Körperflüssigkeiten mit hoher Dichte wie z.B. die Flüssigkeiten, die die Gelenke schmieren und das Knochenmark befeuchten.
Yi (Intellekt)	意	*yi*	intellect	Fähigkeit zu denken, zu lernen, auswendig zu lernen, zu fokussieren, zu verstehen sowie alle übrigen kognitiven Fähigkeiten. *Yi* hat seinen Sitz in der Milz. Daher kann ein übermäßiger Gebrauch des *Yi* die Milz verbrauchen. Eine Schwäche der Milz wiederum beeinträchtigt die optimale Leistung des *Yi*.
Yin (formloser Schleim)	饮	*yin*	rheum	*Yin* ist ein Nebenprodukt, das aus einer Stagnation von Wasser und Feuchtigkeit resultiert. *Yin* ist weniger zähflüssig als *Tan* (Schleim).
Yin Qiao (Fersengefäß)	阴跷脉	*yin qiao mai*	yin springing vessel	Eines der acht außerordentlichen Gefäße (► *Yang Qiao*).
Yin Wei (Verbindungsgefäß)	阴维脉	*yin wei mai*	yin linking vessel	Eines der acht außerordentlichen Gefäße, das gemeinsam mit dem *Yang Wei* (Verbindungsgefäß) das Innere dominiert, um *Yin* und *Yang* der vier Extremitäten zu balancieren.
Yin	阴	*yin*	yin	*Yin* ist die Ergänzung und der Gegensatz zu *Yang*. Aus anatomischer Sicht repräsentiert es den unteren, vorderen und inneren Teil des Körpers. Aus physiologischer Sicht steht *Yin* für die körperlichen Substanzen wie Blut, Schweiß, Speichel und Körpersäfte. Aus pathologischer Sicht steht *Yin* für die Disharmonie und das Ungleichgewicht der Organe im Körper.
Ying-(Nähr-)Schicht	营分	*ying fen*	construction aspect	Drittes der vier Stadien bei fieberhaften Erkrankungen. Hitze greift die *Ying*-Schicht an, was durch Störungen des Herzens charakterisiert ist. Zu den Symptomen gehören Fieber, Durst, Reizbarkeit, Delirium, roter Zungenkörper und ein dünner, schneller Puls.
Ying-(Quell-)Punkt	荥穴	*ying xue*	spring point	Die „Quell-" Punkte befinden sich an den distalen Teilen der Extremitäten. Ihr Name deutet darauf hin, dass das *Qi* in einer größeren Menge fließt.
Yuan-(Quellen-)Punkt	原穴	*yuan xue*	source point	„Quellen-" Punkte sind Stellen, zu denen das *Qi* der Organe fließt und wo es bewahrt wird. Es gibt zwölf Punkte dieser Art. Jeder von ihnen repräsentiert eine Leitbahn und ein Organ.

Terminologie	Chinesisch	Pinyin	Wiseman und Feng (1998)	Definition
Yuan-(Quellen-)Qi	原气	*yuan qi*	source qi	*Yuan*-(Quellen-)*Qi* ist das elementarste und wichtigste *Qi* im Körper. Pränatal kommt es vom *Jing* (Essenz) der Eltern, postnatal von der Essenz der Nahrung. Es wird im gesamten Körper verteilt, um Gesundheit und Wohlergehen aufrechtzuerhalten.
Zang (Speicherorgan)	脏	*zang*	viscus	Solide Organe des Körpers: Herz, Lunge, Milz, Leber und Nieren.
Zang Fu Bian Zheng (Differenzierung nach Organmustern)	脏腑辨证	*zang fu bian zheng*	organ pattern identification	Ein System der Differentialdiagnose, das sich auf die Differenzierung der Krankheitsmuster der fünf *Zang* (Speicherorgane) und der sechs *Fu* (Hohlorgane) bezieht.
Zang Fu	脏腑	*zang fu*	bowels and viscera	Der allgemeine Begriff für die fünf *Zang* (Speicherorgane) und die sechs *Fu* (Hohlorgane).
Zang Zao (trockenes Organ)	脏燥	*zang zao*	visceral agitation	Diese Störung tritt bei Frauen im mittleren und späten Lebensalter auf und ist durch folgende Symptome gekennzeichnet: emotionale Instabilität, geistige Verwirrtheit, Weinen, abwechselnde Episoden von extremer Traurigkeit und Heiterkeit sowie eine gesteigerte Reizempfindlichkeit.
Zheng-(aufrechtes)Qi	正气	*zheng qi*	right qi	Dieser Begriff fasst die positive Stärke zusammen, die durch das gesunde Funktionieren der Organe erzeugt wird. In Bezug auf das Auftreten pathogener Faktoren repräsentiert *Zheng*-(aufrechtes)*Qi* außerdem das Immunsystem.
Zhi (Wille)	志	*zhi*	mind	Dieser Begriff schließt die Willenskraft sowie das Gedächtnis ein. *Zhi* wird in den Nieren gespeichert. Es kontrolliert den Antrieb, die Entschlossenheit, die Motivation, das Gedächtnis und die Willenskraft.
Zhong Feng (Windschlag)	中风	*zhong feng*	wind stroke	Akute Erkrankung mit Dämmerzustand bzw. Bewusstlosigkeit, peripherer Fazialisparese, Hemiplegie sowie Sprachstörungen. Die Ursache dieser Erkrankung ist in erster Linie Wind. Begleiterscheinungen können Blut-Mangel, Schleim, Feuer oder andere Pathogene sein.
Zhong-(Mitte-)*Qi*	中气	*zhong qi*	center qi	Das *Qi* des Mittleren *Jiao* (Mittlerer Erwärmer) repräsentiert das gesunde Funktionieren von Milz und Magen: Transport und Umwandlung von Nahrung und Nährstoffen.
Zhou Bi (generalisierte schmerzhafte Blockade)	周痹	*zhou bi*	generalized impediment	Eine Form des *Bi Zheng* (schmerzhaftes Blockade-Syndrom), die durch generalisierte Schmerzen gekennzeichnet ist, die auch die Knochen und die Gelenke betreffen.
Zhuo Bi (fixierte schmerzhafte Blockade)	着痹	*zhuo bi*	fixed impediment	Eine Form des *Bi Zheng* (schmerzhaftes Blockade-Syndrom), die häufig auftritt, wenn Feuchtigkeit spezifische, fest lokalisierte Regionen befällt. Feuchtigkeit ist durch Schwere und Absinken gekennzeichnet. Dementsprechend ist *Zhou Bi* durch Schmerzen und Schwellungen der unteren Extremitäten charakterisiert.
Zong-(Sammel-)*Qi*	宗气	*zong qi*	ancestral qi	*Zong*-(Sammel-)*Qi* entsteht durch die Luft, die von der Lunge aufgenommen wird, und durch die Nährstoffe, die von Milz und Magen resorbiert werden. Die Funktion des *Zong*-(Sammel-)*Qi* besteht darin, die Lunge zu ventilieren und die Zirkuation zum Herzen aufrechtzuerhalten.
Zusammenballung von Brustgewebe	乳癖	*Ru Pi*	mammary aggregation	Brustknoten variabler Größe, leicht beweglich, nicht schmerzhaft, weder kalten noch heißen Ursprungs, der keine Veränderung in der lokalen Hautfarbe verursacht und weder erhaben ist noch ulzeriert. Tritt hauptsächlich als Folge von Leber-*Qi*-Stagnation auf.

14 Über die Autoren und Mitarbeiter

14

Autoren

John K. Chen, PhD, PharmD, OMD, LAc
Dr. John Chen ist aktiv in Ausbildung, Forschung und in der Erweiterung der Grenzen einer zeitgemäßen Anwendung der Arzneitherapie engagiert. Er ist bei der Entwicklung von Seminaren in der professionellen Weiterbildung und als außerordentlicher Lehrbeauftragter am renommierten Lotus Institute of Integrative Medicine tätig und hält außerdem Seminare und Vorträge auf Konferenzen an Universitäten und in Fachorganisationen auf lokaler, nationaler und internationaler Ebene. Dr. Chen ist Professor an der Yo San University of Traditional Chinese Medicine, dem Emperor's College of Traditional Oriental Medicine und der University of Southern California (USC) School of Pharmacy. Dr. Chen ist außerdem Mitglied des Herbal Medicine Committee der American Association of Oriental Medicine (AAOM) und Berater für Fragen zu Arzneidrogen für die California State Oriental Medicine Association (CSOMA). Als angesehene Autorität für Chinesische Arzneitherapie und westliche (allopathische) Pharmakologie hat Dr. Chen zahlreiche Beiträge über östliche Medizin und alternative komplementäre bzw. integrative Medizin in Fachbüchern und -zeitschriften veröffentlicht. Dabei kommt ihm sein Wissen aus speziellen Postgraduiertenkursen ebenso zugute wie seine Erfahrungen in der Arzneitherapie, wie sie in China angewendet wird, sowie seine Doktortitel von der University of Southern California School of Pharmacy und der South Baylo University of Oriental Medicine. Er ist Mitherausgeber der wissenschaftlichen Zeitschrift *Medical Acupuncture* der American Academy of Medical Acupuncture (AAMA). John Chen war 1999 Mitglied im Gremium des Los Angeles Times Festival Honorary Committee und Sprecher für Arzneimedizin des City of Los Angeles First Annual Festival of Health. Bei der sechsstündigen Dokumentation über alternative und komplementäre Medizin auf Discovery Channel trat Dr. Chen als Experte für Traditionelle Chinesische Medizin auf. 1998 war er Gastredner zum Thema Wechselwirkungen zwischen chinesischen Arzneidrogen und allopathischen Medikamenten bei der jährlichen USC Bergen Brunswig Versammlung mit einem Auditorium von mehr als 400 Pharmazeuten und Medizinern. Dr. Chen unterhält eine Praxis in Südkalifornien.

Tina T. Chen, MS, LAc
Tina Chen ist eine engagierte und angesehene Dozentin für östliche Medizin und Chinesische Arzneitherapie. Neben ihrer Lehrtätigkeit in TCM-Gynäkologie und Schönheitspflege im Auftrag des angesehenen Lotus Institute of Integrative Medicine in ganz Nordamerika ist sie ein aktives Fakultätsmitglied der South Baylo University of Oriental Medicine und hat Beiträge in Fachzeitschriften und -büchern veröffentlicht. Sie war Vorsitzende von Südkalifornien für das Education Committee for the California State Oriental Medical Association (CSOMA) und Prüferin für das California State License Exam für Akupunktur. Von 1996 bis 2001 hatte sie eine Privatpraxis für Akupunktur und Arzneitherapie bei Dr. John Chen im kalifornischen La Puente. Die Basis ihrer Lehr- und Beratungstätigkeit ist ihr fundiertes Postgraduiertenstudium in Arzneitherapie, TCM-Gynäkologie und Schönheitspflege in zahlreichen Krankenhäusern in China. Dazu gehört auch eine intensive praktische Ausbildung im Guang-An-Men Hospital für Traditionelle Chinesische Medizin in Beijing (Volksrepublik China), die von der Weltgesundheitsorganisation (WHO) gefördert wurde, mit Spezialisierung in innerer Medizin, Akupunktur und Gynäkologie, sowie eine intensive klinische Ausbildung in innerer Medizin und Gynäkologie am Ersten Tien-Jin-Hospital (Volksrepublik China) und in innerer Medizin am An-Hui-Hospital (Volksrepublik China) ein fortgeschrittenes Training. Tina Chen hat darüber hinaus Fachkompetenz im Übersetzen. Sie war von 1996 bis 2000 spezialisierte Übersetzerin für die International Association of Integrating East-West Medicine, 1996 bei der dritten Jahreskonferenz der International Acupuncture and Massage Conference, gefördert vom Acupuncture and Massage Institute of America, und im Jahr 1990 für die California State Association of Oriental Medicine (CSOMA). Tina Chen hat eine Lizenz vom Acupuncture Board in Kalifornien und ist von der WHO für innere Medizin und Gynäkologie zertifiziert. Sie ist eine Absolventin der South Baylo University of Oriental Medicine und hat einen B.A. in ostasiatischen Sprachen und ostasiatischer Literatur von der Irvine School of Humanities der Universität Kalifornien. Sie unterhält eine Praxis in Südkalifornien.

Laraine Crampton, MPW, MLA, MATCM, LAc
Laraine Cramptom ist seit 1995 aktives Fakultätsmitglied der Yo San University für Traditionelle Chinesische Medizin (TCM) und praktiziert TCM in ihrer Privatpraxis im kalifornischen Santa Monica. Von Juli 1999 bis Ende 2000 war sie beurkundete Spezialistin für Traditionelle Chinesische Medizin in der Anwendung und für die Patientenbildung für B'shert Integrative Oncology Services (BIOS), das integrative Medizinzentrum der California Hematology Oncology Medical Group in Los Angeles. Sie war in den Jahren 2000 und 2001 Sprecherin und Beraterin für TCM in der integrativen Medizin für das Torrance Memorial Medical Center in Torrance (Kalifornien) während des Advantage public education program. Sie erhielt ihr Diplom in TCM an der Yo San University und hat eine Lizenz für Akupunktur und Arzneitherapie vom Acupuncture Board in Kalifornien und von der National Certification Commission for Acupuncture and Oriental Medicine. Laraine Crampton ist seit Langem als Autorin und Herausgeberin tätig. Im Verlagswesen hat sie Erfahrung als Beraterin, Rechercheurin, Autorin und Herausgeberin für Affinity Communications in Los Angeles, als mitwirkende

Herausgeberin für das Pacific Rim Business Journal, als Herausgeberin von Veröffentlichungen des University of Southern California's Student Health Center und als Ghostwriterin für Ärzte, die in Zeitschriften wie z.B. in den *Annals of Plastic Surgery* veröffentlichen. Laraine Crampton schrieb als ehemalige Assistenzprofessorin für Schreiben und Wirtschaftskommunikation der University of Southern California für den Los Angeles *Weekly* und für die nationale Radiosendung *Living on Earth* und war als Co-Produzentin, Co-Schreiberin und Bearbeiterin für die preisgekrönte Radiosendung *Arts/L.A.* von KCRW und als Gründungsproduzentin für die angesehene tägliche Show über öffentliche Angelegenheiten *Which Way, L.A.?* tätig.

Redakteure

Vanessa G. Au, LAc, DC
Dr. Au erhielt im Jahr 1998 ihren Doktor in Chiropraktik vom Los Angeles College of Chiropractic und 1999 ihren Master of Science in Akupunktur und östlicher Medizin von der South Baylo University. Sie hat eine Privatpraxis für Akupunktur und Chiropraktik im kalifornischen San Jose.

Colleen Burke, DOM, LAc, Dipl Ac & CH
Dr. Burke hat eine Vielzahl von Beiträgen zur Chinesischen Arzneitherapie veröffentlicht bzw. mitveröffentlicht. Dr. Burke unterhält in Santa Fe in New Mexico eine Privatpraxis und ist spezialisiert auf Umwelterkrankungen, Immunstörungen, Arthritis, Frauengesundheit und die Verbindung von Körper und Geist.

Christian DellaCorte, PhD
Dr. DellaCorte ist ein Neurochemiker mit Interesse an den pharmakologischen Grundlagen der chinesischen Arzneidrogen. Sie machte ihren Abschluss an der University of Southern California (USC) und bildete sich am Emperor's College in Kalifornien in Arzneimittelkunde fort. Gegenwärtig unterrichtet sie zelluläre und biomedizinische Physiologie und nimmt an der Forschung im Bio-Engineering Department am California Institute of Technology in Pasadena (Kalifornien) teil.

Joerg Fritschi, MD
Dr. Fritschi schloss 1981 sein Medizinstudium an der Universität Basel ab. Er hat sich intensiv in Traditioneller Chinesischer Medizin fortgebildet; studierte Akupunktur am Dongzhimen World Health Organization Collaborating College in Beijing (Volksrepublik China) und Arzneimittelkunde am Five Branches Institute im kalifornischen Santa Cruz sowie Schädelakupunktur (mit Prof. Ming Qing Zhu) in La Jolla (Kalifornien) und Shanghai (Volksrepublik China). Er war Vizepräsident der Assoziation Schweizer Ärztegesellschaften für Akupunktur und Chinesische Medizin, Vizepräsident und Vorstandsmitglied der Schweizerischen Gesellschaft für Innere Medizin und Experte bei Swissmedic in der Projektgruppe II (asiatische Medizin). Dr. Fritschi hat eine Praxis für integrative Medizin in Pfeffingen in der Schweiz.

Steve Given, LAc, Dipl Ac
Steve Given hat einen Master in Traditioneller Östlicher Medizin vom Emperor's College of Traditional Oriental Medicine. Er ist Verwaltungsleiter und Fakultätsmitglied des Bastyr Center for Natural Health und Fakultätsmitglied der Bastyr University. Er ist gelegentlicher Berater für die Accreditation Commission for Acupuncture and Oriental Medicine und Sekretär des Council of Colleges of Acupuncture and Oriental Medicine. Steve Given war vor seiner Berufung nach Bastyr Direktor der klinischen Ausbildung und Fakultätsmitglied für westliche Wissenschaften an der Yo San University of Traditional Chinese Medicine und spezialisiert auf Suchtbehandlung. Er lebt in Seattle im Bundesstaat Washington.

Glenn Grossman, MS, LAc, Dipl Ac & CH
Glenn Grossman hat einen Bachelor mit Auszeichnung und einen Masterstudiengang an der Samra University of Oriental Medicine absolviert. Nach seinem Abschluss durchlief er eine intensive Weiterbildung in TCM am Anhui College of Traditional Chinese Medicine und am China Beijing Acupuncture Institute. Er ist Mitglied der American Association of Oriental Medicine (AAOM) und der Michigan Association of Acupuncture and Oriental Medicine (MAAOM). Glenn Grossman führt eine Privatpraxis in Okemos (Michigan), wo er im Rahmen des Krankenpflegeprogramms des Lansing Community College Gesundheitsfachleute in Arzneimittelkunde ausbildet.

Lily Huang, LAc
Lily Huang machte ihren Abschluss in Los Angeles an der University of California mit der Auszeichnung magna cum laude. Im Jahr 2003 machte sie ihren Abschluss an der South Baylo University of Oriental Medicine und lebt als lizenzierte Akupunkteurin in Los Angeles.

Steven M. Jarsky LAc, Dipl Ac & CH
Steven Jarsky ist spezialisiert auf innere Medizin und lebt als Akupunkteur und Arzneitherapeut in Los Angeles. Er arbeitet seit 1995 mit chinesischer Arzneitherapie, ist vom Staat Kalifornien in Akupunktur und chinesischer Arzneitherapie lizenziert, ebenso von der National Certification Commission of Acupuncture and Oriental Medicine (NCCAOM) und erhielt den Master in TCM mit höchsten Ehren von der Yo San University of Traditional Chinese Medicine.

Jing-Lih Lily Ko, LAc
Jing-Lih Lily Ko ist PhD-Kanditatin im Programm für Akupunktur und östliche Medizin der Yuing University in Compton (Kalifornien). Sie arbeitet in einer Privatpraxis im kalifornischen Temple City.

Anita Chen Marshall, Pharm.D., MS, Dipl Ac, LAc
Dr. Anita Chen Marshall praktiziert Akupunktur und Arzneitherapie am Sequoia Healing Center in Alameda (Kalifornien). Sie hat einen B.S. in Pharmazie von der University of Washington, ein Diplom in Pharmazie von der University of the Pacific und einen Master in östlicher Medizin von der Academy of Chinese Culture and Health Science. Dr. Marshall hat mehr als 20 Jahre Erfahrung in allen pharmazeutischen Fachbereichen; sie war u.a. an einem Krankenhaus als pharmazeutische Direktorin tätig. Sie engagiert sich dafür, eine Brücke zwischen östlicher und westlicher Medizin zu schlagen und ist in den USA für Akupunktur und Arzneitherapie zertifiziert.

Cathy McNease, Dipl CH
Cathy McNease hat ein Diplom in Chinesischer Arzneitherapie von der National Certification Commission of Acupuncture and Oriental Medicine (NCCAOM), ein B.S. in Biologie und Psychologie von der Western Michigan University und zwei Master-Zertifikate in Arzneimitteltherapie vom Emerson College of Herbology in Kanada sowie vom East-West Course in Herbology. Sie ist Mitherausgeberin zweier Bücher: *Tao of Nutrition* und *101 Vegetarian Delights*. Cathy McNease ist als Fakultätsmitglied am Santa Barbara College of Oriental Medicine Vorsitzende der Arzneimittelabteilung und Direktorin der Klinik für Arzneitherapie. Sie ist außerdem Fakultätsmitglied am Emperor's College of Traditional Oriental Medicine und an der Yo San University of Traditional Chinese Medicine. Zusätzlich zu ihrer Lehrtätigkeit und ihren beruflichen Engagements ist sie Inhaberin der Apotheke *Best Blends Herbs*, die auf chinesische Arzneidrogen spezialisiert ist.

Lawrence Miller, LAc, Dipl Ac & CH
Lawrence Miller unterhält eine Praxis im kalifornischen Santa Monica. Seine Spezialgebiete sind Heilungsprozesse bei Tumorerkrankungen, Entgiftung und orthopädisches Schmerzmanagement. Er hat einen Abschluss der Yo San University of TCM und ist darüber hinaus ein qualifizierter Medizingutachter und Spezialist für Entgiftung mit Akupunktur.

William R. Morris, DOM, LAc
Dr. Morris ist Dekan für die klinische Ausbildung am Emperor's College of Traditional Oriental Medicine und Vorstandsmitglied der American Association of Oriental Medicine (AAOM). Er hat seit 1980 Erfahrung in einer Untergruppe der Pulsdiagnose, beginnend mit Nan-Jing-Methoden und anschließender Arbeit in der Tradition der Ting-Familie von John H.F. Shen. Er ist Autor und Lehrer sowie beratender Mitherausgeber des Elsevier Wissenschaftsverlags für Texte über Chinesische Medizin. Seine Privatpraxis ist in Santa Monica (Kalifornien).

Minh Thanh Nguyen, LAc
Minh Thanh Nguyen erhielt im Jahr 1994 seinen Abschluss an der University of California (Riverside) mit summa cum laude. 1998 absolvierte sie ihren Master of Arts in englischer Literatur an der Cornell University. Von 2001 bis 2002 studierte sie Naturheilkunde an der Bastyr University. Gegenwärtig studiert sie Akupunktur und östliche Medizin an der South Baylo University of Oriental Medicine in Los Angeles.

Daoshing Ni, DOM, PhD, LAc, Dipl CH
Dr. Ni ist Mitbegründer und Präsident der Yo San University of Traditional Chinese Medicine und sehr bekannt und angesehen auf seinem Spezialgebiet der Reproduktionsmedizin und Gynäkologie. Er ist Mitglied der American Society for Reproductive Medicine, der Pacific Coast Fertility Society und der National Academy of Acupuncture and Oriental Medicine. Er war als Prüfer für das California Acupuncture Committee und in der Entwicklung für das Examen in Chinesischer Arzneitherapie in der National Certification Commission of Acupuncture and Oriental Medicine (NCCAOM) tätig. Als Postgraduierter absolvierte er Weiterbildungen in Beijing und Nanjing und unterrichtete am Emperor's College und an der Samra University, bevor er Präsident der Yo San University wurde. Er ist Autor zahlreicher Artikel, Bücher und Videos über TCM, Qigong, Endometriose und Infertilität und unterhält eine Vollzeitpraxis im kalifornischen Santa Monica.

Ray Rubio, LAc
Ray Rubio ist Mitbegründer des Traditional Healing Arts Center in Los Angeles und Mitarbeiter im Toluca Lake Health Center, einer erflogreichen ambulanten Klinik. Er ist Mitglied an den akademischen und klinischen Fakultäten des Emperor's College of Traditional Oriental Medicine in Santa Monica.

Index

Arzneiverzeichnis (nach Pinyin-Namen)

Die **fett ausgezeichneten Seitenzahlen** verweisen auf den Haupteintrag einer Arzneimonographie.

A

B

C

D

E

F

G

K

L

M

N

O

P

Q

R

S

Arzneiverzeichnis (nach pharmazeutischen Namen)

Die **fett ausgezeichneten Seitenzahlen** verweisen auf den Haupteintrag einer Arzneimonographie.

B

C

D

E

F

G

H

I

J

K

L

Q

R

S

Stichwortverzeichnis

A

B

C

D

G

I

L

M

O

P

Q

R

S

W

X

Y

Z

Rezepturenverzeichnis

A

B

C

D

E

F

G

H

J

L

M

N

P

Q